H. Roskamm · F.-J. Neumann · D. Kalusche · H.-P. Bestehorn   (Hrsg.)

Herzkrankheiten

Pathophysiologie Diagnostik Therapie

5., vollständig überarbeitete und aktualisierte Auflage

Springer

*Berlin
Heidelberg
New York
Hongkong
London
Mailand
Paris
Tokio*

H. Roskamm · F.-J. Neumann · D. Kalusche ·
H.-P. Bestehorn   (Hrsg.)

Herzkrankheiten

Pathophysiologie   Diagnostik   Therapie

5., vollständig überarbeitete und aktualisierte Auflage

Mit 631, zum Teil farbigen Abbildungen in 1075 Einzeldarstellungen
und 138 Tabellen

Unter Mitarbeit von
J. Allgeier, H. Antoni, T. Arentz, J. Barmeyer, E. Bassenge, F. Benzing,
A. Berg, T. Blum, J. Bremerich, W. Brett, P. Bubenheimer, H. G. Budde,
G. Bürkle, H.J. Büttner, G. Csapo†, K. Danner, F. Daschner, H. Dickhuth,
H. Eichstädt, E. Eschenbruch, U. Frank, H. Frenzel, R. Fürmaier, M. Gick,
H. Gohlke, Ch. Gohlke-Bärwolf, L. Görnandt, E. Grom, P. Hahn, P. Harnasch,
G. F. Hauf, C. Holubarsch, N. Jander, E. Jähnchen, St. Jost, A. Kastrati,
M. Keck, E. Keller, J. Keul†, K. König, N. Kröger, P. E. Lange, W. Langosch,
H. Löllgen, G. Lohmöller, H. Lydtin, Ch. Müller, D. Munz, K.-L. Neuhaus†,
K. Peters, J. Petersen, B. Pieske, A. Reif, J. von Rosenthal, L. Samek,
G. Schade, M. Schmuziger, K. Schnellbacher, P. Tollenaere, D. Trenk,
H. Weidemann, J. Weirich, A. Weisswange, W. Zeh, T. Zeller, U. Zeymer,
D. Zohlnhöfer

Redaktionelle Betreuung: M. Hofmann

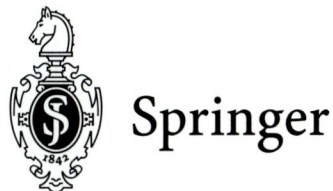

Springer

Professor Dr. med. H. Roskamm

Professor Dr. med. F.-J. Neumann

Dr. med. D. Kalusche

Dr. med. H.-P. Bestehorn

Herz-Zentrum Bad Krozingen
Südring 15
79188 Bad Krozingen

1. Auflage: H. Reindell und H. Roskamm 1977
2. Auflage: H. Roskamm und H. Reindell 1982
3. Auflage: H. Roskamm und H. Reindell 1989
4. Auflage: H. Roskamm und H. Reindell 1996

ISBN 3-540-40149-0   5. Auflage Springer-Verlag Berlin Heidelberg New York
ISBN 3-540-58461-7   4. Auflage Springer-Verlag Berlin Heidelberg New York

Bibliografische Information Der Deutschen Bibliothek
Die Deutsche Bibliothek verzeichnet diese Publikation in der Deutschen Nationalbibliografie; detaillierte bibliografische Daten sind im Internet über <http://dnb.ddb.de> abrufbar

Dieses Werk ist urheberrechtlich geschützt. Die dadurch begründeten Rechte, insbesondere die der Übersetzung, des Nachdrucks, des Vortrags, der Entnahme von Abbildungen und Tabellen, der Funksendung, der Mikroverfilmung oder der Vervielfältigung auf anderen Wegen und der Speicherung in Datenverarbeitungsanlagen, bleiben, auch bei nur auszugsweiser Verwertung, vorbehalten. Eine Vervielfältigung dieses Werkes oder von Teilen dieses Werkes ist auch im Einzelfall nur in den Grenzen der gesetzlichen Bestimmungen des Urheberrechtsgesetzes der Bundesrepublik Deutschland vom 9. September 1965 in der jeweils geltenden Fassung zulässig. Sie ist grundsätzlich vergütungspflichtig. Zuwiderhandlungen unterliegen den Strafbestimmungen des Urheberrechtsgesetzes.

Springer-Verlag ist ein Unternehmen von Springer Science+Business Media

springer.de

© Springer-Verlag Berlin Heidelberg 1977, 1985, 1989, 1996, 2004
Printed in Germany

Die Wiedergabe von Gebrauchsnamen, Warenbezeichnungen usw. in diesem Werk berechtigt auch ohne besondere Kennzeichnung nicht zu der Annahme, daß solche Namen im Sinne der Warenzeichen- und Markenschutzgesetzgebung als frei zu betrachten wären und daher von jedermann benutzt werden dürften.

Produkthaftung: Für Angaben über Dosierungsanweisungen und Applikationsformen kann vom Verlag keine Gewähr übernommen werden. Derartige Angaben müssen vom jeweiligen Anwender im Einzelfall anhand anderer Literaturstellen auf ihre Richtigkeit überprüft werden.

Planung: Hinrich Küster
Desk Editing: Sylvia Kröning
Copy Editing: Renate Schulz
Herstellung: Proedit GmbH, Heidelberg
Umschlaggestaltung: deblik, Berlin
Satz: SDS, Leimen
Gedruckt auf säurefreiem Papier   26/3160/Re – 5 4 3 2 1 0

Vorwort zur 5. Auflage

Herausgeber und Autoren von „Herzkrankheiten" freuen sich, Ihnen die 5. Auflage unseres Lehrbuchs vorlegen zu können.

Seit Erscheinen der letzten, nämlich der 4. Auflage hat es wiederum große Erweiterungen des kardiologischen Fachgebiets gegeben. Folgende Kapitel sind neu aufgenommen worden:

- Kapitel 2: Genetische Aspekte in der Kardiologie (D. Zohlnhöfer und A. Kastrati, München),
- Kapitel 14: Kernspintomographie des Herzens (J. Bremerich, Basel, N. Jander Bad Krozingen und R. Fürmeier, Freiburg),
- Kapitel 20: Synkope (D. Kalusche und T. Blum, Bad Krozingen),
- Kapitel 43: Aggregationshemmertherapie bei Herzerkrankungen (E. Jähnchen und F.-J. Neumann, Bad Krozingen),
- Kapitel 51: Nicht medikamentöse Therapie in der Rhythmologie (D. Kalusche und Mitarbeiter, Bad Krozingen),
- Kap. 59: Akute und chronische Lungenembolie (J. Allgeier, Bad Krozingen),
- Kapitel 61: Arteriosklerotische Erkrankungen extrakardialer Arterien (T. Zeller, Bad Krozingen).

Um trotzdem die angestrebte Umfangskürzung zu erreichen, wurde auf eine Reihe von Kapiteln über mikroskopische und submikroskopische Morphologie verzichtet. Die für den Kliniker notwendigen Informationen in dieser Richtung finden sich entweder in den klinischen Kapiteln selbst oder in den physiologischen Kapiteln 3–6.

Der Komplex der koronaren Herzerkrankung wurde neu geordnet in Klinik der koronaren Herzerkrankung I: Stabile Angina pectoris und stumme Myokardischämie, Klinik der koronaren Herzerkrankung II: Akute Koronarsyndrome, und Klinik der koronaren Herzerkrankung III: Herzinfarkt im chronischen Stadium.

Sämtliche Kapitel wurden entsprechend den in den letzten Jahren veröffentlichten Studien modernisiert und erweitert.

Ein wesentliches Anliegen war die Straffung des Textes, mit Verzicht auf nicht ganz so wichtige Abbildungen etc. Das Ergebnis ist, dass der Umfang von 1750 Seiten in der 4. Auflage auf unter 1400 reduziert werden konnte.

Die meisten der klinischen Kapitel wurden wiederum von Mitarbeiterinnen und Mitarbeitern des Herz-Zentrums Bad Krozingen geschrieben, einer Institution, die sich in den vergangenen Jahrzehnten zu einem der größten und erfahrensten Kardiologiezentren Deutschlands entwickelt hat. Für eine Reihe von Gebieten der Grundlagenforschung sowie spezielle Therapieverfahren oder Krankheitsbilder wurden wiederum auswärtige Mitarbeiter/-innen gewonnen. Ihnen allen herzlichen Dank.

Der langjährige Mitherausgeber des Buches, Herr Professor Dr. Herbert Reindell, wurde jetzt, 14 Jahre nach seinem Tod aus der Herausgeberschaft herausgenommen. Wegen seiner wichtigen und bleibenden, insbesondere radiologischen Beiträge, vor allem in den Vitienkapiteln, wurde seine Mitautorenschaft dort weiterhin herausgestellt. Die Herausgeberschaft wurde insbesondere im Hinblick auf die Zukunft des Buches erweitert.

Herausgeber und Autoren danken dem Springer-Verlag, besonders Herrn Küster, für die gute Zusammenarbeit und die ausgezeichnete Ausstattung des Buches. Frau Hofmann herzlichen Dank für die redaktionelle Betreuung des Buches, dies fortlaufend von der 2. bis zur 5. Auflage. Frau Dr. Reif herzlichen Dank für die Neubearbeitung des Sachverzeichnisses.

Für Autoren und Herausgeber
H. Roskamm
Bad Krozingen, März 2004

Aus dem Vorwort zur ersten Auflage

Das vorliegende Buch ist in erster Linie für Internisten und praktische Ärzte gedacht, die die Kardiologie als ihr besonderes Interessengebiet oder ihren Schwerpunkt betrachten. Eine wesentliche Hilfe mag es für diejenigen darstellen, die die Zusatzbezeichnung Kardiologie anstreben. Insgesamt ist es nicht als Lehrbuch für Studenten konzipiert, sondern als Fortbildungs- und Weiterbildungsbuch für kardiologisch interessierte Ärzte. Es sollte auf keinen Fall Handbuchcharakter haben, in diesem Sinne sind auch nicht alle in der Literatur geäußerten Befunde und Auffassungen zu bestimmten Fragestellungen zu Wort gekommen. Es ist vielmehr selbstverständlich, daß die Auffassung unseres Arbeitskreises in besonderem Maße Ausdruck gefunden hat. Somit hat das Buch eine persönliche Note. Diese besteht nach unserer Meinung darin, daß nicht so sehr die „statische morphologische" Kardiologie, sondern die mehr „funktionelle" die einzelnen Kapitel charakterisiert.

H. Reindell
H. Roskamm
Freiburg und Bad Krozingen, Sommer 1977

Aus dem Vorwort zur zweiten Auflage

Herausgeber und Autoren hoffen, daß das Prinzip einer umfassenden Kardiologie, von der Intensivkardiologie bis hin zu den kardiologischen Grundlagen der beruflichen Wiedereingliederung reichend und die Herzchirurgie mit einschließend, in noch stärkerem Maße als bei der 1. Auflage zum Tragen kommt. Dabei sind die anatomischen und physiologischen Grundlagen sowie die pathologische Anatomie und die Pathophysiologie in erster Linie unter dem Gesichtspunkt der klinischen Notwendigkeit dargestellt worden.

H. Roskamm
H. Reindell
Bad Krozingen und Freiburg i. Br., Mai 1982

Aus dem Vorwort zur dritten Auflage

Die stürmische Entwicklung insbesondere im Bereich der Intensivkardiologie hat in den letzten Jahren große Möglichkeiten eröffnet. Das bringt aber auch die Gefahr einer zu mechanistischen und aktivistischen Kardiologie mit sich. Die Einbindung auch dieser Bereiche in ein umfassendes Konzept unter Einschluß rehabilitationsmedizinischer und psychologischer Ansätze erscheint uns für die zukünftige Entwicklung der Kardiologie von großer Bedeutung.

Für Herausgeber und Autoren:
H. Roskamm
Bad Krozingen, im Juni 1989

Aus dem Vorwort zur vierten Auflage

Herausgeber und Autoren freuen sich darüber, daß unser umfassendes Kardiologiebuch „Herzkrankheiten" trotz erheblicher Konkurrenz, insbesondere durch vergleichbare amerikanische Kardiologiebücher, auch 19 Jahre nach der 1. Auflage im Jahr 1977 auf dem deutschsprachigen Markt sehr gut im Rennen liegt. Insgesamt zirkulieren von der 1., 2. und 3. Auflage jetzt ungefähr 25 000 Exemplare.

H. Roskamm
Bad Krozingen, März 1996

Inhaltsverzeichnis

I Anatomische, physiologische und pathophysiologische Grundlagen

1 Embryologie des Herzens 3
H. Eichstädt
1.1 Entwicklung der Herzanlage 4
1.2 Funktionelle Anatomie des entwickelten Herzens . 8
Literatur 9

2 Molekulargenetische Aspekte in der Kardiologie 11
D. Zohlnhöfer, A. Kastrati
2.1 Genetische Faktoren bei Erkrankungen des Herz-Kreislauf-Systems 12
2.2 Molekulargenetische Aspekte kardiovaskulärer Erkrankungen 14
2.3 Molekulargenetische Aspekte von Erkrankungen des Herzmuskels 17
2.4 Molekulargenetische Aspekte von kardialen Arrhythmien 20
Literatur 20

3 Physiologie und Pathophysiologie der elementaren Myokardfunktion 23
J. Weirich, H. Antoni
3.1 Elektrische Aktivität des Herzens 24
3.2 Kontraktion des Herzmuskels 47
Literatur 55

4 Systolische und diastolische Funktion des gesunden Herzens 59
E. Bassenge, B. Pieske
4.1 Wechselwirkungen zwischen Herz und Gefäßsystem 59
4.2 Aktionsphasen des Herzens 62
4.3 Determinanten der systolischen Druck-Volumen-Arbeit 63
4.4 Diastolische Funktion des Herzens 68
4.5 Kardiale Leistungsanpassung bei körperlicher Arbeit 75
Literatur 75

5 Physiologie der Koronardurchblutung 79
E. Bassenge
5.1 Struktur- und Funktionsanalyse im Koronargefäßbett 80
5.2 Koronarphysiologie 80
5.3 Grundsätzliche physiologische Regulationsprinzipien 83
5.5 Pathophysiologie des Koronarsystems 92
5.6 Wirkung von Koronararterienstenosen 93
5.7 Klinisch relevante Koronarsyndrome 93
Literatur 98

6 Energieversorgung des Herzens 103
C. J. F. Holubarsch, J. Keul†
6.1 Energiestoffwechsel des gesunden Herzens ... 104
6.2 Energiestoffwechsel des insuffizienten Herzens . 111
Literatur 117

7 Arbeitsweise des gesunden Herzens 121
H. Roskamm, H. H. Dickhuth
7.1 Arbeitsweise des gesunden menschlichen Herzens in Ruhe 122
7.2 Arbeitsweise des gesunden menschlichen Herzens während körperlicher Belastung 124
7.3 Neurohumorale Steuerung des Herz-Kreislauf-Systems bei dynamischer und statischer Muskelarbeit 127
7.4 Anpassung an die chronische physiologische Mehrbelastung 129
Literatur 133

II Untersuchungsmethoden

8 Anamnese und körperliche Untersuchung ... 139
H. Eichstädt
8.1 Anamnese und Symptome 140
8.2 Klinische Untersuchung 14
Literatur 155

9 Konventionelle und intrakardiale Elektrokardiographie 157
D. Kalusche, G. Czapo†
9.1 Standardisierte Ableitungen und Befundungsrichtlinien 158
9.2 Das normale EKG 165
9.3 Beeinflussung des EKG durch Alter, Körperbau, Atmung und Vegetativum 169
9.4 Das pathologische EKG 171
Literatur 189

10 Belastungs-EKG 193
L. Samek, H. Roskamm, H. Löllgen
10.1 Indikationen, Kontraindikationen und Sicherheitsmaßnahmen 194
10.2 Belastungsmethodik 195
10.3 EKG-Ableitungen 196
10.4 EKG-Veränderungen unter körperlicher Belastung 196
10.5 Computeranalyse des Belastungs-EKG 198
10.6 Belastungs-EKG bei besonderen Patientengruppen 199
10.7 Beurteilung der Belastungskoronarinsuffizienz .. 204
Literatur 208

11	**Langzeitelektrokardiographie**	211
	D. Kalusche, L. Samek	
11.1	Langzeit-EKG-Systeme	212
11.2	Anlagetechnik und EKG-Ableitungen	212
11.3	Indikationen zum Langzeit-EKG	214
	Literatur	217

12	**Echokardiographie**	219
	P. Bubenheimer	
12.1	Geschichtliche Entwicklung	221
12.2	Physikalische und apparative Grundlagen der 2-D- und M-Mode-Echokardiographie	222
12.3	Physikalische und apparative Grundlagen der Doppler- und Farbdopplerechokardiographie	223
12.4	Echokardiographischer Untersuchungsgang	230
12.5	Schnittbildanatomie des gesunden Herzens	231
12.6	TM-Echokardiogramm des gesunden Herzens	234
12.7	Farbdoppler- und Dopplerechokardiogramm des gesunden Herzens	239
12.8	Transösophageale Echokardiographie	241
12.9	Diastolische Ventrikelfunktion	242
12.10	Echokardiographische Ischämiediagnostik	244
	Literatur	247

13	**Röntgendiagnostik des Herzens**	251
	G. Schade	
13.1	Stellenwert des Röntgens in der Funktionsdiagnostik	252
13.2	Röntgenuntersuchungstechniken	252
13.3	Form- und Größenbestimmung des Herzens	253
13.4	Hämodynamik des Herzens	254
13.5	Computertomographie des Herzens einschließlich Mehrschicht-CT	258
13.6	Ultrafast-CT	260
	Literatur	260

14	**Kernspintomographie des Herzens**	261
	J. Bremerich, N. Jander, R. Fürmaier	
14.1	Methodik	26
14.2	Ischämische Herzkrankheit	262
14.3	Myokarddarstellung	264
14.4	Kongenitale Herzerkrankung	265
14.5	Raumforderungen	268
14.6	Perikard	268
14.7	Herzklappen	268
14.8	Große Gefäße	268
	Literatur	270

15	**Nuklearkardiologie**	273
	H. Eichstädt, D.L. Munz	
15.1	Nuklearpharmaka und Kameratechnik	274
15.2	Klinische Anwendung	275
15.3	Positronenemissionstomographie	278
	Literatur	278

16	**Koronarangiographie, Herzkatheterisierung und Angiokardiographie**	281
	H.-P. Bestehorn, H. Roskamm, J. Petersen mit einem Beitrag von K. Schnellbacher und L. Görnandt	
16.1	Koronarangiographie	282
16.2	Herzkatheterisierung und Angiokardiographie	302
16.3	Rechtsherz-Einschwemmkatheteruntersuchung	311
	Literatur	313

III Klinische Kardiologie – Krankheitsbilder

17	**Herzinsuffizienz**	323
	G. F. Hauf, Ch. Müller, H. Roskamm mit einem Beitrag von W. Zeh	
17.1	Definition und Terminologie	324
17.2	Prävalenz und Inzidenz	325
17.3	Ätiologie	325
17.4	Pathophysiologie der Herzinsuffizienz	327
17.5	Klinik der Herzinsuffizienz	340
17.6	Therapie	349
17.7	Terminale Herzinsuffizienz	356
17.8	Prognose	360
	Literatur	362

18	**Erregungsbildungs- und Erregungsleitungsstörungen**	367
	D. Kalusche, G. Csapo†	
18.1	Nomotope Erregungsbildungsstörungen	368
18.2	Heterotope Erregungsbildungsstörungen	370
18.3	Tachykardien	376
18.4	Pararrhythmien	407
18.5	Erregungsleitungsstörungen	410
18.6	Spezielle rhythmologische Syndrome	428
	Literatur	433

19	**Plötzlicher Herztod**	437
	D. Kalusche	
19.1	Definition, Epidemiologie, Risikofaktoren	438
19.2	Patholgisch-anatomische Befunde	439
19.3	Elektrokardiographische Befunde (plötzlicher Herztod während Langzeit-EKG)	440
19.4	Plötzlicher Herztod nach Herzinfarkt: Risikoprofil	440
19.5	Plötzlicher Herztod im jüngeren Alter	440
19.6	Primär elektrische Erkrankungen (Funktionsstörungen von Ionenkanälen, „channelopathy") mit Beziehung zum plötzlichem Herztod	443
19.7	Diagnostik und Therapie nach erfolgreicher Reanimation	445
	Literatur	446

20	**Synkope**	449
	T. Blum, D. Kalusche	
20.1	Definition, Epidemiologie und Klassifizierung	450
20.2	Prognose	450
20.3	Pathophysiologie	450

20.4	Diagnostik	451	26.3	Andere Endokarditisformen	623
20.5	Einzelne Krankheitsbilder und ihre Behandlung	458		Literatur	626
	Literatur	460			

21 Klinik der koronaren Herzerkrankung I: Stabile Angina pectoris, stumme Myokardischämie . . 463
H.-P. Bestehorn, H. Roskamm

- 21.1 Pathophysiologie der Koronarerkrankungen . . . 464
- 21.2 Stabile Angina pectoris 474
- 21.3 Stumme Myokardischämie 489
- Literatur 492

22 Klinik der koronaren Herzerkrankung II: Akute Koronarsyndrome 497
D. Kalusche, H.J. Büttner mit Beiträgen von F.-J. Neumann, P. Bubenheimer und N. Jander

- 22.1 Terminologie und Pathophysiologie akuter Koronarsyndrome 498
- 22.2 Instabile Angina pectoris und Nicht-ST-Hebungs-(Elevations-)Myokardinfarkt 500
- 22.3 Akuter ST-Hebungs-Myokardinfarkt 505
- Literatur 524

23 Klinik der koronaren Herzerkrankung III: Der Herzinfarkt im chronischen Stadium 531
H. Roskamm, M. Gick mit Beiträgen von P. Bubenheimer, N. Jander und K. Schnellbacher

- 23.1 Diagnostik im chronischen Stadium des Herzinfarkts 532
- 23.2 Prognose nach Herzinfarkt 536
- 23.3 Differenzierung von Postinfarktpatienten 542
- Literatur 550

24 Kardiomyopathien 555
L. Görnandt, W. Zeh

- 24.1 Einteilung der Kardiomyopathien 557
- 24.2 Dilatative Kardiomyopathie 557
- 24.3 Hypertrophische Kardiomyopathie 564
- 24.4 Restriktive Kardiomyopathie 572
- 24.5 Arrhythmogene rechtsventrikuläre Kardiomyopathie 574
- 24.6 Nicht klassifizierbare Kardiomyopathien 576
- 24.7 Spezifische Kardiomyopathien I. 577
- 24.8 Spezifische Kardiomyopathien II: Myokarditis . . 577
- 24.9 Spezifische Kardiomyopathien III: Andere Formen 582
- Literatur 587

25 Perikarderkrankungen 591
N. Jander, P. Bubenheimer

- 25.1 Perikard und Hämodynamik 592
- 25.2 Perikarderguss und Tamponade 592
- 25.3 Perikarditis 596
- 25.4 Perikardzysten 601
- Literatur 601

26 Erkrankungen des Endokards 603
U. Frank, F. Daschner, C. Gohlke-Bärwolf

- 26.1 Rheumatisches Fieber 604
- 26.2 Infektiöse Endokarditis 609

27 Mitralstenose 629
H. Roskamm, H. Reindell† mit Beiträgen von J. Barmeyer, P. Bubenheimer, Ch. Gohlke-Bärwolf, H. Gohlke, N. Jander und H. Eichstädt sowie Mitarbeit von K. Peters

- 27.1 Ätiologie, normale und pathologische Anatomie . 631
- 27.2 Pathophysiologie 632
- 27.3 Symptome und klinische Befunde 635
- 27.4 Elektrokardiogramm 639
- 27.5 Röntgenbefunde 640
- 27.6 Echokardiogramm 642
- 27.7 Belastungsuntersuchung 647
- 27.8 Herzkatheteruntersuchung 647
- 27.9 Verlauf, Prognose und Komplikationen 648
- 27.10 Therapie 651
- Literatur 655

28 Mitralinsuffizienz 659
H. Roskamm, H. Reindell† mit Beiträgen von J. Barmeyer, P. Bubenheimer, Ch. Gohlke-Bärwolf, H. Gohlke, N. Jander und H. Eichstädt sowie Mitarbeit von K. Peters

- 28.1 Ätiologie und pathologische Anatomie 660
- 28.2 Pathophysiologie 661
- 28.3 Symptome und klinische Befunde 662
- 28.4 Elektrokardiogramm 665
- 28.5 Röntgenbefunde 666
- 28.6 Echokardiogramm 667
- 28.7 Herzkatheteruntersuchung und Angiokardiographie 673
- 28.8 Verlauf, Prognose und Komplikationen 673
- 28.9 Therapie 676
- Literatur 679

29 Aortenstenose 683
H. Roskamm, H. Reindell† mit Beiträgen von J. Barmeyer, P. Bubenheimer, Ch. Gohlke-Bärwolf, H.Gohlke und H. Eichstädt sowie Mitarbeit von K. Peters

- 29.1 Ätiologie und pathologische Anatomie 684
- 29.2 Pathophysiologie 686
- 29.3 Symptome und klinische Befunde 687
- 29.4 Elektrokardiogramm 689
- 29.5 Röntgenbefunde 690
- 29.6 Echokardiogramm 692
- 29.7 Belastungsuntersuchung 698
- 29.8 Herzkatheteruntersuchung 698
- 29.9 Verlauf, Prognose und Komplikationen 699
- 29.10 Therapie und Prophylaxe 702
- Literatur 705

30 Aorteninsuffizienz 707
H. Roskamm, H. Reindell† mit Beiträgen von J. Barmeyer, P. Bubenheimer, Ch. Gohlke-Bärwolf, H.Gohlke und H. Eichstädt sowie Mitarbeit von K. Peters

- 30.1 Ätiologie und pathologische Anatomie 708
- 30.2 Pathophysiologie 709
- 30.3 Symptome und klinische Befunde 710

30.4	Elektrokardiogramm	713
30.5	Röntgenbefunde	714
30.6	Echokardiogramm	714
30.7	Belastungsuntersuchung	719
30.8	Herzkatheteruntersuchung und Angiokardiographie	721
30.9	Verlauf, Prognose und Komplikationen	722
30.10	Therapie	723
	Literatur	725

31 Trikuspidalklappenfehler ... 727
K. Peters

31.1	Trikuspidalklappenstenose	728
31.2	Trikuspidalklappeninsuffizienz	729
	Literatur	731

32 Pulmonalstenose ... 733
H. Roskamm, H. Reindell† mit Beiträgen
von J. Barmeyer, P. Bubenheimer, Ch. Gohlke-Bärwolf,
H. Gohlke und H. Eichstädt

32.1	Ätiologie und pathologische Anatomie	734
32.2	Pathophysiologie	734
32.3	Symptome und klinische Befunde	735
32.4	Elektrokardiogramm	736
32.5	Röntgenbefunde	737
32.6	Echokardiogramm	738
32.7	Herzkatheterbefunde	739
32.8	Verlauf, Prognose und Komplikationen	740
32.9	Therapie	740
	Literatur	741

33 Vorhofseptumdefekt ... 743
H. Roskamm, H. Reindell† mit Beiträgen
von J. Barmeyer, P. Bubenheimer, Ch. Gohlke-Bärwolf,
H. Gohlke, H. Eichstädt und N. Jander

33.1	Ätiologie und pathologische Anatomie	744
33.2	Pathophysiologie	744
33.3	Symptome und klinische Befunde	746
33.4	Elektrokardiogramm	747
33.5	Röntgenbefunde	748
33.6	Echokardiogramm	749
33.7	Herzkatheterbefunde	753
33.8	Verlauf, Prognose und Komplikationen	753
33.9	Therapie	754
	Literatur	756

34 Ventrikelseptumdefekt ... 759
H. Roskamm, H. Reindell† mit Beiträgen
von P. Bubenheimer, H. Eichstädt, Ch. Gohlke-Bärwolf
und H. Gohlke

34.1	Ätiologie und pathologische Anatomie	760
34.2	Pathophysiologie	760
34.3	Symptome und klinische Befunde	761
34.4	Elektrokardiogramm	761
34.5	Röntgenbefunde	761
34.6	Echokardiogramm	762
34.7	Herzkatheterbefunde	763
34.8	Verlauf, Prognose und Komplikationen	764
34.9	Therapie	766
	Literatur	767

35 Persistierender Duktus arteriosus ... 769
H. Roskamm, H. Reindell† mit Beiträgen
von J. Barmeyer, P. Bubenheimer, H. Eichstädt,
Ch. Gohlke-Bärwolf und H. Gohlke

35.1	Ätiologie und pathologische Anatomie	770
35.2	Pathophysiologie	771
35.3	Symptome und klinische Befunde	772
35.4	Elektrokardiogramm	773
35.5	Röntgenbefunde	773
35.6	Echokardiogramm	774
35.7	Herzkatheterbefunde	775
35.8	Verlauf, Prognose und Komplikationen	776
35.9	Therapie	776
	Literatur	777

36 Aortenisthmusstenose ... 779
H. Roskamm, H. Reindell† mit Beiträgen
von P. Bubenheimer, H. Eichstädt, Ch. Gohlke-Bärwolf
und H. Gohlke

36.1	Ätiologie, pathologische Anatomie und Inzidenz	780
36.2	Pathophysiologie	780
36.3	Symptome und klinische Befunde	780
36.4	Elektrokardiogramm	782
36.5	Röntgenbefunde	782
36.6	Echokardiogramm	783
36.7	Herzkatheterbefunde	784
36.8	Verlauf, Prognose und Komplikationen	784
36.9	Therapie	785
	Literatur	786

37 Komplexe angeborene Vitien im Erwachsenenalter ... 787
H. Eichstädt, P.E. Lange

37.1	Inzidenz und Ätiologie	788
37.2	Form- und Stellungsfehler der großen Arterien	788
37.3	Kombinierte atriale Septierungsstörungen	791
37.4	Lageanomalien der arteriellen Ostien	791
37.5	Anomalien der Segelklappen	795
	Literatur	796

IV Therapie der Herzerkrankungen

38 Pharmakokinetische Prinzipien der Arzneimitteltherapie ... 801
D. Trenk, E. Jähnchen

38.1	Allgemeine pharmakokinetische Prinzipien	802
38.2	Pharmakokinetische Grundlagen der Therapie	804
38.3	Konzentrations-Wirkungs-Beziehungen	807
	Literatur	815

39 Positiv-inotrope Substanzen in der Kardiologie ... 817
G.F. Hauf, E. Grom

39.1	Herzglykoside	818
39.2	Katecholamine	825
39.3	Phosphodiesterasehemmer	827

39.4	Kalzium-Sensitizer	828	45.2	Klinische Pharmakologie	929
	Literatur	828		Literatur	932

40 Antiarrhythmika: Medikamentöse Therapie von Herzrhythmusstörungen ... 831
D. Kalusche

- 40.1 Indikationsstellung zur antiarrhythmischen Therapie ... 832
- 40.2 Nebenwirkungen und Risiken einer antiarrhythmischen Langzeittherapie ... 833
- 40.3 Antiarrhythmika im Einzelnen ... 835
- 40.4 Differenzialtherapie der Arrhythmien ... 841
- Literatur ... 844

41 β-Rezeptorenblocker ... 847
G. Lohmöller, H. Lydtin

- 41.1 Historische Entwicklung ... 848
- 41.2 Autonomes Nervensystem ... 848
- 41.3 β-Rezeptoren ... 849
- 41.4 Definition und Einteilung der β-Rezeptorenblocker ... 850
- 41.5 Struktur und Chemie ... 851
- 41.6 Pharmakokinetik ... 852
- 41.7 Wirkungsunterschiede ... 854
- 41.8 Pharmakologische Wirkungen ... 858
- 41.9 Nebenwirkungen und Kontraindikationen ... 862
- 41.10 Intoxikation ... 864
- Literatur ... 866

42 Antikogulation bei Herzerkrankungen ... 869
Ch. Gohlke-Bärwolf, E. Jähnchen, D. Kalusche

- 42.1 Pharmakologische und technische Grundlagen ... 870
- 42.2 Antikoagulation bei Herzklappenerkrankungen und nach Herzklappenoperation ... 874
- 42.3 Antithrombotische Therapie bei nichtrheumatischen Herzerkrankungen ... 889
- Literatur ... 893

43 Aggregationshemmertherapie bei Koronarerkrankungen ... 897
E. Jähnchen, F.-J. Neumann

- 43.1 Azetylsalizylsäure ... 898
- 43.2 Thienopyridine ... 901
- 43.3 Glykoprotein-IIb/IIIa-Rezeptorantagonisten ... 903
- Literatur ... 908

44 Fibrinolytika ... 911
U. Zeymer, K.-L. Neuhaus†

- 44.1 Physiologie und Pathophysiologie ... 912
- 44.2 Fibrinolytische Substanzen ... 912
- 44.3 Nebenwirkungen und Kontraindikationen ... 915
- 44.4 Laborkontrollen ... 916
- 44.5 Fibrinolyse bei speziellen kardiologischen Erkrankungen ... 916
- Literatur ... 924

45 Kalziumantagonisten ... 927
E. Jähnchen, D. Trenk

- 45.1 Pharmakologische Grundlagen ... 928

46 Organische Nitrate ... 933
E. Jähnchen

- 46.1 Wirkungsmechanismus ... 934
- 46.2 Glyzeroltrinitrat ... 935
- 46.3 Isosorbiddinitrat ... 936
- 46.4 Isosorbid-5-mononitrat ... 937
- 46.5 Pentaerythrityltetranitrat ... 938
- 46.6 Probleme der Langzeittherapie ... 938
- Literatur ... 940

47 Pharmakotherapie des Renin-Angiotensin-Aldosteron-Systems ... 943
J. Allgeier, G. F. Hauf

- 47.1 Renin-Angiotensin-Aldosteron-System ... 944
- 47.2 Klinische Pharmakologie des Renin-Angiotensin-Aldosteron-Systems ... 952
- Literatur ... 958

48 Diuretika ... 961
N. Kröger, H. Frenzel

- 48.1 Pathogenese des kardialen Ödems ... 962
- 48.2 Einteilung der Diuretika ... 963
- 48.3 Nebenwirkungen ... 967
- 48.4 Indikation bei Herzinsuffizienz ... 968
- 48.5 Diuretikaresistenz bei chronischer Herzinsuffizienz ... 968
- Literatur ... 970

49 Perkutane koronare Intervention ... 971
H.-P. Bestehorn, J. Petersen

- 49.1 Das PCI-Kathetersystem ... 972
- 49.2 Risiko der PCI ... 976
- 49.3 Indikation zur PCI ... 976
- 49.4 Durchführung der PCI ... 979
- 49.5 Komplikationen der PCI ... 982
- 49.6 Chirurgischer Standby ... 984
- 49.7 Ergänzende interventionelle Verfahren ... 984
- 49.8 Restenose nach PCI ... 989
- Literatur ... 993

50 Interventionskathetertechniken ... 997
K. Peters

- 50.1 Mitralvalvuloplastie ... 998
- 50.2 Aortenvalvuloplastie ... 1001
- 50.3 Pulmonalvalvuloplastie ... 1002
- 50.4 Trikuspidalvalvuloplastie ... 1004
- 50.5 Ballonvalvuloplastie bei stenosierten Bioprothesen ... 1004
- 50.6 Angioplastie der Coarctatio aortae ... 1004
- 50.7 Verschluss des Vorhofseptumdefektes ... 1005
- 50.8 Verschluss des persistierenden Ductus Botalli ... 1005
- 50.9 Weitere Interventionskathetertechniken ... 1006
- Literatur ... 1006

51 Nicht-medikamentöse Therapie von Herzrhythmusstörungen ... 1009
D. Kalusche, T. Arentz, T. Blum, J. von Rosenthal, J. Stockinger, A. Weisswange

- 51.1 Elektrokardioversion tachykarder Herzrhythmusstörungen ... 1010
- 51.2 Katheterablation tachykarder Herzrhythmusstörungen ... 1014
- 51.3 Implantierbare Herzschrittmacher und Kardioverter/Defibrillatoren ... 1027
- 51.4 Implantationstechnik ... 1038
- 51.5 Schrittmachernachsorge ... 1040
- 51.6 Chirurgische Therapie ... 1041
- Literatur ... 1041

52 Herzchirurgie ... 1047
M. Schmuziger, E. Eschenbruch, P. Tollenaere mit einem Beitrag von H.-P. Bestehorn und H. Roskamm

- 52.1 Aortokoronare Bypass-Operation ... 1048
- 52.2 Mitralchirurgie ... 1056
- 52.3 Aortenklappenersatz ... 1059
- Literatur ... 1061

53 Herz- und Herz-Lungentransplantation ... 1065
W. Brett

- 53.1 Indikation und Kontraindikationen ... 1066
- 53.2 Organspender ... 1067
- 53.3 Chirurgisches Prozedere ... 1068
- 53.4 Immunologie ... 1069
- 53.5 Klinik der Abstoßungsreaktion ... 1074
- 53.6 Herz-Lungentransplantation ... 1075
- 53.7 Mechanische Kreislaufunterstützung vor Herztransplantation ... 1076
- Literatur ... 1077

54 Allgemeine Untersuchung und Behandlung vor und nach herzchirurgischen Eingriffen ... 1079
C. Gohlke-Bärwolf, H. Gohlke

- 54.1 Präoperative Phase ... 1080
- 54.2 Postoperative Frühphase ... 1084
- 54.3 Klinische postoperative Untersuchung ... 1085
- 54.4 Komplikationen ... 1087
- 54.5 Medikamentöse Behandlung und Langzeitbetreuung nach Bypass- und Herzklappenoperation ... 1094
- Literatur ... 1096

55 Bewegungstherapie bei Herzkranken ... 1099
A. Berg, L. Samek

- 55.1 Bewegungstherapie in der Akutphase ... 1100
- 55.2 Wiedergewinnung der körperlichen Leistungsfähigkeit ... 1101
- 55.3 Bewegungstherapie in Prävention und Therapie ... 1105
- Literatur ... 1115

56 Prävention der koronaren Herzerkrankung ... 1119
H. Gohlke

- 56.1 Prävention der koronaren Herzerkrankung mit nichtmedikamentösen Maßnahmen ... 1120
- 56.2 Medikamentöse Primärprävention der koronaren Herzerkrankung ... 1127
- 56.3 Medikamentöse Sekundärprävention ... 1136
- Literatur ... 1142

57 Grundlagen, Organisation und Durchführung der Rehabilitation von Herzkranken ... 1149
St. Jost, M. Keck, H. Weidemann

- 57.1 Voraussetzungen für Rehabilitationsmaßnahmen ... 1150
- 57.2 Organisation der kardiologischen Rehabilitation ... 1153
- 57.3 Berufliche Wiedereingliederung oder Berentung ... 1158
- 57.4 Begutachtung nach dem Schwerbehindertengesetz ... 1161
- 57.5 Ambulante/teilstationäre kardiologische Rehabilitation ... 1161
- Literatur ... 1164

V Interdisziplinäre Bereiche – Seltene Herzkrankheiten

58 Arterielle Hypertonie ... 1169
H.F. Benzing, E. Keller

- 58.1 Definition ... 1170
- 58.2 Blutdruckmessung ... 1170
- 58.3 Epidemiologie ... 1171
- 58.4 Einteilung der Hypertonie ... 1171
- 58.5 Diagnostik ... 1172
- 58.6 Verlauf und Komplikationen ... 1174
- 58.7 Therapie ... 1174
- Literatur ... 1182

59 Die akute und chronisch-rezidivierende Lungenarterienembolie ... 1185
J. Allgeier

- 59.1 Epidemiologie ... 1186
- 59.2 Akute Lungenarterienembolie ... 1186
- 59.3 Chronisch rezidivierende Lungenarterienembolie ... 1195
- Literatur ... 1197

60 Pulmonale Hypertonie – Cor pulmonale ... 1201
P. Bubenheimer

- 60.1 Definition ... 1202
- 60.2 Ätiologie ... 1202
- 60.3 Physiologie und Pathophysiologie des Lungenkreislaufs ... 1203
- 60.4 Pathophysiologie des Cor pulmonale ... 1204
- 60.5 Klinische Befunde ... 1205
- 60.6 Diagnostik ... 1205
- 60.7 Verlauf ... 1212
- 60.8 Prognose ... 1212
- 60.9 Therapie ... 1212
- Literatur ... 1215

61 Arteriosklerotische Erkrankungen extrakardialer Arterien ... 1217
Th. Zeller

- 61.1 Arterielle Verschlusskrankheit der hirnversorgenden Arterien ... 1218

61.2	Arterielle Verschlusskrankheit der den Schultergürtel versorgenden Arterien	1221	66	**Kardiologische Konsiliaruntersuchung und Behandlung bei Patienten vor allgemeinchirurgischen Eingriffen**	**1291**
61.3	Aortendissektion und aneurysmatische Erkrankungen der Arterien	1224		*H. Gohlke, C. Gohlke-Bärwolf*	
61.4	Arterielle Verschlusskrankheit der Nierenarterien	1231	66.1	Präoperative Anamnese	1292
			66.2	Funktionelle Klassifizierung einer Herzerkrankung	1292
61.5	Arterielle Verschlusskrankheit der unteren Extremitäten	1233	66.3	Präoperative Untersuchungen	1295
	Literatur	1242	66.4	Präoperative Risikobeurteilung	1295
			66.5	Medikamentöse Vorbereitung	1296
62	**Kardiale Beteiligung bei endokrinen, metabolischen und hämatologischen Erkrankungen sowie bei Ernährungsstörungen**	**1245**	66.6	Der perioperative Infarkt	1298
			66.7	Kongenitale Herzerkrankungen	1298
	K. Schnellbacher			Literatur	1299
62.1	Funktionsstörungen der Hypophyse	1246	67	**Kardiovaskuläre Notfälle**	**1301**
62.2	Funktionsstörungen der Schilddrüse	1246		*H.-P. Bestehorn, G. Bürkle, G.F. Hauf*	
62.3	Funktionsstörungen der Nebennieren	1249	67.1	Kardiopulmonale Reanimation	1302
62.4	Funktionsstörungen der Nebenschilddrüse	1250	67.2	Kardiozirkulatorische Notfälle	1309
62.5	Funktionsstörungen des Pankreas	1250		Literatur	1323
62.6	Einfluss der Sexualhormone	1251			
62.7	Ernährungsstörungen	1251	68	**Herztrauma und Verletzungen der großen thorakalen Gefäße**	**1325**
62.8	Angeborene Stoffwechselerkrankungen	1253		*G. F. Hauf, begründet von E. Lönne*	
62.9	Karzinoidsyndrom	1256	68.1	Stumpfes Trauma	1326
62.10	Hämatologische Erkrankungen	1256	68.2	Penetrierendes Trauma	1330
	Literatur	1258	68.3	Elektrischer Strom und Blitzschlag	1332
63	**Psychovegetativ bedingte Herz- und Kreislaufstörungen**	**1261**	68.4	Gutachterliche Bewertung traumatischer Herzschäden	1333
	P. Harnasch, K. König			Literatur	1334
63.1	Begriffsbestimmung	1262	69	**Tumoren des Herzens**	**1337**
63.2	Diagnostik	1263		*P. Bubenheimer, K. Danner*	
63.3	Klinische Syndrome	1263	69.1	Epidemiologie und Lokalisation	1338
63.4	Differenzialdiagnose	1266	69.2	Systematik der Herztumoren	1338
63.5	Therapie	1266	69.3	Symptomatik	1339
	Literatur	1267	69.4	Diagnostik	1340
64	**Psychosomatik des Herzinfarktes**	**1269**	69.5	Therapie	1342
	W. Langosch, H.G. Budde, P. Hahn		69.6	Prognose	1342
64.1	Psychosoziale und psychologische Risikofaktoren der koronaren Herzkrankheit	1270		Literatur	1342
64.2	Psychische Probleme bei Koronarkranken	1275	70	**Koronaranomalien**	**1345**
64.3	Psychotherapeutische Maßnahmen bei Koronarkranken	1276		*H. Roskamm*	
			70.1	Koronaranomalien ohne Krankheitswert	1346
	Literatur	1280	70.2	Koronaranomalien mit Krankheitswert	1346
65	**Herzerkrankungen und Schwangerschaft**	**1285**		Literatur	1348
	C. Gohlke-Bärwolf, H. Eichstädt			**Studien**	**1349**
65.1	Hämodynamische Veränderungen während der normalen Schwangerschaft	1286		**Sachverzeichnis**	**1351**
65.2	Ätiologie der Herzerkrankungen	1286			
65.3	Risikostratifizierung	1286			
	Literatur	1289			

Autorenverzeichnis

Allgeier, Jürgen, Dr. med.
Herz-Zentrum Bad Krozingen
Südring 15
79189 Bad Krozingen

Antoni, Hermann, Prof. Dr. med.
c/o Physiologisches Institut
der Universität Freiburg
Hermann-Herder-Herder-Str. 7
79104 Freiburg

Arentz, Thomas, Dr. med.
Herz-Zentrum Bad Krozingen
Südring 15
79189 Bad Krozingen

Barmeyer, Jürgen, Prof. Dr. med.
Graffring 17
44785 Bochum

Bassenge, Eberhard, Prof. Dr. med.
c/o Institut für angewadte Physiologie
der Universität Freiburg
Hermann-Herder-Str. 9
79104 Freiburg

Benzing, Hans-Frieder, Dr. med.
Klinikum Offenburg
Medizinische Klinik III
Ebertplatz 12
77654 Offenburg

Berg, Aloys, Prof. Dr. med.
Medizinische Universitätsklinik
Abteilung Rehabilitative und Präventive
Sportmedizin
Hugstetterstr. 55
79106 Freiburg

Blum, Thomas, Dr. med.
Herz-Zentrum Bad Krozingen
Südring 15
79189 Bad Krozingen

Bremerich, Jens, PD Dr. med.
Departement Medizinische Radiologie
Kantonsspital Basel/Universitätskliniken
CH-4031 Basel

Brett, Wolfgang, Dr. med.
Departement Herz- und Thorax-
chirurgie
Kantonsspital Basel/Universitätskliniken
CH-4031 Basel

Bubenheimer, Peter, PD Dr. med.
In den Etzmatten 7
79219 Staufen

Budde, Hans-Günter, Dr. Dipl. Psych.
Drosselweg 1
55583 Bad Münster a. St.

Bürkle, Gerd, Dr. med.
Herz-Zentrum Bad Krozingen
Südring 15
79189 Bad Krozingen

Büttner, Heinz-Joachim, Dr. med.
Herz-Zentrum Bad Krozingen
Südring 15
79189 Bad Krozingen

Danner, Konstantin, Dr. med.
Isnyer Str. 1
88239 Wangen

Daschner, Franz, Prof. Dr. med.
Institut für Umweltmedizin
und Krankenhaushygiene
der Universität Freiburg
Hugstetterstr. 55
79106 Freiburg

Dickhuth, Hans-Hermann, Prof. Dr. med.
Medizinische Universitätsklinik
Abteilung Rehabilitative und Präventive
Sportmedizin
Hugstetterstr. 55
79106 Freiburg

Eichstädt, Hermann, Univ.-Prof. Dr. med.
Charité, Universitätsmedizin Berlin
Campus Virchow-Klinikum
Medizinische Klinik mit Schwerpunkt
Kardiologie
Augustenburger Platz 1
13353 Berlin

Eschenbruch, Elmar, Dr. med.
Herz-Zentrum Bad Krozingen
Abteilung Herz- und Gefäßchirurgie
Südring 15
79189 Bad Krozingen

Frank, Uwe, PD Dr. med.
Institut für Umweltmedizin
und Krankenhaushygiene
der Universität Freiburg
Hugstetterstr. 55
79106 Freiburg

Frenzel, Henning, Prof. Dr. med.
c/o Israelitisches Krankenhaus
Orchideenstieg 14
22297 Hamburg

Fürmaier, Rudolf, Dr. med.
Institut für Diagnostische Radiologie
Gartenstr. 28
79098 Freiburg

Gick, Michael, Dr. med.
Herz-Zentrum Bad Krozingen
Südring 15
79189 Bad Krozingen

Gohlke, Helmut, Prof. Dr. med.
Herz-Zentrum Bad Krozingen
Südring 15
79189 Bad Krozingen

Gohlke-Bärwolf, Christa, Dr. med.
Herz-Zentrum Bad Krozingen
Südring 15
79189 Bad Krozingen

Görnandt, Lothar, Dr. med.
Herz-Zentrum Bad Krozingen
Südring 15
79189 Bad Krozingen

Grom, Erwin, Dr. med.
Krankenhaus Dr. Lay
Brunngasse 1
79235 Bischoffingen

Hahn, Peter, Prof. Dr. med.
c/o Medizinische Universitätsklinik
und Poliklinik
Medizinische Klinik II
Bergheimer Str. 58
69115 Heidelbeg

Harnasch, Peter, Dr. med.
c/o Herz-Zentrum Bad Krozingen
Südring 15
79189 Bad Krozingen

Haut, Gerhard F., Dr. med.
Herz-Zentrum Bad Krozingen
Südring 15
79189 Bad Krozingen

Holubarsch, Christian, Prof. Dr. med.
Herz-Kreislauf-Klinik
Kandelstr. 41
79183 Waldkirch

Jähnchen, Eberhard, Prof. Dr. med.
c/o Herz-Zentrum Bad Krozingen
Südring 15
79189 Bad Krozingen

Jander, Nikolaus, Dr. med.
Herz-Zentrum Bad Krozingen
Südring 15
79189 Bad Krozingen

Jost, Stefan, Prof. Dr. med.
Theresienklinik - Kardiologie
Herbert-Hellmann-Allee
79189 Bad Krozingen

Kastrati, Adnan, Prof. Dr. med.
Deutsches Herzzentrum
Lazarettstr. 36
80636 München

Keck, Michael, Dr. med.
Drei-Burgen-Klinik
Zum Wacholder
55583 Bad Münster-Ebernburg

Keller, Erich, Prof. Dr. med.
Klinikum Offenburg
Medizinische Klinik III
Ebertplatz 12
77654 Offenburg

König, Kurt, Prof. Dr. med.
c/o Herz-Kreislaufklink
Herz-Kreislauf-Klinik
Kandelstr. 41
79183 Waldkirch

Kröger, Nicolaus, PD Dr. med.
Universitätskrankenhaus Eppendorf
Abt. Onkologie und Hämatologie
Martinistr. 52
20246 Hamburg

Lange, Peter E., Univ.-Prof. Dr.
Deutsches Herzzentrum Berlin
Klinik für Angeborene Herzfehler/
Kinderkardiologie
Augustenburger Platz 1
13353 Berlin

Langosch, Wolfgang, Prof. Dr.
Südring 21
79189 Bad Krozingen

Lohmöller, Georg, Prof. Dr. med.
Medizinische Poliklinik der Universität
Pettenkoferstr. 8 a
80336 München

Löllgen, Herbert, Prof. Dr. med.
Sana Klinikum Remscheid
Burgerstr. 211
42859 Remscheid

Lydtin, Helmut, Prof. Dr. med.
Ottostr. 20
82319 Starnberg

Müller, Christian, PD Dr. med.
Kantonsspital Basel/Universtätskliniken
Medizinische Klinik A
CH-4031 Basel

Munz, Dieter L., Univ.-Prof. Dr.
Charité, Universitätsmedizin Berlin
Campus Charité-Mitte
Klinik für Nuklearmedizin
Schumannstrasse 20/21
10117 Berlin

Peters, Klaus, Dr. med.
Herz-Zentrum Bad Krozingen
Südring 15
79189 Bad Krozingen

Petersen, Jens, Dr. med.
c/o Herz-Zentrum Bad Krozingen
Südring 15
79189 Bad Krozingen

Pieske, Burkert, Prof. Dr.
Universität Göttingen
Zentrum Innere Medizin/Kardiologie
und Pneumoloie
Robert-Koch-Str. 40
37075 Göttingen

Reif, Angelika, Dr. med.
Herz-Zentrum Bad Krozingen
Südring 15
79189 Bad Krozingen

von Rosenthal, Jörg, Dr. med.
Herz-Zentrum Bad Krozingen
Südring 15
79189 Bad Krozingen

Samek, Ladislaus, Dr. med.
c/o Herz-Zentrum Bad Krozingen
Südring 15
79189 Bad Krozingen

Schade, Gerhard, Dr. med.
Herz-Zentrum Bad Krozingen
Südring 15
79189 Bad Krozingen

Schmuziger, Martin, Dr. med.
Hôpital de la Tour
Av. J.-D. Maillard 3
CH-1217 Meyrin

Schnellbacher, Klaus, Dr. med.
c/o Herz-Zentrum Bad Krozingen
Südring 15
79189 Bad Krozingen

Tollenaere, Gent Pieter-Jan, Dr. Univ.
Herz-Zentrum Bad Krozingen
Herz- und Gefäßchirurgie
Südring 15
79189 Bad Krozingen

Trenk, Dietmar, Dr. rer. nat.
Herz-Zentrum Bad Krozingen
Klinische Pharmakologie
Südring 15
79189 Bad Krozingen

Weidemann, Hermann, Prof. Dr. med.
c/o Theresien Klinik
Herbert-Hellmann-Allee 11
79189 Bad Krozingen

Weirich, Jörg-Dieter, Priv. Doz. Dr. med.
Physiologisches Institut der Universität
Hermann-Herder-Str. 7
79104 Freiburg

Weisswange, Arved, Dr. med.
c/o Herz-Zentrum Bad Krozingen
Südring 15
79189 Bad Krozingen

Zeh, Wolfgang, Dr. med.
Herz-Zentrum Bad Krozingen
Südring 15
79189 Bad Krozingen

Zeller, Thomas, Dr. med.
Herz-Zentrum Bad Krozingen
Südring 15
79189 Bad Krozingen

Zeymer, Uwe, Prof. Dr. med.
Klinikum Ludwigshafen
Medizinische Klinik B
Bremserstr. 79
67063 Ludwigshafen

Zohlnhöfer, Dietlind, PD Dr. med.
Deutsches Herzzentrum
Lazarettstr. 36
80636 München

Abkürzungen

ACC	American College of Cardiology	DGfHKF	Deutsche Gesellschaft für Herz- und Kreislaufforschung
ACD	aktive Kompression-Dekompression		
ACE	Angiotensin converting Enzym	DSA	digitale Subtraktionsangiographie
ADP	Adenosin-5-Diphosphat	EAD	early afterdepolarization
AED	automatischer externer Defibrillator	EB(C)T	Electron Beam Tomography
AHA	American Heart Association	ED	enddiastolischer Durchmesser
AICD	automatischer implantierbarer Defibrillator	EDCF	Endothelium Derived Constricting Factor
AIDS	Acquired Immunodeficiency Syndrome	EDHF	Endothelium Derived Hyperpolarizing Factor
AJT	Automatic Junctional Tachycardia	EDRF	Endothelium-Derived Relaxing Factor
AKS	akutes Koronarsyndrom	EDV	enddiastolisches Volumen
ALS	Advanced Life Support	EF	Ejektionsphase
ANA	antinukleäre Antikörper	EK	Einschwemmkatheter
ANP	atriales natriuretisches Peptid	EPU	elektrophysiologische Untersuchung
AÖF	Aortenklappenöffnungsfläche	ERAF	Early Recurrence Of Atrial Fibrillation
APC	Antigen präsentierende Zellen	ERP	effektive Refraktärperiode
APD	Aktionspotentialdauer	ES	endsystolischer Durchmesser
aPTT	aktivierte, parzielle Thromboplastinzeit	ESC	European Society of Cardiology
ARB	Angiotensinrezeptorblocker	ESV	endsystolisches Volumen
ARCV	arrhythmogene rechtsventrikuläre Kardiomyopathie	ET-1	Endothelin-1
		FD	frühdiastolischer Durchmesser
ARP	absolute Refraktärperiode	FGF	Fibroblast Growth Factor
ARVC	arrhythmogene rechtsventrikuläre Kardiomyopathie	FRP	funktionelle Refraktärperiode
		GIK	Glukose-Insulin-Kalium(-Infusion)
ASH	asymmetrische Septumhypertrophie	GRE	Gradientenecho
ASL	Antistreptolysintiter	HBDH	Hydroxy-butyrat-dehydrogenase
ATI, ATII	Angiotensin	HBE	His-Bündel-Ableitung
AT_1, AT_2	Angiotensinrezeptoren	HCM	hypertrophe Kardiomyopathie
ATP	antitachykarde Stimulation	HDL	High Density Lipoprotein
AVNRT	AV-Knoten-Reentry-Tachykardie	HE	Houndfield-Einheiten
AVRT	atrioventrikuläre Reentrytachykardie	HF	Herzfrequenz
BLS	Basic Life Support	HFSS	Heart Failure Survival Score
BMI	Body mass index	HLHS	hypoplastisches Linksherzsyndrom
BNP	Brain Natriuretic Peptid	HMV	Herzminutenvolumen
BVP	biventrikuläres Pacing	HNCM	hypertrophe nichtobstruktive Kardiomyopathie
cAMP	zyklisches Adenosin-Monophosphat		
CASS	Coronary Artery Surgery Study	HOCM	hypertrophe obstruktive Kardiomyopathie
CCS	Canadian Cardiovascular Society	HPRF	High Pulse Repetition Frequency
CE	kontraktiles Element	HRA	hoher rechter Vorhof
CFR	koronare Flussreserve	HRA	His-Bündel-Ableitung
cGMP	zyklisches Guanosinmonophosphat	HUT	Head-up-Tilt
CK	Kreatininkinase	HV	Herzvolumen
CMR	kardiale Magnetresonanztomographie	HVR	Herzfrequenzvariabilität
CPR	kardiopulmonale Reanimation	IAC	interponierte abdominelle Gegenpulsation
CPVT	Catecholaminergic Polymorphic Ventricular Tachycardia	IAPB	intraaortale Ballonpumpe
		ICD	implantierbarer Kardioverter
CRP	C-reaktives Protein	IDL	Intermediate Density Lipoprotein
CS	Sinus coronarius, (intrakardiale Ableitung aus dem -)	IHR	intrinsische Herzfrequenz
		IRAF	Immediate Recurrence of Atrial Fibrillation
CT	Computertomographie	ILR	Implantable Loop Recorder
CW	Continuous wave	IMA	A. mammaria interna
DAD	delayed afterdepolarization	INR	International Normalized Ratio
D(A)G	Diacylglycerol	IP_3	Inositoltriphosphat
DAS	digitale Subtraktionsangiographie	IR-GRE	Inversion Recovery-GRE
DCA	direktionale koronare Artherektomie	ISA	Intrinsic Sympathomimetic Activity
DCM	dilatative Kardiomyopathie	ISDN	Isosorbit-5-Mononitrat
		ISH	International Society of Hypertension

ISHLT	International Society for Heart and Lung Transplantation	PEEP	positiver endexspiratorischer Druck
ISI	International Sensivity Index	PEP	Präejektionsphase
IST	inadäquate Sinustachykardie	PET	Positronenemissionstomographie
IVUS	intravasaler Ultraschall	PETN	Pentaaerythrityltetranitrat
JET	Junctional Ectopic Tachycardia	PGI 2	Prostazyklin
JNC	Joint National Committee (Hypertension)	PIVKA	Prothrombin induced in Vitamin-K Absence
KÖF	Körperoberfläche	PJRT	Permanent Junctional Reciprocating Tachycardia
LAH	linksanteriorer Hemiblock	PMP	Platelet Microbicidal Protein
LARF	Late Recurrence Of Atrial Fibrillation	POTS	Postural Orthostatic Tachycardia Syndrome
LDD	langsame diastolische Depolarisation	PPI	Postpacing-Intervall
LDL	Low-density-Lipoprotein	PPSB	Prothrombinkomplexkonzentrat
LGL	Lown-Ganong-Levine	PTCA	perkutane transluminale Koronarangioplastie
LIBS	ligandeninduzierte Bindungsstellen	PTMC	perkutane transvenöse Mitralkommissurotomie
LMM	linksventrikuläre Myokardmasse	PTRA	perkutane transluminale renale Angioplastie
LPH	linksposteriorer Hemiblock	PW	pulsed wave
LQTS	Long QT-Syndrom	QCA	quantitative Koronarangiographie
LS	londitudinales tubuläres System	RAAS	Renin-Angiotensin-Aldosteron-System
LSB	Linksschenkelblock	RCM	restriktive Kardiomyopathie
LV	linker Ventrikel	RFF	Rapid Filling Fraction
LVAD	Linksventrikuläres Unterstützungssystem	RI	intrarenaler Widerstandsindex
LVED	linksventrikulärer enddiastolischer Diameter	ROS	reaktive Sauerstoffspecies
LVEDP	linksventrikulärer enddiastolischer Druck	ROSC	Reach Of Spontaneous Circulation
LVH	linksventrikuläre Hypertrophie	RP	Refraktärperiode
LVOT	linksventrikulärer Ausflusstrakt	RRP	relative Refraktärperiode
MAS	Morgagni-Adams-Stokes	RSB	Rechtsschenkelblock
MBK	minimal bakterizide Konzentration	RVA	Right Ventricular Apex (Katheterposition:rechtsventrikuläre Spitze)
MCT	Multislice Coputertomogramm		
MDP	maximales diastolisches Potenzial	RV	rechter Ventrikel
MHK	minimal hemmende Konzentration	RVH	rechtsventrikuläre Hypertrophie
MIDCAB	minimalinvasive direkte koronararterielle Bypass-Operation	RVOT	rechsventrikulärer Ausflusstrakt
		SA	sinuatrial
		SE	serienelastisches Element
MDP	mittdiastolische Potenziale	SERCA	sarkoendoretikuloplasmatische Kalzium-ATPase
MIP	Maximum-Intensitäts-Projektion	SKEZ	Sinusknotenerholungszeit
MÖF	Mitraklappenöffnungsfläche	SNRT	Sinusknoten-Reentry-Tachykardie
MÖT	Mitralklappenöffnungston	SP	Schwellenpotenzial
MRFIT	Multiple Risk Factor InterventionTrial	SPECT	Single Photon Emission Computertomographie
MRT	Magnetresonanztomographie	SR	sarkoplasmatisches Retikulum
MSA	multiple Systematrophie	SR-GRE	Saturation-Recovery-GRE
MSP	Mitralsegelprolaps	SSS	Sick Sinus Syndrom
NAS	Nierenarterienstenose	(N)STEMI	(Non) ST-Segment Elevation Myocardial Infarction
NASPE	North American Society for Pacing and Electrophysiology		
		SV	Schlagvolumen
NBTE	nichtbakterielle thrombotische Endokarditis	SVT	supraventrikuläre Tachykardie
NNT	Number Needed to Treat	TA	Truncus arteriosus
NO, (ED-)	Stickstoffmonoxid, (endothelabhängiges)	TAMI	transmuraler anteriorer Myokardinfarkt
NOS	Nitritoxidsynthetase	TASH	transkoronare Ablation der Septumhypertrophie
NP	natiuretische Peptide	TAVM	Typ A Verhaltensmuster
NSAID	nichtsteroidale Antiphlogistika	TEB	Thromboembolie-Blutungs(-Index)
NSTEMI	NON-ST-Elevation Myocardial Infarction	TEE	transösophageale Echokardiographie
NTMI	nichttransmuraler Myokardinfarkt	TGA	Transposition der großen Arteien
OUP	oberer Umschlagspunkt	TGF	Tranforming Growth Factor
PAA	partielle agonistische Aktivität	TIA	transitorische ischämische Attacke
PAF	Platelet Activating Factor	TIMI	transmuraler inferiorer Myokardinfarkt
PAI	Plasminogenaktivator-Inhibitor	TM	Time-Motion
PCI	perkutane koronare Intervention	TMLR	transmyokardiale Laserrevaskularisation
PCP	Pulmonalkapillardruck	TOS	Thoracic-Outlet-Syndrom
PCR	Polymerase Chain Reaction	TPZ	Thromboplastinzeit
PDGF	Platelet Derived Growth Factor	TSE	Turbo-Spin-Echo
PEA	pulslose elektrische Aktivität	TTS	transversales tubuläres System

Abkürzungen

TxA2	Thromboxan	**VF**	Verkürzungsfraktion
UKG	Ultraschallkardiogramm	**VLDL**	Very-Low-Density-Lipoprotein
VA	Veterans-Administration	**VT**	ventrikuläre Tachykardie
VAD	Ventricular Assist Devices	**WCT**	Wilson Central Terminal (Sammelelektrode)
VEGF	Vascular Endothelial Growth Factor	**WPW**	Wolff-Parkinson-White
VES	ventrikuläre Extrasystolen	**ZL**	Zykluslänge

Anatomische, physiologische und pathophysiologische Grundlagen

1 **Embryologie des Herzens** – 3
H. Eichstädt

2 **Genetische Aspekte in der Kardiologie** – 11
D. Zohlnhöfer, A. Kastrati

3 **Physiologie und Pathophysiologie der elementaren Myokardfunktion, elektrophysiologische Grundlagen der Therapie** – 23
J. Weirich, H. Antoni

4 **Mechanik des intakten Herzens** – 59
E. Bassenge, B. Pieske

5 **Physiologie der Koronardurchblutung** – 79
E. Bassenge

6 **Energieversorgung des gesunden und insuffizienten Herzens** – 103
C. Holubarsch, J. Keul[†]

7 **Arbeitsweise des gesunden Herzens sowie des Sportherzens** – 121
H. Roskamm, H. H. Dickhuth

Embryologie des Herzens

H. Eichstädt

1.1 Entwicklung der Herzanlage – 4
1.1.1 Die Herzschlauchbildung – 4
1.1.2 Die Vorhofseptierung – 4
1.1.3 Entwicklung und Septierung der Ventrikel – 7
1.1.4 Die Bildung der großen Arterien – 7
1.1.5 Weitere kardiale Subsysteme – 8

1.2 Funktionelle Anatomie des entwickelten Herzens – 8

Literatur – 9

Zum Verständnis vieler Herzkrankheiten, der diagnostischen Methoden wie auch der therapeutischen Maßnahmen stellen fundierte Kenntnisse der funktionellen Anatomie eine unverzichtbare Notwendigkeit dar. Für das Verständnis der meist konnatalen Missbildungen des Herzens (s. auch Kap. 37) ist die Kenntnis der Entwicklungsgeschichte des Herzens eine große Hilfe.

In früheren Darstellungen war die Kardioembryologie versucht, ein dreidimensionales Gebilde aus den mikroskopischen Studien zweidimensionaler Schnitte zu rekonstruieren, obwohl ja die vierte Dimension, die Zeit, diese Entwicklung nochmals erheblich beeinflusst hat. Erst mit Hilfe von neuen Markierungsmethoden (De la Cruz et. al. 1977) und bei Anwendung der Elektronenmikroskopie (Pexieder 1978) konnten einige Schritte der Herzentwicklung an Tierembryonen weiter aufgeklärt werden. Auch am Menschen wurden die wesentlichsten Erkenntnisse durch Embryonenserienschnitte gewonnen, wobei die verschiedensten konnatalen Missbildungen rückwirkend in die einzelnen Schnittzeiten hineininterpretiert werden.

1.1 Entwicklung der Herzanlage

1.1.1 Die Herzschlauchbildung

Weil der Embryo zu schnell wächst, reicht Diffusion zur Ernährung nur für kurze Zeit. Daher wird die frühzeitige **Ausbildung eines Kreislaufs** bald notwendig. Die embryonalen Gefäße und Membranen entwickeln sich in der 3. Woche der Embryonalzeit und erscheinen zuerst im Dottersack (◘ Tabelle 1.1). Weitere Gefäße entstehen im Chorion und auch im Embryo selbst. Die Choriongefäße gewinnen Kontakt zum mütterlichen Kreislauf und bilden die Plazenta. Im Embryo selbst münden die unterschiedlichen Gefäße in das venöse Ende der entstehenden Herzschläuche, die sich paarig an der Unterseite des Embryos bilden. Diese verbinden sich ihrerseits mit paarigen, längs der wachsenden Wirbelsäule entstehenden arteriellen Gefäßanlagen (◘ Abb. 1.1).

Die Endokardauskleidung des Herzens entsteht aus dem ursprünglichen Herzschlauch. Dieser Endokardschlauch ist in die Perikardhöhle eingestülpt, die einen Teil des embryonalen Zöloms darstellt. Myokard und Perikard stammen wiederum vom Mesenchym dieses Zöloms ab (Gittenberger de Groot u. Wenink 1978). Das Perikard schlägt sich am venösen und arteriellen Pol des Herzschlauches um. Das viszerale Perikard wird zum Epikard, der ursprüngliche Herzschlauch persistiert als Endokardauskleidung, dazwischen differenziert sich das Myokard.

Das Herz-Gefäß-Gebilde ist zunächst ein gerades Rohr, das sich vom paarig angelegten venösen Pol zum ebenfalls paarig angelegten arteriellen Pol erstreckt. Bald zeigen sich quer verlaufende Einschnürungen, die insgesamt 5 Segmente bilden (◘ s. Abb. 1.1). Das Segment, in das die venösen Systeme münden, wird als Sinus venosus bezeichnet. Er ist symmetrisch angelegt, seine beiden Fortsätze sind das rechte und das linke Sinushorn. Der Sinus venosus mündet in das 2. Segment, das den „primitiven Vorhof" bildet. Das 3. Segment stellt das Einflusssegment in den gemeinsamen Ventrikel dar (Becker u. Anderson 1976), das 4. Segment bildet den Ausflusstrakt. Daran schließt sich das arterielle Segment mit den paarig austretenden Arterien an (Pexieder 1978).

Die **4 Einengungen** zwischen diesen 5 Segmenten des primären Herzschlauches sind also
- die Sinuatrialfurche,
- der Atrioventrikularkanal,
- die Einschnürung zwischen Ein- und Ausflusstrakt und
- die Ventrikuloarterialenge.

Herzschleifenbildung. In der 7. Woche der Embryonalentwicklung kommt es an den vorgegebenen Engen des Herzschlauches zu einer Abknickung, der sog. „Herzschleifenbildung". Die Krümmung erfolgt einerseits am Atrioventrikularkanal und andererseits zwischen dem Einfluss- und dem Ausflusstrakt des Ventrikelsegmentes (Gittenberger de Groot u. Wenink 1978). Der venöse, also atriale Teil des Herzschlauches verlagert sich an die Dorsalseite der Perikardhöhle, das Ventrikelsegment nach ventral und kaudal. Durch die Krümmung entsteht eine vorne gelegene größere Kurvatur und die hinten gelegene kleinere Kurvatur (Yelbuz 2002). Nun ist bereits eine herzähnliche Form entstanden (◘ Abb. 1.2).

1.1.2 Die Vorhofseptierung

Der venöse Pol wird von 3 unterschiedlichen venösen Systemen gebildet. Es handelt sich hierbei um die paarigen Kardinalvenen aus dem Embryokörper, um die beiden Dottervenen und die beiden Nabelvenen (◘ Abb. 1.3). Diese 3 Venensysteme haben keinerlei Verbindung mit dem sich jetzt entwickelnden Lungenkreislauf, der in den wachsenden Lungenknospen gebildet wird.

Die Vorhofseptierung bedingt eine Umgestaltung der venösen Blutbahnen, indem das Blut der linken Seite der paarigen Venenanlagen zu den rechtsseitigen Venen umgeleitet wird. Als Endresultat dieser Umgestaltung bleiben nur 2 große Gefäße übrig, die Blut in den Sinus venosus abführen: die **rechte Kardinalvene** (die spätere V. cava superior) und die **rechte Dottervene** (die spätere V. cava inferior). Der früher symmetrisch ausgebildete Sinus venosus wird hiermit asymmetrisch nach rechts verlagert, das linke Sinushorn verkleinert sich und wird später zum Sinus coronarius. Auf der linken Seite des primitiven Vorhofes sprosst eine Lungenvene aus, die auf die sich entwickelnden Lungenknospen zuwächst, wo sie

1.1 · Entwicklung der Herzanlage

Tabelle 1.1. Zeitlicher Ablauf der Herzentwicklung

Embryonalzeit			Keimlänge (mm)		Parallelvorgänge
1. Woche					
2. Woche	Herzbildungszone (Endothelhäufchen vor Neuralplatte)	Kritische Entwicklungsphase			
3. Woche	Paarige Endothelrohre, unpaarer Myokardmantel				
4. Woche	1. Herzschlag, einfacher Herzschlauch: Bildung der Metamerie		7–10	Primitiventwicklung des Gehirns	Leber Extremitätenknospen Milz, Lunge
5. Woche	Beginn der Zirkulation, Neuorientierung: Parallelschaltung				Linsenbläschen
6. Woche	2 Teilherzen mit Vorhof, Kammer und Ausstromteil		16–20		Zahnleiste
7. Woche	Herzschleife: Ausweitung zur endgültigen Form, Septierung als Sekundärphänomen nach Abschluss der Schleifenbildung, Vorhofseptum		18–26		Gaumen
8. Woche	Kammerseptierung		23–33		
10. Woche	Abgliederung der rechten Einflussbahn und Bildung des großen vorderen Papillarmuskels				

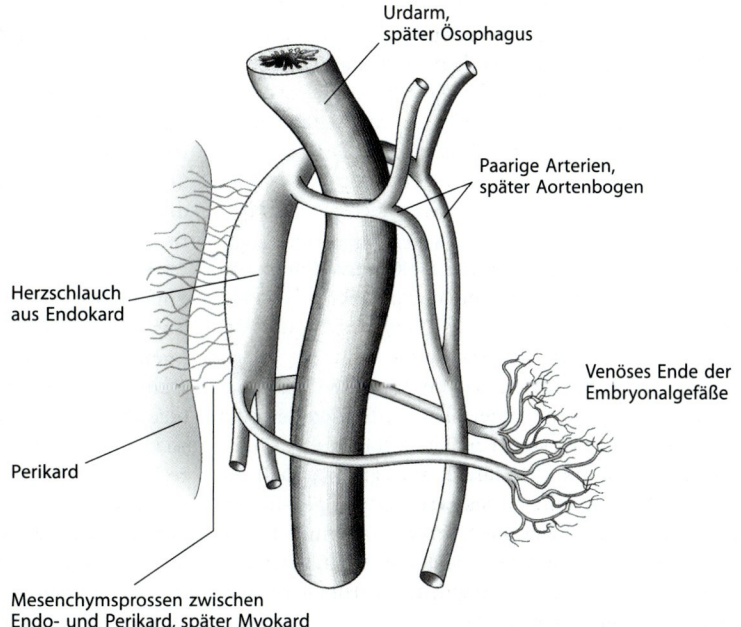

Abb. 1.1. Der Herzschlauch befindet sich zunächst zwischen dem Urdarm (oben), der später zum Ösophagus wird, und einem ventralen Abschnitt des intraembryonalen Zöloms (unten), aus dem später der vordere Anteil des Perikards wird

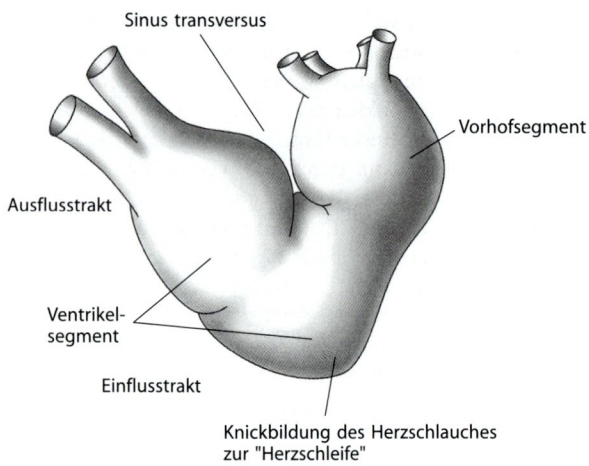

◘ **Abb. 1.2.** Der ursprüngliche Herzschlauch krümmt sich zwischen dem Vorhofsegment und dem Einfluss- und Ausflussteil der Ventrikelschleife. In der inneren Kurvatur prägt sich der Sinus tranversus aus

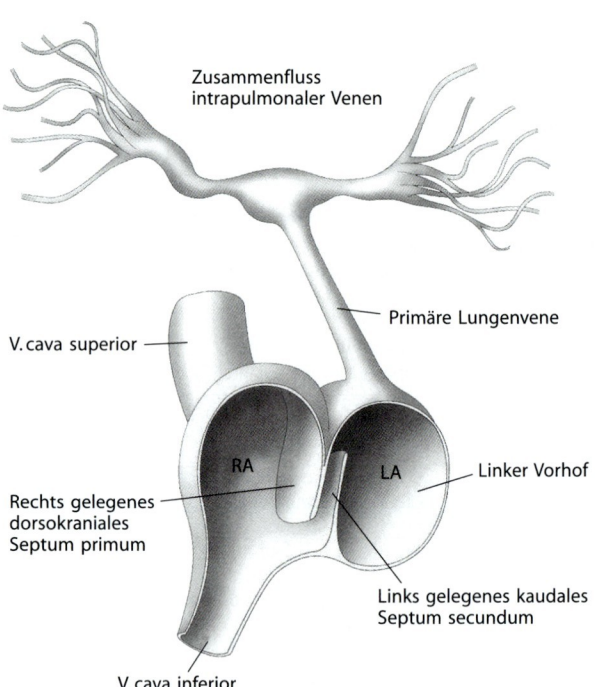

◘ **Abb. 1.4.** Die primäre Lungenvene verschmilzt mit dem Zusammenfluss des intrapulmonalen Venensystems. Zwischen dem rechten und linken Vorhof bilden Septum primum und secundum ein Einwegventil

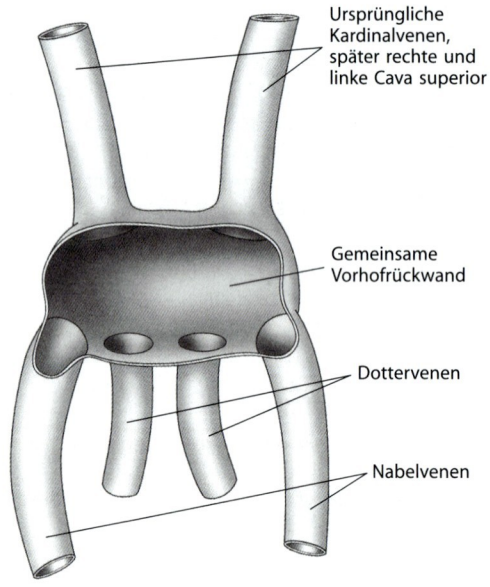

◘ **Abb. 1.3.** Der ursprünglich auf beiden Seiten symmetrisch angelegte Sinus venosus nimmt auf jeder Seite die Kardinal-, Dotter- und Nabelvene auf

Kontakt mit dem intrapulmonalen Venenplexus bekommt, sodass venöses Blut aus der Lungenanlage in die linke Seite des noch unseptierten Vorhofs abfließen kann (◘ Abb. 1.4).

Das untere Ende des 2. Herzschlauchsegments stellt die primitive Vorhofanlage dar, dort stülpen sich an 2 gegenüberliegenden Stellen Mesenchymwucherungen aus und bilden eine Abgrenzung gegen das 3. Segment, das Einflusssegment des gemeinsamen Ventrikels. Diese „Endokardkissen" verschmelzen miteinander. Gleichzeitig entwickelt sich am Dach des primitiven Vorhofs die sichelförmige Leiste des Septum primum. Dieses wächst durch das freie Lumen des primitiven Vorhofs abwärts; die noch freibleibende Restöffnung heißt **Ostium primum**. Je weiter das Septum primum herabwächst, um so mehr verschließt es das vor sich hergeschobene Ostium primum.

Das Ostium primum ist verschlossen, wenn das Septum primum am Unterrand Kontakt zu den inzwischen ausgebildeten Endokardkissen gewonnen hat. Da jedoch im Embryonalkreislauf ein Blutfluss von rechts nach links gewährleistet sein muss, kommt es gleichzeitig mit dem kaudalen Verschluss des Ostium primum zu einer kranioventralen Ablösung des Septums mit zusätzlicher Ausbildung multipler Perforationen, die zu einer gemeinsamen großen Öffnung kranioventral einreißen (Sadler 1998).

Oben rechts am Septum primum kommt es nun zu einer Einfaltung des Vorhofdaches (des sog. oberen Limbus), die den Anfangsteil des Septum secundum bildet. Dieses wächst von kranioventral nach dorsokaudal und verschließt von rechts mehr und mehr das im Septum primum gebildete Ostium secundum. Das Septum secundum wächst nicht herunter bis zu den Endokardkissen, sondern lässt dorsokaudal von der rechten Vorhofseite her eine halbmondförmige Öffnung frei, das spätere **Foramen ovale**. So besitzt nach vollständiger Vorhofseptierung das rechts gelegene Septum secundum eine hinten unten gelegene Öffnung, das Foramen ovale, während das auf der Seite des linken Vorhofs gelegene Septum primum eine kranioventrale Öffnung freilässt, das **Ostium secundum**.

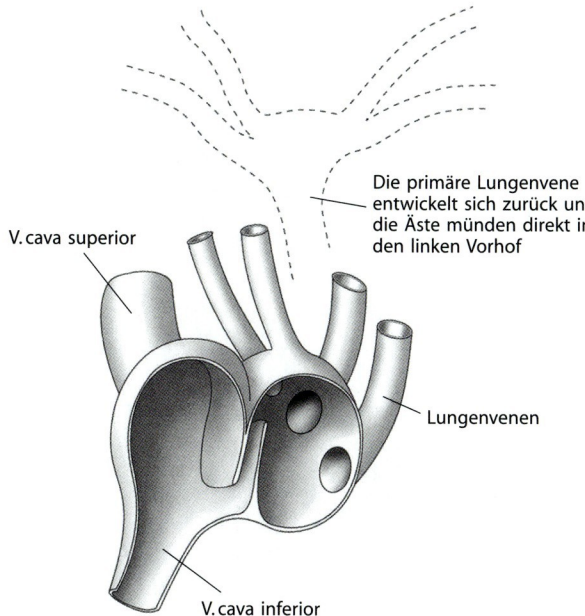

◨ **Abb. 1.5.** Die Hinterwand des linken Vorhofs entwickelt sich durch die Aufnahme der primären Lungenvene und der ersten Aufzweigung der intrapulmonalen Venen

So entsteht ein Einwegventil, dessen eine Komponente das Septum primum zusammen mit dem Ostium secundum, die andere das Septum secundum und das Foramen ovale bilden. Diese „Klappe" sorgt durch Aufspreizung für einen Blutübertritt von rechts nach links, wenn der Druck im rechten Vorhof höher als im linken Vorhof ist. Wenn der Druck im linken Vorhof höher ist als im rechten, kann durch die aneinandergepressten Septen kein Blutübertritt erfolgen.

Inzwischen ist der Anschluss der primären Lungenvene an den intrapulmonalen Venenplexus erfolgt. Nun nimmt die Hinterwand des neugebildeten linken Vorhofs den ersten Ast der intrapulmonalen Venen jeder Seite auf, wodurch die vollständig aus **Pulmonalvenengewebe** bestehende Vorhofhinterwand entsteht (◨ Abb. 1.5).

Die linke Kardinalvene bildet sich nun zurück, oder mündet bei Persistenz in den Sinus coronarius, niemals jedoch in die aus Pulmonalvenengewebe gebildete Vorhofhinterwand.

1.1.3 Entwicklung und Septierung der Ventrikel

Der ventrikuläre Anteil der Herzschleife wird durch einen einfachen Schlauch ohne Trabekelwerk gebildet, der von mesenchymalem Endokard ausgekleidet ist (Allwork u. Anderson 1979; Lev et al. 1971). Der absteigende Schenkel schließt an den Atrioventrikularkanal an und stellt die Einflusskomponente dar. Der aufsteigende Schenkel ist mit dem anschließenden arteriellen Segment verbunden und wird zur Ausflusskomponente (Asami 1969).

Das Endokardkissengewebe am Atrioventrikularkanal bildet die erste Anlage des Ventrikelseptums. Hier bilden sich Bulbuswülste aus, die sich mit den sog. Trunkuswülsten am arteriellen Segment verbinden. Die große Kurvatur zwischen Ein- und Ausflusstrakt senkt sich unter Trabekularisierung abwärts (Liberthson et al. 1973), während bei der voranschreitenden Septierung ein kleines Foramen zwischen dem ausgebildeten rechten und linken Ventrikel offen bleibt. Dieses Foramen schließt sich dann durch das weitere Wachstum des Endokardgewebes (Wenink 1974), was erst geschehen kann, wenn jeder Ventrikel seinen Eingang und Ausgang hat.

Ende der 6. Woche ist die Ventrikelseptierung abgeschlossen, wenn der Embryo erst 30 mm lang ist. Die Endokardkissen dienen als **temporäre AV-Klappen** und kleben die gegenüberliegenden Teile des gefalteten Herzschlauches zusammen. Die Oberflächenschicht der Ventrikeleinflusszonen wird nun ausgehöhlt, die zurückbleibenden Teile persistieren als Papillarmuskeln, und die freigelegten Oberflächenmembranen werden von einwachsendem Gewebe aus der Kranzfurche infiltriert und bilden die Klappensegel (Walmsley u. Watson 1978).

Klappenringe. Die Klappenringe entstehen ebenfalls durch Einwachsen von epikardialem Kranzfurchengewebe. Dabei wird die beim Abschluss der Septierung noch vorhandene Kontinuität zwischen der Vorhof- und der Kammermuskulatur unterbrochen. Die Ausreifung der Klappensegel erfolgt ab der 8.–10. Woche. Die Entwicklung der Anuli dauert aber besonders in der Region des zentralen Bindegewebskörpers und der Pars membranacea auch noch nach der Geburt an (Bargeron et al. 1977). Bis zu diesem Zeitpunkt stellt das **atrioventrikuläre Erregungsleitungssystem** die einzige Verbindung zwischen Vorhof- und Ventrikelmuskulatur dar.

1.1.4 Die Bildung der großen Arterien

Ursprünglich ist der ungeteilte primäre Herzschlauch über 6 schmale Arterienpaare (Aortenbogenpaare), die den embryonalen Urdarm umgreifen, mit den paarigen dorsalen Aorten verbunden. Distal verschmelzen diese beiden dorsalen Aorten zu einer einzigen Aorta descendens (◨ Abb. 1.6).

Das frühembryonale Aortenbogensystem bildet sich in die Aorten- und Pulmonalisstrombahn um. Hierzu ist die Septierung des arteriellen Herzschlauchsegmentes notwendig (Becu 1971), wie auch die Rückbildung einiger Aortenbögen (Baron et al. 1968). Das Skelett der Semilunarklappen, sowohl der Aorten- als auch der Pulmonalklappe, stammt von den Endokardkissen ab, die übrigen Anteile der Taschenklappen entstehen durch Apposition der Arterien- und der Ausflusstraktwandung (Rosenquist et al. 1977).

Später erhalten die ursprünglichen **6 Aortenbogenpaare** ihre definitive Lokalisation. Die 1. und 2. Bogengefäße verschwinden weitgehend und persistieren nur als kleine Arterien für die Paukenhöhle des Mittelohres. Das 3. Bogensystem wird in die Karotiden einbezogen, der linksseitige 4. Bogen persistiert als der Isthmusteil des definitiven Aortenbogens. Die 5. Bögen obliterieren vollständig, während der 6. Bogen die linke und rechte A. pulmonalis innerhalb der Perikardhöhle bildet (De la Cruz et al. 1977). Die rechtsseitigen Verbindungen des 4. und auch des 6. Bogens zur Aorta descendens obliterieren ebenfalls vollständig, die Verbindung zwischen dem linken 6. Bogen und dem absteigenden linken Aortenbogen wird zum Ductus arteriosus Botalli (◨ Abb. 1.7).

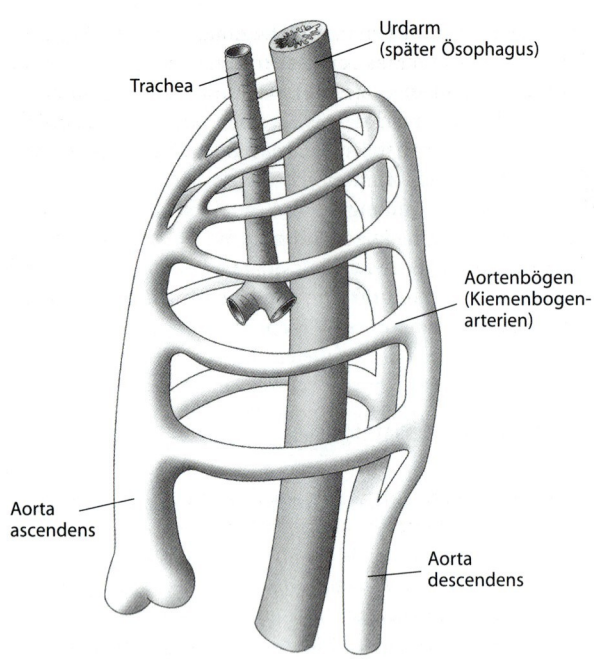
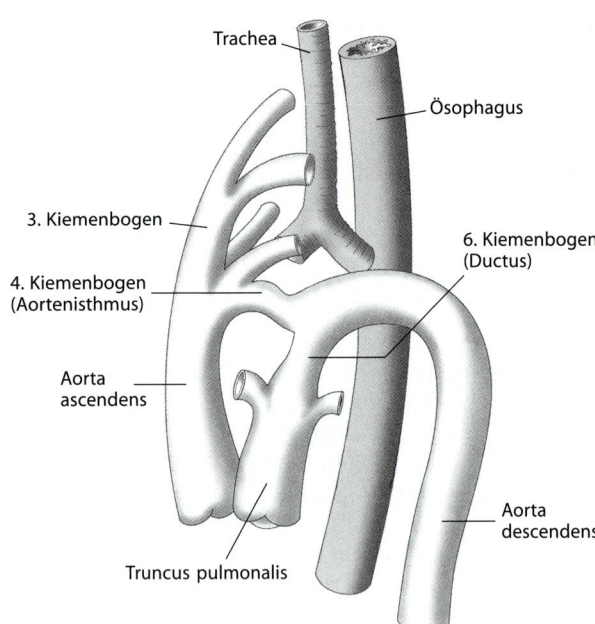

Abb. 1.6. Der Urdarm wird von 6 Aortenbögen umgriffen, die dorsal zunächst in einer paarigen Aorta münden

Abb. 1.7. Der definitive Aortenbogen wird aus links persistierenden Abschnitten des 3., 4. und 6. Bogenpaares gebildet

Die Aa. carotides stammen vom 3. Aortenbogensystem, während sich die Aa. subclaviae von den 7. zervikalen Intersegmentalarterien ableiten. Im intrauterinen Leben leitet die Aorta ascendens das Blut zum Kopf, in die Aorta descendens gelangt das Blut aus dem Ductus arteriosus. Der Isthmus mündet in diesem Stadium in die Hauptstrombahn des 6. Bogens und der Aorta descendens.

> Nach der Geburt schließt sich der Ductus, darauf muss sich der Isthmus erweitern, sodass der Hauptstrom nun vom 4. Bogen zur Aorta descendens fließt.

Diese endgültige Neugestaltung der Strombahn im Bereich des Aortenbogens ist mit dem 3. Lebensmonat abgeschlossen. Dann ist der Ductus in ein Ligament verwandelt und der Isthmus so erweitert, dass dort kein Druckgefälle mehr zwischen der oberen und der unteren Körperhälfte besteht.

1.1.5 Weitere kardiale Subsysteme

Während die Klappen gebildet werden, kommt es durch Wachstum der Koronararterien und Herzvenen zur Bildung des **Koronarkreislaufs**. An den Sinus aortae und den Sinus trunci pulmonalis entwickeln sich die Anlagen der großen Kranzarterien, die später nur an den Sinus der Aortenwurzel erhalten bleiben.

Erregungsleitungssystem. Die Entwicklung des Erregungsleitungssystems und des Bindegewebsskeletts des Herzens ist miteinander verknüpft. An der Atrioventrikulargrenze des primitiven segmentierten Herzschlauchs sind die Myokardsegmente der Vorhöfe und Kammern durch das Bindegewebsskelett voneinander getrennt. Nur einzelne Ringe aus spezialisierter Muskulatur bestehen als Verbindungsgewebe zwischen den Herzsegmenten.

Sinusknoten. In der Phase der Septierung in der 7.–8. Woche ist der Sinusknoten erstmals als spezialisierte Formation erkennbar (Anderson u. Becker 1978; Masson-Pevet et al. 1978).

Das spezialisierte Gewebe in der Atrioventrikulargrenze findet Anschluss an das Gewebe des Trabekelsackmantels. An der Verschmelzungsstelle der Endokardkissen bildet dieses Gewebe ein penetrierendes Bündel (James 1970). Dieses Gewebe wird später durch eine Bindegewebsscheide vom Kammermyokard getrennt (Hudson 1967; Wenink 1976).

1.2 Funktionelle Anatomie des entwickelten Herzens

In beiden entwickelten Herzkammern wird funktionell und anatomisch die Einflussbahn von der Ausflussbahn getrennt. Im rechten Ventrikel stellen die Ventilebene und die Anterolateralwand die bewegten Teile dar, während die Facies diaphragmatica weitgehend unbeweglich ist und das Kammerseptum als funktioneller Anteil der linken Herzkammer ausschließlich deren Bewegungen folgt.

> Eine zentrale Bedeutung für die Kammermechanik des rechten Ventrikels hat der vordere große Papillarmuskel, der von der freien Vorderwand entspringt. Er hat mit allen Hauptmuskelbögen der rechten Kammer eine direkte Verbindung. So ist die direkte Einstrahlung des Erregungsleitungssystems in die Papillarmuskeln von besonderer Bedeutung.

Während der obere Anteil der rechten Ausflussbahn kaum noch Trabekularisierung aufweist, zeigt der spitzenwärtige Abschnitt einen gleichen Reliefaufbau wie die Einstrombahn (Raphael et al. 1976).

In der **linken Kammer** sind Einstrom- und Ausstrombahn weniger deutlich voneinander getrennt. Auch die linke Austreibungsbahn weist aber eine glattere Oberfläche auf, während die Einstrombahn ein stark gegliedertes trabekuläres Netzwerk zeigt. Das Lumen wird von rechts- und linksgewundenen Muskelspiralen umkreist. Die verschiedenen Muskelsysteme werden von Fasern des Anulus fibrosus verknüpft, während die Papillarmuskeln über die anulären Chordae mit dem Bindegewebsskelett des Wandmyokards verbunden sind (◘ Abb. 1.8).

Die rechte und linke Herzkammer sind muskulär jedoch nicht vollständig voneinander isoliert, die Muskelfasersysteme umkreisen teilweise beide Kammern in Achtertouren (McAlpine 1975; MacCallum 1990).

Der **Kontraktionsablauf** beginnt mit dem großen vorderen Papillarmuskel der rechten Kammer, die Kontraktion der linken Papillarmuskeln folgt nach. Nach der Erregung der Einflussbahnen werden die beiden Austreibungsbahnen gleichzeitig entfaltet. Die Austreibung beginnt im rechten Spitzenabschnitt, während durch Kontraktion des subaortalen, anterioren basisnahen Muskelsystems die Aortenwurzel und der Pulmonalkonus fixiert werden, womit ihre Erweiterung vorbereitet wird. Der vollständige systolische Kontraktionszustand ist in der rechten Kammer früher erreicht, dafür dauert die systolische „Verharrungszeit" rechts länger als links.

Die intensive Kontraktion der linken Austreibungsbahn verschiebt das Restblut in die Einströmungsbahn, die im interpapillären Bereich zu erschlaffen beginnt. Etwa zum Ende der T-Welle sind beide Einstrombahnen entfaltet. Die Ventilebene wird dadurch wieder angehoben (Puff 1972), das Septum, das sich bei der Kontraktion in die rechte Ausflussbahn gewölbt hatte, wird wieder gestreckt. Die Füllungsphase beginnt wieder in der rechten Kammer.

Die raschere Öffnung der Trikuspidalklappe ist z. B. auch Grund für einen **Links-rechts-Shunt** bei großem Vorhofseptumdefekt trotz fehlender Druckdifferenz zwischen links und rechts. Die Vorhofkontraktion führt dann zur endgültigen Füllung der Kammern.

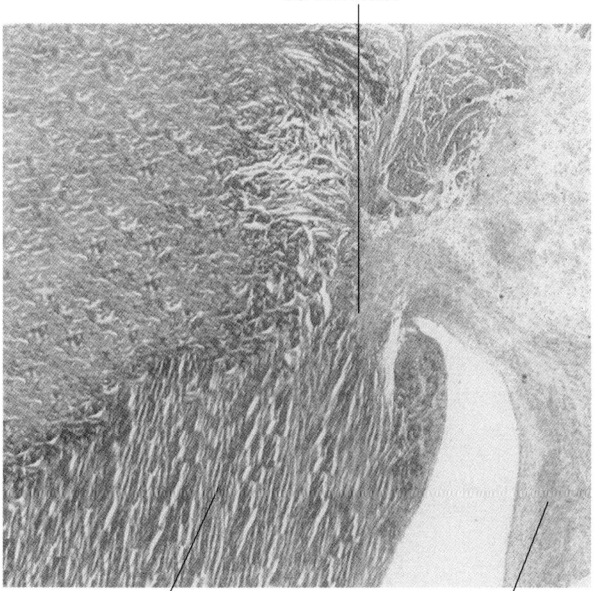

Zusammenfassung

Dieser **zeitliche Ablauf** der geordneten Herztätigkeit beim gesunden Menschen stellt wohl das entwicklungsgeschichtlich resultierende Optimum der geordneten Herztätigkeit dar. Die Quantifizierung der Pumpleistung bei Patienten mit komplettem Links- oder Rechtsschenkelblock zeigt jedoch, dass eine alleinige Veränderung dieser räumlich-zeitlichen Koordination keine nennenswerte Funktionseinbuße nach sich zieht (Rosenbaum et al. 1970). Wenn die Pumpleistung jedoch aufgrund einer schweren myokardialen Schädigung nur noch grenzwertig kompensiert ist, kann eine zusätzliche Störung dieses zeitlichen und räumlichen Bewegungsmusters den letzten Anstoß zur Pumpinsuffizienz geben.

Die weiteren Subsysteme des Herzens wie z. B. das Bindegewebssystem mit Klappenapparat, das Erregungsleitungssystem und die Koronararterien werden bei den einzelnen Krankheitsbildern besprochen.

Literatur

Allwork SP, Anderson RH (1979) Developmental anatomy of the membranous part of the ventricular septum in the human heart. Br Heart J 41:275

Anderson RH, Becker AE (1978) Anatomy of conducting tissues revisited. Br Heart J 40(Suppl):2

Anderson RH, Ho SY, Becker AE, Gosling JA (1978) The development of the sinuatrial node. In: Bonke FIM (Hrsg) The sinus node. Nijhoff, The Hague 1978, p 166

Asami I (1969) Beitrag zur Entwicklung des Kammerseptums im menschlichen Herzen mit besonderer Berücksichtigung der sogenannten Bulbusdrehung. Z Anat Entwickl Gesch 128:1

Bargeron LM, Elliott LP, Soto B, Bream PR, Curry GC (1977) Axial angiography in congenital heart disease. Section I, technical and anatomical considerations. Circ 56: 1075

Baron MG, Wolf BS, Steinfield L, Mierop LHS van (1968) Angiocardiographic diagnosis of subpulmonic ventricular septal defect. Am J Roentgenol 103:93

Becker AE, Anderson RH (1976) Morphology of the human atrioventricular junctional area. In: Wellens HJJ, Lie KI, Janse MJ (Hrsg) The conduction system of the heart structure, function and clinical implications. Lea & Febiger, Philadelphia, p 263

Becu L (1971) Case cited. In: Praagh R van (Hrsg) Transposition of the great arteries –Transposition clarified. Am J Cardiol 28:739

◘ **Abb. 1.8.** Das histologische Schema zeigt den verbindenden Übergang von Ventrikelmuskulatur zum Anulus fibrosus an der Atrioventrikulargrenze

De la Cruz MV, Sanchez Gomez C, Manuel Arteaga M, Arguello C (1977) Experimental study of the development of the truncus and conus in the chick embyro. J Anat (Lond) 123:661

Gittenberger de Groot AC, Wenink ACG (1978) The specialized myocardium in the foetal heart. In: Mierop LHS van, Oppenheimer-Dekker A, Bruins CLD (Hrsg) Embryology and teratology of the heart and great arteries. Boerhaave Set No 13, Leiden University Press, The Hague, p15 f

Hudson REB (1967) Surgical pathology of the conducting system of the heart. Br Heart J 29:646

James TN (1970) Cardiac conduction system -fetal and postnatal development. Am J Cardiol 25:213

Lev M, Liberthson RR, Golden JG et al. (1971) The pathology of mesocardia. Am J Cardiol 28:428

Liberthson RR, Hastreiter AR, Sinha SN et al. (1973) Levocardia with visceral heterotaxy isolated levocardia: pathologic anatomy and its clinical implications. Am Heart J 85:40

MacCallum JB (1990) On the muscular architecture and growth of the ventricles of the heart. Bull Johns Hopk Hosp 9:307

Masson-Pevet M, Bleeker WK, Mackay AJC et al. (1978) Ultrastructual and functional aspects of the rabbit sinoatrial node. In: Bonke FIM (Hrsg) The sinus node. Nijhoff, The Hague, p 195

McAlpine WA (1975) The heart and coronary arteries. Springer, Berlin

Mierop LHS van, Alley RD, Kausei HW, Stranahan A (1963) Pathogenesis of transposition com-plexes –1. Embryology of the ventriclesand great arteries. Amer J Cardiol 12.:216

Pexieder T (1978) Development of the outflow tract of the embryonic heart. In: Rosenquist GC, Bergsma D (Hrsg) Morphogenesis and malformation of the cardiovascular system. Birth Def Orig Art Ser 14:29

Puff A (1972) Über das funktionelle Verhalten des Anulus fibrosus bei der Volumenänderung der Herzhöhlen und die Konsequenzen für einen Klappenersatz. Thoraxchirurgie 20:185

Raphael MJ, Allwork SP (1974) Angiographic anatomy of the left ventricle. Clin Radiol 25:95

Raphael MJ, Hawtin DR, Allwork SP (1976) Angiographic anatomy of the fight heart. Clin Radiol 27:265

Rosenbaum MB, Elizari MV, Lazzari JO (1970) The Hemiblocks. Tampa tracings, Oldsmar/ Florida

Rosenquist GC, Clark EB, Sweeney LS, McAllister HA (1977) The normal spectrum of mitral and aortic valve discontinuity. Circ 54:298

Sadler TW (1998) Medizinische Embryologie, Thieme Stuttgart, New York, S 199 ff

Yelbuz TM, Leatherbury L, Wolfe RR, Kirby ML (2002) Time-lapse study with a high speed video camera in the early embryonic chick heart to visualize normal and abnormal cardiomorphogenesis. Z Kardiol 91(Suppl 1):158

Walmsley R, Watson H (1978) Clinical anatomy of the heart. Churchill-Livingstone, Edinburgh

Wenink ACG (1974) La formation du septum membranaceum dans le coeur humain. Bull Ass Anat 58:163

Wenink ACG (1976) Development of the human cardiac conducting system. J Anat (Lond) 121:617

Molekulargenetische Aspekte in der Kardiologie

D. Zohlnhöfer, A. Kastrati

2.1 Genetische Faktoren bei Erkrankungen des Herz-Kreislauf-Systems – 12
2.1.1 Chromosomenaberrationen – 12
2.1.2 Single-Nukleotide-Polymorphismen – 13
2.1.3 Identifizierung von Genen, die mit kardiovaskulären Erkrankungen assoziiert sind – 13

2.2 Molekulargenetische Aspekte kardiovaskulärer Erkrankungen – 14
2.2.1 Atherosklerose – 14
2.2.2 Restenose nach perkutanen Koronarinterventionen – 16

2.3 Molekulargenetische Aspekte von Erkrankungen des Herzmuskels – 17
2.3.1 Hypertrophe obstruktive Kardiomyopathie – 17
2.3.2 Dilatative Kardiomyopathie – 19
2.3.3 Restriktive Kardiomyopathie – 19

2.4 Molekulargenetische Aspekte von kardialen Arrhythmien – 20

Literatur – 20

Kardiovaskuläre Erkrankungen stellen weiterhin die häufigste Todesursache in der westlichen Welt dar und die Inzidenz kongenitaler Herzerkrankungen liegt bei ca. 8 von 1000 neugeborenen Kinder. Diese Krankheitentität ist dadurch gekennzeichnet, dass in ihrer Pathogenese genetische Komponenten eine entscheidende Rolle spielen. Die Untersuchung von erblichen Prädispositionen bestimmter Erkrankungen versucht, einen Krankheitsphänotyp mit dem zugrunde liegenden Genotyp zu assoziieren. Solche Genotyp-/Phänotyp-Assoziationen konnten für eine Anzahl an monogenen Erkrankungen nachgewiesen werden. Der größte Teil der interessierenden kardiovaskulären Merkmale, wie die Prädisposition zur koronaren Herzerkrankung, arterieller Hypertonie oder Diabetes mellitus stellen aber „komplexe" genetische Merkmale dar, bei denen keine einfache Korrelation zwischen Genotyp und Phänotyp besteht (Deschepper et al. 2002). Langfristig soll die Identifizierung genetisch bedingter, familiärer Prädispositionen für kardiovaskuläre Erkrankungen dazu dienen, der Erkrankung entgegenzuwirken bevor irreversible klinische Folgeerscheinungen aufgetreten sind und durch Aufdeckung pathophysiologisch relevanter Mechanismen, neue therapeutische Optionen zu entwickeln.

2.1 Genetische Faktoren bei Erkrankungen des Herz-Kreislauf-Systems

2.1.1 Chromosomenaberrationen

Die Zahl der Gene im humanen Genom ist bisher noch nicht genau bekannt, sie wird aber auf ca. 25.000–40.000 Gene geschätzt (Pennisi 2000). Zwei Kopien (= **Allele**) eines jeden Gens sind auf 23 Chromosomenpaaren angeordnet, von denen 22 Autosomen genannt werden, während das 23. Paar den Geschlechtschromosomen entspricht.

Die beiden für ein bestimmtes Merkmal verantwortlichen Gene können gleich sein; das Individuum ist bezüglich dieses Merkmals homozygot. Liegen die beiden Allele als verschiedene Merkmale vor, so ist das Individuum heterozygot. Sind bei Heterozygotie die Ausprägungen beider Allele nebeneinander nachweisbar, so liegt eine kodominante Vererbung vor, überwiegt die Merkmalsausprägung des einen Allels über das andere Allel so liegt eine dominante Vererbungsform vor. Von einer rezessiven Vererbungsform spricht man, wenn das Merkmal eines Gens nur im homozygotem Zustand in Erscheinung tritt.

Die Häufigkeit von Chromosomenaberrationen unter lebendgeborenen Kindern mitangeborenen Herzfehlern liegt bei 5–13% (Ferencz et al. 1989). Die häufigsten Chromosomenaberrationen, die mit kongenitalen Vitien assoziiert sind, werden im Folgenden kurz erläutert.

Trisomie 21 – Down-Syndrom

Die Trisomie 21 ist der häufigste, auf eine autosomale Chromosomenaberration zurückzuführende Phänotyp, der mit einer Häufigkeit von 1:600 Geburten auftritt (Epstein 1995).

> **Klinisch wichtig**
> Das Risiko der Trisomie 21 steigt exponenziell mit dem mütterlichen Alter.

Eine kleine Minderheit (ca. 3%) der Down-Syndrome geht auf die Translokation einer zusätzlichen Kopie des langen Arms des Chromosoms 21 zurück. Phänotypisch unterscheiden sich die beiden Aberrationen aber nicht. Lediglich wenn die Trisomie 21 einem Mosaik entspricht, das erst durch eine fehlerhafte Mitose mit Non-Disjunktion im Embryo entstanden ist, ist der Phänotyp des Down-Syndroms weniger schwerwiegend ausgeprägt (Pyeritz 1997).

Die häufigsten Ursachen für Morbidität und Mortalität beim Down-Syndrom sind **kongenitale Herzdefekte**, die in 40–50% der Fälle auftreten, hämatologische Erkrankungen und eine Duodenalatresie (Pyeritz 1997).

> **Klinisch wichtig**
> Charakteristisch für kardiale Anomalien bei der Trisomie 21 sind Defekte des AV-Kanals (Kramer et al. 1987). Komplizierend kommt häufig eine Prädisposition für eine pulmonale Hypertonie hinzu (Clapp et al. 1990). Nahezu ein Drittel der kongenitalen Herzfehler ist zudem komplex. So zeigen diese Patienten eine erhöhte Anzahl an Mitralklappenprolaps und eine Prädisposition zur Fensterung der Aorten- und Pulmonalklappen im Erwachsenenalter (Pyeritz 1997).

Der Phänotyp des Down-Syndroms und die assoziierten AV-Kanal-Defekte sind wahrscheinlich auf die zusätzlichen Kopien von Genen des Chromosoms 21 zurückzuführen (Payne 1995). Die sog. **Gen-Dosis-Theorie** postuliert, dass in den aneuploiden Zellen die Gene des Chromosoms 21 auf einem 1,5fachen Niveau im Vergleich zu diploiden Zellen exprimiert sind (Holtzman u. Epstein 1992). Molekulare Untersuchungen von Familien mit partieller Trisomie 21 erlaubten die Zuordnung spezifischer phänotypischer Erscheinungen zu spezifischen Regionen auf Chromosom 21. So konnte die kritische Region für Defekte des endokardialen Polsters auf eine 9 Mb langen Bereich des Chromosoms 21q22.2–21q22.3 festgelegt werden (Korenberg et al. 1992). Dennoch konnten die einzelnen Gene, die für die kardialen Defekte beim Down-Syndrom verantwortlich sind bisher noch nicht identifiziert werden.

Trisomie 18 – Edwards-Syndrom

Die Trisomie 18 ist die zweithäufigste autosomale Trisomie (Pyeritz 1997). Kardiovaskuläre Defekte treten mit einer Häufigkeit von 90% auf und tragen zu der deutlich verkürzten Lebenserwartung bei. Komplexe Vitien, wie Septumdefekte, dysplastische Klappen, offener Ductus botalli, und eine Persistenz der linken oberen Hohlvene sind häufig. Die häufige rechtsventrikuläre Dilatation ist nicht nur ein Zeichen für einen Links-Rechts-Shunt, sondern kann ebenfalls das Zeichen einer pulmonalen Hypertonie auf dem Boden von Anomalien der pulmonalen Gefäße sein.

Trisomie 13 – Patau-Syndrom

Das Patau-Syndrom kommt bei ca. 0,01% der Lebendgeburten vor und in deutlich höherer Zahl bei Totgeburten und Spontanaborten. Das Überleben für längere Zeit ist selten und die Todesursachen involvieren viele Organsysteme, insbesondere das Herz (Pyeritz 1997). Septumdefekte sind die häufigsten isolierten Defekte, Dextrokardie und bikuspide Klappen kommen häufiger in Assoziation mit anderen Anomalien vor.

Turner-Syndrom

Das Turner-Syndrom mit dem Karyotyp Xo tritt bei ca. 1:2500 Frauen auf. Der äußere Phänotyp ist gering ausgeprägt, sodass der Verdacht oft erst durch die zu kleine Körperstatur oder eine primäre Amenorrhö gestellt wird. Es gibt viele Fälle, die ein Mosaik für Zelllinien mit 46XX oder 46XY aufweisen.

> **Klinisch wichtig**
>
> Die Häufigkeit der kardiovaskulären Defekte bei Patienten mit Turner-Syndrom liegt zwischen 20 und 50%. Von den Patienten mit kardiovaskulärer Beteiligung weisen 50–70% eine Aortenisthmusstenose, meist vom postduktalen Typ (Lacro et al. 1988), auf. Eine Vielzahl anderer kardialer Missbildungen kann allein oder in Kombination mit einer Aortenisthmusstenose auftreten.

2.1.2 Single-Nukleotide-Polymorphismen

Der genetische Hintergrund des Menschen spielt in vielen Bereichen der modernen Medizin eine zunehmende Rolle. Die Möglichkeiten, die durch das **humane Genomprojekt** in dieser Hinsicht eröffnet wurden, haben viele Forschungsaktivitäten auf der Suche nach klinisch relevanten genomischen Informationen ausgelöst. Zu den häufigsten genomischen Variabilitäten gehören sog. Single-Nukleotid-Polymorphismen (SNP), die durch den Austausch eines einzelnen Nukleotids durch ein anderes in der DNA-Sequenz entstehen. Die individuellen Genome sind zu 99,9% identisch; dementsprechend findet man nur bei einer von 1000 Basen einen Polymorphismus. Insgesamt sind ca. 85% aller DNA-Unterschiede zwischen zwei Individuen auf Polymorphismen zurückzuführen und Polymorphismen stellen wohl die häufigste Ursache genetischer Erkrankungen dar (Little 1999).

Polymorphismus-Assoziations-Studien vergleichen die Prävalenz eines genetischen Markers bei Patienten mit einer spezifischen Krankheit mit der Prävalenz des Markers in der Kontrollgruppe (Peters u. Boekholdt 2002). Das Problem dieser Studien besteht u. a. darin, dass sie keine funktionelle Relevanz dieses Polymorphismus beschreiben und damit deskriptiv bleiben. Die Assoziation eines Polymorphismus mit einer Erkrankung könnte ebenso an einer Verknüpfung mit einem nahe gelegenen krankheitsassoziiertem Genort liegen. Eine solche nicht zufällige Assoziation zweier Gene nennt man „Linkage Disequilibrium" (Menzel 2002). Daher kann ein Polymorphismus sehr gut ein Marker für eine Erkrankung darstellen, ohne kausal an der Krankheit beteiligt zu sein.

2.1.3 Identifizierung von Genen, die mit kardiovaskulären Erkrankungen assoziiert sind

Ein zentrales Ziel der molekularen Kardiologie ist die Charakterisierung von Mechanismen, die komplexe kardiovaskuläre Funktionen aufrecht erhalten und die Identifizierung spezifischer krankheitsassoziierter Gene, die entweder einer monogenen kardiovaskulären Erkrankung zugrunde liegen oder eine Prädisposition zu einer multifaktoriell bedingten, kardiovaskulären Erkrankung beinhalten.

Neue, globale Methoden der Molekularbiologie und Genomforschung haben die Grundlagenforschung weitgehend revolutioniert. Traditionelle, biomedizinische Forscher analysierten bisher zunächst die physiologischen Defekte einer Erkrankung, um dann mit einem Verständnis für pathophysiologisch relevante Mechanismen mögliche Gene zu identifizieren, deren Dysregulation zu der Erkrankung führt. Neue Technologien ermöglichen jetzt aber den retrograden Ansatz: statt zu testen, ob die Dysregulation einzelner Kandidatengene zu einer Erkrankung führt, wird das gesamte Genom analysiert, um bekannte, aber auch neue, bisher nicht charakterisierte, Gene zu identifizieren, die möglicherweise mit der Krankheit assoziiert sind. Hierbei wird die differenzielle Expression von Genen in erkranktem vs. gesundem Gewebe analysiert, um erste Kandidatengene zu identifizieren (◘ Abb. 2.1). Die abnorme Expression eines bisher unbekannten Gens unter pathologischen Bedingungen kann dann zur Hypothese führen, dass die Expression dieses Gens eine Rolle in der Pathophysiologie der untersuchten Erkrankung spielt.

Die modernen Methoden der **Genexpressionsanalyse** bieten die Möglichkeit die Expression von Tausenden von Genen simultan in einer Probe zu analysieren und haben damit das Potenzial, eine sehr große Zahl an Genmutationen verschiedener Phänotypen zu identifizieren.

Eine z. Z. vorstellbare Strategie zur Identifizierung krankheitsrelevanter Proteine ist zunächst die Durchführung einer Genexpressionsanalyse von humanem kranken vs. gesundem und murinem kranken vs. gesundem Gewebe (◘ Abb. 2.1). Nach Identifizierung der jeweils differenziell exprimierten Gene werden solche Gene weiter analysiert, die in beiden Spezies exprimiert waren. Dieses Set an Kandidatengenen wird dann in Zellkulturexperimenten mit Antisense-Strategien oder Überexpressionsverfahren auf ihre funktionelle Relevanz und zudem auf Genpolymorphismen untersucht. Diese Strategie bietet die Möglichkeit, schnell und gründlich eine große Anzahl an Kandidatengenen mit einem Minimum an Aufwand zu untersuchen (◘ Abb. 2.2).

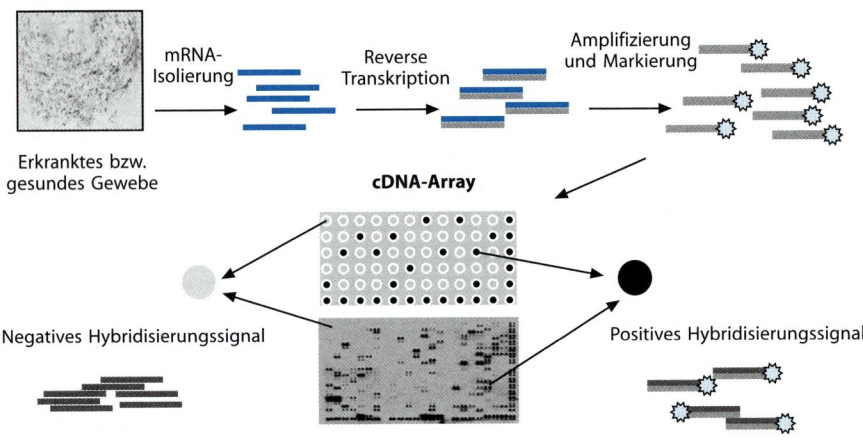

Abb. 2.1. Methode zur Genexpressionsanalyse kleinster humaner Gewebeproben, wie beispielsweise von Neointima aus humanen koronaren Restenosen im Stent

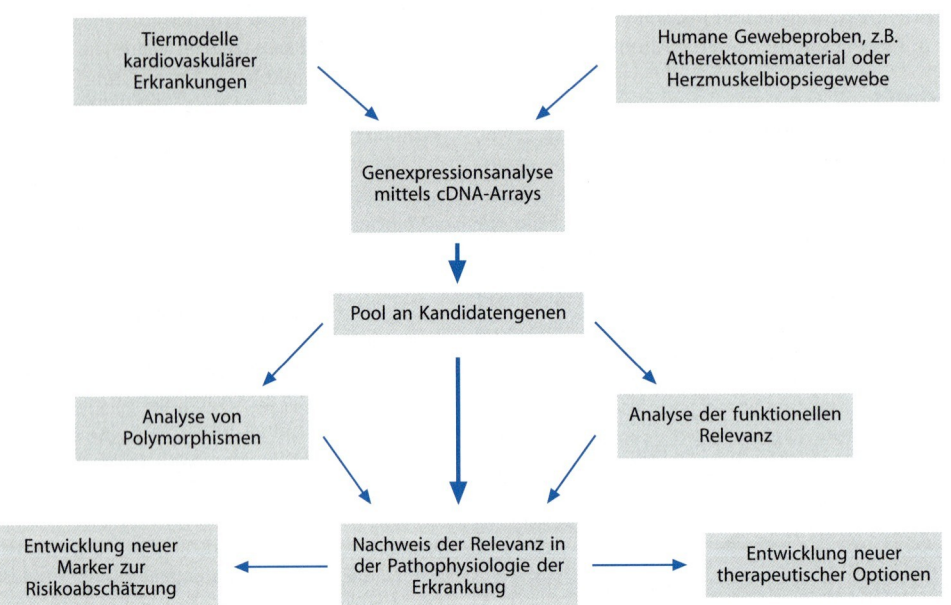

Abb. 2.2. Strategie zur Identifizierung krankheitsrelevanter Gene mit Hilfe neuer Technologien wie der Genexpressionsanalyse mittels cDNA-Arrays

Die funktionelle Genomforschung verspricht für die Zukunft die rasche Identifizierung von Genen, die für viele Krankheiten im Bereich der Kardiologie, wie z. B. der Atherosklerose verantwortlich sind und bietet daher bisher nicht ausgeschöpfte Möglichkeiten in der Diagnostik und Risikoabschätzung einzelner Erkrankungen und in der Entwicklung neuer therapeutischer Optionen.

2.2 Molekulargenetische Aspekte kardiovaskulärer Erkrankungen

2.2.1 Atherosklerose

Neben Umweltfaktoren prädisponieren eine große Anzahl genetischer Faktoren, zusätzlich zu den bekannten Störungen des Lipidstoffwechsels, für die Entwicklung einer Atherosklerose. Anders als monogene Erkrankungen, bei denen eine spezifische Region des humanen Genoms abgegrenzt werden kann, resultiert die genetische Disposition, eine koronare Herzerkrankung zu entwickeln, aus dem Zusammenspiel vieler Gene.

> **Klinisch wichtig**
>
> Die familiäre Hypercholesterinämie, die mit einem erhöhten Risiko für die Entwicklung einer vorzeitige Atherosklerose assoziiert ist, ist durch extrem hohe LDL-Cholesterinwerte gekennzeichnet.

Die häufigste Genmutation betrifft den **LDL-Rezeptor**, für den 600 verschiedene Mutationen bekannt sind (Lopes et al. 2002). Der Vererbungsmodus ist kodominant. Bei heterozygoten

Merkmalsträgern (Häufigkeit 1:500) kommt es häufig im mittleren Alter zur Entwicklung einer koronaren Herzerkrankung und eines Herzinfarktes, während dies bei homozygoten Merkmalsträgern (1:1 Mio.) bereits im Kindesalter auftritt (Day u. Wilson 2001).

Patienten mit der **Tangierkrankheit** haben einen Defekt in der zellulären Cholesterinaufnahme. Die Erkrankung konnte auf einen Gendefekt des **ABC1-Transportes** zurückgeführt werden, den man mittels kombinierter cDNA-Array-Genexpressionsanalyse, Gen-Mapping und biochemischen Studien als zugrunde liegenden Defekt identifizieren konnte (Lopes et al. 2002).

Weiterhin hat der Polymorphismus des **Apolipoprotein-E-Gens** eine Bedeutung für den Cholesterinspiegel von Patienten und damit auch für das Atheroserisiko. Apolipoprotein E stellt einen Liganden für den LDL-Rezeptor dar. Die Affinität einer jeden der 3 bekannten Isoformen des Apoprotein E für den LDL-Rezeptor variiert, sodass die Cholesterinplasmaspiegel von dem spezifischen Isotyp abhängen. Das E4-Allel tragen ca. 30% des Bevölkerung (Day u. Wilson 2001). Heterozygote Träger von E3/E4 haben einen um ca. 10% erhöhten Cholesterinspiegel im Vergleich zu homozygoten E3-Allelträgern und damit auch ein erhöhtes Risiko für die Entwicklung einer koronaren Herzerkrankung.

In letzter Zeit konnten neben den hier diskutierten Gendefekten einige **weitere Polymorphismen** identifiziert werden, die mit einer erhöhten Neigung zu kardiovaskulären Erkrankungen einhergehen. So konnten beispielsweise 3 Polymorphismen des Thrombospondingens identifiziert werden, die mit einem erhöhten Risikos eines vorzeitigen Myokardinfarkts in Familien assoziiert sind (Topol et al. 2001).

Eine Reihe genetischer Polymorphismen konnte innerhalb der Untereinheiten des Plättchenrezeptors identifiziert werden, die die Prädisposition einzelner Betroffener zu thrombotischen Ereignissen erhöht (Lopes et al. 2002). GP IIIa bildet in Verbindung mit GP IIb den Fibrinogenrezeptor, dessen Aktivierung die Endstrecke des gemeinsamen Signalwegs zur Plättchenaggregation darstellt.

Dem Pl^A-Polymorphismus des GP-IIIa-Gens wird eine Bedeutung bei kardiovaskulären Erkrankungen zugeschrieben. Das heterozygote oder homozygote Vorhandensein des Pl^{A2}-Polymorphismus des GP-IIIa-Gens wurde zunächst mit einem erhöhten Risiko für arterielle Thrombose und die Entwicklung akuter Koronarsyndrome im Vergleich zum homozygoten Pl^{A1}-Polymorphismus assoziiert (Goldschmidt-Clermont et al. 1999). Andere Studien konnten diese Assoziation zwischen dem Pl^{A2}-Polymorphismus und Myokardinfarkt aber nicht nachweisen (Ridker et al. 1997). Konsistent sind aber die Untersuchungen des Pl^{A2}-Polymorphismus auf molekularer Ebene, die eine erhöhte Plättchenaktivierung und eine erhöhte Affinität zum Fibrinogen zeigen (Boudoulas et al. 2001; Vijayan et al. 2000).

Kürzlich konnte mit Hilfe von groß angelegten Assoziationsstudien gezeigt werden, dass funktionell wirksame Polymorphismen im Lymphotoxin-α-Gen mit einem erhöhten Risiko für einen akuten Myokardinfarkt einhergehen (Ozaki et al. 2002). Die identifizierten Polymorphismen führten entweder zu einer vermehrten Transkription des Lymphotoxin-α-Gens oder zu einer verstärkten Zytokinwirkung und letztendlich in beiden Fällen zu einer verstärkten Entzündungsreaktion. Zudem konnte gezeigt werden, dass das Risiko für einen akuten Myokardinfarkt deutlich erhöht ist, wenn der C1019T-Polymorphismus des Connexin-37-Gens beim Mann, der 4G-668/5G-Polymorphismus des Plaminogenaktivatorinhibitor-Typ-1-Gens sowie der 5A-1171/6A-Polymorphismus im Stromelysin-1-Gen bei Frauen vorliegt (Yamada et al. 2002). Obwohl in dieser Studie keine funktionelle Relevanz der Polymorphismen nachgewiesen wurde, könnten sie als zuverlässige Marker zur Risikoabschätzung von Bedeutung sein.

Arterielle Hypertonie

Die arterielle Hypertonie ist eine weit verbreitete Erkrankung, die zur Atherosklerose prädisponiert und ebenfalls ein polygenes Vererbungsmuster aufweist. Zudem konnten bisher aber 10 Gene identifiziert werden, die einer Mendelschen Form der arteriellen Hypertonie zugrunde liegen (Doris 2002). Dazu gehören die 11-β-Ketoreductase, CYP11B2/-1, 17-a-Hydrolase, SCNN1B, SCNN1G, WNK1, WNK4, Mineralokortikoidrezeptor, BBS2 und BBS4. Gleichzeitig konnte bei einer Vielzahl von Knockout-Mäusen durch Gendeletion ein erhöhter Blutdruck induziert werden (Doris 2002). Bekannt ist, dass beispielsweise molekulare Variationen im Angiotensinogen-Gen mit einer essenziellen arteriellen Hypertonie, mit der schwangerschaftsinduzierten arteriellen Hypertonie, mit erhöhten Angiotensinkonzentrationen im Blut und mit dem guten Ansprechen des erhöhten Blutdrucks auf eine salzarme Diät assoziiert sind (Day u. Wilson 2001).

Diabetes mellitus Typ II

> **Klinisch wichtig**
>
> Ein weiterer klassischer kardiovaskulärer Risikofaktor ist der Diabetes mellitus Typ II. Seine Ursachen sind ebenfalls multifaktoriell und beinhalten genetische und äußere Einflüsse.

Zusätzlich konnte durch eine genomweite Untersuchung ein Gen, dass mit einer Prädisposition für Diabetes mellitus Typ II einhergeht, identifiziert werden: **Calpain-10**, das zur Familie der calpainassoziierten Cysteinproteasen gehört (Horikawa et al. 2000). Ein häufiger Polymorphismus, UCSNP-43, führt zu einem G-A-Austausch im Intron 3 und bei homozygoten Allelträgern zu einem Diabetesrisiko. Zudem konnte auf funktioneller Ebene gezeigt werden, dass genetische Variationen von Calpain-10 den Blutglukosespiegel bei Nichtdiabetikern durch Effekte auf die frühe Insulinsekretion beeinflussen (Lynn et al. 2002).

Wenngleich der Beitrag einzelner Gendefekte mit dem Auftreten kardiovaskulärer Erkrankungen assoziiert werden konnte, ist unumstritten, dass die Unterschiede in der Krankheitsausprägung, -verlauf und schwere auf dem Zusammenwirken vieler einzelner Gene beruhen.

⊕ Ausblick

Die zukünftige Identifizierung von Kandidatengenen durch großangelegte Genexpressionsstudien in Kombination mit Polymorphismusanalysen und biologischen Funktionsstudien hat das Potenzial, viele Aspekte der Diagnose und Therapie kardiovaskulärer Erkrankungen zu revolutionieren.

2.2.2 Restenose nach perkutanen Koronarinterventionen

Die koronare Restenose nach perkutaner Angioplastie gehört zu den häufigsten Komplikationen der interventionellen Kardiologie. Über 90% des Lumenverlustes nach Stent-Implantation ist auf die Bildung einer Neointimahyperplasie zurückzuführen.

Im Gegensatz zum Risiko der frühen Komplikationen, kann das Risiko der Restenose kaum durch interventionelle Techniken beeinflusst werden. Zum großen Teil ist die Neigung eine Restenose zu entwickeln ein Patientencharakteristikum und ein Merkmal des implantierten Stents (Kastrati et al. 2000). Die Restenose wurde lange als ein ubiquitär ablaufender Heilungsprozess der Gefäßverletzung aufgefasst, der mehr oder weniger jede behandelte Läsion betrifft. Die ersten angiographischen Untersuchungen zeigten, dass der Lumenverlust nach Ballonangioplastie einer Gauss-Verteilung entspricht und es sich somit bei der Restenose nach Angioplastie um ein kontinuierliches Geschehen handelt (Rensing et al. 1992). Allerdings zeigen neuere Studien, dass die signifikante Restenose nach PTCA und Stent-Implantation einen abgegrenzten, pathophysiologischen Prozess darstellt, der nur einige Patienten betrifft (Kastrati et al. 2000).

ACE-Genpolymorphismus

Das Angiotensin-converting-Enzym (ACE) ist ein Schlüsselenzym in der Produktion von Angiotensin II. Familienanalysen ergaben, dass der ACE-Plasmaspiegel genetisch kontrolliert wird und dass ein Polymorphismus des ACE-Gens mit einer höheren ACE-Konzentration assoziiert ist (Kastrati et al. 2000). Dieser Insertion/Deletions(I/D)-Polymorphismus führt zu 3 Genotypen: I/I und D/D für homozygote Allele und I/D für heterozygote Allele.

> **Klinisch wichtig**
>
> Das ACE spielt in vielen kardiovaskulären Prozessen eine Rolle, wie im akuten Koronarverschluss, der Vasokonstriktion und der Proliferation glatter Muskelzellen (Bauters u. Amouyel 1998; Dzau 1994).

Die Ergebnisse von Studien, die den Zusammenhang zwischen dem ACE-I/D-Polymorphismus und einem erhöhten Restenoserisiko nach einfacher PTCA untersuchten, ergaben, dass der ACE-Polymorphismus nicht mit einem erhöhten Restenoserisiko nach PTCA korreliert.

Im Gegensatz dazu scheinen Patienten mit dem Genotyp D/D ein erhöhtes Restenoserisiko nach PTCA mit Stent-Implantation zu haben (Kastrati et al. 2000). In 2 Studien, die eine Assoziation mit dem I/D-Polymorphismus des ACE-Gens und dem Restenoserisiko nach Stent-Implantation untersuchten, wurde eine D-Allel-Homozygotie mit einem deutlich erhöhten Restenoserisiko gefunden (Ribichini et al. 1998). Als Ursache der unterschiedlichen Bedeutung des I/D-Polymorphismus des ACE-Gens mit dem Restenoserisiko nach PTCA ohne oder mit Stent-Implantation, wurde angeführt, dass der Polymorphismus nur einen Einfluss auf die Neointimabildung und nicht so sehr auf das negative „Remodelling" hat (Kastrati et al. 2000).

> **Zusammenfassung**
>
> Zunächst kann davon ausgegangen werden, dass die Patienten mit einem D/D-Genotyp ein erhöhtes Risiko für eine Restenose nach Stent-Implantation aufweisen; weitere und noch größer angelegte Studien müssen jedoch die Diskrepanzen zwischen den verschiedenen Untersuchungen klären.

Blutplättchen-Glykoprotein-IIb/IIIa-Polymorphismus

Aufgrund experimenteller und klinischer Daten mit Gp-IIb/IIIa-Antagonisten wird vermutet, dass der Fibrinogenrezeptor Gp IIb/IIIa der Blutplättchen bei der Restenose eine wichtige Rolle spielt.

Das Gp IIIa weist am häufigsten Polymorphismen des Plättchenantigen 1 (Pl^{A1}) und 2 (Pl^{A2}) auf. Die Daten bezüglich einer Assoziation zwischen dem Pl^{A2}-Polymorphismus und akuten Koronarereignissen sind kontrovers. Es konnte aber ein erhöhtes Risiko eines akuten thrombotischen Stent-Verschlusses bei homozygoten Trägern des Pl^{A2}-Allels nachgewiesen werden (Kastrati et al. 2000).

> **Zusatzwissen**
>
> Die ersten Studien, die einen Zusammenhang zwischen dem Pl^{A2}-Polymorphismus und dem Restenoserisiko nach einfacher Ballonangioplastie untersuchten, zeigten zwar einen Trend in Richtung eines erhöhten Restenoserisikos bei Anwesenheit des Pl^{A2}-Allels, umfassten bisher aber nur sehr wenig Patienten. Bezüglich des Restenoserisikos nach PTCA und Stent-Implantation und dem Pl^{A}-Polymorphismus ist die Datenlage eindeutiger. Hier zeigte sich, dass die Präsenz des Pl^{A2}-Allels mit einem deutlich erhöhten Risiko einer Restenose im Stent assoziiert ist. Dieser Polymorphismus zeigte einen sog. Gen-Dosis-Effekt, sodass die Inzidenz der Restenose kontinuierlich mit der Anzahl der Pl^{A2}-Allele anstieg (Kastrati et al. 2000).

Für das GP IIa ist bisher nur ein Polymorphismus, der HPA-3-Polymorphismus beschrieben, der in einer großen klinischen Studie keine Assoziation mit einem erhöhten Restenoserisiko nach koronarer Stent-Implantation zeigte (Koch et al. 2002).

Interleukin-1-Rezeptorantagonist-Polymorphismus

Interleukin-1 spielt eine zentrale Rolle in der Regulation von Entzündungsreaktionen. Es hat mitogene Wirkung auf glatte Muskelzellen und ist in die Umbauvorgänge der extrazellulären Matrix involviert. Der natürlich vorkommende Antagonist, der Interleukin-1-Rezeptorantagonist ist ein polymorphes Gen. Interessanterweise zeigen Träger des seltenen 2018C-Polymorphismus eine signifikant verringerte Restenoserate nach Stent-Implantation als Träger des 2018T-Allels. Dieser Effekt tritt besonders bei jungen Patienten unter 60 Jahren auf (Koch et al. 2002).

CD18-Polymorphismus

Wie die Zytokine spielen auch Adhäsionsmoleküle eine wesentliche Rolle in der Entstehung einer Entzündungsreaktion. Mutationen des leukozytären Adhäsionsmoleküls CD18 verursachen Leukozytenadhäsionsdefizienzsyndrome, die auf eine verminderte oder fehlende Expression des Proteins oder auf die Expression eines funktionslosen Proteins zurückzuführen sind. Ein Polymorphismus in Exon 11 des CD18-Gens konnte bisher mit keiner funktionellen Bedeutung assoziiert werden. Dennoch zeigte sich, dass die Inzidenz der Restenose bei Patienten mit dem TT-Genotyp am niedrigsten war, der CT-Genotyp eine intermediäres Risiko hatte und der CC-Genotyp die höchste Restenoserate aufwies (Koch et al. 2002).

Die Liste der Genpolymorphismen, die möglicherweise mit einem erhöhten Restenoserisiko assoziiert sind, wächst beständig. So konnte beispielsweise mit Hilfe einer Genexpressionsanalyse humaner Neointima aus koronaren Restenosen im Stent die differenzielle Expression von 223 Genen identifiziert werden (Zohlnhöfer et al. 2001), die eine potenziell hohe Relevanz in der Pathophysiologie der Neointimaformation nach koronarer Stent-Implantation haben.

2.3 Molekulargenetische Aspekte von Erkrankungen des Herzmuskels

2.3.1 Hypertrophe obstruktive Kardiomyopathie

Die hypertrophe Kardiomyopathie (HCM) ist durch eine asymmetrische linksventrikuläre Hypertrophie gekennzeichnet, die verschiedene Regionen des linken Ventrikel betreffen kann. Die Prävalenz der Erkrankung beträgt bei Erwachsenen 1:500.

> **Klinisch wichtig**
> Die HCM ist bei 50% der Patienten autosomal-dominant vererbt (Franz et al. 2001).

Durch genetische Analysen konnte man 9 unterschiedliche Chromosomenabschnitte ursächlich mit der HCM in Verbindung bringen., Von diesen Genen kodieren 8 für kardiale Sarkomerproteine (Franz et al. 2001). Ein erst kürzlich identifiziertes Gen PRKAγ2 entspricht der γ2-Untereinheit der „AMP-activated protein kinase" (AMPK; Blair et al. 2001; s. Abb. 2.3). Alle diese Proteine haben unterschiedliche Funktionen im Kontraktion-Relaxations-Zyklus der Myozyten und tragen zur Aufrechterhaltung des Energiehaushalts der Herzmuskelzellen bei. Die schwere α-Myosinkette und die schwere β-Myosinkette interagieren mit Aktinfilamenten, um unter Verbrauch von ATP mechanische Kraft zu entwickeln. Troponin T, Troponin I, α-Tropomyosin, die leichte Myosinkette-1 und -2 erfüllen regulatorische Funktionen, das myosinbindende Protein C spielt eine strukturelle Rolle und das größte kardiale Protein, Titin, spielt in der Kraftübertragung eine Rolle (Redwood et al. 1999). Ungefähr 35% der Patienten mit HCM tragen eine Mutation im Gen für die schwere β-Myosinkette, 20% der Patienten im Gen, das für das myosinbindende Protein C kodiert. 15% der Patienten weisen eine Mutation im Troponin-T-Gen auf und weniger als 3% zeigen Mutationen im Bereich des α-Tropomyosingens. Nahezu jedes dieser Gene kann unterschiedliche Mutationen aufweisen; so sind beispielsweise 65 Mutationen für die schwere β-Myosinkette bekannt (Franz et al. 2001).

Es existieren mehrere verschiedene Mechanismen, wie die Mutationen eines Gens, das für ein Sarkomerprotein kodiert, zur HCM führen (Abb. 2.3). Einige dominante Mutationen inaktivieren ein Allel, was dann zur quantitativen Reduktion der Proteinmenge führt (Haploinsuffizienz) während andere dominante Mutationen zu funktionell veränderten Proteinen führen, die mit den funktionstüchtigen Proteinen interferieren. Analysen im Tiermodell zeigten, dass der entstehende kardiale Phänotyp weniger die Konsequenz einer Haploinsuffizienz oder einer veränderten Stöchiometrie der Sarkomerkomponenten ist, sondern zumeist darauf zurück zu führen ist, dass die Transkripte für stabil veränderte Proteine kodieren, die in die kardialen Myofilamente integriert werden und dort einen dominanten negativen Effekt auf die Sarkomerfunktion ausüben (Seidman u. Seidman 2001).

Die meisten der Mutationen der schweren β-Myosinkette sind **Missensemutationen**, von denen einige (L908 V, G256E, V606 M) mit einer benignen Prognose und nahezu normalen Lebenserwartung verknüpft sind (Franz et al. 2001; Anan et al. 1994). Andere Mutationen der schweren β-Myosinkette (R403Q, R453C, R719W) sind schwerwiegende Mutationen, die mit einer ausgeprägten linksventrikulären Hypertrophie und einer um bis zu 50% reduzierten Lebenserwartung assoziiert sind (Anan et al. 1994).

Bei Patienten mit Genmutationen im Bereich des myosinbindenden Protein C, der leichten Myosinketten-1 und -2 und des α-Tropomyosingens ist die Hypertrophie mit einer Hyperkontraktilität assoziiert (Witt et al. 2001). Individuen mit einer Mutation im α-Tropomyosingen zeigen im Regelfall eine niedrige Penetranz und eine nahezu normale Lebenserwartung; nur die Mutation V95A geht mit einer hohen Inzidenz für den plötzlichen Herztod einher (Karibe et al. 2001). Ein bedeutender Teil der Patienten mit einem benignen Phänotyp der HCM weist eine Mutation im Bereich des myosinbindenden Proteins C auf. Bei diesem Phänotyp steigt die Prävalenz der Erkrankung und die Ausbildung der Hypertrophie mit dem Lebensalter (Franz et al. 2001).

> **Klinisch wichtig**
> Im Gegensatz zu anderen HCM-Mutationen, können Mutationen des myosinbindenden Protein C sich nicht in die Sarkomere integrieren, sodass hier das Fehlen eines Proteins als ein dominant-negativer Effekt der Mutante als Ursache der Erkrankung vorliegt (Rottbauer et al. 1997).

Mutationen im **Troponin-T-Gen** führen nur zu einer geringen Hypertrophie des linken Ventrikels, sind aber mit einer schlechten Prognose auf Grund eines hohen Risikos für den plötzlichen Herztod assoziiert.

Interessanterweise führen Mutationen in verschiedenen Regionen des kardialen Aktins zu 2 verschiedenen Formen der Kardiomyopathie, sowohl zur hypertrophen als auch zur dilatativen Kardiomyopathie. Diese phänotypische Heterogenität kann durch die Lokalisation der jeweiligen Mutationen erklärt werden, die unterschiedliche Funktionsverluste im Ablauf der geregelten Kontraktion zur Folge haben. Somit scheinen Mutationen im Aktingen zur Entwicklung einer HCM zu führen, wenn die Kraftentwicklung innerhalb des Sarkomers betroffen ist, und zur Entwicklung einer DCM, wenn die Kraftübertragung gestört ist (Franz et al. 2001).

Veränderungen der Kraftentwicklung scheinen aber nicht der entscheidende Mechanismus in der Pathogenese der HCM zu sein, da alle Mutationen zu einem ineffektiven Verbrauch von ATP führen, was die Vermutung nahe legt, dass eine **Energieverarmung** der Kardiomyozyten zur myokardialen Dysfunktion führt und damit den zentralen pathogenetischen Mechanismus der HCM darstellen könnte (Franz et al. 2001). Diese Theorie wird weiterhin dadurch unterstützt, dass Mutationen im PRKAγ2-Gen ebenfalls zu HCM führen. PRKAγ2 ist ein zentraler Sensor, der im aktiven Zustand Kardiomyozyten davor schützt, an ATP zu verarmen (Blair et al. 2001).

Die morphologischen Unterschiede, die zwischen Familienmitgliedern mit der gleichen Mutation auftreten, deuten daraufhin, dass der individuelle genetische Hintergrund für die Ausprägung der Erkrankung wichtig ist. Man konnte **„modifizierende Gene"** identifizieren, die beispielsweise für Proteine des Renin-Angiotensin-Systems kodieren (Franz et al. 2001). Polymorphismusanalysen zeigten, dass beispielsweise der DD-Genotyp des ACE-Gens mit dem Ausmaß der Hypertrophie und der Inzidenz des plötzlichen Herztodes korreliert (Marian et al. 1993). Ein Polymorphismus der kardialen Chymase, die v. a. Angiotensin II im Myokard generiert, hat ebenfalls Einfluss auf den Phänotyp der HCM (Pfeufer et al. 1996).

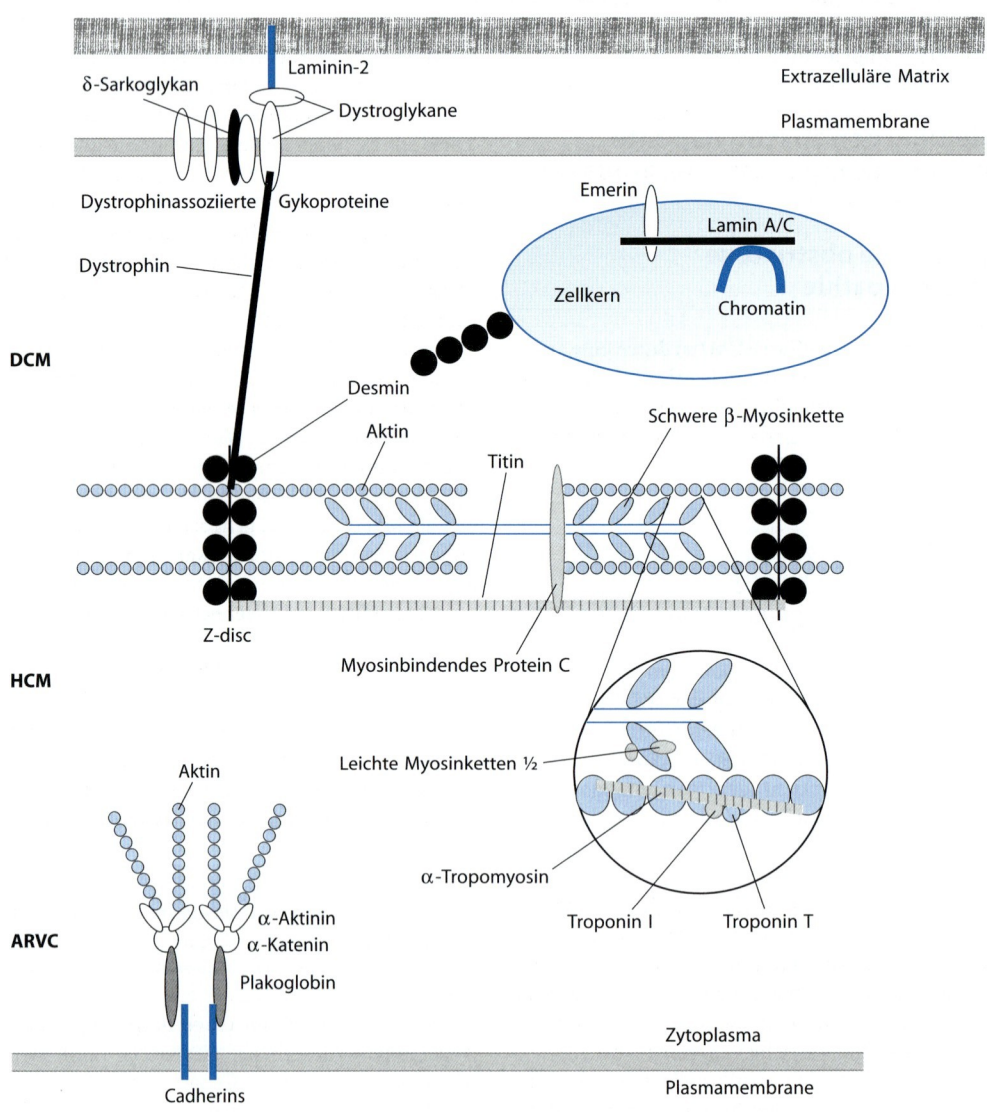

Abb. 2.3. Darstellung der molekularen Interaktionen der betroffenen Proteine bei der dilatativen Kardiomyopathie (*DCM; schwarz*), der hypertrophen Kardiomyopathie (*HCM; schraffiert*), der arrhythmogenen rechtsventrikulären Kardiomyopathie (*ARVC; kariert*) und der bei der DCM und HCM betroffenen Proteine (*hellgrau*). (Nach Franz et al. 2001)

2.3.2 Dilatative Kardiomyopathie

Die Prävalenz der dilatativen Kardiomyopathie (DCM) ist mit 40–50 Fällen auf 100.000 deutlich niedriger als die der hypertrophen Kardiomyopathie (Codd et al. 1989).

> **Klinisch wichtig**
> Ungefähr 35% der Patienten mit DCM weisen eine positive Familienanamnese auf. Die DCM kann autosomal (domnant und rezessiv), X-chromosomal und mitochondrial vererbt werden (Schonberger u. Seidman 2001).

Die häufigste Vererbungsform der familiären DCM ist autosomal-dominant; eine inkomplette Penetranz reflektiert den zusätzlichen Einfluss von modifizierenden Genen oder der Umwelt. Dominante Chromosomenabschnitte, die einer DCM zugrunde liegen können, befinden sich auf den Chromosomen 1q32, 2q31, 5q33-34, 6q12-16, 9q13-22, 14q11, 15q14 und 15q22 (Schonberger u. Seidman 2001). Über rezessive Mutationen ist bisher weniger bekannt, lediglich die Mutation, die für das sog. Naxos-Syndrom verantwortlich ist (arrhythmogene rechtsventrikuläre Dysplasie, wolliges Haar, Keratinosis) konnte dem Chromosomenabschnitt 17q21 zugeordnet werden (Coonar et al. 1998). Weiterhin verursacht eine Mutation auf Chromosom Xq28 (die dem Barth-Syndrom zugrunde liegt) eine DCM (Bolhuis et al. 1991) und spezifische Defekte des Dystrophingens auf Chromosom Xp21 führen zur dilatativen Kardiomyopathie mit gering ausgeprägter Pathologie der Skelettmuskulatur (Towbin et al. 1993). Zusätzlich zu diesen Genorten, bei denen der kardiale Phänotyp im Vordergrund steht, weisen viele der neuromuskulären Erkrankungen und der Multisystemerkrankungen in ihrem Phänotyp auch Zeichen der dilatativen Kardiomyopathie auf (Schonberger u. Seidman 2001).

> **Klinisch wichtig**
> Während das Long-QT-Syndrom eine vererbliche Erkrankung der kardialen Ionenkanäle ist und die molekulare Basis der „idiopathischen" hypertrophen Kardiomyopathie eine Erkrankung der Sarkomere ist, weisen die genetischen Veränderungen bei der dilatativen Kardiomyopathie eine große Heterogenität auf. Auch wenn die Anzahl der bisher identifizierten Gene noch gering ist, legt die Vielfalt der betroffenen molekularen Mechanismen eine Breite an verschiedenen pathophysiologischen Mechanismen nahe.

Die Mutation des Troponin-T-Gens bei der DCM unterbricht die kalziumabhängigen Interaktionen mit Troponin C, die für die Aktin-Myosin-ATPase-Aktivität essenziell sind und führen zu einem Verlust an Energiegewinn (Schonberger u. Seidman 2001). Die DCM-assoziierten Mutationen der schweren β-Myosinkette führen ebenfalls zu einer Reduktion der kontraktilen Kraft. Eine Mutation führt z. B. durch Austausch einer Aminosäure zu einer Störung der Bindung von Aktin an Myosin (Seidman u. Seidman 2001).

Aktin hat eine zentrale Position sowohl innerhalb des Sarkomers, wo es an der Kraftentstehung teilnimmt, als auch in der Kraftübertragung, da es mit zytoskelettalen Komponenten assoziiert ist. Zwei Missensemutationen des α-Tropomyosins betreffen die Oberfläche des Moleküls an Bereichen, die in der Interaktionen zwischen α-Tropomyosin und Aktin oder anderen dünnen Filamenten eine wesentliche Rolle spielen.

Rezessive Mutationen in Genen, die für Transporterproteine oder Enzyme mit Bedeutung in der kardialen Fettsäure-β-Oxidation kodieren, können ebenfalls zur DCM führen. Defekte in diesem metabolischen Weg könnten das Myokard einerseits durch eine zu geringe Bereitstellung von Energiequellen, andererseits aber auch durch die intrazelluläre Akkumulation von toxischen Metaboliten schädigen.

Mutationen im mitochondrialen Genom resultieren in Multisystemerkrankungen unter Beteiligung des neurologischen, metabolischen und kardialen Systems. Die auf mitochondriale Mutationen zurückgehenden Kardiomyopathien können durch ihre rein mütterliche Vererbbarkeit von anderen Kardiomyopathien unterschieden werden (Schonberger u. Seidman 2001).

Die arrhythmogene rechtsventrikuläre Dysplasie (ARVD) ist ein eigener morphologisch abgrenzbarer Typ der dilatativen Kardiomyopathie, der autosomal-dominant vererbt wird (Ahmad et al. 2003). Ein wesentliches Merkmal dieser Erkrankung ist die ausgeprägte elektrische Instabilität. Insgesamt konnten 9 Chromosomenbereiche für die ARVD charakterisiert werden. Es wurden bisher drei krankheitsrelevante Gene identifiziert: Desmoplakin, Plakoglobin und der kardiale Ryanodinrezeptor. Mutationen des kardialen Ryanodinrezeptors (1q42) führen zu belastungsinduzierten ventrikulären Tachykardien und plötzlichem Herztod bei Patienten mit ARVD.

Mutation in Desmoplakin und Plakoglobin führen dagegen zu einer veränderten Integrität der myokardialen Zell-Zell-Interaktionen, die eine degenerative Veränderung und den Tod von Kardiomyozyten zur Folge hat (Ahmad 2003).

Der kardiale Ryanodinrezeptor ist der wichtigste kalziumfreisetzende Kanal im myokardialen sarkoplasmatischen Retikulum. Der Mechanismus durch den diese Mutation zur fibrösen Degeneration führt könnte in der kalziuminduzierten Apoptose oder Nekrose von Myozyten liegen (Schonberger u. Seidman 2001).

2.3.3 Restriktive Kardiomyopathie

Die Pathogenese der restriktiven Kardiomyopathie geht in den meisten Fällen mit einer Infiltration des Myokards einher. Die Ursachen sind sehr verschieden und können einen nichtgenetischen sowie einen genetischen Hintergrund haben.

> **Klinisch wichtig**
> Die Fälle mit genetischem Hintergrund sind meist sekundäre Folgen mit Herzbeteiligung einer primär metabolischen Erkrankung, wie z. B. bei der primären Fibroelastose, Lupus erythematodes, familiäre Amyloidose, Glykogenspeichererkrankungen, Hämochromatose und Mukopolysaccharidosen.

Isolierte Stammbäume von primärer myokardialer Fibrose ohne sekundäre Ursache, die zu einer restriktiven Herzerkrankung führen, sind bisher nicht klassifizierbar (Pyeritz 1997).

2.4 Molekulargenetische Aspekte von kardialen Arrhythmien

Unser bisheriges Wissen über die zugrunde liegenden molekularen Mechanismen von lebensbedrohlichen ventrikulären Tachyarrhythmien ist sehr begrenzt.

Das Long-QT-Syndrom umfasst eine Gruppe von Erkrankungen, die gewöhnlich durch eine Verlängerung des QT-Intervalls im EKG charakterisiert sind (Keating u. Sanguinetti 2001).

Es kann klinisch mit Synkopen oder plötzlichem Herztod aufgrund von kardialen Rhythmusstörungen, im speziellen Torsade-des-Pointes-Tachykardien und Kammerflimmern einhergehen. Die meisten Patienten mit Long-QT-Syndrom haben keine weiteren Symptome und die Arrhythmien treten relativ selten auf. Daneben gibt es aber auch Formen des Long-QT-Syndroms, die mit kongenitaler Taubheit assoziiert sind (Jervell u. Lange-Nielsen 1957) oder mit einer Syndaktylie (Marks et al. 1995).

> **Klinisch wichtig**
> Man unterscheidet beim Long-QT-Syndrom 2 Typen: das familiäre und das erworbene Long-QT-Syndrom (Marban 2002). Die familiäre Form des Long-QT-Syndroms wird wiederum in 2 Untergruppen aufgeteilt: Das Jervell-Lange-Nielsen-Syndrom, das mit angeborener Taubheit einhergeht und wie man ursprünglich dachte autosomal-rezessiv vererbt wird und die häufigere familiäre Form, die autosomal-dominant vererbt wird und ohne zusätzliche phänotypische Merkmale auftritt (Romano-Ward-Syndrom; Romano et al. 1963; Ward 1964).

Diese Erkrankung ist meist mit einem geringeren Arrhythmierisiko als die autosomal-rezessive Erkrakung verbunden. Am häufigsten kommt aber die erworbene Form des Long-QT-Syndroms vor, für die es unzählige verschiedene Ursachen gibt, wie Kardiomyopathien, kardiale Ischämie, Bradykardien und metabolische Entgleisungen.

Der primäre Mechanismus, der für die erhöhte Arrhythmieanfälligkeit beim Long-QT-Syndrom verantwortlich ist, liegt in einer **Dysfunktion kardialer Ionenkanäle**. Es konnten 7 Gene identifiziert werden, die mit einer erhöhten Gefahr ventrikulärer Arrhythmien einhergingen: KVLQT1, HERG, SCN5A, KCNJL, minK, MiRP1, ANKR (Kass und Moss 2003).

Das Jervell-Lange-Nielsen-Syndrom wurde bis vor kurzem für autosomal-rezessiv vererbbar gehalten. Phänotypische Untersuchungen betroffener Familien zeigten aber ein komplexeres Vererbungsschema. Es konnte gezeigt werden, dass **homozygote** Mutationen entweder von KVLQT1 oder minK die Erkrankung des Jervell-Lange-Nielsen-Syndrom bewirken können. Ein Aspekt des Jervell-Lange-Nielsen-Syndrom, die Gehörlosigkeit, wird aber autosomal-rezessiv vererbt, sodass heterozygote Merkmalsträger keine klinischen Auffälligkeiten tragen. Die Arrhythmieneigung hingegen wird semidominant vererbt, was bedeutet, dass sowohl heterozygote als auch homozygote Merkmalsträger einer erhöhte Arrhythmieneigung aufweisen; das Risiko für Arrhythmien ist in den homozygoten Merkmalsträgern aber viel größer ist (Keating u. Sanguinetti 2001).

Die familiäre Form des Kammerflimmerns wird autosomal-dominant vererbt. Wie beim Long-QT-Syndrom erscheinen die Patienten primär unauffällig, im EKG zeigt sich aber keine verlängerte QT-Zeit. In einigen Fällen finden sich höchstens gering verlängerte Zeiten für den QRS-Komplex (Keating u. Sanguinetti 2001). Als elektrokardiographisches Charakteristikum zeigt sich beim sog. Brugada-Syndrom eine Erhöhung des ST-Segments (Brugada et al. 1998).

Mutationen des SCN5A-Gens können sowohl der erhöhten Arrhythmieneigung in einigen Formen der familiären Form des Long-QT-Syndrom zugrunde liegen als auch der familiären Form des ventrikulären Kammerflimmerns. Das bedeutet, dass Mutationen des SCN5A Genortes verschiedene Formen der Arrhythmieneigung verursachen können (Keating u. Sanguinetti).

Als genetische Ursache einer 3. Form der familiären Arrhythmien, der katecholaminergen ventrikulären Tachykardie, konnte eine Mutation des Ryanodin-Rezeptors-Gens, RyR2, identifiziert werden (Priori et al. 2001).

> **Ausblick**
> Alle bisher identifizierten Gene, die mit einer erhöhten Neigung zur Arrhythmie assoziiert sind, kodieren für kardiale Ionenkanäle, wobei die der Arrhythmieneigung zugrunde liegenden Mechanismen vielfältig sind. Die Beobachtung, dass Mutationen von kardialen Ionenkanälen zu einer erhöhten Arrhythmieneigung führen, legt nahe, dass Medikamente, die die Funktion einzelner kardialer Ionenkanäle modifizieren zwar zur Reduktion des Risikos einer bestimmten Arrhythmie beitragen, auf der anderen Seite aber das Risiko für eine andere Arrhythmie erhöhen (Keating u. Sanguinetti 2001). Daher sind dringend weitergehende molekular-biologische Studien für die zukünftige Prävention und Therapie von Arrhythmien unabdingbar. Die Identifizierung und Charakterisierung bekannter und unbekannter Gene, die mit einer Arrhythmieneigung assoziiert sind, und die Aufklärung der funktionellen Bedeutung der betroffenen Proteine könnten die Möglichkeit für genetische Test und neue Therapiemodalitäten eröffnen.

Literatur

Ahmad F (2003) The molecular genetics of arrhythmogenic right ventricular dysplasia-cardiomyopathy. Clin Invest Med 264:167–178

Anan R, Greve G, Thierfelder L et al. (1994) Prognostic implications of novel beta cardiac myosin heavy chain gene mutations that cause familial hypertrophic cardiomyopathy. J Clin Invest 93:280–285

Bauters C, Amouyel P (1998) Association between the ACE genotype and coronary artery disease. Insights from studies on restenosis, vasomotion and thrombosis. Eur Heart J 19 (Suppl J):J24–29

Blair E, Redwood C, Ashrafian H et al. (2001) Mutations in the gamma(2) subunit of AMP-activated protein kinase cause familial hypertrophic cardiomyopathy: evidence for the central role of energy compromise in disease pathogenesis. Hum Mol Genet 10:1215–1220

Bolhuis PA, Hensels GW, Hulsebos TJ et al. (1991) Mapping of the locus for X-linked cardioskeletal myopathy with neutropenia and abnormal mitochondria (Barth syndrome) to Xq28. Am J Hum Genet 48: 481–485

Boudoulas KD, Cooke GE, Roos CM et al. (2001) The PIA polymorphism of glycoprotein IIIa functions as a modifier for the effect of estrogen on platelet aggregation. Arch Pathol Lab Med 12:112–115

Brugada J, Brugada R, Brugada P (1998). Right bundle-branch block and ST-segment elevation in leads V1 through V3: a marker for sudden death in patients without demonstrable structural heart disease. Circulation 97:457–460

Clapp S, Perry BL, Farooki ZQ et al. (1990) Down's syndrome, complete atrioventricular canal, and pulmonary vascular obstructive disease. J Thorac Kardiovasc Surg 100:115–121

Codd MB, Sugrue DD, Gersh BJ, Melton LJ III (1989) Epidemiology of idiopathic dilated and hypertrophic cardiomyopathy. A population-based study in Olmsted County, Minnesota, 1975–1984. Circulation 80:564–572

Coonar AS, Protonotarios N, Tsatsopoulou A et al. (1998) Gene for arrhythmogenic right ventricular cardiomyopathy with diffuse nonepidermolytic palmoplantar keratoderma and woolly hair (Naxos disease) maps to 17q21. Circulation 97:2049–2058

Day IN, Wilson DI (2001) Science, medicine, and the future: genetics and cardiovascular risk. BMJ 323:1409–1412

Deschepper CF, Boutin-Ganache I, Zahabi A, Jiang Z (2002) In search of cardiovascular candidate genes: interactions between phenotypes and genotypes. Hypertension 39:332–336

Doris PA (2002) Hypertension genetics, single nucleotide polymorphisms, and the common disease:common variant hypothesis. Hypertension 39:323–331

Dzau VJ (1994) Cell biology and genetics of angiotensin in cardiovascular disease. J Hypertens (Suppl) 12:S3–10

Epstein CJ (1995) The metabolic and molecular bases of inherited disease. In: Scriver CR, Beaudet AL, Sly WA, Valle D (eds) The metabolic and molecular bases of inherited diseases. McGraw-Hill, New York, p 749

Ferencz C, Neill CA, Boughman JA et al. (1989) Congenital cardiovascular malformations associated with chromosome abnormalities: an epidemiologic study. J Pediatr 114:79–86

Franz WM, Muller OJ, Katus HA (2001) Kardiomyopathies: from genetics to the prospect of treatment. Lancet 358:1627–1637

Goldschmidt-Clermont PJ, Coleman LD, Pham YM et al. (1999) Higher prevalence of GpIIIa PI^{A2} polymorphism in siblings of patients with premature coronary heart disease. Arch Pathol Lab Med 123:1223–1229

Holtzman DM, Epstein CJ (1992) The molecular genetics of Down syndrome. Mol Genet Med 2:105–120

Horikawa Y, Oda N, Cox NJ et al. (2000) Genetic variation in the gene encoding calpain-10 is associated with type 2 diabetes mellitus. Nat Genet 26:163–175

Human Genome Project Information Web Site (2003) http://www.ornl.gov./technresources/human_genome

Jervell A, Lange-Nielsen F (1957) Congenital deal-mutism, functional heart disease with prolongation of the QT interval, and sudden death. Am Heart J 54:59–68

Karibe A, Tobacman LS, Strand J et al. (2001) Hypertrophic cardiomyopathy caused by a novel alpha-tropomyosin mutation (V95A) is associated with mild cardiac phenotype, abnormal calcium binding to troponin, abnormal myosin cycling, and poor prognosis. Circulation 103:65–71

Kass RS, Moss AJ (2003) Long QT syndrome: Novel insights into the mechanisms of cardiac arrhythmias. J Clin Invest 112:810–815

Kastrati A, Dirschinger J, Schomig A (2000) Genetic risk factors and restenosis after percutaneous coronary interventions. Herz 25:34–46

Keating MT, Sanguinetti MC (2001) Molecular and cellular mechanisms of cardiac arrhythmias. Cell 104:569–580

Koch W, Schomig A, Kastrati A (2002) Genetic risk factors and restenosis after coronary artery stenting. Cardiology xxx:1–6

Korenberg JR, Bradley C, Disteche CM (1992) Down syndrome: molecular mapping of the congenital heart disease and duodenal stenosis. Am J Hum Genet 50:294–302

Kramer HH, Majewski F, Trampisch HJ et al. (1987) Malformation patterns in children with congenital heart disease. Am J Dis Child 141: 789–795

Lacro RV, Jones KL, Benirschke K (1988) Coarctation of the aorta in Turner syndrome: a pathologic study of fetuses with nuchal cystic hygromas, hydrops fetalis, and female genitalia. Pediatrics 81:445–451

Little P (1999) The book of genes. Nature 402:467–468

Lopes N, Vasudevan SS, Alvarez RJ et al. (2002) Pathophysiology of plaque instability: insights at the genomic level. Prog Kardiovasc Dis 44:323–338

Lynn S, Evans JC, White C et al. (2002) Variation in the calpain-10 gene affects blood glucose levels in the British population. Diabetes 51:247–250

Marban E (2002) Cardiac channelopathies. Nature 415:213–218

Marian AJ, Yu QT, Workman R et al. (1993) Angiotensin-converting enzyme polymorphism in hypertrophic cardiomyopathy and sudden cardiac death. Lancet 342:1085–1086

Marks ML, Whisler SL, ClericuzioC, Keating M (1995) A new form of long QT syndrome associated with syndactyly. J Am Coll Kardiol 25:59–64

Maron BJ, Olivotto I, Spirito P et al. (2000) Epidemiology of hypertrophic cardiomyopathy-related death: revisited in a large non-referral-based patient population. Circulation 102: 858–864

Matsuno H, Stassen JM, Vermylen J, Deckmyn H (1994) Inhibition of integrin function by a cyclic RGD-containing peptide prevents neointima formation. Circulation 90:2203–2206

Menzel S (2002) Genetic and molecular analyses of complex metabolic disorders: genetic linkage. Ann NY Acad Sci 967:249–257

Ozaki K, Ohnishi Y, Iida A et al. (2002) Functional SNPs in the lymphotoxin-alpha gene that are associated with susceptibility to myocardial infarction. Nat Genet 32:650–654

Payne RM, Johnson MC, Grant JW, Strauss AW (1995) Toward a molecular understanding of congenital heart disease. Circulation 91:494–504

Pennisi E (2000) Human genome project. And the gene number is …? Science 288:1146–1147

Peters RJ, Boekholdt SM (2002) Gene polymorphisms and the risk of myocardial infarction–an emerging relation. N Engl J Med 347:1963–1965

Pfeufer A, Osterziel KJ, Urata H et al. (1996) Angiotensin-converting enzyme and heart chymase gene polymorphisms in hypertrophic cardiomyopathy. Am J Kardiol 78:362–364

Priori SG, Napolitano C, Tiso N et al. (2001) Mutations in the cardiac ryanodine receptor gene (hRyR2) underlie catecholaminergic polymorphic ventricular tachycardia. Circulation 103:196–200

Pyeritz RE (1997) Heart disease. In: Braunwald E (Hrsg) Genetics and cardiovascular disease, 5th edn. Saunders, Philadelphia, pp 1650–1686

Redwood CS, Moolman-Smook JC, Watkins H (1999) Properties of mutant contractile proteins that cause hypertrophic cardiomyopathy. Kardiovasc Res 44:20–36

Rensing BJ, Hermans WR, Deckers JW et al. (1992) Lumen narrowing after percutaneous transluminal coronary balloon angioplasty follows a near gaussian distribution: a quantitative angiographic study in 1,445 successfully dilated lesions. J Am Coll Kardiol 19:939–945

Ribichini F, Steffenino G, Dellavalle A et al. (1998) Plasma activity and insertion/deletion polymorphism of angiotensin I-converting enzyme: a major risk factor and a marker of risk for coronary stent restenosis. Circulation 97:147–154

Ridker PM, Hennekens CH, Schmitz C et al. (1997) PIA1/A2 polymorphism of platelet glycoprotein IIIa and risks of myocardial infarction, stroke, and venous thrombosis. Lancet 349:385–388

Romano C, Gemme G, Pongiglione R (1963) Artimie cardiach rare dell'eta pediatrica. II. Accessi sincopali per fibrillazione ventricolare parossitica. Clin Pediatr 45:656–683

Rottbauer W, Gautel M, Zehelein J et al. (1997) Novel splice donor site mutation in the cardiac myosin-binding protein-C gene in familial hypertrophic cardiomyopathy. Characterization Of cardiac transcript and protein. J Clin Invest 100:475–482

Schonberger J, Seidman CE (2001) Many roads lead to a broken heart: the genetics of dilated cardiomyopathy. Am J Hum Genet 69:249–260

Seidman JG, Seidman C (2001) The genetic basis for cardiomyopathy: from mutation identification to mechanistic paradigms. Cell 104: 557–567

Topol EJ, McCarthy J, Gabriel S et al. (2001) Single nucleotide polymorphisms in multiple novel thrombospondin genes may be associated with familial premature myocardial infarction. Circulation 104:2641–2644

Towbin JA, Hejtmancik JF, Brink P et al. (1993) X-linked dilated cardiomyopathy. Molecular genetic evidence of linkage to the Duchenne muscular dystrophy (dystrophin) gene at the Xp21 locus. Circulation 87:1854–1865

Vijayan KV, Goldschmidt-Clermont PJ, Roos C, Bray PF (2000) The Pl(A2) polymorphism of integrin beta(3) enhances outside-in signaling and adhesive functions. J Clin Invest 105:793–802

Ward O (1964) A new familial cardiac syndrome in children. J Ir Med Assoc 54:103–106

Weiss EJ, Bray PF, Tayback M et al. (1996) A polymorphism of a platelet glycoprotein receptor as an inherited risk factor for coronary thrombosis. N Engl J Med 334:1090–1094

Witt CC, Gerull B, Davies MJ et al. (2001) Hypercontractile properties of cardiac muscle fibers in a knock-in mouse model of cardiac myosin-binding protein-C. J Biol Chem 276:5353–5359

Yamada Y, Izawa H, Ichihara S et al. (2002) Prediction of the risk of myocardial infarction from polymorphisms in candidate genes. N Engl J Med 347:1916–1923

Zohlnhöfer D, Richter T, Neumann F et al. (2001) Transcriptome analysis reveals a role of interferon-gamma in human neointima formation. Mol Cell 7:1059–1069

Physiologie und Pathophysiologie der elementaren Myokardfunktion

J. Weirich, H. Antoni

3.1 **Elektrische Aktivität des Herzens** – 24
3.1.1 Ruhemembranpotenzial als Voraussetzung der Erregbarkeit – 24
3.1.2 Merkmale und Ursachen der Myokarderregung – 26
3.1.3 Erregungsbildung in Schrittmachergeweben – 29
3.1.4 Erregungsausbreitung – 32
3.1.5 Mechanismen der Arrhythmogenese – 34
3.1.6 Molekulare Struktur von Ionenkanälen: genetisch bedingte Arrhythmien – 41
3.1.7 Wirkungsmechanismen und Klassifizierung von Antiarrhythmika – 42

3.2 **Kontraktion des Herzmuskels** – 47
3.2.1 Elektromechanische Koppelung – 47
3.2.2 Mechanismus der Kontraktion – 52
3.2.3 Mechanik des isolierten Myokards – 53

Literatur – 55

Das Herz ist im Sinne der Systemtheorie ein funktionelles System, dessen Eigenschaften und Leistungen aus dem Zusammenwirken seiner Funktionselemente resultieren. Funktionselemente des Herzens sind die Zellen der Arbeitsmuskulatur sowie des spezifischen Erregungsbildungs- und -leitungssystems, Bindegewebe und Blutgefäße, Sinnesrezeptoren, Nervenzellen u. a. Die Systemeigenschaften des Herzens – also z. B. seine Fähigkeit, einen gerichteten Blutstrom zu erzeugen – kommen keinem der Funktionselemente allein zu. Sie ergeben sich vielmehr erst aus der besonderen strukturellen Anordnung und funktionellen Wechselwirkung der einzelnen Glieder. Ein tieferes Verständnis der komplexen Funktion des Herzens setzt daher zweierlei voraus: die Kenntnis wesentlicher Eigenschaften der Funktionsglieder und eine fundierte Vorstellung über ihr Zusammenspiel im funktionellen System des Herzens.

Im folgenden Beitrag werden die heutigen Vorstellungen über die zellulären Grundprozesse der Erregung und der Kontraktion des Myokards dargelegt und – soweit als möglich – zur Tätigkeit des ganzen Organs in Beziehung gebracht. Auch manche pathologischen Vorgänge lassen sich auf diese Weise erklären, d. h. auf allgemeine Prinzipien zurückführen.

3.1 Elektrische Aktivität des Herzens

Der Erregungsvorgang der einzelnen Herzmuskelzelle ist ein bioelektrischer Prozess, der sich an der erregbaren Oberflächenmembran der Zelle abspielt. Im erregungsbereiten Ruhezustand besteht zwischen der Innenseite der Membran und ihrer äußeren Oberfläche eine elektrische Potenzialdifferenz von 60–90 mV, wobei die Innenseite der ruhenden Membran negativ gegenüber der Außenseite ist. Dieses sog. Ruhemembranpotenzial ist eine unbedingte Voraussetzung für die Erregbarkeit und damit regelrechte Funktion von Herzzellen. Eine Verminderung oder ein weitgehender Verlust des Ruhemembranpotenzials bedeuten dementsprechend eine Störung bzw. Aufhebung der Erregbarkeit und Funktionsverlust.

3.1.1 Ruhemembranpotenzial als Voraussetzung der Erregbarkeit

> **Definition**
>
> Die Ursache bioelektrischer Potenziale liegt in der ungleichen Ionenverteilung zwischen dem intrazellulären und extrazellulären Milieu.

Tatsächlich findet man im Innern der Myokardfaser eine 30- bis 40fach höhere **K⁺-Konzentration** (K^+_i) vor als im Außenmedium (K^+_e). Umgekehrt sind **Na⁺-Ionen** im Extrazellulärraum 10- bis 20fach höher konzentriert als im Zytoplasma (Abb. 3.1a). Diese ungleiche Ionenverteilung würde bei ungehinderter Beweglichkeit der Teilchen einem Konzentrationsausgleich durch Diffusion zustreben, bis keine Konzentrationsdifferenz mehr besteht. Die Ionendiffusion wird jedoch durch die Ionenpermeabilität der Zellmembran reguliert. Im Ruhezustand ist die Permeabilität für K⁺-Ionen hoch, für Na⁺-Ionen und Anionen dagegen niedrig. Infolgedessen kann es zu keinem Konzentrationsausgleich kommen.

Vielmehr stellt sich in folgender Weise ein thermodynamisches Gleichgewicht ein: K⁺-Ionen dringen – dem Konzentrationsgefälle folgend – von innen nach außen in die Membran ein, während die impermeablen Anionen im Zellinneren zurückbleiben (Abb. 3.1b). Dadurch entwickelt sich eine elektrische Doppelschicht – außen positiv, innen negativ. Diese Nettobewegung kommt zum Stillstand, wenn der immer größer werdende elektrische Gradient (das Membranpotenzial) durch elektrostatische Kräfte das weitere Vordringen von K⁺-Ionen hemmt. Die treibende Kraft des Konzentrationsgefälles und die entgegengesetzt gerichtete Wirkung des entstehenden elektrischen Potenzials halten einander die Waage. Im Falle einer allein K⁺-permeablen Membran ist das so entstandene Membranpotenzial ein sog. K⁺-Gleichgewichtspotenzial (s. unten).

Das eigentliche Substrat der selektiven Membranpermeabilität für bestimmte Ionenarten sind selektive Ionenkanäle, d. h. besonders strukturierte Proteine, die als wassergefüllte Poren in die Lipiddoppelschicht der Membran eingelagert sind (s. Abb. 3.18 und 3.19). Ihr Öffnen und Schließen wird entweder hauptsächlich vom Membranpotenzial (spannungsgesteuerte Kanäle) oder von der Anwesenheit bestimmter Wirkstoffe, die an das Kanalprotein binden (ligandengesteuerte Kanäle), bestimmt. In der Herzmuskulatur gibt es verschiedene K⁺-Kanäle in unterschiedlicher Verteilung (s. Tabelle 3.1). Von diesen ist v. a. der sog. I_{K1}-Kanal für das Zustandekommen des Ruhemembranpotenzials verantwortlich. Dieser Kanal zeigt ausgeprägte Einwärtsgleichrichtung, d. h. seine Leitfähigkeit nimmt bei stärker Depolarisation ab. Ferner hängt seine Leitfähigkeit von der extrazellulären K⁺-Konzentration ab; sie steigt bei Erhöhung von K^+_e und fällt bei Erniedrigung (Carmeliet 1992).

3.1 · Elektrische Aktivität des Herzens

Zellmembran – wenn auch nur geringfügig – für andere Ionen, z. B. für Na$^+$-Ionen permeabel ist. Demzufolge kann auch bei unveränderten K$^+$-Konzentrationen das Ruhemembranpotenzial abnehmen (depolarisieren), wenn die hohe Permeabilität für K$^+$-Ionen verloren geht bzw. die Permeabilität für Na$^+$-Ionen zunimmt. Jede unspezifische direkte Schädigung der Herzmuskelzelle kann zum Verlust der selektiven K$^+$-Permeabilität führen und damit den Erregungsablauf beeinträchtigen. Eine kurzfristige, aber beträchtliche Zunahme der Na$^+$-Permeabilität erfolgt physiologischerweise zu Beginn jeder Erregung des Herzmuskels. Dies führt zu einer Depolarisation mit Annäherung des Membranpotenzial an das Na$^+$-Gleichgewichtspotenzial ($E_{Na}=+60$ mV) während des Aktionspotenzials (s. unten).

Na$^+$/K$^+$-Pumpe

Im Ruhezustand können Na$^+$- und andere Ionen, wenn auch nur in relativ geringem Umfange, die Zellmembran passieren. Der Betrag des natürlichen Ruhemembranpotenzials der Herzmuskelzellen liegt daher in der Regel einige Millivolt über dem theoretischen K$^+$-Gleichgewichtspotenzial bei ca. −85 mV. Eine weitgehende Annäherung des Ruhepotenzials an das K$^+$-Gleichgewichtspotenzial kann erfolgen, wenn die K$^+$-Permeabilität der Membran zusätzlich ansteigt (z. B. bei der Wirkung von Azetylcholin auf das Vorhofmyokard).

Die natürliche Abweichung des Ruhemembranpotenzials vom reinen K$^+$-Gleichgewichtspotenzial hat zur Folge, dass die Myokardfaser ständig geringe Mengen an Kationen, in erster Linie Na$^+$-Ionen, aufnimmt und im Gegenzug dafür K$^+$-Ionen ausströmen müssen, um das Ruhemembranpotenzial zu stabilisieren. Außerdem erfolgt während jeder Erregung eine transiente Zunahme des Na$^+$-Einstroms, für den wiederum zur Wahrung der Elektroneutralität eine äquivalente K$^+$-Menge ausgetauscht werden muss. Alle diese Vorgänge würden allmählich zu einem Ausgleich der Konzentrationsgradienten und damit zu einem Verlust des Ruhemembranpotenzials und der Erregbarkeit führen, wenn nicht die sog. Na$^+$/K$^+$-Pumpe, ein membranäres Transportprotein, durch ständigen Einwärtstransport von K$^+$-Ionen und Auswärtstransport von Na$^+$-Ionen diesem Ausgleich entgegenwirken bzw. die Konzentrationsunterschiede dieser Ionen zwischen Zellinnerem und Zelläußerem aufrechterhalten würde.

Die **Na$^+$/K$^+$-Pumpe** ist eine ATPase, die unter Spaltung von ATP, d. h. unter Energieverbrauch, jeweils 3 Na$^+$-Ionen aus der Zelle eliminiert und im Gegenzug 2 K$^+$-Ionen in die Zelle transportiert. Aufgrund des ungleichen Ladungsaustausches arbeitet die Pumpe elektrogen, d. h. sie erzeugt eine Potenzialdifferenz von ca. −10 Millivolt, die zum negativen Ruhemembranpotenzial beiträgt. Die Na$^+$/K$^+$-Pumpe wird sowohl durch eine Zunahme von Na^+_i (intrazelluläre Natriumkonzentration) als auch von K^+_e aktiviert. Die mit einer frequenten Myokarderregung verbundene Zunahme von Na^+_i bzw. von K^+_e kann dementsprechend zu einer **Hyperpolarisation** und damit z. B. kurzfristig zur Hemmung ektoper Aktivität führen („overdrive supression"). Spezifische Inhibitoren der Pumpenaktivität sind die Herzglykoside, deren positiv-inotroper Effekt auf diese Wirkung zurückgeht (Kap. 39). Hypokaliämie verstärkt aus den oben angeführten Gründen diese inhibitorische Wirkung. Einen stimulierenden Einfluss besitzen Insulin, Adrenalin, Noradrenalin, Schilddrüsenhormone und Kortikosteroide (Skou 1992).

> **Definition**
>
> Das K$^+$-Gleichgewichtspotenzial (E_K in mV) kann mit der Nernst-Gleichung in vereinfachter Form mit
>
> $E_K = R \cdot T \cdot \ln([K^+]_e/[K^+]_i)/z \cdot F \qquad E_K = 61 \text{ mV} \cdot \lg([K^+_e/K^+_i])$
>
> beschrieben werden und beträgt bei physiologischen K$^+$-Konzentrationen (K^+_e=4 mmol/l; K^+_i=120 mmol/l) ca. −90 mV. Da das Ruhemembranpotenzial weitgehend durch das E_K bestimmt wird, bewirkt jede Zunahme von K^+_e dementsprechend eine Verminderung des Ruhemembranpotenzials – eine Depolarisation (Abnahme der Negativität auf der Membraninnenseite).

Bei einem starken Anstieg der K^+_e auf 6,5 mmol/l und darüber können Störungen des Erregungsablaufs im Herzen auftreten, die sich im EKG in einer Verkürzung der QT-Dauer, Verbreiterung des QRS-Komplexes bis zu Schenkelblockbildern und schließlich in Herzstillstand oder Kammerflimmern äußern. Störungen des Erregungsablaufs bei akuter Niereninsuffizienz bei Morbus Addison, bei schweren Hämolysen oder beim Crush-Syndrom, bei Leberdystrophie und bei schneller Transfusion älterer Blutkonserven mit einem hohen K$^+$-Gehalt ihres Plasmas kommen in erster Linie durch die **Hyperkaliämie** zustande.

Das Ruhemembranpotenzial entspricht mit ca. −85 mV nur annähernd dem K$^+$-Gleichgewichtspotenzial, weil in Ruhe die

Störungen des Myokardstoffwechsels (Hypoxie, Stoffwechselinhibition) hemmen aufgrund der Verminderung der ATP-Bereitstellung in erster Linie die Na^+/K^+-Pumpe und bewirken somit einen intrazellulären K^+-Verlust, verbunden mit einer Anreicherung von Na^+-Ionen im Zellinnern. Durch die Abflachung der Konzentrationsgradienten wird eine unerlässliche Voraussetzung für die Entwicklung eines normalen Ruhepotenzials beseitigt und damit auch die Erregbarkeit vermindert oder aufgehoben.

Neben der Na^+/K^+-Pumpe kommen in der Zellmembran von Herzmuskelzellen noch 2 weitere wichtige Transportproteine vor, eine ATP-getriebene **Ca^{2+}-Pumpe** (Ca^{2+}-ATPase) und ein sog. Na^+/Ca^{2+}-Austauscher. Beide sorgen durch Auswärtstransport von Ca^{2+}-Ionen für eine niedrige zytoplasmatische Ca^{2+}-Konzentration (Ca^{2+}_i). Beim Na^+/Ca^{2+}-Austauscher wird der Transport durch einen dem Konzentrationsgradienten folgenden Na^+-Einstrom getrieben, wobei die Elimination eines Ca^{2+}-Ions im Austausch mit 3 Na^+-Ionen erfolgt. Dieser Austausch ist aufgrund der Netto-Einwärtsbewegung einer positiven Ladung ebenfalls elektrogen, bewirkt aber im Gegensatz zur Na^+/K^+-Pumpe eine Depolarisation des Ruhemembranpotenzials.

3.1.2 Merkmale und Ursachen der Myokarderregung

> **Definition**
>
> Der Erregungsablauf einer einzelnen Faser des Vorhof- bzw. Kammermyokards stellt sich als eine vorübergehende Entladung und Umkehr des Membranpotenzials dar, die man als Aktionspotenzial (AP) bezeichnet. Die Potenzialänderung beruht dabei auf transienten Änderungen membranärer Ionenströme, bedingt durch das Öffnen und Schließen von Ionenkanälen.

Aktionspotenzial

In Abb. 3.2 ist die Grundform des Aktionspotenzials einer Myokardfaser dargestellt. Die Ableitung des elektrischen Potenzials vom Zellinneren einer Myokardfaser mit Hilfe einer Mikroelektrode (intrazelluläre Ableitung) zeigt in Ruhe ein Potenzial von ca. –85 mV, das bereits erwähnte Ruhemembranpotenzial. Das AP als Ausdruck der Erregung einer Faser beginnt mit einer raschen Entladung der Membran, gefolgt von einer Umladung über den Nullwert hinaus, dem sog. Overshoot. Ruhemembranpotenzial und Overshoot ergeben zusammen die Amplitude des AP. Die schnelle Depolarisation bis zum Gipfel des Overshoot wird als Aufstrichphase oder Phase 0 des AP bezeichnet und dauert nur wenige Millisekunden. Die anschließende Erregungsrückbildung (Repolarisation) verläuft dagegen sehr viel langsamer und benötigt ca. 300 ms bis zur vollständigen Repolarisation. Dabei lassen sich mehr oder weniger deutlich 3 Phasen gegeneinander abgrenzen: eine anfängliche Repolarisation (Phase 1), die nicht immer deutlich ausgeprägt ist, das Plateau (Phase 2) und die eigentliche Repolarisation (Phase 3), d. h. die endgültige Rückkehr zum Ausgangswert des Ruhemembranpotenzials.

Die Aktionspotenziale der verschiedenen Fasertypen des Herzens (Vorhof- bzw. Ventrikelmyokard und Erregungsleitungssystem) weichen mehr oder weniger stark von der dargestellten Grundform ab (■ s. Abb. 3.7). Ein typisches Merkmal aller Aktionspotenziale im Herzen ist jedoch die im Verhältnis zur Depolarisation (Aufstrichphase) sehr langsam verlaufende Repolarisation. Wie ebenfalls aus Abb. 3.7 ersichtlich ist, lassen sich die Aktionspotenziale der Ventrikelmyokardzellen zeitlich gut dem EKG des Herzens zuordnen. Die Aufstrichphase beginnt je nach Eintreffen der sich ausbreitenden Erregung zwischen Beginn und Ende des QRS-Komplexes. Das Plateau der AP (Phase 2) entspricht weitgehend der ST-Strecke und die Repolarisation (Phase 3) fällt mit der T-Welle zusammen, sodass die QT-Dauer die grundsätzliche APD (AP-Dauer) im Ventrikelmyokard widerspiegelt.

Ionenströme und Aktionspotenzialphasen

Das AP beruht auf transienten Änderungen membranärer Ionenströme. Die wichtigsten bekannten Ionenströme sind in Tabelle 3.1 zusammen mit den jeweiligen Merkmalen aufgeführt. Das Öffnen und Schließen spannungsabhängiger Ionenkanäle führt zur Änderung der Permeabilität bzw. Leitfähigkeit der Zellmembran für bestimmte Ionen. Die Zahl der offenen Ionenkanäle pro Membranfläche bestimmt dabei die Größe der Leitfähigkeit und damit den transmembranären Ionenstrom. Dabei hängen Potenzialänderung und Leitfähigkeitsänderung in komplizierter kausaler Verknüpfung zusammen.

◻ **Tabelle 3.1.** Ionenströme durch spannungs- bzw. ligandengesteuerte Ionenkanäle und andere Transportproteine in der Plasmamembran der Herzmuskulatur. (Nach Carmeliet 1992)

Bezeichnung	Eigenschaften und besondere Funktionen
Spannungsgesteuerte Ionenströme	
I_{Na} Schneller Na$^+$-Strom	Aktivierung durch Depolarisation. Erzeugt Aufstrich des AP in AM und ELS. Bestimmend für Leitungsgeschwindigkeit. Inaktivierung bei fortdauernder Depolarisation = Refraktärzustand. Hemmung durch Lokalanästhetika
I_{Ca} (L-Typ) Langsamer Einstrom	Aktivierung durch Depolarisierung. Verantwortlich für AP-Aufstrich in SK und AV-Knoten, für Plateau des AP und für elektro-mechanische Koppelung. Verstärkung durch β-adrenerge Stimulation. Hemmung durch Ca^{2+}-Antagonisten
I_{Ca} (T-Typ)	Niedrigere Auslösungsschwelle als L-Typ und schnellere Inaktivierung. Mitwirkung bei diastolischer Depolarisation im SK
I_f Schrittmacherstrom	Unspezifischer Kationenkanal, vorwiegend für Na$^+$. Aktivierung durch negatives MP. Mitverantwortlich für diastolische Depolarisationen im SK und besonders ELS. Verstärkung durch β-adrenerge Stimulation
I_{K1} Einwärtsgleichrichterstrom	Verantwortlich für Ausbildung des RP im AM und ELS. Abnahme der Leitfähigkeit bei Depolarisation und bei Erniedrigung von K_e. Zunahme bei Repolarisation und bei Erhöhung von K_e^+. Unterschiedliche Eigenschaften in Vorhof- und Ventrikelmyokard. Mitwirkung bei finaler Repolarisation des AP
$I_K(I_{Kr}+I_{Ks})$ Verzögerter Gleichrichterstrom	Langsame Aktivierung bei Depolarisation. Hauptverantwortlich für Repolarisation des AP. Durch langsame Inaktivierung beteiligt an diastolischer Depolarisation im SK
I_{to} Transienter Auswärtsstrom	Schnelle Aktivierung und Inaktivierung bei Depolarisation. Verantwortlich für initiale Repolarisation im subepikardialen ventrikulären AM und ELS
Ligandengesteuerte Ionenströme	
$I_{K(Ach)}$ Azetylcholingesteuerter K-Strom	Aktivierung durch Azetylcholin über M$_2$-Rezeptoren und durch Adenosin besonders im Vorhofbereich. Einwärtsgleichrichtung. Effektor von Vaguseinflüssen
$I_{K(ATP)}$ ATP-abhängiger K-Strom	Aktivierung bei Erniedrigung des intrazellulären ATP. Verantwortlich für AP-Verkürzung bei Ischämie. Hohe Einzelkanalleitfähigkeit
I_{Cl} Chloridstrom	Aktivierung durch adrenerge Stimulation. Repolarisation des AP
I_{ti} Transienter Einwärtsstrom	Na$^+$/Ca^{2+}-Austauscher (s. u.). Aktivierung durch Anstieg von Ca$_i$ (z. B. Vergiftung mit Herzglykosiden, Reperfusion). Verantwortlich für Herzrhythmusstörungen durch späte Nachdepolarisation (DAD)
Gegentransporter und Pumpen	
Na$^+$/K$^+$-Pumpe	Elimination von 3 Na$^+$ im Austausch gegen 2 K$^+$ unter Energieverbrauch (ATP) geht einher mit schwachem repolarisierenden Strom. Stimulation durch Na$_i^+$ und K$_e^+$. Hemmung durch Herzglykoside = verantwortlich für deren positiv-inotrope Wirkung
Na$^+$/H$^+$-Austauscher	Regulation des intrazellulären pH. Treibende Kraft Na$^+$-Gradient
Na$^+$/Ca$^+$-Austauscher	Austausch von 1 Ca^{2+} gegen 3 Na$^+$. Transportrichtung abhängig von Na$^+$- bzw. Ca^{2+}-Gradienten und vom Membranpotenzial. Ca^{2+}-Aufnahme im AP Beginn, danach Ca^{2+} Elimination begleitet von depolarisierenden Strom
Ca^{2+}-Pumpe	Elimination von Ca^{2+} unter Energieverbrauch (ATP) = Ca^{2+}-ATPase. Transportleistung wesentlich geringer als beim Na$^+$/Ca^{2+}-Austauscher

AP Aktionspotenzial, *AM* Arbeitsmyokard, *ELS* Erregungsleitungssystem, *MP* Membranpotenzial, *PF* Purkinje-Faser, *RP* Ruhepotenzial, *SK* Sinusknoten

Phase 0. Während der Phase 0, der raschen initialen Aufstrichphase des AP, öffnen sog. schnelle Na^+-Kanäle. Die Öffnung der Kanäle erfolgt bei einer schwellenwertigen Depolarisation des Ruhemembranpotenzials um etwa 10 mV. Als Folge der erhöhten Na^+-Leitfähigkeit kommt es zu einem schnellen Na^+-Einstrom („fast inward current") und damit verbunden zu einer weiteren Membrandepolarisation, die wiederum weitere Na^+-Kanäle öffnet. In Abb. 3.2 wird deutlich, dass die durch Depolarisation bedingte Zunahme der Na^+-Leitfähigkeit gleichzeitig mit einer Abnahme der K^+-Leitfähigkeit einhergeht, weil die für das Ruhemembranpotenzial verantwortlichen K^+-Kanäle vom I_{K1}-Typ bei stärkerer Depolarisation sofort schließen (sog. Einwärts-Gleichrichter-Verhalten). Somit überwiegt jetzt bei weitem die Na^+-Leitfähigkeit bzw. der Na^+-Einstrom, und das Membranpotenzial nähert sich damit dem Na^+-Gleichgewichtspotenzial (E_{Na}) von ca. +60 mV. Dies führt zur Aufstrichphase des AP. Das E_{Na} wird jedoch nicht erreicht (◘ s. Abb. 3.2), weil die Na^+-Leitfähigkeit trotz bestehender Depolarisation nach 1–2 ms wieder schlagartig abnimmt. Dies beruht auf der typischen Eigenschaft schneller Na^+-Kanäle, bei Membrandepolarisation nach Durchlaufen des offenen Zustands schon nach ca. 1 ms in einen inaktiven, nichtleitenden Zustand überzugehen. Der ruhende Zustand, von dem ausgehend wieder eine Öffnung erfolgen kann, wird erst wieder nach der Repolarisation erreicht (s. Refraktärzeit). Schnelle Na^+-Kanäle können durch Klasse-I-Antiarrhythmika, d. h. Na^+-Kanal-blockierende Substanzen, in frequenzabhängiger Weise ausgeschaltet werden (s. Abschn. 3.1.7).

Phase 1. Die Phase-1-Repolarisation ist hauptsächlich bedingt durch einen transienten K^+-Auswärtsstrom durch spezifische K^+-Kanäle („transient outward current", I_{to}). Der schnellen Aktivierung bei Membranpotenzialen >–30 mV folgt eine ebenso schnelle Inaktivierung dieses Stroms. Die Phase 1 ist prominent in subepikardialen Fasern des Ventrikelmyokards, in subendokardialen Fasern ist sie nur angedeutet. Eine ausgeprägte Phase 1 findet man auch in Purkinje-Fasern und im Vorhofmyokard.

Phase 2. Während der Phase 2, die allgemein als Plateauphase bezeichnet wird, halten sich der Einstrom positiver Ladungen (v. a. Ca^{2+}-Ionen), der eine Depolarisation bewirkt, und der Ausstrom positiver Ladungen (v. a. K^+-Ionen), der die Repolarisation fördert, nahezu die Balance, sodass während dieser Phase nur ein geringer, aber relativ konstanter Netto-Einwärtsstrom resultiert. Somit bleibt auch das Membranpotenzial relativ konstant, was zur Ausbildung des Plateaus führt. Die Plateauphase ist verantwortlich für die typischerweise lange APD in Herzmuskelzellen im Unterschied zum kurzen AP von Nerven- und Skelettmuskelzellen.

Der depolarisierende Einwärtsstrom wird hauptsächlich von Ca^{2+}-Ionen, die durch spannungsabhängige, sog. L-Typ-Ca^{2+}-Kanäle fließen, getragen. Der resultierende Strom wird auch als „slow inward current" bezeichnet. Die L-Typ-Ca^{2+}-Kanäle werden wie die schnellen Na^+-Kanäle durch Depolarisation aktiviert und nachfolgend inaktiviert, allerdings mit einer langsameren Zeitskala. Die Schwelle zur Aktivierung, d. h. zur Öffnung von L-Typ-Ca^{2+}-Kanälen, liegt im Gegensatz zur Aktivierungsschwelle von Na^+-Kanälen (ca. –60 mV) bei ca. –40 mV. Bemerkenswert ist, dass der L-Typ-Ca^{2+}-Einstrom auch durch den Anstieg der zytoplasmatischen Ca^{2+}-Konzentration inaktiviert wird, was bei veränderter Ca^{2+}-Homöostase (intrazelluläres „Ca^{2+}-handling"), z. B. bei dilatativer Kardiomyopathie, zum Tragen kommen kann.

Der L-Typ-Ca^{2+}-Einstrom spielt eine zentrale Rolle bei der **elektro-mechanischen Kopplung**, indem die einströmenden Ca^{2+}-Ionen die Freisetzung größerer Mengen von Ca^{2+}-Ionen aus intrazellulären Speichern (sarkoplasmatisches Retikulum) triggern (Ca^{2+}-induzierte Ca^{2+}-Freisetzung). Dadurch werden die kontraktilen Proteine in der Myokardzelle aktiviert. Zusätzlich trägt der L-Typ-Ca^{2+}-Einstrom zur Auffüllung der intrazellulären Ca^{2+}-Speicher bei.

L-Typ-Ca^{2+}-Kanäle stellen den Hauptangriffspunkt des vegetativen Nervensystems dar, indem β-adrenerge Stimulation über eine Transduktionskaskade zur Bildung von cAMP führt, das wiederum mittels einer cAMP-abhängigen Porteinkinase die Phosphorylierung und damit die Öffnung von L-Typ-Ca^{2+}-Kanälen fördert. Die Folge ist der **positiv-inotrope Effekt** der β-Stimulation. Der parasympathische Transmitter, Azetylcholin, hingegen hemmt die Bildung von cAMP.

Der depolarisierende Einfluss des L-Typ-Ca^{2+}-Einstroms wird einerseits begünstigt durch das Einwärts-Gleichrichter-Verhalten, d. h. durch das Schließen von I_{K1}-Kanälen bei stärkerer Depolarisation, anderseits begünstigt durch das verzögerte Einsetzen eines weiteren K^+-Auswärtsstroms, I_K („delayed rectifier current; s. I_{K1} und I_K in Abb.3.2).

Phase 3. Die Phase 3 oder endgültige Repolarisationphase des AP ist letztendlich bedingt durch den zunehmenden bzw. überwiegenden, depolarisierenden Einfluss des verzögert einsetzenden K^+-Auswärtsstroms („delayed rectifier current", I_K) und die Inaktivierung des L-Typ-Ca^{2+}-Einstroms, die sowohl spannungsabhängig als auch durch die für die Kontraktion erforderliche Ca^{2+}-Freisetzung aus intrazellulären Speichern erfolgt (Ca^{2+}-abhängige Inaktivierung). Es werden 2 Stromkomponenten des I_K unterschieden: Eine langsame („slowly") aktivierende Komponente (I_{Ks}) und eine eher schnell („rapidly") aktivierende Komponente (I_{Kr}); (Sanguinetti u. Jurkiewicz 1990; s. Abb.3.23). Die Komponenten wurden auch pharmakologisch differenziert: Die I_{Kr}-Komponente kann durch Klasse-III-Antiarrhythmika vom Dofetilide-Typ blockiert werden, die I_{Ks}-Komponente ist jedoch Dofetilide-insensitiv. Nach neustem Erkenntnisstand korrelieren die Komponenten mit von unterschiedlichen Genen kodierten Kanalproteinen, I_{Kr} mit dem sog. HERG-Kanal, I_{Ks} mit dem sog. KvLQT1-Kanal. Mutationen dieser Gene können zu Kanaldefekten führen, die sich in einer verlangsamten Repolarisation bzw. verlängerten APD manifestieren. Klinisch können die Kanaldefekte als vererbtes Syndrom der langen QT-Dauer imponieren, wobei Defekte des HERG-Kanals als LQT2-Syndrom, Defekte des KvLQT1-Kanals als LQT1-Syndrom klassifiziert werden.

Die beiden K^+-Stromkomponenten weisen jedoch noch weitere funktionell wichtige Unterschiede auf: Die **I_{Ks}-Komponente** kann ebenfalls wie der L-Typ-Ca^{2+}-Einstrom durch β-adrenerge Stimulation über die cAMP-Kaskade verstärkt werden, was zur Verkürzung der APD führt. Dieser Effekt wird jedoch durch die gleichzeitige Stimulation des L-Typ-Ca^{2+}-Einstroms meist kompensiert, abhängig vom relativen Beitrag beider Stromsysteme in der jeweiligen Myokardregion. Eine relative geringe Dichte von I_{Ks}-Kanälen wird z. B. für Myokardzellen in der mittleren Schicht der Ventrikelwand („midwall") beschrieben. Die extrazelluläre K^+-Konzentration wiederum reguliert die I_{Kr}-Komponente, indem Hypokaliämie die I_{Kr}-Komponente verringert, was z. B. bei gleichzeitiger Therapie mit Klasse-III-Antiarrhythmika zum Auftreten eines erworbenen Syndrom der langen QT-Dauer führen kann.

Phase 4. In Ventrikelmyokardzellen und den meisten anderen Herzzellen, mit Ausnahme der Zellen des Erregungsbildungs- und Erregungsleitungssystems, korreliert die Phase 4 mit dem stabilen, negativen Ruhemembranpotenzial. Das Ruhemembranpotenzial wird durch eine hohe K^+-Leitfähigkeit und die Existenz der Na^+/K^+-Pumpe gewährleistet. Der hohen K^+-Leitfähigkeit liegt die relativ große Zahl offener K^+-Kanäle vom Typ des „inward rectifier current" (I_{K1}) zugrunde. Das hervorstechende Merkmal der Einwärtsgleichrichtung, d. h. Schließung bei ausgeprägter Depolarisation, v. a. während der Plateauphase, bewirkt eine Ökonomisierung des Ionenflusses während der Plateauphase, weil für die Depolarisation nur ein vergleichsweise geringer Einstrom positiver Ionen erfolgen muss. Dies führt zu Entlastung der Na^+/K^+-Pumpe bzw. des Na^+/Ca^{2+}-Austauschers und damit zur Einsparung von Energiereserven. Des Weiteren wird die I_{K1}-Leitfähigkeit durch den Anstieg der extrazellulären K^+-Konzentration erhöht.

> Unter Hypokaliämie können aufgrund der verringerten I_{K1}-Leitfähigkeit depolarisierende Ströme schlechter kompensiert werden, wodurch ektope Automatie gefördert wird.

Refraktärverhalten des Myokards

Der Beginn der Myokarderregung sowie die Erregungsfortleitung ist eng mit einer schlagartigen Zunahme der Na^+-Leitfähigkeit bzw. des schnellen Na^+-Einstroms verknüpft. Voraussetzung hierfür ist eine ausreichende Zahl von Na^+-Kanälen, die für eine Aktivierung (Öffnung) zur Verfügung stehen, also sich nicht im inaktiven Kanalzustand befinden. Diese **Verfügbarkeit der Na^+-Kanäle**, gleichbedeutend mit der Population nicht inaktivierter Na^+-Kanäle, ist vom Membranpotenzial abhängig. Diese Beziehung ist auf der linken Seite von Abb. 3.3 als Diagramm dargestellt. Es lässt sich ablesen, dass die Verfügbarkeit ausgehend vom Nullwert ab einem Membranpoten-

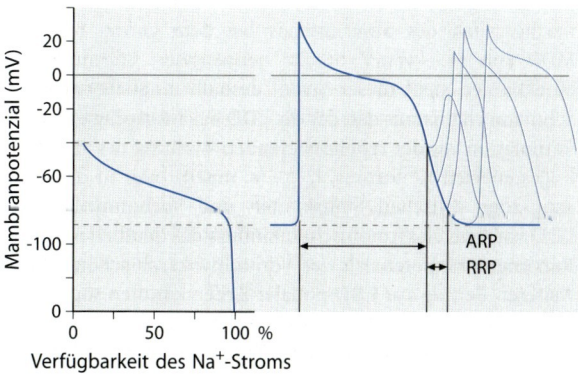

Abb. 3.3. Das Refraktärverhalten des Myokards in Abhängigkeit von der Verfügbarkeit des schnellen Na^+-Einstroms (vgl. Text); *ARP* absolute Refraktärperiode; *RRP* relative Refraktärperiode

Refraktärzeit zunimmt.

Die therapeutische Wirkung vieler **Antiarrhythmi** der von Chinidin – beruht in erster Linie auf einem d Effekt. Da der Einfluss mancher Na^+-Kanal-block Antiarrhythmika außerdem durch den Ablauf einer vorübergehend verstärkt wird („use-dependent bloc es zu einer beträchtlichen Dissoziation zwischen der der Refraktärzeit kommen, wobei eine Neuerregung mehrere Hundert Millisekunden nach Beendigung erfolgen kann (Postrepolarisationsrefraktärität).

3.1.3 Erregungsbildung in Schrittmachergeweben

Das Merkmal des Arbeitsmyokards von Vorhöfen u keln ist das konstante, deutliche negative Ruhemer tenzial zwischen den Erregungen. Ein AP wird h physiologischen Bedingungen nur durch Zuleitung gung aus der Nachbarschaft ausgelöst. Die automatis bzw. zur Automatie befähigten Zellen der Schrittm webe – Sinusknoten, AV-Knoten und ventrikuläres E leitungssystem – zeigen dagegen sofort nach Beend Repolarisationsphase des AP spontan eine langsame tige Depolarisation (langsame diastolische Depo LDD, Abb. 3.4). Diese führt schließlich zur Auslös „De-novo-AP". Primäre, sekundäre und tertiäre Schr unterscheiden sich hauptsächlich durch die Steilh diastolischen Depolarisation.

Ionale Mechanismen der Automatie

Wie Abb. 3.5 zeigt, erfolgt im Anschluss an die Repo phase eines AP von Schrittmacherzellen sofort w

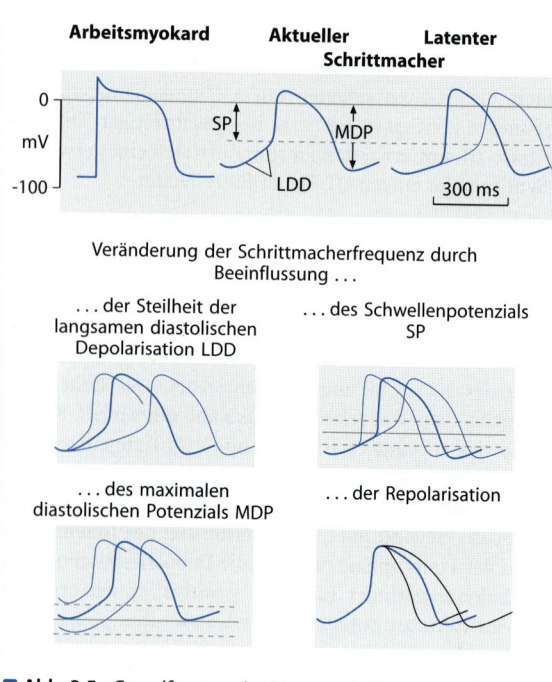

Abb. 3.5. Grundformen des Erregungsablaufs im Schrittmachergewebe. Elektrophysiologische Angriffspunkte bei der Beeinflussung der Schrittmacheraktivität bzw. Schrittmacherfrequenz

Phase-4-Depolarisation. Ausgehend von einem [maximale]n diastolischen Potenzial (MDP) erfolgt spontan [eine lang]same diastolische Depolarisation (LDD), die bei [Erreichen] des kritischen Schwellenpotenzials (SP) ein neues [AP auslö]st. Indem sich dieser Vorgang nach jeder Repolarisa[tion unter] eines AP wiederholt, resultiert eine automatische, [rhythmis]che Erregungsbildung.

[Schrittmacherzellen im Sinuskno]ten. Das MDP der aktuellen Schrittmacherzellen im [Zentrum] des Sinusknotens liegt bei ca. –55 mV, im Bereich der [Übergang]szone zum Vorhofmyokard dagegen bei –70 mV. Das [SP liegt b]ei ca. –40 mV. Da der schnelle Na$^+$-Strom im Sinus[knoten n]ur gering ausgeprägt bzw. im Potenzialbereich der [MDP bere]its inaktiviert ist, wird die Aufstrichphase des AP [hier fast] allein durch den langsamen L-Typ-Ca^{2+}-Einstrom [bestimmt.]

[Der io]nale Mechanismus der LDD ist im Sinusknoten bis [heute nic]ht eindeutig geklärt (Di Francesco 1993, Irisawa et [al. 1993, N]oble et al. 1992). Als gesichert gilt das Fehlen der [K$^+$-Strom]komponente, I_{K1}, die im Arbeitsmyokard das stabile, [stark neg]ative Ruhemembranpotenzial garantiert (s. Ta[belle 3.2]). Als Folge davon werden im Sinusknoten einerseits nur [vergleichs]weise gering negative MDP von –55 bis –70 mV er[reicht, an]dererseits können schon kaum messbare, depolarisie[rende Stro]mkomponenten Ursache der LDD sein. Hierzu zählt [ein durch Na]$^+$-Ionen getragener Hintergrundstrom, (I_b), der aller[dings h]eute nicht eindeutig charakterisiert werden konnte. [Jeden]falls vermag dieser Hintergrundstrom zusammen [mit dem V]erhalten des K$^+$-Stroms, I_K, bzw. dessen Komponen[te, I_{Kr} un]d I_{Ks}, die LDD im Sinusknoten erklären: I_K wird, wie bereits für das Arbeitsmyokard beschrieben wurde, durch die anhaltende Depolarisation während des AP langsam aktiviert und bewirkt schließlich die Repolarisation bis zum MDP. Die anschließende Deaktivation von I_K hat zur Folge, dass der Na$^+$-Hintergrundstrom zunehmend seine depolarisierende Wirkung entfalten kann (s. Abb. 3.4.).

Als weiterer Mechanismus wird der zunächst in Purkinje-Fasern nachgewiesene, hauptsächlich von Na$^+$-Ionen getragene und durch Ca^{2+}-Ionen hemmbare Strom, I_f, diskutiert. Dieser depolarisierende Strom zeigt ein außergewöhliches („funny") Verhalten, indem er durch Hyperpolarisation, d. h. im Bereich des MDP, aktiviert werden kann und durch cAMP, d. h. durch β-adrenerge Stimulation verstärkt wird. Es ist jedoch fraglich, ob die Aktivierung in den aktuellen Schrittmacherzellen des Sinusknotens bei dem gering negativen MDP von ca. –55 mV bereits nennenswert stattfindet. Im Sinusknoten stellt dieser Strom deshalb möglicherweise ein Schutzmechanismus dar, der die LDD bei ausgeprägter vagaler Stimulation vor der repolarisierenden Wirkung des azetylcholingesteuerten K$^+$-Stroms, I_{KAch}, (s. unten) oder in der Übergangszone zwischen Sinusknoten und Vorhofmyokard die LDD vor dem elektrotonischen Einfluss des deutlich negativen Ruhemembranpotenzials des Vorhofmyokards schützt. Einen weiteren Beitrag zur LDD nodaler Zellen könnten sog. T-Typ-Ca^{2+}-Kanäle liefern. Diese Kanäle generieren im Gegensatz zu L-Typ-Ca^{2+}-Kanälen zwar nur einen geringen („tiny") Strom, öffnen aber schon ab einem Schwellenpotenzial von >–60 mV.

AV-Knoten. Die Zellen des AV-Knotens weisen ein ähnliches AP wie das der Sinusknotenzellen auf, d. h. der Aufstrich des

AP ist langsam, weil er vom L-Typ-Ca^{2+}-Einstrom generiert wird. Da die Leitungsgeschwindigkeit von der Aufstrichsteilheit abhängt, leitet der AV-Knoten nur langsam und erfüllt damit seine Funktion in Bezug auf Verzögerung der Überleitung und als Frequenzsieb. Außerdem ist die Steilheit der LDD deutlich geringer als im Sinusknoten, sodass dem AV-Knoten nur sekundäre Schrittmacherfunktion zukommt.

Purkinje-Fasern. Die Automatie in den Purkinje-Fasern ist im Gegensatz zu anderen Teilen des ventrikulären Erregungsleitungssystems gut untersucht. Hier stellt sich das MDP im Anschluss an die Repolarisation des AP unter dem Einfluss eines ausgeprägten I_{K1} auf ein relativ negatives Niveau ein. Infolgedessen ist für die Ausbildung einer spontanen LDD der I_f unerlässlich und in diesem Gewebe auch gut charakterisiert. Oft wird jedoch eine nennenswerte LDD nur beobachtet, wenn die Leitfähigkeit durch erniedrigtes extrazelluläres K$^+$ vermindert oder durch β-adrenerge Stimulation die Aktivität des I_f erhöht ist (Abb. 3.6a–c). Wie im übrigen ventrikulären Erregungsleitungssystem beruht die Aufstrichphase des AP auf der Aktivierung des schnellen Na$^+$-Stroms.

Beeinflussung der Automatie. In Abb. 3.5 sind die 3 grundsätzlichen elektrophysiologischen Mechanismen dargestellt, die für Änderungen der Frequenz eines Schrittmachers verantwortlich sein können, nämlich eine Beeinflussung:
- der langsamen diastolischen Depolarisationen (LDD),
- des Schwellenpotenzials (SP),
- des maximalen diastolischen Potenzials (MDP).

In den meisten Fällen handelt es sich um eine Beeinflussung der Steilheit der langsamen diastolischen Depolarisation. Die positiv-chronotrope Wirkung des Sympathikus ebenso wie die einer Temperaturerhöhung beruht auf steileren diastolischen Depolarisationen. Dadurch wird jeweils früher das Schwellenpotenzial erreicht. Vagusreizung sowie Abkühlung bewirken dagegen eine Abflachung der diastolischen Depolarisationen und dadurch eine Frequenzreduktion. Einflüsse auf das Schwellenpotenzial bzw. das maximale diastolische Potenzial sind dagegen kaum in reiner Form nachweisbar. Sie können jedoch z. B. bei Veränderungen des Ionenmilieus die Wirkung auf die diastolischen Depolarisationen überlagern und diese abschwächen oder verstärken. Auch eine Verlängerung der APD, z. B. durch Klasse-3-Antiarrhythmika, wirkt sich auf die Frequenz der Erregungsbildung aus, indem sich der Beginn der langsamen diastolischen Depolarisationen verzögert.

Latente Schrittmacher

Der AV-Knoten und das ventrikuläre Erregungsleitungssystem weisen langsame diastolische Depolarisationen in der Phase 4 als elektrophysiologisches Kriterium für die Fähigkeit zur spontanen Erregungsbildung auf. Die LDD verläuft hier jedoch flacher als im Sinusknoten, sodass sie in den genannten Geweben in der Regel durch den Aufstrich eines zugeleiteten AP unterbrochen wird, bevor sie selbst das Schwellenpotenzial erreicht (s. Abb. 3.5, latenter Schrittmacher). Damit ist auch verständlich, dass beim Ausfall des Sinusknotens, wenn also keine zugeleitete Erregung erfolgt, solche Regionen ersatzweise mit reduzierter Frequenz einspringen und als sekundäre oder tertiäre Zentren fungieren können.

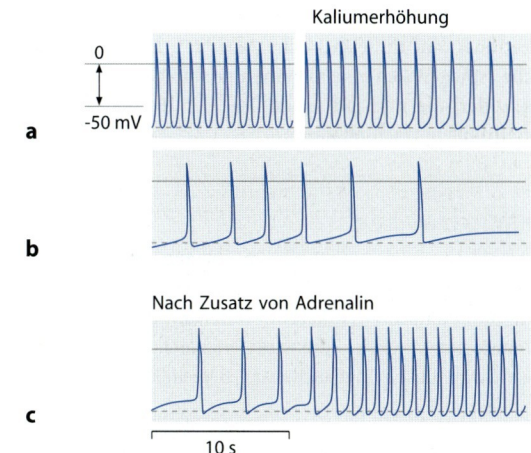

Abb. 3.6a–c. Restitutive Wirkung von Adrenalin am K$^+$-gelähmten Schrittmachergewebe. Intrazelluläre Ableitung aus einer Purkinje-Faser vom Rhesusaffen. **a, b** K$^+$-Erhöhung in der Badlösung (auf 9 mmol/l) führt zu einem Stillstand der Aktivität durch Unterdrückung der langsamen diastolischen Depolarisationen. **c** Adrenalin (5 µg/ml) bringt die Automatie im K$^+$-reichen Milieu wieder in Gang, indem es die langsamen diastolischen Depolarisationen restituiert

> Die dominierende Rolle des Sinusknotens als primäres Automatiezentrum des ganzen Herzens beruht demnach auf dem besonders steilen Verlauf der langsamen diastolischen Depolarisationen. Dadurch wird das Schwellenpotenzial hier jeweils zuerst erreicht und das ganze übrige Herz durch Weiterleitung des AP erregt.

Einfluss der extrazellulären K$^+$-Konzentration. Ein weiteres charakteristisches Merkmal der automatischen Erregungsbildung im ventrikulären Erregungsleitungssystem ist die starke Abhängigkeit von der extrazellulären K$^+$-Konzentration, indem ein extrazellulärer K$^+$-Anstieg die Automatie unterdrückt, hingegen eine Senkung des extrazellulären K$^+$-Gehalts (Hypokaliämie) die Schrittmacherfrequenz über die des Sinusknoten hinaus ansteigen lassen kann, sodass **polytope Extrasystolen** auftreten. Ursache hierfür ist die Tatsache, dass extrazelluläre K$^+$-Ionen den das Ruhemembranpotenzial stabilisierenden Strom, I_{K1}, verstärken (s. Tabelle 3.1) bzw. die LDD abflachen und bei Hypokaliämie diese Effekte vermindert sind.

In Abb. 3.6a–c ist dieses Phänomen anhand einer Originalregistrierung an einer spontan schlagenden Purkinje-Faser vom Rhesusaffen dargestellt. Die Spontanaktivität wurde hierbei durch Erhöhung der K$^+$-Konzentration der Badflüssigkeit auf 9 mmol/l infolge einer Abflachung der langsamen diastolischen Depolarisationen vollständig unterdrückt, weil die repolarisierende Wirkung von I_{K1} maximal zur Wirkung kommt. Zugabe von Adrenalin (5 µg/ml) führt zu einer kompletten Restitution, indem der durch die K$^+$-Ionen gelähmte Elementarvorgang der Automatie, d. h. die diastolische Depolarisation, wieder in Gang gebracht wird. Diese restitutive Wirkung beruht auf der β-adrenergen Stimulation des Schrittmacherstroms, I_f, und des L-Typ-Ca^{2+}-Einstroms, die nun die repolarisierende Wirkung von I_{K1} wieder überspielen können. In diesem Antagonismus der sympathischen Transmitterstoffe gegen die lähmende Wirkung erhöhter extrazellulärer K^+-Konzentrationen auf die elektrische Aktivität des Schrittmachergewebes spiegelt sich eine allgemeinere biologische Schutzwirkung wider, die man als einen Teil der Notfallfunktion des Sympathikus betrachten kann.

> **Klinisch wichtig**
>
> In der Anwendung auf die klinische Praxis geben diese Befunde einen Hinweis auf die Möglichkeit, Störungen der Herzerregung bei Hyperkaliämie (Urämie, Morbus Addison, Transfusion K^+-reicher Blutkonserven) durch Anwendung von Sympathikomimetika günstig zu beeinflussen.

Ektope Automatiezentren. Die automatiefördernde Eigenschaft der sympathischen Überträgerstoffe ist unter physiologischen Bedingungen sicherlich eine für den Organismus nützliche Regulation. Auf dem Boden einer abnorm gesteigerten Bereitschaft zur Spontanaktivität können jedoch die gleichen Effekte zur Entstehung von Tachykardie, Extrasystolie, Flattern und Flimmern führen, wenn die Automatie eines oder mehrerer ektoper Zentren die Automatiefrequenz des Sinusknotens übertrifft (Antoni 1986). Aufgrund seiner synzytialen Struktur ist das Myokard solchen Zentren in der Regel hilflos ausgeliefert, d. h. gezwungen, diese Erregungen nach dem Alles-oder-nichts-Gesetz über alle nichtrefraktären Bahnen weiterzuleiten.

3.1.4 Erregungsausbreitung

> **Definition**
>
> Die Erregungsausbreitung in der Herzmuskulatur in Form des AP folgt aufgrund der synzytialen Struktur des Myokards dem Alles-oder-nichts-Gesetz, d. h. die Erregung eines kleineren Myokardbezirks ist ausreichend, um das funktionelle Synzytium insgesamt zu erregen. Die Erregungsausbreitung geschieht dabei durch eine schwellenwertige Depolarisation des Ruhemembranpotenzials durch Ausgleichsströme, die über sog. Gap-junction-Kanäle (Connexine) zwischen bereits erregten und noch unerregten Myokardzellen fließen.

Mechanismus und Merkmale der Erregungsausbreitung

Hermann (1905) hat für den Grundvorgang der Erregungsfortleitung schon um die Jahrhundertwende Vorstellungen entwickelt, die als „Hermann-Strömchentheorie" auch heute noch Gültigkeit besitzen. Nach dieser Theorie verhalten sich die einzelnen erregbaren Fasern hinsichtlich ihrer passiven elektrischen Eigenschaften wie eine Art Kabel mit einem gut leitenden Kern (Zytoplasma), umgeben von einer Isolierschicht (Membran), an die sich nach außen wieder ein leitendes Medium (interstitielle Flüssigkeit) anschließt. Da sich die erregbare Oberflächenmembran der Faser auf dem Höhepunkt der Erregung umlädt (Overshoot), entsteht ein Potenzialgefälle zwischen dem erregten Bezirk und der noch unerregten Nachbarschaft. Von außen betrachtet verhält sich die erregte Stelle negativ gegenüber einer unerregten. Diese Potenzialdifferenz führt zu Ausgleichsströmen im Innen- und im Außenleiter des Kabels. An der Stelle, wo die Ströme aus der noch ruhenden Membran austreten, entsteht eine schwellenwertige Depolarisation, die eine Erregung auslöst. Durch die Umladung dieser Membranstelle wird nun wiederum eine „neue" Stromquelle für die Entladung eines weiteren Abschnitts erschlossen. Die Erregung pflanzt sich so zwangsläufig über das gesamte Faserwerk fort. Die Glanzstreifen („gap junctions"), die morphologisch als Zellgrenzen imponieren, setzen dem ausgreifenden Strom keinen entscheidenden Widerstand entgegen, sodass sich das Myokard funktionell wie ein zusammenhängendes Netzwerk von Fasern (Synzytium) verhält.

Der niedrige elektrische Widerstand beruht auf unspezifischen Ionenkanälen, die dicht gepackt im Bereich der Glanzstreifen lokalisiert sind. Die Kanäle sind aus transmembranären Proteinuntereinheiten (Connexine) aufgebaut und ihre Leitfähigkeit verhält sich weitgehend linear (Ohmscher Widerstand). Eine Regulation erfolgt jedoch über die intrazelluläre Ca^{2+}- und auch H^+-Konzentration. Einflüsse, wie z. B. Ischämie, die zu einem unphysiologischen Anstieg dieser Ionenarten führen, bewirken den Schluss der Kanäle (De Mello 1982). Auf diese Weise wird eine Infarktbezirk von der gesunden Umgebung elektrisch isoliert („healing over").

Die vorzugsweise Lokalisation der junktionalen Kanäle im Bereich der Glanzstreifen, also im Bereich der End-zu-End-Verbindungen von Myokardzellen, und das spärliche Auftreten von Seit-zu-Seit-Verbindungen führen zu einer **Anisotropie** der Erregungsausbreitung. Dies bedeutet, dass die Erregungsleitung in Faserrichtung deutlich schneller erfolgt als quer zur Faserrichtung.

Leitungsgeschwindigkeit. Die Leitungsgeschwindigkeit wird aber nicht allein durch den elektrischen Widerstand der Glanzstreifen und des Zytoplasmas bestimmt. Die Erregungsfortleitung erfolgt um so rascher, je schneller die Membrandepolarisation (Phase 0) nach Erreichen des Schwellepotenzials eintritt. Damit ist die Erregungsleitung im Arbeitsmyokard von der Größe des schnellen Na^+-Einstroms (I_{Na}) und in Sinus- und AV-Knoten von der Größe des langsamen L-Typ-Ca^{2+}-Einstrom ($I_{Ca,L}$) abhängig. Da der I_{Na} den $I_{Ca,L}$ an Größe um ein Vielfaches übertrifft, ist die Erregungsleitungsgeschwindigkeit in Arbeitsmyokard und ventrikulärem Erregungsleitungssystem mit ca. 0,5–1 m/s auch um ein Vielfaches größer als in Sinus- und AV-Knoten (ca. 2–5 cm/s). Die Verfügbarkeit und damit die Größe des I_{Na} nimmt mit der Depolarisation des Ruhemembranpotenzials ab (□ s. Abb. 3.3). Dadurch wird die Leitungsgeschwindigkeit im Arbeitsmyokard und dem ventrikulären Erregungsleitungssystem auch vom Ruhemembranpotenzial beeinflusst. Jede stärkere Verminderung des Ruhepotenzials führt hier zu einer Herabsetzung der Leitungsgeschwindigkeit bis zum Auftreten eines totalen Leitungsblock oder von durch den $I_{Ca,L}$ ausgelösten, sog. „slow response" Aktionspotenzialen.

Paradoxerweise tritt ein Leitungsblock bei Abnahme des I_{Na} zumindest im Vorhofmyokard zuerst in Faserrichtung auf, d. h. die langsamere Erregungsleitung quer zur Faserrichtung besitzt einen größeren Sicherheitsfaktor. Dieses Verhalten wird mit der Anisotropie des Vorhofmyokards erklärt (Spach 1981) und kann zum Auftreten eines Reentry-Mechanismus führen (s. Abb. 3.15b).

Erregungsabfolge im Herzen

Normalerweise entsteht die Erregung zuerst im Sinusknoten, da hier die diastolischen Depolarisationen der aktuellen Schrittmacherzellen am steilsten verlaufen und zuerst die Schwelle zur Auslösung einer fortgeleiteten Erregung erreichen (Abb. 3.7). Die Fasern des automatischen Gewebes im Bereich des Sinusknotens besitzen jedoch ein verhältnismäßig niedriges diastolisches Membranpotenzial und weisen daher eine geringe Leitungsgeschwindigkeit auf. Im Vorhofmyokard sind dagegen Ruhemembranpotenzial und Leitungsgeschwindigkeit hoch (Tabelle 3.2). Eine im Sinusknoten entstandene Erregung pflanzt sich daher rasch fort, sobald sie Anschluss an das Vorhofmyokard gewonnen hat. Beim Menschen wird nach ca. 40 ms der kraniale Abschnitt des AV-Knotens erreicht. Bis zu den entferntesten Anteilen des linken Vorhofs benötigt die Erregungswelle etwa 90 ms.

Für die Erregungsüberleitung auf die Herzkammern müssen die spezifischen Bahnen vom AV-Knoten bis zu den Endverzweigungen der Purkinje-Fasern durchlaufen werden. Dabei kommt es besonders in der Übergangsregion vom Vorhofmyokard auf den AV-Knoten, aber auch im AV-Knoten selbst, zu der hämodynamisch wichtigen Leitungsverzögerung. Die niedrige Leitungsgeschwindigkeit des AV-Knotens (s. Tabelle 3.2) hat verschiedene Ursachen: Neben anatomischen Gegebenheiten (geringer Faserdurchmesser mit hohem inneren Längswiderstand) spielen auch funktionelle Besonderheiten eine Rolle. Wie beim Sinusknoten ist das maximale diastolische Membranpotenzial relativ niedrig und der schnelle Na^+-Einstrom weitgehend inaktiviert, sodass der Aufstrich des AP vom langsamen L-Typ-Ca^{2+}-Einstrom getragen wird.

Nach der Passage des AV-Knotens nimmt mit dem negativen Ruhemembranpotenzial und dem größeren Faserdurchmesser auch die Leitungsgeschwindigkeit beträchtlich zu (s. Tabelle 3.2). Das hat zur Folge, dass sich die Erregung über das ventrikuläre Leitungssystem rasch an viele Stellen der Kammermuskulatur verteilt, von wo aus sie dann über die Faserbündel der Arbeitsmuskulatur weiterläuft, bis auch die letzte Herzmuskelzelle von der Erregung ergriffen ist.

Da die gesamte Erregungsausbreitung über das Ventrikelmyokard normalerweise in weniger als 100 ms abläuft, während das AP und damit auch die Refraktärzeit etwa 3-mal so lange dauert, kann jede Myokardfaser während eines Erregungszyklus jeweils nur einmal erregt werden und verhält sich dann bis zur Repolarisation gegenüber jeder nachfolgenden Zuleitung refraktär. Der isoelektrische Verlauf der EKG-Kurve zwischen dem Ende der S-Zacke und dem Beginn der T-Welle kommt, wie Abb. 3.7 zeigt, u. a. dadurch zustande, dass sich die Aktionspotenziale aller Ventrikelmyokardfasern zu dieser Zeit noch in der Plateauphase befinden, sodass keine nennenswerten Potenzialdifferenzen im Herzen auftreten.

In den unterschiedlichen Wandschichten (s. Abb. 3.12) des linken Ventrikels haben die Aktionspotenziale eine unterschiedliche Dauer, mit der längsten APD in der sog. Mid-wall-Schicht und der kürzesten in der subepikardialen Schicht. Dies hat 2 wichtige Konsequenzen zur Folge:

- Die Erregungsrückbildung erfolgt zuerst in den subepikardialen Fasern, obwohl diese zuletzt erregt werden. Dies führt zu einer Potenzialdifferenz in der Ventrikelwand wie bei der Erregungsausbreitung und damit zur **positiven T-Welle im EKG** (Konkordanz von R-Zacke und T-Welle).
- Auf repolarisationsbehindernde Einflüsse, wie z. B. Hypokaliämie und K^+-Kanal-Blockade, zeigt die Mid-wall-

Tabelle 3.2. Leitungsgeschwindigkeit in verschiedenen Herzregionen vom Kaninchen *(K)* bzw. vom Hund *(H)*. (Nach Hoffman u. Cranefield 1960)

Region	Leitungsgeschwindigkeit (m/s)
Sinusknoten	0,05 (K)
Vorhofmyokard	0,8–1,0 (H)
	0,45–0,60 (K)
Crista terminalis	0,8–1,0 (K)
AV-Knoten	0,02–0,05 (K)
	0,2 (H)
His-Bündel	1,0–1,5 (H)
Purkinje-Faser	2,0–3,5 (H)
Kammermyokard	0,9–1,0 (H)

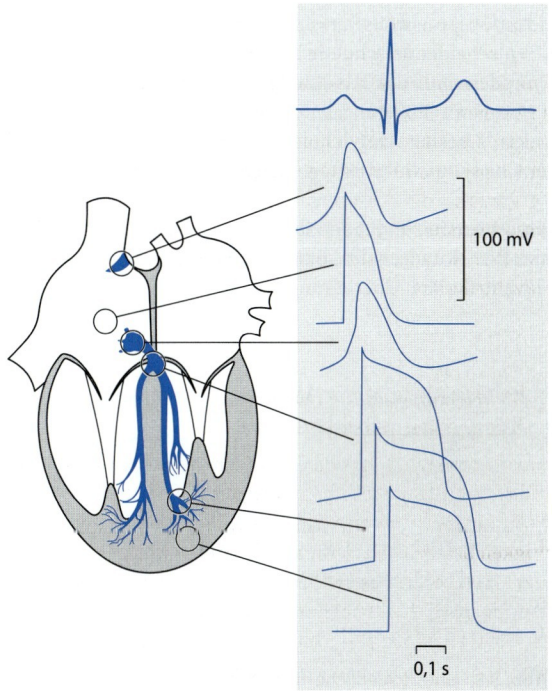

Abb. 3.7. Charakteristische Aktionspotenzialformen aus verschiedenen Regionen des Herzens in zeitlicher Zuordnung zum EKG. (Nach Hoffman u. Cranefield 1960)

Schicht die ausgeprägteste Verlängerung der APD, was zum Auftreten einer **U-Welle** im EKG führen kann.

Wegen der engen Verknüpfung von APD und Refraktärzeit ist das Vorhofmyokard mit seiner kurzen Erregungsdauer in der Lage, wesentlich höheren Erregungsfrequenzen zu folgen als das ventrikuläre Erregungsleitungssystem bzw. die Kammermuskulatur. Die peripheren Purkinje-Fasern, welche die absolut längste APD aufweisen, wirken gegenüber der Ventrikelmuskulatur wie ein vorgeschaltetes „Frequenzsieb", das die Herzkammern vor hohen Erregungsfrequenzen schützt. Gleichzeitig wird auf diese Weise auch wirksam verhindert, dass die Erregung des ventrikulären Arbeitsmyokards etwa auf Umwegen zum Erregungsleitungssystem zurückkehrt, dieses repolarisiert vorfindet und damit rückläufig zur Erregung bringt. Dagegen können Erregungen, die im ventrikulären Leitungssystem entstehen, rückläufig den AV-Knoten passieren und die Vorhöfe erregen.

Physiologische Einflüsse auf die Erregungsleitung und pathologische Veränderungen. Unter physiologischen Bedingungen wird die Erregungsleitung im Herzen vorwiegend im Bereich des AV-Knotens durch die vegetativen Herznerven beeinflusst (klassische dromotrope Wirkung). Der parasympathische Überträgerstoff Azetylcholin bewirkt hier eine graduierbare Abflachung des AP-Aufstrichs mit entsprechender Verminderung der Leitungsgeschwindigkeit, in Extremfällen bis zum gänzlichen Verschwinden einer fortgeleiteten Erregung (Abb. 3.8). Diese Wirkung beruht auf einer Aktivierung des azetylcholinempfindlichen repolarisierenden K$^+$-Stroms I_{KAch} (s. Tabelle 3.1) und auf einer gleichzeitigen Hemmung des depolarisierenden L-Typ-Ca^{2+}-Einstroms. Im benachbarten Vorhofmyokard wird dagegen durch Azetylcholin nur die Dauer des Aktionspotenzials verkürzt. Der für Leitungsgeschwindigkeit entscheidende schnelle Na$^+$-Einstrom, wird jedoch nicht vermindert. Auf das His-Bündel und die übrigen Anteile des ventrikulären Erregungsleitungssystems bzw. des Kammermyokards besitzt Azetylcholin keinen direkten Einfluss, wohl aber eine sympathikusantagonistische Wirkung.

Sympathikusreizung oder direkte Anwendung der Überträgerstoffe. Noradrenalin bzw. Adrenalin beschleunigen die atrioventrikuläre Überleitung durch Verstärkung des L-Typ-Ca^{2+}-Einstroms, was sich in einer Erhöhung der Anstiegssteilheit des AP im AV-Knoten auswirkt. In den übrigen Herzabschnitten ließ sich bisher keine unmittelbare Beeinflussung der Leitungsgeschwindigkeit durch die sympathischen Überträgersubstanzen nachweisen. Bei intaktem Kreislauf kann jedoch die intravenöse Verabreichung von Adrenalin auf dem Umweg über eine Kaliumfreisetzung aus der Leber die Leitungsgeschwindigkeit innerhalb der Vorhöfe und Ventrikel um etwa 10% erhöhen. Dieser Effekt beruht auf einer leichten Depolarisation der Membran durch den extrazellulären K$^+$-Anstieg. Das Membranpotenzial nähert sich dabei dem Schwellenpotenzial, und die Erregbarkeit wird erhöht. Übersteigt die extrazelluläre K$^+$-Konzentration allerdings einen Wert von ca. 8 mmol/l, so schlägt der Effekt in das Gegenteil um, d. h. die Reizschwelle steigt an und die Leitungsgeschwindigkeit nimmt ab. Während im ersten Fall der Einfluss der Annäherung des Ruhepotenzials an das Schwellenpotenzial eine mögliche Verminderung der Anstiegsgeschwindigkeit kompensiert, dominiert bei K$^+$-Werten über 8 mmol/l die Auswirkung der Depolarisation auf die Anstiegsgeschwindigkeit, d. h. die schnellen Na$^+$-Kanäle werden in zunehmendem Maße inaktiviert.

> Eine komplette Lähmung der Erregungsleitung tritt bei einer Hyperkaliämie von 10–13 mmol/l ein.

Es gehört zu den wesentlichen Funktionen des Sympathikus, das Herz gegen die lähmenden Einflüsse überhöhter K$^+$-Konzentrationen zu schützen. Diese Wirkung äußert sich, z. B. in einer Restitution der durch Kalium gelähmten Automatie des Schrittmachergewebes. Aber auch eine komplette kaliumbedingte Blockierung der Erregungsfortleitung kann durch die sympathischen Überträgerstoffe durchbrochen werden (Engstfeld et al. 1961). Die restitutive Wirkung von Adrenalin erfolgt dabei ohne Beeinflussung des verminderten Ruhepotenzials. Die Wiederherstellung der Erregbarkeit bzw. der Erregungsfortleitung beruht dabei auf einer Stimulierung des L-Typ-Ca^{2+}-Einstroms durch Adrenalin (Vassort et al. 1989; Reuter 1983). Die auftretenden Aktionspotenziale zeigen dementsprechend eine geringe Aufstrichgeschwindigkeit und werden langsam fortgeleitet („slow response").

3.1.5 Mechanismen der Arrhythmogenese

Eine regelrechte elektrische Aktivität des gesamten Herzens setzt Erregungsbildung und Erregungsausbreitung voraus. Dementsprechend können tachykarde Herzrhythmusstörungen grundsätzlich auf Störungen der Erregungsbildung oder der Erregungsausbreitung beruhen. Im Einzelnen sind dies:
- abnorme Automatie,
- getriggerte Aktivität,
- Reentry-Mechanismen.

Die Ursachen 1 und 2 sind Störungen der Erregungsbildung und sollen zuerst erläutert werden:

Abnorme Automatie

Eine Entgleisung der Herzautomatie muss nicht ausschließlich auf der gesteigerten Aktivität von Anteilen des spezifischen Erregungsbildungssystems beruhen, vielmehr können Fasern des gewöhnlichen Arbeitsmyokards der Vorhöfe und der Ven-

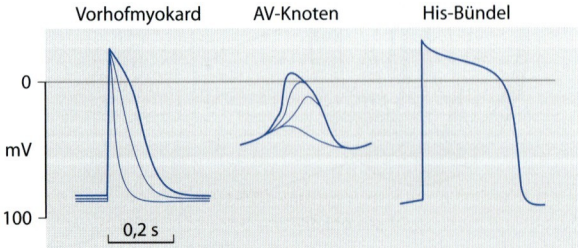

Abb. 3.8. Unterschiedliche Beeinflussung des Erregungsablaufs durch Azetylcholin. Im Vorhofmyokard wird nur die APD, im AV-Knoten nur die Anstiegsgeschwindigkeit des AP reduziert. Im Erregungsleitungssystem hat Azetylcholin weder Einfluss auf die Anstiegsgeschwindigkeit noch auf die APD

trikel unter entsprechenden Bedingungen die natürliche Stabilität ihres Ruhepotenzials verlieren, diastolische Depolarisationen entwickeln und automatisch tätig werden. Ein solcher Funktionswandel des Arbeitsmyokards zum erregungsbildenden Gewebe kann experimentell auf vielfältige Weise entstehen, z. B. bei starker Reduktion von K^+- bzw. Ca^{2+}-Ionen, Vergiftung mit löslichen Bariumsalzen, Überdosierung von Herzglykosiden, mechanischer Dehnung oder im Gefolge einer elektrisch erzwungenen Hyperpolarisation (◘ Abb. 3.9). Im letzteren Falle kommt es nach Abschalten des hyperpolarisierenden Stroms zur Depolarisation infolge Verminderung der K^+-Leitfähigkeit. Dementsprechend führt auch eine elektrisch aufgezwungene Depolarisation direkt zur Entstehung von Automatie. Dies entspricht den Bedingungen im Randgebiet eines akuten Infarkts, wo unter dem Einfluss des depolarisierenden Verletzungsstroms zwischen geschädigtem und intaktem Gewebe eine abnorme Automatie ausgelöst wird. Letztendlich beruhen die meisten der oben angeführten Beispiele auf der Hemmung des Ruhemembranpotenzial stabilisierenden K^+-Stroms, I_{K1}.

> Ein typisches Merkmal des insuffizienten Arbeitsmyokard ist grundsätzlich eine verlängerte APD (◘ s. Abb. 3.10).

Diese Verlängerung des AP wird durch eine verzögerte, finale Repolarisation verursacht (◘ s. Abb. 3.10a), was auf eine Reduktion des I_{K1}, der für diese letzte Repolarisationsphase verantwortlich ist, zurückgeführt wird. Allgemein wird eine **Downregulation** des I_{K1} im insuffizienten Myokard angenommen (Sanguinetti 2000). Eine substanzielle Verminderung des I_{K1} vermag dann auch den experimentell zu beobachtenden Verlust des Ruhemembranpotenzials mit dem Auftreten einer abnormen Automatie bei chronisch dilatativer Kardiomyopathie erklären (◘ s. Abb. 3.10b; Singer et al. 1981; Pieske et al. 1995).

Getriggerte Aktivität

Bei getriggerter Aktivität wird die gestörte Erregungsbildung nicht wie bei abnormer Automatie durch De-novo-Erregungen verursacht. Vielmehr werden die Erregungen durch sog. **Nachdepolarisationen** ausgelöst, die einem fortgeleiteten AP folgen, also durch dieses getriggert werden (◘ Abb. 3.11a,b). Dabei unterscheidet man frühe Nachdepolarisationen („early afterdepolarization", EAD), die während der Repolarisationsphase (Phase 3) des AP auftreten, und späte Nachdepolarisationen („delayed afterdepolarization", DAD), die der Repolarisationsphase folgen. Diese unterschiedlichen Spielarten von Nachdepolarisationen haben auch unterschiedliche Ursachen und müssen deshalb getrennt abgehandelt werden:

„Early afterdepolarization". EAD entstehen hauptsächlich auf dem Boden einer abnormen Verlängerung der APD. Als Mechanismus der EAD ist experimentell die Reaktivierung des L-Typ-Ca^{2+}-Einstroms nachgewiesen worden (January 1988). Die Reaktivierung wird ermöglicht, weil mit zunehmender APD die Ca^{2+}-abhängige Inaktivierung dieses Stroms abnimmt.

Klinisch kann diese APD-Verlängerung als abnorm verlängertes QT-Intervall im EKG imponieren. Nicht selten ist die QT-Verlängerung mit dem Auftreten polymorpher Tachykardien, sog. **Torsade-de-pointes (TdP)** verknüpft (Syndrom der

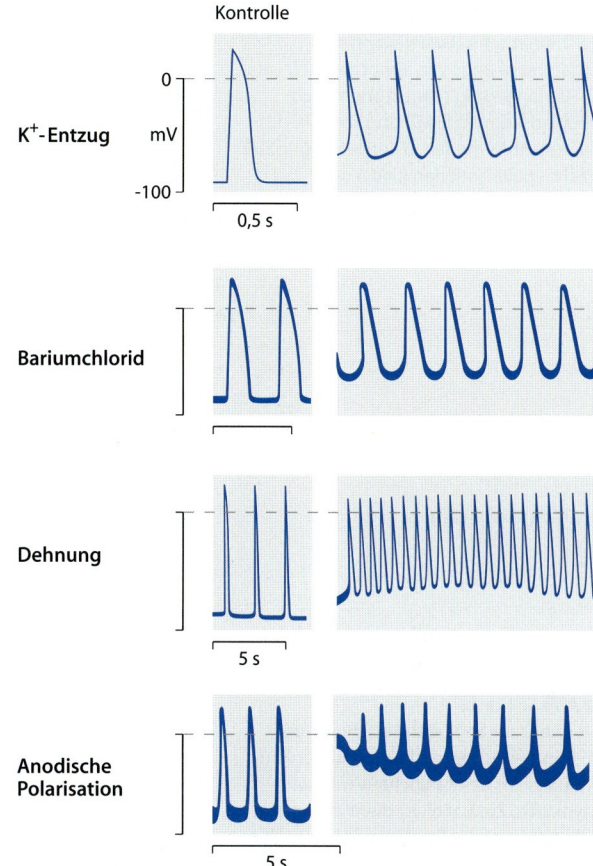

◘ **Abb. 3.9.** Funktionswandel des Arbeitsmyokards mit Auftreten abnormer Automatie: K^+-Entzug Kammermyokard vom Meerschweinchen, Ca^{2+}-Entzug Kammermyokard vom Meerschweinchen, Bariumchlorid Kammermyokard vom Kaninchen, Strophanthin Kammermyokard vom Meerschweinchen, Dehnung Kammermyokard vom Rhesusaffen, anodische Polarisation Kammermyokard der Katze nach starker Hyperpolarisation mittels Saccharosetrennwand für 15 s. (Nach Antoni 1975)

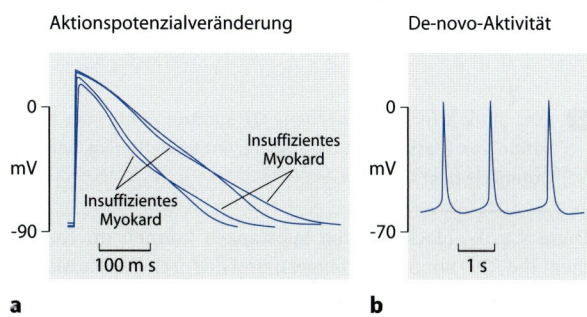

◘ **Abb. 3.10a, b.** Aktionspotenzialverlängerung (a) und abnorme Automatie (b) im Myokard bei dilatativer Kardiomyopathie (s. Text)

langen QT-Dauer). Da EAD und QT-Verlängerung bzw. TdP unter den gleichen Bedingungen auftreten, liegt es nahe EAD als Mechanismus von TdP anzunehmen (◘ s. Abb. 3.11a).

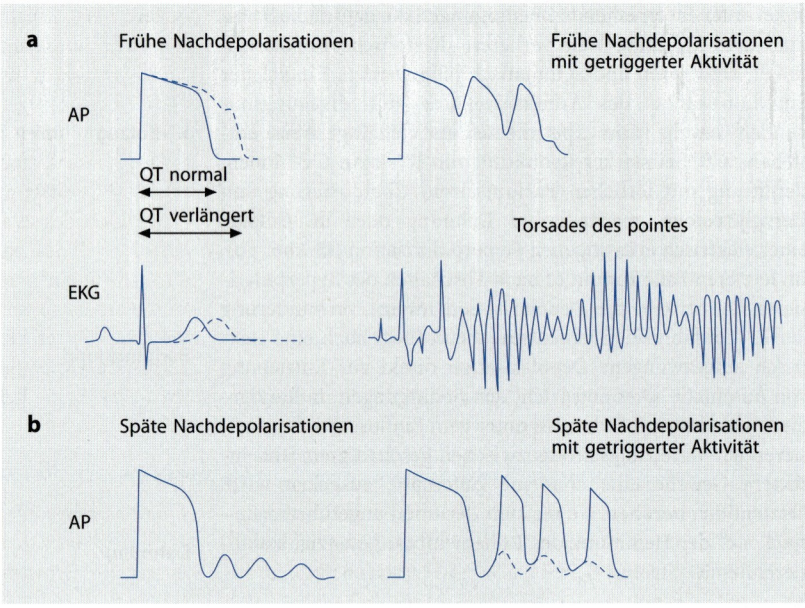

Abb. 3.11a, b.
a Schematische Darstellung des Zusammenhangs von abnormer APD- und QT-Verlängerung sowie frühen Nachdepolarisationen (EAD) und Torsade-des-Pointes-Arrhythmien. **b** Entstehung später Nachdepolarisationen (DAD) und getriggerter Aktivität

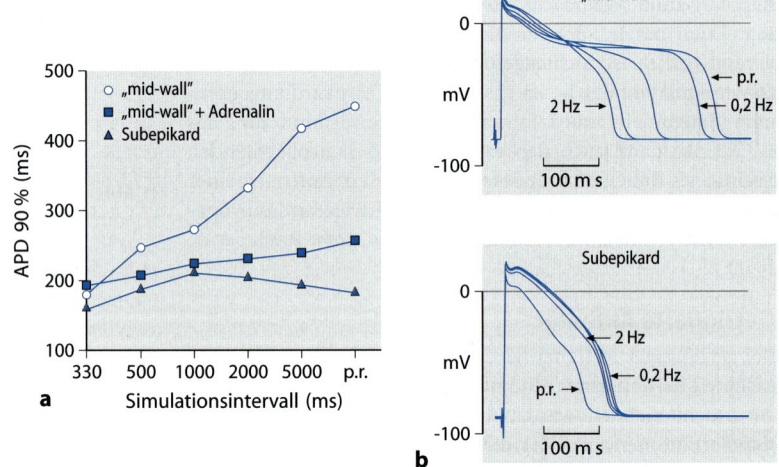

Abb. 3.12a, b.
Frequenzabhängige Unterschiede der APD in der subepikardialen und der Mid-wall-Schicht des Kaninchenventrikelmyokards. Zusätzlich ist die Wirkung von Adrenalin auf das Frequenzverhalten der „Mid-wall-APD" gezeigt (a)

> Dies gilt v. a. für das erworbene QT-Syndrom unter der Medikation von Klasse-3- und Klasse-1a-Antiarrhythmika, wie z. B. Dofetilide oder Chinidin.

Diese v. a. I_{Kr}-blockierenden Substanzen können im Experiment die APD abnorm verlängern und dadurch EAD auslösen. Sowohl QT-Verlängerung als auch APD-Verlängerung können durch **Hypokaliämie** bzw. Erniedrigung der extrazellulären K$^+$-Konzentration verstärkt werden. Weiterhin treten TdP und EAD vorzugsweise unter **Bradykardie** bzw. bei langsamen Stimulationsfrequenzen auf. Umgekehrt können EAD durch Erhöhung der Stimulationsfrequenzen unterdrückt werden, indem durch die frequenzabhängige Zunahme der Ca^{2+}-abhängigen Inaktivierung des L-Typ-Ca^{2+}-Einstroms die APD verkürzt bzw. die Reaktivierung des Ca^{2+}-Einstroms erschwert wird.

Bezüglich der abnormen AP-Verlängerung kommen den M-Zellen aus der sog. Mid-wall-Schicht der Ventrikelwand (Abb. 3.12a,b) besondere Bedeutung zu. Die M-Zellen besitzen von Natur aus eine deutlich längere APD, verglichen mit den Zellen anderer Wandschichten. Dieser Unterschied tritt besonders bei langsamer Stimulationsfrequenz zu Tage (s. Abb. 3.12a,b) und kann durch die genannten Klasse-3-Antiarrhythmika exaggeriert werden. Dieses Verhalten wird mit einer verminderten Dichte von I_{Ks}-Kanälen in der Membran von M-Zellen erklärt. Dies steht in Einklang mit dem in Abb. 3.12a gezeigten Befund, dass β-adrenerge Stimulation, d. h. eine Aktivierung des zuvor vergleichsweise geringen I_{Ks}, die APD von M-Zellen stark verkürzt.

Nach heutigen Vorstellungen kommen TdP durch das Zusammenspiel von getriggerter Aktivität und Reentry-Mechanismen (s. unten) zustande: Dabei sollen durch EAD ausgelöste, vorzeitige Erregungen wegen der durch die lange APD der M-Zellen verstärkten räumlichen Dispersion der Refraktärzeiten einen Reentry-Mechanismus induzieren.

„Delayed afterdepolarization" und „Ca^{2+}-overload"

Im isolierten Gewebe werden DAD allgemein unter Bedingungen beobachtet, die zu einer Überladung der Myokardzellen mit Ca^{2+}-Ionen führen („Ca^{2+}-overload"). Klassisches Beispiel hierfür sind durch hohe Digitaliskonzentrationen und β-adrenerge Stimulation induzierte DAD. Neben nichtselektiven Kationenkanälen und Ca^{2+}-abhängigen Cl$^-$ Kanälen wird eine gesteigerte Aktivität des Na$^+$/Ca^{2+}-Austauschs als Ursache von DAD angenommen. Diese wird durch oszillatorische Ca^{2+}-Freisetzung aus den intrazellulären Ca^{2+}-Speichern des sarkoplasmatischen Retikulums (SR) bei negativem Ruhemembranpotenzial verursacht. Hierbei erzeugt der elektrogene Na$^+$/Ca^{2+}-Austauscher durch den verstärkten Auswärtstransport von Ca^{2+}-Ionen einen depolarisierenden Na$^+$-Einstrom, den sog. „transient inward current", I_{TI}. Bei schwellenwertiger Depolarisation des Membranpotenzials durch diesen Strom kommt es dann zur Auslösung eines AP. Dieses Phänomen wird durch die Überladung des SR der intrazellulären Speicher über den während des vorausgegangenen AP stattfindenden L-Typ-Ca^{2+}-Einstrom provoziert bzw. getriggert. Im Gegensatz zu EAD werden DAD deshalb durch Frequenzerhöhung und β-adrenerge Stimulation, die jeweils zu einer besseren Füllung bzw. Überfüllung des SR führen, begünstigt.

DAD werden als Ursache ektoper Aktivität in hypertrophiertem bzw. insuffizientem Myokard und in überlebendem Infarktgewebe (Purkinje-Fasern) angenommen.

Reperfusionsarrhythmien. DAD als Folge eines „Ca^{2+}-overloads" tragen wahrscheinlich auch zum Auftreten von Arrhythmien während Reperfusion nach vorausgegangener Ischämie bei: Die ischämiebedingte Verarmung an energiereichem ATP führt zur intrazellulären Azidose. Diese stimuliert einen Na$^+$/H$^+$-Austauscher in der Zellmembran, was zunächst zu einem Anstieg des intrazellulären Na$^+$ führt, der durch die verminderte Aktivität der Na$^+$/K$^+$-Pumpe aufgrund des ATP-Mangels noch verstärkt wird. Der massive Anstieg des intrazellulären Na$^+$ lässt den Na$^+$/Ca^{2+}-Austauscher im sog. „reverse mode" arbeiten, d. h. Ca^{2+} wird jetzt im Austausch mit Na$^+$ in die Zelle transportiert. Dies bewirkt – trotz Verkürzung der APD aufgrund der Aktivierung des durch ATP regulierten K$^+$-Stroms I_{KATP}, und damit vermindertem L-Typ-Ca^{2+}-Einstrom – ein „Ca^{2+}-overload" des SR. Gleichzeitig werden die Zellen durch extrazelluläre K$^+$-Akkumulation allmählich depolarisiert und nach 10–15 min unerregbar.

Unter Reperfusion kommt es jedoch nicht zu einer Rückbildung, sondern zu einer Verstärkung dieses Szenarios. Das Auswaschen extrazellulärer H$^+$-Ionen resultiert in einen großen transmembranären H$^+$-Gradienten und somit in einen weiteren Na$^+$-Einstrom über den Na$^+$/H$^+$-Austauscher. Dies stimuliert wiederum den Na$^+$/Ca^{2+}-Austauscher im „reverse mode", was zur zusätzlichen Verstärkung des Ca^{2+}-overload führt. Gleichzeitig werden die Zellen mit dem Auswaschen des akkumulierten K$^+$ extrazellulär wieder erregbar. Kommt es nun zu oszillatorischer Ca^{2+}-Freisetzung aus dem überladenen SR, erfolgt synchron mit den Ca^{2+}-Oszillationen eine Stimulation des „transient inward current, I_{TI}", d. h. des „forward mode" des Na$^+$/Ca^{2+}-Austauschers, was zu DAD führen kann. Auch hier treten nun wahrscheinlich im Zusammenspiel von getriggerter Aktivität und dem Reentry-Mechanismus (s. unten) Reperfusionsarrhythmien auf: Durch DAD ausgelöste, vorzeitige Erregungen können nun wegen der kurzen APD bzw. Refraktärzeit Reentry-Mechanismen induzieren.

Reentry-Mechanismus

Nach der klassischen Vorstellung (Mines 1914; Lewis 1918/20; Garrey 1924) kehrt beim Reentry-Mechanismus die fortschreitende Erregung nach Durchlaufen einer gewissen Wegstrecke zu ihrem Ausgangspunkt zurück, trifft diesen wieder erregbar an und tritt dann erneut in dieselbe oder eine ähnliche Bahn ein (Reentry), was zur frequenten Aktivierung des Myokards führt. Die grundsätzliche Möglichkeit eines solchen Wiedereintritts ist in der netzförmigen Struktur der Herzmuskulatur gegeben. Dass es trotzdem normalerweise nicht zu dieser Störung kommt, hängt v. a. mit der relativ langen Refraktärzeit der Herzmuskulatur zusammen. Ein Wiedereintritt würde voraussetzen, dass die fortschreitende Erregungswelle immer wieder auf erregbares, d. h. nichtrefraktäres Gewebe trifft. Dies ist jedoch normalerweise nicht der Fall. Die Erregungsausbreitung ist lange beendet, bevor die Muskulatur wieder erregbar wird. Um einen Wiedereintritt zu ermöglichen, muss die Refraktärzeit wesentlich verkürzt sein, oder die Erregungsausbreitungsgeschwindigkeit erheblich verlangsamt sein, sodass die Erregungsausbreitung nicht zum Stillstand kommt.

Anatomisch definierter Reentry

Im Säugetiermyokard wurde der Reentry-Mechanismus zunächst innerhalb anatomisch vorgegebener Kreisbahnen nachgewiesen. Rosenbluth et al. (1947) konnten als erste das Kreisen einer Erregungswelle im Vorhofmyokard nachweisen: Sie zerstörten das die Einmündungsstellen der großen Hohlvenen verbindende Myokard und schufen damit ein anatomisches Hindernis, in dessen Peripherie sie unter bestimmten Voraussetzungen eine zirkuläre Erregungsausbreitung mit mehrfachem Wiedereintritt nachweisen konnten. Diese Voraussetzungen werden in Abb. 3.13 anhand des verzweigten ventrikulären Erregungsleitungssystems, das ebenfalls als Substrat für einen anatomisch definierten Reentry dienen kann, verdeutlicht. Die erste Voraussetzung ist eine inhomogene Erregbarkeit des Systems, z. B. in Form von unterschiedlichen Refraktärzeiten. Dies führt zur Blockierung und unidirektionaler Erregungsausbreitung. In der Regel wird dies dadurch verwirklicht, dass eine vorzeitige Erregung (Extrasystole) das Leitungssystem noch teilweise refraktär antrifft. Da vorzeitige Erregungen auch eine verkürzte Refraktärzeit aufweisen (◘ s. Abb. 3.3), sind damit die wesentlichen Bedingungen des Wiedereintritts erfüllt (Weirich u. Antoni 1986).

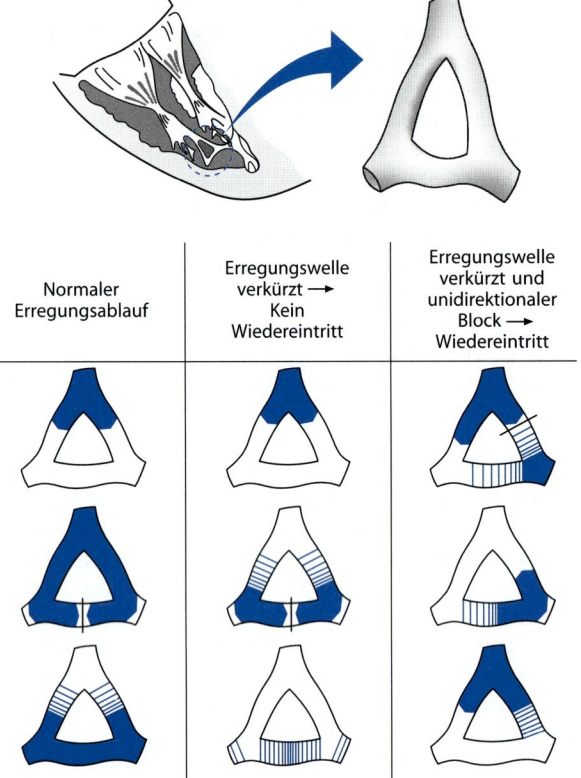

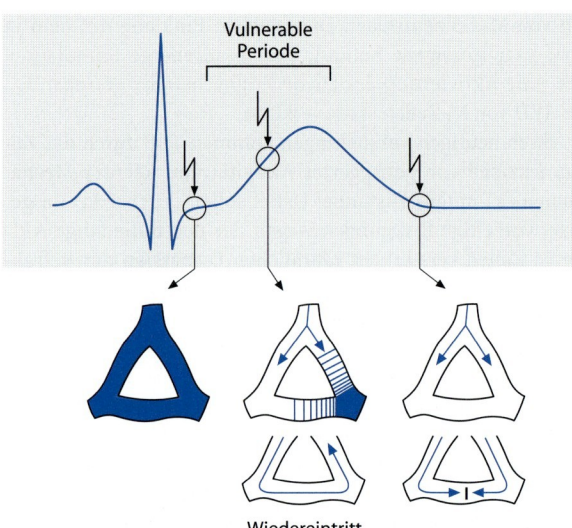

Abb. 3.14. Schema wie in Abb. 3.13 zur Erklärung der vulnerablen Periode des Ventrikelmyokards. Die frühe Reizung am Ende des QRS-Komplexes findet das Myokard noch absolut refraktär vor und bleibt daher unwirksam. Die späte Reizung am Ende der T-Welle vermag eine Extrasystole auszulösen, jedoch keinen Wiedereintritt. Nur zu Beginn der T-Welle sind die Bedingungen – analog Abb. 3.13 – für den Wiedereintritt erfüllt

Abb. 3.13. Schema einer Verzweigung im ventrikulären Leitungssystems zur Demonstration der Entstehung von Reentry. Absolut refraktäre Zonen sind *schwarz*, relativ refraktäre Zonen *gestrichelt* dargestellt. Unter normalen Bedingungen *(linke Seite)* dauert die Refraktärzeit länger als die Erregungsausbreitung. Wiedereintritt ist deshalb nicht möglich. Bei verkürzter Erregungswelle *(Mitte)* ist zwar eine Grundvoraussetzung des Wiedereintritts erfüllt. Die Erregungsausbreitung läuft trotzdem wie unter Normalbedingungen ab. Erst bei inhomogener Erregbarkeit *(rechte Seite)*, kann Wiedereintritt entstehen. Die in das verzweigte System eintretende Erregungswelle trifft dieses noch teilweise refraktär an und läuft nur in eine Richtung weiter. In der Zwischenzeit klingt der refraktäre Zustand ab, sodass ein Wiedereintritt retrograd in die zuvor blockierte Zone erfolgen kann, der bei ausreichend verkürzter Erregungswelle fortdauern kann

Flimmerauslösung. Im ungünstigen Fall kann eine einzelne vorzeitige Kammererregung einen anhaltenden Reentry-Mechanismus (Flimmern) auslösen, wenn diese Extrasystole in die **vulnerable Periode** der vorausgehenden Aktionen einfällt: Auch bei der Flimmerauslösung durch den elektrischen Strom spielt diese Phase besonderer Flimmerbereitschaft eine ausschlaggebende Rolle. Zur Erklärung des Phänomens der vulnerablen Periode soll die schematische Darstellung in Abb. 3.14 dienen: Die vulnerable Periode des Ventrikelmyokards fällt, auf das EKG bezogen, etwa mit dem aufsteigenden Schenkel der T-Welle zusammen. Am Ende des QRS-Komplexes ist das Ventrikelmyokard noch absolut refraktär und es kann selbst durch elektrische Reizung keine Erregung ausgelöst werden. Am Ende der T-Welle besteht wieder normale Erregbarkeit. Die Reizung kann eine Extrasystole, jedoch keinen Wiedereintritt auslösen. Nur während der frühen Erregungsrückbildung zu Beginn der T-Welle befindet sich das Ventrikelmyokard (s. Abb. 3.14, Mitte) in einem inhomogenen Erregbarkeitszustand, sodass Wiedereintritt möglich wird. Diese Deutung der vulnerablen Periode setzt also voraus, dass in wenigen Regionen des Herzens Erregungen in der frühen relativen Refraktärperiode ausgelöst werden. Da zu diesem Zeitpunkt die Reizschwelle noch wesentlich höher liegt als nach Beendigung der Refraktärzeit, ist auch ohne weiteres einzusehen, dass für die Flimmerauslösung in der Regel stärkere Reize benötigt werden als für die einfache Stimulation im Erregungsintervall.

Bekanntlich kann Flattern oder Flimmern durch die Anwendung von kurz dauernden starken Gleich- oder Wechselstromimpulsen auf das Herz augenblicklich beendet werden (elektrische Defibrillation).

Diese günstige Wirkung des elektrischen Stroms dürfte in erster Linie auf der synchronen Reizung aller nichtrefraktären Anteile im Herzen beruhen. Durch Auslösung von Erregungen in den erregbaren Lücken wird den kreisenden Erregungen der Weg verlegt.

Funktioneller Reentry

Mittels sog. Mapping-Studien, in denen die Erregungsausbreitung im Vorhofmyokard mittels zahlreicher Ableitelektroden verfolgt wurde (Allessie et al. 1977; Konings et al. 1994), konnte nachgewiesen werden, dass es einer anatomischen Unterbrechung des synzytialen Gewebeverbandes nicht bedarf, sondern auf funktionellen Kreisbahnen zirkulierende Erregungswellen zur frequenten Erregung, sog. Flimmern, führen. Am Vorhof des Hundeherzens konnte demonstriert werden, dass bei 6 und mehr gleichzeitig auftretenden Reentry-Kreisen das elektrokardiographische Bild des Vorhofflimmerns entsteht (Allessie et al. 1990).

Inhomogene Erregbarkeit. Auch beim funktionellen Reentry ist eine inhomogene Erregbarkeit des Myokards eine Bedingung „sine qua non". Sie wird durch eine räumliche Dispersion der Refraktärzeit im Myokard erfüllt. So kann die Peripherie von Myokardbezirken, deren Refraktärzeit die des umgebenden Myokards überdauert, die erforderliche Kreisbahn für einen Reentry-Mechanismus schaffen. Beim Auftreffen einer vorzeitigen Erregungsausbreitung auf einen noch refraktären Myokardbezirk kann sich die Erregung nur entlang der Peripherie der refraktären Zone weiter ausbreiten. Zwischenzeitlich kann sich der Refraktärzustand des Myokardbezirks zurückbilden, so dass die entlang der Peripherie laufenden Erregungswellen in den zuvor refraktären Bezirk retrograd eindringen und die zuvor refraktäre Zone nun passieren können („unidirektionaler Leitung").

Im Falle des **Vorhofmyokards** kann eine inhomogene Erregbarkeit z. B. bei Dilatation infolge akuter Volumenbelastung auftreten (Satoh u. Zipes 1996). Dehnung des Vorhofmyokards bewirkt dabei eine Verlängerung der Refraktärzeit (mechanoelektrischer Feedback; Klein 1998). Offensichtlich werden aber bei einer Volumenbelastung unterschiedliche Myokardareale entsprechend ihrer Wanddicke unterschiedlich stark gedehnt, was zu Gewebsbezirken mit unterschiedlichen Refraktärperioden führt. Unter diesen Bedingungen ist im Tierexperiment die Induktion von Vorhofflimmern deutlich erleichtert (Satoh u. Zipes 1996).

Patienten mit paroxysmalem Vorhofflimmern weisen eine erhöhte räumliche Dispersion der atrialen Refraktärzeit auf (Diker 1998). Weiterhin nimmt diese Dispersion im Alter zu (Lie 1988), was die altersabhängige Prävalenz von Vorhofflimmern z. T. erklären mag.

Aufgrund anisotroper Leitungseigenschaften weist besonders das Vorhofmyokard schon per se eine gewisse Inhomogenität der Erregbarkeit auf: Die Erregungsausbreitung erfolgt in Faserrichtung zwar schneller, aber mit einem geringeren Sicherheitsfaktor verglichen mit der Erregungsausbreitung quer zur Faserrichtung (Spach et al. 1988). Dies beruht auf einem geringeren Kopplungsgrad der Zellen in Querrichtung. Paradoxerweise kommt es aber unter kritischen Leitungsbedingungen, wie z. B. während einer vorzeitigen Erregung, zur unidirektionalen Blockierung längs der Faserrichtung bei verzögerter Erregungsleitung quer zur Faserrichtung. Dies eröffnet die Möglichkeit für die zunächst transversal verlaufenden Erregungswelle nachfolgend die zuvor blockierte Zone auf Umwegen retrograd, d. h. längs der Faserrichtung, zu passieren und einen Reentry-Kreis zu vervollständigen (Spach et al. 1994). Diese Anisotropie kann altersabhängig durch **interstitielle Fibrose** oder durch fibrotische Veränderung des Myokards im Verlauf einer kongestiven Herzinsuffizienz verstärkt werden (Li et al. 1999). Eine interstitielle Fibrose findet man gehäuft bei Patienten mit sog. „lone atrial fibrillation", d. h. bei Patienten mit Vorhofflimmern ohne erkennbare Grunderkrankung (Frustaci et al. 1991).

Im **Ventrikelmyokard** liegt ebenfalls schon physiologischerweise eine gewisse Inhomogenität der Erregbarkeit vor. Diese beruht auf der Heterogenität der Aktionspotenzialdauer in den verschiedenen Schichten der Ventrikelwand (s. Abb. 3.12). Man nimmt an, das hierbei die sog. Mid-wall-Schicht mit ihrer langen APD besonders prädestiniert ist, zeitweise refraktäre Zonen für die Ausbildung eines Reentry-Kreises zu schaffen.

Verkürzung der Erregungswellenlänge. Entsprechend dem Konzept des „leading circle" (Allessie et al. 1977, Konings et al. 1994) wird ein funktioneller Reentry-Kreis dadurch aufrechterhalten, dass von der (führenden) Erregungswelle, die eine funktionell refraktäre Myokardzone umkreist, Tochterwellen ausgehen, die in die noch refraktäre Zone einzudringen versuchen. Die Tochterwellen werde dabei zwar ausgelöscht, halten dadurch aber die refraktäre Zone aufrecht. Auf diese Weise können sich 2 zueinander spiegelbildlich verlaufende Erregungskreise ausbilden. Diese klassische Form von funktionellem Reentry wird anschaulich als „figure-8-reentry" beschrieben und ist in Abb. 3.15a anhand einer Computer-Simulation der Erregungsausbreitung in einer Matrix von gekoppelten Zellen veranschaulicht (Weirich u. van Everdingen 1994). Ebenso kann die spiralförmige Ausbreitung nur einer Erregungswelle vorliegen („spiral wave", Abb. 3.15b), indem die Spitze der Erregungsfront durch spiraliges Eindrehen teilweise blockiert wird und damit einen refraktären Kern ausbildet (Pertsov et al. 1993). Als besondere Charakteristikum dieser sog. „spiral waves" gilt das Wandern der Kernzone auf ebenfalls spiralförmigen Bahnen. Im Vorhofmyokard können „spiral waves" an anatomischen Strukturen (z. B. Mm. pectinati) einen sog. Ankerpunkt finden und dann stationär kreisen. Simulationen der Erregungsausbreitung in einer virtuellen Zellmatrix zeigen, dass die Induktion eines funktionellen Reentry meist als „figure-8-reentry" erfolgt, dann aber in spiralförmigen Reentry übergehen kann. Dieser Übergang wird durch eine verstärkte Anisotropie (s. oben) provoziert (Weirich u. van Everdingen 1994).

Ungeachtet der unterschiedlichen Reentry-Muster muss neben der inhomogenen Erregbarkeit eine 2. Voraussetzung erfüllt sein: Die kreisende Erregungswellenlänge muss verkürzt sein, und zwar so, dass zwischen Front und Ende der Erregungswelle wiedererregbares Gewebe zur Verfügung steht (Weirich 1994; Antoni u. Weirich 1996). Für das Hundeherz konnten Rensma et al. (1988) nachweisen, dass eine Verkürzung der Erregungswellenlänge auf unter 7,5 cm eng mit der erfolgreichen Induktion von Vorhofflimmern assoziiert ist. Da sich die Länge der Erregungswelle auf einer Kreisbahn aus dem Produkt von Leitungsgeschwindigkeit und Refraktärzeit ergibt, wird eine verkürzte Erregungswellenlänge entweder durch Verzögerung der Erregungsleitung und/oder durch Verkürzung der Refraktärzeit hervorgerufen.

Während im Ventrikelmyokard hauptsächlich die APD der Mid-wall-Schicht durch β-adrenerge Stimulation verkürzt wird (s. Abb. 3.12a), erhöhte parasympathische Aktivität aber keine direkte Wirkung hat, verkürzt vagale Stimulation die atriale Refraktärzeit (Aktivierung des azetylcholinabhängigen K^+-Auswärts-Stroms, I_{KAch}) ebenso wie erhöhte sympathische Aktivität (Aktivierung der langsamen Komponente des verzögerten K^+-Auswärts-Stroms, I_{Ks}). Bei der Induktion von Vorhofflimmern erweist sich jedoch die vagale Stimulation als wirksamer, wahrscheinlich aufgrund einer räumlich eher inhomogenen Vaguswirkung (Liu 1997). Eine Hyperthyreose begünstigt ebenso durch Verkürzung der Refraktärzeit das Entstehen von Vorhofflimmern.

Extrasystolensalven. Kurz aufeinander folgende Erregungen (Abb. 3.16a) führen, v. a. bei ausgeprägter Vorzeitigkeit in besonderem Maße zu einer Verkürzung der Erregungswellen-

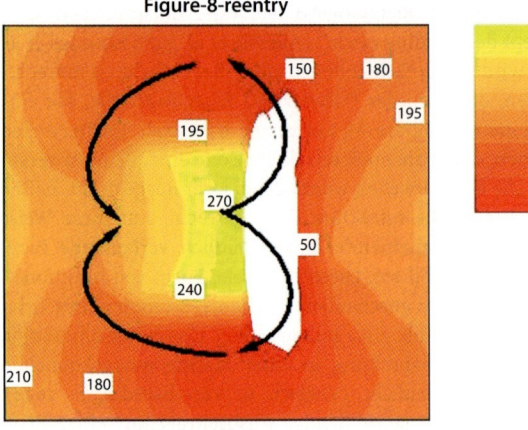

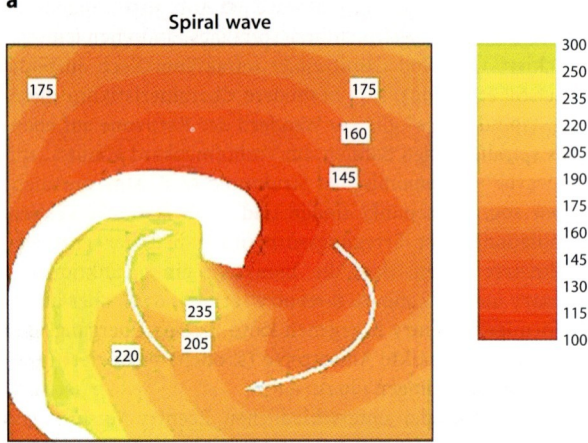

Abb. 3.15a, b. Erregungsausbreitung bei funktionellem Reentry-Mechanismus. Die Abbildungen zeigen die Aktivationssequenz innerhalb einer virtuellen Matrix (Computersimulation) von elektrisch gekoppelten Zellen anhand von 15 ms-Isochronen (*durchgezogenen Linien*). Zusätzlich ist über die Farbcodierung der Erregungszustand der Zellen wiedergegeben: *schwarz* kennzeichnet gerade erregte Zellen und somit die Erregungsfront, *weiß* kennzeichnet vollständig wiedererregbare Zellen. Bündelung von Isochronen entstehen an Zonen mit blockierte Erregungsleitung. **a** „figur-8-reentry" mit 2 gegenläufig zirkulierenden Erregungswellen (*Pfeile*), die gerade die gemeinsame Wegstrecke (*Bildmitte*) durchlaufen. **b** „Spiral-wave-Reentry" bei erhöhter Anisotropie der Zellmatrix (verringerte Zahl der Seit-zu-Seit-Kopplung der Zellen). Durch Einwärtsdrehen der Erregungsfront trifft die Spitze der Erregungsfront immer wieder auf refraktäre Zellen, sodass die Spitze der Erregungsfront und auch die gesamte Erregungswelle einen spiralförmigen Weg nimmt

länge (❑ Abb. 3.16b). Dies beruht einerseits auf der frequenzabhängigen Verkürzung der APD bzw. Refraktärzeit, andererseits auf der Abnahme der Leitungsgeschwindigkeit, weil der für die Erregungsausbreitung erforderliche schnelle Na$^+$-Einstrom durch die schnelle Folge von Erregungen zunehmend inaktiviert wird (s. Abschn. 3.1.2). In gleichen Maße erhöht sich die Wahrscheinlichkeit des Wiedereintritts von Erregungswellen, erkennbar an der sukzessiven Abnahme der elektrischen Flimmerschwelle mit der Zunahme der Zahl repetitiver Extrasystolen. Wie Abb. 3.16c zeigt, ist die Flimmerbereitschaft bereits nach 5–6 Extrasystolen maximal. Auf der Grundlage dieses Phänomens lässt sich zwanglos der Übergang von zunächst getriggerter Aktivität (Extrasystolen) aufgrund der EAD bzw. DAD in einen Reentry-Mechanismus erklären.

Elektrisches Remodeling. Neuere tierexperimentelle Befunde zur Auslösung und Aufrechterhaltung von Vorhofflimmern unterstreichen weiterhin die Bedeutung einer verkürzten Refraktärzeit bzw. Erregungswellenlänge. Wijffles et al. (1995) konnten nachweisen, dass nach schneller, länger dauernder Vorhofstimulation die Refraktärzeit des Vorhofmyokards auch nach Beendigung der Stimulation noch über längere Zeit verkürzt bleibt. Dieses Phänomen wird als elektrisches „remodelling" (❑ Abb. 3.17) beschrieben und erleichtert die Induktion von Vorhofflimmern bzw. verlängert die Dauer des Vorhofflimmerns: „Vorhofflimmern bedingt Vorhofflimmern" (Wijffles et al. 1995).

Die Tatsache, dass durch Verapamil dieses Phänomen weitgehend unterdrückt werden kann, deutet auf eine Beteiligung des langsamen Ca^{2+}-Einstroms hin. Offensichtlich verursacht die frequenzbedingte Zunahme des Ca^{2+}-Einstroms während schneller Stimulation zunächst eine Ca^{2+}-Überladung der atrialen Myokardzellen. Die damit verbundene Inaktivierung des L-Typ-Ca^{2+}-Einstroms bzw. Aktivierung des Ca^{2+}-abhängigen K$^+$-Auswärts-Stroms I$_{Ks}$ hat dann eine Verkürzung der APD und somit der Refraktärzeit zur Folge (❑ s. Abb. 3.25). Diese Vorgänge sind jedoch funktioneller Natur und sind prinzipiell auch bei normaler Frequenzadaptation der APD wirksam; sie bilden sich innerhalb von Minuten bis Stunden wieder zurück.

Erst bei länger dauernder tachykarder Erregung über einen Verlauf von mehreren Stunden bis Tage erfolgen tiefergreifende elektrische Veränderungen am Vorhofmyokard im eigentlichen Sinne des Begriffs Remodeling. Diese Veränderungen betreffen eine verminderte Dichte langsamer Ca^{2+}-Kanäle in der Zellmembran sowie eine verminderten Dichte von K$^+$-Kanälen, die für den transienten K$^+$-Auswärtsstrom gleich nach Beginn eines AP verantwortlich sind (Yue et al. 1997). Hierdurch kommt es typischerweise zu einem Verlust des Plateaus atrialer Aktionspotenziale, hauptsächlich bedingt durch die verminderte Zahl an Ca^{2+}-Kanälen. Auch eine Abnahme des schnellen Na$^+$-Einwärts-Stroms (I$_{Na}$) wird diskutiert. Die Abnahme der Ca^{2+}-Kanal-Dichte wird aufgrund eines verminderten Gehalts von Ca^{2+}-Kanal-Protein-kodierender mRNA nahegelegt (Grammer et al. 2000). Ebenso konnte ein verminderter Gehalt der mRNA für die Synthese der sarkolemmalen Ca^{2+}-ATPase (Ca^{2+}-Pumpe) nachgewiesen werden (Brundel et al. 1999). Somit bewirkt das tachykardieinduzierte Remodeling auch eine verminderte Wiederaufnahme von zytosolischem Ca^{2+} in intrazelluläre Ca^{2+}-Speicher. Der verminderte Ca^{2+}Gehalt der intrazellulären Speicher führt wiederum zu einer Abnahme der Kontraktilität. Dies steht in Einklang mit der Beobachtung, dass nach Kardioversion eine Hypokontraktilität („stunning") zu beobachten ist.

> Diese molekularen Veränderungen entstehen in einem Zeitraum von Tagen und bilden sich nach Unterbrechung des Vorhofflimmerns in einem vergleichbaren Zeitraum wieder zurück. Dieser Zeitverlauf entspricht der klinischen Erfahrung,

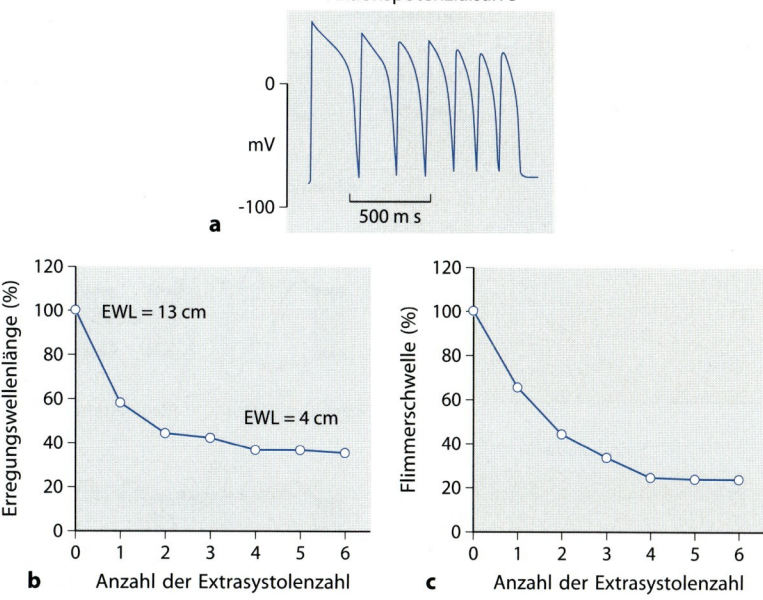

Abb. 3.16a–c. Auswirkungen von Extrasystolensalven **a** Aktionspotenzialsalven; **b** Verkürzung der Erregungswellenlänge (*EWL*) durch repetitive Extrasystolen; **c** Abnahme der elektrischen Flimmerschwelle in Abhängigkeit der Zahl vorzeitig ausgelöster Erregungen

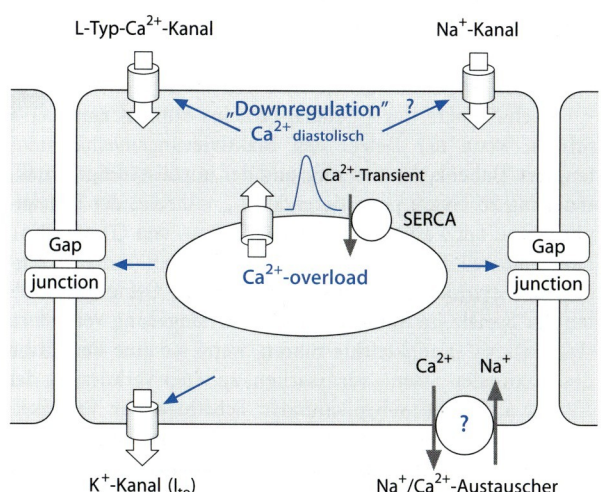

Abb. 3.17. Schematische Darstellung der Ursachen eines Ca^{2+}-overloads bzw. des Remodeling im Vorhofmyokard

dass die Wahrscheinlichkeit einer Spontankonversion mit zunehmender Dauer einer Flimmerepisode abnimmt. Andererseits gewinnt damit auch das flimmerfreie Intervall nach Kardioversion von Vorhofflimmern an Bedeutung, da sich mit zunehmender Dauer dieses Intervalls die Veränderungen zurückbilden können, wodurch die Wahrscheinlichkeit eines Verbleibs im Sinusrhythmus zunimmt

Reflected Reentry. Eine besondere Spielart des Reentry-Mechanismus stellt die elektrotonische Reflektion der Erregungsausbreitung über ein unerregbares Myokardsegment hinweg, der „reflected reentry" dar (Antzelevitch u. Moe 1980). Da sich ein Reflected Reentry auf kleinstem Raum abspielt, kann die resultierende Arrhythmie auch als fokale Aktivität aufgrund abnormer Automatie bzw. getriggerter Aktivität fehlgedeutet werden. Dies gilt natürlich auch für sehr kleine Reentry-Kreise; die „Micro-reentry-Parasystolien" werden mit Reflected Reentry in Zusammenhang gebracht. Ebenso könnte aber auch die fokale Aktivität im Bereich der Pulmonalveneneinmündungen bei Patienten mit paroxysmalem Vorhofflimmern (Haissaguerre et al. 1998, Kalusche et al. 2000) auf diesem Mechanismus beruhen, indem bündelförmige myokardiale Faserzüge, die in die Pulmonalvenen hineinziehen (Ho et al. 1999), ein geeignetes Substrat für Reflected Reentry darstellen.

3.1.6 Molekulare Struktur von Ionenkanälen: genetisch bedingte Arrhythmien

Um die Mechanismen genetisch bedingter Herzrhythmusstörungen verstehen zu können, ist die Kenntnis des molekularen Aufbaus von Kanalproteinen hilfreich. Wie Abb. 3.18 veranschaulicht, sind Ionenkanäle generell aus transmembranären Proteinsegmenten aufgebaut und unterscheiden sich hauptsächlich durch die Anzahl der Segmente. Als Prototyp können einwärtsgleichrichtende K^+-Kanäle (I_{K1}, I_{KAch}, I_{KATP}) mit nur 2 transmembranären Segmenten (2 TM) betrachtet werden. Die beiden Segmente sind an der Bildung der Kanalpore beteiligt, indem sich 4 der 2-TM-Moleküle in Form eines Tetramers zu einer Kanalpore zusammenlagern. Diese Kanäle besitzen keine genuine Spannungsabhängigkeit.

Das Einwärtsgleichrichterverhalten kommt durch intrazelluläre Polyamine (Spermine) und Mg^{2+}-Ionen zustande, indem diese die Kanalpore bei ausreichend starker Membrandepolarisation zunehmend verschließen. Eine echte Spannungs-

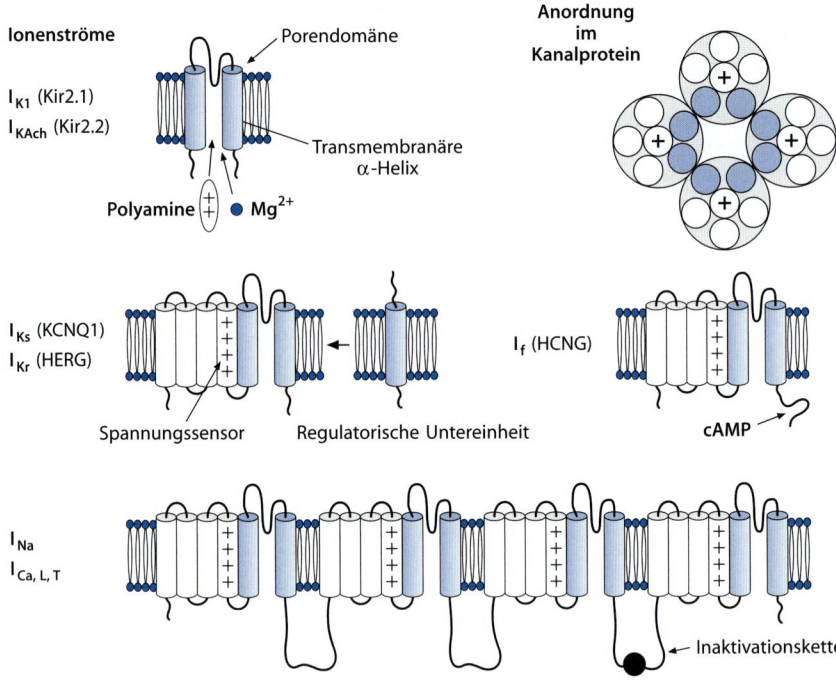

Abb. 3.18. Molekulare Struktur kardialer Ionenkanäle und molekulare Ursachen genetisch bedingter Herzrhythmusstörungen (s. Text)

abhängigkeit findet man erst bei K$^+$-Kanälen (I_{Kr}, I_{Ks}) mit 6 transmembranären Segmenten (6 TM), wobei das der Porenregion nächstliegende Segment (S4) aufgrund seiner positiven Aminosäurereste als Spannungssensor dient. Auch das Kanalprotein des hyperpolarisationsaktivierten Schrittmacherstroms, I_f, besitzt prinzipiell diesen Aufbau, kann aber zusätzlich durch Anlagerung von cAMP an eine zytoplasmatische Proteinsequenz reguliert werden. Auch die 6-TM Kanäle bilden Tetramere und damit eine Kanalpore.

Außerdem kann die Funktion der 6-TM-Kanäle durch zusätzliche Untereinheiten verändert werden. Beim I_{Ks} ist dies ein zusätzliches Kanalmolekül, der sog. minK. Die höchste Evolutionsstufe stellen wohl spannungsabhängige Na$^+$- und Ca^{2+}-Kanäle (I_{Na}, $I_{Ca,L}$ und $I_{Ca,T}$) dar. Bei diesen Kanälen sind die Untereinheiten miteinander chemisch verbunden, sodass die Kanalpore aus einem einzigen Molekül besteht. Außerdem besitzen diese Kanäle eine zytoplasmatische Aminosäurensequenz, die in einer sog. Chain-and-ball-Manier die Pore verschließen können. Dies ist wahrscheinlich der Mechanismus, über den die spannungsabhängige Inaktivierung dieser Kanäle erfolgt.

Genetische Defekte der 6-TM-Einheiten bzw. der zusätzlichen Untereinheiten führen bei K$^+$-Kanälen grundsätzlich zum **Syndrom der langen QT-Dauer** (LQTS): Defekte einer Tetramerunterheit führen beim I_{Ks} zum LQTS1, beim I_{Kr} zum LQTS2, Defekte der zusätzlichen Untereinheit beim I_{Ks} (d. h. von minK) zum LQTS5, beim I_{Kr} zum LQTS6. Da der I_{Ks} auch die Zusammensetzung der Endolymphe im Innenohr bestimmt, kann das LQTS1 bzw. LQTS5 auch mit **Innenohrschwerhörigkeit** verbunden sein (Jervell-Lange-Nielsen-Syndrom).

Auch Defekte des I_{Na}-Kanal-Proteins können zum LQTS führen, wenn der Defekt den Inaktivierungsmechanismus tangiert. Dabei kommt es aufgrund der unvollständigen Inaktivierung zu einem persistierenden I_{Na} während der Plateauphase und zur Verlängerung der APD bzw. von QT (LQTS3). Experimentell können auch Defekte des den Kanal verankernden Zytoskelettproteins (Ankyrin) das Öffnungsverhalten der Kanäle im Sinne einer APD-Verlängerung verändern (LQTS4). Na$^+$-Kanaldefekte führen, wenn sie eine Reduktion des maximalen Stroms verursachen, zu einer Verkürzung der APD, v. a. in den subepikardialen Schichten der Ventrikelwand. Hier kann dann der transiente K$^+$-Auswärtsstrom (I_{to}) einen so dominierenden Einfluss gewinnen, dass schon die Phase-1-Repolarisation weitgehend zur Beendigung des AP führt („abortives AP"). Dies bewirkt eine inhomogene Erregbarkeit bei gleichzeitig verminderter Leitungsgeschwindigkeit, d. h. die Voraussetzungen für Reentry. Diese kausale Kette wird den Arrhythmien beim sog. **Brugada-Syndrom** zugrunde gelegt.

> Somit kann der Defekt des gleichen Gens (Na$^+$-Kanal-Gen) zu ganz unterschiedlichen Arrhythmieformen (Phänotypen) wie LQTS3 oder Brugada-Syndrom führen.

3.1.7 Wirkungsmechanismen und Klassifizierung von Antiarrhythmika

Die Wirkmechanismen von Antiarrhythmika und ihre Einteilung sind eng miteinander verknüpft. Die bereits im Jahre 1970 von Vaughan Williams (1970) vorgeschlagene Klassifikation und auch heute noch gültige Einteilung antiarrhythmisch

◘ Tabelle 3.3. Wirkungsklassen von Antiarrhythmika nach Vaughan Williams (1979)

Klasse	Zielmolekül	Elektrophysiologische Effekte	Typische Vertreter
I	Schnelle Na^+-Kanäle	Verminderung der maximalen Aufstrichsteilheit myokardialer Aktionspotenziale, Verlängerung der relativen Refraktärzeit	
Ia	(auch K^+-Kanäle)	Verlängerung der Aktionspotenzialdauer	Chinidin, Disopyramid
Ib		Verkürzung der Aktionspotenzialdauer	Lidocain, Mexiletin
Ic		Aktionspotenzialdauer unbeeinflusst	Flecainid, Propafenon
II	β-adrenerge Rezeptoren	Komplexe Effekte, da gleichzeitige Beeinflussung von K^+- und Ca^{2+}-Kanälen	β-Rezeptorenblocker
III	K^+-Kanäle	Verlängerung der Aktionspotenzialdauer bzw. der absoluten Refraktärzeit	Amiodaron, Sotalol
IV	Ca^{2+}-Kanäle	geringfügige Verkürzung der Aktionspotenzialdauer Frequenzsenkung, Verzögerung der AV-Überleitung	Verapamil, Diltiazem

wirksamer Substanzen beruht auf den elektrophysiologischen Effekten dieser Substanzen am myokardialen AP bzw. Erregungsleitungssystems des Herzens und führte zu Einteilung in 4 Hauptklassen (◘ Tabelle 3.3).

In der Folgezeit wurden zusätzliche elektrophysiologische Einteilungskriterien erarbeitet, die eine weitere Differenzierung der antiarrhythmisch wirksamen Substanzen erlauben (Weirich u. Antoni 1990; Weirich 1992). Hier ist v. a. die Frequenzabhängigkeit der Wirkung antiarrhythmischer Substanzen hervorzuheben.

Die klinische Erfahrung des letzten Jahrzehnts hat gezeigt, dass die Eignung einer Substanz bzw. einer Substanzklasse für die Behandlung einer bestimmten klinischen Arrhythmieform nicht durch einen elektrophysiologischen Wirkungsmechanismus allein hinreichend definiert werden kann. Vielmehr können eher die proarrhythmischen Effekte von Antiarrhythmika mit bestimmten Klasseneigenschaften der Vaughan-Williams-Einteilung korreliert werden.

Elektrophysiologische Wirkungen – Vaughan-Williams-Klassifikation

Die elektrophysiologischen Effekte, die bei der Vaughan-Williams-Klassifizierung als Einteilungskriterien dienen, resultieren aus spezifischen Interaktionen mit sog. Zielmolekülen, d. h. mit Ionenkanälen und adrenergen Rezeptoren. So beruhen die Effekte der Klasse-I-Substanzen – wie Verminderung der Erregbarkeit, Abnahme der Aufstrichsteilheit des myokardialen AP und Verlängerung der relativen Refraktärzeit – auf einer zeit- und spannungsabhängigen Blockade schneller Na^+-Kanäle (◘ Abb. 3.19 und Abb. 3.21). Die zusätzliche Blockade von K^+-Kanälen führt bei den Klasse-Ia-Substanzen zu einer zusätzlichen AP-verlängernden Wirkung. Die AP-verkürzende Wirkung der Klasse Ib-Substanzen ist Ausdruck einer außergewöhnlich starken Na^+-Kanalblockade während des AP.

Die Zielmoleküle der Klasse-II-Substanzen sind β-adrenerge Rezeptoren, wobei durch die mehr oder weniger spezifische Blockade dieser Rezeptoren eine β-sympatholytische Wirkung erzielt wird. Bei Klasse-III-Substanzen steht die AP-verlängernde Wirkung, die wie bei Klasse-Ia-Substanzen durch Blockade unterschiedlicher K^+-Kanäle hervorgerufen wird, im Vordergrund. Zielmoleküle der Klasse-IV-Substanzen sind L-Typ-Ca^{2+}-Kanäle im Myokard, wobei auch in diesem Fall die Interaktion mit dem Zielmolekül zur Kanalblockade führt. Hierauf beruht die negativ-chronotrope und negative-dromotrope Wirkung in Sinus- bzw. AV-Knoten, weil die elektrische Aktivität im Erregungsbildungs- bzw. Erregungsleitungsgewebe hauptsächlich an die Funktion von L-Typ-Ca^{2+}-Kanäle gebunden ist. Am Myokard imponiert die durch die Ca^{2+}-Kanalblockade hervorgerufene elektromechanische Entkoppelung, d. h. der negativ-inotrope Effekt.

Die Vaughan-Williams-Klassifizierung besticht einerseits durch ihre Übersichtlichkeit, lässt aber andererseits für die klinische Anwendung wichtige Einteilungskriterien wie z. B. die Frequenzabhängigkeit der Wirkung (Heistracher 1971) vermissen. Ein weiterer Kritikpunkt resultiert aus der Tatsache, dass bei bestimmten Substanzen wie z. B. Amiodaron die Zuordnung zu nur einer Wirkungsklasse (Klasse III) die zusätzlichen Wirkungen, wie Na^+-Kanal-, K^+-Kanal- und Ca^{2+}-Kanalblockade, nicht berücksichtigt.

Mit dem unter dem Namen „Sicilian Gambit" im Jahre 1992 vorgestellten Klassifizierungsschema wurde deshalb der Versuch unternommen, möglichst viele klinisch relevanten Kriterien zu berücksichtigen und außerdem einen sog. vulnerablen Parameter bzw. eine Zielarrhythmie für jede Substanz zu definieren. Wie die Vaughan-Williams-Klassifizie-

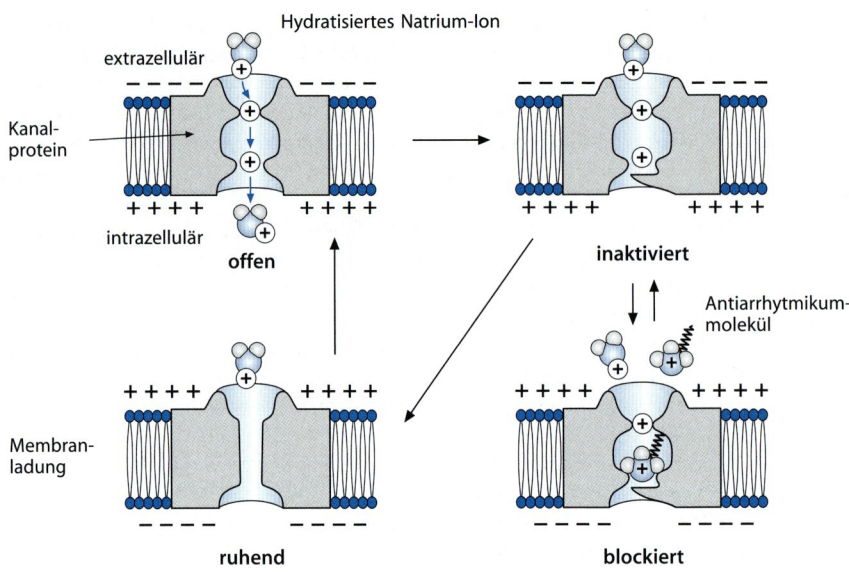

Abb. 3.19. Konformationszustände des Na⁺-Kanal-Proteins während eines Erregungszyklus im Myokard. Positiv geladenen Antiarrhythmikamoleküle (Klasse I) binden vorzugsweise an das Kanalprotein im offenen oder, wie hier dargestellt, im inaktivierten Zustand und blockieren dadurch dem Ionenfluss. Erst nach Dissoziation der Antiarrhythmikamoleküle ist wieder ein Ionenfluss bzw. die Rückkehr in den ruhenden Zustand möglich

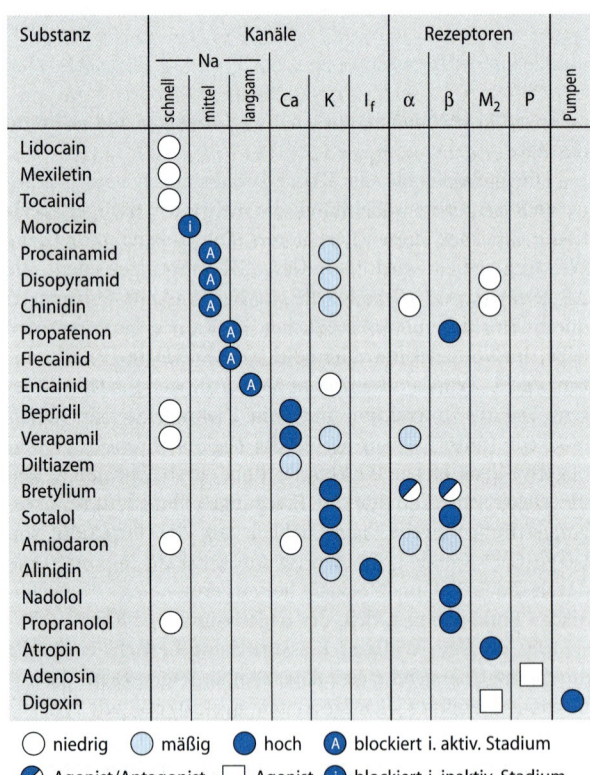

Abb. 3.20. „Sicilian-Gambit-Klassifizierung" von Antiarrhythmika. Substanzen mit Natriumkanal-blockierenden Eigenschaften werden entsprechend ihrer Zeitkonstanten der Erholung vom Block in schnell (Zeitkonstante <300 ms), mittel (Zeitkonstante 300–1500 ms) und langsam (>1500 ms) eingeteilt; M_2 Muskarin-2-Rezeptor; P Purinrezeptor; *Pumpe* Natrium-Kalium-ATPase. (Mod. nach Task Force 1992)

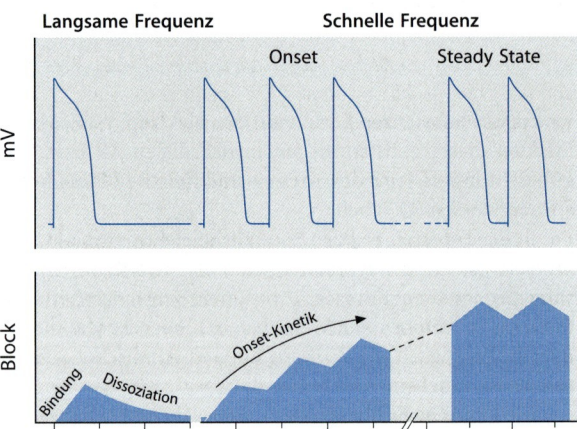

Abb. 3.21. Variation der Na⁺-Kanal-Blockade (*blaue Fläche*) in Abhängigkeit vom Erregungszyklus und der Herzfrequenz. Während der Systole führt die Bindung von Antiarrhythmikamolekülen an Na⁺-Kanäle zu einer zunehmenden Zahl blockierter Kanäle. Während der Diastole verringert sich die Zahl blockierter Kanäle aufgrund der Dissoziation der Antiarrhythmikamoleküle vom Kanalprotein wieder („use-dependence" entsprechend der *blauen Fläche*). Bei langsamer Herzfrequenz führt dieser Vorgang zwar zu einer Verlängerung der relativen Refraktärzeit, aber nicht zu einer Verminderung der Erregungsleitung, weil zu Beginn einer neuen Systole wieder alle Na⁺-Kanäle deblockiert sind und erneut zur Verfügung stehen. Erst wenn bei schnelleren Herzfrequenzen die Verkürzung der Diastolendauer eine vollständige Deblockierung verhindert, kommt es zur Akkumulation blockierter Na⁺-Kanäle und damit zu einer Wirkungszunahme von Klasse-I-Antiarrhythmika (*blaue Fläche*). Diese Wirkungszunahme erfolgt mit einer für das jeweilige Klasse-I-Antiarrhythmikum charakteristischen Geschwindigkeit (Onset-Kinetik). Ebenso substanzspezifisch ist das Ausmaß der Kanalblockade, das bei einer jeweiligen Herzfrequenz im Steady State erreicht wird

rung beruht jedoch auch diese Einteilung im Wesentlichen auf den entsprechenden Wirkorten der antiarrhythmischen Substanzen (◘ Abb. 3.20), wobei allerdings die Zahl der Zielmoleküle durch cholinerge, purinerge und α-adrenerge Rezeptoren des Myokards sowie durch die Na$^+$/K$^+$-Pumpe und den spezifischen Schrittmacherstrom (I$_f$) erweitert wurde.

Weitere Kriterien sind klinische Effekte wie Einflüsse auf die Ventrikelfunktion, Sinusfrequenz und wichtige EGK-Parameter. Bei dieser detaillierten Charakterisierung wird sofort ersichtlich, dass die Mehrzahl der antiarrhythmisch wirksamen Substanzen verschiedene Angriffsorte besitzen, und somit eigentlich mehreren Klassen der Vaughan-Williams-Einteilung gleichzeitig zugeordnet werden können. Ein auffälliges Beispiel hierfür ist, wie bereits erwähnt, die Substanz Amiodaron, die entsprechend ihrer Wirkorte allen 4 Vaughan-Williams-Klassen zugeordnet werden kann.

Die **Sicilian-Gambit-Klassifizierung** geht zudem einen Schritt weiter, indem Na$^+$-Kanal-blockierenden Substanzen (Klasse I nach Vaughan Williams) danach differenziert werden, inwieweit sie Na$^+$-Kanäle im offenen (aktivierten) oder geschlossenen (inaktivierten) Zustand blockieren und mit welcher Rate diese Blockade im erregungsfreien Intervall wieder abklingt. Diese Kriterien sind wichtige Parameter der Frequenzabhängigkeit der Klasse-I-Wirkung. Dennoch wird allein anhand dieser Kriterien die Charakteristik der Frequenzabhängigkeit nicht ersichtlich (Weirich et al. 1992; Weirich 1998) und bedarf deshalb einer genaueren Beschreibung.

Klasse-I-Antiarrhythmika: Frequenzabhängigkeit der Wirkung

Die Frequenzabhängigkeit der Wirkung von Klasse-I-Antiarrhythmika beruht auf der Tatsache, dass Na$^+$-Kanalmoleküle während des Erregungszyklus im Herzen verschiedene Konformationszustände (Hille 1977) in gesetzmäßiger Weise durchlaufen (◘ s. Abb. 3.19): Zu Beginn der elektrischen Systole, d. h. nach Depolarisation der Myokardzellen befinden sich Na$^+$-Kanäle für kurze Zeit in einem offenen (aktivierten) Zustand. Während dieses Konformationszustands bietet das Kanalmolekül im Inneren der Kanalpore negativ geladene Aminosäurenreste als Bindungsstellen an, die es den positiven Na$^+$-Ionen ermöglichen, ihre Hydrathülle abzugeben und an die negativen Bindungsstellen anzudocken (Hille 1992; Unwin 1989). Auf diese Weise können Na$^+$-Ionen über mehrere Bindungsstellen dem Konzentrationsgefälle folgend ins Zellinnere gelangen.

Das Kanalmolekül kann gewissermaßen als Enzymprotein betrachtet werden, das den Durchtritt hydrophiler Na$^+$-Ionen durch die hydrophobe Membrandoppellipidschicht katalysiert und somit eine vergleichsweise hohe Ionenflussrate und Spezifität garantiert (Eisenberg 1990). Der offene Kanalzustand dauert jedoch nur etwa 1 ms, indem nun ein dem Zytoplasma zugewandter Molekülteil des Kanalproteins die innere Porenmündung verschließt und somit einen weiteren Ionenfluss verhindert. Dieser sog. inaktivierte Zustand wird solange beibehalten, wie die Zellmembran depolarisiert ist. Erst mit Repolarisation der Membranspannung kann sich das Kanalprotein von der Inaktivierung erholen und in einen ruhenden (geschlossenen) Zustand übergehen, von dem aus eine erneute Aktivierung erfolgen kann.

Durch die Klasse-I-Antiarrhythmika werden die Na$^+$-Kanäle blockiert. Dies geschieht jedoch vorzugsweise während des offenen bzw. inaktivierten Kanalzustands durch Bindung an einen spezifischen Rezeptor – im englischen Sprachgebrauch als „use-dependence" der Klasse-I-Wirkung bezeichnet wird. Es ist nicht eindeutig geklärt, ob – wie in Abb. 3.19 für den inaktivierten Kanalzustand skizziert – Antiarrhythmikamoleküle an die gleichen Rezeptoren binden wie die permeierenden Na$^+$-Ionen (Charnet 1990). Gesichert scheint jedoch zu sein, dass der Übergang in den inaktivierten Kanalzustand die Bindung begünstigt. Bei hyperpolarisiertem Membranpotenzial, d. h. während des ruhenden Kanalzustands, findet keine Bindung statt, sei es, dass die Rezeptoren nicht verfügbar sind, weil sie geschützt sind oder eine zu geringe Affinität zu Antiarrhythmikamolekülen aufweisen (Hondeghem 1977; Starmer 1984; Weirich u. Antoni 1990).

Jedenfalls bleibt festzuhalten, dass bei Hyperpolarisation des Membranpotenzials eine Erholung von der Kanalblockade, d. h. die Dissoziation der Antiarrhythmikamoleküle vom Rezeptor, stattfindet.

Aus der zustandsabhängigen Interaktion zwischen Antiarrhythmikamolekülen und Na$^+$-Kanälen („use-dependence") folgt nun zwangsläufig die Frequenzabhängigkeit der Klasse-I-Wirkung, wie in Abb. 3.21 skizziert ist. Während eines kardialen AP (Depolarisation) erhöht sich die Zahl blockierter Na$^+$-Kanäle aufgrund der Bindung von Antiarrhythmikamolekülen an offene bzw. inaktivierte Na$^+$-Kanäle. Während der Hyperpolarisation (Ruhemembranpotenzial) verringert sich die Zahl blockierter Kanäle aufgrund der Dissoziation der Antiarrhythmikamoleküle.

Bei langsamer Herzfrequenz und gleichzeitig schneller Dissoziation kann eine vollständige Erholung von der Blockade im diastolischen Intervall erfolgen, sodass bei der nachfolgenden Erregung keine Leitungsverzögerung auftritt. Dennoch ist die relative Refraktärzeit verlängert. Bei Zunahme der Herzfrequenz kann aufgrund der stärkeren Verkürzung des diastolischen Intervalls und der damit verbundenen unvollständigen Dissoziation die Bindung der Antiarrhythmikamoleküle während der Systole überwiegen: Dies hat solange eine zunehmende Akkumulation blockierter Na$^+$-Kanäle und damit eine Wirkungszunahme eines Klasse-I-Antiarrhythmikums zur Folge, bis ein neuer Steady-state-Zustand erreicht wird, bei dem sich Bindung und Dissoziation wieder die Waage halten (Weirich 1992)

> **Definition**
>
> Die Wirkung eines Klasse-I-Antiarrhythmikums bei einer bestimmten Herzfrequenz kann somit durch die Geschwindigkeit der Wirkungszunahme (Onset-Kinetik) und durch die im Steady State erreichte Na$^+$-Kanalblockade (Frequenz-Wirkungs-Beziehung) definiert werden.

Da sich Klasse-I-Antiarrhythmika hinsichtlich der Bindungs- bzw. Dissoziationsrate deutlich unterscheiden können, ergeben sich hinsichtlich der oben genannten Parameter Unterschiede, die eine weitere Subklassifikation der Substanzen zulassen (Weirich u. Antoni 1990). In Abb. 3.22 sind 3 charakteristische Frequenz-Wirkungs-Beziehungen gezeigt, die Klasse-I-Antiarrhythmika im Wesentlichen aufweisen können, wenn

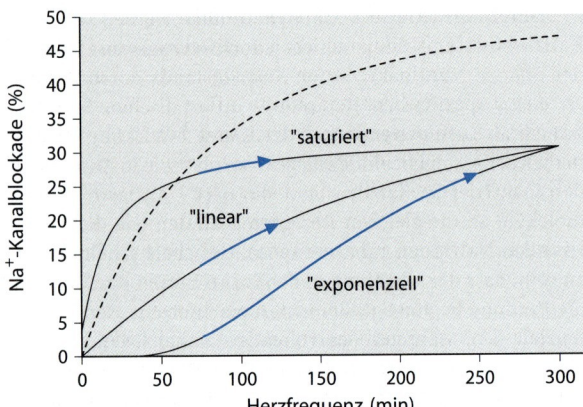

Abb. 3.22. Charakteristische Frequenz-Wirkungs-Beziehungen von Klasse-I-Antiarrhythmika. Klasse-I-Substanzen mit einer annähernd *exponenziellen* Frequenz-Wirkungs-Beziehung (z. B. Lidocain, Mexiletin) besitzen bei Ruhefrequenz nur geringe Wirkung, zeigen aber unter Frequenzsteigerung eine rasche Wirkungszunahme innerhalb weniger Herzaktionen (*langer Pfeil*). Substanzen mit *saturierter* Frequenz-Wirkungs-Beziehung (z. B. Prajmalin, Disopyramid) erreichen schon nahezu maximale Wirkung im Bereich der Ruhefrequenz mit nur noch geringer Wirkungszunahme bei Frequenzsteigerung. Die langsame Onset-Kinetik der Wirkungszunahme ist deshalb nicht relevant. Bei Substanzen mit einer eher *linearen* Frequenzabhängigkeit (z. B. Chinidin, Flecainid) erfolgt die Wirkungszunahme langsam. Eine vergleichbare Wirkung bei kurz dauernder Frequenzsteigerung (z. B. Extrasystolensalve) ist nur bei Zunahme der maximalen Wirkung, d. h. bei vergleichsweise höherer Substanzkonzentration zu erreichen (*unterbrochene Kurve*)

man eine maximal erreichbare Na$^+$-Kanalblockade von ca. 30% zugrunde legt.

Substanzen, die während der Systole eine schnelle Bindungsrate aufweisen, aber während der Diastole ebenso schnell dissoziieren, zeigen erst bei sehr schnellen Herzfrequenzen eine nennenswerte Wirkungszunahme („exponenzielle" Frequenz-Wirkungs-Beziehung). Die Wirkungszunahme bei Frequenzsteigerung z. B. während einer Extrasystolensalve erfolgt jedoch sehr schnell, sodass innerhalb weniger Schläge die maximale frequenzabhängige Wirkung erreicht wird (s. Pfeil, Abb. 3.22). Substanzen mit relativ schneller Bindungskinetik, aber langsamer Dissoziation hingegen erreichen eine maximale frequenzabhängige Wirkung schon im Bereich der Ruhefrequenz („saturierte" Frequenz-Wirkungs-Beziehung). Aufgrund der geringen zusätzlichen Wirkungszunahme bei Frequenzsteigerung ist hier die Onset-Kinetik nicht weiter relevant.

Eine 3. charakteristische Frequenz-Wirkungs-Beziehung mit einer fast linearen Frequenz-Wirkungs-Beziehung findet man bei Klasse-I-Antiarrhythmika mit vergleichsweise langsamer Bindungs- und Dissoziationsrate („lineare" Frequenz-Wirkungs-Beziehung, Abb. 3.22). Die Wirkungszunahme bei Frequenzsteigerung erfolgt mit langsamer Onset-Kinetik (s. Pfeil, Abb. 3.22). Diese Charakteristik erscheint problematisch, weil z. B. mit Einsetzen einer Extrasystolensalve eine mit den anderen Substanzgruppen vergleichbare maximale Wirkung nicht schnell genug erreicht wird. Eine vergleichbare Wirkung kann nur dann erzielt werden, wenn diese Substanzen in einer höheren Konzentration verabreicht werden, was eine Frequenz-Wirkungs-Beziehung entsprechend der gestrichelten Kurve in Abb. 3.22 zur Folge hat. Eine vergleichbare Wirkung ist jetzt bereits während der Ruhefrequenz vorhanden.

> **Cave**
> Unter diesen Bedingungen besteht dann aber die Gefahr, dass länger anhaltende, physiologische Frequenzsteigerungen z. B. unter körperlicher Belastung zu einer so ausgeprägten Na$^+$-Kanalblockade führen, dass proarrhythmische Leitungsverzögerungen zu befürchten sind (Ranger et al. 1998). Zusätzlich bemerkenswert hierbei ist die Tatsache, dass Klasse-I-Antiarrhythmika, die in der CAST-Studie (1989) zu einer erhöhten Mortalitätsrate bei Postinfarktpatienten führten, der Substanzgruppe mit „linearer" Frequenz-Wirkungs-Beziehung zugeordnet werden müssen.

Klasse-III-Antiarrhythmika: Frequenzabhängigkeit der Wirkung

In den Jahren nach der CAST-Studie wurde vermehrt die AP-verlängernde Wirkung der K$^+$-Kanal-blockierenden Substanzen als antiarrhythmisches Prinzip favorisiert, da hierbei nicht mit proarrhythmischen Leitungsverzögerungen zu rechnen ist (Cholatsky 1990; Hondeghem 1990). Die AP-Verlängerung kann hierbei über Hemmung zweier unterschiedlicher K$^+$-Auswärtsstromkomponenten, einer schnell aktivierenden I_{Kr}-Komponente und/oder einer langsam aktivierenden I_{Ks}-Komponente (Jurkewitz et al. 1993) erzielt werden (s. Abb. 3.23a). Methansulfoanilidderivate wie Sotalol, Dofetilid, Ibutilid und Sematilid sowie einige Antihistaminika blockieren relativ spezifisch die schnelle I_{Kr}-Komponente (Carmeliet 1998). Andere Klasse-III-Substanzen wie Ambasilid, Azimilid und Amiodaron, aber auch die Klasse-I-Substanz Chinidin, hemmen unspezifisch sowohl die schnelle als auch die langsame Komponente, wobei wohl bei Amiodaron die I_{Ks}-Blockade bei Chinidin die I_{Kr}-Blockade überwiegt.

Diese Differenzierung der Klasse-III-Substanzen hinsichtlich der beeinflussten Kaliumstromkomponente ist möglicherweise insofern von Bedeutung als die meisten Substanzen, die selektiv die I_{Kr}-Komponente inhibieren, eine deutlich inverse Frequenzabhängigkeit ihrer AP-verlängernden Wirkung aufweisen. Somit ist bei schnelleren Herzfrequenzen eine Abnahme der antiarrhythmischen Wirkung zu erwarten (s. Abb. 3.23b; Cholatsky 1990; Hondeghem 1990; Weirich 1992). Der Mechanismus der inversen Frequenzabhängigkeit von I_{Kr}-blockierenden Klasse-III-Antiarrhythmika ist nicht eindeutig geklärt. Mögliche Mechanismen sind eine frequenzbedingte Akkumulation der I_{Ks}-Komponente, die die Effekte der I_{Kr}-Blockade minimiert, oder eine frequenzbedingte K$^+$-Akkumulation im Extrazellulärraum, die die I_{Kr}-Blockade antagonisiert (Weirich 1997; Wenzel u. Weirich 1998).

> **Klinisch wichtig**
> Unter ausgeprägter Bradykardie muss jedenfalls wegen der inversen Frequenzabhängigkeit mit einer exzessiven Ver-

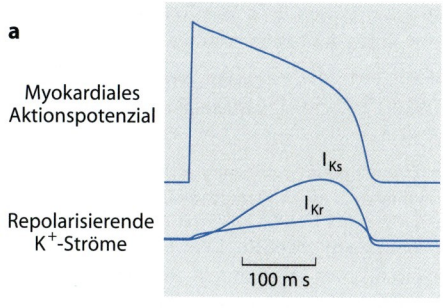

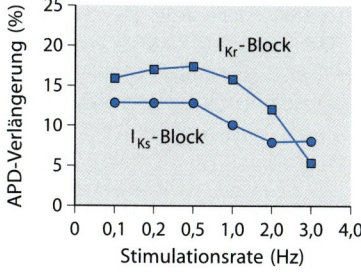

Abb. 3.23. **a** Myokardiales Aktionspotenzial mit zugehörigen K⁺-Stromkomponenten, berechnet nach einem Modell des myokardialen Aktionspotenzials (Weirich 1998). Es kann eine schnell aktivierende, I_{Kr}-Komponente von einer langsam aktivierenden I_{Ks}-Komponenten unterschieden werden. **b** Frequenz-Wirkungs-Beziehungen bei selektiver Blockade der unterschiedlichen Stromkomponenten in einem Modell des myokardialen Aktionspotenzials. Bei selektiver Blockade der schnellen I_{Kr}-Komponente ergibt sich eine ausgeprägte inverse Frequenzabhängigkeit der Aktionspotenzialverlängerung, bei selektiver Blockade der langsamen I_{Ks}-Komponente eine eher frequenzunabhängige Wirkung

längerung myokardialer Aktionspotenziale gerechnet werden. Das kann zu proarrhythmischen Effekten in Form von EAD und getriggerter Aktivität bis hin zu Torsades-de-pointes-Arrhythmien (erworbenes QT-Syndrom) führen (Jackman et al. 1988).

Da bei einer spezifischen Blockade der langsamen I_{Ks}-Stromkomponente eine eher frequenzunabhängige Klasse-III-Wirkung (s. Abb. 3.23b) oder sogar eine Zunahme der Klasse-III-Wirkung bei schnelleren Herzfrequenzen (Wang 1994) erwartet wird, werden gegenwärtig I_{Ks}- blockierende Substanzen untersucht und entwickelt. Angesichts der Tatsache, dass eine Form des vererbten QT-Syndroms (LQT1) auf einen Defekt des I_{Ks}-Kanal-kodierenden Gens (KVLQT1) zurückgeführt wird (Barhain et al. 1996), sind auch bei spezifischer Blockade der I_{Ks}-Komponente proarrhythmische Effekte nicht auszuschließen.

Antiarrhythmische und proarrhythmische Wirkung

Abschließend sind die Gesichtspunkte zur Einteilung der Antiarrhythmika auch unter Berücksichtigung klinischer Aspekte in Tabelle 3.4 zusammengefasst.

Aufgrund der direkten Frequenzabhängigkeit von Klasse-I-Antiarrhythmika muss unter Frequenzsteigerung prinzipiell mit proarrhythmischen Leitungsverzögerungen, die zu monomorphen Reentry-Tachyarrhythmien führen können, gerechnet werden. Im Gegensatz hierzu sind bei Klasse-III-Antiarrhythmika aufgrund der inversen Frequenzabhängigkeit proarrhythmische Effekte eher unter Bradykardie in Form von polymorphen Arrhythmien (Torsades-de-pointes-Arrhythmien) zu erwarten. Insofern können die proarrhythmischen Effekte der Antiarrhythmika sehr gut mit den ursprünglichen Klassen der Vaughan-Williams-Einteilung korreliert werden.

Dies gilt nur in geringem Maß für den antiarrhythmischen Effekt der Substanzen. Aufgrund der elektrophysiologischen Effekte kann man den Antiarrhythmika entsprechend dem Wirkungsort bzw. Wirkungsmechanismus jeweils bestimmte Arrhythmiemechanismen zuordnen, die von den betreffenden Antiarrhythmika am ehesten beeinflusst werden könnten. Im Falle von Klasse-I-Antiarrhythmika wären dies Reentry-Arrhythmien mit großer erregbarer Lücke, wohingegen von Klasse-III-Antiarrhythmika eine effektive Wirkung nur bei Reentry-Arrhythmien mit kleiner erregbarer Lücke zu erwarten ist. EAD und DAD können sowohl durch Klasse-II- und Klasse-IV-Antiarrhythmika unterdrückt werden. Abnorme Automatie wäre typischerweise der Zielmechanismus für Klasse-IV-Antiarrhythmika.

3.2 Kontraktion des Herzmuskels

3.2.1 Elektromechanische Koppelung

Unter physiologischen Verhältnissen löst in der Herzmuskelzelle jede fortgeleitete Erregung eine Kontraktion aus. Während die Erregung in Form des AP an der Zelloberfläche abläuft, erfolgt die mechanische Reaktion über kontraktile Proteine im Inneren der Zelle, d. h. Erregung und Kontraktion erfolgen räumlich getrennt. Die Kopplung des bioelektrischen Membranprozesses mit den biochemisch-mechanischen Vorgängen im Zellinneren erfolgt über **Ca^{2+}-Ionen**: Der L-Typ-Ca^{2+}-Einstrom während der Plateauphase des AP induziert eine massive Freisetzung von Ca^{2+}-Ionen aus intrazellulären Speichern des sarkoplasmatischen Retikulums (Ca^{2+}-getriggerte Ca^{2+}-Freisetzung). Hierdurch wird der Gleitfilamentmechanismus der kontraktilen Proteine aktiviert, was zur Verkürzung bzw. Kraftentwicklung der Myokardzelle führt. (Niedergerke 1956, 1959; Fleckenstein 1963; Rüegg 1986; Winegrad 1986).

Die Aktivierung der kontraktilen Proteine und damit die Kraftentwicklung (Inotropie) der Myokardzelle korreliert mit der freien Ca^{2+}-Ionenkonzentration im Zytoplasma: Ca^{2+}-Ionen binden sich konzentrationsabhängig an ein regulatorisches Protein (Troponin C), wodurch der Gleitfilamentmechanismus der kontraktilen Proteine, die Kontraktion, in Gang gesetzt wird (s. Abschn. 3.2.2). Unter physiologischen Bedingungen führt jedes AP zu einer transienten Erhöhung der zytoplasmatischen Ca^{2+}-Ionenkonzentration, dem sog. Ca^{2+}-Transienten, der dann zur einer Einzelzuckung (Kontraktion) der Myokardfaser führt. Der Ca^{2+}-Transient wird durch eine Ca^{2+}-induzierte Ca^{2+}-Freisetzung aus intrazellulä-

Tabelle 3.4. Zusätzliche Einteilungskriterien für Antiarrhythmika

Klasse	Frequenzabhängigkeit	Proarrhythmische Effekte	Beeinflusster Arrhytmienmechanismus
I	**Zunehmende** Wirkung bei Frequenzsteigerung: „exponenziell" (Lidocain, Mexiletin) „linear" (Chinidin, Flecainid) „saturiert" (Prajmalin, Disopyramid, Propafenon)	Verlangsamung der myokardialen Erregungsausbreitung, monomorphe Tachyarrhythmien	Reentry-Arrhythmien mit großer erregbarer Lücke, Vorhofflimmern
II	Keine	Keine	Katecholamin-induzierte Arrhythmien, frühe und späte Nachdepolarisationen
III	**Abnehmende** Wirkung bei Frequenzsteigerung: I_{Kr}-Block: starke Abnahme I_{Ks}-Block: geringe Abnahme	Frühe Nachdepolarisationen, polymorphe Arrhythmien, (Torsades de pointes, erworbenes QT-Syndrom)	Reentry-Arrhythmien mit kleiner erregbarer Lücke, Vorhofflattern, Vorhofflimmern
IV	Zunehmende Wirkung bei Frequenzsteigerung		Abnorme Automatie, frühe und späte Nachdepolarisationen

ren Ca^{2+}-Speichern ausgelöst, die im Folgenden näher erläutert werden soll.

Ursachen des intrazellulären Ca^{2+}-Transienten

Im Gegensatz zum Skelettmuskel ist für die Kontraktion der Herzmuskulatur die Anwesenheit extrazellulärer Ca^{2+}-Ionen unerlässlich. Diese Tatsache führte zur Hypothese der Ca^{2+}-getriggerten Ca^{2+}-Freisetzung: In der ruhenden Faser ist die Zahl der frei diffusiblen Ca^{2+}-Ionen im Zytoplasma gering, d. h. niedriger als 10^{-7} mol/l (Portzehl et al. 1964). Unter diesen Bedingungen ist das kontraktile System praktisch vollständig inaktiviert. Die Kontraktion beginnt, wenn die Ca^{2+}-Konzentration im Zytoplasma über einen kritischen Schwellenwert von ca. 10^{-7} mol/l ansteigt. Sie erreicht ein Maximum bei einem Ca^{2+}-Gehalt von etwa 10^{-5} mol/l. Die gleichen Bedingungen gelten mit umgekehrten Vorzeichen auch für die Erschlaffung, die in dem Maße fortschreitet, wie die Ca^{2+}-Konzentration im Zytoplasma wieder absinkt. Für den kontraktionsauslösenden Anstieg der Ca^{2+}-Konzentration im Zytoplasma (Ca^{2+}-Transient) während des AP ist der bereits erwähnte L-Typ-Ca^{2+}-Einwärtsstrom während der Plateauphase (Phase 2) allein nicht ausreichend (◘ s. Abb. 3.2). Quantitative Studien haben ergeben, dass dies nur möglich ist, wenn wie im Froschherzen oder im neonatalen Säugetierherzen der Faserdurchmesser bei 5–8 µm liegt. Vielmehr wird der Hauptanteil des kontraktionswirksamen Ca^{2+} bei adulten Myokardfasern des Säugetierherzens, d. h. bei Fasern mit größerem Durchmesser, aus intrazellulären Speichern freigesetzt. Morphologisches Substrat der intrazellulären Ca^{2+}-Speicher ist das longitudinale System des sarkoplasmatischen Retikulums (SR), das in Form dünner Tubuli die kontraktilen Myofibrillen in der Längsrichtung netzförmig umgibt (◘ Abb. 3.24).

Die Ca^{2+}-Freisetzung aus den intrazellulären Speichern erfolgt wahrscheinlich hauptsächlich im Bereich synapsenartiger Kontaktstellen zwischen den terminalen Zisternen des sarkoplasmatischen Retikulums und schlauchförmigen Einstülpungen der Oberflächenmembran, den sog. transversalen Tubuli (◘ s. Abb. 3.24a). Aufgrund der räumlichen Nähe können hier die über L-Typ-Ca^{2+}-Kanäle einströmende Ca^{2+}-Ionen sog. SR-Ca^{2+}-release channels, die auch als Ryanodinrezeptoren bezeichnet werden, öffnen. Aufgrund der hohen Ca^{2+}-Konzentration im SR (ca. 1 mmol/l!) kommt es dann über die SR-Kanäle zu einer massiven Freisetzung von Ca^{2+} ins Zytoplasma, d. h. zur sog. **Ca^{2+}-induzierten Ca^{2+}-Freisetzung** (Fabiato 1983). Bemerkenswert dabei ist, dass Ryanodinkanäle zwar im mikromolaren Bereich durch Ca^{2+} geöffnet, im millimolaren Bereich aber durch Ca^{2+}-Ionen gehemmt werden. Der resultierende Ca^{2+}-Transient kann Spitzenwerte von bis zu 10 µM erreichen und ist die Summe aus vielen lokalen Freisetzungen, sog. sparks. Erst dieser Ca^{2+}-Transient führt zur raschen Aktivierung des kontraktilen Apparates und geht somit der Kontraktion immer voraus (◘ s. Abb. 3.25 und Abb. 3.27). Die transmembranär über L-Typ-Ca^{2+}-Kanäle einströmenden Ca^{2+}-Ionen aktivieren offensichtlich aufgrund der geringen Menge oder der langen Diffusionsstrecke die kontraktilen Strukturen nicht wesentlich. Jedoch gewährleistet der transmembranäre Ca^{2+}-Einstrom im Säugetiermyokard einen Auffülleffekt, indem er auf Schlag-zu-Schlag-Basis das SR

3.2 · Kontraktion des Herzmuskels

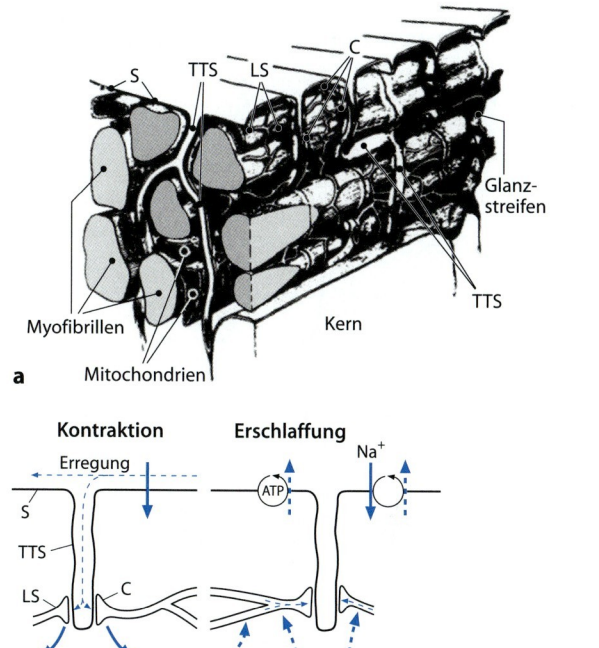

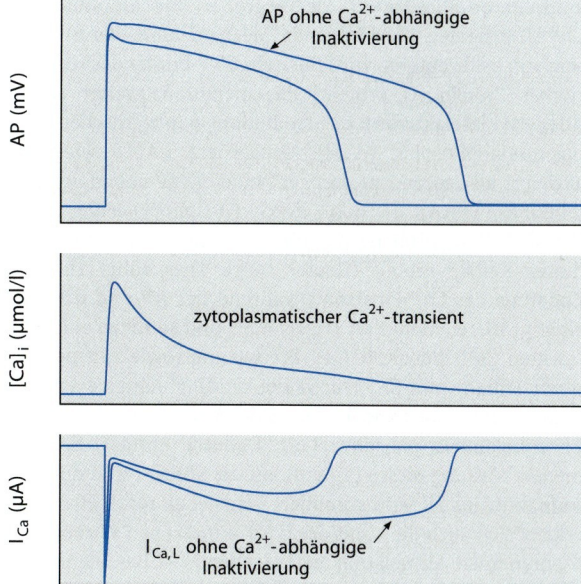

Abb. 3.25. Einfluss des Ca^{2+}-Transienten auf die APD des myokardialen AP (Simulation), $I_{Ca,L}$ langsamer Ca^{2+}-Einstrom durch L-Typ-Ca^{2+}-Kanäle

Abb. 3.24a, b. a Räumliche Darstellung des longitudinalen und transversalen Tubulussystems einer Myokardfaser. S Sarkolemm, TTS transversales Tubulussystem, LS longitudinales Tubulussystem. C terminale Zisternen des longitudinalen Systems. (Nach Nelson u. Benson 1963). b Schematische Darstellung der Ca^{2+}-Bewegungen bei Kontraktion und Erschlaffung (s. Text)

mehr oder weniger stark „auffüllt" (Antoni et al. 1969; Wood et al. 1969).

Relaxation. Das Abklingen des Ca^{2+}-Transienten und damit die Relaxation der kontraktilen Elemente kommt durch Wiederaufnahme der Ca^{2+}-Ionen in das SR und durch transmembranären Ausstrom von Ca^{2+}-Ionen zustande. Hierbei können im wesentlichen 3 Mechanismen beteiligt sein:
- eine Ca^{2+}-Pumpe(ATPase) des SR, die **SERCA** (sarkoendoretikuloplasmatische Ca^{2+}-ATPase),
- der sarkolemmale Na^+/Ca^{2+}-Austauscher,
- eine sarkolemmale Ca^{2+}-Pumpe (ATPase).

Unter Steady-state-Bedingungen werden ca. 70% des freigesetzten Ca^{2+} durch die SERCA wieder aufgenommen und ca. 28% über den Na^+/Ca^{2+}-Austauscher aus der Zelle heraustransportiert (Bassani et al. 1994). Letzteres entspricht in etwa der Ca^{2+}-Menge, die über L-Typ-Ca^{2+}-Kanäle einströmt, ansonsten käme es mit jeder Erregung zur einer teilweisen Entleerung des SR. Die Aktivität der SERCA wird durch ein regulatorisches Protein, das Phospholamban, kontrolliert (Pifl et al. 1984). Da der Na^+/Ca^{2+}-Austauscher über den transmembranären Na^+-Konzentrationsgradienten angetrieben wird und der Ionenaustausch elektrogen erfolgt, ist sein Beitrag stark von der intrazellulären Na^+-Konzentration und dem Membranpotenzial abhängig.

Regulation der Kontraktionskraft (Inotropie)

Im Gegensatz zum Skelettmuskel kann im Herzmuskel wegen der langen APD bzw. Refraktärzeit, die die Kontraktion nahezu überdauert, die Kontraktionskraft nicht durch Summation von Einzelkontraktionen (Tetanus) gesteigert werden. Aufgrund der Alles-oder-nichts-Erregung im synzytialen Verband der Myokardzellen kann auch die Zahl der kontrahierenden Zellen nicht geändert werden (Rekrutierung).

Die Inotropie des Myokards wird deshalb über andere Mechanismen geregelt, nämlich durch die
- Beeinflussung des Ca^{2+}-Transienten und
- die erhöhte Sensitivität der kontraktilen Elemente gegenüber Ca^{2+}-Ionen.

Beeinflussung des Ca^{2+}-Transienten

Die Kontraktionsamplitude ist eindeutig mit der Amplitude des Ca^{2+}-Transienten korreliert und kann deshalb durch die Größe des Transienten reguliert werden. Die Größe des Transienten wird einerseits vom Füllungszustand des SR, andererseits von der Menge des verfügbaren Trigger-Ca^{2+} für die Ca^{2+}-induzierte Ca^{2+}-Freisetzung bestimmt. Beide Parameter sind abhängig von der Größe des L-Typ-Ca^{2+}-Einstroms während des AP (Beukelmann u. Wier 1989). Der Ca^{2+}-Transient ist aber auch eine Funktion der Wiederaufnahme des zytoplasmatischen Ca^{2+} durch das SR mittels der SERCA und eine Funktion des Auswärtstransports über den Na^+/Ca^{2+}-Austauscher.

β-adrenerge Stimulation. Sie vergrößert die Amplitude des Ca^{2+}-Transienten über folgende Mechanismen: Bei Stimulation von β-Rezeptoren wird über ein GTP-bindendes regulatorisches Protein (G$_s$-Protein) das membranständige Enzym Adenylzyklase aktiviert, das die Bildung von zyklischem Adenosinmonophosphat (cAMP) katalysiert. cAMP wiederum aktiviert als „second messenger" eine cAMP-abhängige Proteinkinase (PKA), die dann durch Phosphorylierung der L-Typ-Ca^{2+}-Kanalproteine die Wahrscheinlichkeit der Öffnung dieser Kanäle erhöht (Reuter 1983). Dies führt zu einer **Zunahme des Ca^{2+}-Einstroms** während des AP und damit zu einer größeren Menge an Trigger-Ca^{2+} und somit zu einer verstärkten Ca^{2+}-induzierte Ca^{2+}-Freisetzung sowie zu einer besseren Füllung des SR. Durch die cAMP-abhängige Proteinkinase wird aber auch das SERCA-regulierende Protein Phospholamban phosphoryliert. Dadurch entfällt die hemmende Wirkung dieses Proteins auf die SERCA, und die Ca^{2+}-Aufnahme ins SR wird stimuliert (Tada et al. 1974). Hierdurch erklärt sich auch die – mit der positiv-inotropen Wirkung der β-adrenergen Stimulation einhergehende – Beschleunigung der Relaxation, die trotz Frequenzanstieg die ausreichende Füllung des Herzens begünstigt (Tritthart et al. 1968).

Positiv-inotrope Effekte von Koffein bzw. Theophyllin. Sie lassen sich z. T. auf eine Beeinflussung der oben beschriebenen Aktivierungskaskade des Ca^{2+}-Einwärtsstroms zurückführen. Beide Wirkstoffe hemmen die Phosphodiesterase (PDE), die für die Inaktivierung von cAMP verantwortlich ist, und führen auf diese Weise zur Anreicherung von cAMP mit den bekannten Effekten.

Einfluss der APD und der Erregungsfrequenz auf den Ca^{2+}-Transienten. An zahlreichen Beispielen lässt sich zeigen, dass beim Herzmuskel eine Beziehung zwischen der APD und der Kontraktionskraft besteht. Einflüsse, welche die Dauer des Erregungsvorgangs verlängern, gehen in der Regel mit einer Zunahme der Kontraktionsstärke einher. Umgekehrt ist eine Verkürzung der APD gewöhnlich von einer Verminderung der Kontraktionsamplitude begleitet. Hierbei kommt jedoch der inotrope Effekt der APD-Änderung im Wesentlichen erst bei der nachfolgenden Aktion zum Tragen, wie in Abb. 3.26 dargestellt ist. In einer geeigneten Versuchsanordnung (Saccharosetrennwand) wurde durch anodische bzw. kathodische Strompulse die Dauer des AP künstlich verkürzt bzw. verlängert und der Einfluss auf das Kontraktionsverhalten untersucht. Wird durch einen anodischen Stromimpuls nur ein einzelnes AP verkürzt, so ist die zugehörige Kontraktion (Einzelzuckung) nur bezüglich der Dauer geringfügig reduziert, jedoch die folgende Einzelzuckung trotz wieder normaler APD deutlich abgeschwächt (Abb. 3.26, rechts oben). Die kathodische Verlängerung eines einzelnen AP hat genau die entgegengesetzte Wirkung (Abb. 3.26 unterer Bildteil).

Diese Befunde zeigen, dass der inotrope Effekt einer veränderten APD primär auf dem geänderten Beitrag des L-Typ-Ca^{2+}-Einstroms zur Auffüllung des SR beruht. Der geänderte Füllungszustand wiederum beeinflusst die Freisetzung von Ca^{2+}-Ionen bzw. den Ca^{2+}-Transienten, was sich u. U. jedoch erst beim folgenden AP auswirkt (Antoni et al. 1969; Wood et al. 1969). Eine Zunahme des Füllungszustands vom SR kann auch durch eine größere Zahl von Aktionspotenzialen pro

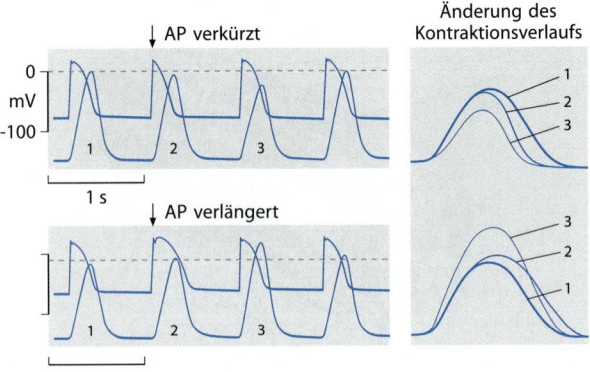

Abb. 3.26. Auswirkungen der künstlichen anodischen Verkürzung bzw. kathodischen Verlängerung des Aktionspotenzials *(AP)* auf die mechanische Aktivität des isolierten Säugetiermyokards. Nachwirkungen bei Verkürzung bzw. Verlängerung eines einzelnen Aktionspotenzials auf die Kontraktionsamplitude und den Kontraktionsverlauf *(rechte Seite)*. Die stärksten Veränderungen des Mechanogramms sind jeweils bei der dem beeinflussten Aktionspotenzial nachfolgenden Kontraktion *(3)* zu erkennen. (Nach Antoni et al. 1969)

Zeiteinheit erreicht werden. Wiederum ist bei einer auf eine Aktion beschränkten Frequenzerhöhung in Form einer Extrasystole die dazugehörige Kontraktion unverändert oder bei starker Vorzeitigkeit sogar vermindert. Erst die nachfolgenden Aktion gibt den verbesserten Füllungszustand in Form einer sog. **postextrasystolischen Potenzierung** der Kontraktion wider.

Bei anhaltender Frequenzsteigerung kann es wegen der frequenzabhängigen Verkürzung der APD zunächst bei den ersten 5–7 Aktionen nach Frequenzwechsel zu einer Abnahme der Kontraktionskraft kommen, bis dann der Auffülleffekt durch die vermehrte Zahl der Aktionspotenziale pro Zeit zum Tragen kommt und sich das **sog. Treppenphänomen**, d. h. das allmähliche Ansteigen der Kontraktionsamplitude (Niedergerke 1956) bis zu einem neuen Steady State im Füllungszustand des SR (Frequenzinotropie), einstellt.

Ca^{2+}-Transient in hypertrophiertem und insuffizientem Myokard. Unter diesen Bedingungen wird ein geändertes „Ca^{2+}-handling" beobachtet, erkenntlich an einer reduzierten Amplitude des Ca^{2+}-Transienten und einem langsameren Anstieg und Abklingen des Ca^{2+}-Transienten. Als Ursache wird eine verminderte SERCA-Aktivität und ein verstärkter Ca^{2+}-Auswärtstransport über den Na$^+$/Ca^{2+}-Austauscher, möglicherweise als Folge von Unter- bzw. Überexpression der entsprechenden Transportproteine, diskutiert (Pieske 1996). Ebenso könnte auch das verminderte Ansprechen auf β-adrenerge Stimulation verantwortlich sein. Die verminderte Wiederaufnahme und verstärkte Ausschleusung von Ca^{2+} führt im insuffizienten Myokard typischerweise zu einer frequenzabhängigen Abnahme des Ca^{2+}-Transient und damit zu einem negativen Treppenphänomen (**negative Frequenzinotropie**), bei nahezu normalem Transienten und Kontraktionskraft unter langsamer Frequenz.

Einfluss der extrazellulären Ca^{2+}-Konzentration. Ca^{2+}-Entzug führt innerhalb weniger Minuten zu einem Verlust der Kontraktionsfähigkeit bei nur wenig verändertem AP (elektromechanische Entkopplung). Umgekehrt kann die Kontraktionsstärke durch Erhöhung der extrazellulären Ca^{2+}-Konzentration erheblich gesteigert werden. Auf den ersten Blick würde man erwarten, dass Ca^{2+}-Entzug zu einer erheblichen Verkürzung der APD führt, weil der das AP-Plateau generierende L-Typ-Ca^{2+}-Einstrom fehlt. Dass dies nicht der Fall ist, hat 2 Gründe: Einmal kann der Ionenstrom durch L-Typ-Ca^{2+}-Kanäle auch von Na$^+$-Ionen getragen werden, wenn die konkurrierenden Ca^{2+}-Ionen fehlen. Zum anderen besitzt die intrazelluläre Ca^{2+}-Konzentration auch Rückwirkungen auf K$^+$-Kanäle (I_{Ks}). So vermindert eine intrazelluläre Ca^{2+}-Erniedrigung (z. B. als Folge eines extrazellulären Ca^{2+}-Entzugs) die Leitfähigkeit dieser Kanäle und verzögert so die Repolarisation.

Ähnlich sind die Verhältnisse bei Hemmung des L-Typ-Ca^{2+}-Einstroms durch sog. Ca^{2+}-Antagonisten (z. B. Verapamil, Nifedipin, Diltiazem; Fleckenstein 1967, 1983), die ebenfalls nicht zu einer deutlichen Verkürzung der APD führen, wohl aber zu einer negativ-inotropen Wirkung.

Herzglykoside. Für die Herzglykoside ist zwar ein – ihrer positiv-inotropen Wirkung entsprechender – intrazellulärer Ca^{2+}-Anstieg während der Kontraktion nachgewiesen worden (Morgan u. Blinks 1982), der Mechanismus dieses Effekts ist jedoch noch teilweise ungeklärt. Der Hauptanteil der therapeutischen Wirkung der Herzglykoside beruht auf einer Hemmung der Na$^+$/K$^+$-ATPase der Zellmembran und folgendem Anstieg der intrazellulären Na$^+$-Konzentration. Dies führt zu einem verminderte Ca^{2+}-Auswärtsstrom über den Na$^+$/Ca^{2+}-Austauscher und damit zum Anstieg der zytosolischen Ca^{2+}-Konzentration (Scholz 1984).

Parasympathischer Überträgerstoff Azetylcholin. Er besitzt im Vorhofmyokard des Säugetierherzens eine markante negativ-inotrope Wirkung infolge Verkürzung der Aktionspotenzialdauer. Am Ventrikelmyokard des Säugetierherzens zeigt Azetylcholin dagegen nur eine schwache direkt hemmende Wirkung auf den Ca^{2+}-Einwärtsstrom. Die β-adrenerg induzierte Zunahme des Ca^{2+}-Einwärtsstroms wird jedoch durch Azetylcholin stark antagonisiert (Hino u. Ochi 1979). Dieser indirekte Einfluss erfolgt über ein GTP-bindendes inhibitorisches Protein (G$_i$-Protein), das die Adenylatzyklase hemmt.

Erhöhte Sensitivität der kontraktilen Elemente gegenüber Ca^{2+}-Ionen

Durch erhöhte Sensitivität der kontraktilen Elemente, insbesondere der Sensitivität von Troponin C gegenüber Ca^{2+}-Ionen bzw. dem Ca^{2+}-Transienten, kann ebenfalls ein positiv-inotroper Effekt erzielt wird. So führt **α-adrenerge Stimulation** über Aktivierung der Phospholipase C zur Bildung von Inositoltriphosphat (IP$_3$) und Diacylglycerol (DAG). Letzteres bewirkt eine erhöhte Ca^{2+}-Sensitivität der kontraktilen Elemente. Ebenso bewirkt eine Vordehnung der kontraktilen Elemente in einem gewissen Bereich eine Sensitivierung der kontraktilen Elemente gegenüber Ca^{2+}-Ionen. Damit nimmt die Kraftentwicklung zu (**Frank-Starling-Mechanismus**).

Mechanoelektrischer Feedback

Die Abnahme des L-Typ-Ca^{2+}-Einstroms am Ende der Plateauphase (Phase 2) des AP begünstigt die Einleitung der Repolarisation und ist durch die Inaktivierung der L-Typ-Ca^{2+}-Kanäle bedingt. Eine oft wenig beachtete Tatsache hierbei ist, dass diese Inaktivierung zum größten Teil über den Ca^{2+}-abhängigen Mechanismus und nur zu einem kleineren Teil über den spannungsabhängigen Mechanismus erfolgt. Zur Ca^{2+}-abhängigen Inaktivierung tragen der L-Typ-Ca^{2+}-Einstroms selbst und der Ca^{2+}-Transient zu etwa gleichen Teilen im Sinne einer negativen Rückkopplung bei. Dies hat zur Folge, dass eine Beeinflussung des Ca^{2+}-Transienten zwangsläufig auch Einfluss auf die APD hat. In Abb. 3.25 ist eine Simulation mittels eines Modells des myokardialen AP (Wenzel u. Weirich 1998) dargestellt, die den Einfluss des Ca^{2+}-Transienten auf die APD verdeutlicht: Bei Ausschaltung der Ca^{2+}-abhängigen Inaktivierung kommt es zu einer Zunahme der AP-Amplitude, v. a. aber zu einer bemerkenswerten Verlängerung der APD.

Ein Beispiel für diesen mechanoelektrischen Feedback zeigt die Originalregistrierung vom Kaninchenventrikelmyokard in Abb. 3.27. Hier bewirkt die Blockade der K$^+$-Stromkomponente I_{Kr} zunächst eine drastische Verlängerung der APD mit getriggerter Aktivität in Form früher Nachdepolarisationen (EAD; s. AP1, Abb. 3.27). Folgende wichtige Schlussfolgerungen können aus diesem Beispiel gezogen werden: Die wiederholte Reaktivierung des L-Typ-Ca^{2+}-Einstroms, die den EAD zugrunde liegt, vermag allein keine nennenswerte Kontraktionen auszulösen. Eine Ca^{2+}-induzierte Ca^{2+}-Freisetzung kann ebenfalls nicht ausgelöst werden, weil die „SR-release channels" durch vorausgegangene Erhöhung des zytoplasmatischen Ca^{2+} in Nähe des millimolaren Bereichs (Ca^{2+}-Transient) inaktiviert wurden und noch refraktär sind. Die Reaktivierung des L-Typ-Ca^{2+}-Einstroms führt aber zu einem Auffülleffekt des SR und damit zu einer starken Zunahme des Ca^{2+}-Transienten bei der nachfolgenden Aktion (s. AP2 in Abb. 3.27), erkennbar an der mehr als verdoppelten Kontraktionsamplitude. Gleichzeitig bedingt der vergrößerte Ca^{2+}-Transient aber auch eine verstärkte Ca^{2+}-abhängige Inaktivierung des L-Typ-Ca^{2+}-Einstroms und damit eine Verkürzung der APD. Dies hat wiederum einen verminderten Auffülleffekt und eine Abnahme der Kontraktionsamplitude (verminderter Transient) bei der folgenden Erregung (AP3 in Abb. 3.27) zur Folge. Der verminderte Transient erlaubt wiederum Verlängerung des L-Typ-Ca^{2+}-Einstroms und damit eine Zunahme der APD (AP1 in Abb. 3.27). Diese Abfolge führt schließlich zu einem **elektromechanischen Alternans**.

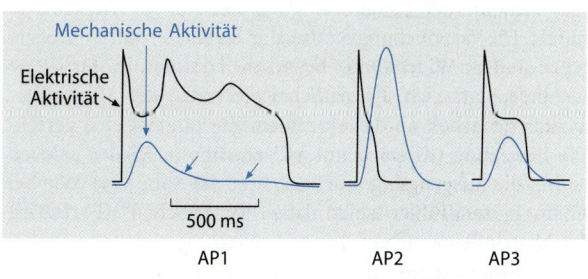

Abb. 3.27. Mechanoelektrischer Feedback und Auftreten von EAD im isolierten Kaninchenmyokard. Gezeigt ist das AP mit zugehörigem Mechanogramm (s. Text)

3.2.2 Mechanismus der Kontraktion

Struktur des kontraktilen Apparates

Im Myokard wie im quergestreiften Skelettmuskel stellen die Myofibrillen das eigentlich strukturelle Substrat des kontraktilen Apparates der Zellen dar.

- Die einzelne Myofibrille hat einen Durchmesser von etwa 1 μm und ist aus identischen, in der Längsrichtung der Fasern hintereinandergeschalteten Struktureinheiten, den Sarkomeren, aufgebaut (◘ Abb. 3.28).
- Die einzelnen Sarkomere haben im ruhenden Herzmuskel eine Länge von 2–2,5 μm und sind durch schmale, optisch dichte Scheiben (Z-Scheiben) voneinander getrennt.
- Angrenzend an die Z-Scheiben liegen auf beiden Seiten etwa 1 μm breite, helle isotrope Zonen, die sog. I-Banden (I = isotrop).

Die anschließenden dunkleren, etwa 1,5 μm breiten Zonen im mittleren Teil der Sarkomeren sind stark doppelbrechend (anisotrop) und werden daher als A-Banden bezeichnet.

Die Bausteine der Myofibrillen sind die Myofilamente, aus deren besonderer struktureller Anordnung das Bild der charakteristischen Querstreifung der Myofibrillen resultiert. So findet man bei elektronenmikroskopischer Darstellung im Bereich der A-Banden lange Proteinketten mit einer Dicke von ca. 15 nm und einer Längsausdehnung von 1500 nm, die im Querschnitt eine hexagonale Anordnung erkennen lassen (◘ Abb. 3.28 Mitte). Jedes dieser A-Filamente (Myosin) trägt in 6 Längsreihen seitliche Fortsätze (Myosin-ATPase) im Abstand von etwa 40 nm. Das sind pro A-Filament also ca. 225 Fortsätze. Im Bereich der I-Banden finden sich die dünneren I-Filamente (Aktin), 5 nm dicke Proteinketten, die an den Z-Scheiben inserieren. Sie durchziehen die I-Banden und ragen im ruhenden Muskel etwa 500 nm tief in die Zwischenräume der A-Filamente hinein. In ihrem Überlappungsbereich können die seitlichen Fortsätze der Myosinfilamente als bewegliche Querbrücken („crossbridges") zwischen den A- und I-Filamenten wirken.

Gleitfilametmechanismus

Die gegenwärtig am besten fundierte Theorie der Muskelkontraktion (Huxley u. Hansson 1954) nimmt an, dass die Verkürzung der Myofibrillen auf einer Verschiebung der längenkonstanten A- und I-Filamente gegeneinander beruht. Die dünnen I-Filamente dringen bei der Verkürzung tiefer in die Zwischenräume der dicken A-Filamente ein und gleiten bei der Erschlaffung wieder in ihre Ausgangslage zurück, ohne dass sich an der Länge der Polypeptidketten selbst etwas ändert. Die Verschiebungskräfte, die das Gleiten der Filamente gegen äußere Widerstände bewirken, kommen in der Weise zustande, dass sich die seitlichen Fortsätze der Myosinfilamente wiederholt an die Aktinfilamente binden, eine gerichtete Bewegung (Kippung um 45°) ausführen, wieder ablösen und in die Ausgangslage zurückkehren (◘ Abb. 3.29). Wie bei einem Tausendfüßler laufen dabei die „Füßchen" (Fortsätze) der Myosinfilamente auf den Aktinfilamenten entlang, wobei sie allerdings selbst auf der Stelle treten. Ein Schritt, d. h. eine Kippbewegung aller Querbrücken, entspricht dabei einer Muskelverkürzung von etwa 1%. Bei einer maximalen Verkürzungsgeschwindigkeit von 100% der Ausgangslänge pro

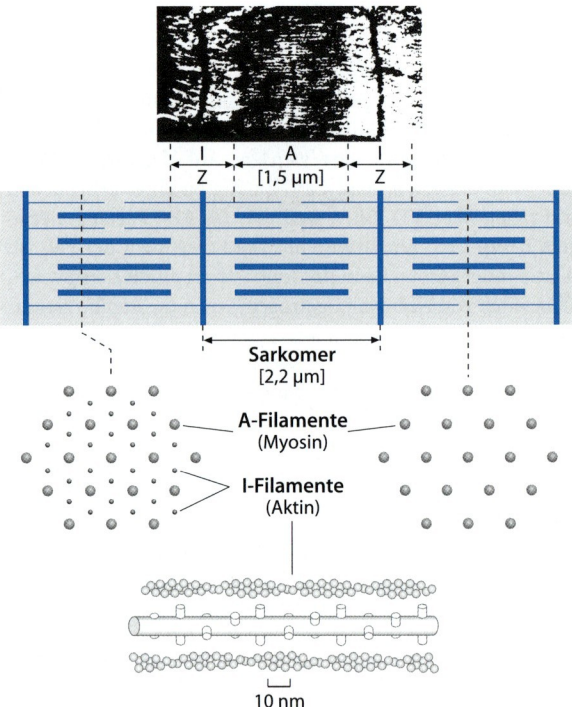

◘ **Abb. 3.28.** Anordnung der Myofilamente im Myokard. *Oben* ist das elektronenmikroskopische Bild eines Myofibrillensegments dargestellt, darunter die der Querstreifungsmuster zugrunde liegende Anordnung der dicken A- und der dünnen I-Filamente. *Untere Hälfte* Verteilung der Myofilamente im Querschnitt und Schema ihres feinstrukturellen Aufbaus. Der langgestreckte Zylinder in der Mitte zeigt das Myosinfilament mit seinen Querbrücken. (Mod. nach Huxley u. Hanson 1954)

Sekunde (Papillarmuskel der Katze) würde ein Bewegungszyklus der Querbrücken also etwa 10 ms dauern.

Für diese Theorie sprechen eine Reihe von gewichtigen Befunden: Tatsächlich werden bei einer kontraktilen Verkürzung der Myofibrillen stets nur die I-Banden schmaler, während die Länge der A-Banden konstant bleibt. Umgekehrt führt passive Dehnung zur alleinigen Verbreiterung der I-Banden. In elektronenmikroskopischen Aufnahmen von kontraktil verkürzten und passiv gedehnten Muskelfasern ließ sich darüber hinaus zeigen, dass die Länge der Filamente sowohl bei der Verkürzung als auch bei der passiven Dehnung gleich bleibt. Diese Feststellungen gelten für die quergestreifte Skelettmuskulatur ebenso wie für das Myokard.

Nach heutiger Auffassung setzen die kontraktilen Proteine die aus der ATP-Spaltung gewonnene Energie in mechanische Arbeit um. Dabei kommen dem ATP 2 Funktionen zu: Erstens dient es als Substrat der durch Aktin aktivierten Myosin-ATPase. Dieses Enzym erfordert die Anwesenheit von Mg^{2+}-Ionen und liefert die Energie für die Kippung der Querbrücken. Zweitens wird ATP für die Dissoziation der Querbrückenbindungen benötigt, die ja erst die zyklische Aktion möglich macht. Die Geschwindigkeit dieser Reaktion ist daher weitgehend bestimmend für die Frequenz der Querbrückenzyklen und damit auch für die Verkürzungsgeschwindigkeit.

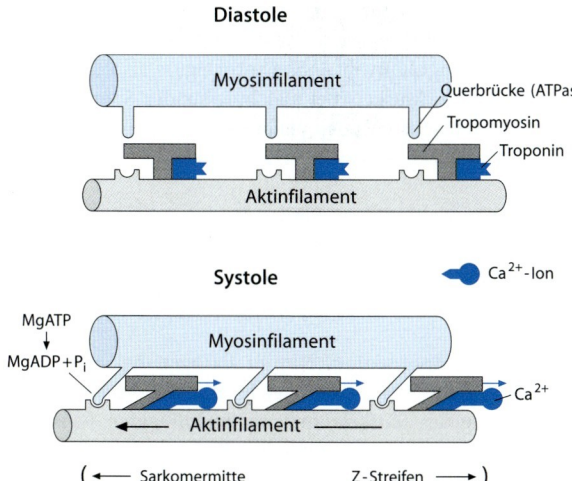

Abb. 3.29. Modell der Interaktion von Aktin und Myosin und der Funktion des Tropomyosin-Troponin-C-Komplexes im Zusammenwirken mit Ca^{2+}-Ionen. Im erschlafften Zustand (*Diastole*) wird die Interaktion durch Tropomyosin gehemmt; die Querbrücken des Myosins können nicht mit dem Aktin reagieren. In der *Systole* führt der Zustrom von Ca^{2+}-Ionen zu einer Aufhebung der Interaktionshemmung, wobei sich Ca^{2+}-Ionen an das Troponin C binden. Unter Spaltung von ATP reagieren die Querbrücken des Myosins (ATPase) mit dem Aktin und bewirken eine Verschiebung des Aktinfilaments zur Sarkomermitte. (Nach Katz 1970)

Diastole

Im erschlafften Zustand des Muskels wird die Interaktion von Aktin und Myosin durch Tropomyosin gehemmt, d. h. die Querbrücken des Myosins können sich nicht mit dem Aktin verbinden.

Systole

Hier beseitigen Ca^{2+}-Ionen diese Interaktionshemmung. Entfällt die Hemmung, so können sich die Querbrücken des Myosins an das Aktin anlegen und durch wiederholte Kippbewegungen in Richtung zur Sarkomermitte des Aktin gegen das Myosin verschieben. Diese Reaktionen sind von einer ATP-Spaltung durch die ATPase des Myosins begleitet. Noch ungeklärt ist jedoch bis heute, auf welche Weise die aus der ATP-Spaltung gewonnene Energie in die mechanische Aktion der Querbrücken transformiert wird.

Sieht man von den ungeklärten Details ab, so macht das Modell doch anschaulich klar, dass die Funktionstüchtigkeit des kontraktilen Apparates an ein geordnetes Zusammenspiel der kontraktilen Proteine mit Ca^{2+}-Ionen und ATP gebunden ist.

> Störungen des elementaren Kontraktionsprozesses können dementsprechend sowohl bei Mangel an energielieferndem Substrat (letztlich also ATP) als auch bei ungenügender Aktivierung durch Ca^{2+}-Ionen und schließlich durch Veränderungen am kontraktilen Protein selbst entstehen.

Auch die Erschlaffung beim Absinken der zytosolischen Ca^{2+}-Konzentration ist an die Anwesenheit von ATP gebunden. Dementsprechend kommt es bei ATP-Mangel zur Muskelstarre. Eine Hydrolyse von ATP ist für diese zweite Funktion allerdings nicht erforderlich.

Der physiologische Inhibitor der aktinaktivierten ATPase ist das regulatorische Protein Troponin in Verbindung mit Tropomyosin, sofern deren Ca^{2+}-spezifische Bindungsstellen nicht mit Ca^{2+}-Ionen besetzt sind. Dies ist der Fall im relaxierten Ruhezustand bei niedriger zytosolischer Ca-Konzentration, wogegen im aktivierten Muskel die troponininduzierte Hemmung durch Ca^{2+}-Ionen beseitigt wird.

Die kontraktionssteuernde Wirkung der Ca^{2+}-Ionen kommt also nicht durch einen direkten aktivierenden Einfluss auf die Interaktion von Aktin und Myosin zustande, sondern über eine Aufhebung der Interaktionshemmung durch den Tropomyosin-Troponin-Komplex.

Während der hemmende Einfluss auf die Wechselwirkung von Aktin und Myosin an das Tropomyosin gebunden ist, stellt das Troponin offenbar den physiologischen Ca^{2+}-Rezeptor dar. Die Ca^{2+}-Abhängigkeit der Hemmwirkung kommt daher nur durch das Zusammenwirken beider Proteine zustande. Um die Wechselwirkung zwischen Aktin und Myosin und damit auch die ATPase-Aktivität und die mechanische Verkürzung bzw. Spannungsentwicklung in 1 kg Herzmuskulatur voll zu aktivieren, müssen rund 50 µmol Ca^{2+}-Ionen an das Troponin gebunden werden. In Abb. 3.29 wird der Versuch unternommen, die Funktion der kontraktilen Proteine in eine anschauliche Beziehung zur Theorie der gleitenden Filamente zu bringen (Katz 1970).

3.2.3 Mechanik des isolierten Myokards

Die mechanische Tätigkeit des intakten Herzens als zentraler Motor des Kreislaufs ist das Ergebnis eines komplexen Zusammenspiels zwischen den muskelmechanischen Grundeigenschaften des Myokards einerseits und einer Vielfalt von intra- und extrakardialen Einflüssen andererseits, die diese Grundeigenschaften modifizieren. Ein Verständnis der komplexen Verhältnisse ist nur durch eine zergliedernde Betrachtung zu gewinnen. Um die Funktion des Herzens als Pumpe zu verstehen, sollen daher zunächst seine Eigenschaften als Muskel noch weiter analysiert werden.

Überschaubare Bedingungen ergeben sich bei der Untersuchung von linearen Herzmuskelpräparaten, z. B. isolierten Papillarmuskeln, die eine annähernd parallele Faseranordnung zeigen. Auf derartig strukturierte Myokardpräparate lassen sich manche klassische, ursprünglich für den Skelettmuskel entwickelte Untersuchungsmethoden und Modellvorstellungen verhältnismäßig leicht übertragen. Anstelle der Messgrößen Druck und Volumen, die für das ganze Herz als Hohlmuskel zutreffen, hat man es am linearen Myokardpräparat zunächst mit den Größen Spannung (Kraft) und Länge zu tun. Die weiteren Erörterungen werden zeigen, nach welchen Gesichtspunkten eine Übertragung der Ergebnisse vom Papillarmuskel auf das ganze Herz zulässig ist (Jacob u. Gülch 1985).

Kontraktil-elastische Modelle und elementare Kontraktionsformen. Ein isolierter Papillarmuskel antwortet auf einen überschwelligen Reiz entweder mit einer Verkürzung oder – wenn man ihn an beiden Enden befestigt, also eine Verkürzung verhindert – mit mechanischer Spannungsentwicklung.

Diese scheinbar ganz unterschiedlichen Kontraktionsformen lassen sich einem weitgehend einheitlichen Elementarprozess zuordnen, wenn man sich den Muskel als eine Hintereinanderschaltung von aktiv-kontraktilen und passiv-elastischen Elementen vorstellt. Die zwischen den Enden des ganzen Muskels messbare Spannung käme dann durch eine innere Verkürzung der kontraktilen Elemente zustande, die gleichzeitig die in Serie liegenden elastischen Elemente entsprechend dehnen, sodass die äußere Länge des Muskels gleich bleibt.

Auf derartigen Modellvorstellungen basieren die meisten muskelmechanischen Analysen der Skelett- und der Herzmuskulatur. In Abb. 3.30a,b ist die gebräuchlichste Modellschaltung (sog. Dreikomponentenmodell) dargestellt.

Neben
- dem kontraktilen Element (CE) und
- dem serienelastischen Element (SE) wird zur Simulierung der elastischen Eigenschaften des ruhenden Muskels
- ein weiteres elastisches Element (PE) postuliert, das parallel zum CE angeordnet ist.

Während das strukturelle Korrelat des kontraktilen Elements durch die fibrillären Proteine mit ihren Querbrücken repräsentiert wird, besteht über die Natur der elastischen Elemente bisher keine volle Klarheit. Außer dem Muskelbindegewebe und dem Sarkolemm besitzt der kontraktile Apparat selbst elastische Eigenschaften. Insgesamt stellt diese Konzeption natürlich eine starke Vereinfachung der wirklichen Verhältnisse dar, da u. a. viskose und plastische Eigenschaften überhaupt nicht berücksichtigt werden. Andererseits ist der heuristische Wert des Muskelmodells für das Verständnis und die Analyse des kontraktilen Geschehens nicht zu bestreiten.

Um das Zusammenspiel von kontraktilen und elastischen Anteilen bei unterschiedlichen Kontraktionsbedingungen zu beschreiben, begnügt man sich zunächst mit einem Zweikomponentenmodell aus CE und SE. Die Abb. 3.30b zeigt auch das jeweilige Verhalten von Länge und Spannung des Muskels bei den betreffenden Kontraktionsformen. Entsprechend der grundsätzlichen Fähigkeit eines Muskels, sich zu verkürzen oder Spannung zu entwickeln, unterscheidet man die isotonische und die isometrische Kontraktionsform.

Isotonische Kontraktion. Sie erfolgt, z. B. durch Anheben einer freihängenden Last – wie das entsprechende Längen-Spannungs-Diagramm in Abb. 3.30b zeigt – also durch eine Verkürzung des Muskels bei gleichbleibender Spannung. Im kontraktilelastischen Modell bleibt der Dehnungsgrad von SE während der Verkürzung von CE konstant.

Isometrische Kontraktion. Sind z. B. die beiden Enden des Muskels fixiert, nimmt die Spannung zu, während die Länge konstant bleibt. Die äußere Spannung entsteht, indem sich CE verkürzt und dabei SE in zunehmendem Maße streckt.

Auxotonische Kontraktion. Nimmt dagegen bei einer Kontraktion mit der Verkürzung gleichzeitig auch die Spannung zu (z. B. Zug des Muskels an einer nichtlinearen Feder), so spricht man von einer auxotonischen Kontraktion.

Schließlich kann eine Muskelkontraktion aus 2 zeitlich aufeinanderfolgenden Phasen bestehen, d. h. der Muskel kann zuerst isometrisch Spannung entwickeln und sich anschließend isotonisch verkürzen.

Unterstützungskontraktion („afterloaded contraction"). Sie entspricht etwa der natürlichen Arbeitsweise des Myokards: denn das intakte Herz in situ kontrahiert sich in der Anspannungsphase bis zum Erreichen des Aortendrucks zunächst annähernd isometrisch, um sich in der anschließenden Austreibungsphase allerdings bei gleichzeitiger Spannungsänderung zu verkleinern.

Die Spannungsentwicklung ohne äußere Verkürzung (isometrische Kontraktion) stellt sich im Lichte der Theorie der gleitenden Myofilamente wie folgt dar (Rüegg 1986): Im Beginn der Kontraktion schwenken die Myosinköpfe aus und binden sich rechtwinklig in Form der Querbrücken an die Aktinfilamente. Dadurch verfestigt sich das kontraktile System und erhöht seine Steifigkeit. Nun führen die Myosinköpfe ihre Kippbewegung um ca. 45° aus (vermutlich aufgrund einer elektrostatischen Anziehung benachbarter Ladungen auf den Oberflächen des Aktins und der Myosinköpfe). Dabei werden interne elastische Strukturen vermutlich im Halsbereich der Myosinköpfe gedehnt. Über die Verankerung der Aktinfila-

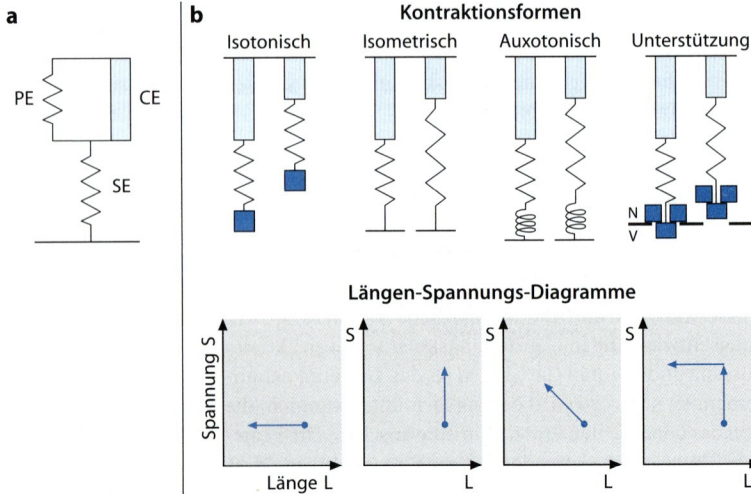

Abb. 3.30. a Kontraktilelastisches Modell der Skelett- bzw. Herzmuskulatur. *CE* kontraktiles Element, das im Ruhezustand als widerstandslos dehnbar angesehen wird. *PE* parallelelastisches Element. *SE* serienelastisches Element. b Anhand eines vereinfachten Modells (*CE* und *PE* zusammengefasst) werden 4 Grundformen der Kontraktion veranschaulicht. *V* und *N* Vor- bzw. Nachbelastung

mente an den Z-Streifen überträgt sich die Zugkraft auf die übrigen elastischen Elemente des Muskels.

Vordehnung ("preload"). Schon das isolierte Myokard ist in der Lage, aus sich selbst heraus eine stärkere Vordehnung ("preload") mit einer kräftigeren Kontraktion zu beantworten und umgekehrt. Diese Längenabhängigkeit der Spannungsentwicklung bzw. der Verkürzung lässt sich beim Herzmuskel im Unterschied zum Skelettmuskel nicht allein aus der veränderten Überlappung der Myofilamente erklären (Winegrad 1979). Für die Zunahme der kontraktilen Kraft bei verstärkter Dehnung ist vielmehr offenbar eine Zunahme der Ca^{2+}-Empfindlichkeit der Myofilamente verantwortlich (Allen u. Kentish 1985), wogegen der Ca^{2+}-Einwärtsstrom durch Dehnung am Herzen praktisch nicht verändert wird (Allen u. Kurihara 1982). Zusätzliche positiv-inotrop wirksame Einflüsse wie Frequenzerhöhung, Noradrenalin oder Herzglykoside bewirken eine Kontraktionsverstärkung ohne Änderung der Vordehnung durch eine primäre Steigerung der Kontraktilität.

Die Abhängigkeit der Kraftentwicklung von der Ausgangslänge ist eine eminent wichtige muskelmechanische Eigenschaft des Myokards und zugleich die Grundlage der als Frank-Starling-Mechanismus bekannten Anpassungsvorgänge im intakten Herzen. Die Kontraktionsverstärkung kommt hierbei also ohne eine primäre Steigerung der Kontraktilität zustande. Auf der Unterscheidung von vordehnungsabhängigen und -unabhängigen Veränderungen der Kontraktionskraft basiert zum großen Teil die Beurteilung der Herzdynamik.

Literatur

Alessi R, Nusynowitz M, Abildskov JA, Moe GK (1958) Nonuniform distribution of vagal effects on the atrial refractory period Am J Physiol 194:406–410

Allen DG, Kentish JC (1985) The cellular basis of the lengthtension-relation in cardiac muscle. J Mol Cell Cardiol 17:821

Allen DG, Kurihara S (1982) The effect of muscle length on intracellular calcium transients in mammalian cardiac muscle. J Physiol (L) 327:79

Allessie MA, Bonke FIM, Schopman FJG (1977) Circus movement in rabbit atrial muscle as a mechanism of tachycardia. III. The „leading circle" concept: a new model of circus movement in cardiac tissue without the involvement of an anatomical obstacle. Circ Res 41:9–18

Allessie MA, Rensma PL, Brugada J et al. (1990) Pathophysiology of atrial fibrillation. In: Zipes D, Jalife J (eds) Cardiac electrophysiology. From cell to bedside. Saunders, London

Antoni H (1975) Electrophysiologische Äquivalente bei Herzrhythmusstörungen. Verb Dtsch Ges Inn Med 81:69

Antoni H (1986) Pathophysiologie kardialer Arrhythmien unter Beteiligung autonomer Transmitter. Z Kardiol 75(Suppl 5):1

Antoni H (1992) Pathophysiologie der Herzrhythmusstörungen. Z Kardiol 81(Suppl 4):111

Antoni H, Weirich J (1990) Neue Aspekte der elektrophysiologischen Wirkung von Antiarrhythmika. Herz 15:61–69

Antoni H, Weirich J (1996) Ursachen tachykarder Herzrhythmusstörungen: Neue elektrophysiologische Erkenntnisse. Internist 37:3–11

Antoni H, Herkel K, Fleckenstein A (1963) Die Restitution der automatischen Erregungsbildung in kaliumgelähmten Schrittmacher-Geweben durch Adrenalin. Pflugers Arch 277:633

Antoni H, Jacob R, Kaufmann R (1969) Mechanische Reaktionen des Frosch- und Säugetiermyokards bei Veränderung der Aktionspotenzial-Dauer durch konstante Gleichstromimpulse. Pflugers Arch 306:33

Antzelevitch C, Jalife J, Moe GK (1980) Characteristics of reflection as a mechanism of reentrant arrhythmias and ist relationship to parasystole. Circulation 61:182–189

Barhanin J, Lesage F, Guillemare E et al. (1996) KvLQT1 and IsK (minK) proteins associate to form the I_{Ks} cardiac potassium current. Nature 384:78–80

Bernstein J (1902) Untersuchungen zur Thermodynamik der bioelektrischen Ströme. Pflugers Arch 95:521

Brundel BJ, Gelder IC van, Henning RH et al. (1999) Gene expression of proteins influencing the calcium homeostasis in patients with persistent and paroxysmal atrial fibrillation. Cardiovasc Res 42:443–454

Campbell TJ (1983) Kinetics of onset of rate-dependent effects of class I antiarrhythmic drugs are important in determining their effects on refractoriness in guinea-pig ventricle and provide a theoretical basis for their subclassification. Cardiovascular Research 17:344–352

Carmeliet E (1992) Potassium channels in cardiac cells. Cardiovasc Drugs Therapy 6:305

Carmeliet E, Mubagwa K (1998) Antiarrhythmic drugs an cardiac ion channels: mechanisms of action. Prog Biophys Mol Biol 70:1–72

Charnet et al. (1990) An open-channel blocker interacts with adjacent turns of -helices in the nicotinic acetylcholine receptor. Neuron 2:87–95

Cheung WY (1980) Calmodulin plays a pivotal role in cellular regulation. Science 207:19

Colatsky TJ, Follmer CH, Starmer CF (1990) Channel specificity in antiarrhythmic drug action. Mechanism of potassium channel block and its role in suppressing and aggravating cardiac arrhythmias. Circulation 82:2235–2242

Colquhoun D, Hawkes AG (1981) On the stochastic properties of single ion channels. Proc R Soc Lond B 211:205

De Mello WC (1982) Ionic factors controlling cell comunication in the heart. In: Paes De Carvalho Y, Hoffman BF, Lieberman M (eds) Normal and abnormal conduction in the heart. Futura, Mount Kisco New York

Di Francesco D (1993) Pacemaker mechanisms in cardiac tissue. Ann Rev Physiol 55:455

Diker E, Ozdemir M, Aydogdu S et al. (1998) Dispersion of repolarization in paroxysmal atrial fibrillation. Int J Cardiol 63:281–286

Draper MH, Weidmann S (1951) Cardiac resting and action potenzial recorded with an intracellular electrode. J Physiol (Lond) 115:74

Eisenberg RS (1990) Channels as enzymes. J Membrane Biol 115:1–12

Engstfeld G, Antoni H, Fleckenstein A (1961) Restitution der Erregungsfortleitung und Kontraktionskraft des K^+-gelähmten Frosch- und Säugertiermyokards durch Adrenalin. Pflugers Arch 273:149

Fabiato A (1983) Calcium-induced release of calcium from the cardiac sarcoplasmic reticulum. Am J Physiol 245:C1

Fareh S, Villemaire C, Nattel S (1998) Importance of refractoriness heterogeneity in the enhanced vulnerability to atrial fibrillation induction caused by tachycardia-induced atrial electrical remodeling. Circulation 98:2202–2209

Fleckenstein A (1963) Metabolic aspects of the excitation-contraction coupling. In: Hofmann JR (ed) Symposium on the cellular function of membrane transport. Woods Hole, Mass. Prentice Hall, New Jersey

Fleckenstein A (1967) Stoffwechsel bei Myokardinsuffizienz. Verb Dtsch Ges Path 51:15

Fleckenstein A (1983) Calcium antagonism in heart and smooth muscle. Wiley, New York

Freedberg AS, Papp JG, Williams EM (1970) The effect of altered thyroid state on intracellular potenzials. J Physiol 207:357–369

Frustaci A, Caldarulo M, Buffon A et al. (1991) Cardiac biopsy in patients with „primary" atrial fibrillation. Histologic evidence of occult myocardial diseases. Chest 100:303–306

Garrey WE (1924) Auricular fibrillation. Physiol Rev 4:214–250

Gaspo R, Bosch RF, Bou-Abboud E, Nattel S (1997) Tachycardia-induced changes in Na^+ current in a chronic dog model of atrial fibrillation. Circ Res 97:1045–1052

Grammer JB, Bosch RF, Kühlkamp V, Seipel L (2000) Molecular and electrophysiological evidence for „remodeling" of the L-type Ca^{2+} channel in persistent atrial fibrillation in humans. Z Kardiol 89(Suppl 4): 23–29

Gülch RW (1974) A critical analysis of myocardial force-velocity relations obtained from damped quick-release experiments. Basic Res Cardiol 69:32

Haissaguerre M, Jais P, Shah DC, Takahashi A, Hocini M (1998) Spontaneous initiation of atrial fibrillation by ectopic beats originating in the pulmonary veins. N Engl J Med 339:659–666

Heistracher P(1971) Mechanisms of action of antifibrillatory drugs. Naunyn-Schmiedebergs Arch Pharmacol 269:199–212

Hermann L (1905) Beiträge zur Physiologie und Physik der Nerven. Pflugers Arch 109:95

Hille B (1977) Local anesthetics: hydrophilic and hydrophobic pathways for the drug-receptor reaction. J Gen Physiol 69:497–515

Hille B (1992) Mechanisms of block. In: Hille H (ed) Ionic channels of excitable membranes. Sinauer, Sunderland MA, pp 376–396

Hino N, Ochi R (1979) Effect of acetylcholine on membrane currents in guinea pig papillary muscle. J Physiol (Lond) 307:183

Ho SY, Sanchez-Quintana D, Cabrera JA, Anderson RH (1999) Anatomy of the left atrium: Implications for radiofrequency ablation of atrial fibrillation. J Cardiovasc Electrophysiol 10:1525–1533

Hodgkin AL, Huxley AF (1952a) Currents carried by sodium and potassium ions through the membrane of the giant axon of Loligo. J Physiol (Lond) 116:449

Hodgkin AL, Huxley AF (1952b) A quantitative description of membrane current and its application to conduction and excitation in nerve. J Physiol (Lond) 117:500

Hoffman BF, Cranefield PF (1960) Electrophysiology of the heart. McGraw-Hill, New York Toronto London

Hondeghem LM, Katzung BG (1977) Time- and voltage-dependent interactions of antiarrhythmic drugs with cardiac sodium-channels. Biochim Biophys Acta 472:373–398

Hondeghem LM, Snyders DJ (1990) Class III antiarrhythmic agents have a lot of potential but a long way to go. Circulation 81:686–690

Huxley H, Hanson J (1954) Changes in the cross-striations of muscle during contraction and stretch and their structural interpretation. Nature (Lond) 173:973

Irisawa H, Brown HF, Giles W (1993) Cardiac pacemaking in the sinoatrial node. Physiol Rev 73:197

Jackman WM, Friday KJ, Anderson JL et al. (1988) The long QT syndromes: a critical review, new clinical observations and unifying hypothesis. Prog Cardiovasc Dis 31:115–172

Jacob R, Gülch RW (1985) Fundamentalprozesse bei Kontraktion und Erschlaffung. In: Brüschke G, Heublein B (Hrsg) Handbuch der Inneren Erkrankungen, Bd 1. Fischer, Jena, S 112 ff.

January CT, Riddle JM, Salata JJ (1988) A model for early afterdepolarizations: Induction with Ca-channel antagonist Bay K 8644. Circ Res 72:75–83

Jurkiewicz NK, Sanguinetti MC (1993) Rate-dependent prolongation of cardiac action potentials by a methanesulfonanilide class III antiarrhythmic agent. Specific block of rapidly activating delayed rectifier K^+ current by dofetilide. Circ Res 72:75–83

Kalusche D, Arentz T, Haissaguerre (2000) Vorhofflimmern: Heilung durch fokale Hochfrequenz-Katheterablation? Z Kardiol 89:1141–1145

Katz AM (1970) Contractile proteins of the heart. Physiol Rev 50:63

Klein LS, Miles WM, Zipes DP (1988): Effect of atrioventricular interval during pacing or reciprocating tachycardia on atrial size, pressure and refractory period: contraction-excitation feedback in human atrium Circulation 82:60–68

Konings KTS, Kirchhof CJHJ, Smeets JRLM et al. (1994) High density mapping of electrically induced atrial fibrillation in man. Circulation 89:1656–1680

Lee KS, Marban E, Tsien RW (1985): Inactivation of calcium channels in mammalian heart cells: joint dependence on membrane potential and intracelullar calcium. J Physiol 364:395–411

Lewis TH (1918/20) Observations upon flutter and fibrillation. Heart 7:127, 293

Li D, Fareh S, Leung TK, Nattel S (1999) Promotion of atrial fibrillation by heart failure in dogs: atrial remodeling of a different sort. Circulation 100:87–95

Lie JT, Hammond PI (1988). Pathology of the senescent heart: anatomic observation on 237 autopsy patients of 90 to 105 years old. Mayo Clin Proc 63:552–564

Liu L, Nattel S (1997) Differing sympathetic and vagal effects on atrial fibrillation in dogs: role of refractoriness heterogeneity. Am J Physiol 273:H805–816

Mines GR (1914) On circulating excitations in the heart muscle and their possible relation to tachycardia and fibrillation. Trans Roy Soc Can 3:8, 43

Moe GK (1962) On the multiple wavelet hypothesis of atrial fibrillation. Arch Int Pharmacodyn Ther 140:183–88

Morgan JP, Blinks JR (1982) Intracellular Ca^{2+} transients in the cat papillary muscle. Can J Physiol Pharmacol 60:520

Nelson DA, Benson ES (1963) On the structural continuities of the transverse tubular sytem of rabbit and human myocardial cells. J Cell Bio 116:297

Niedergerke R (1956) The staircase phenomenon and the action of calcium on the heart. J Physiol (Lond) 134:569

Niedergerke R (1959) Calcium and the activation of contraction. Experientia (Basel) 15:128

Nitta J, Furukawa T, Marumo F et al. (1994): Subcellular mechanism for Ca^{2+} enhancement of delayed rectifier K^+ current in isolated membrane patches of guinea pig ventricular myocytes. Circ Res 74:96–104

Noble D (1984) The surprising heart: a review of recent progress in cardiac electrophysiology. J Physiol (Lond) 351:1

Noble D, Denyer JC, Brown HF, Di Francesco D (1992) Reciprocal role of the inward currents $i_{b,Na}$ and i_f in controlling and stabilizing pacemaker frequency of rabbit sino-atrial node cells. Proc Roy Soc Lond B 250:199

Opie LH (1991) The heart. Physiology and metabolism. Raven, New York

Pelzer D, Thautwein W (1987) Currents through ionic channels in multicellular cardiac tissue and single heart cells. Experimentia 43:1153

Pertsov AM, Davidenko JM, Salononsz R et al. (1993) Spiral waves of excitation underlie reentrant activity in isolated cardiac muscle Circ Res 72:631–650

Pieske B, Kretschmann B, Meyer M et al. (1995) Iterations in intracellular calcium handling associated with the inverse force-frequency relation in human dilated cardiomyopathy. Circulation 92:1169–1178

Pifl C, Plank B, Wyskovsky W et al. (1984) Calmodulin $(Ca^{2+})_4$ is the active calmodulin-calcium species activating the calcium-, calmodulin-dependent proteinkinase of cardiac sarcoplasmic reticulum in the regulation of the calcium pump. Biochem Biophys Acta 773:197

Portze WH, Caldwell PC, Rüegg JC (1964) The dependence of contraction and relaxation of muscle fibres from the crab „maia squinado" on the internal concentration of free calcium ions. Biochim Biophys Acta (Amst) 19:581

Ragsdale DS, McPhee JC, Scheuer T, Catteral WA (1994) Molecular determinants of state-dependent block or Na^+ channels by local anesthetics. Science 265:1724–1728

Ranger S, Talajic M, Lemery R et al. (1989) Amplification of flecainide-induced ventricular conduction slowing by exercise. Circulation 79: 1000–1006

Rensma PL, Allessie MA, Lammers WJ et al. (1988) Length of excitation wave and susceptibility to reentrant atrial arrhythmias in normal concious dogs. Circ Res 63:395–410

Reuter H (1983) Calcium channel modulation by neurotransmitters, enzymes, and drugs. Nature (Lond) 301:569

Reuter H, Scholz H (1977) The regulation of calcium-conductance of cardiac muscle by adrenaline. J Physiol (Lond) 264:49

Reuter H, Seitz N (1968) The dependence of calcium efflux from cardiac muscle on temperature and externat ion composition. J Physiol Lond 195:451

Rosenbluth A, Garcia Ramos J (1947) Studies on flutter and fibrillation II. The influence of artificial obstacles on experimental atrial flutter. Am Heart J 33:677–683

Literatur

Rüegg JC (1986) Calcium in muscle activation. Springer, Berlin Heidelberg New York Tokyo

Sanguinetti MC, Curran ME, Zou A et al. (1996) Coassembly of KvLQT1 and minK (IsK) proteins associate to form cardiac I_{Ks} potassium channel. Nature 384:80–83

Satoh T, Zipes DP (1996): Unequal atrial stretch in dogs increases dispersion of refractoriness conducive to developing atrial fibrillation. J Cardiovasc Electrophysiol 7:833–842

Scholz H (1984) Inotropic drugs and their mechanism of action. In: Katz AM (ed) Basic concepts in cardiology. Jacc 4:389

Singer DH, Baumgarten CM, Ten Eick RE (1981) Cellular electrophysiology of ventricular and other dysrythmias: studies on diseased and ischaemic heart. Prog Cardiovasc Dis 24: 97–156

Skou JC (1992) The Na-K-pump. News in Physiological Sciences 7:95

Spach MS, Dolber PC, Heidlage JF (1988) Influence of the passive anisotropic properties on directional differences in propagation following modification of the sodium conductance in human atrial muscle. A model of reentry based on anisotropic discontinuous propagation. Circ Res 62:811–832

Spach MS, Josephson ME (1994): Initiating reentry: the role of nonuniform anisotropy in small circuits. J Cardiovasc Electrophysiol 5:182–209

Starmer CF, Grant AO, Strauss HC (1984) Mechanisms of use-dependent block of sodium channels in excitable membranes by local anesthetics. Biophys J 46:15–27

Sun H, Gaspo R, Leblanc N, Nattel S (1998) The cellular mechanisms of atrial contractile dysfunction caused by sustained atrial tachycardia. Circulation 98:719–727

Tada M, Kirchberger MA, Pepke DJ, Katz AM (1974) The stimulation of calcium transport in cardiac sarcoplasmic reticulum by adenosine 3',5'-monophosphate-dependent proteinkinase. J Biol Chem 249: 6174

Task Force of the Working Group on Arrhythmias of the European Society of Cardiology (1991) The Sicilian Gambit. A new approach to the classification of antiarrhythmic drugs based on their actions on arrhythmogenic mechanisms. Circulation 84:1831–1851

The Cardiac Arrhythmia Suppression Trial (CAST) Investigators (1989) Preliminary report: effect of encainide and flecainide on mortality in a randomized trial of arrhythmia suppression after myocardial infarction. N Engl J Med 321:406–412

Tieleman RG, De Langen CDJ, Gelder IC van et al. (1997) Verapamil reduces tachycardia-induced electrical remodeling of the atria. Circulation 95:1945–1953

Tritthart H, Fleckenstein A, Kaufmann R, Bayer R (1968) Die spezifische Beschleunigung des Erschlaffungsprozesses durch sympathische Überträgerstoffe und die Hemmung dieses Effektes durch β-Rezeptorenblockade. Pflugers Arch 303:350

Unwin N (1989) The structure of ion channels in membranes of excitable cells. Neuron 3:665–676

Vassort G, Rougier O, Garnier D et al. (1969) Effects of adrenaline on membrane inward currents during the cardiac action potenzial. Pflugers Arch 309:70

Vaughan Williams EM (1979) Classification of antiarrhythmic drugs. In: Sandoe E, Flensted-Jensen E, Olsen KH (eds) Cardiac arrhythmias. Astra, Sodertalje, Sweden, pp 449–472

Wang J, Feng J, Nattel S (1994) Class III antiarrhythmic drug action in experimental atrial fibrillation. Differences in reverse use dependence and effectiveness between d-sotalol an the new antiarrhythmic drug ambasilide. Circulation 90:2032–2040

Weidmann S (1955) The effect of cardiac membrane potential on the rapid availability of the sodium-carrying system. J Physiol (Lond) 127:213

Weirich J (1992) Frequency-dependent action of antiarrhythmic drugs: The useful concept of periodical ligand binding. Basic Res Cardiol 8:205–214

Weirich J (1994) Elektrophysiologische Grundlagen des Vorhofflimmerns als möglicher Ansatz einer rationalen Therapie. In: Scheininger M, Theisen K (Hrsg) Vorhofflimmern: Grundlagen, Diagnostik, Therapie. Steinkopff, Darmstadt

Weirich J (1997) Rate dependence of antiarrhythmic and proarrhythmic properties of class I and class III antiarrhythmic drugs. In: Franz, M, Schmitt C, Zrenner B (eds) Monophasic action potenzials. Springer, Berlin Heidelberg New York, S 71–84

Weirich J, Antoni H (1986) Vulnerability of the heart to ventricular fibrillation: basic mechanisms. In: Rupp H (ed) Regulation of heart function: basic concepts and clinical applications. Thieme, New York

Weirich J, Antoni H (1990) Differential analysis of the frequency-dependent effects of class-I-antiarrhythmic drugs according to periodical ligand binding: Implications on antiarrhythmic and proarrhythmic efficacy. J Cardiovasc Pharmacol 15:998–1009

Weirich J, Everdingen MLJ van (1994) Modeling of reentrant patterns in 2-dimensional excitable media of cardiac tissue without an anatomical obstacle. Pflugers Arch 426:R112

Weirich J, Hohnloser SH, Antoni H (1992) Differential analysis of frequency-dependent effects of antiarrhythmic drugs: Importance of the saturation behavior of frequency-dependent sodium-channel blockade. J Cardiovasc Pharmacol 20(Suppl 2):8–16

Wenzel W, Weirich J (1998) Modulation of the I_{Kr}-channel blockade by extracellular potassium as a mechanism of reverse rate dependence of I_{Kr}-channel blocking antiarrhythmic agents. Pflugers Arch 435(Suppl 6):R79

Wijffels MCEF, Kirchof CJHJ, Dorland R, Allessie MA (1995) Atrial fibrillation begets atrial fibrillation: a study in awake, chronically instrumented goats. Circulation 92:1954–1968

Winegrad S (1979) Electromechanical coupling in heart muscle. In: Berne RM, Spperelakis N, Geiger SR (eds) The cardiovascular system, Handbook of Physiology, sect 2, vol 1. Am Physiol Soc, Bethesda

Winegrad S (1986) Membrane control of force generation. In: Fozzard HA, Haber E, Jennings RB et al. (eds) The heart and cardiovascular system – Scientific foundations. Raven, New York

Wood EH, Heppner RL, Weidmann S (1969) Inotropic effects of electric currents. Circ Res 24:409

Yu WC, Lee SH, Tai CT et al. (1999) Reversal of atrial electrical remodeling following cardioversion of long-standing atrial fibrillation in man. Cardiovasc Res 42:470–476

Yue L, Feng J, Gaspo R et al. (1997) Ionic remodeling underlying action potenzial changes in a canine model of atrial fibrillation. Circ Res 81:512–525

Zeng J, Laurita KR, Rosenbaum DS, Rudy J (1995) Two components of the delayed rectifier K^+ current in ventricular myocytes of the guinea pig type. Circ Res 77:140–152

Systolische und diastolische Funktion des gesunden Herzens

E. Bassenge, B. Pieske

4.1 Wechselwirkungen zwischen Herz und Gefäßsystem – 60

4.2 Aktionsphasen des Herzens – 62

4.3 Determinanten der systolischen Druck-Volumen-Arbeit – 63
4.3.1 Vor- und Nachlast beim Frank-Straub-Starling-Mechanismus – 63
4.3.2 Kontraktilität und Kontraktionsablauf – 64
4.3.3 Beurteilung der Kontraktionsphase (Kontraktilitätsindizes) – 67

4.4 Diastolische Funktion des Herzens – 68
4.4.1 Determinanten der diastolischen Relaxation und Füllung – 68
4.4.2 Phasen der diastolischen Relaxation und Füllung – 71
4.4.3 Pathophysiologie der diastolischen Dysfunktion – 73
4.4.4 Beurteilung der Relaxationsgeschwindigkeit – 73

4.5 Kardiale Leistungsanpassung bei körperlicher Arbeit – 75

Literatur – 75

Um eine adäquate Blutversorgung der Organe – je nach ihrem Aktivitätsgrad – zu gewährleisten, müssen Herzleistung und periphere Kreislauffunktionen in optimaler Weise aufeinander abgestimmt sein. Pumpaktivität des Herzens, Füllungszustand des Gefäßsystems und Gefäßtonus bzw. Wandspannungen in den einzelnen Gefäßsegmenten müssen dauernd erfasst und ggf. berichtigt werden. Dazu steht eine breite Palette nervös-humoraler Regulationsmechanismen zur Verfügung, die fortlaufend Informationen aus Druck- und Volumenrezeptoren beziehen. Einfachstes Regulationsprinzip für die Herzleistung ist der Frank-Straub-Starling-Mechanismus. Er beinhaltet, dass das Herz seine Förderleistung innerhalb physiologischer Grenzen jeweils dadurch dem Angebot anpassen kann, dass es sein Schlagvolumen bei vermehrtem venösem Blutangebot und damit vergrößerter Füllung der Ventrikel erhöhen kann.

Vor mehr als 75 Jahren formulierte Starling 1914 (Patterson 1914) diese Erkenntnis in seinem Herzgesetz. Darin sah er die Leistungsanpassung des Herzens hauptsächlich durch erhöhte Vorfüllung, die zu vermehrter Druck- und/oder Volumenarbeit führen sollte. Dieser Anpassungsmechanismus läuft notwendigerweise über eine Erhöhung der enddiastolischen Ventrikelvolumina bei Mehrarbeit des Herzens, die durch röntgenologische Befunde während körperlicher Arbeit jedoch nicht verifiziert werden konnten (Reindell 1964). Bei körperlicher Arbeit im Liegen fand man eher eine Abnahme der enddiastolischen Volumina. Starling hatte ganz wesentliche Anpassungsfaktoren des Herzens nicht berücksichtigt: die unter physiologischen Bedingungen variable Herzfrequenz sowie die variable intrinsische Kontraktionskraft des Myokards („Kontraktilität"), die eine Zunahme (oder Abnahme) der Herzarbeit pro Schlag auch ohne akute diastolische Größenveränderungen zulässt (überraschenderweise war Starling die positiv-inotrope Wirkung der sympathischen Herznerven längst bekannt!). Tatsächlich läuft die kardiale Arbeitsanpassung wesentlich über eine Steigerung der Herzfrequenz (von 50/min auf bis zu 200/min) und der intrinsischen Kontraktilität, die zu einer bis zu 30%igen Zunahme des Schlagvolumens bei entsprechender Abnahme des endsystolischen Volumens führt.

Trotz der Dominanz von Herzfrequenz und Herzkraftsteigerung bleibt natürlich der Frank-Starling-Mechanismus als Grundeigenschaft des Herzens wichtig. Er kommt besonders bei Lageänderungen (Hochlagern der Beine mit vermehrtem venösem Rückstrom), Zunahme der Nachlast (akute Anpassung des Schlagvolumens bei arterieller Blutdruckerhöhung), in der Anpassung der Förderleistung beider Ventrikel, oder wenn die physiologische Anpassung an Belastung experimentell verändert wird (künstlich eingestellte Herzfrequenzen, Anwendung von β-Blockade) zum Tragen. Jede Imbalance zwischen rechtem und linkem Ventrikel (z. B. durch die Einflüsse forcierter Atembewegungen) muss über den Frank-Starling-Mechanismus kompensiert werden; darin liegt seine eigentliche physiologische Bedeutung. Insofern muss es immer einen „Beitrag" des Frank-Starling-Mechanismus geben, auch bei der Leistungsanpassung an körperliche Arbeit, die aber im Wesentlichen eben nicht über diesen Mechanismus bewältigt wird.

4.1 Wechselwirkungen zwischen Herz und Gefäßsystem

Die optimale Einstellung des Herzminutenvolumens auf die Bedürfnisse der peripheren Gewebe wird von kardialen und extrakardialen (z. B. vaskulären) Faktoren bestimmt. Zu den kardialen Faktoren zählen üblicherweise die intrinsische Kontraktilität (s. Abschn. 4.3.2), die Reaktionen des Herzens auf die (von der Füllung abhängige) Vordehnung („preload") und die Reaktion des Herzens auf die (vom peripheren Widerstand abhängige) Nachlast („afterload"). Diese von der Muskelfunktion des Myokards abhängigen Mechanismen werden von extrakardialen Faktoren stark modifiziert. So ist die extrakardiale Steuerung der Herzfrequenz durch das autonome Nervensystem derjenige Faktor, der für die Anpassung der Förderleistung des Herzens an die metabolischen Bedürfnisse der peripheren Gewebe quantitativ die größte Rolle spielt (s. Abschn. 4.5).

Tatsächlich überschneiden sich die einzelnen Mechanismen gegenseitig, sodass eine zu schematische Abgrenzung Fehlschlüsse induzieren kann. So ist z. B. die Reaktion des Herzens auf Änderungen der Vordehnung (Füllung) ein kardialer Mechanismus. Zahlreiche extrakardiale Faktoren beeinflussen aber die Füllung der Ventrikel (s. Kap. 7). Als wichtigster extrakardialer Einfluss muss hier die Füllung des Gefäßsystems mit einem bestimmten Blutvolumen aufgeführt werden. Das Blutvolumen und der Salz-Wasser-Haushalt werden unter dem Einfluss des Zwischenhirns über die Niere reguliert. Die Größe des Blutvolumens (seine Regulation ist im Kap. 17 dargestellt) bestimmt den Füllungsdruck des Gefäßsystems ohne jede Herztätigkeit, d. h. den sog. statischen Blutdruck. Je größer die

Füllung des Gefäßsystems innerhalb eines physiologisch relevanten Bereiches ist, desto besser wird die Vorfüllung des Herzens, und um so höher wird seine Förderleistung.

Auch der Venentonus ist als wichtiger extrakardialer Faktor für die Leistungsanpassung des Herzens über die Füllung anzusehen. Steigt der Venentonus unter dem sympathischen Nerveneinfluss (Witzleb 1968), z. B. zu Beginn körperlicher Arbeit, so kann ein ausreichender Füllungsdruck und somit eine ausreichende Förderleistung auch bei zunächst nicht ausreichend vermehrtem venösem Rückstrom aufrechterhalten werden. Umgekehrt führt ein plötzliches Nachlassen des venösen Gefäßtonus trotz ausreichenden Blutvolumens zu einer inadäquaten Füllung und Förderleistung. Weitere extrakardiale Faktoren für die Füllung sind die Wirkung der Muskelpumpe auf die Venenwände, die Umverteilung des Blutvolumens in den Thorax hinein (Übergang zum Liegen) und die Einflüsse der Atmung (inspiratorische Erhöhung des intrathorakalen Sogs bei gleichzeitig gesteigertem intraabdominalen Druck).

Zu dieser Wirkung der extrakardialen Faktoren auf die Füllung als einer Determinante der Herzleistung kommt jedoch hinzu, dass das Herz wiederum über die Verteilung des Blutvolumens diese extrakardialen Faktoren verändert und damit seine eigene Füllung beeinflusst. Diese Wechselbeziehung soll anhand einer Gegenüberstellung der „cardiac function curve" und der „vascular function curve" veranschaulicht werden (Levy 1979; Abb. 4.1a,b).

„Cardiac function curve". Sie stellt die Abhängigkeit der Förderleistung des Herzens von der Füllung bzw. Vorlast dar (Guyton u. Cowley 1976; vgl. Frank-Straub-Starling-Mechanismus). Diese Darstellung impliziert: Die Füllung als Determinante bestimmt die Förderleistung des Herzens unter sonst konstanten Bedingungen, oder – anders ausgedrückt – der jeweilige zentralvenöse Druck bestimmt das Herzminutenvolumen.

„Vascular function curve". Sie beschreibt eine geradezu umgekehrte Ursache-Wirkungs-Beziehung (Levy 1979). Dabei wird die Verteilung des Blutvolumens innerhalb der verschiedenen Abschnitte eines Gefäßsystems in Abhängigkeit von der Förderleistung des Herzens betrachtet. Bei Herzstillstand befindet sich das Blutvolumen praktisch vollständig (>99%) im Niederdrucksystem, der Venendruck erreicht den maximal möglichen Wert (= statischer Blutdruck). Mit zunehmender Förderleistung des Herzens erfolgt eine teilweise Verschiebung des Blutvolumens vom Venensystem in das arterielle System, es fällt also der zentralvenöse Druck und somit der Vorhofdruck laufend ab. Entsprechend führt eine stetige Verminderung der Herzleistung (auch ohne gleichzeitige Zunahme des Venentonus und des Blutvolumens) zu einem stetigen Anstieg des venösen Druckes bis auf den statischen Blutdruck beim Herzstillstand. Diese Art der Darstellung impliziert also: Das Herzminutenvolumen beeinflusst den zentralvenösen Druck.

Die Gegenüberstellung dieser beiden Teilaspekte veranschaulicht diese Wechselbeziehung auch am Beispiel der Herzinsuffizienz. Die Kontraktilität des Herzens kann als Ausdruck einer gestörten β-adrenergen Signaltransduktion („funktionelle sympathische Denervierung") und einer aufgehobenen Frequenzinotropie (s. unten) nicht mehr zunehmen. Die „cardiac function curve" ist nach rechts verschoben und abgeflacht: zum Erreichen einer bestimmten Förderleistung ist eine höhere Füllung erforderlich.

Auf der anderen Seite ist der statische Blutdruck (bestimmt von Gesamtgefäßcompliance und Blutvolumen) wegen des erhöhten Venentonus und des vermehrten Blutvolumens erhöht, die „vascular function curve" beginnt von einem höheren Punkt aus und ist nach oben und nach rechts verschoben: Bei einer bestimmten Förderleistung des insuffizienten Herzens befindet sich ein höherer Anteil des (vermehrten) Blutvolumens im Niederdrucksystem als bei der gleichen Förderleistung des gesunden Herzens. In dieser Umverteilung des vermehrten Volumens in den Abschnitt vor dem jeweils insuffizienten Herzteil manifestiert sich die sog. „Stauung" bei der Herzinsuffizienz.

Ebenso lässt sich auf der Auswurfseite des Herzens eine ähnlich komplexe Wechselbeziehung zwischen kardialen und vaskulären Faktoren aufzeigen, auch dann, wenn reflektorische Veränderungen außer Betracht bleiben. Dazu muss bei der Betrachtung der ventrikulären Nachbelastung die hydraulische Eingangsimpedanz des arteriellen Systems berücksichtigt werden (Wetterer u. Kenner 1968). Dieser Begriff lässt sich etwas vereinfacht folgendermaßen veranschaulichen: Würde die Herzpumpe eine kontinuierliche Volumenverschiebung bewerkstelligen, dann ergäbe sich aus dieser Volumenverschiebung pro Zeit (Stromstärke) und dem entstehenden Druck die gesamte Leistung, die das Herz zur Überwindung der Reibungsverluste (peripherer Widerstand) aufbringen müsste. Tatsächlich muss das diskontinuierlich pumpende Herz mehr Leistung aufbringen, als sich aus mittlerer Stromstärke und mittlerem Aortendruck ergibt. Zu der Gleichstromarbeit,

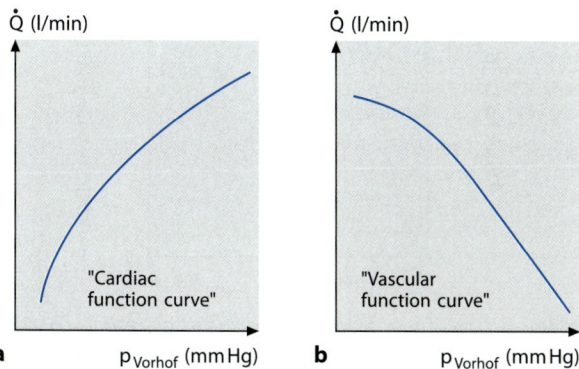

Abb. 4.1a, b. Wechselbeziehung zwischen Herzminutenvolumen (*Ordinaten*) und mittlerem Vorhofdruck (*Abszissen*). a Die „cardiac function curve" beinhaltet den Frank-Straub-Starling-Mechanismus und besagt: Der Vorhofdruck (als Determinante) bestimmt das Herzminutenvolumen (unter sonst konstanten Bedingungen). b Die „vascular function curve" beschreibt nur scheinbar eine gegensinnige Beziehung: Das Herzminutenvolumen (als Determinante) bestimmt (unter sonst konstanten Bedingungen) die Verteilung des Blutvolumens im Gefäßsystem und damit auch den Vorhofdruck. Der Schnittpunkt beider Kurven definiert einen bestimmten Zustand des Füllungsdruckes, der sich aus dem Zusammenwirken von kardialen (Herzfrequenz, Kontraktilität) und extrakardialen Faktoren (Venentonus, Blutvolumen, peripherer Widerstand u. a.) ergibt. (Mod. nach Guyton u. Cowley 1976 und Levy 1979)

die das Herz bewältigen muss, kommt noch ein zusätzlicher Energiebeitrag hinzu, der für die Erzeugung der Pulsationen notwendig ist und dessen Energiebeitrag in der arteriellen Pulswelle enthalten ist (Wetterer u. Kenner 1968).

Die hydraulische Eingangsimpedanz umfasst nun die Summe aller dabei zu überwindenden Widerstände (Reibungswiderstand, Trägheitswiderstand, „elastischer" Widerstand) und beinhaltet einen großen Gleichstromanteil und einen kleineren, pulsatorischen Anteil (der beim linken Ventrikel normalerweise rund 1/10 der aufgebrachten Leistung beansprucht). Das Verhältnis vom pulsatilen zum Gleichstromanteil kann physiologisch, pathologisch oder im Experiment variiert werden, wie ein Extrembeispiel veranschaulicht: Das Herz muss dann einen erheblich größeren pulsatilen Energieanteil aufbringen, wenn es ein bestimmtes Volumen gegen den Druck einer im Thoraxbereich abgeklemmten Aorta fördern muss als notwendig wäre zur Förderung des gleichen Volumens in eine nicht abgeklemmte Aorta, deren Mitteldruck durch Vasokonstriktorinfusion auf den gleichen Wert gebracht wurde (Pouleur et al. 1979).

Dieser „pulsatile Anteil" der ventrikulären Nachbelastung ist jedoch keineswegs allein von den Eigenschaften des arteriellen Windkessels bestimmt (extrakardialer Faktor). Ebenso beeinflusst als kardialer Faktor die spezielle Kinetik der Pumpaktion (Herzfrequenz, maximale Austreibungsgeschwindigkeit, Zeitverlauf der Ejektion) den pulsatilen Anteil der ventrikulären Nachbelastung. Physikalische Eigenschaften des arteriellen Baumes und Ablauf der Kontraktion bedingen so in ständiger wechselseitiger Beeinflussung die ventrikuläre Nachbelastung. Der zeitliche Verlauf der Ejektionsgeschwindigkeit während der Austreibungsphase ist ein Ergebnis dieser Wechselwirkung (Pouleur et al. 1979). Diese Betonung der Wechselwirkungen zwischen Herz und Gefäßsystem wurde der Besprechung der Mechanik des intakten Herzens vorangestellt, da die Beachtung dieser Wechselwirkungen für das Verständnis der Herzmechanik in Physiologie und Pathophysiologie unerlässlich ist.

4.2 Aktionsphasen des Herzens

Nach Wiggers (1921) unterteilt man den Herzzyklus (nach hämodynamischen Parametern) in 5 verschiedene Aktionsphasen:

- Die Ventrikelsystole beginnt mit dem Schluss der Atrioventrikularklappen bei A in Abb. 4.2a,b. Während der anschließenden **isovolumetrischen Anspannungsphase** sind alle Klappen geschlossen (A–B). Das Herz geht dabei von einer eher längsovalen in eine mehr kugelige Gestalt über. Wegen des dadurch erzielten günstigeren Verhältnisses von Oberfläche zu Volumen kann sich ein Großteil der spiralig in verschiedenen Steigungen angeordneten Myokardfaserzüge dann schon verkürzen. Deshalb kann man nicht von einer „isometrischen" Anspannungsphase sprechen.
- Anschließend beginnt mit dem Öffnen der Taschenklappen bei B die **auxobare Austreibungsphase** (B–C), während der Druck weiter ansteigt, obwohl die Faserspannung durch den sich nun schnell vermindernden Ventrikelradius nach der Laplace-Beziehung schon wieder abnimmt (◘ Abb. 4.3). Da nicht alle Ventrikelmuskelfasern gleich-

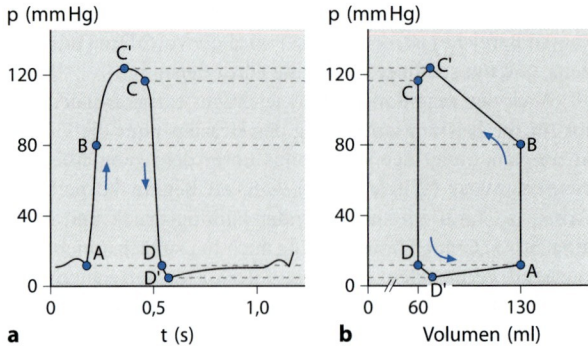

◘ **Abb. 4.2a, b.** Einzelne Funktionsphasen des linken Ventrikels während eines Herzzyklus. **a** Registrierung des Druckes im linken Ventrikel gegen die Zeit. **b** Registrierung des Druck-Volumen-Diagramms des linken Ventrikels. Für die Orientierung über die Zeitverhältnisse vergleiche die sich entsprechenden Punkte der beiden Teilabbildungen (*gestrichelte Linien*). Einzelheiten s. Text

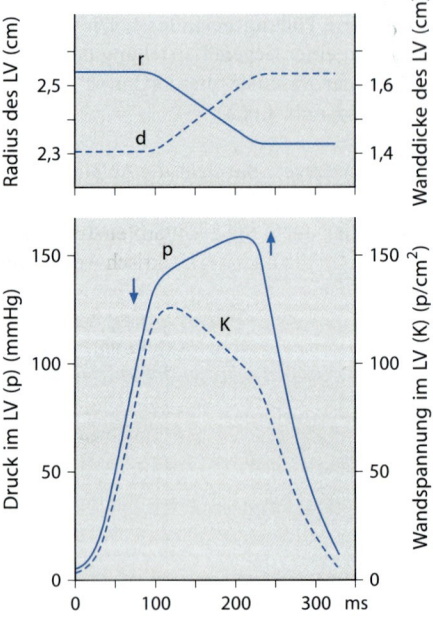

◘ **Abb. 4.3.** Verhalten von Ventrikelradius (*r*), Wanddicke (*d*), intraventrikulärem Druck (*p*) und Wandspannung (*K*) eines linken Hundeventrikels (*LV*) während einer Systole und im Beginn der Diastole. Die *Pfeile* kennzeichnen Beginn und Ende der Austreibung. (Nach Sonnenblick et al. 1969)

zeitig die Spannung verlieren, ist der Übergang von der Systole (nach Konvention A–C) zur Diastole (C–A) unscharf. Die endokardnahen Fasern sollen – möglicherweise weil sie unter höherem Druck bzw. höherer Spannung stehen – länger aktiviert bleiben (Trautwein 1972). Unter hämodynamischen Gesichtspunkten endet die Systole mit dem Schluss der Semilunarklappen.

- Die „**Protodiastole**" (C'–C; Wiggers 1921) beginnt mit dem Abfall des Ventrikeldruckes (C') noch während der Ejek-

tionsphase und endet mit dem Schluss der Taschenklappen (C).
- Nun kommt es zu einem schnellen Druckabfall, während dessen die Ventrikel – ohne ihr Volumen zu verändern – erschlaffen: **isovolumetrische Erschlaffungsphase** (C–D').
- Wenn nun der Vorhofdruck den Ventrikeldruck übersteigt, öffnen sich die Atrioventrikularklappen (D), und es schließt sich zuerst die **schnelle** und dann die **langsame Füllungsphase** (Diastase) an (D'–A). Das Öffnen der Klappen und die schnelle Füllung werden durch das Hochschnellen der Ventilebene (s. Abschn. 4.4.2) besonders bei hohen Herzfrequenzen gefördert. Über diesen Trägheitseffekt des Blutes im Vorhof könnte der Ventrikel auch ohne einen atrioventrikulären Druckgradienten gefüllt werden.

Die Dauer der einzelnen Herzaktionsphasen und ihre Zeitverhältnisse zueinander spielen für eine optimale Füllung und Austreibung eine entscheidende Rolle. Dabei verkürzen sich die Zeiten für die einzelnen Aktionsphasen mit steigender Herzfrequenz, wobei die diastolischen Intervalle relativ stärker abnehmen als die systolischen. Bei einer Herzfrequenz von 60/min dauert die Systole etwa 310 ms (davon die isovolumetrische Kontraktion 70 ms) und die Diastole 690 ms, also etwa zwei Drittel des Herzzyklus (von den 690 ms fallen etwa 80 ms auf die isovolumetrische Erschlaffung und 180 ms auf die schnelle Füllung).

Bei einer Herzfrequenz von 180/min verkürzt sich die Systole auf ca. 220 ms (wobei sowohl die Zeit für die isovolumetrische Anspannung als auch für die Ejektion abnimmt). Die Diastole verkürzt sich dagegen stärker, nämlich auf 110 ms, nimmt also nur noch ein Drittel des Herzzyklus ein. Bei diesen hohen Herzfrequenzen fällt die Diastase praktisch weg (Böhme 1936). Unter physiologischen Bedingungen nimmt bei jeder Frequenzerhöhung und/oder Kontraktilitätssteigerung sowohl die Kontraktions- wie die Erschlaffungsgeschwindigkeit zu, wobei letztere für eine ausreichende Füllung von Bedeutung ist (s. Abschn. 4.4).

Üblicherweise werden der zentralvenöse Druck und die Dauer der Füllungszeit als die wesentlichen Determinanten der Ventrikelfüllung betrachtet. Die starke Verkürzung der Diastole und damit der Füllungszeit bei Herzfrequenzerhöhungen müsste demnach zu einer Verminderung der Ventrikelfüllung führen. Um bei hohen Herzfrequenzen dennoch eine optimale Füllung zu gewährleisten, müssen zusätzliche Füllungsmechanismen verstärkt zur Wirkung kommen.

Diese zusätzlichen Mechanismen sind in den Abschn. 4.4.2 und 4.4.3 beschrieben; sie charakterisieren das Herz besonders bei sehr hohen Herzfrequenzen als Druck-Saug-Pumpe – im Angelsächsischen werden sie deshalb als „systolic and diastolic suction" bezeichnet (Brecher u. Galetti 1963; Bell et al. 2000). Unter ihrem Einfluss erfolgt schon während des ersten Viertels der Diastole eine rund 80%ige Füllung der Ventrikel (Böhme 1936). Bei langsamen Frequenzen werden die restlichen 20% entlang dem Druckgradienten von den großen Venen bzw. vom Vorhof zum Ventrikel während der Diastase ergänzt. Der zusätzlichen Vorhofkontraktion kommt kaum Bedeutung zu (Böhme 1936), im Gegensatz zu hohen Herzfrequenzen, bei denen sich an die schnelle Füllungsphase die nun hämodynamisch bedeutende Vorhofkontraktion direkt anschließt und für die Komplettierung der Füllung sorgt. Die Bedeutung der variablen Relaxationsgeschwindigkeit für das Erreichen einer optimalen Ventrikelfüllung ist in Abschn. 4.4 abgehandelt.

4.3 Determinanten der systolischen Druck-Volumen-Arbeit

4.3.1 Vor- und Nachlast beim Frank-Straub-Starling-Mechanismus

Die grundlegenden Eigenschaften des Herzmuskels sind 1895 in sehr sorgfältigen Versuchen von Frank erarbeitet und in ein von ihm entwickeltes Druck-Volumen-Diagramm des Herzens übertragen worden (Frank 1895). Davor war bereits am Skelettmuskel beobachtet worden, dass die bei der Kontraktion zu erzielende maximale Spannung von der Ausgangslänge bzw. -spannung abhing. In Analogie konnte Frank zeigen, dass auch am Froschherzen die maximal zu erzielende Druckentwicklung oder Volumenverschiebung – „Volumenarbeit" ist nach Gollwitzer-Meier et al. (1936) energetisch deutlich günstiger als „Druckarbeit" – von der Ausgangsfüllung bzw. vom Füllungsdruck abhängt.

Später konnten diese Befunde von Straub (1914) und Starling (Patterson 1914) auch für das isolierte und damit denervierte Warmblüterherz bestätigt werden. Straub legte dabei als bestimmenden Faktor für die Kraftentfaltung des Ventrikels den enddiastolischen Druck fest, während Starling, dessen Experimente an einem etwas genauer kontrollierten Herz-Lungen-Präparat durchgeführt wurden, auf die enddiastolische Faserlänge als entscheidende Determinante hinwies.

Am Frank-Arbeitsdiagramm können die physiologischen und pathologischen Grundlagen der Herzdynamik übersichtlich erörtert und die autoregulativen Mechanismen bei akuter Druck- oder Volumenbelastung des denervierten Herzens erklärt werden. In Abb. 4.4a–c sind in einem Frank-Arbeitsdiagramm die Gesetzmäßigkeiten der autoregulativen Anpassung an erhöhte Druck- bzw. Volumenbelastung erläutert; der Ausgangszustand ist jeweils gestrichelt eingezeichnet.

- Erhöhte Volumenbelastung führt zu einem vergrößerten enddiastolischen Volumen. Ohne Erhöhung der isovolumetrischen Maximakurve kann ein größeres Schlagvolumen ausgeworfen werden, wobei das endsystolische Restvolumen weniger zugenommen hat als das enddiastolische, also eine verstärkte Faserverkürzung erfolgt.
- Bei erhöhter Druckbelastung muss der Ventrikel zunächst mehr Spannung bzw. Druck erzeugen, sodass dann nur noch ein verkleinertes Schlagvolumen ausgeworfen werden kann und eine vergrößerte Restblutmenge resultiert. Bleibt der venöse Zustrom konstant, so erhöht sich anschließend auch das enddiastolische Volumen. Dieser Vorgang wiederholt sich über mehrere Schläge, bis von einem erhöhten enddiastolischen Volumen wieder das ursprüngliche Schlagvolumen auch gegen einen erhöhten Druck ausgeworfen werden kann. Die mit Änderungen des enddiastolischen Volumens einhergehenden Anpassungsvorgänge sind als heterometrische Autoregulation bezeichnet worden.

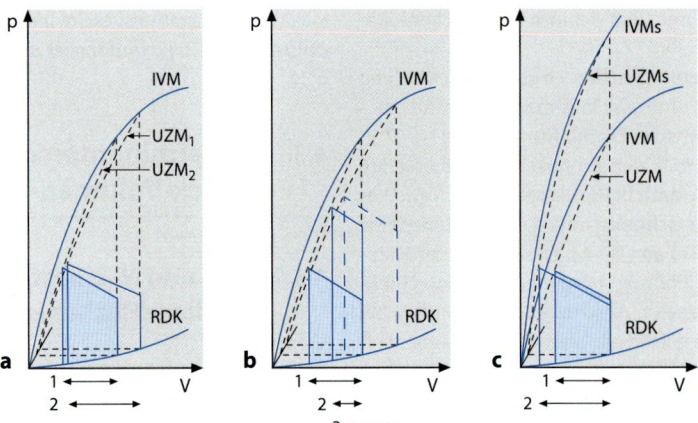

Abb. 4.4a–c. Schematische Druck-Volumen-Diagramme zur Erklärung dynamischer Anpassungsmechanismen. Die *ausgezogenen Linien* stellen von *unten* nach *oben* dar: die Ruhedehnungskurve (*RDK*), die isobaren Maxima (jeweils nur *Anfangsteil unten links*), die isovolumetrischen Maxima (*IVM*). Unterstützungszuckungsmaxima (*UZM*) gestrichelt. Die *punktierten Flächen* bezeichnen jeweils die Ausgangssituation. **a** Anpassung an akute Volumenbelastung. Vergrößerung des Schlagvolumens (*1→2*) durch initial gesteigerte Füllung. **b** Anpassung an akute Druckbelastung. Erhöhte Druck-Volumen-Arbeit durch verstärkte Vordehnung (*1→2→3*; Restvolumenmechanismus). **c** Erhöhung der Kontraktilität, vordehnungsunabhängige Vergrößerung des Schlagvolumens (*1→2*) bzw. des Drucks durch Verlagerung der entsprechenden Maximakurven unter sympathisch bedingter Kontraktilitätssteigerung (*UZM*)

Über diese „heterometrische Autoregulation" des Herzens dominiert bei normal innervierten Herzen als Regulationsmechanismus eindeutig die Abstufung der Kontraktilität durch die Aktivität des kardialen Sympathikus (s. Abschn. 4.3.2). Die heterometrische Autoregulation spielt beim intakten Kreislauf eine Rolle bei akuten Änderungen des Füllungsdruckes, wie sie bei Lageänderungen des Körpers und Änderungen des Blutvolumens und dessen Verteilung entstehen. Die Hauptbedeutung der heterometrischen Autoregulation (Frank-Starling-Mechanismus) besteht darin, dass im Steady State über den entsprechenden Füllungsdruck vor den beiden Ventrikeln deren Leistungen auf das Genaueste aufeinander abgestimmt werden. Ohne die Regulation über den Frank-Starling-Mechanismus könnte es zu gefährlichen Umverteilungen des Blutgehaltes zwischen großem und kleinem Kreislauf kommen.

Im Zustand der chronischen Herzinsuffizienz ist das Herz auch als weitgehend funktionell sympathisch denerviert anzusehen (s. Kap. 17), sodass dann die heterometrische Autoregulation (Herzvergrößerung) viel stärker zum Tragen kommt. Ähnliches gilt für das Herz unter β-adrenerger Blockade. Bei der heterometrischen Autoregulation scheint es sich um einen Spezialfall der kardialen Kontraktilitätsregulation zu handeln. Anders als bei β-adrenerger Stimulation geht beim Frank-Starling-Mechanismus die Steigerung der myokardialen Leistungsfähigkeit nicht mit einer Erhöhung der Menge freien Aktivatorkalziums, sondern mit einer Steigerung der Ca^{2+}-Sensivität der Myofilamente einher (Pieske 1997).

4.3.2 Kontraktilität und Kontraktionsablauf

Der unter physiologischen Bedingungen wichtigste Parameter für die Anpassung des Schlagvolumens ist in der variablen Kontraktilität des Myokards zu sehen.

Im Unterschied zum Skelettmuskel kann beim Herzmuskel die Kontraktilität bzw. Kontraktionsgeschwindigkeit auch ohne Änderung der Ausgangsspannung erhöht werden. Die Ursache für die erhöhte Kraft bzw. Kontraktionsgeschwindigkeit ist in einer Ca^{2+}-gesteuerten Vermehrung der Aktin-Myosin-Querbrücken zu sehen. Der Grund für die erhöhte maximale Verkürzungsgeschwindigkeit könnte eine gesteigerte Frequenz der Querbrückeninteraktionen sein (Holubarsch et al. 1986). Diese Mechanismen sind in Kap. 6, genau dargestellt und führen zu einem steileren Verlauf der isovolumetrischen Maximakurve im Druck-Volumen-Diagramm der Abb. 4.4c. Bei gleichbleibender enddiastolischer Füllung wird über die Kontraktilitätserhöhung auf Kosten eines verminderten Restvolumens ein vergrößertes Schlagvolumen ausgetrieben (Vergrößerung der Ejektionsfraktion) oder ein gleichbleibendes Schlagvolumen gegen eine gesteigerte Nachlast (erhöhter Aortendruck) befördert.

⊕ Zusatzwissen

Die überragende Wertigkeit der variablen Kontraktilität für die Leistungsanpassung des gesunden Herzens wird bei der Anpassung an körperliche Arbeit deutlich. Etwas überspitzt gesagt ist der gesamte Kreislauf und seine Regulation für die „Intervention" durch körperliche Arbeit ausgelegt (da, abgesehen von den 25–30 kg Muskeln, die Durchblutungsveränderungen aller anderen Organe für die Variabilität des Herzminutenvolumens keine große Rolle spielen). Genau bei diesem Zustand spielt die Regulation des Schlagvolumens über den Frank-Starling-Mechanismus aber eine ganz untergeordnete Rolle gegenüber der nerval und neurohumoral vermittelten Kontraktilitätssteigerung. Am Beginn körperlicher Arbeit im Liegen nehmen Füllungsdruck und Herzgröße kaum zu, sondern zumindest bei jüngeren Probanden und Herzfrequenzen über 150/min sogar eher ab (s. Kap. 7, S. 125). Nur bei älteren Probanden oder bei extremen Belastungen kommt es zu einem leichten Anstieg des enddiastolischen Druckes (Übersicht bei Nonogi et al. 1988). Die Leistungsanpassung über eine vermehrte Füllung bzw. Restblutmenge bedeutet eine größere Faserspannung. Nach dem

Laplace-Gesetz steigt dann in einem kugeligen Hohlorgan bei gesteigertem dehnenden Innendruck die von jeder Faser aufzubringende Spannung (und damit der myokardiale Sauerstoffverbrauch) mit dem Quadrat des Radius. Beim großen Herzen würden zwar relativ kleine Verkürzungen der einzelnen Fasern genügen, um ein ausreichendes Schlagvolumen zu verschieben; dafür würden aber sehr hohe Faserspannungen entstehen, die die Gefahr der akuten Überdehnung und Kontraktionsinsuffizienz in sich bergen. Demgegenüber bewirkt die Leistungsanpassung über gesteigerte Kontraktilität kleinere Restblutmengen und Kammervolumina. Die einzelnen Fasern müssen sich zwar prozentual stärker verkürzen, dabei aber eine geringere Spannung aufbringen. Durch eine Steigerung der intrinsischen Kontraktilität verbessert sich also das Übersetzungsverhältnis von aufzubringender Faserspannung zum Verkürzungsweg bei einem gegebenen Innendruck in den Ventrikeln.

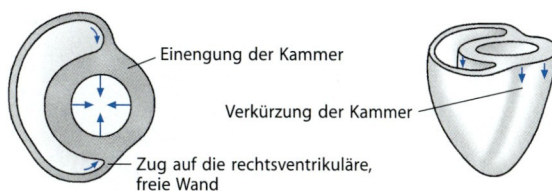

a **Linksventrikuläre Auswurfkinetik**

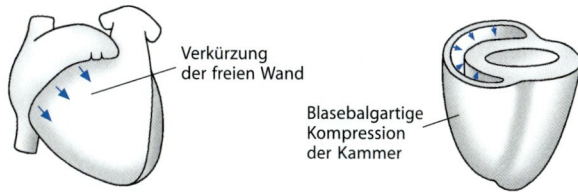

b **Rechtsventrikuläre Auswurfkinetik**

◘ **Abb. 4.5a,b.** a Der Schlagvolumenauswurf aus dem linken Ventrikel wird hauptsächlich durch eine Verkleinerung des Kammerquerdurchmessers und nur zum geringen Teil durch eine Verkürzung der Ventrikellängsachse verursacht. b Der rechtsventrikuläre Schlagvolumenauswurf wird hauptsächlich durch eine Verkürzung der Kammerlängsachse und eine gleichzeitige blasebalgartige Bewegung der freien Ventrikelwand auf das in den rechten Ventrikel hineinragende Septum zu bewirkt. Unterstützend wirkt der Zug, den die linksventrikuläre Kontraktion auf die rechte, freie Ventrikelwand ausübt. (Nach Rushmer 1970)

Darüber hinaus verbessert die abstufbare Kontraktionsgeschwindigkeit die Koordination des Kontraktionsablaufes in den einzelnen Herzabschnitten. Um das Durchschlagen der Klappen bei der Verkürzung des Ventrikels in der Longitudinalachse am Beginn der Systole zu verhindern, müssen zunächst die Papillarmuskeln aktiviert werden. Dabei wird die Ventilebene schon etwas herzspitzenwärts verlagert. Die anschließende Kontraktion der Spiralmuskulatur betrifft zunächst hauptsächlich den Einflusstrakt, wodurch die etwas später aktivierte Muskulatur im Ausflusstrakt in eine etwas höhere Vordehnung gelangt. Die Kontraktion der Hauptmasse der Muskulatur (die mehr zirkulären Fasermassen) führt bei Öffnung der Klappen bei gleichzeitiger Abnahme des Ventrikeldurchmessers zu relativ großen Faserverkürzungen (◘ Abb. 4.5a): damit ist das Übersetzungsverhältnis für hohe Druckentwicklung günstiger. Bei hoher Kontraktilität ist der beim schnellen Schlagvolumenauswurf entstehende Rückstoß der Hauptfaktor für die schnelle Bewegung der Ventilebene herzspitzenwärts (Krasny et al. 1991), die als Ventilebenenmechanismus für die Füllung des Herzens von Bedeutung ist (s. Abschn. 4.4.2). Elastische Rückstellungskräfte des Herzens, z. B. durch das viskoelastische Protein Titin, unterstützen diesen Vorgang (Bell et al. 2000; Cazolla et al. 2000).

> Der linke Ventrikel ist also hervorragend zur schnellen Druckentwicklung geeignet.

Demgegenüber sind die Bedingungen für schnelle und hohe Druckentwicklung im rechten Ventrikel ungünstiger. Wegen der funktionell-anatomischen Anordnung (der rechte Ventrikel sitzt kapuzenförmig dem linken Ventrikel über dem gewölbten Septum auf, ◘ Abb. 4.5b) hat die freie Wand des rechten Ventrikels einen viel größeren Krümmungsradius, woraus nach der Laplace-Beziehung bei gleichen Innendrücken eine höhere Wandspannung resultiert. Umgekehrt ist bei geringen Auswurfdrücken eine verhältnismäßig geringe Verkürzung ausreichend, um ein großes Volumen zu verschieben. Wegen des schalenförmigen Aufsitzens der rechten Ventrikelwand auf dem linken Ventrikel wird die Austreibung dabei noch durch Vorbuchtung des Septums in den rechten Ventrikel hinein unterstützt. Der rechte Ventrikel ist also für große Volumenverschiebungen besonders gut geeignet. Die hohe Dehnbarkeit des rechten Ventrikels macht diesen besonders empfindlich gegen Vordehnungsänderungen, während die Änderung der Nachbelastung durch den Pulmonalkreislauf unter physiologischen Bedingungen eine geringere Rolle spielt und nur kleinen Schwankungen unterworfen ist.

Zusätzlich zu Veränderungen in der Geometrie der Ventrikel vollzieht die linke Herzkammer während der Systole eine durch die spiralig angeordneten Muskelfasern bedingte **Rotationsbewegung**. Hansen et al. (1988) konnten an transplantierten menschlichen Herzen eine Drehbewegung nachweisen, die sich um die Längsachse des Ventrikels abspielt und am Ende der Systole maximal ist. Neuerdings ist es möglich mit der Magnetresonanzmarkierung („magnetic resonance tagging") die einzelnen segmentalen Ventrikelwandbewegungen während eines Herzzyklus beim Menschen genauer zu analysieren (Stuber et al. 1999). Dabei erkennt man, dass zusätzlich zum Ventilebenenmechanismus dieser ventrikuläre „Auswringmechanismus" für einen adäquaten Auswurf von Bedeutung ist. Es zeigte sich, dass sich die kontrahierenden Myokardfasern in Basisnähe im Uhrzeigersinn drehen (von der Herzspitze her betrachtet), während sie im Bereich der Herzspitze im Gegenuhrzeigersinn rotieren (◘ Abb. 4.6). Während der isovolumetrischen Relaxation ist das Rotationsverhalten gegenläufig. Auch eine diastolische Dysfunktion bei pathophysiologischen Prozessen wie Herzinsuffizienz ist somit an einem gestörten (gegenläufigen) Rotationsverhalten während der Relaxation gut ablesbar.

Kontraktilitätsänderungen durch neurohumorale Einflüsse

Unter physiologischen Bedingungen kommt die Kontraktilitätssteigerung hauptsächlich über die Aktivierung der sym-

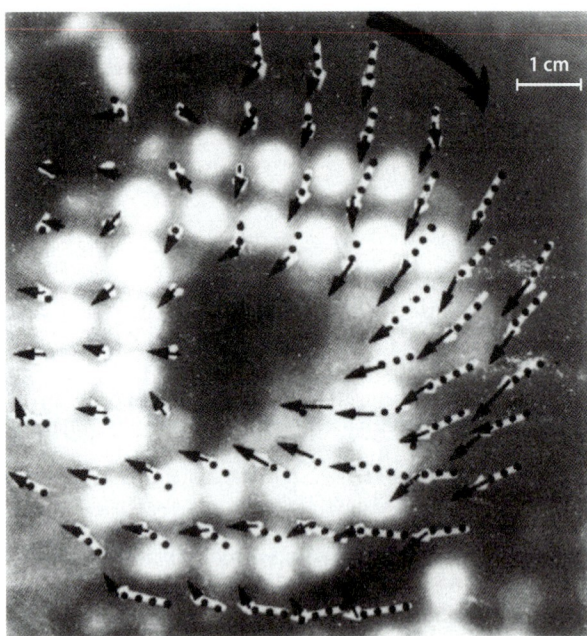

Abb. 4.6. Die mit dem Magnetresonanzverfahren sichtbar gemachten segmentalen Ventrikelwandbewegungen ergeben eine Art „Auswringmechanismus" bei der Ventrikelkontraktion. Er ergibt sich daraus, dass die Myokardfasern in Herzbasisnähe während der Kontraktion zusätzlich im Uhrzeigersinn rotieren, in der Herzspitze dagegen im Gegenuhrzeigersinn. (Mod. nach Stuber et al. 1999 und Bassenge 1996)

pathischen Herznerven zustande. Dabei erhöht sich in Abhängigkeit von der intrazellulären Ca^{2+}-Konzentration die Zahl der Aktin-Myosin-Querbrücken Zu den sympathischen Nerveneinflüssen kommt ergänzend die Stimulierung durch zirkulierende Katecholamine sowie Einflüsse durch andere zirkulierende oder im Herzen autokrin-parakrin sezernierte Peptide wie Angiotensin, Endothelin oder Insulin-like growth factor I (IGF-1). Zusätzlich beeinflussen endotheliale bzw. endokardiale Faktoren („Autakoide") wie das NO-Radikal, das über cGMP-Modulation auf das Myokard einwirkt, die Kontraktilität (Brutsaert et al. 1998).

Einer gesteigerten neuroendokrinen Stimulation der Kontraktionskraft könnte bei Herzinsuffizienz eine gewisse klinische Bedeutung zukommen: Angiotensin II entfaltet am linksventrikulären Myokard vieler Spezies über eine Steigerung der systolischen Ca^{2+}-Ionenkonzentrationen eine positiv-inotrope Wirkung. Am menschlichen Myokard steigert Angiotensin II die entwickelte Spitzenkraft von Vorhofpräparaten um ca. 40 %, hat jedoch keinen akuten Effekt auf die Kontraktilität des Ventrikels (Holubarsch et al. 1993). Somit kann eine therapeutische Angiotensinkonversionsenzymhemmung am menschlichen Vorhof, aber nicht am Ventrikel eine direkte negativ-inotrope Wirkung entfalten. Daraus könnte eine langfristige, günstige Reduzierung des linksventrikulären enddiastolischen Druckes durch die verminderte Vorhofkontraktion nach ACE-Inhibitor-Gabe resultieren (Holubarsch et al. 1993). Andererseits bewirkt Endothelin-1 auch am menschlichen Ventrikel eine direkte, rezeptorabhängige Kontraktionskraftsteigerung (Pieske 1999). Entsprechend kann eine Endothelinrezeptorblockade bei aktiviertem Endothelinsystem zu einer Verschlechterung der Hämodynamik führen (Kalra 2002).

Zyklisches Adenosinmonophosphat (cAMP)

Dem cAMP kommt bei β-adrenerg stimulierten Kontraktilitätsänderungen eine entscheidende Mittlerrolle zu – auch Phosphodiesterasehemmer, wie verschiedene Theophyllinderivate, erhöhen die myoplasmatische cAMP-Konzentration und wirken deshalb positiv-inotrop.

Die Erhöhung des cAMP bewirkt über Proteinkinase-A-abhängige Phosphorylierungsprozesse sowohl eine gesteigerte und beschleunigte Ca^{2+}-Speicherung und Freisetzung aus dem sarkoplasmatischen Retikulum als auch wahrscheinlich eine Steigerung der Querbrückenzyklusgeschwindigkeit. Diese Kombination von gesteigerter Querbrückenzahl und erhöhter Interaktionsfrequenz (Holubarsch et al. 1986) stellt den Prototyp einer **Kontraktilitätssteigerung** dar. Dieser Kontraktilitätsbegriff wird aber von verschiedenen Autoren nicht einheitlich verwendet, da sich einige strikt an die Definition über die maximale Verkürzungsgeschwindigkeit halten, andere hingegen die Steigerung der Kraftentwicklung in den Vordergrund stellen.

Die negativ-inotrope Beeinflussung der Kontraktilität über die parasympathische Herzinnervation ist v. a. am Vorhofmyokard (und weniger am Ventrikelmyokard) nachweisbar (Higgins et al. 1973). Obwohl die Ventrikel bei allen Warmblütern parasympathisch (wenn auch in einem unterschiedlichen Maß) innerviert sind, hat entsprechend die negativ-inotrope Wirkung des Parasympathikus auf den Ventrikel beim Menschen nur eine geringe Bedeutung (Roeske u. Yamamura 1996). Die negativ-inotrope Wirkung resultiert dabei aus einer indirekten (Hemmung der sympathischen Erregungsübertragung) und einer direkten Wirkung (Azetylcholin) auf das Myokard (Higgins et al. 1973).

Autonomes Nervensystem und Herzfrequenz

Das autonome Nervensystem reguliert auch die Herzfrequenz beim Menschen auf Werte zwischen 40 und 200 Schläge/min. Werte unter 120–140/min resultieren hauptsächlich aus der parasympathischen, Werte über 120–140/min aus der sympathischen Aktivierung. Neben der Belastungsanpassung wird die Herzfrequenz physiologischerweise durch verschiedene reflektorische Vorgänge modifziert, z. B. durch den Einfluss der Atmung oder durch plötzliche Füllungs- oder Druckänderungen im Herzen (Bainbridge-Effekt bei plötzlicher Füllungsvermehrung).

Kontraktilitätsänderungen durch die Depolarisationsfrequenz (Kraft-Frequenz-Beziehung)

Die Kraft-Frequenz-Beziehung (oder Frequenzinotropie) beschreibt den unmittelbaren Einfluss der Depolarisationsfrequenz auf die intrinsische Kontraktilität. Hierbei kann man beobachten, dass mit experimenteller Steigerung der Herzfrequenz auch im isolierten, denervierten Herzen die Kontraktilität bis zu einer optimalen Frequenz hin ansteigt (Pieske et al. 1995). Dieser Effekt wurde zuerst von Bowditch (1871) beschrieben und das Bowditch-Treppenphänomen oder „Treppe" genannt. Die Kraft-Frequenz-Beziehung lässt sich auch unter In-vivo-Bedingungen am Menschen nachweisen. Dabei nimmt mit steigender Herzfrequenz trotz abnehmendem enddiastolischen Ventrikelvolumen (Abnahme der Vorlast) die intrinsische Kontraktilität des Myokards zu und führt zu einer Steigerung des Schlagvolumens (Hasenfuss et al. 1994). In der Folge kommt es zu einer erheblichen Zunahme des Herzminutenvolumens, die auf der Kombination aus gesteigertem Schlagvolumen (Frequenzinotropie) und erhöhter Anzahl von Herzaktionen beruht.

Auf subzellulärer Ebene resultiert die positive Kraft-Frequenz-Beziehung auf einer Steigerung des transsarkolemmalen Ca^{2+}-Einstromes mit Zunahme der intrazellulären systolischen Ca^{2+}-Konzentration und vermehrter Ca^{2+}-abhängiger Aktivierung der Myofilamente (Pieske et al. 1995). Interessanterweise ist die positive Kraft-Frequenz-Beziehung am insuffizienten menschlichen Herzen aufgrund veränderter elektro-mechanischer Kopplungsprozesse aufgehoben oder sogar invers (Pieske et al. 1995; Übersicht bei Hasenfuss u. Pieske 2002).

Die molekularen Mechanismen dieser Umkehr der Kraft-Frequenz-Beziehung werden im Kap. 6 im Detail besprochen. Darüber hinaus implizieren diese Befunde therapeutische Ansätze.

> Eine medikamentöse Reduktion der Frequenz des insuffizienten linken Ventrikels hat nicht nur günstige Einflüsse auf den Energieverbrauch und die subendokardiale Durchblutung (Verlängerung der Diastole), sondern kann per se kontraktilitätssteigernd wirken.

Kontraktilitätsänderungen durch Veränderungen des Kopplungsintervalles (postextrasystolische Potenzierung)

Auch die postextrasystolische Potenzierung der Kontraktionskraft beruht auf einer Steigerung der intrazellulären Ca^{2+}-Konzentration. Durch Depolarisation in der relativen Refraktärzeit kommt es zu einem verkürzten Aktionspotenzial ohne nennenswerte mechanische Antwort mit kompensatorischer postextrasystolischer Pause, während der vermehrt Ca^{2+} im sarkoplasmatischen Retikulum gespeichert wird. Bei den folgenden (regelmäßigen) Depolarisationen wird nun bis zum erneuten Erreichen des ursprünglichen Steady State vermehrt Ca^{2+} freigesetzt, und die Kontraktionskraft ist für etwa 5–7 Schläge (sich exponenziell verringernd) deutlich erhöht. Das Phänomen ist auch an Noradrenalin-verarmten (reserpinisierten) Herzen nachweisbar (Bassenge 1996).

Postextrasystolische Potenzierung bzw. die mit ihr verwandte Doppelstimulation ist auch zur Verbesserung der Herzkraft als therapeutische Maßnahme durchgeführt worden, hat sich aber wegen der damit verbundenen Komplikationen (hauptsächlich Kammerflimmern, aber auch akute Kontraktionsinsuffizienz) nicht durchgesetzt.

Kontraktilitätsänderung durch Verschiebung der Aktivierungskurve

Eine negativ- oder positiv-inotrope Wirkung kann nicht nur durch eine Modifikation des „Kalzium-Turnovers" zustande kommen, sondern ebenso durch eine Links- oder Rechtsverschiebung der Aktivierungskurve der kontraktilen Proteine bzw. der Regulatorproteine (Troponin, Tropomyosin). Solche Verschiebungen der Aktivierungskurve können:

- physiologisch,
- pathophysiologisch und
- pharmakologisch bedingt sein.

Die physiologische Verschiebung (Frank-Starling-Mechanismus) beruht zum überwiegenden Anteil auf einer Linksverschiebung der Aktivierungskurve. Somit wird durch eine erhöhte Vordehnung oder Sarkomerenlänge die Ansprechbarkeit der kontraktilen Proteine für Kalzium verbessert (Lee u. Allen 1993; Pieske et al. 1997).

Pathophysiologisch bedingte Verschiebungen der Aktivierungskurve und damit der Kontraktilität treten bei Azidose, Alkalose und bei erhöhtem Anfall von anorganischem Phosphat im Myokard auf. Die mit Ischämie, Hypoxie und Diabetes verbundene Azidose und Anreicherung von Phosphat verbundene Rechtsverschiebung der Aktivierungskurve führt zu einer Abnahme der Kontraktionskraft. Umgekehrt kommt es bei Alkalose zu einer Linksverschiebung mit Zunahme der Herzkraft (Bassenge 1996).

In gleicher kontraktilitätsfördernder Weise wirken die sog. Kalzium-Sensitizer wie Sulmazol, Pimobendan und EMD 57033 (Strauss et al. 1993), die gleichzeitig den aktuellen Energiebedarf (durch reduzierte Wärmeentwicklung nachgewiesen) für die Spannungsentwicklung senken. Als erster „Ca^{2+}-Sensitizer" wurde kürzlich Levosimendan zur Therapie des akuten myokardialen Pumpversagens zugelassen.

4.3.3 Beurteilung der Kontraktionsphase (Kontraktilitätsindizes)

Endsystolische Druck-Volumen-Beziehung

Druck-Volumen-Schleifen zur Beurteilung der Ventrikelfunktion sind lange bekannt, aber erst Suga und Sagawa (1973) erkannten deren Wert in der (lastunabhängigen) invasiven Bestimmung der intrinsischen myokardialen Kontraktilität. Im isolierten Hundeherzen konnten sie nachweisen, dass das Verhältnis von Druckanstieg und Volumenabnahme während der Systole kontinuierlich ansteigt und ein Maximum am Ende der Systole erreicht. Wird dieses Verhältnis bei unterschiedlichen enddiastolischen Volumina erhoben, resultiert eine Gerade, deren Steigung (E_{max}) die intrinsische Kontraktilität des Myokards widerspiegelt. Inotrope Interventionen, wie Katecholaminstimulation, führen zu einer Zunahme des Verhältnisses von Druck- zu Volumenänderung, und somit zu einer Zunahme der Steigung von E_{max}.

Maximale Druckanstiegsgeschwindigkeit

Der Kontraktilitätszustand kann relativ grob abgeschätzt werden, indem die maximale Druckanstiegsgeschwindigkeit (dp/dt_{max}) mit einem Kathetertipmanometer im linken Ventrikel gemessen wird. Die gemessenen Werte variieren sehr mit Änderungen des kontraktilen Zustandes von 1500 mmHg/s unter Ruhebedingungen bis zu 8000 mmHg/s bei starker körperlicher Belastung. Die Normalwerte unter Ruhe schwanken relativ stark von Person zu Person von 1400–1700 mmHg/s (s. Kap. 7, S. 126), weshalb dieser Parameter besser zu Vergleichsuntersuchungen bei derselben Person geeignet ist. Außer von der intrinsischen Kontraktilität wird dieser Parameter allerdings stark von der Vorlast beeinflusst (Jacob et al. 1973).

Momentan entwickelter Ventrikeldruck

Diesen Nachteil versucht man dadurch zu eliminieren, dass man den dp/dt$_{max}$-Wert auf den momentan entwickelten Ventrikeldruck („instantaneous pressure", IP) zum Zeitpunkt von dp/dt$_{max}$ bezieht (dp/dt$_{max}$/IP). Dann reicht dieser Parameter von 35/s in Ruhe bis zu 110/s bei schwerer Arbeit mit 200 W (s. Kap. 7). Dieser Anwendung von Parametern der Druckanstiegsgeschwindigkeit liegt die Überlegung zugrunde, dass die Kraft-(Spannungs-) Geschwindigkeits-Relation der Einzelfaser (die von der Frequenz der Aktin-Myosin-Interaktionen bestimmt ist) sich in der Druckanstiegsgeschwindigkeit des Ventrikels widerspiegeln muss.

Verkürzungsgeschwindigkeit

Unter den definierten experimentellen Bedingungen am isolierten Papillarmuskel kann die Verkürzungsgeschwindigkeit der kontraktilen Elemente (V$_{CE}$) unter Zugrundelegung des Muskelmodells von Hill bestimmt werden. Die Übertragung dieser V$_{CE}$-Bestimmungen auf das in situ schlagende Herz erfordert eine Reihe von Annahmen und Vereinfachungen, die nur zum Teil (im Tierexperiment) überprüfbar sind. Insbesondere die Extrapolation von experimentell bestimmten Beziehungen auf die Verhältnisse im erkrankten Herzen erfordern mehr oder weniger willkürliche Annahmen über die für solche Ableitungen erforderlichen Elastizitätskonstanten des Ventrikelmyokards. Die Elastizitätskonstanten, die solchen Berechnungen zugrunde liegen, sind in Kap. 7 dargestellt.

Beurteilung der Austreibungsphase

Neben der theoretisch leicht erfassbaren Beurteilung der isovolumetrischen Kontraktionsphase ist immer stärker die Beurteilung der Austreibungsphase getreten durch Parameter wie
- Ejektionsfraktion
- normalisierte mittlere zirkumferenzielle Verkürzungsgeschwindigkeit V$_{CF}$ oder
- normalisierte mittlere systolische Austreibungsgeschwindigkeit.

Die Abnahme dieser Indizes (die echokardiographisch zu erfassen sind) ist ein empfindliches Maß für ein Missverhältnis von Nachlast und Inotropiezustand des Herzens, wenn der Regulationsspielraum für die Herzfüllung entweder (im Experiment) konstant gehalten wird oder schon bis zur oberen Grenze (Sarkomerenvordehnung bis zur optimalen Länge) in Anspruch genommen ist, wie z. B. bei der Herzinsuffizienz. Bei einem insuffizienten Herzen führt eine Testbelastung durch Vasokonstriktorapplikation oder Ergometerbelastung zu einer deutlichen Abnahme der Austreibungsindizes, wenn die Vordehnungsreserve bereits vorher voll in Anspruch genommen war. Das gesunde Herz reagiert mit einer Zunahme dieser Indizes der Austreibungsphase auf zusätzliche Belastung, da ein großer Spielraum zur Kontraktilitätssteigerung vorhanden ist (s. Kap. 7).

Eine weitere Möglichkeit zur Beurteilung der Ventrikelkontraktilität und der Kontraktilitätsreserve benutzt die Kraft-Intervall-Relation des Myokards, die beispielsweise der postextrasystolischen Potenzierung zugrunde liegt. Diese Untersuchungstechnik befindet sich jedoch erst am Übergang von der experimentellen Untersuchung zur klinischen Prüfung. Ihre Bedeutung könnte darin liegen, dass damit beginnende regionale Dyskinesien des Ventrikels verstärkt und deshalb besser aufgedeckt werden können.

4.4 Diastolische Funktion des Herzens

Die diastolische Funktion trägt entscheidend zur Pumpfunktion des Herzmuskels bei und wird durch myozytäre wie strukturelle und geometrische Komponenten des Herzens bestimmt. Unter klinischen Bedingungen tragen u. a. Koronarstenosen mit Myokardischämie, Druck- und Volumenbelastung mit Hypertrophie und Veränderungen der extrazellulären Matrix (Fibrose), aber auch Perikarderkrankungen zu einer diastolischen Funktionsstörung bei. Obwohl systolische Funktionsstörungen des Ventrikels regelhaft mit diastolischen Funktionsstörungen einhergehen (z. B. Narbenbildung bei Myokardinfarkt), nimmt die klinische Bedeutung der isolierten diastolischen Herzinsuffizienz (z. B. bei hypertensiver Herzerkrankung) zu.

4.4.1 Determinanten der diastolischen Relaxation und Füllung

Aktive Diastole

> **Definition**
>
> Für die frühdiastolische Ventrikelfüllung, also für die schnelle Füllungsphase, spielt neben dem Ventilebenenmechanismus (s. unten) die diastolische Ansaugung eine wichtige Rolle (Brecher 1956; Streeter et al. 1969, Bell et al. 2000). Diese Ansaugung wird hauptsächlich durch Energie bewirkt, die schon während der Systole gespeichert worden ist. Deswegen spricht man auch von „aktiver Diastole" (Zile u. Brutsaert 2002, Bell et al. 2000, Cazolla et al. 2000).

Anschaulich illustriert wird die aktive Diastole durch folgendes Experiment: Wird ein frisch exzidiertes, schlagendes Herz ohne Vorhöfe in eine Kochsalzlösung gebracht, so bewegt sich das Herz durch Jet-Rückstoß-Antrieb wie ein Tintenfisch in der Flüssigkeit fort (Bloom u. Ferris 1956; Parsons u. Porter 1966). Die erschlaffenden Muskelfasern können dabei weder durch einen atrioventrikulären Druckgradienten gedehnt werden noch durch den Ventilebenenmechanismus. Der Ventrikel muss also eine gewisse diastolische Eigensteifigkeit haben, die durch in der Systole gespeicherte elastische Kräfte den Ventrikel in seine Ausgangsform zurückbringt. Der dabei auftretende Sog führt zu den rhythmischen Füllungen bei der „jet propulsion" isolierter Ventrikel in einer Flüssigkeit. Diese Saugwirkung des Ventrikels infolge seiner Formbeständigkeit (elastische Rückstellkräfte, „recoil") wurde auch dadurch experimentell nachgewiesen, dass man nach Abschluss der Systole einen Blutfluss durch die Atrioventrikularklappen durch mechanische Verlegung verhinderte. Es ergaben sich dann durch den diastolischen „recoil" intraventrikuläre Druckwerte bis zu –20 mmHg (Bassenge 1996).

Relaxation

Der Vorgang der Relaxation am intakten Herzen ist ein komplexes Geschehen, das von verschiedenen, sich gegenseitig

teils verstärkenden, teils aufhebenden Faktoren determiniert wird:
- Die elektrische Erregungsrückbildung ist für die zeitliche Synchronisation der Relaxation von überragender Bedeutung.
- Die Relaxation der einzelnen Myofibrillen ist die Fähigkeit, nach Beendigung der Kontraktion schnell wieder in den unkontrahierten Zustand zu gelangen. Dieser aktive, energieverbrauchende Prozess wird von einer ungestörten Ca^{2+}-Sequestrierung in das sarkoplasmatische Retikulum determiniert (s. unten).
- Physikalische Kräfte („load") wirken auf die Fasern ein, und zwar sowohl während des eigentlichen Erschlaffungsvorgangs („relaxation load") als auch während des letzten Drittels der Ejektionsphase („contraction load").
- Myokardiales „untwisting": Rückkehr des linken Ventrikels zu seiner ursprünglichen Präejektionskonfiguration noch vor der Mitralklappenöffnung infolge von während der Systole gespeicherter elastischer Rückstellkräfte (Cazolla et al. 2000). Diese Rückstellkräfte verstärken sich durch adrenerge Stimulation, z. B. während körperlicher Belastung. So wird teilweise die mit einer Herzfrequenzerhöhung verbundene Verkürzung der Füllungszeit ausgeglichen.

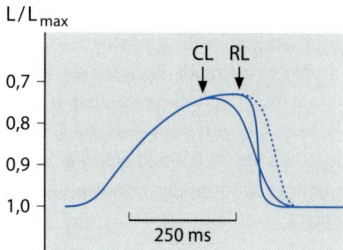

Abb. 4.7. Unterschiediche Beeinflussung der Relaxation durch „relaxation load" gegenüber „contraction load". Dargestellt ist die Länge eines isolierten Papillarmuskels (Katze) während 3 isotoner Kontraktionen. Der Muskel wurde zu unterschiedlichen Zeiten einem „load" (in diesem Fall einem Zug in Längsrichtung) ausgesetzt (Pfeile). Fällt der „load" (L) mit dem Beginn der Relaxation zusammen, so bewirkt er als „relaxation load" (RL) eine gegenüber der „loadfreien" Kontrolle (gepunktete Linie) deutlich schnellere Relaxation. Beginnt dagegen der „load" nur wenig früher, am Ende der Kontraktionsphase, so setzt die Relaxation durch diesen „contraction load" (CL) zwar früher ein, dauert aber wesentlich länger. (Mod. nach Brutsaert u. Sys 1989)

Es soll im Folgenden dargestellt werden, dass der „load" von der zeitlichen Synchronisation der Erregungsrückbildung maßgeblich beeinflusst wird. Gleichzeitig wirkt „load" entscheidend auf die Relaxationsfähigkeit der Fasern ein. Somit stellt „load" ein wichtiges konzeptionelles Bindeglied dar zwischen der Betrachtungsweise des ganzen Herzens einerseits und der Mechanik der Einzelzelle andererseits.

„Relaxation load"

Es beeinflusst in erster Linie die Geschwindigkeit der Relaxation, nicht aber den Zeitpunkt (◘ Abb. 4.7). Folgende Faktoren des „relaxation load" sind zu unterscheiden:

Formelastizität des Herzens. Die Verformung, die das gesamte Herz während der Kontraktion erfährt, repräsentiert gespeicherte Energie, die nach Ende der Kontraktion wieder frei wird und in Richtung einer elastischen Rekonstruktion (diastolischer „recoil") der präkontraktilen Form wirkt (Cazolla et al. 2000, Tagawa et al. 1997). Im Hill-Modell der Muskelkontraktion entspricht die Formelastizität den serienelastischen Elementen.

Dies ist auf die spiralige und fächerförmig übergreifende anatomische Anordnung der Myokardfaserzüge zurückzuführen (Streeter et al. 1969). Bei jeder Kontraktion mit Verkürzung ergibt sich daraus eine Abscherung zwischen den einzelnen Schichten bzw. Faserzügen, wodurch jeweils elastische Kräfte gespeichert werden, die den Ventrikel frühdiastolisch wieder in seine Ausgangsform zwängen.

Interne Elastizität der Einzelmuskelfasern. Diese parallelelastischen Kräfte wirken grundsätzlich dahingehend, die Länge der Einzelfasern auf einen mittleren Punkt der Ruhedehnungskurve einzustellen. Dies hat zur Folge, dass sie auf maximal gedehnte Fasern verkürzend wirken, d. h. die Kontraktion fördern, während sie stark verkürzte Fasern im Sinne einer

Verlängerung beeinflussen (Brutsaert u. Sys 1989). Daraus ergeben sich wichtige pathophysiologische Konsequenzen. Das erklärt einerseits die abgekürzte schnelle Füllungsphase und die dadurch gestörte diastolische Füllung bei Patienten, bei denen der Arbeitspunkt des Ventrikels bei einem sehr niedrigen enddiastolischen Volumen liegt. Alle Muskelfasern müssen dann endsystolisch sehr stark kontrahiert sein, um noch ein adäquates Schlagvolumen zu erreichen (z. B. bei konstriktiver Perikarditis, evtl. bei Mitralstenose).

„Contraction load"

Die Kräfte, die während der Kontraktionsphase auf die Myokardfasern einwirken, haben einen komplexen Einfluss auf die Relaxation. Sowohl der Zeitpunkt als auch der Zeitverlauf der Relaxation werden modifiziert. „Contraction load" kann gut an isolierten kontrahierenden Papillarmuskeln untersucht, aber am ganzen Herzen nur schlecht quantifiziert und beurteilt werden. Diese methodische Schwierigkeit sagt natürlich nichts über die physiologische und pathophysiologische Bedeutung aus!

⊕ Zusatzwissen

Grundsätzlich ist zu sagen, dass Kräfte bzw. Wandspannungserhöhungen, die früh (während der ersten 2 Drittel der Ejektion) auf die Fasern einwirken, eine ähnliche Wirkung auf die Kontraktion haben wie eine erhöhe Vorbelastung: Die Kontraktion wird verstärkt; zusätzlich wird das Einsetzen der Relaxation hinausgezögert. Dieser Beobachtung dürfte der zelluläre Mechanismus zugrunde liegen, dass zu einem frühen Zeitpunkt der Kontraktion genug aktivierendes Kalzium in den Muskelzellen zur Verfügung steht, um als Antwort auf eine erhöhte Vorlast gleichzeitig eine größere Anzahl von Myosin-Aktin-Brückenbildungen zu erlauben. Da diese Brückenbildungen auch länger bestehen bleiben, resultiert außerdem noch eine später einsetzende Relaxation.

Ganz anders ist die Situation wenn der „load" erst im letzten Drittel der Ejektion wirksam wird. Zu diesem Zeitpunkt können die Brückenbildungen durch externe Kräfte gelöst werden. Dies hat – im Gegensatz zum frühsystolischen „load" – ungünstigerweise eine früher einsetzende Relaxation zur Folge. Anders als beim „relaxation load" läuft diese Relaxation dann aber langsamer ab (◘ s. Abb. 4.7) und behindert die Füllung. Wird umgekehrt der „load" von einer kontrahierenden Faser endsystolisch weggenommen, so wird möglicherweise die Erschlaffung verspätet einsetzen.

Der Zeitpunkt, zu dem der „contraction load" wirksam wird, ist somit wesentlich für den Ablauf der Relaxation in den einzelnen Fasern. Es muss daher Übergangsphasen geben, in denen sich der fördernde Einfluss einer gegebenen Kraft auf die Relaxation in einen hemmenden umwandelt. Die Änderung der Wirkungsweise einer Kraft je nach Abhängigkeit ihres zeitlichen Einsetzens d. h. Übergang von einem „contraction load" zu einem „relaxation load" und umgekehrt (◘ s. Abb. 4.7) ist besonders bei inhomogener Aktivierung und Inaktivierung innerhalb des Ventrikels zu berücksichtigen.

> **Die in diesem Zusammenhang zu beachtenden Faktoren bestehen neben Kontraktionsrückständen und -inhomogenitäten aus hämodynamischen Störungen, z. B. infolge von Klappenvitien oder Änderungen der Kontraktilität, aber auch aus reflektierten Pulswellen in der letzten Phase der Ejektion. Diese machen zwar nur wenig im Vergleich zum systolischen Aortendruck aus (etwa 10%), aber sie können durch zeitlich unterschiedliches Einfallen während der Ejektion große Bedeutung erlangen (d. h. Druckentwicklung und Relaxation entweder fördern oder hemmen).**

Ventilebenenmechanismus

Zusätzlich zu den viskoelastischen Rückstellkräften des Myokards (Cazolla et al. 2000; Bell et al. 2000) hilft der Ventilebenenmechanismus bei der schnellen Füllung der Ventrikel. Er wurde zuerst von Henke (1872) beschrieben und dann von Böhme (1936) bei röntgenkinematographischen Studien der Herzaktion in situ und im Selbstversuch wiederentdeckt. Während der Systole wird durch die Formänderung des Herzens, durch die spezielle Fixation des Herzbeutels im Thorax und an den großen Gefäßen, insbesondere aber durch den plötzlichen Rückstoß beim Auswurf des Schlagvolumens (Krasny et al. 1991) die Ventilebene mit den geschlossenen Atrioventrikularklappen herzspitzenwärts heruntergerissen und durch diesen „Kolbenhub" Blut von den Venen plötzlich in die Vorhöfe hineingesaugt. Dadurch entsteht in den Venen ein systolischer Strompuls, der sich kaum von dem gleichzeitigen (systolischen) Strompuls in den Arterien unterscheidet (Brecher 1956; ◘ Abb. 4.8).

Durch den Zug des elastisch angespannten Halteapparates des Herzens einschließlich der großen Gefäße sowie möglicherweise zusätzlich durch den ventrikulären „Auswringmechanismus" (◘ s. Abb. 4.6) schnellt das Herz mit seiner Ventilebene am Anfang der Diastole wieder herzbasiswärts hinauf; der Ventrikel stülpt bzw. schraubt sich durch die Massenträgheit des Blutes über das schon während der vorangehenden Systole in die Vorhöfe eingefüllte, nächste Schlagvolumen und ermöglicht so eine fast momentane Füllung der Ventrikel während der schnellen Füllungsphase (◘ Abb. 4.9a,b). Diese Füllung wird in der langsamen Füllungsphase (Diastase), insbesondere bei hohen Herzfrequenzen, nur noch unwesentlich

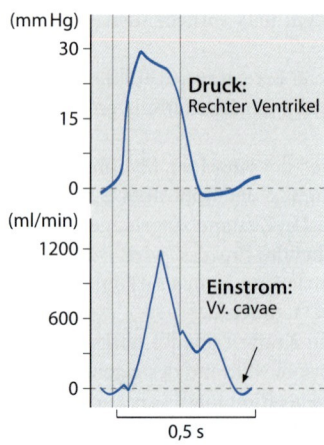

◘ **Abb. 4.8.** Füllung der Ventrikel durch den Ventilebenenmechanismus mit seiner systolischen Ansaugung des Venenblutes. Am Ende der isovolumetrischen Kontraktionsphase kommt es durch den Rückstoß beim Schlagvolumenauswurf zu einem Herunterschnellen der Ventilebene mit den geschlossenen Atrioventrikularklappen. Durch diesen Saugmechanismus kommt es während der Systole zu einem stärkeren Einstrom von Blut aus den Vv. cavae in den rechten Vorhof als in der anschließenden Diastole. Bei dem *Pfeil* führt die Vorhofkontraktion zu einem geringen Blutrückstrom aus dem Vorhof hinaus

ergänzt. Allerdings nimmt die hämodynamische Bedeutung der Vorhofkontraktion für die Ventrikelfüllung bei diastolischer Funktionsstörung erheblich zu.

> **Klinisch wichtig**
>
> Bei der häufigsten Form der diastolischen Dysfunktion, der hypertensiven Kardiomyopathie, kommt es beim Auftreten von Vorhofflimmern mit Wegfall des atrialen „Füllungskicks" regelhaft zur kardialen Dekompensation mit insuffizienter Ventrikelfüllung und Lungenstauung.

Der Ventilebenenmechanismus ist besonders bei kleinen, hochfrequent unter Sympathikuswirkung schlagenden Herzen ausgebildet, da dann die Aktion der spiralig von der Herzspitze zur Herzbasis ziehenden Fasern mehr ins Gewicht fällt. Bei großen, stark gefüllten Herzen steht dagegen die Kontraktion der zirkulär um den Ventrikel ziehenden Herzmuskelfasern mehr im Vordergrund, wodurch die Ventilebene weniger stark und langsamer bewegt wird. Kleine, hochfrequent schlagende Herzen (z. B. bei Kolibris mit Herzfrequenzen bis zu 800/min) bedienen sich zur Füllung praktisch ausschließlich des Ventilebenenmechanismus (Membranpumpenprinzip; Böhme 1936). Über den Ventilebenenmechanismus kann theoretisch auch eine ausreichende Ventrikelfüllung ohne jeden Vorhof-Ventrikel-Druckgradienten erzeugt werden, da das Blut nicht entlang eines Druckgradienten verschoben werden muss; vielmehr wird das Blut über einen Impuls bzw. die Massenträgheit vom Vorhof in den (zusätzlich noch rotierenden) Ventrikel verlagert.

4.4 · Diastolische Funktion des Herzens

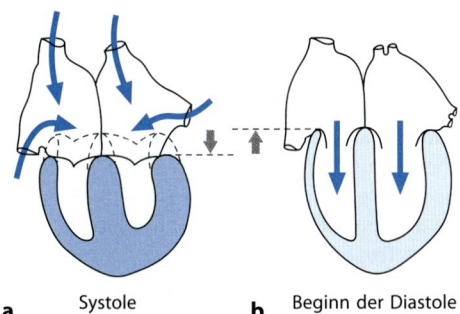

Abb. 4.9a, b. Das Herz als Druck-Saug-Pumpe durch den Ventilebenenmechanismus. **a** Während der Austreibungsphase wird durch die plötzliche Verlagerung der Ventilebene Blut aus den Venen in die Vorhöfe angesaugt (*blaue, gebogene Pfeile*). **b** Durch den angespannten Halteapparat des Herzens (hauptsächlich die großen Gefäße) wird die Ventilebene wieder kranialwärts verlagert und der Ventrikel über das Vorhofblut „gestülpt" bzw. „geschraubt", wodurch eine sehr schnelle Füllung der Ventrikel hervorgerufen wird (*blaue, gerade Pfeile*). Durch die *grauen Pfeile* und die *gestrichelten Geraden* wird die rhythmische Bewegung der Ventilebene angedeutet

Ventrikuläre Compliance

Ein häufig bestimmter Faktor, der die Füllung der Ventrikel beeinflusst, ist die Dehnbarkeit (Compliance, dv/dp in ml/mmHg) bzw. der (auf das Ausgangvolumen bezogene) Volumenelastizitätsmodul dp/dv' · V(mmHg). Diese Definition am Gesamtventrikel erfordert eine annähernd gleiche Ventrikelgeometrie (Wanddicke, Innenvolumen etc.). Daher kann mit diesem Index zwar die diastolische Ventrikeleigenschaft beschrieben werden, allerdings kann dabei zwischen geometrischen Faktoren und den diastolischen Materialeigenschaften (die hier eigentlich interessieren!) leider nicht unterschieden werden. Deshalb empfiehlt sich die Umrechnung der Druck-Volumen-Beziehung in eine **„Stress-strain-Beziehung"** (Spannung/relative Längenänderung), bei der unterschiedliche Ventrikelgeometrien bzw. Wanddicken keine Rolle mehr spielen. Wie jedes biologische Material folgt auch das Myokard nicht dem Hook-Gesetz (lineare Beziehung zwischen Dehnung und dehnender Kraft). Das nichtlineare Dehnungsverhalten des Myokards lässt sich mit einem differenziellen Elastizitätsmodul beschreiben, das der Steigung einer Spannungs-Dehnungs-Kurve an einem bestimmten Punkt entspricht:

$$(E = d\sigma/d\varepsilon \approx \Delta\sigma/\Delta\varepsilon)$$

So können z. B. fibrosebedingte Änderungen der myokardialen Dehnbarkeit nur durch die Berechnung dieses tangenziellen Elastizitätsmoduls als Funktion der Wandspannung erfasst werden (Holubarsch u. Jacob 1980).

Mit der Dehnbarkeit der Ventrikelwand werden ihre physikalischen Wandeigenschaften beschrieben, im Idealfall bei Steady-state-Bedingungen, die unter physiologischen Verhältnissen nur am Ende von langen Diastolen annähernd erreicht werden. Durch die Existenz von parallel und in Serie geschalteten viskoelastischen Elementen im Herzmuskel erfahren Kontraktion und Erschlaffung eine Dämpfung, die besonders ausgeprägt ist im Bereich hoher Nachbelastungen (Bassenge 1996).

Die Dehnbarkeit der Ventrikel wird auch durch den Füllungszustand bzw. -druck des jeweils benachbarten Ventrikels beeinflusst (Tyberg et al. 1978), und zwar einmal über Position und Vorspannung des Septums, außerdem über die Spannung der beide Ventrikel gemeinsam umfassenden Muskelfaserzüge.

> Eine sehr wichtige Rolle für die Dehnbarkeit und damit die Füllung der Ventrikel spielt schließlich das Perikard.

Besonders in hohen Füllungsdruckbereichen wird die Steifigkeit der Ventrikel durch das Perikard erhöht (nicht aber die isolierte Myokardsteifigkeit, definiert als „Stress-strain-Beziehung"). Die Entfernung des Herzbeutels, meistens bei isolierten Herzpräparationen im Tierexperiment, erhöht die Compliance der Ventrikel deutlich (Tyberg et al. 1978). Nicht übersehen werden darf die gegenseitige Beeinflussung der Ventrikel untereinander im begrenzend umfassenden Herzbeutel: Steigt der Druck im Pulmonalkreislauf und rechten Ventrikel, so nimmt das Volumen des rechten Ventrikels relativ stark zu, da seine Compliance doppelt so hoch ist wie die des linken Ventrikels. Dadurch wird das im Herzbeutel für den linken Ventrikel zur Verfügung stehende Volumen eingeschränkt und bei Füllungsdruckerhöhungen links tritt dann eine scheinbare Erhöhung der Steifigkeit der linken Ventrikelwand in Erscheinung, d. h. eine festgelegte Druck-Volumen-Beziehung des linken Ventrikels ist ohne Störeinflüsse vom rechtsventrikulären Füllungsdruck aus gar nicht möglich. Tyberg et al. (1978) glaubten deshalb, dass der linksventrikuläre Druck besser über den rechtsventrikulären Druck als über die linksventrikulären Volumina vorausgesagt werden kann. In ähnlicher Weise kann auch der Füllungszustand der Vorhöfe die Ventrikelcompliance beeinflussen.

Einen nachweisbaren Einfluss auf die ventrikuläre Compliance (und auch Relaxationsgeschwindigkeit) haben außerdem Ischämie und Hypoxie, die die Dehnbarkeit einschränken. Möglicherweise tritt eine leichte Kontraktur durch ATP-Mangel auf, da ATP sowohl für die Dissoziaton des Aktin-Myosin-Komplexes als auch für die Rückstellung der Querbrücken notwendig ist („Weichmachereffekt"). Deshalb postulierte man zusätzlich auch eine intrazelluläre Ca^{2+}-Erhöhung zur Auslösung einer Kontraktur, sog. „diastolische Kalziumüberladung". Denkbar wäre aber auch, dass eine Kontraktur schon vor einer Erhöhung der Ca^{2+}-Konzentration entstehen kann (Holubarsch et al. 1982).

4.4.2 Phasen der diastolischen Relaxation und Füllung

Aus klinischen Überlegungen wird in dieser Arbeit die Diastole definiert als das Zeitintervall zwischen Aortenklappenschluss und Mitralklappenschluss. Die Diastole kann in 4 Phasen unterteilt werden:
- die isovolumetrische Relaxation,
- die frühdiastolische rasche Füllungsphase,
- die Diastase,
- die spätdiastolische Füllungsphase durch Vorhofkontraktion.

Die 1. Phase ist als der Zeitabschnitt zwischen Aortenklappenschluss und Mitralklappenöffnung definiert und ist der

Zeitpunkt der raschen Ca^{2+}-Sequestration aus dem Zytosol (s. unten). Die 2. Phase beginnt mit der Öffnung der Mitralklappe, wenn der intraventrikuläre Druck unter den atrialen Druck abfällt. Obwohl diese rasche Füllungsphase nur etwa 30% der Diastolenzeit einnimmt, kommt es hier zu etwa 80% der ventrikulären Füllung. In der sich anschließenden langsamen Füllungsphase, der Diastase, kommt es zu nur noch minimaler weiterer Ventrikelfüllung, die insbesondere durch fortbestehenden Pulmonalvenenfluss zustande kommt. Die Dauer dieser Phase nimmt bei zunehmender Herzfrequenz am deutlichsten ab. Die 4. Phase, durch die Vorhofkontraktion verursacht, trägt zur Ventrikelfüllung unter normalen Umständen zu etwa 15–20% bei. Bei Relaxationsstörungen kann dieser Anteil jedoch erheblich auf bis zu 40% steigen.

> Die diastolische Funktion wird somit wesentlich von der aktiven, energieverbrauchenden Relaxation des Myokards und der Compliance als Ausdruck der passiven elastischen Eigenschaften der Herzkammern beeinflusst.

Da darüber hinaus die linksventrikuläre Füllung vom Druckgradienten zwischen Vorhof und Ventrikel abhängt, spielen auch Kontraktilität und Wandeigenschaften des Vorhofes eine Rolle. Darüber hinaus stellt die Herzfrequenz eine weitere Determinante der linksventrikulären Füllung dar, da mit zunehmender Frequenz die Diastolendauer abnimmt. Die Eigenschaften des Herzens in der Diastole und damit die Füllungskinetik werden somit von „dynamischen" Faktoren (Relaxation, Ventilebenenmechanismus, diastolischer „recoil") und von mehr „statischen" Faktoren (Compliance) bestimmt.

Eine Zwischenstellung nimmt ein „diastolischer Herzmuskeltonus" ein, der von verschiedenen Forschern aufgrund ihrer Untersuchungen gefolgert wurde. Dieser durch die Aktivität der kontraktilen Proteine bestimmte Tonus, der durch verschiedene Faktoren von Schlag zu Schlag geändert werden könnte, soll ähnlich den Verhältnissen am glatten Muskel bei Dehnung der Ventrikelwand eine aktive Gegenspannung verursachen und den Ventrikel bei verminderter Kontraktilität vor Überdehnung schützen. Tatsächlich ist der Herzmuskel niemals völlig „inaktiv", und eine Reihe von Untersuchungen hat auch am menschlichen unstimulierten Herzmuskel eine aktive Kraftentwicklung, verbunden mit erheblichem Energieverbrauch, nachgewiesen (Klocke et al. 1966, Meyer et al. 1998). Dabei konnte am unstimulierten menschlichen Herzmuskel eine Abfall der diastolischen Spannung und des Sauerstoffverbrauchs durch den Myofilamententkoppler 2,3 Butanedione-Monoxim nachgewiesen werden (Meyer et al. 1998). Im Folgenden sollen die einzelnen Phasen der Diastole genauer beschrieben werden.

1. Isovolumetrische Relaxation

Diese Phase beginnt unmittelbar nach dem Aortenklappenschluss und reicht zeitlich bis zur Mitralklappenöffnung. Während dieser Periode fällt der intrakavitäre Druck rasch aufgrund der aktiven Relaxation des Myokards ab, das ventrikuläre Volumen bleibt per definitionem jedoch unverändert, da eine Füllung des Ventrikels erst mit Abfall des Ventrikeldruckes unter den Vorhofdruck und Öffnung der Mitral-(bzw. Trikuspidal-)Klappe beginnt.

Die Relaxation des Myokards ist ein aktiver Prozess, der erheblichen Anteil am Energieverbrauch des Myokards hat (ca. 30–40%). Dieser Energieverbrauch entsteht im Wesentlichen durch ATP-abhängige Wiederaufnahme von Ca^{2+} in das sarkoplasmatische Retikulum. Während des Aktionspotenzials kommt es durch den transsarkolemmalen Ca^{2+}-Einwärtsstrom über spannungsabhängige Ca^{2+}-Kanäle zur Freisetzung einer erheblichen Menge von gespeichertem Ca^{2+} aus dem sarkoplasmatischen Retikulum mit einer sehr schnellen (10^5fachen) Zunahme der zytosolischen Ca^{2+}-Konzentration. Die Bindung von Ca^{2+} an Troponin C führt zur Aktivierung der Myofilamente und zur systolischen Kontraktion, die ebenfalls ATP-abhängig ist. Für die Relaxation und damit die diastolische Füllung ist es notwendig, dass die zytosolische Ca^{2+}-Konzentration rasch wieder auf das ursprüngliche niedrige Niveau gebracht wird. Dies geschieht überwiegend durch den energieabhängigen aktiven Rücktransport von Ca^{2+} – mit Hilfe der Ca^{2+}-Pumpe des sarkoplasmatischen Retikulums (SERCA2a) – in das sarkoplasmatische Retikulum und zu einem kleineren Teil über den sarkolemmalen Na^+/Ca^{2+}-Austauscher in den Extrazellulärraum (Hasenfuss u. Pieske 2002).

Die Ca^{2+}-Pumprate der SERCA2a wird durch Phospholamban reguliert, das durch cAMP-abhängige Phosphorylierungsprozesse (z. B. Katecholamine, PDE-III-Inhibitoren) seine intrinsische inhibitorische Wirkung auf die SERCA2a verliert und so die Wiederaufnahmerate von Ca^{2+} gesteigert wird. So führt eine cAMP-Steigerung zu einer beschleunigten Relaxation. ATP spielt auch auf der Ebene der Aktin-Myosin-Querbrückeninteraktion während der Relaxation eine wesentliche Rolle, da die Bindung von ATP an das Myosinköpfchen für die Dissoziation der Myofilamente notwendig ist.

> Die Relaxation des Herzmuskels hängt somit wesentlich von der Pumpgeschwindigkeit des sarkoplasmatischen Retikulums und der Anheftungszeit der einzelnen Querbrücken ab (Holubarsch et al. 1994).

Diese Vorgänge sind durch die Messung der spezifischen Wärmefreisetzung (als Maß für die Änderungen des myokardialen Sauerstoffverbrauches) während der einzelnen Herzaktionsphasen sowie durch direkte Messung der intrazellulären Ca^{2+}-Konzentrationen gut dokumentiert worden (Holubarsch et al. 1994; Beuckelmann 1992).

2. Frühdiastolische rasche Füllungsphase

Diese Phase beginnt unmittelbar mit Öffnung der Mitralklappe, dauert etwa 200 ms, und trägt im normalen Herzen etwa 70–80% zur ventrikulären Füllung bei. Die rasche frühdiastolische Füllung resultiert aus einem Druckgradienten zwischen linkem Vorhof und linkem Ventrikel, der durch die Kombination zweier Mechanismen zustande kommt: durch einen positiven Druck aus dem linken Vorhof, der während der Systole durch den Pulmonalvenenfluss gegen die geschlossene Mitralklappe erfolgt, sowie durch einen Unterdruck mit Sogeffekt im linken Ventrikel aufgrund der in die 2. Phase hineinreichenden aktiven Relaxation (Ishida et al. 1986; Bell 2000). Die Bedeutung dieses Sogeffektes wird durch die Beobachtung deutlich, dass während der frühen Diastole der intraventrikuläre Druck noch weiter abfällt, obwohl durch beginnenden transmitralen Einstrom das intrakavitäre Volumen bereits ansteigt.

3. Diastase

Die Diastase beginnt in dem Moment, in dem sich linksatrialer und linksventrikulärer Druck angleichen und die Mitralklappe beginnt zu schließen. Die Dauer dieser Periode ist sehr variabel und wird erheblich (und in weit größerem Ausmaß als die anderen Phasen) von der Herzfrequenz beeinflusst. Besonders bei niedriger Herzfrequenz kann eine geringfügige weitere Ventrikelfüllung in dieser Phase beobachtet werden, die wahrscheinlich durch den kontinuierlichen Pumonalvenenfluss in den linken Vorhof bedingt ist.

4. Spätdiastolische Füllungsphase durch Vorhofkontraktion

Die spätdiastolische Vorhofkontraktion trägt unter normalen Umständen bei niedriger Herzfrequenz nur gering zur linksventrikulären Füllung bei. Ihre Bedeutung nimmt aber unter tachykarden Bedingungen und bei gestörter Ventrikelcompliance erheblich zu, solange der Sinusrhythmus aufrechterhalten wird. Diese Phase endet mit dem Schluss der Mitralklappe und dem Beginn der Systole.

4.4.3 Pathophysiologie der diastolischen Dysfunktion

Pathophysiologische Veränderungen können sich in jeder der 4 oben dargestellten Phasen manifestieren. Grundsätzlich kann eine gestörte diastolische Funktion bedingt sein durch Störungen der aktiven Relaxation oder durch mechanischen Widerstand gegenüber Dehnung und Füllung.

In den vergangenen Jahren wurde immer klarer, dass biochemische und molekulare Veränderungen auf der Ebene der Kardiomyozyten erheblich zu gestörter aktiver Relaxation und somit zu diastolischer Dysfunktion beitragen können. Diese Veränderungen können akut (z. B. durch zytosolischen Ca^{2+}-Anstieg oder Abfall energiereicher Phosphate unter Ischämie und Hypoxie) oder langfristig durch Phänotypkonversion der Myozyten mit Änderung in Expression und Funktion myofibrillärer und Ca^{2+}-transportierender Proteine auftreten (Übersicht bei Hasenfuss u. Pieske 2002).

Ein mechanischer Füllungswiderstand kommt beispielsweise durch Perikarderkankungen (Pericarditis constrictiva, Perikardtamponade), durch Myokarderkankungen (Hypertrophie, Fibrose, Amyloidose) oder Erkrankungen des Endokards (endokardiale Fibroelastose) zustande. Darüber hinaus können natürlich auch Klappenerkankungen wie Mitralklappenstenosen zum mechanischen Füllungshindernis werden. Die Mitralklappenstenose verdeutlicht letztlich die Pathophysiologie der diastolischen Herzinsuffizienz am klarsten. Hier führt ein erhöhter linksatrialer Druck, insbesondere unter Belastung, zu den klinischen Zeichen der Herzinsuffizienz – ausschließlich durch gestörte linksventrikuläre Füllung bei normalen linksventrikulären Dimensionen und Kontraktilität. Die Mitralstenose als eigene Krankheitsentität steht jedoch nicht im Zentrum des aktuellen Beitrages.

Der natürliche Verlauf der diastolischen Funktionsstörung ist in Abhängigkeit von der Ätiologie durch initial vorherrschende Relaxationsstörungen, gestörte Ventrikelcompliance oder eine Kombination aus beidem gekennzeichnet. Beispielsweise bei der Myokardhypertrophie auf dem Boden einer arteriellen Hypertonie kommt es im frühen Stadium zu einer verzögerten Relaxation des nur geringfügig hypertrophierten linken Ventrikels, die die Ventrikelfüllung allenfalls unter Belastung, nicht aber unter Ruhebedingungen beeinträchtigt und über Jahre hinaus asymptomatisch bleibt.

Mit fortschreitendem Krankheitsverlauf entwickelt sich eine diastolische Compliancestörung des Ventrikels mit erhöhten Füllungsdrücken bereits unter Ruhebedingungen. Es kommt zu einer Vergrößerung des linken Vorhofes und schließlich zu Vorhofflimmern mit (aufgrund des Wegfalls der Vorhofkontraktion) plötzlicher Abnahme des Schlagvolumens. Kitzmann et al. (1991) konnten an Patienten mit diastolischer Dysfunktion zeigen, dass der pulmonalkapilläre Verschlussdruck bereits unter Ruhebedingungen gegenüber Kontrollpatienten erhöht war und unter Belastung weiter anstieg, wobei aber das linksventrikuläre enddiastolische Volumen nicht zunahm. Hieraus ergibt sich unter Belastung eine durch die diastolische Funktionsstörung hervorgerufene erhebliche Drucksteigerung im kleinen Kreislauf und ein inadäquat geringer Anstieg des Herzminutenvolumens mit entsprechenden klinischen Symptomen.

Altersbedingte diastolische Dysfunktion

Im Laufes des physiologischen Alterungsprozesses werden die zentralen und in geringerem Ausmaß auch die peripheren Gefäße selbst bei vollkommener Abwesenheit arteriosklerotischer Prozesse immer weniger dehnbar. Das hat eine kontinuierliche Zunahme der Pulswellengeschwindigkeit von ca. 8 m/s auf ca. 12 m/s zur Folge, sodass die reflektierte und in ihrer Amplitude deutlich erhöhte Pulswelle noch bei geöffneten Aortenklappen in den Ventrikel zurück schlägt. Bei jüngeren Menschen fällt diese Reflektion dagegen erst in die frühe Diastole und lässt den plötzlichen Ventrikelwandspannungsanstieg vermeiden (Asmar 1999). Dieses mag zu einer Zunahme des myokardialen Bindegewebsgehaltes im Alter und zu einer deutlich steileren Ruhedehnungskurve führen (= mangelhafte Dehnungs- und Füllungsfähigkeit). Eine gewisse diastolische Dysfunktion stellt aber einen physiologischen Alterungsprozess dar (Devereux et al. 2000). Diagnostisch manifestiert sich diese Veränderung am einfachsten in Doppler-echokardiographischen Registrierungen des transmitralen Füllungsprozesses (Strömungsgeschwindigkeit): In der frühen Diastole direkt nach Klappenöffnung nimmt die durch Hochschnellen der Ventilebene und durch elastisches Zurückschnellen der Ventrikelwände bedingte E-Welle in ihrer Höhe ständig ab, während die durch die anschließende Vorhofkontraktion ausgelöste A-Welle zunimmt. Ebenso kommt es zu einer Verlängerung der isovolumetrischen Relaxationszeit. Ein verstärkter, füllungshemmender, aktiver diastolischer Herztonus führt zu einer noch steileren (passiven) Ruhedehnungskurve. Er kann durch eine unvollständige diastolische Erschlaffung mit Bildung von reversiblen „Rigorverbindungen" sowie durch eine reduzierte Expression der sarkoplasmatischen Ca^{2+}-ATPase (Hasenfuss u. Pieske 2002) gefördert werden.

4.4.4 Beurteilung der Relaxationsgeschwindigkeit

Die ventrikuläre Relaxationsgeschwindigkeit ist für die Füllung und damit für die Herzleistung von überragender Bedeutung. Einerseits wirkt die Relaxationsgeschwindigkeit indirekt auf die Füllung – über die Beeinflussung der Dauer der Füllungsphase. Das wird bei hohen Herzfrequenzen wichtig, die mit einer überproportionalen Verkürzung der Diastolenzeit einhergehen (s. Abschn. 4.2). Hierbei muss die schnelle Erschlaffung für einen optimal niedrigen frühdiastolischen Ventrikeldruck sorgen, der einen ausreichenden Druckgradienten bei der Füllung von den Vorhöfen her gewährleistet. Bei langsamen Herzfrequenzen spielt die Erschlaffungsgeschwindigkeit keine hämodynamisch wichtige Rolle, da Vorhof- bzw. zentralvenöser Druck mit dem Ventrikeldruck während der Diastase leicht ins Gleichgewicht gebracht werden kann. Bei hohen Herzfrequenzen kann bei zu niedriger Erschlaffungsgeschwindigkeit oder bei Kontraktionsrückständen nur ein ungünstig hoher Vorhofdruck in Verbindung mit dem Ventilebenenmechanismus eine ausreichende Füllung gewährleisten.

> **Klinisch wichtig**
> Klinisch-diagnostische Bedeutung bekommt die Relaxation als empfindlicher Parameter für die ventrikuläre Leistungsfähigkeit, da sie sonst nicht erfassbare Veränderungen in der spätsystolischen Ejektionsphase widerspiegeln kann.

Der Relaxationsverlauf als klinisch verwertbarer Funktionsparameter ist am gründlichsten für die ischämische Herzkrankheit, aber auch für die Kardiomyopathie und die Hypertrophie untersucht worden. Die erzielten Ergebnisse lassen die zu beobachtende Verlangsamung der Relaxation als eine im Krankheitsverlauf früh eintretende Störung des kontraktilen Apparates deuten (Bassenge 1996).

Es spielen wahrscheinlich 2 wesentliche Faktoren eine Rolle: zum einen die Relaxationsverlangsamung aus Energiemangel, der wiederum die Kalziumelimination verzögert, zum anderen die Inhomogenität von Erregung, Kontraktion und der Erregungsrückbildung. Besonders wenn in frühen Phasen der ischämischen Herzkrankheit noch keine globalen Ischämien herrschen, ist die „load-dependence" der Ventrikelfunktion noch erhalten und kann sich in bereits veränderter (d. h. verlangsamter) Relaxation äußern. Diese Verlangsamung erklärt sich dann daraus, dass die unzeitgemäß einwirkenden Kräfte nicht mehr als „relaxation load", sondern als „contraction load" wirken.

Klinische Parameter der diastolischen Funktion

Es sind eine Reihe von Parametern für die Erfassung der diastolischen Funktion in Gebrauch. Schon daraus lässt sich ersehen, dass es keinen idealen Parameter gibt, sondern dass alle sowohl mit theoretischen als auch praktischen Problemen behaftet sind. Allerdings konnten in den letzten Jahren neue echokardiographische Parameter erarbeitet werden, anhand derer sich nichtinvasiv relativ lastunabhängig die diastolische Funktion des Herzmuskels abschätzen lässt, und die darüber hinaus eine Schweregradeinteilung einer diastolischen Funktionsstörung erlauben (Erbel et al. 2002).

Die verschiedenen Parameter lassen sich nach der Art ihrer prinzipiellen Messgrößen und den dafür benötigten Untersuchungsverfahren unterteilen:

- druckabhängige Indizes, die aus den Daten des Linksherzkatheterismus abgeleitet werden,
- volumen- bzw. dimensionsabhängige Indizes, die die zeitliche Veränderung von Herzvolumen bzw. -größe innerhalb bestimmter Intervalle des Herzzyklus beschreiben. Diese Indizes lassen sich auch aus der nichtinvasiven Technik der zweidimensionalen Echokardiographie gewinnen.

Zu 1: Auf der Suche nach einem Parameter, der die Relaxationsfähigkeit des Myokards unabhängig vom „load" wiedergibt, wurde besonders die isovolumetrische Relaxationsrate untersucht. Klinisch weit verbreitet zur funktionellen Charakterisierung des Relaxationsprozesses ist die Bestimmung der **Zeitkonstante τ**, die den exponentiellen Druckabfall während der isovolumetrischen Erschlaffungsphase charakterisiert (Bassenge 1996). Änderungen der Ventrikelgeometrie, der Ventrikelgröße und der Auswurffraktion (unabhängig von hämodynamischen Veränderungen) haben keinen Einfluss auf diesen Parameter, während Volumenbelastung zu einer deutlichen Verlängerung führt.

Herzfrequenzerhöhung und andere positiv-inotrope Maßnahmen sowie ein Anstieg von dp/dt_{max} führen dagegen zu einer deutlichen Verkürzung von τ. Pathologische Veränderungen beim Erschlaffungsprozess werden durch die Bestimmung von τ sehr gut widergegeben.

In bestimmten Präparationen isolierter Herzen konnte gezeigt werden, dass τ unabhängig von der Herzfrequenz, dem enddiastolischen und systolischen Ventrikeldruck und vom Schlagvolumen war (Bassenge 1996). Spätere Untersuchungen am intakten Herz (vom Hund) erbrachten aber Widersprüche, denn Volumenbelastung (Steigerung der Vorlast) hatte einen signifikanten Anstieg von τ zur Folge. Dieser Befund war auch deswegen überraschend, da unter Volumenbelastung der systolische Blutdruck ebenso anstieg wie die Kontraktilität. Deswegen hätte man aber eine Erniedrigung von τ, d. h. eine schnellere Relaxation erwartet, wie man sie an isolierten Papillarmusken bei erhöhter Nachlast und Kontraktilität findet. Als wahrscheinlichste Ursache für diese Diskrepanz zwischen intaktem Herzen und isoliertem Papillarmuskel ist wieder die Inhomogenität der Relaxation innerhalb des Ventrikels anzusehen: Auch wenn jede einzelne Faser tatsächlich schneller relaxiert als im Normalzustand, kann der gesamte Relaxationsvorgang durch die zeitliche Streuung verlangsamt erscheinen.

Ein weiterer, oft benutzter Parameter ist der **maximale Druckabfall** während der isovolumetrischen Relaxationsphase, $-dp/dt_{max}$. Diese Größe ist, z. B. bei Ischämie (Bassenge 1996) und bei dilatativer und hypertropher Kardiomyopathie vermindert und ist damit auch nützlich in der Praxis.

Bei der Beurteilung von $-dp/dt_{max}$ muss man sich darüber im Klaren sein, dass der Parameter keinesfalls die maximale Relaxationsgeschwindigkeit des Myokards widergibt, und auch nicht die durchschnittliche Relaxationsgeschwindigkeit aller Einzelfasern. Vielmehr wird $-dp/dt_{max}$ darüber hinaus maßgeblich von der „load-dependence" der Ventrikelfunktion beeinflusst und reagiert empfindlich auf Inhomogenitäten der Erregungsrückbildung (Bassenge 1996), d. h. auf einen Übergang von „relaxation load" zu „contraction load". Ebenso kann $-dp/dt_{max}$ von frühsystolisch einwirkenden Wandspannungsänderungen beeinflusst werden.

> Die Größe von $-dp/dt_{max}$ resultiert also aus dem Einfluss verschiedener Kräfte, die sich teilweise gegenseitig aufheben oder verstärken können. Der „integrale" Parameter $-dp/dt_{max}$ lässt sich darum am besten empirisch belegen und anwenden.

Aber eine korrekte Interpretation dieses Parameters ist schwer möglich. Insbesondere kann der Effekt einer gegebenen Intervention auf $-dp/dt_{max}$ kaum vorhergesagt werden. Unter bestimmten Umständen kann eine β-adrenerge Stimulation $-dp/dt_{max}$ ebenso vermindern wie eine β-Blockade (Bassenge 1996)!

Weiterhin kann versucht werden, den Zeitpunkt innerhalb der isovolumetrischen Relaxation, an dem $-dp/dt_{max}$ gemessen wird, als diagnostischen Parameter zu verwenden. Bei der Interpretation treten dieselben Probleme auf wie bei $-dp/dt_{max}$.

Zu 2: Fluss-Volumen-Änderungen und Wanddickenänderungen während der schnellen Füllungsphase geben theoretisch den besten Aufschluss über den tatsächlichen Erschlaffungsvorgang des Ventrikels. Allerdings kann auch hier keine Aussage über die Einzelfaser gemacht werden, ebensowenig wie „load-abhängige" von zellulären Mechanismen abgegrenzt werden können. Volumenindizes können aus verschiedenen Untersuchungsverfahren gewonnen werden. Von diesen haben in den letzten Jahren die zweidimensionale Echokardiographie, kombiniert mit der Doppler-Technik, als nichtinvasive und oft wiederholbare Prozedur Bedeutung gewonnen, weil damit ein intraindividueller Verlauf engmaschig erfasst werden kann (Erbel et al. 2002).

> **Zusammenfassung**
>
> Von den Relaxationsparametern stellt der maximale Druckabfall $-dp/dt_{max}$ einen weit verbreiteten und brauchbaren Indikator dar für Störungen, die den Relaxationsvorgang beeinflussen. Beschrieben wird dieser Relaxationsvorgang dagegen besser mit dimensionsabhängigen Indizes, die aber wiederum nicht so empfindlich Inhomogenitäten innerhalb des Ventrikels widergeben können.

4.5 Kardiale Leistungsanpassung bei körperlicher Arbeit

Werden die verschiedenen Organe über ihren Ruhestoffwechsel hinaus stärker aktiviert, so erfordert die damit einhergehende Mehrdurchblutung eine Steigerung des Herzminutenvolumens. Jedes Zuschalten von stärker zu perfundierenden Organbezirken muss daher mit einer entsprechenden Erhöhung der Herzleistung einhergehen, wenn nicht der treibende arterielle Perfusionsdruck dabei abfallen soll. Die sog. „kollaterale Konstriktion", die ein Abschalten der Durchblutung von weniger tätigen Organen zugunsten von gerade aktivierten Organen beinhaltet, spielt unter physiologischen Verhältnissen praktisch keine Rolle. Das geht schon daraus hervor, dass die Organe, deren Durchblutung durch die kollaterale Konstriktion zugunsten anderer Organe abgedrosselt würde, unter Ruhebedingungen Exzessdurchblutung haben müssten. Das aber widerspricht dem Ökonomieprinzip lebender Organismen und ist tatsächlich niemals beobachtet worden. Ganz im Gegenteil, die große Masse der Skelettmuskulatur wird in Ruhe nur so schwach durchblutet, dass in einzelnen Muskelabschnitten variierend immer wieder eine anaerobe Glykolyse mit Laktatbildung beobachtet wird.

Kollaterale Konstriktion

Rein rechnerisch ergibt sich eine „kollaterale Konstriktion" zugunsten der arbeitenden Muskulatur dadurch, dass der arterielle Druck bei schwerer Arbeit bis zu 30 mmHg ansteigt, dieser Druckanstieg aber keine Mehrdurchblutung der übrigen, nicht beteiligten Organe verursacht (was durch eine entsprechende Widerstandserhöhung dieser Organe geschieht). Nur unter pathophysiologischen Verhältnissen wie bei Anämie oder Herzinsuffizienz ist eine ins Gewicht fallende kollaterale Konstriktion beobachtet worden, nämlich eine Drosselung der Nierendurchblutung bei körperlicher Arbeit. Wie das Tätigwerden eines Organes sofort mit dessen Mehrdurchblutung beantwortet wird, so führt das Sistieren der Tätigkeit sogleich zur Abdrosselung der Mehrdurchblutung auf einen biologisch sinnvollen Minimalwert.

Die Kapillarisierung im Herzmuskel ist stark ausgeprägt (Wüsten 1979), die myokardiale O_2-Extraktion beträgt in Ruhe schon 65% und steigt bei körperlicher Belastung auf über 70% an (Heiss et al. 1976). Auch bei stärkster körperlicher Belastung und extremer myokardialer O_2-Extraktion ist noch eine deutliche Koronarreserve von etwa 50% nachweisbar (Restorff et al. 1977). Die Hauptursache dafür scheint möglicherweise in einem durchblutungsdrosselnden α-adrenergen konstriktiven Koronargefäßtonus zu liegen, der in etwa die durch die kontinuierliche endotheliale NO-Freisetzung bewirkte Koronardilatation ausgleicht (Bassenge u. Heusch 1990).

Literatur

Asmar R (1999) Arterial stiffness and pulse wave velocity. Elsevier, Amsterdam

Bassenge E (1996) Mechanik des intakten Herzens. In: Roskamm H (Hrsg) Herzkrankheiten. Springer, Berlin Heidelberg New York, S 55–79

Bassenge E, Busse R (1988) Endothelial modulation of coronary tone. Prog Cardiovasc Dis 30:349

Bassenge E, Heusch G (1990) Endothelial and neuro-humoral control of coronary blood flow in health and disease. Rev Physiol Biochem Pharmacol 116:77

Bell SP, Nyland L, Tischler MD et al. (2000) Alterations in the determinants of diastolic suction during pacing tachycardia. Cardiovasc Res 46:225–238

Beuckelmann DJ, Näbauer M, Erdmann E (1992) Intracellular calcium handling in isolated ventricular myocytes from patients with terminal heart failure. Circulation 85:1046–1055

Bloom WL, Ferris EB (1956) Negative ventricular diastolic pressure in beating heart studied in vitro and vivo. Proc Soc Exp Biol Med 98:451

Böhme W (1936) Über den aktiven Anteil des Herzens an der Förderung des Venenblutes. Ergebn Physiol 38:251

Bowditch H (1871) Über die Eigentümlichkeit der Reizbarkeit, welche die Muskelfasern des Herzens zeigen. Ber Sachs Ges (Akad) Wiss 23:652–689

Brecher GA (1956) Venous return. Grune & Stratton, London

Brecher GA (1958) Critical review of recent work on ventricular diastolic suction. Circulat Res 6:554
Brecher GA, Galletti PM (1963) Functional anatomy of cardiac pumping. In: Hamilton WF, Dow P (eds) Handbook of physiology, Circulation 11. Am Physiol Soc, Washington
Brutsaert DS, Sys SU (1989) Relaxation and diastole of the heart. Physiol Rev 69:1228
Brutsaert DL, Fransen P, Andries LJ et al. (1998) Cardiac endothelium and myocardial function. Cardiovasc Res 38:281–290
Cazolla O, Freiburg A, Helmes M et al. (2000) Differential expression of cardiac titin isoforms and modulation of cellular stiffness. Circ Res 86:59–67
Devereux RB, Roman MJ, Liu JE et al. (2000) Congestive heart failure despite normal left ventricular systolic function in a population-based sample: the Strong Heart Study. Am J Cardiol 86: 1090–1096
Erbel R, Neumann T, Zeidan Z et al. (2002) Echokardiographische Diagnostik der diastolischen Herzinsuffizienz. Herz 27:99–106
Frank O (1895) Zur Dynamik des Herzmuskels. Z Biol 32:370
Gollwitzer-Meier K, Kramer K, Krüger E (1936) Zur Verschiedenheit der Herzenergetik und Herzdynamik bei Druck- und Volumenleistung. Pflugers Arch 237:68
Guyton AC, Cowley AW (1976) International review of physiology. Cardiovascular Physiology 11. Baltimore, University Park Press 9
Hansen DE, Daughter GT, Alderman EL et al. (1988) Torsional deformation of the left ventricular midwall in human hearts with intramyocardial markers: regional heterogeneity and sensitivity to the inotropic effects of abrupt rate changes. Circ Res 62:941–952
Hasenfuss G, Pieske B (2002) Calcium cycling in congestive heart failure. J Mol Cell Cardiol 34:951–969
Hasenfuss G, Holubarsch C, Hermann HP et al. (1994) Influence of the force-frequency relationship on haemodynamics and left ventricular function in patients with non-failing hearts and in patients with dilated cardiomyopathy. Eur Heart J 15:164–170
Heiss HW, Barmeyer J, Wink K et al. (1976) Studies on the regulation of myocardial blood flow in man. Basic Res Cardiol 71:658
Henke E (1872) zit. bei: Böhme W (1936) Über den aktiven Anteil des Herzens an der Förderung des Venenblutes. Ergebn Physiol 38:251
Higgins CB, Vatner SF, Braunwald E (1973) Parasympathetic control of the heart. Pharmacol Rev 25:119
Holubarsch C, Jacob R (1980) Die „Compliance" des Herzens. Methodische Grundlagen und Grenzen für eine Bestimmung der Dehnbarkeit von Gesamtventrikel und Myokardgewebe. Med Welt 31:136
Holubarsch C, Alpert NR, Goulette R, Mulieri LA (1982) Heat production during hypoxic contracture of rat myocardium. Circ Res 51: 777–786
Holubarsch C, Hasenfuss G, Blanchard E et al. (1986) Myothermal economy of rat myocardium, chronic adaptation versus acute intropism. Basic Res Cardiol 81(Suppl 1):95
Holubarsch C, Hasenfuss G, Schmidt-Schweda S et al. (1993) Angiotensin I and II exert inotropic effects in atrial but not in ventricular human myocardium. An in vitro study under physiological experimental conditions. Circulation 88:1228
Holubarsch C, Hasenfuss G, Just H, Alpert NR (1994) Positive inotropism and myocardial energetics. Influence of beta receptor-agonistic stimulation, phosphodiesterase inhibition and ouabain. Cardiovasc Res 28:994
Horwitz LD, Bishop VS (1972) Left ventricular pressure-dimension relationships in the conscious dog. Cardiovasc Res 6:163
Ishida Y, Meisner JS, Tsujioka K et al. (1986) Left ventricular filling dynamics: influence of left ventricular relaxation and left atrial pressure. Circulation 74:187–196
Jacob R, Gülch R, Kissling G, Raff U (1973) Muskelphysiologische Grundlagen für die Beurteilung der Leistungsfähigkeit des Herzens. Z Ges Inn Med 28:1
Kalra PR, Moon JC, Coats AJ (2002) Do results of the ENABLE (Endothelin Antagonist Bosentan for Lowering Cardiac Events in Heart Failure) study spell the end for non-selective endothelin antagonism in heart failure? Int J Cardiol 85:195–197
Kitzman DW, Higginbotham MB, Cobb Fre (1991) Exercise intolerance in patients with heart failure and preserved left ventricular systolic function: failure of the Frank-Starling mechanism. J Am Coll Cardiol 17:1065–1072
Kissling G, Reuter K, Sieber G et al. (1972) Negative Inotropie von endogenem Acetylcholin beim Katzen- und Hühnerventrikelmyokard. Pflugers Arch 333:35
Klocke FJ, Braunwald E, Ross JJ (1966) Oxygen cost of electrical activation of the heart. Circ Res 18:357–365
Krasny R, Kammermeier H, Köhler J (1991) Biomechanics of valvular plane displacement of the heart. Basic Res Cardiol 86:572
Lee JA, Allen DG (1993) Altering the strength of the heart: Basic mechanisms. Oxford Medical Publications, S 1
Levy MN (1979) The cardiac and vascular factors that determine systemic blood flow. Circ Res 44:739
Meyer M, Keweloh B, Güth K et al. (1998) Frequency-dependence of myocardial energetics in failing human myocardium as quantified by a new method for the measurement of oxygen consumption in muscle strip preparations. J Mol Cell Cardiol 30:1459–1470
Nonogi H, Hess OM, Ritter M, Krayenbühl HP (1988) Diastolic properties of the normal left ventricle during supine exercise. Brit Heart J 60:30
Parsons C, Porter KR (1966) Muscle relaxation: evidence for an intrafibrillar restoring force in vertebrate striated muscle. Science 153:426
Patterson SW, Piper H, Starling FH (1914) Regulation of the heart beat. J Physiol Lond 48:465S
Pieske B, Kretschmann B, Meyer M et al. (1995) Alterations in intracellular calcium handling associated with the inverse force-frequency relation in human dilated cardiomyopathy. Circulation 92:1169–1178
Pieske B, Schlotthauer K, Schattmann J et al. (1997) Ca^{2+}-dependent and Ca^{2+}-independent regulation of contractility in isolated human myocardium. Basic Res Cardiol 92(Suppl I):87–93
Pieske B, Beyermann B, Breu V et al. (1999) Functional effects of endothelin and regulation of endothelin receptors in isolated human non-failing and failing myocardium. Circulation 99:1802–1809
Pouleur H, Covell JW, Ross J Jr (1979) Effects of alterations in aortic input impedance on the force-velocity-length relationships in the intact canine heart. Circulat Res 45:126
Reindell H (1964) Beitrag der Klinik zur Dynamik des Herzens. Verb Dtsch Ges Inn Med 70:100
Restorff W von, Holtz J, Bassenge E (1977) Exercise induced augmentation of myocardial oxygen extraction in spite of normal coronary dilatory capacity in dogs. Pflugers Arch 372:181
Roeske WR, Yamamura HI (1996) Autonomic control of the myocardium; muscarinic cholinergic receptor mechanisms. In: Shepherd JT, Vatner SF (eds) Nervous control of the heart. Harwood Academic Publishers, Amsterdam, pp 111–137
Rushmer RF (1970) Functional anatomy of cardiac contraction. Cardiac dynamics, 3rd edn. Saunders, Philadelphia London
Sonnenblick EH, Parmley WW, Urschel CW (1969) The contractile state of the heart as expressed by force-velocity relations. Am J Cardiol 23:488
Strauss JD, Rüegg JC, Lues J (1993) In search of calcium sensitizers compounds, from subcellular models of muscle to in vivo positive inotropic action. Oxford Medical Publications, S 37
Streeter DD Jr, Spotnitz HM, Patel DJ et al. (1969) Fiber orientation in the canine left ventricle during diastole and systole. Circulat Res 24:339
Stuber M, Scheidegger MB, Fischer SE (1999) Alterations in the local myocardial motion pattern in patients suffering from pressure overload due to aortic stenosis. Circulation:100, 361–368
Suga H, Sugawa K, Shoukas AA (1973) Load independence of the instantaneous pressure-volume ratio of the canine left ventricle and effects of epinephrine and heart rate on the ratio. Circ Res 28:314–322
Tagawa H, Wang N, Narishige T et al. (1997) Cytosceletal mechanics in pressure-overload cardiac hypertrophy. Circ Res 80:281–289

Trautwein W (1972) Erregungsphysiologie des Herzens. In: Gauer O, Kramer K, Jung R (Hrsg) Physiologie des Menschen, Bd 3. Urban & Schwarzenberg, München Berlin Wien

Tyberg JV, Misbach GA, Glantz SA et al. (1978) A mechanism for shifts in the diastolic, left ventricular, pressure-volume curve: The tale of the pericardium. Europ J Cardiol 7(Suppl):163

Wetterer E, Kenner Th (1968) Grundlagen der Dynamik des Arterienpulses. Springer, Berlin Heidelberg New York

Wiggers CJ (1921) Studies on the consecutive phases of the cardiac cycle. I. The duration of the consecutive phases of the cardiac cycle and the criteria for their precise determination. Am J Physiol 56:415

Witzleb E (1968) Venentonusreaktionen in kapazitiven Hautgefäßen bei Orthostase. Pflugers Arch 302:315

Wüsten B (1979) Biophysics of myocardial perfusion. In: Schaper W (ed) The pathophysiology of myocardial perfusion. Elsevier, Amsterdam, pp 199–244

Zile MR, Brutsaert DL (2002) New concepts in diastolic dysfunction and diastolic heart failure: Part II. Causal mechanisms and treatment. Circulation 105:1503–1508

Physiologie der Koronardurchblutung

E. Bassenge

5.1 Struktur- und Funktionsanalyse im Koronargefäßbett – 80

5.2 Koronarphysiologie – 80
5.2.1 Mechanische Faktoren – 80
5.2.2 Perfusion des Myokards – 80
5.2.3 Extravaskulärer koronarer Widerstand – 82
5.2.4 Autoregulation – 83
5.2.5 Koronare Flussreserve – 83

5.3 Grundsätzliche physiologische Regulationsprinzipien – 83
5.3.1 Humorale und hormonale Regulation des koronaren Blutflusses – 83
5.3.2 Endothelvermittelte Regulation der Myokardperfusion – 85
5.3.3 Lokalmetabolische Regulation – 88
5.3.4 Neuronale Mechanismen – 89

5.4 Faktoren der koronaren Vasomotorik auf zellulärer Ebene – 91
5.4.1 Koronarer Vasomotortonus – 91
5.4.2 K^+_{ATP}-Kanäle – 92
5.4.3 Signaltransduktionsketten – 92

5.5 Pathophysiologie des Koronarsystems – 92
5.5.1 Koronarvasomotorische Reaktionen während Ischämie – 92
5.5.2 Sympathisch adrenerge Mechanismen bei der myokardialen Ischämie – 92

5.6 Wirkung von Koronararterienstenosen – 93
5.6.1 Verminderung der Ruhedurchblutung und der Koronarflussreserve – 93
5.6.2 Druck-Fluss-Beziehungen – 93

5.7 Klinisch relevante Koronarsyndrome – 93
5.7.1 Chronisches Koronararteriensyndrom: stabile Angina pectoris – 93
5.7.2 Instabile Angina pectoris – 93
5.7.3 Akuter Myokardinfarkt – 94
5.7.4 Langzeitkoronarflusserniedrigung nach Stent-Implantation – 94
5.7.5 Ischämisches myokardiales Preconditioning – 94
5.7.6 Kollateralgefäße – 95
5.7.7 Bildung von reaktiven Sauerstoffspezies und Koronarfunktion – 96
5.7.8 Myokardfunktion beim Stunning – 96
5.7.9 Myokardfunktion beim Hibernating – 97
5.7.10 Koronarspasmus – 97
5.7.11 No-reflow-Phänomen – 98

Literatur – 98

In diesem Kapitel werden die Regulationsmechanismen beschrieben, die der Abstimmung des Koronargefäßtonus und der myokardialen Perfusion unter physiologischen und pathophysiologischen Bedingungen unterliegen. Änderungen des koronaren Blutstroms unter verschiedenen pathophysiologischen Bedingungen werden im Detail diskutiert, z. B. während akuter myokardialer Ischämie, bei ischämischem Preconditioning, unter Reperfusionsbedingungen, beim Stunning, bei Hibernation sowie bei verschiedenen diagnostischen und therapeutisch-pharmakologischen Koronarinterventionen.

5.1 Struktur- und Funktionsanalyse im Koronargefäßbett

Aufgrund der funktionellen und anatomischen Merkmale kann das Koronargefäßbett in 3 größere Anteile aufgegliedert werden: große Koronararterien (>400 μm), kleine intramurale und transmurale Arterien (100–400 μm) und Arteriolen (<100 μm). Die großen Koronargefäßarterien sind Leitungsgefäße, die weniger als 5% des gesamten Koronarwiderstandes unter normalen physiologischen Bedingungen ausmachen. Sind allerdings sehr deutliche Koronargefäßstenosen vorhanden (die den Koronargefäßquerschnitt um mehr als 70% einengen), kann der Gefäßwiderstand in den großen Arterien stark zunehmen und den größten Anteil des Koronarwiderstandes ausmachen.

Die koronare Mikrozirkulation besteht aus den kleinen Arterien und Arteriolen. Die Arteriolen sind für mehr als 50% des Koronarwiderstandes verantwortlich. Ihre Durchmesser werden hauptsächlich durch die metabolische Aktivität des kontrahierenden Myokards bestimmt und zeigen eine deutliche Autoregulation. Die kleinen Arterien tragen bis zu 40% des Koronarwiderstandes bei und ihre Empfindlichkeit gegenüber lokaler metabolischer Aktivität ist eher niedrig (Bassenge u. Schwemmer 2002). Diese Arterien durchdringen das Myokard und zeigen einen deutlichen Druckabfall während ihres Verlaufs durch das Myokard (◘ Abb. 5.1).

Dieser Abfall wird tatsächlich vom Gefäßdurchmesser bestimmt, der teilweise über extravaskuläre Faktoren (Zunahme des Gewebedrucks) während der systolischen myokardialen Kompression bestimmt wird. Die metabolisch induzierte Gefäßerweiterung ist oft nicht vollständig, sodass normalerweise ein gewisser Grad von zusätzlicher Gefäßerweiterung möglich ist. Die Rekrutierung einer zusätzlichen Koronargefäßreserve durch Dilatatorsubstanzen in den Arteriolen und der kleinen Koronararterien, wie z. B. Dipyridamol oder Adenosin, dokumentieren die Existenz eines basalen Koronargefäßkonstriktortonus im gesamten Bereich der koronaren Mikrozirkulation (Duncker u. Bache 2000).

> Bei Vorliegen von Koronarstenosen, Ischämie und pharmakologisch induzierter arteriolärer Gefäßerweiterung sind die kleinen Koronararterien ein wichtiger Faktor für den koronaren Gefäßwiderstand, speziell in den subendokardialen Myokardabschnitten.

5.2 Koronarphysiologie

5.2.1 Mechanische Faktoren

Die Koronargefäßdurchblutung wird zunächst von physikalischen Gesetzmäßigkeiten reguliert, zu denen sich verschiedene biologische Prinzipien hinzugesellen. Nach dem Hagen-Poiseuille-Gesetz korreliert der Fluss direkt mit dem koronaren Perfusionsdruckgradienten (Druckunterschied zwischen Aortenbogen und rechtem Vorhofdruck) und mit der 4. Potenz des Gefäßradius. Invers korreliert der Fluss mit der Länge des Gefäßes und der Blutviskosität. Bleiben Gefäßlänge, Blutviskosität und Perfusionsdruck nahezu konstant, ist der Gefäßdurchmesser der Hauptfaktor, der den Koronargefäßwiderstand bestimmt.

Die verschiedenen Faktoren, die den Koronargefäßdurchmesser bzw. den Widerstand der koronaren Mikrogefäße regulieren, können in intravaskuläre und extravaskuläre Faktoren aufgeteilt werden. Die intravaskulären Faktoren können indirekt über Metabolite der Endothelzellen und ihre spezifischen Rezeptoren oder direkt an der Membran der glatten Muskelzellen und ihren Rezeptoren wirken.

Der Perfusionsdruck der Koronargefäße ist der Aortendruck, der von der Funktion des linken Ventrikels und der Windkesselwirkung der Aorta abhängt. Während im rechten Ventrikel viel niedrigere Druckwerte und deshalb kleinere extravaskuläre Widerstände auftreten, sind diese im linken Ventrikel, besonders in den subendokardialen Schichten, deutlich höher und spielen bei unzureichendem Koronarfluss eine viel größere pathophysiologische Rolle.

Während der Herzaktion ändert sich kontinuierlich die Wandspannung des Ventrikels und damit auch das koronare Strömungsverhalten. Deshalb beträgt der systolische Anteil des Koronareinstroms in die Wand des **linken Ventrikels** nur etwa 20–30% des diastolischen Anteils (abhängig von der Herzfrequenz). Im Gegensatz dazu nimmt der systolische Einstrom in die Wand des **rechten Ventrikels** etwa die Stärke der diastolischen Versorgung an oder kann den diastolischen Einstrom bei Anstiegen des koronaren Perfusionsdruckes sogar noch übertreffen.

5.2.2 Perfusion des Myokards

Die physikalische Determinante der Myokardperfusion ist der treibende Koronargefäßdruck. Unter physiologischen Bedingungen ist der proximale Aortendruck der Hauptbestandteil

5.2 · Koronarphysiologie

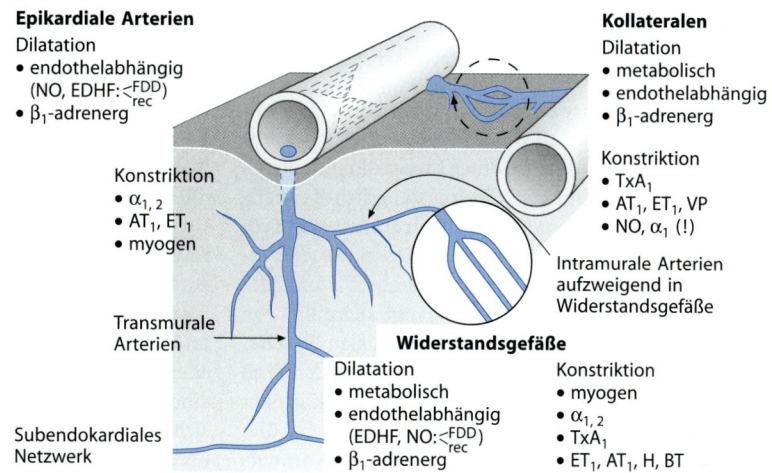

Abb. 5.1.
Verschiedene bei der Regulation des Koronargefäßtonus und der Myokardperfusion beteiligte Faktoren in den großen epikardialen Leitungsarterien, in den intra- und transmuralen Arterien, in den Kollateral- und koronaren Widerstandgefäßen, Arteriolen und Kapillaren sowie in den Venolen. Verschiedene Konstriktions- und Dilatationsmechanismen interagieren ganz unterschiedlich in den einzelnen Gefäßsegmenten. Die Bedeutung der metabolischen Faktoren nimmt von den kleinsten Gefäßen progressiv zu den großen Leitungsgefäßen ab, wo sie praktisch keine Rolle mehr spielen. *FDD* flußabhängige Dilatation, *rec* rezeptorabhängige Dilatation, *EDHF* s. S. 84 u. 86.

des Perfusionsdruckes (Abb. 5.2a). Trotz dieses normalerweise annähernd konstanten treibenden Koronargefäßdruckes ist die Myokardperfusion in einzelnen Segmenten oft heterogen. Diese ungleichmäßige Verteilung des Flusses weist auf die Bedeutung der lokalen Faktoren hin, die den Durchmesser der Gefäße mit adäquaten Änderungen des jeweiligen Vasokonstriktor- bzw. Vasodilatatortonus einstellen. Diese lokalen vasoaktiven Mechanismen beinhalten endotheliale Regulationsmechanismen, die durch sog. Autakoide (lokale Metaboliten), lokal metabolische, humorale oder durch zirkulierende hormonale Faktoren beeinflusst werden sowie durch die Aktivität der autonomen Gefäßnerven.

Die metabolische Aktivität des Myokards spiegelt sich im lokalen Sauerstoffverbrauch wider und bestimmt die Stärke der rhythmischen Änderungen der ventrikulären Wandspannung, die ganz eng mit den Afterload-Verhältnissen (Aortendruck) korreliert ist. Jeder Anstieg des Afterload wird deshalb mit einem Anstieg der metabolischen Aktivität des Myokards beantwortet und mit einem entsprechenden Anstieg im Koronarfluss. Da das Myokard hauptsächlich während der Diastole perfundiert wird, wird der diastolische Aortendruck der treibende Koronargefäßdruck. Herzfrequenz, systolischer Aortendruck und das Ventrikelvolumen sind dagegen die Hauptdeterminanten des myokardialen Stoffwechsels und Sauerstoffverbrauches. Ein altersabhängiges Abnehmen der aortalen Windkesselfunktion und entsprechende Änderung der arteriellen Compliance sind mit schnellerem Absinken des diastolischen Druckes verbunden, was zu einer schlechteren Anpassung von myokardialem Sauerstoffverbrauch an die myokardiale Perfusion beiträgt. Ein ähnliches Verhalten beobachtet man bei Patienten mit Aortenklappenerkrankungen.

In Gegenwart von flusslimitierenden Koronargefäßstenosen kommt es zu einem Verlust von kinetischer Energie durch viskose Reibungsverluste und andere flussabhängige Phänomene, die einen verstärkten transstenotischen Perfusionsdruckverlust bewirken. In der poststenotischen Koronarzirkulation bildet der poststenotische koronare Perfusionsdruck den Eingangsdruck für die segmentale myokardiale Perfusion. Die Größe des transstenotischen Druckabfalls hängt nicht nur

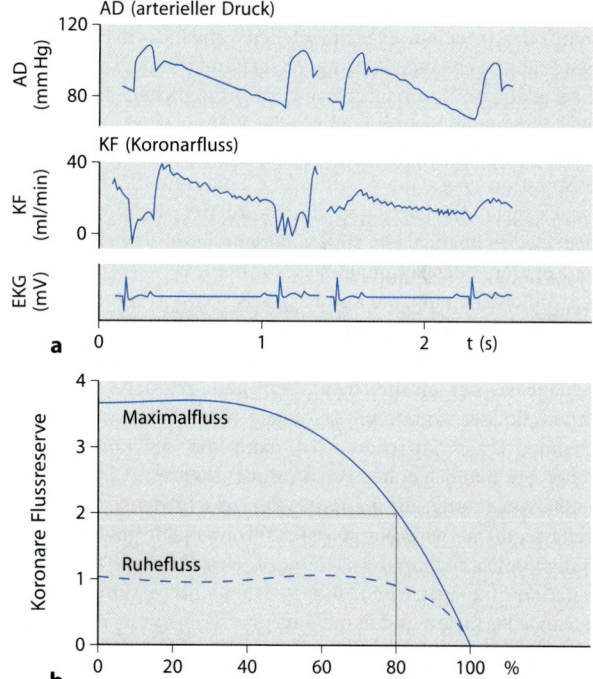

Abb. 5.2a, b. a Wirkung von Stenosen auf den koronararteriellen Einstrom: ohne Stenosen ist der Einstrom hauptsächlich in der Diastole; mit Stenosen (*rechte Seite*) progressiv in die Systole verschoben (*KF* Koronarfluss; p_a arterieller Druck). b Abnahme des Koronarflusses und der Koronarreserve bei anwachsendem Grad der Koronarstenose. Wenn der Stenosegrad 80% übertrifft (Abszisse), kommt es zu einer Limitierung sogar der Ruhedurchblutung, wobei dann die Koronarreserve etwa halbiert ist. (Mod. nach Gould et al. 1974)

von der Stärke, Länge, Gestalt und der Compliance (Dehnbarkeit) der Koronargefäßstenose ab (Gould 1999), sondern auch in einer nichtlinearen Weise von der Stromstärke. Bei den meisten Stenosen wird ein nicht völlig rigides Verhalten der Stenosen beobachtet, sondern der transluminale Gefäßquerschnitt kann durch den dehnenden intravaskulären Druck (d. h. prä- und poststenotischen Koronargefäßdruck) deutlich zunehmen.

Der treibende Koronargefäßdruck oder Perfusionsdruckgradient hängt außerdem noch vom Ausgangsdruck der Koronarzirkulation ab. Dieser Wert ist unter In-vivo-Bedingungen nur sehr schwierig zu bestimmen. Ein kontinuierliches experimentelles Absenken des Koronarperfusionsdruckes bewirkt ein komplettes Sistieren des Koronarflusses bei Druckwerten zwischen 18 und 38 mmHg (Bassenge u. Schwemmer 2002). Der wirksame koronare Ausgangsdruckwert hängt allerdings von dem Druckwert des direkt umgebenden myokardialen Gewebes ab und nicht wie sonst üblich nur vom venösen Druck. Wenn nämlich dieser intramurale myokardiale Gewebsdruck größer wird als der venöse Druck im Ausflussgebiet, dann wird dieser Gewebsdruck der flusslimitierende Faktor im Koronargefäßausflussgebiet (diese Einschränkung des Koronarflusses durch hohe intramyokardiale Gewebsdrücke ist natürlich im Subendokardium stärker ausgebildet als in den subepikardialen Schichten mit deutlich geringeren Gewebsdrücken).

Diese vom lokalen myokardialem Gewebsdruck abhängige Phänomene bezeichnet man als „vaskuläres Wasserfallphänomen", das in einem experimentellen Langendorff-Herz-Lungen Präparat an einen Starling-Widerstand erinnert, um damit eine adäquate Koronarperfusion zu ermöglichen. Ein ähnliches Phänomen bemerkt man in der Pulmonalzirkulation, bei der durch hohe alveoläre Druckwerte während einer forcierten Exspiration gegen die geschlossene Epiglottis die alveolaren Druckwerte die jeweiligen intravaskulären Pulmonalgefäßdruckwerte übersteigen, sodass es dann jeweils zu vollständigem Sistieren des Pulmonalflusses kommt.

Außerdem hängt die Koronargefäßperfusion von der Kapazität des Koronargefäßbettes ab: wenn die Koronarperfusion schrittweise reduziert wird und dann auf einer Einzelherzschlagbasis der entsprechende koronare arterielle Einstrom innerhalb der koronaren Leitungsgefäße mit dem entsprechenden Druck korreliert wird, dann hört der Koronarfluss schon bei ziemlich hohen Perfusionsdrucken auf (Chilian et al. 1988). Aber durch die Kapazität der verschiedenen Koronargefäßsegmente wird ein gewisses intravaskulär gespeichertes Blutvolumen noch in die nachfolgende myokardiale Mikrozirkulation hineingetrieben, sodass dabei eine bestimmte myokardiale Perfusion und damit Sauerstoffversorgung noch über den gesamten Herzzyklus hinweg bewahrt bleibt (speziell in den subepikardialen Schichten und im rechten Ventrikel, die ja durch einen deutlich niedrigeren Gewebsdruck charakterisiert sind).

5.2.3 Extravaskulärer koronarer Widerstand

Unter physiologischen Bedingungen, wenn keine arteriosklerotischen Plaques in den großen Koronararterien (>400 μm) vorhanden sind, bestimmt der Koronartonus speziell in den koronaren Arteriolen den intravaskulären Koronarwiderstand und damit den Koronarfluss. Im Koronargefäßsystem gibt es allerdings zusätzlich zum intravaskulären Widerstand noch einen zusätzlichen extravaskulären Widerstand, der durch das sich kontrahierende Myokard auf das Koronarsystem einwirkt und dadurch den Koronarfluss behindert, speziell in den subendokardialen Myokardanteilen. Diese zusätzliche extravaskuläre Kompression kann ein wichtiger Faktor werden, speziell unter ischämischen Bedingungen, oder wenn der enddiastolische Ventrikeldruck und damit die Wandspannung in bestimmten Gebieten deutlich zunehmen (◘ Abb. 5.3a,b). Allerdings wird einem Teil dieses einschränkenden Effekts dadurch entgegengewirkt, dass bei der rhythmischen Kontraktion des Myokards die Gefäße gleichzeitig ausgepresst werden und damit der venöse Ausfluss in einer rhythmischen Weise von Schlag zu Schlag gefördert wird.

Dadurch ergibt sich ein venöses Ausflussmuster, das in Systole maximal ist, während der arterielle Einstrom in die Ventrikelwand durch diese systolische Kontraktion minimiert wird (◘ s. Abb. 5.2a) und dann in der frühen Diastole maximal wird. Daraus ergibt sich, dass Anstiege der Herzfrequenz, die ja mit einer Abnahme der diastolischen Perfusion verbunden sind, durch eine entsprechende Abnahme des intravaskulären Widerstandes ausgeglichen werden müssen, um eine adäquate myokardiale Versorgung zu gewährleisten. Exzessive Anstiege der systolischen sowie der enddiastolischen Blutdruckwerte (z. B. bei Herzinsuffizienz) wirken in gleicher Weise.

> Um sicherzustellen, dass bei ansteigenden extravaskulären Koronarkompressionen bzw. ansteigenden extravaskulären Koronarwiderständen es zu einer adäquaten myokardialen Perfusion und Sauerstoffangebot kommt, muss die verstärkte extravaskuläre Kompression in den subendokardialen Wand-

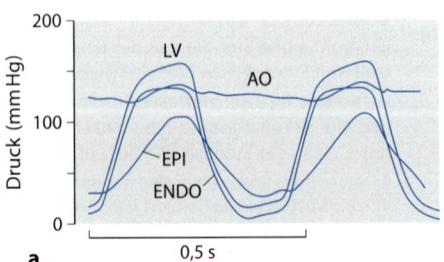
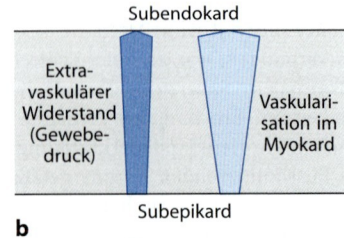
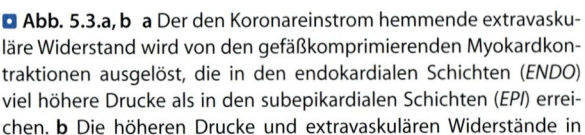

◘ **Abb. 5.3.a,b** **a** Der den Koronareinstrom hemmende extravaskuläre Widerstand wird von den gefäßkomprimierenden Myokardkontraktionen ausgelöst, die in den endokardialen Schichten (*ENDO*) viel höhere Drucke als in den subepikardialen Schichten (*EPI*) erreichen. **b** Die höheren Drucke und extravaskulären Widerstände in den subendokardialen Schichten werden durch 2fach höhere Vaskularisation (verglichen mit subepikardial) ausgeglichen und ergeben eine 1,3fach höhere Durchblutung (und O_2-Verbrauch!) der Innenschichten. Fällt dieser Wert unter 1,0, so ergibt sich daraus eine Ischämie. (Mod. nach Bassenge u. Schwemmer 2002)

schichten durch einen entsprechenden Abfall des intravaskulären Widerstandes in den subendokardialen Schichten bzw. durch eine stärkere subendokardiale Vaskularisierung kompensiert werden.

5.2.4 Autoregulation

Im Koronargefäßbett findet man eine überraschend starke Autoregulation. Wenn man den koronaren Perfusionsdruck experimentell zwischen 70 und 130 mmHg variiert, dann wird der Koronarfluss relativ konstant gehalten. Unterhalb dieser Druckwerte sind die autoregulativen Mechanismen weitgehend erschöpft und der Koronarfluss fällt deutlich ab, woraus sich eine Unterperfusion (Ischämie) ergibt. Im rechten Ventrikel ist die autoregulatorische Kapazität stärker ausgeprägt als im linken Ventrikel, sogar wenn die Bezirke durch dieselbe Arterie versorgt werden.

5.2.5 Koronare Flussreserve

Die koronare Flussreserve (CFR) wird definiert als das Verhältnis von maximaler zu basaler Koronarflussstärke und repräsentiert einen wichtigen Parameter zur Beurteilung der regulatorischen Kapazität des koronaren Gefäßbettes während wechselnder pathophysiologischen Bedingungen (s. Abb. 5.2b). Bei gesunden Individuen beträgt dieses Verhältnis etwa 4. Die koronare Flussreserve kann unter klinischen Bedingungen gemessen werden und erlaubt dann die Beurteilung der klinischen Relevanz von Koronarstenosen. Obwohl das Konzept sehr einfach ist, treten bei der aktuellen Bestimmung der CFR Schwierigkeiten in der Praxis auf.

> Schon bei sehr geringen Änderungen des Koronarflusses unter Ruhebedingungen werden, bedingt durch technische Limitationen, die CFR-Werte mit ihrer Verhältnisangabe deutlich verändert!

Messungen der Koronarflussreserve und verwandter abgeleiteter Parameter können als wichtige klinische Methoden zur Bestimmung der funktionellen Bedeutung von Koronarerkrankungsherden dienen. Im Einzelnen ergibt sich daraus, dass sowohl die hämodynamische Bedeutung von grenzwertigen, diffusen oder multiplen koronaren Läsionen sowie die Wertigkeit von endothelialer Funktion/Dysfunktion mit Erfolg beurteilt werden kann (Pijls et al. 2000).

5.3 Grundsätzliche physiologische Regulationsprinzipien

5.3.1 Humorale und hormonale Regulation des koronaren Blutflusses

Außer den mechanischen Faktoren, die entsprechende koronare Perfusionsdruckgradienten erzeugen, wird die Myokardperfusion noch durch eine große Anzahl zusätzlicher biologischer Mechanismen reguliert. Ein komplexes Zusammenspiel zwischen verschiedenen vasoaktiven Substanzen passt den jeweiligen Koronarfluss an die speziellen metabolischen Anforderungen des Myokards bei verschiedenen Aktivitätszuständen an. Die nachlassende Leitfähigkeit der großen Koronargefäße im Verlauf des Alterns und bei Ausbildung einer koronaren Gefäßerkrankung kompliziert dabei die Verhältnisse.

Die zusätzlichen vasomotorischen Wirkungen der verschiedenen biologischen Substanzen sind entweder indirekt von endothelialen Freisetzungsmechanismen abhängig oder wirken direkt ohne die zusätzliche Interaktion von vasoaktiven Substanzen aus dem Endothel.

- Diese verschiedenen Substanzen aus dem Endothel (in erster Linie das Stickstoffmonoxid, NO bzw. EDNO) werden durch Stimulation verschiedener endothelialer Membranrezeptoren freigesetzt und umfassen muskarinerge M_3-, Adenosin A_1-, purinerge P_2X-, P_2Y-, histaminerge H_1- und schließlich serotoninerge $HT_{1,2}$-Rezeptoren.
- Endothelunabhängige Substanzen (sog. Agonisten) wirken durch direkte Stimulierung von entsprechenden Rezeptoren an der glatten Muskulatur (Abb. 5.4a,b). Diese Substanzen wirken sowohl indirekt wie auch direkt und hängen in ihrer Wirkung vom funktionellen Zustand des Endothels (arteriosklerotische Prozesse wirken einschränkend), von der Konzentration der verschiedenen Agonisten, von der Rezeptordichte und von der Verteilung der verschiedenen Rezeptoren innerhalb des koronaren Gefäßbettes ab. Mit Ausnahme weniger Substanzen, wie z.B. dem Endothelin (ET, das über ET_A-Rezeptoren wirkt), dem Plättchen-entstammenden Wachstumsfaktor (PDGF) und dem Arginin-Vasopressin (AVP), wirken die über das Endothel vermittelten vasoaktiven Reaktionen normalerweise gefäßerweiternd, während die direkten Wirkungen auf die glatte Muskulatur in der Regel mit einer Vasokonstriktion verbunden sind (Bassenge 1996).

Die daraus resultierenden Nettowirkungen hängen von der relativen Stärke der verschiedenen individuellen vasoaktiven Substanzen in den entsprechenden Segmenten des Koronargefäßbettes ab (hauptsächlich in den Arteriolen) sowie von der funktionellen Integrität der Endothelauskleidung.

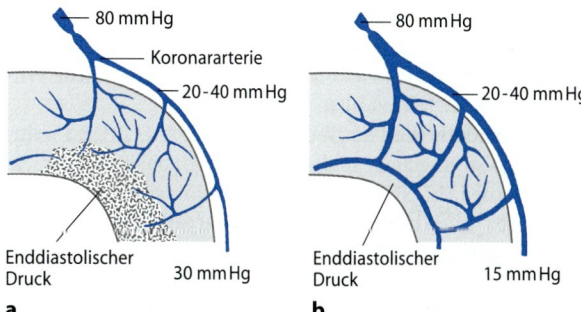

 Abb. 5.4a, b. Eine kontraktile Dysfunktion ist mit Anstiegen des enddiastolischen Ventrikeldrucks und mit einem Anstieg des extravaskulären Koronarwiderstands verbunden. **a** Bei zusätzlich auftretenden Stenosen kommt es zu subendokardialen Ischämien (*dunkle Areale*). **b** Nach geeigneten therapeutischen Maßnahmen, z.B. Gabe von Nitraten, sinkt der enddiastolische Druck und der extravaskuläre Koronarwiderstand, sodass eine Umverteilung der Durchblutung zugunsten der tiefen subendokardialen Schichten ermöglicht wird

> **Klinisch wichtig**
> Eine eingeschränkte endotheliale Funktion („dysfunktionales Endothel") tritt bei der koronaren Gefäßerkrankung auf und kann sogar bei völligem Fehlen kritischer Koronargefäßstenosen myokardiale Ischämien auslösen.

Im klinischen Alltag ist es ziemlich schwierig, die Bedeutung der einzelnen biologischen sowie mechanischen Regulationsvorgänge genau zu quantifizieren, insbesondere wenn eine Reihe zusätzlicher pathophysiologischer Prozesse modifizierend wirken.

Angiotensin (AII). Unter den verschiedenen zirkulierenden Hormonen mit koronarer Vasomotorfunktion scheint das Angiotensin (AII) die wichtigste Rolle zu spielen. Die Bildung von AII aus Angiotensinogen wird durch das Enzym Renin reguliert, das hauptsächlich durch den juxtaglomerulären Apparat der Niere gebildet wird, aber auch von anderen Gewebszellen wie den kardialen Myozyten. Das Renin ist verantwortlich für den Abbau des α_2-Globulins Angiotensin zum Dekapeptid Angiotensin I. Letzteres wird durch die Wirkung des angiotensinkonvertierenden Enzyms (ACE) zum Oktapeptid AII umgewandelt, insbesondere in den Endothelzellen und v. a. im pulmonalen Gefäßbett. AII entfaltet zahlreiche biologische Wirkungen am Herzen und beinhaltet Vasokonstriktion, positiv-inotrope Wirkungen über AT_1-Rezeptoren (und von geringerer Bedeutung Vasodilatation über AT_2-Rezeptoren) sowie Wirkungen auf das Zellwachstum. Exogenes AII bewirkt eine Konstriktion im gesamten Koronargefäßbett, wohingegen endogenes AII hauptsächlich in der koronaren Mikrozirkulation und im ischämischen Myokard vasokonstriktorische Effekte ausübt (Duncker u. Bache 2000).

Bradykinin. Die Karboxypeptidase ACE löst die Umwandlung des Dekapeptids AI in das Oktapeptid AII aus und bewirkt gleichzeitig die schnelle Inaktivierung der Vasodilatatorsubstanz Bradykinin. Die sich daraus ergebende Anhäufung von Bradykinin im Gewebe hebt teilweise die vasokonstriktorischen Wirkungen von AII durch Bildung und Freisetzung des endothelial gebildeten Stickstoffmonoxids (**NO** bzw. **EDNO**) auf, sowie des Prostazyklins und des endothelabhängigen hyperpolarisierenden Faktors (EDHF), der eine ähnliche Wirkung wie das **EDNO** entfaltet.

Der „endothelium derived growth factor" EDRF, ist wahrscheinlich größtenteils mit dem endothelabhängigen Stickstoffmonoxid (EDNO) identisch. Bradykininvermittelte vasodilatatorische Wirkungen im Koronargefäßbett scheinen ziemlich gering zu sein und führen deshalb nicht zu bedeutenden Änderungen der Koronardurchblutung unter physiologischen Bedingungen. Unter der Bedingung einer hohen Reninaktivität und daraus resultierender verstärkter AII-vermittelter Vasokonstriktion kann Bradykinin jedoch eine stärkere Wirkung entfalten, speziell in myokardialen Abschnitten mit guter Perfusion.

> Unter solchen Bedingungen bewirken ACE-Inhibitoren (wie z. B. Captopril) eine deutliche Reduktion eines exzessiven koronaren Vasokonstriktortonus und führen dadurch zu einer Verbesserung der Myokardperfusion (Holtz et al. 1987), wie auch zu einer verbesserten Langzeitprognose bei kardiovaskulären Erkrankungen (van den Heuvel et al. 1997).

Histamin. Histamin, ein biogenes Amin, wird aus Histidin durch die Wirkung einer Histidindecarboxylase gebildet. Die koronargefäßaktive Wirkung wird durch H_1- und H_2-Rezeptoren ausgeübt, die hauptsächlich an der glatten Muskulatur gelegen sind, sowie an der Membran der Endothelzellen. Die H_1-Rezeptoren an den Membranen der Gefäßmuskelzellen von großen und kleinen Koronargefäßen führen zu einer Vasokonstriktion, während die H_2-Rezeptoren hauptsächlich an den Arteriolen eine Vasodilatation bewirken. Durch die Stimulation von H_1-Rezeptoren am Endothel kommt es zur Bildung von Stickstoffmonoxid (**EDNO**, **EDRF**) mit anschließender koronarer Vasodilatation.

> Histaminbildung und -freisetzung im Koronargefäßbett kann bei Patienten mit einem speziellen Bild der Angina pectoris („Prinzmetal") eine Rolle spielen (Duncker u. Bache 2000).

Da die histaminerge Stimulation über H_1-Rezeptoren auch die Kontraktionskraft und die metabolische Dilatation der Koronargefäße fördert, hängen die Nettoeffekte der Histaminstimulation vom Zusammenspiel zwischen koronaren und nichtkoronar ausgelösten Histamineffekten im Myokard bzw. in der Koronargefäßmuskulatur ab.

Eikosanoide. Eikosanoide sind Abkömmlinge der Arachidonsäure und werden durch die Wirkung des Enzyms Zyklooxygenase in verschiedenen Gefäßtypen der koronaren Gefäßwand freigesetzt. Das **Prostazyklin (PGI$_2$)** wird hauptsächlich in Endothelzellen synthetisiert und wirkt über eine rezeptorvermittelte Aktivierung der Adenylzyklase und die daraus entstehende, erhöhte intrazelluläre cAMP-Konzentration mit anschließender Vasodilatation. Die PGI_2-Synthese wird durch verrschiedene endogene und exogene Substanzen stimuliert (Lamontagne et al. 1992). Durch Prostazyklin und andere vasodilatatorisch wirksame Prostanoide werden K^+_{ATP}-Kanäle im glatten Koronargefäßmuskel stimuliert, scheinen aber bei der Regulation der koronaren Durchblutung im normalen, nicht erkrankten Herzen oder bei der Dilatation der Widerstandsgefäße distal von einer flusslimitierenden Koronarstenose nicht beteiligt zu sein (Duncker u. Bache 2000). Obwohl durch PGI_2 eine Koronardilatation und durch **Thromboxan (TxA$_2$)**, ein weiteres Arachidonsäure-abhängiges Prostanoid, Koronarkonstriktionen ausgelöst werden, scheint seine Beteiligung bei der Regulation der myokardialen Perfusion unter physiologischen Bedingungen nicht besonders wichtig zu sein. Der Koronartonus von intakten, nicht erkrankten Koronargefäßen wird durch eine Blockade der Prostanoidfreisetzung nicht deutlich beeinflusst (Holtz et al. 1984).

> **Klinisch wichtig**
> Ausgereifte Kollateralgefäße zeigen allerdings nach Prostaglandinen einen Dilatationseffekt, der durch Anwendung von Zyklooxygenasehemmern wie dem Indometacin aufgehoben werden kann (Bassenge u. Schwemmer 2002).

Das TxA$_2$, das zum größten Teil in den Plättchen gebildet und freigesetzt wird (zu einem kleinen Anteil auch in den Zellen der Gefäßwand), fördert die Bildung von Plättchenaggregaten und bewirkt eine Konstriktion der kleinen Koronararterien durch Stimulierung von TxA$_2$-Rezeptoren (Lincoff et al. 2000). Durch TxA$_2$ kommt es zu einem Anstieg der zytosolischen Kalziumkonzentration – über erhöhte Bildung von Inositol-1,4,5-Triphosphat (IP$_3$) – und zu einer Proteinkinase-C-mediierten Stimulierung. Der daraus resultierende Vasokonstriktionseffekt auf die Koronargefäßmuskulatur ist schwächer als man nach vorausgehenden In-vitro-Experimenten antizipiert hat. Die zusätzlichen Wirkungen eines funktionell intakten Endothels und die gleichzeitige PGI$_2$-Freisetzung aus dem Endothel unter In-vivo-Bedingungen führen anscheinend zur Abnahme der vasokonstriktorischen Wirkung von TxA$_2$.

> Bei den sog. zyklischen Koronarflussreduktionen scheint allerdings die Wirkung von TxA$_2$ und von anderen Plättchenfreisetzungsprodukten wie dem Serotonin eine wichtige Rolle zu spielen.

Dabei spielt ein verstärkte lokale Bildung von Plättchenthromben bei Flussreduktionen eine wichtige Rolle und erhöht noch die gefährlichen Wirkungen von signifikanten Koronarstenosen. Obwohl es nahe liegt, die verstärkte Freisetzung von Plättchenfreisetzungsprodukten (Houston et al. 1986) mit der Einleitung von ischämischen Episoden speziell bei Anwesenheit eines geschädigten Endothels zu korrelieren, bleibt es unklar, ob die erhöhten TxA$_2$-Spiegel die Ursache oder die Folge der myokardialen Ischämie sind. Bis jetzt haben sich in einigen klinischen Pilotstudien mit TxA$_2$-Rezeptorantagonisten bei Patienten nach perkutaner transluminaler Koronarangioplastie keine bedeutenden therapeutischen Wirkungen ergeben.

Leukotriene. Leukotriene sind auch Abkömmlinge der Arachidonsäure und werden durch die Wirkung der Lipoxygenase aus Granulozyten, Makrophagen und Mastzellen freigesetzt (Bassenge u. Schwemmer 2002). Leukotriene sind bei der physiologischen Regulation des Koronargefäßtonus nicht beteiligt, aber eine Leukotrien-induzierte Koronarvasokonstriktion kann durch Leukozyteninfiltration während der Ausbildung eines frischen Myokardinfarktes beteiligt sein.

Serotonin. Das über 5-HT$_{1B}$- und 5-HT$_{2A}$-Rezeptoren wirkende Serotonin bewirkt eine Konstriktion der großen epikardialen Arterien und eine Dilatation der koronaren Widerstandsgefäße sowohl durch eine direkte vasokonstriktive Wirkung auf die Koronargefäßmuskulatur wie auch durch indirekte, endothelabhängige (Stickstoffmonoxid-mediierte) Dilatationseffekte (Duncker u. Bache 2000).

5.3.2 Endothelvermittelte Regulation der Myokardperfusion

Das Endothel besteht aus einer einschichtigen Lage, die das gesamte Gefäßbett auskleidet. Es spielt eine zentrale Rolle bei der Regulation der Blutgerinnung, des Gefäßwachstums und bei Gewebereparaturprozessen. Vor 20 Jahren wurde von Furchgott (Furchgott u. Zawadzki 1980) entdeckt, dass das Endothel zahlreiche Substanzen (Autakoide) freisetzt, die vasomotorische Reaktionen auslösen, insbesondere über eine cGMP-mediierte Signalkette (Schlossman et al. 2000), die auch den Koronarfluss deutlich beeinflusst. Die Gesamtmasse des endothelialen „Organs" ist schwierig zu bestimmen; Schätzungen variieren zwischen 60 und 1500 g beim Erwachsenen (Pries et al. 2000).

> Berücksichtigt man die höheren Gewichtsschätzungen, so kann die Synthese- bzw. Stoffwechselleistung des Endothels an die Leistung der metabolisch sehr aktiven Leber herankommen!

Die aus dem Mesoderm hervorgegangenen Endothelzellen können verschiedene Substanzen synthetisieren, freisetzen, aufnehmen, metabolisieren und sowohl aktivieren wie auch inaktivieren, sodass sie eine Vielzahl von physiologischen Reaktionen in Gang setzen (Abb. 5.5). Diese Substanzen werden entweder direkt in das Gefäßlumen abgegeben (EDRF/EDNO, ET, PGI$_2$, AII), wo sie als zirkulierende Hormone, besonders in den stromabwärts befindlichen Sektionen agieren. Auch können sie in die extrazelluläre Matrix und die angrenzende abluminale Subintima abgegeben (Bassenge et al. 1987) und dort parakrin oder als Lokalhormone (Fleming u. Busse 1999) autokrin die Endothelzellen selbst beeinflussen. Die parakrine Funktion richtet sich auf die benachbarten Zellen (meistens andere Endothelzellen) und umfasst hauptsächlich AI/AII, PGI$_2$/TxA$_2$ und den vaskulären endothelialen Wachstumsfaktor VEGF (Bassenge et al. 1987; Fleming u. Busse 2000). Die vom Endothel freigesetzten Autakoide sind wichtige Regulatoren des Koronargefäßtonus unter physiologischen und pathophysiologischen Bedingungen. Generell entfalten sie eine stärkere Wirkung als neurohormonale Faktoren (z. B. Noradrenalin), andere humorale Faktoren (wie Angiotensin, Serotonin, Histamin) oder andere lokal-metabolische Faktoren. Da die Autakoide vielfältig miteinander interagieren und sich gegenseitig potenzieren, ist es schwierig die Wirkungen der einzelnen Komponenten genau zu analysieren, speziell unter In-vivo-Verhältnissen.

> Unter sehr kontrollierten experimentellen Bedingungen wird die Beteiligung einzelner Faktoren bei der Over-all-Regulationskapazität oft dadurch überschätzt dass es zu einer Down-Regulation von anderen, redundanten Signalketten kommt!

Bei der Regulation des vaskulären Tonus in der koronaren Mikrozirkulation und damit bei der Myokardperfusion (Holtz et al. 1983) interagieren sowohl myogene (endothelunabhängige), flussabhängige (endothelabhängige) und autoregulatorische Mechanismen (Bassenge u. Schwemmer 2002). Unter klinischen Bedingungen kann der funktionelle Zustand des Endothels durch die vasomotorischen Reaktionen auf endothelabhängige Dilatatorsubstanzen wie Azetylcholin (ACh) oder Substanz P analysiert werden (Furchgott u. Zawadzki 1980). Diese bewirken eine NO-Freisetzung mit einer darauf folgenden cGMP-vermittelten Dilatation.

Bei Vorliegen von Koronargefäßerkrankung bewirken intrakoronare Injektionen von Ach eine endothelabhängige Gefäßdilatation sowohl in den großen epikardialen Koronararterien (direkt analysiert als Anstieg des Gefäßdurchmessers) und in der koronaren Mikrozirkulation (indirekt dokumentiert durch einen Anstieg im Koronarfluss). Bei Vorliegen von Atherosklerose werden diese Dilatatoreffekte mehr oder weniger stark reduziert. Bei fortgeschrittener Arteriosklerose tre-

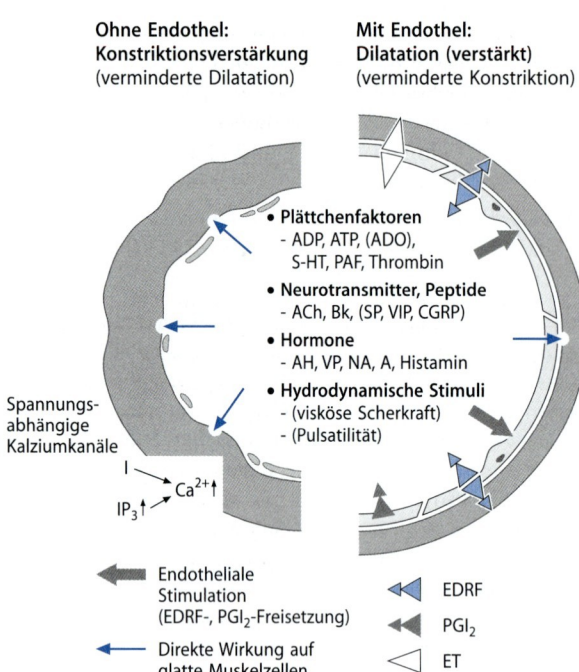

◻ **Abb. 5.5.** Vereinfachtes Schema der endothelabhängigen Regulation des koronaren Gefäßtonus. Bei Fehlen einer funktionell intakten Endothelauskleidung (Denudierung durch Ballonkatheter oder bei starker Arteriosklerose) wirken verschiedene endogene und exogene Faktoren direkt auf die glatten Muskelzellen ein und bewirken meistens – in der Regel Inositoltriphosphat(IP_3)-abhängig – eine Konstriktion (*linke Seite der Abb.*); POC potenzialabhängige Kalziumkanäle. Die funktionell intakten Endothelzellen haben eine entscheidende Modulatorwirkung für verschiedene stimulierende Faktoren, die bilanzmäßig eine NO-abhängige Dilatation oder eine abgeschwächte Konstriktion einleiten (*rechte Seite der Abb.*). Prostazyklin wird hauptsächlich intraluminal abgegeben, NO dagegen sowohl luminal als auch abluminal. Der aktuelle Tonus ergibt sich also aus dem Nettoeffekt von endothelvermittelter Dilatation gegenüber direkter, endothelunabhängiger Konstriktorwirkung (durch Noradrenalin *NA*, Vasopressin *VP*, Angiotensin II *AII* und *Histamin*), noch modifiziert durch direkte, endothelunabhängige Dilatation (über β-Adrenorezeptoren bzw. cAMP-vermittelt). Substanzen oder Faktoren *in Klammern* bewirken nur eine Dilatation; *5HT* 5-Hydroxytryptamin(Serotonin); *ADO* Adenosin; *PAF* „platelet activating factor"; *ACh* Azetylcholin; *Bk* Bradykinin; *SP* Substanz P; *VIP* vasoaktives intestinales Polypeptid; *CGRP* „calcitonin gene related peptide"; *A* Adrenalin; *ET* Endothelin

ten auch vasokonstriktorische Reaktionen dadurch auf, dass die direkten (M_3) stimulierten muskarinergen Effekte die – durch die vom Endothel freigesetzten NO mediierten – Dilatationseffekte überwiegen.

▸ Die Stärke dieser paradoxen vasomotorischen Reaktionen auf intrakoronar appliziertes ACh bei Patienten mit deutlicher Koronargefäßerkrankung korreliert mit der Zahl der vorhandenen Risikofaktoren bei diesen Patienten (Bassenge u. Schwemmer 2002).

Zwischen diesen direkten Vasokonstriktorwirkungen und den gleichzeitigen vasodilatatorischen Effekten ist ein fein austariertes Gleichgewicht notwendig, um eine optimale myokardiale Perfusion unter verschiedenen Funktionszuständen zu gewährleisten. Bei Patienten mit Atherosklerose, kardiovaskulären Risikofaktoren wie Hypercholesterinämie, Bluthochdruck, Diabetes und bei starken Rauchern ist das Gleichgewicht progressiv gestört.

Bei diesen Patienten kann die Koronardilatation durch die Stimulierung von EDNO- sowie PGI_2-Bildung verbessert werden (Kronemann et al. 1999). Gleichzeitig wird durch diese Substanzen die Plättchenaktivierung und -aggregationsneigung reduziert. Plättchenaktivatoren wie AI/AII, ET, PDGF und TxA_2 fördern die Vasokonstriktion (Bassenge u. Schwemmer 2002). Unter physiologischen Ruhebedingungen überwiegt der vasokonstriktorische Tonus, wohingegen es der darauf aufgesetzte Vasodilatatortonus erlaubt, den Koronarfluss auf die jeweiligen metabolischen Bedingungen bei entsprechenden kardialen Leistungssteigerungen einzustellen wie z. B. bei körperlicher Arbeit.

Unter pathophysiologischen Bedingungen beobachtet man eine eingeschränkte endotheliale NO-Produktion, die mit einer exzessiven Vasokonstriktion verbunden ist und oft mit diffusem Koronarspasmus vergesellschaftet ist. Dieser mündet dann in eine myokardiale Ischämie und in eine kontraktile Dysfunktion (Bassenge u. Schwemmer 2002).

▸ Deshalb scheint EDRF bzw. Stickstoffmonoxid der wichtigste Regulationsfaktor des Koronargefäßtonus zu sein, sowohl unter physiologischen Bedingungen wie auch unter pathologischen Bedingungen. Unterstützend wirkt dabei der EDHF („endothelium-derived hyperpolarizing factor") besonders in der koronaren Mikrozirkulation (Fleming u. Busse 1999).

Im Koronargefäßbett wird Stickstoffmonoxid bei der Konversion von L-Arginin in L-Zitrullin durch die Wirkung der konstitutiven NO-Synthase III gebildet (bzw. eher unter pathologischen Bedingungen durch die induzierbare NO-Synthase II; Ignarro et al. 1999). Letztere spielt unter verschiedenen pathologischen Zuständen wie z. B. bei entzündlichen Vorgängen eine wichtige Rolle. Die Stickstoffmonoxidbildung wirkt entweder in einer Kalzium- und Calmodulinrezeptor-unabhängigen Weise oder in einer Kalzium- und Calmodulinrezeptor-abhängigen Weise. Die letztere hängt von der Aktivierung spezifischer Rezeptoren ab, die z. B. die azetylcholinergen M_3-Rezeptoren umfassen, Substanz P, Bradykinin B_2, Endothelin ET_B, Adenosin $A_{1,2}$, Purin P_2Y, Thrombin (proteinaseaktivierte Rezeptoren!) und katecholaminstimulierte β_2-adrenerge Rezeptoren.

Die rezeptorunabhängige Bildung ist mit Änderung der Blutströmung und damit des auf das Endothel einwirkenden Strömungsprofils (Scherkraft) verbunden, der die Endothelzellen zu einer gewissen Deformierung des Zytoskelets veranlasst, woraus eine verstärkte NOS-III-Expression und kalziumunabhängige Stickstoffmonoxidproduktion resultiert (Fleming u. Busse 1999, Ignarro et al. 1999). Verstärkte NO-Bildung führt zu erhöhten intrazellulären cGMP-Spiegeln, die durch eine Aktivierung von kalziumsensitiven (K^+_{Ca2+}) Kanälen zu einer Koronarvasodilatation führen. Möglicherweise kommt es auch zu einer Aktivierung von ATP-abhängigen Kaliumkanälen (K^+_{ATP}), die dann sowohl in den großen Koronararterien wie in der koronaren Mikrozirkulation eine Vasodilatation auslösen. Während unter Ruhebedingungen das vom Endothel der kleinen Koronararterien und der Arteriolen produzierte Stickstoffmonoxid nur einen geringen Einfluss auf den Tonus der koronaren Mikrozirkulationsgefäße hat, ist seine Produktion und die darauf folgende Vasodilatatoraktivität während körperlicher Belastung deutlich erhöht. Das wird durch den Anstieg der Scherkraft des an der endothelialen Gefäßoberfläche fließenden Blutes ausgelöst. In ähnlicher Weise steigt die NO-Produktion während einer Hypoxie.

Störungen der Koronarvasodilatation. Bei Patienten mit Atherosklerose, Hyperlipidämie oder Bluthochdruck sind die NO-abhängigen Vasodilatatoraktionen deutlich abgeschwächt (Duncker u. Bache 2000). Eine gestörte, endothelial vermittelte koronare Vasodilatatorfunktion ist außer bei Atherosklerose noch bei einer Reihe von anderen Erkrankungen zu beobachten. Dabei kommt es zu einer Störung der NO-Synthese und der NO-Freisetzung (Bauersachs et al. 1998). Diese Krankheiten umfassen die diabetische Vaskulopathie (Marumo et al. 1999), Herzinsuffizienz, Hypertonie, eine Reihe von immunologischen Erkrankungen sowie die Vaskulitis (Bauersachs et al. 1998). Ob und in welchem Ausmaß Alterungsprozesse spezifisch zu der vasodilatatorischen Dysfunktion beitragen, bleibt vorläufig ungeklärt, insbesondere weil gezeigt werden konnte, dass bei Fehlen von irgendwelchen kardiovaskulären Risikofaktoren keine endotheliale Dysfunktion auftrat (Quyyumi 1998). Der NO-Mangel wird dadurch verstärkt, wenn verschiedene Oxidasen stimuliert werden und zu einer exzessiven Produktion von Sauerstoffradikalen wie dem Superoxid, Wasserstoffperoxid und dem OH-Radikal führen, die ihrerseits sofort mit dem NO-Radikal interagieren und ein sehr aggressives Peroxinitritmolekül bilden (Bassenge et al. 1988). Dieses Peroxinitrit wirkt dadurch als starkes Oxidans, indem es eine Reihe oxidativer Kaskaden auslöst. Bei Patienten mit entzündlichen Erkrankungen oder mit Herzversagen scheint die NO-Synthase-II chronisch stimuliert zu sein was zu einer Überladung der Myozyten und des Endothels mit NO führt. Diese Überladung bewirkt eine kontraktile Dysfunktion und andere negative Effekte, die mit exzessivem Sauerstoffstress verbunden sind (Paulus et al. 1995).

Endothelin-1 (ET-1). Endothelin-1 (ET-1) ist die wichtigste Endothelinisoform beim Menschen und besteht aus einer 21-Aminosäurenpeptidkette. Es wird im Endothel gebildet, in kardialen Myozyten, in der glatten Muskulatur und in anderen nichtvaskulären und nichtkardialen Zellen. ET-1 wird durch die Aktivität des Endothelin-converting-Enzyms gebildet, das von dem 38 Aminosäuren umfassenden „Big Endothelinmolekül" das 21-Aminosäurenpeptid Endothelin abspaltet (Telemaque et al. 1998).

ET-1 bewirkt über Stimulierung von ET_A-Rezeptoren die Eröffnungen von L-Typ-Kalziumkanälen und stimuliert die IP_3-mediierten Kalziumfreisetzungen aus dem sarkoplasmatischen Retikulum der glatten Muskelzellen und löst dadurch lang anhaltende Koronarkonstriktionen aus. Außerdem bewirkt ET-1 über die Aktivierung von endothelialen ET_B-Rezeptoren eine unmittelbare Freisetzung von EDNO, was sich in einer eher kurzzeitigen Koronardilatation manifestiert. Allerdings überwiegt dann anschließend die lang anhaltende ET-1-induzierte Vasokonstriktion (Miyauchi u. Masaki 1999), speziell bei myokardialer Ischämie.

Die Beteiligung von Endothelin bei der Pathogenese des chronischen Herzversagens, des Nierenversagens, der Hypertonie, des zerebralen Vasospasmus und der pulmonalen Hypertonie wurde wiederholt vermutet, aber nicht endgültig bewiesen (Miyauchi u. Masaki 1999). Beim chronischen Herzversagen ist die Expression von ET-1 und seinen Rezeptoren in den Kardiomyozyten deutlich erhöht und vorläufige Ergebnisse weisen darauf hin, dass eine Behandlung mit Endothelinrezeptorantagonisten die kardiale Funktionsstörung und die Überlebensrate bei starken Ischämiezuständen und beim Herzinfarkt bei einem selektionierten Patientengut verbessern könnte (Miyauchi u. Masaki 1999; Roux et al. 1999). Man hat auch vorgeschlagen, die Plasma-ET-1-Spiegel als Indikator für den Schweregrad des Myokardschadens bei Patienten mit chronischem Herzversagen zu benutzen. Jedoch bedürfen diese Daten noch einer gründlichen Bestätigung in adäquaten Studien bei Patienten. Bei Patienten mit Myokardinfarkt wurde ebenfalls eine Erhöhung der Plasma-ET-1-Spiegel gefunden, wobei die Bedeutung dieser Beobachtung noch unklar bleibt (Monge 1998).

Zahlreiche unspezifische und spezifische ET_A- und ET_B-Rezeptorblocker wurden erst kürzlich synthetisiert und ihre potenziell therapeutische Rolle bei schweren kardiovaskulären Erkrankungen einschließlich starker Myokardischämie herausgestellt. Verabreichung von ET-Blockern beim experimentellen Myokardinfarkt bei Ratten hat die Überlebensraten signifikant erhöht (Monge 1998; Sakai et al. 1996). Schließlich wurde eine Reihe von Peptid- und Nichtpeptidendothelinantagonisten entwickelt, die selektiv entweder die ET_A-Rezeptoren- oder die ET_B-Rezeptoren-vermittelten Signalketten unterbrechen und dabei positive Ergebnisse gebracht haben.

⊕ Ausblick

Endothelin-1 ist ein biologisch sehr aktives Peptid, das allerdings bei der Regulation der Koronardurchblutung keine sehr wesentliche Rolle spielt. Endothelin-1-Spiegel sind bei einer Reihe von kardiovaskulären Erkrankungen erhöht, einschließlich der Myokardischämie und dem chronischen Herzversagen. Bei diesen Erkrankungen ist die Wirkung von ET-1 auf die koronare Mikrogefäßmuskulatur einschließlich ihrer Vasokonstriktoreffekte deutlich erhöht (Duncker u. Bache 2000). Vorläufige Daten zeigen, dass Blocker des Endothelin-converting-Enzyms bei einer Reihe von kardiovaskulären Erkrankungen potenziell nützliche therapeutische Wirkungen entfalten (Dupuis 2000), siehe S. 335.

Außer Stickstoffmonoxid und Prostazyklin scheint der „endothelium derived hyperpolarizing factor" (EDHF), ein endothelabhängiges Autakoid, auch bei der endothelvermittelten Dilatation des Koronarbettes durch seine hyperpolarisierenden Wirkungen an der Gefäßmuskulatur eine Rolle zu spielen (Busse u. Fleming 2000). Wahrscheinlich wirkt NO als endogener Inhibitor der EDHF-Produktion und -Freisetzung, und beide können sich gegenseitig ersetzen.

Kaliumkanäle. Kaliumkanäle sind wichtige Regulatoren des Koronargefäßtonus und bestimmen das Membranpotenzial der glatten Muskelzellen. Kalziumaktivierte Kaliumkanäle ($K^+_{Ca^{2+}}$) sind unmittelbar verantwortlich für die Membranhyperpolarisation und die Gefäßrelaxation. $K^+_{Ca^{2+}}$-Kanäle werden in 3 Klassen eingeteilt, nämlich große, intermediäre und kleine Kanäle, abhängig von ihrer Leitungskapazität und entsprechender Hemmung durch selektive Inhibitoren über verschiedene Toxine (Busse u. Fleming 2000). Kaliumkanalaktivierung und Hyperpolarisation bewirken das Schließen von L-Typ Ca^{2+}-Kanälen, was die EDHF-induzierte Dilatation verursacht.

5.3.3 Lokalmetabolische Regulation

Myokardiale pO_2-Konzentrationen regulieren den Koronartonus entweder direkt durch Änderungen des Membranpotenzials oder indirekt durch endothelabhängige Mechanismen (Bassenge u. Schwemmer 2002). Bisher erhobene Daten zeigen, dass eine moderate bis starke myokardiale Ischämie mit der Öffnung von K^+_{ATP}-Kanälen der glatten Muskelzellen verbunden ist, wodurch Hyperpolarisation und anschließende Dilatation in Gang gesetzt werden. Dagegen fördert das Schließen der K^+_{ATP}-Kanäle die Depolarisation mit anschließender Vasokonstriktion (Duncker u. Bache 2000; Beech et al. 1993).

> Experimentell kann durch K^+_{ATP}-Kanalblocker, wie z. B. orale Antidiabetika (Glibenclamid), die hypoxische Koronardilatation weitgehend unterdrückt werden (Bassenge u. Schwemmer 2002).

Sauerstoffkonzentration. Die Sauerstoffempfindlichkeit der K^+_{ATP}-Kanäle in der Koronargefäßmuskulatur ist wahrscheinlich ein intrinsischer Mechanismus bei der ischämie- und hypoxieinduzierten Koronardilatation. Da die Koronararterien schon bei einem geringen Grad einer Hypoxämie relaxieren, hat man angenommen, dass der sauerstoffsensitive Dilatationsmechanismus unabhängig von dem intrazellulären ATP/ADP-Verhältnis ist und dass stattdessen endotheliale Mediatoren wie Prostaglandine (PGI_2, PGE_2) und/oder NO für die Regulation des Koronargefäßtonus unter schwachen Hypoxämiebedingungen verantwortlich sind (Mellemkjaer u. Nielsen-Kudsk 2000).

Unter physiologischen Bedingungen scheint der pO_2-Druck keine besonders wichtige Rolle bei der Regelung des Koronartonus auszuüben: Es ist nämlich unwahrscheinlich, dass lokale pO_2-Konzentrationen stark genug abfallen, um die intrazellulären ATP/ADP-Konzentrationsverhältnisse so stark zu verändern, dass K^+_{ATP}-Kanäle aktiviert werden (Bünger u. Gwirtz 1998).

pCO_2-Partialdruck. Ähnlich dem Abfall des pO_2-Partialdruckes bewirkt auch ein Anstieg des pCO_2-Partialdruckes eine Koronardilatation und damit einen Anstieg der Myokardperfusion. Es ist aber schwierig, diesen Effekt von gleichzeitigen Wirkungen eines erniedrigten pH-Wertes genau abzugrenzen. Bei einem plötzlichen Anstieg des Myokardmetabolismus kann bis zu einem Drittel des daraus resultierenden Perfusionsanstieges auf den Anstieg des pCO_2 zurückgeführt werden. Die Bedeutung des gleichzeitig erfolgenden Anstiegs der Wasserstoffionenkonzentration (niedriger pH-Wert) während der ischämieinduzierten Koronardilatation bei unterschiedlichen Belastungsstufen scheint eher klein zu sein: Eine experimentell erzeugte Normalisierung des koronarvenösen und des intrazellulären pH-Wertes durch gleichzeitige intrakoronare Infusion von Natriumbikarbonat zeigt keine messbaren Wirkungen auf die ischämieinduzierte Koronardilatation (Bassenge u. Schwemmer 2002).

Adenosin. Außer dem CO_2 wurden auch andere Endprodukte des Myokardstoffwechsels mit der Ischämie-induzierten Koronarvasodilatation in Verbindung gebracht wie z. B. das Adenosin. Dieser vasoaktive Metabolit aus dem Myokard entsteht aus wenigstens 3 unterschiedlichen Quellen: sie umfassen den ATP-Abbau, den S-Adenosyl-Homocystein-Abbauweg und schließlich die interstitiellen Adenylate wie z. B. AMP. Adenosin wird in den Kardiomyozyten rezirkuliert um wieder in einer durch die Adenosinkinase katalysierten Reaktion AMP zu bilden. Der Abbau von Adenosin führt zur Bildung von **Inosin**, das Hauptpurinnukleosid, das von normoxischen oder hypoxischen Herzen freigesetzt wird (Bünger u. Gwirtz 1998). Der energetische Status der kardialen Myozyten ist durch das ATP/ADP- und P_i(„inorganic phosphate")-Verhältnis charakterisiert, das seinerseits sehr genau durch die Aktivitäten der Enzyme Adenylatkinase und 5-Nukleotidase reguliert wird. Bei zunehmender Herzarbeit ist die Produktion von Adenosin durch die schnelle ATP-Hydrolyse erhöht, die mit Anstiegen des freien zytosolischen ADP verbunden ist.

Die Adenylatkinase wirkt auf jeweils 2 Moleküle ADP, um daraus ein Molekül ATP und ein Molekül AMP zu bilden, letzteres wird dann durch die AMP-5-Nukleotidase zu Adenosin abgebaut. Eine intrazelluläre Anhäufung von Adenosin wird durch seinen Abbau mit Hilfe der Adenosindeaminase verhindert, mit einem anschließenden Auswärtstransport aus der Zelle. Adenosin, das eng gekoppelt ist an die intrazellulären energetischen Prozesse, scheint als wichtiger Feedback-Metabolit zu fungieren, der die A_1-Rezeptoren stimuliert, die mit K^+_{ATP}-Kanälen gekoppelt sind. Außerdem stimuliert er die A_2-Rezeptoren und führt damit einen Anstieg des cAMP und der Proteinkinase-A-Aktivität herbei, was schließlich in einer deutlichen Koronardilatation mündet.

> Mit Ausnahme des Bradykinins, das eine NO-Freisetzung bewirkt, ist Adenosin der wirksamste Koronardilatator auf molarer Ebene.

Das Konzept eines adenosingesteuerten metabolischen Feedback-Mechanismus für die Anpassung der jeweiligen Myokardperfusion an die momentane metabolische Aktivität wird durch die perfekte Anpassung des myokardialen Sauerstoffverbrauches an die jeweilige Adenosinfreisetzung im Koronargefäßbett bei unterschiedlich starken Stoffwechselvorgängen sehr wahrscheinlich gemacht (Miller et al. 1979).

Diese enge Abhängigkeit ist allerdings nicht einzigartig, sondern gilt auch für andere myokardiale Metaboliten wie Inosin, Milchsäure und verschiedene Nukleotide. Es müsste deshalb noch klar gezeigt werden, dass die Bildung und Freisetzung von Adenosin ganz eng an die jeweiligen Änderungen des Myokardstoffwechsels gebunden ist, d. h. dass sie unmittelbar die Beziehung zwischen myokardialem Sauerstoffverbrauch und Angebot reflektiert. Adenosin verschwindet unmittelbar aus dem Zytosol der myokardialen Myozyten in den interstitiellen Geweberaum hinein, von wo es in kleinere Arteriolen hinein diffundiert und dort sofort den Koronartonus senkt. Freies, intraluminales Adenosin wird entweder von den Erythrozyten oder von den Endothelzellen aufgenommen und stimuliert dann die NO-Freisetzung aus dem Endothel.

Anschließend wird es zu bioinaktiven Nukleosiden abgebaut. Interstitielles Adenosin kann durch die Myozyten wieder aufgenommen werden und wird dann rephosphoriliert, um die intrazellulären Nukleotidvorräte wieder aufzufüllen (Bünger u. Gwirtz 1998).

Adenosin(A_2)-Rezeptorantagonisten können sowohl die hypoxische als auch reaktive Koronardilatation inhibieren. Intrakoronare Infusion von Adenosindeaminase bewirkt einen schnellen Abbau des Adenosins und eine deutliche Abschwächung der reaktiven Koronardilatation. Adenosin kann A_2-rezeptorunabhängige Wirkungen durch Öffnung von vaskulären K^+_{ATP}-Kanälen bewirken, und die anoxische Koronardilatation kann durch Gabe von K^+_{ATP}-Kanalblockern aufgehoben werden (Bassenge u. Schwemmer 2002).

Eine Reihe von experimentellen Beobachtungen lassen aber das Konzept der über Adenosin-Feedback rückgekoppelten Regulation der Koronardurchblutung fraglich oder unsicher erscheinen. Die durch Noradrenalininfusion ausgelöste progressive Steigerung des myokardialen Sauerstoffverbrauches und damit einhergehende Erhöhung der myokardialen Durchblutung ist nicht mit einer länger anhaltenden Mehrproduktion von Adenosin verbunden. Eine weitere Studie an isolierten Meerschweinchenherzen zeigte, dass die Adenosinbildung nicht mit einem Mehrverbrauch von myokardialem Sauerstoff ($M\dot{V}O_2$) einherging, sondern dass diese vermehrte Adenosinbildung vom Verhältnis Sauerstoffangebot zu Sauerstoffverbrauch abhängt bzw. vom Verhältnis Koronarfluss zu myokardialem Sauerstoffverbrauch. In einer anderen Studie zeigte sich, dass der Koronarfluss unter Ruhebedingungen durch eine erhöhte Abbaurate des endogenen Adenosins nach intrakoronarer Gabe von Adenosindeaminase nicht geändert wurde. Außerdem hatte Adenosindeaminase keine Wirkung auf die koronare Autoregulation über einen weiten Perfusionsdruckbereich. Die Adenosinproblematik ist weiterhin dadurch noch kompliziert, dass ein deutlicher Anteil des Adenosins, das während der normotoxischen Perfusion freigesetzt wird, nicht aus dem Abbau des ATP innerhalb des Myokardes stammt, wie ursprünglich von Berne (1963) in seiner Adenosinhypothese vorgeschlagen. Anscheinend tragen sowohl koronare Endothelzellen wie auch die glatte Muskulatur zur Freisetzung von Adenosin bei, und die Größe dieses Beitrages schwankt unter verschiedenen metabolischen Bedingungen (Berne 1963). Unter Berücksichtigung dieser unterschiedlichen Befunde wurde ein neuer Vorschlag gemacht, dass Adenosin nur für die Initiierung der koronaren Mehrdurchblutung zuständig ist, nicht aber für die länger anhaltende Aufrechterhaltung dieser Mehrdurchblutung (Bassenge u. Heusch 1990).

> ⊕ **Ausblick**
> Aus diesen Befunden geht hervor, dass es trotz intensiver Forschungen nach spezifischen Mediatoren der metabolischen Regulation des Koronarflusses noch nicht gelang, einen einzigen Faktor zu eruieren, der alle Erfordernisse an einen spezifisch gekoppelten Dilatatormechanismus erfüllt. Momentan kann deshalb nur eine Arbeitshypothese aufgestellt werden, die ein mehrgliedriges Regulationssystem mit starker Redundanz multipler Wirkungsmechanismen umfasst.
>
> Adenosin könnte nur als initialer Auslöser für transiente Koronarflussanstiege auf plötzliche Anstiege der Herzarbeit betrachtet werden. Ähnliches gilt bei der Mehrdurchblutung nach Hypoxie und Ischämie. Dabei kommt es zur Öffnung von K^+_{ATP}-Kanälen mit Hyperpolarisation der glatten Muskulatur und anschließender Vasodilatation. Dieses könnte die gemeinsame Endstrecke der metabolischen Koronardilatation darstellen (Aversano et al. 1991).

In normoxisch perfundierten Herzen zeigen Messungen der interstitiellen Adenosinkonzentration auf verschiedenen Ebenen des Koronarwiderstandes, dass diese Spiegel unterhalb des Grenzwertes für die Adenosin(A_2)-rezeptormediierten koronaren Dilatationen liegen (Bünger u. Gwirtz 1998). Kombiniert mit der Beobachtung dass die Gabe von Adenosin(A_2)-Blockern wie dem Methylxanthin keine zusätzlichen Abnahmen des basalen Koronarflusses bewirken, legen die Vermutung nahe, dass Adenosin bei der Regulation des **basalen** Koronartonus und des basalen Flusses keine Rolle spielt.

5.3.4 Neuronale Mechanismen

Obwohl seit vielen Jahrzehnten bekannt ist, dass neurogene Mechanismen bei der Regulation des Koronarflusses beteiligt sind, scheint dieser Einfluss überschätzt worden zu sein. Das vollständig denervierte Herz nach Herztransplantation z. B. verfügt praktisch über die volle Kapazität seiner Regulation der Myokardperfusion bei einem sehr großen Bereich unterschiedlicher Aktivitätsanforderungen. Besondere Aufmerksamkeit haben diese neurogenen Mechanismen bei der myokardialen Ischämie während Stressreaktionen, während Furcht- und Fluchtreaktion und bei Einsetzen körperlicher Arbeit oder myokardialer Ischämie unter Ruhebedingungen – wenn die myokardialen Sauerstoffverbrauchanforderungen gering sind – erlangt (Heusch 1990).

Adrenerge Wirkungen im Koronargefäßbett

Das autonome Nervensystem bewirkt Änderungen des Koronargefäßtonus in allen Abschnitten der Koronarzirkulation (Bünger u. Gwirtz 1998; Bassenge u. Heusch 1990). Postganglionäre sympathische Nervenfasern, hauptsächlich aus dem Ganglion stellatum, überkreuzen die größeren epikardialen Arterien und begleiten dann den Koronargefäßbaum weiter distalwärts, wo sie die kardialen Myozyten, die glatten Muskelzellen der Gefäßmuskulatur der Ventrikel und der Vorhöfe versorgen. Bei Reizung dieser Nervenfasern wird aus den Nervenendigungen Noradrenalin freigesetzt, das die prä- und postsynaptischen α- und β-Rezeptoren stimuliert. Präsynaptische $β_2$-Rezeptoren modulieren zusätzlich die Noradrenalinfreisetzung durch eine Feedback-Inhibierung (das freigesetzte Noradrenalin hemmt seine eigene Freisetzung). Stimulierung der postsynaptischen $α_1$- und $α_2$-Rezeptoren an den Gefäßmuskeln bewirkt eine koronare Vasokonstriktion, wohingegen die Stimulation von $β_1$-Rezeptoren mit deutlich erhöhten Stoffwechselvorgängen und – etwas weniger stark ausgeprägt – mit einer direkt induzierten Vasodilatation einhergeht. Auch eine direkte $β_2$-mediierte Stimulation bewirkt eine geringe Koronargefäßdilatation (Bassenge u. Heusch 1990). Die Gabe von α-adrenergen Blockern während körperlicher Arbeit und auch sogar nach einer adenosininduzierten Dilatation (Gregorini et al. 1999a) kann doch die myokardiale Perfusion durch Wegfall der α-adrenergen Konstriktion verbessern. Durch Ischämie oder durch Dehnungsreize während koronarer Katheterinterventionen ausgelöste Koronarkonstriktionen sind durch Aktivierung der sympathischen Nervenfasern verursacht und können ebenfalls durch Anwendung von α-adrenerg blockierenden Substanzen unterdrückt werden (Gregorini et al. 1999b).

β-Rezeptoren-Blockade. Über viele Jahre gab es eine intensive Diskussion über die Frage einer potenziell schädlichen Wirkung von β_2- oder von nichtselektiver β-adrenerger Blockade auf den Koronargefäßtonus, der in der Weise potenziell beeinflusst werden könnte, dass die kompensatorische Koronardilatation während Ischämie durch die Blockade unterdrückt wird und so möglicherweise zur Auslösung von Koronarspasmen Anlass geben könnte (Robertson et. al 1982). Diese Annahmen haben sich jedoch in größeren klinischen Studien nicht verifizieren lassen. Ganz im Gegenteil konnte gezeigt werden, dass eine β-Blockade auch bei myokardialen Ischämiezuständen sehr nützlich ist (Pepine et al. 1994).

Unter Ruhebedingungen sind die sympathisch ausgelösten β-adrenergen Wirkungen auf die Koronarzirkulation nur minimal, wohingegen bei körperlicher Belastung die zusätzliche β_2-adrenerge Stimulation zu einer signifikanten Erhöhung der koronaren Gefäßdilatation beitragen mag, und zwar unabhängig von gleichzeitig ausgelösten β_1-adrenergen Wirkungen auf die myokardiale Kontraktilität und den Myokardstoffwechsel (Bassenge u. Schwemmer 2002; Duncker u. Bache 2000). Die physiologische Bedeutung dieser Effekte scheint allerdings gering zu sein. Sowohl die direkten als auch die indirekten β-adrenerg vermittelten Effekte werden flussabhängig durch erhöhte Wandscherkräfte und durch NO-mediierte, flussabhängige Dilatation weiter verstärkt (Holtz et al. 1983). Eine kleine Vasokonstriktion nach β-Blockade tritt manchmal auf, scheint aber mehr durch die Reduktion der flussabhängigen Dilatation zustande zu kommen als durch den nicht aufgehobenen α-adrenergen konstriktiven Koronartonus.

Während körperlicher Arbeit und Stress kommt es zu einer bedeutenden sympathischen Aktivierung, die über die kardialen β-Rezeptoren Anstiege der Herzfrequenz und der Kontraktionskraft bewirkt. Der daraus resultierende Anstieg im Sauerstoffverbrauch wird durch die adäquaten Anstiege der Koronardurchblutung kompensiert, wobei eine Stimulierung der β_2-adrenergen Rezeptoren in der Gefäßmuskulatur zu beobachten ist, aber auch eine wichtige β_1-induzierte, metabolisch bedingte Vasodilatation (Miller et al. 1979). Die direkte Wirkung des sympathischen Transmitters Noradrenalin auf die koronare Gefäßmuskulatur wird durch die Aktivierung der α-Rezeptoren verursacht, die eine Koronarkonstriktion bewirken und damit einen Teil der entgegengesetzt wirksamen β_2- und β_1-vermittelten Vasodilatation aufheben. Die Stimulation der sympathischen Fasern ist mit einem Anstieg der koronaren Sauerstoffextraktion verbunden (von Restorff u. Bassenge 1976). Maximale elektrische Stimulation der kardialen sympathischen Fasern unter pharmakologischer β-Blockade lässt den Koronarwiderstand durch eine exzessive Aktivierung von α_1- und α_2-Rezeptoren im Koronargefäßbett um annähernd 25% ansteigen (Heusch 1990).

α-Rezeptoren-Stimulation. Die koronare Vasokonstriktion wird durch α_1- und α_2-Rezeptoren an der glatten Gefäßmuskulatur vermittelt. Während α_1-adrenerge Rezeptoren in allen Segmenten des Koronargefäßbaums gefunden werden, trifft man die α_2-adrenergen Rezeptoren hauptsächlich in den Arteriolen an.

Überraschenderweise bewirkt die α_2-adrenerge Stimulation der koronaren Endothelzelllage eine Bildung und Freisetzung von Stickstoffmonoxid, die einen Teil der direkten Gefäßkonstriktion über die α-Rezeptoren antagonisiert. Unter Ruhebedingungen ist die kardiale sympathische Aktivität nur minimal. Eine geringe α_1-adrenerg ausgelöste Vasokonstriktion wird unter körperlicher Arbeit sogar in normalen Herzen ohne pathologische Gefäßwandveränderungen gefunden. Unter Bedingungen einer gestörten Endothelfunktion kann eine exzessive α_2-adrenerge Vasokonstriktion zu einer Hypoperfusion des Myokards während körperlicher Belastung in den Myokardsegmenten führen, die durch Stenosen in verschiedenen Bereichen des koronaren Arterienbaums beeinträchtigt sind (Duncker u. Bache 2000). Eine metabolische Dilatation der Arteriolen und eine α_1-adrenerge Konstriktion der großen Koronararterien sind für die Umverteilung der koronaren Widerstandswerte im gesamten Koronargefäßbett zugunsten größerer Gefäßsegmente verantwortlich.

Beim Fehlen signifikanter Koronarstenosen bewirkt die Aktivierung des Sympathikus einen Anstieg (beim Vorhandensein von Stenosen einen Abfall!) des treibenden Koronargefäßdruckgradienten, dem die metabolische Dilatation des distalen Gefäßbettes und eine α_1- und α_2-Rezeptor-mediierte Vasokonstriktion zugrunde liegt. Während submaximaler körperlicher Belastung bleibt eine adrenerge Koronargefäßkonstriktion bestehen, die hauptsächlich durch zirkulierende Katecholamine und weniger durch die Noradrenalinfreisetzung von Nervenendigungen bedingt ist.

Eine klare Zuordnung von spezifischen Wirkungen der α_1- bzw. α_2-adrenergen rezeptormediierten Prozesse bei Zuständen mit erhöhtem myokardialen Sauerstoffbedarf ist wegen widersprüchlicher Aussagen in der Literatur schwierig (Baumgart et al. 1993).

Cholinerge Wirkungen im Koronargefäßbett

Eine parasympathische, cholinerge Innervation gibt es innerhalb der Vorhöfe und weit weniger dicht ausgebreitet innerhalb des ventrikulären Myokards, insbesondere in den Arealen in der Nähe des Überleitungssystems. Innerhalb der Koronargefäßmuskulatur sind die cholinergen Fasern eher spärlich (Roseke u. Yamamura 1996). Bei Stimulierung setzen die cholinergen Fasern Azetylcholin frei, das die muskarinergen M_1-Rezeptoren der postsynaptischen Membranen der glatten Gefäßmuskulatur und der Endothelzellen auskleiden, speziell in den distalen Anteilen des Koronargefäßbettes. Aktivierung von endothelialen M_3-Rezeptoren führt zur Synthese und Freisetzung von NO und zu einer daran anschließenden Erhöhung der vaskulären cGMP-Produktion. Die daraus resultierende Gefäßerweiterung wird teilweise durch eine direkte, glattmuskuläre M_1-Rezeptor-stimulierte Vasokonstriktion antagonisiert. In Anwesenheit von einer funktionell intakten Endothelzellauskleidung wird diese endothelial vermittelte Vasodilatation die direkten Vasokonstriktoreffekte deutlich überwiegen. Bei endothelialer Dysfunktion überwiegen dagegen die direkten M_1-mediierten vasokonstriktorischen Effekte. Das gilt insbesondere dann, wenn hohe exogene Konzentrationen von Azetylcholin vorhanden sind (z. B. bei intrakoronarer Applikation). In verschiedenen Studien konnten mit exzessiven, direkten muskarinergen Stimulationen der Koronargefäßmuskulatur sogar Koronarspasmen ausgelöst werden (Yasue et al. 1974, Endo et al. 1976).

Eine grobe Abschätzung der Bedeutung der parasympathischen Innervation im menschlichen Herzen kann möglicherweise aus Daten der regionalen Verteilung von muskarinergen M_2- und M_3-Rezeptoren im menschlichen Herzen abgeleitet werden. Wenn man die höchsten M_2- und M_3-Rezeptordichten im rechten und im linken Vorhof als 100% annimmt, dann findet man im Leitungssystem etwa 90%, im linken Ventrikel 33% und in den Koronargefäßen sehr viel weniger, nämlich nur 3% der Dichte gegenüber linkem und rechtem Vorhof (Roeske u. Yamamura 1996; Eglen et al. 1996). In zahlreichen experimentellen Untersuchungen wurde eine cholinerge Koronardilatation bei Gabe von exogenen Ach (Bassenge u. Heusch 1990) und bei Aktivierung des N. vagus demonstriert (Zhao et al. 1996). Trotzdem bleibt die physiologische Bedeutung nicht ganz klar. Es ist z. B. schwer zu erklären, warum die muskarinerge M_3-Rezeptorstimulation des koronaren Gefäßbettes mit exogenem Ach einer der stärksten Stimuli für den EDNO-Freisetzungseffekt und die darauf folgende Koronardilatation darstellt, obwohl es in diesem Gefäßbett keine ausgeprägte cholinerge Innervation gibt (Roeske u. Yamamura 1996; Eglen et al. 1996). Abhängig von der Verteilung zwischen endothelmediierter, NO-abhängiger Dilatationsfähigkeit und der direkten glattmuskulären, rezeptorvermittelten Konstriktion, kann exogenes Ach sowohl vasodilatatorische wie auch vasokonstriktorische Koronarreaktionen auslösen. Bei Individuen mit zunehmender Koronararteriosklerose findet man einen sukzessiven Übergang von Ach-induzierter Koronardilatation (vermittelt durch NO-Freisetzung) zu koronarer Konstriktion. Dieses geschieht in einer Ach-dosisabhängigen Weise mit zunehmender direkter Stimulierung der vaskulären M_3-Rezeptoren, die die NO-induzierte Dilatation schließlich überwiegen lässt (Zeiher et al. 1991). Man sollte jedoch betonen, dass bei all diesen experimentellen Studien exogenes Azetylcholin intraluminal gegeben wurde, d. h. Ach stimulierte von der endothelialen Oberfläche her und nicht – wie unter physiologischen Bedingungen – von der Gefäßnervenlokalisation, d. h. von der adventitiellen Seite, her. Deshalb wird in diesen Studien nicht realistisch eine parasympathische, cholinerge Regulation des Koronartonus dokumentiert.

Sowohl der karotidale Chemoreflex, der Baroreflex und der Bezold-Jarisch-Reflex (d. h. eine Veratridin-induzierte Stimulation der ventrikulären autonomen afferenten Fasern) sind alle mit einer vagal mediierten Koronardilatation über eine endothelabhängige NO-Freisetzung verbunden (Zhao et al. 1996). Körperliches Training verstärkt den Vagotonus, was sich am deutlichsten durch die niedrigeren Herzfrequenzen manifestiert. Körperliche Aktivität mit erhöhten Blutflussraten und verstärkten endothelial wirksamen Scherkräften erhöht die Expression der NO-III-Synthase und damit die NO-Freisetzung. Dahingegen sind bei verschiedenen Gefäßkrankheiten Dilatationseffekte durch endotheliale Dysfunktion deutlich vermindert oder fehlen völlig (Zhao et al.1996).

> **Ausblick**
> Die pathophysiologische Bedeutung der Freisetzung von endogenem ACh wurde bis jetzt noch nicht ausreichend geklärt – mit Ausnahme seiner Rolle beim Chemoreflex, dem Baroreflex oder dem Bezold-Jarisch-Reflex (Zhao et al.1996).

5.4 Faktoren der koronaren Vasomotorik auf zellulärer Ebene

5.4.1 Koronarer Vasomotortonus

Gemeinsame zelluläre Signalwege und ihre Interaktion auf molekularer Ebene bestimmen den kontraktilen Status der Koronargefäßmuskulatur. Einerseits wird der Tonus durch die Interaktion zwischen den Vasokonstriktoreffekten über den IP_3-Rezeptor – zytosolische IP_3-sensitive Kalziumvorräte innerhalb des endoplasmatischen Retikulums – reguliert, dem die entgegengesetzt wirkenden Vasodilatatormechanismen über Stickstoffmonoxid bzw. cGMP (sowie über cGMP-Kinase I, cGKI) mit entsprechender Kaskade gegenüber stehen.

Vasodilatation wird durch einen rezeptorvermittelten Anstieg der zytosolischen cAMP-Spiegel und/oder durch NO- oder rezeptorabhängige Aktivierung der löslichen Guanylylzyklase mit anschließendem Anstieg des zytosolischen cGMP bewirkt. Der Anstieg der zyklischen Nukleotide bewirkt eine Aktivierung der Proteinkinase A, einen Kaliumausfluss und eine Reduktion der zytosolischen Kalziumvorräte, wodurch die Vasodilatation eingeleitet wird (White et al. 2000).

Vasokonstriktionen werden durch einen Anstieg der zytosolischen Kalziumspiegel über eine rezeptorabhängige Aktivierung der Phospholipase C ausgelöst. Die cGMP-Kinase vermindert die IP_3-stimulierten Anstiege des intrazellulären Kalziums und löst so eine Relaxation der glatten Muskulatur aus. Zusätzlich werden durch cGKI kalziumaktivierte, spannungsabhängige Kaliumkanäle (BKCa) geöffnet, die eine Hyperpolarisation der Membran bewirken und gleichzeitig das Schließen der L-Typ-Kalziumkanäle auslösen, wodurch der transsarkolemmale Kalziumeinstrom vermindert wird. Dieser Mechanismus ist für die Vasorelaxation von großer Bedeutung, was durch die starke Hypertonie bei cGKI-defizienten Mäusen dokumentiert wurde (Hofmann et al. 2000).

5.4.2 K^+_{ATP}-Kanäle

Die K^+_{ATP}-Kanäle der Koronargefäßmuskulatur sind bei der metabolischen Regulation und bei der Autoregulation des Koronarflusses beteiligt. Sie bewirken eine Hyperpolarisation der Gefäßmuskulatur, indem sie spannungsabhängige Kalziumkanäle schließen und dadurch eine Vasodilatation auslösen. Ihr Öffnungsverhalten wird durch verschiedene Faktoren reguliert wie Prostazyklin, Adenosin, β-adrenerge Rezeptoren über cAMP/Proteinkinase A_2 sowie über NO, cGMP und weitere Faktoren. Während reaktiver Hyperämie oder bei myokardialer Ischämie nimmt ihre Öffnungsaktivität zu und sie scheinen von großer Bedeutung bei der koronaren, metabolisch induzierten Vasodilatation und bei der Autoregulation unter normalen und pathologischen Bedingungen zu sein (Duncker u. Bache 2000). Auch bei körperlicher Arbeit scheint die K^+_{ATP}-Kanalaktivität wichtig für das Aufrechterhalten einer adäquaten Koronardilatation zu sein. Wahrscheinlich stellen sie den Hauptmediator der metabolischen Dilatation bei ansteigender körperlicher Aktivität dar. Im Gegensatz dazu scheinen unter basalen Bedingungen weder K^+_{ATP}-Kanäle, NO noch adenosinabhängige Mechanismen zur Aufrechterhaltung eines basalen Koronarflusses wichtig zu sein (Ichibashi et al. 1998).

5.4.3 Signaltransduktionsketten

Die verschiedenen Transduktionssignalketten, die die koronare Vasomotorik regulieren, wirken auf das gesamte Koronargefäßbett, obwohl sie in den verschiedenen Segmenten des Koronargefäßbettes – den großen epikardialen Koronararterien, den kleinen transmuralen Arterien sowie den Arteriolen und Kollateralgefäßen – unterschiedliche Bedeutung erlangen. Dabei spielen Herzarbeit, myokardiale metabolische Bedingungen, der Reifegrad von Kollateralen und die unterschiedlichen Zelltypen eine weitere modifizierende Rolle. Auch frische, noch unreife Kollateralgefäße, von denen ursprünglich angenommen wurde, dass sie unempfindlich gegenüber agonisteninduzierten Reaktionen seien und deshalb hauptsächlich als passive Leitungsgefäße dienten, reagieren nach neueren Befunden tatsächlich auf verschiedene Vasodilatator- oder Vasokonstriktorstimuli, so z. B. auf Prostazyklin, Prostaglandin-E_1 und -E_2, Katecholomine, Nitrate und Adenosin (Bassenge u. Schwemmer 2002; Duncker u. Bache 2000; Schaper u. Schaper 2000; s. Abb. 5.1).

Die reifen Kollateralgefäße entwickeln sich bei länger anhaltender, chronischer Ischämie und haben eine gut entwickelte Media. Sie zeigen dann stärkere Reaktionen auf verschiedene vasomotorisch aktive Agonisten als die vorgeformten, unreifen Kollateralgefäße. Wie vorher schon ausgeführt, sind myogene Effekte und metabolische Faktoren bei der Regulation der großen Koronararterien von untergeordneter Bedeutung im Gegensatz zu den kleinen transmuralen Arterien und Arteriolen (Bassenge u. Heusch 1990; s. Abb. 5.1).

5.5 Pathophysiologie des Koronarsystems

5.5.1 Koronarvasomotorische Reaktionen während Ischämie

> **Definition**
>
> Ischämie resultiert aus einer Fehlregulation zwischen dem aktuellen Energiebedarf und dem jeweiligen Sauerstoffangebot und ist charakterisiert durch eine unzureichende Myokardfunktion und durch einige spezifische metabolische Adaptationsprozesse.

Die Fehlregulation resultiert entweder aus einer Gefäßlumenobstruktion in den großen Koronararterien, aus einer Verlegung des offenen Gefäßlumens durch exzessive Verdickung der Media (z. B. in kleinen Arterien und Arteriolen bei Hypertonie) oder aus einer Verdickung der Intima (z. B. bei der diabetischen Vaskulopathie; Sakata et al. 1999). Ungünstige vasomotorische Reaktionen durch verschiedene humorale, hormonale und/oder neuronale Faktoren sind in allen Segmenten des Koronargefäßbettes für Fehlregulationen verantwortlich. Die klinischen Bilder dieser Fehlregulation reichen von der stillen Angina bis zum plötzlichen Herztod.

5.5.2 Sympathisch adrenerge Mechanismen bei der myokardialen Ischämie

Eine durch β-adrenerge Stimulation ausgelöste myokardiale Ischämie ist wahrscheinlich für die ungünstige Umverteilung der myokardialen Durchblutung während der Ischämie verantwortlich, nämlich ungünstigerweise weg von den ischämischen, vorwiegend subendokardialen Anteilen zu den subepikardialen Myokardabschnitten hin. Bei Vorliegen von Stenosen kommt es zu Anstiegen des treibenden Perfusionsdruckes, die mit einer ungünstigen Zunahme des kollateral induzierten sowie des transmuralen Steal-Phänomens verbunden sind. Letztere werden ausgelöst durch einen zu geringeren Einflusswiderstand der Kollateralgefäße im Vergleich zu den poststenotischen Gefäßen mit ihrem deutlich niedrigeren extravaskulären Widerstand – besonders in den subepikardialen Schichten – verglichen mit den tiefen, subendokardialen Schichten mit hohem extravaskulären Widerstand und Gewebsdruck. Herzfrequenzen sowohl unter Ruhebedingungen als auch unter körperlicher Belastung, sowie die myokardiale Kontraktilität sind unter β-Blockade im nichtischämischen Myokard reduziert. Das bewirkt eine Abschwächung der arbeitsinduzierten Durchblutungsanstiege in den nichtischämischen (poststenotischen) epikardialen Bezirken, während gleichzeitig der Blutfluss zu den (poststenotischen) ischämischen, subendokardialen Myokardbezirken verbessert ist, was auf einer effektiveren diastolischen Myokardfunktion beruht.

> In diesem Zusammenhang ist es wichtig, dass die poststenotische, koronare Dilatationsreserve distal von einer deutlichen Koronarstenose weitgehend verbraucht ist. Das löst eine zusätzliche, sympathisch adrenerge Stimulation in Gestalt einer verstärkten α-adrenergen Koronarkonstriktion aus, die die Ischämie noch weiter verschlechtert.

Diese poststenotische Konstriktion kann durch $α_2$- und $α_1$-blockierende Substanzen verbessert werden (Gregorini et al. 1998, 1999b), sowohl bei Vorliegen oder Fehlen einer gleichzeitigen β-adrenergen Blockade. Tatsächlich konnten sehr nützliche Langzeitwirkungen von α-adrenergen Blockaden bei der Verbesserung der Myokardperfusion nach akutem Herzinfarkt beobachtet werden. Kalziumkanalblocker scheinen unter diesen Bedingungen ebenfalls therapeutisch wirksam zu sein. Eine Reihe von Untersuchern hat die Beteiligung einer α-adrenergen Aktivität beim Auslösen eines Koronarspasmus wahrscheinlich gemacht, wobei in weiterführenden klinischen Untersuchungen dieser potenzielle Auslösemechanismus für den Koronarspasmus nicht immer reproduziert werden konnte (Winniford et al.1983).

Wenn bei Patienten mit Koronarerkrankung die sympathisch ausgelöste Reflexaktivierung mit einem **Kaltwassertest**

(Cold Pressure Test) untersucht wurde, konnte man einen deutlichen Anstieg im Koronarwiderstand mit teilweiser Auslösung einer Angina pectoris bei etwa 30–50% der Patienten beobachten (Zeiher et al. 1989).

⊕ Ausblick
> Eine eindeutige Identifizierung eines exzessiven, α-adrenergen koronaren Vasokonstriktortonus könnte möglicherweise in ein neues Therapiekonzept für Patienten mit stabiler Angina pectoris einmünden, bei denen durch körperliche Arbeit myokardiale Ischämie ausgelöst wird.

5.6 Wirkung von Koronararterienstenosen

5.6.1 Verminderung der Ruhedurchblutung und der Koronarflussreserve

Im klinischen Alltag wird die Bedeutung einer Koronarstenose üblicherweise als prozentuale Abnahme des Gefäßdurchmessers im Vergleich zu dem der benachbarten normalen Gefäßsegmente angegeben. Da die prozentuale Koronarflussabnahme nur jenseits eines Wertes von 70% Durchmessereinengung korreliert (nämlich einem Stenosegrad, bei dem schon die Hälfte der Koronarflussreserve aufgebraucht ist!), kann die Messung der genauen Stenosengeometrie alleine nicht die funktionelle, d. h. die hämodynamische Wirkung einer Koronarstenose ausreichend charakterisieren.

Definition
> Die Koronarflussreserve bezeichnet das Verhältnis von maximalem Fluss (während pharmakologisch induzierter Koronargefäßdilatation) zu dem Fluss unter normalen Ruhebedingungen.

Messungen der Koronarflussreserve sind zur Analyse der funktionellen Relevanz einer Koronararterienstenose geeigneter, ganz unabhängig von der spezifischen Morphologie der Stenose. Die Koronarreserve kann schon bei 50%igen Stenosen vermindert sein (Gould et al. 1974; s. Abb. 5.2b).

5.6.2 Druck-Fluss-Beziehungen

Unter In-vivo-Bedingungen kommt es zu einem signifikanten transstenotischen Perfusionsenergieabfall bei Vorliegen von sowohl fixen als auch von noch dehnbaren Koronararterienstenosen. Letztere können sich auch noch weiter einengen, sodass der restliche transluminale Gefäßquerschnitt mit Änderungen des Perfusionsdrucks schwankt. Messungen des Druck-Geschwindigkeits-Verhältnisses in starken Stenosen zeigen, dass die transstenotischen Energieverluste hauptsächlich auf Reibungsverlusten beruhen, d. h. auf viskösen Scherkraftverlusten (abhängig von der Flussgeschwindigkeit und Blutviskosität), und dass die zusätzlichen Trägheitsverluste durch Flussausdehnung, Strömungsteilung, turbulente Strömung, Strömungsverlangsamung und schließlich Bildung von Wirbeln distal von einer Stenose bedingt sind. Die transstenotischen Energieverluste der Strömung können deshalb von der Länge der Gefäße, der Morphologie, der Durchmesser der Stenosen, der Blutviskosität, der Strömungsgeschwindigkeit und zusätzlich noch von einer Reihe anderer, weniger bedeutender Parameter abhängen (Gould et al. 1974). Wegen der unterschiedlichen Bedeutung und der unterschiedlichen Größe dieser Faktoren unter In-vivo-Bedingungen ist eine exakte Quantifizierung kaum möglich.

5.7 Klinisch relevante Koronarsyndrome

5.7.1 Chronisches Koronararteriensyndrom: stabile Angina pectoris

Eine deutliche obstruktive Erkrankung der Koronararterien führt zu Angina pectoris, besonders bei Zuständen mit erhöhtem myokardialem Sauerstoffverbrauch. Bei der chronischen, stabilen Angina pectoris wird ein ziemlich konstantes Schmerzmuster über einen längeren Lebensabschnitt bewahrt. Körperliche Arbeit, emotionaler Stress und andere Stimuli, die den myokardialen Sauerstoff erhöhen, können die anginösen Zustände auslösen. Mit dem Ergometer können ischämische Zustände des Myokards reproduzierbar ausgelöst und analysiert werden.

Außer den objektiven hämodynamischen Kriterien können allerdings auch zusätzliche Änderungen des **Koronartonus** und anderer Einzelfaktoren die klinische Symptomatik deutlich verändern. Deshalb können die Ischämiezeichen bei demselben Patienten bei unterschiedlichen Stressstärken auftreten und von der spezifischen Situation und den spezifischen Stimuli modifiziert werden (Maseri et al. 1992). Das Auftreten spontaner, weitgehend okklusiver Koronarspasmen bei Patienten mit instabiler Angina pectoris weist auch auf eine gestörte Regulation des Koronartonus mit einem deutlichen Trend zu exzessiven Vasokonstriktionen hin, die bei Patienten mit chronischer stabiler Angina noch zusätzlich aufgepfropft sind.

5.7.2 Instabile Angina pectoris

Wenn in der Vergangenheit die Faktoren analysiert wurden, die zu myokardialen Ischämien führen, hat man sich meistens auf Atherom- und Stenosenbildung in den großen epikardialen Koronararterien und auf die zusätzlichen Wirkungen der peri- und poststenotischen hämodynamischen Effekte konzentriert. In jüngerer Zeit bekamen morphologische und funktionelle Änderungen innerhalb der koronaren Mikrozirkulation wie Mikroembolisierung und zusätzliche Vasokonstriktoreffekte bei Patienten mit instabiler Angina pectoris eine deutlich stärkere Gewichtung. Spontane Ischämiezustände bei Patienten mit instabiler Angina wurden detailliert dokumentiert. Man beobachtete, dass zusätzliche, fast doppelte Anstiege des koronaren mikrovaskulären Widerstandes spontan auftraten, die von gleichzeitigen ST-Segment-Depressionen begleitet waren (Marzilli et al. 2000; Abb. 5.6). Bei sofortiger Gabe von Isosorbiddinitrat wurden diese zusätzlichen, exzessiven mikrovaskulären Konstriktionen vollständig aufgelöst. Deshalb müssen die Interaktionen zwischen koronarer Makrozirkulation und Mikrozirkulation bei Patienten mit instabiler Angina beachtet werden.

5.7.3 Akuter Myokardinfarkt

Wenn die Koronardurchblutung und damit das Sauerstoffangebot die metabolischen Anforderungen des arbeitenden Myokards nicht befriedigen kann, kommt es zur myokardialen Ischämie. Das Entwickeln und die Progression einer myokardialen Ischämie ist häufig kein Alles-oder-nichts-Phänomen, sondern schreitet auf unterschiedlichen Ischämiestufen fort. Die Entwicklung von kritischen Stadien einer stabilen Angina pectoris während Anstrengung ist durch eine stärker werdende Einschränkung bei jeder Form von körperlicher Aktivität charakterisiert. Diese Einschränkung führt schließlich zur Angina schon unter Ruhebedingungen. Zahlreiche adaptive Mechanismen wie die Herunterregulierung der Kontraktionskraft des Myokards, Anpassung der Kontraktionsstärke an die verminderte Gewebeperfusion beim „hibernating" Myokard sorgen dafür, dass die Folgen einer verminderten Myokardperfusion weitgehend umgangen werden können, um damit das Überleben der Myokardzellen über einen längeren Zeitraum zu gewährleisten. Wenn entsprechende Kompensationsmechanismen nicht vorhanden sind oder nicht ausreichen, kommt es zu einer progressiven Ischämie mit Sistieren der kontraktilen Funktion und schließlich zum Absterben der kardialen Myozyten. Beim akuten Myokardinfarkt bewirkt ein plötzliches Einsetzen einer starken Ischämie normalerweise schnelle Änderungen im Myokard. Diese bestehen in einer weitgehenden Erschöpfung der zytoplasmatischen ATP-Vorräte mit einem gleichzeitigen Anstieg von anorganischem Phosphat und Wasserstoffionen. Bei einer kompletten Unterbrechung der Myokarddurchblutung im arbeitenden Myokard kommt es schon innerhalb von Sekunden zu einer Störung der Myokardkontraktion. Bei länger als 40 min andauernden vollständigen Ischämien kommt es zum Absterben der Myokardzellen. Das akute Versagen der systolischen Myokardfunktion ist charakterisiert durch Asynchronie, Hypokinesie, schließlich Akinesie und Dyskinesie, die oft mit dem Auftreten von Arrhythmien verbunden sind.

Die zur irreversiblen Nekrose führenden Stärke und Dauer der vollständigen Ischämie sind nicht genau festgelegt, sondern hängen von zahlreichen weiteren Faktoren ab, wie z.B. vom Ausmaß einer präformierten Kollateralenausbildung. Eine frühzeitige **Reperfusion** der ischämischen Bezirke kann zu einer mehr oder weniger kompletten Rettung des Myokards führen (Takehana et al. 2000) Mögliche Vorteile einer späten Reperfusion, das bedeutet nach mehr als 12 h nach Auftreten einer kompletten Ischämie, sind bisher kontrovers beurteilt worden.

5.7.4 Langzeitkoronarflusserniedrigung nach Stent-Implantation

Die autonome Innervation des Herzens und seiner Gefäßmuskulatur scheint beim Auftreten einer progressiven Koronarvasokonstriktion nach Stent-Implantation eine wichtige Rolle zu spielen. Eine linksventrikuläre Dysfunktion wurde bei einigen Patienten mit Myokardinfarkt beobachtet, die einer perkutanen Koronarintervention mit Stent-Implantation der Hauptläsion zugeführt worden waren (Gregorini et al. 1999b). Bei diesen Patienten bewirkte die Gabe von α-adrenerg blockierenden Substanzen nach der Stent-Implantation eine signifikante Verbesserung der regionalen myokardialen Kontraktion im Vergleich mit einem unbehandelten Kontrollkollektiv, das nach der Stent-Implantation weiter eine kontinuierliche Abnahme der systolischen Wandbewegungen zeigte. Diese Beobachtungen unterstützen die Hypothese, dass die durch das Stenting induzierte sympathische Aktivierung mit einer exzessiven α_2-adrenergen, rezeptormediierten Vasokonstriktion die Myokardreperfusion in der Periode nach dem Stenting kontinuierlich vermindert.

5.7.5 Ischämisches myokardiales Preconditioning

Ischämisches Preconditioning kann die Myozytenschädigung und den Zelltod nach Ischämie stark abschwächen. Das Phänomen des Preconditioning kann dadurch ausgelöst werden, dass man kurze Intervalle mit wiederholter kompletter Ischämie auslöst, die von ähnlichen Reperfusionsintervallen abgelöst werden, normalerweise einige Minuten lang. Allerdings scheint die Kapazität des ischämischen Preconditionings zur Reduktion der Infarktgröße auf eine Zeit zwischen 90–120 min nach Auftreten der Ischämie bei normaler Körpertemperatur begrenzt zu sein (Cohen et al. 1991). Es gibt aber immer noch Befürchtungen, dass ischämische Episoden die Vorgänge bei der Apoptose fördern und damit das vollständige Wiedereinsetzen der Funktion langfristig stören (Schaper u. Schaper 2000).

Im Myokard, das nach einer Periode kompletter Ischämie das Phänomen des „Stunning" zeigt, bleibt der myokardiale Sauerstoffverbrauch annähernd normal und konstant. Das ischämische Preconditioning bleibt noch wirksam, wenn das

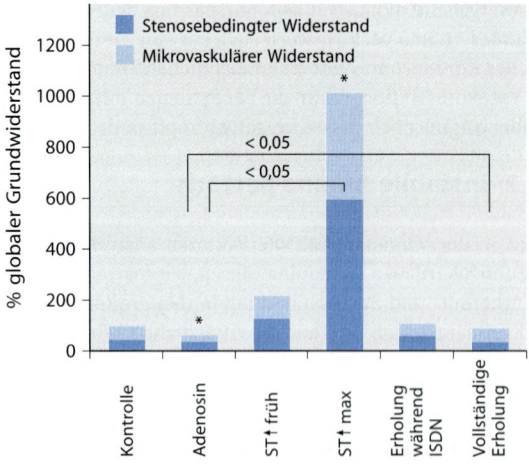

Abb. 5.6. Mikrovaskulärer Koronarwiderstand während spontan auftretender Myokardischämie. *Ordinate* Prozentuale Beteiligung des mikrovaskulären Widerstands am gesamten basalen Koronarwiderstand unter Kontrolle und bei 5 verschiedenen Zuständen. Bei spontaner Ischämie (*ST↑*) tritt ein zunehmender, steiler Anstieg des mikrovaskulären Koronarwiderstandes auf (*ST-früh* und *ST-max*) der durch ISDN-Gabe praktisch völlig reversibel (*Erholung ISDN*). Unter Adenosin ist er um mehr als die Hälfte reduziert (*Ado*). (Nach Marzilli et al. 2000)

Stunning durch eine präischämische Verabreichung von Kalziumantagonisten abgeschwächt ist oder wenn die abgeschwächte Kontraktilität während der Reperfusion durch Anwendung von Dobutamin normalisiert wird (Matsuda et al. 1993). Diese Beobachtungen sprechen gegen eine durch Stunning induzierte Verminderung des myokardialen Energieverbrauches als grundlegenden Mechanismus für das Preconditioning. Der Nachweis von Preconditioning bei einer Anzahl unterschiedlicher Tierspezies, die über keine präformierten Kollateralen verfügen, macht ein adaptives Rekrutieren von Kollateralgefäßen als den verantwortlichen Mechanismus für das Preconditioning sehr unwahrscheinlich (Matsuda et al. 1993). Die Faktoren für das Preconditioning sind bisher noch unbekannt. Das mögliche Entstehen eines bis jetzt noch nicht identifizierten Metaboliten, der nur nach Ischämie gebildet wird und noch nach längerer Zeit wirksam ist, wurde bisher dafür aufgeführt. Dieser hypothetische Metabolit könnte dann zu den anderen, weiter entfernten, nicht ischämischen Bezirken diffundieren und dort das Preconditioning beim Auftreten einer Ischämie auslösen.

Experimentell konnte eine Reduzierung der Infarktgröße beobachtet werden, wenn einer Ischämie ein kurzes Intervall von einer kompletten Ischämie ohne eine intermittierende Reperfusion vorausging. Diese Beobachtung ist wahrscheinlich durch eine Aktivierung von ATP-abhängigen Kaliumkanälen zu erklären. Entsprechend lässt sich Verminderung der Infarktgröße (bedingt durch Aktivierung von A_1-Rezeptoren assoziiert mit der Aktivierung von ATP-sensitiven Kaliumkanälen und Preconditioning) durch Verabreichung von Blockern der ATP-sensitiven Kaliumkanäle aufheben (z. B. durch Nicorandil und Pinazedil; Gross 1998). Deshalb ist Adenosin wahrscheinlich ein möglicher Kandidat für das ischämische Preconditioning. Diese Annahme wird noch weiter durch die Tatsache unterstützt, dass Preconditioning auch durch verschiedene pharmakologische Interventionen ausgelöst werden kann, z. B. durch intrakoronare Infusion von Adenosin oder anderen A_1-Rezeptoragonisten (Thornton et al. 1992) sowie durch Aktivierung von ATP-sensitiven Kaliumkanälen.

5.7.6 Kollateralgefäße

Präformierte Kollateralgefäße können die Blutversorgung zu Bezirken übernehmen, die aufgrund von Thrombosen, Embolien oder durch langsames progressives Verschließen durch arteriosklerotische Plaques ischämisch werden. Das Ausmaß, die Lokalisation und die Wirksamkeit eines Kollateralgefäßnetzes variiert von Individuum zu Individuum und zeigt auch große Variationen zwischen einzelnen Spezies. Im menschlichen Herzen ist das präformierte Kollateralnetz normalerweise eher spärlich, es befindet sich in erster Linie in subendokardialen Bezirken (Schaper et al. 1988; s. Abb. 5.1). Einige Individuen sind durch ein präformiertes Kollateralnetz vor Ischämie besser geschützt als andere, und die interindividuellen Variationen scheinen sehr groß zu sein. Für die Verbesserung eines präformierten Kollateralgefäßnetzwerkes (**Arteriogenese**) scheinen die auf die Gefäßwände einwirkenden strömungsinduzierten Scherkräfte (z. B. bei Arbeitsbelastung) verantwortlich zu sein. Das Wachstum neuer Gefäße (**Angiogenese**) wird durch Ischämie gefördert und ist mit niedrigen treibenden Perfusionsdrucken assoziiert, wenn nämlich die Kollateralgefäße in die poststenotischen Bezirke einmünden. Dagegen sind hohe treibende Drucke mit vergrößerten, präformierten interarteriellen Kollateralgefäßen assoziiert und bewirken ein deutlich beschleunigtes Wachstum und eine Vergrößerung der präexistierenden Kollateralen. Die Ischämie und hohe strömungsbedingte Wandscherkräfte stimulieren die Bildung und Freisetzung von Wachstumsfaktoren und initiieren sowohl das Aussprossen von neuen Mikrogefäßen wie auch das Wachstum und die Reifung von präexistierenden Kollateralgefäßen (Schaper et al. 1988). Klinische Befunde zeigen, dass das Kollateralgefäßwachstum beim Menschen meistens zu limitiert ist, um die Perfusionsminderung durch koronare Atherosklerose auszugleichen (Schaper u. Schaper 2000).

> Eine gut entwickelte kollaterale Zirkulation verhilft zu einem deutlichen Schutz während des Auftretens einer plötzlichen Ischämie oder eines Infarktes. Patienten mit angiographisch nachgewiesenen Kollateralgefäßen haben eine bessere Prognose, wenn nach einem Myokardinfarkt eine Reperfusion eingeleitet werden kann (Topol u. Ellis 1991).

Unter speziellen Bedingungen kann ein Phänomen induziert werden, das man „Collateral Steal" nennt (Rowe 1970). In Gegenwart einer flusslimitierenden Stenose in einem größeren Zuleitungsgefäß ist der Zufluss in das ischämische Bett durch die Summe des arteriellen Einstroms durch das stenotische Gefäß repräsentiert sowie durch den zusätzlichen Zufluss aus den Kollateralen des angrenzenden Gefäßbettes. Die Stärke des Kollateralflusses hängt dann hauptsächlich vom treibenden Druckgradienten zwischen dem Ursprungsort des Kollateralgefäßes und seiner Einmündung in das aufnehmende Gefäß hinein ab. In Gegenwart einer maximalen Vasodilatation der koronaren Mikrogefäße in dem abhängigen Koronargefäßbett, und wenn die koronare Dilatationsreserve schon voll ausgeschöpft ist, dann hängt der Koronarfluss in das ischämische Gefäß hinein ausschließlich vom speziellen treibenden Druckgradienten in dieses Gefäß hinein ab.

Daraus ergibt sich, dass jede Vasodilatation – entweder abhängig von einem Anstieg des metabolischen Bedarfs oder von der Gabe einer vasoaktiven Substanz – dann letztlich den peripheren Koronarwiderstand erniedrigen wird, und zwar hauptsächlich in den nichtischämischen Gefäßbetten! Diese Abnahme des Widerstands trägt dann aber zu einer Verstärkung der Durchblutung in den nichtischämischen myokardialen Bezirken bei, und zwar auf Kosten des Einstroms in die ischämischen Areale!

> **Klinisch wichtig**
>
> Das Steal-Phänomen wurde besonders nach Gabe verschiedener Koronardilatatoren beobachtet, die hauptsächlich auf die arteriolären Segmente einwirken, z. B. Nifedipin oder Dipyridamol (Laxson et al. 1993).

In ähnlicher Weise kann es zu einem transmuralen Steal-Phänomen unter Bedingungen kommen, bei denen die subendokardiale autoregulatorische Vasodilatationsreserve erschöpft ist, wohingegen die epikardiale autoregulatorische Reserve noch vorhanden ist. In diesem Zustand kommt es durch jede zusätzliche Vasodilatation zu einer weiteren Verminderung der schon unzureichenden subendokardialen Perfusion (Bassenge u. Schwemmer 2002). Das erklärt die höhere Vulnerabilität der subendokardialen Myokardbezirke. Die pharmakologische Induktion des Steal-Phänomens durch koronararterioläre Dilatatorsubstanzen wie dem Dipyridamol kann deshalb zur therapeutisch-diagnostischen Dokumentation von potenziell durch Ischämie gefährdeten Bezirken herangezogen werden (Albro et al. 1978).

5.7.7 Bildung von reaktiven Sauerstoffspezies und Koronarfunktion

Eine Anzahl von Untersuchungen an Tieren und Menschen haben die besonders wichtige Rolle von freien Sauerstoffradikalen bei der Regulation der Myokardperfusion nachgewiesen. Reaktive Sauerstoffspezies (ROS) wie das Superoxidanion, das Hydroxylradikal und Hypochlorid, die aus extrazellulären oder intrazellulären Stoffwechselvorgängen hervorgehen, bewirken eine Perfusionsstörung z. B. bei nach einer Ischämie/Reperfusion ausgelöstem Myokardschaden (Maczewski u. Beresewicz 2000). Als Quelle für die exzessive ROS-Bildung im Myokard kommen eine Reihe von Enzymen infrage, nämlich die Xanthinoxidase und andere NAD(P)H-abhängige Oxidoreduktasen, die Zyklooxygenase, Monoaminooxidase, NO-Synthase sowie die mitochondriale Redoxkette. Als Bildungssorte im Herzen werden verschiedene Entzündungszellen wie neutrophile Granulozyten, Monozyten und auch die Blutplättchen genannt (Bassenge et al. 1999).

Bei der Ischämiereperfusion kommt es zu einer starken Aktivierung von neutrophilen Granulozyten, was deutlich zu einer verstärkten ROS-Bildung beiträgt. Neutrophilenabhängige ROS sind endogene Inhibitoren von NO und tragen zu einer oxidativen Schädigung der Koronargefäßmuskulatur und der Myokardzellen bei. Die möglichen Folgen eines ROS-assoziiertem Ischämiereperfusionsschaden mit seiner Kaskade umfasst die Lipidperoxidation, die Oxidation von Sulfhydrylgruppen von Proteinen, oxidative Membranschädigung und das Anschwellen der Mitochondrien mit anschließendem Versagen der myokardialen Kontraktionsfunktion, Hochregulation von α-adrenergen Rezeptoren sowie der Freisetzung von arrhythmogenen Lipiden mit Triggerung von ventrikulären Arrhythmien. Außerdem kommt es zu kontraktiler Dysfunktion und zu exzessiver mikrozirkulatorischer Vasokonstriktion (z. B. das Low/No-reflow-Phänomen; Ferrari et al. 1996). Der Verlust antioxidativer Enzyme wie der mitochondrialen Superoxiddismutase (SOD), verminderte Glutathionspiegel, eine ROS-abhängige Reduktion der basalen oder stimulierten vasoaktiven NO-Freisetzung mit anschließender Verminderung des Koronarflusses, reduzierte intramyokardialer ATP-Konzentration und schließlich Endothelzell- und Myozytenödem repräsentieren zusätzliche Schädigungsmöglichkeiten des Gewebes durch eine Ischämiereperfusion (Amrani u. Yacoub 1996).

Auch die bei Ischämie angewandte Nitrattherapie kann – wenn nicht intermittierend verabreicht – zu einer Erhöhung der ROS-Bildung und damit zu einer Nitrattoleranz führen. Das lässt sich durch Anwendung einer geeigneten antioxidativen Begleittherapie (z. B. Vitamin C) oder eines Nitrates ohne nennenswerte ROS-Bildung wie z. B. dem Pentaerithrityltetranitrat (PETN) vermeiden (Schwemmer und Bassenge 2003; Sydow et al. 2004).

> **Klinisch wichtig**
>
> Die aus der Reperfusion hervorgehende Schädigung der Koronargefäße sowie der kardialen Myozyten kann in verschiedenen Fällen durch eine Reihe von Antioxidanzien und Radikalenfängern eingeschränkt werden.

Zu diesen Substanzen gehören das Vitamin E, das Vitamin C, β-Carotin, die Superoxiddismutase, Katalase, N-Azetylzystein, Glutathionperoxidase, Hydroxylradikalenfänger wie das Mannitol, der Xanthinoxidaseinhibitor Allopurinol, Prostazyklinanaloga, der Wachstumsfaktor TGF-β und Antikörper gegen die Adhäsionsproteine (Bassenge u. Schwemmer 2002). Auch diese therapeutischen Befunde unterstützen die Hypothese, dass der oxidative Stress durch Anhäufung von Superoxid, Wasserstoffperoxid und Hydroxylradikalen bei der Pathogenese der myokardialen Ischämiereperfusion maßgeblich beteiligt ist (Bassenge et al. 1999).

Bei Patienten, die wegen stabiler Angina pectoris einer perkutanen transluminalen Angioplastie unterliegen, kommt es zur Anhäufung von Leukozyten an der Stelle der iatrogen gesetzten Gefäßwandverletzung, was zu einer verstärkten Produktion von ROS, speziell von Hydroxylradikalen führt und damit zu einer schädlichen Lipidperoxidation (Rajakumar et al. 1999). Eine protektive Wirkung von Antioxidanzien hat sich bei diesem Eingriff bis jetzt noch nicht zeigen lassen. Bei anderen pathophysiologischen Ereignissen, die mit einem verstärkten Sauerstoffverbrauch und mit einer endothelialen Dysfunktion einhergehen (wie die Hypercholesterinämie, die erhöhte Bildung von oxidiertem LDL mit gleichzeitiger Makrophagenaktivierung) sowie mit exzessiver Bildung von Superoxidanionen, kommt es dann zu einer Inaktivierung des NO. Das führt zu einer Abschwächung oder zum völligen Verschwinden von NO-abhängigen koronaren Dilatationsreaktionen (Amrani u. Yacoub 1996). Interessanterweise zeigen pharmakologische Substanzen mit intrinsischer antioxidativer Kapazität wie den HMG-CoA-Reduktasehemmern oder Thiolgruppen enthaltende ACE-Inhibitoren tatsächlich sehr gute therapeutische Erfolge bei der Verbesserung der endothelabhängigen Koronardilatation und bei einer Schutzfunktion der kardialen Myozyten (Mcmurray u. Chopra 1991).

5.7.8 Myokardfunktion beim Stunning

> **Definition**
>
> Das Stunning stellt einen Zustand von länger anhaltender kontraktiler Dysfunktion nach Ischämiereperfusion dar.

Unter experimentellen Bedingungen kommt es sogar bei kurzen Perioden von Myokardischämie zu einer vorübergehenden Störung der Kontraktionsfunktion, die sich bei Reperfusion wieder langsam erholt. Hält die Ischämie jedoch länger an, bleibt die Störung der kontraktilen Funktion für mehrere Tage gestört – trotz erfolgreicher Reperfusion. Der Schweregrad der kontraktilen Dysfunktion während der nachfolgenden Reperfusionsphase und der Zeitraum, der für eine volle Wiederherstellung benötigt wird, reflektiert den Schweregrad der Durchblutungsminderung während der vorausgehenden Ischämie im Myokard mit Stunning. Die Faktoren, die für das Stunning verantwortlich sind, umfassen die Bildung und Freisetzung von Adhäsionsmolekülen (ICAM), die Aktivierung und Extravasation von Leukozyten, die verstärkte Bildung von ROS einhergehend mit Membranschädigung und Störungen der Erregungs-Kontraktions-Koppelung (Duncker et al. 1998).

Die Eliminierung von ROS durch Antioxidanzien und antioxidative Enzyme, sowie die pharmakologische Blockade von ROS-Bildung (Bolli et al. 1990) zeigt günstige Ergebnisse bei der Therapie des Stunnings. Die Bildung von ROS im Myokard und in der Koronargefäßmuskulatur führt zur Lipidperoxidierung, und zwar sowohl in den mitochondrialen Membranen wie auch im sarkoplasmatischen Retikulum. Dieses resultiert in einer Störung des intrazellulären Kalziumtransportes (Hearse 1991) und führt zu einer Denaturierung in den Myofibrillen und von Enzymen und somit schließlich zu einer Störung des Kontraktionsverhaltens (Bassenge et al. 1999; Ide et al. 2000).

> **Klinisch wichtig**
>
> Um therapeutisch effektiv zu sein, muss eine antoxidative Therapie schon vor Beginn der Reperfusion eingeleitet werden (Bolli et al. 1989). Ein solches Vorgehen kann das Stunning nicht vollständig verhindern, seine negativen Folgen aber deutlich vermindern (Hearse 1991).

Nur die verstärkte ROS-Bildung direkt nach Einsetzen der Reperfusion scheint für das Stunning verantwortlich zu sein. Es konnte nämlich gezeigt werden, dass eine weitere ROS-Bildung noch Stunden nach Initiierung einer Reperfusion gefunden werden kann. Interessant ist, dass das Myokard beim Stunning noch auf verschiedene inotrope Interventionen anspricht, z. B. auf die Verabreichung von Kalzium oder Katecholaminen sowie auf sympathische Stimulierung und auf postextrasystolische Potenzierung (Heusch et al. 1996).

Eine reperfusionsabhängige Störung der intrazellulären Kalziummobilisation, die in eine Kalziumüberladung einmündet, kommt durch Dysfunktion des sarkoplasmatischen Retikulums über verstärkte Lipidperoxidation zustande (Hearse 1991) und führt zu einer eingeschränkten Sensitivität der Myofibrillen gegenüber Kalzium. Sowohl Kalziumantagonisten wie auch ACE-Inhibitoren haben sich beim Stunning als günstig herausgestellt, wenn sie schon kurz nach Einsetzen der Reperfusion angewandt werden (Duncker et al. 1998).

5.7.9 Myokardfunktion beim Hibernating

> **Definition**
>
> Als Hibernieren wird ein reversibler Zustand kontraktiler Dysfunktion bezeichnet, der im Verlauf einer chronischen Ischämie mit reduzierter Koronardurchblutung, reduziertem Myokardstoffwechsel und kontraktiler Funktion einhergeht und der über einen längeren Zeitraum bestehen bleibt (Tage, Wochen oder sogar Monate).

Dabei gibt es keinen oder nur wenige Nachweise von irreversiblem Myokardschaden (Duncker et al. 1998; Schwarz et al. 1996). Wenn später eine adäquate Reperfusion erfolgt, kann die kontraktile Funktion des hibernierenden Myokards fast vollständig wiederhergestellt werden (Pasquet et al. 1999). Einige neuere Studien belegen allerdings, dass meistens doch einige histomorphologische Schädigungen bestehen bleiben (Schwarz et al. 1996). Genaue mikroskopische Untersuchungen zeigen beim hibernierenden Myokard einen zunehmenden Verlust des sarkoplasmatischen Retikulums, Verschwinden und Ersatz der Myofibrillen durch Bindegewebe, Zerfall des Zytoskeletts und Freisetzung von Zellrückständen in den Extrazellulärraum. Anschließend kommt es zu einer Infiltration von Makrophagen und zu einer Fibroblastenproliferation. Das führt zu einem Steiferwerden des Myokards, zu einer eingeschränkten Entfaltung der Ventrikelwände und zu einer diastolischen Dysfunktion der Ventrikel.

Bis heute bleibt nicht eindeutig geklärt, ob das Hibernieren nicht einfach einen Zustand wiederholter Episoden des Stunnings darstellt, mit Einleitung einer myokardialen Atrophie und zusätzlichen Apoptosevorgängen (Pasquet et al.1999). Hibernierendes Myokard zeigt einige interessante pharmakologische Phänomene: Änderungen der α-Rezeptordichte (Hochregulation) und der β-adrenergen Rezeptorendichte (Herunterregulation) wurden im hibernierenden Myokard dokumentiert. Das könnte – wenigstens teilweise – für die zu beobachtende Depression der Myokardfunktion unter Ruhebedingungen verantwortlich gemacht werden, obwohl eine kontraktile Reserve in den ischämischen Bezirken bestehen bleibt (Shan et al. 2000)!

Das NO könnte auch für das Hibernieren durch Reduktion des Sauerstoffbedarfs verantwortlich sein sowie durch das Aufrechterhalten der Kalziumsensitivität und der kontraktilen Funktion ohne zusätzlichen Energieverbrauch während der Ischämie. Obwohl deutliche Fortschritte gemacht werden konnten, ist es bis jetzt immer noch unklar, wie das Myokard seine Überlebensfähigkeit über so lange Zeitperioden von Ischämie aufrechterhalten kann, und warum es bei Einsetzen einer adäquaten Reperfusion wieder vollständig seine Kontraktionsfunktion zurückerlangt. Es ist wahrscheinlich, dass die am Anfang nur vorübergehend bestehende Imbalance zwischen Energieverbrauch und Sauerstoffangebot mit einer Herunterregulation des Stoffwechsels auf einen niedrigeren energetischen Zustand mit deutlich verminderten metabolischen Umsätzen und damit verminderter (Kontraktions-)Funktion einhergeht.

5.7.10 Koronarspasmus

> **Definition**
>
> Als Koronarspasmus wird eine exzessive, lokalisierte oder diffuse, herdförmige oder segmentale Koronarvasokonstriktion bezeichnet, die eine myokardiale Ischämie auslöst.

Die Bezeichnung ist nicht genau definiert, da in der Literatur der Ausdruck Spasmus sehr oft für jedes Auftreten einer gewissen Koronarkonstriktion verwendet wird (Bassenge u. Heusch 1990). Wenn keinerlei Koronarläsionen vorhanden sind, bezeichnet man diese Form der Ischämie als „variant angina". Sie wurde zuerst 1959 beschrieben (Prinzmetal et al. 1959). Der genaue Grund und die exakten Mechanismen, die einen Koronarspasmus auslösen können, werden immer noch diskutiert. Ursprünglich wurden die Koronarspasmen durch Gabe von seretoninergen Agonisten mit HT$_2$-Rezeptoraktivität beschrieben, da sie durch intrakoronare Ergonovingabe entweder ausgelöst oder verstärkt werden konnten (Lablanche et al. 1991). Später wurden α_1- und α_2-adrenerge Mechanismen wahrscheinlich gemacht (Yasoue 1976; Bassenge u. Heusch 1990) oder ein Demaskieren von α-adrenerger Rezeptoraktivität durch β-adrenerge Blockade (Robertson et al. 1982). In weiteren Studien wurde eine exzessive parasympathische Stimulierung durch muskarinerge M$_{3(-2)}$-rezeptorliierte Mechanismen im Verlaufe von karbacholinduzierten Vasospasmen als eine wichtige Ursache wahrscheinlich gemacht (Yasoue et al. 1974; Endo et al. 1976; Bassenge u. Heusch 1990). Als weitere Erklärung bzw. Hypothese wurde auch eine verstärkte histaminerge Stimulation (Bassenge u. Heusch 1990) oder Thromboxan(TxA$_2$)-induzierte Konstriktoraktivität beschrieben, speziell bei Vorliegen einer Imbalance zwischen Prostazyklin und TxA$_2$-Bildung, oder schließlich eine verstärkte Plättchenaktivierung mit den entsprechenden konstriktiven Plättchenfreisetzungsprodukten (Bassenge u. Heusch 1990).

Als weitere Mechanismen wurde noch eine exzessive Vasopressinstimulierung (ADH), eine gestörte Endothelfunktion mit lokal deutlich verminderter NO-Freisetzung oder eine stark erhöhte Freisetzung von O$_2$(Superoxidanion)-Radikalen mit den exzessiven Konstriktionen in Verbindung gebracht. Auch eine exzessive Endothelin-I-Bildung und -Freisetzung wurde für den Spasmus verantwortlich gemacht (Shimokawa 2000). Diese Ursachen konnten durch die Gabe von verschiedenen, spezifisch wirkenden Agonisten bzw. Antagonisten substantiiert werden, die die entsprechenden spezifischen Rezeptoren der glatten Muskeln bzw. der Endothelzellen beeinflussen (HT$_2$, H$_1$, TxA$_2$, ETA, $\alpha_{1,2}$ und P$_2$X-blockierende Substanzen). Auch entsprechende Befunde mit spezifischen Agonisten in verschiedenen In-vivo- und Ex-vivo-Versuchsmodellen des Koronarspasmus dienten dieser Analyse. Systematische Untersuchungen über den Koronarspasmus beim Patienten sind sehr selten (Zeiher et al. 1991; Maseri et al. 1992). Die diagnostische Aufklärung des Koronarspasmus beinhaltet meistens die Verabreichung von Ergonovin oder Azetylcholin bei verschiedenen Standardprotokollen (Bassenge u. Heusch 1990). Bis zum Erreichen eines genauen pathogenetischen Verständnisses bleibt das therapeutische Vorgehen beim Koronarspasmus auf symptomatische und empirische Behandlung beschränkt und umfasst außer Ca^{2+}-Kanalblockern die vorher aufgeführten Rezeptorantagonisten.

5.7.11 No-reflow-Phänomen

Die Definition, die Ideologie und die klinische Bedeutung des No-reflow-Phänomens wird immer noch diskutiert. Das No-reflow-Phänomen beobachtet man im Laufe der pharmakologischen oder der mechanisch (ballonkatheter-)induzierten Reperfusion, hauptsächlich bei Patienten mit akuten Koronarsyndromen. Es zeichnet sich durch ein vollständiges Sistieren des Koronarflusses in Gegenwart einer sonst völlig offenen zuführenden Koronararterie aus (Safi u. Kwan 2000). Es ist bekannt, dass irreversibel geschädigtes Myokard disseminierte Nekrosen, ödematöse und hämorrhagische Zonen mit spezifisch veränderten Kontraktionsbändern und segmentalen Gefäßverlegungen aufweist (Fishbein 1990). Aufgrund der histologischen Änderungen wurde das No-reflow-Phänomen durch eine direkte Gefäßverletzung und -verlegung erklärt, z. B. durch Kompression der Kapillaren während der Ödembildung und bei Gefäßverlegungen durch Leukozyten-enthaltende Thromben. Das führt dann zur Bildung von ROS, zur Inaktivierung spezifischer Enzyme und zu einer Zerstörung der Zellmembranen. Wenn die Aktivität der neutrophilen Granulozyten durch Perfluorsubstanzen eingeschränkt wird, kann die endotheliale Gefäßauskleidung und -funktion aufrechterhalten werden und damit auch das No-reflow-Phänomen unterdrückt werden.

Zusätzlich zu den Wirkungen der Neutrophilenaktivierung kann auch eine exzessive Plättchenaktivierung zu einer Verstopfung der koronaren Arteriolen und der anschließenden Mikrozirkulation führen, wobei dann die Koronarflussreserve deutlich eingeschränkt ist oder ganz verschwindet, und schließlich zusätzliche ventrikuläre Arrhythmien für eine weitere Ausdehnung der Zellfunktionsstörung sprechen. Die Wirksamkeit einiger spezifischer Substanzen bei der Behandlung des Low- oder des No-reflow-Phänomens weist auf eine intensive Interaktion zwischen Plättchen- und endothelabhängigen Mediatoren hin, ebenfalls auch die Wirksamkeit von Manipulationen der intrazellulären Kalziumkonzentrationen. Weiterhin wird eine deutliche Verminderung der basalen und der stimulierten Freisetzung von NO, z. B. durch einen Mangel von L-Arginin oder durch eine teilweise Inaktivierung von NO durch ROS für dieses Phänomen verantwortlich gemacht. Eine genaue Ursache und eine sich daraus ergebende konsequente Therapie ist bis jetzt noch nicht bekannt.

Literatur

Albro PC, Gould KL, Westcott RJ et al. (1978) Noninvasive assessment of coronary stenoses by myocardial imaging during pharmacologic coronary vasodilatation. III. Clinical trial. Am J Cardiol 42:751–760

Amrani M, Yacoub MH (1996) Endothelial function in myocardial protection. Curr Op Cardiol 11:559–563

Aversano T, Ouyang P, Silverman H (1991) Blockade of the ATP-sensitive potassium channel modulates reactive hyperemia in the canine coronary circulation. Circ Res 69:618–622

Bassenge E (1996) Endothelial function in different organs. Prog Cardiovasc Dis 9:209–228

Bassenge E, Heusch G (1990) Endothelial and neuro-humoral control of coronary blood flow in health and disease. Rev Physiol Biochem Pharmacol 116:77–165

Bassenge E, Schwemmer M (2002) Integrated coronary physiology and pathophysiology. In: Lanzer P, Topol E (eds) Panvascular medicine. Springer, Berlin Heidelberg New York

Bassenge E, Busse R, Pohl U (1987) Abluminal release and asymmetrical response of the rabbit arterial wall to endothelium-derived relaxing factor. Circ Res 61:1168–1173

Bassenge E, Fink B, Schwemmer M (1999) Oxidative stress, vascular dysfunction and heart failure. Heart Failure Rev 4:133–145

Bauersachs J, Bouloumie A, Mulsch A et al. (1998) Vasodilator dysfunction in aged spontaneously hypertensive rats: changes in NO synthase III

Literatur

and soluble guanylyl cyclase expression, and in superoxide anion production. Cardiovasc Res 37:772–779

Baumgart D, Ehring T, Kowallik P et al. (1993) Impact of α-adrenergic coronary vasoconstriction of the transmural myocardial blood flow distribution during humoral and neuronal adrenergic activation. Circ Res 73:869–886

Beech DJ, Zhang H, Nakao K, Bolton TB (1993) K channel activation by nucleotide diphosphates and its inhibition by glibenclamide in vascular smooth muscle cells. Br J Pharmacol 110:573–582

Berne RM (1963) Cardiac nucleotides in hypoxia: possible role in regulation of coronary blood flow. Am J Physiol 204:317–322

Bolli R, Jeroudi MO, Patel BS et al. (1989) Marked reduction of free radical generation and contractile dysfunction by antioxidant therapy begun at the time of reperfusion. Evidence that myocardial „stunning" is a manifestation of reperfusion injury. Circ Res 65:607–622

Bolli R, Patel BS, Jeroudi MO et al. (1990) Iron-mediated radical reactions upon reperfusion contribute to myocardial „stunning". Am J Physiol 259:H1901–H1911

Bristow MR, Ginsburg R, Gilbert EM, Hershberger RE (1987) Heterogeneous regulatory changes in cell surface membrane receptors coupled to a positive inotropic response in the failing human heart. Basic Res Cardiol 82(Suppl 2):369–376

Bünger R, Gwirtz P (1998) Coronary vasculature and endothelium. In: Chang J, Olsen ER, Prasad K, Sumpio BE (eds) Textbook of angiology. Springer, Berlin Heidelberg New York, pp 55–84

Busse R, Fleming I (2000) Endothelium-derived hyperpolarizing factor and its interaction with NO. In: Ignarro LJ (ed) Nitric oxide. Academic Press, San Diego, pp 569–583

Chilian WM, Eastham CL, Layne SM, Marcus ML (1988) Small vessel phenomena in the coronary microcirculation: phasic intramyocardial perfusion and coronary microvascular dynamics. Prog Cardiovasc Dis 31:17–38

Cohen MV, Liu GS, Downey JM (1991) Preconditioning causes improved wall motion as well as smaller infarcts after transient coronary occlusion in rabbits. Circulation 84:341–349

Duncker DJ, Bache RJ (2000) Regulation of coronary vasomotor tone under normal conditions and during acute myocardial hypoperfusion. Pharmacol Ther 86:87–110

Duncker DJ, Schulz R, Ferrari R et al. (1998) „Myocardial stunning" remaining questions. Cardiovasc Res 38:549–558

Dupuis J (2000) Endothelin receptor antagonists and their developing role in cardiovascular therapeutics. Can J Cardiol 16:903–910

Eglen RM, Hegde SS, Watson N (1996) Muscarinic receptor subtypes and smooth muscle function (review). Pharmacol Rev 48:531–565

Endo M, Hirosawa K, Kaneko N et al. (1976) Prinzmetal's variant angina. Coronary arteriogram and left ventriculogram during angina attack induced by methacholine. N Engl J Med 294: 252–255

Ferrari R, Ceconi C, Curello S et al. (1996) Left ventricular dysfunction due to the new ischemic outcomes: stunning and hibernation. J Cardiovasc Pharmacol 28(Suppl 1):S18–S26

Fishbein MC (1990) Reperfusion Injury. Clin Cardiol 13:213–217

Fleming I, Busse R (1999) NO: the primary EDRF. J Mol Cell Cardiol 311: 5–14

Fleming I, Busse R (2000) Activation of NOS by Ca^{2+}-dependent and Ca^{2+}-independent mechanisms. In: Ignarro LJ (ed) Nitric oxide. Academic Press, San Diego, pp 621–632

Furchgott RF, Zawadzki JV (1980) The obligatory role of endothelial cells in the relaxation of arterial smooth muscle by acetylcholine. Nature 288:373–376

Gould KL (1999) Coronary artery stenosis and reversing atherosclerosis. Collapsing stenoses. Arnold, London, pp 79–92

Gould KL, Lipscomb K, Hamilton GW (1974) Physiologic basis for assessing critical coronary stenosis. Instantaneous flow response and regional distribution during coronary hyperemia as measures of coronary flow reserve. Am J Cardiol 33:87–94

Gregorini L, Marco J, Palombo C et al. (1998) Postischemic left ventricular dysfunction is abolished by alpha-adrenergic blocking agents. J Am Coll Cardiol 31:992–1001

Gregorini L, Marco J, Kozakova M et al. (1999a) Alpha-adrenergic blockade improves recovery of myocardial perfusion and function after coronary stenting in patients with acute myocardial infarction. Circulation 99:482–490

Gregorini L, Marco J, Palombo C et al. (1999b) Coronary flow reserve changes induced by alpha-1 and alpha-2 adrenergic blockade (abstract). Circulation 100(Suppl 1):I376–377

Gross GJ (1998) Recombinant cardiac ATP-sensitive potassium channels and cardioprotection. Circulation 98:1479–1480

Hearse DJ (1991) Stunning: a radical review. Cardiovasc Drug Ther 5:853–876

Heusch G (1990) α-adrenergic mechanisms in myocardial ischemia. Circulation 81:1–13

Heusch G, Deussen A (1984) Nifedipine prevents sympathetic vasoconstriction distal to severe coronary stenoses. J Cardiovasc Pharmacol 6:378–383

Heusch G, Rose J, Skyschally A et al. (1996) Calcium responsiveness in regional myocardial short-term hibernation and stunning in the in situ porcine heart. Inotropic responses to postextrasystolic potentiation and intracoronary calcium. Circulation 93:1556–1566

Hofmann F, Ammendola A, Schlossman J (2000) Rising behind NO: cGMP-dependent protein kinases. J Cell Sci 113:1671–1676

Holtz J, Giesler M, Bassenge E (1983) Two dilatory mechanisms of antianginal drugs on epicardial coronary arteries in vivo: indirect, flow-dependent, endothelium-mediated dilation and direct smooth muscle relaxation. Z Kardiol 72:98–106

Holtz J, Förstermann U, Pohl U et al. (1984) Flow-dependent, endothelium-mediated dilation of epicardial coronary arteries in conscious dogs: effects of cyclooxygenase inhibition. J Cardiovasc Pharmacol 6:1161–1169

Holtz J, Busse R, Sommer O, Bassenge E (1987) Dilation of epicardial arteries in conscious dogs induced by angiotensin- converting enzyme inhibition with enalaprilat. J Cardiovasc Pharmacol 9: 348–355

Houston DS, Shepherd JT, Vanhoutte PM (1986) Aggregating human platelets causes direct contraction and endothelium-dependent relaxation of isolated canine coronary arteries. Role of serotonin, thromboxane A2, and adenine nucleotides. J Clin Invest 78:539–544

Ide T, Tsutsui H, Kinugawa S et al. (2000) Direct evidence for increased hydroxyl radicals originating from superoxide in the failing myocardium. Circ Res 86:152–157

Ignarro LJ, Cirino G, Napoli C (1999) Nitric oxide as a signaling molecule in the vascular system: an overview. J Cardiovasc Pharmacol 34:879–886

Ishibashi Y, Duncker DJ, Zhang J, Bache RJ (1998) ATP-sensitive K^+-channels, adenosine, and nitric oxide-mediated mechanisms account for coronary vasodilation during exercise. Circ Res 82: 346–359

Kloner RA, Hale S (1994) Cardiovascular applications of fluorocarbons in regional ischemia/reperfusion. Artif Cells Blood Substit Immobil Biotechnol 22:1069–1081

Kronemann N, Nockher WA, Busse R, Schini-Kerth VB (1999) Growth-inhibitory effect of cyclic GMP- and cyclic AMP-dependent vasodilators on rat vascular smooth muscle cells: effect on cell cycle and cyclin expression. Br J Pharmacol 126:349–357

Lablanche JM, Bauters C, Leroy F, Bertrand M (1991) Vasomotor activity and coronary insufficiency (in French) (review). Arch Mal Coeur Vaiss 84(Suppl 1):69–74

Lamontagne D, König A, Bassenge E, Busse R (1992) Prostacyclin and nitric oxide contribute to the vasodilator action of acetylcholine and bradykinin in the intact rabbit coronary bed. J Cardiovasc Pharmacol 20:652–657

Laxson DD, Homans DC, Bache RJ (1993) Inhibition of adenosine-mediated coronary vasodilation exacerbates myocardial ischemia during exercise. Am J Physiol 265:H1471–H1477

Lincoff M, Carliff R, Topol EJ (2000) Platelet glycoprotein IIb/IIIa receptor blockade in coronary artery disease. J Am Coll Cardiol 35: 1103–1115

Maczewski M, Beresewicz A (2000) The role of endothelin, protein kinase C and guinea-pig hearts. J Mol Cell Cardiol 32:297–310

Marumo T, Schini-Kerth VB, Busse R (1999) Vascular endothelial growth factor activates nuclear factor-kappa B and induces monocyte chemoattractant protein-1 in bovine retinal endothelial cells. Diabetes 48:1131–1137

Marzilli M, Sambuceti G, Fedele S, L'Abbate A (2000) Coronary microcirculatory vasoconstriction during ischemia in patients with unstable angina. J Am Coll Cardiol 35:327–334

Maseri A, Crea F, Kaski JC, Davies G (1992) Mechanisms and significance of cardiac ischemic pain (review). Prog Cardiovasc Dis 35:1–18

Matsuda M, Catena TG, Van der Heide RS et al. (1993) Cardiac protection by ischaemic preconditioning is not mediated by myocardial stunning. Cardiovasc Res 27:585–592

Mcmurray J, Chopra M (1991) Influence of ACE inhibitors on free radicals and reperfusion injury: pharmacological curiosity or therapeutic hope? Br J Clin Pharmacol 31:373–379

Mellemkjaer S, Nielsen-Kudsk JE (2000) Glibenclamide inhibits relaxation of isolated porcine coronary arteries under conditions of impaired glycolysis. Eur J Pharmacol 270:307–312

Miller WL, Belardinelli L, Bacchus AN et al. (1979) Canine myocardial adenosine and lactate production, oxygen consumption, and coronary blood flow during stellate ganglia stimulation. Circ Res 45:708–718

Miyauchi T, Masaki T (1999) Pathophysiology of endothelin in the cardiovascular system. Ann Rev Physiol 61:391–415

Monge JC (1998) Neurohormonal markers of clinical outcome in cardiovascular disease: is endothelin the best one? J Cardiovasc Pharmacol 32(Suppl 2):S36–S42

Pasquet A, Robert A, D'Hondt AM et al. (1999) Prognostic value of myocardial ischemia and viability in patients with chronic left ventricular ischemic dysfunction [published erratum appears in Circulation 100:1584]. Circulation 100:141–148

Paulus WJ, Vantrimpont PJ, Shah A (1995) Paracrine coronary endothelial control of left ventricular function in humans. Circulation 92: 2119–2126

Pepine CJ, Cohn PF, Deedwania PC et al. (1994) Effects of treatment on outcome in mildly symptomatic patients with ischemia during daily life. The Atenolol Silent Ischemia Study (ASIST). Circulation 90: 762–768

Pijls NH, Kern MJ, Yock PG, De Bruyne B (2000) Practice and potenzial pitfalls of coronary pressure measurement. Cathet Cardiovasc Diagn 49:1–16

Pries AR, Secomb TW, Gaehtgens P (2000) The endothelial surface layer. Pfluegers Arch 440:653–656

Prinzmetal M, Kennamer R, Merliss R et al. (1959) Angina pectoris I. A variant form of angina pectoris: preliminary report. Am J Med 27: 375–388

Quyyumi AA (1998) Endothelial function in health and disease: new insights into the genesis of cardiovascular disease. Am J Med 105:32S–39S

Rajakumar AR, Prasad K, Mantha SV et al. (1999) Protection of coronary angioplasty-induced oxidative stress by Isovue used during angioplasty. Can J Cardiol 15:989–998

Restorff W von, Bassenge E (1976) Evaluation of a neurogenic rapid coronary dilatation during an excitatory response in conscious dogs. Pfluegers Arch 367:157–164

Robertson RM, Wood AJJ, Vaughn WK, Robertson D (1982) Exacerbation of vasotonic angina pectoris by propranolol. Circulation 65:281–290

Roeske WR, Yamamura HI (1996) Autonomic control of the myocardium: muscarinic cholinergic receptor mechanisms. In: Shepherd JT, Vatner SF (eds) Nervous control of the heart. Harwood Academic Publishers, Amsterdam, pp 111–137

Roux S, Breu V, Ertel SI, Clozel M (1999) Endothelin antagonism with bosentan: a review of potenzial applications. J Mol Med 77: 364–376

Rowe GG (1970) Inequalities of myocardial perfusion in coronary artery disease („coronary steal"). Circulation 42:193–194

Safi AM, Kwan TW (2000) „No-reflow" phenomenon following percutaneous coronary intervention: an uncommon complication. Angiology 51:247–252

Sakai S, Miyauchi T, Kobayashi M et al. (1996) Inhibition of myocardial endothelin pathway improves long-term survival in heart failure. Nature 384:353–355

Sakata N, Imanaga Y, Meng J et al. (1999) Increased advanced glycation end products in atherosclerotic lesions of patients with end-stage renal disease. Atherosclerosis 142:67–77

Schaper J, Schaper W (2000) Angiogenesis and coronary collateral circulation. In: Sperelakis N, Kurachi Y, Terzic A, Cohen MV (eds) Heart physiology and pathophysiology, 4th edn. Academic Press, pp 1031–1043

Schaper W, Gorge G, Winkler B, Schaper J (1988) The collateral circulation of the heart. Prog Cardiovasc Dis 31:57–77

Schlossman J, Ammendola A, Ashman K et al. (2000) Regulation of intracellular calcium by a signalling complex of IRAG, IP3 receptor and cGMP kinase I-beta. Nature 404:197–201

Schwarz ER, Schaper J, Altehoefer C et al. (1996) Myocyte degeneration and cell death in hibernating human myocardium. J Am Coll Cardiol 27:1577–1585

Schwemmer M, Bassenge E (2003) New Approaches to Overcome Tolerance to Nitrates. Cardiovasc Drugs Ther 17:159–173

Shan K, Bick RJ, Poindexter BJ et al. (2000) Altered adrenergic receptor density in myocardial hibernation in humans: a possible mechanism of depressed myocardial function. Circulation 102:2599–2606

Shimokawa H (2000) Cellular and molecular mechanisms of coronary artery spasm: lessons from animal models. Jpn Circ J 64:1–12

Sydow K, Daiber A, Oelze M et al (2004) Central role of mitochondrial aldehyde dehydrogenase and reactive oxygen species in nitroglycerin tolerance and cross-tolerance. J Clin Invest 113:482–489

Takehana K, Ruiz M, Petruzella FD (2000) Response to incremental doses of dobutamine early after reperfusion is predictive of the degree of myocardial salvage in dogs with experimental acute myocardial infarction. J Am Coll Cardiol 35:1960–1968

Telemaque S, Emoto N, deWit D, Yanagisawa M (1998) In vivo role of endothelin-converting enzyme-1 as examined by adenovirus-mediated overexpression in rats. J Cardiol Pharmacol 31(Suppl 1): S548–S550

Thornton JD, Liu GS, Olsson RA, Downey JM (1992) Intravenous pretreatment with A1-selective adenosine analogues protects the heart against infarction. Circulation 85:659–665

Topol EJ, Ellis SG (1991) Coronary collaterals revisited. Accessory pathway to myocardial preservation during infarction. Circulation 83: 1084–1086

Van den Heuvel AF, Van Gilst WH, Van Veldhuisen DJ (1997) Long-term anti-ischemic effects of angiotensin-converting enzyme inhibition in patients after myocardial infarction. The Captopril and Thrombolysis Study (CATS) Investigators. J Am Coll Cardiol 30:400–405

White RE, Kryman JP, El Mowafy AM et al. (2000) cAMP-dependent vasodilators cross-activate the cGMP-dependent protein kinase to stimulate BK(Ca) channel activity in coronary artery smooth muscle cells. Circ Res 86:897–905

Winniford MD, Filipchuk N, Hillis LD (1983) Alpha-adrenergic blockade for variant angina: a long-term, double-blind, randomized trial. Circulation 67:1185–1188

Yasue H, Touyama M, Shimamoto M et al. (1974) Role of autonomic nervous system in the pathogenesis of Prinzmetal's variant form of angina. Circulation 50:534–539

Yasue H, Touyama M, Kato H et al. (1976) Prinzmetal's form of angina as a manifestation of alpha-adrenergic receptor-mediated coronary artery spasm: documentation by coronary angiography. Am Heart J 91:148–155

Zeiher AM, Drexler H, Wollschläger H, Saurbier B, Just HJ (1989) Coronary vasomotion in response to sympathetic stimulation in humans – importance of the functional integrity of the endothelium. J Am Coll Cardiol 14:1181–1190

Zeiher AM, Drexler H, Wollschläger H, Just HJ (1991) Modulation of coronary vasomotor tone in humans. Progressive endothelial dysfunction with different early stages of coronary atherosclerosis. Circulation 83:391–401

Zhao G, Hintze TH, Kaley G (1996) Neural regulation of coronary vascular resistance: role of nitric oxide in reflex cholinergic coronary vasodilation in normal and pathophysiologic states. EXS 76:1–19

Energieversorgung des Herzens

C. J. F. Holubarsch, J. Keul[†]

6.1 Energiestoffwechsel des gesunden Herzens – 104
6.1.1 Energiekompartimente – 104
6.1.2 Wirkungsgrad des linken Ventrikels – 106
6.1.3 Sympathischer Antrieb – 107
6.1.4 Substratumsatz – 109

6.2 Energiestoffwechsel des insuffizienten Herzens – 111
6.2.1 Molekulare Adaptationsmechanismen – 111
6.2.2 Aktivierungsstörung – 112
6.2.3 Kontraktionsstörung – 114
6.2.4 Störung der Sauerstoff- und Substratzufuhr – 115
6.2.5 Störung des Substratabbaus – 116

Literatur – 117

Das Herz als Pumpe benötigt für die Aufrechterhaltung der Blutzirkulation des Gesamtorganismus Energie, um die Druck-Volumen-Arbeit und die damit verbundene Förderleistung zu ermöglichen. Somit muss im Herzmuskel kontinuierlich chemische Energie in mechanische Arbeitsleistung umgesetzt werden. Unter physiologischen Bedingungen wird stetig Energie den gespeicherten energiereichen Phosphaten entnommen, die sofort fast ausschließlich über die oxidative Phosphorylierung resynthetisiert werden. Somit stellt der Herzmuskel ein thermodynamisch offenes System dar, das einerseits von einem stetigen Einwärtsstrom von zu oxidierenden Substraten und andererseits von einer Abgabe mechanischer Energie und Wärme begleitet ist.

Das insuffiziente Herz ist durch 2 ganz verschiedene pathologische Zustände geprägt: Einerseits vermindert die linksventrikuläre Dilatation trotz einer kompensierenden Hypertrophie des Myokards den mechanischen Wirkungsgrad des Herzmuskels allein infolge einer ungünstigen Geometrie; andererseits zeigen moderne molekularbiologische Untersuchungen, dass infolge einer verminderten oder veränderten Genexpression sowohl die elektromechanische Koppelung (Aktivierungsstörung) als auch die kontraktilen Proteine (Kontraktionsstörung) zur Herzinsuffizienz beitragen. Demgegenüber scheint die oxidative Energiebereitstellung im Herzmuskel von Patienten mit chronischer Herzinsuffizienz nicht gestört zu sein.

6.1 Energiestoffwechsel des gesunden Herzens

6.1.1 Energiekompartimente

Wärmefreisetzung

Aufgrund von Wärmemessungen mittels hochsensitiver Wärmesäulen müssen 4 verschiedene intrazelluläre Kompartimente der Energiebildung oder der Energieumsetzung am Herzen unterschieden werden (Gibbs 1978; Alpert u. Mulieri 1982; Holubarsch et al.1982, 1985, 2002; ◘ Abb. 6.1).

Ruhewärmebildung. Diese Energiefreisetzung (Energiebildung) repräsentiert das nichtschlagende Myokard, d. h. den diastolischen, ruhenden, inaktiven Herzmuskel. Auch in Ruhe produziert der Herzmuskel Wärme und verbraucht Sauerstoff, bedingt durch die ständige Proteinneusynthese und die Ionenpumpen, die die Ionengradienten an der Herzmuskelmembran aufrechterhalten. Ferner ist postuliert worden, dass auch in der Diastole eine Aktin-Myosin-Querbrückeninteraktion bestehen könnte, die zu einem diastolischen Verbrauch von Adenosintriphosphat führt und damit in der Diastole Wärme produziert.

Aktivierungswärme. Während der systolischen Depolarisation der Herzmuskelmembran strömen permembranös Ca^{2+}-Ionen in die Zelle ein, die ihrerseits Ca^{2+}-Ionen aus dem sarkoplasmatischen Retikulum (Kalziumspeicher) freisetzen (◘ s. Abb. 6.1). Jedes Ca^{2+}-Ion, das systolisch in das Zytoplasma gelangt und zur Aktivierung der kontraktilen Proteine beigetragen hat, muss unter Energieverbrauch d. h. ATP-Spaltung, zurückgepumpt werden – entweder nach extrazellulär über die Herzmuskelzellmembran oder in das sarkoplasmatische Retikulum. Dieser ATP-Verbrauch beträgt im Tierexperiment zwischen 10 und 30%, bezogen auf die Gesamtwärmefreisetzung (Gibbs 1978; Alpert u. Mulieri 1982; Holubarsch et al. 1985). Beim isolierten menschlichen gesunden Myokard beträgt die Aktivierungswärme ca. 10–20% vom Gesamtenergieumsatz (Hasenfuss et al. 1991, 1992). Unter β-Rezeptorstimulation kann dieser Prozentsatz bis zu 40–50% ansteigen (Hasenfuss 1996).

Spannungsabhängige Wärme. Bei der Spaltung von ATP durch die Querbrückenbewegung des Aktomyosinsystems wird Wärme frei, die der kontraktilen Spannungsentwicklung entspricht. Diese Energiefreisetzung, d. h. die Anzahl der gespaltenen ATP-Moleküle, ist direkt proportional zur Höhe der Spannung und Zeitdauer der Spannungsentwicklung.

Die Summe von Aktivierungswärme und spannungsabhängiger Wärme wird auch als Initialwärme bezeichnet, weil diese beiden Energiekomponenten zeitgleich aus dem Myokard freigesetzt werden und den ATP-Verbrauch während der Systole repräsentieren.

Erholungswärme. Dieser Anteil der Energiebildung entspricht der Neusynthese der „initial" verbrauchten ATP-Moleküle aus Substrat und Sauerstoff, d. h. diese Energiekomponenten spiegeln den mitochondrialen Prozess wider, solange kein Sauerstoffmangel vorliegt. Das Verhältnis zwischen Erholungswärme und Initialwärme, also zwischen ATP-Synthese und ATP-Spaltung, beträgt etwa 1:1 (Holubarsch et al. 1982; Alpert u. Mulieri 1982; Hasenfuss et al. 1991, 1992).

Der Vorgang der Erholungswärmeproduktion umschließt die chemischen Reaktionen des oxidativen und anoxidativen Abbaus von Glukose, Laktat, Pyruvat, Fetten, Aminosäuren u. a. Diese Substrate werden zu 2 kohlenstoffhaltigen Verbindungen umgewandelt und als Azetyl-KoA in den Krebszyklus, der gemeinsamen Endstrecke, eingeschleust. Die Energie wird bei der Übertragung des Wasserstoffs über die Atmungskette auf den eigentlichen Akzeptor, den Sauerstoff, frei. Der Stoffwechsel des Myokards ist durch die Anpassung an den Kontraktionsvorgang gekennzeichnet. Dabei ist derzeit jedoch die Frage nicht beantwortet, wie der Rückkopplungsmecha-

6.1 · Energiestoffwechsel des gesunden Herzens

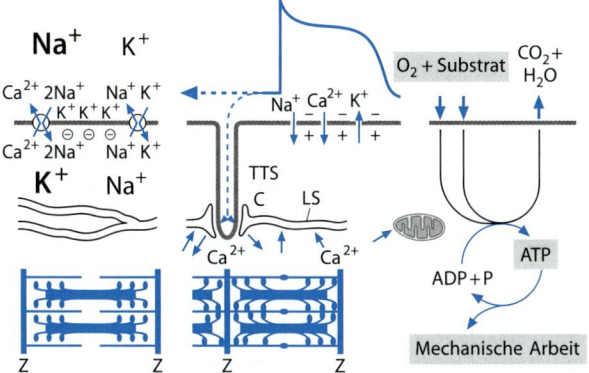

Abb. 6.1. Schematische Übersicht über die verschiedenen „Energiekompartimente" der Herzmuskelzelle. *Links:* Der ruhende Herzmuskel verbraucht Energie für die Biosynthese von Protein sowie zur Aufrechterhaltung der zellulären Integrität (Ionenpumpe). *Mitte:* Der aktivierte Herzmuskel verbraucht Energie für die Aktivierungs- und Inaktivierungsprozesse (Aktionspotenzial, „Kalzium-turnover") und für die Spannungsentwicklung (Querbrücken des Aktomyosinsystems). *Rechts:* Das systolisch verbrauchte ATP muss resynthetisiert werden. Unter Sauerstoffverbrauch wird Substrat in den Mitochondrien verbrannt und ATP gebildet. Die dabei frei werdende Energie ist die sog. Erholungswärme; *TTS* transversales tubuläres System, *LS* longitudinales tubuläres System

Die überwiegenden oxidativen Zellleistungen der Herzmuskelzelle und die davon abhängige Kontraktionsarbeit setzen eine fortwährende Bereitstellung von Sauerstoff voraus (Bretschneider 1967; Fleckenstein et al. 1968). Die in der Herzmuskelzelle vorhandene Sauerstoffmenge, an Myoglobin gebunden, ist so klein, dass sie nur für wenige Sekunden den Sauerstoffbedarf des Herzens zu decken vermag. Der im Myoglobin gespeicherte Sauerstoff kann gemeinsam mit den energiereichen Substraten die Zeitspanne ausgleichen, die von einem plötzlichen Mehrbedarf bis zum Wirksamwerden der durch eine Mehrdurchblutung erhöhten Anlieferung von Sauerstoff verstreicht. Darüber hinaus hat der hohe Myoglobingehalt der Myokardzelle Bedeutung im Sinne einer besseren Bindungsfähigkeit für Sauerstoff und erhöht die Sauerstoffutilisation bei gesteigertem Sauerstofftransport vom Blut zur Zelle.

Die Möglichkeiten, den Energiebedarf des Herzens bei fehlender Blutzufuhr über vorhandene Energiespeicher zu decken, sind gering. Der Gehalt an energiereichen Phosphaten (s. oben), auch der Abbau des Glykogens zu Laktat, vermag die Kontraktionsarbeit des Herzmuskels nur kurzfristig zu unterhalten.

> Andererseits kann auch bei ausreichender Sauerstoffzufuhr, jedoch fehlender Substratzufuhr, die volle Kontraktionskraft des Herzmuskels nicht länger als 30 min aufrechterhalten werden (Fleckenstein 1964; Isselhard u. Merguet 1962).

Sauerstoffverbrauch. Er beträgt beim stillstehenden Herzen 1,5–3 ml/min/100 g (Bretschneider 1967). Für das menschliche Herz schwanken die Werte bei Körperruhe zwischen 8 und 12 ml/min/100 g (Bing 1965; Heiss et al. 1975).

Diese Unterschiede im Sauerstoffverbrauch des Herzens sind verständlich, wenn man bedenkt, dass wesentlich bestimmende Größen für den Sauerstoffverbrauch, z. B. Blutdruck und Herzfrequenz, erheblich schwanken können. Entsprechend dem hohen Sauerstoffverbrauch findet sich bereits in Körperruhe eine starke Sauerstoffausschöpfung des Blutes von 11 Vol.-%, sodass die Sauerstoffsättigung mit ca. 8 Vol.-% und der Sauerstoffdruck mit 25 mmHg im koronarvenösen Blut sehr niedrig liegen. Bei Körperarbeit sinkt der koronarvenöse Sauerstoffdruck nur unwesentlich ab; trotzdem wird eine Zunahme der arteriokoronarvenösen Sauerstoffdifferenz von 10,4 auf 13,3 Vol.-% beobachtet (Doll u. Keul 1968; Ito 1968; Keul 1971).

Diese Vergrößerung der arteriokoronarvenösen Sauerstoffdifferenz um 30% wird nur zu einem geringen Teil über eine tiefere Ausschöpfung, im Wesentlichen durch eine belastungsbedingte Zunahme des Hämoglobins und der damit verbundenen Zunahme der Sauerstoffkapazität im arteriellen Blut erreicht (Abb. 6.2). Die bei körperlichen Anstrengungen notwendige Zunahme des Sauerstoffverbrauchs des Herzens auf das 4- bis 5fache wird v. a. durch eine Steigerung der Koronardurchblutung ermöglicht (Bretschneider 1967; Doll et al. 1966, 1968; Heiss et al. 1975).

Bei einem Herzgewicht von 300 g wird ein Sauerstoffverbrauch von 30 ml/min bei Körperruhe erreicht, was 8–10% des Sauerstoffverbrauchs des Gesamtorganismus entspricht. Bei schwerer Körperarbeit, wenn der Sauerstoffverbrauch des Körpers auf ca. 3 l/min ansteigt, benötigt das Herz für die geforderte Mehrarbeit ca. 150 ml/min, was ungefähr 5% des gesam-

nismus zwischen ATP-Verbrauch bei Aktivierung und kontraktilem Prozess, sowie die ATP-Synthese via Mitochondrien, biochemisch abläuft.

Abbau energieliefernder Substrate

Verglichen mit anderen Geweben hat der Herzmuskel eine besonders große oxidative Zellleistung. Dies lässt sich bereits an der hohen Dichte von Mitochondrien in der Herzmuskelzelle erkennen, in denen die oxidative Phosphorylierung erfolgt. Entsprechend findet sich ein hoher Gehalt an Enzymen des Zitronensäurezyklus, des Fettsäurezyklus, an Zytochromen, Myoglobin und ein geringer an Enzymen der Glykolyse. Besonders deutlich wird dies an dem Verhältnis von glykolytischer zu oxidativer Kapazität im Herz- und Skelettmuskel.

ATP. Der Abbau von energieliefernden Substraten führt zur Bildung von ATP, dem unmittelbaren Energieträger für den Kontraktionsvorgang. Durch die beim ATP-Zerfall frei werdende Energie entsteht ADP und anorganisches Phosphat. Der ATP-Gehalt des Herzmuskels liegt bei 5–6 µmol/g; von gleicher Größenordnung ist auch der des Phosphokreatins (8 µmol/g). Der ATP-Gehalt ist, gemessen an dem hohen Bedarf für die Kontraktionsarbeit, niedrig und wird innerhalb von Sekunden um ein Vielfaches umgesetzt. Erhöhte Belastungen des Herzens, wie z. B. Körperarbeit und Hypertonie, können nur bewältigt werden, wenn der Energieumsatz, d. h. ATP-Bildung und Zerfall, erheblich gesteigert werden.

> Das **Phosphokreatin**, das ein Depot energiereichen Phosphats darstellt, hat sich als ein empfindlicher Indikator für eine ausreichende Sauerstoff- bzw. Substratversorgung des Myokards erwiesen.

ten Sauerstoffverbrauchs gleichkäme. Beim Vergleich der Durchblutungsgrößen verschiedener Organe liegt der Herzmuskel bereits in Ruhe relativ hoch und erreicht bei Belastung die höchsten Werte. Trainierte zeigen einen niedrigeren Sauerstoffverbrauch und entsprechend auch eine geringere Durchblutung, da die arteriokoronarvenöse Differenz gleich bleibt (◘ s. Abb. 6.2). Demnach wird der Wirkungsgrad des Herzens durch körperliches Training verbessert (Heiss et al. 1976).

Der Sauerstoffverbrauch des Herzens kann nur dann gewährleistet werden, wenn ein ausreichender Sauerstoffdruck, d. h. ein ausreichender Druckgradient, besteht. Der Sauerstoffgehalt des Blutes ist nicht die entscheidende Größe, der **Sauerstoffdruck** ist die treibende Kraft für die Diffusion. Der kritische mitochondriale Sauerstoffdruck bei maximaler Atmung liegt unter 3 mmHg (Kessler u. Lübbers 1964) und ist verschieden von der lokalen Sauerstoffdruckverschiebung oder dem venösen kritischen Sauerstoffdruck, die entscheidend von der Struktur des Kapillarnetzes und den Strömungsverhältnissen abhängig sind.

Der kritische venöse Sauerstoffdruck ist gut definiert und wird dann erreicht, wenn die Funktion der Organe eingeschränkt wird bzw. die Glykolyse beginnt. Der kritische venöse Sauerstoffdruck ist tierexperimentell gut messbar, für das Herz wurde er mit 6 mmHg (Bretschneider 1967), für das Gehirn mit 17 mmHg (Opitz u. Schneider 1950), für den ruhenden bzw. arbeitenden Skelettmuskel mit 29 bzw. 9 mmHg angegeben (Stainsby 1966). Der kritische koronarvenöse Sauerstoffdruck wird beim gesunden Menschen bei schwerer Körperarbeit, selbst bei einer akuten Höhenexposition von über 4000 m, nicht erreicht. Bevor die Sauerstoffversorgung des Herzens bei gesundem Koronarbett gestört wird, kommt es bereits zu zerebralen Ausfällen.

6.1.2 Wirkungsgrad des linken Ventrikels

Aus dem Sauerstoffverbrauch und der geleisteten Herzarbeit kann der Wirkungsgrad des linken Ventrikels berechnet werden. Zur Bestimmung der äußeren Herzarbeit beim Menschen wird mittels Mikromanometer-Tipkatheter eine linksventrikuläre Angiographie durchgeführt, sodass alle 20 ms simultan Druck- und Volumenwerte zugeordnet werden können (◘ Abb. 6.3a,b). Angiographisch oder echokardiographisch kann die Wanddicke des Myokards bestimmt werden. Unter der Annahme eines Rotationsellipsoids kann sowohl das Kammerinnenvolumen als auch das Kammerwandvolumen ermittelt werden (Holubarsch 2000). Aus den Druck-Volumen-Werten werden Druck-Volumen-Schleifen konstruiert (◘ s. Abb. 6.3c). Die vom linken Ventrikel vollbrachte Arbeit pro Herzschlag ist durch die bläuliche Druck-Volumen-Fläche gegeben. Gleichzeitig muss – z. B. mittels der Argonmethode (Holubarsch 2000) – die myokardiale Durchblutung bzw. der myokardiale Sauerstoffverbrauch gemessen werden. Zur Berechnung des Wirkungsgrades wird der gemessene Sauerstoffverbrauch bzw. Energieumsatz in mcal/g Muskelgewebe pro Herzschlag zugrunde gelegt, wobei bei einem Sauerstoffverbrauch von einem Liter 5 kcal Energie gewonnen werden können. Dabei wird die Art des Substratverbrauches (Fettsäuren, Glukose, Laktat) unberücksichtigt gelassen, da durch die Substratzusammensetzung unter normalen Bedingungen das Sauerstoffäquivalent nur wenig geändert wird.

Außerdem wird die Druck-Volumen-Fläche (◘ s. Abb. 6.3d) integriert und durch die Wandmasse dividiert, die derjenigen

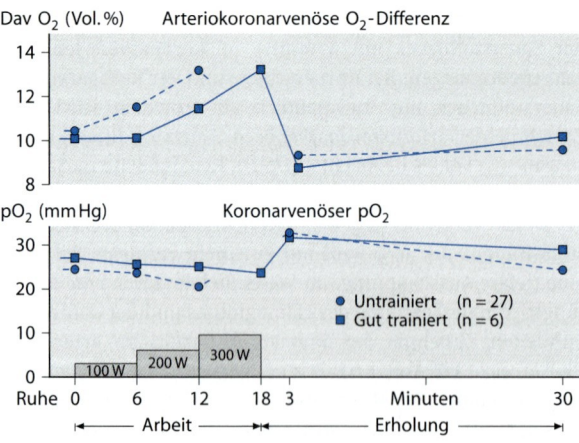

◘ **Abb. 6.2.** Verhalten der arteriokoronarvenösen Sauerstoffdifferenz sowie des koronarvenösen Sauerstoffdrucks bei Trainierten und Untrainierten vor, während und nach Körperarbeit. Selbst bei schwerer Körperarbeit fällt der Sauerstoffdruck nur um wenige mmHg ab. Aufgrund der während der Körperarbeit eingetretenen Hämoglobinzunahme sowie der Verschiebung der Sauerstoffdissoziationskurve durch die pH-Erniedrigung nimmt die arteriokoronarvenöse Sauerstoffgehaltsdifferenz um mehr als 20 % zu. (Mod. nach Keul 1971)

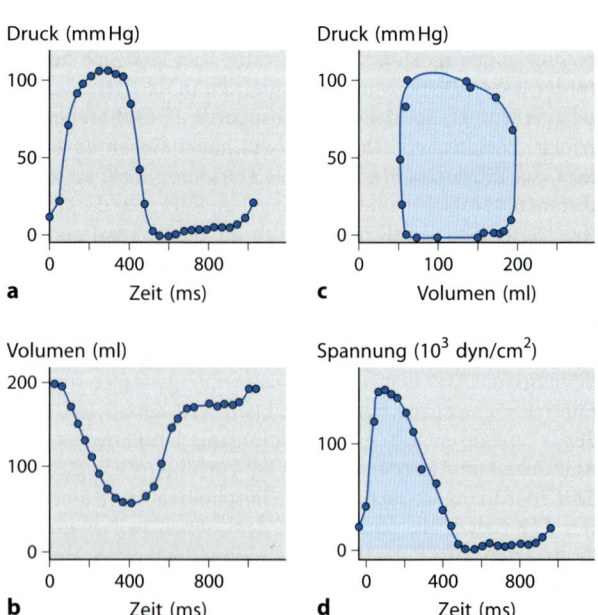

◘ **Abb. 6.3a–d.** a Linksventrikuläre Druck-Zeit-Kurve, b linksventrikuläre Volumen-Zeit-Kurve. c Aus a und b wird die Druck-Volumen-Schleife konstruiert. Die *bläuliche Fläche* repräsentiert die Druck-Volumen-Arbeit des linken Ventrikels. d In Anlehnung an Mirsky (1978) wird die zirkumferenzielle Wandspannung als Funktion der Zeit berechnet. Die *bläuliche Fläche* repräsentiert das Spannungs-Zeit-Integral während eines Schlages (Holubarsch 2000)

6.1 · Energiestoffwechsel des gesunden Herzens

Tabelle 6.1. Berechnung des Wirkungsgrades des menschlichen Herzens bei 10 Patienten ohne signifikante Herzkrankheit

Sauerstoffverbrauch (μl/100 g pro Schlag)	144 ± 22
Gesamtenergie (mcal/g)	7,23 ± 1,09
Arbeit (mcal/g)	2,21 ± 0,36
Wirkungsgrad (%)	30,9 ± 5,6

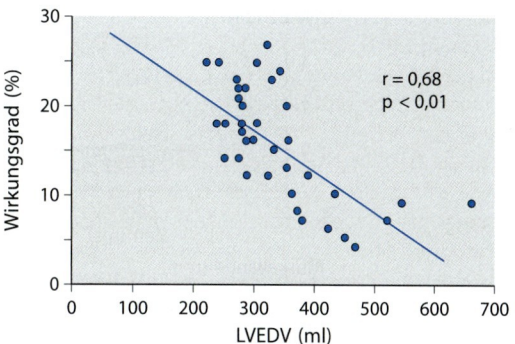

Abb. 6.4. Beziehung zwischen Wirkungsgrad und linksventrikulärem enddiastolischen Volumen bei 37 Patienten mit dilatativer Kardiomyopathie. (Mod. nach Holubarsch 2000)

Arbeit entspricht, die von 1 g Herzmuskelgewebe geleistet wird. Der Wirkungsgrad beträgt im Durchschnitt 30,9±5,6% beim Gesunden (Tabelle 6.1). Unter pathologischen Bedingungen ist der Wirkungsgrad des Herzens u. U. erheblich reduziert; dies lässt sich besonders gut für die unterschiedlichen Schweregrade der dilatativen Kardiomyopathie dokumentieren.

> Der Wirkungsgrad korreliert invers mit dem linksventrikulären enddiastolischen Volumen oder der Ejektionsfraktion (Abb. 6.4). Je größer der linke Ventrikel bei der dilatativen Kardiomyopathie, desto kleiner der Wirkungsgrad.

Der Wirkungsgrad ist auch von den Arbeitsbedingungen des Herzmuskels, d. h. von **Vor- und Nachlast** abhängig. So ist z. B. bei erhöhter Volumenbelastung des Herzens, wenn also der venöse Zufluss gesteigert wird, der Wirkungsgrad größer als bei erhöhter Druckbelastung (Abb. 6.5). Diese Zusammenhänge ergeben sich unschwer aus muskelphysiologischen In-vitro-Experimenten, die heute – infolge der Verfügbarkeit von humanem Myokard bei Herztransplantationen – auch am menschlichen linksventrikulären Streifenpräparat durchgeführt werden können.

Aus Abb. 6.6a–d geht hervor, dass die maximal mögliche Arbeit einerseits bei mittleren Nachlasten liegt (ca. 50% der maximalen isometrischen Kontraktionskraft) und dass die maximal mögliche Arbeit stärker ansteigt als die isometrische Kraftentwicklung, wenn der Muskel stärker vorgedehnt wird. Da der Energieverbrauch des Muskels überwiegend von der Kraftentwicklung bzw. dem Kraft-Zeit-Integral abhängt (Gibbs 1978), verhält sich der Wirkungsgrad in Annäherung parallel zur maximal möglichen Arbeit. Das bedeutet, wie in Abb. 6.5 dargestellt, dass ein optimaler Wirkungsgrad bei mittlerem arteriellem Widerstand und bei Ausschöpfung des Frank-Starling-Mechanismus erreicht wird. Bei Trainierten ist der Wirkungsgrad verbessert, da unter schwerer Körperarbeit bei hoher Herzfrequenz um 180/min der Sauerstoffverbrauch gegenüber dem Untrainierten signifikant niedriger liegt (Abb. 6.7).

Erhöhungen der Herzfrequenz bei gleichen Herzzeitvolumina können ebenfalls den Wirkungsgrad vermindern. Beim Kammerflimmern sinkt der Wirkungsgrad auf Null ab, da ein Blutauswurf praktisch nicht mehr stattfindet. Volumenarbeit wird vom Herzen ökonomischer als Druckarbeit geleistet und führt weniger schnell zur Erschöpfung. Dies wird besonders am Kreatinphosphatgehalt des Herzmuskels sichtbar, der bei Erhöhung der Druckarbeit einen stärkeren Abfall zeigt (Fleckenstein 1964).

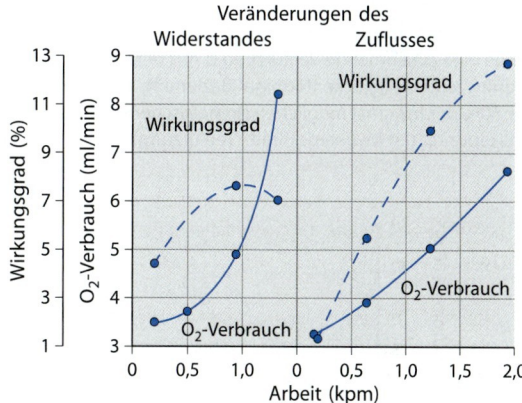

Abb. 6.5. Einfluss von Veränderungen der Strömungswiderstände und des venösen Zuflusses auf den Sauerstoffverbrauch und den Wirkungsgrad des Warmblüterherzens im Herz-Lungen-Präparat. (Mod. nach Gollwitzer-Meier u. Kroetz 1939)

6.1.3 Sympathischer Antrieb

Außer Herzfrequenz und Vor- und Nachlastbedingungen wird der Sauerstoffverbrauch des Herzens durch die Aktivität des autonomen Nervensystems bestimmt. Das Ausmaß der Veränderungen des sympathischen Antriebs kann extrakardial an den Blutspiegeln oder der renalen Ausscheidung von Adrenalin und Noradrenalin sowie der β-Rezeptorendichte erkannt werden (Abb. 6.8a,b). Bei körperlichen Belastungen kommt es in Abhängigkeit von der Intensität zu einem Anstieg der Katecholamine, der bei Ausdauertrainierten weniger ausgeprägt ist. Ausdauertrainierte zeigen somit eine deutliche Erniedrigung der zirkulierenden freien Plasmakatecholamine Noradrenalin und Adrenalin; zusätzlich wird der Vagotonus erhöht.

Diese vegetative Umstellung mit der Zügelung des Sympathikus bewirkt eine Senkung der Herzfrequenz bei Zunahme des Schlagvolumens und einer Abnahme des myokardialen Sauerstoffverbrauchs bei gleicher Förderleistung. Diese Vor-

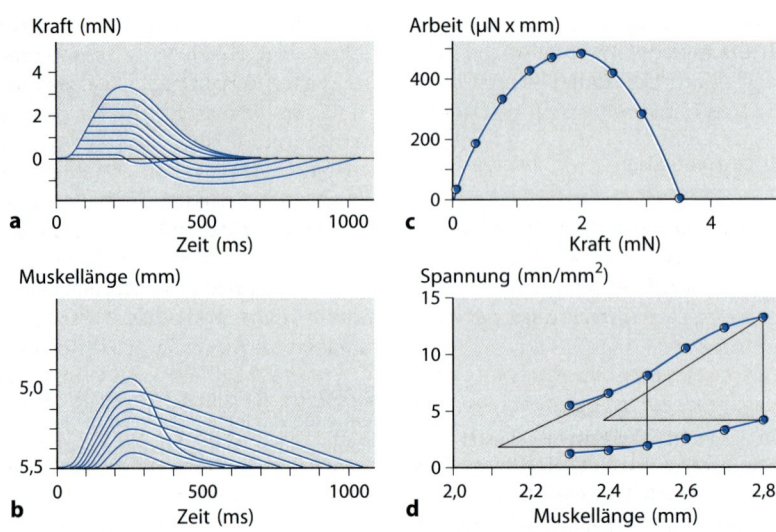

Abb. 6.6a–d. Originalregistrierung eines linksventrikulären Streifenpräparates des normalen, gesunden menschlichen Herzens (Stimulationsfrequenz 60/min; Temperatur 37 °C; Muskellängen 5,5 und 2,8 mm; Querschnitte 0,27 und 0,29 mm²). **a** Variationen der Nachlast erlauben eine zunehmende Verkürzung **b** Aus dem Ausmaß der Verkürzung und der Nachlast errechnet sich die Arbeit des Präparates. **c** Das Diagramm zeigt die „glockenförmige" Beziehung zwischen Arbeit und Nachlast; man erkennt unschwer, dass die maximal verrichtete Arbeit bei ca. 50% der maximal möglichen isometrischen Kraftentwicklung liegt. **d** Stärkere Vordehnung (Frank-Starling-Mechanismus) steigert die Arbeitskapazität des Myokards (Kraft·Verkürzung) mehr als die Kraft

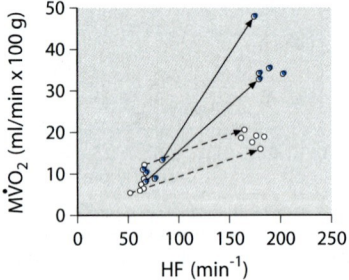

Abb. 6.7. Beziehungen zwischen Sauerstoffverbrauch des Myokards ($M\dot{V}O_2$) und der Herzfrequenz (HF) in Ruhe und bei schwerer Körperarbeit (● Untrainierte, ○ Trainierte). Die Sauerstoffaufnahme des trainierten Herzmuskels ist bei gleicher Arbeitsleistung deutlich vermindert als Ausdruck einer Verbesserung des Wirkungsgrades. (Mod. nach Heiss et al. 1975)

gänge werden noch durch die Abnahme der Nachlast als Folge eines verminderten Kreisaufwiderstands begünstigt.

> Die β-Adrenorezeptorendichte am polymorphkernigen Granulozyten zeigt eine enge Verbundenheit mit der Sauerstoffaufnahmefähigkeit und ist somit bei Ausdauertrainierten deutlich erhöht. Dies erklärt auch die stärkere Zunahme des Schlagvolumens durch Isoproterenol beim Trainierten.

Eine sympathikusbedingte Zunahme des myokardialen Sauerstoffverbrauchs ist nur teilweise durch eine Frequenzsteigerung bedingt. Vielmehr kommt es via β₁-Rezeptorstimulation am Myokard zu einer intrazellulären Erhöhung des zyklischen AMP, das einerseits zu einer verstärkten Freisetzung von Ca^{2+}-Ionen führt, andererseits eine Beschleunigung der Querbrückenfrequenz (Aktin-Myosin-Interaktionen) bewirkt (Holubarsch et al. 1994).

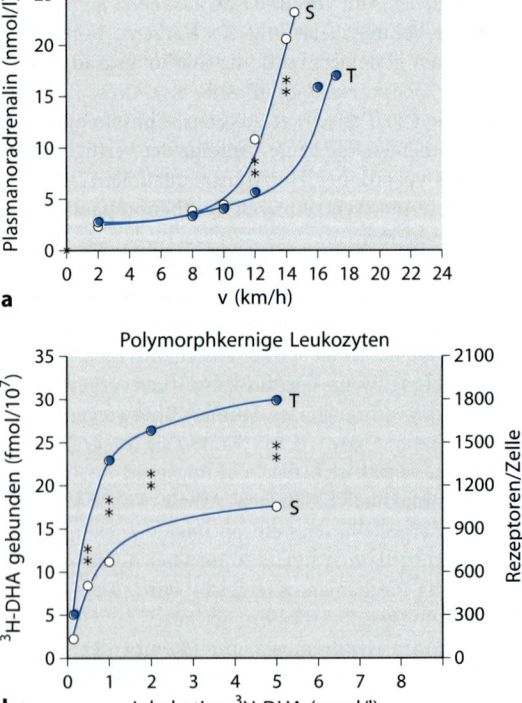

Abb. 6.8a, b. Verhalten des Plasmanoradrenalins bei Trainierten (T Marathonläufer) und Untrainierten (S Studenten) während stufenweiser Laufbandergometrie. **a** Bei Trainierten kommt es erst zu einem späteren Zeitpunkt und somit bei einer höheren Belastung zu einem Noradrenalinanstieg. **b** Die Rezeptorendichte (β-Rezeptoren) der polymorphkernigen, intakten Leukozyten ist bei Trainierten deutlich erhöht und spiegelt eine höhere Ansprechbarkeit der Peripherie auf Katecholamine wider. (Mod. nach Lehmann et al. 1984)

Bei Körperarbeit bestehen eine Sympathikusreizung und eine erhöhte Adrenalinausschüttung sowie schließlich eine Zunahme der Körpertemperatur. Der Trainingszustand verbessert den Wirkungsgrad des Herzens (s. Abb. 6.7).

6.1.4 Substratumsatz

Da bei einer ausreichenden Sauerstoffzufuhr der Abbau der zelleigenen Substrate des Herzens nur für annähernd 30 min die Kontraktionskraft des Myokards erhalten kann, müssen dem Herzen auf dem Blutweg fortwährend Substrate zugeführt werden.

Im arteriellen und koronarvenösen Blut können bei zeitgleicher Messung Unterschiede der energieliefernden Substrate nachgewiesen werden. Die so gemessenen arteriokoronarvenösen Differenzen spiegeln den Substratumsatz des Herzens wider und lassen eine Beurteilung des Anteils der einzelnen Substrate, die vom Herzen aufgenommen und abgebaut werden können, zu. Daher kann bei nicht ausreichendem Angebot des einen Substrats ein anderes bevorzugt werden. Die Utilisation einzelner Substrate durch das Myokard wird durch verschiedene Faktoren beeinflusst. Eine entscheidende Rolle kommt dem arteriellen Angebot zu (Bing 1965; Keul et al. 1964–1971; Heiss et al. 1975).

Glukose

Fortwährend entnimmt das Herz dem Blut Glukose, wobei die arteriokoronarvenöse Differenz stark schwanken kann. Bei körperlicher Belastung nimmt die Glukoseaufnahme zugunsten anderer energiereicher Substrate ab. Für die Glukoseaufnahme durch das Myokard kommt der arteriellen Konzentration eine untergeordnete Bedeutung zu, entscheidend ist der Insulinspiegel im Blut. Die aufgenommene Glukose wird im Herzmuskel entweder sofort oder nach vorübergehendem Einbau in Glykogen vollständig verbrannt. Der Abbau der Glukose erfolgt über den Embden-Meyerhof-Zyklus, in sehr geringem Maß über den Pentosephosphatzyklus; der weitere Abbau erfolgt in der gemeinsamen oxidativen Endstrecke, dem Krebszyklus, in den auch Fettsäuren, Ketosäuren und Aminosäuren einmünden. Die Konzentration des Glykogens im Herzmuskelgewebe ist mit 0,4–0,6 % relativ konstant. Erstaunlicherweise haben die Glukosereste des Glykogens einen regen Austausch mit der intrazellulären Glukose.

Bei Kenntnis der arteriokoronarvenösen Sauerstoffdifferenz (s. Abschn. 6.1.1) sowie der aus dem Blut durch das Myokard aufgenommenen Glukose kann der Anteil der Glukose an der Energiebereitstellung des Herzens bestimmt werden, zumal im Gegensatz zum Skelettmuskel die Glukose vollständig abgebaut wird und auch unter extremen Belastungsbedingungen kein Laktat aus dem Herzen ausgeschwemmt wird (Keul et al. 1964–1971). So beträgt der Anteil der Glukose an der Energiebereitstellung des Myokards unter Ruhebedingungen ca. 30 % und sinkt bei Körperarbeit auf die Hälfte ab. Im Gegensatz zum Gehirn kann bei Entzug von Glukose diese durch Laktat und Pyruvat und von den Nichtkohlenhydraten durch freie Fettsäuren und Ketonkörper ersetzt werden.

Laktat und Pyruvat

Während der Skelettmuskel unter physiologischen Bedingungen sowohl Laktat und Pyruvat aufnehmen als auch ins Blut ausschwemmen kann (bei schwerer Körperarbeit wird immer Laktat abgegeben), wird vom gesunden Herzen auch bei schwerster Körperarbeit unter extremen Bedingungen stets Laktat aus dem arteriellen Blut aufgenommen und nicht ins koronarvenöse Blut ausgeschieden. Laktat und auch Pyruvat werden in Abhängigkeit von ihrer arteriellen Konzentration aufgenommen. Andere Regulationsmechanismen für die Aufnahme von Laktat und Pyruvat, abgesehen von der arteriellen Konzentration anderer Metaboliten, wie freie Fettsäuren und Ketonkörper, sind nicht bekannt. Offensichtlich spielt die vom Herzen geleistete Arbeit, d. h. der Energieumsatz, für die Laktataufnahme eine Rolle (Heiss et al. 1975).

Entsprechend dem arteriellen Gehalt werden unter Ruhebedingungen unterschiedliche Extraktionen von Laktat (0,35 µmol/ml Blut) und Pyruvat durch das Myokard beobachtet. Bei schwerer Körperarbeit, wenn der arterielle Laktatspiegel das 10fache des Ruhewertes übersteigt (10 µmol/ml Blut), wird eine arteriovenöse Differenz von 1,71 µmol/ml erreicht. Das im Skelettmuskel gebildete Laktat, das den Laktatanstieg im Blut bewirkt, wird teils durch den Herzmuskel verbrannt. Annähernd um 0,1 µmol/ml/min vermag der Herzmuskel den Laktatspiegel zu senken und somit nicht geringe Mengen Laktat abzubauen (Abb. 6.9a–d).

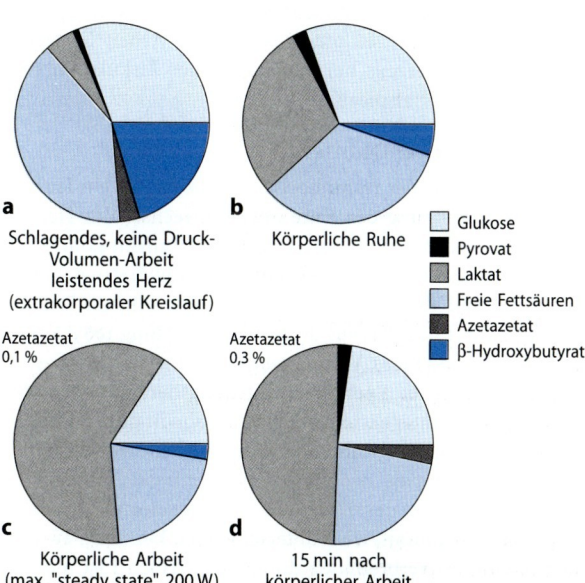

Abb. 6.9a–d. Anteil der Substrate am oxidativen Stoffwechsel des Herzens **a** beim schlagenden, keine Druck- und Volumenarbeit leistenden Herzen während der Operation bei Patienten mit Vorhofseptumdefekt, **b** bei Normalpersonen in Ruhe, **c** in maximalem Steady State und **d** 15 min nach Arbeitsende. Der hohe Anteil der Ketonkörper an der Energiebereitstellung des schlagenden, keine Druck- und Volumenarbeit leistenden Herzens (a) wird durch die Erhöhung dieser Metaboliten während der Untersuchung hervorgerufen. Bei körperlicher Ruhe (b) wird der Energiebedarf des menschlichen Herzens zu annähernd jeweils einem Drittel über den Abbau von Glukose, Laktat und freien Fettsäuren erreicht. Bei körperlicher Arbeit (c) wird der Anteil der Glukose und der freien Fettsäuren am Stoffwechsel des Herzens vermindert, der des Laktats nimmt erheblich zu. (Mod. nach Keul et al. 1965)

> Da der Anstieg des Laktats während Körperarbeit fast ausschließlich für die Abnahme des pH-Wertes im Blut und Gewebe verantwortlich ist, kommt dem Laktatabbau, v.a. bei schwerer Körperarbeit durch das Myokard, Bedeutung für die Konstanthaltung der H$^+$-Ionenkonzentration zu.

Wenn unter extremen Bedingungen Laktatanstiege von 25 µmol/ml Blut erreicht werden, sinkt der pH-Wert auf 6,8 ab. Demnach bewirkt eine Laktatzunahme im Blut um 1 µmol/ml einen pH-Abfall von 0,02–0,03. Da der Anstieg des Quotienten Laktat/Pyruvat eng mit dem Abfall des pH-Wertes korreliert ist, ist aufgrund des Massenwirkungsgesetzes zu erwarten, dass eine Verschiebung ins NAD$^+$-NADH-System erfolgt: Eine Zunahme der H$^+$-Ionenkonzentration führt über eine Verschiebung des Laktat-Pyruvat-Systems zu einer Reduzierung des NAD$^+$-NADH-Systems.

Der Anteil des Laktats an der oxidativen Energiebereitstellung von ca. 30% kann bei **Körperarbeit** auf das Doppelte ansteigen. Bei einem Vergleich der Extraktionsgrößen für Laktat während und nach Körperarbeit zeigt sich, dass bei gleicher Höhe des Laktatspiegels während Körperarbeit größere arteriokoronarvenöse Differenzen bestehen. Somit muss auch die Höhe der vom Herzen geleisteten Arbeit Einfluss auf die Laktataufnahme haben. Dafür spricht, dass Trainierte bei niedrigerem Laktatspiegel, jedoch höherer Belastung, größere arteriokoronarvenöse Differenzen als Untrainierte haben (s. Abb. 6.9a–d). Andererseits waren die Extraktionsgrößen für Laktat bei Untersuchungen des keine Arbeit leistenden menschlichen Herzens bei extrakorporaler Zirkulation trotz der erhöhten Laktatspiegel sehr klein.

Respiratorischer Quotient

Schon lange war der respiratorische Quotient als ein Hinweis für eine Beteiligung der Fette am Stoffwechsel des Herzens gewertet worden. Durch spätere Untersuchungen konnte erst gesichert werden, dass neben den Kohlenhydratmetaboliten die Fette und Ketonkörper zu einem wesentlichen Teil den Energiebedarf des Herzens decken können (Bing 1965; Keul et al. 1964–1971; Ito 1968). Vorübergehend können auch die zelleigenen Fette für die Energiebereitstellung herangezogen werden, und zwar unter extremen Belastungsbedingungen, wie im Hunger oder bei langwährender Körperarbeit, wobei die zelleigenen Triglyzeride des Myokards vermindert werden. Ob den Triglyzeriden des Blutes als energielieferndes Substrat Bedeutung zukommt, wird unterschiedlich beurteilt. Wesentlich für die Fettverbrennung durch das Myokard ist die Aufnahme von freien Fettsäuren aus dem Blut, die im Wesentlichen durch das arterielle Angebot der freien Fettsäuren selbst und anderer Substrate bestimmt wird. Von den einzelnen freien Fettsäuren wird die Ölsäure bevorzugt aufgenommen und verwertet. Die Höhe anderer Substratspiegel, insbesondere des Laktats, vermag die Aufnahme der freien Fettsäuren durch das Myokard zu hemmen. Der Anteil der freien Fettsäuren an der oxidativen Energiebereitstellung des Herzens liegt bei Körperruhe bei ungefähr einem Drittel; bei Körperarbeit nimmt dieser Anteil trotz höherer arterieller Spiegel ab, da Laktat zum wesentlichen Energiedonator für das Herz wird (Keul et al. 1964a,b, 1966; s. Abb. 6.9a–d).

Die im Blutplasma vorhandenen freien Fettsäuren und somit die Nachlieferung können verschiedenen Quellen entstammen. Schematisch vereinfacht, können Freisetzung, Transport und Abbau der freien Fettsäuren folgendermaßen dargestellt werden:

Gewebe (Fettgewebe, Leber o. a.) ↔ Plasma ↔ Myokardzelle →CO_2+H_2O

Alle Schritte, außer dem letzten, d. h. Freisetzung, Transport und Aufnahme der freien Fettsäuren durch die Zelle, sind reversibel.

> Die große Fähigkeit des Herzens zur Fettoxidation und die erheblichen Fettdepots im Organismus, die dem Bedarf entsprechend fortwährend mobilisiert werden können, sind mit ein Garant für eine fortwährende Energieversorgung des unaufhörlich tätigen Herzens. Dadurch können andererseits Kohlenhydratmetabolite, die für die Funktion des Gehirns unbedingt notwendig sind, eingespart werden.

Ketonkörper (β-Hydroxybutyrat und Azetazetat)

Sie werden hauptsächlich in der Leber gebildet, und ebenfalls vom Herzen aufgenommen und abgebaut, sind jedoch entsprechend den niedrigeren arteriellen Konzentrationen geringer an der Energiebereitstellung des Herzens beteiligt (s. Abb. 6.9a–d). Bei höherem arteriellem Angebot können sie größere Bedeutung erlangen und die Aufnahme von freien Fettsäuren und Glukose unabhängig vom Insulin hemmen. Da auch die Ketonkörper wie die freien Fettsäuren und Pyruvat nach Umwandlung in Azetyl-KoA in den Zitronensäurezyklus eingeschleust werden, kann durch eine kompetitive Hemmung das am meisten angebotene Substrat den Abbau der übrigen vermindern. Unabhängig vom Substratangebot spielt auch die unterschiedliche Affinität der einzelnen Substrate zum freien KoA eine Rolle.

Aminosäuren

Sie werden vom Myokard nicht oder nur in unwesentlichem Ausmaß für die Energiebereitstellung verwandt. Einzelne Aminosäuren können dem Blut entnommen oder ins Blut abgegeben werden. So werden eine fortwährende Aufnahme von Glutaminsäure und eine stetige Abgabe von Glutamin beobachtet. Auf diese Weise entfernt das Herz anfallendes Ammoniak, sodass eine unmittelbare Ammoniakfreisetzung nicht erfolgt. Diese Aufnahme von Aminosäuren durch das Myokard ist nicht mit einem Abbau gleichzusetzen.

Die energieliefernden Substrate sind am oxidativen Stoffwechsel des menschlichen Herzens bei körperlicher Ruhe durch Glukose, die freien Fettsäuren und das Laktat zu annähernd gleichen Teilen beteiligt und decken im Wesentlichen den Energiebedarf des Herzens (s. Abb. 6.9a–d). Bei Körperarbeit nimmt der Anteil der Glukose und der Fettsäuren als energieliefernde Substrate ab, hingegen nimmt das Laktat erheblich zu und erreicht einen Wert von über 60%. Bei Sportlern ist der Anteil des Laktats während körperlicher Arbeit noch größer als bei Untrainierten.

Beim Abbau der verschiedenen Substrate ist die Energieausbeute nicht gleich – bezogen auf die für den Abbau benötigte Menge Sauerstoff und der dabei entstandenen Menge ATP: 1 mol Sauerstoff liefert mit Glukose 6,34 mol ATP, mit Glykogen pro Glukoseeinheit 6,5 mol ATP, mit Laktat 6,0 mol ATP und mit Fettsäuren 5,6 mol ATP bei der Verbrennung zu Wasser und Kohlendioxid. Auf den Kalorienumsatz bezogen bedeutet dies, dass mit 1 l Sauerstoff bei ausschließlicher Verbrennung von

Glukose 5,05 kcal, bei ausschließlicher Verbrennung von Fettsäuren nur 4,6 kcal frei werden. Die energetische Ausnutzung des Sauerstoffs ist beim Abbau des Laktats um 7% größer als beim Abbau der Fettsäuren. Beim Abbau der Glukose bzw. des Glykogens beträgt der Unterschied 13 bzw. 16% gegenüber den Fettsäuren. Wenn Sauerstoff zur limitierenden Größe wird, ist der Abbau von Kohlenhydraten vorteilhafter. Ein solcher Vorteil ist unter bestimmten Bedingungen, z. B. im Sport, wichtig, wenn dem Herzen entscheidende Bedeutung für die Leistung zukommt und im Wettkampf nur geringfügige Unterschiede ausschlaggebend sind. Eine Erhöhung des Kohlenhydratabbaus des Herzens (und auch der Skelettmuskulatur) kann durch Insulin, aber auch durch orale Gaben von Glukose, wobei vermehrt Insulin ausgeschüttet wird, bewirkt werden.

> **Klinisch wichtig**
>
> Dies könnte auch für den Koronarpatienten von Bedeutung sein:
>
> Beim Patienten mit stabiler Angina pectoris (fixierte hochgradige Stenose) könnte eine Steigerung der Glukoseverbrennung eine – wenn auch geringe – Verbesserung der ischämiefreien Belastbarkeit induzieren.
>
> Beim Patienten mit akutem Myokardinfarkt (thrombotischer Verschluss) führen Glukose und Insulin wahrscheinlich zu einer Verkleinerung des Infarktareals und einer Verminderung von Infarktkomplikationen (Apstein u. Taegtmeyer 1997).

Eine veränderte Substratutilisation des Herzmuskels muss selbstverständlich auch eine Veränderung des Wirkungsgrades nach sich ziehen. Da die Substratverwertung bei körperlicher Ruhe jedoch relativ konstant ist – mit je gleichen Teilen für Laktat, Glukose und Fettsäuren –, ist auch der Wirkungsgrad des Herzens in Ruhe als wenig variabel zu bezeichnen, sofern die hämodynamischen Parameter (Vorlast, Nachlast, Herzfrequenz, Sympathikusantrieb) nicht verändert werden (s. Tabelle 6.1).

Anders sind die Verhältnisse jedoch bei maximaler körperlicher Belastung. Rein rechnerisch würde es bei einem kompletten Umschalten des myokardialen Energiestoffwechsels von ausschließlicher Fettverbrennung einerseits auf ausschließliche Glukoseverbrennung andererseits zu einem Anstieg des Wirkungsgrades von maximal 3% kommen, also z. B. von 27 auf 30%. Da jedoch in körperlicher Ruhe bereits zu einem Drittel Glukose verbrannt wird und andererseits bei maximaler körperlicher Belastung der Anteil der Fettsäurenverbrennung nicht zugunsten der Glukose sondern zugunsten des Laktats verschoben wird (s. Abb. 6.9), dürfte die Steigerung des Wirkungsgrades gering sein, in jedem Fall unter 1% liegen. Veränderungen des Wirkungsgrades durch Adaptation hämodynamischer Parameter sind demgegenüber von entscheidend größerer Bedeutung (s. Abb. 6.5–6.7).

Für die zu leistende Kontraktionsarbeit des Herzmuskels ist ein fortwährender Energieumsatz notwendig. Innerhalb der Kette der Substratanlieferung, des Substratabbaus, der Umwandlung in eine verwertbare Energieform und der Energietransformation kann es an verschiedenen Stellen zu Störungen kommen, und zwar

- bei der Aktivierung der kontraktilen Proteine durch Kalziumionen,
- bei der Kontraktion der kontraktilen Proteine (Aktin und Myosin, Troponin-Tropomyosin-System),
- bei der ATP-Bereitstellung durch die Mitochondrien und
- in der Sauerstoff- und Substratzufuhr.

Die beiden ersten Störungen werden als ATP-Utilisationsinsuffizienzen, die beiden letztgenannten als ATP-Mangelinsuffizienzen bezeichnet.

6.2 Energiestoffwechsel des insuffizienten Herzens

6.2.1 Molekulare Adaptationsmechanismen

Bei einer Utilisationsinsuffizienz, einer Energieverwertungsstörung, liegt ein ausreichendes ATP-Angebot vor, das jedoch nicht genutzt werden kann, da der kontraktile Apparat nicht genügend aktiviert wird (Aktivierungsinsuffizienz) oder selbst nicht intakt ist (Kontraktionsinsuffizienz).

Sauerstoffmangel (evtl. auch Substratmangel) oder die Schädigungen im energieliefernden Substratabbau führen zu einer nicht ausreichenden Energiebildung, sodass die energiereichen Phosphate erniedrigt sind und trotz intakter Energieumwandlung und Kontraktionsfähigkeit des Myokards ein Herzversagen eintritt. Da ein Mangel an ATP diese Herzinsuffizienz kennzeichnet, wird sie als Mangelinsuffizienz bezeichnet.

Basierend auf der Idee eines harmonischen Zusammenspiels zwischen allen energieliefernden und energieverbrauchenden Systemen wird folgende Hypothese zur Erklärung des Myokardversagens vorgeschlagen (Abb. 6.10). Der Hypertrophieprozess löst Veränderungen der Transkriptions- und Translationsvorgänge aus, d. h. es kommt zu einer quantitativen und qualitativen Änderung der Proteinbiosynthese, sodass der kontraktile Apparat, die elektromechanische Koppelung und der mitochondriale Apparat strukturell den neuen Anforderungen (z. B. Druckbelastung, Volumenbelastung, Hypertonie, Myokardinfarkt) angepasst werden.
Prinzipiell kann dies durch 3 verschiedene Modifikationen erfolgen:

- Die Geschwindigkeit der Transkription von einem bestimmten Gen kann gesteigert oder vermindert sein (z. B. SR-Ca^{2+}-ATPase).
- Ein unterschiedliches „Splicing" der primären mRNA kann die genetische Information verändern.
- Für den Fall, dass mehrere Gene für ein Protein kodieren, ist ein Umschalten von einem Gen auf ein anderes möglich (z. B. Myosinisoenzyme).

Solange diese strukturelle Anpassung auf den verschiedenen intrazellulären Ebenen koordiniert vonstatten geht, besteht ein Stadium der kompensierten Hypertrophie. Treten solche Veränderungen mit Fortschreiten der Hypertrophie unkoordiniert oder in inadäquater Form auf, kommt es zur Dekompensation, d. h. zum Myokardversagen.

Molekularbiologisches Verständnis

Die Molekularbiologie erlangt zunehmend an Bedeutung für das Verständnis von Herzerkrankungen, v. a. wenn sie auf Hypertrophie, Muskelregeneration oder morphogenetischen Defekten beruhen (Parker 1993). In ähnlicher Weise müssen das Zellwachstum in der Gefäßwand bei Arteriosklerose und Koronarangioplastie gesehen werden.

> Ein Anstieg des Aortendruckes führt zu einer Zunahme der Herzmuskelmasse.

Physikalische Belastungen lösen bei isolierten Herzmuskelzellen molekulare Signale aus, die zu einer Hypertrophie führen, wobei u. a. die Expression der Gene des α- und β-Myosins verändert werden. Besondere Bedeutung kommt der Dehnung der aktivierten Ionenkanäle für die Signalübertragung durch c-AMP und dem intrazellulären Kalziumanstieg zu. Die Myokardhypertrophie wurde vornehmlich in akuten Reaktionen von Faserlänge, Spannung und Energieumsatz gesehen und mit Erregung und Kontraktion verknüpft. Die Anpassung an chronische Belastungen führt jedoch zu Veränderungen der Herzmuskelproteine durch die zelluläre Genexpression des Herzens.

Genexpression. Die menschliche Myokardzelle hat die Fähigkeit zu einer starken Modulation der Genexpression nicht verloren. Der frühe Verlust der proliferativen Kapazität der Herzmyozyten geht mit Veränderungen der Genexpression einher, wie z. B. dem Austausch der kontraktilen Proteine durch die spezifische Transkription individueller Gene. So führt Druckbelastung zu einer verminderten Expression der schweren Kette des α-Myosins und einer Induktion der β-Myosin-Expression. Bei Patienten mit dilatativer Kardiomyopathie wurden Isoformen des β-Myosins gefunden, und Mutationen im Gen der β-Kette wurden bei Familien mit hypertropher Kardiomyopathie nachgewiesen. Ferner wurde bei Patienten mit Kardiomyopathie eine Repression des Kalzium-ATPase-Gens des sarkoplasmatischen Retikulums im Ventrikel gefunden. Die durch die veränderte Lastbedingungen des Herzens mögliche Beeinflussung der Genexpression und die molekulare Stimulation der Myokardhypertrophie lässt vermuten, dass trophische Faktoren im Myokard für die Hypertrophie von Bedeutung sind und deren Induktion oder Repression in die Therapie zunehmend Eingang finden werden.

6.2.2 Aktivierungsstörung

ATP-Utilisationsinsuffienz

Bei einer ausreichenden Energiebildung und somit Bereitstellung von ATP einerseits und einem intakten kontraktilen Apparat andererseits ist die Kontraktionsarbeit nur möglich, wenn eine adäquate Aktivierung stattfindet. Aus Herzmuskelexperimenten ist seit langem bekannt, dass die Aktivierung durch Kalziumionen zustande kommt.

> **Klinisch wichtig**
>
> Eine Steigerung der extrazellulären Kalziumionenkonzentration erhöht die entwickelte Gipfelkraft ebenso wie die Applikation von Isoprenalin oder Digitalis (Abb. 6.11). Umgekehrt kann der Grad der Aktivierung durch Kalziumentzug, β-Rezeptorenblocker, Kalziumkanalblocker oder durch hohe Dosen von Barbitursäurederivaten vermindert werden.

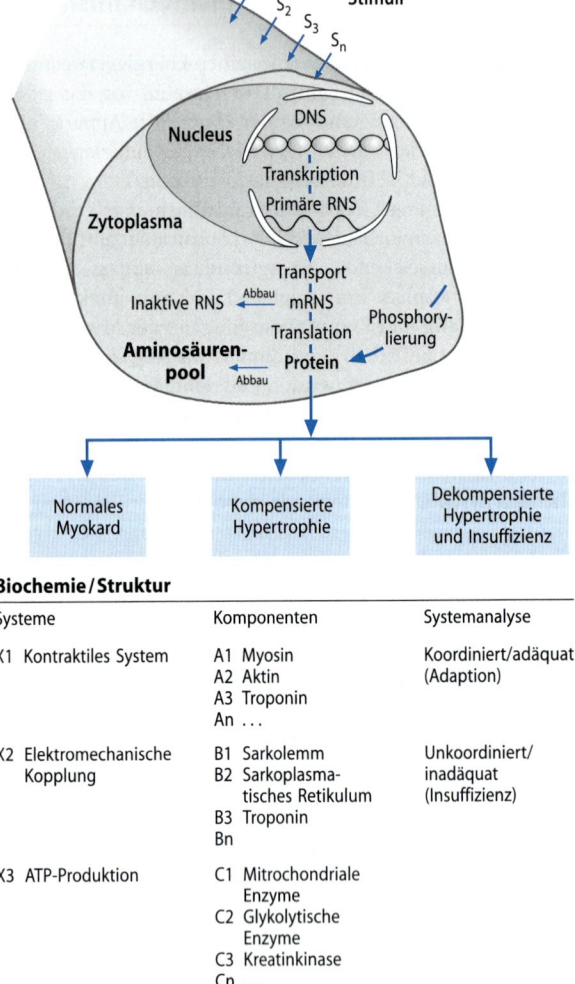

Abb. 6.10. Konzept der adäquaten und inadäquaten Hypertrophieentwicklung nach Alpert und Mulieri. Solange eine adäquate Veränderung der Proteinneusynthese auf allen Ebenen der zellulären Strukturen (kontraktile Proteine, Aktivierungssysteme, Mitochondrien etc.) stattfindet, d. h. alle Prozesse koordiniert zueinander verändert werden, handelt es sich um eine adäquate Hypertrophie im Sinne einer Adaptation. Kommt es in diesen komplexen Systemen jedoch zu unkoordinierten Veränderungen in nur einem Bereich, ist der Hypertrophieprozess als inadäquat zu bezeichnen, die myokardiale Insuffizienz beginnt

Störung der elektromechanischen Koppelung. Diese Art der experimentellen Myokardinsuffizienz kommt somit allein durch Störung der elektromechanischen Kopplung zustande; die kontraktilen Proteine sowie die Mechanismen der ATP-Bereitstellung sind voll intakt. Es ist nahe liegend, dass durch Überdosis entsprechender Substanzen iatrogen eine Myokardinsuffizienz ausgelöst oder unterhalten werden kann. Ebenso sind Störungen der elektromechanischen Kopplung, die leicht im Akutexperiment auszulösen sind, auch für die Myokardhypertrophie, insbesondere für die chronische Myokardinsuffizienz, anzunehmen. Tatsächlich gibt es zahlreiche Hinweise für diese Aktivierungsinsuffizienz.

Hypertrophiefolgen. Bei den hypertrophierten Myokardfasern sind beispielsweise die Diffusionswege für das Kalzium verlängert, sodass die Anzahl der freigesetzten Kalziumionen ungenügend sein könnte (Fleckenstein et al. 1968). Darüber hinaus ist für viele Hypertrophiemodelle eine Dysfunktion des sarkoplasmatischen Retikulums in der Form nachgewiesen worden, dass entweder die Kalziumaufnahmekapazität des sarkoplasmatischen Retikulums reduziert und/oder die kalziumabhängige ATPase-Aktivität vermindert war (Limas et al. 1987; Hasenfuss et al. 1994).

Diese Befunde konnten zunächst nicht mit Kontraktionsstörungen des menschlichen insuffizienten Myokards in Verbindung gebracht werden, da – bei niedrigen Stimulationsfrequenzen – keine Unterschiede in der Kraftentwicklung von suffizientem und insuffizientem menschlichen Myokard gefunden wurden (Bristow et al. 1982; Gwathmey et al. 1987). Erst als unter physiologischen Bedingungen, d. h. bei 37 °C und Frequenzen zwischen 60 und 180 Schlägen/min Messungen vorgenommen wurden, konnte die Kontraktionsinsuffizienz des Myokards von Herzen mit dilatativer Kardiomyopathie dokumentiert werden (Feldman et al. 1988; Mulieri et al. 1992; Pieske et al. 1992; Hasenfuss et al. 1994).

Die Abb. 6.12 zeigt, dass das gesunde menschliche Myokard auf Frequenzsteigerung mit einer deutlichen Zunahme der Schlagkraft reagiert, während ein insuffizienter Herzmuskel bei höheren Herzfrequenzen mit der Schlagkraft abfällt. Dass eine inverse Kraft-Frequenz-Beziehung bei Patienten mit dilatativer Kardiomyopathie auch „in vivo" vorliegt, wurde ebenfalls von unserer Arbeitsgruppe nachgewiesen (Hasenfuss et al. 1994).

Neuere In-vitro-Experimente weisen nach, dass eine inverse Kraft-Frequenz-Beziehung durch Steigerung der sarkoplasmatischen Kalzium-ATPase mittels Gentransfer reversibel gestaltet werden kann.

Substratverwertungsstörung

Für eine ATP-Utilisationsinsuffizienz sprechen auch Messungen der Sauerstoff- und Substrataufnahme bei Menschen mit rheumatisch geschädigtem bzw. hypertrophiertem insuffizientem Herzen, bei denen in Ruhe und während körperlicher Arbeit eine verminderte Sauerstoff- und Substratextraktion bei ausreichendem Angebot nachgewiesen werden konnte. Daraus lässt sich eine mangelnde Substratverwertung ableiten. Es ist wahrscheinlich, dass die Herzinsuffizienz des Menschen, bei der eine hohe Glykosidempfindlichkeit besteht, zu den Utilisationsinsuffizienzen zu rechnen ist. Im insuffizienten Myokard des rheumatischen oder durch Überlastung (Hypertrophie) geschädigten Herzens wurde keine Erniedrigung der energiereichen Phosphate gefunden (Minton et al. 1960; Pool et al. 1967).

Für das Myokard bei dilatativer Kardiomyopathie liegen widersprüchliche Befunde vor. Regitz u. Fleck (1992) fanden

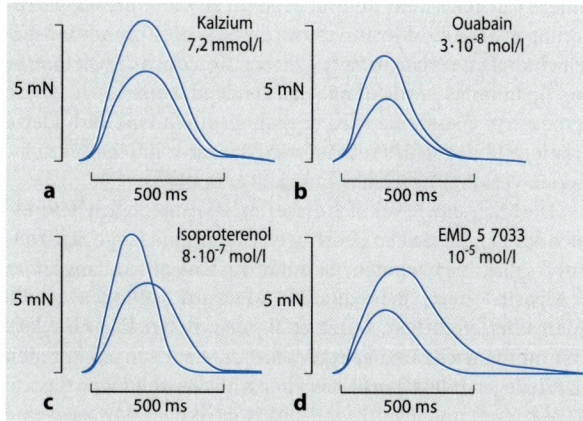

Abb. 6.11a–d. Muskelphysiologisches Experiment: Linksventrikuläres Streifenpräparat des Menschen (isometrische Kontraktion, Temperatur 37°C; Stimulationsfrequenz 60/min; Krebs-Ringer-Lösung), **a** Steigerung der Kalziumionenkonzentration in der Badelösung von 2,5 auf 7,5 mmol/l erhöht die Kontraktionskraft des menschlichen Myokards. Kontraktionszeiten und Relaxationszeiten ändern sich darunter nicht wesentlich. **b** Ouabain (10^{-8} mol/l) steigert die Kontraktionskraft in ähnlicher Form wie Kalzium in **a**. **c** Isoproterenol (10^{-7} mol/l) steigert die Kraftentwicklung, die Kraftanstiegsgeschwindigkeit und die Relaxationsgeschwindigkeit. Dadurch sind Kontraktionszeit, die Relaxationszeit und die gesamte Kontraktionsdauer signifikant verkürzt. **d** EMD 57033 (10^{-5} mol/l), ein sog. Kalziumsensitizer, steigert die Kraftentwicklung und verlängert die Relaxationszeit und damit die gesamte Kontraktionsdauer. Bei diesem Modus der positiven Inotropie bleibt der Kalziumionenwechsel unverändert. Es kommt vielmehr zu einer Sensitivierung der kontraktilen Proteine, genauer des Troponin C, sodass bei gegebener intrazellulärer Kalziumionenkonzentration mehr Kraft entwickelt werden kann

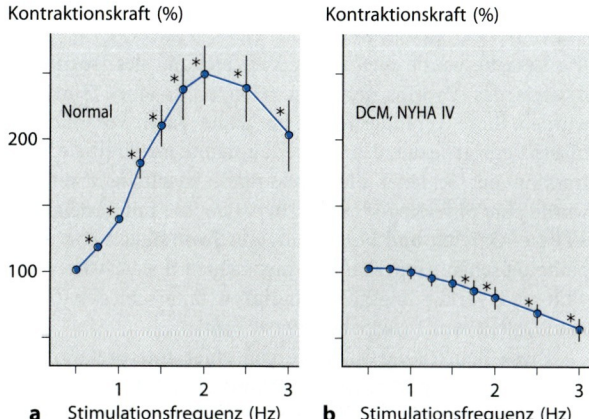

Abb. 6.12a, b. Kraft-Frequenz-Beziehung des menschlichen suffizienten linksventrikulären Myokards (gesundes Spenderherz) und des insuffizienten Myokards (dilatative Kardiomyopathie, DCM). Während bei Ruheherzfrequenz um 60/min die Präparate etwa gleiche absolute Werte der Kraftentwicklung aufweisen, reagiert das gesunde Myokard mit einer Steigerung, insuffizientes Myokard mit einer Abnahme der Kraftentwicklung; *NYHA* New York Heart Association. (Aus Pieske et al. 1992)

normale Werte für die energiereichen Phosphate, Schultheiß et al. (1992) dagegen erniedrigte Werte.

Große Bedeutung kommt auch den Befunden zu, nach denen die β-Rezeptoren des insuffizienten menschlichen Myokards bei der Herzinsuffizienz „downreguliert" sind (Bristow et al. 1982). Während anfangs diese Downregulation als Ursache für eine Kontraktionsstörung gesehen wurde, wird dieses Phänomen heute eher im Sinne eines Epiphänomens, d. h. als Schutzreaktion auf eine chronische Katecholaminstimulation interpretiert (Holubarsch 1992).

> In diesem Fall muss der „Downregulation" der β-Rezeptoren bei der Therapie mit positiv-inotropen Substanzen Bedeutung beigemessen werden.

6.2.3 Kontraktionsstörung

Die Transformation der chemischen Energie des ATP in Kraftentwicklung und mechanische Arbeit findet in den kontraktilen Proteinen statt. Die Aktin-Myosin-Interaktionen kommen durch sog. Querbrücken zustande, wobei jede Querbrücke als ATPase-Enzym fungiert (Abb. 6.13). In der Phase der „ontime" entwickelt die Querbrücke Kraft und bewirkt die Verschiebung des Aktins relativ zum Myosin. In der Phase der „off-time" wird die Querbrücke erneut mit Energie aufgeladen, die aus der ATP-Spaltung stammt.

ATPase-Aktivität

Bereits 1962 haben Alpert u. Gordon eine Abnahme der myofibrillären ATPase-Aktivität für das hypertrophierte und insuffiziente menschliche Myokard im Vergleich zum Kontrollmyokard nachgewiesen. Diese Arbeit hat zahlreiche tierexperimentelle Studien nach sich gezogen: Es wurde von vielen Autoren gezeigt, dass eine Abnahme der myofibrillären und Myosin-ATPase-Aktivität mit einer reduzierten Verkürzungsgeschwindigkeit einhergeht (Spann et al. 1967; Bing et al. 1971; Jacob et al. 1977; Ebrecht et al. 1982).

Myosinisoenzymmuster

Die Ursache wurde 1978 in der Verschiebung des Isoenzymmusters des Myosins gefunden (Hoh et al. 1977). Zunächst wurden diese Veränderungen im Sinne einer Vorstufe zur Insuffizienz gedeutet, d. h. die verlangsamte myokardiale Kontraktion per se leitet die myokardiale Insuffizienz ein. Es wurde eine physiologische Herzhypertrophie mit gesteigerter ATPase-Aktivität und Verkürzungsgeschwindigkeit von einer pathologischen Hypertrophie mit reduzierter ATPase-Aktivität und Verkürzungsgeschwindigkeit unterschieden (Wikman-Coffelt et al. 1979; Scheuer et al. 1982).

Diese Beurteilung ist heute von einer Interpretation im Sinne eines **Adaptationsmechanismus** abgelöst worden. Besonders energetische Betrachtungsweisen haben die Bewertung der Myosinisoenzymmusterveränderungen bei der druckbelasteten Hypertrophie geprägt: Die Verschiebung des Myosinisoenzymmusters vom „schnellen" V_1 in Richtung „langsames" V_3 führt nämlich nicht nur zu einer verlangsamten Kontraktion, sondern auch zu einer verbesserten Ökonomie der Kraftentwicklung (Abb. 6.14a,b). Um eine Einheit des Spannung-Zeit-Integrals aktiv zu generieren, benötigt das Kontrollrattenmyokard mit V_1-Isoenzymmuster beinahe die doppelte Menge an

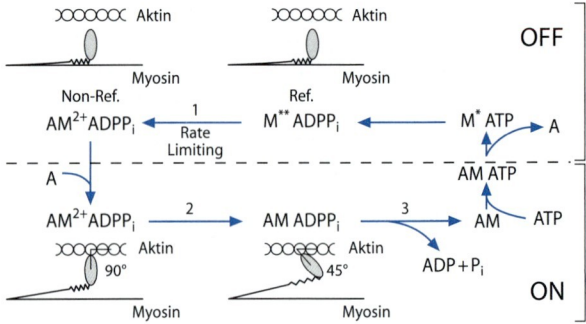

Abb. 6.13. Schema der Querbrückenkinetik des aktinaktivierten Myosins (*M*); *A* Aktin, *ATP* Adenosintriphosphat, *ADP* Adenosindiphosphat, *Pi* anorganisches Phosphat, *M*$^+$, *M*** unterschiedliche Konformationszustände des Myosins. Man beachte den On-Zustand der Querbrücke (Kraftgeneration; *unterer Teil*) und den Off-Zustand der Querbrücke (Regeneration; *oberer Teil*). Im Wesentlichen können 4 Schritte unterschieden werden: 1. Die Konformationsänderung des Myosin-ADPP-Komplexes (geschwindigkeitsbegrenzende Reaktion); 2. Nach Anheften an Aktin erfolgt die Kraftgeneration; 3. Ablösen von *ADP+Pi* vom Aktin-Myosin-Komplex; 4. Bindung von *ATP* an den Aktin-Myosin-Komplex. (Mod. nach Alpert u. Mulieri 1980)

ATP im Vergleich zum hypothyreoten Rattenmyokard mit V_3-Isoenzymmuster. Das druckhypertrophierte Rattenmyokard nimmt eine Mittelstellung ein (Holubarsch et al. 1985). Unter Druckbelastung kommt es somit zu strukturellen Veränderungen des Aktomyosinsystems, die zwar die Kontraktionsgeschwindigkeit verlangsamen, gleichzeitig jedoch die Ökonomie der Spannungsentwicklung entscheidend verbessern. Diese verbesserte Ökonomie wird allerdings durch eine veränderte Leistungsfähigkeit des veränderten Myokards infolge der reduzierten Verkürzungsgeschwindigkeit erkauft.

Die Frage, inwieweit sich diese tierexperimentellen Befunde auch auf den Menschen übertragen lassen, sind lange Zeit kontrovers diskutiert worden, da initial ausschließlich „langsames V_3-Myosin" beim menschlichen Myokard gefunden wurde (Mercadier et al. 1983; Gorza et al. 1984; Buttrick et al. 1986). Erst mechanische und energetische Untersuchungen konnten klar belegen, dass auch das menschliche volumenbelastete (Abb. 6.15) und insuffiziente linksventrikuläre Myokard eine verbesserte Ökonomie der Spannungsentwicklung aufweist (Hasenfuss et al. 1991) und durch einen verlangsamten Querbrückenzyklus charakterisiert ist. (Hajjar u. Gwathmey 1992; Ruf et al. 1997).

Diese mechanoenergetischen Veränderungen des menschlichen „kranken" Myokards können heute biochemisch auf die folgenden 4 Ursachen zurückgeführt werden:

– Auch beim menschlichen gesunden Myokard wird laut neueren Untersuchungen schnelles V_1-Myosin exprimiert – wenn auch im geringerem Umfang als bei der Ratte (Lowes et al. 1997; Nakao et al. 1997).
– Eine veränderte Zusammensetzung (Hirzel et al. 1985) bzw. der Phosphorylierungsgrad (Morano 1992) der leichten Ketten könnte als Ursache in Frage kommen.
– Anderson et al. (1992) haben Isoenzyme für das Troponin T nachgewiesen, wobei offensichtlich die myofibrilläre ATPase-Aktivität von diesen Isoenzymen unterschiedlich beeinflusst wird.

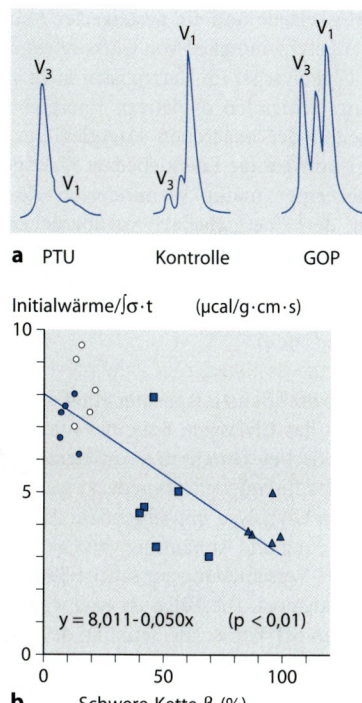

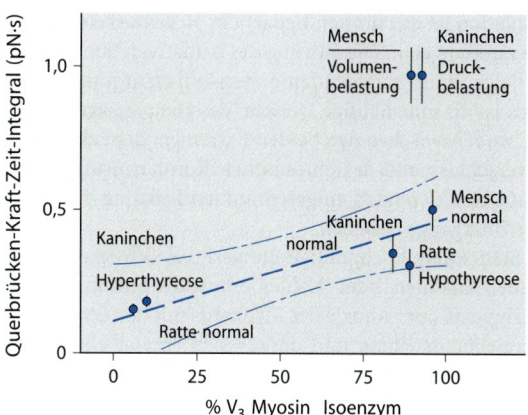

Abb. 6.15. Spannungs-Zeit-Integral einer einzelnen Querbrücke als Funktion des Isoenzymmusters der schweren Ketten des Myosins V_1 und V_3. Das Spannungs-Zeit-Integral einer Querbrücke wurde aus Wärmemessungen (Alpert u. Mulieri 1982) sowie dem Spannungs-Zeit-Integral eines Einzelschlages eines isolierten Streifenpräparates berechnet unter der Annahme einer Enthalpie von 35 kJ/mol für die Hydrolyse von Kreatinphosphat

Abb. 6.14a, b. a Originalpyrophosphatgel vom Myokard einer Kontrollratte (*Kontrolle:* 10 Wochen alt), einer Goldblatt-Ratte (*GOP*) und einer mit Propylthiouracil behandelten Ratte (*PTU:* Hypothyreose). Zur quantitativen Analyse der Isoenzyme V_1, V_2 und V_3 wurden die Gele mittels Laser densitometriert. **b** Beziehung zwischen der Gesamtwärmebildung pro Spannung-Zeit-Integral und dem Gehalt an schweren Ketten β. ○, ● 10 Wochen alte Kontrollratten, ■ Goldblatt-Ratten gleichen Alters, ▲ hypothyreote Ratten gleichen Alters (behandelt mit Propylthiouracil). Annahme: Isomyosin V_1 enthält 2 schwere Ketten α, Isomyosin V_2 enthält 1 schwere Kette α und 1 schwere Kette β, Isomyosin V_3 enthält 2 schwere Ketten β

– Margossian et al. (1992) haben gezeigt, dass der relative Anteil der leichten Ketten beim Myokard bei dilatativer Kardiomyopathie reduziert ist, wahrscheinlich auf Grund einer aktivierten und spezifischen Protease.

Kreatinkinase

Befunde von Ingwall et al. (1985) weisen Veränderungen des Kreatinkinasesystems im hypertrophierten menschlichen Myokard nach. Die Gesamtaktivität der Kreatinkinase (CK) war bei Linksherzhypertrophie um 33% vermindert, wobei eine Umverteilung der Isoenzyme CK-MB und CK-MM stattgefunden hatte: Der Anteil der CK-MB war von 1,1% auf 15% angestiegen. Im Tierexperiment war gezeigt worden, dass der Energiefluss über die Kreatinkinase beim versagenden Herzen von spontan hypertensiven Ratten um das 3fache reduziert war (Ingwall 1984).

Inwieweit solche enzymatischen Veränderungen in unmittelbarem Zusammenhang mit der Myokardinsuffizienz stehen, ist derzeit offen. Möglicherweise handelt es sich um eine Anpassung der ernergiebereitstellenden Synthese an den reduzierten Energiebedarf des insuffizienten Herzmuskels (verminderte Aktivierung, verlangsamte Kontraktion).

Karnitin

Ähnlich der Kreatinkinase stellt auch das L-Karnitin ein wichtiges Transportsystem im mitochondrialen Bereich dar. Während die Kreatinkinase die chemische Energie von Kreatinphosphat auf ADP überträgt, kommen dem L-Karnitin wichtige Funktionen beim Transport von langkettigen Fettsäuren in die Mitochondrien zu, wo diese über die β-Oxidation verbrannt werden. Angeborener L-Karnitinmangel führt zu pathologischer Fettspeicherung in Skelettmuskelfasern (Böhles 1985). Sollte es sich tatsächlich herausstellen, dass bei bestimmten Formen der Myokardinsuffizienz ein Karnitinmangel besteht, ähnlich dem angeborenen Karnitinmangel, so wäre dies von großem therapeutischen Interesse. Zwar würden den Mitochondrien bei mangelhaftem Azyl-KoA-Angebot genügend Azetyl-KoA-Moleküle über die Glykolyse zugeführt werden; freie Fettsäuren und Azetyl-KoA-Moleküle haben jedoch detergenzienähnliche Wirkungen, wenn sie akkumulieren. Nach Lietdke u. Molaparast (1986) können sie die oxidative Phosphorylierung entkoppeln, die sarkolemmale Na^+-K^+-ATPase hemmen, die elektromechanische Kopplung (sarkoplasmatisches Retikulum) und die mitochondriale Permeabilität verändern sowie mit verschiedenen Enzymsystemen interferieren. Andererseits wird diskutiert (Wolf et al. 1982), ob durch eine spezifische Inaktivierung der Karnitinpalmitoyltransferase mit Etomoxir der Energieumsatz begünstigt werden könnte, da ein erhöhter Substratdurchsatz über die Glykolyse erfolgt.

6.2.4 Störung der Sauerstoff- und Substratzufuhr

Eine teilweise oder völlige Unterbrechung der Koronarzirkulation und der damit verminderten oder fehlenden Sauerstoff- und Substratzufuhr wird durch die gestörte oder aufgehobene oxidative Energiebildung zur Ursache für das Herzversagen. Der entscheidende Faktor bei einer eingeschränkten Koronarzirkulation ist das für den Bedarf des Herzmuskels zu geringe Sauerstoffangebot. Die Störung des oxidativen Substratabbaus als Folge einer mangelnden Sauerstoffversorgung des Myokards ist als eine häufige Ursache des Herzversagens anzusehen, wobei zwischen den beiden Extremen, dem akuten Koronarverschluss und der chronischen Koronarinsuffizienz und daraus resultierenden eingeschränkten Leistung des Herzens, viele Übergänge bestehen.

Erstickung, hochgradige Blutverluste, schwere Schockzustände, Anämien oder Kohlenmonoxidvergiftungen führen zur Hypoxie oder Anoxie des Myokards mit den Störungen der Energiebereitstellung und daraus sich entwickelndem Herzversagen.

> Der Herzmuskel ist fast ausschließlich auf eine aerobe Energiebereitstellung angewiesen und kann nur kurzfristig und in quantitativ nicht ausreichendem Maße anaerobe Energie bereitstellen.

Die intrazellulären Vorräte an energiereichen Phosphaten, v. a. ATP und Phosphokreatin, können nur wenige Sekunden lang die Kontraktionsarbeit des Herzmuskels unterhalten. Wenige Sekunden nach einer Anoxie des Herzens sinken bereits die ATP- und Phosphokreatinspiegel ab, während AMP, ADP und anorganisches Phosphat ansteigen. ADP kann durch Katalyse der Myokinase zu AMP abgebaut, das energiereiche Phosphat auf ADP übertragen und für die Resynthese von ATP genutzt werden (Fleckenstein et al. 1968; Gerlach et al. 1963).

Hypoxie

Der entscheidende Faktor der Ischämie und der daraus resultierenden Energiebildungsstörung mit Einschränkung der Herzleistung ist der Sauerstoffmangel. Der Ruhestoffwechsel (Strukturerhaltungsstoffwechsel) entspricht einer oxidativen ATP-Produktion, die durch ca. 0,2–0,4 ml O_2/min/100 g bestritten werden kann und somit 1/20–1/50 des Ruheenergieumsatzes des normalen Herzens beträgt. Eine Restdurchblutung von 1–2 ml/min/100 g vermag das Herz vor Zelluntergängen zu bewahren, jedoch nicht den Bereitschaftsstoffwechsel zu decken (Bretschneider 1979). Die Versorgung des Herzmuskels mit energieliefernden Substraten hingegen ist meist gesichert, zumal das Herz für die oxidative Energiebereitstellung verschiedene Substrate nutzen kann. Jedoch muss die Ansammlung von Stoffwechselschlacken (z. B. Laktat) bei vermindertem oder fehlendem Koronarfluss für die Ausbildung einer akuten Herzinsuffizienz in Betracht gezogen werden.

Anaerober Stoffwechsel. Der Sauerstoffmangel bewirkt eine Steigerung des anaeroben Stoffwechsels, der unter normalen Bedingungen nur mit 2% an der Energiebildung des Herzens beteiligt ist. Dies ist nur möglich durch eine Steigerung des
- Glykogenabbaus,
- Glukoseeintritts in die Zelle,
- Glukoseabbaus zu Laktat.

Alle 3 Vorgänge werden durch Sauerstoffmangel gefördert. Sofort nach Beginn der Ischämie kommt es zu einer Aktivierung der Phosphorylase. Weiterhin findet eine Aktivierung der Hexokinase und Phosphofruktokinase statt, die als Engpassenzyme der Glykolyse den Durchsatz limitieren, sodass unter ischämischen Bedingungen ein erhöhter Glukosetransport in die Muskelzelle und ein gesteigerter Abbau möglich sind. Die Abbaugeschwindigkeit von Glukosylresten bzw. Glukose über die Glykolyse ist im Herzmuskel nicht ausreichend, sodass bei einer fehlenden oxidativen Energiebereitstellung die Möglichkeiten der anaeroben Energiebildung zwar genutzt, aber der notwendige Energiebedarf nicht gedeckt werden kann. Bei einer mäßig verminderten Koronardurchblutung kann der Energiebedarf vorübergehend anaerob ausgeglichen werden. Bei einer anaeroben Glykolyse ist der Nutzeffekt, wenn bei fehlender Koronarzirkulation das Laktat nicht ausgeschwemmt werden kann, um ca. 20% vermindert (Fleckenstein 1964).

Glykolyse. Der größte Substratspeicher einer anaeroben Energiegewinnung ist das Glykogen. Bei einer maximalen Steigerung des glykolytischen Durchsatzes im Herzmuskel können höchstens 30% des Energiebedarfs gedeckt werden. Die Folge einer gesteigerten Glykolyse mit fehlendem Abbau des Pyruvats führt zur Bildung und Anhäufung von Laktat im Myokard sowie zu einer pH-Verschiebung zur sauren Seite hin bei nicht möglichem Abtransport. Die Folge ist eine weitere Abnahme des intrazellulären pH-Werts. Die Senkung des intrazellulären pH-Wertes unter 7,0 führt bereits zu einer Hemmung der Glykolyse, die bei einem pH-Wert von 6,6 vollständig ist. Somit muss dann trotz noch vorhandener Glykogenreserven die Herztätigkeit völlig erlöschen.

Laktat-Pyruvat-Quotient

Unter den Bedingungen der Ischämie kommt es zu einer Laktatabgabe durch das Myokard, sodass im Koronarvenenblut ein höherer Laktatspiegel als im arteriellen Blut nachweisbar ist (Herman et al. 1967). Bei umschriebener Ischämie kann bei gezielter Sondierung der Koronarvene dieses Gebietes eine Laktatabgabe nachgewiesen werden, obwohl sie im koronarvenösen Mischblut nicht erkennbar ist.

Empfindlicher als Kriterium einer Ischämie des Myokards ist das Redoxpotenzial im arteriellen und koronarvenösen Blut, das durch den Laktat-Pyruvat-Quotienten bestimmt werden kann. Dieser steht mit dem NAD^+-NADH-System über folgende Reaktion im Gleichgewicht: Pyruvat + NADH $\xrightleftharpoons{LDH}$ Lactat + NAD^+. Der intrazelluläre Anstieg des NADH als Ausdruck einer mangelnden Sauerstoffversorgung spiegelt sich in der Zunahme des Laktat-Pyruvat-Systems des Blutes wider und zeigt bereits Veränderungen, bevor eine Laktatabgabe nachweisbar wird. Eine Verminderung des Redoxpotenzials bzw. ein Anstieg des Laktat-Pyruvat-Quotienten kann bei Patienten mit einer Koronarinsuffizienz meist nur bei Körperarbeit gefunden werden (Bing 1965; Keul et al. 1965).

6.2.5 Störung des Substratabbaus

An Mitochondrien von Patienten mit rheumatisch bedingter Herzinsuffizienz fand sich bei Stoffwechselmessungen keine Beeinträchtigung von Atmung und Phosphorylierung. In Gegenwart verschiedener Substrate erreichte der P-O-Quotient nahezu normale Werte. Die Struktur der Mitochondrien war nicht verändert und ihr Anteil an der Gesamtgewebsmasse nicht vermindert. ATP- und Phosphokreatingehalt lagen in derselben Größenordnung wie bei Patienten ohne Herzinsuffizienz. Offensichtlich ist die oxidative Energiebereitstellung im

Herzmuskel von Patienten mit chronischer Herzinsuffizienz nicht gestört.

Zusammenfassung

Für einen ausreichenden oxidativen Stoffwechsel spricht, dass der koronarvenöse Sauerstoffdruck in Körperruhe normal ist und auch bei Körperarbeit nicht absinkt, sondern eher eine Zunahme aufweist. Auch die fortwährend bestehende Laktatextraktion und das Verhalten der Redoxquotienten sprechen **gegen** eine mangelnde Sauerstoffversorgung beim hypertrophierten oder rheumatisch insuffizienten Myokard und eine dadurch bedingte verminderte oxidative Energiebereitstellung (Doll u. Keul 1968).

In der Substrataufnahme wurden keine wesentlich abweichenden Befunde zwischen suffizienten und insuffizienten menschlichen Herzen nachgewiesen. Lediglich wurde bei insuffizienten Herzen bei körperlicher Ruhe auf einen erhöhten Glukoseabbau als Ausdruck einer gesteigerten Glykolyse hingewiesen, bei Körperarbeit hingegen eine erhöhte Fettsäurenaufnahme gefunden.

Literatur

Alpert NR, Mulieri LA (1980) The functional significance of altered tension dependent heat in thyrotoxic myocardial hypertrophy. Bas Res Cardiol 75:179

Alpert NR, Mulieri LA (1982) Increased myothermal economy of isometric force generation in compensated cardiac hypertrophy induced by pulmonary artery constriction in rabbit. A characterization of heat liberation in normal and hypertrophied right ventricular papillary muscles. Circ Res 50:491

Anderson PAW, Malouf NN, Oakley AB et al. (1992) Troponin T isoform expression in the normal and failing human left ventricle: A correlation with myofibrillar ATPase activity. In: Hasenfuss G, Holubarsch C, Just H, Alpert NR (eds) Cellular and molecular alterations in the failing human heart. Basic Res Cardiol 87(Suppl 1):117

Apstein CS, Taegtmeyer H (1997) Glucose-insulin-potassium in acute myocardial infarction. Circulation 96:1074

Bing RJ (1965) Cardiac metabolism. Physiol Rev 45:171

Bing OHL, Matsushita S, Fanburg BL, Levine HJ (1971) Mechanical properties of rat cardiac muscle during experimental hypertrophy. Circulat Res 28:234

Böhles H (1985) Carnitin – Biochemie und Klinik. Infusionstherapie und klinische Ernährung 12:60

Bretschneider HJ (1967) Aktuelle Probleme der Coronardurchblutung und des Myokardstoffwechsels. Regensburg J Ärztl Fortbild 15:1

Bretschneider HJ (1979) In: Adam WE, Dejong R, Knapp WH, Stauch M, Tillmann H (Hrsg) Nuklearmedizinische Methoden in der Kardiologie. Z Kardiol 67:428

Bristow MR, Ginsburg R, Minobe W et al. (1982) Decreased catecholamine sensitivity and beta-adrenergic-receptor density in failing human hearts. N Engl J Med 307:205

Buttrick PM, Malhotra A, Hrodman R et al. (1986) Myosin isoenzyme distribution in overloaded human atrial tissue. Circulation 74:477

Doll E, Keul J Steim H, Maiwald C et al. (1966) Über den Stoffwechsel des Herzens beim Hochleistungssportler. Mitteilung II: Sauerstoff- und Kohlesäuredruck, pH, Standardbikarbonat im coronarvenösen Blut in Ruhe, während und nach körperlicher Arbeit. Z Kreisl Forsch 55:248

Doll E, Keul J (1968) Der koronarvenöse Sauerstoffdruck und die arteriokoronarvenöse Sauerstoffgehaltsdifferenz beim insuffizienten Herzen. In: Reindell H, Keul J, Doll E (Hrsg) Herzinsuffizienz, Pathophysiologie und Klinik. Thieme, Stuttgart

Ebrecht G, Rupp H, Jacob R (1982) Alterations of mechanical parameters in chemically skinned preparations of rat myocardium as a function of isoenzyme pattern of myosin. Bas Res Cardiol 77:220

Feldman MD, Gwathmey JK, Phillips P et al. (1988) Reversal from the force-frequency relationship in working myocardium tram patients with endstage heart failure. J Appl Cardiol 3:273

Fleckenstein A (1964) Die Bedeutung der energiereichen Phosphate für Kontraktilität und Tonus des Myokards. Verh Dt Ges Inn Med 70:82

Fleckenstein A, Döring HJ, Kammermeier H (1968) Beziehung zwischen den Spiegeln an energiereichem Phosphat und verschiedenen Insuffizienzformen. In: Reindell H, Keul J, Doll E (Hrsg) Herzinsuffizienz, Pathophysiologie und Klinik. Stuttgart: Thieme

Gergely J (1973) The regulatory proteins of myofibrils. In: Keul J (Hrsg) Limiting factors of physical performance. Thieme, Stuttgart

Gerlach E, Deuticke B, Dreisbach RH (1963) Der Nucleotid-Abbau im Herzmuskel bei Sauerstoffmangel und seine mögliche Bedeutung für die Coronardurchblutung. Naturwissenschaften 50:228

Gibbs CL (1978) Cardiac energetics. Physiol Rev 58:174

Gollwitzer-Meier K, Kroetz C (1939) Bemerkungen zur sympathicotropen Kreislauftherapie. Klin Wochenschr 18:869

Gorza L, Mercadier JJ, Schwartz K et al. (1984) Myosin types in the human heart: an immunofluorescent study of normal and hypertrophied atrial and ventricular myocardium. Circulat Res 54:694

Gwatmey JK, Copelas L, McKinnon R et al. (1987) Abnormal intracellular calcium handling in myocardium from patients with end-stage heart failure. Circ Res 61:70

Hajjar RJ, Gwathmey JK (1992) Crossbridge dynamics in human ventricular myocardium. Regulation of contractility in the failing heart. Circulation 86:1819

Hasenfuss G, Mulieri LA, Blanchard EM et al. (1991) Energetics of isometric force development in control and volume-overload human myocardium. Circ Res 68:836

Hasenfuss G, Mulieri LA, Leavitt BJ et al. (1992) Alteration of contractile function and excitation-contraction coupling in dilated cardiomyopathy. Circ Res 70:1225

Hasenfuss G Reinecke H, Studer R et al. (1994) Relationship between myocardial function and expression of sarcoplasmic reticulum calcium-ATPase in failing and nonfailing human myocardium. Circ Res 75:434

Hasenfuss G, Mulieri LA, Allen PD et al. (1996) Influence of isoproterenol and ouabain on excitation-contraction coupling; crossbridge function and energetics in failing human myocardium. Circulation 94: 3155

Hasselbach W (1961) Kontraktile Strukturen des Herzmuskels und Kontraktionszyklus. Verh Dtsch Ges Kreisl Forsch 27:114

Heiss HW, Barmeyer J, Wink K et al. (1975) Durchblutung und Substratumsatz des gesunden menschlichen Herzens in Abhängigkeit vom Trainingszustand. Verh Dtsch Ges Kreisl Forsch 41:247

Heiss HW, Barmeyer J, Wink K et al. (1976) Studies on the regulation of myocardial blood flow in man. Basic Res Cardiol 71:658

Herman MW, Elliott WC, Gorlin R et al. (1967) An electrocardiographic, anatomic, and metabolic study of zonal myocardial ischemia in coronary artery disease. Circulation 35:834

Hirzel HO, Tuchschmidt CR, Schneider J et al. (1985) Relationship between myosin isoenzyme composition, hemodynamics and myocardial structure in various forms of cardiac hypertrophy. Circulat Res 57:729

Hoh JHE, McGrath PA, Hale PT (1977) Electrophoretic analysis of multiple forms of rat cardiac myosin: Effects of hypophysectomy and thyroxine replacement. J Mol Cell Cardiol 10:1053

Holubarsch CJF (2000) Geometrical considerations in (reverse) remodeling. In: Brett W, Todoro A, Pfisterer M, Zerkowski HR (eds) Surgical remodeling in heart failure. Steinkopff, Darmstadt, pp 67–82

Holubarsch CJF (2002) Mechanics and energetics of the myocardium. Kluwer Academic Publ

Holubarsch C, Alpert NR, Goulette R et al. (1982) Heat production during hypoxic contracture of rat myocardium. Circulat Res 51:777

Holubarsch C, Goulette RP, Litten RZ et al. (1985a) The economy of isometric force development, myosin isoenzyme pattern, and myofibrillar ATPase activity in normal and hypothyroid rat myocardium. Circulat Res 56:78

Holubarsch C, Litten RZ, Mulieri LA et al. (1985b) Energetic changes of myocardium as an adaptation to chronic hemodynamic overload and thyroid gland activity. Basic Res Cardiol 80:582

Holubarsch C, Hasenfuss G, Just H, Alpert NR (1994) Positive inotropism and myocardial energetics. Influence of beta receptor-agonistic stimulation, phosphodiesterase inhibition and ouabain. Cardiovasc Res 28:994

Holubarsch C, Ruf T, Goldstein DJ et al. (1996) Existence of the Frank-Starling mechanism in the failing human heart. Investigations on the organ, tissue and sarcomere level. Circulation 94: 683

Ingwall JS (1984) The hypertrophied myocardium accumulates the MB-creatine kinase isoenzyme. Europ Heart J 5: 129

Ingwall JS, Kramer MF, Fifer MA et al. (1985) The kreatine kinase system in normal and diseased human myocardium. N Engl J Med 313: 1050

Isselhard W, Merguet H (1962) Metabolite des Glykolyse-Cyclus und des Adenylsäure-Phosphatkreatin-Systems im schlagenden und durchbluteten Warmblüterherzen unter verschiedenen Versuchsbedingungen. Pflugers Arch 276:211

Ito Y (1968) Unterschiede im Substratumsatz des suffizienten und insuffizienten menschlichen Herzens. In: Reindell H, Keul J, Doll E (Hrsg) Herzinsuffizienz, Pathophysiologie und Klinik. Thieme, Stuttgart

Jacob R, Ebrecht G, Kämmereit A et al. (1977) Myocardial function in different models of cardiac hypertrophy. An attempt at correlating mechanical, biochemical and morphological parameters. Bas Res Cardiol 72:160

Kessler M, Lübbers DW (1964) Bestimmung des kritischen Sauerstoffdruckes an isolierten Mitochondrien. Pflugers Arch 281:50

Keul J (1971) Myocardial metabolism in athletes. In: Saltin B, Wahren H (Hrsg) Muscle metabolism during exercise. Plenum, New York London, p 448

Keul J, Doll E, Steim H et al. (1964a) Über den Stoffwechsel des menschlichen Herzens. Das Verhalten der arteriocoronarvenösen Differenzen der Aminosäuren und des Ammoniak beim gesunden menschlichen Herzen in Ruhe, während und nach körperlicher Arbeit. Dtsch Arch Klin Med 209:717

Keul J, Krauss H, Overbeck W et al. (1964b) Über den Stoffwechsel des keine Druck- und Volumenarbeit leistenden menschlichen Herzens. Klin Wochenschr 42:890

Keul J, Doll E, Steim H et al. (1965) Über den Stoffwechsel des menschlichen Herzens. I. Die Substratversorgung des menschlichen Herzens in Ruhe, während und nach körperlicher Arbeit. Pflugers Arch 282:1

Keul J, Doll E, Steim H (1968) Der Substratumsatz des insuffizienten Herzens während Belastung. In: Reindell H, Keul J, Doll E (Hrsg) Herzinsuffizienz, Pathophysiologie und Klinik. Thieme, Stuttgart

Keul J, Dickhuth HH, Lehmann M, Staiger J (1982) The athlete's heart -haemodynamics and structure. Int J Sports Med 3:33

Lehmann M, Keul J, Huber G, DaPrada M (1981) Plasma catecholamines in trained und untrained volunteers during graded exercise. Int J Sports Med 2:143

Lehmann M, Dickhuth HH, Schmid P et al. (1984) Plasma catecholamines, β-adrenergic receptors, and isoproterenol sensitivity in endurance trained and non-endurance trained volunteers. Eur J Appl Physiol 52:362

Liedtke AJ, Molaparast F (1986) Secondary carnitine deficiency in cardiac disease. In: Borum PR (Hrsg) Clinical aspects of human carnitine deficiency. Pergamon, New York, pp 204–215

Limas CJ, Oliveri MT, Goldenberg IF et al. (1987) Calcium uptake by sarcoplasmic reticulum in human dilated cardiomyopathy. Cardiovasc Res 21:601

Lowes B, Minobe W, Abraham WT et al. (1997) Changes in gene expression in the intact human heart. Downregulation of a-myosin heavy chain in hypertrophied, failing ventricular myocardium. J Clin Invest 100: 2315

Margossian SS, White HD, Canfield JB et al. (1992) Light chain 2 profile and activity of human ventricular myosin during dilated cardiomyopathy. Circulation 85:1720

Mercardier JJ, Lompre AM, Bouveret P et al. (1983) Myosin isoenzyme distribution in hypertrophied rat and human hearts. In: Jacob R (Hrsg) Cardiac adaptation to hemodynarnic overload, training and stress. Steinkopff, Darmstadt

Minton PR, Zoll, PM, Norman LR (1960) Levels of phosphate compounds in experimental cardiac hypertrophy. Circulat Res 8:924–929

Mirsky 1(1979) Elastic properties of myocardium: A quantitative approach with physiological and clinical applications. In: Berne RM (Hrsg) Handbook of physiology, Sec 2. The cardiovascular system. Am Physiol Soc, Washington, DC, pp 307–531

Morano I (1992) Effects of different expression and posttranslational modifications of myosin light chains on contractility of skinned human cardiac fibers. In: Hasenfuss G, Holubarsch C, Just H, Alpert NR (eds) Cellular and molecular alterations in the failing human heart. Basic Res Cardiol 87(Suppl 1):129

Mulieri LA, Luhr G, Trefry J, Alpert NR (1977) Metal-film thermopiles for use with rabbit right ventricular papillary muscles. Am J Physiol 233:C136

Mulieri LA Hasenfuss G, Leavitt B et al. (1992) Altered myocardial force-frequency relation in human heart failure. Circulation 85:1743

Nakao K, Minole W, Roden R et al. (1997) Myosin heavy chain gene, expression in human heart failure. J Clin Invest 100: 2370

Opie LM (1968, 1969) Metabolism of the heart in health and disease. Am Heart J 76:685, 77:100, 77:383

Opitz E, Schneider M (1950) Über die Sauerstoffversorgung des Gehirns. Ergebn Physiol 46:126

Parker TG (1993) Molecular biology of cardiac growth and hypertrophy. Herz 18:245

Pieske B, Hasenfuss G, Holubarsch C et al. (1992) Alterations of the force-frequency relationship in the failing human heart depend on the underlying cardiac disease. In: Hasenfuss G, Holubarsch C, Just H, Alpert NR (eds) Cellular and molecular alterations in the failing human heart. Basic Res Cardiol 87(Suppl 1):321

Pool PE, Spann JF, Buccino RA et al. (1967) Myocardial high energy phosphate stores in cardiac hypertrophy and heart failure. Circulat Res 21:365

Regitz V, Fleck E (1992) Adenosine nucleotide metabolism and contractile dysfunction in heart failure – biochemical aspects, animal experiments, and human studies. In: Hasenfuss G, Holubarsch C, Just H, Alpert NR (eds) Cellular and molecular alterations in the failing human heart. Basic Res Cardiol 87(Suppl 1):311

Ruf T, Schulte-Baukloh H, Lüdemann J et al. (1997) Alterations of cross-bridge kinetics in human atrial and ventricular myocardium Cardiovasc Res 40:580

Scheuer J, Malhotra A, Hirsch C, Capasso J (1982) Physiologic cardiac hypertrophy corrects contractile protein abnormalities associated with pathologic hypertrophy in rats. J Clin Invest 70:1300

Schultheiß HP (1992) Dysfunction of the ADP/ATP carrier as a causative factor for the disturbance of the myocardial energy metabolism in dilated cardiomyopathy. In: Hasenfuss G, Holubarsch C, Just H, Alpert NR (eds) Cellular and molecular alterations in the failing human heart. Basic Res Cardiol 87(Suppl 1):311

Spann JF, Buccino RA, Sonnenblick EH, Braunwald E (1967) Contracile state of cardiac muscle obtained from cats with experimentally induced ventricular hypertrophy and heart failure. Circulat Res 21:341

Literatur

Stainsby WN (1966) Some critical oxygen tension and the physiological significance. Karger, Basel New York

Wikman-Coffelt J, Parmley MR, Mason DT (1979) The cardiac hypertrophy process. Analyses of factors determining pathological versus physiological development. Circulat Res 45: 697

Wolf HPO, Eistetter K, Ludwig G (1982) Phenylalkyloxirane carboxylic acids, a new class of hypoglycaemic substances: Hypoglycaemic and hypoketonaemic effects of sodium 2-(5-(4-chlorophenyl)-pentyl)oxirane-2-carboxylate (B 807-27) in fasted animals. Diabetologia 22:456

Wollenberger A (1968) Oxydative Phosphorylierung im insuffizienten Herzen. In: Reindell H, Keul J, Doll E (Hrsg) Herzinsuffizienz. Thieme, Stuttgart

Arbeitsweise des gesunden Herzens

H. Roskamm, H. H. Dickhuth

7.1 Arbeitsweise des gesunden menschlichen Herzens in Ruhe – 122
7.1.1 Volumina der Herzkammern und des Blutauswurfs – 122
7.1.2 Drücke in den einzelnen Herz- und Gefäßabschnitten – 122
7.1.3 Vorbelastung, Nachbelastung und Kontraktilität – 123

7.2 Arbeitsweise des gesunden menschlichen Herzens während körperlicher Belastung – 124
7.2.1 Volumina der Herzkammern und des Blutauswurfs – 124
7.2.2 Drücke in den einzelnen Herz- und Gefäßabschnitten – 125
7.2.3 Vorbelastung, Nachbelastung und Kontraktilität – 126

7.3 Neurohumorale Steuerung des Herz-Kreislauf-Systems bei dynamischer und statischer Muskelarbeit – 127

7.4 Anpassung an die chronische physiologische Mehrbelastung – 129
7.4.1 Regulative Anpassungsmechanismen – 129
7.4.2 Strukturelle Anpassungsmechanismen (Sportherz) – 130
7.4.3 Rückbildungsfähigkeit des Sportherzens – 133

Literatur – 133

Diagnostik und Therapie in der Kardiologie bauen heutzutage mehr denn je auf Physiologie und Pathophysiologie auf. Aus der Kenntnis der Anpassungsmöglichkeiten des gesunden Herzens an akute Belastungssituationen sind eine Reihe von Messverfahren hervorgegangen. Die Kenntnis der Anpassungsmöglichkeiten des gesunden Herzens an chronische Belastungssituationen ist Vorbedingung für die richtige Einschätzung der klinischen Befunde und des Verlaufs einer Herzerkrankung.

7.1 Arbeitsweise des gesunden menschlichen Herzens in Ruhe

Die wichtigste Aufgabe des Herzens besteht darin, den Organismus und damit auch sich selbst ausreichend mit Blut zu versorgen. Diese Pumpfunktion des Herzens wird in erster Linie durch die Volumina der Kammern und der ausgeworfenen Blutmenge, und die bestehenden Drücke beschrieben.

7.1.1 Volumina der Herzkammern und des Blutauswurfs

Enddiastolisches Volumen. Am Ende der Diastole erreichen die beiden Ventrikel ihr größtes Volumen, das sog. enddiastolische Volumen (EDV). Das angiokardiographisch gemessene EDV des linken Ventrikels beträgt beim Menschen durchschnittlich 70±20 ml/m² Körperoberfläche. Das EDV des rechten Ventrikels lässt sich beim lebenden Menschen angiokardiographisch nicht so exakt bestimmen, da der rechte Ventrikel keinem definierbaren geometrischen Körper ähnelt.

Das größtmögliche EDV wird im Ruhezustand in liegender Körperposition erreicht. Der Übergang in stehende oder sitzende Körperposition führt zu einer Abnahme des EDV.

Endsystolisches Volumen. Während der Austreibungsperiode der Systole führt die Verkürzung der Herzmuskelfasern zum Auswurf des Schlagvolumens (SV). Es beträgt 44–55 ml/m² Körperoberfläche. Das am Ende der Systole in den Ventrikeln verbleibende Blut wird als endsystolisches Volumen (ESV) bezeichnet, es stellt das Restblut der Ventrikel dar.

Auswurffraktion. Zwischen EDS, SV und ESV besteht beim gesunden Herzen eine relativ feste Beziehung, die sog. Auswurffraktion (SV/EDV). Sie beträgt im Mittel 67% (Dodge u. Baxley 1968). Der Normalbereich liegt bei Verwendung eines angiokardiographisch gemessenen EDV zwischen 60 und 75%. Von anderen Autoren wird der Mittelwert der Auswurffraktion mit ungefähr 50% angegeben (Lüthy 1962; Kreuzer 1968). Diese Autoren haben zur Bestimmung des enddiastolischen Volumens und des Schlagvolumens im wesentlichen Farbstoff- und Kälteverdünnungsmethoden verwandt. 33% bzw. 50% des EDV verbleiben somit endsystolisch als Restblut im Ventrikel. Je größer das EDV, desto größer ist auch das SV. Die Auswurffraktion bleibt bei sich ändernder Herzgröße, z. B. während des Wachstums oder beim Sportherzen, gleich.

Nicht nur das EDV des linken Ventrikels, sondern auch die Volumina der übrigen 3 Herzhöhlen stehen in einer Beziehung zu den Körperdimensionen. Das normale Schlagvolumen liegt bei ungefähr 90 ml, entsprechend 50 ml/m² Körperoberfläche, wie oben angegeben. Bei einer mittleren Herzfrequenz von 72/min ergibt sich ein mittleres Herzminutenvolumen (HMV) von ungefähr 6,5 l; bezogen auf Quadratmeter Körperoberfläche ergibt das einen **„Cardiac Index"** von im Mittel 3,5 l/min/m². Der Normalbereich liegt zwischen 2,5 und 4,5 l/min/m².

7.1.2 Drücke in den einzelnen Herz- und Gefäßabschnitten

Die Abb. 7.1a–e enthält die Normalwerte der in den einzelnen Herz- und Gefäßabschnitten vorliegenden Drücke sowie deren phasisches Verhalten im Verlauf des Herzzyklus.

Systolischer Druck. Er wird von einem der beiden Ventrikel aufgebracht und hängt von dem peripheren Gefäßwiderstand, dem elastischen Gesamtwiderstand der zentralen Arterienanteile und dem von der Peripherie geforderten Herzminutenvolumen ab.

Enddiastolische Drücke. Sie hängen vom Funktionszustand des betreffenden Ventrikels, seiner Dehnbarkeit und der Stärke der Vorhofkontraktion ab. Wesentliche Änderungen kommen nur unter pathologischen Bedingungen vor. Ihre geringgradige Erhöhung mit zunehmendem Alter ist wohl in erster Linie auf eine herabgesetzte Dehnbarkeit der Ventrikel infolge Bindegewebsvermehrung zurückzuführen. Bei normalem Lungengefäßwiderstand besteht eine weitgehende Übereinstimmung zwischen dem enddiastolischen Druck im linken Ventrikel, dem mittleren Druck im linken Vorhof, dem Pulmonalkapillardruck (PCP) und dem diastolischen Druck im Truncus pulmonalis (Kap. 16.3). Der wesentliche Abfall des arteriellen Drucks geschieht in den Arteriolen. Sie bestimmen somit im Wesentlichen den peripheren Gefäßwiderstand. Dieser lässt sich berechnen aus der Druckdifferenz pro Sekundendurchfluss in Milliliter:

$$R = \frac{P_1 - P_2}{HMV:60} \cdot 1332 \; [dyn \cdot s \cdot cm^{-5}]$$

P_1 ist der Druck vor und P_2 der Druck hinter dem Hindernis. Beispiel für den großen Kreislauf:

$$R_S = \frac{\overline{BA} - \overline{AD}}{HMV:60} \cdot 1332 = \frac{100 - 0}{6000:60} \cdot 1332 = 1332 \; [dyn \cdot s \cdot cm^{-5}]$$

Beispiel für den kleinen Kreislauf:

$$R = \frac{\overline{PA} - \overline{AS}}{HMV:60} \cdot 1332 = \frac{15 - 5}{6000:60} \cdot 1332 = 133,2 \; [dyn \cdot s \cdot cm^{-5}]$$

7.1 · Arbeitsweise des gesunden menschlichen Herzens in Ruhe

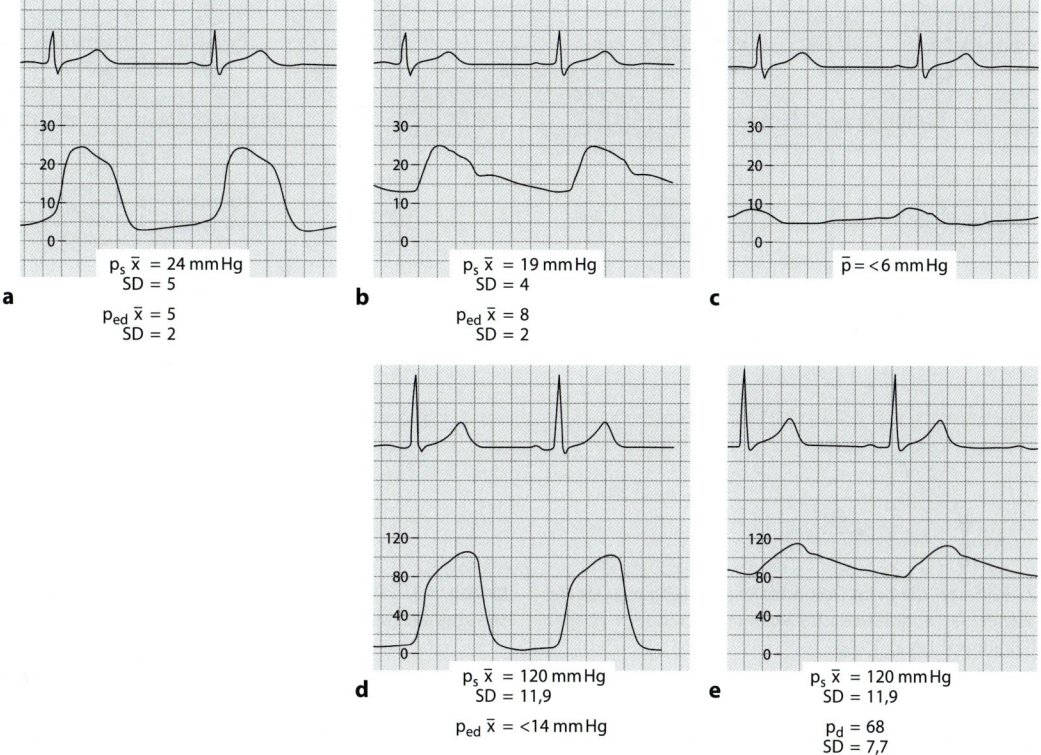

Abb. 7.1a–e. Mit Tipmanometerkatheter gewonnene Druckkurven im rechten Ventrikel (**a**), in der A. pulmonalis (**b**), im rechten Vorhof (**c**), im linken Ventrikel (**d**) und in der Aorta (**e**). Mittelwerte ($\bar{x}$) und Standardabweichungen (SD) der Drücke im rechten Ventrikel, in der A. pulmonalis und in der Aorta für 16- bis 41-jährige Normalpersonen. Der systolische Druck im linken Ventrikel wurde mit dem systolischen Druck in der Aorta gleichgesetzt. Für den enddiastolischen Druck im linken Ventrikel und den mittleren Vorhofdruck wurde der obere Grenzbereich angegeben. (Mod. nach Jonsson 1967)

Mechanische Systole. Sie beginnt mit dem Anstieg des Ventrikeldrucks und endet mit der myokardialen Relaxation. Sie wird unterteilt in
- die isovolumetrische Kontraktion und
- die Austreibungsphase des Ventrikels.

Diastole. Sie lässt sich in
- die isovolumetrische Relaxation (120 ms),
- eine Phase der schnellen Füllung (100 ms),
- eine Phase der langsamen Füllung (190 ms) und
- die Vorhofkontraktion (60 ms)

unterteilen. Die Zeitangaben beziehen sich auf eine mittlere Herzfrequenz in Ruhe.

7.1.3 Vorbelastung, Nachbelastung und Kontraktilität

Aus der experimentellen Kardiologie (Kap. 4) ist bekannt, dass im akuten Versuch das Ausmaß der Faserverkürzung und damit die Größe des Schlagvolumens durch 3 Faktoren beeinflusst werden kann (Braunwald et al. 1968):
- Vorbelastung des Herzens, d. h. die Länge der Herzmuskelfaser zu Beginn der Kontraktion bzw. beim intakten Ventrikel das enddiastolische Volumen, zu dem der enddiastolische Druck in einer gewissen Beziehung steht;
- Nachbelastung des Herzens, die dem sich kontrahierenden Herzmuskel abverlangt wird, d. h. Größe des Austreibungswiderstandes der beiden Ventrikel;
- Kontraktilität des Myokards, die die Muskelfunktion des Myokards selbst charakterisiert und die durch extrakardiale Steuerung beeinflusst wird.

Die Bedeutung dieser kardialen und extrakardialen Faktoren für die Anpassung der Herzarbeit an unterschiedliche Belastungsbedingungen soll im Folgenden besprochen werden.

Vorbelastung des Herzens. Im intakten Organismus gibt es Faktoren, die die Vordehnung des Myokards als der entscheidenden Determinanten des Starling-Mechanismus bestimmen (Abb. 7.2). Dabei handelt es sich in der Regel um kurzfristige, nur über mehrere Herzschläge sich ändernde Belastungen des Herzens, denen es sich sofort anpassen muss, weil extrakardiale Steuerungsvorgänge wegen der langsamen „Laufzeit" im Reglersystem Kreislauf (Wagner 1954) nicht so schnell eingreifen können (Bauereisen 1957). Unter physiologischen Bedingungen ist dabei der Übergang von stehender zu liegender Position sowie der Einfluss der Ventilation auf den intrathorakalen Druck und damit die Herzfüllung von Bedeutung. Nach Extrasystolen führt die kompensatorische Pause zu einer vermehrten Füllung des Ventrikels; auch hier

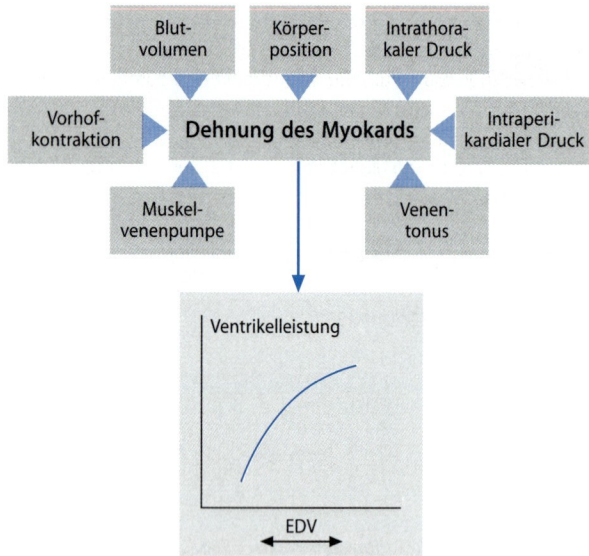

◻ **Abb. 7.2.** Faktoren, die beim Gesunden die Vordehnung des Herzens und damit das enddiastolische Volumen verändern können. (Mod. nach Braunwald et al. 1968)

◻ **Abb. 7.3.** Faktoren, die die Kontraktilität des Myokards beeinflussen können. (Mod. nach Braunwald et al. 1968)

muss eine Wirksamkeit des Starling-Mechanismus angenommen werden.

Nachbelastung des Herzens. Die Nachbelastung wird durch den Austreibungswiderstand während der Ventrikelsystole bestimmt. In erster Linie ist hierfür der diastolische Druck in der Aorta oder im Truncus pulmonalis und somit der periphere Widerstand des großen oder kleinen Kreislaufs entscheidend. Wesentliche Änderungen der Nachbelastung treten beim gesunden Herzen im Ruhezustand nicht auf. Sie kann sich lediglich beim Übergang von der liegenden in die stehende Körperposition, bei akut einsetzenden vegetativen Störeinflüssen oder Aufregungen etwas erhöhen.

Kontraktiler Zustand des Myokards. Die Kontraktilität des Myokards wird v. a. durch die unterschiedliche Sympathikusaktivität bestimmt; der Einfluss der zirkulierenden Katecholamine ist weniger stark. Die wesentlichen Faktoren sind in Abb. 7.3 zusammengefasst. Die pathologischen Bedingungen werden an dieser Stelle nicht diskutiert.

7.2 Arbeitsweise des gesunden menschlichen Herzens während körperlicher Belastung

7.2.1 Volumina der Herzkammern und des Blutauswurfs

Jede körperliche Belastung verlangt eine Mehraufnahme an Sauerstoff. Lediglich bei sehr kurzdauernden Belastungen, wie z. B. einem 100-m-Lauf, kann der Energiebedarf anaerob aus den Energiereserven der Extremitätenmuskulatur (energierei-

che Phosphate, Glykogen) gedeckt werden. Der Organismus geht eine Sauerstoffschuld ein, die nach Beendigung der Belastung wieder abgetragen werden kann.

Während unter Grundumsatzbedingungen ungefähr 200–300 ml Sauerstoff/min aufgenommen werden, können bei untrainierten jugendlichen Männern während körperlicher Belastung auf dem Fahrradergometer Werte bis durchschnittlich 3000 ml/min bzw. 46 ml/min/kgKG gemessen werden. Auf dem Laufband liegen die Werte um ca. 5–10% höher – wegen des Einsatzes einer größeren Muskelmasse. Gesunde Frauen im Alter von 20–30 Jahren haben eine durchschnittliche maximale Sauerstoffaufnahme von ungefähr 2100 ml/min bzw. 38 ml/min/kgKG. Mit zunehmendem Alter kommt es zu einer Abnahme der maximalen Sauerstoffaufnahme um ca. 6% pro Altersdekade, wobei die Abnahme bei Frauen etwas langsamer vonstatten geht als bei Männern (Hollmann u. Hettiger 1990).

Jede Mehraufnahme an Sauerstoff verlangt eine Steigerung des Herzminutenvolumens. Die Beziehungen zwischen Sauerstoffaufnahme ($\dot{V}O_2$) und Herzminutenvolumen (HMV) sind beim Gesunden linear. Die Beziehungen lassen sich nach Ekelund u. Holmgren (1967) in folgender Formel ausdrücken:

$$HMV = (6{,}17 + 6{,}3) \cdot \dot{V}O_2$$

Nach einer Literaturübersicht von Rowell (1969) ist die Linearität bis ungefähr 70% der maximalen Sauerstoffaufnahme gewährleistet (◻ Abb. 7.4).

Zur Steigerung der Sauerstoffaufnahme wird nicht nur das Herzminutenvolumen vergrößert, gleichzeitig wird auch das der Peripherie angebotene Blut stärker ausgenutzt. Die arteriovenöse Sauerstoffdifferenz steigt von 5,0 Vol.-% im Ruhezustand auf ungefähr 17 Vol.-% während maximaler körperlicher Belastung. Beim älteren Menschen ist die Steigerung des Herzminutenvolumens in Relation zur Sauerstoffaufnahme etwas

7.2 · Arbeitsweise des gesunden menschlichen Herzens während körperlicher Belastung

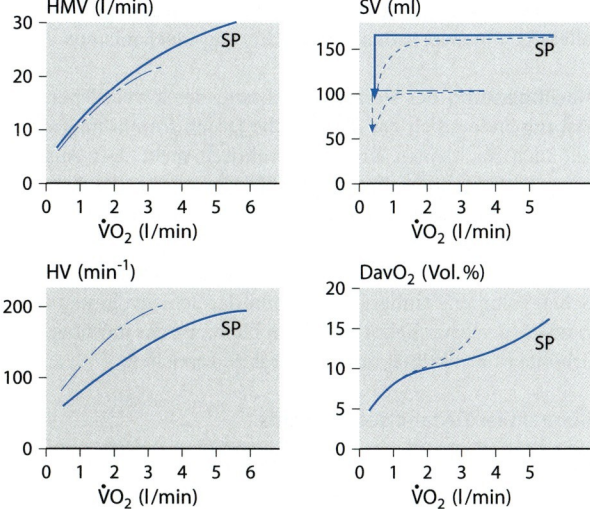

Abb. 7.4. Abhängigkeit des Herzminutenvolumens *(HMV)*, des Schlagvolumens *(SV)*, der Herzfrequenz *(HF)* und der arteriovenösen Sauerstoffdifferenz *(DavO₂)* von der Sauerstoffaufnahme *($\dot{V}O_2$)* in Ruhe und während körperlicher Belastung; ------ Normalpersonen; *durchgezogene Linie* Sportler. Die Ruhewerte des Schlagvolumens sind sehr stark von der Körperstellung abhängig *(gestrichelte Linie SV-Anstieg im Sitzen)*; ausgehend vom Liegen sinken sie im Sitzen oder Stehen beträchtlich ab. Bei Belastung werden, unabhängig von der Körperstellung, ungefähr dieselben Maximalwerte erreicht. (Mod. nach Rowell 1969)

geringer, dafür wird die arteriovenöse Sauerstoffdifferenz stärker erhöht (Granath et al. 1961).

> In liegender Körperposition wird die Steigerung des Herzminutenvolumens im Wesentlichen durch eine Steigerung der Herzfrequenz herbeigeführt (◘ s. Abb. 7.4).

Die Herzfrequenz kann von ungefähr 70/min im Ruhezustand auf Werte von 200/min bei kurzfristigen Belastungen gesteigert werden. Bei hohen körperlichen Belastungen bis zu mehreren Stunden Dauer können Herzfrequenzen zwischen 170 und 180/min gemessen werden. Das Schlagvolumen des Herzens erfährt in liegender Position durch die körperliche Belastung nur eine sehr geringe Vergrößerung; in sitzender oder stehender Körperposition kommt es im Ruhezustand zur erheblichen Abnahme des Schlagvolumens. Wird in derselben Körperstellung eine körperliche Belastung durchgeführt, wird das orthostatische Blutversacken durch die Muskelpumpe aufgehoben. Es kommt zu einem wesentlichen Anstieg des Schlagvolumens, der bei Körperruhe im Liegen vorhandene Wert wird dabei annähernd erreicht (◘ s. Abb. 7.4).

7.2.2 Drücke in den einzelnen Herz- und Gefäßabschnitten

Der diastolische Druck steigt sowohl in der Aorta als auch in der Pulmonalarterie während körperlicher Belastung, die mit einer Steigerung des Herzminutenvolumens bis zu ungefähr 22 l/min einhergeht, nur gering an bzw. bleibt gleich; Mitteldruck und systolischer Druck steigen dagegen deutlich an. Mit zunehmendem Alter ist der Anstieg der Drücke während körperlicher Belastung etwas ausgeprägter.

Errechnet man aus Herzminutenvolumensteigerung und Erhöhung der arteriellen Mitteldrücke den Gesamtgefäßwiderstand im großen und kleinen Kreislauf, so ergibt sich bei Belastung eine Herabsetzung auf ungefähr ein Drittel des normalen Ruhewertes.

Beispiel für den großen Kreislauf in Ruhe (R):

$$R = \frac{100-0}{6000:60} \cdot 1332 = 1 \cdot 1332 \left[dyn \cdot s \cdot cm^{-5}\right]$$

Dynamische Belastung (B):

$$B = \frac{133-0}{24000:60} \cdot 1332 = \frac{1}{3} \cdot 1332 = 444 \left[dyn \cdot s \cdot cm^{-5}\right]$$

Bei isometrischer (statischer) Muskelarbeit fehlt im Gegensatz zur dynamischen Muskelarbeit die Rhythmizität von Anspannung und Erschlaffung. Bei etwa 70% und mehr der maximalen Anspannungskraft wird die Blutzufuhr in dem entsprechenden Muskelbereich gedrosselt, sodass die Energiebereitstellung weitgehend anaerob gedeckt werden muss (Lind u. McNicol 1967).

Bei isometrischer Muskelarbeit kommt es zu einem Anstieg von systolischem und diastolischem Blutdruck, begleitet durch relativ geringe Zunahmen von Herzfrequenz und Herzzeitvolumen. Da das Schlagvolumen sich nicht wesentlich ändert, ist die Zunahme des Herzzeitvolumens im Wesentlichen dem Anstieg der Herzfrequenz zuzuschreiben. Der periphere Widerstand ist weitgehend unverändert oder steigt leicht an, sodass der Blutdruckanstieg überwiegend durch die Zunahme des Herzzeitvolumens bedingt ist. Der linksventrikuläre enddiastolische Druck ändert sich nicht oder steigt leicht an, wenn die Kontraktionsintensität 50–60% der maximalen Kontraktionskraft übersteigt (Shepherd et al. 1981). Auch die Ejektionsfraktion erhöht sich unter isometrischer Belastung nur geringfügig (Hanson u. Nagle 1987).

> Die isometrische Kontraktion ist nicht selten mit einer beträchtlichen Erhöhung des Druckes im thorakoabdominalen Raum verbunden (Pressatmung).

Der Druck kann sehr hoch sein. Beim Gewichtheben wurden zentralvenöse Drücke bis zu 178 mmHg bestimmt. Beim Pressen kann von intrathorakalen Druckwerten von 100–200 mmHg ausgegangen werden (Rost 1984). Diese Erhöhung führt zu einer Einflussblockade des venösen Rückstroms in den thorakoabdominalen Raum (Samek u. Bakos 1969). Das endsystolische und enddiastolische Volumen der linken und der rechten Herzkammern nehmen ab. Das Herzzeitvolumen sinkt um 50%, v. a. durch eine Abnahme des Schlagvolumens um etwa 66% trotz Anstieg der Herzfrequenz (Mitchell et al. 1974).

7.2.3 Vorbelastung, Nachbelastung und Kontraktilität

In diesem Abschnitt soll untersucht werden, in welchem Maße die Faktoren Vorbelastung, Nachbelastung und kontraktiler Zustand des Myokards die erhöhte Pumpleistung des Herzens während körperlicher Belastung bestimmen (s. auch Kap. 4, S. 75).

Vorbelastung des Herzens. Wird in liegender Körperposition eine körperliche Belastung durchgeführt, kommt es nicht zu einer Vergrößerung, sondern zu einer Verkleinerung des Herzens. Das geht bereits aus röntgenologischen sowie kymographischen Untersuchungen hervor (Dietlen 1926; ReindelI 1960) und kann auch bei Normalpersonen oder Sportlern gut mit der Echokardiographie nachgewiesen werden (Bubenheimer et al. 1977). Bei Konstanz oder geringer Abnahme des enddiastolischen Durchmessers des linken Ventrikels während Belastung im Liegen kommt es zu einer deutlichen Reduktion des endsystolischen Durchmessers (◘ Abb. 7.5).

Auch der enddiastolische Druck steigt während der körperlichen Belastung nicht an. Bei jungen Normalpersonen kommt es eher zu einer Abnahme des enddiastolischen Druckes des rechten und linken Ventrikels während körperlicher Belastung.

Bei Übergang von liegender in sitzende oder stehende Körperhaltung kommt es zu einer Abnahme der Gesamtherzgröße, der enddiastolischen Volumina und der enddiastolischen Drücke. Wird in dieser Körperposition eine körperliche Belastung durchgeführt, kommt es zu einem allmählichen Anstieg der Herzgröße, der enddiastolischen Volumina und des enddiastolischen Druckes, sodass während zunehmender Belastung die normalerweise bei liegender Körperposition im Ruhezustand vorhandenen Werte erreicht werden. Die körperliche Belastung hebt in diesem Fall über eine vermehrte Füllung des Herzens die durch das Blutversacken bedingte herabgesetzte Füllung im Ruhezustand auf. Die optimale Füllung im Liegen wird somit nicht überschritten. Körperliche Belastung im Liegen führt nach diesen Befunden keineswegs zu einer alleinigen Inanspruchnahme des Starling-Mechanismus.

Nachbelastung des Herzens. Während der körperlichen Belastung ändert sich der diastolische Druck sowohl im großen als auch im kleinen Kreislauf praktisch nicht. Der Austreibungswiderstand während der Ejektionsphase des Herzens wird jedoch erhöht, da der mittlere, während der Systole herrschende Druck erhöht wird. Diese Erhöhung der Nachbelastung des Herzens sollte an sich mit einer Herabsetzung des Schlagvolumens einhergehen. Wenn das Schlagvolumen während körperlicher Belastung gleich bleibt, ist das nur über eine erhöhte Kontraktilität des Myokards zu erreichen.

Kontraktiler Zustand des Myokards

> Während körperlicher Belastung kommt es zu einer Aktivierung des Sympathikusantriebs auf das Herz und damit zu einer erheblichen Kontraktilitätssteigerung.

In Relation zu dem Produkt aus Herzfrequenz und systolischem Druck des entsprechenden Ventrikels, das in Anlehnung an Gleason u. Braunwald (1962) als Referenzgröße verwendet wurde, kommt es während körperlicher Belastung von Normalpersonen zu einer durchschnittlichen Steigerung von dp/dt_{max} von 1450 mmHg/s im Ruhezustand auf 7250 mmHg/s bei 200 W Belastung. Einzelwerte bis 8000 mmHg/s werden erreicht (◘ Abb. 7.6). Bei einer Belastung von 200 W, die zu einer Steigerung der Herzfrequenz auf 172/min im Mittel führte, ist somit eine Verfünffachung von dp/dt_{max} nachweisbar.

Wesentliche Einblicke in die Bedeutung der Sympathikusaktivierung während körperlicher Belastung haben Versuche nach vorheriger β-Rezeptorenblockade ergeben. Von Sonnenblick et al. (1965) konnte nachgewiesen werden, dass die üblicherweise während körperlicher Belastung stattfindende Stei-

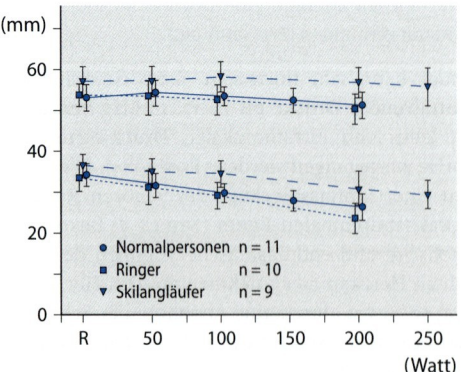

◘ **Abb. 7.5.** Verhalten des echokardiographisch bestimmten größten diastolischen (D_1, obere Kurven) und des kleinsten systolischen Durchmessers (D_2, untere Kurven) des linken Ventrikels während Ergometerarbeit im Liegen bei Normalpersonen, Ringern und Skiläufern. Bei Konstanz bzw. geringer Abnahme von D_1 kommt es zu einer deutlichen Verkleinerung von D_2

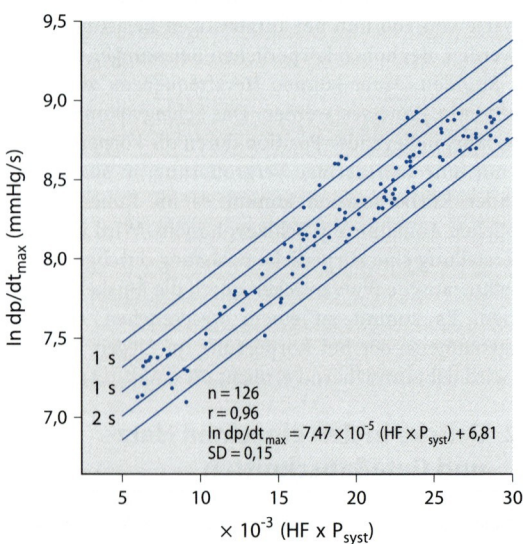

◘ **Abb. 7.6.** Beziehungen zwischen $\ln dp/dt_{max}$ und dem Produkt $HF \cdot P_{syst}$ bei Normalpersonen im Alter von 19–27 Jahren in Ruhe und während Belastung. (Aus Roskamm et al. 1972)

gerung der Auswurfgeschwindigkeit nach vorheriger Gabe von β-Rezeptorenblockern erheblich reduziert wird; die vorher vorhandene Abnahme des EDV während Belastung ist jetzt nicht mehr nachweisbar.

In eigenen Untersuchungen konnten wir zeigen, dass die normalerweise stattfindende Steigerung von dp/dt_{max} während körperlicher Belastung nach vorheriger Gabe von β-Rezeptorenblockern weitgehend aufgehoben wird (◘ Abb. 7.7).

> **Klinisch wichtig**
>
> Ohne β-Rezeptorenblockade kommt es während einer Belastung zu einem Abfall des enddiastolischen Drucks des linken Ventrikels, nach vorheriger β-Rezeptorenblockade zu einem erheblichen Anstieg.

Das Herzminutenvolumen bei 200 W war in einer parallelen eigenen Versuchsserie entsprechend der Frequenzsenkung um durchschnittlich 15% reduziert worden, die maximale Sauerstoffaufnahme fiel nur um 10%, das Schlagvolumen bei 200 W war sogar gering vergrößert. Trotz weitgehender Verhinderung der Kontraktilitätssteigerung während körperlicher Belastung ist der Organismus somit imstande, mit unverändert großem Schlagvolumen 90% seiner maximalen Sauerstoffaufnahme zu erzielen, jedoch bei erheblichem Anstieg des enddiastolischen Ventrikeldrucks.

Die erhebliche Reduktion der belastungsbedingten Kontraktilitätssteigerung ist neben der Frequenzsenkung die Ursache der Reduktion des myokardialen Sauerstoffverbrauchs, der mit der β-Rezeptorenblockade bei koronarer Herzkrankheit angestrebt wird (s. Kap. 41).

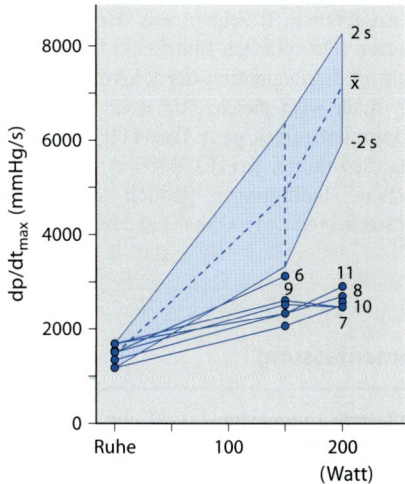

◘ **Abb. 7.7.** Einzelwerte von dp/dt_{max} von 6 gesunden Versuchspersonen in Relation zur Belastungsstufe nach β-Rezeptorenblockade mit 10 mg Pindolol oral. Zusätzlich sind die ±2s-Normalbereiche (s Standardabweichung) gesunder Probanden aufgetragen. (Aus Roskamm et al. 1972)

> **Zusammenfassung**
>
> Nach den geschilderten Untersuchungen kommt die Steigerung der Pumpfunktion während körperlicher Belastung durch den komplexen Einfluss folgender Mechanismen zustande:
> — Herzfrequenzsteigerung sowie
> — Steigerung der Sympathikusaktivität und damit Kontraktilitätssteigerung;
> — die Bedeutung des Frank-Straub-Starling-Mechanismus während körperlicher Belastung eines gesunden Herzens kann heutzutage nicht genau eingeschätzt werden, eine wesentliche oder gar alleinige Bedeutung kann ausgeschlossen werden.

7.3 Neurohumorale Steuerung des Herz-Kreislauf-Systems bei dynamischer und statischer Muskelarbeit

Eine der wesentlichen Aufgaben des Herz-Kreislauf-Systems ist die ausreichende Blut- und Sauerstoffversorgung der Organe, einschließlich der Skelettmuskulatur, in Ruhe und während Belastung. Die Anpassung an die verschiedenen Anforderungen wird zentral und peripher über das autonome Nervensystem geregelt. Zentral neuronal erfolgt dies im Sinne einer „Feed-forward-Kontrolle", z. T. als eine antizipierte Aktivierung des Herz-Kreislauf-Systems. Typische Konstellationen sind die Vorstartphase im Sport oder die emotionale Aktivierung vor einer Rede oder Prüfung.

Die peripher muskuläre Steuerung erfolgt dagegen eher im Sinne einer Bedarfsorientierung („Feed-back-Kontrolle") über Ergorezeptoren, einerseits durch Mechanorezeptoren vorwiegend über myelinisierte Gruppe-III-Fasern und andererseits durch Chemorezeptoren über unmyelinisierte Gruppe-IV-Fasern (◘ Abb. 7.8). Die Mechanorezeptoren scheinen einen stärkeren und unmittelbareren Einfluss als die Chemorezeptoren aufzuweisen, die auf eine gewisse Anhäufung von Metaboliten angewiesen sind und deshalb mit einer geringen Latenz arbeiten. Die Stärke des Impulseinstroms hängt von der Anzahl der beteiligten Ergorezeptoren und von der Reizintensität ab. Dies erklärt auch, weshalb beim Handgrip mit einer kleinen beteiligten Muskelgruppe bei ausreichendem Kraftaufwand eine starke Aktivierung der Kreislaufzentren erfolgt, dagegen niedrige dynamische Belastungen auch größerer Muskelgruppen nur eine geringe Aktivierung auslösen (Mitchell 1990).

Der periphere Steuerungsmechanismus scheint bei gleichzeitiger Aktivierung beider Regelungsprinzipien zu dominieren und stabiler reproduzierbar zu sein, da durch körperliche Belastung psychische Einflüsse, z. B. auf das Herzfrequenz- und Blutdruckverhalten zurückgedrängt werden (Mitchell 1990; Fernandes et al. 1990). Dem entspricht die Einsatzmöglichkeit und die Eignung einer Belastungsuntersuchung mittels einer Ergometrie, eine emotionsbedingte Kreislaufaktivierung (z. B. Weißkittelhochdruck) richtig einzuordnen.

Der zentrale und periphere Impulseinstrom wird in vegetativen Zentren zusammen mit anderen Einflussgrößen, insbe-

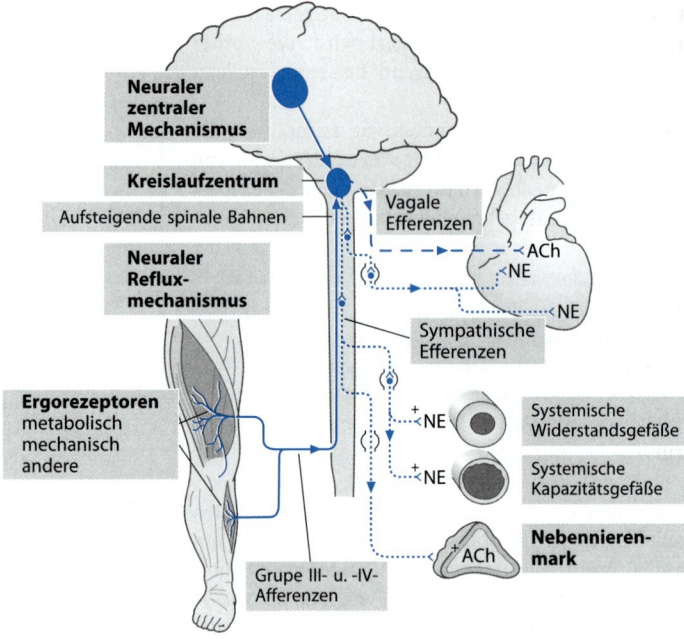

Abb. 7.8.
Neurale Kontrolle des kardiozirkulatorischen Systems bei Belastung; *Ach* Azetylcholin, *NE* Noradrenalin. (Nach Mitchell 1990)

sondere Presso-(Baro-), Chemo- und Volumen- bzw. Dehnungsrezeptoren aus dem Gefäßsystem und Herzen, verarbeitet und regelt hauptsächlich über die parasympathische und sympathische Aktivität die Herz-Kreislauf-Reaktion. Die sympathische Aktivität wird nerval und humoral über Adrenalin und Noradrenalin vermittelt, die parasympathische Aktivität über Azetylcholin (Koepchen 1982; Thews et al. 1999). Beim Gesunden, insbesondere Nicht-Herz-Kreislauf-Erkrankten, dominiert in Ruhe die parasympathische Aktivität. Diese wird bei körperlicher Belastung zuerst zurückgeführt, um bei höherer Belastung im Bereich der intrinsischen Herzfrequenz in eine zunehmende sympathische Aktivierung überzugehen (Dickhuth et al. 1987). Dieser Wirkmechanismus wird peripher auf Rezeptorebene moduliert und in den Endpunkten der Regulationsspanne durch eine inverse zentrale Verschaltung verstärkt (Koepchen 1982; Pitschner et al. 1994).

Die Folge ist neben der Frequenzsteigerung ein Anstieg der Kontraktilität des Herzens bei gleichzeitiger Zunahme des Tonus der Widerstandsgefäße und auch des Venentonus. Da in der überwiegend dynamisch belasteten Muskulatur die metabolischen Produkte und endotheliale Faktoren die konstriktorische Wirkung des Sympathikus überspielen, resultiert eine Umverteilung der Durchblutung mit einer Zunahme in der belasteten Muskulatur und einer Abnahme insbesondere im Splanchnikusbereich. Bei überwiegend statischer oder isometrischer Belastung der Muskulatur kann diese Umverteilung während einer Belastung nicht erfolgen, da in der beanspruchten Muskulatur aufgrund der Spannungsentwicklung die Gefäße sich nicht erweitern können bzw. sogar vermindert oder gar nicht durchblutet sind (Astrand u. Rohdahl 1986; Wilmore u. Costill 1999).

Neben dem sympathisch-parasympathischem Wechselspiel ist auch das Renin-Angiotensin-Aldosteron-System (RAAS) in die Regulation einbezogen. Akute körperliche Belastungen führen in Abhängigkeit von der Intensität und Dauer der Belastung zu einer Aktivierung des RAAS, einerseits parallel zur sympathischen Aktivierung, andererseits durch eine Blutumverteilung aus dem Splanchnikusbereich zur arbeitenden Muskulatur (renale Minderperfusion) und damit zur Na^+-Retention mit einem Flüssigkeits-Shift in das vaskuläre System (Fallo 1993). Involviert ist dabei Vasopressin (ADH) mit der Reabsorption von freiem Wasser. Der Anstieg von Renin, Angiotensin II, Aldosteron und ADH erfolgt annähernd parallel und dauert ca. 6–12 h. Aldosteron kann unter bestimmten Bedingungen ein abweichendes Verhalten von Renin und Angiotensin II zeigen, was darauf hinweist, dass andere Faktoren (Osmolarität, Blutdruck, K^+, Na^+) bei Belastung wirksam in die Regulation der RAA-Antwort eingreifen (Fallo 1993). Auch wird gleichzeitig ANP (Atriopeptin) und auch BNP (brain natriuretic peptid) als Folge der höheren Vorhofbelastung (Spannung, Druck) aktiviert; dies scheint unter physiologischen Bedingungen jedoch ohne wesentliche Bedeutung (Steele et al. 1997; Ohba et al. 2001).

> **Zusammenfassung**
>
> Insgesamt ist die Hormonantwort auf eine akute Belastung unter physiologischen Bedingungen sehr komplex, da sich auch die verschiedenen Hormonaktivitätsniveaus gegenseitig beeinflussen (Fellmann 1992; Bristow u. Abraham 1995). Der Nettoeffekt unter physiologischen Bedingungen ist zunächst eine Abnahme des intrazellulären Volumens, eine Zunahme des interstitiellen Volumens sowie eine Zunahme des Plasmavolumens nach Belastung um bis zu 25% (Hypervolumämie), die auch nach Normalisierung des intrazellulären und interstitiellen Volumens beim Plasmavolumen anhält (Röcker et al. 1989; Fellmann 1992).

7.4 Anpassung an die chronische physiologische Mehrbelastung

Bei schwerer körperlicher Arbeit und Leistungssport mit überwiegenden Ausdauerbelastungen kommt es zu einer chronischen Mehrbelastung des Kreislaufsystems und Anpassungsreaktionen, die letztendlich in einer erhöhten Leistungsfähigkeit des kardiovaskulären Systems und einer gesteigerten maximalen Sauerstoffaufnahmefähigkeit münden (◘ Abb. 7.9). Die Adaptation betrifft nicht nur das Herz, sondern auch das arterielle und venöse Gefäßsystem (Schmid-Trucksäss et al. 2000). Man kann regulative und strukturelle Adaptationen unterscheiden, die individuell eine sehr unterschiedliche Ausprägung erfahren können; in der Regel treten die regulativen vor den strukturellen Anpassungsmechanismen auf (Reindell 1960; Keul et al. 1981). Eindeutig belegt sind solche Trainingswirkungen v. a. für die chronisch dynamischen Belastungsformen; bei anderen motorischen Beanspruchungsformen wie Krafttraining bzw. statischem Training oder Schnelligkeitstraining sind nur geringe oder keine Effekte auf die Regulation und Struktur des Herz-Kreislauf-Systems nachweisbar (Keul et al. 1981; Dickhuth et al. 1987; Kindermann 2000).

7.4.1 Regulative Anpassungsmechanismen

Mit Beginn von regelmäßigen dynamischen Belastungen kommt es in Abhängigkeit vom Umfang, von der Intensität, vom Ausmaß der eingesetzten Muskelgruppen und von der individuellen Veranlagung zuerst zu einer vegetativen Umstimmung (s. Abschn. 7.3). In Ruhe wird v. a. der Vagotonus mit seinem hemmenden Einfluss erhöht, während sich beim Sympathikus keine wesentlichen Tonusänderungen nachweisen lassen. Dies kann entsprechend den Wirkorten des Parasympathikus zur verzögerten Erregungsbildung und Erregungsleitung führen. Da sich der parasympathische Einfluss nicht auf den linken Ventrikel erstreckt, wird die Kontraktilität und damit die Auswurffraktion kaum beeinflusst (Roskamm et al. 1972). Die erniedrigte Frequenz, die z. T. auch durch einen intrinsischen Mechanismus bedingt ist, führt in dieser Phase der Anpassung dazu, dass das Herzzeitvolumen in Ruhe leicht erniedrigt sein kann, was zu einer leichten Absenkung des mittleren Blutdrucks führt oder bei unverändertem Ruheblutdruck durch eine leichte Erhöhung des peripheren Widerstandes kompensiert wird (Bevegard et al. 1963).

Der leistungsfördernde Effekt dieser regulativen Anpassung zeigt sich unter Belastungsbedingungen. Auf submaximalen Belastungsstufen liegt die Pulsfrequenz im Vergleich zum untrainierten Zustand ebenfalls niedriger, obwohl Vergleichsmessungen nahezu gleich große Herzzeitvolumina ergaben (Rowell 1969; Keul et al. 1982). Dies ist dadurch möglich, dass insbesondere in aufrechter Position durch die langsamere Pulsfrequenz eine bessere Füllung des Herzens und Zunahme des enddiastolischen Volumens erfolgt. Dadurch wird bei unveränderter Ejektionsfraktion eine größere Schlagvolumenzunahme erreicht (Bevegard et al. 1963; Keul et al. 1982), was für die Herzarbeit eine Ökonomisierung (niedrigeres Druck-Frequenz-Produkt) bedeutet.

Infolge des auf submaximalen Belastungsstufen reduzierten Sympathikotonus setzt die Kontraktilitätssteigerung verzö-

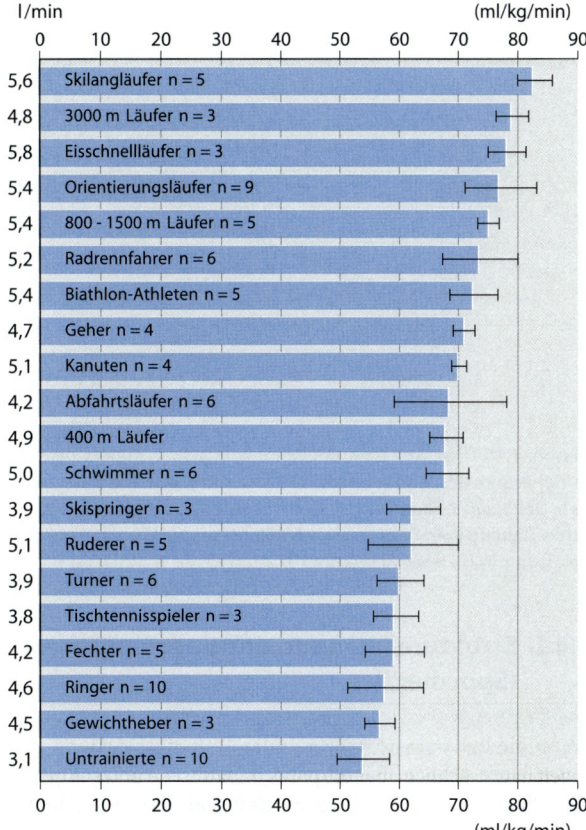

◘ **Abb. 7.9.** Maximale Sauerstoffaufnahme/kgKG ($\dot{V}O_{2\,max/kgKG}$) in *ml/kg/min* bei Hochleistungssportlern (Mittelwerte und Standardabweichungen). Die mittleren Absolutwerte von $\dot{V}O_{2\,max/kgKG}$ sind *links* an die einzelnen Reihen geschrieben; von den Untrainierten bis zu den Skiläufern findet sich fast eine Verdopplung. (Mod. nach Saltin u. Astrand 1967)

gert ein (◘ Abb. 7.10) und es kann vorübergehend sogar zu einem signifikanten Anstieg des Füllungsdruckes kommen (Demaskierung des Frank-Starling-Mechanismus), der sich bei höheren Belastungsstufen durch den verstärkten Sympathikusantrieb bei gleichzeitig erhöhtem Schlagvolumen wieder normalisiert (Roskamm 1972; Wink et al. 1973). Da die maximale Herzfrequenz zwischen trainiertem und untrainiertem Zustand kaum differiert und zusätzlich die maximale arteriovenöse Sauerstoffdifferenz im trainierten Zustand vergrößert sein kann, resultiert im maximalen Belastungsbereich ein erhöhtes Herzzeitvolumen und eine deutlich erhöhte maximale Sauerstoffaufnahme, ohne dass eine dimensionale Anpassung erforderlich sein muss.

Die Dauerleistungsfähigkeit des Organismus nimmt allerdings in der Regel noch stärker als die maximale Sauerstoffaufnahme zu. Dies weist daraufhin, dass an der verbesserten Dauerleistungsfähigkeit weitere Anpassungsmechanismen – z. T. genetisch determiniert – in der trainierten Muskulatur beteiligt sind, u. a. eine bessere Regulation der lokalen Muskeldurchblutung und Anpassung der oxidativen Enzymkapazität der belasteten Muskulatur.

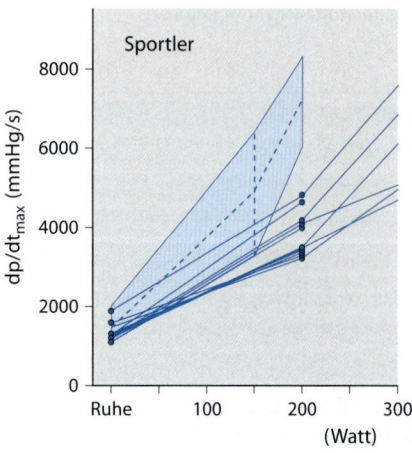

Abb. 7.10. Das Verhalten des Kontraktilitätsparameters dp/dt_{max} in Ruhe und während körperlicher Belastung von Ausdauersportlern. Der bläuliche Bereich stellt den Normalbereich dar. Durch sportliches Training kommt es zu einer Senkung von dp/dt_{max} bei gleicher Belastung. (Mod. nach Roskamm 1972)

7.4.2 Strukturelle Anpassungsmechanismen (Sportherz)

Wenn die dynamische Arbeits- oder Trainingsbelastung eine individuelle Grenze überschreitet, kommt es als strukturelle Anpassung zu einer Herzhypertrophie (Sportherz; Reindell et al. 1954, 1960). Die seit Ende des letzten Jahrhunderts bekannte Anpassungsreaktion (Henschen 1989) wurde bis in die 1960er-Jahre kontrovers diskutiert, da wie bei Herzerkrankungen eine Herzvergrößerung grundsätzlich als pathologisch angesehen wurde.

> Seit den pathologisch-anatomischen Untersuchungen von Kirch (1936) und Linzbach (1948) und radiologisch-hämodynamischen Untersuchungen von Reindell et al. in den 60er- und 70er-Jahren gilt es als gesichert, dass das physiologisch hypertrophierte Herz ein gesundes, besonders leistungsfähiges Herz ist.

Das Ausmaß einer physiologischen Hypertrophie wird von der individuellen genetischen Veranlagung mitbestimmt (Montgomery et al. 1997). Gleiche Trainingsumfänge und -intensitäten können bei verschiedenen Individuen zu unterschiedlichen Anpassungsreaktionen führen. Aus dem Hochleistungssport ist allerdings bekannt, dass die Trainingsintensität eine wichtige Rolle spielt, da die größten Sportherzen bei Disziplinen mit einer Wettkampfzeit zwischen 10 und 90 min gefunden werden, bei denen auch im Training sehr hohe und z. T. anaerobe Belastungsintensitäten auftreten. Der Grund dürfte in der dadurch bedingten Aktivierung des neurovegetativen Systems liegen, die einen wesentlichen Faktor der Hypertrophieausbildung darstellt (Hunter u. Chien 2000).

Strukturell sind an der Herzvergrößerung und Herzhypertrophie alle 4 Herzhöhlen beteiligt (harmonische Herzhypertrophie). Radiologisch lässt sich mit Herzfernaufnahmen im Liegen die Gesamtherzgröße quantitativ erfassen; gleichzeitig kann man erkennen, dass die zuführenden Lungenvenen erweitert sind und ein sog. aktivierbares Sofortdepot für eine erhöhte Belastung darstellen. Echokardiographisch lässt sich eine Vergrößerung der 4 Herzhöhlen mit leichter Betonung des rechten Ventrikels nachweisen (Abb. 7.11a,b). Der linke Ventrikel zeigt echokardiographisch und dopplersonographisch frequenzbezogen eine normale bzw. verbesserte systolische und diastolische Funktion (Dickhuth et al. 2001; Tabelle 7.1).

> **Klinisch wichtig**
> Im Gegensatz zu krankhaften Herzgrößenveränderungen gehen die Vergrößerungen der Innenvolumina beim Sportherz immer parallel zur Wanddickenzunahme, sodass die maximale systolische Wandspannung annähernd gleich bleibt (Abb. 7.12; Dickhuth et al. 1987, 1996). Formal liegt somit beim Sportherzen immer eine harmonische, exzentrische (Volumen-)Hypertrophie vor. Das Vorliegen einer konzentrischen Hypertrophie schließt ein Sportherz aus.

Die maximale relative Herzgröße liegt radiologisch gemessen bei männlichen Hochleistungssportlern bei 17–20 ml/kg KG (Normbereich 10–12 ml/kg KG), bei Frauen ca. 10–15% niedriger (Normbereich 9–11 ml/kg KG). Als Absolutwerte können je nach Körpergewicht maximal bis zu 1300–1400 ml gefunden werden (Frauen 1000–1100 ml). Mittlere Sportherzvergrößerungen liegen bei Männern bei 14–16 ml/kg KG (Frauen 13–15 ml/kg KG). Echokardiographisch vergrößern sich der enddiastolische Durchmesser des linken Ventrikels und die Wanddicken maximal um 10–20%, sodass die absoluten Werte in Abhängigkeit vom Körpergewicht 55–60 mm bzw. 11–12 mm (Septum) und 10–11 mm (Hinterwand) selten überschreiten (Pellicia et al. 1991; Dickhuth et al. 1996; s. Tabelle 7.1).

Echokardiographisch oder mittels anderer bildgebender Verfahren kann die Zunahme des Myokards bzw. die Gesamtmyokardmasse angegeben werden (Dickhuth et al. 1996; Scharhag et al. 2002). Nach Linzbach (1948) wird ein absolutes kritisches Herzgewicht (500 g) angenommen, das jedoch auf pathologisch-anatomischen Untersuchungen ohne Berücksichtigung des Körpergewichts beruht (Tabelle 7.2). Besser ist die Angabe einer relativen kritischen Grenze, die bei 7 g/kg KG (relatives kritisches Herzgewicht) anzusehen ist und physiologisch nicht überschritten wird. So kann von einem austrainierten männlichen Ausdauersportler mit 90 kg KG und einer relativen Herzgröße von 18 ml/kg KG durchaus ein Herzgewicht von bis zu 600 g erreicht werden (Dickhuth et al. 1996). Bezogen auf den linken Ventrikel liegt die kritische Grenze bei 3,5 g/kg KG (relatives kritisches Kammergewicht).

Das Nichtüberschreiten eines bestimmten Grenzwertes führt dazu, dass es zwar zu einem kompensatorischen Wachstum der Zellen mit Zunahme der Herzmuskelfaserlänge, der Vermehrung von Mitochondrien, Kapillaren und Endothelzellen kommt, nicht jedoch zur Zellteilung (Zellhyperplasie), wie man sie bei krankhaften Herzvergrößerungen nachweisen kann. Dadurch sind auch nicht die negativen Folgen wie bei ausgeprägten pathologischen Hypertrophieformen zu erwarten (Adler u. Sandritter 1971; Hunter u. Chien 2000).

Mit der dimensionalen Veränderung des Herzens geht auch eine weitere regulative Anpassung einher; eine weitere Herzfrequenzabsenkung wird aber dabei durch eine Schlagvolumenzunahme bereits in Ruhe ausgeglichen. Technisch gese-

7.4 · Anpassung an die chronische physiologische Mehrbelastung

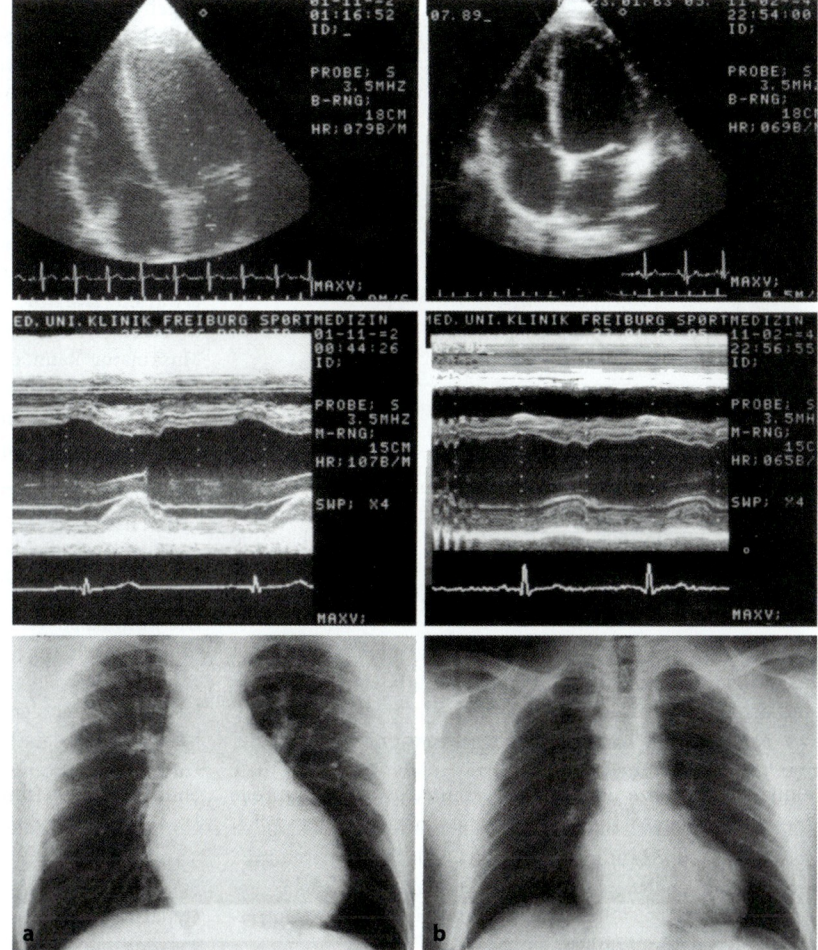

Abb. 7.11a, b.
Röntgenologischer und echokardiographischer Befund einer ausgeprägten Sportherzausbildung (**a**) Mittel- und Langstreckenläufer, 68 kg, und eines Normalbefundes (**b**), Gewichtheber, 90 kg. (Mod. nach Huonker et al. 1989)

Tabelle 7.1. Daten von 75 Ausdauerhochleistungssportlern (Laufsport, Radsport) mit einer ausgeprägten physiologischen Herzhypertrophie im Vergleich zu Untrainierten. (Mod. nach Dickhuth et al. 2001)

	Gewicht (kg)	Größe (cm)	Herzvolumen (ml)	Relatives Herzvolumen (ml/kg)	HF (1/min)
Ausdauersportler	71±5	180±5	1171±106	16,5±1,5	50±4
Untrainierte	73±6	181±8	839±109	11,5±1,5	62±6
Echokardiographische Befunde							
	EDD (mm)	Sep (mm)	Hw (mm)	LA (mm)	My-Ind (%)	VF (%)	VTI-E/A
Ausdauersportler	58±3	11±1	10±1	38±4	37±6	32±4	3,2±0,4
Untrainierte	51±6	9,5±1	9±1	33±4	36±5	34±4	1,8±0,3

HF Herzfrequenz, *EDD* enddiastolischer Durchmesser; *Sep* Septumdicke; *Hw* Hinterwanddicke; *LA* linker Vorhof; *My-Ind* Hypertrophieindex, (Sep+Hw)/EDD; *VF* Verkürzungsfraktion; *VTI-E/A* Time-velocity-Integral, früh (*E*)/spät (*A*)

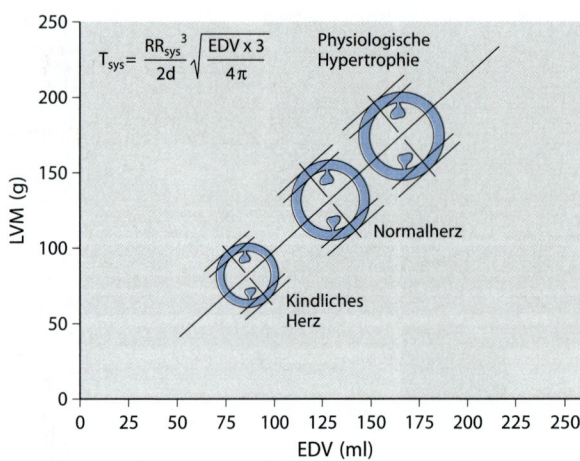

Abb. 7.12. Verhältnis von linksventrikulärer Muskelmasse (*LVM*) zu enddiastolischem Volumen (*EDV*) bei Kindern, Untrainierten und Ausdauertrainierten mit physiologischer Herzhypertrophie. Die maximale systolische Wandspannung (T_{sys}) zeigt keine signifikanten Unterschiede. (Mod. nach Dickhuth et al. 1996)

hen arbeitet das Sportherz mit einem vergrößerten Hubraum und erniedrigter Schlagzahl, v. a. im submaximalen Bereich. Der ganze Vorteil dieser Anpassungsreaktion zeigt sich bei maximaler Belastung und hier insbesondere in aufrechter Position. Da die maximale Herzfrequenz zwischen Untrainierten und Ausdauertrainierten nur wenig differiert, können so bei Trainierten wesentlich höhere maximale Herzzeitvolumina und damit auch maximale Sauerstoffaufnahmen erreicht werden, die bis zu 80% über den Werten vergleichbarer Untrainierter liegen (s. Abb. 7.9).

Die strukturellen Anpassungsmechanismen sind keine Besonderheit des Menschen. Das Herzgewicht von Säugetieren zeigt allgemein – bezogen auf das Körpergewicht – einen engen Zusammenhang zum Bewegungsumfang. Entsprechend weisen ausgesprochene Lauftiere wie Rehe oder Antilopen ein sehr hohes Herzgewicht bezogen auf das Körpergewicht auf, die selbst von extrem gut trainierten Ausdauersportlern nicht erreicht werden (Abb. 7.13). Dies spricht dafür, dass diese dimensionalen Veränderungen auch genetisch determiniert sind. Im Gegensatz zum chronisch dynamischen Training sind bei ausschließlich statischem oder schnelligkeitsorientiertem Training auch im Leistungssport keine wesentlichen regulativen oder gar dimensionalen Anpassungsreaktionen zu erwarten (s. Abb. 7.13; Keul et al. 1981). Bei ausgeprägten Verbesserungen der Kraft und Kraftausdauer der arbeitenden Muskulatur kann es allerdings – auf vergleichbarer Belastungsstufe – bei dynamischer Belastung zu einem geringeren Frequenzanstieg kommen. Dies beruht auf einer geringeren Stimulation des Sympathikus über die Ergorezeptoren.

> Der bei chronischem Ausdauersport typische Anstieg des Vagotonus lässt sich jedoch nicht nachweisen, ebenso zeigt das Herz keine Hypertrophie oder Vergrößerung (Urhausen u. Kindermann 1992; Dickhuth et al. 1996).

Die minimalen Veränderungen, die echokardiographisch bei Bodybuildern im Sinne einer konzentrischen Hypertrophie gefunden worden sind, müssen wahrscheinlich auf die Einnahme von anabolen Steroiden bzw. auf die bei diesen Sportlern häufiger gefundene beginnende hypertone Regulationsstörung zurückgeführt werden (Urhausen u. Kindermann 1992).

Die Ausbildungsfähigkeit eines Sportherzens ist nicht auf ein bestimmtes Alter begrenzt. Sowohl bei Kindern ab dem 9.–10. Lebensjahr als auch im höheren Lebensalter jenseits des 60. Lebensjahres ist die Entwicklung einer physiologischen Hypertrophie beobachtet worden (Rost u. Hollmann 1983); die weniger starke Ausprägung der maximalen physiologischen Hypertrophien im Kindes- und Jugendalter bzw. im Altersport kann durch die allgemein geringere Trainingsbelastung in diesen Altersstufen erklärt werden.

Tabelle 7.2. Das Herzgewicht von 34 tödlich verunglückten Sportlern. (Mod. nach Reindell et al. 1954)

Fälle von	Anzahl der Fälle	300–350 g	350–400 g	400–450 g	450–500 g	500–540 g
Kirch	24	6	7	7	2	2
Hasebroek	1					1
Deutsch	1		1			
Meyenburg	2			2		
Reindell u. Büchner	3		1	2		
Büchner, Weyland u. Reindell	1			1		
Linzbach	1			1		
Pol	1					
Summe	34	6	9	14	2	3

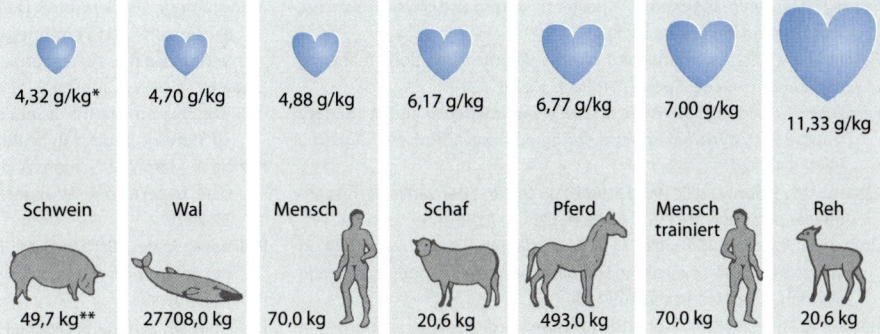

Abb. 7.13.
Absolutes und relatives Herzgewicht unterschiedlicher Säugetiere

* Herzgewicht in Gramm pro Kilogramm Körpergewicht   ** Körpergewicht

7.4.3 Rückbildungsfähigkeit des Sportherzens

Vergleichbar der Skelettmuskulatur setzt bei Trainingsabbruch ein Rückgang der Adaptationsmechanismen am Herzen ein. Bei absoluter Körperruhe kommt es bereits nach wenigen Wochen zu einer Abnahme der Herzgröße. Offensichtlich hängt die Geschwindigkeit und das Ausmaß der Rückbildung von der bestehenden Dauer des Sportherzens ab. Auch führt die Wiederaufnahme von Ausdauertraining zu einer rascheren Ausprägung eines Sportherzens als beim erstmaligen Beginn (Saltin et al. 1968).

Nach jahrzehntelangem Ausdauertraining kommt es bei Trainingsabbruch oft nicht wieder zu einer vollständigen Rückbildung. Allerdings bleiben diese Herzen dann auch leistungsfähiger als kleinere, untrainierte Herzen (Dickhuth et al. 1989; Pellicia et al. 2002). Diese nicht vollständige Rückbildung hat nach heutigem Wissen keine gesundheitlichen Nachteile. Auch die seit langem immer wieder kontrovers diskutierte Frage, ob extreme Ausdauerbelastungen nicht doch langfristig zu vermehrten Schäden des gesunden Herz-Kreislauf-Systems führen können, kann verneint werden (Sarna et al. 1993). Bei abruptem und vollständigem Trainingsabbruch kann es allerdings zu vegetativen Störungen kommen, die sich u. a. in leichtgradigen Herzrhythmusstörungen oder Missempfindungen in der Herzgegend äußern können (Athlete's-heart-Syndrom; Huston et al. 1985). Die z. T. unangenehme Symptomatik ist aber keinesfalls Ausdruck einer strukturellen Schädigung des Herzens und verschwindet in der Regel nach Wochen oder Monaten bzw. bei Wiederaufnahme des Trainings.

Zusammenfassung

Zusammenfassend können durch die chronische Mehrbelastung regulative und strukturelle Adaptationen festgestellt werden – insbesondere bei den chronisch-dynamischen Belastungsformen. Die Herzgrößenzunahme bei Trainierten (Sportherz) beruht auf einer physiologischen Hypertrophie, die sich bei Trainingsabbruch wieder zurückbildet.

Literatur

Adler CP, Sandritter W (1971) Numerische Hyperplasie der Herzmuskelzellen bei Hypertrophie. Dtsch Med Wochenschr 96:1895

Astrand P, Rohdahl K (1986) Textbook of work physiology, 3rd edn. McGraw Hill, New York

Bauereisen (1957) Die Gesetze der Herzarbeit und ihre Gültigkeit im natürlichen Kreislauf. Klin Wochenschr 35:369

Bevegard S, Holmgen A, Johnsson B (1963) Circulatory studies in well trained athletes at rest and during heavy exercise, with special reference to stroke volume and the influence of body position. Acta Physiol Scand 57:26

Blomquist CG, Saltin B (1983) Cardiovascular adaptations to physical training. Ann Rev Physiol 45: 169

Braunwald E, Ross J, Sonnenblick EH (1968) Mechanisms of contraction of the normal and failing heart. Churchill Livingston, London

Bristow MR, Abraham WT (1995) Antiadrenergic effects of angiotensin converting enzyme inhibitors. Eur Heart J 16: 37

Bristow MR, Ginsburg R, Minobe W et al. (1982) Decreased catecholamine sensivity and betaadrenergic receptor density in failing human hearts. N Engl J Med 307:205

Bubenheimer P, Roskamm H, Samek L et al. (1977) Echokardiographie zur Beurteilung der Arbeitsweise des linken Ventrikels unter dynamischer, körperlicher Belastung. Sportarzt Sportmed 28:345

Butler J, O'Brien M, O'Malley K, Kelle JG (1982) Relationship of β-adrenoreceptor density to fitness in athletes. Nature 298:60

Dickhuth HH, Lehmann M, Auch-Schwelk W et al. (1987) Physical training, vegetative regulation and cardiac hypertrophy. J Cardiovasc Pharm 10:71

Dickhuth HH, Horstmann T, Staiger J et al. (1989) The long-term involution of physiological cardiomegaly and cardiac hypertrophy. Med Sci Sports Exerc 21:244

Dickhuth HH, Roecker K, Niess A et al. (1996) The echocardiographic determination of volume and muscle mass of the heart. Int J Sport Med 3:132

Dickhuth HH, Niess AM, Röcker K, Heitkamp HC (1999) Die Bedeutung der körperlichen Aktivität für die physiologische Stressreaktion. Z Kardiol 88:305

Dickhuth HH, Hipp A, Niess A et al. (2001) Differenzialdiagnostik der physiologischen Herzhypertrophie (Sportherz). Dtsch Z Sportmed 6: 205–210

Dietlen H (1926) Herzgröße, Herzmeßmethoden; Anpassung, Hypertrophie, Dilatation, Tonus des Herzens. In: Handbuch der normalen und pathologischen Physiologie, Bd VII/1. Springer, Berlin, S 306

Dodge HT, Baxley WA (1968) Hemodynamic aspects of heart failure. Am J Cardiol 22:24

Ekelund W, Holmgren A (1967) Central hemodynamics during exercise. Circulat Res 20(Suppl 1):21

Fallo F (1993) Renin-angiotensin-aldosteron system and physical exercise. J Sports Med Phys Exerc 33:306

Fellmann N (1992) Hormonal and plasma volume alterations following endurance exercise. Sports Medicine 13: 37

Fernandes A, Galbo H, Kjaer M et al. (1990) Cardiovascular and ventilatory responses to dynamic exercise during epidural anesthesia in man. J Physiol 420:281

Gleason WL, Braunwald E (1962) Studies on the first derivative of the ventricular pulse in man. J Clin Invest 41:80

Granath A, Jonsson B, Strandell T (1961) Studies on the central circulation at rest and during exercise in the supine and sitting body position in old man. Acta Med Scand 169:125

Hanson P, Nagle F (1987) Isometric exercise: cardiovascular responses in normal and cardiac population. Cardiology Clinics 5:157

Henschen SW (1989) Skilauf und Skiwettlauf, eine medizinische Sportstudie, Bd 2. Mitt Med Klinik Upsala, Jena, S 15

Hollmann W, Hettinger T (1990) Sportmedizin – Arbeits- und Trainingsgrundlagen. Schattauer, Stuttgart New York

Hunter JJ, Chien KR (2000) Signaling pathways for cardiac hypertrophy and failure. N Engl J Med 341:1276

Huonker M, Dickhuth HH, Dinkel E et al. (1989) Form, Größe und Funktion des Sportherzens – Abgrenzung gegenüber pathologischen Befunden. Radiologe 29:561

Huston TP, Puffer JC, Rodney WM (1985): The athletic heart syndrome. N Engl J Med 4:24

Jonsson B (1967) Cardiac catheterization. In: Sjöstrand T (Hrsg) Clinical physiology. Bokförlaget, Stockholm, S 357

Keul J, Dickhuth HH, Simon G, Lehmann M (1981) The effect of static and dynamic exercise on heart volume, contractility, and left ventricular dimensions. Circ Res 48:163

Keul J, Dickhuth HH, Lehmann M, Staiger J (1982) The athlete's heart: haemodynamic and structure. Int J Sports Med 3:33

Kindermann W (2000) Standards der Sportmedizin: Das Sportherz. Dtsch Z Sportmed 9:307

Kirch E (1936) Herzkräftigung und echte Herzhypertrophie durch Sport. Z Kreislaufforschg 28:893

Koepchen HP (1982) Zentralnervöse und reflektorische Steuerung der Herzfrequenz. In: Brisse B, Bender F (eds) Autonome Innervation des Herzens. Steinkopff, Darmstadt, S 66

Kreuzer H (1968) Ventrikelvolumina und ihre Beziehungen zur Herzinsuffizienz. In: Reindell H, Keul J, Doll E (Hrsg) Herzinsuffizienz. Thieme, Stuttgart

Lehmann M, Dickhuth HH, Schmid P et al. (1984) Plasma catecholamines, β-adrenergic receptors and isoproterenol sensivity in endurance trained and non-endurance trained volunteers. Eur J Appl Physiol 52:362

Lehmann M, Steinacker JM, Lormes W, Gastmann U (1998): Mechanismen peripherer und zentraler Ermüdung und Regeneration nach Kurzzeit- und Langzeit-Überlastung in Ausdauersportarten. Dtsch Z Sportmed 49: S126

Lind AR, McNicol GW (1967) Circulatory responses to sustained hand-grip contractions performed during other exercise, both rhythmic and static. J Physiol (London) 192:595

Linzbach J (1948) Herzhypertrophie und kritisches Herzgewicht. Klin Wochenschr 26:459

Lüthy E (1962) Die Haemodynamik des suffizienten und insuffizienten rechten Herzens. Karger, Basel New York

Mayhew TP, Rothstein JM, Finucane SD, Lamb RL (1995) Muscular adaptation to concentric and eccentric exercise at equal power levels. Med Sci Sports Exerc 27:868

McArdle WD, Katch FI, Katch VL (1991) Exercise physiology. Lea & Febiger, Philadelphia, pp 191–321

Mitchell JH (1990) Neural control of the circulation during exercise. Med Sci Sports Exerc 22:141

Mitchell JH, Schibye B, Payne FC III, Saltin B (1974) Response of arterial. In: Rost R, Hollmann W, Fotescu MD, Emirkanian O (Hrsg) Die Kreislaufverhältnisse während der Preßdruckprobe. Sportarzt Sportmed 6:119

Montgomery HE, Clarkson P, Dollery C et al. (1997) Association of angiotensin-converting enzyme genel/D polymorphism with change in left ventricular mass in response to physical training. Circulation 96:741

Ohba H, Takada H, Musha H et al. (2001) Effects of prolonged strenous exercise on plasma levels of atrial natriuretic peptide and brain natriuretric peptide in healthy men. Am Heart J 141:751

Pellicia A, Maron BJ, Spataro A (1991) The upper limit of physiologic cardiac hypertrophy in highly trained elite athletes. N Engl J Med 324:295

Pellicia A, Maron BJ, De Luca R (2002) Remodeling of left ventricular hypertrophy in elite athletes after long-term deconditioning. Circulation 105:944

Pitschner HF, Schulte B, Neuzner J et al. (1994) Subtypen muskarinischer Rezeptoren – Aspekte ihrer physiologischen Bedeutung für die Steuerung der Herzfrequenz beim Menschen. Z Kardiol 83:S9

Reindell H (1960) Herz, Kreislaufkrankheiten und Sport. Barth, München

Reindell H, Weyland R, Klepzig H et al. (1954) Das Sportherz. Ergebn Inn Med Kinderheilk 5:306

Röcker L, Kirsch K, Heyduck B, Altenkirch U (1989) Influence of prolonged physical exercise on plasma volume, plasma proteins, electrolytes, and fluid-regulating hormones. Int J Sports Med 10:270

Roskamm H (1971) Hämodynamik und Kontraktilität des gesunden und kranken Herzens bei körperlicher Belastung. Verh Dtsch Ges Kreisl-Forsch 37:42

Roskamm H (1972) Die Funktion des physiologisch hypertrophierten Myokards. Verh Dtsch Ges Kreisl-Forsch 38:77

Roskamm H, Skinner J, Lesch A et al. (1972) Die Kontraktilitätsreserve des gesunden linken Ventrikels bei körperlicher Belastung und β-Rezeptorenblockade. Z Kreislaufforsch 61:802

Rost R (1984) Herz und Sport. Eine Standortbestimmung der modernen Sportkardiologie. Beiträge zur Sportmedizin, Bd 22. Perimed, Erlangen

Rost R, Hollmann W (1983) Athlete's heart – a review of its historical assessment and new aspects. Int J Sports Med 147:65

Rost R, Hollmann W, Fotescu D, Emirkanian O (1974) Die Kreislaufverhältnisse während der Preßdruckprobe. Sportarzt und Sportmedizin 6:119

Rowell LB (1969) Medicine and science in sports. Circulation 1:15

Rutishauser W, Noseda G, Wirz P, Gander M (1970) Left ventricular performance at rest, during exercise and electrical pacing in conscious man before and after beta-blockade. Z Kreislaufforsch 29:1037

Saltin B, Astrand PO (1967) Maximal oxygen uptake in athletes. J Appl Physiol 23:353

Saltin B, Blomqvist G, Mitchell JH et al. (1968) Response to submaximal and maximal exercise after bed rest and training. Circulation 38:VII-1

Samek L, Bakos K (1969) Der Einfluss des Valsalvaschen Preßversuchs auf den venösen Rückstrom aus den Beinen. Z Kreislaufforsch 58:289

Sarna S, Sahi T, Koskenvuo M, Kaprio J (1993) Increased life expectancy of world class male athletes. Med Sci Sport Exerc 25:237

Scharhag J, Schneider G, Urhausen A et al. (2002) Athletes's heart. Right and left ventricular mass and function in male endurance athletes and untrained individuals determined by magnet resonance imaging. J Am Coll Cardiol 40:1856

Schmidt-Trucksäss A, Schmid A, Brunner C et al. (2000) Arterial properties of the carotid and femoral artery in endurance-trained and paraplegic subjects. J Appl Physiol 89:1956

Shepherd JT, Blomqvist CO, Lind AR et al. (1981) Static (isometric) exercise. Retrospection and introspection. Circ Res 48(Suppl 1):1

Sjöstrand T (1956) Blutverteilung und Regulation des Blutvolumens. Klin Wochenschr 34:561

Smith ML, Graitzer HM, Hudson DL, Raven PB (1988) Baroreflex function in endurance- and static exercise-trained men. J Appl Physiol 64:585

Sonnenblick EH, Braunwald E, Williams JF Jr et al. (1965) Effects of exercise on myocardial force-velocity relations in intact unanesthetized man: relative roles of changes in heart rate sympathetic activity, and ventricular dimensions. J Clin Invest 44:1051

Literatur

Steele IC, McDowell G, Moore A et al. (1997) Responses of atrial natriuretric peptide and brain natriuretric peptide to exercise in patients with chronic heart failure and normal control subjects. Eur Clin Invest 27:270

Thews G, Mutschler E, Vaupel P (Hrsg) (1999) Anatomie, Physiologie, Pathophysiologie des Menschen. Wissenschaftliche Verlags-Gesellschaft, Stuttgart, S 650

Urhausen A, Kindermann W (1992): Echocardiographic findings in strength- and endurance-trained athletes. Sport Med 13:270

Wagner R (1954) Probleme und Beispiele biologischer Regelung. Thieme, Stuttgart

Wilmore J, Costill DL (1999) Physiology of sports and exercise. Human Kinetics

Wink K, Roskamm H, Schweikhart S, Reindell H (1973) Der Einfluss körperlicher Belastung auf die Kontraktilität des hypertrophierten linken Ventrikels bei Hochleistungssportlern. Z Kreislaufforsch 62:366

Untersuchungsmethoden

8 **Anamnese und körperliche Untersuchung** – 139
H. Eichstädt

9 **Konventionelle und intrakardiale Elektrokardiographie** – 157
D. Kalusche, G. Czapo†

10 **Belastungs-EKG** – 193
L. Samek, H. Roskamm, H. Löllgen

11 **Langzeitelektrokardiographie** – 211
D. Kalusche, L. Samek

12 **Echokardiographie** – 219
P. Bubenheimer

13 **Röntgendiagnostik des Herzens** – 251
G. Schade

14 **Kernspintomographie des Herzens** – 261
J. Bremerich, N. Jander, R. Fürmaier

15 **Nuklearkardiologie** – 273
H. Eichstädt, D.L. Munz

16 **Koronarangiographie, Herzkatheterisierung und Angiokardiographie** – 281
H. P. Bestehorn, H. Roskamm, J. Petersen
mit einem Beitrag von K. Schnellbacher und L. Görnandt

Anamnese und körperliche Untersuchung

H. Eichstädt

8.1 Anamnese und Symptome – 140

8.2 Klinische Untersuchung – 142
8.2.1 Inspektion – 142
8.2.2 Palpation – 143
8.2.3 Perkussion – 148
8.2.4 Auskultation – 148

Literatur – 155

Die Verdachtsdiagnose des Vorliegens einer bestimmten Gruppe von Herzerkrankungen (Herzklappenfehler, Koronarerkrankungen) kann oft schon nach einer exakt erhobenen Anamnese gestellt werden. In wenigen ganz charakteristischen Fällen wird sogar nach alleiniger Exploration der Krankengeschichte eine sichere Diagnose geäußert werden können. Auf die Technik einer allgemeinen Anamneseerhebung soll an dieser Stelle nicht eingegangen werden, vielmehr soll auf die für den Herzpatienten tpyischen Angaben hingewiesen werden.

8.1 Anamnese und Symptome

Durch gezielte Exploration lassen sich Hinweise auf Genese, Beginn und Verlauf sowie auf die subjektiven Beschwerden, in gewissem Ausmaß auch auf die Prognose des Leidens erhalten. Patienten bringen Symptome, z. B. Nykturie, blutigen Auswurf oder Atemnot nicht unbedingt in einen direkten Zusammenhang mit ihrer Herzkrankheit und geben deshalb häufig darüber unaufgefordert keine Auskunft. Daher ist es notwendig, durch gezielte ergänzende Fragen ein genaues Bild von den Symptomen zu erhalten.

Bei **Koronarkrankungen** wird man besonders die Konstellation der sog. Risikofaktoren erfragen, ebenso wie die bisherige Infarktanamnese, die augenblickliche Schmerzcharakteristik und die jetzige Medikation.

In der speziellen Anamneseerhebung bei Patienten mit **Herzklappenfehlern** und **entzündlichen Herzerkrankungen** stehen hingegen die Vorerkrankungen ganz im Vordergrund des Interesses (Eichstädt 1973), besonders seit wann ein Herzfehler überhaupt bekannt ist, wann die Symptomatik erstmals manifest wurde und wann die erste detaillierte Diagnostik durchgeführt wurde.

Liegt eine **Herzinsuffizienz** vor, so muss die zugrunde liegende Erkrankung eruiert werden. Besonderer Wert muss dabei auf die differenzialdiagnostische Abgrenzung des Kardinalsymptoms der Dyspnoe gegenüber einer primären Lungenerkrankung gelegt werden. Bei Zeichen der Rechtsherzinsuffizienz muss anamnestisch auch an eine präexistente Lebererkrankung gedacht werden.

Die Anamneseerhebung des Patienten mit **Herzrhythmusstörungen** muss sowohl das erstmalige Auftreten erfassen, als auch bisherige medikamentöse oder elektrische Versuche der Frequenzkontrolle oder Rhythmisierung einschließlich eventueller Schrittmacher- oder Ablationstherapie festhalten. Bei absoluter Arrhythmie spielen vergangene embolische Ereignisse eine ebenso wesentliche Rolle wie der Beginn und die Modalitäten einer Aggregationshemmung oder Antikoagulation.

> Den Kardinalsymptomen Dyspnoe und Orthopnoe muss stets Beachtung geschenkt werden (Richardson 2000).

Dyspnoe. Der subjektiv empfundene Luftmangel ist meist mit einer Steigerung der Atemarbeit verbunden.

Die Dyspnoe wird vom Patienten im Gegensatz zu anderen pathologischen Atmungstypen als Atemnot bewusst empfunden. Beim Schweregrad der Atemnot spielen auch der allgemeine Trainingszustand und das Körpergewicht des Herzpatienten eine Rolle. Differenzialdiagnostisch muss eine Atemnot aufgrund pulmonaler Erkrankungen, bei Anämie, Hyperthyreose oder z. B. beim Vorliegen einer Schwangerschaft bedacht werden.

Die Eruierung der alltäglichen Anlässe, bei denen eine Dyspnoe auftritt, hat erhebliche Wichtigkeit. Deshalb wurde die Beeinträchtigung durch eine Atemnot bei Patienten mit Herzinsuffizienz zur Unterteilung in 4 Beschwerdestadien klassifiziert (NYHA 1939; New York Heart Association 1960), die jedoch nicht mit dem messbaren hämodynamischen Schweregrad einer Herzkrankheit übereinstimmen müssen (◘ Tabelle 8.1). Die kardiale Dyspnoe kann gelegentlich bis zu schwersten Atemnotzuständen und Erstickungsanfällen führen.

Orthopnoe. Eine Orthopnoe liegt vor, wenn es dem Patienten nur noch mit erhobenem Oberkörper gelingt, sich in seiner Atemnot Linderung zu verschaffen. Tritt heftige paroxysmale Dyspnoe besonders nachts auf, die den Patienten veranlasst, sich aufzusetzen oder ans geöffnete Fenster zu treten, wird von einem Asthma cardiale gesprochen. Diese Paroxysmen können mit der Entwicklung eines Lungenödems einhergehen, wobei die Patienten unter brodelnder Atmung blutig tingierten Auswurf produzieren. Diese Anfälle, die mit Todesangst einhergehen, dauern oft bis zu einer Viertelstunde an.

Weitere Symptome der Lungenstauung sind hartnäckiger Husten und weiß-schaumiger oder blutig tingierter Auswurf. Die Anfälligkeit gegenüber bronchialen Infekten ist deutlich erhöht. Ältere Blutbeimengungen im Sputum müssen differenzialdiagnostisch an einen Lungeninfarkt denken lassen.

Palpitatio cordis. Als unangenehmes Bewusstwerden der eigenen Herzaktionen tritt die Palpitatio cordis auf. Am häufigsten werden Extrasystolen als Stolperschläge und paroxysmale Tachykardien als Herzrasen verspürt, insgesamt kann die Herzaktion bei „Herzklopfen" verlangsamt, beschleunigt, rhythmisch oder auch unregelmäßig sein. Besonders bei volumenbelastenden Klappenfehlern wie der Mitral- und v. a. der Aorteninsuffizienz werden konstant Palpitationen angegeben.

Bei Druckbelastungen fehlt dieses Symptom häufig und tritt erst in Spätstadien bei zusätzlicher Dilatation auf. So ist für die Empfindung des Herzklopfens eher ein großes Schlagvolumen als eine allein kräftige Ventrikelkontraktion verantwortlich (Bucher 1969). Deshalb wird tachykardes Vorhofflimmern selten subjektiv wahrgenommen, wohingegen ein langsamer ventrikulärer Rhythmus bei totalem AV-Block wegen des hohen Schlagvolumens deutlich verspürt wird.

Nykturie. Schlaflosigkeit mit Nykturie und Schweißausbrüchen kennzeichnen häufig eine manifeste, oft auch schon eine

Tabelle 8.1. Beeinträchtigung der Leistungsfähigkeit entsprechend den Richtlinien des „A.M.A. Committee on Medical Rating". (Aus Eichstädt 1973)

Stadium	Erläuterung
I (0–15% Beeinträchtigung)	Eine organische Herzerkrankung liegt vor, aber ohne subjektive Begleitsymptome
	Gehen und Treppensteigen sind beschwerdefrei. Auch die üblichen Verrichtungen des täglichen Lebens lösen keine subjektiven Symptome aus
	Länger anhaltende Anstrengungen, seelische Erregungen, schnelles Gehen, Berghochgehen, sportliche Betätigungen o. Ä. lösen keine subjektiven Symptome aus
	Objektive kardiale Stauungserscheinungen liegen nicht vor
II (20–40% Beeinträchtigung)	Eine organische Herzerkrankung liegt vor, aber ohne subjektive Begleitsymptome im Ruhezustand
	Gehen in der Ebene, Treppensteigen bis zu einem Stockwerk sowie Verrichtungen und Tätigkeiten des täglichen Lebens lösen keine subjektiven Symptome aus
	Länger anhaltende Anstrengungen, seelische Erregungen, schnelles Gehen, Berghochgehen, sportliche Betätigungen o. Ä. lösen subjektive Symptome aus
	Objektive kardiale Stauungserscheinungen liegen nicht vor
III (50–70% Beeinträchtigung)	Eine organische Herzerkrankung liegt vor, aber ohne subjektive Begleitsymptome im Ruhestand
	Gehen in der Ebene über 1–2 Häuserblocks hinaus, Treppensteigen bis zu einem Stockwerk mit normal hohen Stufen oder die übliche Aktivität im Alltag lösen subjektive Symptome aus
	Länger anhaltendes oder schnelles Gehen, seelische Belastung, Berghochgehen, sportliche Betätigungen o. Ä. lösen subjektive Symptome aus
	Objektive kardiale Stauungserscheinungen können vorhanden sein, werden aber durch therapeutische Maßnahmen beseitigt
IV (80–90% Beeinträchtigung)	Eine organische Herzerkrankung mit subjektiven Begleitsymptomen im Ruhezustand liegt vor
	Irgendwelche Verrichtungen des täglichen Lebens, die über die persönliche Körperpflege hinausgehen, verursachen bereits Beschwerden
	Die subjektiven Symptome der Herzinsuffizienz oder anginöse Herzbeschwerden können bereits im Ruhezustand auftreten
	Die objektiven kardialen Stauungserscheinungen sind, wenn vorhanden, therapieresistent

latente Herzinsuffizienz. Die Nykturie wird mit einer Flüssigkeitsmobilisierung aus Ödemen bei horizontaler Körperposition erklärt. Nach supraventrikulären Tachykardien (meist Typ Bouveret-Hoffmann, seltener beim durch Extrasystolen eingeleiteten Typ Gallavardin) beobachtet man eine ausgeprägte Polyurie, die als Urina spastica bezeichnet wird und durch einen massenhaften Abgang niederkonzentrierten Harns nach vorausgegangener Harnsperre gekennzeichnet ist.

Herzschmerzen (insbesondere Angina pectoris). Das Symptom des Herzschmerzes ist recht charakteristisch und bei bestimmten Herzkrankheiten in der Regel anzutreffen. Schmerzempfindungen sind aus dem Myokard, Perikard und den großen Gefäßen möglich.

Ischämisch bedingte Schmerzen aus dem Myokardbereich werden in die Retrosternalregion projiziert und haben einen drückenden, beklemmenden („Angina") Charakter. Die Beklemmung bleibt oft auf das Präkordium beschränkt, es kommen aber auch charakteristische Ausstrahlungen vor. Die Fortleitung findet in den Hals, manchmal bis in den Unterkiefer, häufig auch in den linken Arm statt. Fortleitung in den Rücken, den rechten Arm oder auch in das Epigastrium ist seltener. Die Schmerzen können unter stets gleichen Belastungsbedingungen stabil reproduzierbar sein, bei fortgeschrittener Erkrankung oder endothelialer Dysfunktion mit Vasospasmen auch instabil plötzlich unter Ruhebedingungen auftreten oder als akutes Koronarsyndrom in einen der medikamentösen Therapie nur schwer zugänglichen Dauerschmerz

(s. Abschn. 21.2) übergehen. Die Canadian Cardiovascular Society hat 1975 in Anlehnung an die NYHA eine genau entsprechende vierstufige Einteilung für die Belastungsangina vorgeschlagen (CCS I–IV).

Im Gegensatz zum Koronarschmerz ist der Schmerz bei Perikarderkrankungen oft abhängig von der Körperhaltung, zudem fehlt eine Abhängigkeit von Belastungen.

Bei der akuten Dissektion eines thorakalen Aortenaneurysmas werden je nach Ausdehnung des Intimaeinrisses Schmerzen von äußerster Heftigkeit mit urplötzlichem Beginn ähnlich einem „Beilhieb" angegeben; die Unerträglichkeit dieser Sensation führt oft zum frühen Schock. Die Ausstrahlung der Schmerzen wird sowohl nach oben in die Halsweichteile als auch nach distal bis in die Nieren- oder Leistengegend angegeben.

Synkopen. Passagere zerebrale Durchblutungsstörungen führen zu Schwindelanfällen oder bei vorübergehendem Bewusstseinsverlust zu sog. Synkopen. Hierbei handelt es sich um eine akute Verminderung des Herzminutenvolumens. Oft liegt dieser hämodynamischen Veränderung eine bradykarde oder tachykarde Rhythmusstörung zugrunde, bei Aortenstenosen, seltener bei hochgradigen Pulmonalstenosen sind diese Episoden pathognomonisch. Manchmal können z. B. auch ein linksatrialer Kugelventilthrombus (Aoyagi 2002) oder ein Vorhofmyxom zu einer akuten Verminderung des Schlagvolumens führen; gelegentlich werden diese Erscheinungen bei großen Lungenembolien beobachtet.

Akute Reduktion des venösen Rückstromes aus der Peripherie stellt eine zweite Ursachengruppe für kardiale Synkopen dar; dieser Mechanismus kommt v. a. bei Schockzuständen vor. Im Gegensatz zu neurologisch verursachten Bewusstseinsverlusten werden dann weder Prodromi noch eine retrograde Amnesie angegeben.

> **Klinisch wichtig**
>
> Bei der Erhebung der Anamnese wird man nach Erfragen dieser Kardinalsymptome bereits einen wesentlichen Eindruck von Art und Schweregrad der Herzkrankheit erhalten; zudem bietet sich Gelegenheit, die Persönlichkeit des Patienten kennen zu lernen und seine Aussagen auch kritisch auf ihre Wertigkeit zu prüfen. Damit verbunden ist die eingehende Beobachtung des Patienten und so der Beginn der Inspektion.

8.2 Körperliche Untersuchung

8.2.1 Inspektion

Das stufenweise Vorgehen von der Anamnese über die Inspektion, die periphere und präkordiale Palpation bis zur abschließenden peripheren und präkordialen Auskultation hat sich für die körperliche Untersuchung am besten bewährt. Gerade bei der Auskultation findet sich oft genug der Effekt, dass man Veränderungen nur dann hört, wenn man gezielt danach sucht, weil sich durch die übrige körperliche Untersuchung diagnostisch wegweisende Hinweise ergeben haben (Pelech 1998).

Erste auffällige Inspektionsbefunde sind Ernährungszustand, Gesichtsfarbe, beim Sprechen auftretende Dyspnoe oder auch Zyanose, Orthopnoe, übermäßige Pulsationen im Bereich der Karotiden und der Jugularvenen, Einflussstauung und z. B. Verlagerung oder Verbreiterung des Herzspitzenstoßes.

> **Klinisch wichtig**
>
> Wichtig ist die Untersuchung bei Tageslicht und die Berücksichtigung der durch bestimmte künstliche Lichtquellen verursachten Effekte: Gewöhnliches elektrisches Licht vermindert eine ikterische Hautverfärbung, gelbe Farbtöne im Untersuchungsbereich können einen Ikterus vortäuschen, Neonlicht führt zu einer scheinbaren Zyanose.

Bestimmte Herzkrankheiten können mit einem charakteristischen Aussehen des Patienten einhergehen: Beim Vorliegen einer Mitralstenose erlaubt oft schon die typische bläulich-rote Färbung des Gesichts die Vermutungsdiagnose. Ein Ikterus kann dabei auf das fortgeschrittene Stadium der Rechtsherzinsuffizienz mit Leberstauung hinweisen.

Dagegen ist das Gesicht, z. B. bei einer höhergradigen Aorteninsuffizienz ausgesprochen blass (s. Abschn. 30.3). Man sieht heftig pulsierende Karotiden, wodurch am stillsitzenden Patienten sogar ein pulssynchrones Kopfnicken auftreten kann (de Musset-Zeichen). Auffällige venöse Pulsationen im Halsbereich sieht man dagegen bei einer Trikuspidalinsuffizienz, bei der auch deutliche epigastrische Pulsationen (Lebervenenpuls) vorkommen.

Bei der Beurteilung der peripheren Zirkulation kann eine vermehrt gerötete Haut, die zusätzlich warm ist, bei Zuständen mit **erhöhtem Herzminutenvolumen** beobachtet werden. Diese Veränderungen finden sich vorwiegend während der Schwangerschaft (s. Kap. 65) und bei Hyperthyreose. Bei ausgeprägter Anämie und Hypoxämie findet sich eine warme, diesmal allerdings blasse Haut. Bei ausgeprägter peripherer Vasodilatation kann ein Pulsieren der Arteriolen z. B. im Nagelbett der Finger beim Niederdrücken des oberen Nagelendes beobachtet werden. Dieser positive Kapillarpuls findet sich am deutlichsten ausgeprägt bei höhergradigen Aorteninsuffizienzen.

Ein **erniedrigtes Herzminutenvolumen** führt bei peripherer Vasokonstriktion zu kühlen blassen Akren. Es zeigt sich dann gleichzeitig eine livide Hautverfärbung, da die Zirkulation verlangsamt und die Sauerstoffausschöpfung erhöht ist. Die Zyanose findet sich bei einer Reihe von Herzkrankheiten (s. Kap. 37). Zur klinischen Beurteilung dieser bläulichen Verfärbung der Haut und Schleimhäute eignen sich am besten die Fingernägel, Ohrläppchen, die Lippen und die Mundschleimhaut. Wichtig ist, ursächlich eine periphere von einer zentralen Zyanose zu unterscheiden:

Zentrale Zyanose. Bei der zentralen Zyanose besteht primär eine Sauerstoffuntersättigung des arteriellen Blutes. Fällt die Sauerstoffsättigung unter 75% der Norm, ist die Voraussetzung für eine zyanotische Verfärbung der Haut und Schleimhäute

gegeben, die in ihrer Intensität von der Menge des reduzierten Hämoglobins abhängt. Die Zyanose tritt bei einem Absolutwert von ca. 5 g reduziertem Hämoglobin pro 100 ml Blut auf. Bei schweren Anämien kann dieser Wert gar nicht erreicht werden, obwohl eine erhebliche Sauerstoffuntersättigung vorliegen kann. Andererseits kann bei einer Polyglobulie schon bei geringer Sauerstoffuntersättigung eine Zyanose beeindruckend in Erscheinung treten. Die zentrale Zyanose wird durch 3 mögliche Ursachen ausgelöst:
- intrakardiale Kurzschlussverbindungen,
- alveoläre Hypoventilation,
- erschwerte Sauerstoffdiffusion.

Die zentrale Zyanose wird am häufigsten durch **Kurzschlussverbindungen** im Herzen oder in der Lungenstrombahn erzeugt, meist bei Herzmissbildungen mit Rechts-links-Shunt. Im Bereich der Lungen kommt als Ursache z. B. der Ventilationsausfall eines größeren Areals bei erhaltener Zirkulation in Frage. In der Peripherie findet sich eine verminderte arterielle O_2-Sättigung bei normalem CO_2-Gehalt.

Eine weitere Ursache der zentralen Zyanose findet sich in einer **alveolären Hypoventilation**, z. B. bei ausgeprägtem Lungenemphysem. Diese sog. „blue bloaters" (Burrows et al. 1966) weisen laborchemisch mit Hypoxämie und gleichzeitiger CO_2-Retention im Gegensatz zu den Shunt-Vitien die Konstellation der respiratorischen Globalinsuffizienz auf.

Eine 3. Ursache für eine zentrale Zyanose ist bei **erschwerter Sauerstoffdiffusion** im Rahmen chronisch-fibrosierender Lungenerkrankungen gegeben; auch die chronische Lungenstauung bei Erkrankungen des linken Herzens ist dieser Ursachengruppe zuzuordnen z. B. Sauerstoffuntersättigung bei schweren Mitralstenosen.

Periphere Zyanose. Bei der peripheren Zyanose ist die Sauerstoffausschöpfung in der Peripherie deutlich erhöht; im Gegensatz zur zentralen Zyanose ist das Blut mit Sauerstoff aufgesättigt. Die Ursache liegt meist in einer starken Reduktion des Herzminutenvolumens (schwere Aortenstenose; s. Kap. 29) oder auch in einer peripheren Vasokonstriktion. Deshalb ist die Haut bei peripherer Zyanose kühl, bei zentraler Zyanose wegen reaktiver Vasodilatation aber immer warm. Die Schleimhäute sind bei peripherer Zyanose nicht mit inbegriffen. Eine Sauerstoffbeatmung hat keinen Einfluss auf die periphere Zyanose, auch nicht auf die Mischungszyanose, jedoch wird eine durch alveoläre Hypoventilation oder Diffusionsstörung erzeugte Zyanose unter Sauerstoffgabe deutlich vermindert.

Weitere Unterscheidungsmöglichkeiten durch Inspektion bieten sich an den Akren, denn Uhrglasnägelbildung und Trommelschlegelfinger finden sich (ebenso wie eine Polyglobulie) nur bei zentraler Zyanose.

Eine Reihe angeborener Herzfehler bieten den charakteristischen Aspekt der zentralen Zyanose mit samtartigen tiefroten Schleimhäuten, Trommelschlegelfingern, Hockstellung und reduziertem Entwicklungszustand (s. Bildtafel g, h). Weitere Inspektionsbefunde finden sich im Bereich des knöchernen Thorax, wenn z. B. durch extreme Hypertrophie des rechten oder auch des linken Ventrikels aufgrund eines bereits in der frühen Kindheit bestehenden Vitiums eine starke Vorwölbung der 4. bis 6. Rippe links parasternal als sog. Voussure auftritt (s. Bildtafel f).

Übermäßige Pulsationen im Bereich der Herzspitze sind bei stark volumen- oder druckbelastenden Herzkrankheiten sichtbar, atypische Pulsationen mit systolischer Einziehung finden sich bei der Pericarditis adhaesiva. Bei der Aortenisthmusstenose sind verstärkte Pulsationen nicht nur im Bereich des Präkordiums und des Halses sichtbar, sondern oft auch am Rücken über den Kollateralkreisläufen.

Auf weitere Inspektionsbefunde wie Aszitesbildung oder periphere Ödeme (s. Bildtafel a, b und d) sei nur kurz hingewiesen, die Einzelbefunde werden unter den entsprechenden Erkrankungen abgehandelt.

8.2.2 Palpation

Bei der peripheren Palpation dient das Betasten der Karotiden sowie der Arm- und Beinarterien der Erfassung des Herzrhythmus und der Beurteilung der Pulsqualitäten. Auch Seitendifferenzen werden so erkannt; charakteristische Veränderungen kann man diesbezüglich z. B. bei der Aortenisthmusstenose (s. Kap. 36) oder bei Aortendissektion wahrnehmen. Die palpatorisch erfassbaren Veränderungen der Herzschlagfolge betreffen im wesentlichen Beschleunigung und Verlangsamung sowie Extrasystolen, Arrhythmien und peripheres Pulsdefizit (bei gleichzeitiger zentraler Palpation oder Auskultation).

> Bei der Palpation immer auf Seitendifferenz prüfen!

Wegen der direkten Fortleitung der linksventrikulären Aktionen in die rechte Karotis eignet sich dieses Gefäß am besten zur Erhebung der qualitativen Pulscharakteristika.

> **Beurteilungskriterien bei der Palpation**
> - Herzrhythmus: P. bisferiens, P. paradoxus, P. alternans
> - Pulsqualitäten:
>   - Pulsamplitude: P. parvus, P. altus
>   - Pulsanstiegsgeschwindigkeit: P. tardus, P. celer, anakroter Puls
>   - Pulshärte: P. durus, P. mollis

Pulsamplitude. Die von Schlagvolumen und peripherem Gefäßwiderstand abhängige Pulsamplitude ergibt sich aus der Differenz zwischen systolischem und diastolischem Druck.

Pathologische Zustände mit kleinem Schlagvolumen und erhöhtem peripherem Widerstand, wie z. B. bei Mitralstenose, Linksherzinsuffizienz oder bei pulmonaler Hypertonie, bedingen deshalb einen „kleinen" Puls, den Pulsus parvus. Dieser findet sich auch im Schock bei Tachykardie, Blutdruckabfall und Vasokonstriktion.

Im Gegensatz dazu ist bei großem Schlagvolumen und erniedrigtem peripherem Widerstand eine große Pulsamplitude vorhanden, es resultiert der Pulsus altus, der z. B. während der Schwangerschaft (s. Kap. 65) oder bei erheblicher Bradykardie mit großem Schlagvolumen vorkommt. Palpiert man einen Pulsus altus, so lassen sich Zustände mit erniedrigtem Minutenvolumen, wie z. B. eine hochgradige Mitralstenose ausschließen.

Pulsanstiegsgeschwindigkeit. Auch die Pulsanstiegsgeschwindigkeit ist mit der Palpation qualitativ zu ermitteln. Dabei führt eine verzögerte linksventrikuläre Austreibung zu einem

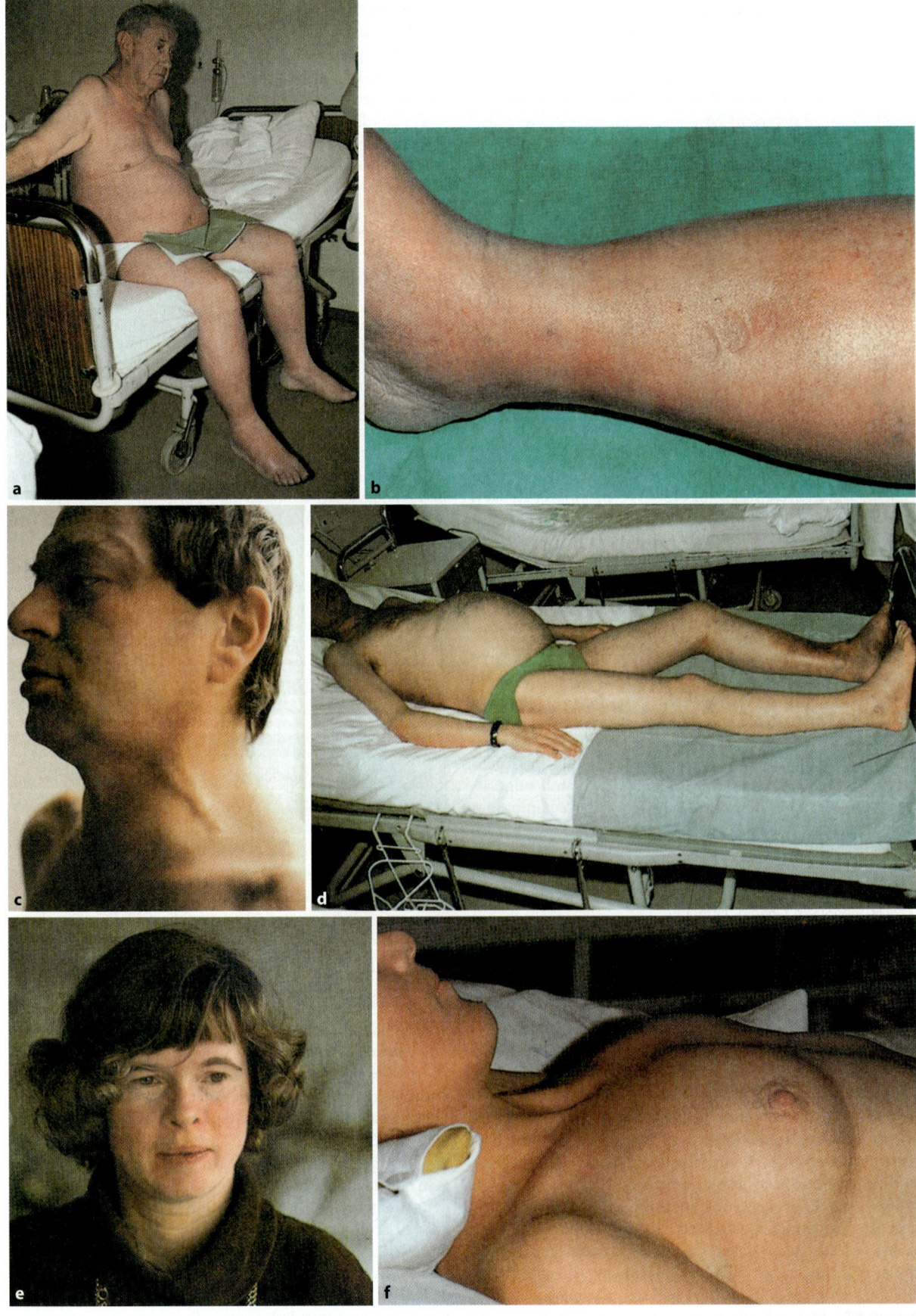

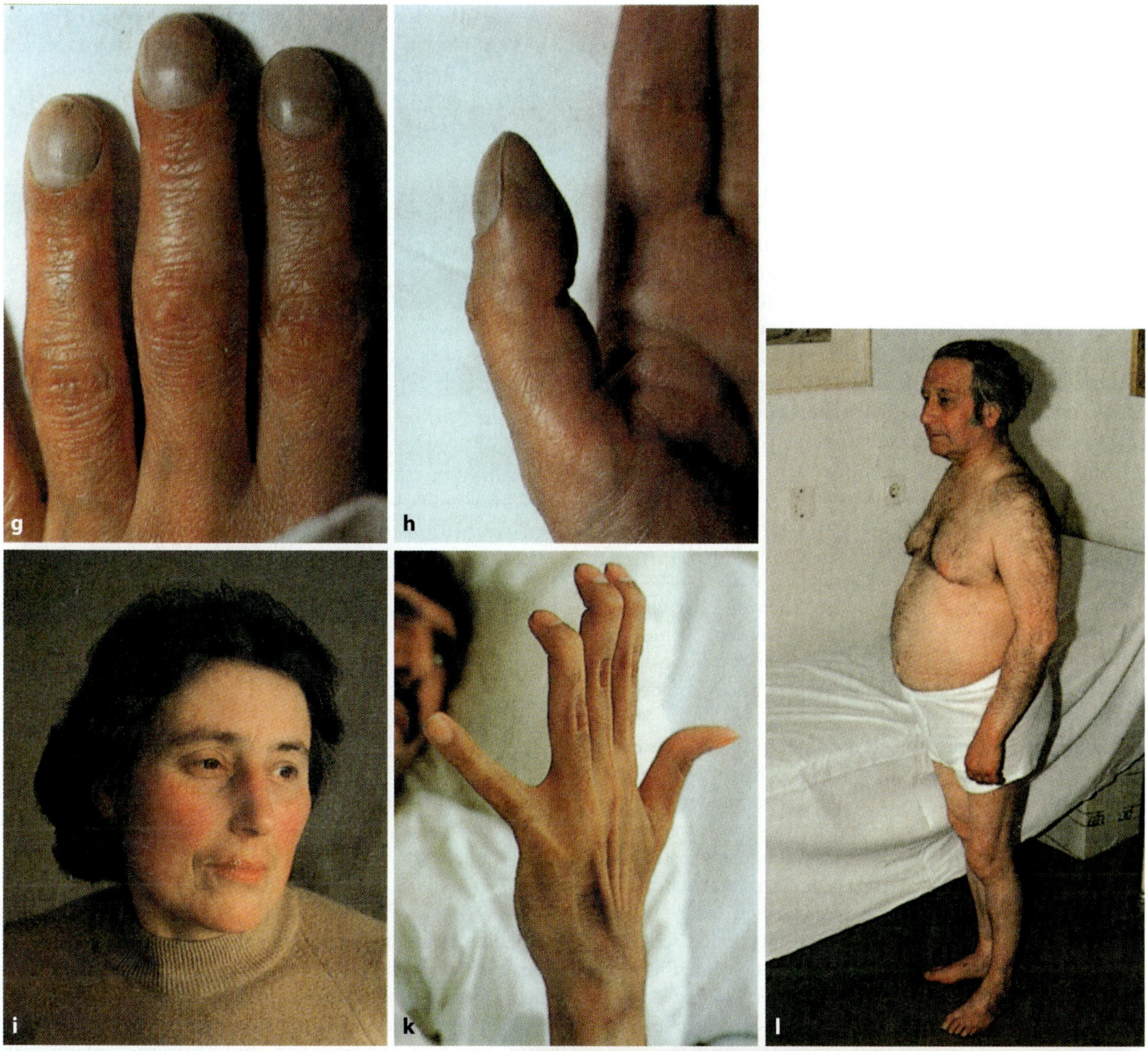

8.2 · Körperliche Untersuchung

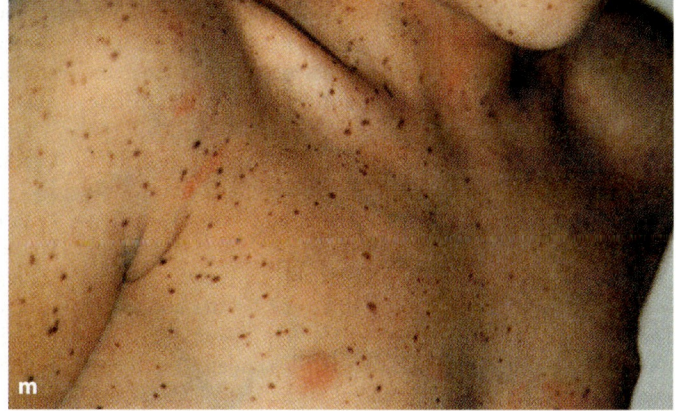

Bildtafel a–m. Inspektionsbefunde bei Herzkrankheiten. **a** 74-jähriger Patient, schwere hydropische Herzinsuffizienz, Aszites, periphere Ödeme, Orthopnoe. Ausschwemmung von 22 kg nach Rekompensation. **b** Prätibiale Ödeme bei Rechtsherzinsuffizienz. **c** Obere Einflussstauung bei Cor pulmonale mit erheblich erweiterter V. diploica frontalis über dem linken Auge, der Vv. jugulares externa et interna: letztere als kugelige Vorwölbung am unteren Ende der V. jugularis externa oberhalb der Klavikula erkennbar. **d** Massive Aszitesbildung und periphere Ödeme bei dekompensiertem Cor pulmonale aufgrund rezidivierender Lungenembolien aus dem linken Bein. **e** Tiefe Zyanose des Gesichts mit „samtartigen" Lippen bei Ventrikelseptumdefekt mit Eisenmenger-Reaktion im Erwachsenenalter. **f** Ausbildung eines extremen Rippenbuckels (Voussure) bei Cor triloculare biventriculare mit schwerer Pulmonalstenose. **g** Ausbildung von Uhrglasnägeln an der linken Hand im späteren Erwachsenenalter bei Ductus arteriosus apertus mit Shunt-Umkehr. **h** Trommelschlegelbildung am linken Daumen bei der gleichen Patientin mit Shunt-Umkehr bei Ductus ateriosus apertus. **i** Klassisch ausgeprägte Facies mitralis vom roten Typ. Druckgradient an der Mitralklappe 12 mmHg bei normaler Frequenz, leichtgradige pulmonale Hypertonie. **k** Auffällige Überbeweglichkeit der überlangen Finger bei Marfan-Syndrom (Aneurysma dissecans der Aorta ascendens). **l** Atrophische untere Extremität mit schwachen Oberschenkeln gegenüber einem überproportionierten Oberkörper bei Aortenisthmusstenose, Druckgradient 130 mmHg. **m** Sog. „Leopardsyndrom", bei dem die Ausbildung multipler Lentigines mit einer beidseitigen muskulären Ventrikelobstruktion einhergeht

nur träg ansteigenden Puls, dem Pulsus tardus, der am eindrucksvollsten bei hochgradigen Aortenstenosen anzutreffen ist. Demgegenüber findet sich bei beschleunigter Entleerung des linken Ventrikels ein rasch ansteigender Puls, der sog. Pulsus celer. Deutlich kann diese Veränderung bei hämodynamisch wirksamen Aorteninsuffizienzen wahrgenommen werden, wo zusätzlich zum Wegfall der isometrischen Kontraktionsphase auch der periphere Widerstand erniedrigt ist.

Ähnliche hämodynamische Zustände mit Verkürzung der Systole bei gleichzeitig verstärkter diastolischer Ventrikelfüllung finden sich beim Ductus apertus (s. Kap. 35), der Mitralinsuffizienz (s. Kap. 28) oder auch beim Ventrikelseptumdefekt (s. Kap. 34). Der rasche diastolische Abfall des Pulses durch Rückstrom (Aorteninsuffizienz) oder vermehrte periphere Vasodilatation (Hyperthyreose) verstärkt noch den hüpfenden Charakter des kollabierenden Pulses.

Pulshärte. Entsprechend der Pulshärte, d. h. der subjektiven Unterdrückbarkeit des Pulses, lassen sich ein Pulsus durus und mollis unterscheiden, welcher sich jeweils bei Hyper- bzw. Hypotonie nachweisen lässt. Der doppelgipflige Pulsus bisferiens kann bei schweren Aorteninsuffizienzen oder auch bei kombinierten Aortenvitien beobachtet werden, wohingegen sich bei der hypertrophisch-obstruktiven Kardiomyopathie mit raschem initialen Anstieg und trägem Maximum der sog. anakrote Puls findet.

Ein Pulsus paradoxus mit Verminderung der Pulsamplitude während der Inspiration ist bei der konstriktiven Perikarditis oder bei größeren Perikardergüssen vorhanden, denn die physiologische inspiratorische Zunahme der rechtsventrikulären Füllung ist wegen der Beeinträchtigung der diastolischen Erschlaffung nicht möglich, sodass die inspiratorische Erweiterung des Lungengefäßbettes in diesen Fällen zu einem Abfall des linksventrikulären Schlagvolumens mit periodischer Verkleinerung des peripheren Pulses führt. Ein regelmäßiger Puls mit abwechselnd stärkerer und geringerer Füllung wird als Pulsus alternans bezeichnet und findet sich gelegentlich bei massiver linksventrikulärer Dysfunktion (◘ Abb. 8.1).

Arterien. Da bei der unblutigen arteriellen Blutdruckmessung eine direkte Abhängigkeit der gemessenen Druckwerte von der Breite der verwendeten Manschette besteht, werden beim Erwachsenen für Messungen am Oberarm standardisierte Manschetten mit einer Breite von 12,5 cm verwendet. Die Bestimmung des systolischen und diastolischen Drucks erfolgt durch Auskultation der sog. Korotkoff-Töne über der A. brachialis; der systolische Druck kann dabei auch durch Palpation der A. radialis oder mittels eines Doppler-Ultraschallkopfes festgestellt werden. Auskultatorisch werden etwas höhere Werte ermittelt. Da der Blutdruckmessung bei der klinischen Diagnostik eine wesentliche Bedeutung zukommt, muss den Ursachen für Fehlbestimmungen besondere Beachtung geschenkt werden: Eine manchmal vorhandene „auskultatorische Lücke" kann zu niedrige systolische Werte vortäuschen. Hierbei verschwinden die Korotkoff-Töne kurz unterhalb des systolischen Drucks und werden kurz oberhalb des diastolischen Drucks erst wieder hörbar. Dadurch gewinnt man den falschen Eindruck eines niedrigen systolischen Drucks.

Bei adipösen Patienten muss oft ein wesentlicher Druck zur Kompression des Weichteilmantels aufgewendet werden,

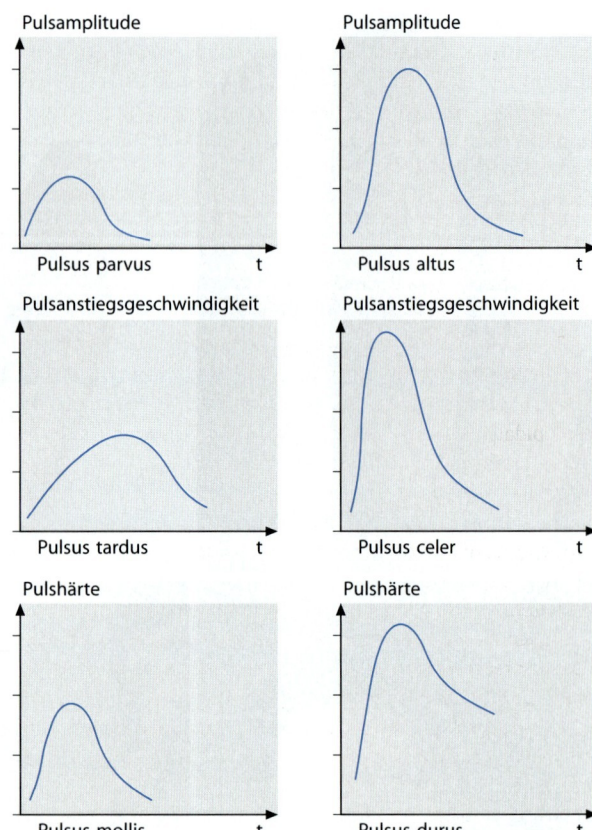

◘ **Abb. 8.1.** Schematische Darstellung der wesentlichen palpatorischen Pulsqualitäten

weshalb man fälschlich einen zu hohen Druck registriert. Man kann für den klinischen Gebrauch für jeweils 10 cm zusätzlichen Oberarmumfang etwa 10 mmHg in Abzug bringen. Entsprechend misst man am Oberschenkel bei einer durchschnittlichen Arm-Bein-Differenz von etwa 30 cm im Umfang auch einen am Bein um etwa 30 mmHg höheren systolischen Druck.

Durch zu starke venöse Stauung können die Korotkoff-Töne gelegentlich sehr leise oder gar unhörbar werden. Dann empfiehlt sich ein Aufpumpen der Manschette am erhobenen Arm.

Besteht eine absolute Arrhythmie bei Vorhofflimmern, so lässt sich die unblutige Druckmessung nur schlecht verwerten.

Venen. Die Hämodynamik des rechten Vorhofs wird durch Pulsationen und Volumenschwankungen im venösen System widergespiegelt. Besonders bei Veränderungen des rechtsventrikulären Füllungsdrucks und bei Trikuspidalklappendysfunktionen treten klinisch leicht registrierbare Veränderungen auf. Zur Beurteilung sind die großen Venen der rechten Halsseite geeignet, die eine kurze gestreckte Verbindung zum rechten Vorhof darstellen.

Der **Venenpuls** am rechten medialen Halsdreieck zeichnet sich durch eine gut sichtbare, aber nur selten palpable Doppelpulsation aus, die im Gegensatz zu arteriellen Pulsationen leicht als auf- und absteigende Bewegung verfolgt werden kann und durch Kompression zentralwärts in der Supraklavikulargrube leicht zu unterdrücken ist. Bei gleichzeitiger Palpation der Karotis auf der Gegenseite lässt sich am Venenpuls eine A-Welle, die unmittelbar der arteriellen Pulsation vorausgeht, von einer V-Welle unterscheiden, die gleichzeitig oder unmittelbar nach dem Karotispuls ertastet wird. Bei Vorhofflimmern kann eine A-Welle selbstverständlich nicht palpiert werden. So ist eine klinische Unterscheidungsmöglichkeit zwischen absoluter Arrhythmie und gehäuften Extrasystolen gegeben.

Auch Blockbilder können daran erkannt werden, dass z. B. je nach Blockierungsverhältnis mehrere A-Wellen während einer Systole erkennbar sind. Beim totalen AV-Block sind entsprechend dem in unregelmäßigen Abständen auskultatorisch wahrnehmbaren Kanonenschlag „Riesen-A-Wellen" als schnellende Pulsationen sichtbar. Eine überhöhte A-Welle ist bei Trikuspidalstenosen, oder z. B. bei pulmonaler Hypertonie sichtbar, während eine überhöhte V-Welle bei der Trikuspidalinsuffizienz registriert werden kann.

Die klinische Überprüfung des mittleren **Venendrucks** ist von besonderem Interesse, wenn sich der Verdacht auf eine Füllungsbehinderung des rechten Herzens, z. B. bei Trikuspidalvitien, bei konstriktiver Perikarditis, bei schwerer Herzinsuffizienz oder auch bei Mediastinaltumoren ergibt. Als Steigrohr repräsentiert die V. jugularis interna mit ihrem Blutspiegel den Druck im rechten Vorhof. Bis zu einem bestimmten Niveau ist die Vene prall gefüllt, oberhalb aber teilweise kollabiert, wobei der zentralvenöse Rückstrom unbeeinflusst durch die Herzaktion erfolgt. Der geringe Druck im rechten Vorhof reicht nicht aus, die V. jugularis im Sitzen oder Stehen bis über die Klavikula hinaus sichtbar zu füllen. Konstitutionelle Varianten ergeben sich bei ungünstigem Einmündungswinkel der oberflächlichen in die tiefen Venen.

In liegender Position befinden sich die Venen allerdings auf Vorhofhöhe und sind gut gefüllt. Am Patienten kann nun durch langsames Aufsetzen diejenige Stellung ermittelt werden, in der die Venenpulsationen oberhalb der Klavikula eben noch gut sichtbar sind. Wenn Pulsationen oberhalb einer 45°-Position noch sichtbar sind, handelt es sich um eine pathologische Venendruckerhöhung. Eine zusätzliche Flusswelle lässt sich auch durch Druck auf das Abdomen als sog. hepatojugulärer Reflux oder durch Anheben der Beine provozieren (Bildtafel c).

Palpation der Herzregion. Sie dient üblicherweise der Überprüfung der Aktionen des linken und rechten Ventrikels sowie der Erfassung von Pulsationen im Bereich der großen herznahen Gefäße. Die Untersuchung sollte immer von der rechten Seite des Bettes aus erfolgen, wobei der Untersucher sich zunächst mit der flachen Hand auf der Thoraxwand über den Ort der Pulsationen orientiert. Systematisch werden dabei die Stellen der üblichen Herzaktionen abgesucht.

Der **Herzspitzenstoß** ist etwa im 5. Interkostalraum (ICR) auf der Medioklavikularlinie links zu ertasten und entspricht meist dem linksventrikulären Impuls. Bei Rotation des Herzens im Uhrzeigersinn (von kaudal gesehen) kann auch die verstärkte Pulsation vergrößerter rechtsseitiger Herzabschnitte bis zum perkutorisch bestimmten linken Herzrand wahrgenommen werden.

Ein verstärkter Herzspitzenstoß kann „hebend" oder „schleudernd" wahrgenommen werden, physikalisch kann entsprechend die Abgrenzung eines hyperkinetischen von einem hyperdynamischen Herzspitzenstoß vorgenommen werden (Bucher 1969).

Der hyperkinetische Herzspitzenstoß findet sich bei druckbelasteten, hypertrophierten, aber nicht dilatierten Herzen als kräftige, umschriebene, mit dem palpierenden Finger nicht unterdrückbare Aktion. Im Gegensatz dazu ist der hyperdynamische Herzspitzenstoß in einem größeren Areal palpabel, wobei der Impuls zusätzlich nach lateral und in den 6. ICR ausgedehnt ist. Diese diffuse Hebung ist meistens mit 1 oder 2 palpierenden Fingern gut unterdrückbar. Dieser flächenhaft ausgedehnte schleudernde Herzspitzenstoß findet sich bei Herzkrankheiten mit volumenbelastetem, deutlich dilatiertem linkem Ventrikel; die Mitralinsuffizienz (s. Kap. 28) und besonders die Aorteninsuffizienz (s. Kap. 30) sind hier die führenden Beispiele.

Neben der Region des Herzspitzenstoßes verlangt die **linke Parasternalregion** bei der Herzpalpation besondere Beachtung. Ein hier deutlich wahrnehmbarer Impuls ist dem rechten Ventrikel zuzuordnen und muss immer als pathologisch angesehen werden. Hart hebende Aktionen im 3. und 4. ICR links sind auf Erkrankungen des rechten Herzens mit erhöhter Druckarbeit und konsekutiver Hypertrophie verdächtig. Am häufigsten kommt im heutigen klinischen Krankengut eine sekundäre pulmonale Hypertonie, z. B. bei Shuntvitien, Lungenerkrankungen oder den heute nur noch seltenen Mitralstenosen in Betracht; natürlich muss auch an eine valvuläre oder infundibuläre Pulmonalstenose gedacht werden. Oft ist in dieser Lokalisation auch ein akzentuierter Pulmonalton palpabel.

Bei Volumenbelastungen des rechten Herzens werden wiederum mehr schleudernde Aktionen der Pulmonalarterie wahrgenommen, wie dies z. B. bei großem Links-rechts-Shunt charakteristisch ist.

Vor der Auskultation des Herzens soll noch auf Töne und Geräusche des Herzens eingegangen werden, die der palpatorischen Wahrnehmung zugänglich sind:

Der oft erheblich akzentuierte, klingende Pulmonalklappenschlusston bei schwerer pulmonaler Hypertonie lässt die klinische Diagnose dieses Krankheitsbildes zu. Bei der Mitralstenose fehlt, auch in Linksseitenlage, der Herzspitzenstoß immer. Dafür ist mit großer Regelmäßigkeit der 1. Herzton als dumpfe Vibration über der Mitralregion palpabel; oft kann auch das tieffrequente rumpelnde Diastolikum ertastet werden, seltener jedoch der Mitralöffnungston. Ein Geräusch, welches mit der untersuchenden Hand ertastet werden kann, wird als „Schwirren" bezeichnet. Diesem Schwirren liegt immer ein pathologischer Organbefund zugrunde.

Über der Herzspitze, am besten in Linksseitenlage, kann ein systolisches Schwirren bei einer Mitralinsuffizienz gefunden werden; selten ist das Schwirren einer Aortenstenose auch in dieser Lokalisation noch schwach nachweisbar. Viel häufiger ist – zumal bei verkalkten – Aortenstenosen das Schwirren über der Aorta ascendens im 2. ICR rechts parasternal, in der Fossa jugularis und über den Karotiden wahrzunehmen. Bei Pulmonalstenosen kann man Schwirren über dem 2. ICR links palpieren, allerdings können hier auch große Volumenbelastungen, wie z. B. beim großen Vorhofseptumdefekt, Schwirren auftreten lassen. Findet sich ein palpables Schwirren hinter dem Sternum auf Höhe des 4. Rippenknorpels, so muss an einen Ventrikelseptumdefekt oder auch an eine höhergradige Trikuspidalinsuffizienz gedacht werden, die Unterscheidung gelingt mittels Analyse des Jugularvenenpulses. Systolisches Schwirren am Rücken unter den Schulterblättern und in den Interkostalräumen der hinteren und mittleren Axillarlinie lässt eine Aortenisthmusstenose vermuten. Palpables diastolisches Rumpeln findet sich bei schweren Mitralstenosen.

8.2.3 Perkussion

Da der Aussagekraft der Herzperkussion wegen Verfälschung der Befunde durch Thoraxdeformitäten, oder. z. B. Lungenerkrankungen keine entscheidende Bedeutung zukommt, soll sie als klinische Methode der Herzuntersuchung nur am Rande Erwähnung finden, da unter den heutigen Bedingungen ohnehin bei jedem Patienten mit Verdacht auf eine Herzerkrankung zur Bestimmung von Größe und Form des Herzens eine Röntgenaufnahme der Thoraxorgane bzw. eine Echokardiographie angefertigt wird.

Die rechte Herzbegrenzung kann perkutiert werden, wenn man nach Bestimmung der Lungen-Leber-Grenze rechts den rechten Unterrand der Herzbegrenzung festgelegt hat. Die laterale Begrenzung stimmt meist mit dem rechten Sternalrand überein, wenn man in den Interkostalräumen auf die rechte Sternumbegrenzung hin perkutiert.

Die Perkussion der linken Herzbegrenzung geht in gleicher Weise vom Herzspitzenstoß aus, der als äußere untere Begrenzung der Herzfigur angesehen wird. Auf diesem Wege lässt sich die relative Herzbegrenzung festlegen.

Von der relativen kann die absolute Herzdämpfung unterschieden werden. Diese entspricht der unmittelbaren Berührungsfläche von Herz und Brustwand, weshalb sie weniger von der Größe des Herzens als vom Zustand der Lunge abhängt. Die absolute Herzdämpfung wird sich nur bei leiser Perkussion gut abgrenzen lassen. Die rechtsseitige Begrenzungslinie entspricht in den meisten Fällen der relativen Dämpfung, links liegt die Begrenzung 1–2 Querfinger medial vom Herzspitzenstoß. Die linksseitige Begrenzungslinie verläuft von diesem Punkt in einer Bogenlinie nach oben bis etwa zum Unterrand der 4. Rippe (◘ Abb. 8.2).

Selbst bei geübten Untersuchern weist die perkutorisch bestimmte Herzgröße oft erhebliche Abweichungen gegenüber

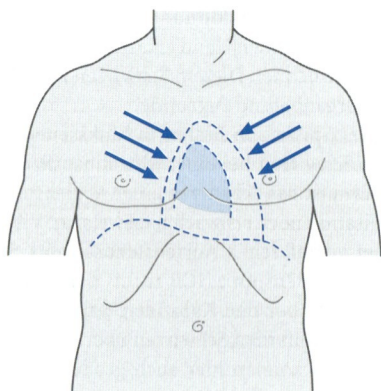

◘ Abb. 8.2. Perkussionsfigur des Herzens. In Pfeilrichtung wird in den Interkostalräumen auf das Herz zu perkutiert. Die äußere Umrandung markiert die relative Herzdämpfung, die schraffierte Fläche entspricht der absoluten Dämpfungsfigur

der röntgenologischen Herzgröße auf. Trotz einer gewissen Unzuverlässigkeit bleibt die Perkussion in enger Verbindung mit Palpation und Auskultation die einzige Methode, mit der am Krankenbett ohne Hilfsmittel z. B. eine Kardiomegalie oder ein Perikarderguss vermutet werden kann.

8.2.4 Auskultation

Heute wird das Trainieren der Auskultation des Herzens durch elektronische Programme erleichtert (Modegi 2001; Karnath 2002; Roy 2002), auch die Untersuchung selbst wird mittels elektronischer Stethoskope vereinfacht (Lukin 1996; Dahl 2002). Aber auch bei den meist gebrauchten, nicht verstärkten Schlauchstethoskopen mit Doppelkopf sollte auf einige Grundprinzipien geachtet werden, z. B. dass das Lumen der Schläuche, die etwa zwischen 35 und 55 cm lang sind, möglichst klein ist. Dabei hilft eine starke Schlauchwandung zur Abdämpfung von Umgebungsgeräuschen. Ein Membranschallkopf zur Aufnahme hoher Frequenzen und ein Trichter- oder Glockenkopf zum Abhören tieferer Frequenzen sollte zur Verfügung stehen (Abrams 1987).

Entstehung der Auskultationsphänomene

Den Auskultationsphänomenen über dem Herzen oder den Gefäßen liegen Vibrationen zugrunde, die durch Beschleunigung oder Verzögerung des Blutstromes, durch turbulente Strömungen oder durch feste Wandbestandteile wie Muskulatur oder Klappenapparat erzeugt werden. Abrupte Geschwindigkeitsänderungen der verschobenen Blutsäule erzeugen Töne, während durch Turbulenzen Geräusche hervorgerufen werden.

Auskultatorisch unterliegen die Begriffe Ton und Geräusch nicht rein physikalischen Kriterien, die Unterscheidung wird nach der Intensität und v. a. der Dauer des einzelnen Schallphänomens vorgenommen. So können bei der klinischen Beobachtung fließende Übergänge vorkommen, wenn z. B. ein deutlich verbreiteter 3. Herzton als kurzes protomesodiastolisches Geräusch imponiert.

Abrupte Änderungen der Strömungsgeschwindigkeit des Blutes treten z. B. zum Zeitpunkt eines Klappenschlusses oder auch beim plötzlichen Beginn der muskulären Kontraktion auf. Dadurch werden alle Anteile des Klappenapparates und die großen elastischen Gefäßstämme in Schwingungen versetzt. Nach intrakardialen phonokardiographischen Messungen (Günther 1969) sind auch die freien Anteile der Kammermuskulatur und auch die Papillarmuskeln zur Erzeugung von kurzdauernden Schallphänomenen befähigt, die als Töne wahrgenommen werden (Anteile des 1., 2. und 3. Herztons).

Das Auftreten von Strömungsgeräuschen ist sowohl von der Strömungsgeschwindigkeit als auch von der Viskosität des Blutes abhängig. Unter physiologischen Bedingungen finden sich bei laminarer Strömung keine Geräusche. Die Strömung kann turbulent werden, wenn sich der Durchmesser des Gefäßes, die Flussgeschwindigkeit oder die Viskosität ändern; auch Unebenheiten an der umflossenen Oberfläche verändern die rheologischen Bedingungen. Turbulenzen bei großen Flussmengen verursachen hochfrequente Geräusche, bei niedrigen Durchflussraten entstehen niederfrequente Geräusche. Töne und Geräusche, die in den Herzhöhlen entstehen, erfahren eine Fortleitung in Strömungsrichtung des Blutes. Während durch die Herzmuskulatur und die Blutflüssigkeit hindurch eine gute Schalleitung besteht, erfahren die Schallphänomene durch Thoraxweichteile und besonders durch die Lunge eine Dämpfung. Deshalb werden Töne und Geräusche am besten dort wahrgenommen, wo ihr Entstehungsort unmittelbar unter der Thoraxwand liegt oder wo der fortleitende Blutstrom der Thoraxwand am nächsten kommt.

Auskultationsareale. Nach diesen Schalleitungsgrundlagen lässt sich das Präcordium in 4 Regionen unterteilen, denen bei der Auskultationsdiagnostik besondere Bedeutung zukommt (Okada 1982; Cozic 1998): Im 2. und 3. ICR links und rechts, im dazwischenliegenden Bereich auf dem Sternum und weiter aufwärts am rechten Sternalrand bis zur Fossa jugularis und bis in beide Karotiden hinein erstreckt sich das Feld, über dem Schallphänomene des linken Ausflusstraktes wahrgenommen werden. Dabei erfährt das Aortenstenosegeräusch eher eine Fortleitung nach oben in die supraaortalen großen Gefäße, wohingegen das Geräusch einer Aorteninsuffizienz gegen die Herzspitze hin weitergeleitet wird. Der Aortenklappenschlusston selber kann auf einer diagonalen Linie zwischen dem 3. ICR links und dem 2. ICR rechts am besten wahrgenommen werden (Abb. 8.3).

Der Auskultationsbezirk der **rechten Ausflussbahn** liegt allein links parasternal und erstreckt sich im 2. und 3. ICR vom Sternalrand einige Zentimeter nach lateral. Alle schallerzeugenden Veränderungen des rechten Ausflusstraktes, wie Insuffizienzen und Stenosen der Pulmonalklappen, Shunt-Vitien mit Volumenbelastung der Pulmonalarterie und auch der Ductus arteriosus apertus, können in dieser Region wahrgenommen werden, wobei das Geräusch des offenen Ductus oft auch erstaunlich viel weiter kranial bis unter die linke Klavikula gehört werden kann (s. Kap. 35).

Der **linke Ventrikel** projiziert sich in einem Areal auf die vordere Thoraxwand, welches sich im 4. und 5. ICR vom linken Sternalrand bis zur Herzspitze bzw. bis zur vorderen Axillarlinie erstreckt. Falls ein vergrößerter rechter Ventrikel vorliegt, kann dieser auch die Herzspitzenregion einnehmen, was man leicht mit dem zusätzlichen Vorliegen epigastrischer und infundibulärer Pulsationen abgrenzen kann. In diesen Fällen müssen Schallphänomene des linken Ventrikels lateral der vorderen Axillarlinie aufgesucht werden.

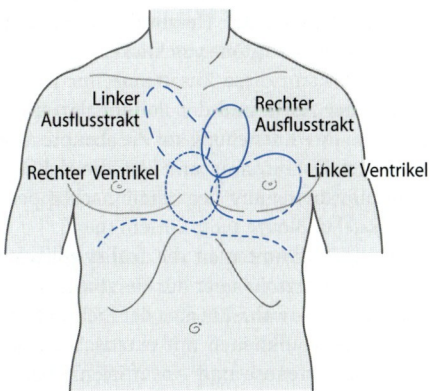

Abb. 8.3. Präkordiale Auskultationsareale. (Mod. nach Faber u. Burton 1962 sowie Shah et al. 1964)

In dieser Region auskultiert man Schalleindrücke, die durch Veränderungen der Mitralklappen entstehen, den 4. und 3. Herzton, Befunde der hypertrophisch-obstruktiven Kardiomyopathie und fortgeleitete Töne und Geräusche beim Vorliegen von Aortenklappenfehlern.

Die meisten Veränderungen des **rechten Ventrikels** lassen sich auf dem unteren Sternumdrittel auskultieren. Auch hart am linken Sternalrand vom 3. bis 5. ICR und rechts parasternal können diese Befunde wahrgenommen werden. Vorwiegend handelt es sich um Trikuspidalklappenveränderungen, selten findet man einen rechtsventrikulären 3. Herzton oder weitere Extratöne wie beim Ebstein-Syndrom (Abb. 8.3).

Herztöne

Der Entstehung der einzelnen Herztöne liegen unterschiedliche verursachende Mechanismen zugrunde:
- Schlusstöne der Atrioventrikular- und Semilunarklappen,
- Öffnungstöne der Atrioventrikularklappen,
- Gefäßdehnungs- oder Austreibungstöne,
- ventrikuläre Füllungstöne,
- weitere Extratöne, auch nicht-kardialen Ursprungs.

1. Herzton. Die Entstehungsmechanismen des 1. Herztons wurden mehrfach untersucht (Luisada et al. 1974; Craige 1976). Das Auftreten im Augenblick des Mitral- und Trikuspidalklappenschlusses hat dabei nahegelegt, dass schwingende Anteile des Klappenapparates den wesentlichen Anteil an der Entstehung des Tons haben (Shah 1963). Auskultatorisch können gelegentlich 2 Komponenten des Tons unterschieden werden, wobei der 1. Anteil mit dem Schluss der Mitralklappe den Beginn der linksventrikulären Systole markiert, während der 2. Anteil dem Trikuspidalklappenschluss entspricht.

Die Lautstärke des 1. Herztons wird bestimmt von der Wegstrecke und der Beschleunigung, welche die Klappensegel bis zu ihrer Schlussposition erreichen; das Ventrikelvolumen und die Kontraktion spielen dabei eine untergeordnete Rolle. Aus der weitesten Öffnungsposition am Ende der Vorhofkontraktion bewegen sich die Klappen zunächst langsam auf ihre Schlussposition zu und werden dann erst zum Beginn der Ventrikelkontraktion aktiv völlig zugeschlagen.

Der 1. Herzton wird also verstärkt auskultiert, wenn unmittelbar auf die Vorhofkontraktion bereits die Ventrikelkontraktion folgt und die Klappen in kürzester Zeit unter hoher Beschleunigung eine große Wegstrecke bewegt werden.

Umgekehrt wird bei verlängertem Intervall zwischen Vorhof- und Ventrikelkontraktion der 1. Herzton nur abgeschwächt hörbar, was sich bei verschiedenen Graden der AV-Blockierung gut nachweisen lässt (Burggraf 1973).

Der Verstärkung des 1. Herztons bei der Mitralstenose mit und ohne Vorhofflimmern liegt prinzipiell der gleiche Mechanismus zugrunde. Der erhöhte Vorhofdruck bei eingeengter Mitralklappe hält die Klappen bis zum Einsetzen der Ventrikelkontraktion in der weitest möglichen Öffnungsstellung, aus der heraus die Klappe abrupt geschlossen wird (s. Kap. 27). Bei zusätzlichem Vorhofflimmern ist der 1. Herzton um so lauter, je kürzer die vorausgegangene Diastole war, weil die Ventrikelkontraktion noch auf vollständig geöffnete Klappen trifft, während nach langen Diastolen die vollständige Ventrikelfüllung die Klappen schon in ihre Schlussposition hinein bewegt hat (Gould et al. 1968).

> **Klinisch wichtig**
> Beim Vorliegen einer manifesten Herzinsuffizienz, nach einem akuten Myokardinfarkt und bei der Mitralklappeninsuffizienz entsteht wegen des inkompetenten Klappenschlusses ein abgeschwächter 1. Herzton (Gould et al. 1968; Adolph u. Fowler 1970). Auch beim Vorliegen eines Perikardergusses oder z. B. beim Lungenemphysem erfährt der 1. Herzton eine Abschwächung.

2. Herzton. Der schärfer akzentuierte, höherfrequente 2. Herzton entsteht durch den Schluss der Semilunarklappen (Aygen u. Braunwald 1962; Shaver et al. 1974, 1985). Die Energie, mit der die Klappen bei ihrem Schluss in Vibrationen versetzt werden, ist abhängig von der Höhe des Drucks jenseits der Klappe, der die Schließungsbewegung in Gang setzt. Deshalb wird bei der Auskultation des Herzens der in der Lautstärke überwiegende Aortenklappenschlusston wahrgenommen, wohingegen über dem Auskultationsareal des rechten Ausflusstrakts auch der Pulmonalklappenschlusston an der Schallbildung beteiligt ist. Bei asynchronem Klappenschluss ist über diesem Areal eine Doppelung des 2. Herztons hörbar.

Wenn diese „Spaltung" des 2. Herztons in eine aortale und eine nachfolgende pulmonale Komponente vorhanden ist, zeigt sie während ruhiger, tiefer Respiration physiologischerweise eine Vergrößerung des Spaltungsintervalls in Inspiration und eine Verringerung der auskultatorisch wahrnehmbaren Spaltung unter Exspiration, oft bis zur Verschmelzung zu einem einzigen Ton. Die Ursache hierfür liegt in dem inspiratorischen Abfall des intrathorakalen Drucks, der die venöse Füllung und das Schlagvolumen des rechten Ventrikels erhöht. Die verlängerte rechtsventrikuläre Systolendauer verzögert damit den Pulmonalklappenschluss (Aygen u. Braunwald 1962; Dickerson u. Nelson 1964; Leatham 1964).

Auch ein vorzeitiger Einfall des Aortenklappenschlusstons (A_2) bei verkürzter linksventrikulärer Austreibung, z. B. durch eine Mitralinsuffizienz kann eine auffällig weite Spaltung des 2. Herztons bedingen. Wesentlich häufiger kann man ein vergrößertes Spaltungsintervall bei Verzögerung des Pulmonalklappenschlusstons (P_2) bei verzögerter Entleerung des rechten Ventrikels, wie bei großem Links-rechts-Shunt, Pulmonalstenose oder Rechtsschenkelblock, auskultieren. Beim hämodynamisch wirksamen Vorhofseptumdefekt ist dieses vergrößerte Spaltungsintervall durch den gesamten Atemzyklus hindurch konstant („fixiert"), was als diagnostisches Kriterium von großer Wichtigkeit ist (s. Kap. 33).

In entsprechender Weise führt eine Entleerungsverzögerung des linken Ventrikels zu einem verspäteten Einfall des A_2, weshalb die physiologische Spaltung des 2. Herztons z. B. bei Aortenstenose oder Linksschenkelblock aufgehoben sein kann. Tritt bei Beeinträchtigung der linksventrikulären Funktion eine Verzögerung des Aortenklappenschlusses auf, so lässt sich eine „paradoxe Spaltung" des 2. Herztons auskultieren. Die atemabhängige Verlängerung der rechtsventrikulären Systole lässt den P_2 dann inspiratorisch bis an den verspäteten A_2 herantreten; die exspiratorische Verkürzung der rechtsventrikulären Systole bedingt dann aber ein erheblich vorzeitiges Auftreten des Pulmonalklappenschlusses vor dem Aortenklappenschluss, weshalb nun exspiratorisch (genau im Gegensatz zum physiologischen Verhalten) eine Spaltung auskultiert werden kann (Schrire u. Vogelpoel 1962; Abbott u. Whiple 1964).

Öffnungstöne der Atrioventrikularklappen können bei organischen Stenosierungen dieser Klappen oder bei funktioneller Stenose aufgrund eines erheblich vermehrten und beschleunigten Durchflusses wahrgenommen werden, während in Abwesenheit krankhafter Veränderungen die Öffnung der AV-Klappen geräuschlos vonstatten geht.

Ein Öffnungston entsteht zum Zeitpunkt der schnellen ventrikulären Füllungsphase in der frühen Diastole, wenn der Ventrikeldruck am niedrigsten ist. Die an ihren freien Rändern bzw. an den Kommissuren miteinander verwachsenen Segel sind nicht in der Lage, isolierte Öffnungsbewegungen zu vollziehen, sondern schlagen gemeinsam in den Ventrikel hinein. Der dabei entstehende, knallende hochfrequente Ton erinnert in seiner Klangcharakteristik an ein im Wind umschlagendes Segel. Dieses Beispiel entspricht auch den tatsächlichen anatomischen und hämodynamischen Gegebenheiten (Proctor 1958; Oriol 1965).

Mitralöffnungston. Auskultatorisch wird der Mitralöffnungston kurz nach dem 2. Herzton wahrgenommen; die Länge des zeitlichen Intervalles ist von der Höhe des Vorhofdrucks abhängig. Der Mitralöffnungston kann durch seine Klangfarbe, das längere Intervall zum A_2 und sein Intensitätsmaximum im 4. ICR links parasternal vom Pulmonalsegment eines gespaltenen 2. Herztons unterschieden werden.

Seltener tritt ein Mitralöffnungston bei erheblicher Mitralregurgitation mit relativer Stenose bei wesentlichem Mehrvolumen auf, was sich nur mit der heute leider nicht mehr praktizierten Phonokardiographie nachweisen ließe (Durand 1995; Nair 2002).

Trikuspidalöffnungston. Bei der seltenen Trikuspidalstenose zeigt er wie alle Töne und Geräusche des rechten Herzens eine deutliche Intensitätszunahme bei Inspiration und ist auch durch sein Ausbreitungsareal gut abzugrenzen. Ebenfalls nur phonokardiographisch kann ein relativer Trikuspidalöffnungston bei Vorhofseptumdefekten mit großen Shuntvolumina und selten auch bei einer Trikuspidalinsuffizienz mit großem Pendelvolumen registriert werden.

Gefäßdehnungs- oder Austreibungstöne. Sie sind über den großen Gefäßen und an der Herzbasis hörbare, frühsystolische, hochfrequente Extratöne von klickendem Klangcharakter (Klicks). Man kann diese Zusatztöne nur bei dilatierten Gefäßstämmen der Aorta und der Pulmonalarterie beobachten, weshalb man ihre Entstehung auf die abrupte Aufdehnung eines erweiterten Gefäßrohres und auf die dabei mögliche abnorme Öffnungsbewegung der Semilunarklappen zurückgeführt hat (Vogel u. Blount 1965; Epstein 1965).

Auskultatorisch nimmt man die frühsystolischen Klicks als Spaltung des 1. Herztons über der Herzbasis oder als deutlichen Dreierrhythmus wahr. Ein aortaler Ejektionsklick findet sich bei allen Herzkrankheiten mit ektatischer Aorta ascendens, so bei Aortenstenose und -insuffizienz, bei arterieller Hypertonie und bei der Aortenisthmusstenose, beim Aszendensaneurysma und seltener auch bei der reitenden ektatischen Aorta zyanotischer konnataler Vitien.

Entsprechend findet sich ein pulmonaler Ejektionsklick bei ektatischer Pulmonalarterie aufgrund einer valvulären Pulmonalstenose (nicht aber bei der Infundibulumstenose) sowie bei schwerer pulmonaler Hypertonie, am eindrucksvollsten beim Eisenmenger-Komplex.

Die Unterscheidung von einem 4. Herzton, der auskultatorisch wie ein gespaltener 1. Herzton imponieren kann, fällt nicht sehr schwer, denn die hochfrequenten Klicks sind mit der Stethoskopmembran praktisch nur über der Herzbasis hörbar, während der tieffrequente 4. Herzton mit dem Stethoskoptrichter vorwiegend über der Herzspitze wahrnehmbar ist.

Ventrikuläre Füllungstöne. Sie sind tieffrequente Schwingungen, die bei schwer gestörter Ventrikelfunktion über der Herzspitze auskultierbar sind. Man unterscheidet den in der frühen Diastole zum Zeitpunkt der passiven schnellen Ventrikelfüllung hörbaren 3. Herzton von dem zum Zeitpunkt der spätdiastolischen aktiven Ventrikelfüllung während der Vorhofkontraktion wahrnehmbaren 4. Herzton. Der Entstehungsmechanismus wird für beide Herztöne in einer muskulären Vibration durch plötzliche Anspannung der Ventrikelwände gesehen (Harvey u. Stapelton 1958; Grayzel 1959a, b; Sharma 1981).

Sind diese Füllungstöne laut hörbar, so können sie auskultatorisch den Eindruck eines „Galopprhythmus" machen, weshalb man den 3. Herzton auch als protodiastolischen Ventrikelgalopp und den 4. Herzton als präsystolischen Vorhofgalopp bezeichnet hat. Wenn beim Vorhandensein beider Extratöne eine Frequenzbeschleunigung auftritt, so können sich beide Töne zu einem sog. „Summationsgalopp" vereinigen. Zugunsten einer übersichtlichen Nomenklatur sollte vorwiegend die Bezeichnung 3. und 4. Herzton gebraucht werden.

3. Herzton. Er findet sich häufiger auch bei gesunden, zumal bei jugendlichen Personen. Erhebliche Lautstärke im Sinne eines echten Dreierrhythmus weist der 3. Herzton jedoch nur bei pathologischen Zuständen, meistens bei deutlich beschleunigter Ventrikelfüllung, auf. So wird ein ausgesprochen lauter 3. Herzton regelmäßig bei jeder hämodynamisch stark wirksamen Mitralinsuffizienz angetroffen; seltener kann man diesen ventrikulären Füllungston bei großen Ventrikelseptumdefekten oder auch bei Aorteninsuffizienzen auskultieren. Geht eine konstriktive Perikarditis mit einer deutlichen diastolischen Füllungsbehinderung des Ventrikels einher, so kann man auch hier einen 3. Herzton hören. Schließlich wird bei der Linksherzdekompensation die Entwicklung eines 3. Herztons wahrgenommen.

4. Herzton. Er wird bei deutlicher Füllungsbehinderung des linken Ventrikels, am häufigsten durch eine Compliancestörung bei hochgradiger Hypertrophie, hörbar. Solche Zustände finden sich bei langjährigem arteriellen Hypertonus, bei schweren Aortenstenosen, seltener bei Aorteninsuffizienzen, aber fast regelmäßig bei der hypertrophisch-obstruktiven Kardiomyopathie. Schließlich kann eine Linksherzinsuffizienz jedweder Genese mit der Entwicklung eines 4. Herztons einhergehen. Ein 4. Herzton bei AV-Überleitungsstörungen kann nur selten einmal gefunden werden, ebenso wie ein rechtsseitiger Vorhofton.

Extratöne. Der mesosystolische Klick ist durch den Prolaps eines, meist des hinteren, Mitralsegels in den linken Vorhof bedingt (Hancock u. Cohn 1966; Fontana et al. 1975; Pellerin 2002).

Andere Extratöne entstehen oft nach der ventrikulären Austreibungsphase und können durch Bewegungen des Herzens gegenüber anderen Strukturen des Mediastinums erklärt werden. Am häufigsten werden perikardiale und pleurale Verwachsungen angenommen. Bei einer akuten Perikarditis können Schallphänomene entweder in kürzerer Ausdehnung als Töne oder in längerer Ausdehnung als perikardiales Reibegeräusch auftreten. Diese Perikardtöne finden sich mit einer typischen Verteilung mit präsystolischer Komponente während der Vorhofkontraktion, mit systolischer Komponente während der Ventrikelkontraktion und mit einer diastolischen Komponente, die wohl durch die schnelle ventrikuläre Füllungswelle erzeugt wird (Dressler 1961; Harvey 1961).

Herzgeräusche

Nach der Lokalisation im Herzzyklus werden systolische, diastolische und kontinuierliche Geräusche voneinander unterschieden.

> Während systolische Geräusche transitorischen Charakter haben und bei vorübergehenden Veränderungen der Kreislauffunktion auftreten und wieder verschwinden können, kommt den kontinuierlichen und den diastolischen Geräuschen fast ausschließlich pathologische Bedeutung zu.

Systolische und diastolische Geräusche lassen sich nach folgenden Kriterien beschreiben: Die Frequenz kann für eine Herzkrankheit genau so typisch sein, wie die Qualität oder Klangfarbe (rau, blasend, musikalisch u. a.), die Lautstärke oder Intensität, die Lokalisation in der Herzphase (früh-, meso- oder spätsystolisch o. a.) und die Dauer sowie die Dynamik (crescendo, decrescendo) und schließlich auch die Fortleitungsrichtung. Der Ort der besten Hörbarkeit, das sog. Punctum maximum, ist ein wichtiges diagnostisches Kriterium. Für den klinischen Gebrauch ist die Lautstärkeeinteilung in leise, mittellaute, laute und sehr laute Geräusche von Grad 1 bis Grad 4 üblich. Bei der subtilen kardiologischen Untersuchung sollte jedoch der Graduierung nach Freeman u. Levine (1933), modifiziert von Levine u. Harvey (Levine u. Harvey 1959) gefolgt werden (Tabelle 8.2).

Systolische Geräusche. Sie können in 2 Gruppen unterteilt werden, denen pathophysiologisch unterschiedliche Mechanismen zugrunde liegen.

Zum einen handelt es sich um spindelförmige Geräusche, die grundsätzlich den Austreibungsvorgang von Blut aus den Ventrikeln in die großen Gefäße zur Ursache haben. Die zweite Gruppe rekrutiert sich aus Zuständen, bei denen ein Abstrom aus den Ventrikeln durch ein Leck stattfindet; hier liegen bandförmige Geräusche vor.

Austreibungsgeräusche beginnen deutlich abgesetzt vom 1. Herzton, da die Austreibungsphase erst nach der isometrischen Kontraktion beginnt, wenn der Ventrikel den Druck im nachgeschalteten Gefäß (Aorta, Pulmonalis) überwunden hat. Die Austreibung des Blutes erreicht rasch ihr Maximum und verlangsamt sich mit Abnahme der Restblutmenge im Ventrikel. Entsprechend erreicht das Geräusch etwa mesosystolisch

Tabelle 8.2. Intensitätsgrade von Herzgeräuschen nach Freeman u. Levine. (Aus Levine u. Harvey 1959)

Lautstärkegrad	Geräuschcharakteristik
1/6	Nur bei gezielter Auskultation wahrnehmbares Geräusch, bzw. nur hörbar, wenn man darauf aufmerksam gemacht wird
2/6	Leises Geräusch, das aber bei jeder Auskultation wahrgenommen werden kann
3/6	Deutlich lautes Geräusch ohne palpatorisches Schwirren. Über dem Punctum maximum kann der Schalleindruck durch eine dazwischen gelegte Hand auskultiert werden (Zuckermann-Zeichen)
4/6	Lautes Geräusch, das oft schon von einem palpablen Schwirren begleitet ist
5/6	Sehr lautes Geräusch mit konstantem starkem Schwirren über einer größeren Präkordialregion
6/6	Sehr lautes, schwirrendes Geräusch, das mit dem bloßen Ohr oder mit einem von der Thoraxwand abgehobenen Stethoskop gut wahrgenommen werden kann

sein Amplitudenmaximum und klingt gegen den 2. Herzton hin wieder vollständig ab. Handelt es sich um ein Volumenaustreibungsgeräusch, bei dem ein vermehrtes Schlagvolumen eine normal weite Klappe passieren muss (Vorhofseptumdefekt, Aorteninsuffizienz), so wird das Amplitudenmaximum in der frühen Mesosystole erreicht. Muss bei einem Druckaustreibungsgeräusch erst der Widerstand einer stenosierten Klappe überwunden werden (Aortenstenose, Pulmonalstenose), so kann sich das Amplitudenmaximum des Geräusches bis in die späte Systole hinein verlagern.

Auch sog. **funktionelle Geräusche** weisen diese Spindelcharakteristik auf, die differenzialdiagnostischen Erwägungen entscheiden sich an den übrigen klinischen Parametern. Allgemein kann gelten, dass funktionelle Geräusche meist hochfrequent und von geringer Lautstärke sind, praktisch nicht fortgeleitet und nie von einem palpablen Schwirren begleitet werden.

Bandförmige holosystolische Geräusche werden erzeugt, wenn ein systolischer Druckgradient zwischen dem linken Ventrikel und einer anderen Herzhöhle mit niedrigerem Druck wirksam werden kann. Als wesentliche Beispiele sollen hier die Mitralinsuffizienz mit systolischem Gefälle zum linken Vorhof hin und der Ventrikelseptumdefekt mit Gradient zur rechten Ausflussbahn hin genannt werden. Diese Geräusche entstehen sofort mit Beginn der mechanischen Systole in den Initialschwingungen des 1. Herztons, da eine isovolumetrische Kontraktionsphase nicht entwickelt werden kann. Typisch ist auch ein Anhalten des Geräusches über den 2. Herzton hinaus, da nach dem Schluss der Semilunarklappen immer noch ein Druckgradient, z. B. gegenüber dem linken Vorhof, besteht, bis der Ventrikeldruck weiter abgefallen ist. Diese Geräusche haben bandförmigen Charakter, weil der Druckgradient in Richtung des Leckstromes während der gesamten Systole unvermindert fortbesteht.

Beim Vorliegen eines Mitralklappenprolapses (s. Kap. 28) kann ein nur spätsystolisches Geräusch auskultiert werden, andererseits weisen kleine Defekte des muskulären Ventrikelseptums bei zunehmendem Verschluss durch die mesosystolische Kontraktion ein nur frühsystolisch vorhandenes Geräusch auf (Leatham 1958).

Diastolische Geräusche. Diese erreichen nicht solche Lautstärkegrade wie systolische Geräusche und sind manchmal schwierig zu auskultieren. Nach ihrem Auftreten in der Herzphase können früh-, meso- und spätdiastolische bzw. präsystolische Geräusche unterschieden werden.

Früh- oder protodiastolische Geräusche entstehen durch Rückstrom aus einem der großen Gefäße in einen Ventrikel unmittelbar nach dem Schluss der Semilunarklappen. Rückstromgeräusche an der Aortenklappe entstehen in aller Regel durch ein zentrales Leck oder eine Taschenperforation bei Aortenklappeninsuffizienz, während die Rückstromgeräusche an der Pulmonalklappe fast ausschließlich durch Dilatation des Truncus pulmonalis und damit auch des Klappenringes bei pulmonaler Hypertonie entstehen (Schrire u. Vogelpoel 1962; Harvey et al. 1963; Sutton et al. 1968).

Im Krankengut der Erwachsenenkardiologie findet sich das Geräusch der relativen Pulmonalinsuffizienz (Graham-Steell-Geräusch) am häufigsten bei schweren Mitralstenosen. Die Rückstromgeräusche haben wegen des rasch fallenden Druckgradienten Decrescendocharakter und sind bei hoher Flussgeschwindigkeit hochfrequent, weshalb sie am besten mit der Stethoskopmembran wahrgenommen werden.

Die Unterscheidung zwischen Pulmonal- und Aorteninsuffizienz kann allein auskultatorisch gelegentlich Schwierigkeiten bereiten. Die Aorteninsuffizienz zeigt häufiger ein größeres Ausbreitungsareal des Geräusches mit Fortleitung bis zur Herzspitze. Verlässlicher ist aber die Beachtung weiterer klinischer Hinweise wie das palpatorische Heben des rechten Ventrikels oder das gleichzeitige Vorliegen einer Mitralstenose bei Pulmonalinsuffizienz aufgrund einer pulmonalen Hypertonie, und andererseits die palpatorischen peripheren Hinweise auf die Hyperzirkulation bei Aorteninsuffizienz.

Mesodiastolische Geräusche entstehen während der schnellen ventrikulären Füllungsphase an den Atrioventrikularklappen. Diese Geräusche sind immer weit vom 2. Herzton abgesetzt, da der Ventrikeldruck bis unter den Vorhofdruck abgefallen sein muss. Die Vorhöfe bringen nur eine geringe Druckdifferenz und geringe Beschleunigungskräfte auf, weshalb die Geräusche vorwiegend tieffrequent sind und einen rumpelnden Klangcharakter haben. Oft entstehen diese Geräusche bei relativen Stenosen aufgrund einer erheblichen Volumenverschiebung. Liegen organische Klappenstenosen vor, so geht dem Geräusch ein Klappenöffnungston voraus. Bei schweren Aortenklappeninsuffizienzen kann man manchmal ein mesodiastolisches Geräusch auskultieren, das an eine Mitralstenose erinnert (s. Abschn. 30.3.2). Dieses sog. Austin-Flint-Geräusch ist in seiner Entstehung nicht genau erklärt; angiographische und echokardiographische Beobachtungen weisen jedoch darauf hin, dass das anteriore Segel der Mitralklappe zwischen mitralem Einstrom und aortalem Rückstrom in halbgeschlossener Position vibriert (Segal et al. 1958; Fortuin u. Craige 1972; Reddy et al. 1976).

Spätdiastolische (präsystolische) Geräusche entstehen durch Bluteinstrom in die Ventrikel unter spätdiastolischer Vorhofkontraktion. Da die Drucksteigerung gegen die nachgeschaltete Stenose während der gesamten Vorhofkontraktion anhält, haben diese Geräusche Crescendocharakter. Die für Mitral- und Trikuspidalstenosen typischen Geräusche sind nicht mehr nachweisbar, wenn bei eingetretenem Vorhofflimmern keine effektive Vorhofkontraktion mehr vorliegt.

Kontinuierliche Geräusche. Sie füllen ohne Unterbrechung Systole und Diastole aus. Sie entstehen an pathologischen Gefäßverbindungen und müssen von den kombiniert systolisch-diastolischen Geräuschen unterschieden werden, die bei kombinierten Klappenfehlern intrakardialen Ursprungs sind. Als häufigste Gefäßmissbildung bei kontinuierlichem Geräusch muss der Ductus arteriosus apertus (s. Kap. 35) genannt werden; ähnliche Anomalien, wie das aortopulmonale Fenster oder eine Sinus-Valsalva-Perforation in den rechten Vorhof oder in die Pulmonalarterie, erzeugen das gleiche Geräusch. Auch arteriovenöse Fisteln in der Lunge oder in der Peripherie des großen Kreislaufs lassen diese Geräusche auskultieren. Gut lassen sich kontinuierliche Geräusche an Dialyse-Shunts darstellen, die Auskultation stellt eine gute Funktionskontrolle dieser Shunts dar. Kontinuierliche Geräusche sind zwar über den gesamten Herzzyklus nachweisbar, haben aber entsprechend der größeren Druckdifferenz ein systolisches Amplitudenmaximum.

Selten können kontinuierliche venöse Geräusche über großen Strumen oder über Kollateralen bei portaler Hypertension auskultiert werden (Buttross 1955; Fowler u. Gause 1964; Allen 1965).

Auskultationsphänomene nach prothetischem Herzklappenersatz

Diese Auskultationsbefunde haben bei der Langzeitüberwachung eine erhebliche Bedeutung.

Klappenprothesen erzeugen bei ihren Bewegungen Töne, die konventionell als **Klicks** bezeichnet werden. Der durch die mechanischen Gegebenheiten der Prothesenkonstruktion veränderte Blutstrom erzeugt an der Klappe Geräusche. Diese Geräusche können im Einzelfall durch den bei jedem Prothesenmodell vorhandenen Strömungswiderstand oder aber auch durch mechanische Obstruktion des Ventrikels oder der Ausflussbahn bei größeren Prothesen erzeugt werden. Die Töne und Geräusche unterscheiden sich je nach Prothesentyp erheblich (Alsaddique 2002; Kuralay 2002; Moidl 2002; Pemberton 2002).

Kugelventilprothesen (Starr-Edwards u. a.). Dieser Prothesentyp wird seit langem nicht mehr implantiert, spielt aber in der Nachbetreuung einzelner Träger noch eine Rolle. Sie weisen gewöhnlich einen akzentuierten Öffnungsklick auf, der durch den relativ langen Stellweg, die dadurch größere Beschleunigung und durch die relativ großen Kontaktflächen der Käfigkonstruktion bedingt ist (Dock 1965; Bonicort et al. 1966). Dagegen ist der Prothesenschlussklick, bedingt durch die Konstruktion der Klappenbasis, erheblich leiser. Alle Kugelventilprothesen weisen deutliche Durchstromgeräusche auf, die aufgrund der Ventilkonstruktion meist tieffrequent sind. Zusätzlich findet man bei Implantation in Mitralposition auch noch ein lautes Austreibungsgeräusch über dem linken Ausflusstrakt, das durch die Obstruktion des Ventrikels bedingt ist.

Die beschriebenen Töne und Geräusche müssen mit ihrer Öffnungs- und Schlussphase natürlich entsprechend der unterschiedlichen Herzphase in Atrioventrikular- oder in Semilunarposition berücksichtigt werden: So bedeutet also z. B. „Prothesenschlussklick" im Falle eines Aortenklappenersatzes „2. Herzton", im Falle eines Mitralklappenersatzes aber „1. Herzton". Durchstromgeräusch bedeutet für den Aortenklappenersatz „Systolikum", für den Mitralklappenersatz aber „Diastolikum".

Funktionsstörungen der Ventile sind meist durch Thrombosen im Käfig oder an der Klappenbasis bedingt, sodass die Prothese entweder nicht mehr vollständig öffnen kann und eine Klappenstenose bedingt oder aber nicht mehr vollständig schließen kann, wodurch eine Regurgitation erzeugt wird.

> Der auskultatorische Fortfall des Öffnungs- oder des Schlussklicks ist ein Alarmsignal für Funktionsstörungen der Ventile (Eichstädt 1977). Entsprechend wird auch eine Verstärkung des Durchstromgeräusches bzw. ein Regurgitationsgeräusch hörbar.

Weitere Dysfunktionen entstehen bei Nahtinsuffizienzen an der Klappenbasis, wodurch zum einen ein zusätzliches antegrades Durchstromgeräusch durch den Konkurrenzflow entsteht, andererseits lässt ein solches paraprothetisches Leck eine Regurgitation mit entsprechender Geräuschentwicklung zu (Horstkotte 1987).

Kippscheibenprothesen (Björk-Shiley, St. Jude Medical u. a.). Sie haben heute in Form der Flügel- und Doppelflügelprothesen die weiteste Verbreitung gefunden. Wegen der erheblich leichter konstruierten Ventilaufhängung mit geringen Kontaktflächen und relativ kurzem Stellweg der Flügel finden sich gewöhnlich nur leise Öffnungsklicks. Die Prothesenschlussklicks sind hingegen um so akzentuierter, denn die Scheiben setzen mit ihrer vollen Zirkumferenz in der Klappenbasis auf und haben so eine maximale Kontaktfläche, zudem weist der Schlussklick eine charakteristische metallische Klangfarbe auf (DeFeo 2002).

Die Durchstromgeräusche sind bei den Kippscheibenprothesen wesentlich leiser und etwas höherfrequenter als bei den früheren Kugelventilen, denn durch die schmalen Scheiben mit relativ großem Öffnungswinkel werden nur kleine Druckgradienten erzeugt (Björk et al. 1973; Starek et al. 1976). Für Prothesendysfunktionen ergeben sich die oben geschilderten allgemein gültigen Veränderungen.

Bioprothesen (Hancock, Carpentier-Edwards u. a.). Diese weisen aufgrund der weitgehenden Übereinstimmung mit der natürlichen Klappenmorphologie keine auskultatorisch wahrnehmbaren Abweichungen von den physiologischen Herztönen auf. Allerdings wird durch die Insertion des Klappenträgerringes das natürliche Klappenostium etwas eingeengt, wodurch leise protosystolische oder -diastolische Geräusche nach Klappenersatz erzeugt werden (Cohn 1976; Hannah u. Reis 1975; Morris et al. 1976; Akins 2002). Bei Prothesendysfunktionen treten Herzgeräusche auf, die denjenigen der entsprechenden nativen Klappenfehler vergleichbar sind.

Dokumentation

Der Auskultationsbefund sollte schriftlich oder besser graphisch dargestellt werden, denn Herztöne und Geräusche können im Verlauf einer Herzfehlererkrankung durch degenerative oder entzündliche Veränderungen einem entscheidenden Wandel unterworfen sein. Auch rein hämodynamische Veränderungen, z. B. im Rahmen einer Dekompensation, können den vorher bestehenden Herzschallbefund wesentlich beeinflussen.

> **Klinisch wichtig**
>
> Gegenüber der Befundbeschreibung hat die graphische Darstellung den Vorteil, dass sie an nicht Vorinformierte weitervermittelt werden kann. Für den Untersucher selber besteht die Notwendigkeit, sehr genau zu auskultieren und das Gehörte in Einzelkomponenten zu zerlegen.

Die zeichnerische Darstellung zwingt zu weitergehender Informationsvermittlung; während im schriftlichen Befund z. B. der Vermerk „Systolikum über der Herzspitze" ausreichend sein kann, kommen mit der graphischen Aufzeichnung auch die dynamische Form, die Intensität und die Lagebeziehung eines Geräusches zum 1. und 2. Herzton zur Darstellung. Segall (1933) schlug eine detaillierte Skizzierungstechnik vor, die bis heute ihre Gültigkeit behalten hat:

Herztöne. Sie werden auf einer waagerechten Linie als rechteckige Blöcke dargestellt, wobei die Höhe die Lautstärke und die Breite die Dauer eines Tons wiedergibt. Durch die Darstellung des 1., des 2. und wieder des 1. Herztons des nächsten Herzyklus kann die Länge von Systole und Diastole markiert werden (◘ Abb. 8.4). Die Frequenz eines Tons kann durch ein ergänzendes Wort in das Schema eingebracht werden. Auch lässt sich z. B. ein hochfrequenter Ton durch einen waagerecht

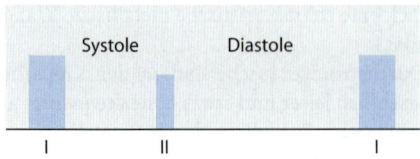

◘ **Abb. 8.4.** Graphische Darstellung eines bei der klinischen Untersuchung erhobenen Auskultationsbefundes: *I* 1. Herzton, *II* 2. Herzton (Beschreibung im Text)

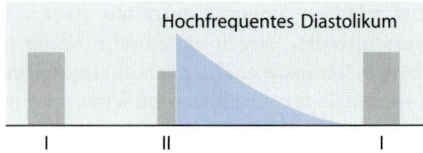

◘ **Abb. 8.5.** Hochfrequentes Geräusch (Beschreibung im Text)

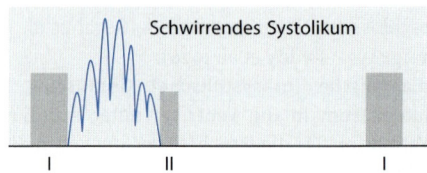

◘ **Abb. 8.6.** Schwirrendes Geräusch (Beschreibung im Text)

gestreiften Balken und ein tieffrequenter Ton durch einen senkrecht gestreiften Balken aufzeichnen.

Geräusche. Ein hochfrequentes Geräusch kann durch feine senkrechte Linien dargestellt werden, wobei das Auftreten und das Andauern in Beziehung zu den Herztönen gesetzt werden kann; die Höhe der Ausschläge gibt die Lautstärke an (◘ Abb. 8.5). Ein tieffrequentes Geräusch lässt sich anschaulicher durch eine gewellte Linie aufzeichnen, wohingegen ein scharfes schwirrendes Geräusch besser als Zähnelung dargestellt wird (◘ Abb. 8.6).

Die Lokalisation der auskultierten Herzschallphänomene auf der Thoraxwand lässt sich in ein Torsoschema einzeichnen.

Eine mittlere Intensität der Herztöne von etwa 3/6 Lautstärke wird auf einer der Linien als Amplitudeneichung gestrichelt eingezeichnet. Die Länge der Diastole, die mit der Frequenz erheblich variiert, wird durch feine Striche vormarkiert, wobei bei einer Herzfrequenz von 120/min Systole und Diastole etwa gleich lang sind, während bei einer Frequenz von 75/min die Diastole etwa 1,5-mal so lang wie die Systole dauert (Ravin et al. 1977; ◘ Abb. 8.7).

Anamnese und körperliche Untersuchung sind unverzichtbare Instrumente der Befunderhebung bei herzkranken Patienten und können bei gewissenhafter Durchführung in den meisten Fällen eine qualitative und sogar semiquantitative Diagnose erbringen.

> **Zusammenfassung**
>
> Die Anamnese dient der Erfragung von Risikofaktoren und charakteristischen Vorerkrankungen sowie der Erfragung und Bewertung verschiedener wegweisender Symptome, heute auch besonders bei der koronaren Herzerkrankung.
>
> Die körperliche Untersuchung lässt krankheitsspezifische Veränderungen mittels Sehen, Fühlen und Hören, also Inspektion, Palpation, Perkussion und Auskultation erfassen.

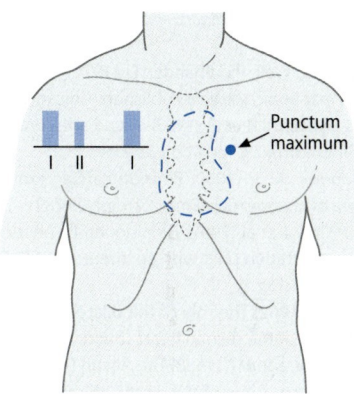

◨ **Abb. 8.7.** Einfaches Torsoschema zur Dokumentation der Herzschallphänomene (Beschreibung im Text)

> Die Inspektion ist wichtig bei Rechts- und Linksherzinsuffizienz sowie bei angeborenen und erworbenen Herzfehlern, die Palpation bei Veränderungen des Kreislaufs und des Blutdrucks mit und ohne Herzerkrankung. Die Auskultation spielt bei Herzfehlern auch heute eine überragende, bei der koronaren Herzerkrankung dagegen keine Rolle.

Literatur

Abbot JA, Whippie GH (1964) Paradoxic splitting of the second heart sound in systemic hypertension. The role of myocardial competence. Dis Chest 46:304

Abrams J (1987) Essentials of cardiac physical diagnosis, p 6. Lea & Febiger, Philadelphia

Adolph RJ, Fowler NO (1970) The second heart sound: A screening test for heart disease. Mod Conc cardiov Dis 39:91

Akins CW, Hilgenberg AD, Vlahakes GJ et al (2002) Results of bioprosthetic versus mechanical aortic valve replacement performed with concomitant coronary artery bypass grafting. Ann Thorac Surg 74:1098

Allen N (1965) The significance of vascular murmurs in the head and neck. Geriatrics 20:525

Alsaddique AA (2002) CarboMedics bileaflet prosthesis, experience with 165 uneventful implants. Cardiovasc Surg 10:512

Aoyagi S, Kashikie H, Kawara T, Ikeda S (2002) Left atrial thrombus without mitral valve disease in a patient with nephrotic syndrome, report of a case. Surg Today 32:992

Aygen MM, Braunwald E (1962) The splitting of the second heart sound in normal subjects and in patients with congenital heart disease. Circulation 25:328

Björk VO, Henze A, Holmgren A (1973) Central haemodynamics at rest and during exercise before and after aortic valve replacement with the Björk-Shiley tilting disc valve in patients with aortic stenosis. Scand J thorac cardiovasc Surg 7:111

Bonicort OW, Bristow JD, Starr A, Griswold HE (1966) A phonocardiographic study of patients with multiple Starr-Edwards prosthetic valves. Brit Heart J 28:531

Bucher HW (1969) Klinische Diagnostik erworbener und angeborener Herzfehler. Schwabe, Basel Stuttgart

Burggraf GW, Craige E (1973) The first heart sound in complete heart block. Circulation 50: 17

Burrows B, Fletcher CM, Heard BE et al (1966) The emphysematous and bronchial types of chronic airways obstruction. Lancet 1:830

Buttross D (1955) The venous hum: History, pathogenesis, incidence, recognition and significance. Am Practit 6:342

Cohn LH (1976) Aortic valve replacement with the Hancock porcine xenograft. Ann thorac Surg Sept (9/76)

Cozic M, Durand LG, Guardo R (1998) Development of a cardiac acoustic mapping system. Med Biol Eng Comput 36:431

Craige E (1976) On the genesis of heart sounds: Contributions made by echocardiographic studies. Circ 53:207

Crevasse L (1962) The mechanism of the generation of the third and fourth heart sounds. Circ 25:635

Dahl LB, Hasvold P, Arild E, Hasvold T (2002) Heart murmurs recorded by a sensor based electronic stethoscope and e-mailed for remote assessment. Arch Dis Child 87:297

DeFeo M, Renzulli A, Vicchio M et al (2002) Is aortic valve replacement with bileaflet prostheses still contraindicated in the elderly? Gerontology 48:374

Dickerson RB, Nelson WP (1964) Paradoxical splitting of the second heart sound: An informative clinical notation. Am Heart J 67:410

Dock W (1965) Heart sounds from Starr-Edwards valves. Circulation 31:801

Dock W (1971) The genesis of diastolic heart sounds. Am J Med 50:178

Dressler W (1961) Effect of respiration on the pericardial friction rub. AmJ Cardiol 7:130

Durand LG, Pibarot P (1995) Digital signal processing of the phonocardiogram, review of the most recent advancements. Crit Rev Biomed Eng 23:163

Eichstädt H (1973) Einfach-Klappen-Ersatz bei Mitralvitien. Med Diss Schr, Herzchir Univ Klin Düsseldorf

Eichstädt H (1977) Surveillance clinique des protheses valvulaires. Ann Cardiol Angeol 26:599

Epstein EJ (1965) Cineradiographic studies of the early systolic click in aortic valve stenosis. Circulation 31:842

Fontana ME, Wooley CF, Leighton RF, Lewis RP (1975) Postural changes in left ventricular and mitral valvular dynamics in the systolic click – late systolic murmur syndrome. Circulation 51:165

Fortuin NJ, Craige E (1972) On the mechanism of the Austin Flint murmur. Circulation 45:558

Fowler NO, Gause R (1964) The cervical venous hum. Am Heart J 67:135

Gould L, Ettinger SJ, Lyon AF (1968) Intensity of the first heart sound and arterial pulse in mitral insufficiency. Dis Chest 53:545

Günther KH (1969) Vergleichende extrakardiale und intrakardiale Phonokardiographie auf hämodynamischer Grundlage. Berlin, Akademie-Verlag

Grayzel J (1959a) Gallop rhythm of the heart. I: Atrial gallop, ventricular gallop and systolic sounds. Am J Med 28:578

Grayzel J (1959b) Gallop rhythm of the heart. II: Quadruple rhythm and its relation to summation and augmented gallops. Circulation 20:1053

Ha JW, Choi SH, Chang BC et al (2002) Is prophylactic aortic valve replacement indicated during mitral valve surgery for mild to moderate aortic valve disease. Ann Thorac Surg 74:1115

Hancock EW, Cohn K (1966) The syndrome associated with midsystolic click and late systolic murmur. Am J Med 41:183

Hannah H, Reis RL (1975) Current status of porcine heterograft prostheses, a five year appraisal. Circulation 52 (Suppl 2):30

Harvey WP (1961) Auscultatory findings in diseases of the pericardium. Am J Cardiol 7:15

Harvey WP, Stapleton J (1958) Clinical aspects of gallop rhythm with particular reference to diastolic gallops. Circulation 18:1017

Harvey WP, Corrado MA, Perloff JK (1963) „Right-sided" murmurs of aortic insufficiency (diastolic murmurs better heard to the right of the sternum rather than to the left). Am J Med Sci 245:533

Horstkotte D (1987) Prognose und typische Komplikationen nach Herzklappenersatz. In: Horstkotte D, Loogen F (Hrsg) Erworbene Herzklappenfehler, Urban & Schwarzenberg, München Wien Baltimore, S 309

Karnath B, Frye AW, Holden MD (2002) Incorporating simulators in a standardized patient exam. Acad Med 77:754

Kuralay E, Demirkilic U, Gunay C, Tatar H (2002) Mitral valve replacement with bileaflet preservation: a modified technique. Eur J Cardiothorac Surg 22:630

Leatham A (1958) Systolic murmurs. Circulation 17:601

Leatham A (1964) The second heart sound, key to auscultation of the heart. Acta cardiol (Brux) 19:395

Levine SA, Harvey WP (1959) Clinical auscultation of the heart, 2nd ed. Saunders, Philadelphia

Luisada AA (1971) The second heart sound in normal and abnormal conditions. Am J Cardiol 28:150

Luisada AA, MacCanon DM, Kumar S, Feigen LP (1974) Changing views on the mechanism of the first and second heart sounds. Am Heart J 88:503

Lukin A, Polic S, Rumboldt Z et al (1996) Comparison of auscultation findings using a classic stethoscope (Littmann 2120) and electronically amplified stethoscope (Medmax 2). Lijec Vjesn. 118:127

Modegi T (2001) XML transscription method for biomedical acoustic signals. MedInfo 10:366

Moidl R, Simon P, Wolner E (2002) The On-X prosthetic heart valve at five years. Ann Thorc Surg 74:1312

Morris DC, Wickliffe CW, King SB (1976) Hemodynamic evaluation of the porcine xenograft aortic valve. Am J Cardiol 37:157

Nair KS, Lawrence DR, Smith PL (2002) An unusual cause of mixed mitral valve disease. Heart 88:560

New York Heart Association (1960) In: Committee on Medical Rating of Physical Impairment: Richtlinien zur Einschätzung der Beeinträchtigung der Leistungsfähigkeit. J Am med Ass 172:1049

Okada M (1982) Chest wall maps of heart sounds and murmurs. Comput Biomed Res 15:281

Oriol A (1965) Prediction of left atrial pressure from the second sound – opening snap interval. Am J Cardio 116:184

Pelech AN (1998) The cardiac murmur, when to refer? Pediatr Clin North Am 45:107

Pellerin D, Brecker S, Veyrat C (2002) Degenerative mitral valve disease with emphasis on mitral valve prolapse. Heart 88 Suppl 4:20

Pemberton J, Irvine T, Kenny A (2002) Stuck mitral valve replacement. Heart 88 Supp 4:4

Proctor MH (1958) The phonocardiogram in mitral valvular disease: A correlation of Q-I and 2–OS intervals with findings at catheterization of the left side of the heart and at mitral valvuloplasty. Am J Med 24:861

Ravin A, Craddock LD, Wolf PS, Shander D (1977) Auscultation of the heart, 3rd ed. Year Book, Medical Publishers, Chicago

Reddy PS, Curtiss EI, Salerni R et al (1976) Sound pressure correlations of the Austin Flint murmur. Circulation 53:210

Richardson TR, Moody JM Jr (2000) Bedside cardiac examination: constancy in a sea of change. Curr Probl Cardiol. 25:783

Roy D, Sargeant J, Gray J et al (2002) Helping family physicians improve their cardiac auscultation skills with an interactive CD-ROM. J Contin Educ Health Prof 22:152

Schrire V, Vogelpoel L (1962) The role of the dilated pulmonary artery in abnormal splitting of the second heart sound. Am Heart J 63:501

Segal JP, Harvey WP, Corrado MA (1958) The Austin Flint murmur: Its differentiation from the murmur of rheumatic mitral stenosis. Circulation 18:1025

Segall HN (1933) A simple method for graphic description of cardiac auscultatory signs. Am Heart J 8:533

Shah PM (1963) Hemodynamic correlates of the various components of the first heart sound. Circulat Res 12:386

Sharma RS (1981) Measurement of intensity of heart sounds and murmurs. Lancet 19;2:612

Shaver JA, Nadolny RA, O'Toole JD et al (1974) Sound pressure correlates of the second heart sound. Circulation 49:316

Shaver JA, Salerni R, Reddy PS (1985) Normal and abnormal heart sounds in cardiac diagnosis. Part I: Systolic sounds; Part II: Diastolic sounds. Curr Prob Cardiol 10:1

Shearn MA, Tarr E, Rytand DA (1953) The significance of changes in amplitude of the first heart sound in children with AV block. Circulation 7:839

Starek PJK, Wilcox BR, Murray GF (1976) Hemodynamic evaluation of the Lillehei-Kaster pivoting disc valve in patients. J thorac cardiovasc Surg 71:123

Sutton G, Harris A, Leatham A (1968) Second heart sound in pulmonary hypertension. Brit Heart J 30:743

Vogel JHK, Blount SG jr (1965) Clinical evaluation in localizing level of obstruction to outflow from the left ventricle: Importance of early systolic ejection click. Am J Cardiol 15:782

Konventionelle und intrakardiale Elektrokardiographie

D. Kalusche, G. Czapo†

9.1 Standardisierte Ableitungen und Befundungsrichtlinien – 158
9.1.1 Ableitungen – 158
9.1.2 Hochverstärktes EKG und Signalmittlungstechnik zur Spätpotenzialanalyse – 159
9.1.3 Technik des intrakardialen EKG – 160
9.1.4 Protokoll einer elektrophysiologischen Untersuchung – 161
9.1.5 Indikation zur elektrophysiologischen Untersuchung und ihre Risiken – 162
9.1.6 Stellenwert des konventionellen EKG und Auswertungsgrundsätze – 165

9.2 Das normale EKG – 165
9.2.1 Erregung der Vorhöfe – 166
9.2.2 Atrioventrikuläre Überleitung – 166
9.2.3 Kammererregung, QRS-Komplex – 167
9.2.4 ST-Strecke, T- und U-Welle – 167
9.2.5 QT-Intervall – 168
9.2.6 Normvarianten des ST-T-Abschnittes – 168
9.2.7 Lagetypen im EKG, Haupt-QRS-Achse – 168

9.3 Beeinflussung des EKG durch Alter, Körperbau, Atmung und Vegetativum – 169
9.3.1 Einfluss des Alters – 169
9.3.2 Einfluss des Körperbaus – 169
9.3.3 Einfluss der Atmung – 169
9.3.4 Einfluss des vegetativen Nervensystems – 170

9.4 Das pathologische EKG – 171
9.4.1 Formveränderungen der P-Welle – 171
9.4.2 Atriale Hypertrophie – 172
9.4.3 Abnorme Amplituden des QRS-Komplexes – 173
9.4.4 EKG bei Kammerhypertrophie – 174
9.4.5 EKG bei Herzinfarkt – 178
9.4.6 EKG bei Elektrolytverschiebungen – 186
9.4.7 Medikamenten- und Drogeneinfluss auf das EKG – 188

Literatur – 189

Das Kapitel enthält die wichtigsten Aspekte des konventionellen und intrakardialen Elektrokardiogramms. Nach einer Darstellung der Normalbefunde werden neben der Beschreibung physiologischer Veränderungen des Oberflächen-EKG die wichtigsten pathologischen EKG-Veränderungen, unabhängig von der zugrunde liegenden Ätiologie dargestellt. Erregungsbildung- und Leitungsstörungen werden in Kap. 19 beschrieben.

9.1 Standardisierte Ableitungen und Befundungsrichtlinien

Die Elektrokardiographie stellt ein einfaches diagnostisches Verfahren dar. Sie kann jedoch nicht, von einigen wenigen Ausnahmen abgesehen, die alleinige Basis für die Beurteilung des Herzens abgeben. Nur im Rahmen einer umfassenden kardiologischen Funktionsdiagnostik, unter Einschluss auch bildgebender Verfahren wie der Echokardiographie, kann sie sinnvoll zum Einsatz kommen.

9.1.1 Ableitungen

Die Herzaktionsströme können theoretisch an beliebiger Stelle der Körperoberfläche abgeleitet werden. Fest eingebürgert haben sich folgende Ableitungsstellen und -systeme:

Standardableitungen nach Einthoven. Es werden Spannungsunterschiede herzfern zwischen 2 Extremitäten aufgezeichnet (bipolare Extremitätenableitung). Die Elektroden werden proximal der Handgelenke und oberhalb des linken Knöchel angelegt und wie folgt verbunden:

- Ableitung I: linker Arm → rechter Arm
  Ableitung II: linkes Bein → rechter Arm
  Ableitung III: linkes Bein → linker Arm

Im allgemeinen sind die Stecker der 3 Elektroden speziell gekennzeichnet (rechter Arm rot oder ein Ring, linker Arm gelb oder 2 Ringe; linkes Bein grün oder 3 Ringe).

Die Ableitungsstellen der bipolaren Extremitätenableitungen stellen gewissermaßen die Eckpunkte eines gleichseitigen Dreiecks dar, das in der Frontalebene des Körpers gelegen ist, und in dessen ungefährer Mitte sich das Herz befindet (sog. Einthoven-Dreieck).

Bipolare Brustwandableitungen. Bipolare, präkordiale Ableitungen finden ihre Anwendung während der kontinuierlichen Rhythmusüberwachung auf Intensivstationen („monitoring") sowie bei der Langzeitelektrokardiographie („holter monitoring") und telemetrischen EKG-Übertragungen. Typische Ableitungspunkte sind das Manubrium sterni und die rechte Seite des oberen Sternalrandes als positive Pole mit entsprechend negativen Polen über dem Xiphoid oder 5. Interkostalraum/vordere Axillarlinie. Die Bezeichnung der Ableitungen entspricht der Zusammenschaltung der Ableitungspunkte (z. B. MC_5).

Unipolare Extremitätenableitungen. Die Potenzialschwankungen jeder Extremität werden für sich mit einer differenten oder Tast-Elektrode gegenüber einem indifferenten Bezugspunkt, dargestellt durch die indifferente oder Sammelelektrode, abgeleitet. Die Sammelelektrode soll dem elektrischen Nullpunkt entsprechen. Die Ableitungen werden deshalb als „unipolar" bezeichnet, obwohl sie weder nach physikalischen Gesetzen noch nach Potenzialmessungen dieses konstruierten Nullpunktes als wirklich unipolar gelten können. Die Tastelektrode wird am rechten und linken Arm sowie am linken Bein angesetzt. Die derart erhaltenen Ableitungen heißen VR, VL und VF (R=rechts, L=links, F=Fuß, V=Bezeichnung für Potenzial in der unipolaren Elektrokardiographie). Die indifferente Elektrode wird durch Kurzschluss der 3 Extremitäten über 3 Widerstände von je 5000 Ohm (Wilson-Zentral- oder Sammelelektrode) gebildet. Die zu explorierende Extremität wird über 2 Elektroden abgeleitet, von denen eine mit der Sammelelektrode kurzgeschlossen, die andere als Tastelektrode mit dem Galvanometer verbunden wird. Mit diesem Wilson-Verfahren sind die Ausschläge relativ klein, sodass empfindlicher geeicht werden musste.

Wegen dieses Nachteils werden heute üblicherweise die nach Goldberger (1942) modifizierten Ableitungen geschrieben. Im Unterschied zu den oben dargestellten Ableitungen nach Wilson wird die indifferente Elektrode aber ohne Widerstände durch Zusammenschluss der beiden explorierten Extremitäten gebildet, und die Extremität mit der differenten Elektrode ist von der Sammelelektrode abgeschaltet. Die Ausschläge fallen durch diese Anordnung größer aus, sodass die Normaleichung (1 mV=1 cm) genügt. Die Goldberger-Ableitungen werden aus diesem Grunde auch als „vergrößerte" oder „verstärkte (a = „augmented") unipolare Extremitätenableitungen genannt: aVR, aVL, aVF. Die bipolaren und unipolaren Ableitungen nach Wilson und Goldberger erfassen die Vektorprojektion auf die Frontalebene.

Unipolare Brustwandableitungen nach Wilson. Nachdem schon früher versucht worden war, durch bipolare Brustwandableitungen herznah abzuleiten und damit die horizontale Projektion elektromotorischer Vorgänge zu erfassen, haben Wilson et al. (1944) die unipolaren präkordialen Ableitungen mit genau definierten Ableitungsstellen eingeführt. Sie gehören zum obligaten Bestandteil eines jeden EKG. Die größeren Potenzialschwankungen unterworfene differente oder Tast-Elektrode wird an bestimmten Ableitungspunkten der Brustwand angelegt. Die indifferente Elektrode ist die Wilson-Zentral- oder Sammelelektrode (s. oben), die für praktische Zwecke dem elektrischen Nullpunkt entspricht und ein sozusagen konstantes Potenzial aufweist. Die Anschlussstellen für die differente Elektrode werden heute einheitlich gewählt und nach der allgemein anerkannten Nomenklatur der American Heart Association bezeichnet (Abb. 9.1).

9.1 · Standardisierte Ableitungen und Befundsrichtlinien

Standardableitungen
- V_1 Rechter Sterrnalrand in Höhe des 4. ICR
- V_2 Linker Sternalrand in Höhe des 4. ICR
- V_3 Mitte zwischen V_2 und V_4
- V_4 Schnittpunkt der linken Medioklavikularlinie mit dem 5. ICR (Gegend der Herzspitze)
- V_5 Schnittpunkt der linken vorderen Axillarlinie mit einer durch V_4 gezogenen Horizontallinie
- V_6 Schnittpunkt der linken, mittleren Axillarlinie mit einer durch V_4 gezogenen Horizontallinie

Zusätzliche Ableitungsstellen
- V_7 Linke hintere Axillarlinie auf gleicher Höhe wie V_{4-6}
- V_8 Skapularlinie auf gleicher Höhe wie V_{4-6}
- V_9 Paravertebrallinie auf gleicher Höhe wie V_{4-6}
- V_E Tastelektrode auf dem Processus xyphoideus sive ensiformis

Werden sog. **hohe Brustwandableitungen** (z. B. 1 oder 2 ICR höher) registriert, kennzeichnet man diese durch C. Beispiel: V_{2C2-3} entspricht V_2 jedoch zwischen der 2. und 3. Rippe, d. h. im 2. ICR statt der normalen Position von V_2 (4. ICR).

Werden zusätzlich **rechtspräkordiale V-Ableitungen** aufgezeichnet, bezeichnet man diese mit R. Beispiel: V_{3R} entspricht V_3, jedoch auf der rechten Seite des Sternums.

Die unipolaren Brustwandableitungen erfassen die Vektorprojektion auf die ungefähr durch die Herzmitte gelegte Horizontalebene.

Korrigierte orthogonale Ableitungen. Die korrigierten orthogonalen Ableitungssysteme sind für die räumliche Vektorkardiographie anwendbar. Ausgangspunkt dieser Neuentwicklungen waren Erkenntnisse v. a. über die Dipol-Hypothese (danach kann die Stromquelle Herz als Dipol interpretiert werden) und die physikalische Definition der EKG-Ableitungen („Ableitungsvektor", charakterisiert durch Ableitungsstärke und Ableitungsrichtung). Von den verschiedenen orthogonalen Ableitungssystemen hat das von Frank (1956) die weiteste Verbreitung gefunden. Mit Hilfe von 7 Elektroden werden 3 Ableitungen aufgezeichnet, die 3 auf einander senkrecht stehende Ebenen beschreiben:

Die X-Ableitung registriert elektrische Kräfte, die nach rechts und links, die Y-Achse solche, die nach superior und nach inferior gehen, und die Z-Achse zeichnet elektrische Kräfte auf, die nach anterior oder posterior gerichtet sind. Zum Ausgleich der exzentrischen Lage des Herzens als auch der Inhomogenität des umgebenden Gewebes sind verschiedene hochohmige Widerstände zwischengeschaltet, weshalb diese Ableitungen als „korrigierte" orthogonale Ableitungen bezeichnet werden. Obwohl ein so angefertigtes EKG mit 3 Ableitungen die gleiche elektrische Information wie ein konventionelles 12-Kanal-EKG enthält, hat sich diese Methode nicht durchgesetzt. Die Frank-Ableitungen werden bei speziellen Fragestellungen im Zusammenhang mit einem Vektorkardiogramm aufgezeichnet, ferner finden sie Anwendung im Zusammenhang mit der Registrierung von sog. ventrikulären Spätpotenzialen und weiteren computergestützten Analysen der P-Welle und besonders des QRS-Komplexes.

9.1.2 Hochverstärktes EKG und Signalmittlungstechnik zur Spätpotenzialanalyse

Übliche EKG-Ableitungen von der Körperoberfläche werden allgemein so verstärkt, dass ein Ausschlag von 1 cm einer Signalamplitude von 1 mV entspricht. Elektrische Signale mit sehr kleiner Amplitude – im Mikrovoltbereich – werden mit der konventionellen EKG-Registrierung übersehen. Niedrigamplitudige, hochfrequente Signale können im Bereich von Infarktnarben und insbesondere in Infarktrandgebieten entstehen. Sie sind Ausdruck einer verzögerten Erregungsausbreitung. Anfang der 80-er Jahre wurden Verfahren entwickelt und schließlich auch standardisiert, solche niedrigamplitudigen EKG-Komponenten im terminalen QRS-Komplex bzw der ST-Strecke zuverlässig darzustellen (Breithardt et al. 1991). Sie wurden ventrikuläre Spätpotenziale („ventricular late potentials") genannt. Zur Registrierung von Spätpotenzialen muss das EKG-Signal zuerst extrem verstärkt werden; durch Signalmittlungstechnik und unter Benutzung besonderer Filter (Hochpaß-Filtereckfrequenz 25 oder 40 Hz) erfolgt Rauschunterdrückung bis zu einem Rauschpegel <1 µV. Dazu müssen ca. 250 QRS-Zyklen gemittelt werden („signal averaging"). Im Prinzip kann jedes EKG-Signal so verarbeitet werden. Durchgesetzt hat sich jedoch die Spätpotenzialanalyse unter Benutzung der orthogonalen Ableitungen X,Y und Z (s. oben). Durch Vektoraddition entsteht ein „gefilterter QRS-Komplex" („vector magnitude"). Zur Detektion von Spätpotenzialen werden folgende Analysen bzw. Vermessungen durchgeführt (◘ Abb. 9.2):

- Breite bzw. Gesamtdauer des gefilterten QRS-Komplexes (fQRS),
- mittlere Spannung („root mean square") während der terminalen 40 ms (RMS 40) des gefilterten QRS-Komplexes und
- Breite bzw. Dauer des gefilterten terminalen QRS-Komplexes unterhalb 40 µV.

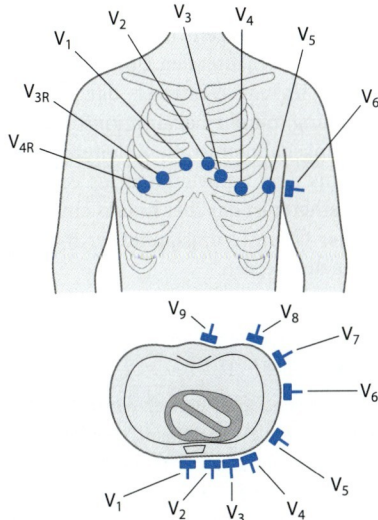

◘ Abb. 9.1. Ableitungsstellen der unipolaren Brustwandableitungen nach Wilson

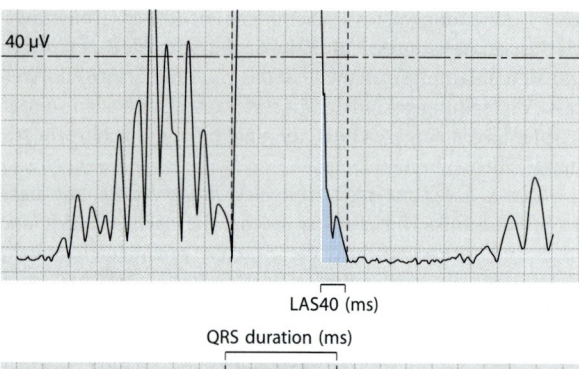
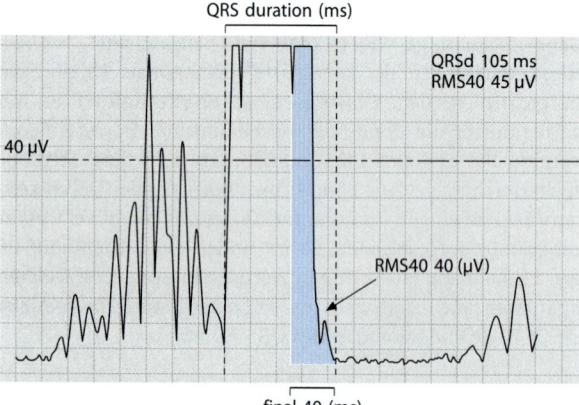

Abb. 9.2. Spätpotenzialanalyse. Dargestellt ist ein „gefilterter QRS-Komplex" („vector magnitude"), wobei die Spitze des QRS-Komplexes nicht dargestellt ist. Das Beispiel zeigt eine Analyse ohne den Nachweis von Spätpotenzialen: Die Gesamt-QRS-Breite (QRS d) beträgt 105 ms, die mittlere Spannung während der letzten 40 ms (RMS 40) beträgt 45 µV und die Dauer des gefilterten QRS-Komplex mit einer Amplitude von weniger als 40 µV (LAS 40) beträgt nur 20 ms. (Abb. aus Mäkijärvi et al. (1996) mit freundlicher Genehmigung des Autors und des Verlages)

Nach Empfehlungen einer Task Force der internationalen kardiologischen Fachgesellschaften ist ein Spätpotenzial dann vorhanden, wenn 2 von 3 der folgenden Bedingungen erfüllt sind (Breithardt et al. 1991):
- fQRS > 114 ms
- RMS40 < 20 µV
- LAS40 > 39 ms

Von den 3 Parametern kommt der QRS-Breite sicher die größte Bedeutung zu. Der Nachweis ventrikulärer Spätpotenziale ist auch in der Lyse-Ära bei Postinfarktpatienten als Hinweis für eine beeinträchtigte Prognose, insbesondere auf zukünftige rhythmogene Ereignisse, zu interpretieren (Denes et al. 1994). Der Nachweis von Spätpotenzialen spielt ferner bei Patienten mit Verdacht auf arrhythmogene rechtsventrikuläre Kardiomyopathie (ARVC) eine gewisse Rolle (Turrini et al. 1999). EKG von Patienten mit QRS-Verbreiterung durch kompletten Schenkelblock oder auch eine offene Präexzitation können so nicht analysiert werden.

9.1.3 Technik des intrakardialen EKG

Die Aufzeichnung intrakardialer Elektrokardiogramme und Durchführung elektrophysiologischer Untersuchungen (EPU) ist heute – über 30 Jahre nach der Erstbeschreibung durch Scherlag (1969) – aus dem kardiologischen Alltag nicht mehr wegzudenken. Eine besondere Bedeutung hat die Methodik seit Beginn der 90er-Jahre durch die Einführung der Katheterablationsbehandlung tachykarder Herzrhythmusstörungen (s. Kap. 52) gewonnen. Rein diagnostische elektrophysiologische Untersuchungen sind an größeren Zentren inzwischen die Ausnahme. Die Grundlagen haben sich seit den frühen 70er-Jahren jedoch kaum verändert, weshalb das Prinzip der Untersuchung hier kurz zusammen-fassend und bewusst unter Zuhilfenahme z. T. „historischer" Abbildungen dargestellt werden soll.

Der kathetertechnisch einfachste Zugang zu den verschiedenen im Rahmen einer EPU wichtigen Herzabschnitten ist die rechte und/oder linke V. femoralis, im Zusammenhang mit der Katheterablation linksseitiger „arrhythmogener Substrate" ist das Legen einer Schleuse in eine Arteria femoralis häufig zusätzlich erforderlich. Je nach Fragestellung werden zu Beginn einer Untersuchung 2 oder 3 in der Regel multipolare Elektrodenkatheter unter röntgenologischer Kontrolle in folgende Standardpositionen gelegt:

- Hoher rechter Vorhof (HRA) zur Ableitung eines Lokalpotenzials aus der Sinusknotenregion; dieser Katheter wird meistens auch zur diagnostischen Vorhofstimulation verwandt.
- His-Bündel-Ableitung (HBE); es empfiehlt sich, mindestens 2 HBE zu registrieren, was durch Zusammenschaltung der Pole $1/2$ (HBE_{dist}) bzw. $3/4$ (HBE_{prox}) einfach realisierbar ist. Zur Auffindung der His-Bündel-Position wird der Katheter durch die Trikuspidalklappe in Richtung auf die rechtsventrikuläre Spitze geschoben und anschließend soweit zurückgezogen, dass neben dem vorerst dominierendem Kammerpotenzial (V-Welle) auch ein Vorhofpotenzial (A-Welle) sichtbar wird; an dieser Stelle erscheint entweder spontan oder nach zusätzlicher leichter Drehung des Katheters im Uhrzeigersinn das His-Potenzial (H-Welle).
- Rechtsventrikuläre Spitze (RV_{Apex}) oder rechtsventrikulärer Ausflusstrakt (RV_{OT}) zur diagnostischen Kammerstimulation (die Ableitung eines rechtsventrikulärer Lokalpotenzials spielt eine untergeordnete Rolle).
- Coronarsinus-Ableitungen (CS); der Sinus coronarius stellt elektrisch betrachtet den Übergang zwischen linkem Vorhof und linkem Ventrikel dar. Insbesondere im Zusammenhang mit der Lokalisationsdiagnostik akzessorischer Leitungsbahnen ist die Ableitung multipler Lokalpotenziale aus dem Sinus coronarius essenziell. Ein dort liegender Katheter ist darüber hinaus ein röntgenologisch-anatomischer Orientierungspunkt: er markiert die linksseitige Basis des Herzen.

> **Klinisch wichtig**
>
> Durch Schlaufenbildung im Bereich des rechten Vorhofs, einfacher noch durch die Benutzung steuerbarer Katheter mit deflektierbarer Spitze, kann das Os des Sinus coronarius leicht von kaudal sondiert werden, sodass die früher übliche Subclavia- oder Jugularis-interna-Punktion nicht mehr indiziert ist.

Traditionell wurden Katheter mit einem Elektrodenabstand von 1 cm eingesetzt. Zur genauen Analyse des zeitlichen Ablaufs einer Erregung (Mapping z. B. einer Reentry-Tachykardie) haben sich jedoch Katheter mit kleinerem Elektrodenabstand (2 oder 5 mm) als überlegen erwiesen und durchgesetzt. Vor Darstellung der Lokalpotenziale auf dem Monitor werden sie verstärkt und derart gefiltert, dass niedrigfrequente Signalanteile (< 40 Hz) eliminiert werden. Deshalb sind – im Gegensatz zum Oberflächen-EKG – Repolarisationsströme nicht oder nur wenig erkennbar. Werden unipolare Ableitungen bevorzugt oder mit in die Analyse einbezogen, so bleiben die Signale hingegen ungefiltert; als indifferente Elektrode dient dann entweder eine Elektrode in der V. cava inferior oder die über das Oberflächen-EKG zuschaltbare Wilson-Sammelelektrode (WCT, „Wilson central terminal"), die ja auch bei den unipolaren Brustwandableitungen nach Wilson (s. oben) benutzt wird. Die analoge Darstellung der Signale ist heute selten geworden. Standard sind heute digitale Registrier- und Speichermedien, die die gleichzeitige Aufzeichnung von bis zu 132 Elektrokardiogrammen ermöglichen. Der komplexe Informationsgehalt solcher Registrierungen macht es jedoch gerade dem noch nicht so erfahrenen Untersucher schwer.

„Grundaufnahme", Messung intrakardialer Leitungszeiten (Abb. 9.3). Bei Sinusrhythmus findet sich das früheste intrakardiale Potenzial in der HRA-Position; es korreliert mit dem Beginn der P-Welle im Oberflächen-EKG. Die Zeit vom Beginn der P-Welle (bzw. dem Beginn des A-Potenzials in HRA) bis zur Anfang der A-Deflektion in der proximalen HBE-Ableitung („tiefer rechter Vorhof") entspricht der internodalen Leitungszeit, das darauf folgende AH-Intervall wird überwiegend durch die Leitungsverzögerung im AV-Knoten bestimmt.

> Das H-Potenzial repräsentiert die Depolarisation des His-Bündels und spielt eine Schlüsselstellung bei der Registrierung: Zeitlich vorangehend wird der supraventrikuläre, zeitlich nachfolgend der ventrikuläre Erregungsablauf registriert. Eine normale His-Deflektion ist nicht breiter als 25 ms.

Zeitlich vor der V-Welle als Ausdruck der lokalen basalen Ventrikeldepolarisation leitet man häufig noch ein Potenzial vom rechten Schenkel (RB; Abb. 9.4) ab. Die Erregung des Sinus coronarius verläuft in der Regel von proximal nach distal, d. h. das Os wird vor den lateralen Abschnitten des Sinus coronarius erregt. Die Ableitung atrialer und (links-)ventrikulärer Potenziale im CS ist die Regel.

Parallel zur Aufzeichnung der intrakardialen Elektrokardiogramme werden konventionelle EKG-Ableitungen registriert. Bei begrenzter Darstellungsmöglichkeit hat sich die Aufzeichnung der Ableitungen I, II und aVF sowie der Brustwandableitungen V_1 (und V_6) als besonders günstig erwiesen, um intermittierende Schenkel- oder Hemiblöcke zu erfassen. Die Möglichkeit der Anfertigung eines kompletten 12-Kanal-EKG muss jedoch jederzeit möglich sein.

Einen Überblick über die normalen intrakardialen Leitungszeiten gibt Tabelle 9.1. Grundsätzlich gilt, dass für die Angabe eines Intervalls immer der Beginn in irgendeiner Ableitung bis zum Ende des Potenzials in einer anderen Ableitung maßgebend ist.

9.1.4 Protokoll einer elektrophysiologischen Untersuchung

Zusatzwissen

Es gibt kein allgemein akzeptiertes Standardprotokoll für eine diagnostische elektrophysiologische Untersuchung (EPU). Die klinische Elektrophysiologie entwickelte sich in den USA und Europa in den 60er- und 70er-Jahren parallel an zu Beginn relativ wenigen Zentren; und so etablierten sich u. a. eine Miami (A.N.

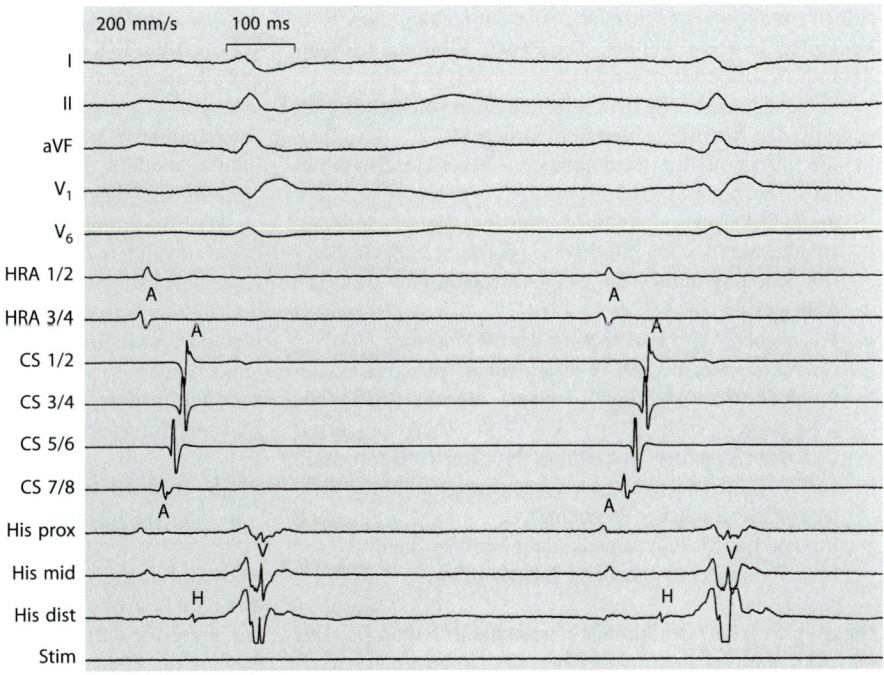

Abb. 9.3. Elektrophysiologische Untersuchung: Neben den Extremitätenableitungen I, II, aVF sowie den Brustwandableitungen V_1 und V_6 werden Potenziale aus dem hohen rechten Vorhof (HRA), dem Sinus coronarius (CS) und der His-Bündel-Region abgeleitet. Im Sinus coronarius ist der 8-polige Katheter so platziert, dass 7/8 in der Gegend des Os, die Spitze (1/2), links-lateral gelegen ist. *A* Vorhofpotenzial, *H* His-Bündel-Deflektion, *V* Ventrikelpotenzial

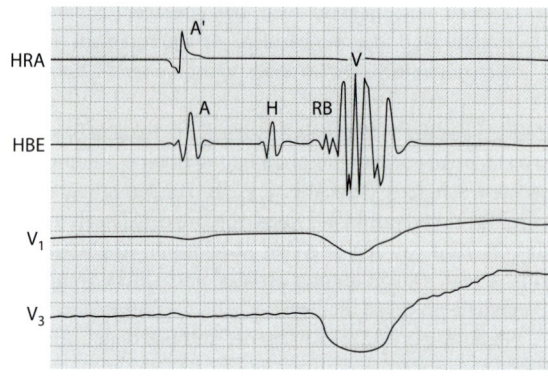

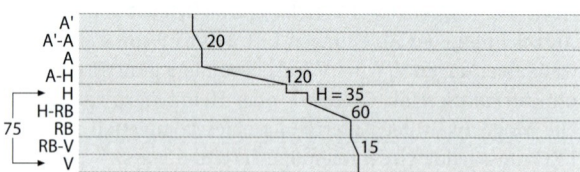

Abb. 9.4. Linksschenkelblock, H-Wellenverbreiterung und HV-Intervallverzögerung (trifaszikulärer Block) bei einem Patienten mir Aortenstenose (Gradient 105 mmHg) und Schwindelanamnese; *RB* Lokalpotenzial vom rechten Schenkel

Tabelle 9.1. Normale intrakardiale Leitungszeiten nach Literaturangaben und eigenen Befunden

	Normalwerte (Literaturangaben) (ms)	Eigene obere Grenzwerte (ms)
P–A	10–60	45
A–H	50–140	130
His-Pot.		25
H–V	30–60	55

Damato, S.H. Lau, B.J. Scherlag), eine Philadelphia (M.E. Josephson), eine Maastrichter (H. Wellens) und eine Londoner (D. Krikler) „Schule". In Deutschland waren es v. a. die Düsseldorfer (L. Seipel, G. Breithardt), Bad Nauheimer (M. Schlepper, H. Neuss), Münchener (B. Lüderitz, G. Steinbeck) und auch Bad Krozingener (G. Csapo, D. Kalusche) Arbeitsgruppen, die früh die Bedeutung der klinischen Elektrophysiologie erkannten.

Das Untersuchungsprotokoll ist der klinischen Fragestellung – z. B. Verdacht auf paroxysmale Tachykardien oder „unklare Synkope" – anzupassen. Gewarnt werden soll an dieser Stelle jedoch vor abgekürzten Schnelluntersuchungen mit Beschränkung auf einzelne Punkte, bei denen klinisch relevante Befunde u. U. übersehen werden.

Folgende Ergebnisse bzw. Informationen sollten am Ende einer für den Patienten ersten EPU vorliegen:
- die intrakardialen Leitungszeiten bei Grundrhythmus (s. Abb. 9.3, 9.4),
- die Refraktärperioden des AV-Knotens, Vorhof- und Ventrikelmyokard bei zu mindestens 1 definierten Zykluslänge (Bestimmung mittels der „Single-extrastimulus-Technik"; Abb. 9.5)
- Wenckebach- und 2:1-Frequenz des AV-Knotens,
- Charakteristika der AV-Leitung: Anhalt für „duales Leitungsmuster"? („Jump"- oder „Break"-Phänomen; s. Kap. 19),
- Charakteristika der VA-Leitung: (blockiert? dekremental? via AV-Knoten oder akzessorische Leitungsbahn? 1:1-Rückleitung bis zu welcher Frequenz?),
- Induzierbarkeit supraventrikulärer Tachykardien?
- Induzierbarkeit ventrikulärer Tachykardien?

Die „Aggressivität" des Stimulationsprotokolls richtet sich hier nach der Vortestwahrscheinlichkeit: bei „unklarer Synkope" und Zustand nach Herzinfarkt wird man aggressiver – d. h. mit mehr Extrastimuli bei u. U. höherer Grundfrequenz – stimulieren, als wenn die gleiche Fragestellung bei einem Patienten ohne kardiale Grunderkrankung besteht.

Stimulationsprotokolle unterscheiden sich von Institut zu Institut im Hinblick auf die benutzten Basiszykluslängen, die Anzahl der angekoppelten Extrastimuli, die Stimulationsorte u. a. Stimuliert werden sollte grundsätzlich mit der doppelten Stimulationsreizschwellenstromstärke. Wichtig ist, dass dem Befundbericht zu entnehmen ist, welches Stimulationsprotokoll angewandt wurde. In Bad Krozingen benutzen wir bei Patienten mit struktureller Herzerkrankung und Verdacht auf induzierbare Kammertachykardie das „Maastrichter Protokoll", das bei einem größeren Patientenkollektiv validiert worden ist (Brugada u. Wellens 1984; Zehender et al. 1987). Die programmierte Kammerstimulation beginnt in der rechtsventrikulären Spitze (RVA) mit 1 Extrastimulus (S_2) bei SR, wobei S_2 in 10 ms Dekrementen in die Refraktärperiode hineingeführt wird. Ist die ERP erreicht, erfolgt Doppelstimulation bei SR (S_2/S_3) mit ständiger Verkürzung des S_3-S_2-Intervalls; im weiteren Verlauf Applikation von S bei CL 600, 500 und 428 ms, danach S_2/S_3 bei CL 600, 500 und 428 ms, bevor 3 Extrastimuli ($S_2/S_3/S_4$) bei SR sowie den CL 600, 500 und 428 ms appliziert werden. (Das Originalprotokoll (s. oben) wird von uns insofern modifiziert angewandt, als wir keine programmierte Stimulation bei Sinusrhythmus mehr durchführen, sondern direkt mit der Grundfrequenz von 100/min (= CL 600 ms) beginnen).

Die Bestimmung der Sinusknotenerholungszeiten hat heute eine untergeordnete Bedeutung, sollte aber bei der Synkopenabklärung v. a. im höheren Lebensalter miterfolgen.

Die Messung erfolgt mittels der „Overdrive-suppression"-Methode: nach Stimulation des rechten Vorhofs über mindestens 30 (oder 60) Sekunden mit verschiedenen Grundfrequenzen (bei uns F=100, 120, 150 und 180) wird die Zeit bis zum Auftreten intrinsischer Sinusknotenaktivität gemessen.

9.1.5 Indikation zur elektrophysiologischen Untersuchung und ihre Risiken

Nach Einführung der His-Bündel-Elektrokardiographie in die klinische Routine (Scherlag et al. 1969) stand die Erforschung des Erregungsleitungssystems und seiner Störungen, insbesondere die Analyse der atrioventrikulären Erregungsleitung,

9.1 · Standardisierte Ableitungen und Befundsrichtlinien

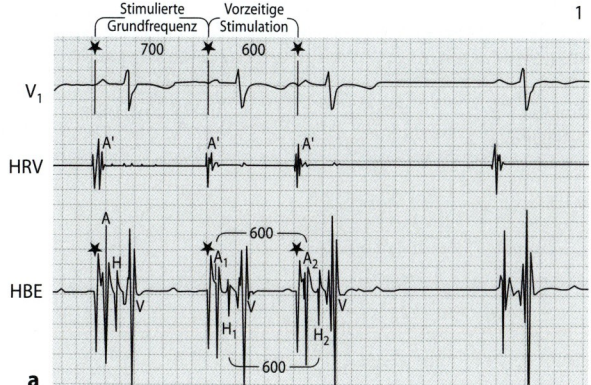

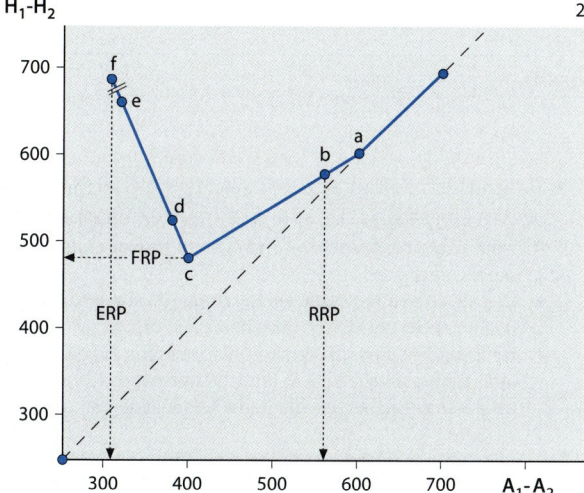

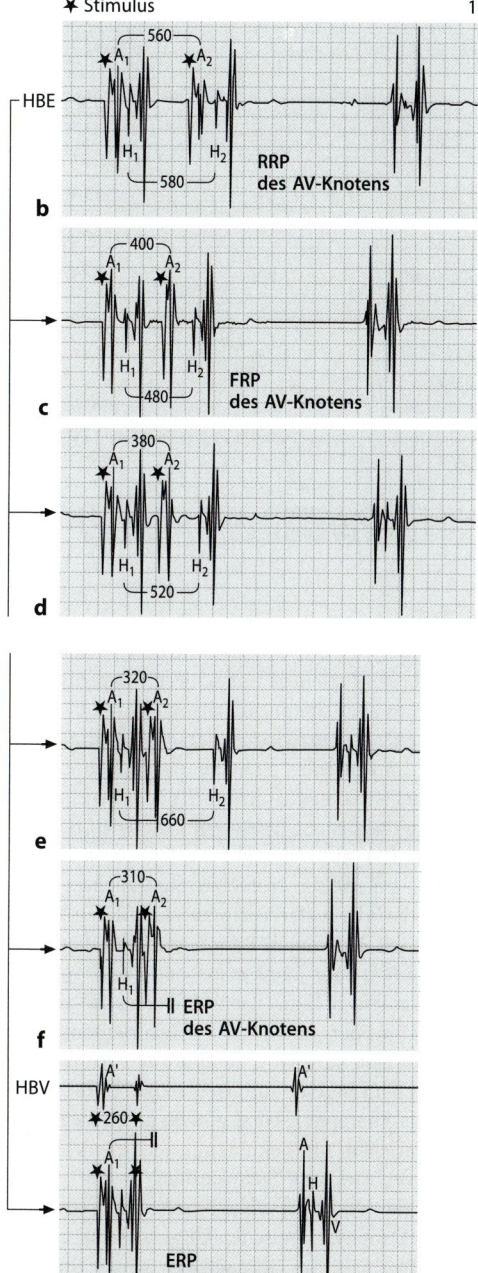

Abb. 9.5a–g. Darstellung der Refraktärperioden aufgrund der intrakardialen Untersuchung (a) und der AV-Knotenleitungskuve (b). **a** Die vorzeitige SM-Stimulation wird ohne Veränderung der Leitungsparameter fortgeleitet. **b** Nach vorzeitiger Stimulation wird das AH-Intervall verlängert; relative Refraktärperiode *(RRP)* des AV-Knotens. **c** Das kürzeste H_1–H_2-Intervall (in **d** und **e** länger) nach vorzeitiger Stimulation: funktionelle Refraktärperiode *(FRP)* des AV-Knotens. **f** Nach vorzeitiger Vorhofstimulation wird lediglich eine A-Welle ausgelöst, die im AV-Knoten nicht fortgeleitet wird: effektive Refraktärperiode *(ERP)* des AV-Knotens. **g** Die vorzeitige Stimulation löst keine Herzaktion (Vorhofaktion) aus: ERP des Vorhofs (s. Text zur weiteren Erklärung)

im Mittelpunkt des Interesses und bildete dementsprechend auch den Indikationsschwerpunkt zur invasiven Elektrokardiographie. Mit Einführung der diagnostischen programmierten Stimulation durch Wellens (1971) wurde die Methode erweitert. Zur Analyse von Erregungsleitungsstörungen trat in den 70er-Jahren die Diagnostik supraventrikulärer Tachykardien hinzu. Ende der 70er-Jahre schließlich wurde die Methode der programmierten Stimulation auch zunehmend auf Patienten mit ventrikulären Tachyarrythmien (Kammertachykardien, Zustand nach Reanimation) ausgedehnt.

Der umfassende Einsatz der invasiven intrakardialen Diagnostik und die daran gekoppelten Langzeituntersuchungen bei Patienten mit verschiedenen Formen der Erregungsleitungsstörung sowie die weite Verbreitung auch der Langzeit-EKG-Registrierungen erweiterten unser Wissen um den Charakter und die Prognose von Leitungsstörungen derart, dass heute viele Indikationen zur invasiven Diagnostik nicht mehr bestehen. Die Sinusknotenerkrankung, Leitungsstörungen des AV-Knotens bzw. des His-Purkinje-Systems lassen sich fast immer aufgrund nichtinvasiver Parameter hinreichend beurteilen,

Tabelle 9.2. Indikationen zur elektrophysiologischen Untersuchung (klinische Fragestellung): Vergleich 1976/77 mit 1986/89, 1995 und 2001. *SSS* „sick sinus syndrome"; *AV-Kn+HPS* AV-Knoten- und His-Purkinje-Erkrankung; *VT/VF* Kammertachykardie/-flimmern

Untersuchungs-zeitraum	SSS	AV-Kn+HPS	paroxysmale Tachykardie	VT/VF	unklare Synkope
1976–1977 n=333	35,4%	20,7%	26,1%	7,8%	9,9%
1986–1989 n=280	3,8%	9,8%	17,9%	40,0%	28,4%
1995 n=394	1,3%	1,4%	69,0%	17,6%	10,7%
2001 n=631	0,3% 2	1,7% 11	83,0% 525*	6,0% 37	9,0% 56

* davon wurden 480 Patienten in der gleichen Sitzung einer Katheterablationsbehandlung zugeführt

um die Frage der therapeutischen Konsequenz (Schrittmacherimplantation?) zu entscheiden. Ähnlich ist auch bereits die Entwicklung bei Patienten mit schwerer organischer Herzerkrankung und überlebtem „plötzlichen Herztod":

Die Datenlage ist inzwischen derart eindeutig, dass die Indikation zur Implantation eines automatischen Cardioverters/Defibrillators (ICD) heute nicht mehr vom Ergebnis einer EPU abhängig zu machen ist. Trotzdem kann auch bei solchen Patienten eine EPU sinnvoll sein, um frühzeitig Informationen über spätere potenzielle Probleme (zusätzliches Auftreten von Vorhofflattern oder anderen supraventrikulären Tachykardien, Induzierbarkeit „langsamer" Kammertachykardien) zu erhalten.

Seit Ende der 80er-Jahre, insbesondere seit 1992, ist die klinische Elektrophysiologie darüber hinaus in eine neue Ära eingetreten, in der mittels der Hochfrequenzkatheterablationstechnik eine kurative Therapie zur Verfügung steht, die insbesondere im Bereich supraventrikulärer Tachykardien inzwischen als Therapie 1. Wahl gilt. So steigt zwangsläufig der Anteil an Patienten mit dokumentierten oder klinisch vermuteten supraventrikulären Tachykardien.

Ein Vergleich der klinischen Fragestellung bzw. der Indikation zur elektrophysiologischen Untersuchung am Herz-Zentrum Bad Krozingen der Jahre 1974/75, 1984/85 und 2001 macht den Wandel der vergangenen Jahre deutlich (Tabelle 9.2).

In Übereinstimmung mit den Fachgesellschaften (American Heart Association, AHA; American College of Cardiology, ACC; Deutsche Gesellschaft für Herz- und Kreislaufforschung, DGfHKF; North American Society for Pacing and Electrophysiology, NASPE) besteht die Indikation zur EPU bei den in der Übersicht aufgeführten Patientengruppen (Zipes et al. 1995; Block et al. 1998).

Indikationen zur EPU

Klinische Syndrome:
- Verdacht auf paroxysmale Tachykardien (mit dem Ziel der anschließenden Hochfrequenzkatheterablationsbehandlung)
- Unklare Synkope (nach nicht schlüssiger nichtinvasiver kardiologischer Diagnostik und Ausschluss neurologischer Ursachen)
- Überlebende des plötzlichen Herztodes (Zustand nach Reanimation) bei Ausschluss einer reversiblen Ursache, insbesondere eines akuten Koronarsyndroms; auf die Indikationsstellung zur ICD-Implantation hat das Ergebnis der Untersuchung in der Regel keinen Einfluss; s. oben)

Dokumentierte tachykarde Herzrhythmusstörungen:
- Supraventrikuläre Tachykardien (mit dem Ziel der anschließenden Hochfrequenzkatheterablationsbehandlung)
- Tachykardien mit breitem QRS-Komplex ohne eindeutige Zuordnung durch das Oberflächen-EKG (supraventrikulär vs. ventrikulär)
- Kammertachykardie ohne Nachweis einer wesentlichen strukturellen Herzerkrankung (auch zur Überprüfung der Ablationsmöglichkeit)
- Kammerflimmern oder hämodynamisch wirksame Kammertachykardie bei Ausschluss einer reversiblen Ursache, insbesondere eines akuten Koronarsyndroms; (auf die Indikationsstellung zur ICD-Implantation hat das Ergebnis der Untersuchung in der Regel keinen Einfluss; s. oben)

Bradykarde Herzrhythmusstörungen:
- Asymptomatischer AV-Block II Typ Mobitz II oder höhergradig (2:1, 3:1 etc.) zur eindeutigen Blocklokalisation und damit zur Klärung der präventiven Schrittmacherindikation
- Chronischer bifaszikulärer Block mit neurologischer Symptomatik (Schwindel, Synkope)
- Klärung der Schrittmacherindikation bei vermuteter Sinusknotenerkrankung, aber nicht hinreichender Dokumentation im Langzeit-EKG oder mittels Eventrecorder.

Risiken einer EPU. Die Risiken einer rein diagnostischen EPU sind gering (Horowitz et al. 1987). Zu erwähnen sind Thrombosen und Phlebitiden im Bereich der punktierten Venen, Hämatome, AV-Fisteln oder auch Pseudoaneurysmen im Bereich der Punktionsstellen sowie Fälle von Myokardperforation und Perikardtamponade (Josephson 2001). Im eigenen Patientengut liegt die Inzidenz obiger Komplikationen unter 1%.

Wird die EPU mit einer Katheterablation verbunden und benötigt diese einen Zugang zu den linken Herzabschnitten, so steigen die Komplikationsmöglichkeiten an. Zu nennen sind insbesondere thromboembolische Komplikationen wie Schlaganfall. Periinterventionelle Todesfälle kommen vor, sie betreffen jedoch praktisch ausschließlich Patienten mit vorbestehender schwerer struktureller Herzerkrankung (s. Kap. 51).

9.1.6 Stellenwert des konventionellen EKG und Auswertungsgrundsätze

Die große klinische Bedeutung des konventionellen Oberflächen-EKG ist unbestritten. Im Falle einer kardialen Abklärung ist es eine obligatorische, im Rahmen einer internistischen Untersuchung in vielen Fällen eine wertvolle, evtl. entscheidende diagnostische Maßnahme.

Die Leistungsfähigkeit des EKG darf auf der anderen Seite jedoch nicht überschätzt werden. Das EKG registriert lediglich die elektrische Aktivität des Herzmuskels, die durch eine Herzerkrankung mehr oder weniger typisch verändert sein kann. Das EKG vermag aber nicht, etwas über die mechanische Herzfunktion, die Ätiologie oder Pathogenese einer Herzerkrankung auszusagen. Pathologische Veränderungen des Stromkurvenverlaufs müssen anatomischen Schädigungen oder funktionellen Störungen des Herzens zeitlich nicht unbedingt parallel gehen. So können Repolarisationsstörungen, z. B. im Anschluss an eine lang anhaltende Tachykardie, noch über Tage oder gar Wochen hinweg erhalten bleiben (Posttachykardiesyndrom). Auch normale EKG bei sicheren Herzerkrankungen wie kongenitalen oder erworbenen Vitien sind durchaus möglich.

> **Klinisch wichtig**
>
> Das EKG stellt immer nur ein Hilfsmittel, eine Ergänzung zu klinischen und anderen Untersuchungsbefunden dar. Es sollte deshalb nie ohne Kenntnis der Anamnese und klinischen Befunde beurteilt werden. Eine Ausnahme stellt eigentlich nur die Dokumentation von Herzrhythmusstörungen dar, die elektrographisch eindeutig diagnostiziert werden können, jedoch ohne dass eine Aussage zur Ätiologie in den meisten Fällen möglich wäre.

Eine entscheidende diagnostische Bedeutung kommt dem EKG auch beim akuten Koronarsyndrom (s. Kap. 23) zu. Wertvolle diagnostische Informationen, insbesondere auch bei der Verlaufsbeobachtung, liefert das EKG bei chronischer Druck- oder Volumenbelastung einer Herzkammer, bei der Myokarditis und Perikarditis, bei Elektrolytstörungen. Die Aussagekraft des EKG ist beschränkt, wenn bei einem normalen QRS-Komplex nur geringe Veränderungen, insbesondere im Bereich der ST-Strecke und T-Welle beobachtet werden. Solche Veränderungen sollten in der Regel nur beschrieben werden, ohne damit eine diagnostische Wertung zu verbinden.

Die Auswertung des EKG sollte stets systematisch, d. h. nach einem bestimmten Schema und in einer bestimmten Reihenfolge vorgenommen werden. Vor jeder EKG-Befundung vergewissere man sich, dass die Aufnahme technisch korrekt war (Polung der Extremitätenableitungen, Beurteilung der Eich-Zacke etc.). Die Beurteilung des EKG ist ohne Kenntnis der wichtigsten klinischen Daten einschließlich der Medikamentenanamnese nicht möglich. Ohne diese Vorinformation kann man das EKG lediglich vermessen und beschreiben. Folgendes Vorgehen wird empfohlen:
- Bestimmung des Rhythmus oder auffälliger Rhythmusstörungen,
- Bestimmung der Herzfrequenz,
- Messung der P, PQ, QRS und QT-Dauer,
- Bestimmung des Lagetyps bzw. der Haupt-QRS-Achse und Bewertung der Brustwandableitungen (R/S-Verhältnis, Übergangszone usw.),
- Systematische Kontrolle der einzelnen EKG-Zacken im Hinblick auf ihre Form und evtl. Abweichungen von der Norm.

Zuletzt erfolgt eine Gesamtbeurteilung; z. B.: „Sinusrhythmus 75/min, normale Zeitverhältnisse, Haupt-QRS-Achse 30°, Zustand nach großem Vorderwandinfarkt".

Mit Ausnahme der Beschreibung des Infarktes oder der Hypertrophie sollten anatomische Diagnosen wie Myokarditis, Myokardschaden usw. nach Möglichkeit nicht verwandt werden.

9.2 Das normale EKG

Der Kurvenverlauf des normalen EKG zeigt charakteristische Zacken und Wellen, die seit Einthoven mit den Buchstaben P, Q, R, S, T und U benannt werden. Bei Benutzung von Einkanalschreibern – z. B. im Rahmen der Notfallmedizin – gilt für die Vermessung von Leitungszeiten jeweils die Ableitung mit dem längsten Messwert, bei Mehrkanalschreibern wird grundsätzlich vom frühesten Beginn eines Messpunktes in einer beliebigen Ableitung bis zum spätesten Ende in einer anderen Ableitung gemessen. Moderne, auf digitaler Basis arbeitende EKG-Geräte führen die Vermessungen in der Regel automatisch durch, wobei die Messpunkte markiert sind, und so durch den Arzt validiert werden können. Abb. 9.6 zeigt ein so aufgezeichnetes und vermessenes EKG eines herzgesunden, jungen Probanden.

> **Definition**
>
> Das EKG setzt sich aus einem Vorhof- und einem Kammerteil zusammen. Sowohl beim Vorhof- als auch beim Kammerteil lassen sich Depolarisation und Repolarisation des entsprechenden Herzmuskelabschnittes unterscheiden. Wie bei der Einzelzelle bedeutet Depolarisation Erregung und Erregungsausbreitung, Repolarisation beschreibt die Erregungsrückbildung zum „Ruhestadium", das erreicht werden muss, bevor eine neue Depolarisation stattfinden kann.

Durch die Verzögerung der Erregungsleitung im AV-Knoten überlagern sich bei Sinusrhythmus Vorhof- und Kammerteil

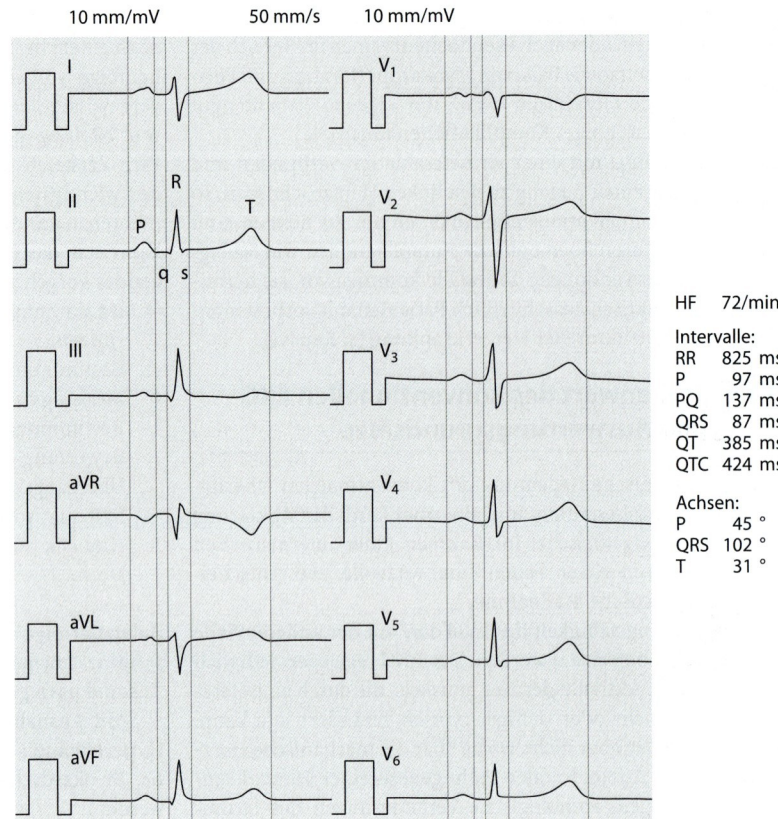

Abb. 9.6.
Normales EKG eines jungen Patienten. Die Vermessung der Achsen von P-, QRS- und T-Welle und auch der Zeitintervalle erfolgte durch den EKG-Computer. Die senkrechten gepunkteten Linien zeigen die Messpunkte des Rechners

des EKG nicht. Die Depolarisation der Vorhöfe ist beendet, bevor diejenige der Kammern einsetzt. Während jedoch die Repolarisation der Kammern sich elektrokardiographisch in Form der T-Welle darstellt, ist die Repolarisation der Vorhöfe in der Regel im QRS-Komplex versteckt und elektrokardiographisch nicht abgrenzbar.

9.2.1 Erregung der Vorhöfe

Die P-Welle entsteht durch die Ausbreitung der vom Sinusknoten stammenden Erregungswelle in den Vorhöfen (Vorhofdepolarisation). Der erste Teil der P-Welle wird vorwiegend vom rechten, der zweite vorwiegend vom linken Vorhof gebildet. Die Repolarisationswelle des Vorhofs (Ta) ist gewöhnlich nicht erkennbar.

> P-Welle: Dauer: bis 110 ms, Amplitude: 0,1–0,3 mV

P ist gewöhnlich in allen Ableitungen positiv außer in aVR, III (evtl. negativ) sowie in V_1 und den weiter rechts gelegenen Ableitungen (V_{3-5R}), in denen es gewöhnlich biphasisch (+/−) erscheint. Der mittlere Vektor der P-Welle stimmt in seiner Richtung gewöhnlich mit demjenigen der Kammererregung (Haupt-QRS-Vektor) überein. Geringgradige Kerbungen oder Doppelgipfligkeit der P-Welle ohne Verbreiterung, werden auch bei Gesunden gefunden, ohne dass ihnen eine pathologische Bedeutung beikommt.

9.2.2 Atrioventrikuläre Überleitung

Die atrioventrikuläre Überleitungszeit wird durch das PQ-Intervall – oder bei Fehlen einer Q-Zacke – durch das PR-Intervall dargestellt. Es entspricht also dem Zeitintervall vom Beginn der Vorhof- bis zum Anfang der Kammererregung. Es variiert – je nach Frequenz und vegetativem Tonus – bei Erwachsenen zwischen 120 und 200 ms. Nach Beendigen der P-Welle verläuft die EKG-Kurve in der Regel isoelektrisch (PQ- oder PR-Strecke/Segment: Zustand der Gesamterregung der Vorhöfe) und wird deshalb als Referenzlinie für den korrekten Verlauf der ST-Strecke benutzt.

> PQ-, PR-Intervall: 120–200 ms

Die atrioventrikuläre Überleitung wird im intrakardialen EKG durch das AV-Intervall gekennzeichnet, das um die Dauer der Leitungszeit vom hohen rechten Vorhof bis zur A-Welle in der His-Bündel-Ableitung kürzer als das PQ-Intervall ist. Das AV-Intervall wird durch das His-Potenzial unterteilt (s. Abb. 9.4). Das AH-Intervall entspricht der Erregungsleitung innerhalb des AV-Knotens, das HV-Intervall entspricht der Leitungsdauer im spezifischen Erregungsleitungssystem, dem His-Purkinje-System.

> AH-Zeit: 50–130 ms, HV-Zeit: 30–60 ms

9.2.3 Kammererregung, QRS-Komplex

Der QRS-Komplex wird durch die Depolarisation beider Kammern hervorgerufen. Nach der Nomenklatur wird ein erster negativer Ausschlag als Q-, ein erster positiver Ausschlag als R- und der zweite negative Ausschlag als S-Zacke bezeichnet. Ein auf die S-Zacke folgender positiver Ausschlag wird als r' oder R' bezeichnet. Kleine Q-Zacken finden sich üblicherweise in den Ableitungen I, aVL sowie V_5 und V_6 („septale Q-Zacken"). Im Gegensatz zu infarktbedingten Q-Zacken sind physiologische Q von geringerer Amplitude und dauern nicht länger als 40 ms. Bei mehreren positiven oder negativen Ausschlägen werden große Amplituden mit großen, kleine mit kleinen Buchstaben bezeichnet (◨ Abb. 9.7).

Die Form des QRS-Komplex in den Extremitätenableitungen variiert nach Lagetyp (s. unten). In den Brustwandableitungen ist R am kleinsten in V_1 (rS) und nimmt dann bis $V_{4(5)}$ kontinuierlich zu, um anschließend wieder kleiner zu werden. Die S-Zacke zeigt die größte Amplitude in V_1 und ist in der Regel größer als R bis V_3. Der Quotient R/S nimmt von V_1–V_5 kontinuierlich zu und überschreitet 1 in der Regel in V_3 bzw. V_4 (sog. Übergangszone: R=S bzw. R/S = 1). Vor allem im Bereich der Übergangszone sind umschriebene Knotungen oder auch Deltawellen-artige Verzögerungen in Erregungsbeginn häufig.

> **Gesamt-QRS-Dauer: max. 110 ms**

Größte Negativitätsbewegung, oberer Umschlagpunkt. Der Zeitpunkt, zu dem sich die Vek-torschleife einem gegebenen Ableitungspunkt (z. B. V_1 oder V_6) genähert hat und sich dann definitiv von diesem abwendet, entspricht dem letzten Umschlag der Aufwärts- in eine Abwärtsbewegung der EKG-Kurve. Er wird als „onset of intrinsicoid deflection" als „Beginn der größten Negativitätsbewegung" oder als „oberer Umschlagpunkt" (OUP)bezeichnet.

Der Vergleich des Zeitpunkts des OUP in V_1 und V_6 kann eine verlangsamte Erregungsausbreitung in einem der Ventrikel erfassen (sog. Verspätungskurven bei Hypertrophie oder auch Schenkelblock).

> **OUP in V_1: bis 30 ms, OUP in V_6: bis 60 ms**

9.2.4 ST-Strecke, T- und U-Welle

Die ST-Strecke dauert vom Ende der S-Zacke (sog. J-Punkt) bis zum Beginn der T-Welle und entspricht etwa der Phase II des Aktionspotenzials (Plateau). In den Extremitäten- und linkspräkordialen Ableitungen ist der J-Punkt häufig geringfügig abgesenkt, die ST-Strecke nicht isoelektrisch sondern leicht aszendierend verläuft. In den rechtspräkordialen Ableitungen (V_1, V_2) ist die ST-Strecke meist leicht über die Null-Linie (bezogen auf die PQ-Strecke) angehoben. Fehlt eine S-Zacke, so geht ST oft leicht gehoben vom absteigenden Schenkel von R ab.

Die T-Welle entsteht durch die Repolarisation der Ventrikel und entspricht der Phase III des Aktionspotenzials. T ist im Normalfall positiv, außer in aVR und – altersabhängig – in V_1 und V_2; die Polarität der T-Welle in III ist variable und nicht selten diskordant zum QRS-Komplex. Eine normale T-Welle ist nie symmetrisch, sie steigt langsam an und fällt etwas rascher zur Nulllinie zurück. Das „koronare" T ist hingegen symmetrisch negativ.

Inkonstant, und häufig nicht in allen Ableitungen, folgt der T-Welle die U-Welle. Die Amplitude der U-Welle ist in der Regel <0,1 mV, die Polarität entspricht in der Regel der T-Welle. Nach heutiger Auffassung entsteht die U-Welle dadurch, dass die sog. ventrikulären M-Zellen eine gegenüber endodialen und epikardialen Myokardzellen deutlich verlängerte Aktionspotenzialdauer aufweisen (Antzelevitch et al. 2000). Eine Reihe von Medikamenten wie Chinidin und Sotalol oder auch eine Hypokaliämie verlängern die Aktionspotenzialdauer der M-Zellen im Vergleich zu endokardialen und epikardialen Zellen überproportional und führen so zu prominenten U-Wellen oder auch TU-Verschmelzungskurven. Frühe Nachdepolarisationen als Ursache für „Torsade de pointes"-Kammertachykardien können die Konsequenz sein.

Besonders ausgeprägt sind U-Wellen im Zusammenhang mit Hypokaliämie und Bradykardie (◨ Abb. 9.8). Auch bei

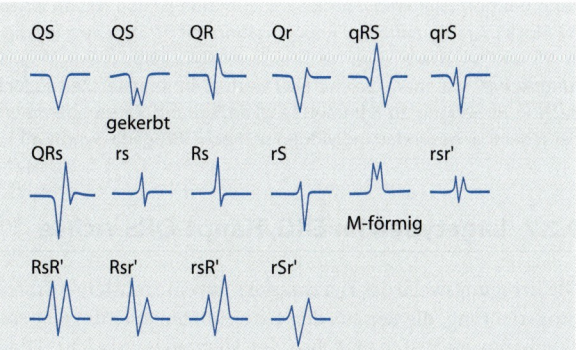

◨ **Abb. 9.7.** Nomenklatur des QRS-Komplexes (s. Text)

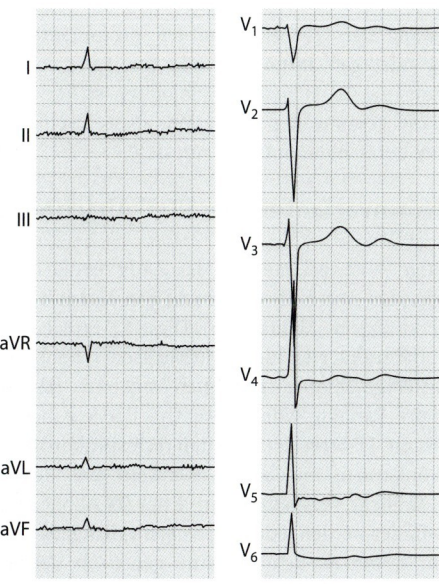

◨ **Abb. 9.8.** Ausgeprägte U-Welle in den Ableitungen II, III, aVF und $V_{1–6}$ bei Hypokaliämie

Mitralsegelprolapssyndrom kann die Amplitude der U-Welle erhöht sein. Negative U-Wellen in den linkspräkordialen Ableitungen wurden im Zusammenhang mit Ischämiereaktionen beschrieben, kommen jedoch auch bei Linkshypertrophie, z. B. als Folge einer schweren Aortenstenose vor.

9.2.5 QT-Intervall

Das QT-Intervall entspricht der Gesamtdauer der Kammererregung (Depolarisation plus Repolarisation) und wird vom Beginn der Q-Zacke bis zum Ende der T-Welle gemessen. Mit zunehmender Frequenz verkürzt sich die QT-Zeit, die Länge des QT-Intervalls ist also frequenzabhängig. Es wurde eine Vielzahl von Formeln entwickelt, diese Frequenzabhängigkeit zu beschreiben. Am weitesten verbreitet ist die Formel von Bazett (1920), wodurch eine „korrigierte QT-Dauer" (QT_c) wie folgt berechnet wird:

$$QT_c = \frac{QT\ \text{gemessen}}{\sqrt{RR - \text{Intervall}}}$$

Die Messung von QT- und RR-Intervallen erfolgt in Sekunden. Der Normbereich für QT_c beträgt 350–430 ms, wobei der Mittelwert bei Frauen mit 421 ms vs. 409 ms bei Männern signifikant größer ist. (Die Einheit „ms" für QT_c ist mathematisch nicht korrekt, hat sich jedoch trotzdem allgemein durchgesetzt).

Die Dauer des QT-Intervalls variiert von Ableitung zu Ableitung und ist in den mitt-präkordialen Brustwandableitungen am längsten. Als „QT-Dispersion" wird die Differenz aus längster und kürzester QT-Dauer bezeichnet (Statters et al. 1994; Franz u. Zabel 2000).

> Bei Herzgesunden beträgt die QT-Dispersion um 50 ms (±18 ms). Werte über 80 ms sind als pathologisch anzusehen und gelten als Hinweis für eine elektrische Inhomogenität der Ventrikel mit einem erhöhten Risiko für rhythmogene Ereignisse, insbesondere den plötzlichen Herztod.

Die Messung der QT-Zeit kann bei prominenter U-Welle schwierig oder gar unmöglich sein (im Falle von TU-Verschmelzungen). Es ist pathophysiologisch sicher dann auch sinnvoll, die gesamte Repolarisation, also einschließlich der U-Welle zu betrachten und zu vermessen.

9.2.6 Normvarianten des ST-T-Abschnittes

Eine häufige Normvariante stellt das „early repolarisation syndrome" dar, bei denen die ST-Strecke von einem hochgezogenen J-Punkt abgeht (Mehta 1999). Diese ST-Streckenelevation wird v. a. bei trainierten jungen Erwachsenen beobachtet und ist häufig Folge einer ausgeprägten Vagotonie (◻ Abb. 9.9). Eine weitere Variante wurde 1954 von Edeiken beschrieben. Hierbei ist die ST-Strecke v. a. in den rechtspräkordialen Ableitungen konkavartig angehoben und weist eine Rechtsschenkelblock-ähnliche Verspätungskurve auf (◻ Abb. 9.10). Ähnliche EKG-Bilder werden jedoch auch beim „Brugada-Syndrom" gefunden, wobei es sich um eine genetisch determinierte Erkrankung mit schlechter Prognose handelt (Brugada u. Brugada 1992; s. Kap. 19).

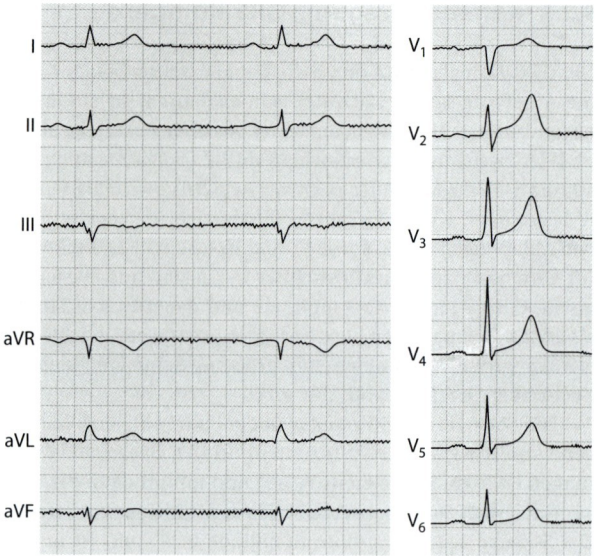

◻ **Abb. 9.9.** EKG bei Vagotonie: Sinusbradykardie (53/min) mit überhöhten P-Wellen in den Brustwandableitungen; der J-Punkt ist angehoben, die ST-Strecke eleviert („early repolarisation")

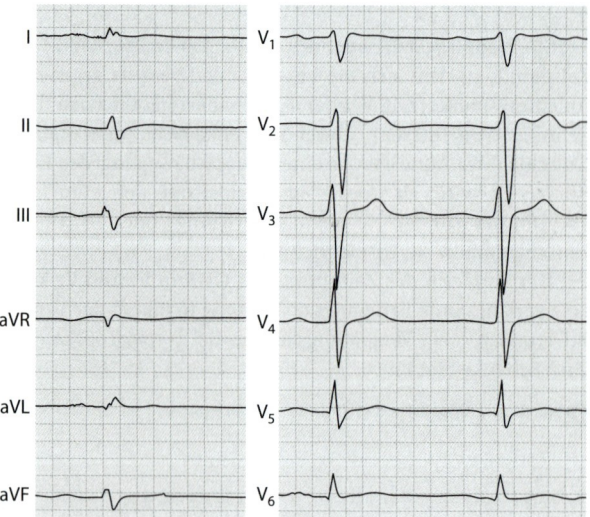

◻ **Abb. 9.10.** Normvarianten des ST-T-Abschnitts: „Edeiken-Pattern". EKG eines sportlich trainierten Mannes ohne manifeste Herzerkrankung mit normaler linksventrikulärer Funktion (Echo). Neben einem AV-Block I. Grades auffällige Repolarisation mit ST-Streckenelevation in V_1 und V_2 sowie einer rechtsschenkelblockähnlichen „Verspätungskurve" v. a. in V_2. Solche EKG werden in jüngster Zeit jedoch auch in Beziehung zu Kammertachykardien und Kammerflimmern bei scheinbar gesunden Individuen gebracht (Brugada-Syndrom)

9.2.7 Lagetypen im EKG, Haupt-QRS-Achse

Die Erregungswelle des Herzmuskels hat eine mittlere Ausbreitungsrichtung, die der aus den Extremitätenableitungen berechenbaren elektrischen Achse des Herzens entspricht. Diese stimmt mit der Orientierung der QRS-Vektorschleife, d. h. mit deren größten QRS-Momentanvektor, in der Frontalebene überein und variiert je nach Alter, Körperbau, Thoraxform, Seitenbelastung des Herzens usw. und bestimmt den sog. Lagetyp. Definiert wird der Lagetyp durch den Winkel α, den der Haupt-QRS-Vektor (=elektrische Achse) mit der Horizontalen, d. h. mit einer zur Ableitung I parallelen Geraden, bildet.

Normale Haupt-QRS-Achsen liegen zwischen 0° und 90°, bei jüngeren Patienten auch bis 120°. Überdrehter Linkstyp (α −30° bis −90°) als auch überdrehter Rechtstyp (α +120° bis +180°) sind pathologisch. Beträgt α zwischen +180° und +270° (respektive −90° bis −180°), so wird auf die Angabe eines Lagetyps verzichtet. Amerikanische Autoren sprechen in diesem Zusammenhang gerne von „northwest corner".

Die Haupt-QRS-Achse wird von modernen EKG-Registriereinrichtungen in der Regel automatisch berechnet und mit den vermessenen Zeitintervallen angegeben (s. Abb. 9.6). Eine manuelle Bestimmung des Winkels α aus dem EKG ist deshalb nicht mehr erforderlich. Das Prinzip sei jedoch anhand der Abb. 9.11 dargestellt.

> **Klinisch wichtig**
>
> Klinisch bedeutsam ist die Kenntnis um die Abhängigkeit des Haupt-QRS-Vektors bzw. der Herzachse vom Lebensalter. Bei Neugeborenen und Kleinkindern ist eine Achse von 90°–120° durchaus normal, bei über 30-Jährigen ist eine Achse >60° eher ungewöhnlich. Bei über 40-Jährigen hat sich der Haupt-QRS-Vektor noch weiter nach links gedreht, α beträgt um 0°.

Winkel α bzw. Lagetyp beschreiben die Haupt-QRS-Achse in der Frontalebene. Eine Drehung um die Herzlängsachse (Basis/Spitze) führt v. a. zu Veränderungen in der Horizontalebene. Bei einer Drehung entgegen dem Uhrzeigersinn („counter clockwise rotation") ist die Übergangszone nach rechts in der Regel nach V_2 verschoben, bei einer Drehung im Uhrzeigersinn („clockwise rotation") finden wir hingegen rS-Komplexe bis nach V_5 oder gar V_6. Die Bedeutung dieser EKG-Veränderungen ist gering, eine Korrelation mit anatomischen Veränderungen besteht selten.

9.3 Beeinflussung des EKG durch Alter, Körperbau, Atmung und Vegetativum

9.3.1 Einfluss des Alters

Die Herzfrequenz des Kindes ist bedeutend höher (130–140/min im 1. Lebensjahr, 100/min im 6. bis 9. Lebensjahr). Dementsprechend sind sämtliche zeitliche EKG-Abmessungen im Vergleich zum Erwachsenen verkürzt.

Beim Neugeborenen beträgt die Haupt-QRS-Achse in der Frontalebene in der Regel 90° oder mehr; in den rechtspräkordialen Ableitungen sind noch hohe R-Zacken vorhanden. Schon in den 1. Lebenswochen dreht die Achse dann zunehmend in den Bereich von 60–90°, die Übergangszone in den Brustwandableitungen verschiebt sich in Richtung auf V_3. Negative T-Wellen in V_1 und V_2 können bis in das 3. Lebensjahrzehnt persistieren. Die wichtigsten, altersabhängigen Veränderungen sind in den Tabellen 9.3 bis 9.5 (Macfarlane u. Lawrie 1989; Coumel 1990; Kalusche 1990) zusammengefasst.

9.3.2 Einfluss des Körperbaus

Bei asthenischer Konstitution, Kachexie, aber auch Lungenemphysem überwiegt auch bei Erwachsenen eine Rechts- bzw. Steillage, d. h. die Haupt-QRS-Achse ist >60°. Auch die P-Wellen-Amplitude ist in den inferioren Ableitungen II, III und aVF deutlich größer. Ursache ist der Tiefstand des Zwerchfells. Umgekehrt verhält es sich bei Zwerchfellhochstand infolge starker Adipositas, pyknischem Habitus, aber auch bei Gravidität und Aszites, wo häufiger linkstypische Achsen gefunden werden. Ausnahmen kommen vor. Im allgemeinen erweckt aber die Diskrepanz zwischen Haupt-QRS-Achse bzw. Lagetyp und Körperbau den Verdacht auf eine chronische Seitenbelastung des Herzens in Richtung der elektrischen Herzlage.

Bei ausgeprägter Trichterbrust finden sich sehr häufig QRS-Splitterungen in den Extremitätenableitungen sowie typische oder atypische inkomplette Rechtsschenkelblock-Bilder in den rechtspräkordialen Ableitungen V_1 und V_2; auch das Persistieren juveniler negativer T-Wellen in den rechtspräkordialen Ableitungen kommt bei Trichterbrust häufiger vor.

9.3.3 Einfluss der Atmung

Bei tiefer Inspiration dreht sich der Frontalvektor durch tiefer tretende Zwerchfelle um die Sagittalachse nach rechts, bei tiefer Exspiration als Folge des hochstehenden Zwerchfells nach links. Besonders ausgeprägt zeigen sich diese Einflüsse in Ableitung III in Gegenwart eines lagebedingten Q_{III}: bei tiefer

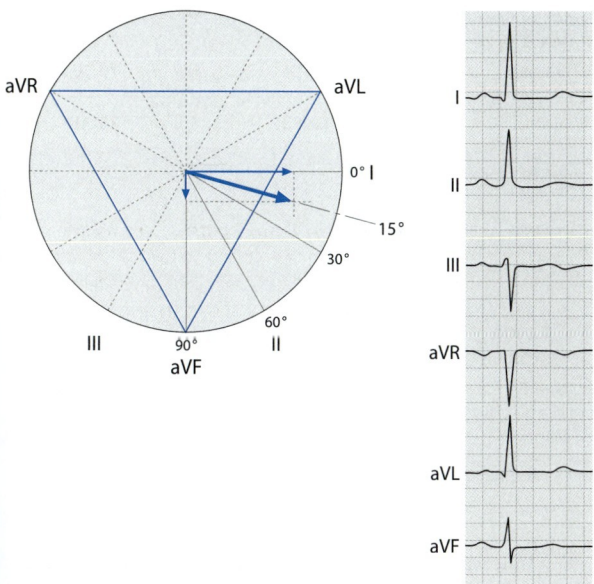

Abb. 9.11. Bestimmung der elektrischen Achse mit Hilfe des Einthoven-Dreiecks. Bei diesem Beispiel Messung der Ausschläge in I und aVF (s. Text)

Tabelle 9.3. Ruheherzfrequenz und PQ-/PR-Intervall bei Säuglingen und Kindern; X Mittelwert, P2/P98 2./98. Perzentile

Alter	Ruhe-HF/min		PR-(PQ)-Intervall (ms)	
	Mittelwert	P2/P98	Mittelwert	P2/P98
Tag 1	123	93/154	110	80/160
Tag 2	123	91/151	110	80/140
Tag 3–6	129	91/166	100	70/140
Woche 1–4	148	107/182	100	70/140
Monat 1–2	149	121/179	100	70/130
Monat 3–5	141	106/186	110	70/150
Monat 6–12	134	109/169	110	70/160
Jahr 1–2	119	89/151	110	80/150
Jahr 2–4	108	73/137	120	90/160
Jahr 5–7	100	65/133	120	90/170
Jahr 8–11	91	62/130	130	90/170
Jahr 12–15	85	60/119	140	90/180

Tabelle 9.4. Haupt QRS-Achse in der Frontalebene sowie QRS-Breite in Ableitung V$_5$ bei Säuglingen, Kindern und Erwachsenen. X Mittelwert, P2/P98 2./98. Perzentile

Alter	QRS-Achse in °		QRS-Breite in ms	
	Mittelwert	P2/P98	Mittelwert	P2/P98
Tag 1	137	59/-167	51	31/75
Tag 2	134	64/-161	48	32/66
Tag 3–6	132	77/-167	49	31/68
Woche 1–4	110	65/161	53	36/80
Monat 1–2	74	31/113	53	33/76
Monat 3–5	60	1/104	54	32/80
Monat 6–12	56	1/99	54	34/76
Jahr 1–2	55	1/101	56	38/76
Jahr 2–4	55	1/104	57	41/72
Jahr 5–7	65	1/143	59	42/79
Jahr 8–11	61	1/119	62	41/86
Jahr 12–15	59	1/130	65	44/87
18–29 Jahre				
Frauen	51	-9/91	88	72/104
Männer	58	-10/91	96	80/114
30–39 Jahre				
Frauen	50	-14/81	89	76/106
Männer	47	22/92	95	78/114
40–49 Jahre				
Frauen	36	-53/85	89	74/108
Männer	38	37/85	94	78/114
>50 Jahre				
Frauen	27	36/73	87	68/104
Männer	31	33/73	93	74/112

Inspiration verschwindet die Q-Zacke, was bei infarktbedingtem Q$_{III}$ nicht der Fall ist (◘ Abb. 9.12).

Die Atmung hat darüber hinaus direkte Einflüsse auf die Zykluslänge der Sinusknoten-Entladung (Herzfrequenz): bei Inspiration kommt es zu einer Verkürzung der Zykluslänge (Anstieg der Herzfrequenz), bei Expiration nimmt die Zykluslänge wieder zu, d. h. die Herzfrequenz nimmt ab (s. Abschn. „Herzfrequenzvariabilität" in Abschn. 11.3).

9.3.4 Einfluss des vegetativen Nervensystems

Am häufigsten sind funktionelle Einflüsse auf die Sinusknotenfrequenz. Die Ursache liegt meistens extrakardial, das Herz ist über das vegetative Nervensystem eingebunden. Ruhetachykardien um 100/min, selten jedoch bis 120–130/min, können dann auch bei Erwachsenen beobachtet werden. Ätiologisch im Vordergrund stehen hochgradiger Trainingsverlust, Konfliktsituationen, Neurosen oder auch exzessiver Genuss von Noxen wie Kaffee, Tee, Nikotin oder Alkohol. Neben der hohen Ruhe-Herzfrequenz ist der überschießende Herzfrequenz-Anstieg schon bei geringer körperlicher Belastung und die verlangsamte Frequenz-Erholung im Anschluss an einen Belastungstest typisch. Auf der anderen Seite gibt es auch vagal vermittelte Sinusbradykardie und AV-Blockierungen bei extrakardialen Erkrankungen wie Ulcus duodeni oder chronischer Gastritis.

Gut untersucht sind auch die Auswirkungen eines langjährigen Ausdauertrainings. In Abhängigkeit von der Trainingsintensität kommt es zu einer Erhöhung des Vagotonus in Ruhe mit Abfall der Ruhe-Herzfrequenz auf Werte nicht selten unter 50/min; auch junktionale Rhythmen – mit und ohne einfacher

9.4 · Das pathologische EKG

Tabelle 9.5. Häufigkeit (in %) negativer T-Wellen in den Brustwandableitungen bei Kindern und Jugendlichen. Probanden mit RSB sind ausgeschlossen

Alter	V_1	V_2	V_3	V_4	V_5	V_6	N
<1 Jahr	92	74	27	20	0,5	0	210
1–2 Jahre	96	85	39	10	0,7	0	154
3–5 Jahre	98	50	22	7	1	0	202
6–8 Jahre	91	25	14	5	1	1	94
9–16 Jahre	62	7	2	0	0	0	90

AV-Dissoziation – kommen vor. Bei Sinusbradykardie ist die Überleitungszeit in der Regel im Sinne eines AV-Block I. Grades verlängert, auch AV-Blockierungen II. Grades Typ I werden beobachtet und sind noch als Trainingsfolge zu interpretieren.

Vegetative Störeinflüsse können neben den Frequenzveränderungen auch zu Formveränderungen des Vorhof- und Kammer-EKG führen. Dabei ist im Einzelfall schwer zu trennen, in wieweit jeweils Vagus oder Sympathikus in ihrer Wirkung auf das Herz überwiegen. Bei Vorliegen einer bestimmten vegetativen Reaktionslage des Gesamtorganismus kann es an den Einzelorganen, so auch am Herzen, zu Gegenregulationen von unterschiedlicher Intensität kommen, die dann vorrangig die Befunde bestimmen. Ein Beispiel hierfür sind die Veränderungen der ST-Strecke und T-Welle im Stehen, die nicht hämodynamisch durch das periphere Blutversacken, sondern durch die dadurch ausgelöste vegetative Gegenregulation mit überschießender Wirkung des Sympathikus auf das Herz hervorgerufen werden. Nach Verabreichung von Ergotamin oder Hydergin, normalisiert sich das „pathologische Steh-EKG". Sympathikus-Aktivierung führt zu einer Zunahme der P-Wellen-Amplitude in den inferioren Ableitungen II, III und aVF bei verstärktem Vagus-Einfluss werden die P-Wellen flacher.

Vegetative Störeinflüsse betreffen v. a. auch die ST-Strecke sowie die Amplitude und Polarität der T-Welle. Vagotonie führt typischerweise zur ST-Streckenelevation und überhöhten T-Wellen v. a. in den infero-lateralen Ableitungen („early repolarization"). Auf der anderen Seite kann jedoch auch T-Wellen-Abflachung beobachtet werden. Medikamentöse Beeinflussung des vegetativen Tonus durch kleine Dosen von Atropin, β-Blockern oder auch Ergotamin führen in der Regel zur Normalisierung des ST-T-Abschnittes.

9.4 Das pathologische EKG

9.4.1 Formveränderungen der P-Welle

Formveränderungen der P-Wellen können durch einen veränderten Erregungsursprungsort, eine atriale Leitungsstörung oder durch chronische Anpassungsvorgänge an Druck- oder Volumenbelastung entstehen. Gelegentlich ist es schwierig, die P-Wellen – obwohl vorhanden – zu erkennen: bei junktionalen Rhythmen, bei AV-Dissoziation oder auch Sinustachykardie mit gleichzeitiger AV-Blockierung I. Grades: Dann können die P-Wellen mit dem vorangehenden T verschmelzen. Geht eine solche T-P-Verschmelzung mit AV-Block II. Grades Typ 2:1 einher, kann diese Leitungsstörung mit einer Sinusbradykardie verwechselt werden. Ein solches differenzialdiagnostisches Problem kann mit Hilfe der Ösophagusableitung oder einer intraatrialen Ableitung immer entschieden werden.

Ein negatives P in I und aVL weist auf einen linksatrialen Ursprung, negative P-Wellen in II, III und aVF sprechen für einen posterobasalen Ursprung. Aufgrund der Konfiguration und des Vektor der P-Welle sowie deren zeitlicher Beziehung zum QRS-Komplex wurde ein supraventrikulärer Rhythmus oft als höherer, mittlerer und unterer AV-Knotenrhythmus beschrieben. Sowohl anatomische als auch elektrophysiologische Untersuchungen der vergangenen Jahre konnten die Richtigkeit dieser Art von Lokalisation ektopischer Tätigkeit nicht untermauern. Außer der anatomischen Stelle der Erregungsbildung wird die P-Wellen-Konfiguration und das P-QRS-Verhältnis durch andere Faktoren weitgehend modifiziert. In Fällen, in denen eine genaue Lokalisation der supraventrikulären Ektopie notwendig ist – z. B. im Zusammenhang mit einer Hochfrequenzkatheterablationsbehandlung – muss der Ursprung durch ein intraatriales Mapping genau definiert werden (Farré u. Wellens 1981).

Atriale Leitungsstörungen. Sie betreffen die Erregungsausbreitung vom Sinusknoten zum linken Vorhof (interatriale Leitung) und/oder die Erregungsausbreitung vom Sinusknoten zum AV-Knoten. Im Gegensatz zu den ventrikulären Leitungs-

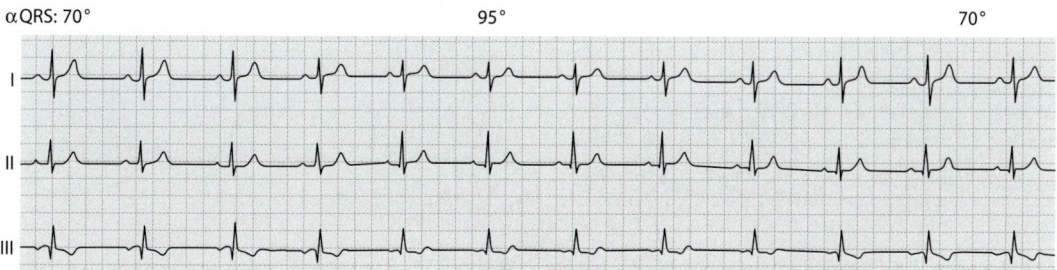

Abb. 9.12. Lagerbedingtes Q_{III} (Schläge 1–4 und 10–12), das bei tiefer Inspiration verschwindet (Schläge 5–9)

störungen sind die atrialen aufgrund des Oberflächen-EKG nicht genau definierbar. Typisch ist die Verbreiterung der P-Welle auf >100 ms, oft ist sie gesplittert, gekerbt oder biphasisch. Die P-Welle kann jedoch auch abgeflacht oder – bei sehr fortgeschrittener Fibrose – rudimentär sein. Vorhofleitungsstörungen sind in aller Regel die Folge einer zunehmenden Fibrosierung des Vorhofmyokards im Rahmen von entzündlichen oder degenerativen Erkrankungen.

9.4.2 Atriale Hypertrophie

Linksatriale Hypertrophie: P mitrale

Chronische Überlastung des linken Vorhofs z. B. bei Mitralvitien, jedoch auch bei allen diastolischen Funktionsstörungen des linken Ventrikels (z. B. arterielle Hypertonie, Aortenstenosen, Kardiomyopathien) nimmt der Erregungsvektor des linken Vorhofs zu und lenkt den Summationsvektor beider Vorhöfe nach links und hinten ab. Die Erregungsausbreitung im linken Vorhof ist gleichzeitig verzögert.

> **Definition**
>
> Das P mitrale (Synonym: P sinistrocardiale; ◘ Abb. 9.13) ist deshalb charakterisiert durch eine Verbreiterung der P-Welle in den Extremitätenableitungen auf 110 ms oder mehr; v. a. in II ist die P-Welle deutlich gekerbt mit einem überhöhten zweiten Anteil (linksatrialer Anteil). In III und aVF ist P in der Regel flach oder auch biphasisch. Charakteristisch ist die Zunahme des negativen Anteils der P-Welle in V_1 und V_2, in V_5 und V_6 ist P ähnlich wie in II doppelgipflig.

Die Verbreiterung der P-Welle führt zu einer Verkürzung des PR-Segmentes. Obige EKG-Veränderungen werden durch den Macruz-Quotienten und den Morris-Index quantifiziert (Marcuz et al. 1958; Morris et al. 1964). Der **Macruz-Quotient** (P-Dauer geteilt durch PR-Segment in II) ist positiv bei einem Wert >1,6.

Morris Index. In Ableitung V_1 ist P normalerweise biphasisch, wobei der zweite, negative Anteil durch die Depolarisation des linken Vorhofs bewirkt wird. Die Tiefe und Breite des terminalen Anteils der P-Zacke (PTF-V_1=„P-terminal negative force" in V_1) korreliert mit einer linksatrialen Überlastung. Der Index gilt als positiv, wenn das Produkt von Amplitude und Breite des negativen Anteils der P-Welle in V_1 ≥0,04 mm × s beträgt.

Die Spezifität eines P mitrale in II ist groß (>90%), die Sensitivität mit Werten um 20% jedoch nur klein, was auch für oben dargestellte Indizes gilt (Miller et al. 1983; Hazen et al. 1997).

Rechtsatriale Hypertrophie: P pulmonale

Durch Vergrößerung des rechtsatrialen Anteils dreht sich der elektrische Summationsvektor der Vorhöfe vermehrt nach rechts vorn und unten, sodass eine P-Wellenachse von 75–900 resultiert. In I wird P dadurch flach, in III, aVF und v. a. auch II hingegen deutlich überhöht (II: >0,25 mV; ◘ Abb. 9.14). Eine Verbreiterung des P pulmonale (Synonym: P dextrocardiale) ist hingegen atypisch, da die Verspätung der Erregungsausbreitung im rechten Vorhof vom später erregten linken Vorhof gewöhnlich überdauert wird. Auch in V_{1-2} ist der erste Teil der P-Welle (der Depolarisation des rechten Vorhofs entsprechend) meist deutlich positiv und zugespitzt, in V_5/V_6 ist P klein und flach. Der Macruz-Quotient (s. oben) wird gegenüber der Norm kleiner (<1,0), da die Verzögerung der Erregungsausbreitung im rechten Vorhof die P-Wellendauer nicht wesentlich verändert, jedoch zu einer Verlängerung der internodalen Leitung (vom Sinus- zum AV-Knoten) und somit auch zu einer Zunahme des PQ-Intervalls und PR-Segments führt. Sieht man von der angeborenen Trikuspidalklappenstenose ab, so ist das P pulmonale meist mit einem rechtstypischen QRS-Komplex oder sonstigen Zeichen für Rechtshypertrophie kombiniert. Wie im Falle des P mitrale ist die Spezifität des Befundes eines P pulmonale für rechtsventrikulären Dilatation groß bei jedoch nur geringer Sensitivität. Eine ausgeprägte Dilatation des rechten Vorhofs

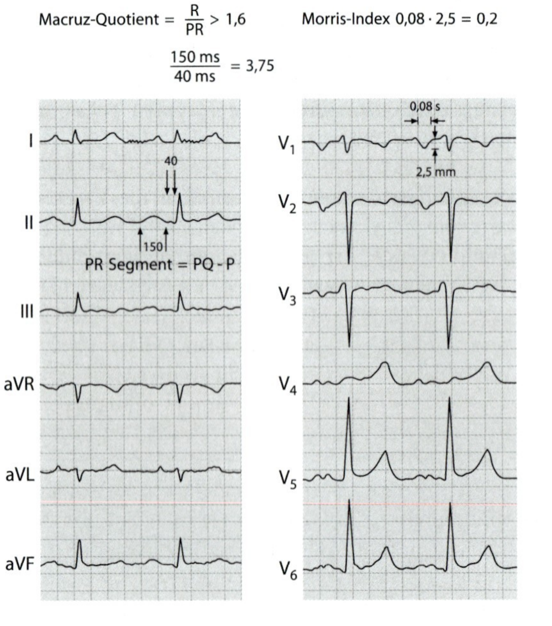

◘ **Abb. 9.13.** Typisches P sinistrokardiale bei einer 38-jährigen Patientin mit kombiniertem Mitralvitium. Beispiel zur Berechnung des Macruz-Quotienten und Morris-Index

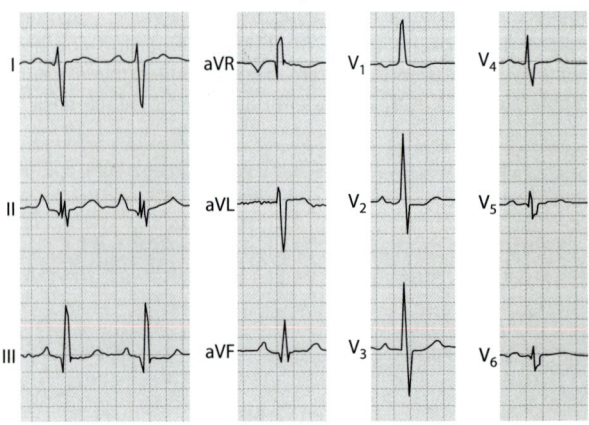

◘ **Abb. 9.14.** P pulmonale bei infravalvulärer Pulmonalstenose. Rechter Kammerdruck 105/0 mmHg. (Freundlicherweise zur Verfügung gestellt von der Kinderklinik der Universität Tübingen)

kann auch zu Veränderungen des QRS-Komplexes in den rechtspräkordialen Ableitungen führen: Es kann zu einem qR- oder auch QR-Komplex in V_1 (V_2) bei gleichzeitig negativen T-Wellen kommen (Sodi-Pallares et al. 1952).

Biatriale Hypertrophie: P cardiale

Die Kriterien des P pulmonale kombinieren sich mehr oder weniger mit denjenigen des P mitrale. Hinweise auf biatriale Dilatation (P cardiale, Synonym: P sinistropulmonale), z. B. bei Vorhandensein eines Vorhofseptumdefekts, sind ein stark überhöhtes und spitzes P in V_1 bei gleichzeitig breitem negativen Anteil; auch in II kombiniert sich das spitze, hohe P der rechtsatrialen Dilatation mit der deutlichen Verbreiterung und Kerbung des P mitrale (Abb. 9.15).

Vorhofinfarkt

Die Vorhöfe sind selten bei Herzinfarkten – und dann in der Regel nur bei Hinterwandinfarkt – einbezogen. Ischämische oder auch traumatische Vorhofschäden verursachen evtl. eine Verlagerung der PQ-Strecke (PTA-Senkung; Burch 1976), u. U. auch der ST-Strecke, da sich die negative Repolarisationswelle der Vorhöfe bis über den QRS-Komplex hinaus erstreckt. Die infarktbedingten Veränderungen des Vorhof-EKG sind jedoch nur selten und v. a. bei gleichzeitig bestehendem AV-Block II. oder III. Grades erkennbar (Abb. 9.16).

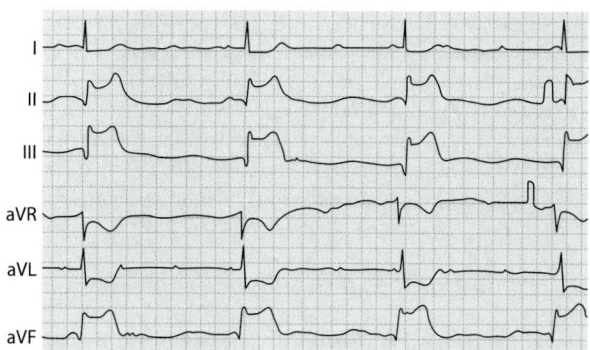

Abb. 9.16. Vorhofinfarkt (58-jähriger Patient; Autopsie: Infarkt in beiden Vorhofhinterwänden). Sinustachykardie 104/min, dabei AV-Block III. Grades. Der junktionale Ersatzrhythmus zeigt die Zeichen eines akuten Hinterwandinfarktes. Die Vorhofendschwankung (PTa) ist in II, III und aVF monophasisch entsprechend einem Infarkt der Vorhof-Hinterwände deformiert (Übernahme aus Schaub 1965; beachte, dass die Extremitätenableitungen nicht simultan, sondern auf einem Einfachschreiber nacheinander registriert wurden; aus didaktischen Gründen wurden sie jetzt wie eine 6-Kanal-Ableitung übereinander arrangiert)

> **Klinisch wichtig**
>
> Als indirekte Hinweise auf Vorhofbeteiligung bei Herzinfarkt gelten das vermehrte Auftreten von Vorhofarrhythmien sowie thromboembolische Komplikationen.

9.4.3 Abnorme Amplituden des QRS-Komplexes

Unter abnormen Amplituden wird eine erhebliche Ab- oder Zunahme der Amplituden des QRS-Komplexes verstanden. Eine Veränderung der P- und T-Wellen-Amplituden geht häufig damit einher.

Abnorm kleine Amplituden. Eine „low voltage" oder Niederspannung liegt vor, wenn die QRS-Amplituden in den 3 bipolaren Extremitätenableitungen zusammen nicht mehr als 1,5 mV und in den einzelnen Brustwandableitungen nicht mehr als 0,6 mV betragen (Abb. 9.17). Einer anderen Definition zufolge darf die QRS-Amplitude in keiner der Standard Extremitätenableitungen 0,5 mV überschreiten (Lipman et al. 1984). Die Ursache der Niederspannung ist eine Potenzialreduktion, die entweder extrakardial, perikardial oder myokardial zustande kommt. Entsprechend diesen Möglichkeiten kommen abnorm kleine Amplituden bei generalisiertem Ödem, einer Adipositas permagna, schwerem Lungenemphysem, Myxödem, Perikarderguss oder Perikardschwiele, bei degenerativen Erkrankungen wie Amyloidose vor. Die bei einer Perikarditis gefundene Niedervoltage geht in der Regel mit normal großen P-Wellen einher, da die Vorhöfe zumindest teilweise extraperikardial liegen.

Abnorm hohe Amplituden. Eine „high voltage" wird v. a. bei asthenischen Jugendlichen, sehr mageren Individuen und auch bei bedeutsamer linksventrikulärer Hypertrophie (s. unten) beobachtet. Bei dünner Thoraxwand bzw. fehlendem Fettgewebe ist der Spannungsverlust zwischen Herz- und Klappenoberfläche vermindert. Zur genauen Vermessung der Amplituden ist es häufig notwendig, das EKG mit Eichungshalbierung (1 mV=0,5 cm) zu registrieren (Abb. 9.18).

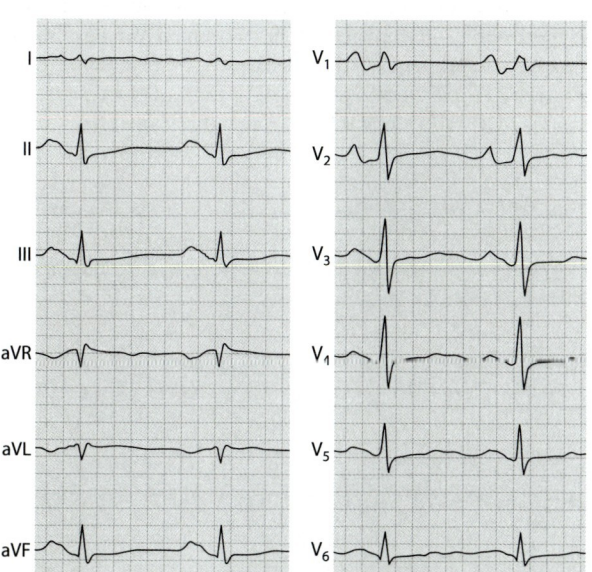

Abb. 9.15. Biatriale Hypertrophie bei einer Patientin mit kombiniertem Mitralvitium, Trikuspidalinsuffizienz und hohen Pulmonalarteriendrücken (breite, hohe, gekerbte und biphasische P-Zacken in allen Ableitungen)

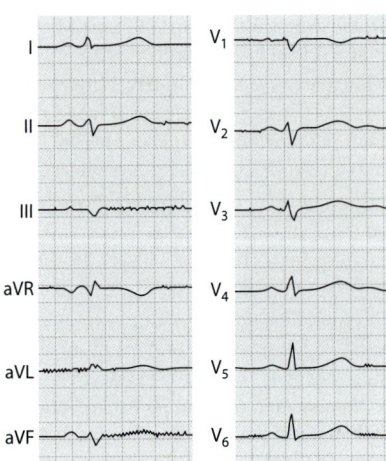

Abb. 9.17. Niedervoltage („low voltage"). Die Ausschläge des QRS-Komplexes in I, II und III machen insgesamt 9 mm aus. Der höchste Ausschlag in den Brustwandableitungen beträgt 0,7 mV

9.4.4 EKG bei Kammerhypertrophie

> Hypertrophie und/oder Vergrößerung einer oder beider Herzkammern führt zu charakteristischen Veränderungen des EKG. Dabei orientiert das EKG nicht in erster Linie über den aktuellen physiologischen Zustand, sondern mehr über die Dauer und den individuellen Schweregrad einer pathologischen Seitenbelastung. Sichere EKG-Veränderungen treten i. Allg. erst auf, wenn die Hypertrophie eines einzelnen Ventrikels einen gewissen Schweregrad erreicht hat.

Grundsätzlich liegen den EKG-Veränderungen bei Kammerhypertrophie und -vergrößerung folgende Prozesse zugrunde:
- Lageveränderung der einzelnen Kammern oder des Herzens als ganzes um in die Sagittal-, Längs- oder Transversalachse.
- Zunahme der Muskelmasse (Faserdicke) und damit der epi- und endokardialen Oberfläche. Die Vektoren des hypertrophierten Herzmuskels werden vergrößert und führen zu einer Abweichung der elektrischen Achse und zu einer Vergrößerung der Potenziale (Voltage) in Richtung der überlasteten Seite.
- Anstieg des intrakardialen Druckes, besonders in der subendokardialen Muskelschicht. Bei akuter oder chronischer Druckbelastung oder auch Druckentlastung ändern sich elektrische Achse, QRS-Amplitude und v. a. auch die Polarität der T- und U-Welle u. U. markant und in kurzer Zeit.
- Verminderung des Abstandes der hypertrophierten Kammer von der Thoraxwand, wodurch die QRS-Voltage in den Brustwand-Ableitungen erhöht wird.
- Verzögerung der Erregungsleitung. Die größere Wanddicke, die Dilatation, evtl. auch sekundäre Myokardveränderungen (Fibrose etc.) verzögern die Erregungsausbreitung. Dadurch kann die QRS-Breite zunehmen, der Beginn der größten Negativitätsbewegung über dem hypertrophierten Ventrikel (oberer Umschlagspunkt in V_1 oder V_6) verspätet sich.
- Primäre und sekundäre Störung der Erregungsrückbildung. Die Repolarisation verändert sich sekundär als Folge der abnormen Depolarisation (Leitungsstörung) oder primär wegen metabolischer Veränderungen im hypertrophierten Myokard, einer begleitenden Koronarinsuffizienz oder als Folge einer Myokardfibrose im Spätstadium. Das Ausmaß der pathologischen Veränderungen des ST-T-Abschnittes entspricht mehr oder weniger dem Grad der in leichten bzw. frühen Fällen reversiblen, in schweren oder Spätstadien definitiven Schädigung des hypertrophierten Myokards.

In der Regel treten die verschiedenen EKG-Kriterien für Hypertrophie und/oder Vergrößerung einer Kammer in einer bestimmten Reihenfolge auf. Zuerst kommt es zur „reinen" Hypertrophie, welche sich an der Kammer-Anfangsschwan-

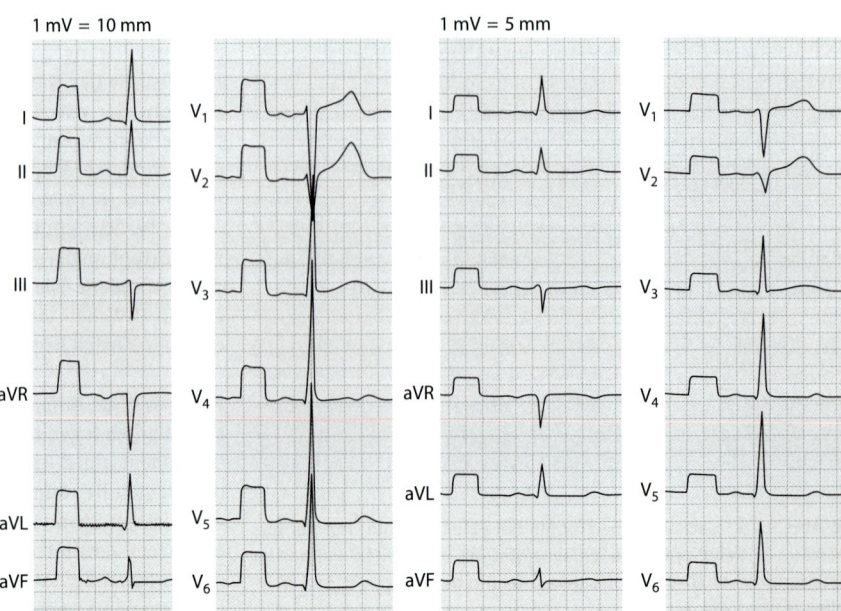

Abb. 9.18. Abnorm hohe Amplituden („high voltage") bei einem Patienten mit Aortenstenose. Die QRS-Kmplexe können mit Eichungshalbierung besser dargestellt werden

kung (QRS-Komplex) manifestiert. Im weiteren Verlauf tritt infolge von Hypoxie, metabolischer und struktureller Veränderungen eine Herzmuskelschädigung der belasteten Kammer hinzu, die im EKG dann zusätzlich Störungen der Erregungsrückbildung und Erregungsausbreitung („Verspätungskurven") verursachen. Wir sprechen dann von Rechts- bzw. Linkshypertrophie mit rechts- bzw. linksventrikulärer Schädigung („strain pattern"), evtl. auch mit Rechts- und Linksverspätung. Die Linksverspätungskurve bei Linkshypertrophie wird häufig auch als partieller oder inkompletter Linksschenkelblock bezeichnet, insbesondere dann, wenn eine Zunahme der QRS-Breite auf >100 ms gefunden wird. Es muss jedoch betont werden, dass alleine die Zunahme der linksventrikulären Muskelmasse zusammen mit strukturellen Veränderungen eine entsprechende QRS-Umformung bewirken kann, ohne dass eine zusätzliche Leitungsstörung im linken Schenkel vorliegen muss. Ein inkompletter Linksschenkelblock kann dann angenommen werden, wenn bei einer QRS-Breite von >100 ms und einer Verzögerung des oberen Umschlagpunktes in V_6 in V_1 die R-Zacke und in V_6 die Q-Zacke fehlen. Umgekehrt haben die meisten Patienten, die im EKG einen inkompletten Linksschenkelblock aufweisen, gleichzeitig auch eine Linkshypertrophie.

Zum Begriff der Widerstands- und Volumenbelastung im EKG

Auf Cabrera u. Monroy (1952) gehen Versuche zurück, Druck- und Volumenüberlastung im EKG zu differenzieren. Chronische Druckbelastung („systolic overloading") führt in erster Linie zu konzentrischer Hypertrophie des Herzmuskels ohne wesentliche Dilatation, während die exzentrische Hypertrophie als Folge einer chronischen Volumenbelastung („diastolic overloading") von einer gleichzeitigen Dilatation begleitet wird. Während insbesondere bei angeborenen Rechtsherzbelastenden Vitien die EKG-Veränderungen bei Druck- oder Volumenbelastung deutlich differieren, gilt dies für erworbene Linksherz-belastende Vitien weniger. Hier kombinieren sich in der Regel die EKG-Kriterien der systolischen und diastolischen Überlastung.

Bei der reinen Druckbelastung des linken Ventrikels kommt es im „Idealfall" zu folgenden Veränderungen: angedeutete Knotung des aufsteigenden Schenkels R in den Ableitungen über dem linken Ventrikel (I, aVL, V_5 und V_6) bei fehlenden Q-Zacken in den gleichen Ableitungen (Bild wie bei einem inkompletten Linksschenkelblock) sowie asymmetrisch invertierte T-Wellen bei der ST-Streckenveränderung. Eine Abweichung der Haupt-QRS-Achse nach links kann vorkommen, ist jedoch seltener als bei der diastolischen Überlastung (Volumenbelastung). Neben dem dabei überwiegend gefundenen Linkstyp sind es v. a. sehr hohe R-Zacken in den Ableitungen I, aVL sowie V_{4-6}, die Q-Zacken in den Ableitungen sind jedoch erhalten und meist ebenfalls von vergrößerter Amplitude. S-Zacken fehlen in den Ableitungen über dem linken Ventrikel. Die T-Wellen sind in der Regel positiv und symmetrisch, die ST-Strecke kann leicht angehoben sein. Meistens ist der obere Umschlagpunkt (V_6) verspätet, was auf die dilatationsbedingte zeitlich verzögerte Depolarisation des linken Ventrikels zurückgeführt wird. Typische Beispiele für systolische Überbelastung des linken Ventrikels sind die Aortenstenose und die arterielle Hypertonie, eine diastolische Überbelastung finden wir z. B. bei Aorten- und Mitralinsuffizienz sowie beim Ventrikelseptumdefekt.

Druckbelastung des rechten Ventrikel (Beispiele: Pulmonalstenose, primäre pulmonale Hypertonie) führt zu stark erhöhten R-Zacken in den rechtspräkordialen Ableitungen V_{3R}, V_1 und V_2, wobei die QRS-Komplexe eine Rs-, qR-, qRS-, rR' oder auch R-Konfiguration aufweisen können. Die T-Welle kann sowohl positiv als auch negativ sein. Das charakteristische Bild einer Volumenbelastung des rechten Ventrikels (diastolische Überbelastung) ist ein rSr'-Komplex in den rechtspräkordialen Ableitungen. Es handelt sich meistens um eine inkomplette oder komplette Rechtsschenkelblockkonfiguration. Als wichtigstes Beispiel sei der Vorhofseptumdefekt erwähnt.

Linksventrikuläre Hypertrophie

Im EKG finden sich häufig ein (u. U. überdrehter) Linkstyp, eine Amplitudenzunahme des QRS-Komplex in den links gelegenen Ableitungen (große R und kleine oder fehlende S in I, aVL, V_{5-6}) bei gleichzeitig tiefen S-Zacken in V_{1-3} und bei zusätzlicher Linksschädigung eine diskordante Verlagerung der ST-Strecke mit Inversion auch der T- und U-Welle (ST-Streckensenkung flach isoelektrisch oder negative T sowie negative U in I, II, aVL, V_{5-6}; Abb. 9.19). Das Ausmaß der ST-Streckensenkung kann sehr unterschiedlich sein, der Verlauf der T-Welle entspricht z. T. einer präterminalen T-Negativität oder auch einer terminalen, spitzen Negativität vom Ischämietyp. Der obere Umschlagpunkt in V_6 ist verspätet (>0,05 s), die QT-Dauer ist bei LVH häufig verlängert.

Eine Reihe von elektrokardiographischen Indizes zur Diagnosestellung einer linksventrikulären Hypertrophie (LVH) wurden entwickelt. Sie sind in der folgenden Übersicht (Casale et al. 1985; Gubner u. Ungerleidner 1943; Molloy et al. 1992; Romhilt u. Estes 1968) zusammengefasst (◘ s. Abb. 9.19).

Indizes für linksventrikuläre Hypertrophie

- Sokolow-Lyon-Index (1949): $S_{V_1} + R_{V_5/V_6} > 3,5$ mV
- Gubner u. Ungerleidner (1943): $R_I + S_{III} > 2,5$ mV
- Cornell-Voltage-Kriterium (Casale et al. 1985):
  - Männer: $S_{V_1} + R_{aVL} \geq 2,8$ mV
  - Frauen: $S_{V_1} + R_{aVL} \geq 2,0$ mV
- Cornell-Voltage-QRS-Breitenmessung:
  - QRS-Breite (ms) × Cornell-Voltage >2436
  - QRS-Breite (ms) × Voltage aller 12 Ableitungen >17.472
- Punktesystem nach Romhilt u. Estes (1968): Maximal können 10 Punkte vergeben werden. Bei 4 Punkten ist LVH wahrscheinlich, bei ≥5 Punkten ist die Diagnose elektrokardiographisch zu stellen. Bei Patienten im SR dürfen bei einem P mitrale und bei Ausschluss einer Mitralstenose zusätzlich 3 Punkte vergeben werden:
  - R- oder S-Amplitude in irgendeiner Extremitätenableitung ≥2 mV oder $S_{V_{1-3}} \geq 2,5$ mV oder $R_{V_{4-6}} \geq 2,5$ mV (3 Punkte)
  - ST-T-Veränderungen ohne Digitalis (3 Punkte)
  - ST-T-Veränderungen bei Digitalisbehandlung (1 Punkt)
  - Haupt-QRS-Achse <15° (2 Punkte)
  - Linksverspätung: $OUP_{V_6} > 0,055$ s (1 Punkt)
  - QRS-Breite ≥0,1 s (1 Punkt)

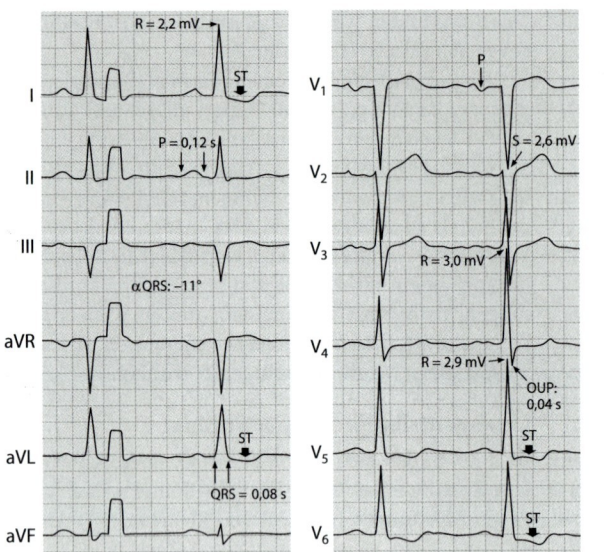
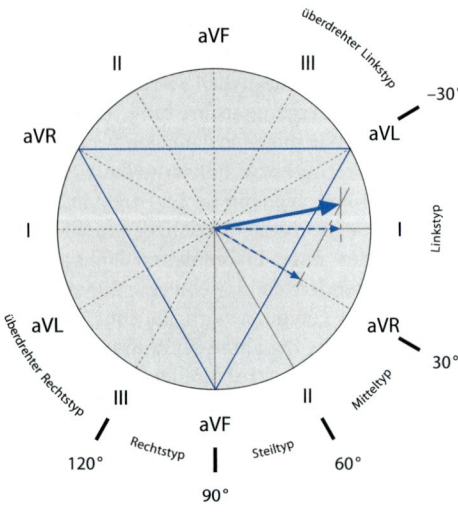

Abb. 9.19. Linksventrikuläre Hypertrophie:

R-Zacke	in I: 2,2 mV	
	in V_5: 2,9 mV	3 Punkte
STSenkung in I, aVL, V_5 und V_6:		3 Punkte
Elektrische Achse: –11°		
OUP (V_5): 0,04 s		1 Punkt
QRS-Dauer: 0,09 s		1 Punkt
		8 Punkte
P mitrale		3 Punkte
		11 Punkte

Diagnostische Wertigkeit des EKG für LVH. Keine der oben angeführten Indizes hat eine Sensitivität von mehr als 20–30%, d. h. dass ca. 70% aller Betroffenen mit einer LVH elektrokardiographisch nicht erkannt werden (Reichek et al. 1981). Die Spezifität der EKG-Veränderungen hingegen ist sehr groß (>90%).

> **Klinisch wichtig**
> Der Nachweis von LVH-Zeichen im EKG hat eine prognostische Bedeutung; sie weisen auf ein signifikant erhöhtes Risiko für kardiovaskuläre Morbidität und Mortalität hin.

Das relative Risiko gegenüber Probanden ohne LVH-Zeichen beträgt 2,8, wenn nur der QRS-Komplex Hinweise auf linksventrikuläre Hypertrophie zeigt, und steigt auf 5, wenn gleichzeitig pathologische Kammerendteile vorhanden sind (Kannel 1991; Levy et al. 1994).

Linkshypertrophie und Linksschenkelblock. In Gegenwart eines kompletten Linksschenkelblocks wird die Diagnose einer LVH schwierig oder unmöglich (Klein et al. 1984). Als Hinweis für LVH kann jedoch gelten: QRS-Breite >160 ms, eine Voltage >4,5 mV bei der Addition der S-Zacke in V_2 und der R-Zacke in V_6 sowie ein gleichzeitiges P mitrale. Eine Korrelation zum Schweregrad der LVH oder linksventrikulären Dilatation mit den verschiedenen EKG-Parametern besteht jedoch nicht (Kalusche u. Roskamm 1984).

Rechtsventrikuläre Hypertrophie

Die Haupt-QRS-Achse weicht nach rechts ab, es kommt zu einem Steil- oder (evtl. überdrehten) Rechtstyp. Gleichzeitig zur Amplitudenzunahme und R-Zacken in den nach rechts orientierten Ableitungen (hohe, schlanke R, kleine oder fehlende S, evtl. kleine Q in V_1; hohe R auch in III, evtl. II, in aVR oder aVF); in den vom rechten Ventrikel abgewandten Ableitungen V_{5-6}, aVL und I finden sich rS-Komplexe (◘ Abb. 9.20). Bei Rechtsschädigung kommt es zu einer Diskordanz der Kammerendteile mit Ausbildung negativer T-Wellen und gesenkten ST-Strecken in V_{1-3} und evtl. in den inferioren Ableitungen. Das normale R/S-Verhältnis in den Brustwandableitungen kehrt sich um. Der obere Umschlagpunkt in V_1 kann sich verspäten. Um diese EKG-Veränderungen zu bewirken, muss die rechtsventrikuläre Hypertrophie (RVH) extrem ausgeprägt sein, was in der Regel nur bei kongenitalen Vitien bzw. einer primären pulmonalen Hypertonie der Fall ist. Bei lang anhaltender, erworbener Rechtsherzbelastung, die meistens auf dem Boden einer chronischen Lungenerkrankung entsteht, sind die EKG-Veränderungen in der Regel viel diskreter und auch weniger spezifisch. Dies gilt insbesondere für das Bild des gesplitterten rSR'- oder rSr'-Komplexes in V_1.

Beim Cor pulmonale und schwerem Lungenemphysem kommt es, wahrscheinlich wegen zusätzlich extrakardialer oder Lage-Einflüsse, zu einer QRS-Vektorprojektion nach

9.4 · Das pathologische EKG

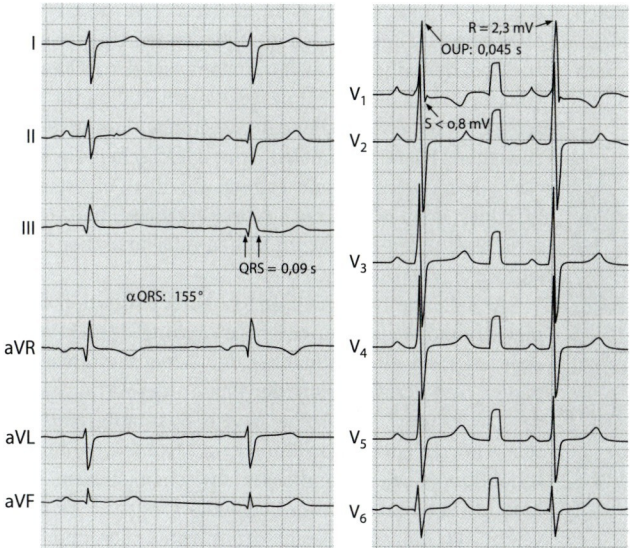

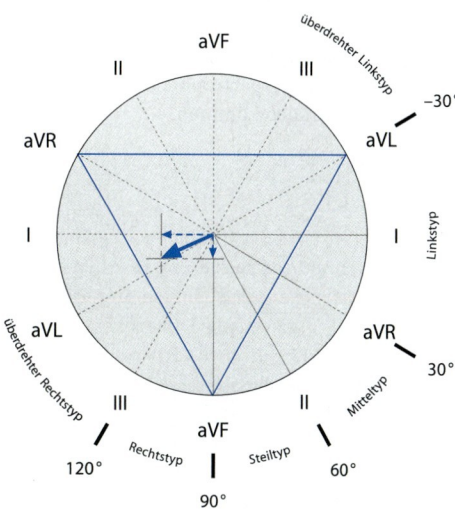

Abb. 9.20. Rechtsventrikuläre Hypertrophie (RVH):

Amplitudenkriterien (V$_1$:R=2,3 mV, S<0,2 mV)	3 Punkte
ST-T-Kriterien in V$_1$	3 Punkte
Axiskriterien (aQRS:>+150°)	2 Punkte
Rechtsverspätung	1 Punkt
	9 Punkte

rechts und hinten. Das Herz wird hier offenbar steilgestellt, um seine Längsachse im Uhrzeigersinn gedreht und seine Spitze nach rückwärts verlagert. Präkordial finden sich deshalb in V$_{1-4}$, evtl. sogar in V$_{1-6}$, rS- oder QS-Komplexe mit positiven, meist flachen T-Wellen. In den Extremitätenableitungen besteht typischerweise ein S$_I$-S$_{II}$-S$_{III}$-Typ (◘ Abb. 9.21). Aus solchen EKG kann die Fehldiagnose „Zustand nach Vorderwandinfarkt" resultieren.. Eine normale R-Zacken-Progression lässt sich dann demonstrieren, wenn man die Brustwandableitungen 1 ICR tiefer ableitet.

> **EKG-Hinweise für rechtsventrikuläre Hypertrophie** (Cooksey et al. 1977; Murphy et al. 1984)
> - RV1+SV5 ≥ 1,05 (Sokolov-Lyon-Index, 1949)
> - R/S in V$_1$ ≥ 1
> - Punktesystem nach Romhilt u. Estes 1968 (maximal 10 Punkte):
>   - Amplitudenkriterien (3 Punkte):
>   - V$_1$: R > 0,7 mV, s < 0,2 mV, bei inkomplettem RSB: R > 1,0 mV, bei komplettem RSB: R > 1,5 mV
>   - V$_{5/6}$: r klein bei tiefem S: S > 0,7 mV
>   - ST-T-Kriterien (3 Punkte): ST-T zum QRS diskordant in V$_{1-3}$, dabei gesenkte ST-Strecke und negatives T
>   - Haupt-QRS-Achse (2 Punkte): > 120° (wenn > 150°: II überwiegend negativ)
>   - QRS-Kriterien: Rechtsverspätung: OUP > 0,03 s in V$_1$ (1 Punkt), QRS-Dauer 90–110 ms (1 Punkt)

Wie erwähnt ist bei angeborener Rechtsherzbelastung und RVH das EKG praktisch immer entsprechend verändert und somit von großer diagnostischer Bedeutung. Viel seltener sind die Zeichen der Rechtsbelastung bei erworbenen Vitien oder

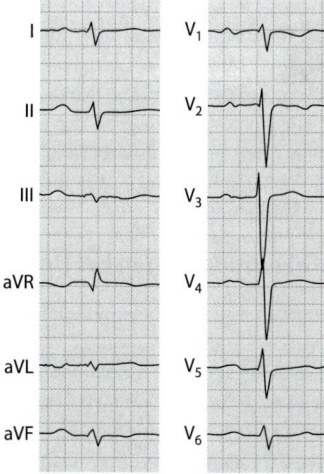

Abb. 9.21. Chronisches Cor pulmonale auf dem Boden einer obstruktiven Lungenerkrankung: S$_I$S$_{II}$S$_{III}$-Typ, rS-Konfiguration noch in V$_6$; die kleinen Q-Zacken in V$_1$ und V$_2$ weisen auf eine starke Dilatation des rechten Vorhofs hin

chronischer Lungenerkrankung (◘ s. Abb. 9.21). Eine Sensitivität von etwa 20% bei einer Spezifität von etwa 95% wird erreicht, wenn 2 der folgenden Befunde erfüllt sind: RS-Quotient in V$_5$ oder V$_6$ ≥ 1, S in V$_5$ oder V$_6$ ≥ 7 mm, Haupt-QRS-Achse positiver als 900 und P pulmonale (Murphy et al. 1984).

Biventrikuläre Hypertrophie

Die EKG-Diagnose der bilateralen Kammerhypertrophie bleibt in vielen Fällen unsicher. Häufig finden sich gar keine diagnostischen EKG-Veränderungen, da sich die vektoriellen Abweichungen nach rechts und links bzw. vorne und hinten gegenseitig neutralisieren. In den meisten Fällen sind die Zeichen der Linkshypertrophie so dominierend, dass die durch die rechtsventrikuläre Hypertrophie bedingten EKG-Veränderungen nicht zum Tragen kommen.

> **Klinisch wichtig**
>
> An eine biventrikuläre Hypertrophie sollte gedacht werden, wenn in Gegenwart von Zeichen der Linkshypertrophie folgende EKG-Merkmale vorhanden sind: Steil- oder rechtstypische Haupt-QRS-Achse in der Frontalebene, hohe R-Zacken nicht nur links- sondern auch rechtspräkordial, Bild eines inkompletten Rechtsschenkelblocks in V_1 bei gleichzeitig hohen R-Zacken in den linkspräkordialen Ableitungen, nach links verschobene Übergangszone (Cooksey et al. 1977; Murphy et al. 1984; Jain et al. 1999).

9.4.5 EKG bei Herzinfarkt

Neben der Anamnese, dem klinischen Bild, insbesondere dem fast nie fehlenden Infarktschmerz, liefert das EKG die entscheidenden diagnostischen Hinweise bei einem akuten Myokardinfarkt. Die EKG-Veränderungen beginnen sofort nach dem Koronararterienverschluss, der in den meisten Fällen dem Akutgeschehen Herzinfarkt zugrunde liegt. Erst später ist der Infarkt auch durch die begleitenden humoralen Veränderungen (Leukozytose, Nachweis infarkttypischer Enzyme etc.) zu diagnostizieren. Eine ausführliche Darstellung dieser Problematik findet sich in Kap. 23. Neben der Beantwortung der Frage „Infarkt ja oder nein?" erlaubt das EKG auch Rückschlüsse auf die Lokalisation und – mit Einschränkung – auf die Größe der Infarzierung.

Typische EKG-Veränderungen bei Herzinfarkt

> Die EKG-Veränderungen bei Herzinfarkt beziehen sich auf den QRS-Komplex, die ST-Strecke und die T-Welle, wobei das EKG üblicherweise einen typischen Stadienablauf zeigt (s. unten). Einschränkend ist jedoch zu sagen, dass bei Aufnahme in die Klinik nur bei 50–70% der Patienten das EKG infarkttypisch verändert ist, ein negatives EKG den akuten Myokardinfarkt also nicht ausschließt.

ST-T-Veränderungen. Folge des akuten Koronararterienverschlusses sind Myokardischämie, eine nur metabolische und funktionelle, noch nicht strukturelle Myokardstörung und Myokardverletzung („Läsion", „injury"), welche bereits einer histologisch erkennbaren Myokard-reaktion entspricht. Ischämie- und Verletzungssymptome im EKG verändern den ST-T-Abschnitt in typischer Weise, sind prinzipiell noch voll reversibel und bedeuten noch nicht Myokardnekrose (Cox et al. 1973; Madias 1977; Schamroth 1984; Goldberger 1991).

Die früheste Veränderung des EKG bei Auftreten von Ischämie betrifft die T-Welle (◘ Abb. 9.22). Zum Zeitpunkt der subendokardialen Ischämie zeigt der Ischämievektor vom Nullpunkt gegen das Zentrum der Ischämie, sodass sich die Positivität von T flüchtig verstärkt. Die ST-Strecke ist in diesem frühen Anfangsstadium, das klinisch nur selten erfasst wird, gewöhnlich noch nicht alteriert, evtl. diskret gehoben oder gesenkt. Bei der sich anschließenden transmuralen wie auch bei der subepikardialen Ischämie ist der Ischämievektor vom Zentrum der Ischämie gegen den Nullpunkt gerichtet, sodass in den entsprechenden Ableitungen negative T-Wellen entstehen. Diese terminalen, spitz-gleichschenklig negativen oder „koronaren" T sind typisch für das Folgestadium des Infarktes, können aber auch (vorübergehend) bei Angina pectoris oder selten bei entzündlichen oder toxischen Myokardstörungen vorkommen.

Anhaltende Ischämie führt zu einer Reduktion des Ruhemembranpotenzials, zu einer Verkürzung der Aktionspotenzialsdauer, zu einer Abnahme der Depolarisationsgeschwindigkeit und Verkleinerung der Phase 1 des Aktionspotenzials, des „overshoot". Die Folge ist ein Spannungsgradient zwischen normalem und ischämischem Myokard, wodurch es zur Induktion eines Stromflusses zwischen diesen Regionen kommt (Verletzungsstrom, „current of injury"). Der Läsionsvektor (◘ Abb. 9.23) zeigt bei transmuraler und auch bei subepikardialer Verletzung (Perikarditis) am Nullpunkt gegen das Zentrum der Läsion und bei subendokardialer Läsion (Innenschichtinfarkt, Angina pectoris) von der Läsion weg gegen den Nullpunkt hin. Im akuten Stadium eines transmuralen Infarktes entsteht daher eine vom absteigenden R hoch abgehende starke ST-Streckenelevation, die nach oben konvex (Kuppelform) oder plateauförmig verläuft und die T-Welle mit einbezieht. ST und T verschmelzen zu einer einheitlichen Welle. Im Zwischenstadium lassen sich ST und T wieder differenzieren, da sich die T-Welle relativ rasch gegensinnig zur ST-Streckenverlagerung invertiert, während die ST-Strecke nur langsam zur isoelektrischen Linie zurückkehrt. Im Endstadium ist ST schließlich terminal negativ, in denen die ST-Strecke angehoben war. ST verläuft dann wieder isoelektrisch.

Veränderung des QRS-Komplexes. Die Veränderung des QRS-Komplexes ist Ausdruck der irreversiblen Muskelnekrose. Der nekrotische Myokardbezirk bewirkt als elektrisch inaktive Zone einen Ausfall der normalerweise in ihm entstehenden QRS-Partialvektoren. Der QRS-Summationsvektor wendet sich infolgedessen durch Überwiegen der Partialvektoren des

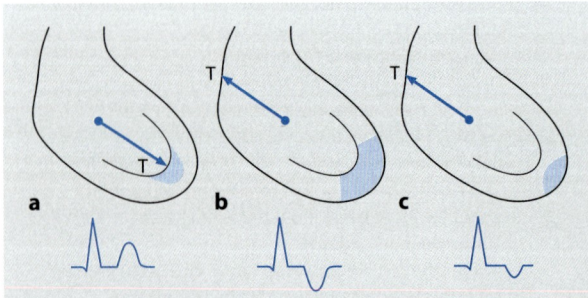

◘ **Abb. 9.22a–c.** Verhalten des Ischämievektors (T-Vektor) in der Frontalebene und sein „direktes" EKG-Bild (Ableitung I). **a** Subendokardiale Ischämie ganz initial im akuten Stadium des Infarkts. Der T-Vektor richtet sich vom Nullpunkt ins Zentrum der Ischämie. **b** Transmurale Ischämie und **c** subepikardiale Ischämie. Der T-Vektor ist vom Zentrum der Ischämie abgewandt

gesunden Myokards vom Nekrosezentrum gegen den Nullpunkt ab. Es entsteht der „Nekrosevektor" (Q) dessen Richtung mit derjenigen des T-Vektors bei transmuraler Ischämie übereinstimmt. Bei einem großen Vorderwandinfarkt wird der Ausfall der nach links und vorn gerichteten Vektoren durch eine Ablenkung des QRS-Vektors nach rechts und hinten begleitet, sodass in I und aVL sowie in V_{2-5} ein Potenzialverlust entsteht. Es kommt in den genannten Ableitungen zu einer Abnahme oder zu einem Verschwinden von R und zum Auftreten eines neuen Q oder zur Zunahme eines bereits vorhandenen Q. Umgekehrt führt der Hinterwandinfarkt durch Ausfall der unten und hinten gelegenen Partialvektoren zu einer Ablenkung der QRS-Vektoren nach oben und vorn, sodass tiefe Q in II, III und aVF und u. U. überhöhte R bzw. kleinere S in den präkordialen Ableitungen resultieren.

Pardee-Q. Folgende Bedingungen werden an Q-Zacken gestellt, um als infarkttypisch (sog. Pardee-Q; Herold Ensing Bennett Pardee, 1886–1972, amerikanischer Kardiologe; Pardee 1930) zu gelten:
- Breite >0,03 s in den Brustwand- und >0,04 s in den Extremitätenableitungen,
- je nach Lokalisation der Q-Zacke muss die Tiefe >1 mm oder >10% (in Ableitung I), >25% in Ableitung III und aVF sowie V_{2-6}) und >50% von R in Ableitung aVL betragen.

Die Entwicklung von Q-Zacken im Anschluss an ein klinisches Infarktereignis wurde früher als entscheidendes diagnostisches Kriterium benutzt, einen Infarkt als transmural oder nichttransmural zu klassifizieren. Eine Vielzahl von Untersuchungen der letzten Jahrzehnte haben gezeigt, dass diese Unterscheidung nicht immer zutrifft: Große, transmurale Infarkte können auch ohne die Entwicklung von Q-Zacken ablaufen, umgekehrt bedeuten Q-Zacken nicht immer Transmuralität. Aufgrund des EKG sollte man deshalb lediglich „Q-Zacken-Infarkte" von „Nicht-Q-Zacken-Infarkten" differenzieren.

Der Q-Vektor kann durch fibröse Organisation und Schrumpfung im Folgestadium kleiner werden, bei großen Infarkten aber als Restbefund konstant nachweisbar bleiben. In seltenen Fällen verschwindet er vollständig, wenn das elektrisch inaktive Narbengebiet sehr klein ist oder durch das umgebende hypertrophierte Myokard kompensiert wird. Q-Zacken werden unter Umständen durch neue Infarkte entgegengesetzter Lokalisation „neutralisiert" (Selwyn et al. 1978).

EKG-Ablauf des Infarktes. Folgende elektrokardiographische Stadien werden beim akuten transmuralen Infarkt beobachtet (Abb. 9.24):
- Zunahme der Amplitude der T-Welle in den infarktorientierten Ableitungen („Erstickungs-T"; Abb. 9.24a); das Auftreten des Erstickungs-T ist die früheste und meistens nur kurz zu beobachtende EKG-Veränderung.
- Elevation der ST-Strecke bis hin zur monophasischen Deformierung mit Verschmelzung des ST-T-Abschnittes (Abb. 9.24b). Die Dauer dieser ST-Streckenelevation beträgt in der Regel wenige Stunden bis 2 Tage, sie kann jedoch auch bis zu mehreren Wochen persistieren.
- Noch bei bestehender ST-Streckenhebung kommt es in der Regel zur Ausbildung von negativen T-Wellen, wobei die Form der T-Welle als symmetrisch oder spitz gleichschenklig negativ beschrieben wird (terminal negatives T, koronares T; Abb. 9.24c).
- Meistens parallel zur Ausbildung der negativen T kommt es zu Amplitudenreduktion und Ausbildung von Q-Zacken in den infarktbezogenen Ableitungen, was bis zu R-Verlust und Entstehung von QS-Komplexen gehen kann (Abb. 9.24d).
- Nach Wochen positiviert sich die T-Welle (chronisches Stadium). Die Persistenz der Q-Zacke erlaubt meistens noch nach Jahren die Diagnose eines durchgemachten Herzinfarktes.

Eine persistierende ST-Streckenelevation auch noch nach Wochen bei gleichzeitig vorhandener Q-Zacke korreliert fast immer mit einer schweren Wandbewegungsstörung in den entsprechenden Myokardabschnitten (Akinesie oder Dyskinesie, Aneurysma; s. Abb. 9.32; von Essen et al. 1979).

Neben den beschriebenen morphologischen EKG-Veränderungen kommt es auch zu Veränderungen der QT-Dauer. In den ersten 12 h des Infarktes ist die Frequenz-korrigierte QT-Zeit in der Regel verkürzt, um sich dann deutlich (um ca. 20%) zu verlängern. Nach dem 2. Tag kommt es zu einer allmählichen Normalisierung. Ist die korrigierte QT-Zeit bereits bei Aufnahme deutlich verlängert, scheinen elektrische Komplikationen wie das Auftreten von ventrikulären Tachykardien oder primärem Kammerflimmern häufig zu sein (Taylor et al. 1981).

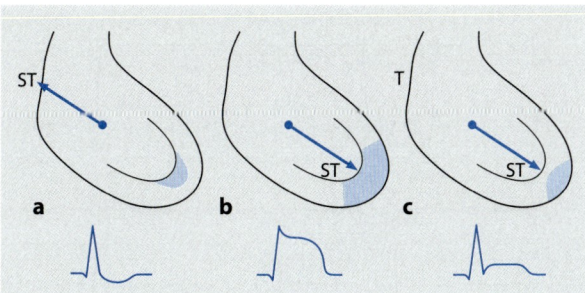

Abb. 9.23a–c. Verhalten des Läsionsvektors (ST-Vektor) in der Frontalebene und sein „direktes" EKG-Bild (Ableitung I). **a** Subendokardiale Läsion. Der ST-Vektor ist von der Läsion abgewendet. **b** Transmurale Läsion und **c** subepikardiale Läsion. Der ST-Vektor zeigt vom Nullpunkt ins Zentrum der Läsion

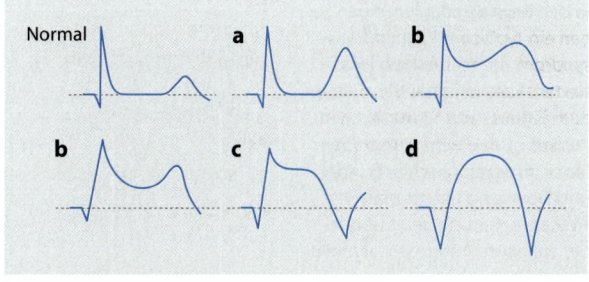

Abb. 9.24a–d. Stadienablauf des akuten Herzinfarkts (s. Text)

Überlagerung des Infarkt-EKG

Das Infarktbild im EKG kann überdeckt werden durch vorbestehende EKG-Veränderungen (Schenkelblock, Hypertrophiekurven, WPW-Syndrom) oder durch im Anschluss an den frischen Infarkt auftretende Komplikationen (Schenkelblock, Perikarditis, Kammertachykardien, AV-Block usw.). In diesen Fällen wird die EKG-Diagnose des Infarktes unter Umständen erschwert oder gar unmöglich. Wertvolle Hinweise vermögen Verlaufsbeobachtungen oder Vergleiche mit Vor-EKG zu liefern.

Ein **WPW-Syndrom** kann einen Herzinfarkt maskieren, auf der anderen Seite können tiefe negative Deltawellen als „Q-Zacken" fehlinterpretiert werden. In Gegenwart einer posteroseptalen akzessorischen Leitungsbahn, die regelmäßig zu negativen Deltawellen in den inferioren Ableitungen führt, lautet dann die Fehldiagnose „Hinterwandinfarkt" (Abb. 9.25). Durch Injektion von Ajmalin (z. B. 50 mg Gilurytmal i. v.) kann die akzessorische Leitung in den meisten Fällen blockiert werden, sodass dann der Infarkt sichtbar wird oder das EKG sich normalisiert (Abb. 9.26).

Rechtsschenkelblock und Infarkt. Die initiale Erregungsausbreitung ist bei Rechtsschenkelblock im Vergleich zur Ventrikelaktivierung ohne Rechtsschenkelblock praktisch nicht verändert. Da Myokardinfarkte v. a. die initiale Erregungsausbreitung beeinflussen, ist die EKG-Diagnose des Herzinfarktes in Gegenwart eines Rechtsschenkelblocks nicht beeinträchtigt. Tiefe Q-Zacken behalten ihre diagnostische Bedeutung (Abb. 9.27). Die bei Rechtsschenkelblock normalerweise diskordanten ST-Strecken und T-Wellen V_{1-3} werden beim akuten Myokardinfarkt konkordant, um später wieder diskordant zu erscheinen. Auch die Diagnose „Hinterwandinfarkt" ist in Gegenwart eines Rechtsschenkelblocks ohne weiteres möglich (Abb. 9.28).

Linksschenkelblock und Infarkt. Bei etwa 5% aller Infarktpatienten wird der Verlauf durch das Auftreten eines kompletten Linksschenkelblockes kompliziert. Im Gegensatz zum Rechtsschenkelblock ist durch den Linksschenkelblock die gesamte Depolarisation des Herzens so verändert, dass die üblichen Kriterien für einen Myokardinfarkt nicht mehr angewandt

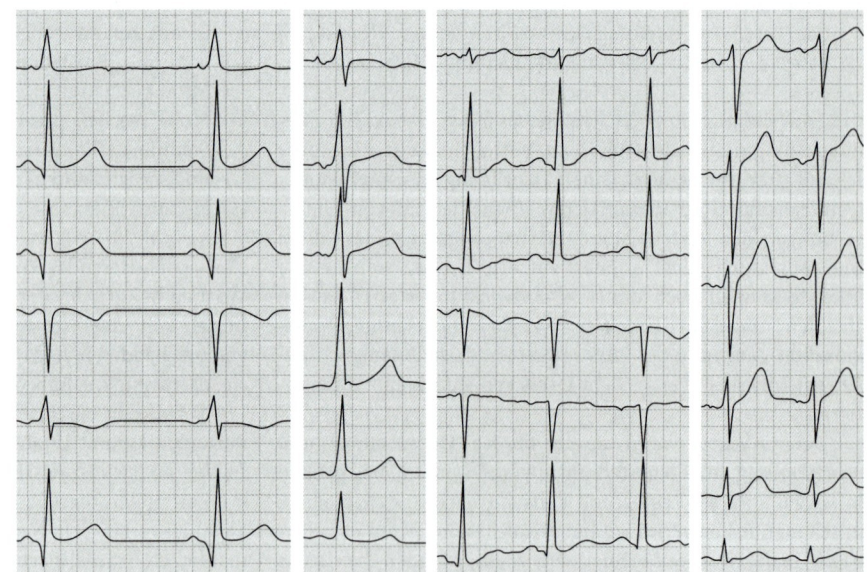

Abb. 9.25. Fehldiagnose „Hinterwandinfarkt" bei WPW-Syndrom. Das Ruhe-EKG zeigt tiefe „Q-Zacken" in (II) III und aVF. Die PQ-Zeit ist auf 100 ms verkürzt. In den Brustwandableitungen auffallend hohe und plumpe R-Zacken in V_2 und V_3, angedeutete Deltawellen. Unter Belastung (Herzfrequenz 110/min) Zunahme der PQ-Zeit auf 120 ms, Veränderung des Lagertyps und weitgehendes Verschwinden der „Q-Zacken". Normalisierung des EKG in den Brustwandableitungen. Die Normalisierung des EKGs ist durch Übergang von Leitung über die akzessorische Bahn auf Leitung über den AV-Knoten zu interpretieren

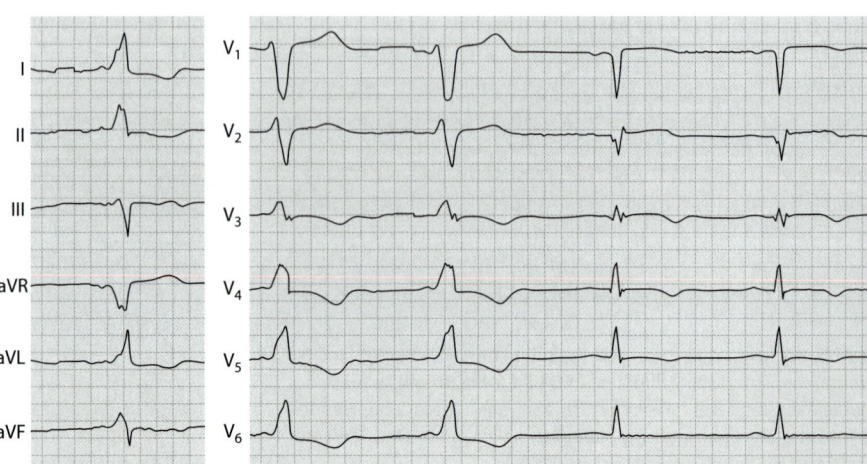

Abb. 9.26. Maskierung eines Myokardinfarktes durch eine Präexitation. Die Extremitätenableitungen und auch die ersten beiden Aktionen in den Brustwandableitungen zeigen ein typisches Präexitationssyndrom mit rechtsseitig lokalisierter akzessorischer Bahn. Unter dem Einfluss von 50 mg Ajmalin kommt es zu einem antegraden Block im akzessorischen Bündel und Übergang auf normale AV-Knotenleitung. Jetzt ist gut der subakute Anteroseptalinfarkt erkennbar

werden können. In den vergangenen 20 Jahren wurde eine Reihe von elektrokardiographischen Zeichen beschrieben, die auch in Gegenwart eines Linksschenkelblocks eine Infarktdiagnose erlauben sollen (Abb. 9.29; Schamroth 1984):
- kleine initiale Q-Zacken in I, v. a. aber auch in V_5 und V_6,
- neue initialeR-Zacken in V_1 und V_2,
- terminale S-Zacken in V_5 und V_6 („divergierender Schenkelblock"),
- das „Dome-and-dart"-Phänomen in V_6,
- breite Knotung („notching") im aufsteigenden Schenkel von S in V_3 und V_4 (sog. „Cabrera-Zeichen"),
- Knotung bzw. Ausplitterung des aufsteigenden Schenkels von R in I, aVL und V_6 („Chapman- Zeichen"),
- initiale Aufsplitterung der R-Zacke in II und III,
- konkordante T-Wellen (Abb. 9.30),
- ST-Streckenelevation von mehr als 2 mm konkordant mit dem QRS-Komplex oder mehr als 7 mm diskordant zur Kammeranfangsschwankung.

Die wichtigsten dieser Veränderungen sind schematisch in Abb. 9.29 dargestellt. Die Veränderungen sind z. T. nur sehr diskret, sodass schon ihre Erkennung große Schwierigkeiten bereiten kann.

Nach Untersuchungen von Wackers et al. (1981), die einen Teil der oben genannten EKG-Kriterien für Infarkt mit Thalliumszintigraphisch bestimmten Infarkten verglichen, ist die praktische Bedeutung aufgrund fehlender Korrelationen oben genannter EKG-Zeichen doch sehr gering. Allenfalls die ausgeprägte ST-Streckenelevation (s. oben) hat eine recht hohe Sensitivität und Spezifität. Am spezifischsten, jedoch nur wenig sensitiv ist der Befund einer Q-Zacke in V_6 bei gleichzeitig spitzer R-Zacke in V_1.

Infarkt und linksanteriorer Hemiblock. Die Gegenwart eines LAH kann zum einen die Diagnose eines Herzinfarktes schwierig machen zum anderen kann durch das Hemiblockbild ein Infarkt auch vorgetäuscht werden. Q-Zacken in I und aVL gehören schon normalerweise zum Bild eines linksanterioren Hemiblockes, sodass ihr Vorhandensein nicht von vornherein auf das Vorliegen eines Lateralinfarktes schließen lässt. Die Breite der Q-Zacken ist beim isolierten LAH (also ohne Infarkt) jedoch immer kleiner als 40 ms. Ein LAH kann auch das Bild eines Anteroseptalinfarktes imitieren, es kann zu qrS-Komplexen in V_{1-4} kommen. Die größte diagnostische Schwierigkeit bereitet das Zusammentreffen von LAH und inferiorem Infarkt. Der LAH kann den inferioren Infarkt vollkommen maskieren. Statt eines QR-Komplexes in III und aVF findet sich eine rS-Konfiguration, wobei typischerweise die R-Zacke in III am größten, kleiner in aVF und am kleinsten in II ist. Beim unkomplizierten LAH (also ohne inferioren Infarkt) sind die initialen R-Zacken in II, III und aVF in der Regel etwa gleich groß. Mit an Sicherheit grenzender Wahrscheinlichkeit kann ein LAH in Gegenwart eines inferioren Infarktes diagnostiziert werden, wenn folgende Kriterien erfüllt sind: Tiefe terminale Negativität in II (S-Zacke) und positive terminale Deflexion in aVR (r-Zacke), wobei die S-Zacke in II breiter sein soll als irgendeine vorhergehende Q-Zacke (Zema 1982).

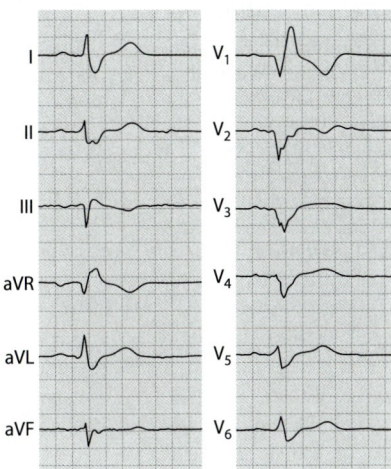

Abb. 9.27. Anteroseptalinfarkt mit Rechtsschenkelblock

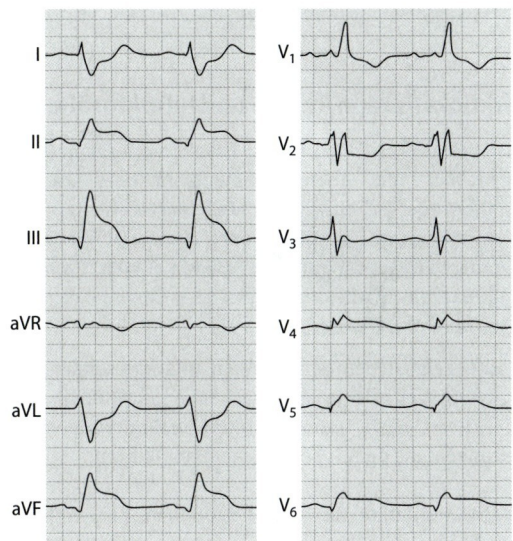

Abb. 9.28. Akuter inferolateraler Herzinfarkt mit komplettem Rechtsschenkelblock; ST-Elevation in II, III, aVF und V_{5-6}; keine Beeinträchtigung der Diagnose durch das Schenkelblockbild (s. Text)

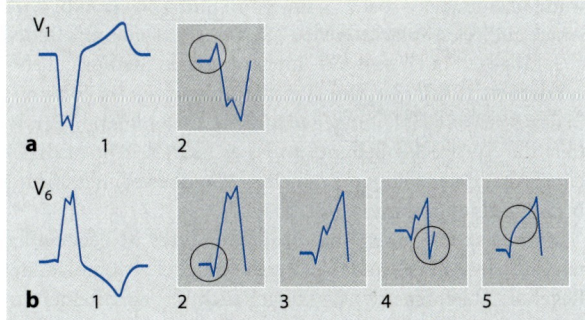

Abb. 9.29. Veränderungsmöglichkeiten des QRS-Komplexes bei Linksschenkelblock (LSB) beim Vorderwandinfarkt. **a** *1* „Unkomplizierter" LSB in V_1, *2* neue initiale R-Zacke. **b** *1* „Unkomplizierter" LSB in V_6, *2* und *3* initiale Q-Zacken, *4* terminales S, *5* „Dome-and-dart"-Phänomen

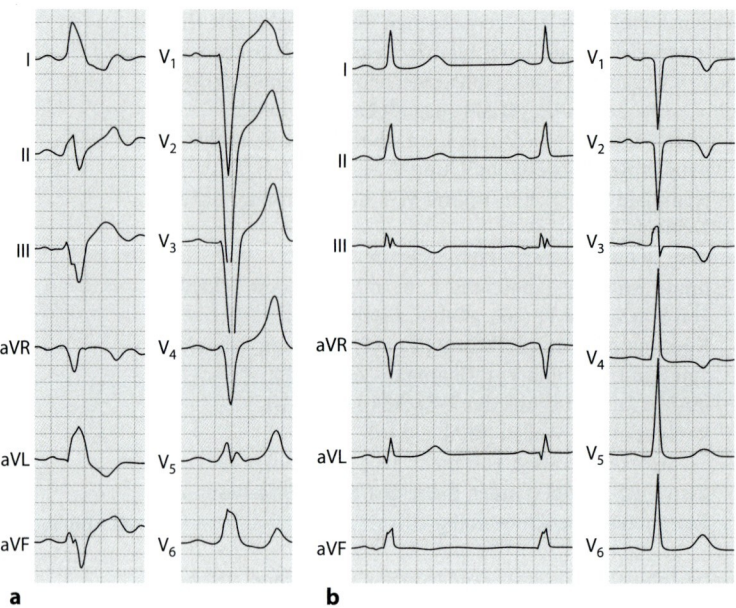

Abb. 9.30 a, b.
a Linksschenkelblock mit konkordanten T-Wellen. **b** Bei Frequenzabnahme verschwindet der Linksschenkelblock, und es erscheinen die Zeichen eines umschriebenen transmuralen anteroseptalen Infarktes mit intramuraler Ausdehnung nach lateral (Q-Zacken in V_{1-2}, spitz negative T-Wellen in V_{1-4})

Infarktlokalisation im EKG und Infarktgröße

> Die elektrokardiographische Lokalisationsdiagnostik weist eine recht gute Übereinstimmung mit den ventrikulographisch oder echokardiographisch nachweisbaren Kontraktionsstörungen aus, insbesondere, was die Differenzierung in Vorderwand- und Hinterwandinfarkte angeht. Grundsätzlich gilt, dass ein Infarkt umso größer ist, umso mehr die Ableitungen durch ihn alteriert sind.

Das EKG zeigt neben den direkten Infarktveränderungen in den Ableitungen, die das entsprechende Infarktareal abbilden, in der Regel auch indirekte Infarktveränderungen in den Ableitungen, die dem Infarkt „gegenüber" liegen.

Vorderwandinfarkte. Je nach betroffenen EKG-Ableitungen unterscheiden wir Vorderwandspitzen-, Anteroseptal- und Anterolateralinfarkte.

Der **Vorderwandspitzeninfarkt** („großer Vorderwandinfarkt") entsteht in der Regel durch einen proximalen Verschluss des Ramus interventricularis anterior der linken Kranzarterie. Die direkten Infarktveränderungen finden sich in den Brustwandableitungen V_2 bis V_{4-6} sowie in I und aVL (◘ Abb. 9.31). Akute indirekte Infarktzeichen (ST-Streckensenkung) finden sich hingegen in III und aVF. Im chronischen Stadium, insbesondere wenn keine Reperfusionstherapie erfolgt ist, kommt es in den Brustwandableitungen häufig zu QS-Komplexen. Persistiert die ST-Streckenhebung, so ist es nicht selten Ausdruck einer Aneurysmabildung bzw. einer Wandbewegungsstörung im Sinne einer Dyskinesie (◘ Abb. 9.32).

Die Diagnose eines **Anteroseptalinfarktes** ist gewöhnlich nur auf den Brustwandableitungen möglich, wobei in der Regel die Ableitungen V_{2-3}, geringer auch V_{1-4} die direkten Infarktzeichen aufweisen (◘ Abb. 9.33). Indirekte Infarktzeichen fehlen meistens oder sind als ST-Streckensenkung in den inferioren Ableitungen nachweisbar.

Anterolateralinfarkte bilden sich am deutlichsten in V_{5-6}, sowie in I und aVL ab. Anteroseptal- und Anterolateralinfarkte entstehen in der Regel durch Verschluss von Seitenästen (R. septalis, R. diagonalis) des R. interventricularis anterior.

Hinterwandinfarkte. Elektrokardiographisch werden inferiore von posterioren Infarkten unterschieden. Sind zusätzlich laterale Brustwandableitungen (V_5, V_6) durch Infarktzeichen verändert, spricht man von infero- bzw. posterolateralem Myokardinfarkt. Auch die Kombination inferoposterior ist möglich. Der Vielfalt liegt die große Variabilität des verantwortlichen Koronarbefundes zugrunde. Es kann sowohl die rechte (A. coronaria dextra) als auch der R. circumflexus der linken Kranzarterie betroffen sein.

Die Brustwandableitungen beim **inferioren Infarkt** sind wegen der entgegengerichteten Infarktlokalisation wenig aufschlussreich. Diagnostisch entscheidend ist das Extremitäten-EKG. Das direkte akute Infarktbild mit ST-Hebung, T-Inversion und der Entwicklung des Infarkt-Qs projiziert sich bei überwiegend diaphragmaler Lokalisation auf II, III und aVF (◘ Abb. 9.34 und 9.35). Bei 40% der Patienten mit inferiorem Herzinfarkt treten gleichzeitig Repolarisationsstörungen im Sinne von ST-Streckensenkung und präterminal negativem T in den anteroseptalen Ableitungen auf (Salcedo et al. 1981; ◘ Abb. 9.34). Diese Kammerendteilveränderungen reflektieren entweder eine gleichzeitig bestehende anteroseptale Ischämie, die in der Regel durch eine hochgradige Stenose des Ramus interventricularis anterior hervorgerufen wird oder aber sind Ausdruck eines sehr ausgedehnten inferoposterioren Herzinfarktes (Goldberg et al. 1981; Gibson et al. 1982). In jedem Fall ist das Vorhandensein zusätzlicher ST-Streckensenkungen in den Brustwandableitungen bei inferiorem Infarkt als ein prognostisch ungünstiges Zeichen zu werten (Shah u. Berman 1981).

Die EKG-Diagnose des reinen **posterioren Infarktes** ist nicht einfach, bei Vorhandensein einer rechtsventrikulären Hypertrophie oder eines Rechtsschenkelblockes oft auch unmöglich. Indirekte akute Infarktzeichen finden sich in der Regel in V_1/V_2, direkte in den erweiterten Brustwandableitungen V$_{7-9}$ sowie in der – heute nur noch selten benutzten – bipolaren Ableitung NEHB D (Nehb 1938; ◘ Abb. 9.36). Q-Zacken in V$_{7-9}$ beweisen dann den abgelaufenen Hinterwandinfarkt, wenn sie eine Tiefe von 1/3 des zugehörigen R-Potenzials besitzen. Als Folge des posterioren Potenzialverlustes kommt es zu einer Amplitudenzunahme der R-Zacke in V$_1$ und V$_2$, wobei gleichzeitig auch die Breite der R-Zacke auf mehr als 40 ms zunimmt (◘ Abb. 9.37).

Bei ca. 25–35% der Patienten mit Hinterwandinfarkt ist der **rechte Ventrikel** in das Infarktgeschehen mit einbezogen (Erhardt 1976). Isolierte rechtsventrikuläre Infarkte hingegen sind sehr selten. Als elektrokardiographische Hinweise auf Beteiligung des rechten Ventrikels sind zu werten:
- Passagere ST-Streckenelevation in V$_1$ (◘ s. Abb. 9.34), ST-Streckenelevation in den erweiterten rechtspräkordialen Ableitungen, wobei der Befund einer ST-Streckenhebung von mehr als 0,1 mV in der Ableitung V$_{4R}$ eine besonders hohe Sensitivität besitzt (Erhardt et al. 1976; Braat et al. 1984).

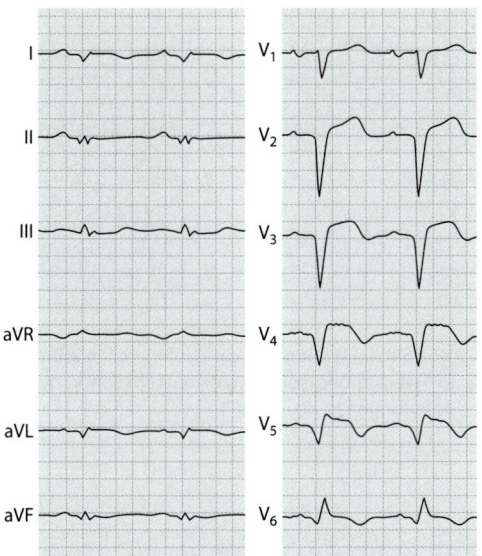

◘ **Abb. 9.31.** Vorderwandspitzeninfarkt (Q-Zacken bzw. QS-Komplexe in I, II, aVL und V$_{2-6}$) im subakuten Stadium (ST-Hebungen und spitz negative T-Wellen) mit Niedervoltage in den Extremitätenableitungen. Das P mitrale sowie die diffuse QRS-Verbreiterung weisen auf eine erhebliche myokardiale Schädigung hin

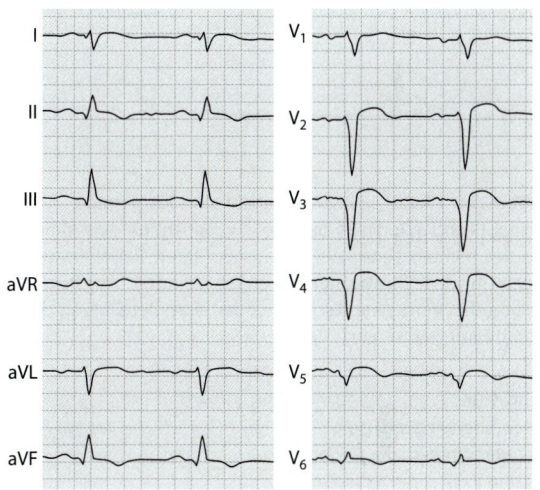

◘ **Abb. 9.32.** EKG-Zeichen eines Herzwandaneurysmas (ST-Elevationen) bei ausgedehntem Vorderwandinfarkt.

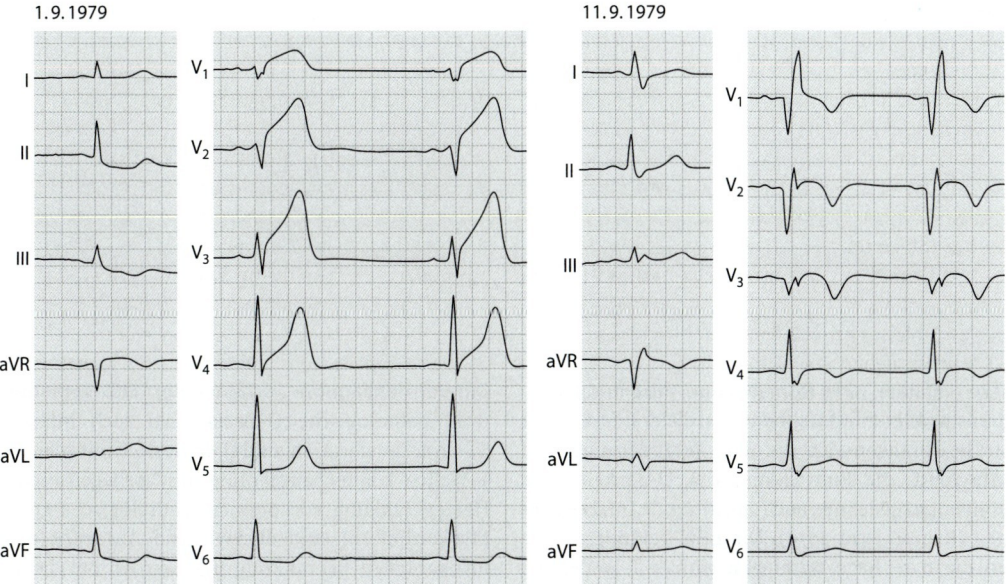

◘ **Abb. 9.33.** Anteroseptalinfarkt im akuten Stadium (ST-Hebung und überhöhte T-Wellen in V$_{1-4}$, ST-Senkung in II, III und aVF) und 10 Tage später nach Ausbildung eines Rechtsschenkelblockes (Infarkt-Q in V$_{1-3}$, spitz negative T-Wellen in V$_{1-4}$)

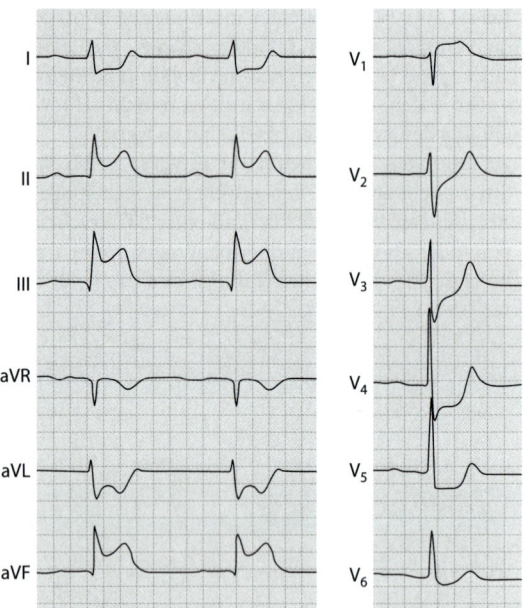

Abb. 9.34. Akuter inferiorer Herzinfarkt: ausgeprägte ST-Elevation in II, III und aVF; die ST-Hebung in V_1 spricht für eine Mitinfarzierung des rechten Ventrikels; die ausgeprägten Repolarisationsstörungen in den Brustwandableitungen können Ausdruck einer begleitenden Vorderwandischämie oder einer Beteiligung der posterioren Hinterwand sein (s. Text)

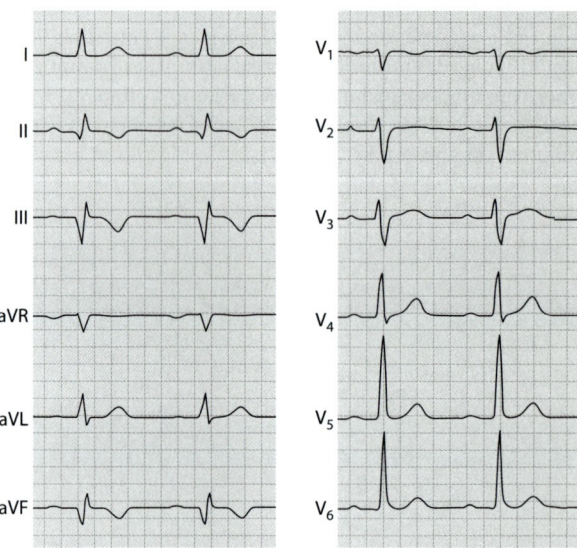

Abb. 9.35. Subakutes Stadium eines inferioren Infarktes mit noch mäßiger ST-Hebung und spitz negativen T-Wellen in den entsprechenden Ableitungen (II, III und aVF)

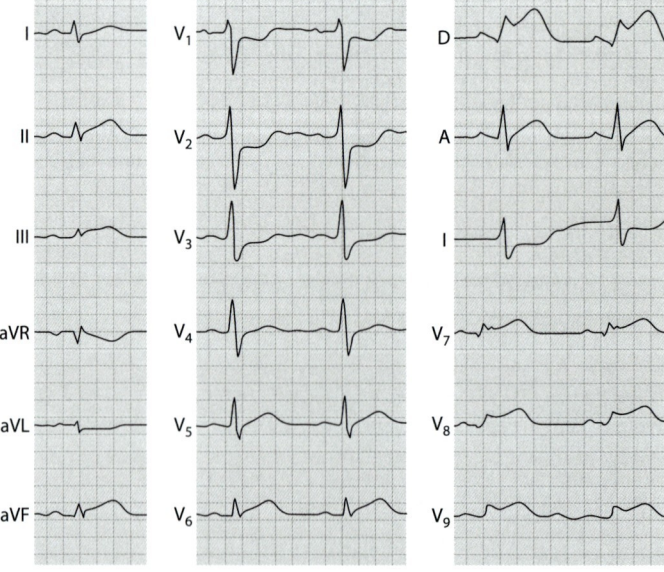

Abb. 9.36. Akuter (überwiegend) posteriorer Hinterwandinfarkt: Die ST-Senkung in V_1 und V_2 ist „Spiegelbild" einer ST-Hebung im Sinne einer monophasischen Deformierung in V_{7-9}; geringe direkte Infarktzeichen in II, III und V_6; Q-Zacken im weiteren Verlauf nur in V_{7-9}

Nicht-Q-Zacken-Infarkte (alte Nomenklatur: intramuraler Infarkt, nichttransmuraler Infarkt, subendokardialer Infarkt). Per definitionem beschränken sich die EKG-Veränderungen auf den ST-T-Abschnitt, die Entwicklung von Q-Zacken fehlt. Trotzdem können ausgedehnte, auch transmurale Infarzierungen vorliegen (Raunio et al. 1979). Die EKG-Veränderungen, insbesondere die in der Regel terminal negativen T-Wellen mit zum Teil vergrößerter Amplitude, persistieren für eine individuell unterschiedliche Zeit und bleiben gelegentlich noch Monate nachweisbar (Madias et al. 1978; ◘ Abb. 9.38).

Differenzialdiagnose ischämischer EKG-Veränderungen Sowohl pathologische Q-Zacken als auch infarktverdächtige ST-Streckenelevation und T-Inversion mit gleichschenkligen T-Wellen können auch ohne das Vorliegen einer koronaren Herzerkrankung vorkommen. Pathologische Q-Zacken ohne Myokardinfarkt sind überwiegend Ausdruck einer anderen myokardialen Erkrankung und werden bei der Myokarditis, bei neuromuskulären Erkrankungen wie der progressiven Muskeldystrophie und Friedreichschen Ataxie, aber auch bei der Sklerodermie, Amyloidose, AIDS und insbesondere im

9.4 · Das pathologische EKG

Abb. 9.37.
Posteriorer Infarkt (breite, hohe R-Zacken in V_{1-3}; R/S-Ratio >1 in V_1; überhöhte rechtspräkordiale T-Wellen; Amplitudensturz in V_{4-5} und V_{5-6}; QS-Komplexe in V_{7-9})

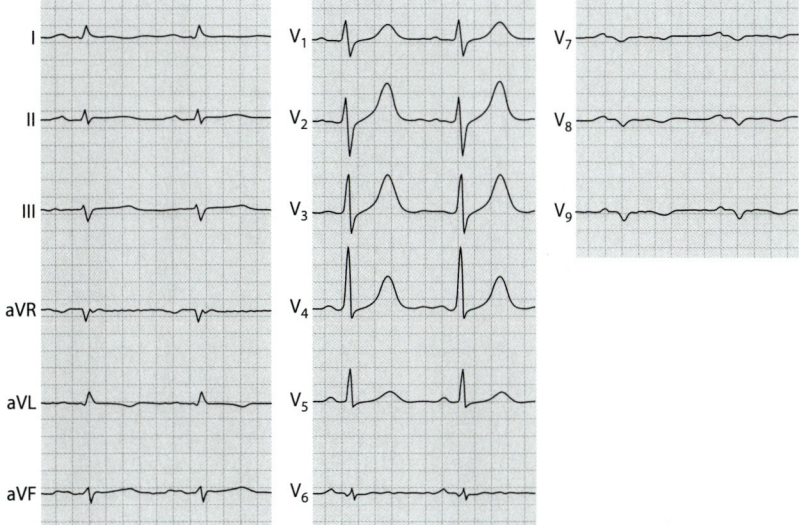

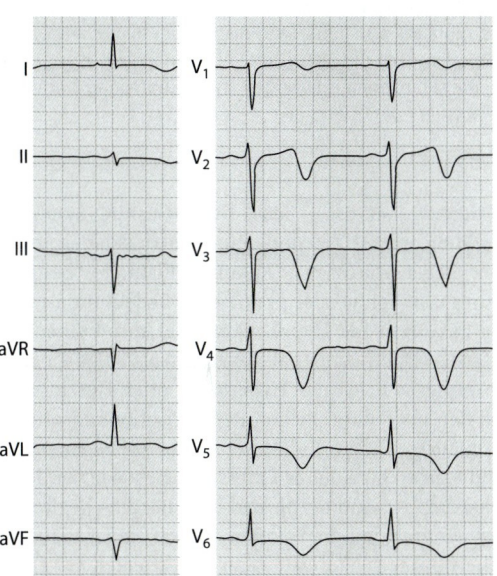

Abb. 9.38. Akuter nichttransmuraler (intramuraler) Herzinfarkt: keine Veränderungen des QRS-Komplexes, T-Negativierung mit z.T. vergrößerter Amplitude in V_{2-6} sowie in I, II und aVL (s. Text)

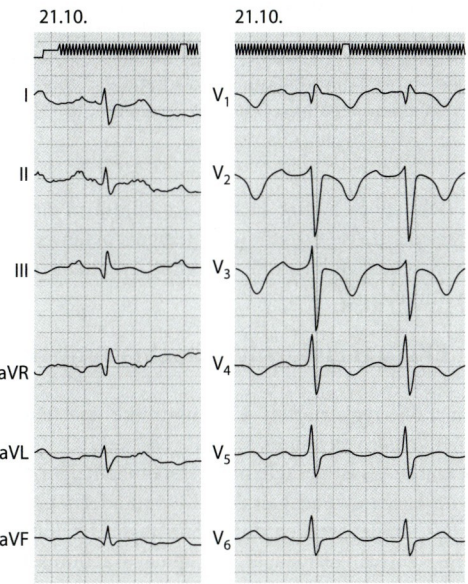

Abb. 9.39. Akutes Cor pulmonale (Lungenembolie): $S_I Q_{III} T_{III}$-Typ (McGinn-White-Syndrom), inkompletter Rechtsschenkelblock und T-Inversion in V_{1-4}. Die P-Welle ist überhöht (II)

Zusammenhang mit der idiopathischen hypertrophen Kardiomyopathie beschrieben. Tiefe Q-Zacken in III, gewöhnlich dann in Verbindung mit einer S-Zacke in I und einem negativen T in III (S_I-Q_{III}-T_{III}-Typ) sind ein charakteristischer Befund für die akute Lungenembolie (Abb. 9.39).

Eine ST-Streckenhebung findet sich auch bei akuter Perikarditis. Im Gegensatz zur ST-Hebung bei akutem Myokardinfarkt ist diese jedoch nicht gefäßbezogen begrenzt sondern diffus und gewöhnlich in allen Brustwandableitungen sowie in I, II, aVL und aVF nachweisbar. Ein diagnostisch wichtiger Hinweis für das Vorliegen einer ST-Streckenelevation im Rahmen einer akuten Perikarditis ist die gleichzeitige Hebung des PR-Segmentes in aVR bei begleitender PR-Senkung in den übrigen Ableitungen. Die Entwicklung von Q-Zacken im Anschluss an die ST-Streckenhebung fehlt bei der Perikarditis.

Differenzialdiagnostische Schwierigkeiten können auch tiefe negative T-Wellen bereiten. Sie kommen als Normvariante in den rechtspräkordialen Ableitungen auch noch bei Erwachsenen vor („persistent juvenile T-waves"). Eine akute Rechtsherzbelastung als Folge einer Lungenembolie führt ebenfalls zu negativen T's von V_{1-4} (Abb. 9.39). Akute zerebrovaskuläre Erkrankungen, insbesondere die Subarachnoidalblutung gehen häufig ebenfalls mit T-Inversion einher. Charakteristisch ist die gleichzeitige QT-Verlängerung (Abb. 9.40). Eine weitere Erkrankung mit negativen T-Wellen, vergrößerter Amplitude ist die apikale Form der hypertrophen Kardiomyopathie (Yamagucchi-Syndrom). Sekundäre T-Negativierungen

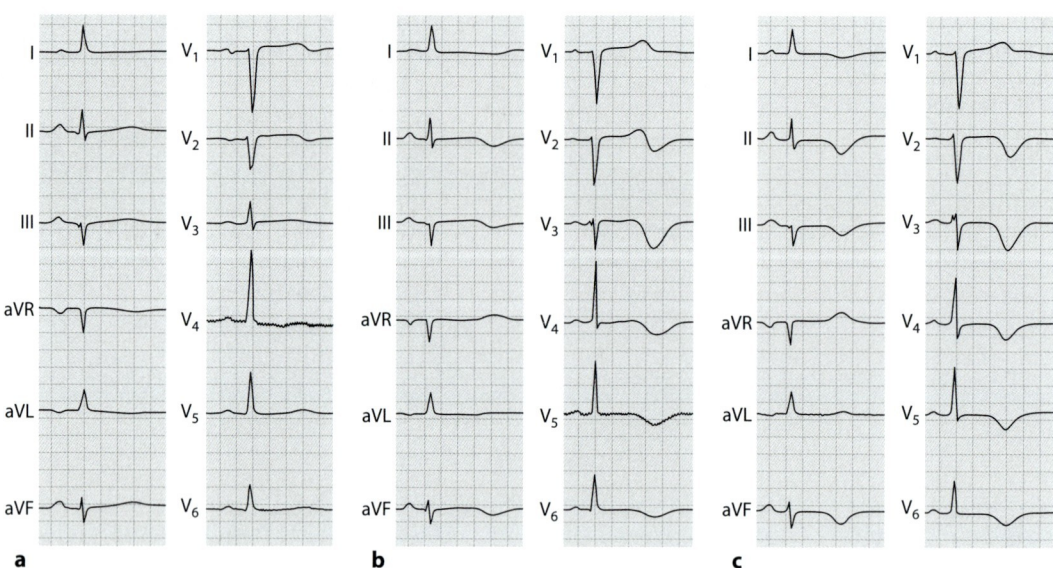

Abb. 9.40a–d. EKG-Verlaufsbeobachtungen bei akuter Subarachnoidalblutung. **a** Bei Aufnahme geringgradige Repolarisationsstörung im Sinne von T-Abflachung, die QT-Dauer ist mit 400 ms etwas verlängert. **b** Jetzt ausgeprägte Repolarisationsstörungen mit biphasischen oder negativen T-Wellen, ausgeprägte QT-Verlängerung. **c** 3 Tage später „koronare Ts" wie bei nichttransmuralem Myokardinfarkt. **d** 14 Tage nach Beginn der klinischen Symptomatik Normalisierung des EKG. (Diese Abbildung wurde von Dr. J. Bickhardt, Kreiskrankenhaus Erdingen, Innere Abteilung, zur Verfügung gestellt)

finden sich jedoch häufig auch im Anschluss an längeranhaltende tachykarde Herzrhythmusstörungen, bei intermittierendem Linksschenkelblock oder intermittierender rechtsventrikulärer Stimulation.

9.4.6 EKG bei Elektrolytverschiebungen

Die im EKG registrierten Aktionsströme entstehen durch Verschiebungen von Ionen, v. a. K^+, Na^+ und Ca^{2+} durch die Zellmembran. Es ist deshalb nicht erstaunlich, dass Abnormalitäten im Elektrolythaushalt das EKG verändern. Charakteristische EKG-Bilder werden durch Störungen im Kalium- und Calcium-Haushalt verursacht, solche des Natriums, Chlorids, Magnesiums, des Säure-Basen-Gleichgewichtes und des Hydrationszustandes manifestieren sich dagegen nicht in diagnostisch verwertbarer Weise.

Hypokaliämie

> Experimentell wird bei Erniedrigung des extrazellulären K^+ das Ruhepotenzial der Zellmembran erhöht und ihre Permeabilität vermindert. Das Aktionspotenzial der Herzmuskelfaser wird verlängert, die Repolarisation ist verzögert.

Hypokaliämie (Serumkalium <3,5/3,8 mmol/l) führt wird mit fortschreitendem Schweregrad zu T-Abflachung, ST-Senkung, präterminaler T-Negativität und Überhöhung der U-Welle (◘ Abb. 9.41). Häufig sind eindeutige Hypokaliämie-EKG jedoch erst bei Serumkaliumwerten <3,0 mmol/l vorhanden (Surawicz 1995). Aufgrund der T-Abflachung bei gleichzeitiger Amplituden-Erhöhung der U-Welle sind T- und U-Welle nicht mehr gut voneinander abzugrenzen, es kommt zu T-U-Verschmelzungswellen (◘ Abb. 9.42). Hypokaliämien finden sich in der Klinik v. a. bei Durchfallerkrankungen, Erbrechen (auch bei Anorexia nervosa), Ileus, beim Cushing-Syndrom, bei Behandlung mit ACTH und Mineralokortikoiden, bei chronischer Leberinsuffizienz, Kaliumverlustniere, beim Conn-Syndrom u. a. Von großer praktischer Bedeutung ist auch die häufig anzutreffende Hypokaliämie bei chronischem Laxanzienabusus (Dahlmann et al. 1977) und als Folge einer Diuretikatherapie, z. B. wegen Hypertonie oder Herzinsuffizienz. Neben den oben dargestellten Repolarisationsstörungen wird durch niedrige Serum-Kaliumwerte das Auftreten ventrikulärer und supraventrikulärer Extrasystolen sowie von Kammertachykardien – monomorph und polymorph – begünstigt. Im Zusammenhang mit dem akuten Myokardinfarkt ist primäres Kammerflimmern häufiger, wenn die Patienten mit erniedrigtem Kalium aufgenommen werden (Nordrehaug 1985). Neben dem Ausmaß der Hypokaliämie scheint auch die Geschwindigkeit und die Ursache des Kaliumabfalls (z. B. Katecholamininduziert) die entscheidende Rolle für die möglichen ventrikulären Arrhythmien zu spielen.

Proarrhythmische Nebenwirkungen einer antiarrhythmischen Therapie, insbesondere das Auftreten von Torsade-de-pointes-Tachykardien unter der Therapie mit Chinidin oder auch Sotalol, sind bei erniedrigten Kaliumwerten deutlich häufiger, sodass im Zusammenhang mit antiarrhythmischer Therapie immer hoch-normale Kaliumwerte (>4,3 mmol/l) angestrebt werden sollten (s. Kap. 40). Eine Verlängerung des QT-Intervalls gilt als Risikofaktor für das Auftreten von Torsade-de-pointes-Tachykardien. Nicht eindeutig geklärt ist, ob nicht eine ausgeprägte U-Welle bzw. T-U-Verschmelzung mit dem gleichen Risiko behaftet ist.

Hyperkaliämie

Bei Hyperkaliämie, insbesondere bei Werten >6 mmol/l, sieht man im EKG als erste Zeichen schmalbasige, zeltförmige T-

Wellen mit vergrößerter Amplitude (● Abb. 9.43). Eine U-Welle ist in der Regel nicht mehr erkennbar, die QT-Dauer bleibt normal oder ist leicht verkürzt (Surawicz 1995). Bei Zunahme des Serumkaliums auf Werte >6,5 mmol/l treten atriale, atrioventrikuläre und ventrikuläre Leitungsstörungen auf: Die PQ-Zeit verlängert sich, die QRS-Breite nimmt deutlich zu, ohne dass typische Schenkelblockbilder entstehen (● Abb. 9.44). Charakteristisch sind tiefe, plumpe S-Zacken. Vorhofstillstand und hochgradige AV-Blockierungen können vorkommen. Bei Werten >10 mmol/l kommt es zu asystolischem Herzstillstand, seltener zu Kammerflimmern.

Auch bei der Hyperkaliämie ist die Geschwindigkeit, mit der das Serumkalium ansteigt, von entscheidender Bedeutung für die klinischen Auswirkungen. So kann es bei schneller Infusion von Kalium bereits bei normalen oder nur leicht erhöhten Kaliumwerten zu kompletter AV-Dissoziation, intraventrikulären Erregungsleitungsstörungen und sogar höhergradigem AV-Block kommen. Zu rasche Kaliuminfusion kann darüber hinaus ventrikuläre und supraventrikuläre Tachyarrhythmien provozieren.

Auf der anderen Seite ist Kalium auch ausgeprägt antiarrhythmisch wirksam und in der Lage, lebensbedrohliche ventrikuläre Rhythmusstörungen v. a. im Zusammenhang mit einer Digitalisintoxikation auch bei normalen Kaliumausgangswerten zu beheben.

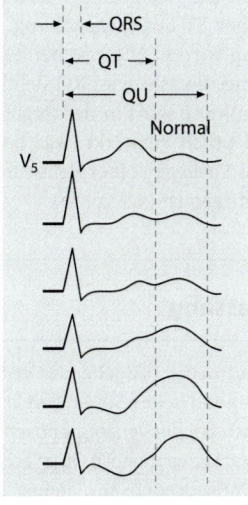

● **Abb. 9.41.** Hypokaliämie-EKG. Schema der ST-, T- und U-Veränderungen mit fortschreitender Kaliumverarmung (nach Surawicz u. Lepeschkin)

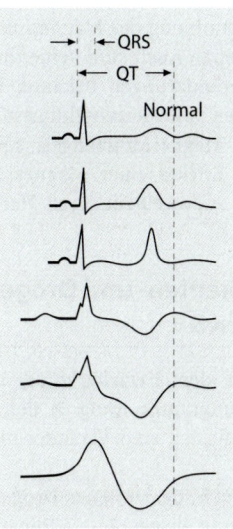

● **Abb. 9.43.** Hyperkaliämie-EKG. Schema der EKG-Veränderungen mit fortschreitender Kaliumretention (nach Schaub 1965)

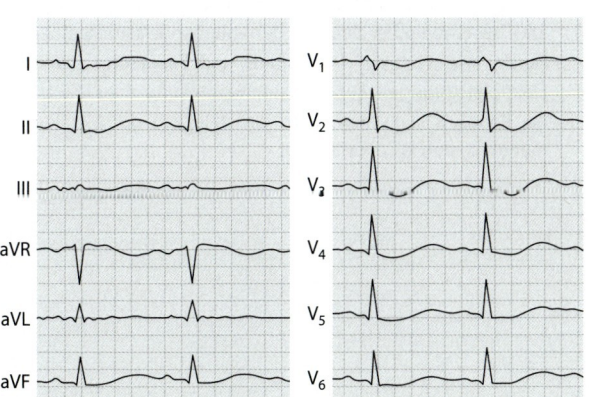

● **Abb. 9.42.** Hypokaliämie bei Serumkalium von 2,0 mval/l (ST-Senkung und TU-Verschmelzungswellen)

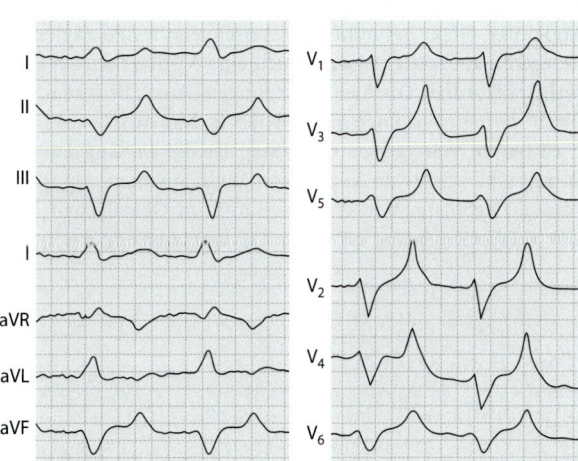

● **Abb. 9.44.** Hyperkaliämie-EKG mit Anurie. Serumkalium 8,7 mval/l; keine sicheren P-Zacken erkennbar. QRS-Komplexe auf 0,18 s verbreitert, gestaucht, mit tiefen S-, T-Wellen spitz-positiv und stark überhöht

Störungen des Kalzium- und Magnesiumhaushalts

> Die Kalziumkonzentration beeinflusst die Dauer des Plateaus, also die Phase II des Aktionspotenzials. Eine Hypokalziämie verlängert, eine Hyperkalziämie verkürzt das Aktionspotenzial durch Verkürzung des Plateaus.

Die Phase III des Aktionspotenzials, die eigentliche Repolarisation, hingegen ist nicht beeinträchtigt. Die Verkürzung des Plateaus führt im Oberflächen-EKG zu einer entsprechenden Verkürzung der ST-Strecke und damit auch des QT-Intervalls. Eine Korrelation zwischen Serum-Kalzium und QT-Dauer besteht jedoch nicht, da diese von zu vielen Faktoren beeinflusst wird.

Eine Reihe von Enzymsystemen, die ATP als Substrat umsetzen, sind Magnesium-abhängig. Dazu gehört z. B. die Natrium-Kalium-ATPase. Eine gestörte Magnesiumhomöostase ist durch Bestimmung des Magnesiums im Serum nicht hinreichend erkennbar. Auch sind keine direkt darauf zu beziehenden EKG-Veränderungen bekannt. Berichtet wird jedoch immer wieder von Herzrhythmusstörungen als Folge eines chronischen Magnesiummangels sowie über positive antiarrhythmische Effekte einer Magnesiumapplikation bei ventrikulären und supraventrikulären Herzrhythmusstörungen (Iseri et al. 1975).

9.4.7 Medikamenten- und Drogeneinfluss auf das EKG

Einflüsse betreffen den Herzrhythmus, die Herzfrequenz, seltener die Erregungsausbreitung in den Kammern (QRS-Komplex), am häufigsten sind Veränderungen der Repolarisation.

Alkohol, aber auch sog. Designer-Drogen wie Ecstasy oder LSD führen über eine ausgeprägte adrenerge Stimulation zu Sinustachykardie, nicht selten auch zu Vorhofflimmern („holiday heart"). Der Sinusrhythmus wird ebenfalls beschleunigt durch Broncholytika wie Theophyllin, Atropinabkömmlinge und β-II-Stimulanzien (häufig Basistherapie des Asthma bronchiale). Antiarrhythmika der Klasse 1C (Propafenon, Flecainid) führen dosisabhängig zu einer Zunahme der QRS-Breite, wobei der Effekt bei höherer Herzfrequenz ausgeprägter ist. Gelegentlich beobachtet man auch eine ST-Streckenelevation rechtspräkordial. Ob hier Beziehungen zum „Brugada-Syndrom" bestehen ist noch nicht geklärt (s. Kap. 19).

Klinisch von großer Bedeutung ist die in jüngster Zeit zunehmend entdeckte Anzahl von Medikamenten, die in die kardiale Repolarisation eingreifen und im Oberflächen-EKG eine QT-Verlängerung bewirken. QT-Verlängerung darf noch nicht gleichgesetzt werden mit Torsade-de-pointes-Kammertachykardie, gilt aber als ein Indikator für eine erhöhte Gefährdung (s. Kap. 19 und 40). Eine Zusammenstellung von Medikamenten, die mit einer erhöhten Inzidenz von QT-Verlängerung einhergehen ist in Tabelle 9.6 zusammengefasst.

EKG-Veränderungen durch Digitalisglykoside. Seitdem sowohl Digoxin als auch Digitoxin leicht im Serum nachweisbar und quantifizierbar sind, sind Digitalisintoxikationen selten geworden. Dadurch werden Intoxikation-bedingte Herzrhythmusstörungen wie „ektope atriale Tachykardie mit Block" (Lown u. Levine 1958) kaum noch beobachtet. Digitalisglykoside führen jedoch auch in therapeutischer Dosis zu individuell unterschiedlich ausgeprägten, in der Regel jedoch immer nachweisbaren EKG-Veränderungen: Die Ruheherzfrequenz nimmt ab, die AV-Überleitungszeit zu. Es kommt zu einer Verkürzung der QT-Zeit bei gleichzeitiger überwiegend angedeuteter muldenförmiger ST-Streckensenkung. Insbesondere die ST-Streckensenkung wird häufig erst bei hoher Herzfrequenz z. B. im Rahmen eines Belastungs-EKG sichtbar. Eine ischämische ST-Streckensenkung wird in der Regel bei gleichzeitiger Digitalistherapie deutlich verstärkt, was bei der Beurteilung im Hinblick auf das Vorliegen einer Belastungskoronarinsuffizienz zu berücksichtigen ist (s. Kap. 10).

Zusammenfassung

Trotz Entwicklung neuer bildgebender Verfahren hat das EKG einen unverändert hohen Stellenwert in der Diagnostik, insbesondere auch bei der Verlaufsbeobachtung von Herzerkrankungen. Das konventionelle Oberflächen-EKG ist eine obligatorische Untersuchung im Rahmen einer kardialen Abklärung. Man darf auf der anderen Seite die Leistungsfähigkeit des EKG nicht überschätzen: Gesicherte Herzerkrankungen können mit normalen EKG einhergehen. Eine entscheidende Bedeutung kommt dem EKG beim akuten Koronarsyndrom (s. Kap. 23) zu, wo es früher als Markerenzyme zur Risikostratifizierung und weiteren Therapie des betroffenen Patienten dient. Wertvolle diagnostische Informationen, v. a. auch bei der Verlaufsbeobachtung, liefert das EKG bei chronischer Druck- oder Volumenbelastung einer Herzkammer, bei der Myokarditis und Perikarditis sowie Elektrolytstörungen. Zur korrekten Beurteilung eines EKG ist die Kenntnis klinischer Daten einschließlich der Medikamentenanamnese unerlässlich.

Tabelle 9.6. Medikamente mit Einfluss auf die QT-Zeit (nach Indikationsgruppen). Die Auflistung erhebt nicht den Anspruch auf Vollständigkeit; QT-Verlängerung ist nicht mit dokumentiertem Auftreten von TdP gleichzusetzen. (Nach Haverkamp et al. 2000, mit * gekennzeichnete Substanzen sind in Deutschland in Arzneimitteln nicht (mehr) vorhanden)

Klasse-I-Antiarrhythmika	Chinidin, Disopyramid, Ajmalin, Prajmalin, Propafenon
Klasse-III-Antiarrhythmika	Amiodaron, Azimilide*, Dofetilide*, Ibutilide*, Sotalol
Vasodilatatoren	Lidoflazin*, Prenylamin, Bepridil
Antibiotika	Erythromycin, Clarythromycin, Spiramycin, Trimethoprim-Sulfamethoxazol, Pentamidin (i.v.)
Zytostatika	Tamoxifen
Antihistaminika	Terfenadin, Astemizol*, Hydroxyzin, Ebastin*, Mizolastin, Diphenhydramin
Antidepressiva	Amitryptilin, Clomipramin, Doxepin, Imipramin, Desipramin, Maprotilin, Sertralin
Neuroleptika	Thioridazin, Chlorpromazin, Haloperidol, Droperidol, Pimozid, Ziprasidon
Antiparkinsonmittel	Amantadin, Budipin
Sympathomimetika	Adrenalin, Etilefrin, Isoprenalin, Orciprenalin
Lipidsenker	Probucol*
Diuretika	Indapamid
Motalitätsanreger	Cisaprid*
Malariamittel	Chinin, Chloroquin, Mefloquin
Nootrope Geriatrika	Vincamin
Röntgenkontrastmittel	Ioxaglinsäure

Literatur

Antzelevitch C, Yan GX, Shimizu W, Burashnikov A (2001) Electrical heterogeneity, the ecg, and cardiac arrhythmias. In: Zipes DP, Jalife J (eds): Cardiac electrophysiology: From cell to bedside, 3rd ed. Saunders, Philadelphia, London New York, S 222–238

Bazett HC (1920) An analysis of the time-relations of electrocardiograms. Heart 7:353

Block M, Borggrefe M, Goedel-Meinen L et al (1998) Richtlinien für die Durchführung invasiver elektrophysiologischer Untersuchungen. Z Kardiol 87:502–512

Braat SH, Brugada P, Den Dulk W et al (1984) Value of lead V4R for recognization of the infarct coronary artery in acute inferior myocardial infarction. Am J Cardiol 53:1538–1541

Breithardt G, Cain ME, El-Sherif N et al (1991) Standards for analysis of ventricular late potentials using high-resolution or signal-averaged elctrocardiography. A statement by a Task Force Committee of the European Society of Cardiology, the American Heart Association and the American College of Cardiology. Circulation 83:1481–1488

Brugada P, Wellens HJJ (1984) Standard diagnostic programmed ventricular stimulation protocol in patients with recurrent paroxysmal tachycardia. PACE 7:1121–1128

Brugada P, Brugada J (1992) Right bundle branch block, persistent ST-elevation and sudden cardiac death: A distinct clinical and electrocardiographic syndrome. J Am Coll Cardiol 20:1391–1396

Burch GE (1976): Of the P-R segment depression and atrial infarction. Am Heart J 91:129

Cabrera EC, Monroy JR (1952) Systolic and diastolic loading of the heart, II. Electrocardiographic data. Am Heart J 43:559

Casale PN, Devereux RB, Kligfield P et al (1985) Electrocardiographic detection of left ventricular hypertrophy: Development and prospective valdation of improved criteria. J Am Coll Cardiol 6:572–578

Cooksey JD, Dunn M, Massie E (1977) Clinical vectorcardiography and electrocardiography. Year Book Medical Publishers Inc., Chicago/London

Coumel (1990) Heart rate. In: Lentner C (ed) Geigy scientific tables, vol 5: Heart and circulation. Ciba Geigy, Basel

Cox JL, Daniel TM, Boineau JP (1973): The electrophysiologic timecourse of acute myocardial ischemia and the effects of early coronary artery reperfusion. Circulation 48:971

Dahlmann W, Volles E, Lüderitz B (1977) Lähmungen, organisches Psychosyndrom und Herzrhythmusstörungen bei extremer Kaliumverarmung durch chronischen Laxantienabusus. Dtsch Med Wschr 102:1555

Damato AN, Gallagher JJ, Lau SH (1972): Application of His bundle recordings in diagnosing conduction disorders. Progr Cardiovasc Dis 14:601–620

Denes P, El-Sherif N, Katz R et al, and the Cardiac Arrhythmia Suppression Trial (CAST)/SAECG substudy investigators (1994) Prognostic significance of signal-ave-raged electrocardiogram after thrombolytic therapy and/or angioplasty during acute myocardial infarction (CAST substudy) Am J Cardiol 74:216–220

Edeiken J (1954) Elevation of the RS-T segment, apparent or real, in the right precordial leads as a probable normal variant. Am Heart J 48:331

Einthoven W, Fahr G, DeWaart A (1913) Über die Richtung und die manifeste Größe der Potentialschwankungen im menschlichen Herzen und über den Einfluss der Herzlage auf die Form des Elektrokardiogramms. Arch ges Physiol 150:215

Erhardt LR, Sjögren A, Wahlberg I (1976) Single right-sided precordial lead in the diagnosis of right ventricular involvement in inferior myocardial infarction. Am Heart J 91:571–576

Erhardt LR (1976) Right ventricular involvement in acute myocardial infarction. Eur J Cardiol 4/4:411–418

Farré J, Wellens HJJ (1981) The value of the electrocardiogram in diagnosing site of origin and mechanism of supraventricular tachycardia. In: Wellens HJJ, Kulbertus HE (eds): What's new in electrocardiography? Martinus Nijhoff Publ., The Hague, p 131

Frank E (1956) An accurate, clinically practical system of spatial electrocardiography. Circulation 13:737

Franz MR, Zabel M (2000) Electrophysiological basis of QT dispersion measurements. Prog Cardiovasc Dis 47:311–324

Gibson RS, Crampton RS, Watson DD et al (1982) Precordial ST-segment de-pression during acute inferior myocardial infarction: Clinical, scintigraphic and angiographic correlations. Circulation 66:732–741

Goldberg HL, Borer JS, Jacobstein JG et al (1981) Anterior ST-segment depression in acute inferior myocardial infarction: Indicator of posterolateral infarction. Am J Cardiol 48: 1009–1015

Goldberger AL (1991) Myocardial infarction – electrocardiographic differential diagnosis, 4th ed. Mosby Year Book, St. Louis Toronto London

Goldberger E (1942) A simple indifferent electrocardiographic electrode of zero potential and a technique of obtaining augmented,unipolar extremity leads. Am Heart J 23:483

Gubner R, Ungerleidner HE (1943) Electrocardiographic criteria of left ventricular hypertrophy. Arch Intern Med 72:196

Haverkamp W, Breithardt G, Camm AF et al (2000) The potential of QT prologation and proarrhythmia by non-antiarrhythmic drugs: clinical and regulatory implications. Report on a policy conference of the European Society of Cardiology. Eur Heart J 21:1216–1231

Hazen MS, Marwick TH, Underwood DA (1997) Diagnostic accuracy of the resting electrocardiogram in detection and estimation of left atrial enlargement: An echocardiographic correlation in 551 patients. Am Heart J 79:819–828

Horowitz LN, Kay HR, Kutalek SP et al (1987) Risks and complications of clinical cardiac electrophysiologic studies: A prospective analysis of 1000 consecutive cases. J Am Coll Cardiol 9:1261–1268

Iseri LT, Freed J, Bures AR (1975): Magnesium deficiency and cardiac disorders. Am J Med 58:837–846

Jain A, Chandna H, Silber EN et al (1999) Electrocardiographic patterns of patients with echocardiographically determined biventricular hypertrophy. J Electrocardiol 32:269–273

Josephson ME (2001) Clinical cardiac electrophysiology. Techniques and interpretations, 3rd ed. Lippicott Williams & Wilkins, Philadelphia, Baltimore

Kalusche D (1990) Electrical activity of the heart. In:Lentner C (ed) Geigy scientific tables, vol 5: Heart and circulation. Ciba Geigy, Basel

Kalusche D, Roskamm H (1985) Linksschenkelblock (LSB) bei linksventrikulärer Hypertrophie (LVH): Veränderung des Blockbildes nach Aortenklappenersatz. Z Kardiol 74 (Suppl 5):95

Kannel WB (1991) Left ventricular hypertrophy as a risk factor: The Framingham experience. J Hypertension 9 (Suppl):53–50

Klein RC, Vera Z, DeMaria AM, Mason DT (1984) Electrocardiographic diagnosis of left ventricular hypertrophy in the presents of left bundle branch block. Am Heart J 108:502–506

Levy D, Salomon M, D'Agostino RB et al (1994) Prognostic applications of baseline electrocardiographic features and their serial changes in subjects with left ventricular hypertrophy. Circulation 90:1786–1793

Lown B, Levine HD (1958) Atrial arrhythmias, digitalis and potassium. Landsberger, New York

Macfarlane PW, Lawrie TDV (1989) Comprehensive electrocardiology. Theory and practice in health and disease, vol 1–3. Pergamon Press, New York

Macruz R, Perloff IK, Case RB (1958) A method for the ECG recognition of atrial enlargement. Circulation 17:882

Madias JE (1977): The earliest electrocardiographic sign of acute transmural myocardial infarction. J Electrocardiol 10:193–196

Madias JE (1978) On reporting cases of acute nontransmural myocardial infarction. Arch Intern Med 138:138–141

Mäkijärvi M, Fetsch T, Reinhardt L et al (1996) Ventricular late potentials: time-domain. In: Moss AJ, Stern S (eds) Noninvsive electrocardiology. Clinical aspects of holter monitoring. W. B. Saunders, London

Mehta M, Jain AC, Mehta A (1999) Early repolarization. Clin Cardiol 27: 59–65

Miller DH, Eisenberg RR, Kligfield PD et al (1983) Electrocardiographic recognition of left atrial enlargement. J Electrocardiol 16:15–22

Molloy TJ, Onkin PM, Devereux RB,et al (1992) Electrocardiographic detection of left ventricular hypertrophy by the simple QRS voltage-duration product. J Am Coll Cardiol 20:1180–1188

Morris JJ, Estes EH, Whalen RE (1964) P-wave analysis in valvular heart disease. Circulation 29:242–252

Murphy ML, Thenabadu PN, deSoyza N et al (1984) Reevaluation of electrocardiographic criteria for left, right and combined cardiac ventricular hypertrophy. Am J Cardiol 53:1140–1147

Nehb W (1938) Das kleine Herzdreieck. Klin Wschr 17:1807

Nordrehaug JE (1985) Malignant arrhythmias in relation to serum potassium in acute myocardial infarction. Am J Cardiol 56:20D-23D

Pardee HEB (1930) The significance of an electrocardiogram with a large Q in lead 3. Arch Int Med 46:470

Raunio H, Rissanen V, Romppanen T et al (1979) Changes in the QRS complex and ST segment in transmural and subendocardial myocardial infarctions. A clinico-pathologic study. Am Heart J 98:176–184

Reichek N, Devereux RB (1981) Left ventricular hypertrophy. Relationship of anatomic, echocardiographic and electrocardiographic findings. Circulation 63:1391–1398

Romhilt DW, Estes EH (1968): A point score system for the ECG diagnosis of left ventricular hypertrophy. Am Heart J 75:752–758

Salcedo JR, Baird MG, Chambers RJ, Beanlands DS (1981) Significance of reciprocal S-T segment depression in anterior precordial leads in acute inferior myocardial infarction: Concomitant left anterior descending coronary artery disease? Amer J Cardiol 48: 1003–1008

Schamroth L (1984) The electrocardiology of coronary artery disease. Blackwell Scientific Publications, Oxford/London/Edinburgh/Melbourne

Schaub F (1965) Grundriß der klinischen Electrocardiographie. Ciba Geigy, Basel

Scherlag BJ, Lau SH, Helfant RH et al (1969) Catheter-technique for recording His-bundle activity in man. Circulation 39:13–18

Schlepper M, Neuss H (1972) Die Elektrographie vom menschlichen Reizleitungssystem. Z Kreislaufforschg 61:865–886

Selwyn AP, Fox K, Welman E, Shillingford JP (1978) Natural history and evaluation of Q-waves during myocardial infarction. Brit Heart J 40: 383–387

Sodi-Pallares D, Bisteni A, Herrmann GR (1952) Some views on the significance of qR and QR type complexes in right precordial leads in the absence of myocardial infarction. Am Heart J 43:716

Sokolow M, Lyon TP (1949) The right ventricular complex in right ventricular hypertrophy as obtained by unipolar precordial and limb leads. Am Heart J 38:273

Statters DJ, Malik M, Ward DE et al (1994) QT dispersion: Problems of methodology and clinical significance. J Cardiovasc Electrophysiol 5:672–685

Surawicz B (1995) The interrelationship of electrolyte abnormalities and arrhythmias. In: Mandel WJ (ed): Cardiac arrhythmias: mechanisms, diagnosis, and management, 3rd ed, p 89. Lippincott, Philadelphia

Taylor GJ, Crampton RS, Gibson RS et al (1981) Prolonged QT interval at onset of acute myocardial infarction in predicting early phase ventricular tachycardia. Am Heart J 102:16–24

Turrini P, Angelini A, Thiene G et al (1999) Late potentials and ventricular arrhythmias in arrhyth-mogenic right ventricular cardiomyopathy. Am J Cardiol 83:1214–1219

Wackers FJC, Lee KI, David G, et al (1981) Assessment of the value of electrocardiograpahic signs for myocardial infarction in left bundle branch block. In: Wellens HJJ, Kulbertus HE (eds) What's new in electrocardiography? Martinus Nijhoff, The Hague, p 37

Wellens HJJ (1971) Electrical stimulation of the heart in the study and treatment of tachycardias. Stenfort Kroese, Leiden

Wilson FN, Johnston FD, Rosenbaum M et al (1944) The precordial electrocardiogram. Am Heart J 27:19

Zehnder M, Brugada P, Geibel A et al (1987) Programmed electrical stimulation using a standardized stimulation protocol in patients after healed myocardial infarction. Am J Cardiol 59:578–583

Zema MJ (1982): The ECG recognization of concomitant left anterior fascicular block and inferior myocardial infarction. J Electrocardiol 15: 401–402

Zipes DP, DiMarco JP, Gillette PC et al (1995) Guidelines for clinical intracardiac electrophysiologic and catheter ablation procedures. A report of the American College of Cardiology/American Heart Association Task Force on Practice Guidelines (Subcommittee on Intracardiac Electrophysiologic and Catheter Ablation Procedures). J Am Coll Cardiol 26: 555–573

Belastungs-EKG

L. Samek, H. Roskamm, H. Löllgen

10.1 Indikationen, Kontraindikationen und Sicherheitsmaßnahmen – 194
10.1.1 Indikationen – 194
10.1.2 Kontraindikationen und Sicherheitsmaßnahmen – 194

10.2 Belastungsmethodik – 195

10.3 EKG-Ableitungen – 196

10.4 EKG-Veränderungen unter körperlicher Belastung – 196
10.4.1 ST-Strecke – 196
10.4.2 Rhythmusstörungen im Belastungs-EKG – 198

10.5 Computeranalyse des Belastungs-EKG – 198

10.6 Belastungs-EKG bei besonderen Patientengruppen – 199
10.6.1 Nach akutem Myokardinfarkt – frühe Belastung – 199
10.6.2 Nach aortokoronarer Bypass-Operation – 200
10.6.3 Nach PCI – 200
10.6.4 Im chronischen Infarktstadium – 201
10.6.5 Hochpositives Belastungs-EKG – 202
10.6.6 Der falsch-positive Belastungstest – 202
10.6.7 Bei Frauen – 203
10.6.8 Bei asymptomatischen Männern – 203

10.7 Beurteilung der Belastungskoronarinsuffizienz – 204
10.7.1 Angina pectoris – 204
10.7.2 Ausbelastungskriterien – 205
10.7.3 Belastungshypertonie – 205
10.7.4 Allgemeine Beurteilungskriterien – 205

Literatur – 208

Seit der Einführung des Belastungs-EKG in den frühen 30er-Jahren (Goldhammer u. Scherf 1932; Dietrich u. Schwiegk 1933) entwickelte sich diese Untersuchungsmethode zu einer der brauchbarsten diagnostischen Hilfen für die objektive und quantitative Erfassung der Belastungskoronarinsuffizienz.

Pathophysiologisch liegt der Belastungskoronarinsuffizienz ein vorübergehendes Missverhältnis zwischen Sauerstoffangebot und -bedarf zugrunde. Morphologisch liegt bei der überwiegenden Anzahl der Patienten eine stenosierende Koronarsklerose vor. Die Koronarangiographie hat wesentlich dazu beigetragen, die Interpretation des Belastungs-EKG zu verbessern. Dabei darf man aber nicht vergessen, dass zwischen beiden Methoden ein grundsätzlicher Unterschied besteht: Die Koronarangiographie erfasst die morphologischen Veränderungen der Herzkranzgefäße, das Belastungs-EKG die funktionellen Auswirkungen (Dynamik der Stenose, Durchblutung über Kollateralen, Koronarreserve).

10.1 Indikationen, Kontraindikationen und Sicherheitsmaßnahmen

10.1.1 Indikationen

Erfassung, Ausschluss und ggf. Quantifizierung einer Belastungskoronarinsuffizienz liegen den wesentlichen klinischen Indikationen für die Durchführung eines Belastungs-EKG zugrunde; diese sind im einzelnen:
- Brustschmerzen bei körperlicher Belastung (Bestätigung oder Ausschluss einer Belastungskoronarinsuffizienz),
- Fahndung nach Belastungskoronarinsuffizienz bei asymptomatischen Patienten:
  - Personen, die einen Herzinfarkt durchgemacht haben, sowie
  - in besonderen Berufs- und Personengruppen (z. B. Flieger, Omnibusfahrer, Alterssportler),
- Klassifizierung des Schweregrades der Belastungskoronarinsuffizienz,
- Beurteilung des Verlaufs und des Therapieerfolgs:
  - unter Medikation und/oder Bewegungstherapie,
  - nach Koronaroperation oder Koronararteriendilatation,
- Beurteilung der Belastbarkeit.

Ein gemeinsamer Ausschuss des American College of Cardiology und der American Heart Association haben Richtlinien für das Belastungs-EKG veröffentlicht (ACC/AHA 2002). Hier werden u. a. sehr detailliert Indikationen und Kontraindikationen sowie die Relation zwischen Aufwand und Nutzen diskutiert.

Die 1993 veröffentlichten Richtlinien der ESC Working Group on Exercise Physiology, Physiopathology and Electrocardiography zur Belastungsuntersuchung (Dargie 1993; Gibbons et al. 1997; Trappe u. Löllgen 2000) sind in diesem Kapitel berücksichtigt.

10.1.2 Kontraindikationen und Sicherheitsmaßnahmen

Belastungstests sind nicht absolut risikofrei. Im Herz-Zentrum Bad Krozingen wurden in der Zeit von Oktober 1972 bis Dezember 2002 145.000 Belastungs-EKG überwiegend bei Patienten mit KHK durchgeführt. Bei 4 Patienten trat während des Belastungstests ein Herzinfarkt auf, 2 dieser Infarkte – beide in den Anfangsjahren der Klinik – verliefen tödlich. Eine Untersuchung in der Bundesrepublik Deutschland, in Österreich und in der Schweiz, die sich auf 712.285 Belastungen an Patienten bezieht – Untersuchungen an Sportlern wurden ausgeschlossen – ergab eine Mortalität von 1 auf ca. 42.000 Untersuchungen (Scherer u. Kaltenbach 1979). Entscheidend für das Risiko ist u. a. die Zusammensetzung des Patientengutes.

Um das Risiko einer Belastungsuntersuchung möglichst gering zu halten, müssen nachfolgende Punkte beachtet werden.

Voraussetzungen. Der Ergometrie müssen Anamneseerhebung und klinische Untersuchung vorausgehen. Zusätzlich sollte eine Information über den Myokardzustand (Ruhe-EKG, Echokardiographiebefund) vorliegen. Der Arzt, der für die Belastungsprüfung verantwortlich ist, muss unmittelbar vor der Belastungsprüfung noch einmal die früheren und jetzigen Beschwerden erfragen. Vor Beginn der Belastung sollte in jedem Fall noch einmal ein Ruhe-EKG geschrieben werden, auch wenn das letzte nur wenige Tage zurückliegt.

Der Patient muss vor dem Beginn über den Ablauf aufgeklärt werden. Er muss auch darauf hingewiesen werden, alle subjektiven Beschwerden rechtzeitig zu melden. Nach der Untersuchung sollte der Patient mindestens für 5–6 min weiter beobachtet werden; in dieser Zeit sollte wiederholt ein EKG geschrieben und Blutdruck gemessen werden. Die Beobachtungszeit wird verlängert, wenn während der Belastung aufgetretene Symptome und Befunde (Angina pectoris, ST-Senkung, Rhythmusstörungen) bis zur 6. Erholungsminute nicht wieder verschwunden sind.

> Die Ergometrie sollte von einem erfahrenen Team durchgeführt werden.

Da der Arzt nicht immer auf den EKG-Monitor schauen kann – er sollte jedoch nach Möglichkeit im Raum sein –, muss die Hilfskraft pathologische Veränderungen rechtzeitig erkennen können. Medikamentöse und apparative Notfallausrüstung inklusive Defibrillator müssen zur Verfügung stehen (Löllgen u. Erdmann 2000; Shephard u. Miller 1999; Thompson 2001).

Kontraindikationen. Patienten mit folgenden Krankheitsbildern müssen vom Belastungstest ausgeschlossen werden:

- ST-Senkungen/Hebungen in Ruhe als Ausdruck einer akuten Ischämie,
- akuter Myokardinfarkt,
- Angina pectoris in Ruhe,
- akute Myokarditis oder Perikarditis,
- Stauungsherzinsuffizienz,
- bedrohliche Rhythmusstörungen,
- Hypertonie mit einem systolischen Blutdruck von >220 mmHg und/oder einem diastolischen Blutdruck von >120 mmHg,
- frische thromboembolische Prozesse.

Die Durchführung eines Belastungstests ist nicht angebracht, wenn davon keine wesentliche zusätzliche Information erwartet werden kann; z. B. ist es unnütz, einen Patienten mit einer schweren Aortenstenose einem Belastungs-EKG zu unterziehen.

Vorsichtsgebote. Erhöhte Vorsicht ist bei Patienten mit folgenden Konditionen angebracht:
- erster Belastungstest nach Myokardinfarkt,
- Angina pectoris bei niedriger Belastung,
- bedrohliche Rhythmusstörungen in der Anamnese,
- intraventrikuläre Leitungsstörungen wie Rechts- und Linksschenkelblock, linksanteriorer und linksposteriorer Hemiblock, bifaszikuläre und trifaszikuläre Blöcke,
- große Infarktnarbe,
- Herzwandaneurysma,
- Herzvergrößerung, deutlicher Myokardschaden
- Ruhehypertonie,
- angeborene und erworbene Herzfehler,
- artefizieller Schrittmacher.

Bei diesen Patienten sollte sich der Arzt entscheiden, ob er eine maximale, submaximale oder eine Belastung mit z. B. nur 25 W durchführen möchte.

Abbruchkriterien. Beim Auftreten folgender subjektiver Beschwerden und objektiver Befunde muss die Belastung abgebrochen werden:
- zunehmende starke Angina pectoris,
- horizontale oder deszendierende ST-Senkung >0,2 mV (ohne Digitalis und bei normalem ST-Abschnitt in Ruhe-EKG; in Kliniken mit intensivmedizinischen Behandlungsmöglichkeiten können auch stärkere ST-Senkungen toleriert werden),
- ST-Hebungen in Ableitungen ohne infarkttypische Q- oder QS-Zacken,
- zunehmende Anzahl von monomorphen ventrikulären Extrasystolen, besonders wenn sie in Ketten auftreten (ventrikuläre Tachykardie),
- supraventrikuläre Tachykardie,
- Vorhofflimmern und -flattern,
- Störungen der AV-Überleitung (AV-Block II. und III. Grades),
- intraventrikuläre Leitungsstörungen,
- systolischer Blutdruck >250 mmHg, diastolischer Blutdruck >130 mmHg,
- auffällige Dyspnoe,
- kein regelrechter Anstieg des Blutdruckes oder sogar Blutdruckabfall,
- Zeichen einer beginnenden Linksinsuffizienz.

10.2 Belastungsmethodik

Einen einheitlichen Belastungstest wird es niemals geben, da Fragestellungen und Zusammensetzung des Untersuchunggutes zu unterschiedlich sind. Dies kam auch zum Ausdruck in den Empfehlungen einer Klausurtagung über die Durchführung und Bewertung ergometrischer Untersuchungen (Löllgen u. Ulmer 1985). Innerhalb der folgenden Punkte sollte aber eine weitgehende Standardisierung erfolgen.

Belastungsintensität. Sie sollte bis auf gewisse Ausnahmen (kurze Zeit nach Myokardinfarkt, Aneurysmaverdacht u. ä.) so lange gesteigert werden, bis bestimmte subjektive oder objektive Symptome (starke Angina pectoris, schwere Dyspnoe, bedrohliche Rhythmusstörungen, z. B. ventrikuläre Extrasystolen in Ketten u. Ä.) erreicht werden, die allgemein zum Abbruch zwingen („symptomlimitierter Belastungstest").

Belastungsablauf. Nach dem Belastungsablauf kann man Belastungen in 2 Gruppen unterteilen:
- Tests mit nur einer Belastungsstufe und
- Tests mit mehreren, meist stufenweise ansteigenden Belastungen.

Bei Belastungstests mit nur einer Belastungsstufe muss man sich vor Beginn der Belastung auf eine bestimmte Intensität festlegen, wie z. B. beim Klettertest nach Kaltenbach et al. (1964). Bei der Untersuchung von Patienten mit Verdacht auf Belastungskoronarinsuffizienz hat dieser Belastungsablauf den Nachteil, dass man sich nicht allmählich an die Grenzen der Arbeitstoleranz herantasten kann; dies ist nur mit stufenweise ansteigender Belastungsintensität möglich. Dabei kann man zusätzlich nach der Dauer der einzelnen Belastungsstufen unterscheiden.

In unserem Zentrum verwenden wir stufenweise ansteigende Belastungen. Die Belastungshöhe der ersten Stufe richtet sich nach der anamnestisch abgeschätzten Belastbarkeit des Patienten. Wenn bekannt ist, dass der Patient beim Gehen keine Beschwerden hat, kann man mit 50 W beginnen. Nach Ablauf von 2 min wird um 25 W gesteigert. Bei hoher Arbeitstoleranz ist auch eine weitere Steigerung um 50 W möglich. Bei Patienten, bei denen der Beginn der Ischämie exakt ermittelt werden soll, kann ein rampenähnlicher Anstieg mit 12,5 W Steigerung/min angewandt werden; dies trifft insbesondere für Patienten im chronischen Stadium der Herzinsuffizienz zu.

Belastungsart. Nach der Belastungsart kann man eine Reihe von Verfahren unterscheiden. Die Kletterstufe nach Kaltenbach et al. (1964), das Fahrradergometer im Liegen oder Sitzen sowie das Laufbandergometer sind für das Belastungs-EKG geeignet. Jede dieser Belastungsarten hat Vor- und Nachteile.

Wir belasten überwiegend auf dem Fahrradergometer im Liegen, und zwar aus folgenden Gründen:
- Vergleichbarkeit mit anderen Untersuchungen, die im Liegen durchgeführt werden müssen (Einschwemmkathe-

ter, Linksherzkatheter und Echokardiographie bei Belastung),
- größere Sicherheit für den Patienten (keine orthostatischen Beschwerden nach der Belastung, sofortige Interventionsmöglichkeit bei Notfällen),
- schnelles Anbringen und besseres Haften der Elektroden,
- bessere Qualität der EKG-Kurven.

Als Nachteil kann die etwas geringere maximale Leistung im Liegen gegenüber derjenigen im Sitzen angeführt werden. Teilweise wird dies aber dadurch wettgemacht, dass im Liegen bei gleicher Wattleistung die kardiale Belastung höher ist. Bei einer Gruppe von Patienten mit Belastungskoronarinsuffizienz trat eine ischämische ST-Senkung von 0,1 mV im Liegen bei einer Belastungsstufe auf, die im Vergleich zur Belastung im Sitzen im Durchschnitt um 20 W niedriger lag. Die symptomlimitierte maximale Leistung lag im Durchschnitt um 25 W niedriger.

10.3 EKG-Ableitungen

An die EKG-Ableitung während körperlicher Belastung werden 2 Forderungen gestellt:
- maximale Ausbeute an ST-Streckenveränderungen,
- minimale Störanfälligkeit (Muskelpotenziale, Bewegungsartefakte).

Falls nur eine Ableitungsmöglichkeit zur Verfügung steht, sollte man bei normaler elektrischer Herzachse die explorative (differente) Elektrode im Bereich der Herzspitze (C_4 oder C_5) und die indifferente Elektrode über der 2. Rippe parasternal rechts legen. Stehen 6 bzw. 12 Ableitungen zur Verfügung, sollten während der Belastung die Ableitungen V_{1-6} registriert werden und wenigstens sofort nach Beendigung der Belastung auch die in unten beschriebener Weise modifizierten Extremitätenableitungen I–III, aVR, aVL, aVF. Die Registrierung mehrerer Ableitungen verbessert die Sensitivität der ischämischen ST-Senkung bei nur geringem Verlust an Spezifität (Chaitman u. Hanson 1981).

Ischämische ST-Senkungen erscheinen, bis auf wenige Ausnahmen von isolierter Unterwandischämie, am stärksten und am häufigsten in Ableitungen mit der höchsten R-Amplitude; das sind meist die Ableitungen V_4 und V_5.

In unserer Klinik werden die Ableitungen V_{1-6} und die modifizierten Extremitätenableitungen verwendet, wobei die Erdungselektrode auf den rechten Unterarm und die Elektrode vom linken Bein in den Bereich des linken Mesogastriums verlegt wird (Abb. 10.1). Dies kann zu veränderten EKG-Kurven in den Extremitätenableitungen führen, sodass die Beurteilung der Herzachse und der Q-Zacken nicht möglich ist.

> **Klinisch wichtig**
>
> Die Qualität des EKG kann durch sorgfältige Hautoberflächenvorbereitung wesentlich verbessert werden. Abrasieren der Haare an den Kontaktstellen, Abschaben der obersten Hornhautschichten und Reinigen der Haut mit Alkohol verbessern die Leitfähigkeit.

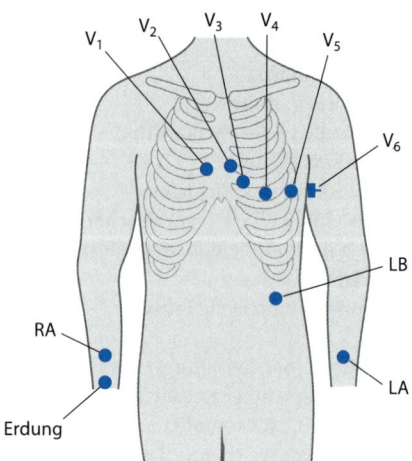

Abb. 10.1. Elektrodenposition beim Belastungs-EKG im Liegen mit 12 Ableitungen. *RA* rechter Arm, *LA* linker Arm, *LB* Elektrode vom linken Bein

10.4 EKG-Veränderungen unter körperlicher Belastung

10.4.1 ST-Strecke

Passagere Myokardischämie

Eine ST-Streckenveränderung während Belastung hat für die Erfassung der passageren Myokardischämie die größte Wertigkeit. Sie ist Folge eines Missverhältnisses zwischen Sauerstoffangebot und -bedarf. Voraussetzung ist eine mindestens 50 %ige Stenosierung wenigstens einer wichtigen Koronararterie. Dieser kritische Stenosegrad wurde sowohl im Tierversuch (Gould et al. 1974) als auch beim Menschen (Asokan et al. 1975) bestätigt.

Metabolismus und Hämodynamik. Die Myokardischämie während Belastung führt zu einer Reihe von metabolischen, hämodynamischen und elektrophysiologischen Veränderungen. Wegen des Sauerstoffmangels wird die aerobe Energiebereitstellung eingeschränkt. Die normalerweise bestehende Laktatutilisation im Myokard schlägt in eine Laktatproduktion um, sodass der Laktatgehalt im koronarvenösen Blut ansteigt (Case et al. 1969; Parker et al. 1969a, b; s. Kap. 21).

Der diastolische Druck im linken Ventrikel und der damit korrespondierende Pulmonalkapillardruck steigen an. Der Druckanstieg im linken Ventrikel ist Ausdruck einer durch die Hypoxie gestörten Myokardfunktion.

Elektrophysiologische Veränderungen. Mit Hilfe der Myokardszintigraphie konnte eine ST-Senkung als Hinweis für subendokardiale, eine ST-Hebung als Hinweis für transmurale Ischämie bestätigt werden.

In Abschn. 21.1.2 wird ausführlich das Konzept dargelegt, nach dem Koronarinsuffizienz bei fixierter Stenose dann entsteht, wenn – durch Mehrarbeit des Herzens bedingt – der myokardiale Sauerstoff- und damit Blutbedarf eine kritische Grenze überschreitet. Dies trifft für bestimmte Patienten nicht zu. Ein bei diesen Patienten im Vordergrund stehender Spasmus kann sowohl bei normalen Kranzarterien vorkommen als auch sich einer organischen Stenose aufpfropfen. Maseri (1976) konnte Spasmen nicht nur bei Patienten mit klassischer Prinzmetal-Angina pectoris – also Ruhe-Angina pectoris, verbunden mit passageren ST-Hebungen –, sondern auch bei einem Teil derjenigen Patienten feststellen, deren Ruheanfälle mit ST-Senkungen einhergingen. Die Arbeitsgruppe spricht in einem erweiterten Sinne von vasopastischer Angina pectoris.

> Bei alleiniger vasospastischer Angina pectoris schließt eine normale körperliche Leistungsfähigkeit mit normalem EKG während Belastung eine Koronarinsuffizienz in Ruhe nicht aus. Der normale Belastungstest kann lediglich eine Koronarinsuffizienz während Belastung und damit schwere, organisch fixierte Stenosen weitgehend ausschließen.

Beurteilung der ST-Streckensenkung

Zur Beurteilung der ST-Streckensenkung werden 2 Punkte analysiert: Der J-Punkt sowie ein Messpunkt 60–80 ms danach. Der Verlauf der ST-Strecke ist aszendierend, wenn der J-Punkt stärker als der 2. Messpunkt gesenkt ist. Eine ST-Streckensenkung gilt als ischämisch, wenn bei normalem ST-Streckenverlauf im Ruhe-EKG der 2. Messpunkt (60–80 ms nach dem J-Punkt) um mindestens 0,1 mV gesenkt ist bei horizontalem oder deszendierendem Verlauf. Dabei sollte die R-Zackenamplitude berücksichtigt werden, z. B. indem man einen Index aus ST-Senkung und R-Amplitude bildet (Blackburn et al. 1969; Santinga et al 1977; Gerson et al. 1980).

Träger ST-Streckenanstieg. Von einigen Arbeitsgruppen wird er als ischämisch angenommen (Forlini et al. 1975; Ellestad u. Wan 1975). Dabei darf der Anstieg bei gesenktem J-Punkt von mindestens 0,1 mV nicht mehr als 1,0 mV/s betragen oder die Fläche unter der Nullinie muss ≥16 µV/s betragen (Multiple Risk Factor Intervention Trial, MRFIT 1985; ◻ Abb. 10.2b). Von Stuart u. Ellestad (1976) wird eine aszendierende ST-Senkung, die 80 ms nach dem J-Punkt noch 0,1 mV unter der Nulllinie liegt, als ischämisch angesehen. Diese „ischämischen", trägen aszendierenden ST-Strecken müssen jedoch sehr kritisch beurteilt werden. Wenn 14 Ableitungen beurteilt wurden, konnte die zusätzliche Berücksichtigung der aszendierenden ST-Senkung keine Steigerung der Sensitivität bewirken. Träg aszendierende ST-Senkung in einer Ableitung bedeutet meistens horizontale oder deszendierende ST-Senkung in den benachbarten Ableitungen (Chaitman et al. 1978).

Steiler ST-Streckenanstieg. Er wird auch junktionale ST-Senkung genannt und ist als eine normale Reaktion bei Herzfrequenzsteigerung anzusehen.

Medikamenteneinflüsse

Einige Pharmaka können eine ST-Senkung verursachen. Um Fehlinterpretationen zu vermeiden, ist es notwendig, bei der Beurteilung des Belastungs-EKG die Einnahme von Medikamenten zu berücksichtigen.

Glykoside. Seit der Arbeit von Zwillinger (1935) über die Digitaliseinwirkung auf das Arbeitselektrokardiogramm wurde immer wieder darauf hingewiesen, dass Digitalis falsch-positive ST-Senkungen hervorrufen kann (Kawai u. Hultgren 1964; Roskamm 1968; Hochrein et al. 1975 u. a.).

Diuretika. Diejenigen Diuretika, die zu einer erhöhten Kaliumausscheidung führen (Thiazide, Furosemid), können zu einer intrazellulären Kaliumverarmung führen und unter Belastung eine falsch-positive ST-Senkung hervorrufen (Georgopoulos et al. 1961).

Abnormale ST-Strecke im Ruhe-EKG. Senkung der ST-Strecke im Ruhezustand, wie z. B. im Extremfall beim kompletten Linksschenkelblock oder WPW-Syndrom, schränkt die Aussagekraft der ST-Strecke im Belastungs-EKG sehr deutlich ein.

Ischämische ST-Senkung als Indikator der stenosierenden Koronargefäßsklerose

Das Ausmaß der Übereinstimmung bzw. Nichtübereinstimmung zwischen Koronarangiogramm und Belastungs-EKG kann durch die Begriffe Sensitivität und Spezifität bzw. durch den Prozentsatz der falsch-positiven oder falsch-negativen Befunde charakterisiert werden. Dabei wird der morphologische Befund des Koronarangiogramms als Vergleichsstandard verwendet (s. Abschn. 10.7.4).

Falsch-negative Ergebnisse. Nach einer Übersichtsarbeit von McConahay et al. (1971) waren falsch-negative Befunde in bis zu 32 % der Fälle möglich. Dies hat zunächst einmal methodische Gründe. Der hohe Prozentsatz falsch-negativer Befunde resultiert z. T. aus einem nicht ausreichenden Belastungstest, z. B. dem einfachen oder doppelten Master-Test. Eine andere Ursache für falsch-negative Befunde kann darin liegen, dass im Untersuchungsgut eine Reihe von Patienten sind, die bereits einen transmuralen Herzinfarkt durchgemacht hatten. Es ist selbstverständlich, dass Patienten mit transmuralem Infarkt, bis auf wenige Ausnahmen, einen schwerwiegenden Befund an Herzkranzgefäßsystem haben. Wenn es sich um eine Eingefäßerkrankung handelt, braucht jedoch keine Koronarinsuffizienz während Belastung und damit auch keine Angina pectoris und keine ischämische ST-Senkung vorzu-

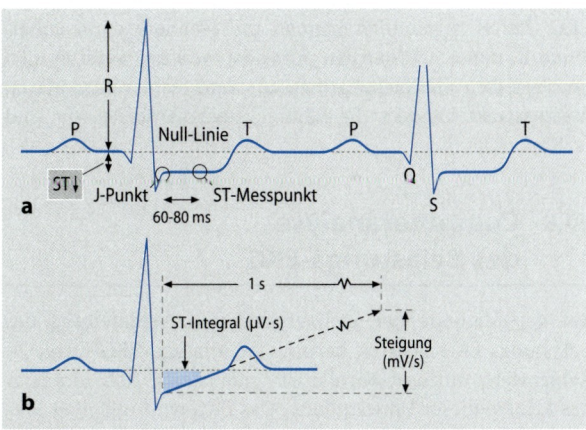

◻ **Abb. 10.2a, b.** ST-Strecke. **a** Horizontaler, **b** träg aszendierender Verlauf. Messpunkte für die R-Zackenhöhe, J-Punkt und ST-Strecke (60–80 ms nach J) sowie Anstiegsbeurteilung der ST-Strecke (**b**)

liegen, da das gesamte Myokard im Versorgungsgebiet des betroffenen Gefäßes vernarbt ist.

Falsch-positive Ergebnisse. Ein hoher Prozentsatz falsch-positiver Befunde kann z. T. daraus resultieren, dass Patienten mit ST-T-Veränderungen schon im Ruhezustand nicht von der Beurteilung ausgeschlossen werden.

Dynamische Betrachtungen. Eine dynamische Betrachtungsweise der ST-Streckensenkung wurde Ende der 70er-Jahre von Simoons (1977) und von Berenyi et al. (1984) angeregt. Im Prinzip geht es darum, das Ausmaß der ST-Streckensenkung in Beziehung zum Anstieg der Herzfrequenz während des Belastungstests zu setzen; pathophysiologischer Hintergrund ist der mit dem Anstieg der Herzfrequenz steigende myokardiale Sauerstoffbedarf. Je deutlicher die ST-Streckensenkung und je geringer der Herzfrequenzanstieg ($HF_{max}-HF_{Ruhe}$), desto deutlicher die Ischämie; diese Beziehung wird als ST/HF-Index bezeichnet. Da die ST-Streckensenkung aber nicht linear zum Herzfrequenzanstieg verläuft, wird mit einem anderen Verfahren die steilste ST-Streckensenkung in Beziehung zum Herzfrequenzanstieg gesucht und bewertet (Okin et al. 1986); diese Beziehung wird als ST/HF-Slope bezeichnet.

Reproduzierbarkeit der ST-Strecken-Veränderung. Zur Reproduzierbarkeit der ST-Streckenveränderung auch im Computer-EKG liegen leider nur wenige Arbeiten vor. In einer Studie von Crow et al. (1978) lagen die Messungen bei 97% der wiederholt auftretenden ST-Strecken-Senkungen im Bereich von ±01 mV.

ST-Hebung

Bei der ST-Hebung muss zwischen EKG-Ableitungen mit und ohne Infarktzeichen unterschieden werden:
– ST-Hebungen in Ableitungen ohne Infarktzeichen weisen auf eine schwere transmurale Ischämie hin (Kaltenbach 1974; Abb. 10.3).
– ST-Hebungen in Ableitungen mit Zeichen eines abgelaufenen transmuralen Myokardinfarktes (Q-Zacken von ≥30 ms, QS-Komplexe) weisen auf eine Akinesie oder Dyskinesie (Bruce et al. 1963; Detry 1972; Manvi u. Ellestad 1972) oder auf eine Ischämie im Randgebiet des alten Infarktes hin.

Weitere Kriterien, wie Veränderungen von Q-Zacken, R-Amplituden oder der T- oder U-Welle bringen – wenn überhaupt – nur minimale Zusatzinformation und haben sich nicht durchgesetzt.

10.4.2 Rhythmusstörungen im Belastungs-EKG

Sowohl bei Gesunden als auch bei Patienten mit Herzerkrankungen werden im Zusammenhang mit einem Belastungstest Herzrhythmusstörungen provoziert. Vergleicht man Patienten mit bekannter und symptomatischer KHK mit altersentsprechenden Probanden, so findet man bei KHK-Patienten etwa 2-mal so häufig ventrikuläre Herzrhythmusstörungen während eines Belastungstests. Bei Patienten mit KHK sind ventrikuläre Herzrhythmusstörungen gelegentlich mit Ischämie

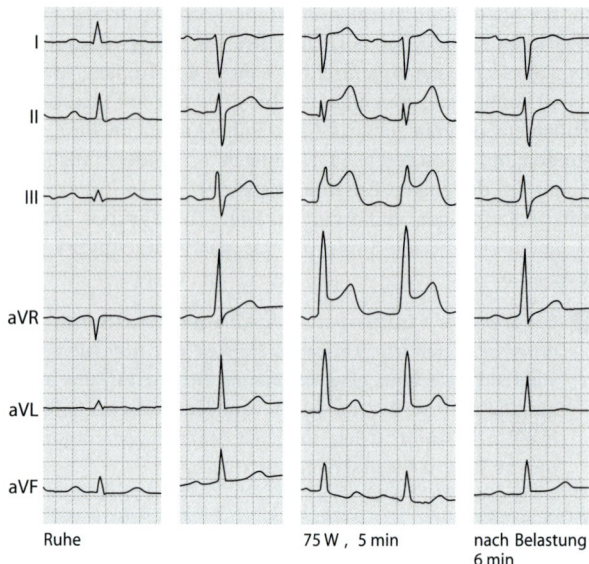

Abb. 10.3. Zeichen einer transmuralen Myokardischämie, ST-Hebung in V_{2-5} bei einem 37-jährigen Patienten. Zum Zeitpunkt der ST-Hebung (75 W, Herzfrequenz 117 min^{-1}) bestand eine typische Angina pectoris. Koronarangiogramm: R. interventricularis anterior im mittleren Drittel 50–75% stenosiert, diffuse Wandveränderungen mit weiteren Stenosen bei 25%. A. coronaria dextra mit mehreren 50- bis 90%igen Stenosen

verbunden, sodass beim gleichen Belastungstest auch ST-Streckenveränderungen und Angina pectoris beobachtet werden. Häufiger jedoch sind sie v. a. ein Marker für eine deutlich beeinträchtigte linksventrikuläre Funktion bzw. das Ausmaß der Wandbewegungsstörung (Nair et al.1984, de Caprio et al.1983). Bei Patienten nach Herzinfarkt fanden wir „bedeutende" ventrikuläre Herzrhythmusstörungen bei ca. 10% (Samek et al. 1977).

Die Häufigkeit kurzer ventrikulärer Salven wird bei Patienten mit KHK mit etwa 6% angegeben. Anhaltende Kammertachykardien hingegen sind extrem selten, wie auch das Auftreten von Kammerflimmern während eines Belastungs-EKG. Bei Herzgesunden können insbesondere dann anhaltende Kammertachykardien ausgelöst werden, wenn es sich um Patienten mit Tachykardien aus dem rechtsventrikulären Ausflusstrakt handelt, die häufig katecholaminsensitiv sind (s. Kap. 18.).

10.5 Computeranalyse des Belastungs-EKG

Bei der Methode der rechnergestützten Aufbereitung des Belastungs-EKG geht es darum, die analoge EKG-Kurve in Zahlenwerte umzusetzen, also zu digitalisieren. Abb. 10.4 zeigt das Prinzip dieser Umwandlung. Das EKG wird mit einer Frequenz von mindestens 250 Hz pro Kanal abgetastet und in binäre Messwerte umgesetzt. Neuere Geräte haben eine noch höhere Abtastrate (1000 Hz). Je höher die Abtastrate, desto genauer die Erfassung insbesondere der hochfrequenten An-

10.6 Belastungs-EKG bei besonderen Patientengruppen

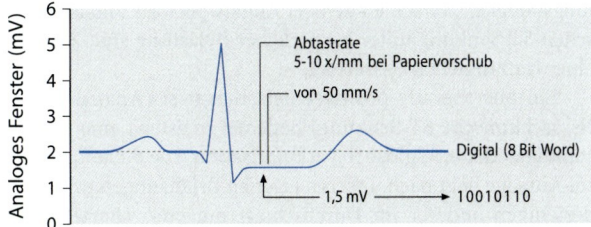

Abb. 10.4. Methode der analog/digitalen Umwandlung des P-QRS-T Komplexes

teile im EKG. Für die A/D-Konversion wird 12-Bit-Auflösung verwendet, sodass die EKG-Amplituden in 2–5 µV Dichte dargestellt werden (entspricht 0,02–0,05 mm).

Über eine vorgegebene Anzahl von QRS Komplexen – in der Regel über alle QRS Komplexe die in einem Zeitraum von 10 s aufgezeichnet werden – wird gemittelt. Die Mittelwertbildung kann durch die Berechnung des arithmetischen Mittels erfolgen. Dabei werden die Einzelwerte aufsummiert und durch die Anzahl der Messwerte dividiert. Bei einem gestörten Signal führen einzelne Ausreißer zu deutlichen Schwankungen des berechneten Mittelwertes. Diese Mittelwertbildung ist daher bei stark gestörtem EKG ungenau.

Eine weitere Methode stellt die laufende Mittelwertbildung dar („incremental/decremental averaging"). Sie geht von einem Mittelwert aus der z. B. über 10 Komplexe gebildet wurde, und errechnet den nächsten Mittelwert durch Hinzunahme eines weiteren QRS Komplexes, der den 10 QRS Komplexen folgt. Dafür wird dann der „erste" QRS Komplex für die Mittelwertbildung ausgesondert. Abweichungen werden den neuen Mittelwertszyklus nur mit einem geringen Plus- oder Minuswert verändern, weil jede einmalige Veränderung, z. B. eine Artefaktzacke von 0,3 mV, mit nur 0,005 mV (0,05 mm) in den neuen Mittelwertskomplex eingeht und somit nicht in Erscheinung tritt. Anders ist es z. B. bei einer stetigen ST-Streckensenkung von z. B. 0,5 mm; hier wird der Mittelwertszyklus bereits nach 10 Komplexen auf 0,5 mm abgesenkt.

Der wesentliche Vorteil der elektronischen Datenverarbeitung liegt darin, dass man gewisse Artefakte (z. B. Nulllinienschwankung, Wechselstromstörung) elektronisch korrigieren kann, dass man Amplituden im EKG auf 0,01 mV genau vermessen kann, und Zeiten in ms und ST-Integrale (mV·s) präzise ausmessen kann.

Wir haben in unserem Zentrum seit vielen Jahren im Zentralrechner einen diagnostischen Algorithmus implementiert, der unter Berücksichtigung von Alter, Geschlecht, Körpergewicht und Abweichungen von Sollwerten der individuellen minimalen Leistungsfähigkeit und Ausbelastungsherzfrequenz berechnet. Anhand von Angina pectoris-Symptomatik und ST-Streckenveränderung wird dem Untersucher die Wahrscheinlichkeit einer Belastungskoronarinsuffizienz angezeigt, die er akzeptieren oder korrigieren kann.

10.6 Belastungs-EKG bei besonderen Patientengruppen

10.6.1 Nach akutem Myokardinfarkt – frühe Belastung

Der Nutzen eines frühen Belastungstests wird v. a. darin gesehen, dass man den Patienten unter kontrollierten Bedingungen belasten kann und dass neben der Dokumentierung einer Belastungskoronarinsuffizienz eine Arrhythmieneigung unter Belastung rechtzeitig aufgedeckt werden kann. Daraus können entsprechende therapeutische Konsequenzen gezogen und der Effekt bei einer späteren Untersuchung kontrolliert werden.

Auch wenn in den bisher publizierten Studien teilweise anders verfahren wurde, ist zu empfehlen, dass die Höhe der Belastung auf maximal ca. 50 W bei Belastung im Liegen oder 75 W bei Belastung im Sitzen (etwa 1 W/kg KG) beschränkt wird. Bei einem unkomplizierten kleinen Herzinfarkt kann eine Ausbelastung angestrebt werden.

> **Vorrangige Ziele eines frühen Belastungstests**
> - Erkennung von therapiebedürftigen pathologischen Belastungsreaktionen wie z. B. Angina pectoris, ischämische ST-Senkung und ventrikuläre Arrhythmie
> - Identifizierung von Patienten mit Verdacht auf Mehrgefäßbefall
> - Erkennung von Patienten mit eingeschränkter Prognose

Patienten, die beim Belastungstest eine ischämische ST-Senkung und/oder Angina pectoris bekommen, haben häufig eine Mehrgefäßerkrankung. Bei einer Untersuchung von Schwartz et al. (1981) war der positive Voraussagewert 90%, der negative aber nur 45%, d. h. 55% der Patienten hatten zwar einen positiven Belastungstest, aber nur eine Eingefäßerkrankung.

Prognose. Der Belastungstest vor der Krankenhausentlassung kann Hinweise auf die Prognose geben. Saunamaeki u. Andersen (1981) untersuchten 317 Postinfarktpatienten durchschnittlich 18 Tage nach dem Herzinfarkt. Patienten, die wesentliche Arrhythmien und ein niedriges Herzfrequenz-Blutdruck-Produkt aufwiesen, hatten eine signifikant niedrigere 5-Jahres-Überlebensrate als diejenigen mit hohem Herzfrequenz-Blutdruck-Produkt und keinen oder unwesentlichen Rhythmusstörungen (55% vs. 78%). In einer anderen Untersuchung hatten diejenigen mit Angina pectoris während Belastung eine schlechtere 2-Jahres-Überlebensrate (54% vs. 97%; Schwartz et al. 1981). Fuller et al. (1981) fanden, dass Patienten mit ischämischer ST-Senkung eine schlechtere Prognose haben und dass häufiger eine Mehrgefäßerkrankung vorliegt. Velasco et al. (1981) verfolgten 200 Männer nach Herzinfarkt über 3 Jahre. Angina pectoris, ischämische ST-Senkung und übermäßiger Herzfrequenzanstieg waren signifikante Prädikatoren für die kardiale Letalität.

Die schlechteste Prognose aber haben jene Patienten, bei denen der frühe Belastungstest kontraindiziert ist. Die 1-Jahres-Letalität lag in einer Studie an 520 konsekutiven Patienten

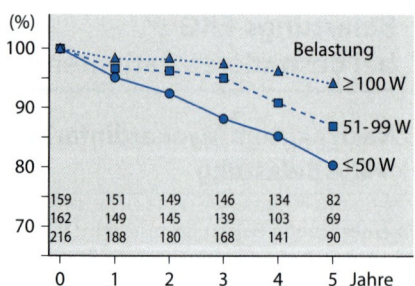

Abb. 10.5. 5-Jahres-Überlebensrate bei 537 Postinfarktpatienten mit Angina pectoris beim Belastungstest in Beziehung zur maximalen Leistungsfähigkeit (p < 0,0001). (Nach Roskamm et al. 1986)

bei denjenigen ohne bei 26% gegenüber 7% bei denjenigen mit Belastungstest (Fioretti et al. 1986). Bei Patienten mit Belastungstest zeigten die Verstorbenen im Vergleich zu den Überlebenden eine niedrigere Sollleistung (66% vs. 79%), eine höhere Ausgangsherzfrequenz (93 vs. 81 min^{-1}) und eine höhere maximale Herzfrequenz (139 vs. 130 min^{-1}).

Zu etwas anderen Ergebnissen – was die Prädiktorvariablen anbelangt – kamen Theroux et al. (1979). Sie fanden eine höhere Letalität in der Gruppe mit ischämischer ST-Senkung, nämlich 27% (17 von 64), gegenüber 2% (3 von 146) ohne ST-Senkung.

In einer eigenen Untersuchung über die Langzeitprognose von 537 Patienten, bei denen 4–12 Wochen nach dem Herzinfarkt ein Belastungs-EKG durchgeführt wurde, lag die Letalität etwas höher, wenn im Belastungstest Angina pectoris und ST-Senkung auftraten. Die 5-Jahres-Überlebensrate lag deutlich niedriger, wenn bei einer Fahrradergometrie im Liegen 50 W und weniger geleistet wurden. Sie war etwas besser, wenn die Leistung zwischen 51 und 99 W lag, und deutlich besser bei einer Leistung von >100 W (◘ Abb. 10.5). Auch bei bekanntem koronarangiographischem Befund – alle hatten eine Mehrgefäßerkrankung und Belastungs-Angina pectoris – hatten Patienten mit einer Leistung von >50 W eine signifikant bessere Prognose (Roskamm et al. 1986).

> **Klinisch wichtig**
>
> Somit können mit dem frühen Belastungstest Patienten identifiziert werden, die engmaschig beobachtet und in der Regel bald koronarangiographiert werden sollten, da sie mit einer hohen Wahrscheinlichkeit Kandidaten für die Koronarintervention sind. Fast alle Studien weisen zusätzlich darauf hin, dass die psychologische Bedeutung eines frühen Belastungstests groß ist, da damit dem Patienten und evtl. seiner Familie die verbleibende Leistungsfähigkeit demonstriert wird.

10.6.2 Nach aortokoronarer Bypass-Operation

Das Belastungs-EKG ist gut geeignet zur Kontrolle des Erfolges einer aortokoronarer Bypass-Operation. Steigerung der Leistungsfähigkeit, Verschwinden der Angina pectoris und ischämischen ST-Senkung unter körperlicher Belastung sind Zeichen einer funktionellen Besserung.

Ein postoperativ positiver Belastungstest (Angina pectoris, ischämische ST-Senkung) bedeutet meistens eine unvollständige oder erfolglose Revaskularisation. Die Sicherheit dieser Aussage liegt nach unseren eigenen Erfahrungen und auch derjenigen anderer im Durchschnitt um 90% (Bartel et al. 1973; McConahay et al. 1977).

Demgegenüber bedeutet ein negativer Belastungstest (keine Angina pectoris, keine ischämische ST-Senkung bei genügend hoher Belastung) nicht unbedingt, dass auch anatomisch eine erfolgreiche Revaskularisation durchgeführt wurde. Die Gründe für diese Diskrepanz sind v. a. in intra- oder postoperativen neuen Myokardinfarkten zu suchen, das daraus resultierende Narbengebiet hat natürlich unter Belastung keinen höheren Sauerstoffbedarf und somit entsteht auch keine ischämische ST-Senkung und tritt auch keine Angina pectoris auf.

Wir selbst haben 707 Patienten, bei denen unabhängig von der Symptomatik postoperativ eine Koronarangiographie durchgeführt wurde (Roskamm et al. 1986), nach dem postoperativen Koronarangiogramm in die Gruppen 1–4 unterteilt:
- Revaskularisation vollständig,
- Revaskularisation ausreichend,
- Revaskularisation nicht ausreichend,
- alle Bypässe verschlossen.

Der Anteil der Patienten mit ischämischer ST-Senkung im Belastungs-EKG (≥0,1 mV) fiel von präoperativ 81,5% auf postoperativ 27,6%, die mittlere ST-Senkung bei maximaler Belastung von 0,22 mV auf 0,05 mV. Postoperativ war der Anteil der Patienten mit ischämischer ST-Senkung bei nicht ausreichender bzw. fehlgeschlagener Revaskularisation größer als bei vollständiger bzw. ausreichender Revaskularisation. Auffallend ist, dass das mittlere Ausmaß der ischämischen ST-Senkung postoperativ auch in der Gruppe mit Verschluss aller Bypasses sehr gering ist (◘ Abb. 10.6). Als Ursache für das mögliche Verschwinden der Angina pectoris bzw. ST-Senkung, trotz Verschlusses aller Bypasses, muss ein intra- oder perioperativer Infarkt diskutiert werden. Dies war bei 11 von 34 unserer Patienten (32,4%) mit verschlossenen Bypasses, in einer anderen Studie (Block et al. 1977) sogar bei 11 von 23 solcher Patienten (48%) der Fall. Hier kann angenommen werden, dass der präoperativ die Beschwerden verursachende Ischämiebereich zugrundegegangen ist. Wichtig ist auch, dass in dieser Gruppe die Eingefäßkranken mit 29% überrepräsentiert sind. Diese Patienten haben eine stenosierte Koronararterie und einen verschlossenen Bypass, es muss aber bedacht werden, dass sie noch 2 nichtstenosierte Kranzarterien haben.

10.6.3 Nach PCI

Das Ergebnis einer PCI kann mit einem postinterventionellen Belastungstest überprüft werden. Dabei lässt sich ein früher von einem späten Belastungstest unterscheiden. Für den **frühen Belastungstest** wird in der Regel der 2. bis 7. Tag nach PCI vorgeschlagen, dieses ist auch weitgehend in Übereinstimmung mit den Vorschlägen des American College of Cardiology und der American Heart Association (ACC/AHA 2002,

10.6 · Belastungs-EKG bei besonderen Patientengruppen

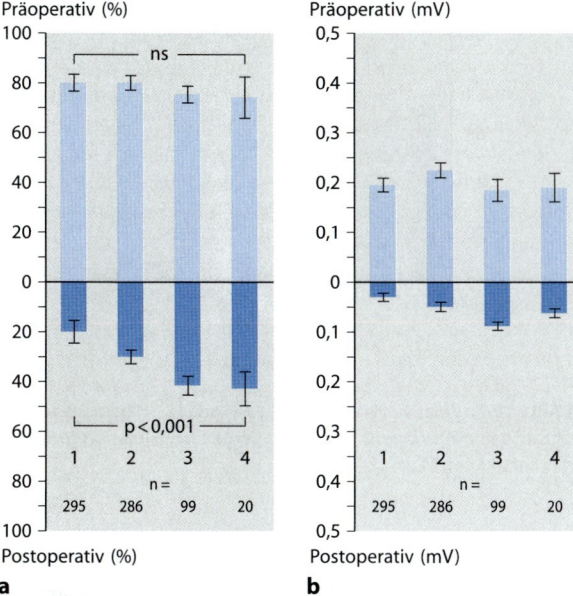

Abb. 10.6a, b. a Häufigkeit, b Ausmaß der ischämischen ST-Senkung während Belastung jeweils prä- und postoperative in Abhängigkeit vom Revaskularisationsgrad (1–4). (Nach Roskamm et al. 1981)

AHA 1990) sowie einer Arbeitsgruppe der europäischen Kardiologengesellschaft (Dargie 1993).

Ebenfalls in Übereinstimmung mit diesen Gesellschaften kann der **späte Belastungstest** zwischen 3 und 6 Monaten nach PCI angestrebt werden. Um den Effekt der PCI auf Angina pectoris und ST-Senkungen im Belastungstest auch dokumentieren zu können, ist ein **präinterventioneller Belastungstest** notwendig, der nach den Erfahrungen insbesondere in den USA keineswegs regelmäßig durchgeführt wird.

> **Klinisch wichtig**
>
> Wenn ein prä- und postinterventioneller Belastungstest vorliegt, sollten beide möglichst unter den gleichen Bedingungen durchgeführt werden, wenn möglich ohne „antianginöse" bzw. antiischämische Medikamente und auch weitgehend zur selben Tageszeit.

Früher Belastungstest. Er ist wiederholt diskutiert worden, ob ein solcher Test sicher ist oder einen erneuten Koronarverschluss auslösen kann. In einer retrospektiven Analyse von Sionis et al. (1992) konnte gezeigt werden, dass es bei sehr frühem Belastungstest, der innerhalb 24 h nach PCI durchgeführt wurde, bei Patienten mit deutlicher Dissektion immerhin bei 5% zu einem erneuten Koronarverschluss in unmittelbarem Zusammenhang mit dem Belastungstest kam.

Unsere Konsequenzen sind: Früher Belastungstest nicht am 1., sondern höchstens am 2. bis 4. Tag nach PCI, mit noch größerer Zeitverzögerung bei Patienten mit ungewöhnlich großen Dissektionen nach PCI. Möglicherweise wird die häufige Anwendung von Stents hier eine Veränderung herbeiführen.

Später Belastungstest. Der Zeitpunkt des späten Belastungstest nach PCI wird aus dem Grund bei 3–6 Monate nach PCI angesetzt, weil zu diesem Zeitpunkt die Phase der gehäuften Restenosen weitgehend vorüber ist; man kann insbesondere nach 6 Monaten davon ausgehen, dass es – falls es zu diesem Zeitpunkt noch nicht zu einem Rezidiv gekommen ist – bis auf Einzelfälle auch nicht mehr dazu kommt. Nach 6 Monaten kann also das chronische PCI-Ergebnis dokumentiert werden.

> **Ziele des postinterventionellen Belastungstests**
>
> – Dokumentation des PCI-Erfolgs sowohl durch einen frühen als auch durch einen späten Belastungstest im Hinblick auf Angina pectoris und ST-Senkung bei Belastung; dies ist häufig die Grundlage für weitere Rehabilitationsmaßnahmen.
> – Voraussage des weiteren klinischen Verlaufs insbesondere im Hinblick auf die Rezidivwahrscheinlichkeit durch einen frühen Belastungstest.
> – Positive oder negative Voraussage eines Rezidivs durch einen späten Belastungstest bei entsprechender Symptomatik oder abschließend nach 6 Monaten.

Während das erste Ziel außer Zweifel steht, sind die beiden anderen erwähnten Ziele im Einzelfall nicht sicher zu erreichen, da die entsprechenden Korrelationen, z. B. zwischen den Ergebnissen des Belastungs-EKG und der vorhandenen oder zukünftigen Restenose nicht sehr eng sind (Schroeder et al. 1989); engere Korrelationen sind anscheinend mit dem Thalliumszintigramm zu erzielen (Stuckey et al. 1989), auch scheint das Belastungsechokardiogramm deutlich bessere Ergebnisse zu bringen (Hecht et al. 1993). Das Belastungsechokardiogramm ist wohl insbesondere auch deshalb so vorteilhaft, weil der Untersucher bei Kenntnis des Koronarangiogramms genau weiß, auf welches Kontraktionsareal er schauen muss. Aber auch der einfache Belastungstest schneidet nicht so schlecht ab, wenn man das Ergebnis des präinterventionellen Belastungstests mitberücksichtigt, was natürlich voraussetzt, dass ein solcher durchgeführt wurde.

So konnten Kadel et al. (1989) nachweisen, dass in einer Gruppe mit präinterventionell deutlich positivem Belastungs-EKG und negativem früh- und spät-postinterventionellem Belastungs-EKG die Quote schwerer Restenosen 3,2% betrug, in einer Gruppe mit negativem früh-, aber wieder positivem spät-postinterventionellem Belastungs-EKG dagegen 55,8%; 55% der Patienten fallen aber nicht in diese Gruppen und sind dann mit einer mittleren Restenosefrequenz von 13,7% nicht sicher zu beurteilen.

10.6.4 Im chronischen Infarktstadium

Auch wenn bei Entlassung aus der Akutklinik, z. B. nach 3 oder 4 Wochen, ein früher Belastungstest ausgeführt wurde, empfiehlt es sich, den Belastungstest ungefähr 8 Wochen nach dem Infarkt zu wiederholen. Zu diesem Zeitpunkt kann der Patient schon erheblich stärker belastet werden. Ischämien bei hoher Belastung werden damit in einigen Fällen erst jetzt

manifest. Ingesamt hat der 8-Wochen-Belastungstest folgende Ziele:
- Bestimmung der Leistungsfähigkeit und Ökonomie der Herzarbeit bei Belastung,
- Fahndung nach Angina pectoris und Atemnot, Quantifizierung von Angina pectoris (z. B. 25 W gegenüber 100 W),
- Fahndung nach ischämischen ST-Senkungen und Arrhythmien im Belastungs-EKG,
- Voraussage von Mehrgefäßbefall.

Die ersten 3 Punkte liegen in ihrer Bedeutung auf der Hand. Die Möglichkeit der Voraussage eines Mehrgefäßbefalles wird kontrovers beurteilt.

Aus den entsprechenden Studien geht hervor, dass der Voraussagewert eines positiven oder negativen Belastungstests von Studie zu Studie sehr variiert. Es scheint eine Abhängigkeit von der Prävalenz der Mehrgefäßerkrankung in einer bestimmten Population zu bestehen. Wenn sie hoch ist, wie bei älteren Patienten, oder wenn nur dann angiographiert wurde, wenn auch im täglichen Leben Angina pectoris bestand, ist der Voraussagewert eines positiven Tests hoch, der eines negativen Tests aber niedrig. Wenn die Prävalenz eines Mehrgefäßbefalles in der untersuchten Population niedrig ist, ist häufig auch der „predictive value" eines positiven Tests niedrig und der eines negativen Tests sehr hoch.

Somit darf man den maximalen zusätzlichen diagnostischen Gewinn dann erwarten, wenn mit einer mittleren Prävalenz von Mehrgefäßbefall gerechnet werden kann, z. B. bei Postinfarktpatienten ohne oder mit atypischer Angina pectoris.

Nach Tubau et al. (1980) erhöht sich bei solchen Patienten die Wahrscheinlichkeit eines Mehrgefäßbefalls von 50–55% auf 80–100% bei einem positiven Test, bei negativem Test erniedrigt sich die Wahrscheinlichkeit einer 3-Gefäßerkrankung auf unter 10%.

Auch spielt die Anzahl der positiven Ischämieindikatoren (Angina pectoris und ischämischen ST-Senkung) eine Rolle (Samek et al. 1975). Patienten, die einen inferioren Hinterwandinfarkt durchgemacht hatten und bei denen ischämische ST-Senkung und Angina pectoris während Belastung auftraten, hatten in 71% der Fälle eine ≥50%ige Stenose eines 2. oder 3. Herzkranzgefäßes und in 62% eine ≥75%ige Stenose. Bei Patienten, die weder ischämische ST-Senkung noch Angina pectoris während Belastung bekamen, war in 10% der Fälle eine ≥50%ige und in nur 3% eine ≥75%ige Stenose eines 2. und 3. Herzkranzgefäßes nachweisbar (◘ Abb. 10.7).

Wenn die Untersuchungen auch darauf hinweisen, dass im Einzelfall die Koronarmorphologie nicht mit Sicherheit durch nichtinvasive Verfahren vorausgesagt werden kann, so sind die statistischen Ergebnisse doch ausreichend sicher, um die Indikation für die Koronarangiographie bei Patienten mit überstandenem Herzinfarkt einzuengen.

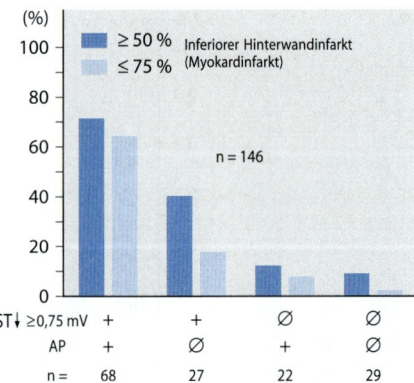

◘ **Abb. 10.7.** Relative Häufigkeit eines 2. oder 3. Herzkranzgefäßes mit Stenose ≥ 50% bzw. ≥ 75% bei Patienten nach inferiorem Hinterwandinfarkt (inf. MI; n = 146)

welche bei 25 W Belastung im Liegen eine ST-Senkung von ≥0,1 mV und Angina pectoris bekamen; 72% hatten eine 3-Gefäßerkrankung und 93% eine Mehrgefäßerkrankung, bei einer ST-Strecken-Senkung von ≥0,2 mV hatten 86% eine 3-Gefäßerkrankung (Samek et al. 1985). Die Prognose dieser Patienten war deutlich beeinträchtigt; die 5-Jahres-Überlebensrate lag bei nur 61%. Sie ist damit deutlich niedriger als bei einem Kollektiv mit Dreigefäßerkrankung, jedoch ohne hochpositives Belastungs-EKG; hier betrug die 5-Jahres-Überlebensrate 79%.

10.6.6 Der falsch-positive Belastungstest

Syndrom X. Likoff et al. (1967) berichteten über eine Gruppe von 15 Patientinnen mit ST-Streckenveränderung und/oder Angina pectoris und einem normalen Koronarangiogramm. Kemp et al. (1973) veröffentlichten ähnliche Ergebnisse von 50 Patienten, 60% davon Frauen; in einem 1973 publizierten Editorial bezeichnete Kemp diesen Befund wegen der Unsicherheit bei der Interpretation der Angina pectoris als „Syndrom X". Cannon u. Epstein (1985) wählten die Bezeichnung „microvascular angina", weil sie bei den betroffenen Patientinnen unter atrialem „pacing" einen verminderten Fluss in den großen kardialen Venen fanden, den sie als Folge einer ungenügenden Vasodilation in kleinen präarteriellen Gefäßen interpretierten. Bis heute ist keine einheitliche Ursache für diese Diskrepanz zwischen Belastungstest und koronarangiographischem Befund auszumachen.

Eine der aus heutiger Sicht möglichen Ursachen ist die verringerte Koronarreserve. Normalerweise wird unter körperlicher Belastung oder nach Gabe von Dypiridamol der Koronarfluss um das 3- bis 4fache, bei Patienten mit Syndrom X nur um das 2fache gesteigert (Opherk et al. 1981). Die Ursache der verringerten Koronarreserve ist wiederum unklar. Einige Autoren (Cannon et al. 1983; Bugiardini et al. 1989) nehmen einen gesteigerten Sympathikotonus an, andere bezweifeln dies, weil durch a-Rezeptorenblockade keine Besserung der Befunde erzielt werden kann (Galassi et al. 1989), obwohl bei einem Teil der Patienten eine Abnahme des Koronarflusses nachgewiesen werden konnte (Chauhan et al. 1993). Von anderen wird eine abnormale endotheliale Funk-

10.6.5 Hochpositives Belastungs-EKG

Für die Praxis ist es sehr wichtig zu wissen, mit welchem koronarangiographischen Befund und mit welcher Prognose gerechnet werden kann, wenn ein hochpositiver Belastungstest vorliegt, z. B. bereits bei 25 W eine ischämische ST-Senkung und Angina pectoris auftritt. Wir untersuchten 42 Männer mit einem durchschnittlichen Alter von 51,8 Jahren,

tion der mikrovaskulären Gefäße (Motz et al. 1991) oder der Einfluss einer Hyperinsulinämie (Dean et al. 1991) angenommen.

Die Prognose wird allgemein als günstig angesehen. In einer Untersuchung von Bargheer et al. (1993) an 178 Patienten mit Angina pectoris-ähnlichen Beschwerden, die im Mittel 9,8 Jahre nachbeobachtet wurden, verstarben 4,5% und bei 5,1% kam es zur Manifestation einer Koronarerkrankung.

Dynamische Stenose. Exzentrisch gelegene Stenosen neigen unter gewissen Umständen dazu, sich vorübergehend weiter zu verengen oder zu erweitern. Grobecker (1982) nennt für die Zunahme der Stenose folgende Ursachen:
- erhöhter lokaler Sympathikotonus,
- erhöhte lokale α-Rezeptorendichte,
- Wandthrombus mit Freisetzung vasoaktiver Substanzen,
- lokalisierte spontane phasische Kontraktionen (Kalzium?).

Dies kann dazu führen, dass während der Untersuchung im Koronarangiographielabor eine Stenose als nicht signifikant (<50% Einengung) erscheint, es aber unter körperlicher Belastung durch die oben genannten Effekte zu einer Zunahme der Stenose und damit zur Minderversorgung des nachgeschalteten Myokardareals kommt (Hess et al. 1990). So kommt es zu einem „falsch-positiven Belastungs-EKG". Grundsätzlich gilt, dass das Koronarangiogramm anatomische Darstellung im Ruhezustand liefert, das Belastungs-EKG dagegen die funktionelle Veränderung unter Belastung.

10.6.7 Bei Frauen

Wenn man Arbeiten über die Häufigkeit der ischämischen ST-Senkung bei asymptomatischen Frauen zusammenfasst, kommt man zu folgenden Ergebnissen (Samek u. Roskamm 1987):
- Mit zunehmendem Alter nimmt auch die Häufigkeit der abnormalen ST-Strecken zu, von etwa 5% im 3. Dezennium auf 20–51% im 6. Dezennium.
- Bei Frauen ist die Häufigkeit der ST-Streckenveränderung 1- bis 4-mal größer als bei Männern; mögliche Ursachen für falsch-positive Ergebnisse könnten neben einer niedrigen Prävalenz an KHK bei Frauen (Samek u. Roskamm 1987) Östrogene (Jaffe 1977), Hypokaliämie (Schüren et al. 1978; Jungmann et al. 1981) und andere Ursachen sein.
- Die Häufigkeit der ST-Streckenveränderung ist in einzelnen Studien recht unterschiedlich. Letzteres lässt sich hauptsächlich durch unterschiedliche EKG-Kriterien hinsichtlich Normabweichungen und durch unterschiedliche Auswahl bzw. Populationsgruppen erklären.

Während in kleineren Studien Frauen mit ST-Senkungen im Belastungs-EKG eine sehr gute Prognose aufweisen (Astrand 1965; Begtson et al. 1981), zeigten sie in der zahlenmäßig größeren Studie von Hossack u. Bruce (1985) eine höhere Inzidenz an koronarer Morbidität und Herztod von 20,9 auf 1000 Personen und Jahr im Vergleich zu nur 3,1 auf 1000/Jahr bei Frauen ohne ST-Veränderungen. Diese Studie weist darauf hin, dass man auch bei „gesunden" Frauen, wenn sie im Belastungs-EKG ischämische ST-Senkungen haben, sorgfältig nach einer möglichen KHK fahnden sollte.

Eine andere Gruppe stellen Frauen dar, die angiographiert wurden, weil sie symptomatisch waren und eine ischämische ST-Senkung im Belastungs-EKG aufwiesen.

Aus 10 Studien an insgesamt 1527 Frauen geht hervor (Samek u. Roskamm 1987), dass die Sensitivität d. h. der Prozentsatz der Frauen, die eine signifikante Stenose und auch eine ischämische ST-Senkung im Belastungs-EKG haben, zwischen 45% und 84% liegt. Die Spezifität – d. h. der Prozentsatz der Frauen, die keine signifikante Stenose und auch keine ischämische ST-Veränderung haben – ist etwas niedriger und liegt zwischen 41% und 78%. Die niedrigeren Prozentsätze weisen auf einen großen Anteil von falsch-positiven Belastungs-EKG hin.

Dies zeigt sich auch in der positiven Voraussage, d. h. dem Prozentsatz der Patienten mit ischämischer ST-Veränderung im Belastungs-EKG, die auch eine signifikante Stenose haben. Der Prozentsatz ist in einigen Studien sehr niedrig und liegt zwischen 33% und 76%. Umgekehrt ist der Voraussagewert eines negativen Belastungs-EKG mit 75–89% deutlich höher.

10.6.8 Bei asymptomatischen Männern

Das Belastungs-EKG bei asymptomatischen Männern wird häufig dann durchgeführt, wenn es darum geht,
- eine bisher noch nicht bekannte Belastungskoronarinsuffizienz aufzudecken bzw. auszuschließen. Letzteres ist bei Personen bestimmter Berufsgruppen indiziert, bei denen durch Auftreten eines akuten Koronarereignisses viele Menschenleben gefährdet wären (Busfahrer, Piloten).
- Ein Belastungs-EKG ist auch bei Personen indiziert, die extremen körperlichen Belastungen ausgesetzt sein können, wie z. B. Polizisten oder Feuerwehrleute.
- Eine Indikation zum Belastungs-EKG wird gelegentlich auch bei Personen über 40 Jahren gesehen, die sich bislang nur wenig körperlich belasteten, aber nun mit einem intensiven Training beginnen möchten.
- Schließlich ist ein Belastungs-EKG sinnvoll bei Männern, die eindeutige Risikofaktoren für die KHK haben.

Die Häufigkeit eines pathologischen Belastungs-EKG, das eine Myokardischämie vermuten lässt, lag in einer Studie an 2014 Männern im Alter von 40–59 Jahren bei 4% (Erikssen et al. 1976), in einer anderen Studie an 1390 Männern bei 10% (Froelicher et al. 1974). Bei 3178 Männern (50% mit Hyperlipidämie) betrug die Inzidenz an ischämischen EKG-Veränderungen im Belastungs-EKG 6% (Gordon et al. 1986). In der MRFIT-Studie an 12.422 Männern im Alter zwischen 35 und 57 Jahren, die einen oder mehrere Risikofaktoren für die KHK hatten (Hypercholesterinämie, erhöhter diastolischer Blutdruck, Raucher), lag die Häufigkeit an ischämischen ST-Streckenveränderungen bei 12% (◘ Tabelle 10.1).

Froelicher et al. (1973) führten bei 76 asymptomatischen Personen mit positivem Belastungs-EKG eine Koronarangiographie durch. 9% hatten eine <50%ige Stenose, 43% eine >50%ige Stenose. Erikssen et al. (1976) angiographierten 85 Personen mit positivem Belastungs-EKG, davon hatten 64% eine >50%ige Stenose. Man kann also davon ausgehen, dass etwa die Hälfte der großteils asymptomatischen Personen mit einem positiven Belastungs-EKG mindestens an einem Koronargefäß eine signifikante Stenose hat.

Tabelle 10.1. Prävalenz positiver Belastungs-EKG bei weitgehend asymptomatischen Männern

	n	Alter (Jahre)	EKG-Kriterien	Anzahl der positiven Tests n	(%)
Froelicher et al. (1974)	1390	20–54	ST↓≥0,1 mV horizontal/deszendierend	140	(10)
Erikssen et al. (1976)	2014	40–59	ST↓≥0,1 mV horizontal/deszendierend, ST↓/aszendierend mit 0,15 mV 80 ms nach J	84	(4)
Bruce et al. (1980)	2365	25–69	ST↓≥0,1 mV horizontal/deszendierend	248	(11)
MRFIT (1985)	12018	35–57	ST↓≥16 µV/s	1499	(12)
Gordon et al. (1986)	3178	30–79	ST↓ horizontal/deszendierend ≥0,1 mV oder 10 µV/s		

Es ist deshalb verständlich, dass die Prognose von Personen mit positivem Belastungs-EKG im Vergleich zu jenen mit normalem Belastungs-EKG ungünstiger ist. In der Studie von Froelicher et al. (1973) war die Inzidenz an KHK (Angina pectoris, Herzinfarkt, plötzlicher Herztod) in der Gruppe mit positivem Belastungs-EKG 10-mal höher im Vergleich zur Gruppe mit normalem Belastungs-EKG. In der MRFIT-Studie war die Todesrate an koronaren Ereignissen in einer Untergruppe, die hausärztlich betreut wurde, bei jenen mit abnormalen Belastungs-EKG 3,8-mal höher (Rautaharju et al. 1986). Ähnlich war in der Studie von Gordon et al. (1986) das relative Risiko einer kardiovaskulären Mortalität 9-mal höher in der Gruppe mit positivem Belastungstest. Bei einer in bezug auf die Prognose multivariaten Analyse hatte der positive Belastungstest eine stärkere Aussagekraft als das erhöhte LDL- oder erniedrigte HDL-Cholesterin (Gordon et al. 1986).

Zusammenfassung

Zusammenfassend kann man festhalten, dass das Belastungs-EKG indiziert ist bei bestimmten Berufsgruppen und bei Vorliegen von ausgeprägten Risikofaktoren für die KHK. Es ist bei Männern, die keine manifeste KHK haben, mit etwa 4–12% positiven Belastungs-EKG zu rechnen. Davon haben wahrscheinlich etwa 50% auch eine signifikante Koronararterienstenose. Deshalb sollte bei positivem Ausfall des Belastungs-EKG eine weitere Abklärung erfolgen (nuklearmedizinische oder echokardiographische Belastungsuntersuchung, Langzeit-EKG) und bei einem hochpositiven Ausfall – z. B. 0,2 mV ST-Senkung auf niedriger Belastungsstufe bei normalem Ausgangs-EKG – auch eine koronarangiographische Abklärung (s. Kap. 16).

10.7 Beurteilung der Belastungskoronarinsuffizienz

10.7.1 Angina pectoris

Dem Arzt stehen zur Beurteilung der Koronarinsuffizienz im Belastungs-EKG 2 Ischämieindikatoren zur Verfügung: Angina pectoris und ischämische ST-Senkung. Während die ischämische ST-Streckensenkung ausführlich im Abschn. 10.4.1 abgehandelt wurde, soll hier die Belastungs-Angina pectoris besprochen werden. Der Untersucher hat eine gute Chance, die im Belastungstest auftretenden Beschwerden richtig zu beurteilen. In unserer Klinik hat sich nachfolgende Beschwerdeklassifizierung bewährt:

Klassische Angina pectoris. Sie liegt dann vor, wenn:
– die Lokalisation retrosternal ist oder das Sternum mit einbeziehet,
– die Intensität mit zunehmender Belastung auch zunimmt,
– der Schmerzcharakter viszeral ist, d. h. brennend, zusammenschnürend, drückend u. ä.

Nichttypische Angina pectoris. Sie erfüllt in einem oder 2 Merkmalen nicht die Kriterien der typischen Angina pectoris, z. B. die Lokalisation wird nicht retrosternal, sondern als Kloßgefühl im Hals angegeben, oder der Schmerz ist nur leicht und nimmt an Intensität nicht zu. Der Arzt ist aber bei allen Formen der nichttypischen Angina pectoris davon überzeugt, dass es sich dennoch um eine Angina pectoris handelt. Die Korrelation einer typischen und nichttypischen Angina pectoris während des Belastungstests mit einer ≥50%igen Stenose wenigstens eines Herzkranzgefäßes ist in Abb. 10.8 dargestellt.

„Walk-through"-Phänomen (Durchgehphänomen). Dies ist eine besondere Art der nichttypischen Angina pectoris. Es ist

10.7 · Beurteilung der Belastungskoronarinsuffizienz

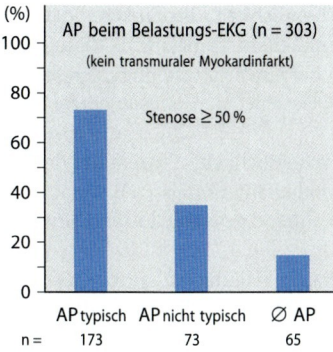

Abb. 10.8. Relative Häufigkeit von Stenosen ≥50% (kein transmuraler Myokardinfarkt) in Beziehung zu den Beschwerdeangaben während einer Ergometerbelastung (*AP* Angina pectoris) bei 303 Patienten

dadurch gekennzeichnet, dass ab einem gewissen Zeitpunkt die vorher aufgetretene Angina pectoris nicht weiter zu-, sondern abnimmt, um schließlich ganz zu verschwinden. Im typischen Falle ist parallel dazu auch ein Rückgang der ST-Senkung zu verzeichnen. Dieses Phänomen kann als eine Adaptation, vielleicht durch Kollateralenöffnung, Lösen eines Spasmus oder Blutumverteilung zum ischämischen Gebiet gedeutet werden.

Eine Angina pectoris ist fraglich, wenn die Beschwerden sehr uncharakteristisch sind; der Arzt neigt eher dazu, sie als nicht kardial zu bezeichnen, dennoch kann er eine koronare Ursache nicht ausschließen. Beschwerden, die vom Arzt mit höchster Wahrscheinlichkeit als nicht durch Koronarinsuffizienz verursacht aufgefasst werden können, dürfen nicht als Angina pectoris bezeichnet werden.

> **Einteilung der Angina pectoris nach der Intensität**
> - AP_1: charakterisiert den Beginn
> - AP_2: mittelstarke Intensität
> - AP_3: starke Intensität

Beim Grad AP_3 müsste der Patient, z. B. während des Gehens, unbedingt stehen bleiben oder ein Kurzzeitnitrat einnehmen.

10.7.2 Ausbelastungskriterien

Herzfrequenz. Als Ausbelastungskriterium wird am häufigsten die Herzfrequenz herangezogen. Wir nehmen als Ausbelastungsherzfrequenz bei den Untersuchungen am Fahrradergometer im Liegen 80% der maximalen altersabhängigen Herzfrequenz, wobei die maximale Herzfrequenz nach der Formel 220 minus Alter berechnet wird (◘ Tabelle 10.2). Dabei handelt es sich um Richtwerte, die noch individuell abgewogen werden müssen; z. B. wird bei Patienten, die stark bradykard sind, die Ausbelastung anhand der erreichten Leistung beurteilt (Amsterdam et al. 2002; Lauer et al. 2002; Cole et al. 1999).

Leistungsfähigkeit. Sie beinhaltet die maximale Leistung, die durch allgemeine oder lokale Erschöpfung limitiert ist. Bei Patienten mit KHK kann dies auch eine Angina pectoris sein. Die Leistungsfähigkeit, z. B. bei der Fahrradergometrie, ist abhängig vom Geschlecht, Alter, Körpergewicht und Größe, Kondition, Motivation und Gesundheitszustand. Bei einer Fahrradergometrie mit 2-min-Belastungsstufen können die in Tabelle 10.3 angeführten Werte als Mindestsollleistung zur Orientierung dienen. Die Einschränkung der Leistungsfähigkeit kann als Prozentsatz angegeben werden.

Beispiel: Ein 55-jähriger Mann, 70 kg schwer, leistet bei der Fahrradergometrie im Liegen 1 W/kg KG, somit ist seine Leistung um 44% eingeschränkt (Sollleistung: 1,8 W, Leistungsdefizit: 1,8 W–1,0 W=0,8 W; 0,8:1,8=44%).

10.7.3 Belastungshypertonie

Die Hypertoniegrenzwerte auf den verschiedenen Belastungsstufen ergeben sich ebenfalls aus Tabelle 10.2. Sie erhöhen sich mit zunehmendem Alter.

10.7.4 Allgemeine Beurteilungskriterien

Für die Berechnung eines Testergebnisses kann man eine Wahrscheinlichkeitsberechnung heranziehen, die sich auf das Bayes-

Tabelle 10.2. Ausbelastungsherzfrequenz und Hypertoniegrenzwerte bei der Fahrradergometrie im Liegen (Männer)

Alter (Jahre)	20–29	30–39	40–49	50–59	60–69
Ausbelastungsherzfrequenz (min⁻¹)	160	152	144	136	128
(220–Alter) × 0,8 (min⁻¹)	153	145	137	129	121
Hypertonie (Grenzwerte) (mmHg)					
Ruhe	systolisch ≥160, diastolisch ≥95				
50 W	≥180/≥100	≥180/≥100	≥180/≥100	≥190/≥100	
75 W	≥190/≥100	≥190/≥100	≥190/≥100	≥200/≥100	
100 W	≥200/≥100	≥200/≥100	≥200/≥100	≥210/≥100	

Tabelle 10.3. Mindestsollleistung (W/kg KG) bei Fahrradergometrie mit 2-min-Belastungsstufen

Alter (Jahre)	20–29	30–39	40–49	50–59	60–69
Männer					
Im Sitzen	3,0	2,7	2,4	2,1	1,8
Im Liegen	2,7	2,4	2,1	1,8	1,5
Frauen					
Im Sitzen	2,7	2,4	2,1	1,8	1,5
Im Liegen	2,4	2,1	1,8	1,5	1,2

Theorem stützt (Thomas Bayes, starb 1771 in Wales). In die Berechnung gehen die Prävalenz der Erkrankung, die Sensitivität und die Spezifität der Methode ein. Die häufig angewandten Begriffe sind in der folgenden Übersicht zusammengestellt:

Sensitivität
Prozentsatz der mit dem diagnostischen Test als abnormal erkannten Personen (richtig-positiv, RP), z. B. mit ischämischer ST-Streckensenkung unter allen Abnormalen (z. B. mit signifikanter Koronararterienstenose):
RP/RP+FN, Beispiel: 70/70+30=70%

Falsch-negativ (FN). Anteil der Personen mit negativem Testergebnis (z. B. ohne ischämische ST-Senkung), aber mit einem Krankheitsmerkmal (z. B. mit signifikanter Koronararterienstenose):
FN/RP+FN, Beispiel: 30/70+30=30%

Spezifität
Prozentsatz der mit dem diagnostischen Test als normal erkannten Personen (richtig-negativ, RN), z. B. ohne ischämische ST-Streckensenkung, unter allen normalen Personen (z. B. ohne signifikante Koronararterienstenose):
RN/RN+FP, Beispiel: 90/90+10=90%

Falsch-positive (FP). Anteil der Personen mit positivem Testergebnis (z. B. mit ischämischer ST-Senkung), aber ohne Krankheitsmerkmal (z. B. ohne signifikante Koronararterienstenose):
FP/RN+FP, Beispiel: 10/90+10=10%

Voraussagewert („predictive value") bei positivem Test. Anteil der Personen mit positivem Testergebnis (z. B. mit ischämischer ST-Senkung im Belastungs-EKG) und mit Krankheitsmerkmal (z. B. mit signifikanter Koronararterienstenose) zu allen Personen mit positivem Testergebnis:
RP/RP+FP, Beispiel: 70/70+10=87%

Voraussagewert bei negativem Test. Prozentsatz der Personen mit negativem Testergebnis und fehlendem Krankheitsmerkmal zu allen Personen mit negativem Testergebnis:
RN/RN+FN, Beispiel: 90/90+10=90%

Vortestwahrscheinlichkeit. Prozentsatz der Wahrscheinlichkeit eines Krankheitsmerkmals (z. B. signifikante Koronararterienstenose) bei einer zu testenden Person anhand bekannter Daten (z. B. Geschlecht, Alter, subjektive Beschwerden).

Nachtestwahrscheinlichkeit. Prozentsatz der Wahrscheinlichkeit eines Krankheitsmerkmals (z. B. signifikante Koronararteriensteonose) anhand gewisser Testergebnisse.

Prävalenz. Relative Häufigkeit (Prozentsatz) einer Abnormalität (Krankheit/Krankheitsmerkmal) in einer definierten Populationsgruppe.

Inzidenz. Relative Häufigkeit der pro Jahr neu aufgetretenen Krankheitsfälle.

Vortestwahrscheinlichkeit
Sie sollte zunächst bestimmt werden und kann anhand von Beschwerden (typische Angina pectoris, nichttypische Angina pectoris, keine Angina pectoris-Beschwerden) und Alter aus Tabelle 10.4 von Diamond u. Forrester (1979) oder Abb. 10.9 abgelesen werden. Eine umfassendere Anamnese sowie klinische Untersuchungsergebnisse gehen bei der Bestimmung der Vortestwahrscheinlichkeit nach Pryor et al. (1983) ein. Der die Belastung beaufsichtigende Arzt sollte die in Tabelle 10.4 und Abb. 10.9 enthaltenen Informationen verinnerlicht haben.

Nachtestwahrscheinlichkeit
Nach dem Belastungstest sollte nach der Bayes-Formel eine Nachtestwahrscheinlichkeit berechnet werden. Die Berechnung ist relativ einfach und kann mit einem Taschenrechner bzw. einem PC durchgeführt werden.

Nachtestwahrscheinlichkeit bei positivem Test:

$$\frac{\text{Prävalenz} \cdot \text{Sensitivität}}{\text{Prävalenz} \cdot \text{Sensitivität} + (1 - \text{Prävalenz}) \cdot (1 - \text{Spezifität})}$$

Nachtestwahrscheinlichkeit bei negativem Test:

$$\frac{\text{Prävalenz} \cdot (1 - \text{Sensitivität})}{\text{Prävalenz} \cdot (1 - \text{Sensitivität}) + (1 - \text{Prävalenz}) \cdot \text{Spezifität}}$$

Beispiel: Bei einer Frau mit einer 50%igen Vortestwahrscheinlichkeit bei 75%iger Testsensitivität und 70%iger Spezifität wird bei einem positiven Test die Nachtestwahrscheinlichkeit

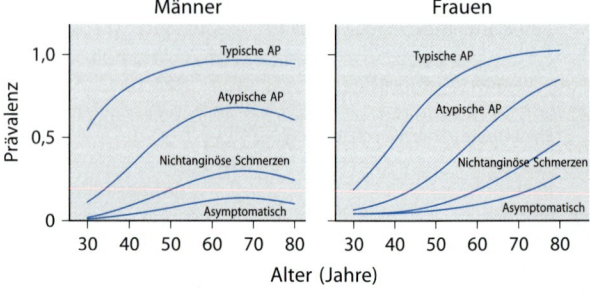

Abb. 10.9. Prävalenz der koronaren Herzerkrankung in Abhängigkeit von Alter, Geschlecht und Symptomatik. (Nach Staniloff et al. 1984)

10.7 · Beurteilung der Belastungskoronarinsuffizienz

Tabelle 10.4. Vortestwahrscheinlichkeit (Angaben in % mit SD) einer Koronararterienstenose >50% bei symptomatischen Personen. (Nach Diamond u. Forester 1979)

Alter	Nichtangiöse Brustschmerzen		Atypische Angina		Typische Angina	
(Jahre)	Männer	Frauen	Männer	Frauen	Männer	Frauen
30–39	5,2±0,8	0,8±0,3	21,8±2,4	4,2±1,3	69,7±3,2	25,8±6,6
40–49	14,1±1,3	2,8±0,7	46,1±1,8	13,3±2,9	87,3±1,0	55,2±6,5
50–59	21,5±1,7	8,4±1,2	58,9±1,5	32,4±3,0	92,0±0,6	79,4±2,4
60–69	28,1±1,9	18,6±1,9	67,1±1,3	54,4±2,4	94,3±0,4	90,6±1,0

um etwa die Hälfte – auf 71% – angehoben, bei einem negativen Testergebnis um etwa die Hälfte – auf 26% – erniedrigt.

Nachtestwahrscheinlichkeit bei positivem Test:

$$\frac{0{,}5 \cdot 0{,}75}{(0{,}5 \cdot 0{,}75) + (1-0{,}5) \cdot (1-0{,}7)} = 71\%$$

Abbildung 10.10 zeigt, wie auch bei niedriger Vortestwahrscheinlichkeit mit zunehmendem Ausmaß der ST-Senkung (Sensitivität) die Nachtestwahrscheinlichkeit erheblich gesteigert wird. Die genannten Formeln werden in der Praxis in der Regel nicht berechnet, ihre Inhalte sollten jedoch gedanklich bei der Befundung des Belastungs-EKG berücksichtigt werden.

Gesamturteil

Wenn man eine Nachtestwahrscheinlichkeit nicht berechnen kann, kann man zu einem Gesamturteil in Beziehung auf eine Belastungskoronarinsuffizienz kommen, das entweder „ja", „wahrscheinlich", „möglich", „unwahrscheinlich" oder „nein" lautet.

„Ja". Für „Belastungskoronarinsuffizienz ja" spricht in den meisten Fällen die Befundkonstellation: typische oder nichttypische Angina pectoris mit horizontaler oder deszendierender ST-Senkung von mindestens 0,1 mV, wenn andere Störfaktoren, wie z. B. Digitalis, ST-Streckenveränderung in Ruhe u. ä. ausgeschlossen werden können.

„Wahrscheinlich". Man kommt zur Beurteilung „Belastungskoronarinsuffizienz wahrscheinlich", wenn nur ischämische ST-Senkungen oder nur Angina pectoris während des Belastungstests auftreten. Ebenfalls mit „wahrscheinlich" kann die Konstellation Angina pectoris und ST-Senkung bezeichnet werden, wenn z. B. eine linksventrikuläre Hypertrophie vorliegt oder ein Linksschenkelblock besteht.

„Möglich". Man kommt zur Beurteilung „Belastungskoronarinsuffizienz möglich", wenn nur ein Ischämieindikator positiv ist, dieser aber auch bis zu einem gewissen Grade angezweifelt wird. Ein typisches Beispiel: ischämische ST-Senkung von 0,3 mV unter Digitalismedikation. Man weiß, dass Digitalis eine ST-Senkung hervorrufen kann; das Ausmaß von 0,3 mV

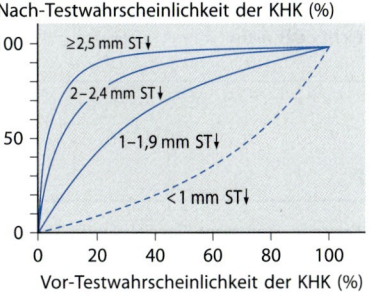

Abb. 10.10. Vortestwahrscheinlichkeit und Nachtestwahrscheinlichkeit einer koronaren Herzerkrankung in Abhängigkeit vom Ausmaß der ST-Streckensenkung (ST↓) im Belastungs-EKG. Die Vortestwahrscheinlichkeit von 30%, die anhand von Alter und Symptomatik aus Tabelle 10.4 abgelesen werden kann, sinkt z. B. auf etwa 12% ab, wenn im Belastungs-EKG keine signifikante Änderung (ST↓<1 mm) und Ausbelastung erhoben wird. Sie steigt bei einer ST-Streckensenkung von 1–1,9 mm auf etwa 58% an und bei einer ST-Streckensenkung von >2,5 mm auf etwa 92%. (Nach Epstein 1980)

bei mittlerer Belastung ist jedoch ungewöhnlich, deshalb: „möglich".

„Unwahrscheinlich". Man kommt zur Beurteilung „Belastungskoronarinsuffizienz unwahrscheinlich", wenn es z. B. unter Digitalismedikation zu einer horizontalen ST-Senkung von 0,1 mV kommt und keine Angina pectoris angegeben wird.

„Nein". Man kommt zur Beurteilung „Belastungskoronarinsuffizienz nein", wenn keine ischämische ST-Senkung und keine Angina pectoris auftreten. Um diese Aussage machen zu können – das gilt auch für die nicht wahrscheinliche Belastungskoronarinsuffizienz –, muss die untersuchte Person ausreichend hoch belastet werden.

Wichtig erscheint somit, dass die Befunde des Belastungs-EKG nicht kategorisch nach positiv oder negativ befundet werden, sondern bei stark positivem Ausfall mit hoher Wahrscheinlichkeit mit einem deutlich positiven Koronarangiogramm gerechnet wird (z. B. Angina pectoris und ischämische ST-Senkung schon bei 25 W), während bei schwach positivem Belastungs-EKG (z. B. aszendierende bis horizontale ST-Streckensenkung erst bei 100 W) eine niedrigere Wahrscheinlichkeit für einen, dann meist gering positiven, koronarangiographischen Befund vorliegt.

Zusammenfassung

Trotz nuklearmedizinischer und echokardiographischer Belastungsuntersuchungen behält das einfache Belastungs-EKG weiterhin seine Bedeutung. Es sollte jedoch keine Schwarz-Weiß-Befundung des Belastungs-EKG nach positiv oder negativ erfolgen, sondern vielmehr das Ausmaß der pathologischen Reaktion beschrieben werden (z. B. ST-Senkung 0,3 mV bei 25 W). Auf die unterschiedliche Wahrscheinlichkeit eines pathologischen Koronarangiogramms kann dann extrapoliert werden. Danach sollte entschieden werden, ob bei Berücksichtigung der evtl. in Frage kommenden Konsequenzen die bisherige diagnostische Sicherheit ausreicht oder nicht.

Literatur

AHA Medical-Scientific Statement, Special Report (1990) Exercise standards: a statement for health professionals from the American Heart Association. Circulation 82:2286

American College of Cardiology/American Heart Association (2002) Guideline update for exercise testing. J Am Coll Cardiol 40:1531

Amsterdam E, Krik DB, Diercks D et al (2002) Immediate exercise testing to evaluate low-risk patients presenting to the emergency department with chest pain. J Am Coll Cardiol 40:25–26

Asokan SK, Fraser RC, Kolbeck RC, Frank MJ (1975) Variations in right and left coronary blood flow in men with and without occlusive coronary disease. Brit Heart J 37:604

Bargheer K, Trappe HJ, Wenzlaff P, Lichtlen PR (1993) Langzeitverlauf von Patienten mit Angina-pectoris-ähnlichen Brustschmerzen und normalem Koronarangiogramm. Z Kardiol 82:8

Bartel AG, Behar VS, Peter RH et al (1973) Exercise stress testing in evaluation of aortocoronary bypass surgery report of 123 patients. Circulation 48:141

Bengtsson C, Grimby G, Lindquist O et al (1981) Prognosis of women with exercise-induced ECG changes -results from a longitudinal population study. Cardiology 68 (Suppl 2):9

Berenyi I, Hajduczki IS, Böszörmenyi E (1984) Quantitative evaluation of exercise-induced ST-segment depression for estimation of degree of coronary artery disease. Europ Heart J 5:289

Blackburn H (1969) The exercise electrocardiogram. Technological, procedural and conceptual developments. In: Blackburn H (ed) Measurement in exercise electrocardiography, p 220. Thomas CC, Springfield/Ill

Blackburn H, Taylor HL, Hamrell B et al (1979) Premature ventricular complexes induced by stress testing. Am J Cardiol 31:441

Block TA, Murray JA, English MT (1977) Improvement in exercise performance after unsuccessful myocardial revascularization. Am J Cardiol 40:673

Bruce RA, Blackmon JR, Iones JW, Srait G (1963) Exercise testing adult normal subjects and cardiac patients. Pediatrics 32:742

Bugiardini R, Borghi A, Bragetti L, Puddui P (1989) Comparisan of verapamil versus propranolol therapy in syndrome X. Am J Cardiol 63:286

Cannon RO, Watson RM, Rosing DR, Epstein SE (1983) Angina caused by reduced vasodilator reserve of the small coronary arteries. J Am Coll Cardio11:1359

Cannon RO, Epstein SE (1988) „Microvascular angina" as a cause of chest pain with angiographically normal coronary arteries. Am J Cardiol 61:1338

Case RB, Masser MG, Crampton RS (1969) Biochemical aspects of early myocardial ischemia. Am J Cardiol 24:766

Chaitman BR, Bourassa MG, Wagniart P et al (1978) Improved efficiency of treadmill exercise testing using a multiple lead ECG system and basic hemodynamic exercise response. Circulation 57:71

Chaitman BR, Hanson JS (1981) Comparative sensitivity and specificity of exercise electrocardiographic lead systems. Amer J Cardiol 47:1335

Chauhan A, Petch MC, Schofield PM (1993) „Syndrome X" and coronary arterydisease. Coronary Artery Disease 4:555

Cole CR, Blackstone EH, Pashkow F et al (1999) Hart rate recovery immediately after exercise as a predictor of mortality. N Engl J Med 341:1351–1357

Crow SR, Campbell S, Prineas RJ (1978) Accurate automatic measurement of ST-segment response in the exercise electrocardiogram. Comput Biomed Res 11:243

Dargie HJ for the ESC Working Group on Exercise Physiology, Physiopathology and Electrocardiography (1993) Guidelines for cardiac exercise testing. Eur Heart J 14:969

Dean JD, Iones CJH, Hutchinson SI, Peters JR, Henderson AH (1991) Hyperinsulinaemia and microvascular angina („syndrome X"). Lancet 337:456

De Caprio L, Duomo S, Vigorito C et al (1983) Exercise induced ventricular arrhythmias: angiographic correlation with the severity of coronary artery disease. Jpn Heart J 24:489

Detry JMR (1972) Exercise testing and training in coronary heart disease. Thesis by Jean-Marie R Detry, Kroese ST (ed) Williams & Wilkins, Leiden

Diamond GA, Forrester JS (1979) Analysis of probability as an aid in the clinical diagnosis of coronary-artery disease. N Engl J Med 300:1350

Dietrich S, Schwiegk H (1933) Angina pectoris und Anoxie des Herzmuskels. Z klin Med 125:195

Ellestad MH (1986) Stress testing. Principles and practice, 3rd ed. Davis FA, Philadelphia

Ellestad MH, Wan MKC (1975) Predictive implications of stress testing follow-up of 2700 subjects after maximum treadmill stress testing. Circulation 51:363

Epstein SE (1980) Implications of probabilityanalysis on the strategy used for noninvasive detection of coronary artery disease. Role of single or combined use of exercise electrocardiographic testing, radionuclide cineangiography and myocardial perfusion imaging. Amer J Cardiol 46:491

Erikssen J, Enge I, Forfang K et al (1976) False-positive diagnostic tests and coronary angiographic findings in 105 presumably healthy males. Circulation 54:371

Fioretti P, Brower RW, Simoons ML (1986) Relative value of clinical variables, bicycle ergometry, rest radionuclide ventriculography and 24 hour ambulatory electrocardiographic monitoring at discharge to predict 1 year survival after myocardial infarction. J Amer Coll Cardiol 8:40

Forlini FJ Jr, Dohn K, Langston MF Jr (1975) ST-segment isolation and quantification as a means of improving diagnostic accuracy in treadmill stress testing. Amer Heart J 90:431

Franz IW (1979) Untersuchungen über das Blutdruckverhalten während und nach Ergometrie bei Grenzwerthypertonikern im Vergleich zu Normalpersonen und Patienten mit stabiler Hypertonie. Z Kardiol 68:107

Froelicher VF, Myers J (199) Exercise and the heart, 4th ed. Saunders, Sidcup UK

Froelicher VG, Thomas MM, Pillow C (1974) Epidemiologic study of asymptomatic men screened by maximal treadmill testing for latent coronary artery disease. Am J Cardiol 34:770

Fuller CM, Raizner AE, Verani MS et al (1981) Early postmyocardial infarction treadmill stress testing. An accurate predictor of multivessel

Literatur

coronary disease and subsequent cardiac events. Ann Intern Med 94:734

Galassi AR, Kaski JC, Pupita G et al (1989) Lack of evidence for alpha-adrenergic receptor-mediated mechanisms in the genesis of ischemia in syndrome X. Am J Cardiol 64:264

Georgopoulos AJ, Proudfit WL, Page IH (1961) Effect of exercise on electrocardiograms of patients with low serum potassium. Circulation 23:567

Gerson MC, Morris SN, McHenry PL (1980) Relation of exercise-induced physiologic S-T segment depression of R-wave amplitude in normal subjects. Am J Cardiol 46:778

Goldhammer S, Scherf D (1932) Elektrokardiographische Untersuchungen bei Kranken mit Angina pectoris. Z klin Med 122:134

Gordon DJ, Ekelund LG, Karon JM et al (1986) Predictive value of the exercise tolerance test for mortality in North American men: The lipid research clinics mortality follow-up study. Circulation 74:252

Gould KL, Lipscomb K, Hamilton GW (1974) Physiologic basis for assessing critical coronary stenosis. Amer J Cardiol 33:87

Grobecker H (1982) Sympathische Regulation des Koronarkreislaufs. In: Roskamm H, Holzgreve H (Hrsg) Die Beta-Rezeptorenblockade aus pathophysiologischer Sicht. Schattauer, Stuttgart New York, S 1–11

Hecht HS, DeBord L, Shaw R et al (1993) Usefulness of supine bicycle stress echocardiography for detection of restenosis after percutaneous transluminal coronary angiography. Am J Cardiol 71:293

Hess OM, Buchi M, Kirkeeide R et al (1990) Potential role of coronary vasoconstriction in ischaemic heart disease: Effect of exercise. Eur Heart J 11(Suppl B):58

Hochrhein H, Lehmann HU, Helwing HP (1975) EKG-Veränderungen bei Coronarinsuffizienz und unter dem Einfluss von Digitalis. Klinikarzt 4:403

Hossack KF, Bruce RA (1985) Prognostic value of exercise testing: The Seattle heart watch experience. J Cardiac Rehabil 5:9

Jaffe DM (1977) Effect of oestrogenes on electrocardiogram. Brit Heart J 38:1299

Jungmann E, Schulz W, Kober G et al (1981) Folgen des regelmäßigen Laxantiengebrauchs. Münch Med Wochenschr 123:965

Kadel C, Strecker T, Kaltenbach M, Kober G (1989) Recognition of restenosis: can patients be defined in whom the exerciseECG result makes angiography restudy unnecessary? Eur Heart J 10 (Suppl G):22

Kaltenbach M (1974) Die Belastungsuntersuchung von Herzkranken. Kardiologische Diagnostik. Boehringer, Mannheim

Kaltenbach M, Klepzig H, Tschirdewahn B (1964) Die Kletterstufe, eine einfache Vorrichtung für exakt meßbare und reproduzierbare Belastungsuntersuchungen. Med Klin 59:248

Kawai C, Hultgren HN (1964) The effect of digitalis upon the electrocardiogram. Amer Heart J 68:409

Kemp HG (1973) Left ventricular function in patients with the anginal syndrome and normal coronary arteriograms. Am J Cardiol 32:375

Kemp HG, Vokonas PS, Cohn PF, Gorlin R (1973) The anginal syndrome associated with normal coronary arteriograms: report of six-year experience. Am J Med 54:735

Klepzig H (1976) Belastungsprüfungen von Herz und Kreislauf. Kurzmonographien, Sandoz 16

Lauer MS, Alexe CC, Pothier Snader CE et al (2002) Use of the logical analysis of data method fro assessing longterm mortality risk after exercise electrocardiography. Circulation 106:685–690

Likoff W, Segal BL, Kasparian H (1967) Paradox of normal selective coronary arteriograms in patients considered to have unmistakable coronary heart disease. N Engl J Med 276: 1063

Löllgen H, Erdmann E (Hrsg) (2000) Ergometrie, 3. Aufl. Springer, Berlin Heidelberg New York

Löllgen H, Ulmer HV (1985) Ergometrie-Empfehlungen zur Durchführung und Bewertung ergometrischer Untersuchungen. Ergebnisbericht einer Klausurtagung in Titisee. 7./8.12.1984. Klin Wochenschr 63:651

Maseri A (1976) Pathophysiologic studies of the pulmonary and coronary circulations in man. Am J Cardiol 38:751

McConahay DR, McCallister BD, Smith RE (1971) Postexercise electrocardiography: Correlations with coronary arteriography and left ventricular hemodynamics. Amer J Cardiol 28:1

McConahay DR, Valdes M, McCallister BD et al (1977) Accuracy of treadmill testing in assessment of direct myocardial revascularization. Circulation 56:8

Motz W, Vogt M, Rabenay O et al (1991) Evidence of endothelial dysfunction in coronary resistance vessels in patients with angina pectoris and normal coronary angiograms. Am J Cardiol 68:996

Multiple Risk Factor Intervention Irial Research Group: Exercise electrocardiogram and coronary heart disease mortality in the multiple risk factor intervention trial. Amer J Cardiol 55:16

Nair CK, Thomson W, Aronow WS et al (1984) Prognostic significance of exercise-induced complex ventricular arrhythmias in coronary artery disease with normal and abnormal left ventricular ejection fraction. Am J Cardiol 54:1136

Okin PM, Ameisen O, Kligfield P (1986) A modified treadmill exercise protocol for computer-assisted analysis of the ST-segment/heart rate slope: Methods and reproducibility. J Electrocardiol 19:B11

Opherk D, Zebe H, Weihe E et al (1981) Das Syndrom pektanginöser Beschwerden bei Patienten mit normalem Koronarangiogramm (Syndrom X). Dtsch Med Wochenschr 106: 1686

Parker JO, West RO, Case RB, Chong MA (1969a) Temporal relationships of myocardiallactate metabolism, left ventricular function, and ST-segment depression during angina precipitated by exercise. Circulation 40:97

Parker JO, Chong MA, West RO, Case RB (1969b) Sequential alterations in myocardial lactate metabolism, ST-segments, and left ventricular function during angina induced by atrial pacing. Circulation 40:113

Phillips RE (1974) The interaction of exercise and drugs. In: Zohman LR, Phillips RE (eds) Progress in cardiac rehabilitation. Thieme, Stuttgart, p 104

Pryor DB, Harreil FE, Leehl Califf RM, Rosati RA (1983) Estmating the likelihood of significant coronary artery disease. Am J Med 75:771

Rautaharju PM, Prineas RI, Crow RS et al (1980) The effect of modified limb electrode positions on electrocardiographic wave amplitudes. J Electrocardiol 2:109

Roskamm H (1968) Das Belastungs-EKG. Boehringer, Mannheim

Roskamm H, Samek L, Zweigle K et al (1977) Die Beziehungen zwischen den Befunden der Coronarangiographie und des Belastungs-EKG bei Patienten ohne transmuralen Myokardinfarkt. Z Kardiol 66:273

Roskamm H, Schmuziger M, Stürzenhofecker P et al (1986) Bestimmt die Vollständigkeit der Revaskularisation die funktionelle Verbesserung und die Überlebensdaten koronaroperierter Patienten? Ergebnisse von 1000 konsekutiv operierten Patienten. Z Kardiol 70:590

Samek L, Roskamm H, Rentrop P et al (1975) Belastungsprüfungen und Coronarangiogramm im chronischen Infarktstadium. Z Kardiol 64:809

Samek L, Meister G, Roskamm H et al (1977) Herzrhythmusstörungen nach Herzinfarkt. Herz Kreislauf 9:641

Samek L, Meister G, Roskamm H (1981) Sind Angina pectoris und ischämische ST-Senkung während Belastung bei Frauen unsichere Ischämiekriterien? (Abstr) Z Kardiol 70:629

Samek L, Roskamm H (1983) Das Belastungs-EKG bei Frauen: schwerer zu beurteilen, aber doch diagnostisch aussagekräftig. Med Klin Prax 78:21

Samek L, Roskamm H (1984) Belastungs-EKG. In: Roskamm H (Hrsg) Handbuch der inneren Medizin. Bd IX/3: Koronarerkrankungen. Springer, Berlin Heidelberg New York Tokyo, S 277

Samek L, Hirsch F, Roskamm H (1985) Mit welchen Koronarbefunden muß man bei hoch positivem Belastungstest -AP und ischämischer ST-Senkung bei 25 Watt rechnen? Z Kardiol 74(Suppl 3):32

Samek L, Roskamm H (1987) Bedeutung und Wertigkeit des Belastungs-EKG bei koronarkranken Frauen. In: Weidemann H (Hrsg) Die koronare Herzkrankheit der Frau. Steinkopff, Darmstadt, S 81

Santinga JT, Brymer JF, Smith F, Flora J (1977) The influence of lead strength on the ST changes with exercise electrocardiography (correlative study with coronary angiography). J Electrocardiol 4:387

Saunamaeki KI, Andersen JD (1981) Early exercise test in the assessment of lang-term prognosis after acute myocardial infarction. Acta Med Scand 209: 185

Scherer D, Kaltenbach M (1979) Häufigkeit lebensbedrohlicher Komplikationen bei ergometrischen Belastungsuntersuchungen. Z Kardiol 68:240

Schroeder E, Marchandise B, De Coster P et al (1989) Detection of restenosis after coronary angioplasty for single-vessel disease: how reliable are exercise electrocardiography and scintigraphy in asymptomatic patients? Eur Heart J 10(Suppl G):18

Schüren KP, Behrens P, Schröder R (1978) Falsch positives Belastungs-EKG bei organisch gesunden Frauen. Dtsch Med Wochenschr 103:816

Schwartz KM, Turner JD, Sheffield LT et al (1981) Limited exercise testing soon after myocardial infarction. Correlation with early coronary and left ventricular angiography. Ann Intern Med 94:727

Simoons ML (1977) Optimal measurement für detection of coronary artery disease by exercise electrocardiography. Comput Biomed Res 10:483

Shephard RJ, Miller HS (1999) Exercise and the heart in health and disease. Dekker, New York

Sionis D, Vrolix MC, Glazier JJ et al (1992) Early exercise testing after successful percutaneous transluminal coronary angioplasty: a ward of caution. Am Heart J 123:530

Staniloff HM, Diamond GA, Pollock BH (1984) Probabilistic diagnosis and prognosis of coronary artery disease. J Cardiac Rehabil 4:518

Stuart RJ, Ellestad MH (1976) Upsloping ST-segments in exercise stress testing. Six year follow-up study of 438 patients and correlation with 248 angiograms. Am J Cardiol 37:19

Stücker TD, Burweil LR, Nygaard TW et al (1989) Quantative exercise thallium-201 scintigraphy für predicting angina recurrence after percutaneous transluminal coronary angioplasty. Am J Cardiol 63:517

Théroux P, Waters DD, Halphen C et al (1979) Prognostic value of exercise testing soon after myocardial infarction. N Engl J Med 301:341

Thompson PD (2001) Exercise and sports cardiology. McGraw Hill, New York

Trappe HJ, Löllgen H (2000) Leitlinien zur Ergometrie. Z Kardiol 98: 821–857

Tubau JF, Chaitman BR, Bourasse MG, Waters DD (1980) Detection of multivessel coronary disease after myocardial infarction using exercise stress testing multiple ECG lead systems. Circualtion 61:44

Velasco J, Tormo V, Ferrer LM et al (1981) Early exercise test für evaluation of long-term prognosis after uncomplicated myocardial infarction. Europ Heart J 2:401

Zwillinger L (1935) Die Digitaliswirkung auf das Arbeits-Elektrokardiogramm. Med Klin 30:977

Langzeitelektrokardiographie

D. Kalusche, L. Samek

11.1 Langzeit-EKG-Systeme – 212

11.2 Anlagetechnik und EKG-Ableitungen – 212

11.3 Indikationen zum Langzeit-EKG – 214

Literatur – 217

Die Langzeitelektrokardiographie, im angloamerikanischen Schrifttum in der Regel als „Holter-monitor-recording" bezeichnet (nach Norman Holter, amerikanischer Physiologe; ihm gelang erstmals 1947 die Radiotransmission eines Elektroenzephalogramms und 1949 die Übertragung eines EKG, ist die beste Methode, intermittierende, spontan auftretende Herzrhythmusstörungen zu erfassen. Hauptvorteil dieser nichtinvasiven Untersuchung ist ihre ambulante Durchführbarkeit und damit die Möglichkeit, den Herzrhythmus des Patienten unter Alltags- und nicht unter Laborbedingungen – wie z. B. im Rahmen eines Belastungs-EKG – zu dokumentieren.

Die umfassende Untersuchung verschiedenster Patientengruppen mit unterschiedlichen Herzerkrankungen als auch von Normalpersonen fast jeder Altersgruppe in den 60er-, 70er- und 80er-Jahren hat unsere Kenntnisse über Inzidenz von Arrhythmien als auch deren prognostische Bedeutung enorm erweitert; dies hat dazu geführt, dass therapeutische Konsequenzen heute fast nie vom alleinigen Vorhandensein einer Arrhythmie abhängig gemacht werden. Das „Suchen" nach asymptomatischen Rhythmusstörungen ist heute in der Regel nicht mehr indiziert. Ähnliches gilt auch für die Frage „stummer Myokardischämie", wofür das Langzeit-EKG längere Zeit eingesetzt wurde. Die ST-Streckenanalyse ist aus dem klinischen Alltag weitgehend verschwunden. Ob neueren Anwendungen wie der Berechnung der Herzfrequenzvariabilität oder auch der Herzfrequenzturbulenz längerfristig eine größere Bedeutung zukommt, ist noch offen.

11.1 Langzeit-EKG-Systeme

Kontinuierliche Aufzeichnung. Die Bausteine eines Langzeit-EKG-Systems sind im Prinzip immer gleich: Es besteht aus einem Aufnahmegerät (Rekorder), das gleichzeitig die Information (Elektrokardiogramm) speichert, einem Wiedergabegerät und schließlich einer Analyseeinheit mit der Möglichkeit der Dokumentation und Verarbeitung der gespeicherten und analysierten Daten. Während traditionell der Datenträger des Aufnahmegerätes eine Tonbandkassette darstellte, haben in den letzten 10 Jahren Festkörperspeicher eine zunehmende Bedeutung gewonnen und werden analog aufzeichnende Kassettenrekorder bald voll-ständig abgelöst haben. Die digitale Speicherung der EKG-Daten ermöglicht deren Analyse noch während der Aufzeichnungsperiode, sodass die Auswertung praktisch bei Beendigung der EKG-Registrierung bereits vorliegt. Eine Nachbearbeitung zur Validierung der Computerentscheidungen ist trotzdem in aller Regel erforderlich. Auch sollte immer die Möglichkeit des komprimierten Totalausschriebs bestehen (◘ Abb. 11.1). Digitale Aufnahmegeräte sind darüber hinaus weniger artefaktanfällig.

Symptombezogene Aufzeichnung. Eine zunehmende Bedeutung gewinnen sog. Ereignisrekorder („event recorder"), mit deren Hilfe der Patient sein EKG immer dann abspeichern kann, wenn er Symptome empfindet. Ein Teil der verfügbaren Geräte hat darüber hinaus einen Durchlaufspeicher („loop"), in dem die EKG-Information immer für einen begrenzten Zeitraum – z. B. 20 oder 30 min – abgespeichert bleibt. Dies ermöglicht dann auch die retrospektive Erfassung und Analyse eines stattgefundenen Ereignisses, was z. B. bei Patienten mit rezidivierenden Synkopen von Bedeutung ist. Voraussetzung ist selbstverständlich, dass das Aufnahmegerät zum Zeitpunkt der Symptomatik auch mittels EKG-Elektroden mit dem Patienten verbunden war. Dies setzt eine gewissenhafte Compliance des Patienten voraus, was über längere Zeiträume häufig nicht zu gewährleisten ist. Die neueste technologische Entwicklung sind deshalb subkutan implantierbare Ereignisspeicher, deren Batteriekapazität ca. 2 Jahre beträgt, wodurch es praktisch immer gelingt, die Ursache für eine plötzliche Bewusstlosigkeit abzuklären (Krahn et al. 2001; s. Kap. 20). Die Auswertung der symptomgetriggerten EKG-Aufzeichnung erfolgt in der Regel „off-line": Nach Rückgabe des Ereignisrekorders wird die abgespeicherte EKG-Information ausgedruckt.

Transtelefonische Übermittlung von abgespeicherten EKG ist z. T. ebenfalls möglich und v. a. in den USA sehr populär. Entwicklungen im Bereich der Telekommunikation erlauben darüber hinaus heute auch die Übertragung von EKG per Mobil-Telefon und so praktisch eine On-line-Diagnose im Falle von Palpitationen oder anderen kardialen Symptomen. Die Übertragung kompletter Datensätze eines 24-h-Langzeit-EKG auf einen PC im Krankenhaus oder in der Praxis ist bereits ebenfalls möglich.

11.2 Anlagetechnik und EKG-Ableitungen

Die parallele Aufzeichnung von 2 oder 3 EKG-Kurven ist heute Standard, wodurch es zu einer deutlichen Verbesserung der Detektionsgenauigkeit gekommen ist. Bei der Analyse mehrerer Ableitungen sind Artefakte eindeutiger von wirklichen „Rhythmusereignissen" zu unterscheiden (◘ Abb. 11.2 und Abb. 11.3). Aufgezeichnet werden bipolare Brustwandableitungen. Die Elektrodenpositionierung erfolgt individuell.

Bedingungen für die gewählten Ableitungen

- Keine oder nur geringe Störmöglichkeit durch Muskelartefakte
- Keine atemabhängigen R-Potenzialschwankungen
- Gute Darstellung der P-Welle

11.2 · Anlagetechnik und EKG-Ableitungen

Abb. 11.1.
Langzeit-EKG-Registrierung bei einem Patienten mit koronarer Herzerkrankung und Zustand nach großem Vorderwandinfarkt mit dadurch bedingter schwerer linksventrikulärer Schädigung. Bei Sinusarrhythmus erkennt man viele polymorphe ventrikuläre Extrasystolen, z. T. als Bigeminus und 2er- und 3er-Ketten. Ferner kommt es zu mehrfachen monomorphen, nicht anhaltenden Kammertachykardien. Die Gesamtkonstellation (schlechter Ventrikelzustand nach Myokardinfarkt, häufige ventrikuläre Extrasystolen und nicht anhaltende Kammertachykardien weist auf ein hohes Risiko für den plötzlichen Herztod hin

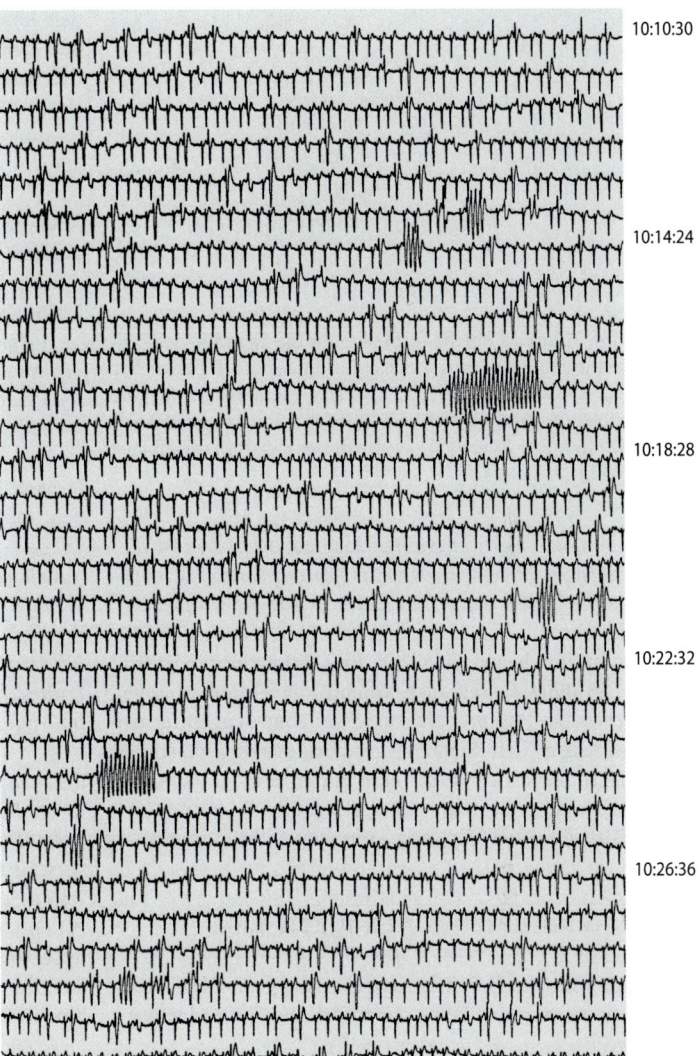

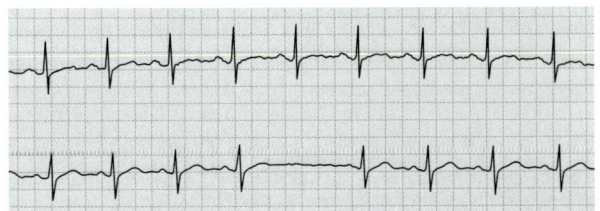

Abb. 11.2. Artefaktmöglichkeit bei 1-Kanal-Registrierung. Bei Betrachtung nur des zweiten Kanals müsste ein SA-Block II. Grades Typ Mobitz II diagnostiziert werden

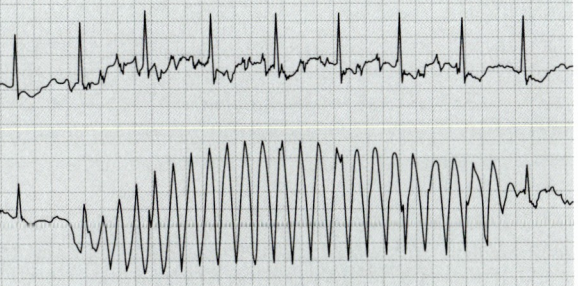

Abb. 11.3. Artefaktmöglichkeit bei Beschränkung auf eine Ableitung. Bei Betrachtung des Kanals 2 muss die Diagnose einer hochfrequenten selbstlimitierenden Kammertachykardie in Erwägung gezogen werden. Durch gleichzeitige Betrachtung des Kanal 1 wird deutlich, dass e sich um einen Artefakt handelt

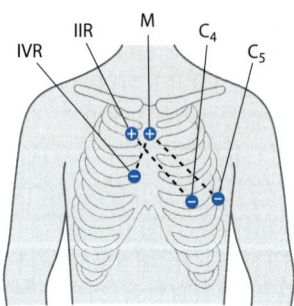

◘ **Abb. 11.4.** Günstige Ableitungspunkte für die Langzeitspeicher-EKG-Aufzeichnung. *IIR* 2. Rippe rechts parasternal, *IVR* 4. Rippe rechts parasternal; *M* Manubrium sterni, C_4 4. Interkostalraum links, Medioklavikularlinie, *C5* gleiche Höhe wie C_4, jedoch vordere Axillarlinie. Die Bezeichnung der Ableitung entspricht der Elektrodenkombination (z. B. MC_5)

Die Abb. 11.4 zeigt Ableitungsmöglichkeiten, die diesen Bedingungen meistens gerecht werden. Zur störungsfreien Aufzeichnung über 24 h oder länger ist das korrekte Anbringen der Elektroden absolute Voraussetzung. Dazu gehört auch eine gute Hautpräparation, bevor die Silber- bzw. Silberchloridelektroden oder in jüngster Zeit auch Kohlenstoffelektroden aufgeklebt werden. Die Hautpräparation sollte neben dem Entfernen der Behaarung an den Kontaktstellen auch das Abschaben der oberen Hornhautschicht sowie eine Entfettung der Haut mit Alkohol oder Äther beinhalten. So gelingt eine Reduktion des Hautwiderstandes von ca. 50.000 auf weniger als 5000 Ohm.

11.3 Indikationen zur Langzeit-EKG

Die Indikationen zur Durchführung eines Langzeit-EKG haben sich in den vergangenen Jahren gewandelt. Im Folgenden werden Anwendungsmöglichkeiten des Langzeit-EKG aufgezeigt und der Versuch einer Gewichtung gemacht, die den Richtlinien des American College of Cardiology (ACC), der American Heart Association (AHA) als auch der European Society of Cardiology (ESC) entspricht (Crawford et al. 1999; Priori et al. 2001).

Abklärung von Symptomen bei Verdacht auf zugrunde liegende Herzrhythmusstörung. Dies stellt die wichtigste Indikation zur Durchführung eines Langzeit-EKG dar (Klasse-I-Indikation), wobei folgende Symptome im Vordergrund stehen:
- Palpitationen,
- anfallsartiger Schwindel,
- Präsynkope oder Synkope,
- Herzrasen.

Je nach Häufigkeit der Beschwerden muss entschieden werden, ob eine kontinuierliche Langzeit-EKG-Registrierung über 24–72 h oder eine symptombezogene EKG-Aufzeichnung mittels Ereignisrekorder die adäquate Untersuchung darstellt. Weniger indiziert ist ein Langzeit-EKG bei anderen kardialen Symptomen wie Brustschmerz, Atemnot oder auch Müdigkeit. Als Ausnahme mag hier der dringende klinische Verdacht auf Vorliegen einer vasospastischen Angina pectoris („Prinzmetal-Angina") angeführt werden (◘ Abb. 11.5)

Risikostratifizierung durch Erfassung ventrikulärer Arrhythmien. Bis zu Beginn der 90er-Jahre wurde die Langzeitelektrokardiographie intensiv zur Risikostratifizierung bei den verschiedensten Herzerkrankungen eingesetzt. Grundlagen waren Studienergebnisse die belegten, dass insbesondere bei Patienten mit überstandenem Myokardinfarkt, aber auch bei hypertropher und dilatativer Kardiomyopathie ventrikuläre Herzrhythmusstörungen auf eine beeinträchtigte Prognose hinweisen. In einer Vielzahl von Postinfarktstudien konnte

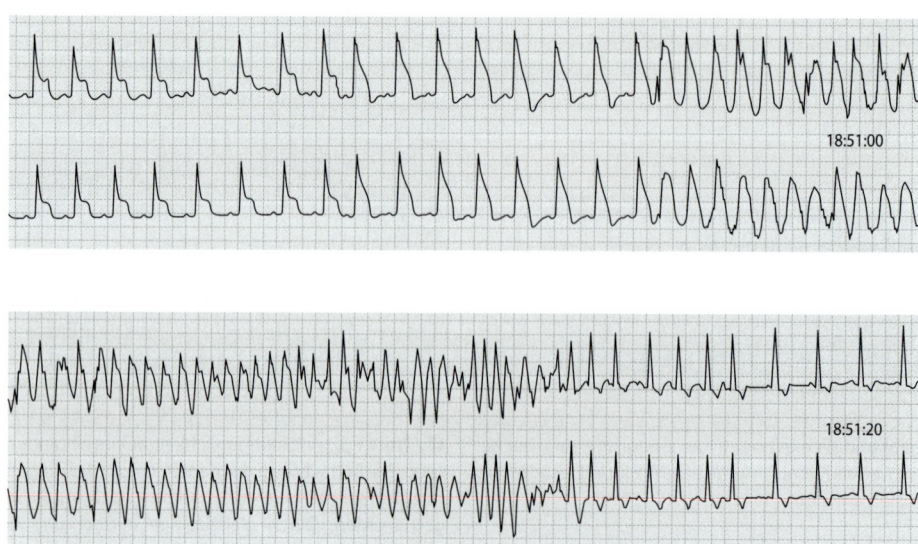

◘ **Abb. 11.5.** Ruhe-Angina-pectoris-Anfall auf dem Boden einer vasospastischen Angina pectoris. Auszug aus einer Langzeit-EKG-Registrierung. Zu Beginn bei normfrequentem Sinusrhythmus ST-Streckenelevation mit Übergang in eine monophasische Deformierung. Eine zu Beginn möglicherweise supraventrikuläre Tachykardie degeneriert in eine polymorphe, extrem hochfrequente Kammertachykardie, die spontan endet: Zuletzt wieder normfrequenter Sinusrhythmus. Die ST-Streckenhebung hat sich zurückgebildet; es finden jetzt präterminal negative T's

statistisch gesichert werden, dass häufige ventrikuläre Extrasystolen, insbesondere auch ventrikuläre Salven (3 oder mehr VES in Reihe), eine 2- bis 3fach erhöhte Gefährdung des Patienten hinsichtlich eines plötzlichen Herztodes anzeigen (Bigger et al. 1984). Dabei zeigten multivariate Analysen, dass den ventrikulären Herzrhythmusstörungen eine unabhängige prognostische Bedeutung zukommt. Aus diesen Zusammenhängen leitete sich die Hypothese ab, dass die Unterdrückung ventrikulärer Extrasystolen durch antiarrhythmische Therapie die Prognose von Postinfarktpatienten verbessern sollte. Eine Vielzahl von antiarrhythmischen Interventionsstudien, insbesondere die CAST- und CAST-II-Studie zeigten jedoch eindeutig, dass Suppression ventrikulärer Rhythmusstörungen – nachgewiesen durch Langzeit-EKG – nicht gleichzusetzen ist mit verbesserter Prognose (CAST-Investigators 1989; Echt et al. 1991; CAST-II-Investigators 1992). Auch die großen Postinfarktstudien, die Amiodaron zur Sekundärprophylaxe einsetzten (CAMIAT, EMIAT) konnten keine Verbesserung der Gesamtsterblichkeit nachweisen (Cairns et al. 1997; Julian et al. 1997), obwohl die arrhythmiebedingten Todesfälle signifikant vermindert wurden. Aufgrund dieser Erkenntnisse ist die routinemäßige Anfertigung eines Langzeit-EKG bei Patienten nach Myokardinfarkt zur Risikostratifizierung nicht indiziert.

Anders verhält es sich bei Patienten nach Herzinfarkt mit deutlich beeinträchtigter linksventrikulärer Funktion (EF < 41%); bei diesen Patienten ist bei Nachweis nicht anhaltender Kammertachykardien eine weitere Risikostratifizierung durch elektrophysiologische Diagnostik (programmierte Kammerstimulation) sinnvoll: Besteht Induzierbarkeit für anhaltende ventrikuläre Rhythmusstörungen, so kann die Implantation eines ICD-Systems aus primärprophylaktischer Indikation heraus erwogen werden (Moss et al. 1996; Buxton et al. 1999). Die Durchführung eines Langzeit-EKG ist deshalb gerechtfertigt (Klasse-IIB-Indikation entsprechend der ACC/AHA-Richtlinien, 1999; Klasse-IIA-Indikation nach Priori et al. 2001).

Ein Langzeit-EKG ist bei asymptomatischen Patienten mit hypertropher Kardiomyopathie nicht zwingend erforderlich. Jedoch ist der negativ-prädiktive Wert (kein Nachweis einer ventrikulären Salve) im Hinblick auf das Risiko für einen plötzlichen Herztod sehr hoch, d. h. es kann v. a. der „Low-risk-Patient" identifiziert werden (McKenna et al. 1994). Der Nachweis ventrikulärer Arrhythmien bleibt aber wegen zu geringer Spezifität ohne Konsequenz.

Der Nachweis von häufigen ventrikulären Extrasystolen bis hin zu nicht anhaltenden Kammertachykardien gehört zum Krankheitsbild der dilatativen Kardiomyopathie und ist Ausdruck der Schwere der zugrunde liegenden Erkrankung (Meinertz et al. 1984; Kron et al. 1988). Zur Risikostratifizierung trägt das Langzeit-EKG aufgrund zu geringer Spezifität der Befunde nicht bei. Es sollte jedoch dann angefertigt werden, wenn häufige ventrikuläre Extrasystolen (z. B. Bigeminus) aus hämodynamischen Gründen behandelt werden sollten.

Herzfrequenzvariabilität. Neuere aus dem 24-h-Langzeit-EKG zu berechnende Prognoseindikatoren stellen die Herzfrequenzvariabilität („heart rate variability", HRV; Task Force of the ESC 1996) und auch die Herzfrequenzturbulenz (Schmidt et al. 1999) dar. Vereinfacht betrachtet sind beide Folge vagaler und sympathischer Einflüsse auf die Sinusknotenaktivität. Eine Reihe von pathologischen kardiovaskulären Zuständen geht mit einer verminderten HRV einher, wobei dies in erster Linie auf eine Abnahme parasympathischer Einflüsse zurückzuführen ist. So ist die HRV z. B. bei Patienten mit akuter Myokardischämie, bei Herzinsuffizienz jeglicher Genese und v. a. nach ausgedehntem transmuralem Myokardinfarkt reduziert.

Der einfachste Parameter zur Abschätzung der HRV im Zeitbereich ist die Standardabweichung der über 24 h ermittelten RR-Intervalle (SDNN). Zur Berechnung dürfen nur Sinusschläge herangezogen werden, supraventrikuläre und ventrikuläre Extrasystolen müssen sorgfältig aus der Analyse eliminiert werden (Malik u. Camm 1989; Kleiger et al. 1992). Die ATRAMI-Studie untersuchte prospektiv an einem großen Postinfarktkollektiv den Wert verschiedener autonomer Marker im Hinblick auf die Sterblichkeit während des Follow-up von 21 Monaten. Es zeigte sich, dass eine SDNN < 70 ms mit einem 3,2fach höherem Sterblichkeitsrisiko verknüpft war. Patienten mit niedriger EF (< 36%) und erniedrigter HRV hatten ein besonders hohes Risiko (Mortalitätsrisiko 6,7fach erhöht; LaRovere et al. 1998).

Auch wenn z. Z. noch keine Daten vorliegen, ob so identifizierte Hochrisikopatienten von einer bestimmten Intervention profitierten (z. B. ICD-Implantation – die DINA-MIT-Studie untersucht diese Fragestellung; der Patienteneinschluss ist abgeschlossen, Ergebnisse werden 2004 vorliegen; Hohnloser et al. 2000), empfiehlt die ESC die Bestimmung der HRV bei Postinfarktpatienten mit erniedrigter EF (Priori et al. 2001). Neben der Bestimmung der RR-Intervalle über 24 h und der daraus berechneten Parameter (z. B. SDNN; ◘ Abb. 11.6) führen die meisten Auswertegeräte auch eine Spektralanalyse der Herzfrequenzvariabilität durch, wozu hierfür nur ca. 300 konsekutive Sinusschläge benötigt werden. Nach Fast-Fourier-Transformation lassen sich verschiedene Frequenzbereiche differenzieren (◘ Abb. 11.7):

- ULF (ultra low frequency power): < 0,0034 Hz,
- VLF (very low frequency power): 0,0034–0,04 Hz,
- LF (low frequency power): 0,04–0,15 Hz,
- HF (high frequency power): 0,15–0,4 Hz.

Das HF-Spektrum repräsentiert praktisch ausschließlich die Vagusaktivität, die die respiratorische Sinusarrhythmie vermittelt, das LF-Band wird sowohl vagal als auch sympathisch moduliert. Das Verhältnis LF/HF gilt als Index für die autonome Balance. Die verschiedenen Parameter der Spektralanalyse haben bei Postinfarktpatienten ebenfalls eine prognostische Bedeutung (Bigger et al. 1993).

Kontrolle einer antiarrhythmischen Therapie. Besonders Patienten ohne strukturelle Herzerkrankung können durch supraventrikuläre und ventrikuläre Rhythmusstörungen (Extrasystolie) symptomatisch und in ihrer Lebensqualität stark beeinträchtigt sein. Sie bedürfen dann einer gezielten antiarrhythmischen Therapie. Vor Einleitung einer solchen Behandlung ist die Anfertigung eines 24-h-Langzeit-EKG essenziell, um Art und Häufigkeit der Arrhythmien genau zu erfassen. Auch das Aufdecken einer evt. vorhandenen Tag-Nacht-Variabilität ist von großer Bedeutung, da sich hieraus differenzialtherapeutische Schritte ableiten lassen (s. Abschn. 40.4). Ein Langzeit-EKG unter Therapie vermag den Therapieerfolg zu dokumentieren, wobei die Spontanvariabilität von Herzrhythmusstörungen zu berücksichtigen ist. Für die Erkennung pro-

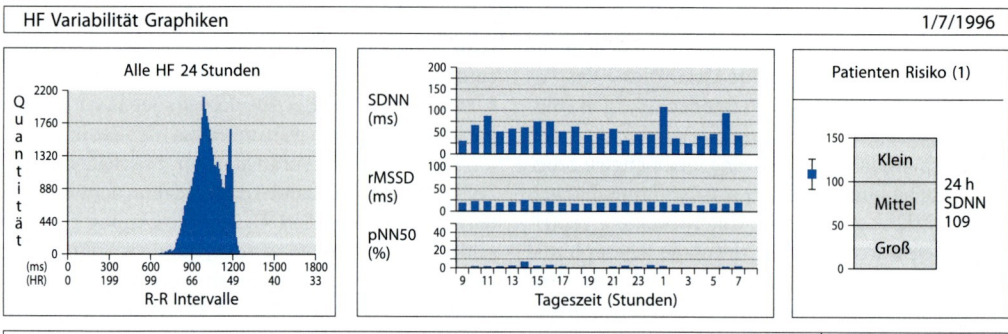

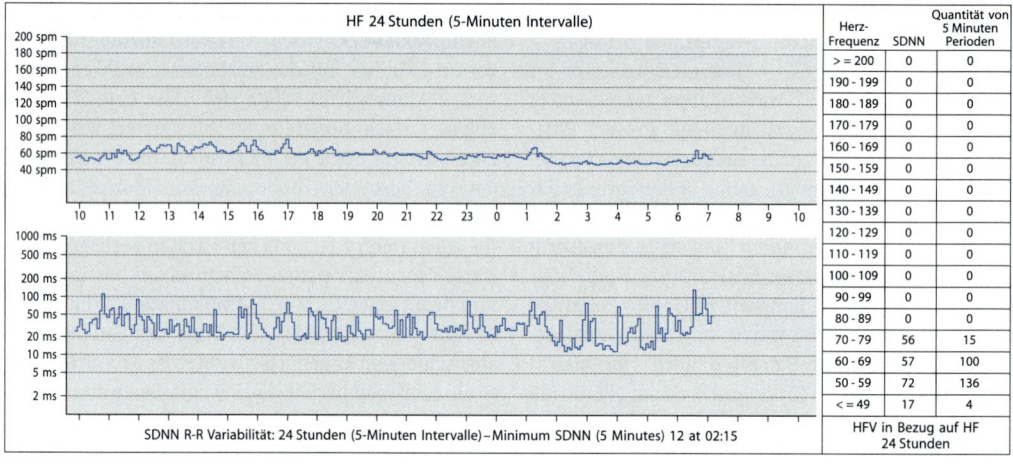

Zeit	Alle Schl. #	Akzept. Schl. #	Mittl. RR (ms)	SDNN (ms)	SDANN Index (ms)	SDNN Index (ms)	rMSSD (ms)	pNN50 (%)
09:00	572	569	1048,8	29	11	27	18	0
10:00	3261	3064	1079,8	65	45	42	22	1
11:00	3092	2778	1039,9	86	68	47	21	1
12:00	3728	3033	894,7	51	38	33	18	1
13:00	3636	2891	905,5	57	50	29	20	2
14:00	3579	2830	903,8	61	55	27	25	6
15:00	3673	3008	901,4	76	60	42	21	2
16:00	3577	2958	930,7	76	66	34	23	3
17:00	3628	3401	968,6	51	37	32	19	1
18:00	3433	2775	972,3	63	54	30	18	0
19:00	3628	3558	987,5	44	26	31	18	0
20:00	3613	3567	993,0	46	26	36	19	0
21:00	3469	3280	1011,6	58	45	35	19	1
22:00	3299	3240	1085,6	32	15	28	21	2
23:00	2965	2716	1036,9	45	25	35	22	1
00:00	2935	2103	1033,1	46	33	31	22	3
01:00	2995	2413	1053,9	109	102	40	21	2
02:00	3073	3057	1170,0	37	20	24	17	0
03:00	3024	3006	1189,5	25	13	19	18	0
04:00	3089	3049	1162,4	43	27	29	14	0
05:00	3045	2940	1167,6	48	28	34	19	0
06:00	2871	2291	1074,9	96	79	52	19	1
07:00	502	454	1059,5	44	8	43	21	2
08:00	0	0	0	0	0	0	0	0
Summe:	70687	62981						
24 h Durchschnitt			1026,3	109	104	34	20	1

Abb. 11.6. Bestimmung der Herzfrequenzvariabilität (HRV) im Langzeit-EKG. Beispiel einer automatischen Auswertung der 24-h-Speicher-EKG. Es finden sich grafische Darstellungen der RR-Intervalle, der Herzfrequenz, der Standardabweichungen für 5-minütige Epochen u. a. (s. Text)

arrhythmischer Effekte ist das Langzeit-EKG ebenfalls die Untersuchungsmethode der Wahl. Die Kontrolle der Herzfrequenz, d. h insbesondere die Vermeidung von längeren Tachyarrhythmiephasen, gilt heute als guter Endpunkt der Therapie von Patienten mit chronischem persistierenden Vorhofflimmern (Hohnloser u. Kuck 2001; AFFIRM Investigators 2002). Die Dokumentation des Herzfrequenzspektrum unter Alltagsbedingungen ist eine Domäne des Langzeit-EKG.

Zusammenfassung

Die wichtigste Indikation für das Langzeit-EKG ist die Abklärung von Symptomen, als deren Ursache Herzrhythmusstörungen vermutet werden. Bei Patienten

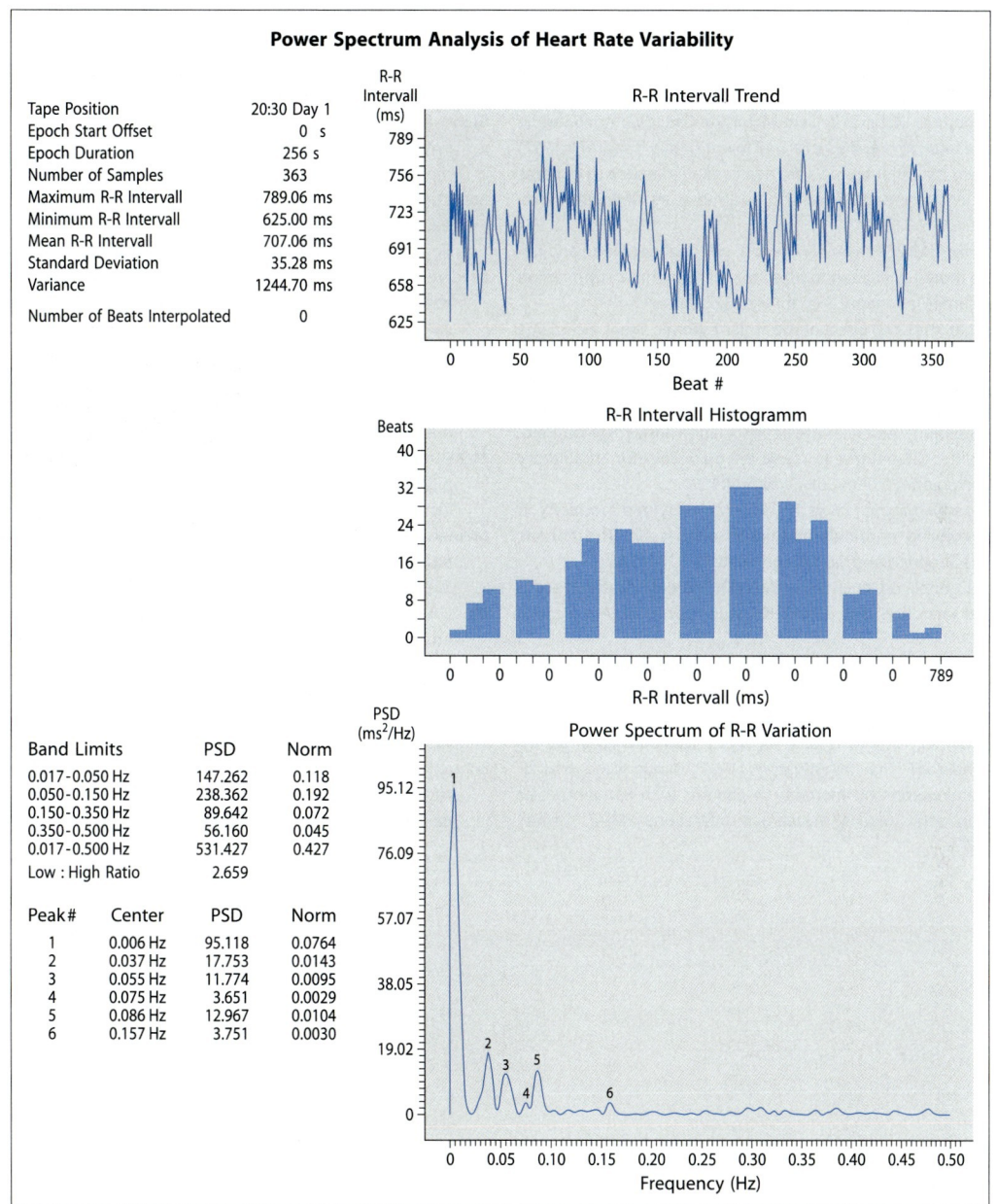

Abb. 11.7. Bestimmung der Herzfrequenzvariabilität (HRV) im Langzeit-EKG. Spektralanalyse der HRV. Für die Analyse wurden 363 konsekutive Zyklen herangezogen. Es ist zu erkennen, dass das HF-Band fast vollständig verschwunden ist, was als Ausdruck verminderter vagaler Aktivität zu interpretieren ist. Bei Zustand nach Herzinfarkt wird hierdurch ein erhöhtes Risiko für den plötzlichen Herztod angezeigt

nach Herzinfarkt mit deutlich beeinträchtigter linksventrikulärer Funktion kann das Langzeit-EKG zur weiteren Risikostratifizierung beitragen, wozu neben der quantitativen und qualitativen Erfassung ventrikulärer Arrhythmien auch die Bestimmung der Herzfrequenzvariabilität herangezogen werden kann. Die Überprüfung einer antiarrhythmischen Therapie ist eine weitere wichtige Indikation zur Durchführung eines Langzeit-EKG.

Literatur

The Atrial Fibrillation Follow-up Investigation of Rhythm Management (AFFIRM) Investigators (2002) A comparison of rate control and rhythm control in patients with atrial fibrillation. N Engl J Med 347:1825–1833

Bigger JT, Fleiss JL, Kleiger RE et al (1984) The relationships among ventricular arrhythmias, left ventricular dysfunction, and mortality in the 2 years after myocardial infarction. Circulation 69:250–258

Bigger JT, Fleiss JL, Rolnitzky LM, Steinman RC (1993) Frequency domain measures of heart period variability to assess risk late after myocardial infarction. J Am Coll Cardiol 21:729–736

Buxton AE, Lee KL, Fisher JD et al for the Multicenter Unsustained Tachycardia Trial Investigators (1999) A randomized study of the prevention of sudden death in patients with coronary artery disease. N Engl J Med 341:1882–1890

Cairns JA, Connolly SJ, Roberts R, Gent M, for the Canadian Amiodarone Myocardial Infarction Arrhythmia Trial Investigators (CAMIAT) (1997) Randomized trial of outcome after myocardial infarction in patients with frequent or repetitive ventricular premature depolarisations. Lancet 349:675–682

CAST-Investigators (1989) Preliminary report: effect of encainide and flecainide on mortality in a randomized trial of arrhythmia suppression after myocardial infarction. N Engl J Med 321:406–412

CAST-II-Investigators (1992) Effect of the antiarrhythmic agent moricizine on survival after myocardial infarction. N Engl J Med 327:227–233

Crawford MH, Berstein SJ, Deedwania PC et al (1999) ACC/AHA guidelines for ambulatory electrocardiography. A report of the American College of Cardiology/American Heart Association Task Force on Practice Guidelines (Committee to revise the guidelines for ambulatory electrocardiography). J Am Coll Cardiol 34:913

Echt DS, Liebson PR, Mitchell LB et al (1991) Mortality and morbidity in patients receiving encainide, flecainide, or placebo: The Cardiac Arrhythmia Suppression Trial. N Engl J Med 324: 781–788

Hohnloser SH, Connolly SJ, Kuck KH et al (2000) The defibrillator in acute myocardial infarction trial (DINAMIT): study protocol. Am Heart J 140:735–739

Hohnloser SH, Kuck KH (2000) Randomized trial of rhythm or rate control in atrial fibrillation: the pharmacological intervention in atrial fibrillation trial (PIAF) Eur Heart J 22:801–802

Julian DG, Camm AJ, Frangin G et al for the European Myocardial Infarct Amiodarone Trial Investigators (1997) Randomized trial of effect of amiodarone on mortality in patients with left-ventricular dysfunction after recent myocardial infarction: EMIAT. Lancet 349:667–674

Kleiger RE, Stein PK, Bosner MS, Rottman JN (1992) Time domain measurements of heart rate variability. In: Kennedy HL (ed) Cardiology clinics. Ambulatory electrocardiography. Current clinical concepts. Saunders, Philadelphia, p 487

Krahn AD, Klein GJ, Yee R, Skanes AC (2001) Randomized assessment of syncope trial. Conventional diagnostic testing versus a prolonged monitoring strategy. Cirulation 104:46–51

Kron J, Hart M, Schual-Berke S et al (1988) Idiopathic dilated cardiomyopathy. Role of programmed electrical stimulation and Holter monitoring in predicting those at risk of sudden death. Chest 93:85–90

La Rovere MT, Bigger JT Jr, Marcus FI et al (1998) Baroreflex sensitivity and heart-rate variability in prediction of total cardia mortality after myocardial infarction. ATRAMI (Autonomic Tone and Reflexes After Myocardial Infarction) Investigators. Lancet 351:478–484

Malik M, Farrell T, Cripps T, Camm AJ (1989) Heart rate variabilityin relation to prognosis after myocardial infarction: Selection of optimal optimal processing techniques. Europ Heart J:1060–1074

McKenna WJ, Sadoul N, Slade AK, Saumarez RC (1994) The prognoszic significance of nonsustained ventricular tachycardia in hypertrophic cardiomyopathy. Circulation 90:3115–3117

Meinertz T, Hofmann T, Kasper W et al (1984) Significance of ventricular arrhythmias in idiopathic dilated cardiomyopathy. Am J Cardiol 53:902–907

Moss AJ, Hall WJ, Cannom DS et al (1996) Improved survival with an implanted defibrillator in patients with coronary disease and ventricular arrhythmia. N Engl J Med 335:19–33

Priori SG, Aliot E, Blomstrom-Lundquist C et al (2001) Task force on sudden death of the European Society of Cardiology. Eur Heart J 22:1374–1450

Schmidt G, Malik M, Barthel P et al (1999) Heart-rate turbulence after ventricular premature beats as a predictor of mortality after acute myocardial infarction. Lancet 353:1390–1396

Echokardiographie

P. Bubenheimer

12.1 Geschichtliche Entwicklung – 221

12.2 Physikalische und apparative Grundlagen der 2-D- und M-Mode-Echokardiographie – 222

12.3 Physikalische und apparative Grundlagen der Doppler- und Farbdopplerechokardiographie – 223
12.3.1 CW- und PW-Doppler – 224
12.3.2 Praktische Anwendung des Dopplers – 226
12.3.3 Untersuchungstechnik – 226
12.3.4 Normale und abnormale Strömungsgeschwindigkeiten – 227
12.3.5 Farbdoppler – 227
12.3.6 Gewebedopplerechokardiographie – 230

12.4 Echokardiographischer Untersuchungsgang – 230

12.5 Schnittbildanatomie des gesunden Herzens – 231
12.5.1 4-Kammerblick – 231
12.5.2 2-Kammerblick – 231
12.5.3 Darstellung in der Längsachse – 232
12.5.4 Darstellung in den Kurzachsen – 232
12.5.5 Subkostale Schnitte – 234

12.6 TM-Echokardiogramm des gesunden Herzens – 234
12.6.1 Mitralklappe – 234
12.6.2 Aortenklappe – 235
12.6.3 Linker Vorhof – 236
12.6.4 Linker Ventrikel – 236
12.6.5 Rechter Ventrikel – 239
12.6.6 TM-echokardiographische Normwerte bei Erwachsenen – 239

12.7 Farbdoppler und Dopplerechokardiogramm des gesunden Herzens – 239

12.8 Transösophageale Echokardiographie – 241

12.9 Diastolische Ventrikelfunktion – 242

12.10 Echokardiographische Ischämiediagnostik – 244

12.10.1 Analyse der Wandbewegungsstörungen – 244
12.10.2 Stressechokardiographie: Ischämie- und Vitalitätsdiagnostik – 244
12.10.3 Stressechokardiographie bei Kardiomyopathien und Vitien – 247

Literatur – 247

Die Echokardiographie ist heute ein komplexes Routineverfahren zur morphologischen und funktionellen Beurteilung des Herzens. Basisdiagnostik ist die transthorakale Echokardiographie mit Ultraschallschnittbildern (2-D-Echokardiogramm), ergänzt durch eindimensionale Bewegungskurven (Time-Motion-Echokardiogramm), Blutströmungsanalysen mittels Farbdopplerechokardiographie und konventioneller Dopplerechokardiographie. Bei speziellen Fragestellungen oder Untersuchungsbedingungen kommen ergänzend oder alternativ transösophageale Echokardiographie, Kontrastechokardiographie und Stressechokardiographie zur Anwendung. Abgesehen von transösophagealen Applikationen und eventuellen Kontrastmittelinjektionen ist die Echokardiographie nichtinvasiv und mit mobilen Geräten überall durchführbar.

Die Fülle der präzisen Informationen, die der geübte Untersucher über die Struktur und Funktion von Herzbeutel, Herzmuskel, Herzklappen, die großen Gefäße und die Hämodynamik erhält, ergibt ein günstiges Kosten-Nutzen-Verhältnis der Methode. Der Zeitaufwand für die echokardiographische Untersuchung (2-D- und M-Mode, Farbdoppler und konventioneller Doppler) beträgt je nach Fragestellung und Übung des Untersuchers zwischen 15 und 45 min einschließlich Dokumentation und Auswertung.

12.1 Geschichtliche Entwicklung

M-Mode. Die Echokardiographie blickt mittlerweile auf eine fast 50-jährige Entwicklungsgeschichte zurück. Das klassische Ultraschallkardiogramm (UKG, Time-Motion-Echokardiogramm, M-Mode-Echokardiogramm) ist eine Kurve ähnlich einem Mechanokardiogramm, das Bewegungen der Herzwände und der Herzklappen in Abhängigkeit von der Zeit kontinuierlich registriert (Edler u. Hertz 1954). Die ersten praktischen Anwendungen fand das UKG zur Diagnostik von Mitralstenosen (Edler 1956; Edler u. Gustafson 1957), Vorhoftumoren (Effert u. Domanig 1959) und Perikardergüssen (Feigenbaum et al. 1965). Breites Interesse schließlich fand die Echokardiographie, als durch die Darstellung der Kammerwandbewegungen eine quantitative Ventrikelfunktionsdiagnostik möglich wurde (Feigenbaum et al. 1967, 1968; Popp et al. 1969). Unter Schnittbildkontrolle abgeleitet ist das „M-Mode" des linken Ventrikels noch heute fester Bestandteil der echokardiographischen Routinediagnostik, insbesondere zur Verlaufskontrolle der Ventrikelfunktion bei Kardiomyopathien und Herzklappenfehlern.

Schnittbild. Die abstrakte Darstellung der Bewegungsdynamik des Herzens in Kurvenform beschränkte die kardiale Ultraschalldiagnostik auf wenige geübte Spezialisten. Erst die Entwicklung von Sektorscannern zur anschaulicheren Darstellung des Herzens in bewegten Schnittbildern führte ab Mitte der 70er-Jahre zur raschen Ausbreitung des diagnostischen Ultraschalls in der Kardiologie. Die fortlaufende Verbesserung der Schnittbildqualität ist noch nicht abgeschlossen. Sie hat mit neuen Techniken zur Verbesserung des Signal-Rausch-Verhältnisses wie dem „tissue harmonic imaging" in den letzten Jahren nochmals einen bedeutenden Entwicklungsschub bekommen (Thomas u. Rubin 1998). Damit konnten u. a. bislang störende Nahzonenartefakte reduziert und die Darstellung der Endokardkonturen verbessert werden, v. a. auch bei schwierigen Untersuchungsbedingungen wie der dynamischen Stressechokardiographie (Becher et al. 1998; Kornbluth et al. 1998).

Doppler und Farbdoppler. Die Integration der Dopplersonographie in die Schnittbildechokardiographie erlaubte schließlich gezielte Flussmessungen in den Herzkammern und an den Herzklappen (Baker et al. 1977; Griffith und Henry 1978). Die Ergänzung der kurvenmäßigen Flussanalyse durch die anschaulichere zweidimensionale Flussdarstellung im Schnittbild (Farbdoppler) brachte einen weiteren „Boom" in der Akzeptanz der Echokardiographie (Omoto et al. 1983; De Maria et al. 1985).

Transösophageales Echo. Die Grenzen, die der Echokardiographie durch die individuelle Variabilität der Untersuchungsbedingungen gesetzt waren, wurden durch die Entwicklung spezieller, in die Speiseröhre (transösophageal) einführbarer Schallsonden erheblich erweitert (Frazin et al. 1976; Hisanga et al. 1977). In kurzen Abständen folgten den monoplanen die biplanen und die multiplanen Schallsonden und schließlich die Multifrequenzsonden. Die transösophageale Applikation ermöglichte v. a. unter Bedingungen, die für die transthorakale Untersuchung ungünstig waren – beatmeter Patient, Herzoperation – eine rasche und aussagekräftige Diagnostik.

3-D-Echokardiographie. Die aus den verschiedenen zweidimensionalen Schnitten gewonnenen Informationen zu einer einzigen dreidimensionalen Darstellung zu integrieren, beschäftigt die Pioniere der Echokardiographie schon lange (Dekker et al. 1974). Vor allem aus systematischen transösophagealen Schnittfolgen wurden 3-D-Darstellungen im Anschluss an die Untersuchung zeitaufwändig rekonstruiert (Wollschläger 2001). Praktikable „Real-time"-Lösungen wurden in den letzten Jahren mit neu entwickelten „Matrix"-Schallköpfen vorgestellt (Franke et al. 2000). Aus dem dreidimensionalen Datensatz können beliebige zwei- und dreidimensionale Ansichten ausgewählter Herzstrukturen abgerufen werden. Angewandt wird die 3-D-Echokardiographie zum besseren Verständnis komplexer Strukturen, z. B. der Mitralklappe vor geplanten plastischen Korrekturen (Salustri et al. 1996) oder der quantitativen Bestimmung von Rauminhalten wie z. B. der links- und rechtsventrikulären Volumina (Gopal et al. 1994). Auch für die 3-D-Rekonstruktion komplizierter Regurgitationsjets im Farbdoppler ist das Verfahren von Interesse (Li et al. 1997). Zeitaufwändige Akquisition und Nachbearbeitung der Daten und/oder geringe räumliche Auflösung der verschiedenen Verfahren begrenzen bisher die Anwendung im klinischen Alltag.

Kontrastechokardiographie. Die Kontrastechokardiographie diente vor der Einführung des Farbdopplers zur Darstellung der Blutströmung in den im Schnittbild „dunklen Herzhöhlen" (Gramiak et. al. 1969). Als Kontrastmedien dienten mit kleinen Luftbläschen (intensitätsstarke Ultraschallreflektoren) angereicherte Trägerlösungen wie physiologische Kochsalzlösung oder Plasmaexpander (Tajik u. Seward 1978). Bei intravenöser Applikation erlaubten diese Kontrastmedien allerdings nur eine Darstellung der Blutströmung in den rechten Herzabschnitten vor dem „Lungenfilter", das die instabilen Gasbläschen eliminierte. Später entwickelte „lungengängige" Kontrastmedien mit stabileren und kleineren Bläschen (<10 μm Durchmesser) erlaubten dann auch eine Darstellung der Blutströmung in den linken Herzabschnitten und peripheren Gefäßen über eine intravenöse Injektion (Maurer 2000). Zwischenzeitlich war das Interesse an einer breiten Anwendung der Kontrastechokardiographie allerdings durch die fortlaufende Verbesserung der einfacheren Blutströmungsanalyse mittels Farbdoppler zurückgegangen. Die verbliebene häufigste Indikation für die Kontrastechokardiographie ist der Nachweis des offenen Foramen ovale (◘ Abb. 12.1). Die weitere Entwicklung der Kontrastechokardiographie konzentriert sich auf die Darstellung der Myokardperfusion, mit dem Ziel, die diagnostische Lücke zu Fragen der koronaren Mikrozirkulation zu schliessen (v. Bibra 2001). Dies bedarf neben stabilen lungengängigen Bläschen spezifische Darstellungsverfahren zur Erkennung der im Myokard sehr niedrigen Kontrastmittelkonzentrationen (Sieswerda et al. 2000; Becher et al. 2002). Trotz erheblicher Fortschritte ist diese klinisch interessante Anwendung noch nicht über wissenschaftliche Anwendungen hinaus in die Praxis gelangt.

Stressechokardiographie. Die echokardiographische Untersuchung bei körperlicher Belastung, v. a. bei der Fahrradergometrie (dynamische „Stressechokardiographie") wurde von einzelnen Arbeitsgruppen in den 70er-Jahren mit der M-Mode-Technik, in den 80er-Jahren mit der 2-D-Technik durchgeführt. Die untersuchungstechnischen Schwierigkeiten (Bewegung und Hyperventilation des Patienten während der Belastung, Notwendigkeit der raschen Bildgewinnung) verhinderten jedoch eine breite Akzeptanz. Erst komfortablere digitale Bildgewinnungs- und Bearbeitungsprogramme ermöglichten eine breitere Anwendung, v. a. zur Ischämiediagnostik. Der Begriff der „Stressechokardiographie" umfasst heute neben der dynamischen Belastung auch die medikamentöse Belastung.

12.2 Physikalische und apparative Grundlagen der 2-D- und M-Mode-Echokardiographie

Echokardiographie und Sonographie. Die Echokardiographie bedient sich der gleichen Techniken, wie sie bei der Ultraschalldiagnostik anderer Organe zur Anwendung kommen (Sonographie als zweidimensionales Schnittbildverfahren zur anatomischen Darstellung, Farbdopplersonographie und Duplexsonographie zur Darstellung und Messung der Blutströmung). Es soll deshalb hier nur auf die für die Echokardiographie spezifischen Entwicklungen eingegangen werden.

> **Definition**
>
> Die Echokardiographie basiert wie die Sonographie auf dem Aussenden und Empfangen kurzer Schallimpulse. Die Zeitspanne zwischen Aussenden eines Impulses und Empfangen eines reflektierten Impulses (Echo) ermöglicht die räumliche Zuordnung mehrerer aufeinanderfolgender Echos und ist Grundlage des Bildaufbaus (Echolottechnik).

Die Schnittbilddiagnostik (2-D-Echo) fasste in der Kardiologie mit Verspätung Fuß, da die frühen Schnittbildgeräte wegen eines noch zu langsamen Bildaufbaus zur Darstellung des sich rasch bewegenden Organs „Herz" ungeeignet waren. Auch waren die großflächigen Schallsonden für den Einblick in das Herz, der nur über relativ kleine Schallfenster in den Zwischenrippenräumen möglich ist, ungeeignet. Dies erforderte die Entwicklung kleinflächiger Sektorscanner, die den Blick durch das „Schlüsselloch" ermöglichten. Zwischenzeitlich hatte sich in der Kardiologie das M-Mode-Verfahren als Ultraschallkardiogramm (UKG) zur Erfassung von Bewegungsabläufen etabliert, das in die Sonographie anderer Organe, die sich nicht oder nur gering bewegen, keinen Eingang gefunden hat.

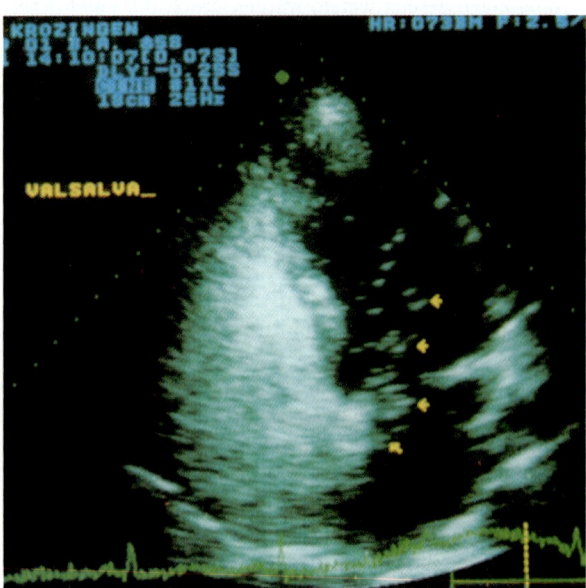

◘ **Abb. 12.1.** Intravenöses Kontrastechokardiogramm mit agitiertem Gelifundol zum Nachweis eines offenen Foramen ovale. Rechter Vorhof und rechter Ventrikel sind durch die reflektierenden Mikrobläschen homogen kontrastiert. Beim Valsalvamanöver tritt eine kleine Menge des Kontrastmittels durch das sich öffnende Foramenovale-Ventil in den linken Vorhof über (Pfeile)

Schallsonde, Schallfrequenz, Auflösung. Die für die transthorakale Echokardiographie angewandten Schallfrequenzen liegen bei 2–4 MHz für Erwachsene und bei 5 MHz für Kinder. Für die transösophageale Echokardiographie werden Sonden (Transducer) mit Schallfrequenzen zwischen 5 und 10 MHz angewandt. Im Interesse einer möglichst guten räumlichen Auflösung sind möglichst hohe Schallfrequenzen (kleine Wellenlänge) zu wählen, die eine bessere Auflösung als Sonden mit tieferen Schallfrequenzen (größere Wellenlänge) gewährleisten. Die axiale Auflösung (Auflösung in Richtung der Schallausbreitung) hängt von der Länge des ausgesandten Schallimpulses ab. Die kürzest mögliche Impulsdauer entspricht einem Viertel der Wellenlänge λ (λ/4-Sonden). Im Interesse einer guten Schallpenetration und damit eines guten Signal-Rausch-Verhältnisses sind möglichst tieffrequente Sonden anzuwenden. Die Wahl der Sondenfrequenz stellt somit immer ein Kompromiss zwischen den gegensätzlichen Anforderungen an Auflösung und Eindringtiefe dar.

Die laterale Auflösung (Auflösung senkrecht zur Schallausbreitung) wird durch die Breite des Schallstrahls bestimmt. Da dieser mit zunehmender Entfernung von der Sonde zunimmt, muss er durch optische (Einzelelementsonden) oder elektronische (Multielementsonden) Fokussierungstechniken gebündelt werden, um auch in größerer Entfernung noch eine ausreichende Lateralauflösung zu gewährleisten. Moderne Geräte passen die Fokussierung automatisch der eingestellten Bildtiefe an. Trotz der Fokussierungstechniken kommt es bei starken Reflektoren (z. B. künstlichen Herzklappen) zu sog. „Nebenkeulenartefakten": Starke Reflektoren, die neben dem fokussierten Zentralstrahl liegen, werfen auch die Echos energieschwacher Nebenkeulen des Schallstrahls noch mit genügender Intensität zur Schallsonde zurück. Diese Echos werden dann vom Gerät fälschlicherweise der Hauptausbreitungsrichtung des Schallstrahls zugeordnet.

Grenzflächen. Reflektiert wird der Ultraschall an allen Grenzflächen zwischen 2 Medien verschiedener akustischer Impedanz (Durchdringungsfähigkeit), die von der Dichte und der spezifischen Schalleitungsgeschwindigkeit abhängt. Ein besonders großer Impedanzsprung liegt an der Grenze von Blut und fibrösem Gewebe vor, was amplitudenstarke Schallreflexe zur Folge hat. Dies begünstigt die Darstellung des Endokards und der im Blutstrom liegenden Herzklappen. Starke Reflexe entstehen auch an glatten, „spiegelnden" Oberflächen (z. B. Epikard und Perikard), allerdings nur, wenn diese quer zur Schallausbreitungsrichtung liegen. Ansonsten sind die reflektierenden Grenzflächen mehr oder weniger gewölbt und rau, sodass fast immer, unabhängig von der Ausbreitungsrichtung des Schallstrahls, ein mehr oder weniger großer Anteil der Schallenergie zur Sonde reflektiert wird. Im Rahmen der elektronischen Bildverarbeitung werden amplitudenstarke Signale gekappt, um daneben auch amplitudenschwache Signale noch zur Darstellung bringen zu können.

Die sehr amplitudenschwachen Schallreflexe der Blutkörperchen kommen unter normalen Verhältnissen im Schnittbild nicht zur Darstellung, da sich ihre Signalamplitude zu wenig vom Rauschhintergrund unterscheidet.

2-D-Methode und TM-Methode. Die empfangenen Ultraschallreflexe können zum Aufbau des zweidimensionalen

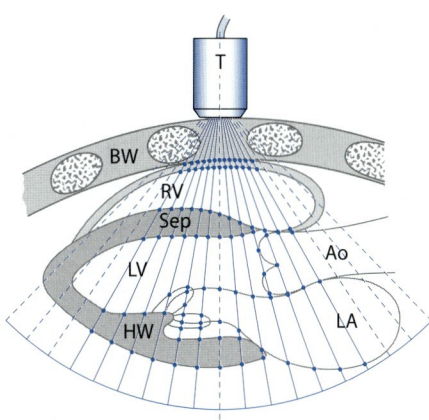

Abb. 12.2. Bildaufbau bei einem 90°-Sektorscanner. Dargestellt ist ein parasternaler Längsachsenschnitt, der durch einen Interkostalraum gewonnen wird. Infolge Abschattung durch Rippen (oder Lunge) kann der Sektor wie in diesem Beispiel häufig nicht voll genutzt werden (durchgezogene Bildlinien). Der Schallstrahl wird bei jedem Impuls um einige Winkelgrade gekippt, entsprechend ergibt sich ein radiäres Bündel von B-Bildlinien. Bei entsprechender Dichte der Linien entsteht ein homogenes Bild. In Abhängigkeit von der gewünschten Eindringtiefe können 20–40 Bilder/Sekunde erzeugt werden, was zur Darstellung der Bewegungsabläufe des Herzens in der Regel genügt. Beachte die abnehmende Informationsdichte (Punktdichte) mit zunehmender Eindringtiefe. *T* Transducer, *BW* Brustwand, *RV* rechter Ventrikel, *LV* linker Ventrikel, *Sep* Ventrikelseptum, *HW* Hinterwand des linken Ventrikels. *Ao* Aorta, *LA* linker Vorhof.

Schnittbildes (2-D-Echokardiographie) und zur Konstruktion von Bewegungskurven der Herzwände und Herzklappen (TM-Echokardiographie oder M-Mode-Echokardiographie, TM: Time Motion) genutzt werden (Erläuterungen s. Abb. 12.2 und 12.3). Das M-Mode-Echokardiogramm wird heute immer unter Kontrolle der Ableitung im Schnittbild registriert.

Während im Schnittbild Distanzen zwischen beliebigen Bildpunkten gemessen werden können, sind im M-Mode nur Distanzen in Ausbreitungsrichtung des Schallstrahls (y-Achse) messbar. Das M-Mode ermöglicht darüber hinaus präzise Messungen von Zeitintervallen, die im Schnittbild nicht möglich sind.

12.3 Physikalische und apparative Grundlagen der Doppler- und Farbdopplerechokardiographie

Bei der 2-D- und TM-Echokardiographie werden die Ultraschallreflexe verarbeitet, die von den Herzwänden und den Herzklappen wiederkehren. Die viel schwächeren Reflexe der Blutkörperchen werden mit Rauschfiltern unterdrückt, entsprechend sind die blutgefüllten Binnenräume des Herzens „echofrei".

> Bei der Dopplerechokardiographie interessieren speziell die von den Blutkörperchen zurückkehrenden Reflexe, um aus deren Frequenzspektrum die Flussrichtung und die Flussgeschwindigkeit des Blutes zu berechnen.

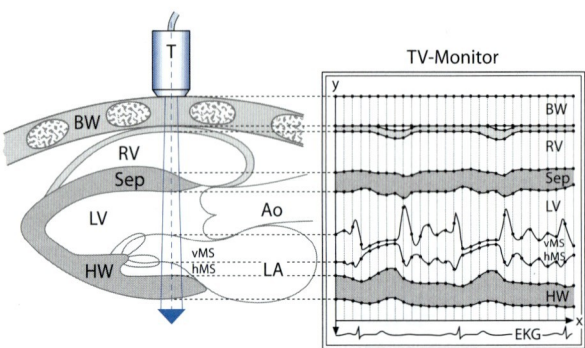

Abb. 12.3. Erläuterung des TM-Echokardiogramms. Schematischer Längsachsenschnitt durch das Herz beim liegenden Patienten. Die Herzbasis wird durch einen Interkostalraum beschallt. Die im Schallkegel liegenden Grenzflächen reflektieren einen Teil des Schalls. Die zurücklaufenden Echos werden vom Transducer empfangen und entsprechend ihrem zeitlichen Eintreffen auf der y-Achse des Oszilloskops vertikal untereinander angeordnet. Der vertikale Abstand der Lichtpunkte entspricht dem Abstand der reflektierenden Strukturen. Wird die Messung in kurzen Intervallen wiederholt und die B-Linien entlang der x-Achse (Zeitachse) aneinandergereiht, so ergeben sich Ketten von B-Punkten, die bei genügender Dichte der Messungen zu kontinuierlichen Kurven verschmelzen. Unbewegte Strukturen (Brustwand) ergeben Geraden, bewegte Strukturen (Mitralsegel) charakteristische Kurven. Nur Bewegungen in Ausbreitungsrichtung des Schalls werden erfaßt, nicht jedoch Bewegungen, die sich senkrecht zum Schallstrahl vollziehen. *BW* Brustwand, *RV* rechter Ventrikel, *Sep* Ventrikelseptum, *LV* linker Ventrikel, *HW* Hinterwand des linken Ventrikels, *vMs* vorderes Mitralsegel, *hMS* hinteres Mitralsegel, *Ao* Aortenwurzel, *LA* linker Vorhof, *T* Transducer.

Doppler-„Shift". Der Dopplereffekt hat seinen Namen von dem österreichischen Physiker Christian Johann Doppler, der das nach ihm benannte Phänomen 1842 (nach Hatle u. Angelsen 1985) entdeckte. Er stellte fest, daß Licht oder Schallwellen ihre Frequenz (Farbe oder Tonhöhe) verändern, wenn sich die Quelle des Lichts bzw. des Schalls und der Empfänger in Relation zueinander bewegen. Bewegen sich Sender und Empfänger aufeinander zu, so werden die Wellen gestaucht, ihre Frequenz steigt. Bewegen sich Sender und Empfänger voneinander weg, so werden die Wellen gedehnt, ihre Frequenz sinkt ab. Die Frequenzzunahme nennt man positiven Doppler-„Shift", die Frequenzabnahme negativen Doppler-„Shift".

Bei der Dopplerechokardiographie ist der Schallsender, die Sonde, stationär, während sich der „Empfänger", das Blutkörperchen, bewegt. Bewegt es sich auf die Schallsonde zu, so wird die Ultraschallfrequenz erhöht, bewegt es sich von der Schallsonde weg, so wird die Ultraschallfrequenz erniedrigt. Der Unterschied zwischen ausgesandter und rückkehrender Ultraschallfrequenz, der Doppler-Shift, liegt in der Größenordnung von 1–20 kHz, Frequenzen die für das menschliche Ohr hörbar gemacht werden können. Entsprechend kann das Dopplersignal nicht nur graphisch, sondern auch akustisch wiedergegeben werden. Da der Doppler-Shift linear proportional zur Bewegungsgeschwindigkeit der Blutkörperchen ist kann aus dem Doppler-Shift die Strömungsgeschwindigkeit berechnet werden.

Die Beziehungen zwischen dem Doppler-Shift f_d und der Strömungsgeschwindigkeit v werden durch die Dopplergleichung beschrieben:

$$f_d = 2 \cdot f_0 \cdot v \cdot \cos\theta / c$$

Die Auflösung der Dopplergleichung nach v ergibt die Formel:

$$v = f_d \cdot c / 2 \cdot f_0 \cdot \cos\theta$$

Dabei bedeuten:
f_0 Frequenz des vom Sender abgegebenen Ultraschalls,
c Ausbreitungsgeschwindigkeit des Ultraschalls im Blut (ca. 1560 m/s),
$\cos\theta$ Cosinus des Winkels zwischen Strömungsrichtung und Ausbreitungsrichtung des Ultraschalls.

Neben der zu berechnenden Größe v ist nur θ eine Variable. Da der Winkel θ bei den in der Dopplerechokardiographie üblichen Ableitungen in der Regel etwa 0° oder 180° beträgt, ist cos θ etwa 1. Geringe „Winkelfehler" bis zu ±20% können für praktische Zwecke in Kauf genommen werden. Aus der Dopplergleichung folgt, daß bei senkrechter Ausrichtung des Schallstrahls zur Strömung kein Doppler-Shift mehr empfangen werden kann, da dann cos θ gegen Null strebt. Die Strömung wird in diesen Fällen nicht wahrgenommen bzw. dargestellt.

Da die Strömungsgeschwindigkeit der verschiedenen reflektierenden Blutkörperchen meist nicht einheitlich ist, ist das Dopplersignal auch nicht eine reine Frequenz (akustisch: musikalischer Ton) sondern ein mehr oder weniger breites Frequenzspektrum, das für die graphische Darstellung durch eine Spektralanalyse in die verschiedenen Frequenzanteile aufgespalten wird.

Bei der Darstellung des Dopplersignals sind 3 Dimensionen wiederzugeben (Abb. 12.4):
– zeitliche Lage und Änderung des Dopplersignals während des Herzzyklus,
– Frequenzspektrum des Dopplersignals,
– Amplitude des Dopplersignals.

12.3.1 CW- und PW-Doppler (Abb. 12.5)

CW-Methode. Die klassische Methode zur Messung von Strömungsgeschwindigkeiten in den Gefäßen ist die „Continuous-wave"(CW)-Methode. Die Schallsonde besteht aus einem Sender und einem direkt daneben montierten Empfänger. Der Schall wird kontinuierlich ausgestrahlt und empfangen. Es interessiert ausschließlich die Frequenzdifferenz zwischen ausgesandtem und empfangenem Strahl, der Doppler-Shift. Die Herkunft des Dopplersignals ist zunächst unbekannt. Bei Anwendung typischer Ableitungspunkte über bestimmten Gefäßen und bei Kenntnis typischer Kurvenformen aus verschiedenen Gefäßen oder Herzkammern erkennt der Untersucher die Herkunft des Signals mit Hilfe seines Erfahrungsschatzes. Vorteil dieser Methode ist, daß der Meßbereich für hohe Flußgeschwindigkeiten nicht beschränkt ist. Sie findet also immer dann Anwendung, wenn hohe Flußgeschwindigkeiten gemessen werden sollen, z. B. die Strömungsgeschwindigkeit an einer hochgradigen Aortenstenose. Moderne Geräte

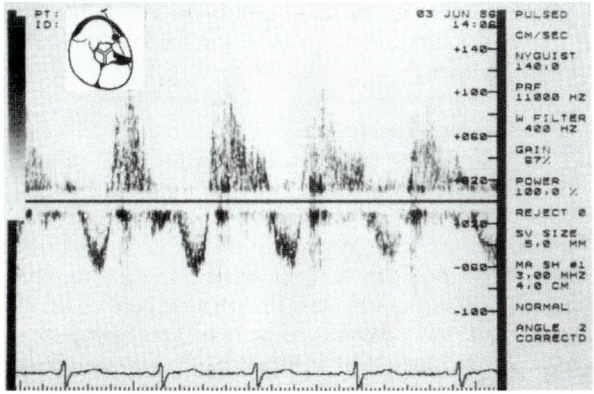

Abb. 12.4. PW-Dopplerkurve aus dem rechtsventrikulären Ausflusstrakt bei leichtgradiger Pulmonalklappeninsuffizienz. Das Signal ist nach folgenden Kriterien zu analysieren: 1. Zeitlicher Verlauf des Flusssignals: Ausgehend von der Nulllinie sieht man systolisch einen Ausschlag nach unten. Er repräsentiert den von der Schallsonde weggerichteten Strom während der Ejektionsphase. Diastolisch sieht man einen Ausschlag nach oben, er entspricht der diastolischen Regurgitation, die auf die Schallsonde zugerichtet ist. 2. Frequenzspektrum: Die Höhe des Kurvenausschlags entspricht den maximalen Dopplerfrequenzen, die der Flussgeschwindigkeit parallel geht. Die Eichung der Kurve erfolgte in cm/s. Systolisch wird ein maximaler Ausschlag von 60 cm/s, diastolisch von 90 cm/s erreicht. Das systolische Signal ist durch ein relativ schmales Frequenzspektrum (prägnante Hüllkurve) gekennzeichnet, was einer laminaren Strömung im Messvolumen entspricht. Das diastolische Signal enthält ein breites Frequenzspektrum ohne prägnante Hüllkurve, einer turbulenten Strömung entsprechend. Die durch das Messvolumen strömenden Blutkörperchen haben also sehr unterschiedliche Flussrichtungen und Flussgeschwindigkeiten. 3. Die Intensität der Kurvenschwärzung entspricht der Amplitude des Dopplersignals, die proportional der Zahl der reflektierenden Teilchen ist. Da die Kurvenschwärzung systolisch intensiver ist als diastolisch, kann angenommen werden, dass systolisch ein größeres Volumen durch das Messtor fließt als diastolisch

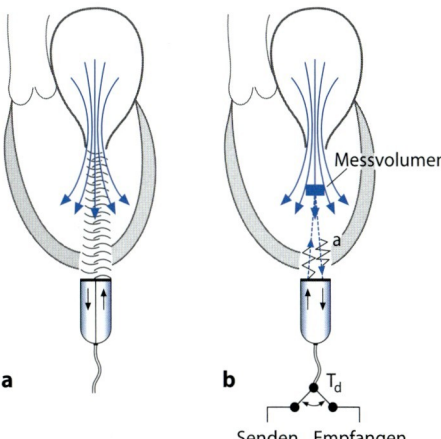

Abb. 12.5a, b. Schematische Darstellung des Unterschiedes von CW-Doppler und PW-Doppler. **a** Beim CW-Doppler wird über 2 getrennte Schallscheiben kontinuierlich gesendet und empfangen. Man erhält ein Mischsignal aller Dopplerfrequenzen entlang der Schallkeule. Eine räumliche Zuordnung des Doppler-Signals ist nicht möglich. **b** Beim PW-Doppler wird im Wechsel gesendet und empfangen. Die kurzen Schallimpulse ermöglichen den gleichzeitigen Aufbau eines Schnittbildes. Durch Vorgabe einer bestimmten Signallaufzeit (T_d) können die Reflexe aus einem wählbaren Messvolumen gezielt verarbeitet werden. Der Abstand a zwischen Schallsonde und Messvolumen ergibt sich nach der Formel:

$$a = \frac{c \cdot T_d}{2} \quad \text{(c Ausbreitungsgeschwindigkeit des Ultraschalls im Blut)}$$

erlauben alternierend oder simultan eine Schnittbilddarstellung, sodass eine Kontrolle der Schallrichtung im Schnittbild oder im farbkodierten Flussbild möglich ist.

PW-Methode. Die „Pulsed-wave"(PW)-Methode bedient sich kurzer, in rascher Folge abgegebener Schallimpulse wie die TM- und 2-D-Echokardiographie. Auf diese Weise kann festgestellt werden, aus welcher Tiefe das interessierende Strömungssignal stammt. Das zurückkehrende Frequenzsignal wird also nicht nur hinsichtlich seines Frequenzspektrums, sondern auch hinsichtlich seiner Laufzeit analysiert. Die PW-Methode gestattet, die Doppleruntersuchung mit dem Schnittbild zu kombinieren: Die Schallimpulse werden alternierend zum Aufbau eines Schnittbildes und zur Dopplerflussmessung verwandt. Dadurch können Messungen an gezielten Stellen innerhalb des Herzens durchgeführt werden, es werden sog. „Messvolumina" oder „Messtore" eingeführt. Interessiert z. B. nur die Strömung in einer Eindringtiefe von 10 cm, so werden nur die aus dieser Tiefe stammenden Signale der Doppleranalyse zugeführt, alle anderen Signale vor oder hinter diesem Messtor werden für die Doppleranalyse verworfen. Das Messtor kann innerhalb der Schnittebene an beliebige Stellen platziert werden.

So schön die Flussmessung an definierten Stellen im Herzen ist, so nachteilig ist sie doch für die exakte Messung von hohen Strömungsgeschwindigkeiten, wie sie bei nahezu allen pathologischen Zuständen am Herzen vorkommen. Der Hintergrund dieser Unfähigkeit des gepulsten Verfahrens, hohe Strömungsgeschwindigkeiten zu messen, ist das Aliasphänomen (Hatle u. Angelsen 1985; **Abb. 12.6**).

Aliasphänomen. Die Frequenz einer Schallwelle kann nur dann korrekt gemessen werden, wenn die Schallwelle genügend oft abgetastet wird bzw. genügend viele Messpunkte zur Konstruktion der Schallwelle vorliegen. Eine Sinusschwingung muss an mindestens 2 Messpunkten, am Wellenberg und am Wellental, erfasst werden, um die Frequenz korrekt wiederzugeben. Nimmt die Zahl der Messpunkte ab, so lässt sich aus der verminderten Punktzahl auch eine andere als die zu messende Frequenz konstruieren, die sog. Aliasfrequenz. Diese liegt niedriger als die zu messende Originalfrequenz (**Abb. 12.6**).

Der CW-Doppler tastet die Schwingungen praktisch kontinuierlich mit unendlich vielen Messpunkten ab. Unterschätzungen der zu messenden Frequenzen kommen also nicht vor. Beim PW-Doppler entspricht die Dichte der Messpunkte der Häufigkeit der ausgestrahlten Ultraschallimpulse. Hat der Sender z. B. eine Pulsrate von 4000 Hz, so können Doppler-Shifts bis maximal 2000 Hz erfasst werden. Diese Messgrenze wird

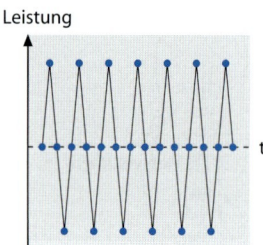
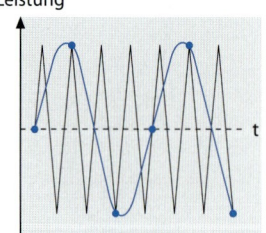

Hohe Pulsrepetitiosfrequenz (f_R)   Niedrige Pulsrepetitiosfrequenz (f_R)

Nyquist-Grenze $|f_d| < ½ f_R$

Abb. 12.6. Erläuterung des Aliasphänomens beim PW-Doppler. Da die Dauer der Schallimpulse bezogen auf die Wellenlänge des Dopplersignals relativ kurz ist, werden die Wellen nicht mehr kontinuierlich aufgezeichnet, sondern nur noch punktuell. Im linken Beispiel fallen 4 Messpunkte auf eine Welle, sie kann daraus exakt rekonstruiert werden. Selbst 2 Messpunkte – ein Punkt auf dem Wellenberg, ein Punkt im Wellental – würden zur Konstruktion der Kurve noch genügen. Die Pulsrepetitionsrate (f_R) muss mindestens doppelt so hoch sein wie die zu messende Dopplerfrequenz (f_d). Diese minimale Repetitionsrate wird als Nyquist-Grenze bezeichnet. Sinkt die Repetitionsrate darunter, so werden verfälschte („andere") Dopplerfrequenzen konstruiert, die Aliasfrequenzen (rechtes Beispiel)

als „Nyquist-Frequenz" bezeichnet, sie entspricht der halben Pulsrate des Untersuchungssystems (Hatle u. Angelsen 1985). Jenseits der Nyquist-Frequenz kommt es zur Unterschätzung der Dopplerfrequenzen bzw. der zu messenden Flussgeschwindigkeiten.

HPRF-Doppler. Da die Pulsrate des Senders durch die Eindringtiefe (Abstand zwischen Sender und Messvolumen) vorgegeben wird, kann sie nicht ohne weiteres erhöht werden. Durch Einführung mehrerer Messvolumina zwischen dem interessierenden Messort und der Schallsonde kann die Pulsrate vervielfacht werden (HPRF-Methode, „high pulse repetition frequency"). Es lassen sich dann höhere Flussgeschwindigkeiten messen, man nimmt dann allerdings die Überlagerung von Dopplersignalen aus verschiedenen Messvolumina in Kauf (Hatle u. Angelsen 1985). In praxi unterscheiden sich die Frequenzen der verschiedenen Messvolumina meist so stark, dass die graphische Analyse den maximalen Doppler-Shift aus dem interessierenden Messvolumen meist ohne Probleme erkennen lässt. Die akustische Analyse wird natürlich durch Überlagerung verschiedener Dopplerspektren erheblich erschwert.

12.3.2 Praktische Anwendung des Dopplers

Die Messung von Flussgeschwindigkeiten innerhalb des Herzens ist von Interesse für die Berechnung von Flussvolumina und die Berechnung von Druckgradienten zwischen verschiedenen Herzkammern.

Flussvolumen. Die Berechnung des Flussvolumens Q erfolgt nach der Formel:

$$Q = A \cdot v \cdot t$$

Dabei bedeuten:
A   Strömungsquerschnitt, dieser wird im Schnittbild gemessen,
v   Strömungsgeschwindigkeit, diese wird mit der Doppler-Methode gemessen,
t   Strömungsdauer, die aus der Zeitachse der Doppler-Kurve ermittelt wird.

Voraussetzung für diese Messung ist ein gleichmäßiges flaches Flussprofil über den Strömungsquerschnitt (Hatle u. Angelsen 1985), was an den meisten Messpunkten nicht gegeben ist. Am besten wird diese Voraussetzung am Aortenklappenring erfüllt, weshalb diese Messstelle am häufigsten zur Berechnung des Schlagvolumens benutzt wird.

Druckgradienten. An Stenosen werden Druckgradienten nach der vereinfachten Bernoulligleichung berechnet (Holen et al. 1976; Hatle et al. 1980):

$$\Delta P = 4 \cdot v_2^2 - 4 \cdot v_1^2$$

Dabei bedeuten:
v_1 Strömungsgeschwindigkeit vor der Stenose,
v_2 Strömungsgeschwindigkeit in der Stenose.

Da bei allen relevanten Stenosen v_1 in Relation zu v_2 sehr klein ist, kann die Formel weiter vereinfacht werden:

$$\Delta P = 4 \cdot v_2^2$$

Die vereinfachte Bernoulli-Gleichung findet auch breite Anwendung, um bei Regurgitationen oder Shunts die Druckdifferenzen zwischen den beteiligten Herzhöhlen zu bestimmen. Ist einer der beiden Drucke bekannt, so kann der andere Druck berechnet werden. Beispiel: Bestimmung des systolischen rechtsventrikulären (pulmonalen) Drucks bei Trikuspidalinsuffizienz. Die Druckdifferenz zwischen rechtem Ventrikel und Vorhof wird aus dem Dopplersignal bestimmt. Wird der geschätzte rechtsatriale Druck hinzuaddiert, so erhält man den systolischen rechtsventrikulären Druck (Bubenheimer u. Kneissl 1989).

12.3.3 Untersuchungstechnik

Für die intrakardiale Strömungsanalyse steht uns eine Reihe von Echofenstern zur Verfügung (◘ Abb. 12.7). Die Wahl des Echofensters wird von der Fragestellung sowie den individuellen variablen Untersuchungsbedingungen bestimmt.

> **Klinisch wichtig**
>
> Für quantitative Messungen muss die Ausbreitungsrichtung des Schallstrahls annähernd parallel zur Ausbreitungsrichtung der Strömung erfolgen, da nur dann die Strömungsgeschwindigkeit exakt bestimmt werden kann. Kommt es nur auf den qualitativen Nachweis einer abnormen Strömung an, so ist eine parallele Ausrichtung des Schallstrahls zur Strömungsrichtung nicht erforderlich.

12.3 · Physikalische und apparative Grundlagen der Doppler- und Farbdopplerechokardiographie

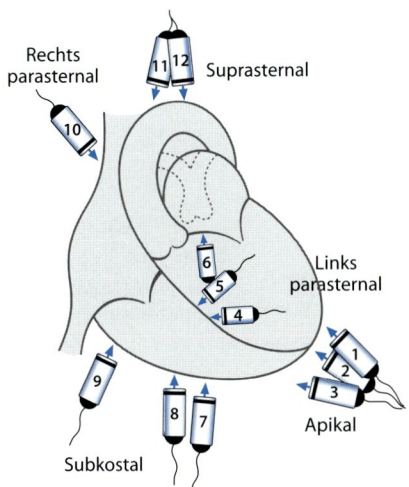

Abb. 12.7. Übersicht über die Ableitungspunkte und die Ausrichtung des Schallstrahls zur Registrierung verschiedener Strömungssignale. Apikales Echofenster: *1* Strömung im linksventrikulären Einflußtrakt (Mitralklappe), *2* Strömung im linksventrikulären Ausflusstrakt (Aortenklappe), *3* Strömung im rechtsventrikulären Einflusstrakt (Trikuspidalklappe). Parasternales Echofenster: *4* Strömung durch die Trikuspidalklappe, *5* Strömung durch Ventrikelseptumdefekte, *6* Strömung durch die Pulmonalklappe. Subkostales Echofenster: *7* Strömung durch Ventrikelseptumdefekte, *8* Strömung durch die Trikuspidalklappe, *9* Strömung durch Vorhofseptumdefekte. Rechtsparasternales Echofenster: *10* Strömung in der Aortenwurzel und der Aorta ascendens (Aortenklappe). Suprasternales Echofenster: *11* Strömung in der Aorta ascendens, *12* Strömung in der Aorta descendens

Pathologische turbulente Strömungen können aus allen beliebigen Richtungen aufgespürt werden, da sich die reflektierenden Blutkörperchen in verschiedenste Richtungen bewegen.

In der Erwachsenenkardiologie ist das wichtigste Echofenster der Doppleruntersuchung das **apikale Fenster**. Dieses steht bei fast allen Patienten zur Verfügung. Von apikal können die Strömungen der linksventrikulären Ein- und Ausflussbahn sowie der rechtsventrikulären Einflussbahn erfasst werden. Für die Strömungsmessungen an der Pulmonalklappe muss meist das parasternale Echofenster, für die Strömungsmessung in der Aorta ascendens das rechtsparasternale oder suprasternale Echofenster benutzt werden.

12.3.4 Normale und abnormale Strömungsgeschwindigkeiten

> Im gesunden Herzen liegen die maximalen diastolischen und systolischen Strömungsgeschwindigkeiten um 1 m/s. Im rechten Herzen liegen sie um etwa $1/3$ niedriger als im linken Herzen; die über die Systole oder Diastole gemittelten Strömungsgeschwindigkeiten unterscheiden sich jedoch im rechten und linken Herzen nur wenig.

Bei kleinerem Strömungsquerschnitt sind die Flussgeschwindigkeiten in der Ausflussbahn generell höher als in der Einflussbahn. Die maximale Strömungsgeschwindigkeit wird meist an der Aortenklappe gefunden, beim Gesunden erreicht sie etwa 1,5 m/s (Hatle u. Angelsen 1985).

Nimmt der Strömungsquerschnitt ab und das treibende Druckgefälle zu, so steigt die Strömungsgeschwindigkeit proportional zum Ausmaß der Verengung an. So werden bei Mitralstenosen Strömungsgeschwindigkeiten zwischen 2 und 4 m/s, bei Aortenstenosen Strömungsgeschwindigkeiten bis zu 8 m/s gefunden. Bei Regurgitationen hängen die Strömungsgeschwindigkeiten vom Druckgefälle zwischen den entsprechenden Herzhöhlen ab. Die höchsten Flussgeschwindigkeiten werden bei Mitralinsuffizienz gefunden, da hier eine Strömung mit hohem Gefälle aus dem Hochdruck- ins Niederdrucksystem stattfindet. In Abhängigkeit vom Ventrikeldruck werden Strömungsgeschwindigkeiten von 3–9 m/s beobachtet. Um alle überhaupt denkbaren pathologischen Strömungsgeschwindigkeiten messen zu können, muss das Untersuchungsgerät eine Analyse bis 10 m/s gewährleisten. Eine schematische Wiedergabe normaler und pathologischer Strömungsgeschwindigkeiten im rechten und linken Herzen ist anhand schematisierter Strömungskurven in Abb. 12.8 wiedergeben.

> **Schwerpunkte der Dopplerechokardiographie**
> - Identifikation und Quantifizierung von Regurgitationen
> - Messung von Druckgradienten und Öffnungsflächen stenosierter Klappen
> - Nachweis von pathologischen Strömungen bei Shunt-Vitien
> - Quantifizierung des Pulmonalisdrucks

Geübte Untersucher erreichen eine Exaktheit und Reproduzierbarkeit der Messungen, die entsprechenden Kathetermessungen gleichkommen.

12.3.5 Farbdoppler

Mit dem konventionellen gepulsten Doppler werden Strömungen durch Verschieben des Messvolumens im Schnittbild aufgesucht, unter fortlaufender Kontrolle des akustischen und visuellen Dopplersignals. Dies kann mitunter ein mühsames Unterfangen sein, insbesondere bei umschriebenen oder atypisch verlaufenden Jets.

2-D-Farbdoppler

Dabei wird der Prozess des Abtastens automatisiert und beschleunigt. Über das Schnittbild wird ein Netz von Messvolumina gelegt, die in rascher Folge nacheinander abgetastet werden (Mapping; Abb. 12.9). Die in den einzelnen Messtoren gewonnenen Doppler-Shifts werden je nach Richtung und Geschwindigkeit in unterschiedliche Farbtöne kodiert und über das zweidimensionale Schnittbild gelegt (Abb. 12.10). Informationen über die Morphologie des Herzens und die Hämodynamik werden so integriert. Innerhalb physikalisch gesetzter Grenzen können Richtung, Ausdehnung und Geschwindigkeit von Strömungen plastisch dargestellt werden. In Kombination mit dem TM-Echokardiogramm („Farb-M-Mode") ist auch eine subtile zeitliche Analyse des Flussprofils möglich.

Abb. 12.8a, b.
Schematische Übersicht über die systolischen und diastolischen Flußgeschwindigkeiten des gesunden und kranken Herzens. Die Orientierung der Flusssignale von der Nulllinie nach unten und oben entspricht der apikalen Ableitung. **a** rechtes Herz, **b** linkes Herz

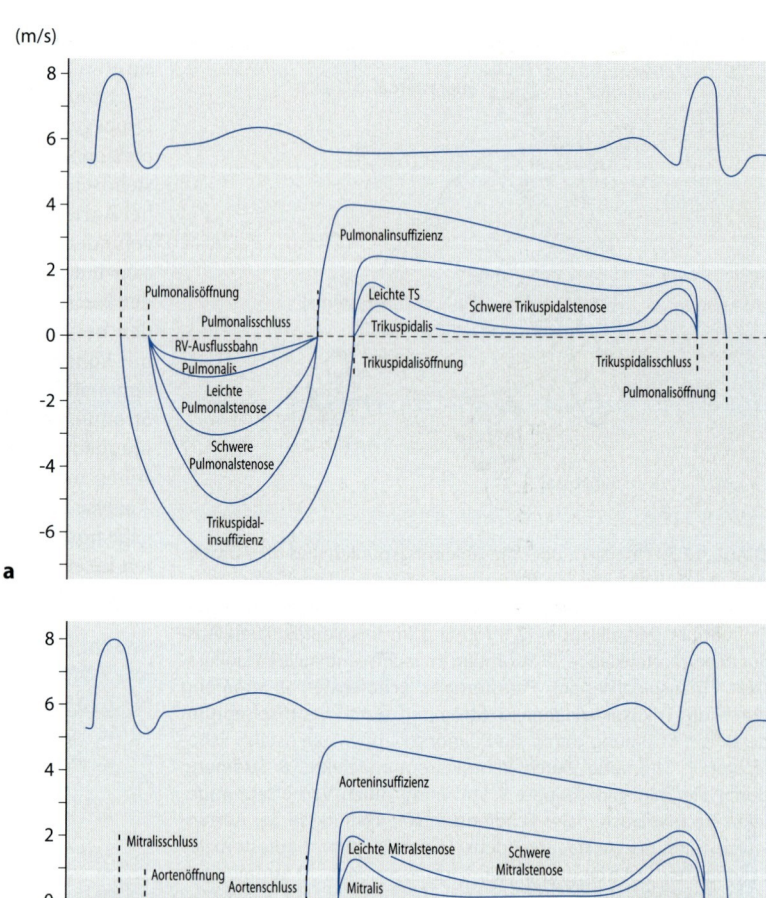

Abb. 12.9.
Prinzip des Mapping zur Beurteilung der räumlichen Lage und Ausdehnung von Flusssignalen. Hier wird in einem systolischen Bild neben dem normalen Fluss in der linken Ausflussbahn die Ausdehnung von Regurgitationen an der Trikuspidalklappe und an der Mitralklappe gezeigt. Mit dem Farbdoppler kann das Flussprofil rasch und nachvollziehbar aufgezeichnet werden. Der relativ langsame normale Fluss in der linken Ausflussbahn wird sich als homogene Farbe, der turbulente und rasche Fluss der Regurgitationen als Farbgemisch abbilden (gepunktete Flächen)

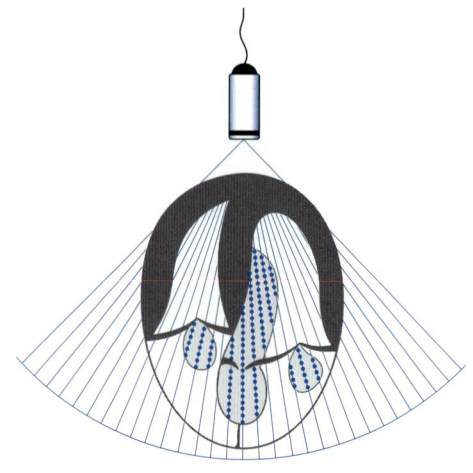

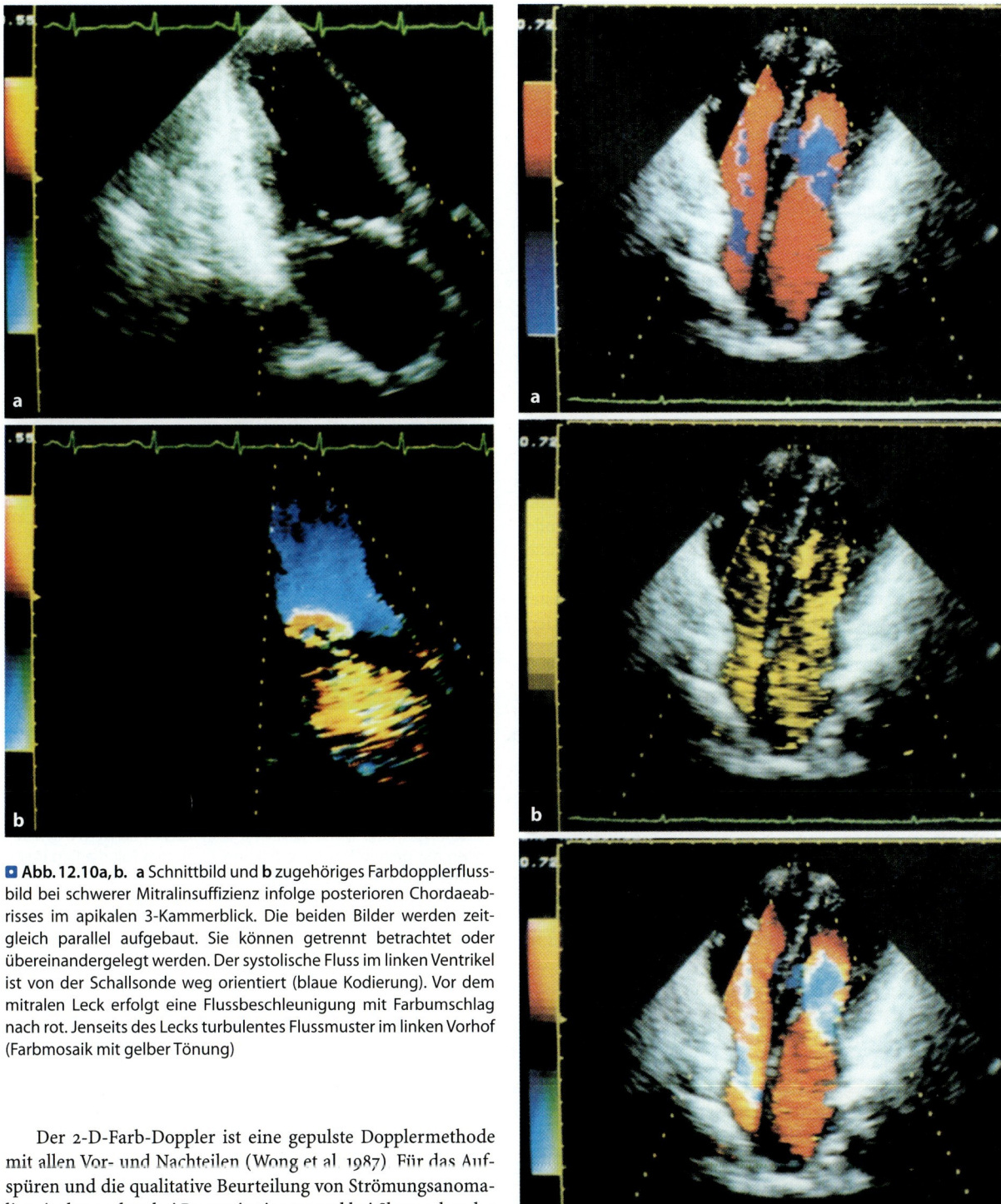

Abb. 12.10a, b. **a** Schnittbild und **b** zugehöriges Farbdopplerflussbild bei schwerer Mitralinsuffizienz infolge posterioren Chordaeabrisses im apikalen 3-Kammerblick. Die beiden Bilder werden zeitgleich parallel aufgebaut. Sie können getrennt betrachtet oder übereinandergelegt werden. Der systolische Fluss im linken Ventrikel ist von der Schallsonde weg orientiert (blaue Kodierung). Vor dem mitralen Leck erfolgt eine Flussbeschleunigung mit Farbumschlag nach rot. Jenseits des Lecks turbulentes Flussmuster im linken Vorhof (Farbmosaik mit gelber Tönung)

Der 2-D-Farb-Doppler ist eine gepulste Dopplermethode mit allen Vor- und Nachteilen (Wong et al. 1987). Für das Aufspüren und die qualitative Beurteilung von Strömungsanomalien, insbesondere bei Regurgitationen und bei Shunts, hat das farbkodierte, automatisierte Mapping das mühsamere, konventionelle Mapping verdrängt. Für quantitative Flussmessungen sind die konventionellen Dopplerverfahren, insbesondere der CW-Doppler unverzichtbar. Die Farbkodierung erfolgt nach 3 Strömungsqualitäten, die getrennt oder in Kombination dargestellt werden können (Abb. 12.11).

Strömungsrichtung. Die Strömung auf die Schallsonde zu (positiver Doppler-Shift) wird rot, Strömung von der Schallsonde weg (negativer Doppler-Shift) wird blau dargestellt. (In

Abb. 12.11a–c. Frühdiastolisches Flussbild von Trikuspidal- und Mitralklappe im apikalen Vierkammerblick. **a** Nur Kodierung von Flussrichtung und -geschwindigkeit. Die Hauptfarbe rot zeigt Strömung auf die Schallsonde zu an. Blaue Zonen sind durch Überschreiten der Nyquist-Grenze verursacht. **b** Nur Kodierung der Spektrumbreite (Varianz) in gelb. **c** Kombination von **a** und **b** mit Kodierung aller 3 Strömungsqualitäten

der angiologischen Diagnostik ist dagegen eine genau umgekehrte Kodierung üblich: blau: Strömung auf die Sonde zu, rot: Strömung von der Sonde weg.) Wird die Nyquist-Grenze überschritten, tritt ein Farbumschlag ein, von rot nach blau oder umgekehrt. Solche „Fehlkodierungen" sind schon bei normalen Strömungsgeschwindigkeiten jenseits von 0,5–0,6 m/s oft der Fall, da der Farbdoppler wegen der großen Eindringtiefe bis zum entferntesten Messvolumen nur mit relativ niedrigen Pulsrepetitionsfrequenzen arbeiten kann.

Strömungsgeschwindigkeit. Der mit zunehmender Strömungsgeschwindigkeit zunehmende Doppler-Shift führt zu einer Aufhellung des Farbtones, bis an der Nyquist-Grenze schließlich der Farbumschlag eintritt. Da auch für den Farbdoppler die Winkelabhängigkeit des Doppler-Shifts gilt, kann nur mit Vorsicht aus einer Farbtonqualität auf eine bestimmte Strömungsgeschwindigkeit geschlossen werden.

Spektrumbreite (Varianz). Mit zunehmender Spektrumbreite entsprechend zunehmender Inhomogenität der im Messvolumen vorhandenen Strömungsgeschwindigkeiten wird der blauen oder roten Farbe eine dritte Farbe (gelb, grün oder weiß) zugemischt, um auf diese Weise Zonen gestörten Flusses mit turbulenter Strömung auffällig zu markieren. Art und Intensität der Varianzkodierung kann durch die Geräteeinstellung variiert werden, was zu sehr unterschiedlichen Bildern gestörter Strömung führen kann (◘ Abb. 12.12).

12.3.6 Gewebedopplerechokardiographie

Anstelle des Blutflusses können auch die Bewegungen von Gewebsstrukturen des Herzens Ziel einer Dopplerstudie sein (Sutherland et al. 1994). Diese, im Vergleich zur Blutströmung langsamen Wandbewegungen erzeugen bei der Farbdopplerechokardiographie störende, tieffrequente und hochamplitudige Dopplersignale und werden durch „Wandfilter" eliminiert. Durch entsprechende Filtereinstellung können die Wandsignale gezielt hervorgehoben und farbcodiert über das 2-D-Bild (Farbgewebedoppler) oder das M-Mode („curved M-Mode") projiziert werden. Mit dem PW-Doppler können von bestimmten Zielregionen Zeit-Signal-Kurven (gepulster Spektraldoppler) dargestellt werden (Hatle u. Sutherland 2000). Viele der möglichen Anwendungen bleiben aufgrund der Komplexität der Untersuchungen und der erhaltenen Informationen vorerst wissenschaftlichen Studien vorbehalten. Wichtigstes Ziel dieser neuen Verfahren ist es, die Beurteilung von Wandbewegungsstörungen auf eine objektivere Basis zu stellen (Hoffmann 2002). Bestimmungen der systolischen und diastolischen Mitralring-Geschwindigkeiten korrelieren als einfach zu erhebende Parameter gut mit systolischen und diastolischen Funktionsstörungen des linken Ventrikel (Gulati et al. 1996; Sohn et al. 1997).

12.4 Echokardiographischer Untersuchungsgang

Nicht bei jedem Patienten führt die transthorakale echokardiographische Untersuchung zu einem befriedigenden Ergebnis. Denn Knochen und luftgefüllte Lunge stellen für den

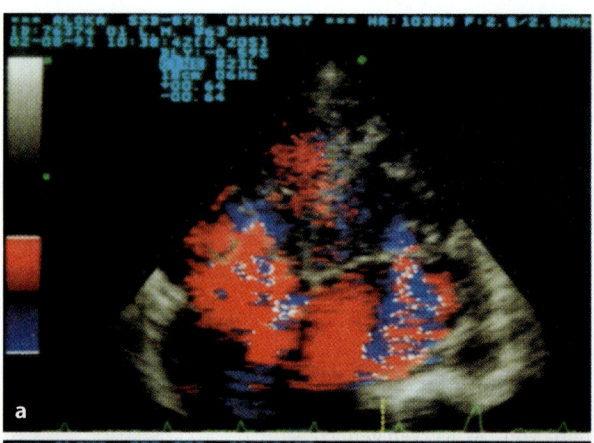
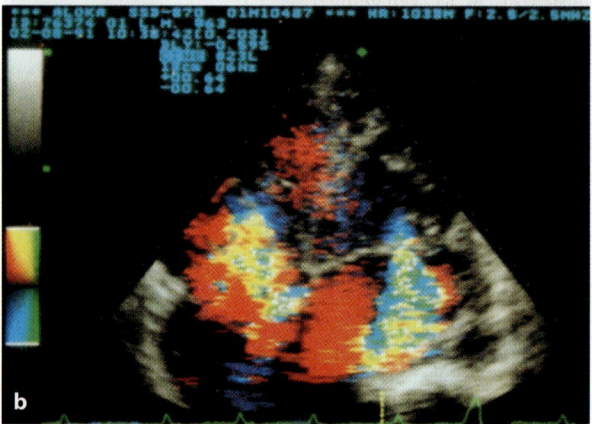

◘ **Abb. 12.12a, b.** Systolisches Flussbild im apikalen Vierkammerblick bei Mitral- und Trikuspidalinsuffizienz. **a** Ohne Varianzkodierung: Die Regurgitationsfelder in den Vorhöfen sind wenig auffällig. Nur die rot-blaue Scheckung weist auf die Flussstörungen hin. **b** Mit Varianzkodierung: Durch die Beimengung von Grün werden die Zonen mit breiten Frequenzspektren, in diesem Fall die Regurgitationsjets in den Vorhöfen, auffällig hervorgehoben

Ultraschall eine fast unüberwindliche Barriere dar. So kann die Schallsonde auch nur in den Zwischenrippenräumen dort aufgesetzt werden, wo das Herz der Brustwand direkt anliegt; man spricht von den „Echofenstern". Die Größe dieser Fenster ist individuell sehr verschieden. Bei Kindern und asthenischen Personen sind sie meist groß, bei tiefem Thorax, insbesondere bei Lungenemphysem klein. Mit zunehmender Herzgröße nimmt auch die Größe der Echofenster zu. Durch die übliche Linkslagerung des Patienten werden die Echofenster größer, da sich das Herz der Brustwand besser anlegt. Das apikale und/oder das subkostale Echofenster sind fast immer vorhanden. Mit zunehmender Untersuchererfahrung und apparativtechnischen Verbesserungen ist der „nicht schallbare" Patient eine große Ausnahme geworden. Für solche Fälle bleibt – bei wichtigen Fragestellungen – die transösophageale Untersuchung eine wertvolle Alternative.

> Die echokardiographische Untersuchung beginnt mit dem Schnittbild, der „Ultraschalldurchleuchtung" des Herzens. Sie liefert am schnellsten eine Überblick über Lage und Größe des Herzens und einzelner Herzkammern, die Morphologie der Herzklappen und die Funktion des Herzmuskels.

Für die Schnittbilduntersuchung werden systematisch das apikale und das linke parasternale Echofenster, bei Bedarf auch das subkostale (epigastrische), das rechte parasternale oder das suprasternale Echofenster genutzt.

Die Schnittbilduntersuchung wird in der Regel ergänzt durch das TM-Echokardiogramm zur Feinanalyse der Bewegungsabläufe und zur standardisierten Vermessung von Dimensionen der Herzhöhlen. Das TM-Echokardiogramm wird in standardisierter Weise vom linken parasternalen Echofenster über der Ventrikelbasis abgeleitet (Popp et al. 1969; Gramiak et al. 1975). Von dieser Position werden regelmäßig die TM-Kurven der Mitralklappe, der Aortenklappe und des linken Ventrikels abgeleitet. Neben dem parasternalen Echofenster können auch die anderen Echofenster für die Gewinnung von TM-Kurven genutzt werden. Sie sind v. a. für die segmentale Funktionsdiagnostik des linken Ventrikels angewandt worden (Dillon et al. 1976). Eine TM-Kurve des linken Ventrikels kann vom subkostalen Fenster ähnlich wie vom linken parasternalen Fenster abgeleitet werden (Chang u. Feigenbaum 1973; Chang et al. 1975).

Der 2-D- und M-Mode Diagnostik folgt die Farbdoppleranalyse der intrakardialen Strömungsverhältnisse, insbesondere an den Herzklappen. Für quantitative Messungen werden selektiv Dopplerflusskurven abgeleitet. Das wichtigste Echofenster für die Farbdopplerdiagnostik ist das apikale Fenster.

> **Klinisch wichtig**
>
> Geübte Untersucher wechseln während der Untersuchung von einem Echofenster zwischen allen verfügbaren Modalitäten – 2-D-Mode, M-Mode, Farbdoppler, konventioneller Doppler – je nach Befund gezielt hin und her, um so zeitsparend zu einem der individuellen Fragestellung angepassten Ergebnis zu kommen.

Dokumentation. Neben dem für die Patientenakte üblichen Ausdruck einzelner Schnittbilder oder Kurven mit den dazugehörigen Vermessungen erfolgt die Dokumentation bevorzugt auf Videoband, da nur so die ganze Informationsfülle, insbesondere der dynamische Bewegungsablauf, aufbewahrt werden kann. Zusätzlich oder alternativ setzt sich immer mehr die Dokumentation auf digitalen Speichermedien durch, mit den Zielen, die Originaldokumente rasch und verlustfrei wieder abrufen, nachbearbeiten und mit späteren Kontrolluntersuchungen vergleichen zu können. Damit sind dann auch die Voraussetzungen für die Einbindung des Originalbefundes in ein digitales Patientenarchiv geschaffen.

12.5 Schnittbildanatomie des gesunden Herzens

Die von verschiedenen Ableitungspunkten erzielbaren Schnittbilder des Herzens beinhalten eine Fülle morphologischer und topographischer Detailinformationen. Ihre volle diagnostische Nutzung setzt eine profunde Schulung in der normalen und abnormalen topographischen Anatomie des Herzens und der das Herz umgebenden Organe voraus (Sahn et al. 1974a, b, c; Henry et al. 1975; Tajik et al. 1978).

Standardschnitte. Ein Basisprogramm standardisierter Schnittebenen ist schematisch in Abb. 12.13 und im Original in Abb. 12.14 zusammengestellt. Die Reihenfolge der Schnitte entspricht dem typischen Untersuchungsablauf. Neben den abgebildeten Standardschnitten kann man natürlich eine nahezu unbegrenzte Anzahl weiterer Schnitte durch Verschieben, Kippen und Rotation der Schallsonde gewinnen. Im Einzelfall wird man sich bei der Wahl von Zusatzschnitten nach dem zu bearbeitenden Problem richten müssen.

12.5.1 4-Kammerblick

 Zur Gewinnung der apikalen Schnittebenen sollte der Schallkopf idealerweise über der Herzspitze liegen. Von hier erzielt man einen „unverkürzten" 4-Kammerblick (◘ Abb. 12.14a), in dem sich das Ventrikelseptum etwa doppelt so lang darstellt wie das Vorhofseptum.

Bei zu hoher Ableitung (vom Herzspitzenstoß aus) erscheint das Ventrikelseptum im Vergleich zum Vorhofseptum zu kurz und die Ventrikelspitze ausgerundet. Bei harmonischen Größenverhältnissen und korrekter Einstellung der Schnittebenen teilt das Septum das Sektorbild in 2 Hälften. Die Schnittfläche des linken Ventrikels ist etwa doppelt so groß wie diejenige des rechten Ventrikels. Die Flächen der bei den Vorhöfe sind etwa gleich groß.

Da die 4-Kammerschnittebene durch die Segelklappen führt, sind beide Ventrikel mit ihren Einflussbahnen dargestellt. Der Trikuspidalring liegt der Herzspitze etwas näher als der Mitralring; das septale Trikuspidalsegel ist, verglichen mit dem Mitralsegel, zur Herzspitze versetzt. Mit diesem Kriterium lassen sich die beiden Ventrikel auch bei Rechtsherzhypertrophie und bei Lageanomalien unterscheiden. Wird die Schnittebene – von den Segelklappen ausgehend – steiler nach vorn, zur Brustwand hin, aufgerichtet, so erscheint an Stelle des zentralen Schnittpunktes von Septum und Klappenebene („Crux cordis") die Aortenwurzel („4-Kammerblick mit Aorta" oder „5-Kammerblick"). Wird die Schnittebene umgekehrt zum Zwerchfell hin gekippt, so werden die Vorhöfe zunehmend kleiner, schließlich geht ihre Hinterwand in die AV-Grube mit dem Sinus coronarius über, einem echofreien Band von mehreren Millimetern Durchmesser. An der Vorhofrückwand können von rechts und links einmündende Lungenvenen erkannt werden.

Das Vorhofseptum weist im dorsalen Bereich meist eine Konturaufhellung oder -unterbrechung auf, die der dünneren Partie des Foramen ovale entspricht. Dies darf nicht als Vorhofseptumdefekt fehlgedeutet werden!

Das Ventrikelseptum wird im 4-Kammerblick in seinen zentralen Partien längs geschnitten. In der Nähe der Klappenebene geht das muskuläre Septum in den dünneren und nur kurzen Abschnitt des membranösen Septums über. Die Seitenwand des linken Ventrikels wird im 4-Kammerblick in der Nähe des lateralen Papillarmuskels längsgeschnitten.

12.5.2 2-Kammerblick

 Rotiert man den Schallkopf über der Herzspitze um ca. 80° im Uhrzeigersinn, so gelangt man zum 2-Kammerblick (◘ Abb. 12.14b), der die Vorderwand des linken Ventrikels

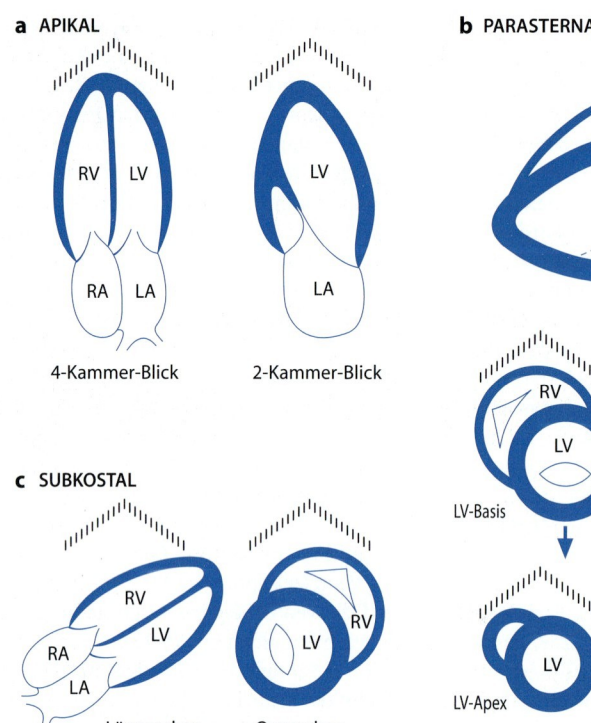

◘ **Abb. 12.13a–c.** Systematisches 2-D-echokardiographisches Untersuchungsprogramm. Die Orientierung der Schnittebenen im Videobild entspricht den derzeit gültigen Empfehlungen der Standardisierungskomitees. **a** Apikale Schnitte: Schallkopf über bzw. links unterhalb des Herzspitzenstoßes. Zur Kontrolle der Position „Herzspitze" eignet sich ein von demselben Ableitungspunkt geführter Kurzachsenschnitt. Nach Einstellung des 4-Kammerblicks gelangt man durch Rotation des Schallkopfes um ca. 80° zum 2-Kammerblick. **b** Parasternale Schnitte: Diese können aus mehreren Interkostalräumen erzielt werden. Die „klassischen" Schnitte erhält man, wenn der Schallkopf über der Basis des linken Ventrikels sitzt. Zur besseren Darstellung apikaler Ventrikelsegmente muß der Schallkopf häufig in tiefere Interkostalräume, zur besseren Darstellung der großen Gefäße in höhere Interkostalräume verschoben werden. **c** Subkostale Schnitte: Vom Epigastrium aus kann ein Längsschnitt gewonnen werden, welcher dem apikalen 4-Kammerblick nahe kommt. Wie von parasternal können auch von subkostal mehrere Kurzachsenschnitte von der Basis bis zur Spitze gewonnen werden. Im Videobild sind die subkostalen bezogen auf die parasternalen Kurzachsenschnitte um ca. 70° im Uhrzeigersinn rotiert. *RV* rechter Ventrikel, *LV* linker Ventrikel, *RA* rechter Vorhof, *LA* linker Vorhof, *Ao* Aorta, *PA* Pulmonalarterie.

anterolateral, die Hinterwand posteromedial bzw. inferomedial passiert. Die apikalen Abschnitte der Hinterwand liegen der flach gewölbten Zwerchfellkuppel auf.

Im Verlauf der Hinterwand ist häufig der posteromediale Papillarmuskel sichtbar. Seine Basis teilt die Hinterwand des linken Ventrikels in 2 annähernd gleich große Hälften. Ventrikelseptum und rechter Ventrikel sind bei exakter Einstellung im 2-Kammerblick nicht sichtbar. Wird die Schnittebene etwas nach medial gekippt, so erscheint zwischen Mitralklappe und Vorderwand die Aortenwurzel („2-Kammerblick mit Aorta" oder „3-Kammerblick"). Dieser Schnitt kommt dem Kontrastventrikulogramm in der RAO-Ebene am nächsten (RAO-Äquivalent).

12.5.3 Darstellung in der Längsachse

Der parasternale Längsachsenschnitt (◘ Abb. 12.14c) bildet den linken Ventrikel, den linken Vorhof, die Aortenwurzel und die Ausflussbahn des rechten Ventrikels ab. Bei normalen Verhältnissen werden die anterioren Partien des Septums längsgeschnitten, bei verstärkter Linksrotation des Herzens die zentralen Partien, nähere Auskunft hierüber gibt der zugehörige Kurzachsenschnitt von demselben Ableitungspunkt (◘ Abb. 12.14e). Beim klassischen parasternalen Längsachsenschnitt liegt der Schallkopf über der Herzbasis, das Herz liegt annähernd horizontal im Bild. Die Herzspitze wird bei dieser Ableitung infolge der Abschattung durch Rippen häufig nicht mehr erfasst. Diese kommt besser zur Darstellung, wenn man den Schallkopf spitzenwärts, 1–2 Interkostalräume tiefer, ansetzt. Das Herz liegt dann schräg im Bild, die Spitze links oben, die Basis rechts unten.

12.5.4 Darstellung in den Kurzachsen

> Wird die Schallsonde – ausgehend von der parasternalen Längsachse – um 90° im Uhrzeigersinn gedreht, so gelangt man in die „kurze Achse". Die Kurzachsendarstellung beginnt in Höhe der Mitralklappe (◘ Abb. 12.14e), meist im 3. Interkostalraum.

Der Klappenapparat liegt in der dorsalen Hälfte des kreisrunden Ventrikelquerschnitts, nur während der Diastole schwingt das vordere Mitralsegel in die anteriore Hälfte und legt sich für

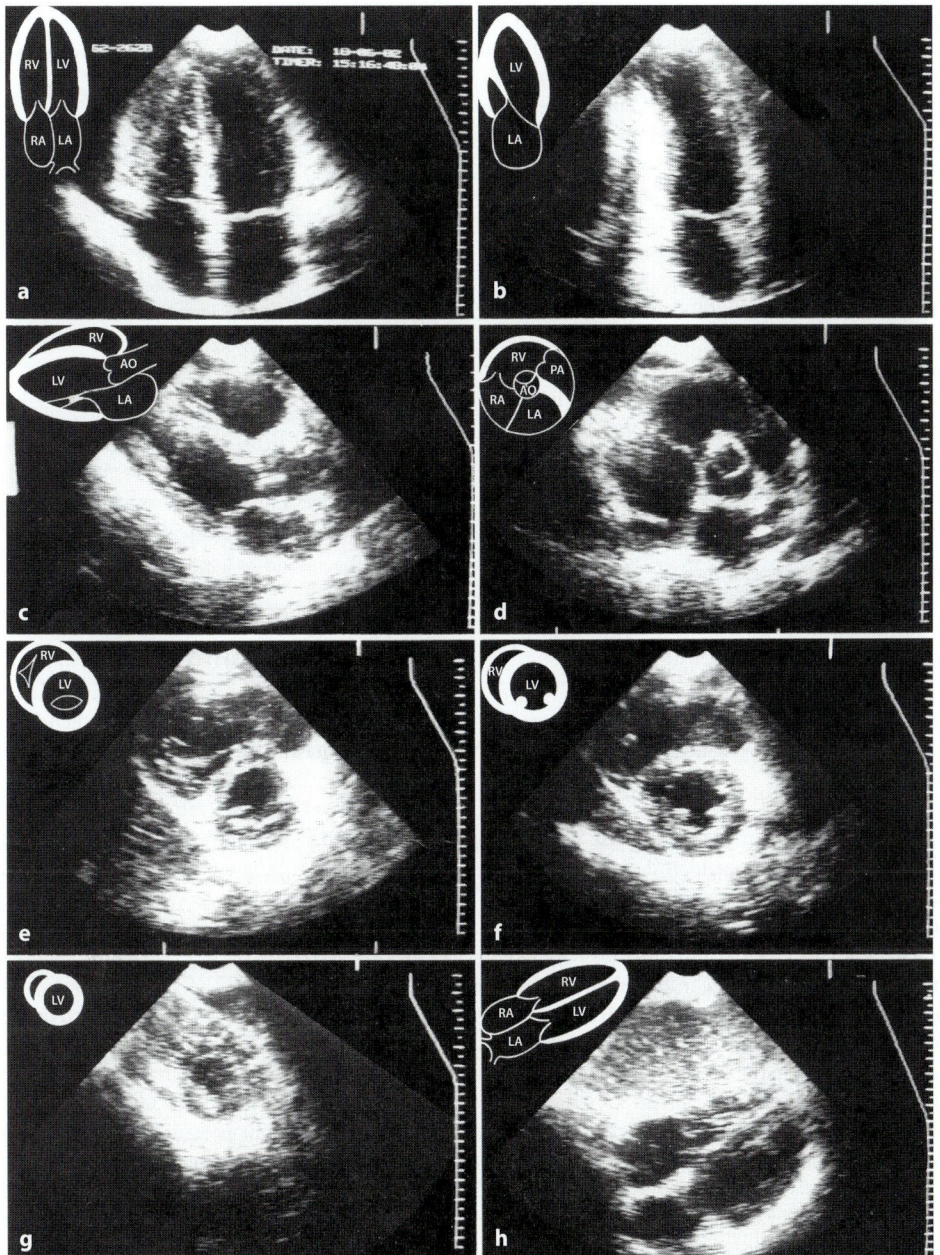

Abb. 12.14a–h. Zweidimensionale echokardiographische Untersuchung eines gesunden jungen Mannes, welcher von allen Ableitungspunkten gut untersuchbar war. Lediglich von subkostal bei großer Eindringtiefe trat eine eingeschränkte Erkennbarkeit von Details auf. **a** Apikaler 4-Kammerblick, **b** apikaler 2-Kammerblick, **c** parasternaler Längsachsenschnitt, **d** parasternaler Kurzachsenschnitt der Klappenebene, **e** parasternaler Kurzachsenschnitt durch die Ventrikelbasis, **f** parasternaler Kurzachsenschnitt durch den Ventrikeläquator, **g** parasternaler Kurzachsenschnitt durch die Ventrikelspitze, **h** subkostaler Längsachsenschnitt, Bezeichnungen wie in Abb. 12.13

einen kurzen Moment (A-Gipfel im TM-Echokardiogramm) dem Ventrikelseptum an. In der Systole verlaufen die aneinanderliegenden Segel bogenförmig parallel zur Hinterwand.

Rechter Ventrikel. Dieser liegt wie ein gekrümmtes Würstchen vor dem linken Ventrikel. Im Winkel zwischen Septum und Hinterwand des rechten Ventrikels liegt der Trikuspidalklappenapparat. Diastolisch schwingt das vordere Trikuspidalsegel bis zur Vorderwand durch, die beiden kleineren Segel legen sich dem Septum bzw. der Hinterwand an.

Klappenebene. Wird die Schnittebene von der Ventrikelbasis kopfwärts gekippt, so erhält man den Kurzachsenschnitt der Klappenebene (Abb. 12.14d). Zentral liegt der Kreis der quergeschnittenen Aortenwurzel mit den zarten Echos der 3 Aortentaschen. Direkt dahinter liegt der linke Vorhof, durch das Vorhofseptum getrennt vom rechten Vorhof, der sich an der Aortenwurzel vorbei nach ventral schiebt. Die Basis der Trikuspidalklappe bildet die Grenze zum rechten Ventrikel, der sich ventral um die Aortenwurzel zur Pulmonalarterie schlingt. Die Pulmonalklappe liegt im Bild rechts vorn, bei etwa 1 Uhr des Aortenkreises. Rechts neben der Aortenwurzel ist die Pulmonalarterie bis zu ihrer Bifurkation einsehbar.

Linker Ventrikel. Zur Darstellung der verschiedenen Kurzachsenschnitte des linken Ventrikels wird die Schnittebene von der Ventrikelbasis nach apikal gekippt und/oder geschoben. Bei exakter Schnittführung sollte der Ventrikel seine kreisrunde Form beibehalten. Erscheint er ovalär, so ist er schräg angeschnitten. Etwa in Höhe des Ventrikeläquators liegt die Basis der beiden Papillarmuskeln (◨ Abb. 12.14f). Der posteromediale Papillarmuskel setzt bei ca. 7–8 Uhr, der laterale Papillarmuskel bei 3–4 Uhr des Ventrikelkreises an. Zahl, Größe und Lage der Papillarmuskeln zeigen schon beim Gesunden eine erhebliche Variabilität. Unterhalb der Papillarmuskeln wird der Ventrikelquerschnitt zur Spitze hin zunehmend kleiner, die Trabekulierung nimmt zu (◨ Abb. 12.14 g).

12.5.5 Subkostale Schnitte

> Der subkostale Längsschnitt (◨ Abb. 12.14h) ähnelt einem apikalen 4-Kammerblick, der um 70–80° im Uhrzeigersinn gedreht wurde.

Die Schnittfläche des rechten Ventrikels, begrenzt von seiner dem Zwerchfell aufliegenden Unterwand und dem posterioren Septum, erscheint von subkostal deutlich kleiner als die Schnittfläche des linken Ventrikels und wird um so kleiner, je tiefer man den Schallkopf ins Epigastrium hineindrückt. Dreht man – ausgehend vom Längsachsenschnitt – den Schallkopf um 90°, so kann man wie von parasternal mehrere Kurzachsenschnitte von der Basis bis zur Spitze gewinnen und im Prinzip alle Herzkammern, Klappen und Gefäßabgänge darstellen. Wegen der größeren Entfernung zum Herzen können in den subkostalen Schnitten meist weniger Details erkannt werden als in den parasternalen Schnitten.

Auswertung. 2-D-Echokardiogramme können qualitativ beurteilt und quantitativ ausgewertet werden. Je nach Fragestellung können lineare Dimensionen gemessen (z. B. Durchmesser der Herzkammern) oder Schnittflächen (z. B. Mitralöffnungsflächen) planimetriert werden. Aus Dimensionen und Schnittflächen können bei Annahme definierter geometrischer Modelle Volumina und Auswurffraktionen von Herzkammern oder die linksventrikuläre Muskelmasse errechnet werden. Normwerte von linearen Dimensionen, Flächen und Volumina der Herzkammern sind von verschiedenen Autoren erarbeitet worden (Erbel 1983; Schnittger et al. 1983; Jaksch et al. 1986; Feigenbaum 1986).

Einfach kann das totale Herzvolumen bestimmt werden. Hierzu werden im apikalen 4-Kammerblick die Länge l und die Breite b, im parasternalen Längsachsenschnitt die Tiefe t – jeweils im endsystolischen Bild – gemessen (◨ Abb. 12.15).

> Das Herzvolumen wird nach dem Ellipsoidmodell berechnet: HV = l·b·t·0,5. Das echokardiographisch bestimmte Herzvolu-

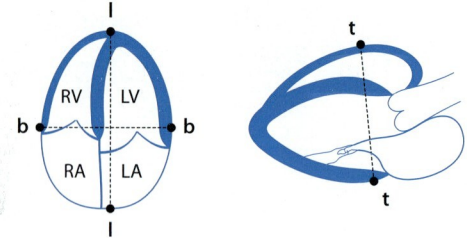

◨ **Abb. 12.15.** Schematische Darstellung der echokardiographischen Herzvolumenbestimmung. Erläuterung s. Text

men korreliert eng mit dem röntgenologisch bestimmten Herzvolumen. Die endsystolische Echomessung ergibt 10–15% kleinere Werte als die nicht herzphasenbezogene Röntgenmessung. Die enddiastolische Echomessung stimmt mit der Röntgenmessung überein (Weinbacher 1992).

12.6 TM-Echokardiogramm des gesunden Herzens

Die diagnostische Bedeutung des TM-Echokardiogramms ist mit der Etablierung der 2-D- und der Dopplerechokardiographie zurückgegangen. Routinemäßig werden noch die gut standardisierten TM-Kurven der Mitralklappe, der Aortenklappe und des linken Ventrikel registriert und vermessen, wobei die Beurteilung der Ventrikelfunktion ganz im Vordergrund steht.

12.6.1 Mitralklappe

Die Mitralklappe lässt sich echographisch immer leicht auffinden. Denn das vordere Mitralsegel liefert ideale anatomische Bedingungen für die Ultraschalluntersuchung. Das vordere, dem anterioren Septumanteil zugewandte Segel ist mit seiner Fläche zur vorderen Brustwand hin orientiert. Der Schallstrahl kann deshalb leicht auf die glatte Oberfläche des vorderen Mitralsegels gerichtet werden. Es ist somit kein Zufall, dass die Mitralklappe diejenige Struktur innerhalb des Herzens ist, auf die sich die klinische Echokardiographie viele Jahre konzentrierte (Mitralstenose: Edler 1956; Vorhoftumor: Effert u. Domanig 1959; Subaortenstenose: Popp u. Harrison 1969; Shah et al. 1969; Aorteninsuffizienz: Winsberg et al. 1970; Mitralsegelprolaps: Shah u. Gramiak 1970; Dillon et al. 1971).

Bewegungsmuster. Die beiden Mitralsegel zeigen beim Gesunden ein zueinander spiegelbildliches Bewegungsmuster: Der diastolische Bewegungsausschlag (20–30 mm) des vorderen Segels ist nach vorn, zum Septum hin, der Ausschlag des hinteren Segels nach hinten, zur Hinterwand hin orientiert. Die Größe dieses Ausschlages ist von der Mobilität und Länge der Segel abhängig; entsprechend zeigt das kürzere hintere Segel einen deutlich kleineren Ausschlag, der etwa nur ein Drittel des Ausschlages des vorderen Segels beträgt. Beim Gesunden durchqueren die diastolischen Schwingungen der Mitralsegel fast völlig das Kavum des linken Ventrikels, das vordere Segel stößt jedoch nicht an das Ventrikelseptum an.

12.6 · TM-Echokardiogramm des gesunden Herzens

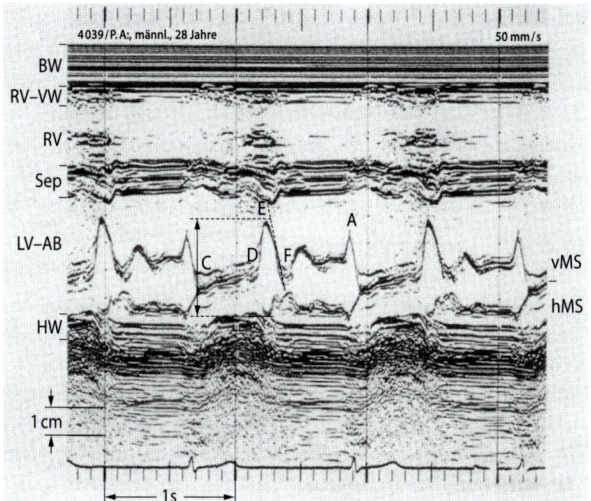

◘ **Abb. 12.16.** TM-Echogramm der Mitralsegel eines herzgesunden jungen Mannes. Die Bewegungsamplituden der beiden Segel sind mit Pfeilen markiert, die gestrichelte Tangente an der EF-Strecke entspricht dem EF-Slope (weitere Beschreibung s. Text) *BW* Brustwand, *RV-VW* Vorderwand des rechten Ventrikels, *RV* rechter Ventrikel, *Sep* Ventrikelseptum, *LV-AB* Ausflussbahn des linken Ventrikels, *HW* Hinterwand des linken Ventrikels, *vMS* vorderes Mitralsegel, *hMS* hinteres Mitralsegel

Nomenklatur. Abb. 12.16 zeigt das normale Mitralisechogramm. Die Bezeichnung der einzelnen Abschnitte mit Buchstaben folgt der allgemein üblichen Nomenklatur (Edler 1961). Während der Systole wandern die dicht aneinander liegenden Echos der beiden Segel parallel nach vorn entsprechend der Verlagerung des Mitralisrings während der Ejektionsperiode (CD-Strecke). In der Diastole wandert der Mitralring mit der Füllung des linken Ventrikels und der Entleerung des linken Vorhofs wieder nach hinten (DC-Strecke), diese Bewegung wird jedoch im Mitralklappenecho durch die Öffnungsbewegungen der Segel überlagert.

Der Punkt D markiert das Ende der isovolumetrischen Relaxationsphase und liegt zeitlich dicht beim Schnittpunkt der Vorhof- und Ventrikeldruckkurven (Pohost et al. 1975; Rubenstein et al. 1975). Die DE-Strecke entspricht der raschen initialen Öffnung der Mitralklappe am Beginn der Füllungsphase, bei Punkt E haben die Mitralsegel ihre weiteste Separation erreicht. Die Segel bewegen sich dann mit dem Ende der initialen passiven Füllungswelle wieder in eine halb geschlossene Position (Punkt F) und können dann bei längerer Diastolendauer eine oder mehrere flache Undulationen aufweisen, ehe sie mit der zweiten aktiven Füllungswelle, als Folge der Vorhofkontraktion, nochmals aufgestoßen werden bis zum Punkt A, der den Beginn der Vorhofrelaxation anzeigt. Die daraufhin einsetzende Schließungsbewegung der Mitralsegel (AC-Strecke) besteht aus einem passiven, durch die Vorhofrelaxation bedingten Anteil und einem aktiven, durch die Ventrikelanspannung bedingten Anteil (Zaky et al. 1969). Beide Anteile können durch einen zusätzlichen Gipfel (B-Gipfel) in der AC-Strecke nur dann voneinander abgegrenzt werden, wenn die Schließungsbewegung der Mitralsegel von A nach C aus elektromechanischen (verlängerte PQ-Dauer im EKG)

oder hämodynamischen Gründen (erhöhter enddiastolischer Ventrikeldruck, verlangsamte Druckanstiegsgeschwindigkeit in der Anspannungsphase) verlängert ist (Konecke et al. 1973).

Der Bewegungsablauf der gesunden, mobilen Mitralklappe folgt weitgehend der transvalvulären Flusskurve (Laniado et al. 1975). Amplituden und Geschwindigkeiten der Mitralsegelbewegungen stehen in enger Beziehung zu Höhe und Geschwindigkeit des Durchflusses und werden somit wie dieser von Herzfrequenz, Schlagvolumen, Druckgefälle zwischen Vorhof und Kammer sowie von der Dehnbarkeit des linken Ventrikels wesentlich beeinflusst. Die hämodynamische Interpretation der Bewegungskurven ist deshalb komplex.

Die diagnostisch wichtige frühdiastolische Schließungsgeschwindigkeit (EF-Slope) korreliert mit der Geschwindigkeit der Ventrikelfüllung während der passiven Füllungsphase (Layton et al. 1973; Quinones et al. 1974; De Maria et al. 1976; Vignola et al. 1977).

Klinisch wichtig

Da der EF-Slope schon beim Gesunden eine außerordentlich große Variation zeigt, ist er nur im eindeutig abnormen Bereich (≤60 mm/s) diagnostisch verwertbar.

12.6.2 Aortenklappe

Das Echogramm der Aortenklappe wurde von Edler et al. (1961) beschrieben, seine diagnostische Bedeutung später von Gramiak u. Shah (1970) herausgearbeitet. Die gesunde Aortenklappe ist eine schwach reflektierende Struktur zwischen den intensiv reflektierenden Wänden der Aortenwurzel. Die Echos entstammen den verdickten freien Rändern der vorderen (rechtskoronaren) und der hinteren (akoronaren) Tasche, während die linkskoronare Tasche von parasternal meist nicht darstellbar ist, da ihre Bewegung senkrecht zur Echolotung orientiert ist (Gramiak u. Shah 1970). In der Diastole liegen die Echos der geschlossenen Klappe meist als gemeinsame, seltener als gedoppelte Linie in der Mitte zwischen Vorder- und Hinterwand der Aortenwurzel und verlaufen zu ihr parallel (◘ Abb. 12.17). Mit Beginn der Ejektionsphase wandern die Echos der beiden dargestellten Taschen rasch auseinander, mit dem Ende der Ejektionsphase wieder rasch zusammen. Während der Ejektion liegt die vordere Tasche dicht bei der Vorderwand, die hintere Tasche dicht bei der Hinterwand der Aortenwurzel. Mit dieser bewegen sie sich systolisch nach vorn auf den Schallkopf zu. Der systolische Verlauf des Taschenechogramms ist meist geradlinig, selten weist er auch beim Gesunden ein leichtes Schwirren einer oder beider Taschen auf (Feizi et al. 1974; Pinto et al. 1978).

Weite und Dauer der systolischen Taschenseparation werden vom Schlagvolumen bestimmt (Laniado et al. 1976). Die Weite der Taschenseparation (beim Erwachsenen 15–25 mm) ist bei der valvulären Aortenstenose herabgesetzt. Die Dauer vom Beginn des QRS-Komplexes im EKG bis zum Beginn der Taschenseparation entspricht der Präejektionsphase (PEP), die Dauer der Taschenseparation der Ejektionsphase (Et). Diese echographisch bestimmbaren systolischen Zeitintervalle (◘ Abb. 12.17) korrelieren gut mit Messungen aus der

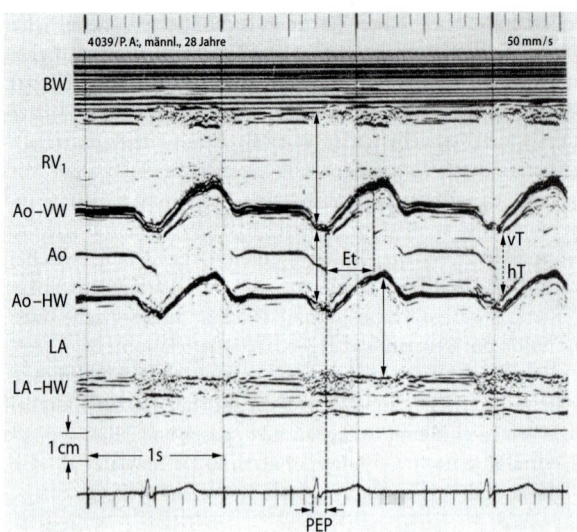

Abb. 12.17. Echogramm der Herzbasis mit Ausflussbahn des rechten Ventrikels (RV₁), Aortenwurzel (Ao) und linkem Vorhof (LA). RV_1 und Ao werden enddiastolisch, LA endsystolisch (Pfeile) gemessen. In der Aortenwurzel finden wir diastolisch ein intensives Mittelecho der geschlossenen Taschen. Während der Systole finden wir das Echo der vorderen Tasche (vT) dicht bei der vorderen Wand (VW), das Echo der hinteren Tasche (hT) dicht bei der hinteren Wand (HW) der Aortenwurzel. Die systolische Taschenseparation ist mit gestricheltem Pfeil markiert. Eingetragen ist die Methode zur echographischen Messung der systolischen Zeitintervalle: Et Ejektionszeit, PEP Präejektionsperiode

Karotispulskurve und dem Phonokardiogramm (Vredevoe et al. 1974; Stefadouros u. Witharn 1975).

12.6.3 Linker Vorhof

Im Standardechogramm ist der linke Vorhof (LA) oberhalb des Mitralklappenrings zugleich mit der Aortenwurzel dargestellt. Während die Hinterwand des linken Vorhofs mit Ausnahme der atrioventrikulären Übergangszone keine charakteristische Bewegungsfigur aufweist, zeigt die Vorderwand des linken Vorhofs, zugleich rückwärtige Begrenzung der Aortenwurzel, eine sehr ausgeprägte systolisch-diastolische Verlagerung, die üblicherweise als Bewegung der Aortenwurzel beschrieben wird. Diese Bewegungsfigur beschreibt die Volumenschwankungen des linken Vorhofs während des Herzzyklus (Strunk et al. 1976). Am Ende der Systole, unmittelbar vor der Mitralklappenöffnung, befindet sich die Aortenwurzel am weitesten vorn, der linke Vorhof hat seinen größten Durchmesser erreicht. Die Aortenwurzel zeigt dann eine rasche Rückwärtsverlagerung, der bei längerer Diastolendauer eine langsame Rückwärtsbewegung folgt. Mit der Vorhofkontraktion bewegt sich die Aortenwurzel nochmals um einige Millimeter nach hinten, der Vorhof hat jetzt seinen kleinsten Durchmesser erreicht. Routinemäßig wird der größte Durchmesser des linken Vorhofs am Ende der Systole bzw. bei Beginn der Diastole als Abstand zwischen Aortenhinterwand und Vorhofhinterwand gemessen (Hirata et al. 1969; Abb. 12.17).

> **Klinisch wichtig**
>
> Zur Beurteilung der Vorhofgröße ist der Vergleich mit dem Durchmesser der Aortenwurzel wertvoll, die beiden Größen sind beim Gesunden etwa identisch (Brown et al. 1974).

12.6.4 Linker Ventrikel

Zur standardisierten Darstellung des linken Ventrikels soll der Schallstrahl in Höhe der Chordae tendineae etwa senkrecht auf Septum und Hinterwand treffen und das Kavum entlang des größten Querdurchmessers durchdringen. Diese Forderungen an die Registriertechnik sind relativ leicht erfüllbar, wenn das TM-Echokardiogramm unter Sicht des zweidimensionalen Kurzachsenschnitts in Höhe der Chordae registriert wird.

Anatomische und topographische Gründe lassen es jedoch nicht immer zu, dass die Forderungen an eine optimale Registriertechnik erfüllt werden: Septum und Hinterwand verlaufen nicht immer parallel, sie können also nicht gleichzeitig senkrecht angeschallt werden. Dies trifft auch dann zu, wenn die Längsachse des linken Ventrikels sagittal verläuft, was bei großer Thoraxtiefe der Fall sein kann. Man erhält dann „nichtstandardisierte" Registrierungen, die nach qualitativen, nicht jedoch nach quantitativen Kriterien bewertet werden dürfen.

Im standardisierten TM-Echokardiogramm kommt das basale Drittel des linken Ventrikels mit dem anterioren Septum und dem posterolateralen Anteil der Hinterwand zur Darstellung.

Auch andere Wandsegmente des linken Ventrikels sind durch zusätzliche Transducer-Positionen (multidirektionale Echokardiographie) darstellbar, was für die Beurteilung ischämischer Ventrikelwandsegmente bedeutsam ist (Heikkilä u. Nieminen 1975).

Ventrikelwand

In der TM-Kurve der Ventrikelwand (Abb. 12.18b) fallen 2 Phasen auf (McDonald et al. 1972): eine Phase der Bewegung in der Systole sowie der frühen Diastole und eine Phase relativen Stillstands in der späten Diastole. Diese 2. Phase wird mit zunehmender Herzfrequenz kürzer, mit abnehmender Herzfrequenz länger. Mit Beginn der Austreibungsphase – etwa der S-Zacke des mitlaufenden EKG zuzuordnen – setzt eine rasche Annäherung von Septum und Hinterwand ein, die in ein kurzes Plateau am Ende der Austreibungsphase und am Beginn der Erschlaffungsphase einmündet. Es folgt dann eine rasche Auswärtsbewegung in der frühen Diastole. Das Ende dieser raschen Füllungsphase ist normalerweise durch einen klaren Knick der Bewegungskurven von Septum und Hinterwand gekennzeichnet. Anschließend während der langsamen Füllungsphase bewegen sich Septum und Hinterwand nur noch um einen geringen Betrag voneinander weg; erst am Ende der Diastole kommt es mit dem durch die Vorhofkontraktion verursachten Blutschub nochmals zu einer kleinen muldenförmigen Auswärtsbewegung, die bezogen auf das EKG zwischen der P-Welle und dem Beginn des QRS-Komplexes liegt.

Was bei der optischen Betrachtung des Lävokardiogramms oder des bewegten Schnittbilds kaum erkannt

12.6 · TM-Echokardiogramm des gesunden Herzens

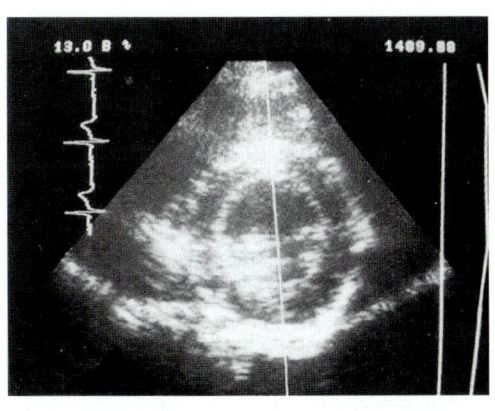
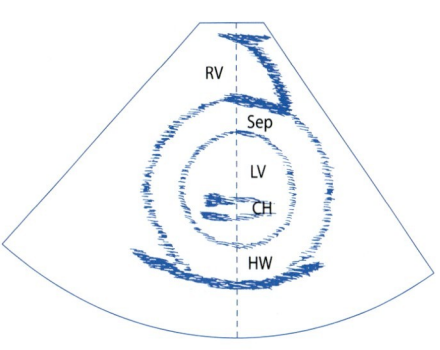

a

b

Abb. 12.18a, b. a 2-D-Sektorbild des linken Ventrikels. Querschnitt in Höhe der Chordae tendineae (*CH*). Der Lichtzeiger entspricht dem Strahlengang zur Registrierung des Standardechogramms des linken Ventrikels (b). *Links* Originalaufnahme, *rechts* schematische Erläuterung des 2-D-Bildes. *RV* rechter Ventrikel, *Sep* Ventrikelseptum, *LV* linker Ventrikel, *HW* Hinterwand des linken Ventrikels. b Standardechogramm des linken Ventrikels. *BW* Brustwand, *RV-VW* Vorderwand des rechten Ventrikels, RV_2 rechter Ventrikel präseptal, sonstige Bezeichnungen wie in **a**. Mit *Pfeilen* markiert sind die wichtigsten Maße, die routinemäßig ausgemessen werden: *ED* enddiastolischer Durchmesser, *ES* endsystolischer Durchmesser, *FD* frühdiastolischer Durchmesser, *Vt* Verkürzungszeit, Septum und Hinterwand, jeweils enddiastolisch und endsystolisch. Aus diesen Maßen werden folgende Funktionsgrößen abgeleitet:

1. relative systolische Durchmesserverkürzung (Verkürzungsfraktion):

$$VF = \frac{ED - ES}{ED};$$

2. mittlere zirkumferenzielle Faserverkürzungsgeschwindigkeit:

$$mV_{CF} = \frac{VF}{Vt};$$

3. rasche Füllungsfraktion:

$$RFF = \frac{FD - ES}{ED - ES}$$

kann, bringt die hohe zeitliche Auflösung der TM-Kurve klar zur Darstellung: die physiologische „Asynchronie" zwischen den einzelnen Wandsegmenten.

Septum. Vergleicht man Septum und basale Hinterwand, so zeigt sich am Septum ein früherer Beginn und ein früherer Gipfel der Kontraktion, jedoch ein späteres Ende der Relaxation, sodass die Dauer der gesamten Bewegungsphase des Septums deutlich länger als diejenige der Hinterwand ist. Der Übergang vom Ende der Kontraktion zum Beginn der Relaxation wird am Septum häufig durch eine kleine Kerbe (in Abb. 12.18b deutet der Pfeil von ES direkt darauf hin) markiert. Simultane Registrierungen von Ventrikel- und Aortenklappenechokardiogrammen konnten zeigen, dass diese Kerbe mit dem Aortenklappenschluss zusammenfällt.

Hinterwand. Hier lässt sich eine ähnliche Grenze zwischen Ende der Kontraktion und Beginn der Relaxation nicht ziehen.

Das Ende der isovolumetrischen Relaxationsphase wird durch den Beginn der Mitralklappenöffnung definiert, beim gesunden Ventrikel fällt dieser Punkt mit dem Beginn der Auswärtsbewegung der Hinterwand zusammen (s. Abb. 12.18b; Assad-Morell et al. 1974).

Amplituden

Die Amplituden der Wandbewegungen werden nicht nur von dem Ausmaß der Muskelkontraktion, sondern auch von dem Ausmaß der systolischen Verlagerung des gesamten linken Ventrikels entlang der Achse der Auslotung bestimmt (McDonald et al. 1972). Da sich der Ventrikel während der Systole um einige Millimeter auf die Brustwand zu bewegt, wird die Kontraktionsamplitude des Septums um diesen Bewegungsausschlag vermindert, die Amplitude der Hinterwand verstärkt. Noch stärker können diese „passiven" Bewegungseinflüsse sein, wenn das Herz – wie z. B. bei großen Perikardergüssen – im Thoraxraum eine erhöhte Beweglichkeit aufweist. Unbeeinflusst von solchen passiven Bewegungen bleibt die systolische Zunahme der Myokarddicke, sie gilt deshalb als spezifischeres Kriterium als die Amplitude der Wandbewegung bei der Beurteilung der segmentalen Kontraktionsqualität (Corya et al. 1977; Kerber u. Marcus 1978).

Durchmesser

> Routinemäßig werden im linksventrikulären Echokardiogramm der enddiastolische Durchmesser (ED) und der endsystolische Durchmesser (ES), sowie bedarfsweise der frühdiastolische Durchmesser (FD) gemessen.

Diese 3 Durchmesser lassen sich durch den Beginn bzw. das Ende rascher Bewegungsabläufe im Echokardiogramm relativ klar definieren. ED liegt unmittelbar vor Beginn und ES am Ende der raschen Einwärtsbewegung, FD am Ende der raschen Auswärtsbewegung. Wegen der längeren Bewegungsphase des Septums (s. oben) wird in der Regel dieses zur Definition des Messzeitpunktes heranzuziehen sein (Abb. 12.18b).

Enddiastolischer Durchmesser. Wenn ED anhand der mechanischen Bewegung der Ventrikelwand definiert wird (Chapelle u. Mensch 1969), fällt dieser Durchmesser physiologisch exakt betrachtet bereits in die Anspannungsphase bzw. die sog. Präejektionsphase der Systole. Der genaue Beginn der Faserkontraktion lässt sich an der TM-Kurve nicht ablesen. Deshalb wurde das EKG zur Definition des enddiastolischen Messpunktes herangezogen, zunächst der Gipfel der R-Zacke (Feigenbaum et al. 1972; Fortuin et al. 1971), jetzt – nach Empfehlungen von Komitees zur Standardisierung der Echokardiographie – der Beginn des QRS-Komplexes (Q-Zacke; Roelandt u. Gibson 1980). Dieser elektrokardiographisch definierte Messpunkt liegt allerdings, besonders augenfällig bei Störungen der Erregungsausbreitung erkennbar, noch vor dem Ende der mechanischen Diastole. Je früher der Messzeitpunkt liegt, um so kleiner wird ED. Für die Praxis sind diese geringen Unterschiede der verschiedenen Messpunkte jedoch nicht sehr relevant, sie liegen absolut bei 1–3 mm, relativ bei ca. 5% (Popp et al. 1973).

Endsystolischer Durchmesser. Der ES wird allgemein ohne Berücksichtigung des EKG an der schmalsten Stelle zwischen Septum und Hinterwand, entweder am systolischen Gipfel der Septumbewegung (Feigenbaum 1972) oder am Gipfel der Hinterwandbewegung (Fortuin et al. 1971), gemessen.

Systolische Funktionsparameter

> **Definition**
>
> Aus ED und ES wird der wichtigste systolische Funktionsparameter berechnet, die Verkürzungsfraktion oder die relative systolische Durchmesserverkürzung: VF=ED–ES/ED (häufig mit 100 multipliziert und in Prozent angegeben: „shortening fraction", SF).

Die Bedeutung dieses Parameters entspricht der Ejektionsfraktion, zu welcher VF eine lineare Beziehung aufweist (Lewis u. Sandler 1971). VF weist eine hohe physiologische Konstanz auf. Der normale Bereich liegt zwischen 0,28 und 0,41 (Henry et al. 1980).

Die echokardiographisch bestimmten Querdurchmesser des linken Ventrikels zeigen enge statistische Korrelationen zu den angiokardiographisch bestimmten Querachsen des linken Ventrikels (Fortuin et al. 1971; Murray et al. 1972; Gibson 1973) und auch zu angiokardiographisch bestimmten Längsachsen. Das Echokardiogramm erlaubt somit, verglichen mit angiokardiographischen Messungen, eine gute Voraussage der Ventrikelgröße (Feigenbaum et al. 1969, 1972). Unter der Annahme, dass der linke Ventrikel der Geometrie eines Rotationsellipsoids nahe kommt, dessen Längsachse doppelt so lang ist wie die Querachse D, kann allein aus der Querachse das Ventrikelvolumen näherungsweise berechnet werden nach der Formel

$$1/3 \cdot \pi \cdot D^3 = 1{,}047 \cdot D^3$$

(„Kubikformel"; Fortuin et al. 1971; Feigenbaum et al. 1972; Murray et al. 1972). Der Zuverlässigkeit TM-echographischer Volumenberechnungen sind jedoch beim kranken Herzen enge Grenzen gesetzt (Popp et al. 1973; Feigenbaum 1975; Linhart et al. 1975; Martin 1978). Mit der Einführung der 2-D-Echokardiographie haben die Volumenberechnungen aus einer Dimension an Bedeutung verloren.

Myokarddicke

Die Myokarddicken (Feigenbaum et al. 1968) werden zu den gleichen Zeitpunkten wie die Durchmesser (Abb. 12.18b) bestimmt. Am Septum entstehen hier häufig Abgrenzungsprobleme zum rechten Ventrikel wegen Überlagerung durch Störechos (Reverberationen der Brustwand) und durch Echos von trabekulären Strukturen. An der Hinterwand besteht ebenfalls, bedingt durch Chordae tendineae und Trabekelwerk, nicht selten eine verwirrende Vielfalt von Echolinien. Die Betrachtung des zugehörigen Schnittbildes kann die Abgrenzung erleichtern. Die Messung wird vom Endokardecho bis zum Beginn („leading edge") des Epi-Perikardechos durchgeführt. Bei sehr breitem Epi-Perikardecho erhält man reellere Werte, wenn die Gesamtverstärkung speziell zur Registrierung der Hinterwand so weit wie möglich herabgesetzt wird, sodass das Epi-Perikardecho feiner gezeichnet wird (Feigenbaum et al. 1968).

Die echographisch gemessenen Myokarddicken korrelieren gut mit anatomischen (Feigenbaum et al. 1968) und mit angiographischen Bestimmungen (Sjögren et al. 1970; Troy et al. 1972). Beim Gesunden ist das Ventrikelseptum etwa gleich dick wie oder nur wenig dicker (<30%) als die posterobasale Hinterwand. Bei Hypertrophie ist das Septum allerdings häufig stärker verdickt als die posterobasale Hinterwand. Bei nicht standardisierten oder qualitativ schlechten TM-Registrierungen sollten die Diameter und Myokarddicken in ausgewählten enddiastolischen und endsystolischen Schnittbildern vermessen werden.

12.6.5 Rechter Ventrikel

Der echographischen Größenbeurteilung des rechten Ventrikels aus einzelnen Durchmessern sind wegen der komplexen Geometrie enge Grenzen gesetzt. Die Interpretation muss deshalb die Lage und Konfiguration des Ventrikels in den verschiedenen 2-D-Schnittebenen mit berücksichtigen. Trotzdem lassen sich innerhalb dieser Grenzen diagnostisch wertvolle Informationen gewinnen.

Durchmesser. Im Standardechogramm sind die Tiefen der Ausflussbahn des rechten Ventrikels zwischen dessen Vorderwand und der Aortenwurzel (präaortaler Durchmesser RV_1 in Abb. 12.17; Nanda u. Gramiak 1975) sowie zwischen Vorderwand und Ventrikelseptum (präseptaler Durchmesser RV_2 in Abb. 12.18b; Popp et al. 1969) dargestellt. Beim Gesunden und bei korrekter Ableitungstechnik entspricht die Größe des präaortalen Durchmessers etwa dem Durchmesser der Aortenwurzel sowie dem Durchmesser des linken Vorhofs. Die Größe des präseptalen Durchmessers hängt stark von der Lage des Probanden bei der Untersuchung ab. In Rückenlage wird nur ein schmaler Randbezirk der Ausflussbahn erfasst, in Linksseitenlage infolge nun stärkerer Linksrotation des Herzens ein größerer zentraler Ausflussbahndurchmesser. In dieser Lage betragen die präseptalen Durchmesser etwa 1–2 Drittel des enddiastolischen linksventrikulären Durchmessers.

Myokarddicke. Die Dicke des rechten Ventrikels kann theoretisch an der Vorderwand und am Ventrikelseptum gemessen werden. Eine saubere Abgrenzung der normal dicken Vorderwand (3–5 mm) ist jedoch beim Erwachsenen schwierig, da diese Struktur im „Schatten" der intensiven Brustwandechos liegt und zudem häufig von Störechos überlagert ist; eine sehr subtile Untersuchungstechnik ist erforderlich (Prakash u. Lindsay 1978). Besser gelingt die Abgrenzung, wenn zwischen Brustwand und Herz ein echoarmer Raum (Fettgewebe, Perikarderguss) zwischengeschaltet oder wenn die Vorderwand verdickt ist. Die Dicke des Ventrikelseptums kann zur Beurteilung der Rechtsherzhypertrophie (Druckbelastung) nur dann herangezogen werden, wenn eine gleichzeitige Druckbelastung des linken Ventrikels ausgeschlossen ist (Goodman et al. 1974). Bei reiner Volumenüberlastung des rechten Ventrikels sind die Myokarddicken normal, dagegen sind die Querdurchmesser vergrößert, und das Ventrikelseptum zeigt häufig eine Abflachung bzw. Umkehr der diastolischen Bewegung.

12.6.6 TM-echokardiographische Normwerte bei Erwachsenen

Die Auswahl der hier aufgeführten Daten (Tabelle 12.1) entspricht den praktischen Bedürfnissen der Routinediagnostik. Sie resultieren aus Ergebnissen von 100.000 Echokardiogrammen bei Herzgesunden und Herzkranken. Für jeden Parameter ist derjenige Bereich angegeben, in dem wir ein Maß eindeutig als „normal" einstufen, sowie der obere und untere Grenzbereich, in dem es häufig zweifelhaft ist, ob noch eine gesunde Normvariante oder bereits ein krankhafter Befund vorliegt. Ein Teil solcher Grenzbefunde kann richtig eingeordnet werden, wenn Konstitution und Trainingszustand bei der Interpretation berücksichtigt werden.

> **Klinisch wichtig**
>
> Bei einer grenzwertigen Dimension kann auch der Vergleich mit den Dimensionen der anderen Herzhöhlen hilfreich sein. Harmonische Verhältnisse sind eher als gesund zu betrachten als unharmonische.

Trotzdem bleibt eine Unsicherheitszone zwischen „gesund" und „krankhaft", die aber durch die gleichzeitige Betrachtung der übrigen klinischen Befunde und durch Verlaufskontrollen weiter eingeengt werden kann.

12.7 Farbdoppler- und Dopplerechokardiogramm des gesunden Herzens

Die Analyse der intrakardialen Strömungsverhältnisse mittels Farbdoppler (qualitativ) und konventionellem Doppler (quantitativ) erfolgt überwiegend von der apikalen Sondenposition, da von hier aus bei überwiegend basoapikaler (Einflussbahn) und apikobasaler (Ausflussbahn) Ausrichtung der Blutströmung die günstigsten Voraussetzungen für eine gute Flussdarstellung vorliegen. Für die komplizierteren rechtsventrikulären Strömungsverhältnisse können auch alternativ und ergänzend die linksparasternalen Schallfenster angewandt werden. Inwieweit bei quantitativen Messungen ein relevanter Winkelfehler auftreten könnte, ist an Hand des Verlaufs der anatomischen Strukturen und der Ausrichtung des Fardopplerflussbildes ablesbar. Die hohe Signalsensitivität moderner Farbdopplergeräte erlaubt meist bis in große Eindringtiefen (Lungenvenen, Aortenwurzel) eine gute Flussdarstellung, es sei denn, stark verkalkte Klappen oder gar künstliche Herzklappen versperren die Sicht. Die Fardoppleranalyse wird im Interesse einer hohen Bildrate in der Regel mit kleineren Sektorwinkeln unter Kontrolle des mit breitem Sektorwinkel dargestellten Schnittbildes durchgeführt.

Diastole. Die Diastole ist im Flussbild durch 2 aufeinanderfolgende, von den Vorhöfen auf die Herzspitze bzw. die Schallsonde zu orientierte, überwiegend rot kolorierte Füllungswellen sowohl im linken wie im rechten Einflusstrakt charakterisiert. Die erste Füllungswelle folgt direkt der frühdiastolischen Ventrikelrelaxation und der Öffnung der Segelklappen, die zweite folgt spätdiastolisch der Vorhofkontraktion und liegt unmit-

Tabelle 12.1. Echokardiographische Normalwerte bei Erwachsenen

	Männer			Frauen		
	Unterer Grenzbereich	Normbereich	Oberer Grenzbereich	Unterer Grenzbereich	Normbereich	Oberer Grenzbereich
Linker Ventrikel (LV)						
Enddiastolischer Durchmesser (ED) (mm)	46–49	50–55	56–59	42–45	46–51	52–55
Endsystolischer Durchmesser (ES) (mm)	28–32	33–38	39–41	26–30	31–36	37–38
Frühdiastolischer Durchmesser (FD) (mm)	39–42	43–52	53–55	36–39	40–48	49–51
Verkürzungsfraktion (VF)	0,27–0,29	0,30–0,38	0,39–0,41	0,27–0,29	0,30–0,38	0,39–0,41
Rasche Füllungsfraktion (RFF)	0,55–0,59	0,60–0,84	0,85–0,89	0,55–0,59	0,60–0,84	0,85–0,89
Myokarddicke (Septum u. Hinterwand) (mm)	7	8–10	11	6	7–9	10
Systolische Dickenzunahme des Septums (%)	20–29	30–70	71–80	20–29	30–70	71–80
Systolische Dickenzunahme der Hinterwand (%)	35–44	45–85	86–85	35–44	45–85	86–95
Rechter Ventrikel (RV)						
Ausflussbahn präortal (RV_1) (mm)	26–29	30–35	36–39	23–26	27–32	33–36
Ausflussbahn präseptal (RV_2) (mm)	21–25	26–35	36–39	18–22	23–32	33–36
Linker Vorhof (LA) Endsystolisch (mm)	30–33	34–39	40–42	26–29	30–35	36–38
Aortenwurzel (Ao) Enddiastolisch (mm)	26–29	30–35	36–39	23–26	27–32	33–36

telbar vor dem Beginn der nächsten Systole. Da die erste Füllungswelle beim Gesunden eine höhere Stromstärke erreicht als die zweite, kommt es frühdiastolisch zu einer ausgiebigeren und entsprechend der Farbkodierung helleren Rotfärbung (oft mit Farbumschlag jenseits der Nyquist-Grenze) als spätdiastolisch. Bei Tachykardie verschmelzen die beiden Füllungswellen infolge Verkürzung der Diastolendauer. Die räumlichen Geschwindigkeitsmaxima liegen in der Einflussbahn des linken bzw. rechten Ventrikels, dicht hinter dem Mitralanulus bzw. dem Trikuspidalanulus. An dieser Stelle werden die gepulsten Dopplerflusskurven registriert und die früh- und spätdiastolischen Geschwindigkeitsmaxima (E- und A-Gipfel) vermessen, wobei beim Gesunden jüngeren Menschen der E-Gipfel das höhere Geschwindigkeitsmaximum aufweist als der A-Gipfel. Die Einstromgeschwindigkeiten im rechten Ventrikel sind bei größerem Strömungsquerschnitt niedriger als im linken Ventrikel und zeigen ausgeprägtere respiratorische Schwankungen (inspiratorische Zunahme, exspiratorische Abnahme).

Systole. Mit der systolischen Verlagerung der Ventilebene zur Herzspitze wird Blut in die Vorhöfe angesaugt. Dies führt zu einer markanten, im Vierkammerblick rot gefärbten systolischen Einstromwelle aus den Hohlvenen rechts und den Lungenvenen links in die Vorhöfe.

In der linken Ausflussbahn zeigt ein blau koloriertes Strömungsband entlang des Ventrikelseptum die von der Herzspitze zur Aortenklappe gerichtete Strömung an. Der Ausstrom durch die Aortenklappe in die Aorta ascendens wird im Dreikammerblick dargestellt. Mit abnehmendem Strömungsquerschnitt kommt es vor der Aortenklappe zu einer Strömungsbeschleunigung, die meist zu einem Farbumschlag führt. Das räumliche Geschwindigkeitsmaximum liegt an der anatomisch engsten Stelle im Aortenklappenanulus.

Mit dem gepulsten Doppler werden die parabolischen, monophasischen Flusskurven (Ejektionskurven) in der linken Ausflussbahn vor der Aortenklappe (v_1) und direkt in der Aortenklappe (Anulus, v_2) gemessen. Der Geschwindigkeitsgipfel von v_2 ist etwa um 1/3 höher als von v_1.

In der rechten Einflussbahn kommt es in der Systole zu einer nach apikal gerichteten, im 4-Kammerblick rot kolorierten Blutverlagerung. Der Ausstrom in Richtung Pulmonalklappe läßt sich in speziellen supraapikalen und links parasternalen Schnittebenen darstellen und als Flusskurve im Ausflusstrakt und in der Pulmonalklappe registrieren.

Physiologische Regurgitationen. Die hohe Sensitivität der Doppler- und Farbdopplertechnik weist auch an gesunden Herzklappen häufig geringfügige Regurgitationen auf. Obwohl die Grenze zwischen „noch physiologischer" und „schon pathologischer" Regurgitation fließend ist, lassen sich einige Regeln zur Abgrenzung formulieren.

Im rechten Herzen (Niederdrucksystem) sind geringgradige Regurgitationen an Trikuspidalklappe und Pulmonalklappe häufig nachweisbar, die sich über die gesamte Schließungsphase, Systole bzw. Diastole hinziehen können. Dem Untersucher bieten sie eine willkommene Gelegenheit, um eine Aussage über die pulmonalen Druckverhältnisse machen zu können. Je höher der Pulmonalisdruck, um so höher sind die Regurgitationsgeschwindigkeiten. Eine maximale systolische Regurgitationsgeschwindigkeit über 2,8 m/s an der Trikuspidalklappe und eine enddiastolische Regurgitationsgeschwindigkeit über 1,5 m/s an der Pulmonalklappe sprechen für einen erhöhten Pulmonalisdruck. Mit zunehmendem Pulmonalisdruck werden die physiologischen Regurgitationen an Trikuspidal- und Pulmonalklappe stärker. Hämodynamisch bedeutsame Regurgitationen werden allerdings nicht allein durch eine pulmonale Drucksteigerung ausgelöst, sondern bedürfen einer morphologischen Anomalie der Klappe oder des Anulus bzw. – im Fall der Trikuspidalklappe – einer Störung der rechtsventrikulären Funktion.

Im linken Herzen (Hochdrucksystem) sind geringe physiologische Regurgitationen v. a. an der Mitralklappe nachweisbar, erstrecken sich aber fast nie über die gesamte Systole, sondern sind nur frühsystolisch unmittelbar nach dem Klappenschluss und spätdiastolisch unmittelbar vor der Klappenöffnung nachweisbar. Holosystolische Regurgitationen lassen auf eine pathologische Störung des Klappenschlussmechanismus schließen. Am seltensten sind physiologische Regurgitationen an einer gesunden Aortenklappe nachweisbar und wenn, dann nur kurzdauernd nach dem Klappenschluss und ohne Ausbildung eines typischen Regurgitationsjets in den linken Ausflusstrakt, wie er für die pathologische Regurgitation typisch ist.

> **Klinisch wichtig**
>
> Physiologische Regurgitationen sollten als normale Phänomene nicht als Diagnose im Befundbericht oder gar im Arztbericht auftauchen, da dies erfahrungsgemäß zur Verunsicherung des nachbehandelnden Arztes und des Patienten führt.

12.8 Transösophageale Echokardiographie

Voraussetzungen. Die transösophageale Echokardiographie (TEE) ist eine wichtige Ergänzung der transthorakalen Untersuchung geworden. Da es sich um einen semiinvasiven und den Patienten belästigenden Eingriff mit zwar seltenen, aber potenziellen Komplikationen (Verletzung der Speiseröhre, versehentliche tracheale Intubation; Geibel et al. 1988; DeBelder et al. 1989) handelt, muss die Indikation streng gestellt und der Patient sorgfältig aufgeklärt werden. Auch muss sicher gestellt sein, dass die gewünschte Information von einem erfahrenen Untersucher mit moderner transthorakaler Technik nicht gewonnen werden kann. Als Standard sollte heute eine multiplane Sonde angewandt werden, um eine bestmögliche und rasche Information gewinnen zu können. Je nach Zusammensetzung des kardiologischen Patientengutes kann ein TEE in 3–6% der zur Echokardiographie kommenden Patienten erforderlich sein. Die Methode kommt v. a. bei Problemen zum Einsatz, die mit der transthorakalen Untersuchung nur unbefriedigend gelöst werden können oder wenn eine transthorakale Untersuchung nicht möglich ist, z. B. während Herzoperationen (Erbel et al. 1987; Lambertz u. Hanrath 1991).

> **Die wichtigsten Indikationen der TEE**
>
> - Zerebrale und periphere Embolien: Kardiale Emboliequelle?
> - Lungenembolie: Thromben in den Pulmonalarterien?
> - Herztumoren: Ausdehnung? Invasives Wachstum?
> - Bakterielle Endokarditis: Vegetationen? Abszesse?
> - Künstliche Herzklappen: Paravalvuläres Leck? Thrombotische oder fibröse Obstruktion?
> - Vorhofseptumdefekte: Eignung für Schirmverschluss? Zusätzliche aberrierende Lungenvenen? Ergebniskontrolle nach Schirmverschluss
> - Aorta: Dissektion? Thrombogene Atherosklerose?
> - Schwierige Untersuchungsbedingungen: Beatmung, Reanimation
> - Intraoperativ: Klappenrekonstruktionen, Korrekturen angeborener Herzfehler, Überwachung der Ventrikelfunktion

Untersuchungstechnik. Die Untersuchung entspricht der Ösophagogastroskopie und muss am nüchternen Patienten durchgeführt werden. Nach lokaler Rachenanästhesie, selektiv auch

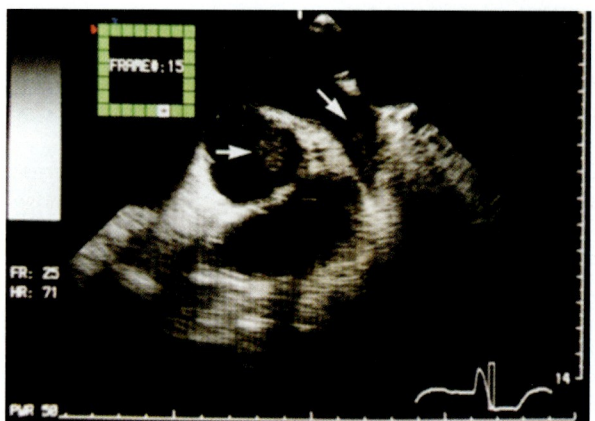

Abb. 12.19. Transösophageales Echokardiogramm zur Emboliequellensuche bei einem 59-jährigen Patienten, der 8 Tage nach Aortenklappenersatz einen Schlaganfall erlitt. Der Kurzachsenschnitt in Höhe der Aortenwurzel zeigt thrombotische Massen (Pfeile) in der Aortenwurzel und im linken Herzohr (bei Vorhofflimmern)

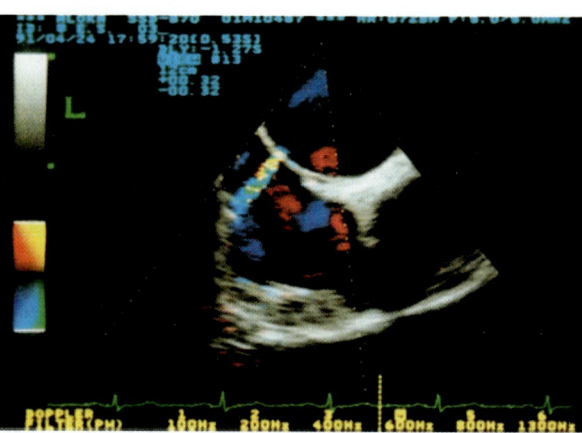

Abb. 12.20. Transösophageales Echokardiogramm nach Mitralvalvuloplastie. An der Punktionsstelle des Vorhofseptums kleiner Defekt mit einem vom linken in den rechten Vorhof gerichteten Jet

in Allgemeinanästhesie, wird die an der Spitze eines flexiblen aber verwindungssteifen Kabels montierte, steuerbare Ultraschallsonde in die Speiseröhre eingeführt. Jenseits der Trachealbifurkation, in einer Entfernung der Sonde von der Zahnreihe von 25–40 cm, bekommt man durch die Rückwand des linken Vorhofs bzw. des linken Ventrikels Einblick in das Herz. Nach Passage des Mageneingangs können durch das Zwerchfell hindurch weitere Schnitte gewonnen werden, ähnlich der subkostalen Untersuchung.

Durch Vor- und Zurückschieben, Rotation und Angulation der Sonde sowie variable Einstellung des Schnittebenenverlaufs bei multiplanen Sonden kann eine fast unbegrenzte Fülle von Schnittebenen erzeugt werden. Ein Standardprogramm lehnt sich an die von der transthorakalen Untersuchung her bekannten Schnittebenen an (Seward et al. 1988; Schiller et al. 1989; Bansal et al. 1990). Die Schnittbilddiagnostik kann nach Bedarf mit allen weiteren Modalitäten, wie TM-Echokardiogramm, Doppler- und Farbdopplerechokardiogramm ergänzt werden. Besonders gut lassen sich von der Speiseröhre aus der linke Vorhof einschließlich der einmündenden Lungenvenen, das linke Herzohr, das Vorhofseptum, die Hohlvenen, die Pulmonalarterie mit ihren beiden Hauptästen, die Mitral- und die Aortenklappe sowie der linke Ventrikel darstellen (◘ Abb. 12.19 und 12.20). Einen besonderen Stellenwert hat die Darstellung der Aorta thoracalis zur Diagnostik der Aortensklerose, des Aortenaneurysmas und der Aortendissektion.

12.9 Diastolische Ventrikelfunktion

Die Diagnostik der diastolischen Ventrikelfunktion hat mit der Wahrnehmung der „diastolischen Herzinsuffizienz" (bei normaler oder nur gering gestörter systolischer Ventrikelfunktion) als klinisches Problem zunehmendes Interesse gefunden. Eine zuverlässige Beurteilung der diastolischen Ventrikelfunktion ist allerdings ungleich schwerer als diejenige der systolischen Ventrikelfunktion. Entsprechend zahlreich sind die hierfür mit 2-D-, TM-, Doppler-, Farbdoppler- und Gewebedopplerechokardiographie untersuchten Phänomene und Parameter. Hinzu kommt, dass die diastolische Ventrikelfunktion empfindlich auf Änderungen der Herzfrequenz, der Vor- und Nachlast reagiert, was eine starke physiologische Variabilität der Parameter bei Kontrolluntersuchungen impliziert (Garcia et al. 1998; Nagueh u. Zoghbi 2001). Auch führt die normale, altersbedingte Abnahme des frühdiastolischen Füllungsanteils zugunsten des spätdiastolischen Anteiles („physiologische altersabhängige Relaxationsstörung") zu einer systematischen Veränderung der Füllungsparameter mit zunehmendem Alter (altersbezogene Normwerte bei Rakowski et al. 1996).

Störungen der diastolischen Ventrikelfunktion gehen zwar häufig, aber nicht regelmäßig mit Erhöhungen des linksventrikulären Füllungsdrucks einher. Auch schlagen sich medikamentös induzierte Füllungsdruckänderungen nicht immer in einer adäquaten Veränderung echokardiographischer diastolischer Funktionsparameter nieder. Entsprechend locker ist die Korrelation zwischen Veränderungen der echokardiographischen Parameter und den Füllungsdrucken bei einem nicht selektierten Patientengut.

> Grundsätzlich ist zwischen 2 sowohl ätiologisch wie phänomenologisch völlig unterschiedlichen diastolischen Funktionsstörungen – den Relaxationsstörungen und den Dehnbarkeitsstörungen – zu unterscheiden, wenngleich diese sich oft überlagern und sich in ihren Auswirkungen auf die diastolischen Wandbewegungs- und Einstromkurven des linken Ventrikels sogar aufheben können („Pseudonormalisierung") und obwohl der Füllungsdruck durch die Kombination beider Störungen besonders stark erhöht sein kann.

Relaxationsstörungen sind Folge einer verzögerten Erschlaffung der kontraktilen Elemente der Herzmuskelzellen. Sie betreffen die frühe Diastole und sind kurzfristig beeinflussbar. **Dehnbarkeitsstörungen** sind Folge einer verminderten Elastizität der elastischen Elemente bzw. einer Versteifung des myokardialen Bindegewebsgerüstes und wirken sich v. a. in der mittleren und späten Diastole aus, nachdem die Relaxation abgeschlossen ist. Sie sind allenfalls längerfristig beeinflussbar. Da diese Differenzierung von prognostischer und therapeutischer Bedeutung ist, ist es wenig hilfreich, wenn im Echobefund pauschal von „diastolischer Funktionsstörung" (gemeint ist meist eine Relaxationsstörung, da diese echokardiographisch auffälliger ist als die Dehnbarkeitsstörung), vielmehr ist eine differenziertere und präzisere Formulierung angebracht.

Zur Beurteilung der diastolischen linksventrikulären Funktion werden v. a.
- Wandbewegungskurven des linken Ventrikel und der Mitralklappe im M-Mode,
- PW-Dopplerflusskurven der Mitralklappe und der Lungenvenen und
- PW-Gewebedopplerkurven des Mitralklappenrings

herangezogen (ausführliche Übersichten zur Untersuchungstechnik und Interpretation bei Rakowski et al. 1996 sowie Oh et al. 1997).

Um Fehlbeurteilungen zu vermeiden, sollte eine integrierte Berücksichtigung aller Veränderungen erfolgen, v. a. eine kombinierte Betrachtung des Füllungsablaufs des linken Ventrikels (Flusskurve der Mitralklappe) und des linken Vorhofs (Flusskurve der Lungenvenen; Nagueh u. Zoghbi 2001).

Relaxationsstörungen. Sie führen zu einer Verspätung und Verlängerung der passiven, frühdiastolischen Füllungsperiode und zu einer Verminderung des frühdiastolischen Füllungsanteils bei gleichzeitiger Erhöhung des spätdiastolischen Füllungsanteils. Gleichzeitig ändert sich die Füllungscharakteristik des linken Vorhofs, der diastolische Anteil nimmt ab zugunsten des systolischen Anteils. Der enddiastolische Reflux in die Lungenvenen nimmt infolge einer verstärkten Vorhofkontraktion zu. Die verstärkte Vorhofkontraktion führt zu einem enddiastolischen Druckanstieg im linken Vorhof und linken Ventrikel. Diese Veränderungen führen
- im M-Mode-Echokardiogramm des linken Ventrikel zu einer auffälligen Verlängerung der frühdiastolischen Füllungsphase (gemessen an der Dauer der raschen Auswärtsbewegung der Hinterwand) und zu einer absolut vermindertem frühdiastolischen Füllungsanteil (RFF, „rapid filling fraction", unter 0,8; s. Abb. 12.18),
- im M-Mode-Echokardiogramm der Mitralklappe zu einer Verspätung der Mitralklappenöffnung (gemessen als Zeitintervall zwischen Gipfelpunkt der Hinterwandbewegung und D-Punkt der Mitralsegelbewegung, s. Abb. 12.16), zu einer Erniedrigung des E-Gipfels, einer Erhöhung des A-Gipfels, einer Reduzierung des E/A-Verhältnis und einer Abflachung des EF-Slope,
- in der Dopperflusskurve der Mitralklappe zu analogen Veränderungen mit einer Erniedrigung des E-Gipfels, einer Erhöhung des A-Gipfels, einer Reduzierung des E/A-Verhältnis und einer Verlängerung der frühdiastolischen Dezelerationsdauer (Intervall vom E-Gipfel bis zum Schnittpunkt mit der auf die 0-Linie extrapolierten Flusskurve),
- in der Dopplerflusskurve der Pulmonalvenen (Einstromkurve in den linken Vorhof) nimmt der diastolische Einstrom ab zugunsten des systolischen Anteils (gemessen an den Flächenverhältnissen unter den Einstromkurven). Die retrograde Vorhofkontraktionswelle ist verstärkt.

Besondere typisch und deutlich sind diese Veränderungen bei Relaxationsstörungen im Zusammenhang mit einer starken konzentrischen Hypertrophie des linken Ventrikels und noch normaler systolischer Ventrikelfunktion.

Dehnbarkeitsstörungen. Sie führen zu restriktiven Füllungsstörungen. Diese gehen – wenn sie isoliert ohne gleichzeitige Relaxationsstörung vorkommen – aufgrund eines bereits frühdiastolisch erhöhten Vorhofdrucks einher mit einer Beschleunigung der frühdiastolischen Füllung, einer Erhöhung des frühdiastolischen Füllungsanteils bei gleichzeitiger Absenkung des spätdiastolischen Füllungsanteils des linken Ventrikel. Aufgrund des auch systolisch erhöhten Vorhofdrucks sinkt der systolische Füllungsanteil des linken Vorhofs, der diastolische Anteil nimmt gleichzeitig zu. Der enddiastolische Reflux in die Lungenvenen ist – bei intakter Vorhofkontraktilität – erhöht. Allerdings liegt bei dieser Konstellation häufig auch bereits eine Schädigung der Vorhofmuskulatur vor, was eine Verminderung der antegraden und retrograden Füllungsimpulse durch die Vorhofkontraktion zur Folge hat. Diese Veränderungen führen
- im M-Mode-Echokardiogramm des linken Ventrikel zu einer Beschleunigung der frühdiastolischen Füllung (gemessen an der Dauer der raschen Auswärtsbewegung der Hinterwand) und zu einem absolut erhöhten frühdiastolischen Füllungsanteil (RFF erreicht fast 1,0; s. Abb. 12.18),
- im M-Mode-Echokardiogramm der Mitralklappe zu einem normalen bis erhöhten E-Gipfel, einem verkleinerten A-Gipfel, einem erhöhten E/A-Verhältnis und einem steilen EF-Slope sowie
- in der Dopperflusskurve der Mitralklappe zu analogen Veränderungen mit einem erhöhten E-Gipfel, einem verkleinerten und zeitlich verkürzten A-Gipfel, einem erhöhten E/A-Verhältnis (> 2,0) und einer verkürzten Dezelerationszeit.
- In der Dopplerflusskurve der Pulmonalvenen nimmt der systolische Einstrom ab zugunsten des diastolischen Anteils (gemessen an den Flächenverhältnissen unter den Einstromkurven). Die retrograde Vorhofkontraktionswelle ist bei intakter Vorhofmuskulatur verstärkt und zeitlich deutlich länger als die A-Welle an der Mitralklappe.
- Besondere typisch und deutlich sind diese Veränderungen bei restriktiven Füllungsstörungen im Zusammenhang mit einer restriktiven Kardiomyopathie oder einer Pericarditis constrictiva. Bei dilatativer Kardiomyopathie ist die restriktive Füllungsstörung häufig überlagert durch die Einflüsse einer gleichzeitigen Relaxationsstörung, einer systolischen Funktionsstörung (die sich auch negativ auf die systolische Vorhoffüllung auswirkt) und medikamentös induzierter Veränderungen der Vorlast. Entsprechend kann bei Verlaufskontrollen die Befundkonstellation der restriktiven Füllungsstörung in die Konstellation der Relaxationsstörung und umgekehrt übergehen. Restriktive Füllungsstörungen folgen im zeitlichen Ablauf oft der Relaxationsstörung und zeigen ein fortgeschrittenes Stadium der Myokarderkrankung mit ungünstigerer Prognose an.

12.10 Echokardiographische Ischämiediagnostik

Aufgrund der hohen räumlichen und zeitlichen Auflösung sowie ihres nichtinvasiven und unschädlichen Charakters ist die Echokardiographie die Methode der Wahl, um die Auswirkungen der Koronarerkrankung auf das Myokard qualitativ und quantitativ abzuklären. Die Echokardiographie wird in allen Stadien der Erkrankung eingesetzt zum Nachweis und zur Beurteilung von
- Ischämie,
- akuten und chronischen Infarkten,
- Infarktkomplikationen,
- Differenzialdiagnose des unklaren Brustschmerzes oder
- ischämie- und infarktverdächtiger EKG-Veränderungen.

> Schwerpunkt der echokardiographischen Ischämiediagnostik ist die Schnittbilddarstellung der Herzkammern, insbesondere des linken Ventrikels, bedarfsweise ergänzt durch TM-echokardiographische Registrierungen der Wandbewegungen und Flussmessungen mit dem Farbdoppler.

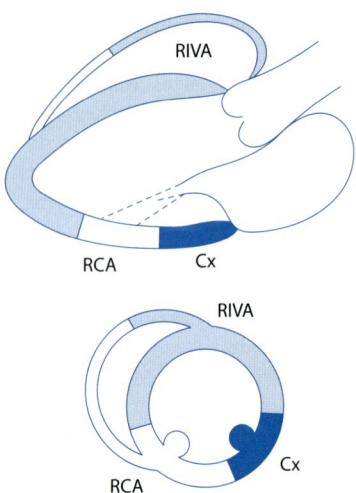

Abb. 12.21. Schematische Darstellung der koronaren Versorgungsareale (Normalverteilungstyp) in den parasternalen echokardiographischen Schnittebenen (lange und kurze Achse). *RIVA* R. interventricularis anterior der linken Kranzarterie. *Cx* R. circumflexus der linken Kranzarterie; *RCA* rechte Kranzarterie

12.10.1 Analyse der Wandbewegungsstörungen

Mit der multiplanen Schnittbilddarstellung vom apikalen, linksparasternalen und ggf. subkostalen Echofenster können alle Ventrikelsegmente repräsentativ dargestellt und durch Ischämie oder Infarkt ausgelöste Wandbewegungsstörungen qualitativ sowie quantitativ – nach Schwere und Ausdehung – erfasst und eine Zuordnung zu den betreffenden Koronararterien erfolgen (Abb. 12.21). Zur Nomenklatur der Wandsegmente hat sich ein einheitlicher Standard weitegehend durchgesetzt (Cerqueira et al. 2002; s. Kap. 23, Abb. 23.1). Wandbewegungsstörungen werden, wie bei der Lävokardiographie – nach ihrem Schweregrad in Hypokinesie, Akinesie und Dyskinesie unterteilt. Hilfreich ist neben der Betrachtung der Wandexkursion – die nicht nur durch die lokalen Kontraktionsqualität, sondern auch durch die passive Verlagerung des Wandsegments während des Herzzyklus bestimmt wird (McDonald et al. 1972; Corya et al. 1977; Kerber u. Marcus 1978) – die Betrachtung der systolischen Wanddickenzunahme. In gesunden Wandabschnitten beträgt sie mindestens 30% der enddiastolischen Dicke (Troy et al. 1972) und nimmt unter Belastung zu. Eine feine Differenzierung und zeitliche Analyse von Wandbewegungsstörungen gelingt insbesondere mit dem TM-Echokardiogramm, das gezielt von Ventrikelsegmenten abgeleitet werden kann, die im Schnittbild bewegungsgestört erscheinen (Abb. 12.22). Eine Quantifizierung der ischämischen Kontraktionsstörung kann durch einen Summenscore der Wandbewegungsstörungen erfolgen, wenn jedes Ventrikelsegment nach Kontraktionsqualität mit einem Punktwert erfasst wird.

Die Abgrenzung vorübergehender ischämiebedingter von bleibenden Kontraktionsstörungen nach Infarkt gelingt z. T. durch Betrachtung der Wandstrukturen: Nach Infarkten ist die Wand oft verdünnt und die Reflektivität der betroffenen Segmente verstärkt (Bubenheimer 1985). Besser lässt sich die Differenzierung treffen, wenn das Kommen und Gehen der Bewegungsstörung während spontaner oder provozierter Ischämie beobachtet werden oder die Variabilität des Befundes durch serielle Untersuchungen belegt werden kann.

Bei Patienten mit instabiler Angina pectoris können ischämische Kontraktionsstörungen bei einer Untersuchung während der Schmerzattacke, z. T. aber auch zwischen den Attacken („stumme Ischämie") beobachtet werden (Nixon et al. 1982). Bei Patienten mit stabiler Angina pectoris müssen zum Nachweis der ischämischen Kontraktionsstörung Provokationstests mit physischer oder pharmakologischer Belastung erfolgen.

12.10.2 Stressechokardiographie: Ischämie- und Vitalitätsdiagnostik

> **Definition**
>
> Die Stressechokardiographie (Belastungsechokardiographie) hat das Ziel, eine Analyse regionaler Wandbewegungsstörungen in Ruhe und während Belastung durchzuführen, um die hämodynamische Relevanz von Koronararterienstenosen zu erfassen (Ischämiediagnostik) und/oder die von stenosierten Koronararterien versorgten Ventrikelsegmente hinsichtlich ihres Funktionszustandes (Vitalitätsdiagnostik) zu beurteilen.

In der „Ischämiekaskade", also bei sich entwickelnder Ischämie, tritt die Wandbewegungsstörung noch vor der ST-Streckensenkung und der Angina pectoris-Symptomatik auf und ist somit ein attraktiver Ischämieparameter (Hauser et al. 1985). Die verlässliche Beurteilung regionaler Kontraktilität setzt aber ein hohes Maß an Erfahrung des Untersuchers voraus. Dies beinhaltet nicht nur die erschwerten Ableitungsbedingungen bei erhöhter Herzfrequenz, Atemaktivität und

12.10 · Echokardiographische Ischämiediagnostik

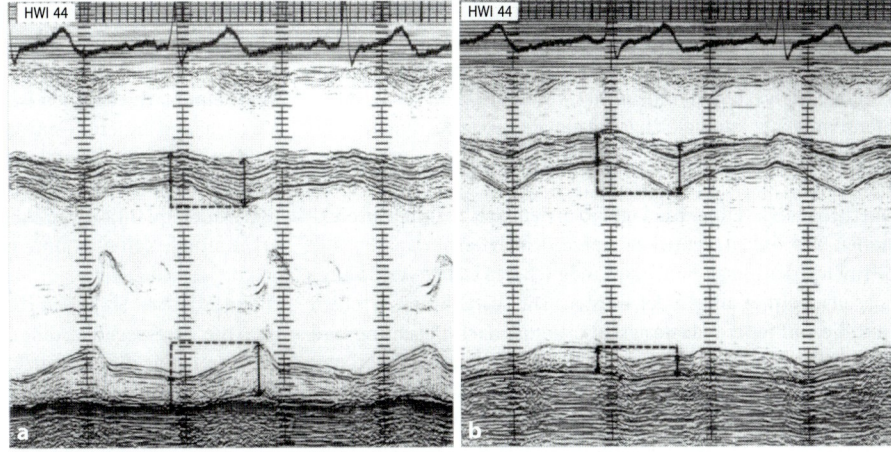

Abb. 12.22a, b. TM-Echokardiogramm des linken Ventrikels **a** vor und **b** während akuter Hinterwandischämie. Vor Ischämie normale Bewegungsamplitude und systolische Dickenzunahme der Hinterwand, während Ischämie systolische Auswärtsbewegung mit Verdünnung der Hinterwand. Septumbewegung vor und während Ischämie normal

Körperbewegung, sondern auch die Erkennung von leichtgradigen Befunden.

Indikationen

In der **Ischämiediagnostik** kann die Stressechokardiographie bei bekanntem Koronarstatus genutzt werden, um das Ischämieausmaß, die hauptsächliche Ischämielokalisation und die klinische und prognostische Relevanz von Koronarstenosen zu beurteilen (Ryan et al. 1987; Sawada et al. 1990; Mazeika et al. 1991). Sie eignet sich auch zur Erfolgskontrolle unter medikamentöser Therapie, nach koronarer Intervention oder nach Bypass-Operation (Sawada et al. 1989; McNeill et al. 1992; Crouse et al. 1992; Mertes et al. 1993a; Hecht et al. 1993).

Bei unbekanntem Koronarstatus und unklaren klinischen Situationen sprechen belastungsinduzierte Wandbewegungsstörungen für eine koronare Herzkrankheit (Marwick 1996). Vor nicht kardialen Operationen kann mit der Stressechokardiographie eine Risikostratifizierung erfolgen (Mantha et al. 1994). Bei transplantierten Patienten gibt sie Hinweise auf das Vorliegen einer Tranplantatvaskulopathie.

Die **Vitalitätsdiagnostik** dient der Differenzierung von funktionsgestörten Arealen in avitales Narben- und noch lebensfähiges Herzmuskelgewebe (Übersicht bei Senior u. Lahiri 2001). Das sog. „hibernating myocardium", Myokard „im Winterschlaf", zeigt in Ruhe eine deutlich verminderte Kontraktilität, kann aber durch Revaskularisationsmaßnahmen zumindest teilweise wieder funktionstüchtig werden (Wijns et al. 1998), während eine Myokardnarbe kein Verbesserungspotential mehr aufweist. Durch eine nur leichte Stimulation mit geringen Dobutamindosen oder auch geringer dynamischer Belastung unter der Ischämieschwelle kann diese „kontraktile Reserve" in Arealen mit „hibernating myocardium" vorübergehend sichtbar gemacht werden, eh höhere Dosen mit Beginn der Ischämie wieder zu einer Abnahme der segmentalen Kontraktilität führen können (biphasisches Muster).

Belastungsarten

Die **Fahrradergometrie** wird optimalerweise in halbliegender, mit einem auf einer Rückenlehne stabil gestützten Oberkörper, und in etwas nach links gekippter Position auf einer Spezialliege durchgeführt. Diese Position gestattet in aller Regel die beste Anlotung des Herzens während der ganzen Belastungsdauer von allen Ableitungspunkten (apikal, parasternal, subkostal). Nach der Befunddokumentation in Ruhe erfolgt eine symptomlimitierte, maximale Belastung in steigenden Belastungsstufen (je nach Trainingszustand) von jeweils 2–4 min. Kritisch für die Aussagekraft der Untersuchung ist eine ausreichend hohe Belastbarkeit der Patienten, denn die Auslösung der Ischämiereaktion ist abhängig vom Produkt aus systolischem Blutdruck und Herzfrequenz (Marwick et al. 1992). Abbruchkriterien und Kontraindikationen entsprechen denen des Stress-EKG. Andere dynamische Belastungen – Laufband, Kletterstufe – erlauben nur eine Wandbewegungsanalyse vor und kurz nach Belastung und sind dadurch in ihrer Aussagekraft stark limitiert.

Die **pharmakologische Belastung** wird heute überwiegend mit Dobutamin in steigender Dosierung durchgeführt (Belastung von jeweils 3–5 min mit 5, 10, 20, 30 und 40 µg/kgKG/min Dobutamin über Dauerinfusion). Dobutamin wirkt positiv-inotrop, bei höherer Dosierung positiv-chronotrop. Es kann eine periphere Vasodilatation auftreten, sodass der Blutdruck häufig nur wenig ansteigt und bei höherer Dosierung sogar abfallen kann. Für die Auslösung der Ischämiereaktion ist die Frequenzsteigerung ausschlaggebend, bei ungenügendem Frequenzanstieg wird fraktioniert Atropin (0,25 mg bis max. 1 mg) hinzugegeben (McNeill et al. 1992).

Die Komplikationsrate von pharmakologischen Belastungen liegt etwas höher als bei dynamischen Tests, ist aber insgesamt niedrig. Unter Dobutamin können auftreten: Vorhofflimmern, komplexe ventrikuläre Arrhythmien (selten Kammerflimmern), Übelkeit und Kopfschmerzen, verlängerte Ischämie (selten Myokardinfarkt), Hypotension und Bradykardie (Mertes et al. 1993b; Picano et al. 1994).

> **In der Ischämiediagnostik ist die fahrradergometrische Belastung Mittel der Wahl. Dobutamin wird in der Regel nur dann eingesetzt, wenn Patienten nicht ausreichend belastbar sind. Bei mäßig belastbaren Patienten sollte bei Überwiegen des diagnostischen Aspektes eine Belastung mit Dobutamin erfolgen. Steht hingegen die klinische Fragestellung im Vordergrund, ob Ischämie im Alltag auftritt, ist eine Fahrradergometrie zu bevorzugen. In der Vitalitätsdiagnostik kommt überwiegend eine Dobutaminbelastung, beginnend mit niedrigen Dosen, zur Anwendung.**

Bei Schrittmacherpatienten, die ihre Frequenz nicht ausreichend steigern können oder die nicht ausreichend belastbar sind, kann die Stressechokardiographie unter programmierter Frequenzsteigerung durchgeführt werden (Illiceto et al. 1985). Wenn möglich, kann gleichzeitig eine angepasste, dynamische Belastung erfolgen.

Durchführung. Es werden gut beurteilbare Standardprojektionen des linken Ventrikels aufgesucht. Hierbei sollten alle Segmente des linken Ventrikels möglichst in Längs- und Kurzachsenschnitten abgebildet werden. Die Aufnahmen erfolgen in Ruhe, auf jeder Belastungsstufe, sofort nach Belastung und evtl. am Ende der Erholungsphase. Repräsentative, überlagerungsfreie Herzzyklen werden in den ausgewählten Schnitten auf jeder Belastungsstufe EKG-getriggert digital gespeichert. Ein 12-Kanal-EKG wird kontinuierlich registriert, der Blutdruck auf jeder Belastungsstufe gemessen.

Auswertung. Bereits während der Belastung werden die verschiedenen Myokardareale beobachtet. Nach der Untersuchung werden jeweils 4 Herzzyklen der gleichen Projektion (z. B. Ruhe – höchste Belastungsstufe – sofort nach Belastung – Erholungsphase) auf einem Bildschirm EKG-synchronisiert dargestellt. Die Veränderungen der Ventrikelgröße, der globalen und der segmentalen Ventrikelfunktion werden im Vergleich der einzelnen Belastungsstufen beurteilt. Die segmentale Wandbewegung wird hinsichtlich ihres Kontraktionsverhaltens nach Hyperkinesie, Normokinesie, Hypokinesie, Akinesie und Dyskinesie beschrieben. Wegen der unter Belastung zunehmenden pulssynchronen Verlagerung des gesamten linken Ventrikels im Brustraum ist es besonders wichtig, nicht nur die systolische Einwärtsbewegung eines Segmentes, sondern v. a. auch seine systolische Wanddickenzunahme zu berücksichtigen.

> **Beurteilung des Myokards**
> - Nichtischämisches, vitales Myokard zeigt unter Belastung eine gesteigerte Kontraktilität mit Zunahme der systolischen Einwärtsbewegung und der Wanddicke.
> - Ischämisches Myokard zeigt unter Belastung eine verminderte Kontraktilität mit Abnahme der systolischen Einwärtsbewegung und der Wanddickenzunahme.
> - Eine Myokardnarbe/avitales Myokard verändert sein Verhalten unter Belastung nicht. Es bleibt akinetisch oder wird infolge des erhöhten systolischen Ventrikeldrucks dyskinetisch. Dies darf nicht als Ischämie gewertet werden!
> - „Hibernating myocardium" ist in Ruhe funktionsgestört und zeigt unter geringer Belastung (niedrige Dobutamindosis) eine Verbesserung der Kontraktilität. Bei stärkerer Belastung (höhere Dobutamindosis) kann sich das Kontraktionsverhalten mit Auftreten einer Ischämie wieder verschlechtern (biphasisches Muster).

Die analysierten Wandsegmente können – insbesondere bei bekanntem koronaren Verteilungstyp – einem bestimmten Gefäßareal zugeordnet werden. Das Ausmaß der Ischämiereaktion im Stressecho ergibt sich aus dem Schweregrad der Wandbewegungsstörung, der Anzahl der betroffenen Segmente und der erreichten Belastungsstufe. Unter Belastung verkleinert sich normalerweise das endsystolische linksventrikuläre Volumen. Die fehlende Abnahme oder gar Zunahme ist Hinweis auf eine global gestörte Ventrikelfunktion. Dies kann Folge einer ausgedehnten Ischämie sein, ist aber auch bei Myokardschäden anderer Genese zu beobachten.

Die Beurteilung erfolgt visuell und ist somit subjektiv. Es gibt verschiedene Verfahren zur semi-quantitativen (Scoresystem) oder quantitativen Auswertung (automatische Konturerkennung). Keines konnte sich bisher allgemein durchsetzen.

Diagnostischer Stellenwert. In der Ischämiediagnostik werden die Stressechokardiographie und andere vergleichbare Verfahren, wie die Myokardperfusionsszintigraphie, angewendet, wenn das Stress-EKG allein zur Beantwortung der klinischen Fragestellung nicht ausreicht. Die genannten Verfahren haben in Bezug auf die Diagnostik von hämodynamisch wirksamen Koronarstenosen einen ähnlichen Stellenwert: die Szintigraphie weist bei vergleichenden Studien eine etwas höhere Sensitivität, die Stressechokardiographie eine höhere Spezifität auf (Übersicht bei Lee et al. 2001). Für die Stressechokardiographie werden Werte für Spezifität und Sensitivität um 80–90% angegeben (Hofmann 1998). Vorteile der Stressechokardiographie sind geringere Kosten und fehlende Strahlenbelastung, Vorteile der Szintigraphie geringere Untersucherabhängigkeit und standardisierte, quantitative Analyse. Patienten mit verminderter Schallbarkeit stehen szintigraphischen Artefakten durch Brust- und Zwerchfellartefakten gegenüber. Bei Linksschenkelblock und Linksherzhypertrophie weist das Myokardperfusionsszintigramm eine verminderte Spezifität auf. Demgegenüber scheint das Stressecho bei der Diagnostik von Randischämie nach Infarkten weniger sensitiv zu sein. Beide Verfahren weisen eine geringere Sensitivität bei Stenosen des Ramus circumflexus im Vergleich zu anderen Gefäßgebieten auf.

In der **Vitalitätsdiagnostik** gilt die Positronenemissionstomographie (PET) als Goldstandard. Lebensfähiges Myokard wird hierbei durch erhaltenen Metabolismus in funktionsgestörtem Myokard nachgewiesen. Nicht immer kann durch eine Revaskularisation aber auch eine Verbesserung der Kontraktilität erreicht werden. Bezogen auf die Vorhersehbarkeit von Kontraktionsverbesserungen nach Revaskularisation zeigen Dobutamin-Stressecho und Szintigraphie (Protokoll mit Reinjektion und Spätaufnahmen) ausreichende diagnostische Sicherheit – die Myokardszintigraphie mit etwas höherer Sensitivität, das Dobutamin-Stressecho mit höherer Spezifität. Alle drei genannten Verfahren eignen sich trotz der methodisch völlig unterschiedlichen Nachweisverfahren in ähnlicher Weise zur klinischen Entscheidungsfindung (Wijns et al. 1998): bei Nachweis einer signifikanten Menge an vitalem, revaskularisierbarem Myokard bei Patienten mit eingeschränkter Pumpfunktion sollte aus prognostischen und symptomatischen Gründen eine Revaskularisation angestrebt werden (Allman et al. 2002).

Bedeutsamste Limitation des Stressecho stellt die eingeschränkte Schallbarkeit von ca. 5–10% der Patienten dar. Durch neuere technische Entwicklungen wie das „tissue harmonic imaging" ist die Anzahl der „schlecht untersuchbaren" Patienten stark zurückgegangen (Skolnick et al. 1999).

12.10.3 Stressechokardiographie bei Kardiomyopathien und Vitien

Neben der weit überwiegenden Anwendung der Stressechokardiographie zur Diagnostik der koronaren Herzkrankheit kann die Stressechokardiographie als dynamische Stressechokardiographie (Ergometerbelastung) zur klinischen Entscheidungsfindung bei diagnostischen Grenz- und Problemfällen von Herzklappenfehlern und Kardiomyopathien eingesetzt werden (Tischler u. Plehn 1995). Dabei sollten möglichst quantitative Messverfahren zur Anwendung kommen (Ejektionsfraktion, systolischer Pulmonalisdruck, Druckgradienten). Nach eigener Erfahrung kann ein Stressecho für die diagnostische oder therapeutische Entscheidungsfindung bei folgenden Problemen und Fragestellungen eingesetzt werden:

- Beurteilung der Kontraktilitätsreserve des linken Ventrikels bei vermuteter myokardialer Schädigung (Grenzbefund in Ruhe),
- Beurteilung der Kontraktilitätsreserven des linken Ventrikels bei druck- oder volumenbelastenden Vitien (Aortenstenose, Aorteninsuffizienz) mit fraglicher Operationsindikation,
- Messung des Pulmonalisdrucks bei Belastung bei vermuteter oder nachgewiesener pulmonaler Hypertonie (Himelmann et al. 1989), bei Vitien (Tunick et al. 1992) und bei Herzmuskelerkrankungen,
- Messung des belastungsabhängigen Anstiegs des Druckgradienten bei Mitralstenosen,
- Messung des belastungsabhängigen Anstiegs des Druckgradienten im linksventrikulären Ausflusstrakt bei hypertrophischer obstruktiver Kardiomyopathie,
- Entwicklung einer ischämischen oder funktionellen Mitralinsuffizienz unter Belastung (Zachariah et al. 1987).

Zusammenfassung

Die Fülle der morphologischen, funktionellen und hämodynamischen Informationen, die die Echokardiographie bei voller und integrierter Nutzung aller ihrer Modalitäten bietet, hat zu einer stürmischen Ausbreitung der Echokardiographie in die vorderste Front der kardiologischen Basisdiagnostik sämtlicher Herzkrankheiten geführt. Sie hat herkömmliche diagnostische Methoden wie Phonokardiographie, Mechanokardiographie, native Röntgendiagnostik oder Rechtsherzeinschwemmkatheter in den Hintergrund gedrängt. Die Herzkatheterdiagnostik konnte bei angeborenen und erworbenen Herzfehlern auf die unmittelbar präoperative oder periinterventionelle Indikation reduziert werden. Manche therapeutische Entwicklungen (Klappenrekonstruktionen, Ballondehnung von Klappenstenosen, Schirmverschluss von Vorhofseptumdefekten) wurden durch die Echokardiographie wesentlich gefördert und erleichtert. Im Vergleich mit konkurrierenden modernen röntgenologischen und nuklearmedizinischen bildgebenden Verfahren, zeichnet sich die Echokardiographie neben dem fehlenden Strahlenrisiko durch ihre Mobilität und ihre vergleichsweise niedrigen Investitions- und Unterhaltungskosten aus.

Literatur

Allman KC, Shaw LJ, Hachamovitch R, Udelson JE (2002) Myocardial viability testing and impact of revascularization on prognosis in patients with coronary artery disease and left ventricular dysfunction: a meta-analysis. J Am Coll Cardiol 39:1151

Assad-Morell JL, Tajik AJ, Guiliani ER (1974) Echocardiographic analysis of the ventricular septum. Progr Cardiovasc Dis 17:219

Baker DW, Rubenstein SA, Lorch GS (1977) Pulsed Doppler echocardiography: Principles and applications. Am J Med 63:60

Bansal RC, Shakudo M, Shah PM (1990) Biplane transoesophageal echocardiography; technique, image orientation and preliminary experience in 131 patients. J Am Soc Echo 3:34

Becher H, Tiemann K, Kuntz-Hehner et al (2002) Diagnostic impact of contrast echocardiography for assessment of left ventricular function and myocardial perfusion in patients with coronary artery disease. Europ Heart J 4 (Suppl C):12

Becher H, Tiemann K, Schlosser T et al (1998) Improvement in endocardial border delineation using tissue harmonic imaging. Echocardiography 15:511

Bibra H von (2001) Bestimmung der myokardialen Perfusion – Beiträge der Kontrast-Echokardiographie. Z Kardiol 90:848

Brown OR, Harrison DC, Popp RL (1974) An improved method for echographic detection of left atrial enlargement. Circulation 50:58

Bubenheimer P, Kneissl GD (1989) Dopplerechokardiographie. VCH Verlagsgesellschaft, edition medizin, Weinheim

Bubenheimer P (1985) Role of echocardiogrpahy in the prognostic evaluation of patients who had a myocardial infarct. Rev Esp Cardiol 38 (Suppl 3):20

Cerqueira MD, Weissman NJ, Dilsizian V et al (2002) Standardized myocardial segmentation and nomenclature for tomographic imaging of the heart (AHA scientific statement). Circulation 105:539

Chang S, Feigenbaum H (1973) Subxiphoid echocardiography J Clin Ultrasound 1:14

Chang S, Feigenbaum H, Dillon J (1975) Subxiphoid echocardiography. Chest 68:233

Chapelle M, Mensch B (1969) Etude des variations du diametre ventriculaire gauche chez l'homme par echocardiographie transthoracique. Arch Mal Coeur 62:1505

Corya BC, Rasmussen S, Feigenbaum H et al (1977) Systolic thickening and thinning of the septum and posterior wall in patients with coronary artery disease, congestive cardiomyopathy, and atrial septal defect. Circulation 55:109

Crouse LJ, Vacek JL, Beauchamp GD et al (1992) Exercise echocardiography after coronary artery bypass grafting. Am J Cardiol 70:572

De Maria AN, Miller RR, Amsterdam EA et al (1976) Mitral valve early diastolic closing velocity in the echocardiogram: Relation to sequential diastolic flow and ventricular compliance. Am J Cardiol 37:693

De Maria AN, Smith MD, Kwan OL (1985) Doppler flow imaging: Another step in the evolution of cardiac ultrasound. Echocardiography 2:495

DeBelder MA, Leech G, Camm AJ (1989) Transoesophageal echocardiography in unsedated outpatients, technique and patient tolerance. J Am Soc Echo 2:375

Dekker DL, Piziali RL, Dong E Jr (1974) A system for ultrasonically imaging the human heart in three dimensions. Comput Biomed Res 7:544

Dillon JC, Haine CL, Chang S, Feigenbaum H (1971) Use of echocardiography in patients with prolapsed mitral valve. Circulation 43:503

Dillon JC; Feigenbaum H, Weyman AE et al (1976) M-mode echocardiography in the evaluation of patients für aneurysmectomy. Circulation 53:657

Edler I (1956) Ultrasound cardiogram in mitral valve disease. Acta chir Scand 111:230

Edler I (1961) Atrioventricular valve motility in the living human heart, recorded by ultrasound. Acta med Scand 170 (Suppl 369):85

Edler I, Gustafson A (1957) Ultrasonic cardiogram in mitral stenosis. Acta med Scand 159:85

Edler I, Hertz CH (1954) The use of ultrasonic reflectoscope for the continuous recording of movements of the heart walls. Kungl Fysiogr Sällsk i Lund förhandl 24:5

Effert S, Domanig E (1959) Diagnostik intraaurikulärer Tumoren und großer Thromben mit dem Ultraschall-Echoverfahren. Dtsch med Wschr 84:6

Erbel R (1983) Funktionsdiagnostik des linken Ventrikels mittels zweidimensionaler Echokardiographie. Steinkopff, Darmstadt S 51

Erbel R, Mohr-Kahaly S, Drexler M et al (1987) Diagnostischer Stellenwert der transösophagealen Echokardiographie. Dtsch Med Wochenschr 2:495

Feigenbaum H (1972) Echocardiography. Lea & Febiger, Philadelphia

Feigenbaum H (1986) Echocardiography, 4. ed. Lea & Febiger, Philadelphia, S 635

Feigenbaum H (ed) (1975) Echocardiographic examination of the left ventricle. Circulation 51:1

Feigenbaum H, Helmen CH, Nasser WK, Haine CL (1967) Estimation of left ventricular diastolic volume using ultrasound (Abstr). Circulation (Suppl II) 35/36:106

Feigenbaum H, Popp RL, Chip JN, Haine CL (1968) Left ventricular wall thickness measured by ultrasound. Arch intern Med 121:391

Feigenbaum H, Popp RL, Wolfe SB et al (1972) Ultrasound measurements of the left ventricle: A correlative study with angiocardiography. Arch intern Med 129:461

Feigenbaum H, Waldhausen JA, Hyde LP (1965) Ultrasound diagnosis of pericardial effusion. J Am med Ass 191:107

Feigenbaum H, Wolfe SB, Popp RL et al (1969) Correlation of ultrasound with angiocardiography in measuring left ventricular diastolic volume. Am J Cardiol 23:111

Feizi O, Symons C, Yocoub M (1974) Echocardiography of the aortic valve. I: Studies of normal aortic valve, aortic stenosis, aortic regurgitation, and mixed aortic valve disease. Brit Heart J 36:341

Fortuin N, Hood WP Jr, Sherman E, Craige E (1971) Determinations of left ventricular volumes by ultrasound. Circulation 44:575

Franke A, Kühl HP, Hanrath P (2000) Bildgebende Verfahren in der Kardiologie: 3D-Echokardiographie. Z Kardiol 89:150

Frazin L, Talano JV, Stephanides L et al (1976) Esophageal echocardiography. Circulation 54:102

Garcia MJ, Thomas JD, Klein AL (1998) New Doppler echocardiographic applications for the study of diastolic function. J Am Coll Cardiol 32:865

Geibel A, Kasper W, Behroz A et al (1988) Risk of transoesophageal echocardiography in awake patients with cardiac diseases. Am J Cardiol 62:337

Gibson DG, Brown D (1973) Measurement of instantaneous left ventricular dimension and filling rate in man, using echocardiography. Brit Heart J 35:1141

Gopal AS, Keller AM, Shen Z (1994) Three-dimensional echocardiography: in vitro and in vivo validation of left ventricular mass and comparison with conventional echocardiographic methods. J Am Coll Cardiol 24:504

Goodman DJ, Harrison DC, Popp RL (1974) Echocardiographic features of primary pulmonary hypertension. Am J Cardiol 33:438

Gramiak R, Fortuin NJ, King DL et al (1975) Optimal resources for ultrasonic examination of the heart. Am J Cardiol 35:898

Gramiak R, Shah PM (1970) Echocardiography of the normal and diseased aortic valve. Radiology 96:1

Gramiak R, Shah PM, Kramer DH (1969) Ultrasound cardiography: Contrast studies in anatomy and function. Radiology 92:939

Griffith JM, Henry WL (1978) An ultrasound system for combined cardiac imaging and Doppler blood flow measurement in man. Circulation 57:925

Gulati VK, Katz WE, Follansbee WP, Gorcsan III J (1996) Mitral annular descent velocity by tissue Doppler echocardiography as an index of global left ventricular function. Am J Cardiol 77:979

Hatle L, Angelsen B (1985) Doppler ultrasound in cardiology, 2. ed. Lea & Febiger, Philadelphia

Hatle L, Angelsen BA, Iromsdal A (1980) Non-invasive assessment of aortic stenosis by Doppler ultrasound. Brit Heart J 43:284

Hatle L, Sutherland GR (2000) Regional myocardial function – a new approach. Eur Heart J 21:1337

Hauser AM, Gangadharan V, Ramos RG et al (1985) Sequence of mechanical, electrocardiographic and clinical effects of repeated coronary artery occlusion in human beings: echocardiographic observations during coronary angioplasty. J Am Coll Cardiol 5:193

Hecht HS, DeBord L, Shaw R et al (1993) Usefulness of supine bicycle stress echocardiography for detection of restenosis after percutaneous transluminal coronary angioplasty. Am J Cardiol 71:293

Heikkilä J, Nieminen MS (1975) Echoventriculographic detection, localization, and quantification of left ventricular asynergy in acute myocardial infarction. Brit Heart J 37:46

Henry WL, Gardin JM, Ware JH (1980) Echocardiographic measurements in normal subjects from infancy to old age. Circulation 62:1054

Himelman RG, Stulbarg M, Kircher B et al (1989) Noninvasive evluation of pulmonary artery pressure during exercie by saline-enhanced Doppler echocardiography in chronic pulmonary disease. Circulation 79:863

Hirata T, Wolfe SB, Papp RL et al (1969) Estimation of left atrial size using ultrasound. Am Heart J 78:43

Hisanga K, Hisanga A, Nagata K, Yoshida S (1977) A new transesophageal realtime two-dimensional echocardiographic system using a flexible tube and its clinical application. Proc Jpn Soc Ultrason Med 32:43

Hoffmann R (2002) Gewebedopplerechokardiographie – Bereits von klinischer Bedeutung? Z Kardiol 91:677

Hofmann T (1998) Stressechokardiographie. Novartis, Nürnberg

Holen J, Aaslid R, Landmark K, Simonsen S (1976) Determination of pressure gradient in mitral stenosis with a noninvasive ultrasound Doppler technique. Acta Med Scand 199:455

Iliceto S, Sorino M, D'Ambrosio G et al (1985) Detection of coronary artery disease by two-dimensional echocardiography and transesophageal atrial pacing. J Am Coll Cardiol 5:1188

Jacksch R, Karsch KR, Niethammer J, Seipel L (1986) Zweidimensionale echokardiographische Volumen- und Funktionsanalyse des rechten Ventrikels im apikalen und subkostalen 4-Kammer-Blick. Z Kardiol 75:552

Kerber RE, Marcus ML (1978) Evaluation of regional myocardial function in ischemic heart disease by echocardiography. Progr cardiovasc Dis 20:441

Konecke LL, Feigenbaum H, Chang S et al (1973) Abnormal mitral valve motion in patients with elevated left ventricular pressures. Circulation 47:989

Kornbluth M, Liang DH, Paloma A, Schnittger I (1998) Native tissue harmonic imaging improves endocardial border definition and visualization of cardiac structures. J Am Soc Echocardiogr 11:693

Lambertz H, Hanrath P (1991) Transösophageale Echokardiographie: Klinischer Stellenwert. Dtsch Ärztebl 88:2148

Laniado S, Yellin E, Kotler M et al (1975) A study of the dynamic relations between the mitral valve echogram and phasic mitral flow. Circulation 51:104

Laniado S, Yellin E, Terdiman R et al (1976) Hemodynamic correlates of the normal aortic valve echogram. A study of sound, flow, and motion. Circulation 54:729

Layton C, Gent G, Pridie R et al (1973) Diastolic closure rate of normal mitral valve. Brit Heart J 35:1066

Lee TH, Boucher CA (2001) Clinical practice. Noninvasive tests in patients with stable coronary artery disease. N Engl J Med 344:1840

Lewis RP, Sandler H (1971) Relationship between changes in left ventricular dimensions and the ejection fraction in man. Circulation 44:548

Li ZA, Wang XF, Xie M et al (1997) Dynamic three-dimensional reconstruction of abnormal intracardiac blood flow. Echocardiography 14:375

Linhart JW, Mintz GS, Segal BL et al (1975) Left ventricular volume measurement by echocardiography: Fact or fiction? Am J Cardiol 36:114

Mantha S, Roizen MF, Barnard J, Thisted RA, Ellis JE, Foss J (1994) Relative effectiveness of four preoperative tests for predicting adverse cardiac outcomes after vascular surgery: a meta-analysis. Anesth Analg 79:422

Martin MA (1978) Assessment of correction formula for echocardiographic estimations of left ventricular volumes. Brit Heart J 40:294

Marwick TH (1996) Cardiac stress testing and imaging. A clinician's guide. Churcill Livingstone, New York

Marwick TH, Nemec JJ, Pashkow FJ et al (1992) Accuracy and limitations of exercise echocardiography in a routine clinical setting. J Am Coll Cardiol 19:74

Maurer G (2000) Contrast echocardiography. Clinical utility. Echocardiography 17:S5

Mazeika PK, Nadazdin A, Oakley CM (1991) Dobutamine stress echocardiography for detection and assessment of coronary artery disease. J Am Coll Cardiol 19:1203

Mc Neill AJ, Fioretti PM, El-Said EM et al (1992) Dobutamine stress echocardiography before and after coronary angioplasty. Am J Cardiol 69:740

McDonald IG, Feigenbaum H, Chang S (1972) Analysis of left ventricular wall motion by reflected ultrasound. Application to assessment of myocardial function. Circulation 46:14

McNeill AJ, Fioretti PM, El-Said SM et al (1992) Enhanced sensitivity for detection of coronary artery disease by addition of atropine to dobutamine stress echocardiography. Am J Cardiol 70:41

Mertes H, Erbel R, Nixdorff U et al (1993a) Exercise echocardiography for the evaluation of patients after non surgical coronary artery revascularization. J Am Coll Cardiol 21:1087

Mertes H, Sawada SG, Ryan T et al (1993b) Symptoms, adverse effects, and complications associated with dobutamine stress echocardiography. Experience in 1118 patients. Circulation 88:15

Murray JA, Johnston W, Reid JM (1972) Echocardiographic determination of left ventricular dimensions, volumes and performance. Am J Cardiol 30:252

Nagueh SF, Zoghbi WA (2001) Clinical assessment of LV diastolic filling by Doppler echocardiography. ACC Current Journal Review Jul/Aug:45

Nanda NC, Gramiak R (1975) Chamber and great vessel size determination. In: Gramiak R, Waag C (eds) Cardiac ultrasound. Mosby, St Louis/USA, p 128

Nixon JV, Brown CN, Smitherman TC (1982) Identification of transient and persistent segmental wall motion abnormalities in patients with unstable angina by two-dimensional echocardiography. Circulation 65:1497

Oh JK, Appleton CP, Hattle LK et al (1997) The noninvasive assessment oft left ventricular diastolic function with two-dimensional and Doppler-echocardiography. J Am Soc Echocardiog 10:246

Omoto R, Yokote Y, Takamoto S et al (1983) Clinical significance of newly developed real-time intracardiac two-dimensional blood flow imaging (2D-Doppler). Jpn Circ J 47:979

Picano E, Mathias W Jr, Pingitore A et al (1994) Safety and tolerability of dobutamine-atropine stress echocardiography: a prospective, multi-centre study. Echo Dobutamine International Cooperative Study Group. Lancet 344:1190

Pinto ER, Damani PM, Sternberg CN, Liedtke AJ (1978) Fine flutterings of the aortic valve as demonstrated by aortic valve echograms. Am Heart J 95:807

Pohost GM, Dinsmore RE, Rubenstein JJ et al (1975) The echocardiogram of the anterior leaflet of the mitral valve. Correlation with hemodynamic and cineroentgenographic studies in dogs. Circulation 51:88

Popp RL, Alderman EL, Brown OR, Harrison DC (1973) Sources of error in calculation of left ventricular volumes by echography. Am J Cardiol 31:152

Popp RL, Harrison DC (1969) Ultrasound in the diagnosis and evaluation of therapy of idiopathic hypertrophic subaortic stenoses. Circulation 40:905

Popp RL, Wolfe SB, Hirata T, Feigenbaum H (1969) Estimation of right and left ventricular size by ultrasound: A study of the echoes from the interventricular septum. Am J Cardiol 24:523

Prakash R, Lindsay P (1978) Determination of right ventricular wall thickness by echocardiogram. J Am med Ass 239:638

Quinones MA, Gaasch WH, Waisser E; Alexander JK (1974) Reduction in the rate of diastolic descent of the mitral valve echogram in patients with altered left ventricular diastolic pressure-volume relations. Circulation 49:246

Rakowski H, Appleton C, Chan KL et al (1996) Canadian consensus recommendations for the measurement and reporting of diastolic dysfunction by echocardiography: from the Investigators of Consensus on Diastolic Dysfunction by Echocardiography. J Am Soc Echo 9:736

Roelandt J, Gibson DG (1980) Recommendations for standardization of measurements from M-mode echocardiograms. Eur Heart J 1:375

Rubenstein JJ, Pohost GM, Dinsmore RE, Harthorne JW (1975) The echocardiographic determination of mitral valve opening and closure. Correlation with hemodynamic studies in man. Circulation 51:98

Ryan T, Armstrong WF, O'Donnell JA, Feigenbaum H (1987) Risk stratification after acute myocardial infarction by means of exercise two-dimensional echocardiography. Am Heart J 114:1305

Sahn DJ, Terry R, O'Rourke R et al (1974a) Multiple crystal echocardiographic evaluation of endocardial cushion defect. Circulation 50:25

Sahn DJ, Terry R, O'Rourke R et al (1974b) Multiple crystal cross-sectional echocardiography in the diagnosis of cyanotic congenital heart disease. Circulation 50:230

Sahn DJ, Williams DE, Shackelton S, Friedman WF (1974c) The validity of structure identification for cross-sectional echocardiography. J clin Ultrasound 2:201

Salustri A, Becker AE, Herwerden L van et al (1996) Three-dimensional echocardiography of normal and pathologic mitral valve: a comparison with two-dimensional transesophageal echocardiography. J Am Coll Cardiol 6:1502

Sawada SG, Ryan T, Conley MJ et al (1990) Prognostic value of abnormal exercise echocardiogram. Am Heart J 120:49

Sawada SO, Judson WE, Ryan T et al (1989) Upright bicycle exercise echocardiography after coronary artery bypass grafting. Am J Cardiol 64:1123

Schiller NB Maurer G, Ritter SB et al (1989) Transoesophageal echocardiography. J Am Soc Echo 2:354

Schnittger I, Gordon EP, Fitzgerald PJ, Popp RL (1983) Standardized intracardiac measurements of two-dimensional echocardiography. J Am Coll Cardiol 2:934

Senior R, Lahiri A (2001) Role of dobutamine echocardiography in detection of myocardial viability for predicting outcome after revascularization in ischemic cardiomyopathy. J Am Soc Echocardiogr 14:240

Seward JB, Khandheria BK, Oh JK et al (1988) Transoesophageal echocardiography: technique, anatomic correlations, implementation and clinical applications. Mayo Clinic Proc 63:649

Shah PM, Gramiak R (1970) Echocardiographic recognition of mitral valve prolapse (Abstract) Circulation 45/41 (Suppl III):42

Shah PM, Gramiak R, Kramer DH (1969) Ultrasound localization of left ventricular outflow obstruction in hypertrophic obstructive cardiomyopathy. Circulation 40:3

Sieswerda GTJ, Kamp O, Visser CA (2000) Myocardial contrast echocardiography: Clinical benefit and practical issues. Echocardiography 17:S25

Sjögren AL, Hytonen I, Frick MH (1970) Ultrasonic measurements of left ventricular wall thickness. Chest 57:37

Skolnick DG, Sawada SG, Feigenbaum H, Segar DS (1999) Enhanced endocardial visualization with noncontrast harmonic imaging during stress echocardiography. J Am Soc Echocardiogr 12:559

Sohn DW, Chai IH, Lee DJ et al (1997) Assessment of mitral annulus velocity by Doppler tissue imaging in the evaluation of left ventricular diastolic function. J Am Coll Cardiol 30:474

Stefadouros MA, Witham AC (1975) Systolic time intervals by echocardiography. Circulation 51:114

Strunk BL, Fitzgerald JW, Lipton M et al (1976) The posterior aortic wall echocardiogram. Its relationship to left atrial volume change. Circulation 54:744

Sutherland GR, Stewart MJ, Groundstroem KW et al (1994) Color Doppler myocardial imaging: a new technique for the assessment of myocardial function. J Am Soc Echocardiogr 7:441

Tajik AJ, Seward JB (1978) Contrast echocardiography. Cardiovasc Clin 9:317

Thomas JD, Rubin DN (1998) Tissue harmonic imaging: why does it work? J Am Soc Echocardiogr 11:803

Tischler MD, Plehn JF (1995) Application of stress echocardiography beyond coronary disease. J Am Soc Echocardiogradiogr 8:185

Troy BL, Pombo J, Rackley CE (1972) Measurement of left ventricular wall thickness and mass by echocardiography. Circulation 45:602

Tunick PA, Freedberg RS, Gargiulo A, Kronzon I (1992) Exercise Doppler echocardiography as an aid to clinical decision making in mitral valve disease. J Am Soc Echocardiography 5:225

Vignola PA, Walker HJ, Pohost GM, Zir LM (1977) Relation between phasic mitral flow and the echocardiogram of the mitral valve in man. Brit Heart J 39:1292

Vredevoe LA, Creekmore StP, Schiller NB (1974) The measurement of systolic time intervals by echocardiography. J clin Ultrasound 2:99

Wijns W, Vatner SF, Camici PG (1998) Hibernating myocardium. N Engl J Med 339:173

Winsberg F, Gabor GE, Hernberg JG, Weiss B (1970) Fluttering of the mitral valve in aortic insufficiency. Circulation 41:225

Wollschläger H (2001) 3D-Echokardiographie. Mathematische Grundlagen und technische Realisierung. Herz 20:225

Wong M, Ramirez ML, Alejos R (1987) Quantitating flow from two-dimensional Doppler color imaging of jets: feasibility and limitations from an in vitro study. J cardiovasc Ultrasonography 6:3

Zacharia ZP, Hsiung MC, Nanda NC et al (1987) Color Doppler assessment of mitral regurgitation induced by supine exercise in patients with coronary artery disease. Am J Cardiol 59:1266

Zaky A, Steinmetz E, Feigenbaum H (1969) Role of atrium in closure of mitral valve in man. Am J Physiol 217:652

Röntgendiagnostik des Herzens

G. Schade

13.1 Stellenwert des Röntgens in der Funktionsdiagnostik – 252

13.2 Röntgenuntersuchungstechniken – 252

13.3 Form- und Größenbestimmung des Herzens – 253
13.3.1 Formbestimmung – 253
13.3.2 Größenbestimmung – 254

13.4 Hämodynamik des Herzens – 254
13.4.1 Druck- und Volumenbelastung – 254
13.4.2 Lungendurchblutung – 255

13.5 Computertomographie des Herzens einschließlich Mehrschicht-CT – 258
13.5.1 Methodische Grundlagen – 258
13.5.2 Indikationen – 259

13.6 Ultrafast-CT – 260

Literatur – 260

> Der Stellenwert der Röntgenuntersuchung des Herzens in der Kardiologie ist in den letzten Jahren durch die Entwicklung anderer, nicht strahlenbelastender, bildgebender Verfahren deutlich zurück gedrängt worden. Dennoch hat sich die Herzfernaufnahme im 2-m-Abstand in 2 Ebenen als schnell und preiswert durchführbare Untersuchungsmethode unverändert in ihrem Stellenwert behauptet. Sie ist unter standardisierten Bedingungen untersucherunabhängig durchzuführen und erbringt eine Übersicht über Herzform und -größe sowie über die Hämodynamik des Herzens unter Berücksichtigung der Lungendurchblutung.

13.1 Stellenwert des Röntgens in der Funktionsdiagnostik

Die röntgenologische Diagnostik von Herzerkrankungen ist durch die Formanalyse und Größenbestimmung des Herzens und die Beurteilung der Struktur- und Gefäßzeichnung der Lunge schon sehr lange durchführbar und zeigt eine große Aussagekraft (Dietlen 1907). Weitere röntgenologische Untersuchungsmethoden (Angiokardiographie, Koronarographie) liefern darüber hinaus Informationen, die mit den einfachen röntgenologischen Untersuchungsverfahren nicht erhoben werden können. Größte Bedeutung haben gegenwärtig die nicht strahlenbelastenden Verfahren wie Echokardiographie und Kernspintomographie des Herzens in zunehmendem Maße erlangt. Dennoch bietet die Thoraxröntgenübersichtsaufnahme in 2 Ebenen mannigfache Vorteile, die unverändert erhalten blieben. Die Technik ist untersucherunabhängig und kann mit relativ einfachen Mitteln in jeder Praxis oder jedem Krankenhaus durchgeführt werden; ferner ist sie äußerst kostengünstig. Die Einführung digitaler Trägermedien (Speicherfoliensysteme etc.) bietet heute die Möglichkeit, das konventionelle Röntgenbild EDV-mäßig zu speichern und mit anderen Schnittbildverfahren bzw. bildgebenden Verfahren im direkten Vergleich zur Diagnose und Differenzialdiagnose heranzuziehen.

Neben der Beurteilung von Herzgröße- und -form bietet das konventionelle Röntgenbild der Thoraxorgane die Möglichkeit, die Hämodynamik zu berücksichtigen durch Beurteilung der Lungendurchblutung und des Lungenblutvolumens. Ferner ist eine grob orientierte Beurteilung der großen Gefäße möglich, insbesondere der Verdacht auf Gefäßanomalien. Neben der kardialen Betrachtung der Thoraxaufnahme ist der weiterreichende Informationsinhalt nicht zu vernachlässigen; so werden pathologische pulmonale Prozesse, Mediastinalprozesse orientierend miterkannt und einer weiterreichenden Diagnostik letztendlich zugeführt.

13.2 Röntgenuntersuchungstechniken

Die Röntgenaufnahmen des Thorax erfolgen im Stehen im postero-anterioren Strahlengang, in tiefer Inspirationsstellung, ferner im seitlichen Strahlengang, meist links anliegend. Der Filmfokusabstand beträgt standardisiert 2 m. Bei der tiefen Inspiration ist zu beachten, dass der Patient nach Möglichkeit kein Valsalvamanöver durchführt. Ist eine Aufnahme im Stehen nicht möglich, dann erfolgt eine Aufnahme im Liegen im antero-posterioren Strahlengang, beide Aufnahmen jeweils mit Raster und Hartstrahltechnik unter Verwendung von 400er-Folien. In digitalisierten Röntgenabteilungen verwendet man heute statt Röntgenfilmen Speicherfoliensysteme, deren Handhabung sich im wesentlichen aber nicht vom konventionellen Röntgenfilm unterscheidet. In Deutschland wird im Unterschied zu den angloamerikanischen Ländern bei der Erstuntersuchung neben der p. a.-Aufnahme eine Seitaufnahme gefertigt, um die auf der p. a.-Aufnahme erhobenen Befunde zu gewichten und auch Prozesse, die sich hinter dem Herzschatten verbergen können, noch mit zu beurteilen.

Durch den Einzug der Echokardiographie ist der diagnostische Aussagewert durch Schrägaufnahmen in RAO- bzw. LAO-Projektion zu gering; es sollte daher aus Strahlenschutzgründen heute hierauf verzichtet werden. Durch die Existenz moderner röntgenologischer Schnittbildverfahren sowie nicht strahlenbelastender Verfahren, wie Echokardiographie und Kernspintomographie, ist die Durchführung von ehemals praktizierten Tomographien bzw. Kymographien heute obsolet.

Auch die Durchführung eines Ösophagusbreischlucks hat nur noch eine geringe Indikation, da auch hier die anderen, bereits oben genannten Verfahren überlegen sind. Schnell orientierend kann hiermit ein verdrängender Prozess im Retrokardialraum erkannt werden, der zu weiteren differenzialdiagnostischen Überlegungen führt bzw. besonders in der Kardiologie zu beachten, eine Hiatushernie bzw. Hiatusinsuffizienz ausgeschlossen werden.

Röntgendurchleuchtung. Die Röntgendurchleuchtung muss heute grundsätzlich mit einer Bildverstärker-Fernsehkette durchgeführt werden, wobei eine Bildspeicherung möglich sein sollte. Sie ist immer nur als Zusatzuntersuchung zu Thoraxübersichtsaufnahmen anzusehen. Wegen der hohen Strahlenbelastung des Patienten sollten andere, weniger strahlenbelastende Verfahren bevorzugt werden. Eine Durchleuchtung zur Beurteilung funktioneller Parameter ist nur noch gerechtfertigt zum Nachweis sog. tanzender Hili bei Verdacht auf Vitien mit Links-rechts-Shunt, wenn die Lungengefäßzeichnung noch uncharakteristisch erscheint.

13.3 Form- und Größenbestimmung des Herzens

13.3.1 Formbestimmung

> Die Form des Herzens entsteht in unmittelbarer Abhängigkeit von der Größe der einzelnen Herzhöhlen und deren Muskelmasse. Eine Änderung der Herzform kommt durch eine Größenveränderung eines oder mehrerer Herzabschnitte zustande. es wird daher in erster Linie Aufgabe einer Beurteilung der Herzform sein, die Größe der einzelnen Herzhöhlen sowie das Verhältnis zueinander festzustellen.

Die Abgrenzung der einzelnen Herzabschnitte voneinander ist oft schwierig. Gelegentlich aber durchaus nicht immer sind die Grenzen zwischen zwei Herzhöhlen durch flache Inzisuren gekennzeichnet. Grenzen zwischen Vorhöfen und Kammern und zwischen Kammern und großen Arterien liegen nicht eindeutig fest; hier ist ein empirischer Erfahrungsschatz des Befunders gefragt. Er muss die Topographie eines Normalbildes in das vorhandene Röntgenbild hinein projizieren und mögliche pathologische Formveränderungen hiervon ableiten (Abb. 13.1 und 13.2).

Vergrößerung des linken Ventrikels (Hypertonus/Aortenstenose). Auch bezeichnet als aortale Konfiguration bzw. Linksherzkonfiguration. Es kommt zu einer Verbreiterung des Herzens nach links unten und hinten, einer abgerundeten Herzspitze, ferner zeigt sich eine verstärkte Herzbucht. Im seitlichen Strahlengang reicht die dorsale Herzkontur weit in den Retrokardialraum hinein, sie überragt die Einmündungsstelle der V. cava inferior über 2 cm. Oft findet sich eine dilatierte Aorta mit Elongation als Hinweis auf Mehrarbeit des linken Ventrikels.

Vergrößerung des linken Vorhofs (z. B. Mitralstenose). Hier besteht eine Zeltform des Herzens, die auch als Mitralkonfiguration bezeichnet wird, die Herztaillen beidseits sind verstrichen, die Herzbucht ist durch den linken Vorhof ausgefüllt. Der Tracheobronchialwinkel, der normalerweise 70° beträgt, ist auf über 90° erweitert. Es kommt zum Auftreten eines Vorhof-Kernschattens, der rechte Rand des linken Vorhofs ver-

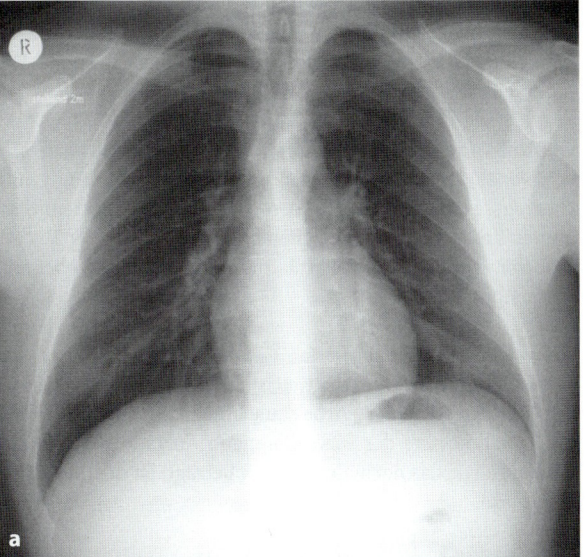

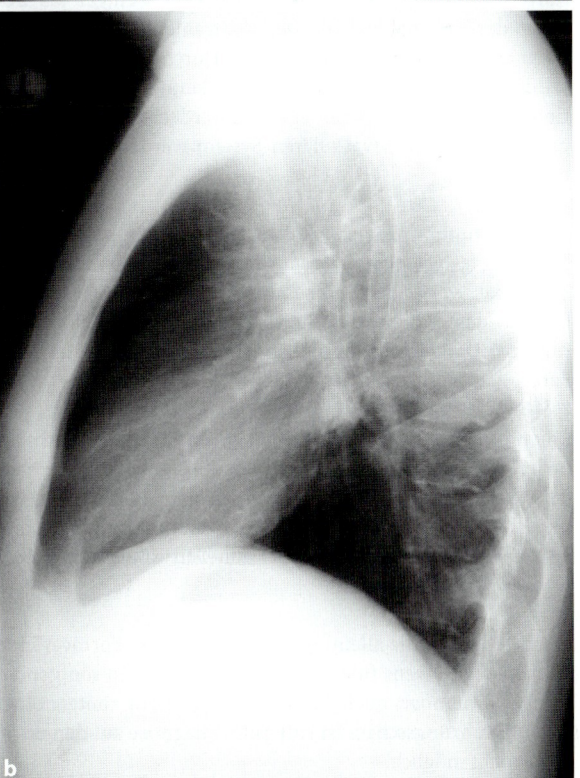

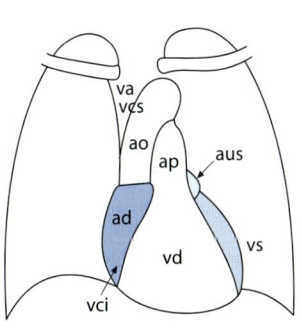
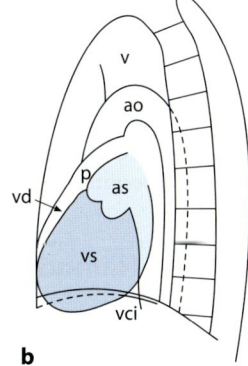

■ **Abb. 13.1a, b.** Herzform und ihre Gliederung bei sagittalem und frontalem Strahlengang. **a** Frontalbild des Herzens bei sagittalem Strahlengang mit eingezeichneten Herzteilen. **b** Seitbild des Herzens bei frontalem Strahlengang. *vd* Ventriculus dexter, *vs* Ventriculus sinister, *ad* Atrium dextrum, *ad* Atrium sinistrum, *aus* Auricula sinistra (linkes Herzohr), *ao* Aorta, *ap* A. pulmonalis, *p* Truncus und Conus pulmonalis, *vcs* V. cava superior, *vci* V. cava inferior, *va* V. anonyma dextra. (Nach Assmann 1949/1950)

■ **Abb. 13.2a, b.** Normales Röntgenbild der Thoraxorgane im p.a.-Strahlengang (**a**) und im seitlichen Strahlengang (**b**). Diese beiden Abbildungen sind geistig in Korrelation zu den anatomischen Verhältnissen der Abb. 13.1 zu setzen

läuft parallel zur Kontur des rechten Vorhofs. Im seitlichen Strahlengang erkennt man in Höhe des Vorhofs eine Einengung des Retrokardialraums, der Ösophagus wird nach dorsal und rechts imprimiert bzw. verlagert.

Vergrößerung des rechten Ventrikels (z. B. Pulmonalstenose). Es resultiert eine Rechtsherzkonfiguration, in dem das Herz in seiner Achse sich nach links dreht, sodass der rechte Ventrikel linksrandbildend wird, ferner verlängert er sich nach kranial entlang seiner Ausflussbahn und führt bei einer Verlagerung der Pulmonalarterie ebenfalls nach kranial. Im Seitbild zeigt sich eine deutliche Einengung des Retrosternalraums. Der linke Ventrikel ist nach dorsal verlagert.

Vergrößerung des rechten Vorhofs (z. B. Trikuspidalklappeninsuffizienz). Die rechte Herzkontur verläuft konvexbogig und überragt 2 cm nach rechts den Wirbelsäulenschatten. Fast immer findet sich eine begleitende Vergrößerung der V. cava superior. Der obere Retrokardialraum ist im Seitbild ebenfalls eingeengt.

Formveränderung der großen Gefäße. Dilatation der Aorta ascendens. Im PA-Bild zeigt sich ein rechtskonvexer Verlauf der über den Rand der Wirbelsäule hinaus ragt, das Verhältnis des Durchmessers der aszendierenden Aorta zur deszendierenden Aorta, das normalerweise 1:1 beträgt, ist deutlich überschritten.

Aortenelongation. Der Arcus aortae liegt weniger als 2 cm unter der linken Clavicula im PA-Strahlengang. Wenn sich mehr als die Hälfte des Aortenbogen-Durchmessers links lateral der Sternumbegrenzung befindet, kann von einer Dilatation des Aortenbogens ausgegangen werden. Die Veränderungen im pulmonalen/vaskulären System werden im Kap. 13.4 dargestellt.

Verkleinerung einzelner Herzabschnitte. Hier gibt es keine eindeutig festgelegten Kriterien, die vergleichbar wären wie im Vorkapitel Vergrößerung beschrieben. Wenn der Verdacht besteht, dass ein Herzabschnitt kleiner als beim Normalbefund zur Darstellung kommt, so wird dies heute weiter echokardiographisch abgeklärt werden.

Erkennung epikardialer Veränderungen. Da im konventionellen Röntgenbild nur Silhouette-Zeichen des kardialen Schattens erfasst sind, ist die Abgrenzung epikardialer Prozesse nur beschwerlich möglich. Hier sind die anderen bildgebenden Verfahren dem konventionellen Röntgenbild überlegen.

Interpretation. Die alleinige Beschreibung von Formveränderungen des Herzens führt zu keiner vernünftigen röntgenologischen Diagnose; auch bei noch so großem röntgenologischen Erfahrungsschatz ist eine Sofortdiagnose auf den ersten Blick nicht möglich.

> **Klinisch wichtig**
>
> Voraussetzung für eine gute Bildinterpretation ist das Vorliegen einer technisch vollendeten Aufnahme. Die visuelle Betrachtung und Wertung erfolgt entweder von zentral nach peripher (vom Mediastinum bis zum Brustkorb) oder umgekehrt. Auch degenerative Veränderungen, traumatische Veränderungen, Normvarianten, Anomalien und tumoröse Prozesse sind mit zu berücksichtigen. Kardiologisch steht die Analyse des kardiovaskulären Systems im Vordergrund. Mental erfolgt ein Vergleich mit dem Normalbild einer altersentsprechenden Person (gleiche Konstitution, Alter und Geschlecht). Hilfreich ist der Vergleich mit Voraufnahmen.

Die so erhobenen Befunde müssen in Korrelation zur Klinik gesetzt werden, nur so kann eine korrekte Bildinterpretation bzw. differenzialdiagnostische Beurteilung erfolgen. Unbedingt notwendig sind daher der Austausch zwischen dem Röntgenbild befundenden Arzt und dem behandelnden Arzt, denn nur so können Fehlinterpretationen a priori vermieden werden.

13.3.2 Größenbestimmung

Die in der Vergangenheit praktizierte Methodik der Herzvolumenbestimmung nach dem Verfahren von Rohrer (1916/17) und Kahlstorf (1938) sind heute obsolet und dürfen aus Strahlenschutzgründen nicht mehr angewendet werden. Die reine Herzvolumenbestimmung erfolgt heute ohne Strahlenbelastung entweder mit Echokardiographie oder Kernspintomographie (Abb. 13.3).

Herz-Lungen-Quotient. Das von Groedel (1938) eingeführte Maß, das das Verhältnis des Herztransversaldurchmessers zum Thoraxdurchmesser beinhaltet (beträgt in der Regel 1:2), ergibt einen oberen Normwert von etwa 0,5, dieser wird im anglo-amerikanischen Sprachraum als Cardio Thoracic Ratio bezeichnet und findet sich auch heute noch in neueren wissenschaftlichen Publikationen. Dieser Herz-Lungen-Quotient ist wissenschaftlich allerdings nicht haltbar, da er von mannigfachen Faktoren, wie Thoraxdeformitäten, solitärer Rechtsherzvergrößerung und sonstigen anatomischen Normvarianten erheblich beeinflusst wird (Abb. 13.3)

13.4 Hämodynamik des Herzens

13.4.1 Druck- und Volumenbelastung

Die im Röntgenbild erfassbare Umformung der kardialen Silhouette kann unterschiedliche Ursachen haben; sie ist entweder durch eine Druckbelastung oder Volumenbelastung bedingt oder eine kombinierte Belastung, aber auch durch eine primäre Myokarderkrankung. Während eine primäre Myokarderkrankung in der Mehrzahl der Fälle zu einer Vergrößerung sowohl im Bereich der linken als auch rechten

13.4 · Hämodynamik des Herzens

Herzabschnitte führt, haben Druck- oder Volumenbelastung bei intaktem Herzmuskel unterschiedliche Auswirkungen auf den entsprechenden Ventrikel bzw. Vorhof. Da im Röntgenbild durch Veränderung der äußeren kardialen Silhouette nur sekundär auch Rückschlüsse auf die Vergrößerung der jeweiligen Herzabschnitte gezogen werden kann, führt eine Volumenbelastung mit deutlicher Dilatation des betroffenen Herzabschnittes röntgenologisch früher zu erfassbaren Veränderungen als eine Druckbelastung. Dies betrifft insbesondere den linken Ventrikel, der sich einer Druckbelastung relativ gut anpassen kann, in dem er mit Hypertrophie reagiert (z. B. Aortenstenose). Diese Hypertrophie ist im Röntgenbild sehr oft lange nicht erkennbar. So ist es zu erklären, dass ein druckbelastetes Herz bei einer Aortenstenose jahrelang mit einem radiologisch normal großen linken Ventrikel einhergehen kann. Generell ist eine Abgrenzung zwischen Druck- und Volumenbelastung aus der Herzsilhouette alleine nicht abzuleiten, daher liegt der Schwerpunkt der Interpretation bei radiologisch erfassbaren Herzformveränderungen in der primären Inspektion der Lungendurchblutung und der korrelativen Betrachtung zwischen Herzformveränderung und dieser Lungendurchblutung.

Eine ausführliche Darstellung von Druck- und Volumenbelastung des Herzens kann daher in Zusammenhang mit der vorliegenden Pathophysiologie geschehen und wird in den jeweiligen Kapiteln des entsprechenden Krankheitsbildes in diesem Lehrbuch dargestellt.

13.4.2 Lungendurchblutung

Steuerungsfaktoren der Lungendurchblutung (Voegeli 1988)
- Schwerkraft bzw. hydrostatischer Druck
- Interstitieller Druck
- Pulmonal-arterieller und pulmonal-venöser Druck bzw. pulmonal-arterielles/pulmonal-venöses Druckgefälle
- Alveolärer Druck
- Osmotischer Druck
- O_2- und pH-Gehalt des Blutes

Im Röntgenbild wird die Lungendurchblutung aufgrund des Kalibers und der Zahl der Lungengefäße bestimmt. Man sieht überwiegend die Lungenarterien, die gegenüber den Lungenvenen dominieren. Lediglich in Hilusnähe ist durch den bekannten unterschiedlichen anatomischen Verlauf eine Trennung voneinander möglich, während die Arterien aus dem Hilus auf Höhe der 7. und 8. Hinterrippe entspringen, münden die Venen zwischen der 8. und 10. Hinterrippe, die Arterien kreuzend, in den linken Vorhof. Bei Betrachtung der pulmonalen Hämodynamik muss man 2 Parameter für sich berücksichtigen: das Lungenblutvolumen und die Durchblutungsverteilung.

Lungenblutvolumen. Radiologisch kann das Volumen nur abgeschätzt werden, d. h. generell ist festzuhalten ist es vermehrt, vermindert oder normal.

Normales Blutvolumen. Normalerweise strahlen die Lungenarterien von einem normal großen, normal dichten und normal geformten Hilus unter gleichmäßiger Abnahme des Kalibers in die Lungenperipherie hin aus. Sie werden immer schmäler und sind in den letzten 2 cm innerhalb der knöchernen Thoraxbegrenzung letztendlich nicht mehr erkennbar.

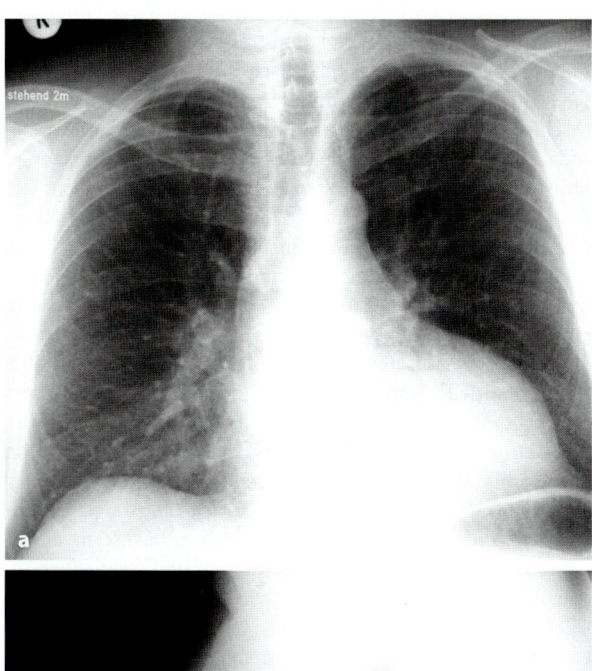
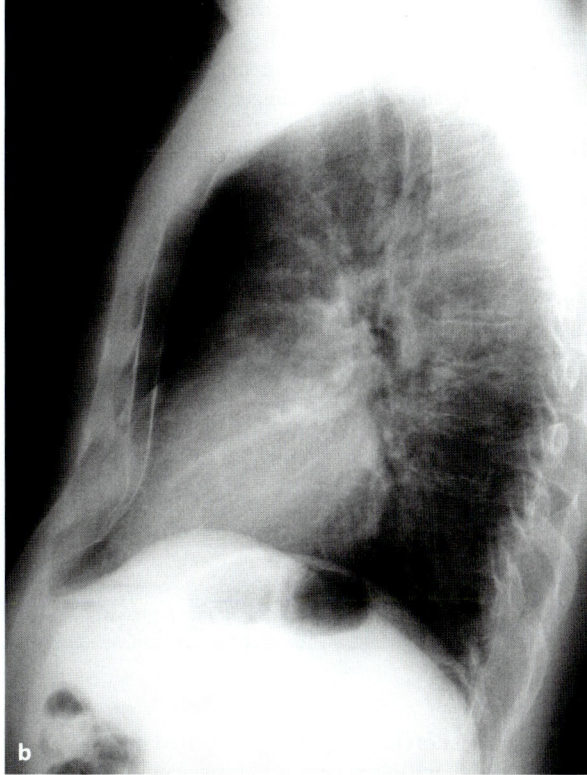

Abb. 13.3a, b. Verfälschung des Herz-Lungen-Quotienten durch anatomische Gegebenheiten (hier Trichterbrustbildung). Der Herz-Lungen-Quotient liegt mit 1,79 erheblich außerhalb der Norm (Thoraxbreite 34,0 cm; Mr + Ml = 19,0 cm). Die Seitansicht (b) zeigt die wahren Größenverhältnisse, das echokardiographisch ermittelte Herzvolumen lag mit 868 ml im Normbereich.

Vermehrtes Blutvolumen. Ein vermehrter Einstrom von Blut in den rechten kleinen Kreislauf manifestiert sich in einer Erweiterung des pulmonalen Hauptstamms, der prominent wird und dadurch größer erscheint als die über ihm gelegene Aorta. Generell nimmt das Kaliber der Lungenarterien und -venen zu, dies führt zu großen dichten Hili. Durch die Angleichung des Gefäßkalibers von basal nach apikal kommt es zu einer Kranialisation der Hili. Die Lungengefäße lassen sich dann bis weit in die Peripherie weiter verfolgen. Ätiologisch findet man eine Hyperzirkulation bei Links-Rechts-Shunt-Vitien am häufigsten als kardiale Ursache (z. B. ASD, VSD), aber auch Schwangerschaft, exzessive Anämie, Hyperthyreose und körperliche Anstrengung führen zu einer Hyperzirkulation als nicht kardiale Ursache.

Vermindertes Blutvolumen. Geringgradige Minderdurchblutungsgrade sind im Röntgenbild nicht zu erkennen. Bei ausgeprägter Hypozirkulation erscheinen die Lungengefäße kaliberreduziert; kardial kommt die reine Form der Minderdurchblutung bei der Pulmonalstenose vor. Hier findet sich dann eine poststenotische Erweiterung des Pulmonalis-Hauptstamms, ansonsten auch bei allen Vitien mit intrakardialem Rechts-Links-Shunt.

Vor allem findet sich eine Reduktion der Lungendurchblutung bei pulmonal-arterieller Hypertonie und bei Erkrankungen, die die Lungenstrombahn auf präkapillarem Niveau obliterieren (Emphysem, rezidivierende Lungenembolien, Fibrose). Im Röntgenbild sind die charakteristischen Zeichen einer pulmonal-arteriellen Hypertonie:

Die Erweiterung des Pulmonalis-Hauptstamms, eine Erweiterung der Hilusgefäße, sodass die Hili groß und dicht erscheinen bei noch normalem Kaliber. Auch das Kaliber der Lungenvenen innerhalb des Lungenparenchyms ist normal. Es entsteht so eine deutliche Diskrepanz des Durchmessers der Lungengefäße von zentral nach peripher, die als Kalibersprung bezeichnet wird. Dieser Kalibersprung ist das entscheidende differenzialdiagnostische Kriterium zur Abgrenzung pulmonal-arterieller Hypertonie und Hyperzirkulation. Letztere geht ebenfalls mit einer Erweiterung des Pulmonalis-Hauptstamms und der Hilusgefäße einher, zeigt jedoch gleichzeitig eine deutliche Erweiterung der peripheren Pulmonalarterien und Pulmonalvenen.

> **Pulmonal-arterielle Hypertonie**
> – Pulmonalarterien scharf begrenzt
> – Durchmesser der Pulmonalarterien größer als der halbe Durchmesser der Aorta descendens
> – Mittlerer Abschnitt Pulmonalarterien breiter als zugehöriger Bronchus
> – Kalibersprung von zentral nach peripher
> – Keine Erweiterung der Pulmonalvenen!

Durchblutungsverteilung. Im Normalfall werden unter dem Einfluss der Schwerkraft auf der im Stehen in tiefer Inspirationsstellung angefertigten Thoraxübersichtsaufnahme die Lungengefäße in den basalen Segmenten besser durchblutet als in den apikalen Segmenten, sodass sich an der Lungenbasis pro Flächeneinheit eine größere Anzahl von Gefäßen ausmachen lässt als apikal. Ferner weisen die basalen Gefäße gegenüber den apikalen ein Größenunterschiedsverhältnis von 1:0,6–0,8 auf. Bei der Betrachtung der Durchblutungsumverteilung müssen wir ätiologisch zwischen kardial bedingten, pulmonal bedingten und kombinierten Durchblutungsumverteilungen unterscheiden.

Kardial bedingte Durchblutungsumverteilung. Mit Druckanstieg im linken Vorhof steigt gleichzeitig auch der Lungenvenendruck an. In der Folge kommt es zu einer Abnahme des Rückstroms von extravaskulär nach intravaskulär, sodass die interstitielle Flüssigkeit zunimmt. Im Rahmen der Schwerkraft geschieht dies als Transsudation zuerst basal. Durch die Transsudation steigt der interstitielle Druck an und führt so zu einer Konstriktion der interstitiellen Gefäße. Als Folge weicht der Blutstrom von der Basis in die Spitzen aus, d. h. der Querschnitt der Gefäße an der Lungenspitze nimmt zu, an der Basis ab, die Hili sind apikal dichter und breiter als basal. Als Folge der Transsudation in den extravasalen Raum kommt es zu einer Störung des Gasaustausches mit regionaler Hypoxie, die die Durchblutungsumverteilung zusätzlich unterstützt. Die interstitielle Transsudation hat ferner eine Abnahme der Dehnbarkeit zufolge, dies zeigt sich in einer Abnahme der Inspirationstiefe mit Höhertreten der Zwerchfellhälften im Röntgenbild. Wenn der pulmonal-venöse Druck bei 25 mmHg schließlich den kolloidosmotischen Druck übersteigt, kommt es zur floriden Transsudation, die sich zunächst in einem interstitiellen Ödem mit Kerley-Linien und schließlich in einem **alveolären Lungenödem** niederschlägt.

Beim Vorliegen einer pulmonal-venösen Hypertonie kommt es abhängig vom Schweregrad in folgender Reihenfolge zu radiologisch fassbaren Veränderungen:

> **Pulmonal-venöse Stauung →Linksherzinsuffizienz**
> – Durchblutungsumverteilung von basal nach apikal.
> – Im **Stadium I** beträgt das Verhältnis der Kaliber der Pulmonalvenen im Bereich Unterfelder zu Oberfelder 1:1.
> – Im **Stadium II** beträgt dieses Verhältnis 2:1.
> – Im **Stadium III** kommt es zusätzlich zu einer Konturunschärfe im Bereich der Gefäße durch einen perivaskulären Flüssigkeitsaustritt, meist kombiniert mit peribronchialem sowie intersegmentärem Flüssigkeitsaustritt, die dann je nach Lokalisation als Kerley-A- bis -C-Linien deklariert werden.
> – **Stadium IV** zeigt ergänzend einen alveolären Flüssigkeitsaustritt mit besonderer Ausprägung in den abhängigen Partien, entsprechend einem alveolären Lungenödem. Es kommt zum Auftreten von Pleuraergussbildungen, rechts häufiger als links, sowie zum Zwerchfellhochstand. Letztlich tritt ein alveoläres Lungenödem ein.

Sonderformen des Ödems sind das Schmetterlingsödem (etwa 5%), bedingt durch den razemösen Verzweigungstyp der Arterien im Lungenkern, der die Druckerhöhung in den Kapillaren begünstigt. Auch regional lokalisierte Lungenödeme können auftreten, z. B. bei einem lokalisierten Lungenemphysem bzw. einer Lungenfibrose (◘ Abb. 13.4)

Von der akuten Lungenstauung müssen wir die **chronische Lungenstauung** unterscheiden, diese führt letztendlich zu einer Fibrose des Lungengerüstes. Die Kerley-Linien persistieren, es kommt zum Auftreten multipler kleiner Granulome (Hämosiderose). Es findet sich ein anhaltender Zwerchfellhochstand, oft anhaltende Pleuraergussbildungen, rechts mehr als links. Als Begleitzeichen findet sich dann eine konstante Herzvergrößerung.

> **Chronische Linksherzinsuffizienz**
> - Fibrose des Lungengerüstes
> - Persistierende Kerley-Linien
> - Multiple kleine Fleckschatten-Hämosiderose
> - Häufig rezidivierende Pleuraergüsse, rechts häufiger als links
> - Zwerchfellhochstand

Pulmonal bedingte Durchblutungsumverteilung. Durch primäre Obliteration von Lungengefäßen, z. B. als Folge einer Lungenembolie oder sekundär als Folge einer destruktiven Lungenerkrankung, wird eine Durchblutungsumverteilung innerhalb des Lungenparenchyms gegeben. Röntgenologisch unterscheidet sich die pulmonale Form der Durchblutungsumverteilung von der kardial bedingten lediglich dadurch, dass die Kaliberreduktion der Gefäße nicht mit einer gleichzeitigen Konturunschärfe derselben verbunden ist. Charakteristisch für das Lungenemphysem, das eine multifokale und keine diffuse Erkrankung darstellt, ist, dass die erkrankten Teile der Lunge minderdurchblutet werden, während andere Gebiete durch das Ausweichen des Blutstroms in dieser Region besser durchblutet werden, sodass ein Ödem lediglich in den besser durchbluteten gesunden Lungenpartien auftritt.

Kombination von pulmonal und kardial bedingter Durchblutungsumverteilung. Kommt es bei einem älteren Menschen mit Lungenemphysem und daraus resultierender pulmonal bedingter Durchblutungsumverteilung gleichzeitig zum Auftreten einer Lungenstauung, d. h. einer kardial bedingten Umverteilung, so wird hierdurch die Interpretation des Röntgenbildes deutlich erschwert. Das typische Verteilungsmuster einer Linksherzinsuffizienz tritt nicht ein, wenn z. B. ein basales Emphysem vorliegt und so die Transsudation an der Lungenbasis ausbleibt. Sind die Lungenspitzen dagegen emphysematös verändert, so bleibt die Kranialisation der Hili aus, hier ist dann jedoch eine stärkere Transsudation an den gesunden basalen Lungenpartien zu verzeichnen. Zur korrekten Interpretation des Röntgenbildes sind daher wie schon erwähnt klinische Angaben unbedingt zwingend erforderlich (◘ Abb. 13.5).

Rechtsherzinsuffizienz. Die primäre Rechtsherzinsuffizienz zeigt sich in einer progredienten Vergrößerung des rechten Vorhofs, es kommt zum Auftreten einer Verbreiterung der oberen Hohlvene, insbesondere wird hier die V. azygos als Maßeinheit hinzugezogen. Es kommt zum Auftreten von Pleuraergussbildungen rechts ebenfalls häufiger als links, wobei die beschriebenen Linksherzinsuffizienzzeichen nicht vorliegen. Häufig findet sich ein rechtsseitiger Zwerchfellhochstand.

> **Rechtsherzinsuffizienz**
> - Zunehmende Vergrößerung des rechten Vorhofs
> - Verbreiterung der V. cava superior, insbesondere V. azygos
> - Pleuraergüsse
> - Rechtsseitiger Zwerchfellhochstand
> - Keine pulmonal-venöse Stauungszeichen!

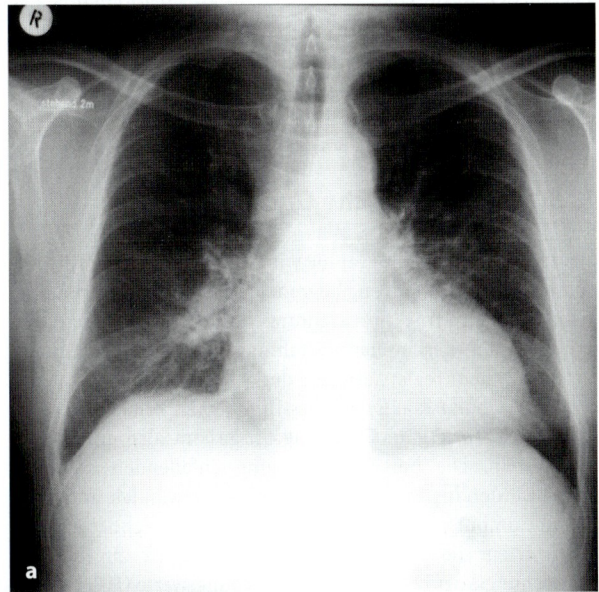
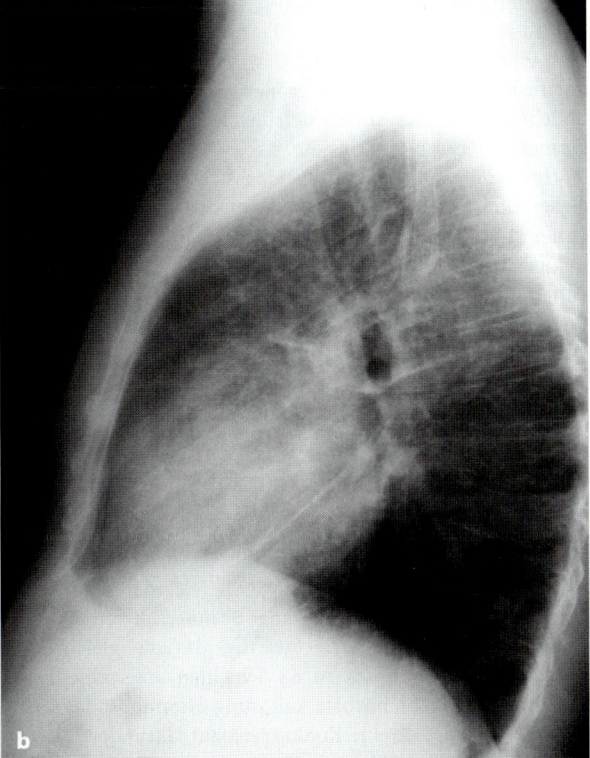

◘ **Abb. 13.4a, b.** Linksherzinsuffizienz im Stadium III mit Konturunschärfe der Gefäße durch perivaskulären Flüssigkeitsaustritt, Kerley-Linien, peribronchiale Verdichtungen im frontalen (a) und seitlichen (b) Strahlengang

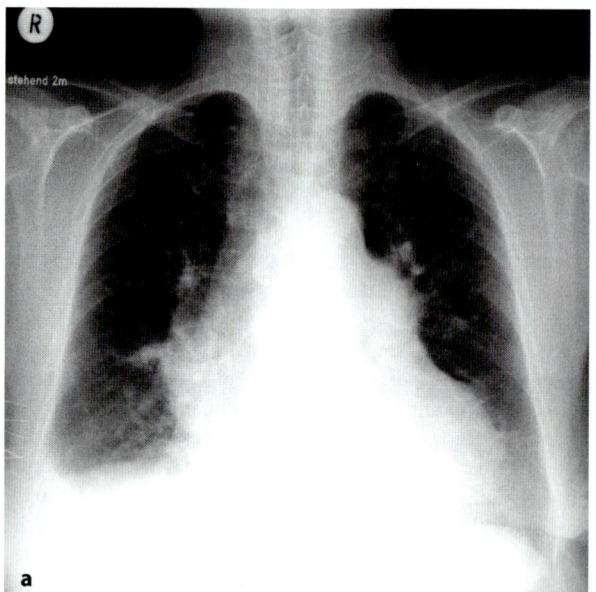

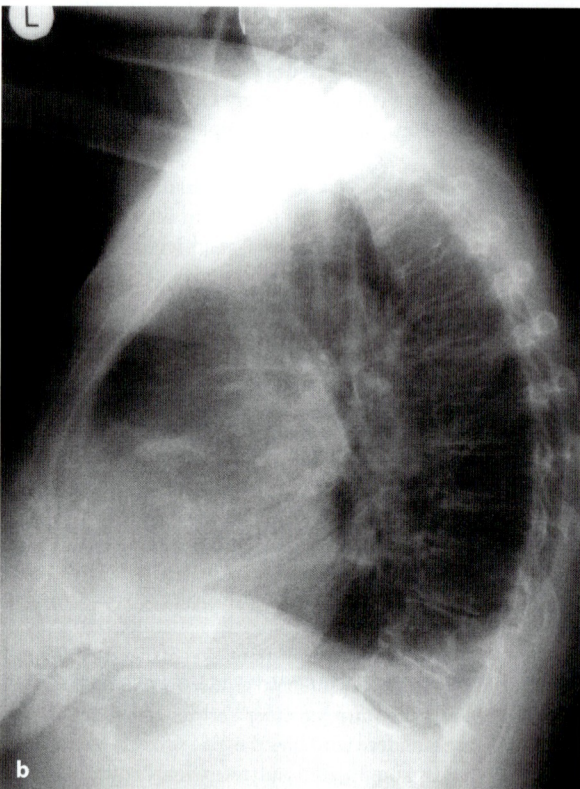

Abb. 13.5a, b. Rechtsherzinsuffizienz mit Zwerchfellhochstand rechts, Pleuraergussbildung, Vergrößerung des rechten Vorhofs, Verbreiterung der oberen Hohlvene und der V. azygos

13.5 Computertomographie des Herzens einschließlich Mehrschicht-CT

Das von Houndsfield und Cornmark entwickelte röntgenologische Verfahren der Computertomographie hat es unverändert schwer, sich in der Kardiologie zu etablieren, obwohl der Vorteil neben der qualitativen Bilddarstellung auch noch eine quantitative Auswertung zu ermöglichen, großes Interesse fand. Im deutschsprachigen Raum werden gegenwärtig sowohl CT als auch UCT bis auf wenige Ausnahmen von Radiologen betrieben, nur an größeren Zentren war daher bislang eine Zusammenarbeit mit den Kardiologen sicher gestellt. Die Kardiologen betrachten unverändert die Koronarangiographie als goldenen Standard zur Darstellung der Koronararterien, sodass sich alle anderen Verfahren bislang schwer getan haben, sich in der Kardiologie entsprechend zu positionieren. Die Entwicklung auf dem Gebiet der Computertomographie (aber auch der Kernspintomographie) hat in letzter Zeit rasante Fortschritte gemacht, sodass diese Verfahren im Bereich der Diagnostik (nicht der invasiven Therapie) demnächst wohl als Konkurrenten erscheinen könnten.

13.5.1 Methodische Grundlagen

Bei der Computertomographie wird der abzubildende Körperquerschnitt von einem eng begrenzten Röntgenstrahlenbündel in zahlreichen Projektionsrichtungen durchstrahlt. Die durch den Patienten geschwächte Strahlung wird dann von einem Detektorsystem registriert. Aus der Strahlenschwächung wird der Schwächungskoeffizient bestimmt, man erhält aus jeder Strahlenrichtung eine Gleichung, insgesamt also ein Gleichungssystem. Die bei der Abtastung anfallenden analogen Werte werden in einem Converter digital gewandelt und dann einem Computer zugeführt. Der Computer berechnet aus den Messwerten die den einzelnen Objektstellen zugehörigen Schwächungskoeffizienten. Die Schwächungswerte (HE, Houndfield-Einheiten) werden dann umgekehrt wieder über einen Digital-Analog-Converter einer Fernsehanlage zugeführt und man erhält ein sichtbares Bild. Der Bereich der Schwächungskoeffizienten ist wesentlich größer als die beim Fernsehen üblichen Graustufen, sodass sich die Möglichkeit der rechnerischen Bildüberarbeitung ergibt.

Im Geräteaufbau unterscheiden sich die Geräte heutiger Generation durch die Abtastsysteme und die Röntgenbewegung. Mit der Einführung von Scannern mit Schleifringtechnologie, bei denen Röhre und Detektor kontinuierlich um den Patienten kreisen, wurden kürze Scannerzeiten und neure Scanner-Modi möglich. Der bedeutendste Schritt war die 1989 eingeführte **Spiral-CT**, die mittlerweile den Standardaufnahmemodus darstellt. Während anfänglich eine Rotationszeit von etwa 1 s zur Verfügung stand, stehen inzwischen Subsekunden-Scanner zur Verfügung, die Rotationszeiten von nur noch 0,5 s bereit stellen. Diese Zeiten erscheinen noch immer relativ lang, um das Herz in all seinen Bewegungsphasen darzustellen. Die Verbindung solcher Scanner mit neuen Mehrzeilen-Detektoren mit intelligenten Bildrekonstruktionsalgorithmen ergeben neue Möglichkeiten im Bereich der Kardiologie. Die neueren Geräte bieten bei einer Scannerzeit von 0,5 s und einem sog. adaptiven Detectorarray, das die gleichzeitige Aufnahme von heute bis zu 64 Schichten unterschiedlicher Schichtdicke erlaubt, höchste Auflösung. Hiermit ist das Mehrschicht-Spiral-CT direkte Konkurrenz zur Ultrafast-CT getreten (◻ Abb. 13.6).

Erste klinische Ergebnisse mit der Mehrschicht-Spiral-CT zeigen selbst im Bereich des Koronarsystems eine hervorragende Bildqualität.

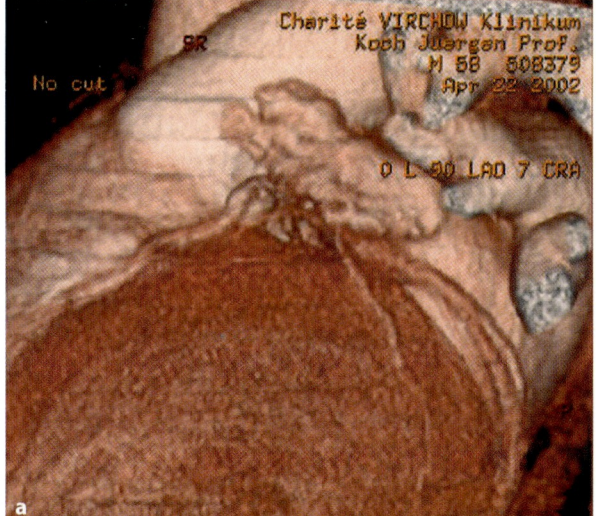
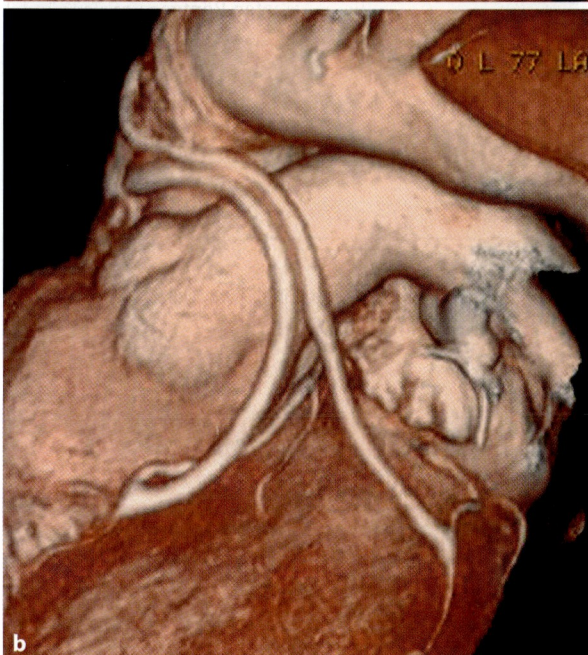

Abb. 13.6a, b. a CT-Koronarangiographie im 16-Zeilen-CT. Darstellung der Trifurkation von R. interventricularis anterior, R. intermedius und R. circumflexus mit Marginalast in LAO-Projektion, kranial anguliert. **b** Offene Bypässe ziehen von der Aorta ascendens über den Truncus pulmonalis zum Ramus interventricularis anterior und zum Ramus marginalis der Zirkumflexarterie, rechts dahinter das linke Herzohr (LAO) (Mit freundlicher Genehmigung von Prof. Eichstädt, Charite, Berlin)

13.5.2 Indikationen

Für den Kardiologen dürfte in absehbarer Zeit die invasive Koronarangiographie unverändert goldener Standard bleiben. Die Radiologen dagegen sind bemüht, mittels Subsekunden-mehrschicht-Spiral-CT, Ultrafast-CT und Kernspintomographie die bildgebenden Verfahren am Herzen weiter erfolgreich voranzutreiben.

> Auch in der Kardiologie bietet die Computertomographie gegenüber anderen bildgebenden Verfahren den Vorteil, dass sie eine untersucherunabhängige Bildqualität liefert, die auch nicht von anatomischen Besonderheiten eingeschränkt wird. Gleichzeitig können die Nachbarschaftsstrukturen des Herzens mitbeurteilt werden. Die Aufnahmen sind ferner jederzeit gut reproduzierbar.

Perikardprozesse. Der Vorteil der Computertomographie zeigt sich insbesondere bei der frühzeitigen Erfassung von Verkalkungen. Hier ist sie dem konventionellen Röntgenbild deutlich überlegen. Daneben lassen sich hämodynamische Auswirkungen erkennen durch Form und Größenveränderung der Herzhöhlen, die im konventionellen Röntgenbild, da hier nur die äußere Herzsilhouette beurteilt werden kann, möglicherweise übersehen wurden. Auch Ergüsse im Perikardraum lassen sich computertomographisch deutlich darstellen. Die zusätzliche Messung der Dichtewerte erlaubt eine Aussage über die Art des Ergusses. Bei der Beurteilung des Perikards tritt die Computertomographie sicherlich in Konkurrenz zur Echokardiographie. Der Vorteil des CT liegt einerseits in der zusätzlichen Aussage über die Zusammensetzung des Ergusses, andererseits bedeutsamer in der Untersucherunabhängigkeit und der Unabhängigkeit der Durchführbarkeit auch bei schlecht beschallbaren Patienten (Felix et al. 1978, 1980; Lipton 1987).

Beurteilung des Herzmuskels und der Herzhöhlen. Grundsätzlich ist das Myokard und die Veränderung seiner Massen computertomographisch gut darstellbar. So lassen sich globale Veränderungen bei Kardiomyopathien erfassen, aber auch regionale Veränderungen bei koronarer Herzkrankheit. Veränderungen, die zu intramyokardialen Verkalkungen führen, sind besonders gut erkennbar, hierin liegt heute noch der einzige Vorteil gegenüber der Echokardiographie, die ansonsten bei alleiniger Betrachtung myokardialer Veränderungen die Computertomographie verdrängt hat. Völlig neue Aspekte liefert hier die Kernspintomographie des Herzens. Gut darstellbar ist das Septum interventriculare, die Darstellung umschriebener oder diffuser Myokardhypertrophien, Volumen- und Formveränderung durch Vitien, Aneurysmen und Anomalien. Gut darstellbar sind auch extra- und intrakavitäre Raumforderungen, wie Thromben und Tumoren. Aber auch hier hat die Echokardiographie als nicht strahlenbelastendes Verfahren die Computertomographie verdrängt.

Beurteilung herznaher Strukturen. Veränderungen herznaher Strukturen, z. B. Aortenaneurysma mit Nachweis der Dissektionsstelle und des echten und falschen Lumens (Felix et al. 1980), der Nachweis von Wandthromben und Gefäßanomalien, die Darstellung der A. pulmonalis sowie der Nachweis von Gefäßverkalkung sind mittels Computertomographie gut möglich. Eine wesentliche Aufgabe besteht in der Differenzierung zu anderen hilären oder mediastinalen raumfordernden Prozessen. Auch die Darstellung des Lungenparenchyms und der Pulmonalarterie bei abgelaufener Lungenembolie ist weiterhin eine Domäne der Computertomographie.

13.6 Ultrafast-CT

Synonyme Begriffe hierzu sind EBT („electron beam tomographie") sowie Cine-CT. Die mit großem Enthusiasmus aufgegriffene Technik des von Boyd und Rittmann in den 70er-Jahren entwickelten technischen Verfahrens fand nicht den Eingang in die klinische Kardiologie, wie ursprünglich erwartet.

Generelles Prinzip der Ultrafast-CT ist, dass nicht mehr mechanische Teile bewegt werden, sondern eine neue Röntgenröhre geschaffen wurde, deren Elektrodenstrahl längs der Achse beschleunigt und fokussiert wird. Elektromagnetische Spulen lenken diesen Strahl ab auf ein kreisausschnittförmiges Target von 210° Umfang, das über 4 getrennte Target-Ringe verfügt. Diese werden bei Mehrschichtuntersuchung nacheinander abgetastet. Ringkolimatoren formen den Röntgenstrahl zu einem 2 cm breiten Fächer; der Fächer durchstrahlt den zu untersuchenden Patienten, die resultierende Intensitätsverteilung wird in einem kreisausschnittförmigen Detektorkranz gemessen. Die Detektorsignale werden dann computermäßig aufgearbeitet und der Bildverarbeitung zugeführt. Im Unterschied zu herkömmlichen Röntgenröhren ist durch die großflächige Verteilung der Target-Anoden das Problem der Wärmeabfuhr nicht mehr gegeben, sodass relativ rasche Aufnahmewiederholungen ermöglicht werden.

Die Elektronenstrahltomographie erfasst eine große Anzahl von Bildern in kürzester Zeit. Hieraus ergeben sich hohe Anforderungen an die folgende Rechnereinheit. Für die Kardiologie wurden spezielle Programme entwickelt, speziell für die Echtzeitdarstellung des schlagenden Herzens, den Kontrastmitteldurchfluss durch die Herzhöhlen oder den Herzmuskel (Perfusion). Technisch ergibt sich eine Bildfolgemöglichkeit von bis zu 17 Bildern/s, wobei die Strahlenbelastung des Patienten nur unwesentlich erhöht ist (konventionelles CT: 6 cGy gegenüber ultraschnellem CT: 7 cGy Hautdosis).

ermöglicht. Kein anderes Verfahren weist die gleiche Aussagekraft im Bereich der feinen Lungenstrukturen auf.

Mehrschicht-Spiral-CT-Geräte haben zu einem erheblichen technischen Fortschritt geführt. Es ist möglich, den Koronarbaum in ausreichendem Umfang darzustellen. Nicht zu vernachlässigen sind allerdings Strahlen- und Volumenbelastung durch die Kontrastmittelinjektion. Die Computertomographie hat ihren Stellenwert behalten im Bereich der Darstellung der mediastinalen Strukturen, des intrathorakalen Gefäßsystems und des Lungenparenchyms. Im Bereich der Darstellung der Herzhöhlen des Myokards und evtl. auch der Koronararterien wird ihr durch die rasante Entwicklung der Kernspintomographie in Kürze eine Konkurrenz entstehen.

Durch die Mehrschicht-Spiral-CT ist der Ultrafast-CT ein echter Konkurrent entstanden, sodass die Verbreitung stagniert. Untersuchungen über die Wertigkeit frühzeitiger Erkennung von Kalzifikationen, die mit der Ultrafast-CT möglich ist, werden weiterhin kontrovers diskutiert, zumal die hohen Kosten dagegen sprechen, diese Methode als Screeningmethode einzusetzen (Behrenbeck 2000).

Zusammenfassung

Die Bedeutung der konventionellen Radiographie in der Kardiologie hat trotz Zunahme nicht strahlenbelastender Verfahren keineswegs abgenommen. Zur raschen, schnellen, sicheren Beurteilung ohne großen Zeit- und Kostenaufwand hat sich die Thoraxübersichtsfernaufnahme in 2 Ebenen, im Stehen und in tiefer Inspirationsstellung, unverändert in ihrem Stellenwert behauptet. Aus Strahlenschutzgründen sollte heute auf Durchleuchtungen verzichtet werden. Tomographie, Kymographie und Herzvolumenbestimmung sind obsolet. Die Digitalisierung hat eine zeitgemäße Archivierung und Bildverarbeitung sowie den Vergleich mit anderen digitalen bildgebenden Verfahren ermöglicht.

Literatur

Behrenbeck TR, Gerber TC, Möhlenkamp S et al (2000) Ökonomische Aspekte bei der Anwendung der EBCT. Z Kardiol 89 (Suppl I):43–49
Boyd DP, Lipton MJ (1983) Cardiac computed tomography. Proc IEEE 71:298
Dietlen H (1907) Über Größe und Lage des normalen Herzens und ihre Abhängigkeit von physikalischen Bedingungen. Dtsch Arch klin Med 88:55
Felix R, Lackner K, Simon H et al (1978) Das Herz im „schnellen" Computertomogramm (CKT). Fortschr Röntgenstr 129:401
Felix R, Lackner K, Thurn P (1980) Derzeitige und zukünftige Möglichkeiten des CT Einsatzes am Herzen. Radiologe 20:50
Groedel FM (1938) Die Röntgenuntersuchung des Herzens. In: Lehrbuch und Atlas der Röntgendiagnostik in der Inneren Medizin und ihren Grenzgebieten. Lehmanns, München
Kahlstorf A (1938) Möglichkeiten und Ergebnisse röntgenologischer Herzvolumenbestimmungen. Klin Wschr 17:223
Kalender WA, Kachelrieß M, Ulzheimer S (2000) Subsekunden-Mehrschicht-Spiral-CT als Alternative zur EBCT. Z Kardiol 89 (Suppl I):50–54
Lipton MJ (1987) Ultraschnelle CT des Herzens. Herz 12:1
Moshage W, Ropers D, Daniel WG, Achenbach S (2000) Nichtinvasive Darstellung von Koronararterien mittels Elektronenstrahltomographie (EBCT). Z Kardiol 89 (Suppl I):15–20
Rohrer F (1916/17) Volumenbestimmung an Körperhöhlen und Organen auf orthodiagraphischem Wege. Fortschr Röntgenstr 24:285
Schermund A, Baumgart D, Erbel R (2000) Klinische Bedeutung koronarer Kalkablagerungen in der Elektronenstrahltomographie. Z Kardiol 89 (Suppl I):34–42
Schinz, HR, Frommhold W (1983) Radiologische Diagnostik in Klinik und Praxis, Band II. Thieme, Stuttgart
Voegeli E (1988) Praktische Thoraxkardiologie. Huber, Bern

Kernspintomographie des Herzens

J. Bremerich, N. Jander, R. Fürmaier

14.1 Methodik – 262

14.2 Ischämische Herzkrankheit – 262

14.3 Myokarddarstellung – 264

14.4 Kongenitale Herzerkrankung – 265

14.5 Raumforderungen – 268

14.6 Perikard – 268

14.7 Herzklappen – 268

14.8 Große Gefäße – 268

Literatur – 270

Die kardiale Magnetresonanztomographie (CMR) ist ein nichtinvasives bildgebendes Verfahren ohne ionisierende Strahlen, das nicht nur die Morphologie mit hohem Weichteilkontrast abbildet, sondern auch zahlreiche funktionelle Informationen liefert. Das Phänomen der Magnetresonanz wurde erstmals 1946 von Bloch u. Purcell beschrieben (Bloch et al. 1946; Purcell et al. 1946) und zunächst für die Strukturanalyse von Molekülen verwandt. Die Bildgebung mit der Magnetresonanz wurde 1973 von Lauterbur eingeführt (Lauterbur 1989), die klinische Anwendung zur Herzbildgebung begann in den 80er-Jahren. Heute steht für die Magnetresonanz ein breites Spektrum von Pulssequenzen zur Verfügung, um Herzmorphologie, chemische Zusammensetzung des Myokards, Ausdehnung eines Infarktes, Pumpfunktion, Blutfluss, Klappenfunktion und zahlreiche weitere relevante Größen zu untersuchen. Im nachstehenden Kapitel werden derzeit verfügbaren Methoden, deren klinische Anwendung, sowie zukünftige Entwicklungen beschrieben.

14.1 Methodik

Sicherheitsaspekte. Bevor der Patient dem Magnetfeld ausgesetzt wird, sind einige Sicherheitsaspekte zu prüfen. Potenzielle Gefahrenquellen der CMR sind:
- das statische Magnetfeld, das bei 1,5 Tesla dem 20.000fachen des natürlichen Erdmagnetfeldes entspricht,
- das magnetische Gradientenfeld,
- das Radiofrequenzfeld,
- psychologische Aspekte, insbesondere die Klaustrophobie,
- Kontrastmittel.

Insbesondere ist nach Herzschrittmachern und sonstigen elektrischen Implantaten, Metallsplittern, Aneurysma-Clips, oder Herzklappen zu fragen.

 Cave
Herzschrittmacher stellen derzeit eine absolute Kontraindikation für eine CMR dar.

In Zukunft könnte jedoch in Einzelfällen und unter Berücksichtigung besonderer Vorsichtsmaßnahmen eine Untersuchung von Schrittmacherpatienten möglich sein (Sommer et al. 2000) Bei unklarer MR-Kompatibilität eines Fremdkörpers stehen auf den Websites www.MRIsafety.com oder www.radiology.upmc.edu/MRsafety/ umfangreiche Implantatlisten und sonstige Hinweise zur Verfügung.

Standardsequenzen. Bei jeder Herzuntersuchung werden 3 Standardsequenzen angewandt:
- Übersicht mit ultraschneller Sequenz wie z. B. „single shot haste" oder True-FISP,
- morphologische Detailabbildung mit T_1-gewichteter Turbo-Spin-Echo-Sequenz,
- Funktionsdarstellung mit segmentierter Cine-Gradientenecho-(Cine-GRE-)Sequenz.

Bei der Cine-GRE ist ggf. die Phasenzahl an die Herzzykluslänge anzupassen. Alle Tomogramme werden mit einer Schichtdicke von 4–6 mm in Atemanhaltetechnik akquiriert. Bei dickeren Schichten können Partialvolumeneffekte auftreten, bei dünneren Schichten verschlechtert sich das Signal-Rausch-Verhältnis.

Sequenzen für spezifische Fragestellungen. Weitere Sequenzen für spezifische Fragestellungen sind:
- T_1-gewichtete „Saturation recovery"-GRE (SR-GRE) während der ersten Kontrastmittelpassage für die Perfusionsanalyse,
- T_1-gewichtete „Inversion recovery"-GRE (IR-GRE) für das sog. „late enhancement" (Viabilitätsdiagnostik bzw. Infarktnachweis),
- stark T_2-gewichtete STIR zum Ödemnachweis,
- Phasenkontrastangiographie (PC-2-D-MRA) zur Flussquantifizierung (Rees et al. 1989),
- kontrastmittelverstärkte T_1-TSE mit vorgeschaltetem spektralem Fettsättigungspuls (CE-T_1-TSE-FS), v. a. bei Tumoren,
- kontrastmittelverstärkte Angiographie optimiert für hohe räumliche oder zeitliche Auflösung (CE-3-D-MRA; Hartnell et al. 1995).

14.2 Ischämische Herzkrankheit

Mit der CMR werden relevante Aspekte der ischämischen Herzkrankheit wie Funktion, Perfusion und Viabilität untersucht. Die Koronarangiographie ist derzeit noch nicht als klinisches Routineinstrument verfügbar und wird deshalb nur kurz behandelt.

Perfusion. Die Perfusion wird mit einer kontrastmittelverstärkten, stark T_1-gewichteten ultraschnellen SR-GRE-Sequenz analysiert. Normales Myokard wird nach intravenöser Bolusinjektion von mehr paramagnetischem Kontrastmittel durchströmt als ischämisches Myokard und wird aufgrund der stärkeren Verkürzung der T_1-Zeit signalreicher abgebildet als ischämisches Myokard (Abb. 14.1). Das Vorschalten des (90°) Saturationspulses verstärkt die T_1-Wichtung und stellt einen sinnvollen Kompromiss zwischen möglichst starker T_1-Wichtung und möglichst kurzer Akquisitionszeit dar. Die Zeitspanne zwischen Saturationspuls und Anregungspuls ist so zu wählen, dass normales Myokard auf den Nativbildern sig-

14.2 · Ischämische Herzkrankheit

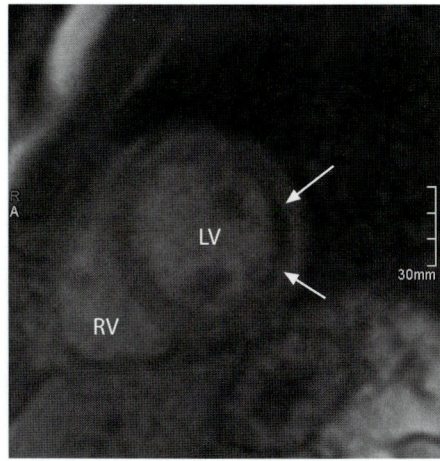

Abb. 14.1. Perfusionsdefekt posterolateral. „Saturation-recovery"-Gradientenecho-CMR in der kurzen Herzachse während der ersten Passage eines paramagnetischen Kontrastmittels (0,1 mmol/kg KG GdDTPA 4 ml/s + 30 ml NaCl 4 ml/s). Das minderperfundierte subendokardiale Myokard posterolateral demarkiert sich als signalhypointense Zone (Pfeile). *RV* rechter Ventrikel, *LV* linker Ventrikel

Pumpfunktion. Für die Analyse der globalen und regionalen Pumpfunktion ist die CMR der Goldstandard (Haselgrove et al. 1998; Semelka et al. 1990). GRE-Sequenzen mit Kleinwinkelanregungen und sehr kurzen Repetitionszeiten von 10–40 ms ermöglichen die Abbildung des Herzzyklus in mehreren Phasen. Die Darstellung erfolgt allerdings nicht in Echtzeit, vielmehr werden die Bilddaten über mehrere Herzzyklen akquiriert und anschließend im Cine-Modus betrachtet. Bei der Segmentierung werden die Bilddaten so gruppiert, dass die Akquisition auf 20 s verkürzt und in Atemanhaltetechnik durchgeführt werden kann. Im Gegensatz zur Echokardiographie ist die CMR nicht untersucherabhängig, zudem erlaubt sie die freie Wahl beliebiger Schnittebenen. Auch Myokardmasse, Wanddicke, und Ventrikelvolumina werden mit exzellenter Reproduzierbarkeit gemessen (Haselgrove et al. 1998; Semelka et al. 1990).

Myokardnekrose. Mit mehreren Verfahren lässt sich die Myokardnekrose nachweisen und ihre Ausdehnung beurteilen. Unspezifisches Zeichen einer akuten Myokardverletzung ist das Ödem, das auf T_2-gewichteten Tomogrammen signalreich abgebildet wird. Die Wandverdünnung ist Zeichen eines chronischen Infarktes, das sehr gut mit dem Befund einer fehlenden FDG-Aufnahme in der Positronenemissionstomographie korreliert. Auch die fehlende systolische Wandverdickung, die unter Dobutaminstimulation fortbesteht, weist auf eine Nekrose hin. Für die Vorhersage einer Erholung nach Revaskularisierung hat diese Methode einen hohen prädiktiven Wert.

nalarm ist. Zum Nachweis einer belastungsinduzierbaren Ischämie wird diese Untersuchung in Ruhe und unter pharmakologischer Belastung mit Dipyridamol oder Adenosin durchgeführt, die ein Steal-Phänomen induzieren. Für einige CMR-Systeme sind darüber hinaus Vorrichtungen für eine ergometrische Belastung verfügbar, wegen der damit verbundenen Bewegungsartefakte aber kaum sinnvoll.

Eine regionale Perfusionsstörung demarkiert sich durch:
- verminderten maximalen Signalintensitätsanstieg (ΔSI_{max}),
- abgeflachten Signalintensitätsanstieg (upslope$_{max}$),
- verzögertes Erreichen der maximalen Signalintensität („time-to-peak").

Der verminderte ΔSI_{max} ist meist mit bloßem Auge erkennbar, upslope$_{max}$ und „time-to-peak" hingegen erfordern eine quantitative Analyse der Signalintensitätskurven.

Sehr aussagekräftig und einfach anwendbar ist die sog. „Late-enhancement"-Methode. In einer späten Kontrastmittelphase (20 min nach Kontrastmittelinjektion) stellt sich der Infarkt in T_1-gewichteten „Inversion recovery"-GRE Tomogrammen signalhyperintens dar. Mit einer räumlichen Auflösung von $1 \times 1 mm^2$ in der Schichtebene lassen sich subendokardiale (Abb. 14.2) von transmuralen (Abb. 14.3) Nekrosen unterscheiden, was für die Erholung der Myokardfunktion prädiktiv (Gerber et al. 2002) und somit bei der Entscheidung für oder gegen eine Revaskularisationstherapie klinisch relevant ist.

Komplikationen eines Infarktes, wie Aneurysa, Septumperforation, Thrombus oder Mitralinsuffizienz, werden mit

Abb. 14.2a, b. Subendokardialer Hinterwandinfarkt. „Inversion-recovery"-Gradientenecho-CMR (TI: 220 ms) in der vertikalen langen (**a**) und kurzen (**b**) Herzachse 20 min nach Injektion von 0,2 mmol/kg KG GdDTPA. Der Hinterwandinfarkt (Pfeile) demarkiert sich signalhyperintens und betrifft nur den subendokardialen Wandabschnitt. *LA* linker Vorhof; *LV* linker Ventrikel

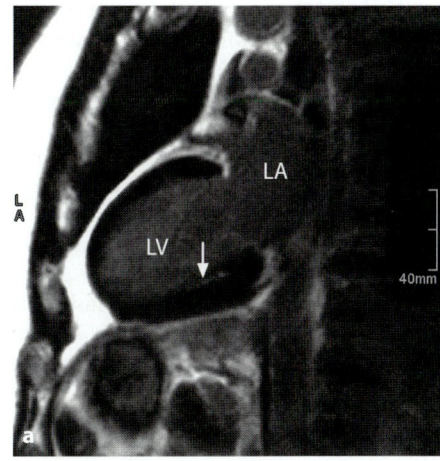
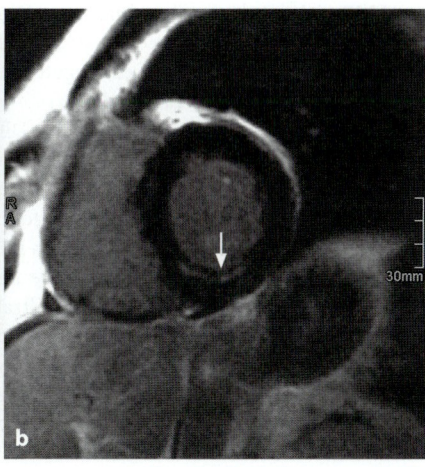

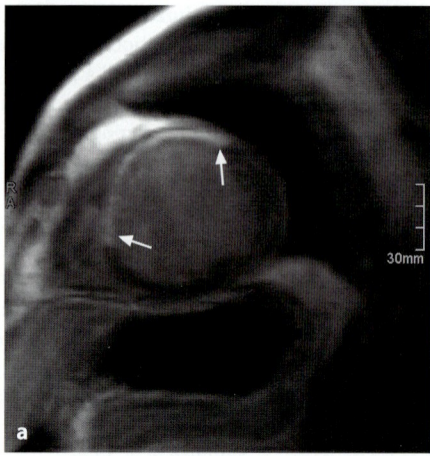 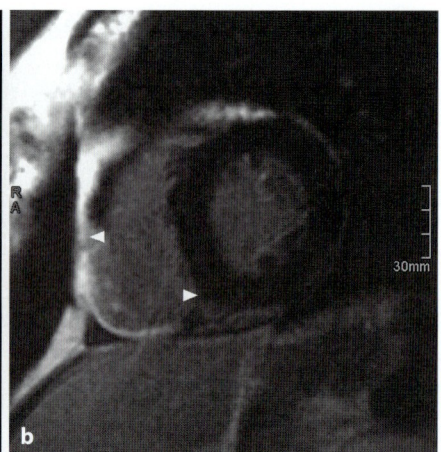

Abb. 14.3a, b. Transmuraler Myokardinfarkt. Kontrastmittelverstärkte „Inversion-recovery"-Gradientenecho-CMR in der kurzen Herzachse bei 2 verschiedenen Patienten mit transmuralem Vorderwandinfarkt (**a**, Pfeile) und rechtsventrikulärem Hinterwandinfarkt (**b**, Pfeilspitzen).

der CMR dargestellt und quantifiziert. Pseudoaneurysmen des linken Ventrikels lassen sich mit der CMR gut von wahren Aneurysmen unterscheiden.

Koronarangiographie. Die Koronarangiographie mit der CMR stellt in Anbetracht der Herz- und Atembewegung sowie der Kleinheit der Strukturen eine besondere Herausforderung an die Bildgebung dar. Im wesentlichen lassen sich 3 verschiedene technische Ansätze unterscheiden, die alle vielversprechend sind, aber einen Routineeinsatz bislang nicht erlauben:
- „2-D-breathhold" (Post et al. 1997),
- „3-D-navigator gated" (Sardanelli et al. 2000),
- 3-D-Atemanhaltetechnik (von Geuns et al. 2000).

Angeborene Varianten der Koronaranatomie werden mit diesen Verfahren dargestellt, Koronarstenosen können derzeit allerdings noch nicht zuverlässig beurteilt werden.

14.3 Myokarddarstellung

Die **arrhythmogene rechtsventrikuläre Kardiomyopathie (ARVC)** zählt zu den häufigsten Indikationen einer CMR. Wenngleich die CMR heute das Verfahren der ersten Wahl darstellt, um strukturelle und funktionelle Abnormalitäten des rechten Ventrikels zu erfassen, lässt sich die seltene ARVC mit der CMR nicht eindeutig diagnostizieren. Die Stärke der CMR liegt vielmehr im Ausschluss einer strukturellen Ursache von Rhythmusstörungen, sie weist einen guten negativen Vorhersagewert auf (Keller et al. 2003).

Typisches Korrelat einer ARVC ist eine Dilatation des rechten Ventrikels (Abb. 14.4) sowie eine bindegewebige oder fettige Degeneration des rechtsventrikulären Myokards, die sich entweder als umschriebene Myokardverdünnung bzw. Bewegungsstörung oder als signalreiche Läsion in der T_1-Wichtung präsentiert. Kritisch ist dabei die sichere Abgrenzung intramyokardialer bzw. transmuraler Fettinfiltrationen von subepikardialem Fett. Letzteres wird häufig beobachtet und hat keine pathologische Relevanz. Wird im T_1-gewichteten Bild eine signalreiche Läsion verdächtigt, so ist die Darstellung mit zusätzlich vorgeschaltetem spektralem Fettsättigungspuls bzw. in einer zweiten Ebene zu fordern.

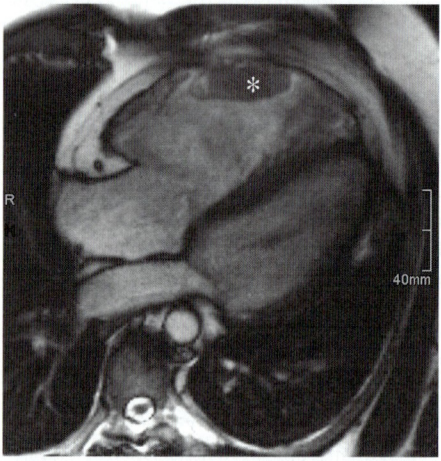

Abb. 14.4. Arrhythmogene rechtsventrikuläre Kardiomyopathie (ARVC). Das True-FISP-Tomogramm in der langen horizontalen Achse zeigt eine Dilatation des rechten Ventrikels (*RV*) mit schwerer Beeinträchtigung der Funktion (bei Betrachtung im Cine-Modus) sowie einen Thrombus (*) an der spitzennahen Vorderwand. Dilatation und Funktionsstörung sind vereinbar mit einer ARVC

Bei der **linksventrikulären Hypertrophie** ermöglicht die CMR die Bestimmung der Myokarddicke und bietet sich auch zur Verlaufskontrolle unter Therapie an, da die CMR als Goldstandard für die Bestimmung der Myokardmasse gilt (Semelka et al. 1990).

Bei der **hypertrophen Kardiomyopathie** lässt sich das Ausmaß der Erkrankung gut beurteilen (Abb. 14.5), und die linksventrikuläre apikal betonte Form bzw. die Beteiligung des rechten Ventrikels besonders gut differenzieren. Auch das Krankheitsbild der „non-compaction" wird mit der CMR gut erkannt, wobei insbesondere die Cine-GRE-Sequenzen aufgrund des hellen Blutsignals eine gute Differenzierung von Blut und Muskelsträngen ermöglichen (Abb. 14.6).

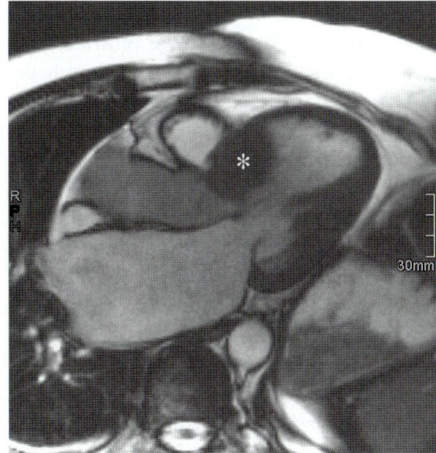

Abb. 14.5. Hypertrophe obstruktive Kardiomyopathie (HOCM). Das axiale True-FISP-Tomogramm zeigt eine asymmetrische Hypertrophie des linksventrikulären Septums (*) und eine Vergrößerung des linken Vorhofs. *LA* linker Vorhof, *LV* linker Ventrikel

14.4 Kongenitale Herzerkrankung

Die Verbesserung der Therapie komplexer Fehlbildungen des Herzens geht mit einem zunehmenden Bedarf an nichtinvasiver bildgebender Diagnostik einher. Die schnelle CT mit Multidetektor- oder Elektronenstrahltechnologie ermöglicht die detaillierte Abbildung des Herzens (Chen et al. 1998), erscheint jedoch bei den oft jungen Patienten wegen der Strahlenexposition für regelmäßige Verlaufskontrollen weniger geeignet. Hingegen stehen mit der CMR und der Echokardiographie 2 nichtinvasive Verfahren zur Verfügung, die sich in idealer Weise ergänzen und einen großen Teil der invasiven Katheteruntersuchungen ersetzen können (Hirsch et al. 1994; de Roos et al. 2000; Higgins et al. 1993; Chung 2000; Altmann et al. 1997; Kersting-Sommerhoff et al. 1990).

> Bei unklaren echokardiographischen Befunden ermöglicht die CMR eine übersichtliche Darstellung der Herzmorphologie in jeder beliebigen Schichtebene sowie die Beurteilung der Funktion.

Im Gegensatz zur Echokardiographie ist die CMR
- unabhängig von Schallfenstern, was eine Übersichtsuntersuchung erleichtert,
- weniger untersucherabhängig, was Verlaufskontrollen erleichtert (z. B. kann nach Korrekturoperationen das Ergebnis mit der CMR geprüft und eine Komplikation frühzeitig erkannt werden) und
- sie ermöglicht eine übersichtliche Darstellung der Pulmonalarterien (Gutberlet et al. 2000) bzw. -venen (Masui et al.1991) sowie des Aortenbogens (Gomes et al. 1987; Child 1993).

Die CMR erlaubt die systematische Analyse von komplexen Fehlbildungen mit lückenloser Darstellung der segmentalen Anatomie der Vorhöfe; der Ventrikel; der großen Gefäße sowie deren atrioventrikulären bzw. ventrikuloarteriellen Verbindungen. Mit dieser Vorgehensweise wird die Anatomie des Herzens, sowie von Shunts und Klappenatresien zuverlässig erfasst (de Roos et al. 2000; Bremerich et al. 1999; Abdulla 2000).

Beim atrialen Situs solitus befindet sich der rechte Vorhof rechts und der linke Vorhof links der Wirbelsäule, beim atrialen Situs inversus sind die Vorhöfe vertauscht. Das rechte Herzohr ist dreieckig konfiguriert und breitbasig mit dem rechten Vorhof verbunden, das linke Herzohr hingegen ist tubulär konfiguriert mit einem engem Ostium zum linken Vorhof. Der Vorhofsitus ist fast immer konkordant mit dem viszeralen Situs (Van Praagh 1985). Weisen beide Vorhöfe morphologische Kriterien des rechten oder linken Vorhofs auf, spricht man von Gleichseitigkeit (Isomerismus). Im allgemeinen entwickeln sich die Vorhöfe mit der gleichen Seitigkeit wie Abdomen- und Thoraxorgane (viszeroatriale Regel). Deshalb geht z. B. die beidseitige Linksseitigkeit der Lungenhili (Pulmonalarterien, die beidseits den Hauptbronchus überkreuzen) einher mit beidseitigen morphologisch linken Vorhöfen. Beidseitige Linksseitigkeit ist meist mit Polysplenie assoziiert, beidseitige Rechtsseitigkeit mit Asplenie.

Der rechte Ventrikel ist durch einen vollständigen Muskelring unterhalb der Ausstromklappe charakterisiert (Guit et al. 1998b). Vorliegen bzw. Fehlen dieses Muskelrings ist wahrscheinlich das zuverlässigste Kriterium, um einen morphologisch rechten von einem morphologisch linken Ventrikel zu

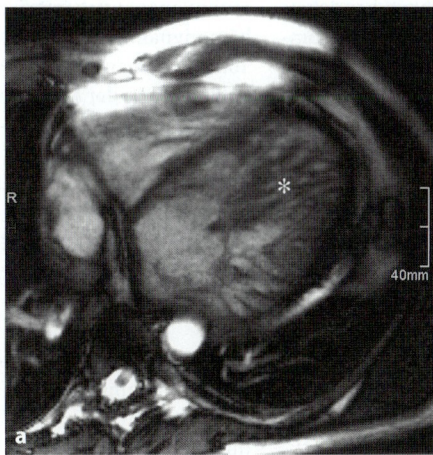
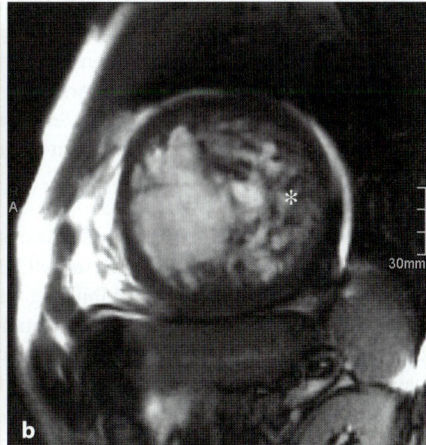

Abb. 14.6. „Non-Compaction". Die True-FISP-Tomogramme in der langen (A) und kurzen (B) Herzachse zeigen typische Befunde dieser seltenen Kardiomyopathie wie starke Trabekulierung (*), Dilatation und schwere Funktionsstörung (Cine-Betrachtung)

unterscheiden. Des weiteren weist der rechte Ventrikel im Gegensatz zum linken Ventrikel septomarginale Trabekulierungen sowie häufig ein Moderatorband auf. Die großen Arterien lassen sich anhand ihres weiteren Verlaufs einfach unterscheiden.

Nun ist die Konkordanz der atrioventrikulären (AV) und ventrikuloarterialen (VA) Verbindungen zu prüfen. Konkordanz der AV-Verbindungen bedeutet, dass der morphologisch rechte bzw. linke Vorhof in den morphologisch rechten bzw. linken Ventrikel mündet, ungeachtet des Situs. Entsprechendes gilt für die VA-Verbindungen. Ein Beispiel für Diskordanz ist die kongenital korrigierte Transposition bei der sowohl AV als auch VA Verbindungen diskordant sind und das Blut vom rechten bzw. linken Vorhof in Pulmonalarterie bzw. Aorta gelangt, dabei jedoch durch die morphologisch „falschen" Ventrikel strömt (Fletcher et al. 1987).

Vorhofseptumdefekt. Der Vorhofseptumdefekt (ASD) ist die häufigste Fehlbildung des Herzens.

> **Hauptformen des Vorhofseptumdefekts**
> — Ostium-secundum-Typ (Foramen ovale; 60%), der in Vorhofmitte zwischen oberer und unterer Hohlvene, also zentral im Septum lokalisiert ist.
> — Ostium-primum-Typ (35%), der sich am atrioventrikulären Übergang findet und in Form eines Endokardkissendefektes häufig mit der Spaltung eines Mitralsegels kombiniert ist.
> — Der seltene Sinus-venosus-Defekt (5%) an der Mündungsstelle der V. cava superior, der oft mit einer Lungenvenenfehlmündung in die V. cava superior einhergeht.
> — Das sehr seltene Atrium communis mit fehlender Anlage des Septum primum und secundum.

Ventrikelseptumdefekte sind meist in der Pars membranacea (80%), also klappennah lokalisiert, seltener sind die Pars muscularis (10%), der AV-Übergang (5%) oder der Konus (5%; Bremerich et al. 1999) betroffen. Septumdefekte sind auf Cine-GRE-Tomogrammen durch Strömungsturbulenzen mit Signalauslöschungen erkennbar. Eine Sonderform stellt der VSD des Konus dar, weil dieser zu Signalauslöschungen im Truncus pulmonalis führen und damit eine direkte Verbindung zum Truncus pulmonalis vortäuschen kann. Tatsächlich handelt es sich aber um eine unmittelbar subvalvulär gelegene Verbindung mit fortgeleiteten Turbulenzen (Bremerich et al. 1999). Bei Messung des Flussvolumens in Aorta bzw. Pulmonalarterie können links- und rechtsventrikuläre Schlagvolumina quantifiziert und damit ein Shunt-Volumen abgeschätzt werden (Brenner et al. 1992).

Transposition der großen Arterien. Die Transposition der großen Arterien (TGA) stellt 5% aller Herzfehlbildungen dar und ist die häufigste zyanotische Fehlbildung im Säuglingsalter. Die TGA ist eine embryologische Rotationsstörung mit Ursprung der Aorta aus dem rechten und des Truncus pulmonalis aus dem linken Ventrikel. Die Ausstrombahnen bei der Ventrikel lassen sich am besten auf parasagittalen Tomogrammen beurteilen (Didier et al. 1986). Die operative Korrektur erfolgt mittels Tausch der Arterien nach Jatene oder durch Anlage eines Rastelli-Conduits vom rechten Ventrikel zum Truncus pulmonalis (Luciani et al. 1997). Beim Tausch der Arterien kann es zu Stenosen insbesondere der Pulmonalarterien kommen, da diese nach ventral verlagert werden müssen. Solche Stenosen lassen sich auf axialen Tomogrammen nachweisen. Die Flussverteilung zwischen der Pulmonalarterien kann mit der geschwindigkeitskodierten Cine-GRE quantifiziert werden (Gutberlet et al. 2000). Eine Vorhofumkehr nach Senning bzw. Mustard wird heute kaum noch durchgeführt, da sie die Belastung des morphologisch rechten Ventrikels mit Systemdruck zur Folge hat.

Truncus arteriosus. Der Truncus arteriosus (TA) ist mit 1% aller Herzfehlbildungen eine seltene Erkrankung (Donnelly et al. 1996). Der TA ist ein einziges großes Gefäß, das aus beiden Ventrikeln entspringt und 4 Taschenklappen aufweist. Die Klassifikation orientiert sich an den Abgängen der Pulmonalarterien. Beim Typ I entspringt der Truncus pulmonalis der Hinterwand des TA. Ist kein Truncus pulmonalis vorhanden werden dorsal (Typ II) und lateral (Typ III) abgehende Pulmonalarterien unterschieden. Beim Typ IV ist kein Abgang von Pulmonalarterien nachweisbar, die Lungen werden über Kollaterale perfundiert. Der Typ IV ist ein Übergang zur schweren Form der Fallot-Tetralogie mit Pulmonalatresie. Nach Korrekturoperationen werden Conduit-Durchgängigkeit, Lungenperfusion und Ventrikelfunktion beurteilt und Komplikationen frühzeitig erkannt.

Fallot-Tetralogie. Die Fallot-Tetralogie ist die häufigste zyanotische Herzfehlbildung jenseits des Säuglingsalters und stellt 10% aller Herzfehlbildungen dar. Sie ist charakterisiert durch Stenose/Atresie der pulmonalarteriellen Ausstrombahn, VSD in der Pars membranacea, über dem VSD reitende Aorta (in 25% rechter Aortenbogen) und Rechtsherzhypertrophie. Bei zusätzlichem Vorliegen eines ASD (15%) spricht man von der Fallot-Pentalogie. Die Pulmonalstenose bestimmt das Ausmaß des Rechts-links-Shunts und damit der Zyanose. Der rechtsventrikuläre Ausflusstrakt wird zunächst auf parasagittalen Tomogrammen abgebildet (Singh et al. 1998). Stenosen des Truncus pulmonalis oder der Pulmonalarterien lassen sich am besten auf Tomogrammen beurteilen, die senkrecht zum Gefäß oder in der Gefäßebene liegen. Mit der CE-3-D-MRA werden die Pulmonalarterien übersichtlich dargestellt, auf multiplanaren Rekonstruktionen Details herausgearbeitet. Die hämodynamische Relevanz von Stenosen wird auf Cine-GRE-Tomogrammen parallel zum Gefäßverlauf beurteilt, die Seitenverteilung der Lungenperfusion mit der geschwindigkeitskodierten Phasenkontrast-MRA quantifiziert (Gutberlet et al. 1999; Caputo et al. 1991). Die Umgehung von Stenosen und Atresien zentraler Lungenarterien erfolgt meist über Kollateralen, die von der Aorta (überwiegend descendens) zu den Lungenhili ziehen. Diese Gefäße lassen sich mit der flusssensitiven Cine-GRE in axialer Schichtführung auf Höhe der Carina gut darstellen.

Ebstein-Anomalie. Diese Anomalie stellt weniger als 1% der Herzfehlbildungen dar. Die Ebstein-Anomalie umfasst ein breites Spektrum von Anlagevarianten der Trikuspidalklappe mit Dysplasie eines oder mehrerer Trikuspidalklappensegel

Abb. 14.7a, b.
Ebstein-Anomalie. Axiale (a) und parasagittale (b) True-FISP-Tomogramme zeigen typische Befunde einer Ebstein-Anomalie wie Verlagerung des septalen Trikuspidalsegels apikalwärts (Pfeil), Anheftung des großen ventralen Trikuspidalsegels an der freien Vorderwand des rechten Ventrikels (Pfeilspitze) sowie Trikuspidalinsuffizienz (*), als systolischer Jet im Vorhof erkennbar. Die anatomische Grenze zwischen rechtem Vorhof und Ventrikel ist angedeutet (···)

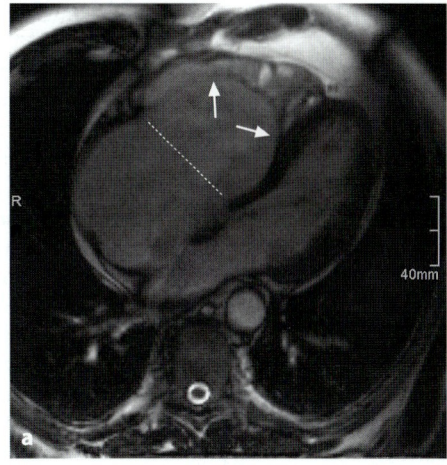
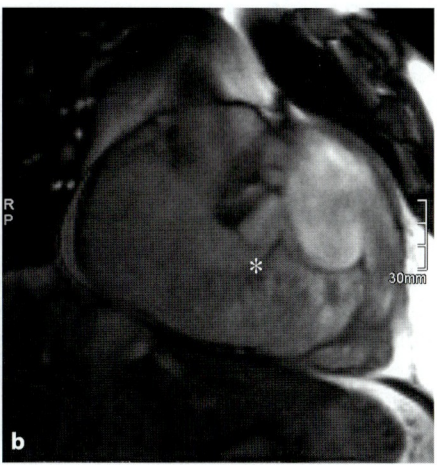

und Verlagerung der funktionellen Klappenebene in den rechten Ventrikel (◘ Abb. 14.7). Auch wenn die echokardiographische Beurteilung i. Allg. kein Problem darstellt, lassen sich mit der CMR zusätzliche anatomische Details herausarbeiten, die zur Operationsplanung beitragen können (Gutberlet et al. 2000; Choi et al. 1994; Markiewicz et al. 1987). Die Klappenrekonstruktion mittels Prothesenring und vertikaler Raffung des rechten Atriums und des Klappenrings kann durch eine zusätzliche Raffung des atrialisierten Ventrikels ergänzt werden. Die Durchführung dieses zusätzlichen Schrittes ist jedoch von Größe und Funktion des atrialisierten Ventrikels abhängig (Carpentier et al. 1988).

Postoperative Kontrolle. Für die postoperative Evaluation ist die CMR besonders geeignet, da Anatomie, Zirkulation und Pumpfunktion des Herzens nichtinvasiv und mit guter Reproduzierbarkeit kontrolliert werden können.

Bei der „**Arterial-switch**"-Operation (Jatene) wegen TGA werden in der Neonatalperiode Aorta und Pulmonalarterie oberhalb der Sinus durchtrennt, seitenvertauscht refixiert und die Koronararterien an die Neo-Aorta angeschlossen. Bei postoperativen Kontrollen mit der CMR werden Stenosen im Verlauf der Neo-Pulmonalarterie, die ventral der Neo-Aorta entspringt und seitlich an dieser vorbei nach dorsal verläuft, auf doppelt gekippten Cine-GRE-Tomogrammen in der Ebene des Gefäßes erkannt (Blakenberg et al. 1994; Chung et al. 1988; Duerinckx et al. 1994). Als weitere Komplikationen können Stenosen des rechtsventrikulären Ausflusstraktes, supravalvuläre Aortenstenosen oder Dilatationen der Aortenwurzel auftreten, am besten auf parasagittalen Tomogrammen erkennbar (Blakenberg et al. 1994).

Die „**Atrial-switch**"-Operation (Senning, Mustard) bei TGA wird heute nicht mehr durchgeführt (Sagin-Saylam et al. 1996). Jedoch wurde bei zahlreichen heute erwachsenen Patienten diese intraatriale Überkreuzung der venösen Strombahnen angelegt. Dabei wird das Blut aus den Hohlvenen durch die Mitralklappe und den linken Ventrikel in die Pulmonalarterie geleitet. Das pulmonalvenöse Blut gelangt via Trikuspidalklappe und rechten Ventrikel in die Aorta. Problematisch ist dabei die Funktion des rechten Ventrikels als Systemventrikel, da dieser nicht für eine derartige Druckbelastung angelegt ist, was zu einer Myokard- und Trikuspidalklappeninsuffizienz führen kann (Mee 1986). Mit der CMR werden Ventrikel- (Semelka et al. 1990) und Klappenfunktion kontrolliert (Lorenz et al. 1995) sowie weitere Komplikationen wie Stenosen oder Lecks der Strombahnen in den Vorhöfen erkannt (Sampson et al. 1994; Rees et al. 1988).

Bei der **Fontan-Anastomose** wird die Lungenperfusion durch eine Verbindung zwischen rechtem Herzohr und Pulmonalarterie verbessert. Komplikationen wie Stenosen und Aneurysmen werden auf axialen und koronaren Tomogrammen erkannt (Sampson et al. 1990), der Fluss in der Anastomose mittels geschwindigkeitskodierter Cine-GRE mit Kippung senkrecht zum Anastomosenverlauf beurteilt (Gutberlet et al. 1999). Eine weitere mögliche Komplikation der Fontan-Operation ist eine Erweiterung des rechten Vorhofs, die zur Kompression der rechten Lungenvenen vor der Mündung in den linken Vorhof führen kann (Kersting-Sommerhoff et al. 1990).

Bei der **Glenn-Anastomose** wird die Lungenperfusion durch eine Verbindung zwischen V. cava superior und rechter Pulmonalarterie verbessert. Beim bidirektionalen Typ auch mit den Pulmonalarterien beidseits.

Beim **Rastelli-Conduit** wird der rechte Ventrikel mit der Pulmonalarterie verbunden, meist wegen einer Pulmonalatresie. Komplikationen wie Stenosen oder Aneuysmen an den proximalen oder distalen Anastomosen lassen sich auf sagittalen Tomogrammen beurteilen.

Die Korrektur der **Fallot-Tetralogie** beinhaltet den Verschluss des VSD sowie die Erweiterung des pulmonalen Ausflusstraktes mittels Patch. Residuelle Stenosen oder aneurysmatische Erweiterungen des Ausflusstraktes lassen sich auf axialen und parasagittalen Tomogrammen beurteilen. Wenn zusätzlich eine Pulmonalatresie besteht, wird die Lungenperfusion bei der primären Korrektur durch einen Shunt zwischen systemischen Arterien und Pulmonalarterien verbessert. In der Vergangenheit wurde häufig ein Shunt zwischen A. subclavia und der Pulmonalarterie angelegt (Blalock-Taussig). Heutzutage wird der Shunt nach Blalock bevorzugt, der die Aorta oder die A. brachiocephalica direkt mit der Pulmonalarterie verbindet. Anastomosenstenosen in aortopulmonalen Shunts lassen sich insbesondere in koronaren und axialen Tomogrammen gut beurteilen (Jacobstein et al. 2000).

14.5 Raumforderungen

Raumforderungen des Herzens sind seltene Erkrankungen. Mit der Magnetresonanz werden nicht nur Lokalisation, Ausdehnung und Effekt auf Nachbarstrukturen beurteilt, sondern auch Binnenstruktur, chemische Zusammensetzung und Vaskularisation analysiert (Schvartzman et al. 2000). Manche Läsionen weisen spezifische magnetische Eigenschaften auf. In einem Thrombus ändert sich die T_{2^*}-Relaxationszeit der Blutabbauprodukte, sodass mit Hilfe von T_{2^*}-gewichteten GRE-Tomogrammen das Alter eines Thrombus abgeschätzt werden kann. Der Fettgehalt einer Läsion lässt sich durch Vorschalten eines spektralen oder nichtspektralen Fettsättigungspulses feststellen und damit ein Lipom identifizieren (Schindler et al. 2002). Die Vaskularisation bzw. Ödembildung wird auf kontrastmittelverstärkten fettgesättigten T_1-gewichteten Tomogrammen beurteilt. Neben einer Therapieplanung kann die CMR auch zur postoperativen Verlaufskontrolle eingesetzt werden, da sie gut reproduzierbar ist und ein Residuum mit hoher Sensitivität nachweist.

14.6 Perikard

> Die CMR ist ein hervorragendes Verfahren, um anatomische Veränderungen im Bereich des Perikards zu diagnostizieren und zusätzlich Funktionsstörungen, wie Füllungsbehinderungen der Ventrikel bei Pericarditis constrictiva, darzustellen und zu quantifizieren.

Perikardzysten werden anhand des spezifischen Signalverhaltens auf T_1- und T_2-gewichteten Sequenzen identifiziert, eine tumoröse Perikardinfiltration ist an Perikarderguss und Kontrastmittelaufnahme auf fettgesättigten T_1-gewichteten Sequenzen erkennbar (Karia et al. 2002). Besondere Bedeutung hat das CMR in der differenzialdiagnostischen Abgrenzung von restriktiver Kardiomyopathie und Pericarditis constrictiva. Beide Krankheitsbilder zeigen klinisch und hämodynamisch große Ähnlichkeiten. Das CMR kann hier insbesondere durch den Nachweis verdickten Perikards zur Klärung beitragen (s. Kap. 25, Abb. 25.7).

14.7 Herzklappen

Herzklappen können sowohl mit der CMR als auch mit der Echokardiographie hervorragend untersucht werden, sodass weiterhin die Echokardiographie wegen des geringeren Aufwandes und der größeren Erfahrung Methode der 1. Wahl bleibt. Für die Darstellung der schnell bewegten Klappenstrukturen sind ultraschnelle Pulssequenzen mit hoher räumlicher und zeitlicher Auflösung erforderlich. Mit der CMR kann der Schweregrad von Herzklappeninsuffizienzen genau quantifiziert werden durch Messen der Fläche der Signalauslöschung oder mit geschwindigkeitskodierten GRE-Sequenzen, mit denen das Refluxvolumen bestimmt wird. Bei Stenosen werden Druckgradient und Klappenöffnungsfläche gemessen (Didier et al. 2000). Von Vorteil ist dabei die gute Reproduzierbarkeit, sodass Klappen und Ventrikelfunktion im Verlauf genau beobachtet und der richtige Operationszeitpunkt erkannt werden kann.

14.8 Große Gefäße

Bei Aortenerkrankungen wird das Lumen mit der CE-3-D-MR-Angiographie mit hoher räumlicher Auflösung abgebildet. Das große Gesichtsfeld und die Möglichkeit, bei der Nachverarbeitung des 3-D-Datensatzes beliebige Bildebenen einzustellen, ermöglicht eine genaue Vermessungen der Gefäßdurchmesser und vereinfacht die Zuordnung der Gefäße. Die CE-3-D-MRA wird bei Patienten mit Aortenaneurysma, Marfan-Syndrom, Isthmusstenose (Abb. 14.8) und chronischer Dissektion (s. Kap. 61) zur Diagnosestellung bzw. für Verlaufskontrollen eingesetzt, sodass im Gegensatz zur CT-Angiographie eine wiederholte Strahlenexposition vermieden werden kann. Im Gegensatz zur transthorakalen Echokardiographie wird mit der MRT die gesamte Aorta lückenlos abgebildet, im Vergleich zur transösophagealen Echokardiographie ist der größere Patientenkomfort hervorzuheben. Die CE-3-D-MRA ermöglicht eine Unterscheidung des infantil/präduktalen vom adulten/peri- bzw. postduktalen Typ. Stenosemorphologie und Kollateralzirkulation werden genau beurteilt. Die sogenannte Maximum-Intensitäts-Projektion (MIP) ermöglicht eine übersichtliche Präsentation der Gefäße, multiplanare Rekonstruktionen senkrecht zum Gefäßverlauf eine genaue Messung der

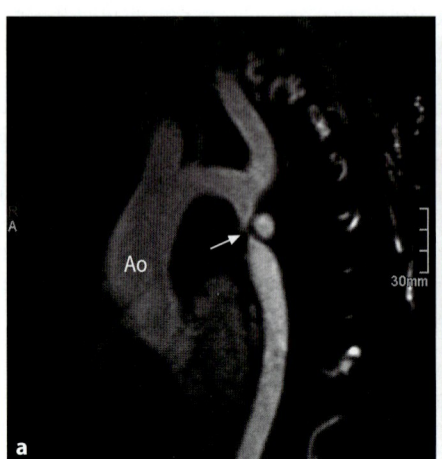
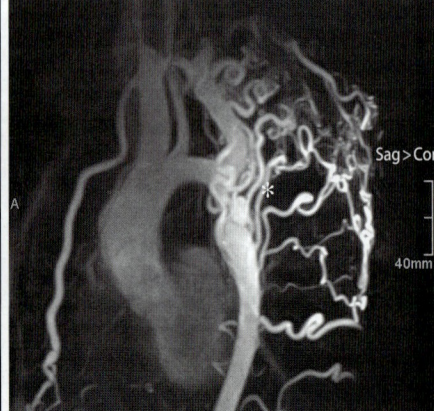

Abb. 14.8a, b. Aortenisthmusstenose. Die kontrastmittelverstärkte MR-Angiographie in der multiplanaren Rekonstruktion (a) und in der Maximum-Intensitäts-Projektion (b) zeigt die hochgradige Aortenisthmusstenose unmittelbar distal der dilatierten linken A. subclavia mit umfangreicher Kollateralzirkulation (*). *Ao* Aorta ascendens

Abb. 14.9a, b.
Lungenembolien. Die koronare True-FISP- (a) und die Maximum-Intensitäts-Projektion einer kontrastmittelverstärkten 3-D-MRA (b) zeigen Embolien in der rechten Pulmonalarterie (*) sowie Gefäßabbrüche in den Unterlappenarterien (Pfeile)

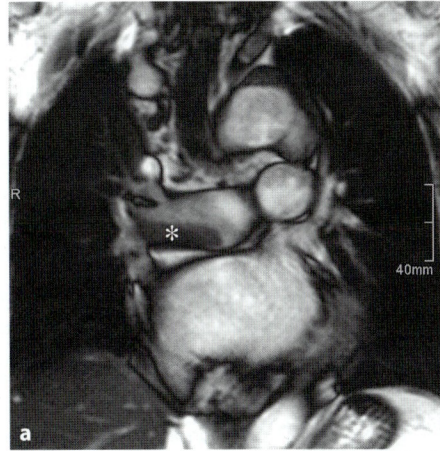
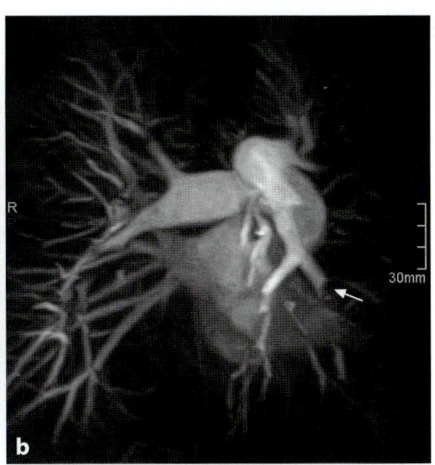

Lumenquerschnittsminderung. Hinweise auf eine hämodynamische Relevanz ergeben sich aus dem Ausmaß der **Kollateralzirkulation** in der CE-3-D-MRA oder in der Cine-GRE, bei der Strömungsturbulenzen als poststenotischer Signalverlust erkennbar sind. Das Ausmaß des poststenotischen Signalverlustes ist jedoch nur bedingt für eine Quantifizierung geeignet, da es nicht nur vom Stenosegrad, sondern auch von der verwandten Echozeit abhängig ist. Das Ausmaß des Signalverlustes nimmt mit kürzeren Echozeiten ab.

Bei Wandprozessen wie z. B. dem **intramuralen Hämatom** wird neben der Luminographie mit der CE-3-D-MRA auch die Aortenwand mit hohem Weichteilkontrast in Tomogrammen verschiedener Wichtungen abgebildet, wodurch Ausmaß und Alter des Hämatoms beurteilt werden können. Bei komplexen Aortendysplasien mit unklaren Zirkulationsverhältnissen ermöglicht die zeitaufgelöste CE-2-D-MRA eine Beurteilung der Flussdynamik. Dabei entstehen Bilder ähnlich der digitalen Subtraktionsangiographie (DSA) mit einer Frequenz von 4 Bildern/s (Sonnet et al. 2002). Gradientensysteme der neuesten Generation ermöglichen sogar eine 3-D-Akquisition mit einer zeitlichen Auflösung von 3 s, womit auch eine zeitaufgelöste CE-3-D-MRA (Sonnet et al. 2003) der **Pulmonalarterien** möglich und ein Bolus-Timing nicht mehr erforderlich ist (Abb. 14.9). Mit der genannten Technik können auch Fehlmündungen (Abb. 14.10) und andere Anomalien der Lungenvenen erkannt werden, die echokardiographisch wegen des benachbarten Lungengewebes nur schwer darstellbar sind.

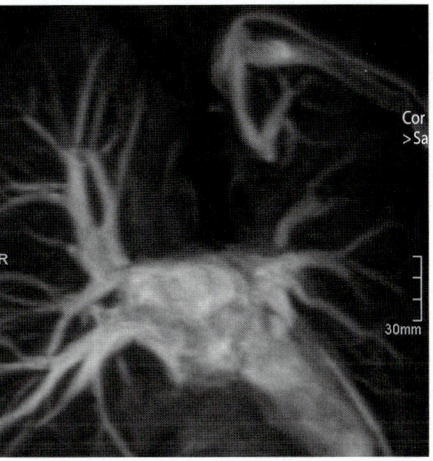

Abb. 14.10. Partiell anomal mündende Lungenvene. Die Maximum-Intensitäts-Projektion einer zeitaufgelösten kontrastmittelverstärkten 3-D-MRA zeigt die Fehlmündung einer Oberlappenvene in die linke V. subclavia (*). Die übrigen Lungenvenen münden regelrecht in den linken Vorhof *(LA)*

Zusammenfassung

Die CMR ist bereits heute ein überzeugendes Instrument zur Untersuchung von Morphologie, Struktur, chemischer Zusammensetzung und Funktion des Herzens. Kardiomyopathien, kongenitalen Herzerkrankungen, Raumforderungen, Perikarderkrankungen und Anomalien der großen Gefäße sind bereits etablierte Indikationen für eine CMR. Bei der ischämischen Herzkrankheit werden Perfusion, Pumpfunktion und Viabilität zuverlässig dargestellt, kein anderes Verfahren vereint die Vorteile guter Reproduzierbarkeit und hoher räumlicher Auflösung in einem Gerät und Untersuchungsgang. Die Darstellung der Koronararterien ist derzeit noch unbefriedigend, die Anwendung beschränkt sich noch auf die Darstellung kongenitaler Varianten wie z. B. ein gemeinsamer Truncus der rechten und linken Koronararterien.

Das Potenzial der CMR ist jedoch bei weitem noch nicht ausgeschöpft. Mit dem Plaque-imaging werden wir in Zukunft stabile von instabilen Plaques differenzieren können (Fayad et al. 2001, 2002). Mit neuen Kontrastmitteln wird es möglich sein, einzelne Strukturen und Kompartimente des Herzens spezifisch zu markieren. Mit speziellen Sequenzen wird die Bildebene automatisch Strukturen wie z. B. den Herzklappen folgen und eine hervorragende Beobachtung der Klappenaktion ermöglichen.

Entwicklung und Verbreitung der CMR werden beflügelt vom Trend zur nichtinvasiven Diagnostik ohne Röntgenstrahlen und durch die zunehmende Limitation der Ressourcen, die eine umfassende Diagnostik in einem Untersuchungsgang erforderlich macht.

Literatur

Abdulla R (2000) The segmental approach to the diagnosis of congenital heart disease. Pediatr Cardiol 21:118

Altmann K, Shen Z, Boxt LM et al (1997) Comparison of three-dimensional echocardiographic assessment of volume, mass, and function in children with functionally single left ventricles with two-dimensional echocardiography and magnetic resonance imaging. Am J Cardiol 80:1060–1065

Blakenberg F, Rhee J, Hardy C et al (1994) MRI vs echocardiography in the evaluation of the Jatene procedure. J Comp Assist Tomogr 18: 749–754

Bloch F, Hansen W, Packard M (1946) Nuclear induction. Physical Review 69:127

Bremerich J, Reddy GP, Higgins CB (1999) MRI of supracristal ventricular septal defects. J Comput Assist Tomogr 23:13–15

Bremerich J, Wyttenbach R, Buser P et al (1999) The magnetic resonance tomography of complex congenital heart diseases in adults. Röfo Fortschr Geb Röntgenstr Neuen Bildgeb Verfahr 170:397–403

Brenner LD, Caputo GR, Mostbeck G et al (1992) Quantification of left to right atrial shunts with velocity-encoded cine nuclear magnetic resonance imaging. J Am Coll Cardiol 20:1246–1250

Carpentier A, Chauvaud S, Mace L et al (1988) A new reconstructive operation for Ebstein's anomaly of the tricuspid valve. J Thorac Cardiovasc Surg 96:92–101

Caputo GR, Kondo C, Masui T et al (1991) Right and left lung perfusion: in vitro and in vivo validation with oblique-angle, velocity-encoded cine MR imaging. Radiology 180:693–698

Chen SJ, Li YW, Wang JK et al (1998) Usefulness of electron beam computed tomography in children with heterotaxy syndrome. Am J Cardiol 81:188–194

Hirsch R, Kilner PJ, Connelly MS et al (1994) Diagnosis in adolescents and adults with congenital heart disease. Prospective assessment of individual and combined roles of magnetic resonance imaging and transesophageal echocardiography. Circulation 90:2937–2951

Child JS (1993) Echocardiographic assessment of adults with tetralogy of Fallot. Echocardiography 10:629–640

Choi YH, Park JH, Choe YH, Yoo SJ (1994) MR imaging of Ebstein's anomaly of the tricuspid valve. Am J Roentgenol 163:539–543

Chung T (2000) Assessment of cardiovascular anatomy in patients with congenital heart disease by magnetic resonance imaging. Pediatr Cardiol 21:18–26

Chung KJ, Simpson IA, Glass RF et al (1988) Cine magnetic resonance imaging after surgical repair in patients with transposition of the great arteries. Circulation 77:104–109

De Roos A, Roest AA (2000) Evaluation of congenital heart disease by magnetic resonance imaging. Eur Radiol 10:2–6

Didier D, Higgins CB, Fisher MR et al (1986) Congenital heart disease: gated MR imaging in 72 patients. Radiology 158:227–35

Didier D, Ratib O, Lerch R, Friedli B (2000) Detection and quantification of valvular heart disease with dynamic cardiac MR imaging. Radiographics 20:1279–1299

Donnelly LF, Higgins CB (1996) MR imaging of conotruncal abnormalities. Am J Roentgenol 166:925–928

Duerinckx AJ, Wexler L, Banerjee A et al (1994) Postoperative evaluation of pulmonary arteries in congenital heart surgery by magnetic resonance imaging: comparison with echocardiography. American Heart Journal 128:1139–1146

Fletcher BD, Jacobstein MD, Abramowsky CR, Anderson RH (1987) Right atrioventricular valve atresia: anatomic evaluation with MR imaging. Am J Roentgenol 148:671–674

Fayad Z, Fuster V, Nikolaou K, Becker C (2002) Computed tomography and magnetic resonance imaging for noninvasive coronary angiography and plaque imaging: current and potential future concepts. Circulation 106:2026–2034

Fayad ZA, Fuster V (2001) Clinical imaging of the high-risk or vulnerable atherosclerotic plaque. Circ Res 89:305–316

Gerber B, Garot J, Bluemke D et al (2002) Accuracy of contrast-enhanced magnetic resonance imaging in predicting improvement of regional myocardial function in patients after acute myocardial infarction. Circulation 106:1083–1089

Geuns R van, Wielopolski P, de Bruin H et al (2000) MR coronary angiography with breath-hold targeted volumes: preliminary clinical results. Radiology 217:270–277 Gomes AS, Lois JF, George B et al (1987) Congenital abnormalities of the aortic arch: MR imaging. Radiology 165:691–695

Guit GL, Bluemm R, Rohmer J et al (1986) Levotransposition of the aorta: identification of segmental cardiac anatomy using MR imaging. Radiology 161:673–679

Gutberlet M, Boeckel T, Hosten N et al (2000) Arterial switch procedure for D-transposition of the great arteries: quantitative midterm evaluation of hemodynamic changes with cine MR imaging and phase-shift velocity mapping-initial experience. Radiology 214:467–475

Gutberlet M, Hosten N, Abdul-Khaliq H et al (1999) The value of magnetic resonance tomography (MRT) for evaluating ventricular and anastomotic functions in patients with an extra- or intracardiac total cavopulmonary connection (TCPC)-modified Fontan operation. Röfo Fortschr Geb Röntgenstr Neuen Bildgeb Verfahr 171:431–441

Gutberlet M, Oellinger H, Ewert P et al (2000) Pre- and postoperative evaluation of ventricular function, muscle mass and valve morphology by magnetic resonance tomography in Ebstein's anomaly. Röfo Fortschr Geb Röntgenstr Neuen Bildgeb Verfahr 172:436–442

Hartnell GG, Meier RA (1995) MR angiography of congenital heart disease in adults. Radiographics 15:781–794

Haselgrove JC, Simonetti O (1998) MRI for physiology and function: technical advances in MRI of congenital heart disease. Semin Roentgenol 33:293–301

Higgins CB, Caputo GR (1993) Role of MR imaging in acquired and congenital cardiovascular disease. Am J Roentgenol 161:13–22

Jacobstein MD, Fletcher BD, Nelson AD et al (1984) Magnetic resonance imaging: evaluation of palliative systemic-pulmonary artery shunts. Circulation 170:650–656

Karia D, Xing Y, Kuvin J et al (2002) Recent role of imaging in the diagnosis of pericardial disease. Curr Cardiol Rep 4:33–40

Keller D, Osswald S, Bremerich J et al (2003) Arrhythmogenic right ventricular cardiomyopathy: diagnostic and prognostic value of the cardiac MRI in relation to arrhythmia-free survival. Int J Cardiovasc Imaging 19:537–543

Kersting-Sommerhoff BA, Diethelm L, Stanger P et al (1990) Evaluation of complex congenital ventricular anomalies with magnetic resonance imaging. Am Heart J 120:133–142

Kersting-Sommerhoff BA, Seelos KC, Hardy C (1990) Evaluation of surgical procedures for cyanotic congenital heart disease by using MR imaging. Am J Roentgenol 155:259–266

Lauterbur P (1989) Image formation by induced local interactions. Examples employing nuclear magnetic resonance. Clin Orthop 244:3–6

Lorenz CH, Walker ES, Graham TP, Powers TA Jr (1995) Right ventricular performance and mass by use of cine MRI late after atrial repair of transposition of the great arteries. Circulation 92 (Suppl II):233–239

Luciani GB, Mazzucco A (1997) Rastelli procedure for repair of transposition of the great arteries [S, D, L] complex. Ann Thorac Surg 63:1152–1155

Markiewicz W, Sechtem U, Higgins CB (1987) Evaluation of the right ventricle by magnetic resonance imaging. American Heart Journal 113:8–15

Masui T, Seelos KC, Kersting-Sommerhoff BA, Higgins CB (1991) Abnormalities of the pulmonary veins: evaluation with MR imaging and comparison with cardiac angiography and echocardiography. Radiology 181:645–649

Mee RB (1986) Severe right ventricular failure after Mustard or Senning operation. Two-stage repair: pulmonary artery banding and switch. J Thorac Cardiovasc Surg 92:385–390

Post J, van Rossum A, Hofman M et al (1997) Clinical utility of two-dimensional magnetic resonance angiography in detecting coronary artery disease. Eur Heart J 118:426–433

Purcell E, Torrey H, Pound R (1946) Resonance absorption by nuclear magnetic moments in a solid. Physical Review 69:37–8

Rees S, Firmin D, Mohiaddin R et al (1989) Application of flow measurements by magnetic resonance velocity mapping to congenital heart disease. Am J Cardiol 64:953–956

Rees S, Somerville J, Warnes C et al (1988) Comparison of magnetic resonance imaging with echocardiography and radionuclide angiography in assessing cardiac function and anatomy following Mustard's operation for transposition of the great arteries. Am J Cardiol 61:1316–1322

Sagin-Saylam G, Somerville J (1996) Palliative Mustard operation for transposition of the great arteries: late results after 15–20 years. Heart 75:72–77

Sardanelli F, Molinari G, Zandrino F, Balbi M (2000) Three-dimensional, navigator-echo mr coronary angiography in detecting stenoses of the major epicardial vessels, with conventional coronary angiography as the standard of reference. Radiology 214:808–814

Semelka RC, Tomei E, Wagner S et al (1990) Interstudy reproducibility of dimensional and functional measurements between cine magnetic resonance studies in the morphologically abnormal left ventricle. Am Heart J 119:1367–1373

Semelka RC, Tomei E, Wagner S et al (1990) Normal left ventricular dimensions and function: interstudy reproducibility of measurements with cine MR imaging. Radiology 174:763–768

Singh GK, Greenberg SB, Yap YS (1998) Right ventricular function and exercise performance late after primary repair of tetralogy of Fallot with the transannular patch in infancy. Am J Cardiol 81:1378–1382

Sommer T, Vahlhaus C, Lauck G et al (2000) MR imaging and cardiac pacemakers: in-vitro evaluation and in-vivo studies in 51 patients at 0.5 T. Radiology 215:869–879

Sampson C, Kilner PJ, Hirsch R et al (1994) Venoatrial pathways after the Mustard operation for transposition of the great arteries: anatomic and functional MR imaging. Radiology 193:211–217

Sampson C, Martinez J, Rees S et al (1990) Evaluation of Fontan's operation by magnetic resonance imaging. Am J Cardiol 65:819–21

Schvartzman P, White R (2000) Imaging of cardiac and paracardiac masses. J Thorac Imaging 15:265–73

Schindler T, Bremerich J, Grädel C et al (2003) Cardiac lipoma in the interventricular septum: evaluation by magnetic resonance imaging (to be published)

Sonnet S, Buitrago-Tellez C, Scheffler K et al (2002) Dynamic time-resolved contrast-enhanced two-dimensional MR projection angiography of the pulmonary circulation: standard technique and clinical applications. Am J Roentgenol 179:159–165

Sonnet S, Buitrago-Tellez CH, Schulte AC et al (2003) Dose optimization for dynamic time-resolved contrast-enhanced 3D MR angiography of pulmonary circulation. Am J Roentgenol 181:1499–1503

Van Praagh R (1985) The importance of segmental situs in the diagnosis of congenital heart disease. Sem Roentgenol 20:254–271

Nuklearkardiologie

H. Eichstädt, D.L. Munz

15.1 Nuklearpharmaka und Kameratechnik – 274
15.1.1 Nuklearpharmaka – 274
15.1.2 Kameratechnik – 274

15.2 Klinische Anwendung – 275
15.2.1 Indikationen zur Herzbinnenraumszintigraphie – 275
15.2.2 Indikationen zur Myokardszintigraphie – 276

15.3 Positronenemissionstomographie – 278

Literatur – 278

Die herzszintigraphische Darstellung hat zum Ziel, entweder die Herzhöhlen und damit Bewegungsabläufe und Funktionen darzustellen, oder aber das Myokard, wobei pathologische Stoffwechselvorgänge als Ischämien oder Narben sichtbar werden. Damit steht sie in unmittelbarer Konkurrenz zu der 1996 eingeführten Stressechokardiographie. Trotz dieser neuen Alternative in Kardiologenhand hat die Zahl herzszintigraphischer Überweisungen, überwiegend durch Zuweisungen vom Hausarzt zum Nuklearmediziner, im letzten Jahrzehnt in Deutschland noch einmal ganz erheblich von ca. 50.000 Untersuchungen auf ca. 200.000 Untersuchungen jährlich zugenommen (Bruckenberger 2002). Die in Studien gewonnenen Aussagen liefern wesentliche Beiträge zur Evidenz-basierten Medizin (Acampa 2002).

15.1 Nuklearpharmaka und Kameratechnik

15.1.1 Nuklearpharmaka

Die **Herzhöhlen** können durch intravenöse Injektion einer radioaktiv markierten Substanz, die im Gefäßsystem verbleibt, dargestellt werden. Der am häufigsten verwendete Indikator dieses Typs sind patienteneigene Erythrozyten, die mit ^{99m}Technetium (Alpert u. McKusick 1974) in vitro oder aber häufiger in vivo markiert werden.

Technetium hat nahezu ideale Zerfallseigenschaften bei einer Halbwertszeit von 6 h mit Aussendung einer niedrig energetischen Gammastrahlung von 140 keV ohne α- oder β-Emission. Es ist in einem Generator leicht herstellbar und geht mit vielen organischen und anorganischen Substanzen Verbindungen ein. Auch die niedrigen Kosten machen Technetium zum Isotop der Wahl. Die Herzhöhlen können über 2 Modi dargestellt werden:
- Für die „First-pass"-Untersuchung wird ^{99m}Technetium als Pertechnetat sowie ^{99m}Technetium-Albumin verwendet.
- Die Äquilibriumuntersuchung wird nach In-vivo-Markierung der Erythrozyten durch Voreinjektion von inaktivem Zinnpyrophosphat mit etwa 500–1500 MBq ^{99m}Technetium-Pertechnetat durchgeführt. Die intravenöse Vorinjektion von Zinn führt zur Einwanderung des Zinns in die Erythrozyten, wo es das später in die Zelle eintretende Pertechnetat zu einer niedrigeren Oxidationsstufe reduziert und damit nachweisbar macht. Die Strahlenexposition des Ganzkörpers beträgt bei diesem Untersuchungsverfahren etwa 3 mGy (300 mrd).

Zur Darstellung der **myokardialen Mikroperfusion** wird heute noch das Isotop ^{201}Thallium verwendet (Imamaki 2002); andere radioaktive Isotope kaliumähnlicher Elemente wurden wegen ungünstiger strahlentechnischer Eigenschaften wieder verlassen. Andererseits haben auch Technetium-markierte Tracer inzwischen einen erheblichen Marktanteil (Isonitrile, Borsäureabkömmlinge), weniger die Jodmarkierungen:

^{201}**Thallium.** Dieses Isotop besitzt von allen bisher untersuchten Isotopen die dem Kalium ähnlichsten Eigenschaften. Die günstige Strahlenbiologie des Thalliums, insbesondere die hohe biokinetische Analogie zu Kalium, die positiven kernphysikalischen Eigenschaften durch eine monoenergetische, Gammakamera-geeignete Strahlenemission und auch die gute Herstellbarkeit im Zyklotron mit problemlosem Versand bei einer langen Halbwertszeit von 73,5 h machen Thallium auch heute noch zu einem wesentlichen Isotop der Myokardszintigraphie. Die applizierte Aktivität beträgt üblicherweise 50–100 MBq, die sehr rasch nach Injektion ins Myokard aufgenommen wird und schon nach wenigen Minuten die Maximalspeicherung erreicht, sodass sich dieses Isotop gerade hervorragend zur Darstellung belastungsinduzierter Mangeldurchblutungen eignet (Hör et al. 1974; Eichstädt et al. 1978). Das beste Verhältnis der Aktivitätsanreicherung zwischen Myokard und benachbarten Organen ist nach etwa 20 min erreicht. 50% des injizierten Thalliums verlassen den Körper bereits nach 4–5 h. Für Vitalitätsaussagen ist eine Reinjektion notwendig (Munz 1991). Die Strahlenexposition des Ganzkörpers beträgt etwa 1 mGy (100 mrd).

^{99m}**Technetium.** Technetiummarkierte Verbindungen hatten früher auch Bedeutung zur Darstellung eines akuten Myokardinfarktes. Besonders Tetrazykline und Polyphosphate (^{99m}Tc-Pyrophosphat, ^{99m}Tc-Diphosphonat) sind häufig verwendet worden. Eine gute Anreicherung der Polyphosphate in dem akut infarzierten Areal erfolgt allerdings nur zwischen der 20. und 70. Stunde nach Gefäßokklusion (Eichstädt 1980).

Das markierte Isonitril (MIBI, Methoxy-Iso-Butyl-Isonitril) reichert sich proportional zur Sauerstoffsättigung des Blutes am Zytosol der Myokardzelle über Diffusion an, ohne aktiven Membrantransport zu benötigen. Da es auch am Gefäßendothel gebunden wird, kommt es leider auch zu Anreicherungen in wiedereröffneten Gefäßen trotz Avitalität (Elhendy 2000). Auch ist das „wash out" aus ischämischem und normalem Myokard mit 10–30% über 3 h fast gleich, Redistribution ist nur diskret vorhanden. Ein wesentlicher Nachteil ist auch die starke Anreicherung in Oberbauchorganen mit entsprechend störender Überlagerung, was man durch Gabe einer fettreichen Kurzmahlzeit zu verhindern versucht.

15.1.2 Kameratechnik

Die vorher angesprochenen herzszintigraphischen Untersuchungen des Myokards und der Herzbinnenräume werden mit einer **Gammakamera** durchgeführt, die online mit einem Aufnahme- und Auswertungsrechner verbunden ist. Die übliche Computerverarbeitung betrifft die Glättung der statistischen

Strahlenschwankung, die Hintergrundsubtraktion, segmentale Auswertungen der Isotopaufnahme oder der Wandbewegung, das „gating" sowie auch die Isotopenkinetik mit Redistribution und „wash out". Von vielen Arbeitsgruppen wurden hierzu methodische Beiträge geliefert (Büll et al. 1976; Hör et al. 1977; Eichstädt et al. 1978; Pretschner et al. 1979; Fukuchi 2001; Baba 2002).

Die Aufnahmen können unkompliziert mit einem einfachen Parallellochkollimator und mehreren Kameraprojektionswinkeln durchgeführt werden, aufwendiger heute aber meist als Schichtszintigraphie (Tsai 2002). Hierbei kommen nur noch Kamerasysteme mit bewegten Detektoren als Rotationskameras zur Anwendung, die sich mit 1, 2 oder 3 Kameraköpfen kreis- oder ellipsenförmig um den Patienten bewegen und mit Rechnerrekonstruktion der aufgenommenen Impulse 3 senkrecht aufeinander stehende Schnittebenen des Herzens gewinnen können (SPECT „single photon emission computed tomography"). Neben einem Ergometer gehören zu solchen Arbeitsplätzen eine vollständige EKG-Registrierung (auch zum Triggern als „gated" SPECT) und in Spezialabteilungen häufig auch Pulskurven- und sogar Druckregistrierungen, z. B. mit der Möglichkeit der invasiven Bolusapplikation bei der „First-pass"-Technik. Zusätzlich müssen alle Notfalleinrichtungen vorhanden sein. Weitere Detailinformationen zur Kameratechnik und zur notwendigen Software können der Spezialliteratur entnommen werden.

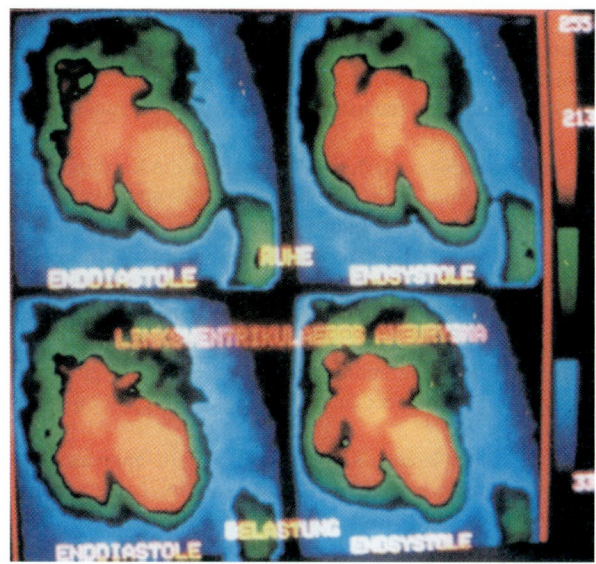

Abb. 15.1. Radionuklidventrikulographie nach ausgedehntem Vorderwandspitzeninfarkt mit erheblich vergrößertem linken Ventrikel, der nur eine geringe systolische Kontraktion aufweist und keine Steigerung der Ejektionsfraktion unter Belastung

15.2 Klinische Anwendung

15.2.1 Indikationen zur Herzbinnenraumszintigraphie

Die Herzbinnenraumszintigraphie kann grundsätzlich als „First-pass"-Untersuchung oder im Äquilibriummodus durchgeführt werden. Zu Einzelheiten müssen wir auf die Spezialliteratur verweisen.

Ischämiediagnostik. Tritt bei einer ergometrischen Belastung eine hämodynamisch relevante Koronarinsuffizienz in einem definierten Koronarsegment auf, lässt sich das zugehörige Myokardareal an einer Verminderung der regionalen Wandbeweglichkeit mit Reduktion der regionalen Pumpleistung erkennen. Die Darstellung solcher Effekte gelingt mit der Herzbinnenraumszintigraphie nicht häufig, da man während der Aufnahmezeit auf gleichbleibende RR-Intervalle angewiesen ist (Diaz 2002; Hashimoto 2002). Die Belastung muss unter Ergostasebedingungen durchgeführt werden, wobei eine stufenweise Steigerung der Herzfrequenz nicht möglich ist. Der Wert von Methoden mit normierten Belastungsschritten, wie Stressechokardiographie oder Myokardszintigraphie zur primären Ischämiediagnostik wird deshalb zu Recht über die Herzbinnenraumszintigraphie gestellt.

Zustand nach Myokardinfarkt. Bei bereits erfolgten Myokardinfarkten lässt sich die verminderte regionale Pumpfunktion sowohl unter Ruhe als auch unter Belastung mit den Bedingungen der Ergostase darstellen (Abb. 15.1). Führt man die Herzbinnenraumszintigraphie nach einem Myokardinfarkt in 3 Ebenen durch (RAD 30°, AP, LAD 45°), lässt sich jeder Infarktbezirk durch die regionale Verminderung der Auswurfleistung bzw. auch die globale EF-Verminderung aufzeigen, auch die Amplituden- und Phasenberechnung (Adam 1977) zeigen pathologische Bewegungsabläufe.

Zustand nach koronarer Intervention. Der Erfolg einer ambulanten thrombolytischen Maßnahme bei akutem Myokardinfarkt oder auch eines primären Stenting oder Dilatation in der Klinik wird oft nur vom vaskulären Aspekt abhängig gemacht. Hierbei wird durch die Koronarangiographie die erreichte Rekanalisation qualitativ beurteilt und eine evtl. verbliebene Reststenose semiquantitativ durch subjektive Prozentwerte abgeschätzt. Aber nur die Funktionskontrolle am Erfolgsorgan „linksventrikuläres Myokard" kann den tatsächlichen Nutzen der Maßnahme für den Patienten überprüfen. Dazu stehen prä- und postinterventionelle invasive Ventrikulographien zur Verfügung; die postinterventionelle Aufnahme wird aber oft eingespart. In vielen Fällen könnte dann auch eine einfach praktikable Echokardiographie eine Ersatzkontrolle darstellen.

Eine gut quantifizierbare und im Verlauf genügend oft wiederholbare Kontrolluntersuchung kann auch die Herzbinnenraumszintigraphie sein (Nakata 1994), die heute für diese Indikationen aber als verlassen bezeichnet werden muss.

In der Vergangenheit haben wir gerade mit dieser Methode darstellen können, dass auch die zeitige Thrombolyse- oder Dilatationstherapie des Myokardinfarktes nicht den früher erhofften Erfolg am linksventrikulären Myokard zu erbringen vermochten (Eichstädt et al. 1986).

Auch die Funktionszustände nach Bypassoperation und Aneurysmektomie lassen sich sehr gut und wiederholt durch die Herzbinnenraumszintigraphie überprüfen. Zur Überprüfung der Ventrikelfunktion unter verschiedenen Therapiekonzepten bei stark geschädigten Infarktherzen und auch Hypertonieherzen haben wir die Herzbinnenraumszintigraphie ebenfalls eingesetzt (Eichstädt 1987, 2002; Pittrow 2002).

Kardiomyopathien. Nach der KHK stellen die Kardiomyopathien auch heute noch die nächstgrößte Gruppe von Herzerkrankungen bei herzbinnenraumszintigraphischen Untersuchungen dar. Das Verfahren hat sich insbesondere bei der Verlaufskontrolle dilatativer Kardiomyopathien als nützliche Methode erwiesen (Kasama 2002), wenn sie auch auf diesem Feld von der Echokardiographie verdrängt wurde. Durch szintigraphische Serienuntersuchungen war eine gute Verlaufsdifferenzierung bei einzelnen Ursachengruppen möglich geworden.

Wir haben latente Kardiomyopathien in engmaschigen Untersuchungen beobachten können, die im Laufe von nur 2 Jahren über eine zunächst nur geringgradige Ventrikelfunktionsstörung ohne erkennbare Ursache schließlich schwerste globale Dysfunktionen beider Ventrikel aufwiesen. Dagegen haben linksventrikuläre Dysfunktionen nach kürzer dauernden Alkoholexzessen bei entsprechender Karenz einen ganz erstaunlichen Wiederanstieg der Pumpleistung gezeigt. Auch bei der Unterscheidung erheblich vergrößerter Ventrikel mit und ohne Rhythmusstörungen haben sich bei seriellen Untersuchungen mit der Herzbinnenraumszintigraphie wesentliche Verlaufsunterschiede aufzeigen lassen.

Erst die breite Anwendung der Herzbinnenraumszintigraphie hatte die Verlaufsbeobachtung von Ventrikelfunktionsstörungen ermöglicht. Wir sammelten an unserer Klinik mehr als 40 Patienten, die bei einem enddiastolischen Volumen von bis zu 500 ml mit einer Ejektionsfraktion zwischen nur 10–15% mindestens 2 Jahre engmaschig szintigraphiert wurden und unter Alltagsbedingungen ein nur wenig eingeschränktes Leben führten (Eichstädt et al. 1988).

Auch bei der Gruppe der Kardiomyopathien lässt sich die Effektivität einer medikamentösen Therapie durch den Anstieg der Auswurfleistung belegen. Zudem lässt die Berechnung einer Reihe von Zeitintervallen, wie z. B. der Ejektionszeit, auch auf die Absenkung des peripheren Widerstandes unter Vasodilatanzientherapie schließen.

Herzfehler. Herzfehler im Erwachsenenalter gehören im nuklearkardiologischen Untersuchungsgut zu den selteneren Krankheitsbildern. Die Herzbinnenraumszintigraphie kann bei der Klassifizierung des Krankheitsstatus helfen, wobei die Festlegung des Zeitpunktes der Indikationsstellung zum Herzklappenersatz von wesentlicher Bedeutung ist. Bei Kombination der „First-pass"-Methode mit der Äquilibriumszintigraphie kann das Regurgitationsvolumen bei Aorteninsuffizienzen quantitativ ermittelt werden, wobei durch die strahlenphysikalischen Gegebenheiten der Dreidimensionalität eine größere Genauigkeit erreicht wird als mit anderen Quantifizierungsverfahren zum Regurgitationsvolumen (Borer et al. 1978).

Sonstige Indikationen. Die Kontrolle der Pumpfunktion bei onkologischen Patienten (Mammakarzinom) unter kardiotoxischer zytostatischer Therapie, Karditiden verschiedenster Ursachen, die gelegentliche Suche nach Thromben und Tumoren oder die quantitative Darstellung von Perikardergüssen,

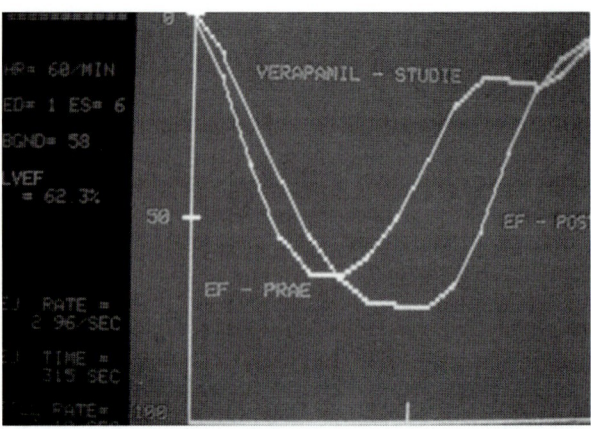

Abb. 15.2. Beispiel einer Therapiekontrolle durch Binnenraumszintigraphie. Normale Ejektionsfraktion ohne Medikation, Steigerung der Auswurfleistung unter Kalziumantagonist, jedoch Verzögerung der Auswurfzeit (negative Inotropie)

die sich durch das Differenzbild aus Ventrikelfüllung und umgebender Hintergrundabschwächung in mehreren Ebenen exakt darstellen lassen, sind gelegentlicher Grund für eine Herzbinnenraumszintigraphie, obschon sich diese Fragestellungen heute meist durch eine Echokardiographie klären lassen.

> **Indikationen der Tc-Herzbinnenraumszintigraphie**
>
> — Alle Herzerkrankungen, bei denen aus Beschleunigung oder Verzögerung der Transitzeiten sowie aus globaler und regionaler Wandbewegung diagnostische Beiträge erwartet werden können: KHK, Kardiomyopathien, Klappenfehler und Shuntvitien.
> — Extrakardiale Erkrankungen und Anomalien im Bereich der großen Gefäße und des Mediastinums (Aortenisthmusstenose)
> — Verlaufs- und Therapiekontrolle bei Spontanverlauf der oben genannten Erkrankungen, medikamentöse Therapie (Abb. 15.2), Interventionen wie Lyse, Dilatation, Stenting („drug elution"), Operationen wie Bypass, Klappenersatz

15.2.2 Indikationen zur Myokardszintigraphie

Die Myokardszintigraphie wird im Gegensatz zur Herzbinnenraumszintigraphie nach den Ergometrieprotokollen mit stufenweiser Belastungssteigerung durchgeführt, wobei die altersentsprechende Ausbelastungsherzfrequenz des Patienten oder ein definiertes Abbruchkriterium angestrebt werden. Bei Verwendung von Thallium wird das Isotop vor Belastungsende injiziert, wobei wir unter den Untersuchungsbedingungen der Rotationskameras die etwas höhere Dosis von ca. 110 Mbq verwenden.

Die unmittelbar nach Ergometerbelastung durchgeführte Kamerauntersuchung gibt für die Dauer von mindestens 15–30 min die Ausdehnung einer belastungsinduzierten myokardialen Minderspeicherung wieder. Die sich nach Belastungsende rasch wieder regenerierende Membranfunktion lässt in den folgenden 200–300 min einen Einstrom des im Blutpool des gesamten Körpers befindlichen Thalliums auch in die vorher ischämischen Zellen zu, sodass üblicherweise etwa 4–5 h nach einer Belastung wieder eine homogene Myokardspeicherung vorliegt. Während der Zeit nach Belastungsende ergibt sich gleichzeitig aus dem übrigen Myokardgewebe ein langsames Wiederauswandern des Thalliums aus den Zellen („wash out").

> Ischämisches Myokard nimmt also Thallium verzögert auf und gibt es auch verspätet wieder ab. Diese vermehrte Redistribution mit verzögertem „wash out", die sich sehr plastisch mit der sog. „Bull's-eye"-Analyse darstellen lässt, hat der Thalliummyokardszintigraphie ihre Hauptindikation in der Vitalitätsdiagnostik gegeben (Büll u. Altehoefer 1993). Reinjektionsprotokolle können die Vitalitätsaussage noch verbessern (Munz 1991).

Bei Verwendung von ^{99m}Tc-MIBI werden beim 1-Tages-Protokoll 150 MBq bei Belastung injiziert und die SPECT-Aufnahme nach 1 h durchgeführt. Dann werden nochmals 800 MBq injiziert und die Ruheaufnahme nach 3 h durchgeführt. Im 2-Tages-Protokoll werden die Dosen zu gleichen Portionen aufgeteilt.

Koronare Herzkrankheit. Die wesentliche Indikation für eine Myokardszintigraphie besteht wie bei der Herzbinnenraumszintigraphie in der Darstellung unterschiedlicher Erkrankungsstadien der KHK. Im Vorfeld einer invasiven Diagnostik lassen sich Ischämien mit genügend guter Sensitivität und Spezifität darstellen. Die lokale Auflösung der SPECT ist genügend gut. Allerdings bleibt die Tatsache bestehen, dass ein Patient beim Vorliegen einer koronaren Mehrgefäßerkrankung zuerst durch die höchstgradige Koronarstenose, die heute sog. „culprit lesion", ischämisch wird und dort dann den szintigraphischen Defekt aufweist. Schwierig wird die Aussage, wenn im gleichen Areal bereits ein Infarkt abgelaufen war (Elhendy 2000). Diesen Vorteil der Detektion der wichtigsten Stenose bietet die Angiographie nicht. Bei Mehrgefäßerkrankung eine beliebige Stenose nach dem bloßen angiographischen Eindruck als „culprit" zu bezeichnen, ist sicher unkorrekt.

! **Cave**
Die unter Ischämie auftretenden Störungen der regionalen Mikroperfusionsverteilung markieren also nur das von dieser höchstgradigen Koronarstenose abhängige Myokardareal. Eine wahrheitsgetreue Aussage über die tatsächliche Anzahl therapiebedürftiger Stenosen darf von der Szintigraphie nicht erwartet werden (Abb. 15.3).

Wir haben schon vor vielen Jahren dieses Problem als das Phänomen der „limitierenden Stenose" bezeichnet (Eichstädt 1984a), heute erst hat sich das Synonym „culprit lesion" durchgesetzt. Betrachtungen zu den Ischämie-erzeugenden Stenosen bleiben ohnehin theoretisch, da beim interventionellen Vorgehen nur diejenigen Stenosen angegangen werden können, die gut erreichbar und technisch „machbar" sind, auch wenn die den Patienten in Wahrheit beeinträchtigende Obstruktion evtl. nicht therapiert wird (Jaffe 2002).

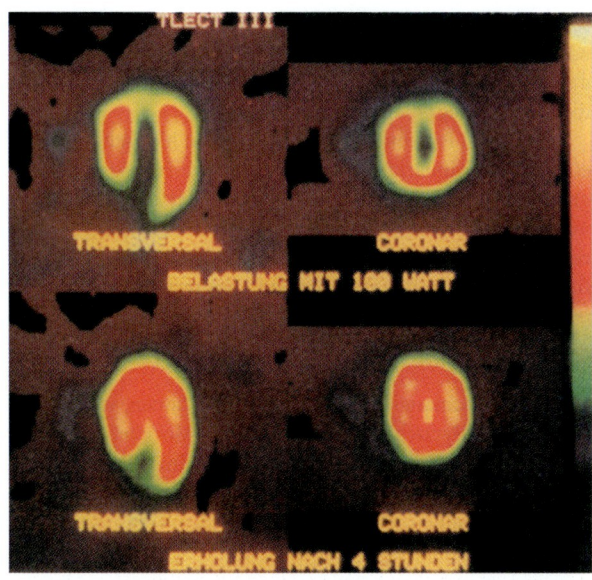

 Abb. 15.3. Darstellung einer umschriebenen apikalen und anterolateralen Ischämie unter Belastung (obere Projektionen), die nach Erholung eine deutliche Redistribution mit Verkleinerung des Kavums bei abgesunkenem intraventrikulären Druck aufweisen

Lässt man das Problem der Mehrgefäßerkrankungen außer acht, so kann bei optimaler nuklearkardiologischer Durchführung mit einer Sensitivität und Spezifität bis zu jeweils 90% gerechnet werden (Eichstädt 1984a).

Ischämiediagnostik. Indikationen zur Ischämiediagnostik ergeben sich immer dann, wenn die Diagnose entweder durch uncharakteristische Angaben zur Symptomatik oder durch nicht verwertbare EKG-Veränderungen unsicher bleibt. Auch nach der invasiven Diagnostik sollte zunächst geprüft werden, ob ein poststenotisches Areal tatsächlich ischämisch bzw. noch vital ist oder evtl. bereits eine Vernarbung aufweist, bevor unnötigerweise ein Stent, vielleicht gar ein „Drug-eluting"-Stent implantiert wird, nur um ein Gefäß in ein Narbenareal offen zu halten (Gonzalez 2001). Deshalb ist auch heute noch an einer Reihe von Kliniken die Myokardszintigraphie zum Ischämienachweis vor und nach Stenting und Bypass-Operation die Methode der Wahl, an anderen Kliniken hat die Stressechokardiographie diese Rolle übernommen, an vielen Kliniken wird ein vorheriger Ischämienachweis aber nicht geführt.

Auch die antiischämische Wirksamkeit unterschiedlicher Koronarmedikation kann mit Hilfe der Myokardszintigraphie überprüft werden. Hierdurch werden über die subjektiven Angaben des Patienten und das semiquantitative ST-Streckenverhalten des Belastungs-EKG hinaus hochvalide quantifizierbare Parameter zur Therapiekontrolle, z. B. durch computerisierte Impulsratenquantifizierung, ermöglicht.

Narbendarstellung. Die Darstellung von Narben mit Hilfe der Myokardszintigraphie hat ebenfalls einen erheblichen Stellenwert. Viele Patienten haben einen Myokardinfarkt subjektiv nicht wahrgenommen und fallen im weiteren Verlauf erst durch eine progrediente Herzinsuffizienz auf. Die Kombination aus Myokard- und Herzbinnenraumszintigraphie lässt in solchen Fällen hervorragend zwischen einem regionalen koronaren Geschehen oder z. B. einer Kardiomyopathie unterscheiden (Tian 2000); diese Rolle hat ebenfalls bereits weitgehend die Echokardiographie übernommen.

Bei vielen Patienten mit dem typischen klinischen Verlauf eines Myokardinfarkts bleibt die definitive Infarktgröße aufgrund uncharakteristischer EKG-Veränderungen dennoch unklar und kann mit Hilfe der Myokardszintigraphie in mehreren Ebenen sehr gut quantifiziert werden. Das gleiche gilt für Verlaufskontrollen nach koronaren Interventionsmaßnahmen, wie z. B. komplexem Stenting, gerade mit „Drug-eluting"-Stents, Atherektomie oder Brachytherapie.

Sonstige Indikationen. Bei weiteren Indikationen, wie Kardiomyopathien, Herzfehlern, Entzündungen (Morguet 1996) oder Tumoren, ergeben sich absolut untergeordnete Indikationen für die Myokardszintigraphie, die hierbei nur sehr selten in Betracht kommt.

Sonstige Indikationen einer Myokardszintigraphie bei noch nicht angiographierten Patienten

Ruheszintigraphie (Narbendarstellung):
— Anamnestischer Infarkt ohne charakteristisches EKG
— Typisches Infarkt-EKG ohne Anamnese (stummer Infarkt?)

Biphasische Belastungs- und Ruheszintigraphie (Ischämiediagnostik):
— Angina pectoris bei negativem oder maskiertem Belastungs-EKG („falsch-negative" Ergometrie?)
— Positives Belastungs-EKG ohne Angina pectoris („falsch-positive" Ergometrie?)

Sonstige Indikationen einer Myokardszintigraphie bei bereits angiographierten Patienten

Vor Eingriffen an den Koronarien:
— Bei Diskrepanzen zwischen Klinik, EKG und Angiographie
— Bei Diskrepanzen zwischen Ventrikulographie und Koronarangiographie
— Zum segmentalen Vitalitätsnachweis vor Stenting und Bypass (nicht durchgesetzt)
— Zum segmentalen Narbennachweis vor Aneurysmaresektion (selten)

Nach Eingriffen an den Koronarien:
— Quantifizierung der Infarktgröße nach interventioneller Infarkttherapie
— Nachweis der Ischämiebeseitigung nach Stenting und Bypass
— Nachweis der Narbenreduktion nach Aneurysmaresektion (selten)

Bei eindeutiger Angina pectoris und typischem Belastungs-EKG besteht keine Indikation zur Szintigraphie. Wenngleich die vorgenannten Indikationen die potenziellen Möglichkeiten der Herzszintigraphie aufzeigen, sind sie überwiegend doch schon wieder durch andere Weiterentwicklungen ersetzt worden (Stressechokardiographie).

15.3 Positronenemissionstomographie

Die Positronenemissionstomographie (PET) ist ein nuklearmedizinisches Verfahren mit der besonderen Fähigkeit, Teilfunktionen der Pathophysiologie und der Pathobiochemie auf molekularer Ebene im bildgebenden Verfahren darzustellen (Schwaiger 1986; Schelbert 1994; Camici 2002). Ihr breiter klinischer Einsatz scheitert auch weiterhin z. B. an den immensen Kosten oder auch der Bereitstellung geeigneter Radionuklide (kurze Halbwertszeit, Zyklotron erforderlich). Zudem hat sich auch hier die Echokardiographie als preiswerte Konkurrenzmethode etabliert.

Mittels PET ist es möglich, chronische Ischämien einschließlich „stunned myocardium" und „hibernating myocardium" gegenüber nicht mehr revitalisierbarem Myokard sicher abzugrenzen (Zhang 2001), ein heute allerdings eher akademisches Problem, da unter dem Dogma, ein offenes Gefäß sei besser als ein verschlossenes, ohnehin jedes „machbare" Gefäß rekanalisiert wird.

Ischämien, auch asymptomatischer Natur („silent ischemia") können potenziell erkannt und der Behandlung zugeführt werden. Als beweisend für vitales Myokard gilt eine sog. metabole Mismatch-Konstellation, d. h. verminderte Perfusion bei erhaltener oder gesteigerter Glukosekonsumption (Matsunari 2002; Herrero 2002). Mittels PET ist es so auch möglich, ischämische von nichtischämischen Kardiomyopathien zu trennen sowie neuroadrenerge Funktionsstörungen des Herzens zu diagnostizieren.

Folgende Radiopharmazeutika stehen zur Verfügung:
- Das flussanzeigende ^{82}Rubidium hat eine physikalische Halbwertszeit von nur 1,3 min und wird ähnlich extrahiert wie z. B. Thallium. Wegen der kurzen Halbwertszeit können Mehrfachinjektionen ohne und mit pharmakologischer Stimulation zur Messung der Perfusionsreserve erfolgen.
- ^{13}N-Ammonium hat eine Halbwertszeit von 1 min, seine Extraktion ist ebenfalls flussabhängig (Masuda 2001). $H_2{}^{15}O$, das radioaktive Wasser, hat eine Halbwertszeit von 2 min und verbleibt während der Messzeit im Blutpool. Auch mit Markierungen von ^{11}C wurden Messungen durchgeführt.
- Zur Messung des Glukosestoffwechsels hat sich ^{18}Fluor-2-Deoxyglukose (FDG) bewährt, eine persistierende Glukoseutilisation ist eines der messbaren Vitalitätskriterien (Herrero 2002). Allerdings ist Myokardbewegung und Stimulierbarkeit der Myokardbewegung ein ebenso sicherer Vitalitätsbeweis, der auf einfacherem Wege mit der Echokardiographie erbracht werden kann.

Literatur

Acampa W, Petretta M, Cuocolo A (2002) Nuclear medicine procedures in cardiovascular diseases. An evidence based approach. Q J Nucl Med 46:323–330

Adam WB, Sigel H, Geffers H et al (1977) Analyse der regionalen Wandbewegung des linken Ventrikels bei koronarer Herzerkrankung durch ein nichtinvasives Verfahren (Radionuclid-Kinematographie). Z Kardiol 66:545

Alpert NM, McKusick KA (1974) Noninvasive nuclear kinecardiography. J Nucl Med 15:1182

Baba A, Hano T, Ohmori H et al (2002) Assessment of left ventricular function by thallium-201 quantitative gated cardiac SPECT. Kaku Igaku 39:21-27

Borer JS, Bacharach SL, Green MV (1978) Exercise-induced left ventricular dysfunction in symptomatic and asymptomatic patients with aortic regurgitation: assessment with radionuclide cineangiography. Am J Cardiol 42:351

Bruckenberger (2002) Herzbericht 2001. 14. Bericht der Arbeitsgruppe Krankenhauswesen der Arbeitsgemeinschaft der obersten Landesgesundheitsbehörden der Länder. Hannover, 5. September 2002

Büll U, Strauer BE, Hast B, Niendorf HP (1976) Die 201-Thallium-Szintimetrie des Herzens als neues Verfahren zur funktionellen Differenzierung der koronaren Herzkrankheit. Fortschr Röntgenstr 124:434

Büll U, Altehoefer C (1993) Die 201-Tl-Myokardszintigraphie 1974–1992: Vom Perfusionsdefekt zum Vitalitätsnachweis. Nucl Med 32:1

Camici PG (2002) Cardiac applications of PET. Kaku Igaku 39:223–225

Diaz MP, Garcia JQ, Vicente FP, Rizo OD (2002) Administered activity optimization in patients studied by equilibrium gated radionuclide ventriculography using pyrophosphate and technetium 99 m. Nucl Med Commun 23:347–353

Eichstädt H (1984a) Quantitative Myokardszintigraphie bei Koronaroperationen. Springer, Berlin Heidelberg New York

Eichstädt H, Horowitz SF (1984b) Nuklearkardiologie. Die Herzszintigraphie in Diagnostik und Therapiekontrolle, S. 22 Robert Pfützner-Verlag, München

Eichstädt H, Maisch B, Feine U, Kochsiek K (1980) Diagnostik des akuten Myokardinfarktes durch die Myokardszintigraphie mit 99 m-Technetium-Diphosphonat. Intensivmed Prax 17:170

Eichstädt H, Pittrow D, Störk T (2002) Effects of a low-dose combination of isradipine and an ACE-inhibitor on left ventricular mass and left ventricular performance. Perfusion 15:317–326

Eichstädt H, Schmutzler H, Rutsch W et al (1986) Langzeitergebnisse nach Behandlung des Infarktes. 12. Wissenschaftliches Symposium des Instituts für Arzneimittel des Bundesgesundheitsamtes, Berlin

Eichstädt H, Schumacher M, Feine U, Kochsiek K (1978) Rechnerunterstützte 201-Thallium-Myokardszintigraphie in der Routinediagnostik der koronaren Herzerkrankung. Nucl Med 17:233

Eichstädt H, Schwend M, Kranzbühler H et al (1988) Langzeitbeobachtung der Pumpleistung bei Patienten mit schwerer linksventrikulärer Funktionsstörung. Klin Wochenschr 66:77

Eichstädt H, Specht N, Stavermann T, Treytnar D, Schmutzler H (1987) Nisoldipine in heart failure caused by recurrent myocardial infarctions. Card Vasc Drugs Ther 1:233/598

Elhendy A, Sozzi FB, van Domburg RT et al (2000) Accuracy of exercise stress technetium 99 m sestamibi SPECT imaging in the evaluation of the extent and location of coronary artery disease in patients with an earlier myocardial infarction. J Nucl Cardiol 7:432–438

Fukuchi K, Yasumura Y, Hayashida K, Ishida Y (2001) Flow-function mismatch in unstable angina pectoris demonstrated by gated Tl-201 SPECT. Clin Nucl Med 26:977–978

Gonzalez JM, Castell-Conesa J, Candell-Riera J, Rossello-Urgell J (2001) Relevance of 99 m Tc-MIBI rest uptake, ejection fraction and location of contractile abnormality in predicting myocardial recovery after revascularization. Nucl Med Commun 22:795–805

Hashimoto A, Nakata T, Wakabayashi T et al (2002) Validation of quantitative gated single photon emission computed tomography and an automated scoring system for the assessment of regional left ventricle systolic function. Nucl Med Commun 23:887–898

Herrero P, Weinheimer CJ, Dence C et al (2002) Quantification of myocardial glucose utilization by PET and 1-carbon-11-glucose. J Nucl Cardiol 9:5–14

Hör G, Lichte H, Pabst HW, Luther M (1974) 201-Tl-Myokardszintigraphie bei Herzinfarkt. Compact News Nucl Med 5:77

Hör G, Sebening H, Sauer E (1977) Thallium-201 redistribution in coronary heart disease. Early and delayed myocardial scans. J Nucl Med 18:599

Imamaki M, Maeda T, Tanaka S et al (2002) Prediction of improvement in regional left ventricular function after coronary artery bypass grafting: quantitative stress-redistribution in 201-Thallium imaging for detection of myocardial viability. J Cardiovasc Surg 43:603–607

Jaffe R, Haim SB, Karkabi B et al (2002) Myocardial perfusion abnormalities early (12–24 h) after coronary stenting balloon angioplasty: implications regarding pathophysiology and late clinical outcome. Cardiology 98:60–66

Kasama S, Toyama T, Hoshizaki H et al (2002) Dobutamine gated blood pool scintigraphy predicts the improvement of cardiac sympathetic nerve activity, cardiac function, and symptoms after treatment of patients with dilated cardiomyopathy. Chest 122:542–548

Masuda D, Nohara R, Hirai T et al (2001) Enhanced external counterpulsation improved myocardial perfusion and coronary flow reserve in patients with chronic stable angina; evaluation by 13-N-Ammonia positron emission tomography. Eur Heart J 22:1451–1458

Matsunari I, Kanayama S, Yoneyama T et al (2002) Myocardial distribution of 18-Fluor-FDG and 99 m-Tc-sesta-MIBI on dual isotope simultaneous acquisition SPECT compared with PET. Eur J Nucl Med Mol Imaging 29:1357–1364

Morguet AJ, Munz DL, Kreuzer H, Emrich D (1996) Simultaneous double nucleotide scintigraphy with indium-111 antimyosin and technetium-sesta-MIBI for evaluation of myocardial viability after experimental and clinical infarct. Z Kardiol 85:388–394

Munz DL, Morguet AJ, Sandrock D et al (1991) 201-Thallium reinjection after exertion-redistribution myocardial scintigraphy. A new method for distinguishing between scars and vital myocardium. Dtsch Med Wochenschr 116:361–366

Nakata T, Kobayashi H, Tanaka S (1994) Clinical application of single photon emission computed tomography to radionuclide ventriculography in coronary artery disease. Nippon Rinsho 52 (Suppl): 574–578

Pittrow D, Weidinger G, Stoerk T, Eichstaedt H (2002) Impact of a low-dose combination of isradipine SRO and Spirapril on left ventricular mass and left ventricular performance in patients with hypertension and left ventricular hypertrophy. Clin Drug Invest 22:667–675

Pretschner DP, Wolf R, Lichtlen P, Hundeshagen H (1979) Quantitative Auswertung von Myokardszintigrammen. Nuklearmedizin 2:48

Schelbert HR (1994) Positron emission tomography. In: Schlandt RC, Alexander RW et al (eds) The heart, 8th ed. McGraw Hill, New York, pp 2361 ff.

Schwaiger M, Brunken R, Grover-McKay M (1986) Regional myocardial metabolism in patients with acute myocardial infarction assessed by positron emission tomography. J Am Coll Cardiol 8:800–808

Tian Y, Liu X, Shi R, Liu Y, Wu Q, Zhang X (2000) Radionuclide techniques for evaluating dilated cardiomyopathy and ischemic cardiomyopathy. Chin Med J (Engl) 113:392–395

Tsai MF, Kao PF, Tzen KY (2002) Improved diagnostic performance of thallium-201 myocardial perfusion scintigraphy in coronary artery disease: from planar to single photon emission computed tomography imaging. Chang Gung Med J 25:522–530

Zhang X, Liu XJ, Wu Q et al (2001) Clinical outcome of patients with previous myocardial infarction and left ventricular dysfunction assessed with myocardial 99 m-Tc-MIBI SPECT and 18-Fluor-FDG PET. J Nucl Med 42:1166–1173

Koronarangiographie, Herzkatheterisierung und Angiokardiographie

H.-P. Bestehorn, H. Roskamm, J. Petersen

mit einem Beitrag von K. Schnellbacher und L. Görnandt

16.1 Koronarangiographie – 282
16.1.1 Voruntersuchung – 282
16.1.2 Angiographietechniken – 282
16.1.3 Ambulante Koronarangiographie – 284
16.1.4 Kombinierte Koronarangiographie/Koronarangioplastie – 285
16.1.5 Apparative und personelle Voraussetzungen – 285
16.1.6 Komplikationen – 287
16.1.7 Koronare Anatomie, Nomenklatur, Versorgungstypen – 289
16.1.8 Koronarangiographische Befunde – 292
16.1.9 Auswertung von Koronarangiogrammen – 295
16.1.10 Indikationen zur Koronarangiographie – 298

16.2 Herzkatheterisierung und Angiokardiographie – 302
16.2.1 Herzkatheterisierung – 302
16.2.2 Messgrößen – 302
16.2.3 Ventrikulographie – 305
16.2.4 Rechtsherzkatheterisierung – 310
16.2.5 Aortographie – 311
16.2.6 Pulmonalisangiographie – 311

16.3 Rechtsherz-Einschwemmkatheteruntersuchung – 311

Literatur – 313

Nach einer diagnostisch nicht befriedigenden Vorperiode nichtselektiver Koronarangiographie, die v. a. an die Namen Dotter (Dotter u. Frische 1961), Bellmann (Bellmann et al. 1960) und Paulin (1964) geknüpft ist, wurde 1962 von Sones u. Shirey an der Cleveland Clinic die selektive Koronarangiographie mit Zugang über die A. brachialis eingeführt. Ungefähr zur gleichen Zeit ist von Judkins (1967) der transfemorale Zugang unter Verwendung vorgeformter Katheter propagiert worden. Diese beiden Techniken der selektiven Koronarangiographie – selektiv, weil das Kontrastmittel direkt in die Abgänge der Koronararterien eingespritzt wird – finden heute als Sones-Technik und Judkins-Technik weltweite Anwendung.

Der heutzutage vorhandene Stand der Technik ist ohne die parallel laufende Entwicklung auf dem Gebiet der Röntgen- und Fernsehtechnik sowie auf dem Gebiet der Computertechnik nicht denkbar: moderne Hochleistungsgeneratoren, Cäsiumjodidbildverstärker, Fernsehtechnik und spezielle Koronarangiographiearbeitsplätze mit um den Patienten herum drehbaren Röntgenröhren-Bildverstärker-Achsen sowie in den letzten Jahren die digitale „Online"-Bildverarbeitung und die Entwicklung automatischer Konturfindungssysteme in der Angiographieauswertung sind die entscheidenden Meilensteine.

Aus Platzgründen kann dieses Kapitel nicht Detailinformationen über die Koronarangiographie enthalten; deswegen sei an dieser Stelle auf Monographien über diese Spezialgebiete hingewiesen: Lichtlen 1990; Krakau 1999; Hess u. Simon 2000; Bestehorn 2001.

16.1 Koronarangiographie

H.-P. Bestehorn, H. Roskamm

16.1.1 Voruntersuchung

Als kostspielige und nicht ganz risikofreie Methode verlangt die Koronarangiographie eine wohl überlegte Indikationsstellung. In der zweiten Hälfte des Kapitels werden die Indikationen i. Allg. besprochen. Eine detaillierte Diskussion der Indikationen, ausgehend von den einzelnen Krankheitsbildern, erfolgt in den jeweiligen Kapiteln (s. besonders Kap. 21 bis 23).

Die sachgerechte Indikationsstellung verlangt, dass neben einer gezielten Anamneseerhebung und klinischen Untersuchung einschließlich der Erfassung der Risikofaktoren ein Ruhe- und Belastungs-EKG, eine Röntgenuntersuchung des Herzens sowie ein Echokardiogramm vorliegen. Die Funktionsdiagnostik ist im Bedarfsfall und in Abhängigkeit von der Fragestellung zu ergänzen durch eine Rechtsherz-Einschwemmkatheterisierung, eine Myokardszintigraphie in Ruhe und unter Belastung oder ein Belastungsechokardiogramm. Diese Voruntersuchungen helfen, die Indikationsstellung zur Koronarangiographie zu präzisieren und einzuengen. Unmittelbar vor Durchführung der Koronarangiographie sollte eine Untersuchung der biochemischen Parameter Quick-Wert (INR-Wert) und Kaliumgehalt erfolgen.

Um den nach der Untersuchung möglichen Pulsverlust richtig beurteilen zu können, sollten unmittelbar vor der Untersuchung bei der Sones-Technik der Brachialis- und Radialispuls und bei der Judkins-Technik Femoralis- und Fußpulse überprüft werden.

Jeder Koronarangiographie hat eine Aufklärung über den Untersuchungsgang und die möglichen Komplikationen vorauszugehen, einschließlich schriftlicher Einverständniserklärung. Wichtig ist, dass der Patient eine tiefe Zwerchfellatmung – nur so erzielt man technisch gute Aufnahmen – und bei Aufforderung sofortiges Husten – bei eventueller Asystolie – eingeübt hat.

Falls die klinische Situation es zulässt, sollte der Patient bei ausgeprägtem Übergewicht soweit wie möglich an Gewicht abgenommen haben; auch dieses ist eine Voraussetzung für gute Bilder. Bei starkem Übergewicht und damit meist verbundener schlechter Atemtechnik wird auch die Qualität des Monitorbildes beeinträchtigt; dadurch kann die Sicherheit des Patienten beeinträchtigt sein.

Eine medikamentöse Vorbereitung des Patienten ist nicht erforderlich. Viele Untersucher – wie wir – bevorzugen eine leichte Sedierung des Patienten mit 5–10 mg Diazepam oral 1 h vor der Koronarangiographie. Steht der Patient unter Marcumar, sollte bei der Sones-Technik der INR-Wert geringer als 2,5 und bei Judkins-Technik geringer als 1,8 sein (Gohlke-Bärwolf 1993). Dies erfordert meistens ein Absetzen des Marcumar einige Tage vor der Untersuchung.

β-Rezeptorenblocker sollten in der Regel weitergegeben werden; insbesondere bei schwerer instabiler Angina pectoris ist die Untersuchung unter weiterlaufender β-Rezeptorenblockertherapie und antianginöser Therapie durchzuführen. Ein plötzliches Absetzen des β-Rezeptorenblockers könnte sich hier sogar schädlich auswirken (s. Kap. 41). Nur in extremen Fällen, wie z. B. im kardiogenen Schock, kann die Untersuchung erst nach vorheriger Einführung einer intraaortalen Ballonpumpe und/oder unter Narkose durchgeführt werden. Dabei sollte dann die evtl. unmittelbar anschließende Operation oder Koronarangioplastie besprochen und vorbereitet sein.

16.1.2 Angiographietechniken

Für größere Zentren ist es erforderlich, über Erfahrungen mit den beiden großen Angiographietechniken nach Sones und nach Judkins zu verfügen, da in einigen Fällen periphere Gefäßprobleme, wie z. B. atherosklerotische Plaques, stark gewundene Verläufe von A. iliaca externa oder communis sowie des Truncus brachiocephalicus oder auch eine arterielle Verschlusskrankheit die Anwendung einer der beiden Untersuchungstechniken unmöglich machen.

Nachdem ursprünglich die Sones-Angiographie als die sicherere Methode angesehen wurde (Literaturübersicht bei Lichtlen 1979), gab es bereits 1973 für beide Techniken vergleichbare Raten hinsichtlich der schwereren Komplikationen. Obwohl die transfemorale Methode nach Judkins technisch einfacher zu handhaben ist, bietet sie für den „Anfänger" nicht weniger Probleme als die transbrachiale nach Sones: Während die kardiale Komplikationsrate der Sones-Technik beim unerfahrenen Untersucher lediglich doppelt so groß ist wie beim Geübten (mit Erfahrungen an über 500 Fällen), ist für die Judkins-Technik bei fehlender Erfahrung mit einer 5- bis 10-mal höheren Komplikationsrate zu rechnen (Lichtlen u. Engel 1990).

Idealerweise ist die Einarbeitung in beide Angiographietechniken bis hin zur zunehmenden Selbstständigkeit ein fließender Prozess mit einer langen Phase des gemeinsamen Angiographierens von „Könner" und „Anfänger" mit einer Fallzahl von 250–500.

Eine Bereicherung hat die invasive kardiologische Diagnostik durch die Entwicklung 5 F oder 6 F dicker Katheter mit gleich hoher Drehstabilität erfahren. Mit ihnen ist es bei geeigneten Patienten mit voluminöser Brachialarterie nach perkutaner Punktion der A. brachialis und Einführen einer 5 bzw. 6 F-Schleuse möglich, auch vom (rechten) Arm aus eine selektive Koronarangiographie nach der Seldinger-Technik durchzuführen.

Über die beschriebenen Zugangswege hinaus wird in einigen Zentren auch der Zugang über die A. radialis benutzt, da das Risiko für periphere Komplikationen v. a. durch die günstigeren Sichtverhältnisse als geringer angesehen wurde. Nach Kröger (1997) lässt die hohe Verschlussrate der A. radialis mit bis zu 10% auch bei klinisch stummen Verlauf die Anwendung dieser Untersuchungstechnik bei einem Patienten allerdings nur einmal zu.

Sones-Technik

Durchführung. Nach Freilegung der A. brachialis, meist rechts, in Lokalanästhesie und Injektion von 5000 E Heparin in das distale Gefäß wird nach entsprechender Spreizung der Injektionsstelle ein passender Sones-Katheter eingeführt (zur Technik s. Kober 1980). Je nach Weite der Aorta ascendens und der Größe des Patienten wählt man Sones-Katheter mit kleinem oder großem Krümmungsradius sowie langem oder kurzem Finger. Bei hoch gelegenem Abgang der linken Koronararterie und weiter Aortenwurzel kann ein Amplatz-Katheter links zum Erfolg führen. Der Katheter wird über die A. brachialis und den Truncus brachiocephalicus in die Aorta ascendens eingeführt. Bei stark geschlungenem Verlauf des Truncus brachiocephalicus kann in Einzelfällen die weitere Einführung des Katheters in die Aorta ascendens nur über einen flexiblen J-Draht möglich sein.

Mindestens 5 min vor den ersten Darstellungen der Herzkranzgefäße erhält der Patient Nitroglyzerin (0,8 mg sublingual) und/oder Isosorbiddinitrat (5 mg sublingual); damit ist eine Engstellung oder Spasmusneigung der Koronargefäße von vorneherein weitgehend ausgeschlossen. Auch werden die Kollateralen nach Nitroglyzeringabe erweitert: Bei Verschluss oder hochgradiger Stenose eines Gefäßes werden dessen distale Anteile über Brückenkollateralen von offenen Koronararterien oft besser dargestellt, sodass die „Machbarkeit" der chirurgischen Bypassversorgung besser beurteilbar wird.

Bei abnormem Abgang einer Koronararterie oder Verdacht auf Abgangsstenose empfiehlt sich zunächst eine nichtselektive Kontrastmittelinjektion in den betreffenden Sinus valsalvae.

Aufnahmeprojektionen. Die selektiven Injektionen müssen in verschiedenen Projektionen aufgenommen werden. Dabei kommen v. a. auch Doppelschrägprojektionen zur Anwendung, bei denen zusätzlich zu links- und rechts-schrägen Projektionen (RAO: „right anterior oblique"; LAO: „left anterior oblique") kraniale und kaudale Angulierungen zur Anwendung kommen. Dies ist besonders wichtig bei der linken Kranzarterie, bei der sich im proximalen Bereich mehrere Äste überlagern können und/oder verkürzt zur Darstellung kommen.

Die früher bewährten **Projektionsstandardprogramme** für die linke Koronararterie z. B.:
- RAO 10–20°,
- LAO 30–50° kaudokranial (=halbaxial),
- RAO 30–40° kraniokaudal,
- LAO 50–70° (–90°),
- RAO 20–30° kaudokranial.

werden heute in der Regel von erfahrenen Untersuchern durch gezielt gewählte Winkeleinstellungen ersetzt, wodurch mit einer möglichst geringen Anzahl von qualitativ und diagnostisch hochwertigen Projektionen die Strahlenbelastung deutlich reduziert werden kann. Speziell zu diesem Zweck wurden in unserem Haus interaktive Trainingsprogramme entwickelt, die es ermöglichen, bei einer gegebenen Stenoseproblematik in schwer einsehbaren Gefäßabschnitten rasch zur optimalen Darstellung zu kommen (Petersen et al. 1999).

A. coronaria dextra. Für die rechte Kranzarterie genügen meist 3 Projektionen: Eine LAO-Projektion 30–40°, LAO 20–30° kaudokranial sowie eine RAO 30–40° (bei Überlagerungen des R. interventricularis posterior (RIP) der rechten Kranzarterie mit Posterolateralästen ggf. in kaudokranialer Ausführung).

A. mammaria interna. Die Darstellung der linken (und evtl. auch der rechten) A. mammaria interna (IMA) ist heute üblich bei denjenigen Befunden, bei denen eine operative Myokardrevaskularisation diskutiert werden muss sowie bei postoperativen Patienten, bei denen die IMA als Graft verwendet wurde (Feit et al. 1992).

Während ihre semiselektive Darstellung mit der Judkins-Technik in der Regel relativ einfach mit einem rechten Judkins-Katheter gelingt, ist dies beim Zugang über den rechten Arm technisch schwieriger. Oft ist die Darstellung mit einem linken Amplatz-Katheter Nr. 2 oder mit einem Judkins-links-3,5-Katheter möglich. Längere Manipulationen im Aortenbogen sollten in jedem Fall vermieden werden. Gegebenenfalls ist, wenn der transfemorale Zugang ausgeschlossen ist, eine Darstellung vom linken Arm aus erforderlich.

Die selektive IMA-Darstellung sollte bei rechtstransbrachialem Zugang nicht angestrebt werden. Eine trotz semiselektiver Technik bessere Darstellung der IMA sollte durch simultane Kompression der ipsilateralen A. brachialis erreicht werden (Seggewiss et al. 1993).

Die Kontrastmittelmenge pro Einzelinjektion beträgt 5–10 ml. Heute kommen üblicherweise die moderneren nichtionischen Kontrastmittel wie z. B. Imeron 350 oder Ultravist zur Anwendung. Sie verändern die Elektrolytverteilung an den Membranen nicht und die Bindung von Kalziumionen entfällt. Dadurch bleibt das Reizleitungssystem unbeeinflusst, was sich in einer besseren Verträglichkeit und einer geringeren Rate der nicht schwerwiegenden Komplikationen widerspiegelt (Hellige et al. 1991; Machraoui et al. 1991; Wagner u. Zwicker 1994; Miller u. Knox 1992; Rutsch 1985). Andere Kontrastmittel können höhere Komplikationsraten, insbesondere Kammerflimmern aufweisen (Weikl et al. 1975), s. im Einzelnen bei Lichtlen (1990).

Nachsorge. Im Anschluss an die Darstellung der Koronarien wird nach entsprechender Passage der Aortenklappe und Druckmessung im linken Ventrikel die Ventrikulographie durchgeführt, in der Regel sowohl in RAO- als auch in einer senkrecht darauf stehenden LAO-Projektion. Bei 1-Ebenen-Betrieb erfolgen die Injektionen des Kontrastmittels nacheinander.

Nach Auszug des Katheters erfolgt der Verschluss der Arteriotomie, z. B. mit einer Tabaksbeutelnaht oder mit einzelnen oder fortlaufenden wanddurchgreifenden Nähten. Nach entsprechender Versorgung der Hautwunde erfolgt die Rückverlegung des Patienten auf eine Allgemeinstation.

Stark gefährdete Patienten, insbesondere dann, wenn während der Untersuchung deutlich eine Angina pectoris aufgetreten war, werden sicherheitshalber für 24 h auf einer Intensivstation überwacht. Bei allen koronarangiographierten Patienten sollte am Nachmittag nach der Untersuchung und am nächsten Morgen ein vollständiges Ruhe-EKG geschrieben und die Enzyme SGOT, CK und CK-MB bestimmt werden. Bei einer komplikationslos verlaufenden Koronarangiographie kommt es sowohl bei der Sones-Technik mit brachialer Arteriotomie als auch bei der Judkins-Technik mit perkutaner Arterienpunktion zu höchstens minimalen Enzymerhöhungen.

Bei Pulsverlust (s. Tabelle 16.2) kann erneute Öffnung des Gefäßes und Thrombektomie mit einem Fogarty-Katheter notwendig werden. In Einzelfällen muss eine chirurgische Rekonstruktion der Brachialarterie im Bereich der Arteriotomie erfolgen, um die Durchgängigkeit der Arterie wiederherzustellen.

Judkins-Technik

Durchführung. Nach Lokalanästhesie und Punktion der A. femoralis in der Höhe des Hüftkopfes wird nach sicherer intraluminaler Lage über die Punktionsnadel der Führungsdraht mit seiner weichen J-förmigen Spitze voran bis in die Aorta abdominalis eingeführt. Nach Entfernen der Punktionsnadel über den liegenden Führungsdraht erfolgt die Einführung der heute üblicherweise verwendeten 6- oder 5-F-Schleusen.

Nachdem die Schleuse gelegt und eine Heparinisierung mit 2500 E erfolgt ist, werden nacheinander die Katheter für die linke und rechte Kranzarterie sowie für das Lävokardiogramm mit vorangehendem Führungsdraht eingeführt; diese Katheter stehen in unterschiedlichen Maßen zur Verfügung, die je nach den anatomischen Gegebenheiten wie Körpergröße und geschätzte Aortenweite eingesetzt werden. Das Basis-Judkins-Katheterarsenal wird ergänzt durch speziell geformte Bypass-, Amplatz-, IMA- sowie den „Multi-purpose"-Katheter, die bei speziellen Fragestellungen und besonderen anatomischen Verhältnissen im Bereich der Abgänge von Nativ- und Bypass-Gefäßen zum Einsatz kommen können.

Erschwernisse in der Katheterdirigierbarkeit bei starken Krümmungen im Iliaka-Bereich oder bei ausgeprägter Aortenelongation verlangen zur Verminderung von Reibungsverlusten manchmal den Übergang auf längere Schleusen.

Nachsorge. Nach Beendigung der Untersuchung wird unter Kompression der Einführungsstelle die Schleuse herausgezogen. Die Femoralarterie wird dann in der Regel von Hand im Bereich der Einstichstelle und etwas darüber für ca. 20 min stark komprimiert, bevor ein straff sitzender Druckverband angelegt wird. Nach der Untersuchung besteht 24-stündige strenge Bettruhe mit Ruhigstellung des Beines unter Überwachung des Blutdrucks und der peripheren Pulse. Im Übrigen gilt dasselbe, was bereits bei der Sones-Technik erwähnt wurde.

In jüngerer Zeit wurden zahlreiche Systeme zum Verschluss des Punktionskanals entwickelt, die den für den Patienten unangenehmen Druckverband ersetzen und die Liegezeit nach der Katheteruntersuchung verkürzen sollen. Beim Angio-Seal™-System wird mit Hilfe eines intraarteriellen Ankers aus resorbierbarem Polymer als Widerlager ein Kollagenzylinder durch den Stichkanal auf die Punktionsstelle aufgepresst (Kussmaul et al. 1996). Da das Ankermaterial erst in ca. 90 Tagen resorbiert wird, ist ein erneuter transfemoraler Zugang innerhalb dieser Zeit nur von der kontralateralen Seite möglich. Ein frühzeitiger erneuter ipsilateraler Zugang ist mit dem in der Anwendung etwas komplizierteren Nahtverschlusssystem Perclose™ möglich (Hahn et al. 2001). In einer größeren Serie mit Follow-up-Daten von 1500 Patienten war v. a. das Angio-Seal-System der manuellen Kompression mit anschließendem Druckverband überlegen: Es führte ohne Erhöhung der Blutungskomplikationen zu einer schnelleren Hämostase und Mobilisierung sowie im 30-Tages-Follow-up zu einer besseren Patientenzufriedenheit (Duffin et al. 2001).

16.1.3 Ambulante Koronarangiographie

Im Zuge der allgemeinen Kostendämpfungsbemühungen im Gesundheitswesen wird die ambulante Koronarangiographie in jüngerer Zeit auch in Deutschland zunehmend angeboten (Heuser et al. 1998).

Voraussetzungen. Für eine komplikationsarme ambulante Durchführung müssen bestimmte Voraussetzungen erfüllt sein. Es sollte sich um geeignete Patienten mit geringem Risiko (z. B. Patienten mit stabiler Angina pectoris, asymptomatische Patienten nach unkompliziertem Infarkt) handeln. Das Punktionstrauma in der Leiste sollte mit 5 F-Schleusen klein gehalten werden. Prinzipiell sollte die Möglichkeit einer anschließenden stationären Aufnahme gegeben sein, da es nicht selten vorkommt, dass auch bei stabilen ambulanten Koronarangiographiepatienten Befunde erhoben werden, die entweder eine stationäre Überwachung bis zur definitiven Therapie erfordern (z. B. Hauptstammstenose) oder bei denen im Prinzip eine Dilatationsmaßnahme direkt angeschlossen werden kann.

Die wesentlichsten medizinischen Ausschlusskriterien, die gegen eine ambulant durchgeführte Koronarangiographie sprechen, sind in der folgenden Übersicht aufgeführt (Pepine et al. 1991).

> **Ausschlusskriterien einer ambulanten Koronarangiographie**
> - Instabilität
> - Bedeutsame linksventrikuläre Schädigung
> - Manifeste Herzinsuffizienz
> - Bedeutsame ventrikuläre Rhythmusstörungen
> - Aorten- und Mitralvitien oder Zustand nach Klappenersatz
> - Pulmonale oder unkontrollierte systemische Hypertonien
> - Antikoagulanzientherapie, Gerinnungsstörungen
> - Insulinpflichtiger Diabetes mellitus
> - Niereninsuffizienz (Serumkreatinin >2 mg/dl)
> - Bekannte Kontrastmittelallergie
> - Kurz zurückliegender Schlaganfall (<1 Monat)
> - Alter >75 Jahre
> - Schwere Begleiterkrankungen
> - Ausgedehnte arterielle Verschlusskrankheit
> - Psychische Instabilität, mentale Insuffizienz
> - Starkes Übergewicht, Kachexie

Neben diesen medizinischen Ausschlussgründen müssen logistische Ausschlussgründe berücksichtigt werden: Ambulante Patienten können ihre Koronarangiographie nicht erst am Nachmittag erhalten. Nur die Angiographie am Vormittag bietet eine ausreichend lange Nachbeobachtungszeit in der Klinik von 6–8 h. Zu Hause sollte die Möglichkeit der Versorgung durch Angehörige bestehen. Letztlich spräche ein zu weiter (>1 h Fahrzeit) oder ein beschwerlicher Heimweg gegen eine ambulant durchgeführte Katheteruntersuchung.

Sicherheit. Mittlerweile liegen auch Daten ausreichend großer Kollektive zur Frage der Sicherheit der ambulanten Linksherzkatheteruntersuchung vor: Mathey u. Schofer (1996) sahen bei 4750 ambulant untersuchten Patienten innerhalb der nächsten 24 h eine Gesamtkomplikationsrate von 1,58%, die damit in diesem präselektierten Patientengut niedriger war als bei den unter stationären Bedingungen angiographierten Patienten. Keiner der Patienten verstarb oder erlitt einen Myokardinfarkt bzw. einen apoplektischen Insult. Vorherrschend waren lokale Komplikationen (1,18%), wobei hier Leistenhämatome ganz im Vordergrund standen, die aber nicht operations- oder transfusionsbedürftig waren.

16.1.4 Kombinierte Koronarangiographie/Koronarangioplastie

Nicht nur aus ökonomischen und logistischen Gründen und aus Gründen der „Kundenorientiertheit" wird zunehmend häufiger eine PTCA direkt im Anschluss an eine Koronarangiographie durchgeführt („Prima-vista-PTCA"; Lund et al. 1994; Varadendra et al. 2000). Nach Mannebach et al. (2002) betrug im Jahr 2001 der Anteil der Prima-vista-Interventionen bereits 54%. Schon 1994 haben Lund et al. zeigen können, dass der kombinierte Eingriff bei gleich niedriger Komplikationsrate mit einem geringeren Kontrastmittelverbrauch und einer geringeren Strahlendosis verbunden ist. Zu den Situationen, die eine direkte Dilatation im Anschluss an die Diagnostik erlauben, gehören die klar abgegrenzten PTCA-Indikationen mit normalem Risiko, die unkomplizierte Restenose nach PTCA, aber auch die akuten Koronarsyndrome unter Einschluss des akuten Myokardinfarktes.

Neben der zweifelsfreien Indikation sind für den kombinierten Eingriff folgende Voraussetzungen unabdingbar (Erbel et al. 1997):
- Alle technischen PTCA-Voraussetzungen müssen gewährleistet sein (z. B. Operationsbereitschaft).
- Umfassende, rechtzeitige Aufklärung unter Ansprechen der prozeduralen Alternativen (zeitlich getrennter/kombinierter Eingriff), wobei der Patient dem einzeitigen Vorgehen erkennbar den Vorzug geben muss.

Keine Prima-vista-PTCA sollte durchgeführt werden bei:
- Hochrisiko-PTCA,
- Fehlende Aufklärung des Patienten (s. unten),
- Mögliche Alternative einer Bypass-Operation.

Im Herz-Zentrum Bad Krozingen werden mittlerweile alle zur Koronarangiographie kommenden Patienten nicht nur für den diagnostischen Eingriff, sondern gleichzeitig auch für die mögliche Konsequenz einer PTCA mit aufgeklärt. Von unseren PTCA-Patienten wurden im Jahr 2002 über 80% unmittelbar im Anschluss an die Koronarangiographie dilatiert.

16.1.5 Apparative und personelle Voraussetzungen

Die Koronarangiographie und Herzkatheterisierung werden in der Regel auf einem fest installierten, aber in allen Richtungen verschiebbaren (schwimmenden) Tisch durchgeführt. Dieser Tisch sollte für Notfälle (z. B. Reanimationssituationen) von allen Seiten gut zugänglich sein.

Bei dem Röntgenbildverstärkersystem sind die Röntgenröhre als Untertischröhre und der Bildverstärker an einem C-Bogen-Stativ um den Patienten drehbar angeordnet (s. Abb. 16.1). Durch ein zweites System von Röntgenröhre und Bildverstärker erhält man einen 2 Ebenen-Arbeitsplatz. Der Röntgenmonitor ist – meist über ein Deckenstativ – in Höhe und Lage verschiebbar und in unmittelbarer Nähe des EKG- und Druckmonitors positioniert.

Apparateausstattung. Folgende Geräte sollten im Hauptuntersuchungsraum neben Untersuchungstisch und Röntgeneinrichtung vorhanden sein:
- Defibrillator und Schrittmacher,
- Röntgenmonitor,
- EKG- und Druckmonitor, auf dem der Arzt den Untersuchungsgang verfolgt.

Weiterhin sollten Notfallmedikamente und weiteres Notfallbesteck bereitstehen. Vor der Untersuchung sollte ein venöser Zugang gelegt werden.

Bei der Durchleuchtung wird das Bildsignal auf einem Monitor sichtbar. Bei der Kontrastmittelinjektion werden gleichzeitig die digitale Filmaufnahme und/oder die Videodokumentation in Gang gesetzt. Aus Strahlenschutzgründen fahren moderne Anlagen mit niedrigeren Filmbildfrequenzen. Für die Routinediagnostik werden heute 12,5 Bilder/s für ausreichend erachtet.

In der Regel ist heute der Röntgenfilm durch die strahlensparende **digitale Bildgewinnung** mit einer 512^2 Pixel-Matrix ersetzt. Hochmoderne Anlagen bieten bereits eine Auflösung von 1024^2 Bildpunkten an, wobei hier die Bildgewinnung anstelle über den konventionellen Bildverstärker per Bildpunkt direkt über Flachkristalldetektoren erfolgt. Dabei treffen die Röntgenstrahlen auf palisadenförmig angeordnete Cäsiumjodidkristalle, die strahlendosisabhängig zu unterschiedlich starken Lichtemissionen angeregt werden. Etwa 200 dieser Cäsiumjodidkristalle beschicken mit ihren Lichtemissionen eine Fotodiode, die mit dem entstehenden Diodenstrom den Grauwert eines Bildpunktes repräsentiert. Eine aufwändige Software-Nachbearbeitung führt zu einer extrem detailreichen und plastischen Bildinformation (Abb. 16.1).

Die digitale Bildtechnik ermöglicht darüber hinaus eine völlig neue Art der Archivierung mit schnellstmöglichem Zugriff auf Vorbefunde. Im Herz-Zentrum Bad Krozingen werden seit 6 Jahren die bei den Katheteruntersuchungen anfallenden Bildinformationen zentral digital gespeichert. Über einen Server können die mit den Patienteninitialen und dem Geburtsdatum oder der Untersuchungsnummer gekennzeichneten Dateien auf allen peripheren Arbeits- und Auswertestationen aufgerufen und angesehen werden. So entfällt zeitaufwändige Wege- sowie Sucharbeit in Archiven. Die Hardware-Voraussetzungen wurden mit schnellen PC und Glasfaserkabeln geschaffen, wobei von einem Lichtleiter-Ringsystem aus Anschlüsse zu allen peripheren Anwendern führen, die so in Sekundenschnelle alle Katheteruntersuchungen abrufen können. Bei über 8000 Katheteruntersuchungen pro Jahr beträgt die jährlich gespeicherte Datenmenge ca. 1,3 Terrabyte (8000×160 KB). Mit diesem digitalen Bildinformationssystem ist gleichzeitig eine wichtige Voraussetzung für den Datentransfer nach außen z. B. zu anderen Kliniken oder niedergelassenen Ärzten geschaffen.

Die **Registriereinheit** sorgt für die kontinuierliche Aufzeichnung der EKG-Kurven und der Druckmessungen während der Untersuchungen. Über mindestens 6 Kanäle müssen simultan 2 Druckkurven und 4 EKG-Ableitungen aufzeichenbar sein. Alle Informationen stehen gleichzeitig dem Untersucher im Herzkatheterraum auf Zusatzmonitoren zur Verfügung.

Der Druckmessverstärker verfügt über unterschiedliche Eingangsempfindlichkeiten, üblicherweise in den Abstufungen 50, 100, 200 und 400 mmHg. Bei den moderneren Anlagen erfolgt rechnergestützt die Auswertung hämodynamischer Daten online (z. B. Aortenöffnungsfläche, Shunt-Volumina).

Die intrakardialen Druckschwankungen werden über das flüssigkeitsgefüllte Kathetersystem auf die Membran des **Druckwandlers** übertragen. Ihre druckabhängige Deformierung bewirkt Systemwiderstandsänderungen und führt druckproportional zu elektrischen Spannungsänderungen, mit denen die Druckschreiber gespeist werden. Spülsysteme und Entlüftungsvorrichtungen gewährleisten einerseits dämpfungsfreie Druckregistrierungen und andererseits den atmosphärischen Nullabgleich vor Beginn einer Untersuchung.

Größere Mengen von Kontrastmittel können rasch nur mittels **Druckspritzen** injiziert werden (Lävokardiogramm, Aortographie, Pulmonalisangiographie). Moderne Mikroprozessor-gesteuerte Injektorsysteme regeln abhängig von der Kathetergröße die einprogrammierten Flussgeschwindigkeiten (ml/s), Kontrastmittelmengen und Druckanstiegsgeschwindigkeiten. Mit diesen Injektorsystemen, die prinzipiell auch

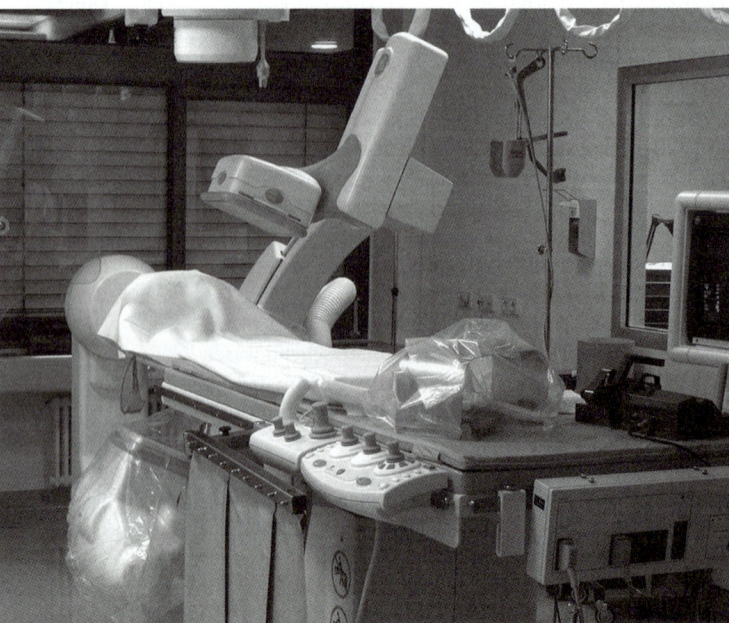

Abb. 16.1. Moderne hochauflösende Koronarangiographieanlage mit einer 1024^2-digitalen Flachbildkristalldetektor-Bildmatrix (Innova 2000, General Electric)

für die Koronarangiographie einsetzbar sind, werden Spitzendrucke von 60 bar erreicht.

Personelle Voraussetzungen. In der Regel kann bei den heute leicht bedienbaren Koronarangiographiearbeitsplätzen die Untersuchung von einem Arzt durchgeführt werden; für die Registrierung – meist in einem mit Bleiglas abgetrennten Registrierraum – steht eine MTA oder Schwester zur Verfügung.

Zur Frage des für den Patienten, aber v. a. auch für den täglich koronarangiographierenden Arzt so wichtigen Strahlenschutzes, s. im Einzelnen bei Lichtlen (1990) sowie bei Krakau (1999). Wichtig ist hier v. a. eine schnelle Untersuchung unter Vermeidung überflüssiger Projektionen.

Die Kosten einer Koronarangiographie sind unter anderem abhängig von den Untersuchungszahlen pro Tag und sinken mit höherem Patientendurchgang deutlich. Sie sind i. Allg. nicht in den Tagespflegesätzen enthalten, sondern Gegenstand von Sonderentgeltverhandlungen.

16.1.6 Komplikationen

Es können ernste – im extremen Fall tödliche – und leichte Komplikationen unterschieden werden. Die ernsten sind meist kardiale Komplikationen.

Tabelle 16.1. Schwere Komplikationen der selektiven Koronarangiographie und Ventrikulographie im Herz-Zentrum Bad Krozingen beim Stand von 20.914 Untersuchungen (prae PTCA-Ära)

Komplikation	Anzahl	(%)	1 auf
Todesfälle	7	0,033	2987
Infarkte	7	0,033	2987
Zerebrale Embolien	6	0,028	3485
Kammerflimmern	50	0,239	418
Asystolie	23	0,110	909
Lungenödem	3	0,014	6971
Kontrastmittelunverträglichkeit	173	0,827	120
Herz-Kreislauf-Zwischenfälle	4	0,019	5229

> **Ernste Komplikationen**
> – Tod
> – Infarkte
> – Zerebrale Embolien
> – Kammerflimmern
> – Asystolie
> – Lungenödem
> – Kontrastmittelunverträglichkeit
> – Schwere Herz-Kreislauf-Zwischenfälle

Bei den nachfolgend aufgeführten großen Komplikationsstatistiken der späten 80er- und 90er-Jahre muss berücksichtigt werden, dass bedeutende kardiale Komplikationen der Koronarangiographie, z. B. als Folge proximaler katheterbedingter Dissektionen, im Rahmen von sofortigen Interventionen i. Allg. gut beherrscht werden können (Jain et al. 2002). Dies setzt natürlich voraus, dass ein in der interventionellen Therapie erfahrenes Team verfügbar ist. So dürften die Komplikationsstatistiken großer Zentren von denen kleinerer Zentren mit nur diagnostischer Linksherzkatheteruntersuchung unterschiedlich ausfallen. Dies gilt insbesondere für die Komplikation Tod und Herzinfarkt. Andererseits erscheint heute bei den meist kombinierten diagnostischen/therapeutischen Katheteruntersuchungen eine getrennte Komplikationsstatistik gar nicht mehr sinnvoll. Es sollen aber dennoch an dieser Stelle die vorhandenen Daten für die reine Koronarangiographie aus der Prä-PTCA-Ära vorgestellt werden, da dies zur notwendigen Sorgfalt und Gewissenhaftigkeit bei der Indikationsstellung zur invasiven Diagnostik beitragen kann.

Tod

Tödliche Komplikationen kommen selten vor. Als Richtlinie für ihre Häufigkeit lässt sich heutzutage angeben, dass auf 1000 Untersuchungen weniger als 1 Todesfall auftreten sollte (Judkins u. Gander 1974). Tödliche Komplikationen können sein:
– Große Herzinfarkte (s. Abschn. 16.4.2),
– Kammerperforation, die bei der Kontrastmittelinjektion in den linken Ventrikel vorkommen kann,
– Pumpversagen des linken Ventrikels, das wie eine elektromechanische Entkoppelung ablaufen kann.

Große Sammelstatistiken aus der Vor-PTCA-Ära mit Fallzahlen von über 200.000 Untersuchungen (Johnson et al. 1989) sowie mit 75.000 Untersuchungen (Johnson et al. 1993) weisen Gesamtmortalitätsraten von 0,10% bzw. 0,11% aus. Die Häufigkeit der bedeutsamen Komplikationen unseres eigenen Labors aus der Prä-PTCA-Ära bei einem Stand von 20.914 Untersuchungen ergibt sich aus Tabelle 16.1.

Größere Statistiken haben ferner gezeigt, dass die Mortalität bei der Koronarangiographie mit wachsender Erfahrung und steigender Fallzahl deutlich abnimmt. Labors mit einer Untersuchungsfrequenz von weniger als 50/Jahr hatten 4- bis 8-mal soviel Todesfälle als diejenigen mit einer Frequenz von mehr als 400/Jahr. Eine Senkung der Mortalität auf unter 0,1% wurde nur von denjenigen Zentren erreicht, die 600 und mehr Fälle pro Jahr untersuchten (Adams u. Abrams 1979).

Die Mortalität steigt bei Koronarkranken mit zunehmender Gefäßbeteiligung, mit zunehmendem Alter sowie mit zunehmender linksventrikulärer Schädigung an (Kennedy 1982; Johnson et al. 1989; Laskey et al. 1993). Keine signifikanten Unterschiede ergeben sich bei der Aufschlüsselung der Mortalitätsraten zwischen den Untersuchungstechniken Sones und Judkins.

> Patienten mit hohem Risiko für eine schwere Komplikation sollten nur unter besonderen Kautelen und von den erfahrensten Angiographeuren untersucht werden.

Die Wege zur rettenden Intervention (Revaskularisation, PTCA) sollten auch zeitlich gut gebahnt sein. Die applizierten Kontrastmittelmengen sollten v. a. bei Patienten mit sehr schlechter linksventrikulärer Ejektionsfraktion so niedrig wie möglich gehalten werden. Entsprechende Prämedikationen (Lasix, Nitrate, Sauerstoff) und promptes Reagieren schon auf kleinere Zwischenfälle (vasovagale Reaktionen, Arrhythmien) sind bei diesen Patienten mit eingeschränkter kardialer Reserve unerlässlich. Eine behutsame Intubation des linken Ostiums ist in jedem Fall anzustreben, bei Hinweisen auf eine Beteiligung des linken Hauptstamms aber imperativ wichtig. In der Regel ist der Untersucher vorgewarnt (starke ST-Senkungen im Belastungs-EKG, starker PCP-Anstieg bei niedriger Belastung, Verkalkungen im Bereich des linken Hauptstamms).

Dennoch scheint auch bei aller Sorgfalt und Erfahrung eine gewisse „Niedrigstrate" für die Mortalität nicht unterschreitbar zu sein (Grossman 1991).

Herzinfarkt

Herzinfarkte können durch ostiumnahe Dissektionen – meist der rechten Kranzarterie – und durch Koronarembolie zustande kommen. Die Berührung einer kritischen Stenose mit dem Katheter und dadurch ausgelöste weitere Thrombosierung als Infarktursache ist wahrscheinlich möglich, jedoch wohl sehr selten. Die Häufigkeitsangaben über die Komplikation Myokardinfarkt bewegen sich in der Literatur zwischen 0,06 und 0,09% (Johnson et al. 1989; Bourassa u. Noble 1976). Einen wesentlichen Fortschritt in der Verhütung dieser Komplikation bedeutete die Heparinisierung (Adams u. Abrams 1979).

Eine Infarktkomplikation – aufgetreten während einer Koronarangiographie – muss heute nicht mehr untätig hingenommen werden. Proximale Dissektionen als Ursache können heute in der Regel mittels sofortiger PCI und Stent-Implantation beherrscht werden. In seltenen Fällen wird auch eine operative Revaskularisation in Frage kommen, v. a. dann, wenn eine solche ohnehin aufgrund des koronaren Befalls zu diskutieren war. Bei peripheren Embolien können neben den mechanischen rekanalisierenden Therapien die modernen medikamentösen Maßnahmen wie z. B. die Glykoproteinrezeptorantagonisten zur Anwendung kommen.

Präventiv ist über das oben Gesagte hinaus besonders Wert zu legen auf die konsequente Heparinisierung während der Untersuchung sowie auf ein frühes Erkennen und Behandeln vagaler Probleme, Arrhythmien, Ischämien und Hypotonien.

Zerebrale Embolien

Das Risiko, eine zerebrale Embolie zu erleiden, liegt zwischen 0,07 und 0,1% (Kennedy et al. 1982; Adams u. Abrams 1979; Johnson et al. 1989). Bei Hinzurechnung auch der transienten Episoden ist ein Risiko von 0,2% anzunehmen (Grossman 1991). Zerebrale Embolien werden in der Regel von arteriell wandständig entstandenen Thromben verursacht (Kosmorsky et al. 1988), können aber auch von thrombotischen Ablagerungen am Katheter oder Führungsdraht ausgehen. Präventivmaßnahmen betreffen neben der Antikoagulation kathetertechnische Aspekte: Konsequentes Spülen, kurze Drahtliegezeiten, Vermeidung der Berührung aneurysmatischer Ventrikelwandabschnitte und unnötiger Katheter- oder Drahteintritte in die zum Kopf führenden Gefäße.

Rhythmusstörungen

Behandlungsbedürftige Rhythmusstörungen traten nach dem „Registry"-Report der Society of Cardiac Angiography (Johnson et al. 1989) in 0,47% auf. Unter den ernsthaften Rhythmusstörungen steht das Kammerflimmern an erster Stelle. Bei Verwendung vorgewärmter moderner nichtionischer Kontrastmittel ist es sehr selten geworden. Meistens liegt eine zu starke Kontrastmittelauffüllung einer kleinen rechten Kranzarterie oder eines kleinen proximal abgehenden Seitenastes vor. Auch exzessive Kathetermanipulationen im linken Ventrikel können bei irritablem Ventrikelmyokard ernste ventrikuläre Arrhythmien hervorrufen.

Kurzfristige Asystolien sind insbesondere bei Injektionen des Kontrastmittels in die rechte Kranzarterie häufig. Sie verschwinden in der Regel spontan, fast immer, nachdem der Patient kräftig gehustet hat, eine Maßnahme, die einer internen Herzmassage entspricht. Für die Entstehung von Bradykardie, Asystolie und Überleitungsstörungen spielen der direkte Effekt des Kontrastmittels, vorbestehende Blockbilder und reflektorische vagale Effekte auf Sinusknoten und AV-Knoten eine Rolle.

Schwere Angina pectoris und Lungenödem

Angina pectoris. Bei schwer symptomatischen Patienten kommt Angina pectoris bei Kontrastmittelinjektionen in eine kritisch stenosierte Kranzarterie häufiger vor; ungünstig wirkt sich dabei auch die horizontale Körperlage des Patienten aus.

Die Palette der hier zur Anwendung kommenden Maßnahmen umfasst neben der obligatorischen periprozeduralen Sauerstoffgabe die Verabreichung von Nitraten (Nitroglyzerin, Isosorbiddinitrat) von Diuretika (Lasix) sowie β-Blockergaben und die Sedierung z. B. mit Dormicum und großzügige Analgesie mit Morphin-HCl. Falls man das Problem nicht interventionell lösen kann, zum Beispiel durch Dilatation der „Culprit lesion", kann ggf. eine Neuroleptanalgesie die Zeit bis zur operativen vollständigen Revaskularisation überbrücken. Bei Ischämie-bedingtem Vorwärtsversagen kann eine Koronarangiographie u. U. nur unter der Anwendung der intraaortalen Ballonpumpe erfolgen.

Lungenödem. Dasselbe gilt für das Lungenödem, das in der Regel nur bei schwerstkranken Patienten auftritt. In Einzelfällen entsteht es allein auf dem Boden einer passageren schweren Ischämie mit entsprechender Beeinflussung der Ventrikelfunktion.

Kontrastmittelunverträglichkeiten

Kontrastmittelunverträglichkeiten sind selten und meistens harmlos, z. B. in Form von Hautrötungen und Quaddelbildungen. Schwere Schocksituationen sind äußerst selten. Auch schon bei geringen Reaktionen wird man in der Regel mit Antihistaminika und Glukokortikoiden behandeln. Die Problematik der kontrastmittelbedingten Jodbelastung im Zusammenhang mit latenten oder manifesten Hyperthyreosen wird im Kap. 62 eingehend behandelt.

Periphere Komplikationen

Ein signifikant erhöhtes Risiko für periphere Gefäßkomplikationen liegt vor in höherem Alter, bei Frauen, Hypertonie,

Aorteninsuffizienz, präinterventioneller Antikoagulation und Lysebehandlung (Berge et al. 1993).

Zu den peripheren Komplikationen gehören mit abnehmender Häufigkeit:
- Hämatome,
- Aneurysmata falsi,
- arteriovenöse Fisteln,
- arterielle Verschlüsse/Dissektionen,
- Venenthrombosen,
- Gefäßrupturen,
- lokale Infektionen.

Beim Pulsverlust der A. radialis (Sones-Technik) wird ein zugrunde liegender Thrombus am besten gleich mit dem Fogarty-Katheter ausgeräumt. Endgültiger Pulsverlust oder ein notwendig werdender gefäßchirurgischer Eingriff sind äußerst selten. Hämatome in der Ellenbeuge oder der Leistengegend sind meist harmlos. Entscheidenden Krankheitswert können sie aber durch sekundäre Keimbesiedelung bekommen.

Arteriovenöse Fisteln (0,11%), und das Aneurysma falsum (0,55%, Ducksoo et al. 1992) werden mit gutem Erfolg entweder durch längere Kompression mit einem C-Bügel (Agarwal et al. 1993) oder durch farbdopplergesteuerte Kompression oft konservativ ausreichend behandelt (Hust et al. 1993).

Auch für die peripheren Komplikationen der Koronarangiographie gilt, dass sie zahlenmäßig heute nicht mehr ohne weiteres abgrenzbar sind von den peripheren Komplikationen, die bei einem kombinierten Eingriff Koronarangiographie/PCI auftreten können. Die bei einem kombinierten Eingriff etwas häufiger auftretenden peripheren Komplikationen hängen zum einen mit den verwendeten größeren Schleusen und zum anderen mit dem häufigeren Einsatz potenterer Regime zur Thrombozytenaggregationshemmung aus der Gruppe der Thienopyridine (Ticlopidin und Clopidogrel) sowie der IIb/IIIa-Glykoproteinrezeptorantagonisten (Abciximab, Tirofiban, Eptifibatide) zusammen.

Auf die Möglichkeit des Punktionsstellenverschlusses mit einem Kollagenpfropf oder mit Nahtverschlusssystemen wurde im Abschn. 16.1.2 bereits hingewiesen.

Eine Zusammenstellung der peripheren Komplikationen in unserer Klinik bei 98.090 im Zeitraum vom 1.1.1973–31.12.2001 angiographierten Patienten ergibt sich aus Tabelle 16.2.

Eine Komplikation, die meist nicht aufgeführt wird, aber von gleich großer Bedeutung ist, ist die nicht vollständige oder nicht diagnostische Koronarangiographie (Judkins u. Gander 1974). Gerade aber die heutzutage zunehmend häufigere Interventionskonsequenz einer Koronarangioplastie oder einer möglichst vollständigen chirurgischen Bypass-Versorgung verlangt aber eine in allen Teilkomponenten einwandfreie Koronarangiographie.

Wegen der starken Abhängigkeit der Komplikationsrate von der Untersuchungsfrequenz (Friesinger et al. 1983) wurde bereits in den ACC/AHA-„Guidelines" von 1991 eine minimale Untersuchungsfrequenz von 300/Jahr in der Erwachsenenkardiologie gefordert. Diese Forderung wurde in den 1999 redigierten ACC/AHA-Guidelines dahingehend präzisiert, dass für eine ausreichend sichere Koronarangiographie derzeit eine minimale Untersuchungszahl pro Untersucher von 150/Jahr gefordert werden. Diese Empfehlung gelten in ähnlicher Weise (s. unten) für die Koronarintervention.

Tabelle 16.2. Periphere Komplikationen der selektiven Koronarangiographien und Ventrikulographie, Links-rechts-Katheter, PTCA und Valvuloplastie bei 98.090 Patienten (Herz-Zentrum Bad Krozingen, Zeitraum: 1.1.73–31.12.2001)

Komplikation	Anzahl	(%)	1 auf
Gefäßdissektion	27	0,027	3633
Embolektomie bei initialem Pulsverlust	15	0,015	639
Chirurgischer Eingriff (Dissektion, Pulsverlust, Hämatom, Fistel, Aneurysma falsum)	256	0,261	383
Bleibender Pulsverlust	3	0,003	32696
Bleibende ischämische Symptome	2	0,002	49045
Hämatom (bedeutsam)	890	0,907	110
AV-Fistel	277	0,282	354
Aneurysma falsum	571	0,582	172

Im 18. Bericht über die Struktur und Leistungszahlen der Herzkatheterlabors in der Bundesrepublik Deutschland (Mannebach et al. 2002) entsprechen 661.882 diagnostische Katheteruntersuchungen von 437 Kliniken einer mittleren Fallzahl von 1400 Untersuchungen pro Kliniklabor.

Dieser Abschnitt über Komplikationen soll mit dem bei Kelly u. Gensini (1975) zitierten Hinweis schließen, dass die Mortalität in den 24 h vor der Koronarangiographie größer ist als während und in den 24 h nach der Untersuchung. Die Angst des Patienten vor der Untersuchung spielt dabei sicherlich auch eine Rolle – um so wichtiger ist eine sachgerechte und beruhigende Aufklärung des Patienten.

16.1.7 Koronare Anatomie, Nomenklatur, Versorgungstypen

Nomenklatur

Die Nomenklatur der Koronararterienäste ist nicht einheitlich. In Abb. 16.2 werden verschiedene Nomenklaturen gegenübergestellt. Die lateinischen Bezeichnungen der Koronarien und ihrer Endäste entstammen der modifizierten internationalen Nomenklaturkommission von Leningrad 1970 (Kretschmann u. Kaltenbach 1971; die korrespondierenden amerikanisch-angelsächsischen Bezeichnungen sind den 1999 revidierten Koronarangiographie-Guidelines entnommen (ACC/AHA-Guidelines for Coronary Angiography 1999).

Die unterschiedlichen Nomenklaturen spiegeln sehr deutlich die Entwicklung der invasiven Kardiologie der letzten 30 Jahre wieder: Legte man zu Beginn der invasiven Diagnostik noch Wert auf die Benennung auch der kleinsten atrialen

Äste, so orientieren sich die neueren Nomenklaturen in erster Linie an den operativ und interventionell revaskularisationsfähigen Segmenten des Koronarbaums (◘ Abb. 12.2).

Nach Kalbfleisch et al. (1977) findet sich bei 51% der Patienten eine einfache Aufteilung des linken Hauptstamms in R. interventricularis anterior und R. circumflexus, bei 45% eine 3fache Aufteilung in den beiden genannten Arterien und einen Trifurkationsast, und bei 4% sogar eine 4fache Teilung.

Bei den koronaren Versorgungstypen gibt es unterschiedliche Definitionen; damit hängt zusammen, dass die Angaben über die Häufigkeit der Versorgungstypen stark variieren. Nach Vorschlägen von Schlesinger (1940) wird der am häufigsten vorkommende Versorgungstyp als Normalversorgungstyp oder als ausgeglichener Versorgungstyp bezeichnet. Seine Häufigkeit wird mit 75% angegeben, Links- und Rechtsversorgungstypen kommen jeweils mit einer Häufigkeit von 12,5% vor (Kaltenbach et al. 1973).

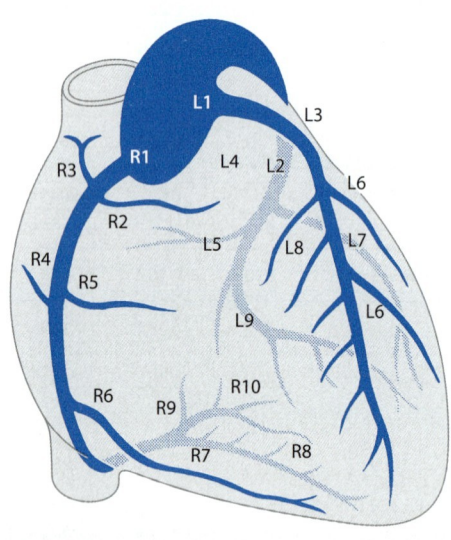

Internationale Nomenklaturkommission	Sones
R 1 A. coronaria dextra	RCA
R 2 R. coni arteriosi	„conus branch"
R 3 R. nodi sinuatrialis	„sinuatrial branch"
R 4 Rr. atriales dextri	„atrial branch"
R 5 R. ventricularis dexter (anterior)	
R 6 R. marginalis dexter	„marginal branch"
R 7 R. interventricularis posterior	„posterior descending branch"
R 8 Rr. septales posteriores	„septal perforator branches"
R 9 R. nodi atrioventricularis	„atrioventricular node artery" „posterior lateral branch"
R 10 R. posterolateralis dexter	„posterior lateral branch"
L 1 A. coronaria sinistra	LCA
L 2 R. circumflexus	„circumflex branch"
L 3 R. interventricularis anterior	„descending branch"
L 4 R. coni arteriosi (sinister)	
L 5 R. atrialis sinister	„atrial branch"
L 6 R. diagonalis	„diagonal branch"
L 7 R. marginalis sinister	„lateroventricular branch"
L 8 R. septalis anterior	„septal perforator branch"
L 9 R. posterolateralis sinister	„posterolateral branch"

Internationale Nomenklaturkommission Leningrad 1970		ACC/AHA Guidelines 1999
R1	A. coronaria dextra	„proximal right coronary artery segment" „mid right coronary artery segment" „distal right coronary artery segment"
R2	R. coni arteriosi	
R3	R. nodi sinuatriales	
R4	R. atriales dextri	
R5	R. ventricularis dexter	„acute marginal segments"
R7	R. interventricularis posterior	„right posterior descending artery segment"
R8	Rr. septales posteriores	„posterior descending septal perforator segment"
R9	R. nodi atrioventricularis	
R10	R. posterolateralis dexter	„right (first, second) posterolateral segment"
L1	A. coronaria sinistra	„left main coronary artery segment"
L2	R. circumflexus	„proximal circumflex artery segment „mid circumflex artery segment" „distal circumflex artery segment" „AV groove continuation segment"
L3	R. interventricularis anterior	„proximal left anterior descending (LAD) artery segment" „mid LAD artery segment" „distal LAD artery segment"
L4	R. coni arteriosi sinister	
L5	R. atrialis sinister	
L6	R. diagonalis	„first diagonal branch segment" „lateral (first, second, ...) diagonal segment"
L7	R. marginalis sinister	„R. intermedius segment" „lateral ramus intermedius segment" „first obtuse marginal branch segment" „lateral first obtuse marginal branch segment" „second obtuse marginal branch segment"
L8	R. septalis anterior	„LAD septal perforator segment"
L9	R. posterolateralis sinister	„first (second, third, ...) left posterolateral branch segment „ „left posterior descending artery segment"

◘ **Abb. 16.2.** Nomenklatur der Koronararterienäste (nach der internationalen Nomenklaturkommission, Leningrad 1970, modifiziert nach Kretschmann u. Kaltenbach 1971 sowie nach den ACC/AHA-Guidelines for Coronary Angiography 1999)

16.1 · Koronarangiographie

Ausgeglichener Versorgungstyp. Nach Schlesinger (1940) wird ein ausgeglichener Versorgungstyp angenommen, wenn die proximale rechte und die proximale linke Kranzarterie von ähnlichem Kaliber sind. Die rechte Kranzarterie gibt dabei den R. interventricularis posterior ab. Ihr Posterolateralast versorgt die diaphragmale Hinterwand des linken Ventrikels, während die posteriore Hinterwand vom R. circumflexus der linken Kranzarterie versorgt wird.

Linksversorgungstyp. Beim Linksversorgungstyp versorgt die wesentlich kräftigere linke Kranzarterie den gesamten linken Ventrikel einschließlich des Septums (◘ Abb. 16.3).

Rechtsversorgungstyp. Beim Rechtsversorgungstyp ist die rechte Kranzarterie in der Regel etwas stärker als die linke und versorgt mit mehreren posterolateralen Ästen die gesamte inferiore und posteriore Wand des linken Ventrikels (◘ Abb. 16.4).

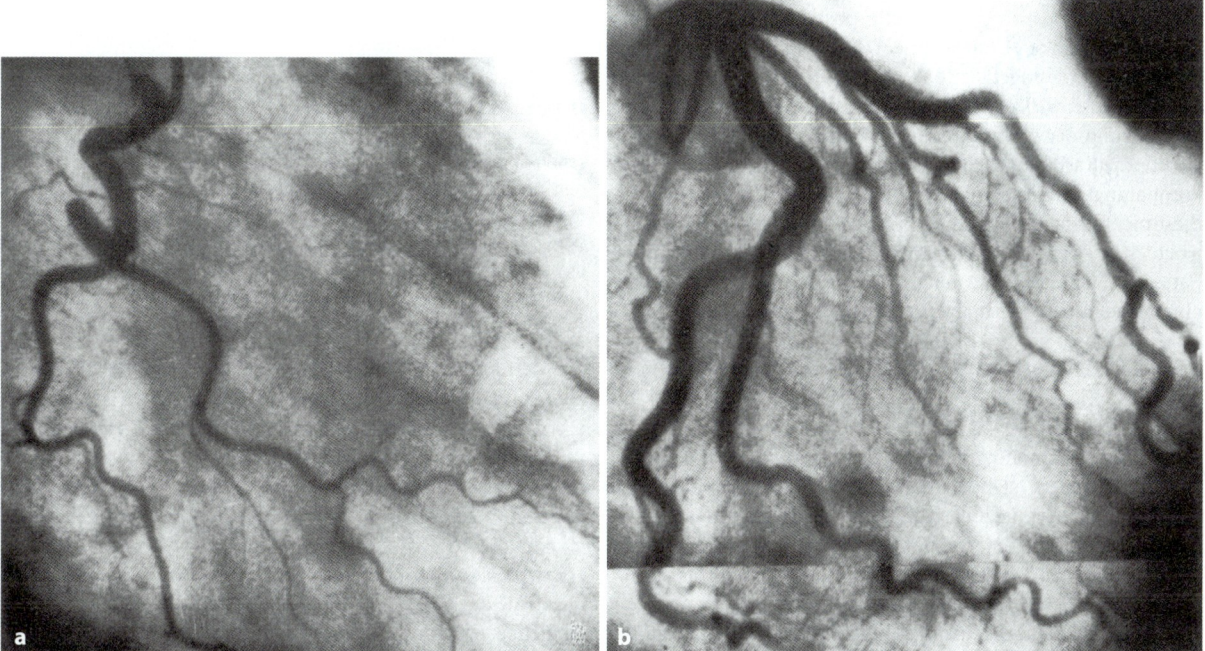

◘ **Abb. 16.3a, b.** Linksversorgungstyp. **a** Rechte Kranzarterie in RAO-Projektion; **b** linke Kranzarterie in RAO-Projektion. Die rechte Kranzarterie trägt zur Versorgung des linken Ventrikels nicht bei

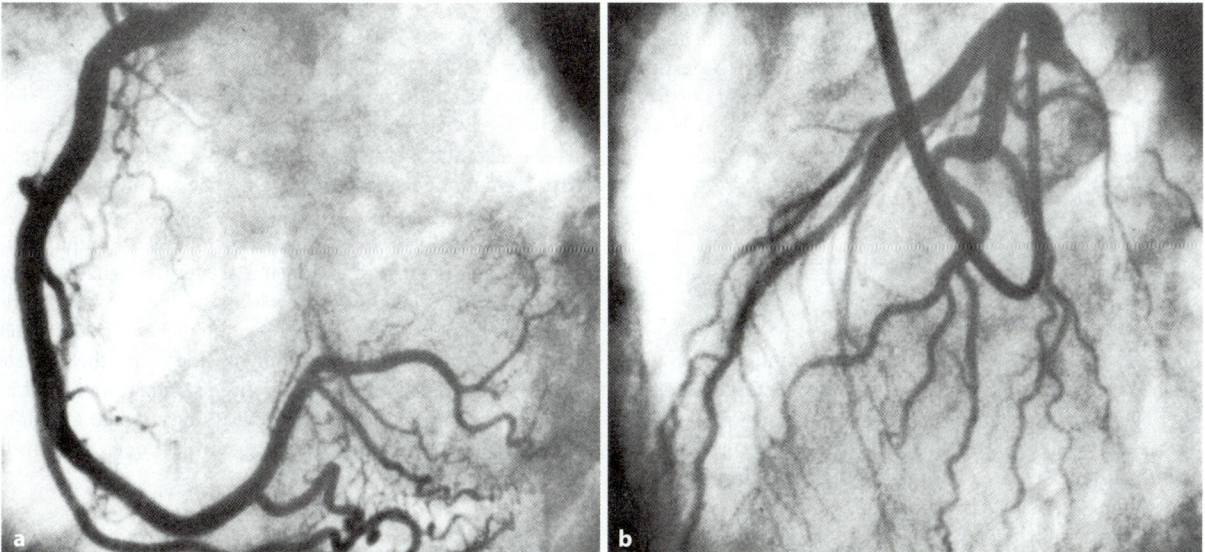

◘ **Abb. 16.4a, b.** Rechtsversorgungstyp. **a** Rechte Kranzarterie in LAO-Projektion; **b** linke Kranzarterie in einer Lateralprojektion

In vielen Zentren – so auch bei uns – wird der oben beschriebene ausgeglichene koronare Versorgungstyp als Rechtsversorgungstyp bezeichnet, auch wenn nur ein größerer Posterolateralast die Hinterwand des linken Ventrikels versorgt. Bei einer solchen Definition ist dann der Rechtsversorgungstyp der bei weitem häufigere (etwa 60%). Wenn dabei die rechte Kranzarterie die gesamte Hinterwand des linken Ventrikels versorgt, kann man von einem extremen Rechtsversorgungstyp sprechen (etwa 5% nach Lichtlen 1990). Bei Anwendung dieses Einteilungsschemas ist der Normal- oder ausgewogene Verteilungstyp dann denjenigen Fällen vorbehalten, bei denen allein der R. interventricularis posterior aus der rechten Kranzarterie entspringt, sämtliche posterolateralen Äste jedoch aus der linken Kranzarterie. Das Vorkommen dieser Verteilung wird mit ungefähr 20% angegeben (Lichtlen 1990).

Insgesamt wirkt sich die uneinheitliche Handhabung der Abgrenzung der unterschiedlichen Versorgungstypen für die praktische Kardiologie kaum erschwerend aus. Der nicht selbst koronarangiographierende Arzt sollte lediglich wissen, dass diese nicht einheitliche Definition im Wesentlichen dafür verantwortlich ist, wenn das Koronarangiogramm eines bestimmten Patienten an einem Zentrum als Rechtsversorgungstyp und an einem anderen als Normalversorgungstyp eingestuft wurde.

16.1.8 Koronarangiographische Befunde

Koronarstenosen

Durch die Koronarangiographie können Einengungen des Gefäßlumens dargestellt werden, die meist auf koronarsklerotischen Veränderungen beruhen. Diffuse Verdickungen der Intima oder flache arteriosklerotische Plaques können nicht sichtbar gemacht werden. Verdächtig auf solche Veränderungen sind jedoch auffallend kleine Gefäßdurchmesser mit unregelmäßigen Wandbegrenzungen. Bei größeren Gefäßen ist eine ungefähr 20%ige Lumeneinengung ohne weiteres sichtbar. Nach neueren Befunden können solchen geringen Stenosen aber bereits ausgeprägtere arteriosklerotische Gefäßveränderungen zugrunde liegen, da es offenbar schon in der Frühphase einer Plaqueformation zu einer kompensatorischen Lumenerweiterung im befallenen Gefäßabschnitt kommt. Da die Koronarangiographie lediglich das verbleibende Innenlumen darstellen kann, ist davon auszugehen, dass v. a. bei diffusem Befall auch die als minimal oder kaum befallen beurteilten Gefäßabschnitte bereits deutlich verändert sein können (Glagov et al. 1987; Stiehl et al. 1989).

> Die Koronargefäßsklerose des Menschen, die zu klinischen Folgezuständen führte, ist in der Regel eine stenosierende oder okkludierende, die extramuralen oder epikardialen Gefäßabschnitte befallende Koronarsklerose. Diese ist mit der Koronarangiographie ausreichend gut zu beurteilen.

Eine sichere Beurteilung setzt selbstverständlich eine technisch einwandfreie Untersuchung voraus. Die Gefäße müssen überlagerungsfrei, d.h. in ausreichend vielen Projektionen, dargestellt werden (s. Abschn. 16.1.2). Neben der Lokalisation von Stenosen ist deren morphologische Beschreibung von Bedeutung (Abb. 16.5 bis Abb. 16.7).

Es kann zwischen kurz- und langstreckigen, konzentrischen und exzentrischen Stenosen unterschieden werden. Nach Hort et al. (1977) ist nur in ungefähr 10% der Stenosen

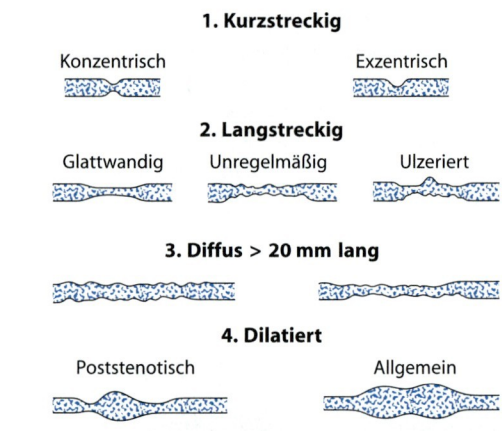

Abb. 16.5. Einteilung der koronarsklerotischen Lumenveränderungen nach dem morphologischen Erscheinungsbild. Es kann zwischen kurzstreckigen (1), langstreckigen (2), diffusen (3) Einengungen und dilatierenden (4) Veränderungen unterschieden werden. Stenosen können konzentrisch oder exzentrisch das Lumen einengen sowie glatte, unregelmäßige und ulzerierte Konturen aufweisen. (Nach Rösch, aus Kober in Kaltenbach u. Roskamm 1980)

die Restlichtung zentral lokalisiert; in ungefähr 50% ist sie leicht und in ungefähr 40% ist sie deutlich exzentrisch gelegen. Hinzu kommen diffus stenosierende oder dilatierende Gefäßveränderungen. Bei letzteren besteht ein Übergang zu Aneurysmen der Koronararterien, die nach Oliveros et al. (1974) bei ungefähr 0,6% der Bevölkerung vorkommen.

Kurzstreckige Stenosen. Kurzstreckige Stenosen – im extremen Fall Ringstenosen – können sich leicht der Darstellung entziehen, wenn die verwendete Projektion den entsprechenden Gefäßabschnitt verkürzt darstellt, was besonders häufig der Fall ist bei Stenosen im proximalen Bereich des R. interventricularis anterior in LAO-Projektion und des R. circumflexus bei RAO-Projektion. Die Einführung der angulierten Projektionen hat hier erheblich mehr Sicherheit gebracht.

Langstreckige Stenosen. Langstreckige Stenosen sind bei gleichem Stenosegrad hämodynamisch wirksamer als kurzstreckige. Nacheinander geschaltete Stenosen addieren sich z. T. in ihrer Wirkung; jedenfalls ist es falsch anzunehmen, dass bei nacheinander geschalteten Stenosen die hämodynamische Wirkung nur von der stärksten Stenose bestimmt wird.

Schlitzförmige Restlumina. Schlitzförmige Restlumina können in bestimmten Projektionen stark unterschätzt werden (Abb. 16.7); auffallend ist jedoch meist eine geringere Kontrastmitteldichte. Auch wegen der möglichen Exzentrizität oder des schlitzförmigen Restlumens sind ausreichend viele Projektionen erforderlich. Der erfahrene Untersucher wird in der Regel schon während der Untersuchung auf dem Monitorbild abschätzen können, welche Zusatzprojektionen im Einzelfall erforderlich sind.

Rekanalisationen. Eine besondere Morphologie bieten spontane Rekanalisationen. Wenn 2 unregelmäßige Kontrastmittelstraßen nebeneinander zur Darstellung kommen, kann eine

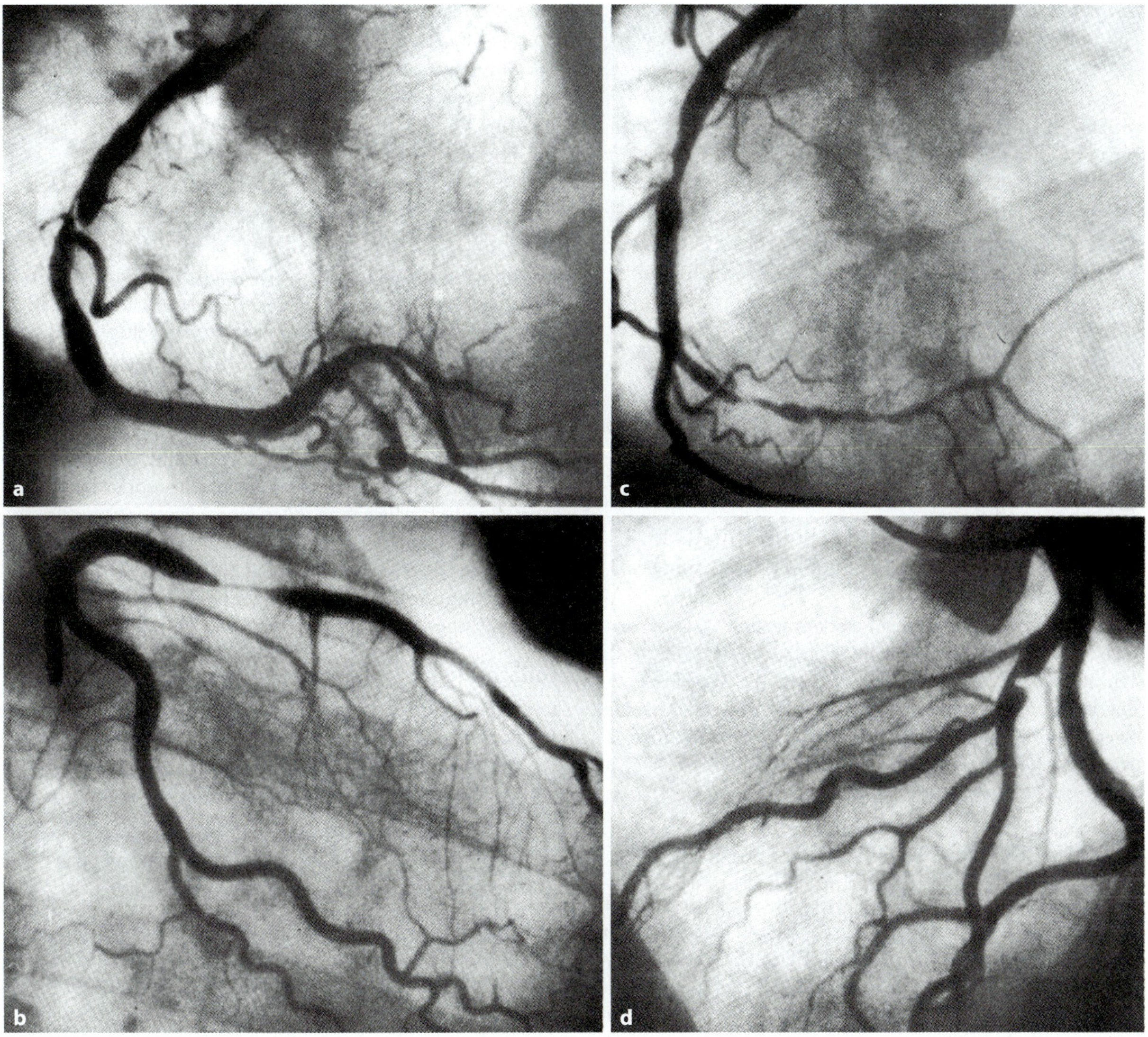

Abb. 16.6a–d. Verschiedene Stenosetypen im Koronarangiogramm. **a** Kurzstreckige Stenose der rechten Kranzarterie, nur minimales exzentrisches Restlumen; **b** langstreckige Stenose des R. interventricularis anterior. **c** Mittelgradige Stenose (etwa 50% Durchmesserreduktion) der rechten Kranzarterie im mittleren Drittel; im distalen Drittel subtotaler Verschluss mit nicht vollständiger und verzögerter Kontrastmittelauffüllung der distalen Gefäßabschnitte (LAO-Projektion). **d** Exzentrische Stenose des R. interventricularis anterior

Rekanalisation mit großer Sicherheit angenommen werden (Abb. 16.8). Nach Hort et al. (1977) kommen sie bei knapp 10% der Stenosen vor.

Einschätzung des Stenosegrades. Für die Stenosegradeinschätzung hat sich der Vorschlag eines Ad-hoc-Komitees der „American Heart Association" bewährt, wonach eine Einteilung in folgende Stenosegrade vorgenommen wird:
- bis 25%,
- 26–50%,
- 51–75%,
- 76–90%,
- 91–99% und
- 100%.

Diese Einteilung bezieht sich auf Reduktionen des Durchmessers; es sollte dabei beachtet werden, dass die zweidimensionale

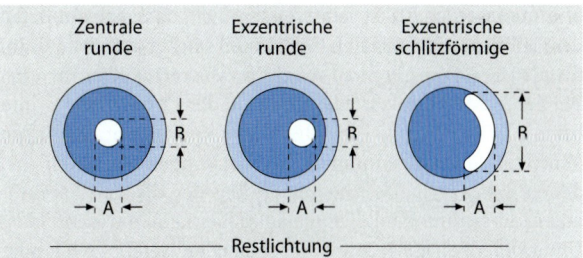

Abb. 16.7. Während eine konzentrische (links) oder exzentrische (Mitte) Stenosierung mit runder Restlichtung in allen Projektionsebenen gleich stark imponiert, erscheint die Restlichtung bei einer schlitzförmigen Stenose (rechts) je nach Projektionsebene verschieden weit. Bei Aufsicht auf den schmalen Teil der Restlichtung (A) imponiert die Stenose hochgradig, bei Aufsicht auf den breiten Teil der Restlichtung (B) kann man den Eindruck einer unbedeutenden Stenose erhalten. (Nach Kaltenbach aus Kaltenbach u. Roskamm 1980)

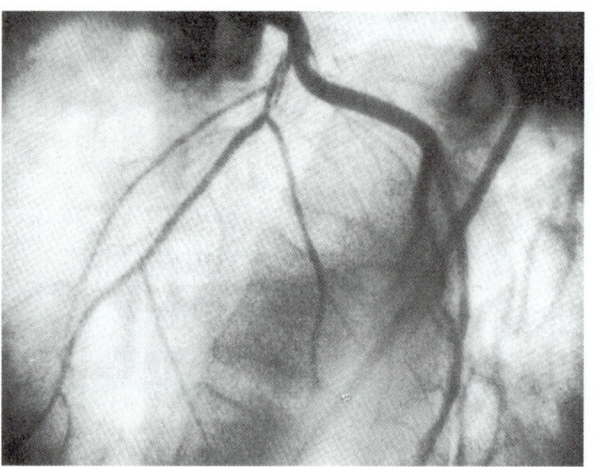

Abb. 16.8. Hinweis auf eine rekanalisierte Koronarthrombose: doppeltes Lumen im Bereich des R. interventricularis anterior vor und nach Abgang eines großen Septalastes (hemiaxiale LAO-Projektion der linken Kranzarterie)

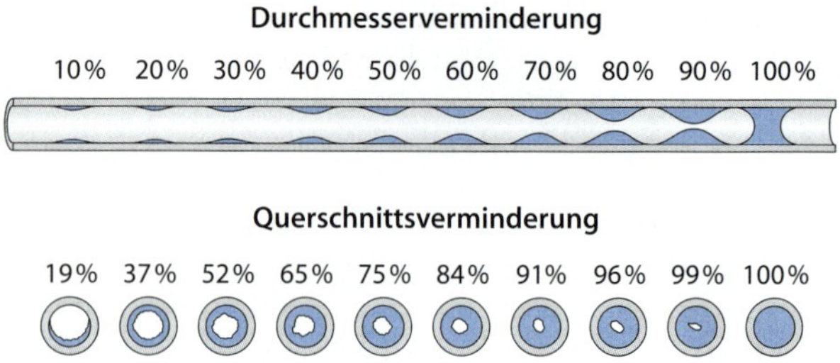

Abb. 16.9. Einschätzung des Stenosegrades: Vergleich der Verminderung des Durchmessers mit der (zweidimensionalen) Verminderung des Querschnittes. (Nach Kaltenbach aus Kaltenbach u. Roskamm 1980)

Lumenreduktion entsprechend stärker ausfällt (■ Abb. 16.9). Auch sollte wegen der leicht möglichen Unterschätzung der Stenose bei schlitzförmigen Restlumina die Projektion zur Einschätzung verwendet werden, die die stärkste Stenosierung anzeigt. Bis 50%ige Durchmessereinengungen können als geringe, 51- bis 75%ige als mittelgradige und über 75%ige als hochgradige Stenosen bezeichnet werden.

Gefäßerkrankungstypen. Wenn nur eines der 3 Gefäßsysteme (R. interventricularis anterior, R. circumflexus und A. coronaria dextra) mit einer >50%igen Stenose befallen ist, spricht man von einer 1-Gefäßerkrankung; wenn 2 befallen sind, von einer 2-Gefäßerkrankung; wenn 3 befallen sind, von einer 3-Gefäßerkrankung. Der entsprechende Gefäßbefall wird angenommen, wenn entweder das Hauptgefäß oder ein wesentlicher revaskularisationsfähiger Nebenast befallen ist, der nach Kaliber und Versorgungsgebiet einen großen Teil der Durchblutung dieses Gefäßsystems ausmacht. Beispielsweise kann bei alleinigem Befall eines sehr großen R. posterolateralis des R. circumflexus, eines Trifurkationsastes oder eines sehr großen R. diagonalis jeweils eine Eingefäßerkrankung angenommen werden. Es ist selbstverständlich, dass sich ein Befall des Gefäßes im proximalen Gefäßanteil stärker auswirkt als im distalen Teil. Dies gilt nicht so sehr für die rechte Kranzarterie. Bei der rechten Kranzarterie gehen auf dem Wege vom Ostium bis zur Crux cordis keine Äste für die Versorgung des linken Ventrikels ab, ausgenommen bei denjenigen Patienten, bei denen ein Marginalast die Versorgung der distalen Septumanteile übernimmt; folglich macht es hier keinen wesentlichen Unterschied, ob die Stenose im proximalen Gefäßbereich oder kurz vor der Crux cordis lokalisiert ist.

> Wegen der schlechten Prognose hat die Stenose des linken Hauptstamms eine besondere Bedeutung. Sie kann am Ostium lokalisiert sein und kann dann eine selektive Kontrastmittelinjektion erschweren bzw. auch gefährlich machen. In der Regel ist eine linke Hauptstammstenose mit einer fortgeschrittenen 3-Gefäßerkrankung verbunden.

Bei isoliertem Befall des linken Hauptstamms, der nur in ungefähr 3% der linken Hauptstammstenosen vorkommt, wäre dann bei Rechtsverteilung oder Normalversorgungstyp ein 2-Gefäßäquivalent, bei Linksverteilungstyp sogar ein 3-Gefäßäquivalent anzunehmen. Nur in seltenen Fällen wird ein linker Hauptstammverschluss nachgewiesen; er wird anscheinend nur selten überlebt.

Kollateralen

Beim Herzgesunden lassen sich normalerweise im Koronarangiogramm keine Kollateralen nachweisen. Je stärker die Koronargefäßsklerose, desto stärker ist in der Regel die Ausbildung von Kollateralen (Literaturübersicht bei Lichtlen 1990).

> Man kann davon ausgehen, dass der Grad einer Stenosierung in den meisten Fällen mindestens 90% betragen muss, um eine Kollateralenbildung in Gang zu setzen.

Die ausgeprägteste Kollateralisierung lässt sich in der Regel dann feststellen, wenn beim Verschluss eines Gefäßes kein transmuraler Infarkt entstanden ist. In diesen Fällen kann angenommen werden, dass mit einer allmählichen Zunahme einer höhergradigen Stenosierung ausreichend Zeit für eine gute Kollateralisierung zur Verfügung stand, die beim endgültigen Verschluss die Entstehung eines transmuralen Herzinfarktes verhindert. Dies ist allerdings bei der überwiegend diskontinuierlich sprunghaften Progression durch Plaqueaufbruch mit konsekutivem Gefäßverschluss eher die Ausnahme (Übersicht bei Falk et al. 1995).

Im Einzelnen ist die **funktionelle Bedeutung** der Kollateralen noch umstritten: Frühere Untersuchungen ergaben Hinweise für einen eher günstigeren klinischen Verlauf und eine günstigere Prognose nach Infarkt beim Vorhandensein von Kollateralen (Helfant u. Gorlin 1972; Webster et al. 1974). Im Widerspruch dazu zeigten Gohlke et al. (1991) bei 102 Patienten mit 1-Gefäßerkrankung des RIA und abgelaufenem Q-Zacken-Infarkt, dass das Vorhandensein von Kollateralen ein Indikator für eine höhergradige residuelle Stenose war und mit einer schlechteren Prognose quoad vitam in den nächsten 8 Jahren einherging. In Ergänzung zu diesen Befunden konnten Galvani et al. (1993) bei 1788 Patienten mit 1-Gefäßerkrankung und einem ersten Myokardinfarkt in 11-jähriger Beobachtungszeit nachweisen, dass die Kollateralversorgung in der Gruppe der Verstorbenen häufiger sichtbar war als in der Gruppe der Überlebenden (75% vs. 40%).

Bei der Beurteilung von Koronarangiogrammen sind v. a. die beiden folgenden Kollateralsituationen von Bedeutung:
- Ist bei einer hochgradigen Stenosierung ohne bisher abgelaufenen Infarkt keine Kollateralisierung nachweisbar, und/oder
- ist bei Verschluss eines Gefäßes die von einer anderen Kranzarterie ausgehende Kollateralisierung gefährdet, d. h., ist diese Kranzarterie auch selbst kritisch stenosiert, so erscheint eine Revaskularisationsmaßnahme – in Abhängigkeit von der klinischen Symptomatik und den Ischämiekriterien – eher erforderlich.

Abb. 16.10 zeigt die wichtigsten Kollateralbahnen bei der stenosierenden Koronargefäßsklerose des Menschen. Septale Kollateralen kommen besonders gut in Abb. 16.11 zur Darstellung.

Spasmen

Bei der Koronarangiographie können Spasmen mit unterschiedlicher Bedeutung gesehen werden:

Mechanisch durch den Herzkatheter ausgelöste Spasmen. Diese finden sich meist im proximalen Drittel der A. coronaria dextra, seltener im proximalen Bereich des R. interventricularis anterior. Während der Dauer des Spasmus kommt es meist nicht zu Angina pectoris, auch können in der Regel keine ischämischen ST-Senkungen oder ST-Hebungen im EKG gesehen werden.

Spontane Spasmen. Sie treten meist im mittleren oder distalen Drittel der epikardialen Kranzarterien auf. Wenn sie im proximalen Bereich einer Kranzarterie auftreten, ist die Abgrenzung gegenüber einem durch Katheter ausgelösten Spasmus nicht möglich. Spontane Spasmen können in einem normalen Arterienbereich vorkommen oder sich einer organischen Stenose aufpfropfen (Abb. 16.12). Bei starker Stenosierung durch den Spasmus können Angina pectoris und ST-Senkung oder ST-Hebung auftreten. In der Regel verschwinden diese Spasmen rasch nach Nitroglyzeringabe. Patienten, die zu spontan auftretenden oder zu provozierbaren Spasmen neigen, haben häufig Anfälle von Angina pectoris im Ruhestand (sog. vasospastische Angina pectoris); ein Teil dieser Patienten erfüllt die Kriterien der Prinzmetal-Angina pectoris.

Muskelbrücken

Bei Koronarangiographien sind meist keine diastolisch-systolischen Kaliberschwankungen der epikardialen Koronararterien zu sehen. Nur bei einigen Patienten ist eine starke systolische Kaliberabnahme des Gefäßlumens, meist des R. interventricularis anterior, sichtbar (Abb. 16.13). Dieser Befund weist auf eine sog. Muskelbrücke hin: Die Kranzarterie wird an dieser Stelle von Muskelschichten überdeckt. Einen Krankheitswert haben Muskelbrücken in der Regel nicht. Sie müssen gleichwohl bei der Befundung festgehalten werden. Der Koronarchirurg sollte auf ihre Existenz aufmerksam gemacht werden, andernfalls kann das Auffinden des Gefäßes bei der Operation erschwert sein. Im Bereich einer Muskelbrücke liegt meist keine Koronargefäßsklerose vor.

16.1.9 Auswertung von Koronarangiogrammen

Visuelle Auswertung

Im klinischen Alltag wird auch heute noch i. Allg. der Schweregrad einer Stenose geschätzt und als Relativmaß (% Stenose) im Verhältnis zu einem nahe der Läsion gelegenen gesunden Gefäßabschnitt angegeben. Auch Betrachtungen über die

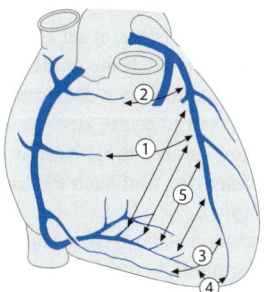
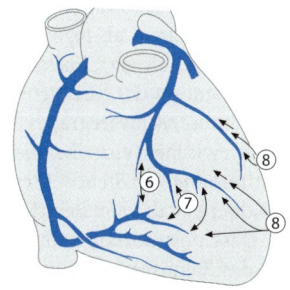

Abb. 16.10. Hauptwege interkoronarer Kollateralen. Links sind die über die Vorderwand und durch das Septum ziehenden Gefäße abgebildet, rechts die Seitenwand- und Hinterwandkollateralen. Verbindungen *1* zwischen rechtsventrikulären Ästen und R. interventricularis anterior; *2* zwischen Konusast und R. interventricularis anterior (Vieusseuille-Anastomose); *3* zwischen marginalem Ast und R. interventricularis anterior bzw. seinen spitzennahen Nebenästen; *4* zwischen R. interventricularis posterior und R. interventricularis anterior; *5* zwischen R. interventricularis posterior und R. interventricularis anterior durch das Septum ziehend. Die Kollateralen *6* verbinden R. atrioventricularis dexter et sinister; *7* Rr. posterolaterales dextri et sinistri; *8* den R. marginalis sinister bzw. den R. posterolaterialis sinister mit diagonalen Ästen. Je nach Verschluss- oder Stenoselokalisation werden die Kollateralen von rechts nach links oder in umgekehrter Richtung durchströmt. (Aus Kober in Kaltenbach u. Roskamm 1980)

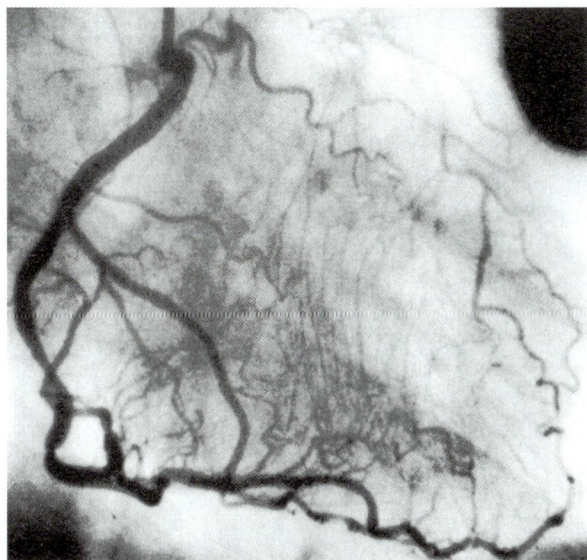

Abb. 16.11. Retrograde Auffüllung des R. interventricularis anterior über septale Kollateraläste von der A. coronaria dextra (RAO-Projektion)

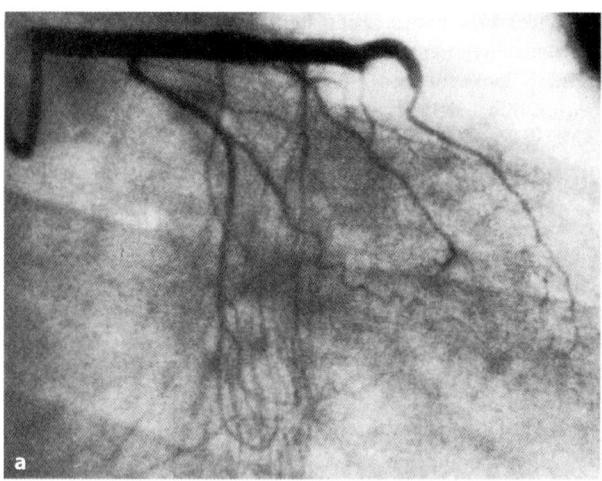
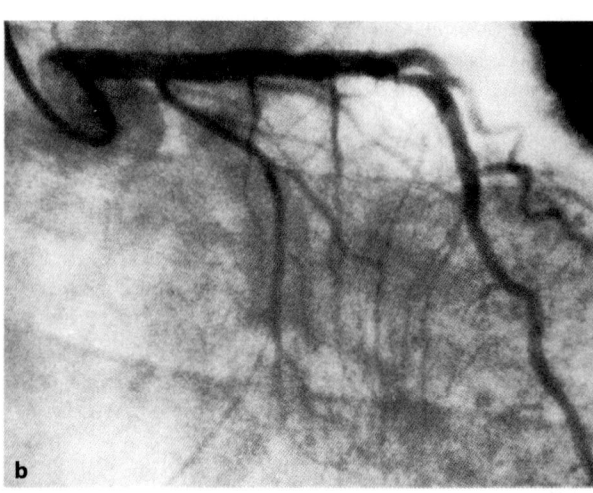

Abb. 16.12a, b. a Spontanspasmus im mittleren Bereich des R. interventricularis anterior, der zum Totalverschluss des Gefäßes führt. Dabei kommt es zu schwerer Angina pectoris, starken ST-Hebungen und einem Anstieg des enddiastolischen Drucks im linken Ventrikel (LVEDP) auf 30 mmHg. b Nach Gabe von 2 Kapseln Nitroglyzerin sofortiger Rückgang der Angina pectoris und Normalisierung von EKG und LVEDP. Im mittleren Drittel des R. interventricularis anterior jetzt nur noch eine ungefähr 30%ige Stenose (RAO-Projektion)

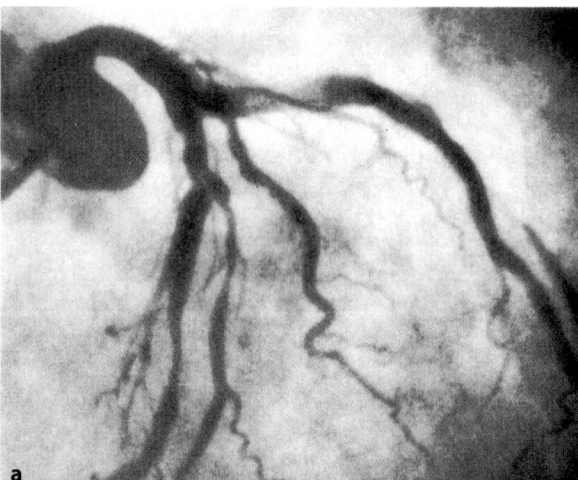
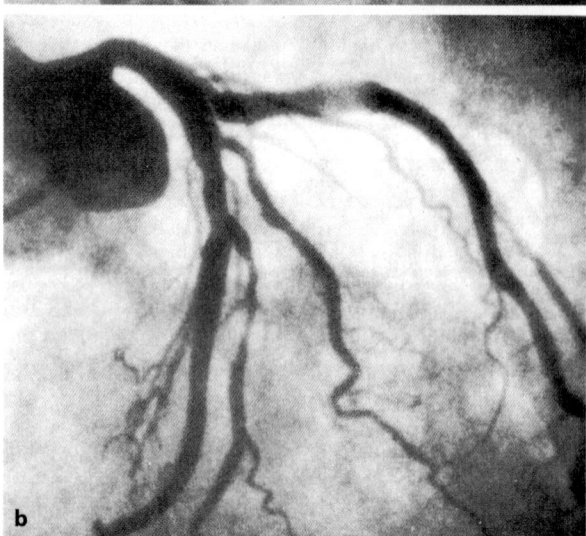

Abb. 16.13a, b. Muskelbrücke im mittleren Drittel des R. interventricularis anterior links im Bild (hemiaxiale LAO-Projektion)

absolute Weite von Koronargefäßen werden dabei in der Regel nur in groben Vergleichen mit dem Katheterdurchmesser angestellt.

Der bisherigen klinischen Praxis entspricht durchaus die relativ grobe Unterscheidung der Stenoseschweregrade, wie sie vom Ad-hoc-Komitee der American Heart Association vorgeschlagen wurde: bis 25%, 26–50%, 51–75%, 76–90%, 91–99% und 100%. Bis zu 50%ige Durchmessereinengungen entsprechen dabei einer geringen, 51–75%ige einer signifikanten mittleren und über 75%ige einer hochgradigen Stenose.

Trotz des groben Rasters zeigte sich in mehreren Untersuchungen auch bei erfahrenen Auswertern eine hohe inter- und intraindividuelle Variabilität der Stenoseschweregradbeurteilungen (Zir et al. 1976; Björk et al. 1975; Detre et al. 1975; De Rouen et al. 1977; Fisher et al. 1982). Wie auch die persönliche Intention des Auswerters zur Über- und Unterschätzung des Stenosenschweregrades beitragen kann, zeigte der Vergleich zwischen visuell-subjektiver und quantitativobjektiver Bestimmung von Stenosenschweregraden vor und nach PTCA (Goldberg et al. 1990; Bertrand et al. 1993).

Dass postmortale pathologisch-anatomische Bestimmungen des Stenoseschweregrades keine guten Übereinstimmungen mit den prämortal-visuell angiographisch bestimmten Stenoseschweregraden zeigten, darf nicht überraschen: Einerseits kommt es in der Regel zu Präparations- und fixationsbedingten Veränderungen des Präparates. Andererseits ergibt sich aus dem Koronarangiogramm lediglich die Information über die Lumenweite im stenosierten und vermeintlich gesunden Gefäßabschnitt, während der Pathologe auch die Information über die Gefäßwanddicke bei der Stenosegradfindung mitberücksichtigt.

So deckten postmortale Untersuchungen z. T. erhebliche Unterschätzungen des Stenoseschweregrades v. a. im Bereich mittelgradiger Stenosen der Gruppe 51–75% auf; dies galt v. a. für langstreckige Stenosen, schlitzförmige Restlumina, aber auch für proximale Stenosen der rechten Kranzarterie, des R. circumflexus und des linken Hauptstamms (Kemp et al. 1967; Vlodaver et al. 1973; Schwartz et al. 1975).

Glagov et al. (1987) sowie Stiehl et al. (1989) konnten mit einem neuen Präparationsverfahren (Bariumsulfat und Methymethacryl-Harz) zeigen, dass die Unterschätzungen des „wahren" pathologisch-anatomischen Stenosegrades z. T. auf einer kompensatorischen Lumenerweiterung der arteriosklerotisch befallenen Gefäßabschnitte beruhen; d. h. unterschätzt wurde im Wesentlichen die Referenzgröße zur Stenosegradfindung, die aus dem Angiogramm nur über die prästenotische Lumenweite abgelesen werden kann.

Die eingeschränkte Aussagekraft subjektiver Befundungen als limitierender Faktor bei vergleichenden Betrachtungen von verschiedenen Angiogrammen mit der Fragestellung Progression/Regression führte konsequenterweise zur Entwicklung von Systemen, die eine möglichst objektive und exakte Bestimmung von Gefäßdurchmessern und Stenosen erlauben. Dabei wurden in der Übergangsphase vor der Einführung komplexer apparativer Hilfen die großen intra- und interindividuellen Schwankungen durch Konsensusfindung mit Auswertepanels und Festlegung globaler Veränderungswerte, z. B. als „Global Change Score" teilweise eliminiert (Sanmarco et al. 1987; Azen et al. 1991; Buchwald et al. 1990).

> Heute wird bei der Auswertung von Angiogrammen von nahezu allen Untersuchern bei wissenschaftlichen Fragestellungen – so z. B. im Rahmen von Interventionsstudien – der visuellen Beurteilung durch ein Panel die quantitative Auswertung mit computergestützter Konturfindung gegenübergestellt.

Die in den frühen 80er-Jahren entwickelten Systeme erlauben eine in größtem Maße von Untersuchereinflüssen unabhängige und damit objektive Messung sowie bei erheblich geringerer Variabilität die Erfassung auch kleinerer Unterschiede, wie sie z. B. bei medikamentöser Intervention mit Lipidsenkern zu erwarten sind (FATS 1990; SCOR 1990; STARS 1992; MAAS 1993; MARS 1992; 1993; CCAIT 1994; CIS 1997).

Quantitative Koronarangiographie

Die v. a. bei wissenschaftlichen Fragestellungen zur Anwendung kommende quantitative Koronarangiographie wurde im Wesentlichen von Reiber u. Mitarbeitern entwickelt (1984, 1985). Diese Systeme sind in der Lage, die Kontur eines definierten kontrastmittelgefüllten Gefäßsegments oder Katheters anhand der Graustufenveränderungen am Gefäßrand zu erkennen. Während früher die Filmbilder erst digitalisiert werden mussten, liegt die Bildinformation bei den modernen Anlagen in der Regel bereits digital vor (512×512 Pixel mit 256 Graustufen).

Zunächst wird das zur Vermessung ausgesuchte (meist enddiastolische) Bild für die weitere Analyse auf einem Monitor vergrößert zur Darstellung gebracht. Die Kalibration des Vermessungssystems erfolgt mit einem Kathetersegment, dessen Durchmesser definiert ist (6, 7, 8 French). Der Kalibrationsfaktor, d. h. die Größe eines Bildpixels, ergibt sich aus der Anzahl der Bildpunkte in einer Katheterquerschnittslinie, die in Relation zum bekannten Kathetermaß gesetzt wird.

Für die automatische Konturfindung bestimmt der Auswerter (mit Hilfe einer „Maus") das proximale und distale Ende des Gefäßsegments, wobei er sich in der Regel an Seitenastabgängen orientiert. Den Gefäßverlauf markiert er zusätzlich mit einigen wenigen zentral im Gefäß liegenden Punkten, die der Computer zu einer zentralen Linie verbindet. Mittels eines speziellen Algorithmus sucht der Computer die Gefäßkonturen auf, indem er in kleinen ca. 0,1 mm-Schritten senkrecht zur Zentralkontur die Helligkeitsprofile der beiden Gefäßrandbereiche „untersucht". Bei Abgängen von Seitenästen, kurzstreckigen Gefäßüberschneidungen oder lokalen Kontrastproblemen ohne koronarmorphologisches Substrat kann der Auswerter unsinnige „Konturbeulen" korrigieren.

Damit nach endgültig gefundener Gefäßkontur ein Vergleich zwischen dem stenosierten und gesunden Gefäßabschnitt erfolgen kann, legt der Auswerter einen Bezugsquerschnitt in einem Segmentbereich fest, den er für „gesund" erachtet hat („User reference"). Darüber hinaus gibt es auch die auswerterunabhängige Möglichkeit, mit einer „Computerreferenz" zu arbeiten, bei der das System mit Hilfe der gesunden prä- und poststenotischen Untersegmente durch Interpolation einen Referenzdurchmesser im Stenosebereich selbst findet.

Die jetzt abrufbaren Messwerte umfassen:
- die Diameterfunktion entlang des gesamten Segments,
- die User- und Computer-Referenz,
- den minimalen Lumendurchmesser,
- die prozentualen Stenosewerte,
- den mittleren Lumendurchmesser im Segment,
- die Stenoselänge (Grenzen durch Auswerter definiert),
- Plaque-Fläche.

Videodensitometrie. Bei der Videodensitometrie werden in Analogie zur Ermittlung der Gefäßkonturen entlang der Zentrallinie Helligkeits- bzw. Absorptionsprofile gemessen. Die gewonnene Information wird mit den gefundenen Gefäßdiametern abgeglichen, indem die maximale Helligkeit mit dem größten Gefäßdurchmesser, die geringste Helligkeit mit dem minimalen Lumendurchmesser gleichgesetzt wird. Die Helligkeitszwischenwerte entsprechen einer videodensitometrisch gewonnenen Funktion von Gefäßquerschnittsverminderungen. In der klinischen Anwendung hat die Videodensitometrie gegenüber der „konventionellen" QCA-Vermessung auch wegen der schwierigeren Validierung einen deutlich geringeren Stellenwert (Herrold et al. 1990; Di Mario et al. 1992).

Grundvoraussetzung für die quantitative Angiographie und für die Vergleichbarkeit ihrer Ergebnisse bei wiederholten Angiogrammen ist eine gute **Bildqualität**. Neben Faktoren, die durch die verwendete Anlage bedingt sind (Brennfleck, Bildverstärker, optische Spiegel- und Linsensysteme, halbdurchlässige verschiebbare Blenden), trägt in entscheidendem Maß die Kathetertechnik zur Filmbildqualität bei: Hier sind die Auswahl der richtigen Katheterform und -größe, die Lage des Katheters im Ostium sowie die Injektionstechnik von großer Bedeutung. Dem Angiographeur obliegt auch die Auswahl einer geeigneten Projektion, in welcher das interessierende Gefäßsegment mit der Stenose überlagerungsfrei und möglichst unverkürzt zur Darstellung kommt.

Für eine zuverlässige Kalibration eignen sich Katheter der Größe 6–8 F aus Dacrongewebe aber auch aus Polyvinylchlorid und Polyurethan. Nicht geeignet sind Nylonkatheter (Reiber et al. 1985).

Bei vergleichenden Auswertungen, z. B. in Interventionsstudien mit wiederholten Angiographien im Abstand von mehreren Jahren, sind über die bisher besprochenen Voraussetzungen hinaus eine bei der Zweitangiographie exakte Wiederholung der bei der Erstangiographie vorhandenen Untersuchungsbedingungen erforderlich – idealerweise bis hin zur gleichen Reihenfolge der Projektionen in der Filmsequenz. Die meisten hier zu berücksichtigenden Faktoren betreffen die Abbildungsgeometrie. Folgende Forderungen müssen erfüllt sein und die jeweiligen Parameter für die genaue Reproduktion der Angiographiebedingungen auch dokumentiert werden:

– Gleiche Röntgen- und Angiographieanlage,
– gleiche Winkeleinstellungen,
– gleicher Röhren-Bildverstärker-Abstand,
– gleiche Tischhöhe bzw. Patient-BV-Abstand,
– gleiche Lage des Patienten auf dem Tisch,
– gleiche Inspirationstiefe,
– gleiche Bildverstärkervergrößerung,
– gleiche Kalibrationsgröße (Markerkatheter),
– isozentrische Darstellung der „Area of interest",
– gleiche Medikation.

Einflüsse auf den Vasomotorentonus des Patienten sollten mittels Vasodilatation durch Nitrate (Glyceroltrinitrat/ISDN) mindestens 5 min vor Beginn der Angiographie weitgehend eliminiert werden.

Genauigkeit der quantitativen Angiographie. Hier unterscheidet man heute die Begriffe „Richtigkeit" der Messungen sowie die Variabilität, die auswerterorientiert inter- und intraindividuell getrennt bestimmt wird.

> **Definition**
>
> Die Richtigkeit oder „Accuracy" ist definiert als die mittlere Differenz zwischen den Messwerten und bekannten wahren Werten, und wird durch Vermessungen von Kathetern definierter Größe oder von Kontrastmittel gefüllten Phantomen mit Präzisionsbohrungen ermittelt.

Die Richtigkeit wird im Bereich von Dimensionen kleiner als 1 mm deutlich schlechter. Hier überschätzt die QCA die Lumenweiten z. T. bedeutend, was mit einer Unterschätzung von prozentual höhergradigen Stenosen einhergeht. So sind quantitative prozentuale Stenosewerte von 80% oder mehr eine Seltenheit und kommen nur bei stenosetragenden Segmenten vor, die relativ großlumig sind.

> **Definition**
>
> Die Variabilität oder Präzision („Precision") entspricht der mittleren Standardabweichung gepaarter Messwertdifferenzen bei Wiederholungsmessungen.

Dabei ist es von Bedeutung, die methodenbedingten Variabilitäten von den biologischen und pathologisch anatomischen Veränderungen (z. B. bei echter Progression bzw. Regression) abzugrenzen. Die hier interessierenden Werte für die Langzeitvariabilität liegen bei 0,34 mm für den minimalen Lumendurchmesser im Stenosebereich und bei 6–8% für die prozentuale Diameterstenose (Reiber et al. 1985, 1993; Barthold 1993).

Aufgrund der bisher vorliegenden Daten über die Variabilität der quantitativen Vermessungen kann man heute davon ausgehen, dass Veränderungen in Koronarangiogrammen im Einzelfall dann einer signifikanten Progression oder Regression entsprechen, wenn sich für die prozentuale Stenose (in einem niedrigen und mittleren Stenosegradbereich) eine Veränderung von mehr als ±10% und für die absoluten Diameter im Stenosebereich eine Veränderung von mehr als ±0,4 mm ergibt.

Dem widerspricht nicht, dass im Mittelwertsvergleich vieler Stenosen bei vielen Patienten sehr kleine Differenzen von z. B. 0,1 mm bereits signifikant unterschiedlich sein können.

16.1.10 Indikationen zur Koronarangiographie

Die Koronarangiographie ist mit einem prozentual zwar geringen, aber im Einzelfall schwerwiegenden Risiko für bedeutende Komplikationen verbunden. Dabei nimmt das Risiko (s. oben) erwartungsgemäß mit dem Alter und dem Ausmaß der Erkrankung zu; aber auch beim jüngeren Patienten mit guter Leistungsfähigkeit und nur geringem Befund ist das Risiko nicht gleich Null. Aus diesem Grund bedarf es in jedem Einzelfall einer wohl überlegten und begründeten Indikationsstellung.

Die Indikation zur Koronarangiographie hat besonders im Laufe der letzten Jahre – v. a. durch die Möglichkeiten der interventionellen Kardiologie – einen deutlichen Wandel erfahren: Hatte früher die Angiographie in erster Linie eine vorbereitende Rolle für die Bypass-Operation, so hat heute die angiographische Abklärung auch bei Patienten mit geringerer und mittelschwerer Angina pectoris-Symptomatik unter der Fragestellung der „Machbarkeit" einer PTCA einen großen Stellenwert. Dabei trägt die PTCA selbst mit der immer noch hohen Restenoserate zur insgesamt steigenden Indikationsstellung deutlich bei. Entsprechend den Mitteilungen der Deutschen Gesellschaft für Kardiologie stieg die Zahl der diagnostischen Katheteruntersuchungen innerhalb eines Zeitraums von 10 Jahren von 214.267 Untersuchungen (1991) auf 611.882 (2001) an, was einer Steigerung von 286% (!) entspricht. In demselben Zeitraum stieg die Anzahl der Koronarinterventionen (PTCA etc.) um 439% von 44.528 auf 195.280 (Mannebach et al. 2002).

Bei ebenfalls deutlicher Zunahme der angiographierenden Labors darf in einem solchen Kapitel der Hinweis darauf nicht fehlen, dass eine nicht primär am Bedarf orientierte Kapazitätserweiterung immer auch eine Erweiterung der Indikationsstellung nach sich zieht. Um so wichtiger erscheint die Ausgrenzung all der Situationen, in denen eine invasive Diagnostik nicht angezeigt ist.

Aus praktischen sowie aus didaktischen Gesichtspunkten kann man die Indikation zur Koronarangiographie in 4 Gruppen unterteilen:

– Die diagnostische Indikation,
– die präinterventionelle Indikation,
– die postinterventionelle Indikation,
– die prognostische Indikation.

Diagnostische Indikation

❯ Die diagnostische Indikation kann bei denjenigen Patienten gestellt werden, bei denen trotz Anwendung der nichtinvasiven Methoden (Belastunges-EKG, Einschwemmkatheteruntersuchung, Belastungsechokardiogramm, Myokardszintigraphie) die Diagnose einer KHK nicht auszuschließen oder zu bestätigen ist.

Dies sind z. B. Patienten mit uncharakteristischen „Herzschmerzen" oder mit mehrdeutigen EKG-Veränderungen, z. B. in Form von ST-Senkungen und/oder negativen T-Wellen, die differenzialdiagnostisch an einen „Non-ST-elevation myocardial infarction" (NSTEMI) denken lassen.

Hier gilt es, nach Möglichkeit diejenigen Patienten zu identifizieren, die eine höhere Wahrscheinlichkeit für eine KHK haben und bei denen sich in Abhängigkeit von den klinischen Beschwerden evtl. auch therapeutische Konsequenzen ergeben könnten. Hierbei sind Eigen- und Familienanamnese sowie die kardiovaskulären Risikofaktoren zu berücksichtigen.

Wenn ein Patient mit uncharakteristischen herzbezogenen Schmerzen oder Sensationen in der Anamnese bis zu hohen Herzfrequenzen belastbar ist, dabei unter den Augen des Arztes keine Angina pectoris angibt und auch keine ischämischen ST-Senkungen aufweist, ist nach unserer Ansicht eine Koronarangiographie nicht indiziert. In Grenzfällen, z. B. bei Auftreten unklarer ST-Senkungen, kann zum weiteren Ausschluss eine Einschwemmkatheterisierung, ein Myokardszintigramm oder ein Belastungsechokardiogramm notwendig sein, obwohl zu berücksichtigen ist, dass auch bei gesicherter Angina pectoris mit zugrunde liegender 1-Gefäßerkrankung ein positives Testergebnis ausbleiben kann.

Trotz Anwendung all dieser Methoden bleibt somit eine Anzahl von Patienten übrig, bei denen eine diagnostische Abklärung, ob es sich um eine vegetative Herz- und Kreislaufstörung oder um eine echte Angina pectoris handelt, nicht möglich ist. Wenn ein solcher Patient durch seine Beschwerden sehr stark verunsichert ist, bereits häufiger wegen dieser Beschwerden krank geschrieben war oder gar wegen Verdacht auf Angina pectoris in ein Krankenhaus eingewiesen wurde, ist es meistens sinnvoll, eine definitive Abklärung mittels Koronarangiographie anzustreben, auch wenn die Wahrscheinlichkeit für eine KHK gering ist. Bei diesen Patienten wird primär weniger an eine Intervention gedacht; damit liegt in der Regel auch nur eine relative Indikation vor.

Eine weitere diagnostische Indikation besteht, wenn bei dem Patienten ein unklares klinisches Ereignis aufgetreten ist, bei dem nicht sicher gesagt werden kann, ob es sich um einen Infarkt gehandelt hat, insbesondere dann, wenn dabei EKG-Veränderungen aufgetreten sind, die zwar auf einen durchgemachten, häufig intramuralen Infarkt hinweisen können, dies jedoch nicht müssen. Letztlich mag es in sehr seltenen Fällen auch einmal gerechtfertigt sein, trotz ausreichend sicherem Ausschluss einer bedeutsamen KHK sozusagen aus „therapeutischer" Indikation eine Koronarangiographie durchzuführen, um den Patienten und dem behandelnden Arzt mehr Sicherheit zu geben.

Präinterventionelle Indikation

❯ Dies ist die bei weitem häufigste Indikation. Bei gesicherter Diagnose einer Belastungskoronarinsuffizienz mit Angina pectoris ist bei Patienten mit eingeschränkter objektiver Leistungsfähigkeit und mit subjektiver Beeinträchtigung eine Koronarangiographie erforderlich, wenn eine PTCA oder eine chirurgische Revaskularisation angestrebt wird.

Stabile Angina pectoris. Bei Patienten mit stabiler Angina pectoris sollte das Rauchen zum Zeitpunkt der Angiographie eingestellt (Hasdai et al. 1997) und erhöhte Cholesterinwerte sollten, wenn möglich, bereits diätetisch und/oder medikamentös abgesenkt sein. Bei erheblichem Übergewicht und nicht drängender klinischer Symptomatik sollte man sich die Zeit nehmen, Gewicht abzubauen: Übergewicht erhöht das Risiko für periphere Gefäßkomplikationen und vermindert auch bei leistungsfähigen Angiographieanlagen die Bildqualität – v. a. in stark angulierten Projektionen – erheblich.

Instabile Angina pectoris bzw. akute Koronarsyndrome. Bei Patienten mit instabiler Angina pectoris bzw. mit akuten Koronarsyndromen wurde früher in jedem Fall zunächst eine medikamentöse Stabilisierung versucht („Cooling down"), da in der Vor-Stent-Ära sowohl die Koronarintervention (PCI) als auch die Bypass-Operation mit erhöhtem Risiko verbunden war. Vor allem die Patienten mit Non-Q-Infarkten zeigten mit einer zunächst konservativen Therapie sowohl in der Frühphase als auch bis zu einem Jahr nach dem akuten Ereignis signifikant weniger Todesfälle, wobei diese Todesfälle beim früh invasiven Vorgehen aber nur bei denjenigen Patienten auftraten, die einer Bypass-Operation zugeführt wurden, während mit einer PTCA keine erhöhte Mortalität verbunden war (VANQWISH-Studie, Boden et al. 1998).

Diese therapeutisch zurückhaltende Einstellung bei akuten Koronarsyndromen ist unter dem Eindruck neuerer Studien nicht mehr zu rechtfertigen: Sowohl in der FRISC-II-Studie (FRISC-Investigators 1999) als auch in der TACTICS-TIMI-18-Studie und in der RITA-3-Studie traten bedeutende kardiovaskuläre Ereignisse mit einer früh invasiven Strategie in der Folge signifikant seltener auf. FRISC II und TACTICS-TIMI 18 konnten darüber hinaus zusätzlich die Troponinhypothese bestätigen: Bei Patienten mit akutem Koronarsyndrom und positivem Troponin war der Benefit einer frühinvasiven Therapie besonders stark ausgeprägt.

Im Herz-Zentrum Bad Krozingen wurde die frühinvasive Strategie für instabile Patienten mit der Einrichtung einer 24-h-Katheterlaborbereitschaft bereits 1996 eingeführt. Die Ereignisraten (Tod/Myokardinfarkt) der 179 instabilen Patienten aus dem Zeitraum Januar 1996 bis Dezember 1999 lagen schon damals innerhalb der ersten 30 Tage mit 4,5% und nach 6 Monaten mit 6,0% sogar noch deutlich niedriger als in den oben zitierten Studien.

Der neuen Studienlage wurde auch in den bereits 2002 erneut überarbeiteten ACC/AHA-Guidelines für die Behandlung der instabilen Angina und des „Non-ST-segment-elevation"-Infarktes Rechnung getragen, indem die frühinvasive Strategie bei Patienten mit erhöhtem Risiko als Klasse-1-Empfehlung mit einem Evidence-Level A charakterisiert wird.

Interessant ist in diesem Zusammenhang die Tatsache, dass nicht bei allen wegen Instabilität zur Koronarangiographie zugewiesenen Patienten höhergradige Stenosen gefunden werden: Diver et al. (1994) fanden in der TIMI-IIIA-Studie bei 391 Patienten mit als instabil eingeschätzter Angina pectoris in 14% keine hochgradige Koronarstenose.

Akuter Infarkt. Bei Patienten im akuten Infarkt hat die bis in die Mitte der 90er-Jahre vorherrschende strikte Ablehnung einer invasiven Diagnostik im akuten Infarktstadium mit den Veröffentlichungen von Gibbons, Grines u. Zijlstra 1993 ebenfalls eine erhebliche Wandlung erfahren. Randomisiert gegen die Alternative der Lysetherapie war der interventionelle Weg mit einer signifikant geringeren Reinfarkthäufigkeit (1,9 vs. 8,1%), mit einer geringeren Hospitalmortalität (2,2 vs. 5,9%) sowie einer geringeren Schlaganfallrate (0 vs. 2,8%) verbunden (Grines u. O'Neill 1995). Dabei profitierten die Hochrisikopatienten in besonderem Ausmaß von einem primär interventionell therapeutischen Vorgehen (Keely u. Lange 1995).

Aufgrund der aktuellen Studienlage, insbesondere von DANAMI 2 (2002), STOPAMI 2 (2002), PRAGUE 1 (2000), PRAGUE 2 (2002), EMERAS (1993), MITRA 1+2 u. MIR-Register (2002), RESCUE I+II (2000), Shock Trial Registry (2001) und der geltenden Guidelines (1999) sollte unter der Voraussetzung, dass ein erfahrenes interventionelles Team (rund um die Uhr) bereitsteht, bei folgenden Infarktpatienten die präinterventionelle Indikation zur Koronarangiographie gestellt werden:

- Patienten, bei denen vor Ort eine Akutintervention als Alternative zur Lysetherapie in Frage kommt oder bei denen eine Lysekontraindikation besteht oder die für eine Lyse zu spät (>12 h) kommen.
- Patienten, deren Transport in ein Zentrum zur Koronarangiographie und invasiven Therapie nicht mehr als 90 min dauert.
- Patienten, die nach Lysetherapie persistierende Ischämie und/oder Beschwerden haben.
- Patienten im kardiogenen Schock.

In all diesen Fällen wird man die Koronarangiographie mit der primären Zielsetzung durchführen, die verantwortliche Stenose („Culprit lesion") zu dilatieren bzw. den frischen Verschluss wieder zu eröffnen.

Zustand nach Lysetherapie. Eine generelle Indikation zur Koronarangiographie nach Lysetherapie besteht nicht. In vielen Fällen kommt es nämlich nach Lyse innerhalb der nächsten Wochen zu einem deutlichen Rückgang der z. T. thrombotisch bedingten Stenose, sodass die Funktionsdiagnostik zu einem späteren Zeitpunkt keine Ischämie mehr aufdecken kann. Der natürliche Verlauf einer solchen Stenose ist damit möglicherweise günstiger als mit einer zu frühen PTCA-Maßnahme, die immerhin mit einer 30–35%igen Restenosierungsrate verbunden ist. Die Indikation zur Angiographie nach Lyse richtet sich im Übrigen nach den gleichen (präinterventionellen) Kriterien wie bei den anderen Patienten mit koronarer Herzerkrankung.

Postinterventionelle Indikation

> Vom streng klinischen Standpunkt aus ergibt sich die Indikation zur postinterventionellen Rekoronarangiographie erst dann, wenn sich die Beschwerden des Patienten durch die PTCA oder die Bypass-Operation nicht verbessert haben, oder wenn nach einem beschwerdefreien Intervall wieder Angina pectoris auftritt und/oder wieder bedeutende Myokardischämie nachgewiesen werden kann.

Auch wenn bei symptomatischen Rezidiven postoperativ die Möglichkeit der Hilfe mittels PTCA bestehen kann, sollen der besseren Übersicht halber die Indikationen nach PTCA und Bypass-Operation zunächst getrennt betrachtet werden.

Postoperative Kontrolle bei persistierenden Beschwerden. Persistierende, nach Bypass-Operation gleich starke typische Beschwerden stellen im Prinzip eine Indikation zur Reangiographie dar. Das gleiche gilt für die nach längerer Zeit wiederkehrende Symptomatik. In beiden Fällen sollten vor einer Reangiographie der Operationsbericht und die präoperative Angiographie studiert werden: War schon bei der ersten Angiographie der Zustand der peripheren Gefäße als außerordentlich schlecht beurteilt, die Operation nur als Ultima-ratio-Maßnahme und mit eingeschränkten Erfolgsaussichten empfohlen worden, erübrigt sich in der Regel eine 2. Angiographie dann, wenn auch keine mit der PTCA erreichbaren Ziele denkbar sind.

Waren präoperativ die peripheren Ziele gut, so kann die Indikation zur erneuten Koronarangiographie gestellt werden. Da sich evtl. die Möglichkeit ergibt, eine bedeutsame Nativgefäß- oder Bypass-Stenose mit relativ geringem Risiko zu dilatieren, werden die Indikationen zur postoperativen Reangiographie heute wesentlich großzügiger gestellt als noch vor einigen Jahren.

Postoperative Routine. Eine routinemäßig durchgeführte postoperative Koronarangiographie ist in der Regel vom klinischen Standpunkt aus nicht indiziert. Sie kann aber erwogen werden, wenn eine neue Operationsmethode oder Technik eingeführt wird, oder wenn ein neues chirurgisches Team seine Ergebnisse für einen begrenzten Zeitraum kontrollieren möchte.

In einigen Zentren werden alle PTCA-Patienten routinemäßig 4–6 Monate nach erfolgtem Eingriff erneut koronarangiographiert. Seltener anzutreffen ist die Beschränkung auf nur diejenigen Patienten, die nach PTCA noch oder wieder symptomatisch sind (De Feyter u. Beatt 1989). Beide Verfahrensweisen stellen Extreme dar. Die routinemäßige Nachangiographie außerhalb von klinischen Studien auch bei asymptomatischen Patienten ist sowohl im Hinblick auf die Strahlenbelastung und das Angiographierisiko als auch unter Berücksichtigung der Kostensituation im Gesundheitswesen nicht vertretbar, zumal die postinterventionelle Phase mit der Stent-Technik viel sicherer geworden ist und nur noch selten unbefriedigende PTCA-Ergebnisse oder größere Dissektionen in wichtigen Gefäßen belassen werden müssen. Andererseits deckt die alleinige Beschränkung der Reangiographie für ausschließlich wieder symptomatische Patienten einige Risikokonstellationen nicht ausreichend ab. Deswegen ist bei der Festlegung von Regeln für die erneute Angiographie nach PTCA eine differenzierte Betrachtungsweise notwendig.

Nach Durchführung einer PTCA kommt es in ca. 30% der Fälle zu einer Restenosierung (≥50% Diameterstenose) im dilatierten Segment. Dabei handelt es sich um einen überschießenden Reparaturvorgang, der meist innerhalb von 4–6 Monaten abgeschlossen ist. Dieses 50%-Restenosekriterium ist dabei nicht gleichbedeutend mit der Notwendigkeit einer erneuten Dilatation. Klinisch symptomatische Restenosierungen mit der Notwendigkeit einer erneuten Behandlung treten deutlich seltener in einer Häufigkeit von weniger als 20% auf.

Nach Kadel et al. (1989) ist bei etwa der Hälfte der Patienten die Beurteilung des PTCA-Langzeitergebnisses durch die Funktionsdiagnostik unsicher, weswegen hier die Indikation zur Reangiographie bei wichtigen Gefäßen mit großen Versorgungsgebieten eher großzügig gestellt werden sollte. Grundsätzlich sollten im Vorfeld einer erneuten Angiographie die unterschiedlichen Sensitivitäten und Spezifitäten der verschiedenen funktionsdiagnostischen Verfahren berücksichtigt werden. Oft hilft bei unklarer klinischer Symptomatik und negativem Belastungs-EKG ein Stressechokardiogramm weiter. Zudem sind Aussagen über die Lokalisation einer Ischämie für die Therapie von Bedeutung. Bei negativem Stressechokardiogramm auch bei höheren Belastungen erhält man für die Entscheidung gegen eine erneute Reangiographie größere Sicherheit.

Im Einzelnen lassen sich folgende Richtlinien aufstellen, die dem Patienten bereits bei der Krankenhausentlassung im Arztbrief mitgegeben werden sollten.
- Patienten, die vor der PTCA eine eindeutige Angina pectoris im Alltag und/oder einen positiven Belastungstest mit Angina pectoris und ST-Senkungen gehabt haben und früh nach der PTCA unauffällig geworden sind, brauchen eine Kontrollangiographie nur in Abhängigkeit von erneuten Beschwerden und Symptomen.
- Patienten, deren Angina pectoris im Alltag vor der PTCA nicht eindeutig war und/oder deren Funktionsdiagnostik vor der PTCA nicht aussagekräftig war, sollten bei einer „wichtigen" PTCA-Arterie mit großem Versorgungsgebiet auch bei unklarer klinischer Symptomatik großzügig nachangiographiert werden.
- War die PTCA-Arterie „unwichtig", d. h. war die Indikation zur PTCA nur relativ, so ist die Indikation zu einer evtl. Reangiographie entsprechend den präinterventionellen Gesichtspunkten nur aus symptomatischer/ischämischer Ursache zu stellen. Das gleiche gilt für Patienten mit später Wiedereröffnung eines Infarktgefäßes.
- Patienten, mit komplexen Stenosen und suboptimalem PTCA-Ergebnis (z. B. große Dissektionen), bei denen die PTCA mit ausgeprägter transmuraler Ischämie durch den Ballon schon nach kurzen Dilatationszeiten (ST-Hebungen bis 0,2 mV und mehr) verbunden war, sollten unabhängig von Symptomen und Belastungs-EKG-Ergebnissen nachangiographiert werden (weniger als 5%).
- Patienten, die im akuten Myokardinfarkt eine Primär-PCI erfahren haben, sollten unabhängig von der Entwicklung der klinischen Symptomatik nachangiographiert werden, da Infarktgefäße, deren Offenheit von prognostischer Bedeutung ist, im Falle einer Restenosierung bis hin zum Wiederverschluss häufiger „stumm" bleiben.
- Schließlich sollten auch solche Patienten unabhängig von der klinischen Entwicklung nachangiographiert werden, die eine Dilatation eines ungeschützten linken Hauptstammes erfahren haben, oder die mit den neueren Drug-eluting-Stents versorgt wurden. In beiden Fällen liegen derzeit noch zu wenig Daten vor, weswegen es aus Sicherheitserwägungen zumindest für einen gewissen Zeitraum erforderlich scheint, auch außerhalb von Studien die Langzeitergebnisse routinemäßig angiographisch zu kontrollieren.

Bei einer solchen Verfahrensweise wird der Anteil der Patienten, die nach einer PTCA zur Reangiographie kommen, bei deutlich unter 50% liegen. Dies scheint ein vernünftiger Kompromiss zwischen den Extremen einer systematischen Reangiographie aller Patienten einerseits und nur der noch oder wieder symptomatischen Patienten andererseits.

Prognostische Indikation

> In die prognostische Gruppe gehören in erster Linie weitgehend asymptomatische Patienten, die einen transmuralen Herzinfarkt erlitten haben, die über eine hohe Leistungsfähigkeit verfügen, dabei keine Angina pectoris haben und normale Befunde in der Funktionsdiagnostik aufweisen.

Die prognostische Indikation ist wie die diagnostische eine relative Indikation, die v. a. bei jüngeren Patienten nach Myokardinfarkt gestellt wird. Hier ist aufgrund der Anamnese und der Befunde bekannt, dass der Patient eine KHK hat; deshalb handelt es sich nicht um eine diagnostische Indikation. Auch besteht wegen fehlender oder nur geringer Beschwerden keine klassische präinterventionelle Indikation. Weil es aber in jüngerer Zeit zunehmend Hinweise für eine bessere Prognose bei offenem Infarktgefäß gibt (Gohlke et al. 1991; Galvani et al. 1993; White et al. 1994; Welty et al. 1996; Bauters 1999), spielen hier mehrere Indikationskomponenten eine gemeinsame Rolle: die diagnostische Fragestellung führt bei hochgradig eingeengtem oder verschlossenem Infarktgefäß über prognostische Argumente zur Intervention (s. Kap. 23).

Unabhängig von der Fragestellung des offenen Infarktgefäßes spielt bei der Beurteilung der weiteren Prognose der zum Infarktzeitpunkt bestehende Gefäßbefall eine bedeutende Rolle. Die Nachuntersuchung jugendlicher Infarktpatienten (Infarkt im Alter bis 40 Jahre) ergab eine geringe Progressionstendenz bei initial unilokulärem Befall und eine deutlich raschere Progression sowie langfristig auch eine deutlich höhere Mortalität bei multilokulärem Befall als Ausdruck der Frühform einer generalisierten Arteriosklerose (Roskamm et al. 1983). Durch die Kenntnis der Art des Gefäßbefalles kann die weitere Führung des Patienten auch im Hinblick auf die Stringenz der notwendigen sekundärprophylaktischen Maßnahmen wesentlich erleichtert sein.

Bei verschlossenem Infarktgefäß kann in Abhängigkeit von einer guten „Machbarkeit" und der Risikoabwägung an einen Rekanalisationsversuch mittels PTCA gedacht werden.

Je älter der Patient, desto weniger häufig scheint die rein prognostische Indikation zur Koronarangiographie gerechtfertigt. Die prognostische Indikation ergibt sich letztlich auch im Zusammenhang mit bestimmten Berufen (z. B. Busfahrer), wenn eine Weiterbeschäftigung im bisherigen Beruf oder eine langjährige Umschulung eines Koronarpatienten diskutiert werden.

16.2 Herzkatheterisierung und Angiokardiographie

H.-P. Bestehorn, J. Petersen

16.2.1 Herzkatheterisierung

> Die Sondierung des linken Ventrikels mit der Ventrikulographie ist integrierter Bestandteil nahezu jeder Herzkatheteruntersuchung einschließlich der Koronarangiographie. Bei besonderen Fragestellung, insbesondere bei der invasiven Vitiendiagnostik, tritt zur Erlangung wichtiger hämodynamischer Daten die Rechtherzkatheteruntersuchung (im Sinne der simultanen Links-/Rechtsherzkatheteruntersuchung) hinzu.

Die spezielle Bedeutung der Herzkatheterisierung für die einzelnen Herzfehler wird in den entsprechenden Kapiteln ausführlich dargestellt. An dieser Stelle sollen allgemeine Ausführungen zu den Messgrößen und zu den Methoden der Links- und Rechtsherzkatheterisierung sowie der Darstellung der Aorta und der A. pulmonalis erfolgen. Die apparative Ausrüstung im Herzkatheterlabor wurde bereits im Abschnitt Koronarangiographie (s. Abschn. 16.1.5) dargestellt.

Kathetermaterial

Die im Herzkatheterlabor benutzten röntgenkontrastgebenden Katheter sind so konstruiert, dass sie auf der einen Seite zwar biegsam sind, auf der anderen Seite aber eine vorgegebene Krümmung weitgehend beibehalten und Drehbewegungen vom freien Ende her auf die Spitze übertragen.

Rechtsherzkatheterisierung. Für die Rechtsherzkatheterisierung werden in der Regel heute weiche, sehr biegsame Balloneinschwemmkatheter in den Größen 5–7 French, z. B. vom Typ Swan-Ganz, verwendet. Sie werden nach Punktion einer oberflächlichen Vene im Bereich der Leiste, der Ellenbeuge, im Bereich des Halses oder ausnahmsweise auch nach einer Venae sectio oder Venotomie eingeführt und mit aufgeblasenem Ballon – vom Blutstrom gelenkt – durch den rechten Vorhof und den rechten Ventrikel in den Pulmonalarterienstamm und weiter in einen peripheren Pulmonalarterienast vorwärtsgeschoben, bis der Pulmonalkapillardruck (PCP) erreicht ist. Die Lage der Katheterspitze kann auch ohne Röntgenkontrolle ständig auf einem Monitor anhand der für die einzelnen Herz- und Gefäßabschnitte typischen Druckkurven verfolgt werden.

Linksherzkatheterisierung. Für die retrograde Linksherzkatheterisierung hat sich der „Pigtail"-Katheter bewährt, der eine nichtstenosierte Aortenklappe in der Regel mit einem Aufstell- und Drehmanöver problemlos passiert. Auch stenosierte Aortenklappen lassen sich mit einem Pigtail-Katheter unter Zuhilfenahme der Wechseldrahttechnik überwinden. Hierbei erfolgt der Aortenklappendurchtritt mit einen Amplatz-Katheter über einen geraden Draht. Nachfolgend wird über einen langen Wechseldraht der Amplatz-Katheter gegen einen Pigtail-Katheter ausgetauscht. Das Manöver erfordert sterile Assistenz. Gelegentlich gelingt die Passage mit dem Pigtail-Katheter wesentlich einfacher, indem man direkt über den im Aortenbulbus liegenden Katheterende mit dem weichen Ende eines geraden Drahtes den Klappendurchtritt aufsucht und den gestreckten Pigtail-Katheter nachschieben kann.

Stark stenosierte Aortenklappen können retrograd auch mit dem Rodriguez-Alvarez-Katheter (RA-Katheter) oder mit einem Sones-Katheter passiert werden, was allerdings einen transbrachialen Zugang mit Arteriotomie der A. brachialis erfordert. Die antegrade Sondierung des linken Ventrikels nach transseptaler Punktion bleibt speziellen Indikationsstellungen vorbehalten (z. B. bei der Mitralvalvuloplastie nach Inoue).

Kontrastmittelinjektionen sollten nur mit Kathetern mit zusätzlichen oder ausschließlichen Seitenlöchern erfolgen (z. B. Pigtail-Katheter, RA-Kather, für den rechten Ventrikel der Bermann-Katheter), da sie während der Kontrastmittelinjektion stabiler liegen, weniger Extrasystolen auslösen und geringere Verletzungsgefahr in sich bergen.

Druckgradienten (Aortenstenose, HOCM) können entweder über Doppellumenkatheter mit endständiger und einer 12 cm distal von der Spitze zusätzlichen seitständigen Öffnung gemessen werden. Wegen der Empfindlichkeit der sehr dünnlumigen Druckkanäle (häufiges Spülen erforderlich) werden die Gradienten fast ausschließlich mittels simultaner Druckregistrierung über 2 Katheter (PC-Druck und LVEDP bei Mitralstenose) sowie unter kontinuierlicher Druckregistrierung bei Katheterrückzug (Aortenstenose) ermittelt. Intra-linksventrikuläre Gradienten bei HOCM können bei transbrachialem Zugang sicher und zuverlässig über den RA-Katheter, bei transfemoralem Zugang über einen Multi-purpose-Katheter mit Seitenlöchern erfasst werden.

Endlochkatheter eignen sich v. a. in Herzabschnitten mit erhöhten Strömungsgeschwindigkeiten weniger gut zur Druck- und Gradientenmessung, da sie je nach Lage der Katheteröffnung in oder gegen die Strömungsrichtung des Blutes einen um den hydrodynamischen Druck verminderten oder erhöhten Druck messen. Dabei werden bei Strömungsgeschwindigkeiten von mehr als 50 cm/s messbare Größenordnungen erreicht und eine Verdoppelung der Strömungsgeschwindigkeiten bedeutet eine Vervierfachung des hydrodynamischen Staudrucks.

16.2.2 Messgrößen

Herzminutenvolumenbestimmung

 Das Herzminutenvolumen (HMV) wird entweder nach der Thermodilutionsmethode oder nach dem Fick-Prinzip bestimmt. Bei ggf. erforderlicher Bestimmung von Regurgitationsvolumina kann die Bestimmung der Herzzeitvolumina auch angiographisch erfolgen.

Thermodilutionsmethode. Mit einem Thermodilutionsrechtsherzkatheter wird ein 10 ml-Bolus kalter physiologischer Kochsalzlösung in den rechten Vorhof injiziert, der die Bluttemperatur je nach der Menge des pro Zeiteinheit vorbeiströmenden Blutes mehr (niedriges HMV) oder weniger (hohes HMV) abkühlt. Die Abkühlung wird an der Spitze des Thermodilutionskatheters, der in der Pulmonalarterie liegt, mittels einer Thermistorelektrode gemessen. Die Berechnung des

HMV anhand der Temperaturkurve erfolgt rechnergesteuert nach der vereinfachten Stewart-Hamilton-Formel:

$$HMV = \frac{T_B - T_I}{S} \cdot V_I \cdot K$$

T_B = Temperatur des Blutes
T_I = Temperatur des Injektates
V_I = Injektatvolumen
S = Fläche unter der Thermodilutionskurve
K = Berechnungskonstante

Je flacher die Kurve verläuft, desto weniger ausgeprägt ist die Abkühlung des Blutes und desto höher ist das aktuell bestehende Herzzeitvolumen.

Fick-Methode. Diese Herzminutenvolumenbestimmung basiert im wesentlichen auf der Bestimmung der arteriovenösen Sauerstoffdifferenz. Dabei ergibt sich das HMV vereinfacht aus der Höhe der arteriovenösen Sauerstoffsättigungsdifferenz, die in Beziehung zur (weitgehend konstanten) Sauerstoffaufnahme in Ruhe gesetzt wird:

$$HMV = \frac{VO_2(ml/min)}{AVDO_2(ml/100\,ml) \cdot 10} \text{ in l/min}$$

Wegen der äußerst geringen intra- und interindividuellen Schwankungen der Sauerstoffaufnahmewerte in Ruhe können hier alters-, geschlechts- und Körperoberfläche (KO) bezogene Normalwerte aus Tabellen eingesetzt oder berechnet werden:

> **Sauerstoffaufnahme (in ml/min)**
> - VO_2 Männer = KO × (161 – Alter × 0,54)
> - VO_2 Frauen = KO × (147,5 – Alter × 0,47)

Den arteriellen und venösen Sauerstoffgehalt ermittelt man durch zeitgleiche Blutentnahmen aus dem arteriellen und venösen System mit nachfolgender Bestimmung der Sauerstoffsättigung. In Kenntnis des Hämoglobingehaltes (1 g Hämoglobin bindet 1,34 ml Sauerstoff) lässt sich damit der arterielle und venöse Sauerstoffgehalt und die Differenz zwischen beiden pro 100 ml Blut errechnen:
- **Beispiel:** männlich, 55 Jahre, KO 2,05 m²:
- arterielle O_2-Sättigung: 98%,
- venöse O_2-Sättigung: 67%,
- Hb: 14,2 g/100 ml,
- arterieller O_2-Gehalt: 0,98 × 14,2 × 1,34 = 18,65 ml O_2/100 ml,
- venöser O_2-Gehalt: 0,67 × 14,2 × 1,34 = 12,75 ml O_2/100 ml,
- arteriovenöse Sauerstoffdifferenz:
  $AVDO_2$ = (18,65 – 12,75) ml O_2/100 ml = 5,9 ml O_2/100 ml,
- Sauerstoffaufnahme:
  VO_2 = 2,05 × (161 – 55 × 0,54) = 269,17 ml/min,
- Herzminutenvolumen:

$$HMV = \frac{VO_2(ml\,O_2/min)}{AVDO_2(ml\,O_2/100\,ml) \cdot 10} = \frac{269,17}{5,9 \cdot 10} = 4,6\,l/min$$

Angiographische Bestimmung des HMV. Sie erfolgt über die Bestimmung des linksventrikulären Schlagvolumens. Die Differenz zwischen enddiastolischem und endsystolischen linksventrikulären Volumen (meist aus der Ventrikeldarstellung in 30°RAO-Projektion) entspricht dem totalen angiographischen linksventrikulären Schlagvolumen. Im Vergleich mit dem effektiven Schlagvolumen (nach Fick oder thermodilutorisch ermittelt) können bei Klappeninsuffizienzen an der Aorten- oder Mitralklappe Regurgitationsvolumina bestimmt werden. Bei fehlenden Insuffizienzkomponenten oder Shunts kann aus dem angiographischen Schlagvolumen über das Produkt mit der Herzfrequenz (min⁻¹) das HMV ermittelt werden. Die Methode erfordert neben einer Kalibrationsgröße (Kugel) und einer extrasystolenfreien kompletten Kontrastierung des linken Ventrikels Volumenberechnungsmodelle (Simpson-Scheibchenmethode, Achsenmethode, Flächen-Längen-Methode), die heute i. allg. nach akzeptierter enddiastolischer und endsystolischer Konturfindung online über die implementierte Software die erforderlichen Daten ermitteln (s. Abschn. „Volumenberechnung des linken Ventrikels" im Abschn. 16.2.3).

Klappenöffnungsflächen, Kreislaufwiderstände, Shunt-Volumina

Die Bestimmung der Klappenöffnungsflächen (KÖF) bei Klappenstenosen erfolgt über die **Gorlin-Formel** (Gorlin u. Gorlin 1951), die auf der Basis hydraulischer Gesetzmäßigkeiten entwickelt wurde. Sie kommt standardmäßig für alle 4 Herzklappen zur Anwendung:

$$KÖF = \frac{V_{eff}}{44,3 \cdot K \cdot \sqrt{\Delta P_m}}$$

Dabei stehen die einzelnen Parameter der Gleichung für:
KÖF = Klappenöffnungsfläche in cm²
V_{eff} = effektiver Blutfluss durch die Klappe in ml/s
ΔP_m = mittlerer Druckgradient in mmHg
44,3 = hydraulischer Faktor
K = klappenspezifische Konstante (Mitralklappe: 0,85; Aortenklappe: 1,0; Trikuspidalklappe: 1,0; Pulmonalklappe: 1,0)

Der effektive Blutfluss durch die Klappe errechnet sich aus dem Schlagvolumen (SV=HMV/HF) sowie aus der effektiven Durchflusszeit. Diese effektive Durchflusszeit entspricht bei der Mitral- und Trikuspidalklappe der Diastolenzeit, bei der Aorten- und Pulmonalklappe der Systolenzeit. Die Messung der jeweiligen Zeiten erfolgt direkt über die Druckregistrierung. Bei der Mitralklappe ist die Diastolendauer (t_{diast}) definiert durch die jeweiligen Schnittpunkte erstens des linksatrialen Drucks (alternativ Pulmonalkapillardruck) mit dem abfallenden Schenkel des Ventrikeldrucks zu Beginn der Diastole und zweitens durch den Schnittpunkt des wieder ansteigenden Ventrikeldrucks zu Beginn der Systole mit dem linksatrialen oder Pulmonalkapillardruck. Moderne Registriergeräte erfassen die effektiven Durchflusszeiten bei qualitativ guten Drucksignalen automatisch. Der effektive Durchfluss in ml/s errechnet sich dann bei der Mitralstenose zu:

$$V_{eff-Mitralklappe} = SV : t_{diast}$$

Bei der Aortenklappe entspricht der effektive Klappendurchfluss dem Quotienten aus Schlagvolumen und der Ejektionszeit. Die Ejektionszeit beginnt beim 1. Schnittpunkt des ansteigenden linksventrikulären Drucks mit dem Aortendruck zu Beginn der Systole und endet mit dem Schnittpunkt des abfallenden linksventrikulären Drucks mit dem Aortendruck:

$$V_{eff-Aortenklappe} = SV : t_{eject}$$

Bei kombinierten Vitien mit bedeutenden Klappeninsuffizienzen müssen anstelle der effektiven Schlagvolumina die totalen (evtl. angiographisch bestimmten) Schlagvolumina in die Berechnung eingehen.

Normale Klappenöffnungsflächen liegen für die Mitralklappe bei 4–6 cm², für die Aortenklappe bei 2,6–3,5 cm², für die Pulmonalklappe bei 2,5–3,5 cm² und für die Trikuspidalklappe bei 6–10 cm².

Gefäßwiderstand

Für die Berechnung eines Gefäßwiderstandes (R) in einem Kreislaufabschnitt benötigt man in Anlehnung an das Hagen-Poiseuille-Gesetz die Druckdifferenz zwischen Eingang und Ausgang des Gefäßsystems sowie den entsprechenden Durchfluss:

$$R = \frac{P_1 - P_2}{Q_P}$$

Bei der Angabe der Drucke in mmHg und der Flussmenge in l/min erhält man die einfache Widerstandseinheit nach Wood. In das metrische System überführt ergibt sich folgender Umrechnungsfaktor:

$$\frac{mmHG}{Liter/min} = 80\, dyn \cdot s \cdot cm^{-5}$$

Der **Lungengefäßwiderstand** (pulmonaler Arteriolenwiderstand) berechnet sich demnach zu:

$$R_p = \frac{PA_m - LA_m}{Q_P} \cdot 80 \cdot dyn \cdot s \cdot cm^{-5}$$

PA_m = Pulmonalarterienmitteldruck
LA_m = Druck im linken Vorhof bzw. Pulmonalkapillarmitteldruck (mmHg)
Q_p = Lungendurchfluss (l/min)

Für den systemischen Körperkreislaufwiderstand ergibt sich entsprechend:

$$R_s = \frac{Ao_m - RA_m}{Q_s} \cdot 80 \cdot dyn \cdot s \cdot cm^{-5}$$

Ao_m = mittlerer Aortendruck
RA_m = mittlerer rechtsatrialer Druck
Q_s = Körperkreislaufminutenvolumen

Shunt-Volumina

Links-rechts- oder Rechts-links-Shunt-Minutenvolumina ergeben sich aus der Differenz aus dem Lungendurchfluss in Minutenvolumen und dem Körperkreislauf-Minutenvolumen und umgekehrt (Bayer et al. 1967).

Beim **Links-rechts-Shunt**, der häufigsten Shunt-Form im Erwachsenenalter, addiert sich zum venösen Blut das durch die Shunt-Verbindung (z. B. auf Vorhof oder Ventrikelebene) passierende bereits arterialisierte Blut hinzu, was zu einem erhöhten Lungendurchfluss führt.

Beim **Rechts-links-Shunt** kommt es (unter Umgehung des Lungenkreislaufs) über die Shunt-Verbindung zur Zumischung venösen Blutes zum arterialisierten Blut mit der Folge eines im Vergleich zum Lungendurchfluss höheren systemischen Minutenvolumens.

> Bei der invasiven Diagnostik von kardialen Shunts hat sich die Sauerstoffmethode nach Fick mit der Etagenoxymetrie durchgesetzt. Mit ihr ist sowohl eine Lokalisation als auch eine Quantifizierung der Shunt-Größen möglich.

Bei der Etagenoxymetrie erfolgen Blutabnahmen (z. B. mit dem RA-Katheter) zur Bestimmung der lokalen O_2-Sättigung an folgenden Orten:

- V. cava inferior distal,
- V. cava inferior proximal,
- rechter Vorhof unten,
- rechter Vorhof Mitte,
- rechter Vorhof oben,
- V. cava superior vorhofnah,
- V. cava superior distal,
- rechter Ventrikel,
- Pulmonalisstamm,
- linke und rechte Pulmonalarterie,
- linker Ventrikel,
- linker Vorhof (bei ASD erreichbar),
- Pulmonalvene (bei ASD erreichbar),
- Aorta.

Die Shunt-Lokalisation ist dort anzunehmen, wo eine Sättigungsdifferenz zwischen 2 Entnahmeorten besteht. Nach Grossman (1995) sind Sauerstoffsättigungsdifferenzen im Hinblick auf die Methodengenauigkeit allerdings nur in Größenbereichen von 5–10% als relevant anzusehen.

Die Shunt-Berechnung nach dem Fick-Prinzip basiert auf der getrennten Bestimmung der Herzzeitvolumina Q des kleinen und großen Kreislaufs. Dabei gilt ohne Shunt:

$$Q_{systemisch} = Q_{Pulmonal}$$

Beim Links-rechts-Shunt ist der Lungendurchfluss größer als der systemische Durchfluss und das Shunt-Volumen bestimmt sich zu:

$$Q_{shunt} = Q_{Pulmonal} - Q_{systemisch}$$

Für den Rechts-links-Shunt ergibt sich sinngemäß:

$$Q_{shunt} = Q_{systemisch} - Q_{pulmonal}$$

Die Bestimmung des systemischen HMV erfolgt hierbei nicht aus dem Pumonalarterienblut, da diese Lokalisation in den Shunt einbezogen ist. Die Sauerstoffsättigung zur Bestimmung von $Q_{systemisch}$ wird wegen der unterschiedlichen Ausschöpfung aus den Blutproben der V. cava superior und inferior nach folgendem Prinzip gemischt-venös gemittelt:

$$O_{2_{venös}} = \frac{O_2\,Cava_{sup} \cdot 3 + O_2\,Cava_{inf}}{4}$$

Beispiel einer Links-rechts-Shunt-Berechnung:
- Hämoglobin: 15 g/100 ml
- Sauerstoffaufnahme: 280 ml/min
- Sauerstoffsättigungen: V. cava superior 68%, V. cava inferior 74%, Pulmonalarterie 82%, Pulmonalvene 97%
- Venöse Mischsättigung: $(68 \times 3 + 74):4 = 69{,}5\%$
- Arterieller Sauerstoffgehalt: $0{,}97 \times 15 \times 1{,}34 = 19{,}5$ ml/100 ml
- Gemischtvenöser Sauerstoffgehalt: $0{,}695 \times 15 \times 1{,}34 = 14{,}0$ ml/100 ml
- Pulmonalarterieller Sauerstoffgehalt: $0{,}82 \times 15 \times 1{,}34 = 16{,}5$ ml/100 ml

$$Q_{systemisch} = \frac{280}{(19{,}5-14{,}0) \cdot 10} = 5{,}1\,\text{l/min}$$

$$Q_{pulmonal} = \frac{280}{(19{,}5-16{,}5) \cdot 10} = 9{,}3\,\text{l/min}$$

$$Q_{shunt} = 9{,}3\,\text{l/min} - 5{,}1\,\text{l/min} = 4{,}2\,\text{l/min}$$

Die Angabe des ermittelten Shunt-Volumens erfolgt beim Links-rechts-Shunt in der Regel als Prozentanteil des pulmonalen Herzzeitvolumens – in diesem Fall betrüge also das Shunt-Volumen 45% des Lungendurchflusses.

Neben der Sauerstoffmethode nach Fick gibt es die Möglichkeit, Shunt-Volumina auch nach der **Farbverdünnungsmethode** zu bestimmen. An dieser Stelle sei lediglich auf das Prinzip der eher selten verwendeten Methode eingegangen. Die nach Farbstoffinjektion (Cardiogreen) an anderer Stelle gemessenen Farbstoffkonzentrationen ergeben eine Farbverdünnungskurve, bei der im Verlauf des langsamen Farbstoff-Konzentrationsabfalls durch die Rezirkulation aufgrund des Shunt-Volumens ein zweiter Konzentrationsgipfel auftritt.

Schließlich besteht im Rahmen einer Herzkateteruntersuchung die Möglichkeit, Shunts **angiographisch** darzustellen. Dies ist in der Erwachsenenkardiologie v. a. indiziert bei fehleinmündenden Lungenvenen, beim Ventrikelseptumdefekt oder Ventrikelseptumrupturen nach Infarkt sowie beim perforierten Sinus-Valsalva-Aneurysma.

16.2.3 Ventrikulographie

Untersuchungstechnik

Die optimale Kontrastierung des Innenraums des linken Ventrikels ist abhängig von der Wahl des Katheters, des Injektionsortes, der Kontrastmittelmenge und -konzentration und der Injektionsgeschwindigkeit.

Katheterwahl. Für eine problemlose Ventrikulographie eignen sich Angiographiekatheter ohne Endloch mit mehreren Seitenlöchern (Pigtail-, RA-Katheter). Auch bei hohen Kontrastmittelinjektionsgeschwindigkeiten bleiben sie sicher im Ventrikel liegen und lösen selten Extrasystolen aus.

Wegen der Steifigkeit des Katheters können sich in manchen Fällen beim Einführen im Bereich des Truncus brachiocephalicus Schwierigkeiten ergeben, insbesondere bei starken Gefäßkrümmungen. In diesen Fällen empfiehlt es sich, einen Angiographiekatheter mit Endloch zu verwenden, der über einen Führungsdraht vorgeschoben werden kann (z. B. Pigtail-Katheter).

Bei der Ventrikulographie nach der Judkins-Methode hat sich der Pigtail-Katheter (◘ Abb. 16.14) mit einem Endloch am eingerollten Ende und mehreren Seitenlöchern bewährt.

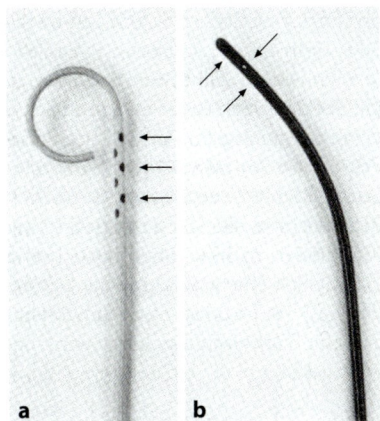

◘ **Abb. 16.14a, b.** Gebräuchliche Angiographiekatheter. **a** Pigtail-Katheter; **b** Rodrigues-Alvarez-Katheter

Platzierung. Besonders wichtig ist die exakte Platzierung des Katheters zentral im mittleren Drittel des linken Ventrikels. Liegt er zu weit im Ausflusstrakt, wird die Ventrikelspitze nicht angefärbt. Ist der Katheter zu weit apikal vorgeschoben, nähert sich dadurch der Kontrastmittelstrahl der Ventrikelwand, wodurch Extrasystolen ausgelöst werden.

RAO-Projektion. Die rechtsvordere Schrägprojektion („right anterior oblique projection", Fechterstellung) zwischen 30° und 45° liefert den größten Informationsgehalt über den linken Ventrikel. Eine Mitralinsuffizienz wird in dieser Projektion am besten erkannt. Die Mitralklappe wird im Profil getroffen, und der linke Ventrikel ist optimal vom linken Vorhof getrennt. Die Mitralklappenbeweglichkeit ist gut beurteilbar, insbesondere Anomalien des posterioren Mitralsegels (z. B. Mitralklappenprolaps). Ebenso eignet sich diese Projektion zur Abschätzung des Schweregrades einer Aorteninsuffizienz aus der Geschwindigkeit, mit der sich der linke Ventrikel retrograd beim Aortogramm mit Kontrastmittel anfärbt. Darüber hinaus ist diese Projektion besonders geeignet für die monoplane Ventrikelvolumenbestimmung, da der Ventrikellängsdurchmesser (Entfernung zwischen Klappenebene und Ventrikelspitze) annähernd unverkürzt dargestellt wird. In der RAO-Projektion liegt das interventrikuläre Septum in der Projektionsebene, man sieht durch dieses in den linken Ventrikel hinein. Im Falle einer KHK zeigt diese Projektion mögliche Wandbewegungsstörungen von 2 häufig betroffenen Gefäßversorgungsgebieten an (R. interventricularis anterior und A. coronaria dextra).

LAO-Projektion. Die linksvordere Schrägprojektion („left anterior oblique projection", Boxerstellung) steht orthogonal auf der RAO-Projektion. Der linke Ventrikel stellt sich fast kugelförmig dar, da er von der Ventrikelspitze etwa in Längsrichtung gesehen wird. Diese Projektion eignet sich zur Beurteilung der Wandbewegung des interventrikulären Septums und der Posterolateralwand (Versorgungsgebiet des R. circumflexus). Weiter können das aortale Mitralsegel sowie die linke und rechte Tasche der Aortenklappe beurteilt werden. Vorhof- oder Ventrikelseptumdefekte sowie eine asymmetrische Septumhypertrophie (IHSS) können in ihrer Lage noch besser erkannt werden, wenn zusätzlich eine kaudokraniale Schrägprojektion (hemiaxiale LAO-Projektion) verwendet wird (Bargeron et al. 1977). Beim Vorhofseptumdefekt wird das Kontrastmittel in dieser Projektion in die rechte obere Pulmonalvene injiziert.

Zwerchfellatmung. Durch Inspiration mit anschließendem Atemanhalten wird das Zwerchfell für die Ventrikulographie aus dem Herzschatten herausbewegt. Zwischen Inspiration und Kontrastmittelinjektion sollte wenig Zeit verloren werden, weil der blutzustromfördernde Einfluss der Atmung sonst wegfällt.

Unbedingt zu vermeiden ist ein unbewusstes Pressen des Patienten während des Atemanhaltens (Valsalva-Effekt), um den Blutzustrom zum Herzen nicht zu reduzieren, da hierdurch eine deutliche Verkleinerung der Ventrikelvolumina bewirkt wird.

Injektionsort. Die stärkste Kontrastmittelanfärbung bei der Ventrikulographie gelingt durch direkte Injektion in den linken Ventrikel. Bei schweren Aorteninsuffizienzen erfolgt auch eine ausreichende Kontrastierung durch Injektion in die Aortenwurzel.

Injektoren. Nach einer Probeinjektion von Hand zur Überprüfung der Katheterlage wird das Kontrastmittel mit einem Hochdruckinjektor zur Erzielung einer ausreichenden Injektionsgeschwindigkeit injiziert. Der gewählte Injektionsdruck am druckinjektornahen Katheterende ist abhängig vom Innenlumen des Katheters, der Katheterlänge und der Kontrastmittelviskosität. Eine Verdoppelung der Katheterlänge erfordert bei gleicher Injektionsgeschwindigkeit den doppelten Druck, eine Halbierung des Katheterinnendurchmessers einen 16fach höheren Druck. Zur Verringerung der Viskosität sollte das Kontrastmittel immer auf Körpertemperatur angewärmt werden, um unnötig hohe Druckbelastungen des Katheters zu vermeiden. Die modernen Hochdruckinjektoren besitzen Überdruckschalter, die beim Überschreiten eines vorgeschriebenen Injektionsdrucks abschalten.

Kontrastmittelmenge und Injektionsgeschwindigkeit. Bei Kontrastmittelinjektionen direkt in den linken Ventrikel reichen je nach Ventrikelgröße und Schlagvolumen 30–50 ml Kontrastmittel mit einer Injektionsdauer von 2–4 s aus, womit eine Injektionsgeschwindigkeit von etwa 10–16 ml/s erreicht wird.

Man sollte die Kontrastmittelbelastung bei erhöhten enddiastolischen Ventrikeldrücken möglichst niedrig halten. Bei monoplanen Anlagen kann in vielen Fällen auf die Durchführung des Lävokardiogramms in einer zweiten (LAO-)Ebene verzichtet werden. Grundsätzlich sollte bei deutlich eingeschränkter Ventrikelfunktion und deutlich erhöhten end-diastolischen Drucken (> 30 mmHg) überlegt werden, ob man nicht ganz auf die angiographische Ventrikeldarstellung zugunsten anderer Verfahren der Ventrikelfunktionsbeurteilung (z. B. Echokardiogramm) verzichten kann.

Volumenbestimmung

Aus der Ventrikulographie können die in Tabelle 16.3 aufgelisteten Parameter bestimmt werden, die wesentlich sind zur Beurteilung der Ventrikelfunktion, der Klappenfunktion (z. B. bei Aorten- oder Mitralklappeninsuffizienz) und einer bestehenden Myokardhypertrophie.

Da die Volumina und die Masse des Herzens im Zusammenhang mit der Größe des Patienten stehen, werden diese Größen auf die Körperoberfläche bezogen (Tabelle 16.4).

Die moderne rechnergestützte automatische Analyse der linksventrikulären Volumina erfolgt in der Regel nach der Flächen-Längen-Methode oder nach der Simpson-Regel. Grundvoraussetzung für die Zuverlässigkeit der Volumenbestimmung ist eine genaue Eichung, die mit einer Stahlkugel mit definiertem Durchmesser (5 cm) erfolgt. Die Eichkugel befindet sich dabei mittels eines Stativs oder in einen Acrylzylinder eingelassen auf Ventrikelhöhe und wird nach der Ventrikulographie exakt an derselben Stelle auf dem Röntgentisch gefilmt, an welcher sich bei der Ventrikeldarstellung der Ventrikel befand. Bei monoplaner Anlage wird die Eichkugel unter Beibehaltung der Winkeleinstellungen sowie wie der Tischhöhe und des Bildverstärkerabstandes nur durch Horizontalverschiebung des Tisches ventrikelgleich positioniert und mit gleicher Bildverstärkervergrößerung gefilmt.

Aus dem wahren Kugeldurchmesser D und dem Durchmesser im Röntgenbild $D_{rö}$ ergibt sich der Korrekturfaktor K, um den die dargestellten Ventrikeldimensionen korrigiert werden müssen: $K = D:D_{rö}$

Volumenberechnung des linken Ventrikels durch Volumenvergleich (Ellipsoid). Zur Bestimmung des Ventrikelvolumens (EDV, ESV) wird der Ventrikel einem einfachen, möglichst volumengleichen geometrischen Körper, dessen Volumen sich leicht berechnen lässt, angenähert. Hierzu eignet sich für den linken Ventrikel – solange er nicht wesentlich deformiert ist – mit ausreichender Genauigkeit das Rotationsellipsoid.

Berechnung des Ellipsoidvolumens:

$$V_E = (\pi/6) \cdot L \cdot D_1 \cdot D_2 \cdot K^3$$

V_E = Ellipsoidvolumen, L = Längsdurchmesser, D_1 und D_2 = zueinander orthogonale Querdurchmesser, K = Korrekturfaktor aus der Kugeleichung, der in die Formel in der dritten Potenz eingeht.

Bei der Achsenmethode entspricht der Längsdurchmesser L (definiert als die längste innerhalb der Herzsilhouette liegende Achse) der Entfernung von der Herzspitze bis zum Mittelpunkt der Aortenklappe oder bis zum aortomitralen Übergangspunkt. Der Querdurchmesser D_1 wird in der Mitte der Längsachse gemessen. Dabei entspricht D_1 dem Querdurchmesser in RAO-Projektion und D_2 dem Querdurchmesser in LAO Projektion. Bei monoplaner Berechnung allein aus der RAO-Projektion wird D_1 gleich D_2 gesetzt. Die Achsenmethode zu Berechnung der Ventrikelvolumina eignet sich, wenn die Herzsilhouette im Lävokardiogramm annähernd einer

16.2 · Herzkatheterisierung und Angiokardiographie

Tabelle 16.3. Ventrikulographische Parameter

Parameter	Definition	Erklärung/Anmerkung
EDV	Enddiastolisches Ventrikelvolumen (ml)	Größtes Ventrikelvolumen am Ende der Diastole
ESV	Endsystolisches Ventrikelvolumen (ml)	Kleinstes Ventrikelvolumen am Ende der Systole
SV = EDV–ESV	Schlagvolumen (ml)	Blutmenge, die während einer Ventrikelkontraktion ausgeworfen wird
EF = (SV/EDV)·100	Ejektionsfraktion (%)	Maß der Ventrikelentleerung,
MD	Ventrikelwanddicke (Myokarddicke in mm)	
LMM	Linksventrikuläre Myokardmasse (g)	
Bei Klappeninsuffizienz		
SV_{tot}	Totales Schlagvolumen (ml)	Angiograpisch ermitteltes Schlagvolumen
$RV = SV_{tot} - SV_{eff}$	Regurgitationsvolumen (ml)	Blutvolumenanteil des totalen Schlagvolumens, der während der Ventrikelkontraktion ausgeworfen, aber nicht wirksam wird, weil er während der Diastole wieder in den Ventrikel zurückfließt
SV_{eff}	Effektives Schlagvolumen (ml)	Blutvolumenanteil, der während der Ventrikelkontraktion bei Klappeninsuffizienz wirksam in die Peripherie gefördert wird. Es wird bestimmt aus der Herzfrequenz (HF) und dem effektiven HMV, das nach der Fick-Methode oder mit der Thermodilutionsmethode gemessen werden kann: $SV_{eff} = HMV/HF$
$RF = (RV/SV_{tot})·100$	Regurgitationsfraktion (%)	Maß für Schweregrad der Klappeninsuffizienz

Ellipse entspricht. Da dies selten der Fall ist und in der Volumenbestimmung zu Ungenauigkeiten führt, kommt heute in der Regel die Flächen-Längen-Methode zu Anwendung.

Flächen-Längen-Methode. Die Ventrikelkontur wird durch eine Ellipse ersetzt, deren Längsdurchmesser und Fläche mit der Ventrikelprojektion übereinstimmen. Dabei wird die Ventrikelfläche planimetrisch bestimmt. Der Querdurchmesser D der „Ersatz-Ellipse" berechnet sich ausgehend von der Ellipsenflächenformel zu:

$$F_{Ellipse} = (\pi/4) \cdot L \cdot D$$
$$F_{Ventrikel} = F_{Ellipse} = F$$
$$L_{Ventrikel} = L_{Ellipse} = L$$
$$D = (4/\pi) \cdot F/L = 1{,}27 \cdot F/L$$

F = Fläche, L = Längendurchmesser, D = Querdurchmesser.

Der so ermittelte Querdurchmesser wird zur Berechnung des Ventrikelvolumens in die Ellipsoidformel eingesetzt. Für die monoplane Volumenberechnung ergibt sich (Ventrikeldarstellung in 30°-RAO-Projektion; ◘ Abb. 16.15):

$$V = (\pi/6) \cdot L \cdot D^2 \quad \text{mit } D = (4/\pi) \cdot F/L$$
$$V = (8/3\pi) \cdot F^2 / L$$

Tabelle 16.4. Normalwerte der Volumina und der Masse des Herzens, bezogen auf die Körperoberfläche

Parameter	Werte
Linker Ventrikel (Kennedy et al. 1966)	
EDV	70 ± 20 ml/m² (Mittelwert±SD)
ESV	24 ± 10 ml/m²
SV	45 ± 13 ml/m²
EF	67 ± 8%
LMM	92 ± 16 g/m²
MD	$10{,}9 \pm 2{,}0$ mm
Rechter Ventrikel (Ferlinz et al. 1975)	
EDV	76 ± 11 ml/m²
ESV	26 ± 6 ml/m²
SV	50 ± 6 ml/m²
EF	66 ± 6%

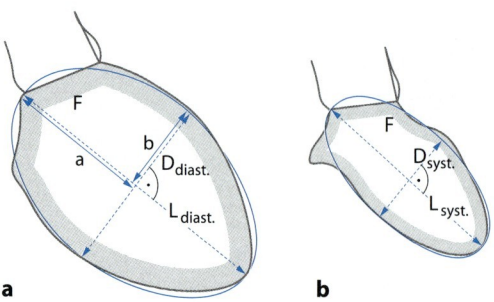

$$VF(\%) = 100(D_d - D_s)/D_d$$

VF = Verkürzungsfraktion, D_d = Querachse in der Enddiastole auf der Höhe der halben Längsachse, D_s = Querachse in der Endsystole auf der Höhe der halben Längsachse.

Ejektionsfraktion. Die linksventrikuläre Ejektionsfraktion (EF) berechnet sich nach der Bestimmung der Ventrikelvolumina leicht als Quotient aus dem Schlagvolumen SV und dem enddiastolischen Volumen EDV.

○ **Abb. 16.15a, b.** Linker Ventrikel in RAO-30°-Projektion. **a** Enddiastole; **b** Endsystole. Zur Veranschaulichung ist jeweils die Ellipse eingezeichnet, aus der der Querdurchmesser für die Volumenbestimmung errechnet wird

Berechnung der linksventrikulären Myokardmasse

Zur Berechnung der linksventrikulären Myokardmasse wird das Ventrikelkavum wieder vereinfacht durch ein Ellipsoid, um das sich das Myokard wie eine Schale mit konstanter Dicke legt (Rackley et al. 1964). Die Dicke der Myokardschale entspricht der Ventrikelwanddicke, die sich in RAO-Projektion am freien lateralen bzw. anterolateralen Rand sowie in LAO-Projektion am freien posterolateralen Rand ausmessen lässt. Mitenthalten ist dabei das Perikard. Bei unregelmäßiger Wandkontur wird die mittlere Wanddicke verwendet.

Zunächst werden der Ventrikellängsdurchmesser L festgelegt und der Querdurchmesser D nach der Flächen-Längen-Methode bestimmt. Dazu addiert man jeweils die doppelte Ventrikelwanddicke 2d und erhält so die Durchmesser für die Volumenberechnung des Ventrikelellipsoids mit Myokardschale (○ Abb. 16.16). Nach Subtraktion des Ventrikelvolumens ergibt sich das Myokardvolumen.

Nach Berücksichtigung des Korrekturfaktors K^3 (in der 3. Potenz, weil derselbe Korrekturfaktor bei monoplaner Projektion den Längsdurchmesser und beide Querdurchmesser korrigiert), der die Größenänderung bei der Abbildung rückgängig macht, berechnet sich das Ventrikelvolumen zu:

$$V_{Ventr} = 0{,}85 \cdot (F^2_{Ventr}/L_{Ventr}) \cdot K^3$$

F_{Ventr} = Ventrikelfläche (cm²), L_{Ventr} = Längsdurchmesser des Ventrikels (cm), K^3 = Korrekturfaktor (s. oben).

Für die biplane Darstellung (30°-RAO, 60°-LAO) ergibt sich für die Volumenberechnung nach der Flächen-Längenmethode folgende Formel:

$$V_{Ventr} = 0{,}85 \cdot F_1 \cdot (F_2/L_{min}) \cdot K^3$$

V_{Ventr} = Ventrikelvolumen (ml). F_1 = Ventrikelfläche in Projektionsebene 1 (cm²), F_2 = Ventrikelfläche in Projektionsebene 2 (cm²), L_{min} = kleinerer der beiden Ventrikellängendurchmesser L_1 bzw. L_2 in den Projektionsebenen 1 bzw. 2, K* bzw. K = Korrekturfaktor für Projektionsebene mit L_{min} bzw. L_{max}.

Berechnung des Myokardvolumens aus der monoplanen RAO-Projektion:

$$V_{Ventrikel} + Myokardschale = \pi/6 \cdot \left[(D+2d)^2(L+2d)\right]$$

$$V_{Myokardschale} = \pi/6 \cdot \left[(D+2d)^2(L+2d) - D^2 L\right]$$

D = Querdurchmesser des Ventrikelellipsoids (cm), errechnet nach der Flächen-Längen-Methode; L = Ventrikellängsdurchmesser (cm), d = Ventrikelwanddicke (cm).

Scheibchensummationsmethode nach Simpson. Bei dieser Volumenberechnung werden die Ventrikulogramme aus den 2 orthogonalen Projektionen in parallele Scheiben gleicher Dicke unterteilt, wobei die Scheiben als abgeplattete Zylinder mit elliptischem Querschnitt aufzufassen sind. Nach der Berechnung des Volumens der Einzelscheibchen (über die Kepler-Fassregel) ergibt die Summation aller Scheibchenvolumina das Ventrikelvolumen. Je größer die Anzahl der Scheibchen gewählt wird, umso genauer fällt die Volumenbestimmung aus. Die Scheibchensummationsmethode ist auch für die Ventrikelvolumenbestimmung aus einer monoplanen RAO-Darstellung geeignet. Hier stehen die Scheibchen-Querschnittsflächen senkrecht zur Ventrikellängsachse.

In der Regel werden heute die linksventrikulären Volumina rechnergestützt über die Flächen-Längen-Methode oder nach der Simpson-Methode ermittelt.

Verkürzungsfraktion. Die Verkürzungsfraktion (VF) des linken Ventrikels errechnet sich aus der monoplanen RAO-Darstellung sehr einfach aus den beiden Querdurchmessern in der Enddiastole und Endsystole:

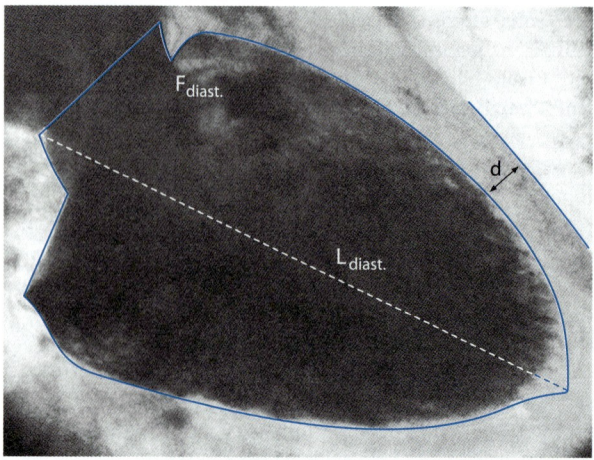

○ **Abb. 16.16.** Linker Ventrikel, enddiastolisch in RAO-Projektion. Eingezeichnet sind die Kontur der Ventrikelprojektionsfläche *F*, der Ventrikellängsdurchmesser *L* und die Ventrikelwanddicke *d* für die Berechnung der Myokardmasse

Nach Multiplikation mit dem spezifischen Gewicht des Myokards ϱ=1,05 g/cm³ (Bardeen 1918) und Berücksichtigung des Korrekturfaktors für die Größenänderung bei der Abbildung errechnet sich die Myokardmasse folgendermaßen.

$$LMM = \varrho \cdot \pi / 6 \cdot \left[(D+2d)^2(L+2d) - D^2 L\right] \cdot K^3$$

LMM = linksventrikuläre Myokardmasse (g), K = Korrekturfaktor (Größenänderung bei der Abbildung).

Ventrikelkontraktionsstörungen

Erscheinungsformen. Nach Herman et al. (1967) werden Ventrikelkontraktionsstörungen (Asynergie) mit den Begriffen Hypokinesie, Akinesie, Dyskinesie, Aneurysma und Asynchronie beschrieben (◘ Abb. 16.17):

> **Ventrikelkontraktionsstörungen**
> – Hypokinesie: verminderte Kontraktionsamplitude
> – Akinesie: keine Kontraktionsamplitude
> – Dyskinesie: paradoxe systolische Auswärtsbewegungen eines Wandareals
> – Aneurysma: größeres dyskinetisches Areal mit paradoxer Pulsation oder große akinetische Aussackung, die auch in der Diastole deutlich über die normale Wandkontur hervortritt
> – Asynchronie: zeitlich gegeneinander verschobener Kontraktionsablauf einzelner Wandareale

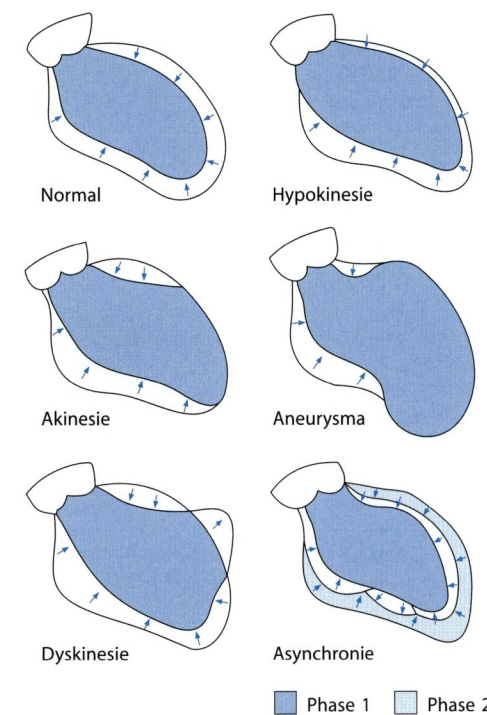

◘ **Abb. 16.17.** Schematische Darstellung eines normalen Kontraktionsablaufs und verschiedener pathologischer Kontraktionsabläufe des linken Ventrikels. (Nach Herman et al. 1967)

Im Zuge der Bemühungen um eine Vereinheitlichung der Beschreibung von Ventrikelwandbewegungsstörungen hat sich das „Coronary Artery Disease Reporting System" der American Heart Association (Austen 1975) durchgesetzt (◘ Abb. 16.18).

Die möglichst exakte quantitative Erfassung von regionalen Wandbewegungsstörungen hat im klinischen Alltag keine Bedeutung. Hier interessieren vielmehr die globale Ventrikelfunktion (EF), der linksventrikuläre enddiastolische Druck sowie die qualitative Beurteilung der regionalen Wandbewegungsstörungen. Dennoch haben die meisten Auswerteplätze moderner Angiographieanlagen die Möglichkeit, Wandbewegungsanalysen quantitativ nach verschiedenen Berechnungsmodellen durchzuführen.

Bei den sog. radiären Systemen werden von einem Ventrikelmittelpunkt aus (Mittelpunkt der Fläche oder der Längsachse) die radiären Verkürzungsfraktionen in 5 oder mehreren (bis zu 100) Winkelsegmenten bestimmt („Center-of-gravity"-Methode nach Wong 1986; „Center-line"-Methode nach Sheehan 1986). Im Slager-Modell (Slager 1986) wird anhand der systolisch-diastolischen Verschiebung von 20 festgelegten Punkten des linksventrikulären Endokards der regionale Beitrag der Wandsegmente zur globalen Ejektionsfraktion in der RAO-Darstellung gemessen. Das resultierende Diagramm kann durch die unterlegten Normbereiche direkt auf seine Abweichungen von einem Normalkollektiv hin überprüft werden (Übersichten bei Reiber 1991 u. Krakau 1999).

Bedeutung erlangen diese Analysemodelle v. a. bei wissenschaftlichen Fragestellungen. Darüber hinaus können insbesondere Veränderungen der regionalen Kontraktilität in den Versorgungsgebieten interventionell angegangener Läsionen (z. B. bei der Eröffnung von Infarktgefäßen) vergleichend dokumentiert werden.

Komplikationen der linksventrikulären Ventrikulographie

Einige für die Ventrikulographie spezifischen Komplikationen sollen hier gesondert aufgeführt werden. Das Auftreten von Komplikationen wird entscheidend vom Geschick und der Erfahrung des Untersuchers beeinflusst.

Mechanische Stimulation des Endokards durch den Katheter oder bei der Kontrastmittelinjektion durch den Kontrastmittelstrahl lösen **ventrikuläre Extrasystolen** bis hin zu ventrikulären Tachyarrhythmien aus. Sie verschwinden in der Regel nach Katheterrückzug in die Aorta oder Injektionsende. Subendokardiale **Kontrastmitteldepots** können auftreten, wenn die Katheterspitze mit den Austrittsöffnungen für Kontrastmittel in den Ventrikeltrabekeln fixiert ist oder bei Endlochkathetern (Sones) mit zu hoher Injektionsgeschwindigkeit gearbeitet wird. Kleinere Depots der heutigen Kontrastmittel führen zu keinen klinisch bedeutsame Komplikationen. Es kann bei hohen Kontrastmittelinjektionsgeschwindigkeiten mit fixierten Endlochkathetern bis zur Ventrikelwandperforation mit Perikardtamponade kommen.

Die Gefahr von **Thrombembolien** besteht bei Zertrümmerung von frischen Thromben in der Ventrikelspitze nach großem Vorderwandinfarkt. Bei bekannten Ventrikelthrombus sollte auf eine Ventrikulographie verzichtet werden. Auch bei teilweise organisierten Ventrikelthromben sollte vermieden werden, den Katheter in die Ventrikelspitze vorzuschieben, da Ablösungen noch möglich sind.

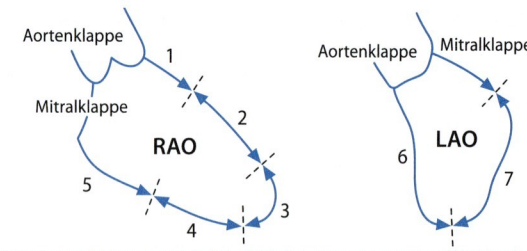

Abb. 16.18.
Coronary Artery Disease Reporting System der American Heart Association für den linken Ventrikel. (Nach Austen et al. 1975)

Segment	Wandbewegung					
	Normal	Vermindert	Akinesie	Dyskinesie	Aneurysma	Undefiniert
1. anterobasal						
2. anterolateral						
3. apikal						
4. diaphragmal						
5. posterobasal						
6. basal						
7. posterolateral						

! Cave
Scheibenprothesen vom Typ Björk-Shiley oder St. Jude sollten mit dem Katheter nicht passiert werden, weil er sich zwischen Kippscheibe und der kleineren Öffnung der Klappe verklemmen kann. Die auftretende Klappendysfunktion kann zu schweren Komplikationen führen (Kober 1985).

16.2.4 Rechtsherzkatheterisierung

Die Sondierung des rechten Herzens und des pulmonalarteriellen Gefäßsystems erfolgt einerseits als Rechtsherzeinschwemmkatheter unabhängig von einer Linksherzkatheteruntersuchung und ohne Röntgenkontrolle. Diese wird in der Regel mit einer ergometrischen Belastung kombiniert. Man erhält so Hämodynamikdaten in Ruhe und unter Belastung die Rückschlüsse auf die linksventrikuläre Funktion zulassen (s. Abschn. 16.3).

Im Rahmen der hier besprochenen Linksherzkatheteruntersuchung erfolgt die simultane Rechtsherzsondierung unter folgenden Fragestellungen.
– Druckmessung in Pulmonalkapillarstellung,
– Druckmessung in der Pulmonalarterie,
– Druckmessung im rechten Ventrikel,
– Druckmessung im rechten Vorhof,
– Bestimmung des HMV,
– Messung der Sauerstoffkonzentrationen im Rahmen einer faktionierten Blutentnahme bei Shunt-Vitien,
– Messung der Gefäßwiderstände im Lungenkreislauf und im systemischen Kreislauf.

> Zusammen mit der Linksherzkatheteruntersuchung liefert der Rechtsherzkatheter wichtige Daten zur Bestimmung der Klappenöffnungsflächen bei Aorten- und Mitralstenosen, zur Bestimmung von Regurgitationsfraktionen bei Aorten- und Mitrainsuffizienzen sowie zur Bestimmung der Shunt-Größe bei Shunt-Vitien.

Katheter bei der Rechtherzkatheterisierung
Am häufigsten wird bei der Sondierung der rechten Herzabschnitte der **Swan-Ganz-Einschwemmkatheter** in der einfachen zweilumigen Version oder als dreilumiger Thermodilutionskatheter eingesetzt. Dieser kann bei transbrachialen Zugang für die Linksherzkatheteruntersuchung ebenfalls leicht über eine Ellenbeugenvene vorgebracht werden. Bei transfemoraler Linksherzkatheteruntersuchung wird die ipsilaterale V. femoralis in Seldinger Technik punktiert und der Rechtsherzkatheter über eine entsprechende Schleuse (5–7 F) eingeführt. Durch die spitzennahe Vorkrümmung des Swan-Ganz-Katheters ist das Erreichen der Pulmonalkapillarstellung bei transbrachialem Zugang besonders einfach. Bei transfemoralem Zugang gelingt die Passage der Trikuspidalklappe und rechten Ventrikels nicht immer ohne weiteres und oft erst nach einer von medial nach lateral gelegten Schleife im rechten Vorhof.

Bei besonderen Fragestellungen, insbesondere bei Shunt-Vitien kommt für die Sondierung des rechten Herzabschnitte in der Hand des Erfahrenen auch der **Multi-Pupose-Katheter** oder der **Rodriguez-Alvarez-Katheter** zum Einsatz. Wegen ihrer größeren Steifigkeit müssen hier die Manipulation v. a. im dünnwandigen rechten Vorhof und Ventrikel mit großer Behutsamkeit erfolgen. Die beiden letztgenannten Katheter erlauben bei Vorhofseptumdefekten mit der Vorhofseptumpassage das Erreichen des linken Vorhofs und der Lungenvenen (z. B. zur Rechts-links-Shunt-Darstellung).

Die Darstellung des rechten Ventrikels erfolgt am besten einem **Bermann-Katheter** (endständig verschlossener Ballonkatheter mit 8 Seitenlöchern), der rechtsventrikulär spitzennah positioniert wird. Technisch schwieriger ist die stabile spitzennahe Positionierung eines **Pigtail-Katheter**s, die unter zu Hilfenahme eines J-Drahtes gelingt.

Rechtsventrikuläre Angiogramm

> Ein rechtsventrikuläres Angiogramm ist in erster Linie indiziert bei valvulären und infundibulären Pulmonalstenosen

sowie bei Trikuspidalklappeninsuffizienzen. Seltenere Anlässe zur Darstellung des rechten Ventrikels können die rechtsventrikuläre Dysplasie, hypertrophe Kardiomyopathien oder Rechts-links-Shunts auf Ventrikelebene sein.

Bei der Darstellung des rechten Ventrikels beträgt die verwendete Kontrastmittelmenge 40–50 ml mit einer Flussgeschwindigkeit von 12–18 ml/s. Der rechte Ventrikel wird in der Regel in einer 30°-RAO-Projektion dargestellt, womit der Ausflusstrakt und die Trikuspidalebene (Klappeninsuffizienzen) gut beurteilbar sind. Spezielle Fragestellungen erfordern die Darstellung auch in anderen Ebenen (z. B. Ventrikelseptumdefekt).

Komplikationen bei der Rechtsherzkatheterisierung

Häufig treten bei der Passage des rechten Ventrikels Herzrhythmusstörungen auf; diese sistieren meist nach Korrektur der Katheterlage oder nach Erreichen des Pulmonalkreislaufs. Anhaltende Ventrikuläre Tachykardien oder Degeneration zum Kammerflimmern sind selten (Iberti et al. 1985).

Das Auftreten eines **Rechtsschenkelblocks** ist mit 0,5–5% vergleichsweise häufig und erlangt besondere Bedeutung bei vorbestehendem Linksschenkelblock (Morris et al. 1987; Shah 1984; Abernathy 1974).

Ventrikelperforationen mit Perikardtamponade kommen bei der Verwendung von Ballon-Einschwemmkathetern praktisch nicht vor. Mit steiferen Kathetern (s. oben) und geraden Führungsdrähten sind Ventrikelperforationen grundsätzlich möglich.

Verletzungen von Trikuspidal- und Pulmonalklappe durch Katheterrückzug mit aufgeblasenem Ballon mit der Folge von Klappeninsuffizienzen wurden beschrieben (Boscoe et al. 1981; O'Toole et al. 1979).

Katheterknoten in Swan-Ganz-Rechtsherzkathetern treten bei transfemoralem Zugang unter Durchleuchtungskontrolle nur sehr selten auf.

16.2.5 Aortographie

Die Notwendigkeit zur Darstellung der Aorta ascendens sowie der thorakalen Aorta im Rahmen einer Linksherzkatheteruntersuchung ergibt sich bei folgenden Fragestellungen:
- bei erfolgloser selektiver Koronarangiographie (Suche der Koronarabgänge),
- bei erfolgloser Suche nach (meist nicht markierten) aortokoronaren Bypässen,
- bei der Aorteninsuffizienz,
- bei der Aortenstenose,
- bei Aortenaneurysmen und -dissektionen,
- bei Sinus-valsalva-Aneurysmen,
- bei der Aortenisthmusstenose,
- bei angeborenen Fehlbildungen.

Standardkatheter für die Aortographie ist der Pigtail-Katheter in den Größen 5–7 F, wobei größere Aneurysmen zur ausreichenden Kontrastierung Flussgeschwindigkeiten von 15–20 ml/s und damit die größerlumigen Katheter erfordern. Der Pigtail-Katheter wird ca. 2 cm oberhalb der Klappenebene positioniert und während der Kontrastmittelinjektion bei Bedarf etwas zurückgezogen, da die Kontrastmittelfluss-bedingte Katheterstreckung meist zu einem Tiefertreten des Katheters führt. Die Kontrastmittelmenge beträgt je nach Aortenweite 40–60 ml.

Für die Evaluierung von Aorteninsuffizienzen eignet sich v. a. die RAO-Projektion. Für die Suche nach verlagerten Koronarostien oder nach Bypass-Ursprüngen eignen sich LAO-Projektionen, die ebenfalls den Aortenbogen und die supraaortalen Ästen gut darstellen.

16.2.6 Pulmonalisangiographie

 Hauptindikation zur Darstellung der A. pulmonalis ist die akute Lungenembolie, wobei hier die Katheterisierung der A. pulmonalis nicht nur aus diagnostischer sondern häufig auch aus therapeutischer Indikation (Lyse) erfolgt.

Seltenere weitere Indikationen betreffen kongenitale Anomalien wie fehleinmündende Lungenvenen, arteriovenöse Fisteln der Pulmonalgefäße sowie präoperative Abklärung von Tumorinfiltrationen.

Für die erforderlichen hohen Flussgeschwindigkeiten eignen sich entweder der Bermann Katheter (6–7 F) oder ein 7-F-Pigtail-Katheter.

Bei normalen Pulmonalarteriendrücken werden über die Kontrastmittelspritze 30–40 ml Kontrastmittel mit einer Injektionsgeschwindigkeit von 15–20 ml/s injiziert. Bei pulmonaler Hypertonie werden die Kontrastmittelmengen und Flussgeschwindigkeiten um die Hälfte reduziert. Während der Kontrastmittelinjektion hält der Patient die Luft in tiefer Inspiration an.

Das gesamte Pulmonalarteriensystem wird in einer anterior-posterioren Projektion dargestellt. Selektive Darstellungen der rechten oder linken Pulmonalarterie erfolgen in gleichseitigen 20°-Schrägprojektionen.

In der Beurteilung der Befunde wird v. a. auf Kontrastmittelaussparungen und Gefäßabbrüche geachtet. Ist die Strombahn in Teilen des Pulmonalbaums durch Emboli nur subtotal verlegt, fallen lokale Strömungsverlangsamungen auf. In der Spätphase der Kontrastierung stellen sich die Lungenvenen, der linke Vorhof und der linke Ventrikel dar.

16.3 Rechtsherzeinschwemmkatheteruntersuchung

K. Schnellbacher, L. Görnandt

Die Rechtsherzeinschwemmkatheteruntersuchung ist ohne Röntgenkontrolle leicht durchführbar und lässt sich sehr gut mit einer Belastungsprüfung am liegenden Patienten kombinieren. Bei geringem Untersuchungsrisiko wird die Untersuchung heute auf vielen Intensivstationen sowie in Kombination mit einer Belastungsprüfung oft auch bei ambulanten Patienten eingesetzt (technische Einzelheiten über Durchführung und Methodik der Untersuchung s. Görnandt u. Schnellbacher 1996).

Indikation und Stellenwert der Einschwemmkatheteruntersuchung sind bei den einzelnen Krankheitsbildern beschrieben.

Die Auswirkungen auf die Hämodynamik mit Anstieg des PCP und Abfall des HMV stellt ein multifaktorielles Geschehen dar; ein PCP-Anstieg ist nicht spezifisch für eine einzelne Komponente. Vorbefunde (EKG, Echokardiographie, Herzgröße) und Begleitparameter währen der Untersuchung (Fehlen bzw. Auftreten von Angina pectoris-Beschwerden, Dyspnoe, ischämischen ST-Senkungen, Herzrhythmusstörungen wie absolute Arrhythmie, Bigeminus, frequenzabhängiger Linksschenkelblock, müssen für die Interpretation der hämodynamischen Befunde mit herangezogen werden.

Koronare Herzkrankheit

Bei der KHK kann ein pathologischer Anstieg des Pulmonalkapillardrucks bedingt sein
- myokardial durch eine gestörte Kontraktilität (Myokardverlust) oder gestörte Compliance (Hypertrophie, disseminierte Narben),
- ischämisch durch eine gestörte Relaxation im ischämischen Bereich,
- perikardial (Konstriktion, große Ergüsse),
- durch intermittierende Herzrhythmusstörungen,
- durch eine evtl. zusätzliche Mitralinsuffizienz.

Belastungskoronarinsuffizienz. Bei der Belastungskoronarinsuffizienz ist der PCP-Anstieg als Ischämieparameter besonders dann wichtig, wenn einer der beiden anderen Ischämieparameter (fehlende Angina pectoris bzw. atypische Beschwerdeangabe; fehlende ischämische ST-Senkung bzw. Störung des Ruhe-EKG) nicht sicher verwertbar ist. Große Ischämiegebiete bestehen umso häufiger, je stärker die maximale ST-Senkung bzw. der PCP-Anstieg (in Verbindung mit Angina pectoris oder ST-Senkung) ausfällt.

Infarktpatienten ohne Angina pectoris. Bei Infarktpatienten ohne Angina pectoris ist insbesondere bei diskrepanten Vorbefunden (EKG, Echo, Beschwerdeangabe) die Einschwemmkatheteruntersuchung dem Belastungstest vorzuziehen, da sie in der Lage ist, das Ausmaß der myokardialen Schädigung (Myokardverlust und Kompensationsvermögen des Restmyokards) hämodynamisch gut zu erfassen; die Parameter des Belastungs-EKG (maximal erreichte Watt-Stufe, HF-Verhalten) reichen hierzu nicht aus.

Bei Zustand nach Infarkt ermöglicht die Untersuchung insbesondere bei Fragen der beruflichen Wiedereingliederung eine Beurteilung der Belastbarkeit (bis zu welcher Belastungsstufe bleiben die hämodynamischen Parameter normal?). Bei Patienten mit einer KHK kommt zur Beurteilung der Prognose dem Verhalten des maximalen HMV eine zentrale Bedeutung zu: Kann das maximale HMV auf > 12,5 l/min gesteigert werden, so ist die Prognose mit einer 5-Jahres-Überlebensrate von über 94 % gut, bei einem maximalen HMV < 10 l/min mit 69–79 % in den einzelnen Untergruppen deutlich eingeschränkt.

Hämodynamische Verlaufsuntersuchungen in Ruhe bzw. unter Belastungsbedingungen gestatten akut (so auf der Intensivstation oder beim Funktionstest) die Wirkung kardial wirksamer Medikamente zu überprüfen und zu steuern; im chronischen Verlauf gestatten sie die Beurteilung des Spontanverlaufs (Besserung der Hämodynamik z. B. bei Transplantationskandidaten unter Vasodilatanzien und ACE-Hemmern, Kontrolle des pulmonalen Gefäßwiderstands) bzw. zur Kontrolle der Ischämieparameter nach Intervention (z. B. Bypass-Operation, PTCA).

Die Häufigkeit, d. h. wie oft die Einschwemmkatheteruntersuchung eingesetzt wird, ist auch abhängig von der Einsatzmöglichkeit anderer Methoden (Belastungsmyokardszintigraphie; Belastungsechokardiographie).

Herzvitien

Shunt-Vitien. Bei Verdacht auf Shunt-Vitien (Vorhofseptumbzw. Ventrikelseptumdefekt) kann durch fraktionierte Blutabnahme eine Shunt-Lokalisation in Vorhof bzw. Ventrikel erfolgen und das Ausmaß der Volumenbelastung und die Entwicklung einer reaktiven pulmonalen Hypertonie gut erfasst werden.

Aortenstenose. Bei Patienten mit Aortenstenose kann das Ausmaß des Vitiums durch diese Untersuchungsmethode nicht erfasst werden (bei dem meisten Patienten ist hier keine Indikation für eine Einschwemmkatheteruntersuchung gegeben).

Aorteninsuffizienz. Bei Patienten mit einer bedeutsamen Aortenklappeninsuffizienz kann das Ausmaß der Regurgitation an der Aortenklappe nicht erfasst werden; trotzdem ist die Untersuchung unter Belastung bei diesen Patienten wichtig, da sie häufig hilft, den Operationszeitpunkt festzulegen (bei pathologischen PCP-Anstieg ist der linke Ventrikel nicht mehr voll kompensiert).

Mitralklappeninsuffizienz. Patienten mit einer hämodynamisch bedeutsamen Mitralklappeninsuffizienz zeigen meist bei einer akuten Insuffizienz (Segel- oder Papillarmuskelabriss bei Mitralsegelprolaps oder Infarkt) eine deutliche Beeinträchtigung ihrer Hämodynamik; bei Patienten mit einer chronischen Mitralinsuffizienz bleibt der Pulmonalkapillardruck auch unter Belastung im Normbereich.

Mitralstenose. Bei Patienten mit Mitralstenose wirken sich auf die Hämodynamik im kleinen Kreislauf der Gradient an der Mitralklappe, die Schwere einer Schädigung des linken Ventrikels sowie auch die Entwicklung einer sekundären reaktiven pulmonalen Hypertonie aus. Die Auswirkungen des Klappengradienten bzw. der linksventrikulären Myokardfunktion auf den Pulmonalkapillardruck lassen sich bei der Einschwemmkatheteruntersuchung nicht differenzieren, ein pathologischer Anstieg des pulmonalen Gefäßwiderstands sollte an eine baldige Intervention (Dilatation bzw. Operation) denken lassen.

Rechtsherzbelastung. Bei Patienten mit Rechtsherzbelastung ist in der Regel eine Diagnosestellung (primäre pulmonale Hypertonie, sekundäre reaktive pulmonale Hypertonie, Gradient an der Pulmonalklappe) mit der Einschwemmkatheteruntersuchung gut möglich, das Ausmaß der rechtsventrikulären Belastung (systolischer Ventrikeldruck) und der rechtsventrikulären Kompensation (enddiastolischer Ventrikeldruck, Vorhofmitteldruck) sind gut zu beurteilen.

Kardiomyopathien und funktionelle Beschwerden

Kardiomyopathien. Patienten mit Kardiomyopathien zeigen häufig, selbst bei deutlichem Befund z. B. im Echokardiogramm, erstaunlich lange eine nur geringe Beeinträchtigung der Hämodynamik; bei schweren Fällen sind Pulmonalkapillardruck und HMV in der Regel stark erhöht bzw. erniedrigt; im Rahmen von Verlaufsuntersuchungen erlaubt die Methode Rückschlüsse auf die medikamentöse Einstellung bzw. Entwicklung einer pulmonale Hypertonie (Indikation zur Transplantation).

Funktionelle Herz-Kreislauf-Beschwerden. Bei Patienten mit funktionellen Herz- Kreislauf-Beschwerden (bzw. hyperkinetischem Syndrom) kann die Diagnose durch Ausschluss bedeutsamer hämodynamischer Veränderungen gesichert werden.

Zusammenfassung

Die invasiv-diagnostischen Methoden der Koronarangiographie, Herzkatheterisierung und Angiokardiographie stellen auch weiterhin unverzichtbare Elemente der kardiologischen Diagnostik dar und sind in der Regel Wegbereiter für nachfolgende therapeutischen Konsequenzen. Die methodenspezifischen Komplikationsmöglichkeiten verlangen eine sorgfältige Indikationsstellung, die sich nicht an den vorhandenen Ressourcen, sondern allein an den jeweiligen medizinischen Erfordernissen und Leitlinien zu orientieren hat.

Die Koronarangiographie hat über die therapeutischen Möglichkeiten der Katheterdilatation einen deutlichen Wandel in ihrer Indikationsstellung erfahren. War sie früher fast ausschließlich bei Patienten mit schwererer Angina pectoris zur Abklärung operativer Revaskularisationsmöglichkeiten eingesetzt, so dient sie heute auch bei Patienten mit geringerer Symptomatik zur Klärung der Frage, ob die Symptomatik mittels katheterinterventioneller Maßnahmen gebessert oder beseitigt werden kann. Das Ventrikulogramm ergänzt in der Regel die Koronarangiographie, kann aber heute oft durch die nichtinvasive echokardiographische Untersuchung ersetzt werden. Die in den Medien breit diskutierten „Konkurrenzverfahren" der nichtinvasiven Koronarangiographie (Multislice Computertomogramm, Elektronenstrahltomographie) können trotz gleich großem Kontrastmittelbedarf und vergleichbarer Strahlenbelastung v. a. wegen der langen Bildakquisitionszeiten noch immer nicht die gleiche diagnostische Sicherheit bieten und bedürfen im Fall interventioneller oder chirurgischer Therapiekonsequenzen zusätzlich der konventionellen Kathetermethode.

Herzkatheterisierung und Angiokardiographie werden in der Erwachsenenkardiologie weiterhin v. a. meist im Vorfeld von operationswürdigen Herzklappenerkrankungen und Herzfehlern indiziert. Die so erhaltenen Parameter über die Ventrikelfunktion, Klappenöffnungsflächen, Klappeninsuffizienzen, Shunt-Volumina, Drücke und Kreislaufwiderstände sind in der Regel unverzichtbare Bausteine für eine gut begründete Indikationsstellung zur Operation und zur Terminierung des richtigen Operationszeitpunktes. Dies gilt v. a. für die Indikationsstellung von Grenzwertbefunden in der Vordiagnostik. Bei eindeutigen Befunden, wie bei schweren Aortenstenosen oder schweren, vom Mechanismus her bekannten Mitralinsuffizienzen, reicht heute zunehmend häufiger die Beschränkung auf eine präoperative Koronarangiographie aus. Es ist darüber hinaus damit zu rechnen, dass die reine Bildgebungsfunktion der genannten invasiven Verfahren (Ventrikulographie, Aortenbogendarstellung, Shunt-Darstellungen, Pulmonalisangiographie u. a.) mit der technischen Weiterentwicklung von nichtinvasiven Verfahren und ihrer Möglichkeit der dreidimensionalen Rekonstruktion (z. B. Kernspintomographie) zukünftig an Bedeutung verlieren wird.

Die Rechtsherzeinschwemmkatheteruntersuchung ohne Röntgenkontrolle hat ihre Bedeutung in der koronaren Diagnostik durch neuere, relativ sensitive funktionsdiagnostische Verfahren wie die Stressechokardiographie teilweise eingebüßt. Die nahezu komplikationsfreie und wenig belastende Untersuchungsmethode hat aber sicherlich weiterhin ihre Bedeutung in der Verlaufsbeobachtung myokardialer Funktionsstörungen (z. B. bei Kardiomyopathien) sowie zur Mitbestimmung des richtigen Operationszeitpunktes bei bestimmten Vitien (z. B. Aorteninsuffizienz). Sie kann darüber hinaus hilfreich sein bei der Differenzialdiagnostik funktioneller Herz-Kreislaufbeschwerden und bei der Abklärung unklarer Dyspnoeursachen.

Literatur

Abernathy WS (1974) Complete heart block caused by Swan Ganz Catheter. Chest 65:349

Abrams HL, Adams DF (1975) The complications of coronary arteriography. Circulation 51 (Suppl II):101

ACC/AHA (1991) Guidelines for cardiac catheterization and cardiac catheterization laboratories. American College of Cardiology/American Heart Association Ad Hoc Task Force On Cardiac Catherization. J Am Coll Cardiol 5:1149

ACC/AHA Guidelines for Coronary Angiography: Scanlon PJ, Faxon DP, Audet AM et al (1999) A report of the American College of Cardiology/American Heart Association Task Force on Practice Guidelines (Committee on Coronary Angiography). J Am Coll Cardiol 33:1756

ACC/AHA (2002) Guidelines update for the management of patients with unstable angina and non-ST-segment elevation myocardial infarction. A report of the American College of Cardiology/American Heart Association Task Force on Practice Guidelines (Committee on the Management of Patients With Unstable Angina). J Am Coll Cardiol 40:366–374

Adams DF, Abrams HL (1979) Complications of coronary arteriography: A follow up report. Cardiovasc Radiol 2:09

Adams DF, Fraser DB, Abrams HL (1973) The complications of coronary angiography. Circulation 48:609

Agarval R, Agrawal S, Roubin OS et al (1993) Clinically guided closure of femoral arterial pseudoaneurysms complicating cardiac catherization and coronary angioplasty. Cathet Cardiovasc Diagn 30:96

Andersen HR, Nielsen TT, Rasmussen K et al DANAMI-2 Investigators (2003) A comparison of coronary angioplasty with fibrinolytic therapy in acute myocardial infarction. N Engl J Med 349:733–742

Austen G, Edwards JE, Frye et al. (1975) A reporting system on patients evaluated für coronary artery disease. Circulation 51:7

Azen STP, Cashin-Hemphill L, Pogoda J et al (1991) Evaluation of human panelists in assessing coronary atherosclerosis. Arteriosclerosis and Thrombosis 11:358

Bardeen CR (1918) Determination of the size of the heart by means of the x-rays. Am J Anat 23:423

Bargeron JM Jr, Elliot P, Solo B, Bream P-R, Cumy GC (1977) Axial cineangiography in congenital heart disease. Circulation 56:1075

Barthold A (1993) Ein Beitrag aus der quantitativen Koronarangiographie: Biologische Variabilitäten und pathologische Veränderungen von Koronargefäßen vor dem Hintergrund methodologischer Schwankungen. Inaugural Dissertation, Medizinische Fakultät der Albert Ludwig Universität Freiburg 1994

Bauters Ch, Delomez M, van Belle E et al (1999) Angiographically documented late reocclusion after successful coronary angioplasty of an infarct-related lesion is a powerful predictor of long term mortality. Circulation 99:2243

Bayer O, Loogen F, Walter H (1967) Die Herzkatheterisierung bei angeborenen und erworbenen Herzfehlern. Thieme, Stuttgart

Bellmann S, Frank, HA, Lambert PB et al (1960) Coronary arteriography. I. Differential opacification of the aortic stream by catheters of special design. New Engl J Med 262:325

Berge PO, Winter UJ, Hoffmann M et al (1993) Lokale Gefäßkomplikationen bei Herzkatheteruntersuchungen. Z Kardiol 82:449–456

Bertrand ME, Lablanche JM, Bauters Ch et al (1993) Discordant results of visual and quantitative estimates of stenosis severity before and after coronary angioplasty. Cath Cardiovasc Diagn 28:1

Bestehorn HP (2001) Interventionelle Kardiologie. Koronarangiographie und PTCA – Indikation, Technik, Nachsorge. 2. Aufl. Thieme, Stuttgart New York 2001

Björk L, Spindola-Franco H, Van Houten FX et al (1975) Comparison of observer performance with 16 mm cinefluorography and 70 mm camera fluorography in coronary arteriography. Am J Cardiol 36:474

Blankenhorn D, Azent ST, Kramsch D et al (1994): Coronary angiography changes with lovastatin therapy. The monitored atherosclerosis regression study (MARS). Ann Intern Med 119:969

Boscoe MJ, De Lange S (1981) Damage to the tricuspid valve with a Swan-Ganz-Catheter. Brit Med J 283:346–347

Boden WE, O'Rourke RA, Crawford MH et al (1998) Outcomes in patients with acute non-Q-wave myocardial infarction randomly assigned to an invasive as compared with a conservative management strategy. Veterans Affairs Non-Q-Wave Infarction Strategies in Hospital (VANQWISH) Trial Investigators. N Engl J Med. 338:1785–1792

Bourassa MG, Noble J (1976) Complication rate of coronary arteriography: A percutaneous femoral technique. Circulation 53:106–114

Braunwald E, Antman EM, Beasley JW et al (2002) ACC/AHA Guideline Update for the Management of Patients With UnstableAngina and Non-ST-Segment Elevation Myocardial Infarction: A report of the American College of Cardiology/American Heart Association task force on practice guidelines (Committee on the Management of Patients With Unstable Angina). J Am Coll Cardiol 40:1366–1374

Braunwald E, Antman EM, Beasley JW et al (2002) J Am Coll Cardiol 40:1366–74

Brown BG, Bolston EL, Dodge HT (1986) Quantitative computer technics für analyzing coronary angiograms. Prog Cardiovasc Dis 18:403

Brown G, John PhD, Albers JJ et al (1990) Regression of coronary artery disease as a result of intensive lipid lowering therapy in men with high levels of apolipoprotein B (FATS). N Engl J Med 323:1289

Buchwald et al (Posch-Group 1990) Effect of partial ileal bypass surgery on mortality and morbidity from coronary heart disease in patients with hypercholesterolemia. N Engl J Med 323:946

Bush CH, van Fosswen D, Kolibash A et al (1993) Cardiac catheterization and coronary angiography using 5 french preformed (Judkins) catheters from the percutaneous right brachial approach: a comparative analysis with the femoral approach. Cathet Cardiovasc Diagn 29:267

Cannon CP, Weintraub WS, Demopoulos LA et al (2001) Comparison of early invasive and conservative strategies in patients with unstable coronary syndromes treated with the glycoprotein IIb/IIIa inhibitor tirofiban (TACTICS-TIMI 18). N Engl J Med 344:1879

CCAIT (1994) Waters D, Higginson L, Gladstone et al (1994) Effects of monotherapie with an HMG-CoA reductance inhibitor on the progression of coronary atherosclerosis as assessed by serial quantitative arteriography. The canadian coronary atherosclerosis intervention trial. Circulation 89:959

CIS (1997) Bestehorn HP, Rensing UFE, Roskamm H et al (1997) The effect of Simvastatin on progression of coronary artery disease: The Multicenter Coronary Intervention Study. Eur Heart J 18:226

Cohen M, Cohn PF, Herman MV, Gorlin R (1972) Diagnosis and prognosis of main left coronary artery obstruction. Circulation 45/46 (Suppl 1)

Cohen MV (1972) Modified orifice equation for the calculation of mitral valve area. Am J Heart 84:839

Cournand A (1947) Cardiac catheterization in the diagnosis of congenital heart disease. A Report Int Congr Pediat NY

De Feyter PJ, Beatt KJ (1989) Stress testing for management of post PTCA-patients: routine or elective. Eur Heart J 10 (Suppl G):27

DeRouen TA, John PhD, Murray JA et al (1977) Variability in the analysis of coronary arteriograms. Circulation 55:324

Detre KM, Wright E, Murphey ML et al (1975) Observer agreement in evaluating coronary angiograms. Circulation 52:979

Di Mario C, Haase J, den Boer A et al (1992) Edge detection versus densitometry in the quantitative assessment of stenosis phantoms: An in vivo comparison in porcine coronary arteries. Am Heart J 124:1181

Diver DL, Bier JD, Ferreira PE et al (1994) Clinical and arteriographic characterization of patients with unstable angina without critical coronary arterial narrowing. Am J Cardiol 74:531–537

Dodge HT, Sandler H, Ballew DW, Lord JD (1960) The use of biplane angiocardiography for the measurement of left ventricular volume in man. Am J Heart 60:762

Dotter CT, Frische LH (1961) An approach to coronary angiography. In: Abram HL (ed) Angiography, Bd I. Little Brown, Boston, pp 259–273

Ducksoo K, Orron DE, Skillman JJ et al (1992) Role of superficial femoral artery puncture in the development of pseudoaneurysm and arteriovenous fistula complicating percutaneous transfemoral cardiac catheterization. Catheriz Cardiovasc Diagn 25:91

Duffin DC, Muhlestein JB, Allisson SB et al (2001) Femoral arterial puncture management after percutaneous coronary procedures: a comparison of clinical outcomes and patient satisfaction between manual compression and two different vascular closure devices. J Invasive Cardiol 13:354–362

Dumont JM et al (1993) Effect of cholesterol reduction by simvastatin on progression of coronary atherosclerosis: design, baseline characteristics, and progress of the Multicenter Anti-Atheroma Study (MAAS). Contr Clin Trials 14:209

Ellis SG, Da Silva ER, Spaulding CM et al (2000) Review of immediate angioplasty after fibrinolytic therapy for acute myocardial infarction: insights from the RESCUE I, RESCUE II, and other contemporary clinical experiences. Am Heart J 139:1046

Emanuel R (1975) Coronary arteriography. Brit Heart J 37:229

EMERAS (1993) Randomised trial of late thrombolysis in patients with suspected acute myocardial infarction. EMERAS (Estudio Multicentrico Estreptoquinasa Republicas de America del Sur) Collaborative Group. Lancet 342:767–772

Erbel R, Engel HJ Kübler W et al (1997) Richtlinien der interventionellen Koronartherapie. Herausgegeben von Vorstand der Deutschen Gesellschaft für Kardiologie. Z Kardiol 86:1040

Falk E, Shah PK, Fuster V (1995) Coronary plaque disruption. Circulation 92:657–671

Feit A, Reddy CV, Cowley C et al (1992) Internal mammary artery angiography should be a routine component of diagnostic coronary angiography. Cathet Cardiovasc Diagn 25:85

Ferlinz J, Gorlin R, Cohn PF, Herman MV (1975) Right ventricular performance in patients with coronary artery disease. Circulation 52:608

Fisher LD, Judkins MP, Lesperance J et al (1982) Reproducibility of coronary arteriographic reading in the coronary artery surgery study (CASS). Cathet Cardiovasc Diagn 8:565

Forssmann W (1929) Die Sondierung des rechten Herzens. Klin Wschr 2:2085

Fox KAA, Poole-Wilson PA, Henderson RA et al (2002) Interventional versus conservative treatment for patients with unstable angina or non-ST-elevation myocardial infarction: the British Heart Foundation RITA 3 randomised trial. Randomized Intervention Trial of unstable Angina. Lancet 360:743

Friesinger GC, Adams DF, Bourassa MG et al (1983) Optimal resources für examination of the heart and lungs: Cardiac catheterization and radiographic facilities: Examination of the Chest and Cardiovascular System Study Group. Circulation 68:893

Galvani M, Ottani F, Ferrini D et al (1993) Patency of the infarct-related artery and left ventricular function as the major determinants of the survival after q-wave acute myocardial infarction. Am J Cardiol 71:1

Glagov S, Weissenberg E, Zarins CK et al (1987) Compensatory enlargement of human atherosclerotic coronary arteries. N Engl J Med 316:1371

Glassman E, Spencer FC, Tice DA et al (1971) What percentage of patients with angina pectoris are candidates für bypass grafts? Circulation 43/44 (Suppl I):101

Görnandt L, Schnellbacher K (1996) Rechtsherzeinschwemmkatheteruntersuchung. In: Roskamm H, Reindell H (Hrsg) Herzkrankheiten, 4. Aufl. Springer, Berlin Heidelberg New York, S 363–374

Gohlke H, Heim E, Roskamm H (1991) prognostic importance of collateral flow and residuary coronary stenosis of the myocardial infarct artery after anterior wall Q-wave acute myocardial infarction. Am J Cardiol 67:1165

Gohlke-Bärwolf C, Acar I, Burckardt D et al (Ad hoc Committee of the working Group on Valvular Heart Disease, European Society of Cardiolog) (1993) Guidelines für prevention of thromboembolic events in valvular heart-disease. J Heart Valv Disease 2:398

Goldberg RK, Kleiman WS, Minor ST (1990) Comparison of quantitative coronary angiography to visual estimates of lesion severity pre- and post-PTCA. Am Heart J 119:178

Gorlin R, Gorlin SG (1951) Hydraulic formula for calculation of the area of the stenotic mitral valve, other cardiac valves, central circulatory shunts. Am Heart J 41:1

Gorlin R, Taylor WJ (1969) Myocardial revascularisation with internal mammary artery implantation. J Am Med Ass 207:907

Gottwik M, Zahn R, Schiele R (2001) Differences in treatment and outcome of patients with acute myocardial infarction admitted to hospitals with compared to without departments of cardiology; results from the pooled data of the Maximal Individual Therapy in Acute Myocardial Infarction (MITRA 1+2) Registries and the Myocardial Infarction Registry (MIR). Eur Heart J 22:1794

Grines RJ, O'Neill WW (1995) Primary angioplasty. The optimal reperfusion strategy in the United States? Br Heart J 73:405–406

Grossman W (1976) Cardiac cathetherization and angiography. Lea & Febiger, Philadelphia

Grossman W (1991) Complications of cardiac catheterization: incidence, causes and prevention. In: Grossman W, Baim DS (eds) Cardiac catherization, angiography, and intervention, 4th ed. Lea & Febiger, Philadelphia, p 31

Grossman W (1995) Shunt detection and measurement. In: Baim DS, Grossman W (eds) Cardiac catherization, angiography and intervention, 5th ed. Williams & Wilkins, Baltimore, pp 167–180

Hahn U, Betsch A, Wiskirchen J et al (2001) A new device for percutaneous suture-mediated closure of arterial puncture sites using exteriorized needles: initial experience. J Invasive Cardiol 13:456

Hamm C, Kuck KH, Nienaber C et al (1992) Kollagenapplikation nach arterieller Punktion. DMW 117:963

Hasdai D, Garrat KN, Grill DE et al (1997) Effect of smoking on the long-term outcome after successful percutaneous coronary revascularization. N Engl J Med 336:755

Helfant RH, Gorlin R (1972) The coronary collateral circulation (Editorial). Ann Intern Med 77:995

Hellige G, Vogel B, Tebbe U, Kreuzer H (1992) Contrast media in cardiology. Report of a randomized, double-blind multicenter comparative study of the side effects of ionic and non-ionic roentgen contrast media. Z Kardiol 81:290–292

Herman MV, Heinle RA, Klein MD, Gorlin R (1967) Localized disorders in myocardial contraction. Asynergy and its role in congestive heart failure. New Engl J Med 277:222

Herrold EM, Goldberg HL, Borer JS et al (1990) Relative insensitivity of densitometric stenosis measurement to lumen edge detection. J Am Coll Cardio 115:1570

Hess OM, Simon RWR (2000) Herzkatheter. Einsatz in Diagnostik und Therapie. Springer, Heidelberg Berlin New York

Heuser R (1998) Outpatient coronary angiography: indications, safety and complication rates. Herz 23:21–26

Holmes DR, Wondrow MA, Gray JE (1990) Isn't it time to abandon cine film? Cathet Cardiovasc Diagn 20:1

Hood WP, Smith LR, Amende I et al (1977) Application of a computerized system für analysis of regional left ventricular function. Computers in cardiology, p 359. Rotterdam, Kongress 29.9.–1.10.1977

Hort W, Moosdorf R, Kalbfleisch H et al (1977) Postmortale Untersuchungen über Lokalisation und Form der stärksten Stenose in den Koronararterien und ihre Beziehung zu den Risikofaktoren. Z Kardiol 66:333

Hust MH, Schüler A, Clausnitzer R et al (1993) Pseudoaneurysmen nach arterieller Katheteruntersuchung: Farbdoppler-gesteuerte Kompressionstherapie. Dtsch Ärztebl 90:B-2536

Iberti TJ, Benjamin E, Gruppi L et al (1985) Ventricular arrhythmias during pulmonary artery catherization in the intensive care unit. Prospective study. Am J Med 78:451–454

Jain D, Kurowski V, Katus HA et al (2002) Catheter-induced dissection of the left main coronary artery, the nemesis of an invasive cardiologist A case report and review of the literature. Z Kardiol 91:840–845

Johnson LW, Krone R et al (1993) A report of the registry of the Society for Cardiac Angiography and Interventions (SCA&I). Cathet Cardiovasc Diagn 28:219

Johnson LW, Lozner EC, Johnson S et al (1989) Coronary arteriography 1984–1987: A report of the Registry of the Society für Cardiac Angiography and Interventions. I. Results and complications. Catheriz Cardiovasc Diagn 17:5

Judkins MP (1967) Selective coronary arteriography, Part I. A percutaneous transfemoral technique. Radiology 89:815

Judkins MP, Gander MP (1974) Prevention of complications of coronary arteriography. Circulation 49:599

Just H (1976) Herzkatheter-Diagnostik. Boehringer, Mannheim

Kadel C, Strecker T, Kaltenbach M et al (1989) Recognition of restenosis: can patients be defined in whom the exercise ECG results makes angiography restudy unnecessary? Eur Heart J 10 (Suppl G):22

Kalbfleisch H, Ruch H, Wehr M (1977) Postmortale coronarangiographische Untersuchungen über den Trifurkationsast der linken Kranzarterie. Z Kardiol 66:663

Kaltenbach M (1980) Röntgenanatomie und Nomenklatur, Qualifizierung koronarangiographischer Befunde und Dokumentation. In: Kaltenbach M, Roskamm H (Hrsg) Vom Belastungs-EKG zur Koronarangiographie. Springer, Berlin Heidelberg New York

Kaltenbach M, Kutschera J, Spahn F (1973) Documentation of findings of coronary heart disease. In: Kaltenbach M, Lichtlen P, Friesinger GC (eds) Coronary heart disease. Thieme, Stuttgart, p 112

Kaltenbach M, Spahn F (1975) Koronarographische Nomenklatur und Typologie der Koronararterien des Menschen. Z Kardiol 64:193

Kane J, Malloy MJ, Pots TA et al (1990) Regression of coronary atherosclerosis during treatment of familial hypercholesterolemia with combined drug regimens (SCOR). J Am Med Ass 264:3007

Kastrati A, Mehilli J, Dirschinger J et al (2002) Myocardial salvage after coronary stenting plus abciximab versus fibrinolysis plus abciximab in patients with acute myocardial infarction: a randomised trial (STOPAMI 2). Lancet 359:920–925

Kelly AE, Gensini GG (1975) Coronary arteriography and leftheart studies. Heart Lung 4:85

Kemp HG, Evans H, Elliott EC et al (1967) Diagnostic accuracy of selective coronary cinearteriography. Circulation 36:526

Kennedy JW (1982) Complications associated with cardiac catheterization and angiography. Catheter Cardiovasc Diagn 8:5

Kennedy JW, Baxley WA, Bunnel IL et al (1982) Mortality related with cardiac catheterization and angiography. Cathet Cardiovacs Diagn 8: 323

Kennedy JW, Baxley WA, Figley MM et al (1966) Quantitative angiocardiography. II.: The normal left ventricle in man. Circulation 34:272

Kennedy JW, Trenholme SE, Kasser IS (1970) Left ventricular volume and mass from single-plane cineangiocardiogram. A comparison of antero-posterior and right anterior oblique methods. Am J Heart 80: 343

Kober G, Spahn G, Becker HJ, Kaltenbach M (1974) Weite und Querschnittsfläche der großen epikardialen Koronararterien bei Herzmuskelhypertrophie. Z Kardiol 63:297

Kosmorsky G, Hanson MR, Tomsak RL (1988) Neuro-ophthalmologic complications of cardiac catherization. Neurology 38:483

Krakau I (1999) Das Herzkatheterbuch. Diagnostische und interventionelle Kathetertechniken. Thieme Stuttgart New York 1999

Kretschmann H-J, Kaltenbach M (1971) Anatomy and nomenclature of coronary arteries. In: Kaltenbach M, Lichtlen P (eds) Coronary heart disease. Thieme, Stuttgart, p 32

Kroger K, Gorge G, Erbel R et al (1997) Arteria radialis als Zugang zur diagnostischen Koronarangiographie. Z Kardiol 86:363

Kühn C, Sümpelmann D, Geiger B et al (1993) Frühzeitige Blutstillung nach koronartherapeutischen Eingriffen durch Anwendung von Kollagenplugs. Z Kardiol 82:515

Kussmaul WG, Buchbinder M, Whitlow PL et al (1996) Femoral artery hemostasis using an implantable device (Angio-Seal) after coronary angioplasty. Cathet Cardiovasc-Diagn 4:362

Laskey W, Boyle J, Johnson LW et al (1993) Multivariable model für prediction of risk of significant complication during diagnostic cardiac catherization. Cathet Cardiovasc Diagn 30:185

Lavine P, Kimbiris D, Segal BL, Linhart JW (1972) Left main coronary artery disease. Am J Cardiol 30:791

Lichtlen PR (1977) Forderungen an eine optimierte Koronarkardiologie. Thoraxchir Vask Chir 25:1

Lichtlen PR (1990) Koronarangiographie, 2. Aufl. Perimed, Erlangen

Lichtlen PR, Engel H-J (1990) Risiken und Komplikationen der Koronarangiographie. In: Lichtlen PR (Hrsg.) Koronarangiographie, 2. Aufl. Perimed, Erlangen, S 165

Loogen F, Seipel L: Persönliche Mitteilung vom 15.2.1978

Lund GK, Nienaber CA, Hamm CW et al (1994) Einzeitige Herzkatheterdiagnostik und Ballondilatation („prima vista"-PTCA): Ergebnisse und Risiken. Dtsch Med Wochenschr 119:169–174

MAAS Investigators (1994) Effect of simvastatin on coronary atheroma: the Multicentre Anti-Atheroma Study (MAAS). Lancet 344:633

Machleder HI, Sweeney JP, Barker JF (1972) Pulsless arm after brachial artery catheterization. Lancet 1:407

Machraoui A, Hinrichsen M, Jäger D et al (1991) Unverträglichkeitsreaktionen auf ionische und nicht-ionische Kontrastmittel in der Herzdiagnostik. Eine randomisierte Doppelblindstudie. DMW 116:321

Mannebach H, Hamm Ch, Horstkotte D et al (2002) 18. Bericht über die Leistungszahlen der Herzkatheterlabore in der Bundesrepublik Deutschland. Z. Kardiol 91:727–729.

MARS 1992: Cashin-Hemphill L, Kramsch D, Azen STP et al (1992) The monitored atherosclerosis regressions study (MARS): Design, methods and baseline results. Online J Curr Trials, Doc No 26

Mathey D, Schofer S (1996) Invasive Kardiologie. Thieme, Stuttgart New York

McDonald RG, Barbierie E, Feildma RL et al (1987) Angiographic morphology of restenosis after percutaneous transluminal coronary angioplasty. Am J Cardiol 60:50

Miller RM, Knox M (1992) Patient tolerance of ioxaglate and iopamidol in internal mammary artery arteriography. Cathet Cardiovasc Diagn 25:31

Morris D, Mulvihill D, Lew WYW (1987) Risk of developing complete heart block during bedside pulmonary artery catheterization in patients with left bundle brach block. Arch Intern Med 147:2005–2010

O'Toole JD, Wurtzbacher JJ, Wearner NE et al (1979) Pulmonary valve injury and insufficiency during pulmonary artery caterization. N Engl J Med 301:1167–1168

Oliveros R, Falsetti HL, Caroll RY (1974) Atherosclerotic coronary artery aneurysm. Arch intern Med 134:1072

Panchamukhi VB, Flaker G (2000) Should interventional cardiac cartherization procedures take place at the time of diagnostic procedures? Clin Cardiol 23:332–334

Paulin S (1964) Coronary angiography. A technical, anatomic and clinical study. Acta Radiol (Stockh) 39 (Suppl 233):1

Pepine CJ, Allen HD, Bashore TM et al for the ACC/AHA Ad Hoc Task Force on Cardiac Catherization. ACC/AHA Guidelines for cardiac catheterization and cardiac catheterization laboratories. J Am Coll Cardiol 18: 1149

Petersen J, Petersen M, Waldowski M, Roskamm H (1999) New Instructional program for the training of diagnosis and intervention in the virtual catheterization laboratory. Computers in cardiology 26: 407–408

Rackley Ch E, Dodge HT, Coble YD, Hay RE (1964) A method für determining left ventricular mass in man. Circulation 29:666

Reiber JHC, Kooijman CI, DenBoer A et al (1985) Assessment of dimensions and image quality of coronary contrast catheters from cineangiograms. Cathet Cardiovasc Diagn 11:521

Reiber JHC, Kooijman CI, Slager CJ et al (1984) Coronary artery dimensions from cineangiograms; methodology and validation of an computer-assisted analysis procedure. IEEE Trans Med Imaging MI-3:131

Reiber JHC, Serruys PW, Kooijmans CJ et al (1985) Assessment of short-, medium-, and long-term variations in arterial dimensions from computerassisted quantitation of coronary cineangiograms. Circulation 71:280

Reiber JHC, van Eldik-Helleman P, Visser-Akkermann N et al (1988) Variabilities in measurement of coronary arterial dimensions resulting from variations in cineframe selection. Cathet Cardiovasc Diagn 14:221

Reiber JHC, Zwet P vd, Koning G et al (1993) Accuracy and precision of quantitative digital coronary arteriography: observer, short-, and medium-term variabilities. Cathet Cardiovasc Diagn 28:187

Rickards A, Seabra-Gomes R, Thurston P (1977) The assessment of regional abnormalities of the left ventricle by angiography. Europ J Cardiol 5:167

Roskamm H, Gohlke H, Stürzenhofecker P et al (1983) Der Herzinfarkt im jugendlichen Alter (unter 40 Jahren): Koronarmorphologie, Risikofaktoren, Langzeitprognose der Erkrankung und Progression der Koronargefäßsklerose. Z Kardiol 72:1

Rutsch W (1985) Einfluss des Kontrastmittels auf die Herz-Kreislauffunktion im Rahmen der Koronar- und Ventrikulographie bei Patienten mit eingeschränkter linksventrikulärer Funktion. In: Zeitler E (Hrsg) (1985) Klinische Pharmakologie der Kontrastmittel. Schnetztor, Konstanz, S 29 ff

Ryan TJ, Antman EM, Brooks N et al (1999) ACC/AHA Guidelines for the Management of Patients With Acute Myocardial Infarction. J Am Coll Cardiol 34:890–911

Sanmarco MG, Brooks SH, Blankenhorn DH (1978) Reproducibility of a consensus panel in the interpretation of coronary angiograms. Am Heart J 96:430

Scanlon PJ, Faxon DP, Audet AM et al (1999) ACC/AHA Guidelines for Coronary Angiography: a report of the American College of Cardiology/American Heart Association Task Force on Practice Guidelines (Committee on Coronary Angiography). J Am Coll Cardiol 33:1756

Schlesinger MJ (1940) Relation of anatomic pattern to pathologic conditions of the coronary arteries. Arch Path 30:403

Schräder R, Steinbacher ST, Kaltenbach M (1992) Randomisierter Vergleich zwischen Kollagenapplikation und Druckverband zum Verschluss der arteriellen Punktionsstelle nach Koronarangiographie und Koronardilatation. Z Kardiol 81:507

Schräder R, Steinbacher ST, Vallbracht C et al (1992) Kollagenapplikation zum Verschluss der arteriellen Punktionsstelle nach Herzkatheterisierung. DMW 117:323

Schwartz JN, Kong Y, Hackel DB et al (1975) Comparison of angiographic and postmortem findings in patients with coronary artery disease. Am J Cardiol 36:174

Seggewiss H, Faßbender D, Schmidt HK et al (1993) Nichtselektive Angiographie der Arteria mammaria interna – Verbesserte Darstellung durch simultane Kompression der ipsilateralen Arteria brachialis. Z Kardiol 82:628

Shah KB, Rao TLK, Laughlin S et al (1984) A review of pulmonary artery catheterization in 6245 patients. Anaesthesiology 61:271

Sheehan FH, Bolson EL, Dodge T et al (1986) Advantages and applications of the centerline method for characterizing regional ventricular function. Circulation 74:293

Slager CJ, Hooghoud THE, Serruys RW et al (1986) Quantitative Assessment of Regional Left Ventricular Motion Using Endocardial Landmarks. Am Coll Cardiol 7:317–326

Stiehl GM, Stiehl LSG, Schüfe T J et al (1989) Impact of compensatory enlargement of atherosclerotic coronary arteries on angiographic assessment of coronary artery disease. Circulation 80:1603

WE, O´Rourke RA, Crawford MH et al (1998) Outcomes in patients with acute non-Q-wave myocardial infarction randomly assigned to an invasive as compared with a conservative management strategy. N Engl J Med 338:1785

Vlodaver Z, Frech R, Van Thssel RA et al (1973) Correlation of the antemortem coronary arteriogramm and the postmortem specimen. Circulation 47:162

Wagner J, Zwicker B (1994) Elektrokardiographische und hämodynamische Kontrastmittel-Rückwirkungen bei der Koronarangiographie. Z Kardiol 83:146

Wallentin L, Lagerquist B, Husted S et al (1999) Invasive compared with non-invasive treatment in unstable coronary artery disease: FRISC II prospective randomized multicentre study. Lancet 354:708

Waters D, Higginson D, Oladstone P et al (1993) For the CCAIT investigators. Effect of lovastatin upon the evolution of coronary atherosclerosis as assessed by serial quantitative coronary arteriography. J Am Coll Cardiol 21 (Suppl A):129

Watts GF, Lewis B, Brunt JNH et al (1992) Effects on coronary artery disease of lipid-lowering diet, or diet plus cholestyramin, in the St Thomas' atherosclerosis regression study (STARS). Lancet 339:563

Webb JG, Sanborn TA, Sleeper LA et al (2001) Percutaneous coronary intervention for cardiogenic shock in the SHOCK Trial Registry. Am Heart J 141:964

Webster JS, Moberg C, Rincon O (1974) Natural history of severe proximal coronary artery disease as documented by coronary cine angiography. Am J Cardiol 33:195

Weikl A, Durst OE, Lang E (1975) Komplikationen der selektiven Koronarangiographie in Abhängigkeit von verwendeten Kontrastmitteln. Fortsch Röntgenstr 123:218

Welty FK, Mittleman MA, Lewis SM et al (1996) A patent infarct-related artery is associated with reduced long-term mortality after percutaneous transluminal coronary angioplasty for postinfarction ischemia and an ejection fraction <50%. Circulation 93:1496

White HD, Cross DB, Elliott JM (1994) Long-term prognostiv importance of patency of the infarct-related coronary artery after thrombolytic therapy für acute myocardial infarction. Circulation 89:61

Widimsky P, Groch L, Zelizko M et al (2000) Multicentre randomized trial comparing transport to primary angioplasty vs immediate thrombolysis vs combined strategy for patients with acute myocardial infarction presenting to a community hospital without a catheterization laboratory. The PRAGUE study. Eur Heart J 21:823

Widimsky P, Budesinsky T, Vorac D et al PRAGUE Study Group Investigators (2003) Long distance transport for primary angioplasty vs immediate thrombolysis in acute myocardial infarction. Final results of the randomized national multicentre trial – PRAGUE 2. Eur Heart J 24:21–23

Wilson WJ, Lee GB, Amplatz K (1967) Biplane selective coronary arteriography via percutaneous transfemoral approach. Am J Roentgenol Radium Ther Nucl Med 100:332–340

Wong WH, Kirkeeide RL, Lance GK (1986) Computer applications in angiography. In Collins SM, Skorton DJ (eds) Cardiac imaging and processing. McGraw-Hill 1986

Wong W-H, Kirkeide RL, Gould KL (1986) Computer applications in angiography. In: Collins SM, Skorton DJ (eds) Cardiac imaging and image processing. McGraw-Hill, New York, p 206

Wyman RM, Safian RD, Portway V et al (1988) Current complications of diagnostic and therapeutic cardiac catheterization. J Am Coll Cardiol 12:1400

Zijlstra HD, De Boer M, Hoorntje et al (1993) A comparison of immediate coronary angioplasty with intravenous streptokinase in acute myocardial infarction. N Engl J Med 328:680

Zimmermann HA (1968) Intravascular catheterization. Ch C Thomas, Springfield/Ill

Zir LM, Miller WSt, Dinsmore RE et al (1976) Interobserver variability in coronary angiography. Circulation 53:627

Zwet PMJ vd, Land CD v, Gerbrands LG et al (1990) An on-line system für the quantitative analysis of coronary segments. Camp Cardiol 1990:157

Klinische Kardiologie – Krankheitsbilder

17 Herzinsuffizienz – 323

G. F. Hauf, Ch. Müller, H. Roskamm

mit einem Beitrag von W. Zeh

18 Erregungsbildungs- und Erregungsleitungsstörungen – 367

D. Kalusche

19 Plötzlicher Herztod – 437

D. Kalusche, G. Czapo[†]

20 Synkope – 449

T. Blum, D. Kalusche

21 Klinik der koronaren Herzerkrankung I: Stabile Angina pectoris, stumme Myokardischämie – 463

H.-P. Bestehorn, H. Roskamm

22 Klinik der koronaren Herzerkrankung II: Akute Koronarsyndrome – 497

D. Kalusche, H.J. Büttner

mit Beiträgen von F.-J. Neumann, P. Bubenheimer und N. Jander

23 Klinik der koronare Herzerkrankung III: Der Herzinfarkt im chronischen Stadium – 531

H. Roskamm, M. Gick

mit Beiträgen von P. Bubenheimer, N. Jander und K. Schnellbacher

24 Kardiomyopathien – 555

L. Görnandt, W. Zeh

25 Perikarderkrankungen – 591

N. Jander, P. Bubenheimer

26 Erkrankungen des Endokards – 603
U. Frank, F. Daschner, Ch. Gohlke-Bärwolf

27 Mitralstenose – 629
H. Roskamm, H. Reindell[†]
mit Beiträgen von J. Barmeyer, P. Bubenheimer Ch. Gohlke-Bärwolf,
H. Gohlke, N. Jander und H. Eichstädt sowie Mitarbeit von K. Peters

28 Mitralinsuffizienz – 659
H. Roskamm, H. Reindell[†]
mit Beiträgen von J. Barmeyer, P. Bubenheimer, Ch. Gohlke-Bärwolf,
H. Gohlke, N. Jander und H. Eichstädt sowie Mitarbeit von K. Peters

29 Aortenstenose – 683
H. Roskamm, H. Reindell[†]
mit Beiträgen von J. Barmeyer, P. Bubenheimer, Ch. Gohlke-Bärwolf,
H. Gohlke und H. Eichstädt sowie Mitarbeit von K. Peters

30 Aorteninsuffizienz – 707
H. Roskamm, H. Reindell[†]
mit Beiträgen von J. Barmeyer, P. Bubenheimer, Ch. Gohlke-Bärwolf,
H. Gohlke und H. Eichstädt sowie Mitarbeit von K. Peters

31 Trikuspidalklappenfehler – 727
K. Peters

32 Pulmonalstenose – 733
H. Roskamm, H. Reindell[†]
mit Beiträgen von J. Barmeyer, P. Bubenheimer, Ch. Gohlke-Bärwolf,
H. Gohlke und H. Eichstädt

33 Vorhofseptumdefekt – 743
H. Roskamm, H. Reindell[†]
mit Beiträgen von J. Barmeyer, P. Bubenheimer, Ch. Gohlke-Bärwolf,
H. Gohlke, H. Eichstädt und N. Jander

34 **Ventrikelseptumdefekt** – 759

H. Roskamm, H. Reindell[†]

mit Beiträgen von J. Barmeyer, P. Bubenheimer, Ch. Gohlke-Bärwolf,
H. Gohlke und H. Eichstädt

35 **Persistierender Ductus arteriosus** – 769

H. Roskamm, H. Reindell[†]

mit Beiträgen von J. Barmeyer, P. Bubenheimer, H. Eichstädt,
Ch. Gohlke-Bärwolf und H. Gohlke

36 **Aortenisthmusstenose** – 779

H. Roskamm, H. Reindell[†]

mit Beiträgen von P. Bubenheimer, H. Eichstädt, Ch. Gohlke-Bärwolf
und H. Gohlke

37 **Komplexe angeborene Vitien im Erwachsenenalter** – 787

H. Eichstädt, P.E. Lange

Herzinsuffizienz

G. F. Hauf, Ch. Müller, H. Roskamm

mit einem Beitrag von W. Zeh

17.1 Definition und Terminologie – 324

17.2 Prävalenz und Inzidenz – 325

17.3 Ätiologie – 325
17.3.1 Zugrunde liegende Strukturen – 325
17.3.2 Zugrunde liegende Herzerkrankungen – 325
17.3.3 Akute Auslöser der Herzinsuffizienz – 326

17.4 Pathophysiologie der Herzinsuffizienz – 327
17.4.1 Manifestationsformen – 327
17.4.2 Kompensationsmechanismen – 329
17.4.3 Folgeerscheinungen der Herzinsuffizienz – 338

17.5 Klinik der Herzinsuffizienz – 340
17.5.1 Stadieneinteilung – 340
17.5.2 Leitsymptome – 342
17.5.3 Leitbefunde der körperlichen Untersuchung – 344
17.5.4 Empfehlungen für die Abklärung – 346

17.6 Therapie – 349
17.6.1 Allgemeine Maßnahmen – 350
17.6.2 Differenzialtherapie der akuten und chronischen Herzinsuffizienz – 351

17.7 Terminale Herzinsuffizienz – 356
17.7.1 Definition – 356
17.7.2 Häufigkeit – 356
17.7.3 Allgemeines Management – 357
17.7.4 Medikamentöse Therapie – 357
17.7.5 Elektrophysiologische Verfahren – 358
17.7.6 Chirurgische Maßnahmen – 358

17.8 Prognose – 360
17.8.1 Schweregrad und Verlauf – 360
17.8.2 Letalität – 361
17.8.3 Todesursachen – 361
17.8.4 Prognosebestimmende Faktoren – 362

Literatur – 362

Die große medizinische und soziale Bedeutung der Herzinsuffizienz erwächst aus ihrer Häufigkeit und der schlechten Prognose. Die Herzinsuffizienz führt allein in Europa zu ca. 1 Millionen Hospitalisationen pro Jahr und ist die häufigste Entlassungsdiagnose bei über 65-jährigen Patienten. 6–10% aller über 65-Jährigen leiden an Herzinsuffizienz (Kannel 1987). Da der Anteil an über 65-Jährigen in der Bevölkerung in den nächsten Jahren weiter zunehmen wird, zeichnet sich eine weitere Eskalation der „Herzinsuffizienz-Epidemie" ab (Redfield 2002). Die 5-Jahres-Mortalität liegt höher als bei den meisten malignen Tumoren.

17.1 Definition und Terminologie

Die wesentliche Aufgabe des Herzens ist es, die Peripherie in Ruhe und unter Belastungsbedingungen ausreichend mit Blut zu versorgen. Das Herz ist suffizient, wenn es die Aufgabe erfüllt, es ist insuffizient, wenn es sie nicht erfüllt.

> **Definition**
>
> Eine Herzinsuffizienz liegt vor, wenn das Herz trotz ausreichenden Blutangebotes und Füllungsdrucks den Organismus in Ruhe oder während der Belastung nicht mehr genügend mit Blut versorgt. Ist die Pumpleistung schon im Ruhezustand nicht ausreichend, liegt eine Ruheherzinsuffizienz vor, ist sie erst unter Belastungsbedingungen eingeschränkt, spricht man von einer Belastungsherzinsuffizienz.

Akute und chronische Herzinsuffizienz. Die klinischen Manifestationen der Herzinsuffizienz hängen entscheidend von dem Zeitraum ab, innerhalb dessen sich die Herzinsuffizienz entwickelt und innerhalb dessen sich Kompensationsmechanismen wie die Hypertrophie des linken Ventrikels oder die Flüssigkeitsretention im großen Kreislauf ausbilden können. So fehlen bei akuter Herzinsuffizienz häufig eine Dilatation oder Hypertrophie des linken Ventrikels, periphere Ödeme oder Gewichtszunahme.

Beispiele für eine akute Herzinsuffizienz sind der kardiogene Schock oder das Lungenödem im Rahmen einer Kammertachykardie, eines großen Myokardinfarktes, eines akuten Klappenausrisses, oder einer massiven Lungenembolie. Der akute Abfall des HMV führt häufig gleichzeitig zu Symptomen und Zeichen der inadäquaten Organperfusion und des venösen Rückstaus vor dem betroffenen Ventrikel.

Beispiele für chronische Herzinsuffizienz sind Patienten mit chronischer Koronarerkrankung nach einem großen Myokardinfarkt, hypertensiver Herzerkrankung oder dilatativer Kardiomyopathie.

Sehr häufig kommt es bei chronischer Herzinsuffizienz durch verschiedene Auslöser zu **rezidivierenden akuten Dekompensationen**, die dann eine Hospitalisation notwendig machen. Im stationären Patientengut ist die akute Dekompensation einer chronischen Herzinsuffizienz weit häufiger als die Erstmanifestation einer akuten Herzinsuffizienz.

Stauungsinsuffizienz. Jede akut einsetzende reduzierte Förderleistung nur eines Ventrikels führt zu einem venösen Rückstau vor diesem Ventrikel. Das Ausmaß der Druckerhöhung vor einem insuffizienten Ventrikel ist jedoch nicht nur vom venösen Rückstau, d. h. von der reduzierten Förderleistung des insuffizienten Ventrikels abhängig, sondern daneben von anderen Faktoren, wie z. B. Blutvolumenvermehrung und erhöhtem Venentonus. Wenn es zu einer stärkeren Erhöhung des venösen Drucks vor einem insuffizienten Ventrikel mit daraus resultierenden Stauungszeichen kommt, sprechen wir von einer Stauungsinsuffizienz.

Rechts- und Linksinsuffizienz. Fortgeschrittene Stadien der Herzinsuffizienz betreffen häufig beide Ventrikel mit den entsprechenden Folgezuständen wie reduzierte Organdurchblutung und Rückstau. Die Anfangsphasen der Entwicklung einer Herzinsuffizienz beziehen sich jedoch häufig auf einen Ventrikel, so die klassische Linksherzinsuffizienz, akut bei einer hypertensiven Krise, chronisch bei langjähriger arterieller Hypertonie. Oder die klassische Rechtsherzinsuffizienz akut bei der akuten Lungenembolie oder chronisch bei langjähriger pulmonaler Hypertonie.

High output failure. Selbst bei einer Stauungsinsuffizienz kann die Förderleistung des Herzens in Ruhe auch erhöht sein („high output failure"). Hierbei ist das hohe HMV extrakardial begründet (Anämie, reduzierte Sauerstoffsättigung des Blutes, erhöhter Sauerstoffbedarf, arteriovenöser Shunt). In Relation zu diesem extrakardial bedingten, erhöhten Blutbedarf ist die Förderleistung des Herzens reduziert, sodass das Kriterium der Herzinsuffizienz, d. h. Einschränkung des HMV in Relation zu den Bedürfnissen der Peripherie, erfüllt ist.

Abnorme Ventrikelfunktion versus Herzinsuffizienz. Veränderungen der kontraktilen Elemente des Myokards können die Arbeitsweise des Herzens beeinträchtigen, ohne dass die Pumpleistung des Herzens eingeschränkt ist. Dabei wird in Ruhe und während Belastung ein normales HMV gefördert, jedoch bei einem vergrößerten enddiastolischen Volumen und/oder mit einem erhöhten enddiastolischen Druck. Die gestörte Relation zwischen Förderleistung und enddiastolischem Volumen und/oder Druck weist in diesen Fällen auf eine abnorme Myokardfunktion hin.

Eine Störung der Druck-Fluss-Beziehung, d. h. erhöhter Füllungsdruck bei normalem HMV, kann in Einzelfällen auch die Folge einer reduzierten Dehnbarkeit des Ventrikels sein. Solange die klinische Unterscheidung zwischen Kontraktilitäts- oder Dehnbarkeitsstörung schwer fällt, spricht man besser von einer abnormen Ventrikelfunktion. Es ist weiterhin damit zu rechnen, dass schon vor dem Einsetzen einer Störung der Kontraktilität Veränderungen der Feinstruktur der Herzmuskelzelle und Abweichungen des Zellstoffwechsels vorhanden sind, die den Keim zur Herzinsuffizienz in sich tragen können.

Trainingsmangel. Auch bei gesundem Myokard kann die maximale Förderleistung eingeschränkt sein, wenn das Herz infolge Bewegungsarmut zu klein ist oder infolge schlechten Trainingszustandes der peripheren Muskulatur oder durch Dysregulation des vegetativen Nervensystems der während Belastung vorhandene überschießende Sympathikusantrieb die Herzfrequenz stark ansteigen lässt und damit die Herzfrequenzreserve zu schnell erschöpft („Trainingsmangel"). Diese besondere Form der Herzschwäche geht jedoch niemals mit einer Steigerung des Füllungsdrucks einher. Sie führt auch nicht zur Myokardinsuffizienz.

17.2 Prävalenz und Inzidenz

> Die Prävalenz für das Vorliegen einer Herzinsuffizienz bezogen auf die Gesamtbevölkerung wird derzeit zwischen 0,2–2% angegeben. Bei Untersuchung der Bevölkerungsgruppe >65 Jahre wird ein Anstieg der Prävalenz auf einen Wert zwischen 3 und 13% festgestellt. Die Inzidenz für das Auftreten einer Herzinsuffizienz bezogen wiederum auf die Gesamtbevölkerung ist aktuell in einem Bereich zwischen 0,1–0,6% pro Jahr einzustufen. Bei Patienten >75 Jahren ist eine drastische Zunahme bis auf 4% pro Jahr zu registrieren.

⊕ Zusatzwissen

Die Framingham Heart Study gibt Hinweise auf eine geschlechtsspezifische unterschiedliche Entwicklung der Inzidenzrate. Bezogen auf den Zeitraum von 1950–1999 zeigt sich bei Männern eine stabile Inzidenzrate zwischen 0,5 und 0,6% pro Jahr. Bezogen auf den gleichen Zeitraum ist bei Frauen hingegen eine Reduktion der Inzidenz, welche initial 0,4% pro Jahr beträgt, um etwa 40% nachzuweisen. Als Erklärung hierfür wird, bezogen auf den gesamten Beobachtungszeitraum, die unterschiedliche Häufigkeit der einzelnen Ursachen für das Auftreten der Herzinsuffizienz diskutiert. Bei Frauen steht die arterielle Hypertonie als auslösender Faktor an erster Stelle. Durch die im langjährigen Verlauf ständige Optimierung sowohl der diagnostischen als auch der therapeutischen Möglichkeiten, konnte die Wahrscheinlichkeit für die Manifestation einer hypertensiv bedingten myokardialen Schädigung deutlich vermindert werden. Bei Männern hingegen überwiegt als ätiologischer Faktor die koronare Herzkrankheit. Einerseits ist bei ständiger Verbesserung der Therapiestrategien des akuten Myokardinfarktes eine deutliche Reduktion der Akutmortalität nachzuweisen. Dadurch bedingt muss andererseits im Langzeitverlauf, abhängig von der initialen myokardialen Schädigung, mit einer deutlich größeren Anzahl Patienten mit Manifestation einer Herzinsuffizienz gerechnet werden (Gillum 1987; Sutton 1990; Eriksson et al. 1991; Remes et al. 1992; Cowie et al. 1997; Levy et al. 2002).

Aufgrund der Änderung der Bevölkerungsstruktur mit kontinuierlicher Steigerung der Lebenserwartung muss während der nächsten Jahrzehnte eine drastische Steigerung sowohl von Prävalenz als auch Inzidenz der Herzinsuffizienz gerechnet werden. Eine amerikanische Berechnung ergibt eine Steigerung des prozentualen Anteils von Mitbürgern im Alter von 65 Jahren oder älter von 12,7% im Jahr 2000, auf 16,5% für das Jahr 2020 sowie eine weitere Erhöhung auf 20,5% im Jahr 2040 (Redfield 2002).

17.3 Ätiologie

17.3.1 Zugrunde liegende Strukturen

Die Ursache für die nicht ausreichende Pumpleistung des Herzens liegt in den meisten Fällen im Herzmuskel selbst. Es handelt sich dabei um eine myokardial bedingte Herzinsuffizienz (Myokardinsuffizienz/Kontraktionsinsuffizienz). Im Bereich der Herzdynamik ist dabei die Abnahme der Kontraktilität des Herzmuskels die entscheidende Ursache der eingeschränkten Pumpleistung. In seltenen Fällen liegt die Ursache der Herzinsuffizienz nicht im Myokard, sondern in anderen intra- und extrakardialen Faktoren.

Klappendefekte. Bei Klappendefekten und intra- oder extrakardialen Verbindungen zwischen beiden Kreisläufen kann das effektive, der Peripherie zugute kommende HMV eingeschränkt sein, da ein zu großer Anteil der gesteigerten Gesamtförderleistung des Herzens als Regurgitations- oder Shuntvolumen der Peripherie verloren geht, auch zu einem Zeitpunkt, an dem noch keine Kontraktionsinsuffizienz des Myokards vorliegt.

Druckbelastung. Weiterhin kann eine starke Druckbelastung (Afterload-Erhöhung) des Herzens infolge von Klappenstenosen oder Erhöhung der peripheren Gefäßwiderstände über eine konzentrische Hypertrophie mit Herabsetzung des möglichen enddiastolischen Volumens zu einer Verringerung der Auswurfleistung führen.

Gestörte Erregungsbildung/-leitung. Bei bestimmten Störungen der Erregungsbildung und -leitung kann es ebenfalls zu starken Herabsetzungen des HMV und damit zu einer Herzinsuffizienz kommen, ohne dass eine myokardialen Kontraktionsinsuffizienz vorliegt.

> In allen Fällen, in denen die Ursache der Herzinsuffizienz nicht primär in einer myokardialen Funktionsbeeinträchtigung liegt, besteht zunächst eine alleinige Herabsetzung des effektiven HMV. Es handelt sich um eine „Förderinsuffizienz".

17.3.2 Zugrunde liegende Herzerkrankungen

Jegliche Erkrankung des Herzens (Perikard, Myokard, Endokard und große Gefäße), die die Fähigkeit des Ventrikels beeinträchtigt, mit Blut gefüllt zu werden oder Blut auszuwerfen, kann zu Herzinsuffizienz führen.

> **Häufige zugrunde liegende Herzerkrankungen**
> - Koronare Herzerkrankung
> - Hypertensive Herzerkrankung
> - Dilatative, hypertrophe oder restriktive Kardiomyopathie
> - Toxische Kardiomyopathie
> - Angeborene und erworbene Herzklappenfehler
> - Cor pulmonale

Während bis Ende der 80er-Jahre die arterielle Hypertonie die Rangfolge der häufigsten ätiologischen Faktoren zur Entwicklung einer Herzinsuffizienz noch anführte, zeigen Erhebungen Anfang der 90er-Jahre ein geändertes Bild. Das SOLVD-Register dokumentiert dies, wobei hier zusätzlich unterschieden wurde zwischen einerseits Vorliegen einer manifesten Herzinsuffizienz, andererseits Befund einer myokardialen Schädigung ohne Insuffizienzzeichen, aber einer EF< 45%. In der Patientengruppe mit manifester Herzinsuffizienz zeigt sich nun die ischämische Herzerkrankung als häufigster ätiologischer Faktor, dies bei 53% der männlichen sowie 42% der weiblichen Patienten. Die arterielle Hypertonie wurde als Ursache der Insuffizienz nur bei 15% der Männer sowie 22% der Frauen gesehen. Eine idiopathische Kardiomyopathie fand sich geschlechtsunabhängig bei etwa 17% der Patienten. In der Patientengruppe mit myokardialer Schädigung ohne manifeste Herzinsuffizienz fand sich ein differentes Bild. Auch hier war die koronare Herzkrankheit Hauptursache der Schädigung in einer Häufigkeit von 78% bei Männern sowie 60% bei Frauen. Die arterielle Hypertonie als auslösender Faktor zeigte sich bei nur 3% der Männer sowie 7% der Frauen. Die idiopathische Kardiomyopathie lag hier bei Männern in einer Häufigkeit von 10%, bei Frauen von 18% vor (McKee et al. 1971; Bangdiwala et al. 1992).

Im weiteren Verlauf erweist sich die koronare Herzkrankheit unverändert als häufigster ätiologischer Faktor für die Manifestation einer Herzinsuffizienz. Patientenkollektive, untersucht um die Jahrtausendwende, dokumentieren einen diesbezüglichen prozentualen Anteil von etwa 60% (MERIT-HF Study Group 1999; Cohn et al. 2001).

17.3.3 Akute Auslöser der Herzinsuffizienz

Bei vielen Episoden von dekompensierter Herzinsuffizienz lässt sich ein akuter Auslöser identifizieren (Ghali et al. 1988):

Mangelnde Therapie-Compliance. Das Absetzen von Diuretika, natriumreiche Ernährung, oder körperliche Überanstrengung sind sehr häufige Auslöser einer Dekompensation. Wiederholtes Ansprechen der enormen Wichtigkeit dieser Therapiepfeiler bei allen Konsultationen ist daher von großer Bedeutung in der Führung herzinsuffizienter Patienten.

Rhythmusstörungen. Tachykarde Rhythmusstörungen, v. a. Vorhofflimmern, treten gehäuft bei Patienten mit struktureller Herzerkrankung auf und führen dann oft zu einer deutlichen Verschlechterung der Hämodynamik. Patienten mit überwiegend diastolischer Herzinsuffizienz (z. B. hypertensive Herzerkrankung, hypertrophe Kardiomyopathie, Mitralstenose) sind besonders bedroht durch die zusätzlich reduzierte Füllung des Ventrikels bei Verkürzung der Diastole, bei Patienten mit koronarer Herzerkrankung wirkt sich der erhöhte myokardiale Sauerstoffverbrauch extrem nachteilig aus.

Auch bradykarde Rhythmusstörungen, Rhythmusstörungen, die zu einer Dissoziation der Vorhof- und der Kammerkontraktion führen, sowie asynchrone Ventrikelkontraktionen bei abnormer intraventrikulärer Erregungsausbreitung (z. B. Linksschenkelblock) vermindern die Förderleistung des Herzens.

Akutes Koronarsyndrom und Myokardischämie (s. Kap. 22). Vor allem bei zugrunde liegender koronarer Herzerkrankung muss bei jeder Dekompensation auch an eine Myokardischämie im Rahmen eines akuten Koronarsyndroms gedacht werden. Dabei kann die Diagnose eines akuten Koronarsyndroms durchaus erschwert sein, da das EKG oft vorbestehend verändert ist (z. B. Linksschenkelblock), Atemnot und nicht retrosternale Schmerzen als Leitsymptom angegeben werden, und Myokardnekrosen (Troponinanstiege) im Rahmen der Dekompensation auch im Rahmen anderer Ursachen (z. B. hypertensiver Entgleisung, Lungenembolie) beobachtet werden.

Hypertensive Entgleisung. Die akute Erhöhung der Nachlast im Rahmen einer hypertensiven Entgleisung kann bei allen Herzerkrankungen zur akuten Linksherzinsuffizienz führen. Sie ist bei vorbestehender diastolischer Funktionsstörung oder Mitralinsuffizienz besonders ungünstig.

Systemische Infekte. Im Rahmen von fieberhaften Infektionen, aber auch im Rahmen von nicht infektiösen systemischen Entzündungsreaktionen wie Pankreatitiden, Verbrennungen u. a., kann der erhöhte systemische und myokardiale Sauerstoffverbrauch besonders bei Sinustachykardien häufig nicht mehr vom Herzen gedeckt werden. Pneumonien sind wegen der verstärkten Hypoxie besonders kritisch, und z. T. aber auch schwierig von einem „reinen" Lungenödem abzugrenzen. Fieber, Leukozytose mit Linksverschiebung, CRP-Erhöhung und Infiltrate im Thoraxröntgen treten mit und ohne infektiöses Agens auf.

Lungenembolie. Gut ein Drittel aller Lungenembolien treten bei Patienten mit Herzinsuffizienz auf. Venösen Stase und häufige Bettlägrigkeit scheinen prädisponierende Faktoren zu sein. Tachypnö, Tachykardie, Fieber und die akute Erhöhung der Nachlast des rechten Ventrikels bringen das prekäre Gleichgewicht einer bislang kompensierten chronischen Herzinsuffizienz ins Wanken.

Begleiterkrankungen. Die Hypervolämie im Rahmen einer Niereninsuffizienz, die perioperative Infusion von Blutprodukten oder natriumreicher Kristalloide sowie die mineralokortikoide Wirkung von Steroiden sind klinisch häufige Auslöser bei entsprechenden Begleiterkrankungen.

17.4 Pathophysiologie der Herzinsuffizienz

> Wenn die Grundvorgänge der Herzinsuffizienz im Einzelnen auch noch nicht vollständig geklärt sind, so kann doch mit Sicherheit gesagt werden, dass im Bereich der Herzdynamik die Abnahme der Kontraktilität des Herzmuskels die entscheidende Ursache der eingeschränkten Pumpleistung ist. Herabgesetzte Kontraktilität bedeutet reduzierte Herzmuskelkraft bei einer bestimmten enddiastolischen Ausgangslage. Dieses Grundphänomen konnte sowohl am isolierten Papillarmuskel eines chronisch insuffizienten Herzen als auch am menschlichen insuffizienten Herzen in situ nachgewiesen werden.

⊕ Zusatzwissen
So konnten Spann et al. (1969) am Papillarmuskel des insuffizienten Katzenherzens eine reduzierte maximale Verkürzungsgeschwindigkeit, verbunden mit einer geringeren Faserverkürzung, und eine reduzierte maximale isometrische Spannungsentwicklung nachweisen. Eine so veränderte Kontraktionsfähigkeit einer isolierten Herzmuskelfaser bei gleicher enddiastolischer Länge bedeutet für das Herz ein kleineres Schlagvolumen bei gleichem enddiastolischem Volumen. Dementsprechend konnte beim insuffizienten Kaninchenherzen die reduzierte Kontraktilität durch eine Abnahme des Schlagvolumens oder der Schlagvolumenarbeit bei einem bestimmten enddiastolischen Volumen oder Füllungsdruck nachgewiesen werden (Sarfnoff u. Mitchell 1962).

Bei der Myokardinsuffizienz des menschlichen Herzens wurde ebenfalls eine Abnahme der Auswurffraktion, d. h. des Verhältnisses von Schlagvolumen zu enddiastolischem Volumen, festgestellt. Die Abnahme der Kontraktilität des menschlichen Herzens kann auch mit aus der Muskelmechanik abgeleiteten Größen nachgewiesen werden (Roskamm et al. 1972).

Bei der Übertragung des Frank-Starling-Herzgesetzes auf die Arbeitsweise des chronisch geschädigten Herzmuskels wird angenommen, dass bei herabgesetzter Kontraktilität eine Dilatation im Sinne eines Remodelling und die damit verbundene Steigerung des Füllungsdrucks die entscheidende Voraussetzung dafür ist, dem Herzen seine Pumpleistung zumindest teilweise aufrecht zu erhalten.

Dabei muss jedoch bedacht werden, dass eine enge Korrelation zwischen dem Grad der Insuffizienz, der Zunahme des enddiastolischen Volumens und dem Anstieg des diastolischen Füllungsdrucks, wie sie immer wieder, auch von klinischer Seite, postuliert wurde, nicht besteht (Reindell et al. 1960). Selbst bei Patienten mit stark vergrößertem Herzen und deutlich reduziertem HMV kann der Füllungsdruck der entsprechenden Ventrikel vollkommen normal sein. Es gibt somit sehr große Herzen mit einem normalen Füllungsdruck und auf der anderen Seite erhöhte Füllungsdrücke ohne Herzvergrößerung.

17.4.1 Manifestationsformen

Bei der Beurteilung des individuellen Krankheitsbildes, insbesondere auch im Hinblick auf sich daraus ergebende gezielte therapeutische Interventionsmöglichkeiten, ist die Zuordnung zu folgenden Zustandsbildern zu überprüfen:

- abnorme Ventrikelfunktion/Herzinsuffizienz.
- Linksherz-/Rechtsherzinsuffizienz.
- Vorwärts-/Rückwärtsversagen („forward/backward failure"),
- systolische/diastolische Dysfunktion.

Abnorme Ventrikelfunktion versus Herzinsuffizienz

Der Begriff Herzinsuffizienz beschreibt ein klinisches Syndrom mit der Unfähigkeit des Herzmuskels, die Peripherie mit einer den metabolischen Bedürfnissen entsprechenden ausreichenden Blutmenge zu versorgen. Um die Diagnose Herzinsuffizienz zu stellen, reicht damit der Nachweis einer abnormen Ventrikelfunktion (ventrikulären Dysfunktion) allein nicht aus. Es müssen vielmehr zusätzlich hämodynamische Veränderungen mit definitionsgemäß inadäquatem HMV und damit zusätzlich Veränderungen der neurohumoralen Stellgrößen sowie der renalen Funktionsparameter vorliegen.

Die zeitlichen Verhältnisse zwischen Manifestation einer ventrikulären Dysfunktion und einer Herzinsuffizienz werden multifaktoriell beeinflusst. Mitbestimmend ist insbesondere die Geschwindigkeit der Entwicklung des Myokardschadens. Dabei spielt aber auch das Ausmaß der primär vorliegenden myokardialen Schädigung eine wesentliche Rolle. Bleibt den physiologischen Kompensationsmechanismen genügend zeitlicher Spielraum zur Gegenregulation, besteht die Chance auf eine weiterhin adäquate Blutversorgung der Peripherie. Handelt es sich jedoch um ein schweres Akutereignis wie einen ausgedehnten Myokardinfarkt oder einen erneuten Myokardinfarkt bei schon bestehender Vorschädigung, ist die Entwicklung einer manifesten Herzinsuffizienz als sehr wahrscheinlich anzusehen. Bei der Erstdiagnose „ventrikuläre Dysfunktion" kann nicht ausgeschlossen werden, dass es sich hierbei um einen Zustand nach manifester Herzinsuffizienz mit erfolgreicher Rekompensation handelt. Entsprechend kritisch sind jeweilige Einzelbefunde anzusehen, deren Wertigkeit erst nach entsprechender Verlaufsbeobachtung eingestuft werden kann.

Linksherz-/Rechtsherzinsuffizienz

Abhängig von der Lokalisation der myokardialen Schädigung wird sich primär eine Linksherz- oder Rechtsherzinsuffizienz manifestieren. Bedingt durch die Serienschaltung der linken und rechten Herzabschnitte wird in Abhängigkeit von der hämodynamischen Situation der zunächst nicht beeinträchtigte Herzabschnitt in das pathologische hämodynamische Geschehen involviert. Ein entsprechendes Beispiel ist der primäre Rechtsherzinfarkt mit verminderter Auswurfleistung und damit konsekutiv auch Manifestation einer eingeschränkten Perfusion der den linken Herzabschnitten nachgeschalteten Organe. Darüber hinaus werden sich neurohumorale Aktivitätsänderungen auf beide Herzabschnitte auswirken. Als weiteres muss eine direkte mechanische Beeinträchtigung des primär noch regelrecht arbeitenden Herzabschnittes durch eine abnorme Septumbewegung, eine vermehrte Steifigkeit der Koronargefäße bei Erhöhung der venösen Drücke und eine Spannungsänderung bei intaktem Perikard erwartet werden.

Vorwärts-/Rückwärtsversagen

Hämodynamisch kann sich eine Herzinsuffizienz primär durch die Folgen einer inadäquaten Auswurfleistung oder aber auch einer Stauungssymptomatik manifestieren. Damit kann zwischen einem Vorwärtsversagen („forward failure") und einem Rückwärtsversagen („backward failure") unterschieden werden.

Vorwärtsversagen. Bei einem primären Vorwärtsversagen werden zunächst die Folgen einer Organminderperfusion im Vordergrund stehen. Diese können sich subjektiv äußern mit verminderter körperlicher Leistungsfähigkeit und vorzeitiger Ermüdbarkeit, Konzentrationsschwäche und Schwindel. Objektiv kann dabei z. B. eine Verminderung des renalen Blutflusses und als Folge davon eine Änderung der neurohumoralen Reaktionslage und eine vermehrte Kochsalz- und Flüssigkeitsretention dokumentiert werden (s. Abschn. 17.4.3).

Rückwärtsversagen. Die pathophysiologischen Beziehungen bei Rückwärtsversagen mit reduzierter Kontraktilität eines Ventrikels und erhöhten diastolischen Füllungsdrücken bzw. erhöhten Drücken vor diesem Ventrikel können folgendermaßen dargestellt werden: Wenn bei einer gestörten Kontraktilität des linken Ventrikels das Schlagvolumen des rechten das des linken, wenn auch nur kurzfristig, übersteigt, wird in Kürze eine größere Blutmenge aus den großen Venen des großen Kreislaufs in die Lunge verlagert. Da die Lunge nur 5%, die Venen des großen Kreislaufes dagegen 55% des gesamten Blutvolumens enthalten (Cournand et al. 1952), muss eine Blutverlagerung in die Lunge sehr schnell zu einem Anstieg des Drucks in den Lungenvenen, im linken Vorhof und diastolisch im linken Ventrikel führen (◘ Abb. 17.1). Ob dieser diastolische Druckanstieg im linken Ventrikel mit einer Dilatation verbunden ist, hängt von der Schädigung der Ventrikelwand ab, die durch funktionelle und/oder anatomische Veränderung bestimmt ist. Bei einer Druckerhöhung im linken Vorhof kann das ursprüngliche Druckgefälle zwischen rechtem Herzen und linken Vorhof und damit das normale HMV durch folgende Mechanismen aufrechterhalten werden:

Abnahme des peripheren Gefäßwiderstandes in den Lungenateriolen. Dadurch wird in diesem Gebiet der Druckgradient vermindert. Der periphere Lungengefäßwiderstand ist jedoch normalerweise sehr gering und führt letztendlich nur zu einer Abnahme des mittleren Drucks um ungefähr 5–10 mmHg. Eine wesentliche Reserve liegt in diesem Mechanismus also nicht begründet.

Drucksteigerung rechter Ventrikel. Eine Erhöhung des Drucks im linken Vorhof und in den Lungenvenen hat als Kompensationsversuch eine vermehrte Rechtsherzbelastung zur Folge (◘ Abb. 17.2).

Bei einer primären Kontraktilitätsminderung des rechten Ventrikels, bei der das Schlagvolumen des linken das des rechten Ventrikels, wenn auch nur kurzfristig, übersteigt, kommt es zu einer Blutverlagerung in die Venen des großen Kreislaufes. Infolge der sehr großen Kapazität dieser Venen braucht selbst eine deutliche Erhöhung ihres Volumens noch zu keinem sehr starken venösen Druckanstieg zu führen.

Ob sich nun eine Herzinsuffizienz primär in Form eines Vorwärts- oder Rückwärtsversagens manifestiert, ist nicht sicher zu sagen. So kann z. B. ein ausgedehnter Vorderwandinfarkt kompliziert sein durch eine Lungenstauung, andererseits jedoch auch durch das Bild einer reduzierten Organperfusion. Welche Reaktionsform sich zunächst manifestiert, ist im Wesentlichen abhängig von den jeweiligen physiologischen Kompensationsmechanismen. Grundsätzlich jedoch dürfte das isolierte Vorliegen eines Vorwärts- oder Rückwärtsversagens die Ausnahme sein, vielmehr ist in der Regel eine kombinierte Reaktionsform mit individuell unterschiedlichem Schwerpunkt zu erwarten (s. Abschn. 17.4.3).

Systolische/diastolische Dysfunktion

Eine Beeinträchtigung der ventrikulären Funktion kann sowohl durch eine systolische als auch diastolische Funktions-

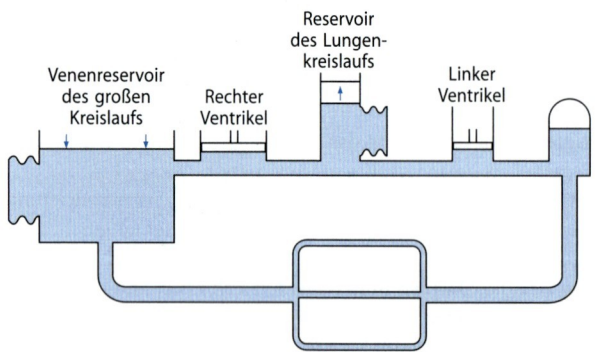

◘ **Abb. 17.1.** Ätiologie der Stauung im Lungenkreislauf. Jeder Rückstau von Blut vor dem linken Ventrikel muss sehr bald zu einer Druckerhöhung in den Lungenvenen führen, da diese nur ein sehr geringes Reservoir darstellen (5% des gesamten Blutvolumens). Ein Rückstau vor dem rechten Ventrikel führt in dem sehr viel größeren Venenreservoir des großen Kreislaufs (55% des gesamten Blutvolumens) dagegen nicht so leicht zu einer Druckerhöhung. (Aus Rushmer 1970)

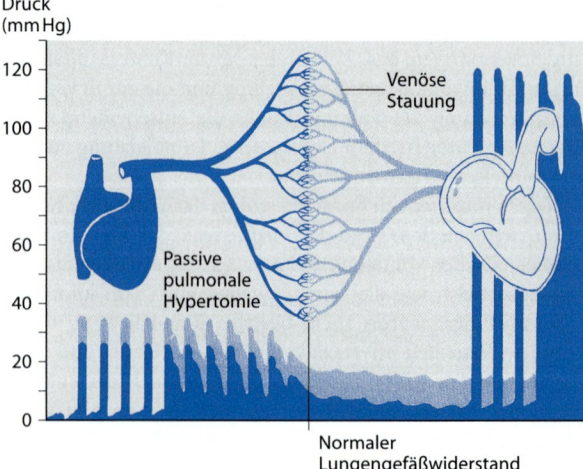

◘ **Abb. 17.2.** Entstehung der passiven pulmonalen Hypertonie bei Linksherzinsuffizienz. Da der Druckgradient von der Pulmonalarterie bis zum linken Vorhof sehr gering ist (6 mmHg), muss jede Erhöhung des linksventrikulären Füllungsdrucks zu einer Druckerhöhung in der Pulmonalarterie führen, damit das alte Druckgefälle erhalten bleibt. Die Druckerhöhung in den Lungenvenen führt zu deren Erweiterung. Die Druckerhöhung im Kapillargebiet kann bei entsprechender Höhe zum Lungenödem fuhren. (Aus Rushmer 1970)

störung bedingt sein. Dabei wird sich klinisch eine systolische Funktionsstörung primär durch ein reduziertes HMV manifestieren, während eine diastolische Funktionsstörung mit Erhöhung der ventrikulären Füllungsdrücke zunächst durch eine Stauungssymptomatik auffällig wird. Beide genannten Ventrikelfunktionsstörungen können isoliert auftreten, häufiger jedoch, insbesondere auch bei längerem Persistieren, wird sich eine kombinierte Funktionsstörung mit unterschiedlicher Gewichtigkeit entwickeln. Für das Vorliegen einer isolierten diastolischen Funktionsstörung spricht dabei eine normale Ejektionsfraktion (Kitzmann et al. 2002; Zile u. Brutsaert 2002a, b).

Systolische Dysfunktion. Die systolische ventrikuläre Dysfunktion mit Verminderung der Kontraktilitätsfähigkeit wird letztendlich durch eine verminderte Freisetzung von Aktivator-Kalzium aus dem sarkoplasmatischen Retikulum sowie durch eine reduzierte Kalziumempfindlichkeit der Myofilamente bedingt. Bezogen auf den „Frank-Starling-Mechanismus" bedeutet dies auf der Druck-Volumen-Kurve eine Rechtsverschiebung mit erhöhtem enddiastolischem Füllungsdruck und vermindertem Schlagvolumen.

Diastolische Dysfunktion. Bei diastolischer Dysfunktion ist primär zu differenzieren zwischen:
- **Relaxationsstörung:** Vorliegen einer verzögerten Relaxation, beginnend in der isovolumetrischen Erschlaffungsphase mit Persistieren bis in die frühe ventrikuläre Füllungsphase. Übertragen auf die Druckvolumenkurve bedeutet dies eine Erhöhung des frühdiastolischen Drucks und damit Anhebung der frühdiastolischen Druckvolumenschleife. Prädisponierender Faktor ist eine myokardiale Ischämie.
- **Compliancestörung:** Eine verminderte Compliance, d. h. eine vermehrte Steifigkeit des Ventrikels äußert sich in der ventrikulären Füllungsphase in einer verminderten diastolischen Dehnbarkeit. Die Druckvolumenkurve zeigt hier eine meso- bis spätdiastolische Zunahme der Anstiegssteilheit (◉ Abb. 17.3). Prädisponierende Faktoren sind Hypertrophie, Narbenbildung, Fibrosierung und Veränderungen der Matrix-Kollagenstruktur.

Der abnormen diastolischen Funktion liegen letztendlich pathophysiologische Reaktionen auf myokardzellulärer und extramyokardzellulärer Ebene zugrunde:
- **Myokardzellebene:** Veränderung der Kalziumhomöostase führen sowohl zu einer gestörten Relaxation als auch einer verminderten Compliance. Grund hierfür ist eine verzögerte Wiederaufnahme des Aktivatorkalziums in das sarkoplasmatische Retikulum. Dies kann bedingt sein durch eine Konzentrationsabnahme, aber auch eine Funktionsmodifikation durch z. B. Phospholamban der sarkoplasmatischen Kalzium-ATPase. Darüber hinaus kann hier auch eine Störung des sarkolemmalen Natrium-Kalzium-Austauschers oder auch der Kalziumpumpe zu einer überhöhten diastolischen Zytosolkalziumkonzentration führen. Nachzuweisen sind auch Störungen auf Myofilamentebene mit diastolisch verzögerter Lösung der Aktin-Myosin-Brücken, einem ATP-abhängigen Prozess. Des Weiteren ist aufzuführen eine mögliche Strukturänderung mit Elastizitätsverlust der myozytären Zytoskeleton-Proteine.
- **Extramyokardzellebene:** Eine Störung des Gleichgewichts von Synthese und Degradation der Matrix-Kollagenstrukturen, insbesondere des fibrillären Kollagens, führt ebenfalls zu einer diastolischen Funktionsbeeinträchtigung. Eine Synthesesteigerung tritt auf bei Erhöhung von Pre- und Afterload, Stimulation des Renin-Angiotensin-Aldosteron-Systems sowie des sympathischen Nervensystems, aber auch unter dem Einfluss von Wachstumsfaktoren. Der Kollagenabbau hingegen wird über Metalloproteinasen gesteuert.

Eine zusätzliche Modulierung der diastolischen Funktion erfolgt über die neurohumorale Aktivität der natriumdiuretischen Peptide, des Endothelinsystems sowie des NO-Systems (Zile u. Brutsaert 2002a, b).

Als Sonderformen der diastolischen Dysfunktion sind zusätzlich die Pericarditis constrictiva (s. Abschn. 25.3.3) und restriktive Myokarderkrankungen zu nennen. Die Druckregistrierung zeigt hier charakterischerweise während der Füllungsphase einen frühdiastolischen Dip mit anschließender Plateaubildung.

17.4.2 Kompensationsmechanismen

Zum Verständnis für die dem Organismus zur Verfügung stehenden Kompensationsmechanismen zur Aufrechterhaltung der Hämodynamik bei ventrikulärer Dysfunktion/Herzinsuffizienz ist die Kenntnis der Determinaten der Pumpfunktion des Herzens unabdingbar. Physikalisch gesehen leistet das Herz als globales Pumporgan Druckvolumenarbeit, d. h., es fördert mit jedem Schlag ein Volumen unter erheblicher Druckentwicklung (Druck-Volumen-Diagramm). Den wechselnden Leistungsanforderungen des Organismus kann das Herz durch Anpassung des Herzminutenvolumens (Schlagvo

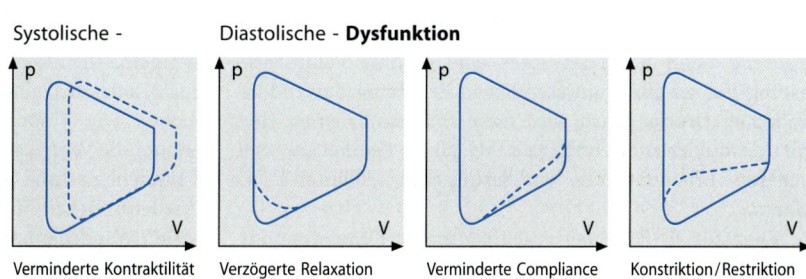

◉ **Abb. 17.3.** Druck-Volumen-Kurven bei systolischer bzw. diastolischer myokardialer Dysfunktion (*p* linksventrikulärer Druck; *V* linksventrikuläres Volumen; – normal; -- pathologisch)

lumen × Herzfrequenz) gerecht werden (Gregg 1961; Braunwald et al. 1967; Jacob 1968).

Dabei wird die variable Förderleistung des Herzens letztendlich durch folgende Parameter bestimmt (s. Kap. 4 und 7):
- Preload (Vorlast),
- Afterload (Nachlast),
- Kontraktilität,
- Herzfrequenz.

Besteht eine myokardiale Dysfunktion/Herzinsuffizienz, so versucht der Organismus durch Aktivierung bestimmter Regelkreise über die genannten Determinanten der myokardialen Funktion eine Korrektur der hämodynamischen Verhältnisse herbeizuführen. Erklärte Zielgröße ist dabei eine adäquate Blutversorgung der Peripherie. Dabei sind folgende Kompensationsmöglichkeiten mit dem Ziel eines Remodellings aufzuführen: Anpassung der Ventrikelgeometrie, Kompensationsmechanismen auf Myokardzellulär- und Matrix-Kollagen-Ebene, neurohumorale Kompensationsmechanismen. Dabei handelt es sich um ein sehr komplexes System aus Agonisten und Antagonisten mit einerseits dem Ziel einer Vasokonstriktion, Volumenretention sowie Inotropie und Herzfrequenzsteigerung, andererseits jedoch Vasodilatation und verstärkter Natriurese.

> Die Gegenregulationsmechanismen gewähren bei gestörter Pumpfunktion des Myokards initial über das Remodelling eine zumindest weitgehende Anpassung der Auswurfleistung an die peripheren Bedürfnisse. Von einem gewissen Aktivitätsgrad an jedoch führen sie zu einer weiter negativen Entwicklung des Krankheitsbildes mit Manifestation bzw. Verstärkung einer vorbestehenden Herzinsuffizienz und damit fatalen Auswirkungen auf die einzelnen Organsysteme.

Remodelling. Unter Remodelling wird damit eine stadienhafte Reaktion mit dem Ziel hämodynamischer und ventrikelgeometrischer Veränderungen zum Ausgleich einer inadäquaten Ventrikelfunktion verstanden. Primär wurde dieser Begriff im Zusammenhang mit den Anpassungsmechanismen nach akutem Myokardinfarkt geprägt. Zwischenzeitlich wird er unabhängig von der Ätiologie der Funktionsbeeinträchtigung benutzt (s. Kap. 22).

Anpassung der Ventrikelgeometrie

Frank-Starling-Mechanismus (s. Kap. 6). Basierend auf dem Frank-Starling-Mechanismus lässt sich die autoregulative Anpassung des Herzens an Änderungen der Druck- bzw. Volumenbelastung sowie der Kontraktilität beschreiben (Frank 1895; Starling 1918).

Als ein Kompensationsmechanismus der myokardialen Dysfunktion/Herzinsuffizienz ist die Erhöhung der Vorlast insbesondere über vermehrte Natrium-/Wasserretention, eine Vasokonstriktion sowie eine Herzfrequenzsteigerung zu sehen. Während beim normalen Herz eine erhöhte Volumenbelastung nur zu einer unwesentlichen Erhöhung des enddiastolischen Drucks führt, wird diese am insuffizienten Herz mit verminderter Dehnbarkeit zu einer deutlichen, evtl. weiteren Erhöhung des enddiastolischen Füllungsdrucks führen.

Ebenfalls als Folge der gegenregulativen Kompensationsmechanismen ist die Erhöhung der Nachlast mit u. a. peripherer Vasokonstriktion zu betrachten. Während das normale Herz dabei eine nur unwesentliche, evtl. minimale Abnahme des Schlagvolumens aufweist, reagiert das insuffiziente Herz mit einer deutlich reduzierten Auswurfleistung.

Bei myokardialer Dysfunktion wird in der Regel die Druck-Volumen-Kurve gegenüber dem normalen Herzen modifiziert, sowohl durch Änderungen im Vorlast-, als auch Nachlastbereich mit zusätzlicher Korrektur durch das jeweilige Kontraktilitätsverhalten.

Hypertrophie. Eine chronische signifikante Druck- oder Volumenbelastung führt zu einer Herzmuskelhypertrophie. Mittels dieses Anpassungsmechanismus ist es dem Herzen zunächst noch möglich, den erhöhten hämodynamischen Anforderungen gerecht zu werden, im Einzelfall entwickelt sich jedoch bald eine Herzinsuffizienz.

Grundsätzlich können, abhängig davon, ob es sich um eine Druck- oder Volumenbelastung des Ventrikels handelt, 2 Kompensationsformen unterschieden werden, die sich sowohl makroskopisch in einer Änderung der Ventrikelgeometrie als auch histologisch auf zellulärer Ebene unterscheiden (Linzbach 1956; Anversa et al. 1986).

- **Konzentrische Hypertrophie:** Eine vermehrte Druckbelastung des Ventrikels wie z. B. bei arterieller Hypertonie oder Aortenklappenstenose wird zunächst zu einer Zunahme des linksventrikulären systolischen Drucks und damit zu einer Erhöhung der systolischen Wandspannung führen. Unter diesen Bedingungen wird es auf zellulärer Ebene zu einer vermehrten Synthese von Sarkomeren mit paralleler Anordnung zu den bereits existenten Myofibrillen kommen. Makroskopisch wird sich dies in einer Zunahme der myokardialen Wanddicke darstellen, wobei der intrakavitäre Radius nicht zunehmen, in Einzelfällen sogar abnehmen wird.
- **Exzentrische Hypertrophie:** Eine vermehrte Volumenbelastung wird zu einer Zunahme des diastolischen ventrikulären Füllungsdrucks und damit zu einer Anhebung der diastolischen Wandspannung führen. Dies führt zu einer vermehrten Dehnung der präexistenten Sarkomeren auf die optimale Arbeitslänge von 2,2 µm. Zusätzlich kommt es zu einer Synthesestimulierung der Sarkomeren mit neuer Anordnung in Serie zu den bereits vorbestehenden Myofilamenten. Damit wird die Ventrikelgeometrie an die neuen Arbeitsbedingungen angepasst mit primär in etwa proportionaler Zunahme der Ventrikelwand und zusätzlich des intrakavitären Durchmessers im Sinne einer Ventrikeldilatation.

Die Ausbildung einer Ventrikelhypertrophie wird mitbestimmt durch neurohumorale Anpassungsvorgänge wie Aktivitätssteigerung des Renin-Angiotensin-Aldosteron-Systems, des Endothelinsystems, der natriuretischen Peptide und des sympathischen Nervensystems (Levin et al. 1998; Spieker et al. 2001), aber auch eine vermehrte Synthese von Wachstumshormonen wie Thyroxin oder Cortisol (Cohen 1974). Dabei erlaubt die Ventrikelhypertrophie bei vermehrter Druck- bzw. Volumenbelastung entsprechend dem Laplace-Gesetz das Wiedererreichen bzw. Aufrechterhalten einer weitgehend normalen Wandspannung und damit Optimierung der energetischen Verhältnisse.

17.4 · Pathophysiologie der Herzinsuffizienz

Myokardiale Dekompensation. Insbesondere bei möglicherweise bereits vorbestehender myokardialer Schädigung kann es unter der erhöhten Druck- oder Volumenbelastung zu einer manifesten Herzinsuffizienz kommen. Folgende Mechanismen können darin involviert sein:

- Subendokardiale Ischämie und Verminderung der Koronarreserve: Ursache hierfür sind eine relative Abnahme der Kapillardichte im Vergleich zur Myozyten- und Zytoplastenmasse, eine Erhöhung der diastolischen Wandspannung, eine mögliche Störung der Vasomotorenregulation (Cannon et al. 1987).
- Abnahme der funktionsfähigen kontraktilen Strukturen: Dokumentiert sind eine Störung der Myozytenintegrität mit abnormer Zellorganisation bei irregulärer Synthese und Anlagerung von Sarkomeren sowie eine Myozytolyse mit gleichzeitiger Zytoblastenproliferation (Dalen et al. 1987). Wesentlicher Mechanismus ist hierbei der Vorgang der Apoptose (programmierter Zelltod). Es handelt sich um einen durch Genexpression gesteuerten, sequenziellen energieverbrauchenden Abbauvorgang. Der Prozess der Apoptose ist ein wesentlicher physiologischer Schritt im Rahmen der normalen Gewebeentwicklung des Fetus, ist aber auch bei Erwachsenen in einzelnen Geweben wie z. B. Thymus als nichtpathologischer Vorgang nachzuweisen. Auf myokardialer Ebene werden als auslösende Mechanismen Hypoxie, Ischämie oder sonstige Traumata diskutiert. Davon klar zu differenzieren ist das Vorliegen einer Nekrose, welche hier keine Rolle spielt. Sie wird eingeleitet über einen ATP-Verlust, ist des Weiteren charakterisiert durch eine inflammatorische Reaktion (Force et al. 2002).
- „afterload mismatch": Hierbei handelt es sich um eine Störung im Verhältnis Vorlast zu Nachlast. Bei eingeschränkter myokardialer Kontraktilität ist entsprechend dem Frank-Starling-Mechanismus die Vorlastreserve eingeschränkt. Unter diesen Umständen kann auf eine weitere Erhöhung der Nachlast nur inadäquat reagiert werden, d. h. die ursprüngliche Auswurfleistung kann nicht aufrecht erhalten werden (Ross 1976).
- Abnormität der peripheren Zirkulation: Bei chronischer arterieller Hypertension kommt es zu einer Zunahme der aortalen Impedanz mit weiterer Nachlasterhöhung und konsekutiv zusätzlicher myokardialer Belastung (Vanhoutte 1983).

Kompensation auf myokardzellulärer Ebene

Myokardialer Kalziumstoffwechsel

Die Fähigkeit des Herzens, seine Auswurfleistung dem Sauerstoffbedarf der Peripherie anzupassen, ist letztendlich abhängig vom Kontraktionsvermögen der Myokardzelle. Als zentrale Größe muss hierbei die Kalziumhomöostase der Zelle eingestuft werden, von welcher der Prozess der elektromechanischen Koppelung abhängig ist. Die Steuerung sowie die Effektivität der Kalziumkonzentrationen wiederum unterliegt einerseits einem komplexen zellulären Rezeptorsystem, zum anderen dem jeweils aktuellen Zustand der myokardialen kontraktilen Strukturen (s. Kap. 3; Carafoli 1987; Rüegg 1990).

Die einzelnen Schritte des myokardialen Kalziumstoffwechsels

- Systolischer, aktionspotenzialabhängiger, transmembranäre Kalziumeinstrom (Triggerkalzium)
- Intrazelluläre Kalziumfreisetzung (Aktivatorkalzium)
- Kalziuminduzierte Aktivierung des Aktin-Myosin-Komplexes
- Diastolische Inaktivierung der kontraktilen Strukturen über Veränderung der Kalziumhomöostase

---

Myozytäre Rezeptorsysteme. Im Einzelnen ist bei der Botenübermittlung zu unterscheiden zwischen folgenden Nukleotiden:

- zyklisches Adenosin-Monophosphat (cAMP),
- Inositoltriphosphat (IP 3)/Diazylglyzerol (DG) und
- zyklisches Guanosinmonophosphat (cGMP).

Rezeptorsysteme mit Second messenger cAMP. Die Synthese des Second messenger cAMP unterliegt einem komplexen Rezeptorsystem mit agonistisch/antagonistischer Wirksamkeit (◘ Abb. 17.4).

Eine Synthesesteigerung von cAMP wird erreicht von β_1-Rezeptoren, β_2-Rezeptoren, Histamin-H_2-Rezeptoren sowie vasoaktiver intestinaler Peptidrezeptoren (VIP, Substanz P). Im **antagonistischen** Sinne hingegen wirken Adenosin-A_1-Rezeptoren und muskarinische Acetylcholin-M-Rezeptoren.

Die jeweilige Effektivität der Rezeptoren wird vermittelt über guaninnukleotidbindende regulatorische Proteine (G-Proteine) mit stimulierender (Gs-Proteine) bzw. inhibitorischer (Gi-Proteine) Wirksamkeit auf die Adenylatzyklase (Spiegel 1987). Diese wiederum ist verantwortlich für die Konversion von ATP zum Second messenger cAMP. Der Abbau von cAMP zu 5'AMP ist wiederum abhängig von einer Phosphodiesterase (Casey u. Gilman 1988).

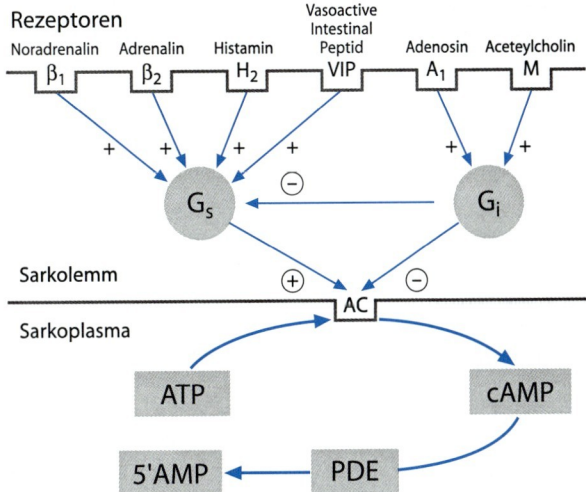

◘ **Abb. 17.4.** Rezeptorsysteme mit „second messenger" zyklisches Adenosin-Monophosphat ($G_{s/i}$ Guaninnukleotidbindendes regulatorisches Protein, stimulierend/inhibitorisch, *AC* Adenylatzyklase, *cAMP* zyklisches Adenosinmonophosphat, *PDE* Phosphodiesterase, *ATP* Adenosintriphosphat, 5'-AMP 5'Adenosinmonophosphat)

> **cAMP steuert folgende myozytäre Mechanismen**
> - Langsamer Kalziumkanal vom L-Typ: über einen vermehrten Kalziuminflux Steigerung der Kontraktilität
> - Troponin I: Verminderung der Kalziumaffinität zum kontraktilen System und damit Erhöhung der Relaxationsgeschwindigkeit
> - Phospholamban: Stimulierung der Kalziumwiederaufnahme in das sarkoplasmatische Retikulum und damit ebenfalls Erhöhung der Relaxationsgeschwindigkeit

Unter Insuffizienzbedingungen kommt es zu einer Dichteabnahme spezifisch der β_1-**Rezeptoren**, sodass nun ein Gesamt-β-Rezeptorendichteverhältnis β_1- zu β_2-Rezeptoren von 60:40 gegenüber 80:20 im Normalfall vorliegt (Bristow et al. 1988b). Verantwortlich dafür ist die Down-Regulation der β_1-Rezeptoren, bedingt durch eine Erhöhung der Plasmanoradrenalinkonzentration unter Insuffizienzbedingungen. Die Desensibilisierung der β_1-Rezeptoren kann sich innerhalb von Minuten bis Stunden manifestieren. Andererseits wird eine Regeneration, z. B. unter β_1-Rezeptorenblockern innerhalb von Stunden bis Tagen dokumentiert. Trotz unveränderter β_2-Rezeptorendichte wird unter Insuffizienzbedingungen gegenüber normalen Verhältnissen ein um etwa 30% reduziertes Ansprechen dieser Rezeptoren auf eine selektive Stimulation nachgewiesen. Verantwortlich dafür wird eine Abkoppelung der β_2-Rezeptoren gemacht. Zusätzlich wird unter pathologischen Bedingungen eine Aktivitätszunahme des inhibitorischen Gi-Proteins im Sinne einer Up-Regulation festgestellt. Diesbezüglich könnten erhöhte Serumkatecholaminkonzentrationen sowie ein Zusammenhang mit der Abkoppelung der β_2-Rezeptoren verantwortlich sein (Bristow et al. 1982b).

Unverändert ist das System der **Histamin-H_2-Rezeptoren** (Bristow et al. 1982). Bei den vasoaktiven intestinalen Peptid-(Substanz P)-Rezeptoren werden Verminderung der Rezeptordichte, aber vermehrte Rezeptoraffinität beschrieben. Die Bedeutung dieser Veränderungen ist jedoch bislang ungeklärt (Hershberger et al. 1989). Bei den **Adenosin-A_1-Rezeptoren** wurden bislang keine Veränderungen festgestellt. Auch bei den **muskarinische Azetylcholin-M-Rezeptoren/cAMP** wurde bezüglich des Nettoeffektes keine Änderung festgestellt (Ashkenazi et al. 1987).

Rezeptorsysteme mit Second messenger IP 3 und DG. Sicher nachgewiesen sind folgende Rezeptorsysteme mit agonistischer Wirkung auf den Inositol-Pathway:
- α_1-Rezeptoren und
- muskarinische Azetylcholin-M-Rezeptoren/IP 3, DG.

Folgende Effekte der Second messenger IP 3 bzw. DG werden diskutiert:
- Sarkolem: Steigerung des Kalziuminflux über die langsamen Kalziumkanäle,
- sarkoplasmatisches Retikulum: Vermehrte Freisetzung von Aktivatorkalzium,
- Empfindlichkeitssteigerung gegenüber Kalzium über Troponin C.

Am gesunden Myokard beträgt, bezogen auf die Gesamtdichte der α_1- und β_1/β_2-Rezeptoren, der Anteil der α_1-**Rezeptoren** etwa 15%. Am insuffizienten Herzen scheint die Gesamtanzahl der α_1-Rezeptoren unverändert zu bleiben, sodass unter Berücksichtigung der Down-Regulation der β_1-Rezeptoren der prozentuale Anteil der α_1-Rezeptoren auf 20–40% ansteigen kann. Damit scheinen unter Insuffizienzbedingungen die α_1-Rezeptoren im Hinblick auf eine mögliche Steigerung der Inotropie einen erhöhten Stellenwert zu gewinnen, andererseits muss als Folge der Dichteverschiebung β_1/β_2- zu α_1-Rezeptoren eine erhöhte Ektopieneigung diskutiert werden (Bristow et al. 1985; Scholz et al. 1988). Über das Muskarin-Rezeptorsystem wird eine myokardiale Kontraktilitätssteigerung erzielt.

Ebenfalls im Sinne von Agonisten mit Stimulation des Inositol-Lipidstoffwechsels und konsekutiv positiv-inotroper Wirkung am Myokard werden folgende Substanzen diskutiert (Scholz 1989):
- Angiotensin II,
- Adiuretin/Vasopressin,
- Endothelin,
- Endothelium derived constricting factor (EDCF),
- Prostaglandin F2,
- Adenosin.

Rezeptorsysteme mit Second messenger cGMP. Der Second messenger cGMP bewirkt am Myokard einen negativ-inotropen Effekt. Die Synthese dieses Second messengers wird induziert über einen weiteren muskarinische Azetylcholin-M-Rezeptor. Über ein guaninnukleotidbindendes regulatorisches Protein (G-Protein) erfolgt über die Guanylatzyklase die Bildung von cGMP aus Guanosintriphosphat (Ohya u. Sperelakis 1989).

> **Wirkungen von cGMP**
> - Langsamer Kalziumkanal vom L-Typ: über eine Phosphorylierung verminderter Kalziuminflux
> - Kontraktile Proteine: Empfindlichkeitssteigerung für Kalzium über Troponin C

Kontraktile Strukturen

Am Aufbau der kontraktilen Struktur des Myokards sind im wesentlichen 4 Proteine beteiligt: Troponin, Tropomyosin, Aktin und Myosin (Rüegg 1990). Die Aktivitätslage der kontraktilen Strukturen kann folgendermaßen beeinflusst werden:
- Aktivatorkalzium,
- Änderungen der Kalziumempfindlichkeit über Troponin C (Kalzium Sensitizing), z. B. über die Second messenger cGMP und IP 3/DG, Dehnung der kontraktilen Struktur,
- Änderung der Kalziumaffinität mit Steigerung der Relaxationsfähigkeit über
- Troponin I, z. B. über Second messenger cAMP,
- Änderung der Genexpression mit Strukturänderung der leichten und schweren Myosinketten.

Dieses komplexe Steuersystem hat einerseits die Aufgabe, einen den jeweiligen physiologischen Gegebenheiten angepassten Kontraktilitätszustand zu gewähren, andererseits eine

Überlastung des Myokards zu verhindern. Folgendes Beispiel sei aufgeführt: Am gesunden Myokard führt die β_1-Rezeptorenstimulation einerseits zu einer Erhöhung des Kalziuminflux mit Erhöhung der Kontraktilität, andererseits zu einer Verminderung der Kalziumaffinität am kontraktilen System mit Steigerung der Relaxation. Am insuffizienten Herzen wird unter der erhöhten neuronal vermittelten Noradrenalinstimulation eine Down-Regulation der β_1-Rezeptoren beobachtet, während die weiteren beschriebenen Rezeptorsysteme zumindest im Nettoeffekt keine gravierende Änderung aufweisen. Damit kommt es zu einer Reduktion des Kalziuminflux bei Erhöhung der Kalziumsensitivität der kontraktilen Strukturen. Im Endeffekt wird damit einerseits insgesamt das Kontraktilitätsvermögen eingeschränkt, andererseits werden jedoch die Gefahr einer Kalziumüberlastung der Zelle und deren deletären Folgen, wie Aktivierung kalziumabhängiger Proteasen und Phospholipasen, Blockierung der Mitochondrienfunktion und konsekutive Zellnekrose vermindert.

Neurohumorale Kompensation

Prinzip der neurohumoralen Steuerung. Das Grundprinzip der neurohumoralen Steuerung ist, eine adäquate, den Bedürfnissen der Peripherie angepasste Auswurfleistung des Herzens aufrecht zu erhalten und damit eine optimale Sauerstoffversorgung der Organsysteme zu gewährleisten. Dafür steht dem Organismus ein komplexes agonistisch/antagonistisches neurohumorales System mit Eingriffen über sowohl endokrine als auch parakrine und autokrine Wirkmechanismen zur Verfügung. Primäre Zielgrößen sind dabei Gefäßtonus, Myokardkontraktilität, Volumensteuerung sowie mitogene Aktivitätsänderungen.

In die Zielsetzung Vasokonstriktion, Antinatriurese, Inotropiesteigerung, Wachstumshormonaktivierung sind folgende Mechanismen bzw. Substanzen involviert:
- sympathisches Nervensystem,
- Renin-Angiotensin-Aldosteron-System (s. Kap. 47)
- Arginin-Vasopressin,
- Endothelin.

Die entgegengesetzte Aufgabe, d. h. Vasodilatation, Natriurese und antimitogener Effekt wird über folgende humorale Faktoren angesteuert:
- Stickstoffmonoxid (NO)/„endothelium-derived relaxing factor" (EDRF),
- natriuretische Peptide,
- Bradykinin/Kallikrein (s. Kap. 47),
- Prostaglandine (s. Kap. 5),
- Dopamin (s. Kap. 39).

Diese physiologischen agonistisch/antagonistisch ausgelegten Regelkreise werden bei einer möglichen Beeinträchtigung der Organperfusion vermehrt aktiviert (◘ Abb. 17.5). Bereits bei Vorliegen einer asymptomatischen myokardialen Dysfunktion versucht der Organismus einer weiteren Progression entgegenzuwirken. Dabei stehen im Frühstadium der myokardialen Funktionsbeeinträchtigung Kompensationsmechanismen im Vordergrund, mit der Aufgabe, über eine autokrin/parakine Steuerung mitogener Effekte eine Myokardhypertrophie zu erzielen. Ziel dieses Remodelling-Schrittes ist, entsprechend dem Laplace-Gesetz, neben einer Anpassung der Kontraktilität die ventrikuläre Wandspannung trotz eventueller Ventrikeldilatation zu normalisieren. Parallel dazu wird über direkte renale Angriffspunkte eine Optimierung der Nierenfunktion angestrebt.

Bei bereits ausgeprägter myokardialer Schädigung mit Manifestation einer Herzinsuffizienz wird es zu einer exzessiven Steigerung der agonistisch/antagonistischen Steuermechanismen kommen mit dann im Nettoeffekt im Vordergrund stehenden stimulativen Reaktionsformen. In Abhängigkeit vom Ausmaß der Myokardinsuffizienz wird zunächst eine Adaptation der Hämodynamik möglich sein. Bei jedoch längerfristig erforderlicher erhöhter Aktivität der neurohumoralen Regelkreise wächst die Wahrscheinlichkeit eines nun negativen Effekts des Remodellings mit weiterer Dekompensation.

Sympathisches Nervensystem. Das **Baroreflex-System** besitzt sowohl für die Pathogenese als auch die Therapie der Herzinsuffizienz eine besondere Bedeutsamkeit. Das kardiovaskuläre System unterliegt der Steuerung durch sympathische/parasympathische Efferenzen. Diese wiederum unterliegen der Kontrolle eines komplexen agonistisch/antagonistischen Rezeptorsystems mit Verschaltung seiner Afferenzen im Hirnstamm (◘ Abb. 17.6).

Ein inhibitorischer Effekt auf die sympathischen Efferenzen wird registriert bei Stimulierung der Barorezeptoren. Dabei ist zu unterscheiden zwischen einem arteriellen und einem atrialen Barorezeptorsystem. Die Endigungen des arteriellen bzw. Hochdruck-Barorezeptorsystems sind nachweisbar im Karotissinus, in der Aorta ascendens sowie im Aortenbogen (Landgren 1952; Niebauer et al. 1986). Dieses System scheint insbesondere verantwortlich zu sein für akute Herzfrequenz- und Blutdruckkorrekturen auf „beat-to-beat-Basis". Die Endigungen des atrialen bzw. kardiopulmonalen Niederdruck-Barorezeptorsystems sind überwiegend lokalisiert in den Pulmonalvenen sowie dem linken Vorhof (Karim et al. 1972). Dieses System ist in die längerfristige Herzfrequenz- und Blutdrucksteuerung im Minuten- bis Stundenbereich involviert (Abboud u. Thames 1983).

Eine Aktivierung der sympathischen Efferenzen hingegen wird erreicht über eine Stimulierung arterieller Chemorezeptoren sowie muskulärer Metaborezeptoren. Die erstgenannte Gruppe ist lokalisiert im Karotissinus und im Aortenbogen. Sie werden aktiviert durch Hypoxämie, Hyperkapnie und Azidose. Die muskulären Metaborezeptoren hingegen werden aktiviert über den anaeroben Metabolismus unter Belastungsbedingungen (Thames et al. 1982).

Bei Vorliegen einer Herzinsuffizienz ist eine Abnahme der Empfindlichkeit beider Barorezeptorsysteme festzustellen. Konsekutiv wird sich mit Verminderung der inhibitorischen Afferenzen eine vermehrte Aktivierung der sympathischen Efferenzen manifestierten. Ursächlich für den Empfindlichkeitsverlust der Barorezeptoren ist wohl eine reversible Abnormität der Natrium-Kalium-Pumpe, bedingt durch Aktivitätssteigerung der Natrium-Kalium-ATPase (Zucker et al. 1979).

> Der Empfindlichkeitsverlust des Baroreflexbogens und damit die vermehrte Aktivierung der sympathischen Efferenzen zeigt sich als reversibel unter einer medikamentösen Intervention mit Digitalis, ACE-Inhibitoren, aber auch β-Blockern (Wang et al. 1989).

○ **Abb. 17.5.**
Physiologische Kompensationsmechanismen bei myokardialer Dysfunktion bzw. Herzinsuffizienz

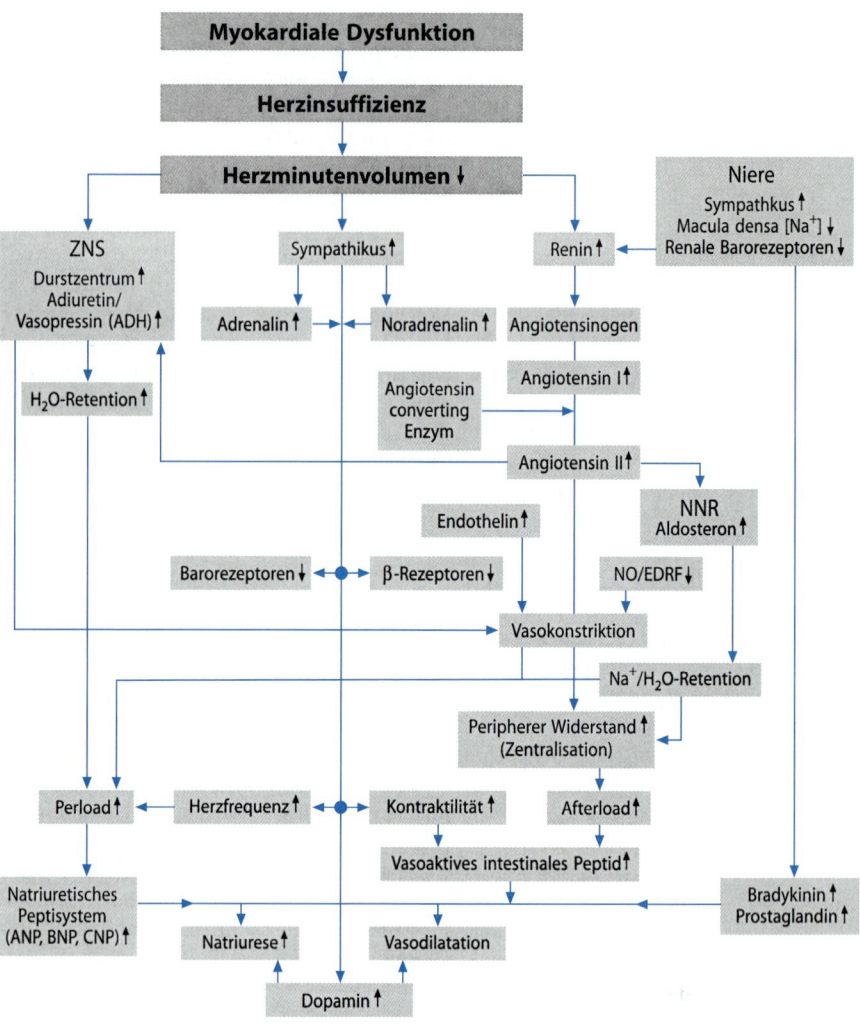

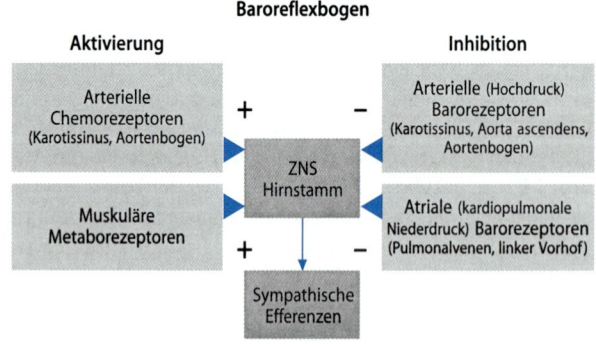

○ **Abb. 17.6.** Baroreflexbogen

Die **Aktivierung des sympathischen Nervensystems** führt zunächst zu einer Optimierung der Hämodynamik über komplexe Angriffspunkte. Am Myokard selbst ist eine Steigerung der Kontraktilität bei gleichzeitiger Erhöhung der Herzfrequenz nachweisbar. Bei persistierender Sympathikusstimulierung wird sich zusätzlich ein mitogener Effekt mit Hypertrophie des Myokards, konsekutiv entsprechend dem Laplace-Gesetz einer Reduktion der Wandspannung nachweisen lassen. Unterstützt wird das Ziel, eine adäquate Organperfusion zu gewähren, durch eine Vasokonstriktion. Ergänzt werden diese Effekte über eine sympathische Stimulierung des Renin-Angiotensin-Aldosteron-Systems. Bei chronischer Herzinsuffizienz können anhaltend erhöhte Katecholaminspiegel, primär des Noradrenalins nachgewiesen werden, wobei allerdings nur eine schwache Korrelation zum Ausmaß der myokardialen Schädigung besteht (Rector et al. 1987). Dabei reflektieren die Noradrenalinplasmakonzentrationen primär die Noradrenalinfreisetzung über die sympathischen Nervenendigungen. Die Stimulierung des Nebennierenmarks hingegen bedingt bei einer Freisetzung Adrenalin/Noradrenalin im Verhältnis 80:20 primär eine Erhöhung der systemischen Adrenalin-Plasma-Konzentrationen. Bei persistierender Aktivierung des sympathischen Nervensystems weist das insuffiziente Myokardgewebe trotz erhöhter Noradrenalinplasmakonzentrationen einen verminderten Noradrenalingehalt auf. Ursächlich für die erhöhten Noradrenalinplasmakonzentrationen wird eine vermehrte Abgabe von Noradrenalin aus den sympathischen Nervenendigungen an die Zirkulation („spill over") bei gleichzeitiger Abnormität der Noradrenalin-Clearance (neuronale/extraneuronale Wiederaufnahme) diskutiert (Hasking et al. 1986; Davis et al. 1988).

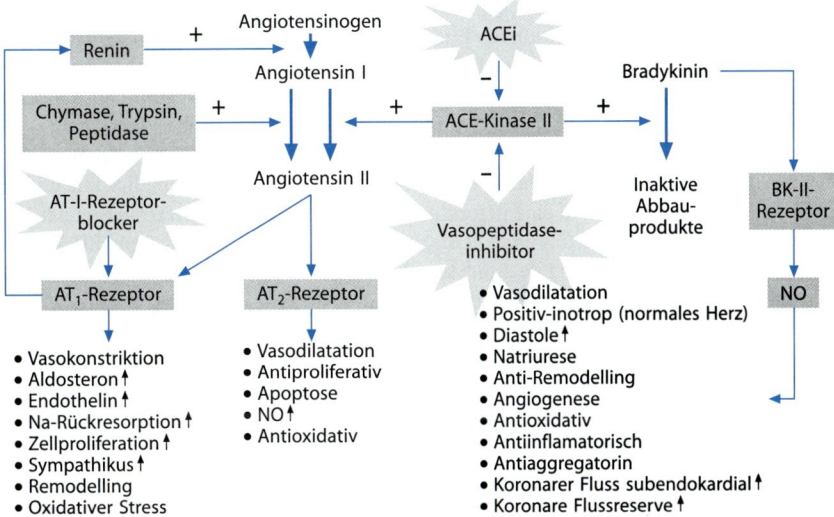

Abb. 17.7.
Das Renin-Angiotension-Aldosteron-System (RAAS) in der Regulation der kardiovaskulären Funktion

Als Folge einer langfristig erhöhten Katecholaminkonzentration können die initial positiven Effekte sich umkehren im Sinne einer Aggravierung der myokardialen Schädigung mit nun negativer Auswirkung des Remodelling-Prozesses (Pfeffer et al. 1985). Bezogen auf die Myokardzelle zeigt sich eine zunehmende Beeinträchtigung des Kontraktilitätsvermögens bei Down-Regulation der β_1-Rezeptoren, Störung der Relaxation bei Hypertrophie, Apoptose, selten auch Zellnekrose als Folge einer Kalziumüberladung (Bristow et al. 1986). Der negative Effekt der verminderten myokardialen Auswurfleistung auf die Organperfusion wird zusätzlich verstärkt durch die weiterhin persistierende Vasokonstriktion. Bemerkenswert ist in diesem Zusammenhang, dass im Gegensatz zur Myokardzelle bezüglich der glatten Gefäßmuskulatur keine Down-Regulation bzw. Desensibilisierung der α_1-, α_2-, aber auch der β_2-Rezeptoren nachweisbar ist (Frey et al. 1989).

Renin-Angiotensin-Aldosteron-System. Ein weiterer Regelkreis zur Aufrechterhaltung einer ausreichenden Organperfusion ist das Renin-Angiotensin-Aldosteron-System (RAA-System; Abb. 17.7; s. Kap. 47). Die Aktivitätssteigerung auch dieses Systems erfolgt nicht erst bei Vorliegen einer manifesten Herzinsuffizienz, sondern bereits bei Vorliegen einer myokardialen Dysfunktion. Eine strenge Korrelation zwischen Ausmaß der myokardialen Schädigung und der Plasmareninaktivität besteht dabei nicht (Francis 1989).

Adiuretin/Vasopressin. Das Hormon Adiuretin/Vasopressin, auch als antidiuretisches Hormon (ADH) bezeichnet, wird in den Nervenzellen des Nucleus supraopticus und des Nucleus paraventricularis, die zum Hypothalamus gehören, synthetisiert. Die Sekretion des Hormons in die systemische Zirkulation erfolgt über Kapillaren, lokalisiert im Hypophysenhinterlappen (Neurohypophyse). Unter Adiuretin-/Vasopressin-Einfluss wird über V_1- und V_2-Rezeptoren zum einen eine direkte Vasokonstriktion, zum anderen eine vermehrte Wasserrückresorption über die Sammelrohre der Niere registriert.

Die Hormonsekretion unterliegt der Aktivierung über Baro- und Osmorezeptoren, wobei als Stimulationsreize Volumenmangel und Hyperosmolalität zu betrachten sind. Zusätzlich unterliegt die Adiuretin-/Vasopressin-Sekretion einer Aktivierung über Angiotensin II. Im Gegensatz zu Normalpersonen findet sich bei Patienten mit Herzinsuffizienz ein Überwiegen der nichtosmolaren Stimulationsfaktoren und damit eine Überspielung des suppressorischen Effektes einer evtl. vorliegenden Hypoosmolarität (Francis et al. 1989).

Langfristig muss jedoch bei erhöhter Adiuretin-Vasopressin-Plasmakonzentrationen mit einem negativen Effekt durch exzessive Vasokonstriktion sowie Volumenüberladung und damit weiterer Verstärkung der Stauungssymptome gerechnet werden. Zusätzlich werden sich langfristig mitogene Effekte mit Myozytenhypertrophien negativ auswirken (Geisterfer u. Owens 1989).

Endothelin. Das endotheliale System ist eine der zentralen Schaltzentren zur Regulation kardiovaskulärer Funktionen. Dabei besteht eine enge Vernetzung mit dem Renin-Angiotensin-Aldosteron-System sowie dem natriuretischen Peptidsystem (Spieker 2002; Verma et al. 2002).

Das endotheliale System erfüllt primär, wie alle Regelkreise des Körpers, eine physiologische Aufgabe mit dem Ziel, eine optimale Funktion der Organsysteme aufrecht zu erhalten. Eine Störung dieser Regelkreise durch externe oder auch interne Störfaktoren kann eine Umkehrung der zunächst positiven Effekte zu einem pathologischen Reaktionsmuster mit morphologischen Gefäß- und Organveränderungen und zunehmender Funktionsbeeinträchtigung bewirken.

Über die Stimulation der ET_A und ET_B-Rezeptoren ist das Endothelinsystem in die Pathogenese folgender Krankheitsbilder involviert:

- Atherosklerose,
- koronare Herzkrankheit,
- postinterventionelle Restenose,
- myokardiale Dysfunktion/Herzinsuffizienz,
- pulmonale Hypertonie,
- renale Schädigung,
- zerebrovaskuläre Erkrankungen,
- transplatationsassoziierte Arteriosklerose.

Damit war es naheliegend, bei den genannten Krankheitsbildern die Effektivität einer Inhibition der Endothelinrezeptoren zu überprüfen. Eine größere Anzahl Peptid- sowie Non-Peptid-Verbindungen mit dieser Eigenschaft wurde bereits entwickelt. Es handelt sich dabei sowohl um Rezeptor-Antagonisten mit dualer Blockade der ET_A- und ET_B-Rezeptoren als auch um rezeptorspezifische Substanzen mit selektiver ET_A-Inhibition. Dabei ist zusätzlich eine perorale oder intravenöse Wirksamkeit zu unterscheiden (Berger et al. 2001).

Die bisher größte Erfahrung liegt für den dual wirksamen, oral anwendbaren Endothelin-Rezeptor-Antagonisten Bosentan vor. Dabei konnte bei Patienten mit primärer pulmonaler Hypertonie überzeugend eine Verbesserung der körperlichen Belastung bei gleichzeitiger Verminderung der Progression der Grundkrankheit nachgewiesen werden (BREATHE-1-Studie). Entsprechend erfolgte für diese Indikation die klinische Zulassung in den USA 2001 und in Deutschland 2002. Bei chronischer Herzinsuffizienz (REACH-1-Studie, ENABLE-1- und -2-Studie) konnte Bosentan bisher jedoch keinen verwertbaren Therapiegewinn erzielen (Crum et al. 1999; Lüscher et al. 2000; Channick et al. 2001; Rubin et al. 2002). Der ebenfalls peroral einsetzbare duale Endothelin-Rezeptor-Antagonist Enrasentan führte bei chronischer Herzinsuffizienz sogar zu einer trendmäßigen Verschlechterung sowohl bezüglich Hospitalisation als auch Mortalität (ENCOR-Studie). Der Einsatz des intravenös zu verabreichenden dual wirksamen Endothelinrezeptor-Antagonisten Tezosentan bei akuter Herzinsuffizienz (RITZ-1-, -2-, -4-Studie) erbrachte bisher widersprüchliche Ergebnisse ohne eindeutigen Trend (O'Connor et al. 2003; Teelink et al. 2001; Torre-Amione et al. 2001).

Aktuell durchgeführte klinische Studien bei Herzinsuffizienzpatienten mit selektiven, oral einzusetzenden ET_A-Rezeptor-Antagonisten, wie z. B. Darusentan (HEAT-Studie) scheinen die aufgrund theoretischer Erwägungen möglichen Vorteile gegenüber einem dualen Mechanismus zu bestätigen (Lüscher et al. 2002).

Stickstoffmonoxid/„endothelium-derived relaxing factor".

Stickstoffmonoxid (NO), identisch mit dem „endothelium-derived relaxing factor" (EDRF) nimmt eine Schlüsselfunktion in der humoralen Steuerung des Herz-Kreislauf-Systems ein. Die Synthese von NO in der Endothelzelle wird stimuliert über die Rezeptorsysteme von Azetylcholin, Noradrenalin, Adiuretin/Vasopressin, Bradykinin, Endothelin, Serotonin, Thrombin, Adenosin, Adenosindiphosphat und -triphoshat (Lüscher 1990; Spieker et al. 2001). Ebenfalls einen stimulierenden Effekt besitzen mechanische Faktoren wie Erhöhung der Scherkräfte bei Steigerung des Blutflusses (Olsen et al. 1988).

NO wird mittels einer Synthase (NOS) durch die Konversion von L-Arginin in L-Citrulin gebildet. Dabei ist zu unterscheiden zwischen einer primär unter physiologischen Bedingungen aktiven konstitutiven cNOS (Typ III) und der bei pathologischen Zustandsbildern wie myokardialer Funktionsbeeinträchtigung, erhöhten Zytokinkonzentrationen, inflammatorischen Prozessen, exprimierten induzierbaren iNOS (Typ II) Form (Haywood et al. 1996; Sowers 2002).

Im Sinne einer parakrinen/autokrinen Reaktion vermittelt NO bei einer Halbwertszeit von wenigen Sekunden über den Diffusionsweg seine Effekte. An der glatten Gefäßmuskelzelle führt dies zu einer Relaxation. Verantwortlicher Mechanismus hierbei ist die intrazelluläre Konzentrationserhöhung von zyklischem Guanosin-Monophosphat (cGMP) und dadurch letztendlich Verminderung der intrazellulären Kalziumkonzentration und konsekutiv Vasodilatation (Ignarro et al. 1987; Lüscher 1990, 1991). Ebenfalls über den Second messenger cGMP entfaltet NO einen inhibitorischen Effekt auf die Thrombozytenadhäsion und -aggregation (Furlong et al. 1987). Des weiteren sind an der glatten Gefäßmuskulatur NO-vermittelte antimitogene Effekte bekannt (Garg und Hassid 1989).

Am gesunden Myokard bewirkt NO eine leicht positiv-inotrope Reaktion. Bei myokardialer Schädigung ist dieser Effekt nicht mehr nachweisbar, eine negativ-inotrope Wirkung bei Hemmung von NOS kann dabei jedoch andererseits ausgeschlossen werden. Als weitere myozytäre NO-Effekte sind eine Modulation der intrazellulären Kalziumhomöostase mit Verminderung der Effekte einer β-Stimulation, Verbesserung der diastolischen Funktion und Verminderung des O_2-Verbrauchs aufzuführen. Hierbei handelt es sich nicht nur um einen Effekt des in der Endothelzelle synthetisierten NO, sondern auch um die Wirkung von myozytär über endogene NOS gebildete NO (Paulus et al. 2001, Wittstein et al. 2001).

> **Wirkungen des NO**
> - Vasodilatation
> - Koronarflow subendokardial ↑
> - Koronarflow-Reserve ↑
> - Antiremodelling
> - Antioxidativ
> - Antiinflammatorisch
> - Antiaggregatorisch
> - Angiogenese ↑
> - Natriurese ↑
> - Positiv-inotrop (normales Myokard)
> - Diastolische Funktion ↑

Oxidativer Stress. Unter physiologischen Bedingungen besteht innerhalb des Stoffwechselgeschehens ein Gleichgewicht zwischen oxidativen und reduktiven Prozessen. Unter pathologischen Konditionen kann es jedoch zu einem Überwiegen der oxidativen Reaktionen kommen mit dann Vorliegen „überzähliger", letztendlich schädlicher Sauerstoffradikale. Diese Situation wird als oxidativer Stress bezeichnet.

Schlüsselenzym der vaskulären Bildung reaktiver Sauerstoffspezies, primär Superoxidanionen ist die NADH/NAD(P)H-Oxidase. Sie ist nachweisbar in Endothelzellen, glatten Gefäßmuskelzellen, Fibroblasten und Makrophagen. Entscheidender Schritt für die Expression der NADH/NAD(P)H-Oxidase ist die über Angiotensin II vermittelte Stimulation des AT_1-Rezeptors. Eine Oxidase-Aktivitätssteigerung ist des Weiteren möglich über Zytokine, Thrombin, aber auch Flow-Turbulenzen. Inhibitorisch hingegen auf die NADH/NAD(P)H-Oxidase wirkt NO. Die Reaktion der Sauerstoffradikale mit NO führt zur Bildung von Peroxynitrit, entsprechend ist parallel dazu ein Verlust von bioverfügbaren NO zu verzeichnen. Als weitere Reaktionsmöglichkeit ist unter Superoxid Dismutaseaktivität die Bildung von Hydrogenperoxid aufzuführen. Darüber hinaus kommt es zur Lipidperoxidation. Folge des oxidativen Stress mit konsekutiv Radikalenbildung ist letztendlich eine Endotheldysfunktion mit gestörter Flow-abhängiger Vasodilation, erhöhtem proatherosklerotischem Risiko, prokoagulativer Induktion, Proliferation glatter Gefäßmuskulatur bei gleichzeitig Inhibition der Endothelzellbildung. Des weiteren sind eine myozytäre Apoptose sowie Zellmembranläsionen mit Nekroseausbildung zu registrieren (Landmesser et al. 2002; Sowers 2002).

Natriuretische Peptide. Die Steuerung des kardiovaskulären Systems erfolgt zusätzlich über die Gruppe der natriuretischen Peptide. Es handelt sich hierbei im Wesentlichen um folgende Neurohormone: atriales natriuretisches Peptid (ANP), Brain-natriuretisches Peptid (BNP) sowie C-type-natriuretrisches Peptid (CNP).

Die jeweilige Synthese erfolgt durch gezielte Genexpression mit gewebespezifischem Verteilungsmuster und differenter Regulation. Die natriuretischen Peptide sind als Gegenspieler des RAA-Systems sowie des Endothelinsystems einzustufen und besitzen primär eine parakrine/autokrine Funktion. Die Serum-Halbwertszeiten liegen bei wenigen Minuten.

> **Klinisch wichtig**
>
> Bei akuter Dyspnoe primär unklarer Ätiologie hat sich im Rahmen der Notfallversorgung die Schnellbestimmung der Serumkonzentration von BNP unter Berücksichtigung der klinischen Befunde sowie der Anamnese als sicheres Werkzeug zur Differenzierung zwischen kardialer und nicht kardialer Ursache erwiesen.

Darüber hinaus korreliert bei Vorliegen einer akuten kardialen Dekompensation das Ausmaß der Erhöhung der Serumkonzentration mit der Schwere der myokardialen Schädigung sowie der Symptomatik. Eine in der Akutsituation vorliegende, nur geringe Erhöhung von BNP kann hingegen Hinweis sein auf ein primär pulmonales Problem wie Exazerbation einer chronisch obstruktiven Lungenerkrankung oder auch einer Lungenembolie (Maisel et al. 2002; McCullough et al. 2002; Morrison et al. 2002; Müller et al. 2004).

Sowohl bei der Diagnose einer akuten Lungenembolie als auch eines akuten Koronarsyndroms ergibt die BNP- bzw. N-pro-BNP-Analyse Hinweise auf die Akut- und Langzeitprognose (Kucher et al. 2003, James et al. 2003). Bei chronischer Herzinsuffizienz erweisen sich diese Marker als zuverlässig zur Einschätzung des Schweregrades sowie der Progression der myokardialen Schädigung, aber auch als unabhängige Prädiktoren für einen plötzlichen Herztod (Berger et al. 2002). Bei isolierter diastolischer Funktionsstörung, primärer pulmonaler Hypertonie, aber auch bei Aortenklappenstenose erweist sich die Bestimmung dieser natriuretischen Peptide als Marker für Schweregrad und Progression des Krankheitsbildes (Nagaya et al. 2000, Lubien et al. 2002, Gerber et al. 2003).

> **Wirkungen der natriuretischen Peptide**
> - Vasodilatation
> - Natriurese ↑
> - Aldosteron ↓
> - Endothelin ↓
> - RAA-System ↓
> - Sympathikusaktivität ↓
> - Zellproliferation ↓

Die Inaktivierung der natriuretischen Peptide erfolgt zu etwa gleichen Anteilen über 2 unterschiedliche Systeme. Ein Weg ist die Bindung an den Rezeptor NPR-C mit konsekutiv intrazellulärer Aufnahme und enzymatischem Abbau. Der zweite Weg ist die Metabolisierung der zirkulierenden natriuretischen Peptide über die Neutralendopeptidase vaskulärer sowie renal tubulärer Zellen (Abb. 17.8).

Aus der Gruppe der natriuretischen Peptide haben sich das BNP sowie auch das N-terminale Fragment seines Prohormons N-pro-BNP als zuverlässige diagnostische wie auch prognosebestimmende Marker herauskristallisiert.

Eine weitere Indikation zur BNP-Bestimmung (s. Kap. 22) ist die Überprüfung der Effektivität eines medikamentösen Therapieschemas mit Reduktion der BNP-Konzentration bei Verbesserung der Myokardfunktion (Maisel 2002). Die Bestimmung der Serumkonzentration von BNP bzw. N-pro-BNP erlaubt sowohl eine Risikostratifizierung mit Einleitung entsprechender weiterer diagnostischer und therapeutischer Maßnahmen. Sie erlaubt darüber hinaus eine zuverlässige objektive Überprüfung des Therapieeffektes.

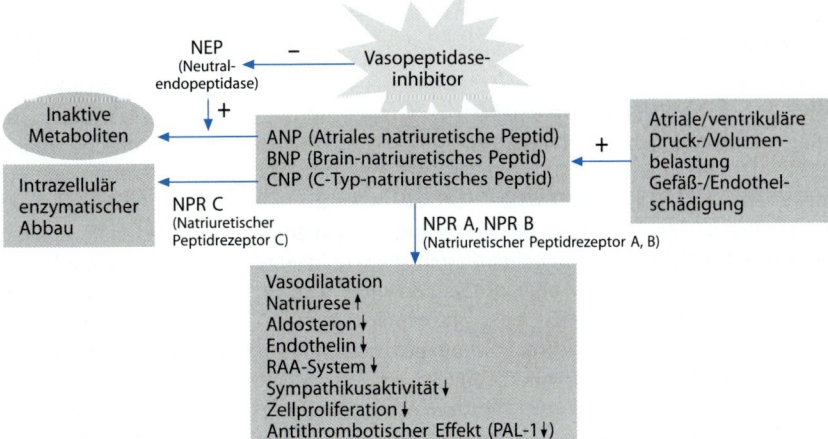

Abb. 17.8. Das natriuretische Peptidsystem in der Regulation der kardiovaskulären Funktion

Neben dem primären diagnostischen Aspekt der natriuretischen Peptide ist der therapeutische Einsatz dieser Peptidgruppe naheliegend. Hier bietet sich zum einen die direkte Verabreichung von natriuretischen Peptiden an, zum anderen eine Konzentrationssteigerung der körpereigenen natriuretischen Peptide durch Hemmung der Neutralendopeptidase über Vasopeptidaseinhibitoren.

Aus der Gruppe der natriuretischen Peptide hat sich letztendlich als vielversprechendes Therapeutikum BNP herausgestellt. Mit Nesiritide steht ein gentechnisch hergestelltes BNP zur intravenösen Verabreichung zur Verfügung. Klinische Studien bei dekompensierter Herzinsuffizienz zeigen bei Anwendung bis zu 7 Tagen vergleichbare hämodynamische und klinische Effekte zu einer Standardtherapie mit Phosphodiesteraseinhibitoren, Nitraten oder Natriumnitroprussid (Colucci et al. 2000; VMAC Investigators 2002). In einzelnen Staaten, u. a. den USA erfolgte bereits die klinische Zulassung mit der Indikation „akute Herzinsuffizienz".

Vasopeptidaseinhibitoren wie Omapatrilat, Fasidotrilat oder Sampatrilat führen sowohl zu einer Hemmung der Neutralendopeptidase als auch der ACE-Kinase II. Damit wird über die Hemmung der Neutralendopeptidase sowohl ein Weg der Metabolisierung der natriuretischen Peptide als auch von Bradykinin blockiert, mit konsekutiver Erhöhung der jeweiligen Serumkonzentrationen. Zusätzlich wird über die ACE-Inhibition neben der Reduktion der AT-II-Synthese eine weiterer Abbauweg von Bradykinin eingeschränkt (Burnett Jr. 1999; Cataliotti et al. 2002; Chen et al. 2002).

Der bisher am besten untersuchte Vasopeptidaseinhibitor ist Omapatrilat. Bisherige klinische Untersuchungen bei den Indikationen arterielle Hypertonie bzw. Herzinsuffizienz zeigen z. T. sehr zufriedenstellende hämodynamische und klinische Ergebnisse, eine eindeutige Überlegenheit gegenüber den ACE-Inhibitoren konnte jedoch nicht dokumentiert werden (Rouleau et al. 2000; Packer et al. 2002). Darüber hinaus liegen Hinweise für ein mögliches vermehrtes Auftreten von Angioödemen gegenüber der alleinigen ACE-Inhibition vor, möglicherweise bedingt durch die erhöhten Bradykininspiegel. Weitere Untersuchungsergebnisse sind zur Beurteilung des definitiven Stellenwerts dieser Substanzgruppe noch abzuwarten.

> Die Kenntnisse der physiologischen Kompensationsmechanismen erleichtern die individuelle Anpassung der Therapie an das jeweilige Krankheitsbild. Darüber hinaus ergeben sich Anhaltspunkte für mögliche prognoseverbessernde, aber auch präventive Maßnahmen.

17.4.3 Folgeerscheinungen der Herzinsuffizienz

Reduktion der arteriellen Organdurchblutung
Bei der Entstehung der Ödeme bei Herzinsuffizienzpatienten sind die wesentlichen pathologischen Gesichtspunkte in einer „Backward-failure"-Theorie oder Rückstautheorie und in einer „Forward-failure"-Theorie oder Theorie des Vorwärtsversagens zusammengefasst worden. Wenn diese beiden Theorien zunächst in erster Linie für die Entstehung der Ödeme herangezogen wurden, so können sie auch bei der Eingliederung der übrigen Symptome und Befunde einer Herzinsuffizienz verwendet werden. Beide Theorien schließen sich nicht gegenseitig aus, sondern sind sich ergänzende Prinzipien in der Pathogenese des Gesamtkomplexes Herzinsuffizienz.

In diesem Abschnitt sollen die allgemeinen Folgen des Herzversagens auf den Organismus besprochen werden, die durch die eingeschränkte Herzminutenvolumenleistung und die damit verbundene gestörte Blutversorgung („forward failure") sowie den venösen Rückstau („backward failure") bedingt sind.

Verminderung des Herzminutenvolumens. Ein Herzinsuffizienz liegt vor, wenn bei normalem oder überhöhtem diastolischem Füllungsdruck das HMV den Bedürfnissen der Peripherie nicht mehr gerecht wird. Die Förderleistung des Herzens ist im Ruhezustand reduziert, wenn das HMV bei einem durchschnittlich großen und schweren Mann niedriger als 4,5 l/min ist. Bezogen auf die Körperoberfläche ist eine Einschränkung des Herzzeitvolumens anzunehmen, wenn der sog. Herzindex („cardiac index", Herzminutenvolumen/Körperoberfläche) unter 2,5 l/min/m² liegt. Der Grenzwert des HMV kann jedoch keine absolute Größe sein. Krankheitszustände, die bei gesundem Herzen mit einem erhöhten HMV einhergehen, sind z. B. eine Thyreotoxikose, arteriovenöse Kurzschlüsse, die Beriberi-Krankheit, eine Anämie oder Erkrankungen, die zu einer arteriellen O_2-Untersättigung führen. Sind diese Erkrankungen mit einer Herzinsuffizienz gekoppelt, so kann das HMV absolut gesehen noch normal groß oder sogar erhöht sein, relativ zum Bedarf jedoch bereits erniedrigt. Das in diesen Fällen relativ zu kleine HMV geht jedoch mit einer erniedrigten gemischtvenösen Sauerstoffsättigung und mit einer erhöhten arteriovenösen Sauerstoffdifferenz einher.

Arteriovenöse Sauerstoffdifferenz. Die Erhöhung der arteriovenösen Sauerstoffdifferenz ist als Kompensationsvorgang des zu niedrigen HMV anzusehen. Dadurch gelingt eine Steigerung der effektiven Sauerstofftransportleistung des Blutes. Aus diesen Ausführungen geht hervor, dass die Größe der arteriovenösen Sauerstoffdifferenz in der Regel eine bessere Aussage über den Suffizienz- oder Insuffizienzgrad des Herzens erlaubt als das HMV, selbst wenn es auf die Körperoberfläche bezogen wird.

Peripherer Widerstand. Abgesehen von den Terminalstadien wird bei der chronischen Herzinsuffizienz der Ruheblutdruck trotz reduzierten HMV durch eine Erhöhung der peripheren Strömungswiderstände in der Regel auf seiner ursprünglichen Größe gehalten. Lediglich bei der akuten Herzinsuffizienz wird häufig ein Absinken des Blutdrucks beobachtet, dabei ist das HMV so stark vermindert, dass auch die periphere Gegenregulation durch Erhöhung des peripheren Widerstandes einen Abfall des Blutdrucks nicht verhindern kann.

Die bei der chronischen Herzinsuffizienz mit Einschränkung des HMV kompensatorisch erhöhten peripheren Strömungswiderstände verteilen sich auf die einzelnen Organe unterschiedlich. Dadurch wird die Durchblutung der einzelnen Organe bei einer bestimmten Herabsetzung des Gesamtherzminutenvolumens unterschiedlich beeinflusst (◘ Abb. 17.9). Organe, die über eine sehr stark ausgeprägte Autoregulation ihrer Durchblutung verfügen, erleiden selbst bei starker Herabsetzung des Gesamtherzminutenvolumens keine Minde-

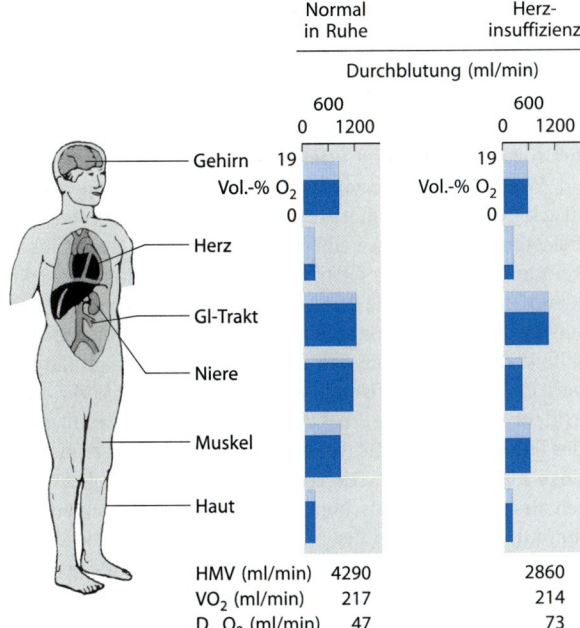

◘ Abb. 17.9. Bei der Ruheherzinsuffizienz – in dem Beispiel ist das HMV von 4,29 l/min auf 2,86 l/min abgefallen – kommt es zu einer unterschiedlich starken Reduktion der Durchblutung verschiedener Organe. Am stärksten wird die Nierendurchblutung eingeschränkt. Die Reduktion der Organdurchblutung wird durch eine Vergrößerung der arteriovenösen Sauerstoffdifferenz kompensiert (hellblau), sodass die Sauerstoffaufnahme erhalten bleibt. Die Koronardurchblutung erfährt keine wesentliche Einschränkung. (Aus Rushmer 1970)

rung ihrer Durchblutung. Im Einzelnen werden die Organe wie folgt von der Herabsetzung des Gesamtherzminutenvolumens betroffen:

Myokard. Die Koronardurchblutung wird bei geringem und mittlerem Schweregrad der Herzinsuffizienz trotz der Einschränkung der Förderleistung des Herzens weitgehend konstant gehalten. Sie soll in Folge des verminderten koronaren Strömungswiderstandes eher etwas gesteigert sein (Bing et al. 1950). Diese Steigerung der Koronardurchblutung wird erforderlich, wenn die Herzinsuffizienz mit einer Dilatation des Herzens einhergeht und die nach dem Laplace-Gesetz bei gleicher Druckentwicklung erhöhte Spannung im Myokard einen erhöhten Sauerstoffbedarf bedingt. Hinzu kommt, dass das versagende Herz versucht, durch eine schnellere Frequenz die verminderte Schlagvolumenleistung auszugleichen. Dadurch steigert es seinen Sauerstoffbedarf ebenfalls beträchtlich. Wenn zusätzlich noch eine stenosierende oder okkludierende Koronarsklerose vorliegt, gerät das insuffiziente Herz sehr leicht in eine Koronarinsuffizienz. In diesen Fällen leitet dann die reduzierte Herzminutenleistung über eine mangelhafte Blutversorgung des Herzmuskels einen Circulus vitiosus ein, der über eine Koronarinsuffizienz zu einer weiteren Herabsetzung der Leistungsfähigkeit des Herzens führt.

Gehirn. Die Gehirndurchblutung ist bei Patienten mit geringer und mittlerer Einschränkung des HMV nicht fassbar reduziert (Bernsmeier et al. 1955). Wenn das HMV jedoch auf die Hälfte der Norm absinkt, wird die Durchblutung des Gehirns so gemindert, dass die damit verbundene Erniedrigung des gemischtvenösen Sauerstoffdrucks und damit auch des Sauerstoffdrucks im Gewebe zu einer Funktionsbeeinträchtigung des zentralen Nervensystems und zu einer Lähmung der lebenswichtigen Zentren der Medulla oblongata führen kann. Selbstverständlich wird auch in diesen Fällen die mangelhafte Sauerstoffversorgung eher erreicht, wenn eine arterielle Untersättigung des Blutes vorliegt oder wenn zusätzlich eine Sklerose der arteriellen Gehirngefäße vorhanden ist.

Nieren. Die Durchblutung der Nieren wird schon bei geringer Herabsetzung des HMV reduziert. Dabei ist die Drosselung der Nierendurchblutung wesentlich stärker, als sie der Minderung des HMV entspricht, was durch eine besonders starke intrarenal gelegene Widerstandserhöhung bedingt ist (Eichna et al. 1953). Die Nierendurchblutung kann dabei von 1,3 l/min im Normalfall auf 0,5 l/min und weniger herabgesetzt sein. Dabei wird das Glomerulusfiltrat von 120 ml/min auf Werte um 70 ml/min reduziert (Merrill 1946).

Übrige Organe. Unter den übrigen Organen werden insbesondere diejenigen des Gastrointestinaltraktes, in erster Linie die Leber, von der Minderung des HMV betroffen. Die funktionellen Folgen dieser herabgesetzten Durchblutung sind im Einzelnen noch nicht abgeklärt. Weiterhin kommt es zu einer erheblichen Herabsetzung der Ruhedurchblutung der Muskulatur. Kommt es bei einer Erniedrigung des HMV zu einer Reduktion der Hautdurchblutung, führt diese, wie weiter oben dargestellt zu einer Erhöhung der arteriovenösen Sauerstoffdifferenz in diesem Strömungsgebiet. Damit liegt in den Kapillaren eine größere Menge reduzierten Hämoglobins vor. Wir wissen, dass immer dann eine Zyanose sichtbar wird, wenn das Blut mehr als 5 g% reduziertes Hämoglobin in seinen Kapillaren enthält. Somit kann jede stärkere Herabsetzung des HMV über eine damit verbundene vermehrte Ausschöpfung des Sauerstoffs aus dem Blut bei noch normaler arterieller Sättigung an Haut und Schleimhäuten zu einer sichtbaren Zyanose führen.

Azidose. Ist die Sauerstoffversorgung des gesamten Organismus bzw. bestimmter Organe, wie z. B. der peripheren Muskulatur, nicht mehr ausreichend, dann wird in vermehrtem Maße der anaerobe Stoffwechsel in Anspruch genommen, was zu einer vermehrten Laktatproduktion führt. Somit ist es erklärlich, dass bei schweren Herzinsuffizienzen mit sehr starker Einschränkung des HMV häufig eine azidotische Stoffwechsellage nachweisbar ist. (Besonders ausgeprägt ist sie beim kardiogenen Schock des Herzinfarktpatienten). Die azidotische Stoffwechsellage ist in einigen Fällen mitverantwortlich für die Atemnot herzinsuffizienter Patienten.

Während körperlicher Belastung kann bei Patienten mit Herzinsuffizienz die Blutversorgung des Splanchnikusgebietes auf 10% der normalen Ruhedurchblutung reduziert werden (Donald 1959); dasselbe gilt für die Nierendurchblutung. Im Lebervenenblut konnten Sauerstoffpartialdrücke von unter 10 mmHg festgestellt werden (Bishop et al. 1958). Dabei kann es zu Lebernekrosen kommen; ein ungenügender Abbau von Aldosteron mag die Folge sein. Auf jeden Fall weisen diese Befunde darauf hin, einem Patienten mit schon im Ruhezustand reduziertem HMV jede stärkere körperliche Belastung zu untersagen, um schwerwiegendere Folgen der gestörten Sauerstoffversorgung nicht nur für das Herz, sondern auch für andere lebenswichtige Organe, möglichst zu mindern.

Venöse Stauungsfolgen

Rückstau vor dem linken Ventrikel

Es muss an dieser Stelle erneut darauf hingewiesen werden, dass das Ausmaß der Druckerhöhung vor einem insuffizienten Ventrikel nicht nur vom venösen Rückstau, d. h. von der reduzierten Förderleistung des insuffizienten Ventrikels, abhängt, sondern daneben von anderen Faktoren, wie Blutvolumenvermehrung und einem erhöhten Venentonus. Da die Entwicklung dieser zusätzlichen Faktoren Zeit bedarf, ist es nicht verwunderlich, dass bei der akuten Herzinsuffizienz häufig, trotz starker Herabsetzung des HMV, kein wesentlicher Anstieg der venösen Drücke vor dem insuffizienten Ventrikel nachweisbar ist.

Enddiastolischer Druck. Bei einer abnormen Ventrikelfunktion des linken Herzens kommt es zu einer Erhöhung des enddiastolischen Drucks. Um die normale Füllung des linken Ventrikels auf erhöhtem Druckniveau aufrecht zu erhalten ist eine verstärkte Vorhofkontraktion sowie eine Vorlasterhöhung erforderlich. Um das normale Druckgefälle zwischen dem rechten Herzen und dem linken Vorhof wieder herzustellen, kommt es zu einem Druckanstieg im rechten Ventrikel und im Truncus pulmonalis. Diese Druckerhöhung vor dem linken Ventrikel tritt während Belastung im ersten Stadium der Funktionsbeeinträchtigung auf, d. h. bei einer abnormen Ventrikelfunktion während Belastung. Da in diesem Stadium die Druckerhöhung vor dem linken Herzen immer nur kurzfristig vorhanden ist und darüber hinaus keine Erniedrigung des HMV in Ruhe und während Belastung nachweisbar ist, kommt es in der Regel hier noch nicht zu einem Flüssigkeitsaustritt. Erst in den weiteren Stadien der Funktionsbeeinträchtigung des linken Ventrikels ist damit zu rechnen. Besonders ausgeprägt sind die Folgen des Rückstaus im Stadium IV. Das Ausmaß der Druckerhöhung vor dem insuffizienten linken Ventrikel hängt in erster Linie vom venösen Rückstau ab. Im Gegensatz zur Funktionsbeeinträchtigung des rechten Ventrikels spielen hier die Faktoren Blutvolumenvermehrung und erhöhter Venentonus keine so entscheidende Rolle. Kommt es zu einer stärkeren Erhöhung des venösen Drucks vor dem linken Ventrikel und daraus resultierenden Stauungszeichen, sprechen wir von einer Stauungslunge.

Der enddiastolische Druck im linken Ventrikel liegt im Normalfall zwischen 5 und 13 mmHg. Bei Patienten mit Kontraktionsinsuffizienz des linken Ventrikels (Stadium IV) sind Werte bis zu 45 mmHg bereits im Ruhezustand festgestellt worden. Die Mitteldrücke im linken Vorhof werden dadurch entsprechend angehoben.

Pulmonalkapillardruck. Der Pulmonalkapillardruck (PCP), der dem linken Vorhofdruck entspricht, liegt bei gesunden Herzen zwischen 5 und 13 mmHg. Bei einer Kontraktionsinsuffizienz des linken Ventrikels (Stadium IV) wurden im Ruhezustand Lungenkapillardrücke bis zu 50 mmHg gemessen. Die entsprechenden mittleren Pulmonalarteriendrücke sind dabei ohne Veränderung des Lungengefäßwiderstandes bis auf 60 mmHg erhöht. Unter Belastungsbedingungen kommt es bei belastbaren Patienten im Stadium IV zu einem weiteren Anstieg des mittleren Pulmonalkapillar- und Pulmonalisdrucks, obwohl das Minutenvolumen nur eine geringe Zunahme, seltener sogar eine Abnahme erfährt.

Wenn der Lungenkapillardruck bzw. der Lungenvenendruck den kolloidosmotischen Druck in Ruhe oder unter Belastungsbedingungen überschreitet, kann es zum Flüssigkeitsaustritt in das Interstitium und in die Lungenalveolen kommen. Besteht eine Funktionsstörung (Stadien I–IV) des linken Ventrikels erst kürzere Zeit, fehlen noch morphologische Veränderungen an den Lungengefäßen und am Lungengerüst. Schutzmechanismen, wie Reduzierung des HMV durch Widerstandserhöhung im Lungenkreislauf und Erschwerung des Flüssigkeitsaustritts durch eine Bindegewebsbarriere, sind noch nicht aufgebaut. Die Gefahr, dass es durch Überschreiten des kolloidosmotischen Drucks zu einem Lungenödem kommt, ist darum bei der akuten, erstmaligen Funktionsstörung des linken Ventrikels besonders groß, v. a. wenn die Funktionsstörung nicht kontinuierlich vom Stadium I nach IV zugenommen hat, sondern plötzlich mit einem Stadium IV einbricht.

Rückstau vor dem rechten Ventrikel

Bei einer abnormen Ventrikelfunktion bzw. einer Insuffizienz des rechten Ventrikels kommt es zu einer Erhöhung des enddiastolischen Drucks. Der enddiastolische Druck im rechten Ventrikel, der normalerweise 0–6 mmHg beträgt, kann dabei auf Werte um 15–20 mmHg ansteigen. Verbunden damit kommt es zu einer deutlichen Druckerhöhung im rechten Vorhof und in den zentralen Venen. Damit das ursprüngliche Druckgefälle zum rechten Herzen hin erhalten bleibt, muss bereits im Anfangsteil des venösen Stromgebietes eine Druckerhöhung eingetreten sein. Diese ist nur möglich, wenn ein Anteil des vom linken Ventrikel erzeugten Drucks über eine Senkung des peripheren Gefäßwiderstandes bis in das venöse Stromgebiet fortgepflanzt wird. Die venöse Druckerhöhung ist somit auch mit einer Druckerhöhung im kapillaren Stromgebiet verbunden. Dabei sind praktisch alle Organe betroffen, insbesondere die Niere, die Leber, die Organe des Gastrointestinaltraktes und die Haut.

17.5 Klinik der Herzinsuffizienz

17.5.1 Stadieneinteilung

Hämodynamische Stadieneinteilung

Vom Beginn einer gestörten Myokardfunktion bis zum endgültigen Herzversagen handelt es sich um ein pathologisches Geschehen, das sich bei der chronischen Herzinsuffizienz über viele Jahre erstrecken kann. Aufgrund von pathophysiologischen Überlegungen sowie von Messdaten aus der Literatur und unserem eigenen Arbeitskreis kann man 4 Stadien einer myokardial bedingten Funktionsbeeinträchtigung des Herzens unterscheiden:

17.5 · Klinik der Herzinsuffizienz

> **Hämodynamische Stadien einer Funktionsbeeinträchtigung des Herzens**
> - Stadium I: gestörte Fluss-Druck-Beziehung nur bei Belastung
>   HMV in Ruhe und während Belastung normal
> - Stadium II: Gestörte Fluß-Druck-Beziehung in Ruhe.
>   HMV in Ruhe und Belastung normal
> - Stadium III: HMV während Belastung eingeschränkt
> - Stadium IV: HMV in Ruhe eingeschränkt

Mit dieser Einteilung wird im Interesse einer besseren Überschaubarkeit und zweckmäßigen Gliederung die gedankliche Konzeption einer stufenweise gegliederten Funktionsstörung des Herzens vorgelegt.

Stadium I: Abnorme Ventrikelfunktion unter Belastung. Das Stadium I weist auf die gestörte Fluss-Druck-Beziehung während Belastung ohne Ruhe- oder Belastungsherzinsuffizienz hin. Das HMV ist in Ruhe und während Belastung normal. Es liegt somit keine Herzinsuffizienz vor. Im Ruhezustand lassen sich auch keine Abweichungen der Ventrikelfunktion nachweisen. Die Beziehungen zwischen Schlagvolumen und enddiastolischem Druck sind normal. Während körperlicher Belastung findet sich jedoch eine pathologische Fluss-Druck-Beziehung. So wurde bei Patienten mit normaler maximaler Förderleistung ein übermäßiger Anstieg des Füllungsdrucks nachgewiesen (Parker et al. 1967; Roskamm et al. 1972).

Stadium II: Abnorme Ventrikelfunktion in Ruhe. Im Stadium II liegt eine gestörte Fluss-Druck-Beziehung in Ruhe ohne Ruhe- und Belastungsherzinsuffizienz vor. Das HMV ist in Ruhe und während Belastung normal. Damit ist wiederum die absolute Pumpleistung des Herzens in Relation zum Körpergewicht in Ruhe und während Belastung nicht eingeschränkt. Im Ruhezustand liegt trotz normalen HMV bereits ein erhöhter enddiastolischer Druck vor.

Stadium III: Belastungsherzinsuffizienz. Das HMV ist im Ruhezustand normal. Die Förderleistung des Herzens ist jedoch während körperlicher Belastung eingeschränkt (◘ Abb. 17.10). Die normalen Beziehungen zwischen HMV und Sauerstoffaufnahme (VO_2) sind nicht mehr erfüllt (Ekelund et al. 1967). Es besteht eine Belastungsinsuffizienz.

Kompensatorisch muss eine übernormale Steigerung der arteriovenösen Sauerstoffdifferenz ($D_{av}O_2$) während Belastung erfolgen. Ein gutes Maß für die nicht ausreichende Steigerung des HMV ist somit die übermäßig starke Erniedrigung des gemischtvenösen Sauerstoffdrucks oder der -sättigung während körperlicher Belastung. Während auf niederen und mittleren Belastungsstufen das zu niedrige HMV durch eine besonders starke Ausschöpfung des Blutes so kompensiert werden kann, dass eine normale Sauerstoffaufnahme resultiert, bleibt diese während Maximalbelastung, bei der auch schon normalerweise eine fast vollständige Inanspruchnahme der $D_{av}O_2$ erfolgt, reduziert. Das maximale Sauerstoffaufnahmevermögen/kgKG ist eingeschränkt. Diese eingeschränkte Leistungsfähigkeit lässt sich in den Fällen, in denen eine sichere Ausbelastung gelingt, ergometrisch erfassen. Wenn jedoch der ergometrische Belastungsversuch mit einer submaximalen Herzfrequenz beendet wird, häufig wegen mangelhafter Arbeitsgewöhnung oder Arbeitswillens, muss eine alleinige ergometrische Belastungsprüfung mit Bestimmung von Sauerstoffaufnahme und Herzfrequenz ohne endgültige Aussage bleiben. Liegt z. B. bei einer Belastungsstufe von 100 W eine Herzfrequenz von 120/min vor, so liegt diese im Normbereich. Die $D_{av}O_2$ kann dabei jedoch zwischen 10 und 15 Vol.-% schwanken. Entsprechend kann ein normales oder ein reduziertes HMV vorliegen.

Stadium IV: Ruheherzinsuffizienz. Das HMV ist bereits im Ruhezustand reduziert (◘ s. Abb. 17.10): Der Herzindex liegt im Ruhezustand unter 2,5 l/min/m². Kompensatorisch ist die arteriovenöse Sauerstoffdifferenz erhöht. Ein gutes Maß für die bereits im Ruhezustand eingeschränkte Förderleistung des Herzens ist wiederum der gemischtvenöse Sauerstoffdruck bzw. -gehalt oder die -sättigung.

Bei Klappenerkrankungen, wie z. B. einer Aorteninsuffizienz, kann die effektive Pumpleistung schon im Ruhezustand ohne Hinweis auf eine gestörte Kontraktilität infolge des übermäßigen Regurgitationsvolumens eingeschränkt sein. Hier würde eine durch Klappeninsuffizienz hervorgerufene Ruheherzinsuffizienz vorliegen („Förderinsuffizienz") und keine Ruhekontraktionsinsuffizienz.

Klinische Stadieneinteilung

NYHA-Klassifikation. 1928 wurde von der New York Heart Association (NYHA) ein Klassifikationssystem für den Schwe-

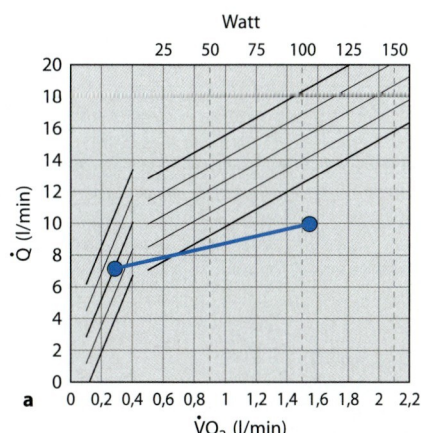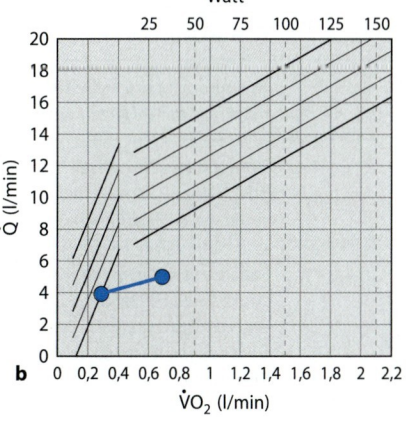

◘ **Abb. 17.10a, b.** a Belastungsherzinsuffizienz (Stadium III). HMV in Ruhe normal, während Belastung zu niedrig (Normalwerte nach Ekelund u. Holmgren 1967). b Ruheherzinsuffizienz (Stadium IV). HMV schon in Ruhe erniedrigt. (Normalwerte nach Ekelund u. Holmgren 1967)

regrad der Herzinsuffizienz vorgeschlagen, das sich über Jahrzehnte sowohl im klinischen Alltag, als auch für klinische Studien bewährt hat. Je nach der Anstrengung, die nötig ist, um bei einem Patienten Symptome hervorzurufen, werden 4 funktionelle Stadien unterschieden. Je schwerer die Herzinsuffizienz und je höher das NYHA-Stadium, desto höher die Mortalität.

> **NYHA-Klassifikation**
> — **Stadium I:** Herzkrankung ohne Einschränkung der körperlichen Leistungsfähigkeit. Dyspnoe oder ungewöhnliche Erschöpfung werden nur durch große Belastungen wie Bergsteigen, nicht aber durch alltägliche körperliche Belastungen verursacht.
> — **Stadium II:** Herzkrankung mit leichter Einschränkung der körperlichen Leistungsfähigkeit. Normale alltägliche körperliche Belastungen (Treppensteigen, Einkaufen) verursachen Dyspnoe oder ungewöhnliche Erschöpfung.
> — **Stadium III:** Herzkrankung mit höhergradiger Einschränkung der körperlichen Leistungsfähigkeit. Geringe körperliche Belastungen (Gehen in der Ebene, Einkaufen) verursachen Dyspnoe oder ungewöhnliche Erschöpfung.
> — **Stadium IV:** Herzkrankung mit Atemnot in Ruhe oder bei minimaler Aktivität (Sprechdyspnoe, Zähneputzen).

Die Entstehung der Atemnot und der raschen Ermüdbarkeit bei Herzinsuffizienz ist multifaktoriell und z. T. noch ungenügend geklärt. So verblüfft auch immer wieder eine deutliche Diskrepanz zwischen dem objektivierbaren Schweregrad der kardialen Dysfunktion (z. B. linksventrikuläre Ejektionsfraktion, LVEF) und dem Ausmaß der funktionellen Beeinträchtigung (Marantz et al. 1988). Es gibt Patienten mit schwer eingeschränkter LVEF (<20%) die völlig asymptomatisch sind.

Neue Stadieneinteilung der ACC/AHA. Die Arbeitsgruppe für Herzinsuffizienz des American College of Cardiology und der American Heart Association legte Ende 2001 eine neue Stadieneinteilung der Herzinsuffizienz vor, die als Ergänzung der funktionellen NYHA-Stadieneinteilung gedacht ist (Hunt et al. 2001). Ziel der neuen Einteilung in 4 Stadien ist es, die Entstehungsmechanismen und das Fortschreiten der Erkrankung hervorzuheben (Tabelle 17.1). Es wird damit ein Konzept aufgegriffen, das an dieser Stelle schon seit längerem propagiert wurde, um die Möglichkeit zur Prophylaxe der Herzinsuffizienz hervorzuheben.

Dieses Klassifikationssystem betont etablierte Risikofaktoren und strukturelle Herzerkrankungen, die zu einer Herzinsuffizienz führen können, und macht darauf aufmerksam, dass bereits durch geeignete Therapiemaßnahmen in den Stadien A und B, also vor dem Eintreten einer eigentlichen Herzinsuffizienz, die Morbidität und Mortalität der Herzinsuffizienz gesenkt werden kann. Im Gegensatz zur funktionellen NYHA-Klassifikation unterscheiden sich die Therapieschemata deutlich von Stadium A zu Stadium D.

17.5.2 Leitsymptome

> Das charakteristische klinische Bild der Herzinsuffizienz mit den Leitsymptomen Dyspnoe und schnelle Ermüdbarkeit sowie dem Leitbefund Ödeme lässt sich am besten durch die Integration der traditionellen Konzepte des Rückwärtsversagens („backward failure") und des Vorwärtsversagen („forward failure") erklären.

Dyspnoe. Die Atemnot als Leitsymptom der Linksherzinsuffizienz kann sich mit zunehmendem Schweregrad als Belastungsdyspnoe, Orthopnoe, Asthma cardiale, Ruhedyspnoe und Lungenödem manifestieren.

Die **Belastungsdyspnoe** des Patienten mit Herzinsuffizienz unterscheidet sich von der Belastungsdyspnoe eines Gesunden

Tabelle 17.1. Neue Stadieneinteilung der ACC/AHA (*HI* Herzinsuffizienz; *LVH* linksventrikuläre Hypertrophie; *LV* linker Ventrikel; *HTX* Herztransplantation)

Stadium	Beschreibung	Strukturelle/funktionelle Herzerkrankung	Symptome/Zeichen der HI	Beispiele
A	Asymptomatische Hochrisikopatienten für die Entwicklung einer HI	Nein	Nein	Arterielle Hypertonie, KHK, Diabetes mellitus, Alkoholabusus, kardiotoxische Chemotherapie
B	Asymptomatische Patienten mit struktureller Herzerkrankung	Ja	Nein	LVH, LV Dilatation oder Dysfunktion, alte Infarktnarbe, Klappeninsuffizienz
C	Symptomatische (aktuell oder früher) Patienten mit struktureller Herzerkrankung	Ja	Ja	Dyspnoe oder Müdigkeit wegen eingeschränkter LV-Funktion; unter HI-Therapie beschwerdefrei gewordene Patienten
D	Patienten mit fortgeschrittener struktureller Herzerkrankung und ausgeprägter Ruhe-HI trotz maximaler medikamentöser Therapie	Ja	Ja	Häufige Rehospitalisation, Warteliste für HTX, LV-Assist Device, intravenöse Vasoaktiva

nur in der Höhe der Belastung, bei der die Atemnot auftritt. Es ist daher von großer Wichtigkeit festzuhalten, ob sich das Ausmaß der Belastung, bei dem Atemnot auftritt, geändert hat.

Die Pathophysiologie der Atemnot ist nur unvollständig geklärt. Dies liegt v. a. daran, dass die neuronalen Regelkreise, über die Atemnot vermittelt werden, nicht bekannt sind. Weder der physikalische Stimulus, die peripheren Nervenendigungen und Sensoren, noch das Areal in der Großhirnrinde in dem die Information „Atemnot" verarbeitet wird sind bekannt (Manning et al. 1995).

Durch die Erhöhung des enddiastolischen Drucks im linken Ventrikel und des linksatrialen Drucks kommt es zur pulmonalvenösen Stauung und zum Flüssigkeitsaustritt ins Interstitium. Es entsteht eine restriktive Ventilationsstörung. Die Vitalkapazität ist erniedrigt. Die Lunge wird steifer und es werden höhere intrapleurale Drücke notwendig, um die Lungen zu dehnen. Dies führt zu einem Anstieg der Atemarbeit.

Hinzu kommt noch, dass der Rückstau sich auch häufig auf das Bronchialsystem fortpflanzt und zu einer Stauungsbronchitis und -bronchiolitis führt. Dadurch verringert sich das Kaliber der Atemwege und der Strömungswiderstand der Atemwege steigt. Dies erklärt den häufig obstruktiven Auskultationsbefund! Zu alle dem kommt noch ein Ventilations-Perfusions-Missmatch, der die Hypoxie weiter verschlimmert.

Die Dyspnoe tritt mit zunehmender Leistungseinschränkung des linken Ventrikels immer stärker in Erscheinung. Kleinere Belastungen wie Bücken, Treppensteigen und geringes Bergaufgehen verursachen schon eine beträchtliche, länger andauernde Atemnot. Angaben über das Auftreten von Atemnot während körperlicher Belastungen, die früher ohne jegliche Beschwerden bewältigt wurden, geben einen wichtigen Hinweis auf eine zunehmende Linksherzinsuffizienz. Bei schwerer Linksherzinsuffizienz besteht die Atemnot schon in Ruhe. Häufig können diese Patienten nur wenige Worte hintereinander sprechen (Sprechdyspnoe).

Atemnot, die in der liegenden Position auftritt und durch Aufrichten des Oberkörpers bessert, wird **Orthopnoe** genannt. Im Liegen kommt es zur Verlagerung von venösem Blut aus den Extremitäten und dem Abdomen nach intrathorakal. Das vom kompetenten rechten Ventrikel heran transportierte zusätzliche Blutvolumen kann vom versagenden linken Ventrikel nicht mehr aufgenommen und weiter gepumpt werden. Es kommt zur pulmonalvenösen Stauung und via interstitiellem Lungenödem zu Atemnot. Nach Aufrichten wird durch Zuhilfenahme der Atemhilfsmuskulatur die Lungenbelüftung erleichtert. Außerdem wird durch die Verlagerung des Blutes in die untere Köperhälfte die Vorlast gesenkt.

Anfallsartige nächtliche Atemnot (Asthma cardiale) ist ein wichtiges Warnsymptom der Linksherzinsuffizienz und kann zu ausgeprägter Schlafstörung führen. Der Patient erwacht in den ersten Stunden der Nachtruhe plötzlich an Erstickungsangst, sitzt aufrecht, ringt nach Luft. Oft findet man einen durch die Stauungsbronchitis und das interstitielle Lungenödem getriggerten Bronchospasmus, der auskultatorisch nicht von einem Asthma bronchiale zu unterscheiden ist. Dieser führt zu einer weiteren Erhöhung von Strömungswiderstand und Atemarbeit. Die anfallsartige nächtlichen Atemnot kann über 30 min anhalten. Viele Patienten sind dadurch so verängstigt, dass sie es nicht mehr wagen, zurück ins Bett zu gehen.

Dem zeitlich verzögerte Auftreten und der längeren Dauer des Asthma cardiale scheinen folgende Vorgänge zugrunde zu liegen:
- langsame Resorption der interstitiellen Flüssigkeit in den Extremitäten nach dem Hinliegen und dadurch langsame Zunahme des intrathorakalen Blutvolumens,
- Abfall des Sympathikotonus und damit Abfall von Herzfrequenz und Kontraktilität in der Nacht,
- verringerte Aktivität des Atemzentrums.

Ein obstruktiver Auskultationsbefund mit expiratorischem Giemen und Pfeifen ist nicht spezifisch für die chronisch-obstruktive Lungenerkrankung (COPD) oder Asthma. Er findet sich sehr häufig auch beim interstitiellen Lungenödem (Asthma cardiale) und darf nicht an der Diagnose Herzinsuffizienz zweifeln lassen! Vor allem bei älteren Patienten ohne anamnestische Hinweise für eine Lungenerkrankung sollte im Rahmen einer neu aufgetretenen Dyspnoe mit obstruktivem Auskultationsbefund differenzialdiagnostisch immer auch an eine Herzinsuffizienz gedacht werden!

Stauungshusten. Häufig wird die Atemnot von einem starken Reizhusten (Stauungshusten) begleitet, dessen kardiale Ursache nicht selten verkannt wird. Es kann ein trockener Husten ohne Auswurf sein, meist besteht jedoch weißlicher Auswurf, gelegentlich kann dieser auch blutig tingiert sein („Herzfehlerzellen"). Setzt das Linksherzversagen akut ein, kommt es in ganz kurzer Zeit zu starkem Reizhusten, hochgradiger Atemnot und serös-schaumigem oder blutigem Auswurf.

> **Klinisch wichtig**
> Differenzialdiagnose zur COPD: Bei einer exazerbierten COPD geht vermehrter Husten und vermehrter Auswurf oft der Atemnot einige Tage oder Stunden voraus und viele Patienten verspüren eine Linderung der Atemnot nach Abhusten von Sekret.

Reduzierte Leistungsfähigkeit. Reduzierte Leistungsfähigkeit und schnelle Ermüdbarkeit sind weitere Hauptsymptome der Herzinsuffizienz. Es entsteht zum einen durch die pulmonalvenöse Stauung (Atemnot), zum anderen aber auch wesentlich durch die inadäquate arterielle Organdurchblutung, v. a. der Skelettmuskulatur. Neben einer mangelhaften Steigerung des HMV bei Belastung spielen eine endotheliale Dysfunktion (Kubo et al. 1991), Störungen im Metabolismus der Skelettmuskulatur (Wilson 1995) und Trainingsmangel der Atem- und Skelettmuskulatur eine entscheidende Rolle.

Nykturie. Die Resorption der interstitiellen Flüssigkeit in den Extremitäten nach dem Hinliegen führt zu einer Zunahme des intrathorakalen Blutvolumens, der Vorlast und bei verringerter renaler Vasokonstriktion zu vermehrter Urinproduktion. Bei älteren Männern kann die Nykturie im Rahmen einer Herzinsuffizienz nur schwer von der Nykturie bei Prostatahyperplasie unterschieden werden.

Gewichtszunahme. Vor allem bei Patienten mit vorbekannter chronischer Herzinsuffizienz kündigt sich eine akute Verschlechterung oft durch eine Gewichtszunahme an. Diese beruht auf einer Zunahme der extrazellulären Flüssigkeit durch vermehrte Natriumretention. Tägliches Wiegen gehört daher zur Routine bei Patienten mit schwerer Herzinsuffizienz. Die Patienten sollten dementsprechend instruiert werden.

Unspezifische Allgemeinsymptome. Viele Patienten mit Herzinsuffizienz leiden an Konzentrations- und Gedächtnisstörungen, Einschlaf- und Durchschlafstörungen, sowie Angst und Kopfschmerzen. Im schweren kardiogenen Schock finden sind qualitative und auch quantitative Bewusstseinsstörungen. Gastrointestinale Symptome wie Anorexie, Übelkeit, Blähungen, Völlegefühl, und epigastrische Schmerzen sind häufig und nur z. T. monokausal (dumpfer Schmerz unter dem rechten Rippenbogen wegen venösen Rückstau mit Dehnung der Leberkapsel bei Hepatomegalie) zu erklären.

17.5.3 Leitbefunde der körperlichen Untersuchung

Hier sollen die Befunde der körperlichen Untersuchung beschrieben werden, die charakteristisch für Patienten mit Herzinsuffizienz sind. Klinische Zeichen, die wegweisend für die verschiedenen dem Syndrom Herzinsuffizienz zugrunde liegenden Herzkrankheiten sind, werden im Rahmen der speziellen Krankheitsbilder dargestellt.

Wie aus Tab. 17.1 hervorgeht, wird das Syndrom Herzinsuffizienz beim Erwachsenen überwiegend durch Herzerkrankungen ausgelöst, die primär zu einer Schädigung des linken Ventrikels führen. In der klinischen Untersuchung können dennoch v. a. bei chronischer Herzinsuffizienz Zeichen der Natriumretention und der formalen Rechtsherzinsuffizienz (Halsvenenstau, Hepatomegalie, Knöchelödeme) dominieren.

Tachypnoe. Bei allen Patienten, die über Atemnot klagen, ist es unabdingbar, auf die Atemfrequenz zu achten und diese zu dokumentieren. Eine Tachypnoe in Ruhe ist zwar unspezifisch bezüglich der Diagnose Herzinsuffizienz, aber fast immer ein Indikator für eine akute Notfallsituation. Ebenso ist die Änderung der Atemfrequenz im Verlauf nach therapeutischen Eingreifen sehr hilfreich. Nächtliche Atempausen und Cheyne-Stokes-Atmung sind häufig.

Lippen- und Akrozyanose. Eine Zyanose der Lippen und der Akren findet sich meist nur bei schwerer Herzinsuffizienz und deutlich erhöhter Sauerstoffausschöpfung in der Peripherie, oder schon früher bei pulmonalen Begleiterkrankungen. Die Konzentration an reduziertem Hämoglobin liegt dann über 5 g%.

Erhöhter Sympathikotonus. Im Rahmen der Gegenregulationen bei Herzinsuffizienz finden sich in der körperlichen Untersuchung regelhaft Hinweise auf einen erhöhten Sympathikotonus: Tachykardie, Blässe, Schwitzen, kalte Extremitäten.

Rasselgeräusche. Feuchte Rasselgeräusche entstehen durch die Transsudation von Flüssigkeit in die Alveolen. Sie finden sich meist bilateral in den basalen Lungenabschnitten, beim schweren Lungenödem z. T. auch im mittleren und oberen Lungenfeld. Wenn einseitig, sind die Rasselgeräusche häufiger rechts als links. Nur linksseitige Rasselgeräusche sind atypisch für eine Linksherzinsuffizienz und sollten nach anderen Ursachen suchen lassen (Pneumonie, Lungenembolie).

Lungenödem. Bei stark vermehrtem und akut einsetzendem Austritt von Flüssigkeit aus den Kapillaren in die Alveolen spricht man von Lungenödem. Typisch ist das plötzliche Auftreten und die relativ schnelle Rückbildung. Lungenödeme beobachtet man v. a. bei Zuständen von akuter Drucksteigerung nach Blutüberfüllung im Lungenkreislauf durch eine akut einsetzende Kontraktionsinsuffizienz des linken Ventrikels infolge einer Hypertonie und bei Phäochromozytomanfällen, weiterhin bei Aortenfehlern, nach einem Herzinfarkt und bei akuter Myokarditis. Auch starke seelische Erregungen und körperliche Überlastung können ein Lungenödem auslösen.

Im Anfall von Lungenödem wurden Werte des Lungenkapillardrucks von 32–54 mmHg festgestellt (Schwiegk u. Rieker 1960), sodass der kolloidosmotische Druck im Serum erheblich überschritten wird. Die entscheidende Voraussetzung für das kardial ausgelöste Lungenödem ist die Steigerung des pulmonalen Kapillardrucks. Die Differenz zwischen effektivem Kapillardruck und effektivem kolloidosmotischem Druck ist maßgeblich mitbestimmend für die Größe des Flüssigkeitsaustrittes.

Eine zusätzliche Rolle in der Pathogenese des kardialen Lungenödems können auch Veränderungen des kolloidosmotischen Drucks, der Eiweißpermeabilität der Lungenkapillaren und des Lymphtransports der Lungen spielen (Schwiegk u. Rieker 1960). So kann eine Steigerung der Gefäßpermeabilität der Lungenkapillaren durch eine zusätzliche toxische oder infektiös-toxische Schädigung der Kapillarwandung herbeigeführt werden (Pneumonie, Bronchopneumonie, traumatischer Schock u. a.). Eine Senkung des kolloidosmotischen Drucks durch eine Hypalbuminämie findet sich bei der chronischen Nephritis und auch bei schweren Herzerkrankungen. Störungen des Lymphabflusses für die Ödementstehung werden v. a. von Rusznjak et al. (1957) diskutiert. Auch Sauerstoffmangel steigert die Permeabilität der Kapillaren.

Da es bei wiederholten Flüssigkeitsaustritten in das Interstitium zu morphologischen Veränderungen am Lungenparenchym und an den Kapillaren kommt, nimmt dann häufig die Neigung zum Lungenödem ab. Andererseits führen die durch eine länger bestehende Lungenstauung auftretenden morphologischen Veränderungen zu einer eingeschränkten Volumenkapazität. Das hat zur Folge, dass schon eine geringe Blutvermehrung im Lungenkreislauf, die von der gesunden Lunge durch ihre größere Volumenkapazität ohne Drucksteigerung aufgenommen wird, zu einem stärkeren Anstieg der intrapulmonalen Drücke führt. Zu solchen Blutverlagerungen kommt es in erster Linie durch Lagewechsel vom Stehen zum Liegen, durch Infusion und durch körperliche Belastung, wobei während körperlicher Belastung auch noch der starke Anstieg des Lungenkapillardrucks eine wesentliche, mitbestimmende Rolle spielt. In gleicher Richtung wirken auch seelische Erregungen.

Halsvenenstau. Über die Füllung der Vena jugularis externa im Liegen und bei 45° Erhöhung des Oberkörpers lässt sich bei den meisten Patienten der zentralvenöse Druck gut abschätzen.

17.5 · Klinik der Herzinsuffizienz

> **Klinisch wichtig**
>
> Eine Füllung mehr als 4 cm oberhalb des Sternalwinkels bei 45° spricht für einen erhöhten zentralvenösen Druck.

Zudem ist Halsvenenstau von prognostischer Bedeutung. In einem Kollektiv mit symptomatischer Herzinsuffizienz und schwer eingeschränkter systolischer Funktion des linken Ventrikels war das Vorhandensein gestauter Halsvenen mit einem um 40% erhöhten Risiko für Versterben an Pumpversagen verbunden (Drazner et al. 2001). Bei Patienten mit milder Herzinsuffizienz findet sich häufig eine normale Füllung der Vena jugularis externa in Ruhe, aber eine persistierende Füllung von mehr als 4 cm bei 45° nach kontinuierlichem Druck auf den oberen rechten Quadranten (positiver hepatojugulärer Reflux).

Hepatomegalie. Frühzeitig und oft sehr ausgeprägt kann durch venöse Stauung die Leber vergrößert sein. Handbreit ist sie dann in der Medioklavikularlinie zu tasten. Sie ist oft druckempfindlich. Tritt die Stauung akut ein, empfindet der Patient ein Druck- und Völlegefühl oder gar starke Schmerzen in der Lebergegend.

Periphere Ödeme. Die Druckerhöhung vor dem rechten Herzen ist eine wesentliche Voraussetzung für die Entstehung von Ödemen. Ebenso spielt jedoch die reduzierte arterielle Nierendurchblutung mit der konsekutiven Natriumretention eine wichtige Rolle. Periphere Ödeme werden meist erst nach einer Zunahme des Extrazellulärvolumens um mehrere Liter sichtbar. Sie fehlen daher häufig bei akuter Herzinsuffizienz. Periphere Ödeme zeigen sich zuerst in den abhängigen Körperregionen, bei noch mobilen Patienten als Knöchel- und Unterschenkelödeme, bei bettlägerigen Patienten über dem Sakrum.

Pleuraerguss und Aszites. Da sich die pleuralen Venen sowohl in die systemischen, als auch in die pulmonalen Venen entleeren, finden sich bilaterale, oder wenn einseitig dann rechts pleurale Ergüsse häufig bei Patienten mit kombinierter Links- und Rechtsherzinsuffizienz. Klinisch feststellbare Aszitesmengen findet man nur bei Patienten mit lang andauernder zentralvenöser Drucksteigerung, speziell bei Patienten mit konstriktiver Perikarditis oder schwerer Trikuspidalinsuffizienz. Begleiterkrankungen wie Leberzirrhose, nephrotisches Syndrom oder andere Ursachen der Hypalbuminämie fördern natürlich die Entstehung von Pleuraergüssen oder Aszites. Nur linksseitige Pleuraergüsse sind atypisch für eine Herzinsuffizienz und mahnen zur Suche nach anderen Ursachen, eine diagnostische Pleurapunktion ist angezeigt.

Verbreiteter und hebender Herzspitzenstoß. Ein verbreiterter, hebender und bei Erkrankungen des linken Ventrikels häufig auch lateralisierter Herzspitzenstoss kann der einzige pathologische Untersuchungsbefund bei Patienten mit schwerer Kardiomyopathie und Herzinsuffizienz sein. Das Tasten des Herzspitzenstosses sollte daher obligater Bestandteil der Untersuchung sein.

3. und 4. Herzton (Galopp). Ab dem 40. Lebensjahr ist das Auftreten eines tieffrequenten 3. Herztones ein recht spezifisches Zeichen für das Vorliegen einer Herzinsuffizienz. Zudem ist ein 3. Herzton von prognostischer Bedeutung. In einem Kollektiv mit symptomatischer Herzinsuffizienz und schwer eingeschränkter systolischer Funktion des linken Ventrikels war das Vorhandensein eines 3. Herztones mit einem um 40% erhöhten Risiko für Versterben an Pumpversagen verbunden (Drazner et al. 2001). Auch ein 4. Herzton ist häufig, jedoch weit weniger spezifisch für die Diagnose Herzinsuffizienz (Abb. 17.11).

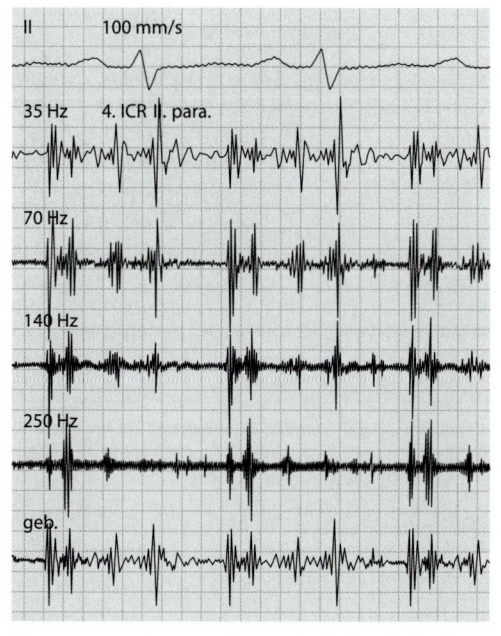 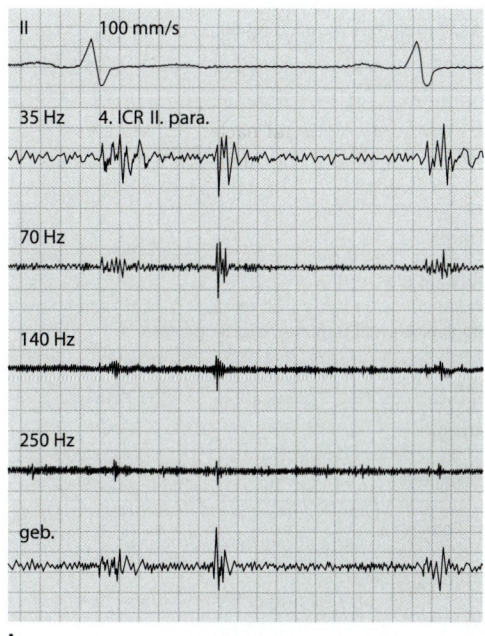

Abb. 17.11a, b. Phonokardiodiogramm eines 45-jährigen Patienten mit Linksherzinsuffizienz. **a** Phonokardiogramm: akute Linksherzinsuffizienz, Spaltung des 2. Herztones; 3. und 4. Herzton. **b** Phonokardiogramm 6 Monate später, normale Herztöne

Besonderheiten der Rechtsherzinsuffizienz. Die Beschwerden können bei Rechtsherzinsuffizienz auffällig gering sein. Eine Einschränkung der Leistungsbreite oder Atemnot tritt erst auf, wenn es, wie zunächst nur bei Belastung, zu einem verminderten HMV kommt. Beschwerden durch Rückstau vor dem insuffizienten linken Ventrikel treten infolge der kleineren Kapazität der Lungenvenen eher auf als bei der Rechtsherzinsuffizienz. Dagegen ist die Drucksteigerung im Venensystem als Folge des Rechtsherzversagens in der körperlichen Untersuchung gut fassbar und zeigt sich durch Halsvenenstau, Hepatomegalie und periphere Ödeme.

17.5.4 Empfehlungen für die Abklärung

Die gründliche Anamnese und eine fokussierte körperliche Untersuchung stehen am Anfang und zugleich im Mittelpunkt jeglicher Abklärungen. Welche weiteren Untersuchungen sinnvoll oder notwendig sind, hängt entscheidend auch vom klinischen Szenario ab. Ein kaltschweißiger Patienten mit Orthopnoe, Tachypnoe von 40 Atemzügen pro Minute auf der Notfallstation bedarf selbstverständlich einer anderen diagnostischen Strategie als ein Patient mit stabiler NYHA II Atemnot in der kardiologischen Praxis. In Tabelle 17.2 sind die wichtigsten Elemente der Diagnostik bei chronischer Herzinsuffizienz zusammengefasst.

Anamnese. Die Anamnese erbringt die entscheidenden Informationen, mit denen wesentliche Hinweise für das Vorliegen einer Herzinsuffizienz (inklusive differenzialdiagnostische Abgrenzung) gewonnen, der funktionelle Schweregrad der Herzinsuffizienz (NYHA-Klassifikation) eingestuft und Informationen über die dem Syndrom zugrunde liegende Herzerkrankung erhoben werden. Häufig lässt sich auch schon aufgrund des bisherigen Verlaufs, der Frequenz an Dekompensationen bzw. dem Ansprechen auf verschiedene therapeutische Maßnahmen die Prognose des individuellen Patienten abschätzen. Obligat ist natürlich das Abfragen der in Abschn. 17.5.2 beschriebenen Leitsymptome.

Die Herzinsuffizienz nimmt im Alter an Häufigkeit zu. Sie ist somit eine chronische Erkrankung v. a. älterer Menschen. Es lohnt deshalb, Berichte von früheren Untersuchungen und Hospitalisation anzufordern, um unnötige und belastende Zweituntersuchungen sowohl für die Patienten- als auch für den Kostenträger zu vermeiden.

Tabelle 17.2. Empfohlene Basisdiagnostik bei chronischer Herzinsuffizienz (*CHF* chronische Herzinsuffizienz; *HTX* Herztransplantation)

Diagnostische Maßnahme	Kommentar
Gründliche Anamnese und körperliche Untersuchung	Um kardiale und extra-kardiale Erkrankungen zu erkennen, die zu Herzinsuffizienz führen bzw. diese auslösen oder beschleunigen
Erfassung der Einschränkung im Alltag	Obligat bei jeder Visite
Erfassung des Volumenstatus	Obligat bei jeder Visite
Blutbild, Urinstatus, Serumelektrolyte (inkl. Ca, Mg) Kreatinin, Glukose, ASAT, ALAT, TSH, Ferritin, Troponin	Serumelektrolyte und Kreatinin regelmäßig, TSH initial zum Ausschluss einer Hyperthyreose/Hypothyreose
	Bei akuter Verschlechterung muss ein Myokardinfarkt laborchemisch (Troponin) ausgeschlossen werden
12-Kanal-EKG	Ein völlig normales 12-Kanal-EKG macht die Diagnose Herzinsuffizienz unwahrscheinlich
Thoraxröntgen	Vor allem bei akuter Dekompensation
BNP oder NT-pro-BNP	Individuell
Echokardiographie und Dopplerechokardiographie	Obligat zur Erfassung der strukturellen Herzerkrankung
Spirometrie	Zum Ausschluss COPD/Asthma
Spiroergometrie	Bei unklarer Dyspnoe, Verlauf bei schwerer CHF, prä-HTX
Rechtsherzkatheter	Bei unklarer Dyspnoe, Verlauf, prä-HTX
Koronarangiographie	Differenzialdiagnose KHK
Computertomographie	Bei Verdacht auf Pericarditis constrictiva
Holter-EKG	Initial, Verlauf individuell
Myokardbiopsie	Abstoßungsdiagnostik nach HTX

Körperliche Untersuchung. Neben der Suche nach den in Abschn. 17.5.2 beschriebenen Leitbefunden der Herzinsuffizienz beinhaltet die körperliche Untersuchung die akribische Suche nach Hinweisen für die zugrunde liegende Herzerkrankung. Häufig sind dabei die Palpation des Herzspitzenstoßes und die Auskultation des Herzens entscheidend. Ein internistischer Status mit Erhebung der kardialen und pulmonalen Befunde ist dabei unerlässlich.

Routinelabor. Ein Blutbild, Serumelektrolyte, Kreatinin, Harnstoff, Blutzucker, Transaminasen, Troponin, C-reaktives Protein, Ferritin (Hämochromatose) und TSH gehören zum initialen Minimallabor. Eine Anämie kann Dyspnoe und Müdigkeit differenzialdiagnostisch erklären, eine Polyglobulie kann darauf hinweisen, dass die Dyspnoe auf eine primäre Lungenerkrankung zurückzuführen ist. Ein erhöhtes Ferritin kann auf eine Hämochromatose als Ursache der Herzinsuffizienz hinweisen. Eine Hyper- oder Hypothyreose als Ursache der Herzinsuffizienz ist zwar selten, aber einfach zu behandeln und sollte daher bei jedem Patienten gesucht werden (TSH!). Serumelektrolyte und Nierenfunktion sollten regelmäßig überwacht werden, insbesondere nach Initialisierung und Dosiserhöhungen von ACE-Hemmern, β-Blockern und Antiarrhythmika. Die Bestimmung von antinukleären Antikörpern, Rheumafaktor, Vanillinmandelsäure und Metanephrinen bleibt ausgewählten Patienten vorbehalten.

EKG. Fast alle Patienten mit Herzinsuffizienz haben EKG-Veränderungen. Der negative prädiktive Wert eines völlig normalen EKG für eine systolische Dysfunktion des linken Ventrikels liegt über 90% (Rihal et al. 1995; Gillespie et al. 1997). Dagegen sind Q-Zacken über der Vorderwand oder ein kompletter Linksschenkelblock bei Patienten mit bekannter KHK gute Prädiktoren für eine eingeschränkte LVEF. EKG-Zeichen für eine Druckbelastung des linken Vorhofs (P-mitrale) oder linksventrikuläre Hypertrophie (Sokolow-Lyon-Index, Repolarisationsstörungen anterolateral) finden sich bei systolischer und diastolischer Dysfunktion. Zur Erkennung von Vorhofflimmern, Vorhofflattern oder Kammertachykardien als ursächliche oder zumindest verstärkende Faktoren der Herzinsuffizienz ist das EKG unerlässlich.

> **Klinisch wichtig**
> Ein völlig normales EKG sollte an der Diagnose Herzinsuffizienz zweifeln lassen.

Thoraxröntgen. Nur in der Zusammenschau mit den klinischen Informationen und dem EKG hat das Thoraxröntgen einen hohen prädiktiven Wert (Gillespie et al. 1997). Die Thoraxröntgenaufnahme sollte nach Möglichkeit immer im Stehen, also dorsoventralen und lateralen Strahlengang in maximaler Inspiration angefertigt werden. Bei Liegendaufnahme wird die Herzgröße überschätzt und die basoapikale Umverteilung fällt als diagnostisches Kriterium weg. Zudem kommt es allein durch mangelhafte Inspiration zu interstitiellen Linien (siehe Kap. 13).

Kardiomegalie (Herz-Thorax-Quotient >0,5) und Zeichen der pulmonalvenösen Druckerhöhung sind die Leitbefunde (◘ Abb. 17.12). Manchmal lassen sich auch vitientypische Konfigurationen der Herzsilhouette (z. B. Mitralstenose) erkennen.

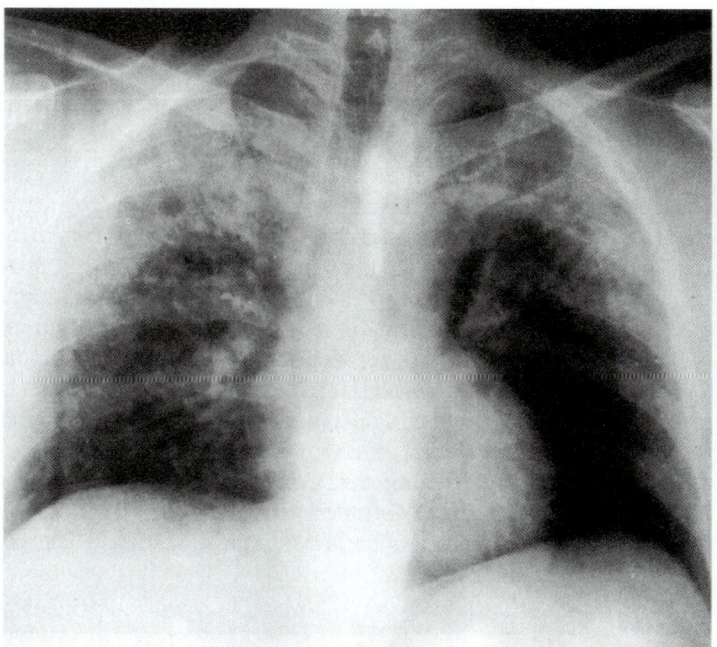 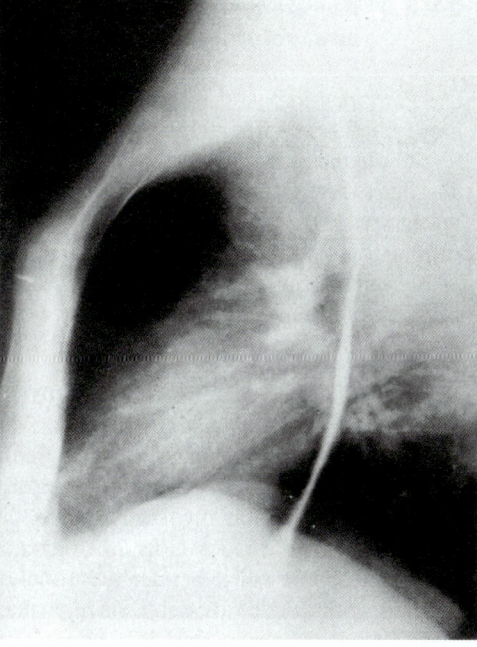

◘ **Abb. 17.12.** Stauungslunge bei normaler Herzgröße bei einem 48-jährigen Patient. Zustand nach Vorderwandinfarkt im chronischen Stadium, Belastungsstenokardie. Stauungslunge nach kurzdauernder Ergometerbelastung mit 50 W.

> **Radiologische Zeichen des interstitiellen Lungenödems**
> - Basoapikale Umverteilung (**Cave:** bei liegender Aufnahme nur eingeschränkt verwertbar)
> - Vergrößerung und Unschärfe der Hili
> - Peribronchiale und perivaskuläre Verdickung
> - Septale Linien (Kerly-A- und -B-Linien)
> - Diffuse retikuläre Zeichnungsvermehrung (Kerly-C-Linien)
> - Diffuse Trübung der Lungenfelder

Die in der Übersicht aufgeführten Zeichen des interstitiellen Lungenödems sind weit häufiger als die schmetterlingsförmige Verschattung beim alveolären Lungenödem. Bei akuter Herzinsuffizienz und Patienten mit diastolischer Dysfunktion findet sich jedoch häufig eine normale Herzgröße. Die Wertigkeit des Thoraxröntgen ist bei COPD und Adipositas reduziert.

> **Klinisch wichtig**
> Eine Kardiomegalie im Thoraxröntgen spricht relativ spezifisch für eine Einschränkung der linksventrikulären Pumpfunktion und muss in jedem Fall echokardiographisch abgeklärt werden. Ein normal großes Herz schließt eine Herzinsuffizienz aber in keiner Weise aus (geringe Sensitivität)!

Echokardiographie und Dopplerechokardiographie. Der objektive Nachweis einer kardialen Dysfunktion in Ruhe ist eines der 3 Diagnosekriterien für das Vorliegen einer Herzinsuffizienz. Die Echokardiographie ist dazu die Methode der Wahl. Sie erlaubt Aussagen über die Morphologie und Funktion des Herzens, und ermöglicht so die ätiologische Abklärung valvulärer, myokardialer oder perikardialer Ursachen. Die Echokardiographie stellt die Dimension und die Wanddicke, sowie die systolische und diastolische Funktion beider Ventrikel dar. Als Real-time-Verfahren ist die Erfassung der Dynamik im Zeitverlauf gewährleistet (Kontraktion, Relaxation, Klappenbewegungen). Die Dopplerechokardiographie ergibt zusätzliche Informationen über die Füllung des Herzens. Der charakteristische Befund der systolischen linksventrikulären Dysfunktion ist ein vergrößertes Kammervolumen mit deutlich reduzierter Auswurffraktion (Abb. 17.13). Typisch für eine primär diastolische Dysfunktion ist ein normales systolisches Kontraktilitätsverhalten. Die linksventrikuläre Hypertrophie lässt eine diastolische Dysfunktion vermuten, ist aber nicht beweisend. Eine diastolische Dysfunktion kann mittels Einflussmuster über der Mitralklappe erfasst werden (siehe Kap. 12).

Mittels Echokardiographie vor, während und nach Belastung (körperliche Belastung auf dem Fahrradergometer oder pharmakologische Belastung z. B. mittels Dobutamin) können Hinweise für das Vorliegen einer Myokardischämie bzw. eines ischämischen, aber vitalen Myokards („hybernating myocardium") erhalten werden.

BNP und N-pro-BNP (s. Abschn. 17.4.2). Die natriuretischen Peptide stellen einen weiteren Fortschritt in der Diagnostik und Therapieoptimierung der Herzinsuffizienz dar. Es besteht eine Korrelation zwischen dem klinischen Schweregrad der Herzinsuffizienz (NYHA-Klassifikation) und der Höhe des BNP. Je schwerer die Herzinsuffizienz, desto höher das BNP. Aufgrund der hohen Sensitivität- und Spezifität des BNP für die Differenzialdiagnose der akuten Atemnot wurde vor kurzem das BNP von der FDA in den USA mit dem Cut-off-Wert 100 pg/ml für den Einsatz auf der Notfallstation zugelassen. Ein niedriger BNP-Wert bei einem Patienten mit Atemnot in Ruhe scheint differenzialdiagnostisch besonders wertvoll, da er eine Herzinsuffizienz als Ursache sehr unwahrscheinlich macht. So wurden die natriuretischen Peptide in die aktuellen

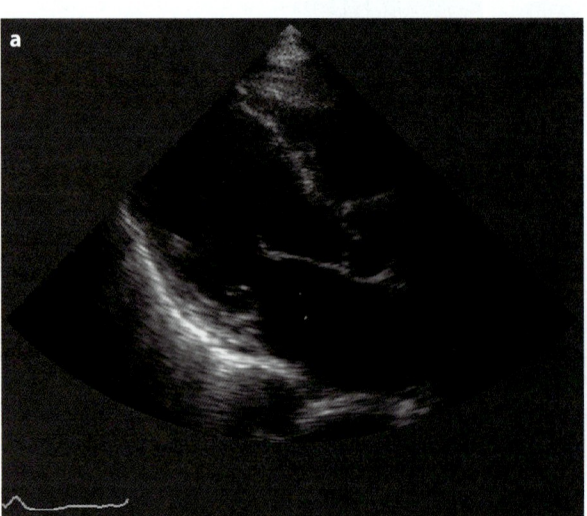
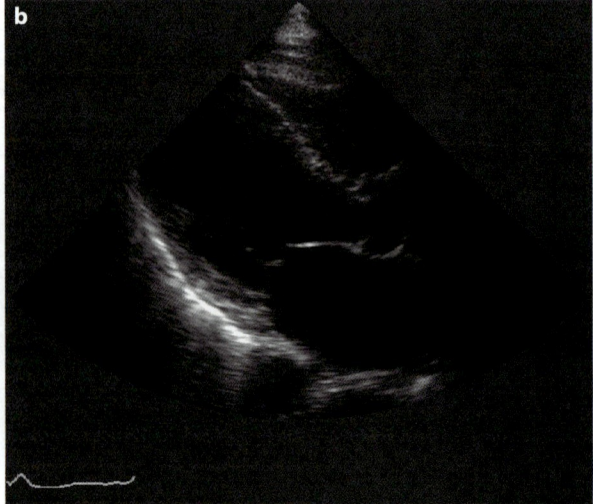

Abb. 17.13a, b. Bei einem Patienten mit dilatativer Kardiomyopathie zeigt der echokardiographische parasternale Längsachsenschnitt einen diastolisch (**a**) und systolisch (**b**) dilatierten linken Ventrikel mit deutlich reduzierter systolischer Funktion (Dank an Dr. Ch. Jansen, Kantonsspital Basel)

Empfehlungen der Europäischen Gesellschaft für Kardiologie zur Diagnose der Herzinsuffizienz aufgenommen (Task Force ESC 2001).

Auch scheint eine Korrelation zwischen BNP und der Prognose zu bestehen. Je höher das BNP, desto höher das Risiko für Tod oder Rehospitalisation wegen Herzinsuffizienz (Maeda et al. 1998 u. a.). Weiterhin scheint durch eine präventive Strategie, bei der Patienten mit noch sehr hohem BNP besonders intensiv behandelt und nachkontrolliert werden, eine klinische Verschlechterung effektiver verhindert werden zu können, als eine konventionelle nach Symptomen und Befunden (Körpergewicht, körperliche Untersuchung etc.) ausgerichtete Therapie.

Rechtsherzkatheter. Das Legen eines Pulmonaliskatheters und die Messung des Pulmonalkapillardruck (PCP) erlaubt in der Regel eine sichere Differenzierung zwischen kardialem (PCP > 20 mmHg) und nichtkardialem (PCP < 15 mmHg) Lungenödem. Obligat ist der Rechtsherzkatheter vor einer eventuellen Herztransplantation, um exakt die Hämodynamik inklusive Lungengefäßwiderstand und transpulmonalem Gradient (pulmonalarterieller Mitteldruck – Pulmonalkapillardruck) bestimmen zu können. Ob das Management von kritisch Kranken auf der Intensivstation durch den Pulmonaliskatheter verbessert werden kann, wird zur Zeit kontrovers diskutiert (Dalen 2001).

> Auch zur Differenzierung von kardialer versus pulmonaler Belastungsdyspnoe, sowie bei Vitien (z. B. Shunt-Berechnung) liefert der Rechtsherzkatheter und die Bestimmung von PCP und HMV in Ruhe und bei steigenden Belastungsstufen wichtige Hinweise (siehe Kap. 16.3).

Koronarangiographie. Prinzipiell sollte jeder für eine eventuelle Revaskularisation infrage kommende Patient mit bedeutsamer linksventrikulärer Schädigung koronarangiographiert werden. Bei Vorliegen relevanter Koronarstenosen ist individuell durch entsprechende Revaskularisationsmaßnahmen (Koronarangioplastie, Bypassoperation) die Ursache der Herzinsuffizienz (Myokardischämie) kausal und effektiv zu behandeln.

Gelegentlich sind jedoch zusätzliche Untersuchungen (v. a. Echokardiographie und Stressechokardiographie, NMR) notwendig um vitales, aber ischämisches, von abgestorbenen oder aus anderen Gründen nicht kontrahierendem Myokard zu unterscheiden. Nur Ersteres profitiert von der Revaskularisation und rechtfertigt die mit dem Revaskularisationsverfahren verbunden Risiken.

Nuklearmedizinische Verfahren. Die Myokardperfusionsszintigraphie wird zur Vitalitäts- und Ischämiediagnostik angewandt. Die Radionuklidventrikulographie dient zur Beurteilung der Pumpfunktion des linken (und rechten) Ventrikels, in Ruhe und bei Belastung. Beides sind etablierte Alternativverfahren zur (Stress-)Echokardiographie (siehe Kap. 15). Die Positronenemissionstomographie (PET) gilt als Goldstandard zur Vitalitätsbestimmung.

Magnetresonaztomographie. Die kardiale Magnetresonanztomographie erlaubt reproduzierbar eine exakte Darstellung der kardialen Anatomie und Funktion. Auch die Bestimmung der Myokardperfusion bzw. Vitalität ist mittels spezieller Sequenzen möglich.

Myokardbiopsie. Die Myokardbiopsie gehört nicht zur Routinediagnostik bei Herzinsuffizienz. Dies liegt an der niedrigen Sensitivität und Spezifität der histologischen Veränderungen, dem Fehlen einer etablierten spezifischen Therapie für die akute (Virus-)Myokarditis, und an dem gerade bei dilatierten Herzkammern nicht unbeträchtlichem Perforationsrisiko. Bei Verdacht auf infiltrative Kardiomyopathien wie Amyloidose, Sarkoidose, Glykogenosen und Hämochromatose ist jedoch die Indikation zur Biopsie gegeben, da für diese Krankheitsbilder spezifischen Therapiemöglichkeiten bestehen (Hunt et al. 2001; s. Kap. 24). In wieweit die Analyse der Genexpression in Zukunft diagnostische und therapeutische Konsequenzen mit sich bringen wird, ist abzuwarten.

Spiroergometrie. Eine Ausbelastung auf dem Fahrradergometer mit gleichzeitiger Registrierung des Gasaustausches hat im wesentlichen 2 Indikationen. Zum einen erlaubt die Spiroergometrie die Bestimmung der ventilatorischen Schwelle (Trainingszustand) und der maximalen Sauerstoffaufnahme als prognostischer Parameter ($VO_{2\,max} < 10$ ml/kg/min: hohes Risiko, $VO_{2\,max} > 18$ ml/kg/min: niedriges Risiko). Zum anderen ist sie hilfreich zur Differenzierung von kardialer und pulmonaler Belastungsdyspnoe. Ein deutlicher Abfall der Sauerstoffsättigung und ein normales Verhältnis von Sauerstoffaufnahme zur Belastungsstufe sprechen für eine pulmonale Ursache. Bei Patienten mit schwerer myokardialer Schädigung, insbesondere zur optimalen Terminierung des Transplantationszeitpunktes, hat sich die Spiroergometrie als nichtinvasives Verfahren bewährt.

17.6 Therapie

Behandlungsziele bei Herzinsuffizienz
- Verbesserung der Lebensqualität
- Prognoseverbesserung entsprechend einer Evidence-based-Medicine
- Minimale Nebenwirkungen bzw. Beachtung eventueller Interaktionen
- Ökonomische Realisierbarkeit

Unter Berücksichtigung des Schweregrades, der Ursache und der Art der Manifestation des Krankheitsbildes ist ein individuelles Therapiekonzept zu erstellen:

Symptomatische Therapie
- Allgemeinbehandlung
  - Physikalische Maßnahmen/Physiotherapie
  - Anpassung körperlicher Aktivitäten
  - Individuelle Bewegungsprogramme und Korrektur von Risikofaktoren
  - Diätetische Maßnahmen
  - Vermeidung nutritiv-toxischer Einflüsse

- Spezifische kardiovaskuläre medikamentöse Therapie
  - ACE-Inhibitoren
  - AT$_1$-Rezeptorantagonisten
  - β-Blocker
  - Aldosteronantagonisten
  - Diuretika
  - Vasodilatatoren (Nitrate, Nitroprussidnatrium)
  - positiv-inotrope Substanzen
- Anwendung von Adjuvanzien
  - Gabe von Sauerstoff
  - Punktion von Ergussansammlungen
- Passagere Unterstützungssysteme
  - Hämofiltration bzw. Dialyse
  - intraaortale Ballonpumpe (IABP)
  - links- bzw. biventrikuläre Assist-Systeme
- Katheterinterventionelle Therapie
  - PTCA
  - Valvuloplastie
- Chirurgische Therapie
  - Bypass-Operation
  - Herzklappenersatz
  - Korrektur von Shunt-Vitien
  - Reduktionsventrikuloplastie
  - Mitralklappenrekonstruktion
  - Herztransplantation
  - Kunstherz („artificial heart")

Kausale Behandlung
- Behandlung der Grundkrankheiten
  - Koronare Herzerkrankung
  - Myokarditis
  - Infektionen
  - Rheumatische Erkrankungen
  - Metabolische Störungen
  - Hormonale Erkrankungen
- Beseitigung der Ursachen für akute und chronische Druck- oder Volumenbelastung
  - Arterielle Hypertonie
  - Vitien

Prognoseverbessernde Maßnahmen
- Risikofaktoreneinstellung
- ACE-Inhibitoren, β-Blocker, Aldosteronantagonisten
- Kardioverter-Defibrillator-Systeme (ICD)
- Resynchronisationstherapie (biventrikuläre Schrittmachersysteme)
- Statine, Aggregationshemmer (bei primär ischämischer Genese)

Prophylaktische Maßnahmen
- Verminderung des Infektrisikos, Endokarditisprophylaxe
- Anpassung „life style"
- Langzeit-Follow-up

17.6.1 Allgemeine Maßnahmen

Aufklärung

Voraussetzung für einen optimalen Behandlungserfolg ist die eingehende Aufklärung und Information des Patienten, dies möglichst unter Einschluss des Partners bzw. der Familie. Dabei sollte eine verständliche Erklärung der Ursachen, mögliche Symptome und Auswirkungen des Krankheitsbildes erfolgen. Dabei müssen natürlich auch prognostische Aspekte angesprochen werden, wobei gerade auch hierbei unbedingt an die Compliance des Patienten appelliert werden muss. Ein geordnetes Umfeld ist ebenso wichtig.

Ruhe bzw. körperliche Aktivitäten

Akutsituation. Das Vorliegen einer Herzinsuffizienz verlangt ein individuell angepasstes Ruhe-/Aktivitätsprogramm. Eine akute myokardiale Dekompensation erfordert zunächst eine weitgehende Bettruhe mit initial halbschräg aufgerichteter Lage und Unterstützung der Oberschenkel („Herzbettlage"). Sobald die klinische Situation es erlaubt, sollte mit passiven Bewegungsübungen begonnen werden, um dann frühestmöglich bei weiterer Stabilisierung ein aktives Bewegungsprogramm mit respiratorischen Übungen sowie aktiver Mobilisierung einzuleiten.

Bewegungstraining (s. Kap. 55). Neuere Untersuchungen haben gezeigt, dass die körperliche Belastbarkeit auch durch ein regelmäßiges kontrolliertes und individuell abgestimmtes Bewegungstraining zu verbessern ist. Dies dürfte primär auf periphere Anpassungsvorgänge zurückzuführen sein. Nach mehrwöchigem Training ist nachzuweisen, dass auf vergleichbarer Belastungsstufe niedrigere Blutlaktatkonzentrationen sowie in Ruhe eine Steigerung des Blutflusses der peripheren Arbeitsmuskulatur vorliegt. Diese Befunde sollen natürlich nicht dazu verleiten, generell bei Patienten mit schwerer myokardialer Schädigung kritiklos ein körperliches Training anzuraten. Vielmehr sollte ein individuell abgestimmtes Bewegungs- bzw. Trainingskonzept unter Berücksichtigung des Funktionszustandes des gesamten Kreislaufsystems entwickelt werden (Coats et al. 1990; Samek et al. 1991; Meyer et al. 1994).

Als hilfreiches Werkzeug sowohl zur Entwicklung des initialen Trainingsprogramms, zur Empfehlung der möglichen körperlichen Belastbarkeit im Alltag, aber auch zur Langzeitverlaufsbeurteilung des Krankheitsbildes empfiehlt sich die Durchführung einer Spiroergometrie mit Bestimmung der anaeroben Schwelle sowie der maximalen Sauerstoffaufnahme $VO_{2\,max}$. Bei schwerer Herzinsuffizienz wird man basierend auf diesen Daten ein initiales Trainingsprogramm mit etwa 50% der Belastungsstufe von $VO_{2\,max}$ beginnen, im Einzelfall in Form eines Intervalltrainings mit jeweils nur über 30 s Belastung (Franciosa et al. 1984; Sullivan et al. 1988).

Reisen. Für viele Patienten mit chronischer Herzinsuffizienz im stabilen Stadium gehört die Möglichkeit einer Urlaubsreise zur Lebensqualität. Auch hier müssen Empfehlungen individuell gegeben werden. Grundsätzlich sollten Aufenthalte in größeren Höhen oder tropischen Klimazonen vermieden werden. Bei weiter entfernten Reisezielen kann eine Flugreise im Einzelfall sicherlich als günstiger eingestuft werden gegenüber einer langen Pkw- oder Autobusfahrt. Es sollte jeweils auf eine Thromboembolieprophylaxe sowie einen ausgeglichenen Flüssigkeits- und Elektrolythaushalt geachtet werden.

Sexuelle Aktivität. Die Frage sexueller Aktivitäten beschäftigt viele Patienten mit myokardialer Schädigung. Dieses Problem kann nicht allgemein beantwortet werden. Das Risiko steigt in Abhängigkeit vom Grad der myokardialen Schädigung, darüber muss sowohl der Patient als auch der Partner informiert sein. Im Einzelfall ist sicherlich auch ein Verbot auszusprechen.

Diätetische Maßnahmen

Ernährung. Es gibt keine der jeweiligen Krankheitslage gerecht werdende „Standardherzdiät". Zum Behandlungsplan gehört daher, dass diesbezügliche individuelle Anordnungen getroffen werden. Es sollte unbedingt auch das subjektive Wohlbefinden des Kranken berücksichtigt werden. Dogmatische Strenge ist meist unangebracht, Verbote sind auf das erforderliche Minimum zu beschränken.

Der Appetit des Kranken mit schwerer Herzinsuffizienz ist infolge einer Stauung im Gastrointestinaltrakt gestört, die Kalorienzufuhr ist daher häufig ungenügend. Prinzipiell sind Kranke mit Herzinsuffizienz, sofern kein echtes Übergewicht besteht, nach Maßgabe ihres sich bessernden Appetits unter Vermeidung schwer verdaulicher, flatulenzfördernder Speisen quantitativ und qualitativ vollwertig unter Berücksichtigung des Lipidstatus zu ernähren.

Länger bestehende Appetitlosigkeit durch Stauungsgastritis und dadurch verursachte verminderte Nahrungsaufnahme bei gleichzeitig erhöhter Atemarbeit mit einer Steigerung des Grundumsatzes um 30–40% bewirken gelegentlich eine erhebliche Gewichtsabnahme, die bei chronisch dekompensierten Patienten oft erst nach Ausschwemmung ihrer Ödeme voll erkannt wird.

Elektrolyte/Flüssigkeitshaushalt. Besonderer Beachtung, auch im Langzeitverlauf, bedarf der Elektrolythaushalt sowie die Nierenretentionswerte, wobei insbesondere auf kurzfristige Kontrollen nach Therapiemodifikationen im Diuretika- und ACE-Inhibitorenschema hinzuweisen ist.

 Cave
Eine unkritisch durchgeführte Natriumrestriktion mit konsekutiv absoluter, ggf. auch nur relativer Hyponatriämie kann zu einer Wirkungsverminderung bis zu einem Wirkverlust des Schleifendiuretikums zur Folge haben.

Ebenso bedarf die Flüssigkeitsein-/-ausfuhr einer sorgfältigen Beobachtung. Dabei muss unbedingt auf einen ausreichenden Flüssigkeitsumsatz geachtet werden, dies insbesondere bei häufig zusätzlich nachweisbarer kompensierter prä-/renaler Niereninsuffizienz. Unter Optimalbedingungen wäre eine Gesamtflüssigkeitsmenge von 2,5 l wünschenswert, eine evtl. doch gewünschte Flüssigkeitsrestriktion sollte 1,5–2,0 l/Tag nicht unterschreiten. In dieser Angabe ist selbstverständlich auch die Flüssigkeitszufuhr über Nahrungsmittel wie z. B. Joghurt oder auch Obst einzukalkulieren. Während sommerlicher Witterungsperioden muss ggf. eine weitere Modifikation der Flüssigkeitseinfuhr durchgeführt werden.

Voraussetzung für die genannten, eher großzügigen Flüssigkeitsempfehlungen ist eine regelmäßige, bei schwerer myokardialer Schädigung tägliche Gewichtskontrolle. Eine auch evtl. erst längerfristig sich abzeichnende Gewichtszunahme muss immer sorgfältig analysiert werden. Eine kurzfristige Erhöhung um z. B. mehr als 1 kg innerhalb von 24 h sollte Anlass zur ärztlichen Konsultation sein.

Alkohol. Ein generelles Alkoholverbot ist nicht auszusprechen. Geringe Alkoholmengen können verantwortet werden, in entsprechenden Untersuchungen konnte darunter sogar eine Prognoseverbesserung dokumentiert werden. Ausschluss dafür ist natürlich eine alkoholbedingte Kardiomyopathie oder sonstige äthylbezogene bzw. äthylabhängige Erkrankungen (Cooper et al. 2000).

Nikotin. Ein persistierender Nikotinabusus muss zwingend kurzfristig beendet werden.

17.6.2 Differenzialtherapie der akuten und chronischen Herzinsuffizienz

Die therapeutische Vorgehensweise wird bestimmt von der hämodynamischen Situation, dem Grad der myokardialen Schädigung sowie der Ätiologie des Krankheitsbilds (◨ Abb. 17.14). Zusätzlich berücksichtigt werden müssen natürlich auch das Alter des Patienten, aber auch eine evtl. vorliegende Komorbidität.

Akute Herzinsuffizienz
Basismaßnahmen

Bei akuter myokardialer Dekompensation kann, unabhängig von der Ätiologie, durch gezielte Erstmaßnahmen, die auch bereits im hausärztlichen Rahmen problemlos durchzuführen sind, eine deutliche Entlastung des Patienten erreicht werden.

Erstmaßnahmen bei akuter Herzinsuffizienz
- Lagerung: Halbsitzende Position mit herabhängenden Beinen bei Unterstützung der Oberschenkel
- Vasodilatatoren: Schnell wirksame Nitrate wie Glyzeroltrinitrat (GTN) oder Isosorbiddinitrat (ISDN), sublingual oder als Spray
- Diuretika: Schleifendiuretika (z. B. Furosemid oder Torasemid i. v.)
- Sedativa: Morphinum- und Diazepamderivate
- Sauerstoffgabe: Erhöhung des Sauerstoffpartialdrucks mittels Nasensonde oder Maske

---

Medikamentöse Therapie. Als generelle Basismedikation der akuten Herzinsuffizienz muss unter Berücksichtigung des individuellen Gerinnungsstatus eine Antikoagulation mit Heparin durchgeführt werden. Bei ischämischer Genese ist diese durch eine Aggregationshemmermedikation zu ergänzen. Das weitere medikamentöse Interventionsschema auf der Überwachungs- bzw. Intensivstation muss zunächst zum Ziel haben, eine Stabilisierung der hämodynamischen Verhältnisse zu erreichen. Dabei sollte zunächst ein Grundkonzept erstellt werden, das dann mit Vorliegen weiterer diagnostischer Hinweise modifiziert werden muss.

Basierend auf dem klinischen Bild, individuell unter Zuhilfenahme eines hämodynamischen Monitorings mittels Rechtsherzeinschwemmkatheter einschließlich HMV-Bestimmung, ergeben sich Therapiestrategien, wie sie in Kap. 66 beschrieben sind.

Zusammenfassend kommen folgende Medikamente und ggf. zusätzliche Verfahren zur Anwendung:

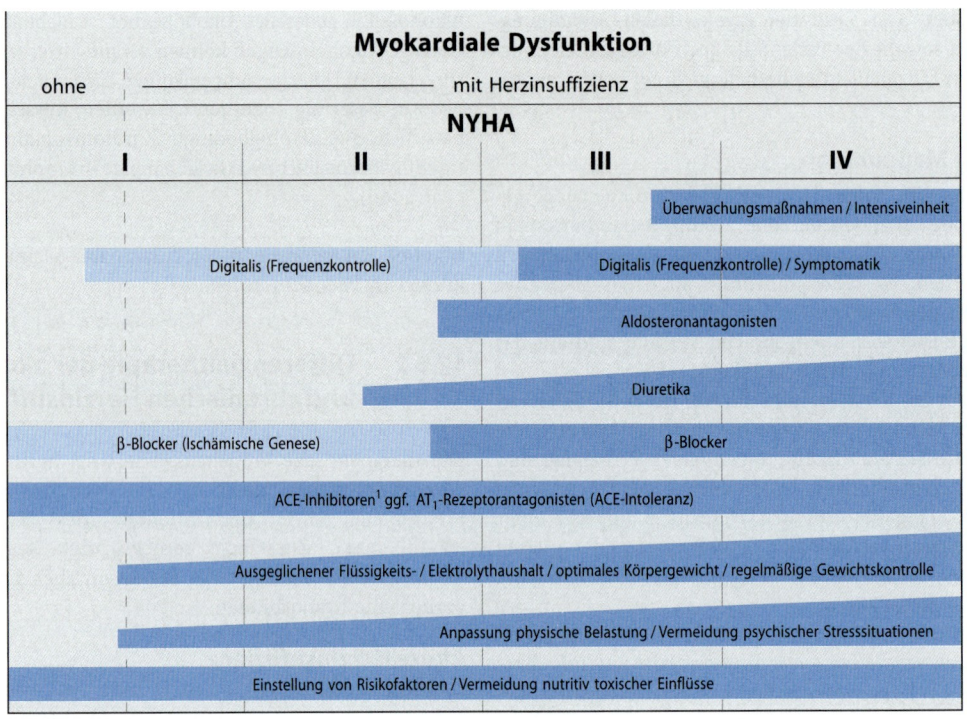

◘ Abb. 17.14. Therapieplan bei myokardialer Dysfunktion bzw. Herzinsuffizienz

- Vasodilatatoren: Nitrate, alternativ Nitroprussidnatrium,
- Diuretika: Schleifendiuretika (z. B. Furosemid, Torasemid), Thiazide und Thiazidanaloga (z. B. Metolazon),
- Katecholamine: Dopamin und Dobutamin, ggf. zusätzlich Noradrenalin oder Adrenalin,
- Phosphodiesteraseinhibitoren: Amrinon, Milrinon, Enoximon,
- Kalzium-Sensitizer,
- individuell β-Blocker, ACE-Inhibitoren, Amiodaron
- ggf. ergänzend durch Hämofiltration bzw. Dialyse,
- Akutrevaskularisation und Vitienoperation.

Bei therapierefraktärem Bild kommen Maßnahmen zum Tragen, die im Abschn. 17.8 beschrieben sind. Falls besondere Krankheitsbilder als Verursacher der Herzinsuffizienz vorliegen, kommen die entsprechenden adjuvanten Maßnahmen zur Anwendung. Im Vordergrund stehen: Schrittmachertherapie (s. Kap. 51), interventionelle Katheterbehandlung bei akuten Koronarsyndromen (s. Kap. 22) oder operative Maßnahmen, wie z. B. Bypass-Chirurgie oder Aortenklappenersatz (s. Abschn. 52.1 und 52.6).

Chronische Herzinsuffizienz

Die unten aufgeführten medikamentösen Interventionsempfehlungen können nur dann zu einer maximalen Effektivität führen, wenn zusätzlich auf die Einhaltung der oben beschriebenen allgemeinen Basisrichtlinien geachtet wird.

Medikamentöse Therapie

Die Festlegung der medikamentösen Therapie muss unter Berücksichtigung folgender Gesichtspunkte erfolgen:

- Stabilisierung, wenn möglich Verbesserung des klinischen Bildes,
- Steigerung der Lebensqualität und der körperlichen Belastbarkeit,
- Prognoseverbesserung (Evidence-based-Medicine),
- größtmögliche Medikamentensicherheit: minimale Nebenwirkungsrate bei Beachtung möglicher Interaktionen,
- ökonomische Realisierbarkeit.

Nach Therapieeinleitung hat sowohl eine kontinuierliche Überprüfung des Therapieerfolges als auch eine kritische Kontrolle der Indikationen für die jeweils eingeleitete Medikation zu erfolgen.

Aktuell können als Basismedikation mit gesicherter Prognoseverbesserung im Sinne einer Evidence-based-Medicine folgende Substanzgruppen eingestuft werden:
- ACE-Inhibitoren: Risikoreduktion 15–30%
- β-Blocker: Risikoreduktion 30–65%
- Aldosteronantagonisten: Risikoreduktion 15–30%

ACE-Inhibitoren (s. Kap. 47). Bei asymptomatischer myokardialer Dysfunktion (EF ≤ 45%) wird unter einer ACE-Inhibitorenmedikation ein eindeutig präventiver Effekt mit verminderter Progression des Krankheitsbildes festgestellt. Bei symptomatischer Herzinsuffizienz mit mäßiger bis schwerer linksventrikulärer systolischer Funktionsbeeinträchtigung (EF ≤ 40% ist sowohl eine signifikante Mortalitäts- als auch Morbiditätsreduktion zu beobachten. Neben der deutlichen Symptomatikverbesserung und entsprechend verbesserter NYHA-Klassifizierung ist eine deutliche Reduktion der Hospitalitätsbedürftigkeit festzustellen. Des Weiteren ist zu dokumentieren eine verminderte Infarkt- bzw. Reinfarktrate, aber auch z. B. eine verminderte Neigung zu plötzlichem Herztod. Der jeweilige Absolutgewinn ist bei ausgeprägter Herzinsuffizienz im Vergleich zu nur leichterer Schädigung tendenziell größer. Parallel dazu ist auch objektiv eine Stabilisierung der myokardialen Funktionsparameter nachzuweisen (SOLVD Investigators 1991; SOLVD Investigators 1992; HOPE Investigators 2000; Flather et al. 2000).

> **Klinisch wichtig**
> Eine ACE-Inhibitorentherapie soll grundsätzlich in einer niedrigen Initialdosierung begonnen werden, eine vorherige Überprüfung der Nierenretentionswerte sowie der Serumelektrolyte ist angezeigt.

Die Dosierung sollte sich an der Hochdosistherapie der multizentrischen Studien orientieren. Bei niedrigeren Dosierungen muss, wie z. B. die ATLAS-Studie zeigte, mit einem nur suboptimalen Ergebnis gerechnet werden (Packer et al. 1999). Ebenso kann nicht mit letzter Sicherheit davon ausgegangen werden, dass die jeweils mit speziellen ACE-Inhibitoren erzielten Studienergebnisse als gruppenspezifisch einzuordnen sind.

> **Nebenwirkungen der ACE-Inhibitoren**
> - Symptomatische Hypotension
> - Nierenfunktionsstörung
> - Hyperkaliämie
> - Trockener Reizhusten
> - Blutbildveränderungen
> - Dermatologische Nebenwirkungen
> - Angioneurotisches Ödem

Eine asymptomatische Hypotension, die sich relativ häufig, insbesondere bei Patienten mit schwerster myokardialer Schädigung zeigt, ist keine Kontraindikation für die Einleitung einer ACE-Inhibitorenmedikation. Vor Therapiebeginn muss allerdings ein relativer Volumenmangel wegen z. B. exzessiver Diuretikatherapie oder erheblicher Natriumrestriktion ausgeschlossen werden. Eine primär niedrige ACE-Inhibitorendosierung unter Wahl einer Substanz mit kurzer Serumhalbwertszeit wird dann eine nur unwesentliche Veränderung der Ausgangsblutdrucklage bewirken.

Eine Nierenfunktionsstörung ist ebenfalls primär keine Kontraindikation für eine ACE-Inhibitorentherapie. Ein nach Therapiebeginn unabhängig vom Ausgangswert nachzuweisender Anstieg des Serumkreatinins um 10–15% sollte kein Argument zum Abbruch sein. In der Regel wird im weiteren Verlauf wieder eine Stabilisierung der Nierenretentionswerte auf Ausgangsniveau festzustellen sein. Bei renoparenchymatösen Erkrankungen, insbesondere auch bei diabetischer Nephropathie ist sogar ein nephroprotektiver Effekt mit Progressionsverminderung dieses Krankheitsbildes und dabei u. a. auch Reduktion einer vorbestehenden Proteinurie nachzuweisen.

> **! Cave**
> Als Kontraindikationen für eine ACE-Inhibitorenmedikation sind jedoch eine hämodynamisch relevante beidseitige Nierenarterienstenosierung sowie eine funktionell geschädigte Einzelniere. Hier ist mit einem akuten Nierenversagen nach Therapieeinleitung zu rechnen.

Ein trockener Reizhusten, der in erster Linie mit dem lokalen Bradykininsystem in Verbindung gebracht wird, kann zum Therapieabbruch zwingen. Der Wechsel auf einen ACE-Inhibitor mit differenter chemischer Struktur kann im Einzelfall das Problem lösen. Meist wird man jedoch gezwungen sein, auf einen AT_1 Rezeptor Antagonisten umzustellen.

Die Wahrscheinlichkeit für das Auftreten eines angioneurotischen Ödems wird mit etwa 1:10.000 angegeben. Häufig, jedoch nicht regelhaft, tritt dieses in der Frühphase einer ACE-Inhibitorentherapie unabhängig von der Dosierung auf. Auch hier wird ein möglicher Zusammenhang mit dem Bradykininsystem diskutiert. Im Hinblick auf die Grundkrankheit wird man als Alternativtherapie unter entsprechenden Vorsichtsmaßnahmen die Einleitung einer AT_1 Rezeptor Antagonisten Medikation diskutieren.

β-Adrenorezeptorantagonisten (s. Kap. 41). Die Durchführung einer β-Blockertherapie bei stabiler, leichter, mittelgradiger sowie schwergradiger myokardialer Schädigung bzw. Herzinsuffizienz (EF ≤ 45%) ist ebenfalls im Sinne einer Evidence-based-Medicine etabliert. Hintergrund dieser Empfehlung sind groß angelegte multizentrische Studien mit den kardioselektiven $β_1$-Rezeptorinhibitoren Bisoprolol und Metoprolol CR/XL sowie dem nichtselektiven $β_1$- und $β_2$-Rezeptorantagonisten Carvedilol, der gleichzeitig eine $α_1$-adreno-rezeptorblockierende Wirkung sowie darüber hinaus antioxidative Eigenschaften und einen Antiendothelin-Effekt besitzt. Unter den angewandten Therapieschemata mit jeweils hoch angesetzter Zieldosis des jeweiligen β-Blockers zeigten sich im Wesentlichen vergleichbare Ergebnisse mit hochsignifikanter Reduktion der Mortalität als auch Morbidität, im Einzelnen wurde nachgewiesen:
- Verbesserung der NYHA-Klassifizierung,
- Steigerung der Ejektionsfraktion,
- verminderte Progression,
- Reduktion der Hospitalisationsbedürftigkeit,
- Reduktion des Auftretens akuter Koronarsyndrome,
- weniger Ereignisse mit plötzlichem Herztod,
- Reduktion von Kardiovask./Gesamtmortalität.

Die weitere Subgruppenanalyse zeigte die Unabhängigkeit dieser positiven Ergebnisse von der Ätiologie (ischämische oder nichtischämische Myokardschädigung), dem Schweregrad der linksventrikulären Funktionsbeeinträchtigung, der initialen NYHA-Klassifizierung, dem Geschlecht und dem Alter der Patienten (Packer et al. 1996; CIBIS II 1999; MERIT-HF Study Group 1999; Goldstein et al. 2001; Packer et al. 2001; Maak et al. 2001; Packer et al. 2002; Poole-Wilson et al. 2003).

Aus den vorgenannten Ergebnissen einen eindeutigen Gruppeneffekt abzuleiten, ist jedoch nicht gerechtfertigt. Eine ebenfalls groß angelegte Multicenter-Studie mit dem nichtselektiven β-Blocker Bucindolol musste vorzeitig wegen nicht nachweisbarer Prognoseverbesserung abgebrochen werden.

Bucindolol ist dadurch charakterisiert, dass es neben einer geringen α₁-adrenorezeptoren-inhibitorischen Wirkung eine besonders ausgeprägte β₂-rezeptorblockierende Aktivität besitzt und dadurch über eine verminderte Freisetzung von Noradrenalin eine bedeutsame Sympathikolyse hervorruft. Inwieweit der zuletzt genannte Punkt für das negative Ergebnis verantwortlich ist, steht zur Diskussion (The BEST Investigators 2001; Braunwald 2001).

> **Klinisch wichtig**
> Die Einleitung der β-Blockermedikation muss insbesondere bei bedeutsamer myokardialer Schädigung in niedriger Dosierung unter sorgfältiger Überwachung erfolgen. Eine vorübergehende Verschlechterungstendenz des klinischen Bildes kann auftreten, sie sollte nicht zwingend Anlass sein, die neu eingeleitete Therapie sofort wieder abzubrechen.

Für die weitere Auftitrierung muss individuell ein Zeitraum bis zu mehreren Wochen einkalkuliert werden. Diese wird bestimmt vom klinischen Bild sowie dem engmaschigen Monitoring des Herzfrequenz- und Blutdruckprofils.

Bei der Indikationsstellung müssen natürlich die bekannten relativen und absoluten Kontraindikationen für β-Blocker beachtet werden.

Aldosteronantagonisten. Die Anwendung eines Aldosteronantagonisten führt bei mäßig- bis schwergradiger Herzinsuffizienz (EF ≤ 40%) zu einer hochsignifikanten Verbesserung der Prognose einschließlich Reduktion des Risikos für plötzlichen Herztod und Morbidität. Dies wurde in der groß angelegten Multicenter-Studie RALES mit dem Aldosteronantagonisten Spironolacton mit einer niedrigen, primär nicht wesentlich diuresefördernden Zieldosis (25–50 mg/Tag) dokumentiert. Die genannten positiven Effekte einschließlich einer signifikanten Verbesserung der NYHA-Klassifizierung wurden unabhängig von Alter, Geschlecht, Ätiologie der Herzinsuffizienz (ischämische oder nicht ischämische Myokardschädigung), Ausmaß der Myokardschädigung (EF < 26% vs. EF ≥ 26%) sowie Begleitmedikation (ACE-Inhibitor, β-Blocker, Digitalis) erzielt (Pitt et al. 1999; Weber 2001).

Spironolacton besitzt neben seiner aldosteronrezeptorantagonistischen Wirkung zusätzlich eine Affinität zu Androgen- sowie Progesteronrezeptoren und einem dadurch bedingten ausgeprägten Nebenwirkungsprofil mit primär im Vordergrund stehender, z.T. sehr schmerzhafter Gynäkomastie, in der oben aufgeführten Dosierung in einer Größenordnung von 10%.

Mit Eplerenone steht seit kurzem ein weiterer Aldosteronantagonist zur Verfügung, der bei kompetitivem, selektiv aldosteronrezeptorantagonistischem Effekt ein zu Spironolacton vergleichbar positives Wirkprofil bei jedoch deutlich besserer Verträglichkeit besitzt. Objektiviert wurde dies in der multizentrisch durchgeführten Plazebo-kontrollierten EPHESUS-Studie mit einer ebenfalls relativ niedrigen, nicht wesentlich diuresefördernden Dosierung (25–50 mg/Tag). Im Gegensatz zur RALES-Studie mit Einschluss von Patienten mit chronischer Herzinsuffizienz sowohl ischämischer als auch primär myokardialer Genese (EF ≤ 35%) wurden in die EPHE-SUS-Studie Patienten nach akutem Myokardinfarkt mit Zeichen der Linksherzinsuffizienz sowie einer EF ≤ 40% 3–14 Tage nach dem Indexereignis eingeschlossen. Auch hier lässt die Subgruppenanalyse keine wesentlichen Unterschiede erkennen (Pfeffer 2001; Suzuki et al. 2002; Pitt et al. 2003).

> Die Durchführung einer Aldosteronantagonistenmedikation bedarf der sorgfältigen Überprüfung der Kaliumserumkonzentrationswerte, wobei als Obergrenze in der Regel ein Wert von etwa 5 mmol/l angesehen werden sollte. Bei zusätzlich vorliegender Einschränkung der Nierenfunktion ist darauf besonders streng zu achten.

Medikamente mit symptomatischer bzw. Zusatzindikation. Die im Folgenden aufgeführten Medikamentengruppen sind individuell zur oben aufgeführten Basismedikation einzusetzen. Sie unterscheiden sich jedoch dadurch, dass durch ihre Anwendung zwar eine Symptomatikverbesserung bzw. Morbiditätsreduktion möglich ist, dies jedoch ohne eindeutig gesicherte Prognoseverbesserung. Hierbei sind folgende Substanzgruppen aufzuführen:

- AT₁ Rezeptor Antagonisten,
- Diuretika,
- Nitrate/Hydralazin,
- Digitalis,
- Antithrombotika,
- Antiarrhythmika

AT₁ Rezeptor Antagonisten (s. Kap. 47). Der Stellenwert der AT₁ Rezeptor Antagonisten, insbesondere auch im Vergleich zu den ACE-Inhibitoren bei myokardialer Dysfunktion/Herzinsuffizienz, ist noch nicht eindeutig definiert.

Die Effektivität des AT₁ Rezeptor Antagonisten Losartan gegenüber dem ACE-Inhibitor Captopril bei über 60-jährigen Patienten mit einer chronischen Herzinsuffizienz (EF ≤ 40%) wurde in der ELITE II-Studie überprüft. Dabei konnte das primäre Studienziel, eine Überlegenheit von Losartan bezüglich der Überlebensrate nachzuweisen, nicht erreicht werden. Es zeigte sich jedoch eine signifikant geringere Nebenwirkungsrate, insbesondere eine nur geringe Neigung zu trockenem Reizhusten.

Auch in der OPTIMAAL-Studie erfolgte ein Vergleich von Losartan gegenüber Captopril, durchgeführt bei Hochrisikopatienten nach akutem Myokardinfarkt mit Hinweisen auf linksventrikuläre Dysfunktion bzw. Herzinsuffizienz. Auch hier konnte das primäre Studienziel, eine Überlegenheit oder Nichtunterlegenheit zu dokumentieren, nicht erreicht werden. Es wurde eine nicht signifikante Differenz in der Gesamtmortalität zugunsten des ACE-Inhibitors festgestellt. Die Nebenwirkungsrate jedoch war auch hier signifikant geringer unter dem AT₁ Rezeptor Antagonisten mit u. a. hoch signifikanter Verminderung der Neigung zu Reizhusten (Pitt et al. 2000; Dickstein et al. 2002).

Theoretische Erwägungen lassen entsprechend der unterschiedlichen Ansatzpunkte eine Kombinationsbehandlung ACE-Inhibitor/AT₁ Rezeptor Antagonisten als sinnvoll erachten:

In der Val-HeFT-Studie wurde die Langzeiteffektivität des AT₁ Rezeptor Antagonisten Valsartan zusätzlich zu einer Standardtherapie bei Vorliegen einer chronischen Herzinsuffizienz (EF < 40%) sowie einem NYHA-Stadium II–IV überprüft. Die Basistherapie schloss bei > 90% einen ACE-Inhibitor sowie bei ca. 35% einen β-Blocker mit ein. Der primäre Endpunkt Gesamtmortalität wurde durch den zusätzlichen AT$_1$ Rezeptor Antagonisten nicht beeinflusst, der ebenfalls primäre Endpunkt Gesamtmortalität/Morbidität wurde insbesondere durch eine drastische Reduktion der Hospitalisationsbedürftigkeit wegen Progression der Herzinsuffizienz signifikant reduziert. In der Subgruppenanalyse zeigte sich bei Patienten ohne einen ACE-Inhibitor in der Basismedikation unter dem AT$_1$ Rezeptor Antagonisten hingegen eine signifikante Reduktion der Gesamtmortalität. Bei Patienten, welche unter einer Dreierkombination ACE-Inhibitor, β-Blocker sowie AT$_1$-Rezeptorinhibitor standen, wurde hingegen ein negativer Trend sowohl bezüglich Gesamtmortalität als auch Morbidität festgestellt (Cohn et al. 2001, Maggioni et al. 2002).

In der VALIANT-Studie wurden die Langzeiteffekte von Valsartan mit Captopril bei akutem Myokardinfarkt (EF ≤ 35%) und/oder Zeichen der Herzinsuffizienz untersucht. Valsartan war ebenso effektiv wie Captopril, mit Reduktion kardiovaskulärer Ereignisse, kardiovaskulärer und Gesamtmortalität. Die kombinierte Therapie hat keinen zusätzlichen Nutzen, jedoch eine erhöhte Nebenwirkungsrate (Pfeffer et al. 2003a).

Die Kombinationstherapie bei chronischer Herzinsuffizienz (EF ≤ 40%, NYHA III-IV) wird im CHARM-Added Trial untersucht. Candesartan führt hier zu einer Reduktion des kombinierten Endpunktes kardiovaskuläre Mortalität/Hospitalisation und der einzelnen Komponenten, auch bei Patienten mit Betablocker (55%). Eine Reduktion der Gesamtmortalität lässt sich durch die Kombinationsbehandlung jedoch nicht erzielen (McMurray et al. 2003, Pfeffer et al. 2003b).

> Derzeit bieten sich aufgrund der aktuellen Studienlage bei myokardialer Dysfunktion/Herzinsuffizienz AT$_1$-Rezeptor Antagonisten in erster Linie bei Unverträglichkeit von ACE-Inhibitoren an. Ebenso kann derzeit keine definitive Aussage im Hinblick auf die Kombinationsbehandlung ACE-Inhibitor/AT$_1$-Rezeptor Antagonist gemacht werden.

Diuretika (s. Kap. 48). Diuretika sind ein wesentlicher Bestandteil des Therapieschemas bei Stauungsherzinsuffizienz. Ihr Einsatz begründet sich primär auf ihren positiven Effekt sowohl im Hinblick auf das klinische Bild als auch die eindeutige Symptomatikverbesserung. Es liegen allerdings keine randomisierten Studien vor, welche parallel dazu eine Verbesserung der Lebenserwartung dokumentieren könnten. Generell ist die Anwendung der Diuretika im Rahmen eines kombinierten Therapiekonzepts durchzuführen. Bei leichter Herzinsuffizienz, Vorliegen unauffälliger laborchemischer Funktionsparameter bietet sich die Ergänzung des Therapieschemas durch ein Thiazid oder ein Schleifendiuretikum an. Bei stärker ausgeprägter Stauungssymptomatik ist primär der Einsatz eines Schleifendiuretikums angezeigt. Sollte sich dabei, trotz ausgeglichenem Elektrolythaushalt auch nach Dosissteigerung keine zufriedenstellende Diurese einstellen, bietet sich die Kombinationsbehandlung mit einem Thiazid bzw. einem Thiazidanalogon (z.B. Metolazon) an.

> Prinzipiell muss im Rahmen einer Diuretikamedikation sowohl bei Therapieeinleitung als auch im Langzeitverlauf auf eine regelmäßige Überprüfung der Serumelektrolyte sowie Nierenretentionsparameter geachtet werden.

Nitrate/Hydralazin (s. Kap. 46). Die zusätzliche Langzeittherapie mit Nitraten kann im Einzelfall zu einer weiteren Symptomatikverbesserung führen, dies insbesondere bei ischämischer Genese der myokardialen Schädigung und noch Vorliegen einer möglichen Restangina-Symptomatik. Randomisierte Studien über eine Prognoseverbesserung unter Nitraten bei Langzeittherapie liegen nicht vor.

Dokumentiert ist jedoch eine Prognoseverbesserung unter einer hochdosierten Kombinationsbehandlung Isosorbiddinitrat (160 mg/Tag)/Hydralazin (300 mg/Tag) gegenüber einer Basismedikation Digitalis/Diuretika (V-HeFT I). Gegenüber einer ACE-Inhibitorenmedikation (Enalapril 20 mg/Tag) erwies sich dieses Therapiekonzept jedoch als unterlegen (V-HeFT II). In früheren Jahren wurde bei ACE-Inhibitorenintoleranz die genannte, hochdosierte Kombinationsbehandlung Isosorbiddinitrat/Hydralazin als mögliche Alternative empfohlen, zwischenzeitlich bietet sich hier die Anwendung eines AT$_1$-Rezeptor Antagonisten an (Cohn et al. 1986; Cohn et al. 1991).

Digitalis (s. Kap. 39). Bei Patienten mit Herzinsuffizienz ist bei einer Basistherapie ACE-Inhibitor/Diuretikum unter einer zusätzlichen Digitalismedikation sowohl eine Symptomatikverbesserung sowie eine verminderte Notwendigkeit der Hospitalisierung wegen Progression der Herzinsuffizienz zu verzeichnen. Eine gleichzeitige Prognoseverbesserung ist entsprechend der DIG-Studie damit nicht verbunden.

Eine retrospektive Subgruppenanalyse dieser Studie zeigte sogar, dass bei Frauen gegenüber Männern eine signifikante Übersterblichkeit bei deutlich geringerer positiver Effektivität im Hinblick auf Symptomatikentwicklung sowie Hospitalisationsbedürftigkeit besteht. Eine sichere Erklärung dieser Ergebnisse bleibt in der Diskussion, als mögliche Mechanismen werden aufgeführt gering höhere Serumdigoxinkonzentrationen in der Frauensubgruppe, als Ausdruck einer unterschiedlichen Pharmakokinetik, aber auch z.B. eine Interaktion zwischen einer Hormonersatztherapie und Digitalis (The Digitalis Investigation Group 1997; Rathore et al. 2002).

Die Effektivität der Herzglykoside bei der Frequenzkontrolle bei Vorhofflimmern ist unbestritten. Bei der Wahl des Herzglykosids müssen die unterschiedlichen pharmakokinetischen Eigenschaften berücksichtigt werden. Digoxin wird zu etwa 60%, Digitoxin nur zu etwa 35% renal eliminiert. Entsprechend muss bei Niereninsuffizienz primär bei Digoxinmedikation eine diesbezügliche Dosisanpassung erfolgen. Generell sollte auch unter Berücksichtigung der oben diskutierten DIG-Subgruppenanalyse eine gelegentliche Kontrolle der Nierenretentionswerte, der Serum-Elektrolyte, aber auch eine Überprüfung der Serumdigitaliskonzentrationen erfolgen.

Antikoagulation/Aggregationshemmer (s. Kap. 42 und 43). Die Notwendigkeit der Langzeitantikoagulation bei Vorliegen von Vorhofflimmern ist außer Diskussion. Eine eindeutige Prognoseverbesserung bei stabilem Sinusrhythmus ist jedoch nicht gesichert, trotzdem sollte generell bei Vorliegen einer schweren myokardialen Schädigung zur Prophylaxe kardiovaskulärer thromboembolischer Ereignisse die Frage der Antikoagulation in Erwägung gezogen werden. Bei ischämischer Genese der myokardialen Schädigung ohne Notwendigkeit zur Antikoagulation, ist eine Aggregationshemmermedikation indiziert (Cleland et al. 1996; Khand et al. 2000).

Antiarrhythmische Therapiemaßnahmen (s. Kap. 40). Bei Vorliegen einer absoluten Arrhythmie wegen Vorhofflimmern sollte aus hämodynamischen und symptomatischen Erwägungen die Konversion in einen stabilen Sinusrhythmus diskutiert werden. Die jeweilige Strategie, ggf. auch die Entscheidung für eine primär optimale Frequenzkontrolle gegenüber wiederholten, letztendlich häufiger doch ineffektiven Kardioversionsversuchen muß individuell entschieden werden.

Bei der Medikamentenwahl zur Therapie supraventrikulärer als auch ventrikulärer Herzrhythmusstörungen wird man primär einen β-Blocker (Klasse-II-Antiarrhythmikum) oder Amiodaron (Klasse-III-Antiarrhythmikum) anwenden. Im Einzelfall wird bei Bradykardieneigung dies auch in Verbindung mit einem Schrittmachersystem der Fall sein. Die Frage einer nicht medikamentösen Rhythmustherapie mit Implantation eines Kardioverter-Defibrillatorsystems (ICD) oder auch der Durchführung einer Ablationsbehandlung wird individuell, im Einzelfall auch ohne vorherige elektrophysiologische Untersuchung, unter besonderer Berücksichtigung der Ätiologie und dem Schweregrad der Myokardschädigung entschieden. Eine Prognoseverbesserung bei schwerer ischämischer Herzinsuffizienz (EF ≤ 30%) ist bei Implantation eines ICD-Systems unter primär prophylaktischer Indikation in der MADIT-II-Studie nachgewiesen. Demgegenüber konnte dieses Ergebnis bei primärer Kardiomyopathie, ebenfalls bei EF ≤ 30%, in der CAT-Studie nicht dokumentiert werden (Bänsch et al. 2002; Moss et al. 2002; The AFFIRM Investigators 2002; s. Kap. 40 und 51).

Spezifische adjuvante Maßnahmen bei diastolischer Herzinsuffizienz. Für Patienten mit klinischen Zeichen der manifesten Herzinsuffizienz lässt sich bei etwa 30–50% mit zunehmender Prävalenz im höheren Lebensalter eine isolierte diastolische Funktionsbeeinträchtigung bei erhaltener systolischer Funktion mit einer EF ≥ 50% dokumentieren. Es liegen jedoch nur relativ wenige klinische Studien oder Verlaufsbeobachtungen zur Behandlung der diastolischen Myokardschädigung vor. Die im Folgenden aufgeführten Therapieempfehlungen sind daher nicht im Sinne einer Evidence-based-Medicine sondern primär als Maßnahme zur Symptomatikverbesserung über eine Korrektur der bekannten pathophysiologischen Mechanismen zu verstehen.

Bei der medikamentösen Therapie zur diastolischen Funktionsstörung müssen folgende Zielgrößen berücksichtigt werden:
— Reduktion der pulmonalen Stauung,
— Verminderung des linksventrikulären diastolischen Volumens und Reduktion des linksventrikulären Füllungsdrucks,
— Verlängerung der Diastolendauer,
— Erhaltung einer optimalen Ventrikelfüllung,
— Reduktion der neurohumoralen Aktivierung,
— Reduktion der linksventrikulären Hypertrophie.

Individuell sind entsprechend einzusetzen:
— Diuretika,
— ACE-Inhibitoren,
— AT$_1$-Rezeptor Antagonisten,
— β-Blocker,
— Nitrate,
— bradykardisierende Kalziumantagonisten.

Keine hinreichende Indikation bei isolierter diastolischer Funktionsstörung besteht hingegen für positiv-inotrope Substanzen entsprechend der definitionsgemäß erhaltenen Ejektionsfraktion (Bannerjee et al. 2002; Diez et al. 2002; Kitzmann et al. 2002; Zile u. Brutsaert 2002a, b, Yusuf et al. 2003). Neue Erkenntnisse zur Therapie der linksventrikulären diastolischen Funktion werden möglicherweise die mit neurohumoralen Antagonisten durchgeführten Studien wie I-PRESERVE, PEP-CHF oder SENIORS ergeben.

Parallel zu den genannten medikamentösen Interventionsmaßnahmen muss natürlich die ätiologisch zugrunde liegende Ursache wie eine koronare Herzkrankheit, Aortenklappenstenose oder auch arterielle Hypertonie gezielt behandelt werden. Dabei kann auf die entsprechenden Kapitel des Buches verwiesen werden, besonders auf die Resynchronisationstherapie mit biventrikulären Schrittmachern (s. Kap. 51).

17.7 Terminale Herzinsuffizienz

W. Zeh

17.7.1 Definition

> **Definition**
>
> Der Begriff terminale Herzinsuffizienz impliziert das nahende Ende eines meist langjährigen Krankheitsverlaufs und somit auch des Lebens. Der korrespondierende angloamerikanische Begriff ist „end-stage heart failure". Eine wissenschaftlich exakte Begriffsbestimmung gibt es aber nicht.

Aufgrund der für Patient, Angehörige und betreuenden Arzt doch recht dramatischen Begrifflichkeit werden alternativ auch fortgeschrittene, schwere, oder therapierefraktäre Herzinsuffizienz verwendet. Diese Begriffe sind aber ungenau und daher nicht hilfreich.

Der Begriff terminale Herzinsuffizienz bedeutet v. a. auch, dass die konservative Therapie die Symptomatik der Patienten nicht mehr ausreichend beherrscht und die Prognose des Patienten sehr schlecht ist. Klinisch betrachtet sind die Patienten im Alltag erheblich eingeschränkt, haben Symptome wie Atemnot oder Erschöpfung bereits in Ruhe oder bei geringer körperlicher Belastung (NYHA III, IV) und können ihre alltäglichen Verrichtungen nicht mehr leisten. Häufig finden sich bereits Zeichen einer kardialen Kachexie. Diese Patienten müssen immer wieder und immer häufiger wegen Dekompensation hospitalisiert werden. Das Risiko, am plötzlichen Herztod zu versterben, nimmt zu.

17.7.2 Häufigkeit

Genaue Angaben sind nicht möglich, da der Begriff nicht exakt definiert ist. Nach Schätzungen beträgt die Häufigkeit der Diagnose Herzinsuffizienz ca. 1,5% in den industrialisierten Ländern, jährlich kommen 0,1–0,6% dazu (Hunt et al. 2001). Der Anteil der Patienten mit terminaler Herzinsuffizienz beträgt darunter ungefähr 5%.

17.7.3 Allgemeines Management

Die konzentrierte Bemühung der Patienten und der sie betreuenden Ärzte und des Pflegepersonals ist erforderlich, alle zur Verfügung stehenden Therapiemethoden im individuellen Fall zu prüfen und für den Patienten ein geeignetes Konzept auszuarbeiten. Idealerweise geschieht dies in einem spezialisierten Zentrum, das über große Erfahrung in diesem Bereich verfügt. Es gilt als bewiesen, dass solchermaßen behandelte Patienten direkt profitieren: Ihre Leistungsfähigkeit ist besser, die Symptomatik geringer und die Wiederaufnahmerate wegen Dekompensation geringer (Fonarow et al. 1997).

Vor allem in den USA gibt es Versuche, die Therapie dieser Patienten durch spezialisiertes Pflegepersonal zu verbessern, die die Patienten und ihre Angehörigen intensiv schulen (Ernährung, Trinkmenge, Selbstbeobachtung), die Compliance überwachen und den Verlauf engmaschig beobachten. Dadurch konnte eine geringere Hospitalisationsrate, eine bessere Lebensqualität und auch eine Kostensenkung erreicht werden (Jolly 2002).

Aufgaben des Patienten. Die Mitarbeit des Patienten mit terminaler Herzinsuffizienz ist von besonderer Wichtigkeit:
- Selbstkontrolle des Flüssigkeitshaushaltes: Jeder Patient sollte täglich sein Gewicht kontrollieren und dokumentieren. Damit können auch geringere Flüssigkeitseinlagerungen rasch bemerkt und kontrolliert werden. Die Trinkmenge sollte 2000 ml/Tag, die Natriumchlorideinfuhr 2 g/Tag nicht überschreiten.
- Optimierung des Körpergewichtes.
- Zuverlässige Medikamenteneinnahme.
- Regelmäßige medizinische Kontrolluntersuchungen bei speziell ausgebildeten Ärzten.
- Rasche Kontaktaufnahme beim behandelnden Arzt bei Verschlechterung des Zustandes.
- Regelmäßige körperliche Aktivität im Sinne eines „Herzinsuffizienztrainings", am besten in einer speziellen, ärztlich angeleiteten Gruppe. Dadurch wird die Symptomatik, die Lebensqualität, die maximale Sauerstoffaufnahme die Hämodynamik, die autonome Regulation und der muskuloskelettale Metabolismus verbessert (Coats 1999).

Im folgenden werden die verschiedenen Therapiemethoden für Patienten mit terminaler Herzinsuffizienz kurz erläutert, z. T. kann dabei auf die entsprechenden Therapiekapitel dieses Buchs verwiesen werden.

17.7.4 Medikamentöse Therapie

ACE-Hemmer. Die erste randomisierte, prospektive Studie, die bei Patienten im NYHA-Stadium IV einen Überlebensvorteil durch ein Medikament nachwies, war die CONSENSUS-I-Studie (1987) mit dem ACE-Hemmer Enalapril. Es wurden 253 Patienten im NYHA-Stadium IV untersucht, die 6-Monats-Mortalität (der primäre Endpunkt), lag in der Verum-Gruppe bei 26%, in der Plazebo-Gruppe bei 44%, entsprechend einer Reduktion von 40%. Nach einem Jahr lag der Mortalitätsvorteil noch bei 31%. Dieser Mortalitätsvorteil war ausschließlich auf die Eindämmung der Progression der Herzinsuffizienz zurückzuführen, die Rate an Patienten mit plötzlichem Herztod blieb unverändert.

Seither ist ein ACE-Hemmer wesentlicher Bestandteil der Therapie dieser Patienten. Bei diesen hämodynamisch schwer beeinträchtigten Patienten ist eine kleine initiale Dosis sinnvoll, die bei Verträglichkeit langsam, aber stetig bis zur höchsten tolerierten gesteigert werden sollte.

Bei Unverträglichkeit kann ein AT_1-Rezeptorantagonist eingesetzt werden. Daten bei Patienten mit terminaler Herzinsuffizienz gibt es wenige, aber sowohl die entsprechenden Analysen der VAL-HeFT-Studie unter Anwendung von Valsartan, als auch des CHARM-Alternative trial und CHARM-Overall programme durchgeführt mit Candesartan, rechtfertigen bei Reduktion von Mortalität und Morbidität dieses Vorgehen (Maggioni et al. 2002, Pfeffer, Swedberg et al. 2003, Granger et al. 2003).

β-Blocker. Seit der 1996 publizierten „US Carvedilol Heart"-Studie gehört auch ein β-Blocker zur medikamentösen Therapie. Es konnte bei jedoch nicht unerheblichen methodischen Schwächen eine Mortalitätssenkung in der mit Carvedilol behandelten Gruppe um 65% erreicht werden (Colucci et al. 1996). In der CIBIS-II-Studie (1999) konnte mit Bisoprolol und in der MERIT-HF Studie (1999) mit Metoprolol eine Senkung der Mortalität um jeweils 34% erreicht werden. Diese Ergebnisse konnte die COPERNICUS-Studie (Packer et al. 2001) eindrucksvoll bestätigen: 2289 Patienten mit Symptomen in Ruhe oder bei minimaler Anstrengung mit einer EF < 25% erhielten den nicht kardioselektiven β-Blocker Carvedilol bis zu einer Dosis von 2-mal 25 mg/Tag. Die Mortalität konnte um 35% gesenkt werden.

Aldosteronantagonisten. Das seit langem eingesetzte Diuretikum Spironolacton kam durch die RALES-Studie zu neuen Ehren – wahrscheinlich nicht durch seinen diuretischen Effekt, sondern durch sein Eingreifen in die neurohormonale Regulation. 1663 Patienten im NYHA-Stadium III oder IV bekamen 25 mg Spironolacton zusätzlich zu ACE-Hemmer, einem Schleifendiuretikum und einem Digitalispräparat. Nach 24 Monaten konnte das Mortalitätsrisiko durch die zusätzliche Gabe von Spironolacton um 30% gesenkt werden (Pitt et al. 1999). Ähnliche Ergebnisse konnten in der EPHESUS-Studie mit Epleronone erzielt werden, ein pharmakologischer Verwandter vom Spironolacton, der weniger unerwünschte Wirkungen haben soll (v. a. Gynäkomastie, Pitt et al. 2003).

Antiarrhythmika. Der plötzliche Herztod ist zu 30–50% Todesursache in dieser Patientengruppe. Die einzigen Antiarrhythmika, die zu keiner Erhöhung der Mortalität in dieser Patientengruppe führen, sind β-Blocker und Amiodaron. β-Blocker sind bereits aufgrund ihrer günstigen hämodynamischen Effekte indiziert (s. oben). Der Nachweis einer günstigen Wirkung von Amiodaron konnte bisher nicht geführt werden.

17.7.5 Elektrophysiologische Verfahren

ICD-Implantation. In Anbetracht des häufigen Herztodes terminal herzinsuffizienter Patienten wurde schon vor Jahren eine ICD-Implantation als Therapie erwogen. Zahlreiche Studien wurden publiziert, die wichtigsten seien zusammengefasst:

In der AVID (Antiarrhythmics versus Implantable Defibrillator)-Studie wurde bei 1016 Patienten mit überlebtem plötzlichem Herztod oder lebensbedrohlicher Rhythmusstörung und einer EF < 40% die Implantation eines ICD verglichen mit einem Antiarrhythmikum der Klasse III, überwiegend Amiodaron. Die Senkung der Mortalität durch den ICD betrug nach 1 Jahr 39%, nach 3 Jahren 30% (AVID Investigators 1997). In der MADIT II (Multicenter Automatic Defibrillator Implatation)-Studie wurde bei 1232 Patienten mit Infarkt in der Anamnese und einer EF <30% die übliche Therapie getestet gegen zusätzliche prophylaktische ICD-Implantation – ohne elektrophysiologische Testung oder gravierendes rhythmologisches Ereignis in der Anamnese. Die Mortalität der Patienten mit ICD war nach 20 Monaten um 31% geringer (Moss et al. 2002).

> Bei terminal herzinsuffizienten Patienten jedweder Genese mit überlebtem plötzlichen Herztod oder lebensbedrohlicher Rhythmusstörung besteht eine klare Indikation zur ICD-Implantation.

Eine ICD-Implantation zur „Primärprophylaxe" ist möglicherweise bei Infarktpatienten mit EF<30% gegeben, allerdings bei hohem apparativen und damit finanziellen Aufwand. Bei Patienten mit DCM gibt es hierzu bisher keine verlässlichen Angaben, eine ICD-Implantation allein aufgrund einer schwer eingeschränkten Pumpfunktion ist keine gesicherte Indikation.

Resynchronisationstherapie (biventrikuläres Pacing). Bei vielen Patienten mit fortgeschrittener Herzinsuffizienz sieht man eine bedeutsame intraventrikuläre Leitungsverzögerung, die durch asynchrone ventrikuläre Kontraktion zu einer weiteren Verschlechterung der Herzinsuffizienz führt. Die Implantation eines biventrikulären Schrittmachersystems (BVP) kann zu einer besseren Synchronisierung der Kontraktion führen. Dabei wird die linksventrikuläre Sonde über den Koronarsinus meist in eine laterale Herzvene eingeführt. 2 Studien zeigten eine klinische Verbesserung und eine geringere Hospitalisationsrate bei den mit biventrikulärem Schrittmacher versorgten Patienten: MUSTIC (Cazeau et al. 2001) und MIRACLE (Abraham et al. 2001).

Vor kurzem wurden erstmals Studienergebnisse bekannt, die auch einen Überlebensvorteil zeigen konnten: In der COMPANION-Studie wurden 1520 Patienten im NYHA-Stadium III oder IV mit einer EF < 35% und einer QRS-Breite > 120 ms untersucht. Dabei wurden die Patienten entweder maximal medikamentös behandelt oder zusätzlich mit einem biventrikulären Schrittmachersystem (BVP) versorgt oder mit einem solchen System mit zusätzlicher Defibrillatorfunktion (BVP/ICD). Die Senkung der Mortalität im BVP-Arm gegenüber der medikamentösen Gruppe betrug 23,9%, die Senkung im BVP/ICD-Arm 43,4%.

Die Studie wurde auf Grund dieser Datenlage vorzeitig abgebrochen. Es wird vermutet, dass die deutliche Senkung der Mortalität dadurch zustande kommt, dass die beiden Haupttodesursachen, Pumpversagen und plötzlicher Herztod mit einem Gerät behandelt werden können. Bei den genannten Befunden handelt es sich um Teilergebnisse, welche im Internet vorgestellt wurden, die komplette Veröffentlichung und damit abschließende Beurteilung steht noch aus.

17.7.6 Chirurgische Maßnahmen

Myokardrevaskularisation

Bei Patienten mit koronarer Herzerkrankung als Ursache der Herzinsuffizienz ist eine Bypass-Operation indiziert, wenn geeignete Revaskularisationsziele vorliegen und der Nachweis vitalen Myokards geführt werden kann. In jedem Fall sollte die Möglichkeit einer Bypass-Operation vor einer Herztransplantation oder der Implantation eines Herzunterstützungssystems geprüft werden. Durch sorgfältiges Management (z. B. präoperative Amiodarongabe, exaktes hämodynamisches Monitoring und perioperative IABP-Unterstützung) ist eine solche Operation auch bei Patienten mit stark reduzierter EF gut möglich. Eine prospektive, randomisierte Studie hierzu gibt es bisher noch nicht, wurde aber zwischenzeitlich initiiert (STICH, Surgical Treatment for Ischemic Heart Failure Trial). Die retrospektive Evaluation einer Subgruppe von 5410 Patienten der SOLVD-Studie (Studies of Left Ventricular Dysfunction) zeigt eine Reduktion der Mortalität von 25% bei den Bypass-operierten Patienten gegenüber den nur medikamentös behandelten (Veenhuyzen et al. 2001).

Mitralklappenchirurgie

Eine Mitralklappeninsuffizienz tritt regelmäßig bei Patienten mit schwer eingeschränkter LV-Funktion auf. Diese ist relativ – bedingt durch die Erweiterung des Rings der Mitralklappe bei dilatiertem linken Ventrikel. Bei schwerer Mitralinsuffizienz (Grad 4) wird vermutet, dass diese die hämodynamische Situation und die Prognose verschlechtert. Dies ist der Ausgangspunkt für die Mitralklappenrekonstruktion bei diesen Patienten.

Die größte Erfahrung auf diesem Gebiet wird von Bolling (Universität von Michigan) publiziert: Von 1993–2000 wurden 140 Patienten mit terminaler Herzinsuffizienz, einer EF < 25% und schwerer Mitralinsuffizienz mit einem flexiblen, eher kleinen Annuloplastiering versorgt. Die perioperative Mortalität betrug 5%. Die 1- bzw. 2-Jahres-Überlebensrate betrug 80% bzw. 70%. Die Überlebenden waren nach 2 Jahren alle im NYHA-Stadium I oder II. Die mittlere EF betrug 26% (Bolling 2002). Eine randomisierte Studie zu dieser Frage liegt bislang nicht vor. Trotz „undersizing" des Mitralannulus wurde keine Mitralstenose und kein SAM-Phänomen beobachtet (Bolling 2002).

Linksventrikuläre Rekonstruktion

Alle diese Verfahren berufen sich auf das Laplace-Gesetz, nach dem die Wandspannung direkt proportional zum ventrikulären Druck und Radius und umgekehrt proportional zur Wanddicke ist. Die Verringerung des Radius reduziert somit die Wandspannung und kann die Pumpfunktion verbessern.

Batista-Verfahren. Der brasilianische Herzchirurg Batista initiierte 1994 dieses Verfahren (Batista et al. 1996). Dabei wird ein dreieckiges Stück der Seitenwand des linken Ventrikels reseziert und die Mitralklappe rekonstruiert oder ersetzt. Die von ihm publizierten Ergebnisse erweckten Hoffnung – allerdings kamen auch rasch Zweifel auf: Die von ihm operierten Patienten waren überwiegend arme Indios, die im Urwald leben. Da eine medizinische Versorgung nach westlichem Standard nicht existiert, waren die Patienten weder prä- noch postoperativ maximal behandelt, ein Follow-up war nicht möglich. Erst eine Untersuchung der Cleveland Clinic brachte sichere Ergebnisse (McCarthy et al. 2000): Von Mai 1996 bis August 1997 wurden 57 Patienten entsprechend dieser Methode operiert. Die Patienten waren in einem mittleren NYHA-Stadium von 3,7, der mittlere Herzindex betrug 2,1 l/min/m², die EF 13,6%, die maximale Sauerstoffaufnahme betrug 10,6 ml/kg/min. Einige Parameter verbesserten sich: das NYHA-Stadium auf 2,2, die EF auf 23% und die Sauerstoffaufnahme auf 15,4 ml/kg/min. Nach 1 Jahr lebten nur 82,1% der Patienten. Noch am Leben, nicht gelistet für eine Herztransplantation oder ohne linksventrikuläres Unterstützungssystem waren nur 58%. Somit ist das Ergebnis doch enttäuschend, das Verfahren keine echte Konkurrenz zur Herztransplantation, es wurde somit auch weitgehend wieder verlassen.

Dor-Verfahren. Dabei werden möglichst alle akinetischen oder dyskinetischen Areale des linken Ventrikels exzidiert. Dieser wird mit Hilfe eines Patches möglichst so rekonstruiert, dass er seine ursprüngliche elliptische Form wieder erhält. Dieses Verfahren hat den Namen „endoventricular circular patch plasty" (Dor 2001). Meist wird begleitend eine Myokardrevaskularisation, manchmal auch eine Mitralklappenrekonstruktion durchgeführt. In der größten Serie wurden 439 Patienten untersucht: Die Hospitalmortalität betrug 6,6%, nach 18 Monaten lebten noch 84%, die EF nahm von 29% auf 39% zu (Athanasuleas et al. 2001). Da bei 89% gleichzeitig eine Bypass-Operation und bei 22% eine Mitralklappenoperation durchgeführt wurde, ist der Effekt der linksventrikulären Rekonstruktion alleine natürlich nicht zu beurteilen. Auch dieses Verfahren scheint keinen Platz in der klinischen Routine zu finden.

Kardiomyoplastie. Bei diesem ursprünglich von Magovern und Simpson beschriebenen Verfahren wird der M. latissimus dorsi um das Herz gewickelt und mit einem Schrittmacher stimuliert (Magovern 2001). Die anfängliche Euphorie ist rasch verflogen: Die Konditionierung des quergestreiften M. latissimus dorsi ist schwierig, Ermüdung droht, durch die Stimulation werden häufig Rhythmusstörungen beobachtet, eine aktive muskuläre Unterstützung scheint keine Rolle zu spielen, eher die passive Ummantelung zur Vermeidung einer weiteren Dilatation. Aus diesem Grund wurden andere Verfahren entwickelt, wie z. B. ein biokompatibles Netz („Acorn Cardiac Support Device"), das wie ein Strumpf über das Herz gezogen wird. Der Beweis der Wirksamkeit steht aus, Zweifel sind erlaubt.

Herztransplantation (s. Kap. 53)

Die Herztransplantation (HTX) gilt als einzige etablierte, „definitive" Therapie für geeignete Patienten mit terminaler Herzinsuffizienz. Es gibt ein weltweites Register, das jährlich aktualisiert und publiziert wird (Hertz et al. 2002). Dieses zeigt eine 1-, 5- bzw. 10-Jahres-Überlebensrate von ca. 80%, 65% bzw. 50%. Diese Zahlen sind günstig vor dem Hintergrund der sehr schlechten Prognose der in Frage kommenden Patienten. Dennoch gibt es bis heute keine prospektive, randomisierte Untersuchung, die den Nutzen dieser Maßnahme beweist. Deng et al. (2000) führten eine prospektive Beobachtungsstudie durch, um den Nutzen einer Transplantation zu überprüfen: Dabei wurde die Mortalität aller 889 Patienten untersucht, die 1997 in Deutschland für eine Transplantation gelistet waren – getrennt nach Patienten mit hohem, mittleren und niedrigen Risiko. 1 Jahr nach Aufnahme in die Warteliste lag die Gesamtmortalität bei 52%, 32%, bzw. 29%, das Risiko, auf der Warteliste zu versterben, lag bei 32%, 20% bzw. 20% – abgestuft nach Risiko. Nur für die Patienten mit hohem Risiko konnte durch eine Transplantation ein Überlebensvorteil nachgewiesen werden.

Gerade in Zeiten immer knapper werdender Organe (seit 1994 nimmt die Zahl der Herztransplantationen jährlich ab!) und einer möglicherweise immer größer werdenden Zahl terminal herzinsuffizienter Patienten ist also eine gründliche Risikostratifizierung besonders wichtig. Durchgesetzt hat sich die standardisierte Berechnung des „Heart Failure Survival Score" (HFSS) nach Aaronson und Mancini (Aaronson et al. 1997). Dabei werden bestimmte Parameter mit dem dazugehörigen Impact-Faktor multipliziert und anschließend addiert (Tabelle 17.3).

Mechanische Unterstützungssysteme („Kunstherz")

1969 wurde von Cooley erstmals ein künstliches Herz als Überbrückung bis zur Transplantation implantiert. Nach 64 h erhielt der Patient ein Spenderorgan, verstarb aber einen

Tabelle 17.3. Aaronson Mancini-Score zur Bestimmung des Risikos des Patienten und somit zur Überprüfung der Indikation zur Herztransplantation. Die aufgeführten Variablen werden mit dem jeweiligen Impact-Faktor multipliziert und dann alle addiert, bzw. subtrahiert.
Bewertung: ≥ 8,1 niedriges Risiko, keine Indikation zur HTX;
7,2–8,09: mittleres Risiko, Htx eventuell indiziert
<7,2 hohes Risiko, klare Indikation zur Htx

Variable	Impact-Faktor
Mittlerer pulmonalarterieller Druck	0,0289
Ruhefrequenz (pro min)	–0,0218
QRS: ≥ 0,12 =1; < 0,12 =0	–0,5931
Maximale Sauerstoffaufnahme (ml/kg/min)	0,0621
Dilatative Kardiomyopathie: 0 Ischämische Kardiomyopathie: 1	–0,5654
EF (in %)	0,0396
PCP (mmHg)	–0,0285
Serumnatrium (mmol/l)	0,0462

Tag später. 1982 implantierte DeVries erstmals ein Kunstherz (Jarvik 7), das dauerhaft betrieben werden sollte. Nach einem schweren Verlauf mit vielen Komplikationen verstarb der Patient 112 Tage später. In den folgenden Jahren wurden zahlreiche Systeme entwickelt, deren Aufzählung den Rahmen dieses Kapitels sprengen würde.

Passagere Unterstützung („bridging")

Seit vielen Jahren werden links- oder biventrikuläre Systeme eingesetzt, wenn ein terminal herzinsuffizienter Patient nicht mehr rekompensierbar ist oder im Anschluss an eine Herzoperation eine nicht stabilisierbare Hämodynamik hat. In diesen Fällen hat das implantierte System den Zweck des „bridging to transplant" oder des „bridging to recovery" – letzteres ist leider selten der Fall. In jedem Falle handelt es sich um Systeme, die das in situ belassene insuffiziente Herz unterstützen und synergistisch mit diesem arbeiten. Bis heute ist der Einsatz dieser Systeme in jedem Falle riskant, aufwendig und mit zahlreichen, oft schwerwiegenden Komplikationen belastet. Bekannte und gefürchtete Komplikationen sind Blutungen, Thrombosen und Embolien, sowie Infektionen. Ferner stellt ein solches System eine erhebliche psychische Belastung für Patient und Angehörige dar. Aus all diesen Gründen sollte die Indikation nur nach gründlicher medizinischer und menschlicher Evaluation in einem erfahrenen Zentrum gestellt werden. Bei der Indikationsstellung ist neben einer exakten hämodynamischen Diagnostik v. a. der Funktionszustand der peripheren Organe Leber und Niere zu berücksichtigen: Bei einem Kreatinin > 2,0 mg/dl und einem Gesamtbilirubin > 3,0 mg/dl steigt das Mortalitätsrisiko steil an (Gronda et al. 2000).

Permanente Unterstützungssysteme

Der zunehmende Mangel an Spenderorganen und die immer größere Zahl terminal herzinsuffizienter Patienten erzeugt aber einen erheblichen Druck, den Patienten eine geeignete Alternative anzubieten. Bis heute gibt es noch kein zuverlässiges, dauerhaft praktikables System, welches dem Patienten ein unabhängiges Leben mit guter Qualität ermöglicht. Die wichtigsten neuen Entwicklungen auf diesem Gebiet seien im folgenden kurz dargestellt.

HeartMate™. Dieses linksventrikuläre Unterstützungssystem (LVAD) wurde als erstes seiner Art für den permanenten Einsatz einer wissenschaftlichen, prospektiven Untersuchung unterzogen und mit einer maximalen konservative Therapie verglichen. Dabei wurden 129 Patienten von 20 US-Kliniken im NYHA-Stadium IV, die keine Kandidaten für eine Herztransplantation waren, untersucht. In der LVAD-Gruppe wurde eine Reduktion der Mortalität um 48% erreicht: Nach einem Jahr lebten noch 52% in der LVAD-Gruppe und 25% in der medikamentös behandelten Gruppe, nach 2 Jahren noch 23% bzw. 8%. Dafür war die Rate ernsthafter Komplikationen in der LVAD-Gruppe 2,35-mal so hoch, meist Blutungen, Infektionen oder technische Probleme des Systems. So starben die meisten Patienten in der konservativen Gruppe an Pumpversagen, die Mehrzahl der Patienten in der LVAD-Gruppe an einer Sepsis und an Systemversagen (REMATCH-Study Group, Rose et al. 2001).

Eine exakte Kosten-Nutzen-Rechnung ist schwierig, aber in jedem Falle ist durch ein solches System mit erheblichen Mehrkosten für das Gesundheitssystem zu rechnen. 2002 wurde von der FDA die Zulassung erteilt für den permanenten Einsatz bei Patienten mit terminaler Herzinsuffizienz und einer Lebenserwartung unter 2 Jahren, die keine Kandidaten für eine Herztransplantation sind.

Jarvik 2000. Es handelt sich hierbei um eine ca. daumengroße, nicht-pulsatile axiale Flusspumpe, die in die Spitze des linken Ventrikels implantiert wird und das Blut in die Aorta descendens auswirft. Dieses System arbeitet synergistisch mit der Restaktivität des Ventrikels. Die Stromzufuhr erfolgt über ein Kabel, das am Mastoid eingeführt wird – eine ähnliche Technik wie bei der Cochleaimplantation. Die größte Patientenzahl wurde 2002 vom Texas Heart Institute publiziert: 10 Patienten im NYHA-Stadium IV erhielten das Jarvik 2000 und hatten es durchschnittlich 84 Tage. 7 Patienten wurden in klinisch und hämodynamisch erholtem Zustand erfolgreich transplantiert, 3 starben (Frazier et al. 2002).

In Europa wurden Versuche unternommen, Patienten, die nicht für eine Transplantation in Frage kommen, mit diesem System zu versorgen. Die ersten Ergebnisse lassen erkennen, dass es auch hier schwerwiegende Probleme gibt. Derzeit ist es als experimentelles Verfahren einzustufen.

Abiocor. Von den genannten ist nur dies ein Kunstherz im eigentlichen Sinne: Das erkrankte Herz muss entfernt werden, man spricht von einem „total artificial heart". In den USA sind bisher 7 Patienten mit diesem System versorgt worden, alle im Stadium NYHA IV, keiner ein Kandidat für eine Transplantation. 6 von diesen 7 Patienten sind verstorben, z. T. nach schwerem und komplikationsträchtigem Verlauf, meist an Thrombembolien oder Sepsis. Nur 1 Patient lebt also noch, dies allerdings zu Hause und in einem recht guten Zustand. Auch dieses System ist also noch lange nicht ausgereift.

17.8 Verlauf und Prognose

Die Prognose der Herzinsuffizienz wird nicht nur durch das Ausmaß der myokardialen Schädigung sondern auch durch den jeweils zugrunde liegenden ätiologischen Faktor bestimmt. Parallel dazu haben die individuell durchgeführten interventionellen und medikamentösen Maßnahmen, aber auch eine häufig vorliegende Komorbidität einen wesentlichen Einfluss auf die Überlebensrate. Entsprechend muss beim Vergleich prognostischer Daten die jeweilige Zusammensetzung des beobachteten Patientenkollektivs beachtet werden. Damit ist auch verständlich, dass keine zuverlässigen Angaben über eine Spontanprognose im klassischen Sinn mehr gemacht werden können.

17.8.1 Schweregrad und Verlauf

Trotz der multifaktoriell beeinflussten Prognose wird ab einem bestimmten Schweregrad der Herzinsuffizienz das weitere Schicksal des Patienten primär durch die Kompensationsversuche des Organismus mit neurohumoraler Gegensteuerung, Remodelling auf Gefäß- und Ventrikelebene, Anpassungsversuchen auf myokardzellulärer und Matrix-Kollagenebene bestimmt.

17.8.2 Letalität

Eine Zwischenanalyse der Framingham Heart Study 1971 zeigte, dass 5 Jahre nach der Erstdiagnose einer Herzinsuffizienz mit einer Mortalitätsrate von 62% bei Männern bzw. 42% bei Frauen gerechnet werden muss (McKee et al. 1971).

Die derzeitige Prognosesituation wird in einer 2002 veröffentlichten weiteren Zwischenauswertung der Framingham Heart Study dargestellt. Hierbei zeigt sich für den Zeitabschnitt von 1990–1999 eine 30-Tage-, 1-Jahres- sowie 5-Jahres-Mortalität für männliche Patienten von 11%, 28% sowie 59%, die entsprechenden Werte für weibliche Patienten werden mit 10%, 24% sowie 45% angegeben. Diese Zahlen werden verglichen mit der Zeitperiode 1950–1969, wobei seinerzeit eine 30-Tage-, 1-Jahres- sowie 5-Jahres-Mortalität für Männer mit 12%, 30% und 70% bzw. für Frauen mit 18%, 28% und 57% berechnet wurde. Daraus ergibt sich insgesamt eine Verbesserung der Überlebensrate nach Erstmanifestation einer Herzinsuffizienz sowohl für Männer als auch Frauen um 12% pro Zeitdekade (Levy et al. 2002).

Ein trendmäßig vergleichbares Ergebnis zeigt die Analyse der Scottish National Health Service Linked Patient Database unter Berücksichtigung von 66.547 Patienten, die in einem Zeitraum von 1986–1995 mit der Erstdiagnose Herzinsuffizienz hospitalisiert wurden. Dabei liegt bezogen auf den gesamten Zeitabschnitt für das Gesamtkollektiv eine 30-Tage-, 1-Jahres-, 5-Jahres- sowie 10-Jahres-Mortalität von 19,9%, 44,5%, 76,5% sowie 87,6% vor. Dies entspricht einem medianen Überleben für männliche Patienten von 1,47 Jahren, für weibliche Patienten von 1,39 Jahren. Ein Vergleich der Mortalitätsraten unter Berücksichtigung des jeweiligen Einschlussjahres ergibt von 1986–1995 eine Reduktion von 18% bei Männern sowie von 15% bei Frauen. Des Weiteren dokumentiert wurde der Einfluss des Lebensalters auf die Prognose. So berechnete sich eine 30-Tages-, 1-Jahres- sowie 5-Jahres-Mortalität bei Patienten < 55 Jahren mit 10,4%, 24,2% sowie 46,7%. Die entsprechende Mortalitätsrate bei Patienten zwischen 75 und 84 Jahren liegen bei 22,2%, 48,9% sowie 82,2% (McIntyre et al. 2000).

Die Auswertung der Canadian Institute for Health Information Database unter Einschluss von 38.702 Patienten mit stationärer Aufnahme bei Erstdiagnose einer Herzinsuffizienz im Zeitraum April 1994 bis März 1997 dokumentiert die Bedeutsamkeit der Komorbidität auf die Prognose. So zeigt sich bezogen auf die 1-Jahres-Mortalität ein relatives Risiko bei Niereninsuffizienz von 2,35, bei peripherer arterieller Verschlusskrankheit 1,42, und für Diabetes mellitus mit Spätkomplikationen 1,52 (Jong et al. 2002).

Die genannten Prognosedaten, erhoben anhand umfangreicher Register, charakterisieren den klinischen Alltag. Vergleicht man diese Daten mit den Plazebogruppen groß angelegter Herzinsuffizienzstudien, so zeigt sich selbst in den Subgruppen mit schwerer Herzinsuffizienz, charakterisiert durch ein NYHA-Stadium III–IV und einer EF < 25% dort eine deutlich günstigere Prognose. So werden für die Mortalität/Patientenjahr in CIBIS II 16,7%, MERIT-HF 19,1% oder COPERNICUS 19,7% angegeben (CIBIS II Investigators 1999; MERIT-HF Study Group 1999; Goldstein et al. 2001; Packer et al. 2001, 2002). Diese Diskrepanz dürfte dadurch zustande kommen, dass zum einen doch ein sehr selektioniertes Patientenkollektiv in Medikamentstudien aufgenommen wird, zum anderen kann dies auch mitbedingt sein durch die sehr intensive Betreuung dieser Patienten während des Follow-up.

17.8.3 Todesursachen

Eine Analyse der Todesursachen ist anhand der Plazebogruppe von Herzinsuffizienzstudien möglich. Die Situation vor Einführung der ACE-Inhibitoren im Sinne einer Evidence Based Medicine wird charakterisiert durch die Daten von Consensus I (1987), SOLVD-Treatment (1991) sowie SOLVD-Prevention (1992). Bei Vorliegen einer Herzinsuffizienz im klinischen Stadium NYHA II/III und IV in Verbindung mit einer mittleren EF von 25% erweist sich als primäre Todesursache die Progression der Myokardschädigung gegenüber dem Versterben durch einen plötzlichen Herztod. Das Verhältnis zwischen diesen beiden Ursachen ist abhängig vom Schweregrad der Herzinsuffizienz. Es berechnet sich bei einem klinischen Beschwerdebild NYHA IV mit 3:1, NYHA II/III mit 2:1. Bei Patienten ohne wesentliche Herzinsuffizienzzeichen entsprechend NYHA I–II und einer mittleren EF von 28% zeigt sich hingegen ein ausgeglichenes Verhältnis zwischen Versterben wegen Progression des Myokardschadens und plötzlichem Herztod.

Mit Einführung der ACE-Inhibitoren bzw. AT_1 Rezeptor Antagonisten in die Routinetherapie der Herzinsuffizienz hat sich das Bild deutlich verändert, wie die Daten der Kontrollgruppe der Herzinsuffizienzstudie MERIT-HF (1999) sowie die entsprechende Subgruppenanalyse bei schwerer Herzinsuffizienz in MERIT-HF Subgroup (2001) zeigen. Neben einer insgesamt deutlichen Prognoseverbesserung erweist sich nun der plötzliche Herztod gegenüber dem Tod aufgrund der Progression des Myokardschadens als primäre Todesursache.

Bei schwerer Herzinsuffizienz mit einem klinischen Beschwerdestadium NYHA III/IV sowie einer mittleren EF von 19% steht die Wahrscheinlichkeit wegen Progression des Myokardschadens gegenüber dem plötzlichen Herztod zu versterben in einem Verhältnis 3:4. Bei hingegen mäßigem Myokardschaden bei einer mittleren EF von 28% und einem Stadium NYHA II–IV berechnet sich ein entsprechendes Verhältnis 1:2 (The Consensus Trial Study Group 1987; The SOLVD-Investigators 1991; The SOLVD-Investigators 1992; MERIT-HF Study Group 1999; Goldstein et al. 2001).

Eine nochmalige Therapieoptimierung bei Myokardschädigung konnte durch die Ergänzung des Medikamentenschemas mit einem β-Blocker dokumentiert werden. So zeigt sich in den Verum-Gruppen von MERIT-HF und MERIT-HF Subgroup unter dem kardioselektiven β-Blocker Metoprolol CR/XL eine nochmals günstigere Prognose mit einer relativen Risikoreduktion von 35–40%. Ebenso zeigte sich bezüglich plötzlichem Herztod bzw. Versterben an einer Progression der myokardialen Schädigung eine zusätzliche relative Risikoreduktion von 40–50%. Im Trend vergleichbar sind die Ergebnisse weiterer aktueller β-Blockerstudien wie CIBIS II mit dem ebenfalls kardioselektiven β-Blocker Bisoprolol oder COPERNICUS unter Anwendung des nichtselektiven $β_1$-/$β_2$-Rezeptorantagonisten Carvedilol, der gleichzeitig eine $α_1$-adrenorezeptorblockierende Wirkung sowie darüber hinaus antioxidative Eigenschaften und einen Antiendothelineffekt besitzt (CIBIS II 1999; Packer et al. 2001, 2002).

17.8.4 Prognosebestimmende Faktoren

Zur Frage der prognosebestimmenden Faktoren bei myokardialer Schädigung gibt es eine große Anzahl von Literaturangaben. Wie schwierig es ist, dieses Problem zu beantworten zeigen die z. T. widersprüchlichen Ergebnisse (Franciosa et al. 1983; Cohn et al. 1984; Packer et al. 1987; Deswal et al. 2001; Berger et al. 2002; Kenchaiah et al. 2002; McCullough et al. 2002; Morrison et al. 2002, Iervasi et al. 2003).

> **Prädiktoren für eine ungünstige Prognose**
> - Grad der Myokardschädigung: Erniedrigte Ejektionsfraktion, erhöhter linksventrikulärer enddiastolischer Füllungsdruck, reduzierter Herzindex
> - Ätiologie der myokardialen Schädigung: Vorliegen einer ischämischen Herzkrankheit
> - Neurohumorale Faktoren: erhöhte Serumkonzentration für Noradrenalin, Endothelin, BNP, Zytokine
> - Low-T_3 Syndrom
> - Serumelektrolyte: erniedrigte Serumnatriumkonzentration
> - Herzrhythmusstörungen: Vorhofflimmern und -flattern, ventrikuläre Tachykardien, Zustand nach kardiopulmonaler Reanimation
> - Body-Mass-Index: Übergewicht
> - Beschwerdebild: Klinisches Beschwerdebild NYHA III–IV
> - Spiroergometrie: reduzierte maximale Sauerstoffaufnahme $VO_{2\,max}$

Trotz dieser statistisch bedeutsamen Prädiktoren, die es erlauben, Gruppen von Herzinsuffizienzpatienten mit deutlich unterschiedlicher Prognose herauszuarbeiten, bleibt es weiterhin schwierig, die Prognose des individuellen Patienten festzulegen. Dies gilt auch dann, wenn die der jeweiligen myokardialen Schädigung zugrunde liegende Herzerkrankung bekannt ist. Mit dieser Unberechenbarkeit des Einzelschicksals wird der Arzt im Alltag regelmäßig konfrontiert.

Ein wesentlicher Faktor für die Prognoseverbesserung bei myokardialer Schädigung während der letzten Jahre ist die zunehmende Akzeptanz zur Durchführung einer Evidence Based Medicine. Diese stützt sich primär auf ACE-Inhibitoren (Risikoreduktion 15–30%), β-Blocker (30–65%) sowie Aldosteronantagonisten (15–30%).

⊕ Ausblick

Verschiedene Studienergebnisse deuten darauf hin, dass die medikamentöse Therapie, im besonderen das Prinzip der Einflussnahme auf die neurohormonale Regulation, weitgehend ausgereizt ist. Verschiedene Firmen unternehmen große Anstrengungen, ein Unterstützungssystem zu entwickeln, das dauerhaft, zuverlässig, mit vertretbarem Aufwand und wenig Komplikationen funktioniert. Das Ziel ist, in absehbarer Zeit die Herztransplantation und die mit ihr verbundenen Probleme entbehrlich zu machen. Ein solches System ist aber derzeit noch nicht in Aussicht.

Große Hoffnungen werden gesetzt auf die kardiale Stammzelltransplantation. Erste vorläufige Ergebnisse bei Patienten mit Infarkt sind ermutigend, aber es wird in jedem Fall noch ein langer Weg bis zu einer zuverlässigen Methode sein.

Seit vielen Jahren taucht in Fach- und Laienpresse der Begriff Xenotransplantation auf, also eine Organübertragung von einer anderen Art. Aus vielen Gründen wird das Schwein favorisiert. Dem großen Vorteil der beliebig verfügbaren Zahl von Organen steht entgegen, dass Mensch und Schwein in der Evolution sich bereits vor 90 Millionen Jahren auseinander entwickelten, v. a. auch immunologisch. Das Problem der Abstoßung ist noch nicht geklärt. Gefürchtet werden auch Krankheitserreger, die die Artenschwelle überspringen können und humanpathogen werden.

Literatur

Aaronson KD, Schwartz JS, Chen TM et al (1997) Development and prospective validation of a clinical index to predict survival in ambulatory patients referred for cardiac transplant evaluation. Circulation 95:2660

Abboud FM, Thames MD (1983) Interaction of cardiovascular reflexes in circulatory control. In: Shepherd JT, Abboud FM (eds) Cardiovascular reflexes and circulatory integration. Bethesda, American Physiological Society

Abraham WT, Fisher WG, Smith AL et al for the MIRACLE Study Group (2002) Cardiac Resynchronisation in Chronic Heart Failure. N Engl J Med 346:1845

AFFIRM: The Atrial Fibrillation Follow-Up Investigation of Rhythm Management Investigators (2002). A comparison of rate control and rhythm control in patients with atrial fibrillation. N Engl J Med 347:1825

Anversa P, Ricci R, Olivetti C (1986) Quantitative structural analysis of the myocardium du ring physiologic growth and induced cardiac hypertrophy: A review. J Am Coll Cardiol 7:1140

Ashkenazi A, Winslow JW, Peralta EG et al (1987) An M2 muscarinic receptor subtype coupled to both adenylyl cyclase and phosphoinositide tunrover. Science 238:672

Athanasuleas CL, Stanley AW, Buckberg GD et al and the RESTORE Group (2001) Surgical anterior ventricular endocardial restoration (SAVER) in the dilated remodeled ventricle aftter anterior myocardial infarction. J Am Coll Cardiol 37:1199

AVID Investigators (1997) A comparison of antiarrhythmic-drug therapy with implantable defibrillators in patients resuscitated from near-fatal ventricular arrhythmias. The Antiarrhythmics versus Implantable Defibrillators (AVID) Investigators. N Engl J Med 337:1576

Bangdiwala SI, Weiner DH, Bourassa MG et al (1992) Studies of left ventricular dysfunction (SOLVD) registry: Rationale, design, methods and description of baseline characteristics. Am J Cardiol 70:347

Bänsch D, Antz M, Boczor S et al for the Cat Investigators (2002) Primary prevention of sudden cardiac death in idiopathic dilated cardiomyopathy. Circulation 105:1453

Batista RJV, Santos JLV, Takeshita N et al (1996) Partial left ventriculectomy to improve left ventricular function in end-stage heart disease. J Card Surg 11:96

Berger R, Huelsman M, Strecker K et al (2002) B-type natriuretic peptide predicts sudden death in patients with chronic heart failure. Circulation 105:2392

Berger R, Huelsman M, Strecker K et al (2002) B-Type natriuretic peptide predicts sudden death in patients with chronic heart failure. Circulation 105:2392

Berger R, Stanek B, Hülsmann M et al (2001) Effects of endothelin A receptor blockade on endothelial function in patients with chronic heart failure. Circulation 103:981–6

Bernsmeier A, Blömer H. Schimmler W (1955) Cerebrale Komplikationen beim chronischen Cor pulmonale. Verh dtsch Ges Kreislaufforsch 21:365

BEST: The Beta-Blocker Evaluation of Survival Trial Investigators (2001). A trial of the beta-blocker bucindolol in patients with advanced chronic heart failure. N Engl J Med 344:1659

The Beta-Blocker Evaluation of Survival Trial Investigators (2001) A trial of the beta-blocker bucindolol in patients with advanced chronic heart failure. N Engl J Med 344:1659

Literatur

Bing RI, Maraist M, Damman JF et al (1950) Effect of strophantus on coronary blood flow and cardiac oxygen consumption of normal and failing human hearts. Circulation 2:531

Bishop JM, Wade OL, Donald KW (1958) Changes in jugular and renal arteriovenous oxygen content difference during exercise in heart disease. Clin Sci 17:611

Bolli R, Dawn B, Tang X-L et al (1998) The nitric oxide hypothesis of late preconditioning. Basic Res Cardiol 93:325

Bolling SF (2002) Mitral reconstruction in cardiomyopathy. J Heart Valve Dis 11 (Suppl 1):26

Braunwald E, Ross J, Sonnenblick EH (1967) Mechanism of contraction of the normal and failing heart. Little, Brown & Co, Boston

Braunwald, E. (2001) Expanding indications for beta-blockers in heart failure. N Engl J Med 344:1711

Bristow MR, Cubicciotti R, Ginsburg R et al (1982a) Histamine mediated adenylate cyclase stimulation in human myocardium. Mol Pharmacol 21:671

Bristow MR, Ginsburg R, Minobe W et al (1982b) Decreased catecholamine sensitivity and β-adrenergic-receptor density in failing human hearts. N Engl J Med 307:205

Bristow MR, Ginsburg R, Umans V et al (1986) $β_1$- and $β_2$-adrenergicreceptor subpopulations in nonfailing and failing human ventricular myocardium: Coupling of both receptor subtypes to muscle contraction and selective β-receptor down-regulation in heart failure. Circ Res 59:297

Bristow MR, Minobe W, Rasmussen R (1985) Differential regulation of alpha and beta-adrenergic receptor in the failing human heart. Circulation 72 (Suppl III):1315

Bristow MR, Minobe W, Rasmussen R et al (1988) Alpha-1-adrenergic receptors in the nonfailing and failing human heart. J Pharmacol Exp Ther 247:1039

Burnett JC Jr (1999) Vasopeptidase inhibition: A new concept on blood pressure management (Review). J Hypertens 17 (Suppl) S37-S43

Cannon RO, Cunnion RE, Parrillo JE et al (1987) Dynamic limitation of coronary vasodilator reserve in patients with dilated cardiomyopathy and chest pain. J Am Coll Cardiol 10:1199

Carafoli E (1987) Intracellular calcium homeostasis. Ann Rev Biochem 56:375

Casey PI, Gilman AG (1988) G protein involvement in receptor-effector coupling. J Biol Chem 263:2577

Cataliotti A, Boerrigter G, Chen HH et al (2002) Differential actions of vasopeptidase inhibition versus angiotensin-converting enzyme inhibition on diuretic therapy in experimental congestive heart failure. Circulation 105:639

Cazeau S, Leclercq C, Lavergne T et al (2001) Multisite stimulation in cardiomyopathies study investigators (MUSTIC). N Engl J Med 344:873

Channick RN, Simonneau G, Sitbon O et al (2001) Effects of the dual endothelin-receptor antagonist bosentan in patients with pulmonary hypertension: a randomized placebo-controlled study. Lancet 358:1119

Chen HH, Lainchbury JG, Harty GJ, Burnett JC (2002) Maximizing the natriuretic peptide system in experimental heart failure. Circulation 96:3053

CIBIS II Investigators and Committees (1999) The Cardiac Insufficiency Bisoprolol Study II (CIBIS-II): a randomised trial. Lancet 353:9

Cleland JGF, Cowburn PJ, Falk RH (1996) Should all patients with atrial fibrillation receive warfarin? Evidence from randomised clinical trials. Eur Heart J 17:674

Coats AJS (1999) Exercise training for heart failure. Circulation 99:1138

Coats AJS, Adamapoulos S, Meyer TE et al (1990) Effects of physical training in chronic heart failure. Lancet 335:63

Cohen J (1974) Role of endocrine factors in the pathogenesis of cardiac hypertrophy. Circ Res 35 (Suppl 11):11

Cohn JN, Archibald DG, Ziesche S et al (1986) Effect of vasodilator therapy on mortality in chronic congestive heart failure. Results of a Veterans Administration Cooperative Study. N Engl J Med 314:1547

Cohn JN, Johnson G, Ziesche S et al (1991) A comparison of enalapril with hydralazine-isosorbide dinitrate in the treatment of chronic congestive heart failure. N Engl J Med 325:303

Cohn JN, Tognoni G for the Valsartan Heart Failure Trial Investigators (2001) A randomized trial of the angiotensin-receptor blocker valsartan in chronic heart failure. N Engl J Med 345:1667

Colucci WS, Elkayam U, Horton DP et al (2000) Intravenous nesiritide, a natriuretic peptide, in the treatment of decompensated congestive heart failure. N Engl J Med 343:246

Colucci WS, Packer M, Bristow MR et al (1996) Carvedilol inhibits clinical progression in patients with mild symptoms of heart failure. US Carvedilol Heart Failure Study Group. Circulation 94:2800

CONSENSUS Trial Study Group (1987) Effects of enalapril on mortality in severe congestive heart failure. Results of the Cooperative North Scandinavian Enalapril Survival Study (CONSENSUS). The CONSENSUS Trial Study Group. N Engl J Med 316:1429

Cooper HA, Exner DV, Domanski MJ (2000) Light-to-moderate alcohol consumption and prognosis in patients with left ventricular systolic dysfunction. J Am Coll Cardiol 35:1753

Cournand A, Lequime J Regniers P (1952) L'insuffisance cardiaque chronique. Masson, Paris

Cowie MR, Mosterd A, Wood DA et al (1997) The epidemiology of heart failure. Eur Heart J 18:208

Crum H, Univ M, Prahan A et al (1999) Long-term, open-label experience with an endothelinreceptor antagonist, bosentan, in patients with severe chronic heart failure (REACH-1). Circulation 100 (Suppl I):646 (Abstr)

Dalen H, Saetersdal T, Odegarden S (1987) Same ultrastructural features of the myocardial cells in the hypertrophied human papillary muscle. Virchows Arch A 410:281

Dalen JE (2001) The pulmonary artery catheter – friend, foe, or accomplice? J Am Med Ass 286:348

Davis D, Baily R, Zelis R (1988) Abnormalities in systemic norepinephrine kinetics in human congestive heart failure. Am J Physio 1254:E760

Deng MC, De Meester JMJ, Smits JMA et al (2000) Effect of receiving a heart transplant: analysis of a national cohort entered on to a waiting list, stratified by heart failure severity. BMJ 321:540

Deswal A, Petersen NJ, Feldmann AM et al (2001) Cytokines and cytokine receptors in advanced heart failure. An analysis of the cytokine database from the Vesnarinone Trial (VEST). Circulation 103:2055

Dickstein K, Kjekshus J and the Optimaal Steering Committee, for the Optimaal Study Group (2002) Effects of losartan and captopril on mortality and morbidity in high-risk patients after acute myocardial infarction: the Optimaal randomised trial. Lancet 360:752

Díez J, Querejeta R, Lopez B et al (2002) Losartan-dependent regression of left ventricular chamber stiffness in hypertensive patients. Circulation 105:2512

The Digitalis Investigation Group (1997) The effect of digoxin on mortality and morbidity in patients with heart failure. N Engl J Med 336:525

Donald KW (1959) Hemodanymica in chronic congestive heart failure. J chron Dis 9:476

Dor V (2001) The endoventricular circular patch plasty („Dor procedure") in ischemic akinetic dilated ventricles. Heart Fail Rev 3:87

Drazner MH, Rame JE, Stevenson LW et al (2001) Prognostic importance of elevated jugular venous pressure and a third heart sound in patients with heart failure. N Engl J Med 345:574.

Eichna LW, Farber SJ, Berger AR et al (1953) Cardiovascular dynamics, blood volumes, renal function and electrolyte excretions in the same patients during congestive heart failure and after recovery of cardiac decompensation. Circulation 7:674

Ekelund LG, Holmgren A, Ovenfors CO (1967) Heart volume during prolonged exercise in the supine and sitting position. Acta Physiol Scand 70(1):88

Eriksson J, Wilhelmsen L, Caidahl K, Svärdsudd K (1991) Epidemiology and prognosis of heart failure. Z Kardiol 80 (Suppl 8):1

Flather MD, Yusuf F, Kober L et al for the ACE-Inhibitor Myocardial Infarction Collaborative Group (2000) Long-term ACE-inhibitor therapy in patients with heart failure or left-ventricular dysfunction: a systematic overview of data from individual patients. Lancet 355:1575

Fonarow GC, Stevenson LW, Walden JA et al (1997) Impact of a comprehensive heart failure management program on hospital readmission and functional status of patients with advanced heart failure. J Am Coll Cardiol 30:725

Force T, Michael A, Kilter H, Haq S (2002) Stretch-activated pathways and left ventricular remodeling. J Card Fail 8 (Suppl):S351

Franciosa JA, Leddy CL, Wilen M, Schwartz DE (1984) Relation between hemodynamic and ventilatory responses in determining exercise capacity in severe congestive heart failure. Am J Cardiol 53:127

Francis GS (1989) The relationship of the sympathetic nervous system and the renin-angiotensin system in congestive heart failure. Am Heart J 118:642

Frank 0 (1895) Zur Dynamik des Herzmuskels. Z Biol 32:370

Frazier OH, Myers TJ, Gregoric ID et al (2002) Initial clinical experience with the Jarvik 2000 implantable axial-flow left ventricular assist system. 105:2855

Frey MJ, Lanoce V, Molionoff PB et al (1989) Skeletal muscle β-receptors and isopreterenol-stimulated vasodilation in canine heart failure. J Appl Physiol 67:2026

Furlong B, Henderson AH, Lewis MJ, Smith JA (1987) Endothelium-derived relaxing factor inhibits in vita platelet aggregation. Br J Pharmacol 92:181

Garg UC, Hassid A (1989) Nitric oxide-generating vasodilators and 8-bromo-cyclic guanosine monophosphate inhibit mitogenesis and proliferation of cultured rat vascular smooth muscle cells. J Clin Inves 83:1774

Geisterfer AA, Owens GK (1989) Arginine vasopressin-induced hypertrophy of cultured rat aortic smooth-muscle cells. Hypertension 14:413

Gerber IL, Stewart RAH, Legget ME et al (2003) Increased plasma natriuretic peptide levels reflect symptom onset in aortic stenosis. Circulation 107:1884

Ghali JK, Kadakia S, Cooper R et al (1988) Precipitating factors leading to decompensation of heart failure: Traits among urban blacks. Arch Intern Med 148:2013

Gillespie ND, McNeill G, Pringle T, et al (1997) Cross sectional study of contribution of clinical assessment and simple cardiac investigations to diagnosis of left ventricular systolic dysfunction in patients admitted with acute dyspnea. Br Med J 314:936-40

Gillum RF (1987) Heart failure in the United States 1970–1985 (Editorial). Am Heart J 113:1043

Goldstein S, Fagerberg B, Hjalmarson A et al for the Merit-HF Study Group (2001) Metoprolol Controlled Release/Extended Release in Patients With Severe Heart Failure analysis of the experience in the MERIT-HF study. J Am Coll Cardiol 38:932

Granger CB, McMurray JJV, Yusuf S et al (2003) Effects of candesartan in patients with chronic heart failure and reduced left-ventricular systolic function intolerant to angiotensin-converting-enzyme inhibitors: the CHARM-Alternative trial. Lancet 362:772

Gregg DE (1961) The heart as a pump. In: Best CH, Taylor NB (eds) The physiological basis of medical practice. Williams&Wilkins, Baltimore

Gronda E, Mangiavacchi M, Frigerio M et al (2000) Determination of candidacy for mechanical circulatory support: Importance of clinical indices. J Heart Lung Transplant 19:S83

Hasking GJ, Esler MD, Jennings GL et al (1986) Norepinephrille spillover to plasma in patients with congestive heart failure: Evidence of increased overall an cardiorenal sympathetic nervous activity. Circulation 73:615

Haywood GA, Tsao PS, von der Leyen HE et al (1996) Expression of Inducible Nitric Oxide Synthase in Human Heart Failure. Circulation 93:1087

Hershberger RE, Anderson FL, Bristow MR (1989) Vasoactive intestinal peptide receptor in failing human ventricular myocardium exhibits increased affinity and decreased density. Circ Res 65:283

Hertz MI, Taylor DO, Trulock EP et al (2001) The registry of the International Society for Heart and Lung Transplantation: 19th Official Report – 2002. J Heart Lung Transplant 21:9500

HOPE Investgators (2000) Effects of ramipril on cardiovascular and microvascular outcomes in people with diabetes mellitus: results of the HOPE study and MICRO-HOPE substudy. Heart Outcomes Prevention Evaluation Study Investigators. Lancet Jan 355:253

Hunt SA, Baker DW, Chin MH et al (2001) ACC/AHA Guidelines for the evaluation and management of chronic heart failure in the adult: Executive Summary. Circulation 104:2996

Iervasi G, Pingitore A, Landi P et al. (2003) Low-T_3 syndrome. A strong prognostic predictor of death in patients with heart disease. Circulation 107:708

Ignarro LJ, Burns RE, Buga GM et al (1987) Endothelium-derived relaxing factor from pulmonary artery and vein possesses pharmacologic and chemical properties identical to those of nitric oxide radical. Circ Res 61:866

Jacob R (1968) Druck-Volumen-Zeitbeziehungen im Tierexperiment. In: Reindell H, Keul J, Doll E (Hrsg) Herzinsuffizienz. Thieme, Stuttgart

James SK, Lindahl B, Siegbahn A et al (2003) N-terminal pro-brain natriuretic peptide and other risk markers for the separate predicition of mortality and subsequent myocardial infarction in patients with unstable coronary artery disease. A global utilization of strategies to open occluded arteries (GUSTO)-IV Substudy. Circulation 108:275

Jolly L (2002) The role of the specialist nurse. Heart 88 (Suppl 2):33

Jong P, Vonwinckel E, Liu PP et al (2002) Prognosis and determinants of survival in patients newly hospitalized for heart failure. Arch Intern Med 162:1689

Kannel WB (1987) Epidemiology and prevention of cardiac failure: Framingham Study insights. Eur Heart J 8 Suppl F:23

Karim F, Kidd C, Malpus CM et al (1972) The effects of stimulation of left atrial receptors on sympathetic efferent nerve activity. J Physiol (Lond) 227:243

Kenchaiah S, Evans JC, Levy D et al (2002) Obesity and the risk of heart failure. N Engl J Med 347:305

Khand AU, Rankin AC, Kaye GC et al (2000) Systematic review of the management of atrial fibrillation in patients with heart failure. Eur Heart J 21:614

Kitzman DW, Little WC, Brubaker PH et al (2002) Pathophysiological characterization of isolated diastolic heart failure in comparison to systolic heart failure in comparison to systolic heart failure. J Am Med Ass 288:2144

Kubo SH, Rector T, Bank A, et al (1991) Endothelium dependent vasodilation is attenuated in patients with congestive heart failure. Circulation 84:1589

Kucher N, Printzen G, Goldhaber SZ (2003). Prognostic role of brain natriuretic peptide in acute pulmonary embolism. Circulation 107:2545

Landgren S (1952) On the exicitation mechanism of the carotid baroreceptors. Acta Physiol Scand 25:1

Landmesser U, Spiekermann St, Dikalov S et al (2002) Vascular oxidative stress and endothelial dysfunction in patients with chronic heart failure. role of xanthine-oxidase and extracellular superoxide dismutase. Circulation 106:3073

Levin ER, Gardner DG, Samson WK (1998) Natriuretic peptides (Review). N Engl J Med 339:321

Levy D, Kenchaiah S, Larson MG et al (2002) Long-term trends in the incidence of and survival with heart failure. N Engl J Med 347:1397

Linzbach AJ, Linzbach M (1956) Über das Längenwachstum der herzmuskelfasern und ihrer Kerne in Beziehung zur Herzdilatation. Virchows Arch (Pathol Anat) 328:165

Lubien E, DeMaria A, Krishnaswami P et al (2002) Utility of B-natriuretic peptide in detecting diastolic dysfunction. Circulation 105:595

Lüscher TF (1990) Imbalance of endothelium-derived relaxing and contracting factors: A new concept in hypertension. Am J Hypertens 3:317

Lüscher TF (1991) Endotheliale Relaxation und Kontraktion. DMW 116:747

Lüscher TF, Barton M (2000) Endothelins and endothelin receptor antagonists. Therapeutic considerations for a novel class of cardiovascular drugs. Circulation 102:2434

Lüscher TF, Enseleif F, Pacher R et al (2002) Hemodynamic and neurohumoral effects of selective endothelin A (ET_A) receptor blockade in chronic heart failure. The Heart Failure ET(A) Receptor Blockade Trial (HEAT). Circulation 106:2666

Maack C, Elter T, Nickenig G et al (2001) Prospective crossover comparison of carvedilol and metoprolol in patients with chronic heart failure. J Am Coll Cardiol 38:939

Maeda K, Tsutamoto T, Wada A, et al (1998) Plasma brain natriuretic peptide as a biochemical marker of high left ventricular end-diastolic pressure in patients with symptomatic left ventricular dysfunction. Am Heart J 135:825

Maggioni AP, Anand I, Gottlieb SO et al (2002) Effects of valsartan on morbidity and mortality in patients with heart failure not receiving angiotensin-converting enzyme inhibitors. J Am Coll Cardiol 40:1414

Magovern JA (2001) As originally published in 1993: Right latissimus dorsi cardiomyoplasty augments left ventricular systolic performance. Ann Thorac Surg 71:2077

Maisel A (2002) B-type natriuretic peptide levels: Diagnostic and prognostic in congestive heart failure? Circulation 105:2328

Maisel A, Krishnaswamy P, Nowak RM et al (2002) Rapid measurement of type-B natriuretic peptide in the emergency diagnosis of heart failure. N Engl J Med 347:161

Manning HL, Schwartzstein RM (1995) Pathophysiology of dyspnea. N Engl J Med 33:1547

Marantz PR, Tobin JN, Wassertheil-Smoller S et al (1988) The relationship between left ventricular systolic function and congestive heart failure diagnosed by clinical criteria. Circulation 77:607

McCarthy PM, Starling RC, Young JB et al (2000) Left ventricular reduction surgery with mitral valve repair. J Heart Lung Transplant 19 (Suppl):64

McCullough PA, Nowak RM, McCord J et al for the BNP Multinational Study Investigators (2002) B-type natriuretic peptide and clinical judgement in emergency diagnosis of heart failure. Circulation 106:416

McIntyre K, Capewell S, Stewart S et al (2000) evidence of improving prognosis in heart failure. trends in case fatality in 66.547 patients hospitalized between 1986 and 1995. Circulation 102:1126

McKee PA, Castelli WP, McNamara PM, Kannel WB (1971) The natural history of congestive heart failure: The Framingham Study. N Engl J Med 285:1441

McMurray JJV, Östergren J, Swedberg K et al (2003) Effects of candesartan in patients with chronic heart failure and reduced left-ventricular systolic function taking angiotensin-converting-enzyme inhibitors: the CHARM-Added trial. Lancet 362:767

MERIT-HF Study Group (1999) Effect of Metoprolol CR/XL in chronic heart failure: Metoprolol CR/XL Randomised Intervention Trial in Congestive Heart Failure. Lancet 305:2001

Merrill AJ (1946) Edema and decreased renal blood in patients with chronic congestive heart failure: Evidence of „forward failure" as the primary cause of edema. J clin Inverst 25:389

Meyer K, Stengele E, Samek L et al (1994) Relationship between noninvasive cardiopulmonary exercise testing and central hemodynamics in patients with severe chronic heart failure. Am J Noninvas Cardiol 8:340

Morrison LK, Harrison A, Krishnaswamy P et al (2002) Utility of a rapid B-natriuretic peptide assay in differentiating congestive heart failure from lung disease in patients presenting with dyspnea. J Am Coll Cardiol 39:202

Moss AJ, Zareba W, Hall WJ et al (2002) Prophylactic implantation of a defibrillator in patients with a myocardial infarction and reduced ejection fraction. N Eng L Med 346:877

Moss AJ, Zareba W, Hall WJ et al For the Multicenter Automatic Defibrillator Implantation Trial II Investigators (2002) Prophylactic implantation of a defibrillator in patients with myocardial infarction and reduced ejection fraction. N Engl J Med 346:877

Müller Ch, Scholer A, Laule-Kilian K et al. (2004) Use of B-Type Natriuretic Peptide in the Evaluation and Management of Acute Dyspnea. N Engl Med 350:647–54

Multisite Stimulation in Cardiomyopathy (MUSTIC) Study (2002) Congestive heart failure. J Am Coll Cardiol 40:111

Nagaya N, Nishikimi T, Uematsu M et al (2000) Plasma brain natriuretic peptide as a prognostic indicator in patients with primary pulmonary hypertension. Circulation 102:865

Niebauer MJ, Holmberg MJ, Zucker IH (1986) Aortic baroreceptor characteristics in dogs with chronic high output failure. Basic Res Cardiol 81:111

O'Connor CM, Gattis WA, Adams KF et al (2003) Tezosentan in patients with acute heart failure and acute coronary syndroms. Results of the Randomized Intravenous Tezosentan Study (RITZ-4). J Am Coll Cardiol 41:74

Ohya Y, Sperelakis N (1989) ATP regulation of the slow calcium channels in vascular smooth muscle cells of guinea pig mesenteric artery. Circ Res 64:145

Olsen SP, Clapham DE, Davies PF (1988) Hemodynamic shear stress activates a K^+-current in vascular endothelial cells. Nature 331:168

Packer M, Bristow MR, Cohn JN et al for the U.S. Carvedilol Heart Failure Study Group (1996) The effect of carvedilol on morbidity and mortality in patients with chronic heart failure. N Engl J Med 334:1349

Packer M, Califf RM, Konstam MA et al for the OVERTURE Study Group (2002) Comparison of omapatrilat und enalapril in patients with chronic heart failure. Circulation 106:920

Packer M, Coats AJ, Fowler MB et al (2001) Effect of carvedilol on survival in severe chronic heart failure. N Engl J Med 344:1651

Packer M, Coats AJS, Fowler MB et al for the Carvedilol Prospective Randomized Cumulative Survival Study Group (2001) Effect of carvedilol on survival in severe chronic heart failure. N Engl J Med 344:1651

Packer M, Fowler MB, Roecker EB et al for the Carvedilol Prospective Randomized Cumulative Survival Study Group (2002) Effect of carvedilol on the morbidity of patients with severe chronic heart failure. Circulation 106:2194

Packer M, Poole-Wilson PA, Armstrong PW et al on behalf of the Atlas Study Group (1999) Comparative effects of low and high doses of the angiotensin-converting enzyme inhibitor, lisinopril, on morbidity and mortality in chronic heart failure. Circulation 100:2312

Parker JO, West RO, DiGiorgi S (1967) Myocardial infarction without angina with observations on the effect of nitroglycerin. Circulation 5:734

Paulus WJ, Frantz S, Kelly RA (2001) Nitrit oxide and cardiac contractility in human heart failure. Time for reappraisal. Circulation 104:2260

Pfeffer MA (2001) New treasures from old? EPHESUS. Cardiovascular Drugs and Therapy 15:11

Pfeffer MA, Pfeffer JM, Steinberg C, Finn P (1985) Survival after an experimental myocardial infarction: beneficial effects of long-term therapy with captopril. Circulation 72:406

Pfeffer MA, McMurray JJV, Velazquez EJ et al (2003a) Valsartan, Captopril, or both in myocardial infarction complicated by heart failure, left ventricular dysfunction, or both. N Engl J Med 349:1893

Pfeffer MA, Swedberg K, Granger CB et al (2003b) Effects of candesartan on mortality and morbidity in patients with chronic heart failure: the CHARM-Overall programme. Lancet 362:759

Pitt B, Poole-Wilson PA, Segal R et al on behalf of the Elitte II investigators (2000) Effect of losartan compared with captopril on mortality in patients with symptomatic heart failure: randomised trial-the Losartan Heart Failure Survival Study Elite II. Lancet 355:1582

Pitt B, Remme W, Zannad, F et al (2003) Eplerenone, a selective aldosterone blocker, in patients with left ventricular dysfunction after myocardial infarction. N Engl J Med 348:1309

Pitt B, Williams G, Remme W et al (2001) The ephesus trial: eplerenone in patients with heart failure due to systolic dysfunction complicating acute myocardial infarction. Cardiovascular Drugs and Therapy 15:79

Pitt M, Zannad F, Remme WJ et al (1999) The effect of spironolactone on morbidity and mortality in patients in severe chronic heart failure. N Engl J Med 341:709

Poole-Wilson PA, Swedberg K, Cleland JGF et al (2003) Comparison of carvedilol and metoprolol on clinical outcomes in patients with chronic heart failure in the Carvedilol Or Metoprolol European Trial (COMET): randomised controlled trial. Lancet 362:7

Rathore SS, Wang Y, Krumholz HM (2002) Sex-based differences in the effect of digoxin for the treatment of heart failure. N Engl J Med 347:1403

Rector TS, Olivari MT, Levine TB et al (1987) Predicting survival for an individual with congestive heart failure using the plasma norepinephrine concentration. Am Heart J 114:148

Redfield MM (2002) Heart Failure – An epidemic of uncertain proportions. N Engl J Med 347:1442

Reindell H, Musshoff K, Klepzig H (1960) Physiologische und pathologische Grundlagen der Größen- und Formänderungen des Herzens. In: Schwiegk H (Hrsg) Handbuch der Inneren Medizin, Bd. IX/1. Springer, Heidelberg

Remes J, Reunanen A, Aromaa A, Pyörälä K (1992) Incidence of heart failure in eastern Finland: a population-based surveillance study. Europ Heart J 13:588

Rihal CS, Davis KB, Kennedy JW, et al (1995) The utility of clinical, electrocardiographic, and roentgenographic variables in the prediction of left ventricular function. Am J Cardiol 75:220.

Rose EA, Gelijns AC, Moskowitz AJ et al for The Randomized Evaluation of Mechanical Assistance for the Treatment of Congestive Heart Failure (Rematch) Study Group (2001) Long-term use of a left ventricular assist device for end-stage heart failure. N Engl J Med 345:1435

Roskamm H, Blümchen G, Fiebig H et al (1972) Hämodynamik und „Kontraktilitätsreserve" bei Myokardiopathien. Dtsch Med Wschr 97:1681

Ross J JR (1976) Afterload mismatch and preload reserve: A conceptual framework for the analysis of ventricular function. Prog Cardiovasc Dis 18:255

Rouleau JL, Pfeffer MA, Stewart DJ et al (2000) Comparison of vasopeptidase inhibitor, omapatrilat, and lisinopril on exercise tolerance and morbidity in patients with heart failure: IMPRESSS randomised trial. Lancet 356:615

Rubin LJ, Badesch DB, Barst RJ et al for the Bosentan Randomized Trial of Endothelin Antagonist Therapy Study Group (2002) Bosentan therapy for pulmonary arterial hypertension. N Engl J Med 346:896

Rüegg JC (1990) Towards a molecular understanding of contractility. Cardioscience 1:163

Ruzniak I, Földi M, Szabo G (1957) Physiologie und Pathophysiologie des Lymphkreislaufs. Fischer, Jena

Samek L, Hauf GF, Jadue AA et al (1991) Anpassungsvorgänge in der Arbeitsmuskulatur durch Training bei Patienten mit schwerer linksventrikulärer Schädigung (Abstrakt). Z Kardiol 80 (Suppl 3):160

Sarnoff SI, Mitchell JH (1962) The control of the function of the heart. In: Handbook of physiology, vol I, p 489. Williams&Wilkins, Washington

Scholz J (1989) Inositoltriphosphat, ein neuer „Second Messenger" für positiv inotrope Wirkungen am Herzen. Klin Wochenschr 67:271

Scholz J, Schaefer B, Schmitz W et al (1988) Alpha$_1$-adrenoceptor-mediated positive inotropic effect and inositol triphosphate increase in mammalian heart. J Pharmacol Exp Ther 245:327

Schwiegk H, Rieker G (1960) Pathophysiologie der Herzinsuffizienz. In Schwiegk H (Hrsg) Handbuch der Inneren Medizin, Bd IX/1. Springer, Heidelberg Berlin New York

SOLVD Investigators (1991) Effect of enalapril on survival in patients with reduced left ventricular ejection fractions and congestive heart failure. N Engl J Med 325:293

SOLVD Investigators (1992) Effect of enalapril on mortality and the development of heart failure in asymptomatic patients with reduced ventricular ejection fractions. N Engl J Med 327:685

Sowers JR (2002) Hypertension, Angiotensin II, and oxidative stress. N Engl J Med 346:1999

Spann JR JF, Mason DT, Zelis RF (1969) The altered performance of the hypertrophied and failing heart. Am J Med Sci 258:291

Spiegel AM (1987) Signal transduction by guanine nucleotide binding proteins. Mol Cell Endocrinol 49:1

Spieker LE, Hürlimann D, Ruschiitzka F et al (2002) Mental stress induces prolonged endothelial dysfunction via endothelin-A-receptors. Circulation 105:2817

Spieker LE, Noll G, Ruschitzka FT et al (2001) Endothelin receptor antagonists in congestive heart failure : a new therapeutic principle for the future? J Am Coll Cardiol 37:1493

Starling EH (1918) The linacre lecture on the law of the heart. Longmans, Grenn&Co, New York

Sullivan MJ, Higginbotham MB, Cobb FR (1988) Exercise training in patients with severe left ventricular dysfunction. Hemodynamic and metabolic effects. Circulation 78:506

Sutton GC (1990) Epidemiologic aspects of heart failure. Am Heart J 120:1538

Suzuki G, Morita H, Mishima T et al (2002) Effects of long-term monotherapy with eplerenone, a novel aldosterone blocker, on progression of left ventricular dysfunction and remodeling in dogs with heart failure. Circulation 106:2967

Task Force for the Diagnosis and Treatment of Chronic Heart Failure, European Society of Cardiology (2001) Guidelines for the diagnosis and treatment of chronic heart failure. Eur Heart J 22:1527

Teelink JR, Massie BM, Cleland JG, Tzivoni D for the RITZ-Investigators (2001) A double-blind, parallel-group, multi-center, placebo-controlled study to investigate the efficacy and safety of tezosentan in reducing symptoms in patients with acute decompensated heart failure (RITZ 1). Circulation 104 (Suppl II):526 (Abstr)

Thames MD, Miller BD, Abboud FM (1982) Sensitization of vagal cardiopulmonary baroreflex by chronic digoxin. Am J Physiol 243:H815

Torre-Amione G, Young JB, Durand J-B et al (2001) Hemodynamic effects of tezosentan, an intravenous dual endothelin receptor antagonist, in patients with class III to IV congestive heart failure. Circulation103:973

Vanhoutte PM (1983) Adjustments in the peripheral circulation in chronic heart failure. Eur Heart J 4 (Suppl A):67

Veenhuyzen GD, Singh SN, McAreavey D et al (2001) Prior coronary artery bypass surgery and risk of sudden death among patients with ischemic left ventricular dysfunction. Circulation 104:1489

Verma S, Anderson TJ (2002) Fundamentals of endothelial function for the clinical cardiologist. Circulation 105:546

VMAC (Vasodilatation in the Management of Acute CHF) Investigators Publication Committee (2002) Intravenous nesiritide vs nitroglycerin for treatment of decompensated congestive heart failure. J Am Med Ass 287:1531

Wang W, Chen J, Zucker IH (1989) Effects of ouabain on carotid sinus barorecepotor discharge in dogs with chronic heart failure (abstract). Circulation 80 (Suppl) II:393

Weber, KT (2001) Aldosterone in congestive heart failure. N Engl J Med 345:1689

Wilson JR (1995) Exercise intolerance in heart failure: importance of skeletal muscle. Circulation 91:559

Wittstein IS, Kass DA, Pak PH et al (2001) Cardiac nitric oxide production due to angiotensin-converting enzyme inhibition decreases beta-adrenergic myocardial contractility in patients with dilated cardiomyopathy. J Am Coll Cardiol 38:429

Yusuf S, Pfeffer MA, Swedberg K et al (2003) Effects of candesartan in patients with chronic heart failure and preserved left-ventricular ejection fraction: the CHARM-Preserved Trial. Lancet 362:777

Zile MR, Brutsaert DL (2002a) New concepts in diastolic dysfunction and diastolic heart failure, part I. Circulation 105:1387

Zile MR, Brutsaert DL (2002b) New concepts in diastolic dysfunction and diastolic heart failure, part II. Circulation 105:1503

Zucker IH, Earle AM, Gilmore JP (1979) Chances in the sensitivity of left atrial receptors following reversal of heart failure. Am J Physiol 237:H555

Erregungsbildungs- und Erregungsleitungsstörungen

D. Kalusche, G. Csapo†

18.1 Nomotope Erregungsbildungsstörungen – 368
18.1.1 Sinusarrhythmie – 368
18.1.2 Sinustachykardie – 368
18.1.3 Sinusbradykardie – 369

18.2 Heterotope Erregungsbildungsstörungen – 370
18.2.1 Ersatzsystolen und Ersatzrhythmen – 370
18.2.2 Multifokaler Vorhofrhythmus – 371
18.2.3 Extrasystolen – 371

18.3 Tachykardien – 376
18.3.1 Begriffsbestimmungen – 376
18.3.2 Fokale atriale Tachykardien – 378
18.3.3 Vorhofflattern: atriale Makro-Reentry-Tachykardien – 380
18.3.4 Vorhofflimmern – 383
18.3.5 AV-junktionale Tachykardien – 385
18.3.6 Präexzitationssyndrome – 389
18.3.7 Kammertachykardien – 396

18.4 Pararrhythmien – 407
18.4.1 AV-Dissoziation – 407
18.4.2 Parasystolie – 409

18.5 Erregungsleitungsstörungen – 410
18.5.1 Begriffsbestimmungen – 410
18.5.2 Sinuatrialer Block – 411
18.5.3 Inter- und intraatrialer Block – 412
18.5.4 Atrioventrikulärer Block – 412
18.5.5 Intraventrikuläre Erregungsleitungsstörungen – 420

18.6 Spezielle rhythmologische Syndrome – 428
18.6.1 Karotissinussyndrom – 428
18.6.2 Sinusknotensyndrom – 430

Literatur – 433

Störungen der Erregungsbildung und Erregungsleitung spielen unabhängig von der Ätiologie der Grunderkrankung in der klinischen Kardiologie eine wichtige Rolle. Ca. 20–30% der Überweisungen in kardiologisch orientierte Praxen und kardiologische Krankenhausabteilungen erfolgt wegen „Herzrhythmusstörungen". Berücksichtigt man nur „notfallmäßige" Einweisungen bzw. Vorstellungen, so ist der Anteil noch höher. Die Symptome für den betroffenen Patienten reichen von Palpitationen über Schwindel, Synkope, Herzrasen bis hin zum Herz-Kreislauf-Stillstand. Die hieraus resultierende Funktionsstörung wird vorrangig durch die Herzrhythmusstörung selbst bestimmt. Die weitere Prognose hingegen ist in erster Linie von der zugrunde liegenden Grunderkrankung und ihrem Schweregrad abhängig.

Die ursächlichen Mechanismen der Arrhythmogenese sind ausführlich in Kap. 3 dargestellt, die Differenzialtherapie der verschiedenen Arrhythmien in den Kap. 40 und 51. Auf Querverbindungen insbesondere zu den Kap. 19 und 20 sei hingewiesen.

18.1 Nomotope Erregungsbildungsstörungen

18.1.1 Sinusarrhythmie

Der normale Sinusrhythmus als auch seine Beeinflussung durch das vegetative Nervensystem ist im Abschn. 9.3 ausführlich beschrieben. Schon die normale Sinustätigkeit ist nicht ganz regelmäßig, sondern zeigt eine spontane und **respiratorische Arrhythmie**. Im Inspirium nimmt die Sinusfrequenz zu, im Exspirium nimmt sie ab; die PQ-Distanz bleibt praktisch unverändert. Die P-Zacken zeigen gelegentlich periodisch geringgradige Formveränderungen. Parallel zur Frequenzbeschleunigung im Inspirium rotiert die elektrische Herzachse etwas nach rechts, im Exspirium wieder nach links. Die P-P-Intervalle differieren bei der respiratorischen Arrhythmie um höchstens 15%.

> **Definition**
> Wenn die Differenz zwischen dem kürzesten und dem längsten P-P-Intervall größer als 120 ms ist, spricht man von ausgeprägter Sinusarrhythmie (◘ Abb. 18.1).

Die respiratorische Arrhythmie wird durch eine Frequenzsteigerung infolge des Bainbridge-Reflexes aus dem rechten Vorhof bei erhöhtem venösem Rückfluss im Inspirium und durch eine Frequenzverlangsamung infolge Erregung der Karotissinusdepressoren bei Druckanstieg im Exspirium erklärt. Am ausgeprägtesten ist die respiratorische Arrhythmie bei Jugendlichen und starken Vagotonikern, wobei sie oft das zur Sinusarrhythmie angegebene Kriterium von 15% Frequenzschwankung deutlich übertrifft. Die normale Sinusarrhythmie fehlt bei Sinustachykardie (z. B. Hyperthyreose), bei kongenitalen Vitien mit hämodynamisch bedeutendem Links-Rechts-Shunt und kann nach großem Herzinfarkt oder bei Herzinsuffizienz vermindert sein.

Eine weitere „physiologische" Form der Sinusarrhythmie ist die **ventrikulophasische Sinusarrhythmie**, die man beim AV-Block II. und III. Grades sieht: die P-P-Intervalle, die einem QRS-Komplex folgen, werden etwas länger (◘ Abb. 18.2). Die Frage, ob die ventrikulophasische Sinusarrhythmie durch einen neuralen Reflexmechanismus oder durch einen mechanischen Feedback-Mechanismus (d. h. durch die Pulsation der Sinusknotenarterie nach der Kammerkontraktion) zustande kommt, ist bis heute nicht geklärt. Neben den phasischen Sinusarrhythmien findet man auch nichtphasische Unregelmäßigkeiten der Sinustätigkeit. Die nichtphasische Sinusarrhythmie begleitet oft die Sinusknotenkrankheit.

18.1.2 Sinustachykardie

> **Definition**
> Eine Sinustachykardie besteht, wenn der Sinusrhythmus bei Erwachsenen eine Frequenz von mehr als 100/min erreicht.

Die Frequenzsteigerung geht in der Regel bis 150/min, kann aber auch (z. B. bei gut trainierten Sportlern unter maximaler Belastung) 200/min erreichen. Die Diastole (TP- oder UP-Abstand) wird verkürzt, sodass sich T und P evtl. überlagern oder eine mehr oder weniger abgesetzte gemeinsame Welle bilden. Entsprechend der Tachykardie wird die Achse von P und QRS steiler, sodass oft ein pseudopulmonles P und eine Steillage erscheinen. Die ST-Strecke zeigt einen tiefen Abgang (Absenkung des J-Punktes) und einen ansteigenden Verlauf mit direktem Übergang in ein hohes, evtl. auch flaches T. Das AV-Intervall misst auch bei hochgradiger Tachykardie stets mindestens 120 ms.

Eine Sinustachykardie wird bei Herzerkrankungen (Herzinsuffizienz, Infarkt, Endokarditis, Myokarditis usw.) und bei zahlreichen extrakardialen Störungen (Hyperthyreose, Anämie, Fieber, Kollaps, Orthostase, vegetative Dystonie im Sinne der Sympathikotonie usw.) gefunden. Sie ist physiologisch beim Kind, bei körperlicher Arbeit und Emotionen. Sie kann auch medikamentös (Atropin und andere Vagolytika, Adrenalin, Isoprenalin und andere Sympathikomimetika, Theophyllin) bedingt sein. Nikotin, Kaffee, Tee, Alkohol oder auch Amphetamine können den Sinusrhythmus ebenfalls beschleunigen. Der Mechanismus der hier geschilderten Sinustachykardie ist die Geschwindigkeitszunahme der diastolischen Spontandepolarisation (Phase-4-Depolarisation) im Sinus-

18.1 · Nomotope Erregungsbildungsstörungen

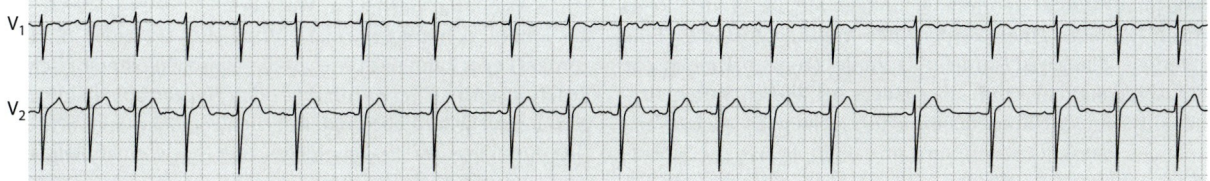

Abb. 18.1. Ausgeprägte respiratorische Sinusarrhythmie. Kürzestes PP-Intervall: 680 ms (Frequenz: 88/min), längstes PP-Intervall: 1160 ms (Frequenz: 52/min)

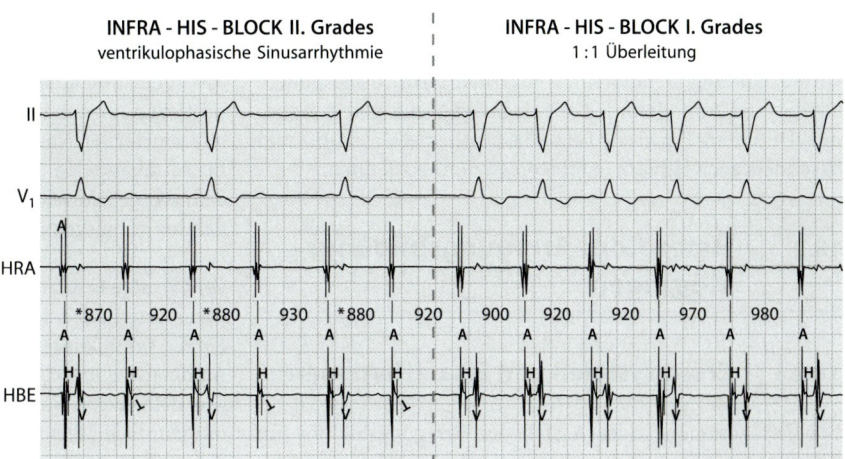

Abb. 18.2. Ventrikulophasische Sinusarrhythmie bei AV-Block II. Grades (2:1). Die PP-Intervalle, die einem QRS-Komplex folgen, sind immer länger als die PP-Intervalle, die einen QRS-Komplex einschließen. Nach Übergang in 1:1-Überleitung verschwindet die ventrikulophasische Sinusarrhythmie

knoten (in den P-Zellen) unter neuralen, hormonalen, medikamentösen oder toxischen Wirkungen. Die Umstände, die die Beschleunigung der Spontandepolarisation hervorrufen, wirken auch auf den AV-Knoten, wo sie die Erregungsleitung beschleunigen. Damit wird die PQ-Zeit-Verkürzung bei Sinustachykardie erklärt.

Fehlt eine physiologische oder pathophysiologische Ursache für die Frequenzbeschleunigung, so sprechen wir von einer **inadäquaten Sinustachykardie** (IST, „inappropiate sinus tachycardia"; Abb. 18.3). Sie kann für Betroffene (90% weibliches Geschlecht) ein großes Problem mit erheblichem Leidensdruck darstellen. Im Gegensatz zum hyperkinetischen Herzsyndrom bzw. zum Trainingsmangel spricht die permanente IST nicht oder kaum auf β-Blocker, Kalziumantagonisten oder auch Digitalis an und bessert sich auch nicht durch regelmäßiges körperliches Ausdauertraining (Morillo et al. 1994).

Die **Sinusknoten-Reentry-Tachykardie** ist den paroxysmalen supraventrikulären Tachykardien zuzuordnen und weiter unten beschrieben (s. Abschn. 18.3.2).

18.1.3 Sinusbradykardie

Definition

Als Sinusbradykardie wird eine Frequenz bei Sinusrhythmus von weniger als 60/min bezeichnet.

Bei der Untersuchung mehrerer Tausend junger gesunder Medizinstudenten und Air-Force-Soldaten wurde bei 25% eine

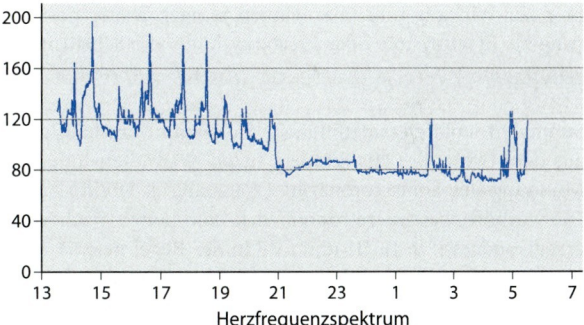

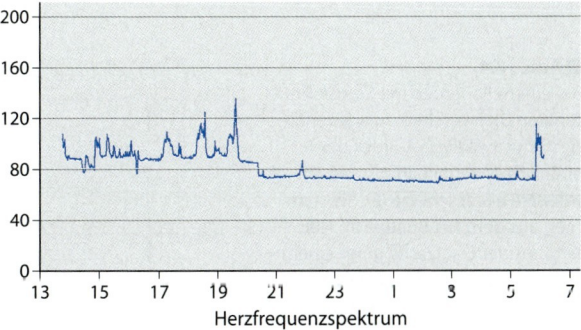

Abb. 18.3. Inadäquate Sinustachykardie. Dargestellt ist das Herzfrequenzspektrum mittels Langzeit-EKG-Registrierung vor (oben) und nach Hochfrequenzkatheterablationsbehandlung (unten). Es ist gut zu erkennen, dass die HF tagsüber nie unter 100/min beträgt und schon normale körperliche Belastungen (Spaziergang, Treppensteigen) Herzfrequenzspitzen bis 200/min bewirken. Nach Sinusknotenmodulation mittels Hochfrequenzkatheterablation normales HF-Spektrum

Sinusbradykardie < 60/min gefunden. Sie ist in der Regel Ausdruck eines guten körperlichen Trainingszustands. Eine ständige Sinusbradykardie < 40/min (sog. pathologische Sinusbradykardie) kann – besonders bei älteren Patienten – hämodynamische Konsequenzen hervorrufen. Es ist eine Variante des Sinusknotensyndroms und dann Anlass zur Schrittmachertherapie (s. Abschn. 18.6.2). Auch extrakardiale Erkrankungen führen nicht selten zu Sinusbradykardie. Hierzu gehören die Hypothyreose, zerebrale Erkrankungen mit erhöhtem Hirndruck, chronische gastrointestinale Leiden (z. B. rezidivierende Gastritis oder Ulzera) u. a. Auch eine Reihe von häufig verordneten Medikamenten kann Ursache für eine Sinusbradykardie sein. Hier sind in erster Linie Digitalisglykoside, β-Rezeptorenblocker, Antiarrhythmika (insbesondere Sotalol und Amiodaron), Kalziumantagonisten vom Verapamil-/Diltiazem-Typ sowie Clonidin (Antihypertensivum) und besonders auch Lithium (Antidepressivum) zu nennen.

18.2 Heterotope Erregungsbildungsstörungen

18.2.1 Ersatzsystolen und Ersatzrhythmen

Bei Verlangsamung oder Ausfall der Erregungsbildung im Sinusknoten oder bei Blockierung der AV-Überleitung der Sinuserregung kommen passiv die sekundären und tertiären Automatiezentren im Bereich der AV-Junktion und der Kammer zur Wirkung und übernehmen je nach Dauer der Störung als Ersatzsystole oder Ersatzrhythmus die Schrittmacherfunktion.

Supraventrikuläre Ersatztätigkeit. Sie stammt am häufigsten aus dem Gebiet des His-Bündels, tiefen AV-Knotens oder der Mündung des Sinus coronarius (Watanabe u. Dreifus 1968). Die Vorhöfe werden retrograd, d. h. von unten nach oben erregt, sodass P in II, III und aVF in der Regel negativ wird. Besteht ein retrograder AV-Block (VA-Block), werden die Vorhöfe durch den später einfallenden Sinusreiz anterograd aktiviert. Da die ventrikuläre Erregungsausbreitung im His-Purkinje-System auf normalem Wege erfolgt, bleibt in der Regel der Kammerkomplex normal (QRS nicht verbreitert, T konkordant) oder kann nach wie vor die typischen pathologischen Reaktionsformen (z. B. Infarkt- oder Hypertrophiebild) zeigen. Bei tachykardiebedingtem Schenkelblock kann sich der QRS-Komplex des Ersatzschlages, der nach einer längeren Pause auftritt, normalisieren.

Einzelne Ersatzschläge können schon in der bradykarden Phase einer ausgesprochenen Sinusarrhythmie, bei kurzen SA-Blockierungen (Abb. 18.4), bei AV-Block II. Grades oder nach der kompensatorischen Pause einer Extrasystole (auch nach einer blockierten supraventrikulären Extrasystole) auftreten. Zu Ersatzrhythmen kommt es bei länger dauerndem Aus- oder Abfall der Sinustätigkeit oder der AV-Überleitung. Im Gegensatz zur Extrasystole ist der Abstand der Ersatzsystole zum letzten Normalschlag immer verlängert (Abb. 18.4). Im intrakardialen EKG ist supraventrikuläre Ersatztätigkeit dadurch gekennzeichnet, dass dem V-Potenzial eine His-Deflektion vorausgeht.

Ventrikuläre Ersatztätigkeit. Sie kommt bei schwacher sekundärer Automatie oder bei Blockierungen unterhalb der sekundären Automatiezentren zum Tragen (tertiäre, ventrikuläre Automatiezentren). Ersatzsystolen und Ersatzrhythmen zeigen deformierte und dissoziierte Kammerkomplexe, die im intrakardialen Elektrogramm ohne vorhergehendes H-Potenzial auftreten. Die QRS-Verbreiterung kann aber auch einer supraventrikulären Ersatzsystole mit Schenkelblock entsprechen. In diesem Fall geht dem Kammerkomplex im HBE ein H-Potenzial voraus.

Die typische Frequenz der Kammerautomatie oder des Kammereigenrhythmus liegt unter 40/min (Abb. 18.5). Liegt die Heterotopie im rechten Tawara-Schenkel, wird der linke Ventrikel auf muskulärem Wege, d. h. verspätet und aberrierend depolarisiert; es entsteht das Bild des Linksschenkelblocks. Umgekehrt spricht das Bild des Rechtsschenkelblocks für einen Ursprung der Kammerautomatie im linken Schenkel. Sinkt die Frequenz auf Werte von 30–20/min und erscheinen besonders stark verbreiterte und deformierte QRS-Gruppen, ist der ektopische Reizursprung im peripheren Purkinje-Fasernetz oder in der Arbeitsmuskulatur selbst zu vermuten.

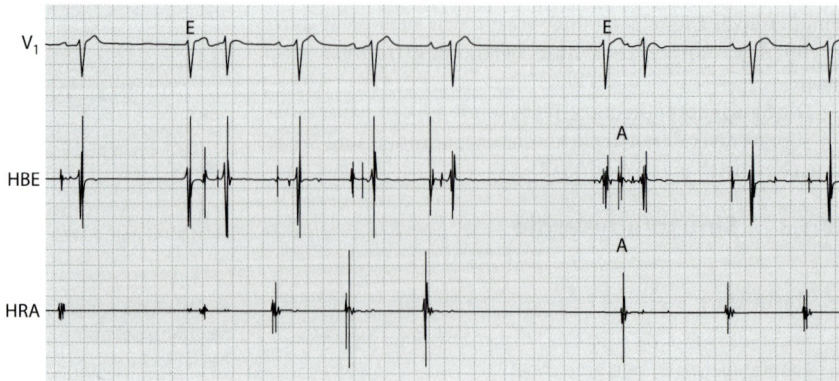

Abb. 18.4. Bei einem Patienten mit Sinusknotenkrankheit erscheinen während der Sinusausfälle (SA-Block bzw. Sinusarrest) regelmäßig supraventrikuläre Ersatzschläge *(E)*. Sie stammen aus dem His-Bündel: Im HBE beginnt der Ersatzschlag mit einem H-Potenzial. Nach dem 2. Ersatzschlag sieht man eindeutig, dass das tiefatriale Vorhofpotenzial (A in HRA) dem hochatrialen Vorhofpotenzial (A in HBE) vorangeht, d. h. der P-QRS-Komplex nach dem Ersatzschlag ist kein Sinus-, sondern ein Echoschlag

18.2.2 Multifokaler Vorhofrhythmus

Beim multifokalen Vorhofrhythmus („wandernder Schrittmacher") handelt sich um eine Normvariante physiologischer Impulsbildung. Nach heutiger Auffassung setzt sich der „funktionelle" Sinusknoten über die anatomische Sinusknotenregion entlang der Crista terminalis nach kaudal fort („sinus pacemaker complex"; Olgin 2000). Durch periodische Vaguswirkung „wandert" der Schrittmacher von oben nach unten. Im EKG verkürzt sich PQ bzw. ändert sich P sukzessive mit absteigendem Erregungsursprung; gleichzeitig sinkt die Frequenz. Kehrt der Schrittmacher mit Nachlassen der Vaguswirkung nach kranial zurück, werden die P wieder normal, die PQ-Dauer wird länger und die Frequenz schneller. Dieses Wandern des Schrittmachers wiederholt sich in mehr oder weniger regelmäßiger Folge (◘ Abb. 18.6).

18.2.3 Extrasystolen

Begriffsbestimmungen

Extrasystolen repräsentieren eine der häufigsten Rhythmusstörungen, sie treten auch bei Gesunden auf. Die Nomenklatur dieser Rhythmusstörungen ist bis heute nicht einheitlich. Gegenüber der von Engelmann (1894, 1895) eingeführten Bezeichnung Extrasystole argumentieren einige Autoren, dass eine Systole nur dann die Bezeichnung „extra" verdient, wenn

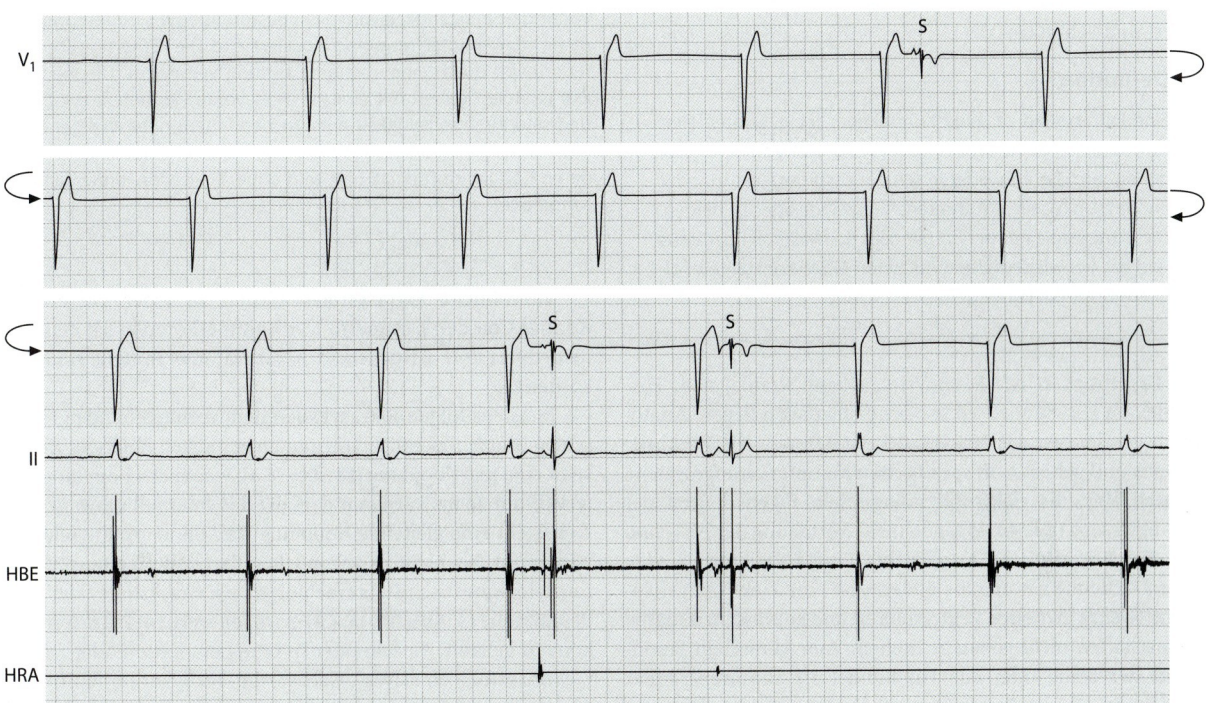

◘ **Abb. 18.5.** Kammerersatztätigkeit mit einer Frequenz von 24/min. Während des Vorhofstillstandes erscheinen lediglich unregelmäßige Sinusschläge (S) mit Abständen bis zu 20 s (Papiergeschwindigkeit 25 mm/s)

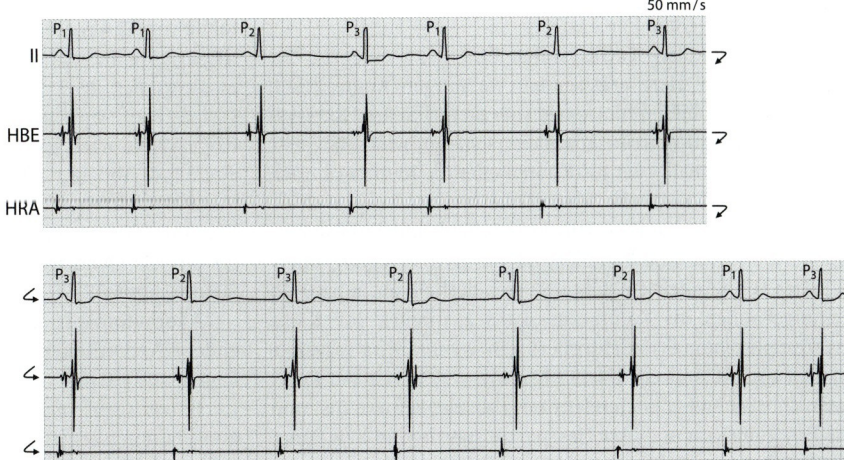

◘ **Abb. 18.6.** Wandernder Schrittmacher mit unterschiedlichen PP-Intervallen und P-Wellenkonfiguration. Der wandernde Schrittmacher findet sich im Sinusknoten: Die intrakardiale Wellenfolge und das A'-A-Intervall ändern sich nicht

sie interponiert erscheint. Der Ausdruck „ektopischer Schlag" („ectopic beat") soll auf den abnormen Ursprung dieser Rhythmusstörungen hinweisen, kann dies aber nicht, da auch Ersatzschläge ektopisch sind; andererseits können Extrasystolen auch aus dem Sinusknoten stammen, womit sie keineswegs ektop sind. Die Bezeichnung vorzeitiger Schlag („premature beat") oder vorzeitige Systole („premature systole") geben eine wichtige Eigenschaft der Extrasystole an, sind jedoch nicht allgemein gültig, da man nicht zwischen vorzeitigen und zeitgerechten Schlägen unterscheiden kann, wenn der Grundrhythmus des Herzens nicht regelmäßig ist, wie z. B. bei Vorhofflimmern. Zusammenfassend kann man feststellen dass diese Schläge mit den neuen Bezeichnungen nicht präziser beschrieben werden als mit dem Wort „Extrasystole". Wir halten an diesem Terminus technicus fest mit der Definition von Scherf und Schott (1953):

> **Definition**
>
> Eine Extrasystole ist „eine Kontraktion des gesamten Herzens oder eines Herzteiles, ausgehend von einem Impuls, der abnorm ist, entweder in seinem Ursprung (ektop) oder im Zeitpunkt seines Auftretens (vorzeitig) oder in beiden. Die Extrasystole interferiert mit dem dominanten Rhythmus und hat bei wiederholtem Auftreten einen konstanten Folgeabstand zum vorhergehenden Schlag".

Der Ursprungsort der Extrasystolen kann kranial vom His-Bündel, im His-Bündel selbst oder distal davon liegen. Anatomisch gesehen ist das His-Bündel ein Teil des His-Purkinje-Systems und gehört zum spezifischen Kammerleitungssystem. Da sich aber die elektrophysiologischen Eigenschaften der Leitungsfasern (wie Aktionspotenzial, Verteilung der Na$^+$- und Ca^{++}-Kanäle) vom AV-Knoten bis zur Aufteilung in den Tawara-Schenkeln stufenlos ändern, ist eine elektrophysiologische Grenze zwischen ventrikulären und supraventrikulären Eigenschaften nicht genau zu ziehen. Vom klinischen Standpunkt her sollte man das His-Bündel als supraventrikulär bezeichnen, da die Ersatztätigkeit dieses Gebietes die ganze Kammererregung betrifft.

In elektrophysiologischen Experimenten mit Tierherzen und menschlichen Papillarmuskeln konnte festgestellt werden, dass eine Extrasystole mit fixem Kopplungsintervall durch einen Reentry-Mechanismus oder durch eine getriggerte Aktivität ausgelöst werden kann (s. Kap. 3).

Supraventrikuläre Extrasystolen führen zu einer in der Regel das ganze Herz erfassenden vorzeitigen Kontraktion. Eine Ausnahme bilden blockierte supraventrikuläre Extrasystolen, denen kein Ventrikelkomplex nachfolgt, weil – bei sehr frühzeitigem Einfall – der AV-Knoten oder die Kammern noch refraktär sind. Das zweite wesentliche Merkmal supraventrikulärer Extrasystolen ist – falls kein Schenkelblock besteht – ein normaler Kammerkomplex, da die Extraerregung oberhalb des His-Bündels entsteht und sich deshalb auf normalen Leitungsbahnen ins Kammermyokard ausbreitet. Ihr Kammerkomplex kann evtl. deformiert sein, wenn die Extrasystole so früh einfällt, dass ein Teil des Leitungssystems (in der Regel der rechte Schenkel) noch relativ oder absolut refraktär ist und die Erregung sich in dieser Herzpartie **aberrierend** bzw. langsamer (aberrante Leitung) ausbreitet (□ Abb. 18.7).

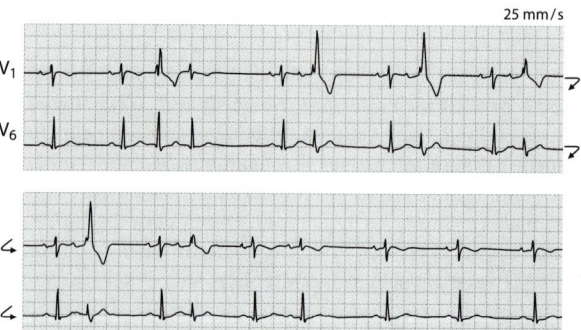

□ **Abb. 18.7.** Polytope supraventrikuläre Extrasystolen. Die erste Extrasystole stammt wahrscheinlich vom His-Bündel: es geht kein P voran; die Sinustätigkeit wird nicht gestört (die svES ist interponiert), da sie im AV-Knoten retrograd blockiert wird. Die RSB-artige Konfiguration wird durch eine aberrante Leitung verursacht. Die weiteren Extrasystolen gehen mit einer P-Welle voran (Vorhofextrasystolen) und sind ihrer Vorzeitigkeit entsprechend mehr oder weniger aberrierend fortgeleitet. Die letzte Extrasystole erscheint mit einem längeren Kopplungsintervall und wird ohne Aberration in die Kammer fortgeleitet

Ventrikuläre Extrasystolen führen zu einer vorzeitigen Kontraktion der Kammern. Der Kammerkomplex ist deutlich deformiert und dissoziiert, d. h. die Kammerendteile sind **diskordant.**

Meistens folgen Extrasystolen dem vorhergehenden Herzschlag in einer ziemlich konstanten zeitlichen Relation. Es besteht eine fixe Kopplung (□ Abb. 18.8), wobei das Kopplungsintervall um 40 ms variieren darf. Ist das Intervall schwankend, so besteht eine gleitende Kopplung (□ Abb. 18.9), die seltener vorkommt. Bei nicht fix gekoppelten Extrasystolen muss differenzialdiagnostisch stets eine polytope Extrasystolie oder eine Parasystolie (s. Abschn. 18.4.2) erwogen werden. Extrasystolen können gehäuft, einzeln oder in Gruppen, Ketten oder Salven („extrasystolie en salves", Gallavardin-Tachykardie) auftreten. Als „Gallavardin-Tachykardie" (Gallavardin et al. 1946) sollte eine Rhythmusstörung jedoch nur dann bezeichnet werden, wenn die salvenartigen Kammertachykardien eine relativ niedrige Frequenz (130–140/min) aufweisen und eine strukturelle Herzerkrankung ausgeschlossen ist (□ Abb. 18.49).

Folgt jedem Normalschlag eine Extrasystole, liegt eine **Bigeminie** vor (□ Abb. 18.10a). Bei einer **Trigeminie** (□ Abb. 18.10b) folgen einem Normalschlag je zwei, bei **Quadrigeminie** je 3 Extrasystolen usw. bis zu einer **1:n-Polygeminie**. Dagegen spricht man von einer **2:1-, 3:1-Extrasystoile** usw., wenn eine Extrasystole nach jedem zweiten, dritten Normalschlag usw. einfällt (□ Abb. 18.11). Leider ist die Nomenklatur nach wie vor uneinheitlich, und es wird v. a. in der angloamerikanischen Literatur eine 2:1-Extrasystolie als Trigeminus, eine 3:1-Extrasystolie als Quadrigeminus bezeichnet (Olgin u. Zipes 2001; Steinbeck 1983).

Allorhythmie ist die Bezeichnung für extrasystolische und andere Arrhythmien, die nach den oben genannten festen Regeln auftreten.

Entspringen mehrere Extrasystolen dem gleichen Erregungsbildungszentrum und zeigen sie identische Konfiguration sowie fixe Kopplung, sind sie **monotop** und **monomorph**

18.2 · Heterotope Erregungsbildungsstörungen

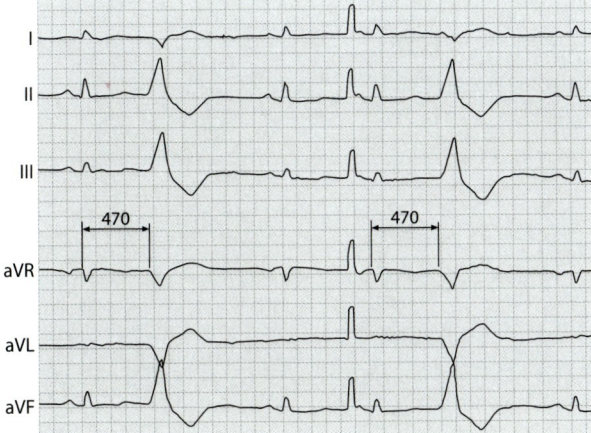

Abb. 18.8. Monotope, monomorphe Kammerextrasystolen mit gleichen Kopplungsintervallen

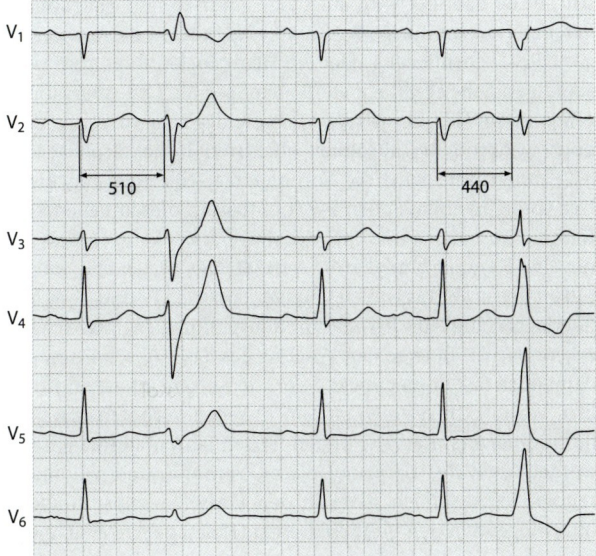

Abb. 18.9. Polymorphe, polytope Extrasystolen mit unterschiedlicher Konfiguration und Kopplungsintervallen

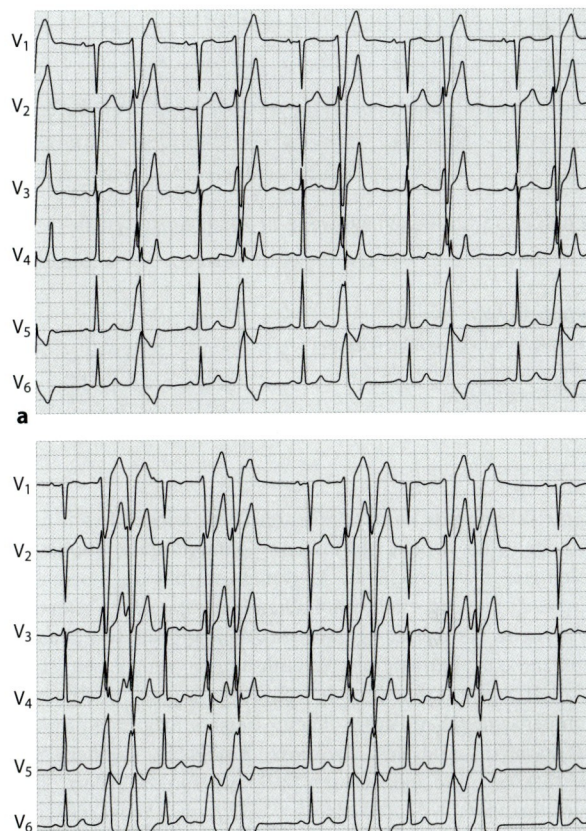

Abb. 18.10a, b. Monomorphe (linksschenkelblockähnliche) ventrikuläre Extrasystole als Bigeminus (a) und Trigeminus (b)

(◘ Abb. 18.8 und 18.10). Das Umgekehrte gilt für **polymorphe Extrasystolen** ohne fixe Kopplung, die meistens auch polytop sind (◘ Abb. 18.9). Polymorphe, fix gekoppelte Extrasystolen sind meistens unifokalen Ursprungs.

Wird die extrasystolische Erregung in den Sinusknoten zurückgeleitet, wird sie während des Verlaufes der diastolischen Spontandepolarisation eine Erregung seiner P-Zellen auslösen. Nach diesem Aktionspotenzial fängt eine neue Spontandepolarisation an. Die Erregungsbildungstätigkeit des Sinusknotens wird damit verschoben, und der nächste Sinusschlag nach der Extrasystole erscheint verspätet, jedoch wird das P-P-Intervall zwischen dem der Extrasystole vorangehenden und dem ihr folgenden Sinusschlag kürzer als 2 P-P-Intervalle des Sinusrhythmus. Die postextrasystolische Pause wird als **nichtkompensatorische postextrasystolische Pause** bezeichnet.

Wenn eine Extrasystole durch einen retrograden Block den Schrittmacher (in der Regel den Sinusknoten) nicht erreicht, dann wird dessen normaler Rhythmus nicht gestört. Tritt sie zudem zeitlich so auf, dass die nächste Schrittmacheraktion die Leitungswege nicht mehr absolut refraktär (durch die Extrasystole) antrifft und somit nach einer normalen – oder bei „concealed conduction" verzögerten – Überleitung eine Erregung des Myokards zustande kommt, so ist sie **interponiert**, d. h. in den normalen Rhythmus eingeschoben. Interponation von Extrasystolen ist v. a. bei kurzem Kopplungsintervall möglich, wenn die Refraktärperiode vor der nächsten Sinusaktion beendet ist.

Wird die erste Vorhoferregung (P-Welle) nach der Extrasystole im AV-Überleitungssystem blockiert, wird der Abstand zwischen den Normalschlägen vor und nach der Extrasystole 2 normalen R-R-Intervallen entsprechen. Das verlängerte postextrasystolische Intervall wird als **kompensatorische postextrasystolische Pause** (◘ Abb. 18.12) bezeichnet. Eine zusätzliche Kammererregung wird verhindert (kompensierte Extrasystole).

Tritt eine Extrasystole unmittelbar vor einer auf normalem Wege zustande kommenden Kammererregung auf, werden die

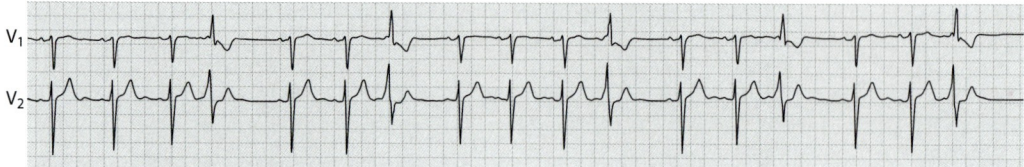

Abb. 18.11. 2:1-beziehungsweise 3:1-Kammerextrasystolie

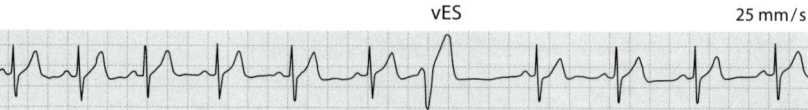

Abb. 18.12. Ventrikuläre Extrasystole *(vES)* mit kompensatorischer postextrasystolischer Pause

Ventrikel teilweise vom extrasystolischen, teilweise vom normotopen Reiz depolarisiert. Diese **Kammerkombinationssystolen** zeigen vermischt die Merkmale sowohl der normalen Sinus- als auch der extrasystolischen Erregung. Der postextrasystolische Normalschlag kann in Abhängigkeit von seinem Abstand zur Extrasystole Veränderungen seiner zeitlichen Abmessungen und seiner Morphologie zeigen. Nach einer kompensatorischen Pause, die eine bessere Erholung des Leitungssystems und des Myokards ermöglicht, können sich AV-Intervall und QRS-Dauer (z. B. bei funktionellem, frequenzbedingtem Schenkelblock) verkürzen. Umgekehrt ist eine Verlängerung der genannten Größen bei interponierten Extrasystolen möglich, denen ein abnorm kurzes Zeitintervall bis zum nächsten Normalschlag folgt („concealed conduction"; Langendorf u. Pick 1956).

Supraventrikuläre Extrasystolen

> Supraventrikuläre Extrasystolen haben ihren Erregungsursprung im linken oder rechten Vorhof, in den Mündungsbereichen der großen zuführenden Venen, insbesondere der Pulmonalvenen, oder in der AV-Junktion.

Vorhofextrasystolen. Typisch sind vorzeitig einfallende P-Wellen (◘ Abb. 18.13; s. a. ◘ Abb. 18.7), die sich in Abhängigkeit vom ektopischen atrialen Erregungsursprung auch morphologisch vom normalen P des Sinusrhythmus unterscheiden und von einem normalen Kammerkomplex gefolgt sind. Die P-Deformierung ist gering, wenn der Ursprung der Vorhofextrasystole sinusknotennah liegt, er ist deutlich bei linksseitigem und basalen Extrasystolen oder bei gleichzeitig ausgeprägter atrialer Leitungsstörung. In der Regel werden Vorhofextrasystolen retrograd in den Sinusknoten fortgeleitet und depolarisieren passiv die Schrittmacherzellen. Der Sinusknoten nimmt dann nach Ablauf des durch die Extraerregung ausgelösten Aktionspotenzials seine Spontanaktivität auf. Die postextrasystolischen Pause ist „nichtkompensatorisch". Bei spät in der Diastole auftretenden Vorhofextrasystolen oder atriosinusalem Block wird die Spontantätigkeit des Sinusknotens nicht gestört, und es kommt zu einer kompensatorischen postextrasystolischen Pause nach der Extrasystole, da der nächste reguläre Sinusreiz auf noch refraktäre Vorhöfe getroffen ist.

Trifft die Vorhofextrasystole außerhalb der Refraktärzeit des AV-Knotens in diesen ein, so bleiben PQ-Zeit, QRS-Breite und -Konfiguration normal. Bei Eintreffen der Erregung in der relativen Refraktärperiode verlängert sich das PQ-(intrakardial: AH-)Intervall. Je vorzeitiger die Vorhofextrasystole auftritt, desto häufiger wird auch eine aberrierende ventrikuläre Erregungsausbreitung (◘ Abb. 18.7) gefunden, die von geringer QRS-Deformierung über ein Hemiblockbild bis zum vollständigen Schenkelblock (RSB- häufiger als LSB-Aberration) gehen kann. Fällt der ektope Vorhofschlag sehr vorzeitig, d. h. noch während der absoluten effektiven Refraktärphase des AV-Knotens ein, wird die Vorhofextrasystole total blockiert. Der vorzeitig einfallenden P-Zacke folgt in diesen Fällen kein Kammerkomplex nach. Ein Vorhofbigeminus kann so Ursache für eine Kammerbradykardie sein (◘ Abb. 18.13). Die Vorzeitigkeit dieser Extrasystolen bedingt, dass sich P- und T-Wellen überlagern und die P-Welle im konventionellen EKG schwer erkennbar ist. Eine genaue Analyse des ST-T-Abschnittes, der dann doch fast immer etwas deformiert erscheint, ist erforderlich. Vorhofextrasystolen sind nicht selten Vorboten von Vorhofflimmern (s. Kap. 51) In den letzten Jahren konnte gezeigt werden, dass der Ursprung dieser, Vorhofflimmern-induzierenden Extrasystolen nicht in den Vorhöfen selbst sondern überwiegend in den Pulmonalvenen (Haïssaguerre et al. 1998) zu suchen ist. Auch in oberer und unterer Hohlvene, selten auch im Sinus coronarius können entsprechende Foci lokalisiert sein. Vorhofflimmern-induzierende Extrasystolen haben in der Regel eine sehr hohe Vorzeitigkeit und führen im Oberflächen-EKG deshalb zu Deformierung der T-Welle („P-on-T"-Phänomen) oder des ST-Abschnittes (◘ Abb. 18.13).

Junktionale Extrasystolen. Das EKG-Bild AV-junktionaler Extrasystolen gleicht dem bei AV-junktionalen Ersatzsystolen beschriebenen. Sie fallen aber definitionsgemäß verfrüht ein. Die Vorhöfe werden von der ektopen Erregung retrograd, die Kammern anterograd erregt. Die Kammerkomplexe sind deshalb nicht deformiert, außer bei sehr frühzeitigem Einfall, d. h. noch während der relativen Refraktärphase des spezifischen Systems. Dagegen sind die P-Zacken entsprechend der von kaudal nach kranial gerichteten Erregungswelle in II, III und aVF negativ, sie sind jedoch häufig auch im QRS-Komplex verborgen.

Die postextrasystolische Pause ist nach junktionalen Extrasystolen – wie bei den Vorhofextrasystolen – gewöhnlich keine kompensierende, da in den meisten Fällen die Tätigkeit

18.2 · Heterotope Erregungsbildungsstörungen

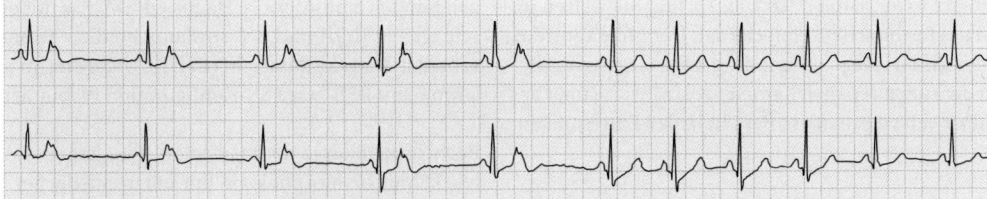

Abb. 18.13. Pseudobradykardie durch blockierte Vorhof-Bigemini. Der linke Teil der Abbildung zeigt einen regelmäßigen Kammerrhythmus mit einer Frequenz um 43/min, im rechten Teil der Aufzeichnung beträgt die Frequenz ca. 75/min. Die T-Welle während der Bradykardie ist auffallend deformiert. Es handelt sich um eine Vorhof-Bigemini, die im AV-Knoten blockiert ist und so zu Kammerbradykardie führt. (Ausschnitt aus einer Langzeit-EKG-Registrierung, Registrierungsgeschwindigkeit 25 mm/s)

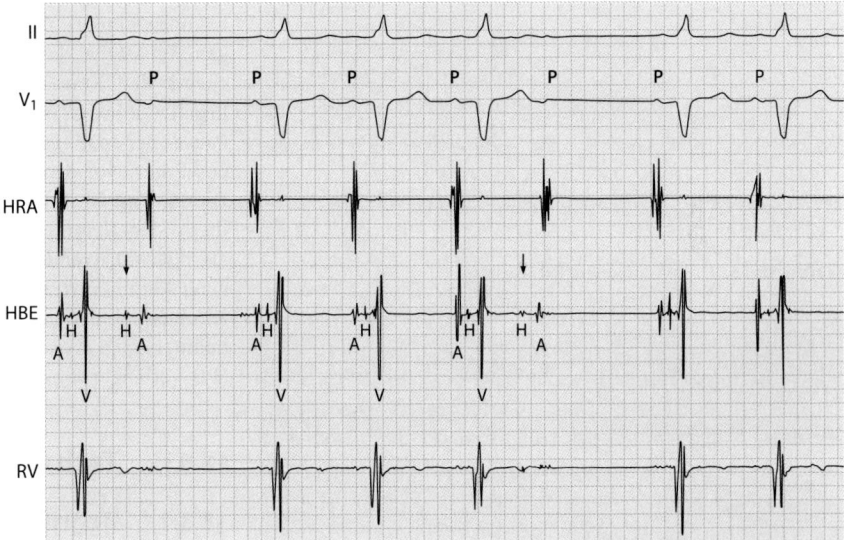

Abb. 18.14.
His-Bündelextrasystole. Durch antegrade Blockierung entsteht eine Kammerbradykardie, während die Vorhöfe retrograd durch die Extrasystole erregt werden. Die retrograde Vorhoferregung ist auch in den Oberflächenableitungen II und V₁ aufgrund der anderen P-Wellenmorphologie zu vermuten. *HRA* hoher rechter Vorhof, *HBE* His-Bündelelektrogramm, *RV* rechter Ventrikel

des Sinusknotens durch die AV-Extraerregung unterbrochen wird.

Extrasystolen aus dem His-Bündel sind in retrograder (Vorhof-)Richtung häufig blockiert. Wenn sie in einen größeren Teil des AV-Knotens eindringen und dort durch dekrementale Konduktion (progressive Abnahme des Aktionspotenzials im Verlauf eines Leitungssystems, wie z. B. des AV-Knotens) blockiert werden, bleibt das PQ-(PR-)Intervall nach der kompensatorischen Pause unverändert; wenn aber die extrasystolische Erregung im hohen His-Bündel oder im tiefen AV-Knoten blockiert wird, verkürzt sich wegen der besseren Erholung das der kompensatorischen Pause folgende PQ-(PR-)Intervall. Im letzteren Fall kann man die Extrasystole aufgrund des EKG mit Sicherheit im His-Bündel lokalisieren.

Wie Vorhofextrasystolen können junktionale Extrasystolen mit normaler oder aberranter Leitung auf die Kammer übertragen werden. Die Unterscheidung zwischen einer His-Bündel-Extrasystole mit aberranter Leitung und einer Kammerextrasystole ist im konventionellen EKG schwierig.

Selten sind His-Bündel-Extrasystolen Ursache für eine Kammerbradykardie: Wie Abb. 18.14 zeigt, sind sie gelegentlich in Richtung auf die Ventrikel blockiert, sodass längere Pausen entstehen. Die Vorhöfe werden im dargestellten Beispiel retrograd depolarisiert, wodurch die Formänderung der P-Welle im Oberflächen-EKG zu erklären ist. Besteht jedoch eine Blockierung in antegrader und retrograder Richtung, so trifft die Sinusknotenerregung ein refraktäres Reizleitungssystem an, und es entsteht das EKG-Bild eines AV-Blocks II Typ Mobitz II („Pseudoblock", s. S. 419).

Ventrikuläre Extrasystolen

Die im spezifischen Erregungsleitungssystem oder in der Arbeitsmuskulatur einer Kammer entstehenden Extrasystolen zeigen im EKG einen vorzeitig einfallenden, über 110 ms verbreiterten und deformierten Kammerkomplex, der unabhängig von einer P-Zacke auftritt. Besteht bei Sinusrhythmus eine Schenkelblockaberration, so weicht die Form der Extrasystole vom Blockbild bei Sinusrhythmus ab.

Je nach Ursprungsort der Kammerextrasystole findet sich eine mehr oder weniger typische Konfiguration im Oberflächen-EKG, wobei die Deformierung des Kammerkomplexes jedoch nicht vom Ursprungsort allein abhängig ist. Insbesondere die Gegenwart von Myokardinfarkten oder auch die diffuse myokardiale Schädigung im Rahmen einer Kardiomyopathie kann den Stromkurvenverlauf mit beeinflussen, sodass nicht ohne weiteres auf den Ursprungsort geschlossen werden kann. Dies gilt auch für die einfache Unterscheidung im linksventrikulären und rechtsventrikulären Ursprung (Josephson et al. 1981, Josephson 2002). Die nachfolgende Beschreibung verschiedener VES-Morphologien ist deshalb nicht absolut zu verstehen.

Linksventrikuläre Extrasystolen (Abb. 18.15). Sie weisen im EKG das Bild des Rechtsschenkelblocks auf. Der linke Ventrikel wird vor dem rechten erregt, sodass die größte Negativitätsbewegung über der zuerst erregten Kammer verfrüht und über der rechten Kammer verspätet auftritt. Besteht in den Extremitätenableitungen eine inferiore Haupt-QRS-Achse mit postiven Ausschlägen in II, III und aVF, so stammen die VES aus dem linksventrikulären Ausflusstrakt (LVOT). Ursprung im Septum kann sowohl mit RSB- wie LSB-Konfiguration verbunden sein.

Rechtsventrikuläre Extrasystolen. Sie haben linksschenkelblockähnliche Morphologie mit unterschiedlicher Haupt-QRS-Achse (Abb. 18.16). Bei Herzgesunden ist der Ursprungsort sehr häufig im rechtsventrikulären Ausflusstrakt (RVOT) gelegen, die Extrasystole hat dann immer eine inferiore Achse (positive Ausschläge in II, III und aVF).

Ist die ventrikuläre Extrasystole VA-blockiert, kommt es meistens zu einer kompensatorischen Pause oder auch zu Interponation. Bei intakter retrograder Leitung wird die ventrikuläre Ektopie auch die Vorhöfe unter ihre Kontrolle bringen. Es folgen den verbreiterten QRS-Komplexen entsprechend der kranialwärts gerichteten Vorhofdepolarisation negative P in II, III und aVF und eine nicht kompensierende Pause. Bei spät einfallenden Kammerextrasystolen erscheint das P kurz vor dem QRS („R-auf-P-Phänomen"; Csapo 1971) Die PQ-Zeit ist in diesen Fällen kurz und repräsentiert nicht die AV-Überleitung. Solche EKG-Kurven werden nicht selten als intermittierende Präexzitation fehlinterpretiert. Ist nach einer Kammerextrasystole die Refraktärphase des Erregungsleitungssystems noch nicht vollständig abgeklungen, kann es beim postextrasystolischen Schlag zu aberranter Überleitung (PQ-Verlängerung oder Schenkelblockbild) kommen.

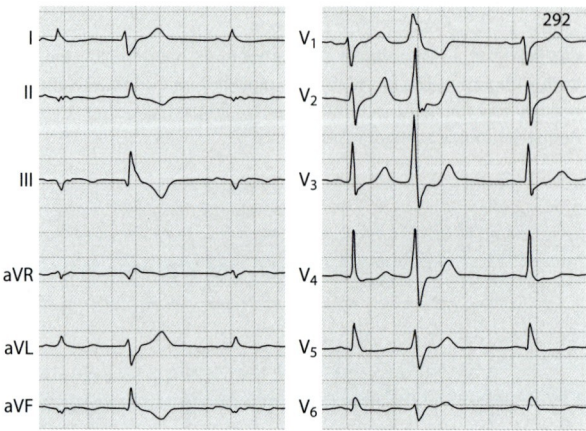

Abb. 18.15. Linksventrikuläre Extrasystole

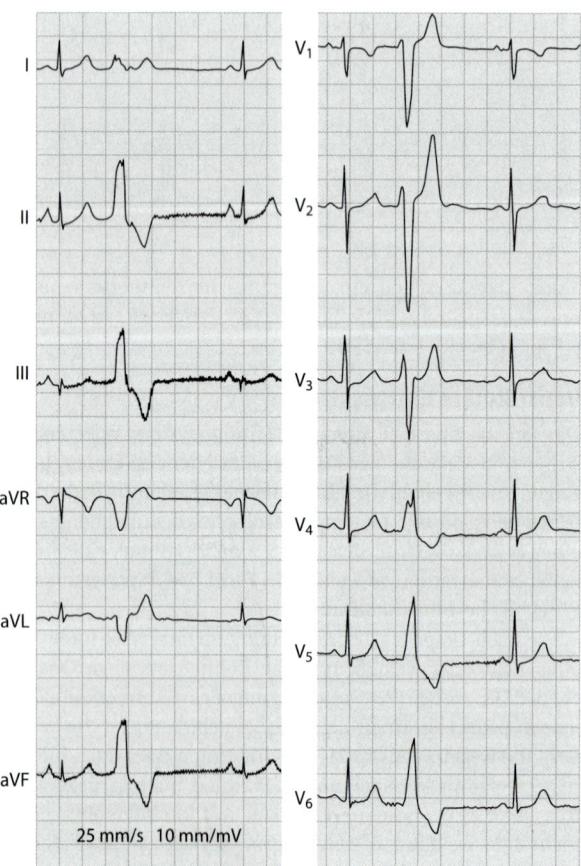

Abb. 18.16. Rechtsventrikuläre Extrasystole. In den Extremitätenableitungen zeigt der QRS-Komplex der Extrasystole eine normale Haupt-QRS-Achse, in den Brustwandableitungen besteht Linksschenkelblockmorphologie. Es handelt sich am ehesten um eine Extrasystole aus dem rechtsventrikulären Ausflusstrakt

18.3 Tachykardien

18.3.1 Begriffsbestimmungen

Definition

Eine Tachykardie wird definiert als eine Serie von 3 oder mehr konsekutiven Schlägen mit einer Zykluslänge ≤ 600 ms (entsprechend einer Frequenz von 100/min oder mehr), wobei die schnellen Impulse aus derselben Herzkammer stammen (Robles de Medina et al. 1978).

Bei Kindern wird je nach Alter die untere Grenze höher angesetzt (130–150/min), bevor von einer Tachykardie gesprochen wird. Eine Tachykardie ist definitionsgemäß **anhaltend** („sustained"), wenn sie über 30 s anhält; ist die Dauer < 30 s, wird von **nichtanhaltenden** („non-sustained") Tachykardien gesprochen. Die meisten anhaltenden Tachykardien sind paroxysmal, Ende und Anfang sind überwiegen plötzlich (Abb. 18.17). Häufig werden „Warming-up-Phänomene" in den ersten Sekunden der Tachykardie beobachtet: es kommt zu einer kontinuierlichen Verkürzung der Zykluslänge während der ersten 10–20 Komplexe. Tachykardien können Tage, Wochen oder sogar auch Jahre anhalten („incessant"). Als **repetitive Tachykardien** bezeichnet man Rhythmen, bei denen zwischen den einzelnen meist salvenartigen Tachykardien immer nur wenige Aktionen von Sinusrhythmus erkennbar sind (Abb. 18.18). Tachykardien können im Sinusknoten bzw. in der Sinusknotenregion entstehen, sie können ihren Ursprung jedoch auch in den Vorhöfen, den Kammern oder dem AV-Knoten haben, wobei der letztere auch häufig nur Teil eines größeren Erregungskreises unter Einschluss einer zusätzlichen akzessorischen Leitungsbahn ist. Wir sprechen dann von atrioventrikulären Tachykardien.

> Die meisten Tachykardien entstehen durch kreisende Erregungen (Reentry), seltener sind beschleunigte diastolische Spontandepolarisationen eines ektopen Schrittmachers oder Tachykardien durch getriggerte Aktivität (s. Kap. 3). Die Frequenz einer Reentry-Tachykardie wird zum einen durch die Länge des Erregungskreises, zum anderen durch die Geschwindigkeit des Erregungsablaufs bestimmt.

Flimmern – dies bezieht sich sowohl auf Vorhof- wie auch auf Kammerflimmern – ist nach heutiger Auffassung ebenfalls eine besondere Form von Reentry, obwohl im Oberflächen-EKG eine vollkommen irreguläre elektrische Aktivität abgeleitet wird. Flimmern bedeutet hämodynamischer Stillstand der betroffenen Kammern (Vorhöfe, Ventrikel). Auch Flimmern kann durch einzelne Extrasystolen ausgelöst werden, häufig kommt es auch zu einem Übergang von schneller Tachykardie in Flimmern. Flimmern ist durch Extrastimuli nicht mehr terminierbar. Spontanes Ende ist bei Vorhofflimmern häufig, bei Kammerflimmern selten.

Die **hämodynamischen Folgen** einer Tachykardie sind von Fall zu Fall sehr unterschiedlich, wobei folgende Faktoren eine Rolle spielen: Tachykardieursprung, Tachykardiefrequenz, Myokardzustand, Vorhandensein gleichzeitiger Klappenveränderungen, insbesondere von Stenosierungen der Aorten- und Mitralklappe, begleitende Koronararteriosklerose, Funktionszustand des zerebrovaskulären Systems (Benchimol et al. 1965; Thormann und Schlepper 1983). Diese Faktoren bedingen, dass z. B. eine Tachykardie von nur 160–180/min bei einem Patienten mit dilatativer Kardiomyopathie ein schweres Schockbild hervorrufen kann, während bei einem anderen Frequenzen von über 200/min über Stunden toleriert werden.

Im Anschluss an eine Tachykardie finden sich im EKG häufig Repolarisationsstörungen wie ST-Streckensenkung und T-Negativierung, die von wenigen Sekunden bis zu Tagen anhalten können (Posttachykardiesyndrom; Benchimol et al. 1965; Samet 1973). Für das elektrokardiographische Bild des Posttachykardiesyndroms ist nur z. T. eine echte koronare Minderdurchblutung (Koronarinsuffizienz) verantwortlich. Solche EKG-Veränderungen sind auch bei sonst völlig herzgesunden jugendlichen Patienten nachweisbar (Abb. 18.19).

Definitionsgemäß spricht man von supraventrikulären Tachykardien, wenn der Ursprungsort oberhalb der His-Bündel-Bifurkation liegt oder – wie im Falle des WPW-Syndroms – Vorhof und AV-Knoten Teile des Erregungskreises darstellen. Supraventrikuläre Tachykardien gehen in den meisten Fällen mit Kammerkomplexen einher, die denen bei Sinusrhythmus gleichen. Nicht selten jedoch kommt es – überwiegend frequenzabhängig – zu aberranter Leitung (Phase-3-Block; s. S. 420), und es finden sich z. T. typische Schenkelblockbilder, wobei eine Rechtsschenkelblockmorphologie überwiegt. Die Differenzialdiagnose zur Kammertachykardie kann im Einzelfall dann schwierig sein (s. S. 400).

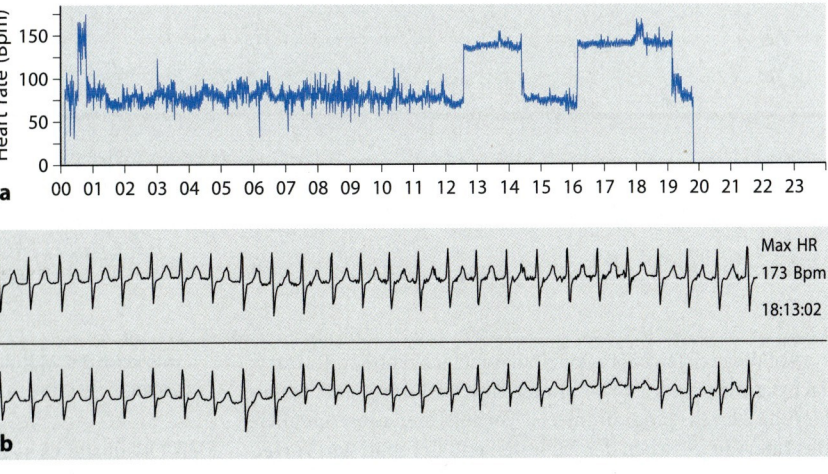

Abb. 18.17a, b.
Paroxysmale supraventrikuläre Tachykardien. Ausschnitt aus einer Langzeit-EKG-Registrierung.
a Darstellung des Herzfrequenzprofils über den Registrierzeitraum von 20 Stunden. Gut zu erkennen ist der dreimalige plötzliche Herzfrequenzanstieg auf 140–170/min, wobei die einzelnen Anfälle zwischen 15 und ca. 160 min dauerten. Anfang und Ende sind plötzlich.
b EKG-Ausschnitt während einer Tachykardie: Es handelt sich um eine supraventrikuläre Tachykardie. (Registriergeschwindigkeit 25 mm/s)

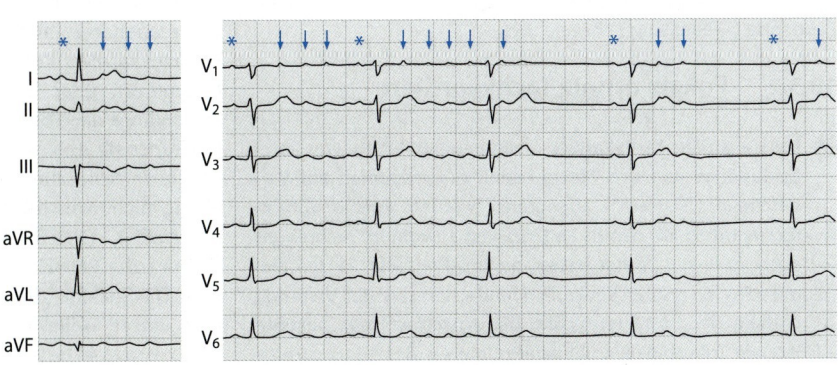

Abb. 18.18.
Repetitive Vorhoftachykardien. Nach einer Sinusaktion (*) fallen salvenartig Vorhofextrasystolen ein. Durch funktionellen AV-Block bleibt die Kammerfrequenz normal (Papiergeschwindigkeit 50 mm/s)

Abb. 18.19a–d.
Posttachykardiesyndrom bei einem 17-jährigen männlichen Patienten mit rezidivierenden Kammertachykardien ohne sonstigen Hinweis auf Herzerkrankung. **a** Kammertachykardie mit einer ZL von 350 ms (ca. 170/min); **b** ausgeprägte Repolarisationsstörungen i. S. terminalnegativer T mit vergrößerter T-Wellen-Amplitude und ST-Streckensenkung sofort nach Terminierung der Rhythmusstörungen. **c** Geringgradige Repolarisationsstörungen noch 8 Tage nach der Kammertachykardie; **d** vollständige Normalisierung der Erregungsrückbildungsstörungen

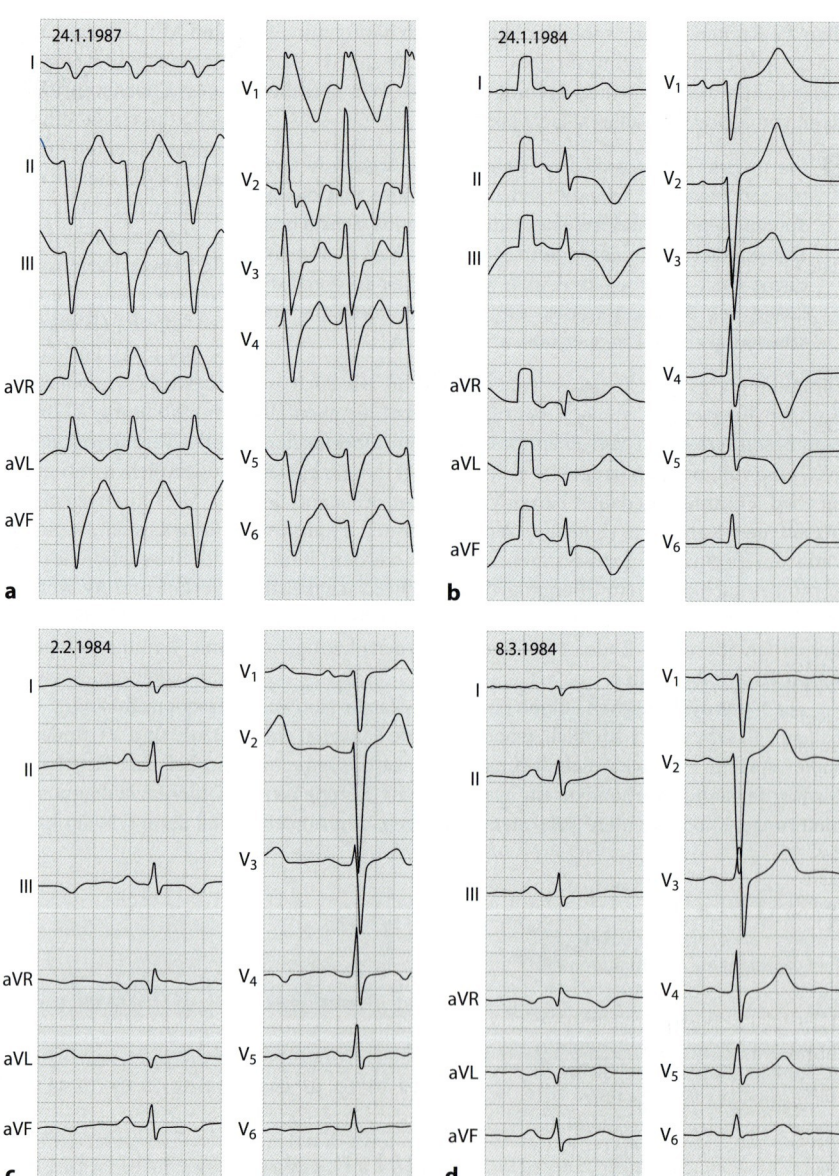

Da die meisten supraventrikulären Tachykardien Reentry-Tachykardien sind, ist fast immer eine Auslösung und Terminierung durch programmierte Vorhofstimulation möglich. Das Intervall zwischen der frühesten und der spätesten vorzeitigen Stimulation, durch die eine Tachykardie auslösbar ist, wird als **Tachykardiefenster** („tachycardia window") oder auch **Echozone** (Wellens 1971) bezeichnet.

18.3.2 Fokale atriale Tachykardien

> Fokale atriale Tachykardien sollten unabhängig von ihrer Zykluslänge von den Makro-Reentry-Tachykardien auf Vorhofebene („Flattern") abgegrenzt werden. Fokale Vorhoftachykardien können ihren Ursprung sowohl im rechten als auch im linken Vorhof haben, nicht selten auch in den einmündenden großen Venen. Am häufigsten sind der Ursprung entlang der Crista terminalis, der posteriore bzw. posterolaterale Trikuspidalklappenanulus, das Os des Sinus coronarius und die Mündungen der oberen Pulmonalvenen (Lesh 2000).

Meistens dürfte es sich um anisotropen Reentry auf kleinem Raum oder um getriggerte Aktivität handeln, aber auch gesteigerte pathologische Automatie mit extremer vegetativ-bedingter Frequenzvariabilität kommt vor. Die Frequenz fokaler Vorhoftachykardien liegt meistens zwischen 100 und 220/min, Frequenzen über 220/min sind jedoch möglich. Je nach Zykluslänge der Vorhoferregungen besteht ein AV-Block I. bis II. Grades (Abb. 18.20) Bei relativ niedriger Vorhoffrequenz ist die P-Welle aufgrund der verlängerten Überleitungszeit häufig nicht von der T-Welle des vorhergehenden Schlages abgrenzbar. Die Differenzialdiagnose zur AV-junktionalen Tachykardie (AV-Knoten-Tachykardie) kann dann schwierig sein. Das gleiche gilt auch, wenn bei konstanter 2:1-Überleitung eine P-Welle im QRS-Komplex, eine weitere in der T-Welle versteckt ist. Differenzialdiagnostisch hilft dann der

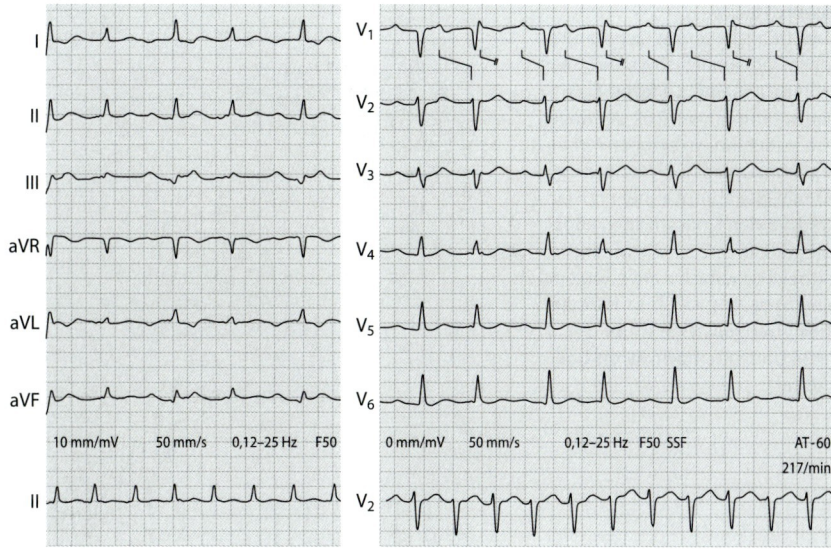

Abb. 18.20. Vorhoftachykardie. Die 12-Kanal-EKG-Darstellung zeigt eine etwas unregelmäßige supraventrikuäre Tachykardie. Es lassen sich P-Wellen mit einer Frequenz von etwa 210/min erkennen, in Richtung auf die Kammer besteht ein AV-Block II. Grades Typ I mit 3:2-Wenckebach-Periodizität oder auch Übergang in 2:1-Block. Die P-Wellen sind in den Extremitätenableitungen in I und aVL negativ, sodass ein linksatrialer Ursprung wahrscheinlich ist. Bei 1:1-Überleitung (unterer Teil der Abb.) besteht nun auch eine Kammerfrequenz von 217/min. Anhand eines solchen EKG-Streifens ist die Differentialdiagnose zur AV-Knoten-Reentry-Tachykardie nicht zu stellen

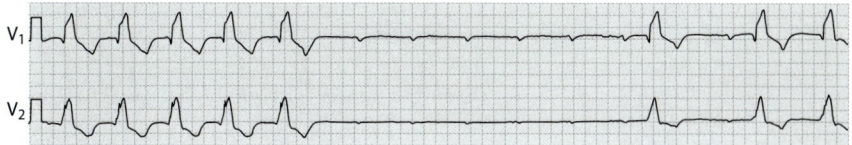

Abb. 18.21. Vorhoftachykardie, Differenzialdiagnose mittels Karotisdruckversuch. Durch Karotis-Sinus-Massage wird kurzzeitig ein hochgradiger AV-Block induziert. Die P-Wellen sind jetzt eindeutig auszumachen, sodass die Diagnose Vorhoftachykardie mit 1:1-Überleitung gestellt werden kann

Karotisdruckversuch weiter, durch den es kurzzeitig zu einem höhergradigen Blockierungsverhältnis im AV-Knoten kommt und die Vorhoferregungen sichtbar werden (Abb. 18.21).

In jüngster Zeit wird auch Adenosin zur Differenzialdiagnostik tachykarder Herzrhythmusstörungen eingesetzt. Im Falle fokaler atrialer Tachykardien ist der Nutzen jedoch zweifelhaft: Es kann zu Blockierung im AV-Knoten ohne Beeinflussung der Tachykardie, zu Verlangsamung der Tachykardie oder zu Akzeleration ohne Veränderung der AV-Überleitung oder auch zur Terminierung der Tachykardie kommen („Adenosinsensitive Vorhoftachykardie"; Kall et al. 1995).

Insbesondere bei Kindern und Jugendlichen bzw. jungen Erwachsenen, in der Regel im Zusammenhang mit einer bedeutsamen organischen Herzerkrankung, kann es zu Vorhoftachykardien auf dem Boden abnormer Automatie kommen. Nicht selten bestehen solche Vorhoftachykardien dann ständig und können Ursache für anhaltend hohe Kammerfrequenzen sein („incessant atrial tachycardia"; Mehta et al. 1988). Da der ektope Fokus in den meisten Fällen abhängig vom adrenergen Tonus ist, ist die Frequenz der Tachykardie im 24-h-Rhythmus sehr unterschiedlich (Abb. 18.22) Entscheidend ist jedoch, dass die P-Wellen-Morphologie unabhängig von der Zykluslänge identisch bleibt. Da derselbe vegetative Einfluss, der zur Verkürzung der Zykluslänge führt (z. B. Katecholamine) auch die AV-Leitung verbessert, ist 1:1-Überleitung selbst bei hohen Frequenzen die Regel.

Paroxysmale Sinusknoten-Reentry-Tachykardien (SNRT). Hierbei handelt es sich um eine Sonderform fokaler atrialer Tachykardien (Curry et al. 1977). Im Gegensatz zu der inadäquaten Sinustachykardie (IST; s. S. 369) ist sie durch programmierte Vorhofstimulation auslösbar und einstellbar. SNRT können Ursache für das Leitsymptom „anfallsartiges Herzrasen" sein. Im Vergleich zu AV-Knoten-Tachykardien oder solchen unter Einbeziehung akzessorischer Leitungsbahnen sind sie jedoch eher selten. Sie lassen sich von den „normalen" Sinustachykardien, die z. B. bei emotionaler oder körperlicher Belastung auftreten, dadurch abgrenzen, dass sie erstens abrupt beginnen und auch plötzlich wieder enden und zweitens das PQ-Intervall während der Tachykardie verlängert und nicht – wie bei körperlicher Aktivität – verkürzt ist. Die intrakardialen Leitungszeiten zeigen entsprechend eine AH-Intervall-Zunahme während der Tachykardie Die P-Wellen-Morphologie während der Tachykardie entspricht weitgehend der bei Sinusrhythmus, wobei jedoch unspezifische Kerbungen der P-Welle als Hinweis auf intraatriale Leitungsstörungen vorkommen können. Die genaue Lokalisation des Reentry-Kreises – ausschließlich im Bereich des Sinusknotens, perisinusal, Anteile der Crista terminalis – ist noch nicht eindeutig geklärt. Die Frequenz der Sinusknoten-Reentry-Tachykardie beträgt meistens nur 100–130/min, seltener bis 150/min. Sie kommt v. a. auch im Zusammenhang mit der Sinusknotenerkrankung vor.

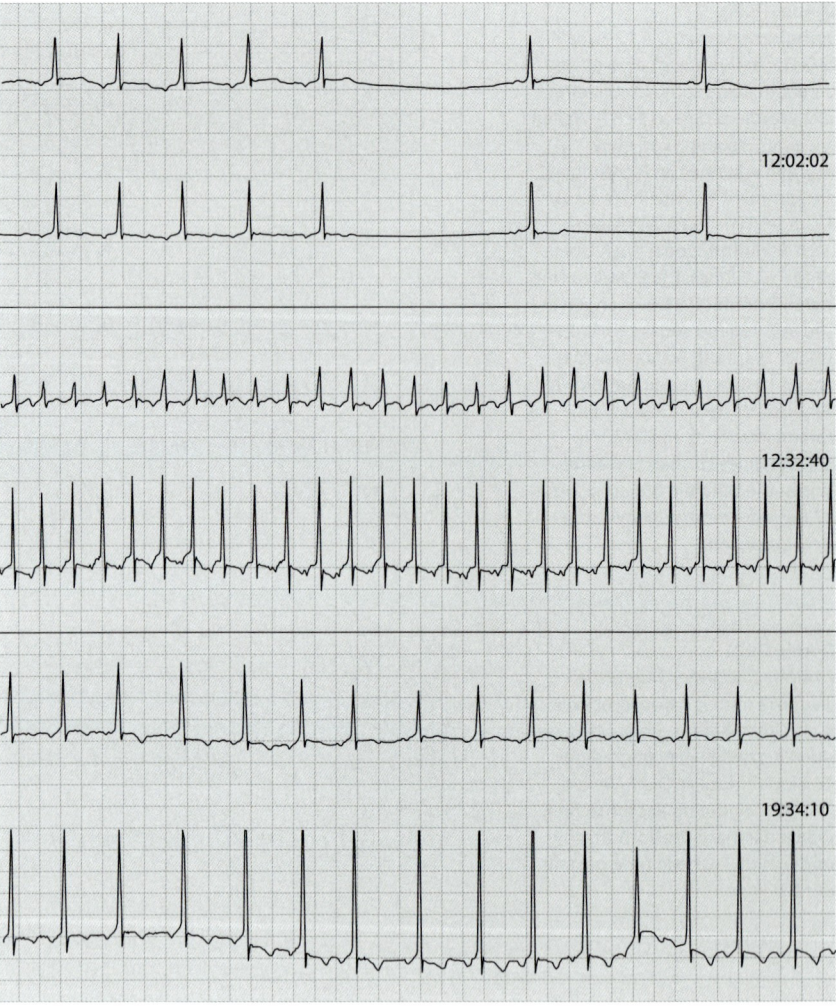

Abb. 18.22.
Unaufhörliche atriale Tachykardie („incessant atrial tachycardia"). Ausschnitte aus einer Langzeit-EKG-Registrierung. Um 12.02 Uhr findet sich zu Beginn ein ektoper Vorhof-Rhythmus mit einer Frequenz um 90/min, der abrupt endet und von bradykarden Sinusschlägen abgelöst wird. Um 12.32 Uhr wieder ektope Vorhoftachykardie, jetzt mit einer Frequenz von etwa 190/min (beim Treppensteigen). Um 19.34 Uhr Vorhoftachykardie um 120/min

Vorhoftachykardie mit Block. Eine Vorhoftachykardie mit gleichzeitig bestehendem höhergradigen AV-Block wurde als solche auch eigenständig bezeichnet (paroxysmale atriale Tachykardie mit Block; Lown et al. 1959). Sie wurde früher häufig bei Digitalisüberdosierung gefunden und beruhte dann nach heutigen Vorstellungen auf getriggerter Aktivität durch späte Nachdepolarisationen (s. Kap. 3). Atriale Tachykardien mit Block kommen jedoch auch ohne Digitaliseinfluss vor. Sie sind dann Ausdruck einer gleichzeitig bestehenden AV-Knoten-Erkrankung.

Elektrophysiologische Befunde fokaler atrialer Tachykardien und ihre Abrenzung zu anderen supraventrikulären tachykarden Herzrhythmusstörungen werden im Kap. 55 besprochen.

18.3.3 Vorhofflattern: atriale Makro-Reentry-Tachykardien

Historisch gesehen wurde „Flattern" von einer „Tachykardie" ausschließlich über die Frequenz abgegrenzt: bei einer Vorhoffrequenz >250/min und konstanter Zykluslänge wurde von Vorhofflattern gesprochen, was in der überwiegenden Zahl der Fälle auch zutreffend ist, da „fokale" atriale Tachykardien nur selten so hochfrequent sind. Die Frequenzbegrenzung nach unten ist jedoch nicht scharf, und Vorhofflattern im Sinne einer Makro-Reentry-Tachykardie kann durchaus mit Vorhoffrequenzen von <200/min einhergehen, insbesondere wenn der Patient bereits unter einer antiarrhythmischen Therapie steht.

Entscheidender Unterschied zur fokalen atrialen Tachykardie ist der Befund, dass intrakardiale Ableitungen entsprechend dem zugrunde liegenden Makro-Reentry-Kreis eine Belegung von >60% der Zykluslänge mit Potenzialen nachweisen, während bei fokalen Tachykardien mit zentrifugaler Erregungsausbreitung selten mehr als 20% der ZL mit Potenzialen belegt sind. Bei Vorhofflattern besteht in Richtung auf die Kammer ein funktioneller meist höhergradiger AV-Block II. Grades, sodass die Kammerfrequenz in Ruhe normal oder nur mäßig erhöht ist. Bei Belastung oder unter dem Einfluss vagolytischer Medikamente kann es durch Verbesserung der AV-Knotenleitung zu einer 1:1-Überleitung kommen, wodurch eine entsprechend hohe Kammerfrequenz mit lebensbedrohlicher Situation für den Patienten resultiert.

Das elektrokardiographische Erscheinungsbild von Vorhofflattern ist variabel, da das Oberflächen-EKG zum einen von der Lokalisation des Reentry-Kreises zum anderen von der Erregungsausbreitungsrichtung im Reentry-Kreis abhängig

Abb. 18.23a, b.
Vorhofflattern: Einteilung nach Wells und Waldo. **a** Typ I: Die Vorhoffrequenz beträgt 280/min. **b** Typ II: Die Zykluslänge beträgt 160–180 ms, sodass eine Vorhoffrequenz von etwa 380/min resultiert

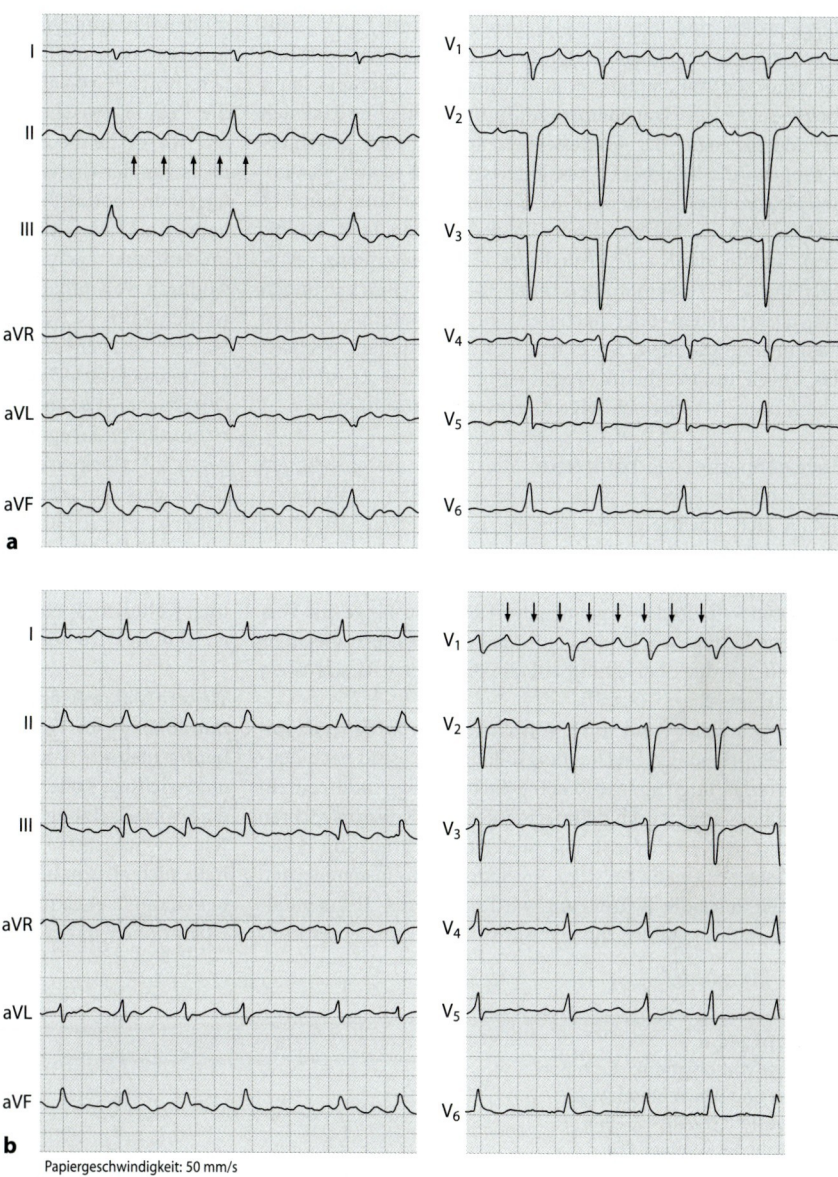

Papiergeschwindigkeit: 50 mm/s

ist. Nicht selten gibt es auch die gegenseitige Überlagerung mehrerer Reentry-Kreise.

> **Klinisch wichtig**
> Die genaue Analyse des EKG unter Berücksichtigung der Zykluslänge und der Morphologie der Flatterwellen ist für die weitere Therapieentscheidung bei Vorhofflattern von großer Bedeutung.

Ältere Einteilungen von Vorhofflattern

Eine erste Einteilung wurde 1979 von Wells et al. vorgeschlagen. Allein auf dem Boden der Vorhoffrequenz grenzten sie 2 Typen des Vorhofflatterns voneinander ab.

- **Typ I:** Die Vorhoffrequenz beträgt 240–340/min, wobei die Zykluslänge der Flatterwellen im Einzelfall sehr konstant ist (Abb. 18.23a).

- **Typ II:** Die Vorhoffrequenz beträgt 340–430/min. Auch diese hochfrequente Vorhofaktivität zeigt nur eine minimale Variabilität der Zykluslänge (Abb. 18.23b).

Typ-I-Flattern lässt sich fast immer durch Vorhofstimulation (programmiert, hochfrequent) beeinflussen, wobei meistens eine Überführung in Sinusrhythmus gelingt. Dies ist beim Typ-II-Flattern in der Regel nicht der Fall.

Beim Typ-I-Flattern wird aufgrund der Morphologie der P- bzw. Flatterwellen typisches (Synonyme: klassisches, gewöhnliches; „typical", „common-type") von atypischem (ungewöhnlichem; „atypical", „uncommon-type") Vorhofflattern unterschieden.

Typisches Vorhofflattern. Die Flatterwellen sind sägezahnartig negativ in den inferioren Ableitungen II, III und aVF, eine isoelektrische Linie ist in diesen Ableitungen nicht erkennbar (Abb. 18.23a, Abb. 18.24a); in V$_1$ ist die Flatterwelle in der

Regel positiv und von relativ kleiner Amplitude, in V_6 hingegen negativ. Die Vorhoffrequenz liegt fast immer zwischen 240 und 300/min, unter antiarrhythmischer Therapie kann die Frequenz jedoch auch unter 200/min liegen, ohne dass sich die Morphologie der Flatterwellen ändert. Eine 2:1-Überleitung auf die Kammer ist charakteristisch (s. Abb. 18.24a). Bei gleichzeitig bestehender AV-Knotenerkrankung kann es jedoch auch zu hochgradigem Block kommen (z. B. 8:1 bis 10:1), woraus dann eine erniedrigte Kammerfrequenz resultiert, die u. U. zu Symptomen führt. Totale AV-Blockierungen mit junktionalem oder tertiärem Ersatzrhythmus können ebenfalls vorkommen. Bei einem Teil der Patienten wechselt das Überleitungsverhältnis regelmäßig zwischen 2:1- und 3:1-Überleitung, wodurch ein bigemiformes Bild resultiert.

Ungewöhnliches Vorhofflattern. Die oben beschriebenen negativen Flatterwellen in II, III und aVF fehlen. Stattdessen finden sich hochfrequente positive, häufig etwas geknotete Flatterwellen in den inferioren Ableitungen; der positiven Deflektion geht meistens ein negativer Anteil voraus. In V_1 ist die Flatterwelle in der Regel negativ. Die Zykluslänge auf Vorhofebene beträgt wie beim „common type"-Flattern meistens 200–280 ms, die Überleitung auf die Kammern ist wie oben beschrieben (Abb. 18.24b).

Gewöhnliches und ungewöhnliches Vorhofflattern mit oben beschriebenem Erscheinungsbild im EKG sind nach heutiger Auffassung Makro-Reentry-Tachykardien mit einem identischen, anatomisch definierten Reentry-Kreis im rechten Vorhof (Cosio et al. 1993): Die posteriore Begrenzung bildet die Crista terminalis mit den Ausläufern zur Eustachischen Falte, die anteriore Begrenzung wird durch den Trikuspidalklappenanulus gebildet. Für die Aufrechterhaltung einer kreisenden Erregung ist immer eine Gegend ausgeprägter Leitungsverzögerung, eine „zone of slow conduction" erforderlich. Im Falle von oben beschriebenem Vorhofflattern ist dies die Region zwischen Trikuspidalklappenanulus und V. cava inferior, in die die Erregungsfront im Falle des typischen Flatterns von der Crista terminalis aus, bei ungewöhnlichem Flattern vom Septum her, eintritt. Die Region wird als „Isthmus" bezeichnet. Die Anlage einer Ablationslinie septal oder lateral im Isthmus macht diesen für eine Erregung unpassierbar, wodurch Vorhofflattern unter Beteiligung des Isthmus geheilt werden kann (s. Kap. 51). Gewöhnliches und ungewöhnliches Flattern werden heute als „isthmusabhängiges Flattern" zusammengefasst. Das unterschiedliche Erscheinungsbild im Oberflächen-EKG beruht auf der unterschiedlichen Rotationsrichtung der Erregungsfront: die Erregung kreist im Uhrzeigersinn („clockwise") beim ungewöhnlichen, entgegen dem Uhrzeigersinn („counter-clockwise") beim typischen Vorhofflattern. Eine Arbeitsgruppe der European Society of Cardiology und der North American Society of Pacing and Electrophysiology haben jüngst vorgeschlagen, gewöhnliches und ungewöhnliches Flattern als „typical" bzw. „reverse typical atrial flutter" zu bezeichnen (Saoudi et al. 2001).

Weitere Makro-Reentry-Kreise. Neben dem sehr häufigen isthmusabhängigen Vorhofflattern spielen Reentry-Kreise, die – häufig mehrere Jahre – nach einer Herzoperation auftreten, eine wichtige Rolle. Hier ist die chirurgisch angelegte Inzision eine Voraussetzung für die Entstehung eines arrhythmogenen Reentry-Substrates. Diese Form des Vorhofflatterns wird deshalb auch als „incisional flutter" oder **Narbenflattern** bezeichnet (Kalman et al. 1996; Lesh 2000). Bei den vorausgegangenen Operationen handelt es sich überwiegend um die Korrektur

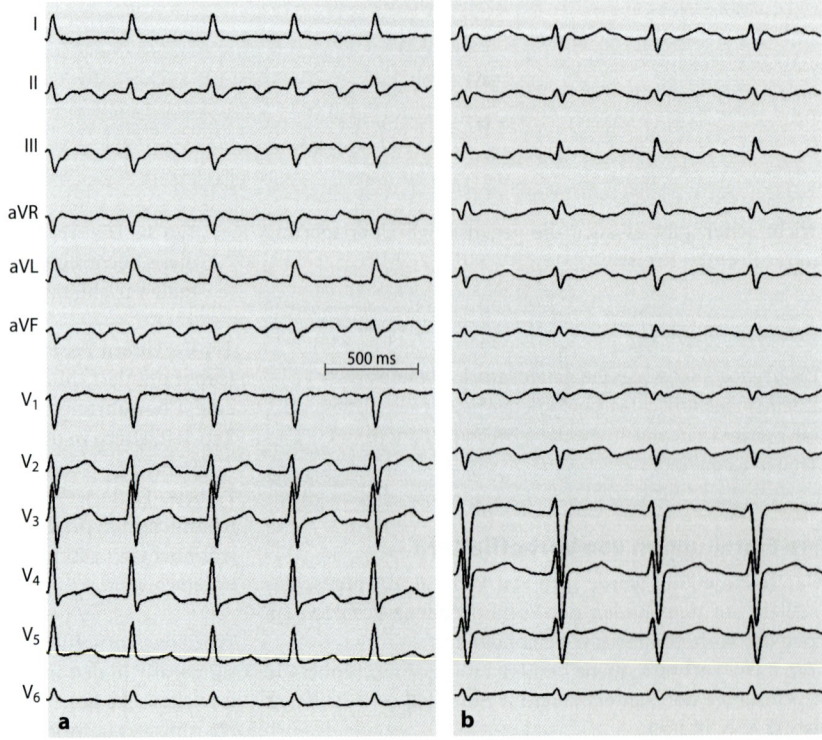

Abb. 18.24a, b. Typisches Vorhofflattern: „Common type" (a) und „Uncommon type" (b). Es besteht jeweils 2:1-Überleitung auf die Kammer. Die Flatterwellenpolarität in den inferioren Ableitungen und V_1 ist entgegengesetzt

angeborener Herzfehler (ASD-Verschluss, Mustard- oder Senning-Prozeduren u. a.). Das EKG-Bild solcher Reentry-Kreise ist sehr vielfältig.

Beim Typ-II-Flattern mit sehr hoher Vorhoffrequenz (>350/min) ändern sich häufig Form und Größe der Vorhoferregungen, das Vorhofflattern geht intermittierend in Vorhofflimmern über. Solche unreinen Formen des Vorhofflatterns werden auch als **Flimmerflattern** bezeichnet. Flimmerflattern ist elektrophysiologisch betrachtet Vorhofflimmern, denn ein Makro-Reentry-Kreis liegt nicht mehr vor. Es lässt sich durch Vorhofstimulation nicht mehr beeinflussen. Der Begriff sollte wegen seiner Unschärfe eigentlich nicht benutzt werden.

> Vorhofflattern sollte nach Möglichkeit beseitigt werden, es sei denn, es besteht dokumentierterweise seit langer Zeit und geht ohne Symptome für den Patienten einher. Handelt es sich um eine erste Episode, ist die elektrische Terminierung (Kardioversion oder Overdrive-Stimulation) die Therapie der Wahl, im Falle eines Rezidiv gilt die Isthmusablation heute als Therapie der Wahl (s. Kap. 51).

18.3.4 Vorhofflimmern

Neben der einfachen Extrasystolie ist Vorhofflimmern die bei weitem häufigste Herzrhythmusstörung. Die Inzidenz beträgt in der Gesamtbevölkerung beträgt ca. 0,4%, aber 2–3% bei den >40-Jährigen und sogar ca. 10% in der Altersgruppe >80 Jahre. Männer sind doppelt so häufig betroffen wie Frauen.

Eine regelmäßige Vorhofaktivität ist bei Vorhofflimmern weder im Oberflächen-EKG noch durch eine intrakardiale Ableitung erkennbar (Abb. 18.25). Die Frequenz beträgt 350–600/min, meistens über 400/min. Die Flimmerwellen unterscheiden sich in ihrer Form, Amplitude und Richtung. Am besten sind sie in der Regel in V_1 zu erkennen. Grobes Flimmern mit einer Amplitude der Flimmerwellen von mehr als 2 mm in V_1 wird gelegentlich von feinem Flimmern abgegrenzt. Eine differenzialdiagnostische Bedeutung hat dieser Befund jedoch nicht. Die Überleitung der Vorhoferregungen auf die Kammern erfolgt irregulär, es entsteht eine absolute Arrhythmie. Die Kammerfrequenz ist dabei abhängig von der Leitungskapazität des AV-Knotens.

Definition

Resultieren mehr als 100 Kammeraktionen/min – und das ist in den meisten unbehandelten Fällen der Fall – spricht man von einer **Tachyarrhythmia absoluta,** bei Kammerfrequenz unter 60/min von einer **Bradyarrhythmie.**

Bei Tachyarrhythmie ist die Diastolendauer z. T. so kurz, dass die Ventrikelfüllung unzureichend und das Schlagvolumen entsprechend niedrig ist, sodass keine Pulswelle zustande kommt Es entsteht das typische Bild des peripheren Pulsdefizites.

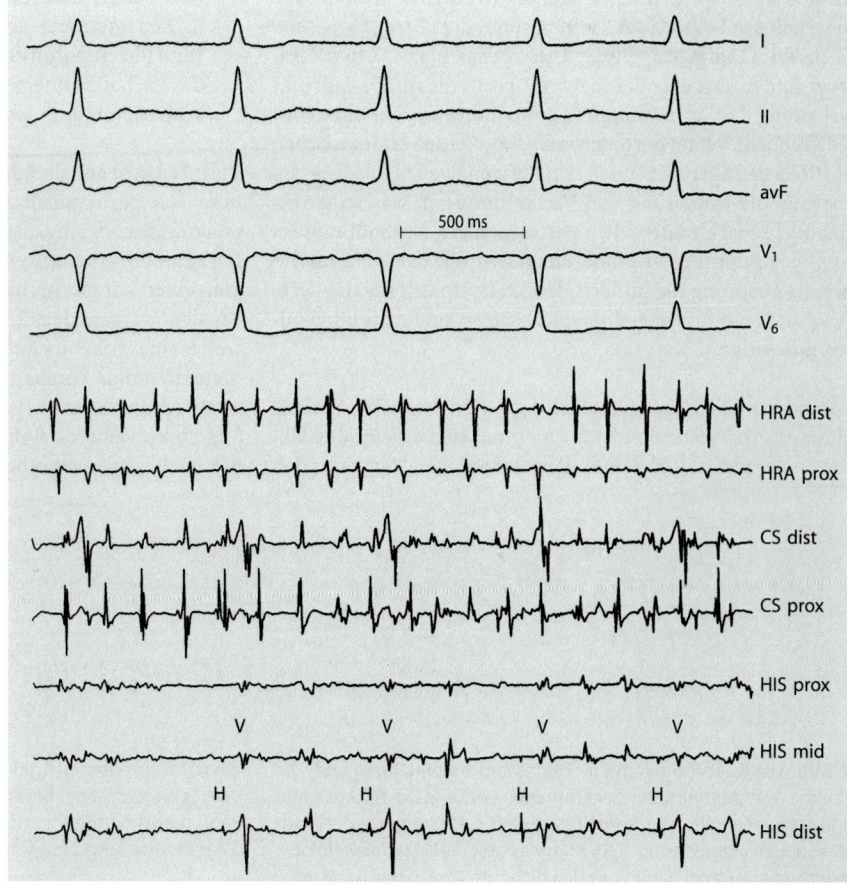

Abb. 18.25. Vorhofflimmern. In den verschiedenen atrialen Ableitungen (HRA, CS) sind Vorhofpotenziale mit stark wechselnder Zykluslänge zwischen 70 und etwa 150 ms zu erkennen; z. T. sind die Potenziale stark aufgesplittert. In der distalen His-Bündel-Ableitung sind scharfe His-Potenziale vor jedem Kammerkomplex erkennbar

Entsprechend dem supraventrikulären Ursprung der Tachykardie und der Erregungsausbreitung über das normale Erregungsleitungssystem sind die Kammerkomplexe schmal oder zeigen das gleiche Blockbild wie bei Sinusrhythmus. Häufig kommt es jedoch zu aberranter Leitung, von der ein oder mehrere QRS-Komplexe betroffen sein können. Die Differenzialdiagnose zu ventrikulären Rhythmusstörungen kann v. a. dann schwierig sein, wenn nur eine gegrenzte Anzahl von EKG-Ableitungen zur Interpretation zur Verfügung stehen (z. B. im Rahmen eines Langzeit-EKG). Aberrant übergeleitete Vorhoferregungen haben in der Mehrzahl Rechtsschenkelblockkonfiguration.

Eine besondere Form der Aberration stellt das **Ashman-Phänomen** (Gouaux u. Ashman 1947) dar, wobei der aberrant geleitete Schlag ein kurzes Kopplungsintervall zum vorherigen QRS-Komplex hat und dieser jedoch nach einer langen Zykluslänge auftrat („long–short cycle-sequence"; Abb. 18.26). Für aberrante Leitung und gegen ventrikuläre Extrasystolie spricht ebenfalls, wenn bei im Prinzip gleicher QRS-Konfiguration die QRS-Breite wechselnd ist, also ein verschiedenes Ausmaß an Aberration beobachtet wird. Auch das Fehlen einer kompensatorischen Pause im Anschluss an den deformierten QRS-Komplex weist in Richtung Aberration. Vorhofflimmern mit regelmäßiger Kammertätigkeit kann vorkommen, was dann für einen totalen AV-Block mit AV-junktionaler oder tertiärer Ersatztätigkeit spricht.

Pathophysiologie. Anhaltendes Vorhofflimmern wird in den meisten Fällen durch multiple, überwiegend funktionell und nicht anatomisch definierte Reentry-Kreise auf Vorhofebene unterhalten. Lokalisation und Größe der Erregungskreise wechseln ständig (Mines 1914; Allessie et al. 1997, s. Kap. 3). Seltener finden sich ein oder mehrere „Foci", die für die Aufrechterhaltung des Vorhofflimmerns durch ihre extrem hohe Entladefrequenz verantwortlich sind. Unbestritten ist inzwischen die Rolle der überwiegend in den Pulmonalvenen lokalisierten Foci für die Initiierung von Vorhofflimmern, was selbstverständlich insbesondere bei paroxysmalem Vorhofflimmern von Bedeutung ist. Die Entdeckung der Rolle der Pulmonalvenen als Ursprung für initiierende Extrasystolen (Haïssaguerre et al. 1998) hat zu neuen Therapieansätzen geführt (Pulmonalvenenisolation; s. Kap. 51).

Hämodynamik. Hämodynamisch gesehen bedeutet Vorhofflimmern Vorhofstillstand, die Pumpfunktion der Vorhöfe fällt aus. Während das Herzminutenvolumen bei Herzgesunden dadurch nur wenig beeinträchtigt wird, macht sich der Verlust der atrialen Transportfunktion bei Patienten mit myokardialer Schädigung, z. B. im Rahmen einer Kardiomyopathie sehr negativ bemerkbar, das Herzzeitvolumen fällt ab. Die hämodynamischen Auswirkungen sind umso ausgeprägter, je tachyarrhythmischer die Kammeraktion ist. Langanhaltende Tachyarrhythmie kann zu zunehmender linksventrikulärer Dilatation und Dysfunktion führen („Tachymyopathy"). Vorhofflimmern begünstigt Thrombenbildung in den Vorhöfen, was zu Embolien führen kann.

> Etwa 20–30% aller Patienten mit Vorhofflimmern machen ein Embolieereignis durch. Für den Patienten am einschneidendsten sind Hirnembolien mit konsekutivem Schlaganfall. Auch der rechte Vorhof kann Emboliequelle sein; rezidivierende Lungenembolien führen bei den Betroffenen nicht selten zu progredienter pulmonaler Hypertonie (s. Kap. 42).

Einteilung von Vorhofflimmern. Eine Task force der European Heart Association hat folgende am zeitlichen Verlauf und den Therapieoptionen ausgerichtete Einteilung vorgeschlagen (Levy et al. 1998):
- **Neu aufgetretenes Vorhofflimmern** (Anamnese <24 h; „new onset atrial fibrillation"); eine Rhythmisierungsbehandlung ist hier noch ohne längere Antikoagulation möglich.
- **Paroxysmales Vorhofflimmern**; Bedingung ist, dass die Arrhythmieepisode spontan endet. Eine Anfallsdauer über 24–48 h ist selten.
- Endet die Arrhythmieepisode nicht spontan, so wird sie als **anhaltendes Vorhofflimmern** („persistent atrial fibrillation") bezeichnet. Es kann medikamentös oder elektrisch in Sinusrhythmus überführt werden.
- Wird die Rhythmisierung nicht mehr versucht, sondern das Vorhofflimmern akzeptiert, so wird es als **dauerhaftes Vorhofflimmern** („permanent") bezeichnet.

Zum Teil geht anhaltendem Vorhofflimmern eine lange Anamnese von paroxysmalem Vorhofflimmern voraus. Aufgrund anamnestischer Angaben lässt sich bei einem Teil der Patienten mit paroxysmalem Vorhofflimmern eine vagal induzierte von einer adrenerg ausgelösten Form unterscheiden: Beim vagalen Typ geht dem Beginn des Vorhofflimmerns typischerweise eine zunehmende Verlängerung der Zykluslänge des Sinusrhythmus voraus (Abb. 18.27), es tritt also aus einer relativen Bradykardie heraus auf. Entsprechend dem erhöhten Vagotonus während Ruhephasen kommt es zu Anfällen häufiger nachts oder tagsüber postprandial. Demgegenüber steht

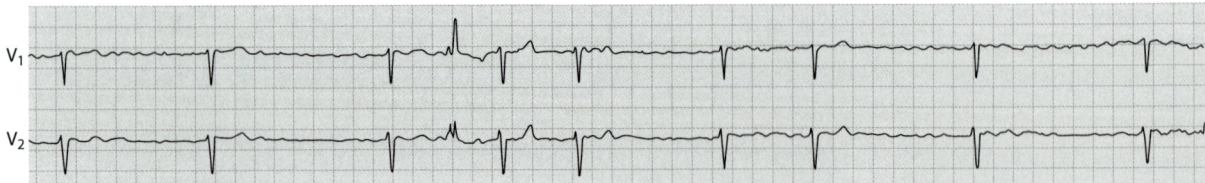

Abb. 18.26. Vorhofflimmern. Wechselnde Überleitung auf die Kammer mit intermittierender aberranter Leitung. Die RR-Abstände sind stark wechselnd. Im Anschluss an den 3. QRS-Komplex erkennt man einen verbreiterten QRS-Komplex mit Rechtsschenkelblockmorphologie. Dabei handelt es sich nicht um eine Extrasystole, sondern um eine aberrant geleitete Vorhoferregung. Der aberrant geleitete Schlag weist ein besonders kurzes Kopplungsintervall auf, während die vorhergehende Zykluslänge besonders lang war: Ashman-Phänomen („long cycle/short cycle sequence")

adrenerg induziertes Vorhofflimmern, das unter Belastung bzw. nach kurzen Zykluslängen auftritt.

Begleiterkrankungen. Während früher die rheumatische Herzerkrankung, insbesondere die rheumatische Mitralstenose, die häufigste Ursache für chronisches Vorhofflimmern darstellte, ist die Arrhythmie heute mehr mit anderen Erkrankungen, insbesondere mit myokardialer Schädigung jeglicher Ätiologie assoziiert. Zu erwähnen sind hier besonders die langjährige Hypertonie, die koronare Herzerkrankung sowie Kardiomyopathien. Vorhofflimmern ist auch eine typische Komplikation der Hyperthyreose, wobei gelegentlich die Rhythmusstörung das einzige Symptom für die Stoffwechselstörung darstellt. Ist keine kardiale oder extrakardiale Grunderkrankung eruierbar, spricht man von **idiopathischem Vorhofflimmern** („lone atrial fibrillation"; Evans u. Swann 1954).

18.3.5 AV-junktionale Tachykardien

> Tachykardien mit Ursprung in der AV-Junktion, also dem atrioventrikulären Übergang, sind die häufigste Ursache für das klinische Bild „paroxysmale Tachykardien". Fast ausschließlich handelt es sich um Reentry-Tachykardien; Tachykardien duch gesteigerte Automatie sind selten.

AV-Knoten-Reentry-Tachykardie (AVNRT)

Gewöhnliche AV-Knoten-Tachykardien. Das EKG zeigt eine Schmalkomplextachykardie mit einer Frequenz von 130–250/min (meistens 160–200/min; ◘ Abb. 18.28). Bei vorbestehendem Schenkelblock entspricht der QRS-Komplex während der Tachykardie dem bei Sinusrhythmus. Frequenzabhängige, neue Schenkelblöcke während der Tachykardie kommen vor. Da die Kammern antegrad und die Vorhöfe retrograd praktisch gleichzeitig depolarisiert werden, sind P-Wellen in der Regel nicht erkennbar oder sie lassen sich als in Form kleiner Deflektionen unmittelbar vor oder am Ende des QRS-Komplexes vermuten. Insbesondere zu Beginn einer AV-Knoten-Tachykardie kann diese antegrad in Richtung auf die Kammern höhergradig blockiert sein (Akhtar et al. 1993). Am häufigsten sind 2:1-Blockierungen im His-Purkinje-System, seltener im AV-Knoten.

Der Nachweis eines dualen atrioventrikulären Leitungsmusters mit sprunghaftem Übergang der Erregung von einer schnell leitenden („fast pathway") auf eine langsam leitende „Bahn" („slow pathway") von einer bestimmten Vorzeitigkeit ab („jump") ist der Schlüsselbefund (◘ Abb. 18.29 und 18.30).

> **Definition**
> Ein „jump" besteht dann, wenn die Leitungsverzögerung bei einer Abnahme des Kopplungsintervalls um 10 ms mindestens 50 ms beträgt.

Es ist nicht ungewöhnlich, dass sich bei einem Patienten mehrere „jumps" der AV-Knoten-Leitungskurve nachweisen lassen. Der Zeitpunkt des „jump" (Übergang auf die Slow path-

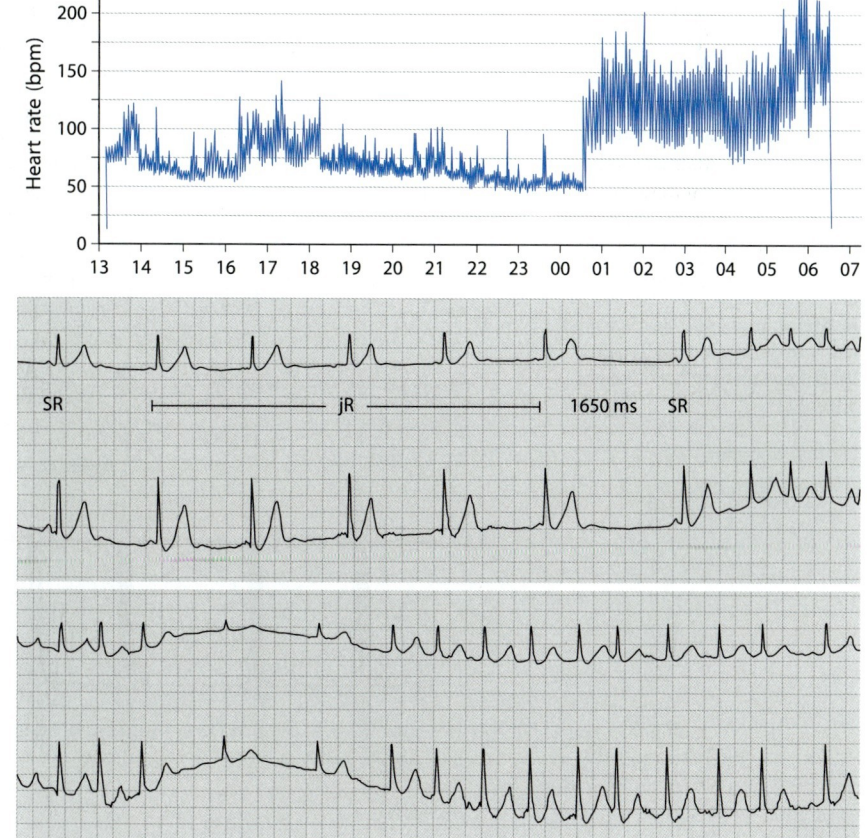

◘ **Abb. 18.27.** Vagal-induziertes paroxysmales Vorhofflimmern. Nach Anlegen des Langzeit-EKG gegen 13 Uhr besteht Sinusrhythmus mit wechselndem Herzfrequenzspektrum. Die Herzfrequenz fällt während der Nachtruhe kontinuierlich ab und erreicht gegen 0.45 Uhr ihren tiefsten Wert. Anschließend kommt es zu Vorhofflimmern mit zuletzt anhaltender permanenter Tachyarrhythmia absoluta. Die Ausschnittvergrößerung zeigt, dass es vor Auftreten von Vorhofflimmern neben bradykardem Sinusrhythmus auch zu junktionalen Rhythmen kommt. Die T-Wellen sind als Ausdruck der Vagotomie stark überhöht. Dem Auftreten des Vorhofflimmerns geht ein besonders großer PP- bzw. RR-Abstand (1650 ms) voraus

◻ Abb. 18.28.
AV-junktionale Reentrytachykardie (AV-Knotentachykardie). Die retrograde Vorhoferregung erfolgt fast simultan der Kammererregung. Die Vorhofaktivität führt zu diskreten Deformierungen des terminalen Anteils des QRS-Komplexes (z. B. aVF). Auch die r'-Zacke in V_1 ist auf die Vorhoferregung zurückzuführen (Papiergeschwindigkeit 50 mm/s)

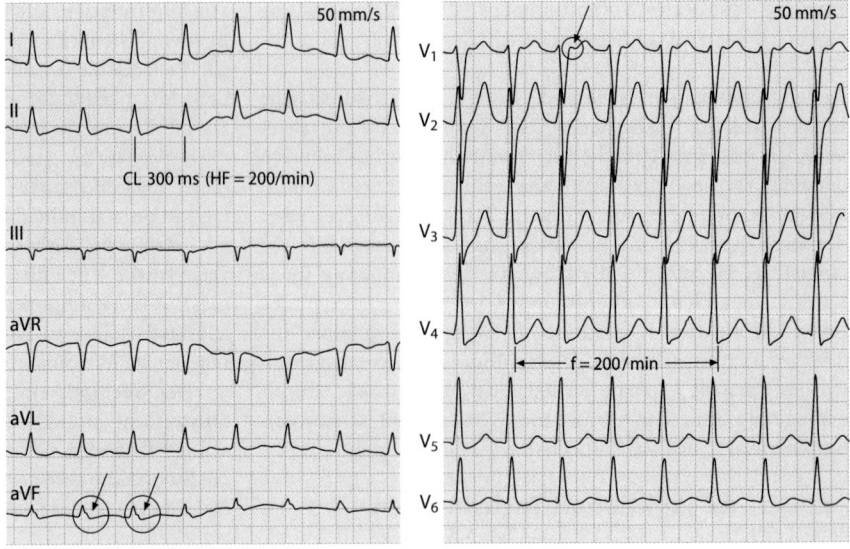

◻ Abb. 18.29.
AV-Knoten-Tachykardie, Induktion durch programmierte Vorhofstimulation. Im Anschluss an eine Basis-Stimulation (*) mit einer Zykluslänge von 400 ms wird ein Extrastimulus mit einem Kopplungsintervall von 240 ms appliziert. Während der Basisstimulation kurze AH-Zeit als Ausdruck der „Fast-pathway-Leitung" (s. HBE). Die durch den gekoppelten Extrastimulus induzierte Vorhoferregung wird dann mit langem AH-Intervall übergeleitet als Ausdruck der „Slow-pathway-Leitung". Die Erregung erreicht den Vorhof retrograd über den „fast pathway". Eine anhaltende AV-Knoten-Tachykardie ist induziert. (Dargestellt sind die Ableitungen V_1, II, III sowie intrakardiale Ableitungen aus dem hohen rechten Vorhof (HRA), Koronarsinus (CS) und der His-Bündel-Region (HBE); Registriergeschwindigkeit 50 mm/s)

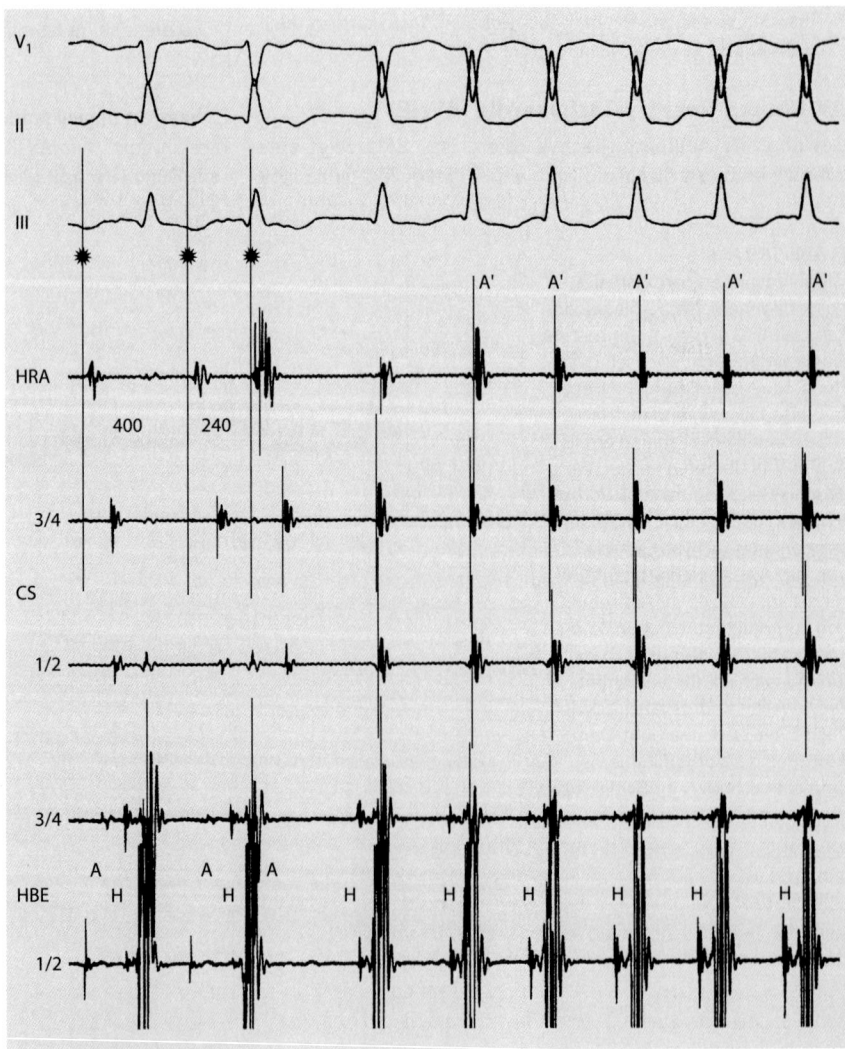

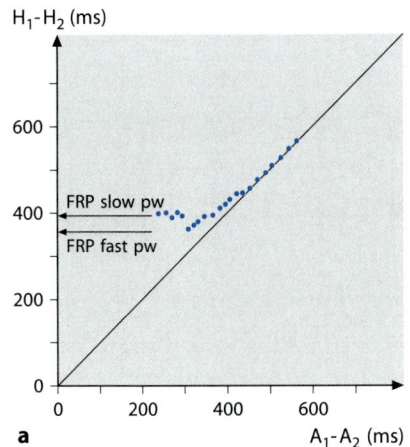
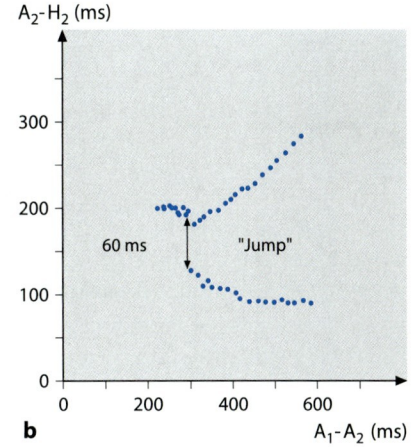

Abb. 18.30a, b. AV-Knoten-Leitungskurve bei Patienten mit AV-Knoten-Reentry-Tachykardien. Die AV-Knoten-Leitungskurve kann unterschiedlich dargestellt werden. **a** Dargestellt ist das A_1–A_2-Intervall (Kopplungsintervall des Extrastimulus) gegenüber den konsekutiven H_1–H_2-Intervallen. Liegen die Punkte auf der 45°-Linie, so findet keine Leitungsverzögerung im AV-Knoten statt. Beginnend mit einer Vorzeitigkeit von etwa 450 ms weichen die Punkte durch Verzögerung der Überleitung im AV-Knoten von der 45°-Linie ab. Bei 300 ms Vorzeitigkeit abrupter Übergang auf eine Leitungsbahn mit deutlich langsamerer Erregungsausbreitung („Break"- oder „Jump"-Phänomen). Der Übergang auf die „Slow-pathway-Leitung" kennzeichnet die effektive Refraktärperiode des „fast pathway", dessen funktionelle Refraktärperiode (FRP) jedoch kürzer als die des „slow pathway" ist (360 vs. 390 ms). **b** Das Auftragen des AH-Intervalls (A_2–H_2) in Abhängigkeit vom Kopplungsintervall macht den „jump" der AH-Zeit besonders deutlich

way-Leitung) entspricht bei Induzierbarkeit meistens dem Beginn der Echozone: Nach antegrader Erregungsausbreitung über die langsam leitende Bahn mit kurzer Refraktärperiode kann der Impuls über die schnell leitende Bahn zurücklaufen und so eine anhaltende AV-Knoten-Reentry-Tachykardie vom gewöhnlichen Typ induzieren, wobei die A-Welle in der HBE-Ableitung als erste retrograde Vorhofdepolarisation – also vor der Erregung in der Mündung des Sinus coronarius und der des hohen rechten Vorhofs – zu identifizieren ist.

Die Kenntnisse über die Lokalisation des zugrunde liegenden Reentry-Kreises haben in den vergangenen Jahren, insbesondere seit Einführung kurativer Ablationsverfahren stark zugenommen. Bis zu Beginn der 90er-Jahre nahm man an, dass es sich um rein funktionelle Phänomene des AV-Knotens („longitudinale Dissoziation") handelt, der Reentry-Kreis also im kompakten Knoten lokalisiert ist (Josephson u. Miller 1993). Inzwischen ist gesichert, dass verschiedene atrionodale Inputs Voraussetzung für oben beschriebene Leitungsmuster sind. Vorhofanteile im Koch'schen Dreieck sind essenzielle Bestandteile des Reentry-Kreises. Schnelle und langsame Leitungsbahn liegen an verschiedenen anatomischen Stellen: So liegt die schnelle Bahn weit anterior und superior im Bereich der AV-Junktion, während die langsame Leitungsbahn inferior und posterior, etwas anterior der Mündung des Sinus coronarius lokalisiert ist. Entsprechend unterschiedlich sind die Ablationsorte, wenn man die langsame oder respektive die schnelle Bahn selektiv modifizieren möchte (s. Kap. 51).

Jump-Phänomene lassen sich übrigens nicht nur antegrad, sondern auch retrograd – z. B. durch programmierte Kammerstimulation oder auch im Anschluss an ventrikuläre Extrasystolen – nachweisen.

Das Ausmaß der „longitudinalen Dissoziation" der AV-Leitung ist sehr unterschiedlich, wie die AV-Knoten-Leitungskurven der Abb. 18.30 und Abb. 18.31 zeigen. Folge der Längsdissoziation ist auch das „Concertina-Phänomen": Bei hochfrequenter Vorhofstimulation kommt es zu progressiver Zunahme des AH-(und PQ-)Intervalls, das sich anschließend wieder verkürzt, ohne dass es zwischenzeitlich zu einem Wenckebach-Block gekommen ist. Es kann vorkommen, dass eine Vorhoferregung über beide atrionodale inputs („slow pathway" und „fast pathway") auf die Kammer übertragen wird, wodurch eine tachykarde Kammerantwort entsteht. Durch intermittierenden Block in einem der Leitungswege entstehen scheinbar chaotische, nur mit Hilfe intrakardialer Ableitungen erklärbare Herzrhythmusstörungen (Csapo 1979).

Ungewöhnliche AV-Knoten-Tachykardien. Die bisher besprochene AV-Knoten-Tachykardie mit langsamer antegrader und schneller retrograder Leitung („slow – fast") wird als die „gewöhnliche" AV-Knoten-Tachykardie („common type of AV-nodal reentry") bezeichnet. Daneben gibt es auch eine „ungewöhnliche Form" („uncommon type of AV-nodal reentry"), bei der die antegrade Leitung über die schnell leitende und die retrograde Leitung über die langsam leitende Bahn („fast – slow") erfolgt. Dementsprechend ist das AH- bzw. PR-Intervall kurz und das HA- bzw. RP-Intervall lang (**Abb. 18.32**). AV-Knoten-Tachykardien vom ungewöhnlichen Typ werden – im Gegensatz zu typischen AV-KnotenTachykardien – häufig durch ventrikuläre Extrasystolen ausgelöst (**Abb. 18.33**). Gelegentlich können beim selben Patienten beide Formen einer AVNRT vorkommen. Neben den oben erwähnten Varianten gibt es – insbesondere bei Kindern – auch AVNRT unter Benutzung zweier langsamer Leitungsbahnen („slow-slow-AVNRT"), wobei auch linksseitig lokalisierte „slow pathways" vorkommen (Otomo et al. 2000).

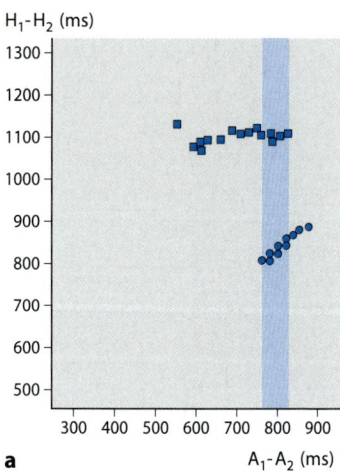 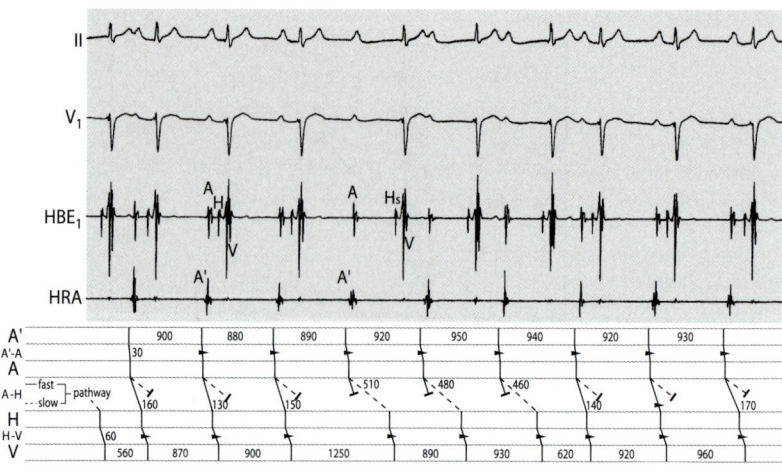

Abb. 18.31a, b. a Typische AV-Knoten-Leitungskurve bei longitudinaler Dissoziation des AV-Knotens: Bei Vorhofstimulation mit progressiver Vorzeitigkeit verzögert sich plötzlich das H_1-H_2- (damit auch das A_2-H_2- und PQ-)Intervall „break phenomenon"; in der Regel findet man einen Vorzeitigkeitsbereich, in dem auf die Stimulation Schläge sowohl mit kürzerem als auch mit längerem H_1-H_2-Intervall vorkommen („overlapping"). b Der AV-Knoten-Leitungskurve entsprechende spontane, plötzliche Änderung des A-H-(PQ-) und des H-H-Intervalls bei longitudinaler Dissoziation des AV-Knotens durch Umschalten von der schnellen Leitungsbahn („fast pathway") auf die langsame Leitungsbahn („slow pathway") im AV-Knoten beim gleichen Patienten

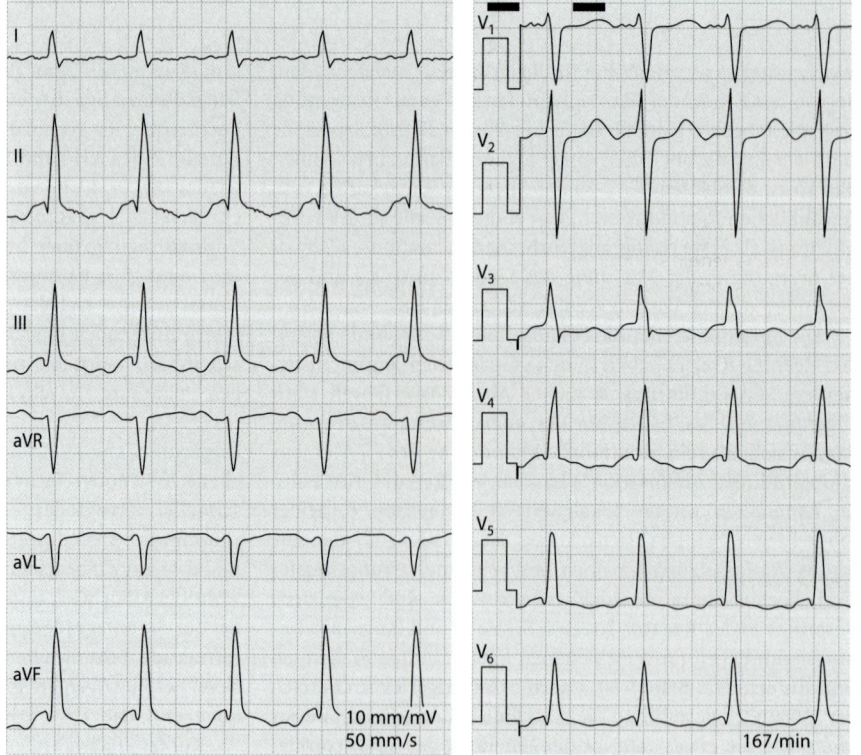

Abb. 18.32. AV-Knoten-Tachykardie, ungewöhnliche Form („uncommon type of AV-nodal Reentry"). Das Anfalls-EKG zeigt eine supraventrikuläre Tachykardie mit einer Frequenz von 167/min. Negative P-Wellen sind v. a. in den inferioren Ableitungen erkennbar, die Überleitungszeit auf die Kammern ist normal. Es stellt sich die Differenzialdiagnose zur Vorhoftachykardie

Junktionale Tachykardie durch gesteigerte Automatie

Neben den oben geschilderten, häufig vorkommenden AV-Knoten-Reentry-Tachykardien gibt es seltenere AV-junktionale Tachykardien, die nicht durch Reentry, sondern durch gesteigerte Automatie entstehen. Es handelt sich dabei um beschleunigte AV-junktionale Rhythmen, überwiegend aus der His-Bündel-Region, die als typische Komplikation einer Digitalisüberdosierung gelten, sie kommen jedoch auch im Rahmen andere Herzerkrankungen oder ohne den Nachweis einer Herzkrankheit vor. Fehlt eine akute auslösende Ursache, können sie Anlass zu permanenten Tachykardien sein. Die

Abb. 18.33.
Atypische AV-Knoten-Reentry-Tachykardie. Induktion durch ventrikuläre Extrasystolen. Zu Beginn besteht Sinusrhythmus. Eine ventrikuläre 2er-Kette induziert eine supraventrikuläre Tachykardie mit einer Herzfrequenz um 150/min. Es ist gut erkennbar, wie die zweite ventrikuläre Erregung sehr langsam zum Vorhof zurückgeleitet wird und so die Tachykardie induziert werden kann (↑). Die Tachykardie endet ca. 3 min später durch retrograden Block im „slow pathway". (Auszüge aus einer Langzeit-EKG-Registrierung, Papiergeschwindigkeit 25 mm/s)

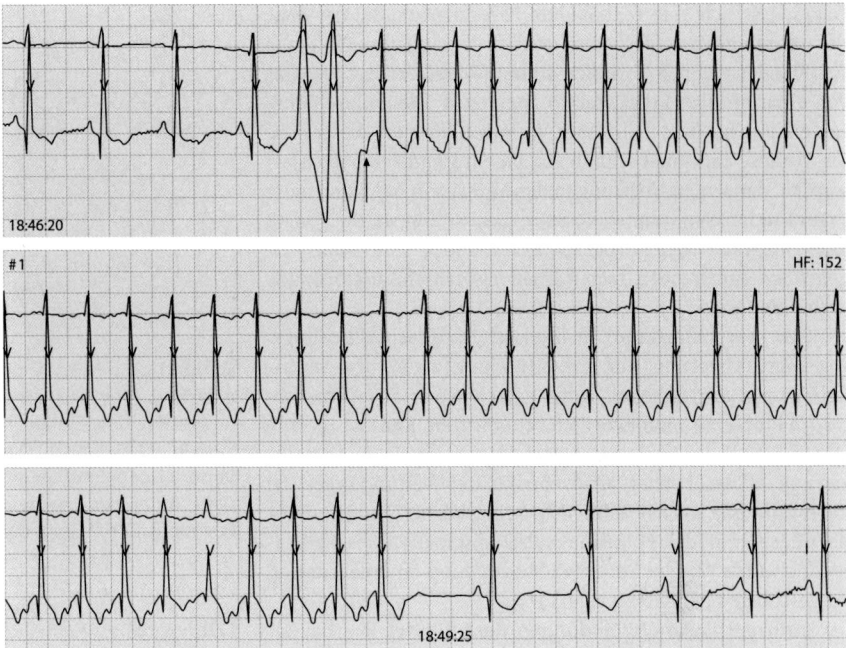

Abb. 18.34.
„junctional ectopic tachycardia" (JET): Man erkennt einen unregelmäßigen Herzrhythmus. Der Grundrhythmus ist ein Sinusrhythmus mit einer Zykluslänge von 800 ms. Salvenartig kommt es zu Tachykardien, wobei die Zykluslänge dann um 400 ms beträgt. Die Tachykardien gehen überwiegend mit schlankem QRS-Komplex einher, nur die ersten 5 Aktionen zeigen eine schenkelblockartige Deformierung. Bei genauer Betrachtung lassen sich die P-Wellen als Folge des Sinusrhythmus während des gesamten Streifens identifizieren. Somit besteht während der Tachykardien eine komplette AV-Dissoziation, womit der Ursprung der supraventrikulären Tachykardie eindeutig dem His-Bündel zugeordnet werden kann. (Ausschnitt aus einer Langzeit-EKG-Registrierung: 25 mm/s)

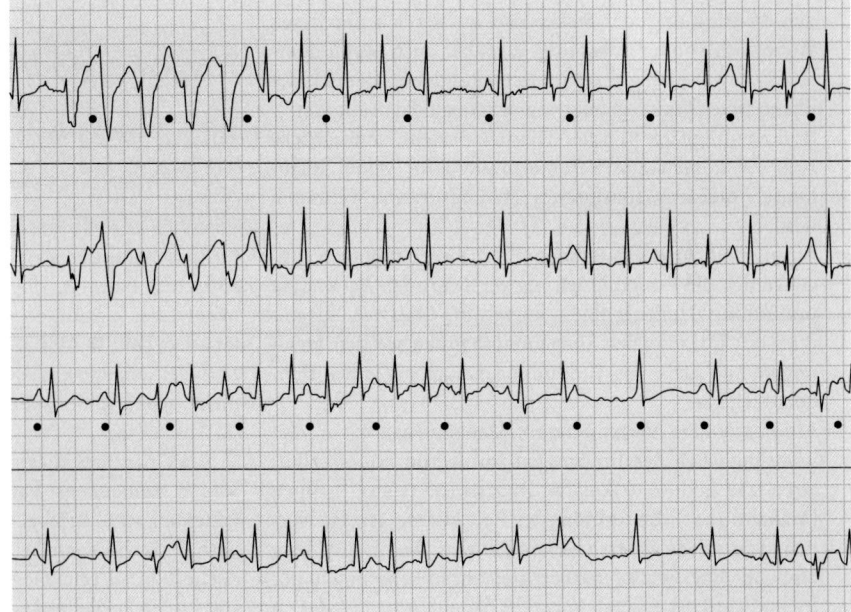

medikamentöse Beeinflussung ist schwierig. Im englischen Schrifttum werden solche Tachykardien als „junctional ectopic tachycardia" (JET) oder „automatic junctional tachycardia" (AJT) bezeichnet (Hamdan et al. 2001).

Bei Erwachsenen ist die Frequenz solcher Tachykardien in der Regel relativ langsam (130–140/min; Ruder et al. 1986). Beruht die AV-junktionale Tachykardie auf gesteigerter Automatie, lässt sich fast immer eine AV-Dissoziation nachweisen (Abb. 18.34).

18.3.6 Präexzitationssyndrome

Begriffsbestimmungen

Definition

Eine Präexzitation liegt vor, wenn das gesamte Ventrikel- oder Vorhofmyokard oder auch nur ein Teil der Myokardfasern von Vorhof oder Kammer früher aktiviert wird, als es der Fall wäre, wenn ein Impuls sich über das normale Erregungsleitungssystem in atrioventrikulärer oder ventrikuloatrialer Richtung mit entsprechender Verzögerung im AV-Knoten ausgebreitet hätte.

Dabei lässt sich eine ventrikuläre Präexzitation, bei der Teile des Kammermyokards abnormal frühzeitig durch einen Impuls, der aus den Vorhöfen stammt, depolarisiert werden, von einer atrialen Präexzitation abgrenzen, die dadurch charakterisiert ist, dass Teile eines Vorhofs oder auch die gesamten Vorhöfe abnormal schnell von einem Impuls depolarisiert werden, der seinen Ursprung in den Ventrikeln hat. Von einem Präexzitationssyndrom sollte dann gesprochen werden, wenn eine antegrade oder retrograde Präexzitation mit anfallsartigen oder anhaltenden tachykarden Herzrhythmusstörungen verbunden ist.

Der morphologische Nachweis akzessorischer Leitungswege, ihres Ursprungs und ihrer Mündung (atriale bzw. ventrikuläre Insertion) ist selten, wofür jedoch in erster Linie methodische Probleme verantwortlich sein dürften. Erstmals gelang Öhnell (1944) der Nachweis. Schwieriger noch als die Identifizierung akzessorischer atrioventrikulärer Verbindungen ist die Auffindung solcher Bahnen zwischen Vorhof und His-Bündel oder paranodal. Folgende pathologisch-anatomische Einteilung wurde von der European Study Group on Preexcitation vorgeschlagen (Anderson et al. 1975):

- **Atrioventrikuläre Verbindungen, Kent-Bündel:** Hierbei bestehen direkte Verbindungen aus Arbeitsmyokard zwischen Vorhof und Kammer. Diese Muskelbündel können den AV-Ring an jeder Stelle, also im Bereich der freien Wand rechts- oder linksseitig, v. a. aber auch septal überbrücken. Am häufigsten sind Kent-Bündel im Bereich der linken freien Wand, gefolgt von septalen Lokalisationen.
- **Nodoventrikuläre Bündel:** Hierbei besteht eine Brücke vom AV-Knoten zur Kammermuskulatur, wobei histologisch meistens spezifisches Leitungsgewebe gefunden wird.
- **Atrionodale, Atrio-His-Bahnen:** Solche Verbindungen umgehen den die Erregungsleitung verzögernden AV-Knoten und führen damit zu einem kurzen PQ-Intervall. Zusammen mit intranodalen Umgehungsbahnen werden atrionodale und Atrio-His-Verbindungen auch als James-Bündel bezeichnet.
- **Atriofaszikuläre Verbindungen, Mahaim-Fasern:** In den ursprünglichen Beschreibungen wurde von nodofaszikulären und nodoventrikulären Bypass-Trakts ausgegangen (Mahaim 1947). Erst in jüngster Zeit konnte gezeigt werden, dass solche akzessorischen Bahnen, die im EKG eine Mahaim-Präexzitation hervorrufen, ihren Ursprung in der freien Wand des rechten Vorhofes haben und entweder zu Teilen des rechtsseitigen spezifischen Erregungsleitungssystems oder direkt zur Kammermuskulatur ziehen. Es handelt sich also um atriofaszikuläre oder atrioventrikuläre Verbindungen. Auf die im Vergleich zu Kent-Fasern besonderen elektrophysiologischen Eigenschaften der Mahaim-Fasern wird später eingegangen.

Wie erwähnt handelt es sich bei obiger Einteilung um eine pathologisch-anatomische und nicht um eine funktionelle bzw. pathophysiologische Einteilung. Nicht jede, den AV-Ring überspringende Faser hat eine funktionelle Bedeutung.

Wolff-Parkinson-White-Syndrom

Elektrokardiogramm bei WPW-Syndrom. Teile der Ventrikelmuskulatur werden durch eine akzessorische atrioventrikuläre

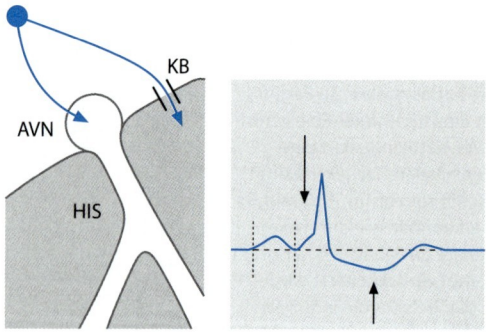

Abb. 18.35. WPW-Syndrom. EKG bei Sinusrhythmus. Die Erregung erreicht die Ventrikelmuskulatur auf 2 parallelen Wegen (AV-Knoten und His-Purkinje-System, Kent-Bündel). Die δ-Welle ist Ausdruck der lokalen Präexzitation. Die Deformierung des QRS-Komplexes ist umso ausgeprägter, je größer der über das Kent-Bündel depolarisierte Anteil der Kammermuskulatur ist. Es kommt zu sekundären Erregungsrückbildungsstörungen

Leitungsbahn (Kent-Bündel) vorzeitig erregt. Es kommt zur Präexzitation des Ventrikels, auf dessen Seite die akzessorische Bahn lokalisiert ist.

> **EKG-Kriterien für Präexzitation** (Abb. 18.35)
> - PQ- bzw. PR-Zeit während SR ≤120 ms
> - Initiale δ-Welle
> - QRS-Verbreiterung auf ≥120 ms
> - Sekundäre ST-Strecken- und T-Wellenveränderungen

Entsprechend der atrioventrikulären Lokalisation der akzessorischen Bahn ist die AH-Zeit in der His-Bündelableitung normal bei verkürzter oder sogar negativer HV-Zeit (korrekter: H-δ-Zeit; Abb. 18.36). Leitet man mit einem Mapping-Katheter Lokalpotenziale im Bereich des Kent-Bündel ab, so ist nicht selten eine spezifisches Kent-Potenzial nachweisbar (Abb. 18.36).

Das Ausmaß dieser genannten EKG-Veränderungen ist jedoch keineswegs konstant, sondern sogar beim selben Patienten sehr variabel. Entscheidend ist hierbei, in welchem Verhältnis die Ventrikel durch den Impuls über das akzessorische Bündel und die Erregungsausbreitungsfront über das spezifische Reizleitungssystem depolarisiert werden. Bei Sinusrhythmus wird man selten das volle Ausmaß einer Präexzitation sehen. Dies gilt v. a. für links-laterale akzessorische Leitungsbahnen Die Präexzitation wird deutlicher, wenn durch AV-Knoten-wirksame Medikamente, Valsalva-Manöver oder auch nachts (Vagotonie) die AV-Knotenleitung schlechter wird, was zu einer Bevorzugung der akzessorischen Leitungsbahn führt (intermittierende Präexzitation). Während einer elektrophysiologischen Untersuchung kann die Präexzitation sichtbar oder deutlicher gemacht werden, indem man in der Nähe der atrialen Insertion der akzessorischen Bahn eine Schrittmacher-Stimulation durchführt (Abb. 18.37). Auf der anderen Seite kann bei körperlicher Belastung, die zu einer Verbesserung der AV-Knotenleitung führt (adrenerger Drive, Vagolyse), die Präexzitation im EKG vollkommen verschwinden.

18.3 · Tachykardien

◘ **Abb. 18.36.**
Mapping bei WPW-Syndrom. Dargestellt ist das Beispiel einer para-His'schen akzessorischen Leitungsbahn. Die vom Sinusknoten ausgehenden Vorhoferregungen werden wechselhaft über das normale AV-Knoten-His-Purkinje-Leitungssystem und über die akzessorische Leitungsbahn geleitet. Im Falle der Präexzitation erkennt man Kent-Potenziale vor Beginn des QRS-Komplexes, die His-Potenziale sind als scharfe Spikes während der V-Welle identifizierbar. Die gestrichelte Linie kennzeichnet den Beginn der Kammererregung (Registriergeschwindigkeit 100 ms/s)

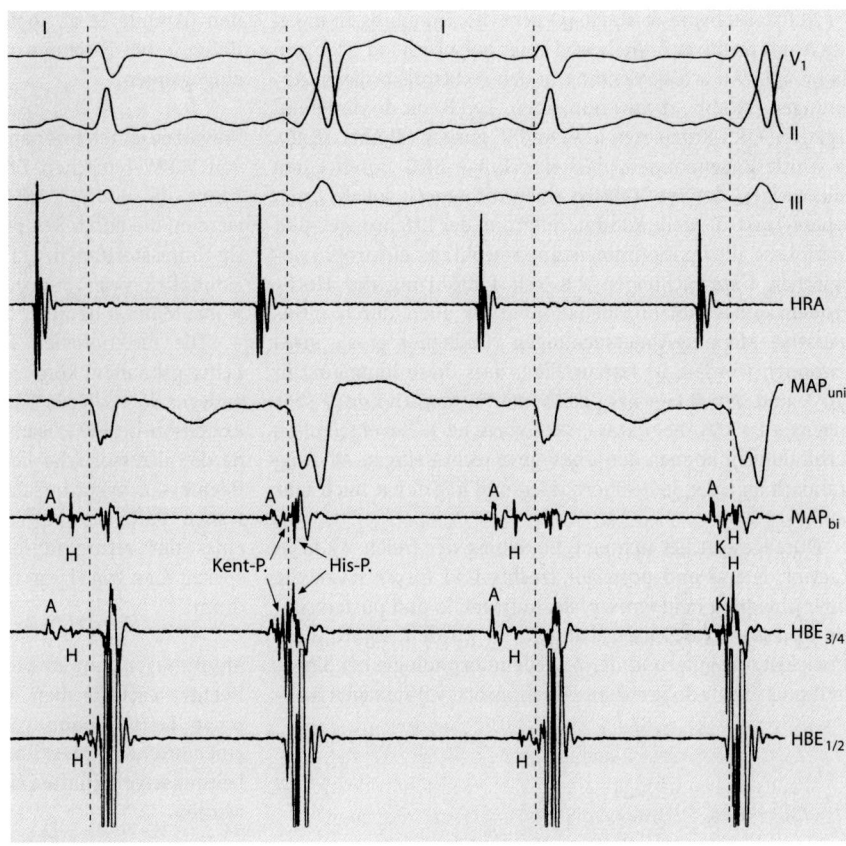

◘ **Abb. 18.37 a, b.**
WPW-Syndrom: Wechselndes Ausmaß der Präexzitation. **a** EKG bei Sinusrhythmus. Nur bei genauer Analyse lassen sich kleine positive Deltawellen in den inferioren Ableitungen identifizieren, ferner auffallend die breite R-Zacke in V_2 und V_3 sowie eine Deltawelle in V_4. **b** Bei Vorhofstimulation jetzt typisches Bild eines sternal positiven WPW-Syndroms

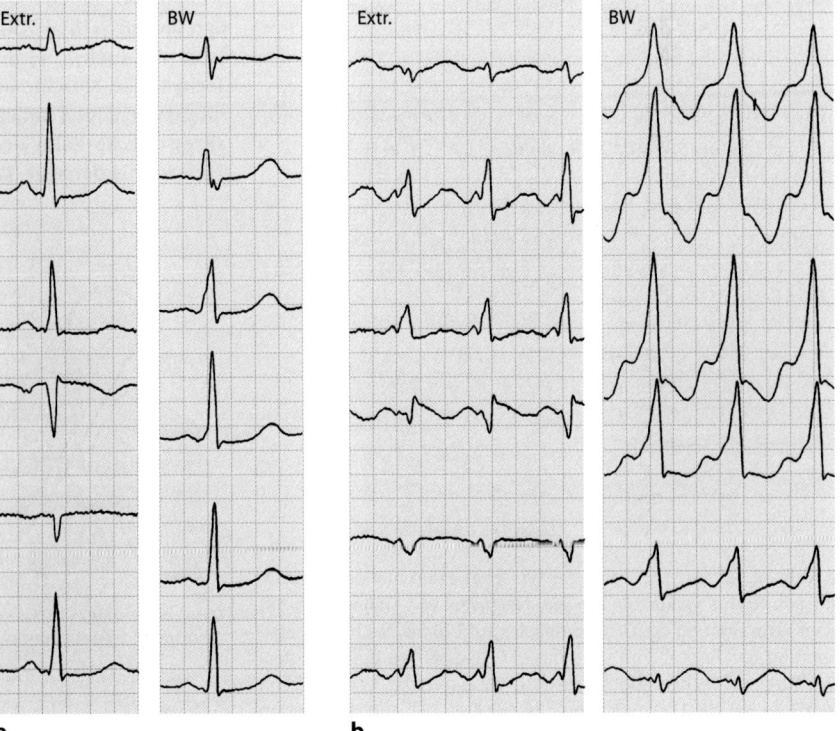

Auf Rosenbaum et al. (1945) geht die Einteilung in einen Typ A mit positiver δ-Welle und einer entsprechend positiven Haupt-QRS-Ausschlagsrichtung in den rechtspräkordialen Ableitungen (Abb. 18.37b) und einem Typ B mit dominierend negativen QRS-Komplexen in V_1 und V_2 zurück (Abb. 18.38). Es wurde angenommen, dass das Typ-A-EKG durch einen linksseitigen, der Typ B durch einen rechtsseitig lokalisierten Bypass-Trakt zustande kommt. Aufgrund der Erfahrungen und Kenntnisse, die im Zusammenhang sowohl mit elektrophysiologischen Untersuchungen v. a. seit Einführung der Hochfrequenzkatheterablationsbehandlung als auch durch intraoperative Mapping-Untersuchungen (Gallagher et al. 1978) gewonnen wurden, ist festzustellen, dass diese Einteilung in Typ A und Typ B (sternal positiv, sternal negativ) doch sehr ungenau ist (Abb. 18.38). Akzessorische atrioventrikuläre Verbindungen können den links- und rechtsseitigen AV-Ring praktisch an jeder Stelle überqueren und liegen v. a. auch sehr häufig septal.

Durchgesetzt hat sich eine Einteilung der freien Wand in anterior, lateral und posterior (rechts und links) sowie die Unterscheidung in anteroseptale, mittseptale und posteroseptale akzessorische Leitungsbahnen. Es wurden Algorithmen entwickelt, die aufgrund der δ-Wellenmorphologie bei Sinusrhythmus den erfolgreichen Ablationsort voraussagen können (Arruda et al. 1998). Auf weitere elektrophysiologische Befunde bei Patienten mit WPW-Syndrom wird im Kap. 51 eingegangen.

Prävalenz einer offenen Präexzitation. Die wahre Prävalenz von WPW-typischen EKG in der Bevölkerung ist nicht bekannt, da naturgemäß fast nur solche Patienten untersucht werden, die durch Symptome, in erster Linie tachykarde Herzrhythmusstörungen, auffällig geworden sind. Man kann eine Häufigkeit von 0,1–0,3% annehmen (Gallagher et al. 1978), wobei Männer häufiger betroffen sind als Frauen.

Die funktionellen Leitungseigenschaften akzessorischer Leitungsbahnen können sich auch im Verlauf des Lebens ändern: So verlieren Kinder nicht selten ihre antegrade Präexzitation im EKG, was jedoch nicht Anfallsfreiheit bedeutet, da die akzessorische Leitungsbahn während einer typischen Reentry-Tachykardie ja ausschließlich retrograd genutzt wird. Haben Patienten paroxysmale Tachykardien in Gegenwart eines nur retrograd leitenden akzessorischen Bündels, so spricht man von einem verborgenen („concealed") WPW-Syndrom.

Rhythmusstörungen bei WPW-Syndrom. Abzugrenzen sind Reentry-Tachykardien unter Einbeziehung der akzessorischen Leitungsbahn von Vorhofarrhythmien, die im Falle einer offenen Präexzitation entsprechend den funktionellen Leitungseigenschaften der Bahn auf die Kammer übertragen werden.

Reentry-Tachykardien. Die akzessorische atrioventrikuläre Leitungsbahn auf der einen, das normale Erregungsleitungssystem auf der anderen Seite, stellen 2 parallel liegende Bahnen dar, die durch die Vorhofmuskulatur und die Kammermuskulatur verbunden werden. Von einer **orthodromen Reentry-Tachykardie** spricht man, wenn das normale Erregungsleitungssystem den antegraden Teil des Reentry-Kreises, die akzessorische Bahn den retrograden Schenkel während der Tachykardie darstellt (Abb. 18.39a und 18.40). Dieses ist bei

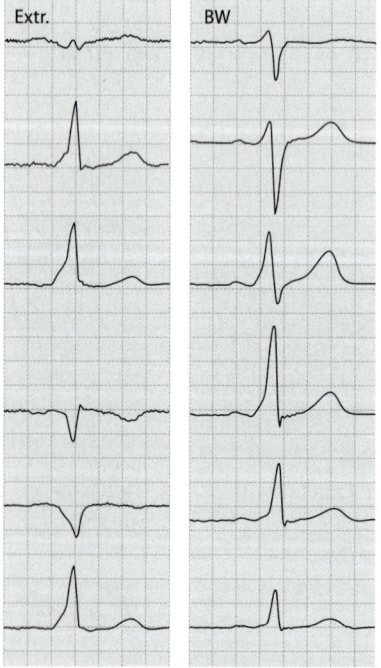

Abb. 18.38. Das EKG zeigt ein typisches Präexzitationssyndrom mit auf 100 ms verkürzter PQ-Zeit, Nachweis von Deltawellen mit einer Verbreiterung des QRS-Komplexes auf 120 ms. Nach der Klassifizierung von Rosenbaum wäre das EKG-Bild als Typ B einzustufen, was für eine rechtsseitig lokalisierte akzessorische Leitungsbahn sprechen würde. Die negativen Deltawellen in I und aVL weisen jedoch eher auf eine linkslateral lokalisierte akzessorische Leitungsbahn hin. Die linkslaterale Lokalisation wird durch elektrophysiologische Diagnostik bestätigt, das Kentbündel wurde dort auch erfolgreich abladiert

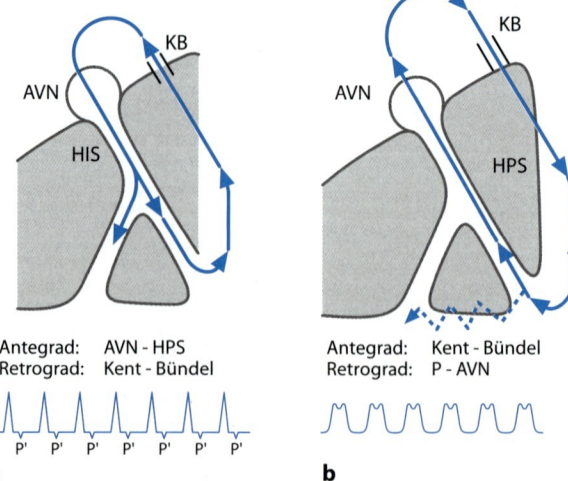

Abb. 18.39a, b. Orthodrome (a) vs. antidrome (b) atrioventrikuläre Reentry-Tachykardie (s. Text)

über 80% der WPW-Tachykardien der Fall. Entsprechend selten sind **antidrome Reentry-Tachykardien** (◘ Abb. 18.39b), bei denen die akzessorische Bahn in antegrader Richtung, das Erregungsleitungssystem in retrograder Richtung durchlaufen wird. Dies bedeutet, dass im Regelfall eine Reentry-Tachykardien bei WPW-Syndrom mit schmalem QRS-Komplex einhergeht, es sei denn, es kommt zu aberranter Leitung mit Schenkelblockbild. Nicht selten zeigt der QRS-Komplex während der Tachykardie einen elektrischen Alternans (◘ Abb. 18.40). Ein spezifisches Zeichen für das Vorliegen einer retrograd leitenden akzessorischen Bahn stellt das Alternans-Phänomen jedoch nicht dar, es ist auch bei AV-Knoten-Reentry-Tachykardien zu beobachten.

Die Herzfrequenz der Reentry-Tachykardien bei WPW-Syndrom beträgt in der Regel (150) 180–250/min und ist abhängig von den Leitungseigenschaften aller am Reentry-Kreis beteiligten Strukturen (Vorhofmyokard, spezifisches Erregungsleitungssystem, Ventrikelmyokard, akzessorischer Bypass). Da die Vorhöfe während orthodromer Reentry-Tachykardie retrograd vom akzessorischen Bündel aus depolarisiert werden, sind sie regelhaft negativ in II, III und aVF (◘ Abb. 18.40), bei linksseitig lokalisiertem Bündel auch in I und aVL. Die Abgrenzung der P-Wellen ist jedoch durch Überlagerung durch den ST-Abschnitt und die T-Welle, selten auch durch die terminalen Teile des QRS-Komplexes im Oberflächen-EKG manchmal schwierig.

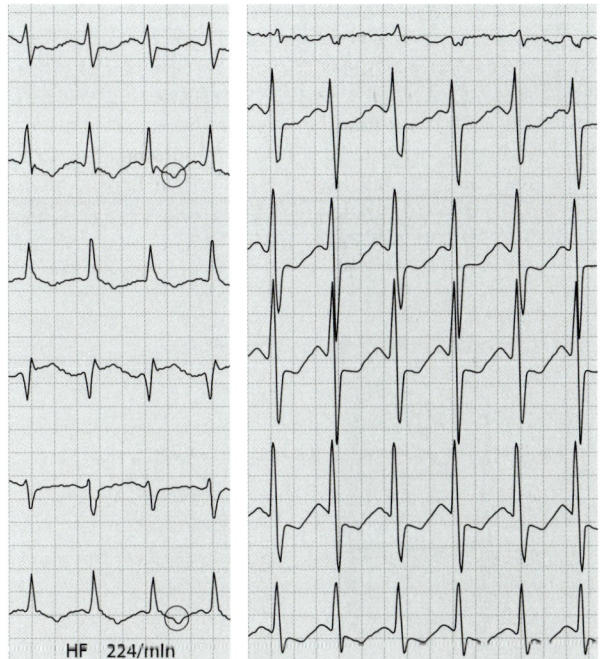

◘ **Abb. 18.40.** Orthodrome Reentry-Tachykardie bei WPW-Syndrom: Alternans-Phänomen. Dargestellt ist eine supraventrikuläre Tachykardie mit einer Frequenz von 224/min. Vor allem in den Extremitätenableitungen sind gut retrograde P-Wellen mit einem Abstand von ca. 150 ms vom Beginn des QRS-Komplexes auszumachen (○); in den Brustwandableitungen ausgeprägtes Alternans-Phänomen des QRS-Komplexes (s. V_1 und V_2). (Dargestellt sind die Standard-Extremitäten- und Brustwandableitungen, Registriergeschwindigkeit 50 mm/s)

Im Falle antidromer Reentry-Tachykardien ist die retrograde P-Welle selten zu identifizieren. Aufgrund der maximalen Präexzitation ist der QRS-Komplex stark verbreitert, das EKG-Bild ist von einer Kammertachykardie praktisch nicht zu differenzieren.

Vorhofflimmern/Vorhofflattern. 20–30% der Patienten mit symptomatischem WPW-Syndrom neigen zu Vorhofflimmern, wobei dieses allein oder auch neben Reentry-Tachykardien auftreten kann. Bei einem Teil der Patienten dürfte sich das Vorhofflimmern aus laufenden Reentry-Tachykardien heraus entwickeln. Vorhofflimmern mit schneller Leitung über die akzessorische Leitungsbahn kann zu Synkope oder auch dem plötzlichen Herztod führen (◘ Abb. 18.41). Es kann sich um die erste Manifestation eines WPW-Syndroms handeln.

Die Kammerfrequenz ist im Falle des Auftretens von Vorhofflimmern in erster Linie abhängig von der effektiven antegraden Refraktärperiode des akzessorischen Bündels: je kürzer diese Refraktärzeit ist, umso höher wird die resultierende Kammerfrequenz sein. Im Extremfall kann bei Vorhofflimmern durch schnelle Propagation der Impulse auf die Kammern Kammerflimmern entstehen. Es besteht eine relative enge Korrelation zwischen dem kleinsten RR-Intervall mit präexzitiertem QRS-Komplex bei Vorhofflimmern und der antegraden effektiven Refraktärperiode (ERP; Wellens u. Durrer 1974; ◘ Abb. 18.41). Patienten mit einer effektiven antegraden Refraktärperiode < 250 ms müssen als gefährdet eingestuft werden. Obwohl eine grobe Einschätzung der ERP der akzessorischen Bahn auch durch den Ajmalin-Test möglich ist – das Verschwinden der δ-Welle nach der Injektion von 50 mg Ajmalin spricht für eine ERP über 270 ms (Wellens et al. 1980) – wird dieser Test zur individuellen Risikostratifizierung bei asymptomatischen Patienten mit offener Präexzitation heute abgelehnt. Das gleiche gilt für das Verschwinden der Präexzitation (δ-Welle) während eines Belastungstestes: Auch dadurch ist keine im Einzelfall aussagekräftige Abschätzung der Kammerfrequenz im Falle des Auftretens von Vorhofflimmern möglich (Yee et al. 2000).

Verborgenes WPW-Syndrom. Von einem verborgenen WPW-Syndrom („concealed accessory AV-connection") spricht man, wenn das akzessorische Bündel grundsätzlich nur in retrograder Richtung leitfähig ist. Dies bedeutet, dass ein WPW-Stromkurvenverlauf im Oberflächen-EKG nie zu sehen sein wird. Die Diagnose kann bei paroxysmalen supraventrikulären Tachykardien dann vermutet werden, wenn sich im Anfalls-EKG retrograde negative P-Wellen im ST-Segment identifizieren lassen (◘ s. Abb. 18.40). Die Differenzialdiagnose zur AV-Knoten-Reentry-Tachykardie ist jedoch häufig nur durch elektrophysiologische Untersuchung möglich (◘ Abb. 18.42). Tritt bei Patienten mit einem verborgenen WPW-Syndrom Vorhofflimmern auf, so ist die resultierende Kammerfrequenz allein von der AV-Knoten-Leitungsfähigkeit abhängig und damit in der Regel viel niedriger als mögliche Kammerfrequenzen bei Patienten mit „offenem WPW-Syndrom".

Eine besondere Untergruppe stellen akzessorische ventrikuloatriale Verbindungen mit dekrementalen Erregungsleitungseigenschaften dar. Aufgrund der langsamen Erregungsausbreitung im akzessorischen Bypass erscheint die retrograde P-Welle vor dem nächsten QRS-Komplex (◘ Abb. 18.43a). Das RP-Inter-

Abb. 18.41.
Vorhofflimmern bei WPW-Syndrom. Das EKG zeigt eine unregelmäßige Tachykardie mit einer mittleren Frequenz um 220/min. Die QRS-Komplexe sind stark verbreitert. Aufgrund der ständig wechselnden Zykluslänge (RR-Abstand) muss die Diagnose „Vorhofflimmern mit schneller Überleitung via Kentbündel" lauten. Der kürzeste RR-Abstand beträgt etwa 160 ms, sodass eine sehr kurze Refraktärperiode des Kentbündels vorliegt. AV-Knotenleitung ist nicht erkennbar. Bei der elektrophysiologischen Untersuchung wurde ein links-laterales Kent-Bündel diagnostiziert und erfolgreich abladiert. (Beachte, dass die Extremitätenableitungen nicht in üblicher Reihenfolge aufgezeichnet sind; C_1–C_6: Brustwandableitungen nach Wilson)

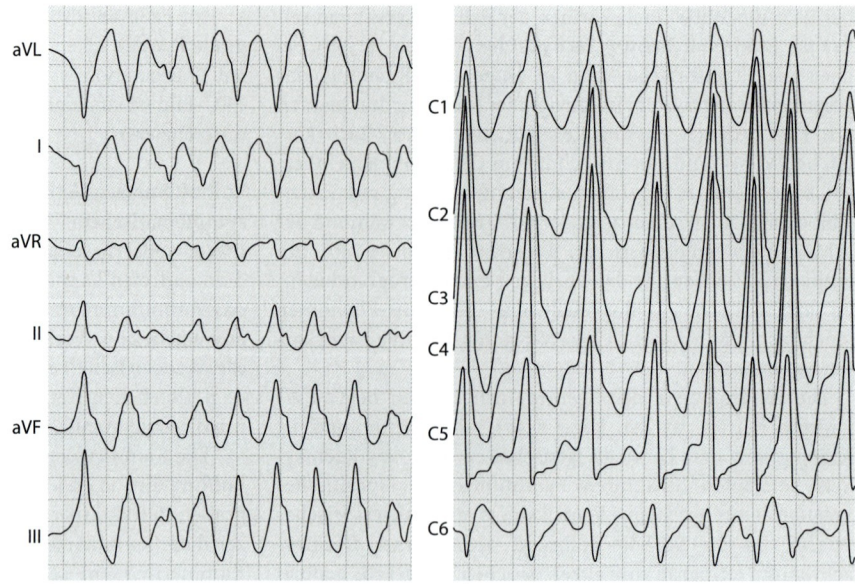

Abb. 18.42.
Verborgenes WPW-Syndrom, retrogrades Aktivierungs-Mapping während laufender Reentry-Tachykardie. Dargestellt ist ein Ausschnitt einer supraventrikulären Tachykardie mit einer Zykluslänge von 330 ms entsprechend einer Frequenz von 180/min. Die antegrade Leitung geht über den AV-Knoten und das His-Purkinje-System, jedem schlanken QRS-Komplex geht ein H-Potenzial voraus. Die früheste Rückleitung in den Vorhof (A') ist in der distalen Koronarsinusableitung ($CS_{1–2}$) zu identifizieren. Es folgen die übrigen Koronarsinusableitungen, bevor zuletzt der rechte Vorhof depolarisiert wird (s. A' in HRA und HBE). Diese retrograde Aktivierungssequenz spricht für das Vorliegen eines linkslateral lokalisierten akzessorischen Bündels

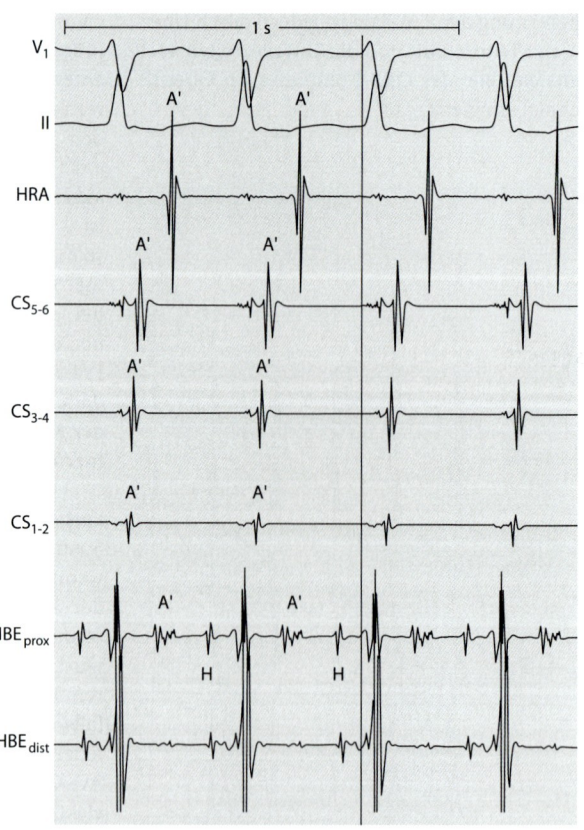

vall ist also erheblich länger als das PR-Intervall, sodass sich elektrokardiographisch die Differenzialdiagnose zur ungewöhnlichen Form der AV-Knoten-Reentry-Tachykardie („fast-slow"-Tachykardie) und zur ektopen Vorhof-Tachykardie stellt. Aufgrund der Erstbeschreibungen (Coumel 1975) wurde lange Zeit angenommen, dass solche akzessorischen atrioventrikulären Verbindungen ausschließlich im posteroseptalen Bereich lokalisiert sein können. In den letzten Jahren konnte gezeigt werden, dass dies zwar die bevorzugte Lokalisation ist, sie jedoch auch an jeder anderen Stelle des linksseitigen oder – ganz selten – rechtsseitigen AV-Rings lokalisiert sein können. Verborgene ventrikuloatriale Verbindungen mit dekrementalen Leitungseigenschaften können Ursache für unaufhörliche („incessant") supraventrikuläre Tachykardien schon bei Kindern sein (Abb. 18.43b). Im angloamerikanischen Schrifttum wird diese Form der Reentry-Tachykardie als „permanent junc-

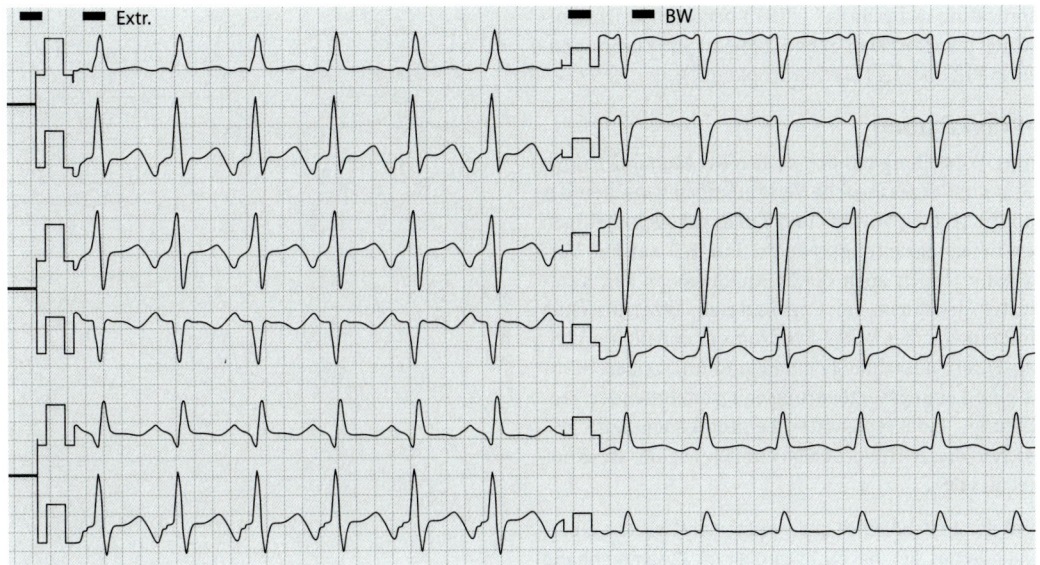

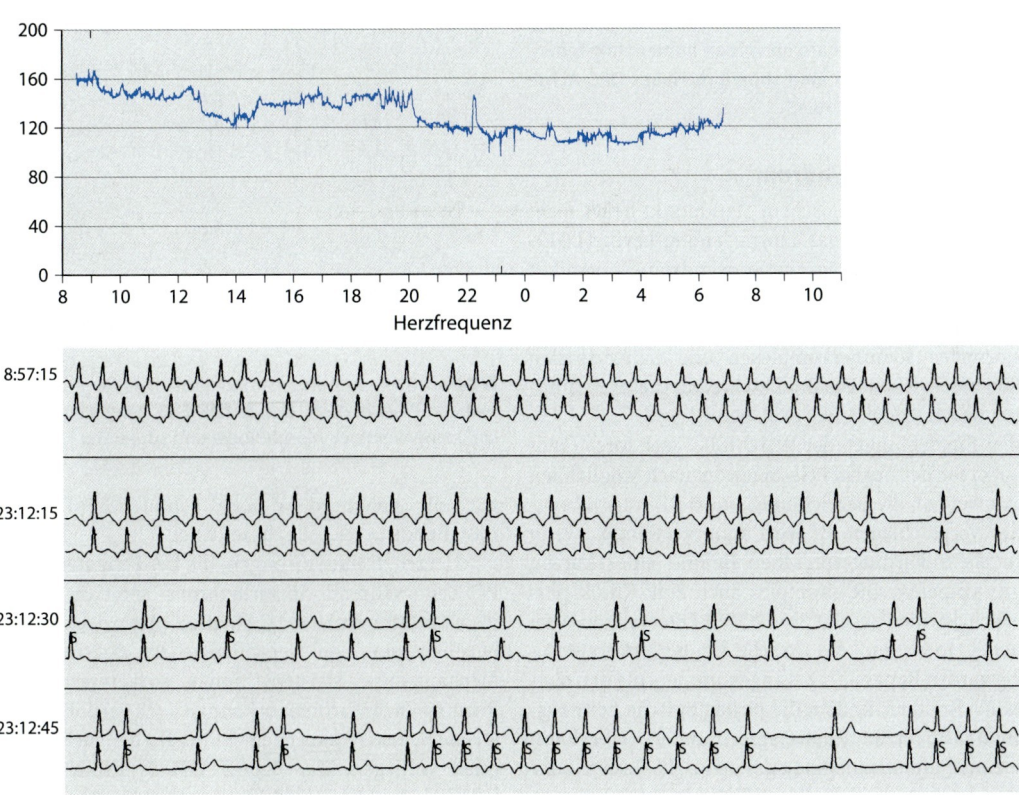

Abb. 18.43a, b. Unaufhörliche („incessant") atrioventrikuläre Reentrytachykardie auf dem Boden eines verborgenen posteroseptalen akzessorischen Bündels mit langsamen Leitungseigenschaften. **a** 12-Kanal-Registrierung der supraventrikulären Tachykardie: Die P-Wellen sind ausgeprägt negativ in den inferioren Ableitungen, gering negativ in I sowie V3–V6. Der RP-Abstand ist erheblich länger als der PR-Abstand. **b** Ausschnitte aus einer 24-Stunden-Langzeit-EKG-Registrierung. Gleichzeitig ist die Herzfrequenz über 24 h dargestellt. Man erkennt den permanenten Charakter der Tachykardie, wobei die Tachykardiefrequenz tagsüber höher als nachts liegt. Vor allem nachts auch gelegentliche Durchbrechung der Tachykardie durch Sinusaktionen

tional reciprocating tachycardia" (PJRT) bezeichnet. Die Entwicklung einer myokardialen Schädigung ist im Zusammenhang mit einer PJRT häufig („Tachymyopathie").

Mahaim-Präexzitation

Nach heutiger Vorstellung handelt es sich bei Mahaim-Fasern (Mahaim 1947) um akzessorische Verbindungen zwischen der freien Wand des rechten Vorhofs und Teilen des rechtsseitigen spezifischen Erregungsleitungssystems. Ein Teil solcher Verbindungen kann jedoch auch direkt Anschluss an die Kammermuskulatur gewinnen. Im Gegensatz zu akzessorischen Bahnen im Rahmen eines WPW-Syndroms (Kent-Bündel) leiten Mahaim-Fasern ausschließlich antegrad und zeigen darüber hinaus eine Leitungsverzögerung mit zunehmender Frequenz-Belastung („dekrementale Leitungseigenschaften"), verhalten sich in dieser Hinsicht also ähnlich wie der AV-Knoten (Klein et al. 1988).

> Aufgrund der ausschließlich antegraden Leitfähigkeit dieser Fasern handelt es sich bei Tachykardien im Zusammenhang mit einer Mahaim-Präexzitation immer um antidrome Reentry-Tachykardien, bei denen der Bypass also in antegrader, das spezifische Erregungsleitungssystem in retrograder Richtung benutzt werden. Die Tachykardien weisen immer Linksschenkelblock-Morphologie und eine superiore Haupt-QRS-Achse auf (◘ Abb. 18.44 und Abb. 18.45).

Lown-Ganong-Levine-Syndrom

Obwohl vom elektrophysiologischem Standpunkt heute nicht mehr zu rechtfertigen, soll das Lown-Ganong-Levine(LGL)-Syndrom im Abschnitt „Präexzitationssyndrome" erwähnt werden. Der Begriff geht auf die Autoren Lown, Ganong und Levine zurück, die 1952 eine Gruppe von Patienten mit kurzer PQ-Zeit, normalen Kammerkomplexen und paroxysmalen Tachykardien beschrieben. Die Erstbeschreiber dieser Befundkonstellation waren jedoch Clerc et al. bereits 1938.

Nach den Empfehlungen der WHO/ISFC Task force (Willems et al. 1985) soll der Begriff LGL-Syndrom nach Möglichkeit nicht benutzt werden, die Bezeichnung „short PR-interval syndrome" wird vorgeschlagen. Er wird dann verwendet, wenn neben dem elektrokardiographischen Befund einer kurzen PQ-Zeit mit normalem QRS-Komplex auch eine Klinik paroxysmaler Tachykardien besteht. Das PQ/PR-Intervall muss bei Erwachsenen < 120 ms sein. Als Ursache für die verkürzte AV-Überleitung wurden Bypass-Trakts angenommen, die den oberen Teil des AV-Knotens, in dem die physiologische Leitungsverzögerung stattfindet, umgehen (James-Bündel). Dabei kann es sich prinzipiell um atrionodale oder atrio-His-Fasern oder auch um intra- bzw. paranodale „Bündel" handeln. Die Existenz bzw. funktionelle Bedeutung solcher zusätzlichen Fasern ist jedoch umstritten, und es ist durchaus denkbar, dass es sich ausschließlich um eine funktionelle Normvariante der AV-Knoten-Leitung handelt. Bei der elektrophysiologischen Untersuchung entspricht der verkürzten PQ-Zeit ein kurzes AH-Intervall (< 60 ms). Neben der Verkürzung des AH-Intervalls findet sich darüber hinaus im typischen Fall eine fehlende oder nur geringfügige AH-Verlängerung bei Frequenzbelastung durch Vorhofstimulation. Der Wenckebach-Punkt der AV-Leitung ist zu hohen Frequenzen hin (> 200/min) verschoben. Dieses Verhalten der AV-Überleitung wird im amerikanischen Schrifttum

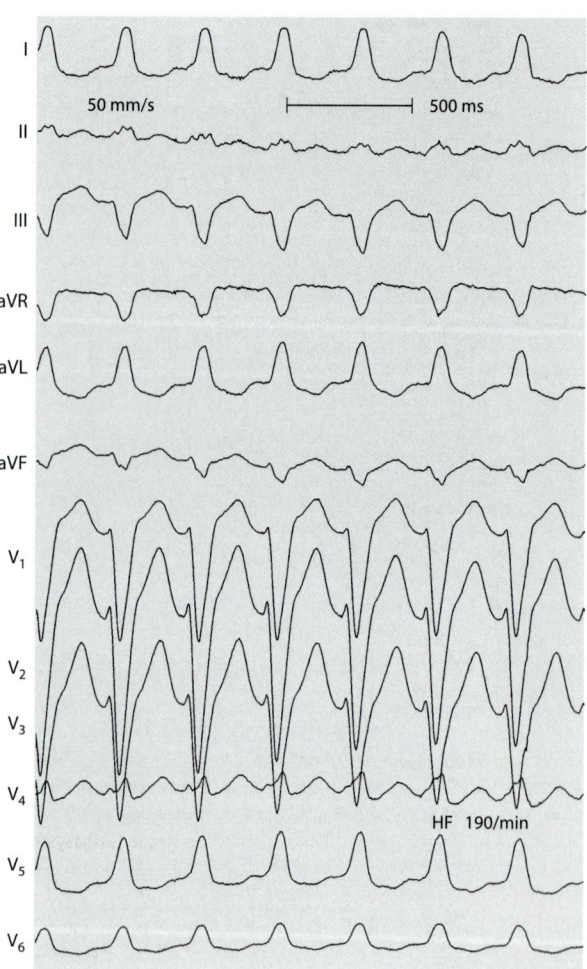

◘ **Abb. 18.44.** Antidrome atrioventrikuläre Reentry-Tachykardie bei Mahaim-Präexzitation. Das Anfalls-EKG zeigt eine Tachykardie mit Linksschenkelblock-Morphologie und superiorer Haupt-QRS-Achse

auch als „enhanced AV-nodal conduction" (EAVNC; Wiener 1983; Benditt et al. 1984) bezeichnet.

Herzrhythmusstörungen, die bei Patienten mit verkürzter PQ-Zeit während Sinusrhythmus spontan auftreten, bzw. durch programmierte Stimulation provoziert werden können, beruhen auf den verschiedensten elektrophysiologischen Mechanismen: Meistens finden sich typische AV-Knoten-Reentry-Tachykardien; es können auch verborgene ventriculo-atriale Bypass-Trakts (Kent-Bündel) oder auch Vorhofarrhythmien vorliegen. Der Begriff LGL-Syndrom beschreibt also lediglich das klinische Bild von paroxysmalen Tachykardien in Gegenwart einer kurzen PQ-Zeit, ohne dass daran ein spezieller elektrophysiologischer Mechanismus gekoppelt ist.

18.3.7 Kammertachykardien

Begriffsbestimmungen, allgemeine Charakteristika

Der Ursprung dieser tachykarden Herzrhythmusstörung liegt distal der Bifurkation des His-Bündels, wobei prinzipiell die Tawara-Schenkel, Purkinje-Fasern, die Arbeitsmuskulatur oder die Kombination verschiedener dieser Strukturen als

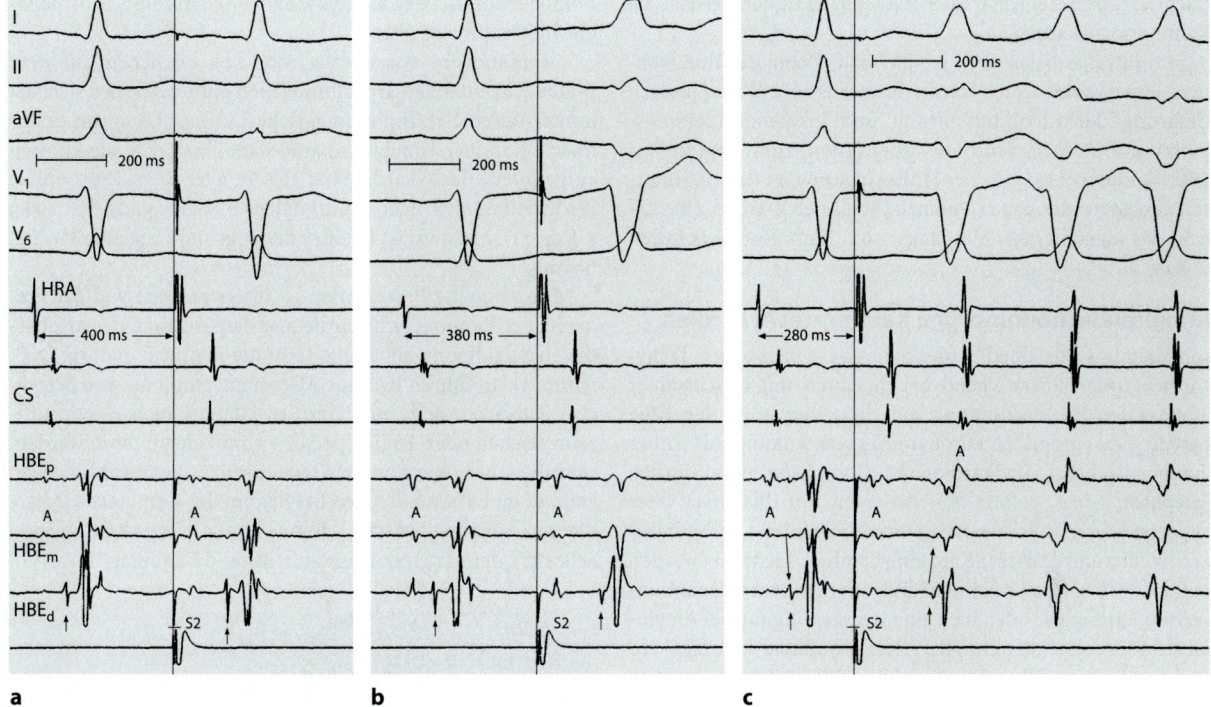

Abb. 18.45a–c. Mahaim-Präexzitation. Induktion einer atrioventrikulären Reentry-Tachykardie durch programmierte Vorhofstimulation. **a** Der erste Schlag ist eine Sinusknoten-Erregung, die Überleitung auf die Kammer geht via das spezifische Reizleitungssystem, das His-Bündel wird von proximal (HBE$_p$) nach distal (HBE$_d$) depolarisiert. Ein Extrastimulus mit einer Vorzeitigkeit von 400 ms wird mit der gleichen Aktivierungssequenz auf die Kammer übergeleitet, keine Veränderung des QRS-Komplexes. **b** Bei einer Vorzeitigkeit von 380 ms jetzt Änderung der QRS-Morphologie im Sinne eines Linksschenkelblock-Bildes. Die AH-Zeit hat sich deutlich verlängert, die HV-Zeit hingegen verkürzt (s. HBE$_d$). Das distale His-Potenzial erscheint jetzt zeitgleich mit dem proximalen H-Potenzial (Fusion). **c** Bei einer Vorzeitigkeit von 280 ms erfolgt die Leitung auf die Kammer jetzt ausschließlich über das Mahaim-Bündel. Die Erregung des His-Bündels erfolgt jetzt von distal nach proximal. Anschließend Wiedererregung des Vorhofs durch AV-Knoten-Rückleitung, wodurch der antidrome Reentry-Kreis geschlossen ist

Ursprungsort in Frage kommen. In den meisten Fällen ist Reentry der zugrunde liegende Mechanismus, pathologische Spontandepolarisation durch abnorme Automatie oder auch getriggerte Aktivität kommen jedoch ebenfalls vor.

Die QRS-Komplexe bei Kammertachykardie sind verbreitert auf mindestens 120 ms, in der Regel 150–200 ms, die Amplitude der QRS-Komplexe ist häufig vergrößert, die Kammerendteile sind diskordant.

> **Definition**
>
> Sind innerhalb einer Tachykardie die QRS-Komplexe gleich, so spricht man von monomorpher, bei wechselnder Konfiguration von polymorpher ventrikulärer Tachykardie. Sonderformen stellen die bidirektionale Tachykardie sowie die „Torsades-de pointes Tachykardie" dar.

Die eindeutige Zuordnung einer Kammertachykardie zu einem bestimmten Ursprungsort im Herzen ist durch das Oberflächen-EKG nur eingeschränkt möglich; dies gilt insbesondere dann, wenn eine begleitende strukturelle Herzerkrankung vorhanden ist. Eine Sondergruppe stellen Kammertachykardien aus dem rechts- oder linksventrikulärem Ausflusstrakt dar, die meistens bei Patienten ohne organische Herzerkrankung auftreten. Auch die überwiegend bei gesunden Männern gefundene „Verapamil-sensitive Kammertachykardie" mit RSB/LAH-Morphologie ist hier eine Ausnahme.

Die Vorhöfe werden während einer Kammertachykardie entweder retrograd im Anschluss an die Ventrikel oder antegrad vom Sinusknoten ausgehend depolarisiert. Besteht eine retrograde (VA-)Blockierung, so schlagen Vorhöfe und Kammern vollständig unabhängig voneinander, es besteht eine **komplette AV-Dissoziation**. Dies ist in etwa der Hälfte der Fälle von anhaltenden Kammertachykardien der Fall. Besteht eine Rückleitung in den Vorhof, so können insbesondere durch intrakardiale Ableitungen retrograde Wenckebach- oder 2:1-Blockierungen nachgewiesen werden. Eine komplette AV-Dissoziation besteht auch dann, wenn Kammertachykardien in Gegenwart von Vorhofflimmern oder Vorhofflattern bestehen.

Bei AV-Dissoziation und relativ niedriger Frequenz der Kammertachykardie kommt es vor, dass spontane P-Wellen nach normaler Überleitung zu einer Kammerdepolarisation führen, wodurch in der Kammertachykardie einzelne, normal konfigurierte Schläge erscheinen können („ventricular captures"; Abb. 18.46). Ferner können Misch-QRS-Komplexe (Fusionsschläge, „fusion beats") auftreten. Formal entspricht dies einer Interferenzdissoziation (s. Abschn. 18.4.1). Der

Nachweis solcher normal übergeleiteten Aktionen beweist die Kammertachykardie.

Im intrakardialen EKG ist die erste Depolarisation während einer Kammertachykardie immer eine V-Welle. Je nach Ursprung der Rhythmusstörung und lokalem Ableitungspunkt der V-Welle wird die Korrelation zum Beginn des QRS-Komplexes sein. In der HBE-Ableitung ist das HV-Intervall verkürzt oder das H-Potenzial folgt der V-Welle. (Bezüglich des detaillierten Mappings von Kammertachykardien s. Kap. 51.)

Anhaltende monomorphe Kammertachykardien

Anhaltende („sustained") monomorphe ventrikuläre Tachykardien treten überwiegend bei Patienten mit bedeutsamer organischer Herzerkrankung auf. Bei über 50% der Fälle besteht eine chronische koronare Herzerkrankung mit früher durchgemachtem Myokardinfarkt (Josephson et al. 1978a, Josephson 2002), gefolgt von Patienten mit dilatativer oder hypertropher Kardiomyopathie sowie Fällen von arrhythmogener rechtsventrikulärer Kardiomyopathie. Gedacht werden muss jedoch auch an seltenere infiltrative Myokarderkrankungen wie Sarkoidose oder auch eine Herzbeteiligung bei Amyloidose. Fälle ohne strukturelle Herzerkrankung kommen vor und gehen mit charakteristischen EKG-Befunden einher (s. unten).

Je nach QRS-Morphologie in V_1 wird eine monomorphe Tachykardie als Linksschenkelblock- (QRS dominant negativ) oder Rechtsschenkelblock-ähnlich (QRS dominant positiv) klassifiziert, ferner gibt man die Haupt-QRS-Achse in der Frontalebene an (z. B. VT, Zykluslänge 340 ms, RSB-Morphologie, linkssuperiore Achse).

Monomorphe Kammertachykardien entstehen auf dem Boden eines stabilen arrhythmogenen Substrates, das sich fast immer durch elektrophysiologische Untersuchung (programmierte Kammerstimulation) aufdecken lässt; d. h. die klinisch aufgetretene Tachykardie lässt sich in aller Regel reproduzieren (Wellens 1978; Brugada u. Wellens 1984; Brugada et al. 1984; s. Kap. 51). Meistens ist Reentry der zugrunde liegende Mechanismus.

Die klinische Präsentation ist in erster Linie von der Frequenz der Kammertachykardie und dem Ausmaß der myokardialen Schädigung abhängig. Liegt die Frequenz niedrig (z. B. 130/min), so führen evt. nur Allgemeinsymptome wie Schwäche, Schwitzen o. Ä. zum Arzt, es können auch Herzinsuffizienzzeichen oder Angina pectoris zum Leitsymptom werden. Im Falle sehr hoher Kammerfrequenzen (> 200/min) hingegen kann es im Extremfall schon bei Beginn der Kammertachykardie zu Synkope, rascher Entwicklung eines kardiogenen Schocks oder gar Herz-Kreislaufstillstand kommen.

> **Klinisch wichtig**
>
> Patienten mit stattgefundener Kammertachykardie bedürfen einer kompletten kardiologischen Diagnostik zur prognostischen Stratifizierung und therapeutischen Weichenstellung.

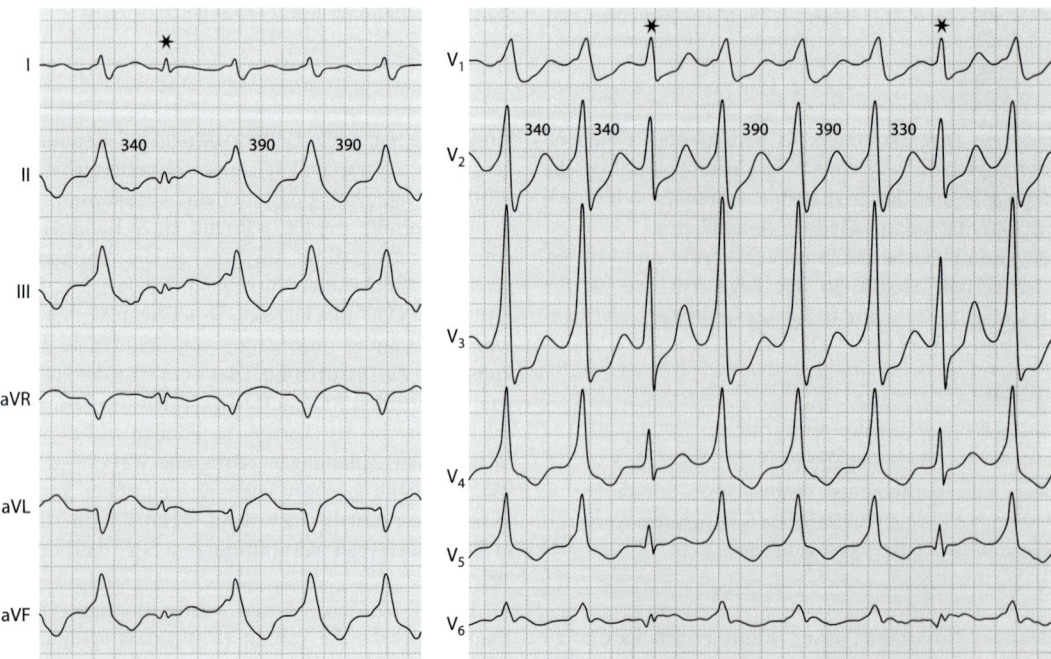

Abb. 18.46. Kammertachykardie. Nachweis von „capture beats" und „fusion beats". Dargestellt ist eine Tachykardie mit breitem QRS-Komplex und einer Zykluslänge von 390 ms. Man erkennt in den Extremitätenableitungen eine Aktion, in den Brustwandableitungen 2 Aktionen, die frühzeitig einfallen und eine etwas andere QRS-Morphologie aufweisen (*). Es handelt sich um „capture beats" des Sinusrhythmus. Aufgrund der Q-Zacken in II, III, aVF und V_6 bei einer persistierenden ST-Streckenhebung v. a. in V_6 muss es sich um einen subakuten Hinterseitenwandinfarkt handeln, der durch eine ventrikuläre Tachykardie kompliziert ist

18.3 · Tachykardien

Arrhythmogene rechtsventrikuläre Kardiomyopathie. Der Begriff arrhythmogene rechtsventrikuläre Kardiomyopathie (ARVC) oder Dysplasie („right ventricular dysplasia"; Marcus et al. 1982; Fontaine et al. 2000) beschreibt eine in erster Linie den rechten Ventrikel betreffende Kardiomyopathie (Rowland et al. 1984; s. Kap. 24) Bei einem Großteil dieser Patienten ist das Auftreten anhaltender oder nichtanhaltender Kammertachykardien die einzige klinische Manifestation (Lemery et al. 1989). Sie können für Synkopen und den plötzlichen Herztod verantwortlich sein (Thiene et al. 1988). Im typischen Fall zeigt das Ruhe-EKG betroffener Patienten rechtspräkordiale Repolarisationsstörungen (T-Negativierung), evtl. ein sog. „Epsilon-Potenzial" (Angelini et al. 1981; ◘ Abb. 18.47a). Kammertachykardien bei ARVC haben Linksschenkelblockmorphologie, wobei die Haupt-QRS-Achse in Abhängigkeit vom Ursprungsort im rechten Ventrikel inferior oder superior orientiert sein kann (◘ Abb. 18.47b).

Monomorphe Kammertachykardien ohne Nachweis einer kardialen Grunderkrankung. Ventrikuläre Tachykardien kommen auch bei Herzgesunden vor **(idiopathische Kammertachykardie).** Der Ursprungsort dieser Tachykardien liegt überwiegend im rechten, seltener im linksventrikulären Ausflusstrakt. Die Haupt-QRS-Achse ist regelhaft inferior, d. h. es finden sich positive Ausschläge in II, III und v. a. auch in aVF (◘ Abb. 18.48 und 18.49). In den Brustwandableitungen ist das EKG-Bild variabel: Liegt der Ursprungsort rechts subendokardial, so besteht Linksschenkelblockmorphologie mit einer Übergangszone in $V_{3/4}$ (◘ Abb. 18.48), bei mehr epikardialem und v. a. auch linksseitigem Ursprung wandert die Übergangszone nach rechts, und es entstehen Rs- oder auch R-Komplexe in V_1 und V_2 (◘ Abb. 18.49). Zum Teil entspricht das klinische Bild typischen paroxysmalen Tachykardien mit u. U. langen, vollkommen symptomfreien Intervallen. Auf der anderen Seite können Kammertachykardien salvenartig permanent vorhanden sein (◘ Abb. 18.50). Salvenartige, „non-sustained" Kammertachykardien beruhen in den meisten Fällen nicht auf Reentry-Mechanismen sondern entstehen durch getriggerte Aktivität (Lerman et al. 1995). Die Herzfrequenz von Ausflusstrakttachykardien ist sehr variabel und beträgt 120 bis über 200/min. Repetitive monomorphe Kammertachykardien mit niedriger Frequenz, die häufig nur von wenigen Sinusschlägen unterbrochen werden, verursachen meistens keine Symptome. Diese Form der Kammertachykardie wird auch als „Typ Gallavardin" (Louis Gallavardin, französischer Kardiologe, 1875–1957) bezeichnet (extrasystolische Form der Kammertachykardie „extrasystolie en salves"; Gallavardin 1922). Über die interventionellen Therapieoptionen informiert Kap. 51.

Neben den oben beschriebenen Kammertachykardien mit Linksschenkelblock-Morphologie und inferiorer Haupt-QRS-Achse gibt es Kammertachykardien ohne Nachweis einer kardialen Grunderkrankung mit Rechtsschenkelblockmorphologie und superiorer Achse (überdrehter Linkstyp in den Extremitätenableitungen; ◘ Abb. 18.51). Diese Tachykardie hat ihren Ursprung im Bereich des linksposterioren Faszikels und wird deshalb auch als faszikuläre Tachykardie bezeichnet (Ward et al. 1984). Im Gegensatz zu fast allen anderen Kammertachykardien lässt sie sich durch Verapamil mit großer Sicherheit terminieren, weshalb sie auch „Verapamil-sensitive Kammertachykardie" genannt wird (Belhassen et al. 1984) Auch in solchen Fällen ist nach elektrophysiologischer Untersuchung und genauer Lokalisationsdiagnostik eine Hochfre-

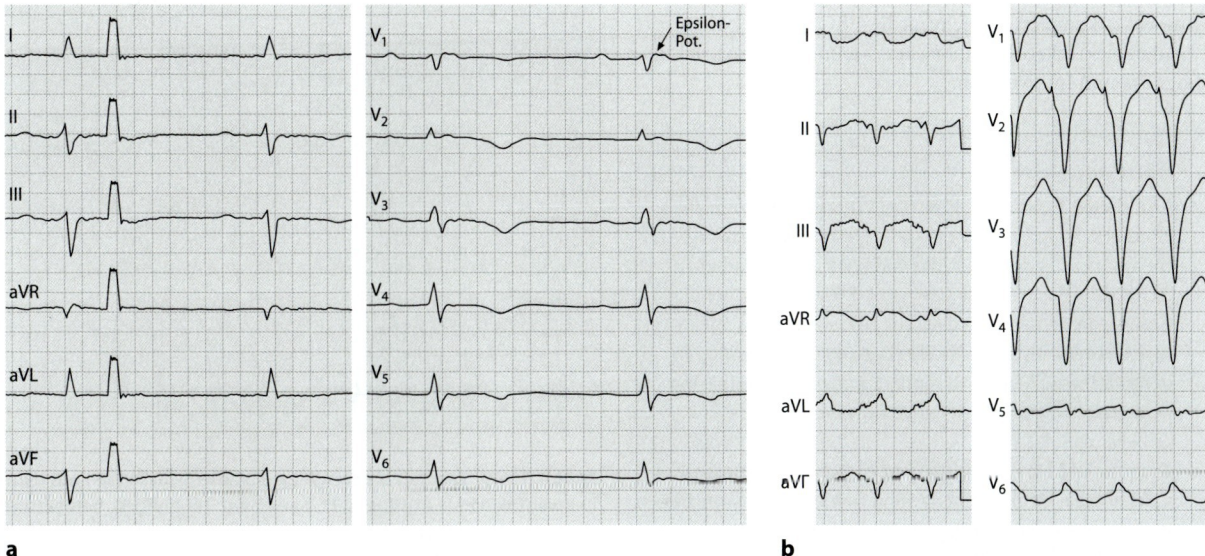

◘ **Abb. 18.47a, b.** Rechtsventrikuläre Kardiomyopathie mit Neigung zu Kammertachykardien. **a** Ruhe-EKG einer 70-jährigen Patientin mit rezidivierenden Synkopen in Gegenwart von Kammertachykardien. Das Ruhe-EKG zeigt ausgeprägte Repolarisationsstörungen im Sinne terminal negativer Ts in den Brustwandableitungen, darüber hinaus ein Epsilon-Potenzial in Ableitung V1 und angedeutet V2. **b** Kammertachykardien bei rechtsventrikulärer Dysplasie. Es handelt sich um das Beispiel eines 18-jährigen Patienten mit rezidivierenden Kammertachykardien, z. T. mit Synkopen. Bei normaler linksventrikulärer Ejektionsfraktion *(EF)* betrug die rechtsventrikuläre EF nur 11%. Das Tachykardie-EKG zeigt Linksschenkelblock-Morphologie und einen überdrehten Linkstyp. Der Tachykardie-Ursprung ist am ehesten in der Gegend der rechtsventrikulären Spitze lokalisiert

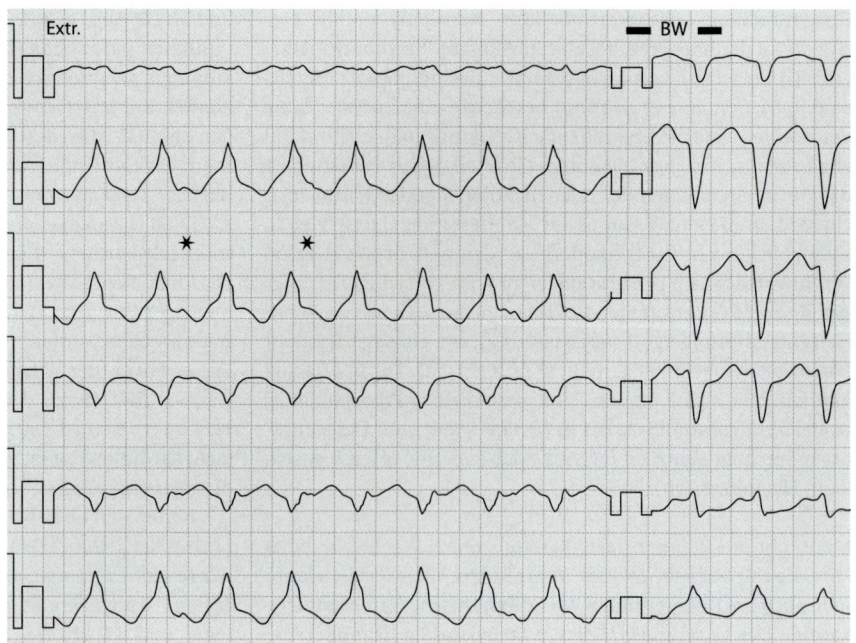

Abb. 18.48.
Kammertachykardie aus dem rechtsventrikulären Ausflusstrakt. Es handelt sich um das Beispiel einer sonst herzgesunden Patientin mit rezidivierenden Kammertachykardien. Man erkennt eine Tachykardie mit inferiorer Haupt-QRS-Achse (positive Ausschläge in II, III und aVF) und Linksschenkelblock-Morphologie, wobei die QRS-Breite gerade einmal 120 ms beträgt. In den Extremitätenableitungen ist eine komplette AV-Dissoziation erkennbar (*)

quenz-Katheterablationsbehandlung möglich (Nakagawa et al. 1993; s. Kap. 51).

Differenzialdiagnose

Bei der Differenzialdiagnose monomorphe Kammertachykardie vs. supraventrikuläre Tachykardie mit aberranter Leitung werden häufig gravierende Fehler gemacht, die dann auch Ursache für Behandlungsfehler sind (Griffith et al. 1994). Die Beachtung einfacher klinischer Grundregeln und die Anfertigung eines kompletten Tachykardie-EKG führen bei entsprechenden elektrokardiographischen Kenntnissen zur richtigen Diagnose und Intervention.

> **Klinisch wichtig**
>
> **Grundregel 1:** Ein guter klinischer Zustand (z. B. normaler Blutdruck, Fehlen von Schock- oder Herzinsuffizienzzeichen) spricht weder gegen das Vorliegen einer Kammertachykardie noch für eine supraventrikuläre Tachykardie.
> **Grundregel 2:** Ist eine organische Herzerkrankung bekannt, besteht insbesondere ein Zustand nach Herzinfarkt, so handelt es sich bei einer monomorphen Tachykardie mit breitem QRS-Komplex fast immer um eine Kammertachykardie.
> **Grundregel 3:** Im Zweifelsfall immer „breit" therapieren. Es sollte also ein Medikament gewählt werden, das sowohl bei supraventrikulären und ventrikulären Tachykardien wirksam ist (Gilurytmal, Rytmonorm, Tambocor, Cordarex) und nicht eines mit Wirksamkeit nur bei supraventrikulären Tachykardien (Adenosin, Isoptin) oder nur Kammertachykardien (Xylocain, Mexitil; s. Kap. 40).

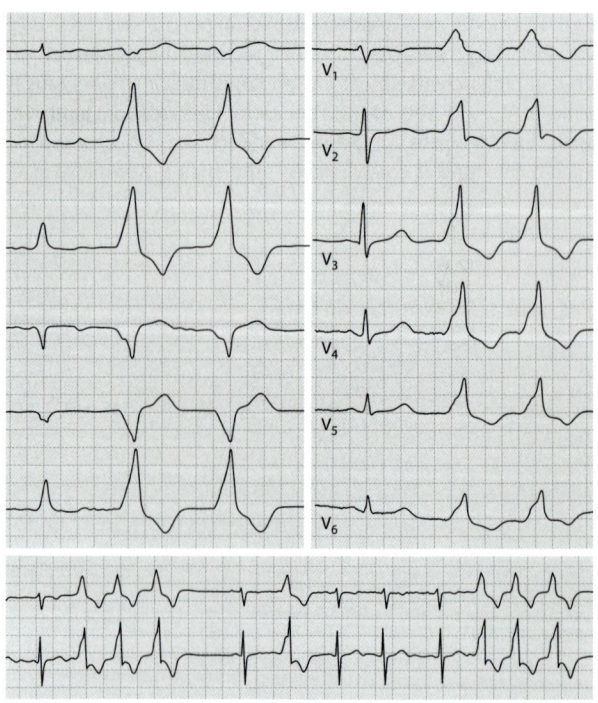

Abb. 18.49. Langsame salvenartige Kammertachykardien aus dem linksventrikulären Ausflusstrakt bei einem 16-jährigen herzgesunden Mädchen. (Dargestellt sind die Standard-Extremitäten- und Brustwandableitungen sowie ein „Rhythmusstreifen" mit den Ableitungen V_1 und V_2)

4 einfache Fragen an das Tachykardie-EKG führen darüber hinaus fast immer zur korrekten Diagnose (Brugada et al. 1991):

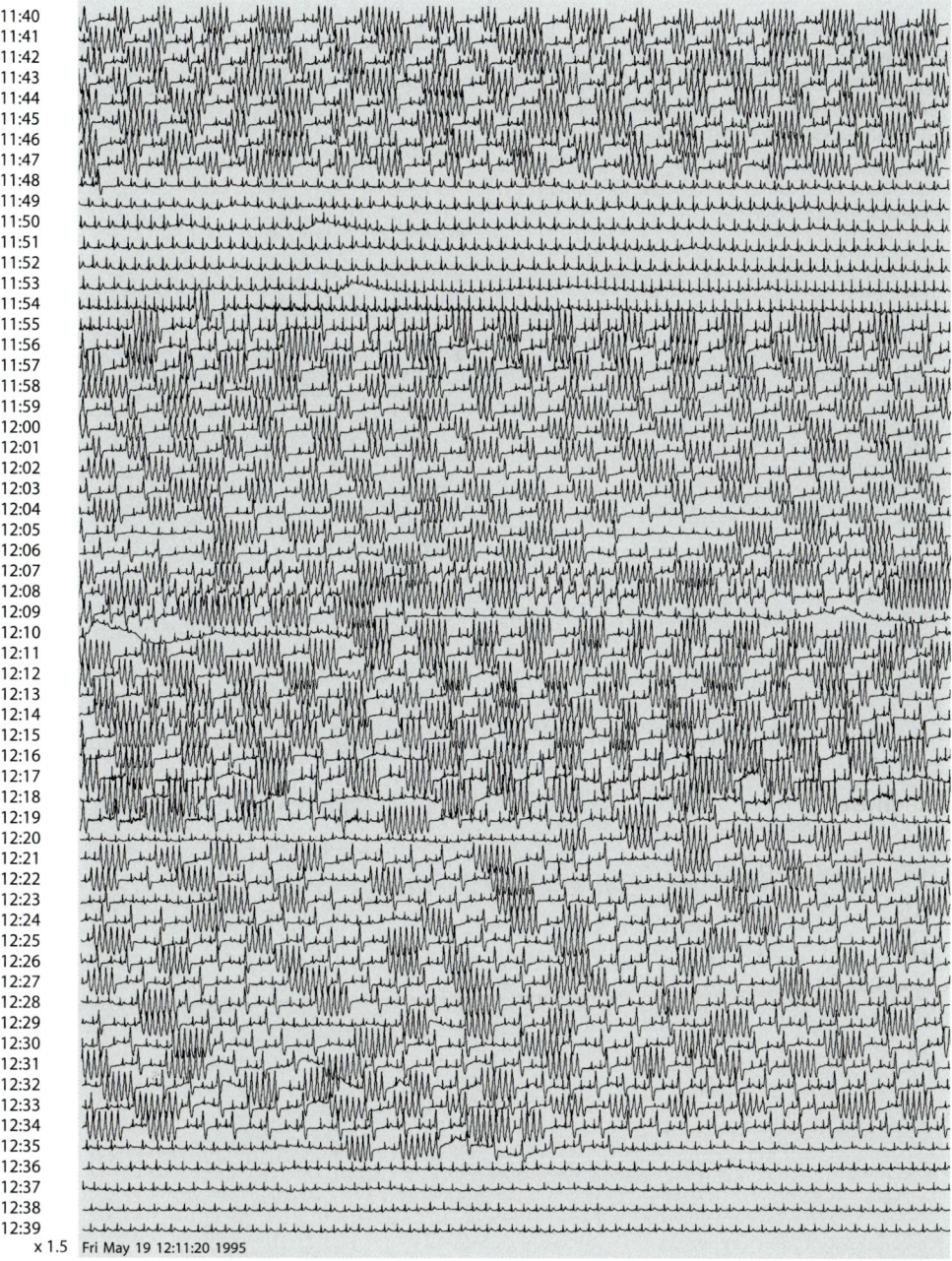

Abb. 18.50. Permanente salvenartige Kammertachykardien bei einem Patienten ohne sonstigen Hinweis auf Herzerkrankung. Auszug aus einer Langzeit-EKG-Registrierung

- **Frage 1:** Fehlt ein RS-Komplex in allen Brustwandableitungen? Wenn ja, handelt es sich um eine Kammertachykardie (◘ Abb. 18.52a). Wenn nein, folgt:
- **Frage 2:** Beträgt das R-Scheitel-S-Intervall in irgendeiner Brustwandableitung mehr als 100 ms? Wenn ja, handelt es sich um eine Kammertachykardie (◘ Abb. 18.52b). Wenn nein, folgt:
- **Frage 3:** Ist im EKG eine AV-Dissoziation nachweisbar (◘ s. Abb. 18.48)? Wenn ja, handelt es sich um eine Kammertachykardie. Falls auch diese Frage verneint wird, folgt:
- **Frage 4:** Sind morphologische Kriterien für eine Kammertachykardie sowohl in $V_{1/2}$ und auch V_6 erfüllt? Wenn ja, so handelt es sich um eine Kammertachykardie.

Wird auch diese letzte Frage mit nein beantwortet, so darf die Diagnose einer supraventrikulären Tachykardie mit aberranter Leitung gestellt werden (◘ Abb. 18.53). Über die QRS-morphologischen Kriterien (Wellens et al. 1978) in V_1 und V_6 orientiert Tabelle 18.1. Bei Anwendung dieses einfachen Algorithmus sind regelmäßige monomorphe Tachykardien mit QRS-Verbreiterung in etwa 95% der Fälle korrekt einzuordnen.

Abb. 18.51.
Verapamil-sensitive Kammertachykardie. Im linken Teil der Abbildung erkennt man eine Tachykardie mit Rechtsschenkelblock-Morphologie und überdrehtem Linkstyp. Die Frequenz beträgt etwa 170/min. Nach Injektion von Verapamil kommt es zu einer Zunahme der Zykluslänge, bevor die Tachykardie stoppt. (Registriergeschwindigkeit 50 mm/sec; dargestellt sind von oben nach unten die Extremitätenableitungen I, II, III, aVR, aVL und aVF sowie die Brustwandableitungen V_1–V_6)

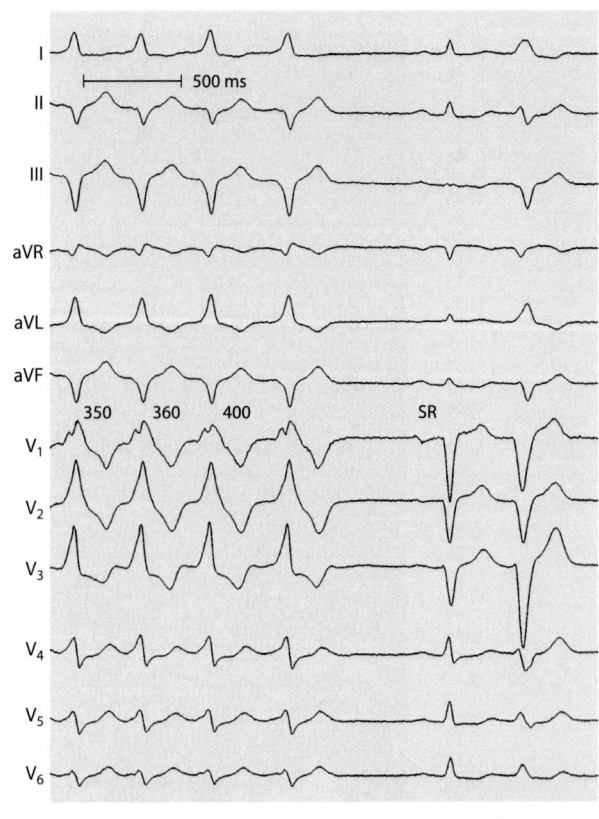

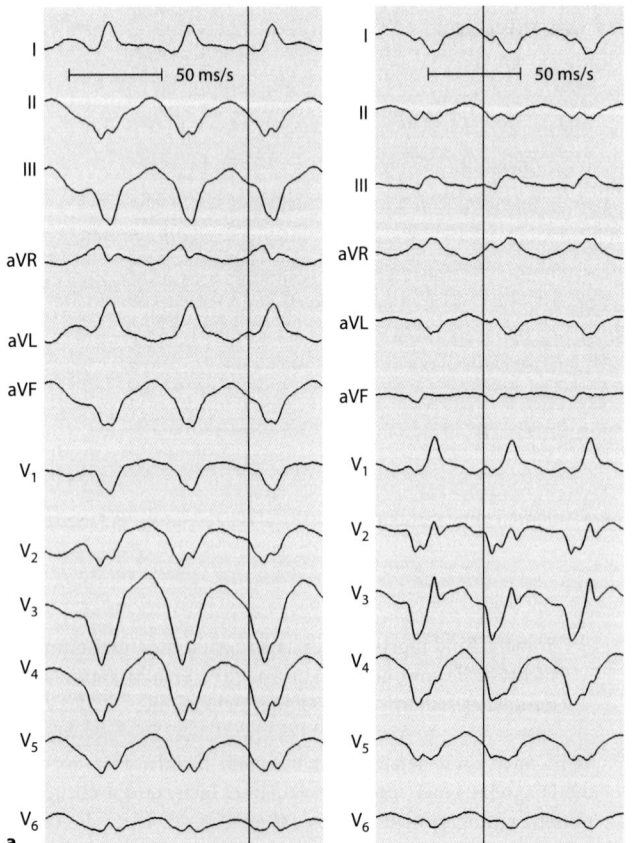

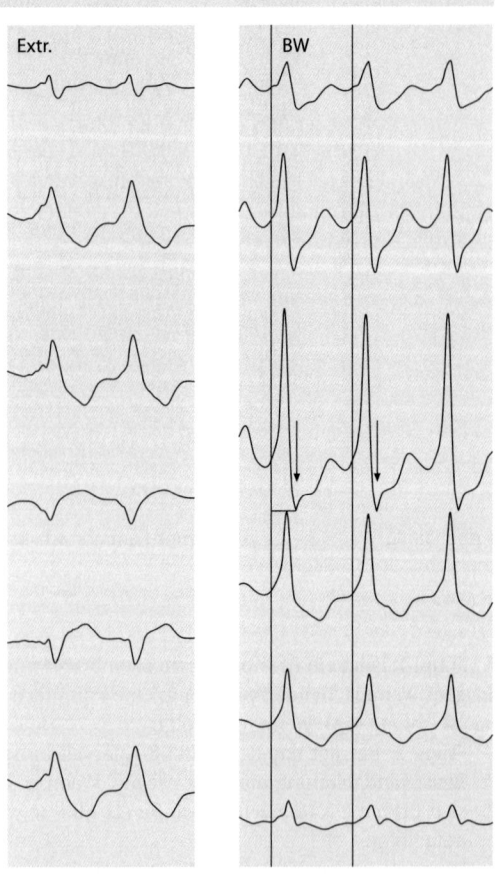

Abb. 18.52 a, b. Brugada-Algorithmen zur Differenzialdiagnose Kammertachykardie vs. supraventrikuläre Tachykardie mit aberranter Leitung. **a** Fehlen eines RS-Komplexes in allen Brustwandableitungen. **b** Beginn-R- bis Scheitel-S-Intervall in irgendeiner Brustwandableitung >100 ms

18.3 · Tachykardien

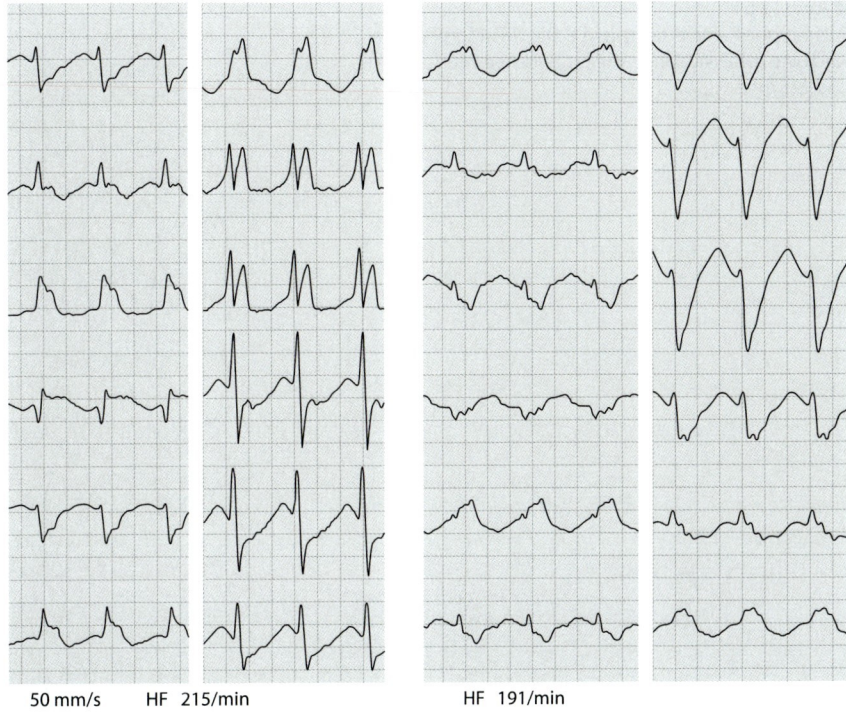

Abb. 18.53. Supraventrikuläre Tachykardie mit Rechtsschenkelblock- bzw. Linksschenkelblock-Aberration. Dargestellt sind jeweils die Standard-Extremitätenableitungen links sowie die Brustwandableitungen V₁–V₆ rechts. (Die Brustwandableitungen bei der „LSB-Tachykardie" sind mit halber Eichung registriert

50 mm/s   HF 215/min   HF 191/min

Tabelle 18.1. Differenzialdiagnose von Tachykardien mit breitem QRS-Komplex: Morphologische Kriterien in V_1 und V_6

Kriterien	RSB-Tachykardie		LSB-Tachykardie	
Brustwandableitungen	Positive Konkordanz:	→ VT	Negative Konkordanz:	→ VT
V_1/V_2	Monophasisches R:	→ VT	R < 30 ms:	→ svT
	QR oder RS:	→ VT	Beginn R bis Scheitel S > 60 ms:	→ VT
	Triphasisches R:	→ svT		
V_6	R/S < 1:	→ VT		
	QS oder QR:	→ VT	QR oder QS:	→ VT
	Monophasisches R:	→ VT	Monophasisches R:	→ svT oder VT
	Triphasisches R:	→ svT		

Polymorphe Kammertachykardien und Torsades de pointes

Polymorphe Kammertachykardien ändern ihre QRS-Morphologie in der Regel von Schlag zu Schlag, wobei die Veränderung nicht zwangsläufig in jeder Ableitung zu erkennen ist (Abb. 18.54). Eine simultane Mehrkanalregistrierung ist deshalb zur Diagnosestellung erforderlich. Die Zykluslänge unterliegt größeren Variationen als im Falle monomorpher Kammertachykardien.

Polymorphe Kammertachykardien sind meistens selbstlimitierend, sie können jedoch auch in Kammerflimmern übergehen (Nguyen et al. 1986). Die hämodynamischen Auswirkungen hängen ab von der Frequenz und der Dauer der Tachykardie sowie dem Ausmaß der meistens vorhandenen myokardialen Schädigung. Hochfrequente polymorphe Kammertachykardien können Ursache für Synkopen auch bei sonst Herzgesunden sein. Es bestehen möglicherweise Zusammenhänge mit dem „idiopathischem Kammerflimmern" (El-Sherif u. Turitto 2000; s. Kap. 19). Polymorphe Kammertachykardien können bei akuten Koronarsyndromen oder auch bei Ischämie durch Koronarspasmen auftreten (Abb. 18.55).

Es gibt familiäre Formen belastungsabhängiger polymorpher Kammertachykardien („catecholaminergic polymorphic ventricular tachycardia", CPVT) die erst in jüngster Zeit Aufmerksamkeit gefunden haben (Priori et al. 2002). Ursächlich sind überwiegend Mutationen im Bereich des Ryanodinre-

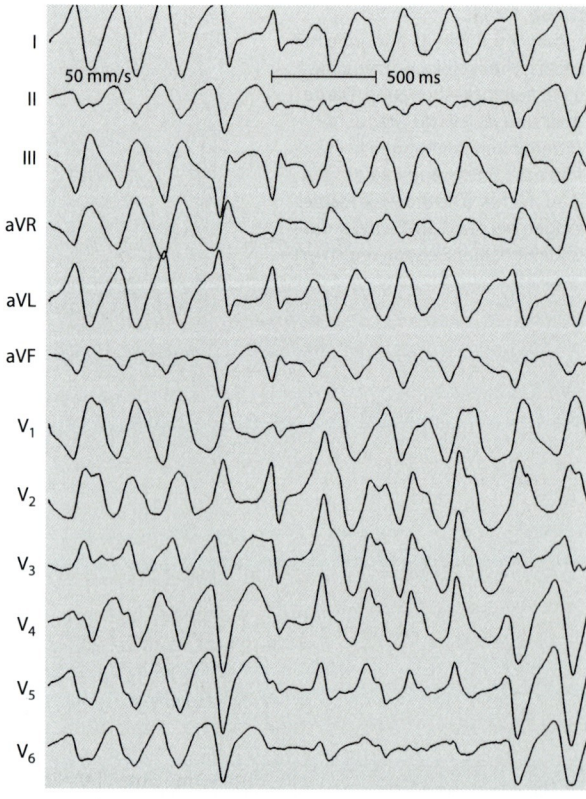

Abb. 18.54.
Polymorphe Kammertachykardie. Die QRS-Morphologie wechselt, die Zykluslänge variiert zwischen 200 und 275 ms

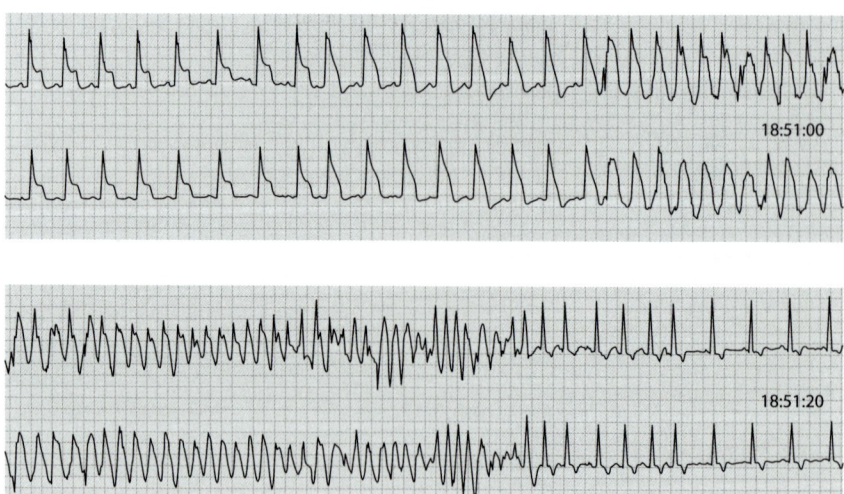

Abb. 18.55.
Ruhe-Angina-pectoris-Anfall auf dem Boden einer vasospastischen Angina pectoris. Auszug aus einer Langzeit-EKG-Registrierung. Zu Beginn bei normfrequentem Sinusrhythmus ST-Strecken-Elevation mit Übergang in eine monophasische Deformierung. Eine zu Beginn möglicherweise supraventrikuläre Tachykardie degeneriert in eine polymorphe, extrem hochfrequente Kammertachykardie, die spontan endet. Zuletzt wieder normfrequenter Sinusrhythmus. Die ST-Streckenhebung hat sich zurückgebildet, es finden sich jetzt präterminal negative T's

zeptor-2(RyR2)-Gens (Priori et al. 2001), wobei vereinzelt jedoch auch andere Gendefekte gefunden wurden. Die klinische Manifestation sind belastungsabhängige Synkopen, Krampfanfälle und – seltener – der plötzliche Herztod. Kombinationen mit der arrhythmogenen rechtsventrikulären Kardiomyopathie (s. oben) sind beschrieben (Bauce et al. 2000; s. Kap. 19).

Torsade de pointes stellen eine Sonderform polymorpher Kammertachykardien dar. Sie wurden erstmals von Dessertenne (1966) beschrieben und sind dadurch charakterisiert ist, dass die QRS-Ausschläge kontinuierlich um die Nulllinie herum ihre Richtung wechseln: Nach 5–10 positiven QRS-Komplexen folgen 5–10 negative, die wiederum von positiven QRS-Komplexen abgelöst werden (Dessertenne 1966;

Abb. 18.56). Beim Übergang von der einen zur anderen Hauptausschlagsrichtung nehmen die Amplituden häufig kontinuierlich ab und anschließend wieder zu. Die Tachykardiefrequenz beträgt 150–250/min, gelegentlich bis 300/min. Übergänge in Kammerflimmern kommen vor. Torsades-depointes-Kammertachykardien beginnen fast immer mit einer spät einfallenden Extrasystole, eine vorausgehende „Short-long-short-Sequenz" ist typisch. Bradykardie und das Auftreten von Pausen begünstigen Torsade de pointes. Das QT-Intervall ist in der Regel verlängert („Long-QT-Syndrom", Moss et al. 1991), unmittelbar vor Entstehen der Torsade de pointes nehmen die Repolarisationsstörungen meistens weiter zu (TU-Verschmelzung, Zunahme der T/U-Wellen-Amplitude).

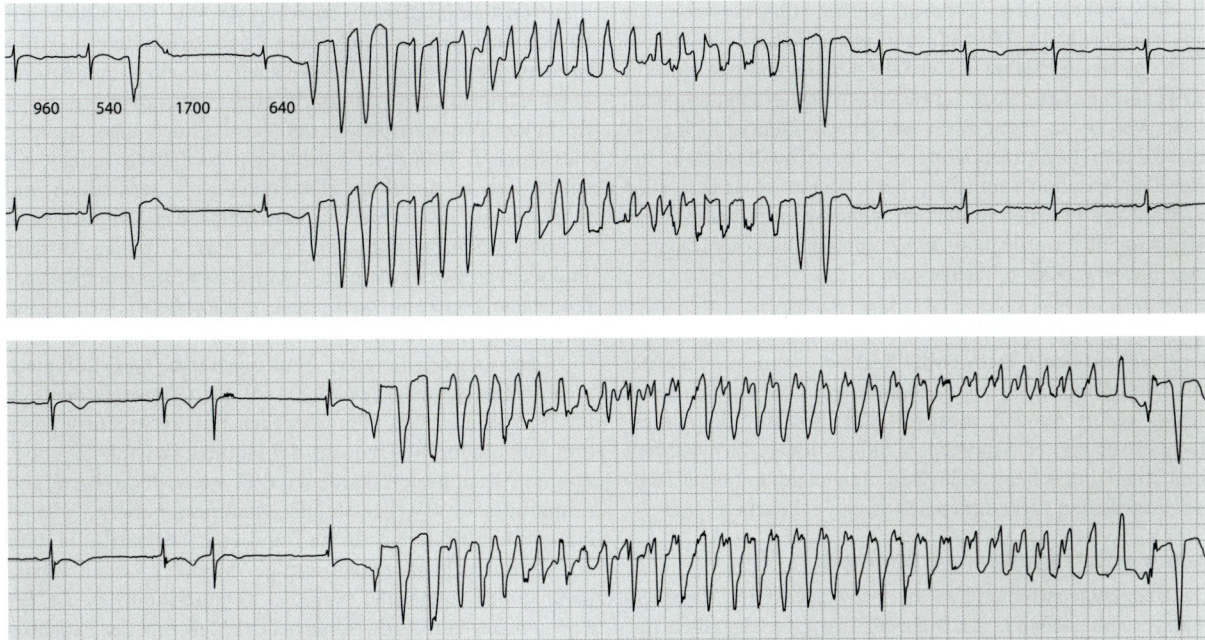

Abb. 18.56. Torsades-de-pointes-Tachykardie. Auszug aus einer Langzeit-EKG-Registrierung bei einem Patienten, bei dem 2 h zuvor ein chronisches Vorhofflimmern durch Elektrokonversion beseitigt wurde. Zur Rezidiv-Prophylaxe erhielt er 240 mg Sotalol täglich. Es besteht ein Sinusrhythmus mit einer Frequenz um 60/min. Eine Extrasystole mit einem Kopplungsintervall von 540 ms induziert eine lange kompensatorische Pause; man erkennt eine starke QT-Verlängerung beim folgenden Sinusschlag. Die nächste Extrasystole hat ein Kopplungsintervall von 640 ms, sie induziert eine typische Torsades-de-pointes-Kammertachykardie. Die nächste Sequenz wird durch eine junktionale Extrasystole ausgelöst

Tabelle 18.2. Kriterien zur Diagnose eine Long-QT-Syndroms (nach Schwartz et al. 1993)

EKG-Befunde	Punkte	Klinik/Familienanamnese	Punkte
QT_c (ms): >480	3	Synkope (sonstige Ursachen ausgeschlossen)	
QT_c (ms): 460–480	2	belastungsabhängig	2
QT_c (ms): 450–460 (Männer)	1	ohne Belastung	1
Torsade de pointes (ohne Medikamenteneinfluss)	2	Angeborene Taubheit	0,5
T-Wellen-Alternans	1	Verwandter mit gesichertem Long-QT-Syndrom	1
Gekerbte, breite T-Wellen	1	Verwandter 1. Grades mit plötzlichem Herztod (Alter <30 Jahre)	0,5
Zu niedrige Ruheherzfrequenz (altersadjustiert, < 2. Perzentile)	0,5		

Die Diagnose „Long-QT-Syndrom" wird bei Erreichen von 4 Punkten sehr wahrscheinlich.

Für die angeborenen Formen des „Long-QT-Syndroms" (Jervell-Lange-Nielsen-Syndrom: mit Innenohrtaubheit, Jervell und Lange-Nielsen 1957; Romano-Ward-Syndrom: ohne Taubheit, Romano et al. 1963; Ward 1964) sind inzwischen 6 verschiedene Mutationen an verschiedenen Genen verantwortlich gemacht worden, die unterschiedliche Funktionsbeeinträchtigungen überwiegend der Kaliumkanäle, aber auch des Natriumkanals (long-QT 3) bedingen (s. Kap. 2 und 3). Zur Diagnosestellung eines kongenitalen „Long-QT-Syndroms" wird heute ein Punktesystem herangezogen (Schwartz et al. 1993; Tabelle 18.2).

Den angeborenen Formen werden üblicherweise die erworbenen „Long-QT-Syndrome" gegenübergestellt, obwohl auch diese in der Mehrzahl der Fälle eine angeborene molekular-genetische Grundlage aufweisen dürften (Napolitano et al. 2000; Maki et al. 2002). Es bedarf jedoch offensichtlich einer zusätzlichen Beeinträchtigung der Ionenkanalfunktion, um die Repolarisationsanomalität hervortreten zu lassen. Eine Vielzahl von externen Einflüssen inklusive einer Vielzahl von Medikamenten wurde in diesem Zusammenhang als „Trigger" identifiziert (s. Kap. 9, Tabelle 9.6).

Bidirektionale Tachykardie

Eine bidirektionale Tachykardie liegt vor, wenn die Polarität des QRS-Komplexes in der Frontalebene sich von Schlag zu Schlag ändert. Sie darf nicht mit einer Torsades-de-pointes-Tachykardie verwechselt werden. Bidirektionale Tachykardien sind selten und sollen v. a. im Zusammenhang mit einer Digitalisintoxikation vorkommen (Moorman u. Pritchett 1985).

Kammerflattern/Kammerflimmern

Die Übergänge zwischen Kammertachykardien und Kammerflattern sind fließend, die Differenzierung ist eigentlich nur eine Frage der Definition. Beträgt die Kammerfrequenz über 250/min bei noch regelmäßig voneinander abgrenzbaren QRS-Komplexen, aber ohne eindeutige isoelektrische Linie, kann man von Kammerflattern sprechen (Abb. 18.57). Kammerflattern kann primär durch eine einzige Extrasystole ausgelöst werden. Es kann sich jedoch auch aus einer zunehmend beschleunigenden Kammertachykardie entwickeln. Aufgrund der hohen Kammerfrequenz und der nur noch ungenügenden diastolischen Füllungszeit geht Kammerflattern immer mit einem raschen Abfall des Herzminutenvolumens einher und führt deshalb fast immer zur Bewusstlosigkeit. Übergänge in Kammerflimmern mit definitivem Herz-Kreislaufstillstand sind jedoch insbesondere im Zusammenhang mit der koronaren Herzerkrankung oder einer myokardialen Schädigung anderer Ätiologie häufig.

Beim Kammerflimmern sind regelrechte QRS-Komplexe nicht mehr erkennbar (Abb. 18.58). Statt dessen finden sich im Oberflächen-EKG Flimmerwellen mit wechselnder Form und Amplitude. Die Frequenz der Flimmeraktivität liegt über 350/min. Auch im intrakardialen EKG wechselt die Form und Amplitude der V-Wellen ständig. Kammerflimmern bedeutet immer Herz/Kreislaufstillstand und führt zwangsläufig zum Tod, wenn nicht innerhalb weniger Minuten Reanimationsmaßnahmen eingeleitet werden. Kammerflimmern ist die zugrundeliegende Arrhythmie bei der Mehrzahl der Patienten mit plötzlichem Herztod in der chronischen Infarktphase, ebenso ist es Haupttodesursache während der Prähospitalphase des akuten Myokardinfarktes (s. Kap. 19, 22, 51 und 66).

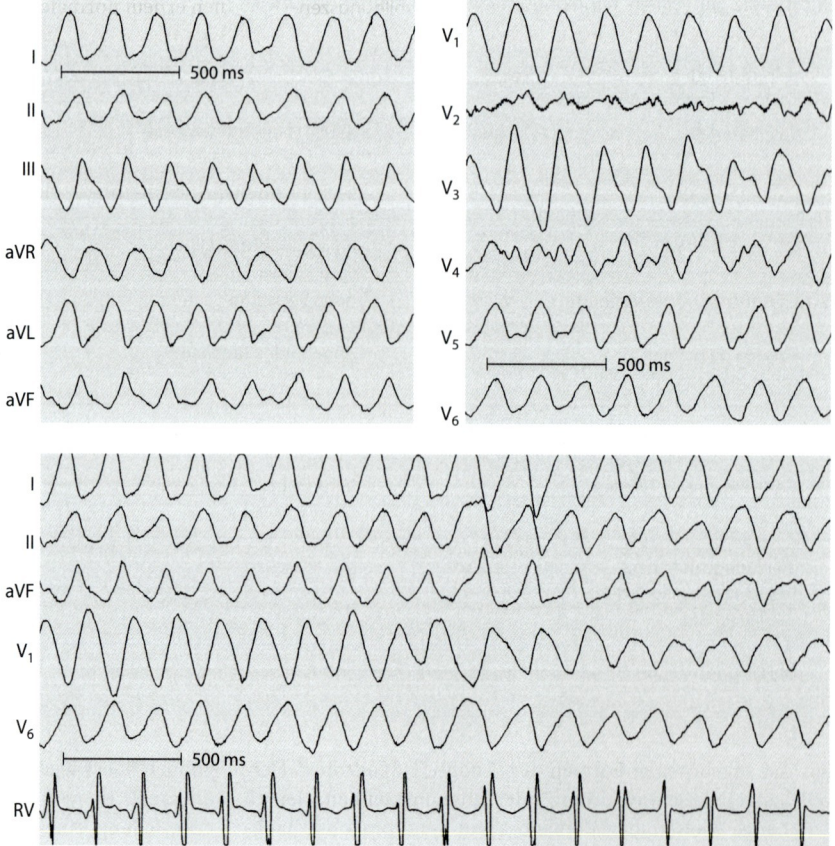

Abb. 18.57.
Kammerflattern. Im 12-Kanal-EKG erkennt man eine fast monomorphe Tachykardie mit einer Frequenz von etwa 300/min. Die Zykluslänge in der intrakardialen Ableitung *(RV)* variiert nur gering zwischen 190 und 210 ms

18.4 · Pararrhythmien

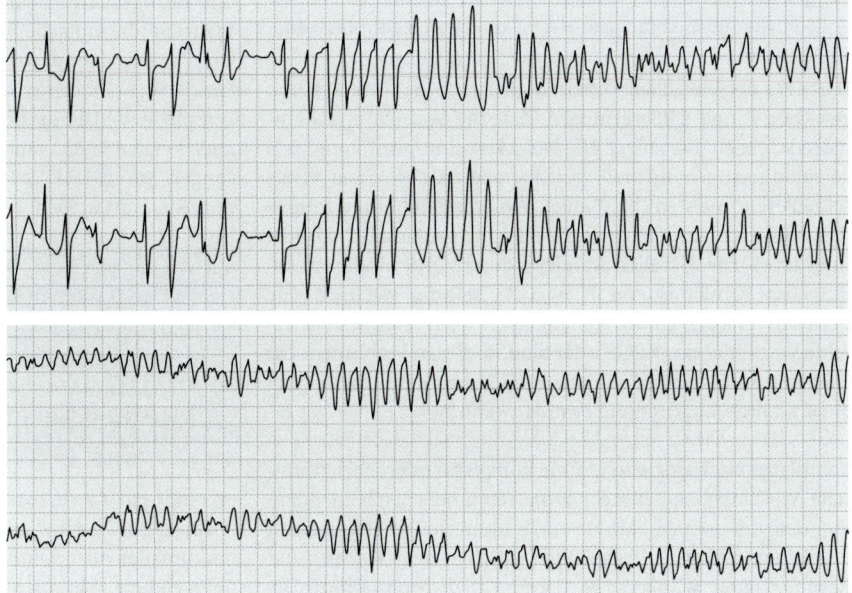

Abb. 18.58. Kammerflimmern. Auszug aus einer Langzeit-EKG-Registrierung (kontinuierlich). Zu Beginn des Streifens besteht noch Sinusrhythmus mit polymorpher Extrasystolie. Eine Extrasystolie induziert dann eine sehr hochfrequente polymorphe Kammertachykardie, die rasch in Kammerflimmern degeneriert. (Registriergeschwindigkeit 25 mm/s)

18.4 Pararrhythmien

Definition

Eine Pararrhythmie oder ein Doppelrhythmus mit Interferenz besteht, wenn 2 oder mehrere Erregungsbildungszentren mit oder ohne Verknüpfung ihrer Rhythmen nebeneinander existieren. Der Zustand ist auch als „Wettstreit zweier Automatiezentren" charakterisiert worden.

18.4.1 AV-Dissoziation

Einfache AV-Dissoziation. Sie kommt dadurch zustande, dass während kurzer Zeit die Frequenz des Sinusknotens etwas niedriger ist als diejenige des AV-Knotens. Unter diesen Bedingungen tritt die AV-Junktion als Ersatzschrittmacher der Kammern in Aktion, während die Vorhöfe weiter dem langsameren Sinusrhythmus folgen. Sobald die Eigenfrequenz des Sinusknotens diejenige der AV-Junktion wieder übertrifft, erscheinen erneut normale P-QRS-Komplexe (Abb. 18.59). Eine Verknüpfung der beiden Rhythmen tritt also nicht auf („AV-Dissoziation ohne Rhythmenverknüpfung"; Neuss 1983). Prinzipielle Unterschiede zwischen AV-junktionalen Ersatzsystolen oder kurzen AV-junktionalen Rhythmen bei der einfachen AV-Dissoziation und einem konstanten AV-junktionalen Rhythmus bestehen nicht.

> Ein AV-junktionaler Rhythmus tritt auf, wenn die Frequenz des sekundären Zentrums jene des Sinusknotens über längere Zeit deutlich übertrifft. Die einfache AV-Dissoziation ist dage-

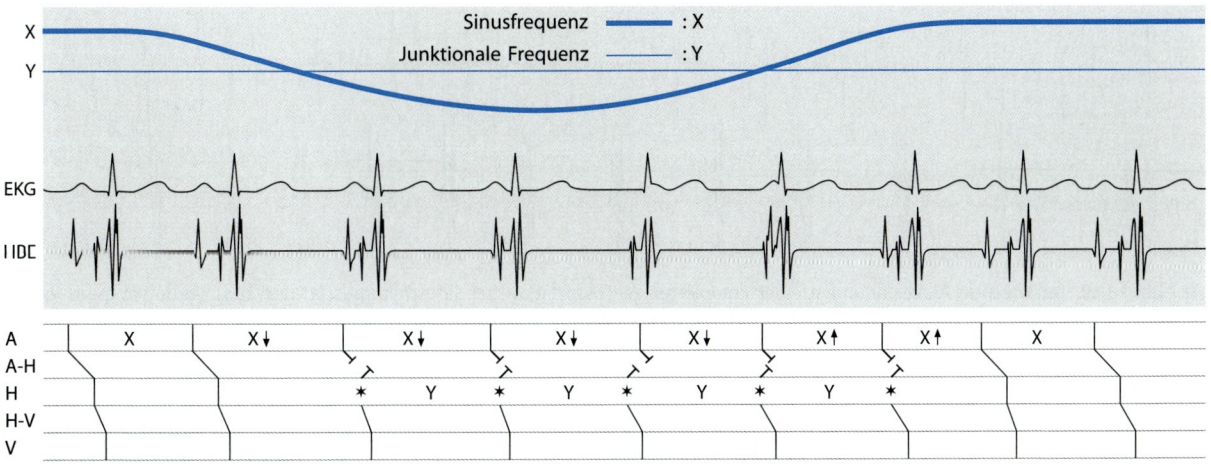

Abb. 18.59. Schematische Darstellung der einfachen Dissoziation. Bei Abnahme der Sinusfrequenz übernimmt das schnellere sekundäre Zentrum die Führung der Herztätigkeit, bei Wiederbeschleunigung der Sinustätigkeit kehrt der Sinusrhythmus wieder zurück. Es existiert kein Schutzblock

gen durch einen geringfügigen und kurzdauernden Abfall der Sinusfrequenz unter jene des sekundären Zentrums kennzeichnet.

Das EKG der einfachen Dissoziation lässt eine feste Relation zwischen P und QRS vermissen, d. h. die Vorhöfe und Kammern schlagen dissoziiert. Die P-Zacken sind positiv und zeigen eine geringgradig niedrigere Frequenz als die einem etwas schnelleren, meist recht stabilen AV-Ersatzrhythmus folgenden QRS-Komplexe (wechselnde P-P- und größere P-P- als RR-Intervalle). Die P-Wellen wandern durch QRS hindurch, sodass das Verhältnis von P zu QRS ständig wechselt. Die P-Wellen erscheinen in Abhängigkeit vom Frequenzunterschied vor oder nach QRS oder sind in diesen verborgen. Oft liegt P in so kurzem Abstand vor QRS, dass eine Überleitung ohnehin nicht angenommen werden kann.

Komplette AV-Dissoziation. Eine komplette oder isorhythmische AV-Dissoziation besteht dann, wenn bei entsprechendem Frequenzunterschied Vorhöfe und Kammern über längere Zeit dissoziiert schlagen. Gelegentlich gleichen sich Vorhof- und Kammerfrequenz sukzessive stark an (Synchronisation). Die P-Zacken erscheinen in wechselnden Abständen dauernd kurz vor, im oder nach dem QRS-Komplex, der eine regelmäßige Schlagfolge aufweist. Überleitungen kommen nicht vor; ante- und retrograde Erregungswellen blockieren sich gegenseitig. Während die einfache AV-Dissoziation (s. oben) v. a. bei starker Vagotonie und wechselnder Sinusbradykardie (z. B. bei Sportlern, bei Karotissinusdruck) beobachtet wird, kommt die komplette AV-Dissoziation v. a. bei AV-Block III. Grades sowie junktionalen oder ventrikulären tachykarden Rhythmusstörungen vor (Block- bzw. Tachykardie-bedingte AV-Dissozation; Marriott u. Menendez 1966; ◘ s. Abb. 18.48, Abb. 18.60).

Klinisch wichtig
Eine komplette AV-Dissoziation darf nicht mit einem kompletten AV-Block gleichgesetzt werden: Zwar hat ein Patient mit AV-Block III immer eine komplette AV-Dissoziation, umgekehrt jedoch gilt dies jedoch nicht.

Inkomplette AV-Dissoziation (Interferenzdissoziation). Diese Form der AV-Dissoziation entsteht, wenn ein rascherer AV-junktionaler oder ventrikulärer Rhythmus gelegentlich durch übergeleitete Aktionen eines langsameren Vorhofrhythmus oder Sinusrhythmus unterbrochen wird (AV-Dissoziation mit Rhythmenverknüpfung; Neuss 1983; ◘ Abb. 18.61, ◘ s. Abb. 18.46). Voraussetzung ist – wie bei der kompletten AV-Dissoziation –

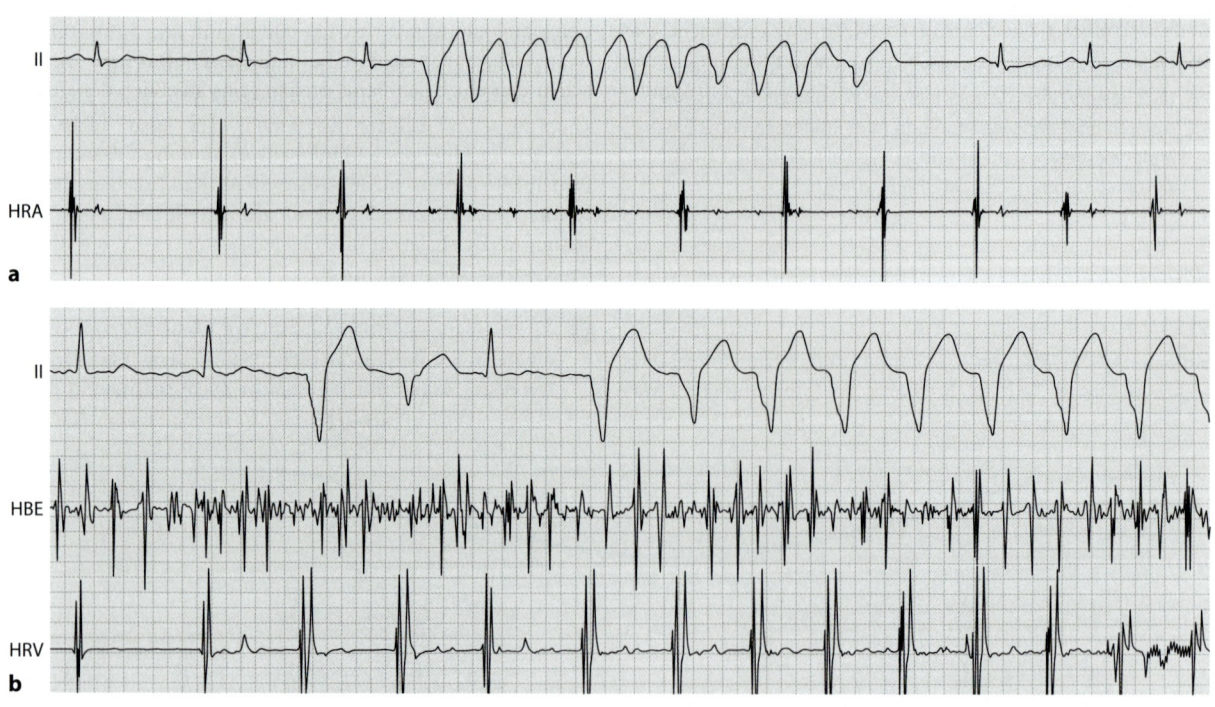

◘ **Abb. 18.60.** Intrakardiale Aufzeichnungen einer kompletten AV-Dissoziation bei Sinusrhythmus (**a**) und bzw. Vorhofflimmern (**b**) und Kammertachykardie (HRA: hoher rechter Vorhof; RV: rechter Vorhof; HBE: His-Bündel-Ableitung)

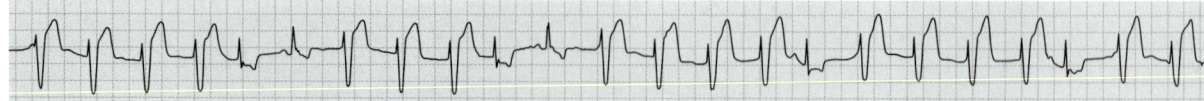

◘ **Abb. 18.61.** Interferenzdissoziation zwischen Sinus- und Kammerrhythmus. Die Sinusschläge erscheinen im Rhythmus vorzeitig (extrasystolenmäßig)

18.4 · Pararrhythmien

ein retrograder VA-Block, der die Vorhöfe vor Depolarisation durch das tiefer gelegene Zentrum schützt.

Die Sinusknotenerregungen werden in der Regel verzögert und z. T. auch aberrant übergeleitet („concealed conduction"); im Verhältnis zu dem schnelleren junktionalen oder ventrikulären Rhythmus fallen sie „extrasystolenartig" ein. Während dieser „capture beats" ist die Dissoziation also unterbrochen. Der Begriff Interferenzdissoziation wird von einigen Autoren als unscharf bzw. missverständlich abgelehnt. Synonyma sind „AV-Dissoziation mit Interferenz", „inkomplette AV-Dissoziation" oder auch „Doppelrhythmus mit Rhythmenverknüpfung".

Anders als bei der einfachen AV-Dissoziation ist der Frequenzunterschied zwischen dem langsameren Vorhofrhythmus und der rascheren AV-junktionalen oder ventrikulären Tätigkeit bei der Interferenzdissoziation meist deutlich. Die Vorhöfe sind retrograd schutz-blockiert, sodass der Sinusrhythmus ungestört bleibt. Die Häufigkeit von Capture-Schlägen hängt vom Frequenzunterschied der beiden Grundrhythmen ab. Capture-Schläge mit schlanken Kammerkomplexen beweisen im Falle von QRS-Verbreiterung den ventrikulären Ursprung des führenden Rhythmus.

Iatrogene Formen der AV-Dissoziation können nach Schrittmacher-Implantation entstehen; so führt ein Kammerschrittmacher bei erhaltener retrograder VA-Leitung zum Bild einer typischen einfachen Dissoziation, wenn die Sinusknotenfrequenz etwa der Schrittmacherfrequenz entspricht. Das Bild der Interferenzdissoziation kann durch Kammerstimulation bei erhaltener antegrader, jedoch blockierter retrograder Leitung künstlich dargestellt werden.

18.4.2 Parasystolie

> Bei dieser Form der Pararrhythmie wird ein Herzabschnitt gleichzeitig von 2 verschiedenen Erregungsbildungszentren beeinflusst. Die Kammern unterstehen den Impulsen einerseits eines Sinusrhythmus oder eines Vorhofflimmerns, andererseits eines zweiten, langsameren parasystolischen Erregungszentrums in den Kammern, das gegenüber der vom AV-Knoten eintreffenden Erregung schutzblockiert ist („Eintrittsblock") und deshalb ungestört von supraventrikulären Reizen seinen konstanten Eigenrhythmus aufrechterhalten kann (◘ Abb. 18.62). Es besteht also eine Interferenz, aber keine Verknüpfung beider Rhythmen.

Bei Parasystolie und totalem AV-Block folgen die Kammern sowohl einem ventrikulären Ersatzrhythmus als auch einem ventrikulären Parasystoliezentrum. Das Parasystoliezentrum übernimmt immer dann die Schrittmacherfunktion, wenn seine Entladung außerhalb der Refraktärphase der Kammern erfolgt. Klinisch imponieren deshalb die Parasystolen als verfrühte Herzschläge, d. h. als „Extrasystolen".

Im EKG zeigen die unregelmäßig in die Kurve eingestreuten Parasystolien entsprechend ihrem Erregungsursprung eine identische ventrikuläre Morphologie und stets wechselnde Abstände zu den vorangehenden übergeleiteten Kammerkomplexen (variable Kopplung). Die spät in die Diastole einfallenden parasystolischen Schläge bilden mit den Sinusschlägen u. U. Kombinationsschläge („fusion beats"). Das Intervall zwischen den einzelnen Parasystolien (einschließlich der „fusion beats") ist konstant oder wird – wenn der parasystolische Reiz einmal oder mehrmals auf noch refraktäre Kammern oder einen Austrittsblock trifft – auf das Doppelte oder Vielfache

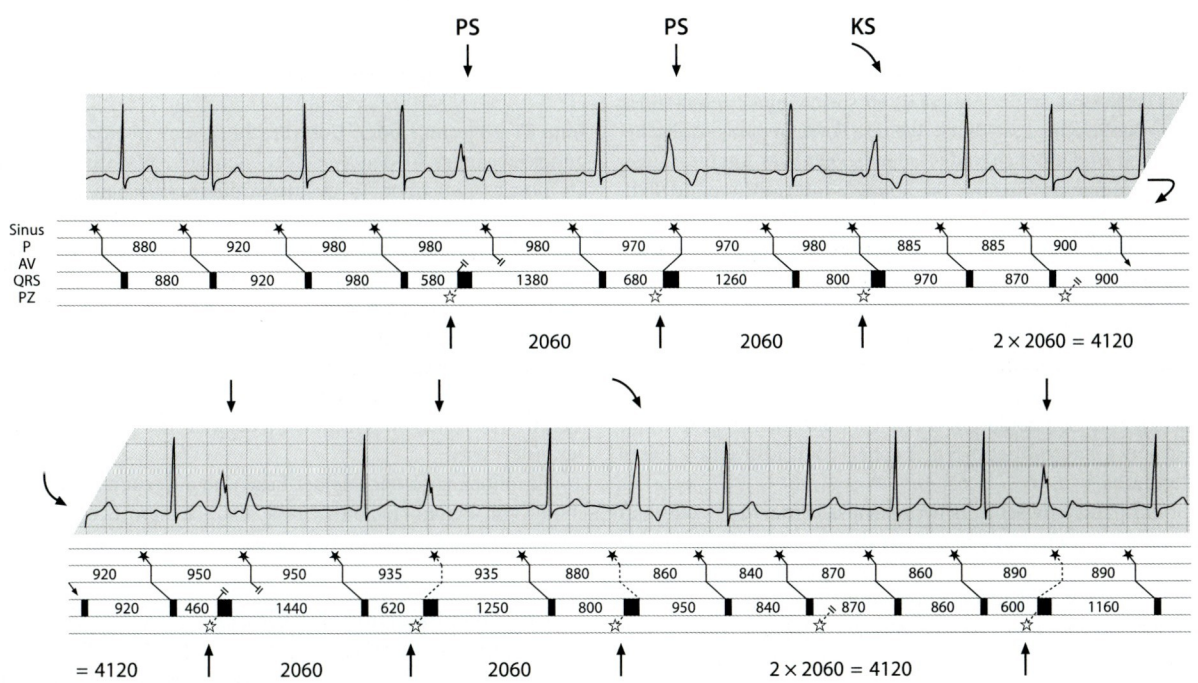

◘ **Abb. 18.62.** Parasystolie *(PS)* mit unterschiedlichen Kopplungsintervallen und Kombinationsschlägen *(KS)*. Das parasystolische Intervall beträgt 2060 ms (Frequenz: 29/min)

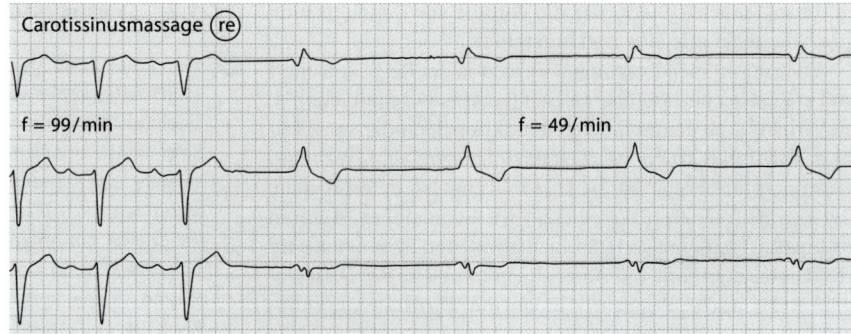

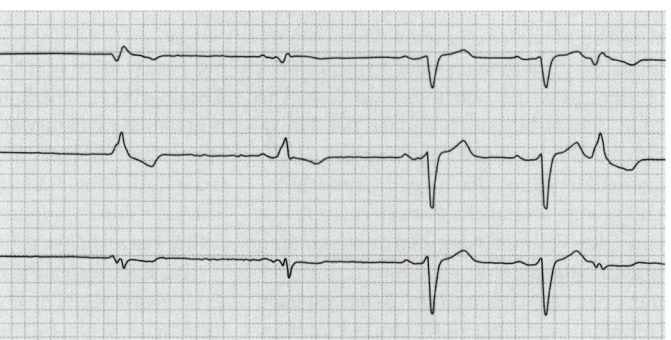

Abb. 18.63.
Verborgene („concealed") Parasystolie. Zu Beginn besteht Sinusrhythmus mit einer Frequenz von 99/min und AV-Block I. Grades. Bei Karotisdruckmassage rechts kommt es zu promptem Sinusarrest. Ein Ersatzrhythmus zeigt sich bereits nach 820 ms mit einer konstanten Zykluslänge von 1040 ms. Ein Warming-up besteht nicht. (Dargestellt sind die Brustwandableitungen V_1–V_3, Registriergeschwindigkeit 50 mm/s)

verlängert. Es besteht also ein konstanter Parasystolierhythmus, der aus dem kürzesten Intervall zwischen 2 parasystolischen Schlägen bestimmt werden kann und dann latent bleibt, wenn die Kammern vom letzten ventrikulären Impuls her noch refraktär sind. Eine spontane Schwankung in der Frequenz der parasystolischen Tätigkeit kommt vor (Zykluslängendifferenz 40–120 ms; Pick 1976). Größere, plötzlich auftretende Änderungen im parasystolischen Rhythmus können als ein durch Reentry-Phänomene ausgelöstes Verschieben („reset") der Spontandepolarisation innerhalb des parasystolischen Zentrums interpretiert werden.

Das Beispiel in der Abb. 18.62 entspricht einer anhaltenden Parasystolie ohne Exit-Block. Weitere Formen parasystolischer Tätigkeit sind möglich und werden bei genauer Analyse langer EKG-Streifen beobachtet. So können intermittierende Exit-Blockierungen auftreten, wobei meistens Mobitz-I-(Wenckebach-)Blockierungen gefunden werden. Ist die Frequenz des parasystolischen Zentrums relativ hoch, so sind regelmäßige Austrittsblockierungen im Sinne eines 2:1- oder 3:1-Blocks häufig. Die sichtbare Frequenz des parasystolischen Zentrums ist dann immer niedriger als die des Sinusrhythmus. Kommt es intermittierend jedoch zu 1:1-Leitung aus dem parasystolischen Zentrum heraus, entsteht das elektrokardiographische Bild eines intermittierenden, akzelerierten idioventrikulären Rhythmus.

Ein parasystolisches Zentrum muss keineswegs dauerhaft spontane Depolarisationen hervorbringen. Intermittierende Parasystolie mit periodenhaftem Auf- und Abflackern der Schrittmachertätigkeit kann vorkommen.

Eine weitere Form parasystolischer Tätigkeit wird als verborgene Parasystolie bezeichnet („concealed parasystole"; Castellanos u. Castillo 1982). Diese Form manifestiert sich in der Regel als Ersatzrhythmus, z. B. bei Asystolie nach Karotisdruck oder auch bei abrupter Beendigung einer Schrittmacherstimulation (◘ Abb. 18.63). Im Gegensatz zu „normalen" Ersatzrhythmen zeigt eine solche parasystolische Tätigkeit dann kein „warming up", das Escape-Intervall – wenn es mehrfach ermittelt wird – ist sehr unterschiedlich, ganz im Gegensatz zu der sekundären oder tertiären „normalen" Ersatztätigkeit.

18.5 Erregungsleitungsstörungen

18.5.1 Begriffsbestimmungen

Eine Verzögerung oder Unterbrechung des normalen Erregungsvorganges in den verschiedenen Herzabschnitten wird als Block bezeichnet. In elektrokardiographischen und kardiologischen Lehrbüchern werden in diesem Kapitel üblicherweise die aufgrund der P-Wellenfolge diagnostizierbaren sinuatrialen und aus dem P-QRS-Verhältnis erkennbaren atrioventrikulären Blöcke besprochen. Aus didaktischen Gründen sollen hier die Leitungsstörungen in den Tawara-Schenkeln (im Kammerleitungssystem) mit den Blöcken zusammen besprochen werden, obwohl sich ihre Darstellung im EKG von diesen wesentlich unterscheidet, da hier der QRS-Komplex verändert wird.

Ein Block wird nach seiner Lage und aufgrund der Abweichung von der normalen Leitung nach seinem Schweregrad spezifiziert (Robles de Medina 1979).

> **Charakterisierung des Blocks anhand seiner Lage**
> – Sinuaurikulärer Block oder sinuatrialer Block (SA-Block): zwischen Sinusknoten und rechtem Vorhof

18.5 · Erregungsleitungsstörungen

- Internodaler und/oder intraatrialer Block (IN-Block und/oder IA-Block): im rechten Vorhof zwischen Sinusknoten und AV-Knoten und/oder in beiden Vorhöfen
- AV-Knoten-Block (AV-Block oder AVNB; N für nodaler): zwischen Vorhof und spezifischem Kammerleitungssystem (His-Purkinje-System) im AV-Knoten
- His-Bündel-Block (HB-Block oder HBB): im ersten Abschnitt des His-Purkinje-Systems, im His-Bündel
- Infra-His-Block (IH-Block oder IHB): zwischen dem His-Bündel und der Kammerarbeitsmuskulatur im His-Purkinje-System

Die Infra-His-Blöcke werden wie folgt unterteilt:
- Rechtsschenkelblock (RSB),
- linksanteriorer Hemiblock (LAH),
- linksposteriorer Hemiblock (LPH),
- Linksschenkelblock (LSB),
- bifaszikuläre Blöcke (RSB + LAH, RSB + LPH, LSB) und
- trifaszikuläre Blöcke.

Schweregrad des Blocks. Es wird die gestörte mit der normalen Leitung verglichen. Erfolgt die Überleitung verlangsamt oder fällt sie nur gelegentlich aus (z. B. während jeder zweiten, dritten usw. Herzaktion), ist der Block unvollständig oder partiell. Ein totaler Block besteht bei vollständig unterbrochener Überleitung.

> **Definition**
>
> Die Verzögerung der Leitung wird auch als Block I. Grades, der zeitweilige Ausfall als Block II. Grades und die vollständige Unterbrechung über längere Zeit als Block III. Grades bezeichnet.

Block II. Grades. Der Ausfall nach einer progressiven Abnahme der Leitungsfähigkeit, d. h. nach zunehmender Leitungsverzögerung, wird als Block II. Grades Typ I (Wenckebach-Block, Mobitz-I-Block) bezeichnet. Erfolgt ein Ausfall ohne vorhergehende zunehmende Leitungsverzögerung, so spricht man von einem Block II. Grades Typ II (Mobitz-II-Block). Dabei ist die Leitung zuvor normal oder konstant verlängert. Sowohl beim Typ I als auch beim Typ II des Blocks II. Grades werden mehr Impulse übergeleitet als blockiert. Die Ausfälle können unregelmäßig (üblich in Typ II) oder regelmäßig (häufig in Typ I) erscheinen (3:2-, 4:3-, 5:4- usw. Block). Wenn die Zahl der blockierten Impulse gleich oder größer als die Zahl der übergeleiteten Impulse ist, zeigt der Block ein regelmäßiges Verhältnis, und man bezeichnet ihn als höhergradigen oder 2:1-, 3:1-, 4:1- usw. Block II. Grades.

Ein Block kann funktionell, organisch oder toxisch bedingt und entweder irreversibel (permanent) oder reversibel, d. h. transitorisch (vorübergehend), andauernd oder intermittierend (kurzfristig bzw. vereinzelt auftretend) sein.

Die oben beschriebenen Leitungsstörungen kommen auf den einzelnen Ebenen mit unterschiedlicher Häufigkeit vor. So ist z. B. eine Wenckebach-Periodizität im AV-Knoten ein typischer, im His-Purkinje-System ein seltener Block, jedoch darf man aufgrund des Blocktyps keine definitive Aussage über die Blockstelle machen. Der Wechsel des Blocktyps an einer Stelle wie auch das gleichzeitige Vorkommen von Leitungsstörungen auf verschiedenen Ebenen des Erregungs-Leitungssystems sind häufig.

18.5.2 Sinuatrialer Block

Sinuatrialer Block I. Grades. Der SA-Block I. Grades kann im EKG nicht diagnostiziert werden. Da die Sinuserregung mit elektrokardiographischen Methoden (mit EKG oder mit gewöhnlichen intrakardialen Aufzeichnungen) nicht darstellbar ist, kann das Intervall zwischen Sinus und Vorhoferregung nicht gemessen werden. Mit spezieller, intrakardialer Ableitungstechnik gelingt es in 50% der Fälle, ein Sinusknotenpotenzial zu registrieren.

Im Rahmen einer elektrophysiologischen Untersuchung kann die sinuatriale Leitungszeit annäherungsweise berechnet werden (Strauss 1973). Normalwerte liegen zwischen 70 und 120 ms. Die praktische Bedeutung der Bestimmung der sinuatrialen Leitungszeit ist gering, weshalb auf eine Beschreibung der Methode hier verzichtet und auf spezielle Lehrbücher der Elektrophysiologie verwiesen wird (u. a. Josephson 2002).

Sinuatrialer Block II. Grades. Beim SA-Block II. Grades muss eine intermittierende Leitungsunterbrechung zwischen Sinusknoten und Vorhof angenommen werden, sodass einige Sinusreize den Vorhof gar nicht erreichen, und dadurch komplette Herzaktionen (P-QRS-T) ausbleiben.

Beim **SA-Block II. Grades Typ I** geht dem Ausfall der Überleitung der Sinuserregung eine progressive Leitungsverzögerung (zwischen Sinusknoten und Vorhof) voraus (◘ Abb. 18.64a). Die Interpretation dieser Störung ist nur unter Rekonstruktion bzw. Schätzung der nicht messbaren SA-Überleitungszeit möglich und bleibt deshalb stets hypothetisch. Es können ähnliche EKG durch Sinusextrasystolen oder Sinusarrhythmien entstehen.

Bei einer typischen Wenckebach-Periodizität ist die Zunahme des Überleitungsintervalls zwischen dem ersten und zweiten Schlag der Periodizität am größten und wird dann progressiv kleiner. Da das Leitungsintervall auf dem EKG unkenntlich bleibt – lediglich seine Änderung wird durch die Schlagänderung angezeigt – kommt es bei typischer Wenckebach-Periodizität zu einem Herzschlagausfall nach einer zunehmenden P-P-Verkürzung (◘ Abb. 18.64b).

Beim **SA-Block II. Grades Typ II** bleibt ein Herzschlag ohne vorangehende Änderung des P-P-Intervalls aus, sodass ein Abstand von einem doppelten (oder vielfachen) P-P-Intervall entsteht (◘ Abb. 18.65). Jedoch wird bei nicht ganz stabiler Sinusfrequenz das durch den Ausfall eines ganzen Herzzyklus entstehende Intervall nicht immer ganz genau das Doppelte (oder Mehrfache) des vorangehenden oder nachfolgenden sein, sodass die Differenzialdiagnose „Sinusarrhythmie" oder „blockierte Sinusextrasystolen" lauten muss.

Der **höhergradige SA-Block II. Grades** (Typ 2:1, 3:1 usw.) ist im EKG nicht von einer Sinusbradykardie zu unterscheiden. Eine plötzliche Änderung im Blockverhältnis, die zum Beispiel durch eine Änderung der tatsächlichen Sinusfrequenz ausgelöst wird, kann diese Blockform demaskieren. So wird z. B., wenn ein 2:1-Block in eine 1:1-Überleitung übergeht, die Herzfrequenz verdoppelt, wenn der Block sich aber in einen 3:1-Block verwandelt, sinkt die Herzfrequenz auf 2 Drittel der vorherigen usw.

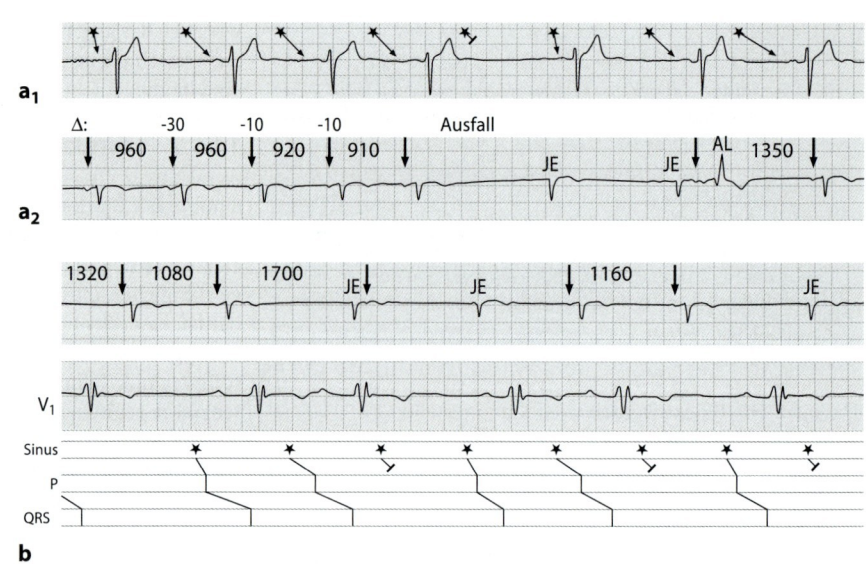

Abb. 18.64a, b. Typische Wenckebach-Periodizität in der sinuaurikulären Leitung (SA-Block II. Grades Typ 1). **a** Die progressive Verzögerung der Überleitung ist am längsten zwischen dem 1. und 2. Schlag der Periode. Dann werden die weiteren Verzögerungen immer kleiner. Bei a₂ sieht man auch junktionale Ersatzschläge *(JE)* und nachher eine deutliche Abnahme der Sinusfrequenz mit Sinusarrhythmie und höhergradigen SA-Blockierungen als Zeichen einer Sinusknotenkrankheit. **b** Regelmäßige 3:2-Perioden in der SA-Leitung. *AL* aberrante Leitung

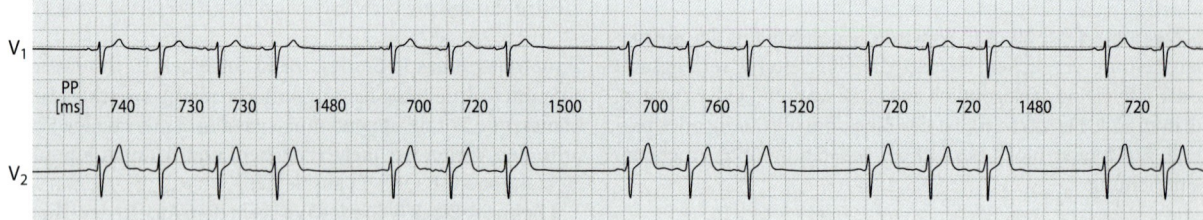

Abb. 18.65. Wiederholte sinuatriale Blockierungen II. Grades. Die Zeitverhältnisse zeigen, dass es sich um Mobitz-II-Blockierungen handelt (Papiergeschwindigkeit 25 mm/s)

Sinuatrialer Block III. Grades. Der totale SA-Block ist vom Sinusstillstand (Sinusarrest) nicht zu unterscheiden. Es kommt zum Stillstand des ganzen Herzens, bis ein sekundäres oder tertiäres Automatiezentrum einspringt. Übernimmt dieses seine Schrittmacherfunktion nur verzögert, wird unter Umständen eine Synkope ausgelöst (s. Abschn. 18.6.2).

18.5.3 Inter- und intraatrialer Block

Eine Leitungsverzögerung zwischen der rechten hochatrialen und tiefatrialen Region (intraatrialer Block I. Grades) kommt bei den verschiedensten Erkrankungen vor und ist meist Folge zunehmender Fibrosierung. Der intraatriale Block äußert sich im EKG mit einer Verlängerung des P-Q-(P-R-)Intervalls. Bis heute sind nur wenige Fälle eines Blocks II. Grades Typ I (Wenckebach-Periodizität) auf Vorhofebene oder eines vollständigen Blocks zwischen dem linken und rechten Vorhof beschrieben worden. Der intraatriale Block ist nur mit intrakardialer Aufzeichnung erkennbar, das P-A-Intervall (A=Vorhofpotenzial in der His-Bündel-Ableitung) ist auf ≥50 ms verlängert.

18.5.4 Atrioventrikulärer Block

AV-Block I. Grades

Die AV-Überleitung ist verlangsamt, die Vorhofaktionen werden aber regelmäßig und ohne Ausfälle auf die Kammern übergeleitet. Die PQ-Dauer überschreitet den gültigen Höchstwert von 200 ms. Bei Kindern unter 12 Jahren liegt der zulässige Maximalwert bei 120–140 ms (s. Kap. 9). Wechselnde P-Q-Verlängerungen können bei doppelseitigem Schenkelblock mit alternierendem Leitungsausfall in den Schenkeln und bei der longitudinalen Dissoziation des AV-Knotens entstehen (s. S. 387).

Differenzialdiagnose des AV-Block I. Grades durch intrakardiale Ableitung. In den meisten Fällen ist die Leitungsverzögerung im AV-Knoten lokalisiert (Narula et al. 1970); in der intrakardialen HBE-Ableitung ist dann das Intervall zwischen dem tief atrialen Potenzial (A) und dem His-Bündel-Potenzial (H) auf >130 ms verlängert (Abb. 18.66). Ein AV-Block I. Grades jedoch kann auch durch eine Leitungsstörung innerhalb oder unterhalb des His-Bündels verursacht werden (Guimond u. Puech 1976). Im Falle eines Intra-His-Block zeigt sich in der HBE-Ableitung eine Verbreiterung des His-Potenzials auf >25 ms, eine Verdoppelung des His-Potenzials, („split-His", Abb. 18.67) oder eine H-V-Intervall-Verlängerung mit normalem QRS-Komplex, da eine genau gleichmäßige Verzögerung der Überleitung in allen 3 ventrikulären Leitungsbahnen (rechter Schenkel, linker anteriorer und posteriorer Faszikel) höchst unwahrscheinlich ist.

Eine Verbreiterung der His-Bündel-Erregung um 10 bis 20 ms oder eine Separation der 2 H-Wellen von 20 ms wird auf das P-Q-Intervall keinen signifikanten Effekt haben; d. h., dieser Block ist im EKG regelmäßig nicht erkennbar, jedoch besitzt er eine größere prognostische Bedeutung als der Block I. Grades im AV-Knoten.

18.5 · Erregungsleitungsstörungen

Abb. 18.66.
AV-Block I. Grades im AV-Knoten (zwischen A- und H-Potenzial), die AH-Zeit beträgt 290 ms.

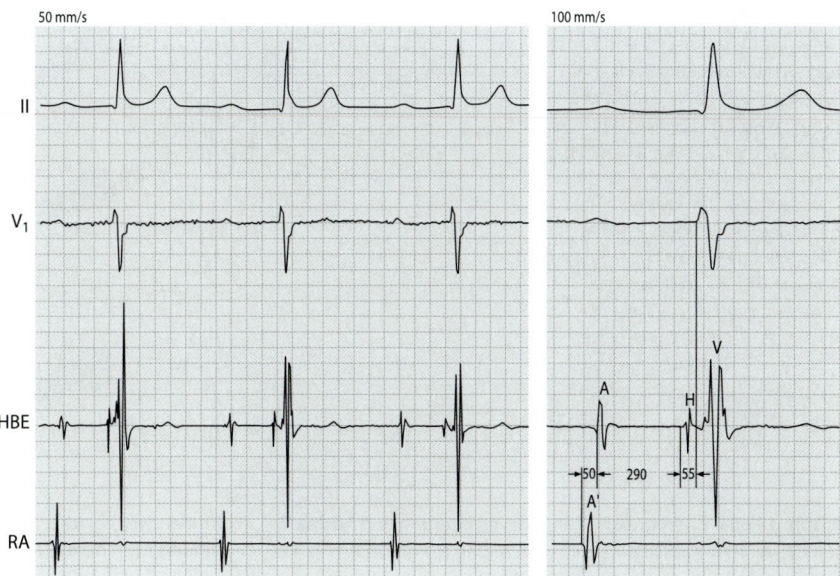

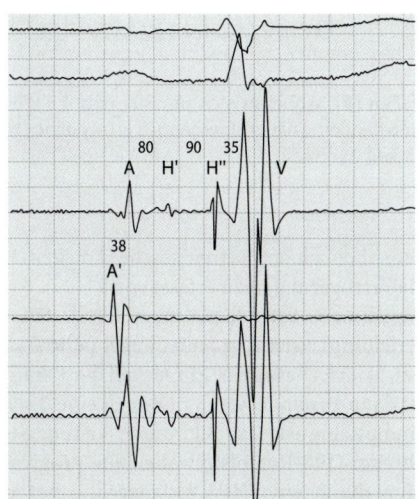

Abb. 18.67. Gesplittertes His-Potenzial, sog. Split-His-Phänomen. Die Erregungsleitung im His-Bündel ist verlangsamt, und es erscheinen zwei voneinander getrennte His-Potenziale im oberen bzw. unteren His-Bündel-Gebiet

Eine Leitungsstörung im ventrikulären spezifischen Leitungssystem kann ebenfalls einen AV-Block I. Grades verursachen. Das HV-Intervall ist dann auf > 60 ms bei gleichzeitig vorhandenem Schenkelblock verlängert. Es ist eine Form des trifaszikulären Blocks (s. unten).

AV-Block II. Grades

Definition

Der AV-Block II. Grades ist durch das Auftreten vereinzelter, periodischer (z. B. im Verhältnis 2:1, 3:1 usw.) oder seltener aufeinander folgender AV-Leitungs- und Kammersystolenausfälle charakterisiert.

Auf dem Boden des Verhältnisses von P-Wellen zu Kammerkomplexen auf der einen Seite sowie dem Verhalten der Überleitungszeit vor und nach der blockierten Vorhoferregung lassen sich 3 verschiedene Typen des AV-Blocks II. Grades voneinander abgrenzen:

AV-Block II. Grades Typ I (Typ Wenckebach, Typ Mobitz I). Das EKG-Bild ist charakterisiert durch eine zunehmende Verlängerung der PQ-Zeit bis zu einem Höchstwert, nach dem die AV-Überleitung ausfällt (◘ Abb. 18.68). Die dadurch entstehende Kammerpause ist bei typischer Wenckebach-Periodizität stets kürzer als 2 P-P-Intervalle (Wenckebach u. Winterberg 1927). Das auf eine blockierte P-Welle folgende PQ-Intervall des ersten wieder übergeleiteten Schlages ist aufgrund der vorhergehenden langen Erholungszeit in der Regel das kürzeste der übergeleiteten Aktionen (◘ Abb. 18.69). Die relative Zunahme der Überleitungszeit ist beim zweiten übergeleiteten Schlag am größten. Ist dies nicht der Fall, wird die Wenckebach-Blockierung als „atypisch" bezeichnet. Atypische Wenckebach-Blockierungen sind keineswegs selten.

Erklärt wird die Wenckebach-Periodizität durch eine Diskrepanz zwischen der supraventrikulären Zykluslänge (Frequenz) und der relativen Refraktärzeit des Überleitungssystems: Trifft die supraventrikuläre Erregung in die relative Refraktärperiode der Überleitung, so löst sie ein Aktionspotenzial mit noch längerer Refraktärperiode aus. Der Vorgang wiederholt sich, bis eine supraventrikuläre Erregung schließlich in die effektive Refraktärperiode einfällt, sodass sie blockiert ist und die Kammererregung ausfällt.

Im intrakardialen Elektrogramm zeigt sich der Block zwischen dem A- und dem H-Potenzial (◘ s. Abb. 18.68a), der progressiven PQ-Verlängerung entspricht eine AH-Verlängerung.

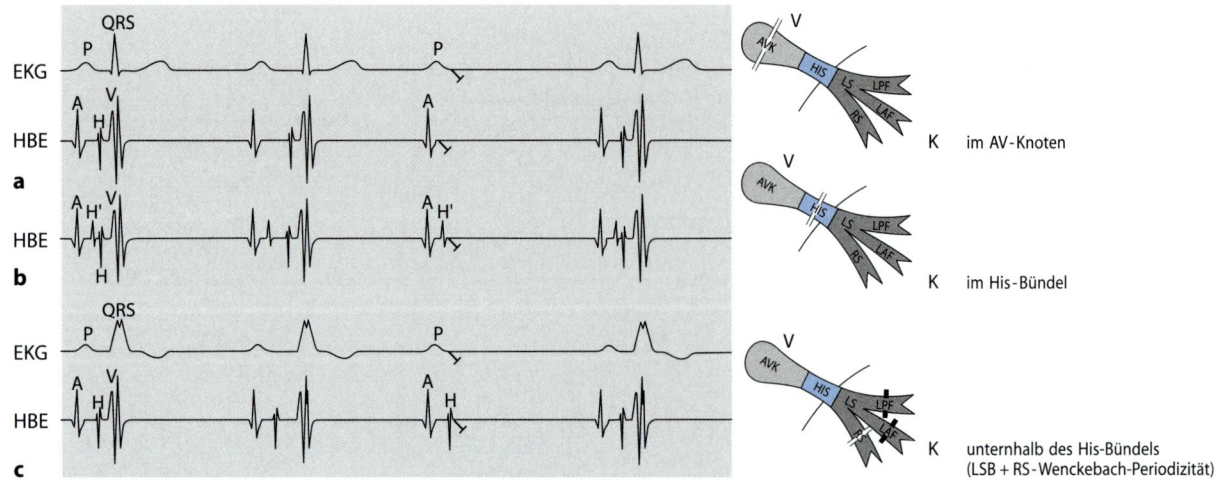

Abb. 18.68a–c. Progressive Leitungsverzögerung und Ausfall finden sich **a** im *AV-Knoten* zwischen dem A- und H-Potenzial, **b** im His-Bündel zwischen den beiden H-Potenzialen und **c** unterhalb des His-Bündels nach dem H-Potenzial. (Weitere Erklärungen s. Text)

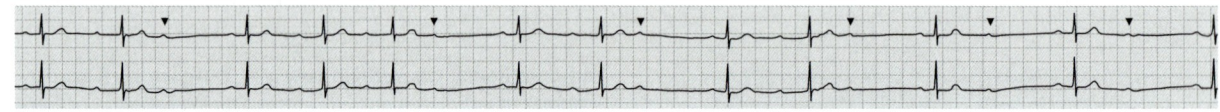

Abb. 18.69. AV-Block II. Grades Typ I (Wenckebach); Ausschnitte aus einer Langzeit-EKG-Registrierung: Man erkennt einen Sinusrhythmus mit einer Herzfrequenz von 56/min. Es kommt zu periodischen Ausfällen (▼), wobei es sich um 3:2- und 4:3-Wenckebach-Periodizitäten handelt. Zuletzt Übergang in 2:1-AV-Block. (Registriergeschwindigkeit 25 mm/s)

> **Klinisch wichtig**
>
> Am häufigsten tritt der AV-Block II. Grades Typ I (Wenckebach) im AV-Knoten auf (ca. 70% der Fälle). Da Vagotonie diese Blockform begünstigt, wird er überwiegend im Ruhezustand beobachtet und ist nicht selten ein Zufallsbefund, wenn Patienten aus anderer Indikation heraus mittels 24-h-Langzeit-EKG untersucht werden. Häufig besteht dann auch eine Sinusbradykardie.

Viel seltener ist das Auftreten eines AV-Block II. Grades Typ I bei hoher Herzfrequenz und adrenergem Drive, z. B. im Rahmen eines Belastungs-EKG. Da adrenerger Drive und Vagolyse die Leitung im AV-Knoten eher verbessern, ist ein belastungsabhängiger AV-Block fast immer im His-Purkinje-System lokalisiert (Abb. 18.70).

Wenckebach-Periodizitäten mit entsprechendem EKG-Bild eines AV-Blocks II. Grades Typ I im His-Bündel sind selten. Die progressive Verzögerung der AV-Leitung ist dann meistens deutlich geringer ausgeprägt, als es der Fall ist, wenn die Wenckebach-Periodizität im AV-Knoten stattfindet (s. Abb. 18.68b und 18.70). Atypische Wenckebach-Periodizitäten sind bei Lokalisation im His-Bündel besonders häufig. Das intrakardiale EKG zeigt eine progressive Prolongation des H_1–H_2(Split-His)-Intervalls bis zum Block im Anschluss an H_1 ohne nachfolgendes H_2- und V-Potenzial.

Aufgrund der nur geringen Leitungsverzögerung imitiert dieser Block im His-Bündel häufig einen Mobitz-II-Block, da insbesondere bei einer Schreibgeschwindigkeit von nur 25 mm/s die Verzögerung nicht erfasst wird.

Eine Wenckebach-Periodizität unterhalb des His-Bündels, im Kammerleitungssystem, bedeutet einen periodischen Ausfall in einem, 2 oder 3 Faszikeln. Ein Ausfall der Kammeraktion kommt erst dann zustande, wenn nur noch eine der Kammerbahnen leitungsfähig ist. Das Bild dieser Leitungsstörung ist wie folgt: breiter QRS-Komplex, wobei eine progressive P-Q-Verlängerung durch eine H-V-Verlängerung hervorgerufen wird (s. Abb. 18.68 c).

AV-Block II. Grades Typ II (Typ Mobitz II). Ohne vorherige Verlängerung des PQ-Intervalls kommt es zur plötzlichen Blockierung einer oder auch (seltener) mehrerer P-Wellen (Mobitz 1924; Abb. 18.71 bis 18.74). PQ- bzw. PR-Intervall sind vor und nach der Blockierung konstant. Bei Anwendung dieser Kriterien ist der AV-Block II. Grades Typ Mobitz II ausschließlich im His-Purkinje-System lokalisiert, wobei etwa 1 Drittel der Blockierungen im His-Bündel selbst (Gupta et al. 1972), 2 Drittel distal davon gelegen sind (Abb. 18.71). Liegt der Block im His-Bündel, so ist der QRS-Komplex meistens nicht verbreitert (kein Schenkelblockbild).

Es besteht Übereinstimmung darüber, dass der Mobitz-II-Block aufgrund seiner Lokalisation im His-Purkinje-System eine schlechtere Prognose als der Mobitz-I-Block (Wenckebach) hat. Er ist eine häufige Ursache für Synkope durch plötzliche totale AV-Blockierung; Übergänge in permanenten AV-Block III. Grades sind häufig.

18.5 · Erregungsleitungsstörungen

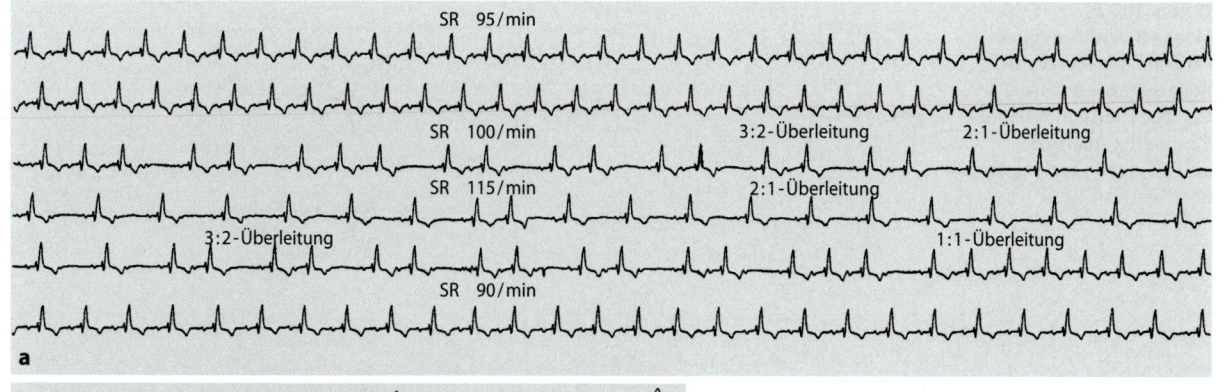

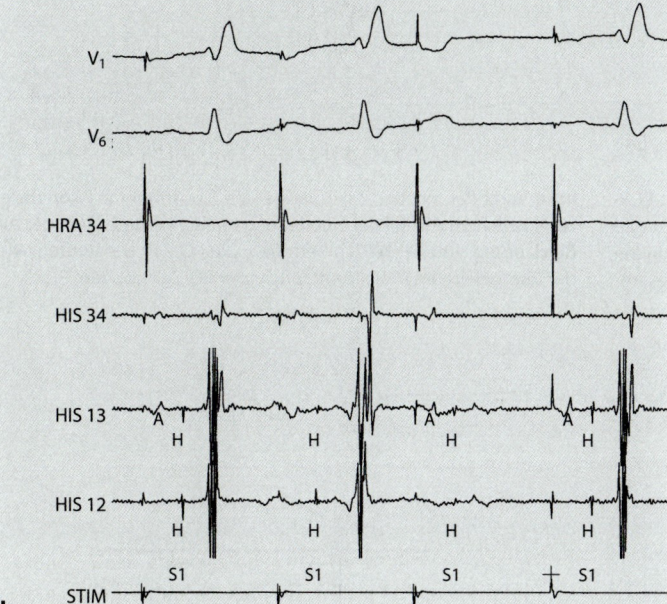

Abb. 18.70. AV-Block II. Grades Typ I bei zunehmender Herzfrequenz.
a Ausschnitt aus einem Belastungs-EKG. Dargestellt ist die Ableitung V_1. Bei 50 W besteht Sinusrhythmus 95/min mit AV-Block I. Grades und komplettem Rechtsschenkelblock. Mit steigender Sinusknotenfrequenz kommt es nach einzelnen Ausfällen zu Wenckebach-Periodizitäten mit 4:3-, 3:2- und schließlich 2:1-Überleitung bei einer Sinusknotenfrequenz von 115/min. Die Halbierung der Kammerfrequenz führt zu Atemnot und zum Abbruch der Belastung. Mit Rückgang der Sinusknotenfrequenz kommt es nach 3:2-Wenckebach-Periodizität wieder zu 1:1-Überleitung bei einer Sinusfrequenz von 90/min.
b Vorhofstimulation bei der gleichen Patientin: Bei einer Zykluslänge von 540 ms besteht AV-Block II. Grades Typ 1. Der Zunahme der Überleitungszeit im Oberflächen-EKG entspricht in den His-Bündel-Ableitungen eine Zunahme der HV-Zeit. Der blockierten P-Welle entspricht im intrakardialen EKG ein A- und H-Potenzial. Der Block dürfte im distalen His-Bündelstamm liegen

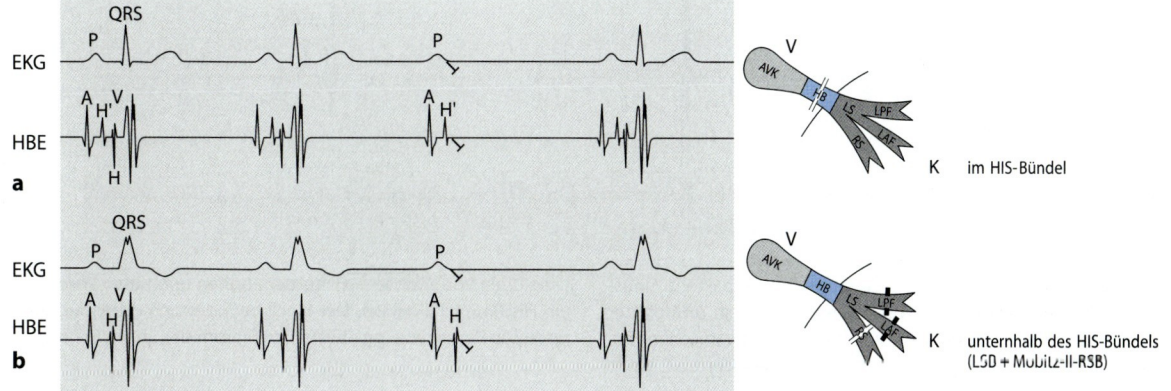

Abb. 18.71a, b. Mobitz-II-Block. Plötzlicher Leitungsausfall findet sich **(a)** im His-Bündel zwischen den beiden H-Potenzialen oder **(b)** unterhalb des His-Bündels nach dem H-Potenzial. Im AV-Knoten existiert – nach unseren heutigen Kenntnissen – kein Mobitz-II-Block. Weitere Erklärungen s. Text

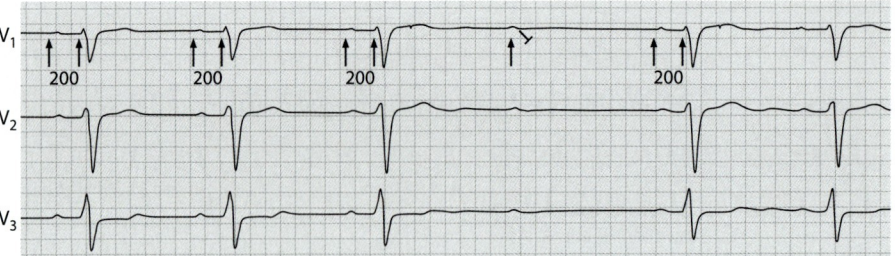

Abb. 18.72. Mobitz-II-Block bei einem Patienten mit Morgagni-Adams-Stokes-Anfällen. Der Block muss im His-Bündel lokalisiert werden, da die QRS-Konfiguration normal ist (s. Text)

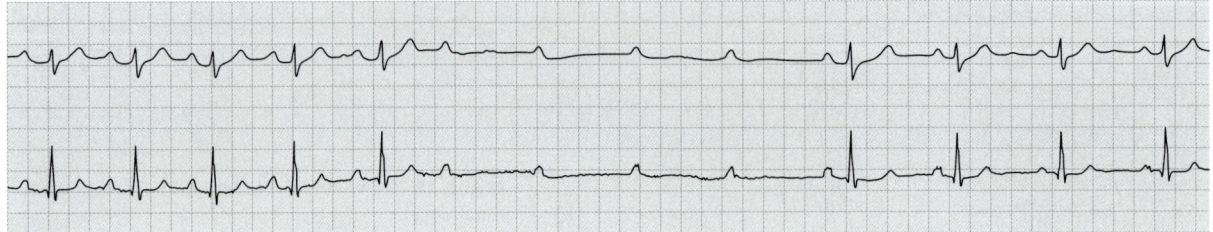

Abb. 18.73. Mobitz-II-Block. Ausschnitt aus einer Langzeit-EKG-Registrierung einer Patientin mit rezidivierenden Synkopen. Zu Beginn besteht Sinusrhythmus mit einer Frequenz um 102/min bei AV-Block I. Grades. Ohne Zunahme der PQ-Zeit und ohne wesentliche Veränderung der Zykluslänge des Sinusrhythmus kommt es zu plötzlichem Ausfall der Überleitung auf die Kammer. Von der AV-Blockierung sind 4 P-Wellen betroffen. Die PQ-Zeit der fünften, wieder übergeleiteten P-Welle entspricht der PQ-Zeit vor dem Block

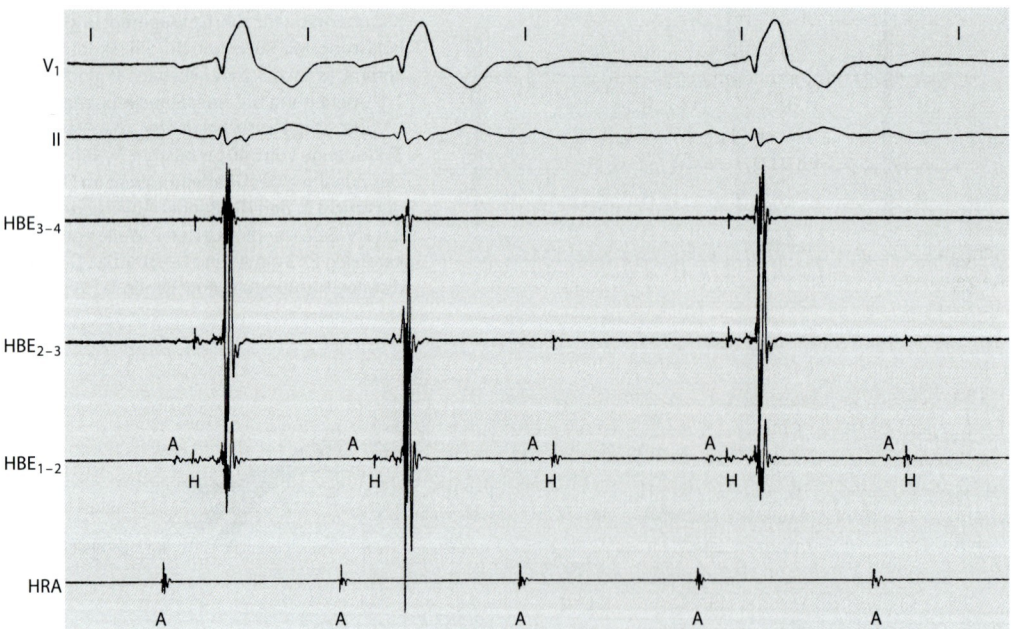

Abb. 18.74. Mobitz-II-Block. Als Grundrhythmus besteht Sinusrhythmus mit einer Frequenz von 69/min sowie ein kompletter Rechtsschenkelblock. Die PQ-Zeit ist mit 0,24 ms etwas verlängert. Die intrakardialen Ableitungen zeigen, dass zur blockierten P-Welle jeweils ein Vorhofpotenzial aus dem hohen und tiefen Vorhof sowie ein His-Potenzial gehört. Der Block befindet sich distal des abgeleiteten His-Potenzials, am ehesten im Stamm des linken Schenkels

Höhergradiger AV-Block II. Grades (Typ 2:1, 3:1 u.a.). Diese Form des AV-Blocks II. Grades kommt auf allen Ebenen des atrioventrikulären Leitungssystems vor (Abb. 18.75). Folgt ein 2:1-Block eindeutig einer 3:2- oder 4:3-Wenckebach-Blockierung mit deutlicher Zunahme der PQ-Zeit während der Wenckebach-Periodizität, so ist er in der Regel im AV-Knoten lokalisiert. Besteht eine beständige 2:1- bzw. 3:1-Blockierung, so ist eine Zuordnung zu einem bestimmten Teil des Erregungsleitungssystems nicht möglich. Über die Hälfte der Fälle mit konstantem 2:1- oder 3:1-Block ist im His-Purkinje-System lokalisiert (Abb. 18.76b), nur etwa 30% im AV-Knoten. Sitzt der Block im AV-Knoten, so sieht man in der HBE-Ableitung lediglich A-Potenziale ohne nachfolgende H- und V-Potenziale.

18.5 · Erregungsleitungsstörungen

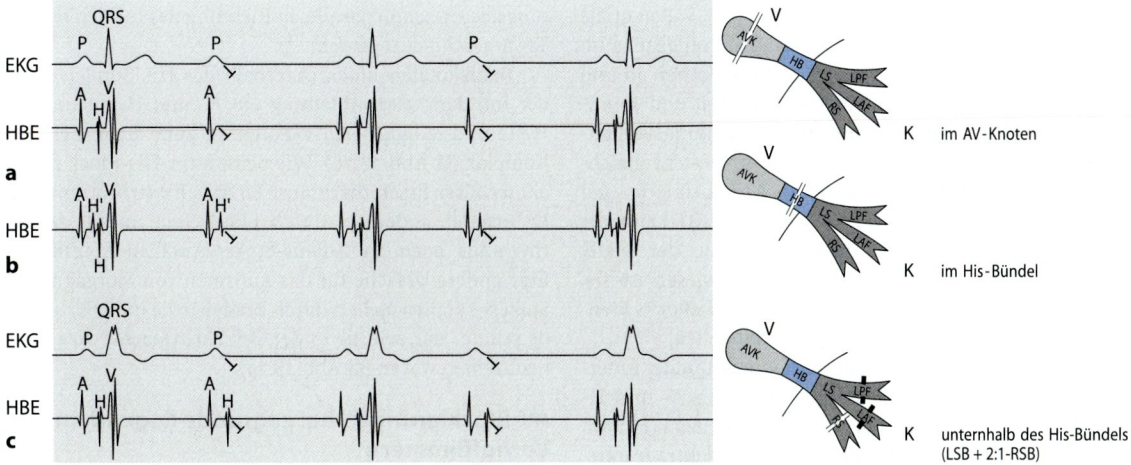

Abb. 18.75. 2:1-Block. Regelmäßige Leitungsausfälle finden sich im AV-Knoten zwischen dem A- und H-Potenzial (**a**) im His-Bündel zwischen den beiden H-Potenzialen (**b**) und unterhalb des His-Bündels nach dem H-Potenzial (**c**). Weitere Erklärungen s. Text

AV-Block III. Grades

Definition

Beim AV-Block III. Grades ist die AV-Leitung auf dem Niveau des AV-Knotens, des His-Bündel-Stamms oder beider Schenkel vollständig unterbrochen. Vorhöfe und Kammer schlagen dissoziiert im Rhythmus ihrer eigenen Schrittmacher. Im Gegensatz zur frequenzbedingten AV-Dissoziation wird in diesen Fällen von einer blockbedingten Dissoziation gesprochen (Abb. 18.76 und 18.78).

Im EKG erscheinen die Vorhofwellen und Kammerkomplexe ohne jegliche gegenseitige Beziehung. Die P-Wellen folgen mit der ihnen eigenen, gegenüber der Kammer schnelleren Frequenz des Grundrhythmus und wandern immer wieder durch die QRS-Komplexe hindurch. Insbesondere im Falle kongenitaler totaler AV-Blockierung können sich Ersatzrhythmus und Sinusrhythmus gegenseitig beeinflussen; man beobachtet eine ventrikulophasische Sinusarrhythmie (s. oben). Bei ungefähr 80% liegt ein Sinusrhythmus, bei 20% Vorhofflimmern oder Vorhofflattern vor. Ein AV-junktionales sekundäres oder ein tertiäres (ventrikuläres) Automatiezentrum übernimmt die Führung der Kammern. Es besteht also ein AV-junktionaler oder ventrikulärer Ersatzrhythmus, der die Tätigkeit der Kammern und dadurch die Förderleistung des Herzens mit einer niedrigeren, gewöhnlich aber regelmäßigen Frequenz aufrecht erhält. Die Kammerkomplexe zeigen je nach Lage des Blocks oder Ersatzschrittmachers eine unterschiedliche Form und Frequenz.

Bei **Block im AV-Knoten** (ca. 20% der Fälle) entsprechen in den intrakardialen Ableitungen den P-Wellen A-Potenziale,

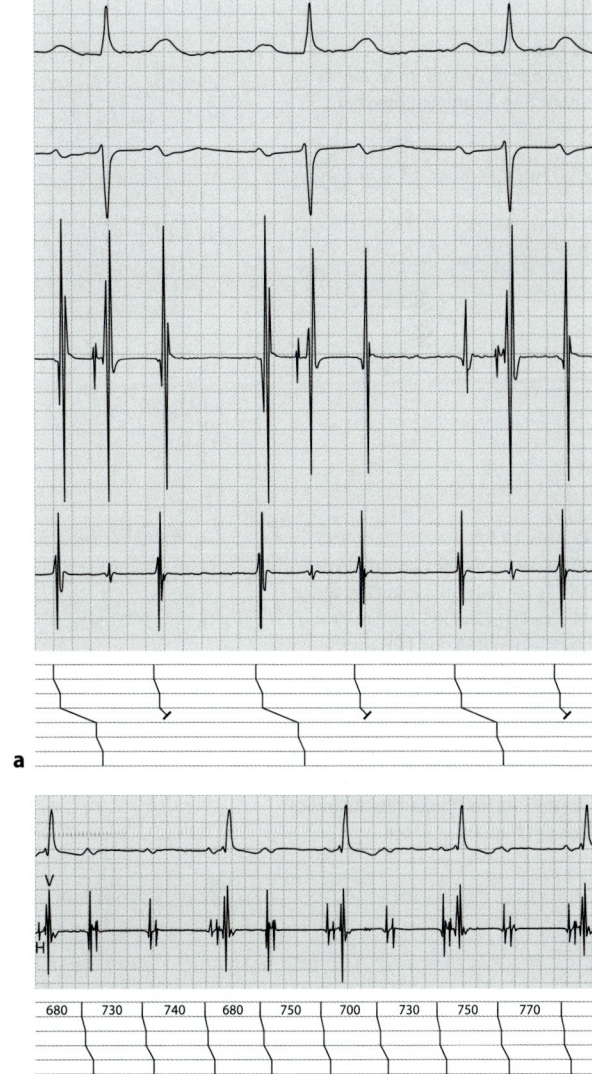

Abb. 18.76a, b. Höhergradiger AV-Block II. Grades. **a** 2:1-Block im AV-Knoten: Den blockierten P-Wellen entsprechen A-Potenziale in der HRA- und HBE-Ableitung.
b 3:1-, dann 2:1-Infra-His-Block: den blockierten P-Wellen entsprechen A- und H-Potenziale in der HBE-Ableitung

den QRS-Komplexen H- und nachfolgende V-Potentiale (◧ Abb. 18.77). Das Ersatzzentrum befindet sich meistens im proximalen His-Bündel, seine Frequenz liegt zwischen 40 und 60/min. Die Kammerkomplexe sind normal breit und supraventrikulär geformt, normale ventrikuläre Leitungsverhältnisse vorausgesetzt. In einer kleinen Anzahl besteht gleichzeitig ein Schenkelblock, sodass dennoch deformierte und verbreiterte Kammerkomplexe auftreten. Im EKG kann die supraventrikuläre Automatie in diesen Fällen aus der relativ hohen Kammerfrequenz vermutet werden; bewiesen ist sie, wenn sich in Vergleichskurven vor Eintritt des AV-Blocks identische AV-übergeleitete Kammerkomplexe darstellen.

Wenn die atrioventrikuläre Leitung im His-Bündel unterbrochen ist, entspricht der P-Welle des EKG ein A- und H-Potenzial, dem QRS-Komplex ein zweites H-Potenzial (H') mit nachfolgendem V-Potenzial im intrakardialen Elektrogramm. Ein Ersatzzentrum kann entweder im unteren Teil des His-Bündels oder in der Kammer liegen. Die Frequenz dieses sekundären oder tertiären Zentrum ist in der Regel < 40/min. Der QRS-Komplex wird meistens auch beim tiefen His-Bündel-Ersatzrhythmus deformiert, da in diesem Gebiet die Leitungsfasern schon parallel in Richtung des rechten oder linken Tawara-Schenkels laufen.

Beim totalen Block unterhalb des His-Bündels gehört in der intrakardialen Ableitung ein A- und H-Potenzial zur P-Welle und lediglich ein V-Potenzial zum deformierten QRS-Komplex (◧ Abb. 18.78). Wie beim Intra-His-Block findet sich ein tertiärer Ersatzrhythmus. Tertiäre Ersatzzentren sind häufig instabil, sodass es durch plötzlichen Ausfall des Ersatzrhythmus auch zu Adams-Stokes-Anfällen kommen kann. Eine andere Ursache für das Auftreten von Morgagni-Adams-Stokes-Anfällen stellen durch Bradykardie induzierte Torsades de pointes dar, wie sie in der Vorschrittmacher-Ära häufig zu beobachten waren (◧ Abb. 18.79).

AV-Blockierungen bei zugrunde liegendem Vorhofflimmern

Auch bei Vorhofflimmern beobachtet man unterschiedliche Typen von AV-Überleitungsstörungen. Am häufigsten ist eine Bradyarrhythmie, die – wenn sie nur in Ruhe nachweisbar ist und es zu einem guten Herzfrequenzanstieg unter Belastung kommt – auf eine AV-Knoten-Leitungsstörung zurückzufüh-

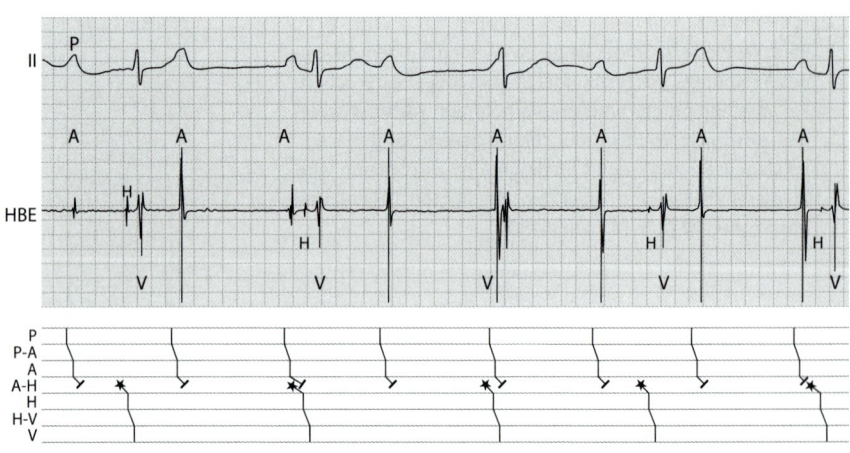

◧ **Abb. 18.77.** AV-Block III. Grades im AV-Knoten (zwischen A- und H-Potenzial)

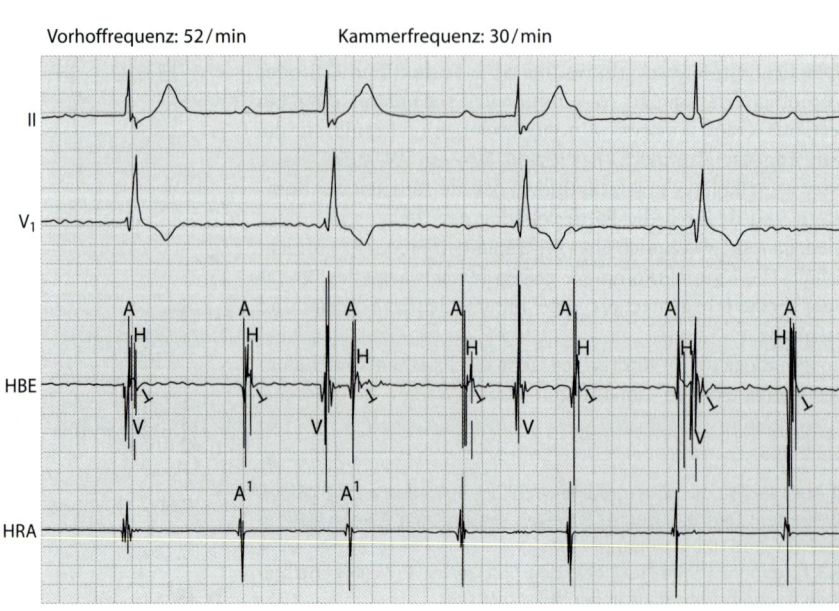

◧ **Abb. 18.78.** AV-Block III. Grades unterhalb des His-Potenzials (trifaszikulärer Block III. Grades). Die QRS-Konfiguration zeigt einen RSB und LPH und ändert sich nicht nach Ausbildung des kompletten AV-Blockes (s. Abb. 76: 2:1-Block beim gleichen Patienten); d.h., die Kammerersatztätigkeit stammt vom rechtsanterioren Faszikel (Papiergeschwindigkeit: 25 mm/s)

ren ist. Plötzliche Kammerasystolien in Gegenwart von Vorhofflimmern bei sonst normaler oder gar erhöhter Kammerfrequenz sind dagegen eher auf plötzliche Blockierungen im His-Purkinje-System (Mobitz-II-Block) zurückzuführen. Dies gilt insbesondere dann, wenn der QRS-Komplex im Sinne eines kompletten Schenkelblocks verändert ist (◘ Abb. 18.80a).

Ein AV-Block III. Grades bei Vorhofflimmern ist durch die regelmäßige Kammerfrequenz erkennbar, die sonst für Vorhofflimmern typische Variation der Zykluslänge (absolute Arrhythmie) fehlt (◘ Abb. 18.80b).

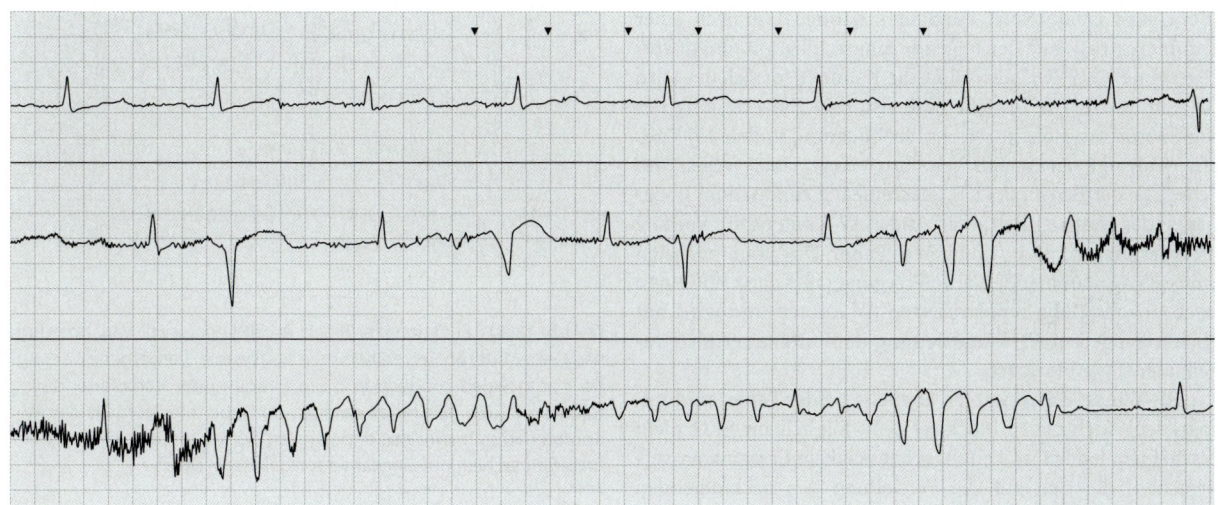

◘ **Abb. 18.79.** Höhergradiger AV-Block in Kombination mit Torsades-de-pointes-Kammertachykardien als Ursache für Synkopen. Als Grundrhythmus besteht ein Sinusrhythmus um 100/min. Bei 2:1-AV-Block beträgt die Kammerfrequenz 50/min. Ein ventrikulärer Bigeminus induziert „short–long-cycle sequences", was zu QT-Verlängerung und konsekutiver Torsades-de-pointes führt. (Auszug aus einer Langzeit-EKG-Registrierung, Registriergeschwindigkeit 25 mm/s)

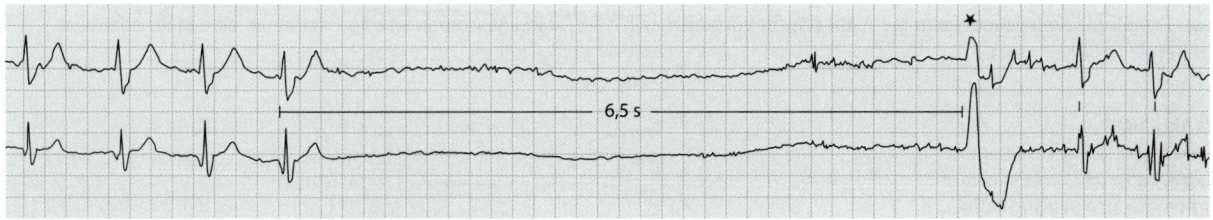

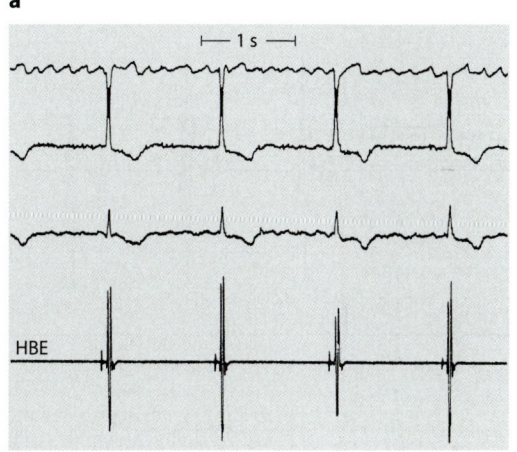

◘ **Abb. 18.80a, b.**
AV-Block bei zugrundeliegendem Vorhofflimmern.
a „Mobitz-II-Block". Als Grundrhythmus besteht Vorhofflimmern mit eher tachykarder Überleitung auf die Kammer, der QRS-Komplex ist im Sinne eines Schenkelblocks verbreitert. Man erkennt eine plötzliche Asystolie der Kammer, erst nach 6,5 s kommt es zu einem ventrikulären Ersatzschlag (*). Der plötzliche Ausfall der AV-Überleitung spricht für einen Block im His-Purkinje-System entsprechend einem Mobitz-II-Block. **b** AV-Block III. Grades. In den Oberflächenableitungen sind die Vorhofflimmerwellen gut erkennbar, die Kammertätigkeit ist ganz regelmäßig. In der intrakardialen Ableitungen aus der His-Bündel-Region (*HBE*) geht jeder V-Welle ein His-Potenzial voran. Der totale AV-Block ist also im AV-Knoten lokalisiert

Pseudoblock

Definition

Mit dem Begriff „Pseudoblock" bezeichnet man diejenigen Leitungsstörungen, die im Leitungssystem als physiologische Antwort auf ein elektrophysiologisches Ereignis auftreten.

„**Concealed conduction**". Man sieht häufig, dass nach einer Kammerextrasystole der folgende Sinusschlag mit einem verzögerten P-Q-(P-R-)Intervall in die Kammer fortgeleitet wird (◘ Abb. 18.81). Die Ursache dafür ist, dass die Erregung der Kammerextrasystole in retrograder Richtung in den AV-Knoten eindringt, einen Teil von ihm erregt, aber wegen der Schwäche der Erregung (z. B. „decremental conduction") oder wegen der relativen Refraktärität des AV-Knotens die Vorhöfe nicht erreichen und stimulieren kann. Die vom nächsten Sinusschlag stammende Vorhoferregung trifft dann auf einen noch unvollständig repolarisierten AV-Knoten und wird mit einer verzögerten AV-Knotenleitung in die Kammer übertragen oder sogar blockiert.

His-Bündel-Extrasystolen könne in beiden (ante- und retrograden) Richtungen blockiert sein, folglich im EKG nicht erscheinen, jedoch im Leitungssystem lokale Erregungen verursachen, die sich auf die Fortleitung der nachfolgenden Schläge auswirken und auch Blockbilder hervorrufen können (Rosen et al. 1970). Die Abb. 18.82 zeigt das ein typische EKG-Bild eines Mobitz-II-Blocks, der bei einem intakten Leitungssystem durch eine His-Bündel-Extrasystole hervorgerufen wurde. Der Unterschied zwischen prognostischer Bedeutung und therapeutischer Konsequenz einer Extrasystole und eines Mobitz-II-Blocks macht es verständlich, dass man bei der Beurteilung verschiedener Leitungsstörungen die Möglichkeit von Pseudoblöcken (auch wenn sie nicht häufig vorkommen) in Betracht ziehen muss.

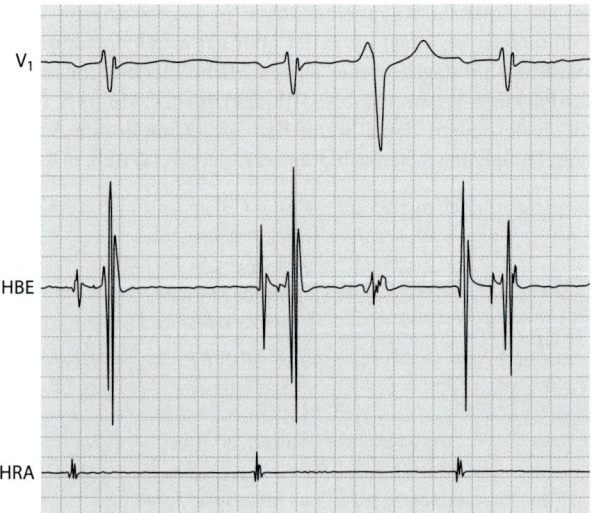

◘ **Abb. 18.81.** Funktioneller Block: A-H-(PQ-)Intervall-Verlängerung nach einer interponierten Kammerextrasystole (verborgene Leitung oder „concealed conduction"): Die Erregung der Kammerextrasystole wird in den AV-Knoten geleitet, dort aber blockiert. Da der AV-Knoten dadurch teilweise depolarisiert wird, kann der nächste normale Sinusschlag nur langsamer fortgeleitet werden

18.5.5 Intraventrikuläre Erregungsleitungsstörungen

Begriffsbestimmungen

Definition

Intraventrikuläre Leitungsstörungen entstehen durch vollständige Unterbrechung oder durch eine mehr oder weni-

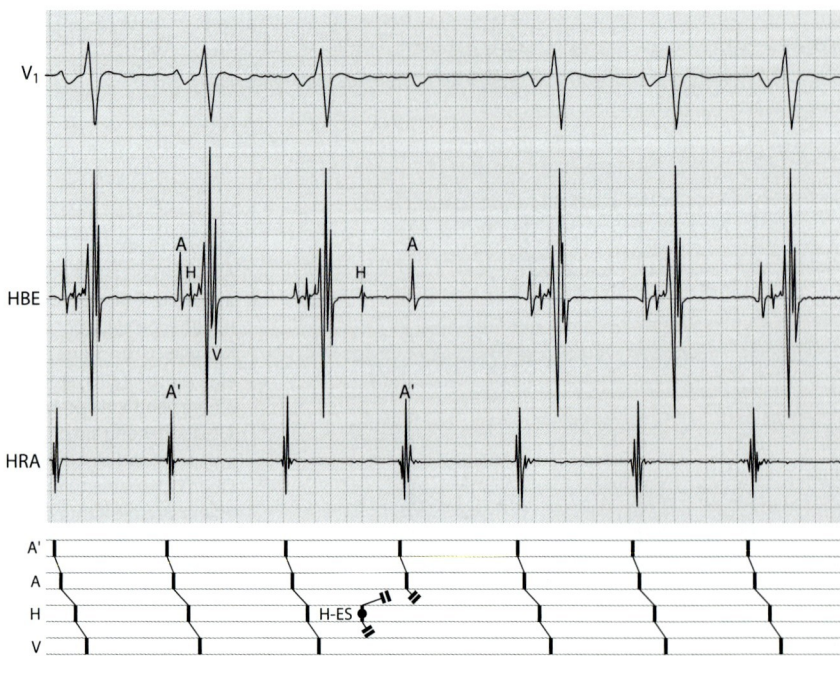

◘ **Abb. 18.82.** Pseudoblock. Eine His-Bündel-Extrasystole *(H-ES)*, die sowohl in anterograder als auch in retrograder Richtung blockiert wird, ermüdet die AV-Leitung („concealed conduction"). Demzufolge kann der folgende regelmäßige Sinusschlag den AV-Knoten nicht passieren, und es entsteht das EKG-Bild eines Mobitz-II-Blocks

ger starke Verlangsamung der Erregungsleitung im spezifischen Leitungssystem. Liegt die Störung in einem der Tawara-Schenkel, so spricht man von Rechtsschenkelblock (RSB) oder Linksschenkelblock (LSB).

Erregt ein Schenkel nur teilweise das Gebiet des anderen Schenkels wegen einer mäßigen Leitungsverzögerung, so entsteht das Bild eines **inkompletten Schenkelblocks.** Wird die ganze rechte oder linke Kammer wegen der deutlichen Leitungsstörung oder wegen einer vollständigen Leitungsunterbrechung im zugehörigen Schenkel durch muskuläre Leitung erregt, erscheint ein **komplettes Schenkelblockbild.** Kurz nach seiner Abzweigung aus dem His-Bündel teilt sich der linke Schenkel in einen anterioren (superioren) und posterioren (inferioren) Faszikel. Das ganze ventrikuläre Leitungssystem wird deshalb als ein trifaszikuläres System betrachtet. Eine Leitungsstörung in einem der linken Faszikel wird als **Hemiblock** (linksanteriorer und linksposteriorer Hemiblock) bezeichnet. Der LSB und die Kombination des RSB mit einem Hemiblock sind bifaszikuläre Blöcke, eine zusätzliche Leitungsstörung in der dritten Leitungsbahn bedeutet einen trifaszikulären Block. Ein wechselnd auftretender Block im rechten oder linken Schenkel wird als bibranchialer oder bilateraler Schenkelblock bezeichnet (◘ Abb. 18.83).

Bei kompletten Schenkelblöcken ist die Erregungsausbreitung verzögert, und die Depolarisation dauert länger als normal. Die Erregung breitet sich in der betroffenen Kammer nicht entlang dem spezifischen Leitungssystem, sondern auf muskulärem Weg vom unversehrten kontralateralen Schenkel über die Septum- und parietale Kammermuskulatur aus und wird dadurch verlangsamt. Die QRS-Verbreiterung ist am stärksten, wenn zusätzlich zum Schenkelblock auch die intramurale Leitung in der Arbeitsmuskulatur gestört ist. Es ist irrelevant, ob eine vollständige Unterbrechung oder nur eine hochgradige Verlangsamung der Erregungsleitung im betroffenem Schenkel vorliegt. Da die Erregungsausbreitung bei Schenkelblock abnorme Wege benutzt, wird auch die Erregungsrückbildung pathologisch. Es kommt sekundär auch zu Veränderungen des ST-T-Abschnittes (gegensinnige Verlagerung).

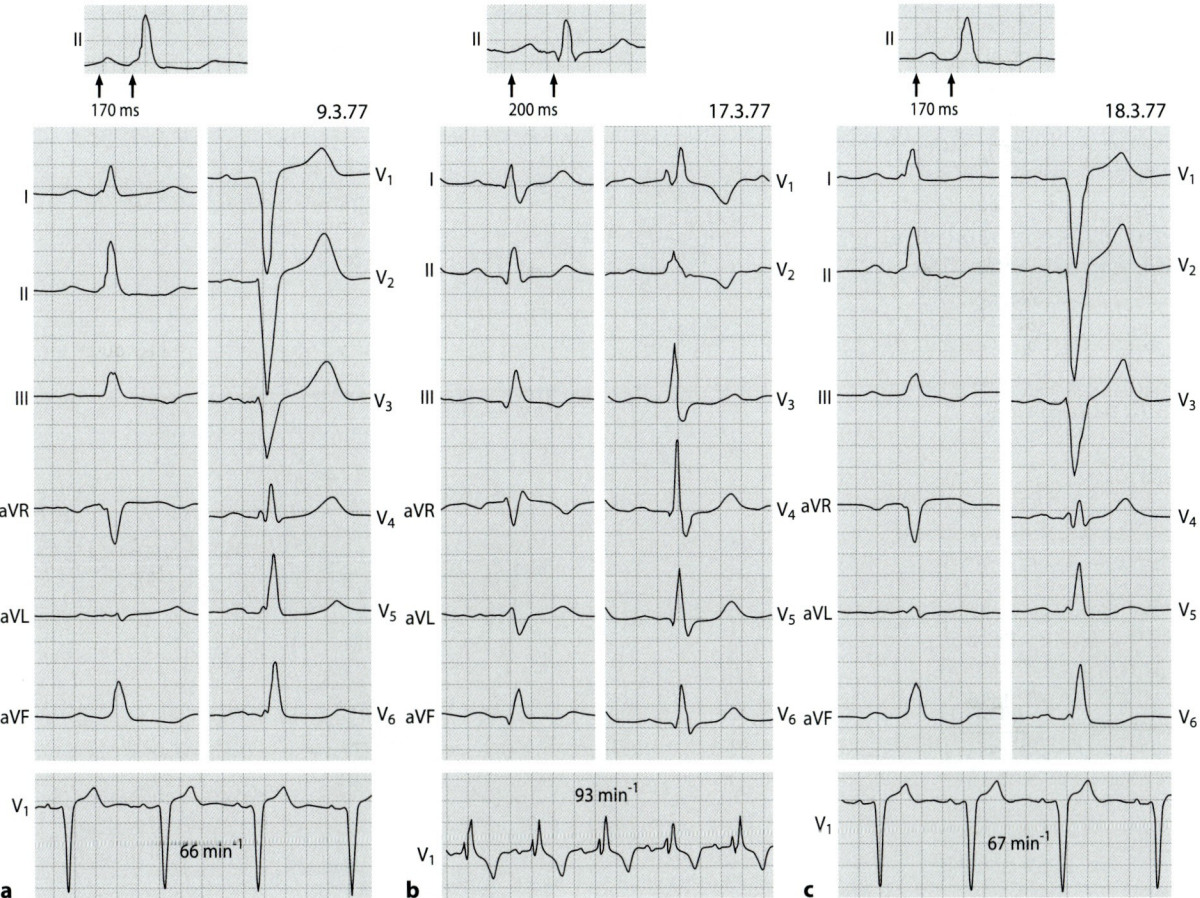

◘ **Abb. 18.83a–c.** Bilateraler Schenkelblock. **a** und **c** Bei einer Frequenz von 66–67/min leitet nur der rechte Schenkel, und es entsteht ein LSB-Bild. Das PQ-Intervall beträgt 170 ms. **b** Bei höheren Frequenzen (93/min) sieht man ein RSB-Bild mit einer Verlängerung des PQ-Intervalles (200 ms). Mit einem HBE wurde bei dem Patienten festgestellt, dass die Umschaltung vom LSB auf RSB bei einer Frequenz von 88/min erfolgt, parallel verzögert sich plötzlich das HV-Intervall von 45 auf 75 ms. Die Änderung wird durch unterschiedliche Leitungsgeschwindigkeiten im rechten und linken Schenkel und durch frequenzbedingten Block erklärt: Der rechte Schenkel leitet schneller (HV-Intervall: 45 ms), wird aber durch höhere Frequenz blockiert (frequenzbedingter RSB), dann übernimmt der langsamer leitende linke Schenkel (HV-Intervall: 75 ms) die Kammerleitung

Definition

Der Schenkelblock ist definitionsgemäß vollständig bei einer QRS-Breite von ≥120 ms, unvollständig bei einer solchen zwischen 101 und 119 ms (Robles de Medina 1979). Angedeutet ist ein Schenkelblock, wenn QRS zwar nicht verbreitert, das EKG aber rein formal gewisse typische Veränderungen des Schenkelblocks zeigt.

Die zu einer ventrikulären Leitungsstörung führenden organischen Läsionen sind vielfältig. Klinisch am wichtigsten sind Kardiomyopathien, Myokarditiden, koronare Herzkrankheit und Kammerhypertrophie.

Die ventrikuläre Leitungsstörung kann permanent (irreversibel) oder temporär (reversibel), z. B. im akuten Stadium einer Myokarditis, nach Herzoperation oder im Rahmen einer Hyperkaliämie, vorhanden sein. Sonderformen stellen frequenzabhängige Blockierungen dar, bei denen durch Tachykardie induzierte (sog. Phase-III-Block; Abb. 18.84) von durch Bradykardie induzierten Blockbildern (Phase-IV-Block) abgegrenzt werden (Rosenbaum et al. 1973). Dabei sind durch Tachykardie induzierte Schenkelblockbilder häufiger als Bradykardie-abhängige (Abb. 18.85). Wie häufig frequenzabhängige Blockierungen in einen konstanten Block übergehen, ist derzeit nicht bekannt.

Linksanteriorer Hemiblock

Beim linksanterioren Hemiblock (LAH) ist die Erregungsausbreitung im linksanterioren Faszikel unterbrochen oder stark verzögert, sodass die Aktivierung über den linksposterioren Faszikel stattfindet. Die Initialvektoren sind deshalb nach infe-

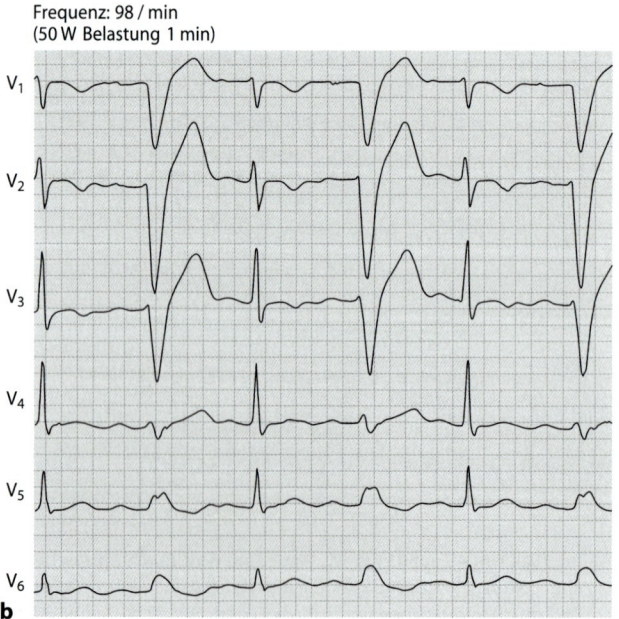

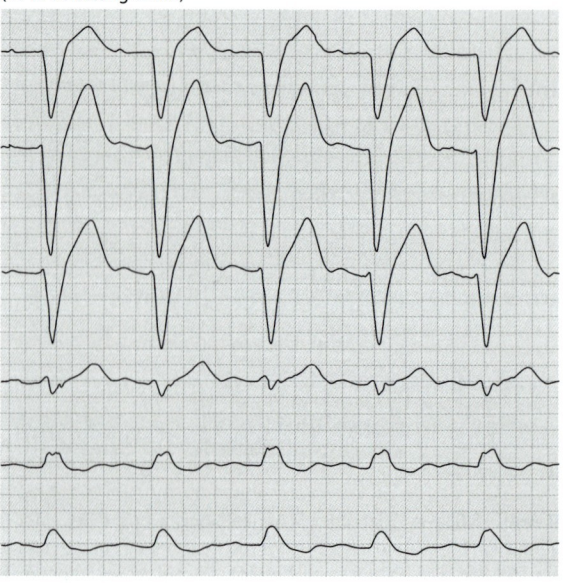

Abb. 18.84a–c. Frequenzabhängiger (Phase 3) Linksschenkelblock: **a** bei einer Sinusfrequenz von 80/min werden die Vorhofschläge normal übergeleitet. **b** und **c** Bei einer Frequenz von 98/min (**b**) erscheint ein 2:1-LSB, und bei einer Frequenz ab 102/min (**c**) erfolgt die Überleitung ausschließlich mit LSB

18.5 · Erregungsleitungsstörungen

rior und rechts gerichtet, was zu Q-Zacken in I und aVL in der Frontalebene führt. Die späteren Vektoren hingegen sind dann ganz nach superior und links ausgerichtet, woraus tiefe S-Zacken in II, III und aVF resultieren. In der Frontalebene kommt es zu einem überdrehten Linkstyp mit einer Haupt-QRS-Achse negativer als –30°, meistens negativer als –45° (◘ Abb. 18.86).

LAH-Kriterien
- QRS-Breite 100–120 ms
- Überdrehter Linkstyp
- qR-Konfiguration in I und aVL
- rS-Konfiguration in II, III und aVF

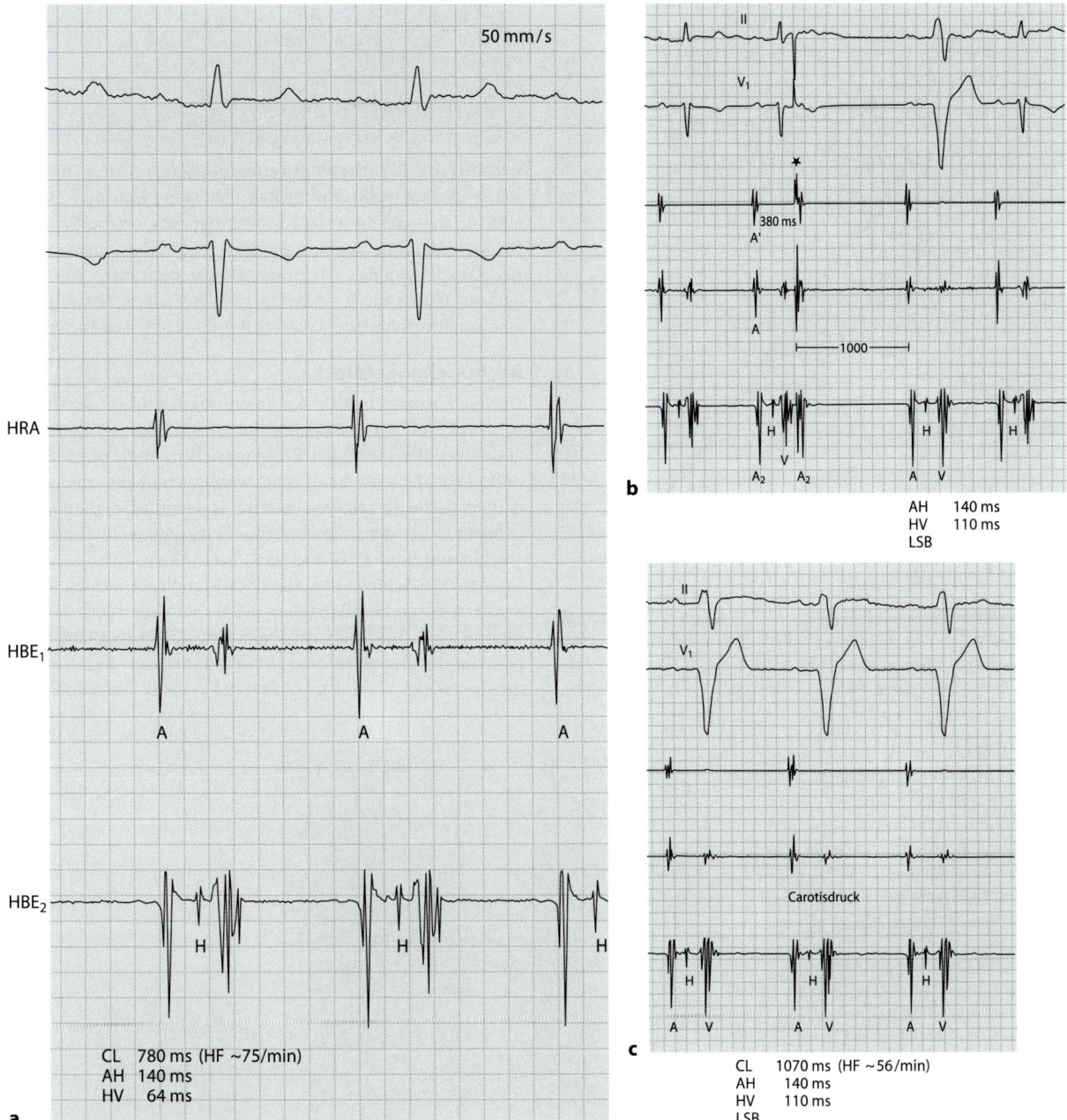

◘ **Abb. 18.85a–c.** Bradykardieabhängiger Schenkelblock („Phase-IV-Block"). **a** Bei einer Grundfrequenz von ca. 75/min besteht eine leichtgradige AH- und HV-Verzögerung. **b** Ein Vorhofextrastimulus mit einem Kopplungsintervall von 380 ms ist im AV-Knoten blockiert. Der 1. postextrasystolische Schlag tritt nach einer Pause von 1000 ms auf und wird jetzt mit deutlicher weiterer HV-Verzögerung und komplettem Linksschenkelblock übergeleitet; **c** unter Karotisdruck Verlangsamung der Sinusknotenaktivität auf eine Frequenz von 56/min. Auch dies führt zu HV-Zeit-Zunahme und komplettem Linksschenkelblock

Die QRS-Breite beträgt < 120 ms, es sei denn, es besteht zusätzlich eine diffuse intraventrikuläre Erregungsausbreitungsstörung (Abb. 18.87). Sekundär kann es zu Erregungsrückbildungsstörungen mit T-Negativierung in I und aVL kommen.

Der linksanteriore Hemiblock ist die häufigste intraventrikuläre Erregungsausbreitungsstörung. Die Prävalenz in einer klinisch normalen Bevölkerung beträgt im Alter unter 40 Jahren 0,5–2%, bei 40–60-Jährigen um 10%, während bei über 70-Jährigen in bis zu 20% ein linksanteriorer Hemiblock nachzuweisen ist. Die Prognose wird durch den isolierten Befund eines linksanterioren Hemiblocks nicht ungünstig beeinflusst.

Linksposteriorer Hemiblock

Im Gegensatz zum LAH ist der Befund eines linksposterioren Hemiblock (LPH) ausgesprochen selten.

> **LPH-Kriterien**
> - QRS-Breite 100–120 ms
> - Überdrehter Rechtstyp
> - rS-Konfiguration in I und aVl
> - qR-Konfiguration in II, III und aVF

In aVF ist die R-Zacke häufig etwas geknotet und der OUP verspätet (Abb. 18.88). Bei der Beurteilung des Lagetyps (Haupt-QRS-Achse +90° bis +140°) ist wichtig, dass andere Ursachen für Rechtsachsenabweichung ausgeschlossen sein müssen (v. a. Rechtshypertrophie). Die prognostische Bedeutung eines isolierten LHB ist nicht eindeutig geklärt. Sichere Hinweise auf eine damit verbundene schlechte Prognose gibt es jedoch nicht.

Rechtsschenkelblock

Da die normale initiale Kammererregung über den linken Schenkel läuft, ist der Beginn des QRS-Komplexes beim RSB gegenüber der normalen Erregungsausbreitung nicht verändert. Deshalb sind beim RSB wesentlich mehr zusätzliche diagnostische Aufschlüsse (Infarkt, Hypertrophie) möglich als beim LSB, bei dem die abnorme Erregungsausbreitung und -rückbildung das EKG-Bild ganz bestimmen. Nur im letzten Teil der QRS-Schleife bzw. des QRS-Komplexes werden wegen der verspäteten Depolarisation des rechten Ventrikels die Vektoren nach rechts und vorn abgelenkt. Da die abnorme Komponente der Depolarisation im Verhältnis zum LSB massenmäßig relativ klein ist, findet sich – mit Ausnahme der

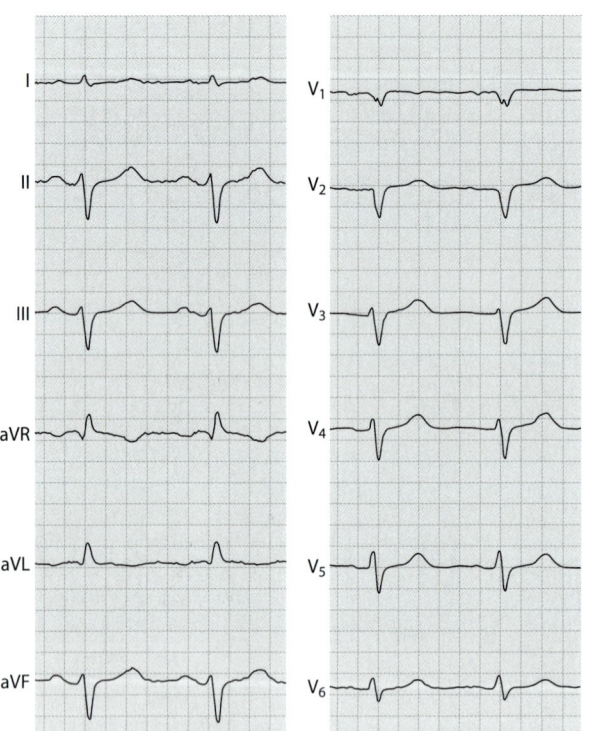

Abb. 18.86. Typisches Bild eines LAH. Die langsame Entwicklung der R-Zacken könnte auf einen hochliegenden Anteroseptalinfarkt hinweisen; das EKG-Bild wird jedoch auch durch den LAH hinreichend erklärt, der sogar zu kleinen Q-Zacken in V_2–V_3 führen kann

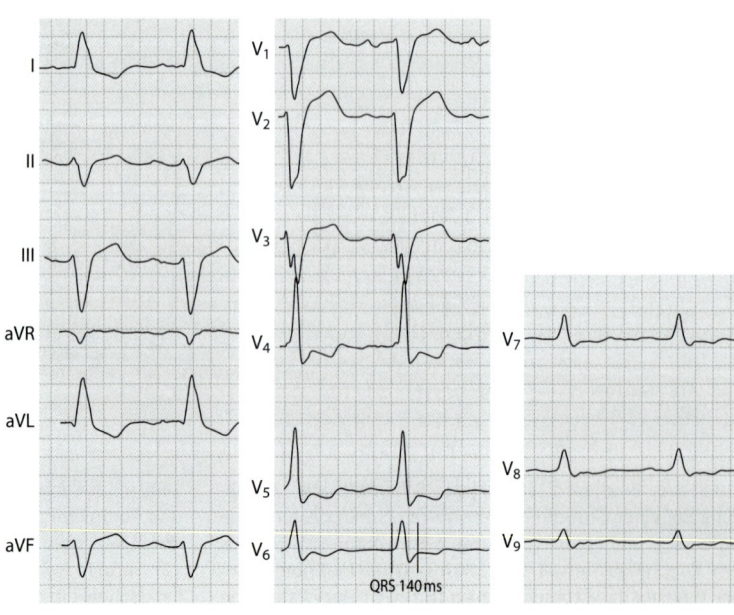

Abb. 18.87. LAH mit zusätzlicher diffuser intraventrikulärer Erregungsausbreitungsstörung. Trotz einer QRS-Verbreiterung auf 140 ms sollte die Diagnose eines kompletten Linksschenkelblocks nicht gestellt werden, da weder in V_6 noch in den Zusatzableitungen V_7–V_9 eine Verspätung der Erregungsausbreitung über dem linken Ventrikel festzustellen ist. Vielmehr besteht ein linksanteriorer Hemiblock mit zusätzlicher Erregungsausbreitungsstörung aufgrund einer Antiarrhythmikatherapie

rechtspräkordialen Ableitungen – in der Regel ein unveränderter ST-T-Abschnitt.

Vollständiger (kompletter) RSB. Diagnostisch für den RSB im EKG ist die Verspätung der größten Negativitätsbewegung >50 ms in V_{1-2} bei gleichzeitig hoher, breiter, gesplitterter (M-Form) Kammeranfangsschwankung (rsR', rSR', RsR' usw.). Es darf in diesen Ableitungen ein kleines Q vorangehen, v. a. wenn der RSB Folge einer Rechtshypertrophie ist und eine rechtsatriale Dilatation vorliegt (s. Kap. 9). In der Ableitung mit der deutlichsten Verspätung der größten Negativitätsbewegung (V_1 oder V_2 oder V_3) verläuft die ST-Strecke oft leicht gesenkt, T und U sind meist negativ (◘ Abb. 18.89).

> **RSB-Kriterien**
> - QRS-Breite ≥120 ms
> - rsR', rSR' in V_{1-2}
> - breite, tiefe S in V_{5-6}

Beim typischen Bild des RSB (sog. Wilson-Block) ist die QRS-Verbreiterung durch breite, plumpe S-Zacken bei schlanken, hohen R in I, aVL, V_{5-6} gekennzeichnet. Der ST-T-Abschnitt verhält sich diskordant zur terminalen QRS-Schwankung. In aVR ist R oder R' gewöhnlich überhöht.

Der seltene, früher als klassischer RSB bezeichnete Typ ist genau das Spiegelbild des LSB (◘ Abb. 18.90) in den rechtspräkordialen Ableitungen.

Klinische Bedeutung des kompletten RSB. Im Gegensatz zum kompletten LSB weist ein kompletter RSB nicht unbedingt auf eine zugrunde liegende Herzerkrankung hin. Die Häufigkeit des kompletten RSB nimmt mit dem Alter zu und beträgt bei 60-Jährigen etwa 1%, bei über 70-Jährigen 5–6%. Die Patienten mit isoliertem RSB haben im Vergleich zu Kontrollpersonen ohne RSB keine schlechtere Prognose. Übergänge in höhergradige AV-Blockierungen sind extrem selten.

In 70–80% der Fälle liegt jedoch neben der Leitungsstörung eine kardiovaskuläre Erkrankung vor. Zu erwähnen sind die koronare Herzkrankheit (insbesondere Zustand nach Myokardinfarkt), Rechtsherz-belastende Vitien, chronisches Cor pulmonale, Kardiomyopathien.

Angedeuteter und unvollständige RSB. Der unvollständige (oder partielle) RSB (◘ Abb. 18.91) unterscheidet sich vom vollständigen dadurch, dass QRS nur bis 110 ms verbreitert ist, und die oben besprochenen QRS-Konfigurationen in den Extremitätenableitungen und rechtspräkordialen Ableitungen in weniger starker Ausprägung gefunden werden. Angedeutet ist der RSB, wenn bei normaler QRS-Breite in V_{1-2} lediglich eine geringe Verspätung der größten Negativitätsbewegung sowie QRS-Splitterungen (rsr', rSr') vorkommen.

Der unvollständige RSB kommt bei Hypertrophie und insbesondere Dilatation der rechten Kammer (wie z. B. bei Vorhofseptumdefekt), bei partieller Leitungsunterbrechung im rechten Tawara-Schenkel selbst, aber auch bei Herzgesunden und Leistungssportlern vor; bei letzteren ist die Ursache des inkompletten RSB die physiologische Rechtshypertrophie und Dilatation des rechten Ventrikels, die sich nach Beendigung des Trainings wieder zurückbilden kann.

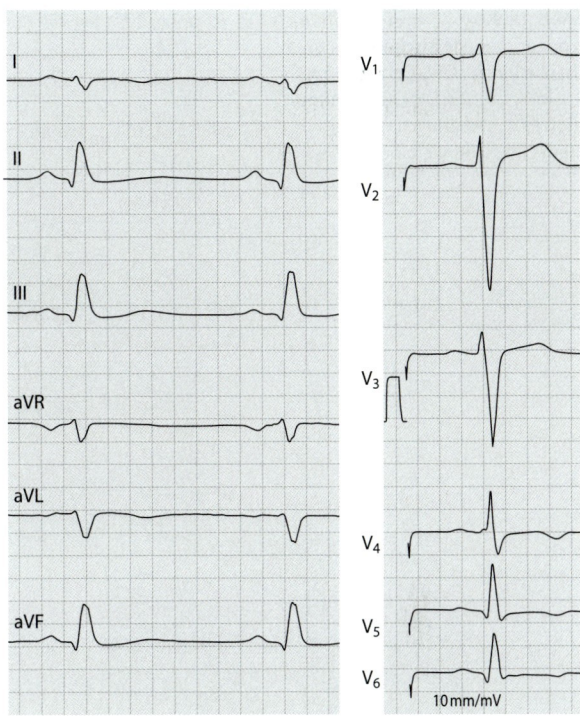

◘ **Abb. 18.88.** Linksposteriorer Hemiblock. EKG eines 40-jährigen Patienten mit einer linksventrikulären Kardiomyopathie unklarer Ätiologie. Eine Rechtsherzbelastung ist ausgeschlossen. Bei Sinusrhythmus findet sich eine Haupt-QRS-Achse von 105°, der QRS-Komplex ist auf 110 ms verbreitert

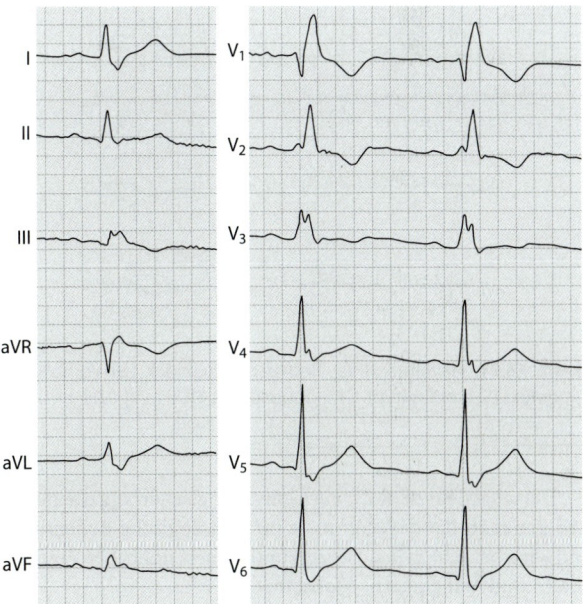

◘ **Abb. 18.89.** Bild eines Rechtsschenkelblockes. QRS-Dauer 0,15 s, OUP in V_1 0,10 s. Tiefe, breite S-Zacken in I und V_5–V_6 hohe gesplitterte R-Zacken in den rechtspräkordialen Ableitungen (s. auch Text)

Abb. 18.90.
So genannter „klassischer Rechtsschenkelblock", QRS-Dauer 0,15 s, OUP in V_{1-2} 0,10 s. Die QRS-Konfiguration in V_{1-2} ist ähnlich wie bei einem Linksschenkelblock in V_{5-6}

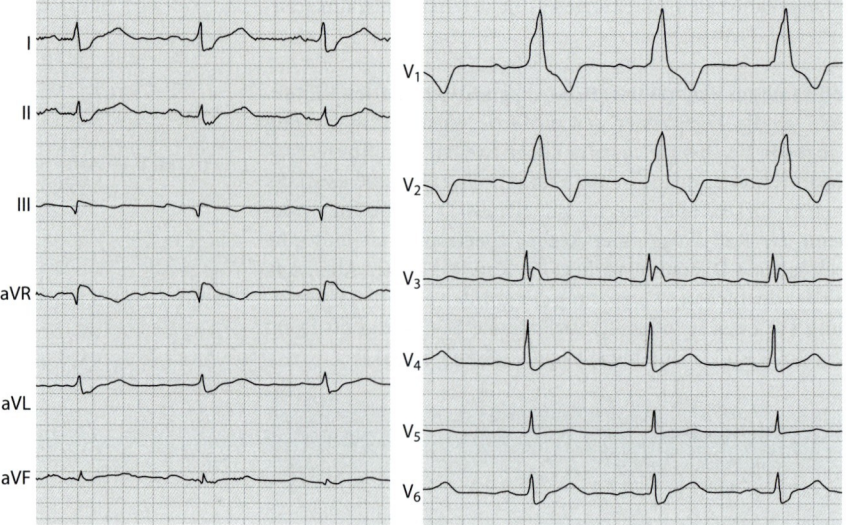

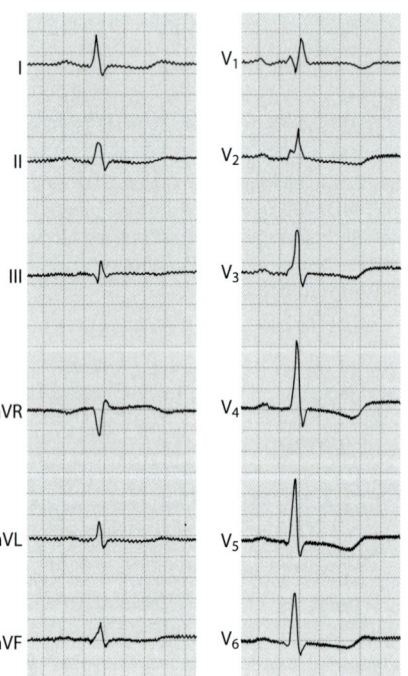

Abb. 18.91. Unvollständiger Rechtsschenkelblock bei Vorhofseptumdefekt (Secundumtyp). QRS-Dauer 0,11 s, OUP in V_1 0,09 s

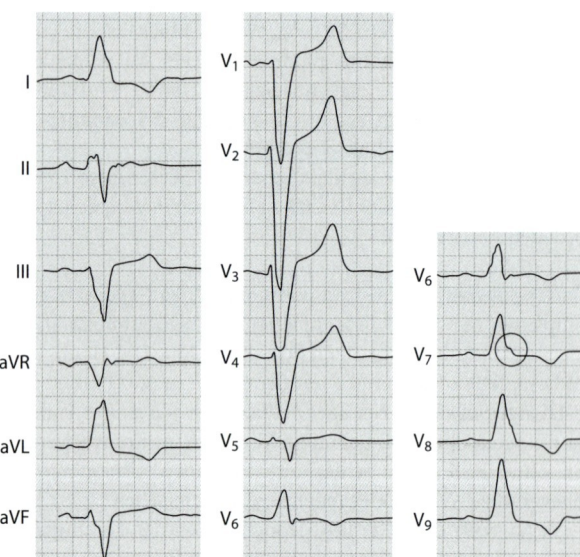

Abb. 18.92. Kompletter Linksschenkelblock mit überdrehtem Linkstyp. Die Verspätung der Erregungsausbreitung über dem linken Ventrikel ist in diesem Fall erst in den Ableitungen V_7 und V_8 erkennbar

Der angedeutete RSB, auch physiologischer angedeuteter RSB genannt, hat dagegen nie eine pathologische Bedeutung und wird bei sehr vielen Herzgesunden, besonders bei Vagotonikern und Asthenikern, beobachtet.

Linksschenkelblock

Das EKG zeigt einen auf über 120 ms verbreiterten QRS-Komplex, dessen R-Zacken gekerbt, geknotet (M-Form), evtl. plump gestaucht, selten überhöht und in den zum linken Ventrikel gerichteten Ableitungen (I, aVL, V_{5-6}) positiv ist. Der Beginn der größten Negativitätsbewegung in V_{5-6} ist immer verspätet, d. h. länger als 60 ms (Abb. 18.92).

> **LSB-Kriterien**
> - QRS-Breite ≥120 ms
> - Breite, geknotete R in V_{5-6}
> - Fehlende oder rudimentäre r in $V_{1-2/3}$
> - Tiefe S in $V_{1-2/3}$
> - Fehlende septale q in V_{5-6}

Der Übergang von den rechtspräkordial stark negativen S- zu den linkspräkordial vorherrschenden R-Zacken geschieht meist abrupt in V_{4-5}. Gelegentlich, v. a. bei gleichzeitig vorhandenem überdrehtem Linkstyp, wird die Verspätung oder die stark gesplitterte M-Form des QRS-Komplexes weiter links hinten, d. h. in V_{7-8} gefunden (Abb. 18.92). ST und T sind der Hauptschwankung gewöhnlich entgegengesetzt, d. h. in I, aVL und V_{5-6} gesenkt bzw. negativ und in III, aVR, aVF, $V_{1-2/3}$ stark gehoben bzw. positiv. U verändert sich analog zu ST und T. Nur in seltenen Fällen fehlt die Diskordanz der Nachschwankung, sodass ST isoelektrisch, T und U positiv bleiben. In den Extremitätenableitungen ist das Verhalten des QRS-Komplexes beim LSB variabler als im Brustwand-Ableitungen. In der Mehrzahl findet sich ein Linkslagetyp, normale Haupt-QRS-Achsen kommen jedoch vor: R ist dann in allen 3 bipolaren Extremitätenableitungen positiv (konkordante Form des LSB; ◘ Abb. 18.93).

Inkompletter (unvollständiger) LSB. Er wird dann diagnostiziert, wenn die QRS-Breite > 100 ms, aber < 120 ms beträgt und gleichzeitig eine Verbreiterung und Knotung der R-Zacke in I, aVL sowie V_{5-6} vorhanden ist und das normalerweise vorhandene septale Q in diesen Ableitungen fehlt. Die Kammerendteile sind häufig konkordant. Die häufigste Ursache für einen inkompletten LSB ist eine ausgeprägte Linkshypertrophie im Rahmen einer Druckbelastung.

Klinische Bedeutung des kompletten LSB. Er weist praktisch immer auf eine kardiovaskuläre Erkrankung hin. Die häufigsten Ursachen sind koronare Herzkrankheit, Aortenvitien, Hypertonie und dilatative Kardiomyopathie. Der isolierte Befund eines kompletten LSB bei sonst fehlenden Hinweisen auf koronare Herzerkrankung oder Myokardschaden wird von einigen Autoren auch als latente Kardiomyopathie angesehen.

> **Klinisch wichtig**
> Der elektrokardiographische Befund eines kompletten LSB sollte Anlass für regelmäßige Kontrolluntersuchungen sein.

RSB mit linksanteriorem Hemiblock

Die Leitungsstörung ist elektrokardiographisch charakterisiert durch ein RSB-Bild in den Brustwandableitungen bei überdrehtem Linkstyp (Haupt-QRS-Achse negativer als –30°) in den Extremitätenableitungen (◘ Abb. 18.94) mit qR-Komplexen in I und aVL sowie rS-Komplexen in II, III und aVF. Die Kombination RSB+LAH sieht man nicht selten bei koronarer Herzkrankung, Kardiomyopathien und beim Vorhofseptumdefekt vom Ostium-primum-Typ (ASD I). Bei normalen Leitungsverhältnissen im linksposterioren Schenkel (normales H-V-Intervall) ist die Entwicklung eines totalen Herzblocks bei diesen Patienten selten (Dhingra et al. 1976; McAnulty et al. 1982).

Die Prognose des Patienten ist durch die Leitungsstörung per se nicht beeinflusst, sondern abhängig von der zugrunde liegenden Herzerkrankung. Auch die relativ große Zahl an „plötzlichen Herztoden" bei Patienten mit bifaszikulärem Block wird heute auf das Auftreten ventrikulärer Tachyarrhythmien (Kammertachykardien, Kammerflimmern) zurückgeführt und nicht auf plötzliche totale AV-Blockierungen (Denes et al. 1977).

Rechtsschenkelblock mit linksposteriorem Hemiblock

Elektrokardiographische Zeichen sind die Kombination von komplettem RSB mit einer Rechtsachse über +90°: rS in I und aVR und qR in II, III und aVF. Einige Autoren geben als Achsenkriterium +120° an. Das EKG-Bild in den rechtspräkordialen Ableitungen entspricht häufig dem des sog. klassischen RSB (◘ Abb. 18.95): Ähnlich wie bei LPH muss hier bei der

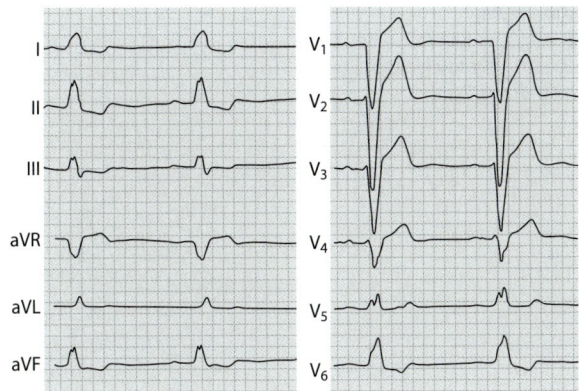

◘ **Abb. 18.93.** Kompletter Linksschenkelblock, konkordanter Typ (s. Text)

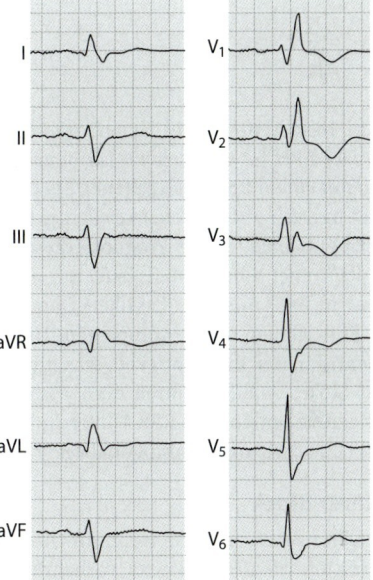

◘ **Abb. 18.94.** Bifaszikulärer Block: RSB mit LAH. Das EKG zeigt die Merkmale des RSB und des LAH (s. Text)

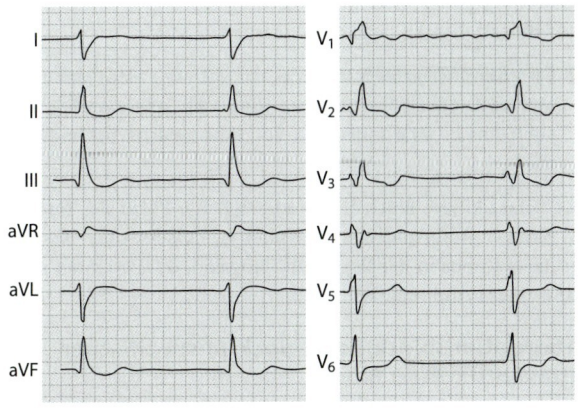

◘ **Abb. 18.95.** Linksposteriorer Hemiblock und Rechtsschenkelblock

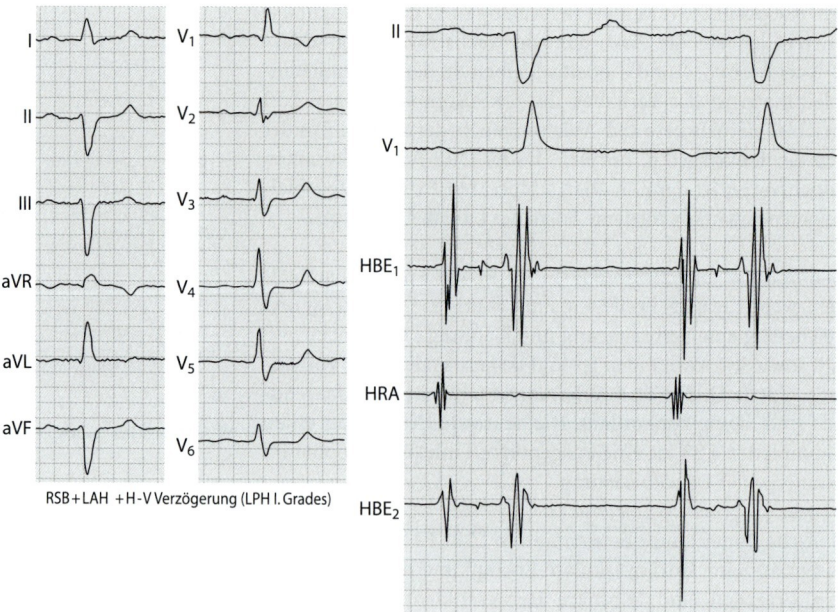

Abb. 18.96. Trifaszikulärer Block I. Grades: RSB+LAH+H-V-Intervallverzögerung (70 ms; s. Text)

Diagnose eine rechtsventrikuläre Hypertrophie ausgeschlossen werden. Der LPH ist eine seltene Leitungsstörung, seine Kombination mit einem RSB noch seltener. Da der linksposteriore Faszikel und der rechte Schenkel den größten Teil der Leitungsfasern enthalten, ist die Prognose dieses bifaszikulären Blockbildes immer sehr ernst. Es leitet nur noch der kleinste, verletzbarste linksanteriore Faszikel. Damit besteht die Gefahr der Entwicklung eines kompletten Herzblocks mit langsamer ventrikulärer Ersatztätigkeit, was klinisch zu Morgagni-Adams-Stokes-Anfällen führen kann. Viele Autoren stellen deshalb bei der Kombination RSB + LPH die Indikation zur prophylaktischen Schrittmacherimplantation.

Trifaszikulärer Block

Ein trifaszikulärer Block liegt vor, wenn im Oberflächen-EKG das Bild eines bifaszikulären Blocks vorhanden ist (RSB + LAH, RSB + LPH, LSB) und gleichzeitig im intrakardialen Elektrokardiogramm eine verlängerte H-V-Zeit als Zeichen einer Leitungsstörung im 3. Faszikel nachgewiesen wird (Abb. 18.96). Dabei kann im Oberflächen-EKG das PQ-Intervall normal oder verlängert sein. Besteht lediglich eine H-V-Zeitverlängerung, so kann die Leitungsstörung als trifaszikulärer Block I. Grades bezeichnet werden.

> Ein trifaszikulärer Block II. Grades mit Nachweis eines Mobitz-I-, Mobitz-II- oder höhergradigen Blocks im leitenden Faszikel stellt immer eine Indikation zur Schrittmacherbehandlung dar.

Der trifaszikuläre Block III. Grades ist eine Form des totalen AV-Blocks. Aufgrund der peripheren Lokalisation ist der Ersatzrhythmus in der Regel sehr langsam, die Patienten sind fast immer symptomatisch.

Arborisationsblock, Fokalblock, unspezifischer intraventrikulärer Block

Schon die Vielzahl der benutzten Synonyme weist darauf hin, dass zum einen die Definition unscharf ist und zum anderen die pathophysiologischen Voraussetzungen unklar sind (Robles de Medina 1979). Die Lokalisation dieser Leitungsstörungen soll distal der spezifischen Tawara-Schenkel liegen. Die QRS-Komplexe sind in der Regel diffus mehrfach geknotet und verbreitert, ohne dass eine eindeutige RSB- oder LSB-Konfiguration vorliegen würde (Abb. 18.97). Es überwiegen jedoch Linksverspätungskurven. In den meisten Fällen liegt eine bedeutsame myokardiale Schädigung vor, zusätzliche metabolische Veränderungen, insbesondere Elektrolytverschiebungen, können eine Rolle spielen. Auch unter Antiarrhythmikatherapie sind – insbesondere bei vorhandener schwerer myokardialer Schädigung – diffuse ventrikuläre Erregungsausbreitungsstörungen im Sinne eines Arborisationsblocks beschrieben worden.

18.6 Spezielle rhythmologische Syndrome

18.6.1 Karotissinussyndrom

Definition

Als Karotissinussyndrom wird das klinische Bild rezidivierender Schwindelzustände oder synkopaler Anfälle, die durch eine gesteigerte Reflexantwort der Barorezeptoren der Karotissinus bedingt sind, bezeichnet (Büchner u. Thierfelder 1982; Morley u. Sutton 1984).

Typische, aber nicht ausschließliche Umstände des Auftretens der Symptome sind z. B. das Rasieren oder Zuknöpfen eines zu engen Kragens, extreme Halsbewegungen (Dreh- als auch Streckbewegungen). Die Diagnose stützt sich auf die Anamnese, die einen Anhalt für Bradykardie-induzierte Synkope bzw. Schwindelattacke ergibt, sowie auf den pathologischen

18.6 · Spezielle rhythmologische Syndrome

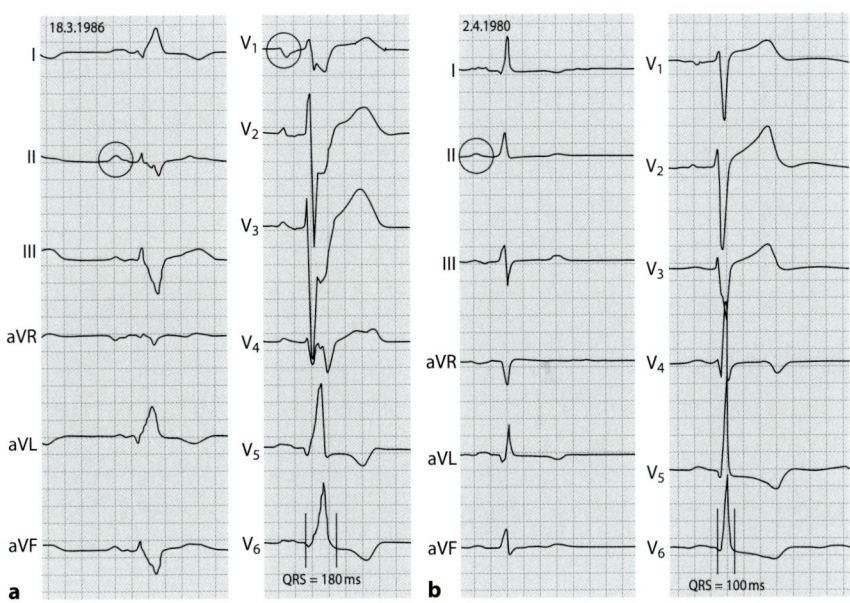

Abb. 18.97a, b.
a Arborisationsblock: Der QRS-Komplex ist auf 180 ms verbreitert. Es besteht jedoch weder eine typische Rechtsschenkelblock- noch eine Linksschenkelblockkonfiguration. Die QRS-Verbreiterung ist auf eine diffuse intraventrikuläre Erregungsausbreitungsstörung auf dem Boden einer Kardiomyopathie zu interpretieren. **b** Das EKG des Patienten 6 Jahre zuvor: Sinusrhythmus mit Linkstyp und Linkshypertrophiezeichen. Es besteht noch kein P-mitrale (○), die QRS-Breite ist noch normal. Die EKG-Veränderungen korrelieren mit einer klinischen Verschlechterung

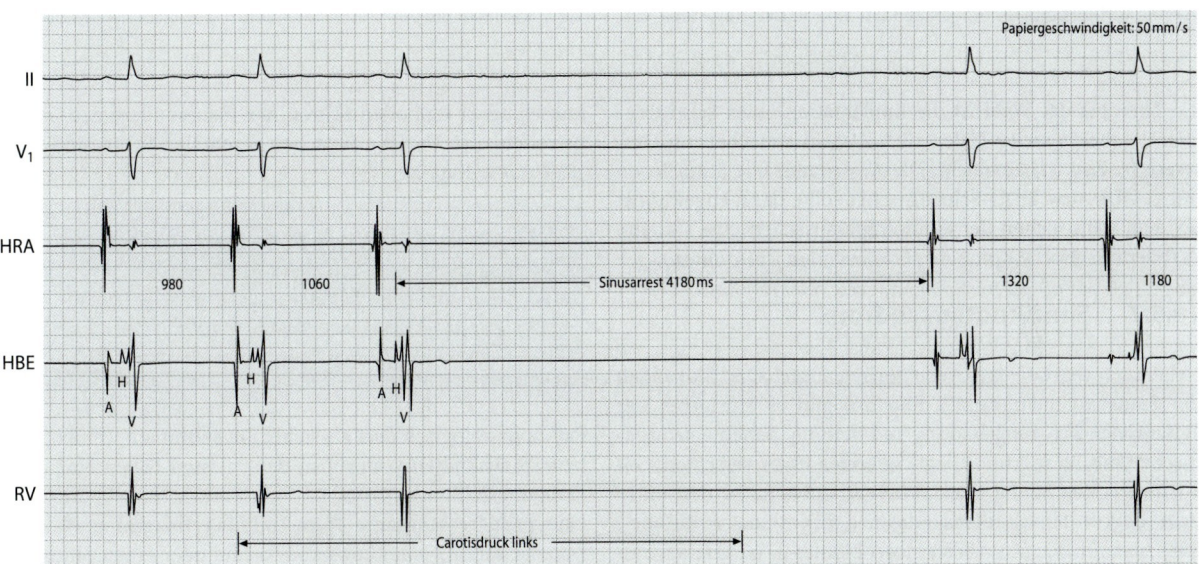

Abb. 18.98. Hypersensitiver Karotissinusreflex. Bei leichter Massage des linken Karotissinus kommt es zu einem Sinusarrest ohne Ersatzrhythmus für ca. 4,2 s.

Karotisdruckversuch (Abb. 18.98). Im Normalfall führt die Karotissinusmassage nur zu einer geringfügigen Herzfrequenzabnahme (maximal 25% der Ausgangsfrequenz) und zu einem geringen Blutdruckabfall. Beim hypersensitiven Karotissinusreflex kommt es hingegen zu Asystolie durch Sinusarrest oder hochgradigem AV-Block. Die Reflexantwort am AV-Knoten kann in der Regel erst dadurch demaskiert werden, wenn während des Karotisdruckversuchs die Vorhoffrequenz durch Stimulation konstant gehalten wird (Abb. 18.99), es sei denn, es besteht Vorhofflimmern.

Steht die Frequenzverlangsamung bzw. die Asystolie im Vordergrund, so spricht man von einem **kardioinhibitorischen Typ**, ist der Blutdruckabfall ausgeprägt bei nur geringer Herzfrequenzabnahme, so wird dies als **vasodepressorischer Typ** bezeichnet. Schließlich grenzt man noch einen **zentralen Typ** ab, bei dem weder Blutdruck- noch Herzfrequenzabfall sehr ausgeprägt sind und trotzdem neurologische Symptome auftreten. Die Karotissinusmassage sollte nicht kritiklos bei allen Patienten mit unspezifischem Schwindel eingesetzt werden, da dies zu einer Vielzahl falsch-positiver Ergebnisse und konsekutiver Schrittmacherimplantation führt. So zeigten Pfisterer al. 1977, dass ein pathologischer Karotisdruckversuch schon bei 50-Jährigen in etwa 15% gefunden wird, auch wenn keinerlei verdächtige Symptome bestehen. Bei 80–90-Jährigen steigt die Häufigkeit eines pathologischen Karotisdruckversuches sogar auf etwa 35% an. Ein hypersensitiver Karotisreflex ist in den meisten Fällen mit einer Hypertonie und einer koronaren Herzerkrankung vergesellschaftet.

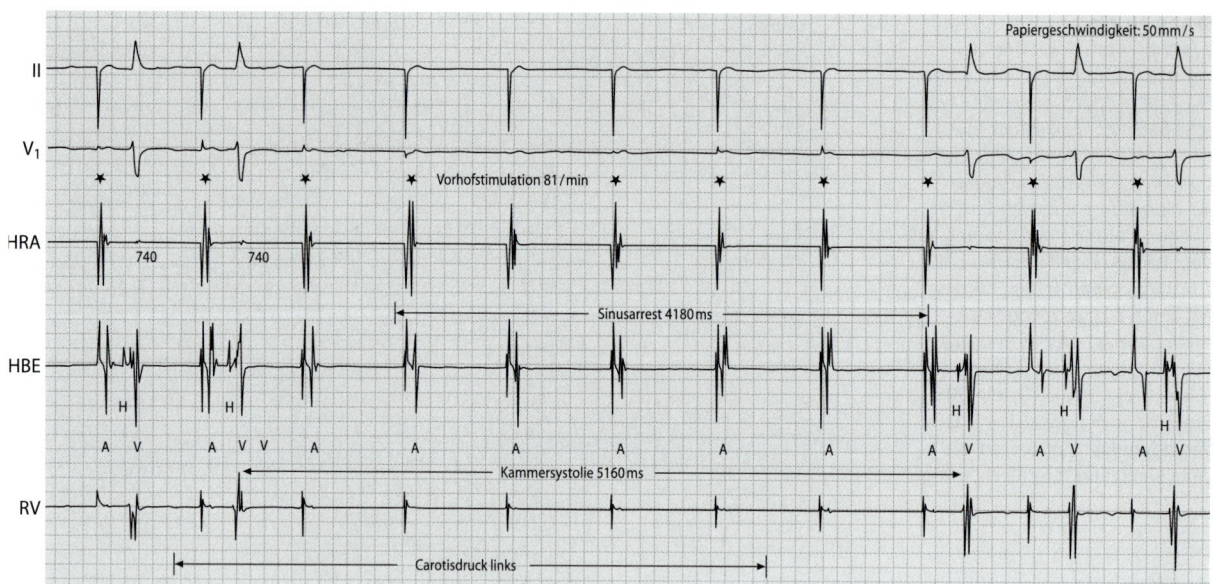

Abb. 18.99. Bei Anwendung des Karotisdruckversuches unter konstanter Vorhofstimulation erkennt man eine Kammerasystolie von 5,16 s durch totalen AV-Block. Die pathologische Reflexantwort bezieht also nicht nur den Sinusknoten sondern auch den AV-Knoten ein

Therapie der Wahl ist die Implantation eines Schrittmachers, wobei in vielen Fällen ein VVI-Schrittmacher mit Hysterese (s. Kap. 51) ausreicht. Die AV-sequenzielle Stimulation durch DDI- bzw. DDD-Schrittmacher sollte dann angewendet werden, wenn neben der kardioinhibitorischen eine stärkere vasodepressorische Komponente vorhanden ist (s. unten).

18.6.2 Sinusknotensyndrom

Neben den vegetativ bzw. reflektorisch ausgelösten Störungen der Sinusknotentätigkeit (s. Kap. 20) gibt es Störungen der sinuatrialen Erregungsbildung und -leitung, denen eine organische Ursache zugrunde liegt. Sie treten unter verschiedenen Formvarianten häufig intermittierend auf und werden unter dem Begriff Sinusknotensyndrom („sick sinus syndrome", SSS) zusammengefasst (Ferrer 1973; Blömer u. Wirtzfeld 1977).

Die Sinusknotenerkrankung ist eine der häufigsten Ursachen für Schwindel und Synkopen bei Patienten über 70 Jahre (Easley u. Goldstein 1971; Brignole 2002). Eine angeborene familiäre Form ist jedoch ebenfalls bekannt, bei denen die Betroffenen meistens im 2. Lebensjahrzehnt symptomatisch werden (Mehta et al. 1988; Roberts u. Brugada 2003). Bei persistierender Sinusbradykardie und v. a. auch fehlendem Herzfrequenzanstieg bei Belastung können auch andere Symptome als Schwindel und Synkope im Vordergrund stehen: allgemeine körperliche oder auch geistige Leistungsminderung, Schwäche, Atemnot.

Die häufige Kombination von Störungen der sinuatrialen Erregungsbildung und -leitung mit dem Auftreten von Vorhofarrhythmien, insbesondere Vorhofflimmern, wird als **Bradykardie-Tachykardie-Syndrom** (Kaplan et al. 1973) bezeichnet. Bei Vorhofflimmern ist die Kammerantwort meistens tachyarrhythmisch, es sei denn, es besteht gleichzeitig eine AV-Knoten-Leitungsstörung (2-Knoten-Erkrankung). Vorhofflimmern kann zu Thrombenbildung in den Vorhöfen mit konsekutiven Embolien führen, die insbesondere das Gehirn betreffen, also Ursache für einen zerebralen Insult sind (s. S. 383ff sowie Kap. 42).

> **Manifestationen des Sinusknotensyndrom**
> — Persistierende Sinusbradykardie
> — Intermittierende Perioden von Sinusknotenstillstand oder sinuatrialer Block (Abb. 18.100)
> — Bradykardie-Tachykardie-Syndrom (s. Kap. 51)

Pathophysiologisch darf als sicher angenommen werden, dass beim Sinusknotensyndrom in den meisten Fällen eine echte Erregungsbildungsstörung im Sinusknoten besteht, die durch eine primäre langsame Impulsbildung (langsame Phase-4-Depolarisation) eine Sinusbradykardie oder einen Sinusstillstand herbeiführt.

Die Ursachen für die Störung der Sinusknotentätigkeit sind sicherlich mannigfaltig: Pathologisch-anatomisch findet man Sklerosierungen des Sinusknotens, Amyloidablagerungen, Hinweise auf chronische Mangeldurchblutung der Sinusknotenarterie u. a. Je progredienter die Erkrankung wird, um so mehr nimmt die Funktion der Schrittmacherzellen ab, die Automatie kann schließlich vollkommen zum Erliegen kommen. Eine Vielzahl heute häufig eingesetzter Medikamente können eine beginnende Sinusknotendysfunktion verstärken und Grund für das Auftreten von Symptomen sein. Hier sind in erster Linie zu nennen: Digitalisglykoside, β-Rezeptorenblocker, Kalziumantagonisten vom Verapamil-/Diltiazem-Typ, Antiarrhythmika. Diese Medikamente sind jedoch andererseits erforderlich, um symptomatische Tachyarrhythmien zu behandeln.

Diagnose einer Sinusknotenfunktionsstörung. Die wichtigste diagnostische Maßnahme bei Verdacht auf Sinusknoten-

18.6 · Spezielle rhythmologische Syndrome

erkrankung ist die Langzeitspeicher-EKG-Untersuchung über mindestens 24 h, wodurch es in den meisten Fällen gelingt, auf die Krankheit hinweisende Rhythmusstörungen in Form von SA-Blockierungen, Phasen von Sinusarrest und/oder Episoden von Vorhofflimmern oder anderen supraventrikulären Tachykardien zu dokumentieren (◘ Abb. 18.100, Jordan u. Mandel 1995).

Weitere Möglichkeiten der Sinusknotenfunktionsprüfung:
- Intrinsische Herzfrequenz: Durch Gabe von β-Blocker (z. B. Metoprotol 0,2 mg/kg KG) und Atropin (0,04 mg/kg KG) lässt sich der Sinusknoten pharmakologisch „denervieren", d. h., die dann zu beobachtende Herzfrequenz ist nicht mehr durch das vegetative Nervensystem moduliert, sondern repräsentiert die Automatie des Sinusknotens. Die intrinsische Herzfrequenz ist altersabhängig und lässt sich nach der Formel von José wie folgt berechnen (José u. Collison 1979):

  Intrinsische Herzfrequenz
  $$IHR = 118{,}1 - (0{,}57 \times \text{Alter}).$$

  Liegt der berechnete Wert mehr als 15% unterhalb der berechneten IHR, so gilt der Parameter als positiv im Hinblick auf eine Sinusknotendysfunktion.

- Atropintest: Durch die Gabe von Atropin kommt es beim Gesunden zu einem sehr deutlichen Anstieg der Sinusknotenfrequenz. Auch wenn eine Vagusreizung Ursache für die Sinusbradykardie ist, lässt sie sich durch Atropin antagonisieren. Ein kranker Sinusknoten steigert seine Frequenz nur gering, häufig verzögert, gelegentlich auch gar nicht nach Atropingabe. Die Literaturangaben über die normale Frequenzsteigerung des Sinusknotens nach Atropin sind jedoch sehr unterschiedlich (+25%, auf mindestens 90 oder 100/min, +25 Schläge/min usw.; Steinbeck 1986).

- Belastungs-EKG: Patienten mit Sinusknotenerkrankung zeigen häufig nur einen inadäquaten Herzfrequenzanstieg bei Belastung. Man spricht dann von „chronotroper Inkompetenz". Diese zeigt sich in der Regel auch im Herzfrequenzprofil des 24-h-Langzeit-EKG unter ambulanten Alltagsbedingungen.

- Sinusknotenerholungszeit (◘ Abb. 18.101): Hochfrequente Vorhofstimulation führt zu einer temporären Unterdrü-

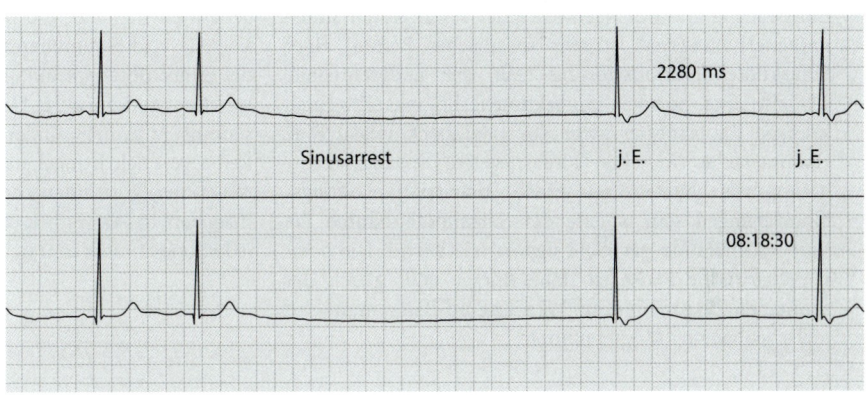

◘ **Abb. 18.100.** Sinusknotensyndrom im Langzeit-EKG. Sinusarrest mit junktionalem Ersatzrhythmus *(j.E.)* mit einer ZL von 2280 ms (beachte die retrograde Vorhoferregung)

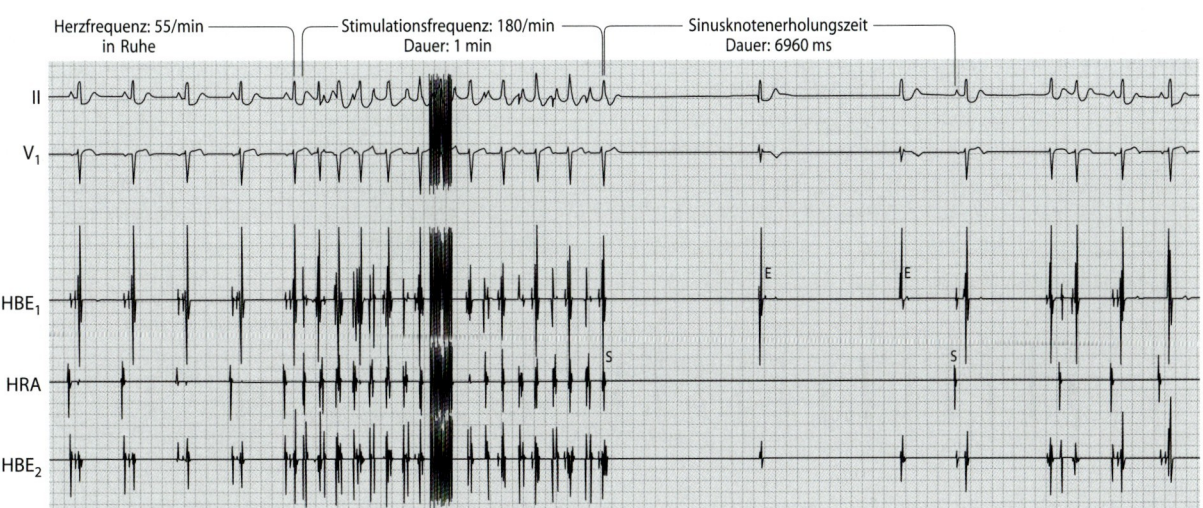

◘ **Abb. 18.101.** Pathologische Sinusknotenerholungszeit (SKEZ). In der langen poststimulatorischen Pause treten junktionale Ersatzschläge auf, die aber die Bestimmung der SKEZ nicht stören, da sie im AV-Knoten retrograd blockiert sind und keine Vorhoferregung auslösen (s. HRA)

ckung der Sinusknotentätigkeit („overdrive suppression"; Strauss et al. 1976). Im Anschluss an die Stimulation kehrt die Schrittmachertätigkeit nach einer präautomatischen Pause zurück, wobei meistens typische Warming-up-Phänomene beobachtet werden. Liegt eine gestörte Sinusknotenfunktion vor, so sind verlängerte präautomatische Pausen häufig. Die Zeit von der letzten induzierten Vorhofsystole bis zum Wiederauftreten der Sinusknotentätigkeit wird als Sinusknotenerholungszeit bezeichnet. Normalwerte bei Sinusknotengesunden liegen um 1000–1100 ms, als Höchstwert werden allgemein 1500 ms akzeptiert. Da die Sinusknotenerholungszeit abhängig von der Grundfrequenz des Sinusknotens ist, empfiehlt sich, auch die korrigierte Sinusknotenerholungszeit ($SKEZ_{korr.}$) anzugeben. Sie errechnet sich wie folgt:

Gemessene SKEZ (ms) – Zykluslänge der spontanen Sinusaktivität (ZL in ms).
Normalwerte: SKEZ <1500 ms
$SKEZ_{korr.}$ <550 ms

- Deutlich verlängerte Sinusknotenerholungszeiten (>2000 ms) weisen fast immer auf eine Sinusknotenfunktionsstörung hin. Der Nachweis einer verlängerten Sinusknotenerholungszeit ist sehr spezifischer Befund einer Sinusknotenfunktionsstörung. Auf der anderen Seite schließt eine normale Sinusknotenerholungszeit einen kranken Sinusknoten nicht aus (Steinbeck 1986). Eine Hauptursache für eine falsch-negative Sinusknotenerholungszeit dürften retrograde sinuatriale Leitungsblockierungen sein, sodass der Sinusknoten durch die Vorhofstimulation gar nicht depolarisiert wird. Die poststimulatorische Pause ist dann kürzer oder gleich der spontanen Zykluslänge, ein Warming-up-Phänomen wird nicht beobachtet (◘ Abb. 18.102).

Prognose und Therapie der Sinusknotenerkrankung. Die Prognose quoad vitam des Sinusknotensyndroms ist von der kardialen Grunderkrankung abhängig und wird durch eine Herzschrittmacherimplantation nicht beeinflusst (Shaw et al. 1980; Rasmussen 1982). Zweifelsfrei kann jedoch die Lebensqualität symptomatischer Patienten durch einen Herzschrittmacher gebessert werden, da durch die antibradykarde Stimulation Schwindel und Synkopen verschwinden (Jordan u. Mandel 1995). Es besteht die eindeutige Indikation zur Implantation eines vorhof-stimulierenden Systems (Rosenquist et al. 1986), wobei in den meisten Fällen ein AAI-Schrittmacher, evtl. mit der Option der Frequenzanpassung (AAI-R-System) ausreichen sollte (s. unten). Die Häufigkeit des Übergangs in eine 2-Knoten-Erkrankung mit der Notwendigkeit einer zusätzlichen Kammerstimulation wird überschätzt.

Etwa 20% der Patienten mit Sinusknotensyndrom entwickeln im weiteren Verlauf chronisches Vorhofflimmern, wodurch ein Teil der Patienten wieder asymptomatisch wird. Die frühzeitige Implantation eines vorhofstimulierenden Herzschrittmachers vermag bei einem Teil der Patienten den Übergang in chronisches Vorhofflimmern zu verhindern. Unter ausschließlicher Kammerstimulation tritt Vorhofflimmern hingegen signifikant häufiger auf und ist dann auch mit einer gehäuften Inzidenz von peripheren Embolien verknüpft. Die Vorteile vorhofstimulierender Herzschrittmachersysteme bei der Sinusknotenerkrankung sind inzwischen auch durch prospektive randomisierte Untersuchungen eindeutig belegt (Rosenquist et al. 1988; Andersen et al. 1994). Derzeit werden eine Reihe von Schrittmachersystemen klinisch evaluiert, die Stimulationsalgorithmen zur Verhinderung von Vorhofflimmern integriert haben (Funck et al. 2001). Ihr Stellenwert ist derzeit jedoch noch nicht hinreichend definiert (s. Kap. 51).

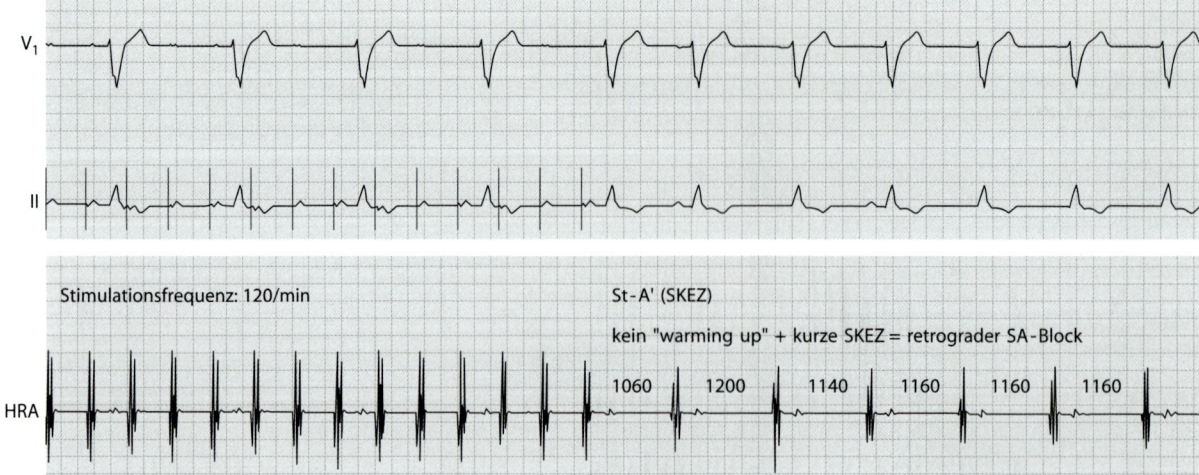

◘ **Abb. 18.102.** Beispiel eines retrograden SA-Blocks, der die Bestimmung der SKEZ unmöglich macht. Nach der Stimulation tritt der erste Sinusschlag vorzeitiger auf, als der regelmäßigen Dauer des Sinuszyklus entspricht, und zeigt kein „Warming-up-Phänomen". Wegen eines retrograden SA-Blocks kann der Sinusknoten durch die Vorhofstimulation nicht depolarisiert werden. Er schlägt weiter in seinem Eigenrhythmus und nimmt nach Abbruch der „Overdrive-Stimulation" wieder die Führung der Herztätigkeit ohne Änderung seiner Funktionseigenschaften auf

Literatur

Akhtar M, Jazayeri MR, Sra J et al (1993) Atrioventricular nodal reentry. Circulation 88:282–295

Allessie MA, Bonke FIM, Schopman F (1977) Circus movement in rabbit right atrial muscle as a mechanism of tachycardia. III. The „leading circle" concept: a new model of circus movement in cardiac tissue without involvement of an anatomic obstacle. Circ Res 41:9–18

Andersen HR, Thuesen L, Bagger JP et al (1994): Prospective randomised trial of atrial versus ventricular pacing in sick-sinus syndrome. Lancet 344:1523–1558

Anderson RH, Becker AE, Brechenmacher C et al (1975) Ventricular preexcitation. A proposed nomenclature for its substrates. Europ J Cardiol 3:27–36

Angelini P, Springer A, Sulbaran T, Livesay WR (1981) Right ventricular myopathy with an unusual intraventricular conduction defect (epsilon potential). Am Heart J 101:680–683

Arruda MS, McCelland J, Wang X et al (1998) Development and validation of an ECG algorithm for identifying accessory pathway ablation site in Wolff-Parkinson-White syndrome. J Cardiovasc Electrophysiol 9:2–12

Bauce B, Nava A, Rampazzo A et al (2000) Familial effort polymorphic ventricular arryhtmias in arrhythmogenic right ventricular cardiomyopathy map to chromosome 1q42–43. Am J Cardiol 85:573–579

Belhassen B, Shapira I, Pelleg A et al (1984) Idiopathic recurrent sustained ventricular tachycardia responsive to verapamil: An ECG-electrophysiologic entity. Am Heart J 108:1034–1037

Benchimol A, Ellis JG, Dimond EG, Wu T (1965) Hemodynamic consequences of atrial and ventricular arrhythmias in man. Am Heart J 70:775–788

Benditt DG, Klein GJ, Kriett JM et al (1984) Enhanced atrioventricular nodal conduction in men: electrophysiologic effects of pharmacologic autonomic blockade. Circulation 69:1088–1095

Blömer H, Wirtzfeld A, Delius W, Sebening H (1977) Das Sinusknoten-Syndrom. Beiersdorf-Schriftenreihe. Straube, Erlangen

Brignole M (2002) Sick sinus syndrome. Clin Geriatr Med.18:211–227

Brugada P, Wellens HJJ (1984) Programmed electrical stimulation of the human heart. General principles. In: Josephson ME, Wellens HJ J (eds) Tachycardias: Mechanisms, diagnosis, treatment. Lea & Febinger, Philadelphia, p 61

Brugada P, Green M, Abdollah H et al (1984) Significance of ventricular arrhythmias initiated by programmed ventricular stimulation: the importance of the type of ventricular arrhythmia induced and the number of premature stimuli required. Circulation 69:87–92

Brugada P, Brugada J, Mont L et al (1991) A new approach to the differenzial diagnosis of a regular tachycardia with a wide QRS complex. Circulation 83:1649–1659

Büchner C, Thierfelder K (1982) Die klinische Relevanz des Karotisdruckversuchs bei der Indikation zur Schrittmachertherapie. Herzschrittmacher 2:25

Castellanos A, Castillo CA (1982) Concealed ventricular parasystole exposed by abrupt cessation of pacing. Chest 82:362–364

Cosio FG, Lopez-Gil M, Goicolea A et al (1993) Radiofrequency ablation of the inferior vena cava-tricuspid valve isthmus in common atrial flutter. Amer J Cardiol 71:705–709

Coumel PH (1975) Junctional reciprocating tachycardias. The permanent and paroxysmal forms of A-V nodal reciprocating tachycardias. J Electrocardiol 8:79–90

Csapo G (1971) Role of ventricular premature beats in initiation and termination of atrial arrhythmias. Br Heart J 33:105–110

Csapo G (1979) Paroxysmal non-reentrant tachycardias due to simultaneous conduction in dual av nodal pathways. Am J Cardiol 43:1033–1045

Curry PV, Evans TR, Krikler DM (1977) Paroxysmal reciprocating sinus tachycardia. Europ J Cardiol 6:199–228

Denes P, Dhingra RC, Wu D et al (1977) Sudden death in patients with chronic bifascicular block. Arch Intern Med 137:1005–1010

Dessertenne F (1966) La tachycardie ventriculaire a deux foyers oposes variables. Arch des Mal du Coeur 59:263–272

Dhingra RC, Denes P, Wu D et al (1976) Prospective observations in patients with chronic bundle branch block and marked H-V prolongation. Circulation 53:600–604

Easley RM, Goldstein S (1971) Sino-atrial syncope. Am J Med 50:166–177

El-Sherif N, Turitto G (2000) Torsade de pointes. In: Zipes DP, Jalife J (eds) Cardiac electro-physiology: From cell to bedside. 3rd edition, p 662. Saunders, Philadelphia

Engelmann TW (1894) Beobachtungen und Versuche am suspendierten Herzen. II. Über die Leitung der Bewegungsreize im Herzen. Arch ges Physiol 56:149

Engelmann TW (1895) Beobachtungen und Versuche am suspendierten Herzen. III. Refraktäre Phase und kompensatorische Ruhe in ihrer Bedeutung für den Herzrhythmus. Arch ges Physiol 59:309

Evans W, Swann P (1954) Lone auricular fibrillation. Br Heart J 16:189

Ferrer MI (1973) The sick sinus syndrome. Circulation 47:635–641

Fontaine G, Chemia D, Fornes P (2000) Arrhythmic right ventricular cardiomyopathy. Am J Cardiol 86:483–484

Gallagher JJ, Pritchett ELC, Sealy WC et al (1978) The preexcitation syndromes. Prog Cardiovasc Dis 20:285–327

Gallavardin L (1922) Extrasystolie ventriculaire a paroxysmes tachycardiques prolonges. Arch Mal Coeur 15:298–306

Gouaux JL, Ashman B (1947) Auricular fibrillation with aberration simulating ventricular paroxysmal tachycardia. Am Heart J 34:366

Griffith MJ, Garratt CJ, Mounsey P, Camm AJ (1994) Ventricular tachycardia as default diagnosis in broad complex tachycardia. Lancet 343:386–388

Guimond C, Puech P (1976) Intra-His bundle blocks (102 cases). Eur J Cardiol 4:481–493

Gupta PK, Lichstein E, Chadda KD (1972) Electrophysiological features of Mobitz type II A-V block occurring within the His bundle. Brit Heart J 34:1232

Hamdan MH, Dorostkar P, Scheinman MM (2001) Junctional tachycardia and junctional rhythm. In: Mandel WJ (ed) Cardiac arrhythmias. Their mechanisms, diagnosis and management, pp 482–488. Lippincott, Philadelphia

Hariman RJ, Krongrad E, Boxer RA et al (1980) Methods for recording electrograms of the sinoatrial node during cardiac surgery in man. Circulation 61:1024–1029

Harrigan RA, Perron AD, Brady WJ (2001) Atrioventricular dissociation. Am J Emerg Med 19:218–222

Horwitz S, Lupi E, Hayer J, Frishman W et al (1975) Electrocardiographic criteria für the diagnosis of left anterior fascicular block. Left axis deviation and delayed intraventricular conduction. Chest 68:317–320

Haïssaguerre M, Jaïs P, Shah D et al (1998) Spontaneous initiation of atrial fibrillation by ectopic beats originating in the pulmonary veins. N Engl J Med 339:659–666

Jazayeri MR, Sra JS, Akhtar M (1993) Atrioventricular nodal reentrant tachycardia. In: Akhtar M (ed) Cardiology clinics, cardiac arrhythmias and related syndromes. Current diagnosis and management, vol 11, pp 151–181. Saunders, Philadelphia

Jerwell A, Lange-Nielsen F (1957) Congenital deaf-mutism, functional heart disease with prolongation of the QT-interval and sudden death. Am Heart J 54:59–67

Jordan JL, Mandel WJ (1995) Disorders of sinus function. In: Mandel WJ (ed) Cardiac arrhythmias. Their mechanisms, diagnosis and management, p 245. Lippincott, Philadelphia

José AD, Collison D (1970) The normal range and determinants of the intrinsic heart rate in men. Cardiovasc Res 4:160–167

Josephson ME (2002) Clinical cardiac electrophysiology. Techniques and interpretations, 3rd ed. Lippincott. Philadelphia

Josephson ME, Horowitz LN, Farshidi A et al (1978) Recurrent sustained ventricular tachycardia. I. Mechanism. Circulation 57:431–440

Josephson ME, Waxman HL, Marchliniski FE et al (1981) Relation between site of origin and QRS-configuration in ventricular rhythms. In: Kulbertus HE, Wellens HJ J (eds) What's new in electrocardiogarphy. Martinus Nijhoff, The Hague

Josephson ME, Miller JM (1993) Atrioventricular nodal reentry: evidence supporting an intranodal location: Pacing Clin Electrophysiol 16:599–614

Kall JG, Kopp D, Olshansky B et al (1995) Adenosine-sensitive atrial tachycardia. Pacing Clin Electrophysiol 18:300–306

Kalman J, VanHare G, Olgin J et al (1996) Ablation of „incisional" reentrant atrial tachycardia complicating surgery for congenital heart disease: Use of entrainment to define a critical isthmus of conduction. Circulation 93:502–512

Kaplan BM, Langendorf R, Lev M, Pick A (1973) Tachycardia-bradycardia syndrome (so-called „sick sinus syndrome"). Am J Cardiol 31:497–508

Klein GJ, Guiraudon GM, Kerr CR et al (1988) „Nodoventricular" accessory pathway: evidence for a distinct accessory atrioventricular pathway with atrioventricular node-like properties. J Am Coll Cardiol 11:1035–1040

Langendorf R, Pick A (1956) Concealed conduction. Further evaluation of a fundamental aspect of propagation of the cardiac impulse. Circulation 13:381

Langendorf R, Pick A, Winiemitz M (1955) Mechanism of intermittent ventricular bigeminy. I. Appearance of ectopic beats dependent upon length of the ventricular cycle, the „rule of bigeminy". Circulation 11:422–439

Lemery R, Brugada P, Janssen J et al (1989) Nonischemic sustained ventricular tachycardia: clinical outcome in 12 patients with arrhythmogenic right ventricular dysplasia. J Am Coll Cardiol 14:96–105

Lerman BB, Stein K, Engelstein ED et al (1995) Mechanism of repetitive monomorphic ventricular tachycardia. Circulation 92:421–429

Lesh MD (2000) Catheter ablation of atrial flutter and tachycardia. In: Zipes DP, Jalife J (eds) Cardiac electrophysiology:From cell to bedside, 3rd ed. Saunders, Philadelphia

Levy S, Breithardt G, Campell RW et al (1998) Atrial fibrillation: current knowledge and recommendations for management. Working Group on Arrhythmias of the European Society of Cardiology. Eur Heart J 19:1294–1320

Lown B, Ganong WF, Levine SA (1952) The syndrome of short P-R interval, normal QRS complex and paroxysmal rapid heart action. Circulation 5:693–705

Lown B, Wyatt NF, Levine AD (1959) Paroxysmal atrial tachycardia with block. Cirulation 21:129–134

Mahaim I (1947) Kent's fiber in the A-V paraspecific conduction through the upper connection of the bundle of His-Tawara. Am Heart J 33:651

Makita N, Horie M, Nakamura T et al (2002) Drug-induced long-QT syndrome associated with a subclinical SCN5A mutation. Circulation 106:1269–1274

Marcus FI, Fontaine GH, Guirandon G et al (1982) Right ventricular dysplasia: A report of 24 adult cases. Circulation 65:384–398

Marriott HJL, Menendez MM (1966) A-V dissociation revisited. Progr Cardiovasc Dis 8:522–538

McAnulty JH, Rahimtoola SH, Murphy E et al (1982) Natural history of „high risk" bündle branch block. New Engl J Med 307:137–143

Mehta A, Sanchez G, Sacks E et al (1988) Ectopic automatic atrial tachycardia in children: clinical characteristics, management, and follow-up. J Am Coll Cardiol 11:379–385

Mehta AV, Chidambaram B, Garrett A (1995) Familial symptomatic sinus bradycardia: autosomal dominant inheritance. Pediatr Cardiol 16:231–234

Mines GR (1914) On circulating excitations in heart muscle and their possible relations to tachycardia and fibrillation. Transactions of the Royal Society of Canada 8:43

Mobitz W (1924) Über die unvollständige Störung der Erregungsüberleitung zwischen Vorhof und Kammer des menschlichen Herzens. Z Ges exp Med 41:180–237

Moorman JR, Pritchett ELC (1985) The arrhythmias of digitalis intoxication. Arch Intern Med 145:1289–1292

Morley CA, Sutton R (1984) Carotid sinus syncope. Amer J Cardiol 6:287–293

Morillo CA, Klein GJ, Thakur RK et al (1994) Mechanism of „inappropiate" sinus tachycardia. Role of sympathovagal balance. Circulation 90:873–877

Moss AJ, Schwartz PJ, Crampton RS et al (1991) The long QT-syndrome. Prospective longitudinal study of 328 families. Circulation 84:1136–1144

Narula OS, Cohen LS, Samet P et al (1970) Localization of A-V conduction defects in man by recording of the His bundle electrogram. Am J Cardiol 25:228–237

Napolitano C, Schwartz PJ, Brown AM et al (2000) Evidence for a cardiac ion channel mutation underlying drug-induced QT prolongation and life-threatening arrhythmias. J Cardiovasc Electrophysiol 11:691–699

Neuss H (1983) Bradykarde Herzrhythmusstörungen. In: Lüderitz B (Hrsg) Herzrhythmusstörungen (Handbuch der Inneren Medizin Band IX, Teil 1), S 549–615. Springer, Heidelberg Berlin New York

Nguyen PT, Scheinman MM, Seger J (1986) Polymorphous ventricular tachycardia: clinical characterization, therapy, and the QT interval. Circulation 74:340–349

Olgin JE, Zipes DP (2001) Specific arrhythmias: diagnosis and treatment. In:Braunwald E, Zipes DP, Libby P (eds) Heart disease. A textbook of cardiovascular medicine, 6th ed, pp 815–889. Saunders, Philadelphia

Öhnell RF (1974) Pre-excitation, a cardiac abnormality. Acta med scand Suppl I:52

Otoma K, Wang Z, Lazzara R, Jackman WM (2001) Atrioventricular nodal reentrant tachycardia: electrophysiological characteristics of four forms and implications for the reentrant circuit. In: Mandel WJ (ed) Cardiac arrhythmias. Their mechanisms, diagnosis and management, pp 504–521. Lippincott, Philadelphia

Pfisterer M, Heierli B, Burkart F (1977) Hypertensiver Karotisinusreflex bei älteren Patienten. Schweiz med Wschr 107:1565–1567

Pick A (1976) The electrophysiologic basis of parasystole and its variants. In: The conduction system of the heart. Martinus Nijhoff, The Hague, p 143

Priori SG, Napolitano C, Tiso N et al (2001) Mutations in the cardiac ryanodine receptor gene (hRyR2) underlie catecholaminergic polymorphic ventricular tachycardia. Circulation 103:196–200

Priori SG, Napolitano C, Memmi M et al (2002) Clinical and molecular charactrization of patients with catecholaminergic polymorphic ventricular tachycardia. Circulation 106:69–74

Rasmussen K (1982) Chronic sinus node disease: Natural cause and indications für pacing. Europ Heart J 2:455–449

Robles de Medina EO, Bernard R, Coumel P et al (1978) Definition of terms related to cardiac rhythm. WHO/ISFC Task Force. Eur J Cardiol 8:127–144

Robles de Medina EO, Fish C, Bernard R et al (1979) Classification of cardiac arrhythmias and conduction disturbances. WHO/ISFC Task Force. American Heart J 98:263–267

Romano C, Gemme C, Pongiglione R (1963) Aritmie cardiache rare dell'eta' pediatrica. La Clinica Pediatrica 45:656

Rosen KM, Rahimtoola SH, Gunnar RM (1970) Pseudo A-V block secondary to premature nonpropagated His bundle depolarization. Circulation 42:367–373

Rosenbaum FF, Hecht HH, Wilson FN, Johnston FD (1945) Potential variations of the thorax and the esophagus in anomalous atrio-conduction (WPW) Am Heart L 29:281

Rosenbaum MB, Elizari MV, Lazzari JO (1970) The hemiblocks: New concepts of intraventricular conduction based on human anatomical, physiological and clinical studies. Oldsmar, Tampa Tracings/Fla

Rosenbaum MB, Elizari MV, Lazzari JO et al (1973) The mechanism of intermittent bundle branch block. Relationsship to prolonged recovery, hypopolarization and spontaneous diastolic depolarization. Chest 63:666–677

Rosenqvist M, Brandt J, Schüller H (1988) Long-term pacing in sinus node disease: effects of stimulation mode on cardiovascular morbidity and mortality. Am Heart J 116:16

Literatur

Rowland E, McKenna WJ, Sugrue D et al (1984) Ventricular tachycardia of left bundle branch block configuration in patients with isolated right ventricular dilatation. Clinical and electrophysiological features. Br Heart J 51:15–24

Ruder MA, Davies JC, Eldar M et al (1986) Clinical and electrophysiologic characterization of automatic junctional tachycardia in adults. Circulation 73:930–937

Samet P (1973) Hemodynamic sequelae of cardiac arrhythmias. Circulation 47:399–407

Saoudi N, Cosio F, Waldo A et al (2001) Classification of atrial flutter and regular atrial tachycardia according to electrophysiological mechanism and anatomic bases: a statement from a joint expert group from the Working Group of Arrhythmias of the European Society of Cardiology and the North American Society of Pacing and Electrophysiology. J Cardiovasc Electrophysiol 12:52–866

Scherf D, Schott A (1973) Extrasystoles and allied arrhythmias. Heinemann, London. pp 45–255

Schwartz PJ, Periti M, Malliani A (1975) The long QT-syndrome. Am Heart J 89:378–390

Schwartz PJ, Moss AJ, Vincent GM, Crampton RS (1993) Diagnostic criteria for the long QT syndrome. An update. Circulation 88:782–784

Shaw DB, Holman RR, Gowers JI (1980) Survival in sinuatrial disorder (sick sinus syndrome). Brit Med 1 280:139–141

Singer DH, Cohen HC (1995) Aberrancy: Electrophysiologic mechanisms and electrocardiographic correlates. In: Mandel WJ (ed) Cardiac arrhythmias. Their mechanisms, diagnosis, and management, 3rd ed, pp 461–512. Lippincott, Philadelphia

Steinbeck G (1986): Diagnostische Elektrostimulation. Bradykarde Rhythmusstörungen. II Sinusknotenfunktionsprüfung. In: Lüderitz B. (Hrsg) Herzschrittmacher. Therapie und Diagnostik kardialer Rhythmusstörungen, S 51. Springer, Berlin Heidelberg New York

Strauss HC, Bigger JT, Saroff AL, Giardina EG (1976) Electrophysiologic evaluation of sinus node function in patients with sinus node dysfunction. Circulation 53:763–776

Thiene G, Nava A, Corrado D, Rossi L, Pennelli N (1988) Right ventricular cardiomyopathy and sudden death in young people. N Engl J Med 318:129–133

Thormann J, Schlepper M (1983) Hämodynamische Auswirkungen kardialer Arrhythmien. In: Lüderitz B (Hrsg) Herzrhythmusstörungen (Handbuch der Inneren Medizin, Bd IX/I, S 355–421. Springer, Berlin Heidelberg New York

Ward DE, Nathan AW, Camm AJ (1984) Fascicular tachycardia sensitive to calcium antagonists. Eur Heart J 5:896–905

Ward OC (1964) A new familial cardiac syndrome in children. J Iris Med Ass 53:103

Wellens HJJ (1971) Electrical stimulation of the heart in the study and treatment of tachycardias. Stanfort Kroese, Leiden

Wellens HJJ (1978) Value and limitations of programmed electrical stimulation of the heart in the study and treatment of tachycardias. Circulation 57:845

Wellens HJ J, Durrer D (1974) Wolff-Parkinson-White syndrome and atrial fibrillation: Relation between refractory period of accessory pathway and ventricular rate during atrial fibrillation. Am J Cardiol 34:777–782

Wellens HJ J, Bär FWHM, Lie KI (1978b) The value of the electrocardiogram in the differential diagnosis of a tachycardia with a widened QRS-complex. Amer J Med 64:27–33

Wellens HJ J, Bär FW, Gorgels AP, Vanagt EJ (1980) Use of ajmaline in identifying patients with short refractory period of their accessory pathway in Wolff-Parkinson-White-syndrome. Am J Cardiol 45:130–133

Wells JL, McLean BAH, James TN, Waldo AL (1979) Characterisation of atrial flutter. Studies in men after open heart surgery using fixed atrial electrodes. Circulation 50:565–573

Wenckebach KF (1903) Die Arrhythmie als Ausdruck bestimmter Funktionsstörungen des Herzens. Engelmann, Leipzig

Wenckebach KF, Winterberg KF (1927) Die unregelmäßige Herztätigkeit. Engelmann, Leipzig

Wiener I (1983) Syndromes of Lown-Ganong-Levine and enhanced atrioventricular nodal conduction. Am J Cardiol 52:637–639

Willems JL, Robles De Medina EO et al (1985) Criteria für intraventricular Conduction disturbances and pre-excitation. J Am Coll Cardiol 5: 1261–1275

Wolff L, Parkinson J, White PD (1930) Bundle-branch block with short P-R interval in healthy young people prone to paroxysmal tachycardia. Am Heart J 5:685

Yee R, Klein GJ, Prystowsky E (2000) The Wolff-Parkinson-White syndrome and related variants. In: Zipes DP, Jalife J (eds) Cardiac electrophysiology: from cell to bedside, pp 845–861. Saunders, Philadelphia

Plötzlicher Herztod

D. Kalusche

19.1 Definition, Epidemiologie, Risikofaktoren – 438

19.2 Patholgisch-anatomische Befunde – 439

19.3 Elektrokardiographische Befunde (plötzlicher Herztod während Langzeit-EKG) – 440

19.4 Plötzlicher Herztod nach Herzinfarkt: Risikoprofil – 440

19.5 Plötzlicher Herztod im jüngeren Alter – 440
19.5.1 Hypertrophe Kardiomyopathie – 440
19.5.2 (Arrhythmogene) rechtsventrikuläre Kardiomyopathie – 441
19.5.3 Dilatative Kardiomyopathie – 441
19.5.4 Aortenstenose, Mitralsegelprolaps und Zustand nach Korrektur angeborener komplexer Vitien – 441
19.5.5 Nicht-arteriosklerotische Erkrankungen der Koronararterien und der Aorta – 442
19.5.6 Präexzitationssyndrome (Wolff-Parkinson-White-Syndrom) – 442

19.6 Primär elektrische Erkrankungen (Funktionsstörungen von Ionenkanälen, „channelopathy") mit Beziehung zum plötzlichem Herztod – 443
19.6.1 Brugada-Syndrom – 443
19.6.2 Long-QT-Syndrom – 444
19.6.3 Katecholaminerge polymorphe Kammertachykardie – 445
19.6.4 Idiopathisches Kammerflimmern – 445

19.7 Diagnostik und Therapie nach erfolgreicher Reanimation – 445

Literatur – 446

Etwa jeder fünfte Todesfall in den westlichen Industriestaaten ist unter die Rubrik „plötzlicher Herztod" einzuordnen. Betrachtet man die Bevölkerung insgesamt, so besteht eine Inzidenz von ca. 0,1–0,2%/Jahr. Unverändert ist die koronare Herzerkrankung die wichtigste und quantitativ bei weitem führende Erkrankung, die mit dem Auftreten des plötzlichen Herztodes verknüpft ist. Beim Großteil der Betroffenen ist der akute Herz-Kreislauf-Stillstand die Erstmanifestation der Erkrankung. Die Prophylaxe des plötzlichen Herztodes ist immer auch – oder sogar zuerst – eine Prävention der koronaren Herzerkrankung. Seit 1980 ist insbesondere in den Vereinigten Staaten eine Trendwende bei der Prävalenz der koronaren Herzerkrankung zu verzeichnen. Dies macht verständlich, dass z. B. in Seattle (Bundesstaat Washington) im gleichen Zeitraum ein kontinuierlicher Rückgang an dokumentiertem Kammerflimmern außerhalb des Krankenhauses zu verzeichnen ist.

Das folgende Kapitel soll v. a. Krankheitsbilder neben der Koronararteriosklerose beschreiben, die in einem höheren Ausmaß mit dem Auftreten plötzlicher Todesfälle verbunden sind. Grosses Interesse haben in den letzten Jahren insbesondere auch „primär elektrische" Erkrankungen hervorgerufen, bei denen Funktionsstörungen von Ionenkanälen („channelopathy") ursächlich für den plötzlichen Herztod anzunehmen sind. Die Erkennung Betroffener vor dem Erstereignis hat hier eine besondere Priorität.

Akute Wiederbelebungsmaßnahmen bei plötzlichem Herz-Kreislaufstillstand werden in Kap. 67 abgehandelt, auf das Kap. 22 sei hingewiesen. Die zuverlässigste Therapie, einem erneuten Herz-Kreislaufstillstand vorzubeugen, ist die Implantation eines automatischen Kardioverters/Defibrillators (ICD). Die Indikation besteht fast immer, es sei denn, der akute Herzstillstand wurde eindeutig durch ein akutes ischämisches Ereignis ausgelöst. Die gesicherten Indikationen zur ICD-Implantation sind in Abschn. 51.3.2 dargelegt.

19.1 Definition, Epidemiologie, Risikofaktoren

Definition. Die Definition des Begriffes „plötzlicher Herztod" oder „sudden cardiac death" ist nach wie vor nicht einheitlich, insbesondere was die zeitliche Abgrenzung betrifft. Hier reicht das Spektrum von „instantan" („Sekundenherztod") über innerhalb 1, 4 oder 6 bis hin zu 24 h nach Beginn einer klinischen Symptomatik. Einigkeit besteht darüber, dass es sich um einen natürlichen, also nicht traumatischen und unerwarteten Tod handeln muss. Bei einem Teil der Autoren geht zusätzlich in die Definition mit ein, dass das terminale Ereignis durch Zeugen beobachtet worden sein muss („witnessed"), was ja auch eine genaue zeitliche Zuordnung erst ermöglicht (Seipel u. Breithardt 1984; Priori et al. 2001).

Bereits im Altertum finden sich erste Beschreibungen des plötzlichen Herztodes. Hippokrates beobachtete vor über 2000 Jahren den Zusammenhang zwischen Thoraxschmerzen und einem kurz darauf folgenden plötzlichen Tod. Zu Beginn des 18. Jahrhunderts wurde von Lancisi erstmals eine Monographie über den plötzlichen Herztod veröffentlicht, wobei er sich auf eine große Zahl obduzierter Patienten nach plötzlichem Tod stützte. Schon damals wurden erste Hinweise auf die Bedeutung der Koronararteriosklerose bei plötzlich Verstorbenen erbracht (Lancisi 1706). Hering (1917) war Anfang dieses Jahrhunderts einer der ersten, der Kammerflimmern als Ursache für den „Sekundenherztod" annahm. Seit Einführung der elektrischen Defibrillation durch Zoll et al. (1956) wurde das sonst fast immer letale Kammerflimmern potenziell beherrschbar. Die Einführung der extrathorakalen Herzmassage durch Kouwenhoven et al. (1960) ermöglichte es dann, die Zeit zwischen Herz-Kreislauf-Stillstand und Defibrillation zu überbrücken. Damit war der plötzliche Herztod kein schicksalhaftes, unabwendbares Ereignis mehr. Folgerichtig hat sich seitdem das ärztliche Interesse zunehmend diesem Problem zugewandt.

Epidemiologie. Man schätzt, dass 15–20% aller natürlichen Todesfälle in den westlichen Industriestaaten unter die Rubrik „plötzlicher Herztod" einzuordnen sind. Für die USA bedeutet dies z. B. etwa 300.000 Personen/Jahr und in der BRD dürften es etwa 87.000/Jahr sein (Andresen et al. 1993; Myerburg und Castellanos 2001). Obwohl eine Vielzahl pathologisch-anatomischer Zustände mit dem Syndrom des „sudden death" verbunden sind, ist die Hauptursache für den plötzlichen Herztod die hohe Prävalenz der Koronararteriosklerose unter scheinbar gesunden Individuen im Alter zwischen 40–70 Jahren. Angaben über die Häufigkeit des plötzlichen Herztodes verdanken wir den in den vergangenen Jahrzehnten prospektiv angelegten epidemiologischen Untersuchungen in den USA (Framingham: Kannel u. McGee 1985; Baltimore: Kuller et al. 1975) und Europa („WHO myocardial infarction community registers": Pisa 1980; Tunstall-Pedoe et al. 1999; Maastricht: Vreede-Swagemakers et al. 1997).

Inzidenz. Die Inzidenz plötzlicher Todesfälle ist altersabhängig und beträgt z. B. in der Framingham-Studie bei unter 45-Jährigen nur 0,4/1000 Einwohner und Jahr im Vergleich zu 2,6 in der Altersgruppe 55–64 Jahre und 7,2/1000 Einwohner und Jahr bei über 75jährigen (Kannel u. McGee 1985). Dabei beträgt das Verhältnis Männer/Frauen bei unter 65-Jährigen 4:1 und auch bei über 75-Jährigen noch 2:1 (Kannel et al. 1998).

Risikofaktoren. Unabhängig vom Alter ist das Risiko, plötzlich zu sterben, besonders hoch, wenn bereits eine KHK klinisch manifest ist (Angina pectoris oder Infarkt: 19/1000/Jahr vs. 2/1000/Jahr ohne klinische KHK, altersadjustiert). Das Risiko steigt weiter in den Bereich von 20%/Jahr, wenn eine Herzinsuffizienz mit einer EF < 30% vorhanden ist. Das größte Risiko tragen Patienten, die gerade einen Herz-Kreislauf-Stillstand in der chronischen Phase einer KHK überlebt haben (Myerburg et al. 1992). Trotzdem beträgt der Anteil der bekannten KHK-Patienten am Gesamtkollektiv plötzlicher Todesopfer nur ca. 50%.

Auch bei der Mehrzahl derjenigen, die weder Angina pectoris noch Myokardinfarkt vor dem fatalen Ereignis aufweisen, besteht als zugrunde liegende Erkrankung eine schwere stenosierende Koronararteriosklerose; der plötzliche Herztod ist dann gewissermaßen die Erstmanifestation der Erkrankung. Die enge Beziehung zwischen Koronararteriosklerose und plötzlichem Herztod wird auch dadurch belegt, dass für das Auftreten von Angina pectoris oder Myokardinfarkt die gleichen Risikofaktoren von entscheidender Bedeutung sind wie für den plötzlichen Herztod: Zigarettenkonsum, insbesondere bei Männern, Hypertonie, Diabetes mellitus, Hypercholesterinämie, Übergewicht. Bei etwa 90% aller Fälle von plötzlichem Herztod besteht mindestens einer der oben genannten kardiovaskulären Risikofaktoren, das relative Risiko steigt mit der Anzahl der Risikofaktoren (Kannel u. McGee 1985; Priori et al. 2001).

19.2 Pathologisch-anatomische Befunde

Koronare Herzerkrankung. Pathologisch-anatomische Befunde bei „Sudden-death"-Opfern bestätigen die Prädominanz der stenosierenden Koronararteriosklerose unabhängig davon, ob zuvor klinisch eine solche manifest gewesen ist. Bei über 85% der Patienten findet sich mindestens eine über 50%ige arteriosklerotische Einengung einer großen Herzkranzarterie (Baroldi et al. 1979). Bei ca. 75% der Fälle ist das Lumen zu mindestens 75% eingeengt. Dabei besteht bei mehr als der Hälfte eine Mehrgefäßerkrankung, wobei die Einbeziehung des Ramus interventricularis anterior häufig ist. Frische okkludierende Thromben werden nur bei 15–25% der Obduzierten gefunden; häufig jedoch sind Veränderungen im Bereich des arteriosklerotischen Plaques wie Fissuren, Rupturen, Einblutungen (Van Dantzig u. Becker 1986; Davies u. Thomas 1984). Die Untersuchung des Myokards ergibt ebenfalls in den meisten Fällen pathologische Befunde: Es finden sich alte Infarktnarben, häufig besteht eine linksventrikuläre Hypertrophie mit Herzvergrößerung. Frische Myokardinfarkte sind autoptisch hingegen nur bei etwa 20% der Fälle nachweisbar, wobei einschränkend zu erwähnen ist, dass lichtmikroskopisch Myokardnekrosen erst dann nachweisbar werden, wenn das akute Ereignis mindestens 6 h überlebt worden ist.

Wie schon erwähnt, liegt bei über 80% der Fälle von plötzlichem Herztod eine schwere Koronararteriosklerose vor. Die verschiedenen Formen der primären und sekundären Herzmuskelerkrankungen (Kardiomyopathien) stellen mit ca. 10% den zweitgrößten Anteil dar (Myerburg u. Castellanos 2001).

Weitere pathologisch-anatomische Befunde. Der Rest verteilt sich auf eine Vielzahl anderer Erkrankungen; die entsprechenden pathologisch-anatomischen Diagnosen bzw. Befunde sind in der folgenden Übersicht zusammengefasst (Baroldi 1986; Roberts 1986; Bharati u. Lev 1985; Myerburg u. Castellanos 2001):

Koronararterien
- Dissektion
- Koronaritis
- Ursprungsanomalien
   - A. coronaria sinistra aus der Pulmonalarterie
   - A. coronaria sinistra aus dem rechten Sinus mit anschließendem Verlauf zwischen Pulmonalarterie und Aorta)
- Hypoplasie mehrerer Kranzgefäße

Herzklappen
- Aortenfehler (Stenose, Insuffizienz)
- Rheumatische Mitralfehler, Mitralsegelprolaps
- Pulmonalstenose
- Ebstein-Anomalie
- Zustand nach prothetischem Klappenersatz
- Endokarditis

Herzmuskel
- Primäre (idiopathische) Kardiomyopathien
   - Hypertrophe Kardiomyopathie mit und ohne Obstruktion
   - Dilatative Kardiomyopathie
   - Arrhythmogene rechtsventrikuläre Kardiomyopatie
- Sekundäre Kardiomyopathien
   - Sarkoidose, Amyloidose
   - Tumorinfiltration
- Myokarditis

Angeborene Herzfehler
- Mit Zyanose
   - Fallot-Tetralogie
   - Transposition der großen Gefäße
- Ohne Zyanose
   - Ventrikelseptumdefekt
   - Offener Ductus Botalli
   - Morbus Uhl

Primäre Herztumoren
- Myxome (Obstruktion einer AV-Klappe)
- Fibrome des intraventrikulären Septums (Kompression des Reizleitungssystems)
- Mesotheliome des AV-Knotens
- Teratome, Fibroelastome

Erregungsleitungssystem
- Degenerative Veränderungen (Sinusknoten, His-Purkinje-System: Lev-, Lenègresche Erkrankung)
- Tumorinfiltration (AV-Knoten, His-Bündel)

Gefäße (außer Koronarien)
- Dissektion/Ruptur
   - Aorta, Pulmonalarterie
   - Sinus-Valsalvae-Aneurysma
- Lungenembolie
- Primäre pulmonale Hypertonie

Akzessorische atrioventrikuläre Bahnen (Präexzitatiossyndrom)

19.3 Elektrokardiographische Befunde (plötzlicher Herztod während Langzeit-EKG)

Aufschluss über den elektrophysiologischen Ablauf des plötzlichen Herztod haben Langzeitspeicher-EKG-Registrierungen erbracht, die bei Patienten zum Zeitpunkt des akuten Kreislaufstillstandes angefertigt wurden. Weltweit sind über 250 Fälle dokumentiert und publiziert. Bei 10–15% der Fälle liegt eine bradykarde Herzrhythmusstörung vor, während Kammerflimmern bei ca. 65%, eine Torsade de pointes oder polymorphe Kammertachykardie ebenso wie eine monomorphe VT bei je ca. 10% gefunden wird (Panides u. Morganroth 1985; Bayes de Luna et al. 1989). Dabei geht vielen Fällen von Kammerflimmern eine mehr oder weniger lange Episode einer Kammertachykardie voraus.

Bei den Bradyarrhythmien handelt es sich meistens um Sinusarrest mit langsamem junktionalem Rhythmus, Asystolie mit idioventrikulärem Rhythmus, seltener um totalen AV-Block. Bei Vorliegen einer Asystolie bzw. Bradyarrhythmie ist die Aussicht auf primär erfolgreiche Reanimation erheblich kleiner, als wenn Kammerflimmern das terminale Ereignis darstellt (8% vs. 40%). Die bradykarde Herzrhythmusstörung ist in den meisten Fällen Folge eines primär mechanisches Versagens (z. B. Herzruptur, elektromechanische Entkopplung). Betrachtet man Patienten mit terminaler Herzinsuffizienz, so ist der Anteil bradykarder Herzrhythmusstörungen zum Zeitpunkt des plötzlichen Todes deutlich höher (bis $^2/_3$ der Fälle; Luu et al. 1989).

19.4 Plötzlicher Herztod nach Herzinfarkt: Risikoprofil

Die linksventrikuläre Ejektionsfraktion ist die Variable, die am besten sowohl die Gesamtsterblichkeit als auch den plötzlichen Herztod bei Postinfarktpatienten vorhersagt. So beträgt z. B. das Risiko, in den 2 auf einen Herzinfarkt folgenden Jahren plötzlich zu versterben, nach einer Metaanalyse von Yap et al 3,2% bei einer EF von 31–40%, 7,7% bei einer EF zwischen 21 und 30%, aber 9,4%, wenn die EF<21% beträgt (Yap et al. 2000). Weitere, in multivarianten Analysen unabhängige Variablen sind häufige ventrikuläre Extrasystolen (Maggioni et al. 1993), eine erniedrigte Herzfrequenzvariabilität und verminderte Baroreflexsensitivität (LaRovere et al. 1998) sowie ein verschlossenes Infarktgefäß (Hohnloser et al. 1994).

Die MADIT-II-Studie (Moss et al. 2002) demonstriert einen Überlebensvorteil für Patienten mit stark erniedrigter EF (<30%) nach Defibrillatorimplantation, und MADIT (Moss et al. 1996) sowie MUSTT (Buxton et al. 1999) zeigen, dass die Kombination einer erniedrigten EF (<36% bzw. <41%) mit nicht-anhaltenden Kammertachykardien sowie Induzierbarkeit durch programmierte Kammerstimulation Hochrisikopatienten identifiziert, die von der prophylaktischen Implantation eines Defibrillators ebenfalls profitieren (s. Kap. 51).

19.5 Plötzlicher Herztod im jüngeren Alter

Die meisten Opfer des plötzlichen Herztodes befinden sich zum Zeitpunkt des Herzstillstandes im 6. und 7. Lebensjahrzehnt; dies entspricht dem Gipfel der Manifestation der KHK. Analysiert man die pathologisch-anatomischen Befunde bei jüngeren (<40 Jahre) plötzlich Verstorbenen, so nimmt der Anteil der Koronararteriosklerose stark ab, andere, bis zum Zeitpunkt des Todes häufig nicht diagnostizierte Erkrankungen treten in den Vordergrund: Kardiomyopathien, Koronaranomalien, kongenitale Vitien einschließlich Aortenstenose, Mitralsegelprolaps, WPW-Syndrom (Drory et al. 1991). Ein ähnliches Bild ergibt sich auch, wenn man Zusammenstellungen analysiert, bei denen junge Patienten wegen eines überlebten Herz-Kreislauf-Stillstandes einen Defibrillator implantiert bekamen. In einer Zusammenstellung von Silka et al. (1993) hatten 58% solcher Patienten eine hypertrophe Kardiomyopathie, 18% eine angeborene Herzerkrankung wie Transposition der großen Arterien, Fallot-Tetralogie und Aortenstenose, aber bei jedem vierten wurde die Diagnose eines idiopathischen Kammerflimmerns oder Long-QT-Syndroms gestellt. Systematische Querschnittsuntersuchungen für diese Altersgruppen gibt es nicht, sodass die Prävalenz der verschiedenen Krankheitsbilder in der Bevölkerung nicht bekannt ist. Deshalb ist es auch nicht möglich, die genaue Inzidenz des plötzlichen Herztodes für die einzelnen Gruppen abzuschätzen.

19.5.1 Hypertrophe Kardiomyopathie

Hypertrophe Kardiomyopathien (HCM; s. Kap. 24) sind genetisch bedingte, vererbte Erkrankungen, die durch eine abnorme Zunahme der linksventrikulären Muskelmasse charakterisiert sind, ohne dass eine Druck- und/oder Volumenbelastung vorhanden wäre. Die Prävalenz beträgt ca. 1:500 (Maron et al. 2000); es handelt sich somit keineswegs um eine seltene Erkrankung.

> Der plötzliche Herztod kann die Erstmanifestation der Erkrankung sein, er tritt dann in den meisten Fällen während oder kurz nach sportlicher Betätigung auf. Nach Maron et al (1996) ist die HCM der häufigste pathologisch-anatomische Befund bei der Obduktion plötzlich verstorbener Hochleistungssportler.

Bei diagnostizierter HCM muss bei Jugendlichen mit einer jährlichen Mortalitätsrate durch „sudden death" von 4–6% gerechnet werden (McKenna 1987); bei Erwachsenen liegt die jährliche Mortalität bei ca. 2,6% (Maron et al. 1981; McKenna et al. 1981).

Hochrisikopatienten. Über 150 verschiedene Mutationen im Bereich von 9 Genen sind für die Entwicklung der Erkrankung identifiziert. Das Risiko für den plötzlichen Herztod ist v. a. bei Veränderungen des Troponin T erhöht (Watkins et al. 1995). Darüber hinaus ist der besonders Gefährdete folgendermaßen charakterisiert:
- Diagnose einer HCM schon während der Kindheit oder Jugend,

- positive Familienanamnese für hypertrophe Kardiomyopathie und plötzlichen Herztod sowie
- stattgefundene Synkopen.

Der positiv-prädiktive Wert dieser klinischen Variablen ist jedoch selbst in ihrer Kombination klein. Von den nichtinvasiven und invasiven kardiologischen Untersuchungen vermag allein die Langzeitspeicher-EKG-Registrierung über möglichst 72 h die „High-risk-Patienten" näher zu charakterisieren. Hier ist das Vorhandensein von Kammertachykardien (>3 VES in Reihe) mit einem konsekutiven plötzlichen Tod korreliert: So verstarben 9 von 41 Patienten mit einer VT während der Langzeit-EKG-Registrierung gegenüber 4 von 129 Patienten ohne VT im Speicher-EKG. Doch auch hier ist der positiv-prädiktive Wert relativ klein: 32 von 41 Patienten mit Kammertachykardie während der Langzeit-EKG-Registrierung überlebten die Follow-up-Periode von 3 Jahren (McKenna 1987). Weder echokardiographische Parameter wie die Dicke des linksventrikulären Septums noch hämodynamische Variablen und auch nicht die programmierte Kammerstimulation vermögen Patienten mit erhöhtem Risiko des plötzlichen Herztodes aus diesem Kollektiv zu identifizieren (Priori et al. 2001).

19.5.2 (Arrhythmogene) rechtsventrikuläre Kardiomyopatie

1982 berichteten Marcus et al. über Patienten mit rezidivierenden Kammertachykardien (Linksschenkelblockmorphologie), z. T. verbunden mit Synkopen, und einer als rechtsventrikuläre Dysplasie bezeichneten Kardiomyopathie. 1988 wiesen Thiene et al. erstmals darauf hin, dass eine rechtsventrikuläre Kardiomyopathie (RVC) auch Ursache für den plötzlichen Tod junger Menschen sein kann.

> **Definition**
>
> Pathologisch-anatomisch ist die (arrhythmogene) rechtsventrikuläre Kardiomyopathie (ARVC) dadurch gekennzeichnet, dass rechtsventrikuläres Muskelgewebe meistens umschrieben durch Fett- oder Bindegewebe ersetzt ist (McKenna et al. 1994).

In der Regel kommt es dabei zu einer Verdünnung der betroffenen Wandabschnitte. Prädilektionsstellen sind die rechtsventrikuläre Spitze, die diaphragmale Wand und das Infundibulum. Beteiligung des linken Ventrikel kommt vor. In der Altersgruppe <35 Jahre plötzlich Verstorbener ist die RVC eine der häufigsten pathologisch-anatomischen Diagnosen (Shen et al. 1995; Tabib et al. 1999). Die Erkrankung ist in den meisten Fällen autosomal-dominant vererbt, die Penetranz ist jedoch inkomplett.

An das Vorliegen einer ARVC muss gedacht werden, wenn bei jungen Menschen Kammertachykardien mit Linksschenkelblockmorphologie auftreten (s. S. 399; Abb. 18.47b). Im typischen Fall zeigt das Ruhe-EKG eine T-Inversion in den rechtspräkordialen Ableitungen, gelegentlich bis V_4, sowie ein Epsilon-Potenzial in $V_{1/2}$ (s. Kap. 18, Abb. 18.47a; für weitere Befunde sei auf Kap. 24 verwiesen).

Risikoabschätzung. Das Risiko, plötzlich zu sterben, ist besonders hoch, wenn die Erkrankung fortgeschritten ist (deutliche Dilatation des rechten Ventrikels, rechtsventrikuläre EF<40%) und bei linksventrikulärer Beteiligung. Der Nachweis ventrikulärer Spätpotenziale als auch die programmierte Kammerstimulation (Induzierbarkeit anhaltender ventrikulärer Tachykardien/Kammerflimmern) trägt bei nachweisbaren morphologischen Veränderungen zur weiteren Risikoabschätzung bei (Peters et al. 1995; Turini et al. 1999). Die Indikation zur Primärprophylaxe mittels ICD-Implantation ist derzeit aber immer noch eine Einzelfallentscheidung (Priori et al. 2001).

19.5.3 Dilatative Kardiomyopathie

Die Prognose von Patienten mit dilatativer Kardiomyopathie (DCM) hat sich in den vergangen Jahrzehnten deutlich gebessert. Der Einsatz von ACE-Inhibitoren/AT1-Antagonisten und besonders auch von β-Rezeptorenblockern hat den „natürlichen Verlauf" verändert. Die 5-Jahres-Mortalität wurde Mitte der 90er-Jahre nur noch auf 20% geschätzt; ca. 30% der Todesfälle bei dilatativer Kardiomyopathie treten plötzlich und unerwartet auf. 2 prospektive Untersuchungen (Bänsch et al. 2002; Strickberger 2000) zur Primärprophylaxe des „sudden death" durch ICD-Implantation wurden vorzeitig beendet, da sich keinerlei Überlebensvorteil für die mit einem Defibrillator behandelten Patienten im Rahmen der Zwischenauswertungen ergab. (Bezüglich Einzelheiten s. Abschn. 51.3.2).

> Synkope bei DCM ist ein Risikoindikator für konsekutiven plötzlichen Herztod (Middlekauf et al. 1993; Knight et al. 1999). Eine ergänzende elektrophysiologische Untersuchung vermag nur in einem Teil der Fälle den Mechanismus weiter klären. Obwohl es keine randomisierten Untersuchungen zu dieser Problematik gibt, gilt ein Zustand nach Synkope bei DCM mit deutlich erniedrigter EF (<20%) als Indikation zur ICD-Therapie (Priori et al. 2001).

19.5.4 Aortenstenose, Mitralsegelprolaps und Zustand nach Korrektur angeborener komplexer Vitien

Aortenstenose. Patienten mit kongenitaler oder erworbener Aortenstenose haben ein erhöhtes Risiko für den plötzlichen Herztod. Nur in Einzelfällen tritt der Tod jedoch bei zuvor asymptomatischen Patienten auf (Otto et al. 1997). Bei Kindern und Jugendlichen beträgt die jährliche Inzidenz ca. 1%, sie ist erhöht beim Vorhandensein von Synkopen, Angina pectoris und Dyspnoe sowie den objektiven Befunden einer schweren Aortenstenose mit bedeutsamer linksventrikulärer Hypertrophie und linkspräkordialen Repolarisationsstörungen im EKG (Vetter 1985). Alle diese Befunde stellen eine Indikation zur operativen Behandlung dar, wodurch das jährliche Risiko eines plötzlichen Herztodes auf 0,29% absinkt (Stewart et al. 1978; Gohlke-Bärwolf et al. 1988).

Mitralsegelprolaps. Plötzliche Todesfälle im Zusammenhang mit dem Mitralsegelprolapssyndrom (MSP; s. Kap. 28) sind beschrieben worden (Anderson 1980; Jeresaty 1976; Curtius et al. 1986). Angesichts der großen Prävalenz dieses Klappenbefundes in der Allgemeinbevölkerung dürfte die Inzidenz jedoch sowohl bei Kindern und Jugendlichen als auch bei Erwachsenen gering sein. Während einer prospektiven Verlaufsbeobachtung von 300 Patienten mit idiopathischem Mitralsegelprolaps ereigneten sich 4 plötzliche Todesfälle bei einem mittleren Verlauf von 6,1 Jahren (Düren et al. 1988). Zupprioli et al. (1995) beobachteten 3 plötzliche Todesfälle bei 316 Patienten mit MSP während eines Follow-up von 102 Monaten. Ein erhöhtes Risiko haben Patienten mit Synkope oder anamnestischen Herz-Kreislauf-Stillstand, einer positiven Familienanamnese für plötzlichen Herztod und verdickten, myxomatös veränderten Mitralsegeln (Nishimura et al. 1985) und bedeutsamer Mitralklappenregurgitation (Kligfield u. Devereux 2001).

Bei einigen Patienten ließen sich autoptisch degenerative Veränderungen im Bereich des spezifischen Erregungsleitungssystems nachweisen (Bharati u. Lev 1985). Ob diese Befunde jedoch für die Pathogenese des plötzlichen Herztodes bei diesen Patienten von Bedeutung sind, muss offenbleiben.

Korrektur kongenitaler Vitien. Auch in der Erwachsenen-Kardiologie wird man zunehmend mit Patienten konfrontiert, bei denen in der frühen Kindheit ein kongenitaler Herzfehler, insbesondere eine Transposition der großen Arterien und eine Fallot-Tetralogie korrigiert wurden. Die Häufigkeit des plötzlichen Herztodes nach Korrektur dieser kongenitalen Vitien wird mit 4–10% im Falle der Fallot-Tetralogie und mit 2–8% nach Korrektur einer Transposition der großen Arterien angegeben (Übersicht bei Gillette u. Garson 1992). Der Mechanismus des plötzlichen Herztodes ist bei diesen Patienten unklar. Diskutiert werden die Entwicklung kompletter AV-Blockierungen oder auch ventrikuläre Tachyarrhythmien. Bei über 90% der Patienten kommt es im Zusammenhang mit der Korrektur der Fallot-Tetralogie zum kompletten Rechtsschenkelblock, bei ca. 10% entwickelt sich zusätzlich ein links-anteriorer Hemiblock. Der Übergang in totale AV-Blockierungen wurde beobachtet und für einen Teil der plötzlichen Todesfälle verantwortlich gemacht. Ventrikuläre Tachykardien bzw. Kammerflimmern dürften jedoch den Hauptanteil ausmachen.

Nach der Mustard-Operation kommt es sehr häufig zu Vorhofflattern. Plötzliche Todesfälle wurden v. a. dann beobachtet, wenn das Vorhofflattern medikamentös nicht unterdrückt werden konnte. Der genaue Zusammenhang zwischen der Vorhofarrhythmie und dem plötzlichen Herztod muss bei diesen Patienten jedoch als nicht geklärt gelten (Garson et al. 1985). Am wahrscheinlichsten ist schnelle (1:1-)Überleitung auf die Kammern und konsekutive hämodynamische Verschlechterung (Berul et al. 2001).

19.5.5 Nicht-arteriosklerotische Erkrankungen der Koronararterien und der Aorta

Obwohl insgesamt selten, werden **Koronaranomalien** bei plötzlich verstorbenen Sportlern häufig gefunden und für den vorzeitigen Tod verantwortlich gemacht (Brodsky u. Leung 2001). Zu erwähnen ist hier insbesondere der Abgang der linken Herzkranzarterie aus dem rechten (anterioren) Sinus valsalvae mit anschließendem Verlauf zwischen Aorta und A. pulmonalis (Cheitlin et al. 1974).

Betroffen sind fast ausschließlich junge Männer; der Tod tritt in der Regel im Zusammenhang mit starker körperlicher Aktivität auf. Im Gegensatz zum abnormen Abgang der linken Herzkranzarterie ist der Ursprung der A. coronaria dextra aus dem linken Sinus nicht mit einer erhöhten Gefahr eines plötzlichen Herztodes verbunden. Der Abgang der linken Herzkranzarterie aus der A. pulmonalis ist mit einer schweren chronischen Ischämie für den linken Ventrikel verbunden. Schwere myokardiale Schädigung oder auch der plötzliche Herztod sind die Folge.

Primäre entzündliche Erkrankungen der Koronarien (z. B. im Rahmen einer Polyarteriitis nodosa oder auch der Kawasaki-Erkrankung), **Dissektion eines Koronararterienaneurysmas** oder auch **Koronarembolien** (z. B. bei Endokarditis, dilatativer Kardiomyopathie u. a.) können Ursache für einen plötzlichen Tod sein. Das gleiche gilt für die akute Aortendissektion oder auch -ruptur im Zusammenhang mit dem Marfan-Syndrom. All diesen Erkrankungen ist gemeinsam, dass sie zu akuter Ischämie des Myokards führen können.

19.5.6 Präexzitationssyndrome (Wolff-Parkinson-White Syndrom)

Atrioventrikuläre akzessorische Leitungsbahnen können für den plötzlichen Herztod junger Menschen verantwortlich sein. Die Inzidenz bei offener Präexzitation im Oberflächen-EKG wird auf 0,15%/Jahr geschätzt. Die Ursache hierfür liegt in der erhöhten Inzidenz von Vorhofflimmern bei Patienten mit WPW-Syndrom (s. S. 393). Dabei entsteht das Vorhofflimmern zumindest in einem Teil der Fälle aus laufenden Reentry-Tachykardien. Kommt es zu Vorhofflimmern, so ist die resultierende Kammerfrequenz allein von der Leitungskapazität des akzessorischen Bündels in antegrader Richtung abhängig. Die Gefahr des Kammerflimmerns ist dann groß, wenn die antegrade Refraktärperiode der akzessorischen Bahn sehr kurz ist. Für wie viele Patienten mit antegrader Präexzitation, die ja z. T. vollkommen symptomlos sind, dies zutrifft, ist nicht bekannt. In einem stark selektierten Patientengut hochsymptomatischer WPW-Patienten identifizierten Wellens et al. (1980) 19% mit einer Refraktärperiode des Kent-Bündels < 250 ms.

> Der plötzliche Herztod kann die erste Manifestation eines WPW-Syndroms sein.

Eine elektrophysiologische Untersuchung zur Risikostratifizierung bei sonst vollkommen asymptomatischen Patienten wird trotzdem nicht allgemein empfohlen (Priori et al. 2001); auf der anderen Seite muss bedacht werden, dass mit der Katheterablationsbehandlung heute eine kurative Behandlung zur Verfügung steht, die bei den meisten Betroffenen ohne bedeutsame Risiken das Problem ein für alle mal aus der Welt zu schaffen vermag (s. Abschn. 51.2.2). Man sollte den invasiven Weg (elektrophysiologische Untersuchung und Ablation in einer Sitzung) in die Diskussion bzw. Beratung der Betroffenen frühzeitig mit einbringen.

19.6 Primär elektrische Erkrankungen (Funktionsstörungen von Ionenkanälen, „channelopathy") mit Beziehung zum plötzlichem Herztod

19.6.1 Brugada-Syndrom

1992 beschrieben die Brüder P. und J. Brugada erstmals ein Syndrom, das elektrokardiographisch durch ein Rechtsschenkelblockbild verbunden mit ST-Streckenelevation in den rechts-präkordialen Ableitungen (V_{1-3}) charakterisiert und mit der Gefahr des plötzlichen Herztodes verknüpft war (Brugada u. Brugada 1992). Es wurde sehr schnell klar, dass es sich um eine vererbbare, genetisch bedingte Erkrankung handelt, von der jedoch offensichtlich verschieden Varianten existieren. Die bisher identifizierten Mutationen betreffen das SCN5A-Gen, welches für die α-Untereinheit des Natriumkanals kodiert (Chen et al. 1998). Das Vorkommen ist regional sehr unterschiedlich, in manchen Regionen endemisch (z. B. in Südostasien). Männer sind 8-mal so häufig betroffen wie Frauen. Rhythmogene Ereignisse können in jedem Lebensalter auftreten, meistens kommt es jedoch zu Synkope oder plötzlichem Herztod zu Beginn der 5. Lebensdekade.

EKG-Veränderungen (□ Abb. 19.1). 3 unterschiedliche Repolarisationsveränderungen können vorkommen (Wilde et al. 2002):

- **Typ 1:** Hoher J-Punkt (>2 mm) rechts-präkordial mit anschließend deszendierendem ST-Streckenverlauf und Übergang in negatives T; die ST-T-Konfiguration wird als „coved type" bezeichnet und gilt als diagnostisch (□ Abb. 19.2).
- **Typ 2:** Auch hier ist der J-Punkt erhöht, der ST-Streckenabgang mindestens 2 mm angehoben. Der Verlauf der ST-Strecke ist dann jedoch konkav-artig, sie geht in ein positives oder biphasisches T über; die ST-Strecke bleibt im gesamten Verlauf ≥1 mm oberhalb der isoelektrischen Linie. Dieser Verlauf wird als „saddle back" bezeichnet (□ Abb. 19.1b).
- **Typ 3:** Entspricht Typ 2; die ST-Streckenhebung beträgt jedoch <1 mm und erreicht am tiefsten Punkt oft die isolelektrische Linie.

Ein Brugada-typischer EKG-Verlauf (Brugada-Phänotyp) liegt beim Typ 2 und 3 per se nicht vor; hierzu ist Voraussetzung, dass es unter Einfluss eines Klasse-I-Antiarrhythmikums zum Typ-1-EKG („coved type") kommt. Zu diesem Zweck werden maximal 1 mg/kg KG Ajmalin oder Flecainid über 3–5 min unter kontinuierlicher Monitorbeobachtung injiziert (Brugagda et al. 2000). Zur Diagnose „Brugada-Syndrom" kann man kommen, wenn neben Typ-1-Repolaristionsveränderungen eine der folgenden klinischen Variablen vorliegt (Wilde et al. 2002).

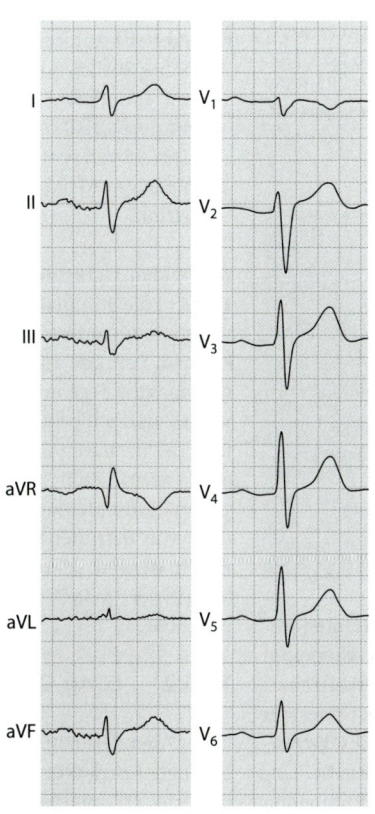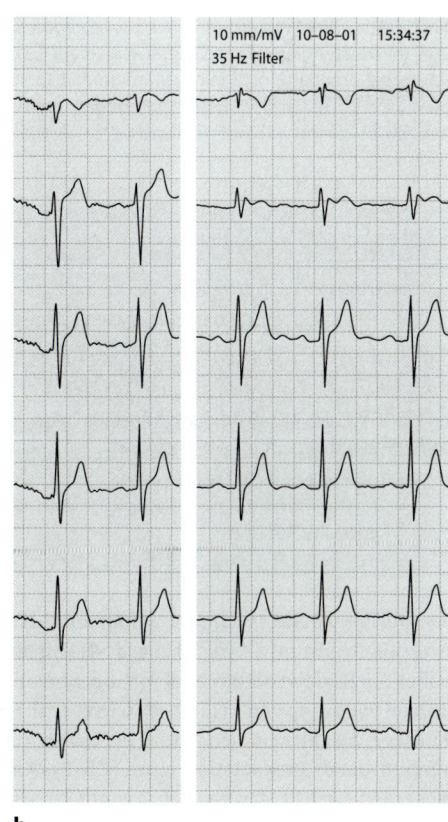

□ **Abb. 19.1a, b.**
a EKG eines 33-jährigen herzgesunden Mannes mit Verdacht auf familiäres Brugada-Syndrom: Das EKG zeigt einen S_1-S_2-S_3-Typ mit etwas angehobenem J-Punkt und erhöhtem ST-Strecken-Abgang v. a. in V_2 und V_3 und ist eigentlich noch als Normalbefund zu interpretieren (Schreibgeschwindigkeit 50 mm/s). **b** Bedeutung der Elektrodenposition (dargestellt sind ausschließlich die Brustwandableitungen V_1 bis V_6, Schreibgeschwindigkeit 25 mm/s): Die ersten beiden QRS-Komplexe sind mit den Standardpositionen für V_{1-3} abgeleitet. Die folgenden drei QRS-Komplexe zeigen den Stromkurvenverlauf bei Ableitungen einen ICR höher. Es findet sich jetzt eine Rechtsschenkelblockmorphologie mit ST-Streckenelevation v. a. in V_1 und V_2, wobei die ST-Strecke in V_2 konkavartig über 1 mm in Bezug auf die isoelektrische Linie angehoben ist (Typ 2, „saddle back")

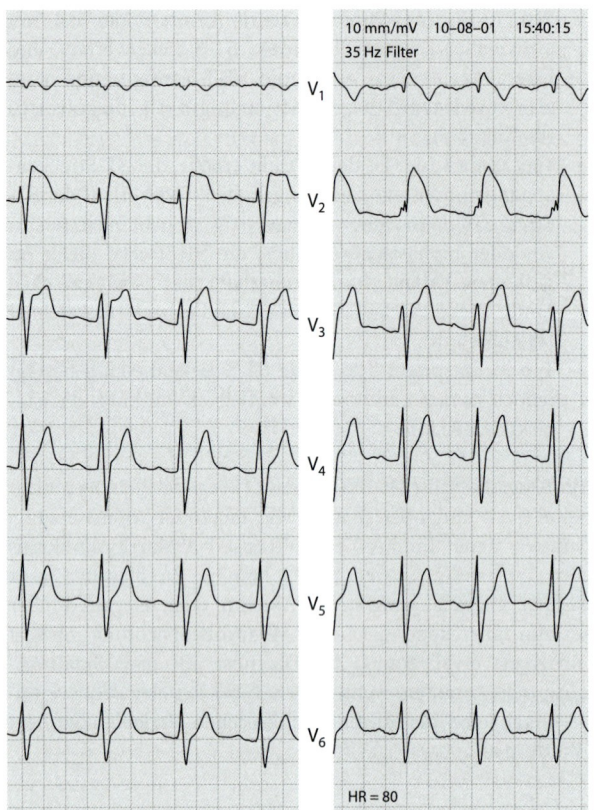

Abb. 19.2. Ajmalin-Test bei Brugada-Syndrom. Es handelt sich um das EKG des gleichen Patienten wie in Abb. 19.1. Dargestellt sind die Brustwandableitungen V$_{1-6}$, Schreibgeschwindigkeit 25 mm/s. Nach 50 mg Ajmalin kommt es zu ausgeprägter ST-Streckenelevation mit deszendierendem ST-Streckenverlauf („coved type"), jetzt schon bei Standardpositionierung erkennbar (erste vier QRS-Komplexe). Ein ICR höher sind die Veränderungen noch ausgeprägter vorhanden. Es kommt zu einem vollkommenen Verlust der S-Zacke in V$_2$

Diagnostische Kriterien für Brugada-Syndrom

- Typ-1-Repolarisationsveränderung („coved type") in V$_{1-3}$, spontan oder nach Klasse-I-Antiarrhythmikum plus eines der folgenden Kriterien:
- Dokumentiertes Kammerflimmern
- Selbstlimitierende polymorphe Kammertachykardie
- Familienanamnese für plötzlichen Herztod (<45 Jahre)
- „Coved type"-EKG bei Familienangehörigen
- Anamnestische Synkope oder Zustände nächtlicher agonaler Atmung

---

Natürlicher Verlauf, Prognose. Symptomatische Patienten mit Brugada-Syndrom (Zustand nach Reanimation, Synkope) haben ein Rezidivrisiko von ca. 30% oder mehr innerhalb eines kurzen Follow-up von 3 Jahren (Brugada et al. 1998). Es besteht Konsens, dass hier eine eindeutige Indikation zur Sekundärprävention durch Implantation eines ICD-Systems besteht. Unsicherheit besteht darüber, ob asymptomatische Probanden mit einem elektrokardiographischen Brugada-Phänotyp einer Primärprävention durch ICD-Therapie bedürfen. Das gilt für Probanden mit dem Zufallsbefund eines Brugada-EKG als auch für gescreente Familienangehörige von gesicherten Brugada-Patienten. Hierbei wird v. a. auch der Wert der programmierten Kammerstimulation widersprüchlich diskutiert.

Brugagda et al (2003) berichten über 547 Patienten mit elektrokardiographischem Phänotyp, von denen keiner in der Vorgeschichte einen Herzstillstand erlitten hatte. 124 Patienten hatten jedoch mindestens eine Synkope in der Vorgeschichte, 253 Betroffene wurden im Rahmen von Familienuntersuchungen bei familiärem Brugada-Syndrom entdeckt und bei 170 Patienten war es eine Zufallsdiagnose im Rahmen eines Routine-EKGs. 408 dieser Patienten wurden durch programmierte Kammerstimulation untersucht. Während eines Follow up von 24±32 Monaten erlitten 45 Patienten (8%) einen plötzlichen Herztod oder hatten dokumentiertes Kammerflimmern, wobei die anamnestische Synkope wie auch die Induzierbarkeit anhaltender ventrikulärer Arrhythmien positive Prädiktoren für ein erhöhtes Risiko darstellten. Die Wahrscheinlichkeit von plötzlichem Herztod oder dokumentiertem Kammerflimmern innerhalb von 2 Jahren betrug 27% für Patienten mit spontanem abnormalem EKG, anamnestischer Synkope und Induzierbarkeit ventrikulärer Tachykardien oder Kammerflimmern.

Priori et al (2002) berichteten über den Langzeitverlauf von 200 Patienten, wobei es sich wiederum sowohl um symptomatische Patienten, identifizierte Familienangehörige als auch Betroffene mit Zufallsbefund handelte. Etwa 40% des Gesamtkollektivs war auch elektrophysiologisch untersucht worden. Im Gegensatz zur oben zitierten Arbeit von Brugada et al. vermochte die elektrophysiologische Untersuchung weder Patienten mit erhöhtem Risiko noch solche mit guter Prognose zu identifizieren. Aufgrund der multivariaten Analyse kommen die Autoren zu folgender Risikostratifizierung:

- hohes Risiko („hazard ratio" 6,4): Patienten mit Synkope und spontanem „coved type",
- mittleres Risiko („hazard ratio" 2,1): Patienten mit spontanem „coved type",
- niedriges Risiko: Patienten ohne „coved type" vor Medikation.

Bei beiden Untersuchungen handelt es sich um Multicenterstudien; die Stimulationsprotokolle waren nicht standardisiert, wodurch die unterschiedlichen Ergebnisse z. T. erklärt werden können. Befunde aus Münster weisen darüber hinaus daraufhin, dass die Ergebnisse der programmierten Stimulation individuell nur schlecht reproduzierbar sind, sodass der Stellenwert der invasiven Risikostratifizierung unklar bleibt (Eckardt et al. 2002). Zum jetzigen Zeitpunkt kann also noch keine generelle Empfehlung zur Primärprävention (ICD-Implantation) von Betroffenen mit Brugada-phänotypischem EKG gemacht werden. „Coved type" erst nach Klasse-I-Provokation identifiziert jedoch eher eine Subgruppe mit guter Langzeitprognose.

19.6.2 Long-QT-Syndrom

Unter dem Begriff „Long-QT-Syndrom" werden genetisch bedingte Erkrankungen zusammengefasst, die durch ein verlängertes QT-Intervall sowie das Auftreten überwiegend stressinduzierter Synkopen oder auch den plötzlichen Herztod charakterisiert sind (s. Abschn. 18.3.7.4, S. 403). Die Erstmanifestation der Symptomatik liegt meist in der frühen Kindheit. Die Vererbung ist in der Regel autosomal-dominant (Romano-Ward-Syndrom), eine seltenere Variante wird rezessiv übertragen und geht mit Taubheit einher (Jervell-und-Lange-Nielsen Syndrom). Auf dem Boden molekulargenetischer Befunde werden mittlerweile 6 Unterformen voneinander abgegrenzt. Die Mutationen betreffen Gene, die für verschiedene Kaliumkanäle (LQT1:KCNQ1:I_{Ks}; LQT2:HERG:I_{Kr}; LQT5 und LQT6:Untereinheiten von I_{Ks} und I_{Kr}) aber auch den Natriumkanal SCN5A (LQT3) kodieren (s. Kap. 2 und 3).

Risiko für den plötzlichen Herztod. Symptombeginn (Synkope) im Alter <5 Jahre ist ein prognostisch ungünstiges Zeichen; besonders gefährdet sind Kinder, die bereits im 1. Lebensjahr Episoden von Bewusstlosigkeit erleben. Nicht selten werden die Symptome als zerebrale Krampfanfälle fehlinterpretiert. Die molekulargenetische Differenzierung scheint zur Prognoseeinschätzung beizutragen: LQT3-Patienten haben einen ungünstigeren Verlauf als Patienten, bei den Funktionsstörungen der Kaliumkanäle vorliegen (Zareba et al. 1998) Antiadrenerge Interventionen, insbes. die Therapie mit β-Blockern, haben hier auch nicht den prognoseverbessernden Effekt. Das Risiko für das Entstehen von Torsade de pointes ist v. a. bei LQT1-Patienten an physischen Stress (z. B. Wettkampfsport) gekoppelt, für LQT2-Patienten ist „Erschrecken" aus der Ruhe heraus „Gift". Diese jüngeren Erkenntnisse müssen in die individuelle Beratung einfließen (Schwartz et al. 2001). Das Vermeiden jeglicher QT-verlängernder Medikation (s. Kap. 9, Tabelle 9.6, S. 189) ist lebenswichtig.

Therapie. Es gibt keine randomisierten Untersuchungen zur Behandlung von Patienten mit Long-QT-Syndrom.

> **Klinisch wichtig**
>
> Erfahrungen aus den internationalen Registern belegen jedoch zweifelsfrei, dass antiadrenerge Interventionen (β-Blockertherapie, evtl. Ganglion-stellatum-Blockade links) das Rezidivrisiko symptomatischer LQT-Patienten drastisch vermindert (Schwartz et al. 1985; Moss et al. 2000). Eine zusätzliche Schrittmacherimplantation sollte dann erfolgen, wenn Bradykardie eine ausreichend hohe β-Blockerdosis verhindert, es zu AV-Blockierungen kommt, oder Torsaden im Anschluss an längere Pausen dokumentiert wurden (Dorotskar et al. 1999).

Kommt es trotz obiger Maßnahmen zu Synkope oder gar überlebtem Herz-Kreislauf-Stillstand ist die Indikation zur ICD-Implantation bei Beibehaltung der β-Blockertherapie gegeben. Größere Erfahrungen fehlen jedoch bis heute.

19.6.3 Katecholaminerge polymorphe Kammertachykardie

Die klinische Erstbeschreibung der katecholaminergen polymorphen Kammertachykardie (CPVT) erfolgte bereits 1978 durch Coumel, aber erst jüngst wurde der genetische Hintergrund aufgedeckt: Es handelt sich in der Mehrzahl der Fälle um Mutationen im Bereich des Ryanodinrezeptor 2(RyR2)-Gens (Priori et al. 2001). Die klinische Manifestation sind belastungsabhängige Synkopen, Krampfanfälle und – seltener – der plötzliche Herztod. Die gut dokumentierten Fallzahlen sind noch so klein, dass eine Risikostratifizierung derzeit nicht möglich ist. β-Blockertherapie ist meistens wirksam. Bei Ineffektivität kann im Einzelfall eine Defibrillatorimplantation erwogen werden (Priori et al. 2002).

19.6.4 Idiopathisches Kammerflimmern

> **Definition**
>
> Die Diagnose „idiopathisches Kammerflimmern" darf nach Reanimation oder Dokumentation einer nicht-anhaltenden Episode von Kammerflimmern gestellt werden, wenn durch invasive und nichtinvasive Methoden eine organische Herzerkrankung ausgeschlossen wurde und es auch keinen Hinweis auf ein WPW-Syndrom oder die heute bekannten und genetisch definierten primär elektrischen Erkrankungen (s. oben) gibt.

Anhaltspunkte für Elektrolytstörungen, Einnahme von Antiarrhythmika oder auch einen Stromunfall müssen ebenfalls fehlen (Wellens et al. 1992). So definiertes Kammerflimmern stellte Anfang der 90er-Jahre die Indikation zur Implantation eines Defibrillators bei 19% der Patienten unter 20 Jahren dar (Silka et al. 1993), die wachsende molekulargenetische Diagnostik vermag immer häufiger Betroffene eindeutig zuzuordnen. Wie hoch das Rezidivrisiko bei diesen Patienten ist, ist noch nicht eindeutig geklärt. Viskin u. Belhassen (1990) geben eine 11%-Rezidivquote innerhalb 1 Jahres an. Inzwischen wurde ein internationales Register eingeführt (UCARE International Registry), um den Verlauf bei solchen Patienten besser abschätzen zu können. Erste Ergebnisse zeigen, dass das Rezidivrisiko (symptomatische Kammertachykardie, plötzlicher Herztod oder adäquate Defibrillatorentladung) bei diesen Patienten etwa 25% innerhalb von 2 Jahren beträgt (Priori et al. 1995).

Es besteht heute Einverständnis darüber, dass Betroffene zur Sekundärprophylaxe einen Defibrillator erhalten sollen. Klinisch-elektrophysiologische Untersuchungen ergeben Hinweise auf spezifische Trigger-Extrasystolen mit Beziehung zum His-Purkinje-System. Elimination solcher auslösenden ventrikulären Extrasystolen durch Hochfrequenzkatherablation vermag Kammerflimmern zu verhindern (Haïssaguerre et al. 2002). Zum jetzigen Zeitpunkt werden Mapping und Ablation primär eingesetzt, wenn es nach ICD-Implantation zu gehäuften Entladungen wegen Kammerflimmerns kommt.

19.7 Diagnostik und Therapie nach erfolgreicher Reanimation

Die Klärung der Ätiologie, also der zugrunde liegenden Erkrankung und Umstände, ist Voraussetzung für eine differenzierte, individuelle Behandlung von „Überlebenden des plötzlichen Herztodes". Neben den konventionellen kardiologischen Untersuchungsverfahren spielen humangenetische Untersuchungen eine immer wichtigere Rolle. Die Untersuchung Angehöriger im Falle des Verdachts auf ererbte „primär elektrische" Erkrankung (s. oben) ist von großer Wichtigkeit.

> Erstes Ziel der therapeutischen Bemühungen muss es sein, die Gefahr eines erneuten Herz-Kreislauf-Stillstandes zu vermindern. Die Großstudien zur Sekundärprävention des plötzlichen Herztodes mittels implantierbarer Defibrillatoren sind so eindeutig, dass alle Fachgesellschaften hier eine Klasse-I-Indikation zur ICD-Therapie sehen (s. Abschn. 51.3.2); eine medikamentöse Behandlung spielt nur noch eine untergeordnete Rolle.

Umstritten war lange die Frage, ob eine ICD-Indikation auch dann besteht, wenn eine reversible, also potenziell vermeidbare Ursache für den akuten Herz-Kreislaufstillstand ausgemacht wurde. Als Beispiel sei eine bedeutsame Hypokaliämie im Rahmen der Therapie einer Herzinsuffizienz genannt. Wichtige Ergebnisse zu dieser Problematik liefert das AVID-Register, in dem alle Patienten erfasst wurden, die in AVID gescreent, aber nicht randomisiert wurden (Anderson et al. 1999). Es zeigte sich, dass die Prognose der Patienten mit „vermeidbarer Ursache" für den anamnestischen Herz-Kreislauf-Stillstand im weiteren Verlauf nicht besser, sondern sogar schlechter war, als die der Patienten, die keinen Defibrillator erhielten (Wyse et al. 2001).

Zusammenfassung

15–20% aller natürliche Todesfälle in den westlichen Industriestaaten sind unter die Rubrik plötzlicher Herztod einzuordnen. Bei der überwiegenden Mehrheit der Betroffenen besteht eine koronare Herzerkrankung mit bedeutsamen Koronararterienstenosen und myokardialer Schädigung. Nicht in jedem Fall hatte sich die Erkrankung jedoch zuvor durch andere Symptome wie Angina pectoris oder Herzinfarkt manifestiert, der plötzliche Herztod kann die Erstmanifestation der Erkrankung sein. Dies gilt in größerem Maße für den plötzlichen Herztod bei Jüngeren (<40 Jahre). Hier treten andere Erkrankungen, insbesondere Kardiomyopathien, Koronaranomalien, kongenitale Vitien oder auch Präexzitationssyndrome, in den Vordergrund.

Unter den Kardiomyopathien sind v. a. die hypertrophe Kardiomyopathie als auch die arrhythmogene rechtsventrikuläre Kardiomyopathie von Bedeutung. Zunehmendes Interesse finden primär elektrische Erkrankungen, bei denen genetisch bedingte Funktionsstörungen von Ionenkanälen für ventrikuläre Arrhythmien bis hin zum plötzlichen Herztod verantwortlich sind. Hierzu gehören das Brugada-Syndrom, die verschiedenen Long-QT-Syndrome u. a. Der genetische Hintergrund der Ionenkanalfunktionsstörungen ist in vielen Fällen bekannt. Die genetische Analyse kann zur Risikostratifizierung, insbesondere beim Vorliegen eines Long-QT-Syndroms, mit herangezogen werden. Die Risikostratifizierung spielt auch bei Angehörigen von Patienten mit Brugada-Syndrom oder Long-QT-Syndrom eine herausragende Rolle. Nach erfolgreicher Reanimation ist in fast allen Fällen die Implantation eines automatischen Kardio-verters/Defibrillators indiziert. Die Defibrillatorimplantation als primärpräventive Maßnahme ist abhängig von der individuellen Risikoeinschätzung.

Literatur

Anderson JL, Hallstrom AP, Epstein AE et al (1999) Design and results of the Antiarrhythmics vs Implantable Defibrillators (AVID) registry. The AVID investigators. Circulation 99:1692–1699

Andresen D, Behrens S, Arntz R et al (1993) Prävention des plötzlichen (rhythmusbedingten) Herztodes. Internist 34:423

Baroldi G (1986) Pathology and mechanism of sudden death. In: Hurst JW (ed) The heart. McGraw Hill, New York, pp 529–537

Bayes de Luna A, Coumel P, Leclercq F (1989) Ambulatory sudden cardiac death: mechanism of production of fatal arrhythmia on the basis of data from 157 cases. Am Heart J 117:151–159

Berul IC, Barrett KS, Walsh EP (2001) Implantable cardioverter-defibrillators in pediatric patients. In: Walsh EP, Saul JP, Triedman JK (eds) Cardiac arrhythmias in children and young adults with congenital heart disease. Lippincott Williams & Wilkins, Philadelphia, pp 321–333

Bharati S, Lev M (1985) The pathology of sudden death. In: Josephson ME (ed) Sudden cardiac death. FA Davis, Philadelphia, pp 1–28

Brodsky MA, Leung CY (2001) Arrhythmia in athletes. In: Podrid PJ, Kowey PR (eds) Cardiac arrhythmias: Mechanisms, diagnosis, and management. Lippincott Williams & Wilkins, Philadelphia, pp 806–829

Brugada P, Brugada J (1992) Right bundle-branch block, persistent ST-elevation and sudden cardiac death: A distinct clinical and electrocardiographic syndrome. J Am Coll Cardiol 20:1391–1396

Brugada J, Brugada R, Brugada P (1998) Right bundle-branch block and ST-segment elevation in leads V1 through V3: a marker for sudden death in patients without demonstrable structural heart disease. Circulation 97:457–460

Brugada R, Brugada J, Antzelevitch et al (2000) Sodium channel blockers identify risk for sudden death in patients with ST-segment elevation the and right bundle-branch block but structurally normal hearts. Circulation 2000:510–515

Brugada J, Brugada R, Brugada P (2003) Determinants of sudden cardiac death in individuals with electrocardiographic pattern of Brugada syndrome and no previous cardiac arrest. Circulation 108:3092–3096

Buxton AE, Lee KL, Fisher JD et al (1999) A randomized study of the prevention of sudden death in patients with coronary artery disease. Multicenter Unsustained Tachycardia Trial Investigators. N Engl J Med 341:1882–1890

Cheitlin MD, DeCastro CM, McAllister HA (1974) Sudden death as a complication of anomalous left coronary origin from the anterior sinus of valsalva: A not so minor congenital anomaly. Circulation 50:780–787

Coumel P, Fidelle J, Lucet V et al (1978) Catecholaminergic-induced severe ventricular arrhythmias with Adam-Stokes syndrome in children: a report of four cases. Br Heart J 40:28–37

Curtius JM, Bents R, Bungard U (1986) Klinischer Verlauf bei 470 Patienten mit Mitralklappenprolaps. Z Kardiol 75:1–7

Düren DR, Becker AE, Dunning AJ (1988) Long-term follow-up of idiopathic mitral valve prolaps in 300 patients: a prostpective study. J Am Coll Cardiol 11:42

Dantzig JM van, Becker AE (1986) Sudden cardiac death and acute pathology of coronary arteries. Europ Heart J 7:987

Davies MJ, Thomas A (1984) Thrombosis and acute coronary artery legions in sudden cardiac ischemic death. N Engl J Med 310:1137–1140

Dorotskar PC, Eldar M, Belhassen B, Scheinman MM (1999) Long-term follow-up of patients with long-QT syndrome trated with beta-blockers and continuous pacing. Circulation 100:2431–2436

Literatur

Drory Y, Turetz Y, Hiss Y et al (1991) Sudden unexpected death in persons less than 40 years of age. Am J Cardiol 68:1388

Düren DR, Becker AE, Dunning AJ (1988) Long-term follow-up of idiopathic mitral valve prolapse in 300 patients: a prospective study. J Am Coll Cardiol 11:42

Eckhardt L, Kirchhof P, Schulze-Bahr E et al (2002) Electrophysiologic investigation in Brugada syndrome. Yield of ventricular stimulation at two ventricular sites with up to three premature beats. Eur Heart J 23:1394–1401

Gillette PC, Garson A (1992) Sudden cardiac death in the pediatric population. Circulation 85:1–64

Gohlke-Bärwolf C, Peters K, Petersen J et al (1988) Influence of aortic valve replacement on sudden death in patients with pure aortic stenosis. Eur Heart J 9 (Suppl E):139–141

Hering HE (1917) Der Sekundenherztod mit besonderer Berücksichtigung des Kammerflimmerns. Springer, Berlin

Hohnloser SH, Franck P, Klingenheben T et al (1994) Open infarct artery, late potentials and other prognostic factors in patients after myocardial infarction in the thrombolytic era. A prospective trial. Circulation 90:1747–1756

Jeresaty RM (1976) Sudden death in mitral valve prolapse-click syndrome. Am J Cardiol 37:317

Kannel WB, McGee DL (1985) Epidemiology of sudden death: Insights of the Framingham study. In: Josephson ME (ed) Sudden cardiac death. FA Davies, Philadelphia, pp 93–106

Kannel WB, Wilson PWF, D'Agostino RB et al (1998) Sudden coronary death in women. Am Heart J 136:205

Kligfield P, Devereux RB (2001) Arrhythmia in mitral valve disease. In: Podrid PJ, Kowey PR (eds) Cardiac arrhythmias: Mechanisms, diagnosis, and management. Lippincott Williams & Wilkins. Philadelphia, pp 889–905

Kouwenhoven WB, Jude JR, Knickerbocker GG (1960) Closed chest cardiac massage. J Am med Ass 178:1064

Kuller L, Perper J, Cooper M (1975) Demographic characteristics and trends in arteriosclerotic heart disease mortality. Circulation 52 (Suppl III):1

Lancisi GM (1706) De subitaneis mortibus (Roma: Buegnie 1706). Zitiert in: Snellen HA (1984) History of cardiology. Donker Academic Publ, Rotterdam

La Rovere MT, Bigger Jr JT, Marcus FI et al (1998) Baroreflex sensitivity and heart-rate variability in prediction of total cardiac mortality after myocardial infarction. ATRAMI (Autonomic Tone and Reflexes After Myocardial Infarction) Investigators. Lancet 351:478–484

Luu M, Stevenson WG, Stevenson LW et al (1989) Diverse mechanisms of unexpected cardiac arrest in advanced heart failure. Circulation 80:1675–1680

Marcus FI, Fontaine GH, Guiraudon G et al (1982) Right ventricular dysplasia: A report of 24 adult cases. Circulation 65:384

Maron BJ, Savage DD, Wolfson JK, Epstein SE (1981) Prognostic significance of 24 hour ambulatory electrocardiographic monitoring in patients with hypertrophic cardiomyopathy: A prospective study. Am J Cardiol 48:252–257

Maron BJ, Shirani J, Poliac LC et al (1996) Sudden death in young competitive athletes. Clinical, demographic, and pathological profiles. JAMA 276:199–204

Maron BJ, Olivotto J, Spirito P et al (2000) Epidemiology of hypertrophic cardiomyopathy-related death; revisited in a large non-referral-based patients population. Circulation 102:858–864

McKenna, WJ (1987) Sudden death in hypertrophic cardiomyopathy: Identification of the „high risk" patient. In: Cardiac arrhythmias. Where to go from here? Futura, Mount Kisco NY

McKenna WJ, Deanfield JE, Faraqui A et al (1981) Prognosis in hypertrophic cardiomyopathy: role of age and clinical, electrocardiographic and hemodynamic features. Am J Cardiol 47:532–538

McKenna WJ, Thiene G, Nava A et al (1994) Diagnosis of arrhythmogenic right ventricular dysplasia/cardiomyopathy. Task Force of the Working Group Myocardial and Pericardial Disease of the European Society of Cardiology and of the Scientific Council on Cardiomyopathies of the International Society and Federation of Cardiology. Br Heart J 71:215–218

Morady F, Scheinman MM, Hess DS et al (1983) Electrophysiologic testing in the management of survivors of out of hospital cardiac arrest. Am J Cardiol 51:85

Moss AJ, Schwartz PJ, Crampton RS et al (1991) The long QT-syndrome. Prospective longitudinal study of 328 families. Circulation 84:1136–1144

Moss AJ, Hall WJ, Cannom DS et al (1996) Improved survival with an implantable defibrillator in patients with coronary disease at high risk for ventricular arrhythmia. N Engl J Med 335:1933–1940

Moss AJ, Zareba W, Hall WJ et al (2000) Effectiveness and limitations of β-blocker therapy in congenital long-QT syndrome. Circulation 101:616–623

Moss AJ, Zareba W, Hall WJ et al (2002) Prophylactic implantation of a defibrillator in patients with myocardial infarction and reduced ejection fraction. Multicenter Automatic Defibrillator Implantation Trial II Investigators. N Eng J Med; 346:877–883

Myerburg RJ, Castellanos A (2001) Cardiac arrest and sudden cardiac death. In: Braunwald E, Zipes DP, Libby P (eds) Heart disease. Saunders, Philadelphia, pp 890–931

Myerburg RJ, Kessler KM, Zaman L et al (1987) Factors leading to decreasing mortality among patients resuscitated from out-of-hospital cardiac arrest. In: Brugada P, Wellens HJJ (eds) Cardiac arrhythmias: Where to go from here? Futura, Mount Kisco, NY, pp 505–525

Myerburg RJ, Kessler KM, Castellanos A (1992) Sudden cardiac death. Structure, function, and time-dependence of risk Circulation 85 (Suppl I):2–10

Nishimura RA, Mcgoon MD, Shub C et al (1985) Echocardiographically documented mitral-valve prolapse. Long-term follow-up of 237 patients. N Engl J Med 313:1305–1309

Otto CM, Burwash IG, Legget ME et al (1997) Prospective study of asymptomatic valvular aortic stenosis. Clinical, echocardiographic, and exercise predictors of outcome. Circulation 95:2262–2270

Panidis IP, Morganroth J (1985) Initiating events of sudden cardiac death. In: Josephson ME (ed) Sudden cardiac death. FA Davis, Philadelphia, pp 81–92

Peters S (1995) Left ventricular impairment in arrhythmogenic right ventricular dysplasia: what we can learn from angiography. Cardiology 86:473–476

Pisa Z (1980) Sudden death: A worldwide problem. In: Kulbertus HE, Wellens HJ (eds) Sudden death. Martinus Nijhoff, The Hague Boston London, pp 3–10

Platia EV (1987) Assessing antiarrhythmic treatment options. In: Platia EV (ed) Management of cardiac arrhythmias: The nonpharmacologic approach. Lippincott, Philadelphia London, pp 113–155

Priori SO, Borggrefe M, Camm AJ et al for the UCARE (1995) Role of the implantable defibrillator in patients with idiopathic ventricular fibrillation. Data from the UCARE International Registry. Europ HJ 16 (Abstract Suppl):94

Priori SG, Napolitano C, Tiso N et al (2001) Mutations in the cardiac ryanodine receptor gene (hRyR2) underlie catecholaminergic polymorphic ventricular tachycardia. Circulation 103:196–200

Priori SG, Aliot E, Blomstrom-Lundquist L et al (2001) Task Force on Sudden Cardiac Death of the European Society of Cardiology. Eur Heart J 22:1374–1450

Priori SG, Napolitano C, Memmi M et al (2002) Clinical and molecular charactrization of patients with catecholaminergic polymorphic ventricular tachycardia. Circulation 106:69–74

Priori SG, Napolitano C. Gasparini M et al (2002) Naturals history of Brugada syndrome. Insight for risk stratification and management. Circulation 105:1342–1347

Roberts WC (1986) Sudden cardiac death: Definitions and causes. Am J Cardiol 57:1410

Schwartz PJ, Periti M, Malliani A (1975) The long Q-T syndrome. Am Heart J 89:378–390

Schwartz PJ, Priori SG, Spazzolini C et al (2001) Genotype-phenotype correlation in the long-QT syndrome: gene-specific triggers for life-threatening arrhythmias. Circulation 103:89–95

Seipel L, Breithardt G (1984) Plötzlicher Herztod. In: Roskamm H (Hrsg) Koronarerkrankungen. Handbuch der inneren Medizin. Springer, Berlin Heidelberg New York, S 835–884

Silka MJ, Kron J, Dunnigan A, Dick II M (1993) Sudden cardiac death and the use of implantable cardioverter-defibrillator in pediatric patients. Circulation 87:800

Stewart JR, Paton BC, Blount SG Jr (1978) Congenital aortic stenosis: 10 to 22 years after valvulotomy. Arch Surg 113:1248

Thiene G, Nava A, Corrado D et al (1988) Right ventricular cardiomyopathy and sudden death in young people. N Engl J Med 318:129–133

Tunstall-Pedoe H, Kuulasmaa K, Mähönen M et al for the WHO MONICA (monitoring trends and determinants in cardiovascular disease) Project (1999) Contribution of trends in survival and coronary event rates to changes in coronary heart disease mortality:10 year results from 37 WHO MONICA Project populations. Lancet 353:1547–1557

Turini P, Angelini A, Thiene G et al (1999) Late potentials and ventricular arrhythmias in arrhythmogenic right ventricular cardiomyopathy. Am J Cardiol 83:1214–1219

Vetter VL (1985) Sudden death in children and adolescents. In: Morganroth J, Horowitz LN (eds) Sudden cardiac death. Grune & Stratton, Orlando, pp 33–46

Viskin S, Belhassen B (1990) Idiopathic ventricular fibrillation. Am Heart J 120:661

Vreede-Swagemakers JJ, Gorgels AP, Dubois-Arbouw WJ et al (1997) Out-of-hospital cardiac arrest in the 1990's: a population-based study in the Maastricht area on incidence, characteristics and survival. J Am Coll Cardiol 30:1500–1505

Watkins H, McKenna WJ, Thierfelder L et al (1995) Mutations in the genes for cardiac troponin T and alpha-tropomyosin in hypertrophic cardiomyopathy. N Engl J Med 332:1058–1064

Wellens HJJ, Bär FW, Farre J et al (1980) Sudden death in the Wolff-Parkinson-White syndrome. In: Kulbertus HE, Wellens HJJ (eds) Sudden death. Martinus Nijhoff, The Hague Boston London, pp 3929–4000

Wilde AAM, Antzelevitch C, Borggrefe M et al (2002) Proposed diagnostic criteria for the Brugada syndrome. Consensus report. Study Group on the Molecular Basis of Arrhythmias of the European Society of Cardiology. Eur Heart J 23:1648–1654

Wyse DG, Friedman PL, Brodsky MA et al (2001) Life threatening ventricular arrhythmias due to transient or correctable causes: high risk for death in follow-up. The AVID investigators. J Am Coll Cardiol 38: 1718–1724

Zareba W, Moss AJ, Schwartz PJ et al (1998) Influence of the genotype on the clinical course of the long-QT syndrome. International Long-QT Syndrome Research Group. N Engl J Med 339:960–965

Zoll PM, Paul MH, Kinenthal AJ et al (1956) Effects of external electric currents on heart; control of cardiac rhythm and induction and termination of cardiac arrhythmias. Circulation 14:745

Synkope

T. Blum, D. Kalusche

20.1 Definition, Epidemiologie und Klassifizierung – 450

20.2 Prognose – 450

20.3 Pathophysiologie – 450

20.4 Diagnostik – 451
20.4.1 Anamnese und körperliche Untersuchung – 451
20.4.2 Elektrokardiogramm – 452
20.4.3 Echokardiographie – 453
20.4.4 Langzeit-EKG – 453
20.4.5 Karotisdruckversuch – 453
20.4.6 Kipptischuntersuchung – 454
20.4.7 Elektrophysiologische Untersuchung – 455
20.4.8 Belastungs-EKG – 456
20.4.9 Implantierbarer Eventrecorder – 456
20.4.10 Weitere Untersuchungen – 456

20.5 Einzelne Krankheitsbilder und ihre Behandlung – 458
20.5.1 Vasovagale Synkope – 458
20.5.2 Karotissinussyndrom – 459
20.5.3 Situative Synkope – 459
20.5.4 Orthostatische Synkope – 459
20.5.5 Rhythmogene Synkope – 459
20.5.6 Primär nicht rhythmogene Synkopen bei struktureller Herz- oder Lungenerkrankung – 460

Literatur – 460

Häufig liest man in Arztbriefen die Formulierung „unklare Synkope". Es gelang keine Diagnosestellung, obwohl z. T. erheblicher Aufwand betrieben wurde. Dieses Kapitel will v. a. praxisbezogene Empfehlungen zur Abklärung der Ursache und Einschätzung der Prognose nach Synkopen vermitteln.

20.1 Definition, Epidemiologie und Klassifizierung

Definition

Eine Synkope ist definiert als selbstlimitierender Bewusstseinsverlust, bedingt durch globale zerebrale Minderperfusion. Der begleitende Tonusverlust der Muskulatur führt in der Regel zum Sturz des Betroffenen. Die Erholung nach einer Synkope ist spontan, rasch und vollständig (Lempert et al. 1994).

Bei bestimmten Formen von Synkope sind Prodromi wie Übelkeit, Schwindel, Sehstörungen, Schweißausbruch typisch, oft tritt der Bewusstseinsverlust jedoch ohne Warnsymptome auf. Meist dauert die Bewusstlosigkeit nur 10 oder 20 s, selten mehrere Minuten, dann in der Regel verbunden mit Konvulsionen. Umgehend nach der Synkope bestehen wieder adäquates Verhalten und vollständige Orientierung. Eine retrograde Amnesie besteht bei der Mehrzahl, sodass ein Bewusstseinsverlust von den Betroffenen oft verneint wird, obwohl er objektiv vorhanden war. Der Zustand, in dem der Patient den Eindruck hat, umgehend synkopal zu werden, bezeichnet man als **Präsynkope**; die Symptome sind oft ähnlich denen, die als Prodromi vor einer Synkope auftreten.

Von einer Synkope abzugrenzen sind andere Störungen mit Bewusstseinsverlust, wie Krampfanfälle, metabolische Störungen sowie Zustände ohne Bewusstseinsverlust, wie psychogene „Synkopen" oder „drop attacks". Diese Zustände sind nicht Folge einer plötzlichen globalen zerebralen Minderperfusion.

Epidemiologie. Ca. 30% aller Menschen erleiden in ihrem Leben mindestens einmal eine Synkope. Meist (60–85% der Fälle) bleibt es bei einem einmaligen Ereignis. Die Inzidenz von Synkopen steigt mit dem Alter, sie liegt bei 0,7% pro Jahr bei 35- bis 44-Jährigen, verglichen mit 5,6% bei über 75-Jährigen (Savage et al. 1985). Bis zu 6% aller Krankenhausaufnahmen erfolgen wegen einer Synkope (Kapoor 1998).

Klassifizierung. Die am häufigsten verwendete Klassifizierung der Synkope basiert auf der Pathophysiologie des Ereignisses (Brignole et al. 2001a):

Klassifizierung der Synkopen

- **Reflektorisch:** Die Triggerung eines über das ZNS vermittelten Reflexes führt zu Vasodilatation und Bradykardie, wobei das Ausmaß dieser beiden Reaktionen sehr stark differieren kann. Hierzu gehören die vasovagale Synkope (Synonym: neurokardiale Synkope), das Karotissinussyndrom und die situative Synkope.
- **Orthostatisch:** Durch eine Störung des autonomen Nervensystems mit Versagen von vasokonstriktorischen Mechanismen oder durch Volumenmangel kommt es zur orthostatischen Hypotonie und Synkope.
- **Primär rhythmogen:** Eine ausgeprägte Bradykardie, z. B. im Rahmen einer höhergradigen AV-Blockierung oder einer Sinusknotenerkrankung, aber auch eine – meist hochfrequente – supraventrikuläre oder ventrikuläre Tachykardie können den Auswurf des Herzens so reduzieren, dass es zur Synkope kommt.
- **Nicht primär rhythmogen** bei struktureller Herz- oder Lungenerkrankung: Hier kommt es durch eine fehlende Anpassung des „cardiac output" an die zirkulatorischen Bedürfnisse zur Synkope.
- **Zerebrovaskulär:** Insbesondere ein Steal-Syndrom, wenn ein Blutgefäß das Gehirn und die Peripherie (einen Arm) versorgen muss, kann zur Synkope führen.

Als kardial sind rhythmogene und durch eine strukturelle Herzerkrankung bedingte Synkopen zu verstehen. Im Einzelfall können mehrere der aufgeführten Pathomechanismen von Bedeutung sein.

20.2 Prognose

Die 1-Jahres-Mortalität von Patienten mit kardial bedingter Synkope wird unbehandelt mit 18–33% angegeben (Martin et al. 1984; Kapoor 1990), insbesondere wirkt sich das Vorliegen einer kardialen Grunderkrankung (z. B. KHK, Kardiomyopathie, Vitium cordis) negativ auf das Überleben aus (Middlekauf et al. 1993). Bei Patienten mit nicht kardial bedingter Synkope ist insbesondere ein hohes Lebensalter ein prognostisch ungünstiger Faktor (Lipsitz et al. 1985). Nicht kardial bedingte Synkopen bei Jüngeren haben eine gute Prognose quo ad vitam (Kapoor 1998); dies gilt insbesondere für reflexbedingte Synkopen als häufigste Ursache.

20.3 Pathophysiologie

Die verschiedenen Faktoren, die im Einzelfall eine Synkope herbeiführen, können stark variieren; dennoch lassen sich einige Prinzipien beschreiben. Bei gesunden jungen Individuen fließen 12–15% des Herzzeitvolumens ins Gehirn; das entspricht 50–60 ml Blutfluss pro 100 g Hirngewebe in der Minute. Hierdurch kann der minimale Sauerstoffbedarf von

3,0–3,5 ml O₂ pro 100 g Hirngewebe in der Minute problemlos gedeckt werden.

Eine plötzliche Unterbrechung des zerebralen Blutflusses von 6–8 s oder – wie bei der Kipptischuntersuchung zu beobachten – Abfall des systolischen Blutdrucks unter 60 mmHg führt zum kompletten Bewusstseinsverlust. Auch ein Abfall der zerebralen Sauerstoffabgabe von lediglich 20% kann zur Synkope führen. Eine Reihe von Kontrollmechanismen sind notwendig, um eine ausreichende Versorgung des Gehirns zu gewährleisten:

- Die zerebrovaskuläre Autoregulation stabilisiert den zerebralen Blutfluss in einem recht weiten Bereich des Perfusionsdrucks.
- Bei PO₂-Abfall oder PCO₂-Anstieg kommt es zur zerebralen Vasodilatation im Sinne eines lokalen metabolischen Kontrollmechanismus.
- Arterielle Barorezeptoren passen den systemischen Kreislauf durch Veränderungen von Herzfrequenz, kardialer Kontraktilität und systemischem Gefäßwiderstand so an, dass eine ausreichende Versorgung des Gehirns gewährleistet ist.
- Die renale und hormonelle Regulation des Blutvolumens sorgt für die Aufrechterhaltung des zentralen Zirkulationsvolumens.

Ein passageres Versagen dieser Regulationsmechanismen oder auch Einflüsse von Medikamenten, die den systemischen Blutdruck unter die Schwelle der Autoregulation fallen lassen, führen zur Synkope. Eine zentrale Rolle kommt dabei dem systemischen arteriellen Blutdruck zu: Jede Erniedrigung der Förderleistung des Herzens oder des peripheren systemischen Gefäßwiderstands reduziert den arteriellen Blutdruck und damit den zerebralen Perfusionsdruck. Die Förderleistung hängt zunächst von der venösen Füllung (Vorlast) ab, sodass ausgeprägtes „pooling" von Blut in den abhängigen Körperteilen oder Erniedrigung des Blutvolumens (z. B. durch Blutverlust) zur Synkope prädisponieren. Bradykardie, Tachykardie oder Herzklappenvitien können die Förderleistung ebenfalls erniedrigen.

Ausgedehnte periphere Vasodilatation ist ein bedeutender Mechanismus bei der Entstehung der Reflexsynkopen. Auch bei starker Hitze kommt es zur Vasodilatation. Die unzureichende Erhöhung des peripheren Gefäßwiderstands im Stehen führt unter vasodilatierenden Medikamenten oder bei autonomen Neuropathien zu Hypotonie und Synkopen (Smit et al. 1999).

Auch ein abnorm hoher zerebraler Gefäßwiderstand kann zur Minderperfusion des Gehirns führen, z. B. tritt bei der arteriellen Hypertonie teilweise eine Verschiebung der zerebralen Autoregulation zu höheren Druckwerten auf, während z. B. Hypokapnie zu einem Anstieg des zerebralen Gefäßwiderstandes führt. Ein Diabetes mellitus beeinträchtigt die Antwort der Chemorezeptoren des zerebralen Gefäßbettes. Allein zunehmendes Lebensalter führt per se schon zu einer Abnahme des zerebralen Blutflusses, dies erklärt – neben der Zunahme von kardialen und anderen Erkrankungen und der damit verbundenen Medikation – die zunehmende Inzidenz von Synkopen im Alter.

20.4 Diagnostik

Zunächst sollte durch sorgfältige Anamneseerhebung geklärt werden, ob der Bewusstseinsverlust durch eine Synkope bedingt war oder nicht. Anschließend muss untersucht werden, ob eine Herzerkrankung vorliegt, da dieser Faktor prognostisch entscheidend ist. Oft erbringen die Anamnese und die initiale Untersuchung diagnosesichernde Informationen oder Befunde. In einigen Fällen ist die Synkope lediglich Begleitsymptom eines akuten Krankheitsbildes, wie z. B. Aortendissektion, Lungenembolie oder Myokardinfarkt; hier steht die unverzügliche Therapie der Grunderkrankung im Vordergrund.

> **Basisuntersuchungen nach Synkope**
> - Anamnese
> - Körperliche Untersuchung
> - Beidseitige Blutdruckmessung (liegend und stehend)
> - 12-Kanal-EKG
> - Nach Bedarf Echokardiographie

Bei einer einmaligen Synkope sollte eine weitergehende Abklärung nur erfolgen, wenn sich Hinweise auf eine kardiale (oder neurologische) Grunderkrankung ergeben, wenn es zu einer Verletzung während der Synkope gekommen ist oder bei beruflicher Gefährdung des Patienten oder von anderen (z. B. Busfahrer).

20.4.1 Anamnese und körperliche Untersuchung

Die Bedeutung einer differenzierten Anamneseerhebung bei der Abklärung von Synkopen ist durch mehrere Untersuchungen gut belegt (Martin et al. 1984; Calkins et al. 1995). Insbesondere bei vasovagalen und situativen Synkopen erlauben Vorgeschichte des Patienten und Ablauf des Ereignisses schon eine Diagnosestellung, eine weitergehende Diagnostik (z. B. Kipptischuntersuchung) ist oft überflüssig.

Zum anderen ermöglichen die bei der Anamneseerhebung erhaltenen Informationen eine zielgerichtete weitere Diagnostik. Zum Beispiel ist eine kardiale Ursache wahrscheinlich, sofern die Synkope bei Belastung auftritt oder Palpitationen dem Ereignis vorhergehen. Immer sollte nach kardialen, neurologischen (Epilepsie, Parkinson, Narkolepsie) oder metabolischen (Diabetes mellitus) Vorerkrankungen gefragt werden.

Auch die körperliche Untersuchung kann die Diagnose nach einer Synkope sichern: Der Nachweis einer symptomatischen (Synkope oder Präsynkope) orthostatischen Hypotonie, führt zur Diagnose einer orthostatischen Synkope. Fallen bei der körperlichen Untersuchung schwere Dyspnoe, ein bedeutsames Herzgeräusch oder Stauungsrasselgeräusche über der Lunge auf, liegt meist eine strukturelle Herzerkrankung vor und eine kardiale Ursache der Synkope ist wahrscheinlich. Eine Herzerkrankung ist ein unabhängiger Prädiktor für eine kardiale Ursache einer Synkope mit einer Sensitivität von 95% und einer Spezifität in 45% (Alboni et al. 2001).

Tabelle 20.1 listet klinische Befunde auf, die bei der Evaluierung eines Bewusstseinsverlustes von Bedeutung sind.

Tabelle 20.1. Klinische Charakteristika, die auf spezifische Ursachen für den Bewusstseinsverlust hindeuten

Symptom oder anamnestischer Befund	Mögliche Ursache
Bei starkem Schmerz/emotionaler Belastung	Vasovagal
Bei Blutentnahme/instrumentellen Eingriffen	Vasovagal
Nach einem unerwarteten unangenehmen Anblick, Geräusch oder Geruch	Vasovagal
Nach langem Stehen oder Aufenthalt in überfüllten, warmen Räumen	Vasovagal oder orthostatisch
Übelkeit, Erbrechen im Zusammenhang mit der Synkope	Vasovagal
Innerhalb 1 h nach einer Mahlzeit	Postprandial (orthostatisch)
Nach Überanstrengung	Vasovagal oder orthostatisch
Synkope mit Schmerzen im Halsbereich oder im Gesicht	Neuralgie (N. glossopharyngicus oder trigeminus)
Nach Rotation des Kopfes, Druck auf den Karotissinus (beim Rasieren, bei engem Hemdkragen, Tumoren)	Spontane Karotissinussynkope
Sekunden oder Minuten nach Aufstehen	Orthostatisch
Zeitlicher Zusammenhang mit dem Beginn einer Medikation oder Dosisänderung (Antihypertensiva, Antianginosa, Diuretika, QT-Zeit verlängernde Medikamente)	Medikamenteninduziert
Während körperlicher Anstrengung oder im Liegen	Kardial
Vorhergehende Palpitationen	Rhythmogen
Familienanamnese von plötzlichem Herztod	Long-QT-Syndrom, Brugada-Syndrom, rechtsventrikuläre Dysplasie, hypertrophe Kardiomyopathie
Verbunden mit Schwindel, Dysarthrie, Diplopie	TIA des Hirnstamms
In Verbindung mit Armbelastung	„subclavian steal syndrom"
Seitendifferenz des Blutdrucks (>25 mmHg)	„subclavian steal syndrom"
Pulsdifferenz	Aortendissektion
Verwirrtheit über mehr als 5 min nach dem Anfall	Epilepsie
Tonisch-klonisches Krampfen, Automatismen, Zungenbiss, Zyanose, epileptische Aura	Epilepsie
Häufige Episoden mit somatischen Beschwerden, keine organische Herzerkrankung	Psychiatrische Erkrankung

20.4.2 Elektrokardiogramm

Ein 12-Kanal-EKG sollte bei der Abklärung von Synkopen bei allen Patienten registriert werden, in der Mehrheit der Fälle ist es unauffällig. Falls es aber pathologisch ist, kann es eine Arrhythmie nachweisen, die mit großer Wahrscheinlichkeit zur Synkope geführt hat („diagnostisches EKG"), oder man erkennt einen Befund, der zur Entstehung einer Arrhythmie und ggf. Synkope prädisponiert.

> Generell weist ein pathologischer Befund im EKG nach Synkope auf eine kardiale Ursache und eine erhöhte Mortalität hin; falls das EKG nicht „diagnostisch" ist, muss in diesen Fällen eine weitere kardiologische Abklärung erfolgen.

Umgekehrt zeigt ein normales EKG ein niedriges Risiko für eine kardiale Genese der Synkope an, abgesehen von wenigen Ausnahmen (z. B. hochfrequente supraventrikuläre Tachykardie als Ursache mit guter Prognose). Als „diag-

nostisch" kann das EKG nach einer Synkope in folgenden Fällen gelten:
- AV-Block II. Grades Mobitz Typ II; bei übergeleiteten Schlägen zeigt sich hier oft ein bisfaszikulärer Block, der Ort der Blockierung ist immer infranodal (unterhalb des AV-Knotens) und prädisponiert zu Morgagni-Adams-Stokes-Anfällen,
- AV-Block III. Grades, insbesondere mit verbreitertem QRS-Komplex,
- alternierender Links- und Rechtsschenkelblock, als Ausdruck einer Erkrankung aller 3 Faszikel des His-Purkinje-Systems,
- SA-Block oder Sinusarrest mit Pausen über 3 s,
- hochfrequente paroxysmale supraventrikuläre oder ventrikuläre Tachykardie; neben der Herzfrequenz – hier wird als Grenzwert 200–230 Schläge/min angegeben (Hamer et al. 1984; Morady et al. 1985) – hängt die hämodynamische Beeinträchtigung auch von der Funktion des Myokards ab,
- Schrittmacherfehlfunktion mit Pausen; hierbei ist jedoch zu beachten, dass vasovagale Synkopen bei Patienten mit Schrittmachern sehr viel häufiger sind als Fehlfunktionen (Pavlovic et al. 1991).

Hinweise auf eine rhythmogene Ursache ergeben sich bei folgenden EKG-Befunden, hier müssen zur Klärung zusätzliche Untersuchungen, wie die elektrophysiologische Untersuchung (EPU) durchgeführt werden:
- bifaszikulärer Block, d. h. Links- oder Rechtsschenkelblock in Verbindung mit linksanteriorem oder linksposteriorem Hemiblock,
- andere Verbreiterung des QRS-Komplexes >120 ms,
- AV-Block II. Grades Typ Mobitz I (Wenckebach); bei schmalem QRS-Komplex liegt die Blockierung fast immer im AV-Knoten,
- Sinusbradykardie (<50/min),
- Präexzitation des QRS-Komplexes,
- QT-Zeit-Verlängerung,
- Hinweise auf Brugada-Syndrom: Rechtsschenkelblockmuster mit ST-Streckenelevation in Ableitung V_1–V_3 (s. Abschn. 19.6.1, S. 443),
- Hinweise auf arrhythmogene rechtsventrikuläre Kardiomyopathie (ARVCM; s. Abschn. 19.5.2, S. 441),
- Residuen eines Myokardinfarkts (Q-Zacken).

Zeigen sich im EKG unmittelbar nach einer Synkope Befunde einer Myokardischämie (mit oder ohne Myokardinfarkt), oft verbunden mit einer typischen Beschwerdesymptomatik (Angina pectoris), sollte umgehend die Ischämie nach den üblichen Richtlinien (s. Kap. 21) behandelt werden. Der Mechanismus der Synkope kann rhythmogen, hämodynamisch („low output") oder reflektorisch (Bezold-Jarisch-Reflex) sein.

> **Klinisch wichtig**
> Der generelle „Ausschluss" einer Myokardischämie oder gar die Durchführung einer Koronarangiographie ohne klinische Hinweise ist nach einer Synkope jedoch nicht sinnvoll (Bridgnole et al. 2001a).

20.4.3 Echokardiographie

Die Echokardiographie sollte immer dann zum Einsatz kommen, wenn eine kardiale Erkrankung als Ursache einer Synkope möglich erscheint. Da die Methode nichtinvasiv, kostengünstig und weithin verfügbar ist, kann die Indikation großzügig gestellt werden. Die diagnostische Ausbeute ist allerdings gering, wenn klinische oder elektrokardiographische Zeichen einer Herzerkrankung fehlen (Panther et al. 1998). Die Echokardiographie liefert Informationen über Art und Schwere der zugrunde liegenden Herzerkrankung. Typische Befunde sind z. B. systolische Funktionsstörungen nach Myokardinfarkt und bei Kardiomyopathie oder eine hypertrophe Kardiomyopathie (evtl. mit Obstruktion des Ausflusstraktes). Eine Aortendissektion lässt sich echokardiographisch ebenso nachweisen wie ein Vitium. Da eine ARVCM vorliegen kann, muss auch der rechte Ventrikel beurteilt werden. Bei hämodynamisch bedeutsamen Lungenembolien, die in 13% der Fälle mit einer Synkope verbunden sind (Bell et al. 1977), lassen sich ebenfalls echokardiographische Hinweise finden. Bei einer schweren Aortenklappenstenose und einem Vorhofmyxom ist die Echokardiographie diagnosesichernd (Brignole et al. 2001a).

20.4.4 Langzeit-EKG

Da bei den meisten Patienten Synkopen in Abständen von Wochen, Monaten oder gar Jahren auftreten, wird während einer 24-h-EKG-Registrierung nur selten eine Synkope auftreten. In einer Literaturübersicht (Kapoor 1992) konnte nur bei 4% der Patienten eine Korrelation zwischen klinischem Ereignis und EKG-Dokument hergestellt werden. Allerdings waren bei 15% der Patienten bei Symptomen keine Arrhythmien aufgezeichnet, sodass bei diesen Patienten eine rhythmogene Ursache der Synkope ausgeschlossen werden konnte. Sind während einer 24-h-EKG-Registrierung weder Beschwerden aufgetreten noch Arrhythmien aufgezeichnet, was der Regelfall ist, sollte man trotzdem eine rhythmogene Ursache der Synkope nicht ausschließen. Die Registrierung einer asymptomatischen Arrhythmie verleitet oft dazu, therapeutische Konsequenzen zu ziehen (z. B. Implantation eines Schrittmachers); fehlt jedoch eine Korrelation zwischen Symptomatik und EKG-Befund, ist Zurückhaltung geboten und eine weitere Klärung sollte versucht werden unter Verwendung anderer diagnostischer Instrumente. Im Falle von täglichen oder mehrmals am Tag auftretenden Bewusstseinsverlusten lässt sich durch 24-h-EKG-Registrierung in der Regel eine Korrelation zwischen klinischem Ereignis und EKG-Dokumentation herstellen.

20.4.5 Karotisdruckversuch

Druck auf die Mechanorezeptoren im Bereich der Bifurkation der A. carotis führt reflexvermittelt zu einer Abnahme von Herzfrequenz und Blutdruck.

Eine ventrikuläre Pause von mehr als 3 s Dauer oder ein Abfall des systolischen Blutdrucks von mehr als 50 mmHg ist pathologisch und wird als hypersensitiver Karotissinusreflex bezeichnet.

Eine pathologische Reflexantwort tritt in der Regel erst bei über 40-Jährigen auf. Die Reflexantwort kann kardioinhibitorisch (Asystolie), vasodepressorisch (Blutdruckabfall) oder gemischt sein. Unter kontinuierlicher EKG-Registrierung und (nichtinvasiver) kontinuierlicher Blutdruckregistrierung erfolgt der Druck durch „Massage" rechts und anschließend links für je 5–10 s.

Eine Durchführung im Liegen und Stehen (Kipptisch) und das Einbeziehen von Symptomen in die Beurteilung erbringen spezifischere Ergebnisse (Brignole et al. 1991; Parry et al. 2000). Der Befund ist diagnostisch, wenn andere Synkopenursachen ausgeschlossen sind. Der Wert des Tests wird durch viele falsch-positive Befunde eingeschränkt; so berichten z. B. Pfisterer et al. (1979) pathologische Ergebnisse des Karotisdruckversuchs bei über 50-Jährigen in 15% und bei über 80-Jährigen in 35% der Untersuchten ohne Symptome. Eine unkritische Durchführung bei Schwindel oder ähnlichen Beschwerden sollte deshalb vermieden werden.

> **Cave**
> Neurologischen Komplikationen sind mit unter 0,5% selten (Davies u. Kenny 1998). Trotzdem sollte bei Patienten mit TIA oder Schlaganfall in den letzten 3 Monaten kein Karotisdruckversuch durchgeführt werden, sofern eine signifikante Stenose der A. carotis nicht durch Doppler ausgeschlossen wurde. Auch Patienten mit Strömungsgeräusch über der A. carotis oder bekannter Stenose sollten ausgenommen werden.

20.4.6 Kipptischuntersuchung

Durch die Einführung der Kipptischuntersuchung in die klinische Routine 1986 durch Kenny et al. und durch die Weiterentwicklung der Methode in den folgenden Jahren steht nun ein diagnostisches Instrument zur Verfügung, das bei der Abklärung von Synkopen 2 Fortschritte brachte: Zum einen lassen sich die Mehrzahl unklarer Synkopen (insbesondere bei Patienten ohne Herzerkrankung) als vasovagale Synkopen klassifizieren, zum anderen kann der klinischem Verdacht auf eine vasovagale Ätiologie durch diesen relativ sensitiven und spezifischen Test bestätigt werden.

Etwas vereinfacht lässt sich der pathophysiologische Hintergrund wie folgt beschreiben: Durch Lageänderung vom Liegen zum Stehen kommt es zu einer massiven Umverteilung von Blut (500–1000 ml) in das venöse Kapazitätssystem unterhalb des Zwerchfells. Der kardiale Füllungsdruck und damit das Schlagvolumen nehmen stark ab. Um den mittleren arteriellen Druck aufrecht zu erhalten, kommt es zu einer Vasokonstriktion im systemischen Kreislauf, die Steigerung der Herzfrequenz spielt eine untergeordnete Rolle. Für die rasche Anpassung ist das autonome Nervensystem unter Beteiligung der Mechanorezeptoren vor allem der Aorta und des Karotissinus verantwortlich. Bei längerem orthostatischem Stress kommen auch humoral vermittelte Mechanismen des neuroendokrinen Systems zum Tragen. Unterstützend verstärken die Muskelpumpe der Skelettmuskulatur und die „Atempumpe" den venösen Rückfluss zum Herzen (Smit et al. 1999). Ein Versagen dieser diversen Kompensationsmechanismen spielt eine entscheidende Rolle bei vielen Synkopen. Dies ist die Grundlage für den Einsatz der Kipptischuntersuchung bei der Synkopenabklärung.

Die Methodik der Kipptischuntersuchung ist mittlerweile weitgehend standardisiert und die Empfehlungen zum Untersuchungsprotokoll stützen sich auf randomisierte Untersuchungen (Brignole et al. 2001a). Nach einer Ruhephase im Liegen von mindestens 20 min, wenn i. v. oder arterielle Zugänge gelegt werden, bzw. 5 min ohne Legen eines Zugangs erfolgt die Kippung für mindestens 20 min (maximal 45 min) in einem Winkel von 60–70°. EKG und Blutdruck werden kontinuierlich überwacht, letzterer vorzugsweise durch nichtinvasive fingeroszillometrische „Beat-to-beat"-Analyse. Falls der Test negativ bleibt, erfolgt anschließend eine medikamentöse Provokation mit sublingualem Nitrat (400 µg Nitroglyzerinspray) oder intravenöser Infusion von Isoproterenol. Die Nitratgabe wird besser toleriert, im Gegensatz zur Infusion mit Isoproterenol treten keine ventrikulären Arrhythmien auf. Weite Verbreitung hat das sog. italienische Protokoll gefunden, mit auf 20 min beschränkter Kippung vor Nitratgabe (anschließend weitere 15–20 min Beobachtung). Die Spezifität bleibt mit 94% hoch, die Sensitivität wird auf 69% gesteigert (Del Rosso et al. 2000). Als klinischer Endpunkt ist allgemein das Auftreten einer Synkope akzeptiert, oder das Durchlaufen des kompletten Protokolls ohne Synkope. Die Bedeutung des Auftretens einer Präsynkope wird kontrovers beurteilt (Brignole et al. 2001a).

Sutton et al. publizierten 1992 eine Klassifizierung der positiven Antworten bei der Kipptischuntersuchung, die auf den Einzelheiten der hämodynamischen Reaktion beruht; sie unterscheidet vasodepressorische, kardioinhibitorische und gemischte Reaktionen.

2 häufige Muster können bei der Kipptischuntersuchung vor Beginn der vasovagalen Reaktion beobachtet werden:

- Beim „klassischen" Muster kommt es initial zu einer Stabilisierung von Blutdruck und Herzfrequenz vor dem plötzlichen Beginn der vasovagalen Reaktion; diese Kompensation spricht für eine adäquate Funktion der Mechanorezeptoren. Dieses „klassische" Muster ist v. a. bei jüngeren Patienten mit einer meist in die Jugend zurück reichenden Anamnese von Synkopen zu beobachten.
- Im Gegensatz dazu fallen bei der zweiten Form Blutdruck und Puls sofort nach Kippung immer weiter ab, bis zum Auftreten von Symptomen. Diese Form tritt meist bei älteren Menschen mit kürzerer Anamnese von Synkopen auf, vielfach liegen Begleiterkrankungen vor. Das Muster erinnert an das bei Patienten mit orthostatischer Hypotonie und lässt vermuten, dass es Übergänge zwischen der typischen vasovagalen Synkope und komplexeren Formen von Störungen des autonomen Nervensystems gibt (Brignole et al. 2001a).

Wie dargelegt, handelt es sich bei der Kipptischuntersuchung um eine Methode, die bei vielen Patienten mit unklaren Synkopen positive Befunde erbringt, wohingegen eine positive Reaktion bei Gesunden sehr selten bleibt. Problematischer ist dagegen die Reproduzierbarkeit nach einem positiven Kipptisch zu bewerten: Daten aus 3 kontrollierten Studien (Morillo et al. 1993; Moya et al. 1995; Raviele et al. 1999) zeigen, dass bei ca. 50% der Test bei Wiederholung negativ bleibt, auch ohne spezifische Therapie. Somit ist die Kipptischuntersuchung kein geeignetes Instrument zur Beurteilung der Effektivität einer eingeleiteten Behandlung.

> **Klinisch wichtig**
> Ein positiver Befund bei der Kipptischuntersuchung mit Reproduktion der Synkope ist bei Patienten ohne Herzerkrankung diagnostisch, weitere Untersuchungen sind nicht notwendig.

Bei Patienten mit struktureller Herzerkrankung sollten Arrhythmien oder andere kardiale Ursachen ausgeschlossen werden, bevor anhand eines positiven Befundes bei der Kipptischuntersuchung die Diagnose einer vasovagalen Synkope gestellt wird.

Insgesamt handelt es sich bei der Kipptischuntersuchung um eine sehr sicheres und effektives diagnostisches Instrument. Die Untersuchung kann durchaus von einer speziell geschulten Schwester oder MTA durchgeführt werden, ein Arzt sollte jedoch umgehend erreichbar sein. Zu beachten ist, dass beim Bewusstseinsverlust eine umgehende Rückkippung erfolgt, um eine längere Bewusstlosigkeit zu vermeiden. Zwar sind Asystolen bis 73 s beschrieben (Maloney et al. 1988), Reanimationsmaßnahmen werden jedoch fast nie notwendig, da sich die Patienten mit Rückkippung rasch erholen.

20.4.7 Elektrophysiologische Untersuchung

> Eine elektrophysiologische Untersuchung (EPU) nach einer oder wiederholten Synkopen ist sinnvoll, wenn eine rhythmogene Ursache wahrscheinlich ist, d. h. eine hohe Vortestwahrscheinlichkeit vorliegt. Dies ist der Fall bei Patienten mit einem pathologischen EKG (s. oben) und/oder einer strukturellen Herzerkrankung sowie beim Bestehen von Palpitationen in direkten zeitlichen Zusammenhang mit der Synkope.

Nach einer von Linzer et al. 1997 publizierten Übersicht liegt bei Patienten mit normalen EKG ohne Hinweise auf eine Herzerkrankung dagegen die Wahrscheinlichkeit eines pathologischen Befundes sehr niedrig: Bei 10% finden sich Hinweise auf eine Bradykardie und bei lediglich 1% ließ sich eine ventrikuläre Tachykardie induzieren. Eine EPU ist in diesen Fällen in der Regel nicht indiziert.

Goldstandard bei der Abklärung bei Verdacht auf eine **Sinusknotenerkrankung** ist das EKG-Monitoring, in der Regel mittels Langzeit-EKG. Hier lässt sich die klinische Symptomatik mit Pausen oder ausgeprägter Sinusbradykardie korrelieren. In Zweifelsfällen kann eine EPU hilfreich sein. Die Vortestwahrscheinlichkeit für eine pathologische Sinusknotenerholungszeit bei der EPU (s. Abschn. 18.6.2, S. 430) ist hoch bei Sinusbradykardie unter 50 Schlägen/min oder asymptomatischem SA-Block bzw. Sinusarrest im Ruhe-EKG. Der Nachweis einer pathologischen Sinusknotenerholungszeit ist eine sehr spezifischer Befund (> 95% Spezifität), allerdings ist die Sensitivität nicht sehr hoch, sodass ein negativer Befund bei der EPU ein Erkrankung des Sinusknotens nicht ausschließt (Benditt et al. 1987).

Bei Patienten mit **bifaszikulärem Block** ist bereits nach erstmaliger Synkope eine weitere Abklärung durch elektrophysiologische Untersuchung indiziert, sofern sich nicht schon aus dem Ruhe-EKG (s. S. 452) die Schrittmacherindikation ergibt. Aufgrund des transitorischen Charakters des höchst-

gradigen AV-Blocks ist dieser in der Regel bei der Langzeit-EKG-Registrierung nicht zu erfassen (Bergfeldt et al. 1994). Ob zusätzlich zum bifaszikulären Block ein AV-Block I. Grades vorliegt, ist für die weitere Diagnostik unwesentlich. Der Nachweis einer deutlich verlängerten HV-Zeit (s. Abschn. 18.5.4, S. 428) von über 100 ms ist Ausdruck einer bedeutsamen Leitungsstörung auch im dritten Faszikel des His-Purkinje-Leitungssystems und zeigt eine hohes Risiko für das intermittierende Auftreten eines höhergradigen AV-Blocks an (Scheinman et al. 1982).

Dasselbe gilt für das Auftreten eines höhergradigen AV-Blocks bei inkrementaler Vorhofstimulation. Ergibt die Baseline-EPU keine diagnostisch verwertbaren Befunde, sollte eine erneute Messung der HV-Zeit und eine Wiederholung der inkrementalen Vorhofstimulation nach pharmakologischem „Stress" des His-Purkinje-Systems erfolgen. Üblicherweise erfolgt hierzu die Gabe des Klasse-1a-Antiarrhythmikums Ajmalin in einer Dosierung von 1 mg/kg KG (Kaul et al. 1988). Insgesamt ist die elektrophysiologische Untersuchung eine recht sensitives Instrument zur Identifizierung von Patienten mit intermittierendem höhergradigem AV-Block bei Bestehen eines bifaszikulären Blocks. Die Implantation eines Schrittmachers schützt viele dieser Patienten vor weiteren Synkopen, es verbleibt jedoch unverändert eine hohe Mortalität (Scheinman et al. 1982). Diese liegt nach einer Übersicht aus verschiedenen Studien bei 28% in 40 Monaten (Brignole et al. 2001b) und beruht in der Regel auf der bedeutsamen kardialen Grunderkrankung von Patienten mit bifaszikulärem Block. Damit ist eine erhöhtes Risiko des Pumpversagens und des plötzlichen Herztodes verbunden, letzterer in der Mehrzahl der Patienten durch ventrikuläre Tachyarrhythmien. Entsprechend lassen sich bei 32% der Patienten mit bifaszikulärem Block anhaltende ventrikuläre Tachykardien induzieren (Kaul et al. 1988; Eglund et al. 1995).

Eine **supraventrikuläre Tachykardie** kann Ursache einer Synkope insbesondere bei älteren Patienten sein (Kalusche et al. 1998). Fehlt eine strukturelle Herzerkrankung, ergibt sich die Indikation zur EPU insbesondere bei Nachweis einer Präexzitation, bei bereits früher dokumentierter SVT oder bei Palpitationen im Zusammenhang mit der Synkope. Lässt sich bei der elektrophysiologischen Untersuchung eine hochfrequente supraventrikuläre Tachykardie mit Hypotonie oder Synkope induzieren, kann dieser Befund als diagnostisch gelten, sofern sich kein anderer erklärender Befund ergab.

Eine **ventrikuläre Tachykardie**, die zur Synkope führt, kann mit oder ohne begleitende Palpitationen oder mit anderen Symptomen auftreten. Bei Patienten mit bedeutsamer struktureller Herzerkrankung ist eine ventrikuläre Tachykardie häufig Ursache von Synkopen: Zum Beispiel beträgt der Anteil bei Patienten mit fortgeschrittener Herzinsuffizienz, bei denen eine ventrikuläre Tachykardie als Ursache angenommen wurde, nach Middlekauf et al. (1993) 35%. Bei Patienten mit eingeschränkter linksventrikulärer Funktion (< 40%) ist die Induzierbarkeit einer anhaltenden ventrikulären Tachykardie bei der EPU (s. Kap. 19) z. B. nach den Daten der ESVEM-Studie (Olshansky et al. 1999) ein Indikator für eine ungünstige Prognose mit einer 1-Jahres-Mortalität von 24%. Eine Risikostratifizierung durch die programmierte Kammerstimulation ist bei Patienten mit abgelaufenem Myokardinfarkt möglich, hier ist ein Normalbefund bei der elektrophysiologischen

Untersuchung ohne Induzierbarkeit einer monomorphen ventrikulären Tachykardie als prognostisch günstig einzustufen (Kushner et al. 1989).

Auch bei der rechtsventrikulären arrhythmogenen Kardiomyopathie ist die Induzierbarkeit einer monomorphen ventrikulären Tachykardie durch programmierte Kammerstimulation nach Synkope ein spezifischer und diagnostisch verwertbarer Befund. Hingegen lässt sich bei Patienten mit nichtischämischer dilatativer Kardiomyopathie durch die EPU keine Risikostratifizierung durchführen; entsprechend zeigten sich bei Patienten mit unklaren Synkopen, die mit einem Defibrillator versorgt wurden, gehäuft Episoden von ventrikulären Tachykardien, obwohl die EPU initial negativ geblieben war (Knight et al. 1999). Therapeutische Entscheidungen sollten hier v. a. nach klinischen Gesichtspunkten gefällt werden. Polymorphe ventrikuläre Tachykardien und Kammerflimmern galten bis jetzt meist als unspezifische Befunde, möglicherweise muss hier die Art der Grunderkrankung mehr Berücksichtigung finden: So lassen sich z. B. bei Patienten mit Brugada-Syndrom oft polymorphe ventrikuläre Tachykardien induzieren, was von einigen Autoren als prognostisch ungünstig eingestuft wird (Brugada et al. 2002). Die typischen EKG-Veränderungen eines Brugada-Syndroms lassen sich, sofern sie spontan im EKG nur gering ausgeprägt sind, durch die Gabe von Ajmalin i. v. (maximal 1 mg/kg KG) provozieren, z. T. kommt es dabei zur Induktion von polymorphen ventrikulären Tachykardien.

Unabhängig von der Grunderkrankung ist der prognostische Wert der Induzierbarkeit von nicht anhaltenden monomorphen ventrikulären Tachykardien nicht geklärt.

> Auch wenn die Induktion einer anhaltenden monomorphen ventrikulären Tachykardie bei Patienten mit bedeutsamer Myokardschädigung nicht in jedem Einzelfall die „tatsächliche" Ursache einer Synkope aufdeckt, so gibt sie doch wichtige prognostische Informationen und hilft so bei therapeutischen Entscheidungen. Bei Patienten ohne Myokardschaden hat die programmierte Kammerstimulation eine außerordentlich niedrige Aussagekraft und sollte deshalb in der Regel nicht durchgeführt werden (Telfer u. Olshansky 1998).

20.4.8 Belastungs-EKG

Ein Belastungs-EKG sollte nur bei den Patienten durchgeführt werden, die eine Synkope während oder kurz nach körperlicher Anstrengung erlitten haben. Ein routinemäßiger Belastungstest ist nicht sinnvoll (Brignole et al. 2001a). Synkopen, die unter Belastung auftreten, sind oft kardial bedingt und erfordern eine eingehende Abklärung. Zu denken ist u. a. an eine hypertrophe obstruktive Kardiomyopathie, ein Long-QT-Syndrom, eine arrhythmogene rechtsventrikuläre Kardiomyopathie, einen KHK bzw. Koronaranomalie oder Myokarditis. Insbesondere bei jungen Sportlern sind aber auch vasovagale Synkopen unter Belastung beschrieben (Olivicchi et al. 2002). Synkopen kurz nach Belastung sind meist orthostatisch (Smith u. Mathias 1995) oder vasovagal bedingt (Huycke et al. 1987; Sakaguchi et al. 1995).

> Als diagnosesichernd kann ein Belastungstest gelten, wenn die Synkope während oder kurz nach der Belastung reproduziert wird und pathologische Befunde im EKG und der Hämodynamik nachweisbar sind. Der Nachweis eines AV-Block II. Grades Mobitz Typ II oder eines AV-Blocks III. Grades unter Belastung gilt als diagnostisch, selbst wenn dabei keine Synkope auftritt (Brignole et al. 2001a).

20.4.9 Implantierbarer Eventrecorder

Krahn et al. berichteten 1995 von einem neuen diagnostischen Werkzeug zur Abklärung von Sykopen bei Patienten, bei denen die konventionelle Diagnostik inklusive Kipptischuntersuchung und EPU ohne Ergebnis geblieben war: dem implantierbaren Eventrecorder („implantable loop recorder", ILR). Hierbei handelt es sich um ein subkutan implantierbares Aggregat, das für ca. 2 Jahre kontinuierlich in einem Durchlaufspeicher („endless loop") das EKG aufzeichnet und nach Aktivierung durch den Patienten nach einer Synkope retrograd bis 42 min EKG abspeichert. Alternativ ist auch eine automatische Speicherung möglich. Mit diesem Gerät ist eine klare Korrelation von EKG-Aufzeichnung (in guter Qualität) und klinischem Ereignis herstellbar (Abb. 20.1).

Bei Patienten mit unergiebiger konventioneller Diagnostik lässt sich in $2/3$ der Fälle durch den ILR eine Klärung erzielen: Durch Nachweis einer rhythmogenen Ursache, meist einer transienten Bradykardie bzw. Asystolie oder durch Ausschluss einer rhythmogenen Ursache der Synkopen bei Dokumentation eines normofrequenten Sinusrhythmus im Rahmen des Ereignisses. Auch ein epileptischer Anfall als Ursache eines plötzlichen Bewusstseinsverlustes lässt sich mit den ILR anhand der registrierten Myopotenziale diagnostizieren (Abb. 20.1a; (Krahn et al. 1995, 1999; Brignole et al. 2001b; Krahn et al. 2001). Bei einem Teil der Patienten (bis 32%) kommt es unter der Überwachung mit dem ILR nicht mehr zu einer Synkope, sodass in diesen Fällen selbstverständlich keine Klärung möglich ist. Abb. 20.1 zeigt Beispiele von im ILR abgespeicherten Ereignis-EKG.

20.4.10 Weitere Untersuchungen

Eine **Doppler-Untersuchung** der hirnversorgenden Gefäße ist nur sinnvoll, wenn sich klinische Hinweise auf eine Steal-Syndrom oder eine vertebrobasiläre Insuffizienz ergeben. Hier ist auch eine **neurologische Untersuchung** sinnvoll, ebenso bei neu aufgetretenen neurologischen Defiziten im Rahmen eines Bewusstseinsverlustes. Neben der Kipptischuntersuchung kann bereits die Reaktion der Herzfrequenz auf tiefe In- und Exspiration Hinweise auf eine Erkrankung des autonomen Nervensystems geben: Das Verhältnis des RR-Intervalls bei Exspiration zum RR-Intervall bei Inspiration sollte bei Älteren >1,15 sein (Maddens et al. 1987). Auch bei einer Klinik des Ereignisses, die untypisch für eine Synkope ist, wie z. B. protrahiertes Erwachen, Zungenbiss, primäres tonisch-klonisches Krampfen, Muskelkater etc., sollte eine neurologische Untersuchung erfolgen. Hier ist nochmals hervorzuheben, dass

Abb. 20.1a–c. Synkopendiagnostik mittels ILR. **a** Aufzeichnung von Muskelpotenzialen als Hinweis auf Grand-Mal-Anfall. **b** Asystolie bei maligner vasovagaler Synkope. **c** Hochfrequente Kammertachykardie (300/min)

20.4 · Diagnostik

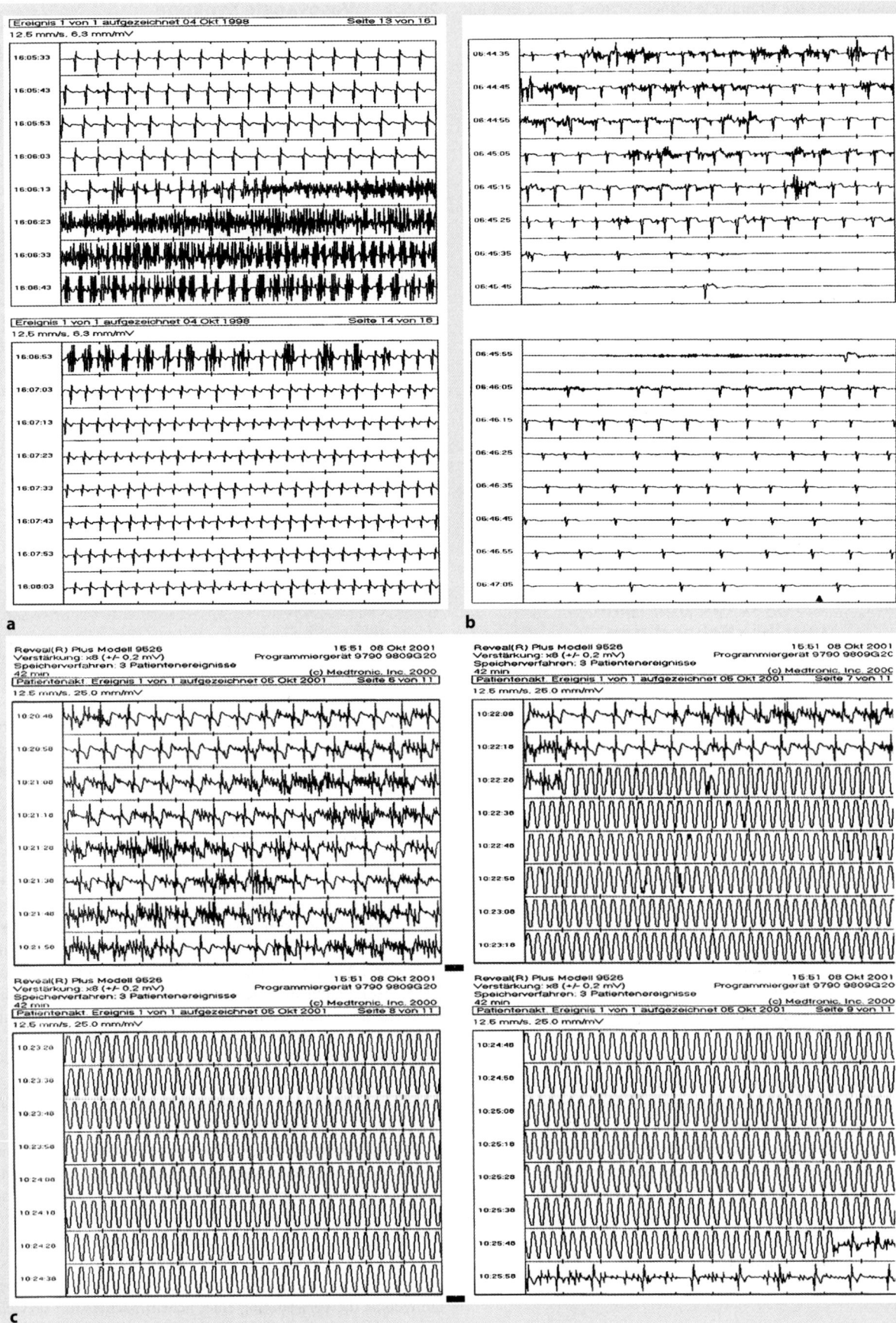

tonisch-klonische Krämpfe bei einer Synkope immer erst mit Verzögerung nach dem Bewusstseinsverlust auftreten und nie über 15 s anhalten (Lempert et al. 1994). Die routinemäßige Veranlassung einer neurologischen Untersuchung ohne entsprechende klinische Hinweise ist ebenso wenig sinnvoll wie die routinemäßige Durchführung von EEG, Schädel-CT oder NMR.

Eine **psychiatrische Untersuchung** sollte bei klinischen Hinweisen auf eine psychogene Synkope („somatization disorder"; Linzer et al. 1990), bei einer psychosomatischen Reaktion bei der Kipptischuntersuchung mit offensichtlicher Synkope bei normalen Vitalzeichen (Grubb et al. 1992) oder bei bekannter psychiatrischer Erkrankung erfolgen.

Eine **Herzkatheteruntersuchung** ist nur dann indiziert, wenn sich Hinweise auf eine myokardiale Ischämie ergeben. Kasuistisch beschrieben sind totaler AV-Block (Kovac et al. 1997) oder vasovagale Reaktion infolge Myokardischämie (Ascheim et al. 1997) und Synkopen im Rahmen eines Koronarspasmus (Harranek u. Dunbar 1992).

Ebenso wenig sinnvoll ist eine routinemäßige Bestimmung der Herzenzyme (Olshansky 1998) oder des Blutzuckers, denn eine Hypoglykämie präsentiert sich nicht als typische Synkope. Bei klinischen Hinweisen für eine Anämie sollte insbesondere bei orthostatischen Synkopen eine Blutbildbestimmung erfolgen.

20.5 Einzelne Krankheitsbilder und ihre Behandlung

Eine im Jahr 2001 publizierte Übersicht (Brignole et al. 2001a), die Daten aus 8 verschiedenen Studien mit über 2000 Patienten zusammenfasst, zeigt, dass Anamneseerhebung und körperliche Untersuchung bei 45% der Patienten zu einer Verdachtsdiagnose führen; durch Einsatz der in Abschn. 20.4 aufgeführten diagnostischen Verfahren lässt sich bei 83% eine Diagnose stellen (Alboni et al. 2001). Ohne Kipptischuntersuchung und EPU bleibt allerdings die Mehrzahl der Synkopen ungeklärt. Häufigste Ursache mit 58% sind reflexvermittelte Synkopen, die zweithäufigste Ursache sind kardiale Synkopen mit 18%, davon sind ¾ rhythmogen bedingt.

> Bei der Therapie stehen 2 Ziele im Vordergrund: Die Prävention einer erneuten Synkope und die Senkung der Mortalität. Die Einleitung einer Therapie erfordert die Klärung der Ursache der Synkope, eine Einschätzung der Wahrscheinlichkeit des erneuten Auftretens und der Prognose.

Insbesondere bei Verletzungen im Rahmen der Synkopen sollte nach einer effektiven Behandlung gesucht werden, hingegen kann z. B. nach einer einmaligen vasovagalen Synkope der Verlauf abgewartet werden. Eine eingeschränkte Prognose beruht in der Regel auf einer kardialen Grunderkrankung, daraus leiten sich die verschiedenen therapeutischen Implikationen ab, z. B. auch die Indikation zur Implantation eines Defibrillators. Bei der Indikationsstellung zur Therapie sollten auch die berufliche Tätigkeit und die Teilnahme am Straßenverkehr berücksichtigt werden.

20.5.1 Vasovagale Synkope

Die vasovagale Synkope, synonym werden die Begriffe neurokardiogene Synkope und neural vermittelte Synkope verwendet, ist die häufigste Form reflexvermittelter Synkopen. Die Pathophysiologie wurde bereits bei der Beschreibung der Kipptischuntersuchung dargestellt, neben der Anamnese ist diese die wichtigste Untersuchungsmethode. Meist lassen sich typische Trigger eruieren (s. Tab. 20.1), und es gehen Prodromi wie Schwindel, Übelkeit, Schweißausbruch oder Sehstörungen voraus. Oft besteht eine lange Anamnese von Synkopen bis zurück in die Jugendzeit, z. T. mit mehrjährigen Abständen. Bei diesen „klassischen" vasovagalen Synkopen ist eine Behandlung in der Regel nicht notwendig, es genügt eine Aufklärung des Patienten über Verhaltensregeln, wie z. B. Meiden auslösender Situationen oder rasches Hinlegen bei Auftreten von Prodromi sowie über die gute Prognose.

Diuretika und blutdrucksenkende Medikamente sollten soweit möglich abgesetzt oder in der Dosis reduziert werden. Eine Behandlung ist insbesondere bei vasovagalen Synkopen ohne bzw. mit sehr kurzen Prodromi sinnvoll oder bei sehr häufigen Ereignissen.

> **Empfehlenswerte allgemeine Maßnahmen**
> — Ausreichende Flüssigkeitszufuhr
> — Salzreiche Ernährung (El Sayed u. Hainsworth 1996)
> — Gemäßigtes Ausdauertraining (Mtinangi u. Hainsworth 1998)
> — Stützstrümpfe

Die **medikamentöse Therapie** vasovagaler Synkopen ist problematisch. Aufgrund der inhomogenen klinischen und pathophysiologischen Umstände ist der Aussagewert von Studien begrenzt. Ohnehin liegen zu den meisten der empfohlenen Medikamente nur Studien mit kleinen Fallzahlen ohne Plazebokontrolle vor, z. T. ließ sich in plazebokontrollierten Studien kein Effekt mehr sichern, dies gilt z. B. auch für die Therapie mit β-Blockern (Sheldon et al. 1996; Madrid et al. 2001; Flevari et al. 2002). Ein Therapieversuch mit einem β-Blocker ist nur sinnvoll, wenn es bei der Kipptischuntersuchung vor der Synkope zu einem deutlichen Herzfrequenzanstieg kommt. Alternativ können v. a. Midodrin, aber auch Theophyllin, Fludrocortison, Methylphenidat oder Serotonin-Wiederaufnahmehemmer – evtl. auch in Kombination – eingesetzt werden. Ector et al. (1998) berichten sehr wenigen Rezidive von Synkopen unter täglichem Kipptisch-Training, sofern dieses konsequent durchgeführt wird. Auch durch Präventionsmanöver wie Kreuzen der Beine und Anspannen der Muskulatur (Krediet et al. 2002) lassen sich Synkopen verhindern.

Die Implantation eines **2-Kammer-Schrittmachersystems** ist bei wiederholten vasovagalen Synkopen mit Kardioinhibition, die zu Verletzungen geführt haben (sog. maligne neurokardiale Synkopen) gerechtfertigt. Auch bei älteren Patienten mit häufigen, durch andere Maßnahmen nicht beherrschbaren vasovagalen Synkopen kann ein 2-Kammer-Schrittmachersystem implantiert werden (s. VASIS-Studie, Sutton et al. 2000). Sinnvoll ist die Verwendung eines Schrittmachers mit speziellen Algorithmen wie Frequenzhysterese, Frequenzglättung oder Frequenzabfallreaktion, ein 1-Kammer-Schrittmacher (VVI-System) ist nicht ausreichend.

Über alle therapeutische Maßnahmen bei vasovagalen Synkopen sollte individuell unter Einbeziehung des Patienten und seiner Lebensumstände entschieden werden.

20.5.2 Karotissinussyndrom

Das Karotissinussyndrom ist v. a. bei älteren Patienten häufig Ursache von unklaren Synkopen. Während der spontane Zusammenhang der Synkope mit typischen auslösenden Situationen wie Kopfdrehung (**spontanes Karotissinussyndrom**) selten eruiert werden kann, fällt bei vielen Patienten mit Synkopen (nach Literaturübersicht bei Brignole et al. 2001 25–60% der Fälle) der Karotisdruckversuch pathologisch aus; wenn die übrigen Diagnostik unauffällig bleibt, kann die Diagnose Karotissinussyndrom gestellt werden (**induziertes Karotissinussyndrom**). Bei wiederholten Synkopen oder wenn ein einzelnes Ereignis zu einer Verletzung geführt hat, ist die Indikation zur Schrittmacherbehandlung gegeben. Der Nutzen der Schrittmacherbehandlung ist durch mehrere Studien belegt und hat in den Richtlinien der Fachgesellschaften zur Schrittmacherimplantation Niederschlag gefunden. Sinnvoll ist die Verwendung eines 2-Kammer-Schrittmachersystems (Madigan et al. 1984). Nur bei rein kardioinhibitorischen Reaktion im Karotisdruckversuch und nach Ausschluss einer retrograden (VA-)Leitung kann ein 1-Kammer-Schrittmacher (VVI-System) ausreichend sein. Eine Behandlung mit Vasodilatatoren (z. B. wegen arterieller Hypertonie) kann die Manifestation eines Karotissinussyndroms begünstigen und sollte wenn möglich abgesetzt oder reduziert werden.

20.5.3 Situative Synkope

Als situative Synkopen werden diejenigen reflexvermittelten Synkopen bezeichnet, die nur unter bestimmten definierten Umständen auftreten:

- Hustensynkope,
- Schneuzsynkope,
- Postmiktionssynkope,
- Defäkationssynkope,
- Glossopharyngeussynkope,
- okulovagale Synkope,
- Trompetersynkope,
- Synkope bei Aufstehen aus der Hocke,
- Synkope beim Verlassen eines heißen Bades,
- Synkope beim Trinken eiskalter Getränke (in erhitztem Zustand),
- Synkope beim Sich-Verschlucken (Bolus),
- Synkope beim Atemanhalten (Valsalva-Manöver).

Bei den einzelnen Formen sind Vasodepression, Kardioinhibition oder verminderte kardiale Füllung in unterschiedlichem Ausmaß am Entstehen beteiligt.

Die Behandlung der situativen Synkope besteht, soweit realisierbar, in der Vermeidung auslösender Situationen oder der Unterlassung rascher Lagewechsel oder stehender Körperhaltung in auslösenden Situationen. Patienten mit situativen Synkopen haben häufig pathologische Befunde beim Karotisdruckversuch und bei der Kipptischuntersuchung. Inwieweit sich hieraus therapeutische Empfehlungen (z. B. Schrittmacherimplantation) ableiten lassen ist ungeklärt.

20.5.4 Orthostatische Synkope

Die Ursachen einer orthostatischen Synkope sind sehr vielfältig. Neben Medikamenteneffekten, Blut- und Flüssigkeitsverlusten, können auch Erkrankungen des autonomen Nervensystems vorliegen. Hier werden primäre Störungen des vegetativen Nervensystems, wie z. B. die multiple Systematrophie (MSA, Synonym: Shy-Drager-Syndrom) oder die seltene akute panautonome Polyneurophathie von sekundären, wie z. B. die autonome Polyneuropathie bei Diabetes mellitus, Alkoholismus oder Amyloidose unterschieden (Grubb 1998).

> **Definition**
>
> Als orthostatische Reaktion ist ein Abfall des systolischen Blutdrucks im Stehen von ≥20 mmHg oder <90 mmHg innerhalb 3 min definiert, unabhängig von Symptomen (Mathias 1995).

Die Messung erfolgt nach einer Ruhephase im Liegen von 5 min, nach 1 min und – sofern toleriert – nach 3 min; die Messung wird fortgesetzt, solange der Blutdruck weiter fällt (Consensus Committee 1996). Auch bei der Kipptischuntersuchung lässt sich eine orthostatischen Reaktion nachweisen.

Durch Absetzen oder Dosisreduktion von Orthostase-induzierenden Medikamenten wie Diuretika und Vasodilatanzien ist in vielen Fällen ein Verschwinden oder eine Besserung orthostatischer Symptome zu erzielen. Die bei der Therapie der vasovagalen Synkope empfohlenen Allgemeinmaßnahmen sind auch bei orthostatischer Hypotonie hilfreich, zusätzlich sollten größere kohlenhydratreiche Mahlzeiten und Alkohol gemieden werden. Medikamentös können Fludrocortison und Midodrin, evtl. kombiniert, eingesetzt werden.

Die postprandiale Hypotonie führt bei älteren Menschen häufig zu Synkopen. Diagnoseweisend ist ein Abfall des systolischen Blutdrucks um mehr als 20 mmHg innerhalb 75 min nach einer (kohlenhydratreichen) Mahlzeit. Gehäuft tritt sie bei Patienten mit Diabetes mellitus und arterieller Hypertonie auf. Therapeutisch werden kleine Mahlzeiten, Koffein (starker Kaffee) sowie eine konsequente Behandlung der arteriellen Hypertonie unter Verzicht auf Diuretika und Nitrate empfohlen.

Das „postural orthostatic tachycardia syndrome" (POTS) ist durch einen exzessiven Anstieg der Herzfrequenz im Stehen ohne bedeutsame Hypotonie charakterisiert. Diagnoseweisend ist ein Anstieg der Herzfrequenz bei der Kipptischuntersuchung auf über 120/min bzw. um mehr als 30 Schläge/min. Schwindel und Präsynkopen sind häufiger als Synkopen (Grubb 1998). Bei einer genetisch bedingten Variante sind positive Effekte von β-Blockern beschrieben.

20.5.5 Rhythmogene Synkope

Neben symptomatischen Erwägungen, d. h. durch eine Behandlung Rezidive einer Synkope zu vermeiden, spielen hier prognostische Erwägungen eine besondere Rolle. Ob es zu einer Synkope kommt, hängt neben dem Typ der bradykarden oder tachykarden Rhythmusstörung auch von deren Frequenz, der Myokardfunktion (insbesondere des linken Ventrikels), dem Ausmaß der vaskulären Kompensation und der Aktivierung von Reflexmechanismen ab.

Bezüglich der Indikation zur Schrittmacherimplantation und Systemwahl bei rhythmogenen Synkopen wird auf Kap. 51 verwiesen.

Synkopen bei **paroxysmalen Tachykardien** treten v. a. zu Beginn der Tachykardie auf, bevor die vaskulären Kompensationsmechanismen (Vasokonstriktion) greifen können, bei paroxysmalem Vorhofflimmern oder -flattern aber auch am Ende der Tachykardie, im Sinne einer posttachykarden Pause, bevor der Sinusrhythmus wieder „anspringt". Besonders bei älteren Patienten sind Synkope und Präsynkope ein häufiges Symptom im Zusammenhang mit supraventrikulären Tachykardien (Kalusche et al. 1998). Medikamente (chronisch oder akut gegeben) können die vaskulären Kompensationsmechanismen bei paroxysmalen Tachykardien beeinträchtigen. Therapie der Wahl bei paroxysmalen supraventrikulären Tachykardien mit Synkopen ist die Hochfrequenzkatheterablation (s. Kap. 51).

Ventrikuläre Tachykardien vom Typ **Torsade des pointes** führen oft zu Synkopen. Auslösend sind meist die QT-Zeit verlängernde Medikamente wie z. B. Sotalol oder Chinidin. (s. Abschn. 18.3.7, S. 403).

Die Behandlung einer **ventrikulären Tachykardie** mit Synkope richtet sich v. a. nach der kardialen Grunderkrankung. Während bei Patienten mit deutlich beeinträchtigter LV-Funktion aus prognostischen Erwägungen ein Defibrillator implantiert werden sollte, kann bei ventrikulären Tachykardien aus dem rechtsventrikulären Ausflusstrakt und idiopathischen Verapamil-sensitiven ventrikulären Tachykardien primär eine Hochfrequenzkatheterablation durchgeführt werden, alternativ kommt einen medikamentöse antiarrhythmische Therapie infrage. Die Implantation eines Defibrillators ist auch gerechtfertigt, wenn eine ventrikuläre Tachykardie als Ursache der Synkope(n) zwar nicht dokumentiert, aber anzunehmen ist und eine erhöhte Mortalität vermutet wird. Dies gilt unter folgenden Umständen und nach sorgfältigem Ausschluss anderer Synkopenursachen:
- Induzierbarkeit einer anhaltenden monomorphen ventrikulären Tachykardie mit starker hämodynamischer Beeinträchtigung und Myokardinfarkt in der Vorgeschichte,
- Brugada-Syndrom, HOCM oder ARVCM mit Familienanamnese von plötzlichem Herztod oder Induzierbarkeit von hämodynamisch stark beeinträchtigenden ventrikulären Tachyarrhythmien,
- stark beeinträchtige LV-Funktion (u. a. Brignole et al. 2001).

Zu beachten ist, dass auch nach Implantation eines Defibrillators Synkopen persistieren können, wenn die Therapieabgabe durch das Gerät nicht schnell genug erfolgt.

Neben einer Fehlfunktion (z. B. Sondenbruch) bei schrittmacherabhängigen Patienten kann auch ein **Schrittmachersyndrom** bei VVI-Stimulation und Sinusrhythmus zu Synkopen führen, falls durch Umprogrammierung keine Lösung möglich ist, muss auf vorhofbeteiligte Stimulation umgerüstet werden.

20.5.6 Primär nicht-rhythmogene Synkopen bei struktureller Herz- oder Lungenerkrankung

Die Ätiologie von Synkopen bei Bestehen einer strukturellen Herz- oder Herz-Lungen-Erkrankung ist oft multifaktoriell. Auslöser können per se gutartige Arrhythmien wie Vorhofflimmern oder auch relativ langsame ventrikuläre Tachykardien sein. Ist eine kardiale Flussobstruktion Ursache wie z. B. bei Aortenstenose, HOCM oder Mitralstenose, treten Synkopen oft bei körperlichen Belastungen auf. Neben der hämodynamischen Beeinträchtigung, z. B. bei der Perikardtamponade, können zusätzlich Reflexmechanismen eine Rolle spielen, wie z. B. bei Synkopen im Rahmen einer Lungenembolie, bei Hinterwandinfarkt mit Bradykardie oder bei pulmonaler Hypertonie. Die Therapie ist in aller Regel auf die Grunderkrankung gerichtet.

> **Zusammenfassung**
>
> Seit Anfang der 80-er Jahre des letzten Jahrhunderts zeigt sich ein grundlegender Wandel bei der Abklärung und Therapie von Synkopen. Nun konnten Patientengruppen mit hoher Mortalität und hohem Risiko für den plötzlichen Herztod identifiziert werden. Neue diagnostische Möglichkeiten wie die elektrophysiologische Untersuchung, die Kipptischuntersuchung oder der implantierbare Eventrekorder führten zu einem besseren Verständnis der Pathomechanismen; Nutzen und Grenzen dieser Verfahren wurden inzwischen durch eine Vielzahl von klinischen Studien evaluiert. Eine gezielte und detaillierte Anamneseerhebung führt zum effektiven Einsatz bekannter und neuer Untersuchungsmethoden, so dass heute in fast allen Fällen eine Diagnosestellung erfolgen kann. Bei der Einleitung einer spezifischen Therapie sollten neben der Schwere der Symptomatik v. a. prognostische Aspekte berücksichtigt werden.

Literatur

Alboni P, Brignole M, Menozzi C et al (2001) The diagnostic value of history in patients with syncope with or without heart disease. J Am Coll Cardiol 37:1921–1928

Ascheim DD, Markowitz SM, Lai H et al (1997) Exertional syncope caused by left main coronary artery Spasm. Am Heart J 123:792–794

Benditt DG, Gornick CC, Dunbar D et al (1987) Indications for electrophysiologic testing in the diagnosis and assessment of sinus node dysfunction. Circulation 75(Supp III):93–102

Bergfeldt L, Edvardsson N, Rosenquist M et al (1994) Atrioventricular block progression in patients with bifascicular block assessed by repeated electrocardiography and a bradycardia-detecting pacemaker. Am J Cardiol 74:1129–1132

Brignole M, Menozzi C, Gianfranchi L et al (1991) Carotid sinus massage, eyeball compression, and head-up tilt test in patients with syncope of uncertain origin and in healthy control subjects. Am Heart J 122:1644–1651

Brignole M, Menozzi C, Del Rosso A et al (2000) New classification of haemodynamics of vasovagal syncope: beyond the VASIS classification.

Literatur

Analysis of the pre-syncopal phase of the tilt test without and with nitroglycerin challenge. Vasovagal Syncope International Study. Europace 2:66–76

Brignole M, Alboni P, Benditt D et al (2001a) Guidelines on management (diagnosis and treatment) of syncope. Eur Heart J 22:1256–1306

Brignole M, Menozzi C, Moya A et al. (2001b) Mechanism of syncope in patients with bundle branch block and negative electrophysiological test: ISSUE Investigators. Circulation 104:2045–2050

Brugada J, Brugada R, Antzelevitch C (2002) Long-term follow-up of individuals with the electrocardiographic pattern of right bundle branch block and ST-segment elevation in precordial leads V1 to V3. Circulation 105:73–78

Calkins H, Shyr Y, Frumin H et al (1995) The value of the clinical history in the differentiation of syncope due to ventricular tachycardia, atrioventricular block, and neurocardiogenic syncope. Am J Med 98:365–373

Colivicchi F, Ammirati F, Biffi A et al (2002) Exercise related syncope in young competitive athletes without evidence of structural heart disease. Clinical presentation and long-term outcome. Eur Heart J 23:1125–1130

Consensus Committee of the American Autonomic Society and the American Academy of Neurology (1996) Consensus statement on the definition of orthostatic hypotension, pure autonomic failure, and multiple system atrophy. Neurology 46:1470

Davies AJ, Kenny RA (1998) Frequency of neurologic complications following carotid sinus massage. Am J Cardiol 81:1256–1257

Del Rosso A, Bartoletti A, Bartoli P et al (2000) Methodology of head-up tilt testing potentiated with sublingual nitroglycerin in unexplained syncope. Am J Cardiol 85:1007–1011

Englund A, Bergfeldt L, Rehnqvist N et al (1995) Diagnostic value of programmed ventricular stimulation in patients with bifascicular block: a prospective study of patients with and without syncope. J Am Coll Cardiol 26:1508–1515

Flevari P, Livanis EG, Theodorakis GN et al (2002) Vasovagal syncope: A prospective, randomized, crossover evaluation of the effect of propranolol, nadolol and placebo on syncope recurrence and patients' well-being. J Am Coll Cardiol 40:499–504

Grubb BP, Gerard G, Wolfe DA et al. (1992) Syncope and seizure of psychogenic origin: Identification head-upright tilt table testing. Clin Cardiol 15:839–42

Hamer AW, Rubin SA, Peter T, Mandel WJ (1984) Factors that predict syncope during ventricular tachycardia in patients. Am Heart J 107:997–1005

Kalusche D, Ott P, Arentz T et al (1998) AV nodal re-entry tachycardia in elderly patients: clinical presentation and results of radiofrquency ablation therapy. Coronary Artery Dis 9:359–363

Kapoor WN (1992) Evaluation and management of the patient with syncope. J Am Med Ass 268:2553–2560

Kapoor W, Fortunato M, Hanusa BH, Schulberg HC (1995) Psychiatric illness in patients with syncope. Am J Med 99:505–512

Kapoor WN (1998) An overview of the evaluation and management of syncope. In Grubb BP, Olshansky B (eds) Syncope: Mechanisms and management, p 1. Futura, Armonk NY

Kaul U, Dev V, Narula J et al (1988) Evaluation of patients with bundle branch block and „unexplained" syncope: a study based on comprehensive electrophysiologic testing and ajmaline stress. Pacing Clin Electrophysiol 11:289–297

Kenny RA, Ingram A, Bayliss J, Sutton R (1986) Head-up tilt: a useful test for investigating unexplained syncope. Lancet 1:1352–1355

Knight BP, Goyal R, Pelosi F et al (1999) Outcome of patients with non-ischemic dilated cardiomyopathy and unexplained syncope treated with an implantable defibrillator. J Am Coll Cardiol 33:1964–1970

Kovac JD, Morgantroyd FD, Skehan JD (1997) Recurrent syncope due to complete atrioventricular block, a rare presenting symptom of otherwise silent coronary artery disease: Successful treatment by PTCA. Cathet Cardiovasc Diagn 42:216–218

Krahn AD, Klein GJ, Yee R et al (1999) Use of extended monitoring strategy in patients wirth problematic syncope: Reveal investigators. Circulation 99:406–410

Krahn AD, Klein GJ, Yee R, Skates AC (2001) Randomized assessment of syncope trial. Conventional diagnostic testing versus a prolonged monitoring strategy. Circulation 104:46–51

Krediet CTP, van Dijk N, Linzer M et al (2002) Management of vasovagal syncope. Controlling or aborting faints by leg crossing and muscle tensing. Circulation 106:1684–1689

Kushner JA, Kou WH, Kadish AH, Morady F (1989) Natural history of patients with unexplained syncope and a nondiagnostic electrophysiologic study. J Am Coll Cardiol 14:391–396

Lempert T, Bauer M, Schmidt D (1994) Syncope: A videometric analysis of 56 episodes of transient cerebral hypoxia. Ann Neurol 36:233–237

Linzer M, Felder A, Hackel A et al. (1990) Psychiatric syncope: A new look at an old disease. Psychosomatics 31:181–188

Linzer M, Yang EH, Estes NA 3rd et al (1997) Diagnosing syncope. Part 2: Unexplained syncope. Clinical Efficacy assessment project of the american college of physicians. Ann Intern Med 127:76–86

Lipsitz LA, Pluchino FC, Wei JY, Rowe JW (1985) Syncope in institutionalized elderly: the impact of multiple pathological conditions and situational stress. J Chronic Dis 39:619–630

Maddens M, Lipsitz LA, Wei JY et al (1987) Impaired heart rate response to cough and deep breathing in elderly patients with unexplained syncope. Am J Cardiol 60:1368–1372

Maloney JD, Jaeger FJ, Fouad-Tarazi FM, Morris HH (1988) Malignant vasovagal syncope: prolonged asystole provoked by head-up tilt. Case report and review of diagnosis, pathophysiology, and therapy. Cleve Clin J Med 55:542–548

Martin GJ, Adams SL, Martin HG et al (1984) Prospective evaluation of syncope. Ann Emerg Med 13:499–504

Middlekauff HR, Stevenson WG, Saxon LA (1993a) Prognosis after syncope: impact of left ventricular function. Am Heart J 125:121–127

Morady F, Shen EN, Bhandari A, Schwartz AB, Scheinman MM (1985) Clinical symptoms in patients with sustained ventricular tachycardia. West J Med 142:341–344

Morillo CA, Leitch JW, Yee R, Klein GJ (1993) A placebo-controlled trial of intravenous and oral disopyramide for prevention of neurally mediated syncope induced by head-up tilt. J Am Coll Cardiol 22:1843–1848

Moya A, Permanyer-Miralda G, Sagrista-Sauleda J et al (1995) Limitations of head-up tilt test for evaluating the efficacy of therapeutic interventions in patients with vasovagal syncope: results of a controlled study of etilefrine versus placebo. J Am Coll Cardiol 25:65–69

Olshansky B (1998) Syncope: Overview and approach to management. In Grubb BP, Olshansky B (eds) Syncope: Mechanisms and management, p 15. Futura Armonk, New York

Panther R, Mahmood S, Gal R (1998) Echocardiography in the diagnostic evaluation of syncope. J Am Soc Echocardiogr 11:294

Parry SW, Richardson DA, O'Shea D et al (2000) Diagnosis of carotid sinus hypersensitivity in older adults: carotid sinus massage in the upright position is essential. Heart 83:22–23

Pavlovic SU, Kocovic D, Djordjevic M et al (1991) The etiology of syncope in pacemaker patients. Pacing Clin Electrophysiol 14:2086–2091

Pfisterer M, Heierli B, Burkart F (1979) Hypertensiver Karotissinusreflex bei älteren Patienten. Schweiz Med Wschr 107:1565–1570

Raviele A, Brignole M, Sutton R et al (1999) Effect of etilefrine in preventing syncopal recurrence in patients with vasovagal syncope: a double-blind, randomized, placebo-controlled trial. The Vasovagal Syncope International Study. 99:1452–1457

Sakaguchi S, Shultz JJ, Remole SC et al (1995) Syncope associated with exercise, a manifestation of neurally mediated syncope. Am J Cardiol 75:476–481

Savage DD, Corwin L, McGee DL et al (1985) Epidemiologic features of isolated syncope: the Framingham Study. Stroke 16:626–629

Scheinman MM; Peters RW, Sauvé MJ et al (1982) Value of HQ-interval in patients with bundle branch block and the role of prophylactic permanent pacing. Am J Cardiol 50:1316–1322

Smit AA, Halliwill JR, Low PA, Wieling W (1999) Pathophysiological basis of orthostatic hypotension in autonomic failure. J Physiol 519:1–10

Smith GD, Mathias CJ (1995) Postural hypotension enhanced by exercise in patients with chronic heart failure. QJM 88:251–256

Sutton R, Peterson M, Brignole M et al (1992) Proposed classification for tilt induced vasovagal sincope. Eur J Cardiac Pacing Electrophysiol 3:180

Telfer EA, Olashasky B (1998) Use of electrophysiological studies in syncope: Practical aspects for diagnosis and treatment. In Grubb BP, Olshansky B (eds) Synocpe: Mechanisms and management, p 179. Futura, Armonk NY

Klinik der koronaren Herzerkrankung I: Stabile Angina pectoris, stumme Myokardischämie

H.-P. Bestehorn, H. Roskamm

21.1 Pathophysiologie der Koronarerkrankungen – 464
21.1.1 Begriffsbestimmungen – 464
21.1.2 Koronargefäße und myokardiales Sauerstoffangebot – 466
21.1.3 Funktionelle Faktoren und myokardiales Sauerstoffangebot – 468
21.1.4 Anatomische Faktoren und myokardialer Sauerstoffverbrauch – 469
21.1.5 Funktionelle Faktoren und myokardialer Sauerstoffverbrauch – 470
21.1.6 Regionale Koronardurchblutung – 470
21.1.7 Passagere Koronarinsuffizienz – 470
21.1.8 Stunned und hibernating myocardium – 471
21.1.9 Ischämische Präkonditionierung – 473

21.2 Stabile Angina pectoris – 474
21.2.1 Definition und Formen der Angina pectoris – 474
21.2.2 Diagnostik der stabilen Angina pectoris – 476
21.2.3 Differenzialdiagnose – 480
21.2.4 Medikamentöse Therapie – 481
21.2.5 Perkutane koronare Intervention – 482
21.2.6 Aortokoronare Bypass-Operation – 483
21.2.7 Entscheidung PCI versus Bypass-Operation – 484

21.3 Stumme Myokardischämie – 489
21.3.1 Definition – 489
21.3.2 Pathophysiologie – 490
21.3.3 Prognose und Therapie – 490

Literatur – 492

Am Anfang dieses Abschnitts soll mit einem etwas vereinfachenden Schema eine Abgrenzung des morphologischen, funktionellen und klinischen Bereichs der Koronarerkrankungen erfolgen:

Im **morphologischen Bereich** liegt den Koronarerkrankungen pathologisch-anatomisch in der Regel eine stenosierende oder okkludierende Koronarsklerose zugrunde. Entzündliche Gefäßerkrankungen, wie z. B. die Periarteriitis nodosa und die Thrombangitis obliterans, spielen zahlenmäßig eine ganz untergeordnete Rolle; dasselbe gilt für die Koronarembolie und die Koronarabgangstenosierung bei Lues.

Im **funktionellen Bereich** kann es bei Vorliegen der genannten morphologischen Veränderungen zu einer Koronarinsuffizienz kommen. Es handelt sich dabei um einen pathophysiologsichen Begriff, der als Missverhältnis zwischen Sauerstoffbedarf und Sauerstoffversorgung des Myokards definiert werden kann.

Im **klinischen Bereich** wird eine Koronarinsuffizienz entweder durch eine Angina pectoris oder durch einen Herzinfarkt manifest. Weiterhin kann die koronare Herzerkrankung primär zum plötzlichen Herztod führen. In diesem Abschnitt I sollen die Krankheitsbilder der stabilen Angina pectoris und der stummen Myokardischämie abgehandelt werden.

21.1 Pathophysiologie der Koronarerkrankungen

21.1.1 Begriffsbestimmungen

Die genannte klinische Einteilung der Koronarerkrankung ist stark schematisiert. So liegen zwischen der stabilen Angina pectoris und dem transmuralen Infarkt (STEMI – „ST-segment elevation myocardial infarction") die Übergangsformen der akuten Koronarsyndrome (instabile Angina pectoris; NSTEMI – „non-ST-segment elevation myocardial infarction). Die Einteilung soll jedoch aus didaktischen Gründen trotzdem in dieser Form durchgeführt werden, weil sie den klar voneinander abgrenzbaren pathophysiologischen Situationen des Koronarkreislaufs am weitesten entspricht. Danach ist die stabile Angina pectoris in ihren verschiedenen Erscheinungsformen das klinische Äquivalent der **passageren** Koronarinsuffizienz, die in der Regel nicht mit einer Nekrotisierung des Myokards einhergeht. Beim Herzinfarkt führt die länger **persistierende** akute Koronarinsuffizienz zu myokardialen Nekrosen. Bei einer weiteren möglichen Erstmanifestation der koronaren Herzerkrankung, dem plötzlichen Herztod, wird postmortal meist eine fortgeschrittene Mehrgefäßerkrankung gefunden (s. Kap. 19).

Bei einer besonderen Form der chronischen koronaren Herzerkrankung liegt eine über lange Zeiträume sich erstreckende, bei bestimmten Situationen immer wieder auftretende Koronarinsuffizienz mit Schädigung kleinerer Myokardbezirke vor, bei der sich die jeweiligen Schädigungen des Myokards langsam aufsummieren („ischämische Kardiomyopathie"). Diese Variante erfährt in diesem Kapitel keine detaillierte Beschreibung, da sie meistens als ätiologisch ungeklärte Myokarderkrankung verläuft, deren funktionelle Diagnostik und Therapie im Kap. 17 beschrieben werden. Eine Abgrenzung gegenüber den primären Myokardiopathien ist meist schwierig.

Zum besseren Verständnis der klinischen Krankheitsbilder sollen zunächst die Beziehungen zwischen Morphologie, Pathophysiologie und Klinik der Koronarerkrankungen einer semiquantitativen Analyse unterzogen werden (◘ Abb. 21.1). Vereinfacht dargestellt wird eine geringe morphologische Veränderung an den Koronargefäßen meist zu keiner funktionellen Auswirkung und zu keinen klinischen Äquivalenten führen. Schwere morphologische Veränderungen an den Koronargefäßen führen dagegen in der Regel zu einer schweren Funktionsstörung und diese zu schweren klinischen Krankheitsbildern. Von dieser Regel gibt es jedoch häufig Ausnahmen. So können einerseits geringe morphologische Veränderungen an den Herzkranzgefäßen bei ungünstiger Lokalisation im Falle einer Plaqueruptur mit anschließendem thrombotischen Gefäßverschluss „aus heiterem Himmel" zu einer schweren Funktionsstörung führen. Andererseits können schwere morphologische Veränderungen der Herzkranzgefäße bei sehr guter Ausbildung von Kompensationsmechanismen, z. B. in Form von interarteriellen Anastomosen, mit einer nur geringen oder gar keiner Funktionsstörung einhergehen, vorausgesetzt, dass keine sehr starken Belastungssituationen vorkommen.

Angina pectoris setzt Koronarinsuffizienz voraus, Koronarinsuffizienz führt jedoch nicht immer zu Angina pectoris. Diese asymptomatischen Formen der sog. stummen Myokardischämie werden im Abschn. 21.3 beschrieben.

> **Definition**
>
> Unter Koronarinsuffizienz verstehen wir seit Büchner (1939) und Rein (1951) jede Beeinträchtigung des Myokardstoffwechsels, die auf einer Störung des An- oder Abtransports, d. h. auf einer Durchblutungsstörung, beruht. Diese führt zu einer beeinträchtigten Sauerstoffversorgung des Myokards. Koronarinsuffizienz kann definiert werden als Missverhältnis zwischen Sauerstoffbedarf und Sauerstoffangebot des gesamten Myokards oder bestimmter Myokardbereiche; die regionale Koronarinsuffizienz ist typisch für die okkludierende oder stenosierende Koronarsklerose des menschlichen Herzens.

Ruhebedingungen. Im Ruhezustand beträgt der **Sauerstoffbedarf** des Herzmuskels 7–10 ml Sauerstoff/100 g Ventrikel-

21.1 · Pathophysiologie der Koronarerkrankungen

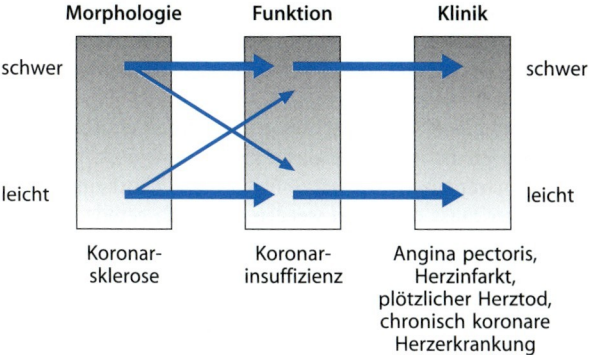

Abb. 21.1. Beziehungen zwischen Morphologie, Funktion und Klinik der Koronarerkrankungen

muskulatur/min. Bei einem 300 g schweren Herzen errechnet sich somit ein Sauerstoffbedarf von 21–30 ml/min, das sind ungefähr 10% der Sauerstoffaufnahme des gesamten Organismus. Da jedoch aus dem Koronarblut etwa doppelt so viel Sauerstoff extrahiert wird wie aus dem gesamten Herzminutenvolumen, beträgt der Anteil des Koronarblutes am Herzminutenvolumen nur ungefähr 5%. Die Myokarddurchblutung beträgt 70–90 ml/100 g linker Ventrikel/min, das bedeutet bei einem 300 g schweren Herzen 210–270 ml/min. Die koronare arteriovenöse Sauerstoffdifferenz beträgt 10–12 Vol.-%.

Der Sauerstoffbedarf des Herzens wird durch seine Arbeit pro Zeiteinheit bestimmt. Zwischen beiden besteht eine lineare Beziehung. Wichtige Determinanten des myokardialen Sauerstoffverbrauchs sind Blutdruck und Herzfrequenz. Dabei treibt Druckarbeit den Sauerstoffbedarf stärker in die Höhe als Volumenarbeit (Gollwitzer-Meier u. Kroetzl 1939). Bei gleicher Volumenarbeit bedingt die Kombination hohe Herzfrequenz und kleines Schlagvolumen einen höheren Sauerstoffbedarf als die Kombination geringe Herzfrequenz und großes Schlagvolumen (Rein 1951).

Herzfrequenz und Blutdruck sind im sog. „tension time index" enthalten, der das Produkt aus mittlerem systolischem Druck des linken Ventrikels und Systolendauer/min darstellt. Ein klinisch leicht bestimmbares Äquivalent ist das Produkt aus Herzfrequenz und systolischem Blutdruck. Es wird weiter unten näher darauf eingegangen werden, dass ein Patient mit stabiler Angina pectoris immer dann seine typischen Beschwerden bekommt, wenn ein für ihn kritischer Wert eines dieser Produkte überschritten wird, bzw. wenn ein für sein Herz kritischer Sauerstoffbedarf erreicht wird. Ist die Herzleistung in Ruhe oder während Belastung längere Zeit erhöht, kommt es allmählich zu einer Herzmuskelhypertrophie, d. h. zu einer Vergrößerung des Herzgewichts, ein Faktor, der auch zu Zeiten nicht vermehrter Herzleistung zur Vergrößerung des Sauerstoffbedarfs beiträgt.

Neben äußerer Herzleistung und Herzgewicht spielt die **Herzgröße** eine entscheidende Rolle für den myokardialen Sauerstoffbedarf. Entscheidend für den Sauerstoffbedarf scheint die Muskelspannung (T) zu sein, und diese wiederum hängt nach dem Laplace-Gesetz vom intraventrikulären Durck (p), vom Radius (R) des Ventrikels, und von der Ventrikelwanddicke (d) ab:

$$T = p \cdot \frac{R}{2d}$$

Eine weitere Determinante des myokardialen Sauerstoffverbrauchs ist der **Kontraktilitätszustand** des Myokards. Dieser wird am intakten Herzen durch die Geschwindigkeit des Druckanstiegs und des Blutauswurfs charakterisiert. Somit sind nicht nur die absoluten Größen des Drucks oder Schlagvolumens für die Herzarbeit entscheidend, sondern die Geschwindigkeiten, mit denen sie erzeugt bzw. ausgetrieben werden. Jede Steigerung der Herzarbeit führt zu einer Steigerung des myokardialen Sauerstoffbedarfs. Da die koronararteriovenöse Sauerstoffdifferenz während Belastung gegenüber Ruhe nicht mehr entscheidend gesteigert wird, kann ein vermehrter Sauerstoffbedarf nur über eine Durchblutungssteigerung gedeckt werden.

> Zusammenfassend können v. a. 3 Faktoren als Determinanten des myokardialen Sauerstoffverbrauchs angesehen werden (Sonnenblick u. Skelton 1971):
> - Herzfrequenz
> - Kontaktilität
> - Intramyokardiale Wandspannung

Belastungsbedingungen. Die Steigerung der Koronardurchblutung bei körperlicher Belastung von Normalpersonen geht aus Abb. 21.2 hervor: Bei Normalpersonen steigt die Koronardurchblutung nach Holmberg (1971) während maximaler körperlicher Belastung (extrapoliert auf eine Herzfrequenz von 200/min) auf 460% des Ruheausgangswertes, die koronararteriovenöse Sauerstoffdifferenz ändert sich im Mittel nicht. Bei Koronarkranken entsprach der Koronarfluss in Ruhe und während leichter Belastung dem von Normalpersonen, während hoher Belastung lag er jedoch eindeutig niedriger. Die 4fache Vergrößerung der myokardialen Sauerstoffaufnahme entsprach einer 4fachen Vergrößerung des Produktes aus Herzfrequenz und systolischem Blutdruck, was darauf hinweist, dass dieses Produkt ein guter Parameter für die Herzarbeit und damit den Sauerstoffverbrauch ist. Insgesamt ist davon auszugehen, dass während starker Belastung des Herzens, hervorgerufen z. B. durch starke körperliche Belastung oder durch psychische Erregung, eine ungefähr 4fache Steigerung der Koronardurchblutung gegenüber dem Ruhezustand auftritt.

Der Sauerstoffnachschub für das Herz muss ständig erfolgen, da der Herzmuskel im Gegensatz zum Skelettmuskel keine wesentliche Sauerstoffschuld eingehen kann. Der hohe Sauerstoffbedarf des Herzens in Ruhe und während Belastung, das Unvermögen, die koronararteriovenöse Sauerstoffdifferenz während Belastung wesentlich zu steigern, und das Unvermögen des Herzmuskels, eine große Sauerstoffschuld einzugehen, weisen auf die große Bedeutung einer unbeeinträchtigten Koronardurchblutung und die Notwendigkeit ihrer Steigerung während Belastung hin.

> Der häufigste Grund für eine Beeinträchtigung der Koronardurchblutung ist die Koronarsklerose; es besteht Einigkeit darüber, dass es – abgesehen von der Möglichkeit der Koronarembolie – ohne Koronarsklerose in der Regel weder eine Angina pectoris noch sekundäre ischämische Myokardveränderungen einschließlich des Herzinfarktes gibt.

So hatten in einer Serie von 160 sezierten Angina pectoris-Patienten 93% eine mehr als 50%ige Einengung einer der

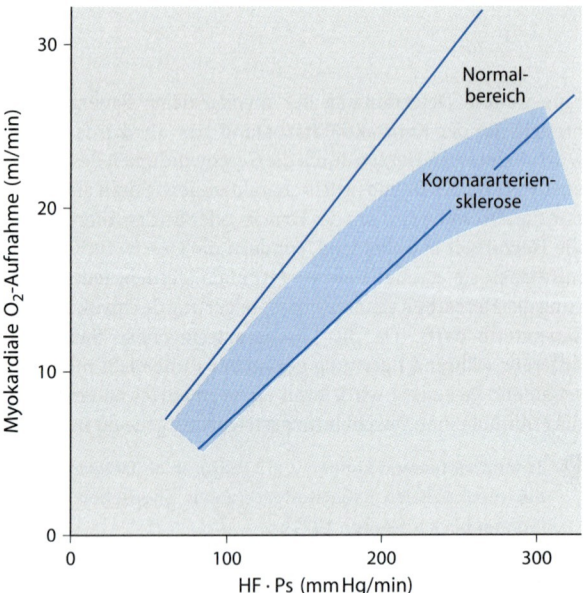

Abb. 21.2. Schematische Darstellung der Beziehung zwischen myokardialer Sauerstoffaufnahme in ml/min und dem Produkt aus Herzfrequenz und systolischem Blutdruck (HF · Ps). Die Fläche zwischen den ausgezogenen Linien stellt die Beziehung bei Normalpersonen dar, die blaue Fläche diejenige bei Patienten mit koronarer Herzerkrankung. (Aus Holmberg 1971)

Hauptstämme des Koronargefäßsystems (Lenegre u. Himbert 1959). In einer anderen Serie hatten von 177 Angina pectoris-Patienten 90% eine beträchtliche Einengung oder sogar einen Verschluss der Koronargefäße (Zoll et al. 1951). Bei den verbleibenden Angina pectoris-Fällen ohne wesentliche Koronarsklerose bestand in der Regel eine erhebliche Herzmuskel-Hypertrophie bei Hypertonie oder Aortenstenose. Es ist bekannt, dass eine starke Herzmuskelhypertrophie auch ohne wesentliche Koronarsklerose zu einer (relativen) Koronarinsuffizienz führen kann. Bei der Aortenstenose kommen zusätzlich erschwerende funktionelle Faktoren dazu: der hohe intramyokardiale Druck sowie ein geringer Perfusionsdruck für das Koronargefäßsystem.

Allerdings können auch Patienten mit Angina pectoris und entsprechenden objektiven Befunden, wie z. B. ST-Senkungen im Belastungs-EKG oder auch mit NMR-Nachweis von subendokardialen Durchblutungsstörungen nach Adenosingabe angiographisch krankhafte Befunde vermissen lassen (Panting et al. 2002; Kaski u. Russo 2000; Chierchia u. Fragasso 1996; Ali et al. 2001). Als partielle Erklärung muss dabei zunächst an die Grenzen der Koronarangiographie erinnert werden, nämlich, dass sie stenosierende Prozesse in den sehr kleinen Gefäßen nicht sichtbar machen kann (**„small vessel disease"**). Die Konstellation Angina pectoris/freie Gefäße wird insbesondere häufig bei stark rauchenden sowie bei postmenopausalen Frauen gefunden (Eliot u. Bratt 1968; Kaski 2002). Bemiller et al. (1973) fand bei 37 Angina pectoris-Patienten ohne morphologischen Befund im Koronarangiogramm während einer Beobachtungszeit von im Mittel 4 Jahren kein Herzinfarktereignis, womit bei dieser Art der Angina pectoris der Nachweis normaler Koronararterien als prognostisch günstig

anzusehen ist. Pathophysiologisch steht bei diesen Patienten eine gestörte Endothelfunktion mit pathologischer Antwort der kleinsten Gefäße auf vasokonstriktorische Reize im Vordergrund (Cianflone et al. 1995).

Bei jungen Herzinfarktpatienten konnte in einigen Fällen Monate nach dem akuten Ereignis kein pathologischer Befund im Koronarangiogramm festgestellt werden (Roskamm et al. 1983). Hier muss diskutiert werden, dass sich gerade bei jungen Menschen eine koronare Thrombose, entstanden auf dem Boden einer Endothelerosion oder infolge der Ruptur eines nur kleinen arteriosklerotischen Plaques, entweder sehr bald spontan lysiert oder später soweit organisiert und in die Wand einbezogen werden kann, sodass Monate danach keine Lumeneinengung mehr nachweisbar ist. In diesem Zusammenhang muss allerdings auch auf neuere Befunde hingewiesen werden, die zeigen konnten, dass auch ohne angiographisch auffällige Lumenveränderungen bereits bedeutende arteriosklerotische Wandveränderungen bestehen können (Nissen et al. 2001; Glagov et al. 1987).

> Vorbedingung einer passageren Koronarinsuffizienz mit dem klinischen Erscheinungsbild einer stabilen Angina pectoris ist somit in der Regel eine Koronarsklerose. Das Ausmaß der Koronarinsuffizienz und damit die Schwere der Angina pectoris hängen jedoch außer von den morphologischen und funktionellen Veränderungen an den Herzkranzgefäßen von einer Reihe zusätzlicher funktioneller Faktoren ab, die sich sowohl auf der Seite des Sauerstoffangebots als auch auf der Seite des Sauerstoffbedarfs auswirken können (Abb. 21.3).

21.1.2 Koronargefäße und myokardiales Sauerstoffangebot

Ausmaß der Stenosierung

Der bedeutendste morphologische Faktor auf der Seite des Sauerstoffangebots ist Ausmaß und Lokalisation der Stenosierung. Die Koronarsklerose ist kein isolierter Prozess, es muss häufig mit mehreren Stenosen im Verlauf eines Koronargefäßes gerechnet werden. Im Verlauf dieser Stenosen kann es

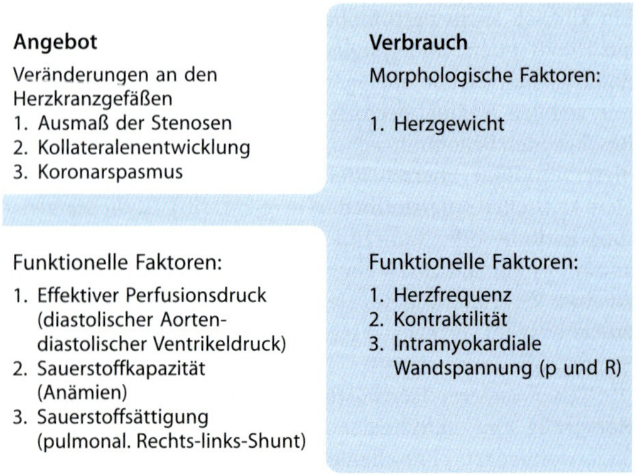

Angebot	Verbrauch
Veränderungen an den Herzkranzgefäßen	Morphologische Faktoren:
1. Ausmaß der Stenosen	1. Herzgewicht
2. Kollateralenentwicklung	
3. Koronarspasmus	
Funktionelle Faktoren:	Funktionelle Faktoren:
1. Effektiver Perfusionsdruck (diastolischer Aorten-diastolischer Ventrikeldruck)	1. Herzfrequenz
2. Sauerstoffkapazität (Anämien)	2. Kontraktilität
3. Sauerstoffsättigung (pulmonal. Rechts-links-Shunt)	3. Intramyokardiale Wandspannung (p und R)

Abb. 21.3. Morphologische und funktionelle Faktoren, die das Verhältnis von Sauerstoffbedarf zu Sauerstoffangebot und damit die Güte der Koronarversorgung bestimmen

somit zu einer fortschreitenden Abnahme des Perfusionsdrucks kommen. Dies wird zu einem Teil durch eine möglichst große Weitstellung der kleinen Koronargefäße, insbesondere der Arteriolen, kompensiert. Diese kompensatorische Dilatation des Koronargefäßsystems ist jedoch begrenzt, sodass es zu einer progressiven Herabsetzung der Durchblutung des nachgeschalteten Myokardbezirks kommt. Entscheidend ist nicht nur das Ausmaß der Lumeneinengung durch eine oder mehrere Stenosen, sondern auch die Länge der Stenosen. Wichtig ist auch, dass eine Stenose in der Regel teilweise kompensiert wird durch eine Erweiterung (Remodelling) des Gesamtgefäßes im Stenosebereich (Glagov et al. 1987). Die Beziehungen zwischen Ausmaß der stenosierenden Koronarsklerose und Koronardurchblutung lassen sich folgendermaßen beschreiben:

Koronarreserve. Die Koronardurchblutung des Menschen weist beim Gesunden eine große Reserve auf, die selbst während hoher körperlicher Belastung nicht ausgeschöpft wird: Die durch Dipyridamol- oder Adenosininjektionen erfassbare Koronarreserve wird während starker körperlicher Belastung wahrscheinlich nur zu etwa 50% ausgenutzt. Hinzu kommt, dass geringgradige Stenosierungen die Durchblutung nicht oder kaum beeinflussen. Damit sind Durchblutungsstörungen erst bei einer fortgeschrittenen Stenosierung zu erwarten.

Die bei Hunden auch durch Kontrastmittelinjektion mögliche koronare Durchblutungssteigerung, die ohne Stenosierung das 4fache der Ruhedurchblutung betrug – in guter Übereinstimmung mit der durch Adenosininjektion erreichbaren Durchblutungssteigerung –, sank ab 50%iger artifizieller Stenosierung[1] durch Ligatur des R. circumflexus langsam ab (Abb. 21.4). Damit wird die Koronarreserve ab einer ca. 50%igen Stenosierung beginnend beeinträchtigt. Da die Koronarreserve auch während hoher körperlicher Belastung nie voll in Anspruch genommen wird, ergeben sich für die Klinik und die Diagnostik folgende Konsequenzen:
- Die körperliche Belastung muss in der Funktionsdiagnostik sehr hoch sein, wenn sie eine mittelgradig reduzierte Koronarreserve erfassen soll.
- Eine nur gering- bis mittelgradige Stenosierung ist mit einem körperlichen Belastungstest nicht sicher erkennbar.

Selbstverständlich werden die Beziehungen zwischen Stenosegrad und Flussbehinderung zusätzlich durch andere Faktoren modifiziert, wie z. B. die rheologischen Eigenschaften des Blutes. Darüber hinaus sind Koronargefäßstenosen nicht immer fixiert, sondern weisen auch einen dynamischen Anteil auf, d. h. es können wechselnde Stenosegrade vorliegen (s. unten).

Gould et al. (1974) konnten weiterhin nachweisen, dass 2 nacheinandergeschaltete deutliche Stenosen sich stärker auswirken als eine Stenose. Beispielsweise addieren sich Effekte einer distalen 60%igen Stenosierung und einer proximalen 75%ige Stenosierung. Es ist also nicht richtig, dass allein die stärkste Stenosierung den koronaren Durchfluss bestimmt, eine Tatsache, die bei der Bewertung von Koronarangiogra-

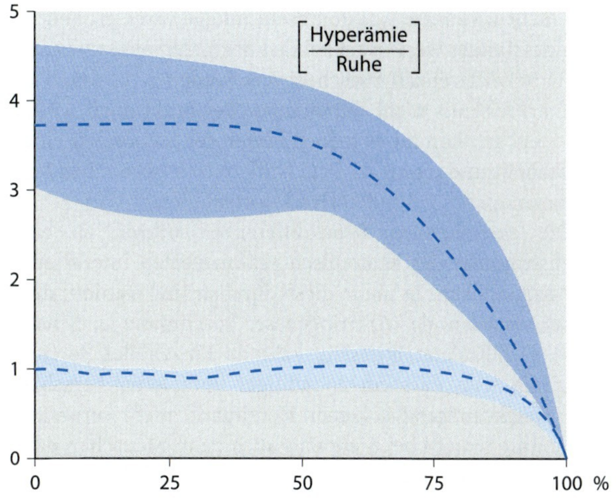

Abb. 21.4. Koronardurchblutung. Beziehung zwischen prozentualer Konstriktion des Durchmessers des R. circumflexus und der durch Kontrastmittelinjektion ausgelösten Maximaldurchblutung als Vielfaches der Ruhedurchblutung bei 12 Hunden (oben). Unten: Beziehung zur Ruhedurchblutung. (Nach Gould et al. 1974)

phiebefunden berücksichtigt werden muss. Unter Ruhebedingungen sahen Asokan et al. (1975) eine kritische Herabsetzung der Koronardurchblutung erst dann, wenn die Stenosierung mehr als 90% betrug.

> Entsprechend wird bei Koronarangiographien meist erst dann eine retrograde Auffüllung eines Gefäßes über Kollateralen beobachtet, wenn die Stenosierung mehr als 90% beträgt.

Während körperlicher Belastungen können sich beim Menschen jedoch auch bereits mittelgradige Stenosen auswirken. Von 81 Patienten ohne bisherigen Herzinfarkt, die während Belastung eine sichere Angina pectoris – verbunden mit ischämischen ST-Senkungen und einem überhöhten linksventrikulären Füllungsdruckanstieg – aufwiesen, hatten 65% eine hochgradige, d. h. mindestens 90%ige Stenosierung oder gar einen Verschluss eines Hauptgefäßes. Bei 27% lag der Stenosegrad im Bereich 50–90%. Bei letzteren Patienten hat sich somit eine mittelgradige Stenose bereits auf die Koronardurchblutung während Belastung ausgewirkt. Die koronarangiographische Angabe des Stenosegrades bezieht sich in der Regel auf die Reduktion des Durchmessers einer Kranzarterie. Eine 50%ige Reduktion des Durchmessers bedeutet jedoch bereits eine 75%ige Reduktion des Lumens. Bei 75%iger Lumeneinengung ist mit einer Halbierung der Koronarreserve zu rechnen (s. Abb. 21.4); diese ist mit einem körperlichen Belastungstest kaum zu erfassen.

Ausmaß der Kollateralenentwicklung[2]. Die Steigerung der Durchblutung für einen kritisch versorgten Myokardbezirk hängt entscheidend von der Ausbildung eines funktionsfähigen Kollateralkreislaufs ab. Das gesunde Herz verfügt in seinem Gefäßsystem über anatomisch präformierte, funktionell

---
[1] Der Stenosegrad wird hier als Lumeneinengung angegeben, im Gegensatz zu der bei der Befundung von Koronarangiogrammen üblichen Angabe in Prozent Diameterreduktion.

[2] Die Begriffe Kollateralen und Anastomosen sind hier synonym verwendet.

aber nicht wirksame Anastomosen; infolge ihres großen Gefäßwiderstandes werden sie bei den normalerweise nur geringen Druckdifferenzen zwischen verschiedenen Bezirken des Koronarkreislaufs nicht durchblutet. Bei funktionell wirksamen Stenosen kommt es jedoch hinter der Stenose zu einem Druckabfall und damit zu Druckdifferenzen gegenüber Myokardbezirken mit gesunden Herzkranzgefäßen.

Die entstehenden Druckdifferenzen führen zu einer Durchströmung der anatomisch präformierten interarteriellen Anastomosen. Je mehr diese durchströmt werden, desto stärker wachsen sie (Arteriogenese; Buschmann u. Schaper 2000). Der Kollateralkreislauf kann in Einzelfällen so funktionsfähig sein, dass ein endgültiger kompletter Verschluss eines Herzkranzgefäßes keinen Herzinfarkt mehr verursacht. Das konnte sowohl bei Tieren als auch beim Menschen nachgewiesen werden. Bei einem sehr funktionstüchtigen Kollateralkreislauf kann die Durchblutung im Ruhezustand und während leichter Belastungen aufrechterhalten werden. Während hoher Belastungen kommt die Koronardurchblutung jedoch dem erhöhten Sauerstoffbedarf meistens nicht mehr nach. Insgesamt bleibt somit die lokale Koronarreserve eingeschränkt. Für die koronare Herzerkrankung kann man folgende Faustregel aufstellen: Meist existiert eine gute Ausbildung eines Kollateralkreislaufs bei der stabilen Angina pectoris; eine schlechte oder fehlende Ausbildung findet man bei den akuten Koronarsyndromen bis hin zum häufig „unangekündigten" akuten Herzinfarkt, der aus scheinbarer Gesundheit ohne vorherige Angina pectoris auftritt und dem in der Regel ein akuter thrombotischer Koronarverschluss nach Ruptur eines vorher nicht hochgradig stenosierenden Plaques zugrunde liegt (Übersicht bei Falk et al. 1995).

Koronarspasmus und dynamische Koronargefäßstenose. Das Konzept, nach dem eine Koronarinsuffizienz bei fixierter Stenose nur dann entsteht, wenn – durch Mehrarbeit des Herzens bedingt – der myokardiale Sauerstoff und damit der Blutbedarf eine kritische Grenze überschreitet, trifft für bestimmte Patienten nicht zu. Schon seit langem war aufgefallen, dass Patienten mit sog. **Prinzmetal-Angina pectoris** ihre Anfälle in der Regel nachts bekommen, tagsüber dagegen häufig eine gute Arbeitstoleranz aufweisen. Maseri et al. konnten bereits 1978 in systematischen Untersuchungen nachweisen, dass Ruhe Angina pectoris-Anfälle nicht mit einer Steigerung derjenigen Faktoren verbunden waren, die – wie Herzfrequenz, systolischer Blutdruck und Kontraktilität – die wesentlichen Determinanten des myokardialen Sauerstoffverbrauchs sind. Das Gleichgewicht zwischen Sauerstoff- oder Blutbedarf und Sauerstoff- oder Blutangebot schien also hier nicht durch einen erhöhten Bedarf, sondern durch ein reduziertes Angebot gestört zu sein.

Der für die Prinzmetal-Angina pectoris verantwortlich gemachte passagere Koronararterienspasmus konnte bei Patienten mit Ruhe-Angina pectoris während Koronarangiographien nachgewiesen werden, indem man so lange mit den Kontrastmittelinjektionen in die Herzkranzarterien wartete, bis die Patienten einen Anfall bekamen.

> Bei einer gemischten klinischen Symptomatik mit einerseits vorhandenen Ruhe-Angina-pectoris-Anfällen und andererseits guter Arbeitstoleranz muss an die **vasospastische Angina pectoris** gedacht werden.

Relativ selten sind spastische Gefäßveränderungen an völlig intakten Koronargefäßen. Häufiger wurden Gefäßspasmen im Bereich von bereits mäßig bis mittelgradig veränderten Koronargefäßen gefunden. Entsprechend häufig ist auch die Kombination der belastungsabhängigen Angina pectoris mit der vasospastischen Ruhe-Angina. Bei Vorliegen einer bereits höhergradigen Stenosierung oder einer momentan sehr niedrigen Arbeitstoleranz kann eine geringe zusätzliche vasospastische Komponente den schweren Ruheanfall provozieren. Diese Kombinationsformen, bei denen also Erhöhung des myokardialen Sauerstoffverbrauchs und Reduktion der momentan möglichen Sauerstoffversorgung eine Rolle spielen, werden auch als **gemischte Angina pectoris** („mixed angina pectoris"; Maseri et al. 1985) bezeichnet.

Die atheromatös veränderte Intima scheint die Entstehung von Spasmen zu begünstigen. Bei exzentrischen Stenosen kann die Tonusvermehrung des normalen Gefäßstückes allein ausreichen, um im Stenosebereich den Durchmesser kritisch zu vermindern. Spasmen wurden schließlich auch im Zusammenhang mit Muskelbrücken beobachtet. Selbst beim frischen Myokardinfarkt soll der Koronarspasmus in einem Teil der Fälle zumindest eine zusätzliche Rolle spielen (Nedeljkovic et al. 2002; Sakuma et al. 2002; Maseri et al. 1978) Die Mechanismen bei der Auslösung von Koronarspasmen sind bis heute nicht völlig geklärt. Bereits Oliva u. Breckenridge (1977) vermuteten, dass Thrombozyten an diesen Stellen vasokonstriktorische Mediatorstoffe wie Serotonin, Prostaglandin I2 und Thromboxan A2 freisetzen. Letztere modifizieren nach neueren Befunden den koronaren Gefäßtonus über ATP-abhängige Kaliumkanäle der glatten Gefäßmuskelzelle. Zusätzlich spielt einerseits eine Störung der Endothelfunktion und andererseits eine Störung der NO-vermittelten Vasodilatation beim Koronarspasmus eine wesentliche Rolle (Schror 1993; Yasue u. Kugiyama 1997; Kugiyama et al. 1997; Masumoto et al. 2002; Lamping 2002). Darüber hinaus scheint eine Beziehung zwischen Spasmen der epikardialen Gefäße und Spasmen der Mikrovaskulatur zu bestehen (Sun et al. 2002). Über eine verstärkte Plättchenaggregabilität nach Koronarspasmus mit den entsprechenden klinischen Implikationen berichtete Miyamoto et al. (2001).

21.1.3 Funktionelle Faktoren und myokardiales Sauerstoffangebot

Perfusionsdruck. Bei einem bestimmten peripheren Gefäßwiderstand hängt die Durchströmung eines Gewebebezirks von der Differenz der Drücke vor und hinter den Durchströmungshindernissen ab. Eine plötzliche Erhöhung des Perfusionsdrucks führt im Tierversuch nur kurzfristig zu einer Erhöhung der Koronardurchblutung. Sehr bald kommt es zu einer Erhöhung des peripheren Gefäßwiderstandes und die Durchblutung wird wieder normal. Auf der anderen Seite führt auch eine Herabsetzung des Perfusionsdrucks zu einer Erniedrigung des peripheren Gefäßwiderstandes. Die Durchblutung bleibt zunächst normal.

> Selbst für das gesunde Koronargefäßsystem gibt es einen **kritischen Perfusionsdruck,** bei dessen Unterschreitung es zu einer herabgesetzten Koronardurchblutung kommt. Eine Herab-

setzung des Perfusionsdrucks wird sich dann besonders leicht auswirken können, wenn eine schwere Koronarsklerose besteht.

Die **Aortenstenose** geht mit einem relativ niedrigen Perfusionsdruck einher. Der Abgang der Herzkranzgefäße liegt bei ihr bereits im Bereich des abgefallenen Drucks. Hinzu kommen häufig ungünstige Strömungsbedingungen des Blutes, der Pressstrahl weist einen geringen Lateraldruck auf (Prinzip der Wasserstrahlpumpe). Durch die hohe Druckarbeit des linken Ventrikels kommt es darüber hinaus zu einer erheblichen Erhöhung des der Myokarddurchblutung entgegengerichteten koronaren Gefäßwiderstandes. Dieser wird nämlich nicht nur durch den Querschnitt der kleinen Koronargefäße (intravasaler Widerstand), sondern auch durch die bei der Ventrikelkontraktion entstehende intramyokardiale Spannungsentwicklung (extravasaler Gefäßwiderstand) bestimmt. In der Systole führt das zu einer noch stärker als im Normalfall verminderten Koronardurchblutung. Vergleichsweise sehr viel günstiger liegen die Bedingungen für eine adäquate Koronarversorgung bei der Aortenisthmusstenose, bei der die Abgänge der Koronargefäße noch im Bereich des hohen Drucks liegen.

Das koronarvenöse Blut fließt überwiegend über den Koronarsinus in den rechten Vorhof. Bei Vorliegen einer **Rechtsherzinsuffizienz** mit Erhöhung des rechtsatrialen Drucks ist konsekutiv der Ausflussdruck für das Koronarvenenblut erhöht, was zusätzlich zu einer koronaren Minderperfusion beitragen kann.

Die Koronardurchblutung ist eine phasische, sie geschieht vorwiegend diastolisch. Für die Koronarversorgung des Myokards des linken Ventrikels ist nicht allein der diastolische Druck in der Aorta maßgebend, sondern die Differenz zwischen diesem Druck und dem diastolischen Druck im linken Ventrikel selbst. Die Differenz beider Drücke kann als **effektiver Koronarperfusionsdruck** angesehen werden. Bei normalem diastolischem Druck in der Aorta kann der effektive Koronarperfusionsdruck deutlich herabgesetzt sein, wenn der diastolische Druck im linken Ventrikel angehoben ist. Dies kann schon im Ruhezustand vorliegen, z. B. bei einer Herzinsuffizienz, oder erst während körperlicher Belastung auftreten, z. B. während eines durch die körperliche Belastung provozierten Angina pectoris-Anfalls (◘ Abb. 21.5).

Herabgesetzter Sauerstoffgehalt im arteriellen Blut. Bei Patienten mit einer **schweren Anämie** ist die Sauerstoffsättigung des arteriellen Blutes normal. Infolge des geringen Gehaltes an Sauerstoffträgern ist jedoch die Sauerstoffkonzentration erniedrigt. Das führt zu einer Erhöhung der Koronardurchblutung, vergleichbar der Erhöhung des Gesamtherzminutenvolumens; die dem Patienten verbliebenen Koronarreserven werden bis zu einem bestimmten Grade verbraucht. Auf der anderen Seite führt die dauernd erhöhte Koronardurchblutung bei Patienten mit schwerer Anämie und koronarer Herzerkrankung zu einem besonders ausgeprägten Kollateralenwachstum, sodass die Entwicklung einer Angina pectoris bei diesen Patienten insgesamt selten beobachtet wird.

Herabgesetzte Sauerstoffsättigung des arteriellen Blutes. Eine Herabsetzung des Sauerstoffgehalts in der Inspirations-

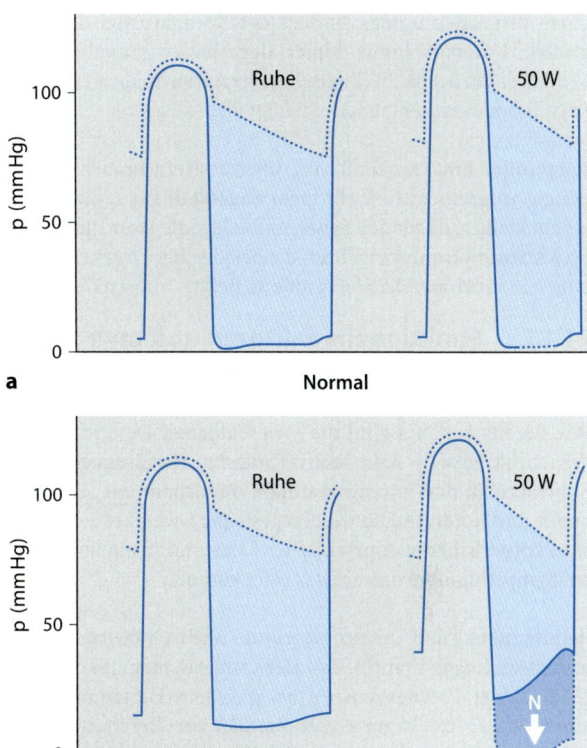

◘ **Abb. 21.5 a,b.** Effektiver Koronarperfusionsdruck (diastolischer Aortendruck – diastolischer Ventrikeldruck) bei einer Normalperson (a) und bei einem Angina pectoris-Patienten (b) in Ruhe und während 50 W Belastung. Durch Nitroglyzerin (N) ist eine entscheidende Senkung des diastolischen Ventrikeldrucks möglich, dadurch wird der effektive Perfusionsdruck erhöht

luft auf 10% führt etwa zu einer Verdoppelung der Koronardurchblutung. Wenn das in bestimmten Myokardbezirken nicht möglich ist, kommt es zu einer Koronarinsuffizienz. Bestimmte Lungenerkrankungen, die mit einer Ventilations-, Verteilungs- oder Diffusionsstörung einhergehen, führen zu einer herabgesetzten Sauerstoffsättigung. Diese fördert die Entstehung der Koronarinsuffizienz, weil die dadurch erforderliche Durchblutungssteigerung des Herzmuskels die vorhandenen Koronarreserven z. T. verbraucht. Hinzu kommt, dass sowohl die Herabsetzung des Sauerstoffgehaltes als auch die der Sauerstoffsättigung ein größeres Herzminutenvolumen in Ruhe und während Belastung erforderlich machen, was wiederum zu einer Vergrößerung des myokardialen Sauerstoffbedarfs führt.

21.1.4 Anatomische Faktoren und myokardialer Sauerstoffverbrauch

Herzgewicht. Die unter pathologischen Bedingungen mögliche Diskrepanz zwischen Koronargefäßquerschnitt und Herzgewicht kann eine erhebliche relative Herabsetzung der Koronardurchblutung bedeuten. So kann selbst bei normalen Koronararterien eine Herzmuskelhypertrophie von über 500 g zu einer relativen Durchblutungsstörung führen, da die limitierte Vergrößerung des Lumens der Koronarostien und der großen Koronarstämme hinter der Gewichtszunahme des Myokards zurückbleibt (kritisches Herzgewicht nach Linzbach 1947; Schoenmackers 1963).

Herzgröße. Ein krankhaft vergrößertes Herz braucht unabhängig von seinem Gewicht mehr Sauerstoff für seine Arbeit als ein kleines, da für den Sauerstoffbedarf die Wandspannung im Myokard verantwortlich ist, die bei gleicher Druckentwicklung mit zunehmender Herzgröße ansteigt.

21.1.5 Funktionelle Faktoren und myokardialer Sauerstoffverbrauch

Wie bereits erwähnt sind die 3 wesentlichen Determinanten des myokardialen Sauerstoffverbrauchs Herzfrequenz, die Kontraktilität und intramyokardiale Wandspannung. Herzfrequenz und Kontraktilität werden gesteigert, wenn es z. B. während körperlicher oder psychischer Belastung zu einem erhöhten Sympathikusantrieb auf das Herz kommt.

Herzfrequenz- und Drucksteigerung. Nach Gollwitzer-Meier u. Kroetz (1939) braucht das Herz um so mehr Sauerstoff, je höher der Frequenzanstieg bei gleichem Herzminutenvolumen ist. Hinzu kommt, dass parallel zur Herzfrequenzerhöhung auch eine Verkürzung der Diastole eintritt, wodurch sich die Bedingungen für die in der Diastole erfolgende Koronardurchblutung verschlechtern. Hohe Herzfrequenzen und Kontraktilitätswerte während schon geringer körperlicher Belastung sind besonders bei Personen mit untrainierter Körperperipherie zu beobachten. Eine inadäquate Herzfrequenzerhöhung während Belastung findet sich ebenfalls bei Patienten mit vegetativen Regulationsstörungen. Eine unökonomische Herzfrequenzerhöhung kann auch bei Patienten mit einer Herzinsuffizienz vorliegen, insbesondere bei solchen mit einer tachykarden absoluten Arrhythmie. Auch eine gesteigerte Druckarbeit in Ruhe und während Belastung ist besonders sauerstoffverbrauchend. Von Gollwitzer-Meier u. Kroetz (1939) wurde darauf hingewiesen, dass die Druckarbeit des Herzens zu einer besonders starken Erhöhung des Sauerstoffverbrauchs führt. Übermäßig hohe Blutdruckanstiege während körperlicher und psychischer Belastungen kommen ebenfalls bei Patienten mit vegetativen Regulationsstörungen vor. Bei ihnen können vermehrte Katecholaminausschüttungen den Sauerstoffbedarf des Herzmuskels zusätzlich erhöhen. Eine insgesamt gesteigerte Herzarbeit in Ruhe und während Belastung liegt schließlich auch bei Patienten mit überhöhtem Körpergewicht vor.

Bei chronischer Druckbelastung des Herzens kommt es zu einer Herzmuskelhypertrophie. Dabei ist der Sauerstoffbedarf pro Gewichtseinheit Herzmuskel nicht erhöht. Die Hypertrophie führt ab einem bestimmten Ausmaß einerseits über die Erhöhung der Gesamtmuskelmasse auch ohne Koronarstenosen zu einer relativen Koronarinsuffizienz und bewirkt andererseits über konsekutiv erhöhte linksventrikuläre diastolische Füllungsdrucke eine Verminderung des effektiven Koronarperfusionsdrucks.

Unabhängig von den Beziehungen zwischen pathologischer Morphologie und Funktionsbeeinträchtigung können die subjektiven Beschwerden bei gleicher Funktionsbeeinträchtigung unterschiedlich sein. Aufgrund einer Reihe von klinischen Erfahrungen ist eine individuell unterschiedliche, vegetative Sensibilität für herzbezogene Schmerzen und Missempfindungen anzunehmen.

> Insgesamt sind bei der Entstehung einer Koronarinsuffizienz nicht nur morphologische, sondern auch funktionelle Faktoren von Bedeutung. Hinzu kommt, dass Schmerzempfindung und Schmerzschwelle sehr unterschiedlich ausgeprägt sein können. Die Wirksamkeit der funktionellen Faktoren kann zu einer erheblichen Diskrepanz zwischen dem pathologisch-anatomischen Zustand der Herzkranzgefäße, der klinischen Funktionsstörung und dem Beschwerdebild des Patienten führen. Die Kenntnis dieser zusätzlichen funktionellen Faktoren ist auch aus therapeutischer Sicht von Bedeutung.

21.1.6 Regionale Koronardurchblutung

Da die Koronarsklerose das Gesamtkoronargefäßsystem unterschiedlich betrifft und auch zusätzliche funktionelle Faktoren in verschiedenen Myokardgebieten ein unterschiedliches Gewicht haben können, befällt die Koronarinsuffizienz das Gesamtmyokard nicht gleichmäßig, sondern einige Teile oder einen bestimmten Myokardbereich. So konnte gezeigt werden, dass während eines Angina pectoris-Anfalls die Gesamtkoronardurchblutung sogar erhöht sein kann. In einem kritischen Gebiet aber ist sie herabgesetzt oder sie kann sogar ganz sistieren (Maseri 1978) und verursacht damit die Angina pectoris. In anderen Gebieten kann sie, z. B. durch die Angstsituation und die damit verbundene Katecholaminfreisetzung erhöht sein, sodass die lokal eingeschränkte Koronardurchblutung sich in der Gesamtkoronardurchblutung nicht zu zeigen braucht.

21.1.7 Passagere Koronarinsuffizienz

Eine Koronarinsuffizienz lässt sich beim Menschen metabolisch durch Koronarsinuskatheterisierung nachweisen. Wird durch **Vorhofstimulation** mit entsprechender Frequenzerhöhung und Steigerung des Sauerstoffverbrauchs des Herzens eine Angina pectoris ausgelöst, steigt der koronarvenöse Laktatgehalt deutlich an: Das Myokard produziert Laktat (bei Normaldurchblutung extrahiert es Laktat; ◻ Abb. 21.6).

Wird die Angina pectoris durch **körperliche Belastung** ausgelöst, ist die Laktatproduktion nicht so deutlich, insbesondere deswegen, weil die ständige Erhöhung des arteriellen Laktats, das vorwiegend aus der peripheren Muskulatur austritt, störend ins Spiel kommt. Nachweisbar bleibt jedoch eine deutlich verringerte Laktatextraktion. Parallel mit der Angina pectoris kommt es zu objektiven Hinweisen für Sauerstoffmangelversorgung. Das EKG zeigt „ischämische" ST-Senkungen (s. Kap. 10). Als Folge der Koronarinsuffizienz kommt es zu einer sekundären Beeinträchtigung der Arbeitsweise des linken Ventrikels, wobei die Erhöhung des enddiastolischen Drucks ein sehr konstanter Befund ist. Die verschiedenen Folgen der Koronarinsuffizienz bzw. der resultierenden Myokardischämie treten in der Regel nicht parallel, sondern zeitlich versetzt auf, was v. a. bei Ballonokklusion im Zusammenhang mit der PTCA elegant demonstriert werden kann (◻ Abb. 21.7).

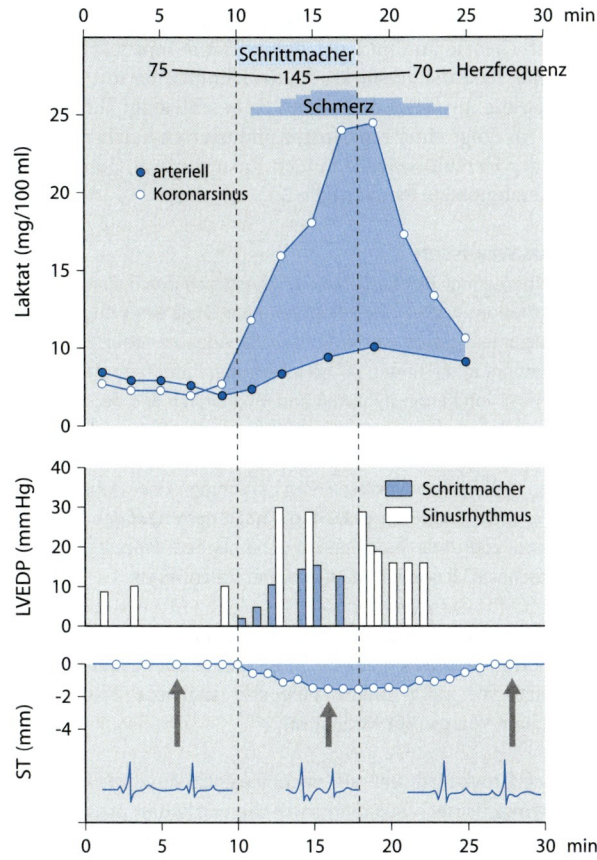

◘ **Abb. 21.6.** Myokardiale Laktatproduktion bei einem Patienten, der während Vorhofschrittmacherstimulation eine Herzfrequenz von 145 min^{-1} bekam und dabei in eine Angina pectoris geriet. Zur gleichen Zeit kommt es zu ischämischen ST-Senkungen und einem Anstieg des enddiastolischen Drucks im linken Ventrikel, und zwar immer dann, wenn kurzfristig der Schrittmacher abgestellt wurde. (Nach Parker et al. 1969)

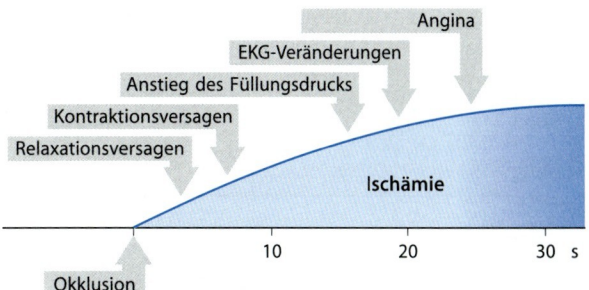

◘ **Abb. 21.7.** Aufeinanderfolge von Ischämiehinweisen während vorübergehender Koronarokklusion (ischämische Kaskade). (Nach Sigwart et al. 1984)

Die ischämische Kaskade ist von Bedeutung bei der Funktionsdiagnostik. EKG-Veränderungen als Folge der Ischämie treten relativ spät auf (◘ Abb. 21.7). So ist die Sensitivität eines Belastungs-EKGs bei einer 1-Gefäßerkrankung mit ca. 60% relativ niedrig. Sie kann erhöht werden mit Untersuchungen, deren Messparameter sich in der Ischämiekaskade früher verändern: Der Anstieg des Füllungsdrucks kann mit der Einschwemmkatheteruntersuchung erfasst werden; regionale Störungen der Kontraktilität lassen sich echokardiographisch darstellen. Die Sensitivität des Stressechokardiogramms liegt bei 1-Gefäßerkrankungen bereits zwischen 80% und 90%, und bei der Mehrgefäßerkrankung bei über 90%. Noch früher erkennt man Ischämieauswirkungen mit den nuklearmedizinischen Methoden. Positronenemissionstomographische Techniken erfassen die zuerst auftretenden ischämiebedingten Störungen des myokardialen Stoffwechsels; stenosebedingte Blutflussinhomogenitäten können mit der Thallium-Spect-Untersuchung als Perfusionstracer erfasst und dargestellt werden. Die Sensitivität dieser Methoden wird gewöhnlich als Goldstandard herangezogen (Haug 1998).

Kommt es zu einem „Walk through-Phänomen", wird meist parallel mit dem Verschwinden der Schmerzen – in Abb. 21.8 trotz Steigerung der Belastungsstärke – auch ein Rückgang der ischämischen ST-Senkung und der enddiastolischen Druckerhöhung im linken Ventrikel beobachtet. Der Anstieg des enddiastolischen Drucks ist die allgemeine hämodynamische Auswirkung einer regionalen Funktionsstörung. Dies lässt sich besonders gut bei der Stressechokardiographie zeigen. Oft schon vor dem Auftreten einer Angina pectoris kommt es zu einer Kontraktionsbeeinflussung des Myokards im Versorgungsgebiet eines kritisch stenosierten Herzkranzgefäßes (◘ Abb. 21.9).

Bei passagerer Hypo- bzw. Akinese im Versorgungsbereich eines kritisch versorgten Gefäßes ist häufig eine kompensatorisch erhöhte Kontraktionsamplitude des Restmyokards anzutreffen.

21.1.8 „Stunned" und „hibernating" myocardium

Bis vor wenigen Jahren bestand die Vorstellung, dass eine Funktionsstörung des Myokards, z. B. eine Hypo- oder Akinesie im Ventrikulogramm, entweder reversibel durch passagere Durchblutungsstörung bedingt sei, oder aber irreversibel durch bleibenden Myokardschaden infolge Nekrotisierung und Vernarbung des Myokards. Es hat sich jedoch in den letzten Jahren gezeigt, dass zwischen diesen beiden extremen Zuständen noch andere Arten von Kontraktilitätsstörungen anzutreffen sind, die nicht mit einem irreversiblen Schaden gleichzusetzen sind und in noch viablem Myokard auftreten.

Zunächst einmal kann eine schwere Funktionsstörung durch **stumme Ischämie** bedingt sein, und diese kann auch über längere Zeitabschnitte vorliegen (s. Abschn. 21.3). Darüber hinaus kann ein sog. **„stunned myocardium"** vorliegen, bei dem nach einer schweren Ischämie die Durchblutung zum Zeitpunkt der Untersuchung zwar wieder in Ordnung ist, aber eine nachhinkende Unterfunktion des Myokards für Minuten, Stunden oder Tage vorhanden sein kann. Beim **„hibernating myocardium"** kann eine lange Zeit vorhandene Funktionsstörung die Anpassung an chronisch mangelhafte Durchblutung sein, auch hier liegt noch lebensfähiges Myokard vor.

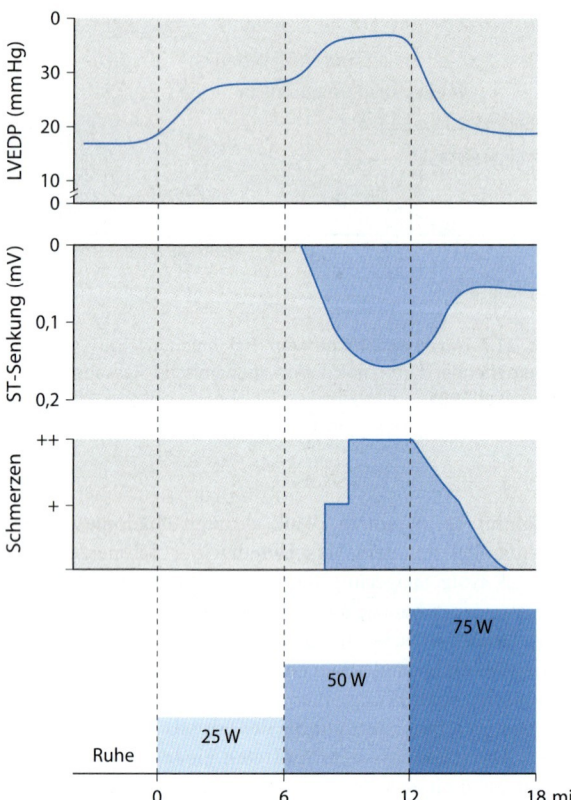

◘ **Abb. 21.8.** Retrosternale Schmerzen, horizontale ST-Senkungen und enddiastolischer Druck im linken Ventrikel (LVEDP) in Ruhe und während Belastung mit 25, 50 und 75 W jeweils 6 min bei einem 60-jährigen Angina pectoris-Patienten. Der Patient hatte 3 Monate vorher einen Hinterwandinfarkt erlitten: das Koronarangiogramm zeigte einen Verschluss der rechten Kranzarterie sowie erhebliche Stenosierungen der beiden Hauptäste der linken Kranzarterie. Während 50 W Belastung kommt es zu retrosternalen Beschwerden und ischämischen ST-Senkungen. Der LVEDP steigt stark an. Bei Beginn der Belastung von 75 W erfährt der Patient ein „Walk through-Phänomen". Die ischämischen ST-Senkungen werden geringer. Der LVEDP fällt wieder beträchtlich ab

---

Funktionsstörungen des Myokards

- Reversible Funktionsstörung durch passagere symptomatische Ischämie.
- Reversible Funktionsstörung durch passagere asymptomatische (stumme) Ischämie.
- Reversible Funktionsstörung durch „stunned myocardium" trotz wieder normaler Durchblutung.
- Reversible Funktionsstörung durch „hibernating myocardium" als Anpassung an eine chronische Durchblutungsstörung.
- Irreversible Funktionsstörung durch Nekrotisierung und Vernarbung eines Myokardbereichs.

„Stunned" Myokardareale zeichnen sich durch einen reduzierten ATP-Gehalt aus. Sie behalten dabei aber offensichtlich die Kapazität, auf inotrope Stimulation zu reagieren. Als Entstehungsmechanismus werden in erster Linie 2 Hypothesen propagiert: die Sauerstoffradikal-Hypothese und die Kalziumüberladungs-Hypothese (Dorge et al. 1998). Für die Sauerstoffradikal-Theorie im Sinne der Reperfusions-Injury spricht die Tatsache, dass die verstärkte Radikalelimination mit Antioxidanzien die myokardiale Erhohlung beschleunigt (Bolli et al. 1989). Als Folge einer reperfusionsinduzierten Kalziumüberladung der Herzmuskelzelle fanden Kusuoka et al. bereits 1987 eine herabgesetzte myokardiale Kontraktilität.

⊕ Zusatzwissen

„Hibernating" Myokardareale zeichnen sich durch eine gestörte Exzitations-Kontraktions-Kopplung aus. Trotz eines ungestörten Kalziumeinstroms ist die kontraktile Antwort reduziert. Histomorphologisch finden sich Zeichen einer Entdifferenzierung mit Verlust von Kardiomyozyten und Myofibrillen und degenerative Veränderungen mit vermehrter interstitieller Fibrose (Dispersyn et al. 2001; Heusch u. Schultz 2000; Dorge et al. 1998). Viele Fragen zur Pathophysiologie von „stunning" und „hibernation" sind nicht endgültig geklärt; die nach dem heutigen Wissensstand zugrunde liegenden biochemischen Prozesse sind in Abschn. 5.7.8 und 5.7.9 ausführlicher beschrieben.

Für den Kliniker reduziert sich die Bedeutung dieser Phänomene im Wesentlichen auf die Frage: Liegt noch lebensfähiges Myokard vor oder nicht? Folgende klinische Situationen erscheinen von großer Bedeutung:

„Stunned myocardium" als nachhinkende Funktionsstörung des Myokards nach aus diagnostischen Gründen provozierter Ischämie. Hier ist insbesondere der körperliche Belastungstest zu erwähnen, bei dem die nachhinkende Funktionsstörung insbesondere durch Belastungsechokardiographie nachgewiesen werden kann. So sind noch 30 min nach einer Ischämie, lange nach Abklingen der Angina pectoris und Normalisierung des Belastungs-EKGs, im Echokardiogramm Wandbewegungsstörungen nachweisbar (Kloner et al. 1990). Auf der einen Seite erleichtert die Existenz des „stunned myocardium" den diagnostischen Vorgang, indem noch Minuten nach Beendigung des Belastungstests die Wandbewegungsstörung in aller Ruhe im Liegen erfasst werden kann; auf der anderen Seite muss bei geplanten Wiederholungsuntersuchungen, z. B. nach therapeutischer Intervention, das nur sehr langsame Abklingen der Funktionsstörung beachtet werden. Möglicherweise ist das Phänomen von besonderer Bedeutung, wenn eine schwere stumme Ischämie vorgelegen hat, der Patient somit nicht durch das Auftreten des Warnsignals Schmerz dazu gebracht wurde, z. B. eine zu hohe körperliche Belastung zu beenden.

„Stunned myocardium" nach schwer instabiler Angina pectoris oder in Randgebieten eines akut überstandenen Infarktes. Nach schwerer Angina pectoris in Ruhe können tagelang noch deutliche passagere Funktionsstörungen nachweisbar sein, nach Reperfusion durch PTCA oder Thrombolysebehandlung kann sich die Myokardfunktion noch Tage oder Wochen danach erholen. Das Ausmaß der Erholungsfähigkeit nach Reperfusion hängt dabei vom Schweregrad und der Dauer der vorangehenden Ischämie ab (Bolli 1990).

Auffällig ist in Fällen ausgeprägten „stunnings" häufig eine Diskrepanz zwischen schwerer, ausgedehnter Funktionsstörung durch Hypo- oder Akinesie, entweder im Ventrikulo-

21.1 · Pathophysiologie der Koronarerkrankungen

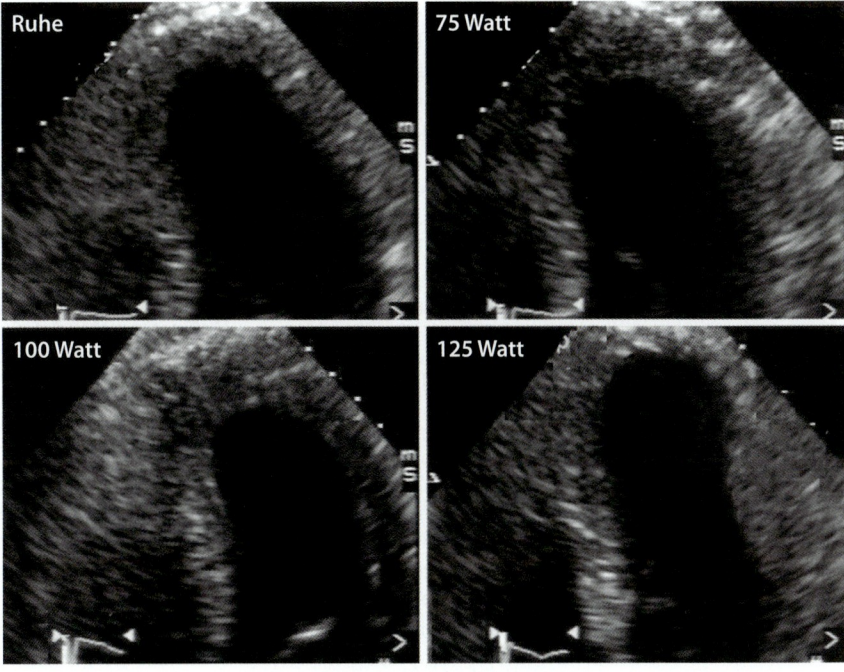

Abb. 21.9.
Echokardiographische Darstellung des linken Ventrikels in endsystolischer Stellung unter Ruhebedingungen (oben links) und während ergometrischer Belastung mit 75, 100 und 125 W. Der Patient hatte eine hochgradige Stenose im mittleren Drittel des R. interventricularis anterior. Im Ruhezustand zeigt sich eine normale Kontraktilität des linken Ventrikels; unter Belastung mit 125 W kommt es zu einer apikalen Hypokinesie (Versorgungsgebiet des R. interventrikularis anterior)

gramm oder im Echokardiogramm, und nicht oder nur wenig ausgeprägten Infarktzeichen im EKG, z. B. keine oder nicht sehr ausgedehnte Q-Zacken. Klinisch können solche Diskrepanzen bei der Entscheidung für oder gegen eine späte Rekanalisierung eines Infarktgefäßes durch PCI von Bedeutung sein.

Die diagnostische Unterscheidung nach lebendem oder nicht mehr lebendem Myokard kann mit Isotopenuntersuchungen, NMR oder PET erfolgen. Bei vollständig wiederhergestelltem regionalem Blutfluss spricht ein ungestörter ^{15}FDG Metabolismus unter positiv-inotroper Stimulation für „stunning". Eine erhöhte Glukose-Aufnahme bei reduzierter Durchblutung wird beim „hibernating" gefunden. Die Dobutamin-Echokardiographie weist die größte Spezifität in der Vorhersage einer möglichen myokardialen Erholung in beiden myokardialen Zuständen auf (Dorge et al. 1998).

„Stunned" oder „hibernating myocardium" bei Patienten mit sehr schlechter Funktion des linken Ventrikels. Dies findet sich z. B. bei schwerer Ventrikeldilatation mit 3-Gefäßerkrankung und Neigung zu Herzinsuffizienz, ohne dass Infarkte in der Anamnese bekannt sind. Ein solches Krankheitsbild kann auch als „ischämische" Kardiomyopathie bezeichnet werden. Es geht dann häufig um die Frage, ob bei dem schweren linksventrikulären Schaden eine von den Zielen her mögliche Bypass-Operation eine Verbesserung der myokardialen Funktion erzielen kann, d. h., ob in bestimmten Gefäßarealen noch lebendes Myokard vorhanden ist; die Differenzierung „stunned" oder „hibernating myocardium" ist hier gar nicht so entscheidend. In diesem Zusammenhang ist aber von großer Bedeutung, ob die zunächst reversible Funktionsstörung des Myokards, insbesondere bei häufiger Wiederholung von Ischämieperioden chronifiziert werden kann und damit ein allmählicher Übergang in eine „Myokardiopathie" mit Herzinsuffizienz möglich ist, ohne dass eine entsprechend ausgeprägte Vernarbung des Myokards vorliegt (Schuster u. Bulkley 1986; s. Kap. 24). Gerade die histopathologischen Befunde beim „hibernating" mit unterschiedlichen Ausprägungsgraden einer Dedifferenzierung der Myozyten und Degenerationskorrelaten sprechen für mögliche Übergänge von der reversiblen zur irreversiblen Funktionsstörung. Deswegen erscheint eine möglichst frühe Revaskularistaion beim „hibernating" wichtig (Elsasser et al. 1997).

Dies sind nur einige Beispiele aus der klinischen Kardiologie, die die Bedeutung dieser Phänomene unterstreichen sollen; weitere klinisch relevante Situationen sind „stunning" nach Koronarangioplastie, Herzchirurgie und Transplantation sowie auch das kürzlich beschriebene atriale „stunning" nach elektrischer Kardioversion wegen Vorhofflimmern und -flattern (Khan 2002).

21.1.9 Ischämische Präkonditionierung

> **Definition**
>
> Das Phänomen der ischämischen Präkonditionierung („ischemic preconditioning") ist ein endogener myokardprotektiver Mechanismus, der dadurch charakterisiert ist, dass wiederholte kurze Ischämieperioden das Myokard resistenter machen gegenüber vollständigen Gefäßverschlüssen.

Die ischämische Präkonditionierung ist eng verwandt mit den Phänomenen „stunning" und „hibernation". Es wurde erstmals von Murry et al. (1986) beschrieben, der im Tiermodell zeigen konnte, dass 4 konsekutive Phasen eines Zirkumflex-Koronarverschlusses über 5 min die Infarktgröße bei anschließendem dauerhaftem Gefäßverschluss über 40 min bis zu 75% reduzieren konnte. Dieser protektive Effekt der Präkonditionierung hielt für 1–2 h nach der protektiven „Probeischämie" an. Beim Menschen konnte nachgewiesen werden, dass nach Thrombolysebehandlung Herzinfarkte dann kleiner ausfallen, wenn dem eigentlichen Infarktereignis Angina pectoris vorausging (Kloner et al. 1995; Andreotti et al. 1996, 1995; Ishihara et al. 1997). Laskey (1999) zeigte ergänzend, dass der Anteil von Patienten mit CK-Erhöhungen im Rahmen einer PCI nach Anwendung einer validierten Präkonditionierung mit multiplen vorangehenden Ballongefäßokklusionen signifikant geringer ist als bei unmittelbar begonnener PCI. Im Rahmen von aortokoronaren Bypass-Operationen konnte bereits Yellon et al. (1993) einen signifikant geringeren Troponin-T-Anstieg und höhere intramyokardiale Konzentrationen von Adenosintriphosphat bei den Patienten zeigen, die vor der Revaskularisation eine dreiminütige Ischämiephase mittels Aortenabklemmung erfahren hatten.

⊕ Zusatzwissen

Die Mechanismen der Präkonditionierung sind bisher nicht geklärt. Auf metabolischer Ebene konnte eine Verlangsamung der anaeroben Glykolyse mit resultierender geringerer Gewebsazidose und Verbesserung der myokardialen Energiebilanz durch Reduktion des Abbaus von energiereichen Triphosphaten bewiesen werden (Wolfe et al. 1993, Murry 1990). Jüngere Ergebnisse unterstreichen die Rolle mitochondrialer ATP-abhängiger Kaliumkanäle, über die die Ca^{++}-Ionenströme, die Optimierung der Energieproduktion und die Sauerstoffradikalproduktion während Ischämie und Reperfusion moduliert wird (O´Rourke 2000). Für ihre besondere Schlüsselstellung bei der Präkonditionierung spricht unter anderem, dass K_{ATP}-Kanalblocker wie beispielsweise Glibenclamid die hypoxisch induzierte Präkonditionierung verhindern kann (Ghosh et al. 2000). Präkonditionierung findet letztlich auch auf der Ebene der myokardialen Endothelzellen der Mikrovaskulatur statt, wobei die Protektion über eine verminderte Neutrophilenadhäsion sowie über eine Verringerung der Produktion von Adhäsionsmolekülen (ICAM-1) vermittelt wird (Laude et al. 2002; s. Abschnitt 5.7.5).

Klinische Bedeutung erlangt das Präkonditionierungsphänomen im Hinblick auf die deutlich erhöhte Mortalität diabetischer Infarktpatienten, die mit Sulfonylharnstoffen (K_{ATP}-Kanalblocker) behandelt werden. Dafür, dass pharmakologisch provoziertes Präkonditionierung (z. B. mit Adenosin und -analoga, Nicorandil) bei Patienten mit akutem Myokardinfarkt über die Verzögerung der myokardialen Nekrose das Zeitfenster für eine Reperfusionsmaßnahme verlängert werden kann, sprechen sowohl positive Ergebnisse aus zahlreichen Tierversuchen als auch erster klinischer Studien (Mahaffey et al. 1997, Patel et al. 1999).

21.2 Stabile Angina pectoris

Wie bereits erwähnt, geht man von 3 großen Manifestationsformen der koronaren Herzerkrankung aus: stabile Angina pectoris, akute Koronarsyndrome inkl. Herzinfarkt und plötzlicher Herztod. Angina pectoris – ein Symptom – entsteht dabei über die passagere Myokardischämie, die sich sowohl als stabile und instabile Angina pectoris manifestieren kann, aber auch asymptomatisch oder stumm bleiben kann.

> **Definition**
>
> Die Angina pectoris ist ein klinisches Äquivalent der Koronarinsuffizienz, das durch einen Schmerz oder ein schmerzähnliches Gefühl im Thoraxbereich oder in angrenzenden Gebieten charakterisiert ist.

21.2.1 Definition und Formen der Angina pectoris

Definition der Angina pectoris

Folgende Bedingungen müssen erfüllt sein, bevor ein Schmerz in der oberen Hälfte des Körpers als Angina pectoris bezeichnet wird:

Auslösungsmodus des Schmerzes. Das wichtigste Kriterium ist das Auftreten des Schmerzes bei Mehrarbeit des Herzens. Zu einer solchen Mehrbelastung des Herzens kommt es am ehesten während einer körperlichen Belastung. So überrascht es nicht, dass mehr als 90% der Angina pectoris-Patienten über Beschwerden während körperlicher Belastung klagen. Bei dem verbleibenden geringen Prozentsatz an Patienten ist anzunehmen, dass diese sich unter den Bedingungen der heutigen Zivilisation, d. h. der weitgehenden Automatisation und Motorisierung, gar nicht mehr so stark körperlich belasten, um in den Bereich der Koronarinsuffizienz hineinzukommen. Diese Patienten klagen dann eher über Beschwerden bei Aufregung, beim Geschlechtsverkehr, nach einer stärkeren Mahlzeit oder bei plötzlichem Übergang in die Kälte. Patienten mit weit fortgeschrittener Angina pectoris bekommen häufig nachts bei absoluter Körperruhe Angina pectoris-Anfälle. (Zur Prinzmetal-Angina, bei der der Anfall vorwiegend unter Ruhebedingungen auftritt, s. oben.)

In der Regel nimmt der Schmerz mit zunehmender Dauer und/oder Intensität der Belastung allmählich zu, bis er zum Abbruch der Belastung zwingt. Von einigen Patienten wird jedoch trotz Weiterbelastung oder sogar Steigerung der Belastung ein Wiederabklingen der Beschwerden bis zum völligen Verschwinden angegeben; dieses Erscheinungsbild wird auch als Walk through-Phänomen bezeichnet.

⊕ Zusatzwissen

Die Ursache des Walk through-Phänomens ist noch weitgehend ungeklärt. Die zuverlässig reproduzierbare Walk through-Symptomatik bei einem Patienten mit okklusiver Mehrgefäßerkrankung wurde von Gavazzi et al. (1986) als Ausdruck einer späten Kollateraleneröffnung interpretiert. Weiterhin wurde nachgewiesen, dass eine dynamisch-spastische Stenosekomponente mit zunehmender körperlicher Belastung und somit gesteigerter β-Rezeptorenstimulation durchbrochen werden kann.

Lokalisation des Schmerzes. Meist wird der Schmerz retrosternal angegeben. Wenn er ausstrahlt, dann ist dies meist bilateral der Fall, in einigen Fällen bis in den Unterkieferbereich oder in die Schultern, Arme und Hände. Die oft zitierte unilaterale Ausstrahlung in den linken Arm und die linke Hand ist gar nicht so typisch. In Einzelfällen kann er auch außerhalb des Thorax, z. B. in den Unterkiefern oder in den Armen, beginnen.

Charakter des Schmerzes. Der Schmerz wird je nach Bildungsgrad, Temperament und Phantasie des Patienten unterschiedlich beschrieben. Angaben wie „brennend" oder „zusammenschnürend" sind am häufigsten zu hören. Charakteristisch ist auch eine Konstanz des Schmerzes, ein Steady State. In Abständen auftretende Herzstiche sind keine Angina pectoris. Der immer wieder durch Mehrbelastung des Herzens auslösbare Schmerz wird von den meisten Patienten nicht so vielgestaltig beschrieben, wie z. B. die nicht auf Koronarinsuffizienz zu beziehenden Missempfindungen, die bei vegetativen Herz-Kreislauf-Störungen oder beim pseudoanginösen Kostovertebralsyndrom auftreten.

Dauer des Schmerzes. Die Schmerzen dauern meist nur Minuten. Sie lassen nach, wenn die Mehrarbeit des Herzens unterbrochen wird. Beim Gehen auftretende Schmerzen verschwinden, wenn der Patient stehen bleibt oder sich hinsetzt. Schmerzen, die immer wieder über Stunden oder Tage bestehen, sind meist keine Angina pectoris. Wenn von intelligenten Patienten die auf die besonderen Charakteristika der Angina pectoris abzielenden Fragen des Arztes klar beantwortet werden, kann die Diagnose mit großer Sicherheit gestellt oder ausgeschlossen werden. In einigen Fällen ist es jedoch nicht möglich, aus der Schilderung des Beschwerdebildes allein zu einer Diagnose zu kommen.

Koronarkrankheiten in der Familienanamnese und Vorliegen von Risikofaktoren für Koronarerkrankungen beim Patienten werden die Diagnose häufig erleichtern. Eine genaue Befragung nach den für Koronarerkrankungen prädisponierenden Erkrankungen, wie Hypertonie, Diabetes, Gicht und Hypercholesterinämie, ist unbedingt erforderlich. Weiterhin muss nach den Risikofaktoren Rauchen, körperliche Inaktivität und übermäßige psychische Belastungen gefragt werden.

Formen der Angina pectoris

Anhand der beschriebenen Charakteristika kann die Angina pectoris in eine typische, nichttypische und fragliche Angina pectoris unterteilt werden.

Charakteristika einer typischen Angina pectoris
- Schmerzlokalisation hinter dem Sternum oder das Sternum miteinbeziehend.
- Schmerz meist durch körperliche Belastung provoziert, während fortlaufender Belastung zunehmend und mit dem Abbruch der Belastung wieder abklingend.
- Schmerzcharakter „viszeral", d. h. beklemmend, brennend, schnürend, würgend oder drückend.

Die **nichttypische Angina pectoris** erfüllt in einem oder 2 Punkten nicht die Definition der typischen Angina pectoris. Der Arzt ist aber davon überzeugt, dass es sich um eine Angina pectoris handelt, z. B. bei Atemnot als Äquivalent der Angina pectoris. Als **fragliche Angina pectoris** werden Schmerzen bezeichnet, bei denen eine große Unsicherheit darüber besteht, ob der Schmerz koronarinsuffizienzbedingt ist.

Aus diagnostischen, therapeutischen und prognostischen Gründen kann die Angina pectoris in eine stabile und eine instabile Angina pectoris unterteilt werden. Die **stabile Angina pectoris** ist durch eine über lange Zeit gleich bleibende Intensität und Häufigkeit der Angina pectoris charakterisiert. Die **instabile Angina pectoris** wird in Kap. 22 ausführlich dargestellt.

Die Angina pectoris kann man nach der sie provozierenden Belastungsintensität einstufen. Für eine semiquantitative Einstufung können die Beschwerdegrade nach der Canadian Cardiologic Society (CCS) in folgende CCS-Klassen eingestuft werden (Campeau 1975).

CCS-Klassen der Angina pectoris
- CCS-Schweregrad I: Alltägliche Arbeit und Leben ohne Beschwerden; Angina nur bei extremen Belastungen oder schneller oder langer Belastung während der Arbeit.
- CCS-Schweregrad II: Geringe Einschränkung der täglichen Arbeit; Angina bei schnellerem Gehen und Steigen, Aufwärtsgehen, Gehen nach dem Essen, Gehen in der Kälte und bei Wind, unter psychischer Belastung oder in den ersten Stunden nach dem Aufwachen.
- CCS-Schweregrad III: Ausgeprägte Einschränkung der täglichen Arbeit; Angina nach wenigen Metern von einer Straßenseite zur anderen, Ersteigen einer Etage bei normalen Bedingungen und normaler Geschwindigkeit.
- CCS-Schweregrad IV: Alltägliche Aktivität ohne Angina nicht mehr möglich.

Belastungsangina. Die stabile Belastungsangina ist gekennzeichnet durch ein vorübergehendes Auftreten von meist retrosternalen Schmerzen, ausgelöst durch körperliche Belastung oder durch andere Situationen, die den Sauerstoffbedarf des Myokards erhöhen. Der Schmerz verschwindet in der Regel schnell in Ruhe oder durch Nitroglyzerin sublingual. Von stabiler Belastungsangina spricht man, wenn eine Belastungsangina ohne Veränderung ihres Schweregrades seit einem Monat oder länger besteht. Übergänge in die Instabilität und den Formenkreis der akuten Koronarsyndrome mit plötzlicher Verschlechterung hinsichtlich Häufigkeit, Heftigkeit (Stärke) oder Dauer des Brustschmerzes während jeweils gleich gebliebener Belastung sind im Rahmen der diskontinuierlichen Komponente der Koronarprogression z. B. durch Plaqueruptur und konsekutiver Thrombose jederzeit möglich. Im Rahmen der stabilen Angina pectoris kann es auch ohne offensichtliche Steigerung des Sauerstoffbedarfs des Myokards zur Ruheangina kommen. In der Regel sind die Schmerzen dann länger anhaltend und stärker als bei Belastungsangina, nach Nitroglyzeringabe weniger leicht abklingend. Das EKG zeigt oft passagere ST-Senkungen oder T-Veränderungen. Enzymveränderungen werden nicht beobachtet. Spontane oder Ruheangina kann allein oder in Verbindung mit Belastungsangina auftreten. Einige Fälle von spontaner oder Ruheangina zeigen während des Auftretens passagere ST-T-Erhöhungen („variant angina", Prinzmetal-Angina). Selbstverständlich muss hier ein frischer Herzinfarkt ausgeschlossen werden.

Asymptomatische Myokardischämie. Neben der mit Angina pectoris symptomatischen Myokardischämie gibt es die asymptomatische oder stumme Myokardischämie. Die meisten Patienten haben sowohl symptomatische als auch asymptoma-

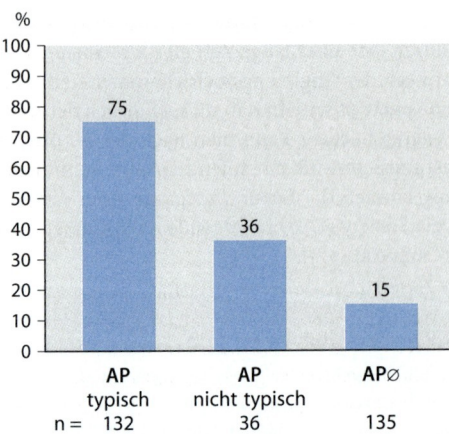

Abb. 21.10. Häufigkeit einer ≥50%igen Stenose wenigstens einer Herzkranzarterie bei 303 Patienten, die noch keinen Q-wave-Infarkt (STEMI-Infarkt) durchgemacht hatten. Die Patienten (Männer und Frauen) wurden in solche mit typischer und mit atypischer Angina pectoris *(AP)* aufgeteilt

tische Ischämieepisoden, einige sind immer asymptomatisch (Deanfield 1985; Pepine 1986). Der stummen Myokardischämie ist Abschn. 21.3 gewidmet.

Angina pectoris und stenosierende Koronargefäßsklerose. Wenn die anamnestisch angegebenen Beschwerden des Patienten klar als Angina pectoris einzustufen sind, findet sich bei 75% der Patienten eine mindestens 50%ige Stenose wenigstens einer Kranzarterie; dies zeigt Abb. 21.10 für eine Gruppe von Patienten, die noch keinen Q-wave-Infarkt (STEMI-Infarkt) durchgemacht hatten. Wenn Frauen, bei denen das Symptom diagnostisch nicht so zuverlässig ist, ausgeschlossen werden, erhöht sich der Prozentsatz auf etwa 90%.

Wenn die Beschwerden des Patienten im Sinne der oben angegebenen Definition als atypisch angegeben, jedoch bei der Gesamtwertung der Faktoren Auslösungsmodus, Lokalisation, Charakter und Dauer der Schmerzen als Angina pectoris gewertet werden mussten, lag nur bei 36% der Patienten eine mindestens 50%ige Stenose wenigstens einer Herzkranzarterie vor. Trat während eines Belastungstests mit ausreichend hoher Herzfrequenz keine Angina pectoris auf, so lag eine mindestens 50%ige Stenose wenigstens einer Herzkranzarterie bei noch 15% der Patienten vor.

> Bei anamnestisch angegebener typischer Angina pectoris liegt bei Männern mit hoher Wahrscheinlichkeit eine stenosierende Koronargefäßsklerose vor.
> – Wird anamnestisch und bei einem ausreichend hoch dosierten körperlichen Belastungstest sicher keine Angina pectoris angegeben, ist eine stärker stenosierende Koronargefäßsklerose sehr unwahrscheinlich, wenn der Patient keinen transmuralen oder intramuralen Herzinfarkt durchgemacht hat.
> – Bei atypischer Angina pectoris ist es sehr unsicher, ob eine stenosierende Koronargefäßsklerose vorliegt. Durch Hinzuziehen der übrigen Ischämieindikatoren lässt sich eine ausreichende Sicherheit erzielen.

Neben der spezifischen, auf die Angina pectoris abzielenden Anamneseerhebung muss bei der allgemeinen Anamnese das Augenmerk sich auf die Erfassung koronarer Risikofaktoren konzentrieren. Rauch- und Essgewohnheiten und die Entwicklung des Körpergewichts müssen erfragt werden. Dasselbe gilt für die familiäre Belastung mit plötzlichem Herztod, Herzinfarkt, Schlaganfall und bereits stattgehabten Revaskularisationen. Obligatorisch ist die Erfassung prädisponierender zusätzlicher Erkrankungen wie Diabetes mellitus und Hypertonie. Zusätzlich diskutierte Risikoindikatoren wie körperliche Inaktivität und psychosozialer Stress sind zwar schwer quantifizierbar, sollten aber auf jeden Fall erfragt werden.

21.2.2 Diagnostik der stabilen Angina pectoris

Allgemeine klinische Untersuchung

Die allgemeine klinische Untersuchung ist beim Koronarkranken meist wenig ergiebig. Direkte Befunde am Herzen sind beim Koronarkranken in der Regel außerhalb des Angina pectoris-Anfalls nicht zu erheben, solange noch kein Herzinfarkt mit entsprechender Myokardschädigung stattgefunden hat.

Dennoch ist natürlich eine allgemein-internistische Untersuchung notwendig, um relevante Zweiterkrankungen zu erfassen, die im extremen Fall auch einmal gegen eine invasive Diagnostik und Therapie bzw. gegen eine Bypass-Operation sprechen wie z. B. ein fortgeschrittenes Karzinom.

Körpergewicht. Übergewicht liegt nach Broca vor, wenn das Körpergewicht (kg) den Wert Körpergröße (cm) minus 100 um 10% überschreitet. Ein besseres Maß für Übergewicht als die reine Gewichts-Größenbeziehung stellt der **Body mass index** (BMI) dar, der von ethnischen Einflussgrößen unabhängig ist (Kramer et al. 1990; Gallagher et al. 1996). Der BMI wird in kg/m^2 angegeben und berechnet, wobei m^2 nicht für die Körperoberfläche, sondern für das Quadrat der Körpergröße in Metern steht (Bespiel: 176 cm, 74 kg: $BMI = 74/1{,}76 \times 1{,}76 = 23{,}9\ kg/m^2$). Nach den Guidelines des National Institute of Health in Übereinstimmung mit den WHO-Empfehlungen wird Übergewicht definiert als BMI von 25–29,9 (NIH-Overweight and Obesity-Guidelines 1998; World Health Organization: Obesity 1997). Darüber hinausgehende BMI-Werte werden als Adipositas I (BMI 30–34,9), Adipositas II (35–39,9) und Adipositas III (BMI > 40) bezeichnet. Normalgewicht besteht einem BMI von 19–25 (US Dietary Guidelines 1995; s. Kap. 56).

Blutdruck. Der Blutdruck sollte im Liegen gemessen werden. Nach den Richtlinien der WHO und der international Society of Hypertension sind Werte bis 140/90 mmHg normal. Der Bereich 140/90–160/95 (bei mehrmaliger Messung) entspricht bereits einer „Borderline-Hypertonie", Werte ab 160/95 bedeuten eine Hypertonie (s. Kap. 58). Die jüngsten revidierten JNC-Empfehlungen (Joint National Committee on Prevention, Detection, Evaluation, and Treatment of Hypertension, Report VI) berücksichtigen für Hochrisikopatienten (Diabetiker, Niereninsuffizienz) niedrigere Normalwertbereiche von RR < 135/85 mmHg (Sheps 1999; Hansson 2002; s. Kap. 58).

Labor. Eine Hypercholesterinämie liegt vor, wenn das Gesamtcholesterin den Wert von 200 mg% überschreitet, eine Hypertriglyzeridämie, wenn die Triglyzeride über 200 mg% liegen und eine Hyperurikämie, wenn die Harnsäure 6,5 mg% und mehr beträgt. Ein Diabetes mellitus liegt vor, wenn die Blutglukosekonzentration im Nüchternblut ≥126 mg/dl oder 2 h nach Glukosebelastung mit 75 mg Glukose oral ≥200 mg/dl beträgt (Expert Committee on the Diagnosis and Classification of Diabetes Mellitus 2003; s. im Einzelnen Kap. 56).

> **Klinisch wichtig**
>
> Das Vorliegen mehrerer Risikofaktoren macht eine koronare Herzerkrankung wahrscheinlicher. Der Ausschluss sämtlicher Risikofaktoren macht sie unwahrscheinlicher, schließt sie jedoch nicht aus.

Ruhe und Belastungs-EKG

Ruhe-EKG. Ein normales Ruhe-EKG schließt eine koronare Herzerkrankung nicht aus. Ungefähr 50% der Patienten mit gesicherter Angina pectoris ohne Infarkt haben ein vollkommen normales Ruhe-EKG. Die übrigen 50% haben uncharakteristische EKG-Veränderungen, aus denen man in keinem Fall die Diagnose einer koronaren Herzerkrankung stellen kann. Viele Patienten haben ST- und T-Veränderungen in den Extremitäten- und Brustwandableitungen, die sehr wohl auf funktionelle oder morphologische Veränderungen im Bereich des Herzmuskels infolge Koronarinsuffizienz hinweisen können, jedoch nicht müssen. Sie können ebenfalls Folgezustand nach einer Myokarditis sein, aber auch ohne Vorliegen einer organischen Herzerkrankung auf dem Boden einer vegetativen Regulationsstörung entstehen.

Andere EKG-Veränderungen, z. B. des QRS-Komplexes, wie Schenkelblockbilder, weisen mit Sicherheit auf eine morphologische Schädigung des Herzmuskels hin. Ob diese auf dem Boden einer Koronarinsuffizienz entstanden ist, kann im Einzelfall nicht ohne weitere Untersuchungen gesagt werden. Sie können ebenso Hinweis auf eine z. B. durchgemachte Myokarditis sein. Bei höherem Alter sprechen diese Befunde vorrangig für eine koronare Herzerkrankung. Weiterhin lässt sich aus dem EKG nicht ableiten, inwieweit der ganze Herzmuskel von der Schädigung betroffen ist. Es besteht die Möglichkeit, dass zufälligerweise eine isolierte Schädigung des Erregungsleitungssystems besteht, die sich z. B. in einem Rechtsschenkelblock zeigt. Dabei kann das übrige Myokard gesund sein, und die Funktionsfähigkeit des Herzens braucht nicht entscheidend beeinträchtigt zu sein. In anderen Fällen besteht daneben eine allgemeine Schädigung des Herzmuskels mit entsprechender Funktionsbeeinträchtigung.

> Das Ruhe-EKG des stabilen Angina pectoris Patienten ohne Infarkt ist somit uncharakteristisch.

Eine Ausnahme davon macht das EKG, das während eines im Ruhezustand auftretenden Angina pectoris-Anfalls registriert wird. In ihm finden sich typische horizontale bis deszendierende ST-Senkungen mit biphasischen T-Wellen. In einem solchen Fall liegt aber meist ein akutes Koronarsyndrom vor. Dieser Befund verschwindet wieder, wenn der Angina pectoris-Anfall vorüber ist, und ähnelt dem Befund, der während einer durch körperliche Belastung induzierten Angina pectoris registriert wird. In einigen Fällen von sog. Prinzmetal-Angina zeigt das EKG während des Anfalls nicht die typischen deszendierenden ST-Senkungen, sondern vielmehr ST-Hebungen. Diese besondere Form der Angina pectoris tritt vorwiegend im Ruhezustand, insbesondere nachts auf, ist durch körperliche Belastung nicht sicher auslösbar und durch einen Koronarspasmus verursacht, der sich in den meisten Fällen einer organischen Stenose eines Herzkranzgefäßes aufpfropft.

Belastungs-EKG. Wie bereits erwähnt, bekommen fast alle Angina pectoris-Patienten ihre Beschwerden während körperlicher Belastung. Im EKG-Labor wird eine solche Belastung in Form von Besteigen von Stufen, auf dem Ergometer oder auf dem Laufband durchgeführt (technische Einzelheiten s. Kap. 10).

> **Die Ziele des Belastungs-EKG**
>
> - Es soll die Diagnose klären, wenn untypisch herzbezogene Beschwerden angegeben werden. Dabei kann die Diagnose Angina pectoris durch das parallele Auftreten von typischen ischämischen ST-Senkungen erhärtet werden. Wenn es nicht zum Auftreten von ischämischen ST-Senkungen kommt, ist es weniger wahrscheinlich, dass die in der Anamnese angegebenen herzbezogenen Beschwerden einer Angina pectoris entsprechen; allerdings ist Angina pectoris ohne Auftreten von ST-Senkungen durchaus möglich.
> - Bei sicherer Diagnose einer Angina pectoris kann das Ausmaß der Durchblutungsstörung semiquantitativ erfasst werden.
> - Bei Patienten mit Risikofaktoren für koronare Herzerkrankung empfiehlt sich die Durchführung eines Belastungs-EKG, da in Einzelfällen auch ohne Angina pectoris Koronarinsuffizienzen während Belastung nachgewiesen werden können (s. Abschn. 21.3).

In Kap. 10 wurde dargelegt, dass der auf eine Koronarinsuffizienz hinweisende typische Befund im Belastungs-EKG eine deszendierende oder horizontale ST-Senkung von 0,1 mV oder mehr und 0,7 s Dauer oder länger ist (Abb. 21.11). Die Wertigkeit dieses Befundes konnte durch biochemische und morphologische Vergleichsuntersuchungen sowie durch Langzeitstudien bestätigt werden.

Für Patienten, die ergometrisch nicht belastet werden können, bestanden früher alternative funktionsdiagnostische Methoden in Form des Hypoxie-EKG oder der Vorhofstimulation. Diese Untersuchungen hatten allerdings schon früher eine eher wissenschaftliche Bedeutung und die Ergebnisse ließen sich auf die Alltagssituation der Patienten kaum übertragen. Sie haben heute keine klinische Bedeutung mehr und sind durch andere Untersuchungen ersetzt worden (z. B. pharmakologisches Stressechokardiogramm; s. Kap. 12).

Nativröntgenologische Untersuchungen

Folgende nativröntgenologische Untersuchungen können bei Patienten mit koronarer Herzerkrankung zur Anwendung kommen:
- Thoraxaufnahmen in 2 Ebenen,
- Ultrafast Computertomogramm (EBCT) sowie
- Multislice Computertomogramm (MCT).

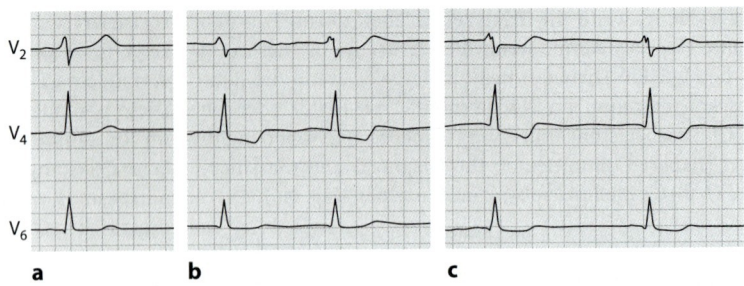

Abb. 21.11a–c.
a EKG-Ausgangsbefund in Ruhe; keine ST-Streckensenkungen. **b** Deszendierende ST-Strecken-Senkung mit biphasischem T v. a. in Ableitung V$_4$ als Hinweis für eine Koronarinsuffizienz während der Belastung. Die ST-Streckensenkungen entsprechen denen, die während eines spontan aufgetretenen Angina pectoris-Anfalls bei demselben Patienten registriert wurden (**c**)

Die Röntgen-Thoraxaufnahme in 2 Ebenen kann einerseits Aussagen machen über die Herzgröße, Konfiguration, Links- und Rechtsherzbelastungen sowie Hinweise für eine Funktionseinschränkung über Zeichen der Links- und Rechtsherzinsuffizienz geben. Die meisten chronisch koronarkranken Patienten ohne Herzinfarkt haben normal große Herzen; ein röntgenologisch normal großes Herz schließt allerdings eine deutliche Vergrößerung und Schädigung des linken Ventrikels nicht aus. Vergrößerungen des linken Ventrikels bewirken in der Regel auch eine veränderte Herzform: Der linke Ventrikel wölbt sich auf dem Nativröntgenbild vermehrt nach links ins Lungenfeld und auf der seitlichen Aufnahme mit Einengung des Retrokardialraums nach dorsal vor. Ein deutlich vergrößertes Herz weist bei einem Koronarkranken auf einen schwerer geschädigten linken Ventrikel hin. Weitere nativröntgenologische Befunde, die im Rahmen der koronaren Herzkrankheit auftreten können, sind Aneurysmabildungen nach Infarkt sowie Verkalkungen im Verlauf der Herzkranzarterien. Allerdings sind letztere allein nicht ausreichend prädiktiv für eine hochgradig stenosierende Koronargefäßerkrankung und andererseits liegt bei höchstens 50% der Patienten mit stenosierender Koronargefäßsklerose eine im Nativröntgenbild sichtbare Verkalkung vor. Die linke Koronararterie zeigt am häufigsten Verkalkungen in ihrem proximalen Bereich, d. h. im Bereich des linken Hauptstamms und des proximalen Anteils des R. interventricularis anterior. Bei der rechten Kranzarterie sind die Verkalkungen oft über die ganze Arterie bis hin zur Crux cordis verteilt.

Auf dem Boden dieser Befunde konzentriert sich die klinische Relevanz von röntgenologisch sichtbaren Koronargefäßverkalkungen (auch bei der EBCT und MCT) auf folgende Punkte:

Indikation einer Koronarangiographie bei Kalzifizierung. Bei Nachweis einer Verkalkung der Herzkranzarterien sollten eine gründliche Anamneseerhebung, eine Untersuchung der Risikofaktoren für koronare Herzkrankheit und eine Funktionsdiagnostik durchgeführt werden. Wenn Angina pectoris-Beschwerden oder eine Koronarinsuffizienz während des Belastungstests nachgewiesen werden können, sollte koronarangiographiert werden. Bei altersadäquat belastbaren asymptomatischen Patienten besteht zunächst keine Indikation für eine Koronarangiographie.

Bei sehr starken Verkalkungen bis in die Peripherie der Herzkranzarterien, besonders bis in die Peripherie des R. interventricularis anterior, kann die „Machbarkeit" einer Koronarintervention oder -operation (hier auch bei Verkalkungen der Aorta ascendens) schon in Frage gestellt oder mit deutlich erhöhtem Risiko verbunden sein. Bei im Alltag beeinträchtigender Angina pectoris sollte jedoch der Nachweis einer schweren diffusen Verkalkung nicht von einer präinterventionell indizierten invasiven Diagnostik abhalten.

Belastungsechokardiographie: s. Abschn. 12.10.2.

Einschwemmkatheteruntersuchung

Im Bereich der koronaren Herzerkrankung kann die Einschwemmkatheteruntersuchung (s. Abschn. 16.3) bei Patienten mit folgenden Schwerpunkten eingesetzt werden:

Diagnostik. Auf der Suche nach einem weiteren Ischämieindikator ist die Einschwemmkatheteruntersuchung von Nutzen, wenn einer der beiden klassischen Ischämieindikatoren, Angina pectoris und ischämische ST-Senkung, im Belastungs-EKG nicht sicher beurteilbar ist. Die 3 Ischämieindikatoren, Angina pectoris, ischämische ST-Senkung und pathologischer Anstieg des Pulmonalkapillardrucks (PCP) während Belastung, sind austauschbar: Im positiven wie im negativen Fall ist die Kombination Angina pectoris und PCP-Anstieg oder ST-Senkung und PCP-Anstieg gleich sicher wie die klassische Kombination Angina pectoris und ST-Senkung für die Voraussage bzw. den Ausschluss einer bedeutsam stenosierenden Koronarsklerose. Situationen mit nicht sicher beurteilbarer Angina pectoris oder nicht aussagekräftigen EKG-Veränderungen können vorliegen

- bei Gutachtenpatienten und Patienten nach Thorakotomie, bei denen die Angabe „Angina pectoris" häufig nicht verwertbar ist,
- bei pathologischem Ruhe-EKG sowie bei Auftreten von Schenkelblöcken während Belastung.

Wenn aber die beiden klassischen Ischämieindikatoren, Angina pectoris und ST-Senkung, gut verwertbar sind, ergibt die zusätzliche Einschwemmkatheteruntersuchung nur eine geringe weitere prädiktive Sicherheit. Wichtig kann sie jedoch auch hier bei Frauen sein, deren „ischämische" ST-Senkung nicht so sicher zu verwerten ist wie bei Männern (Roskamm et al. 1977a, b). In unserem Patientengut konnte die bei Frauen vorhandene Unsicherheit auf eine 80%ige Übereinstimmung der funktionsdiagnostischen und angiographischen Befunde angehoben werden, wenn neben der Angina pectoris und der ST-Senkung auch ein pathologischer PCP-Anstieg während Belastung nachgewiesen wurde.

> **Klinisch wichtig**
> Im Klinikalltag wird man bei typischen Beschwerden und positivem Belastungs-EKG, aber auch bei Frauen nur dann ggf. eine weitere funktionsdiagnostische Maßnahme einsetzen, wenn die Patientin bezüglich der invasiven Diagnostik deutliche Zurückhaltung zeigt.

Funktionsdiagnostik. Wichtiger als der diagnostische ist der funktionsdiagnostisch quantifizierende Beitrag der Einschwemmkatheteruntersuchung. Es besteht nämlich eine Korrelation zwischen Anstieg des enddiastolischen Drucks im linken Ventrikel (LVEDP) während belastungsinduzierter Angina pectoris und der Größe des Ischämiebezirks. Wird bei Patienten ohne bisherigen Herzinfarkt, nicht vergrößertem Herzen bei normaler Ruhehämodynamik während geringer Belastung von z. B. 25 W ein Pulmonalkapillardruck (PCP) von beispielsweise 40 mmHg oder ein Anstieg von 30 mmHg oder mehr festgestellt, muss mit einer schweren Belastungsischämie gerechnet werden; hier liegt häufig eine 3-Gefäßerkrankung oder auch eine Stenose des linken Hauptstamms vor. Insgesamt gilt aber, dass die Bedeutung der Einschwemmkatheteruntersuchung in der Ischämiediagnostik einerseits wegen der Etablierung anderer nichtinvasiver Verfahren wie Belastungsechokardiographie (s. Kap. 10) und andererseits wegen der wesentlich großzügigeren Indikationsstellung zur Koronarangiographie erheblich zurückgegangen ist.

Isotopenuntersuchungen

Es ist heutzutage vielerorts üblich, Isotopenuntersuchungen bei der nichtinvasiven Abklärung der Patienten mit koronarer Herzerkrankung einzusetzen. Dafür stehen mit der Radionuklidventrikulographie (Herzbinnenraumszintigraphie) und der Myokardszintigraphie zunächst einmal 2 etablierte Verfahren zur Verfügung (s. Kap. 15). Während die Radionuklidventrikulographie zur Überprüfung der Ventrikelfunktion heute fast vollständig durch die Möglichkeiten der Echokardiographie ersetzt worden ist, hat die Zahl der Myokardszintigraphien nach Bruckenberger (2002) trotz der Konkurrenz durch die Stressechokardiographie kontinuierlich zugenommen.

Die Vorteile der Myokardszintigraphie liegen – wie bei der Belastungsechokardiographie – v. a. darin, dass die Ischämie annähernd lokalisiert werden kann. Bei der unmittelbar nach ergometrischer Belastung durchgeführten ^{201}Thalliummyokardszintigraphie erfasst die Gamma-Kamera minderperfundierte Myokardareale, die dann von myokardialen Narben abgrenzbar sind, wenn bei der Spätaufnahme wieder ein homogener Nuklidbesatz des Myokards vorliegt. Ein Nachteil der Myokardszintigraphie ist darin zu sehen, dass bei Mehrgefäßerkrankungen sich in der Regel nur das von der höchstgradigen Stenose betroffene Myokardareal minderperfundiert darstellt. Im Hinblick auf den prädiktiven Wert dieser funktionsdiagnostischen Maßnahme liegt das Myokardszintigramm mit einer Sensitivität und Spezifität von ca. 90% in der Größenordnung wie beim vom erfahrenen Untersucher durchgeführten Stressechokardiogramm.

Positronenemissionstomographie

Mit Hilfe dieses nuklearmedizinischen Verfahrens können Teilfunktionen der Pathophysiologie und Pathobiochemie auf molekularer Ebene bildlich dargestellt werden. So ermöglicht PET in akinetischen Myokardarealen die Unterscheidung von Narbe und „hibernating" oder „stunning" (s. Kap. 15). Beweisend für vitales Myokard ist beispielsweise die sog. Mismatch-Konstellation, bei der eine trotz verminderter Perfusion gesteigerte Glukoseaufnahme gefunden wird. Dass diese Bereicherung in der moykardialen Vitalitätsdiagnostik bisher keine große Verbreitung erfahren hat, liegt an der begrenzten Verfügbarkeit entsprechender Anlagen sowie der kurzlebigen Radionuklide und an den immensen Kosten.

Koronarangiographie

Indikationen bei stabiler Angina pectoris. Die Indikationen zur Koronarangiographie wurden ausführlich im Kap. 16 abgehandelt. Insgesamt ist es v. a. durch die therapeutische Möglichkeit der PCI in der letzten Dekade zu einer deutlich großzügigeren Indikationsstellung gekommen.

> **Indikationen bei stabiler Angina pectoris**
> – Patienten mit im Alltag deutlich limitierender Angina pectoris sollten möglichst bald koronarangiographiert werden. Bei der heutigen Dichte der Katheterlabors in Deutschland (Bruckenberger 2002) müssen längere Wartefristen sicherlich nicht mehr toleriert werden.
> – Bei Patienten mit relativer (diagnostischer, prognostischer) Indikation zur Koronarangiographie besteht keine Notwendigkeit zu Eile. Hier sollte auch keinesfalls zur Katheteruntersuchung gedrängt werden und auf eine detaillierte Aufklärung besonders geachtet werden.

Können bei verdächtigen Angaben in der Anamnese bei einem Belastungstest mit ausreichend hoher Belastung und ausreichend hoher Herzfrequenz weder Angina pectoris noch ST-Senkung nachgewiesen werden, so ergibt sich bei echokardiographisch unauffälligem linken Ventrikel keine Indikation für eine Koronarangiographie. Seit langem bestehende Unsicherheiten bei Hausarzt und Patient können in Einzelfällen eine Koronarangiographie – sozusagen aus „therapeutischer" Indikation – rechtfertigen.

Selbstverständlich müssen ganz allgemein bei der Indikationsstellung zur Koronarangiographie auch andere Faktoren, wie Alter, Allgemeinzustand des Patienten, Zweiterkrankungen und Zustand des linken Ventrikels – soweit aus nichtinvasiven Untersuchungen beurteilbar –, berücksichtigt werden.

⊕ Zusatzwissen
Bei den neuen nichtinvasiven Verfahren der Elektronenstrahltomographie (EBCT) bzw. der Multislice-Computertomographie handelt es sich um Untersuchungsmethoden, mit denen in erster Linie Koronarkalk mit hoher Empfindlichkeit dargestellt werden kann. In Verbindung mit 3-D-Rekonstruktionsalgorithmen gelingt mittels intravenöser Kontrastmittelgabe auch die Darstellung der Koronarlumina. Allerdings sind die Segmente der proximalen und mittleren rechten Kranzarterie sowie der

mittleren und distalen Zirkumflexarterie durch Bewegungsartefakte bedingt häufig weniger gut beurteilbar. Ebenfalls problematisch ist die Beurteilung von Lumina innerhalb implantierter Stents (Funabashi et al. 2003). Relativ gut beurteilbar sind großlumige Venengrafts.

Die Methoden sind physikalisch einerseits von der relativ geringen Auflösung her und andererseits auch bei den modernsten 16-Zeilen-Geräten durch zu lange Bildakquisitionszeiten limitiert. Hier kommt es zusätzlich auf eine besonders gute Compliance des Patienten bezüglich der Atmung an. Patienten mit Rhythmusstörung und insbesondere mit absoluter Arrhythmie sind kaum befriedigend zu untersuchen. Die Strahlenbelastung ist nicht niedriger als bei der konventionellen Koronarangiographie und die benötigten Kontrastmittelmengen sind etwa gleich wie bei der herkömmlichen Koronarangiographie. Die Sensitivität im Nachweis von Koronarstenosen beträgt in den bisherigen Studien zwischen 73% und 92% (Übersicht bei Mooshage et al. 2000). Der Wert dieser neueren (und teuren) Untersuchungsmethoden liegt mit dem empfindlichen Nachweis von Mikroverkalkungen v. a. in ihrer hohen negativ-prädiktiven Aussagekraft sowie in der Früherkennung einer koronaren Herzkrankheit, womit ein früherer Beginn sekundärpräventiver Maßnahmen ermöglicht werden könnte. Dabei sagt der Nachweis einer koronaren Verkalkung allein noch nichts aus über den lokal bestehenden Stenoseschweregrad, weswegen der Einsatz dieser Methoden entsprechend dem ACC/AHA Expert Consensus Document zur Diagnostik der koronaren Herzkrankheit nicht empfohlen wird (ACC/AHA EBCT 2000). Die EBCT und das Multislice-CT kann derzeit eine gezielte invasive Diagnostik insbesondere zur Vorbereitung einer interventionellen oder kardiochirurgischen Therapie nicht ersetzen (Erbel et al. 1998, Schmermund et al. 2000; Moshage et al. 2000).

21.2.3 Differenzialdiagnose

Bei nicht ganz typischen Beschwerden hat die Differenzialdiagnose der Angina pectoris sämtliche Erkrankungen zu berücksichtigen, die mit Schmerzen oder schmerzähnlichen Zuständen im Bereich des Thorax einhergehen. An diese Erkrankungen muss besonders dann gedacht werden, wenn junge Männer und Frauen vor der Menopause über Angina pectoris-ähnliche Beschwerden klagen. Es ist dabei häufig schwierig, die genaue Ursache der Beschwerden festzustellen. Der Ausschluss einer Angina pectoris ist dagegen meist eher möglich. Folgende Erkrankungen müssen bei der Differenzialdiagnose der Angina pectoris berücksichtigt werden.

Vegetative Herz- und Kreislaufstörungen. Durch vegetative Herz- und Kreislaufstörungen verursachte Schmerzen und Missempfindungen sind am häufigsten von der Angina pectoris abzugrenzen. Eine genaue Analyse des Beschwerdebildes erlaubt in den meisten Fällen eine Unterscheidung. Die herzbezogenen Schmerzen und Missempfindungen bei vegetativen Herz- und Kreislaufstörungen treten in der Regel nicht während körperlicher Belastung auf. Wenn sie vor Beginn einer körperlichen Belastung vorhanden waren, werden sie während der Belastung geringer oder verschwinden ganz. Sie dauern auch meistens sehr viel länger als eine Angina pectoris, häufig Stunden. Die Lokalisation ist meistens, im Gegensatz zum retrosternal lokalisierten Angina pectoris-Schmerz, auf die Herzspitzengegend zentriert. Eine Ausstrahlung in den linken Arm ist häufig.

Die Differenzialdiagnose Angina pectoris/vegetative Herz- und Kreislaufstörungen muss selbstverständlich das Alter des Patienten und das Vorhandensein oder Nichtvorhandensein von prädisponierenden Krankheiten und Risikofaktoren für Koronarerkrankungen berücksichtigen. Das Ruhe-EKG trägt zur Differenzialdiagnose nicht wesentlich bei. Die Unterscheidung ist aber in den meisten Fällen durch das Belastungs-EKG möglich.

Gastrointestinale Erkrankungen. Angina pectoris-Beschwerden können in seltenen Fällen hinter dem unteren Sternumabschnitt und im Epigastrium lokalisiert sein. Häufiger wird diese Lokalisation bei akutem Herzinfarkt beobachtet. Hier ergibt sich die Notwendigkeit einer Abgrenzung gegenüber Erkrankungen des Gastrointestinaltraktes, wie Magen- und Duodenalgeschwüren, Gastritis, funktionellen Störungen im Bereich des Magen- und Darmtraktes, Zwerchfellhernien, Ösophagitis, Cholezystitis und Cholelithiasis. Eine genaue Analyse des Beschwerdebildes erlaubt in der Regel eine differenzialdiagnostische Abgrenzung. Auch hier ist der Ausschluss einer Angina pectoris in der Regel leichter als die Feststellung einer genauen anderweitigen Ursache.

Erkrankungen des Bewegungsapparates und der Thoraxnerven. Auch Interkostalneuralgien, Neuritiden, Periarthritis humeroscapularis, Osteochondrose, Osteoporose und Arthrosis deformans der HWS und BWS sowie eine Zervikalrippe müssen ausgeschlossen werden. Von besonderer Bedeutung erscheint hier das pseudoanginöse Kostovertebralsyndrom (Steinrücken 1980 Arroyo et al. 1992; Erwin et al. 2000).

Belastungsdyspnoe. Eine Atemnot während körperlicher Belastung wird von einigen Patienten wie eine Angina pectoris beschrieben. In der Regel ist eine Abgrenzung möglich, wenn der Arzt den Patienten während eines Arbeitsversuchs im Laboratorium selbst beobachten kann und dabei ein Belastungs-EKG registriert. Die Atemnot kann ihre Ursache in einem sehr schlechten Trainingszustand des Patienten, in einer Linksherzinsuffizienz oder in pulmonalen Erkrankungen haben. Es muss jedoch darauf hingewiesen werden, dass während der Angina pectoris meist eine sekundäre Funktionsstörung des Myokards auftritt, die mit einem erheblichen Anstieg des enddiastolischen Drucks im linken Ventrikel und der damit korrespondierenden Drücke im linken Vorhof und in den Lungenvenen einhergeht. Dadurch kann eine zusätzliche Atemnot bei Angina pectoris erzeugt werden. In sehr seltenen Fällen kann die Angina pectoris soweit zurücktreten, dass die sekundäre Atemnot ganz im Vordergrund steht.

Herzinfarkt und Perikarditis. Differenzialdiagnostische Überlegungen gegenüber dem Herzinfarkt oder der Perikarditis betreffen die Akutsituation des Koronarkranken und sind bei den akuten Koronarsyndromen abgehandelt (s. Kap. 22).

Belastungsabhängige Angina pectoris ohne koronare Herzerkrankung. Eine typische belastungsabhängige Angina pectoris ohne zugrunde liegende stenosierende Koronarsklerose kann schließlich auch bei anderen Herzerkrankungen vorkommen: Aortenstenose (s. Kap. 29), Aorteninsuffizienz (s. Kap. 30), idiopathische hypertrophische Subaortenstenose (s. Kap. 24). Angina pectoris-artige Herzschmerzen werden letztlich auch häufig bei Patienten mit Mitralsegelprolapssyndrom (s. Kap. 28) angegeben.

21.2.4 Medikamentöse Therapie

Die Therapie der koronaren Herzerkrankung hat sich in den letzten 20 Jahren entscheidend gewandelt. Während die Ärzte früher den Koronarerkrankungen mehr oder minder passiv, wie einem schicksalhaft ablaufenden Leiden, gegenüberstanden, gibt es heute sowohl auf internistischem als auch auf chirurgischem Gebiet eine Reihe von Therapien, die es ermöglichen, die meisten Koronarkranken befriedigend zu behandeln.

Die medikamentöse Therapie der koronaren Herzerkrankung ist angesichts der interventionellen Möglichkeiten heute eher in den Hintergrund getreten und bleibt denjenigen Koronarpatienten vorbehalten, für die eine Revaskularisationsmaßnahme nicht in Frage kommt oder die nach einer Revaskularisationsmaßnahme weiterhin symptomatisch sind.

Innerhalb der medikamentösen Therapie der koronaren Herzerkrankung stehen heute in erster Linie Nitrate und β-Rezeptorenblocker, in Einzelfällen auch noch Kalziumantagonisten der neueren Generation zur Verfügung. Die umfassende Therapie wird zusätzlich auch immer die therapeutischen Elemente einer Sekundärprophylaxe beinhalten, die jedoch vorwiegend in Kap. 24.4 besprochen wird.

Nitrate (s. im Einzelnen Kap. 46)
Die nachfolgenden Dosierungsschemata zur Verhinderung der Angina pectoris bzw. der Myokardischämie berücksichtigen die Annahme, dass es bei einem ca. 12-stündigen therapiefreien Intervall nicht zur Nitrattoleranz kommt.

Langzeittherapie A. Isosorbiddinitrat (ISDN), nichtretardierte Darreichungsform, 2-mal 20 mg, morgens und nachmittags. Die Dosis kann im Bedarfsfall auf 2-mal 40 mg erhöht werden.

Langzeittherapie B (alternativ zu A). Isosorbid-5-Mononitrat (z. B. Ismo 20) 2-mal 20 mg morgens und nachmittags.

Langzeittherapie C. ISDN retardiert 1-mal 120 mg täglich oder Mononitrat retardiert 1-mal 50 mg bzw. 1-mal 100 mg täglich morgens oder abends je nach dem tageszeitlichen Schwerpunkt der Angina pectoris.

Bei schweren Formen kann nach Bedarf mehrfach pro Tag 5 mg ISDN auch zusätzlich zu A, B oder C gegeben werden, z. B. bei morgendlicher „Anlauf"-Angina pectoris. Bei Rückgang der Beschwerden ist sofortige Reduktion der Dosis angezeigt.

Anfallsbehandlung. Anfallsbehandlung mit Nitrolingual-Zerbeißkapseln, Nitrospray oder 5 mg ISDN sublingual.
Ersatzweise kann bei Nitratunverträglichkeit Molsidomin in der Retardform gegeben werden, z. B. 2-mal 8 mg. Die sog. Schaukeltherapie (morgens und nachmittags Nitrate, abends Molsidomin) verhindert die Nitrattoleranzbildung nicht und sollte nicht angewendet werden. Auch die Therapie mit Molsidomin allein bedarf eines 12-stündigen therapiefreien Intervalls zur Toleranzverhinderung.

β-Rezeptorenblocker (s. im Einzelnen Kap. 41)
Primäres Therapieziel der β-Blockade bei Patienten mit koronarer Herzerkrankung ist die Behandlung der Angina pectoris. Gleichzeitig sind sie zusätzlich wirksam in der Prävention von Reinfarkten und Tod bei Postinfarktpatienten (s. Kap. 23), sowie in der Behandlung von Hypertonie und Rhythmusstörungen. Der Haupteffekt der Therapie ist die β-Blockade. Bei der Auswahl des Präparates für den einzelnen Patienten sind die Unterschiede der präparatespezifischen Eigenschaften (intrinsische-sympathikomimetische Eigenaktivität (ISA), $β_1$-Kardioselektivität, spezifische antiarrhythmische Effekte) zu berücksichtigen.

Als Haupteffekt kommt es nach β-Blockade insbesondere unter körperlicher Belastung zu einer Reduktion der Herzfrequenz und des systolischen Blutdrucks und damit auch des Doppelproduktes aus Herzfrequenz und systolischem Blutdruck; dieser Parameter korreliert in der Regel recht gut mit dem myokardialen Sauerstoffverbrauch, sodass bei einer Abnahme des Doppelproduktes auch mit einer Verringerung des myokardialen Sauerstoffverbrauchs gerechnet werden kann. Dies ist das Hauptwirkungsprinzip bei der Therapie der Angina pectoris mit β-Blockern; der Effekt ist prinzipiell mit jedem β-Blocker zu erreichen.

Die maximale Belastungsstufe kann bei Fahrradergometerarbeit im Liegen durch β-Rezeptorenblocker im Durchschnitt um etwa 20% gesteigert werden. Entscheidender ist aber, dass im submaximalen Belastungsbereich eine deutliche Verbesserung der Ischämie nachweisbar ist. So beginnt die Angina pectoris erst auf einer höheren Belastungsstufe.

> **Klinisch wichtig**
> Je höher bei einer klassischen Arbeits-Angina die Herzfrequenz, desto mehr kann in der Regel von einem β-Blocker bezüglich der therapeutischen Wirkung erwartet werden. Die Behandlung der klassischen Arbeits-Angina ist somit die Domäne der β-Blockertherapie.

β-Blocker sind in der Regel gegeneinander austauschbar; insgesamt kommt man aber auch unter Berücksichtigung der präparatespezifischen Eigenschaften (Kardioselektivität, sympathikomimetische Eigenaktivität) mit wenigen Präparaten aus. Für die Routinebehandlung stehen in unserer Klinik z. B. folgende β-Rezeptorenblocker in folgenden Dosierungen zur Verfügung:
- Metoprolol 50–200 mg/Tag, alternativ auch die Metoprolol-Retardformen
- Atenolol 50–100 mg/Tag
- Bisoprolol 2,5–10 mg/Tag
- Carvedilol 25–50 mg/Tag

Bei rein antianginöser Therapie kann die Dosierung nach der antianginösen Wirkung erfolgen. Zur Absicherung der richtigen Dosis kann die Überprüfung der Belastungsherzfrequenz erfolgen (Belastungstest, z. B. 50 W: Herzfrequenz < 90 min^{-1}; 100 W: Herzfrequenz < 110 min^{-1} oder wenigstens ein Stehtest: Herzfrequenz < 80 min^{-1}). Ergeben sich trotz Anwendung der

o. g. Maximaldosen Hinweise auf eine unzureichende Einstellung, sollte eine Bestimmung der Talspiegel-Plasmakonzentration durchgeführt werden; folgende Zielwerte für die Talspiegel (12 h nach Einnahme) können eine Richtlinie darstellen:
- Metoprolol 25–100 ng/ml
- Atenolol 200–1300 ng/ml
- Bisoprolol 10–100 ng/ml

β-Rezeptorenblocker mit intrinsischer Eigenaktivität (z. B. Pindolol) sind für die Sekundärprophylaxe nach Infarkt nicht geeignet. Bei Patienten mit sehr niedriger Ruheherzfrequenz können sie allein zur Behandlung einer Angina pectoris in Einzelfällen zur Anwendung kommen. Sotalol mit zusätzlich Klasse-3-antiarrhythmischen Eigenschaften wird insbesondere bei Rhythmusstörungen eingesetzt. Auch für Sotalol wurde eine Prognoseverbesserung bei Postinfarktpatienten nicht nachgewiesen.

Kalziumantagonisten (s. im Einzelnen Kap. 45)
Kalziumantagonisten spielen innerhalb der medikamentösen Therapiemöglichkeiten der Angina pectoris heute allenfalls noch eine untergeordnete Rolle. Metaanalysen (Furberg at al 1995) hatten bei hochdosierten kurz wirksamen Dihydropyridinen der ersten Generation (Nifedipin) über prognostische Nachteile berichtet. Verantwortlich dafür wurde die ausgeprägte neurohumorale Gegenregulation bei schneller Anflutung und Rezeptorbindung gemacht. Ob sich hier neuere Kalziumantagonisten vom Dihydropyridintyp (z. B. Amlodipin) absetzen können, bleibt abzuwarten. Die seltene vasospastische Angina pectoris kann weiterhin ein Einsatzgebiet für Kalziumantagonisten darstellen. Weitere seltene Indikationen ergeben sich aus anderen Indikationen im Zusammenhang mit zusätzlichen therapeutischen Zielen (gleichzeitige Hypertoniebehandlung oder Frequenzregulation bei absoluter Arrhythmie). Für die Behandlung mit Kalziumantagonisten in diesen speziellen Indikationen stehen zur Verfügung:
- Amlodipin 1-mal 5–10 mg/Tag
- Nisoldipin 2-mal 5–10 mg/Tag
- Nicardipin 2-mal 20–30 mg/Tag
- Verapamil (Retardform) 2-mal 120 mg bis maximal 2-mal 240 mg/Tag
- Diltiazem 3-mal 60 mg oder 2-mal 90 mg in Retardform/Tag

Die unretardierten Dihydropyridine der ersten Generation sollten heute nicht mehr zur Anwendung kommen. Die neueren Kalziumantagonisten vom Dihydropyridintyp mit ihren günstigeren pharmakokinetischen Eigenschaften wie längere Wirkdauer, geringere Reflextachykardie infolge langsamerer Anflutung und Rezeptorbindung haben ihren Nutzen v. a. in klinischen Hypertoniestudien unter Beweis stellen können.

Kombinationstherapie

> **Klinisch wichtig**
> Kombinationstherapien sollten schweren und nicht anderweitig therapierbaren Formen der Angina pectoris vorbehalten sein. Es sollte immer wieder überprüft werden, ob die Kombinationstherapie noch notwendig ist.

Allgemeine Ziele bei einer Kombinationstherapie sind neben der stärkeren Wirksamkeit die Möglichkeit einer Dosisreduktion der einzelnen Medikamente zur Verminderung bzw. Vermeidung von unerwünschten Wirkungen. Voraussetzung zum Erreichen dieser Ziele ist ein unterschiedlicher Wirkungsmechanismus und unterschiedliche Spektren von unerwünschten Wirkungen. Für die Kombinationstherapie stehen im Wesentlichen die beiden Substanzgruppen Nitrate und β-Blocker zur Verfügung. Folgende Befunde und Grundlagen lassen diese Kombination besonders sinnvoll erscheinen:
- Gewährleistung einer antiischämischen Wirkung im nitratfreien Intervall.
- Unterschiedlicher antiischämischer Wirkungsmechanismus, synergistische Wirkung.
- Gegenseitige Kompensation von unerwünschten Wirkungen (paradoxe Nitratwirkung, Erhöhung von LVEDP und koronarem Widerstand nach β-Blockern).

Die antiischämische Dreierkombinationstherapie ist im Zeitalter der interventionellen Koronartherapie kaum mehr erforderlich. In Einzelfällen kann ein Versuch mit zusätzlicher Gabe eines moderneren Kalziumantagonisten erfolgen, wobei die Kombination aus β-Blocker und Verapamil/Diltiazem wegen der Möglichkeit bedeutender Überleitungsstörungen weitgehend ausscheidet. Als Kombinationstherapeutika kommen in diesen Ausnahmefällen Amlodipin, Nisoldipin oder Nicardipin in Frage.

Bei erhöhten Werten von Gesamtcholesterin und/oder LDL-Cholesterin kann eine drastische Absenkung z. B. durch Statine über die relativ schnell einsetzende Verbesserung der Endothelfunktion eine Angina pectoris und Ischämie verbessern. Dies sollte v. a. versucht werden, wenn interventionelle und chirurgische Therapieformen bei therapierefraktärer Angina pectoris nicht zur Anwendung kommen können.

21.2.5 Perkutane koronare Intervention

Die perkutane koronare Intervention (PCI; s. Kap. 49) spielt in der Therapie der koronaren Herzkrankheit eine zunehmend bedeutende Rolle und hat heute eigentlich die antianginöse medikamentöse Behandlung abgelöst. Zahlenmäßig hat sie bereits 1990 in Deutschland die Anzahl der operativen Myokardrevaskularisation eingeholt. Die Indikation zur PTCA wird aufgrund der klinischen Symptomatik, der im Koronarangiogramm erkennbaren Stenosemorphologie und aufgrund individueller Begleitfaktoren gestellt. Die früher meist nur 1-Gefäßerkrankungen vorbehaltene interventionelle Therapie wird infolge der Verbesserung der Kathetertechnik (Stents) und der zunehmenden Erfahrung der Dilatierenden nun auch in großem Umfang bei Mehrgefäßerkrankung eingesetzt. Die v. a. wegen der Stent-Technologie hohe Primärerfolgsrate wird allerdings weiterhin langfristig durch die innerhalb des ersten halben Jahres auftretende Restenosierung von 25–35% beeinträchtigt. Die meisten dieser Patienten, bei denen es zur Restenosierung kommt, können entweder erfolgreich redilatiert oder auch einer Bypass-Revaskularisation zugeführt werden. In der Zukunft ist bezüglich des Restenosierungsproblems bei ermutigenden ersten Daten von medikamentenbeschichteten Stents ein deutlicher Wandel zu erwarten.

Auf die Frage, wann bei Patienten mit Mehrgefäßbefall eher eine PCI oder eine Bypass-Operation durchgeführt werden soll, wird in Abschn. 21.2.7 detailliert eingegangen.

Die PCI wird zunehmend auch bei Patienten nach aortokoronarer Bypass-Operation durchgeführt. Interventionsziele sind in diesen Fällen entweder die Bypässe selbst oder distalere Stenosen in gebypassten Gefäßen. Bei Bypass-Verschlüssen kann ggf. das ehemals von diesem Bypass versorgte Gefäß in seinem stenosetragenden proximalen Anteil dilatiert werden. In einigen Fällen können auch neue Stenosen in nicht gebypassten Nativgefäßen angegangen werden. Zunehmend ist es möglich, auf diese Weise eine Besserung der Symptomatik zu erzielen und risikoreiche Reoperationen abzuwenden. Gerade bei Interventionen in degenerierten Bypässen haben sich in jüngerer Zeit Filtersysteme zur Verminderung der Gefahr peripherer Embolisationen bewährt (Baim et al. 2002).

21.2.6 Aortokoronare Bypass-Operation

In der Veterans-Administration(VA)-Studie konnte mit der Koronarchirurgie bei Patienten mit einer über 50%igen Stenose des linken Hauptstamms eine signifikante Verbesserung der Lebenserwartung erzielt werden, während sich bei den Patienten mit 1-, 2- und 3-Gefäßkrankungen ohne linke Hauptstammstenose lediglich ein positiver Trend zugunsten der operierten Patienten zeigte, dies trotz einer mit 5,6% sehr hohen Operationsletalität.

Die European Coronary Surgery Study Group (1979, 1980, 1982) bestätigte die Prognoseverbesserung bei Patienten mit linker Hauptstammstenose durch die Koronarchirurgie und zeigte zusätzlich einen Chirurgievorteil bei Patienten mit 3-Gefäßerkrankung oder bei Patienten mit 2-Gefäßerkrankung, bei denen der R. interventricularis anterior proximal stenosiert war. Hier betrug die Intrahospitalmortalität 3,6%; diese war allerdings im letzten Drittel des Randomisierungszeitraums auf 1,5% abgesunken.

Die Ergebnisse der Coronary Artery Surgery Study (CASS Prinzipal Investigators 1984) zeigten keinen Überlebensvorteil durch die Bypass-Operation. Die perioperative Mortalität betrug hier 3,1%. Die weitere Überlebensrate operierter Patienten bis zu 5–10 Jahren entsprach weitgehend derjenigen der Normalbevölkerung, was auch unseren eigenen Ergebnissen (Roskamm et al. 1981) aus einem konsekutiven 1000-er Kollektiv (Operationszeitpunkt zwischen 03.03.1973 und 05.09.1979) zu entnehmen ist.

Aus den nachgewiesenen Erfolgen bei der Beseitigung der Angina pectoris und der Myokardischämie sowie der Verbesserung der Prognose werden die heute gültigen Indikationen für die aortokoronare Bypass-Operation abgeleitet.

> **Indikation für die aortokoronare Bypass-Operation**
> - Symptomatische Patienten mit stenosierender Koronargefäßsklerose, die nicht Kandidaten für eine PTCA sind
> - Symptomatische Patienten mit linker Hauptstammstenose
> - Symptomatische Patienten mit einer 2-Gefäßerkrankung, bei denen der R. interventricularis anterior im proximalen Abschnitt befallen ist, und die nicht Kandidaten für eine PTCA sind
> - Asymptomatische Patienten mit einer 3-Gefäßerkrankung und/oder linker Hauptstammstenose und bereits deutlich beeinträchtigter linksventrikulärer Funktion

Im ersten Fall handelt es sich um eine „symptomatische", in den anderen Fällen um eine zusätzliche „prognostische" Indikation. Patienten mit instabiler Angina pectoris sollten nach Möglichkeit kathetertechnisch stabilisiert werden. Ob sich dann die Indikation zu einer Bypass-Operation nach interventioneller Behandlung der „culprit lesion" noch stellt, ist im Einzelfall zu überprüfen.

Die amerikanischen Guidelines (ACC/AHA Guidelines for Coronary Artery Bypass Graft Surgery 1999) haben die Indikationen zur Bypass-Operation detaillierter nach den heute üblichen Empfehlungsklassen I, IIa, IIb und III für folgende klinische Situationen beschrieben:
- asymptomatische, milde Angina pectoris,
- stabile Angina pectoris,
- Patienten mit lebensbedrohlichen Rhythmusstörungen,
- Patienten nach misslungener PTCA,
- Patienten nach vorangegangener Bypass-Operation.

Hiervon sollen an dieser Stelle folgende 3 Gruppen näher betrachtet werden:
- asymptomatische, milde Angina pectoris,
- stabile Angina pectoris,
- Patienten nach vorangegangener Bypass-Operation.

> **Asymptomatische, moderate Angina pectoris**
> *Klasse I-Empfehlung:*
> - Signifikante linke Hauptstammstenose oder Hauptstammäquivalent (≥70%ige Stenose der proximalen LAD und der proximalen Zirkumflexarterie)
> - 3-Gefäßerkrankung (bei letzterer ist der prognostische Nutzen bei Patienten mit eingeschränkter LV-Funktion (<50%) größer)
>
> *Klasse IIa-Empfehlung:*
> - Proximale LAD-Stenose (1- oder 2-Gefäßerkrankung)
>
> *Klasse IIb-Empfehlung:*
> - 1- oder 2-Gefäßerkrankung ohne proximale LAD-Stenose
>
> **Stabile Angina pectoris**
> *Klasse I-Empfehlung:*
> - Signifikante linke Hauptstammstenose oder Hauptstammäquivalent (≥70%ige Stenose der proximalen LAD und der proximalen Zirkumflexarterie)
> - 3-Gefäßerkrankung (bei letzterer ist der prognostische Nutzen bei Patienten mit eingeschränkter LV-Funktion (<50%) größer)
> - 2-Gefäßerkrankung mit proximaler LAD-Stenose und/oder EF<50% oder nachgewiesener Ischämie bei nichtinvasiven Funktionstests
> - 1- oder 2-Gefäßerkrankung ohne proximale LAD-Stenose, aber mit großem Versorgungsgebiet und Hochrisikokriterien bei nichtinvasiven Funktionstests

- Stark limitierende Angina pectoris trotz maximaler konservativer Therapie, wenn die Bypass-Operation mit akzeptablem Risiko erfolgen kann

Klasse IIa-Empfehlung:
- Proximale LAD-Stenose bei 1-Gefäßerkrankung
- 1- oder 2-Gefäßerkrankung ohne proximale LAD-Stenose bei gößerem Versorgungsgebiet und nachgewiesener Ischämie

Klasse III-Empfehlung:
- 1- oder 2-Gfäßerkrankung ohne proximale LAD-Stenose bei Patienten mit moderaten und wahrscheinlich nicht Ischämisch-bedingten Symptomen ohne bisherige adäquate medikamentöse Therapie bei kleinerem Versorgungsgebiet oder fehlendem Ischämienachweis
- Grenzwertige (50%–60%) Diameterstenosen in anderen Gefäßen außer dem linken Hauptstamm ohne Ischämienachweis
- Nicht signifikante Stenosen (<50%)

Patienten nach vorangegangener Bypass-Operation

Klasse I-Empfehlung:
- Stark limitierende Angina pectoris trotz maximaler nichtinvasiver Therapie

Klasse IIa-Empfehlung:
- Bypassfähige distale Gefäße mit Ischämie in großem Versorgungsgebiet

Klasse IIb-Empfehlung:
- Ischämie im nicht LAD-Versorgungsgebiet bei offenem IMA-Graft auf LAD, ohne bisherigen aggressiven medikamentösen oder interventionellen Therapieversuch

In jedem Fall müssen bei der Indikationsstellung zur aortokoronaren Bypass-Operation neben der Symptomatik und Schwere der Ischämie und dem Koronargefäßbefall eine Reihe zusätzlicher Punkte beachtet werden, z. B. Allgemeinzustand, Alter, Nebenerkrankungen und Rehabilitationswilligkeit.

> Die Indikationsgrenze zwischen chirurgischen und internistischen konservativen Maßnahmen ist dynamisch; auch ist die Wirksamkeit neuer, nichtchirurgischer Wege (Sekundärprophylaxe) in den letzten Jahren bewiesen worden; hier sind v.a. das Absetzen des Rauchens, die β-Rezeptorenblocker, die Lipidoptimierung und die Thrombozytenaggregationshemmer zu erwähnen. Weiterhin muss angenommen werden, dass sich die Indikationsgrenze zwischen chirurgischer Therapie und PTCA laufend weiter zugunsten der interventionellen Behandlung verschiebt (s. Abschn. 21.2.7).

21.2.7 Entscheidung PCI versus Bypass-Operation

Mit der Verbesserung der technischen Möglichkeiten, v. a. auch durch die Stent-Technik, hat die interventionelle Koronartherapie ihre Anwendungsbereiche ständig erweitert. Während die Therapie der 1-Gefäßerkrankung heute eine klare Domäne der konservativen Therapie und der PCI ist, ist die Situation bei der Mehrgefäßerkrankung – früher eine klare Domäne der Bypass-Operation – nicht mehr so eindeutig. Insgesamt ist die PTCA nicht nur zahlenmäßig absolut sondern auch im relativen Vergleich zur Bypass-Operation auf dem Vormarsch. Im Herz-Zentrum Bad Krozingen wurden im Jahre 1990 noch knapp doppelt so viele Patienten Bypass-operiert als dilatiert. Ohne signifikante Veränderungen in der relativen Häufigkeit der Mehrgefäßerkrankungen wurden bereits im Jahre 2000 doppelt so viele Patienten dilatiert als operiert.

Bei der Beantwortung der Frage, welche Gesichtspunkte bei Patienten mit Mehrgefäßerkrankung bei der Therapieentscheidung PTCA oder Bypass-Operation zu berücksichtigen sind, kann auf ein umfangreiches Studienmaterial zurückgegriffen werden. Eine Übersicht über die wichtigsten einschlägigen Studien gibt Tabelle 21.1 wieder.

1-Gefäßerkrankung

Vor der PTCA war für die 1-Gefäßerkrankung durch die CASS-Studie bewiesen, dass durch eine Bypass-Operation keine Prognoseverbesserung zu erzielen ist (CASS Prinzipal Investigators 1984). Aus diesem Grunde liegen bei der 1-Gefäßerkrankung nur relativ wenige Vergleichsstudien zwischen PCI und Bypass-Operation vor.

Bei dem Vergleich der medikamentösen Therapie vs. PTCA bei der 1-Gefäßerkrankung zeigte die RITA-2-Studie (1997) bei insgesamt 1018 randomisierten Patienten mit einem mittleren Follow-up über 2,7 Jahre in der PTCA-Gruppe eine geringere Symptomatik bei allerdings signifikant erhöhter Komplikationsrate (Tod, Myokardinfarkt) von 6,3% vs. 3,3%, die in erster Linie im Zusammenhang mit der Dilatationsmaßnahme stand. Die in dieser Studie hohe Komplikationsrate in Verbindung mit der reinen Ballon-PCI ist auf die heutige Situation mit der auf vielen Gebieten weiterentwickelten interventionellen Technik und zunehmenden Erfahrung keinesfalls übertragbar.

In der LAUSANNE-Studie (1994) wurden 136 Patienten mit proximaler RIA-Stenose randomisiert der PTCA oder der Bypass-Operation unter Verwendung der A. mammaria interna zugeteilt. Die Komplikationen während der Hospitalphase waren nicht signifikant unterschiedlich; die Angina pectoris besserte sich in beiden Kollektiven vergleichbar gut. Die Notwendigkeit zur erneuten Revaskularisation innerhalb der nächsten 2,5 Jahre war in der PTCA-Gruppe allerdings signifikant höher.

Alle 3 Behandlungsmethoden wurden bei Patienten mit proximaler RIA-Stenose in der MASS-Studie (1995) verglichen. 70 Patienten wurden randomisiert einer Mammaria-Bypass-Operation, 72 Patienten einer PTCA und 72 Patienten einer medikamentösen Behandlung unterzogen. Es gab keine Unterschiede in der Mortalität und Infarktrate. Beide Revaskularisationsmethoden waren gegenüber der medikamentösen Therapie hinsichtlich der Verbesserung der Symptomatik überlegen. Die Anzahl weiterer Revaskularisationen war in der PTCA-Gruppe und in der Gruppe der medikamentös behandelten Patienten gegenüber der Bypass-Gruppe signifikant größer.

> Patienten mit 1-Gefäßerkrankungen sind heute im Zeitalter der Stent-PCI therapeutische Domäne der interventionellen Kardiologie. Nur in Ausnahmesituationen wird hier bei besonderen läsionsmorphologischen Problemen wie z. B. schwierige proximale Bifurkationsstenosen oder langstreckige Intrastent-Restenosen in einem Gefäß mit sehr großem Versorgungsgebiet auf die Bypass-Chirurgie zurückgegriffen.

21.2 · Stabile Angina pectoris

Tabelle 21.1. Übersicht über die wichtigsten Studien zum Thema PTCA vs. Bypass-Operation bei 1-Gefäß- und Mehrgefäßerkrankungen. *GE* Gefäßerkrankung; *OP* Operation. Die mit * gekennzeichneten Studien gingen in die Metaanalyse (Lancet 1995) ein

Studie	Literatur
Ballon-PCI	
TOULOUSE: 109 Patienten mit Mehr-GE	Circulation 1992; 86:372*
RITA: 1011 Patienten mit 1–3 GE	Lancet 1993; 341:573–580*
RITA-2: 1018 Patienten mit 1 GE	Lancet 1997; 350:461–468
ERACI: 127 Patienten mit Mehr-GE	JACC 1993; 22:1060–1067*
MARK et al.: 5868 Patienten mit 1–3-GE	Circulation 1994; 89:2015
Lausanne: 136 Patienten mit RIA-1-GE:	Lancet 1994; 343:1449*
GABI: 359 Patienten mit Mehr-GE	NEJM 1994; 331:1073–1043*
EAST: 392 Patienten mit Mehr-GE	NEJM 1994; 331:1044–1050*
CABRI: 1054 Patienten mit Mehr-GE	Lancet 1995; 346:1179–1184*
MASS: 214 Patienten mit RIA-1-GE	JACC 1995; 26:1600–1605*
BARI: 1829 Patienten mit Mehr-GE	NEJM 1996; 335:217–225
KANSAS: 632 Patienten nach Bypass-OP	JACC 1996; 28:1140–1146
BARI: 1829 Patienten mit Mehr-GE	JAMA 1997; 277:715–721
WEINTRAUB: 4174 Patienten nach Bypass-OP	Circulation 1997; 95:868–877
GABI: 5-Jahres-Follow-up	EHJ 1997; 18 (Suppl.) 281
EAST: 8-Jahres-Follow-up	JACC 2000; 35:1116–1121
BARI: 7-Jahres-Follow-up	JACC 2000; 35:1122–1129
Metaanalyse aus 8 Studien (*)	Lancet 1995; 346:1184–1189
Stent-PCI	
ARTS: 1204 Patienten mit Mehr-GE	NEJMN 2001; 344:1117–1124
SOS: 988 Patienten mit Mehr-GE	Lancet 2002; 360:965–970
ERACI II: 230 Patienten mit Mehr-GE+RIA proximal	JACC 2001; 37:51–58

Mehrgefäßerkrankung

Die Frage, welche Behandlungsmethode im Einzelfall bei einem Patienten mit Mehrgefäßerkrankung anzuwenden ist, lässt sich durch randomisierte Studien grundsätzlich nicht beantworten. Ihre Ergebnisse stellen aber wichtige Orientierungshilfen dar und sollen im Folgenden zur Beantwortung von wichtigen Fragen herangezogen werden. Diese Fragen betreffen folgende Punkte: Was ist bei der Anwendung der PTCA oder der Bypass-Operation zu erwarten im Hinblick auf:

- die Krankenhauskomplikationen,
- das Langzeitüberleben,
- die postinterventionelle Symptomatik,
- die Vollständigkeit der Revaskularisation,
- die Leistungsfähigkeit der Patienten,
- die Notwendigkeit zur erneuten Revaskularisation,
- die postinterventionelle antianginöse Medikation,
- Patientenuntergruppen mit evtl. Vorteilen bei Anwendung der einen oder anderen Methode sowie
- die Kostenfrage.

Krankenhauskomplikationen. Die BARI-Studie (1996) zeigte keine signifikanten Unterschiede: Todesfälle traten in der Krankenhausphase bei 1,3% der Bypass-Patienten und 1,1% der PTCA-Patienten auf. Signifikante Unterschiede gab es bei den Myokardinfarkten, die bei den Bypass-operierten Patienten häufiger auftraten (4,6% vs. 2,1%). Notfall-Bypass-Operationen (heute im Stent-Zeitalter bei der PTCA seltener) mussten in der BARI-Studie bei den PTCA-Patienten noch deutlich häufiger vorgenommen werden (2,1% vs. 0,1%). Schlaganfälle waren in beiden Gruppen nicht signifikant unterschiedlich (Bypass vs. PTCA 0,8% vs. 0,2%). In der Summe aller Ereignisse während der Intrahospitalphase schnitt die PTCA mit 8,5% vs. 12,6% (p=0,001) besser ab.

Mit den neueren Studien unter Verwendung der Stent-Technik stellt sich die Datenlage folgendermaßen dar: ERACI II zeigte eine bei den operierten Patienten mit 5,7% überraschend hohe 30-Tages-Mortalität, die von den Autoren mit einer deutlich erhöhten Komorbidität der operierten Patienten erklärt wurde. Die Stent-PCI war hier mit einer 30-Tages-Mortalität von 0,9% behaftet. In der ARTS-Studie lagen die Intrahospitalmortalitäten bei 1% für die dilatierten Patienten und bei 1,3% für die operierten Patienten. Aus der SOS-Studie liegen Daten zu den 1-Jahres-Überlebensraten vor (PCI 3% vs. Bypass-Operation 1%, n.s.).

Langzeitüberleben. EAST- und BARI-Studie zeigten bei einer großen Anzahl von Patienten, dass das Langzeitüberleben bis zu einem Follow-up von 36 Monaten (EAST), in der BARI-Studie sogar bis zu 6 Jahren nicht signifikant unterschiedlich war. Das betrifft in der BARI-Studie sowohl das Überleben allein als auch das infarktfreie Überleben. Mittlerweile sind auch die 8-Jahres-Follow-up-Daten der EAST-Studie (2000) und die 7-Jahres-Follow-up-Daten der BARI-Studie (2000) veröffentlicht worden. Während die EAST-Studie auch in der längeren Beobachtungsphase keinen signifikanten Unterschied im Überleben fand, zeigt sich jetzt bei den BARI-Daten ein eben signifikanter Vorteil zugunsten der Bypass-operierten Patienten. Dieser kommt durch das mit der PTCA wesentlich schlechtere Abschneiden der Diabetiker zustande. Die Langzeitüberlebensdaten der Nicht-Diabetiker waren auch nach 8 Jahren absolut identisch (86,8% bei PTCA vs. 86,4% Bypass; Abb. 21.12).

Postinterventionelle Symptomatik. Deutlichere Unterschiede zwischen den beiden Behandlungsverfahren gibt es hingegen in der postinterventionellen Symptomatik. Die Bypass-operierten Patienten hatten i. Allg. weniger Angina pectoris. Die BARI-Daten zeigen aber, dass die Unterschiede sich im Laufe der Zeit angleichen und dass die mit PTCA behandelten Patienten im Laufe der Zeit ein Nachlassen der Angina erfahren, während die Bypass-operierten Patienten nach 3 und 5 Jahren wieder etwas mehr Angina pectoris haben. Die Unterschiede zwischen beiden Behandlungsgruppen fallen ab dem 5. Nachbeobachtungsjahr nicht mehr signifikant aus (Abb. 21.13).

Vollständigkeit der Revaskularisation. Diese Unterschiede hängen natürlich mit der mehr oder weniger ausgeprägten Vollständigkeit der Revaskularisation zusammen. Der Revaskularisationsgrad bei der Bypass-Operation war in den 4 größten Studien (CABRI; RITA; EAST; BARI) mit im Durchschnitt

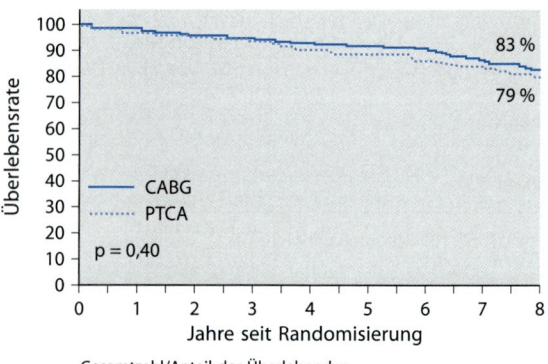
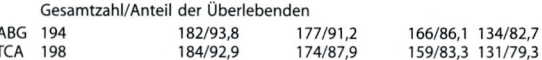
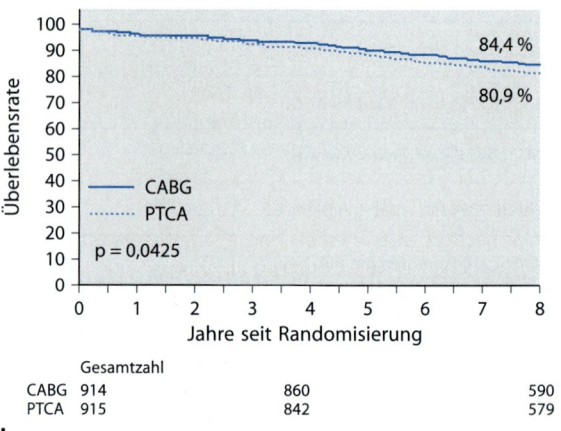

Abb. 21.12a, b. a Die EAST-Studie zeigt über einen Zeitraum von 8 Jahren keine signifikanten Unterschiede im Überleben zwischen Patienten, die mit PTCA oder Bypass-Operation behandelt wurden. b In der BARI-Studie war das Überleben beim 7-Jahres-Follow-up erstmals signifikant unterschiedlich – zugunsten der Bypass-operierten Patienten. Bei Ausschluss der Diabetiker waren die Überlebensraten gleich.

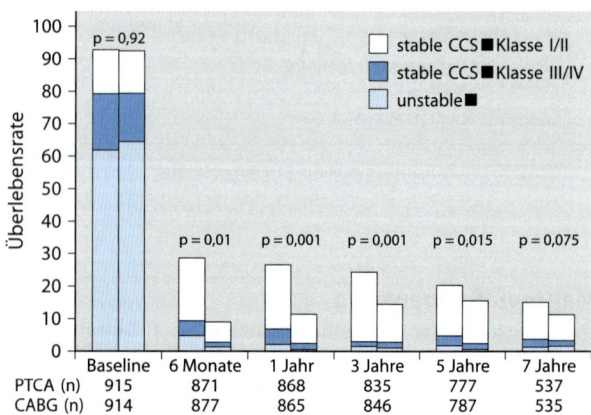

Abb. 21.13. Unmittelbar nach der Revaskularisation besteht im PTCA-Kollektiv der BARI- Studie eine stärkere Symptomatik. Im weiteren Verlauf nimmt der Schweregrad der Symptomatik im PTCA-Kollektiv ab, während die Bypass-operierten Patienten eine Zunahme erfahren. (BARI 2000)

90,8% deutlich höher als bei der PTCA-Methode (63,3%), die nicht alle Ziele, vornehmlich nicht alle verschlossenen Gefäße revaskularisieren kann.

Postinterventionelle antianginöse Medikation. Bei den Unterschieden in der Vollständigkeit der Revaskularisation ist es verständlich, dass sich auch bezüglich der postinterventionellen antianginösen Medikation ein Unterschied zwischen den Gruppen ergibt. Zum Zeitpunkt der Randomisierung war in der deutschen GABI-Studie der Anteil an verordneten Nitraten, Kalziumantagonisten und β-Blockern nicht signifikant unterschiedlich. Nach 6 Monaten brauchte die Bypass-operierte Patientengruppe gegenüber den PTCA-Patienten weniger Kalziumantagonisten und β-Blocker, und dieser Unterschied war auch nach 12 Monaten noch nachweisbar.

Leistungsfähigkeit. Die RITA-Daten zeigen, dass die PTCA-Patienten mit dem weniger invasiven Eingriff früher wieder leistungsfähig werden, während die Bypass-operierten Patienten etwas mehr Zeit brauchen, ihre Endleistungsfähigkeit aber höher liegt als diejenigen der PTCA-Patienten (Abb. 21.14).

Notwendigkeit einer erneuten Revaskularisation. Erneute Revaskularisationen sind bei den Bypass-operierten Patienten mit etwa 10% innerhalb der ersten 3 Jahre eher selten. Die PTCA-Patienten erfahren im gleichen Zeitraum zu über 50% eine erneute Revaskularisation (Abb. 21.15), wobei es sich meist um eine erneute PTCA handelt (EAST-Studie). Nach 8 Jahren haben 66% der initial mit einer PTCA behandelten Patienten eine erneute Revaskularisation erfahren. Bei den Bypass-operierten Patienten waren dies nur 28%. Der Abb. 21.15 ist auch zu entnehmen dass sich die Kurve der PTCA-Patienten in späteren Jahren eher abflacht, während die jährliche Anzahl der Revaskularisationen bei den Bypass-Patienten eher im Steigen begriffen ist. Es ist durchaus denkbar, dass sich hier bereits das Problem der Bypass-Alterung ankündigt. In der BARI-Studie brauchten innerhalb von 5 Jahren 8% der Bypass-Patienten und 54% der PTCA-Patienten eine erneute Revaskularisation. Hier ergibt sich also ein deutlicher Unterschied.

Untergruppenanalysen. In der BARI-Studie zeigten Patienten mit einem behandelten Diabetes mellitus und Mehrgefäßerkrankung nach 5 Jahren ein besseres Überleben, wenn sie Bypass-operiert worden waren. Alle anderen Untergruppen (Instabilität, Angina CCS-Klasse 3 und 4, normaler oder geschädigter linker Ventrikel, 2- und 3-Gefäßerkrankungen, Typ-C-Läsionen) unterschieden sich hinsichtlich der 5-Jahres-Überlebensrate in den beiden Therapiearmen nicht. Die 1-Jahres-Ergebnisse der ARTS-Studie bestätigten die BARI-Untergruppenanalysen: Die 1-Jahres-Mortalität der Diabetiker betrug 6,3% in der PTCA-Gruppe und 3,1% in der Bypass-Gruppe. Auch die Anzahl aller bedeutsamer kardiovaskulärer Ereignisse war in der PTCA-Gruppe mit 38,4% vs. 13,5% signifikant höher. Allerdings war mit der Bypass-Operation ein signifikant höheres Risiko für Schlaganfälle verbunden (6,3% vs. 2,7%; Abizaid et al. 2001).

Kostenfaktor. Der RITA-Studie haben wir Angaben über die Unterschiede der Gesamtkosten zwischen den beiden Verfahren zu verdanken. Schon bei der 1-Gefäßerkrankung waren die Kostenunterschiede geringer als erwartet: PTCA vs. Bypass-Operation 6176 £ vs. 8164 £. Bei Mehrgefäßerkrankung fielen die Unterschiede sogar noch geringer aus: 7520 £ vs. 9203 £. Dabei belaufen sich bei der Beschreitung des PTCA-Weges die Kosten zu Beginn auf etwa 60% der Bypass-Operationskosten; diese werden in der weiteren Folge wegen wiederholter Revaskularisationen der PTCA-Patienten nach 24 Monaten fast eingeholt.

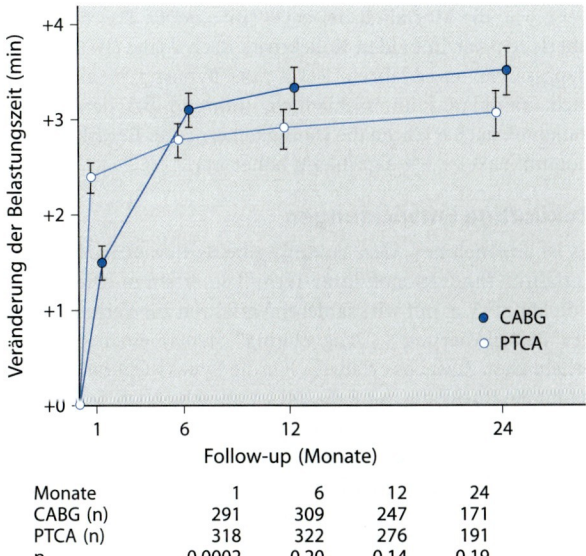

Abb. 21.14. Leistungsfähigkeit nach PTCA und Bypass-Operation. Die Patienten erholen sich nach der PTCA schneller, sind aber langfristig etwas weniger leistungsfähig als die operierten Patienten (RITA 1993)

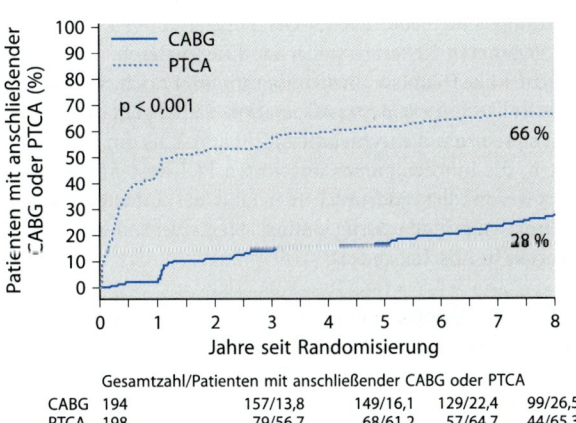

Abb. 21.15. 8-Jahres-Follow-up der EAST-Studie: Erneute Revaskularisationen sind bei den mit PTCA behandelten Patienten signifikant häufiger. Nach drei Jahren haben bereits über 50% der dilatierten Patienten eine erneute Revaskularisation erfahren müssen.

> **Zusammenfassung**
>
> Die PTCA ist mit einer geringeren Invasivität verbunden und hat etwas weniger ernste Krankenhauskomplikationen aufzuweisen. Das Langzeitüberleben ist zwischen Bypass-operierten und PTCA-Patienten nicht unterschiedlich. PTCA-Patienten haben aber eine unvollständigere Revaskularisation und deswegen mehr postinterventionelle Symptomatik und brauchen mehr antianginöse Medikation sowie häufiger erneute Revaskularisationen. Diabetiker zeigen mit der Dilatation im Langzeitverlauf eine schlechteres Überleben.

Die Entscheidung im Einzelfall. Im klinischen Alltag wird die Entscheidung in den Fällen, in welchen beide Therapieverfahren denkbar sind, individuell abgewogen. Bei jedem einzelnen Patienten muss differenziert untersucht werden, ob er eher ein Bypass- oder ein PCI-Kandidat ist. Dabei finden neben den objektivierbaren medizinischen Faktoren auch Patientenpräferenzen besondere Berücksichtigung. Folgende weitere Faktoren sind über das bereits gesagte hinaus bei der Entscheidung PTCA – Bypass-Operation zu berücksichtigen:

- Gefäßbefall (1-, 2-, 3-Gefäßerkrankung, linke Hauptstammstenose),
- Stenosemorphologie („PTCA-Machbarkeit"),
- Zustand und Topographie der koronaren Peripherie („chirurgische Machbarkeit") sowie
- Begleitfaktoren, v. a. Alter, Diabetes, Nebenerkrankungen, Reoperationen, Instabilität etc.

Gefäßbefall. Marc et al. (1994) untersuchten das Überleben bei beiden Verfahren in Abhängigkeit vom Gefäßbefall. Patienten mit einer 3-Gefäßerkrankung waren in der Regel mit einer Operation besser versorgt. Auch noch Patienten mit einer 2-Gefäßerkrankung zeigten ein besseres Überleben, wenn eine hochgradige proximale RIA-Stenose (95%) mit dabei war. Alle anderen Gefäßbefallkonstellationen zeigten keine signifikanten Unterschiede zugunsten der einen oder anderen Therapie. Allerdings sind heute auch 3-Gefäßerkrankungen nach den hier genannten Kriterien weiter zu differenzieren. Die ungeschützte linke Hauptstammstenose ist immer noch eine akzeptierte Indikation zur Bypass-Operation. Dabei geht es hier gar nicht so sehr um die technische Machbarkeit als um die Folgerisiken, die mit der immer ungelösten PCI-Restenoseproblematik verbunden sind. Auch hier sind bei anhaltend guten Ergebnissen mit den „Drug eluting"-Stents Veränderungen zu erwarten (s. Abschn. 49.8.4).

Stenosemorphologie. Gut erreichbare, kurze Läsionen sprechen für eine gute „PTCA-Machbarkeit", während mehrere langstreckige, diffuse Stenosen, oder Stenosen mit Abgang größerer Seitenäste im Stenosebereich zur PTCA weniger geeignet sind. Mariani et al. (1997) untersuchten 181 konsekutive Patienten mit komplizierter proximaler RIA-„C"-Stenose, bei denen beide Methoden, die PTCA oder die minimalinvasive direkte koronararterielle Bypass-Operation (MIDCAB), therapeutisch infrage kamen. Die Wahl des Therapieverfahrens trafen letztlich die Patienten nach Aufklärung selbst. 71 Patienten entschieden sich für die MIDCAB-Operation und 110 Patienten für die PTCA. Die Hospitalkomplikationen waren nicht signifikant unterschiedlich. In der PTCA-Gruppe gab es im Follow-up eine deutlich höhere Quote von erneuten Revaskularisationen 32% vs. 3% (p=0,001).

Chirurgische Machbarkeit. Ein bis in die Peripherie reichender diffuser Befall der Koronarien bietet i. Allg. schlechte oder keine Ziele für eine Bypass-Operation, weswegen hier die alternative Lösung der PTCA zumindest eines Zielgefäßes zu prüfen ist.

Begleitfaktoren. Hier interessieren insbesondere Alter und Nebenerkrankungen wie z. B. Diabetes sowie die Frage, ob bereits früher eine Bypass-Operation stattgefunden hat – womit ggf. eine Reoperation ansteht. Bei der 83-jährigen Patientin beispielsweise, die auch biologisch 83 Jahre alt ist, würde man gerne eine Bypass-Operation vermeiden. In einem solchen Fall ist es denkbar, auf die vollständige Revaskularisation zu verzichten und den kleineren Weg mit der Dilatation der führenden Läsion („culprit lesion") zu gehen.

Diabetiker mit Mehrgefäßerkrankungen hatten in der BARI-Studie eine deutlich schlechtere Prognose als Nicht-Diabetiker. Den Überlebenskurven ist zu entnehmen, dass die Diabetespatienten insgesamt schlechter abschnitten, aber in der Bypass-Operationsgruppe signifikant besser abschnitten als in der PTCA-Gruppe (s. oben, Abschn. „Untergruppenanalyse").

Patienten, die bereits eine Bypass-Operation hinter sich hatten und erneut symptomatisch wurden, wurden in der retrospektiven KANSAS-Studie (Stephan et al. 1996) untersucht. Die Autoren fanden bei den reoperierten Patienten eine Q-Infarktrate von 6,1% und eine intrahospitale Mortalität von 7,3%. Wenn statt einer erneuten Bypass-Operation eine PTCA durchgeführt wurde, lag die Infarktrate in der Hospitalphase bei 0,9%, die Mortalität bei 0,3% (p<0,0001). Das Langzeitüberleben war in beiden Kollektiven nach 1 Jahr (PTCA 95%, Bypass 91%) und 6 Jahren (PTCA 74%, Bypass 73%) allerdings nicht signifikant unterschiedlich, während bei den PTCA-Patienten nach 6 Jahren die Häufigkeit erneuter Revaskularisation mit 64% vs. 8% signifikant höher war.

Zukünftige Entwicklungen

Es ist anzunehmen, dass zukünftig beide Revaskularisationsverfahren Innovationen ihrer Techniken erfahren. Die Dilatation könnte v. a. mit wirksameren Verfahren zur Verhinderung der Restenosierung („Drug eluting"-Stents) einen weiteren erheblichen Zuwachs erfahren. Für die Bypass-Operation wäre damit ein Rückgang der Fallzahlen wahrscheinlich. In Fortsetzung der bisherigen Entwicklung werden die zukünftig zur Bypass-Operation kommenden Kollektive aus zunehmend älteren und kränkeren Patienten bestehen, wobei hier mit konsekutiv steigenden perioperativen Mortalitäts- und Morbiditätsrisiken zunehmend öfter Akzeptanzgrenzen erreicht werden dürften.

Transmyokardiale Laserrevakularisation. Bei sehr diffus ausgeprägter Koronargefäßsklerose, insbesondere auch bei Patienten, die schon einmal Bypass-operiert worden sind, gibt es

Einzelfälle, die interventionell keine angehbaren Ziele mehr haben und auch im Hinblick auf aortokoronare Bypass-Operation inoperabel erscheinen. Hier wird in einigen Zentren die transmyokardiale Laserrevaskularisation (TMLR) als Ultima Ratio-Maßnahme zur Anwendung gebracht.

Weltweit haben sich seit 1990 bisher über 6000 Patienten einer TMLR zur Behandlung ihrer Koronarerkrankung im Endstadium unterzogen. In 4 prospektiv randomisierten Studien konnte im Vergleich zu einer medikamentösen Therapie eine signifikante Verbesserung der klinischen Symptomatik nachgewiesen werden. Bei den objektiven Daten bezüglich Arbeitstoleranz und Myokardperfusion erreichen die Unterschiede in der Regel nicht die statistische Signifikanz. Neuere Befunde mit einem nicht signifikant unterschiedlichen Benefit durch eine TLMR gegenüber einer „TLMR-Plazebobehandlung" (DIRECT-Trial, Direct myocardial revascularisation in Regeneration of Endomyocardial Channels Trial; Leon at al. 2000) unterstreichen die Notwendigkeit einer zurückhaltenden Einstellung zu dieser Methode mit beträchtlichem Risiko (Übersicht bei Horvath 2002).

21.3 Stumme Myokardischämie

21.3.1 Definition

> **Definition**
> Unter asymptomatischer (stummer) Myokardischämie werden Manifestationsformen der koronaren Herzerkrankung verstanden, bei denen eine zeitweilige Durchblutungsstörung des Herzmuskels objektiv nachgewiesen werden kann, ohne dass gleichzeitig Schmerz (Angina pectoris) auftritt.

Dabei kann der Nachweis einer passageren Myokardischämie unterschiedlich geführt werden:
durch Ischämieprovokation im Belastungstest (z. B. Fahrradergometer) und Registrierung von ischämiekorrelierten Befunden (ST-Streckensenkung im EKG, Füllungsdruckanstieg im Einschwemmkatheter, Wandbewegungsstörungen (Echokardiogramm, Lävokardiogramm, Myokardszintigramm). Etwa 30% der in einem Provokationstest nachgewiesenen Myokardischämien treten schmerzlos auf, unabhängig von der Art der Ischämieprovokation oder der Art des Ischämienachweises (Weiner et al. 1987; Rozanski u. Berman 1987); durch Erfassung spontan auftretender Ischämieepisoden mit entsprechend geeigneten Langzeit-EKG-Geräten, die in der Lage sind, kontinuierlich und artefaktfrei ST-Streckenveränderungen aufzuzeichnen (Kennedy u. Ratcliff 1987; Pepine et al. 1987).

In vielen Fällen kann nur retrospektiv auf das Vorliegen einer stummen Myokardischämie geschlossen werden, so bei abgelaufenen Herzinfarkten, die in 30% der Fälle schmerzlos sind (Kannel et al. 1987; Grimm et al. 1987). In 25% der Fälle, in denen Patienten einen plötzlichen Herztod erlitten haben, sind in der vorherigen Anamnese keine Schmerzen bekannt, obwohl im Sektionsbefund in den meisten Fällen eine schwere koronare Herzerkrankung nachgewiesen werden kann (Liberthson et al. 1974) und bei „Überlebenden des plötzlichen Herztodes" später sehr häufig stumme Myokardischämien nachweisbar sind. Einige Patienten werden klinisch erstmals durch eine diffuse Herzmuskelschädigung mit kardialen Insuffizienzzeichen auffällig, ohne dass sie in der Anamnese eine Angina pectoris oder einen abgelaufenen Herzinfarkt aufweisen. Wird eine Koronarangiographie durchgeführt, findet sich oft eine hochgradige koronare Mehrgefäßerkrankung. Können andere Ursachen für eine Kardiomyopathie ausgeschlossen werden, so ist zu vermuten, dass eine lang dauernde, wiederholte stumme Koronarischämie hier zu dem Herzmuskelschaden geführt hat (ischämische Kardiomyopathie).

> **Klassifizierung nach Cohn (1996)**
> – Gruppe 1: total asymptomatische Myokardischämie
> – Gruppe 2: asymptomatische Myokardischämie zusätzlich zur Angina pectoris

Gruppe 1. Erikssen et al. (1977) untersuchten mit einem Screening-Programm, das aus Fragebogen, Ruhe- und Belastungs-EKG bestand, 2014 gesund erscheinende Männer zwischen 40 und 60 Jahren. Patienten mit anamnestisch bekannten Herz-Kreislauf Erkrankungen wurden zuvor ausgeschieden. Von diesen 2014 Männern hatten 75 ein positives Belastungs-EKG ohne Angina pectoris und 48 davon in wenigstens einer Koronararterie eine signifikante Stenose (14 1-Gefäßerkrankungen, 17 2-Gefäßerkrankungen, 17 3-Gefäßerkrankungen). Danach errechnet sich eine Prävalenz von 2,5% für die total asymptomatische Myokardischämie bei Männern zwischen 40 und 60 Jahren. Andere Screening-Untersuchungen, z. B. bei Fliegern (Froelicher et al. 1974), oder autoptische Ergebnisse – bei denen jedoch nur von einer signifikanten Koronargefäßsklerose auf eine wahrscheinliche Myokardischämie geschlossen werden kann – bei nicht an kardialen Ursachen verstorbenen Patienten (Diamond u. Forrester 1979) bestätigen diese Zahlen. Deanfield et al. (1985) bzw. Armstrong et al. (1982) führten bei gesund erscheinenden Männern Langzeitspeicheruntersuchungen durch und fanden ebenfalls eine Häufigkeit von stummer Myokardischämie um 2–3%.

> Die Prävalenz der total asymptomatischen Myokardischämie in der gesund erscheinenden männlichen Bevölkerung mittleren Lebensalters kann somit zwischen 2% und 4% angenommen werden.

Für die USA errechnete Pepine (1986) eine Zahl von 1–2 Mio. Männern. Auf Deutschland übertragen sind das 160.000–330.000 Männer mittleren Alters mit stummer Myokardischämie, die von ihrer zugrunde liegenden Koronargefäßerkrankung naturgemäß nichts wissen.

Diese großen Zahlen führen immer wieder dazu, Überlegungen für Screening-Programme in der Normalbevölkerung anzustellen. Die hohen Kosten, viele zu erwartende falsch-positive Ergebnisse im Belastungs- oder Speicher-EKG und besonders die Überlegung, dass man zur Zeit noch wenig gesicherte Anhaltspunkte hat, ob und wie intensiv die dann herausgefundenen Patienten zu behandeln sind und ob sich dadurch ein prognostischer Nutzen ergeben würde, lässt generelle Screening-Programme der mutmaßlich gesunden Bevölkerung zur Erfassung der stummen Ischämie derzeit nicht sinnvoll erscheinen.

> **Klinisch wichtig**
> In beruflichen Risikogruppen aber (Piloten, Personentransport), vor neu aufgenommenen großen Belastungen (z. B. Beginn eines Joggingprogramms nach vielen Jahren ohne Sport) oder bei ausgeprägten koronaren Risikofaktoren, insbesondere bei starker familiärer Belastung, kann ein Belastungstest mit dem Ziel, auch eine stumme Ischämie zu erfassen bzw. auszuschließen, sinnvoll sein. Dabei sollte als erster Schritt ein Belastungs-EKG durchgeführt werden.

Gruppe 2. Patienten, die eine stabile Belastungskoronarinsuffizienz mit Angina pectoris haben, weisen oft zusätzlich auch noch stumme Ischämieepisoden auf (Häufigkeit ca. 60–90% je nach Untersuchung; Kellermann u. Braunwald 1990). Die intraindividuelle Variabilität passagerer Ischämieepisoden ist groß, sodass ein Langzeit-EKG über 24 h häufig nicht ausreicht, um ein genaues Abbild der vorhandenen Ischämieepisoden zu erhalten (Coy et al. 1987). Auch bei Patienten, die wegen einer instabilen Angina pectoris unter voller antianginöser Therapie in stationärer Behandlung stehen, ließen sich im Langzeit-EKG stumme Ischämieepisoden nachweisen (Gottlieb et al. 1986; Nademanee et al. 1986).

Die genannten Häufigkeiten für eine stumme Ischämie sind in der Regel nur für Männer errechnet worden; über die Häufigkeit der stummen Ischämie bei Frauen gibt es bisher kaum Zahlen. Wir haben in unserem eigenen Patientengut vereinzelt auch Frauen mit asymptomatischer Myokardischämie beobachtet, die Häufigkeit scheint aber gegenüber den männlichen Patienten deutlich geringer zu sein. Falsch-positive ST-Streckensenkungen im EKG, die nicht auf signifikante Koronarstenosierungen zurückgeführt werden können, kommen dagegen bei Frauen wesentlich häufiger vor als bei Männern (Liao et al. 1987).

21.3.2 Pathophysiologie

Im Hinblick auf Pathophysiologie und Therapie der stummen Myokardischämie lassen sich 2 Patientengruppen unterscheiden:
- Patienten mit immer schmerzfreier Myokardischämie, bei denen nicht nur die spontanen Ischämieepisoden asymptomatisch sind, sondern auch die in einem Belastungstest (z. B. Fahrradergometer) provozierte Ischämie: asymptomatische Ischämiepatienten.
- Patienten mit bekannter symptomatischer Ischämie, d. h. Angina pectoris-Patienten, die zusätzlich während des Alltags asymptomatische Ischämieepisoden aufweisen: Patienten mit asymptomatischen Ischämieepisoden.

Für die 1. Gruppe ist als Ursache der Schmerzlosigkeit ein mehr individueller Faktor anzunehmen. Eigene Untersuchungen weisen darauf hin, dass diese Patienten Unterschiede in der individuellen Schmerzregulation mit einer im Vergleich zu symptomatischen Patienten besonders hohen zentralen Schmerzschwelle bzw. einer ausgeprägten hemmenden körpereigenen Gegenregulation auf schmerzhafte Reize aufweisen (Droste u. Roskamm 1983). Hier spielen erhöhte Konzentrationen körpereigene Endorphine mit Heraufsetzung der Schmerzschwelle eine wesentliche Rolle (Hikita et al. 1993; Droste et al. 1992). Bei einem geringen Prozentsatz von Patienten spielt die Unterbrechung der Schmerzleitung z. B. durch eine diabetische Polyneuropathie eine Rolle (Rubler u. Fisher 1985).

Dagegen sind andere Faktoren zur Beantwortung der Frage heranzuziehen, warum Ischämieepisoden bei demselben Koronarpatienten manchmal mit Schmerz und manchmal ohne Schmerz einhergehen (Gruppe 2: asymptomatische Ischämieepisoden). Hier ist eine geringere Ausprägung der myokardialen Ischämie (z. B. eine kürzere Ischämiedauer) als Ursache der Schmerzlosigkeit anzunehmen. Wird nach Aufblasen des Dilatationsballons während einer PTCA oder auch durch körperliche Belastung im Herzmuskel eine Ischämie provoziert, so treten die ischämiebedingten Veränderungen am Herzen in einer bestimmten zeitlichen Reihenfolge auf (ischämische Kaskade; Sigwart et al. 1984; ◘ s. Abb. 21.7). Es kommt erst zu Relaxations-, dann zu Kontraktionsveränderungen, dann steigt der Füllungsdruck an, danach – mit deutlicher zeitlicher Verzögerung – ist eine Erregungsrückbildungsstörung im EKG zu verzeichnen und zuletzt erst tritt eine Angina pectoris auf.

> Asymptomatische Ischämieepisoden im Alltag erreichen oft nur ein Ausmaß, bei dem schon objektive Veränderungen der Ischämie-Kaskade, Schmerz aber noch nicht vorhanden ist. So zeigten einige Untersuchungen, dass stumme Myokardischämieepisoden im Vergleich zu symptomatischen kürzer sind und das Ausmaß der ST-Streckensenkung geringer ist.

Auch stummen „spontanen" Ischämieepisoden geht in der Regel eine Herzfrequenzsteigerung mit Steigerung des Sauerstoffbedarfs im Herzmuskel voraus, sodass stummen Episoden nicht grundsätzlich ein anderer Entstehungsmechanismus zugrunde liegt als symptomatischen. Der Frequenzanstieg ist dabei jedoch geringer ausgeprägt (Deanfield et al. 1985; Quyyumi et al. 1984), sodass zusätzlichen Regulationsmechanismen des Koronargefäßtonus mit einer zeitweiligen Einschränkung des Sauerstoffangebotes wahrscheinlich eine größere Bedeutung zukommt.

21.3.3 Prognose und Therapie

Prognose und Therapie sollen zusammen dargestellt werden, weil gerade für die stumme Ischämie der Nachweis wichtig ist, durch eine Therapie die Prognose des Patienten zu verbessern. Behandlungsziele wie eine Verbesserung der Lebensqualität durch Schmerzbeseitigung spielen hier naturgemäß keine Rolle.

Für die 1. Gruppe der vollständig asymptomatischen Patienten stellt sich die Frage, ob eine antiischämische Therapie überhaupt durchgeführt werden muss. In der 2. Gruppe ist zu überlegen, ob die ohnehin laufende antianginöse Therapie wegen der zusätzlichen stummen Ischämieepisoden modifiziert werden muss.

Patienten mit immer stummer Myokardischämie (stumme Ischämiepatienten). Die Frage nach ihrer Behandlungsbedürftigkeit wird nicht ganz einheitlich gesehen, v. a. auch deswegen, weil die Datenlage noch spärlich ist und der prognostische Nutzen einer sowohl medikamentösen als auch invasiven Therapie bisher nicht erbracht wurde. Zudem ist die Prognose von Patienten mit asymptomatischer Myokardischämie relativ gut, jedenfalls solange die Ischämie asymptomatisch bleibt. So konnten z. B. Erikssen et al. (1987) zeigen, dass asymptomatische Patienten, die bei Screening-Untersuchungen ein pathologisches Belastungs-EKG aufwiesen und in einem anschließend durchgeführten Koronarangiogramm entsprechende Koronargefäßstenosen zeigten, zunächst eine gute Prognose aufwiesen. Herztodesfälle und Herzinfarkte traten erst vermehrt auf, nachdem diese Patienten symptomatisch geworden waren, d. h. nachdem sie Angina pectoris-Patienten geworden waren.

Dabei muss jedoch bedacht werden, dass die beschriebenen Patienten oder Personen allein wegen einer ST-Streckensenkung im Belastungs-EKG aufgefallen waren; sie hatten alle keinen Herzinfarkt durchgemacht, wiesen somit auch keinen Ventrikelschaden auf und hatten eine recht gute Leistungsfähigkeit. Es ist also nicht verwunderlich, dass eine solche Gruppe von Koronarpatienten, die durch Screening-Untersuchung erfasst wurde, eine relativ gute Prognose aufweist.

Eine andere Situation liegt vor, wenn Postinfarktpatienten mit bedeutsamem Ventrikelschaden eine asymptomatische Ischämie aufweisen. In unserer Klinik haben wir 53 Todesfälle von Patienten mit stummer Myokardischämie näher analysiert (● Abb. 21.16). Von ihnen wurden 27 vor dem Tod mit Angina pectoris symptomatisch, bei 26 ist ein Übergang von asymptomatischer in symptomatische Ischämie vor dem Tode nicht beobachtet worden – mit ein Argument, die Ischämie zu behandeln, auch wenn sie nicht mit Angina pectoris verbunden ist.

Eine erste randomisierte Studie, die die Frage des prognostischen Nutzens einer medikamentösen oder interventionellen Therapie bei Patienten mit stummer Myokardischämie prüfte, war die ACIP-Studie (Asymptomatic Cardiac Ischemia Pilot Study) Hier waren 558 Patienten mit asymptomatischer Ischämie randomisiert einer Angina-abhängigen medikamentösen Therapie (n=184), einer ischämieabhängigen medikamentösen Therapie (n=182) sowie einer ischämieabhängigen Revaskularisationstherapie (n=192; PCI oder Bypass) zugeführt worden. Zielparameter waren die Verbesserung der Ischämie sowie bedeutende kardiovaskuläre Ereignisse (Tod, Infarkt, erneute Revaskularisation und Rehospitalisierung). Bei den 1-Jahres-Ergebnissen erwies sich zum einen die Revaskularisationsstrategie gegenüber der Angina- und Ischämiegeführten medikamentösen Therapie als überlegen (Rogers et al. 1995). Zum anderen war die vollständig revaskularisierende Bypass-Operation der Ballon-PCI überlegen (Bourassa et al. 1995a, b). Größere randomisierte Studien stehen aus.

> Insgesamt ergeben sich Hinweise für einen prognostischen Nutzen einer Revaskularisationstherapie.

Nach Conti (2000) sollten Patienten mit asymptomatischer Ischämie immer dann eine Koronarangiographie erhalten, wenn neben einem positiven Belastungstest zusätzliche Kriterien für ein erhöhtes kardiovaskuläres Risiko bestehen:
- erniedrigte körperliche Leistungsfähigkeit,
- ungenügender RR-Anstieg unter Belastung,

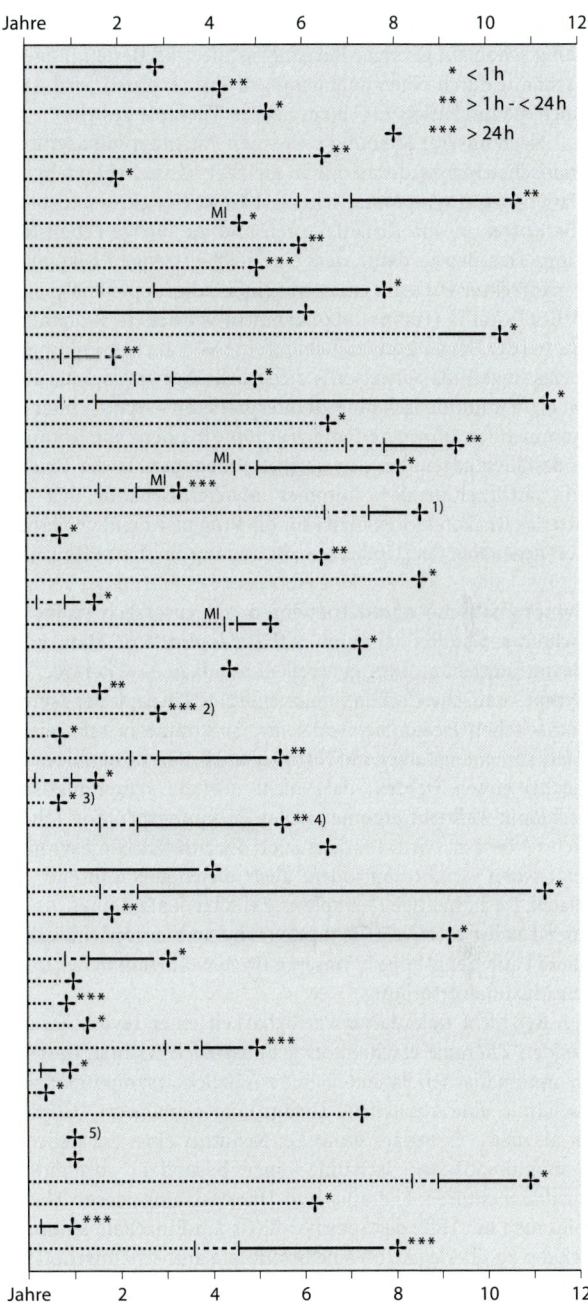

● Abb. 21.16. Analyse von 53 Todesfällen bei Patienten mit stummer Ischämie im Verlauf bis zu 12 Jahren. Von ihnen wurden 27 vor dem Tod symptomatisch (······——), 26 verstarben ohne Zeichen von Übergang in eine Angina pectoris. Dauer der Prodromi s. oben rechts. (Nach Droste 1992)

- belastungsinduzierte Rhythmusstörungen,
- positive Myokardszintigraphie oder Stressechokardiographie,
- häufige ST-Senkungen im Langzeit-EKG,
- ungünstige Risikofaktorenkonstellation.

Bei entsprechender Koronarmorphologie, z. B. linker Hauptstammstenose, oder 3-Gefäßerkrankung und entsprechend schwerer Ischämie, z. B. starke ischämische ST-Streckensenkung schon auf geringer Belastungsstufe, und Bestätigung der Ischämie durch einen unabhängigen Test (s. oben) wird dann auch die Indikation zur chirurgischen Therapie gestellt.

Nach unserer Meinung sollte man Patienten mit asymptomatischer Myokardischämie in gleicher Weise behandeln wie Patienten mit symptomatischer Ischämie; dies gilt erst recht für die Korrektur von Risikofaktoren und die übrige Lebensführung. Den Beweis dafür, dass eine solche strenge Risikofaktorenkorrektur wirksam ist, ist mit einer Subgruppenanalyse der MRFIT-Studie (Pepine 1986) erbracht worden. Probanden, die bei der Eingangsuntersuchung eine ST-Streckensenkung im Belastungs-EKG aufweisen – sicherlich überwiegend als Hinweis für stumme Ischämie zu interpretieren –, hatten über die kommenden Jahre eine deutlich erhöhte Inzidenz von Koronartodesfällen gegenüber den übrigen Probanden. In der Gruppe mit anzunehmender stummer Myokardischämie hat die strenge Risikofaktorenkorrektur die Prognose deutlich verbessert gegenüber der „Usual care"-Betreuung durch den Hausarzt.

Symptomatische Koronarpatienten mit zusätzlich stummen Ischämieepisoden (stumme Ischämieepisoden). Man kann davon ausgehen, dass generell eine adäquate Therapie der symptomatischen Ischämie auch eine gute Therapie der asymptomatischen Ischämieepisoden ist. So konnte in sehr vielen Medikamentenstudien mit Nitraten und β-Rezeptorenblockern nachgewiesen werden, dass nicht nur die symptomatische Ischämie während ergometrischer Belastungsprüfung erheblich verbessert wird, sondern auch die zusätzlichen asymptomatischen Ischämieepisoden, auch diejenigen während der Nacht. Da die heutige Therapie im Zeitalter der PCI einer zunehmend mehr revaskularisierenden Therapie entspricht, erhält diese Patientengruppe in unseren Breiten ohnehin in der Regel die Maximalversorgung.

Bei nicht ubiquitärer Verfügbarkeit einer revaskularisierenden Therapie erscheint es grundsätzlich wichtig, dass bei symptomatischen Patienten eine zusätzliche asymptomatische Ischämie eine zusätzliche Gefährdung signalisiert (Gottlieb et al. 1986). Es bedarf somit bei Kenntnis einer zusätzlichen asymptomatischen Ischämie einer besonders sorgfältigen medikamentösen Therapie und Überwachung dieser Therapie, auch mit Hilfe des Speicher-EKGs. Im Einzelfall ist immer wieder zu überlegen, ob eine bestimmte antiischämische Therapie einen ausreichenden „24-h-Schutz" darstellt. Bei Kombinationstherapien mit Nitraten und β-Rezeptorenblockern kann man sicherlich in der Regel davon ausgehen. Aber auch Monotherapien z. B. mit β-Rezeptorenblockern führen in den meisten Fällen zu einer deutlichen Verbesserung auch nächtlicher Ischämieepisoden (Quyyumi et al. 1984).

Zusammenfassung

Die stabile Angina pectoris ist das Hauptsymptom einer stenosierenden oder okkludierenden koronaren Herzerkrankung, wobei das Auftreten einer typischen Symptomatik in der Regel das Vorhandensein einer bereits hochgradig stenosierenden Läsion anzeigt.

Die Diagnostik der koronaren Herzerkrankung stützt sich neben der Anamnese und körperlichen Untersuchung im Wesentlichen auf die Funktionsdiagnostik mit Ischämienachweis, wobei hier im Hinblick auf die Sensitivität der Stressechokardiographie eine besondere Rolle zukommt.

Die invasive Diagnostik hat durch die enormen Fortschritte der interventionellen Kathetertherapien eine erhebliche Erweiterung in ihrer Indikationsstellung erfahren. Alternative nichtinvasive bildgebende Methoden wie die Multislice Computertomographie oder die Elektronenstrahltomographie befinden sich in rascher Weiterentwicklung, können aber derzeit die konventionelle Koronarangiographie noch immer nicht ersetzen.

In der Therapie der koronaren Herzkrankheit ist in unseren Breiten die medikamentöse Behandlung angesichts der Revaskularisationsmöglichkeiten deutlich in den Hintergrund getreten. Dafür haben die prognoseverbessernden sekundärprophylaktischen medikamentösen und nichtmedikamentösen Maßnahmen in jüngerer Zeit erfreulich mehr an Beachtung hinzugewonnen.

Bei den revaskularisierenden Therapien ist zu erwarten, dass die katheterinterventionelle Behandlung mit neuen wirksamen Verfahren zur Verhinderung der Restenosierung (medikamentenbeschichtete Stents) einen weiteren zahlenmäßigen Zuwachs auch in der Behandlung von mehrgefäßerkrankten Patienten erfährt, womit für die Bypass-Operation ein Rückgang der Fallzahlen erwartet wird. Gleichzeitig werden die zukünftig zur Bypass-Operation kommenden Patientenkollektive aus zunehmend älteren und kränkeren Patienten bestehen, wobei mit konsekutiv steigenden perioperativen Mortalitäts- und Morbiditätsrisiken zunehmend die Akzeptanzgrenzen erreicht werden dürften.

Literatur

Große Studien sind häufig unter ihrem Namen bekannter als unter dem Namen des ersten Autors, deshalb sind sie in Tabelle 21.1, S. 485, getrennt aufgeführt.

Abizaid A, Costa MA, Centemero M et al. (2001) Clinical and economic impact of diabetes mellitus on percutaneous and surgical treatment of multivessel coronary disease patients: insights from the Arterial Revascularization Therapy Study (ARTS) trial. Circulation 104: 533–538

ACC/AHA EBCT (2000): American College of Cardiology/American Heart Association Expert Consensus Document on Electron-Beam Computed Tomography for the Diagnosis and Prognosis of Coronary Artery Disease. A statement for healthcare professionals from the American Heart Association and the American College of Cardiology. J Am Coll Cardiol 36:326–340

ACC/AHA Guidelines for coronary artery bypass graft surgery 1999. J Am Coll Cardiol 34:1262–1347

Ali O, Smart FW, Nguyen T, Ventura H (2001) Recent developments in microvascular angina. Curr Atheroscler Rep 3:149–155

Andreotti F, Pasceri V, Hackett DR (1996) Preinfarction angina as a predictor of more rapid coronary thrombolysis in patients with acute myocardial infarction. N Engl J Med 334:7–12

Literatur

Andreotti F, Pasceri V, Maseri A (1995) Is the benefit of preinfarction angina on infarct size due to faster coronary recanalization? Circulation 92:1064–1065

Asokan SK, Fraser RC, Kolbeck RC, Frank MJ (1975) Variations in right and left coronary blood flow in man with and without occlusive coronary disease. Br Heart J 37:604

Arroyo JF, Jolliet P, Junod AF (1992) Costovertebral joint dysfunction: another misdiagnosed cause of atypical chest pain. Postgrad Med J 68:655–659

Baim DS, Wahr D, George B et al (2002) Randomized trial of a distal embolic protection device during percutaneous intervention of saphenous vein aorto-coronary bypass grafts. Circulation 105:1285–1290

BARI Investigators (2000) Seven-year outcome in the Bypass Angioplasty Revascularization Investigation (BARI) by treatment and diabetic status. J Am Coll Cardiol 35:1122–1129

Bemiller CR, Pepine CJ, Robergs AK (1973) Long-term observations in patients with angina and normal coronary arteriograms. Circulation 30:157

Benesch L, Neuhaus KL, Rivas-Martin J, Loosen F (1979) Clinical results and return to work after coronary heart surgery. In: Roskamm H, Schmuziger M (eds) Coronary heart surgery – rehabilitation measure. Springer, Berlin Heidelberg New York, p 379

Blümchen G, Scharf-Bornhofen E, Brandt D et al (1979) Clinical results and social implications in patients after coronary bypass surgery. In: Roskamm H, Schmuziger M (eds) Coronary heart surgery – a rehabilitation measure. Springer, Berlin Heidelberg New York, p 375

Bolli R (1990) Mechanisms of myocardial „stunning". Circulation 82:723–728

Bolli R, Hartley Cl, Rabinovitz RS (1992) Clinical relevance of myocardial „stunning". In: Opie LH (ed) Stunning, hibernation, and calcium in myocardial ischemia and reperfusion. Kluwer Academic Publ, Boston Dordrecht London, pp 56–82

Bolli R, Jeroudi MO, Patel BS (1989) Marked reduction of free radical generation and contractile dysfunction by antioxidant therapy begun at the time of reperfusion. Evidence that myocardial „stunning" is a manifestation of reperfusion injury. Circ Res 65:607–622

Bourassa MG (1994) Long-term vein graft patency. Curr Opn Cardiol 9:685–691

Bourassa MG, Pepine CJ, Forman SA et al (1995a) Asymptomatic Cardiac Ischemia Pilot (ACIP) study: effects of coronary angioplasty and coronary artery bypass graft surgery on recurrent angina and ischemia. The ACIP investigators. J Am Coll Cardiol 26:606–614

Bourassa MG, Knatterud GL, Pepine CJ et al (1995b) Asymptomatic Cardiac Ischemia Pilot (ACIP) Study. Improvement of cardiac ischemia at 1 year after PTCA and CABG. Circulation 92 (Suppl II):1–7

Braunwald E (1997) Heart Disease. A textbook of cardiovascular medicine. 5th ed. Saunders, Philadelphia.

Bruckenberger (2002) Herzbericht 2001 (www.herzbericht.de)

Bryan AJ, Angelini GD (1994) The biology of saphenous vein graft occlusion: etiology and strategies for prevention. Curr Opin Cardiol 1994 9:641–649

Büchner F (1939) Die Koronarinsuffizienz. Steinkopff, Dresden Leipzig

Buschmann I, Schaper W (2000) The pathophysiology of the collateral circulation (arteriogenesis). J Pathol 190:338–342

Cameron AA, Davis KB, Rogers WJ (1995) Recurrence of angina after coronary artery bypass surgery: predictors and prognosis (CASS Registry). Coronary Artery Surgery Study. J Am Coll Cardiol 26:895–899

Cameron A, Kemp HG, Shimomura S et al (1979) Aortocoronary Bypass surgery. A 7-year follow-up. Circulation 60:9

Campeau L (1975). Grading of angina pectoris. Circulation 54 (Suppl II):522

CASS (1984) Prinzipal Investigators and Their Associates (1984) Myocardial infarction and mortality in the Coronary Artery Surgery Study (CASS) randomized trial. New Engl J Med 310:750

Cecchi AC, Dovellini V, Marchi F et al (1983) Silent myocardial ischemia during ambulatory electrocardiographic monitoring in patients with effort angina. J Amer Coll Cardiol 1:934

Chierchia SL, Fragasso G. Angina with normal coronary arteries: diagnosis, pathophysiology and treatment. Eur Heart J 17 Suppl G:14–19

Cianflone D, Lanza GA, Maseri A (1995) Microvascular angina in patients with normal coronary arteries and with other ischaemic syndromes. Eur Heart J 16 (Suppl I):96–103

Coco G, Braun S, Strozzi C et al (1982) Asymptomatic myocardial ischemia in patients with stable and typical angina pectoris. Clin Cardiol 5:403

Cohn PF (1996) Silent Ischemia. In: Fuster V, Ross R, Topol EL (eds) Atherosclerosis and coronary artery disease, pp 1561–1576. Lippincott, Philadelphia

Cohn PF (1980) Silent myocardial ischemia in patients with a defective anginal warning system. Am J Cardiol 45:697

Cohn PF (1981) Asymptomatic coronary artery disease: pathophysiology, diagnosis and management. Mod Conc cardiovasc Dis 50:55

Conti CR (2002) Silent myocardial ischemia. Curr Opin Cardiol 17:537–542

Conti CR (1998) Why we should attempt to eliminate (silent and symptomatic) ischemia in patients with chronic stable angina. Clin Cardiol 21 (Suppl II):8–11

Coy KM, Imperi GA, Lambert ChR, Pepine CJ (1987) Silent myocardial ischemia during daily activities in asymptomatic men with positive exercise test responses. Am J Cardiol 59:45

Cox JL, Chiasson DA, Gotlieb AI (1991) Stranger in a strange land: the pathogenesis of saphenous vein graft stenosis with emphasis on structural and functional differences between veins and arteries. Prog Cardiovasc Dis 34:45–68

Danish Study Group on Verapamil in Myocardial Infarction (1984) Verapamil in acute myocardial infarction. Eur Heart J 5:516

David P (1979) Contributing factors preventing return to work of cardiac surgery patients. In: Roskamm H, Schmuziger M (eds) Coronary heart surgery – a rehabilitation measure. Springer, Berlin Heidelberg New York, p 370

Davies RF, Goldberg AD, Forman S (1997) Asymptomatic Cardiac Ischemia Pilot (ACIP) study two-year follow-up: outcomes of patients randomized to initial strategies of medical therapy versus revascularization. Circulation 95:2037–2043

Deanfield JE, Shea MJ, Selwyn AP (1985) Clinical evaluation of transient myocardial ischemia during daily live. Am J Cardiol 79 (Suppl 3A):18

Deanfield JE, Selwyn AP, Chierchia S et al (1977) Myocardial ischemia during daily lire in patients with stable angina: its relation to symptoms and heart rate changes. Lancet 11:753

Diamond GA, Forrester JS (1979) Analysis of probability as an aid in the clinical diagnosis of coronary-artery disease. New Engl J Med 300:1350

Dietz A, Walter J (1978) Coronary calcification and coronary heart disease. In: Kaltenbach M, Lichtlen P, Balcon R, Bussmann WD () Coronary heart disease, 3rd International Symposium. Thieme, Stuttgart, p 77

Dispersyn GD, Ramaekers FC, Borgers M (2001) Clinical pathophysiology of hibernating myocardium. Coron Artery Dis 12:381–385

Dorge H, Schulz R, Heusch G (1998) Pathophysiology of hibernation, stunning, and ischemic preconditioning. Thorac Cardiovasc Surg 46 (Suppl 2):255–262

Droste C, Roskamm H (1983) Experimental pain measurement in patients with asymptomatic myocardial ischemia. J Am Coll Cardiol 1:940

Droste C (1992) Habilitationsschrift, Albert-Ludwigs-Universität Freiburg i. Br.

Eliot RS, Bratt GT (1968) The paradox of myocardial ischemia and necrosis in young women with normal coronary arteriograms. Relationship to anomalous hemoglobin-oxygen dissociation. Am J Cardiol 21:98

Elsasser A, Schlepper M, Klovekorn WP (1997) Hibernating myocardium: an incomplete adaptation to ischemia. Circulation 96:2920–2931

Erbel R, Schmermund A, Baumgart D et al (1998) Elektronenstrahltomographie. Nichtinvasive Diagnostik der koronaren Arteriosklerose. Dt Ärztebl 95:A-1092–1098

Erikssen J, Forfang K, Storstein 0 (1977) Angina pectoris in presumably healthy middle-aged men. Eur J Cardiol 6:285

Erikssen J, Cohn PF, Thaulow E, Mowinckel P (1987) Silent myocardial ischemia in middle aged men: Long term clinical course. In: Arnim T von, Maseri A (eds) Silent ischemia: Current concepts and management. Steinkopff, Darmstadt, p 45

Erwin WM, Jackson PC, Homonko DA (2000) Innervation of the human costovertebral joint: implications for clinical back pain syndromes. J Manipulative Physiol Ther 23:395–403

European Coronary Surgery Study Group (1982) Prospective randomized study of coronary artery Bypass surgery in stable angina pectoris. A progress report on survival. Circulation 65:67–71

Expert Committee on the Diagnosis and Classification of Diabetes Mellitus (2003) Diabetes Care 26:5–20

Falk E, Shah PK, Fuster V (1995) Coronary plaque disruption. Circulation 92:657–671

Force T, Hibberd P, Weeks G et al (1990) Perioperative myocardial infarction after coronary artery bypass surgery. Clinical significance and approach to risk stratification. Circulation 82:903–912

Froelicher VF, Thomas MM, Pillow CH, Lancaster MC (1974) Epidemiologic study of asymptomatic men screened by maximal treadmill testing for latent coronry artery disease. Am J Cardiol 34:770

Funabashi N, Komiyama N, Yanagawa N et al (2003) Images in cardiovascular medicine. Coronary artery patency after metallic stent implantation evaluated by multislice computed tomography. Circulation 107:147–148

Furberg CD, Psaty BM, Meyer JV (1995) Nifedipine. Dose-related increase in mortality in patients with coronary heart disease. Circulation 92:1326–1231

Gallagher D, Visser M, Sepulveda D (1996) How useful is body mass index for comparison of body fatness across age, sex, and ethnic groups? Am J Epidemiol 143:228–239

Gavazzi A, De Servi S, Cornalba C (1986) Significance of the walk-through angina phenomenon during exercise testing. Cardiology 73:47–53

Glagov S, Weisenberg E, Zarins CK et al (1987) Compensatory enlargement of human atherosclerotic coronary arteries. N Engl J Med 16:1371–1375

Gohlke H, Gohlke-Bärwolf CH, Schnellbacher K et al (1982) Long-term effects of aortocoronary bypass surgery on exercise tolerance and vocational rehabilitation. In: Mathes P, Halhuber MJ (eds) Controversies in cardiac rehabilitation. Springer, Berlin Heidelberg New York, p 71

Gollwitzer-Meier K, Kroetz CH (1939) Bemerkungen zur sympathicotropen Kreislauftherapie. Klin Wschr 18:869

Ghosh S, Standen NB, Galinanes M (2000) Evidence for mitochondrial K ATP channels as effectors of human myocardial preconditioning. Cardiovasc Res 45:934–940

Gottlieb SO, Weisfeldt ML, Ouyang P et al (1986) Silent ischemia as a marker for early unfavorable outcomes in patients with unstable angina. New Eng J Med 314:1214

Gould KL, Lipscomb K, Hamilton GW (1974) Physiologic basis for assessing critical coronary stenosis. Am J Cardiol 33:87

Gregori AN, Hetzer R, Schwarz B et al (1983) Veränderungen der „Lebensqualität" nach Koronarrevaskularisation. Z Kardiol 72:12

Grimm RH, Tillinghast St, Daniels K et al (1978) Unrecognized myocardial infarction: Experience in the multiple risk factor intervention trial (MRFIT). Circulation 75 (Suppl II):6

Haug G (1998) Stress-Echokardiographie, 2. Aufl. Steinkopff, Darmstadt

Hansson L (2002) Hypertension management in 2002: where have we been? where might we be going? Am J Hypertens 15:101–107

Heusch G, Schulz R (2000) The biology of myocardial hibernation. Trends Cardiovasc Med 10:108–114

Hikita H, Kurita A, Takase B et al (1993) Usefulness of plasma-beta-endorphin levels, pain threshold and autonomic function inassenssing silent myocardial ischemia in patients with and without diabetes mellitus. Am J Cardiol 72:140

Holmberg S (1971) Coronary circulaton during heavy exercise in control subjects and patients with coronary heart disease. Acta med stand 190:465

Hornick P, Smith PL, Taylor KM (1994) Cerebral complications after coronary bypass grafting. Curr Opin Cardiol 9:670

Horvath KA (2002) Results of prospective randomized controlled trials of transmyocardial laser revascularization. Heart Surg Forum 5:33–39, Diskussion pp 39–40

Ishihara M, Sato H, Tateishi H (1997) Implications of prodromal angina pectoris in anterior wall acute myocardial infarction: acute angiographic findings and long-term prognosis. J Am Coll Cardiol 30:970–975

Khan IA (2002) Transient atrial mechanical dysfunction (stunning) after cardioversion of atrial fibrillation and flutter. Am Heart J 144:11–22

Kannel WB, Anderson K, McGee DL et al (1987) Nonspecific electrocardiographic abnormality as a predictor of coronary heart disease: The Framingham Study. Am Heart J 113:370

Kaski JC (2002) Overview of gender aspects of cardiac syndrome X. Cardiovasc Res 53:620-62-6

Kaski JC, Russo G (2000) Microvascular angina in patients with syndrome X. Z Kardiol 89 Suppl 9:121–125

Kellermann JJ, Braunwald E (eds.) (1990) Silent myocardial ischemia: A critical appraisal. Karger, Basel

Kennedy HL (1981) Comparison of ambulatory electrocardiography and exercise testing. Am J Cardiol 47:1359

Kennedy HL, Ratcliff JW (1987) Ambulatory electrocardiography and computer technology -practical advantages. Am Heart J 113:186

King III SB, Lembo NJ, Weintraub WS et al (1994) An randomized trial comparing coronary angioplasty with coronary bypass surgery. N Engl J Med 331:1044

Kloner RA, Shook T, Przyklenk K (1995) Previous angina alters in-hospital outcome in TIMI 4. A clinical correlate to preconditioning? Circulation 91:37–45

Kloner RA, Allen J, Zheng Y, Ruiz C (1990) Myocardial stunning following exercise treadmill testing in man (Abstr). J Am Coll Cardiol 15:203A

Kramer MS, Olivier M, McLean FH (1990) Determinants of fetal growth and body proportionality. Pediatrics 86:18–26

Krayenbühl HP, Hirzel H, Hess OM et al (1987) Hemodynamics of painless ischemia. In: Arnim Th von, Maseri A (eds) Silent ischemia: Current concepts and management. Steinkopff, Darmstadt, pp 147–151

Kübler W, Baller D, Hoberg E et al (1983) Instabile Angina pectoris. In: Schaper W, Gottwick MG (Hrsg) Fortschritte in der Kardiologie. Verhandlg Dtsch Ges Herz- und Kreislaufforsch (Bd 49) Steinkopff, Darmstadt, S 25

Kugiyama K, Ohgushi M, Motoyama T (1997) Nitric oxide-mediated flow-dependent dilation is impaired in coronary arteries in patients with coronary spastic angina. J Am Coll Cardiol 30:920–926

Kusuoka H, Porterfield JK, Weisman HF (1987) Pathophysiology and pathogenesis of stunned myocardium. Depressed Ca^{2+} activation of contraction as a consequence of reperfusion-induced cellular calcium overload in ferret hearts. J Clin Invest 79:950–961

Lamping KG (2002) Enhanced contractile mechanisms in vasospasm: is endothelial dysfunction the whole story? Circulation 105:1520–1522

Laskey WK (1999) Beneficial impact of preconditioning during PTCA on creatine kinase release. Circulation 99:2085–2089

Laude K, Beauchamp P, Thuillez C, Richard V (2002) Endothelial protective effects of preconditioning. Cardiovasc Res 55:466–473

Lenegre J, Himbert J (1959) Critical study of the relationship between angina pectoris and coronary arteriosclerosis. Am Heart J 58:539

Leon M (2000) Presentation Transcatheter Cardiovascular Therapeutics 2000. http://www.theheart.org/index.cfm

Liao Y, Liu K, Dyer A et al (1987) Sex differential in the relationship of electrocardiographic ST-T abnormalities to risk of coronary death: 11.5 year follow-up findings of the Chicago Heart Association Detection Project in Industry. Circulation 75:347

Liberthson RR, Nagel EL, Hirschman JC et al (1974) Pathophysiologic observations in prehospital ventricular fibrillation and sudden cardiac death. Circulation 49:790

Linzbach AI (1947) Herzhypertrophie und kritisches Herzgewicht. Virchows Arch path Anat 314:534

Lytle BW, Cogrove DM (1992) Coronary artery bypass surgery. Curr Probl Surg 29:756

Mahaffey KW, Puma JA, Barbagelata NA (1999) Adenosine as an adjunct to thrombolytic therapy for acute myocardial infarction: results of a multicenter, randomized, placebo-controlled trial: the Acute Myocardial Infarction Study of Adenosine (AMISTAD) trial. J Am Coll Cardiol 34:1711–1720

Mariani MA, Boonstra PW, Grandjean JG et al (1997) Minimally invasive coronary artery Bypass grafting versus coronary angioplasty for isolated type C stenosis of the left anterior descending artery. J Thorac Cardiovasc Surg 114:434–439

Maseri A, Chierchia S, Kaski JC (1985) Mixed angina pectoris. Am J Cardiol 18:30E-33E

Maseri A (1978) Preface. In: Maseri A, Klasen GA, Lesch M (eds) Primary and secondary angina pectoris. Grune & Stratton, New York, pp 8–14

Maseri A, Severi S, DeNes M et al (1978a) „Variant angina": One aspect of a continuous spectrum of vasospastic myocardial ischemia. Am J Cardiol 42:1019

Maseri A, L'Abbate A, Baroldi G et al (1978b) Coronary vasospasm as a possible cause of myocardial infarction: A conclusion derived from the study of „preinfarction angina". New Engl J Med 299:1271

Maseri A, Chierchia S, Kaski JC (1983) Mixed angina pectoris. Am J Cardiol 56:30E

Masumoto A, Mohri M, Shimokawa H (2002) Suppression of coronary artery spasm by the Rho-kinase inhibitor fasudil in patients with vasospastic angina. Circulation 105:1545–1547

Miyamoto S, Ogawa H, Soejima H (2001) Enhanced platelet aggregation in the coronary circulation after coronary spasm. Thromb Res 103:377–386

Mooshage W, Ropers D, Daniel WG et al (2000) Nichtinvasive Darstellung von Koronararterien mittels Elektronenstrahltomographie (EBCT). Z Kardiol 89 (Suppl I):15–20

Murry CE, Jennings RB, Reimer KA (1986) Preconditioning with ischemia: a delay of lethal cell injury in ischemic myocardium. Circulation 74:1124–1136

Nademanee K, Intarachot V, Singh PN et al (1986) Characteristics and clinical significance of silent myocardial ischemia in unstable angina. Am J Cardiol 58:26B

Nedeljkovic MA, Ostojic M, Beleslin B (2002) Treatment of medically uncontrolled coronary artery spasm in the normal coronary artery with coronary stenting. J Invasive Cardiol 14:633–635

NIH Guidelines for Overweight and Obesity in Adults: The Evidence Report. Obes Res 6(Suppl 2):51S-209S

Nissen (2001) Coronary angiography and intravascular ultrasound. Am J Cardiol 87(Supp 4A):15A-20A

Oliva PB, Breckenridge JC (1977) Angiographic evidence of coronary arterial spasm in acute myocardial infarction. Circulation 56:366

O'Rourke B (2000) Myocardial K_{ATP} channels in preconditioning. Circ Res 87:845–855

Panting JR, Gatehouse PD, Yang GZ et al (2002) Abnormal subendocardial perfusion in cardiac syndrome X detected by cardiovascular magnetic resonance imaging. N Engl J Med 346:1948–1953

Parker JO, Ledwich JR, West RO, Case RB (1969) Reversible cardiac failure during angina pectoris. Hemodynamic effects of atrial pacing in coronary artery disease. Circulation 39:745

Patel DJ, Purcell HJ, Fox KM (1999) Cardioprotection by opening of the K(ATP) channel in unstable angina. Is this a clinical manifestation of myocardial preconditioning? Results of a randomized study with nicorandil. CESAR 2 investigation. Clinical European studies in angina and revascularization. Eur Heart J 20:51–57

Pelletier LC (1993) The saphenous vein graft: What have we learned in the past 25 years? In: Carrier M, Pelletier LC (eds) Conduits for myocardial revascularization. Austin TX & Landes RG Co, p 3

Pepine CJ (1986) Silent myocardial ischemia: Definition magnitude, and scope of the problem. Cardiol Clin 4:577

Pepine Cl, Imperi G, Lambert CH (1987) Relation of transient silent ischemic episodes to daily activities. Circulation 75 (Suppl II):28

Pocock SJ, Henderson RA, Rickards AF (1995) Meta-analysis of randomised trials comparing coronary angioplasty with Bypass surgery. Lancet 346:1184–1189

PRAGUE-1 (Widimsky P, Groch L, Zelizko M et al; 2000) Multicentre randomized trial comparing transport to primary angioplasty vs immediate thrombolysis vs combined strategy for patients with acute myocardial infarction presenting to a community hospital without a catheterization laboratory. The PRAGUE study. Eur Heart J 21: 823–831

Quyyumi AA, Mockus LJ, Wright CA, Fox KM (1984) Mechanisms of nocturnal angina pectoris: importance of increased myocardial oxygen demand in patients with severe coronary artery diseae. Lancet 1:1207

Quyyumi AA, Wright CM, Mockus LJ, Fox KM (1984) Effect of partial agonist activity in beta blockers in severe angina pectoris; a double blind comparison of pindolol and atenolol. Brit Med J 289:951

Rein H (1951) Über die Drosselungstoleranz und die kritische Drosselungsgrenze der Herzkoronargefäße. Pflügers Arch ges Physiol 253:205

RITA Trial Participants (1993) Coronary angioplasty versus coronary artery bypass surgery: the Randomized Intervention Treatment of Angina (RITA) trial. Lancet 341:573

Rogers WJ, Bourassa MG, Andrews TC et al (1995) Asymptomatic Cardiac Ischemia Pilot (ACIP) study: outcome at 1 year for patients with asymptomatic cardiac ischemia randomized to medical therapy or revascularization. The ACIP Investigators. J Am Coll Cardiol 26:594–605

Rodriguez A, Boullon F, Perez-Balino et al (1993) Argentine randomized trial of percutaneous transluminal coronary angioplasty versus coronary artery bypass surgery in multivessel disease (ERACI): In-hospital results and 1-year follow-up. J Am Coll Cardiol 22:1060

Rodriguez A, Bernardi V, Navia J et al (2001) Argentine Randomized Study: Coronary angioplasty with stenting versus coronary bypass surgery in patients with multiple-vessel disease (ERACI II): 30-day and one-year follow-up results. ERACI II Investigators. J Am Coll Cardiol 37:51–58

Roskamm H, Samek L, Zweigle K et al (1977a) Die Beziehungen zwischen den Befunden der Koronarangiographie und des Belastungs-EKG bei Patienten ohne transmuralen Myokardinfarkt. Z Kardiol 66:273

Roskamm H, Samek L, Rupp O et al (1977b) Verbessert die zusätzliche Messung des Pulmonalkapillardruckes während körperlicher Belastung die Voraussage des koronarangiographischen Befundes bei Patienten ohne transmuralen Herzinfarkt? Z Kardiol 66:477

Roskamm H, Schmuziger M, Stürzenhofecker P et al (1981) Bestimmt die Vollständigkeit der Revaskularisation die funktionelle Verbesserung und die Überlebensdaten koronaroperierter Patienten? Ergebnisse von 1000 konsekutiv operierten Patienten. Z Kardiol 70:590

Roskamm H, Schmuziger M, Stürzenhofecker P et al(1981) Relationship between completeness of revascularization, functional improvement and survival in 1000 patients after aortocoronary Bypass surgery. Z Kardiol 70:590–599

Roskamm H, Gohlke H, Stürzenhofecker P et al (1983) Der Herzinfarkt im jugendlichen Alter (unter 40 Jahren). Koronarmorphologie. Risikofaktoren, Langzeitprognose der Erkrankung und Progression der Koronargefäßsklerose. Z Kardiol 72:1

Roskamm H, Huesmann K, Schmuzlger M (1984) Aorto-koronare Bypassoperation. In: Roskamm H (Hrsg) Koronarerkrankungen, Handbuch der Inneren Medizin. (Bd IX/3) Springer, Berlin Heidelberg New York Tokio, S 1205–1242

Rozanski A, Beerman D (1987) The frequency, pathophysiology, and prognosis of exercise-induced silent ischemia. In: Arnim Th, v Maseri A (eds) Silent ischemia: Current concepts and management. Steinkopff, Stuttgart, pp 96–106

Rubler S, Fisher VJ (1985) The significance of repeated exercise testing with thallium-201 scanning in asymptomatic diabetic males. Clin Caridol 8:62

Sakuma M, Kamishirado H, Inoue T (2002) Acute myocardial infarction associated with myocardial bridge and coronary artery vasospasm. Int J Clin Pract 56:721–722

Schaff HV, Gersh BJ, Fisher LD et al (1984) Detrimental effect of perioperative myocardial infarction on late survival after coronary artery Bypass. Report from the Coronary Artery Surgery Study-CASS. J Thorac Cardiovasc Surg 88:972–981

Schaper W (1984) Pathophysiologie. In: Roskamm H (Hrsg) Koronarerkrankungen. Handbuch der Inneren Medizin (Bd IX/3), Springer, Berlin Heidelberg New York, S 142

Schmermund A, Baumgart D, Erbel R (2000) Klinische Bedeutung koronarer Kalkablagerungen in der Elektronenstrahltomographie. Z Kardiol 89 (Suppl I):34–42

Schmermund A, Mohlenkamp S, Erbel R (2002) The latest on the calcium story. Am J Cardiol 90:12L-14L

Schoenmarkers J (1963) Koronararterien, Herzinfarkt. Das Herz des Menschen. Thieme, Stuttgart

Schror K (1993) The effect of prostaglandins and thromboxan A2 on coronary vessel tone. Mechanisms of action and therapeutic implications. Eur Heart J 14 Suppl I:34–41

Serruys PW, Unger F, Sousa JE (2001) Comparison of coronary-artery Bypass surgery and stenting for the treatment of multivessel disease. N Engl J Med 344:1117–1124

Shaohong Z, Yongkang N, Zulong C et al (2002) Images in cardiovascular medicine. Imaging of coronary stent by multislice helical computed tomography. Circulation 106:637–63

Shaw PJ, Bates D, Cartlidge NE et al (1986) Nerological complications of coronary artery Bypass graft surgery. Br Med J 293:165

Sheps SG (1999) Overview of JNC VI: new directions in the management of hypertension and cardiovascular risk. Am J Hypertens 12:65S-72S

Sigwart U, Grbic M, Payot M et al (1984) Ischemic events during coronary artery balloon obstruction. In: Rutishauser W, Roskamm H (eds) Silent myocardial ischemia. Springer, Berlin Heidelberg New York, Tokio, pp 29–35

Sonnenblick EH, Skelton CL (1971) Oxygen consumption ofthe heart. Physiologicla principles and clinical implications. Med Cant cardiovasc Dis 40:9

SOS Investigators (2002) Coronary artery Bypass surgery versus percutaneous coronary intervention with stent implantation in patients with multivessel coronary artery disease (the Stent Or Surgery trial): a randomised controlled trial. Lancet 360:965–970

Steinrücken H (1980) Chirotherapeutisch beeinflussbare Krankheitsbilder. Hippokrates, Stuttgart, S 97

Stephan WJ, O'Keefe JH Jr, Piehler JM et al (1996) Coronary angioplasty versus repeat coronary artery Bypass grafting for patients with previous Bypass surgery. J Am Coll Cardiol 28:1140–1146

STS National Database (2002) http://www.ctsnet.org/file/STSNationalDatabaseFall2002ExecutiveSummary.pdf

Sun H, Mohri M, Shimokawa H (2002) Coronary microvascular spasm causes myocardial ischemia in patients with vasospastic angina. J Am Coll Cardiol 39:847–851

Underwood MJ, More R, Weeresena N (1993) The effect of surgical preparation and in-vitro distension on the intrinsic fibrinolytic activity of human saphenous vein. Eur J Vasc Surg 7:518–522

US Dietary Guidelines for Americans.US Department of Agriculture/Department of Health and Human Services. 4th ed. Washington, DC: US Dept of Agriculture/Dept of Health and Human Services; 1995. Home and Garden Bulletin 232

Veterans Administration Coronary Artery Bypass Surgery Cooperative Study Group (1984) Eleven-year survival in the Veterans Administration randomized trial of coronary Bypass surgery for stable angina. N Engl J Med 311:1333–1339

Vlodaver Z, Edwards JE (1971) Pathologic changes in aortic coronary arterial saphenous vein grafts. Circulation 44:719–728

Weiner DA, Ryan TJ, McCabe CH et al (1987) Significance of silent myocardial ischemia during exercise testing in patients with coronray artery disease. Am J Cardiol 59:725

Wolfe CL, Sievers RE, Visseren FL et al (1993) Loss of myocardial protection after preconditioning correlates with the time course of glycogen recovery within the preconditioned segment. Circulation 87:881–892

World Health Organization (1998) Obesity: preventing and managing the global epidemic. In: Report of a World Health Organization Consultation on Obesity, Geneva, 3–5 June, 1997, Geneva, Switzerland, pp 1–276

Yasue H, Kugiyama K (1997) Coronary spasm: clinical features and pathogenesis. Intern Med 36:760–765

Yellon DM, Alkhulaifi AM, Pugsley WB (1993) Preconditioning the human myocardium. Lancet 342:276–277

Zoll PM, Wessler S, Blumgart HC (1951) Angina pectoris. A clinical and pathologic correlation. Am Heart J 11

Klinik der koronaren Herzerkrankung II: Akute Koronarsyndrome

D. Kalusche, H.J. Büttner

mit Beiträgen von F.-J. Neumann, P. Bubenheimer und N. Jander

22.1 Terminologie und Pathophysiologie akuter Koronarsyndrome – 498
22.1.1 Terminologie – 498
22.1.2 Pathophysiologie – 498
22.1.3 Troponinnachweis zur frühen Risikoabschätzung – 499

22.2 Instabile Angina pectoris und Nicht-ST-Hebungs-(Elevations-)Myokardinfarkt – 500
22.2.1 Klinik – 500
22.2.2 Risikostratifizierung – 500
22.2.3 Akutes Management – 501
22.2.4 Therapie der instabilen Angina pectoris – 502

22.3 Akuter ST-Hebungs-Myokardinfarkt – 505
22.3.1 Symptome und klinische Befunde – 505
22.3.2 Basistherapie – 512
22.3.3 Reperfusionstherapie – 513
22.3.4 Komplikationen – 516
22.3.5 Rechtsventrikulärer Infarkt – 522
22.3.6 Frühmobilisation – 522

Literatur – 524

> Der Begriff „Akutes Koronarsyndrom" umfasst alle klinischen Erscheinungsformen der akuten Myokardischämie. Ihnen liegt in der Regel ein gemeinsamer Pathomechanismus in Form von Ruptur oder Erosion eines atheromatösen Plaques zugrunde. Das klinische Leitsymptom ist der anhaltende Thoraxschmerz.

22.1 Terminologie und Pathophysiologie akuter Koronarsyndrome

22.1.1 Terminologie

Mit dem EKG lässt sich eine erste Differenzierung in akute Koronarsyndrome ohne und mit ST-Hebung vornehmen:
- Akute Koronarsyndrome **ohne ST-Hebung** können sich in 2 Richtungen entwickeln, was mit Hilfe von Nekrosemarkern, insbesondere den Troponinen in einem zweiten Differenzierungsschritt entschieden werden kann.
  - Akute Koronarsyndrome ohne ST-Hebung und **ohne Anstieg der Nekrosemarker** werden als **instabile Angina pectoris** bezeichnet. Es liegt damit kein wesentlicher Myokardschaden vor, eine Weiterentwicklung in die beiden folgenden akuten Koronarsyndrome ist jedoch zu jeder Zeit möglich. Das pathologisch-anatomische Substrat kann eine hochgradige Koronarstenose oder eine Plaqueruptur oder -erosion mit keiner oder nur geringer Thrombusbildung ohne wesentliche periphere Embolisation sein.
  Bei Patienten mit instabiler Angina pectoris muss eine frühe Risikostratifizierung erfolgen (serielle EKG-Untersuchungen, Bestimmung der myokardialen Nekrosemarkerproteine), um insbesondere Patienten mit erhöhtem Risiko für Myokard(Re-)infarkt oder Tod einer intensivierten Gerinnungstherapie und frühinvasiven Behandlung zuzuführen.
  - Akute Koronarsyndrome ohne ST-Hebung, aber **mit Anstieg der Nekrosemarker** werden als **Nicht-ST-Hebungsinfarkt** bezeichnet. Das pathologisch-anatomische Substrat ist eine Plaqueruptur oder -erosion mit nicht lumenverschließender sekundärer Thrombusbildung. Auch hier ist eine frühe oder spätere Weiterentwicklung in einen ST-Hebungsinfarkt möglich.
- Akute Koronarsyndrome **mit ST-Hebung** – und im weiteren Verlauf meist deutlich erhöhten Nekrosemarkern sind **ST-Hebungsinfarkte**, die sich dann meistens zu Q-Zacken-Infarkten fortentwickeln. Das pathologisch-anatomische Substrat ist eine Plaqueruptur oder -erosion mit lumenverschließender sekundärer Thrombusbildung.

Bei dem gemeinsamen ersten Schritt in der Entwicklung eines akuten Koronarsyndroms, nämlich der Plaqueruptur, ist leicht zu verstehen, dass es im weiteren Verlauf Zwischenstadien und fließende Übergänge zwischen den einzelnen Entwicklungsmöglichkeiten gibt.

Bei der oben genannten Einteilung handelt es sich somit um eine schematische, didaktischen Gesichtspunkten entsprechende Darstellung (◘ Abb. 22.1).

Am Anfang steht der Thoraxschmerz, als nächstes folgt der EKG-Befund und erst nach Stunden kann ein Anstieg der Nekrosemarker vorliegen, sodass eine gewisse Wegstrecke noch von dem übergeordneten Begriff des „akuten Koronarsyndroms" ausgegangen werden muss, ohne dass eine endgültige Differenzierung in die drei verschiedenen akuten Koronarsyndrome möglich ist.

Die in Abschnitt 22.3, S. 512 dargestellten Basismaßnahmen können zum überwiegenden Teil jedoch auch schon vorher zur Anwendung kommen, da sie bei allen akuten Koronarsyndromen indiziert sind. Dies gilt auch für die frühe Katheterbehandlung, die bei anhaltendem Thoraxschmerz auf jeden Fall durchgeführt wird.

22.1.2 Pathophysiologie

Ursache eines akuten Koronarsyndroms ist zumeist ein Einriss der fibrösen Deckplatte eines lipidreichen atheromatösen Plaques, seltener eine oberflächliche Erosion der Intima (◘ Abb. 22.2).

Neben mechanischen Ursachen für die Plaqueruptur sind entzündliche Prozesse an der Entstehung akuter thrombotischer Komplikationen des Atheroms beteiligt. Die Konzentration von Makrophagen und T-Lymphozyten in instabilen Plaques ist erhöht (Moreno et al. 1994). Aktivierte Makrophagen produzieren proteolytische Enzyme wie Matrixmetalloproteinasen, die Kollagen abbauen, die protektive fibröse Deckplatte schwächen und die Rupturgefahr erhöhen (Libby 2001). Als Beispiel für eine Verbindung zwischen Inflammation und Thrombose stimulieren T-Lymphozyten durch Signaltransduktion über direkten Zellkontakt und freigesetzte Zytokine die Oberflächenexpression von Gewebsthromboplastin („tissue factor") v. a. auf Monozyten und Makrophagen.

Bei einer Plaqueruptur oder -erosion führt die Freilegung von extrazellulärer Matrix zur Kontaktaktivierung der intrinsischen Gerinnungskaskade; zusätzlich wird die extrinsische Gerinnungskaskade durch Exposition von „tissue factor" aktiviert. Das dadurch gebildete Thrombin stimuliert auch die Adhäsion und Aggregation von Thrombozyten; Zusätzlich kommt es zu einer Endothelaktivierung mit Oberflächenexpression von Adhäsionsmolekülen für Thrombozyten und Leukozyten. Folge ist ein initial plättchenreicher intrakoronarer Thrombus wechselnder Ausbildung, der zunächst noch durch den Blutstrom freigespült werden kann. Durch Embolisation von Thrombus oder Plaquematerial nach distal, sowie durch lokale Freisetzung vasokonstringierender Substanzen (Serotonin, Thromboxan A2) können arterielle Endäste verschlossen und myokardiale Mikroinfarkte ausgelöst werden. Dieser Mechanismus wird bei Nicht-ST-Hebungsinfarkten als Ursache des Troponinanstiegs im Serum angenommen. Bei subokklusivem bzw. intermittierend okklusivem Koronar-

22.1 · Terminologie und Pathophysiologie akuter Koronarsyndrome

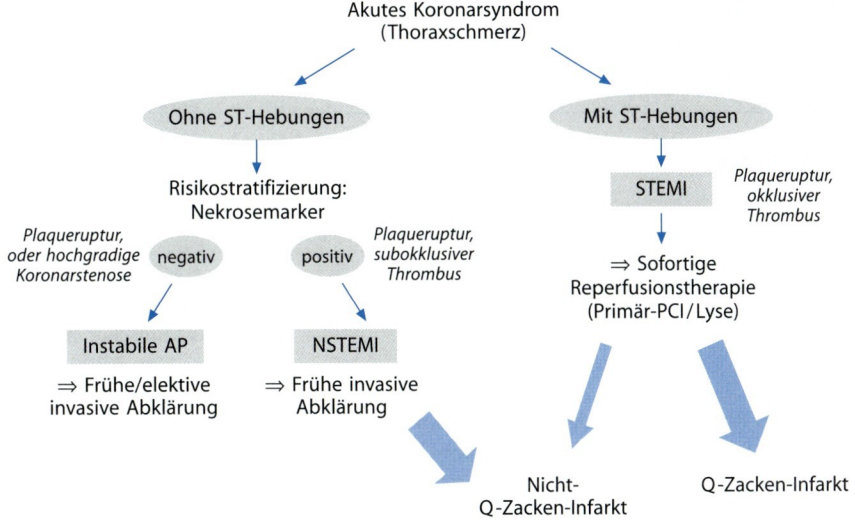

Abb. 22.1. Nomenklatur der akuten Koronarsyndrome (STEMI: ST-Strecken-Elevations-MYOKARD-Infarkt. NSTEMI: nicht ST-Strecken-Elevations-MYOKARD-Infarkt)

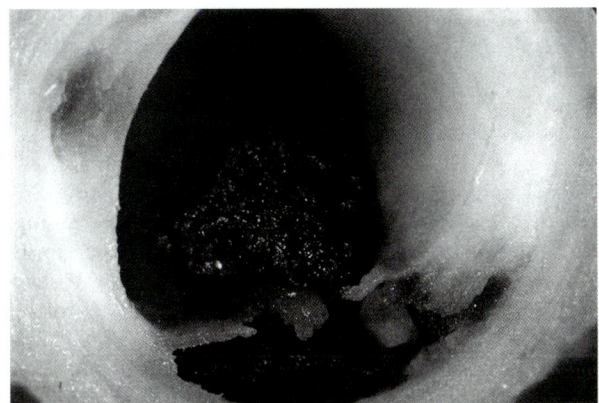

Abb. 22.2. Rupturiertes Plaque mit Thrombus im Bereich der Plaquehöhle und des Gefäßlumens. (Nach Davies 1997)

thrombus kommt es je nach Dauer der Ischämie zu einer wechselnd ausgeprägten Imbalance zwischen Sauerstoffzufuhr und myokardialem Bedarf mit entsprechender klinischer Symptomatik und eventuellen Myokardzellnekrosen. Hieraus ergibt sich der fließende Übergang zwischen den akuten Koronarsyndromen. Wird ein kompletter thrombotischer Gefäßverschluss durch Fibrin stabilisiert, kommt es zum Vollbild des akuten Myokardinfarktes.

Eine seltene Ursache für eine instabile Angina pectoris kann eine dynamische Koronarobstruktion durch einen fokalen Koronarspasmus sein (Prinzmetal-Angina), dem eine Endotheldysfunktion zugrunde liegen kann. Weiterhin kann eine hochgradige Koronarstenose ohne Spasmus oder Thrombus ursächlich sein, z. B. auch bei einer Restenosierung nach Katheterintervention. Eine „sekundäre instabile Angina pectoris" kann bei Patienten mit Koronarstenose durch extrakardiale Ursachen ausgelöst werden, die den myokardialen Sauerstoffbedarf erhöhen, oder mit vermindertem Sauerstoffgehalt im Blut einhergehen, wie Fieber, Tachykardie, Thyreotoxikose, Anämie oder Hypoxämie (Braunwald et al. 2000; s. Abb. 21.1).

22.1.3 Troponinnachweis zur frühen Risikoabschätzung

Dem Nachweis kardialer Troponine kommt heute eine Schlüsselstellung bei der Diagnostik und Risikostratifizierung von Patienten mit akutem Koronarsyndrom zu (The Joint European Society of Cardiology/American College of Cardiology Committee 2000).

Die Entwicklung sensitiver und spezifischer Labortests (bereits der Untergang von weniger als 1 g Myokard ist als Serumtroponinanstieg nachweisbar) und präziser bildgebender Verfahren hat zu einer neuen Definition des Myokardinfarktes geführt, die auch kleinere Myokardzellnekrosen mit isoliertem Anstieg der Troponine im Serum mit einschließt (The Joint European Society of Cardiology/American College of Cardiology Committee 2000). Diese Erweiterung der Infarktdefinition basiert wesentlich auf der prognostischen Bedeutung auch geringer Troponinerhöhungen in klinischen Studien (Lindahl et al. 2000). Minimale und sehr große Infarkte werden jetzt gleichermaßen als Myokardinfarkte bezeichnet, wenngleich natürlich bei ersteren eher die Risiken eines erneuten koronaren Ergebnisses und bei letzteren die Risiken des Ventrikelschadens die Prognose des Patienten bestimmen werden. Durch distale Embolisation von Thrombus- oder Plaquematerial können myokardiale Mikroinfarkte entstehen, die durch einen Anstieg der Troponine im Serum nachweisbar sind. Periphere Embolien können auch Kammerflimmern induzieren und zum plötzlichen Herztod führen (Falk 1985; Davies et al. 1986).

Bei ca. 60% der Patienten mit akutem Koronarsyndrom ohne ST-Elevation kommt es zu einem isolierten Anstieg des Serum-Troponins unterhalb der Schwelle eines CK-/CK-MB-Anstiegs als Ausdruck eines „Mikroinfarktes", einer sog. „minor myocardial injury". Diese Konstellation hat eine erhebliche prognostische Bedeutung: Troponinnachweis geht mit einem ca. 20%igem Risiko für Infarkt oder Tod in den kommenden Wochen (Hamm et al. 1997) einher und ist deshalb heute eine Indikation zur raschen invasiven Diagnostik (Koronarangiographie) mit dem Ziel der Revaskularisationstherapie.

22.2 Instabile Angina pectoris und Nicht-ST-Hebungs-(Elevations-)Myokardinfarkt

Definition

Die instabile Angina pectoris gehört zu den akuten Koronarsyndromen ohne persistierende ST-Streckenhebungen im EKG. Falls ein Anstieg der myokardialen Markerproteine im Serum nachweisbar ist, liegt nach neuer Definition ein Nicht-ST-Hebungs-(Elevations-)Myokardinfarkt (NSTEMI) vor.

Beide z. T. fließend ineinander übergehenden Krankheitsbilder sollen in diesem Abschnitt gemeinsam abgehandelt werden. Mit über 400.000 stationären Einweisungen pro Jahr ist die instabile Angina pectoris die häufigste Einweisungsdiagnose in Deutschland. Die instabile Angina pectoris ist ein heterogenes klinisches Syndrom mit unterschiedlichen auslösenden Ursachen (s. Abschn. 22.1.1) und unterschiedlichem Risiko koronarthrombotischer Komplikationen. Das Risiko für Myokardinfarkt oder Tod bis 30 Tage wird unter medikamentöser Standardtherapie mit ca. 10% angegeben (Cohen et al. 1997; Morrow et al. 2002; Boersma et al. 2000) bei Patienten mit positivem Troponin mit bis zu 20% (Hamm 1997). Für die adäquate Therapie ist eine frühe Evaluierung des individuellen Risikos erforderlich.

22.2.1 Klinik

Verschiedene Formen der instabilen Angina pectoris-Beschwerden

— Auftreten von Angina pectoris in körperlicher Ruhe, oft prolongiert (> 2 min) anhaltend
— Neu (de novo) auftretende ausgeprägte Angina pectoris (zumindest Klasse III der Canadian Cardiovascular Society Classification)
— Zunahme einer zuvor stabilen Angina pectoris, die jetzt häufiger, länger anhaltend und bei geringerer Belastung auftritt (Zunahme auf zumindest Klasse III Canadian Cardiovascular Society Classification)

Die Angina pectoris-Symptomatik kann auch gering ausgeprägt oder atypisch sein (epigastrischer Schmerz, stechender oder atemabhängiger thorakaler Schmerz, zunehmende Dyspnoe), insbesondere bei sehr jungen oder alten Patienten, bei Patienten mit Diabetes mellitus oder bei Frauen (Bertrand et al. 2002).

Die körperliche Untersuchung des Thorax mit Auskultation sowie die Herzfrequenz und der Blutdruck sind zumeist unauffällig, in Einzelfällen können auch Zeichen der linksventrikulären Dekompensation oder eine hämodynamische Instabilität vorliegen. Differenzialdiagnostisch müssen extrakardiale Ursachen des Thoraxschmerzes und nichtischämische Herzerkrankungen (z. B. Perikarditis) beachtet werden.

22.2.2 Risikostratifizierung

 Die Entwicklung von Messparametern pathophysiologischer Vorgänge sowie verfeinerte statistische Analysen (multivariate Regressionstechniken) großer klinischer Studien ermöglichen eine Einschätzung des Risikos für Myokardinfarkt oder Tod für den individuellen Patienten als Basis für das therapeutische Vorgehen.

Die Risikoevaluierung muss früh, zum Zeitpunkt der Diagnosestellung oder der stationären Aufnahme erfolgen, auf der Basis klinischer Informationen und rasch erhältlicher Labordaten. Im Falle anhaltender Symptome oder zusätzlicher Befunde muss die Risikoeinschätzung aktualisiert werden.

Die Risikostratifizierung bezieht sich auf folgende Befunde:

Anamnese und Klinik. Eine wichtige Grundinformation ist eine vorbekannte koronare Herzerkrankung. Mit einem erhöhten Risiko für Tod sind folgende Charakteristika verbunden: Alter > 65 Jahre, Diabetes mellitus, anhaltende Ruhe-Angina pectoris vor stationärer Aufnahme, auskultatorische Lungenstauungszeichen, Hypotension, Zustand nach Myokardinfarkt oder Zustand nach koronarer Bypass-Operation. Das Risiko ist stark erhöht bei mehr als 20 min lang anhaltender Angina pectoris oder bei Lungenödem.

Elektrokardiogramm. Das EKG bietet wertvolle Informationen, um die Diagnose einer koronaren Herzkrankheit zu stützen, insbesondere, wenn es während eines Angina pectoris-Anfalls geschrieben wird. Darüber hinaus liefern die Art und das Ausmaß der EKG-Veränderungen auch prognostische Informationen.

Bei instabiler Angina pectoris oder NSTEMI betreffen die EKG-Veränderungen den ST-T-Abschnitt. Es können Negativierungen der T-Wellen oder ST-Streckensenkungen auftreten. Passagere ST-Streckenhebungen können diesen Veränderungen vorausgehen. Persistierende ST-Hebungen treten definitionsgemäß nicht auf.

Veränderungen der T-Welle sind unspezifisch. In neueren Studien mit Einbeziehung invasiver Behandlungsmethoden war die Prognose von Patienten mit T-Negativierungen oder ohne EKG-Veränderungen nicht unterschiedlich und insgesamt günstig (Cannon et al. 1999). Demgegenüber zeigen das Vorhandensein und das Ausmaß von ST-Streckensenkungen eine ungünstige Prognose an (Lloyd-Jones et al. 1998; Savonitto et al. 1999). Patienten mit ST-Senkungen haben häufig eine fortgeschrittene koronare 3-Gefäßerkrankung.

Definitionsgemäß beschränken sich die EKG-Veränderungen auf den ST-T-Abschnitt. Es gibt kein typisches EKG-Bild, auch eine Stadieneinteilung lässt sich nicht angeben. An EKG-Veränderungen findet man im einzelnen (s. Kap. 9, ◻ Abb. 9.38):
— ST-Senkung in I, II, aVL und V4–6 oder in I, II, III und V2–6,
— ST-Hebung in aVR und V1).

Die T-Welle ist meist in allen Ableitungen außer aVR und aVL negativ und zeigt eine vergrößerte Amplitude. Häufig geht eine flüchtige ST-Elevation voraus. Die EKG-Veränderungen persistieren für eine individuell sehr unterschiedliche Zeit; sie können nach 24 h wieder verschwunden oder auch nach Monaten noch nachweisbar sein.

Die früher benutzten Synonyme intramuraler, subendokardialer, nichttransmuraler oder auch Innenschicht-Infarkt sollten heute nicht mehr benutzt werden. Einige Arbeitsgruppen haben die prämortalen EKG von Patienten mit akutem Herzinfarkt mit der bei der Autopsie gefundenen Infarktausdehnung (nur subendokardial vs. transmural) verglichen (Savage et al. 1977; Raunio et al. 1979). Pathologisch-anatomisch objektivierte transmurale Infarkte gehen in einem beträchtlichen Prozentsatz ohne Q-Zacken einher, auf der anderen Seite finden sich bei einer Reihe von nur auf die Innenschicht begrenzten Infarkten tyische Q-Zacken.

Bis zu 25% der Patienten mit NSTEMI und Anstieg der CK-MB entwickeln pathologische Q-Zacken im EKG; die anderen 75% haben einen Nicht-Q-Zacken-Infarkt.

Myokardiale Nekrosemarker. Bei der Nekrose von Kardiomyozyten kommt es zum Verlust der Membranintegrität und zum Austritt intrazellulärer Makromoleküle, die als sog. myokardiale Marker in der peripheren Zirkulation nachweisbar sind (s. Labordiagnostik im Abschn. 22.3.1). Sie liefern wertvolle prognostische Informationen und es besteht ein quantitativer Zusammenhang zwischen dem Ausmaß der Erhöhung der Markerproteine und dem Risiko für kardiale Ereignisse. Die CK-MB war bis vor kurzem der wichtigste Serummarker bei der Abklärung akuter Koronarsyndrome. Hinsichtlich ihrer Spezifität gibt es jedoch Limitierungen, da sie in niedrigem Spiegel auch bei Gesunden nachweisbar ist und auch bei Schädigung von Skelettmuskulatur ansteigen kann.

> Die kardialen Troponine sind inzwischen als primäre kardiale Nekrosemarker bei akuten Koronarsyndromen akzeptiert.

Der Troponinkomplex besteht aus drei Untereinheiten (TnT, TnI, TnC), die für die kalzium-abhängige Interaktion zwischen Aktion und Myosin verantwortlich sind. Die kardialen Troponinisoformen unterscheiden sich vom Troponin der Skelettmuskulatur, sodass hochspezifische monoklonale Antikörper gegen kardiales Troponin T und Troponin I (cTnT resp. cTnI) entwickelt werden konnten. In Normalseren sind Troponine nicht bzw. nur in extrem kleinen Mengen nachweisbar. Ihr Nachweis ist heute der sensitivste und gleichzeitig spezifischste Hinweis auf Herzmuskelschädigung, wobei es keinen qualitativen Unterschied macht, ob cTnI oder cTnT gemessen werden. Frühestens 3 h nach Beginn der ischämischen Schädigung tauchen sie im Serum auf, Spitzenkonzentrationen werden ohne Reperfusion ca. 24 h nach Infarktbeginn gemessen. Troponine bleiben bis zu 2 Wochen nachweisbar.

Erhöhte Spiegel von kardialem Troponin T oder Troponin I vermitteln prognostische Informationen, die über die klinischer Charakteristika, des Aufnahme EKG oder eines Belastungstests vor Entlassung hinausgehen (Braunwald et al. 2000). Bei Patienten ohne ST-Hebungen und normaler CK-MB zeigt eine Troponinerhöhung ein erhöhtes Mortalitätsrisiko an (Ohman et al. 1996, Antman et al. 1996). Es besteht ein quantitativer Zusammenhang zwischen dem Ausmaß der Troponinerhöhung und dem Sterblichkeitsrisiko. Somit detektieren die Troponine nicht nur einen Myokardinfarkt (s. Redefinition des Myokardinfarktes im Abschn. 22.1) mit höherer Sensitivität, als andere myokardiale Marker, sondern liefern auch prognostische Informationen. Der Troponinanstieg wird auf Mikroinfarkte infolge distaler Embolisation von Thrombus- oder Plaquematerial nach Ruptur eines koronaren Plaques zurückgeführt. Patienten mit erhöhtem Troponin profitieren von einer Therapie mit einem Glykoprotein-IIb/IIIa-Antagonisten (Hamm et al. 1999) und von einer frühinvasiven Behandlung (Cannon et al. 2001).

> **Klinisch wichtig**
>
> Die Troponine sind ebenso wie die CK-MB erst nach 4–6 h im Serum nachweisbar, sodass bei negativen Werten eine Kontrollbestimmung ca. 8 h nach Schmerzbeginn notwendig ist. Ein negativer Test innerhalb von 4–8 h nach Symptombeginn kann zum Ausschluss einer Myokardnekrose genutzt werden.

Entzündungsparameter. Entzündliche Prozesse spielen eine Rolle bei der Destabilisierung atheromatöser Plaques (Libby et al. 2002). Das C-reaktive Protein (CRP) ist bei instabiler Angina pectoris in etwa 65% der Fälle erhöht (Biasucci et al. 1999) und hat eine stärkere prognostische Aussage, als andere inflammatorische Parameter, wie Interleukin 6 oder Serumamyloid A (Liuzzo et al. 1999). Mehrere epidemiologische Studien haben einen Zusammenhang von CRP-Erhöhung und kardiovaskulären Ereignissen bei Patienten mit instabiler Angina pectoris gezeigt. Patienten mit erhöhten CRP-Spiegeln haben ein erhöhtes Mortalitätsrisiko im Langzeitverlauf. Die Assoziation ist am stärksten für Patienten mit Serumspiegeln >10 mg/l (Lindahl et al. 2000). Sie bleibt auch nach konsequenter frühinvasiver Behandlung erhalten (Müller et al. 2002). CRP und Troponin liefern komplementäre Informationen bei der Risikostratifizierung (Morrow et al. 1998), aber der prognostische Wert einer CRP-Erhöhung besteht unabhängig von einer Myokardzellnekrose. Der hohe Aussagewert für die Langzeitprognose macht eine Routinebestimmung des CRP bei Patienten mit akuten Koronarsyndromen sinnvoll, obwohl es bisher keine Daten für den klinischen Nutzen antiinflammatorisch wirksamer Pharmaka gibt.

22.2.3 Akutes Management

Anhand der Informationen aus Anamnese, physikalischer Untersuchung, EKG mit 12 Ableitungen, biochemischen myokardialen Markern und bei Verfügbarkeit auch einer Echokardiographie kann die Wahrscheinlichkeit für das Vorliegen eines tatsächlichen akuten Koronarsyndroms abgeschätzt werden. Patienten mit wahrscheinlichem akuten Koronarsyndrom (typischer ischämischer Thoraxschmerz, der bereits wieder abgeklungen sein kann) sollten stationär, oder in einer spezialisierten „chest pain unit" überwacht und risikostratifiziert werden. Patienten mit anhaltendem Thoraxschmerz, ST-T-Veränderungen im EKG, positiven myokardialen Markern, Diabetes mellitus oder hämodynamischer Instabilität haben ein hohes Risiko und es besteht die Indikation zu einer frühen invasiven Diagnostik und Therapie. Patienten ohne Hinweise für erhöhtes Risiko (aktuell keine Beschwerden, normales EKG, negative myokardiale Marker) können unter medikamentöser Basistherapie (β-Blocker, Nitrat, ASS, Clopidogrel) evtl. auch ambulant behandelt werden. Falls kein sofortiger Belastungstest möglich ist, sollte dieser früh elektiv durchgeführt werden.

Bei Patienten mit geringer Wahrscheinlichkeit für ein akutes Koronarsyndrom kommt dem Ausschluss extrakoronarer Ursachen der Symptomatik (u. a. muskuloskelettale oder gastrointestinale Beschwerden, Pleuritis, Pneumothorax, Perikarditis, neuropsychiatrische Erkrankungen) eine besondere Bedeutung zu.

22.2.4 Therapie der instabilen Angina pectoris

F.-J. Neumann

Koronare Revaskularisation als übergeordnetes Behandlungsziel

Unabhängig vom Primärerfolg der Pharmakotherapie ist bei instabiler Angina eine Koronarangiographie indiziert, um durch Katheterintervention oder Bypass-Operation eine koronare Revaskularisation zu erreichen. Aufgrund der Ergebnisse von FRISC II (FRISC II 1999; Wallentin et al. 2000), TACTICS (Cannon et al. 2001) und RITA-3 (Fox et al. 2002) hat diese invasive Behandlungsstrategie die konservative Strategie als bevorzugtes Therapiekonzept abgelöst (◘ Abb. 22.3). Letztere sah die medikamentöse Behandlung als Ansatz zu einer definitiven Therapie vor und behielt koronarangiographische Diagnostik und Revaskularisation solchen Patienten vor, bei denen spontane oder durch Belastung induzierbare Myokardischämien weiterbestanden. Verglichen mit der konservativen Behandlungsstrategie senkt die invasive Behandlungsstrategie die Sterblichkeit (◘ Abb. 22.4) sowie das Risiko von Infarkten und erneuter schwerer Angina.

Da das Risiko der Katheterintervention wie auch das der koronaren Bypass-Operation bei Patienten mit instabiler Angina erhöht ist (de Feyter et al. 1991; Boden et al. 1998; Schühlen et al. 1998; Bjessmo et al. 2001), war es üblich, der Revaskularisation eine antithrombotische Vorbehandlung zur medikamentösen Stabilisierung („cooling off") vorzuschieben. Tatsächlich lässt sich die intrakoronare Thromboslast durch eine antithrombozytäre Vorbehandlung reduzieren, was die anschließende Koronarintervention einfacher und sicherer macht (van den Brand et al. 1999; Zhao et al. 1999). Entsprechend haben FRISC-II, TACTICS und RITA-3 der Revaskularisation eine „Cooling-off"-Phase von im Median 1–4 Tagen vorangestellt. Das Konzept des „cooling off" wurde in jüngster Zeit durch die ISAR-COOL Studie widerlegt (Neumann 2003). In dieser Studie hatten Patienten, die innerhalb von 6 h nach Aufnahme im Krankenhaus ins Katheterlabor gebracht werden konnten, das geringste Risiko von Tod und Infarkt. Das frühe Risiko der Revaskularisation wurde durch eine längere antithrombotische Vorbehandlung nicht reduziert. Die Vorbehandlung selbst war dagegen mit einem substanziellen Risiko v. a. von Myokardinfarkten verbunden. Bei Patienten mit instabiler Angina und Hochrisikocharakteristika wie positivem Troponin oder ST-Streckensenkung sollte daher die koronare Revaskularisation unverzüglich erfolgen und nicht zugunsten einer antithrombotischen Vorbehandlung hinausgezögert werden.

Pharmakotherapie

Antianginöse Therapie. Bei allen Patienten mit instabiler Angina muss frühzeitig eine antianginöse Pharmakotherapie eingeleitet werden, wenngleich diese die koronare Revaskularisation, als symptomatisch und prognostisch wirksamste Form der antianginösen Therapie, nicht ersetzen kann. Nitrate, initial i. v. verabreicht, und β-Blocker sind die Basis der antianginösen Pharmakotherapie. Da Nitrate nur symptomatisch wirksam sind, können sie nach erfolgter Revaskularisation abgesetzt werden, während β-Blocker aus prognostischen Gründen als Sekundärprophylaxe fortgeführt werden sollten. Eine zentrale Rolle in der Sekundärprophylaxe spielen Statine. Diese sollten bereits während des stationären Aufenthaltes verordnet werden, da sie bereits im Frühverlauf die kardiale Komplikationsrate, wenn auch geringfügig, senken (Schwartz et al. 2001). Darüber hinaus ist zu erwarten, dass sich der frühzeitige Beginn der Statintherapie günstig auf die Patientencompliance auswirkt.

Antithrombotische Therapie. Bereits in den achtziger Jahren ergab sich, dass das kardiale Risiko bei instabiler Angina pectoris durch Azetylsalizylsäure auf etwa die Hälfte gesenkt wer-

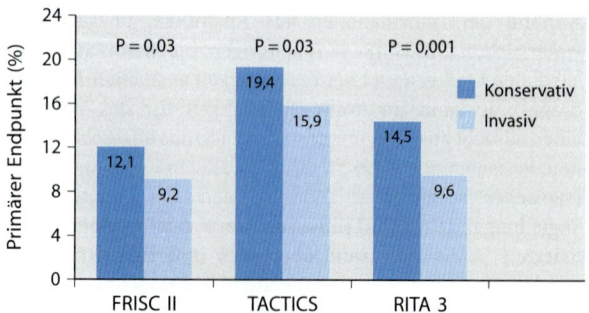

◘ Abb. 22.3. Primäre Endpunkte der 3 Studien, die die konservative Behandlungsstrategie mit der invasiven verglichen haben. Die primären Endpunkte waren Tod und Myokardinfarkt in FRISC II, Tod, Myokardinfarkt und Rehospitalisation wegen instabiler Angina in TACTICS sowie Tod, Myokardinfarkt und refraktäre Ischämie in RITA-3

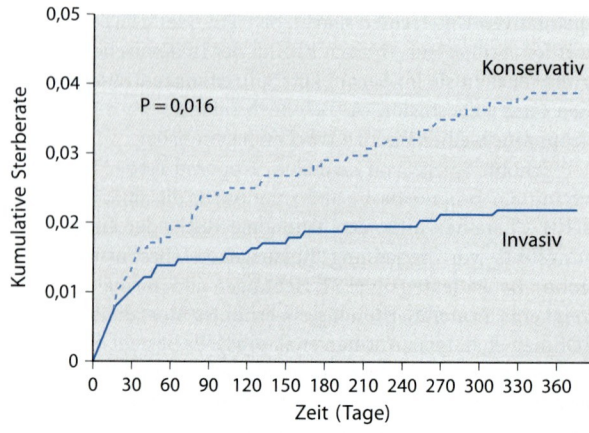

◘ Abb. 22.4. Mortalität in FRICS II im 1-Jahres-Verlauf. (Nach Wallentin et al. 2000)

den kann, Zugabe von unfraktioniertem Heparin erreicht eine weitere Senkung des Risikos um etwa ein Drittel (White 1998). In jüngster Zeit wurden wesentliche Fortschritte in der antithrombotischen Therapie der instabilen Angina pectoris erzielt. Dies betrifft die Glykoprotein-IIb/IIIa-Rezeptorblockade und das Thienopyridin Clopidogrel. Auch auf die Neuentwicklung der niedermolekularen Heparine soll im Folgenden eingegangen werden.

Glykoprotein-IIb/IIIa-Antagonisten. Der zentrale Mechanismus der Thrombozytenaggregation ist die Bindung von Fibrinogen an den aktivierten Glykoprotein(Gp)-IIb/IIIa-Rezeptor mit Ausbildung stabiler Fibrinogenbrücken zwischen den Thrombozyten. Gp-IIb/IIIa-Rezeptorantagonisten blockieren diese Bindung und bewirken so unabhängig vom auslösenden Agens eine potente Hemmung der Thrombozytenaggregation (Coller 1997; Lefkovits u. Topol 1995).

> In Deutschland sind die Gp-IIb/IIIa-Rezeptorantagonisten Abciximab, Tirofiban und Eptifibatide zur Therapie zugelassen.

Für die konservative Therapie der instabilen Angina zeigte die PRISM-Studie, dass Tirofiban im Vergleich zu Heparin das kombinierte Risiko von Tod, Myokardinfarkt und refraktärer Angina im Verlauf der ersten 48 h um 32% senkt (PRISM 1998). Wichtig für das Verständnis der Rolle von Gp-IIb/IIIa-Antagonisten in der Therapie der instabilen Angina, ist die Subgruppenanalyse der Patienten mit erhöhten Troponinwerten (Heeschen, Hamm et al. 1999). In dieser Hochrisikogruppe, die etwa ein Drittel aller Patienten ausmachte, konnte Tirofiban das Risiko von Tod und Myokardinfarkt im 1-Monatsverlauf um 81% senken. Dieser Vorteil von Tirofiban war sowohl in der Subgruppe mit Katheterbehandlung als auch bei den ausschließlich konservativ behandelten Patienten erkennbar (Heeschen et al. 1999). Die präinterventionelle Risikoreduktion durch Gp-IIb/IIIa-Blockade bestätigte sich in PRISM-PLUS (1998) für Tirofiban und in PURSUIT (Roe et al. 2000) für Eptifibatide. Vor diesem Hintergrund untersuchte die GUSTO-IV-ACS das Konzept, dass die Gp-IIb/IIIa-Blockade die koronare Revaskularisation ersetzen könnte. Sie verglich Abciximab mit Plazebo in einen streng konservativen Therapieregime. Mit dieser Behandlungsstrategie brachte Abciximab keinen Vorteil gegenüber Plazebo (Simoons 2001).

Für die Verwendung von Gp-IIb/IIIa Antagonisten in der interventionellen Therapie der instabilen Angina zeigt die CAPTURE Studie, dass Abciximab das Risiko von Tod, Myokardinfarkt und dringlicher Ravaskularisation im 30-Tagesverlauf um 29% senkt. Übereinstimmend mit den Analysen zu PRISM hatten auch in CAPTURE Patienten mit positiven Troponinen den größten Vorteil von der Gp-IIb/IIIa Blockade (Hamm et al. 1999). Auch für Eptifibatide und Tirofiban konnte in PURSUIT beziehungsweise PRISM-PLUS gezeigt werden, dass sie die periinterventionelle Infarktrate senken.

TARGET ist die erste Studie, die 2 Gp-IIb/IIIa-Antagonisten direkt verglich. In TARGET war Abciximab Tirofiban bezüglich der periinterventionellen Risikoreduktion signifikant überlegen (Topol et al. 2001). Dieser Vorteil beruhte v. a. auf einer besseren Wirksamkeit von Abciximab bei Patienten mit instabiler Angina (63% der Studienpopulation); in dieser Gruppe lag die 30-Tages-Rate von Tod, Infarkt und dringlicher Reintervention unter Abciximab bei 6,27% während sie unter Tirofiban bei 9,31% lag (p<0,01). Dieser Vorteil blieb auch im Langzeitverlauf erhalten (Stone et al. 2002). Unter Abciximab war sowohl in TARGET als auch EPISTENT das periinterventionelle Risiko von Patienten mit instabiler Angina nicht signifikant höher als das von Patienten mit stabiler Angina.

Thienopyridine. Die Thienopyridine Ticlopidin und Clopidogrel hemmen die durch Adenosindiphosphat induzierte Thrombozytenaggregation durch selektive, irreversible Blockade des Adenylatzyklase-gekoppelten Typ-II-purinergen ADP-Rezeptor (Quinn u. Fitzgerald 1999). Da Thienopyridine erst in der Leber zu einem aktiven Metaboliten umgewandelt werden, ist der Wirkungseintritt bei Gabe der üblichen Tagesdosen um mehrere Tage verzögert (Savi et al. 1994). Aufgrund seiner besseren Verträglichkeit, kann Clopidogrel in Initialdosen gegeben werden, die ein Vielfaches der üblichen Tagesdosis betragen (Müller al. 2000). Auf diese Weise lässt sich die Umsetzung von Clopidogrel in den aktiven Metaboliten erheblich beschleunigen, sodass bereits nach 2 h eine nahezu vollständige Wirkung gegeben ist (Müller et al. 2000).

Aufbauend auf positiven Erfahrungen mit der Kombination von Thienopyridinen und Azetylsalizylsäure bei koronarer Stent-Implantation prüfte die CURE-Studie, ob auch das Risiko von Patienten mit instabiler Angina durch eine Kombinationstherapie mit Azetylsalizylsäure und Clopidogrel gesenkt werden kann (Metha u. Yusuf 2001). Clopidogel senkte im Vergleich zu Plazebo die kombinierte Rate von kardiovaskulärem Tod, Myokardinfarkt, Schlaganfall im Verlauf von 9 Monaten um 20% im Vergleich zur Monotherapie mit Azetylsalizylsäure (9,3% vs. 11,5%, p<0,001). Die positive Wirkung der antithrombozytären Kombinationstherapie trat bereits in den ersten 24 h ein. Im Gegensatz zu den Beobachtungen, die mit den Gp-IIb/IIIa-Antagonisten gemacht wurden, war Clopidogrel in allen Risikogruppen nahezu gleich wirksam. Von besonderem Interesse sind Patienten, die sich einer Katheterintervention unterzogen und in einer vorbestimmten Subgruppenanalyse, PCI-CURE (Mehta et al. 2001), analysiert wurden. In dieser Gruppe senkte die präinterventionelle Gabe von Clopidogrel 75 mg/Tag für im Median 10 Tage das frühe postinterventionelle Infarktrisiko um absolut 2% (relativ 29%). Eine vergleichbare periinterventionelle Thrombozyteninhibition ergibt sich 2 h nach einer Aufsättigungsdosis von 600 mg/Tag.

Die CURE-Studie zeigt überzeugend, dass Clopidogrel integraler Bestandteil der Primärtherapie der instabilen Angina ist. Da in CURE der absolute Unterschied in den Ereignisraten zwischen der Clopidogrel-Gruppe und der Kontroll-Gruppe im Laufe der Behandlung zunahm, ist Clopidogrel darüber hinaus in der Sekundärprävention wirksam, wie auch die CREDO Studie zeigt (Steinhubl et al. 2002).

Niedermolekulare Heparine. Niedermolekulare Heparine mit einem Molekulargewicht von etwa 5000 Dalton haben eine geringere Plasmaproteinbindung und erzielen eine weniger variable, länger anhaltende Gerinnungshemmung als unfraktioniertes Heparin mit einem Molekulargewicht von 15.000 Dalton. Während unfraktioniertes Heparin Faktor Xa und Thrombin gleichermaßen hemmt, inhibieren niedermolekulare Heparine überwiegend Faktor Xa.

Bisher konnte nicht gezeigt werden, dass niedermolekulare Heparine in einem Behandlungskonzept mit frühzeitiger

Revaskularisation effektiver sind als unfraktioniertes Heparin. Ihr Vorteil liegt v. a. in einer leichteren Anwendbarkeit, mit zuverlässiger vorhersagbarer Wirkung bei ein oder zweimaliger subkutaner Gabe, die eine Dosisanpassung nach Gerinnungskontrolle wie bei unfraktioniertem Heparin überflüssig macht. Langfristig könnten aus diesem Grund niedermolekulare Heparine unfraktioniertes Heparin in der medikamentösen Therapie der instabilen Angina ablösen. Dies setzt jedoch voraus, dass sich die Anwendung bei Katheterinterventionen und die Kombination mit Gp-IIb/IIIa-Antagonisten als sicher und effektiv herausstellt. Erste Studienergebnisse deuten in diese Richtung.

Praktische Umsetzung der Therapiekonzepte

Das therapeutische Gesamtkonzept der instabilen Angina sieht aufgrund der Daten von FRISC-II, TACTICS und RITA-3 eine rasche, konsequente Revaskularisation vor. Die medikamentöse Therapie fügt sich in dieses Gesamtkonzept ein. Vielfach wird die angiographische Diagnostik nicht unmittelbar nach Aufnahme möglich sein, da sie eine Verlegung in ein kardiologisches Zentrum erfordert oder andere logistische Schwierigkeiten bestehen. Hieraus ergeben sich eine präinterventionelle sowie eine peri- und postinterventionelle Behandlungsphase.

Präinterventionelle antithrombotische Therapie. Die Rate von Tod und Myokardinfarkt beträgt bei Patienten mit instabiler Angina unter konservativer Therapie mit antianginösen Pharmaka und Azetylsalizylsäure sowie unfraktioniertem Heparin mindestens 1,5%/Tag (Boersma et al. 1999). Um diese Rate zu reduzieren, sollte eine weitere antithrombozytäre Substanz hinzugefügt werden. Für die niedermolekularen Gp-IIb/IIIa-Antagonisten Tirofiban und Eptifibatid sowie für das Thienopyridin Clopidogrel ist die Datenlage überzeugend, dass sie als Zusatz zur Therapie mit Azetylsalizylsäure und unfraktioniertem Heparin das präinterventionelle Risiko von Patienten mit instabiler Angina reduzieren.

> **Klinisch wichtig**
> Aufgrund der derzeit verfügbaren Studiendaten ist die kostengünstigere Medikation mit Clopidogrel bei Patienten ohne Markerproteinerhöhung und/oder ST-Streckensenkung ausreichend. Bei Hochrisikopatienten mit erhöhtem kardialen Troponin sollte zusätzlich ein Gp-IIb/IIIa-Antagonist eingesetzt werden, der in diesem Patientenkollektiv eine vielfach höhere Risikoreduktion bewirkt als Clopidogrel allein. Der Gp-IIb/IIIa-Antagonist ersetzt jedoch nicht die Gabe von Clopidogrel.

TARGET konnte zeigen, dass Gp-IIb/IIIa-Antagonisten in Kombination mit Clopidogrel das Risiko eines großen Infarktes stärker reduzieren als Gp-IIb/IIIa-Antagonisten allein. Für die wenigen Patienten, bei denen eine Notfall-Bypass-Operation notwendig wird, bedeutet die Vorbehandlung mit Clopidogrel ein erhöhtes perioperatives Blutungsrisiko. Bezogen auf das Gesamtkollektiv lässt sich aber abschätzen, dass bei Gabe von Clopidogrel pro 7 große Myokardinfarkte, die verhindert werden, nur eine schwere nicht-tödliche perioperative Blutungskomplikation in Kauf genommen werden muss. Ohnehin wird ein Großteil der Hochrisikopatienten mit instabiler Angina im Katheterlabor durch koronare Stent-Implantation behandelt werden, die die Gabe eines Thienopyridins erforderlich macht. In EPISTENT, ESPRIT und TARGET hat sich die antithrombotische Vierfachtherapie mit Heparin, Aspirin, Thienopyridin und GpIIb/IIIa-Antagonisten als sicher und effektiv erwiesen. Falls eine Bypass-Operation nötig wird, sollte Clopidogrel, soweit klinisch vertretbar, 5 Tage vor der Operation abgesetzt werden.

Auch unter antithrombotischer Vierfachtherapie bleibt das präinterventionelle Risiko von Tod und Myokardinfarkt v. a. bei Patienten mit erhöhtem kardialen Troponin oder ST-Streckensenkung beträchtlich Die präinterventionelle antithrombotische Therapie sollte deshalb so kurz wie möglich gehalten werden. Da sie nicht das Risiko der nachfolgenden Intervention reduziert, ist sie lediglich eine Überbrückung bis zur definitiven Therapie mittels Revaskularisation.

Periinterventionelle antithrombotische Therapie. Zusätzlich zur üblichen perinterventionellen Behandlung mit Aspirin, Heparin und bei Stent-Implantation Thienopyridin, sollten Patienten mit instabiler Angina, insbesondere solche mit erhöhten myokardialen Markerproteinen (Hamm et al. 1999), bei Katheterintervention einen Gp-IIb/IIIa-Antagonisten erhalten. Für Patienten, die ohne Vorbehandlung rasch ins Katheterlabor kommen, hat sich Abciximab im direkten Vergleich zu Tirofiban als die wirksamere Substanz herausgestellt.

Für Patienten mit instabiler Angina, die unter einer medikamentösen Vorbehandlung mit Tirofiban oder Eptifibatide stehen, gibt es bisher keine publizierten Daten, die einen Wechsel auf Abciximab zum Zeitpunkt der Katheterintervention unterstützen. Vielmehr haben sowohl PRISM-PLUS als auch PURSUIT gezeigt, dass Tirofiban oder Eptifibatid das periinterventionellen Risiko bedeutsam senken, wenn sie im Anschluss an eine Vorbehandlungsphase während und nach Katheterintervention weitergeführt werden.

Ob die sequenzielle Therapie mit Gabe eines niedermolekularen Gp-IIb/IIIa-Blockers zum Zeitpunkt der Diagnosestellung und Weiterführung peri- und postinterventionell der alleinigen Gabe von Abciximab im Katheterlabor gleichwertig ist, ist zum gegenwärtigen Zeitpunkt ungeklärt. Je kürzer die Wartezeit bis zur Katheterintervention, umso eher wird man sich für die alleinige Gabe von Abciximab im Katheterlabor entschließen. Die Grenze wird häufig bei 4–6 h gesehen.

Sekundärprävention. Nach erfolgreicher Primärbehandlung der instabilen Angina ist die Sekundärprävention für die Prognose des Patienten von zentraler Bedeutung. Nach der derzeitigen Datenlage sollte diese Azetylsalizylsäure, β-Blocker und Statine umfassen. Entsprechend den Ergebnissen der HOPE-Studie (Heart Outcomes Prevention Evaluation) sollte für über 55-jährige Patienten mit mindestens einem kardiovaskulären Risikofaktor zusätzlich eine ACE-Hemmung erwogen werden. Nach CURE und CREDO leistet Clopidogrel zumindest im 1. Jahr nach Intervention einem messbaren Beitrag zur Sekundärprophylaxe (siehe im Einzelnen Kap. 56).

22.3 Akuter ST-Hebungs-Myokardinfarkt

D. Kalusche, H.J. Büttner

Den akuten Koronarsyndrome liegt zumeist eine Plaqueruptur, seltener eine Plaqueerosion zugrunde (s. Abschn. 22.1) mit sekundärer, initial plättchenreicher Thrombusauflagerung, die beim akuten ST-Hebungsinfarkt in der Regel okklusiv ist und letztlich komplett mit Fibrin durchbaut wird. Ein akuter Koronararterienverschluss führt allerdings in 30–40% nicht zu ST-Streckenhebungen im EKG, in Abhängigkeit von Ausdehnung und Lokalisation der akuten Myokardischämie oder vorbestehenden EKG-Veränderungen. Per definitionem handelt es sich dann um einen Nicht-ST-Hebungsinfarkt (NSTEMI, s. Abschn. 22.2), der jedoch auch mit einem bedeutsamen Myokardverlust einhergehen kann. Auch diese Patienten profitieren von einer raschen Revaskularisationsmaßnahme, die allerdings oft erst zeitlich verzögert nach Erhalt der Enzymwerte eingeleitet wird.

Beim akuten Myokardinfarkt mit ST-Hebungen, der in diesem Kapitel abgehandelt wird, besteht eine klare Indikation für eine rasche Wiedereröffnung des Infarktgefäßes mit dem Ziel einer kompletten und dauerhaften Reperfusion des ischämisch gefährdeten Myokards. Hier ist die primäre Katheterbehandlung im Vergleich zur Fibrinolyse das überlegene Therapieverfahren.

Immer wieder ist versucht worden, auslösende Faktoren, die für die Instabilisierung der chronischen Erkrankung verantwortlich sein könnten, herauszuarbeiten. Häufig erscheint die Summation verschiedener Faktoren, wie z. B. psychische Erregung und extreme, insbesondere ungewohnte körperliche Belastung oder auch Infekte, einem akuten Infarkt vorauszugehen. Fest steht, dass es für das Auftreten eines akuten Infarkts, wie auch für die Inzidenz des plötzlichen Herztodes eine zirkadiane Rhythmik gibt (Muller et al. 1989; Goldberg et al. 1990). Ca. ¼ aller Infarktpatienten erwacht im Zusammenhang mit infarktbedingten Symptomen. In dem 6-h-Intervall zwischen 6 Uhr morgens und 12 Uhr mittags ereignen sich ca. 35% der akuten Infarkte, während die Ereignisrate zwischen 0 und 6 Uhr nur ca. 15% beträgt (Tofler et al. 1992; Behar et al. 1993a). Dieser morgendliche Gipfel wird mit dem erhöhten adrenergen Tonus in dieser Zeitspanne in Verbindung gebracht. Als indirekter Beleg dafür darf gelten, dass dieser „morning peak" der Ereignisrate bei Patienten, die unter laufender β-Blockertherapie ihren Infarkt entwickeln, nicht nachzuweisen ist (Willich et al. 1989; Tofler at al. 1992).

Die Rolle seelischer und insbesondere auch körperlicher Belastungen als Auslöser akuter Herzinfarkte ist immer wieder diskutiert worden. Untersuchungen aus den USA (Mittleman et al. 1993) und Deutschland (Willich et al. 1993) haben hierzu wichtige Informationen erbracht: Ca. 5% aller akuten Myokardinfarkte dürften ursächlich mit ungewöhnlich starker körperlicher Belastung verknüpft sein. Das relative Risiko ist 3- bis 6fach erhöht, sodass hier durchaus ein wichtiger Triggermechanismus zu sehen ist. Dieses Exzessrisiko gilt jedoch fast ausschließlich für Personen, die sich sonst nur wenig körperlich oder sportlich betätigen.

22.3.1 Symptome und klinische Befunde

Entwicklungsphasen

> **Zeitliche Einteilung des Herzinfarktes**
> - Prähospitale Phase: vom Beginn der ersten Beschwerden bis zur Aufnahme in die Klinik.
> - Akute Krankenhausphase auf einer Intensivpflegestation: Die Dauer richtet sich nach der Schwere des Krankheitsbildes.
> - Phase der Mobilisation und Rehabilitation: In dieser Phase sind die Komplikationsmöglichkeiten relativ gering. Frühzeitige Mobilisation und baldige Einleitung von Rehabilitationsmaßnahmen stehen im Vordergrund.

> Die Zeit vom Auftreten der ersten Symptome bis zur Aufnahme ins Krankenhaus ist für die Entwicklung der Beschwerden sowie für die Akut- und Langzeitprognose von entscheidender Bedeutung. 70% der akuten Infarktletalität ist auf diesen Zeitraum zu beziehen, ²/₃ der prähospitalen Todesfälle ereignen sich innerhalb der ersten Stunde.

Die Frühletalität beruht in erster Linie auf dem Auftreten von primärem Kammerflimmern. Ein Großteil der Fälle von Herz-Kreislauf-Stillstand ereignet sich unvermittelt, d. h. ohne das Auftreten von Prodromi. Hier lässt sich eine Reduktion der Häufigkeit nur durch konsequente Primärprävention der Grunderkrankung, also der koronare Herzerkrankung, erzielen. Nach Eintreten eines Herz-Kreislauf-Stillstandes ist die Prognose v. a. vom Zeitpunkt der Einleitung von Wiederbelebungsmaßnahmen und besonders der Defibrillation abhängig.

In den 70er-Jahren vergingen durchschnittlich 5–8 h bis zur Klinikaufnahme. Hier ist es doch in den vergangenen 20 Jahren zu einer Verbesserung gekommen: legt man die Beobachtungen des Augsburger Infarktregisters zugrunde, so erreichten im Beobachtungszeitraum 1985/88 51% der Patienten das Krankenhaus innerhalb von 4 h, 1993/95 waren es 59% der Betroffenen (Löwel et al. 2000). Durch intensive Öffentlichkeitsarbeit mit entsprechender Aufklärung über die hohe Gefährdung bei akutem anhaltendem Brustschmerz konnte in Ludwigshafen der Medianwert der Prähospitalzeit 1989/90 auf <2,5 h reduziert werden. Enttäuschend ist jedoch die Tatsache, dass der Medianwert nach Beendigung der Aufklärungskampagnen sofort wieder auf 4,8 h anstieg (Schiele et al. 2000). Der Hauptanteil der Verzögerungszeit ist unverändert dem Patienten selbst zuzuschreiben: die Patientenentscheidungszeit beträgt 1–1,5 h, z. T. jedoch noch erheblich länger. Es ist erstaunlich, dass nach den Basler Erfahrungen Patienten mit bereits durchgemachtem Myokardinfarkt oder bekannter Angina pectoris-Anamnese keineswegs früher ärztliche Hilfe suchen (Burkart u. Cueni 1980). Die Verzögerung ist darüber hinaus v. a. dann groß, wenn der Patient zuerst den Arzt in der Praxis aufsucht oder den Hausarzt alarmiert, statt sich direkt an einen Notarzt bzw. an ein Krankenhaus zu wenden (Löwel et al. 1991).

Neben der Aufklärung der Bevölkerung über die Symptomatologie des akuten Herzinfarkts und die Notwendigkeit der Vermeidung von Verzögerungszeiten, sollte die Schulung weiter Bevölkerungskreise in den Techniken der kardiopulmonalen Reanimation angestrebt werden. Es ist vielfach belegt, dass die Chance, einen akuten Herzkreislaufstillstand zu überleben, v. a. auch davon abhängig ist, ob Wiederbelebungsmaßnahmen am Ort des Kollapses sofort durch einen zufällig am Ort weilenden Mitbürger („bystander") begonnen werden oder nicht (Eisenberg et al. 1982; Löwel et al. 1991). Setzen die Reanimationsbemühungen verspätet ein, so ist bei einem Großteil der Patienten mit primärem Kammerflimmern bereits eine Asystolie eingetreten, die Möglichkeit einer erfolgreichen Wiederbelebung damit fast auf 0% abgefallen. Nach den Augsburger Zahlen überlebten im Beobachtungszeitraum 1985–1995 nur 2% der Patienten mit prähospitalem Herzstillstand 28 Tage (Löwel et al. 2000).

Akutsymptomatik

Leitsymptom Brustschmerz. Das zur Diagnose führende Leitsymptom ist der heftige, häufig mit Todesangst verbundene Brustschmerz. Er wird von 70–80%, nach anderen Autoren sogar von über 90% der Patienten geklagt und ist in den meisten Fällen der Grund für die Konsultation des Arztes bzw. für die Krankenhauseinweisung.

> Im typischen Fall schließt der Schmerz von der Lokalisation her das Sternum und Teile der linken Thoraxhälfte ein; Ausstrahlung in den linken oder auch beide Arme, die linke Schulter, den Hals oder Kiefer kann vorkommen. Nicht selten wird das Schmerzmaximum jedoch auch im Epigastrium angegeben, was dann – v. a. wenn es auch zu Erbrechen oder anderen gastrointestinalen Symptomen gekommen ist – Anlass zu Fehldiagnosen wie „perforiertes Ulkus" gibt.

Im Vergleich zum Angina pectoris-Anfall wird der Schmerz als viel heftiger empfunden, er dauert länger, gelegentlich sogar Tage, und er spricht nicht mehr auf Nitroglyzerin an. Der Schmerz hat häufig einen rhythmischen Charakter, d. h. längere Schmerzperioden werden von Zeiten relativer Schmerzlosigkeit abgelöst, während derer jedoch meistens ein Wundgefühl oder Schweregefühl im Thorax bleibt. Der Schmerz wird überwiegend als Druck im Brustkorb mit Vernichtungsgefühl, zusammenpressend („wie in einem Schraubstock", „Reifen um die Brust"), als dumpf, aber auch als brennend oder stechend („wie mit einem Messer") beschrieben.

Dyspnoe. Dyspnoe ist das zweithäufigste Symptom, sie wird von mehr als 50% der Patienten mit akutem Herzinfarkt geklagt. In den meisten Fällen ist die verminderte Dehnbarkeit (Compliance) des linken Ventrikels, mit der dadurch hervorgerufenen Drucksteigerung im kleinen Kreislauf, als Ursache anzusprechen. Sie kann jedoch selbstverständlich auch früh Folge einer infarktbedingten Linksherzinsuffizienz sein.

Je nach Größe des in die akute Ischämie einbezogenen Myokardareals können auch bald Schocksymptome wie Hypotonie, Kollaps, Tachykardie, Blässe und Kaltschweißigkeit in den Vordergrund treten.

Weitere Symptome. Gastrointestinale Symptome treten häufig auf (Inzidenz ca. 30%), besonders Übelkeit, Erbrechen, Speichelfluss, Stuhldrang mit z. T. unwillkürlichem Stuhlabgang, Meteorismus und Diarrhöen. Erbrechen ist von den gastrointestinalen Symptomen das Häufigste: Wright et al. (1954) beobachteten es bei 220 von 1024 Infarktpatienten (21,5%) in den ersten 24 h eines Herzinfarkts. Erbrechen und Übelkeit weisen mehr auf einen ausgedehnten Infarkt als auf eine besondere Lokalisation (Vorderwand vs. Hinterwandinfarkt) hin. Während manche Patienten über außergewöhnliche allgemeine Schwäche, Mattigkeit und Müdigkeit klagen und sich entsprechend still verhalten, zeigen andere eine nervöse Unruhe oder Ruhelosigkeit, die dann häufig mit Todesangst verbunden ist.

> Beim älteren bzw. betagten Patienten bietet das klinische Bild einige Besonderheiten. Häufig fehlt der thorakale Schmerz vollkommen und Atemnot, gastrointestinale Symptome und insbesondere auch Zeichen der zerebrovaskulären Insuffizienz wie Verwirrtheit, Schwindel, transitorisch-ischämische Attacke oder Synkope stehen im Vordergrund. Es ist von großer Bedeutung, beim Vorliegen dieser Symptome einen akuten Herzinfarkt nicht zu übersehen (Bayer et al. 1986).

Klinische Befunde in der Akutphase

Temperaturanstieg. Mündet das akute Koronarsyndrom in einen Myokardinfarkt, so ist die Steigerung der Körpertemperatur ein konstanter Befund, wobei das Fieber bereits am 1. Tag auftritt; in der 2. Krankheitswoche sollte sich die Körpertemperatur wieder normalisieren. Die Temperaturen bewegen sich in der Regel zwischen 37,8°C und 39°C (rektal), wobei komplizierte und letal verlaufende Fälle häufig mit höherem Fieber einhergehen.

Perikardreiben. Bei ca. 20–50% der Patienten mit Infarkt kann gelegentlich schon am 1. Tag, meistens jedoch am 2.–4. Tag ein Perikardreiben auskultiert werden (Pericarditis epistenocardica). In der Vor-EKG-Ära galt dieses im Anschluss an einen Angina pectoris-Anfall aufgetretene Reiben als ein sicheres differenzialdiagnostisches Zeichen, dass es zum Herzinfarkt gekommen war. Das perikardiale Reibegeräusch ist häufig nur wenige Stunden lang auskultierbar und entgeht dem Untersucher deshalb leicht. Es ist meist an sehr umschriebener Stelle im 4.–6. Interkostalraum, einige cm links-parasternal, zu hören.

Differenzialdiagnostische Erwägungen. Die wichtigsten Differenzialdiagnosen Perikarditis, Aneurysma dissecans und Lungenembolie sind in Tabelle 22.1 aufgeführt, gleichzeitig werden stichwortartig Unterschiede zum akuten Herzinfarkt aufgezeigt und weitere diagnostische Maßnahmen zur sicheren Klärung angeführt. Die vielen weiteren Differenzialdiagnosen, insbesondere des akuten Schmerzbildes, wie akute Cholezystitis, akute Pankreatitis, perforiertes Ulcus ventriculi oder duodeni etc., machen in der Regel keine Schwierigkeiten; ihre Abgrenzung gelingt meist mit den Routinemethoden.

EKG-Verlauf

Wie oben dargestellt wird aufgrund des ersten EKG dem akuten Koronarsyndrom ohne ST-Streckenelevation ein solches mit ST-Streckenhebung gegenüber gestellt. Ist die akute Symptomatik mit ST-Streckenhebung im EKG verbunden, so besteht vereinbarungsgemäß der Verdacht auf akuten Herzinfarkt. Dieser bestätigt sich, wenn myokardiale Nekrosemarker positiv ausfallen. Bei negativem Ausfall hat wahrscheinlich nur eine vorübergehende transmurale Ischämie vorgelegen, z. B.

22.3 · Akuter ST-Hebungs-Myokardinfarkt

Tabelle 22.1. Differenzialdiagnose des anhaltenden Brustschmerzes

Differenzialdiagnose	Schmerz	EKG	Kardiale Marker	Weitere diagnostische Maßnahmen
Perikarditis	+ Meistens atemabhängig, evtl. Infektanamnese	+ Kann akuten Myokardinfarkt nachahmen (ST-Elevation)	Ø	Echokardiogramm: (Erguss?) Nuklearmedizinischer Ausschluss Speicherdefekt
Aneurysma dissecans	+++ Ausstrahlung ins Abdomen, Rücken, Beine; RR-Seitendifferenz, Aorteninsuffizienz	Ø	Ø	Echokardiogramm (TEE), NMR
Lungenembolie	+	+ terminal-negatives T in V_{1-3}, S_I–Q_{III}, P pulmonale	Ø – (+) GOT +	Echo, Lungenszintigramm, CT, NMR

durch intermittierende thrombotische Okklusionen oder einen Spasmus.

Das EKG hat nach wie vor für die Frühdiagnose des akuten Herzinfarkts einen hervorragenden Stellenwert, obwohl es bei Aufnahme in die Klinik nur bei 50–70% der Patienten infarkttypisch verändert ist. Die Sensitivität nimmt im Verlauf der ersten 2–3 Tage auf etwa 80% zu, wenn man die Standardableitungen zugrunde legt. Unmittelbar mit Beginn des Infarkts kommt es zu charakteristischen Veränderungen des Stromkurvenverlaufs, die bei Vorliegen eines akuten Koronarsyndroms die Diagnose stützen und den serologischen Veränderungen um Stunden vorausgehen. Es handelt sich um Veränderungen im Bereich des QRS-Komplexes, der ST-Strecke und der T-Welle.

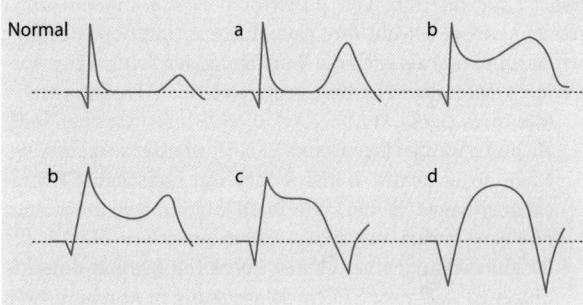

Abb. 22.5a–d. Stadienablauf des akuten Herzinfarkts. **a** Zunahme der T-Amplitude. **b** ST-Streckenelevation. **c** koronares T. **d** R-Reduktion bis hin zum Q-S-Komplex (s. auch Text)

Elektrokardiographische Stadien beim akuten „Q-Zacken-Infarkt (Abb. 22.5)

- Zunahme der Amplitude der T-Welle in den infarktorientierten Ableitungen („Erstickungs-T"); dies ist die früheste und meist nur kurz zu beobachtende EKG-Veränderung.
- Elevation der ST-Strecke bis hin zur monophasischen Deformierung; es kommt zu einer Verschmelzung des ST-Abschnitts. Die Dauer dieser ST-Streckenelevation beträgt wenige Stunden bis 2 Tagen, kann jedoch auch bis zu 2 Wochen persistieren.
- Meist noch bei bestehender ST-Streckenhebung kommt es zur Ausbildung von negativen T-Wellen, wobei die Form der T-Welle als symmetrisch oder spitz gleichschenklig negativ beschrieben wird (terminal negatives T, koronares T).
- Parallel zur Ausbildung des negativen T kommt es meist zur R-Amplitudenreduktion und Ausbildung von Q-Zacken in den infarktbezogenen Ableitungen; dies kann bis zum R-Verlust und dem Entstehen von QS-Komplexen gehen.

Um als infarkttypisch zu gelten, müssen die Q-Zacken folgende Merkmale aufweisen („Pardee-Q"):
- Breite ≥ 30 ms in den Brustwand- und ≥ 40 ms in den Extremitätenableitungen,
- Tiefe ≥ 1 mm oder 10% in Ableitung I, ≥ 25% in Ableitung III und aVF sowie V_{2-6}, ≥ 50% von R in Ableitung aVL.

Das Übergangsstadium des Q-Zacken-Infarktes ist durch eine pathologische Q-Zacke oder einen QS-Komplex sowie ein koronares T charakterisiert. Der zeitliche Ablauf des Rückgangs der ST-Streckenelevation, der Amplitudenreduktion der R-Zacke als auch der Entwicklung des Q, kann im Einzelfall sehr unterschiedlich sein, ohne dass daraus Schlussfolgerungen z. B. auf die Infarktgröße gezogen werden können.

Klinisch wichtig

Persistiert die ST-Streckenhebung auch noch nach Tagen, so kann dies als Hinweis auf eine Aneurysmabildung gewertet werden.

Infarktlokalisation. Je nachdem, welche EKG-Ableitungen betroffen sind, wird der Infarkt bestimmten pathologisch-anatomischen Abschnitten zugeordnet. Hierbei muss man sich im klaren sein, dass das EKG eine wenig-sensitive Methode ist, um die genaue Lokalisation oder auch Größe eines Infarkts zu erfassen. Eigentlich immer richtig ist die Unterscheidung in Vorder- und Hinterwandinfarkt; ferner gilt, dass Infarktzeichen in vielen Ableitungen auf ein großes betroffenes Myokardareal hinweisen. Fehleinschätzungen sind insbesondere bei „elektrokardiographisch kleinen" Infarkten möglich.

Vorderwandinfarkte. Je nach Lokalisation treten in den zugeordneten Brustwand und Extremitätenableitungen charakteristische Veränderungen auf:
— Anteroseptalinfarkt: V_2–$V_{3/4}$ (s. S. 183, ◘ Abb. 9.33),
— Vorderwandspitzeninfarkt („großer Vorderwandinfarkt"): V_2–$V_{5/6}$ sowie I (II) + aVL (s. S. 183, ◘ Abb. 9.31),
— Anterolateralinfarkt: V_5+V_6 sowie I + aVL,
— hochlateraler Infarkt: I + aVL.

Hinterwandinfarkte. Bei den Hinterwandinfarkten sind in erster Linie inferiore von posterioren Lokalisationen abzugrenzen, wobei sowohl ihre Kombination (inferioposteriorer Myokardinfarkt) als auch die Beteiligung der Seitenwand vorkommen (inferolateraler bzw. posterolateraler Herzinfarkt).
— **Inferior** (s. S. 184, ◘ Abb. 9.34): direkte Infarktzeichen in II, III und aVF, das Brustwand-EKG ist meistens unauffällig. Nicht selten fehlen initial jedoch die typischen ST-Streckenhebungen in den inferioren Ableitungen oder sind nur ganz gering ausgeprägt. Einen sensitiven Marker für die Entwicklung eines akuten inferioren Myokardinfarkts hingegen stellt eine ST-Streckensenkung in Ableitung aVL dar (Birnbaum et al. 1993).
— **Posterior:** direkte Infarktzeichen fehlen im Standard-EKG (keine ST-Streckenhebung), sie sind stattdessen in den Zusatzableitungen V_{7-9} sowie in Nehb D nachweisbar (s. S. 184, ◘ Abb. 9.36). Indirekte Infarktzeichen (ST-Streckensenkung) lassen sich jedoch fast regelmäßig in V_2/V_3 registrieren. Als Folge des Potenzialverlustes posterior mit Entwicklung einer Q-Zacke (Nekrosevektor), nehmen die R-Zacken in den anterioren Ableitungen, insbesondere in V_2 und V_3 zu. Der R/S-Quotient wird dann größer als 1, darüber hinaus wird die R-Zacke breiter.
— **Beteiligung des rechten Ventrikels:** Bei ca. 30% der Patienten mit akutem Hinterwandinfarkt sind Teile des rechten Ventrikels in den Infarkt einbezogen. Im akuten Stadium lassen sich dann ST-Streckenelevationen in V_1 sowie in den weiter rechts lokalisierten Ableitungen V_{R3} und V_{R4} nachweisen (s. S. 184, ◘ Abb. 9.34).

Schenkelblock. Die elektrokardiographische Infarktdiagnostik ist bei bestehendem oder neuem Rechtsschenkelblock nicht beeinträchtigt. Schwierig oder gar unmöglich ist die Infarktdiagnostik jedoch bei Linksschenkelblock. (s. Kap. 9).

> **Klinisch wichtig**
>
> Ist das Linksschenkelblockbild bei akutem Koronarsyndrom definitiv neu, so sollte im Hinblick auf das weitere therapeutische Vorgehen wie bei nachgewiesener ST-Streckenhebung vorgegangen werden (s. unten; Ryan et al. 1999).

EKG bei i.v.-Lyse. Die intravenöse Lysetherapie darf als gesicherte Behandlung für die meisten Patienten mit akutem Myokardinfarkt gelten, wenn sie in einem Zeitfenster von 4–6 h nach Symptombeginn behandelt werden können und eine kathetergestützte Reperfusionsmaßnahme nicht durchgeführt werden kann (s. Abschn. 22.3.3). Das 12-Kanal-EKG eignet sich dazu, den Erfolg der thrombolytischen Behandlung abzuschätzen: Bei Erreichen eines guten antegraden koronaren Blutflusses (angiographisch TIMI Grad 3; für die Definition s. Abschn. 22.3.3) kommt es im Mittel nach 16 (±14) min zu einem Rückgang der ST-Strecken-Hebung um mehr als 50%, während dies bei Patienten ohne Wiedereröffnung des Gefäßes (TIMI-Grad< 2) innerhalb von 3 h nicht zu beobachten ist (Shah et al. 1993). Das Ausmaß des Rückgangs der ST-Strecken-Hebung 3 h nach Beginn der Lysetherapie erlaubt eine prognostische Abschätzung. In einer Metaanalyse mehrerer Streptokinasestudien mit insgesamt 3912 Patienten konnten Wegschneider et al. (1999) zeigen, dass ohne Rückbildung der ST-Hebung die 35-Tage-Mortalität 13% betrug, bei vollständigem Rückgang der ST-Elevation hingegen nur 2,7%.

Ebenfalls sehr häufige Begleitphänomene bei erfolgreicher Lysetherapie (Reperfusion) sind beschleunigte idioventrikuläre Rhythmen (Inzidenz ca. 50%) und plötzliche passagere Sinusbradykardie (bei ca. 25% der Fälle). Um diese prognostisch wichtigen Informationen zu erhalten, ist es von großer Bedeutung, während der Lysetherapie und danach häufige Elektrokardiogramme anzufertigen und nicht nur eine Untersuchung vor und z. B. 3 h nach der Lyse durchzuführen (Dißmann et al. 1993).

Labordiagnostik

Myokardiale Nekrosemarker. Als Folge der anhaltenden Hypoxie der Myokardzelle kommt es zu einem Austritt von zytoplasmatischen sowie lysosomalen und mitochondrialen Enzymen aus den betroffenen Zellen, die in zunehmender Konzentration im Serum erscheinen und ca. 3–8 h nach Beginn der klinischen Symptomatik nachweisbar werden. Seit langem ist der Anstieg der Serum-Glutamat-Oxalaktat-Transaminase (SGOT), der Laktatdehydrogenase (LDH) und der α-Hydroxybutyrat-dehydrogenase (α-HBDH) bekannt. In den vergangenen Jahren hat die Bestimmung der Kreatinkinase-Isoenzyme (CK, CK-MM, CK-MB), z. T. auch bestimmter Isoformen (z. B. CK-MB2) eine hervorragende Bedeutung erlangt. Die jüngste diagnostische Weiterentwicklung möglichst sensitiver und früh nach Symptombeginn nachweisbarer Marker stellen die quantitative kardiale Troponin- und die Myoglobinbestimmung dar. Bezüglich des Troponinnachweises s. Abschn. 22.2.2).

Kreatinkinase-Isoenzyme. Seit Mitte der 80er-Jahre gehört die Bestimmung der CK und insbesondere des Isoenzyms CK-MB zur Basisdiagnostik bei Verdacht auf akuten Herzinfarkt. Die

Bestimmung sowohl der Gesamt-CK als auch des Isoenzyms MB sichert eine >95%ige Sensitivität und Spezifität, wenn ein CK-MB-Anteil >6% zugrunde gelegt wird.

Die alleinige Bestimmung der weitgehend spezifischen Untereinheit CK-MB empfiehlt sich jedoch nicht, da falschhohe CK-MB-Aktivitäten durch hohe BB-Isoenzyme, wie sie z. B. beim Prostata-, Bronchial- und Magenkarzinom sowie einigen anderen Erkrankungen und auch idiopathisch vorkommen oder auch durch Mitbestimmung einer sog. Makrokinase vorgetäuscht werden können. CK und CK-MB werden im Mittel 4 h nach Beginn der akuten Schmerzbeginn im Serum nachweisbar, das Maximum der Enzymerhöhung liegt zwischen der 14. und 20. Stunde nach Infarktbeginn. In jüngerer Zeit wurden neue, hochspezifische und sensitive Nachweismethoden für das Isoenzym CK-MB entwickelt. Es handelt sich um Radioimmunoassays, die überwiegend monoklonale Antikörper gegen die CK-Untereinheit MB benutzen (Mair et al. 1991; Christenson et al. 1999). Während bei den herkömmlichen Verfahren Enzymaktivitäten bestimmt werden (Angabe in Einheiten pro Liter), gelingt mit Hilfe der neuen Methode ein quantitativer Nachweis; die Angabe erfolgt entsprechend in mg/l und wird als CK-MB (Masse) gekennzeichnet. Normalwerte liegen je nach benutztem Essay <1,5–2,0 ng/ml. Aufgrund der hohen Sensitivität kann ein Anstieg der CK-MB („mass concentration") auch z. T. nach einem Angina pectoris-Anfall ohne klassische Kriterien für einen akuten Myokardinfarkt (negatives EKG, negative „traditionelle Infarktenzyme") nachgewiesen werden, was auf eine stark beeinträchtigte Prognose hinweist und deshalb zu einem aggressiven weiteren diagnostischen und therapeutischen Management führen sollte (Pettersson et al. 1992; Bakker et al. 1993). Die Bestimmung der CK-MB-Masse hat durch die Bestimmung der Troponine an Bedeutung verloren.

Myoglobin. Der Vorteil des Myoglobinnachweises gegenüber den oben angeführten Enzymen liegt im noch früheren Zeitpunkt einer pathologischen Myoglobinämie (>85 ng/ml) bereits etwa 2 h nach Schmerzbeginn. Bei fehlender Spezifität für den Herzmuskel sollte sich die Diagnose eines akuten Myokardinfarktes aber nie den Myoglobinnachweis stützen. Ein negativer Test innerhalb von 4–8 h nach Symptombeginn kann aber zum Ausschluss einer Myokardnekrose genutzt werden.

LDH, α-HBDH. Durch den hohen diagnostischen Wert der Troponin-, CK- und CK-MB-Bestimmung ist der Nachweis anderer Serumenzyme, insbesondere der Serum-Glutamat-Oxalacetat-Transaminase (SGOT) in den Hintergrund getreten. Der Nachweis hoher Aktivitäten von LDH, wie auch die Erhöhung der α-HBDH, kann dann eine Rolle spielen, wenn die Klinikaufnahme bzw. die erste Serumuntersuchung verspätet, z. B. 3–5 Tage nach einem auf akuten Herzinfarkt verdächtigen Schmerzereignis erfolgt. Zu diesem Zeitpunkt sind CK-, CK-MB und SGOT-Aktivitäten in der Regel bereits normalisiert, und der Nachweis einer hohen α-HBDH-Aktivität mit anschließender Normalisierung kann die Diagnose nachträglich sichern. Wie oben erwähnt, sind cTnI und cTnT jedoch ebenfalls bis zu 14 Tagen pathologisch erhöht.

Nekrosemarker und Reperfusion. Frühe Reperfusion des Infarktareals verändert die Kinetik des Nachweises infarktspezifischer Enzyme und anderer Marker wie die des Myoglobin und der Troponine. Grundsätzlich gilt, dass die Spitzenkonzentrationen nach Wiedereröffnung des Infarktgefäßes erheblich früher erreicht werden. Beispielhaft seien hier Zahlen von Zabel et al. 1993 zitiert, die z. B. für die CK einen „Time-to-peak-Wert" von 9±6,2 vs. 17±6,4 h fanden, wenn das Infarktgefäß nach 90 min offen war. Ähnliche Werte wurden auch für die CK-MB-Konzentration festgestellt. Die Spitzenkonzentrationen für Troponin T werden im Falle einer erfolgreichen Wiedereröffnung des Infarktgefäßes nach ca. 11,6 h, bei persistierendem Verschluss jedoch erst nach 20±14 h gemessen. Deutlich früher liegt nach erfolgreicher Lysetherapie auch der Myoglobin-Gipfel: 2,1±2,8 h im Vergleich zu 4,9±4,2 h bei persistierendem Verschluss (Zabel et al. 1993).

Entzündungsparameter. Bei instabiler Angina pectoris und beim akuten Myokardinfarkt kommt es zu einem **Anstieg der Leukozytenzahl**, der bei stärkerer Ausprägung mit einer erhöhten Letalität assoziiert ist (Cannon et al. 2001b). Beim akuten Myokardinfarkt ist ein Leukozytenanstieg bereits 2 h nach Schmerzbeginn, regelmäßig aber 6–12 h nach Schmerzbeginn nachweisbar. Die Leukozytenzahl steigt meist auf 10.000–20.000/mm^3 an. Gegen Ende der 1. Woche verschwindet die Leukozytose, ein Wiederauftreten spricht für neu eingetretene Komplikationen wie Lungenembolie oder Pneumonie.

Eine **Beschleunigung der BSG** lässt sich meistens erst am 2. oder 3. Tag nach dem akuten Ereignis feststellen. Die Werte liegen in der 2. Stunde zwischen 50 und 70 mm. Die Eiweißelektrophorese zeigt zu diesem Zeitpunkt das Bild einer akut entzündlichen Dysproteinämie. Nach Normalisierung der BSG kann ein Wiederansteigen bei Ausschluss nicht-kardialer Ursachen ein Postinfarktsyndrom („Dressler-Syndrom") anzeigen.

Das **C-reaktive Protein** (CRP) ist ein sensitiver, aber unspezifischer Marker für eine akute inflammatorische Reaktion, die multiple infektiöse und nichtinfektiöse Ursachen haben kann. Beim Myokardinfarkt ist etwa 12 h nach Beginn der Symptomatik ein Anstieg des C-reaktiven Proteins zu beobachten. Das Maximum der CRP-Erhöhung liegt am 3. Tag, wobei Werte zwischen 30 und 160 µg/ml gemessen werden (Miyao et al. 1993). Auch bei ca. 65% der Patienten mit instabiler Angina pectoris ist eine Erhöhung des CRP nachweisbar, deren prädiktiver Wert hinsichtlich Infarkt und Letalität gezeigt werden konnte (Liuzzo et al. 1994; Müller et al. 2002).

Weitere humorale Veränderungen. Ausdruck einer reflektorischen, Minuten nach Koronararterienverschluss auftretenden sympathoadrenalen Antwort des Organismus, ist der Anstieg der **Katecholamine** Noradrenalin und Adrenalin im Blut sowie die dadurch bedingte vermehrte Ausscheidung der Hormone und der entsprechenden Metaboliten im Urin (Ceremuzynski 1981). Nur bei primär sehr großen Infarkten kann die vermehrte Sympathikusantwort einen sinnvollen Kompensationsvorgang darstellen, um dem Ausfall der Muskelmasse eine erhöhte Kontraktilität des Restmyokards entgegenzustellen. In den meisten Fällen bedeutet der hohe adrenerge Antrieb eher eine Vergrößerung des Infarkts durch übermäßig gesteigerten Sauerstoffverbrauch, womit die Prognose verschlechtert wird. Es besteht eine enge Beziehung zwischen dem Ausmaß an ventrikulären Arrhythmien, insbesondere von Kammerflimmern, und dem Serumadrenalin- und Noradrenalinspiegel bei Patienten mit akutem Herzinfarkt (Bertel et al. 1982). Beim experimentellen Koronararterienverschluss lassen sich diese Vorgänge durch die gleichzeitige Applikation von β-Rezeptorenblockern verhindern oder verlangsamen (Abendroth et al. 1977).

Teil der neurohumoralen Antwort bei Patienten mit akutem Myokardinfarkt ist auch der Anstieg der **natriuretischen Peptide**. Dabei sind die Werte schon bei Aufnahme erhöht. Spitzenwerte für BNP werden nach im Mittel 16 h gemessen. Folgt dem in der Regel langsamen Abfall ein zweiter Peak ca. 3–5 Tage nach Aufnahme, so weist dies auf eine erhebliche, infarktbedingte, myokardiale Schädigung hin (Morita et al. 1993). Das Ausmaß der ANP-Erhöhung am 3. Tag des Infarkts ist ein Prädiktor für die 1-Jahres-Mortalität. Bei instabiler Angina pectoris und bei Myokardinfarkten mit oder ohne ST-Hebungen korreliert eine BNP-Erhöhung mit der frühen (30-Tage-) und der späten (10-Monate-)Letalität (DeLemos et al. 2001).

Beim akuten Herzinfarkt kommt es ferner zu einem Anstieg der **freien Fettsäuren** sowie des **Serumlaktats**. Freie Fettsäuren haben eine arrhythmogene Wirkung (Lüderitz 1979), wobei diese v. a. dann zum Tragen kommt, wenn das Herz durch Katecholamine während der Ischämie für freie Fettsäuren sensibilisiert ist (Opie et al. 1975; Ceremuzynski 1981). Der Serumlaktatspiegel bei der Aufnahme hat eine prognostische Bedeutung. Je höher er ist, desto schlechter ist die Prognose des Patienten.

Von praktischer Bedeutung ist die bei einem Großteil der Patienten mit akutem Herzinfarkt bestehende gestörte Glukosetoleranz, mit Erhöhung der **Blutglukose** bis um 250 mg/dl während der ersten 3 Tage. Ursache ist eine gestörte Insulinfreisetzung aus dem Pankreas, was wahrscheinlich auf die vermehrte Katecholaminsekretion bei einen Großteil der Patienten zurückzuführen ist. Als Hinweis auf einen latenten Diabetes mellitus ist die Hyperglykämie hingegen nicht zu werten. Besteht jedoch ein Diabetes mellitus, so kommt es häufig im Zusammenhang mit dem akuten Infarkt zur Entgleisung.

An weiteren hormonalen Veränderungen werden ein Anstieg des **Plasmakortisols** sowie auch des **Aldosterons** gefunden. Auch bei diesen Hormonen scheint ein Zusammenhang zwischen Infarktgröße und Ausmaß des Anstiegs zu bestehen.

Röntgendiagnostik

Eine wesentliche diagnostische Bedeutung kommt der Röntgenuntersuchung des Thorax beim akuten Herzinfarkt nicht zu. Trotzdem ist die Untersuchung i. Allg. unerlässlich, um von außen eingeführte Katheter wie zentralvenöse Venenkatheter, Pulmonalarterienkatheter oder auch im rechten Vorhof bzw. in der rechten Herzkammer lokalisierte Schrittmacherelektroden in ihrer Lage zu kontrollieren bzw. ihre Position zu dokumentieren.

Obwohl das Röntgennativbild eine Abschätzung der Rückwirkung des akuten Myokardinfarkts auf den Lungenkreislauf erlaubt, kann es das hämodynamische Monitoring bei komplizierten Infarkten (s. unten) nicht ersetzen. Dies liegt v. a. daran, dass die röntgenologischen Befunde den hämodynamischen Parametern zeitlich um Minuten bis Stunden nachhinken und andererseits auch nach Therapie und Korrektur bis zu 2 Tagen persistieren können. Der röntgenologische Nachweis einer Lungenstauung, als auch ein in der Akutphase vergrößertes Herz zeigen eine hohe Akutletalität (Uths u. Dahl 1969) und auch beeinträchtigte Langzeitprognose an, wobei der prädiktive Wert unabhängig von der Ejektionsfraktion zum Entlassungszeitpunkt ist (Gottlieb et al. 1992).

Echokardiogramm
P. Bubenheimer, N. Jander

 Die rasche Verfügbarkeit der Echokardiographie in der Aufnahme- oder Intensivstation erlaubt nicht nur – insbesondere bei nicht eindeutigen EKG-Veränderungen – die rasche Diagnosestellung einer akuten Ischämie, sondern auch die Abschätzung des Ausmaßes des gefährdeten Myokardareals („area at risk"), die Erfassung von Komplikationen und die differenzialdiagnostische Abgrenzung von anderen Krankheitsbildern.

Mit der 2-D-Methode kann eine genaue topographische Beurteilung und Gefäßzuordnung des ischämischen Areals erfolgen (Bubenheimer 1985). Die Ausdehnung des Infarkts kann quantifiziert und seine Vergrößerung oder Verkleinerung im Verlauf unter Therapie durch serielle Untersuchungen verfolgt werden (Broderick et al. 1989). Eine Differenzierung von definitivem Infarkt und reversibler Ischämie ist im Frühstadium nicht möglich. Erst nach einigen Tagen zeichnen sich in den irreversibel geschädigten Myokardarealen die infarkttypischen morphologischen Veränderungen ab (s. Kap. 23).

Infarktgröße. Eine akute Ischämie zeigt sich in der Echokardiographie als neu aufgetretene Wandbewegungsstörung. Man unterscheidet je nach Schweregrad Hypo-, A- oder Dyskinesie, während die nicht betroffenen Areale häufig sogar hyperkinetisch erscheinen (Heger et al. 1979). Die Infarktgröße wird im akuten Stadium tendenziell überschätzt, da die Funktionsstörung über das definitive Infarktareal hinausgreift (Weiss et al. 1978a; Heger et al. 1980). Die Besserung der kontraktilen Funktion nach Wiedereröffnung des Infarktgefäßes (Katheterintervention, Lyse) kann Tage bis Wochen dauern (Wyatt et al. 1981; Widimsky et al. 1985).

Die echokardiographische Bestimmung der Infarktgröße ist prognostisch relevant (Heger et al. 1980; Nishimura et al. 1984). Besonders ungünstig ist die Prognose, wenn sich das Infarktareal bei Verlaufskontrollen ausdehnt (Eaton et al. 1979). Auch aus der dopplerechokardiographischen Analyse des mitralen Einstromsignals und des aortalen Ejektionssignals ergeben sich prognostische Hinweise (Delemarre et al. 1989; Völler et al. 1994).

Komplikationen. Einen besonders hohen Stellenwert hat die Echokardiographie zur frühen Erkennung typischer Komplikationen. Eine echokardiographische Untersuchung sollte deshalb bei allen Patienten schon im akuten Stadium durchgeführt werden. Sie ist auch immer indiziert, wenn es zu einer hämodynamischen Verschlechterung kommt (Hypotonie, Tachykardie, Zeichen der Rechts- oder Linksherzinsuffizienz) oder ein Herzgeräusch auftritt. Bei kritisch kranken Patienten, insbesondere unter den Bedingungen der Beatmung oder Reanimation, kann zur raschen Befunderhebung eine transösophageale Untersuchung hilfreich sein.

Perikarderguss. Kleine Perikardergüsse ohne hämodynamische Relevanz können sich in den ersten 1–3 Tagen nach Infarkt entwickeln. Größere Perikardergüsse kommen v. a. bei größeren Infarkten mit Zeichen der Herzinsuffizienz vor. Die **Myokardruptur** der freien Wand führt zu einer raschen Entwicklung eines blutigen Perikardergusses mit häufig rasch eintretender hämodynamischer Verschlechterung. Echokardiographisch können dann neben einem Erguss evtl. auch Koagel im Perikardspalt nachgewiesen werden. Kompression einzelner Herzhöhlen, insbesondere der rechten Herzabschnitte, sowie die Weite und fehlende Atemvariabilität der V. cava inferior weisen auf die Schwere der hämodynamische Beeinträchtigung hin (Figueras et al. 1998; Becker et al. 1999).

Rechtsventrikulärer Infarkt. Die Beteiligung des rechten Ventrikels bei Hinterwandinfarkt hat prognostische Relevanz (Zehender et. al. 1993) und kann in der Echokardiographie v. a. im apikalen Vierkammerblick und im parasternalen Kurzachsenschnitt erkannt werden. Bei jedem Hinterwandinfarkt sollte nach einer Rechtsherzbeteiligung gezielt gesucht werden. Die Beurteilung von Weite und Atemvariabilität der V. cava inferior ist zur Abschätzung des rechts-atrialen Füllungsdrucks wesentlich.

Septumrupturen können nach transmuralen Vordergrund Hinterwandinfarkten auftreten. Meist sind sie an der Grenze zwischen Infarkt und Restmyokard zu finden, wo die größten Scherkräfte auftreten. Nicht immer sind die Defekte so groß, dass sie direkt im Schnittbild sichtbar sind (Scanlan et al. 1979; Bishop et al. 1981). Allerdings ist das Septum an der Perforationsstelle oft umschrieben aneurysmatisch deformiert. Weitere indirekte Zeichen, die eine Septumruptur vermuten lassen, sind eine Dilatation des rechten Herzens, große Schwingungsamplituden der Mitralsegel und hyperkinetische Kontraktionen des Restmyokards als Folge der Volumenüberlastung (Chandraratna et al. 1975; Kerin et al. 1976 u a.). Der direkte Nachweis des Defekts kann mit der Kontrastechokardiographie oder mit der Farbdopplerechokardiographie geführt werden (Bishop et al. 1971; Potratz et al. 1986 u. a.). Dopplerechokardiographisch können auch Angaben zur Höhe des Pulmonalisdrucks und des Shunt-Volumens gemacht werden.

Die seltene schwere **Mitralinsuffizienz** durch Papillarmuskelruptur verläuft meist perakut tödlich. Durch die rasche Verfügbarkeit der Echokardiographie, insbesondere auch der transösophagealen Technik, wird die Diagnose heute zunehmend so frühzeitig gestellt, dass eine notfallmäßige Operation noch zum Erfolg führt. Die Diagnose lässt sich aufgrund schleudernder Bewegungen des abgerissenen Papillarmuskelköpfchens zwischen den stark pulsierenden linken Herzabschnitten im Schnittbild leicht stellen (Abb. 22.6; Mintz et al. 1981). An eine akute Mitralinsuffizienz sollte v. a. gedacht werden, wenn bei schlechter Hämodynamik (Tachykardie, Hypotonie, Linksherzinsuffizienz) echokardiographisch ein sehr aktiver oder gar hyperkinetischer linker Ventrikel beobachtet wird. Das Infarktareal selbst kann dabei auf ein kleines Gebiet um einen Papillarmuskels herum beschränkt sein. Da kaum noch eine Druckdifferenz zwischen linkem Ventrikel und Vorhof besteht, ist das Farbdopplersignal oft wenig beeindruckend.

Ventrikelthromben können in der frühen Postinfarktphase bei ca. 10% der nicht antikoagulierten Patienten gefunden werden (Asinger et al. 1981; Reeder et al. 1981a, b). Bevorzugt sind Patienten mit großen Vorderwandinfarkten betroffen, insbesondere, wenn sich ein Aneurysma ausgebildet hat. Die Diagnose ist insofern von Bedeutung, als die Thromboembolierate bei muralen Thromben etwa um das 10fache erhöht ist (Kneissl et al. 1985).

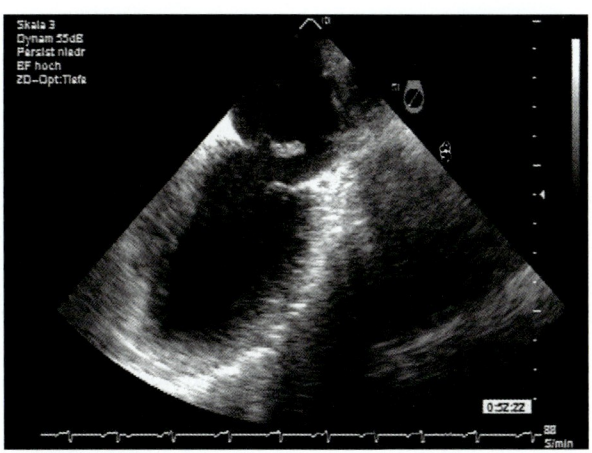

Abb. 22.6. Papillarmuskelabriss nach akutem Seitenwandinfarkt. Durchschlagen des hinteren Mitralsegels in den linken Vorhof. Reste des Papillarmuskels prolabieren mit dem Mitralsegel in den Vorhof. Eine große systolische Lücke mit schwerer Mitralinsuffizienz ist die Folge

Differenzialdiagnose. Bei unklarer Infarktdiagnose dient das Echokardiogramm dem differenzialdiagnostischen Ausschluss verwechselbarer Krankheitsbilder. Bei bedeutsamer **Lungenembolie** ist der rechte Ventrikel vergrößert, die rechtsventrikuläre Funktion herabgesetzt und der über das Trikuspidalinsuffizienzsignal abzuschätzende systolische Pulmonalarteriendruck erhöht. Zur Bestätigung oder zum Ausschluss einer **Aortendissektion** ist meist eine transösophageale Untersuchung notwendig. Die transthorakale Untersuchung kann aber schon oft durch den Nachweis eines Perikardergusses, einer Aorteninsuffizienz und/oder einer erweiterten Aorta ascendens Hinweise auf diese Verdachtsdiagnose geben. Ein Perikarderguss ohne Nachweis von regionalen Wandbewegungsstörungen kann auf eine **Perikarditis** hinweisen.

Weitere bildgebende Verfahren

Im Vergleich zur Anamnese mit dem zur Verdachtsdiagnose führendem Leitsymptom „anhaltender kardialer Brustschmerz", den EKG-Veränderungen und den Laboruntersuchungen auf „kardiale Nekrosemarker" (CK-MB, Myoglobin, cTn) haben alle bildgebenden Verfahren in der Akutdiagnostik eine untergeordnete Bedeutung.

Die Möglichkeiten der nuklearmedizinischen Diagnostik als auch der Computer- und Kernspintomographie werden in den Spezialkapiteln dargestellt (s. Kap. 13, Kap. 14 und Kap. 15). Hier gelten ähnliche Einschränkungen und Möglichkeiten wie bei der Echokardiographie.

22.3.2 Basistherapie

D. Kalusche, H.J. Büttner

Bevor auf spezifische Interventionen wie Lysebehandlung und frühinterventionelle Katheterbehandlung eingegangen wird, sollen allgemeine Maßnahmen dargestellt werden, die in Vergessenheit zu geraten drohen. Diese Basismaßnahmen können vom Hausarzt, vom Notarzt und vom Klinikarzt eingesetzt werden, je nachdem, wo der Patient zuerst medizinischen Kontakt bekommt (s. Kap. 67). Es handelt sich im Einzelnen um folgende Maßnahmen:

– Legen eines peripheren Zuganges und Hochlagerung des Oberkörpers
– **Sauerstoffzufuhr** über eine Nasensonde führt zur Erhöhung des Sauerstoffpartialdrucks und ist besonders wichtig, wenn durch eine Linksherzinsuffizienz mit Stauung im kleinen Kreislauf die Sauerstoffspannung im Blut erniedrigt ist.
– Dokumentation von Herzfrequenz und Blutdruck.
– Erheben einer **Kurzanamnese** als Screening für eine eventuelle thrombolytische Therapie: Beginn der Symptomatik? Kontraindikationen für Lysetherapie (s. Kap. 44)? Erfassung der evtl. bestehenden Dauermedikation.
– Die **Beseitigung des heftigen Brustschmerzes** und der damit verbundenen Angst des Patienten steht an vorderster Stelle der Behandlung. Sprechen die Symptome auf Nitroglyzerin (sublingual als Spray oder Kapsel) an, so ist ein Angina pectoris-Anfall wahrscheinlicher als ein akuter Herzinfarkt. Bei trotz Nitroglyzeringabe persistierendem Schmerz sind stark wirksame Analgetika indiziert (Morphin 5–10 mg auf 10 ml verdünnte Lösung, anschließend fraktionierte Gabe). Neben der sicheren Analgesie und einer guten Sedierung, erniedrigt Morphin den Sympathikotonus bei gleichzeitiger Vagusaktivierung; ferner kommt es zu einer geringen arteriellen und venösen Vasodilatation. Diese Effekte vermindern den myokardialen Sauerstoffverbrauch. Wenn der Vagotonus bereits sehr ausgeprägt ist (Erbrechen, Herzfrequenz unter 50/min, niedriger Blutdruck), sind Analgetika mit geringeren parasympathikomimetischen Eigenschaften zu bevorzugen, z. B. Pethidin (Dolantin). Bei extrem aufgeregten bzw. agitierten Patienten kann zusätzliche Sedierung notwendig sein.
– **Azetylsalizylsäure:** Nach Empfehlungen aller Fachgesellschaften soll die Erstapplikation von 75–350 mg ASS so früh wie möglich erfolgen. ASS ist auch indiziert, wenn später eine Revaskularisationsbehandlung erfolgen soll. Ob eine intravenöse ASS-Gabe Vorteile bietet, ist nicht belegt.
– **Heparin:** Obwohl die antithrombotische Behandlung mit Heparin seit über 30 Jahren klinisch untersucht wird, sind Nutzen und Risiken auch heute nicht eindeutig definiert.
– **β-Rezeptorenblocker:** Der myokardiale Sauerstoffverbrauch ist eine direkte Funktion der Herzfrequenz, der Kontraktilität sowie der Vor- und Nachlast. Bei ca. 40.000 Patienten wurde das Therapieprinzip „β-Blocker beim akuten Infarkt" gegenüber Standardtherapie getestet. Praktisch jede Studie für sich brachte entweder signifikante Ergebnisse oder zumindest – bei zu geringer Patientenzahl – deutliche Trends hinsichtlich der Endpunkte Tod, Reinfarkt und nicht-tödlicher Herzstillstand. Die Risikoreduktion für obige Ereignisse während der Hospitalphase beträgt 15–20%; auch konnte die Einjahresmortalität in der ISIS-I-Studie bei 16.000 Patienten hochsignifikant um 15% gesenkt werden (ISIS-Collaborative Group 1986, 1988).

> **Klinisch wichtig**
>
> Die i.v.-Gabe eines β-Blockers in geringer Dosis (z. B. 2,5 mg Metoprolol) kann für alle Patienten ohne Kontraindikationen empfohlen werden.

Kontraindikationen gegen eine akute β-Blockertherapie haben nicht mehr als 15–20% der Patienten. Diese sind eine Herzfrequenz <50/min, ein systolischer Blutdruck <100 mmHg, ein AV-Block II. oder III. Grades, eine schwere Linksherzinsuffizienz (Lungenödem) sowie eine obstruktive Ventilationsstörung. Die Verträglichkeit, auch der i. v.-Therapie, ist besser als allgemein angenommen.

Weitere, in der Regel im Regionalkrankenhaus anzuwendende Maßnahmen sind:

Bettruhe. Die Beschränkung der körperlichen Aktivität auf das Notwendigste ist für die Senkung des Sauerstoffverbrauchs von großer Bedeutung. Die Zeit der absoluten Bettruhe ist in den letzten Jahren zunehmend verkürzt worden, insbesondere bei Patienten, die einer frühinterventionellen Katheterbehandlung zugeführt werden. Inzwischen wird sie nur noch für 12 h empfohlen, solange keine Komplikationen vorhanden sind (Ryan et al. 1999). Vermeidung absoluter Immobilität verhindert das Auftreten hypostatischer Pneumonien, tiefer Beinvenenthrombosen mit möglichen konsekutiven Lungenembolien, Auftreten stärkerer Muskelatrophie, Blasen und Darmfunktionsstörungen. Nicht zu unterschätzen ist auch der positive psychologische Aspekt (s. Abschn. 22.3.6).

Diät. Die Beschränkung der Kalorienzufuhr und die Zufuhr einer schlackenarmen Kost dient in den ersten Tagen dazu, den Sauerstoffbedarf für den gesamten Organismus zu reduzieren. Am ersten Tag genügt die Gabe von Fruchtsäften, die ab Schmerzfreiheit verabreicht werden können. Wichtig ist bei Bedarf die Stuhlregulierung, insbesondere um Valsalva-Manöver zu vermeiden. Laxanzien werden dabei als Routinebehandlung empfohlen (Ryan et al. 1999).

ACE-Hemmer-Therapie. Die Therapie mit ACE-Inhibitoren wird an anderer Stelle eingehend diskutiert (s. Kap. 47). Hier soll nur kurz auf ihre generelle Anwendung beim akuten Myokardinfarkt eingegangen werden. Hintergrund für ihren Einsatz bildet die Aktivierung des Renin-Angiotensinsystems, wobei das Ausmaß der Aktivierung von der Infarktgröße abhängig ist. Die Aktivierung des RAS hat ungünstige Auswirkungen im Zusammenhang mit linksventrikulärem Remodelling (s. Abschn. 22.3.4). Ein früher Einsatz von ACE-Hemmern wirkt sich günstig aus. Die beiden Mega-Studien GISSI-3 (Gruppo Italiano per lo Studio della Sopravivenza nell'Infarto Miocardico 1994) und ISIS-4 (ISIS-4-Collaborative Group 1995), die zusammen fast 80.000 Patienten einschlossen und die frühe Gabe von ACE-Inhibitoren in ihr Protokoll inkorporiert hatten, belegten übereinstimmend einen zwar geringen, statistisch jedoch signifikanten Nutzen einer generellen Gabe von ACE-Hemmern bei akutem Myokardinfarkt. Hauptnebenwirkung ist eine bedeutsame Hypotension (s. Kap. 47).

> **Zusatzwissen**
>
> Maßnahmen, die ihre Bedeutung weitgehend verloren haben:
>
> **Kalziumantagonisten.** Bei über 10.000 Patienten wurden verschiedene Kalziumantagonisten, in erster Linie Nifedipin und Verapamil bei Patienten mit akutem Myokardinfarkt getestet. In keiner Studie konnte ein Nutzen hinsichtlich Infarktsterblichkeit belegt werden; entsprechend negativ sind auch Metaanalysen, die alle Untersuchungen mit diesen Substanzen zusammenfassen (Yusuf et al. 1991; Held u. Yusuf 1994). Betrachtet man Dihydropyridine (in erster Linie Nifedipin) und Verapamil sowie Diltiazem differenziert, so gibt es in den Nifedipin-Studien sogar klare Trends zu einer erhöhten Mortalität und vermehrten Reinfarkten, während die Reinfarktrate unter Verapamil und Diltiazem um ca. 20% gemindert ist, ohne dass ein positiver Einfluss auf die Sterblichkeit erkennbar wäre. Besonders nachteilig wirken sich Kalziumantagonisten im akuten Myokardinfarkt bei Patienten mit großen Infarkten und entsprechend bereits erniedrigter Ejektionsfraktion aus. Der Einsatz bradykardisierender Kalziumantagonisten (Verapamil, Diltiazem) kann überlegt werden, wenn bei kleinen, insbesondere bei „Non-Q-wave-Infarkten" und fehlenden klinischen Hinweisen auf Herzinsuffizienz eine Kontraindikation gegen β-Blocker besteht. Hier ist ein positiver Effekt auf die frühe Reinfarktrate zu erwarten (Gibson et al. 1986; Hansen 1991; Held u. Yusuf 1994).
>
> **Magnesium.** Die amerikanischen Fachgesellschaften empfehlen Magnesium unverändert bei Patienten mit hohem Sterblichkeitsrisiko, wenn der Beginn der Behandlung innerhalb von 6 h nach Schmerzbeginn erfolgen kann (Ryan et al. 1999), obwohl die ISIS-4-Studie mit fast 60.000 Patienten die positiven Ergebnisse der LIMIT-2 (Woods et al. 1992; Woods u. Fletcher 1994) mit 2316 Patienten nicht bestätigen konnte.
>
> **Glukose-Insulin-Kalium-Infusionen.** Poolt man die mitgeteilten Daten, so er gibt sich eine Reduktion der Sterblichkeit von 30% gegenüber Kontrollgruppen. Die einfache und v. a. auch kostengünstige Behandlung hat jüngst erneute Aufmerksamkeit gewonnen (Opie 1999). Diaz et al. (1998) randomisierten 407 Patienten mit akutem Myokardinfarkt innerhalb von 24 h und behandelten eine Gruppe mit Standardtherapie einschl. Lyse, die andere Gruppe erhielt zusätzlich GIK (25% Glukose, 50 IU/l Insulin, 80 mmol/l KCl, Infusion mit 1,5 ml/KG und h für 24 h). Es fand sich eine statistisch signifikante Reduktion des primären kombinierten Endpunktes (Tod, schwere Herzinsuffizienz, nichttödliches Kammerflimmern) für die GIK-Gruppe (p<0,008; relative Risikoreduktion 0,34). Der Effekt war besonders ausgeprägt bei den Patienten, die innerhalb von 12 h die Therapie erhielten. Bei Diabetikern wurde ein positiver Effekt auf die 1-Jahres-Überlebensrate gezeigt (relative Risikoreduktion für Tod: 30%; Malmberg et al. 1995). Aufgrund dieser Studienergebnisse empfehlen die amerikanischen Fachgesellschaften die Gabe von GIK im Rahmen der Standardtherapie (Ryan et al. 1999).
>
> Alle diese Therapieansätze treten umso mehr zurück, je häufiger die Patienten einer frühen Revaskularisationsbehandlung zugeführt werden, wie sie im folgenden Abschnitt beschrieben wird.

22.3.3 Reperfusionstherapie

F.-J. Neumann

Mit der üblichen Infarkttherapie, wie sie sich in großen Registern mit unselektioniertem Patientengut niederschlägt, liegt die Infarktletalität im Krankenhaus zwischen 15% und 25% (Tunstall-Pedoe et al. 2000; Gottwik et al. 2001). Wird dagegen das volle Potenzial moderner Behandlungsmöglichkeiten genutzt, kann die Krankenhaussterblichkeit unselektionierter Patienten mit akutem Myokardinfarkt in spezialisierten Zentren auf deutlich unter 6% sinken (Kastrati 2000). Voraussetzung hierfür ist ein reibungsloses Zusammenspiel zwischen Rettungsdiensten, interventioneller Kardiologie, Intensivmedizin und konservativer Weiterbehandlung. Nur so lassen sich die Prinzipien der optimalen Therapie des akuten Myokardinfarkts verwirklichen: wirksame Reperfusion im Katheterlabor, medikamentöse Frühbehandlung zur Entlastung des Myokards, unverzügliche Intervention bei Komplikationen und konsequente Sekundärprävention. Im Folgenden soll die Implementierung dieser Prinzipien in der klinischen Praxis dargestellt werden. Dabei werden zunächst die Grundlagen der Reperfusion und dann die praktische Vorgehensweise besprochen.

Reperfusionsstrategien

Die zeitgerechte, vollständige und anhaltende Reperfusion senkt die Infarktsterblichkeit um bis zu über 50%. Die wichtigsten zugrunde liegenden Mechanismen sind Reduktion der Myokardnekrose („myocardial salvage") und damit Verminderung der infarktbedingten kontraktilen Dysfunktion, Verringerung des Arrhythmierisikos, sowie Verbesserung der Narbenbildung mit Verringerung des Rupturrisikos und Stabilisierung der Ventrikelgeometrie. Die Qualität der Reperfusion ist von entscheidender Bedeutung (Reiner et al. 1996): Bei offenem Gefäß mit verzögertem Fluss (TIMI-2-Fluss) ist die Prognose nahezu so schlecht wie ohne Wiedereröffnung (TIMI 0/1). Eine Verminderung von Letalität und infarktbedingter linksventrikulärer Dysfunktion wird nur erreicht, wenn sich der Blutfluss im wiedereröffneten Gefäß normalisiert. Neuere Untersuchungen zeigen, dass Unterschiede in der Güte der mikrovaskulären Reperfusion innerhalb des Spektrums des angiographisch Normalen (TIMI 3) Prognose und Erholung der LV-Funktion entscheidend beeinflussen (Neumann et al. 1998).

Katheterintervention vs. Fibrinolyse. Reperfusion im akuten Myokardinfarkt kann durch Fibrinolyse, Katheterintervention und Bypass-Operation erreicht werden, wobei die chirurgische Therapie wegen der logistischen Anforderungen und des hohen Operationsrisikos nur eine Nischenindikation darstellen. Fibrinolyse und Katherintervention unterscheiden sich in Durchführbarkeit und Effektivität. Die Katheterintervention ist in spezialisierten Zentren bei fast allen Patienten möglich, während die allgemein verfügbare Fibrinolyse nur für einen Teil der Patienten geeignet ist. Mit der Katheterintervention kann unabhängig von der Dauer des Infarktgeschehens bei über 90% eine vollständige Wiedereröffnung des Infarktgefäßes (TIMI 3) erzielt werden. Die Erfolgsrate (TIMI 3) der Fibrinolyse liegt in fast allen Studien unter 60% und ist deutlich zeit-

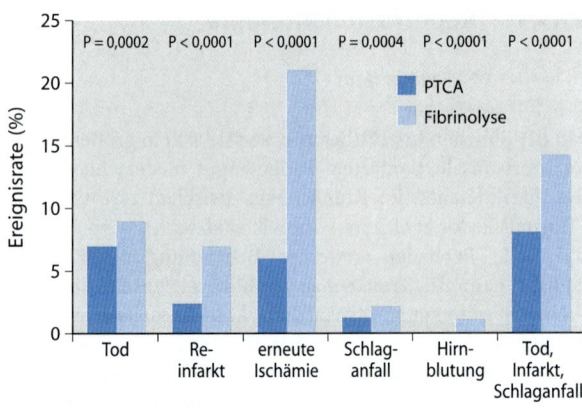

◻ **Abb. 22.7.** Klinisches Ergebnis im Frühverlauf (4–6 Wochen) nach Katheterrevaskularisation oder Fibrinolyse. Ergebnisse einer Metaanalyse von 23 Studien. (Nach Keeley et al. 2003)

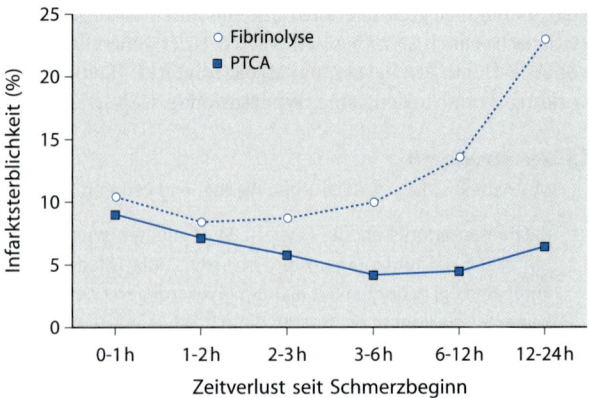

◻ **Abb. 22.8.** Für Kovariablen adjustierte Zeitabhängigkeit der Infarktletalität nach Katheterintervention oder Fibrinolyse. (Nach Zahn et al. 1999)

abhängig, da durch zunehmende Stabilisierung des Thrombus die Chance einer Wiedereröffnung sinkt.

> Im Vergleich zu Plazebo senkt die Fibrinolyse die Infarktsterblichkeit im Krankenhaus um 18%. Zusätzlich zu dem, was durch die Fibrinolyse erreicht wird, senkt die Katheterintervention die Infarktsterblichkeit hochsignifikant um weitere 25%, wie die Metaanalyse der randomisierten Studien zeigt (◻ Abb. 22.7; Keeley et al. 2003).

In der täglichen Praxis, wie sie sich in Registerdaten von über 100.000 Patienten widerspiegelt, liegt die relative Reduktion der Infarktsterblichkeit durch die Kathetereintervention bei 33%. Die optimierte Katheterintervention bewahrt im Mittel mehr als doppelt soviel Myokard vor dem drohenden Zelltod als das derzeit beste etablierte Fibrinolyseverfahren (Schömig et al. 2000) und senkt das Reinfarktrisiko um 64% (Keeley et al. 2003).

Der klinische Vorteil der Katheterintervention im Vergleich zur Fibrinolyse nimmt nach Entlassung aus dem Krankenhaus weiter zu und bleibt noch über Jahre statistisch nachweisbar.

> Die Katheterintervention vermeidet die zerebralen Blutungskomplikationen der Fibrinolyse und halbiert so das Risiko schwerer Schlaganfälle (1% vs. 2%); sie ist bei nahezu allen Patienten durchführbar (Keeley et al. 2003). Die Katheterintervention ist bei Infarkten mit und ohne ST-Hebung gleichermaßen wirksam. Auch jenseits des Zeitfensters von 12 h rettet die Katheterintervention Myokard.

Im Gegensatz zur Fibrinolyse findet sich bei Katheterintervention nicht die strenge Abhängigkeit der Hospitalletalität von der Zeit bis Therapiebeginn. Im MIR/MITRA-Register (◻ Abb. 22.8) war die Infarktletalität bei Katheterintervention weitgehend unabhängig von Zeitverlusten bis Therapiebeginn, während das Ergebnisse der Fibrinolyse absolut und im Vergleich zur Katheterintervention zeitabhängig schlechter wurde (Zahn et al. 1999). Zu ähnlichen Ergebnissen kam auch eine große amerikanische Studie (Cannon 2000). Die Katheterintervention dürfte somit auch spät nach Infarktbeginn noch vorteilhaft sein, ein Konzept, das zur Zeit in randomisierten Studien überprüft wird.

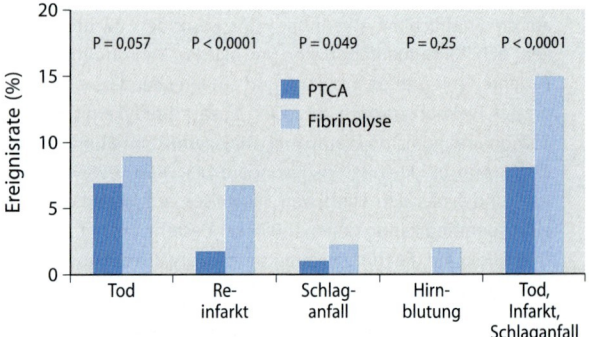

◻ **Abb. 22.9.** Klinisches Ergebnis im Frühverlauf (4–6 Wochen) nach Zuführung von Patienten zur Katheterrevaskularisation oder Fibrinolyse vor Ort. Ergebnisse einer Metaanalyse von 5 Studien. (Nach Keeley et al.1999)

Es häufen sich somit die Befunde, dass bei Katheterintervention die Reduktion von Infarktgröße und Letalität deutlich weniger zeitabhängig ist als bei Fibrinolyse.

> Die Katheterintervention ist selbst dann noch der Fibrinolyse überlegen, wenn sie mit einem Zeitverlust verbunden ist.

Hieraus ergab sich die Frage, ob Patienten, bei denen die Diagnose eines Myokardinfarkts im Krankenhaus ohne Kathetermöglichkeit gestellt wurde, statt einer Fibrinolyse vor Ort zur Katheterintervention verlegt werden sollen. Diese Frage wurde in 5 randomisierten Studien untersucht (Keeley et al. 2003). Sie zeigen überzeugend, dass der Transport zur Katheterintervention der lokalen Fibrinolyse bezüglich des Risikos von Tod und Reinfarkt sowie des Schlaganfallrisikos deutlich überlegen ist (◻ Abb. 22.9). Komplikationen auf dem Transport waren selten: Das Risiko zu versterben betrug 0,5%, das von ventrikulären Arrhythmien 0,7–1,4%, das eines höhergradigen AV-Blocks 2% (Keeley et al. 2003).

Unter den 5 Studien verdient die größte, DANAMI-2 (Andersen et al. 2003), besondere Aufmerksamkeit. Das Einzugsgebiet dieser Studie umfasste 60% der dänischen Bevölkerung; 1129 Patienten wurden in Krankenhäusern ohne Kathetermöglichkeit aufgenommen. Die Entfernung zum Katheterzentrum betrug maximal 153 km, im Mittel 56 km, die maximal tolerable Zeitverzögerung bis zum Beginn der Katheterintervention war 3 h. Durch den Transport zur Katheterintervention wurde die kombinierte Rate von Tod, Reinfarkt und Schlaganfall von 14,2% bei lokaler Fibrinolyse auf 8,5% gesenkt (p=0,002).

Die Metaanalyse der verfügbaren Daten zeigt, dass mindestens bis zu einem Zeitverlust von 90 min zwischen möglichem Beginn der Fibrinolyse und möglichem Beginn der Katheterintervention die Katheterintervention der Fibrinolyse überlegen ist (Nallamothu u. Bates 2003).

Zur Zeit beschäftigen sich mehrere Studien mit der Frage, ob eine vorgeschaltete Fibrinolyse das Ergebnis der Infarktbehandlung verbessert, wenn die Katheterintervention geplant ist, aber nicht innerhalb von 1–1,5 h durchgeführt werden kann. Dem zugrunde liegt das Konzept der erleichterten Katheterintervention („facilitated PCI"), das besagt, dass eine der Katheterintervention vorausgegangene Fibrinolyse den Zeitverlust bis zum Beginn der Reperfusion zumindest bei einem Teil der Patienten verkürzt und dass die partielle Wiedereröffnung die nachfolgende Katheterintervention technisch vereinfacht. Die bisher vorliegenden noch nicht ganz schlüssigen Daten stimmen jedoch skeptisch. Sie lassen eine Verschlechterung des klinischen Ergebnisses erkennen, wenn der Katheterintervention eine Fibrinolyse vorangeht (Widimsky et al. 2000; Vermeer et al. 1999). Die erste randomisierte Studie, die spezifisch das Konzept der erleichterten Katheterintervention untersuchte, BRAVE I, zeigte bezogen auf ihren primären Endpunkt Infarktgröße keinen Vorteil der Fibrinolyse vor Katheterintervention im Vergleich zur alleinigen Katheterintervention (Kastrati et al. 2004). Auch klinisch war die vorgeschaltete Fibrinolyse nicht vorteilhaft. Übereinstimmend ergab die CAPTIM-Studie, dass der Transport ins Katheterzentrum nach vorausgegangener Prähospitallyse dem Transport ins Katheterzentrum ohne Prähospitallyse nicht überlegen war. Nach der aktuellen Datenlage kann somit eine der Katheterintervention vorgeschaltete Lysebehandlung nicht empfohlen werden.

Die Rolle des erstversorgenden Arztes

Der ärztliche Ersthelfer spielt eine zentrale Rolle in der Infarktbehandlung. Ein akuter Myokardinfarkts kann in der Regel mithilfe eines 12-Kanal-EKGs bereits prähospital diagnostiziert werden. Der Ersthelfer bereitet die Reperfusionstherapie medikamentös vor und stellt mit der Wahl des für die Infarktbehandlung am besten geeigneten Krankenhauses die entscheidenden Weichen für eine wirksame und kosteneffektive Therapie. Dabei ist das Kriterium der räumlichen Nähe von untergeordneter Bedeutung gegenüber dem Kriterium der Verfügbarkeit von Katheterkapazität. Nach Information des ausgewählten Krankenhauses kann die Transportzeit zur Vorbereitung des Katheterlabors genutzt werden.

Krankenhäuser mit Kathetermöglichkeit

Die Rekanalisation des Infarktgefäßes im Katheterlabor ist Therapie der Wahl beim akuten Myokardinfarkt (s. oben). Auch beim akuten Myokardinfarkt senkt die Stent-Implantation im Vergleich zur reinen Ballonangioplastie das Reokklusions- und Restenoserisiko nach Katheterintervention. Als antithrombozytäre Begleittherapie sollte neben der Azetylsalizylsäure, ein Thienopyridin und Abciximab gegeben werden (s. Kap. 43). Laufende Studien werden die Rolle zusätzlicher Thrombektomie- und Protektionskatheter klären. Ob bei koronare Mehrgefäßerkrankung nur die Infarktläsion oder alle relevanten Stenosen in der ersten Sitzung behandelt werden sollen, ist z. Z. noch nicht durch Studien geklärt. In der Regel ist eine Behandlung aller relevanten Stenosen in einer Sitzung möglich und wünschenswert.

Der Erfolg der Katheterintervention im akuten Myokardinfarkt wird bestimmt von der persönlichen und institutionellen Erfahrung sowie von Effizienz der Funktionsabläufe im Krankenhaus. Die Infarktletalität sinkt deutlich mit zunehmender Rate von Interventionen, die an einer Institution durchgeführt werden (Cannon 2000). Auch die individuelle Erfahrung des Katheterspezialisten spielt eine Rolle; allerdings kann geringere individuelle Erfahrung in einer erfahrenen Institution kompensiert werden. Als Maß für ein reibungsloses Zusammenspiel zwischen Aufnahmeeinheit, Katheterlabor und Intensivstation kann die Zeit zwischen Katheterintervention und Einlieferung ins Krankenhaus dienen. Auch an dieser Variablen zeigt sich, dass die Infarktletalität bei Katheterintervention umso geringer ist, je effizienter sich die Funktionsabläufe im Krankenhaus gestalten (Cannon 2000).

Krankenhäuser ohne Kathetermöglichkeit

Transport zur Katheterintervention. Für die Mehrheit der Patienten mit akutem Myokard kommt eine Thrombolysebehandlung nicht in Betracht, da sie außerhalb des Lysezeitfensters im Krankhaus eintreffen, die EKG-Kriterien nicht erfüllen oder Kontraindikationen aufweisen. Das Risiko dieser Patienten ist mehr als doppelt so hoch als das der Patienten, bei denen eine Fibrinolyse möglich ist.

Es besteht jedoch die Möglichkeit, durch Katheterbehandlung noch Myokard zu retten. Aus diesem Grund sollte bei Patienten mit akutem Myokardinfarkt ohne Möglichkeit zur Thrombolyse die sofortige Verlegung in ein Interventionszentrum angestrebt werden.

Auch Patienten, bei denen eine Thrombolyse möglich ist, sollten zur Katheterintervention in ein Katheterzentrum verlegt werden, wenn dies innerhalb des akzeptablen Zeitrahmens von 90 min möglich ist (s. oben). Wenn es gelingt, regionale Organisationsstrukturen zu schaffen, die eine rasche und reibungslose Zusammenarbeit zwischen primär behandelndem Krankenhaus und Interventionszentrum garantieren, sollte dieses Zeitfenster bei nahezu allen Patienten ausreichend sein (s. auch Kap. 67, S. 1314 ff).

Fibrinolyse (s. Kap. 44). Wenn die zeitgerechte Katheterintervention aufgrund logistischer Probleme nicht ermöglich werden kann, ist Fibrinolyse bei Patienten mit ST-Hebung oder neuem Linksschenkelblock innerhalb der ersten 12 h nach Schmerzbeginn eine wirksame und ausreichend sichere Therapie, sofern die Kontraindikationen beachtet werden (s. Kap. 44).

> **Indikationen**
> - ST-Streckenhebungen (0,1 mV in 2 Extremitätenableitungen oder 0,2 mV in 2 benachbarten Brustwandableitungen) oder vermutlich neu aufgetretener Linksschenkelblock bei weniger als 12 h zurückliegendem Symptombeginn

Absolute Kontraindikationen
- Schlaganfall innerhalb der letzten 6 Monate
- Zentralnervöse Schädigung oder Tumoren
- Schädelhirntrauma oder Neurochirurgie innerhalb der letzten 3 Wochen
- Gastrointestinale Blutung innerhalb des letzten Monats
- Hämorrhagische Diathese
- Aortendissektion

Relative Kontraindikationen
- Transiente ischämische Attacke innerhalb der letzten 6 Monate
- Orale Antikoagulantientherapie
- Nicht komprimierbare Punktionsstelle
- Traumatische Reanimation
- Refraktäre Hypertonie (systolischer Blutdruck >180 mmHg)
- Fortgeschrittene Lebererkrankung
- Infektiöse Endokarditis
- Aktives peptisches Ulkus
- Kürzliche retinale Laserbehandlung

Als Fibrinolytika sind t-PA und seine Abkömmlinge der Streptokinase überlegen. So ergab die GUSTO-Studie, dass die akzelerierte Gabe von t-PA im Vergleich zur Streptokinase 10 Leben pro 1000 behandelten Patienten rettet (GUSTO 1993). Allerdings gleichzeitig mit 3 zusätzlichen Schlaganfällen pro 1000 behandelten Patienten gerechnet werden muss (GUSTO 1993). Obwohl die gentechnisch hergestellten Abkömmlinge der t-PA, die r-PA (Reteplase) und die TNK-tPA (Tenecteplase) verbesserte pharmakokinetische und fibrinolytische Eigenschaften aufweisen als die Muttersubstanz, konnte in großen Studien keine Verbesserung der klinischen Wirksamkeit gegenüber t-PA nachgewiesen werden. Die Abkömmlinge der t-PA bieten jedoch den praktischen Vorteil, dass sie als Doppel- (r-PA) oder als Einzelbolus (TNK-tPA) gegeben werden können.

Als Begleittherapie ist Azetylsalizylsäure obligatorisch (s. oben). Heparin bringt zwar als Zusatztherapie zur Streptokinase keinen Vorteil (GUSTO 1993); sollte jedoch bei Fibrinolyse mit t-PA und seinen Abkömmlingen für 24–48 h intravenös verabreicht werden, um eine Reokklusion des Gefäßes zu verhindern. Eine aktivierte, partielle Thromboplastinzeit (aPTT) über 70 s ist mit einem erhöhten Risiko von Tod, Blutung und Reinfarkt verbunden (s. Kap. 44). Die Kombination von Fibrinolytika in voller Dosierung mit niedermolekularem Heparin oder Fibrinolytika in halber Dosierung mit GpIIb/IIIa-Blockern hat in jüngster Zeit viel Beachtung gefunden, kann jedoch nach der derzeitigen Datenlage nicht empfohlen werden, da das Risiko schwerer Blutungen steigt, ohne dass die Infarktletalität gesenkt wird.

Katheterintervention nach Fibrinolyse. Trotz schwacher Datenlage gelten fehlende Rückbildung von ST-Streckenhebungen, persistierende Angina, hämodynamische Instabilität und Reinfarkt als unumstrittene Indikationen zur sofortigen Katheterintervention. Bei unkompliziertem Verlauf wird die Indikation zur Katheterdiagnostik am Ende des stationären Aufenthaltes regelmäßig bei Patienten mit erhöhtem Risiko gestellt. Indikatoren hierfür sind: Postinfarktangina, positives Belastungs-EKG, schlechte Belastbarkeit, Linksherzdekompensation in der Postinfarktphase, eingeschränkte LV-Funktion, höhergradige Rhythmusstörungen und/oder Zweitinfarkt. Dieses Konzept der symptom-geleiteten Koronarangiographie wird durch die kürzlich vorgestellte GRACIA-Studie in Frage gestellt. Sie zeigt, dass die systematisch innerhalb der ersten 24 h durchgeführte Katheterintervention im Vergleich zur symptom-geleiteten Koronarangiographie, die kardiale Komplikationsrate senkt und die Dauer des stationären Aufenthaltes verkürzt. Entsprechend den Daten der GRACIA-Studie sollte, wann immer möglich, innerhalb von 24 h nach Fibrinolyse eine Katheterintervention erfolgen.

22.3.4 Komplikationen
(s. auch Kap. 67, S. 1316)

D. Kalusche, H.J. Büttner

Herzrhythmusstörungen

Mit oder ohne Reperfusionsbehandlung muss der der Patient für mindestens 24–48 h intensivmedizinisch überwacht werden. Kardiologische Überwachungsstationen (sog. „coronary care units", CCU) gibt es seit 1963/64. Durch die Einführung kardiologischer Überwachungsstationen konnte die Krankenhausmortalität in der Vor-Reperfusionsära primär um etwa die Hälfte gesenkt werden (von früher 30% auf ca. 15%); dies ist in erster Linie auf die erfolgreiche Behandlung lebensbedrohlicher Herzrhythmusstörungen, insbesondere des primären Kammerflimmerns und der hochgradigen AV-Blockierungen, zurückzuführen.

Tachykarde Rhythmusstörungen

Akute Ischämie und Hypoxie führen zu einer Reihe von metabolischen und elektrischen Veränderungen im Bereich des betroffenen Myokards, die bei der Entstehung von Arrhythmien in noch nicht geklärter Weise zusammenspielen. Lokale Azidose und Katecholaminfreisetzung, vermehrte freie Fettsäuren und intrazellulärer Kaliumverlust sind hier besonders zu erwähnen. Begünstigende Faktoren stellen eine chronische Kalium- und wahrscheinlich auch Magnesiumverarmung, z. B. durch chronische Diuretikatherapie, dar.

Prophylaxe von primärem Kammerflimmern?

Bis Ende der 70er-Jahre wurde das Konzept der „Warnarrhythmien" vertreten, nach dem häufige VES (>5/min), Polymorphie, Bigeminus, 2-er Ketten, Salven (>2 VES in Reihe) und insbes. das R/T-Phänomen auf eine hohe Gefährdung hinsichtlich des Auftretens von Kammerflimmern anzeigten (Lown et al. 1969). Konsequenterweise wurde deshalb lange das Prinzip einer generellen Lidocainprophylaxe propagiert (Harrison 1978).

Seit Mitte der 80er-Jahre wird primäres Kammerflimmern in der Hospitalphase zunehmend seltener, was auf neue Therapiestrategien, insbesondere die Behandlung mit Thrombolytika, β-Blockern, ASS etc. zurückzuführen ist (Antman u. Berlin 1992). In GISSI-3 betrug die Inzidenz von primärem Kammerflimmern z. B. nur noch 3,7% (Volpi et al. 1998). Die prophylaktische Therapie mit Lidocain ist deshalb heute abzulehnen (Ryan et al. 1999).

Anhaltende ventrikuläre Tachykardien. Eine ventrikuläre Tachykardie (Zykluslänge <600 ms) ist definitionsgemäß „anhaltend", wenn sie >30 s anhält oder vorher wegen hämodynamischer Auswirkungen beseitigt wird. Anhaltende **monomorphe Kammertachykardien** sind in den ersten 24 h des Myokardinfarkts eher selten (Inzidenz in den großen Lysestudien 1–4%) und dann ein prognostisch ungünstiges Zeichen; ihr Auftreten ist mit einer erhöhten Krankenhausletalität verbunden (Eldar et al. 1993; Berger et al. 1993; Newby et al. 1998; Al-Khatib et al. 2003). Die zugrunde liegenden Infarkte sind meistens groß oder es handelt sich um Patienten mit Zweit- oder Drittinfarkt.

> Anhaltende **polymorphe Kammertachykardien** oder seltener auch typische Torsade de pointes (s. Kap. 19) sind überwiegend mit persistierender oder wiederkehrender Myokardischämie verbunden; sie sollten Anlass zu erneuter invasiver Diagnostik sein.

Je nach Myokardzustand und Frequenz der Rhythmusstörung verschlechtert sich die Hämodynamik beim Auftreten einer anhaltenden Kammertachykardie rasch. Wenn es zu peripherer Minderperfusion kommt, sollte die Rhythmusstörung sofort durch Kardioversion beendet werden. Bei relativ niedriger Kammertachykardiefrequenz (<160/min) und stabiler Hämodynamik kann auch ein medikamentöser Behandlungsversuch gemacht werden. Lidocain, 1–2 mg/kgKG als Bolus injiziert, gilt unverändert als Mittel der 1. Wahl (Ryan et al. 1999).

Kammerflimmern. Kammerflimmern bedeutet auch unter den Bedingungen einer Intensivstation eine gefährliche Komplikation. Primäres Kammerflimmern, sekundäres Kammerflimmern und spätes Kammerflimmern müssen voneinander abgegrenzt werden.

> **Primäres Kammerflimmern** ist die häufigste Todesursache in den ersten 24 h des Infarkts, damit wird es in der Klinik häufiger bei Patienten mit kurzer Prähospitalphase anzutreffen sein. Es tritt als primär elektrische Komplikation im Zusammenhang mit der akuten und anhaltenden Ischämie auf und ist in 90% der Fälle Ursache für den plötzlichen Herztod.

Der Gipfel des Kammerflimmerns liegt noch in der ersten Stunde nach Beginn der Symptomatik, die Häufigkeit nimmt dann ständig ab. Nach 24 h wird primäres Kammerflimmern nur noch selten beobachtet. Eine gleichzeitig bestehende Hypokaliämie begünstigt das Auftreten von Kammerflimmern (Nordrehaug et al. 1985) wie auch ein erhöhter adrenerger Tonus (hohe Herzfrequenz!). Hochnormale Kaliumwerte sollten deshalb angestrebt werden. β-Blocker wirken sich schon in der Prähospitalphase günstig aus.

Patienten mit frühem Kammerflimmern haben häufiger als solche ohne diese Komplikation eine schwere koronare 3-Gefäß-Erkrankung, wobei in über 50% der Ramus interventricularis anterior das Infarktgefäß darstellt (Kyriakidis et al. 1993). Es ist deshalb verständlich, dass entgegen früherer Auffassung auch primäres Kammerflimmern ein prognostisch ungünstiges Zeichen ist. Die Krankenhausmortalität ist doppelt so hoch wie bei Patienten ohne primäres Kammerflimmern (Volpi et al. 1998). Überleben Patienten mit primärem Kammerflimmern die Hospitalphase ist ihre weitere Prognose nicht negativ belastet (Dubois et al. 1986; Newby et al. 1998).

Sekundäres Kammerflimmern tritt als Folge einer Herzinsuffizienz oder eines kardiogenen Schocks oder im Zusammenhang mit einer hochgradigen Bradykardie (meistens AV-Block III. Grades) auf. Die Inzidenz beträgt ca. 3–4% (Volpi et al. 1990), die Krankenhaussterblichkeit beträgt dabei auch heute noch ca. 40%. Am häufigsten wird es zwischen dem 2. und 4. Infarkttag beobachtet. Die Langzeitprognose ist aufgrund der bestehenden schweren myokardialen Schädigung ebenfalls schlecht.

Als **spätes Kammerflimmern** wird solches nach 48 h bezeichnet. Nicht selten haben die Betroffenen die Intensivstation schon verlassen. Wenn die Rhythmusstörung nicht mit erneuter akuter Ischämie verbunden ist, ist in den meisten Fällen die Implantation eines ICD (implantierbarer Cardioverter/Defibrillator; s. Kap. 51) indiziert.

Vorhofflattern und -flimmern. Während Vorhofflattern eine in der Akutphase des Myokardinfarkts relativ seltene Rhythmusstörung ist, tritt Vorhofflimmern bei ungefähr 10–20% der Patienten meistens passager auf. Die Inzidenz hat auch in der Reperfusionsära nicht wesentlich abgenommen (Pedersen et al. 1999; Goldberg et al. 2002). Vorhofflimmern tritt gleich häufig nach Vorder- wie nach Hinterwandinfarkt auf; die betroffenen Patienten sind meistens älter und haben größere und kompliziertere Infarkte; sie haben häufiger Kammerflimmern, Kammertachykardien, intraventrikuläre Leitungsstörungen und Herzinsuffizienz (Goldberg et al. 2002, Rathore et al. 2000). Patienten mit Vorhofflimmern haben ein erhöhtes Risiko für Schlaganfall während der Akutphase. Wohl aufgrund der größeren Infarkte ist sowohl die Krankenhaus- als auch die 1-Jahres-Sterblichkeit bei Patienten mit Vorhofflimmern signifikant größer. In multivariaten Regressionsanalysen ist Vorhofflimmern ein unabhängiger Prädiktor für eine beeinträchtigte Prognose (Pizetti et al. 2001). Eine Behandlungsnotwendigkeit besteht, wenn es bei Auftreten von Vorhofflimmern zu einer deutlichen Verschlechterung der Hämodynamik gekommen ist, was v. a. bei einer Tachyarrhythmie der Fall sein kann. Bei Kammerfrequenzen über 90–100/min werden in erster Linie β-Rezeptorenblocker, evt. in Kombination mit Digitalis gegeben. Auch Amiodaron kann sowohl zur Frequenzkontrolle als auch Rhythmisierungstherapie eingesetzt werden. Im Falle eines hämodynamischen Einbruchs mit Entwicklung eines Schockbildes sollte rasch elektrisch rhythmisiert werden. Liegt eine Herzinsuffizienz vor, so kann die Gabe von Saluretika oder/und Nitraten durch Senkung der Vorhofdrücke einen Sinusrhythmus wieder herstellen.

Bradykarde Herzrhythmusstörungen

Sinusbradykardie. In der ersten halben Stunde des akuten Myokardinfarkts weisen nach Pantridge et al. (1974) 28% der Patienten eine Sinusbradykardie (Herzfrequenz <60/min), auf; in den ersten 4 h sind es etwa 34%. Patienten mit Hinterwandinfarkt sind mehr als doppelt so häufig vertreten wie solche mit Vorderwandinfarkt. Bedeutung kommt der Sinusbradykardie v. a. dann zu, wenn sie von einer arteriellen Hypotension begleitet wird.

> **Klinisch wichtig**
> Bradykardie wie auch Hypotonie sprechen in der Regel gut auf Atropin an. Hier ist es von großer Bedeutung, die Dosis vorsichtig zu titrieren (0,25 mg-Schritte), um keine überschießende Tachykardie mit der Folge eines erhöhten Sauerstoffverbrauchs und verstärkter Ischämie zu provozieren.

Sinusarrest und/oder sinuatriale Blockierungen werden in 2–5% der Fälle beobachtet. Es sind überwiegend Patienten mit Hinterwandinfarkt betroffen. Der Entstehungsmechanismus dürfte der gleiche wie bei der oben beschriebenen Sinusbradykardie sein. Die Leitungsstörungen sind meist nur passager, sprechen gut auf Atropin an und haben daher eine gute Prognose.

Atrioventrikuläre Blockierungen (intranodal). Der AV-Knoten wird durch die AV-Knotenarterie versorgt, die in ca. 90% der Fälle ein Ast der rechten Koronararterie ist. Störungen der AV-Leitung treten deshalb v. a. bei Hinterwandinfarkt auf. Die Häufigkeit eines isolierten AV-Blocks I. Grades (definiert als PQ-Zeit über 0,2 s) wird mit 5–15% angegeben. In den meisten Fällen ist die Prognose gut, Übergänge in einen AV-Block II. Grades oder auch III. Grades kommen jedoch vor.

Bei den AV-Blockierungen II. Grades handelt es sich überwiegend um Wenckebach-Periodizitäten mit gelegentlichem Übergang in 2:1-Block. Der QRS-Komplex ist in aller Regel schmal, nach längeren RR-Intervallen findet sich meist ein junktionaler Escape. Kleine Dosen von Atropin sind das Mittel der Wahl.

Etwa ein Drittel der Patienten mit AV-Block I. und II. Grades entwickelt einen AV-Block III. Grades. Bezogen auf alle Patienten mit Hinterwandinfarkt beträgt die Inzidenz eines AV-Block III. Grades 7–11% (Clemmensen et al. 1991; Berger et al. 1992; Behar et al. 1993b). Ein AV-Block III. Grades weist auf einen besonders großen Hinterwandinfarkt hin, in der Regel ist der rechte Ventrikel mit einbezogen. Wahrscheinlich deshalb ist die Krankenhausmortalität verdoppelt. Wird die Akutphase überlebt, so ist die Langzeitprognose gegenüber Patienten ohne AV-Block III. Grades nicht mehr unterschiedlich. Obwohl der Block häufig nur passager ist, kann er aus hämodynamischen Gründen eine vorübergehende Schrittmachertherapie notwendig machen.

Intraventrikuläre Erregungsleitungsstörungen. Von allen Störungen der Erregungsleitung beim akuten Myokardinfarkt haben die intraventrikulären die schlechteste Prognose, da sie meistens Ausdruck einer ausgedehnten Myokardzerstörung sind.

Das His-Bündel hat ebenso wie der links-posteriore Faszikel eine doppelte Blutversorgung durch die rechte Koronararterie (AV-Knotenarterie) und den R. interventricularis anterior. Der rechte Schenkel und der links-anteriore (anterosuperiore) Faszikel werden ausschließlich durch Septaläste des R. interventricularis anterior versorgt. Hier liegt die anatomische Ursache dafür, dass intraventrikuläre Leitungsstörungen meistens bei Vorderwandinfarkten auftreten.

Ältere Übersichtsarbeiten nannten eine Inzidenz von 15–29% bei Patienten mit Q-Zacken-Infarkten (Roos u. Dunning 1978). Neuere Arbeiten weisen auf einen Rückgang auf 5–10% hin, wenn Patienten mit akutem Infarkt durch Lysetherapie oder Koronarintervention frühzeitig revaskularisiert werden (Archbold et al. 1998; Simons et al. 1998).

Beim isolierten links-anterioren Hemiblock (LAH) ist das Sterblichkeitsrisiko gegenüber Fällen ohne diese Leitungsstörung nicht erhöht. Bei persistierendem Rechtsschenkelblock (RSB) steigt das Risiko etwa um den Faktor 3,5, bei Linksschenkelblock gar um das 10fache (Newby et al. 1996). Dabei ist Pumpversagen, das sich als kardiogener Schock oder therapierefraktäre Stauungsherzinsuffizienz manifestiert, die häufigste Todesursache

Bei ca. 10% der Patienten mit intraventrikulärer Leitungsstörung entwickelt sich ein totaler, unterhalb des AV-Knotens gelegener AV-Block (**trifaszikulärer Block**), wobei das Risiko bei bifaszikulären Blockierungen verständlicherweise besonders hoch ist (RSB+LAH ca. 48%, RSB+LPH ca. 72%; Roos u. Dunning 1978).

Die Prognose des totalen trifaszikulären Blockes ist besonders schlecht, Die Krankenhausletalität beträgt >50% und ist damit vielfach höher als bei totalem intranodalem AV-Block im Zusammenhang mit einem Hinterwandinfarkt (s. oben). Wegen der Gefahr der Entwicklung eines kompletten trifaszikulären Blocks befürworten die meisten Autoren bei Neuauftreten bifaszikulärer Blockierungen das frühe Einführen einer Stimulationssonde und die prophylaktische Kammerstimulation (Ryan et al. 1999; Antman u. Braunwald 2001). Es muss jedoch betont werden, dass bei den meisten Patienten die intraventrikuläre Leitungsstörung Ausdruck einer massiven Myokardzerstörung ist, und das Langzeitschicksal durch das Ausmaß der myokardialen Schädigung bestimmt wird.

Hämodynamische Komplikationen

Klinische Beurteilung. Es sind v. a. Stauungszeichen im Zusammenhang mit dem akuten Myokardinfarkt, in aller Regel vor dem linken Herzen, die der Kliniker zur Diagnose einer Herzinsuffizienz heranzieht und auch zur Beurteilung des Schweregrades des myokardialen Versagens benutzt. Eine weite Verbreitung hat die Einteilung von Killip u. Kimball (1967) gefunden:

- **Grad 1:** keine Herzinsuffizienz,
- **Grad 2:** leichte Herzinsuffizienz (klinische Zeichen: basale Rasselgeräusche und/oder 3. Herzton),
- **Grad 3:** schwere Herzinsuffizienz (klinische Zeichen: Atemnot, Rasselgeräusche über der ganzen Lunge, 3. Herzton, röntgenologisch besteht ein Lungenödem),
- **Grad 4:** kardiogener Schock (klinische Zeichen: arterielle Hypotension, Oligurie, kalte Haut, evtl. Beeinträchtigung des Bewusstseins).

Hämodynamische Beurteilung. Etwa 70–80% der Patienten mit akutem Herzinfarkt können auf dem Boden klinischer Untersuchung und unter Zuhilfenahme eines Röntgenbildes hinreichend genau hämodynamisch eingestuft werden. Bei primär großen Infarkten oder eingetretenen Komplikationen sollte es heute auf jeder kardiologischen bzw. internistischen Intensivstation möglich sein, mittels Swan-Ganz-Katheter ein hämodynamisches Monitoring durchzuführen. Ziel ist das frühzeitige Erkennen einer beeinträchtigten Ventrikelfunktion und eine darauf basierende gezielte Therapie. Sofortige Kor-

Tabelle 22.2. Hämodynamische Profile beim akuten Herzinfarkt

	RA (mmHg)	PCPm bzw. PAD (mmHg)	Herzindex (l/min/m²)
Normale Ventrikelfunktion	0–6	10–14 (18)	2,7–3,5 (>2,2)
Isolierte Hypoperfusion meistens Volumenmangel	0–6	<12	<2,2
Isolierte pulmonalvenöse Stauung	0–6	>18 (meistens >20)	>2,2
Stauung und Hypoperfusion – Linksherzinsuffizienz – Kardiogener Schock	 0–6 >6	 >18 >18 (meistens >22)	 1,8–2,2 <1,8
Rechtsventrikulärer Infarkt	12–20	<12	<2,2

rektur der gestörten Hämodynamik kann die Entwicklung eines kardiogenen Schocks u. U. verhindern und so die Prognose verbessern.

Eine hämodynamische Überwachung zur Durchführung einer gezielten Therapie und zur frühzeitigen Erkennung weiterer Komplikationen ist indiziert,
- wenn die hämodynamische Zuordnung und damit die Wahl der therapeutischen Maßnahmen nicht aus klinischen oder sonstigen nichtinvasiven Befunden getroffen werden kann; das gilt insbes. für Patienten mit anhaltender Hypotonie;
- wenn eine Lungenstauung auf therapeutische Maßnahmen nicht adäquat reagiert,
- bei schwerer Linksherzinsuffizienz und kardiogenem Schock,
- bei begleitender Rechtsherzinsuffizienz mit Verdacht auf rechtsventrikulären Infarkt und
- bei mechanischen Komplikationen wie Mitralinsuffizienz durch Chordaabriss und Ventrikelseptumdefekt.

Die umfangreichen hämodynamischen Messungen im akuten Infarktstadium führten zur Bildung von hämodynamisch definierten Untergruppen, die in Tabelle 22.2 zusammengefasst sind (Bleifeld u. Hanrath 1975; Gore u. Zwerner 1990).

Bedeutsame Komplikationen des hämodynamischen Monitorings mittels Pulmonalarterienkatheter treten in 2–3% der Fälle auf (u. a. Sepsis, Lungeninfarkt, Ruptur einer Pulmonalarterie). Zur Verminderung der Häufigkeit von Komplikationen sind absolut steriles Einführen des Katheters und eine möglichst kurze Verweildauer wichtige Voraussetzungen.

Bezüglich der Therapie der Herzinsuffizienz und des Schocks im akuten Infarktstadium sei auf die Kap. 17 und 66 verwiesen.

Mechanische Komplikationen

Herzruptur. Bei 10–20% der im Hospital verstorbenen Patienten ist sie die Todesursache, wobei in den verschiedenen Autopsieserien das Verhältnis von Ventrikelseptum zur freien Wand des linken Ventrikels mit 1:2 bis 1:4 angegeben wird (Roberts et al. 1975; Fox et al. 1979).

Die Häufigkeit einer Herzruptur bei akutem Myokardinfarkt liegt zwischen 1 und 3% (Pollak et al. 1993). Frühe (Therapiebeginn innerhalb von 3 h) Reperfusion durch Lyse vermindert, später Behandlungsbeginn (>21 h) erhöht das Rupturrisiko (Honan et al. 1990).

Ruptur der freien Wand. Die Ruptur im Bereich der freien Wand tritt innerhalb der ersten 10 Tage nach Herzinfarkt auf, meistens zwischen dem 3. und 6. Tag. Rupturen nach 3 Wochen sind jedoch ebenfalls beschrieben worden (FitzGibbon et al. 1972).

Gefährdet hinsichtlich einer Herzruptur sind in erster Linie Patienten mit erstem Myokardinfarkt im Alter von über 70 Jahren, einer anamnestischen und beim Infarkt persistierenden Hypertonie sowie insbesondere auch Frauen: 40% der Hospital-Mortalität bei Frauen ist auf Herzrupturen zu beziehen (Dellborg et al. 1985; Becker et al. 1999).

> Das klinische Bild ist durch persistierende oder wieder auftretende heftigste Angina pectoris, verbunden mit Zeichen des kardiogenen Schocks gekennzeichnet, sodass die Differenzialdiagnose zur Infarktausdehnung (früher Reinfarkt, s. unten) besteht. Synkopen und Zeichen der Herztamponade, sind ebenfalls häufig. Wichtige allgemeine Hinweise sind wiederholtes Erbrechen, Unruhe, Agitiertheit (Oliva et al. 1993). Wird unter diesen klinischen Bedingungen echokardiographisch ein Perikarderguss nachgewiesen, sollte eine chirurgische Exploration zur Klärung der Diagnose und sofortigen Therapie nicht aufgeschoben werden.

Ruptur des Septums. Die Inzidenz der Ruptur des Septums (akuter Ventrikelseptumdefekt) beträgt heutzutage ca. 0,2% (Crenshaw et al. 2000). Die Bedeutung für den Kliniker ist jedoch groß, da heute fast immer medikamentöse oder chirurgische Behandlungsmöglichkeiten bestehen. Die Septumperforation kann wenige Stunden bis 14 Tage nach Infarktbeginn auftreten, das Häufigkeitsmaximum liegt gegen Ende der ersten Woche. Dieser zeitliche Ablauf gilt jedoch nur für nicht lysierte Patienten. Im Zusammenhang mit einer Lysetherapie muss man erheblich früher mit einem Ventrikelseptumdefekt rechnen; hier liegt der Maximumgipfel bereits bei 24 h nach Symptombeginn (Westaby et al. 1992).

Ein erhöhtes Risiko haben wiederum ältere, v. a. weibliche Patienten; in der Vorgeschichte fehlt typischerweise die Angina pectoris. (Birnbaum et al. 2000)

> An eine Septumperforation muss gedacht werden, wenn neben einer klinischen Verschlechterung mit Auftreten von Rechtsherzinsuffizienzzeichen ein lautes, meist raues und holosystolisches Geräusch am linken Sternalrand auftritt.

Das Geräusch wird im Vergleich zur Mitralinsuffizienz durch Papillarmuskelabriss (s. unten) als viel lauter (mehr als 3/6), pressend und rauh (Pressstrahl) beschrieben. Meistens ist ein Schwirren tastbar. Im Gegensatz zur Perforation der freien Wand fehlt bei jedem zweiten Patienten der starke Schmerz. Die Abgrenzung zur Mitralinsuffizienz bei Papillarmuskelabriss kann klinisch schwierig sein.

Mit Hilfe des Echokardiogramms unter Einschluss dopplerechokardiographischer Methoden gelingt häufig nicht nur eine anatomische Darstellung des Defekts, sondern auch der Nachweis des Links-Rechts-Shunts (s. S. 511).

Das Ausmaß der hämodynamischen Folgen hängt in erster Linie von der Größe des entstehenden Shunts ab, der in Einzelfällen bis 300% des Körperkreislaufs betragen kann. Ein weiterer bestimmender Faktor ist häufig der Zustand des rechten Ventrikels, besonders wenn er in die Infarzierung mit einbezogen ist. Rechtsherzversagen ist dann häufig die Todesursache. Die Letalität wird in älteren Arbeiten bei konservativer Therapie mit 25% innerhalb von 3 Tagen und bis zu 90% in den ersten 2 Wochen angegeben.

Der Einsatz von Vasodilatatoren, insbesondere von solchen, die die Nachlast senken, kann die Größe des Shunts verkleinern und so eine Stabilisierung herbeiführen, die zum Ziel hat, Zeit bis zum operativen Verschluss zu gewinnen. Die schlechten Gewebsverhältnisse im noch frischen Infarktgebiet können während der Operation zu großen technischen Schwierigkeiten führen. Eine abwartende Haltung ist jedoch nur dann gerechtfertigt, wenn „nur" eine Herzinsuffizienz besteht. Ist bereits ein kardiogener Schock eingetreten, so gibt es zur möglichst schnellen Operation keine Alternative: Die Erfahrungen der Mayo-Klinik zeigen, dass nach Auftreten eines Schocks kein Patient überlebte, dessen Operation über 48 h hinausgezögert wurde oder der nur medikamentös behandelt wurde (Lemery et al. 1992). Die Operation innerhalb von 48 h bei Vorhandensein eines kardiogenen Schocks ist jedoch immer noch mit einer 30-Tage-Letalität von etwa 60% belastet. Das frühzeitige Einbeziehen der intraaortalen Ballonpumpe in das präoperative Management darf inzwischen als Routine gelten.

Papillarmuskelabriss (akute Mitralinsuffizienz). Die plötzliche Ruptur eines Papillarmuskels führt zu einer schweren Linksherzinsuffizienz mit unbeherrschbarem Lungenödem und kardiogenem Schock. Die Häufigkeit beträgt <1%. Überlebt der Patient das akute Ereignis, so ist nicht der Hauptkörper des Papillarmuskels, sondern in der Regel ein Köpfchen rupturiert und abgerissen (Roberts u. Cohen 1972). Der posteromediale Muskel ist häufiger als der anterolaterale betroffen, entsprechend sind Hinterwandinfarkte häufiger vertreten als Vorderwandinfarkte (Calvo et al. 1997). Der Schweregrad der resultierenden Mitralinsuffizienz ist vom Ausmaß der Papillarmuskelläsion abhängig.

Bei einer **schweren Mitralinsuffizienz** mit Lungenödem ist die 24-h-Sterblichkeit sehr hoch (50–70%), wenn nicht durch Vasodilatatoren und intraaortale Gegenpulsation eine rasche Besserung eintritt. Beide Maßnahmen führen durch Senkung des peripheren Widerstandes zu einer Abnahme des Regurgitationsvolumens, wodurch effektives Schlagvolumen und Herzminutenvolumen ansteigen. Die Besserung der Hämodynamik ist durch den Rückgang der Pulmonalarteriendrücke zu objektivieren, beim Pulmonalkapillardruck nimmt die Amplitude der V-Welle ab. Gelingt eine Stabilisierung des Patienten, so kann nach Vorliegen des angiographischen Befundes eine chirurgische Behandlung (Rekonstruktion, Klappenersatz) erfolgen.

Geringgradige Mitralinsuffizienzen infolge Herzinfarkt entstehen meist durch Papillarmuskeldysfunktion, ohne dass der Abriss eines Köpfchens erfolgt ist. Sie werden in der Akutphase häufig gar nicht entdeckt.

Neben der Ruptur der freien Wand des linken Ventrikels, des Kammerseptums und dem Abriss eines Papillarmuskels können auch andere Myokardareale in seltenen Fällen infarktbedingt rupturieren.

Infarktausdehnung („extension", früher Reinfarkt). Frühe Reinfarkte oder eine Infarktausdehnung wurden bis in die 80er-Jahre in einer Häufigkeit von 10–80% diagnostiziert (Weisman und Healy 1987), wobei die hohen Zahlen v. a. dann ermittelt wurden, wenn ausschließlich EKG-Kriterien (quantitative ST-Strecken-Analyse) angewandt wurden, wodurch sicher eine Vielzahl falsch-positiver Befunde, z. B. durch Auftreten einer Perikarditis, einflossen.

Zieht man spezifischere Nekrosemarker zur Diagnostik heran (Myoglobin, CKMB-Masse; s. oben), muss man von einer Inzidenz um 5% bei lysierten Patienten ausgehen. Ursache ist in den meisten Fällen ein Reverschluss eines primär wiedereröffneten Infarktgefäßes. Es ist gut denkbar, dass die Inzidenz bei primär kathetergestützt revaskularisierten Patienten niedriger liegt. In jedem Fall bedeutet „Infarktausdehnung" eine Zunahme der infarzierten Muskelmasse und hat damit einen negativen Einfluss auf die weitere Prognose. Auch heute sind Krankenhaus- und Langzeitmortalität statistisch signifikant höher bei Patienten mit frühem Reinfarkt als bei solchen ohne dieses „zweite Ereignis" (Betriu et al. 1998).

> Da Infarktausdehnung nicht immer mit dem Wiederauftreten von Angina pectoris verbunden ist, ist es notwendig, den Enzymverlauf auch nach initialer Normalisierung in regelmäßigen Abständen innerhalb der ersten 2 Wochen zu kontrollieren, um dieses prognostisch wichtige Zeichen nicht zu übersehen. Bei Wiederauftreten von Angina pectoris und/oder erneutem Nachweis kardialer Nekrose-Marker ist eine umgehende (evtl. erneute) Koronarangiographie anzustreben.

Frühes linksventrikuläres Remodelling (Infarktexpansion). Schon Stunden nach einem akuten thrombotischen Koronararterienverschluss kann es zur sog. Infarktexpansion kommen: Sie ist gekennzeichnet durch eine Verdünnung der infarzierten Herzmuskelabschnitte, die von einer Dilatation im Infarktgebiet begleitet ist und schon früh zur Zunahme des enddiastolischen und endsystolischen Volumens des linken

Ventrikels führt. Diese Veränderungen sind z. B. echokardiographisch erkennbar (Eaton et al. 1979). Innerhalb von 2 Tagen wird Infarktexpansion bei etwa 20%, nach 2 Wochen bei etwa 35% festgestellt. In Autopsieserien beträgt der Anteil an Infarkten mit den pathologisch-anatomischen Zeichen der Expansion gar 70% (Weisman u. Healy 1987). Infarktexpansion wird nur bei transmuralen Infarkten, die eine Mindestgröße von 10% der linksventrikulären Muskelmasse betreffen, beobachtet. Vorderwandinfarkte sind häufiger als Hinterwandinfarkte betroffen.

> Direkte Folgen einer Infarktexpansion sind Thrombusbildung, Rupturgefahr und Aneurysmabildung. Patienten mit Infarktexpansion haben eine deutlich höhere Sterblichkeit in der Akutphase als solche ohne Expansion, auch wenn die Infarktgröße gleich ist.

Infarktexpansion ist eine frühe Veränderung, die die Morphologie des Infarktgebietes betrifft und innerhalb von Tagen abgeschlossen ist. Wahrscheinlich als Konsequenz dieser früheren Veränderung im Infarktgebiet selbst, kommt es später zu morphologischen und strukturellen Veränderungen der nicht-infarzierten Myokardareale im Sinne einer exzentrischen Hypertrophie wie bei einer Volumenbelastung (McKay et al. 1986). Die Gesamtheit dieser Vorgänge werden als linksventrikuläres Remodelling bezeichnet (Übersicht bei Braunwald u. Pfeffer 1991)

Sowohl frühe Expansion als auch späteres Remodelling sind als Kompensationsvorgänge auf die infarktbedingte myokardiale Schädigung mit Erniedrigung der Ejektionsfraktion zu interpretieren: Die Volumenzunahme führt primär zur Aufrechterhaltung des Schlagvolumens. Die Vergrößerung der linksventrikulären Volumina bedeutet jedoch auch Erhöhung der Wandspannung, sodass der sinnvollen Dilatation des linken Ventrikels enge Grenzen gesetzt sind, die bei großen Infarkten (mehr als 20% der linksventrikulären Muskelmasse) rasch überschritten sind. Von einem gewissen Maß des Verlustes an kontraktiler Muskelmasse an kommt es leicht zu einem Circulus vitiosus: Die kompensatorische Dilatation des linken Ventrikels bewirkt eine drastische Erhöhung der Wandspannung, die nur teilweise durch Hypertrophie des Restmyokards ausgeglichen werden kann. Es kommt zu progressiver Zunahme der Vergrößerung und raschen Entwicklung einer klinischen Herzinsuffizienz.

Möglichkeiten, die frühe Expansion zu verhindern und späteres Remodelling zu begrenzen, haben wegen des früh erkannten Zusammenhanges zwischen Langzeitprognose und infarktbedingter Herzvergrößerung in den letzten Jahren große Aufmerksamkeit erfahren. Die klinisch größte Bedeutung hat sicherlich die frühe Revaskularistion (interventionell, Lysetherapie) gewonnen, da frühe Wiedereröffnung zum einen die Infarktgröße begrenzt und so Expansion gar nicht erst entsteht, und zum anderen auch gezeigt werden konnte, dass eine Wiedereröffnung des Gefäßes selbst zu einem Zeitpunkt, wo die Infarktgröße bereits festgelegt ist, die weiteren Remodelling-Vorgänge noch günstig beeinflusst (Pfeffer und Braunwald 1991). Dem „offenen Infarktgefäß" kommt also in vielfacher Hinsicht eine positive Bedeutung zu.

Ein weiterer klinisch wichtiger Faktor ist die Optimierung der Vor- und besonders auch der Nachlast des Herzens während der Akut- und Subakutphase des Infarkts. Die Vermeidung auch nur kurzzeitiger hypertensiver Werte hat klinisch größte Bedeutung. Auf den Einsatz von ACE-Hemmern, gerade auch unter diesem Gesichtspunkt, wird an anderer Stelle ausführlich eingegangen (s. Kap. 47).

Perikarditis. Eine lokale Perikardreaktion im Bereich des Infarkts kommt bei fast jedem transmuralen Herzinfarkt vor (Pericarditis epistenocardiaca); das typische Perikardreiben ist je doch häufig nur flüchtig und entgeht deshalb dem Untersucher.

Davon abzugrenzen ist eine in der Regel nach 3–7 Tagen auftretende diffuse Perikarditis mit Nachweis eines bedeutsamen Perikardergusses. Systematische echokardiographische Untersuchungen z. B. von Galve et al. (1986) oder Pierard et al. (1986) wiesen einen bedeutsamen Perikarderguss bei 28% der Fälle mit akutem Myokardinfarkt nach, wobei das Häufigkeitsmaximum zwischen dem 3. und 10. Tag beobachtet wurde. Der Erguss und die zugrunde liegende Entzündung bilden sich in aller Regel spontan zurück, wobei die Rückbildung bis zu 3 Monaten dauern kann. Nur bei stärkeren Schmerzen, die differenzialdiagnostisch von einem Reinfarkt abzugrenzen sind, wird Azetylsalizylsäure in hoher Dosis (ca. 4-mal 500 mg/Tag) empfohlen (Antman u. Braunwald 2001) Andere nichtsteroidale Antiphlogistika und insbesondere auch Kortikosteroide sollten wegen der möglichen ungünstigen Auswirkungen auf den Heilungsprozess vermieden werden.

Dressler-Syndrom. Von oben beschriebener „frühen" Perikarditis wird in der Regel eine „späte" Postinfarktperikarditis abgegrenzt, die erstmals von Dressler (1956) beschrieben wurde. Das „Dressler-Syndrom" kann bereits nach 1 Woche auftreten, meistens wird es jedoch nach einem längeren symptomfreien Intervall beobachtet. In den 50er-Jahren wurde eine Häufigkeit von 3–4% gefunden, heute ist späte Perikarditis nach Herzinfarkt eher selten. Man sollte jedoch daran denken, wenn es Wochen nach Infarkt zu allgemeinem Krankheitsgefühl, Fieber, perikarditischem Schmerz verbunden mit Leukzytose sowie BSG-/CRP-Erhöhung kommt. Der Nachweis eines Perikardergusses sichert die Diagnose. Die immunologische Genese des Dressler-Syndroms wurde in jüngster Zeit in Frage gestellt und diskutiert, ob es sich nicht einfach um eine lange und protrahierte Verlaufsform der frühen Postinfarktperikarditis handelt.

Thromboembolische Komplikationen. Hinsichtlich thromboembolischer Komplikationen hat sich in den letzten Jahrzehnten ein bedeutsamer Wandel vollzogen. Bis Mitte der 50er-Jahre musste bei über 25% der Patienten mit akutem Herzinfarkt mit thromboembolischen Komplikationen – Lungenembolie, periphere arterielle Embolien, arterielle und v. a. venöse Thrombosen – gerechnet werden. Da ein Großteil tödlich verlief, trugen sie erheblich zur damaligen Krankenhausletalität bei. Ausgangspunkt für periphere Embolien ist in der Regel ein parietaler Thrombus im linken Ventrikel, der in alten Autopsieserien bei ca. jedem 2. Herzinfarkt gefunden wurde. Als Emboliequelle tritt demgegenüber der linke Vorhof in den Hintergrund. Der Wandthrombus entsteht zu einem sehr frühen Zeitpunkt und ist in einem Teil der Fälle bereits nach wenigen Stunden nachweisbar. Entsprechend kann die arterielle Embolie auch eine Frühkomplikation darstellen.

Die Inzidenz an Lungenembolien betrug in den 50er-Jahren noch 5–33% angegeben; sie hatten einen Anteil von ca. 15% an den unmittelbaren Todesursachen. Im Gegensatz zu den peripheren arteriellen Embolien traten Lungenembolien fast nie vor Beginn der 2. Woche auf. Ausgangspunkt sind die tiefen Bein- und Beckenvenen; ursächlich war hier die viel zu lange Immobilisation der Patienten mit akutem Herzinfarkt (s. unten „Frühmobilisation")

1986 gaben McQuay et al. den Anteil tödlicher thromboembolischer Komplikationen an der Krankenhausletalität nur noch mit 6% an. Randomisierte Untersuchungen haben inzwischen den Wert der intravenösen Heparinisierung und Gabe oraler Antikoagulantien hinsichtlich der Verhinderung von Ventrikelthromben belegt (Übersicht bei Vaitkus u. Barnathan 1993). Da Heparinisierung bei akutem Myokardinfarkt inzwischen allgemein akzeptierter Standard ist, dürfte die Anzahl embolischer Komplikationen heute noch niedriger liegen. Gefährdet sind aber immer noch Patienten mit großem Vorderwandinfarkt. Wird ein Ventrikelthrombus echokardiographisch detektiert, sollte die Antikoagulation mit Marcumar mindestens 3–6 Monate fortgeführt werden, bevor evt. ein Auslassversuch gemacht wird.

22.3.5 Rechtsventrikulärer Infarkt

Diagnose. Während isolierte rechtsventrikuläre Infarkte eine Rarität darstellen, kommt es bei etwa 15% der linksventrikulären Infarkte zu einer Beteiligung des rechten Ventrikels. Dies geschieht fast ausschließlich bei Hinterwandinfarkten (inferior, posterior, inferoposterior); hier sind in bis zu 50% der Fälle Teile des rechten Ventrikels in das Infarktgeschehen mit einbezogen (Candell Riera et al. 1981; Zehender et al. 1993). Die Diagnose kann mit großer Zuverlässigkeit durch das EKG gestellt werden, wenn bei Hinterwandinfarkt zusätzlich ST-Hebungen in den rechtspräkordialen Ableitungen V_1 sowie insbesondere V_{R3} und V_{R4} gefunden werden. Diesem Befund kommt beim akuten Myokardinfarkt eine erhebliche prognostische Bedeutung zu: Schwere Komplikationen während des weiteren Verlaufs, insbesondere das Auftreten eines kardiogenen Schocks, ventrikulärer Tachyarrhythmien und auch eines kompletten AV-Blocks sind signifikant häufiger, als wenn keine ST-Streckenelevation rechts-präkordial vorliegt. Entsprechend höher ist auch die akute Sterblichkeit.

Klinik und hämodynamische Befunde. Das klinische Bild ist gekennzeichnet durch Zeichen der Rechtsherzinsuffizienz und des Schocks, bei in der Regel fehlenden Anhaltspunkten für eine Linksherzinsuffizienz. Die Halsvenen sind gestaut und erweitern sich bei Inspiration noch deutlicher (Kussmaul-Zeichen), auskultatorisch liegt häufig ein 3. oder 4. Herzton vor, dagegen sind die Lungen frei. Der Blutdruck ist meistens niedrig, kalte Akren weisen auf eine Kreislaufzentralisation bei niedrigem Herzzeitvolumen hin.

Die hämodynamische Kontrolle ergibt ein erniedrigtes Herzminutenvolumen mit normalen Drücken in PCP-Stellung sowie in der Pulmonalarterie und systolisch im rechten Ventrikel. Dagegen sind der enddiastolische Druck im rechten Ventrikel, der Druck im rechten Vorhof und zentralvenös erhöht. Typisch ist der Angleich des RVEDP an den PCPm (◘ s. Tab. 22.2).

> **Klinisch wichtig**
>
> Bei erniedrigtem HMV ist eine Volumengabe zur Erhöhung der rechtsventrikulären Vordehnung angezeigt. Diuretika hingegen verschlechtern in der Regel den Zustand des Patienten.

Am ehesten führt das klinische Bild zur Fehldiagnose Perikardtamponade oder Pericarditis constrictiva. Der Ausschluss eines Perikardergusses durch das Echokardiogramm ist hier von großer praktischer Bedeutung. Eine Lungenembolie kann durch die hämodynamischen Messungen (normaler PAP und normaler Lungengefäßwiderstand bei rechtsventrikulärem Infarkt) ausgeschlossen werden.

22.3.6 Frühmobilisation

Seit den ersten Arbeiten in den 50er-Jahren, in denen anstelle strenger Bettruhe nach Herzinfarkt ein frühes Aufstehen und gezielte Bewegungstherapie empfohlen wurde, lässt sich ein stetiger Trend zur frühen Mobilisation und zur Verkürzung des Krankenhausaufenthaltes feststellen. Vor 35 Jahren waren 4–6 Wochen Krankenhausaufenthalt die Regel, heute beträgt der durchschnittliche Krankenhausaufenthalt 1–2 Wochen. Voraussetzung ist, dass die häusliche Situation eine so frühe Krankenhausentlassung erlaubt, bzw. dass bei geplanter stationärer Rehabilitation die AHB-Klinik den Patienten so früh übernimmt.

Von Topol et al. (1988) konnte in einer Pilotstudie gezeigt werden, dass die Krankenhausentlassung am 3. Tag nach einem unkomplizierten Infarkt im Vergleich zur Entlassung am 7.–10. Tag in den folgenden 6 Monaten nicht zu einer erhöhten Komplikationsrate führt. Als unkompliziert galt der Infarkt, wenn 72 h nach Aufnahme in die Klinik keine Angina pectoris, keine Herzinsuffizienz, keine Hypertonie, eine Ejektionsfraktion ≥ 35%, keine Extrasystolen in Ketten und kein AV-Block II. oder III. Grades vorlagen.

Für die mit der Verkürzung des Krankenhausaufenthalts notwendig werdende Frühmobilisation sprechen folgende Gründe:
- psychologische
- physiologische und
- wirtschaftliche.

Psychologische Gründe. Es besteht wohl kein Zweifel daran, dass die Frühmobilisation Ängstlichkeit und Depression beim Patienten weniger häufig aufkommen lässt (Groden 1971). Die Einstellung des Patienten zu seiner späteren sozialen und beruflichen Eingliederung ist optimistischer, wenn er wahrnimmt, dass er schon nach wenigen Tagen wieder gefordert wird.

Physiologische Gründe. Es kann damit gerechnet werden, dass die bei längerer Bettruhe häufig vorkommenden Blasen- und Darmdysfunktionen, Muskelatrophien, Neigungen zu späteren orthostatischen Reaktionen, dekubitale Ulzera, Thromboembolien und hypostatische Pneumonien weitgehend verhindert werden. Die Auswirkungen längerer Bettruhe auf Hämodynamik, Wasser- und Elektrolythaushalt und Abfall der körperlichen Leistungsfähigkeit sollen soweit wie möglich vermieden werden (s. Kap. 55).

Wirtschaftliche Gründe. Durch die Frühmobilisation wird die Dauer des Krankenhausaufenthaltes verkürzt. Das wiederum führt zu einer früheren und häufigeren beruflichen Wiedereingliederung (Broustet 1977). Beides wird sich kostensparend auswirken.

Zeitplan und Inhalte. In den ersten jetzt nur noch 12 h (Ryan et al. 1999) nach dem akuten Ereignis wird absolute Bettruhe empfohlen, um den Verlauf des Herzinfarkts ausreichend beurteilen zu können.

Der Beginn der Frühmobilisation und Belastungssteigerung sollte sich nach der Art des Ereignisses richten:
- komplikationsloser kleiner Infarkt (ohne Angina pectoris, Rhythmusstörungen und Linksherzinsuffizienz),
- komplikationsloser großer Infarkt (ohne Angina pectoris, Rhythmusstörungen und Linksherzinsuffizienz) oder
- komplizierter Infarkt, mit bleibender Angina pectoris oder Rhythmusstörungen bzw. Linksherzinsuffizienz.

Bei komplikationslosem, kleinem Infarkt beginnt die Mobilisation am 1. Tag nach dem akuten Ereignis und dauert wenige Tage, bei komplikationslosem, großen Infarkt 1–2 Tage nach dem akuten Ereignis. Sie dauert etwa 10–16 Tage. Bei komplizierten Infarkten sollte eine individuell verzögerte und langsamere Mobilisation mit entsprechend angepasster Intensitätssteigerung durchgeführt werden.

Die Frühmobilisation läuft in 4 Stufen ab. Das folgende Beispiel gilt für einen komplikationslosen kleinen Infarkt.

Stufenförmige Frühmobilisation

Stufe I (1. Tag)
- Thromboseprophylaktische Übungen und Atemübungen mit Anleitung zum selbständigen Üben
- Dynamische Übungen in langsamem Rhythmus, Sitzen an der Bettkante mit Fußbewegungen, Stand

Stufe II (2. Tag)
- Übungen an der Bettkante
- Stand mit wechselseitiger Beinbelastung, Gehen um das Bett
- Gehen im Zimmer (evtl. mit Sitzpausen)

Stufe III (3.–5. Tag)
- Gehen auf dem Flur (mit 50 m beginnen und auf 300 m steigern)
- Hockergymnastik

Stufe IV (6.–7. Tag)
- Treppensteigen (mit 1 Absatz – 8 Stufen – beginnen und bis 2 Etagen steigern)
- Hockergymnastik
- Übungen im Stand
- Peripheres Muskeltraining

Die Frühmobilisation ist nach der 2. Treppe (ca. 20 Stufen) abgeschlossen; ab jetzt sind Eigenaktivitäten wie Essen im Speisesaal oder Teilnahme am Spaziergang im Freien mit Betreuung sowie der Beginn des Vortrainings oder einer AHB-Maßnahme möglich.

Das Ausmaß der Belastung wird täglich vom behandelnden Arzt verordnet und mit der Krankengymnastin abgesprochen. Die angeführten Zeitabläufe, Belastungsarten und Belastungsintensitäten sind nur Orientierungshilfen. Die Abläufe können beschleunigt oder verlangsamt werden.

Gegen eine Frühmobilisation mit täglich sich steigernder Belastungsintensität sprechen folgende klinischen Befunde:
- Bestehenbleiben einer Tachykardie von über 100/min bei absoluter Körperruhe des Patienten,
- Persistieren von deutlichen ST-Hebungen auch über mehrere Tage,
- Persistieren oder Wiederauftreten von symptomatischen Rhythmusstörungen,
- Persistieren oder Wiederauftreten von Angina pectoris,
- Anstieg der Herzfrequenz bei der Mobilisation über 120/min oder über 20 Schläge vom Ausgangswert oder Abfall um mehr als 10 Schläge,
- Dyspnoe, Schwindel, Blässe oder Schweißausbrüche.

Die ersten 3 Faktoren signalisieren in der Regel einen sehr großen Herzinfarkt, bei dem die Entstehung von Herzinsuffizienz oder Aneurysmabildung nicht auszuschließen ist, was durch bildgebende Verfahren insbesondere Echokardiographie, feststellbar ist. Der 4. Faktor kann darauf hinweisen, dass der Herzinfarkt bislang in Relation zu der stenosierten oder okkludierten Arterie zu klein ausgefallen ist und das „dicke Ende" noch nachkommt.

Wichtig ist, dass keine Dogmatisierung und Pauschalisierung geschieht. Frühmobilisation verlangt eine sorgfältige und nahtlose Überwachung der einzelnen Patienten. Vielleicht ist das einer der wichtigsten Pluspunkte der Frühmobilisation.

Zusammenfassung

Fortschritte in der medikamentösen und kathetertechnischen Therapie akuter Koronarsyndrome haben in den letzten Jahren zu Veränderungen der Behandlungsstrategien geführt, die entsprechende Anpassungen in den Empfehlungen der internationalen und nationalen kardiologischen Gesellschaften zur Folge hatten.

Bei Patienten mit instabiler Angina pectoris oder Nicht-ST-Hebungsinfarkt wurden die Kriterien einer Risikostratifizierung in den Empfehlungen präzisiert und eine klare Präferenz der frühinvasiven Behandlung für Patienten mit erhöhtem Risiko festgelegt. Der Stellenwert der intensivierten Thrombozytenbehandlung mit Thienopyridinen und Glykoprotein-IIb/IIIa-Antagonisten wurde definiert.

Beim akuten ST-Hebungsinfarkt hat sich die direkte perkutane Koronarintervention als die überlegene Reperfusionsmaßnahme herausgestellt, die im Vergleich zur Fibrinolyse die Infarktsterblichkeit senkt, mehr Myokard rettet und die Rate von koronaren Reverschlüssen, erneuten ischämischen Ereignissen und intrazerebralen Blutungen reduziert. Der Vorteil der perkutanen Koronarintervention bleibt auch trotz einer Zeitverzögerung für den Transport des Patienten in ein Zentrum mit Katheterlabor erhalten. Ob eine erweiterte Gerinnungstherapie während der Wartezeit auf die Katheterbehandlung von Nutzen ist, wird derzeit noch untersucht.

Falls ein Transport in ein Katheterzentrum nicht innerhalb eines akzeptablen Zeitlimits erfolgen kann, wird weiterhin die Fibrinolyse empfohlen, sofern der Schmerzbeginn nicht länger als 12 h zurückliegt und somit noch ein Therapieeffekt zu erwarten ist. Auch nach Fibrinolyse ist eine systematische frühe Katheteruntersuchung von Vorteil, mit Intervention am Infarktgefäß bei Fibrinolyseversagen oder hochgradiger Reidualstenose.

Literatur

Abendroth R, Meesmann W, Stephan K et al (1977) Wirkung des β-Sympatholytikums Atenolol auf die Arrhythmien, speziell das Kammerflimmern und die Flimmerschwelle des Herzens beim akuten experimentellen Koronarverschluss. Z Kardiol 66:341–350

Al-Khatib SM, Stebbins AL, Califf RM et al (2003) Sustained ventricular arrhythmias and mortality with acute myocardial infarction. Results from the GUSTO-III trial. Am Heart J 145:515–521

Andersen HR, Nielsen TT, Rasmussen K et al (2003) A comparison of coronary angioplasty with fibrinolytic therapy in acute myocardial infarction. N Engl Med 349:733–742

Antman EM, Berlin JA (1992) Declining incidence of ventricular fibrillation in myocardial infarction. Implications for the prophylactic use of Lidocaine. Circulation 86:764–773

Antman EM, Braunwald E (2001) Acute myocardial infarction. In: Braunwald E, Zipes DP, Libby P (eds) Heart disease, 6th ed. Saunders, Philadelphia, pp 1114–1231

Antman EM, Tanasijevic MJ, Thompson B et al (1996) Cardiac-specific troponin I levels to predict the risk of mortality in patients with acute coronary syndromes. N Engl J Med 335:1342–1349

Archbold RA, Sayer JW, Ray S et al (1998) Frequency and prognostic implications of conduction defects in acute myocardial infarction since the introduction of thrombolytic therapy. Eur Heart J 19:893–898

Asinger RW, Mikell FL, Elsperger J, Hodges M (1981) Incidence of left ventricular thrombosis after acute transmural myocardial infarction. Serial evaluation by two-dimensional echocardiography. N Engl J Med 305:297

Bakker AJ, Gorgels JP, van Vlies B et al (1993) The mass concentrations of serum Troponin T and creatine kinase-MB activities are elevated before creatine kinase-MB activities in acute myocardial infarction. Eur J Clin Chem Clin Biochem 31:715–724

Bayer AJ, Chadha JS, Farag RR, Pathy MSJ 1986) Changing presentation of myocardial infarction with increasing old age. J Amer Geriatrics Soc 34:263–236

Becker RC, Hochman JS, Cannom CP et al (1999) Fatal cardiac rupture among patients treated with thrombolytic agents and adjunctive thrombin antagonists: Observations from the Thrombolysis and Thrombin Inhibition in Myocardial Infarction 9 Study. J Am Coll Cardiol 33:479–487

Behar S, Reicher-Reiss H, Shechter M et al (1992) Frequency and prognostic significance of secondary ventricular fibrillation complicating acute myocardial infarction. Am J Cardiol 71:152

Behar S, Halabi M, Reicher-Reiss H et al (1993a) Circadian variation and possible external triggers of onset of myocardial infarction. Am J Med 94:395–400

Behar S, Zissman E, Zion M et al (1993b) Complete atrioventricular block complicating inferior acute wall myocardial infarction: short and langterm prognosis. Am Heart J 125:1622–1627

Berger PB, Ruocco NA, Ryan TJ et al (1993a) Incidence and significance of ventricular tachycardia and fibrillation in the absence of hypotension or heart failure in acute myocardial infarction treated with recombinant tissue-type plasminogen activator: results from the Thrombolysis in Myocardial Infarction (TIMI) Phase II Trial. J Am Coll Cardiol 22:1773–1779

Berger PB, Ruocco NA, Ryan TJ et al (1993b) Incidence and prognostic implications of heart block complicating inferior myocardial infarction treated with thrombolytic therapy: results from TIMI II. J Am Coll Cardiol 20:533–540

Bertel O, Bühler FR, Baitsch G et al (1982) Plasma adrenaline and noradrenaline in patients with acute myocardial infarction. Chest 82:64

Bertrand ME, Simoons ML, Fox KA, Wallentin LC et al for the Task Force on the Management of Acute Coronary Syndromes of the European Society of Cardiology (2002) Management of acute coronary syndromes in patients presenting without persistent ST-segment elevation. Eur Heart J 23:1809–1840

Betriu A, Califf RM, Bosch X et al (1998) Recurrent ischemia after thrombolysis: Importance of associated clinical findings. GUSTO-I Investigators. Global Utilization of Streptokinase and t-PA (tissue plasminogen activator) for Occluded Coronary Arteries. J Am Coll Cardiol 31:94–102

Biasucci LM, Liuzzo G, Grillo RL et al (1999) Elevated levels of C-reactive protein at discharge in patients with unstable angina predict recurrent instability. Circulation 99:855–860

Birnbaum Y, Sclarovsky S, Mager A et al (1993) ST segment depression in aVL: a sensitive marker for acute inferior myocardial infarction. Eur Heart J 14:4–7

Birnbaum Y, Wagner GS, Gates KB et al (2000) Clinical and electrocardiographic variables associated with increased risk of ventricular septal defect in acute anterior myocardial infarction. Am J Cardiol 86:830–834

Bishop HL, Gibson RS, Stamm RB et al (1981) Role of two-dimensional echocardiography of patients with ventricular septal rupture post myocardial infarction. Am Heart J 102:965

Bjessmo S, Ivert T, Fink H et al (2001) Early and late mortality after surgery for unstable angina in relation to Braunwald class. Am Heart J 141: 9–14

Bleifeld W, Hanrath P (1975) Die hämodynamische Basis der Therapie des akuten Myokardinfarkts. Dtsch Med Wochenschr 24:1345–1350

Boden W, O´Rourke R, Crawford MH et al (1998) Outcomes in patients with acute non-Q-wave myocardial infarction randomly assigned to an invasive as compared with a conservative management strategy. N Engl J Med 338:1785–1792

Boersma E, Pieper KS, Steyerberg EW et al (2000) Predictors of outcome in patients with acute coronary syndromes without persistent ST-segment elevation. Results from an international trial of 9461 patients. The PURSUIT Investigators. Circulation101:2557–2567

Boersma E, Akkerhuis KM, Theroux P et al (1999) Platelet glycoprotein IIb/IIIa receptor inhibition in non-ST-elevation acute coronary syndromes: early benefit during medical treatment only, with additional protection during percutaneous coronary intervention. Circulation 100: 2045–2048

Braunwald E, Pfeffer MA (1991) Ventricular enlargement and remodeling following acute myocardial infarction. Am J Cardiol 68:1D-6D

Braunwald E, Antman EM, Beasley JW et al (2000) ACC/AHA Guidelines for the Management of Patients With Unstable Angina an Non-ST-Segment Elevation Myocardial Infarction. A report of the American College of Cardiology/American Heart Association Task Force on Practice Guidelines (Committee on the Management of Patients with unstable angina). J Am Coll Cardiol 36:970–1062

Broderick TM, Bourdillon PDV, Ryan T et al (1989) Comparigon of regional and globalleft ventricular function by serial echocardiograms after reperfusion in acute myocardial infarction. J Am Soc Echo 2:315

Broustet JP (1977) Early mobilisation and convalescent phase. In: Kellerman JJ, Denolin H (ed) Critical evaluation of re habilitation. Bibl cardiol 36, Basel, p 56

Bubenheimer P (1985) Zweidimensionale echokardiographische Befunde nach Myokardinfarkt. VCH Edition Medizin, Weinheim

Burkart F, Cueni TA (1980) Der klinische Verlauf des Myokardinfarkts. Internist 21:646

Calvo FE, Figueras J, Cortadellas, Soler-Soler J (1997) Severe mitral regurgitation complicating myocardial infarction. Clinical and angiographic differences between patients with and without papillary muscl rupture. Eur Heart J 18:1606–1610

Candell-Riera J, Figueras J, Valle V (1981) Right ventricular infarction: relationship between ST segment elevation in V4R and hemodynamic, scintigraphic, and echocardiographic findings in patients with acute inferior myocardial infarction. Am Heart J 101:281–287

Cannon CP, McCabe CH, Stone PH, Rogers WJ et al (1997) The electrocardiogram predicts one-year outcome of patients with unstable angina and non-Q wave myocardial infarction: results of the TIMI III Registry ECG Ancillary Study. Thrombolysis in Myocardial Ischemia. J Am Coll Cardiol 30:133–40

Cannon CP (2000) Bridging the gap with new strategies in acute ST elevation myocardial infarction: bolus thrombolysis, glycoprotein IIb/IIIa inhibitors, combination therapy, percutaneous coronary intervention, and „facilitated" PCI. J Thromb Thrombolysis 9:235–241

Cannon CP, Weintraub WS, Demopoulos LA et al (2001a) TACTICS (Treat Angina with Aggrastat and Determine Cost of Therapy with an Invasive or Conservative Strategy)-Thrombolysis in Myocardial Infarction 18 Investigators. Comparison of early invasive and conservative strategies in patients with unstable coronary syndromes treated with the glycoprotein IIb/IIIa inhibitor tirofiban. N Engl J Med 344:1879–87

Cannon CP, McCabe CH, Wilcox RG et al for the OPUS-TIMI 16 investigators (2001b) Association of white blood cell count with increased mortality in acute myocardial infarction and unstable angina pectoris. Am J Cardiol 87:636–9

Cannon CP, Weintraub WS, Demopoulos LA et al (2001) Comparison of early invasive and conservative strategies in patients with unstable coronary syndromes treated with the glycoprotein IIb/IIIa inhibitor tirofiban. N Engl J Med 344(25):1879–1887

Ceremuzynski L (1981) Hormonal and metabolic reactions evoked by acute myocardial infarction. Circ Res 48:767–776

Chandraratna RAN, Balachandran PK, Shah RM, Hodges M (1975) Echocardiographic observations on ventricular septal rupture complicating acute myocardial infarction. Circulation 51:506

Christenson RH, Vaidya H, Landt Y et al (1999) Standardization of creatine kinase-MB (CK-MB) mass assays: the use of recominant CK-MB as a reference material. Clin Chem 45:1414–1423

Clemmensen P, Bates ER, Califf RM et al (1991) Complete atrioventricular block complicating inferior wall acute myocardial infarction treated with reperfusion therapy. Am J Cardiol 67:225–230

Cohen M, Demers C, Gurfinkel EP et al (1997) A comparison of low-molecular-weight heparin with unfractionated heparin for unstable coronary artery disease. Efficacy and Safety of Subcutaneous Enoxaparin in Non-Q-Wave Coronary Events Study Group. N Engl J Med 337:447–452

Coller BS (1998) Monitoring platelet GP IIb/IIIa antagonist therapy. Circulation 97:5–9

Crenshaw BS, Granger CB, Birnbaum Y et al (2000) Risk factors, angiographic patterns, and outcomes in patients with ventricular septal defect complicating acute myocardial infarction. Circulation 101: 27–32

Davies MJ, Thomas AC, Knapman PA, Hangartner JR (1986) Intramyocardial platelet aggregation in patients with unstable angina suffering sudden ischemic cardiac death. Circulation 73:418–427

Davies M (1997) The composition of coronary artery plaque. N Engl J Med 336:1312

de Feyter PJ, van den Brand M, Laarman GJ et al (1991) Acute coronary artery occlusion during and after percutaneous transluminal coronary angioplasty. Frequency, prediction, clinical course, management, and follow-up. Circulation 83:927–936

De Lemos JA, Morrow DA, Bentley JH et al (2001) The prognostic value of B-type natriuretic peptide in patients with acute coronary syndromes. New Engl J Med 345:1014–1021

Dellborg M, Held P, Swedberg K, Vedin A (1985) Rupture of the myocardium. Occurrence and risk factors. Br Heart J 54:11–16

Delemarre BJ, Visser CA; Bot H, de Koning HJ, Duning AJ (1989) Predictive value of pulsed doppler echocardiography in acute myocardial infarction. J Am Soc Echo 2:102

Diaz R, Paolasso EA, Piegas LS et al (1998) Metabolic modulation of acute myocardial infarction: the ECLA (Estudios Cardiologicos Latinoamerica) Collobrative Group. Circulation 98:2227–2234

Diderholm E, Andren B, Frostfeld G et al (2002) ST depression in ECG at entry indicates severe coronary lesions and large benefits of an early invasive treatment strategy in unstable coronary artery disease; the FRISC II ECG substudy. The Fast Revascularization during Instability in Coronary artery disease. Eur Heart J 23:41–49

Dißmann R, Ooerke M, von Ameln H et al (1993) Erkennung der frühen Reperfusion und Vorhersage der linksventrikulären Schädigung aus dem Verlauf der ST-Strecken-Hebung beim akuten Myokardinfarkt mit Thrombolyse. Z Kardiol 82:271–278

Dressler W (1956) A postmyocardial infarction syndrome. J Am med Ass 160:1379

Dubois Ch, Smeets JP, Demoulin JC et al (1986) Incidence, clinical significance and prognosis of ventricular fibrillation in the early phase of myocardial infarction. Eur Heart J 7:945–951

Eaton LW, Weiss JL, Bulkley BH et al (1979) Regional cardiac dilatation after acute myocardial in farction. Recognition by two-dimensional echocardiogra phy. New Engl J Med 300:57–62

Eisenberg M, Hallstrom A, Bergner L (1982) Longterm survival after out-of-hospital cardiac arrest. New Engl J Med 306:1340–1343

Eldar M, Sievner Z, Goldbourt U et al (1992) Primary ventricular tachycardia in acute myocardial infarction: clinical characteristics and mortality. The SPRINT Study Group. Ann Intern Med 117:31–36

Falk E (1985) Unstable angina with fatal outcome: dynamic coronary thrombosis leading to infarction and/or sudden death: autopsy evidence of recurrent mural thrombosis with peripheral embolization culminating in total vascular occlusion Circulation 71:699–708

Figueras J, Cortadellas J, Soler-Soler J (1998) Comparison of ventricular septal and left ventricular free wall rupture in acute myocardial infarction. Am J Cardiol 81:495–497

FitzGibbon GM, Hooper GD, Heggtveit HA (1972) Successful surgical tratment of postinfarction external cardiac rupture. J Thorac Cardiovasc Surg 63:622–630

Fox AC, Glassman E, Isom OW (1979) Surgically remediable complications of myocardial infarction. Prog Cardiovasc Dis 21:461–484

Fox KA, Poole-Wilson PA, Henderson RA et al (2002) Interventional versus conservative treatment for patients with unstable angina or non-ST-elevation myocardial infarction: the British Heart Foundation RITA 3 randomised trial. Randomized Intervention Trial of unstable Angina. Lancet 360:743–751

FRISC II (1999) Invasive compared with non-invasive treatment in unstable coronary-artery disease: FRISC II prospective randomised multicentre study. Lancet 354:708–715

Galve E, Garcia-Del-Castillo H, Evangelista A et al (1986) Pericardial effusion in the course of myocardial infarction: incidence, natural history, and clinical relevance. Circulation 72:294–299

Gibson RS, Boden WE, Theroux P et al (1986) Diltiazem and reinfarction in patients with non-Q wave myocardial infarction. N Engl Med 315: 423–429

Go AS, Barran HV, Rundle AC et al (1998) Bundle-branch block and in-hospital mortality in acute myocardial infarction. National Registry of Myocardial Infaction. Ann Intern Med 129:690–697

Goldberg RJ, Brady P, Muller JE (1990) Time of onset of acute myocardial infarction. Am J Cardiol 66:140

Goldberg RJ, Yarzebski J, Lessard D et al (2002) Recent trends in the incidence rates of and death from atrial fibrillation complicating initial acute myocardial infarction: a community-wide perspective. Am Heart J 143:519–527

Gottlieb S, Moss AJ, McDermott M, Eberly S (1992) Interrelation of left ventricular ejection fraction, pulmonary congestion and outcome in acute myocardial infarction. Am J Cardiol 69:977–984

Gottwik M, Zahn R, Schiele R et al (2001) Differences in treatment and outcome of patients with acute myocardial infarction admitted to hospitals with compared to without departments of cardiology; results from the pooled data of the Maximal Individual Therapy in Acute Myocardial Infarction (MITRA 1+2) Registries and the Myocardial Infarction Registry (MIR) Eur Heart J 22:1794–1801

Groden BM (1971) The management of myocardial infarction. A controlled study of the effects of early mobilisation. Cardiac Rehab 1:13

Gruppo Italiano per lo Studio della Streptochinasi nell' Infarto Miocardico: GISSI-3 (1994) Effects of lisinopril and transdermal gyceryl trinintrate singly and together on 6-week mortality and ventricular function after acute myocardial infarction. Lancet 343:1115–1122

GUSTO Investigators (1993) An international randomized trial comparing four thrombolytic strategies for acute myocardial infarction. N Engl J Med 329:673–682

Haines DE, Raabe DS, Gundel WD, Wackers FJ (1983) Anatomic and prognostic significance of new T-wave inversion in unstable angina. Am J Cardiol 52:14–8

Hamm CW, Goldmann BU, Heeschen C et al (1997) Emergency room triage of patients with acute chest pain by means of rapid testing for cardiac troponin I. New Engl J Med 337:1648–1653

Hamm CW, Heeschen C, Goldmann B et al (1999) Benefit of abciximab in patients with refractory unstable angina in relation to serum troponin T levels. c7E3 Fab Antiplatelet Therapy in Unstable Refractory Angina (CAPTURE) Study Investigators. N Eng J Med 340:1623–1629

Hansen JF (1991) Treatment with verapamil after an acute myocardial infarction. Review of the Danish studies on verapamil in myocardial infarction (DAVIT I and II) Drugs 42 Suppl 2:43–53

Harrison DC (1978) Should lidocaine be administered routinely to all patients after acute myocardial infaction? Circulation 58:581–458

Heeschen C, Hamm CW, Goldmann B et al (1999) Troponin concentrations for stratification of patients with acute coronary syndromes in relation to therapeutic efficacy of tirofiban. Lancet 354:1757–1762

Heger JJ, Weyman AB, Wann LS et al (1979) Cross-sectional echocardiography in acute myocardial infarction: Detection and localization of regional left ventricular asynergy. Circulation 60:531

Heger JJ, Weyman AE, Wann LS et al (1980) Cross-sectional echocardiographic analysis of the extent of left ventricularasynergy in acute myocardial infarction. Circulation 61:1113

Held PH, Yusuf S (1994) Calcium antagonists in the treatment of ischemic heart disease: myocardial infarction. Coron Artery Dis 5:21–26

ISIS-1 Collaborative Group (1986) Randomised trial of intravenous atenolol among 16027 cases of suspected acute myocardial infarction: ISIS-1. Lancet II:57–66

ISIS-1 (First International Study of Infarct Survival) Collaborative Group (1988) Mechanisms für the early mortality reduction produced by betablockade started early in acute myocardial infarction: ISIS-1. Lancet I:921–23

ISIS-4 Collaborative Group (1995) ISIS-4: A randomized factorial trial assessing early captopril, oral mononitrate, and intervenous magnesium sulphate in 58,050 patients with suspected acute myocardial infarction. Lancet 345:669–685

Islam MA, Blankenship JC, Balog C et al (2002) Effect of Abciximab on angiographic complications during percutaneous coronary stenting in the Evalation of Platelet IIb/IIIa Inhibition in Stenting Trial (EPISTENT). Am J Cardiol 90:916–921

The Joint European Society of Cardiololgy/American College of Cardiology Committee (2000) Myocardial infarction redefined – A consensus document of the Joint European Society of Cardiololgy/American College of Cardiology Committee for the Redefinition of Myocardial Infarction. J Am Coll Cardiol 36:959–969

Kastrati A, Pache J, Dirschinger J et al (2000) Primary intracoronary stenting in acute myocardial infarction long-term clinical and angiographic follow-up and risk factor analysis. Am Heart J 139:208–216

Kastrati A, Mehilli J, Schlotterbeck K et al (2004) Early administration of reteplase plus abciximab vs abcixmab alone in patients with acute myocardial infarction referred for percutaneous coronary intervention. A randomised controlled trial. JAMA 291:947–954

Keeley EC, Boura J, Grines CL et al (2003) Primary angioplasty versus intravenous thrombolytic therapy for acute myocardial infarction: a quantitative review of 23 randomised trials. Lancet 361:13–20

Kerin NZ, Edelstein J, DeRue RG (1976) Ventricular septal defect complicating acut myocardial infarction. Echocardiographic demonstration confirmed by angiocardiograms and surgery. Chest 70:560

Killip T, Kimball JT (1967) Treatment of myocardial infarction in a coronary care unit: A two year experience of 250 patients. Am J Cardiol 20:457–464

Kneissl D, Bubenheimer P, Roskamm H (1985) Ventrikelthromben im chronischen Infarktstadium: echokardiographische Befunde, Klinik, Beziehung zur Antikoagulation. Z Kardiol 74:639

Kyriakidis M, Petropoulakis P, Antonopoulos A et al (1993) Early ventricular fibrillation in patients with acute myocardial infarction: correlation with coronary angiographic find ings. Europ Heart J 14:364–368

Lefkovits J, Topol EJ (1995) Platelet glycoprotein IIb/IIIa receptor inhibitorsin ischemic heart disease. Curr Opin Cardiol 10:420–426

Lemery R, Smith HC, Giuliani ER, Gersh BJ (1992) Prognosis in rupture of the ventricular septum after acute myocardial infarction and role of early surgical intervention. Am J Car diol 70:147–151

Libby P (2001) Current concepts of the pathogenesis of the acute coronary syndromes. Circulation 104:365–372

Libby P, Ridker PM, Maseri A (2002) Inflammation and atherosclerosis. Circulation 105:1135–1143

Lindahl B, Toss H, Siegbahn A et al (2000) Markers of myocardial damage and inflammation in relation to long-term-mortality in unstable coronary artery disease. N Engl J Med 343:1139–1147

Liuzzo G, Biasucci LM, Gallimore JR et al (1994) The prognostic value of C-reactive protein and serum amyloid a protein in severe unstable angina. N Engl J Med 331:417–424

Löwel H, Lewis M, Hörmann A (1991) Prognostische Bedeutung der Prähospitalphase beim akuten Myokardinfarkt. Dtsch med Wschr 116:729–733

Löwel H, Engel S, Hörmann et al (2000) Akuter Herzinfarkt und plötzlicher Herztod aus epidemiologischer Sicht. In: Arntz HR, Schuster HP (Hrsg) Die Notfalltherapie bei akutem Herzinfarkt. Steinkopff, Darmstadt, S 13–22

Lown B, Klein MD, Herchberg PI (1969) Coronary and precoronary care. Am J Med 46:705

Lloyd-Jones DM, Lapuerta P et al (1998) Electrocardiographic and clinical predictors of acute myocardial infarction in patients with unstable angina pectoris. Am J Cardiol 81:1182–1186

Lüderitz B (1979) Zur Arrhythmiegenese beim akuten Myokardinfarkt. Herz/Kreisl 11:165–173

Mair J, Artner, Dvorak E, Dienstl A et al (1991) Early detection of acute myocardial infarction by measurement of mass con centration of Creatine Kinase-MB. Am J Cardiol 68:1545–1550

Malmberg K, Ryden L, Efendic S et al (1995) Randomized trial of insulinglucose infusion followed bei sucutaneous insulin treatment in diabetic patients with acute nyocardial infarction (DIGAMI Study): Effects on mortality at 1 year. J Am Coll Cardiol 26:57–65

McKay RG, Pfeffer MA, Pasternak RC et al (1986) Left ventricular remodeling after myocardial infarction: a corollary to infarct expansion. Circulation 74:693–702

Mehta SR, Yusuf S, Peters RJG et al (2001) Effects of pretreatment with clopidogrel and aspirin followed by long-term therapy in patients undergoing precutaneous coronary intervention: the PCI-CURE study. Lancet 358:527–533

Mehta SR, Yusuf S for The Clopidpogrel in Unstable angina to prevent Recurrent Events (CURE) Study Investigators (2000) The Clopidpogrel in Unstable angina to prevent Recurrent Events (CURE) trial programme; rationale, design and baseline characteristics including a meta-analysis of the effects of thienopyridines in vascular disease. Eur Heart J 21:2033–2041

Mintz GS, Victor MF, Kotler MN et al (1981) Two-dimensional echocardiographic identification of surgically correctable complications of acute myocardial infarction. Circulation 64:91

Mittleman MA, Maclure M, Tofler GH et al (1993) Triggering of acute myocardial infarction by heavy physical exertion. N Eng J Med 329: 1677–1683

Miyao Y, Yasue H, Ogawa H et al (1993) Elevated plasmainterleukin-6 levels in patients with acute myocardial infarction. Am Heart J 126: 1299–1304

Moreno PR, Falk E, Palacios IF et al (1994) Macrophage infiltration in acute coronary syndromes. Implications for plaque rupture. Circulation 90:775–778

Morita E, Yasue H, Yoshimura M et al (1993) Increased plasma levels of brain natriuretic peptide in patients with acute myocardial infarction. Circulation 88:82–91

Morrow DA, Rifai N, Antman EM et al (1998) C-reactive protein is a potent predictor of mortality independently of and in combination with troponin T in acute coronary syndromes: a TIMI 11A substudy. Thrombolysis in Myocardial Infarction. J Am Coll Cardiol 31:1460–1465

Morrow DA, Antman EM, Snapinn SM et al (2002) An integrated clinical approach to predicting the benefit of tirofiban in non-ST elevation acute coronary syndromes. Application of the TIMI Risk Score for UA/NSTEMI in PRISM-PLUS. Eur Heart J 23:223–9

Müller I, Seyfarth M, Rüdiger S et al (2001) Effect of high loading dose of clopidrogrel on platelet function in patients undergoing coronary stent placement. Heart 85:92–93

Mueller Ch, Buettner HJ, Hodgson J et al (2002) Inflammation and long-term mortality after non–ST elevation acute coronary syndrome treated with a very early invasive strategy in 1042 consecutive patients. Circulation 105:1412–1415

Muller JE, Tofler GH, Stone PH et al (1989) Circadian variation and triggers of onset of acute cardiovascular disease. Circulation 79:733–743

Nallamothu BK, Bates ER (2003) Percutaneous coronary intervention versus fibrinolytic therapy in acute myocardial infarction: is timing (almost) everything? Am J Cardiol 92:824–826

Neumann F-J (2003) ISAR-COOL. Late breaking trial session. Scientific Sessions of the American Heart Association 2002, Chicago

Neumann F-J, Blasini R, Schmitt C et al (1998) Effect of glycoprotein IIb/IIIa receptor blockade on recovery of coronary flow and left ventricular function after the placement of coronary-artery stents in acute myocardial infarction. Circulation 98:2695–2701

Neumann F-J, Kastrati A, Pogatsa-Murray G et al (2003) Evaluation of prolonged antithrombotic pretreatment („cooling-off" strategy) before intervention in patients with unstable coronary syndromes: a randomised controlled trial. JAMA 290:1593–1599

Newby KH, Pisano E, Krucoff MW et al (1996) Incidence and clinical relevance of the occurence of bundle-branch block in patients treated with thrombolytic therapy. Circulation 94:2424–2428

Newby KH, Thompson T, Stebbins A et al (1998) Sustained ventricular arrhythmias in patients receiving thrombolytic therapy: Incidence and outcomes. The GUSTO Investigators. Circulation 98: 2567–2573

Nordrehaug JE, Johannessen KA, von der Lippe G (1985) Serum potassium concentration as a risk factor of ventricular arrhythmias early in acute myocardial infarction. Circulation 71:645–649

Nordrehaug JE, Johannessen KA, von der Lippe G (1985) Usefulness of high-dose anticoagulants in preventing left ventricular thrombus in acute myocardial infarction. Am J Cardiol 55:1491–1493

Ohman EM, Armstrong PW, Christenson RH et al (1996) Cardiac troponin T levels for risk stratification in acute myocardial ischemia. GUSTO IIA Investigators. N Engl J Med 335:1333–1341

Oliva PB, Hammill SC, Edwards WD (1993) Cardiac rupture, a clinically predictable complication of acute myocardial in farction: Report of 70 cases with clinicopathologic correla tions. J Am Coll Cardiol 22:720–726

Opie LH (1975) Metabolism of free fatty acids, glucose and catecholamines in acute myocardial infarction. Relation to myocardial ischemia and infarct-size. Amer J Cardiol 36:938–953

Opie LH (1999) Proof that glucose-insulin-potassium provides metabolic protection of ischemic myocardium? Lancet 353:768–769

Pantridge JF, Webb SW, Adgey AAJ, Oeddes JS (1974) The first hour after the onset of acute myocardial infarction. In: Yu PN, Goodwin JF (eds) Progr Cardiol 3. Lea & Febiger, Philadelphia, p 173

Pedersen OD, Bagger H, Kober L, Torp-Pedersen C (1999) The occurence and prognostic significance of atrial fibrillation/flutter following acute myocardial infarction. TRACE study group. TRAndolapril Cardiac Evaluation. Eur Heart J 20:748–754

Pettersson T, Ohlsson O, Tryding N (1992) Increased CKMB (mass concentration) in patients without traditional evidence of acute myocardial infarction. A risk indicator of coronary death. Eur Heart J 13: 1387–1392

Pfeffer MA, Braunwald E (1991) Ventricular enlargement following myocardial infarction is a modifiable process. Am J Cardiol 68:127D–131D

Pierard LA, Albert A, Henrard L et al (1986) Incidence and significance of pericardial effusion in acute myocardial infarction as determined by two-dimensional echocardiography. J Am Coll Cardiol 8:517–520

Pizzeti F, Turazza FM, Franzosi MG et al (2001) Incidence and prognostic significance of atrial fibrillation in acute myocardial infarction. GISSI-3 data. GISSI-3 Investigators. Heart 86:527–532

Pollak H, Diez W, Spiel R et al (1993) Early diagnosis of subacute free wall rupture complicating acute myocardial infarc tion. Eur Heart J 14:640–648

Potratz J, Djonlagic H, Diederich KW (1986) Dopplerechokardiographischer Nachweis der Ventrikelseptumruptur bei akutem Myokardinfarkt auf der Intensivstation. Dtsch med Wochenschr 111:695

PRISM Study Investigators (1998) A comparison of aspirin plus tirofiban with aspirin plus heparin for unstable angina. Platelet Receptor Inhibition in Ischemic Syndrome Management (PRISM). N Engl J Med 338:1498–1505

PRISM-PLUS Study Investigators (1998) Inhibition of the platelet glycoprotein IIb/IIIa receptor with tirofiban in unstable angina and non-Q-wave myocardial infarction. Platelet Receptor Inhibition in Ischemic Syndrome Symptoms (PRISM-PLUS). N Engl J Med 338:1539–1541

Quinn MJ, Fitzgerald DJ (1999) Ticlopidine and clopidogrel. Circulation 100:1667–1672

Rathore SS, Berger AK, Weinfurt KP et al (2000) Acute myocardial infarction complicated by atrial fibrillation in the elderly: prevalence and putcomes. Circulation 101:969–974

Raunio H, Rissanen V, Romppanen T et al (1979) Changes in the QRS complex and ST segment in transmural and subendocardial myocardial infarctions. A clinico-pathologic study. Amer Heart J 98:176–184

Reeder OS, Lengyel M, Tajik AJ et al (1981a) Mural thrombus in left ventricular aneurysm. Incidence, role of angiography, and relation between anticoagulation and embolization. Mayo Clin Proc 56:77

Reeder OS, Thjik AJ, Seward JB (1981b) Left ventricular mural thrombus. Two-dimensional echocardiographic diagnosis. Mayo Clin Proc 56:82

Reiner JS, Lundergan CF, Fung A et al (1996) Evolution of early TIMI 2 flow after thrombolysis for acute myocardial infarction. GUSTO-1 Angiographic Investigators. Circulation 94:2441–2446

Roberts WC, Cohen LS (1972) Left ventricular papillary muscles. Description of the normal and a survey of conditions causing them to be abnormal. Circulation 46:138–514

Roe MT, Harrington RA, Prospeler DM et al (2000) Clinical and therapeutic profile of patients presenting with acute coronary syndromed who do not have significant coronary artery disease. The Platelet Glycoprotein IIb/IIIa in Unstable Angina: Receptor Supression Using Integrilin in Therapy (PURSUIT) Trail Investigators. Circulation 102: 1101–1106

Roos JC, Dunning AJ (1978) Bundle branch block in acute myocardial infarction. Eur J Cardiol 6:403–424

Ryan TJ, Antman EM, Brooks, NH, Califf RM et al (1999) 1999 update: ACC/AHA guidelines for the management of patients with acute myocardial infarction. A report of the American College of Cardiology/American Heart Association Task Force on Practice Guidelines (Committee on Management of Acute Myocardial Infarction. J Am Coll Cardiol 34:890–911

Savonitto S, Ardissino D, Granger CB et al (1999) Prognostic value of the admission electrocardiogram in acute coronary syndromes. JAMA 281:707–713

Savage EM, Wagner GS, Ideker RE et al (1977) Correlation of postmortem ana-tomic findings with electrocardiographic changes in patients with myocardial infarction. Circulation 55:279–285

Savi P, Combalbert J, Gaich C et al (1994) The antiaggregating activity of clopidogrel is due to a metabolic activation by the hepatic cytochrome P450-1A. Thromb Haemost 72:313–317

Schiele R, Wienbergen H, Gitt A et al (2000) Das Ludwigshafener Herzinfarktprojekt. In: Arntz HR, Schuster HP (Hrsg) Die Notfalltherapie bei akutem Herzinfarkt. Steinkopff, Darmstadt, S 23–27

Schömig A, Kastrati A, Dirschinger J et al (2000) Coronary stenting plus platelet glycoprotein IIb/IIIa blockade compared with tissue plasminogen activator in acute myocardial infarction. N Engl J Med 343:385–391

Schühlen H, Kastrati A, Dirschinger J et al (1998) Intracoronary stenting and risk for major adverse cardiac events during the first month. Circulation 98:104–111

Schwartz G, Olsson AG, Ezekowitz MD et al (2001) Effects of atorvastatin on early recurrent ischemic events in acute coronary syndromes: the MIRACL study: a randomized controlled trial. JAMA 285: 1711–1718

Sgarbossa EB, Pinski SL, Topol EJ et al (1998) Acute myocardial infarction and complete bundle branch block at hospital admission: Clinical characteristics and outcome in the thrombolytic era. GUSTO-I Investigators. Global Utilization of Streptokinase and t-PA (tissue plasminogen activator) for Occluded Coronary Arteries. J Am Coll Cardiol 31:105–110

Shah PK, Cercek B, Lew AS, Ganz W (1993) Angiographic validation of bedside markers of reperfusion. J Am Coll Cardiol 21:55–61

Simoons ML (2001) Effect of glycoprotein IIb/IIIa receptor blocker abciximab on outcome in patients with acute coronary syndromes without early coronary revascularisation: the GUSTO IV-ACS randomised trial. Lancet 357:1915–1924

Simons GR, Sgarbossa EB, Wagner C et al (1998) Atrioventricular and intraventricular conduction disorders in acute myocardial infarction: A reappraisal in the thrombolytic era. Pacing Clin Electrophysiol 21:2651–2663

Steinhubl SR, Berger PB, Mann JT 3rd et al (2000) Sustained dual oral platelet therapy following percutaneous coronary intervention: a randomised cotrolled trial. JAMA 288:2411–2420

Stone GW, Moliterno DJ, Bertrand M et al (2002) Impact of clinical syndrome acuity on the differential response to 2 glycoprotein IIb/IIIa inhibitors in patients undergoing coronary stenting: the TARGET Trial. Circulation 105:2347–2354

Tofler GH, Muller JE, Stone PH et al (1992) Modifiers of timing and possible triggers of acute myocardial infarction in the Thrombolysis in Myocardial Infarction Phase II (TIMI II) Study Group. J Am Coll Cardiol 20:1049–1055

Topol EJ, Moliterno DJ, Herrmann HC et al for TARGET Investigators (2001) Comparison of two platelet glycoprotein IIb/IIIa inhibitors, tirofiban and abciximab, for the prevention of ischemic events with percutaneous coronary revascularization. N Engl J Med 344: 1888–1894

Topol EJ, Burek K, O'Neill WW (1988) A randomized control led trial of early hospital discharge three days after myocardial infarction in the era of reperfusion. N Engl J Med 318:1083

Topol EJ (2002) Textbook of interventional cardiology, 4th ed. Saunders, Philadelphia, pp 365–393

Tunstall-Pedoe H, Vanuzzo D, Hobbs M et al (2000) Estimation of contribution of changes in coronary care to improving survival, event rates, and coronary heart disease mortality across the WHO MONICA Project populations. Lancet 355:688–700

Uthgenannt H, Dahl P (1969) Die Röntgendiagnostik des Thorax bei frischem Herzinfarkt. 10-jährige Beobachtungen an 644 Patienten. Fortschr Röntgenstr 110:488–498

Vaitkus PT, Barnathan ES (1993) Embolic potentials, prevention and management of mural thrombus complicating anterior myocardial infarction: a metaanalysis. J Am Coll Cardiol 22:1004–1009

van den Brand M, Laarman GJ, Steg PG et al (1999) Assessment of coronary angiograms prior to and after treatment with abciximab, and the outcome of angioplasty in refractory unstable angina patients. Angiographic results from the CAPTURE trial. Eur Heart J 20: 1572–1578

Vermeer F, Oude AJ, vd Berg EJ et al (1999) Prospective randomised comparison between thrombolysis, rescue PTCA, and primary PTCA in patients with extensive myocardial infarction admitted to a hospital without PTCA facilities: a safety and feasibility study. Heart 82: 426–431

Völler H, Schröder K, Spielberg C et al. (1994) Frühzeitiges Erkennen einer linksventrikulären Dysfunktion nach akutem Myokardinfarkt. Verlaufsuntersuchung mit der Dopplerechokardiographie. Dtsch med Wschr 119:209

Volpi A, Cavalli A, Santoro E, Tognoni G (1990) Incidence and prognosis of secondary ventricular fibrillation in acute myocardial infarction. GISSI investigators. Circulation 82:1279–1288

Volpi A, Cavalli A, Santoro E, Negri E (1998) Incidence and prognosis of early primary ventricular fibrillation in acute myocardial infarction – results of the Gruppo Italiano per lo Studio della Sopravvivenza nell'Infarto Miocardico (GISSI-2) database. Am J Cardiol 82:265–271

Wackers FJ, Lie KI, Becker AE et al (1976) Coronary artery disease in patients dying from cardiogenic shock or congestive heart failure in the setting of acute myo cardial infarction. Br Heart J 38:906

Wallentin L, Lagerqvist B, Hustedt S et al (2000) Outcome at 1 year after an invasive compared with a non-invasive strategy in unstable coronary-artery disease: the FRISC II invasive randomised trial. FRISC II Investigators. Fast Revascularisation during Instability in Coronary artery disease. Lancet 356:9–16

Wegschneider K, Neuhaus KL, Dissmann R et al (1999) Prognostische Bedeutung der ST-Strecken-Veränderung beim akuten Myokardinfarkt. Herz 24:378–388

Weisman HF, Healy B (1987) Myocardial infarct expansion, in farct extension, and reinfarction: pathophysiologic concepts. Prog in Cardiovasc Dis V 30(2):73–110

Weiss JL, Bulkley BH, Hutchins GM, Mason SJ (1978b) Correlation of real time 2-dimensional echocardiography with postmortem studies (abstract). Am J Cardiol 41:369

Westaby S, Parry A, Ormerod, O et al (1992) Thrombolysis and postinfarction ventricular septal rupture. J Thorac Cardiovasc Surg 104: 1506–1509

Widimsky P, Cervenka V, Gregor P et al (1985) First month course of left ventricular asynergy after intracoronary thrombolysis in acute myocardial infarction. A longitudinal echocardiographic study. Europ Heart J 6:759

Willich SN, Linderer T, Wegscheider K et al (1989) Increased morning incidence of myocardial infarction in the ISAM study: absence with prior beta-adrenergic blockade. Circulation 80:853–858

Willich SN, Lewis M, Löwel H et al (1993) Physical exertion as a trigger of acute myocardial infarction. N Engl J Med 329:1684–1690

Woods KL, Fletcher S, Roffe C, Haider Y (1992) Intravenous magnesium sulphate in suspected acute myocardial infarction: results of the second Leicester Intravenous Magnesium Intervention Trial (LIMIT-2) Lancet 339:1553–1558

Woods KL, Fletcher S (1994) Long-term outcome after intravenous magnesium magnesium sulphate in suspected acute myocardial infarction: the second Leicester Intravenous Magnesium Trial (LIMIT-2) Lancet 343:816–819

Wright JS, Marple CD, Beck DF (1954) Myocardial infarction: A study of 1031 cases. Grune&Stratton, New York

Wyatt HL, Meerbaum S, Heng MK et al (1981) Experimental evaluation of the extent of myocardial dyssynergy and infarct size by two dimensional echocardiography. Circulation 63:607

Yusuf S, Held P, Furberg C (1991) Update of effects of calcium antagonists in myo-cardial infarction or angina in light of the second Danish Verapamil Infarction Trial (DAVIT-II) and other recent studies. Am J Cardiol 67:1295–1297

Zabel M, Hohnloser SH, Köster W et al (1993) Analysis of creatine kinase, CK-MB, myoglobin, and troponin T time-activity curves for early assessment of coronary artery reperfusion after intravenous thrombolysis. Circulation 87:1542–1550

Zahn R, Schiele R, Hauptmann KE et al (1999) Long pre-hospital delays are associated with increasing mortality in patients with acute myocardial infarction treated with intravenous thrombolysis but not in patients treated with primary angioplasty (abstract). Circulation 100 (Suppl I):358

Zehender M, Kasper W, Kauder E et al (1993) Right ventricular infarction as an independant predictor of prognosis after acute inferior myocardial infarction. N Eng J Med 328:981–988

Zhao XQ, Theroux P, Snapinn SM, Sax FL (1999) Intracoronary thrombus and platelet glycoprotein IIb/IIIa receptor blockade with tirofiban in unstable angina or non-Q-wave myocardial infarction. Angiographic results from the PRISM-PLUS trial (Platelet receptor inhibition for ischemic syndrome management in patients limited by unstable signs and symptoms, PRISM-PLUS Investigators. Circulation 100: 1609–1615

Klinik der koronaren Herzerkrankung III: Der Herzinfarkt im chronischen Stadium

H. Roskamm, M. Gick

mit Beiträgen von P. Bubenheimer, N. Jander und K. Schnellbacher

23.1 Diagnostik im chronischen Stadium des Herzinfarkts – 532
23.1.1 Diagnostische Weichenstellungen – 532
23.1.2 Diagnostisches Routineprogramm und Stufendiagnostik – 532
23.1.3 Echokardiographie – 533

23.2 Prognose nach Herzinfarkt – 536
23.2.1 Myokardschaden – 536
23.2.2 Elektrische Instabilität – 539
23.2.3 Momentaner Zustand der Herzkranzarterien – 539
23.2.4 Progression der Koronargefäßsklerose – 540
23.2.5 Zusammenwirken der prognosebestimmenden Faktoren – 542

23.3 Differenzierung von Postinfarktpatienten – 542
23.3.1 Patienten ohne entscheidende Problematik – 542
23.3.2 Patienten mit persistierender oder neu auftretender Angina pectoris – 544
23.3.3 Patienten mit „nichttransmuralem" Herzinfarkt (NSTEMI) – 545
23.3.4 Patienten mit schwerem Myokardschaden – 546
23.3.5 Patienten mit Herzwandaneurysma – 548
23.3.6 Zusammenfassung der Diagnostik- und Therapieverfahren in den einzelnen Postinfarktgruppen – 550

Literatur – 550

Vor 20–30 Jahren wurde der Herzinfarkt noch vordergründig als ein akutes Ereignis mit mehr oder minder ausgeprägten chronischen Folgen angesehen. Nach dem Herzinfarkt wurde der Patient als „Zustand nach Herzinfarkt" deklariert. Die Langzeitbehandlung stand vorrangig unter dem Motto: Nachbehandlung und Nachsorge.
Heute folgen einer raschen und umfassenden Bestandsaufnahme der Erkrankung meist eine Reihe von prognoseverbessernden Therapieansätzen.

23.1 Diagnostik im chronischen Stadium des Herzinfarkts

23.1.1 Diagnostische Weichenstellungen

Akut- und Langzeitbehandlung des Herzinfarktes haben insbesondere in den letzten 20 Jahren einen entscheidenden Wandel durchgemacht. Noch vor 30 Jahren stand bei der koronaren Herzerkrankung die klassische internistische Philosophie – abwarten, Zeit gewinnen, keine einschneidende Intervention – im Vordergrund; heute gibt es stark eingreifende medikamentöse Behandlungsmöglichkeiten wie die Fibrinolyse sowie die Katheterintervention und die Koronarchirurgie. Der Herzinfarkt ist kein schicksalhaft ablaufendes Leiden mehr.

Dies zeigt sich insbesondere in der Akutphase des Herzinfarktes; hier ermöglichen die Lysetherapie oder, mit noch besseren Erfolgsaussichten, die frühinterventionelle Infarktbehandlung (s. Kap. 22) eine rasche Revaskularisation mit Verringerung der Infarktgröße und einen beschleunigten Phasenablauf des Infarktes. Die kann nicht nur den Aufenthalt im Akutkrankenhaus, sondern auch den sich anschließenden Rehabilitationsprozeß verkürzen. Ein weiterer Vorteil ist die frühzeitige Kenntnis von Koronarstatus und Ventrikelzustand mit den entsprechenden Konsequenzen für die langfristige Therapie. Es muss aber bedacht werden, dass ein solch fortschrittliches Behandlungskonzept wie die frühinterventionelle Infarktbehandlung z. Z. nur ungefähr 10–15% der Patienten zugute kommt, weiterhin werden ungefähr 40% lysiert und ungefähr 50% bekommen gar keine revaskularisierende Therapie (Zahn et al. 2001). Aber auch für die Gesamtheit der heutigen Infarktpatienten gilt, dass der Verlauf von Therapie und Rehabilitation erheblich beschleunigt worden ist.

Die heute zur Verfügung stehenden, sich grundsätzlich unterscheidenden Therapiemöglichkeiten verlangen eine differenzierte Betrachtung des Koronarpatienten. Ein „Über-einen-Kamm-Scheren" ist nicht mehr gerechtfertigt. Funktioneller Zustand, einzuschlagende Therapie, Prognose und zukünftige Belastbarkeit hängen von einer Reihe bekannter Faktoren ab.

Entsprechend der vorliegenden medizinischen und beruflichen Problematik des einzelnen Patienten können nach Beendigung der akuten Hospitalisationsphase folgende Weichenstellungen vorgenommen werden:

- Liegt keine entscheidende medizinische und damit verbundene berufliche Problematik und keine schwer beeinflussbare Risikokonstellation vor, kann der Patient nach Hause entlassen werden und einer ambulanten Rehabilitation zugeführt werden.
- Ist die Frage nach der medizinischen und beruflichen Problematik unklar oder besteht eine Risikokonstellation, die einer stationären Einstellung bedarf, empfiehlt sich die Anschlussbehandlung in einer Rehabilitationsklinik.
- Befindet sich der Patient in einem Krankenhaus der Regionalversorgung ohne Möglichkeit zur invasiven Diagnostik und Therapie und wurde anfangs keine Weiterverlegung in ein kardiologisches Zentrum veranlasst, sollte spätestens bei Vorliegen von fortbestehender Ischämie, schwerem Ventrikelschaden und/oder elektrischer Instabilität eine Weiterverlegung in ein kardiologisches Zentrum zur weiteren invasiven Abklärung und evtl. interventionellen Behandlung erfolgen.
- Wurde der Patient direkt oder über ein Regionalkrankenhaus in ein kardiologisches Zentrum eingewiesen und einer frühinterventionellen Infarktbehandlung zugeführt, kann er oft schon am Folgetag zurück verlegt werden. Nach verkürztem Krankenhausaufenthalt kann häufig auf eine stationäre Rehabilitation verzichtet werden.

> Ziel dieser Überlegungen ist, durch Selektion der Patienten nach medizinischer und beruflicher Problematik eine optimale Ausschöpfung der Versorgungsmöglichkeiten zu erreichen.

23.1.2 Diagnostisches Routineprogramm und Stufendiagnostik

Zum nichtinvasiven diagnostischen Routineprogramm gehören in der chronischen Infarktphase folgende Untersuchungen:

- Anamneseerhebung, wobei insbesondere nach Hinweisen für Angina pectoris, Herzinsuffizienz und Rhythmusstörungen gefahndet werden muss (s. Kap. 8),
- allgemeine klinische Untersuchung mit Bestandsaufnahme der Risikofaktoren (s. Kap. 8),
- Ruhe-EKG, wobei insbesondere gewisse Aussagen über die Größe des Infarkts möglich sind (s. Kap. 9),
- Langzeit-EKG-Registrierung („Holter-Monitoring"), nach Möglichkeit über 24 h (s. Kap. 10),
- Thoraxröntgen (s. Kap. 13),
- Echokardiographie (s. Kap. 12),
- Belastungs-EKG (s. Kap. 10).

Diese Untersuchungen können in der Regel als Abschlussuntersuchungen bei der Entlassung aus der Akutklinik erfolgen. Sie sollen insbesondere eine Aussage über folgende, die Prognose bestimmenden Faktoren ermöglichen:

- myokardialer Zustand des Herzens,
- Herzrhythmusstörungen und
- Koronardurchblutung des Restmyokards.

Das Ergebnis dieses Standardprogramms entscheidet über die Anwendung zusätzlicher Untersuchungsverfahren wie Myokardperfusions- und Herzbinnenraumszintigraphie (s. Kap. 15), Belastungsecho (s. Kap. 12) und Einschwemmkatheteruntersuchung (s. Abschn. 16.3) sowie insbesondere über die Anwendung invasiver Untersuchungsverfahren wie Koronarangiographie und Ventrikulographie (s. Abschn. 16.1 und 16.2), falls die Ergebnisse dieser Untersuchungen im Zusammenhang mit der frühinterventionellen Infarktbehandlung nicht schon vorliegen.

Die Diagnostik bei Postinfarktpatienten ist eine Stufendiagnostik. Bei einigen Patienten kommt man mit wenigen Stufen aus, bei anderen wird das gesamte „Diagnostikarsenal" notwendig. An dieser Stelle soll lediglich die Echokardiographie im chronischen Stadium des Herzinfarktes detailliert dargestellt werden; die anderen Untersuchungsverfahren sind an anderer Stelle ausführlich dargestellt. Das oben beschriebene Routineprogramm sollte – mit Ausnahme von Langzeit-EKG und Thoraxröntgen – in regelmäßigen Zeitabständen, z. B. in Jahresabständen, wiederholt werden; falls Beschwerden auftreten selbstverständlich früher.

23.1.3 Echokardiographie

P. Bubenheimer, N. Jander

> **Klinisch wichtig**
>
> Die Echokardiographie bietet bei Zustand nach Infarkt eine so große Fülle von Informationen (Tabelle 23.1), dass es sinnvoll erscheint, jeden Postinfarktpatienten echokardiographisch zu untersuchen.

Infarktlokalisation

Nachweis und Bestimmung der Topographie von Infarkten erfolgt mit der 2-D-Echokardiographie (Heger et al. 1979; Bubenheimer 1985). Die meisten Infarkte können über das apikale Echofenster dargestellt werden, indem die Schnittebene – ausgehend vom Vierkammerblick – rund um die Längsachse des Herzens rotiert. Sensitiver wird die Diagnostik, wenn zusätzlich parasternale bzw. subkostale Längs- und Kurzachsenschnitte angewendet werden (Bubenheimer 1985).

Kürzlich wurde für verschiedene bildgebende Verfahren eine einheitliche Segmenteinteilung und -bezeichnung des linken Ventrikels vorgeschlagen (Cerquira et al. 2002). In Längsrichtung wird der linke Ventrikel in 3 gleiche Teile unterteilt: Das basale Drittel, das vom Mitralklappenring bis zur Spitze der Papillarmuskel reicht, das mittventrikuläre Drittel um den Ansatz der Papillarmuskel herum und das apikale Drittel. Hieraus ergeben sich 3 Kurzachsenschnitte (Abb. 23.1), die die lange Achse senkrecht schneiden. Das basale und mittlere Drittel werden in 6 Segmente von je 60° aufgeteilt. Die Verbindungsstellen von rechts- und linksventrikulärer Wand begrenzen das Septum in Richtung Vorder- und Hinterwand. Das apikale Drittel wird in nur 4 Segmente unterteilt. Jenseits des apikalen Kavums wird ein zusätzliches Segment, die apikale Kappe des linken Ventrikels, eingeführt, sodass sich insgesamt 17 Segmente ergeben.

Für die Erkennung von Infarktnarben im TM- oder 2-D-Echokardiogramm werden morphologische und funktionelle Veränderungen der Ventrikelwand genutzt (Jacobs et al. 1973; Corya et al. 1976; Rasmussen et al. 1976, 1978; Heikkilä u. Nieminen 1975; Bubenheimer 1985; Abb. 23.2):

Tabelle 23.1. Aussagemöglichkeiten der Echokardiographie

Parameter	Echokardiographisches Verfahren
Infarktlokalisation	2-D-Echo (TM-Echo)
Infarktgröße	2-D-Echo (TM-Echo)
Zustand des Restmyokards	2-D-, TM- und Stressecho
Globale Ventrikelfunktion	2-D- und TM-Echo
Herzvolumen	2-D-Echo
Komplikationen (meist schon im akuten Stadium erfasst)	
Aneurysma	2-D-Echo
Pseudoaneurysma	2-D- und Farbdopplerecho
Mitralinsuffizienz	Farbdopplerecho
Ventrikelthromben	2-D-Echo

> **Morphologische Veränderungen (Narbenkriterien)**
>
> - Verdünnung der Wand durch Narbenschrumpfung, v. a. bei transmuralen Narben
> - Erhöhte Reflektivität infolge Fibrosierung des infarzierten Areals, mit steigendem Infarktalter zunehmend
> - Deformierung der Ventrikelsilhouette von leichter Ausrundung der Spitze bis zum Aneurysma
>
> **Funktionelle Kriterien**
>
> - Verminderte bzw. fehlende systolische Wanddickenzunahme
> - Gestörte Wandbewegung, von der Hypokinesie über die Akinesie bis zur Dyskinesie reichend

Die funktionellen Kriterien sind nicht spezifisch für einen abgelaufenen Infarkt; sie sind in gleicher Weise bei reversibler Ischämie vorhanden. Die Beurteilung sollte daher möglichst auch morphologische Wandveränderungen mit einbeziehen, die bei gezielter Untersuchungstechnik bei etwa 80% aller Post-

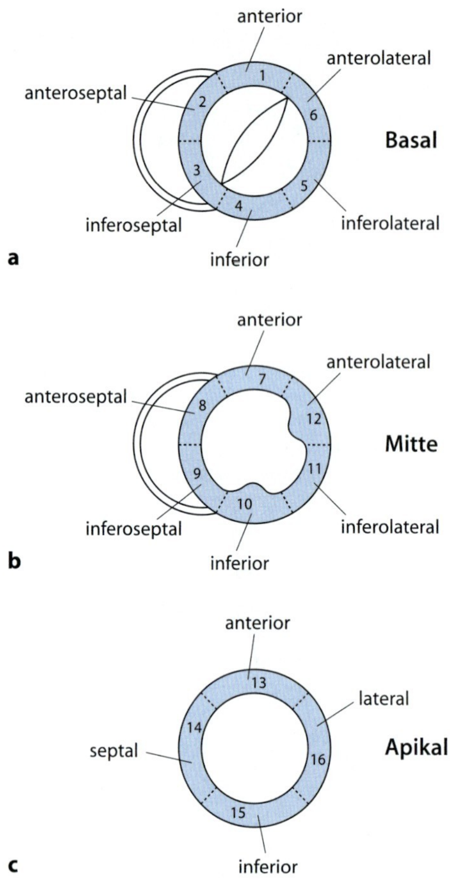

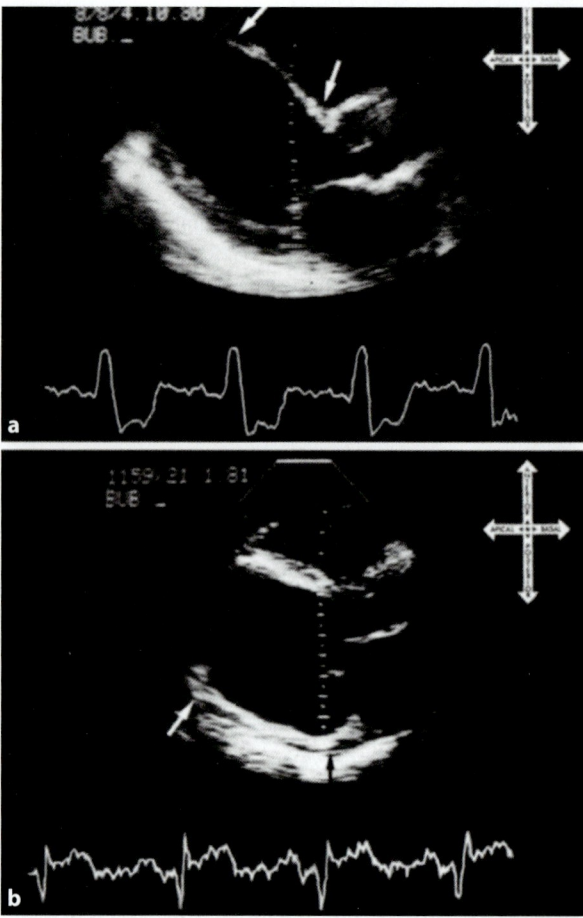

◘ **Abb. 23.1a–c.** Neue Segmenteinteilung des linken Ventrikels (nach AHA 2002). **a** Basaler Kurzachsenschnitt, **b** Kurzachsenschnitt in Papillarmuskelhöhe, **c** apikaler Kurzachsenschnitt

◘ **Abb. 23.2a, b. a** Parasternaler Längsachsenschnitt des linken Ventrikels (Endsystole) bei einem Patienten mit großem Vorderwandinfarkt im chronischen Stadium. Der Schnitt zeigt die Beteiligung des anterioren Septums bis hoch zur Ventrikelbasis. Das Narbenareal liegt zwischen den beiden Markierungspfeilen. Es ist gekennzeichnet durch Verdünnung, fehlende systolische Dickenzunahme und erhöhte Reflektivität. Die gegenüberliegende posterolaterale Wand zeigt eine normale Myokardstruktur. **b** Posterobasaler Hinterwandinfarkt im chronischen Stadium, wiederum im parasternalen Längsachsenschnitt. Das zwischen den Pfeilen gelegene Narbenareal zeichnet sich durch hohe Reflektivität und verminderte Wanddicke aus

infarktpatienten nachweisbar sind. Das funktionsgestörte Areal ist oft größer als das Narbenareal (Weiss et al. 1978a, b).

Die Topographie von Infarkten in den 2-D-echokardiographischen Schnittebenen lässt meist ohne Schwierigkeiten auf das Infarktgefäß bzw. die Infarktgefäße schließen. Insbesondere kann bei Hinterwandinfarkten zwischen Rechtstyp (rechte Koronararterie) und Linkstyp (R. circumflexus der linken Koronararterie) unterschieden werden (Bubenheimer 1985; Ogawa et al. 1985). Auch eine Beteiligung des rechten Ventrikels kann gut erkannt werden (Jugdutt et al. 1984). Die detaillierte topographische Beschreibung hat z. B. Bedeutung, wenn bei der Planung einer Bypass-Operation unklar ist, ob das von einem stenosierten Gefäß versorgte Areal noch vital oder vernarbt ist.

Infarktgröße

Zuverlässig lässt sich die Infarktgröße im 2-D-Echokardiogramm ermitteln. Werden die einzelnen Schnitte in gleich große Segmente unterteilt, so ergibt sich die Infarktgröße als Summe der betroffenen Segmente. Bezogen auf die Gesamtzahl der Segmente kann der Myokardverlust in Prozent angegeben werden. Die echokardiographisch bestimmte Infarktgröße korreliert gut mit enzymatischen, anatomischen und angiographischen Bestimmungen (Weiss et al. 1978a; Heger et al. 1979; 1980; Bubenheimer 1985). Sie ist ein aussagekräftiger prognostischer Indikator (Zenker et al. 1983; Bhatnagari et al. 1985).

Globale Ventrikelfunktion

Die Beurteilung der Ventrikelfunktion nach Infarkt ergibt sich aus der Infarktgröße und der Funktion des Restmyokards. Die Funktion des Gesamtventrikels lässt sich durch einen Summenscore der segmentalen Funktion erfassen. Dabei wird die Funktion der einzelnen Segmente nach Hyperkinesie, Normokinesie, Hypokinesie, Akinesie und Dyskinesie gewichtet (Bubenheimer 1985).

Aus den enddiastolischen und endsystolischen echokardiographischen Schnittbildern – bevorzugt dem apikalen Vierkammer- und Zweikammerblick – lässt sich die Ejektionsfraktion monoplan oder biplan bestimmen (Erbel et al. 1980; 1981; Schnittger et al. 1982). Eine Ejektionsfraktion <30% zeigt eine schwere Beeinträchtigung des Gesamtventrikels an.

Komplikationen

Ein besonderer Stellenwert kommt der Echokardiographie zur Erfassung mechanischer Infarktkomplikationen zu (Mintz et al. 1981). Diese werden in der Regel schon im akuten Stadium (s. Kap. 22) diagnostiziert; falls der Patient sie überlebt, können sie in der chronischen Phase bestätigt und in ihrer Entwicklung beurteilt werden.

Aneurysma. Die häufigste mechanische Komplikation, das Aneurysma, bildet sich bereits in den ersten Tagen nach transmuralen Infarkten aus, wenn es durch intramurale Faserruptur zu Expansion des Infarktareals kommt (Eaton et al. 1979; Hochman u. Bulkley 1982). Im weiteren Verlauf zeigt das Aneurysma noch eine mehr oder weniger starke Wachstumstendenz, bis die Festigkeit der Wand durch zunehmende Fibrosierung dem Expansionsdruck wieder standhält. Diese Entwicklung kann durch serielle echokardiographische Untersuchungen beurteilt werden (Abb. 23.3).

> Am häufigsten ist das anteroapikale Aneurysma, meist mit mehr oder weniger starker Septumbeteiligung, seltener das basal gelegene Hinterwandaneurysma und am seltensten das isolierte Seitenwandaneurysma.

Während sich die Indikation zur Aneurysmektomie im wesentlichen aus dem klinischen Bild ergibt, lassen sich die technischen Möglichkeiten am besten echokardiographisch abklären. Alle Gesichtspunkte, die für die Operabilität und Operationstechnik wesentlich sind, können echokardiographisch beurteilt werden:
- Lokalisation und Größe des Aneurysmas,
- Abgrenzung zum Restmyokard,
- Septumbeteiligung,
- Zustand des Mitralklappenapparates (Hinterwandaneurysma), begleitende Mitralinsuffizienz,
- Quantität und Qualität des Restmyokards.

Mit einer anhaltenden Verbesserung der Linksherzinsuffizienz kann auch nach Aneurysmektomie nicht gerechnet werden, wenn mehr als etwa 45% des Ventrikels infarziert sind oder wenn auch das Restmyokard bereits deutlich geschädigt ist (Barrett et al. 1980). Die besten Ergebnisse sind zu erwarten, wenn neben einem großen, dyskinetischen, auf die apikale Ventrikelhälfte beschränkten Aneurysma eine nicht wesentlich dilatierte, gut kontrahierende Ventrikelbasis vorliegt.

Pseudoaneurysma. Vom echten Aneurysma ist das Pseudoaneurysma wegen der wesentlich höheren Rupturgefahr abzugrenzen; dies gilt auch für die chronische Infarktphase.

> **Definition**
> Beim Pseudoaneurysma handelt es sich nicht um eine Expansion der Ventrikelwand, sondern um eine überlebte Ruptur der Ventrikelwand, die durch Epi- oder Perikard

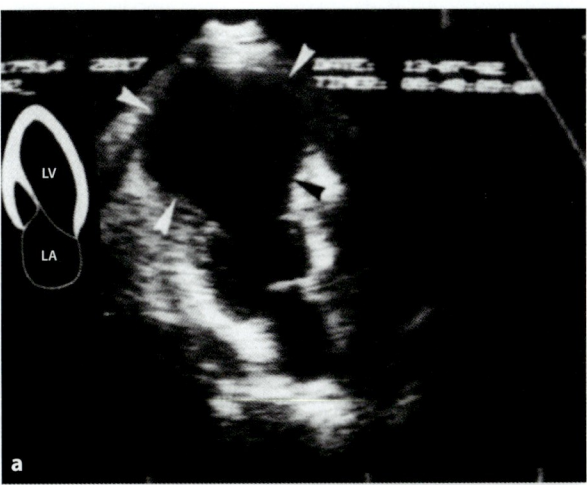
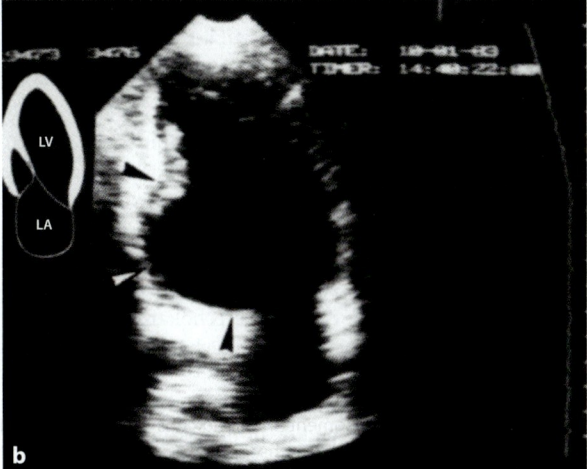

Abb. 23.3a, b. Aneurysmen (Pfeile) im 2-D-Echokardiogramm (apikaler Zweikammerblick, enddiastolisch). Die Aneurysmen sind klar vom Restventrikel abgegrenzt, **a** Vorderwandspitzenaneurysma, **b** basales Hinterwandaneurysma. (Aus Bubenheimer 1983)

> überdeckt wurde. Das Pseudoaneurysma ist durch einen schmalen Hals zwischen Ventrikelkavum und Aneurysma charakterisiert, während das echte Aneurysma eine breite Verbindung zum Kavum aufweist (Roelandt et al. 1975; Davidson et al. 1977; Sears et al. 1979).

Das Pseudoaneurysma kann klein sein, aber auch groteske Ausmaße annehmen; oft ist es teilweise thrombosiert. Bei Pseudoaneurysmen mit sehr schmaler Verbindung zum Ventrikelkavum kann der Zusammenhang durch dopplerechokardiographischen Nachweis des pulssynchronen Pendelflusses geführt werden (Grube et al. 1980).

Septumruptur. Dieses ist in der Regel ein Problem der akuten Infarktphase (s. Kap. 22).

Mitralinsuffizienz. Die seltene schwere Mitralinsuffizienz durch Papillarmuskelruptur verläuft entweder perakut tödlich oder

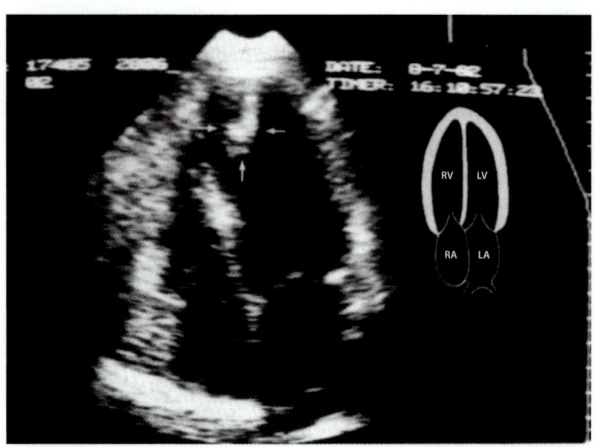

Abb. 23.4. Polypös ins Kavum ragender Spitzenthrombus des linken Ventrikels (Pfeile) im chronischen Stadium nach Vorderwandinfarkt, dargestellt im apikalen Vierkammerblick (endsystolisch). (Aus Bubenheimer 1984)

wird einer notfallmäßigen Operation zugeführt (s. Kap. 22). Diskreter sind die Veränderungen des Mitralklappenapparates bei der häufigeren funktionellen Mitralinsuffizienz im Rahmen einer Ischämie oder eines Hinterwandinfarkts (Godley et al. 1981; Ogawa et al. 1979; Ballester et al. 1983), sie werden häufig erst in der chronischen Infarktphase diagnostiziert. Methode der Wahl ist die Farbdopplerechokardiographie, mit der die mitrale Regurgitation sensitiv nachgewiesen und semiquantitativ abgeschätzt werden kann.

Ventrikelthromben. Während es in der akuten Phase in der Regel um frische Thromben geht, handelt es sich in der chronischen Phase meist um alte Thromben. Häufig sind es Schichtthromben, seltener polypöse oder gar mobile Gebilde (Abb. 23.4). Frische Thromben reflektieren intensiv, alte Thromben schwach. Auf der Oberfläche alter Thromben weisen intensive Grenzreflexe auf eine frische Auflagerung hin. Nach Einleitung einer Antikoagulation kann die Regression der Thromben echokardiographisch verfolgt werden (Keating et al. 1983). Wird die Antikoagulation abgesetzt, so bilden sich bei disponierten Patienten oft erneut Thromben (Kneissl et al. 1985).

Während große Thromben ohne Schwierigkeiten diagnostiziert werden können, erfordert der Nachweis kleiner Thromben eine sorgfältige Untersuchungstechnik. Dem Anfänger unterlaufen allzu leicht Fehldiagnosen, bedingt durch akustische Artefakte oder Trabekel (Asinger et al. 1981).

Ischämie- und Vitalitätsdiagnostik

Durch die echokardiographische Beurteilung von Wandbewegungen in Ruhe und unter Belastung können nach Infarkt Aussagen über Restvitalität sowie Ausmaß und Lokalisation von fortbestehender Ischämie getroffen werden (s. Abschn. 12.10.2).

23.2 Prognose nach Herzinfarkt

Die Prähospitalmortalität des Herzinfarktes hat sich im Laufe der Jahre kaum verändert, nahezu die Hälfte der Patienten stirbt, bevor sie die Klinik erreichen. Die Sterblichkeit innerhalb der ersten 30 Tage konnte durch hocheffiziente Therapiestrategien, wie Thrombolyse und frühinterventionelle Infarktbehandlung deutlich gesenkt werden. Dies führt auch zu einer Reduktion der Langzeitsterblichkeit.

Wir haben in den letzten beiden Jahrzehnten zudem gelernt, dass die weitere Langzeitprognose nach Infarkt sehr unterschiedlich ist; eine Risikostratifizierung ist möglich. Es gibt Patientengruppen mit hohem Risiko, z. B. mit einer jährlichen Mortalität von über 50%, und solche mit niedrigem Risiko, z. B. einer nur 2%igen Mortalität in den Jahren nach Infarkt.

Risikostratifizierung. Ist der akute Myokardinfarkt mit seinen möglichen Komplikationen erst einmal überstanden, dann hängt die Langzeitprognose des Patienten im wesentlichen von 3 Faktoren ab.
- Dem Ausmaß des linksventrikulären Schadens und dem pathologischen Remodelling mit seinen Auswirkungen auf die systolische und diastolische Funktion und dem daraus resultierenden Kompensationszustand,
- der elektrischen Stabilität, d. h. dem Vorhandensein oder Fehlen von gehäuft auftretenden ventrikulären Extrasystolen, insbesondere ventrikulärer Tachykardien und Kammerflimmern,
- dem momentanen Zustand und der Progression der Koronarsklerose mit erneuter Myokardischämie und Myokarduntergang. Diese Prozesse führen wiederum zu einer weiteren Beeinträchtigung der Ventrikelgeometrie und -funktion sowie zu einer Verstärkung der elektrischen Instabilität.

Die unzähligen Studien, die sich mit Risikostratifizierung befasst haben, sollen hier nicht beschrieben werden; als Beispiel soll die uni- und multivariate Analyse der von uns untersuchten 697 jugendlichen Infarktpatienten (Infarkt im Alter von unter 40 Jahren) dienen (Roskamm et al. 1983). Diese Gruppe eignet sich besonders gut für diese Art von prognostischer Analyse, weil das Alter an sich sowie zusätzliche Krankheiten in dieser Altersgruppe kaum eine Rolle spielen (Tabelle 23.2).

23.2.1 Myokardschaden

> Der Herzinfarkt hinterlässt eine gestörte Organstruktur mit einer Funktionsbeeinträchtigung. Im Gefolge kommt es zu organeigenen Kompensations- und Umbauprozessen (Remodelling) sowie zu Veränderungen systemisch humoraler Regelkreise.

Remodelling

Das Herz hat die Möglichkeit, sich an äußere Bedingungen anzupassen. Masse und Innenraum der Ventrikel stehen in Beziehung zur Volumen- und Druckbelastung, denen sie ausgesetzt sind. Diese Anpassungsvorgänge (Remodelling) zeigen sich physiologischerweise beim Körperwachstum.

Auch beim Myokardinfarkt beobachten wir ein Remodelling. Im Bereich der Myokardnekrose kommt es sowohl zu einer Ausdünnung der Wand als auch zu einer Ausweitung des infarzierten Wandabschnittes. Dies führt unmittelbar zu Formveränderungen des Ventrikels, die so lange fortschreiten,

Tabelle 23.2. Prognostische Bedeutung verschiedener Kovariablen bei Infarktpatienten unter 40 Jahren (Uni- und multivariate Analyse nach dem Proportional Hazards Model)

	Univariat		Multivariat	
	X²	p	X2	p
Alter	0,5	0,49		
Herzvolumen (ml/kg)	14,6	0,001	4,7	0,030
Rhythmusstörungen	5,3	0,02	4,0	0,046
Infarktlokalisation	1,3	0,25		
Gefäßbefall	8,0	0,004	2,7	0,099
Ventrikelfunktion	17,1	0,001	4,7	0,030
PCP in Ruhe	10,0	0,002		
Maximaler PCP	10,4	0,002		
Arbeitstoleranz	8,3	0,004		

bis der bindegewebige Umbau zu einer Stabilisierung im Infarktareal führt. Das Ausmaß dieser frühen Veränderungen ist von der Infarktgröße und seiner intramuralen oder transmuralen Ausdehnung abhängig. Wesentlich spielen hierbei auch die Druckbelastung auf die Wand und die Heilungsprozesse im Infarktareal eine Rolle. Eine sofortige Wiederherstellung der Koronarperfusion begrenzt die Infarktausdehnung und reduziert das ventrikuläre Remodelling nach Infarkt. Die weiterführenden globalen Anpassungsvorgänge des Ventrikels auf die veränderte Belastungssituation der einzelnen Wandabschnitte mit Dilatation und Hypertrophie schreiten noch nach Jahren fort (chronisches Remodelling) und führen zu einer zunehmenden systolischen und diastolischen Funktionsstörung des Ventrikels mit einer Aktivierung der neurohumoralen Kompensationsmechanismen.

Das Ausmaß der linksventrikulären Schädigung, die Dilatation und Deformierung des Ventrikels sowie die Einschränkung der Ventrikelfunktion mit seiner sich daraus ergebenden klinischen Symptomatik gehen mit einer Beeinträchtigung der Prognose einher.

Prädiktoren für die Prognose

Ejektionsfraktion. In zahlreichen Studien wurde gezeigt, dass die Ejektionsfraktion zu den wichtigsten Prädiktoren der Langzeitprognose gehört. Simoons (1989) legte dar, dass eine Ejektionsfraktion <30% nach 3 Jahren eine Mortalität von 60% aufweist (Abb. 23.5).

Herzminutenvolumen. Die Fähigkeit, das Herzminutenvolumen unter Belastung adäquat zu steigern, identifiziert Patienten mit einer wesentlich günstigeren 1-Jahres- Überlebenserwartung im Vergleich zu den Patienten, bei denen aufgrund des Ventrikelschadens eine adäquate Steigerung der Auswurfleistung nicht möglich ist.

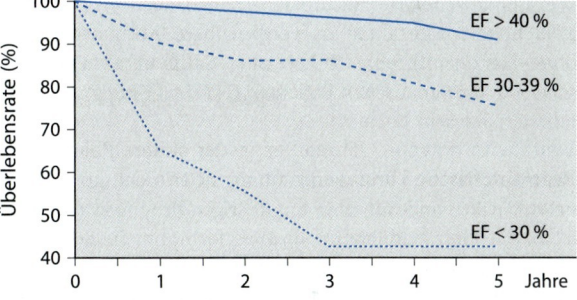

Abb. 23.5. Abhängigkeit der Prognose von der Ventrikelfunktion nach Myokardinfarkt: weitere Abnahme der Überlebensrate in Abhängigkeit von der Verminderung der Ejektionsfraktion *(EF)*. Identische Ergebnisse für Patienten mit/ohne Streptokinaselyse. (Nach Simoons et al. 1989)

Andere Daten sprechen dafür, dass u. U. die Messung der **maximalen Sauerstoffaufnahme** den hämodynamischen Parametern in der Abschätzung des Mortalitätsrisikos bei Patienten mit schwerer Herzinsuffizienz überlegen ist. (Myers et al. 1998). Bei der **Kombination** beider oben genannter Parameter zeigte sich, dass bei Patienten mit eingeschränktem Herzminutenvolumen unter Belastung und einer maximalen Sauerstoffaufnahme von unter 10 ml/min/kg eine äußerst ungünstige Prognose besteht (Chomsky et al. 1996).

Diastolische Funktionsstörungen. Auch diastolische Funktionsstörungen können als Folge des Remodelling auftreten. Ursache hierfür kann eine erhöhte Ventrikelrigidität, z. B. durch Fibrose oder Hypertophie oder auch durch eine gestörte Relaxation bei asynchronem Erregungsablauf, Druckbelastung oder Ischämie, sein. Folgen sind eine gestörte Förderleis-

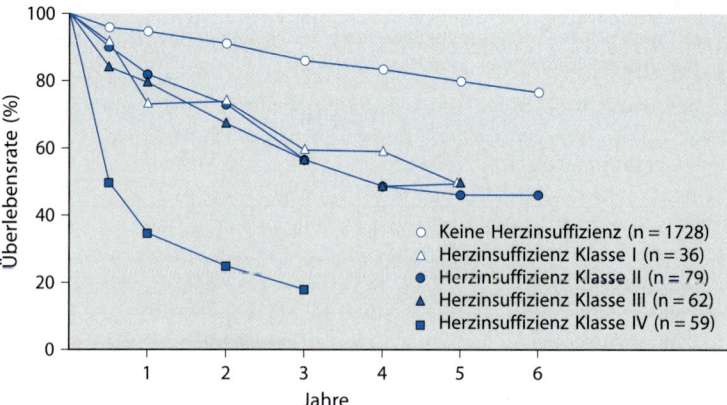

Abb. 23.6. Prognose der KHK bei gleichzeitigem Vorliegen einer Herzinsuffizienz. (Nach Califf et al. 1982)

tung und erhöhte Füllungsdrücke. Die Prognose der diastolischen Funktionsstörung bei erhaltener systolischer Funktion wird kontrovers diskutiert, scheint allgemein aber günstiger zu sein als bei beeinträchtigter systolischer Funktion.

Aus einer beeinträchtigten Ventrikelfunktion und Hämodynamik ergeben sich subjektive Störungen: Das symptomatische Stadium, das sich unter ungünstigen klinischen Bedingungen bei Patienten mit ischämischer Herzinsuffizienz, z. B. nach Infarkt, wenn auch nur passager manifestiert, ist mitbestimmend für das Mortalitätsrisiko. Koronarpatienten mit symptomatischer Herzinsuffizienz haben nach 3 Jahren eine 27% höhere Mortalität als vergleichbare Koronarpatienten ohne Herzinsuffizienz (Abb. 23.6; Califf et al. 1982). Bei schwer symptomatischen Patienten (NYHA IV) liegt das Mortalitätsrisiko sehr hoch.

Ventrikeldilatation und -verformung. Aber nicht nur funktionelle Aspekte sind mit einer ungünstigen Prognose assoziiert, allein die Ventrikeldilatation und -verformung, die noch lange Zeit nach dem akuten Geschehen fortschreitet, stellt einen weiteren Prädiktor für eine erhöhte Mortalität dar: Gaudron et al.(1993) konnten v. a. bei Patienten mit großem Vorderwandinfarkt, bei denen keine Kollateralversorgung vorhanden war, eine kontinuierliche Zunahme des linksventrikulären Volumens noch bis 3 Jahre nach dem Akutereignis beobachten.

Meizlish et al. (1984) stellen eine Klassifikation der infarktbedingten linksventrikulären Formvarianten vor. Alleine mit zunehmender Formabweichung vom normalen Ventrikel im Radionuklidangiogramm steigt das Mortalitätsrisiko, selbst wenn eine Bereinigung auf vergleichbare Ejektionsfraktionen durchgeführt wurde. Patienten mit verschlossener Infarktarterie (s. Abschn. 23.2.3) haben häufiger deformierte und asymmetrische Ventrikel, die das Auftreten einer **Mitralinsuffizienz** begünstigen, die per se wiederum als Prädiktor einer ungünstigen Prognose gilt. (Lamas et al. 1995; Lehmann et al. 1992). White et al. (1987) fanden bei Postinfarktpatienten, dass das **endsystolische Volumen** der wichtigste Faktor für die Langzeitprognose ist (Abb. 23.7). Mit Zunahme des endsystolischen Volumens steigt das Mortalitätsrisiko bei gleicher Ejektionsfraktion an. In einer weiteren Studie mit 733 Koronarpatienten, in die demographische, klinische und Katheterdaten eingingen, konnte gezeigt werden, dass der wichtigste Prädiktor für die Langzeitprognose das **linksventrikuläre Volumen** war, erfasst durch die biplane Ventrikulographie. Dies galt sowohl

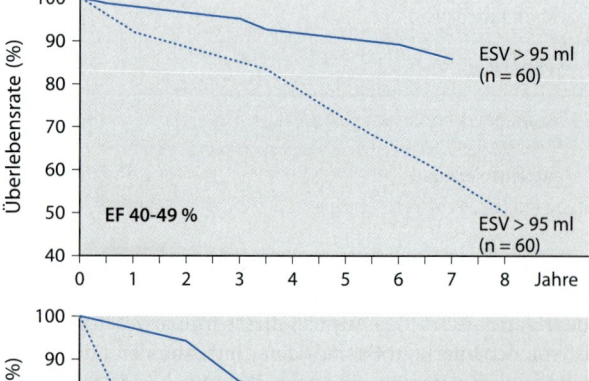

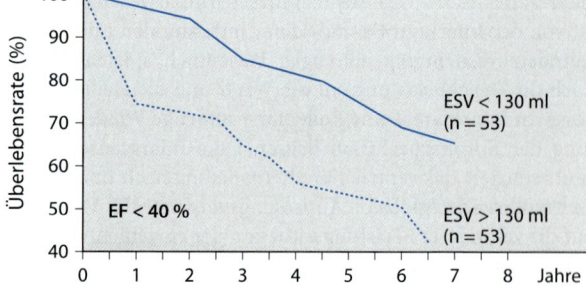

Abb. 23.7. Abhängigkeit der Prognose von der Größe des endsystolischen Volumens: Bei vergleichbarer Ejektionsfraktion *(EF)* weitere Abnahme der Überlebensrate bei zusätzlicher Erhöhung des endsystolischen Volumens *(ESV)*. (Nach White et al. 1987)

für das endsystolische wie auch das enddiastolische Volumen (Hammermeister et al. 1979).

Neurohumorale Gegenregulation. Die neurohumorale Gegenregulation der Herzinsuffizienz (s. Kap. 17) mit Zunahme der Plasmaspiegel von Noradrenalin, Renin, Vasopressin, atrialem und Brain-natriuretischem Peptid sowie Endothelin und abfallenden Natrium- und Kaliumspiegeln zeigt eine immer mehr aus der Balance geratene Homöostase, deren Prognose aus der Normabweichung dieser Werte abzulesen ist (Cohn et al. 1984).

Therapeutische Aspekte

Der ausgedehnte Ventrikelschaden mit progredientem Remodelling und den darauf folgenden systemischen neurohumoralen Kompensationsversuchen kann durch eine frühzeitige Revaskularisation verhindert oder begrenzt werden, dadurch kommt es auch zu einer Prognoseverbesserung (s. Abschn. 23.2.4).

Auch nach bereits manifestem Ventrikelschaden lässt sich mit oder auch ohne wiedereröffnetem Infarktgefäß das weitere Remodelling und die Langzeitprognose durch eine medikamentöse Therapie positiv beeinflussen: So können **ACE-Hemmer** das fortschreitende Remodelling aufhalten und stabilisieren und die Langzeitprognose hochsignifikant verbessern (s. Kap. 47).

Auch die Behandlung mit **Aldactone** verbessert bei eingeschränkter Ventrikelfunktion durch Eingriff in die neurohumoralen Kompensationmechanismen hochsignifikant die Langzeitprognose. Infarktpatienten mit einer Ejektionsfraktion von 40% oder weniger weisen häufig eine zunehmende linksventrikulären Dilatation auf. Gerade in dieser Gruppe konnten Mahmarian et al. (1998) den günstigen Einfluss einer transdermalen Therapie mit **Nitroglyzerin** auf das linksventrikuläre Remodelling nachweisen. Der Mechanismus scheint hier v. a. mit dem günstigeren Füllungsdruck erklärbar zu sein (Mahmarian et al. 1998), eine Prognoseverbesserung ist damit aber bislang nicht bewiesen (GISSI-3 u. ISIS-4).

Möglicherweise führen auch β-**Blocker** zu einer günstigen Beeinflussung des Remodelling (Rapaport u. Gheorgiade 1996).

23.2.2 Elektrische Instabilität

> Das Risiko maligner ventrikulärer Rhythmusstörungen ist am höchsten im ersten Jahr nach Infarkt. Eine frühe Revaskularisation – durch Lyse oder kathetertechnisch – mit dem Erhalt von Myokard mindert das Risiko eines plötzlichen Herztodes. Ein offenes Infarktgefäß gilt als Prädiktor eines günstigen Verlaufs.

Zahlreiche Strategien wurden angewandt, um Patienten mit erhöhtem Arrythmierisiko zu identifizieren. Bereits gehäuft auftretende ventrikuläre Extrasystolen oder nicht anhaltende ventrikuläre Tachykardien zeigen ein erhöhtes Risiko an. Neuere Verfahren wie die Erfassung von Spätpotenzialen, der Herzfrequenzvariabilität und die Barorezeptorsensibilität fanden wegen des sehr geringen prädiktiven Wertes auch in kombinierter Anwendung keinen Eingang in die Routinediagnostik.

Die moderne Rhythmustherapie zur Prognoseverbesserung bei Postinfarktpatienten wird zunehmend geprägt von technisch hochentwickelten implantierbaren Cardiovertern und Defibrillatoren. Sie sind v. a. bei Patienten mit schlechter Ventrikelfunktion oder mit rhythmologischer Symptomatik indiziert. Eine differenzierte Behandlung dieser Fragen findet sich in Kap. 18.

23.2.3 Momentaner Zustand der Herzkranzarterien

Im Rahmen der invasiven Diagnostik kann der Gefäßstatus erfasst werden, dabei wurde in den klassischen Studien auf die unterschiedliche Prognose bei 1-, 2- und 3-Gefäßkrankungen hingewiesen (Veterans-Administration-Studie 1984; European Coronary Surgery Study Group 1979; CASS 1984). Der Gefäßbefall ist von bedeutender prognostischer Relevanz v. a. in Zusammenhang mit einer auslösbaren Ischämie. Selbstverständlich gefährden hämodynamische Stenosen in kaliberstarken Gefäßen mit großem Versorgungsgebiet mehr Myokard und sind in ihrer Bedeutung gewichtiger einzuschätzen als Stenosen in kleineren Seitenästen. Aber auch hier gibt es Modifikationen. Neben der Anzahl der betroffenen Gefäße ist von Bedeutung, welche Gefäße betroffen sind. Ein Patient mit einer 2-Gefäßerkrankung ohne Befall des proximalen RIA hat eine bessere Prognose als ein solcher mit Befall des proximalen RIA (Kim u. Pfeffer 1993).

Nach Bypass-Operation hat der Gefäßbefall für wenigstens 5 Jahre keine Bedeutung mehr; später lässt sich die Bedeutung des ursprünglichen Gefäßbefalls wieder nachweisen (Alhaddad et al. 1993). CASS hat gezeigt, dass sogar eine 3-Gefäßerkrankung keine größere prognostische Bedeutung hat, sofern kein wesentlicher Ventrikelschaden und keine Perfusionsstörungen vorliegen und der Patient wenig symptomatisch ist; in diesem Fall kann die Mortalität auch durch eine Bypass-Chirurgie nicht verbessert werden.

Experimentelle und klinische Beobachtungen deuten darauf hin, dass der Nutzen eines **offenen Infarktgefäßes** nicht nur innerhalb eines engen Zeitfensters nach Infarkt, sondern auch darüber hinaus besteht. Durch eine frühinterventionelle Reperfusionstherapie kann in einem größeren Zeitfenster noch Myokard gerettet werden und die Reperfusion im Vergleich zur Lyse sicherer und vollständiger hergestellt werden. Diese Ergebnisse schlagen sich in einer weiteren Verbesserung auch der Langzeitprognose nieder. Ein offenes Infarktgefäß scheint u. a. mit einer geringeren Inzidenz ventrikulärer Arrythmien einherzugehen. Dagegen lassen sich bei Patienten mit verschlossenem Infarktgefäß häufiger Spätpotenziale und auslösbare ventrikuläre Tachykardien nachweisen (s. Kap. 18).

Die Frage stellt sich allerdings, wie hoch der Nutzen eines wieder eröffneten Infarktgefäßes im chronischen Infarktstadium ist, wenn keine Ischämie im Versorgungsbereich nachzuweisen ist. Mit anderen Worten: Soll ein verschlossenes Gefäß aus prognostischen Gründen rekanalisiert werden?

Die Fortschritte im Bereich der interventionellen Kardiologie mit der Bereitstellung von hochentwickelten Rekanalisationsdrähten und Stents sowie der begleitenden medikamentösen Therapie haben neue Ausgangsbedingungen für sog. Spätinterventionen geschaffen. Eine erfolgreiche Rekanalisation ist unter diesen technischen Gegebenheiten sehr viel häufiger möglich als noch vor wenigen Jahren.

In einer kleineren Studie beobachteten Nixdorff et al. (1993) bei 11 Patienten, bei denen im Durchschnitt erst nach 5 Tagen nach Myokardinfarkt eine Rekanalisation der Infarktarterie durchgeführt wurde, einen Rückgang der initial beobachteten Ventrikeldilatation. Lamas et al. (1995) fanden bei 130 Patienten, deren Infarktgefäß im Schnitt nach 4,2 Tagen rekanalisiert wurde eine signifikant bessere EF als bei 162 Patienten, mit verschlossenem Infarktgefäß. Die rekanalisierten Patienten wiesen außerdem eine signifikant geringere Mortalität auf. Suero et al. (2001) konnten in der bislang längsten Nachuntersuchung von Patienten nach Wiedereröffnung eines chronischen Gefäßverschlusses zeigen, dass die 10-Jahres-Überlebensrate mit erfolgreicher Wiedereröffnung mit 73,5% vs. 65,1% signifikant höher lag als bei den Patienten, bei denen eine Rekanalisation nicht gelungen war (p=0,001). Hinweise auf die Reduktion der Langzeitmortalität lieferten außerdem Bernardi und Whitlow (1991), die 6–24 Tage alte Verschlüsse rekanalisierten und damit einen Rückgang der 3-Jahres-Mortalität von 20% auf 7% beobachten konnten. In der bisher einzigen prospektiven Studie der Arbeitsgemeinschaft Leitender Krankenhaus-Kardiologen (ALKK), die erstmals auf dem ACC-Kongress im März 2000 vorgestellt wurde, zeigte sich bei Patienten, die 1–6 Wochen nach Infarkt eine Rekanalisation des verschlossenen Infarktgefäßes erhielten, ein ereignisfreies Überleben nach 1 Jahr von 90%. Bei der Kontrollgruppe mit konservativer Strategie waren dies nur 82%. Auch wenn dieser Unterschied die statistische Signifikanz knapp verfehlte, ergab sich doch ein klarer Trend zugunsten der Wiedereröffnung verschlossener Infarktgefäße und somit die vorsichtige Empfehlung auch zur späten Intervention.

In einer neueren Multicenterstudie zeigten Olivari et al. (2003), dass die technische Erfolgsrate bei der Wiedereröffnung von chronischen Verschlüssen (>30 Tage) bei 73,3% liegt. Ein Jahr nach erfolgreicher Intervention war im Vergleich zu den Patienten ohne erfolgreiche Rekanalisation eine geringere kardiale Mortalität und Infarktrate (10,5% vs. 7,23%; p=0,005), eine geringere Notwendigkeit zur Bypass-Operation (2,45% vs. 15,7%; p=0,0001) und fehlende Angina pectoris-Beschwerden (88,7% vs. 75,0%; p=0,008) zu beobachten.

Argumente, die für eine Spätrekanalisation immer wieder angeführt werden, sind ein klinischer Nutzen, unabhängig von der Rettung akut ischämischen Myokards („zeitunabhängiger Faktor"):

- Durch eine Spätrekanalisation soll die Stabilität im Infarktbereich durch eine **Förderung der Narbenbildung und Abheilungsvorgänge** erhöht werden; die Immigration von Entzündungszellen, die die Narbenbildung beschleunigt, wird gefördert. Die Infarktexpansion wird reduziert. Ungünstig sich auswirkende Remodellingverläufe und Ventrikeldeformierungen werden so verhindert oder abgeschwächt.
- Die Offenheit des Infarktgefäßes trägt zur **elektrischen Stabilität** des Ventrikels bei und verbessert durch eine geringere Inzidenz von ventrikulären Arrhythmien, insbesondere bei großen Infarkten, die Prognose. Wahrscheinlich hängt dieser Effekt mit den günstigen Auswirkungen der Infarktgefäßrekanalisation auf das Remodelling zusammen. Große infarktgeschädigte Ventrikel zeigen vermehrt arrhythmogene Areale und ektope Aktivität (Calkins et al. 1989). Außerdem zeigt sich in elektrophysiologischen Studien eine geringere Auslösbarkeit von ventrikulären Tachykardien bei Patienten die eine Rekanalisationsbehandlung erhalten haben.
- Ein weiteres Argument, das v. a. bei Patienten mit komplexer 3-Gefäßerkrankung vorgebracht wird, ist die Bereitstellung von **kollateralen Zuflüssen**. In Einzelfällen haben wir Patienten mit Hinterwandinfarkt beobachten können, denen die rechte Kranzarterie im chronischen Stadium wieder eröffnet wurde, und die dann bei einem später zusätzlich aufgetretenen RIA-Verschluss wohl wegen der guten Kollateralisierung vom ACD- zum RIA-Versorgungsgebiet keinen zusätzlichen Vorderwandinfarkt bekamen.
- Ein vom Kliniker auch immer wieder beobachteter Sachverhalt ist eine schwere Ischämiesymptomatik oder ein Reinfarkt, nachdem ein chronischer und dann wiedereröffneter Verschluss erneut okkludiert. Dies lässt den Schluss zu, dass im Versorgungsgebiet des Infarktgefäßes noch vitales Myokard vorhanden ist, das unter dem initialen Infarktereignis nicht untergegangen ist, sondern sich in einen Zustand reduzierten Zellstoffwechsels und Energieverbrauchs (**Hybernating**) begeben hatte. Für diese These des „Myokard im Winterschlaf" spricht auch die oft überraschende Zunahme der Kontraktilität in großen Infarktarealen nach Rekanalisation des Infarktgefäßes, in denen keinerlei Vitalität zu vermuten war. Vitales Myokard kann durch eine minimale Restperfusion durch das Infarktgefäß oder über Kollateralen erhalten werden.

> Einen Spielraum für eine Spätintervention lassen die ACC/AHA-Guidelines (1993, revidierte Ausgabe 2001). Als Klasse-IIb-Empfehlung – d. h., es besteht noch keine abgesicherte Datenlage – wird die Wiedereröffnung von verschlossenen Infarktgefäßen bei stabilen Patienten, bei denen keine Ischämie im Versorgungsbereich dieses Gefäßes vorliegt, eingestuft.

Gerade bei einem noch nicht gänzlich abgesicherten Therapieverfahren gilt eine sorgfältige Risiko-Nutzen-Abwägung. Für eine späte Intervention sprechen günstige Erfolgsaussichten aufgrund der pathomorphologischen Analyse und ein großes Versorgungsgebiet des wieder zu eröffnenden Gefäßes. Die Behandlung chronischer Verschlüsse ist allerdings technisch sehr aufwendig und erfordert einen erfahrenen Interventionalisten. Aufgrund der oft langen Eingriffszeit sollte die Strahlenbelastung für Untersucher und Patient bedacht werden. Die anfänglichen Erfolge können durch eine hohe Restenosierungsrate von z. T. über 50% wieder zunichte gemacht werden.

23.2.4 Progression der Koronargefäßsklerose

> Man kann davon ausgehen, dass der KHK des Infarktkranken in der Regel eine fortschreitende Koronargefäßsklerose zugrunde liegt. Die Prognose der KHK hängt damit entscheidend von der Progression der Koronargefäßsklerose ab.

Beim Menschen sind Kenntnisse über die Progression der Koronargefäßsklerose nur durch wiederholte Koronarangiographien zu gewinnen, wobei selbstverständlich die Grenzen dieser Methode in der Beurteilung der Koronargefäßsklerose bedacht werden müssen. Selbstverständlich beeinflusst auch die Auswahl der Patienten für eine zweite Koronarangiographie die Übertragbarkeit der Ergebnisse. Bei Verschlechterung von Symptomen und klinischen Befunden ist eine stärkere Progression der Koronargefäßsklerose zu erwarten als bei ihrer Konstanz. In einigen Studien wurde systematisch, d. h. unabhängig von der Entwicklung von Beschwerden und Befunden reangiographiert (Rafflenbeul et al. 1979; Palac et al. 1981; Stürzenhofecker et al. 1981, 1983; Palac et al. 1983; Roskamm et al. 1983 sowie in den Kontrollgruppen bestimmter Interventionsstudien mit z. B. Kalziumantagonisten oder Lipidsenkern). Aber selbst bei einem solchen Vorgehen wird die wahrscheinlich stärkere Progression von in der Zwischenzeit verstorbenen Patienten nicht berücksichtigt. Die Ergebnisse von Rekoronarangiographien müssen somit zwangsläufig immer unter der Einschränkung der Patientenselektion gesehen werden. Auch gibt es heute kaum noch Patienten, bei

Tabelle 23.3. Hauptmechanismen der Progression und „Regression" einer klinisch relevanten Koronararteriensklerose. (Nach Stolte et al. 1983)

Progression	„Regression"
Ruptur einer Plaque	
Austreibung eines atherosklerotischen Herdes	Embolisation in die Peripherie Thrombolyse
Thrombose	Organisation Retraktion

Tabelle 23.4. 3-Jahres-Risiko für Vorderwandinfarkt: Einfluss multipler geringfügiger Stenosen. (Nach Ellis et al. 1988)

Anzahl der Stenosen	3-Jahres-Risiko für VWI	
< 50% im RIA-Bereich	(n Ereignisse)	
0	1,9%	(65)
1	5,9%	(11)
≥2	10,7%	(80)
Alle	5,5%	(259)

denen keine sich evtl. auf den Verlauf der Koronarsklerose auswirkende Therapie durchgeführt wird, sodass es sich nicht mehr sicher um „spontane Verläufe" handelt, auch nicht in den Kontrollgruppen von Interventionsstudien.

Nach postmortalen Untersuchungen an nach einer aortokoronaren Bypass-Operation verstorbenen Patienten, bei denen zum Vergleich eine präoperative Koronarangiographie vorlag, und nach angiographischen und histologischen Untersuchungen an Koronarthromben kommen Stolte et al. (1983) zu dem Ergebnis, dass bei der klinisch relevanten stenosierenden oder okkludierenden Koronargefäßsklerose des Menschen die in Tabelle 23.3 aufgeführten Mechanismen für Progression und Regression verantwortlich sind.

Aus den wenigen zur Verfügung stehenden Studien lassen sich folgende Punkte zusammenfassen:

- Der wesentlichste Faktor, der die Häufigkeit der Progression bestimmt, ist die Zeitdifferenz zwischen den Koronarangiographien. Nach 5 Jahren weisen praktisch alle Patienten, die bei der ersten Untersuchung bereits eine stenosierende Koronargefäßsklerose hatten, eine Progression der Befunde auf (Bruschke et al. 1981; Kramer et al. 1981).
- Nur bei jungen Postinfarktpatienten lässt sich eine Erkrankungsform mit sehr geringer Progressionsneigung herausarbeiten. Das sind Patienten, bei denen bei der ersten Untersuchung ein unilokulärer Gefäßbefall vorhanden war, und anzunehmen ist, dass beim akuten Herzinfarkt die Thrombose infolge Plaqueruptur evtl. verbunden mit einem Spasmus eine ganz überwiegende Rolle gespielt hat. Zu dieser Gruppe gehören auch Patienten mit normalen Herzkranzarterien nach transmuralem Herzinfarkt (Roskamm et al. 1983).
- Die bei der ersten Koronarangiographie gefundenen hochgradigen Stenosen zeigen nach kurzer Zeit eine große Häufigkeit von Totalverschlüssen; diese sind dann oft nicht mehr mit einem Herzinfarkt verbunden. Nicht stenosierte Segmente zeigen in der Folgezeit nur eine geringe prozentuale Häufigkeit der Progression im Vergleich zu stärkeren Stenosen oder gar Verschlüssen (Bruschke et al. 1981), umgekehrt liegen den späteren, schweren Stenosen und Verschlüssen jedoch häufig ehemals nicht oder nur gering stenosierte Gefäße zugrunde. Bei jungen Patienten mit schon manifester Koronargefäßsklerose scheint die Progressionsgeschwindigkeit größer zu sein als bei älteren (Bemis et al. 1973; Marchandise et al, 1978; Selvester et al. 1977). Nicht der Schweregrad von Stenosen ist für die Häufigkeit späterer Infarkte verantwortlich, sondern die Anzahl der geringfügigen Stenosen (Tabelle 23.4).
- Exzentrische Stenosen, die nach pathologisch-anatomischen Untersuchungen in der Regel mit Atheromen verbunden sind, zeigen eine größere Progressionsneigung als konzentrische Stenosen, denen meistens eine rigide Sklerose zugrunde liegt (Stürzenhofecker et al. 1983).

Regressionen kommen in der akuten Herzinfarktphase häufig durch spontane Lyse eines Thrombus zustande (De Wood et al. 1980). In der chronischen Phase der KHK kommen Regressionen von koronarangiographischen Befunden vorrangig bei jugendlichen Patienten mit Zustand nach Herzinfarkt vor, sie sind überwiegend als Rekanalisation und Organisation eines Thrombus zu deuten (Abb. 23.8). Die spontane Zurückbildung eines koronarsklerotischen Wandprozesses beim Menschen bleibt ohne Anwendung einer drastischen lipidsenkenden Therapie unsicher.

Wiederholte Koronarangiographien erlauben eine gewisse Aussage über den atherosklerotischen Grundprozess; es bleibt aber sehr schwierig, die klinische Prognose aus einer Koronarangiographie vorauszusagen. Von welcher Stenose oder von welchem Gefäßsegment geht ein Risiko aus? Nicht die Atherosklerose per se stellt eine akut bedrohliche Erkrankung dar. Die vitale Bedrohung ergibt sich aus thrombotischen Ereignissen, die auf die Ruptur von atherosklerotischen Plaques zurückzuführen sind. Die entscheidende Frage ist somit: Liegt ein erhöhtes Risiko einer Plaqueruptur vor und an welcher Stelle der diffus veränderten Gefäße kommt es zu einem solchen Ereignis mit Aktivierung des Gerinnungssystems und konsekutivem Gefäßverschluss und (erneutem) Myokardinfarkt. Man unterscheidet Plaques mit einem erhöhten Rupturrisiko (vulnerable Plaques) und stabile Plaques.

Ein **vulnerabler Plaque** zeichnet sich durch eine dünne fibröse Deckplatte aus, die ihn vom Gefäßlumen trennt und die Auflösungserscheinungen durch Entzündungsreaktionen aufweisen kann. Die Monozyten- und T-Zellinfiltration ist erhöht, im Plaque sind der Lipidpool sowie die freien Radikale vermehrt, der Kollagengehalt ist vermindert. Erhöhte CRP-Werte

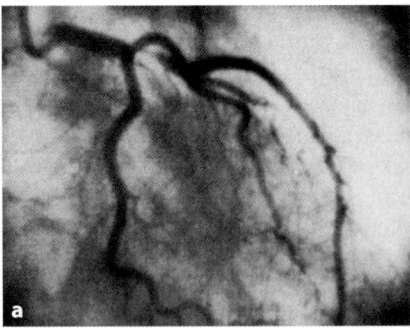 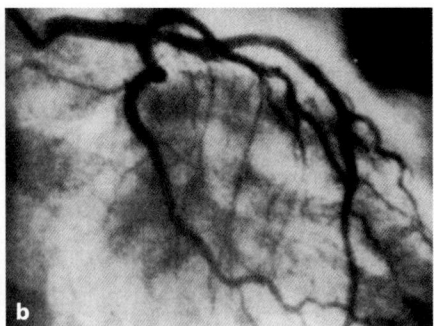

Abb. 23.8a, b. Angiogramm der linken Koronararterie in RAO-Projektion 8 Wochen (a) und 4 Jahre (b) nach Anteroseptalinfarkt bei einem 39-jährigen Mann. Beide Angiogramme wurden nach Gabe von Nitroglyzerin durchgeführt. Die Stenose im proximalen Teil der R. interventricularis anterior hat von 95–99% auf 25–50% abgenommen. Eine Rekanalisation und Organisation eines Thrombus ist die wahrscheinlichste Ursache der Regression dieses Befundes. (Aus Roskamm et al. 1983)

(C-reaktives Protein) im Serum scheinen Patienten mit einem erhöhten Risiko zu identifizieren (Morrow et al. 1998).

Bei der Koronarangiographie lassen sich solche vulnerablen Plaques, die letztendlich für die koronaren Ereignisse verantwortlich sind, nicht identifizieren. Mit zahlreichen funktionellen und strukturellen Methoden, wird derzeit versucht, vulnerable Plaques zu erkennen um sie möglichst präventiv – aber dies ist noch eine Zukunftsvision – kathetertechnisch oder medikamentös ausschalten zu können. Funktionelle oder strukturelle Methoden, die experimentell zur Plaquediagnostik eingesetzt werden sind v. a. Thermographie und Spektroskopie sowie IVUS und MRI.

23.2.5 Zusammenwirken der prognosebestimmenden Faktoren

Aus Gründen einer übersichtlichen Didaktik wurden die prognosebestimmenden Faktoren Myokardzustand, elektrische Instabilität sowie Gefäßzustand und seine Progression getrennt dargestellt. Es sei jedoch darauf hingewiesen, dass erhebliche Interaktionen zwischen diesen Faktoren bestehen. So korrelieren die elektrische Instabilität und der Myokardschaden eng miteinander. Ebenso, wie positive Einflüsse auf die elektrische Stabilität auch die Ventrikelfunktion verbessern, können umgekehrt auch positive Einflüsse auf den Ventrikelzustand die elektrische Stabilität verbessern. Der Ventrikelzustand hängt wiederum von dem momentanen Gefäßzustand und seiner Progression ab. Sämtliche therapeutischen Ansätze, wie z. B. die mechanische Revaskularisation oder die medikamentöse Plaquestabilisierung wirken sich indirekt auch auf den Myokardzustand aus.

23.3 Differenzierung von Postinfarktpatienten

Aus didaktischen Gründen empfiehlt es sich, folgende Gruppen von Postinfarktpatienten zu unterscheiden:
- Postinfarktpatienten, bei denen keine entscheidende Problematik besteht,
- Postinfarktpatienten mit fortbestehender oder neu aufgetretener Angina pectoris oder anderen Hinweisen für Myokardischämie,
- Postinfarktpatienten mit „nichttransmuralem" Herzinfarkt (NSTEMI),
- Postinfarktpatienten mit schwerem Myokardschaden,
- Patienten mit Herzwandaneurysma.

Selbstverständlich lassen sich nicht alle Postinfarktpatienten in dieser Weise einordnen; es gibt Grenzfälle zwischen den Gruppen und Patienten, die das Charakteristikum von 2 oder mehr Gruppen erfüllen. Die Einteilung kann also nur als didaktisches Hilfsmittel verstanden werden, mit dem die unterschiedlichen Diagnostik- und Therapieansätze besser dargestellt werden können.

23.3.1 Patienten ohne entscheidende Problematik

Klinik und nichtinvasive Diagnostik

Ein großer Teil der Herzinfarktpatienten hat nach Beendigung der akuten und subakuten Phase keine Beschwerden und im Routineuntersuchungsprogramm keine besonderen pathologischen Befunde.
- Es besteht keine Angina pectoris, auch nicht bei körperlicher Belastung.
- Das Ruhe-EKG zeigt eine transmurale Narbe ohne Hinweise für eine außerordentlich große Infarktausdehnung oder für ein Herzwandaneurysma.
- Die Röntgenuntersuchung des Herzens ergibt ein normal großes und normal geformtes Herz.
- Das Echokardiogramm zeigt keine allzu große Infarktnarbe und ein gut funktionierendes Restmyokard.
- Das Langzeitspeicher-EKG zeigt keine besonders häufigen, keine multiformen und keine repetitiven ventrikulären Extrasystolen.
- Im Belastungstest ergeben sich keine subjektiven oder objektiven Ischämiehinweise.

In diese Gruppe fallen insbesondere auch viele Patienten, die einer frühinterventionellen Infarktbehandlung (s. Kap. 22) zugeführt werden konnten. Patienten ohne Beschwerden und ohne fortbestehende Ischämie und Perfusionsstörungen mit nur geringem Ventrikelschaden und komplikationslosem klinischem Verlauf haben eine günstige Prognose.

Indikation zur Koronarangiographie

Bei den Patienten, die einer frühinterventionellen Infarktbehandlung zugeführt wurden, liegt das Ergebnis der Koronarangiographie und der Ventrikulographie in der Regel in ausreichendem Maße vor. Bei Patienten, die eine konservativ-medikamentöse Infarktbehandlung mit oder ohne Lyse erhielten und deren Koronarstatus nicht bekannt ist, erscheinen 2 Auffassungen berechtigt:

- Alle Patienten, vielleicht mit Ausnahme der sehr alten Patienten und solcher, die z. B. lebensbedrohliche Erkrankungen im Terminalstadium haben, werden angiographiert. Diese Auffassung ist verständlich, wenn man bedenkt, dass für sehr viele Patienten nun zum ersten Mal die Möglichkeit einer Bestandsaufnahme ihrer KHK gegeben ist. Außerdem wird man sich nach Kenntnis der Koronarangiographie in einigen Fällen für eine späte Revaskularisation eines Infarktgefäßes entschließen, auch wenn zu diesem Zeitpunkt kein Ischämienachweis geführt werden kann.
- Andererseits darf nicht vergessen werden, dass die Koronarangiographie (s. Abschn. 16.1) als invasive Methode nicht ganz ohne Risiko ist und dass sie kostspielig ist. Schon aus diesem Grund ist verständlich, wenn die Indikation zur Koronarangiographie durch nicht eingreifende Voruntersuchungen eingeengt wird.

> Wenn bei einem Belastungstest während ausreichend hoher Belastung und bei einer ausreichend hohen Herzfrequenz weder Angina pectoris noch ischämische ST-Senkungen auftreten, besteht nach dieser Auffassung keine Indikation für eine Koronarangiographie; auch weisen nur wenige dieser Patienten eine mehr als 75%ige Stenose eines nicht herzinfarktbezogenen Gefäßes auf (s. Kap. 10).

Bei jugendlichen Patienten oder Patienten, die sich körperlich stark belasten oder beruflich für die Sicherheit anderer verantwortlich sind (z. B. Busfahrer, Gerüstbauer usw.) raten wir jedoch trotzdem zur Koronarangiographie; hier wird sie nicht aus „präoperativer" oder „präinterventioneller", sondern aus „prognostischer" Indikation heraus durchgeführt (s. Kap. 16). Die zukünftige Ausrichtung des beruflichen Werdeganges kann bei diesen Patienten besser vorgenommen werden, wenn eine Koronarangiographie vorliegt und man damit mehr über die Prognose des Patienten weiß. Handelt es sich um eine Eingefäßerkrankung und zeigen die übrigen Gefäße überhaupt keine Veränderungen, muss die Prognose bei nicht allzu großem Infarkt als relativ günstig angesehen werden. Wenn jedoch auch die übrigen Gefäße schon deutlich stenosiert sind, muss die Prognose als schlechter beurteilt werden. (s. Kap. 23.2).

In Einzelfällen wird, v. a. bei jugendlichen Patienten, nach klassisch abgelaufenem Herzinfarkt kein Befund an den Herzkranzarterien festgestellt (Abb. 23.9). Häufig sind es Frauen, bei denen im Zusammenhang mit Nikotinabusus und Einnahme von Ovulationshemmern eine akute Thrombose angenommen werden muss, die bis zum Termin der Koronarangiographie wieder spontan oder infolge Therapie lysiert oder soweit rekanalisiert und reorganisiert ist, dass eine Lumeneinengung nicht mehr nachweisbar ist („jugendlicher Herzinfarkt").

Selbstverständlich ist in dieser Gruppe von zunächst unproblematischen Patienten die Indikation zur Koronarangiographie gegeben, wenn im weiteren Verlauf wieder Angina pectoris-Beschwerden oder Ischämiezeichen in nichtinvasiven Tests auftreten (s. Abschn. 23.3.2).

Langzeittherapie

Eine symptomatische Therapie ist in dieser Gruppe in der Regel nicht notwendig. Sehr wohl müssen jedoch alle prognoseverbessernden Elemente der Sekundärprävention zur Anwendung kommen, diese sind:

- Korrektur von Risikofaktoren und Elemente eines gesunden Lebensstils (s. Kap. 56),
- Statinbehandlung bei der überwiegenden Anzahl der Patienten (s. Kap. 56),
- ASS-Langzeitbehandlung unter Beachtung der Kontraindikationen (s. Kap. 43). Für eine zusätzliche plättchenhem-

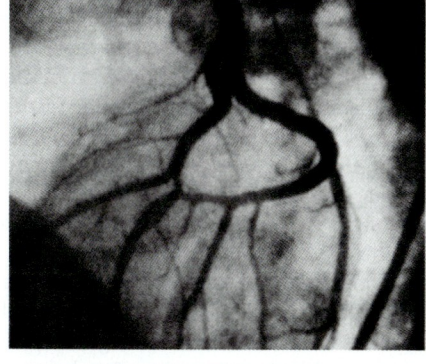
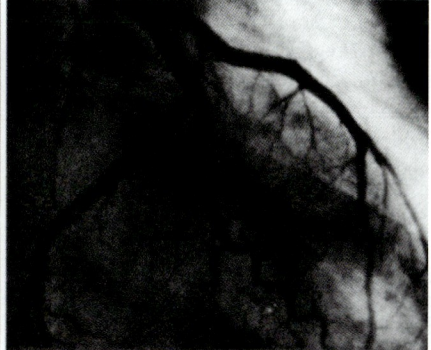

Abb. 23.9. 22 jährige Patientin. Anamnese: Vor 2 Monaten ohne Prodromi Vorderwandinfarkt. Keine Streptasebehandlung. Jetzt keine Angina pectoris. Risikofaktoren: Rauchen, Hypercholesterinämie, Ovulationshemmer. Ruhe-EKG: ausgedehnte Vorderwandseptumnarbe. Belastungs-EKG: bei 50 W und bei einer später mit Einschwemmkatheter durchgeführten Belastung bis 75 W keine Angina pectoris und keine ischämische ST-Senkung. Diastolischer Pulmonalarteriendruck in Ruhe und bei 75 W gering erhöht, HMV im unteren Normalbereich. Koronarangiographie: normale Koronararterien: linke Koronararterie bei Linksversorgungstyp in LAO- und hemiaxialer RAO-Projektion dargestellt. Rechte Koronararterie rudimentär. Ventrikulogramm: ausgedehnte Akinesie im anterolateralen und apikalen Bereich. Therapieempfehlung: Korrektur der Risikofaktoren

mende Therapie mit Thienopyridinen (Ticlopidin und Clopidogrel) in der stabilen chronischen Phase der KHK besteht nach allgemeiner Studienlage z. Z. keine Veranlassung. In Phasen von wiederauftretender Instabilität oder im chronischen Verlauf neu auftretender Infarzierungen sowie periinterventionell bei akuten Koronarsyndromen oder auch postinterventionell bei stabiler Angina pectoris sind sie jedoch meistens indiziert (s. Kap. 43).
- Langzeitbehandlung mit β-Rezeptorenblockern insbesondere bei hohen Herzfrequenzen (s. Kap. 41).

Da eine ACE-Hemmer-Therapie auch die Anzahl der Ereignisse in den folgenden Jahren zu reduzieren scheint, wird von manchen auch in dieser Gruppe – ohne dass ein größerer Myokardschaden vorliegt – eine solche Therapie empfohlen. In diese Gruppe fallen – wie bereits erwähnt – auch viele Patienten, die einer frühinterventionelle Therapie zugeführt wurden (s. Kap. 22). Über die Frage der späten Wiedereröffnung eines noch verschlossenen oder wesentlich stenosierten Infarktgefäßes wurde im Abschn. 23.2.3 ausführlich berichtet. Nach den Ergebnissen einer randomisierten Studie von Norris et al. (1981) profitieren asymptomatische Patienten mit wiederholten Herzinfarkten nicht von der aortokoronaren Bypass-Operation. Trotzdem wird in Einzelfällen auch ein Postinfarktpatient mit Mehrgefäßbefall einmal zur Operation kommen, obwohl er asymptomatisch oder wenig symptomatisch ist; insbesondere, wenn er es sich um einen Postinfarktpatienten mit asymptomatischer oder stummer Myokardischämie handelt (s. Kap. 21).

23.3.2 Patienten mit persistierender oder neu auftretender Angina pectoris

Klinik und nichtinvasive Diagnostik

Bei fortbestehender Angina pectoris nach Beendigung der subakuten Phase muss an eine drohende Infarktausdehnung gedacht werden; auch muss häufiger mit einer Mehrgefäßerkrankung gerechnet werden als bei asymptomatischen Patienten mit überstandenem transmuralem Infarkt (Samek et al. 1975; Chaitman et al. 1978; s. Kap. 10).

1-Gefäßkranke hatten in 14,7% der Fälle eine Angina pectoris, 2-Gefäßkranke in 36,5% und 3-Gefäßkranke in 57,1%. Patienten mit nichttransmuralem Herzinfarkt dagegen behielten in 46,7% der Fälle ihre Angina pectoris, auch wenn es sich um eine 1-Gefäßerkrankung handelte (◘ Abb. 23.10; Roskamm et al. 1983).

Mehrgefäßbefall oder – wie bei den nichttransmuralen Herzinfarkten – kleine Infarzierungen in Relation zum Versorgungsgebiet des befallenen Gefäßes sind somit in erster Linie verantwortlich für eine bleibende Angina pectoris (s. Abschn. 23.3.3).

> **Klinisch wichtig**
>
> Zur Bestätigung von Angina pectoris und zur Fahndung nach anderen Hinweisen für eine Myokardischämie ist ein früher (s. Abschn. 14.6.1) Belastungstest empfehlenswert. Nach Möglichkeit sollte heutzutage jeder Herzinfarktpatient mit einem Alter von unter 70 Jahren einen Belastungstest bekommen, wenn er die Akutklinik verlässt.

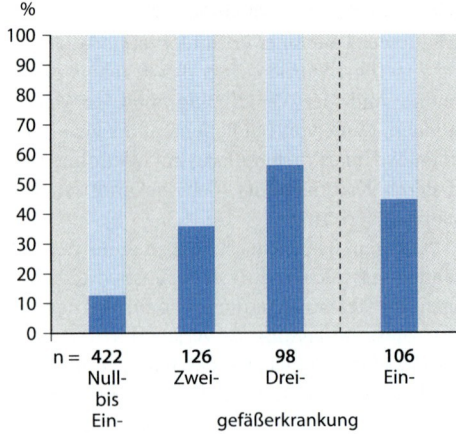

◘ **Abb. 23.10.** Vorhandensein von Angina pectoris bei 646 Patienten mit Alter <40 Jahre mit transmuralem Herzinfarkt in Abhängigkeit vom Gefäßbefall (links) sowie bei 106 Patienten mit intramuralem Herzinfarkt und Eingefäßerkrankung (rechts). Die Patienten wurden systematisch (d. h. unabhängig von Beschwerden und Symptomen) koronarangiographiert. Bei Patienten mit transmuralem Herzinfarkt hängt die Häufigkeit der Angina pectoris vom Gefäßbefall ab, bei Patienten mit Eingefäßerkrankung ist die Angina pectoris nach intramuralem häufiger als nach transmuralem Herzinfarkt

Die prognostische Bedeutung dieser Belastungstests ist wiederholt gezeigt worden. Das Ergebnis bestimmt nicht nur das unmittelbare Schicksal in den der Klinikentlassung folgenden Wochen, sondern auch die Langzeitprognose (Granath et al. 1977; Theroux et al. 1979; s. Kap. 10).

Anzahl und Dauer zusätzlicher asymptomatischer Ischämieepisoden im Speicher-EKG (s. Kap. 21.3) scheinen die Prognose mit zu beeinflussen (Rocco et al. 1988). Die Ergebnisse entsprechen den bei Patienten mit instabiler Angina pectoris gewonnenen von Gottlieb et al. (1986).

Es empfiehlt sich, den Belastungstest ungefähr 8 Wochen nach dem Infarkt zu wiederholen. Zu diesem Zeitpunkt kann der Patient schon erheblich stärker belastet werden; Ischämien bei hoher Belastung werden damit in einigen Fällen erst dann manifest (s. Kap. 10). Das Ergebnis des Belastungstests korreliert mit dem Gefäßbefall, wobei jedoch in den einzelnen Studien sehr unterschiedliche Ergebnisse erzielt wurden (Samek et al. 1975; Weiner et al. 1978; Tubau et al. 1980; Starling et al. 1981).

Den maximalen zusätzlichen diagnostischen Gewinn in Bezug auf den anzunehmenden Gefäßbefall darf man dann erwarten, wenn mit einer mittleren Prävalenz von Mehrgefäßbefall gerechnet werden kann, z. B. bei Postinfarktpatienten mit keiner, geringer oder atypischer Angina pectoris. Nach Tubau et al. (1980) erhöht sich bei solchen Patienten die Wahrscheinlichkeit eines Mehrgefäßbefalls von 50–55% auf 80–100% bei einem positiven Test, bei negativem Test erniedrigt sich die Wahrscheinlichkeit einer Dreigefäßerkrankung auf unter 10%.

Myokardperfusions- und Herzbinnenraumszintigraphie (s. Kap. 18) sowie Belastungsechountersuchung sind Zusatzuntersuchungen, die bei einzelnen Patienten indiziert sind, insbesondere bei unklaren Befunden im Belastungs-EKG.

Indikation zur Koronarangiographie

Nach Vorliegen der Ergebnisse des Standardprogramms und eventueller Zusatzuntersuchungen kann in der Regel ausreichend sicher entschieden werden, ob eine Koronarangiographie durchgeführt werden sollte.

Insgesamt ergeben sich für Postinfarktpatienten mit Angina pectoris oder anderen Hinweisen für Myokardischämie folgende Richtlinien:

> **Klinisch wichtig**
>
> Bei sicherer Angina pectoris mit ST-Senkung während Belastung oder bei instabiler Angina pectoris sollte möglichst bald koronarangiographiert werden. Dasselbe gilt für neu aufgetretene Angina pectoris mit ST-Senkungen während Belastung oder neu aufgetretener instabiler Angina pectoris.
> Bei gering ausgeprägter stabiler Angina pectoris oder schwach positiven objektiven Ischämiekriterien während Belastung kann die Wirksamkeit der medikamentösen Therapie zunächst abgewartet werden, der Patient muss aber im Auge behalten werden. Jüngere, sehr aktive Patienten oder Angehörige bestimmter Berufsgruppen sollten bei Verdacht auf Ischämie großzügig angiographiert werden.

Langzeittherapie

Die Basistherapie ist in dieser Gruppe von Patienten, wie in der vorigen, auf die Sekundärprävention ausgerichtet. Somit kommen dieselben prognoseverbessernden Faktoren zur Anwendung. Hinzu kommt eine symptomatisch medikamentöse Therapie mit Nitraten (s. Kap. 46) und β-Blockern (s. Kap. 41) letztere sind ja bereits aus prognostischen Gründen indiziert.

Nach Kenntnis des koronarangiographischen Befundes kann in der Regel entschieden werden, ob der Postinfarktpatient mit Angina pectoris oder anderen Hinweisen für Myokardischämie weiter medikamentös behandelt werden kann oder besser der PTCA oder der aortokoronaren Bypass-Chirurgie zugeführt werden sollte.

Postinfarktpatienten mit bleibender und wieder neu auftretender Angina pectoris sind im Grunde so zu behandeln wie Angina pectoris-Patienten, die noch keinen Infarkt durchgemacht haben (s. Kap. 21) Auch bei ihnen lassen sich verschiedene Formen der Angina pectoris wie stabile oder instabile Angina pectoris unterscheiden, auch kann eine asymptomatische (stumme) Myokardischämie vorliegen (s. Kap. 21, dort ist auch die Nitrat- und β-Blockertherapie detailliert beschrieben).

23.3.3 Patienten mit „nichttransmuralem" Herzinfarkt

Klinik und nichtinavsive Diagnostik

Patienten mit „nichttransmuraler" Infarzierung weisen in der Akutphase meist das Bild des „Nicht-ST-Hebungs-Infarkts" auf und zeigen neben der klinischen Symptomatik im EKG Endstreckenveränderungen (ST-Senkung, T-Negativierung); laborchemisch lassen sich Verletzungsmarker (Troponin T oder I und CK, CKMB) nachweisen.

Autopsiebefunde von Patienten, die mit dem EKG-Befund eines „nichttransmuralen" Herzinfarkts gestorben sind, zeigen ein weites Spektrum von Befunden am Myokard; dieses reicht von relativ kleinen Nekrosebereichen oder Narben im inneren Drittel des linksventrikulären Myokards bis hin zu großflächigen Nekrosezonen oder Narben, die 50–70% der Innenschichten des linken Ventrikels befallen (Cook et al. 1958). In Einzelfällen kann bei dem EKG-Befund eines „nichttransmuralen"Infarktes auch einmal eine transmurale Myokardnekrose oder Narbe vorliegen.

Ob es sich um einen transmuralen Myokardinfarkt oder um einen Schichtinfarkt handelt, lässt sich aus dem EKG nicht mit Sicherheit ableiten. Man ist daher zu einer rein deskriptiven Terminologie übergegangen und stellt den „ST-elevation myocardial infarction" (STEMI) (meist Q-Zackeninfarkt, meist transmuraler Infarkt) den „non-ST-elevation myocardial infarction" (NSTEMI) (meist Non-Q-Infarkt, meist Schichtinfarkt) gegenüber. Sowohl STEMI als auch NSTEMI werden zu den akuten Koronarsyndromen gezählt (s. Kap. 22).

Das unterschiedliche Ausmaß des eingetretenen Myokardschadens bei NSTEMI führt zu einer nicht einheitlichen Prognose, wenn man davon ausgeht, dass der eingetretene Myokardschaden ein wichtiger prognostischer Faktor ist. Insgesamt bereiten sie in der Akutphase (s. Kap. 22) weniger Probleme als Patienten mit transmuralem Herzinfarkt, da der akut eingetretene Myokardschaden in der Regel geringer ist. Hinzu kommt aber beim NSTEMI häufig eine „instabile" Koronargefäßsituation, die die Langzeitprognose entscheidend bestimmen kann.

Schon in der subakuten Phase kann eine instabile Postinfarkt-Angina pectoris vorliegen. Nach Smeets et al. (1981) soll dies bei 30% der Patienten der Fall sein; ähnliche Ergebnisse liegen von Madigan et al. (1976) vor; 13 von 35 konsekutiven Patienten mit primär „nichttransmuralem" Infarkt entwickelten 3–21 Tage danach einen transmuralen Infarkt (Kossowsky et al. 1976).

Beim „nichttransmuralen" Herzinfarkt (NSTEMI) besteht noch lebensfähiges, kritisch versorgtes Myokard im Versorgungsgebiet der betroffenen Koronararterie und wird durch eine gerade ausreichende Restversorgung, z. B. über Kollateralen oder über das Infarktgefäß vor dem Infarkt bewahrt (Connolly et al. 1976), bei körperlicher Belastung kann jedoch diese Restversorgung nicht ausreichen und es kommt zu einer mehr oder minder ausgeprägten Angina pectoris während Belastung.

Insgesamt liegt die Klinikletalität bei Patienten mit „nichttransmuralem" Herzinfarkt in der Akutphase mit 2–9% zwar deutlich niedriger als bei solchen mit transmuralem Herzinfarkt mit 10–20%; mit zunehmendem Abstand vom Akutereignis nähert sie sich jedoch derjenigen des transmuralen Herzinfarkts (Hutter et al. 1981) und kann sie sogar übertreffen (Cannom et al. 1976).

Reinfarkt. Die Häufigkeit eines nachfolgenden 2., dann meist transmuralen Infarktereignisses ist größer als in der chronischen Phase des primär transmuralen Herzinfarkts (STEMI). In einer Verlaufsbeobachtungszeit von 54 Monaten aus der Vor-PTCA-Zeit bekamen nach „nichttransmuralem" Herzinfarkt 57%, nach transmuralem Herzinfarkt dagegen nur 12% der Patienten einen weiteren Infarkt (Hutter et al. 1981;

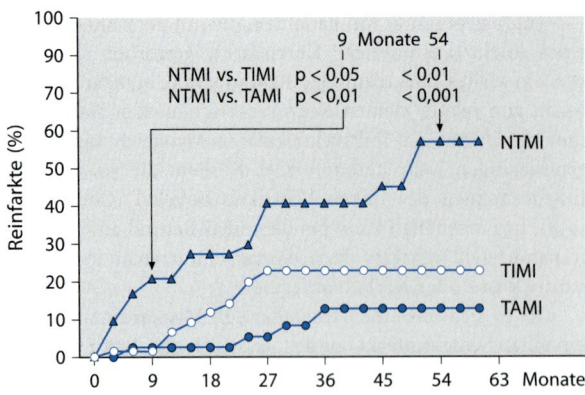

Abb. 23.11. Häufigkeit eines Reinfarkts nach nichttransmuralem Herzinfarkt (NTMI) im Vergleich zu transmuralem inferiorem Herzinfarkt (TIMI) und transmuralem anteriorem Herzinfarkt (TAMI) in einer Beobachtungszeit bis zu 63 Monaten. (Nach Hutter et al. 1981)

Abb. 23.11). Ähnliche Ergebnisse liegen von Smeets et al. (1981) vor. Im Falle eines nachfolgenden transmuralen Herzinfarkts ist dieser bevorzugt im Gebiet des vorangegangenen „nichttransmuralen" Herzinfarkts lokalisiert (Hutter et al. 1981; Schnellbacher et al. 1982).

Eine besonders ungünstige Prognose wird den Patienten mit „nichttransmuralem" Herzinfarkt (NSTEMI) zugeschrieben, bei denen elektrokardiographisch eine ausgeprägte ST-T-Veränderung anterior mit zusätzlicher lateraler oder inferiorer Beteiligung besteht. In der Studie von Smeets (1981) wiesen 10 von 11 dieser Patienten Spätkomplikationen auf, und alle zeigten Veränderungen des R. interventricularis anterior im Koronarangiogramm, in 8 Fällen mit proximaler Lokalisation und davon in 5 Fällen mit linker Hauptstammstenose. Dies könnte die besonders schlechte Prognose dieser Patienten erklären.

Indikation zur Koronarangiographie

Bereits in der akuten Phase werden heutzutage viele dieser Patienten kathetertechnisch behandelt (s. Kap. 22). Bei den zunächst konservativ behandelten Patienten, die relativ häufig Angina pectoris-Beschwerden oder Ischämiezeichen aufweisen oder auch mit einer erneuten instabilen Angina pectoris-Symptomatik in der subakuten oder chronischen Infarktphase auffallen, ist die Indikation zur Koronarangiographie klar gegeben. Auch die ungünstigen Ergebnisse über die Langzeitprognose des nichttransmuralen Herzinfarkts sollten zu einer relativ breiten Anwendung der Koronarangiographie nach Beendigung der subakuten Phase der Erkrankung führen, zumal nach Kenntnis der Koronarmorphologie sich häufig Indikationen für perkutane transluminale Koronagioplastie (PTCA) oder aortokoronare Bypass-Operationen ergeben. Die Indikation zur Koronarangiographie gilt somit nach unserer Ansicht für fast alle Patienten bis auf sehr alte und solche im Endstadium einer lebensbedrohlichen Zweiterkrankung, auch wenn die ACC/AHA-Guidelines 1999 sich hier nicht zu einer generellen Empfehlung zur Koronarangiographie durchringen konnten.

Langzeittherapie

Die in Abschn. 23.3.1 zusammengefassten Elemente der Sekundärprävention gelten selbstverständlich auch für diese Gruppe, falls die Patienten symptomatisch sind, muss eine medikamentöse Therapie wie in der Vorgruppe durchgeführt werden. Sobald das Ergebnis der Koronarangiographie vorliegt, kann die Frage nach PTCA oder Bypass-Chirurgie beantwortet werden. Stationäre Rehabilitation ist häufig nicht notwendig, da der bisherige Myokardschaden – bis auf Ausnahmen – meist nicht so groß ist. Umso mehr müssen die Patienten aber sorgfältig kardiologisch überwacht werden.

23.3.4 Patienten mit schwerem Myokardschaden

Einem schweren Myokardschaden kann ein sehr großer Herzinfarkt – mit oder ohne Aneurysma – oder ein Endstadium einer KHK mit wiederholten Infarkten und/oder diffusen Myokardvernarbungen zugrunde liegen.

Auch im Tierversuch ist, je nach Größe des Infarkts, ein kontinuierliches Spektrum hämodynamischer Abweichungen beobachtet worden. Entsprach bei Ratten die Infarktgröße 31–46% der Zirkumferenz des linken Ventrikels, so war die Hämodynamik zwar im Ruhezustand noch normal, bei Belastung konnten jedoch nicht mehr so hohe Minutenvolumina und Drücke erreicht werden wie im Normalfall. Überschritt die Infarktgröße 46% der Zirkumferenz des linken Ventrikels, wurde eine Stauungsherzinsuffizienz beobachtet (Pfeffer et al. 1979).

Klinik und nichtinvasive Diagnostik

Die entscheidenden Untersuchungen bei Postinfarktpatienten mit anzunehmendem schwerem Myokardschaden zielen auf die Beurteilung des Ventrikelzustandes und der Arrhythmiehäufigkeit ab:

Klinische Parameter. Sie ergeben Hinweise auf Narbengröße und Beeinträchtigung der linksventrikulären Funktion; so kann der Anstieg der CK- und CKMB-Werte während der Akutphase des Herzinfarkts (Sobel et al. 1972; Bleifeld et al. 1977; s. Kap. 22) als Maß für die Größe des Infarkts gelten.

EKG. Aus dem EKG im chronischen Stadium lässt sich die Größe des Infarkts nur sehr grob abschätzen. Bei Vorderwandinfarkten bedeutet eine pathologische Q-Zacke in 4 oder 5 aus den 8 Ableitungen V_{1-6}, I und aVL einen großen Infarkt mit einer Ausdehnung der Akinesie oder schweren Hypokinesie über mehr als 35% der Zirkumferenz des linken Ventrikels in einem RAO-Ventrikulogramm.

Zeigt keine oder nur eine Ableitung eine pathologische Q-Zacke, ist die Ausdehnung des Infarkts klein. Dazwischen gibt es eine bedeutsame „Grauzone" mit 2 oder 3 befallenen Ableitungen; hier können sowohl kleine aus auch große Infarkte vorliegen.

Bei den Hinterwandinfarkten ist eine Größeneinschätzung noch unsicherer, bei Befall der inferioren, posterioren und lateralen Ableitungen kann mit einem großen Inferoposterolateralinfarkt gerechnet werden.

Röntgen. Eine einfache Untersuchung zur Beurteilung des Herzens ist die Röntgenuntersuchung. Sie sollte Größe und Form des Herzens berücksichtigen. Mehrere Autoren konnten feststellen, dass eine Vergrößerung des Gesamtherzens ein prognostisch bedeutsamer Faktor ist (Matzdorff 1975; Samek et al. 1983; Kaltenbach et al. 1981). Wichtig sind evtl. vorhandene Hinweise für Linksherzinsuffizienz (s. Kap. 17).

Die Bedeutung der **Echokardiographie** für die Beurteilung des Postinfarktpatienten mit schwerem Ventrikelschaden und mit Ventrikelaneurysma ist insgesamt so groß, dass ihr ein eigener Abschnitt gewidmet ist (s. Abschn. 23.1.2).

Ergometrie. Die ergometrische Belastungsprüfung wird häufig zur Beurteilung des myokardialen Funktionszustandes des Herzens herangezogen, sie muss jedoch bei großem Myokardschaden sehr vorsichtig durchgeführt werden. Auch darf eine weitgehend normale körperliche Leistungsfähigkeit nicht über eine schwere hämodynamische Funktionsstörung hinwegtäuschen, was dadurch zu erklären ist, dass der Organismus durch eine starke Erhöhung der arteriovenösen Sauerstoffdifferenz eine geringe Förderleistung weitgehend kompensieren kann. Daraus muss gefolgert werden, dass die Festlegung der ergometrischen Bruttoleistungsfähigkeit keine ausreichende Beurteilung des myokardialen Funktionszustandes des Herzens erlaubt.

Einschwemmkatheteruntersuchung. Wie in Kap. 21 dargestellt, können heutzutage schon mit relativ einfachen Methoden die entscheidenden Größen der Hämodynamik, nämlich Herzminutenvolumen und links- und rechtsventrikuläre Füllungsdrücke in Ruhe und während Belastung, bestimmt werden. Je nach Verhalten von Herzminutenvolumen und Füllungsdrücken in Ruhe und während Belastung unterscheiden wir unterschiedliche Stadien einer Funktionsbeeinträchtigung des Herzens (s. S. 341). Auffallend ist, dass keine gute Korrelation zwischen dem Ausmaß des Ventrikelschadens, z. B. gemessen als Ejektionsfraktion, und der Hämodynamik in Ruhe und bei Belastung besteht (◘ Abb. 23.12). Bei Fragen nach der körperlichen und insbesondere beruflichen Belastbarkeit von Patienten mit schwerem Ventrikelschaden kann die zusätzliche Einschwemmkatheteruntersuchung jedoch von großem Nutzen sein.

Objektivierung von Arrhythmien. Bei schlechter Funktion des linken Ventrikels auf dem Boden eines großen Infarktes – mit oder ohne Aneurysma – oder einer diffusen Myokardschädigung, kommen häufig Rhythmusstörungen vor. Eine Reihe von Untersuchungen haben den Nachweis erbracht, dass ventrikuläre Arrhythmien die Prognose des Postinfarktpatienten mitbestimmen (Coronary Drug Project Research Group 1973; Moss et al. 1979). Wichtig ist, dass nicht nur eine Qualifizierung z. B. in verschiedene Lown-Klassen, sondern auch eine Quantifizierung vorgenommen wird (Bigger u. Weld 1980; ◘ Abb. 23.13).

Prognostisch signifikante Arrhythmien korrelieren mit dem Ventrikelzustand (Bethge et al. 1977; Samek et al. 1977; Thayssen et al. 1982). Multivariate Analysen ergeben jedoch, dass Rhythmusstörungen auch eine gewisse unabhängige prognostische Relevanz haben (Hammermeister et al. 1979; Bigger et al. 1981; Weld et al. 1983, s. Kap. 18).

Indikation zur Koronarangiographie

Liegt ein fortgeschrittenes Stadium einer KHK mit großem Herzinfarkt und starker Vergrößerung des Herzens vor, sollten alle diagnostischen Möglichkeiten ausgeschöpft werden. In den meisten Fällen haben solche Patienten wenig Angina pectoris. Die starke Schädigung des linken Ventrikels mit weitgehender Vernarbung führt dazu, dass der Patient eher an Linksherzinsuffizienz als an Koronarinsuffizienz leidet.

Solche Patienten haben wegen des schweren Ventrikelschadens eine deutlich reduzierte Prognose. Durch die CASS-Stu-

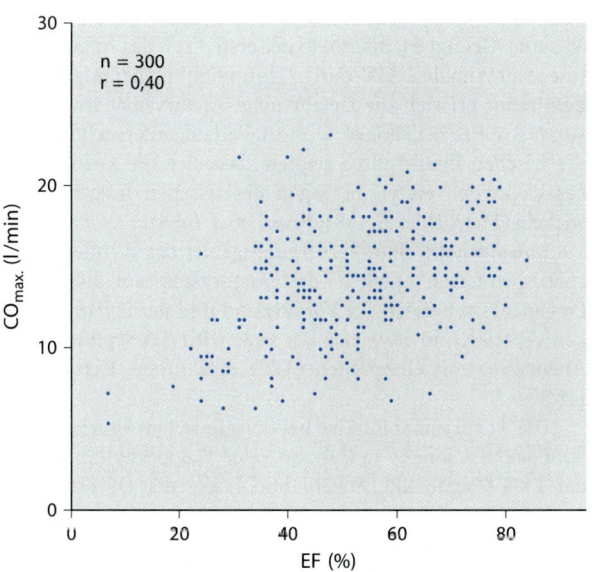

◘ **Abb. 23.12.** Beziehung zwischen Ejektionsfraktion (EF in %) im Ruhezustand und dem maximalen Herzminutenvolumen (CO_{max} in l/min) während Ergometerbelastung bei 300 Postinfarktpatienten ohne Angina pectoris im chronischen Stadium

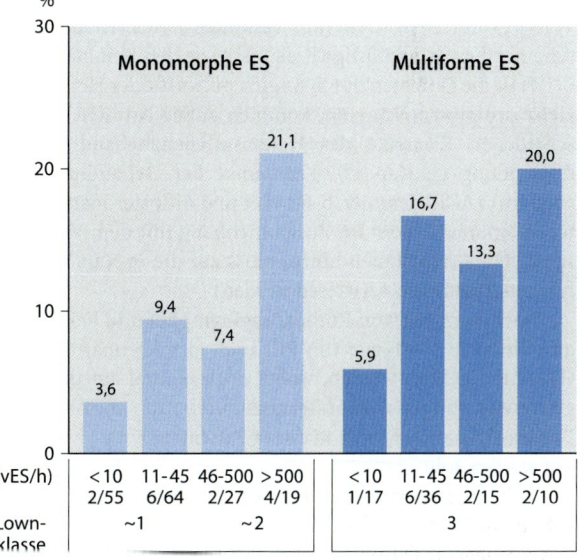

◘ **Abb. 23.13.** Beziehung zwischen der Häufigkeit der ventrikulären Extrasystolen (vES) innerhalb der Lown-Klassen und der kardialen Letalität. Von 243 Patienten, die vor dem 40. Lebensjahr einen transmuralen Herzinfarkt erlitten hatten, starben während einer Nachbeobachtungszeit von durchschnittlich 3,3 Jahren 25 (10,3 %)

die (1984) konnte bestätigt werden, dass gerade diese Patienten von der aortokoronaren Bypass-Operation profitieren, folglich ist eine großzügige Indikation zur Koronarangiographie angezeigt.

Langzeittherapie

 Auch wenn der schwere Ventrikelschaden bei einem Patienten mit KHK ganz im Vordergrund steht und wahrscheinlich in erster Linie die weitere Prognose bestimmt, sollte eine Risikofaktorenkorrektur erfolgen.

Leicht einzusehen ist natürlich, dass eine Behandlung des Risikofaktors Hypertonie das koronarkranke Herz mit schwerem Ventrikelschaden, das zur Herzinsuffizienz neigt, entlastet. Eine Reduktion von weiteren Infarkten, z. B. durch Korrektur einer Hyperlipidämie, ist natürlich auch in diesen Fällen ein wichtiges Anliegen der Sekundärprävention. Gerade hier weisen neue Ergebnisse darauf hin, dass eine sehr drastische Lipidoptimierung, z. B. auf LDL-Werte von unter 100 mg/dl, nicht nur die angiographisch kontrollierte, langfristige Progression der Koronargefäßsklerose aufhält, sondern auch über eine „Plaquestabilisierung" schon in den nächsten Jahren die Häufigkeit weiterer Ereignisse, insbesondere weiterer Infarkte, reduziert (s. Kap. 56). Diese Möglichkeit sollte auch Patienten mit schon schwerem Ventrikelschaden nicht vorenthalten werden. Ähnliche Überlegungen gelten für das Einstellen des Rauchens.

Insbesondere profitieren Patienten mit schwerem Myokardschaden von der β-Blockade (s. Kap. 41). Die Einleitung der Therapie muss sorgfältig kontrolliert erfolgen. Insbesondere zum Zeitpunkt einer klinisch manifesten Herzinsuffizienz ist Zurückhaltung unter Beachtung der individuellen Hämodynamik angezeigt.

Hinzu kommt auch aus prophylaktischen Gründen die ACE-Hemmertherapie (s. Kap. 47), wobei je nach Ausgangssituation Prävention oder Therapie der Herzinsuffizienz im Vordergrund steht; weiterhin verhindern ACE-Hemmer anscheinend auch zukünftige Ereignisse wie den Reinfarkt.

Falls die Patienten durch Angina pectoris oder Herzinsuffizienz symptomatisch sind, kommen außer Nitraten die verschiedenen Elemente der Herzinsuffizienzbehandlung zur Anwendung (s. Kap 17); Kernpunkt der Behandlung sind wiederum ACE-Hemmer, β-Blocker und Aldosteronantagonisten. Kommen – meist im Zusammenhang mit dem Ventrikelschaden – Arrhythmien hinzu, muss auf die in Kap. 18 angeführten Richtlinien verwiesen werden.

Nach Kenntnis von Koronarangiographie und Ventrikulographie muss die Frage von PCI und aortokoronare Bypass-Operation geklärt werden, wobei noch einmal auf die nachgewiesene Prognoseverbesserung durch die aortokoronare Bypass-Operation gerade in dieser Patientengruppe hingewiesen werden soll.

Zur Prognoseverbesserung von Postinfarktpatienten bei schwerem Ventrikelschaden durch ICD Therapie siehe Kap. 51.3.2, S. 1029. Insbesondere nach mehreren Infarkten (seltener nach einem großen Infarkt) gibt es häufig so schwere Ventrikelschädigungen mit weitgehend therapierefraktärer Herzinsuffizienz, dass vor allem bei jüngeren Patienten an eine Herztransplantation gedacht werden muss.

> **Voraussetzungen für eine Transplantation**
> - Gesundheitsbewusste Lebensweise (Alkohol, Rauchen, Körpergewicht)
> - Nachweis mehrerer Dekompensationen
> - Ausreichend langer Einsatz einer optimalen medikamentösen Therapie (ACE-Hemmer, Aldosteronantagonisten, Diuretika, β-Blocker usw.)
> - Die konventionellen Revaskularisationsmöglichkeiten müssen ausgeschöpft sein (DeRose u. Oz 2000; s. Abschn. 17.11)

Die chirurgischen Aspekte der Herztransplantation sind in Kap. 53 beschrieben. Einer Ausweitung der Transplantationsindikation bei Patienten mit Endstadien der KHK ist bei der großen Häufigkeit dieser Erkrankung, der begrenzten Zahl der Spenderherzen und den sehr hohen Kosten mit großer Zurückhaltung zu begegnen.

23.3.5 Patienten mit Herzwandaneurysma

K. Schnellbacher

Klinik und nichtinvasive Diagnostik

Angiographisch und echokardiographisch wird bei Vorliegen eines Infarktes ein Aneurysma definiert als systolische und diastolische Vorwölbung des Kavums mit akinetischer bzw. dyskinetischer Kontraktionsstörung, die sich vom kontrahierenden Myokard deutlich absetzt. In Einzelfällen kann das Aneurysmakavum durch Thromben völlig ausgekleidet sein.

Bei 5–15% der Patienten mit frischem transmuralem Infarkt muss mit der Entwicklung eines Herzwandaneurysmas gerechnet werden (Tikiz et al. 2001). Unter einer konsequenten Reperfusionsbehandlung des akuten Infarktes (Thrombolyse bzw. Gefäßdilatation) hat die Häufigkeit der Aneurysmen in den letzten Jahren jedoch dramatisch abgenommen (Gersh et al. 2001). Gelingt es, innerhalb der ersten 12 h das Infarktgefäß (meist proximale LAD) durch Thrombolyse wieder zu eröffnen, reduziert sich die Gefahr einer Aneurysmaentwicklung von 18,8 auf 7,2% (Tikiz et al. 2001). Verlaufsuntersuchungen in der frischen Infarktphase zeigten, dass sich die Aneurysmen bereits in den ersten 14 Tagen des frischen Infarktes entwickeln (Meizlish et al. 1984; Visser et al. 1986).

Entsprechend dem Versorgungsgebiet des R. interventricularis anterior entsteht das Aneurysma am häufigsten (70–80%) im Bereich der Vorderwand und der Spitze des linken Ventrikels, in etwa 32% der Fälle wird das Septum in das Aneurysma mit einbezogen (Tikiz et al. 2002, Faxon et al. 1982).

Die Aneurysmahinweise bei der klinischen Untersuchung (Doppelpulsationen, 3. Herzton oder Galopprhythmus), bei der EKG-Diagnostik (Anzahl und Breite der QS-Komplexe, persistierende ST-Hebungen in Ruhe und bei Belastung über das frische Infarktstadium hinaus) und bei der Röntgenuntersuchung (Ausbuchtung und steiler Abfall des linken Ventrikelrandbogens, Kastenform, paradoxe Herzrandpulsationen bei der Durchleuchtung) sind unsicher oder erfassen nur einen Teil der bestehenden Aneurysmen (Schnellbacher 1984). 2-D-Echokardiographie und Lävokardiographie sind bezüglich der

Diagnosestellung und Verlaufskontrolle die sichersten Untersuchungsmethoden (s. Abschn. 23.1.3).

Das Krankheitsbild kann individuell sehr unterschiedlich sein; neben völlig asymptomatischen, gut leistungsfähigen Patienten ist bei 23–27% der Patienten mit einer klinischen Herzinsuffizienz, bei etwa 70% mit einer möglichen Angina pectoris und bei etwa 28% der Patienten mit bedeutsamen Herzrhythmusstörungen zu rechnen (Faxon et al. 1982). Entsprechend dem klinischen Krankheitsbild differieren auch die hämodynamischen Befunde von hochpathologisch schon im Ruhezustand bis zu Normalwerten auf hohen Belastungsstufen.

> Beim chronischen Herzwandaneurysma kommt der Aneurysmadiagnose an sich keine eigenständige prognostische Bedeutung mehr zu. Bei gleicher Infarktausdehnung bzw. gleicher Ejektionsfraktion unterscheidet sich die Langzeitprognose bei Patienten mit und ohne Aneurysmabildung nicht (Hochmann et al. 1994; Faxon et al. 1982, 1986; Cohen u. Vogel 1986).

Die Gefahr einer Ventrikelperforation besteht im chronischen Aneurysmastadium nicht. Obwohl sich bei etwa 30% der Patienten intramurale Thromben echokardiographisch nachweisen lassen, scheinen arterielle Embolien eher selten zu sein (Edwards 1981; Faxon et al. 1986).

Für den weiteren klinischen Verlauf und die Prognose sind Patientenalter, Funktionszustand des Restmyokards, die bestehende Symptomatik insbesondere einer Herzinsuffizienz, das Vorliegen von bedeutsamen Herzrhythmusstörungen und von Mehrgefäßerkrankungen entscheidend (Faxon et al. 1982). Je nach Risikoprofil kann die Langzeitprognose günstig oder schwer beeinträchtigt sein; für definierte Risikogruppen liegen die 5-Jahres-Überlebensraten zwischen 90% und 100% (Schnellbacher 1984).

Im chronischen Verlauf muss mit einer langsam abnehmenden Leistungsbreite der Patienten und zunehmenden klinischen Symptomatik gerechnet werden; um eine Überlastung des Restmyokards zu verhindern, sollten auch bei weitgehend asymptomatischen Patienten ein forciertes körperliches Training und körperlich schwere Dauerbelastungen gemieden werden.

Indikation zur Koronarangiographie

Insbesondere wegen des meist vorhandenen großen Ventrikelschadens sollte die Indikation zur Koronarangiographie großzügig gestellt werden. Die koronarangiographische Abklärung ergibt bei etwa 33% der Patienten eine 1-Gefäßerkrankung, bei 33% eine 2- und bei 33% eine 3-Gefäßerkrankung.

Langzeittherapie

Die medikamentöse Therapie der Patienten richtet sich nach der klinischen Symptomatik; eine Antikoagulanzientherapie ist in den ersten 3–6 Monaten v. a. bei stattgehabter arterieller Embolie und bei Patienten mit sehr schlechter Ventrikelfunktion, indiziert.

Aneurysmektomie bei Patienten nach Herzinfarkt (s. Kap. 52).

Bei schwerem Ventrikelschaden nach ausgedehntem Myokardinfarkt kann der Myokardverlust durch die Operation nicht entscheidend korrigiert werden. Ein Aneurysma per se stellt somit auch keine Operationsindikation dar. Folgende Symptome und Situationen sollten bei der Indikationsstellung berücksichtigt werden:

Chronische Herzinsuffizienz. Operiert werden sollten nur Patienten mit schwerer klinischer Symptomatik (NYHA-Stadium III und IV), bei denen sich aufgrund des echokardiographischen bzw. angiographischen Befundes ein klares Operationsziel für die Aneurysmektomie ergibt. Patienten mit einer diffusen Schädigung des Restventrikels sollten nicht operiert werden, da die operativen Ergebnisse oft nicht besser sind als die der medikamentösen Therapie. Die Prognose nach der Operation wird durch den Zustand des Restventrikels und eine möglichst vollständige Revaskularisation bestimmt (Louagie et al. 1989).

Angina pectoris. Bei Patienten mit einer limitierenden Angina pectoris ergibt sich bei Vorliegen einer Mehrgefäßerkrankung mit entsprechenden Operationszielen die Indikation zur aortokoronaren Bypass-Operation (Louagie et al. 1989), bei günstigen Voraussetzungen in Kombination mit einer Aneurysmektomie. Bei Patienten mit Angina pectoris ist die Indikation zur Aneurysmektomie ohne gleichzeitige Bypass-Operation, insbesondere auch bei Patienten mit einer 1-Gefäßerkrankung, wegen des unsicheren Erfolges mit großer Zurückhaltung zu stellen.

Lebensbedrohliche Herzrhythmusstörungen. Auch bei diesen Patienten ist wegen des erhöhten Operationsrisikos und des unsicheren Erfolges die Indikation zur alleinigen Aneurysmektomie mit großer Zurückhaltung zu stellen, da die für die Herzrhythmusstörungen verantwortliche Grenzzone zwischen Myokard und Narbengewebe nicht exzidiert wird.

Arterielle Embolien. Eine Indikation zur Operation ist gegeben, wenn es trotz Antikoagulanzientherapie zu rezidivierenden Embolien kommt. Der alleinige Nachweis von Thromben im linken Ventrikel stellt keine Operationsindikation dar.

Prophylaktische Operation. Bei asymptomatischen Patienten ergibt sich auch beim Nachweis großer Aneurysmen – keine Indikation für eine prophylaktische Operation. Im Einzelfall kann eine Operationsindikation – bei guter Operabilität des Aneurysmas – im Falle einer deutlich gestörten Hämodynamik oder Herzvergrößerung bzw. beim Vorliegen hochgradiger Stenosen des zweiten und dritten Koronargefäßes gegeben sein.

Falsches Aneurysma. Das falsche Aneurysma entsteht als Infarktfolge durch eine gedeckte Perforation; wegen der auch im chronischen Verlauf weiter bestehenden Rupturgefahr stellt das falsche Aneurysma immer eine Indikation für eine operative Korrektur dar.

> Die persistierende Angina pectoris bei 2- oder 3-Gefäßerkrankung ist die häufigste Indikation (42–62%) zur operativen Intervention, gefolgt von der schweren chronischen Herzinsuffizienz (10–23%), der Kombination Angina pectoris plus Herzinsuffizienz (20%) und schweren, mit anderen Maßnahmen nicht zu kontrollierenden Herzrhythmusstörungen (8–13%).

Im Einzelfall hat sich die Indikation zur Aneurysmektomie zu orientieren an (Schnellbacher u. Schmuziger 1984):
- den gegebenen anatomischen Voraussetzungen und den daraus resultierenden chirurgischen Möglichkeiten,
- den Ergebnissen der konservativen Therapie,
- der operativen Frühletalität innerhalb der ersten 30 Tage (die perioperative Frühletalität liegt in den letzten Operationsserien wohl unter 5% (Castiglioni et al. 2002; Bartels et al. 2000); ein erhöhtes Operationsrisiko haben Patienten, die notfallmäßig oder innerhalb der ersten 2 Monate nach Infarkt operiert werden müssen, Patienten, bei denen eine gleichzeitige Bypass-Operation mit vollständiger Revaskularisation nicht möglich ist, und solche mit zusätzlichen operativen Korrekturen wie notwendigem Mitralklappenersatz oder VSD-Verschluss nach Septumruptur, Patienten mit einem schlechten Funktionszustand des Restmyokards bzw. mit klinisch schwerer chronischer Herzinsuffizienz (Ural et al. 2002),
- dem Langzeitverlauf nach operativer Intervention (5-Jahres-Überlebensrate bei Patienten, bei denen die Angina pectoris Hauptindikation zum operativen Eingriff war, 75%; bei Patienten mit chronischer Herzinsuffizienz 52%),
- der erreichbaren Verbesserung der klinischen Symptomatik und der objektiven Funktionsparameter.

23.3.6 Zusammenfassung der Diagnostik- und Therapieverfahren in den einzelnen Postinfarktgruppen

Die ausführlich besprochenen Diagnostik- und Therapierichtlinien für die einzelnen Postinfartkgruppe sind in Tabelle 23.5 noch einmal zusammengefasst. Dabei soll noch einmal erwähnt werden, dass es selbstverständlich Übergänge zwischen den einzelnen Gruppen gibt und viele Patienten das Merkmal von 2 oder mehr Gruppen erfüllen, entsprechend können sich auch die Diagnostik- und Therapieelemente aufsummieren. Häufig wird auch die Summe der symptomatischen und prognoseverbessernden Medikamente so groß sein, dass der Patient davor zurückschreckt. Im Interesse einer verbesserten Compliance mag es dann in Einzelfällen ratsam sein, sich auf das Wichtigste zu beschränken.

> **Zusammenfassung**
>
> Für alle Postinfarktgruppen gilt, dass die Korrektur von Risikofaktoren und ein gesunder Lebensstil im Vordergrund unserer Bemühungen stehen muss (s. Kap. 56). Vor nicht allzu langer Zeit wurde die Korrektur eines Risikofaktors wie z. B. der Hyperlipidämie bei schon manifester – meist fortgeschrittener – KHK vielfach als zu spät einsetzend und damit sinnlos angesehen. Hinzu kam meist das Argument, dass der Patient für präventive Maßnahmen ja auch zu alt sei.
> In der Zwischenzeit hat die Argumentation eine umgekehrte Richtung eingeschlagen: Gerade bei manifester und fortgeschrittener Erkrankung muss alles getan werden, um ein weiteres Fortschreiten der Grunderkrankung und das Auftreten damit verbundener weiterer Komplikationen zu verhindern. Dieses gilt selbstverständlich auch für diejenigen Patienten der verschiedenen Untergruppen, die einer PTCA oder Bypass-Operation zugeführt wurden.
> Häufig wird bei Koronarpatienten mit Bypass-Operation oder PTCA ein großer Aufwand betrieben. Bei dem häufig sehr beeindruckenden Erfolg dieser Maßnahmen, mit denen akut häufig eine vollständige Beschwerdefreiheit des Patienten erreicht wird, geraten einfache Maßnahmen wie z. B. die Lipidoptimierung, die das Langzeitergebnis absichern müssen, oft zu sehr in den Hintergrund. Korrektur der Risikofaktoren, medikamentöse Langzeittherapie und interventionelle Maßnahmen wie PTCA und Bypass-Chirurgie müssen innerhalb eines umfassenden Therapiekonzeptes aufeinander abgestimmt sein.

Literatur

ACC/AHA Guidelines for percutaneous coronary intervention (2003) (revision of the 1993 PTCA Guidelines). A report of the American College of Cardiology/American Heart Association Task Force on Practice Guidelines. J Am Coll Cardiol 37:2230

Alhaddad JA, Hakim I, Gamo JL et al (1993) Benefits of late coronary artery reperfusion on infarct expansion evolve as a wave-front over time. J Am Coll Cardiol 21:301A

Asinger RW, Mikell FL, Elsperger J, Hodges M (1981) Incidence of left ventricular thrombosis after acute transmural myocardial infarction. Serial evaluation by two-dimensional echocardiography. N Engl J Med 305:297

Ballester M, Tasca R, Marin L et al (1983) Different mechanisms of mitral regurgitation in acute and chronic forms of coronary heart disease. Eur Heart J 4:557

Barrett MJ, Charuzi Y, Corday E (1980) Ventricular aneurysm: Cross-sectional echocardiographic approach. Am J Cardiol 46:1133

Bartels C, Bechtel JF, Tolg R et al (2000) Intermediate term clinical results after endoaneurysmotherapy in left ventricular aneurysm. Z Kardiol 89:754

Bemis CE, Gorlin R, Kemp HG, Herman V (1973) Progression of coronary artery disease. A clinical arteriographic study. Circulation 47:455

Bernardi MM, Whitlow PL (1991) Reperfusion later than five days after acute myocardial infarction improves three-year survival. Circulation 84 (Suppl II):232 (abstract)

Bethge KP, Bethge HC, Graf A et al (1977) Kammer-Arrhythmien bei chronisch koronarer Herzkrankheit. Analyse anband des Langzeit-Elektrokardiogramms und der selektiven Koronarangiographie bzw. linksventrikulären Angiographie. Z Kardiol 66:1

Bhatnagari SK, Al-Yusuf AR (1985) The role of prehospital discharge two-dimensional echocardiography in determining the prognosis of survivors of first myocardial infarction. Am Heart J 109:472

Bigger JT, Weid FM, Rolnitzky LM (1981) Prevalence, characteristics and significance of ventricular tachycardia (three or more complexes) detected with ambulatory electrocardiographic recording in the late hospital phase of acute myocardcial infarction. Am J Cardiol 48:815

Bigger JT, Weld FM (1980) Shortcomings of the Lown grading system for observational or experimental studies in ischemic heart disease. Am Heart J 100:1081

Bleifeld W, Mathey D, Hanrath P et al (1977) Infarct size estimated from serial serum creatinine phosphokinase in relation to left ventricular hemodynamics. Circulation 55:303

Literatur

Tabelle 23.5. Zusammenfassung der Diagnostik- und Therapieverfahren in Untergruppen von Postinfarktpatienten

Untergruppen von Postinfarktpatienten	Nichtinvasives Routineprogramm	Diagnostik Zusatzverfahren	Invasive Diagnostik	Korrektur der Risikofaktoren	ASS	β-Blocker	ACE-Hemmer	Interventionelle Therapie (PTCA/Bypass)	Zusatzverfahren
Ohne entscheidende Problematik	x		Fakultativ	x	x	Nur bei hoher HF	Fakultativ	Nur fakultativ	Keine
Persistierende oder neu auftretende Angina pectoris	x	Belastungsecho, Myokardszintigraphie	x	x	x	x	Fakultativ	x	Keine
Nach NSTEMI	x	Belastungsecho, Myokardszintigraphie	x	x	x	x	Fakultativ	Häufig	Keine
Mit schwerem Myokardschaden	x	Einschwemmkatheter	x	x	x	x	x	x	ICD, Transplantation fakultativ
Aneurysma	x	Einschwemmkatheter	x	x	Evtl. Marcumar	x	x	(x) Meist Bypass mit/ohne Aneursma	Keine

Bruschke AVG, Wijers TS, Kolsters W, Landmann I (1981) The anatomic evolution of coronary artery disease demonstrated by coronary arteriography in 256 nonoperated patients. Circulation 63:527

Bubenheimer P (1985) Zweidimensionale echokardiographische Befunde nach Myokardinfarkt. VCH Edition Medizin, Weinheim

Califf RM, Bournous P, Harell FE et al. (1982) The prognosis in the presence of coronary artery disease in congestive heart failure: Current research and clinical applications. In: Braunwald E, Mock R, Watson JT (eds) Congestive heart failure: Current research and clinical applications, Grune & Statton, New York, pp 31–40

Calkins H, Maughan WJ, Weisman HF et al (1989) Effect of acute volume load on refractoriness and arrhythmia development in isolated, chronically infracted canine hearts. Circulation 79:678

Cannom DS, Levy W, Cohen LS (1976) The short and longterm prognosis of patients with transmural and non transmural myocardial infarction. Am J Med 61:452

CASS Principal Investigators and Their Associates (1984) Myocardial infarction and mortality in the Coronary Artery Surgery Study (CASS) randomized trial. N Engl J Med 310:750

Castiglioni A, Quarti A, Schreuder J et al (2002) Surgical restoration of the left ventricle for postinfarction aneurysm. Ital Heart J 3:370

Cerquira MD, Weissman NJ, Dilsizian V et al for the American Heart Association Writing Group on Myocardial Segmentation and Registration for Cardiac imaging (2002) Standardized myocardial segmentation and nomenclature for tomographic imaging of the heart. A statement for healthcare professionals from the cardiac imaging committee of the council on clinical cardiology of the AHA. Circulation 105:539

Chaitman BR, Waters DD, Corbara F, Bourassa MG (1978) Prediction of multivessel disease after myocardial infarction. Circulation 57: 1085

Chomsky DB, Lang CC, Rayos GH et al (1996) Hemodynamic exercise testing. A valuable tool in the selection of cardiac transplantation candidates. Circulation 94:3176

Cohen DE, Vogel RA (1986) Left ventricular aneurysm as a coronary risk factor independent of overall left ventricular function. Am Heart J 111:23

Cohn JN, Levine TB, Olivari MT et al (1984) Plasma norepinephrine as a guide to prognosis in patients with chronic congestive heart failure. N Engl J Med 311:822

Conolly DC, Fuster V, Danielson M, Frye RL (1976) Effects of collateral circulation following transmural and subendocardial infarction (Abstract). Circulation 54 (Suppl II):77

Cook RW, Edwards JE, Pruitt RD (1958) Electrocardiographic changes in acute subendocardial infarction. I. Large subendocardial and large nontransmural infarcts. Circulation 18:603

Coronary Drug Project Research Group (1973) Prognostic importance of premature beats following myocardial infarction. J Am med Ass 223:1116

Corya BC, Rasmussen S, Feigenbaum H et al (1976) Echocardiographic detection of scar tissue in patients with coronary artery disease (Abstract). Am J Cardiol 37:129

Davidson KH, Paris AF, Harrington JJ et al (1977) Pseudoaneurysm of the left ventricle: an unusual echocardiographic presentation. Review of the literature. Ann intern Med 86:430

DeWood MA, Spores J, Notske R et al (1980) Prevalence of total coronary occlusion during the early hours of transmural myocardial infarction. N Engl J Med 303:897

Eaton LW, Weiss JL, Bulkley BH et al (1979) Regional cardiac dilatation after acute myocardial infarction. Recognition by two-dimensional echocardiography. N Engl J Med 300:57

Ellis et al (1988) Prediction of risk of anterior myocardial infarction by lesion severity and measurement of stenosis in the left anterior descending coronary distribution. A CASS Registry Study. JACC 21:908–916

Erbel R, Schweizer P, Meyer J et al (1980) Bestimmung der Volumina und der Ejektionsfraktion des linken Ventrikels aus dem zweidimensionalen Echokardiogramm bei Patienten mit koronarer Herzerkrankung. Z Kardiol 69:52

Erbel R, Schweizer P, Krebs W et al (1981) Monoplane and biplane zweidimensionale echokardiographische Volumenbestimmung des linken Ventrikels. II. Untersuchungen bei koronarer Herzerkrankung. Z Kardiol 70:436

European Coronary Surgery Study Group (1979) Coronary-artery bypass surgery in stable angina pectoris: Survival at two years. Lancet 1:889

Faxon DP, Myers W, McCabe CH et al (1986) The influence of surgery on the natural history of angiographically documented left ventricular aneurysm: The Coronary Artery Surgery Study. Circulation 74:100

Faxon DP, Ryan TJ, Davis KB et al (1982) Prognostic significance of angiographically documented left ventricular aneurysm from the coronary artery surgery study (CASS). Am J Cardiol 50:157

Gersh BJ, Braunwald E, Bonow RO (2001) Chronic coronary artery disease. In: Braunwald E, Zipes DP, Libby P (eds) Heart Disease. Saunders Philadelphia

GISSI-3: Six-month effects of early treatment with lisinopril and transdermal glyceryl trinitrate singly and together withdrawn six weeks after acute myocardial infarction: the GISSI-3 trial. Gruppo Italiano per lo Studio della Sopravvivenza nell'Infarto Miocardico. J Am Coll Cardiol 27:337

Godley RW, Wann LS, Rogers EW et al (1981) Incomplete mitral leaflet closure in patients with papillary muscle dysfunction. Circulation 63:565

Gottlieb SO, Weisfeldt ML, Ouyang P et al (1986) Silent ischemia as a marker for early unfavorable outcomes in patients with unstable angina. N Engl J Med 314:1214

Gaudron P, Eilles C, Ertl G, Kochsiek K (1993) Adaptation to cardiac dysfunction after myocardial infarction. Circulation 87 (Suppl):IV 83

Granath A, Södermark T, Winge T et al (1977) Early work load tests for evaluation of long-term prognosis of acute myocardial infarction. Br Heart J 39:758

Grube E, Redel D, Janson R (1980) Non-invasive diagnosis of a false left ventricular aneurysm by echocardiography and pulsed Doppler echocardiography. Br Heart J 43:232

Hammermeister KE, DeRouen TA, Dodge HT (1979) Variables predictive of survival in patients with coronary disease. Selection by univariate and multivariate analyses from the clinical, electrocardiographic, exercise, arteriographic, and quantitative angiographic evaluations. Circulation 59:421

Heger JJ, Weyman AB, Wann LS et al (1979) Cross-sectional echocardiography in acute myocardial infarction: Detection and localization of regional left ventricular asynergy. Circulation 60:531

Heger JJ, Weyman AE, Wann LS et al (1980) Cross-sectional echocardiographic analysis of the extent of left ventricular asynergy in acute myocardiaiirtfarction. Circulation 61:1113

Heikkilä J, Nieminen MS (1975) Echoventriculographic detection, localization and quantification of left ventricular asynergy in acute myocardial infarction. Br Heart J 37:46

Hochman JS, Bulkley BH (1982) Pathogenesis of left ventricular aneurysms: An experimental study in the rat model. Am J Cardiol 50:83

Hochmann JS, Brooks MM, Morris M, Ahmad T (1994) Prognostic significance of left ventricular aneurysm in the cardiac arrhythmia supression trial (CAST) population. Am Heart J 127:824

Hutter AM, Desanctis RW, Flynn T, Yeatman LA (1981) Non transmural myocardial infarction: A comparison of hospital and late clinical course of patients with that of matched patients with transmural anterior and transmural inferior myocardial infarction. Am J Cardiol 48:595

ISIS-4 (1995) A randomised factorial trial assessing early oral captopril, oral mononitrate, and intravenous magnesium sulphate in 58,050 patients with suspected acute myocardial infarction. ISIS-4 (Fourth International Study of Infarct Survival) Collaborative Group. Lancet 345:669

Jacobs JJ, Feigenbaum H, Corya BC, Phillips JF (1973) Detection of left ventricular asynergy by echocardiography. Circulation 48:263

Literatur

Jugdutt BI, Sussex BA, Sivaram ChA, Rossall RE (1984) Right ventricular infarction: Two-dimensional echocardiographic evaluation. Am Heart J 107:505

Kaltenbach M, Bussmann WD, Giebeler W (1981) Ziele und zukünftige Entwicklung der Bewegungstherapie für Herzkranke. In: Hopf R, Kaltenbach M (Hrsg) Bewegungstherapie für Herzkranke, 2. Aufl. Urban & Schwarzenberg, München, S 241

Keating EC, Gross SA, Schlamowitz RA et al (1983) Mural thrombi in myocardial infarction: prospective evaluation by two-dimensional echocardiography. Am J Med 74:989

Kim C-M, Pfeffer JM, Pfeffer MA (1993) Coronary artery reperfusion reduces mortality independent of the attenuation of late ventricular remodeling in the rat (Abstract). J Am Coll Cardiol 21:225A

Kneissl D, Bubenheimer P, Roskamm H (1985) Ventrikelthromben im chronischen Infarktstadium: echokardiographische Befunde, Klinik, Beziehung zur Antikoagulation. Z Kardiol 74:639

Kossowsky WA, Mohr BD, Rafii S, Lyon AF (1976) Superimposition of transmural infarction fullowing acute subendocardial infarction. How frequent? Chest 69:758

Kramer JR, Matsuda Y, Molligan JC et al (1981) Progression of coronary atherosclerosis. Circulation 63:519

Lamas GA, Flaker GC, Mitchell G et al (1995) Effect of infarct artery patency on prognosis after acute myocardial infarction. The Survival and Ventricular Enlargement Investigators. Circulation 92:1101

Lehmann KG, Francis CK, Dodge HT (1992) Mitral regurgitation in early myocardial infarction. Incidence, clinical detection, and prognostic implications. TIMI Study Group. Ann Intern Med 117:10

Louagie Y, Alouini T, Lesperance J et al (1989) Left ventricular aneurysms complicated by congestive heart failure: An analysis of long-term results and risk factors of surgical treatment. J Cardiovasc Surg 30:648

Madigan NP, Rutherford BD, Frye RL (1976) The clinical course, early prognosis and coronary anatomy of subendocardial infarction. Am J Med 60:634

Mahmarian JJ, Moye LA, Chinoy DA et al (1998) Transdermal nitroglycerin patch therapy improves left ventricular function and prevents remodeling after acute myocardial infarction: results of a multicenter prospective randomized, double-blind, placebo-controlled trial. Circulation 97:2017

Marchandise B, Bourassa MG, Chaitman BR, Usperance J (1978) Angiographic evaluation of the natural history of normal coronary arteries and mild coronary atherosclerosis. Am J Cardiol 41:216

Matzdorff F (1975) Herzinfarkt. Prävention und Rehabilitation. Urban & Schwarzenberg, München, S 56

Meizlish JL, Berger HJ, Plankey M et al (1984) Functionalleft ventricular aneurysm formation after acute anterior transmural myocardial infarction. Incidence, natural history, and prognostic implications. New Engl J Med 311:1001

Mintz GS, Victor MF, Kotler MN et al (1981) Two-dimensional echocardiographic identification of surgically correctable complications of acute myocardial infarction. Circulation 64:91

Morrow DA, Rifai N, Antman EM et al (1998) C-reactive protein is a potent predictor of mortality independently of and in combination with troponin T in acute coronary syndromes: a TIMI 11A substudy. Thrombolysis in myocardial infarction. J Am Coll Cardiol 31:1460

Moss AJ, Davis HT, DeCamilla J, Bayer LW (1979) Ventricular ectopic beats and their relation to sudden and nonsudden cardiac death after myocardial infarction. Circulation 60:998

Myers J, Gullestad L, Vagelos R et al.(1998) Clinical, hemodynamic, and cardiopulmonary exercise test determinants of survival in patients referred for evaluation of heart failure. Ann Intern Med 129:286

Nixdorff U, Mohr-Kahaly S, Wittlich N, Schicketanz K-H (1993) Left ventricular remodeling is not prevented by PTCA or the infarction-related stenosis. Circulation 88 (Suppl I):160, Abstr 849

Ogawa S, Hubbard FE, Mardelli TJ, Dreifus LS (1979) Crosssectional echocardiographic spectrum of papillary muscle dysfunction. Am Heart J 97:312

Ogawa S, Fujii I, Yoshino H et al (1985) Values of electrocardiography and two-dimensional echocardiography to identify myocardial infarction due to left circumflex and fight coronary artery disease. Clin Cardiol 8:269

Olivari Z, Rubartelli P, Piscione F et al on behalf of the TOAST-GISE Investigators (2003) Immediate results and one-year clinical outcome after percutaneous coronary interventions in chronic total occlusions. J Am Coll Cardiol 41:1672–1678

Palac RT, Hwang MH, Meadows WR et al (1981) Progression of coronary artery disease in medically treated patients 5 years after randomization. Circulation 64 (Suppl II):17

Palac RT, Hwang MH, Meadows WR et al (1983) The influence of medical and surgical therapy on progression of coronary artery disease: Insights from a randomized study. In: Roskamm H (ed) Prognosis of coronary heart disease – Progression of coronary arteriosclerosis. Springer, Berlin Heidelberg New York, p 165

Pfeffer MA, Pfeffer JM, Fishbein MC et al (1979) Myocardial infarct size and ventricular function in rats. Circ Res 44:503

Rafflenbeul W, Smith LR, Mantle JA et al (1979) Quantitative coronary arteriography. Coronary anatomy in patients with unstable angina pectoris reexamined 1 year after optimal mecdical therapy. Am J Cardiol 42:699

Rasmussen S, Corya BC, Feigenbaum H et al (1976) Systolic wall thickening and thinning in patients with coronary artery disease. Circulation 53/54 (Suppl):189

Rasmussen S, Corya BC, Feigenbaum H, Knoebel SB (1978) Detection of myocardial scar tissue by m-mode echocardiography. Circulation 57:230

Rocco MB, Nabel EG, Campbell S et al (1988) Prognostic importance of myocardial ischemia detected by ambulatory monitoring in patients with stahle coronary artery disease. Circulation 78:877

Roelandt J, Brand M van den, Vletter WB et al (1975) Echocardiographic diagnosis of pseudoaneurysm of the left ventricle. Circulation 52:466

Roskamm H, Gohlke H, Stürzenhofecker P et al (1983) Der Herzinfarkt im jugendlichen Alter (unter 40 Jahren) Koronarmorphologie, Risikofaktoren, Langzeitprognose der Erkrankung und Progression der Koronargefäßsklerose. Z Kardiol 72:1

Samek L, Roskamm H, Rentrop P et al (1975) Belastungsprüfungen und Koronarangiogramm im chronischen Infarktstadium. Z Kardiol 64: 809

Samek L, Kirste D, Roskamm H, Stürzenhofecker P, Prokoph J (1977) Herzrhythmusstörungen nach Herzinfarkt. Beziehungen zur Bewegungstherapie, zu funktionellen und morphologischen Variablen. Herz/Kreislauf 9:641

Samek L, Betz P, Droste C, Roskamm H (1983) Relatives Herzvolumen, Rhythmusstörungen und Prognose. In: Kaltenbach M, Klepzig H (Hrsg) Röntgenologische Herzvolumenbestimmung. Springer, Berlin Heidelberg New York, S 52

Schnellbacher K (1984) Herzwandaneurysma. In: Roskamm H (Hrsg) Koronarerkrankungen. Handbuch der inneren Medizin (Bd IX/3). Springer, Berlin Heidelberg New York, S 771

Schnellbacher K, Schmuziger M (1984) Aneurysmektomie. In: Roskamm H (Hrsg) Handbuch der Inneren Medizin Bd IX/3, Koronarerkrankungen. Springer, Berlin Heidelberg New York, S 1255

Schnellbacher K, Cerchez T, Stürzenhofecker P, Roskamm H (1982) Prognosis of nontransmural myocardial infarction. In: Kaltenbach M (Hrsg) Transluminal coronary angioplasty and intracoronary thrombolysis. Springer, Berlin Heidelberg New York

Schnittger J, Fitzgerald PI, Daughters GT et al (1982) Limitations of comparing left ventricular left ventricular volumes by two dimensional echocardiography, myocardial markers and cineangiography. Am J Cardiol 50:512

Sears TD, Ong YS, Starke H, Forker AD (1979) Left ventricular pseudoaneurysm identified by cross-sectional echocardiography. Ann intern Med 90:935

Selvester R, Camp J, Sanmarco M (1977) Effects of exercise training on progression of documented coronary arteriosclerosis in men. In: Milvy P (ed) The marathon: Physiological, medical, epidemiological, and psychological studies. Ann NY Acad Sci 307:495

Simoons ML, Vos J, Tijssen JGP et al (1989) Longterm benefit of early thrombolytic therapy in patients with acute myocardial infarction: 5 year follow-up of trial conducted by the Interuniversity Cardiology Institute of the Netherlands. J Am Coll Cardiol 14:1609

Smeets JP, Legrand V, Rigo P et al (1981) Subendocardial myocardial infarction: A follow-up study of 55 cases. Eur Heart J 2:57

Sobel WE, Bresnahan GF, Shell WE, Yoder RD (1972) Estimation of infarct size in man and its relation to prognosis. Circulation 46:640

Starling MR, Crawford MH, Richards KL, O'Rourke RA (1981) Predictive value of early postmyocardial infarction modified treadmill exercise testing in multivessel coronary artery disfase detection. Am Heart J 102:169

Stolte M (1983) Progression and regression of coronary arteriosclerosis: Pathologist's point of view. In: Roskamm H (ed) Prognosis of coronary heart disease – Progression of coronary arteriosclerosis. Springer, Berlin Heidelberg New York, p 130

Stürzenhofecker P, Peters K, Steinmann E et al (1983) Progression of coronary arteriosclerosis in nonoperated patients. In: Roskamm H (ed) Prognosis of coronary heart disease – Progression of coronary arteriosclerosis. Springer, Berlin Heidelberg New York, p 141

Stürzenhofecker P, Samek L, Droste C et al (1981)Prognosis of coronary heart disease and progression of coronary arteriosclerosis in postinfarction patients under the age of 40. In: Roskamm H (ed) Myocardial infarction at young age. Springer, Berlin, Heidelberg New York, p 83

Suero JA, Marso SP, Jones PG et al (2001) Procedural outcomes and long-term survival among patients undergoing percutaneous coronary intervention of a chronic total occlusion in native coronary arteries: a 20-year experience. J Am Coll Cardiol 38:409

Thayssen P, Moller M, Haghfelt T, Jagt T (1982) Ventricular arrhythmias in relation to coronary artery stenosis and left ventricular performance. Eur Heart J 3:35

Theroux P, Waters DD, Halphen C et al (1979) Prognostic value of exercise testing soon after myocardial infarction. New Engl J Med 301:341

Tikiz H, Atak R, Balbay Y et al (2002) Left ventricular aneurysm formation after anterior myocardial infarction: Clinical and angiographic determinants in 809 patients. Int J Cardiol 82:7, Discussion 14

Tikiz H, Balbay Y, Atak R et al (2001) The effect of thrombolytic therapy on left ventricular aneurysm in acute myocardial infarction: Relationship to successful reperfusion and vessel patency. Clin Cardiol 24:656

Tubau JF, Chaitman BR, Bourassa MO, Waters DD (1980) Detection of multivessel coronary disease after myocardial infarction using exercise stress testing and multiple ECO lead systems. Circulation 61:44

Ural E, Yuksel H, Pehlivanoglu S et al (2002) Short and long term survival treatment of left ventricular aneurysms: ten years experience. Jpn Heart J 43:379

Veterans Administration Coronary Artery Bypass Surgery Cooperative Study Group (1984) Eleven-year survival in the Veterans Administration randomized trial of coronary bypass surgery for stable angina. N Engl J Med 311:1333

Visser CA, Kan G, Meltzer RS et al (1986) Incidence, timing and prognostic value of left ventricular aneurysm formation after myocardial infarction: A prospective, serial echocardiographic study of 158 patients. Am J Cardiol 57:729

Weiner DA, McCabe C, Klein MD, Ryan TJ (1978) ST segment changes post-infarction: Predictive value für multivessel coronary disease and left ventricular aneurysm. Circulation 58:887

Weiss JL, Bulkley BH, Mason SJ (1978a) Two-dimensional echocardiographic quantification of myocardial injury in man: comparison with post mortem studies (Abstrakt). Circulation 57/58 (Suppl II):153

Weiss JL, Bulkley BH, Hutchins GM, Mason SJ (1978b) Correlation of real time 2-dimensional echocardiography with postmortem studies (abstract). Am J Cardiol 41:369

Weld FM, Bigger JT, Coromilas J et al (1983) The prognostic significance of ventricular arrhythmias after acute myocardial infarction: Is it independent of left ventricular function? In: Roskamm H (ed) Prognosis of coronary heart disease – Progression of coronary arteriosclerosis. Springer, Berlin Heidelberg New York, p 95

White HD, Norris RM, Brown MA et al (1987) Left ventricular end-systolic volume as the major determinant of survival after recovery from myocardial infarction. Circulation 76:44

Zahn R, Schiele R, Schneider S et al (2002) Clinical practice of primary angioplasty for the treatment of acute myocardial infarction in Germany: results from the MITRA and MIR registries. Z Kardiol 91 (Suppl 3):64–71

Zenker G, Kandlhofer B, Forche G, Harnoncourt K (1983) Risikoeinstufung von aktuell Myokardinfarktpatienten mittels zweidimensionaler Echokardiographie. Wiener klin Wochenschr 19:680

Kardiomyopathien

L. Görnandt, W. Zeh

24.1 Einteilung der Kardiomyopathien – 557

24.2 Dilatative Kardiomyopathie – 557
24.2.1 Definition und Vorkommen – 557
24.2.2 Ätiologie – 558
24.2.3 Pathologie – 559
24.2.4 Pathophysiologie – 559
24.2.5 Symptome und klinische Befunde – 560
24.2.6 Befunde nichtinvasiver Diagnostik – 560
24.2.7 Befunde invasiver Diagnostik – 562
24.2.8 Verlauf und Prognose – 563
24.2.9 Therapie – 563

24.3 Hypertrophische Kardiomyopathie – 564
24.3.1 Definition und Vorkommen – 564
24.3.2 Ätiologie – 564
24.3.3 Pathologie – 564
24.3.4 Pathophysiologie – 565
24.3.5 Symptome und klinische Befunde – 565
24.3.6 Befunde nichtinvasiver Diagnostik – 566
24.3.7 Befunde invasiver Diagnostik – 568
24.3.8 Verlauf und Prognose – 568
24.3.9 Therapie – 569

24.4 Restriktive Kardiomyopathie – 572
24.4.1 Definition und Vorkommen – 572
24.4.2 Ätiologie – 572
24.4.3 Pathologie und Pathophysiologie – 572
24.4.4 Symptome, klinische Befunde, nichtinvasive und invasive Diagnostik – 573
24.4.5 Prognose und Therapie – 574

24.5 Arrhythmogene rechtsventrikuläre Kardiomyopathie – 574
24.5.1 Definition und Vorkommen – 574
24.5.2 Ätiologie – 574
24.5.3 Pathologie und Pathophysiologie – 574

24.5.4	Symptome, klinische Befunde, nichtinvasive und invasive Diagnostik	– 574
24.5.5	Prognose und Therapie	– 575

24.6 Nicht klassifizierbare Kardiomyopathien – 576

24.6.1	Definition, Vorkommen und Ätiologie	– 576
24.6.2	Pathologie und Pathophysiologie	– 576
24.6.3	Symptome, klinische Befunde, nichtinvasive und invasive Diagnostik	– 576
24.6.4	Prognose und Therapie	– 577

24.7 Spezifische Kardiomyopathien I – 577

24.7.1	Ischämische Kardiomyopathie	– 577
24.7.2	Valvuläre Kardiomyopathie	– 577
24.7.3	Hypertensive Kardiomyopathie	– 577

24.8 Spezifische Kardiomyopathien II: Myokarditis – 577

24.8.1	Definition und Vorkommen	– 577
24.8.2	Ätiologie und Pathogenese	– 577
24.8.3	Symptome und klinische Befunde	– 579
24.8.4	Befunde der nichtinvasiven Diagnostik	– 580
24.8.5	Befunde invasiver Diagnostik	– 581
24.8.6	Verlauf und Prognose	– 581
24.8.7	Therapie	– 582

24.9 Spezifische Kardiomyopathien III: Andere Formen – 582

24.9.1	Granulomatöse Myokarditis (Sarkoidose)	– 583
24.9.2	Alkoholische Kardiomyopathie	– 583
24.9.3	Kardiomyopathie durch Amyloidose	– 583
24.9.4	Medikamenteninduzierte Kardiomyopathie	– 584
24.9.5	Kardiomyopathie als Strahlenfolge	– 585
24.9.6	Peripartale Kardiomyopathie	– 586

Literatur – 587

Die Definition der Kardiomyopathien ist in den letzten 40 Jahren mehreren Änderungen unterworfen worden. Die aktuelle Definition und Klassifikation der Kardiomyopathien wurde 1995 von der WHO/ISFC-Task Force vorgelegt. Die Kardiomyopathien sind jetzt definiert als Myokarderkrankungen verbunden mit kardialer Dysfunktion. Sie werden bei unbekannter Ätiologie v. a. aufgrund ihrer Pathophysiologie, bei bekannter Ätiologie nach ätiologischen und pathogenetischen Gesichtspunkten klassifiziert. Die häufigste Form ist die dilatative Kardiomyopathie.

In diesem Kapitel werden zunächst die nach pathophysiologischen Aspekten geordneten Kardiomyopathien (dilatative, hypertrophische, restriktive, arrhythmogene rechtsventrikuläre und latente Kardiomyopathie) abgehandelt, danach werden die spezifischen (ischämische, valvuläre, hypertensive, entzündliche sowie weitere Kardiomyopathien) besprochen.

24.1 Einteilung der Kardiomyopathien

Die Einteilung nach pathophysiologischen Gesichtspunkten wurde beibehalten, auch wenn sich inzwischen herausgestellt hat, dass ein Teil der Erkrankungen genetisch bedingt ist. Die Krankheitsbilder haben sich darüber hinaus in der Klinik etabliert. Die arrhythmogene rechtsventrikuläre Kardiomyopathie (ARVC) wurde zusätzlich aufgenommen.

Pathophysiologische Einteilung der Kardiomyopathien
- Dilatative Kardiomyopathie
- Hypertrophische Kardiomyopathie
- Restriktive Kardiomyopathie
- Arrhythmogene rechtsventrikuläre Kardiomyopathie

Ergänzt wurde weiterhin als nicht klassifizierbare Kardiomyopathie eine systolische Dysfunktion mit minimaler Dilatation unter dem Begriff latente Kardiomyopathie.

Falls die Ätiologie bekannt ist, spricht man von spezifischen Kardiomyopathien. Sie wurden ergänzt durch die ischämischen, valvulären und hypertensiven Kardiomyopathien[1].

Einteilung der spezifischen Kardiomyopathien
- Ischämische Kardiomyopathie
- Valvuläre Kardiomyopathie
- Hypertensive Kardiomyopathie
- Entzündliche Kardiomyopathie (Myokarditis)
▼

---

[1] Verwirrung kann bei den Begriffen ischämische, valvuläre bzw. hypertensive Kardiomyopathie aufkommen. In diese Gruppen sollen die Fälle eingeordnet werden, bei denen das Ausmaß des Herzmuskelschadens den Schweregrad der KHK, des Vitiums bzw. der Hypertonie überschreitet. Bei im Vordergrund stehender KHK oder bei dominierendem Vitium bzw. dominierender Hypertonie sollten die Patienten in die Gruppe koronare (ischämische) Herzerkrankung, valvuläre bzw. hypertensive Herzerkrankung eingeordnet werden (Goodwin 1993).

- Metabolische Kardiomyopathien:
  - Endokrin bedingte Kardiomyopathie
  - Familiäre Speichererkrankungen und infiltrative Herzmuskelerkrankungen
  - Hämochromatose
  - Mangelerkrankungen
  - Amyloidose
- Kardiomyopathie bei allgemeinen Systemerkrankungen: Bindegewebserkrankungen wie systemischer Lupus erythematodes, Infiltrationen und Granulome sowie Leukämie und Sarkoidose
- Kardiomyopathie bei muskulären Dystrophien
- Kardiomyopathie bei neuromuskulären Erkrankungen
- Kardiomyopathie bei Überempfindlichkeit und toxischen Reaktionen, z. B. auf Alkohol, Anthracycline, Chemotherapie, Bestrahlung usw.
- Peripartale Kardiomyopathie

Die einzelnen Formen der Kardiomyopathien können sich überlappen, sodass eine Einordnung im Einzelfall schwierig ist.

24.2 Dilatative Kardiomyopathie

24.2.1 Definition und Vorkommen

Die dilatativen Kardiomyopathien (DCM) sind gekennzeichnet durch
- Dilatation eines oder beider Ventrikel, am häufigsten des linken.
- Vergrößerung der Myokardmasse des/der dilatierten Ventrikel(s) durch Hypertrophie der Herzmuskelzellen und Vermehrung des interstitiellen Bindegewebes.
- globale Beeinträchtigung der systolischen Funktion des/der Ventrikel(s).

⊕ Zusatzwissen
Goodwin hatte 1970 den Begriff der „kongestiven Kardiomyopathie" eingeführt. Dies brachte zum Ausdruck, dass mit diesem Krankheitsbild eine Stauungsherzinsuffizienz einherging. Später

setzte sich der Begriff „dilatative Kardiomyopathie" durch (Roskamm et al. 1972). Es wurden in dieses Krankheitsbild auch dilatierte Herzen aufgenommen, die keine Symptome der Stauungsherzinsuffizienz boten. Die dilatativen Kardiomyopathien beinhalten also Formen mit und ohne Stauungsherzinsuffizienz.

Die dilatative Kardiomyopathie ist die häufigste Form der Kardiomyopathien mit 40–50 Fällen pro 100.000 Einwohner. Diese Zahlen liegen wahrscheinlich noch höher, da geringgradig ausgeprägte dilatative Kardiomyopathien, v. a. wenn sie asymptomatisch sind, nur gelegentlich diagnostiziert werden. Patienten können in jedem Alter erkranken, am häufigsten im mittleren Lebensalter. Männer sind häufiger als Frauen betroffen.

24.2.2 Ätiologie

Die Ätiologie der dilatativen Kardiomyopathie ist seit Jahrzehnten Gegenstand von Untersuchungen. Entsprechend dem wissenschaftlichen Fortschritt und der Etablierung neuer Untersuchungsmethoden wurden unterschiedliche Angaben gemacht.

> **Die wichtigsten Ursachen der dilatativen Kardiomyopathie** (Grunig et al. 1998)
> - Ca. 30% familiäre Form
> - Ca. 30% entzündliche Schädigung
> - Ca. 30% toxische Schädigung, überwiegend Alkohol, selten Zytostatika
> - Seltene oder unbekannte Ursachen

Familiäre Form. Eine ausführliche Darstellung der bekannten Mutationen und ihrer vermuteten Auswirkungen findet sich im Kap. 2. Die beschriebenen Mutationen führen überwiegend zu Veränderungen an diversen Proteinen der Herzmuskelzelle, die eine Rolle bei der Kraftübertragung, der Signaltransduktion oder in der Struktur der Kardiomyozyten spielen (Franz et al. 2001). Meist handelt es sich daher um sarkolemmale oder zytoskelettale Proteine. Inzwischen sind bei dieser Erkrankung aber auch Mutationen bekannt, die zu Veränderungen an sarkomerischen Proteinen führen, die also an der Kraftentstehung beteiligt sind. Es gibt auch verschiedene Mutationen derselben Proteine, die entweder zu einer DCM oder zu einer hypertrophischen Kardiomyopathie (HCM) führen. Im Falle des Aktins betrifft die zur DCM führende Mutation die Bindungsstelle zum Dystrophin, einem zytoskelettalen Protein (Olson et al. 1998), die zur HCM führenden Mutationen betreffen die Anteile des Aktins, die im Sarkomer an der Kraftentstehung beteiligt sind (Mogensen et al. 1999). Verschiedene Mutationen des Troponin T und des β-Myosin-Schwerkettenproteins (β-MHC) können ebenso entweder zu einer DCM oder einer HCM führen.

> **Zusatzwissen**
> In einigen Fällen einer familiären dilatativen Kardiomyopathie liegt gleichzeitig eine Skelettmuskelerkrankung vor. Unterschiedliche Mutationen eines Gens führen zu unterschiedlicher Ausprägung des kardialen oder muskuloskelettalen Befalls. Prominentestes Beispiel ist das Dystrophin: Seit langem ist die X-chromosomal vererbte Muskeldystrophie Duchenne bekannt, mit einer Häufigkeit von 1:3500 männlichen Neugeborenen die häufigste Muskeldystrophie. 90% der Betroffenen entwickeln im Verlauf auch eine DCM, sterben aber meist an einer (atem)muskulären Insuffizienz (Cox et al. 1997). Andere Mutationen dieses Gens führen zur benigneren Muskeldystrophie Becker und zu einer familiären Kardiomyopathie. Diese nimmt entsprechend ihrem X-chromosomalen Erbgang bei Jungen einen aggressiven Verlauf mit Entwicklung einer terminalen Herzinsuffizienz bis zum 20. Lebensjahr (Berko et al. 1987). Betroffene Frauen („Carrier") haben einen benigneren Verlauf und entwickeln ab dem 50. Lebensjahr eine milde bis moderate Herzinsuffizienz. Bei allen genannten Mutationen des Dystrophins ist die muskuläre CK deutlich erhöht.

Wie bei anderen genetischen Erkrankungen auch, ist noch völlig unklar, warum die Expression (der klinische Ausprägungsgrad der Erkrankung) sogar in einer Familie, so unterschiedlich ist. Sicherlich spielen andere Erkrankungen oder zusätzliche Noxen eine erhebliche Rolle. Bei Mäusen gelang der Nachweis, dass eine enterovirale Protease den Dystrophinkomplex zerstören kann. Vielleicht erklärt dies die ähnliche Pathophysiologie einer familiären und einer entzündlich bedingten DCM (Badorff et al. 1999). Sehr wahrscheinlich spielen aber auch sog. „modifier genes" eine große Rolle, das sind Gene, die auf die Expression und Funktion der Gene Einfluss nehmen. Über deren Bedeutung ist noch sehr wenig bekannt.

Der rasche Wissenszuwachs im Bereich genetischer Ursachen der DCM hat zu einem tieferen Verständnis der Entstehung und der Pathophysiologie dieser Erkrankung beigetragen. Derzeit ist eine systematische genetische Untersuchung bei Patienten mit DCM noch sehr aufwändig und daher nicht Teil der klinischen Routine. Dies wird sich aber in absehbarer Zukunft ändern, demnächst wird ein bundesweites Register von Patienten mit familiärer DCM erstellt werden. Dann werden eine genaue Beratung des Patienten und seiner Familie, eine sehr viel exaktere Diagnose und vielleicht auch eine gezielte Therapie möglich sein.

Hoffnung gibt eine Untersuchung bei DCM-Patienten, die über 4–6 Wochen mit einem „assist device" behandelt wurden: der initial nachgewiesene Dystrophinverlust in Kardiomyozyten war nach Behandlung weitgehend nicht mehr nachweisbar (Stetson et al. 2000).

Entzündliche Schädigung. Über die Rolle von Entzündungen in der Entstehung einer im späteren Verlauf ätiologisch ungeklärten dilatativen Kardiomyopathie herrscht bis zum heutigen Tage große Unklarheit: Die anamnestischen Angaben, die serologischen Tests und die histologischen Kriterien sind allesamt von geringer diagnostischer Aussagekraft. Selbst die 1986 publizierten Dallas-Kriterien zur Beurteilung myokardialer Biopsien brachten keinen klaren diagnoseweisenden Fortschritt (Aretz et al. 1986).

> Die Diagnose „Myokarditis" oder „durch Entzündung bedingte chronische Myokardschädigung" kann nur mit Vorbehalt gestellt werden.

Es ist möglich, dass das pathogene Agens selber durch Proteasen zu einer myokardialen Schädigung führt, aber auch eine

24.2 · Dilatative Kardiomyopathie

durch die Infektion ausgelöste Autoimmunreaktion (Maisch et al. 2002).

Weltweit die häufigste Ursache einer infektiösen Myokarditis ist das Protozoon Trypanosoma cruzi. In unseren Breiten dominieren Viren, v. a. die Enteroviren Coxsackie B und A, Adenoviren und Parvoviren. Da 50% aller gesunden erwachsenen Personen Antikörper gegen Coxsackie B haben, wird klar, dass ein positiver Antikörpertiter keine diagnostische Bedeutung hat. Zurecht wird daher als Beweis einer viralen Myokarditis der molekularbiologische Nachweis von Virusgenom und Virusreplikation im Myokard gefordert (Fujioka et al. 2000). Hoffnung macht eine aktuelle Untersuchung an 22 symptomatischen Patienten mit chronischer LV Dysfunktion und bioptisch gesichertem Nachweis von Virusgenom im Myokard: Nach 24 Wochen Therapie mit Interferon β war bei allen Patienten kein Virus mehr im Myokard nachweisbar, die Ejektionsfraktion nahm signifikant zu von 44,6% auf 53,1% (Kühl 2003). Aktuell wird eine große Multicenterstudie durchgeführt um diese Ergebnisse zu untermauern.

Toxische Schädigung. Häufigste toxische Ursache ist in unseren Breiten wahrscheinlich der Alkohol. Vermutete Mechanismen sind eine direkte toxische Schädigung, ein häufig gleichzeitig auftretender Vitamin-B_1-Mangel und toxische Effekte von Additiven (z. B. Kobalt; Fernandez-Sola et al. 1994). Wenn eine klare Zuordnung zu einer signifikanten Alkoholanamnese vorhanden ist, liegt eine spezifische Kardiomyopathie vor (s. Abschn. 24.9.3).

24.2.3 Pathologie

> Die Dilatation der Herzkammern, insbesondere des linken Ventrikels, wird durch eine Schädigung der Herzmuskelfasern und/oder des bindegewebigen Gerüstes des Herzmuskels, des Mesenchyms, verursacht.

Die Schädigung kann beide Komponenten in unterschiedlichem Ausmaß betreffen. Dies erklärt möglicherweise das unterschiedliche Verhalten der Hämodynamik bei gleicher Herzvergrößerung (Reindell et al. 1988).

Die sich allmählich entwickelnde Dilatation geht nicht mit einer Überdehnung der Sarkomeren einher, sie sind normal lang (Linzbach 1960b), was zum einen auf eine Umordnung des Muskelfasergerüstes („Gefügedilatation"), zum anderen auf die kompensatorische Hypertrophie zurückzuführen ist. Die hypertrophierten Herzmuskelzellen zeigen neben einer Vermehrung der Sarkomeren auch eine Zunahme der Myofilamente und der übrigen Zellstrukturen (Frenzel et al. 1985). Neben der Hypertrophie kommt es bei stark vergrößerten Herzen (kritisches Herzgewicht > 500 g) auch zu einer Hyperplasie, d. h. zu einer Zunahme der Zahl der Herzmuskelzellen. Auch können sich Störungen der Myokardstruktur finden (Maron u. Roberts 1979).

Da sich bei starker Hypertrophie die Diffusionsstrecke von den Kapillaren ins Zellinnere verlängert, kann es zu einer Unterversorgung mit Sauerstoff und Substraten kommen. Die Folge ist weiterer Untergang von Herzmuskelzellen mit anschließender Fibrosierung. So kann der Anteil des Bindegewebes von normal 10% auf 20–25% erhöht sein (Meesen 1974). Dies erklärt die Beobachtung, dass das Herzgewicht stärker

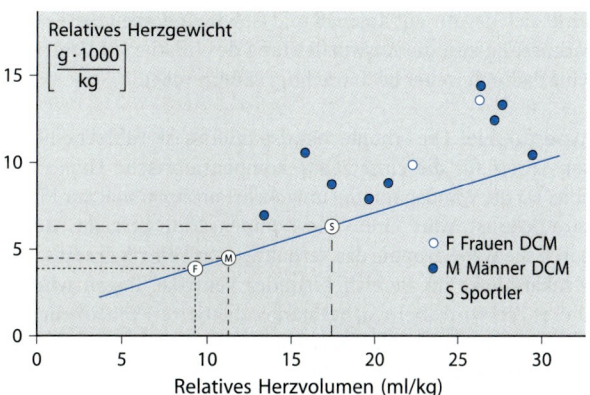

Abb. 24.1. Relatives Herzgewicht und relatives Herzvolumen. Mittelwerte gesunder Frauen, Männer und extremer Ausdauersportler im Vergleich zu Einzelwerten von 11 verstorbenen Patienten mit einer dilatativen Kardiomyopathie.

zunimmt, als es vom Ausmaß der Dilatation zu erwarten wäre, wenn man das Verhältnis von Herzgröße und Herzgewicht bei Gesunden und bei physiologischer Hypertrophie von trainierten Sportlern zum Vergleich heranzieht (◘ Abb. 24.1).

Die Ventrikelwandungen sind bei der Dilatation meist normal dick, die Dilatation maskiert die Hypertrophie. Die Ventrikel sind meist mehr dilatiert als die Vorhöfe, wobei häufiger zunächst die linken Herzabschnitte betroffen sind. Die Entwicklung der linksventrikulären Hypertrophie mit Zunahme der Herzmuskelmasse hat einen gewissen schützenden Effekt, indem die systolische Wandspannung reduziert und so eine weitere Dilatation vermindert wird.

24.2.4 Pathophysiologie

Dilatation, Hypertrophie und interstitielle Fibrosierung haben erhebliche Einflüsse auf die Arbeitsweise des Herzens.

Wandspannung. Die Dilatation erlaubt dem Ventrikel, in Ruhe zunächst ein normales Schlagvolumen mit einer geringeren Faserverkürzung zu fördern. Dieser Gewinn wird jedoch – energetisch gesehen – bei weitem durch den Nachteil überspielt, dass die Faserverkürzung infolge der erhöhten Wandspannung des dilatierten Ventrikels eine größere Kraftentwicklung erfordert (Linzbach 1968). Nach dem Laplace-Gesetz nimmt die der Faserverkürzung entgegenwirkende tangentiale Wandspannung σ mit dem Ventrikelradius r zu

$$\sigma = \frac{p \cdot r}{2 \cdot h}$$ (p = intraventrikulärer Druck, h = Wanddicke).

In einem gesunden, normal großen Ventrikel nimmt der Ventrikelradius während der Austreibungsphase relativ stark ab, sodass die Wandspannung trotz ansteigendem Druck sinkt. Die Radiusverkleinerung des dilatierten Ventrikels ist dagegen viel geringer, sodass es mit ansteigendem Druck während der Austreibungsphase zu einer weiteren Zunahme der Wandspannung kommt. Der normal große Ventrikel arbeitet während der Austreibungsphase gegen eine abnehmende, der dilatierte Ventrikel aber gegen eine zunehmende Nachlast. Dies wirkt sich negativ auf Ausmaß und Geschwindigkeit der Faserverkürzung aus, die Auswurfleistung des dilatierten Ventrikel wird dadurch weiter beeinträchtigt (Burch 1965).

Hypertrophie. Die erhöhte Wandspannung ist wahrscheinlich der Anreiz für die einsetzende kompensatorische Hypertrophie. Da die Wandspannung umgekehrt proportional zur Myokarddicke ist, wäre eine volle Kompensation erreicht, wenn durch die Hypertrophie das Verhältnis von Ventrikelradius zur Myokarddicke im Bereich gesunder Ventrikel liegen würde. Dieses Ziel wird aber v. a. bei stärker dilatierten Ventrikeln nie erreicht. Die Wanddicken erreichen nur normale oder gegenüber Herzgesunden geringfügig erhöhte Werte. Dennoch ist das Ausmaß der Hypertrophie infolge der Vergrößerung der Ventrikeloberfläche beträchtlich. Die Herzarbeit nimmt durch die Fibrosierung und die dadurch erhöhte Steifigkeit des Myokards mit erhöhter innerer Reibung zusätzlich zu.

Koronarreserve. Als Folge der Muskelhypertrophie und der erhöhten Herzarbeit ist der Sauerstoff- und Substratverbrauch des Gesamtherzens im Vergleich mit einem gesunden Herzen gesteigert. Bezogen auf das Herzgewicht ist der koronare Blutfluss in der Regel normal, die Sauerstoff-Extraktion ist jedoch als Folge der erhöhten Herzarbeit bei einem Teil der Patienten erhöht (Scheuer 1970). Die für Belastung zur Verfügung stehende Koronarreserve ist wahrscheinlich infolge erhöhten Koronararterien-Widerstandes vermindert (Messer u. Neill 1962). Relativ zu kleine epikardiale Koronararterien (Linzbach 1960), erhöhter Widerstand der intramyokardialen Koronararterien, erhöhte Diffusionsstrecke und erhöhter Sauerstoffverbrauch können fokale Hypoxien und Nekrosen verursachen und zur weiteren Vernarbung beitragen.

Diastolische Dysfunktion. Neben der systolischen muss von einer diastolischen Funktionsstörung ausgegangen werden. Die Hauptursache der diastolischen Funktionsstörung dürfte in einer verminderten Relaxation und v. a. in einer verminderten Dehnbarkeit (Compliance) bzw. erhöhten Steifigkeit liegen.

Funktionelle Insuffizienz der Segelklappen. Durch die Dilatation von Ventrikel und Vorhof werden Klappenring und Chordae tendineae der Mitralklappe und/oder Trikuspidalklappe überdehnt, auch die Papillarmuskelfunktion kann durch den degenerativen Krankheitsprozess beeinträchtigt werden. Es resultiert eine mangelnde Koaptation der Segel mit einer meist zentralen Insuffizienz der Segelklappen, eine sog. relative oder funktionelle Insuffizienz. Ein asynchroner Ablauf der Ventrikelkontraktion kann zur Störung des Klappenschlusses beitragen.

24.2.5 Symptome und klinische Befunde

Nicht selten kommen die Patienten erst zum Arzt, wenn sich Symptome der Stauungsherzinsuffizienz einstellen, zunächst Belastungsdyspnoe, dann Ruhedyspnoe bis hin zur Orthopnoe und zum Asthma cardiale. Wenn der rechte Ventrikel geschädigt ist, kommen Zeichen der Rechtsherzinsuffizienz hinzu. Die Erkrankung kann über viele Jahre ohne oder mit nur geringen Beschwerden verlaufen, auch wenn die Dilatation der Herzhöhlen schon weit fortgeschritten ist. Wegen der teils langsamen Progression der Erkrankung wird vielen Patienten eine allmählich nachlassende Leistungsfähigkeit nicht bewusst.

Im nichtkongestiven Stadium weisen folgende Untersuchungsbefunde auf eine Herzmuskelerkrankung hin:
- Nach links verlagerter und verbreiterter Herzspitzenstoß,
- 3. und/oder 4. Herzton (Galopprhythmus),
- hochfrequentes systolisches Geräusch über der Herzspitze und tief linksparasternal aufgrund einer Mitral- und/oder Trikuspidalinsuffizienz,
- Pulsus alternans,
- Extrasystolen, absolute Arrhythmie.

Im kongestiven Stadium wird das klinische Bild von den Symptomen der Stauungsherzinsuffizienz bestimmt (s. Kap. 17).

24.2.6 Befunde nichtinvasiver Diagnostik

EKG

Es gibt keine für die dilatative Kardiomyopathie spezifischen EKG-Veränderungen. Das EKG ist aber fast immer abnorm und zeigt einzeln oder in Kombination folgende Veränderungen:
- Zeichen der Kammerhypertrophie, v. a. der linksventrikulären Hypertrophie,
- häufig Zeichen der Herzmuskelschädigung mit Erregungsrückbildungsstörungen,
- Zeichen der Erregungsausbreitungsstörung (Verspätungskurven),
- pathologische Q-Zacken wie bei einer Narbe,
- atriale Leitungsstörungen und Zeichen der atrialen Hypertrophie, besonders P-sinistrocardiale,
- Rhythmusstörungen in Form von supraventrikulären und ventrikulären Extrasystolen, das gesamte Spektrum von supraventrikulären und ventrikulären Tachykardien und Störungen der Erregungsleitung, v. a. intraventrikuläre Leitungsstörungen (am häufigsten Linksschenkelblock, weniger häufig Rechtsschenkelblock und linksanteriorer Hemiblock) und atrioventrikuläre Blockierungen.

Röntgen

Die Röntgenbefunde sind unspezifisch, sie können nur im Zusammenhang mit den übrigen klinischen Befunden gesehen werden. Das Herz ist unterschiedlich stark vergrößert, es werden exzessive Herzvolumina bis über 2000 ml bzw. 30 ml/kg KG erreicht. Das Ausmaß der Herzvergrößerung korreliert nur sehr lose mit dem Ausmaß der Stauungssymptome. Die Form des Herzens ist meist durch überwiegende Vergrößerung der linken Herzabschnitte, v. a. des linken Ventrikels bestimmt.

Das Gefäßband der Aorta ist meist schmal, die Prominenz des pulmonalen Segmentes ist auch bei pulmonaler Drucksteigerung meist nur gering ausgeprägt. In Abhängigkeit vom Ausmaß der diastolischen Druckerhöhung im linken Ventrikel mit passiver pulmonaler Hypertonie können Stauungssymptome an den Hili und den peripheren Lungengefäßen vorhanden sein, bei stärkerer Stauung auch interstitielles und alveoläres Ödem und Pleuraergüsse.

Echokardiogramm

Das Echo spielt eine bedeutende Rolle bei der Diagnose einer dilatativen Kardiomyopathie, auch wenn es nicht eine ätiologische Differenzierung erlaubt. Es dient zur Beurteilung des Schweregrades der myokardialen Schädigung und zur Beobachtung des Krankheitsverlaufs. Es liefert differenzialdiagnostische Aspekte zum Ausschluss bzw. Nachweis anderer Herzerkrankungen, wie Herzklappenerkrankungen, KHK und Perikarderkrankung.

Beurteilung der myokardialen Schädigung. Mit der echokardiographischen Schnittbildtechnik ist zu erkennen, dass die Vergrößerung des Herzens meist überwiegend auf der Dilatation des linken Ventrikels beruht, teils – meist in späteren Stadien – auf einer zusätzlichen Dilatation des rechten Ventrikels. Die Vorhöfe, v. a. der linke, sind dilatiert. Die Größen- und Formveränderungen der einzelnen Herzhöhlen sind rasch und gut im apikalen 4-Kammerblick zu sehen (◘ Abb. 24.2). Im TM-Echokardiogramm kommt die Dilatation des linken Ventrikels repräsentativ zur Darstellung (◘ Abb. 24.3a). Die enddiastolischen Wanddicken des linken Ventrikels sind häufig normal, sie können auch gering reduziert oder erhöht sein. Das Verhältnis von Ventrikelradius zur Wanddicke ist erhöht. Die Bewegungsamplitude der Ventrikelwände, besonders die des Septums, ist herabgesetzt (Hypo- und Akinesie), die Wanddickenzunahme ist reduziert. Die Wandbewegungsstörungen sind meist diffus bzw. global, sie können seltener regional unterschiedlich betont sein, sodass differenzialdiagnostisch an eine KHK zu denken ist.

Die Mitralklappe ist durch die Dilatation des linken Ventrikels zur Hinter- und Seitenwand hin verlagert, sodass die Ausflussbahn weit erscheint und der Abstand vom Septum zum E-Punkt des Mitralklappenechos vergrößert ist. Dieser Septum-E-Punkt-Abstand ist ein Maß für die ventrikuläre Schädigung und korreliert mit der Ejektionsfraktion (◘ Abb. 24.3b; Massie et al. 1977).

Bei deutlicher Erhöhung des enddiastolischen Ventrikeldrucks beginnt der Mitralklappenschluss vorzeitig, dadurch wird die AC-Strecke des Mitralisecho verlängert, und der Beginn der mechanischen Systole wird durch einen zusätzlichen Gipfel (B-Gipfel) innerhalb der AC-Strecke angezeigt (◘ Abb. 24.3b). Infolge Dehnung des Mitalklappenrings und des Mitralklappenhalteapparates und infolge Dilatation des linken Ventrikels sind die Mitralklappensegel zu einem ventrikelwärts gerichteten Trichter ausgezogen, die systolische Koaptation kann ungenügend werden mit der Folge einer relativen, meist zentralen Mitralinsuffizienz (◘ Abb. 24.4).

Bei einer relativen Trikuspidalregurgitation wird das CW-Dopplerechosignal zur Quantifizierung des systolischen Pulmonalarteriendrucks verwendet. Die Aortenklappentaschen zeigen bei verkleinertem Schlagvolumen eine eingeschränkte Öffnungsamplitude und eine verkürzte Öffnungsdauer.

Verlaufskontrolle. Je stärker der linke Ventrikel dilatiert und je niedriger die Ejektionsfraktion bzw. Verkürzungsfraktion ist, um so ungünstiger ist die Prognose. Diese lässt sich besser durch Erfassen des Trends bei Verlaufskontrollen beurteilen. Ungünstige prognostische Zeichen sind die Zunahme des enddiastolischen und besonders des endsystolischen Durchmessers bzw. Volumens des linken Ventrikels, eine Abnahme der Verkürzungsfraktion bzw. Ejektionsfraktion, ein Übergreifen von Dilatation und Kontraktionsschwäche auf den rechten Ventrikel und eine verkürzte Dezelerationszeit beim transmitralen Einstrom im PW-Dopplerecho der Mitralklappe. Auch eine Verbesserung der linksventrikulären Funktion im Spontanverlauf oder unter medikamentöser Therapie ist möglich (◘ Abb. 24.5).

Radionuklidventrikulographie und Kernspintomographie

Sie liefert ähnliche Ergebnisse wie die 2-D-Echokardiographie. Diese Untersuchungsmethoden können eingesetzt werden, wenn die Echokardiographie unbefriedigende Ergebnisse liefert.

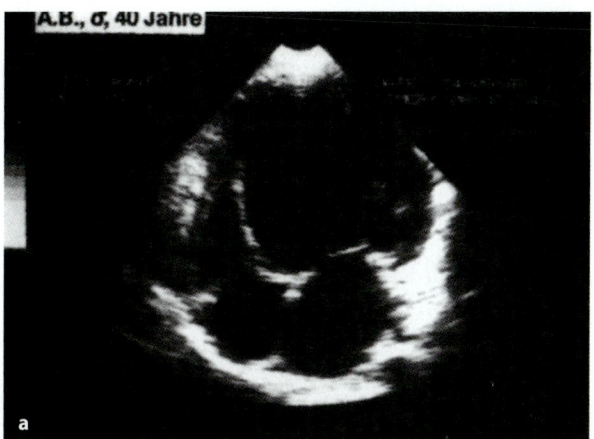

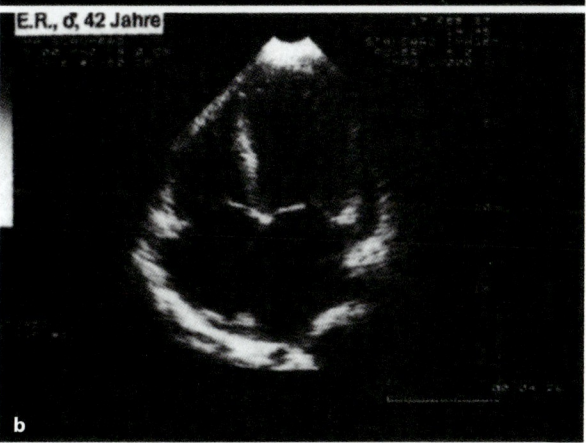

◘ **Abb. 24.2a, b.** 2-D-Echokardiogramme bei dilatativer Kardiomyopathie. Apikale 4-Kammer-Blicke endsystolisch. In diesem Schnitt können Form und Größe des gesamten Herzens sowie der einzelnen Herzkammern am besten beurteilt und vermessen werden. **a** 40jähriger Patient mit überwiegender Dilatation der linken Herzabschnitte. Der linke Ventrikel ist kugelig umgeformt und stark erweitert. Der linke Vorhof ist mäßig vergrößert und ausgerundet. Herzvolumen 1781 ml, Volumen des linken Ventrikels 793 ml (44,5% des gesamten Herzvolumens). **b** 42-jähriger Patient mit globaler Dilatation aller Herzhöhlen. Die Verlagerung des Vorhofseptums nach rechts deutet auf einen stärker erhöhten Füllungsdruck links als rechts hin. Herzvolumen 1592 ml. Volumen des linken Ventrikels 357 ml (22,4% des gesamten Herzvolumens)

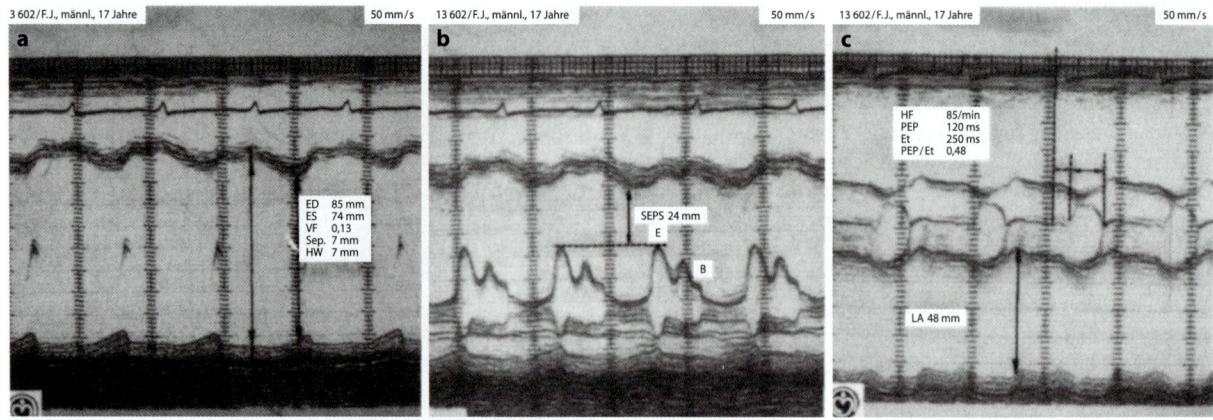

◻ **Abb. 24.3a–c.** Typische TM-Echokardiogramme bei dilatativer Kardiomyopathie eines 17-jährigen Patienten, der wenige Wochen später an Herzversagen verstarb. **a** Linker Ventrikel: Kavum stark vergrößert. Wanddicken relativ zu niedrig, Kontraktionsamplitude stark erniedrigt. **b** Mitralklappe: erweiterte Ausflussbahn mit großem Abstand von Septum und Mitralklappe. B-Gipfel der Mitralklappenbewegung als Hinweis für erhöhten diastolischen Ventrikeldruck. **c** Aortenklappe und linker Vorhof. Der linke Vorhof ist erweitert. Die systolischen Zeitintervalle sind stark pathologisch

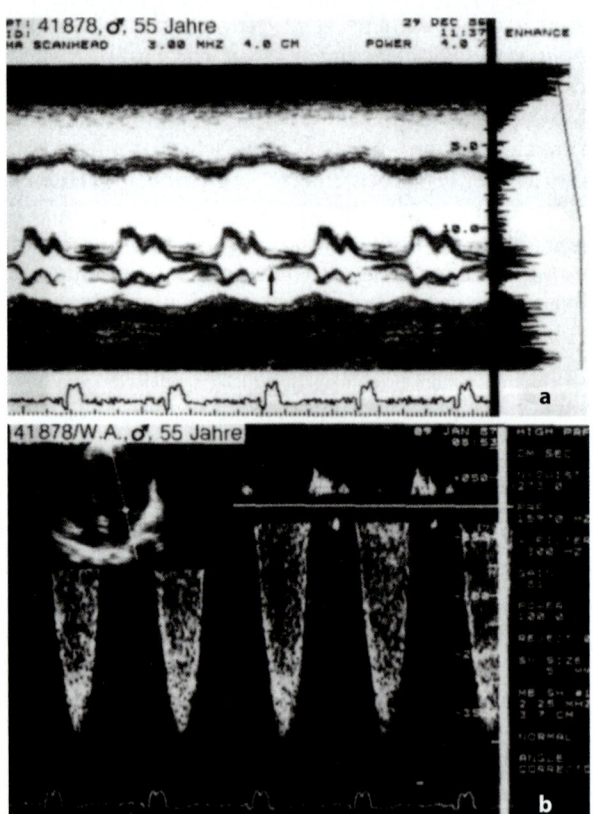

◻ **Abb. 24.4a, b.** Relative Mitralinsuffizienz bei dilatativer Kardiomyoatphie. **a** Typisches TM-Echokardiogramm der Mitralklappe. Verzögerte systolische Adaptation der Segel (Pfeil). **b** Dopplerechokardiographischer Nachweis der Mitralinsuffizienz (HPRF-Methode). Messvolumen zwischen den geschlossenen Segeln. Der systolische Kurvenausschlag nach unten repräsentiert die Regurgitation.

24.2.7 Befunde invasiver Diagnostik

Herzkatheteruntersuchung. Der Schweregrad der hämodynamischen Funktionsbeeinträchtigung des Herzens, d. h. die Pumpfunktion des Herzens wird am besten mit der Rechtsherzeinschwemmkatheteruntersuchung beurteilt. Diese wird in Ruhe und auch unter körperlicher Belastung auf dem Fahrradergometer durchgeführt.

> Bei vielen Patienten ist die Pumpfunktion des Herzens in Ruhe nicht oder nur gering gestört. Erst bei Belastung kommt es zu einem Anstieg der linksventrikulären Füllungsdrücke, gemessen als Pulmonalkapillardruck (PCP) und/oder zu einem inadäquatem Anstieg des Herzminutenvolumens.

Bei Patienten mit Stauungsherzinsuffizienz ist das Herzminutenvolumen bereits in Ruhe und bei geringer Belastung erniedrigt, die Füllungsdrücke sind in Ruhe und/oder bei Belastung erhöht, können aber bei schwerer Myokardschädigung auch normal sein (Roskamm et al. 1972). Patienten mit einer dilatativen Kardiomyopathie und normalen Füllungsdrücken in Ruhe können trotz starker Herzvergrößerung in Einzelfällen noch eine normale Leistungsfähigkeit haben.

Bei der Interpretation der Messergebnisse der Hämodynamik muss berücksichtigt werden, ob die Untersuchung ohne oder mit Herzinsuffizienztherapie bzw. vor oder nach Rekompensation erfolgt ist.

Koronarangiographie. Mit Ausnahme sehr fortgeschrittener Fälle wird sie in der Regel zum Ausschluss oder Nachweis von Koronararterienstenosen durchgeführt. Die Koronararterien sind meistens glattwandig und ohne Stenosen, sie sind wie Spinnenbeine über die dilatierten Ventrikel gespannt (Lewis und Gotsman 1973).

Lävokardiogramm. Es zeigt – wie die Echokardiographie – die enddiastolische und v. a. die endsystolische Volumenvergrößerung und die verminderte Ejektionsfraktion. Meist sind alle

24.2 · Dilatative Kardiomyopathie

Abb. 24.5a, b.
Echokardiographische Verlaufsbeobachtungen bei dilatativer Kardiomyopathie. TM-Echos des linken Ventrikels.
a Besserung im Verlauf: Bei der 1. Untersuchung (links) war der Patient dekompensiert, bei der Kontrolle 1 Jahr später (rechts) gut leistungsfähig. Im Verlauf Verkleinerung des Kavums mit gleichzeitiger Zunahme der Myokarddicken. Dadurch verkleinert sich der Quotient von Radius (r) und Wanddicke (w), der die Wandspannung bestimmt, von 5,0 auf 2,4. Anstieg der Verkürzungsfraktion SF von 0,07 auf 0,22.
b Verschlechterung im Verlauf: Bei der 1. Untersuchung (links) beginnende Linksherzinsuffizienz, bei der Kontrolle 1 Jahr später (rechts) globale Dekompensation. 6 Wochen später Tod im Herzversagen. Im Verlauf nur noch geringe Zunahme der linksventrikulären Dilatation, aber starke Abnahme der Verkürzungsfraktion (SF) von 0,27 auf 0,10. Die initial noch normal kontrahierende rechtsventrikuläre Vorderwand ist 1 Jahr später akinetisch.

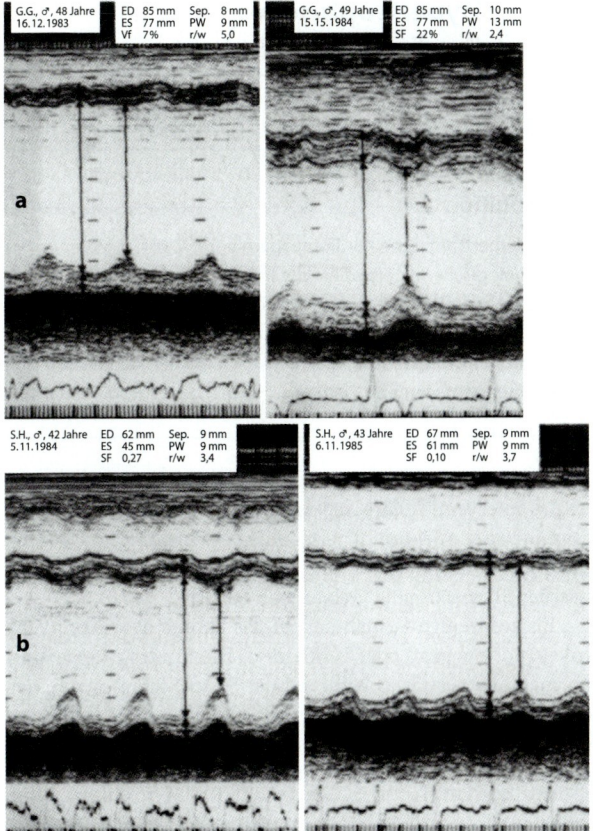

Myokardsegmente weitgehend gleichmäßig diffus hypokinetisch. Es gibt aber auch segmental betonte Hypo- bis Akinesien, die pathologisch-anatomisch Narbenfeldern entsprechen, ohne dass die Koronarangiographie Stenosen der zugehörigen Koronararterien zeigt (Hudson et al. 1970).

Myokardbiopsie. Nur in wenigen Fällen gelingt es mit der Endomyokardbiopsie, meist aus dem interventrikulären Septum vom rechten Ventrikel aus, eine ätiologische Klärung der Kardiomyopathie zu erreichen. Somit besteht in der Regel keine Indikation, eine Biopsie zur Klärung der Ätiologie durchzuführen.

Die aufwändige und mit einem potenziellen Risiko behaftete Endomyokardbiopsie sollte auf Zentren beschränkt bleiben, wo das Biopsiematerial unter Einschluss von immunbiologischen und molekularbiologischen Methoden beurteilt wird und der weiteren Erforschung des Krankheitsbildes dient, v. a. im Hinblick auf die Therapie.

24.2.8 Verlauf und Prognose

Eine dilatative Kardiomyopathie kann unentdeckt bleiben, wenn keine Symptome vorhanden sind und keine Herzvergrößerung auffällt. Wird ein dilatierter, hypokinetischer linker Ventrikel als Zufallsbefund festgestellt, ohne dass Beschwerden oder Zeichen der Herzinsuffizienz vorliegen, kann zunächst mit einem weiteren günstigen Verlauf gerechnet werden (Kuhn et al. 1982). Ist einmal eine Stauungsherzinsuffizienz eingetreten, wird die weitere Prognose ungünstig. Etwa 25% dieser Patienten sterben innerhalb eines Jahres und die Hälfte in 5 Jahren (Dec u. Fuster 1994).

Es konnten einige prognostische Faktoren identifiziert werden (Adams u. Zannad 1998). Die Prognose ist um so schlechter,
- je stärker das Herz im Röntgenbild vergrößert ist,
- je stärker der linke Ventrikel dilatiert ist,
- je mehr die Ejektionsfraktion erniedrigt ist,
- je höher die linksventrikulären Füllungsdrücke und damit die pulmonale Hypertonie sind,
- je weniger die Förderleistung (Herzminutenvolumen) unter Belastung gesteigert wird, d. h. je ausgeprägter die Förderinsuffizienz ist,
- je niedriger die maximale Sauerstoffaufnahme bei Belastung ist (besonders < 12 ml/kg KG/min),
- je mehr der rechte Ventrikel in die Schädigung einbezogen ist.

Auch ein Linksschenkelblock mit breitem QRS-Komplex ist ein ungünstiges Zeichen.

Die Patienten sterben am häufigsten im kardialen Pumpversagen. Ventrikuläre Tachykardien sind mit einem erhöhten Risiko eines plötzlichen Herztodes verbunden (Meinertz et al. 1987). Systemische arterielle Embolien, ausgehend von ventrikulären und auch atrialen Thromben, kommen vor.

24.2.9 Therapie

Asymptomatische Patienten werden mit einem ACE-Hemmer behandelt, wenn die Ejektionsfraktion unter 40% ist. Patienten mit Herzinsuffizienzsymptomen oder -befunden werden nach den in Kap. 17 zusammengefassten Richtlinien behandelt. Alle dort angeführten symptomatischen und prognostischen Aspekte gelten selbstverständlich auch für Patienten mit dilatativer Kardiomyopathie. Eine davon abweichende spezifische Therapie gibt es bisher nicht.

24.3 Hypertrophische Kardiomyopathie

24.3.1 Definition und Vorkommen

> **Definition**
>
> Die hypertrophische Kardiomyopathie (HCM) ist durch eine pathologische Hypertrophie der linksventrikulären, seltener der rechtsventrikulären Wandungen charakterisiert. Für die Hypertrophie kann dabei keine Druckbelastung (z. B. schwere Aortenstenose, arterielle Hypertonie) verantwortlich gemacht werden.

Die Lokalisation der Hypertrophie ist variabel. Häufig (90%) ist das interventrikuläre Septum deutlich betont, sodass eine asymmetrische Septumhypertrophie besteht (ASH) im Gegensatz zum selteneren (10%) Bild einer symmetrischen (konzentrischen) Hypertrophie (Wigle et al. 1985).

Bis auf wenige Ausnahmen ist das Lumen des linken Ventrikels normal groß oder verkleinert. Die Kontraktionen sind normal oder verstärkt. Während der Systole kann es zu einer dynamischen intraventrikulären Obstruktion mit Ausbildung eines Druckgradienten kommen. Hinsichtlich der Hämodynamik werden deshalb 2 Formen unterschieden:
- die hypertrophische nichtobstruktive Kardiomyopathie (HNCM; etwa 75%) und
- die hypertrophische obstruktive Kardiomyopathie (HOCM; etwa 25%).

Diastolisch ist der Druck im linken Ventrikel aufgrund verzögerter Relaxation und erhöhter Steifigkeit des hypertrophierten Myokards erhöht. Die HCM kommt mit ungefähr 200 Erkrankungen pro 100.000 Einwohner relativ häufig vor (Maron et al. 2002). Die HCM wird in allen Altersstufen gefunden, am häufigsten im 3. und 4. Lebensjahrzehnt (Braunwald et al. 1964).

24.3.2 Ätiologie

Die HCM ist eine genetische Erkrankung. 1989 wurde erstmals eine Genmutation als Ursache einer HCM nachgewiesen (Jarcho et al. 1989). Dies gelang in einer großen kanadischen Familie durch eine genomweite Linkage-Analyse. Der Genlokus war 14q11.2-q12, heute wissen wir, dass dies das Gen für die β-Myosin-Schwerkette (β-MHC) ist. Inzwischen sind 11 verschiedene Gene mit mehr als 100 Mutationen bekannt.

> Die HCM ist eine genetisch bedingte, autosomal-dominant vererbte Erkrankung, die überwiegend familiär auftritt. Bei den Patienten ohne Familienanamnese wird eine Neumutation vermutet. In den meisten Fällen handelt es sich um Punktmutationen mit fehlerhaftem oder funktionsuntüchtigem Genprodukt (Towbin et al. 2002).

Betroffen sind nur Proteine des Sarkomers, die HCM ist also eine Erkrankung der Kraftentstehung. Hinsichtlich der Pathophysiologie gibt es verschiedene Hypothesen:
- Die Kontraktilität ist primär eingeschränkt, dadurch werden sekundär vermehrt trophische Faktoren exprimiert. Dies führt zu den bekannten Folgen der Hypertrophie und Fibrose, die somit den Versuch einer Kompensation darstellen (Marian 2000).
- Einige Mutationen (Myosin-Leichtkette 1 und 2, α-Tropomyosin) verursachen eine erhöhte Kalziumsensitivität mit dadurch primär gesteigerter Kontraktilität.
- Da sehr unterschiedliche Faktoren der Kraftentstehung betroffen sind, ist der gemeinsame Mechanismus vielleicht die ineffiziente ATP-Verwertung. Diese Annahme wird unterstützt durch die Entdeckung der Mutation der AMP-aktivierten Proteinkinase γ_2 als eine der Ursachen der HCM (Blair et al. 2001).

Als Sonderform gibt es noch die sog. linksventrikuläre „noncompaction". Diese ist gekennzeichnet durch eine ausgeprägte Trabekularisierung des linken Ventrikels mit Hypertrophie oder Dilatation (Ichida et al. 2001). Es werden 2 Formen unterschieden:
- Eine isolierte, X-chromosomale mit guter Prognose. Betroffenes Genprodukt ist das Tafazzin.
- Eine autosomal-dominante, die mit anderen kardialen Missbildungen vorkommt (Septumdefekte, hypoplastischer linker Ventrikel, Pulmonalstenose). Genprodukt ist das α-Dystrobrevin, das als Dystrophin-assoziiertes Protein Aufgaben in der Strukturerhaltung und Signaltransduktion hat. Tatsächlich werden auch bei dieser Mutation Muskeldystrophien beschrieben (Heydemann et al. 2001).

Ähnlich wie bei der DCM ist auch bei der HCM festzustellen, dass die Genexpression sogar innerhalb einer Familie sehr unterschiedlich ist: So gibt es Familien, in denen junge Erwachsene den plötzlichen Herztod sterben, andere aber beschwerdefrei alt werden. Die „modifier genes" scheinen eine große Rolle zu spielen, ferner Polymorphismen (Mutationen) verschiedener, wichtiger Funktionsproteine, z. B. des „angiotensin converting enzyme" (Marian et al. 1993), des Angiotensin-1-Rezeptors (Ishanov et al. 1997) und des Endothelin 1 (Patel et al. 2000).

> **Zusammenfassung**
>
> Die HCM ist eine genetische Erkrankung, die Expression ist jedoch sehr unterschiedlich. Von der Mutation betroffene Proteine sind Bestandteile des Sarkomers, somit ist die Kraftentstehung krankhaft verändert. In vielen Fällen besteht ein hohes Risiko des plötzlichen Herztodes. Ähnlich wie bei der DCM wird ab 2003 ein Register erarbeitet werden, das nicht nur helfen soll, neue Mutationen zu finden, sondern auch das Krankheitsverständnis und somit Diagnostik, Therapie und Beratung betroffener Patienten verbessern wird.

24.3.3 Pathologie

Makroskopisch sind die Herzen vergrößert und kugelförmig, das Herzgewicht ist durch die Myokardhypertrophie erhöht.

Vor allem das interventrikuläre Septum ist hypertrophiert, häufig in Form einer asymmetrischen Septumhypertrophie. Die Myokardhypertrophie erfasst oft auch die freie Wand des linken Ventrikels und die Papillarmuskeln, allerdings meist in geringerem Ausmaß als das Septum. Manchmal ist auch die freie Wand des rechten Ventrikels verdickt. Die maximale Septumverdickung ist häufig subaortal im Bereich des linksventrikulären Ausflusstraktes gelegen, besonders bei der hypertrophischen obstruktiven Kardiomyopathie, wobei sich das verdickte Septum in den Ausflusstrakt hinein vorwölbt und diesen einengen kann. Es kann auch das gesamte Septum gleichmäßig verdickt sein, oder es ist vorwiegend in Ventrikelmitte oder apikalwärts hypertrophiert. Eine apikale Hypertrophie wird häufig bei Japanern beschrieben (Yamaguchi et al. 1979). Es besteht keine sichere Korrelation zwischen dem Ausmaß der Hypertrophie und der intraventrikulären Obstruktion (Wigle et al. 1973). Im rechten Ventrikel kann es durch Vorwölbung des verdickten Septums ebenfalls zu einer Obstruktion des Ausflusstraktes kommen (Bernheim-Syndrom; Bernheim 1910).

Es können je nach Lokalisation der Obstruktion folgende Formen unterschieden werden:
— typische subaortale HOCM,
— atypische mittventrikuläre HOCM,
— apikale HOCM und
— rechtsventrikuläre HOCM.

Mikroskopisches Bild. Die Myokardfasern sind bis auf 100 µm verdickt, während die normal etwa 11 µm breiten Herzmuskelzellen bei einer Hypertrophie aufgrund einer Druckbelastung eine Dicke von 25–30 µm erreichen. Das interstitielle Bindegewebe ist vermehrt und verbreitert (Poche 1982). Die Myokardfasern sind abnorm angeordnet, z. B. in Form von Wirbeln. Auch in normalen oder druckhypertrophierten Herzen kann eine Fehlanordnung von Myokardfasern gefunden werden, dabei sind aber nur bis zu 5% der Myozyten betroffen, während bei der hypertrophischen Kardiomyopathie 30–50% oder mehr Myozyten fehl angeordnet sind (Maron u. Roberts 1979).

Elektronenmikroskopisches Bild. Die Myofibrillen sind unterschiedlich dicht und kurz, teils abnorm schmal, sie zeigen einen ungeordneten Verlauf. Die Z-Streifen sind häufig verbreitert. Die Mitochondrien sind vermehrt und im Sinne einer Mitochondriose verändert (Poche 1982). Die Kerne sind teils atypisch geformt, teils sind abnorme Muskelfaserverzweigungen nachweisbar. Insgesamt ist die Myokardstruktur gestört (Texturstörung). Es gibt jedoch keine spezifischen Veränderungen.

Es besteht mikroskopisch und elektronenmikroskopisch kein Unterschied zwischen der HCM mit und der HCM ohne Obstruktion.

24.3.4 Pathophysiologie

Die Texturstörung des linksventrikulären Myokards führt dazu, dass bei der Kontraktion die Kraftentfaltung nicht einheitlich ausgerichtet ist und sich die Kräftevektoren teils sogar aufheben. Dies führt zu einer Drucküberlastung des Myokards und damit zum Fortschreiten der Muskelhypertrophie, v. a. wenn bei der obstruktiven Form der HCM der linke Ventrikel das Blut gegen einen während der Systole zunehmenden Widerstand auswerfen muss (Hutchins u. Bulkley 1978).

Bei der hypertropischen obstruktiven Kardiomyopathie entsteht in der Ausflussbahn während der Systole ein dynamischer Druckgradient. Die Ausflussbahn wird zum einen durch den septalen Muskelwulst eingeengt, wobei eine abnorme septumnahe Position der hypertrophierten Papillarmuskeln, der Chordae tendineae und der Mitralsegel zur Einengung beiträgt. Als Hauptmechanismus für das Entstehen des intraventrikulären Druckgradienten gilt der Venturi-Effekt. Wenn das Blut mit hoher Geschwindigkeit durch den engen linksventrikulären Ausflusstrakt schießt, entsteht ein Unterdruck, der die Mitralsegel nach vorne aufs Septum zu zieht (SAM-Phänomen, „systolic anterior movement"). Als Folge kommt es häufig zu einer meso- oder spätsystolischen Mitralinsuffizienz (Braunwald et al. 1960).

Während der muskelstarke linke Ventrikel kräftig und rasch kontrahiert, ist die diastolische Funktion durch verzögerte Relaxation und erhöhte Steifigkeit in Folge der veränderten Myokardstruktur gestört.

24.3.5 Symptome und klinische Befunde

> Die Symptomatik der HCM ist vielfältig. Bei vielen Patienten bestehen keine Beschwerden, ihre Leistungsfähigkeit ist nicht eingeschränkt. Bei symptomatischen Patienten stehen im Vordergrund: Rhythmusstörungen, Dyspnoe bei Belastung, pektanginöse Beschwerden, rasche Ermüdbarkeit, Schwindel, Synkopen und Palpitationen.

Dyspnoe. Sie ist nicht durch eine systolische, sondern durch eine diastolische Funktionsstörung des linken Ventrikels aufgrund der pathologischen Hypertrophie bedingt. Die rasche Ermüdbarkeit wird durch reduziertes Herzminutenvolumen bei kleinem Schlagvolumen hervorgerufen. Dies kann auch die Ursache von Schwindel bis hin zur Präsynkope und zur Synkope sein. Mehrere Faktoren können zu pektanginösen Beschwerden führen.

Diese sind zum einen erhöhter Sauerstoffbedarf des teils massiv hypertrophierten Myokards und verminderte Koronardurchblutung durch erhöhten diastolischen Füllungsdruck (Braunwald et al. 1964). Möglicherweise wird der Koronarfluss durch Muskelbrücken über den epikardialen Koronararterien in Verbindung mit systolischem „squeezing" im intramyokardialen Verlauf beeinträchtigt (Kostis et al. 1979). Durch verlangsamte Relaxation wird die systolische Wandspannung verlängert, sodass die Zeit für einen ausreichenden myokardialen Blutfluss in der Diastole reduziert wird (St. John Sutton et al. 1978). Bei eher weiten epikardialen Koronararterien ist das Lumen der intramyokardial verlaufenden Arterien und Arteriolen durch Mediahypertrophie und Intimaverdickung eingeengt.

Synkopen können das erste Symptom der Erkrankung sein. Sie stellen sich v. a. nach starken Belastungen ein und finden sich häufig bei der obstruktiven Form (Swan et al. 1971).

Rhythmusstörungen. Viele Patienten verspüren Herzklopfen, bedingt durch verstärkte Herzkontraktionen. An Rhythmusstörungen werden ventrikuläre Extrasystolen, teils in Ketten bis hin zu ventrikulären Tachykardien und Vorhofflimmern und -flattern beobachtet (Maron et al. 1982). Bei Vorhofflimmern und -flattern wird die ventrikuläre Füllung des kleinen Ventrikels durch den Verlust der bedeutsamen Vorhofkontraktion besonders ungünstig beeinflusst, was zu einer weiteren Verschlechterung der ohnehin gestörten Hämodynamik führt.

Akuter Herztod. Nicht selten handelt es sich um asymptomatische junge Männer, bei denen keine Einschränkung der Leistungsfähigkeit bestand. Bei 33% von ihnen hatte sich früher in der Familie ebenfalls ein plötzlicher Todesfall ereignet. Der Tod tritt häufig bei oder nach starken körperlichen Belastungen ein (Frank und Braunwald 1968). Akute Todesfälle werden durch Rhythmusstörungen und durch myokardiale Ischämie erklärt (Dilsizian et al. 1993).

Körperliche Untersuchungsbefunde. Da die linksventrikuläre Austreibungszeit verlängert und damit der Aortenklappenschluss verzögert ist, kann es zu einer paradoxen Spaltung des 2. Herztons kommen. Als Folge der verstärkten Vorhofkontraktion wird ein 4. Herzton hörbar.

Bei der HOCM ist infolge der dynamischen intraventrikulären Obstruktion in über 90% ein hochfrequentes systolisches Crescendo-Decrescendo-Geräusch im dritten bis vierten ICR links parasternal nachweisbar. Häufig ist ein systolisches Geräusch auch über der Herzspitze zu hören, was mit der begleitenden Mitralinsuffizienz im Zusammenhang steht. Die Intensität der systolischen Geräusche wird verstärkt durch Manöver bzw. Gabe von pharmakologischen Substanzen, die zu einer Herzverkleinerung (Valsalva-Versuch, Nitrate) oder zu kräftigeren Kontraktionen (β-adrenerge Wirkstoffe, Digitalis, Nachlastsenker, Extrasystolen mit postextrasystolischen kräftigeren Kontraktionen) führen (Frank u. Braunwald 1968).

24.3.6 Befunde nichtinvasiver Diagnostik

EKG

Die EKG-Veränderungen sind von hoher Sensitivität, aber geringer Spezifität. Häufig ist ein Linkstyp als Folge der Linkshypertrophie, die mit hohem Sokolow-Lyon-Index einhergeht (Frank und Braunwald 1968). Etwa 25% der Patienten haben einen linksanterioren Hemiblock, nicht selten liegt ein Linksschenkelblock vor. In 20–40% ist eine Delta-Welle vorhanden. Fast regelmäßig zeigen die Brustwandableitungen Repolarisationsstörungen in Form von ST-Senkungen und/oder einer Abflachung von T oder einer T-Negativität. Spitzwinklig negative T-Wellen sind charakteristisch für die apikale HNCM (Yamaguchi et al. 1979). Pathologische Q-Zacken, die an einen Infarkt erinnern, finden sich in 50–60%.

> **Klinisch wichtig**
>
> Bei EKG-Veränderungen, die an eine linksventrikuläre Hypertrophie, an eine biventrikuläre Hypertrophie oder an einen nicht transmuralen oder transmuralen Infarkt erinnern, muss an die Möglichkeit einer HCM gedacht werden.

Nicht selten kommen ventrikuläre Extrasystolen und ventrikuläre, meist nicht anhaltende Tachykardien vor. Letztere gelten als Marker für das Risiko eines plötzlichen Herztodes (Wigle et al. 1985).

Die **Karotispulskurve** ist bei der HOCM doppelgipflig. Einem ersten steilen Anstieg folgt ein Abfall mit Tal und dann ein erneuter kleinerer Anstieg. Etwa 80% des Schlagvolumens werden im ersten Drittel der Systole ausgeworfen (= erster Gipfel). Durch die zunehmende Obstruktion des linksventrikulären Ausflusstraktes im Verlauf der Systole mit kurzer Reduktion der Ventrikelentleerung entsteht das Tal, das mit dem Geräuschmaximum zusammen fällt und von einem zweiten kleineren Gipfel gefolgt wird (Braunwald et al. 1960).

Röntgen

Trotz kleinem Ventrikellumen kann das Herz bei starker Myokardhypertrophie stark nach links vergrößert sein. Eine normale Lungengefäßzeichnung schließt einen erhöhten linksventrikulären Füllungsdruck nicht aus. Erweiterte arterielle Gefäße im Bereich beider Hili und verstärkte arterielle Gefäßzeichnung in beiden Ober- und Mittelfeldern erwecken den Verdacht auf eine Linksherzinsuffizienz. Sie kann allein durch eine diastolische Funktionsstörung des linken Ventrikels infolge verminderter Compliance bedingt sein.

Echokardiographie

Die Echokardiographie ist für die qualitative und quantitative Diagnose der HCM die wichtigste Methode. Das zentrale Merkmal des Krankheitsspektrums der HCM ist das verdickte Myokard, wobei meist eine v. a. subaortal lokalisierte Septumhypertrophie dominiert. Es wird daher auch von einer asymmetrischen Septumhypertrophie (ASH) gesprochen. Echokardiographisch kann geklärt werden, ob eine Obstruktion der linksventrikulären Ausflussbahn vorliegt. Kriterium der Obstruktion ist die systolische Vorwärtsbewegung der Mitralsegel (SAM, „systolic anterior movement"; Abb. 24.6) und die dopplerechokardiographisch erfasste erhöhte systolische Flussgeschwindigkeit mit meist spitzem, meso- bis spätsystolischem Geschwindigkeitsgipfel (Abb. 26.7; Bryg et al. 1987).

> Der echokardiographische Nachweis einer isolierten Septumhypertrophie erlaubt die Diagnose einer hypertrophischen Kardiomyopathie (Abbasi et al. 1972).

Als diagnostisch recht zuverlässig gilt ein Quotient aus diastolischer Dicke von Septum und Hinterwand von > 1,3. Bei einem Septum-Hinterwand-Quotienten ≥ 1,5 gewinnt die Diagnose einer HCM an Spezifität, verliert aber an Sensitivität (Maron et al. 1977). Trotz Existenz einer HCM liegt der Quotient gelegentlich nicht über 1,3, wenn die Hinterwand als Folge der Druckbelastung bei Obstruktion oder als direkte Folge der Myokarderkrankung stärker hypertrophiert ist (Rossen et al. 1974).

Die 2-D-Echokardiographie (Abb. 24.8) zeigt nicht nur die Dicke des Septums und der freien Wand, sondern auch die longitutinale Ausdehnung der Hypertrophie und atypische, z. B. apikal lokalisierte Hypertrophien (Martin et al. 1979). Bei überwiegend apikaler Hypertrophie und auch bei der HNCM fällt eine systolisch weitgehende Obliteration der apikalen Ventrikelabschnitte auf (Spatenform). Das Ausmaß der Hypertrophie korreliert von allen Befunden noch am ehesten mit dem Schweregrad der Erkrankung und der Prognose (Wigle et al. 1985).

24.3 · Hypertrophische Kardiomyopathie

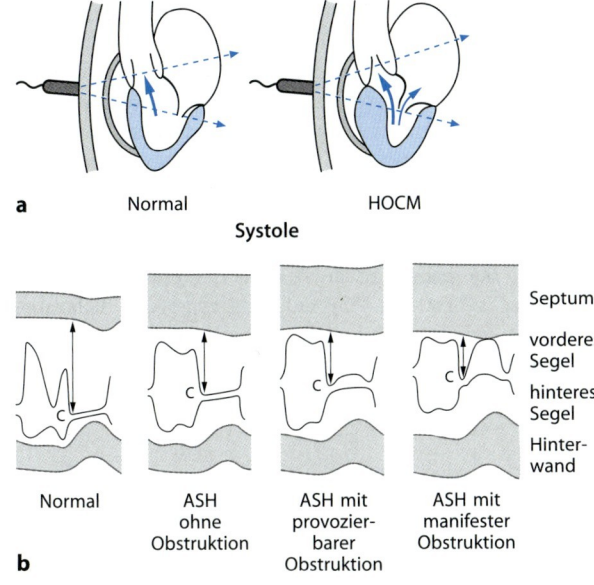

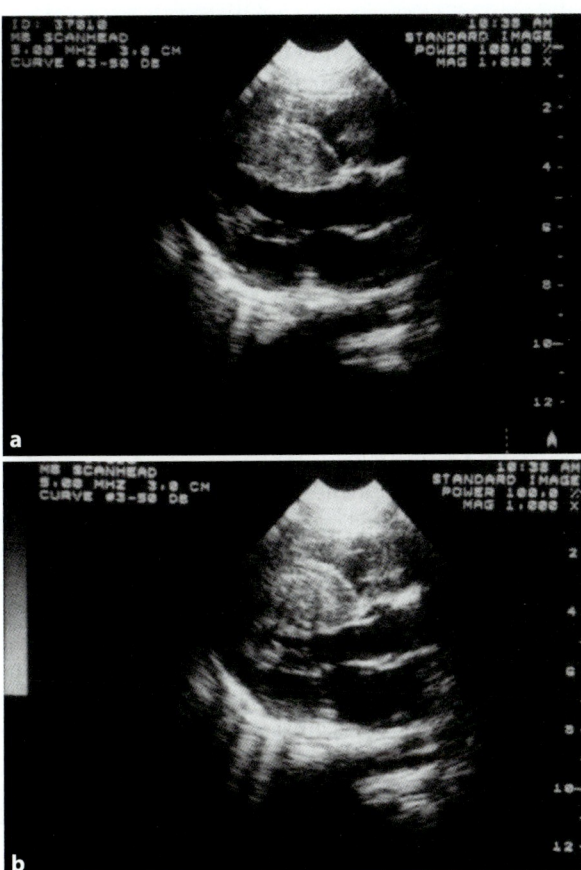

Abb. 24.6a, b. Schematische Darstellung der linksventrikulären Ausflussbahn bei einem gesunden Herz und bei einem Herz mit HOCM mit Schallrichtung zur Ableitung der TM-Echokardiogramme von Mitral- und Aortenklappe. **a** Bei HOCM wird die Ausflussbahn systolisch durch das hypertrophierte Septum und die nach septal verlagerte Mitralklappe eingeengt. Die Fehlstellung der Mitralklappe verursacht zudem eine Mitralinsuffizienz. Die Aortenklappe zeigt mesosystolisch eine partielle Schließungsbewegung. **b** Verschiedene Schweregrade der Ausflussbahnobstruktion bei zunehmender asymmetrischer Septumhypertrophie (SAM; nach Henry et al. 1975). Der C-Punkt der Mitralklappe nähert sich dem Septum mit zunehmender Verengung der Ausflussbahn immer weiter an

Abb. 24.8a, b. Hypertrophische obstruktive Kardiomyopathie (HOCM) bei einem 4-jährigen Jungen im 2-D-Echokardiogramm. Parasternaler Längsachsenschnitt. **a** Frühsystolisch: Die Ausflussbahn ist durch das hypertrophierte Septum verengt. **b** Mesosystolisch: Die Mitralklappe hat sich dem Septum genähert. Die Verengung der Ausflussbahn ist verstärkt

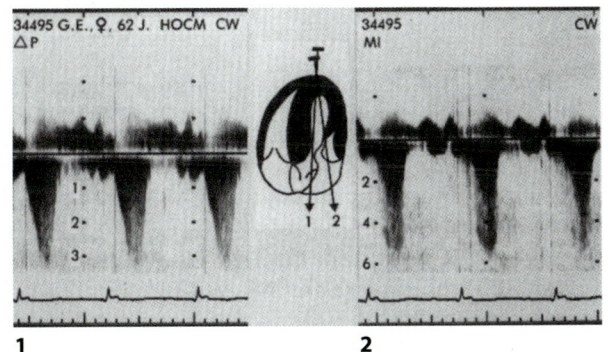

Abb. 24.7. Dopplerechokardiogramme bei hypertrophischer obstruktiver Kardiomyopathie (HOCM). Apikale Ableitung im CW-Doppler. Linke Kurve: Ableitung 1 durch die verengte Ausflussbahn. Es wird eine maximale Flussgeschwindigkeit von 3,2 m/s erreicht, entsprechend einem Druckgradienten von 41 mmHg. Beachte den typischen spätsystolischen Kurvengipfel. Rechte Kurve: Ableitung 2 durch die Mitralklappe mit Nachweis der begleitenden Mitralinsuffizienz

Differenzialdiagnostische Probleme tauchen auf, wenn bei einer chronischen Druckbelastung des linken Ventrikels durch Aortenstenose oder arterielle Hypertonie das Septum stärker als die Hinterwand hypertrophiert ist. In fraglichen Grenzfällen wird die Einordnung eines Hypertrophiebefundes als hypertrophische Kardiomyopathie erleichtert, wenn zusätzliche, aber weniger spezifische Befunde vorliegen:
- Hypo- oder Akinesie des hypertrophierten Septums und Normo- bis Hyperkinesie der freien Wand, sodass die Verkürzungsfraktion im oberen Normbereich liegt,
- abnorm kleiner Querdurchmesser des linken Ventrikels,
- abnorm schmale Ausflussbahn (Abstand vom Septum zum C-Punkt des Mitralsegel-Echokardiogramms bei Beginn der Systole <30 mm).

Ausflussbahnobstruktion. Morphologische Grundlagen einer Ausflussbahnobstruktion sind der subaortal in die Ausflussbahn vorspringende Septumwulst und die Vorwärtsverlagerung des Mitralklappenapparates einschließlich der Papillarmuskeln mit konsekutiver Einengung des Ausflusstraktes. Systolisch wird die Auflussbahnverengung dadurch verstärkt, dass das septale Mitralsegel in die Ausflussbahn gesaugt wird (Venturi-Effekt).

Diese abnorme Bewegung der Mitralsegel wird im 2-D- und TM-Echokardiogramm in Form des SAM-Phänomens erkennbar (Shah et al. 1971). In Einzelfällen kann ein SAM-Phänomen mit einer Ausflussbahnobstruktion einhergehen, ohne dass eine basale Septumhypertrophie vorliegt (Mintz et al. 1978). Beim SAM-Phänomen handelt es sich um eine abrupte frühsystolische Vorwärtsverlagerung des vorderen, z. T. auch des hinteren Mitralsegels, wobei sich das vordere Segel dem Septum anlegen kann. Das Ausmaß des SAM-Phänomens korreliert meist mit dem Schweregrad der Obstruktion (s. Abb. 24.6; Shah et al. 1971). Fehlt das SAM-Phänomen, so liegt keine Obstruktion vor, es kommen allerdings intraventrikuläre Druckgradienten in Ventrikelmitte oder apikal durch systolische Kavumobliteration vor.

Eine zuverlässige Quantifizierung der Obstruktion in der linksventrikulären Ausflussbahn oder auch weiter apikalwärts ist mit der Dopplerechokardiographie möglich. Die von apikal abgeleitete Flusskurve entlang des Septums zeigt im Bereich der Obstruktion eine erhöhte systolische Flussgeschwindigkeit mit meist spitzem meso- bis spätsystolischen Geschwindigkeitsgipfel. Aus der Hüllkurve können maximale und mittlere Gradienten berechnet werden. Zu- oder Abnahme des Druckgradienten im Verlauf können festgestellt werden. Es besteht eine funktionelle Variabilität der Obstruktion. Diese lässt sich durch Provokationstests bzw. pharmakologische Interventionen nachweisen: Postextrasystolischer Schlag, Valsalva-Manöver, Amylnitrit-Inhalation oder Injektion von Isoproterenol verstärken den Druckgradienten, umgekehrt schwächen pharmakologische Erhöhung der Nachlast (blutdrucksteigernde Pharmaka) oder negativ-inotrope Substanzen (β-Rezeptorenblocker, Kalziumantagonisten) den Druckgradienten ab.

Gelegentlich gibt es SAM-artige systolische Bewegungsmuster ohne Ausflussbahnobstruktion („Pseudo-SAM") bei Mitralsegelprolaps, hyperkinetisch kontrahierendem Ventrikel, aber auch bei sonst unauffälligem Befund.

Bei einer Ausflussbahnobstruktion ist an der Bewegungskurve der Aortentaschen eine mesosystolische Inzisur zu beobachten. Auf die erhöhte Steifigkeit des Myokards mit Störung der diastolischen Ventrikelfunktion weisen Vergrößerung des linken Vorhofes, Abflachung des EF-Slope des vorderen Mitralsegels und Verlängerung der raschen Füllungsphase mit verlängerter Dezelerationszeit hin (St. John Sutton et al. 1978).

Bei zusätzlicher rechtsventrikulärer Ausflussbahnobstruktion ist der rechtsventrikuläre Ausflusstrakt abnorm klein, und mit dem Dopplerechokardiogramm lässt sich die Obstruktion nachweisen.

> **Klinisch wichtig**
>
> Die HOCM kann mit einer membranösen Subaortenstenose und/oder einer valvulären Aortenstenose vergesellschaftet sein, was die Interpretation des Echokardiogramms, v. a. die Interpretation der erhöhten Flussgeschwindigkeiten, erschwert.

24.3.7 Befunde invasiver Diagnostik

Eine strenge Indikation für Rechtsherzkatheter, Linksherzkatheter oder Angiographie besteht in der Regel nicht. Wenn diese Untersuchungen durchgeführt werden, können folgende Befunde erwartet werden:

Rechtsherzkatheteruntersuchung. Das Herzminutenvolumen ist in Ruhe meist normal und erst bei schweren Erkrankungsstadien reduziert. Auch unter Belastung, zumindest bis zu mittleren Belastungen, kann das Herzminutenvolumen adäquat gesteigert werden. Der linksventrikuläre enddiastolische Druck (LVEDP) ist bereits in Ruhe meist erhöht. Während Belastung kommt es meist zu einem deutlichen Anstieg des Pulmonalkapillardrucks (PCP; Frank u. Braunwald 1968).

Die Auswurffraktion ist fast immer normal oder hochnormal. Die myokardiale Kontraktionsfähigkeit ist bei einem Großteil der Patienten unter Belastung nicht eingeschränkt, während der pathologische Anstieg des diastolischen Füllungsdrucks bzw. des PCP auf eine verzögerte Relaxation und eine reduzierte Dehnbarkeit des hypertrophierten und strukturell veränderten Myokards als Ausdruck einer diastolischen myokardialen Funktionsstörung hinweist (Spiller et al. 1975).

Linksherzkatheteruntersuchung. Die Hämodynamik wird systolisch durch die Ausflussbahnobstruktion und diastolisch durch die verminderte Dehnbarkeit und verzögerte Relaxation der hypertrophierten Ventrikelmuskulatur beeinflusst. Bei Vorliegen einer Obstruktion ist intraventrikulär, am häufigsten subaortal, ein Druckgradient während der Systole nachweisbar. Bei der latenten HOCM kommt ein solcher Druckgradient erst bei Belastung bzw. mit Provokationsmanövern zum Vorschein. Ein Zusammenhang zwischen Druckgradient und klinischem Schweregrad besteht im allgemeinen nicht (Braunwald et al. 1964).

Der Provokationstest mit positiv-inotropen Substanzen geht neben der Zunahme der Obstruktion mit einer Senkung des arteriellen Blutdrucks einher. Dasselbe Phänomen wird nach postextrasystolischer Potenzierung der Ventrikelkontraktilität beobachtet (Brockenbrough-Phänomen). Durch negativ-inotrope Substanzen (β-Rezeptorenblocker, Kalziumantagonisten) kann eine Abnahme der Ausflussbahnobstruktion erreicht werden.

Angiographie. Durch die Angiokardiographie des linken und rechten Ventrikels gewinnt man Hinweise über Lokalisation und Ausmaß der pathologischen Hypertrophie im Bereich beider Ventrikel und des Septums. Durch die asymmetrische Septumhypertrophie wird das Ventrikellumen im Bereich der Ausflussbahn eingeengt, und die normalerweise geradlinig verlaufende Ventrikelachse wird dadurch im kranialen Bereich abgeknickt. Lävokardiographisch ist häufig eine Mitralinsuffizienz nachweisbar (Abb. 24.9).

24.3.8 Verlauf und Prognose

In der älteren Literatur dominierten Patienten mit ungünstigem klinischen Verlauf, insbesondere mit plötzlichem Herztod, während klinisch stabile und asymptomatische Patienten unterrepräsentiert waren.

Der plötzliche Herztod stellt die hauptsächliche Bedrohung eines Patienten mit HCM dar (Nicod et al. 1988). Generell ist jedoch das Risiko niedrig, wenn man die Ergebnisse bevölkerungsorientierter Studien betrachtet (Maaron et al. 2000a). Um so wichtiger ist es, die gefährdeten Patienten zu identifizieren und mit einem implantierbaren Defibrillator zu versorgen. Offizielle Richtlinien der großen Fachgesellschaften geben keinen eindeutigen Algorithmus vor.

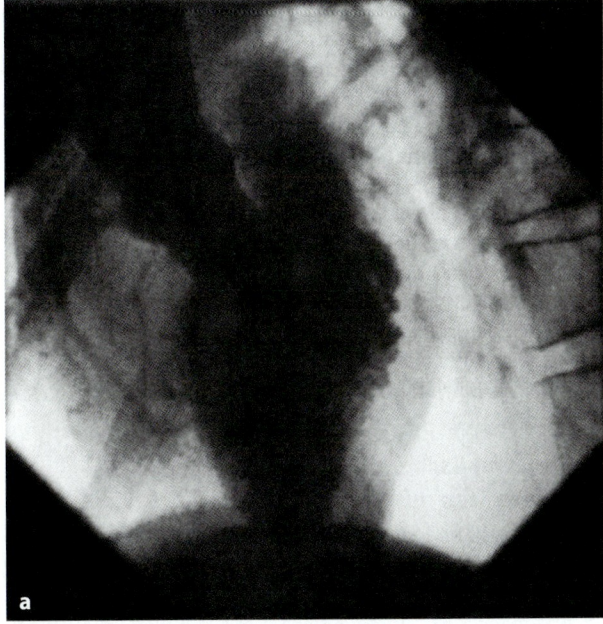 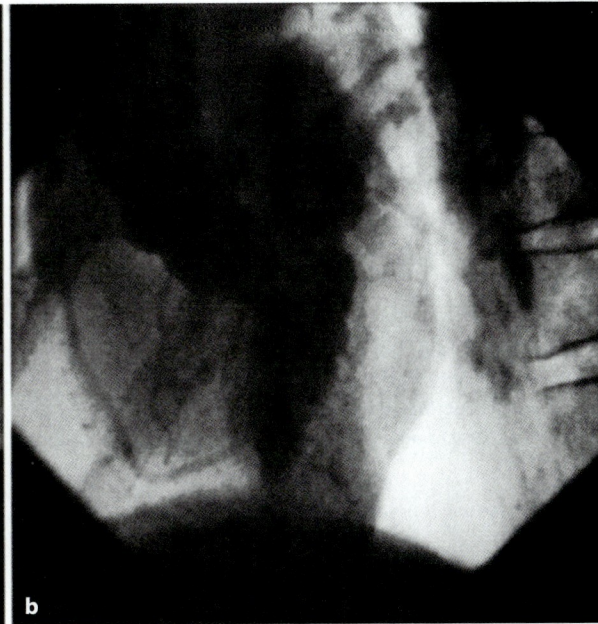

Abb. 24.9a, b. Nachweis einer hypertrophischen obstruktiven Kardiomyopathie (HOCM) bei einer 57-jährigen Patientin: Angiokardiogramme des linken Ventrikels enddiastolisch (a) bzw. endsystolisch (b). In LAO-Projektion wölbt sich, insbesondere in der Endsystole, von links der Septumwulst in die Ausflussbahn des linken Ventrikels vor und führt zu einer deutlichen Obstruktion. Zusätzlich wird eine retrograde Kontrastmittelauffüllung des linken Vorhofs sichtbar (Mitralinsuffizienz).

Risikofaktoren für einen plötzlichen Herztod

- Ausmaß der Hypertrophie (Spirito et al. 2000)
- Nicht anhaltende ventrikuläre Tachykardien im Langzeit-EKG (Spirito et al. 1994)
- Synkope oder überlebter plötzlicher Herztod (Elliott et al. 1999)
- Spezieller Genotyp (z. B. β-MHC-Mutation Arg403Gln: nur 50% der Betroffenen erreichen das 45. Lebensjahr; Watkins et al. 1992)
- Obstruktion des linksventrikulären Ausflusstraktes mit einem Gradienten >30 mmHg: Verdoppelung der Mortalität im Vergleich zu Patienten ohne oder mit einem geringeren Gradienten (Maaron et al. 2003)

Je mehr dieser Faktoren vorliegen, desto höher ist das Risiko. Die ersten beiden Faktoren haben einen niedrigen positiv prädiktiven Wert, aber einen hohen negativ prädiktiven Wert, d. h. ihr Vorliegen rechtfertigt kein aggressives Management, aber ihr Nicht-Vorliegen rechtfertigt ein abwartendes Verhalten.

24.3.9 Therapie

Da die HCM eine genetisch bedingte Erkrankung ist, ist eine kausale Therapie bisher nicht möglich. Die große Mehrheit der betroffenen Patienten ist vollkommen oder weitgehend asymptomatisch und benötigt daher keine Therapie (Cannan et al. 1995). Für symptomatische oder gefährdete Patienten kann unterschieden werden:

- Eine Therapie, die auf eine Verbesserung der Symptome und somit der Lebensqualität abzielt. Etablierte Methoden sind Medikamente, Schrittmacherimplantation, operative Myektomie und transkoronare Septumablation.
- Eine Therapie zur Verbesserung der Prognose ohne Beeinflussung der Symptomatik durch ICD-Implantation bei Patienten mit hohem Risiko eines plötzlichen Herztodes.

Symptomatische, medikamentöse Therapie bei Patienten mit und ohne Obstruktion

Die üblichen Symptome sind Atemnot, Angina pectoris, reduzierte Leistungsfähigkeit und (Prä-)Synkope. Diese sind v. a. Folge einer gestörten diastolischen Füllung des linken Ventrikels, einer myokardialen Ischämie und, bei einem geringeren Prozentsatz betroffener Patienten, einer Obstruktion des linksventrikulären Ausflusstraktes durch die Septumhypertrophie und die systolische Vorwärtsbewegung des vorderen Mitralsegels. Ziel der medikamentösen Therapie ist die günstige Beeinflussung dieser Mechanismen. Medikamente sind auch die einzige Option bei Patienten ohne Obstruktion des Ausflusstraktes. Aufgrund der pathophysiologischen Verhältnisse erklärt sich, dass Medikamente, die durch Vasodilatation die Vor- oder Nachlast senken (z. B. Nitrate oder ACE-Hemmer) und somit die Obstruktion des Ausflusstraktes verschlimmern, kontraindiziert sind. Ungünstig sind ebenso Medikamente, die die Kontraktilität steigern, wie z. B. Digitalispräparate oder Katecholamine, jedenfalls solange die systolische Funktion erhalten bleibt.

β-Blocker. Sie gelten heute als das Medikament der ersten Wahl. Anzunehmender Mechanismus ist die verbesserte diastolische Funktion durch Verlängerung der Diastole und dadurch verbesserte passive ventrikuläre Füllung. Durch die negativ-inotrope Wirkung wird ferner der myokardiale Sauerstoffverbrauch gesenkt und die Obstruktion des Ausflusstraktes reduziert (Thompson et al. 1980). Die ersten Erfahrungen wurden in den 60er-Jahren mit Propranolol gemacht, dem damals einzigen verfügbaren β-Blocker. Heute erscheint jeder kardioselektive β-Blocker in gleicher Weise geeignet. Eine möglichst hohe Dosis sollte schrittweise angestrebt werden (z. B. Bisoprolol 10 mg, Metoprolol 200 mg). Eine prognostische Verbesserung konnte bisher nicht nachgewiesen werden.

> Aus pathophysiologischen Überlegungen erscheint eine Behandlung mit β-Blockern auch bei asymptomatischen Patienten mit massiver Hypertrophie (Septum >35mm) gerechtfertigt (Maaron et al. 1995), weiterhin bei Kindern und jungen Erwachsenen mit erheblicher Obstruktion (Spirito et al. 1997).

Kalziumantagonisten vom Verapamiltyp. Auch diese verbessern die ventrikuläre Füllung. Ebenso wie die β-Blocker sollte die Dosis stufenweise erhöht und eine möglichst hohe Dosis erreicht werden (bis zu 720 mg Verapamil/Tag). Es gibt keine spezielle Symptomatik, die eher für β-Blocker oder eher für Kalziumantagonisten spricht. Es gibt nur wenige Studien, die diese beiden Medikamente vergleichen, ihre Ergebnisse sind wenig aussagekräftig (Gilligan et al. 1993). Bei Patienten mit erheblicher Obstruktion oder deutlich angehobenen pulmonalarteriellen Drücken sollten Kalziumantagonisten nur mit großer Vorsicht eingesetzt werden, weil die vasodilatierenden Effekte zu erheblichen hämodynamischen Problemen führen können (Epstein et al. 1981). In jedem Falle sollte das jeweils andere Medikament versucht werden, wenn mit dem zuerst versuchten kein ausreichender Erfolg erzielt wird (Wigle et al. 1995).

Disopyramid. Dieses Medikament in einer Dosis von 400–600 mg/Tag kann durch seine negativ-inotrope Wirkung die Obstruktion des Ausflusstraktes reduzieren (Pollick et al. 1982). Allerdings nehmen die günstigen hämodynamischen und klinischen Effekte mit der Zeit ab (Wigle et al. 1995). Ungünstig sind die vagolytischen Effekte mit Beschleunigung der atrioventrikulären Überleitung, v. a. beim Vorhofflimmern. Empfohlen wird daher die zusätzliche Gabe von β-Blockern in niedriger Dosis.

Behandlung von Vorhofflimmern. Vorhofflimmern ist häufig bei Patienten mit HCM und kann aufgrund der speziellen pathophysiologischen Problematik zu einer raschen und ausgeprägten hämodynamischen Verschlechterung führen (Robinson et al. 1990). Dementsprechend ist es assoziiert mit einem erhöhten Risiko für Thromboembolien, Herzinsuffizienz und Tod (Maaron et al. 1987). Das effektivste Medikament zur Prophylaxe von Vorhofflimmern ist Amiodaron (Prystowsky et al. 1996).

Eine effektive Frequenzkontrolle kann mit β-Blockern oder Kalziumantagonisten erreicht werden. Führen beide Therapiestrategien nicht zum gewünschten klinischen Erfolg, kann eine His-Bündel-Ablation mit Schrittmacherimplantation erforderlich werden. Das Thromboembolierisiko scheint bei HCM mit Vorhofflimmern besonders hoch zu sein, auch bei kurzen Phasen eines rezidivierenden Vorhofflimmerns. Eine Antikoagulation sollte frühzeitig begonnen und konsequent durchgeführt werden (Ziel-INR 2,0–3,0; Furlan et al. 1984).

Behandlung der gestörten systolischen linksventrikulären Funktion. Bei einem geringen Prozentsatz von Patienten kommt es im Lauf der Jahre zu einem linksventrikulären Remodelling mit progressiver Abnahme der Wanddicke, Vergrößerung des Kavums und Verschlechterung der linksventrikulären Funktion (Spirito et al. 1987). Bei diesen Patienten muss das oben beschriebene Konzept verlassen werden und eine Herzinsuffizienzbehandlung begonnen werden. Bei Fortschreiten der Erkrankung kann nach Ausschöpfung aller konservativen Therapieverfahren (medikamentös, biventrikuläres Pacing) in Einzelfällen auch eine Herztransplantation erforderlich werden.

Symptomatische, interventionelle Therapie bei Patienten mit Obstruktion

Elektrophysiologische Therapie. Schon 1967 gab es den ersten Bericht über eine Reduktion der linksventrikulären Obstruktion bei Schrittmacherstimulation, allerdings mit einem VVI-Schrittmacher bei einem Patienten mit komplettem AV-Block (Hassenstein et al. 1967). Seit Mitte der 80er-Jahre wird versucht, durch eine 2-Kammer-Stimulation mit kurzem AV-Delay die Obstruktion zu lindern und dadurch die Symptome zu verbessern (Duck et al. 1984). Vermuteter Mechanismus ist eine Präexzitation des rechten Ventrikels und des apikalen Septums mit konsekutiver Entlastung des Ausflusstraktes und Verminderung der Mitralklappeninsuffizienz (Slade et al. 1996). Die ersten Studien ergaben positive Resultate, waren aber nicht randomisiert und bezogen sich v. a. auf Angaben der Patienten – und dies auch nur über einen kurzen Zeitraum (Fananapazir et al. 1994). Neuere und sorgfältigere Studien ergeben weniger günstige Resultate: In 3 prospektiven randomisierten Studien konnte der Gradient im Ausflusstrakt zwischen 25 und 50% gesenkt werden, nur ein kleiner Teil der Patienten zeigte auch eine subjektive Besserung (Maron et al. 1999).

Eine generelle Therapieempfehlung zur Schrittmachertherapie kann aus diesen Studien nicht abgeleitet werden. Darüber hinaus beeinflusst Pacing nicht die Hypertrophie und den klinischen Verlauf der Erkrankung.

Chirurgische Therapie (Myektomie). Der chirurgische Ansatz, Teile des verdickten Septums zu exzidieren, erscheint logisch und wurde schon 1957 beschrieben (Brock et al. 1957). Morrow standardisierte das später nach ihm benannte Verfahren (Morrow et al. 1978). Über einen transaortalen Zugang werden Anteile des hypertrophierten, basalen Septums inzidiert und exzidiert („Myotomie-Myektomie"). Eine Indikation besteht nur bei Patienten mit einem Gradienten ≥50 mmHg und ausgeprägten Symptomen, die auf eine medikamentöse Therapie nicht gut ansprechen (Maaron et al. 1987). Früher wurde nicht selten noch zusätzlich ein Mitralklappenersatz durchgeführt. Dies wird heute nur noch bei gleichzeitig vorliegender schwerer Mitralinsuffizienz praktiziert, wenn rekonstruktive Maßnahmen nicht möglich sind. Im Unterschied zur Schrittmachertherapie ist der Erfolg der Maßnahme eindeutig: Der Gradient wird bei mehr als 90% der Patienten weitgehend oder komplett aufgehoben (ten Berg et al. 1994). Fasst man zahlreiche Studien mit insgesamt über 1500 Patienten zusammen, zeigt sich bei über 70% eine deutliche und nachhaltige Verbesserung der Symptomatik, die mindestens 5 Jahre anhält (Robbins et al. 1996). Auch die linksventrikulären Füllungsdrücke werden deutlich gesenkt, und die objektive Leistungsfähigkeit nimmt zu. Der Preis des Erfolgs ist das operative Risiko: In Zentren mit großer Erfahrung liegt die Mortalität zwischen 2 und 5% (McCully et al. 1996). Die Häufigkeit einer Schrittmacherimplantation infolge postoperativen kompletten AV-Blocks liegt bei 5–10%. Dies bedeutet eine strenge Beachtung der Indikation. Außerdem ist trotz aller Erfolge eine Verbesserung der Prognose bis heute nicht nachgewiesen. Die Myektomie bleibt eine symptomatische Maßnahme.

Transkoronare Ablation der Septumhypertrophie (TASH).
Das Prinzip der chirurgischen Myektomie führte zur Entwicklung der nichtchirurgischen Myokardreduktion. Es wurde beobachtet, dass die temporäre Unterbindung der Blutversorgung zum basalen Septum zu einer sofortigen Verringerung des Gradienten im Ausflusstrakt führte. 1994 wurde daher von Sigwart et al. kathetertechnisch bei 3 Patienten erstmals 3–5 ml reinen Alkohols in den ersten Septalast injiziert (Sigwart et al. 1995). Alle 3 Patienten hatten einen komplikationslosen Verlauf und leben noch heute. Von 1994 bis heute wurden in verschiedenen Zentren ca. 3000 transkoronare Septumablationen durchgeführt, das sind mehr als chirurgische Myektomien seit 1960 (Spirito et al. 1999).

Dabei wird während der Prozedur der Gradient hämodynamisch oder echokardiographisch kontrolliert. Bei der Katheterisierung des Septalastes, der proximalwärts mit einem Ballon blockiert wird, ist darauf zu achten, dass keine retrograde Füllung des RIA erfolgt, die im Falle der Alkoholinjektion zum gefürchteten „spill over" in dieses Gefäß und damit zum Vorderwandinfarkt führt. Nach Balloninflation wird echokardiographisches Kontrastmittel injiziert, um das Zielgebiet exakt zu definieren und somit den am besten geeigneten Septalast zu finden. In den meisten Fällen ist dies der erste Septalast, seltener der zweite (Faber et al. 1998).

Stellvertretend für viele Publikationen seien 2 aktuelle Untersuchungen von Gruppen mit großer Erfahrung auf diesem Gebiet genannt:

➕ Zusatzwissen
Gietzen und Kollegen aus Bielefeld behandelten 45 Patienten ohne Ruhegradient, aber mit einem postextrasystolischen Gradienten ≥ 30 mmHg und 84 Patienten mit einem Ruhegradienten ≥ 30 mmHg. Nach 7 Monaten war der postextrasystolische Gradient von 110 bzw. 171 mmHg auf 24 bzw. 56 mmHg abgefallen, die Septumdicke von 22 bzw. 23 mmHg auf jeweils 12 mmHg. Die NYHA-Klassifikation fiel von jeweils 3,1 auf 1,7 bzw. 1,5. Die Hospitalmortaliät lag bei 0% bzw. 4,8%: Todesursachen waren kompletter AV-Block, Rechtsherzversagen, Perikardtamponade infolge Katheterverletzung und Kammerflimmern. In beiden Gruppen war in 30% der Fälle eine Schrittmacherimplantation wegen AV-Block erforderlich (Gietzen et al. 2002).

Eine Londoner Gruppe berichtet über 64 Patienten, zu 72% im NYHA-Stadium III und IV, mit einem Ruhegradienten von durchschnittlich 64 mmHg und einer Septumdicke von 24 mm. Nach 3 Jahren betrug der mittlere Ruhegradient nur noch 16 mmHg, die Septumdicke noch 14 mm. Keiner der Patienten war noch im NYHA-Stadium III oder IV, nur 3 im Stadium II. Kein Patient verstarb, aber alle Patienten hatten nach der Prozedur einen Rechtsschenkelblock, und 27% wurden schrittmacherpflichtig (Shamim et al. 2002).

In einigen Fällen wird initial keine ausreichende Reduktion der septalen Muskelmasse und somit des Gradienten erreicht, sondern erst durch ein Remodelling in den folgenden Monaten. Dieser Prozess findet überraschenderweise nicht nur im Gebiet des iatrogenen Infarktes statt, sondern auch in anderen Arealen, z. B. an der Hinterwand (Mazur et al. 2001). Im günstigen Falle kommt es zu einer Abnahme der linksventrikulären Muskelmasse, des Gradienten im Ausflusstrakt, des linksventrikulären enddiastolischen Drucks und damit auch des linksatrialen Drucks. Dies erklärt die z. T. deutliche symptomatische Besserung und die Verbesserung der Leistungsfähigkeit, nachweisbar in einer höheren maximalen Sauerstoffaufnahme in der Spiroergometrie. Ob auch Patienten mit mittventrikulärer Obstruktion mit dieser Methode behandelt werden sollten, ist noch nicht geklärt. Eine Verbesserung der Prognose konnte bisher nicht nachgewiesen werden.

Für in der transkoronaren Ablationsbehandlung erfahrene Zentren ergeben sich folgende Indikationen:
- Patienten mit Symptomen im NYHA-Stadium III oder IV trotz maximaler medikamentöser Therapie,
- Gradient ≥ 30 mmHg im linksventrikulären Ausflusstrakt in Ruhe oder ≥ 60 mmHg durch eine der üblichen Provokationsmaßnahmen (Dobutamin, Valsalva-Manöver, postextrasystolische Potenzierung),
- Septumdicke > 18 mm
- idealerweise auch das typische SAM-Phänomen,

Komplikationen der transkoronaren Ablation
- Angina pectoris während der Alkoholinjektion
- Ventrikuläre Rhythmusstörungen (ventrikuläre Tachykardien oder Kammerflimmern unter 1%)
- „spill over" des Alkohols mit ungewollter Infarzierung der freien links- oder rechtsventrikulären Wand (unter 1%)
- Mortalität von 1–4% (Tamponade, Kammerflimmern, große Infarzierung)
- Leitungsstörungen bis hin zu einem passageren oder permanenten kompletten AV-Block mit Schrittmacherpflichtigkeit bei 10–30% (Seggewiss et al. 2000)

Die aufgeführten Komplikationen zeigen, dass diese Therapieform eine invasive Maßnahme mit dem Ziel einer Infarzierung eines Myokardareals mit allen Folgen ist. Es bleibt eine Narbe zurück in einem sowieso schon vulnerablen Myokard (Maaron 1997). Dies sollte im besonderen bei jungen Patienten bedacht werden. Eine strenge Indikationsstellung ist angezeigt.

Die transkoronare Septumablation ist ein experimentelles Verfahren bei stark symptomatischen Patienten mit Obstruktion. Die Symptomatik wird meist deutlich und nachhaltig besser, die Prognose wird wohl nicht beeinflusst. Wesentliche Komplikation ist ein AV-Block mit der Notwendigkeit einer Schrittmacherimplantation in 10–30%.

Defibrillatoren. Sollte nach ausführlicher Risikoabschätzung ein erhöhtes Risiko für einen plötzlichen Herztod festgestellt werden, sollte ein Defibrillator implantiert werden. Eine invasive elektrophysiologische Testung ist prognostisch nicht hilfreich und daher nicht sinnvoll (Saumarez et al. 1995). Amiodaron scheint das Risiko des plötzlichen Herztodes bei HCM-Patienten nicht reduzieren zu können (Maaron et al. 2000a).

24.4 Restriktive Kardiomyopathie

24.4.1 Definition und Vorkommen

> Im Vordergrund der restriktiven Kardiomyopathie (RCM) steht eine abnorme diastolische Funktion des oder der Ventrikel. Die Füllung der Ventrikel ist behindert (restriktive Füllung), und zwar durch starre, steife Ventrikelwände.

Das Ventrikellumen ist normal oder reduziert. Die Wände sind normal dick oder verdickt in Abhängigkeit von der zugrunde liegenden Ursache der Myokarderkrankung. Die systolische Funktion ist zumindest in der frühen Krankheitsphase nicht beeinträchtigt. Die RCM kommt im Vergleich zur DCM und auch zur HCM selten vor.

24.4.2 Ätiologie

Eine Vielzahl von pathologischen Prozessen kann zu einer restriktiven Kardiomyopathie führen. Sobald die Ätiologie der Erkrankung bekannt ist, lässt sich die entsprechende Erkrankung natürlich auch als spezifische Kardiomyopathie deklarieren, z. B. als spezifische Kardiomyopathie bei Amyloidose oder Sarkoidose.

Teils sind es systemische, teils lokale Erkrankungen, die das Myokard oder das Endomyokard befallen (myokardialer oder endomyokardialer Befall). Bei den myokardialen Formen werden die infiltrativen Erkrankungen und die Speicherkrankheiten von den nichtinfiltrativen Myokarderkrankungen unterschieden (Kushawa et al. 1997).

Einteilung der restriktiven Kardiomyopathien

Infiltrative myokardiale Erkrankungen:
- Amyloidose
- Sarkoidose
- Gaucher-Krankheit
- Hurler-Krankheit
- Fettinfiltration

Speicherkrankheiten:
- Hämochromatose
- Morbus Fabry
- Glukogenspeicherkrankheit (Gierke-Krankheit)

Nichtinfiltrative myokardiale Erkrankungen:
- Idiopathische Kardiomyopathie
- Familiäre Kardiomyopathie
- Sklerodermie
- Pseudoxanthoma elasticum
- Diabetische Kardiomyopathie

Endomyokardiale Erkrankungen:
- Endomyokardfibrose
- Hypereosinophiles Syndrom (Löffler-Endokarditis)
- Karzinoidsyndrom
- Metastatische Tumorerkrankungen
- (Mediastinal-)Bestrahlung
- Toxische Effekte von Anthracyclin, Doxorubicin, Daunorubicin
- Medikamente, die eine fibröse Endokarditis verursachen (Serotonin, Methysergid, Ergotamin, Quecksilber, Busulfan)

Am häufigsten kommen Amyloidose, Sarkoidose, Endomyokardfibrose und idiopathische Kardiomyopathie vor. In unseren Breiten ist eine Amyloidose die häufigste Ursache, in den tropischen Regionen die Endomyokardfibrose. Nur wenn diese beiden sowie andere infiltrative, fibrosierende und zu Ablagerungen führende Erkrankungen ausgeschlossen worden sind, kann man von einer idiopathischen Form sprechen.

Über die Genetik der restriktiven Kardiomyopathie ist wenig bekannt, es gibt nur wenige gesicherte Informationen: In einer italienischen Familie wurde über 5 Generationen eine autosomal-dominante Form mit AV-Block und Myopathie beobachtet (Fitzpatrick et al. 1990). Außerdem wurden autosomal-dominante Formen in Assoziation mit einem Noonan-Syndrom beschrieben, einem Krankheitsbild mit phänotypischen Auffälligkeiten wie bei einem Turner-Syndrom, aber normalem Chromosomensatz (Cooke et al. 1994).

24.4.3 Pathologie und Pathophysiologie

> Die pathologischen Veränderungen am Myokard hängen von der Ursache ab. Bei den infiltrativen Erkrankungen und den Speicherkrankheiten kommt es zu Einlagerungen bzw. Infiltrationen von z. B. Amyloid (primäre und sekundäre Amyloidose), Granulomen (Sarkoidose), Eisen (Hämochromatose), Glykogen (Glykogenspeicherkrankheit) usw. in oder zwischen die Herzmuskelzellen oder ins Interstitium. Neben dem Ventrikelmyokard können die Vorhofwände und die Herzklappen befallen sein.

Bei den nichtinfiltrativen Myokarderkrankungen, z. B. im Rahmen der Sklerodermie, kommt es als Reaktion des Mesenchyms zu einer Myokardfibrosierung mit häufigem Übergreifen aufs Endokard. So gehen die Endomyokardfibrose, die v. a. in tropischen und subtropischen Ländern auftritt, und das hypereosinophile Syndrom (Löffler-Endokarditis; Löffler 1936) mit starker Verdickung und Fibrosierung des Endokards und angrenzenden Myokards einher. Dabei sind v. a. die Herzspitze und die subvalvulären Regionen des oder der Ventrikel befallen. Proteine aus intrazytoplasmatischen Granula von aktivierten Eosinophilen werden für den toxischen Schaden am Endomyokard verantwortlich gemacht.

Die Erkrankung läuft in 3 Phasen ab. In der akuten nekrotischen Phase kommt es zu einer Endo- und Myokarditis mit Nekrosen und Endotheldefekten. In der Übergangsphase, der thrombotischen Phase, bilden sich an den Endotheldefekten intramurale Thromben, die organisiert werden. In der Spätphase, der fibrotischen Phase, entsteht durch überschießende reparative Vorgänge eine ausgedehnte Endokardfibrose. Festes Narbengewebe strahlt ins Myokard ein. Von der Herzspitze schreitet die Obliteration zur Herzbasis fort unter Beteiligung der Herzklappen. Es ist noch offen, ob die Endomyokardfibrose und die Löffler-Endokarditis Varianten derselben Erkrankung oder ob sie 2 verschiedene Krankheitsbilder sind.

24.4.4 Symptome, klinische Befunde, nichtinvasive und invasive Diagnostik

Klinik. Es kommt zu Zeichen der Links- und besonders der Rechtsherzinsuffizienz. Die Patienten berichten über eine abnehmende Leistungsfähigkeit, über Schwäche und Atemnot. Es entstehen periphere Ödeme, Pleuraergüsse, Leberschwellung, Aszites und Anasarka. Die Jugularvenen sind gestaut, ein 3. Herzton ist zu auskultieren. Neben einer Tachykardie wegen inadäquaten Herzminutenvolumenanstiegs kommt es zu Vorhofarrhythmien, besonders zu Vorhofflimmern. Das EKG ist meist abnorm. Charakteristisch ist eine periphere Niedervoltage.

Röntgen. Die Herzgröße ist anfangs normal, mit Dilatation der Vorhöfe nimmt sie zu. Zeichen der pulmonalvenösen Stauung erscheinen.

Echokardiogramm. Das Kavum der Ventrikel ist normal groß oder klein, die Vorhöfe sind mehr oder weniger stark dilatiert. Ventrikel- und Vorhofseptum sind mittelständig. Häufige Befunde sind ein kleiner Perikarderguss und intrakavitäre Thromben (◘ Abb. 24.10). Die Ventrikelwandungen sind v. a. bei den infiltrativen Formen (z. B. bei der Amyloidose) diffus verdickt, was an eine HCM erinnert (◘ Abb. 24.10). Auch die Herzklappen können leicht verdickt sein, jedoch ohne wesentliche Dysfunktion. Die systolische Ventrikelfunktion ist lange normal, im Finalstadium verschlechtert sie sich rasch.

Das Dopplerechokardiogramm zeigt im transmitralen Einstrom ein restriktives Füllungsmuster mit hoher E-Welle, kleiner A-Welle und verkürzter Dezelerationszeit. Die morphologischen Veränderungen kommen ebenso mit der Computertomographie und Kernspintomographie zur Darstellung.

Hämodynamik. Bestimmend sind hier Ausmaß der restriktiven Veränderungen durch Infiltrationen und/oder Fibrosierung. Durch die verminderte Dehnbarkeit der Ventrikelwandungen kommt es zu einer diastolischen Dysfunktion der Ventrikel. Der Druckanstieg pro Einheit Blutvolumenfüllung ist größer als normal. Zu Beginn der Diastole fällt der Ventrikeldruck rasch und tief ab und steigt in der frühen Diastole rasch zu einem hohen Plateau an (Dip- und Plateau-Phänomen, „square root sign"). Entsprechend ist in der atrialen Druckkurve der Y-Abfall steil und tief, gefolgt von raschem Anstieg zu einem Plateau. Sowohl der systemvenöse als auch der pulmonalvenöse Druck sind erhöht. Dabei überschreitet sowohl der diastolische Druck im linken Ventrikel als auch der pulmonalvenöse Druck (Pulmonalkapillarmitteldruck) den diastolischen Druck im rechten Ventrikel meist um > 5 mmHg.

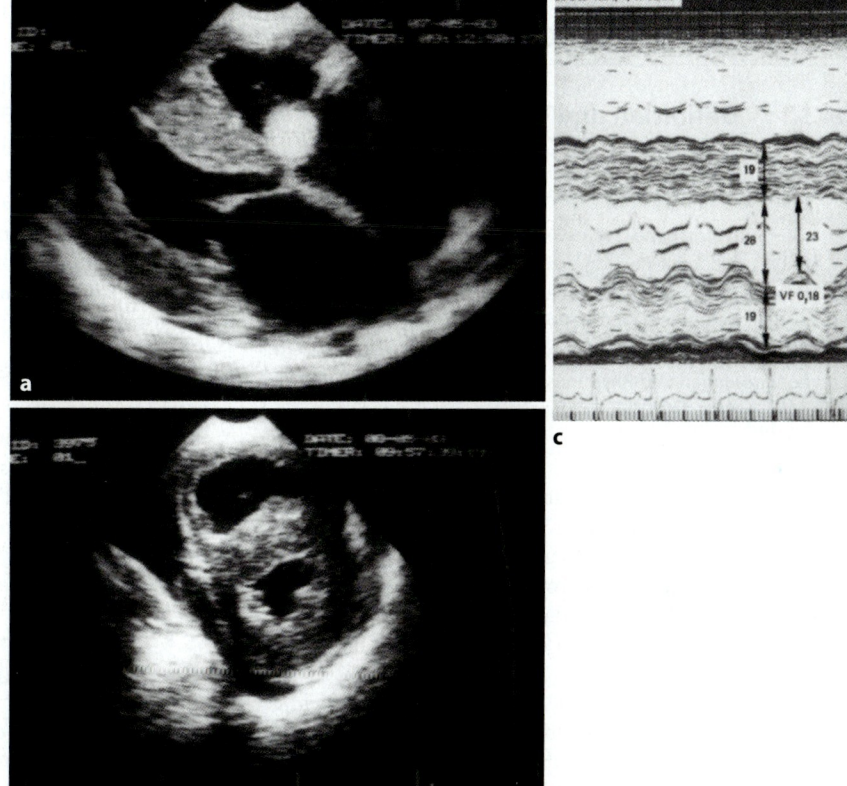

◘ **Abb. 24.10a–c.** Restriktive Kardiomyopathie einer 17-jährigen Patientin. Angeborene Speicherkrankheit (Mukopolysaccharoidose). **a** 2-D-Echokardiogramm, parasternaler Längsschnitt der 4 Herzhöhlen. Beide Ventrikel zeigen stark verdickte Wände. Das Kavum des linken Ventrikels ist klein und trichterförmig. Beide Vorhöfe sind exzessiv dilatiert, das Vorhofseptum mittelständig. Im rechten Vorhof stark reflektierender Kugelthrombus, der zum Zeitpunkt der Aufnahme im Trikuspidalostium lag. **b** 2-D-Echokardiogramm, parasternaler Kurzachsenschnitt der Ventrikel. Die Wandverdickung betrifft gleichmäßig die gesamte Ventrikelzirkumferenz. Posterior Perikarderguss. **c** TM-Echokardiogramm des linken Ventrikels. Wanddicken von Septum und Hinterwand mit 19 mm stark erhöht, enddiastolischer Kavumdurchmesser mit 28 mm stark verkleinert. Verkürzungsfraktion *(VF)* mit 0,18 stark erniedrigt

Der systolische Pulmonalarteriendruck liegt meist über 50 mmHg, und das Plateau des diastolischen rechtsventrikulären Drucks beträgt meist mindestens ein Drittel des maximalen systolischen Ventrikeldrucks. Trotz anfangs normaler systolischer Funktion ist das Schlagvolumen meist erniedrigt. In fortgeschrittenen Stadien nehmen die systolische Funktion und damit die Förderleistung des Herzens ab.

> Es kann schwierig sein, eine restriktive Kardiomyopathie von einer Perikarditis constrictiva zu unterscheiden. Eine Endomyokardbiopsie einschließlich des Einsatzes immunhistochemischer Untersuchungsmethoden kann die Diagnose einer restriktiven Kardiomyopathie, z. B. aufgrund einer Amyloidose, bestätigen. In Einzelfällen schafft erst eine Thorakotomie mit Biopsie Klarheit.

24.4.5 Prognose und Therapie

Die Prognose hängt von dem zugrunde liegenden Krankheitsprozess ab. Sie ist in der Regel schlecht, wenn einmal die Diagnose der restriktiven Kardiomyopathie gestellt ist und Herzinsuffizienzzeichen aufgetreten sind.

Die Therapiemöglichkeiten der restriktiven Kardiomyopathie sind unbefriedigend, da eine Therapie der zugrunde liegenden Erkrankung selten möglich ist. Ausnahmen sind z. B. die Hämochromatose (Chelattherapie) und die Amyloidose (Chemotherapie mit oder ohne Stammzelltransplantation). Meist bleibt nur eine symptomatische Therapie der Herzinsuffizienz übrig.

24.5 Arrhythmogene rechtsventrikuläre Kardiomyopathie

24.5.1 Definition und Vorkommen

> **Definition**
>
> Die arrhythmogene rechtsventrikuläre Kardiomyopathie (ARVC) ist durch eine progressive lokalisierte oder generalisierte Degeneration und Abbau von Herzmuskelzellen des rechten Ventrikels mit nachfolgendem Ersatz durch Fett- und/oder Bindegewebe charakterisiert. Die Folge sind Kontraktionsstörungen und Rhythmusstörungen in Form von ventrikulären Extrasystolen bis hin zu Kammertachykardien.

Die ARVC wurde 1977 von Fontaine erstmals beschrieben und 1995 von der WHO Task Force als eigenständige Kardiomyopathie aufgenommen. Die Häufigkeit beträgt von 1:100.000 in den USA, 1:10.000 in Europa bis hin zu 1:1000 in der Region Venetien. Meist tritt die ARVC bei jungen Patienten (15–35 Jahre) auf. Männer sind 6-mal häufiger als Frauen betroffen.

Die ARVC ist mit bis zu 20% der Fälle eine wichtige Ursache des plötzlichen Herztodes bei jungen Leuten. In Italien wird diese Kardiomyopathie als häufigste Ursache des plötzlichen Herztodes bei jungen Sportlern vermutet (Corrado et al. 2000).

24.5.2 Ätiologie

Eine familiäre Prädilektion wurde erstmals 1982 beschrieben. Ein genetischer Hintergrund ist bei einem Teil der Patienten durch familiäre Häufung und Nachweis von Genmutationen belegt. Apoptose (programmierter Zelltod) ist ein potenzieller Mechanismus für den Untergang von Herzmuskelzellen.

Das bisher beschriebene sehr unterschiedliche Vorkommen dieser Erkrankung in verschiedenen Teilen der Welt ist entweder Folge einer unterschiedlicher Verteilung (genetisches Clustering) oder einer unterschiedlichen diagnostischen Genauigkeit einer noch relativ unbekannten Erkrankung.

Diese wird meist autosomal-dominant mit variabler Penetranz und inkompletter Expression, seltener autosomal-rezessiv vererbt. Eine Familienanamnese wird in 30–50% der Fälle gefunden. Als erstes Genprodukt, das in mutierter Form diese Kardiomyopathie auslösen kann, wurde das Plakoglobin gefunden (McKoy et al. 2000). Dieses Protein ist mitverantwortlich für die Bildung der Verbindungen der Kardiomyozyten untereinander. Es wird vermutet, dass dadurch Schäden an den Zellmembranen entstehen, was zum Zelltod und zum bekannten fibroadipösen Umbau führt. Betroffene Patienten haben typischerweise eine palmoplantare Keratose und welliges Haar, eine Konstellation, die als „Naxos-Erkrankung" bekannt ist, durch die Erstbeschreibung von Patienten auf der gleichnamigen Insel (Coonar et al. 1998). Auch Veränderungen am Ryanodin-Rezeptor wurden zuletzt in Zusammenhang mit dieser Kardiomyopathie gebracht (Tiso et al. 2001). Dieser induziert die Calciumfreisetzung vom sarkoplasmatischen Retikulum in das Zytosol. Vielleicht gibt es hier eine Verbindung zu den adrenerg vermittelten ventrikulären Arrhythmien, die häufig das Schicksal betroffener Patienten bestimmen.

24.5.3 Pathologie und Pathophysiologie

Makroskopisch ist eine diffuse oder regionale Atrophie v. a. der freien Wand des rechten Ventrikels zu erkennen mit von epikardial nach endokardial fortschreitendem Ersatz durch Fettgewebe, teils in Kombination mit fibrotischem Bindegewebe (Lipomatose bzw. Fibrolipomatose). Der rechte Ventrikel ist fast immer dilatiert mit teils umschriebenen Aneurysmen. Teils sind das Septum und der linke Ventrikel mitbetroffen. Das Endokard kann im Verlauf verdickt sein mit scheinbarer Fissurenbildung. Die Folge ist eine Kontraktionsstörung v. a. des rechten Ventrikels.

Histologisch bestehen neben progredienter Muskelzellatrophie und Lipomatose Zellinseln von überlebenden Herzmuskelfasern. Diese stellen durch Störung der normalen elektrischen Erregungsleitung im Herzmuskel die Grundlage für das Auftreten von Arrhythmien dar. In 2 Drittel der Fälle liegen entzündliche Infiltrate mit T-Lymphozyten vor.

24.5.4 Symptome, klinische Befunde, nicht-invasive und invasive Diagnostik

Klinisch auffällig werden die Patienten in erster Linie durch Kammertachykardien. Die Diagnose wird anhand der von McKenna et al. (1994) erarbeiteten Kriterien gestellt (◘ Tabelle 24.1).

24.5 · Arrhythmogene rechtsventrikuläre Kardiomyopathie

Tabelle 24.1. Kriterien für die Diagnose einer arrhythmogenen rechtsventrikulären Kardiomyopathie. Gefordert wird die Kombination aus 2 Hauptkriterien oder aus 1 Hauptkriterium mit 2 Nebenkriterien oder aus 4 Nebenkriterien (nach McKenna et al. 1994)

Befunde	Hauptkriterien	Nebenkriterien
Globale und regionale Dysfunktion und strukturelle Veränderungen	– Schwere Dilatation und Reduktion der rechtsventrikulären Ejektionsfraktion mit keinem oder geringem linksventrikulären Schaden – Lokalisierte rechtsventrikuläre Aneurysmen (akinetische oder dyskinetische Bezirke mit diastolischem „bulging")	– Leichte rechtsventrikuläre Dilatation und/oder Reduktion der Ejektionsfraktion mit normalem linken Ventrikel – Leichte segmentale Dilatation des rechten Ventrikels; regionale rechtsventrikuläre Hypokinesie
Charakteristika des Wandgewebes	– Bei der Biopsie wird ein fibrös-fettiger Umbau des Myokards festgestellt	
Repolarisationsanomalien		– T-Negativierungen in den rechtspräkordialen Ableitungen (V2-V3) bei Patienten über 12 Jahren, ohne dass ein Rechtsschenkelblock vorliegt
Depolarisations- bzw. Konduktionsanomalien	– ε-Potenzial oder lokalisierte Verlängerung (>110 ms) des QRS-Komplexes in den rechtspräkordialen Ableitungen (V1–V3)	– Positive Spätpotenziale
Arrhythmien		– Linksschenkelblockartige ventrikuläre Tachykardien (LSB-VT), anhaltend (>30 s) oder nichtanhaltend im Ruhe-EKG, Speicher-EKG oder Belastungs-EKG – Häufige ventrikuläre Extrasystolen (>1000 im 24-h-Speicher)
Familienanamnese	– Vorliegen der Erkrankung in der Familie autoptisch oder intraoperativ nachgewiesen	– Früher plötzlicher Herztod (>35 Jahre) in der Familie infolge einer vermuteten rechtsventrikulären Dysplasie in der Familienanamnese (klinische Diagnose anhand der hier dargestellten Kriterien)

Die typischen monomorphen linksschenkelblockartigen Kammertachykardien nehmen wohl ihren Ausgang von verbleibenden Myokardzellen inmitten fibrolipomatöser Areale. Durch Leitungsverzögerung entstehen Reentry-Tachykardien. Die lokale elektrische Aktivität erscheint im Oberflächen-EKG als niederamplitudiges Potenzial des terminalen QRS-Komplexes (ε-Potenzial) und kann als Spätpotenzial im signalgemittelten hochverstärkten Oberflächen-EKG nachgewiesen werden.

Von den bildgebenden Verfahren (Echokardiographie, Dextrokardiographie, Computertomographie, Kernspintomographie) ist derzeit die Kernspintomographie am aussagekräftigsten, sie erfasst neben der Größe und Form des rechten Ventrikels auch Kontraktionsstörungen und Wandausdünnungen, und sie kann zwischen muskulären und lipomatösen Wandanteilen unterscheiden (s. Abschn. 14.3 und Abb. 14.4).

Differenzialdiagnostisch müssen die biventrikuläre dilatative Kardiomyopathie und die koronare Herzerkrankung in Betracht gezogen werden, hinsichtlich der Kammertachykardien die idiopathische rechtsventrikuläre Ausflussbahntachykardie.

24.5.5 Prognose und Therapie

Bei einer jährlichen Mortalität von 2–3% ist die Todesursache meist der plötzliche Herztod durch Kammertachykardien oder ein Rechtsherzversagen.

Eine kausale Therapie ist nicht möglich. Bei häufigen ventrikulären Extrasystolen kann ein Versuch mit Sotalol oder mit Amiodaron in Kombination mit einem β-Blocker gemacht werden, evtl. unter elektrophysiologischer Austestung. Therapierefraktäre Kammertachykardien können im Einzelfall mit Katheterablation beherrscht werden. Zunehmend werden implantierbare Kardioverter-Defibrillatoren eingesetzt.

24.6 Nicht klassifizierbare Kardiomyopathien

24.6.1 Definition, Vorkommen und Ätiologie

In die Gruppe der nicht klassifizierbaren Kardiomyopathien gehört v. a. die latente Kardiomyopathie (LCM).

> **Definition**
>
> Als latente (subklinische) Kardiomyopathie wird eine Myokarderkrankung bezeichnet, bei der die morphologischen Veränderungen quantitativ so gering sind, dass die Herzgröße normal ist und in Ruhe eine normale Pumpfunktion vorliegt.

Die LCM zeigt sich in einem pathologisch veränderten EKG und/oder in lokalen Bewegungsstörungen im Bereich der Ventrikel. Unter Belastung ist bei normalem maximalen Herzminutenvolumen der Füllungsdruck meist pathologisch erhöht. Es finden sich aber auch Patienten mit normalen Füllungsdrücken (Reindell et al. 1988). Von einigen Autoren wurden für die oben beschriebenen Patienten die Bezeichnungen „Verdacht auf small vessel disease" oder im Falle einer typischen nitratpositiven Angina pectoris die Bezeichnung „Syndrom der Angina pectoris bei normalen Koronararterien", aber mit verminderter Koronarreserve, oder „Syndrom X" vorgeschlagen. Ätiologisch und prognostisch mögen sich unter dem Begriff der latenten Kardiomyopathie verschiedene Krankheitsbilder verbergen.

24.6.2 Pathologie und Pathophysiologie

Pathologisch-anatomische Befunde sind bei der latenten Kardiomyopathie bisher nur bioptisch gewonnen worden, da die morphologischen Veränderungen so geringgradig sind, dass sie, abgesehen von selten vorkommenden schweren Rhythmusstörungen, nicht zum Tode führen. Neben normalem Myokard findet man eine interstitielle Fibrose und/oder hypertrophische Herzmuskelfasern und -zellen mit degenerativen Veränderungen wie Vermehrung von Fetttropfen und Lipofuszinkörnern, eine Proliferation des sarkoplasmatischen Retikulums und eine Auflösung oder Fehlanordnung von Myofibrillen und Lysosomenbildung. Auch die Mitochondrien lassen degenerative Veränderungen und Größenänderungen erkennen (Frenzel et al. 1985). Diese unspezifischen Veränderungen sind ähnlich wie bei der dilatativen Kardiomyopathie, nur sind sie bei letzterer stärker ausgeprägt (Poche 1982). Strukturelle Veränderungen an den Arteriolen oder Kapillaren im Sinne einer „small vessel disease" oder Anhaltspunkte für eine abgelaufene Myokarditis wurden nicht nachgewiesen.

Die LCM ist morphologisch als diffuse Myokarderkrankung einzuordnen. Da bei LCM die Muskelfaserdicke im Normbereich liegt, können die feinstrukturellen intrazellulären Veränderungen nicht Ausdruck einer Degeneration bei massiver Hypertrophie sein. Die mitochondrialen Veränderungen kennzeichnen eher ein frühes Stadium einer Funktionsstörung der Herzmuskulatur durch eine Schädigung, die primär keine Hypertrophie, sondern funktionelle bzw. morphologische Veränderungen bestimmter Zellorganellen herbeiführt.

24.6.3 Symptome, klinische Befunde, nichtinvasive und invasive Diagnostik

Symptome und Befunde. Die LCM kommt in allen Altersstufen vor; überwiegend sind Frauen betroffen. Eine Aussage über die Häufigkeit der Erkrankung zu machen, ist nicht möglich, da ein großer Teil dieser Patienten wegen fehlender Beschwerden nicht erfasst wird. Häufig sind die Patienten beschwerdefrei oder klagen über Angina pectoris-ähnliche Beschwerden, über Atemnot und über eine Leistungsminderung. Eine vielseitige und bunte Palette von Beschwerden kann die Differentialdiagnose zwischen einer Herzerkrankung und einer neurotischen Verhaltensweise des Patienten sehr erschweren, da außer dem abnormen EKG-Befund die übrigen nichtinvasiven Befunde häufig keine Abweichungen erkennen lassen. Bei der klinischen Untersuchung ergeben sich keine Auffälligkeiten. Die Herzgröße ist röntgenologisch normal, die Herzsilhouette ist normal geformt, die ergometrisch getestete Leistungsfähigkeit ist nicht eingeschränkt. Bei der Rechtsherzeinschwemmkatheteruntersuchung zeigt ein Teil der Patienten unter Ergometerbelastung einen pathologischen Anstieg des links- und/oder rechtsventrikulären Füllungsdrucks. Bei der Myokardszintigraphie (^{201}Thallium) finden sich ähnlich wie bei einer koronaren Herzerkrankung fein- bis grobfleckige fokale oder diffuse Speicherdefekte.

EKG. Zeichen einer myokardialen Schädigung sind in erster Linie Veränderungen der QRS-Gruppe (Linksverspätung, Links- oder Rechtsschenkelblock, „infarktähnliches EKG" u. a.). Veränderungen von ST und T in Ruhe und/oder während und nach Belastung sind keine eindeutigen Zeichen einer Schädigung. Sie können auch durch eine veränderte vegetative Erregbarkeit bedingt sein. Rhythmusstörungen in Form von ventrikulären und supraventrikulären Extrasystolen sind, wenn sie gehäuft und in Ketten auftreten, ebenfalls ein Hinweis auf eine myokardiale Schädigung. Die Abweichungen im EKG sind häufig ein Zufallsbefund, z. B. bei jüngeren Patienten bei Einstellungsuntersuchungen und bei älteren Patienten bei Überprüfung ihrer sportlichen Leistungsfähigkeit oder beim Vorliegen von unklaren Herzbeschwerden.

Echokardiographie. Das Echokardiogramm zeigt normale Ventrikelinnendurchmesser, Wanddicken im oberen Normbereich, gelegentlich ein etwas verdicktes oder hypokinetisches Septum, was zu einer gering reduzierten regionalen Verkürzungsfraktion führen kann, ohne dass die Ejektionsfraktion erniedrigt ist. Die Befunde sind unspezifisch.

Pathophysiologie und Hämodynamik. Bei der hämodynamischen Untersuchung findet man in Ruhe keine besonderen Abweichungen. Lävokardiographisch sieht man eine normale Größe des linken Ventrikels, eine normale Ejektionsfraktion und eine normale Wanddicke des linken Ventrikels. Die Füllungsdrücke verhalten sich unterschiedlich. Die Ursache für eine pathologische Hämodynamik unter Belastung ist nicht einheitlich. Es kann sich um die Folge einer verminderten Dehnbarkeit des linken Ventrikels durch Narben (Mirsky et al.

1974) oder um eine gestörte Pumpfunktion des linken Ventrikels handeln.

24.6.4 Prognose und Therapie

Der Verlauf der Erkrankung ist unterschiedlich. Die Erkrankung kann zeitlebens ohne Beeinträchtigung des Allgemeinbefindens stationär bleiben oder langsam progredient verlaufen. Ein Übergang in eine dilatative Kardiomyopathie wurde in Einzelfällen ebenfalls beobachtet (Reindell et al. 1988). Jahre vorher wurde bei einem solchen Patienten ein Linksschenkelblock gefunden. Wichtig ist, dass die Patienten nicht aus den Augen verloren werden, eine Therapie ist zunächst nicht erforderlich.

24.7 Spezifische Kardiomyopathien I

24.7.1 Ischämische Kardiomyopathie

Die ischämische Kardiomyopathie bietet das Bild einer dilatativen Kardiomyopathie. Die Schädigung ist aber nicht durch das angiographische Ausmaß der KHK oder durch die Größe eines oder mehrerer Infarkte erklärbar. Der Begriff ischämische Kardiomyopathie ist also für Krankheitsprozesse reserviert, die am nicht ischämischen, nicht infarzierten Myokard ablaufen. Hämodynamische Störungen im Zustand des „hibernating myocardium" oder „stunning myokardium" (s. Abschn. 21.1.8) oder aufgrund eines infarktbedingten Aneurysmas gehören – streng genommen – nicht zur ischämischen Kardiomyopathie. Nicht immer lässt sich klar entscheiden, ob bei Vorliegen einer KHK die myokardiale Schädigung auf der KHK oder primär auf einer myokardialen Schädigung beruht, wobei Mischformen nicht selten sind. Myokardiale Schädigungen aufgrund einer KHK werden in den Kap. 21–23 abgehandelt.

24.7.2 Valvuläre Kardiomyopathie

Die valvuläre Kardiomyopathie zeigt sich mit einer ventrikulären Dysfunktion, die nicht ausreichend durch die abnorme Druck- und/oder Volumenbelastung eines Vitiums erklärbar ist. Beide Krankheitsbilder, d. h. eine Kardiomyopathie und ein Vitium cordis, können gemeinsam auftreten. Mit zunehmendem Alter kann sich ein Vitium, z. B. eine Aortenstenose oder eine Mitralinsuffizienz, auf eine zuvor bestehende myokardiale Schädigung aufpfropfen. Bei Erstvorstellung eines Patienten ist die Reihenfolge des Auftretens der Krankheitsbilder nicht immer festzulegen. Myokardiale Schädigungen bei hämodynamisch bedeutsamen Vitien werden bei den einzelnen Vitien beschrieben.

24.7.3 Hypertensive Kardiomyopathie

Die hypertensive Kardiomyopathie zeigt sich meist als linksventrikuläre Hypertrophie mit kardialer Dysfunktion in Verbindung mit den Zeichen einer HCM, RCM oder DCM. Zunächst ist die diastolische Funktion gestört, später auch die systolische Funktion.

24.8 Spezifische Kardiomyopathien II: Myokarditis

24.8.1 Definition und Vorkommen

Eine wichtige und häufige spezifische Kardiomyopathie sind die entzündlichen Kardiomyopathien. Hierbei ist das Myokard in einen meist allgemeinen Krankheitsprozess einbezogen, was dann meist mit einer kardialen Dysfunktion verbunden ist.

> Die Myokarditis entsteht durch direkte oder indirekte Einwirkung von Erregern, durch allergisch-hyperergische Reaktionen, durch toxische, chemische und physikalische Agenzien sowie im Rahmen von Systemerkrankungen. Die Myokarditis tritt isoliert oder zusammen mit einer Endokarditis und/oder Perikarditis auf. Die Diagnose gründet sich auf histologische Kriterien (Schädigung der Myozyten und Auftreten von Entzündungszellen, v.a. von Lymphozyten und Makrophagen) in Verbindung mit immunologischen und immunhistochemischen Kriterien.

Da die Myokarditis meistens gutartig und nicht selten stumm verläuft, ist schwer abzuschätzen, wie häufig sie vorkommt. Im Obduktionsmaterial wird ihre Gesamthäufigkeit mit 5–6% angegeben. Wahrscheinlich ist die Frequenz der entzündlichen Myokarderkrankungen erheblich größer, aber klinisch leichte Verlaufsformen – und das ist der Regelfall – werden oft nicht diagnostiziert (Saphir 1959).

24.8.2 Ätiologie und Pathogenese

Die Myokarditis kann aus pathologisch-anatomischer Sicht (Doerr 1971)
- als eigenständige Krankheit (z. B. Viren-, Protozoenbefall, rheumatisches Fieber, Riesenzellmyokarditis),
- als Begleitkrankheit bei oder nach Allgemeininfektionen (metastatisch oder infektallergisch) oder
- als Folge metabolischer Läsionen mit entzündlichem Organumbau

auftreten.

Nach ätiologischen und teils nosologischen Gesichtspunkten kann eine Einteilung in folgende Formen der Myokarditis gemacht werden. Dabei ergeben sich zwangsläufig Überschneidungen mit anderen spezifischen Kardiomyopathien (Pisani et al. 1997). An dieser Stelle erfolgt die Wiedergabe der in Frage kommenden Erreger. Die übrigen, spezifischen Kardiomyopathien werden im Abschn. 24.9 zusammengefasst.

Einteilung der Erreger, die zu einer Myokarditis führen

Viren:
- Pikornaviren
- Enteroviren
- Polioviren
- Coxsackieviren A und B
- Echoviren

- Parvoviren
- Rhinoviren
- Arboviren
- Gelbfiebervirus
- Denguevirus
- Pappatacivirus
- Hepatitisviren A und B
- Rabiesvirus
- Orthomyxoviren
- Influenzavirus
- Paramyxoviren
- Mumpsvirus
- Masernvirus
- Parainfluenzavirus I–IV
- Respiratory-syncytial-Virus
- Rötelnvirus
- Pockenvirus
- Adenoviren
- Herpesviren
- Herpes-simplex-Virus
- Varizella-Zoster-Virus
- Zytomegalievirus
- Epstein-Barr-Virus (infektiöse Mononukleose)
- Retroviren
- Human immunodeficiency virus (HIV)

Bakterien:
- Borrelia Burgdorferi (Lyme-Karditis)
- Bruzellen
- Clostridien
- Corynebacterium diphtheriae
- Gonokokken
- Haemophilus
- Legionellen
- Leptospiren
- Meningokokken
- Mykobakterien
- Mykoplasmen
- Pneumokokken
- Chlamydia psittaci (Psittakose)
- Salmonellen
- Staphylokokken
- Streptokokken
- Treponemen
- Tropheryma whippelii (Morbus Whipple)
- Tulärämiebakterien

Pilze:
- Actinomyces
- Aspergillus
- Blastomyces
- Candida
- Coccidioides
- Cryptococcus
- Histoplasma
- Nocardia
- Sporothrix

Ricksettsien:
- Coxiella rickettsii („Rocky Mountain spotted fever")
- Coxiella burneti (Q-Fieber)

Helminthen:
- Askariden
- Cysticercus
- Echinococcus
- Toxocara (visceral larva migrans)
- Trichinen

Protozoen:
- Entamoeba histolytica (Amöbiasis)
- Leishmania donovani (Kala-Azar)
- Plasmodium falciparum (Malaria tropica)
- Trypanosoma cruzi (Chagas-Krankheit)
- Toxoplasma Gondii

Der Entzündungsprozess breitet sich herdförmig oder diffus im Myokard aus. Sein Verlauf ist akut, chronisch, chronisch-rezidivierend oder progredient. Die Myokarditis kann ad integrum oder mit mehr oder weniger deutlicher Narbenbildung abheilen, kann aber auch in eine meist dilatative Kardiomyopathie einmünden.

Bei dem pathologischen Geschehen laufen verschiedene Grundprozesse am Myokard ab (Doerr 1971). Es kommt in ganz unterschiedlichem Ausmaß zu einer Schädigung der Herzmuskelzellen (muskelaggressiv und myozytoklastisch) sowie zu exsudativen und proliferativen Vorgängen im Mesenchym. Das Myokard kann herdförmig oder diffus befallen sein. Die Ausbreitung der Entzündung am Herzen selbst kann auf lymphatischem Wege erfolgen, aber häufig kommt es auch zu einer Schädigung der Kapillaren des Herzmuskels, die zu einer Stenose oder Obstruktion mit nachfolgenden schweren hypoxischen Schäden der Herzmuskelzellen führen kann.

Virusmyokarditis

Tierexperimentiell können Myokarditiden durch Inokulation mit lebenden Viren hervorgerufen werden. In jeder Gruppe von Viruserkrankungen gibt es Erreger, die zu einer Myokarditis führen können. Dabei ist die kardiale Beteiligung der gleichen Viruserkrankung bei verschiedenen Epidemien sehr unterschiedlich. Sichere Angaben über die Häufigkeit der Mitbeteiligung des Myokards bei der Vielzahl der Viruserkrankungen sind nicht möglich. Ausgeprägte klinische Bilder oder gar postmortal gewonnene morphologische Veränderungen als Folge einer Virusinfektion sind selten.

> Coxsackie-A- und -B-Viren, Echo-, Adeno-, Parvo-, Influenza-, Poliomyelitis-, Hepatitis-, Herpes-Zoster-, Röteln-, Psittakose- und Mumpsviren gehören zu den häufigsten Erregern (Abelmann 1971).

Die Viren gelangen während einer Virämie mit dem Blut in das Herz. Sie durchdringen die Kapillaren und können wie die Rickettsien eine Vaskulitis mit Obliteration von Kapillaren und kleinen Arteriolen hervorrufen. Durch das perivaskuläre Interstitium dringen die Viren schließlich in die Muskelfaser ein, in der sie sich vermehren. Die Reaktion des Muskels kann so gering sein, dass morphologisch keine wesentlichen Veränderungen vorhanden sind. Abhängig von Virulenz, Menge und Vermehrung des Virus kommt es zu Herzmuskelveränderungen.

Histologisch beobachtet man Muskelfasernekrosen, Ödeme, zelluläre Infiltrate und Verquellungen der Kapillarwandungen. Die Hinterwände der Vorhöfe, die Septen und die Herzspitze werden besonders befallen (Doerr 1971). Auch ein Autoimmunmechanismus wird ursächlich angenommen. Er wird durch den Virusinfekt angestoßen, Autoantikörper bewirken die Myokarditis (Doerr 1971). Die Rolle der Enteroviren bei der Pathogenese der Virusmyokarditis ist durch Virusanzüchtung aus dem entzündeten Myokard und auch serologisch durch Titeranstieg der spezifischen Antikörper belegt. Mit neueren Verfahren wie Dotblot-Technik und In-situ-Hybridisierung sowie der Polymerasekettenrekation (PCR) lassen sich Enteroviren zu 20–50% im Myokard nachweisen (Tracy et al. 1992).

Bakterielle Myokarditis

> Die bakterielle Myokarditis tritt in Begleitung von bakteriellen Allgemeininfektionen auf und wird besonders häufig bei der bakteriellen Endokarditis beobachtet. Infektionen mit Pneumo-, Meningo-, Strepto- und Staphylokokken können zu einer Myokarditis führen.

Ursachen der Herzinsuffizienz bei Endokarditis ist neben embolischen Koronarverschlüssen und Klappendefekten eine Myokarditis. Während klinisch bei der Hälfte aller Patienten mit bakterieller Endokarditis Zeichen einer myokardialen Beteiligung vermutet werden, findet sich autoptisch in etwas mehr als 20% von ihnen eine Myokarditis. Ebenfalls in 20% der Fälle einer Endokarditis bestehen Mikroabszesse im Myokard. Bei durch Staphylokokken verursachter Endokarditis sind Mikroabszesse sogar bei 60% der Patienten im Myokard vorhanden.

Während es sich bei einem Teil der bakteriellen Myokarditiden auch um einen bakteriellen Befall des Myokards handelt, ist in einem anderen Teil der Fälle die Pathogenese der Myokarditis unklar. Es wird die Wirkung von Bakterientoxinen, wie sie bei der Diphtherie und dem Typhus wahrscheinlich ist, oder die Aktivität von Immunkomplexen in Erwägung gezogen.

Rheumatische Myokarditis

> Die rheumatische Myokarditis ist eine der Hauptmanifestationen des rheumatischen Fiebers. Das rheumatische Fieber wird als immunpathologischer Vorgang, der durch Infektion mit β-hämolysierenden Streptokokken der Gruppe A nach Lancefield ausgelöst wird, angesehen. Die Infektion mit β-hämolysierenden Streptokokken führt zu einer Reihe von Immunreaktionen, die auch als diagnostische Kriterien des rheumatischen Fiebers – wie der Antistreptolysintiter und der Nachweis von Myokardantikörpern – herangezogen werden.

Es wird vermutet, dass Strukturen des Herzens mit den Antigenen der Streptokokken gleiche Determinanten haben, die zu den beobachteten Immunkomplexen an den Herzstrukturen führen. Es handelt sich also bei der rheumatischen Karditis um einen Autoimmunvorgang, bei dem die vom Körper gebildeten, gegen Streptokokken gerichteten Antikörper eine Kreuzreaktion mit Strukturen des Herzens eingehen. Diese autochthonen Antikörper werden in 60% der Fälle bei rheumatischer Karditis gefunden. Weiterhin scheinen Ablagerungen von Immunkomplexen zwischen Streptokokkenantikörper und Streptokokkenantigenen im Herzmuskel im Sinne eines Arthus-Phänomens ein weiterer pathogenetischer Mechanismus der rheumatischen Entzündung zu sein. Herzmuskelantikörper, die keine Kreuzreaktion mit Streptokokkenantigenen haben, werden beim rheumatischen Fieber in bis zu 80% der Fälle gefunden. Die pathogenetische Bedeutung dieser Autoantikörper ohne Kreuzreaktion mit Streptokokken wird aber gering eingeschätzt. Entsprechende Autoantikörper gegen den Herzmuskel werden auch nach Kardiotomie und Myokardinfarkt häufig gefunden.

Fraglich ist die pathogenetische Bedeutung von Autoantikörpern beim chronischen Verlauf einer rheumatischen Myokarditis. Immunkomplexe werden in diesem Stadium nur noch bei einem Fünftel der Fälle am Herzmuskel beobachtet. In den Aschoff-Knötchen und in den von Fassbender (1963) beschriebenen muskelaggressiven Granulomen, die nur im chronischen Stadium zu finden sind, wurden keine Immunkomplexe gefunden. Die Möglichkeit eines zellulären Immunmechanismus, der zur Aufrechterhaltung der chronischen Myokarditis führt, wird diskutiert, ist aber noch nicht bewiesen.

24.8.3 Symptome und klinische Befunde

Die Myokarditis tritt meistens im Verlauf einer Allgemeinerkrankung auf. Sie kann in unmittelbarem Zusammenhang mit der Erregerausschwemmung in das Blut, wie bei Poliomyelitis, Miliartuberkulose oder bakterieller Sepsis auftreten, oder sie entsteht in der ersten Krankheitsphase erst 7–10 Tage nach der Infektion, wie bei Grippe oder Coxsackieinfektion. Die Dauer einer akuten Herzmuskelentzündung beträgt zwischen 1 und 2 Monaten. Es sind jedoch auch Verläufe über eine Reihe von Monaten wie auch wesentlich kürzere Erkrankungszeiten beobachtet worden.

Etwas vereinfachend dargestellt kann die akute Myokarditis in 3 Erscheinungsformen auftreten:

- Als Zufallsbefund bei im Vordergrund stehender allgemeiner fieberhafter Infektionskrankheit. Die Myokardbeteiligung ergibt sich meist durch Extrasystolen oder unspezifische ST-T-Veränderungen im EKG. Allgemeinsymptome wie Leistungsschwäche, Ermüdbarkeit, Herzklopfen und Tachykardie nach geringer körperlicher Belastung können sowohl durch die Grundkrankheit als auch durch eine Kontraktionsinsuffizienz unterschiedlichen Schweregrades entstehen. Unbestimmte Schmerzen und ein Druckgefühl am Herzen können vorhanden sein. Häufig bleibt die Myokarditis eine Verdachtsdiagnose. Die verzögerte Rekonvaleszenz bei Infektionskrankheiten kann Hinweis auf das Bestehen einer Myokarditis sein. Die Diagnose der Grundkrankheit kann bei der ätiologischen Einordnung der Myokarditis helfen.
- Unter dem klinischen Bild einer fortgeschrittenen Kardiomyopathie meist dilatativer Art mit oder ohne Herzinsuffizienz.
- Durch kardiogenen Schock und durch schwerwiegende Rhythmusstörungen (Kammerflimmern, Asystolie) kann die Myokarditis zum akuten Herztod führen.

Spezifische Befunde der Virusmyokarditis. Mit dem Rückgang der bakteriellen wie auch der bakteriell-allergischen Myokarditis (Rheumatismus, Scharlach u. a.) ist in den letzten Jahren die Virusmyokarditis immer mehr in den Vordergrund getreten. Virusinfektionen führen bei Erkrankung des Herzens zu einer Perikarditis und zu einer Myokarditis, Coxsackieviren wahrscheinlich sehr selten auch einmal zu einer Endokarditis.

Der Zusammenhang zwischen Myokarderkrankung und Virusinfektion wird durch klinische und experimentelle Beobachtungen belegt (Doerr 1971). Uncharakteristische, vorausgegangene fieberhafte Erkrankung mit Beteiligung der oberen Luftwege und kardiale Symptome gehen mit einem Anstieg spezifischer Antikörper gegenüber Viren einher. Aus dem Stuhl, aus dem Rachenspülwasser und von den Rachenabstrichen Erwachsener und Kinder, die an einer Grippemyokarditis erkrankt waren, wurden Viren isoliert.

Da die Virusmyokarditis häufig stumm verläuft, ist die Dunkelziffer hoch. Gore und Saphir (1967) haben bei 1402 autopisch untersuchten Fällen 70-mal entzündliche Veränderungen im Myokard in Begleitung einer sicher nachgewiesenen Viruserkrankung und 80-mal in Begleitung einer vermuteten Viruserkrankung gefunden.

Eintrittspforten sind am häufigsten der Respirationstrakt und der Magen-Darm-Kanal. Neugeborene infizieren sich über die Plazenta der Mutter. Der häufigste Übertragungsmodus der Viren ist der einer Schmierinfektion.

> Die Schwere der Erkrankung wird nicht nur von der Zahl und der Virulenz der Erreger, sondern auch – wie experimentelle und klinische Erfahrungen zeigen – noch von anderen begünstigenden Faktoren bestimmt, wie Mangeldurchblutung des Herzens, Hypoxie bei respiratorischer Insuffizienz, begleitende Streptokokkeninfekte, Belastungen (körperliche Belastung, Hitze, Unterkühlung, Stress, Kortikosteroide, Schwangerschaft), Alkohol, Mangelernährung, Bestrahlung.

Die Herzerkrankung durch einen Virusinfekt beginnt 7–11 Tage nach der Infektion. Uncharakteristische fieberhafte Erkrankungen mit Beteiligung der oberen Luftwege (Nasopharyngitis, Tracheobronchitis, Sinusitis, Tonsillitis) und des Magen-Darm-Kanals gehen voraus. Selten steht bei Beginn der Erkrankung schon die kardiale Symptomatik im Vordergrund. Zu den allgemeinen Symptomen der Virusinfektion gehören Fieber, selten Leukozytose, beschleunigte Blutsenkung und Vermehrung der α_2-Globuline. Es werden unspezifische, durch den Infekt bedingte Krankheitssymptome beobachtet, wie Tachykardie, Hypotonie, Muskelschmerzen, meningeale Zeichen, Lymphknotenvergrößerung, Exanthem, Schwächegefühl, Schweißausbrüche und leichte Erschöpfbarkeit.

Die Diagnose kann auf große Schwierigkeiten stoßen, da viele Symptome nicht durch eine Myokarditis, sondern durch infektiöse Allgemeinerkrankung bedingt sind. Eine gleichzeitige bestehende Myokarditis kann keine Symptome machen oder alle Möglichkeiten der klinischen Erscheinungsformen bis hin zu ausgeprägter Herzinsuffizienz und Schock darstellen.

24.8.5 Befunde der nichtinvasiven Diagnostik

Laboruntersuchungen. Bei der Hälfte der Patienten mit Myokarditis findet man eine geringe bis mäßige Leukozytose und eine Erhöhung der Blutsenkungsgeschwindigkeit und des CRP-Titers. Oft sind die herzspezifischen Marker Troponin T und Troponin I erhöht, seltener die Muskelenzyme CK, CK-MB, GOT und HBDH. Eine Differenzierung der Myokarditis ist möglich durch Antistreptolysintiter, Antidesoxyribonukleasetiter, Komplementbindungsreaktion, antinukleäre Faktoren und LE-Faktor und durch Anstieg eines Virustiters.

In bestimmten Fällen, wie bei Poliomyelitis, Coxsackie-B-Infektionen oder der Ornithose-Psittakose-Infektion, sind Titeranstieg (Neutralisationstest, Komplementbindungsreaktion, Hämagglutinationshemmungstest) und Virusnachweis im Mundspülwasser, Rachenabstrich, Stuhl oder im Bläscheninhalt möglich. Der Titer sollte in der 2. bis 3. Woche um das 4fache ansteigen, um eine Virusinfektion zu sichern. Erfolgte die erste Titerbestimmung erst mehrere Wochen nach Beginn der Erkrankung, so ist ein sehr hoher Titer auch schon ein Hinweis für das Vorliegen einer speziellen Viruskrankheit, insbesondere dann, wenn im weiteren Verlauf ein Titerabfall beobachtet wird (May 1975).

Neutralisierende Antikörper oder der Erregernachweis beweisen die spezifische Diagnose. In manchen Fällen, wie bei Coxsackie-A-Infektionen, ist die serologische und virologische Sicherung der Erkrankung methodisch schwierig, sodass die Myokarditis häufig unter unklarer Ursache eingeordnet wird.

> Autoantikörper gegen kardiales Myosin werden bei Patienten mit chronischer Myokarditis signifikant häufiger als bei Patienten mit dilatativer Kardiomyopathie oder anderen kardialen Erkrankungen gefunden. Diese Autoantikörper können damit ein chronisches autoimmunologisches Geschehen im Myokard aufzeigen (Lauer et al. 1995).

EKG. Eine wesentliche Säule der klinischen Diagnostik der Myokarditis ist der EKG-Befund. Fehlende EKG-Veränderungen sind Veranlassung, die Diagnose einer Myokarditis zu überprüfen. Ein EKG-Befund allein ist jedoch noch kein Beweis für das Vorliegen einer Myokarditis. Häufige EKG-Befunde sind unspezifische Veränderungen von ST und T, Erregungsbildungsstörungen in Form von supraventrikulären und ventrikulären Extrasystolen sowie Erregungsleitungsstörungen in den empfindlichen Strukturen des Erregungsleitungssystems wie sinuatrialer Block, AV-Knoten-Blockierungen, intraventrikuläre Leitungsstörungen als Linksverspätungskurve, Rechts- und Linksschenkelblock usw. sowie Änderungen des QRS-Komplexes wie Infarktbilder und Niedervoltage. Die elektrokardiographischen Veränderungen wie Extrasystolen, ST- und T-Veränderungen, sind meistens flüchtig. Ein später auftretendes Linkshypertrophie-EKG, Störung der intraatrialen und intraventrikulären Erregungsausbreitung, AV-Knoten-Überleitungsstörungen und ein infarktähnliches EKG können lebenslang bestehen bleiben.

Röntgen. Eine Größenzunahme des Herzens lässt auf eine mehr oder weniger schwere Schädigung der kontraktilen und bindegewebigen Elemente des Myokards schließen. Sie gilt als sicheres Zeichen einer hämodynamisch wirksamen Myokarditis (Schölmerich 1971). Es muss jedoch ausgeschlossen werden, dass für die Herzvergrößerung ein Perikarderguss verantwortlich ist. Die Herzkonfiguration ist abhängig vom Befall einzelner Herzabschnitte oder des gesamten Myokards.

Myokardszintigraphie und Kernspintomographie. Myokardszintigraphie mit Antimyosin kann Patienten mit Kardiomyozytennekrosen identifizieren, ebenso NMR-Untersuchungen vor und nach Gadolinium-Injektion.

Echokardiographie. Wird ein Echokardiogramm unter dem Verdacht auf Myokarditis durchgeführt, erscheint die Ventrikelfunktion bei grober Betrachtung oft normal. Eine sorgfältige segmentale Bewegungsanalyse kann umschriebene lokale Kontraktionsstörungen im linken und/oder rechten Ventrikel aufdecken (Nieminen et al. 1984). Bei unauffälligen oder diskreten Befunden sollten Verlaufskontrollen erfolgen, da sich bei beginnender Myokarditis noch keine sichtbare Funktionsstörung zeigen muss. Der Nachweis eines kleinen Perikardergusses kann die Diagnose erhärten. Bei stärkerem Befall können globale Störungen der systolischen Ventrikelfunktion mit reduzierter Verkürzungs- und Ejektionsfraktion oder schwere segmentale Störungen bis hin zu infarktähnlichen ausgedehnten Akinesien auftreten. Je nach Verlauf der Myokarditis können sich die Kontraktionsstörungen im Verlauf verschlimmern, verbessern oder normalisieren (Chandraratna et al. 1983). Die Dilatation von linkem Ventrikel, linkem Vorhof oder des gesamten Herzens ist im akuten Stadium zunächst gering, schreitet bei starker Störung der Ventrikelfunktion aber rasch fort und geht dann meist mit einer klinisch manifesten Herzinsuffizienz einher (Nieminen et al. 1984). Typischerweise geht mit diesem Befund eine Störung der diastolischen Ventrikelfunktion im Sinne einer Restriktion einher, sie zeigt sich z. B. in dem typischen Restriktionsmuster in der Dopplerflusskurve der Mitralklappe.

> **Klinisch wichtig**
> Alle echokardiographischen Befunde sind unspezifisch und geben keine ätiologischen Hinweise.

24.8.5 Befunde invasiver Diagnostik

Eine Indikation zu einer Rechts- oder Linkskatheteruntersuchung besteht in der Regel nicht. Wenn man sich dazu entschließt, dann wird man sich auf eine Einschwemmkatheteruntersuchung beschränken, in der Regel jedoch auch nur im chronischen Stadium.

Hämodynamik. Sie steht in enger Beziehung zum Schweregrad der myokardialen Schädigung (Schölmerich 1971). Bei schwerer Myokarditis sind Schlagvolumen und Auswurffraktion reduziert. Der enddiastolische Druck verhält sich unterschiedlich, er kann erhöht, aber auch – trotz Vorliegens einer Insuffizienz – normal sein, v. a. im chronischen Stadium (Reindell et al. 1988). Besteht schon eine Fibrosierung, so findet man einen frühdiastolischen Dip mit hohem enddiastolischem Druck (restriktive Kardiomyopathie, Goodwin 1970). Die Relaxationsgeschwindigkeit ist durch das entzündlich oder narbig veränderte Myokard reduziert.

> **Ursachen der gestörten Hämodynamik**
> (Maisch 1998)
> - Virale oder bakterielle Zytotoxizität
> - Immunologische Einflüsse mit zytotoxischen T-Lymphozyten
> - Negativ-inotrope Zytokinine und Toxine mit Veränderungen des Membrantransports und biochemischen Störungen

> - Kardiodepressorische Membranantikörper gegen das Sarkolemm (ASA) oder das Myolemm (AMLA)
> - Antimitochondriale Antikörper
> - Chronotrop-modulierende Antikörper, z. B. gegen β_1- und Azetylcholinrezeptor
> - Strukturelle Veränderungen (Myozytolyse, Fibrose, Hypertrophie)
> - Metabolische Störungen der Zellorganellen
> - Veränderte geometrische Voraussetzungen (Umformung der Ventrikel, Dilatation)
> - Verminderte Koronarreserve (Vasospasmen, Befall der kleinen Koronargefäße, z. B. im Rahmen einer Vaskulitis)

Endomyokardbiopsie. Mit Endomyokardbiopsien, meist transvenös aus dem rechtsventrikulären Septum entnommen, kann die Diagnose „Myokarditis" sowohl anhand histologischer Befunde (Dallas-Kriterien; Aretz et al. 1987) zur Identifizierung von lymphozytären Infiltraten und nekrotischen und/oder degenerierten benachbarten Myozyten als auch anhand immunhistologischer Verfahren zum Nachweis von vermehrter Expression von MHC-Klasse-I- und -II-Antigenen oder Adhäsionsmolekülen als Zeichen der Immunaktivierung (Lauer 1995) gestellt werden. Zusätzlich können molekularbiologisch-virologische Untersuchungsmethoden zum Einsatz kommen. Die histologischen Befunde sind in der Regel unspezifisch. Die Dallas-Kriterien unterscheiden bei einer ersten Biopsie eine aktive Myokarditis mit Infiltraten, Myozytolyse und Ödem von einer Borderline-Myokarditis, die nicht diagnostisch ist. Im Rahmen von weiteren Biopsien, d. h. im Verlauf, werden unterschieden eine persistierende Myokarditis, eine abheilende Myokarditis und eine abgeheilte Myokarditis, die mit Narbenbildung einhergeht.

Die Diagnose „Virusmyokarditis" bleibt trotz vielfältiger Bemühungen klinisch meist eine Verdachtsdiagnose. Nur die Kombination mit virologischen, histologischen und immunhistologischen Befunden anhand von Endomyokardbiopsien ermöglicht die Diagnose einer Virusmyokarditis mit hoher Wahrscheinlichkeit (Schultheiss et al. 1992).

24.8.6 Verlauf und Prognose

Die Prognose der Myokarditiden ist in ihrer Gesamtheit – v. a., wenn es sich um sog. Begleitmyokarditiden bei Allgemeininfektionen handelt – gut. Sie kann ohne Narben oder aber mit umschriebenen fibrotischen Bezirken ausheilen. Doerr hat bei seinem autopischen Beobachtungsgut in 5% der Fälle entzündlich bedingte Narben im Myokard nachweisen können. Die Reservekraft des Herzens wird dadurch meist nur gering eingeschränkt. Bleibt nach abgeheilter Myokarditis keine oder nur eine geringe Störung der Ventrikelfunktion bestehen, kann ein Belastungs-Echo über die Kontraktilitätsreserve Auskunft geben.

Bei einer **akuten Myokarditis** können bedrohliche Komplikationen auftreten in Form von akuter Herzinsuffizienz, Rhythmusstörungen und – da eine Myokarditis häufig von einer Perikarditis begleitet wird – von Perikardergüssen bis hin zu Perikardtamponade, in deren Spätfolge es dann zu einer Pericarditis constrictiva kommen kann. Bei der rheumatischen und bakteriellen Endomyokarditis werden Schweregrad der Komplikationen und Prognose vorwiegend durch den Grad der Klappenschädigung bestimmt. Das Auftreten von Arrhythmien wie polytopen ventrikulären Extrasystolen und Ketten von ventrikulären Extrasystolen und Überleitungsstörungen macht eine Überwachung mit Monitorkontrolle erforderlich.

Bei den **chronischen Verlaufsformen** gibt es rekurrierende und chronische Formen ohne weitere akute Schübe. Fibrosierung und Hypertrophie stehen bei chronischen Verläufen im Vordergrund. Wird das kritische Herzgewicht überschritten, kommt es zu metabolischen Störungen, die eine Herzinsuffizienz herbeiführen. Mögliche Todesursachen sind dann Kammerflimmern, Asystolie, zerebrale Embolien und Lungenembolien.

Bei der chronischen Chagas-Myokarditis werden ursächlich immunologische Prozesse diskutiert (Rosenbaum 1964). Bei einer Vielzahl nicht erkannter Infektionskrankheiten hat sich aus der akuten Krankheitsphase über Jahre und Jahrzehnte eine chronisch weiterschwelende Entzündung entwickelt, die schließlich zur Herzinsuffizienz führte (Mattingly 1970). Von mehreren Autoren wird die chronische Verlaufsform als klassische Autoimmunkrankheit aufgefasst (Fowler 1971).

Die **Virusmyokarditis** verläuft meist leicht. Es scheinen epidemische Besonderheiten bei einzelnen Virusinfektionen vorzuliegen, die die Schwere der Erkrankung bestimmen können. Echoviren (Serotypen 9 und 22) weisen eine besondere Kardiotropie auf. Sie können zur Herzinsuffizienz, sogar mit letalem Ausgang, führen. Patienten mit Infektionen durch Influenzaviren A und B zeigen häufig EKG-Veränderungen. Schwere Myokarditiden mit Todesfällen sind aber selten. Sie sind v. a. bei Ornithose- und Coxsackiemyokarditiden beschrieben worden.

Die früher sehr häufig beobachtete Myokarditis bei Poliomyelitis ist jetzt sehr selten, ein Erfolg der weltweiten Impfaktionen. Aus der Gruppe der Picornaviren haben Coxsackieviren im Hinblick auf die Ätiologie einer Myokarditis die größte Bedeutung. Bei Coxsackie A (24 Serotypen) und B (6 Serotypen) verlagert sich die Manifestation in das Erwachsenenalter (May et al. 1975 u. a.). Die Säuglingsmyokarditis durch Coxsackie-B-Viren ist mit einer hohen Sterblichkeitsrate bis zu 50% belastet (Windorfer 1966), bei Erwachsenen ist sie dagegen niedrig. Im allgemeinen ist bei der Coxsackiemyokarditis selbst bei schwerem Krankheitsverlauf mit einer Ausheilung der Erkrankung zu rechnen. Allerdings können noch über Wochen und Monate kardiale Symptome, insbesondere EKG-Veränderungen, beobachtet werden.

Möglich sind chronisch-entzündliche Verlaufsformen nach einer akuten Virusmyokarditis, z. B. aufgrund einer Viruspersistenz im Herzmuskel und zeitweiliger Aktivierung, einer Wirkung von Virusantigenen in der Herzmuskulatur oder aufgrund einer Immunerkrankung. Aus dem Krankheitsgeschehen einer akuten Myokarditis mit all ihren Folgen kann hämodynamisch eine dilatative Kardiomyopathie entstehen. Die verminderte Funktion des Restmyokards, die ausgeprägte Fibrosierung, die dem entzündlichen Stadium folgt, die kompensatorische Hypertrophie, die bei Überschreiten des kritischen Herzgewichts wiederum mit degenerativen Veränderungen einhergeht, und die unökonomische Arbeitsweise des Herzens durch erhöhte Wandspannung sind Faktoren, die für das Entstehen einer chronischen Kardiomyopathie bis zur Herzinsuffizienz verantwortlich sind.

24.8.7 Therapie

Bei sicherem Nachweis einer Myokarditis ist körperliche Schonung sinnvoll. Sie hat mehrere Gründe: Einmal ist durch experimentelle Untersuchungen bekannt, dass durch verstärkte körperliche Belastung die Aktivität der Viren und die Ausdehnung des entzündlichen Prozesses begünstigt werden können. Weiterhin besteht die Gefahr, dass durch körperliche Belastung das Eintreten einer Gefügedilatation des Herzens gefördert wird.

Herzinsuffizienz und schwerwiegende Rhythmusstörungen werden nach Richtlinien behandelt, wie sie in den entsprechenden Kapiteln dieses Buches beschrieben sind. Es muss darauf hingewiesen werden, dass die Toxizitätsschwelle für Herzglykoside bei einer Myokarditis niedriger liegt als bei anderen Formen der Herzinsuffizienz, was bei der Dosierung berücksichtigt werden muss. Der Einsatz von Kortikosteroiden wird kontrovers beurteilt. Trotz theoretischer Gründe für eine Immunsuppression konnte ein Nutzen von Ciclosporin oder Azathioprin zusätzlich zu Prednison nicht nachgewiesen werden (Mason et al. 1995).

Auf die Bedeutung der Prophylaxe durch Impfungen muss besonders hingewiesen werden. Solche Möglichkeiten bestehen bei Röteln, Influenza-A- und -B-Infektionen, bei der Poliomyelitis, Mumps und Masern.

Für die Therapie der **bakteriellen Myokarditis** ist der Nachweis der Erreger von entscheidender Bedeutung. 6 Blutkulturen sind – wie bei der Endokarditis – notwendig. Die nach Resistenzbestimmung eingeleitete antibiotische Therapie soll konsequent bis zum Abklingen der Entzündungszeichen durchgeführt werden. Die Myokarditis stellt bei der bakteriellen Endokarditis keine Kontraindikation zum Klappenersatz dar.

24.9 Spezifische Kardiomyopathien III: Andere Formen

Außer den in Abschn. 24.8 beschriebenen spezifischen Kardiomyopathien auf infektiöser Grundlage gibt es noch eine Reihe weiterer spezifischer Kardiomyopathien, die im folgenden zusammengefasst sind (Pisani et al. 1997). Von ihnen werden die wichtigsten im Detail besprochen.

> **Kardiomyopathie bei Kollagenosen/Immunkardiomyopathien**
> - Rheumatische Herzkrankheit
> - Lupus erythematodes
> - Dermatomyositis
> - Sklerodermie
> - Spondylarthritis ankylopoetica
> - Rheumatoide Herzkrankheit
> - Periarteriitis nodosa
> - Dressler-Syndrom
> - Postkardiotomiesyndrom
> - Morbus Wegener

24.9 · Spezifische Kardiomyopathien III: Andere Formen

Riesenzellmyokarditis

Toxische Kardiomyopathien
- Alkohol
- Medikamente, z. B. Zytostatika (Anthracycline, Daunorubicin, Doxorubicin, Cyclophosphamid), Barbiturate, antiparasitäre Chemotherapeutika (Emetin, Dehydroemetin, Chloroquin, Antimonverbindungen), Analgetika, Anästhetika, Katecholamine, Theophyllin und β_2-Antagonisten, psychotrope Medikamente (trizyklische Antidepressiva, Phenothiazine, Lithiumsalze), Amphetamine, Kokain, Migränemittel (Ergotamin, Sumatriptan, Methysergid)
- Chemische Stoffe (Kohlenmonoxid, Kohlenstofftetrachlorid, Kobalt)
- Urämie

Kardiomyopathien bei endokrinen Erkrankungen (Endokrinopathien)
- Hyperthyreose
- Hypothyreose
- Akromegalie
- Phäochromozytom
- Diabetes mellitus
- Somatotropismus
- Schwangerschaft, Puerperium
- Karzinoid

Kardiomyopathien bei Stoffwechselkrankheiten
- Amyloidose
- Hämochromatose
- Xanthomatose
- Malnutrition
- Störungen des Vitaminstoffwechsels (z. B. Thiaminmangel)
- Störungen des Mineralstoffwechsels (z. B. Hypokaliämie, Hyperkalzämie)
- Morbus Fabry
- Beriberi
- Selenmangel
- Kwashiorkor

Granulomatöse Myokarditiden
- Sarkoidose
- Myokarditis bei Tuberkulose
- Myokarditis bei Morbus Hodgkin

Kardiomyopathien aufgrund physikalischer Einwirkungen
- Strahlentherapie
- Elektroschock
- Thoraxkontusion

Kardiomyopathien bei neuromuskulären Störungen
- Progressive Muskeldystrophie
- Myotonische Dystrophie
- Friedreich-Ataxie

24.9.1 Granulomatöse Myokarditis (Sarkoidose)

Von den granulomatösen Myokarditiden kommt der myokardialen Sarkoidose die größte Bedeutung zu. Bei der Sarkoidose ist in 20% der Fälle mit einem myokardialen Befall zu rechnen (Bashour et al. 1968) bei einer Krankheitshäufigkeit von 10–24/100.000 Einwohner (Matsui et al. 1976).

Pathologie. Es wird ein konglomeratbandartiger Befall mit expansiver Invasion sowie ein verzweigungsartiger Befall mit interstitieller Ausbreitung beobachtet (Matsui et al. 1976). Eine Lokalisation im Erregungsleitungssystem ist von entsprechenden Ausfällen begleitet. Eine diffuse interstitielle Ausdehnung kann zum Bild einer restriktiven Kardiomyopathie führen. Eine Myokardsarkoidose kann bestehen, ohne dass fassbare klinische Zeichen einer Lungensarkoidose vorliegen. Ein Cor pulmonale kann als Folge einer Lungensarkoidose entstehen.

Diagnose. Bei einer akuten myokardialen Sarkoidose sind neben den Erregungsleitungsstörungen und Extrasystolien Zeichen einer Außenschichtschädigung (T-Inversionen) nicht selten (Hagemann und Wurm 1978). Nur eine Myokardbiopsie kann die Diagnose sichern. Die Prognose einer Myokardsarkoidose ist im allgemeinen gut bei hoher Spontanheilungsrate. Eine Ausnahme bildet der Befall des Erregungsleitungssystems.

Therapie. Eine antiarrhythmische Therapie ist in üblicher Weise durchzuführen, evtl. mit passagerer oder permanenter Schrittmacheranlage. Eine Kortisonbehandlung ist grundsätzlich so lange notwendig, wie Aktivitätszeichen bestehen (Ghosh et al. 1972).

24.9.2 Alkoholische Kardiomyopathie

Die alkoholtoxische Kardiomyopathie tritt üblicherweise nach mehr als 10 Jahren massiven Alkoholkonsums auf (Fernandez-Sola 1997). Eine klinische Besserung oder gar völlige Erholung durch Abstinenz sind möglich, aber nicht zwingend (Guillo 1997). Alkohol hat einen unmittelbaren toxischen Effekt auf den Herzmuskel. Bei der Alkoholkardiomyopathie treffen meistens mehrere schädigende Einwirkungen zusammen: Außer der toxischen Wirkung des Alkohols spielen Thiaminmangel, Fehlernährung, Eiweißmangel und eine mögliche zusätzliche toxische Schädigung des Herzmuskels, z. B. durch Kobalt (Bier) oder Arsen (Wein) eine Rolle. Eine Reihe von Wirkungsmöglichkeiten des Alkohols wird diskutiert: Die Wirkung von Katecholaminen am Herzen wird durch Alkohol vermindert, der Abbau von Katecholaminen und Serotonin konkurriert mit dem Abbau von Alkohol und wird so unter Alkohol verzögert.

24.9.3 Kardiomyopathie durch Amyloidose

Die Ablagerung von Amyloid im Herzen erfolgt an den Gefäßen, im Interstitium, diffus und herdförmig an den Herzklappen und im Erregungsbildungs- und Erregungsleitungssystem. Das Herz kann bei allen Formen der Amyloidose befallen werden. Häufigste Ursache der kardialen Amyloidose ist aber die sekundäre Amyloidose bei Plasmozytom.

Klinisch stellt sich die Amyloidose des Herzens als restriktive Kardiomyopathie dar (s. Abschn. 24.4). Hinweise dafür sind digitalisrefraktäre Herzinsuffizienz, Hypotonie und im EKG-Niedervoltage mit „Pseudoinfarktzeichen" (v. a. R-Verlust in V1–4, aber auch ST-Hebungen). Die Diagnose einer Amyloidose wird bioptisch gesichert. Der Befall des Herzens kann evtl. auch ohne Mitbeteiligung anderer Organe auftreten. Die Therapie ist bisher symptomatisch und unbefriedigend, die Prognose bei myokardialem Befall schlecht. Eine autologe Stammzelltransplantation nach ablativer Chemotherapie bei der primären AL-Amyloidose ist im Versuchsstadium

24.9.4 Medikamenteninduzierte Kardiomyopathien

Der Nachweis einer medikamentös ausgelösten Kardiomyopathie ist deshalb so schwer zu erbringen, weil ein Medikament selten die einzig mögliche Ursache und der histologische Befund unspezifisch ist. Schließlich kann ein Medikament erst mit einer längeren Latenz die Kardiomyopathie zur Manifestation bringen. Meist handelt es sich um Chemotherapeutika, antiparasitäre und psychiatrische Medikamente.

Chemotherapeutika in der Tumorbehandlung

Adriamycin (Doxorubicin). Das antimitotisch wirksame Antibiotikum aus der Gruppe der Anthracycline wird bei der Behandlung von Lymphomen, Leukämien und bei soliden Tumoren (Mammakarzinom und Weichteilsarkom) angewandt (Blum u. Carter 1974). Histologisch findet man fokale Zelldegenerationen, ein interstitielles Ödem und erst spät eine Fibrosierung. Das Auftreten einer Herzschädigung ist relativ plötzlich, oft mit einer Latenz, die bis zu mehreren Monaten betragen kann, unter dem Bild einer Kardiomegalie mit biventrikulärer Herzinsuffizienz. Diese reagiert nur wenig auf die klassische Herzinsuffizienztherapie und endet oft tödlich. Die Gesamtdosis von Adriamycin spielt bei der Kardiotoxizität eine Rolle. Als Erfahrungswert hat man eine Grenze von 550 mg/m² gesetzt.

> **Klinisch wichtig**
> Patienten, die mit Adriamycin behandelt werden, sollten kardiologisch u. a. mit EKG und Echokardiographie sorgfältig überwacht werden, sobald eine kumulative Dosis > 250 mg/m² erreicht ist.

Daunomycin (Daunorubicin). Dieses Medikament ist besonders wirksam in der Behandlung von akuten Myeloblastenleukämien; es ist dem Adriamycin verwandt (Lenarz u. Page 1976). Der Mechanismus der toxischen Herzwirkung beruht wahrscheinlich auf einer Bindung des Medikaments an die Desoxyribonukleinsäure in den Zellkernen und Mitochondrien. Einmal gebunden, wird es nur langsam freigesetzt. Intoxikationszeichen treten spät auf, Erwachsene sind vulnerabler als Kinder. Kinder können Dosen bis zu 20 mg/kg KG ertragen, dagegen kommt es bei Erwachsenen schon bei Dosen zwischen 2,5–8 mg/kg KG zu toxischen Erscheinungen (Halazoun et al. 1974).

Cyclophosphamid. Bei hohen Dosen dieses antimitotischen Medikaments (mehr als 0,45 g/10 kg KG/Tag) sind EKG-Veränderungen und eine meist in tödlicher Globalinsuffizienz endende hämorrhagische dilatative Myokarditis beschrieben worden.

Weitere antimitotische Krebsmittel. Kardiotoxische Nebenwirkungen in Form von tödlichen Arrhythmien oder Herzsuffizienz wurden beschrieben bei 5-Fluouracil (May et al. 1990) und Amsacrin (Weiss et al. 1986), Mitoxantron (Schell et al. 1982), Vincristin, Vindesin, Cytarabin.

Antiparasitäre Chemotherapeutika

Emetin, Dehydroemetin. Die kardiotoxische Wirkung von Emetin, das zur Behandlung der Amöbiasis und der Schistosomiasis verwendet wird, ist schon seit über 60 Jahren bekannt. In seltenen Fällen kommt es relativ plötzlich zu einer globalen Herzinsuffizienz mit schlechter Prognose (Brem u. Konwaller 1955). Dagegen beobachtet man relativ oft reversible Endstreckenveränderungen im EKG (Dempsy u. Salem 1966). Möglicherweise wird die oxidative Phosphorylierung durch Emetin gestört, was zu einer Schädigung der Mitochondrien führt. Seit 1959 gibt es das Dehydroemetin, das schneller eliminiert wird und eine größere therapeutische Breite hat (Motte et al. 1970).

Chloroquin. Es wird bei einer Reihe von parasitären Erkrankungen angewendet und hat selten kardiotoxische Nebenwirkungen. EKG-Veränderungen werden sehr häufig beobachtet, sie sind aber weniger stark ausgeprägt und von kürzerer Dauer als beim Emetin (Sanghri u. Mathur 1965). In toxischer Dosis – z. B. bei Suizid – kommt es zu Bradykardien, Rhythmusstörungen, Überleitungsstörungen und Herzinsuffizienz (Michael u. Arivazzadek 1970).

Antimonverbindungen. Sie wurden zur Behandlung der Schistosomiasis angewendet und führten oft zu reversiblen EKG-Veränderungen. Sehr selten kommt es zu einer schweren myokardialen Schädigung mit tödlichen Folgen unter dem Bild von Bradykardien, paroxysmalen ventrikulären Tachykardien und Hypotension (Honey 1960).

Psychotrope Medikamente

> Die heute üblichen Medikamente zur Behandlung der Schizophrenie, der Depression und anderer psychiatrischer Erkrankungen wirken nicht nur auf das Zentralnervensystem, sondern u. a. auch auf das Herz.

Da sie häufig in hohen Dosen und über lange Zeiträume verabreicht werden, stellt man die meisten kardialen Nebenwirkungen auch erst nach jahrelanger Behandlung fest. Als erstes fiel eine Häufung des plötzlichen Herztodes bei noch jungen, sonst als herzgesund geltenden psychiatrischen Patienten auf (Alexander u. Nino 1969).

Trizyklische Antidepressiva. Zu ihnen gehören v. a. Imipramin und Amitriptylin samt Abkömmlingen. Ihre Wirkung beruht darauf, dass die Wiederaufnahme von Serotonin und Noradrenalin an noradrenergen Neuronen verhindert wird, sodass die Noradrenalinkonzentration an den Rezeptoren ansteigt. Folgen sind: Tachykardie, orthostatische Hypotension, unspezifische Repolarisationsstörungen, Überleitungsstörungen im EKG und Beeinträchtigung der linksventrikulären Funktion (Giardina et al. 1985).

Phenothiazine. Zu ihnen gehören Chlorpromazin, Promazin, Triflupromazin, die Piperazine (z. B. Fluphenazin, Perphenazin, Trifluoperazin) und die Piperidine (z. B. Thioridazin, Periciazin). Sie werden v. a. zur Behandlung von Psychosen verwendet. EKG-Veränderungen können sehr ausgeprägt sein und sind dosisabhängig. Ernste Rhythmus- und Überleitungsstörungen sind für einen Teil der beschriebenen Todesfälle verantwortlich (Levine u. Marshall 1975). Man versucht diese Befunde mit einer direkten toxischen Schädigung zu erklären oder mit einer Wirkung durch lokale Katecholaminfreisetzung (Raisfeld 1972).

Lithiumsalze. Sie sind besonders wirksam in der Prophylaxe manisch-depressiver Erkrankungen. EKG-Veränderungen sind häufig, aber ohne klinische Bedeutung.. Es kommt in seltenen Fällen zu einer direkten myokardialen Schädigung (Tseng 1971). Schwere Nebenwirkungen und Myokardschädigungen können unter Lithiumtherapie auch bei therapeutischen Serumspiegeln (0,6–1 mmol/l) auftreten. Insgesamt ist die Lithiumbehandlung aber relativ sicher. Bei Patienten unter Lithiumbehandlung sollte eine negative Natriumbilanz vermieden werden, denn dann erhöht sich die tubuläre Resorption für Lithium.

Kokain. Seit den 70er-Jahren hat weltweit der Konsum dieser Droge stark zugenommen. Im Myokard wird der schnelle Natriumkanal blockiert, sodass es zu einer verzögerten Depolarisation und verlangsamter Leitungsgeschwindigkeit kommt, die Refraktärperioden verlängern sich. Weiter wird durch blockierte Wiederaufnahme von Katecholaminen deren Wirkung sowohl zentral als auch peripher und im Myokard erheblich verstärkt mit der Folge von Tachykardien, Hypertonus, Hyperthermie und Mydriasis. Schließlich kommt es zu einer koronaren Vasokonstriktion einmal durch eine direkte Wirkung auf den Tonus der glatten Gefäßmuskelzellen, dann auch über α-adrenerg vermittelte Mechanismen (Billman et al. 1990). Direkte Wirkungen am Myokard sind negative Inotropie infolge Blockierung der schnellen Natriumkanäle und Erhöhung der intrazellulären Kalziumkonzentration. Wahrscheinlich sind auch die Blutplättchenaggregation sowie die Thromboxan-A-Bildung erhöht. Bei chronischem Gebrauch wird eine akzelerierte Atherosklerose beschrieben (Kloner et al. 1992).

Kokainabusus führt zu zahlreichen akuten klinischen Syndromen: plötzlicher Herztod, akuter Herzinfarkt, akute reversible Myokarditis, Torsade-des-pointes-Tachykardien, Kammerflimmern, irreversible Muskelschädigung durch Rhabdomyolyse, hypertensive Krise, Schlaganfall, Subarachnoidalblutung, akute Aortendissektion oder -ruptur, Pneumoperikard. Die Therapie ist symptomatisch. Thrombolytische Therapie bei akutem Infarkt birgt eine erhöhte Gefahr der zerebralen Blutung in sich.

Migränemittel

Ergotamin. Es erhöht den Tonus der glatten Muskelzellen und wird manchmal in niedriger Dosis bei Orthostasesymptomen eingesetzt. Auch bei der Migräne hat es Verwendung gefunden. Bei therapeutischen Dosen von Ergotamin sind Herzinfarkte beschrieben worden (Klein et al. 1982).

Sumatriptan. Dieser neue Serotoninantagonist findet bei schweren Migräneanfällen Anwendung und kann ebenfalls zu akuter Infarktsymptomatik infolge Koronarspasmus führen. Daher sollte nach den Empfehlungen der Arzneimittelkommission der Deutschen Ärzteschaft (1994) dieses Medikament nur mit großer Vorsicht gegeben werden, wenn die Patienten schon eine KHK oder aber ein ausgeprägtes kardiovaskuläres Risikofaktorprofil haben.

Methysergid. Dieses ist in seinen Wirkungen dem Ergotamin ähnlich. Es wurden aber außerdem pulmonale, kardiale und retroperitoneale Fibrosen beschrieben (Bana et al. 1974).

Medikamentenüberempfindlichkeit

Allergische Myokarditiden sind durch Eosinophilie sowie durch ein perivaskuläres Infiltrat des Myokards von Eosinophilen, mehrkernigen Riesenzellen und Lymphozyten charakterisiert. Einzelne Medikamente wurden mit solchen Myokarditiden in Zusammenhang gebracht: z. B. Penicilline, Sulfonamide, Tetracycline, Paraaminosalizylsäure, Streptomycin, Methyldopa. Eine solche Myokarditis kann zu einer Herzinsuffizienz führen.

Medikamenteninduziertes Lupus-ähnliches Syndrom

Es muss unterschieden werden zwischen dem systemischen Lupus erythematodes (LE), dem medikamenteninduzierten Lupus-ähnlichen Syndrom und dem Labornachweis von antinukleären Antikörpern und LE-Zellen im Serum von Patienten unter medikamentöser Behandlung. Das medikamenteninduzierte Lupus-ähnliche Syndrom kann durch langjährige Medikamenteneinnahme verursacht werden. Auch hier findet man in der Regel ANA oder einen positiven LE-Zelltest bei den Patienten. Am häufigsten tritt ein medikamenteninduziertes Lupus-ähnliches Syndrom bei der Behandlung mit Hydralazin, Procainamid und Methyldopa auf.

24.9.5 Kardiomyopathie als Strahlenfolge

Strahlenschäden am Herzen werden jetzt häufiger angetroffen, einmal weil Patienten mit Mammakarzinom oder Morbus Hodgkin wesentlich länger überleben, z. T. sogar geheilt werden, zum andern, weil mit den modernen Bestrahlungsgeräten (Kobaltbombe, Linearbeschleuniger) erheblich energiereichere Strahlen (1,5–35 MeV) appliziert werden, die höhere Herddosen erlauben. Durch die Mehrfeldbestrahlung kann dabei die Oberflächendosis in tragbaren Grenzen gehalten werden, aber die Tiefendosis ist so bedeutend angewachsen, dass schwere Schäden einzelner Herzabschnitte oder des ganzen Herzens hervorgerufen werden können (Arsenian 1991).

Inzidenz. Am häufigsten findet man strahlenbedingte Myokard- und Perikardveränderungen bei Patienten mit Mammakarzinom oder Morbus Hodgkin, auch bei Lungen- und Thymuskrebs und beim Ösophaguskarzinom. Dabei überwiegt das klinische Bild der Perikardschädigung. Di Matteo et al. (1978) fanden bei 46 Patienten in 36 Fällen eine Perikarditis, die 11-mal mit einer Myokardfibrose einherging. In 3 Fällen fand sich eine isolierte Kardiomyopathie, in 4 Fällen eine Koronarinsuffizienz, dreimal wurden isolierte elektrokardiographische Veränderungen festgestellt.

Das Auftreten der Strahlenschädigung hängt von der Gesamtdosis, der Einzeldosis und den Bestrahlungsintervallen ab. Beim Morbus Hodgkin und Mammakarzinom liegt die therapeutische Strahlendosis zwischen 45 und 60 Gy. Die Schwellendosis zur Erzeugung einer Perikarditis liegt bei 40 Gy, für eine Myokarditis ist sie etwas höher anzusetzen. Bei gleichzeitiger zytostatischer Therapie ist schon bei niedrigeren Herddosen mit einer Myokardschädigung zu rechnen. Wenn bei Mammakarzinom die regionalen Lymphknoten bestrahlt werden, ist bei 3% der Patienten mit einer Herzbeteiligung zu rechnen. Beim Ösophaguskarzinom oder Bronchialkarzinom erhält das Mediastinum bis zu 60 Gy.

Pathologie. Pathologisch-anatomisch finden sich Perikardverdickungen und fibrotische Adhäsionen mit Ergussbildung. Konstriktion und Tamponade können daraus resultieren. Das Myokard zeigt diffuse, fleckige Fibrosierungen. Auch der Klappenapparat kann mitbetroffen werden. Mitral- und Aorteninsuffizienz sind beschrieben worden (Carlson et al. 1990).

Experimentelle Untersuchungen von Fajardo u. Stewart (1970) über die Entwicklung der strahleninduzierten Myokardfibrose haben 3 Stadien gezeigt:

- In den ersten 6–48 h kommt es zu einer entzündlichen Karditis, bei der überwiegend die Kapillaren geschädigt werden.
- In den nächsten 70 Tagen werden lichtmikroskopisch keine weiteren Veränderungen festgestellt. Elektronenmikroskopisch sieht man aber Schädigungen der Mikrozirkulation mit Endothelbrüchen und Mikrothrombosen. Dadurch kommt es zu fokalen Nekrosen mit Bindegewebsreaktionen.
- Die Fibrose wird ab dem 75. Tag beobachtet: Sie befällt das Myokard ebenso wie das Perikard, während das Endokard relativ wenig betroffen ist.

Klinik. Klinische Zeichen der strahleninduzierten Myokardschädigung sind schwer festzustellen, weil sie unspezifisch, oft auch nicht sehr ausgeprägt sind und mit z. T. langer Latenz auftreten. Isolierte EKG-Veränderungen, Insuffizienzeichen mit erhöhten Füllungsdrücken und infarktähnliche Bilder werden am häufigsten angetroffen. Oft wird die Diagnose erst bei der Autopsie gestellt oder im Rahmen einer Perikardektomie wegen Konstriktion.

Gewöhnlich sieht man im EKG Zeichen der diffusen Außenschichtalteration. Sie sind fast immer während der Strahlenbehandlung nachweisbar und persistieren in 15–30% der Fälle. Supraventrikuläre und ventrikuläre Rhythmusstörungen, selten auch tödliche Kammertachykardien, sind beschrieben worden. Blockbilder bis hin zum kompletten AV-Block wurden bei jungen Patienten nachgewiesen (Tzivoni et al. 1977).

Eine strahleninduzierte Kardiomyopathie, die auch pathologisch-anatomisch bestätigt wurde, hat Burch (1968) beschrieben. Klinisch hatte sich eine globale Herzinsuffizienz mit Herzvergrößerung und intraventrikulärer Erregungsausbreitungsstörung gezeigt. Die Autopsie zeigte eine Dilatation aller Herzhöhlen und eine diffuse interstitielle Fibrosierung. Er hat seine Beobachtung um elektronenmikroskopische Details bereichert mit allen Zeichen der intrazellulären Schädigung wie Mitochondrienschwellung, Myofibrillenbrüche und -atrophie, Zerstörung der Sarkolemmembran, perinukleäres Ödem und Chromatinanhäufung in den Randgebieten der Zellkerne.

Auch die Koronarien sind befallen: frühzeitige akzelerierte Koronarsklerose unabhängig von klassischen Risikofaktoren und Fibrose der Intima und Adventitia ohne atherosklerotische Veränderungen (Prentice 1965).

Therapie. Therapeutische Ansätze sind v. a. in der Prävention zu sehen. Mit einer möglichst ausgefeilten Bestrahlungstechnik soll versucht werden, dass nicht mehr als 30% des Herzens in den Strahlengang geraten und die Mediastinaldosis auf 40 Gy beschränkt bleibt. Durch fraktionierte Strahlendosierung, Mehrfelderbestrahlung und Vermeiden von wiederholten Behandlungsserien ist dieses Ziel erreichbar. Natürlich wird man bei rein palliativen Eingriffen größere Risiken in Kauf nehmen. Nicht zu vergessen ist, dass die Strahlenschädigung durch gleichzeitige Chemotherapie erheblich verstärkt werden kann. Die Behandlung erfolgt entsprechend den Richtlinien der modernen Kardiologie.

24.9.5 Peripartale Kardiomyopathie

Wenn eine dilatative Kardiomyopathie in der späten Schwangerschaft oder in der frühen Phase nach der Geburt diagnostiziert wird, wird das Krankheitsbild als peripartale Kardiomyopathie bezeichnet. Die Ätiologie ist unklar, ob die myokardiale Schädigung Folge der Schwangerschaft ist, oder ob es eine klassische DCM ist, die durch eine Schwangerschaft klinisch manifest wird, ist nicht klar. Diskutiert werden autoimmunologische Mechanismen. Die Prognose ist vergleichsweise gut.

> **Zusammenfassung**
>
> Kardiomyopathien sind Myokarderkrankungen, die mit kardialer Dysfunktion verbunden sind. Sie können nach verschiedenen Gesichtspunkten eingeteilt werden. Die klinisch häufigste Form ist die dilatative Kardiomyopathie (DCM), bei der die Herzkammern, insbesondere der linke Ventrikel, dilatiert sind. In fast $1/3$ der Fälle ist sie genetisch bedingt. Die hypertrophische Kardiomyopathie (HCM), bei der in der Regel die linksventrikulären Wandungen verdickt sind, ist sogar zu 100% genetisch bedingt. Derzeit ist eine systematische genetische Untersuchung bei Patienten mit DCM bzw. HCM noch sehr aufwändig und daher nicht Teil der klinischen Routine. Dies wird sich aber in absehbarer Zukunft ändern, demnächst wird ein bundesweites Register für beide Formen der Kardiomyopathie erstellt werden. Dann werden eine genaue Beratung des Patienten und seiner Familie, eine sehr viel exaktere Diagnose und vielleicht auch eine gezielte Therapie möglich sein.

Weitere eigenständige Formen der Kardiomyopathie sind die restriktive Kardiomyopathie, bei der die abnorme diastolische Funktion eines oder beider Ventrikel im Vordergrund steht, sowie die arrhythmogene rechtsventrikuläre Kardiomyopathie, die durch eine progressive Degeneration der Herzmuskelzellen des rechten Ventrikels charakterisiert ist. In die Gruppe der nicht klassifizierbaren Kardiomyopathien gehört v. a. die latente Kardiomyopathie.

Daneben kennt man eine ganze Reihe spezifischer Kardiomyopathien, von denen die Myokarditis und hier v. a. die Virusmyokarditis die größte Bedeutung haben. Die Diagnose „Virusmyokarditis" bleibt trotz vielfältiger Bemühungen klinisch meist eine Verdachtsdiagnose. Nur die Kombination mit virologischen, histologischen und immunhistologischen Befunden anhand von Endomyokardbiopsien ermöglicht die sichere Diagnose.

Literatur

Abbasi AS, McAlpin RN, Eber LM et al (1972) Echocardiographic diagnosis of idiopathic hypertrophic cardiomyopathy without outflow obstruction. Circulation 46:897

Abelmann WH (1971) Virus and the heart. J Cardiovasc Med 9:695

Adams KF Jr, Zannad F (1998) Clinical definition and epidemiology of advanced heart failure. Am Heart J 135:204

Alexander CS, Nino A (1969) Cardiovascular complications in young patients taking psychotherapeutic drugs. Amer Heart J 78:757

Aretz H, Billingham M, Edwards W (1986) Myocarditis: a histopathologic definition and classification. Am J Cardiovasc Pathol 1:3–14

Aretz HT, Billingham ME, Edwards WD et al (1987) Myocarditis: a histopathologic definition and classification. Am J Cardiovasc Pathol:3

Badorff C, Lee G, Lamphear B (1999) Enteroviral protease 2A cleaves dystrophin: evidence cytoskeletal disruption in an acquired cardiomyopathy. Nat Med 5:320–326

Bana DX, MacNeal PS, LeCompte PM et al (1974) Cardiac murmurs and endocardial fibrosis associated with methysergide therapy. Am Heart J 88:640

Berko B, Swift M (1987) X-linked dilated cardiomyopathy. N Engl J Med 316:1186–1191

Bernheim PL (1910) De l'astolie veineuse dans l'hypertrophie du coer gauche, par stenose concomitante du ventricle droit. Rev Med 30:785

Billmann GF (1990) Mechanisms responsible tor the cardiotoxic effects of cocaine. FASEB J 4:2469–2475

Blair E, Redwood C, Ashrafian H (2001) Mutations in theā2 subunit of AMP activated protein kinase cause familial hypertrophic cardiomyopathy: evidence for the central role of energy compromise in disease pathogenesis. Hum Mol Genet 10:1215–1220

Blum RH, Carter SK (1974) Adriamycin: A new anti-cancer drug with significant clinical activity. Ann inter Med 80:249

Braunwald E, Lambrew CT, Rockoff SD, Ross J Morrow AG (1964) Idiopathic hypertrophic subaortic stenosis. A description of the disease based upon analysis of 64 patients. Circulation 30 (Suppl IV):3

Braunwald E, Marrow AG, Cronell WF et al (1960) Idiopathic hypertrophic subaortic stenosis: Clinical, hemodynamic and angiographic manifestations. Amer J Med 29:924

Brem TH, Konwaller BE (1955) Fetal myocarditis due to emetine hydrochloride. Amer Heart J 50:477

Brock R (1957) Functional obstruction of the left ventricle. Guy's Hospital Res 108:221

Bryg RJ, Pearson AC, Williams GA, Labovitz AJ (1987) Left ventricular systolic and diastolic flow abnormalities determined by Doppler echocardiography in obstructive hypertrophic cardiomyopathy. Amer J Cardiol 59:925

Burch GE, DePasquale NP, Cronvich JA (1965) Influence of ventricular size on the relationship between contractile and manifest tension. Amer Heart J 69:624

Burch GE, Sohal RS, Sufi JC, Miller JC, Colcolough HL (1968) Effects of radiation on the human heart. An electron microscopic study. Arch intern Med 121:230

Cannan C, Reeder G, Bailey K et al 1995) Natural history of hypertrophic cardiomyopathy: a population-based study, 1976 through 1990. Circulation 92:2488–2495

Chandraratna PA, Nimalasuriya A, Reid CL et al (1983) Left ventricular asynergy in acute myocarditis. Stimulation of acute myocardial infarction. J Am Med Ass 250:1428

Cooke R, Chambers J, Curry P (1994) Noonan´s cardiomyopathy: a nonhypertrophic variant. Br Heart J 71:561–565

Coonar A, Protonotarius N, Tsatsopoulou A et al (1998) Gene for arrythmogenic right ventricular cardiomyopathy with diffuse nonepidermolytic palmoplantare keratoderma and woolly hair (Naxos disease) maps to 17q21. Circulation 97:2049–2058

Corrado G, Basso C, Thiene G (2000) Arrhythmogenic right ventricular cardiomyopathy: diagnosis, prognosis and treatment. Heart 83:588–595

Cox G, Kunkel L (1997) Dystrophies and heart disease. Curr Opin Cardiol 12:329–343

Dec GW, Fuster V (1994) Medical progress: Idiopathic dilated cardiomyopathy. N Engl J Med 331:1564

Dempsy JJ, Salem HH (1966) An enzymatic electrocardiographic study on toxicity of dehydroemetine. Brit Heart J 28:505

Di Matteo J, Vacheron A, Heulin et al (1978) Complications cardiaques de la radiotherapie thoracique. Arch Mal Couer 71:447

Dilsizian V, Bonow RO, Epstein SE, Fananapazir L (1993) Myocardial ischemia detected by thallium scintigraphy is frequently related to cardiac arrest and syncope in young patients with hypertrophic cardiomyopathy. J Am Coll Cardiol 22:796

Doerr W (1971) Morphologie der Myokarditis. Verh dtsch Ges Inn Med 77:301

Duck H, Hutschenreiter W, Pankau H et al (1984) Vorhofsynchrone Ventrikelstimulation mit verkürzter A-V Verzögerungszeit als Therapieprinzip der hypertrophischen obstruktiven Kardiomyopathie. Z Gesamte Inn Med und ihre Grenzgebiete 39:437–447

Elliott P, Sharma S, Varnava A et al (1999) Survival after cardiac arrest or sustained ventricular tachycardia in patients with hypertrophic cardiomyopathy. J Am Coll Cardiol 33:1596–1601

Epstein S, Rosing DR (1981) Verapamil: Its potential for causing serious complications in patients with hypertrophic cardiomyopathy. Circulation 64:437–441

Faber L, Seggewiss H, Gleichmann U (1998) Percutaneous transluminal septal myocardial ablation in hypertrophic obstructive cardiomyopathy: results with respect to intraprocedural myocardial contrast echocardiography. Circulation 98:2415–2421

Fananapazir L, Epstein N, Curiel R et al (1994) Long term results of DDD pacing in obstructive hypertrophic cardiomyopathy: evidence for progressive symptomatic and hemodynamic improvement and reduction of left ventricular hypertrophy. Circulation 90:2731–2742

Fernandez-Sola J, Estruch R, Grau J (1994) The relation of alcoholic myopathy to cardiomyopathy. Ann Intern Med 120:529–536

Fernandez-Sola J, Estruch R, Nicolas J (1997) Spectrum of alcohol-induced myocardial damage detected by indium-111-labeled monoclonal antimyosin antibodies. J Am Coll Cardiol 29:160–167

Fitzpatrick A, Shapiro L, Richards A et al (1990) Familial restrictive cardiomyopathy with atrioventricular block and skeletal myopathy. Br Heart J 63:114–118

Fontaine G, Frank R, Vedel J et al (1977) Stimulation studies and epicardial mapping in ventricular tachycardia: study of mechanisms and selection for surgery. In: Kulbertus H (ed) Reentrant arrhythmias, pp 334–350. MTP Publishing, Lancaster

Fowler NO (1971) Autoimmune heart disease. Circulation 44:159

Frank S, Braunwald E (1968) Idiopathic hypertrophic subaortic stenosis. Clinical analysis of 126 patients with emphasis on the natural history. Circulation 37:759

Franz W, Müller O, Katus H (2001) Cardiomyopathies: from genetics to the prospect of treatment. The Lancet 358:1627–1637

Frenzel H, Kasper M, Kuhn H et al (1985) Licht und elektronenmikroskopische Befunde in Früh- und Spätstadien der Herzinsuffizienz. Untersuchungen an Endomyokardbiopsien von Patienten mit latenter (LCM) und dilatativer (DCM) Kardiomyopathie. Z Kardiol 74:135

Fujioka S, Kitaura Y, Ukimura A (2000) Evaluation of viral infection in the myocardium of patients with dilated cardiomyopathy. J Am Coll Cardiol 36:1920–1926

Furlan A, Craciun A, Raju N et al (1984) Cerebrovascular complications associated with idiopathic hypertrophic subaortic stenosis. Stroke 15:282–284

Ghosh P et al (1972) Myocardial sarcoidosis. Brit Heart J 34:769

Gilbert EM, SDi Lenarda A, O'Connell JB (1993) Prognosis and management, dilated cardiomyopathy. In: Goodwin J, Olsen E (eds) Cardiomyopathy. Springer, Berlin Heidelberg New York, pp 46–63

Giardina EGV, Johnson LL, Vita J et al (1985) Effect of imipramine and nortriptyline on left ventricular function and blood pressure in patients treated for arryhthmias. Am Hear J 109:992

Gietzen F, Leuner C, Obergassel L et al (2002) Role of transcoronary ablation of septal hypertrophy in patients with hypertrophic cardiomyopathy, New York Heart Association functional class III or IV, and outflow obstruction only under provocable conditions. Circulation 106:454–459

Gilligan D, Chan W, Joshi J (1993) A double blind, placebo-controlled crossover trial of nadolol and verapamil in mild and moderately symptomatic hypertrophic cardiomyopathy. J Am Coll Cardiol 21:1672–1679

Goodwin JF (1970) Congestive and hypertrophic cardiomyopathies. Lancet 1:731

Goodwin JF (1993) Clinical aspects. In. Goodwin J, Alsen E (eds) Cardiomyopathy. Springer, Berlin Heidelberg New York

Gore I, Saphir O (1967) Myocarditis a classification of 1402 cases. Amer Heart J 34:827

Grunig et al (1998) Frequency and phenotypes of familial dilated cardiomyopathy. J Am Coll Card 31:186–194

Guillo P, Manuorati J, Maheu B et al (1997) Long-term prognosis in patients with alcoholic cardiomyopathy and severe heart failure after total abstinence. Am J Cardiol 79:1276–1278

Hagemann GJ, Wurm K (1978) Electrocardiographic findings in sarcoidosis. 7. Congress in sarcoidosis. Card

Halazoun JF, Wagner HR, Geata JF (1974) Daunorubicin cardiac toxicity in children with acute lymphocytic leukemia. Cancer 33:545

Hassenstein P, Wolter H (1967) Therapeutic management of a critical situation in a patient with idiopathic hypertrophic subaortic stenosis. Verh Dtsch Ges Kreislaufforsch 33:242–246

Heydemann A, Wheeler M, McNally M (2001) Cardiomyopathy in animal models of muscular dystrophy. Curr Opinion Cardiol 16:211–217

Hudson RE (1970) The cardiomyopathies: Order from chaos. Amer J Cardiol 25:70

Hutchins GM, Bulkley BH (1978) Catenoid shape of the interventricular septum: Possible cause of idiopathic hypertrophic subaortic stenosis. Circulation 58:392

Ichida F et al (2001) Novel gene mutations in patients with left ventricular non-compaction or Barth Syndrome. Circulation 103:1256–1263

Ishanov A, Okamoto H, Yoneya K (1997) Angiotensinogen gene polyphormism in Japanese patients with hypertrophic cardiomyopathy. Am Heart J 133:184–189

Jarcho J et al (1989) Mapping a gene for familial hypertrophic cardiomyopathy to chromosome 14q1. N Engl J Med 321:1372–1378

Klein LS, Simpson RJ Jr, Stern R et al (1982) Myocardial infarction following administration of sub lingual ergotamine. Chest 82:375

Kloner RA, Hale S, Alker K, Rezkalla S (1992) The effects of acute and chronic cocaine use on the heart. Circulation 85:407

Kostis JB, Moreyra AE, Natarajan N et al (1979) The pathophysiology and diverse etiology of septal perforator compression. Circulation 59:913

Kuhn H, Becker R, Fischer J et al (1982) Untersuchungen zur Ätiologie, zum Verlauf und zur Prognose der dilatativen Kardiomyopathie (DCM). Z Kardiol 71:497

Kühl U, Pauschinger M, Schwimmbeck PL et al (2003) Interferon-β treatment eliminates cardiotropic viruses and improves left ventricular function in patients with myocardial persistence of viral genomes and left ventricular dysfunction. Circulation 107:2793–2798

Kushwaha S, Fallon J, Fuster V (1997) Restrictive cardiomyopathy. N Engl J Med 336:267–276

Lauer B, Padberg K, Schultheiss HP, Strauer BE (1995) Autoantikörper gegen kardiales Myosin bei Patienten mit Myokarditis und dilatativer Kardiomyopathie. Z Kardiol 84:301

Levine DG, Marshall AJ (1975) Cardiac arrhythmias induced by phenothiazine. Lancet 11:990

Lewis BS, Gotsman MS (1973) Selective coronary angiography in primary myocardial disease. Brit Heart J 35:165

Linzbach AJ (1960) Die pathologische Anatomie der Herzinsuffizienz. In: Schwiegk H (Hrsg) Handbuch der inneren Medizin, Bd 9/1, S 706. Springer, Berlin Heidelberg New York

Linzbach AJ, Kyrieleis C (1968) Strukturelle Analyse chronisch insuffizienter menschlicher Herzen. In: Reindell H, Keul J, Doll E (Hrsg) Herzinsuffizienz. Internationales Symposium, 2.5.11.1957, Hinterzarten, S 11. Thieme, Stuttgart

Maaron B (1997) Hypertrophic cardiomyopathy. Lancet 350:127–133

Maaron B, Bonow R, Cannon R et al (1987) Hypertrophic cardiomyopathy: interrelations of clinical manifestations, pathophysiology and therapy. N Engl J Med 316:780–789

Maaron B, Gross B, Stark S (1995) Extreme left ventricular hypertrophy. Circulation 92:2748

Maaron B, Nishimura R, McKenna W et al (1999) M-Pathy-Study. Circulation 99:2927–2933

Maaron B, Olivotto I, Spirito P et al (2000a) Epidemiology of hypertrophic cardiomyopathy-related death: revisited in a large non-referral-based patient population. Circulation 102:858–864

Maaron B, Shen W, Link M (2000b) Efficacy of implantable cardioverter-defibrillators for the prevention of sudden death in patients with hypertrophic cardiomyopathy. N Engl J Med 342:365–373

Maaron M, Olivotto I, Batocchi S et al (2003) Effect of left ventricular outflow tract obstruction on clinical outcome in hypertrophic cardiomyopathy. N Engl J Med 348:295–303

Maisch B (1998) Einteilung der Kardiomyopathien nach der WHO/ISFC Task force – Mehr Fragen als Antworten? Med Klinik 93:199–209

Maisch B, Funcker R, Alter P et al (2002). Dilatative Kardiomyopathie und Myokarditis, Internist 43 (Suppl I) 45–65

Marian A (2000) Pathogenesis of diverse clinical and pathological phenotypes in hypertrophic cardiomyopathy. Lancet 355:58–60

Marian A, Yu Q, Workman R et al (1993) Angiotensin converting enzyme polymorphism in hypertrophic cardiomyopathy and sudden cardiac death. Lancet 342:1085–1086

Maron BJ, Clark CE, Henry WL et al (1977) Prevalence and characteristics of disproportionate ventricular septal thickening in patients with aquired or congenital heart disease. Circulation 55:489

Maron BJ, Roberts WC (1979) Quantitative analysis of cardiac muscle tell disorganization in the ventricular septum of patients with hypertrophic cardiomyopathy. Circulation 59:689

Maron BJ, Roberts WC, Epstein SE (1982) Sudden death in hypertrophic cardiomyopathy: A profile of 78 patients. Circulation 65:1388

Martin RP, Rakowski H, French J, Popp RL (1979) Idiopathic hypertrophie subaortic stenosis viewed by wide-angle, phased-array echocardiography. Circulation 59:1206

Mason SW, O'Connel J, Herskowitz A et al (1995) A clinical trial of immunsuppressive therapy for myocarditis. N Engl J Med 333:269–275

Massie BM, Schiller NB, Ratshin RR, Parmley WW (1977) Mitral septal separation: New echocardiographic index of left ventricular function. Amer J Cardiol 39:1008

Matsui Y, Kazvoiswai T, Thukibana T, Frive T (1976) Clinicopathological study of total myocardial sarcoidosis. Ann NY Acad Sei 278:455

Mattingly TW (1970) Diseases of the myocardium (cardiomyopathies): The viewpoint of a clinical cardiologist. Amer J Cardiol 25:79

May G (1975) Virusätiologie der Myokarditis. Diagnostik 8:182

McDonald IG, Feigenbaum H, Chang S (1972) Analysis of left ventricular wall motion by reflected ultrasound. Application to assessment of myocardial function. Circulation 46:14

Mazur W, Nagueh S, Lakkis N et al (2001) Regression of left ventricular hypertrophy after nonsurgical septal reduction therapy for hypertrophic obstructive cardiomyopathy. Circulation 103:1492–1496

McCully R, Nishimura R, Tajik A et al (1996) Extent of clinical improvement after surgical treatment of hypertrophic obstructive cardiomyopathy. Circulation 94:467–471

McKoy G, Protonotarios N, Crosby A et al (2000) Identification of a deletion in plakoglobin in arrythmogenic right ventricular cardiomyopathy with palmoplantar keratosis and woolly hair (Naxos disease). Lancet 355:2119–2124

Meessen H (1974) Über Herzhypertrophie. Lebensversicherungsmedizin 26:102

Meinertz T, Hohnloser S, Zehender M et al (1987) Plötzlicher Herztod – wie erkennt man gefährdete Patienten? Z Kardiol 76, Suppl 2

Messer JV, Neill WA (1962) The oxygen supply of human heart. Amer J Cardiol 9:384

Mintz HS, Kotler MN, Segal BL, Party WR (1978) Systolic anterior motion of the mitral valve in the absence of asymmetric septal hypertrophy. Circulation 57:256

Mirsky I, Cohn PF, Levine JA et al (1974) Assessment of left ventricular stiffness in primary myocardial disease and coronary artery disease. Circulation 50:128

Mogensen J, Klausen I, Pedersen A (1999) A cardiac actin is a novel disease gene in familial dilated cardiomyopathy. J Clin Invest 103:39–43

Morrow AG (1978) Hypertrophic subaortic stenosis: Operative methods utilized to relieve left ventricular outflow obstruction. J thorac cardiovasc Surg 76:423–430

Motté G, Waynberger M, Bailly J et al (1970) Myocarditis émétienne. A propos d'un cas morte du a la 2-dehydroémétine. Ann Med Int (Paris) 12:979

Nicod P, Polikar R, Peterson K (1988) Hypertrophic cardiomyopathy and sudden death. N Engl J Med 318:1255–1257

Nieminen MS, Heikkilä J, Karjalainen J (1984) Echocardiography in acute infectious myocarditis: Relation to clinical and electrocardiographic findings. Am J Cardiol 53:1331

Olson T, Michels V, Thibodeau S et al (1998) Actin mutations in dilated cardiomyopathy, a heritable form of heart failure. Science 280:750–752

Patel R Lim D, Reddy D (2000) Variants of trophic factors and expression of cardiac hypertrophy in patients with hypertrophic cardiomyopathy. J Mol Cell Cardiol 32:2369–2377

Pisani B, Taylor D, Mason S (1997) Inflammatory myokardial disease and cardiomyopathies. Am S med 102:459

Poche R (1982) Pathologie der Kardiomyopathien und Myokardiopathien. In: Roskamm H, Reindell H (Hrsg) Herzkrankheiten, 2. Aufl, S 1055. Springer, Berlin Heidelberg New York

Pollick C (1982) Muscular subaortic stenosis: hemodynamic and clinical improvement after disopyramide. N Engl J Med 72:1001–1007

Prentice R (1965) Myocardial infarction following radiation. Lancet 11:388

Prystowsky E, Benson D, Fuster V et al (1996) Management of patients with atrial fibrillation: a statement for healthcare professionals: from the Subcommittee on Electrocardiography and Electrophysiology, American Heart Association. Circulation 93:1262–1277

Raisfeld IH (1972) Cardiovascular complications of antidepressant therapy. Interactions at the adrenergic neuron. Amer Heart J 83:129

Reindell H, Görnandt L, Bubenheimer P, Dickhuth HH (1988) Kardiomyopathien. In: Reindell H, Budenheimer P, Dickhuth HH, Görnandt L (Hrsg) Funktionsdiagnostik des gesunden und kranken Herzens, S 230. Thieme, Stuttgart

Robbins R, Stinson E (1996) Long-term results of left ventricular myotomy and myectomy for obstructive hypertrophic cardiomyopathy. J Thorac Cardiovasc Surg 111:586–594

Robinson K, Frenneaux M, Stockins B et al (1990) Atrial fibrillation in hypertrophic cardiomyopathy: a longitudinal study. J Am Coll Cardiol 15:1279–1285

Rosenbaum MN (1964) Chagasic myocardiopathy. Progr cardiovasc Dis 7:199

Roskamm H, Blümchen G, Fiebig H et al (1972) Hämodynamik und Kontraktilitätsreserve bei Myokardiopathien. Dtsch med Wschr 44:1681

Rossen RM, Goodman DJ, Ingham RE, Popp RL (1974) Echocardiographic criteria in the diagnosis of idiopathic hypertrophic subaortic stenosis. Circulation 50:747

Saphir 0 (1959) Myokarditis. Amer Heart J 57:639

Savage DD, Seides SF, Maron BJ et al (1979) Prevalence of arrhythmias during 24-hours electrocardiographic monitoring and exercise testing in patients with obstructive and nonobstructive hypertrophic cardiomyopathy. Circulation 59:866

Saumarez R, Slade A, Grace A et al (1995) The significance of paced electrocardiogram fractionation in hypertrophic cardiomyopathy. Circulation 91:2762–2768

Savage DD, Drayer JIM, Henry WL et al (1970) Echocardiographic assessment of cardiac function in hypertensive subjects. Circulation 59:623

Schell FC, Yap H-Y, Blumenschein G et al (1982) Potential cardiotoxicity wirb mitoxantrone. Cancer Treat Rep 66:1641

Scheuer J (1970) Metabolism of the heart in heart failure: Progr cardiovasc Dis 13:24

Schölmerich P (1971) Klinik der Myokarditis. Verh dtsch Ges inn Med 77:335

Schultheiss HP, Strauer BE (1992) Behandlung der entzündlichen Herzkrankheit. Arzneimitteltherapie 10:170

Seggewiss H (2000) Percutaneous transluminal septal myocardial ablation: a new treatment for hypertrophic obstructive cardiomyopathy. Eur Heart J 21:704–707

Shah PM, Gramiak R, Adelman AG, Wigle ED (1971) Role of echocardiography in diagnostic and hemodynamic assessment of hypertrophic subaortic stenosis. Circulation 44:891

Shamim W, Yousufuddin M, Wang D et al (2002) Nonsurgical reduction of the interventricular septum in patients with hypertrophic cardiomyopathy. N Engl J Med 347:1326–1333

Sigwart U (1995) Non-surgical reduction for hypertrophic obstructive cardiomyopathy. Lancet 346:211–214

Slade A, Sadoul N, Shapiro L et al (1996) DDD pacing in hypertrophic cardiomyopathy: a multicentre clinical experience. Heart 75:44–49

Spiller P, Brenner K, Kreuzer H et al (1975) Systolische Ventrikel- und Myokardfunktion bei hypertrophischer obstruktiver Kardiomyopathie. Z Kardiol Suppl 2:8

Spirito P, Bellone P, Harris K et al (2000) Magnitude of left ventricular hypertrophy and risk of sudden death in hypertrophic cardiomyopathy. N Engl J Med 342:1778–1785

Spirito P, Maaron B (1999) Perspectives on the role of new treatment strategies in hypertrophic cardiomyopathy. J Am Coll Cardiol 33:1071–1075

Spirito P, Maaron B, Bonow R et al (1987) Occurrence and significance of progressive left ventricular wall thinning and relative cavity dilatation in hypertrophic cardiomyopathy. Am J Cardiol 60:123–129

Spirito P, Rapezzi C, Autore C et al (1994) Prognosis of asymptomatic patients with hypertrophic cardiomyopathy and nonsustained ventricular tachycardia. Circulation 90:2743–2747

Spirito P, Seidman C, McKenna W, Maron B (1997) The management of hypertrophic cardiomyopathy. N Engl J Med 336:775–785

St John Sutton MG, Tajik AJ, Gibson DG et al (1978) Echocardiographic assessment of left ventricular filling and septal and posterior wall dynamics in idiopathic hypertrophic subaortic stenosis. Circulation 57:512

Stetson S et al (2000) Evidence for reversible dystrophin abnormalities in patients with non-familial dilated cardiomyopathies: observations in patients treated with long-term mechanical support. Circulation 102:132–137

Swan DA, Bell B, Oakley CM et al (1971) Analysis of symptomatic course and prognosis and treatment of hypertrophic obstructive cardiomyopathy. Brit Heart J 33:671

Ten Berg J, Suttorp M, Knaepen P et al (1994) Hypertrophic obstructive cardiomyopathy: initial results and long-term follow up after Morrow septal myectomy. Circulation 90:1781–1785

Thompson D, Naqvi N, Juul S (1980) Effects of propranolol on myocardial oxygen consumption, substrate extraction and hemodynamics in hypertrophic obstructive cardiomyopathy. Br Heart J 44:488–498

Tiso N, Stephan D, Nava A et al (2001) Identifidation of mutations in the cardiac ryanodin receptor gene in families affected with arrhythmogenic right ventricular cardiomyopathy type 2 (ARVD2). Hum Mol Genet 10:189–194

Towbin J, Bowles N (2002) The failing heart. Nature 415:227–233

Tracy S, Hufnagel G, Chapman N (1992) Interesting problems in enteroviral inflammatory heart disease. Heart 17:79

Tseng HC (1971) Interstitial myocarditis probably related to lithium carbonate intoxication. Arch Pathol 92

Tzivoni D, Ratzrowski E, Biran S et al (1977) Complete heart block following therapeutic irradiation at the left side of the chest. Chest 71:231

Watkins H, Rosenzweig A, Hwang D et al (1992) Characteristics and prognostic implications of myosin missense mutations in familial hypertrophic cardiomyopathy. N Engl J Med 326:1108–1114

Weiss RB, Grillo-Lopez AJ, Marsoni S et al (1986) Amsacrine associated cardiotoxicity: An analysis of 82 cases. J Chir Onc 105:67

Wigle ED (1995) Novel insights into the clinical manifestations and treatment of hypertrophic cardiomyopathy. Curr Opin Cardiol 10:299

Wigle ED, Felderhof CH, Silver MD, Adelman AG (1973) Hypertrophic obstructive cardiomyopathy. In: Fowler ED (ed) Myocardial diseases, p 297. Grune&Stratton, New York

Wigle ED, Sasson Z, Henderson MA et al (1985) Hypertrophic cardiomyopathy, the importance of the site and the extent of hypertrophy. A review. Prog cardiovasc Dis 28:1

Windorfer A (1966) Die akute Virus-Myokarditis beim Kind. Münch med Wschr 108:2213

Yamaguchi H, Ischimura T, Nishiyama S et al (1979) Hypertrophic non obstructive cardiomyopathy with giant negative T-waves (apical hypertrophy): Ventriculographic and echocardiographic features in 30 patients. Amer J Cardiol 44:401

Perikarderkrankungen

N. Jander, P. Bubenheimer

25.1 Perikard und Hämodynamik – 592

25.2 Perikarderguss und Tamponade – 592

25.3 Perikarditis – 596
25.3.1 Akute Perikarditis – 596
25.3.2 Rezidivierende Perikarditis – 597
25.3.3 Pericarditis constrictiva – 597
25.3.4 Spezielle Formen der Perikarditis – 600

25.4 Perikardzysten – 601

Literatur – 601

Das Perikard schützt das Herz und stabilisiert es in seiner Lage im Thorax. Klinisch tritt es vergleichsweise selten in Erscheinung. Erkrankungen des Perikard müssen aber häufig differenzialdiagnostisch bei klinischen Symptomen wie Thoraxschmerz oder Dyspnoe in Betracht gezogen werden. Hämodynamisch vermittelt das Perikard schon unter Normalbedingungen eine Interaktion zwischen beiden Ventrikeln. Die verstärkte Ventrikelinteraktion während des Atemzyklus ist das Charakteristikum hämodynamisch relevanter Perikarderkrankungen, das klinisch, echokardiographisch und invasiv beobachtet und diagnostisch nutzbar gemacht werden kann.

25.1 Perikard und Hämodynamik

Das Perikard umhüllt mit viszeralem und parietalem Blatt als bindegewebige Kapsel das Herz. Seine Größe passt sich dem Herzvolumen an. Der Herzbeutel hält mit seiner serösen Flüssigkeit von 20–50 ml Volumen und seinen glatten Innenflächen den Reibungswiderstand gering. Er fixiert das Herz bei Änderung der Körperlage in seiner geometrischen Position und isoliert es von anderen Thoraxstrukturen. Das Perikard schützt das Myokard vor akuter Volumenüberlastung und trägt durch die Begrenzung des intrakardialen Gesamtvolumens zur Interaktion zwischen den beiden Herzhälften bei (Santamore et. al. 1998). Dies zeigt sich z. B. während des Atemzyklus: Bei Inspiration wird durch die Abwärtsbewegung des Zwerchfells der intrathorakale Druck vermindert und der intraabdominelle Druck gesteigert; dies führt zu einer gesteigerten Füllung der rechten Herzabschnitte. Hierdurch bewegen sich intratriales und interventrikuläres Septum leicht nach links, was zu einer verminderten Füllung der linken Herzabschnitte führt. Die Expiration kehrt diese Verhältnisse um (Spodick 1997). Aus diesen sich verändernden Füllungszuständen resultiert eine geringe Schwankung des arteriellen Blutdrucks während des Atemzyklus (normalerweise unter 10 mmHg). Perikardtamponade und Pericarditis constrictiva begrenzen das intrakardiale Gesamtvolumen in stärkerem Maße, was zu einer Verstärkung dieser interventrikulären Interaktion führt.

25.2 Perikarderguss und Tamponade

Definition

Ein Perikarderguss bezeichnet die Ansammlung von Flüssigkeit zwischen den beiden Blättern des Herzbeutels. Als Ursache kommen verschiedene Formen der Perikarditis, aber auch andere nicht-entzündliche Erkrankungen in Betracht. Während die langsame Ansammlung von Flüssigkeit im Perikardspalt häufig gut toleriert wird, bezeichnet die Tamponade die hämodynamisch kritische Kompression von Herzhöhlen durch den Erguss bei Erschöpfung des intraperikardialen Reservevolumens.

Ätiologie. Zahlreiche entzündliche und nicht entzündliche Erkrankungen können zu einem Perikarderguss führen (s. Übersicht „Ursachen für Perikarderguss und Tamponade"). Große Mengen Erguss werden häufiger bei Neoplasien, Tuberkulose, Urämie und bei autoreaktiver Perikarditis gefunden. Einige, auch länger bestehende, große Perikardgüsse bleiben ätiologisch ungeklärt (Soler-Soler et al. 2001).

Hämodynamik. Das Perikard hat ein kleines Reservevolumen: Bei geringer Flüssigkeitsansammlung im Perikardspalt bleibt der intraperikardiale Druck nahezu konstant (Holt 1970). Bei einer akuten Flüssigkeitszunahme von 150–200 ml ist diese Reservekapazität aber erschöpft und der Druck steigt sprunghaft an, was zu einer Kompression der Herzhöhlen und hierdurch zu einer akuten Füllungsstörung des Herzens führt (Tamponade). Bei langsamer, chronischer Flüssigkeitszunahme kann sich das Perikard anpassen und im Einzelfall bis zu 3 l Erguss fassen. Durch geringe, weitere Ergusszunahme kann aber jederzeit das Reservevolumen erschöpft sein und eine Tamponade resultieren.

Bei einer Tamponade ist die systolische Funktion des Herzens üblicherweise normal, die diastolische Füllung aber behindert. Dies führt zu einem Abfall des Schlagvolumens (Spodick 1997). Zur Füllung des Herzens ist ein erhöhter Druck notwendig, der Vorhofdruck rechts und links ist gleichermaßen angehoben, die Venen sind gestaut.

Im Normalzustand zeigt die Druckkurve in rechtem Vorhof und den zentralen Körpervenen zwei markante Druckabfälle, das X-Tal bei Ventrikelkontraktion durch das Tiefertreten der Klappenebene und das Y-Tal bei Öffnung der Trikuspidalklappe. Bei einer Tamponade führt die Perikardflüssigkeit zu einem konstant erhöhten intraperikardialen Druck, der während des ganzen Herzzyklus gleichermaßen auf die Herzhöhlen ausgeübt wird. Nur die Ventrikelsystole führt durch die Verminderung des intrakardialen Volumens zu einer kurzfristigen Abnahme des intrakardialen Druckes. Dies führt zu einem markanten X-Tal in der Vorhofdruckkurve, während das Y-Tal fehlt, da kaum eine frühdiastolische Ventrikelfüllung stattfindet (Stabetai et al. 1970). Der intraperikardiale Druck kann so hoch sein, dass es zu einem Kollaps der dünneren, rechten Herzabschnitte kommt.

Das intrakardiale Gesamtvolumen ist bei der Tamponade stark begrenzt. Dies verstärkt die durch das Perikard vermittelte Interaktion der beiden Herzhälften (s. Abschn. 25.1) und führt zu einer Akzentuierung atemabhängiger Phänomene (Shabetai 1991). Der intrathorakale Druck wird wie im Normalzustand auch bei Perikarderguss und Tamponade auf die Herzhöhlen fortgeleitet. So nimmt auch bei Tamponade der venöse Rückstrom und die Füllung der rechten Herzabschnitte inspiratorisch zu. Da keinerlei Reservevolumen besteht, findet die vermehrte Füllung der rechten auf Kosten der linken Herzabschnitte statt, die deshalb weniger gefüllt werden. Das Schlagvolumen nimmt folglich ab. Nach 3 Herzzyklen und bei gleichzeitiger Expiration erreicht das vermehrte Volumen die linke Herzhälfte und führt zu einer Zunahme des Schlagvolumens. Dies zeigt sich klinisch als Pulsus paradoxus (Spodick 1997), d. h. als eine Schwankung des systolischen Blutdruckes von mehr als 10 mmHg während des Atemzyklus. Verstärkte atemabhängige Phänomene sind aber auch bei der Herzkatheter-Untersuchung und in der Echokardiographie nachzuweisen.

Ergussinhalt. Normale Perikardflüssigkeit ähnelt in der Zusammensetzung dem Serum. Das Hydroperikard ist eine Vermehrung der perikardialen Flüssigkeit bei unveränderter Zusammensetzung (Transsudat), wie es bei Zuständen mit Wasserretention (z. B. Herzinsuffizienz) vorkommt. Ein Exsudat enthält demgegenüber mehr Protein, Cholesterin (>45 mg/dl) und Laktatdehydrogenase (>200 U/l). Die Beimengung von Blut hat nicht die unheilvolle Bedeutung wie bei Pleuraerguss oder Aszites, sondern kommt auch oft bei entzündlichen Ergüssen vor (Chiu et al. 2001). Ein Hämoperikard bezeichnet die Einblutung in den Perikardspalt, z. B. bei Dissektion der Aorta ascendens, nach Herzoperationen und bei Verabreichung von Thrombolytika bei Patienten mit vorbestehender Perikarditis. Ein sehr hoher Cholesteringehalt (>500 mg/dl) mit und ohne Kristallbildung kann bei verschiedenen Grunderkrankungen (z. B. Tuberkulose, rheumatoide Arthritis, Myxödem) gesehen werden. Bei bakteriellen Infekten ist die Ergussflüssigkeit purulent. Selten können sich im Perikard Lymph- oder Gallenflüssigkeit, aber auch Gas und Luft, ansammeln. Dies ist dann häufig die Folge von pathologischen Verbindungen zu umgebenden Strukturen.

Klinik. Auch große Perikardergüsse können asymptomatisch bleiben oder nur geringe Symptome verursachen. Bei Perikarditis stehen oft die Symptome der Grunderkrankung ganz im Vordergrund. Bei größeren Ergüssen können uncharakteristische Symptome, wie Druckgefühl und Dyspnoe, selten Dysphagie und Heiserkeit durch Kompression von Ösophagus und Nervus recurrens, auftreten.

Bei Tamponade treten regelhaft Dyspnoe und Schwächegefühl auf. Bei der klinischen Untersuchung findet man eine Tachykardie, Hypotension und abgeschwächte Herztöne, gestaute Halsvenen mit nur einem Druckabfall während des Herzzyklus (X-Tal) und einen Pulsus paradoxus. Einzelne dieser Zeichen können aber fehlen (Spodick 1997).

Elektrokardiographie. Das EKG kann normal bzw. uncharakteristisch verändert sein oder Zeichen einer Perikarditis zeigen. Niedervoltage kann vorhanden sein, ist aber nicht spezifisch für einen Perikarderguss. Das Auftreten eines elektrischen Alternans bei Perikarderguss gilt als charakteristisches Zeichen für eine Tamponade (Spodick 1998).

Röntgen. Erst bei einer Ergussbildung von wenigstens 400–500 ml treten röntgenologische Veränderungen des Herzschattens auf (Abb. 25.1). Als erstes Zeichen runden sich die Herzkonturen im Herz-Zwerchfellwinkel ab, und die Herztaille wird verstrichen. Bei weiterer Ergussbildung bildet sich eine Dreiecks- oder Bocksbeutelform aus mit Verbreiterung des Mediastinalschattens.

Echokardiographie. Im 2-D-Echo (Abb. 25.2) kann schon die normale Perikardflüssigkeit systolisch als schmaler, echofreier Raum gesehen werden. Die Menge von Perikardergüssen kann zuverlässig abgeschätzt oder sogar quantifiziert werden. Zusätzlich gibt das Echo Hinweise auf eine zugrunde liegende Erkrankung (z. B. Herzinfarkt, Aortendissektion). Epikardiales Fett muss gelegentlich von einem Perikarderguss abgegrenzt werden. Die Binnenstruktur des Ergusses gibt Hinweise auf epikardiale Auflagerungen, Hämatome, Verwachsungen oder Tumoren.

Bei größeren Ergüssen zeigt das Herz ausgeprägte Pendelbewegungen („swinging heart"). Aus der Größe des Perikardergusses kann nicht auf das Vorliegen einer Tamponade geschlossen werden. Häufig sieht man eine spätsystolische und frühsystolische Eindellung des rechten, selten auch des linken Vorhofes, ohne dass klinisch schon Tamponadezeichen vorhanden sein müssen (Merce et al. 1999).

Die Kompression des rechten Ventrikels ist hingegen ein typisches Zeichen für eine hämodynamisch bedeutsame Tamponade. Auch die gestaute Vena cava inferior ist Ausdruck der hämodynamischen Beeinträchtigung. Für eine Tamponade sprechen auch ausgeprägte, atemabhängige Veränderungen als Ausdruck der verstärkten interventrikulären Interaktion, die echokardiographisch zu beobachten sind (Tsang et al. 2000). Mit Beginn der Inspiration zeigt sich eine Vergrößerung der rechten Herzabschnitte, eine Verlagerung des Septums nach links und eine Verkleinerung des linken Ventrikels. Begleitet wird dies von erhöhten Flussgeschwindigkeiten im Doppler-Echo in den rechten Herzabschnitten (z. B. über der Trikuspidalklappe), und verminderten Flussgeschwindigkeiten in den linken Herzabschnitten (z. B. über der Mitralklappe). Mit Beginn der Exspiration kehren sich diese Verhältnisse um.

Diagnostische Schwierigkeiten können umschriebene Hämatome (Abb. 25.3) bei Patienten nach Herz-Operationen bereiten (Ionesco et al. 2001). Ein zirkulärer Perikarderguss kann völlig fehlen, das lokalisierte Hämatom führt aber durch Kompression einer Herzkammer zum klinischen Vollbild einer Tamponade. Oft ist eine transösophageale Untersuchung notwendig, um eine umschriebene Kompression auszuschließen oder zu bestätigen.

> **! Cave**
> Gerade früh nach Herzoperationen sind atypische Befunde häufig. Die Echokardiographie ist zum Ausschluss oder zur Diagnose einer Tamponade zwar wesentlich, die Indikation zur Rethorakotomie muss aber im Kontext mit anderen klinischen und hämodynamischen Parametern gestellt werden.

Diagnose und Therapie. Ein Perikardpunktion kann aus diagnostischen und therapeutischen Gründen notwendig werden. Der Punktionsort wird meist neben dem Processus xyphoideus gewählt, aber auch andere Punktionsorte sind möglich (Naunheim 1991). Die Punktion erfolgt heute üblicherweise unter intensivmedizinischen Bedingungen, echokardiographisch geführt und kontrolliert. Gefürchteste Komplikation ist die Verletzung von Koronargefäßen oder dünnwandigen

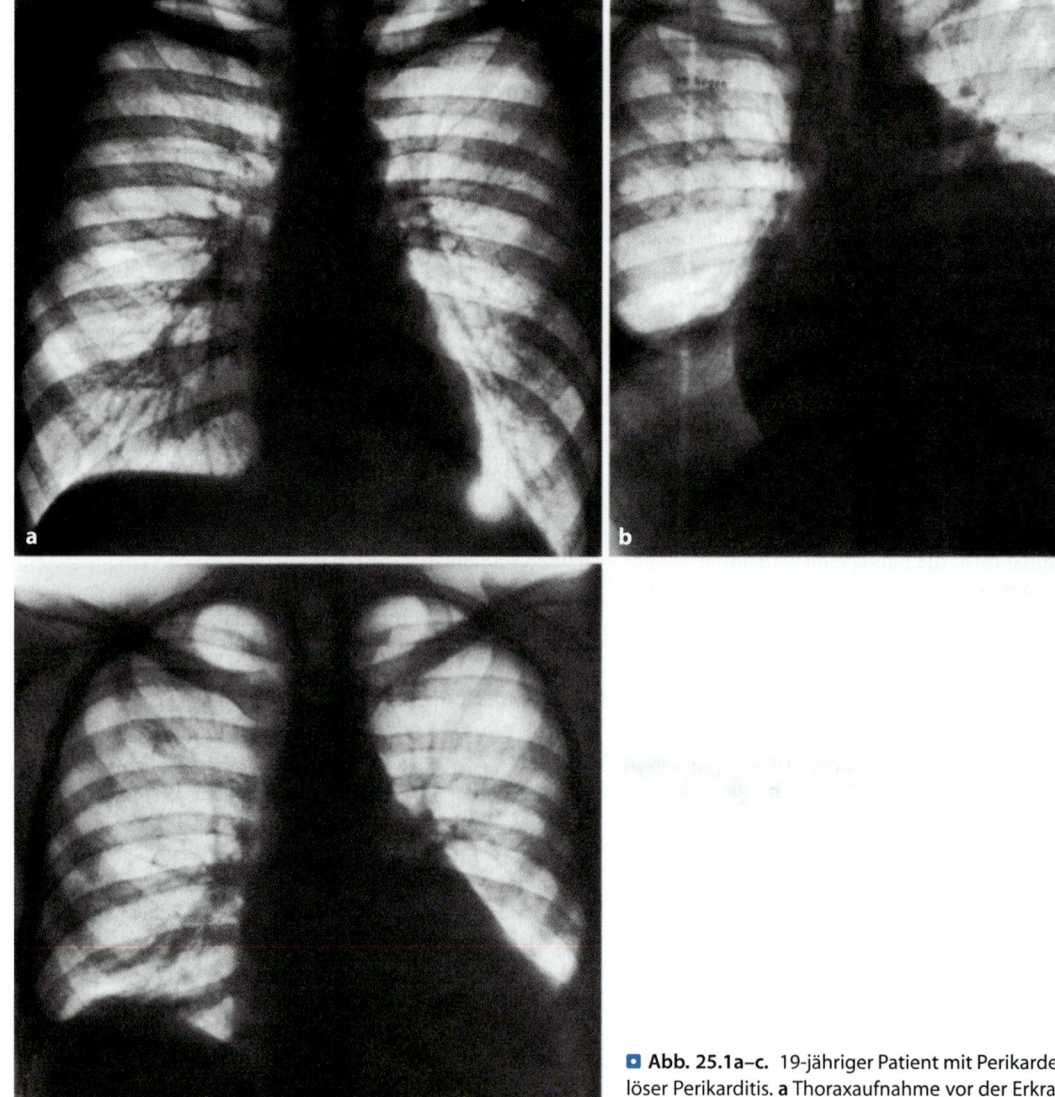

Abb. 25.1a–c. 19-jähriger Patient mit Perikarderguss bei tuberkulöser Perikarditis. **a** Thoraxaufnahme vor der Erkrankung, **b** Perikarderguss mit den klinischen Zeichen der Perikardtamponade, **c** Zustand 4 Wochen nach Perikardektomie

Herzkammern, die durch die Entwicklung eines Hämoperikards zu einer dramatischen Verschlechterung der Hämodynamik führen kann (zur Technik der Punktion siehe Callahan et al. 1997).

Bei ungeklärten Perikardergüssen ist eine diagnostische Punktion insbesondere dann angezeigt, wenn der Verdacht auf eine bakterielle Besiedelung oder ein tumoröses Geschehen besteht (Spodick 1997). Nicht indiziert ist eine Punktion hingegen bei komplikationslosem, typischem Verlauf (z. B. virale oder idiopathische Perikarditis, chronische Hämodialyse) ohne relevante Symptomatik oder klinischem Verdacht auf eine Zweiterkrankung. Die Ausbeute von diagnostischen Punktionen ist trotz aufwändiger Untersuchungsmethoden (Tabelle 25.1) enttäuschend gering (Merce et al. 1998). Die thorakoskopische oder offene Perikardbiopsie bietet demgegenüber durch die gleichzeitige Möglichkeit der bakteriologischen und zytologischen Untersuchung von Erguss und Perikardgewebe eine höhere diagnostische Ausbeute (Maisch 1994).

Große Perikardergüsse ohne Rückbildungstendenz sollten punktiert werden, da im Langzeitverlauf auch unerwartet jederzeit eine Tamponade auftreten kann (Sagrista-Sauleda et al. 1999). Bei klinischen Tamponadezeichen ist immer eine Punktion indiziert, die akute Tamponade ist ein Notfall, der zu einer raschen Entlastung zwingt. Bei ungünstig gelegenen, lokalisierten oder gekammerten Ergüssen ist manchmal eine chirurgische Drainage erforderlich.

Häufig rezidivierende, nicht maligne Ergüsse, die nicht auf eine konventionelle Therapie ansprechen, können durch die intraperikardiale Instillation von Kortisonpräparaten (z. B. 300 mg/m² Triamcinolon) behandelt werden (Maisch 2000). Gelegentlich ist eine chirurgische Perikardfensterung oder eine Perikardektomie erforderlich.

25.2 · Perikarderguss und Tamponade

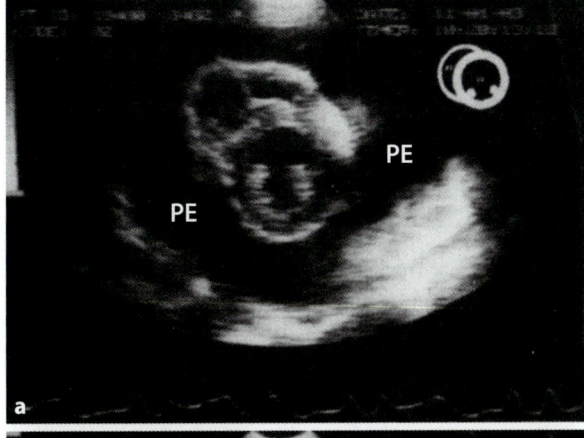

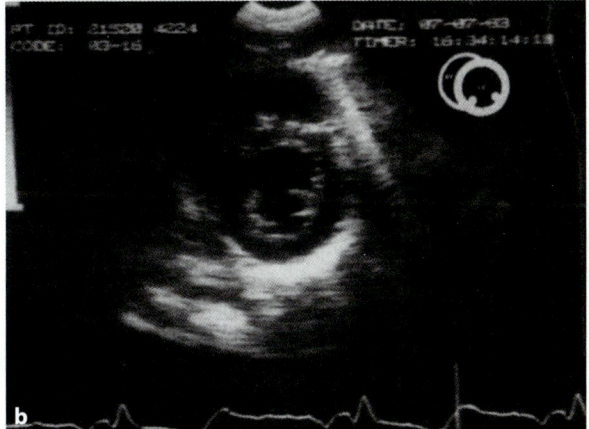

◘ Abb. 25.2a, b. Großer zirkulärer Perikarderguss im 2-D-Echokardiogramm. a Parasternaler Kurzachsenschnitt, das Herz scheint in dem zirkulären Erguss (*PE*) frei zu schweben. b Parasternaler Kurzachsenschnitt nach Drainage. Der Erguss ist völlig entfernt. Die zuvor durch Tamponade komprimierten Herzkammern haben sich wieder entfaltet

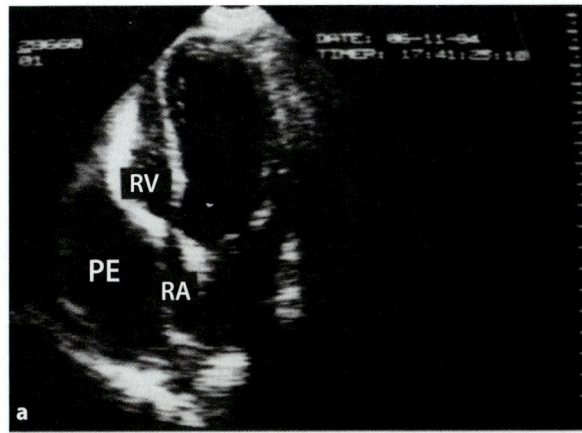

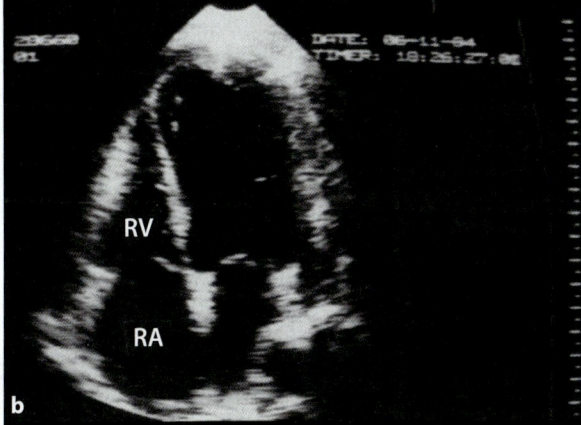

◘ Abb. 25.3a, b. Lokalisierter Perikarderguss an der Seitenwand des rechten Herzens 2 Wochen nach Bypass-Operation. Apikaler Vierkammerblick. a Der Erguss (*PE*) drückt den rechten Vorhof (*RA*) und den rechten Ventrikel (*RV*) zu einem schmalen Spalt zusammen. b Nach subkostaler Punktion (300 ml hämorrhagischer Erguss) ist das Ergusspolster verschwunden, die rechten Herzabschnitte sind wieder entfaltet

◘ Tabelle 25.1. Diagnostik der Perikardflüssigkeit unklarer Genese

Routine	In speziellen Fällen
Hämoglobin, Hämatokrit (in Perikarderguss und venösem Blut)	Amylase
Laktadehydrogenase, Albumin, Cholesterin (in Perikarderguss und Serum)	Karzinoembryonales Antigen
Glukose, pH	Rheumafaktor, antinukleäre Antikörper
Zytologie	Immunzytochemie
Bakteriologie (Färbungen, Kulturen)	Adenosindeaminase, Polymerasekettenreaktion für Mykobakterien

Bei rezidivierenden, malignen Ergüssen wird eine intraperikardiale Instillation von Zytostatika (z. B. Bleomycin, Cisplatin) mit dem Ziel einer Sklerosierung des Perikardspaltes durchgeführt (Martinoni et al. 2000).

Bei Zuständen, bei denen eine Wasserretention eine Rolle spielt (z. B. Herzinsuffizienz, postoperativer Perikarderguss) ist eine diuretische Therapie wirksam. Bei entzündlichen oder autoreaktiven Ergüssen wird eine antiphlogistische Therapie durchgeführt (s. Abschn. 25.3.2). Bei anderen, dem Perikarderguss zugrunde liegenden Erkrankungen (z. B. Myxödem) erfolgt die gezielte Therapie der Grunderkrankung.

Ursachen für Perikarderguss und Perikarditis
– Idiopathisch
– Virale Infektionen (häufigste Erreger: Coxsackie B, ECHO-Viren, Adenoviren, HIV)
▼

- Bakterielle Infektionen (häufigste Erreger: Streptokokken, Pneumokokken, Staphylokokken, Tuberkulose)
- Andere Infektionen (Amöben, Echinokokken, Pilze, Mykoplasmen, Rickettsien)
- Wasserretention (aufgrund von Herzinsuffizienz, Leberzirrhose, nephrotischem Syndrom, Schwangerschaft)
- Tumoren (primär: Mesotheliom, Sarkom, Fibrom, Lipom; sekundär: hämatogene Metastasierung)
- Lokale Invasion
- Trauma (perforierende Verletzung, stumpfes Thoraxtrauma, Katheterintervention, Schrittmacherimplantation, Herzoperation, Bestrahlung)
- Dissezierendes Aortenaneurysma
- Myokardinfarkt (Pericarditis epistenocardiaca, Dressler-Syndrom, Ventrikelaneurysma, Ventrikelruptur)
- Autoreaktiv (Postkardiotomiesyndrom, Postmyokardinfarktsyndrom, postinfektiös bei Impfungen, posttraumatisch)
- Vaskulitiden, Kollagenosen, rheumatische Erkrankungen (praktisch alle Erkrankungen aus diesem Formenkreis)
- Stoffwechselstörungen (Urämie; Dialyseperikarditis, Myxödem)
- Medikamente (Procainamid, Hydralazin, Monoxidil)
- Andere Ursachen (Erkrankungen von Pleura und Lunge, Pankreatitis, entzündliche Darmerkrankungen, Mittelmeerfieber, Karzinoid, Hypereosinophiliesyndrom, restriktive Kardiomyopathie, primäre pulmonale Hypertonie, nach Herztransplantation)

25.3 Perikarditis

Eine Perikarditis kann isoliert oder im Rahmen einer Grundkrankheit auftreten.

Klinische Manifestationen einer Perikarditis
- Akute Perikarditis
- Rezidivierende Perikarditis
- Chronischer Perikarderguss ohne Kompressionszeichen
- Tamponade
- Pericarditis constrictiva

Bei einigen Grunderkrankungen, wie der Tuberkulose, können prinzipiell alle diese klinischen Erscheinungsformen beobachtet werden.

25.3.1 Akute Perikarditis

Definition

Die akute Perikarditis ist eine Erkrankung, die durch charakteristische Schmerzen, das auskultatorische Phänomen des Perikardreibens und spezifische EKG-Veränderungen gekennzeichnet ist. Sie ist die typische Verlaufsform der viralen oder idiopathischen Perikarditis.

Ätiologie. Neben einer Virusinfektion kommen viele Erkrankungen als Ursache in Betracht (s. Übersicht „Ursachen für Perikarderguss und Perikarditis"). Die idiopathische Form entspricht in vielen Fällen wahrscheinlich unentdeckten Virusinfektionen oder autoreaktiven Perikarditiden. Bei unkompliziertem Verlauf kann auf eine Ursachendiagnostik verzichtet werden.

Verlaufsformen. Im Folgenden werden Klinik und Befunde einer typischen, trockenen, fibrinösen Perikarditis beschrieben. Daneben kommt eine exsudative Form mit Entwicklung eines Perikardergusses vor, die klinisch ähnlich, aber auch asymptomatisch verlaufen kann. Die Entwicklung einer Tamponade ist möglich.

Eine Perikarditis wird häufig von einer Myokarditis begleitet und umgekehrt (Oakley 2000). Meist dominiert aber das eine oder andere klinische Bild. Eine begleitende Myokarditis ist anzunehmen bei jeglichen EKG-Veränderungen, bei Arrhythmien, bei einer Erhöhung von Troponin und Kreatininkinase sowie bei echokardiographischen Zeichen eines sonst nicht erklärbaren Myokardschadens.

Eine akute Perikarditis kann folgenlos ausheilen, rezidivieren oder chronisch verlaufen. Übergänge in eine Pericarditis constrictiva sind möglich.

Klinik. Die unspezifischen Symptome, wie Schweißneigung, Fieber und Abnahme der Leistungsfähigkeit werden in der Mehrzahl der Fälle durch die Grundkrankheit ausgelöst, in deren Rahmen eine Perikarditis auftritt. Spezifisches Symptom der Perikarditis ist der retrosternale Schmerz, der dem Infarktschmerz ähnlich ist. Er kann mit Körperlage und Atemphase wechseln. Bei Ergussbildung kann die Schmerzintensität nachlassen. Bei der klinischen Untersuchung ist das Leitsymptom das **Perikardreiben** von schabendem und kratzendem Charakter (Spodick 1997). Es tritt in der Systole, Protosystole und Präsystole auf. Die Geräuschintensität kann bei Lageänderung und bei Druckänderung im Thoraxraum wechseln. Fibrinbeläge der Pleura, die mit dem Perikard in Beziehung kommen, lösen ebenfalls ein perikarditisches Reibegeräusch aus, selbst wenn intraperikardiale Entzündungszeichen fehlen. Rein pleurale Geräusche sind beim Atemanhalten nicht nachweisbar. Bei der Entwicklung eines Ergusses kann das Perikardreiben verschwinden.

Elektrokardiogramm. Der Herzbeutel ist elektrokardiographisch stumm. Erst bei Übergreifen des Entzündungsprozesses auf subepikardiale Schichten des Myokards treten Änderungen im Erregungsablauf auf, die in drei Stadien eingeteilt werden (◘ Abb. 25.4):
- Im **Stadium 1** ist der ST-Verlauf angehoben und konvexbogig nach oben konfiguriert. Infolge der entzündlichen Veränderungen der subepikardialen Schichten entsteht in der Phase der vollständigen Erregung ein nach außen gerichteter Vektor, der in den Extremitätenableitungen und der Mehrzahl der Brustwandableitungen in Erscheinung tritt.
- Im **Stadium 2** wird durch Verkleinerung des Vektors die ST-Strecke wieder isolektrisch und die T-Welle flacht sich ab.
- Im **Stadium 3** ist aufgrund des entzündliches Prozesses die Erregungsrückbildung in den Außenschichten des Myo-

25.3 · Perikarditis

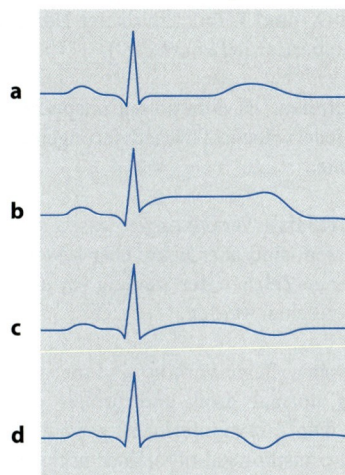

Abb. 25.4a–d. EKG bei akuter Perikarditis (schematisch). **a** Normales EKG; **b** akute Perikarditis, Stadium I; **c** akute Perikarditis, Stadium II; **d** akute Perikarditis, Stadium III. (Nach Holzmann 1965)

kards verzögert, der Vektor kehrt sich um, und es entstehen ein spitz-negatives T in den Ableitungen, in denen zuvor eine ST-Hebung bestand.

Neben der Abgrenzung zum akuten Infarkt muss bei einer ST-Streckenhebung auch an das Vorliegen von Normvarianten gedacht werden. Häufig ist bei trainierten Jugendlichen ein „Early-repolarisation"-Syndrom. Dabei kommt es v. a. in den links-präkordialen Ableitungen zu ST-Streckenhebungen, die aus einem hochgezogenen J-Punkt hervorgehen und in der Regel von symmetrischen, überhöhten T-Wellen begleitet werden (Kalusche 1997).

Echokardiographie. Bei trockener Perikarditis ist das Echo üblicherweise völlig normal. Ein Perikarderguss kann sich erst im Verlauf der Erkrankung ausbilden, weswegen Verlaufskontrollen notwendig sein können. Bildet sich ein Perikarderguss aus, können zottige, epikardiale Auflagerungen und im Erguss schwimmende bewegliche Gebilde erkennbar sein.

Differenzialdiagnose. Differenzialdiagnostisch muss v. a. der akute Herzinfarkt abgegrenzt werden, bei dem Schmerzen, EKG und Laborbefunde deutliche Ähnlichkeiten aufweisen können. Perikardreiben kann auch beim Herzinfarkt als Ausdruck einer begleitenden Perikarditis auskultiert werden. Bei Perikarditis können durch die Mitbeteiligung des Myokards die Herzenzyme (Kreatininkinase, Troponin) erhöht sein (Bonnefoy et al. 2000; Brand et al. 2001). Bei beiden Erkrankungen sind mehr oder weniger ausgeprägten Entzündungszeichen vorhanden. Lageabhängigkeit der Schmerzen, Fieber und Zeichen eines Infektes weisen in Richtung Perikarditis, regionale Wandbewegung im Echo mehr auf eine koronare Genese. Gelegentlich kann ein Myokardinfarkt aber erst durch eine Koronarangiographie ausgeschlossen werden.

Bei unkompliziertem Verlauf kann auf eine kostenintensive, insbesondere serologische Diagnostik verzichtet werden. Erst bei rezidivierenden oder symptomatischen chronischen Verläufen ist eine eingehende Ursachenforschung indiziert (s. Übersicht „Ursachen für Perikarderguss und Perikarditis" und Tabelle 25.1).

Therapie. Die Therapie ist hauptsächlich symptomatisch und besteht in der Gabe von nichtsteroidalen Antiphlogistika (z. B. Diclofenac 100–150 mg/d). Bei Perikarditiden im Rahmen einer anderen Grunderkrankung wird diese speziell behandelt.

25.3.2 Rezidivierende Perikarditis

Bei einigen Patienten kommt es zu häufigen Rezidiven einer Perikarditis mit und ohne Perikarderguss. Autoimmunprozesse scheinen dabei eine Rolle zu spielen (Fowler 1990). Häufig ist die Beeinträchtigung der Patienten so groß, dass eine alleinige Gabe von nichtsteroidalen Antiphlogistika nicht ausreicht und Prednison verabreicht werden muss. Nach einer anfänglichen Dosierung von 60–80 mg/Tag wird rasch auf eine möglichst niedrige Erhaltungsdosis reduziert. Bei hohem Kortisonbedarf kann die intraperikardiale Instillation von Cortison-Präparaten erfolgen (Maisch et al. 2000). In schwierigen Fällen werden zusätzlich Azathioprin und neuerdings häufiger Cholchizin empfohlen (Adler et al. 1998). Selten ist sogar eine Perikardektomie indiziert (Tuma et al. 1990).

25.3.3 Pericarditis constrictiva

> **Definition**
>
> Prinzipiell jede Perikarditis und jeder Perikarderguss kann durch Fibrosierung und Schrumpfungsprozesse zu einer „Panzerung" bzw. Konstriktion des Herzens führen. Hämodynamisch ergeben sich deutliche Parallelen zur Tamponade, aber auch Unterschiede. Die klinischen Symptome ähneln einer globalen Herzinsuffizienz mit überwiegender Rechtsherzbeteiligung. Die Perikardektomie ist therapeutisches Mittel der Wahl.

Ätiologie. In den letzten Jahrzehnten hat sich das Spektrum der zur Pericarditis constrictiva führenden Grunderkrankungen stark verändert (Ling et al. 1999). Iatrogene Ursachen, v. a. herzchirurgische Eingriffe (Bubenheimer 1985) und Bestrahlung, haben deutlich zugenommen. Die früher häufige Tuberkulose hat an Bedeutung verloren, könnte aber auch in unseren Breiten durch die Zunahme von HIV-Infektionen wieder mehr in den Vordergrund treten. Differenzialdiagnostisch kommen v. a. andere Infektionen, Erkrankungen aus dem rheumatischen Formenkreis, frühere Einblutungen ins Perikard und eine Dialyseperikarditis in Betracht. Viele Fälle bleiben aber ätiologisch ungeklärt.

Verlaufsformen. Die früher häufiger beobachteten, chronischen Verläufe mit ausgeprägten Verkalkungen („Panzerherz") sind selten geworden. Heute wird die Erkrankung meist schon in einem früheren, „subakuten" Stadium entdeckt, oft schon einige Monate nach dem auslösenden Ereignis, das aber auch im Dunkeln liegen kann. Die Verdickung des Perikards kann wenig oder nur lokal ausgeprägt sein, was die Diagnose erschwert. Wenn zusätzlich ein Perikarderguss vorliegt, werden hämodynamische Mischbilder aus Tamponade und

Pericarditis constrictiva vorgefunden („effusiv-konstriktive Perikarditis", Hancock 2001). Transiente Verläufe (Sagrista-Sauleda et al. 1987) und latente Formen der Pericarditis constrictiva (Busch et al. 1977) sind beschrieben worden.

Hämodynamik. Bei der Pericarditis constrictiva liegt das verdickte Perikard wie ein Panzer um das Herz. Wie bei einer Tamponade ist die systolische Funktion des Herzens meist normal, die diastolische Füllung aber behindert, was zur Verminderung des Schlagvolumens und einer Anhebung der Füllungsdrucke links und rechts führt. Das Perikard übt selbst aber im Gegensatz zur Tamponade keinen Druck auf die Herzhöhlen aus, sondern begrenzt nur das Gesamtvolumen des Herzens nach oben. Bei Öffnung der atrioventrikulären Klappen werden die Ventrikel vom nachströmenden Blut rasch gefüllt. Nach dieser abrupten frühdiastolischen Füllung steht kein weiteres Volumen mehr zur Verfügung, sodass im weiteren Verlauf der Diastole kaum noch ein Fluss stattfindet. Die rechtsatriale Druckkurve zeigt dementsprechend ein akzentuiertes Y-Tal (Öffnung der Trikuspidalklappe). Da aber auch das X-Tal (Ventrikelsystole) erhalten ist, bleibt sie im Gegensatz zur Tamponade doppelgipflig (◘ s. Abb. 25.6). Die rechtsventrikuläre Druckkurve zeigt eine Dip-Plateauphänomen: Nach kurzem frühdiastolischem Druckabfall wird sehr rasch ein konstantes Druckniveau über den Rest der Diastole eingehalten. In der Echokardiographie ist ein frühdiastolisches „Springen" mit anschließendem Stillstand der Ventrikel zu sehen, die diesem Phänomen entspricht.

Im Gegensatz zur Tamponade werden die normalen, respiratorischen Schwankungen des intrathorakalen Druckes nicht auf die Herzhöhlen übertragen, da das starre Perikard das Herz hiervon isoliert. Trotzdem sind auch bei der Pericarditis constrictiva atemabhängige Flussphänomene in der Echokardiographie nachweisbar. Beim inspiratorischen Abfall des intrathorakalen Druckes nimmt die Druckdifferenz zwischen Lungenvenen und linkem Vorhof ab, was zu einer verminderten Füllung der linken Herzabschnitte führt. Bei konstantem Gesamtvolumen des Herzens bewegen sich dadurch interatriales und interventrikuläres Septum nach links und ermöglichen eine vermehrte Füllung der rechten Herzabschnitte. Drei Herzzyklen später, bei gleichzeitiger Exspiration, drehen sich die Verhältnisse um, und die linken Herzabschnitte werden vermehrt gefüllt. Die atemabhängigen Schwankungen sind meist nicht so akzentuiert wie bei der Tamponade, sodass ein Pulsus paradoxus nicht auftritt. Echokardiographisch lassen sich aber atemabhängig deutlich schwankende Flussgeschwindigkeiten in Leber- und Pulmonalvenen sowie über Mitral- und Trikuspidalklappe nachweisen.

Die extrathorakalen Venen zeigen keine Druckabnahme während der Inspiration, sondern evtl. sogar eine Zunahme (Kussmaul-Phänomen), da der vermehrte inspiratorische Rückfluss zum Herzen vom rechten Herzen nicht vollständig aufgenommen werden kann.

Klinik. Die Symptome ähneln einer überwiegenden Rechtsherzinsuffizienz mit Lebervergrößerung, Aszites und peripheren Ödeme. Hinzu kommen Dyspnoe bei Belastung und rasche Ermüdbarkeit. Meist liegt eine leichte Tachykardie und ein eher niedriger Blutdruck vor. Vorhofflimmern ist häufig. Die Halsvenen sind gestaut mit typischerweise zwei sichtbaren Druckabfällen (X- und Y-Tal). Ein dritter Herzton ist oft laut und klopfend („pericardial knocking").

Elektrokardiogramm. Es dominieren unspezifische Veränderungen wie Niedervoltage, T-Negativierungen und Verbreiterung der P-Welle.

Röntgen. Perikardiale Verkalkungen lassen sich röntgenologisch gut erfassen, sind aber heute eher selten (◘ Abb. 25.5). Zusätzlich können Zeichen der Stauung vor dem rechten und linken Herzen gesehen werden.

Echokardiographie. Beide Vorhöfe sind meist vergrößert, die Herzkammern normal groß und primär systolisch nicht beeinträchtigt. Die V. cava inferior ist gestaut. Eine Perikardverdickung ist transthorakal oft schwer nachweisbar (Bubenheimer 1983), bei der transösophagealen Untersuchung lassen sich Beschaffenheit und Dicke des Perikards, v. a. in transgastraler Anlotung, besser beurteilen. Entscheidende Hinweise gibt das Echo durch den Nachweis von atemabhängigen Flussphänomenen (s. oben) in den rechten und linken Herzabschnitten (Oh et al. 1994). Diese müssen evtl. durch Vorlastsenkung, z. B. in sitzender Position, erst demaskiert werden (Oh et al. 1997).

Herzkatheteruntersuchung. Typisch ist ein enddiastolischer Druckangleich in allen Herzkammern. Die rechtsventrikuläre Druckkurve ist charakterisiert durch das Dip-Plateauphäno-

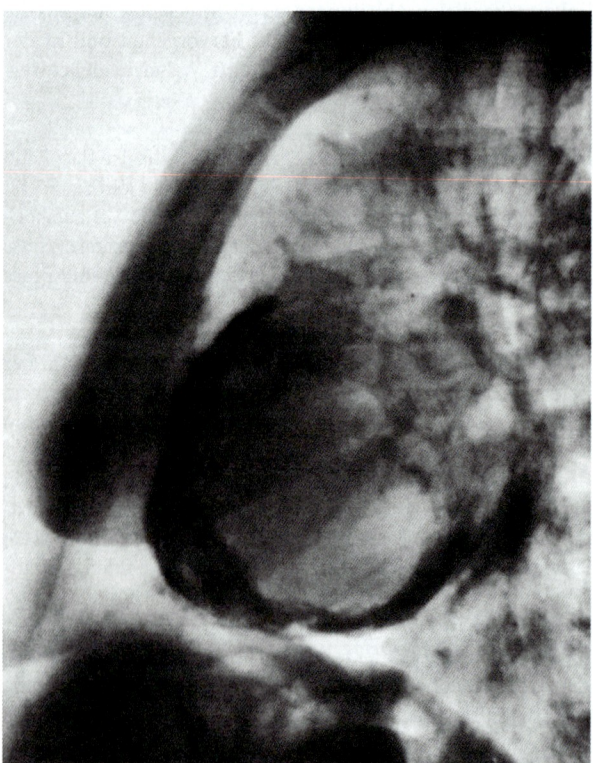

◘ **Abb. 25.5.** Konstriktive Perikarditis – Panzerherz bei 57-jährigem Patienten mit ausgeprägter Verkalkung im Bereich beider Ventrikel und Vorhöfe

men, die Druckkurve im rechten Vorhof und in den zentralen Venen durch ausgeprägte X- und Y-Täler (W-Form; ◘ Abb. 25.6). Bei gleichzeitiger Registrierung von rechts- und linksventrikulären Druckkurven ist eine diskordante, atemabhängige Variabilität der Spitzendrucke zu beobachten (Hurrell et al. 1996). Wie in der Echokardiographie sind diese atemabhängigen Phänomene manchmal erst nach Nachlastsenkung zu registrieren.

Differenzialdiagnose. Nichtkardiale Erkrankungen mit Überwässerung, wie Leberzirrhose oder nephrotisches Syndrom, können einer Pericarditis constrictiva stark ähneln. Auch eine Rechtsherzinsuffizienz zeigt klinisch deutliche Parallelen zur Pericarditis constrictiva. Ausgesprochen schwierig kann die differenzialdiagnostische Abgrenzung von einer **restriktiven Kardiomyopathie** sein (Hancock 2001). Die Symptome beider Erkrankungen sind praktisch identisch. Die Anamnese einer vorausgegangenen Perikarditis oder eines Perikardergusses kann deshalb sehr wertvoll sein.

Hämodynamisch verhalten sich beide Krankheitsbilder sehr ähnlich. Auch bei der restriktiven Kardiomyopathie ist die systolische Funktion primär normal, die diastolische Füllung aber durch die Myokarderkrankung behindert, sodass ein vermindertes Schlagvolumen bei stark erhöhten Füllungsdrucken beobachtet wird. In der Herzkatheteruntersuchung gilt ein enddiastolischer Druckangleich in allen Herzkammern als charakteristisches Zeichen für eine Pericarditis constrictiva, während bei der restriktiven Kardiomyopathie die Füllungsdrucke links meist etwas höher liegen als rechts. Das Dip-Plateauphänomen der rechtsventrikulären Druckkurve ist ein typisches Merkmal der Pericarditis constrictiva und kommt bei restriktiver Kardiomyopathie nur selten vor. Trotzdem ist bei beiden Erkrankungen das Auftreten der hämodynamischen Charakteristika der jeweils anderen möglich.

Echokardiographisch sind die Vorhöfe bei beiden Erkrankungen vergrößert, die Ventrikel meist normal groß, die Vena cava inferior gestaut. Bei der restriktiven Kardiomyopathie werden dopplerechokardiographisch die beschriebenen, atemabhängigen Flussphänomene nicht beobachtet (Hatle et al. 1989), sie können aber bei Pericarditis constrictiva maskiert sein und deshalb nicht in Erscheinung treten (Herein et al. 1999). Die Messung der diastolischen Mitralisringgeschwindigkeit mit Myokarddoppler als Ausdruck der diastolischen, longitudinalen Expansion des Ventrikels soll hier eine sichere Unterscheidung treffen können, indem die diastolischen Wandgeschwindigkeiten bei Pericarditis constrictiva normal oder sogar erhöht, bei restriktiver Kardiomyopathie aber als Zeichen der Erkrankung des Herzmuskels deutlich vermindert sind (Rajagopalan et al. 2001).

Computertomographie und Kernspintomographie können die Dicke des Perikards in allen Regionen des Herzens zuverlässig darstellen (◘ Abb. 25.7) und sind diesbezüglich der Echokardiographie überlegen (Breen 2001). Die normale Dicke des Perikards beträgt weniger als 1 mm. In der Differenzialdiagnose zwischen restriktiver Kardiomyopathie und Pericarditis constrictiva kommt dem Nachweis von verdicktem Perikard eine entscheidende Bedeutung zu. Zu beachten ist aber, dass sowohl Konstriktion ohne Perikardverdickung als auch Perikardverdickung ohne Konstriktion beschrieben wurden (Nishimura 2001).

Gelegentlich kann eine Myokardbiopsie durch Nachweis einer Herzmuskelerkrankung (z. B. Amyloidose) entscheidende Bedeutung erlangen (Schoenfeld et al. 1987). In der schwierigen Differenzialdiagnose der beiden Erkrankungen muss häufig das ganze Spektrum der Untersuchungsverfahren eingesetzt werden, um eine ausreichende diagnostische Sicherheit zu erlangen (Vaitkus et al. 1991). In seltenen Fällen ist die Unterscheiden nicht möglich, und erst eine explorative Thorakotomie kann das Krankheitsbild klären.

Besonders kompliziert ist die Differenzialdiagnose bei Patienten nach Bestrahlung, da hier restriktive Kardiomyopathie (in Folge einer Myokardfibrose) und Pericarditis constrictiva nebeneinander auftreten können und der jeweilige Anteil beider Komponenten an der klinischen Symptomatik schwer bestimmbar ist, therapeutisch aber entscheidend sein kann.

Therapie. Eine spezifische, medikamentöse Therapie richtet sich gegen die Grunderkrankung, wenn sie bekannt ist. Die Entwicklung einer Pericarditis constrictiva kann aber meist nicht verhindert werden, insbesondere die Cortison-Therapie hat sich als prophylaktisch unwirksam erwiesen. Bei wenig fortgeschrittenen, entzündlichen Prozessen kann eine antiphlogistische Therapie sinnvoll sein, die Hämodynamik kann sich gelegentlich wieder bessern (transiente Verlaufsformen). Die symptomatische Therapie besteht hauptsächlich in einer Diuretikamedikation. Eine zu starke Absenkung des Venendruckes muss aber vermieden werden.

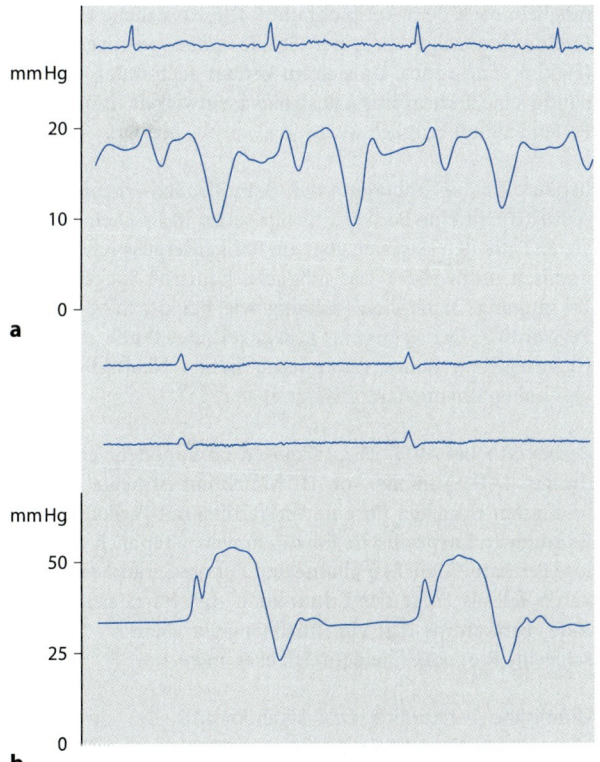

◘ **Abb. 25.6a, b.** Druckkurven bei konstriktiver Perikarditis. **a** Vorhofdruckkurve mit dem typischen doppelten Kollaps. **b** Rechtsventrikuläre Druckkurve. Frühdiastolischer Dip mit anschließender Plateaubildung. Niederspannung im EKG

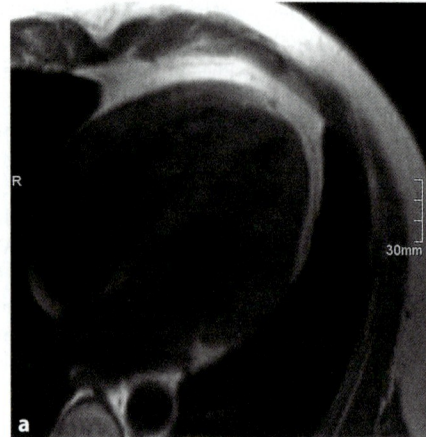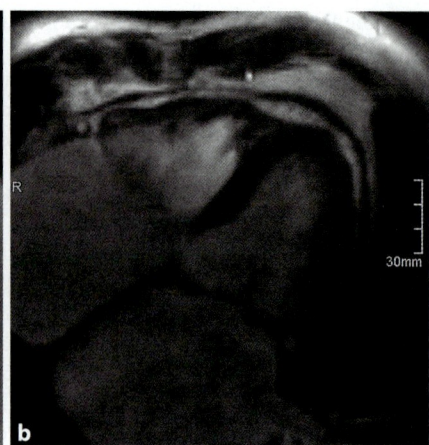

Abb. 25.7a, b.
a Das normale Perikard ist in der Kernspintomographie nur eben als zarte Membran zu erkennen („Black-blood"-Technik).
b Deutlich verdickt stellt sich das Perikard hingegen bei diesem 69-jährigen Patienten mit Pericarditis constrictiva nach operativer Mitralklappenrekonstruktion dar („White-blood"-Technik)

Therapeutisches Mittel der Wahl ist die Perikardektomie. Sie strebt die möglichst vollständige Beseitigung der Fibrosierungen im Bereich von Kammern und Vorhöfen an (Moosdorf 2000). Gute Resultate werden v. a. bei noch nicht so weit fortgeschrittenen Stadien der Erkrankungen erzielt. Ausgeprägte Verkalkung, Myokardbeteiligung, schwere Leber- oder Nierenschädigung (Tirilomis et al. 1994) sowie Pericarditis constrictiva nach Strahlenbehandlung (Ling et al. 1999) sind Prädiktoren für eine schlechte Prognose. Die postoperative Besserung kann prompt sein oder verzögert über Monate erfolgen.

25.3.4 Spezielle Formen der Perikarditis

Purulente Perikarditis. Die bakterielle Besiedelung des Perikardspaltes führt zu dieser Form der Perikarditis. Häufigste Erreger sind Staphylo-, Strepto- und Pneumokokken. Die Infektion erfolgt entweder hämatogen, wie z. B. die sekundäre Besiedelung von primär nicht infektiösen Perikardergüssen, oder auf direktem Wege durch Umgebungsprozesse oder Verletzungen. Auch bei Endokarditis kann die Erkrankung auf das Perikard übergreifen. Bei Verdacht muss Perikardflüssigkeit zur Diagnostik gewonnen werden. Da lokalisierte Formen vorkommen und die bakteriologische Diagnostik durch zusätzliche Gewinnung von Gewebe verbessert werden kann, wird eine chirurgische Drainage einer perkutanen Punktion vorgezogen (Maisch et al. 1994). Therapeutisch erfolgt die systemische Antibiotikagabe, möglichst gezielt nach Antibiogramm. Zusätzliche intraperikardiale Instillationen von Fibrinolytika werden zur Auflösung von Gerinnseln und Adhäsionen empfohlen.

Tuberkulöse Perikarditis. Die Bedeutung dieser Erkrankung liegt in unseren Breiten hauptsächlich in der differenzialdiagnostischen Abgrenzung von anderen Perikarditisursachen. Gleichwohl nimmt die Häufigkeit mit atypischen Mykobakterien in der Folge von HIV-Infektionen zu. Das klinische Bild umfasst praktisch alle möglichen Verlaufsformen der Perikarditis: Akute schmerzhafte Perikarditis, asymptomatischer Perikarderguss, Tamponade und Pericarditis constrictiva. Eine Tuberkulose als Ursache einer Perikarditis muss immer ausgeschlossen werden bei nicht ausheilender, akuter Perikarditis, bei großen, chronischen Perikardergüssen oder bei Tamponade unklarer Genese, v. a. bei älteren oder abwehrgeschwächten Patienten. Die Diagnose ist oft ausgesprochen schwierig, da der Erreger sich schwer nachweisen lässt. Der fehlende Nachweis von Mykobakterien in der Perikardflüssigkeit oder sogar in der Biopsie schließt die Erkrankung nicht aus. Hohe Konzentrationen von Adenosindeaminase gelten als spezifisch für die tuberkulöse Perikarditis (Dogan et al. 1999). Die höchste Treffsicherheit hat die PCR („polymerase chain reaction"), die schon Spuren von Mykobakterien nachweisen kann (Rana et al. 1999). Die Therapie mit einer Mehrfachkombination verschiedener Antituberkulostatika richtet sich, wenn irgend möglich, nach dem Antibiogramm. Die zusätzliche Gabe von Prednisolon zeigte in einer Studie einen positiven Infekt (Hakim et al. 2000). Da sich im Verlauf auch unter Therapie häufig eine Pericarditis constrictiva entwickelt, müssen die Patienten diesbezüglich weiter in Kontrolle bleiben.

Perikarditis bei rheumatoider Arthritis. Bei rheumatoider Arthritis tritt eine Perikarditis nur selten in Erscheinung. Bei vielen Patienten lässt sich aber ein Perikarderguss echokardiograhisch nachweisen. Das mögliche klinische Spektrum der Erkrankung ist ähnlich vielfältig wie bei der tuberkulösen Perikarditis. Der Erguss ist gekennzeichnet durch niedrigen Glukosegehalt, hohes Cholesterin, hohen Neutrophilenzahl und hohen Rheumafaktor (Hara et al. 1990).

Perikarditis bei AIDS. Das „acquired immunodeficiency syndrome" (AIDS) infolge von HIV-Infektion ist heute eine der häufigsten Ursachen für eine Perikarditis mit Perikarderguss. Es kommen unspezifische Entzündungen, aber auch tuberkulöse Perikarditiden, Lymphome und Kaposi-Sarkome mit Perikardbefall als Folge der Erkrankung vor (Mirri et al. 1990). Eine Perikarditis ist ein unabhängiger Marker für eine schlechte Prognose (Heidenreich et al. 1995).

Urämische Perikarditis, Dialyseperikarditis. Bei chronischer Niereninsuffizienz kommt es in ca. 30% zu einer urämischen Perikarditis. Das Bild entspricht dem einer akuten fibrinösen oder exsudativen Perikarditis. Wasserretention und Blutungsneigung begünstigen die Entwicklung von z. T. großen, oft blutig tingierten Perikardergüssen, die zur Tamponade führen können. Bei Einleitung der Dialyse kommt es zur Rückbildung der urämischen Perikarditis, aber bei manchen Patienten entwickelt sich auch bei adäquater Nierenersatztherapie eine Dialyseperikarditis, deren Ursache nicht restlos geklärt ist. Bei Peritonealdialyse tritt diese kaum auf, der Wechsel von Hämodialyse auf Peritonealdialyse kann therapeutisch sein.

Autoreaktive Perikarditis. Unter dieser Bezeichnung werden Formen der Perikarditis zusammengefasst, bei denen ein Autoimmunprozess als Ursache nachgewiesen oder häufig auch nur vermutet werden kann. Die rezidivierende Perikarditis gehört ebenso dazu wie einige Perikarditiden bei Erkrankung aus dem rheumatischen Formenkreis. Auch Perikarditiden nach Traumen und Impfungen verlaufen unter ähnlichem klinischem Bild.

Nach Herzinfarkt tritt häufig im Infarktbereich eine lokale Perikarditis, die sog. Pericarditis epistenocardiaca, auf, die klinisch meist nur als flüchtiges Perikardreiben in Erscheinung tritt. Hiervon wird das **Postinfarktsyndrom** oder Dressler-Syndrom (Dressler 1959) abgegrenzt, das in der 2.–11. Woche nach dem Infarktereignis auftreten kann. Die Perikarditis ist häufig begleitet von einer Pleuritis und von pulmonalen Infiltraten. Typischerweise beginnt das Krankheitsbild nach einem beschwerdefreien Intervall mit „perikarditischen" Schmerzen, Fieber und serologischen Entzündungszeichen. Große Perikard- und Pleuraergüsse können sich ausbilden und neigen zu Rezidiven. Ein ganz ähnliches Bild tritt mit zeitlicher Latenz nach Herzoperationen auf, das **Postkardiotomiesyndrom** (Engle et al. 1961).

Die Behandlung besteht in der Gabe von nichtsteroidalen Antiphlogistika. Große, symptomatische Ergüsse werden punktiert. Bei Rezidiven erfolgt eine Therapie, wie sie im Abschn. 25.1.2 beschrieben wird. Kortikoide sollten aber erst im chronischen Verlauf nach Infarkt und Herzoperation angewendet werden, da sie den Heilungsprozess negativ beeinflussen können.

Perikarditis nach Strahlenbehandlung. Bei Strahlentherapie des Mediastinums können die verschiedenen Strukturen des Herzens, von denen das Perikard das strahlensensibelste ist, einen Schaden erleiden. Klinische Symptome einer akuten Perikarditis während oder kurz nach der Strahlenbehandlung sind eher selten. Häufiger werden chronische Verläufe mit chronischem Perikarderguss oder eine Pericarditis constrictiva beobachtet, oft mit einer jahrelangen Latenz nach der Bestrahlung. Chronische Ergüsse können meist konservativ behandelt werden, sofern Tamponadezeichen fehlen. Entwickelt sich eine Pericarditis constrictiva, liegt häufig gleichzeitig eine deutliche Myokardfibrose mit den klinischen Zeichen einer restriktiven Kardiomyopathie vor. Bei ohnehin schwieriger Differenzialdiagnose dieser beiden Krankheitsbilder ist der jeweilige Anteil der beiden Komponenten an der klinischen Symptomatik besonders schwer abzuschätzen. Da der Erfolg der Perikardektomie ganz entscheidend von der Myokardbeteiligung abhängt, müssen Peri- und Myokard zuvor eingehend untersucht werden; eine Biopsie zur Bestimmung des Ausmaßes der Myokardfibrose kann notwendig werden.

25.4 Perikardzysten

Angeborene Erkrankungen des Perikards mit klinischer Relevanz sind selten. Perikardzysten werden meist zufällig entdeckt und ihre hauptsächliche Bedeutung liegt in der differenzialdiagnostischen Abgrenzung von anderen mediastinalen Prozessen (Spodick 1997). Sie können überall am Perikard auftreten, die häufigste Lokalisation ist der rechte Herz-Zwerchfellwinkel. Der Inhalt der Perikardzysten ist meist klar. Selten führen Perikardzysten zu klinischen Symptomen durch Verdrängung von anderen Strukturen, Torsion oder Ruptur. Bei günstiger Lage kann die Diagnose mit der transthorakalen oder transösophagealen Echokardiographie gestellt werden, in der sie sich als echofreie, kugelige Raumforderungen darstellen. In der Computer- oder Kernspintomographie ist aber die Beziehung zu anderen Organen oft besser darstellbar. Eine Therapie ist meist nicht erforderlich. Bei symptomatischen Zysten erfolgt die thorakoskopische oder offene Resektion.

> **Zusammenfassung**
>
> Angeborene Erkrankungen des Perikards mit klinischer Relevanz treten selten auf. Das klinische Erscheinungsbild von erworbenen Perikarderkrankungen ist sehr variabel. Als **Perikarditis** wird eine isoliert oder sekundär auftretende Entzündung des Herzbeutels bezeichnet. Diese kann trocken (fibrinös) oder mit Ausbildung eines Ergusses (exsudativ) verlaufen. Das klinische Bild reicht von asymptomatischen Verläufen bis zu heftigen thorakalen Schmerzen. Die Therapie besteht meist in einer antiphlogistischen Medikation.
>
> Ein **Perikarderguss** bezeichnet die Ansammlung jedweder Flüssigkeit zwischen den Blättern des Herzbeutels. Er ist häufig Ausdruck einer Perikarditis; aber auch andere, nicht entzündliche Erkrankungen können zu einer Ergussbildung führen. Klinisch kann der Perikarderguss asymptomatisch bleiben, zu leichten Symptomen führen oder durch Kompression von Herzhöhlen (Tamponade) dramatisch verlaufen. Eine Perikardpunktion kann aus diagnostischen und therapeutischen Gründen notwendig werden.
>
> Perikarditis und Perikarderguss können folgenlos abheilen, rezidivieren oder chronisch werden. Selten führen Schrumpfung, Verschwielung und Verkalkung zu einer Pericarditis constrictiva, dem „Panzerherz". Therapeutisch ist hier die Perikardektomie Mittel der Wahl.

Literatur

Adler Y, Finkelstein Y, Guido J et al (1998) Colchicine treatment for recurrent pericarditis. A decade of experience. Circulation 97:2183–2185

Bonnefoy E, Godon P, Kirkorian G et al (2000) Serum cardiac troponin I and ST-segment elevation in patients with acute pericarditis. Eur Heart J 21:832–836

Brandt RR, Filzmaier K, Hanrath P (2001) Circulating cardiac troponin I in acute pericarditis. Am J Cardiol 87:1326–1328

Breen JF (2001) Imaging of the pericardium. J Thorac Imaging 16:47–54

Bubenheimer P (1983) Perikardschwiele – Pericarditis constrictiva? Herz und Gefäße 3:32

Bubenheimer P, Villanyi J, Tollenaere P (1985) Pericarditis constrictiva als Spätkomplikaiton von Herzoperationen. Z Kardiol 74:91–98

Bush CA, Stang JM, Wooley CF, Kilman JW (1977) Occult constrictive pericardial disease. Diagnosis by rapid volume expansion and correction by pericardiectomy. Circulation 1977 Dec; 56:924–930

Callahan JA, Seward JB (1997) Pericardiocentesis guided by two-dimensional echocardiography. Echocardiography 14:497–504

Chiu J, Atar S, Siegel RJ (2001) Comparison of serous and bloody pericardial effusion as an ominous prognostic sign. Am J Cardiol 87:924–926

Dogan R, Demiricin M, Sarigul A et al (1999) Diagnostic value of adenosine deaminase activity in pericardial fluids. J Cardiovas Surg 40:501–504

Dressler W (1959) The post-myoardial infarction syndrome. Arch intern Med 103:28

Engle MA, Ito T (1961) The postpericardiotomy syndrom. Amer J Cardiol 7:73

Fowler NO (1991) Tuberculous pericarditis. J Am Med Ass 266:99–103

Hakim JG, Ternouth I, Mushangi E et al (2000) Double blind randomised placebo controlled trial of adjunctive prednisolone in the treatment of effusive tuberculous pericarditis in HIV seropositive patients. Heart 84:183–188

Hancock EW (1971) Subacute effusive-constrictive pericarditis. Circulation 43:183

Hancock EW (2001) Differential diagnosis of restrictive cardiomyopathy and constrictive pericarditis. Heart 86:343–349

Hara KS, Ballard DJ, Ilstrup DM et al (1990) Rheumatoid pericarditis: clinical features and survival. Medicine (Baltimore) 69:81–91

Hatle LK, Appleton CP, Popp RL (1989) Differentiation of constrictive pericarditis and restrictive cardiomyopathy by Doppler echocardiography. Circulation 79:357–370

Heidenreich PA, Eisenberg MJ, Kee LL et al (1995) Pericardial effusion in AIDS. Incidence and survival. Circulation 92:3229–3234

Henein MY, Rakhit RD, Sheppard MN, Gibson DG (1999) Restrictive pericarditis. Heart 82:389–392

Holt JP (1970) The normal pericardium. Am J Cardiol 26:455–465

Hurrell DG, Nishimura RA, Higano ST (1996) Value of dynamic respiratory changes in left and right ventricular pressures for the diagnosis of constrictive pericarditis. Circulation 93:2007–2013

Ionescu A, Wilde P, Karsch KR (2001) Localized pericardial tamponade: difficult echocardiographic diagnosis of a rare complication after cardiac surgery. J Am Soc Echocardiogr 14:1220–1223

Kalusche D, Czapo G (1997) Konventionelle und intrakardiale Elektrokardiographie. Novartis Pharma GmbH

Ling LH, Oh JK, Schaff HV et al (1999) Constrictive pericarditis in the modern era: evolving clinical spectrum and impact on outcome after pericardiectomy. Circulation 100:1380–1386

Maisch B, Ristic AD, Seferovic PM, Spodick DH (2000) Intrapericardial treatment of autoreactive myocarditis with triamcinolon. Successful administration in patients with minimal pericardial effusion. Herz 25:781–786

Martinoni A, Cipolla CM, Civelli M (2000) Intrapericardial treatment of neoplastic pericardial effusions. Herz 2000 8:787–793

Merce J, Sagrista-Sauleda J, Permanyer-Miralda G, Soler-Soler J (1998) Should pericardial drainage be performed routinely in patients who have a large pericardial effusion without tamponade? Am J Med. 105:106–109

Merce J, Sagrista-Sauleda J, Permanyer-Miralda G et al (1999) Correlation between clinical and Doppler echocardiographic findings in patients with moderate and large pericardial effusion: implications for the diagnosis of cardiac tamponade. Am Heart J 138:759–764

Mirri A, Rapezzi C, Iacopi F et al (1990) Cardiac involvement in HIV infection: a prospective, multicenter clinical and echocardiographic study. Cardiologia 35:203–209

Moosdorf R (2000) Indications, results, and pitfalls in the surgery of constrictive pericarditis. Herz 25:794–798

Naunheim KS, Kesler KA, Fiore AC et al (1991) Pericardial drainage: subxiphoid vs. transthoracic approach. Eur J Cardiothorac Surg 5:99–103

Nishimura RA (2001) Constrictive pericarditis in the modern era: a diagnostic dilemma. Heart 86:619–623

Oakley CM (2000) Myocarditis, pericarditis and other pericardial diseases. Heart 84:449

Oh JK, Hatle LK, Seward JB et al (1994) Diagnostic role of Doppler echocardiography in constrictive pericarditis. J Am Coll Cardiol 23:154–162

Oh JK, Tajik AJ, Appleton CP et al (1997) Preload reduction to unmask the characteristic Doppler features of constrictive pericarditis. A new observation. Circulation 95:796–799

Rajagopalan N, Garcia MJ, Rodriguez L et al (2001) Comparison of new Doppler echocardiographic methods to differentiate constrictive pericardial heart disease and restrictive cardiomyopathy. Am J Cardiol 87:86–94

Rana BS, Jones RA, Simpson IA (1999) Recurrent pericardial effusion: the value of polymerase chain reaction in the diagnosis of tuberculosis. Heart 82:246–247

Sagrista-Sauleda J, Permanyer-Miralda G, Candell-Riera J et al (1987) Transient cardiac constriction: an unrecognized pattern of evolution in effusive acute idiopathic pericarditis. Am J Cardiol 59:961–966

Sagrista-Sauleda J, Angel J, Permanyer-Miralda G, Soler-Soler J (1999) Long-term follow-up of idiopathic chronic pericardial effusion. N Engl J Med 341:2054–2059

Santamore WP, Dell'Italia LJ (1998) Ventricular interdependence: significant left ventricular contributions to right ventricular systolic function. Prog Cardiovasc Dis 40:289–308

Schoenfeld MH, Supple EW, Dec GW Jr et al (1987) Restrictive cardiomyopathy versus constrictive pericarditis: role of endomyocardial biopsy in avoiding unnecessary thoracotomy. Circulation 75:1012–1017

Shabetai R, Fowler NO, Guntheroth WG (1970) The hemodynamics of cardiac tamponade and constrictive pericarditis. Am J Cardiol 5:480–489

Shabetai R (1991) The effects of pericardial effusion on respiratory variations in hemodynamics and ventricular function. J Am Coll Cardiol 26:249–250

Soler-Soler J, Sagrista-Sauleda J, Permanyer-Miralda G (2001) Management of pericardial effusion. Heart 86:235–240

Spodick DH (1997) The percardium: a comprehensive textbook. Decker, New York

Spodick DH (1997) Diagnostic interpretation of pericardial fluids. Chest 111:1156–1157

Spodick DH (1998) Images in cardiology. Truly total electric alternation of the heart. Clin Cardiol 21:427–428

Tirilomis T, Unverdorben S, von der Emde J (1994) Pericardectomy for chronic constrictive pericarditis: risks and outcome. Eur J Cardiothorac Surg 8:487–492

Tsang TS, Oh JK, Seward JB, Tajik AJ (2000) Diagnostic value of echocardiography in cardiac tamponade. Herz 25:734–740

Tuna IC, Danielson GK (1990) Surgical management of pericardial diseases. Cardiol Clin 8:683–696

Vaitkus PT, Kussmaul WG (1991) Constrictive pericarditis versus restrictive cardiomyopathy: a reappraisal and update of diagnostic criteria. Am Heart J 122:1431–1441

Erkrankungen des Endokards

U. Frank, F. Daschner, C. Gohlke-Bärwolf

26.1 Rheumatisches Fieber – 604
26.1.1 Inzidenz, Ätiologie und Pathogenese – 604
26.1.2 Klinik der rheumatischen Herzkrankheit – 605
26.1.3 Laborbefunde – 606
26.1.4 Verlauf und Prognose – 607
26.1.5 Therapie – 607
26.1.6 Prävention – 608

26.2 Infektiöse Endokarditis – 609
26.2.1 Inzidenz und prädisponierende Faktoren – 609
26.2.2 Pathogenese – 610
26.2.3 Mikrobiologische Untersuchungen – 612
26.2.4 Klinik – 613
26.2.5 Therapie – 617
26.2.6 Prognose – 622
26.2.7 Prophylaxe – 623

26.3 Andere Endokarditisformen – 623
26.3.1 Nichtbakterielle thrombotische Endokarditis – 623
26.3.2 Endokarditis bei Kollagenosen – 623
26.3.3 Endokarditis bei rheumatoider Arthritis und ähnlichen Formen – 624
26.3.4 Postoperative Entzündung des Herzens – 625

Literatur – 626

Die häufigste Endokarderkrankung ist die rheumatische Endokarditis, gefolgt von der infektiösen Endokarditis. Das rheumatischen Fieber tritt in den westlichen Industrieländern kaum noch auf, wenngleich immer wieder über sein unerwartetes Auftreten z. B. in den USA berichtet wird. In den Ländern der dritten Welt ist das rheumatische Fieber jedoch unverändert häufig. Auch die infektiöse Endokarditis ist einem Wandel unterworfen: Zunehmend werden atypische Erreger nachgewiesen, eine Einteilung dieser Krankheitsgruppe nach den Infektionserregern erscheint sinnvoll.

26.1 Rheumatisches Fieber

C. Gohlke-Bärwolf

26.1.1 Inzidenz, Ätiologie und Pathogenese

Die Behandlung der akuten Pharyngitis mit Penicillin, die durch Streptokokken der Gruppe A verursacht wird, hat zu einem weitgehenden Verschwinden des rheumatischen Fiebers in den Industrieländern Westeuropas und den USA geführt (WHO 1998). Im Gegensatz dazu hat sich sowohl die Inzidenz des rheumatischen Fiebers als auch die Prävalenz der rheumatischen Herzerkrankung und die damit verbundene Letalität und Morbidität in den Ländern der dritten Welt, in Afrika, Asien und Südamerika, kaum geändert (Eisenberg 1993; Marcus et al. 1994). Diese Tatsache sowie das unerwartete Wiederauftreten des rheumatischen Fiebers in einzelnen Militärcamps und zivilen Einrichtungen in den USA in den 80-er Jahren (Veasy et al. 1987) und die zunehmende Zahl der Einwanderer aus Ländern mit hoher Prävalenz des rheumatischen Fiebers verdeutlichen, wie wichtig die Kenntnis des rheumatischen Fiebers auch für den praktizierenden Arzt in Deutschland heutzutage noch ist.

Inzidenz und Prävalenz

Weltweit ist die rheumatische Herzerkrankung immer noch die häufigste Form der erworbenen Herzerkrankung bei Kindern und jungen Erwachsenen (WHO 1998). In den Entwicklungsländern ist das rheumatische Fieber die häufigste Ursache für Herzerkrankungen im Alter zwischen 5 und 30 Jahren. Rheumatische Herzerkrankungen sind für 25–50% aller Herzerkrankungen in diesen Ländern verantwortlich und 33–50% aller stationären Aufnahmen für Herzerkrankungen erfolgen wegen einer rheumatischen Herzerkrankung. Das rheumatische Fieber und rheumatische Herzerkrankungen sind die zwei häufigsten Todesursachen bei jungen Menschen weltweit.

Die Prävalenz rheumatischer Herzerkrankungen variiert in den einzelnen Ländern sehr stark und beträgt gegenwärtig in den Vereinigten Staaten unter 2/Jahr pro 100.000 der Bevölkerung, hingegen in den Entwicklungsländern bis zu 100/100.000 (World Health Organisation 1998).

Nach einer vorausgehenden exsudativen Pharyngitis mit rheumatogenen Stämmen von Streptokokken der Gruppe A kam es bei 3% der Patienten unabhängig vom Alter, der Rasse, ethnischen Gruppe, der Jahreszeit zu einem rheumatischen Fieber. Der hauptsächliche Faktor, der die Rate des rheumatischen Fiebers nach einer Streptokokkenpharyngitis beeinflusst, ist das Ausmaß der immunologischen Antwort auf den vorausgegangenen Streptokokkeninfekt und die Dauer der Streptokokkenbesiedlung während der Rekonvaleszenz. Kam es nach einer Streptokokkenpharyngitis zu einer schwachen Antistreptolysintitererhöhung, war die Rate an rheumatischem Fieber unter 1%, wohingegen starke Erhöhungen des ASL-Titers mit einer rheumatischen Fieberinzidenz von mehr als 5% verbunden war (Stollerman 1992).

Ätiologie und Pathogenese

Eine vorausgegangene Pharyngitis, verursacht durch Streptokokken der Gruppe A, ist die Voraussetzung für die Entwicklung einer initialen oder auch wiederholter Attacken von rheumatischem Fieber. Allerdings kann bei einem Drittel der Patienten mit akutem rheumatischem Fieber eine vorausgegangene Pharyngitis oder Tonsillitis nicht nachgewiesen werden. Rachenabstriche sind häufig negativ, Blutkulturen grundsätzlich steril zum Zeitpunkt des Beginns der rheumatischen Fieberattacken.

> **Voraussetzungen für die Entwicklung eines rheumatischen Fiebers**
> - Infektion im Bereich des Rachenraums mit Streptokokken der Gruppe A
> - Vorhandensein der Erreger im Rachenraum für eine ausreichend lange Zeitperiode
> - Entwicklung von Antikörpern gegen Streptokokken als Hinweis auf die akute, kürzlich abgelaufene Infektion

Immunreaktion. Obwohl das Konzept der Hyperimmunität und Autoimmunität bei der Pathogenese des rheumatischen Fiebers ausführlich untersucht wurde, konnte bisher noch nicht gezeigt werden, dass die Antikörper einschließlich derer, die mit dem Herzen reagieren, zytotoxisch sind. Das Serum von Patienten mit akutem rheumatischem Fieber kann Autoantikörper gegen Herzgewebe enthalten, die sich mit Immunfluoreszenztechniken nachweisen lassen. Die Streptokokken der Gruppe A weisen eine Anzahl von strukturellen Komponenten auf, die Säugetiergeweben ähnlich sind. Die Hyaluronidasekapsel der Organismen ist identisch mit menschlicher Hyaluronidase. Antikörper gegen Gruppe-A-Zellwandpolysaccharide reagieren mit Glykoproteinen der Herzklappen.

Membranantigene der Streptokokken der Gruppe A zeigen eine Kreuzreaktion mit dem Sarkolemm und den glatten Muskelzellen endokardialer und myokardialer Arterien. Ein bedeutsamer Anstieg der Antikörper, die mit dem Herzgewebe kreuzreagieren, gehen häufig dem rheumatischen Fieber voraus; diese Antikörper korrelieren jedoch nicht eindeutig mit dem Auftreten und dem Schweregrad der rheumatischen Karditis und darüber hinaus sind sie nicht zytotoxisch. Antikörper gegen Streptokokkenpolysaccharide der Gruppe A sind bei Patienten mit rheumatischer Mitralklappenerkrankung erhöht. Antikörper, die mit dem Zytoplasma der Neuronen im Nucleus caudatus und subthalamicus reagieren, treten häufig bei Patienten mit der Sydenham-Chorea auf. Die Aufklärung der molekularen Struktur unterschiedlicher Streptokokken-M-Proteine führte zu dem Nachweis, dass diese Serotypen mit Myosin kreuzreagieren und gewissen Proteinen im menschlichen Gewebe ähneln wie Myosin, Keratin und anderen Bindegewebsstrukturen (Stollerman 1992)

Pathologie. Die akute Phase des rheumatischen Fiebers ist durch eine diffuse exsudative und proliferative Entzündungsreaktion im Bereich des Herzens, der Gelenke und der Haut charakterisiert. Häufig sind die kleinen Blutgefäße und Arteriolen beteiligt; im Gegensatz zur Arteriitis anderer Bindegewebserkrankungen treten thrombotische Läsionen nicht auf. Die hauptsächliche Veränderung im Kollagen des Bindegewebes wird als fibrinogene Degeneration bezeichnet. Diese exsudative-degenerative Phase dauert 2–3 Wochen, nach der sich die charakteristische Läsion des rheumatischen Fiebers entwickelt, die Aschoff-Knötchen. Die proliferative und Heilungsphase folgt nach, die für viele Monate und sogar Jahre bestehen bleiben kann. Die Persistenz von Aschoff-Knötchen ist kein Hinweis für das Ausmaß der rheumatischen Aktivität. Sie scheint jedoch im Zusammenhang mit der Entwicklung einer progressiven Fibrose und Stenose der Mitralklappe zu stehen und war bei 20% der Patienten, die wegen einer Mitralstenose operiert wurden, im Bereich des linken Vorhofes zu sehen (Stollerman 1992).

26.1.2 Klinik der rheumatischen Herzkrankheit

Seit der ersten Publikation der sog. „Jones-Kriterien" für die Diagnose des akuten rheumatischen Fiebers 1944 wurden in den folgenden Jahren mehrere Revisionen von der American Heart Association (AHA) publiziert, zuletzt 1992 (Dajani et al. 1992).

> **Diagnostische Kriterien der initialen Attacke eines rheumatischen Fiebers**
> - Hauptmanifestationen (Karditis, Polyarthritis, Chorea, Erythema marginatum, subkutane Knötchen)
> - Nebenmanifestationen:
>   - Klinische Befunde (Arthralgien, Fieber)
>   - Laborbefunde (Erhöhte akute Phasenproteine, BSG-Beschleunigung, C-reaktives Protein erhöht, verlängertes PR-Intervall)
> - Unterstützende Hinweise für eine vorausgegangene Infektion mit Streptokokken der Gruppe A (positiver Rachenabstrich oder Streptokokkenantigenschnelltest, erhöhte oder ansteigende Streptokokken- oder Antikörpertiter)

Diagnose der initialen Attacke

Liegen Hinweise für einen vorausgegangenen Streptokokkeninfekt der Gruppe A vor, spricht das Vorhandensein von 2 Hauptmanifestationen oder einer Hauptmanifestation und 2 Nebenmanifestationen mit hoher Wahrscheinlichkeit für das Vorliegen eines rheumatischen Fiebers. Gibt es keine Hinweise für eine vorausgegangene Infektion mit Streptokokken der Gruppe A, ist die Diagnose zweifelhaft, außer bei Patienten, deren einzige Manifestation des rheumatischen Fiebers eine Chorea ist, oder bei Patienten, die in der Anamnese ein rheumatisches Fieber haben oder eine dokumentierte rheumatische Herzerkrankung. Bei diesen Patienten kann die Verdachtsdiagnose eines erneuten rheumatischen Fiebers dann gestellt werden, wenn ein Hauptkriterium und mehrere Nebenkriterien vorhanden sind.

Hauptmanifestationen des rheumatischen Fiebers

Karditis. Befällt das rheumatische Fieber das Herz, sind meist Endokard, Myokard und Perikard in unterschiedlicher Ausprägung beteiligt. Klinisch ist die rheumatische Karditis praktisch immer mit einem Klappeninsuffizienzgeräusch als Ausdruck einer Valvulitis verbunden. Eine isolierte Myokarditis und/oder Perikarditis ist höchst selten rheumatischen Ursprungs, wenn sie nicht mit einem Klappeninsuffizienzgeräusch verbunden ist.

Valvulitis. Wenn bei einem Patienten ohne anamnestische Hinweise auf eine rheumatische Herzerkrankung ein neu aufgetretenes Systolikum mit Punctum maximum apikal auf eine Mitralinsuffizienz hinweist, besteht der Verdacht auf eine rheumatische Karditis. Das Systolikum kann von einem Mesodiastolikum begleitet sein. Dies gilt auch für das links parasternal auftretende diastolische Geräusch einer Aorteninsuffizienz.

Myokarditis. Bei einer Myokarditis mit einem apikalen systolischen oder diastolischen Geräusch besteht der Verdacht auf einen rheumatischen Ursprung. Differenzialdiagnostisch muss jedoch auch eine Myokarditis anderer Ursache ausgeschlossen werden, die ebenfalls mit einer Mitralinsuffizienz einhergehen kann. Eine Tachykardie ist ein frühes Zeichen der Myokarditis. Bei ausgeprägter myokardialer Beteiligung durch das rheumatische Fieber kann es zur akuten Herzinsuffizienz kommen mit Tachykardie, Dyspnoe, Husten, Orthopnoe, Hepatomegalie und Lungenödem. Die Zeichen und Symptome der Herzinsuffizienz können als Folge einer bedeutsamen Volumenüberlastung des linken Ventrikels durch eine schwere Mitral- und/oder Aortenregurgitation auftreten. Zusätzlich kann die Myokarditis und/oder Perikarditis das klinische Bild mitbestimmen.

Perikarditis. Die Perikardbeteiligung beim rheumatischen Fieber kann zu leisen Herztönen, einem Perikardreiben und Thoraxschmerzen führen. Eine echokardiographische Untersuchung sollte durchgeführt werden, um einen Perikarderguss zu dokumentieren (s. Abschn. 25.2). Große Ergüsse sind selten, können jedoch zur Tamponade führen. Eine Perikarditis ohne Klappenbeteiligung ist nur sehr selten durch ein rheumatisches Fieber verursacht.

Polyarthritis. Die Polyarthritis ist die häufigste, aber gutartige Hauptmanifestation des rheumatischen Fiebers. Sie tritt immer – außer bei vorzeitiger Anwendung antiinflammatorischer Medikamente – migratorisch auf. Die großen Gelenke sind am häufigsten betroffen, besonders Knie-, Sprung-, Ellbogen- und Handgelenk. Sollte die Gelenkbeteiligung nur auf die kleinen Gelenke der Hände und Füße begrenzt sein, liegt meistens kein rheumatisches Fieber zugrunde. Charakteristisch sind Schwellungen, Hitze, Rötungen und starke Schmerzen sowie Überempfindlichkeit gegenüber Berührung und eingeschränkte Beweglichkeit. Die Arthritis des akuten rheumatischen Fiebers führt praktisch niemals zu einer permanenten Gelenkdeformität. Sofern unbehandelt, dauert die Arthritis 4 Wochen. Sie spricht dramatisch auf Salizylate an. Die Diagnose kann angezweifelt werden, wenn die Behandlung mit Salizylaten innerhalb von 48 h nicht zu einer deutlichen Verbesserung führt. Arthralgien ohne Arthritis können beim rheumatischen Fieber auftreten, sie sind jedoch nicht als Hauptkriterium anzusehen.

Chorea (Sydenham-Chorea). Unwillkürliche schnelle Bewegungen des Körperstammes oder der Extremitäten, verbunden mit Muskelschwäche und emotionaler Labilität, sind charakteristisch für die Sydenham-Chorea. Da die Chorea häufig eine verzögerte Manifestation des rheumatischen Fiebers ist, können andere rheumatische Manifestationen fehlen.

Erythema. Erythema marginatum mit rosa bis roten Effloreszenzen, haben häufig ein blasses Zentrum und haben runde oder serpiginöse Ränder. Sie treten häufig im Bereich des Stammes oder der oberen Extremitäten auf, niemals im Gesicht und jucken nicht.

Subkutane Knötchen. Diese festen schmerzlosen Knötchen treten über den Streckseiten der Gelenke, besonders im Bereich Ellbogen, Knie, Handgelenke oder auch im Bereich der Okzipitalregion, der Prozessus spinosus, der thorakalen und lumbalen Wirbelkörper auf. Sie sind am häufigsten mit einer Karditis assoziiert.

Nebenmanifestationen. Arthralgien und Fieber sind unspezifische klinische Zeichen, die jedoch häufig beim rheumatischen Fieber auftreten.

Differenzialdiagnose

Differenzialdiagnostisch sollten eine rheumatoide Arthritis, infektiöse Endokarditis, die Lyme-Erkrankung, Medikamentenfieber, Gonokokkenarthritis, Sichelzellerkrankung, Leukämie, Tuberkulose und Sepsis ausgeschlossen werden.

26.1.3 Laborbefunde

Sofern nicht Kortikosteroide oder Salizylate gegeben wurden, ist die BSG beschleunigt und das C-reaktive Protein bei Patienten mit Polyarthritis oder akuter Karditis praktisch immer erhöht. Beide können jedoch bei Patienten normal sein, die nur eine Chorea haben.

> **Klinisch wichtig**
> Die BSG und das C-reaktive Protein zeigen an, wenn die akute Phase des rheumatischen Fiebers vorüber ist.

Nachweise einer vorausgegangenen Infektion mit Streptokokken der Gruppe A. Das akute rheumatische Fieber ist eine seltene Folge der Infektion mit Streptokokken der Gruppe A im oberen Respirationstrakt (Tonsillopharyngitis). Hautinfektionen mit Streptokokken der Gruppe A führen nicht zu einem rheumatischen Fieber. Die Diagnose des rheumatischen Fiebers sollte durch erhöhten oder ansteigenden Streptokokkenantikörpertiter oder den Nachweis von Streptokokken der Gruppe A im Rachenabstrich untermauert werden. Diese Befunde, zusammen mit den Hauptmanifestationen, erhöhen die Wahrscheinlichkeit für ein akutes rheumatisches Fieber. Ohne serologischen Nachweis von Streptokokkenantikörpertitern und ohne mikrobiologische Nachweise von Streptokokken der Gruppe A im Pharynx ist die Diagnose eines akuten rheumatischen Fiebers höchst unwahrscheinlich, außer bei Patienten mit der Sydenham-Chorea. Die klinische Anamnese einer Tonsillitis oder eines Scharlachs, die nicht durch Laborbefunde unterstützt wird, ist kein ausreichender Hinweis für eine kürzlich abgelaufene Infektion mit Streptokokken der Gruppe A.

Positive Rachenabstriche oder Antigentests für Streptokokken der Gruppe A. Zum Zeitpunkt der Diagnose eines akuten rheumatischen Fiebers haben nur noch 25% der Patienten positive Rachenabstriche für Streptokokken der Gruppe A. Dies ist auf die Latenzzeit von ungefähr 10 Tagen und mehr zwischen der vorausgegangenen Infektion mit Streptokokken der Gruppe A und der Entwicklung des rheumatischen Fiebers zurückzuführen. Ein Streptokokkenantigenschnelltest kann den Nachweis erbringen, dass sich Streptokokken im Rachenraum befinden, es beweist jedoch die abgelaufene Infektion nicht. Diese wird durch erhöhte oder ansteigende Streptokokkentiter untermauert.

Streptokokkenantikörper. Die klinischen Manifestationen des akuten rheumatischen Fiebers treten für gewöhnlich zu einem Zeitpunkt auf, in dem die Streptokokkenantikörpertiter ihren höchsten Stand erreichen. Ein bedeutsamer Antikörpertiteranstieg ist definiert als ein Anstieg um 2 oder mehr Verdünnungen zwischen der Bestimmung während der akuten Phase und der Rekonvaleszenz. Die am häufigsten gebrauchten Antikörperbestimmungen sind der Antistreptolysin-O-Titer, Antistreptokinase und Desoxyribonuklease B, weniger häufig Nikotinamidadenindinukleotidase, Hyaluronidase und Streptokinase. Als positiv ist ein einzelner Streptolysin-O-Titer anzusehen, wenn er wenigstens 240 Todd-Einheiten bei Erwachsenen und 320 Todd-Einheiten bei Kindern beträgt. Bestimmt man 3 unterschiedliche Antikörper, so ist wenigstens ein Antikörper bei 95% der Patienten mit einem akuten rheumatischen Fieber positiv mit Ausnahme der Sydenham-Chorea, bei der die Zahl 80% beträgt. Um einen kürzlich abgelaufenen Streptokokkeninfekt zu dokumentieren, wird empfohlen, im Abstand von 2–4 Wochen eine Antikörpertiterbestimmung durchzuführen.

26.1.4 Verlauf und Prognose

Verlauf. Der klinische Verlauf des rheumatischen Fiebers kann sehr variabel sein. Selten überschreitet die Dauer der Erkrankung 3 Monate, bei weniger als 5% der Patienten mehr als 6 Monate. Dies ist besonders der Fall, wenn eine schwere Karditis vorliegt. Bei Patienten mit einer Karditis treten Herzgeräusche innerhalb der ersten Wochen bei 76% der Patienten auf, bei 93% der Patienten innerhalb der ersten 3 Monate. Das Alter beim Ausbruch des rheumatischen Fiebers und der Schweregrad der Karditis beeinflussen Chronizität und Prognose.

Vor einem Alter von 3 Jahren entwickeln 92% der Patienten eine Karditis, im Alter zwischen 3–6 Jahren 50% und in der Altersgruppe von 14–17 Jahren 30%. Noch seltener entwickelt sich eine Karditis, wenn die erste Attacke des rheumatischen Fiebers im Alter von mehr als 25 Jahren auftritt. Ist die Karditis leichtgradig, heilt sie in den meisten Fällen aus. Eine schwere Karditis verlängert die Attacke; es kann noch eine Temperaturerhöhung, Tachykardie und eine Herzvergrößerung fortbestehen und neue Geräusche auftreten. Während die Karditis aktiv ist, kann zu jedem Zeitpunkt ein Herzversagen auftreten (Stollerman 1992).

Prognose. Die Prognose ist ausgezeichnet für diejenigen Patienten mit akutem rheumatischem Fieber, die während der initialen Attacke keine Endokarditis entwickeln. Auch in den nachfolgenden 5 bzw. 10 Jahren entwickeln sich bei 96% bzw. 94% der Patienten keine Hinweise für eine rheumatische Herzerkrankung. Im Gegensatz dazu zeigten nur 30% nach 5 Jahren und 40% nach 10 Jahren eine komplette Ausheilung, wenn die initiale Attacke mit einer schweren Karditis und Herzversagen einhergegangen war. Die Heilungsrate bei einer rheumatischen Karditis ist hoch, wenn ein Rezidiv des rheumatischen Fiebers verhindert werden kann. Dies ist der Fall, wenn eine Streptokokkenerkrankung verhindert wird.

Bei einer schweren Karditis im Rahmen der initialen Attacke kann sich innerhalb von 5 Jahren eine hochgradige Mitralstenose entwickeln, die zu einem hohen Prozentsatz für die Todesrate innerhalb der ersten 5 Jahre verantwortlich ist. In Ländern wie Südafrika mit einer hohen Prävalenz sehr aktiver Formen des rheumatischen Fiebers sind im Rahmen der akuten Endokarditis schwere Mitralinsuffizienzen beschrieben worden (Marcus et al. 1994). Patienten, die eine leichte Form der Karditis mit der initialen Attacke entwickelt hatten, zeigten eine langsame progressive Stenose der Mitralklappe im Verlauf von 10 Jahren, ohne dass es zu einem Rezidiv des rheumatischen Fiebers oder einer Streptokokkenerkrankung gekommen war. In dieser Gruppe dominieren die Frauen. Daraus geht hervor, dass individuelle, patientenbezogene Faktoren, die noch nicht genauer definiert worden sind, einen Einfluss haben auf die Entwicklung der Klappenveränderungen nach der initialen rheumatischen Attacke.

Rezidivrate. Nach einer Streptokokkenpharyngitis mit rheumatogenen Streptokokkenstämmen der Gruppe A, Serotyp M, kommt es bei 3% der betroffenen Personen zu einer ersten Attacke des rheumatischen Fiebers. Treten solche Streptokokkenpharyngitiden bei Patienten auf, die bereits ein rheumatisches Fieber durchgemacht haben, kann die Rezidivrate sogar 65% betragen. Je länger der Abstand zwischen der erneuten Streptokokkeninfektion und der ersten rheumatischen Attacke des rheumatischen Fiebers ist, desto geringer ist die Häufigkeit eines Rezidivs. Bei Patienten mit rheumatischer Herzerkrankung beträgt die Rezidivrate pro Streptokokkeninfektion 4,8% 10 und mehr Jahre nach der letzten Attacke. Diese Rate nimmt mit zunehmendem Zeitintervall ab.

Ein weiterer Faktor, der die Rezidivrate mitbestimmt, ist eine residuelle rheumatische Herzerkrankung. Die Rezidivrate ist bei Kindern ohne residuelle Herzerkrankung nach der ersten Attacke 10%, bei Kindern mit rheumatischer Herzerkrankung ohne Kardiomegalie 27% und bei einer rheumatischen Herzerkrankung mit Kardiomegalie 43%. Auch das Ausmaß der Immunantwort auf den vorausgegangenen Streptokokkeninfekt, der sich im ASL-Titer äußert, beeinflusst die Rezidivrate. Fällt der ASL-Titer in der ersten Attacke ab, ist dies mit einem geringeren Rezidivrisiko verbunden (Stollerman 1990). Die gegenwärtige Prognose von Patienten, die nach einem initialen rheumatischen Fieber eine inaktive rheumatische Herzerkrankung entwickelt haben, wurde in der 30-Jahre-Beobachtungszeit der Framingham-Studie untersucht. Nach 36 Jahren betrug die Überlebensrate der Patienten mit einer rheumatischen Herzerkrankung gering unter 40% im Vergleich zu einer Kontrollgruppe ohne rheumatische Herzerkrankung, in der die Überlebensrate gering über 40% lag. Bei Frauen war die Diskrepanz in der Überlebensrate zwischen denjenigen mit und ohne rheumatische Herzerkrankung größer.

26.1.5 Therapie

Allgemeinmaßnahmen. Die Allgemeinmaßnahmen hängen von der Manifestationsart und dem Schweregrad der rheumatischen Fieberattacke ab. Es wird so lange Bettruhe für die Dauer der akuten und fieberhaften Erkrankung empfohlen, bis klinische und Laborhinweise für ein Sistieren der Inflammation vorliegen (Stollerman 1992).

Entzündungshemmung. Antiinflammatorische Medikamente wie Aspirin oder auch Kortikosteroide sollten erst dann gegeben werden, wenn die Diagnose zweifelsfrei etabliert ist, da sowohl Aspirin als auch Kortikosteroide die Diagnose verschleiern können. Salizylate und Kortikosteroide sind wertvolle symptomatische Medikamente, sie beeinflussen aber den Heilungsverlauf nicht und können ihn gelegentlich sogar verlängern. Sie vermindern jedoch die toxischen Manifestationen der Erkrankung und bessern die Symptome des Patienten. Dies ist insbesondere bei schwer erkrankten Patienten der Fall, bei denen sogar die Anämie und auch die Anorexie gebessert werden können. Bei Patienten mit Arthritis oder Arthralgien ohne Karditis reichen evtl. Analgetika wie Kodein aus. Allgemein wird die unterstützende Therapie mit Salizylaten begonnen und erst, wenn dies nicht ausreichend ist, werden die Kortikosteroide eingesetzt. Bei Patienten mit einer schweren Karditis werden gleichzeitig mit Salizylaten Kortikosteroide verordnet, insbesondere, wenn eine Herzinsuffizienz vorhanden ist.

Bei der Dosierung der Salizylate wird mit 6–9 g/Tag begonnen; Patienten, die mehr als 70 kg wiegen, erhalten die Medikation in 4-stündigen Intervallen. Diese Dosierung sollte solange fortgeführt werden, bis die Symptome gebessert oder Zeichen der Arthritis verschwunden sind und sich die Temperatur normalisiert hat. Danach kann mit 2/3 der Dosierung und später mit der Hälfte der initialen Dosierung weiterbehandelt werden. Mit der initialen Prednisondosierung von 40–50 mg/Tag für Erwachsene kann in Abhängigkeit vom Schweregrad der Symptome begonnen werden. Die Steroide sollten über 2–3 Wochen langsam ausgeschlichen werden.

Antibiotikatherapie. Sobald die Diagnose gestellt ist, muss die Therapie mit Penicillin beginnen, um die residuellen Streptokokken der Gruppe A zu eliminieren. Die empfohlene Dosierung besteht in einer einmaligen Injektion von 1,2 Mio. I.E. Benzathin-Penicillin bei Erwachsenen und Kindern über 27 kg oder 600.000 I.E. Benzathin-Penicillin intramuskulär bei einem Gewicht unter 27 kg. Alternativ kann täglich 2–3-mal Penicillin V oral für 10 Tage gegeben werden. Danach folgt die kontinuierliche Sekundärprophylaxe (Dajani 2001).

Rebound. Klinische und laborchemische Hinweise für einen Wiederanstieg der rheumatischen Aktivität können auftreten, wenn die antiphlogistische Therapie unterbrochen wird. Ein spontaner Rebound tritt jedoch nicht später als 5 Wochen nach der Beendigung der Therapie auf. In den meisten Fällen kommt es innerhalb von 2 Wochen zum Rebound: Häufig verschwinden die Symptome spontan innerhalb 1 oder 2 Wochen. Die Behandlung der Chorea ist unspezifisch und besteht in einer Sedierung.

26.1.6 Prävention

Primärprävention. Durch die sofortige Behandlung einer Streptokokkenpharyngitis mit Antibiotika (Penicillin oder Sulfadiazin oder Erythromycin bei allergischen Patienten) kann das Auftreten einer ersten Attacke eines rheumatischen Fiebers verhindert werden. Die effektive Therapie besteht in der 10-tägigen Gabe von Penicillin, z. B. Penicillin V 250 mg 3-mal täglich oder Penicillin G 200.000–250.000 I.E. 3–4-mal täglich. Bei Penicillinallergischen Patienten Erythromycin 250 mg 2-mal täglich für 10 Tage. Es konnte gezeigt werden, dass damit bei Militärpersonen mit einer sehr hohen Frequenz von Streptokokkenpharyngitis die Rate an rheumatischem Fieber von 3,0 auf 0,3% gesenkt werden konnte (Dajani 2001).

Eine weitere effektive präventive Maßnahme gegen das Auftreten eines rheumatischen Fiebers sind sozioökonomische Maßnahmen, die sich gegen enge und unhygienische Wohnverhältnisse, Unterernährung und Armut richten (Stollerman 1992).

Sekundärprophylaxe. Die Sekundärprophylaxe des rheumatischen Fiebers richtet sich darauf, durch eine kontinuierliche medikamentöse Therapie das Rezidiv eines rheumatischen Fiebers zu verhindern. Nach der Erstdiagnose des rheumatischen Fiebers und der Beseitigung residueller Streptokokken, die über einen Rachenabstrich kultiviert werden können, wird die kontinuierliche Prophylaxe begonnen. Die wirksamste Form der kontinuierlichen Prophylaxe ist eine einzelne, monatliche intramuskuläre Injektion von 1,2 Mio. I.E. Benzathin-Penicillin G (Stollerman 1992; Dajani 2001). Die orale Prophylaxe ist weniger zuverlässig, da die Rezidivrate fast 1/25

Patientenjahre beträgt und somit 10-mal höher ist als bei intramuskulärer Prophylaxe. Die empfohlenen Dosierungen für orale Penicillinprophylaxe ist 200.000–250.000 I.E. Penicillin G täglich oder 125–250 mg Penicillin V 2-mal täglich bzw. 1 g Sulfadiazin 1-mal täglich für Patienten über 27 kg Gewicht. Allergische Reaktionen sind mit beiden Antibiotika selten (International Rheumatic Fever Study Group 1991). Für Patienten, die allergisch auf beide Substanzen sind, wird alternativ Erythromycin 2-mal täglich oral 250 mg empfohlen.

> **Klinisch wichtig**
>
> Da eine relativ hohe Rezidivrate innerhalb der ersten 5–10 Jahre besteht, sollte die Prophylaxe mindestens bis zum Alter von 20–25 Jahren gegeben werden, sofern das rheumatische Fieber erst im Erwachsenenalter auftritt, für mindestens 10 Jahre nach der letzten rheumatischen Fieberattacke mit Karditis.

Bestand ein rheumatisches Fieber mit Karditis und residueller Klappenerkrankung, sollte die Prophylaxe für mindestens 10 Jahre und bis zum Alter von 40 Jahren gegeben werden. Dies betrifft auch Patienten, bei denen zwischenzeitlich ein prothetischer Herzklappenersatz durchgeführt wurde. Bei Patienten, die ein besonders hohes Risiko für rezidivierende rheumatogene Streptokokkeninfektionen der Gruppe A haben, z. B. Kindergärtnerinnen, sollte die Prophylaxe ebenfalls länger gegeben werden (Dajani 2001).

> **Zusammenfassung**
>
> Durch die rechtzeitige Diagnose einer Tonsillopharyngitis mit Streptokokken der Gruppe A und die sofortige Behandlung mit Penicillin kann das rheumatische Fieber und die Entstehung rheumatischer Klappenerkrankungen vermieden werden. Obwohl die rheumatischen Herzklappenerkrankungen an Häufigkeit stark abgenommen haben, spielen sie für die Entstehung einer bakteriellen Endokarditis eine bedeutsame Rolle. Diese Patienten bedürfen der kontinuierlichen kardiologischen Betreuung und wiederholter Aufklärung über die Einhaltung der bakteriellen Endokarditisprophylaxe. Durch Einwanderer aus Ländern mit einer hohen Prävalenz des rheumatischen Fiebers werden immer wieder Patienten mit z. T. sehr schweren rheumatischen Vitien vorstellig. Bei der Betreuung von Kindern in Kindergärten und Schulen sollte von den zuständigen Ärzten und Gesundheitsämtern weiterhin auf die prompte Antibiotikatherapie bei Streptokokkenpharyngitiden der Gruppe A geachtet werden.

26.2 Infektiöse Endokarditis

U. Frank, F. Daschner

> **Definition**
>
> Die infektiöse Endokarditis ist eine durch Bakterien oder Pilze verursachte Infektion der Endokardauskleidung des Herzens, die zu einer charakteristischen Vegetation (aus keim- und fibrinhaltigem, thrombotischen Material) führt. Die bevorzugte Lokalisation sind die Herzklappen, gelegentlich findet sich jedoch auch eine Infektion des übrigen Endokards oder der Innenwand einer großen Arterie. Die akute bakterielle Endokarditis entwickelt sich innerhalb weniger Tage bis Wochen und hat einen raschen Verlauf, wogegen die subakute bakterielle Endokarditis (Endokarditis lenta) eher schleichend über einige Wochen hinweg bis zum Auftreten von Komplikationen verläuft.

Im Laufe der letzten Jahrzehnte hat sich das Krankheitsbild der infektiösen Endokarditis bezüglich Ätiologie, Symptomatik, Verlauf und Prognose erheblich gewandelt. Die beiden Hauptformen, die akute und die subakute Endokarditis, stellen nur Eckpfeiler einer großen Skala von ineinanderfließenden Krankheitsbildern dar, wobei heute die atypischen Formen häufig geworden sind. Es ist daher sinnvoller, eine Einteilung nach dem Infektionserreger vorzunehmen. Die einzelnen Verlaufsformen sind dabei abhängig von verschiedenen Faktoren wie Abwehrlage des Makroorganismus, Keimzahl und Virulenz des Mikroorganismus. Vergrünende Streptokokken verursachen meist das Krankheitsbild der subakuten Endokarditis; bei Patienten mit verminderter körpereigener Abwehr können sie jedoch auch zu perakuten Krankheitsbildern führen. Staphylococcus aureus führt meist zu einem akuten Verlauf der Endokarditis, kann aber auch eine subakute Endokarditis hervorrufen. Inadäquate Chemotherapie kann eine akute Endokarditis in eine subakute Form umwandeln.

26.2.1 Inzidenz und prädisponierende Faktoren

Inzidenz. Es ist schwierig, exakte Zahlen über die Häufigkeit der infektiösen Endokarditis anzugeben. Schätzungsweise schwankt die Häufigkeit in der Gesamtbevölkerung zwischen $10-50/10^6$/Jahr und in der Klinik zwischen $1-5/10^3$ stationär behandelter Patienten (Täuber 1986). Diese Zahlen verhalten sich über viele Jahre hinweg relativ konstant. Nach epidemiologischen Untersuchungen liegt die Inzidenz in Westeuropa und den USA zwischen 1,7 und 6,2 Erkrankungsfällen pro 100.000 Personenjahren (Berlin et al. 1995; Hogevik et al. 1995). Bemerkenswert ist die Zunahme der akuten gegenüber der subakuten Verlaufsform und eine Häufigkeitszunahme der postoperativen Fälle (nach Klappenersatz), ferner ein Wandel im Erregerspektrum mit Rückgang der Streptokokken und Zunahme der Staphylokokken als Endokarditiserreger sowie eine Häufung von Endokarditiden mit negativen Blutkulturen. Rund 60–70% aller Patienten mit infektiöser Endokarditis sind männlichen Geschlechts. Das durchschnittliche Lebensalter der Erkrankten liegt heute deutlich höher als in früheren Jahren. Die Hauptursache hierfür ist in der starken Zunahme des Bevölkerungsanteils mit hohem Lebensalter zu suchen, zu deren Risikofaktoren v. a. degenerative Herzklappenerkrankungen, Herzklappenprothesen und krankenhauserworbene Bakteriämien zählen (Mylonakis et al. 2001). Der Altersgipfel lag vor 1943 im 3. Lebensjahrzehnt, in den Jahren bis etwa 1955 im 4. Lebensjahrzehnt. Heute sind mehr als die Hälfte der Patienten älter als 50 Jahre mit einem Häufigkeitsgipfel im 7. Lebensjahrzehnt (Hogevik et al. 1995). Bei Kindern ist die Endokarditis nach wie vor selten.

Prädisposition. Die wesentlichen Ursachen für die Zunahme des durchschnittlichen Lebensalters von Endokarditispatienten sind eng an die prädisponierenden Faktoren der infektiösen Endokarditis geknüpft:
- vorbestehende Herzerkrankungen,
- (herz-)chirurgische Eingriffe,
- intravenöser Drogenmissbrauch.

> **Prädisponierende Faktoren der infektiösen Endokarditis**
>
> - Rheumatische Veränderungen an den Herzklappen:
>   - Mitralklappe (ca. 35%)
>   - Aortenklappe (ca. 15%)
>   - Mitral- und Aortenklappe (ca. 50%)
> - Kongenitale Herzerkrankungen:
>   - Offener Ductus arteriosus (ungefähr 85%)
>   - Ventrikelseptumdefekt (ca. 10%)
>   - Pulmonalstenose
>   - selten Fallot-Tetralogie, Aortenisthmusstenose, bikuspidale Aortenklappe
> - Implantation von Fremdkörpern:
>   - Künstliche Herzklappen
>   - Infizierte Venenkatheter mit septischer Thrombophlebitis
>   - Infizierte Schrittmacherkabel
> - Rauschgiftsüchtige bei intravenöser Injektion der Suchtmittel:
>   - Mitralklappe und/oder Aortenklappe (ca. 55%)
>   - Trikuspidalklappe und/oder Pulmonalklappe (ca. 45%)

So findet man in den letzten Jahren eine Abnahme der Zahl der Patienten mit rheumatischen Herzerkrankungen nicht nur in den Industrie-, sondern auch in den Entwicklungsländern. Kongenitale Herzerkrankungen spielen eine zunehmend bedeutende Rolle hinsichtlich der Entstehung der infektiösen Endokarditis beim Erwachsenen (Gossius et al. 1985). Konstitutionelle Anomalien wie der Mitralklappenprolaps gelten heute als häufigste prädisponierende Faktoren für die Endokarditis (Inzidenzrate ca. 100 pro 100.000 Personenjahre). Prothetischer Herzklappenersatz, Implantation von Fremdkörpern, invasive Maßnahmen wie das Legen von Venenkathetern oder Herzschrittmachern stellen ein Infektionsrisiko dar, das insbesondere ältere Patienten betrifft. Intravenöser Drogenmissbrauch ist heute relativ häufig Ursache bakterieller (Rechtsherz-)Endokarditiden; bei den Betroffenen handelt es sich aber meist um Patienten jüngeren Lebensalters. Die Inzidenz der infektiösen Endokarditis beträgt in dieser Gruppe schätzungsweise 150–2000 Erkrankungsfälle pro 100.000 Per-

Tabelle 26.1. Häufigkeit der wichtigsten prädisponierenden Faktoren bei über 50-jährigen Endokarditispatienten

Prädisponierender Faktor	Häufigkeit (%)
Rheumatische Herzerkrankung	20–30
Kongenitale Herzerkrankung	10–20
Degenerative Herzerkrankung	10–20
Zustand nach herzchirurgischem Eingriff	10–20
Vorbestehende Klappenläsion	5
Keine frühere Herzerkrankung bekannt	10

sonenjahre und ist möglicherweise bei vorbestehender Herzklappenerkrankung erhöht (Frontera et al. 2000).

Tabelle 26.1 zeigt die Häufigkeit der wichtigsten prädisponierenden Faktoren bei den Endokarditispatienten über 50 Jahre:

26.2.2 Pathogenese

Die Infektion durch Mikroorganismen tritt zwar in bis zu 25% der Fälle in normalen Herzen auf, in den meisten Fällen aber geht der Infektion eine angeborene oder erworbene Vorschädigung des Endokards voraus. Das Auftreten derartiger steriler Vegetationen wird (wenn auch paradox) als „nichtinfektiöse Endokarditis" bezeichnet. Die pathogenetischen Einzelschritte hierzu konnten in den letzten Jahren weitgehend aufgeklärt werden und werden im Folgenden kurz angesprochen (Abb. 26.1).

Das normale Herzklappenendothel ist weitgehend resistent gegen eine mikrobielle Besiedlung. Erst durch anatomische, immunologische oder traumatische Veränderungen entstehen über eine abnorme Blutströmung erste Endothelläsionen. Durch diese kommt es zunächst zur Freisetzung von Gewebsthromboplastin. Dies führt wiederum zur Thrombinbildung und Aktivierung von Thrombozyten (mit Vakuolenbildung). Es folgt die Deposition der Thrombozyten, gesteuert durch Adhäsine an der Läsion, und die Degranulation von Substanzen wie ADP (Adenosin-5'-Diphosphat) und PAF („platelet activating factor"), die ihrerseits den Plättchenaktivierungsprozess weiter vorantreiben. Gleichzeitig kommt es zur Freisetzung von Plättchen-mikrobiziden Proteinen (PMP, „platelet microbicidal protein") mit nachweislich antimikrobiellen Effekten (Sullam et al. 1993; Yeaman et al. 1992). Auf der anderen Seite katalysiert Thrombin die Bildung von Fibrin aus Fibrinogen. An diesen molekularen Klebstoff, nicht jedoch an die Thrombozyten, die hierbei vielmehr die Funktion von Körperabwehrzellen übernehmen, heften sich die Mikroorganismen an.

Die Entdeckung von PMP hat die pathogenetische Rolle von Thrombozyten bei der infektiösen Endokarditis revolutioniert. Die Vorstellung, dass die Thrombozyten die Entstehung und Entwicklung endokarditischer Vegetationen begünstigen, gilt demnach als überholt. Nach neuer Erkenntnis übernehmen die Thrombozyten vielmehr eine Schutzfunktion gegenüber Infektionen durch bestimmte PMP-sensible Erreger. Es konnte gezeigt werden, dass hauptsächlich PMP-resistente Erreger an der bakteriellen Besiedlung endokarditischer Vegetationen beteiligt sind (Wu et al. 1994; Yeaman et al. 1996). Durch PMP-Freisetzung können Thrombozyten mikrobielle Erreger beschädigen oder abtöten und eine synergistische Wirkung mit Leukozyten und Antibiotika entfalten (Yeaman et al. 1992, 1994).

Die mikroskopisch kleinen bis makroskopisch sichtbaren Fibrin- und Thrombozytenablagerungen auf dem veränderten Klappenendothel stellen den ersten pathogenetisch wichtigen Schritt dar. Diese sog. „nichtbakterielle thrombotische Endokarditis" (s. unten) ist eine wichtige Voraussetzung für die Infektionsentstehung. Erst durch das Auftreten exogener oder endogener, transienter Bakteriämien mit adhäsionsfähigen, die Serumbakterizidie überwindenden Erregern kommt es schließlich zur Infektion der thrombotischen Auflagerungen. Innerhalb der infizierten Thromben sind die Erreger der körpereigenen Abwehr des retikulohistiozytären Systems weitgehend entzogen, können sich rasch vermehren und von dort in die Blutbahn streuen.

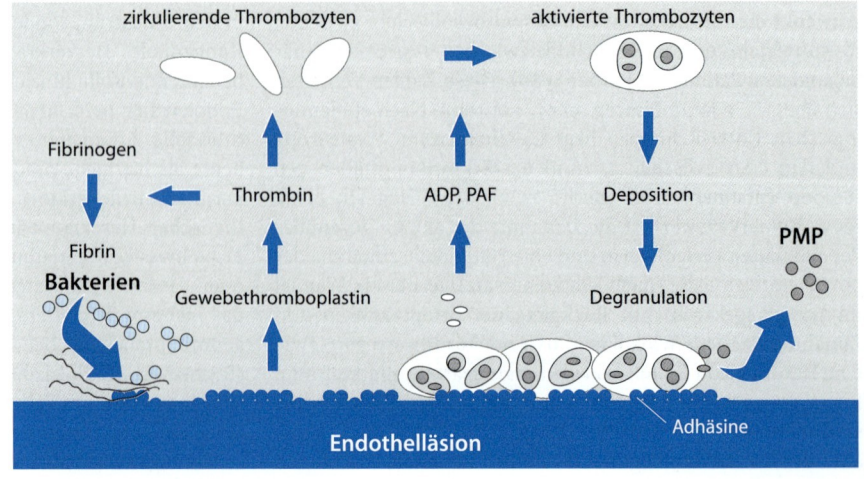

Abb. 26.1. Pathogenese der infektiösen Endokarditis

Nichtbakterielle thrombotische Endokarditis

Die eigentliche nichtbakterielle thrombotische Endokarditis (s. Abschn. 26.3.1) findet man als Sekundärkomplikation im Terminalstadium verschiedener Erkrankungen wie metastasierenden Tumorleiden und Leukämien, sowie bei thromboembolischen Leiden wie Venenthrombosen oder disseminierten multiplen Lungenembolien, d. h. bei Zuständen, die mit einer Hyperkoagulobilität des Blutes einhergehen. Auch beim Schock im Rahmen einer Verbrauchskoagulopathie sowie bei schweren chronischen Erkrankungen, z. B. Nierenerkrankungen mit Urämie, kommt sie vor. Weitere Ursachen der nichtinfektiösen Endokarditis sind kongenitale Herzfehler, abgelaufene rheumatische Herzerkrankungen mit rheumatischem Klappenfehler, Kollagenosen, Mitralklappenprolapssyndrom, hypertrophisch obstruktive Kardiomyopathie, Herzkatheterisierung, Herzschrittmacher usw.

Asymptomatische Bakteriämien

Der zweite wichtige Schritt bei der Entstehung der infektiösen Endokarditis ist die Besiedlung der beschriebenen Vegetationen mit Mikroorganismen, meist während sog. asymptomatischer Bakteriämien.

Aus Tabelle 26.2 geht hervor, dass auch beim Gesunden wahrscheinlich mehrmals täglich eine wechselnde Anzahl von Bakterien in die Blutbahn gerät (Levison 1976). Positive Blutkulturen finden sich beispielsweise nach Zähneputzen, Kauen von harten Bonbons, Zahnfleischtaschenspülungen, Zahnextraktionen, aber auch verschiedenen diagnostischen und therapeutischen Eingriffen. Die Anzahl der in die Blutbahn gelangenden Bakterien hängt von der Tätigkeit ab. Beim Zähneputzen gelangen nur wenige Keime/ml ins Blut, wohingegen bei der Abrasio z. B. nach septischem Abort bis zu 1000 Keime/ml gefunden werden.

- Vergrünende Streptokokken stammen meist aus der Mundhöhlenflora, aus den Nasennebenhöhlen oder auch aus der Cervix uteri.
- Staphylococcus aureus hat als Ursprungsorte häufig Abszesse, Phlegmonen, Staphylodermien oder andere Eiterherde.
- Staphylococcus epidermidis, ein Keim der normalen Hautflora, siedelt sich vorzugsweise auf Fremdmaterial (künstliche Herzklappen, Katheter) an.
- Bei Eingriffen am Gastrointestinal- und Urogenitaltrakt werden hauptsächlich Enterokokken, E. coli und Anaerobier in die Blutbahn geschwemmt.
- Vorwiegend bei Patienten mit primär oder sekundär verminderter körpereigener Abwehr (z. B. Diabetes mellitus, Zytostatikatherapie, Bestrahlungstherapie), unter länger dauernder Breitspektrumantibiotikatherapie, hochdosierter Kortisontherapie, bei Drogensüchtigen und bei Patienten mit künstlichen Herzklappen kann es zur Pilzendokarditis kommen.

Normalerweise werden die eingeschwemmten Erreger bei Gesunden von der körpereigenen Abwehr meist innerhalb von 15–30 min eliminiert. Diese Zeit genügt jedoch zur Absiedlung der Erreger auf eine vorbestehende, nichtinfektiöse Endokarditis.

Interaktionen. Die Interaktion von nichtinfektiöser Endokarditis und Mikroorganismen wird von verschiedenen Faktoren beeinflusst. Anheftungsvermögen der Mikroorganismen an das Thrombenmaterial auf den Klappen, Abwehrmechanismen des Wirtes und Wachstum der Vegetation sind von großer Bedeutung. In-vitro-Versuche zur Adhärenz von Bakterien an Aortenklappengewebe zeigen, dass Bakterienstämme, die häufig Erreger einer infektiösen Endokarditis sind (Enterokokken, Streptococcus viridans, S. aureus, S. epidermidis), ein signifikant größeres Anheftungsvermögen an das Klappenendothel besitzen als die seltenen Erreger einer infektiösen Endokardi-

Tabelle 26.2. Häufigkeit von asymptomatischen Bakteriämien (bis zu ca. 1 h)

Asymptomatische Bakteriämien	Häufigkeit (%)
Periapikale Zahnabszesse	8
Vor Tonsillektomie	9
Peridontitis	11
Geburt	11
Bonbonkauen	17
Mundspülungen	27
Zähneputzen	40
Zahnärztliche Eingriffe (Zahnextraktion etc.)	80–90
HNO-ärztliche Eingriffe (Tonsillektomie etc.)	30–40
Intestinale Eingriffe	2–10
Urogenitaltrakteingriffe (Prostataresektion, Uteruskürettage)	10–50
Urethrakatheterisierung	7
Intubation	16
Nasotracheales Absaugen	33
Hämodialyse	8
Diagnostische Eingriffe	
Bronchoskopie	15
Gastroskopie	8
Rekto-, Sigmoido-, Koloskopie	9
Bariumkontrasteinlauf	11
Leberbiopsie	10
Zystoskopie	19
Angiographie	4

tis (E. coli, Klebsiella pneumoniae). Eine Mittelstellung nimmt dabei Pseudomonas aeruginosa ein, ein Erreger, der in zunehmendem Maße bei intravenösem Drogenabusus infektiöse Endokarditis hervorruft.

Außerdem neigen häufige Erreger (S. aureus, Streptococcus sanguis, Enterococcus faecalis, Candida albicans) zur Adhäsion an Fibronektin, seltene Erreger (E. coli, K. pneumoniae) dagegen nicht. S. epidermidis ist aufgrund seiner Fähigkeit, einen extrazellulären Schleim zu bilden, der die Anheftung an Plastik und Prothesenmaterialien begünstigt, ein häufiger Erreger der Kunstklappenendokarditis.

Venturi-Effekt. Eine besondere Stellung kommt den hämodynamischen Faktoren zu, die das Wachstum von Vegetationen entscheidend beeinflussen. Der Ort der Thrombusbildung wird nämlich von den Strömungsverhältnissen des Blutes bestimmt: Wenn z. B. ein Bakterienaerosol durch ein enges Rohr geblasen wird, das an einer Stelle verengt ist, so siedeln sich die Bakterien nicht vor der Verengung, sondern kurz nach der Stenose ringförmig im Rohr ab (sog. Venturi-Effekt); dieser ringförmige Bereich ist ein Ort erhöhten Drucks. Man nimmt an, dass durch den Venturi-Effekt die Blutströmung unmittelbar nach der Stenose das Endokard oder Endothel der Klappe aufraut oder verletzen kann. In der Tat siedeln sich Bakterien bevorzugt unmittelbar nach Stenosen auf den Innenseiten der Klappen ab. In den sich bildenden Thromben auf den Endokardläsionen sind die Erreger der körpereigenen Abwehr (Serumbakterizidie, Makrophagen, Leukozyten) weitgehend entzogen.

26.2.3 Mikrobiologische Untersuchungen

Erregernachweis

Die Isolierung des Krankheitserregers ist die wichtigste diagnostische Maßnahme. Man findet bei der infektiösen Endokarditis eine relativ kontinuierliche Bakteriämie. Diese ist weitgehend unabhängig von der Körpertemperatur. Die Anzahl der Bakterien im Blut ist gering und über die Zeit ebenfalls weitgehend konstant. Die meisten Patienten mit Streptokokken oder Staphylokkenendokarditis haben 30 Bakterien oder weniger im Milliliter Blut, selten übersteigt die Anzahl 200 Keime/ml. Die relativ konstante Bakteriämie erklärt die hohen Prozentzahlen positiver Blutkulturen. Daher ist es gewöhnlich unnötig, größere Zahlen von Kulturen anzulegen. Beispielsweise fanden Werner et al. (1967) bei 206 unbehandelten Patienten 95% von 789 Blutkulturen positiv, davon 93% bereits bei der ersten Blutentnahme. Pelletier u. Petersdorf (1977) fanden, dass bei 68% von 125 Endokarditispatienten alle Blutkulturen positiv waren, bei 20% nur ein Teil infolge vorheriger Antibiotikagabe, und bei 13% der Patienten die Blutkulturen negativ blieben. Die arterielle Kultur ist etwas häufiger positiv als die venöse Kultur (72% vs. 64% bei 313 Patienten; Katsu 1978). Trotz dieses Unterschiedes wird die Entnahme arterieller Blutkulturen nur in besonderen Fällen empfohlen. Die häufigsten Erreger der verschiedenen Endokarditisformen sind in Tabelle 26.3 zusammengestellt (Mylonakis et al. 2001).

> **Klinisch wichtig**
>
> Bei rezidivierender Bakteriämie mit Streptokokken (nicht der Gruppe A), S. aureus und epidermidis sollte man immer an eine Endokarditis als Erregerquelle denken und entsprechend behandeln. Eine Endokarditis kommt ebenfalls in Betracht, wenn nach Antibiotikatherapie einer Sepsis dieselben Erreger erneut aus dem Blut gezüchtet werden können. Dann war evtl. die Therapie der Sepsis ausreichend, nicht aber die einer Endokarditis.

Mit Ausnahme der in Tabelle 26.3 angegebenen Erreger können noch zahlreiche andere Keimspezies eine Endokarditis verursachen. Dazu gehören v. a. Spirochäten, zellwanddefekte Bakterien, Rickettsien (Coxiella burnetii), Pasteurellen, Anaerobier, Meningokokken, Gonokokken und andere grampositive und gramnegative Keime. Gramnegative Keime treten vorwiegend als Erreger der Frühform der Endokarditis bei künstlichen Herzklappen auf. Dabei handelt es sich fast immer

Tabelle 26.3. Häufigste Erreger der infektiösen Endokarditis (nach Mylonakis et al. 2001)

Erreger	Auf Nativklappen (%)	Auf künstlichen Herzklappen Frühform, < 2 Monate postoperativ (%)	Auf künstlichen Herzklappen Mittelform, 2–12 Monate postoperativ (%)	Auf künstlichen Herzklappen Spätform, > 2 Monate postoperativ (%)
Streptokokken	45–65	1	7–10	30–33
Staphylococcus aureus	30–40	20–24	10–15	15–20
Koagulase-negative Stapylokokken	4–8	30–35	30–35	10–12
Enterokokken	5–8	5–10	10–15	8–12
Gramnegative Keime (aerob)	4–10	10–15	2–4	4–7
Pilze	1–3	5–10	10–15	1

um Krankenhausinfektionen, deren Entstehung durch perioperative Antibiotikaprophylaxe bzw. verlängerte Chemotherapie nach Operationen am offenen Herzen begünstigt wird. Eingriffe am Urogenital- bzw. Gastrointestinaltrakt führen ebenfalls häufig zur Einschwemmung gramnegativer Keime in die Blutbahn.

Negative Blutkulturen

In einigen wenigen Fällen ist mit negativen Blutkulturen zu rechnen. Die Häufigkeit von Blutkultur-negativen Endokarditiden wird in der Literatur mit 3–31% angegeben, sollte unter Anwendung angemessener Labortechniken jedoch unter 5% liegen (Tunkel u. Kaye 1992). Negative Blutkulturen findet man häufiger bei länger bestehender, akuter bakterieller Endokarditis und kurz zurückliegender antibiotischer Vorbehandlung; in den meisten Fällen jedoch tauchen die Erreger nach Absetzen der Antibiotika wenige Tage später im Blutstrom wieder auf. Seltene Fälle akuter bakterieller Endokarditis können aber nach kurzzeitiger Antibiotikagabe auch permanent negative Blutkulturen aufweisen (Pelletier u. Petersdorf 1977). Andere Blutkultur-negative Endokarditiden können durch ungewöhnliche, schwer kultivierbare Erreger verursacht werden, wie Legionellen, Chlamydien, Coxiellen, Mykoplasmen oder langsam wachsende Keime der HACEK-Gruppe (Haemophilus, Actinobacillus, Cardiobacterium, Eikenella, Kingella; Tunkel u. Kaye 1992). Aspergillen und einige andere Pilze werden nur selten in Blutkulturen nachgewiesen. Bei negativen Blutkulturen sollte man immer an Candida, Aspergillen oder Histoplasma als Erreger denken. Mischinfektionen sind selten (ca. 1–2% der Fälle), bei Heroinsüchtigen etwas häufiger. Die häufigsten Pilze als Erreger einer Endokarditis sind Candida-, Aspergillus- und Histoplasma-Spezies.

> **Klinisch wichtig**
> Die Pilzendokarditis hat gewöhnlich einen subakuten Verlauf. Typisch sind Embolien in großen Gefäßen, meist in denen der unteren Extremitäten.

Wenn Blutkulturen von Patienten mit Verdacht auf infektiöse Endokarditis auch nach 48–72-stündiger Bebrütung negativ bleiben, sollte der Kliniker das zuständige Labor über die Verdachtsdiagnose unterrichten. Dadurch wird dem Labor die Möglichkeit gegeben, nach Ablauf einer Bebrütungszeit von 5–7 Tagen entsprechende Zusatzuntersuchungen zu veranlassen, mit deren Hilfe es u. U. gelingen kann, hochempfindliche Infektionserreger nachzuweisen (z. B. indirekt mit Hilfe serologischer Nachweismethoden; Bayer et al. 1998). Eine Erweiterung der Labor-Routine zum Zwecke des Erregernachweises besteht beispielsweise in einer Verlängerung der Inkubationszeit sowie der Subkultivierung auf speziellen Nährböden. Auch die Verwendung von speziellen Lysis-Zentrifugation-Blutkultursystemen (Isolator), die ein direktes Ausspateln auf Spezialnährböden ermöglichen und somit den kulturellen Nachweis besonders empfindlicher Keime erlauben, kann hier weiterhelfen. Moderne molekularbiologische Untersuchungsmethoden, wie z. B. die „polymerase chain reaction" (PCR), können ebenfalls als ergänzende diagnostische Maßnahme eingesetzt werden, z. B. zum Zwecke der Identifizierung von nicht kultivierbaren Erregern aus operativ entfernten Herzklappenvegetationen oder systemischen Emboli (Goldenberger et al. 1997). Die PCR wurde bisher mit Erfolg zur Diagnose der infektiösen Endokarditis durch Bartonella species und Tropheryma whipplei eingesetzt und scheint sich als eine mikrobiologische Untersuchungsmethode bei Blutkulturnegativer Endokarditis recht gut zu eignen (Brouqui et al. 2001; Goldenberger et al. 1997; Raoult et al. 1997; Gubler et al. 1999).

26.2.4 Klinik

Anamnese und Symptome

Anamnestische Hinweise auf eine subakute bakterielle Endokarditis sind meist sehr uncharakteristisch (Tabelle 26.4). Bei der subakuten Form findet sich am häufigsten eine erhöhte Körpertemperatur zwischen 38°C und 39°C, oft verbunden mit Frieren, Schüttelfrost und nächtlichem Schwitzen. Der Temperaturverlauf kann als Continua imponieren, aber auch remittierend mit mehrtägigen fieberfreien Intervallen sein. Daneben klagen die Patienten über allgemeine Schwäche, Erschöpfung, Appetitlosigkeit und Gewichtsverlust. Kopfschmerzen, Gelenk- und Muskelschmerzen sind häufig. Hinweise auf eine Herzerkrankung können durch Zeichen der Herzinsuffizienz gegeben sein, sowie durch das Auftreten von Embolien, die sich in fokalen neurologischen Ausfallserscheinungen, Brust- und Flankenschmerz oder Hämaturie ausdrücken können. Die Entwicklung dieser Symptome ist schleichend, sodass der Verlauf bis zur Diagnosestellung über Wochen und Monate gehen kann. Durchschnittlich erfolgt erst 1–2 Monate nach Beginn der Symptomatik die stationäre Aufnahme.

Tabelle 26.4. Anamnestische Hinweise für eine subakute bakterielle Endokarditis

Symptome	(%)
Fieber	92
Appetitlosigkeit	68
Schweißausbruch	62
Schüttelfrost	49
Gewichtsverlust	49
Herzbeschwerden	31
Arthralgie	29
Hautembolien	20
Arterielle Embolien	15
Nasenbluten	8
Hämaturie	4

◻ **Tabelle 26.5.** Klinische Symptome der infektiösen Endokarditis

Symptome	Akute Form (%)	Subakute Form (%)
Fieber	92–100	85–95
Allgemeinsymptome (Unwohlsein, Kopfschmerz, Übelkeit, Erbrechen etc.)	95–100	95–100
Splenomegalie	13	50
Herzgeräusch	60–90	90–99
Herzinsuffizienz	25–65	25–50
Neurologische Komplikationen (zerebrale Embolien, mykotische Embolien, Enzephalopathie, Hirnabszesse etc.)	33	33
Arthralgien	25	25
Petechien	33–60	29–70
Splitterhämorrhagien	2–10	10
Osler-Knötchen	0–10	23–50
Janeway-Läsionen	0–5	5
Roth-Spots	2	2–4
Anämie	40–50	50–80
Leukozytose	25–50	74
Hämaturie	25–78	29–80
Positiver Rheumafaktor	50	50–80

Bei der akuten Verlaufsform der infektiösen Endokarditis treten die Symptome sehr frühzeitig auf und sind besonders schwer. Hohes Fieber, Schüttelfrost und schweres Krankheitsgefühl führen den Patienten rasch zum Arzt: Die Hälfte der Patienten mit akuter bakterieller Endokarditis kommt bereits am 1. Krankheitstag in die Klinik, bei ca. 40 % liegt der Beginn der ersten Symptome 1 Woche zurück, bei den restlichen Patienten besteht v. a. Fieber seit mehr als 2 Wochen. Die klinischen Symptome der subakuten und akuten Endokarditis sind in Tabelle 26.5 zusammengestellt.

Immunantwort

Im allgemeinen bietet der Endokarditispatient das Bild eines akut oder chronisch kranken Menschen mit den deutlichen Zeichen einer systemischen Infektion. Die wichtigsten Laborbefunde bei Patienten mit Endokarditis sind in Tabelle 26.6 aufgeführt. Endokarditispatienten können daneben eine Reihe auffälliger Befunde aufweisen, die Ausdruck eines immunologischen Geschehens sind.

Es kommt nämlich bei der infektiösen Endokarditis zu einer chronischen Antigenstimulation des Immunsystems infolge der kontinuierlichen Infektion im zentralen Kreislaufsystem. Durch die antigenspezifische und polyklonale B-Zell-aktivierung erfolgt die Immunantwort des Organismus in Form einer Hyperglobulinämie. Autoimmunantikörper (wie Rheumafaktoren der Gruppe IgM und IgG, gewebsspezifische Autoantikörper gegen Schilddrüsengewebe, Parietalzellen des Magens und Myokardgewebe und antinukleäre Antikörper) und Kryoglobuline sind nachweisbar. Durch Veränderungen in der Phagozytosekapazität des retikuloendothelialen Systems kommt es zur Formation und persistierenden Zirkulation von Antigen-Antikörper-Komplexen. Die hohen zirkulierenden Immunkomplex-Spiegel sind korreliert mit längerer Krankheitsdauer, extravalvulärer Manifestation der Endokarditis und Hypokomplementämie und im Gegensatz zur Septikämie typisch für die infektiöse Endokarditis (Bayer et al. 1979).

Extravalvuläre Reaktionen

Infolge Ablagerung von Immunkomplexen und Zusammenspiel von Entzündungsmediatoren und retikuloendothelialem System kommt es extravalvulär zu immunologischen Entzündungsreaktionen, die sich renal, dermal, muskuloskelettal oder okulär manifestieren können.

Tabelle 26.6. Laborbefunde bei Patienten mit Endokarditis

Laborbefunde	(%)
Anämie	70–90
Thrombozytopenie	5–15
Leukozytose	20–30
Leukozytopenie	5–15
Proteinurie	50–65
Hämaturie	30–50
Senkungsbeschleunigung	90–100
Hyper-γ-Globulinämie	20–30
Erhöhtes Serumkreatinin	10–20
Positiver Rheumafaktor	40–50
Erniedrigtes Serumkomplement	5–15

Nieren. Eine Nierenbeteiligung kann in Form von Niereninfarkten, einer fokalen Glomerulonephritis (Löhlein 1910; Herdnephritis) oder selten einer akuten diffusen Glomerulonephritis auftreten (Levy 1973). Eine akute Niereninsuffizienz kann die Folge sein. Nahezu regelmäßig treten bei der subakuten bakteriellen Endokarditis Hämaturie, Albuminurie und Zylindurie auf. Harnpflichtige Substanzen im Blut können erhöht sein.

Haut. Auch in den Hautgefäßen kann es zu einer immunologisch vermittelten Vaskulopathie kommen. So findet man Petechien an Rumpf, Extremitäten, Nacken, Gaumen und Konjunktiven (am besten am Unterlid sichtbar!). Pathophysiologisch ähnlichen Ursprungs sind die Splitterhämorrhagien unter den Fingernägeln, die sich auch bei einer Vielzahl von Patienten ohne Endokarditis finden (Kilpatrick et al. 1965), sowie das spontane Entstehen einer Hautpurpura (Horwitz 1967) und einer kapillären Angioendotheliomatose (Eisert 1980).

Osler-Knötchen. Weitere kutane Manifestationen sind die Osler-Knötchen. Es handelt sich dabei um oft nur stecknadelkopfgroße, manchmal aber auch linsen- bis erbsgroße, häufig sehr schmerzhafte Knötchen bläulicher bis rötlicher Farbe mit blasserem Zentrum, die sich meistens an den Fingerbeeren, Handflächen und Fußsohlen finden. Osler-Knötchen kommen vor bei 10–25% der Patienten mit subakuter bakterieller Endokarditis und bei 10% der Patienten mit akuter bakterieller Endokarditis (Howard 1960). Die Osler-Knötchen sind wahrscheinlich durch bakterielle Mikroembolien verursacht, zumal der Krankheitserreger zumindest bei akuten Fällen aus den Läsionen isoliert werden kann (Alpert et al. 1976). Dennoch kann ein immunologisches Geschehen nicht ausgeschlossen werden, weil es Parallelen zur vaskulären Reaktion beim systemischen Lupus erythematodes gibt (Keil 1937).

Bei den **Janeway-Läsionen** handelt es sich um 2–5 mm große, rötlich-braune Flecken an den Handflächen und Fußsohlen. Diese sind wenig erhaben, häufig schmerzlos und können ulzerieren. Durch Biopsien konnte gezeigt werden, dass es sich eher um Mikroabszesse der Haut handelt, die durch den Erreger der Endokarditis hervorgerufen werden (Kerr u. Tan 1979).

Weitere Symptome. Verschiedenartige muskuloskelettale Symptome kommen vor. Neben seltener akuter, septischer Arthritis findet man bei nahezu der Hälfte der Patienten (44%) muskuloskelettale Symptome als Ausdruck immunologisch vermittelter Entzündungsvorgänge. Arthralgien, asymmetrische und oligoartikuläre Arthritiden, Myalgien und heftige Rückenschmerzen sind typisch (Irvin u. Sade 1978; Harkonen et al. 1981). Ophthalmologische Befunde sind die Roth-Spots, kleine ovale hämorrhagische Flecke mit weißlichem Zentrum auf der Retina. Die Ursache dieser Läsionen sind vermutlich Mikroembolien in den Retinagefäßen (Kennedy u. Wise 1965).

Kardiale Befunde. Neben den Zeichen der systemischen Infektion und der Immunreaktion imponieren die kardialen Befunde: Rascher Puls infolge Fieber oder Herzinsuffizienz, Rhythmusstörungen bei entzündlicher Beteiligung des kardialen Reizleitungssystems und bei fast allen Patienten Herzgeräusche, meist verursacht durch regurgitierendes Blut bei Mitral- und Aortenklappeninsuffizienz. Lediglich 15% der Patienten haben anfänglich keine Herzgeräusche. Herzvergrößerung und Herzinsuffizienz entstehen bei bis zur Hälfte aller Patienten. Dies ist eher der Fall bei Aortenklappenendokarditis als bei Befall der Mitral- oder gar der Trikuspidalklappe.

Embolisation

Arterielle Embolien werden bei 50–60% der Patienten mit akuter Verlaufsform und bei 12–35% der Patienten mit subakuter Verlaufsform beobachtet. Betroffen sind bei Linksherzendokarditiden v.a. Gehirn, Koronarien, Extremitäten, Milz, Darm und Auge. Bei Rechtsherzendokarditiden, die sich häufiger bei Drogensüchtigen finden, kommt es nicht selten zu multiplen septischen Lungenembolien. Das Spektrum der neurologischen Komplikationen ist entsprechend breit: Verwirrungszustände, psychiatrische Symptome, kleine bis schwere Schlaganfälle mit Hemiparesen, zentrale und periphere Nervenausfälle, Meningoenzephalitiden, multiple Hirnabszesse etc. Eine Embolie in die zentrale Retinaartere kann zu plötzlicher Erblindung führen. **Mykotische Aneurysmen** werden durch infizierte Emboli hervorgerufen. Gewöhnlich findet man sie autoptisch bei 10–15% der Endokarditiden, deren Erreger vergrünende Streptokokken sind. Mykotische Aneurysmen kommen häufig an Gefäßverzweigungspunkten der A. cerebri media, an der Aorta abdominalis, dem Valsalva-Sinus, den Koronararterien und den Milz- und Mesenterialarterien vor. Die Aneurysmen selbst sind gewöhnlich klinisch stumm, ernsthafte Folge sind jedoch größere Ausdehnung und Rupturen. Milzinfarkte, nur selten klinisch feststellbar, wurden in 44% der Fälle bei Autopsien gefunden. Milzabszesse und Milzrupturen können vorkommen.

Echokardiographie. Neben der Abnahme von Blutkulturen besitzt heute die Echokardiographie als nichtinvasive Maßnahme einen wichtigen Stellenwert in der Diagnostik der infektiösen Endokarditis. Während der transthorakale Einsatz der älteren, eindimensionalen M-Mode-Technik zur Aufdeckung von Klappenvegetationen von nur eingeschränktem Nutzen ist (Sensitivität 34%; Wann et al. 1976), wird durch den Einsatz der zweidimensionalen Technik die Treffsicherheit bereits erheblich verbessert (Sensitivität 80–83%; Wann et al. 1979). Die Einführung der transösophagealen Echokardiographie stellt eine weitere Verbesserung dar, mit einer Sensitivität von ca. 95% und einer größeren Genauigkeit bei der Auffindung intrakardialer Abszesse (Daniel et al. 1991). In der Diagnostik der Kunstklappenendokarditis ist sie jedoch nur von beschränktem Aussagewert, weil die metallischen, teflonüberzogenen Ringbegrenzungen der Kunstklappe im Echokardiogramm reflektieren und schwer zu definierende Echobänder erzeugen. Zu den Schwächen der Echokardiographie zählen, dass einerseits Vegetationen von weniger als 2–4 mm, wie sie im Frühstadium einer infektiösen Endokarditis vorkommen können, dem echokardiographischen Nachweis entgehen, und andererseits sklerotische Klappenveränderungen irrtümlich für Vegetationen gehalten werden können.

Diagnostische Kriterien

Die Krankheitszeichen der infektiösen Endokarditis sind vielfältig, häufig unspezifisch und betreffen verschiedene Organe. Die Abgrenzung der infektiösen Endokarditis gegenüber Differenzialdiagnosen zahlreicher anderer Krankheiten kann schwierig sein. Die klassischen Fehldiagnosen bei Endokarditis sind in Tabelle 26.7 zusammengestellt.

In den 80er-Jahren wurden die sog. „von-Reyn-Kriterien" zur Diagnose der infektiösen Endokarditis zusammengestellt, die auf genau definierten, histopathologischen, mikrobiologischen und klinischen Befunden basieren (von Reyn et al. 1981). Die Kriterien wurden im Jahre 1991 von Steckelberg und Mit-

Tabelle 26.7. Klassische Fehldiagnosen bei Endokarditis

Irreführende Leitsyndrome	Fehldiagnosen	Ursachen
Zerebral		
Hemiplegie	Zerebraler Insult	Mykotisches Aneurysma
Meningismus	Meningitis	Hirnembolie
Hämorrhagischer Liquor	Subarachnoidalblutung	Hirnabszess
Abdominell		
Oberbauchschmerz	Pankreatitis	Milzinfarkt
Oberbauchschmerz und Schock	Akutes Abdomen	Mykotisches Mesenterialaneurysma
Renal		
Flankenschmerz	Nephrolithiasis	Niereninfarkt
Hämaturie, Azotämie etc.	Glomerulonephritis	Glomerulonephritis bei Endokarditis
Pulmonal		
Thoraxschmerz	Pleuritis	Milzinfarkt
Pneumonischer Befund, Pleurareiben	Lungeninfarkt	Lungeninfarkt bei Trikuspidalis-Endokarditis
Hämatologisches Syndrom		
Petechien, Milz	Hämoblastose	Endokarditis mit „rheumatischem Einschlag"
Anämie, Plasmazellen↑, BSG↑↑, α-Globulin↑↑↑	Myelom	
Kardial		
Lungenödem	Unklares Lungenödem (Myokardinfarkt)	Aortenklappenruptur
Perikardreiben	Virusperikarditis	Klappenringabszess

arbeitern überarbeitet, wobei jedoch spezielle Risikofaktoren (z. B. intravenöser Drogenabusus), prädisponierende Herzerkrankungen oder echokardiographische Befunde keine Berücksichtigung fanden (Lukes et al. 1993). Durack et al. (1994) haben daher eine weitere Verbesserung der diagnostischen Kriterien vorgeschlagen. Diese Kriterien wurden nach der Duke University, Durham, North Carolina, USA benannt. Der Nutzen dieser diagnostischen Kriterien wurde inzwischen durch verschiedene klinische Studien belegt (Bayer et al. 1994; Gagliardi et al. 1998; Nettles et al. 1997; Sekeres et al. 1997; Habib et al. 1999; Perez-Vazquez et al. 2000). Eine jüngste Modifikation der Duke-Kriterien berücksichtigt in verstärktem Maße auch die Bedeutung der Blutkultur-negativen Endokarditis, der transösophagealen Echokardiographie, sowie des relativ hohen Endokarditisrisikos bei S.-aureus-Bakteriämie (Li et al. 2000).

Modifizierte Duke-Kriterien zur Diagnose der infektiösen Endokarditis

- Definitive Diagnose anhand pathologischer Kriterien: Kultureller oder histologischer Nachweis von Mikroorganismen in einer Vegetation oder in einer Vegetation nach Embolisierung oder in einem intrakardialen Abszess bzw. Nachweis einer Vegetation oder eines intrakardialen Abszesses mit histologisch gesichertem Befund einer aktiven Endokarditis.
- Definitive Diagnose anhand klinischer Kriterien: 2 Hauptkriterien oder 1 Haupt- und 3 Nebenkriterien oder 5 Nebenkriterien
- Mögliche Diagnose einer infektiösen Endokarditis: 1 Haupt- und 1 Nebenkriterium oder 3 Nebenkriterien.
- Zurückgewiesene Diagnose einer infektiösen Endokarditis bei gesicherter alternativer Diagnose, die die differenzialdiagnostischen Krankheitszeichen der infektiösen Endokarditis erklärt oder Auflösung des Syndroms „infektiöse Endokarditis" bei einer Antibiotikatherapie von ≤ 4 Tagen oder keine pathologischen Hinweise auf eine infektiöse Endokarditis intraoperativ oder autoptisch nach einer Antibiotikatherapie von ≤ 4 Tagen.

Hauptkriterien

- Positive Blutkulturen bei infektiöser Endokarditis:
  - Typische Endokarditiserreger (Viridans-Streptokokken, Streptococcus bovis, HACEK-Gruppe oder ambulant erworbene S. aureus oder Enterokokken bei Abwesenheit eines primären Fokus) isoliert aus 2 getrennt abgenommenen Blutkulturen.
  - Wiederholt positive Blutkulturen mit einem typischen Endokarditiserreger isoliert aus Blutkulturen, getrennt abgenommen im Abstand von 12 h oder 3 von 3 oder der Mehrheit von 4 oder mehr Blutkulturen, getrennt abgenommen im Abstand von mindestens 1 h zwischen erster und letzter Blutkultur.
  - Einzelne positive Blutkultur mit Nachweis von Coxiella burnetii oder Phase-I-IgG-Antikörpertiter gegen Coxiella burnetii (>1:800)
- Nachweis der endokardialen Beteiligung:
  - Positives Echokardiogramm bei infektiöser Endokarditis (oszillierende intrakardiale Masse auf der Herzklappe oder auf den dazugehörigen Strukturen oder im Bereich eines Refluxstrahls oder auf iatrogenen Fremdkörpern, bei gleichzeitigem Fehlen einer alternativen, anatomischen Erklärung oder Abszess oder neu aufgetretene, teilweise Dehiszenz einer Klappenprothese.
  - Neu aufgetretener Blutreflux im Klappenbereich (Angiographie; Verschlechterung oder Veränderung eines vorbestehenden Herzgeräusches nicht ausreichend).

Nebenkriterien

- Prädisposition: vorbestehende Herzerkrankungen oder intravenöser Drogenabusus
- Fieber >38,0 °C
- Gefäßveränderungen: arterielle Embolien, septische Lungeninfarkte, mykotische Aneurysmen, intrakraniale Blutung, Janeway-Läsionen
- Immunologische Störungen: Glomerulonephritis, Osler-Knötchen, Roth-Spots, Rheumafaktor
- Mikrobiologie: Nachweis einer positiven Blutkultur, jedoch nicht übereinstimmend mit einem der o. g. Hauptkriterien oder serologischer Nachweis einer aktiven Infektion mit einem Endokarditiserreger

26.2.5 Therapie

Die richtige Wahl der Antibiotika ist für den Behandlungserfolg der infektiösen Endokarditis ausschlaggebend. Dabei sind verschiedene Gesichtspunkte zu berücksichtigen, wie Erregertyp, Wirksamkeit, Sicherheit, Verträglichkeit und Kosten der verschiedenen, einsetzbaren Antibiotika. Die Beseitigung von Erregern aus der Blutbahn durch Antibiotika ist i. Allg. relativ leicht zu erzielen; für die Heilung einer infektiösen Endokarditis ist jedoch die Sterilisation der Klappenvegetation erforderlich. Die Infektionserreger kommen in den Klappenvegetationen in sehr hohen Konzentrationen vor (z. B. 10^9–10^{10} Mikroorganismen/g), befinden sich im Zustand eines reduzierten Metabolismus und sind in eine Matrix aus Fibrin und Thrombozyten eingebettet, die sie vor dem Zugriff von Körperabwehrzellen schützt (Baldassarre u. Kaye 1992).

> Bei der Therapie der infektiösen Endokarditis sollte stets darauf geachtet werden, dass die Antibiotika in ausreichender Dosierung und für genügend lange Zeit verabreicht werden, sodass die Elimination der Erreger am Infektionsort gewährleistet ist.

In Tabelle 26.8 ist die Therapie der häufigsten bakteriellen Endokarditiden zusammengestellt.

Wirksamkeitsnachweis. Die richtige Wahl der Antibiotikatherapie ist abhängig von der korrekten Diagnosestellung und der Isolierung, Identifizierung und Antibiotikatestung des Erregers. Bei der Empfindlichkeitstestung des Erregers sollten am besten die minimal hemmende Konzentration (MHK) und die minimal bakterizide Konzentration (MBK) gemessen werden (Levison 1992). Während die MHK derjenige Wert (in µg/ml) ist, bei dem das bakterielle Wachstum in vitro unterdrückt wird, gibt die MBK denjenigen Wert an, bei dem innerhalb von 24 h eine Reduktion der Bakterienzahl um 99,9% erreicht

◘ Tabelle 26.8. Therapie der häufigsten Endokarditiden (nach Mylonakis et al. 2001). *MHK* minimale Hemmkonzentration

Erreger	Arzneistoff	Dosierung	Verabreichung
Streptokokken			
Penicillin-G-empfindliche Streptokokken (MHK ≤ 0,1 µg/ml)			
	Penicillin G oder	5,0 Mio. I.E. i.v.[b]	Alle 6 h für 4 Wochen
	Penicillin G mit Aminoglykosid[a] oder	5,0 Mio. I.E. i.v.[b] 1,0–1,5 mg/kg KG i.m., i.v.	Alle 6 h für 2 Wochen Alle 8 h für 2 Wochen
	Penicillin G mit Aminoglykosid[a]	5,0 Mio. I.E. i.v.[b] 1,0–1,5 mg/kg KG i.m., i.v.	Alle 6 h für 4 Wochen Alle 8 h für 2 Wochen
Bei Penicillinallergie	Cefazolin oder	1,0 g i.v.[b]	Alle 6 h für 4 Wochen
	Ceftriaxon oder	2,0 g i.v.[b]	Alle 24 h für 4 Wochen
	Vancomycin	1,0 g. i.v.[b] (30 mg/kg KG)	Alle 24 h für 4 Wochen
Relativ Penicillin-G-empfindliche Streptokokken (MHK zwischen 0,1 und 0,5 µg/ml)			
	Penicillin G mit Aminoglykosid[a]	5,0 Mio. I.E: i.v.[b] 1,0–1,5 mg/kg KG i.m., i.v.	Alle 6 h für 4 Wochen Alle 8 h für 2 Wochen
Penicillin-G-unempfindliche Streptokokken (MHK > 0,5 µg/ml): wie Enterokokken			
Enterokokken	Ampicillin mit Gentamicin	3,0–4,0 g i.v.[b] 80 mg i.m. oder i.v. (1,0–1,5 mg/kg KG)	Alle 6 h für (4–) 6 Wochen Alle 8 h für 4–6 Wochen
Bei Penicillinallergie	Vancomycin mit Gentamicin	0,5 g i.v.[b] (30 mg/kg KG) 80 mg i.m. oder i.v. (1,0–1,5 mg/kg KG)	Alle 6 h für (4-)6 Wochen Alle 8 h für 4–6 Wochen
Staphylokokken			
Penicillin-G-resistente Staphylokokken (MHK > 1,0 µg/ml)			
	Oxacillin, Flucloxacillin mit oder ohne Gentamicin	1,5–2 g i.v.[b] 80 mg i.m. oder i.v. (1,0–1,5 mg/kg KG)	Alle 4 h für (4–) 6 Wochen Alle 8 h für 3–5 Tage
Bei Penicillinallergie	Cefazolin mit oder ohne Gentamicin oder Vancomycin	2,0 g i.v.[b] 0,5 g i.v.[b] (30 mg/kg KG)	Alle 8 h für (4–) 6 Wochen Alle 8 h für 3–5 Tage Alle 6 h für (4–) 6 Wochen
Bei künstlichen Herzklappen	Oxacillin, Flucloxacillin mit Gentamicin mit oder ohne Rifampicin	1,5–2 g i.v.[b] 80 mg i.m. oder i.v. (1,0–1,5 mg/kg KG) 300 mg p.o.	Alle 4 h für 6 Wochen oder länger Alle 8 h für 2 Wochen Alle 8 h für 6 Wochen oder länger
Oxacillin-resistente Staphylokokken			
	Vancomycin mit oder ohne Gentamicin	0,5 g i.v.[b] (30 mg/kg KG) 80 mg i.m. oder i.v. (1,0–1,5 mg/kg KG)	Alle 6 h für (4–)6 Wochen Alle 6 h für 3–5 Tage
Bei künstlichen Herzklappen	Vancomycin mit Rifampicin mit Gentamicin	0,5 g i.v.[b] (30 mg/kg KG) 300 mg p.o. 80 mg i.m. oder i.v. (1,0–1,5 mg/kg KG)	Alle 6 h für 6 Wochen oder länger Alle 8 h für 6 Wochen oder länger Alle 8 h für 2 Wochen

Tabelle 26.8. Therapie der häufigsten Endokarditiden (nach Mylonakis et al. 2001). *MHK* minimale Hemmkonzentration (Fortsetzung)

Erreger	Arzneistoff	Dosierung	Verabreichung
Korynebakterien			
	Penicillin G	5 Mio. I.E. i.v.[b]	Alle 6 h für 4–6 Wochen
	mit Gentamicin	80 mg i.m. oder i.v. (1,0–1,5 mg/kg KG)	Alle 8 h für 4–6 Wochen
Bei Penicillinresistenz	Vancomycin	0,5 g i.v.[b] (30 mg/kg KG)	Alle 6 h für 4–6 Wochen
HACEK-Mikroorganismen[c]	Ceftriaxone oder	2 g i.v.	Alle 24 h für 4 Wochen (bei künstlichen Herzklappen 6 Wochen)
	Ampicillin mit	3,0–4,0 g i.v.	
	Gentamicin	80 mg i.m. oder i.v. (1,0–1,5 mg/kg KG)	Alle 8 h für 4 Wochen (bei künstlichen Herzklappen 6 Wochen)

[a] Gentamicin, Tobramycin oder Netilmicin
[b] Kurzinfusion über 30–60 min.
[c] Haemophilus parainfluenzae, H. aphrophilus, Actinobacillus, Cardiobacterium, Eikenella, Kingella

wird. Antibiotika mit identischer MHK und MBK (Unterschied = 1 Verdünnung) gelten als bakterizid, Antibiotika mit unterschiedlicher MHK und MBK (Unterschied = 16 Verdünnungen) als bakteriostatisch (Baldassarre u. Kaye 1992). Für die optimale Behandlung einer Streptokokkenendokarditis ist die MHK-Bestimmung eine wesentliche Voraussetzung (s. Tabelle 26.8). Bei Staphylokokken sollte die Empfindlichkeitstestung gegen Oxacillin, Vancomycin, Rifampicin und Gentamicin (oder ein entsprechendes Aminoglykosidantibiotikum) durchgeführt werden. Oxacillin- (bzw. Methicillin-)resistente Staphylokokken besitzen stets Kreuzresistenz gegen alle anderen Laktamantibiotika, unabhängig vom Ergebnis der invitro Empfindlichkeitstestung. Für eine optimale Behandlung der Enterokokkenendokarditis ist eine synergistisch wirkende Kombinationstherapie erforderlich, die aus einem zellwandaktiven Antibiotikum (Penicillin, Ampicillin oder Vancomycin) und einem Aminoglykosid besteht. Die MHK-Bestimmung gegenüber Penicillin (oder Ampicillin) und Vancomycin sowie die Überprüfung auf eventuelles Vorliegen einer hochgradigen Gentamicin- bzw. Streptomycin-Resistenz sind hier für die Behandlung essenziell.

Kombinationstherapie. Die Chemotherapie der infektiösen Endokarditis sollte mit parenteral applizierten, bakteriziden Antibiotika durchgeführt werden, vorzugsweise in Kombinationstherapie, wobei eine ausreichend lange Therapiedauer wegen langsamerer Elimination der Erreger in vivo als auch in vitro empfohlen wird (Durack u. Beeson 1972). Zu den Antibiotika mit der zuverlässigsten bakteriziden Wirksamkeit zählen die Penicilline, Cephalosporine, Vancomycin, Aminoglykoside, Fluorochinolone und Rifampicin. Die Therapieergebnisse mit bakteriostatischen Medikamenten (z. B. Chloramphenicol, Tetracycline, Erythromycin) sind wesentlich schlechter als mit bakteriziden Antibiotika. Bei Pilzendokarditis liegt keine standardisierte Methode für eine routinemäßige Empfindlichkeitstestung der Erreger vor. Amphotericin B gilt derzeit als das einzige mykozide Antimykotikum.

> **Cave**
> Die Oraltherapie einer Endokarditis kann nicht empfohlen werden. Sie kommt, wenn überhaupt, nur bei Streptokokken infrage, deren minimale Hemmkonzentration gegenüber Penicillin G unter 0,1 µg/ml liegt. Das wesentlichste Argument gegen die orale Therapie ist neben der Unzuverlässigkeit der meisten Patienten das häufigere Auftreten von Rezidiven.

Für die Kombinationstherapie sprechen die additive oder synergistische Wirkung der meisten Penicillin-Aminoglykosid-Kombinationen gegen die wichtigsten Erreger der Erkrankung und die Verringerung der Rezidivhäufigkeit. Eine Bestimmung der minimalen Hemmkonzentration der Erreger empfiehlt sich insbesondere bei Patienten, bei denen die Chemotherapie nicht anspricht. In letzter Zeit sind penicillinresistente vergrünende Streptokokken als Erreger einer Endokarditis gefunden worden. Die Möglichkeit des Auftretens von penicillinresistenten Streptokokken ist insbesondere bei Patienten nach jahrelanger Penicillinprophylaxe gegeben.

Die in Tabelle 26.8 angegebene Therapiedauer sollte unbedingt eingehalten werden. Gerade hierbei neigt man wegen der nicht seltenen Komplikationen durch die Therapie zu Kompromissen. Immer sollte man aber bedenken, dass durch eine verkürzte Therapiedauer die Rezidivhäufigkeit signifikant erhöht wird.

Penicillinallergie. Ein besonderes Problem stellen Penicillinallergiker dar. Durchschnittlich 2–5% der Patienten geben in der Anamnese eine „Penicillinallergie", v. a. nach Therapie mit Ampicillinen, an. Da Penicillin ein nahezu unersetzbares Medikament ist, ist bei Patienten mit „Penicillinallergie" diese Diagnose zu bestätigen oder auszuschließen. Wegen der Gefährlichkeit sogar der oft als harmlos angesehenen Epikutantestung, die bereits beim hochgradig allergischen Patienten schwere anaphylaktische Reaktionen auslösen kann, sollte die Testung auf eine Penicillinallergie vom anaphylaktischen Typ hierauf spezialisierten klinischen Zentren, zumeist Allergieabteilungen von Hautkliniken, vorbehalten bleiben.

Überwachung der Chemotherapie. Bei wirkungsvoller Chemotherapie geht die Temperatur innerhalb von 3–7 Tagen kontinuierlich zurück. Splenomegalie, Anämie, kardiale Manifestationen, Osler-Knötchen und Nierenmanifestationen bilden sich wesentlich langsamer zurück. Die Blutkörperchensenkungsgeschwindigkeit ist kein guter Parameter für die Verlaufsbeurteilung; sie kann noch Wochen bis Monate nach erfolgreicher Chemotherapie erhöht sein. Embolien können noch Monate nach Beendigung der Chemotherapie auftreten. Nicht selten steigt nach anfänglich rascher Entfieberung die Temperatur wieder an, manchmal sogar zu septischen Temperaturverläufen.

> **Hauptursachen eines erneuten Fieberanstiegs**
> — Arzneimittelfieber („drug fever")
> — Embolien
> — Rezidive
> — Abszesse
> — Venenkatheterinfektionen.

Die häufigste Ursache eines erneuten Fieberanstiegs ist das Arzneimittelfieber, insbesondere bei Penicillintherapie. Die Diagnose eines „drug fever" erfolgt per exclusionem. Nach Absetzen der Chemotherapie oder Umsetzen auf andere Antibiotikakombinationen, z. B. Erythromycin plus Aminoglykoside, fällt die Temperatur innerhalb von 24 bis spätestens 72 h ab, wenn die Ursache eine Arzneimittelreaktion auf z. B. Penicillin war. Embolien in Lunge, Gehirn, Milz, Niere oder Darm können zu Temperaturanstieg führen, auch wenn die Infarkte nicht infiziert sind. Nahezu regelmäßig tritt Fieber bei Abszessbildungen durch infizierte Thromben auf. Insbesondere bei wiederholt positiven Blutkulturen unter Chemotherapie sollte man an die Möglichkeit der Bildung eines peripheren Abszesses denken, aus dem eine weitere Streuung erfolgt. Ebenso kommt es bei inadäquater Chemotherapie, die zu einem Rezidiv führt, zu erneutem Temperaturanstieg. Bei unklaren Temperaturen muss man immer an die Möglichkeit einer Venenkatheterinfektion denken. Wichtigste Maßnahme zur Klärung dieser Ursache ist die Entfernung des Katheters.

Streptokokkenendokarditis. Wenigstens 45% aller Fälle infektiöser Endokarditiden werden durch penicillinempfindliche Streptokokken (MHK ≤ 0,1 μg/ml) hervorgerufen, die zu ca. 75% durch vergrünende Streptokokken und zu 25% durch Streptococcus bovis repräsentiert werden (Wilson u. Geraci 1984). Die Behandlung der infektiösen Endokarditis durch penicillinempfindliche Streptokokken sollte am besten nach den Empfehlungen der AHA durchgeführt werden (Mylonakis et al. 2001): In Fällen, in denen v. a. die Aminoglykosidtoxizität vermieden werden soll, wird eine Monotherapie mit Penicillin G für 4 Wochen empfohlen; in unkomplizierten Fällen reicht eine 2-wöchige Therapie mit Penicillin G plus Aminoglykosid (Gentamicin, Tobramycin oder Netilmicin) aus, während in komplizierten Fällen, z. B. bei länger vorbestehender Infektion (Relapsgefahr!), die 2-wöchige Kombinationstherapie um weitere 2 Behandlungswochen mit Penicillin G zu ergänzen ist. Kombinationen von Penicillin und Aminoglykosid wirken synergistisch in vitro gegen Viridans-Streptokokken (Sande u. Irvin 1974). Bei infektiöser Endokarditis durch relativ penicillinresistente Viridans-Streptokokken (MHK = 0,1, aber < 0,5 μg/ml) sollten Penicillin G für 4 Wochen plus ein Aminoglykosidantibiotikum für die ersten 2 Wochen verabreicht werden.

Bei Patienten mit anamnestisch bekannten Überempfindlichkeitsreaktionen gegen Penicillin sollte ein Cephalosporin (z. B. Cephalotin) oder Vancomycin eingesetzt werden. Eine attraktive Alternative ist die Behandlung mit dem Cephalosporinantibiotikum Ceftriaxon für 4 Wochen, das intravenös in einer Einmaltagesdosis von 2 g verabreicht werden kann und in bestimmten Fällen eine ambulante Behandlung ermöglicht (Francioli 1992). Trotz des geringen Risikos von Kreuzreaktionen sollte das Cephalosporin jedoch nicht gegeben werden, wenn anamnestisch ein anaphylaktischer Schock, ein angioneurotisches Ödem oder eine Urticaria auf Penicillin bekannt sind. Die infektiöse Endokarditis durch Penicillin-resistente Viridans-Streptokokken (MHK=0,5 μg/ml) sollte wie eine Enterokokkenendokarditis behandelt werden.

Enterokokkenendokarditis. Die Resistenzentwicklung der Enterokokken erschwert die Herausgabe allgemeiner Therapierichtlinien über einen längeren Zeitraum. Alle Enterokokken sind relativ resistent (MHK=0,5 μg/ml) bzw. tolerant gegenüber der bakteriziden Wirkung von Penicillin G, und resistent gegen alle Cephalosporine. Den Hauptanteil der Enterokokken-Isolate bei der Endokarditis stellt Enterococcus faecalis mit 80–85% der Fälle. Enterococcus faecium, relativ resistenter gegen β-Laktamantibiotika wird dagegen in 15–20% der Fälle isoliert (Moellering 1984). Die Behandlung erfordert stets eine kombinierte Antibiotikatherapie mit einem Penicillin oder Vancomycin plus einem Aminoglykosidantibiotikum. Gebietsabhängig kann eine hochgradige Gentamicin-Resistenz (MHK=2000 μg/ml) vorkommen, bei der eine kombinierte Therapie keinen synergistischen Effekt mehr aufweist (Lipman u. Silva 1989). Obwohl bei hochgradig Gentamicin-resistenten Enterokokken in den meisten Fällen eine Kreuzresistenz gegen andere Aminoglykoside auftritt, kann bei einer Minderheit der Stämme eine Empfindlichkeit gegenüber Streptomycin gefunden werden. Die derzeitigen Empfehlungen für die Therapie der Enterokokkenendokarditis sind in Tabelle 26.9 aufgeführt. Wegen der relativ kurzen Serumhalbwertszeit sollte Ampicillin entweder kontinuierlich per infusionem oder verteilt in 4 Dosen (à 3–4 g i. v./i.m.) alle 6 h verabreicht werden. Gentamicin wird gewöhnlich in 3 Dosen (à 80 mg i. v./i.m.) alle 8 h verabreicht. Die Therapiedauer sollte 4–6 Wochen betragen. Bei Patienten mit Penicillinallergie sollte Ampicillin durch Vancomycin ersetzt werden, wobei ungedingt auf die Nebenwirkungen (Oto- und Nephrotoxizität!) dieser Therapie zu achten ist. Bei hochgradiger Aminoglykosidresistenz ist eine 8-wöchige Behandlung ohne Aminoglykosidantibiotikum erforderlich.

Staphylokokkenendokarditis. Sowohl Koagulase-positive Staphylokokken (S. aureus) als auch Koagulase-negative Staphylokokken (S. epidermidis) kommen als Endokarditiserreger infrage. S. aureus ist in rund 20% der Fälle der Erreger nativer Herzklappenentzündungen (gewöhnlich Mitral- oder Aortenklappenbefall) bei einer Letalität von rund 40%. Der Verlauf ist oft fulminant und kann infolge einer den Organismus überwältigenden Bakteriämie frühzeitig trotz angemessener antibiotischer Therapie zum Tode führen. Eine Zerstörung der Herzklappe ereignet sich in zahlreichen Fällen und führt rasch zur Herzinsuffizienz. Herzchirurgisches Eingreifen mit künstlichem Klappenersatz ist oftmals erforderlich. S. aureus ist auch der Erreger bei rund 10–20% der Endokarditiden nach künstlichem Klappenersatz. Die Letalität beträgt über 50%. Häufig sind perivalvuläre Abszesse. Herzchirurgische Reoperationen sind in der Regel erforderlich, um eine Heilung zu erzielen. S. aureus ist weiterhin der am häufigsten vorkommende Erreger der Endokarditis bei i. v.-Drogenabhängigen. Man findet die Vegetationen auf der meist allein beteiligten Trikuspidalklappe. Komplikationen wie septische Lungenembolien sind häufig. Mehr als 80% der Patienten werden durch Chemotherapie allein geheilt.

Koagulase-negative Staphylokokken sind die häufigsten Erreger der Kunstklappenendokarditis, wobei die innerhalb des ersten Jahres postoperativ auftretenden Infektionen überwiegend durch S.-epidermidis-Stämme hervorgerufen werden, die in über 80% der Fälle Oxacillin-resistent sind (Karchmer 1992).

S. aureus und S. epidermidis sind aufgrund der Bildung von Penicillinase fast immer penicillinresistent; nur in den seltenen Fällen der Penicillinempfindlichkeit (MHK< 0,1 µg/ml) kann eine intravenöse Behandlung mit Penicillin G (5 Mio. I.E: i. v., alle 6 h für 4–6 Wochen) durchgeführt werden. In den meisten Fällen muss (nach Antibiogramm) die Behandlung mit einer penicillinfesten Substanz wie Oxacillin oder Flucloxacillin erfolgen. Die Kombination mit einem Aminoglykosidantibiotikum bietet keinen wesentlichen Vorteil hinsichtlich des Heilungserfolges, führt aber möglicherweise zu einer rascheren Elimination der Erreger aus der Blutbahn. Falls eingesetzt, sollte das Aminoglykosid (z. B. Gentamicin) nur initial und nicht länger als 3–5 Tage verabreicht werden, um das Auftreten toxischer Nebenwirkungen zu vermeiden. Patienten mit Penicillinallergie sollten mit einem Cephalosporin oder Vancomycin behandelt werden. Oxacillin-resistente Staphylokokken sind resistent gegen alle Penicillin- und Cephalosporinantibiotika. S.-aureus-Isolate mit Oxacillin-Resistenz findet man v. a. bei Drogenabhängigen; die resistenten Erreger können aber auch im Krankenhaus erworben sein. Mittel der Wahl zur Behandlung der infektiösen Endokarditis durch Oxacillin-resistente Staphylokokken ist Vancomycin (Baldassarre u. Kaye 1992).

Die Kunstklappenendokarditis durch einen Oxacillinresistenten S. epidermidis sollte vorzugsweise mit einer Kombination aus Vancomycin und Rifampicin für mindestens 6 Wochen plus einem Aminoglykosidantibiotikum für die ersten 2 Wochen behandelt werden (Baldassarre u. Kaye 1992; Karchmer 1992). Bei Aminoglykosidresistenz ist die Gabe des Aminoglykosids überflüssig. Die Empfehlung der Kombinationstherapie mit Rifampicin beruht auf dem nachweislichen In-vitro-Synergismus, der verbesserten Serumbakterizidie und dem erfolgreichen therapeutischen Ansprechen bei Oxacillin-resistenten S.-epidermidis-Stämmen (George et al. 1980). Die durch einen Oxacillin-resistenten S. aureus hervorgerufene Kunstklappenendokarditis wird jedoch nur mit einer Zweierkombination aus Vancomycin für mindestens 6 Wochen plus einem Aminoglykosidantibiotikum für die ersten 2 Wochen behandelt; für eine Kombination mit Rifampicin fehlen bisher entsprechende Daten (Baldassarre u. Kaye 1992).

Endokarditis durch gramnegative Keime. Allgemein gültige Richtlinien und Therapievorschläge können nicht gegeben werden, da es sich bei den Erregern häufig um Hospitalismuskeime mit ungewöhnlichem Antibiogramm handelt. Die Therapie soll daher stets nach Antibiogramm erfolgen und aus dem β-Laktamantibiotikum mit der größten In-vitro-Aktivität gegen den Erreger in Kombination mit einem hochdosierten Aminoglykosid bestehen. Die minimale Behandlungsdauer beträgt 4 Wochen, meist muss 6 Wochen oder länger behandelt werden. Therapie der Wahl bei Pseudomonas aeruginosa ist die Kombination Azlocillin oder Piperacillin mit Tobramycin; bei Klebsiellen gibt man eines der neueren Cephalosporine (Cefotaxim, Cefamandol) in Kombination mit einem Aminoglykosid (Gentamicin, Tobramycin oder Netilmicin). Penicillin (meist Ampicillin oder Mezlocillin)-Aminoglykosid- oder Cephalosporin-Aminoglykosid-Kombinationen werden vorzugsweise bei E.-coli-Infektionen eingesetzt. Serumaminoglykosidspiegel, Serumbakterizidie und Toxizitätskontrollen sollten das antibiotische Regimen überwachen.

Endokarditis durch Pilze. Die Ergebnisse der antimykotischen sind außerordentlich unbefriedigend. Eine konservative Therapie führt nur in seltenen Fällen zu einem Heilungserfolg (Baldassarre u. Kaye 1992). Die Therapie erfolgt mit einer Kombination von Amphotericin B (1 mg/kgKG/Tag i. v.) und 5-Fluorcytosin (15–200 mg/kgKG/Tag i. v. oder p.o., verteilt auf 3–4 Tagesdosen) für insgesamt 6–8 Wochen. Die Nebenwirkungsrate unter dieser Therapie ist relativ hoch (Diarrhö, Übelkeit, Erbrechen, Leukopenie, Thrombozytopenie, Transaminasenanstieg, Nephrotoxizität, Arzneimittelfieber). Es liegen bisher nur ungenügend Informationen zur Therapie der Pilzendokarditis mit Triazolen (z. B. Fluconazol) vor. Die besten Erfolge bei der Pilzendokarditis werden durch eine Kombination von Chemotherapie und chirurgischer Intervention erzielt, wobei die chirurgische Entfernung der Herzklappe möglichst frühzeitig (1 und 2 Wochen nach Therapiebeginn) erfolgen sollte (Moyer u. Edwards 1992).

Unbekannte Erreger. Die Inzidenz negativer Blutkulturen bei Patienten mit infektiöser Endokarditis liegt bei 7–24%, günstigenfalls bei rund 5% (von Reyn et al. 1981). Hauptursache eines fehlenden Erregernachweises ist die vorangegangene Antibiotikagabe: Gewöhnliche Erreger, wegen der vorangegangenen Chemotherapie supprimiert oder in den Tiefen der Klappenvegetation abgekapselt, sind nicht mehr imstande, in die Blutbahn zu streuen. Weitere Ursache negativer Blutkulturen können anspruchsvolle, langsam wachsende Keime sein. Seltene gramnegative Erreger wie die Mikroorganismen der HACEK-Gruppe können als nicht nachweisbare Endokarditiserreger infrage kommen; selten sind Streptobacillus moniliformis, Coxiella burnetii, Chlamydien und Anaerobier Endokarditiserreger. An dieser Stelle sei nochmals hervorgehoben, dass bei Pilzendokarditiden insbesondere bei Aspergillus und Histoplasma, die Blutkulturen häufig negativ bleiben. Als ein Minimum werden daher 6 Blutkulturen bakteriologisch untersucht;

bleiben 10 Blutkulturen auch nach einer Inkubationszeit von 10 Tagen negativ, so ist die Chance, in weiteren Blutkulturen einen Pilz als Erreger zu isolieren, extrem gering. Eine andere Ursache eines fehlenden Erregernachweises kann die subakute oder seltene akute Rechtsherzendokarditis mit dem klinischen Bild septischer Lungenembolien oder rezidivierender Pneumonien sein.

> **Klinisch wichtig**
>
> Die antibiotische Therapie der Endokarditis mit negativen Blutkulturen sollte gegen den wahrscheinlichsten Erreger gerichtet sein.

So weist z. B. ein subakuter Verlauf bei einem nicht drogenabhängigen Patienten meist auf eine Streptokokkenendokarditis hin. Therapie der Wahl ist in diesem Fall die Kombination von Ampicillin mit Gentamicin wie bei der Enterokokkenendokarditis. Ein fulminanter Verlauf oder eine vorausgehende extrakardiale Staphylokokkeninfektion sprechen für eine S.-aureus-Infektion, die empirisch mit Oxacillin, Flucloxacillin oder einem Cephalosporin (z. B. Cefazolin) zu behandeln ist. Bei Rauschgiftsüchtigen kommt v. a. ein Oxacillin-resistenter S. aureus als Infektionserreger infrage, sodass hier Vancomycin als Mittel der Wahl angesehen werden muss. Bei Patienten nach Herzoperationen mit Implantation von künstlichen Herzklappen sind Oxacillin-resistente S.-epidermidis-Stämme häufig; hier sollte die Dreierkombination aus Vancomycin, Rifampicin und Gentamicin appliziert werden (Baldassarre u. Kaye 1992). Vor Beginn der Therapie müssen andere, nicht-infektiöse endokardiale Erkrankungen wie Myxom, rheumatisches Fieber, Lupus erythematodes disseminatus (Libman-Sacks), Fibroelastosis endocardica, Endokarditis parietalis fibroplastica (Löffler), Karzinoid u. a. ausgeschlossen werden.

Chirurgische Therapie. Die absoluten und relativen Indikationen für die chirurgische Therapie bei infektiöser Endokarditis lassen sich nach Douglas u. Dismukes (1992) wie folgt zusammenfassen:

> **Operationsindikationen bei infektiöser Endokarditis**
>
> *Absolute Indikationen:*
> - Dekompensierte Herzinsuffizienz
> - Klappenobstruktion
> - Suppurative intrakardiale Erkrankung, einschließlich Klappenring- oder Myokardabszess
> - Persistierende Bakteriämie
> - Pilzendokarditis
>
> *Relative Indikationen:*
> - Schwerbehandelbare Erreger, z. B. Staphylokokken oder gramnegative Keime
> - Echokardiographisch nachweisbare Klappenvegetationen
> - Embolien

Die Herzinsuffizienz ist der wichtigste, den Krankheitsverlauf bestimmende Faktor bei Endokarditispatienten. Daher ist eine unbehandelbare, schwere oder rasch sich verschlechternde Herzinsuffizienz eine absolute Indikation für eine notfallmäßige Klappenersatzoperation, und zwar sowohl bei Nativklappen- als auch bei Kunstklappenendokarditis. Weitere Umstände, die als absolute Indikationen für den operativen Klappenersatz anzusehen sind, sind die persistierende Bakteriämie, die Kunstklappenendokarditis mit Klappendehiszenz oder Klappendestruktion und die Pilzendokarditis. Relative Indikationen für die Herzchirurgie wie arterielle Embolie, paravalvuläre Destruktion, Aneurysma oder Reizleitungsblockierung müssen im Zusammenhang mit Begleitkomplikationen und dem Gesamtbefinden des Patienten gesehen werden. Eine infektiöse Endokarditis, die durch S. aureus, Pseudomonas oder Serratia spp. verursacht wird, spricht schlecht auf eine konservative Therapie an und sollte ebenfalls frühzeitig operiert werden. Die Kombination von Antibiotikatherapie und frühzeitiger chirurgischer Intervention führt v. a. bei Patienten mit mäßig bis schwerer Herzinsuffizienz zu besseren Therapieergebnissen als die alleinige Antibiotikatherapie (Douglas u. Dismukes 1992).

26.2.6 Prognose

Die infektiöse Endokarditis hat unbehandelt einen fatalen Ausgang: Bei subakuter Verlaufsform sterben die Patienten im Mittel nach 6 Monaten, bei akuter Endokarditis nach 1 Monat (Kerr 1955). Unter Ausschöpfung der heutigen therapeutischen Möglichkeiten beträgt die Letalität durchschnittlich immer noch 20–30%. Sie ist bei der akuten Endokarditis höher als bei der subakuten Verlaufsform. Rezidive treten in 5–8 % der Fälle meist innerhalb der ersten 2 Monate nach Beendigung der Therapie auf. Die Prognose hängt im wesentlichen von der Herzklappenerkrankung selbst bzw. deren Komplikationen, den Krankheitserregern und dem Gesundheitszustand des Patienten ab. Eine Herzinsuffizienz ist der ungünstigste prognostische Faktor. Besonders schlecht ist die Prognose bei Endokarditis an künstlichen Herzklappen (Letalität ca. 77% bei der Frühform und 46% bei der Spätform). Niedrige Heilungsraten findet man auch bei der Endokarditis, verursacht durch Pilze (ca. 20%) und gramnegative Keime (ca. 50%). Besonders hier hängt die Prognose von der rechtzeitigen Diagnose und dem möglichst raschen Therapiebeginn ab. Etwa 50% der Patienten mit S.-aureus-Endokarditis, etwa 70–80% mit Enterokokkenendokarditis und 90% mit Streptococcus-viridans-Endokarditis überleben die Infektion. Selbstverständlich üben auch die konstitutionellen Faktoren des Patienten wie Lebensalter, Geschlecht und Abwehrlage Einfluss auf die Prognose aus. Patienten über 70 und unter 10 Lebensjahren haben eine relativ schlechte Prognose. Die Letalität ist bei Männern höher als bei Frauen; dies hängt v. a. damit zusammen, dass Männer im Gegensatz zu Frauen in einem höheren Lebensalter an infektiöser Endokarditis erkranken und bei ihnen auch die Aortenklappe häufiger befallen ist.

Was die Langzeitprognose betrifft, so kommen die meisten Todesfälle erst innerhalb von Jahren nach Beendigung der Chemotherapie vor. Die 5-Jahres-Überlebensrate liegt für Patienten mit Nativklappenendokarditis bei durchschnittlich 60%, die 10-Jahres-Überlebensrate bei ca. 40%, wobei der Grad der Herzinsuffizienz bei Behandlungsende den entscheidenden Risikofaktor darstellt (Gold 1992).

26.2.7 Prophylaxe

 Das wesentlichste Ziel der Prophylaxe einer Endokarditis ist die Korrektur der Grundkrankheiten, die die Ansiedlung der Erreger begünstigen, und die Elimination der Erreger zum Zeitpunkt der Invasion in den Blutstrom. Dies wird erreicht durch frühzeitige, korrigierende chirurgische Eingriffe am Herzen und an den Gefäßen sowie präoperative Antibiotikaprophylaxe zum Zeitpunkt einer tatsächlichen oder möglichen Erregerinvasion.

Tabelle 26.2 demonstriert, wie häufig insbesondere bei Eingriffen am oberen Respirationstrakt, in der Mundhöhle, am Gastrointestinal- und Urogenitaltrakt Erreger in die Blutbahn eingeschwemmt werden. Obwohl sich nicht vorhersagen lässt, welche Patienten eine infektiöse Endokarditis nach chirurgischen Eingriffen entwickeln werden, gibt es dennoch Risikogruppen, die eine präoperative Antibiotikaprophylaxe unbedingt benötigen.

Präoperative Prophylaxe. Nach den neuesten Richtlinien der AHA (Dajani et al. 1997) zur Verhütung der infektiösen Endokarditis ist eine präoperative Antibiotikaprophylaxe erforderlich bei Patienten mit
- Herzklappenprothesen (biologisch/mechanisch),
- durchgemachter infektiöser Endokarditis, (auch in Abwesenheit einer fuktionellen Herzerkrankung),
- kongenitalen Herzvitien (ohne Vorhofseptumdefekt),
- rheumatischen oder anders erworbenen Klappenvitien (v. a. nach chirurgischer Korrektor),
- hypertropher obstruktiver Kardiomyopathie,
- Mitralklappenprolaps mit Mitralinsuffizienz.

> **Indikationen einer Antibiotikaprophylaxe bei Risikopatienten**
> - Eingriffe an Zähnen, die zur Gingivablutungen führen (z. B. Zahnextraktionen, Zahnsteinentfernung usw.)
> - Chirurgische Eingriffen am oberen Respirationstrakt (z. B. Tonsillektomie, Adenotomie)
> - Bronchoskopien mit starren Bronchoskopen, Sklerotherapie von Ösophagusvarizen, Ösophagusdilatationen
> - Chirurgische Eingriffe am Gastronintestinaltrakt (z. B. Cholezystektomien)
> - Chirurgische oder instrumentelle Eingriffe am Urogenitaltrakt (z. B. Zystoskopien, Urethradilatation, Prostataoperationen) oder Legen eines transurethralen Harnblasenkatheters (nur bei Vorliegen einer Harnwegsinfektion)
> - Vaginale Hysterektomie oder vaginale Entbindung (nur bei Vorliegen einer Infektion und Inzision und Drainage eines Infektionsherdes)

Die Antibiotikaprophylaxe ist i. Allg. nicht erforderlich bei orthodontischer Zahnbehandlung, endotrachealer Intubation, Endoskopien mit flexiblen Bronchoskopen oder gastrointestinalen Endoskopen (mit oder ohne Biopsie). Die Empfehlungen der American Heart Association sind in den Tabellen 26.9 und 26.10 zusammengefasst; der Vollständigkeit halber ist auch die Antibiotikaprophylaxe nach rheumatischem Fieber und bei rheumatischen Herzvitien aufgeführt. Bei Antikoagulanzientherapie ist eine intramuskuläre Gabe kontraindiziert und somit eine intravenöse Gabe erforderlich.

Die Prophylaxe richtet sich gegen die häufigsten Erreger der Endokarditis. Eine Prophylaxe gegen gramnegative Keime und Pilze ist bisher nicht möglich. Eine Antibiotika-prophylaxe, die S. aureus, S. epidermidis und Streptokokken erfassen muss, ist auch bei Eingriffen am offenen Herzen indiziert. Man wählt bei herzchirurgischen Eingriffen, einschließlich bei Herzklappenoperationen, meist ein Cephalosporin der ersten Generation (z. B. Cefazolin, 2,0 g i. v.), welches 1 h präoperativ i. v. injiziert und dann in weiteren 2–3 Dosen im Abstand von jeweils 6–8 h verabreicht wird. Die Prophylaxe sollte nicht länger als 24 h durchgeführt werden. Alternativ kann auch Vancomycin (in 2–3 Dosen) gegeben werden. Eine Antibiotikaprophylaxe ist nicht indiziert bei Herzkatheterisierung oder Angiographien, da dabei das Risiko einer Endokarditis extrem gering ist (Dajani 1997; Greenman u. Bisno 1992).

26.3 Andere Endokarditisformen

26.3.1 Nichtbakterielle thrombotische Endokarditis

Bei an schweren, auszehrenden Krankheiten verstorbenen Patienten finden sich zuweilen auf den intakten Herzklappen einzelne bis massive thrombotische Auflagerungen, von denen angenommen wird, dass sie sich auch spontan wieder zurückbilden können und u. a. deshalb häufig unbemerkt bleiben. Die Häufigkeit dieser nichtbakteriellen thrombotischen Klappenveränderungen bei metastasierenden Tumorleiden und Leukämien beträgt nach Sektionsstatistiken rund 6% (Grosse 1979). Auch bei jüngeren Patienten mit erworbener Immunschwäche (AIDS) wurden sie beschrieben (Cammarosano u. Lewis 1985).

In tierexperimentellen Studien konnten nichtrheumatische Vorgänge wie exogener Stress, Kälte, Sauerstoffmangel, Schleudern, Höhenversuche, kardiovaskuläre Belastungen, Veränderungen im Hypophysen-Nebennieren-System, Avitaminosen, Medikamente, Sensibilisierung durch Eiweißkörper und bakterielle und virale Infektionen (Coxsackie-Viren) endokarditische Auflagerungen verursachen oder durch Reaktion des Grundgewebes zum Klappenfehler führen. Auch beim Menschen gibt es Hinweise dafür, dass Stressfaktoren bei der Entstehung der NBTE beteiligt sind. Neuerdings wird diskutiert, dass die NBTE im Rahmen einer Verbrauchskoagulopathie, wie sie beim Schock vorkommt, entsteht.

26.3.2 Endokarditis bei Kollagenosen

Rund 1–4 Wochen nach einem pharyngealen Infekt durch β-hämolysierende Streptokokken der Gruppe A kann das rheumatische Fieber auftreten, das sich als streptokokkenallergische, entzündliche Systemerkrankung an Herz, Gelenken, ZNS, Haut und Subkutangewebe manifestieren kann. Die rheumatische Herzerkrankung ist im Prinzip eine Pankarditis, ein isolierter Befall der einzelnen Herzabschnitte ist ungewöhnlich.

Tabelle 26.9. Prophylaxe einer Endokarditis mit Antibiotika. Die angegebenen Schemata sind in Tabelle 26.10 ausgeführt (nach Empfehlungen der American Heart Association, Committee Report on Prevention of Bacterial Endocarditis, Dajani et al. 1997)

Erkrankung	Erreger	Prophylaxe	Bemerkungen
Abakterielle Endokarditis			
Nach rheumatischem Fieber, rheumatischer Chorea, rheumatischem Herzvitium (auch bei künstlichen Herzklappen), v. a. bei Patienten mit niedrigem sozioökonomischem Status, Eltern junger Kinder, Lehrer, Ärzte, Krankenschwestern, Soldaten	A-Streptokokken (Antigene)	Benzathin-Penicillin G i.m. 1,2 Mio. I.E. alle 3 Wochen bzw. Penicillin V 0,6 Mio. I.E./Tag, verteilt auf 2 Dosen p.o. bzw. Erythromycin bei Penicillinallergie (2-mal 250 mg/Tag p.o.)	Kinderdosen: 1-mal/Monat 0,6 Mio. (<25 kg) bzw. 1,2 Mio. I.E. i.m. (>25 kg) Benzathin-Penicillin G i.m.; 2-mal 200.000 I.E./Tag Penicillin V p.o. (<25 kg; bei KG >25 kg wie Erwachsene)
		Bei Karditis: Penicillin G 10 Jahre bzw. bis zum Erreichen des 25. Lebensjahres; ohne Karditis: Penicillin G 5 Jahre bzw. bis zum Erreichen des 18. Lebensjahres	Bei Penicillinallergie: 25 mg Erythromycin, Cephalexin pro kg KG/Tag verteilt auf
Bakterielle Endokarditis			
Bei kongenitalen Herzvitien (nicht Vorhofseptumdefekt vom Sekundentyp), rheumatischen und erworbenen Herzvitien, Mitralklappenprolaps	A-Streptokokken, Viridans-Streptokokken	Schema A oder B (bei Penicillinallergie Schema C)	Bei allen Eingriffen an Zähnen, die zu Gingivablutungen führen (z. B. Extraktion) und bei chirurgischen Eingriffen, Biopsien oder Endoskopien mit starren Instrumenten am oberen Respirationstrakt und Ösophagus (z. B. Tonsillektomie, Adenotomie)
	Enterokokken, Streptokokken	Schema A oder B (bei Penicillinallergie Schema E)	Chirurgische oder instrumentelle Eingriffe am Urogenitaltrakt oder Gastrointestinaltrakt, außer Eingriffe am Ösophagus
Bei künstlichen Herzklappen	Staphylococcus epidermidis, Streptokokken	Schema A oder B, (bei Penicillin allergie: Schema C)	Bei Allen Eingriffen an Zähnen, die zu Gingivablutungen führen (z. B. Extraktion) und chirurgischen Eingriffen am oberen und Ösophagus (z. B. Tonsillektomie, Adenotomie)
	Enterokokken, Streptokokken	Schema D (bei Penicillin allergie Schema F)	Chirurgische oder instrumentelle Eingriffe am Urogenitaltrakt oder Gastrointestinaltrakt, außer Eingriffe am Ösophagus

Libman u. Sacks beschrieben erstmals 1924 die nichtbakterielle verruköse Endokarditis, die beim systemischen Lupus erythemathodes (SLE) vorkommt, durch eine Vielfalt autoimmunologischer Phänomene charakterisiert werden kann und hauptsächlich zu Gefäßveränderungen führt. Ebenso häufig ist die Herzbeteiligung bei der diffusen Sklerodermie. Allerdings werden hier fast ausschließlich Myokardveränderungen angetroffen. Antinukleäre Antikörper können bei knapp einem Drittel, antimitochondriale Antikörper bei knapp einem Fünftel der Patienten nachgewiesen werden. Bei der Periarteriitis nodosa führt die Endokardbeteiligung zu keinem Klappenfehler. Antinukleäre Autoantikörper oder LE-Zellen lassen sich nicht nachweisen. Zirkulierende Autoantikörper gegen gefäßeigene Antigene finden sich in 60% der Fälle.

26.3.3 Endokarditis bei rheumatoider Arthritis und ähnlichen Formen

Bei der primär chronischen Polyarthritis oder rheumatoiden Arthritis sind Perikarditiden und Myokarditiden, aber auch Endokarditiden autoptisch häufiger nachgewiesen worden als bei gesunden Kontrollpersonen. Die Häufigkeit der Endokardveränderungen, die selten auch zu einem Herzklappenfehler führen, wird mit ungefähr 5% angegeben. Dementsprechend selten ist chirurgisches Eingreifen erforderlich. Auch beim

26.3 · Andere Endokarditisformen

Tabelle 26.10. Die in Tabelle 26.9 angegebenen Schemata der Dosierung und Verabreichung der antibiotischen Endokarditisprophylaxe

Schema	Erwachsene	Kinder
Schema A	Amoxicillin 2 g p.o., 1 h vor Eingriff	Amoxicillin 50 mg p.o. 1 h vor Eingriff oder <15 kg KG: Amoxicillin 0,75 g p.o.; 15–30 kg KG: Amoxicillin 1,5 g p.o., >30 kg KG: Amoxicillin 2 g p.o. (wie Erwachsene)
Schema B	Ampicillin 2 g i.m. oder i.v., $1/2 \pm 1$ h vor Eingriff	Ampicillin 50 mg/kg KG i.m. oder i.v. $1/2$ h vor Eingriff
Schema C	Clindamycin 600 mg p.o. oder Cefalexin 2 g, Cefadroxil 2 g, Azithromycin 500 mg, Clarithromycin 500 mg jeweils p.o., 1 h vor Eingriff oder Clindamycin 600 mg i.v., $1/2$ h vor Eingriff	Clindamycin 20 mg/kg KG p.o. oder Cefalexin 50 mg/kg KG, Cefadroxil 50 mg/kg KG, Azithromycin 5 mg/kg KG, Clarithromycin 15 mg/kg KG jeweils p.o., 1 h vor Eingriff oder Clindamycin 20 mg/kg KG i.v., $1/2$ h vor Eingriff
Schema D	Ampicillin, 2 g i.m. oder i.v., plus Gentamicin, 1,5 mg/kgKG i.m. oder i.v., $1/2$ h vor Eingriff; Amoxicillin 1 g p.o. oder Ampicillin 1 g i.m. oder i.v. nach 6 h	Ampicillin, 50 mg/kg KG i.m. oder i.v., plus Gentamicin, 1,5 mg/kg KG i.m. oder i.v. 1/2 h vor Eingriff, Amoxicillin (25 mg/kg KG p.o., d. h. halbe Dosis, s. oben) oder Ampicillin 25 mg/kg KG i.m. oder i.v. nach 6 h
Schema E	Vancomycin, 1 g i.v. (langsam über 1–2 h), bis $1/2$ h vor Eingriff, keine 2. Dosis erforderlich	Vancomycin, 20 mg/kg KG i.v. (langsam über 1–2 h), bis $1/2$ h vor Eingriff, keine 2. Dosis erforderlich
Schema F	Vancomycin, 1 g i.v. (langsam über 1–2 h) plus Gentamicin 1,5 mg/kgKG i.m. (nicht über 120 mg) oder i.v., bis $1/2$ h vor Eingriff	Vancomycin, 20 mg/kg KG i.v. (langsam über 1–2 h) plus Gentamicin 1,5 mg/kg KG i.m. oder i.v., bis $1/2$ h vor Eingriff

Sjögren-Syndrom sind Endokardveränderungen beschrieben worden.

Mit der Spondylarthritis ankylopoetica oder dem Morbus Bechterew der Wirbelsäule ist nicht selten ein Herzklappenfehler, eine Herzmuskelentzündung oder eine Aortitis vergesellschaftet. Die Häufigkeit der Endokarditis beträgt ungefähr 3,5%. Bei den Herzklappenfehlern handelt es sich meist bei den Männern um eine Aorteninsuffizienz, bei den Frauen dagegen um eine Mitralstenose. Die Entwicklung eines Herzklappenfehlers hängt nicht vom Schweregrad, sondern von der Dauer des Krankheitsbildes ab.

26.3.4 Postoperative Entzündung des Herzens

Nach jedem operativen Eingriff am Herzen ist mit mehr oder weniger entzündlichen Veränderungen am Herzen zu rechnen. Es ist dabei wichtig, zwischen dem Postkardiotomiesyndrom und der rheumatischen Reaktivierung zu unterscheiden. Beim Postkardiotomiesyndrom kommt es 4–21 Tage nach der Operation, aber auch später zu retrosternalen Schmerzen, perikardialem Reiben, seltener zu Pleuraergüssen, Pleuritiden, Gelenkbeschwerden, Fieber, Tachykardien, Leukozytose, Blutkörperchensenkungsanstieg und positiver Reaktion auf das C-reaktive Protein. Die Prognose ist gut, zu einer Restenosierung kommt es nicht.

Bei der rheumatischen Reaktivierung treten subfebrile Temperaturen, Herzvergrößerung, Polyarthrtis und Blutkörperchensenkungsbeschleunigung, aber keine Leukozytose auf. Der Antistreptolysintiter steigt an, das C-reaktive Protein fällt stark positiv aus. Außerdem können zirkulierende Autoantikörper gegen ein herzeigenes Antigen nachgewiesen werden. Die Pathogenese des Postkardiotomiesyndroms ist ungeklärt. Sicher ist, dass den beim Postkardiotomiesyndrom auftretenden antimyokardialen Antikörpern die Kreuzreaktion mit A-Streptokokkenantigenen fehlt und dass damit die Differenzialdiagnose zur postoperativen rheumatischen Reaktivierung möglich ist. Deshalb fehlt im Gegensatz zur rheumatischen Reaktivierung beim Postkardiotomiesyndrom der Anstieg der Streptokokkenantikörper.

> **Zusammenfassung**
>
> Die infektiöse Endokarditis wird durch Bakterien oder Pilze verursacht und betrifft v.a. die Herzklappen. Die Herzinsuffizienz ist dabei der wichtigste, den Krankheitsverlauf bestimmende Faktor. Die richtige Antibiotikawahl ist für die Behandlung entscheidend. Eine chirurgische Therapie ist unter bestimmten Bedingungen indiziert, insbesondere bei schwerer Herzinsuffizienz. Wichtig für die Prophylaxe ist es außerdem, Risikopatienten ausfindig zu machen und bei Eingriffen eine entsprechende Antibiotikaprophylaxe zu betreiben.
>
> Weitere Endokarditisformen sind die nichtbakterielle thrombotische Endokarditis, die im Rahmen von Tumoren, Leukämien, aber auch AIDS auftreten kann, sowie Endokarditiden, die bei Kollagenosen und rheumatischen Erkrankungen vorkommen.

Literatur

Alpert JA, Kraus HF, Dalen JE et al (1976) Pathogenesis of Osler's nodes. Am Intern Med 85:471

Baldassarre JS, Kaye D (1992) Principles and overview of antibiotic therapy. In: Kaye D (ed) Infective endocarditis, Raven, New York, pp 169–190

Bayer AS, Bolger AF, Taubert KA et al (1998) Diagnosis and management of infective endocarditis and its complications. Circulation 98: 2936–2948

Bayer AS, Theofilopoulos AN, Tillman DB et al (1979) Use of circulating immune complex levels in the serodifferentiation of endocarditic and nonendocarditic septicemias. Am J Med 66:58

Bayer AS, Ward JI, Ginzton LE et al (1994) Evaluation of new clinical criteria for the diagnosis of infective endocarditis. Am J Med 96:211–219

Berlin JA, Abrutyn E, Strom BL et al (1995) Incidence of infective endocarditis in the Delaware Valley, 1988–1990. Am J Cardiol 76:933–936

Brouqui P, Raoult D (2001) Endocarditis due to rare and fastidious bacteria. Clin Microbiol Rev 14:177–207

Cammarosano C, Lewis W (1985) Cardiac lesions in acquired immune deficiency syndrome (AIDS). J Am Coll Cardiol 5:703

Dajani AS (2001) Rheumatic fever. In: Braunwald E (ed) Heart Diseae, 6th ed, WB Saunders Philadelphia pp 2192–7

Dajani AS, Ayoub E, Bierman FZ et al (1992) Guidelines für the diagnosis of rheumatic fever: Jones criteria, updated 1992. Circulation 87:302

Dajani AS, Taubert KA, Wilson W et al (1997) Prevention of bacterial endocarditis: recommendations by the Amican Heart Association. Circulation 96:358–366

Daniel WG, Mügge A, Martin RP et al (1991) Improvement in the diagnosis of abscesses associated with endocarditis by transesophageal echocardiography. New Engl J Med 324:795

Douglas JL, Dismukes WE (1992) Surgical therapy of infective endocarditis an natural valves. In: Kaye D (ed) Infective endocarditis, S 397–411. Raven Press, New York

Durack DT, Beeson PB (1972) Experimental bacterial endocarditis. II. Survival of bacteria in endocarditis vegetations. Br J Exp Pathol 53:44

Durack DT, Lukes AS, Bright DK (1994) New criteria for diagnosis of infective endocarditis: utilization of specific echocardiographic findings. Am J Med 96:200–209

Eisenberg MG (1993) Rheumatic heart disease in the developing world: prevalence, prevention, and control. Eur Heart J 14:122

Eisert J (1980) Skin manifestations of subacute bacterial endocarditis: Case report of SBE mimicking Tappeiner's angioendotheliomatosis. Cutis 25:395

Ferrieri P (2002) Proceedings of the Jones Criteria Workshop. AHA Scientific statement. Circulation 106:2521–2523

Francioli P, Etienne J, Hoigné R et al (1992) Treatment of streptococcal endocarditis with a single daily dose of ceftriaxone sodium for 4 weeks. Efficacy and outpatient treatment feasibility. J Am Med Ass 267:264

Frontera JA, Gradon JD (2000) Right-side endocarditis in injection drug users: review of proposed mechanisms of pathogenesis. Clin Infect Dis 30:374–379

Gagliardi JP, Nettles RE, McCarty DE et al (1998) Native valve infective endocarditis in elderly and younger adult patients: comparison of clinical features and outcomes with use of the Duke criteria and the Duke Endocarditis Database. Clin Infect Dis 26:1165–1168

George T, Burch K, Magilligan DJ (1980) Rifampin in the management of early prosthetic Staphylococcus epidermidis endocarditis. Ann Thorac Surg 29:74

Gold MJ (1992) Cure rates and long-term prognosis. In: Kaye D (ed) Infective endocarditis, pp 455–464. Raven Press, New York

Goldenberger D, Kunzli A, Vogt P et al (1997) Molecular diagnosis of bacterial endocarditis by broad-range PCR amplification and direct sequencing. J Clin Microbiol 35:2733–2739

Greenman RL, Bisno AL (1992) Prevention of bacterial endocarditis. In: Kaye D (ed) Infective endocarditis, pp 465–481. Raven Press, New York

Grosse H (1979) Zur Problematik der Tumorendokarditis. Arch Geschwulstforsch 49:162

Gubler JG, Kuster M, Dutly F et al (1999) Whipple endocarditis without overt gastrointestinal disease: report of four cases. Ann Intern Med 131:112–116

Habib G, Derumeaux G, Avierinos JF et al (1999) Value and limitations of the Duke criteria for the diagnosis of infective endocarditis. J Am Coll Cardiol 33:2023–202

Harkonen M, Olin PE, Wenström J (1981) Severe backache as a presenting sign of bacterial endocarditis. Acta Med Scand 210:329

Hogevik H, Olaison L, Andersson R et al (1995) Epidemiologic aspects of infective endocarditis in an urban population: a 5-year prospective study. Medicine (Baltimore) 74:324–339

Horwitz LD, Silber R (1967) Subacute bacterial endocarditis presenting as purpura. Arch Intern Med 120:483

Howard EJ (1960) Osler's nodes. Am Heart J 59:633

Irvin RG, Sade RM (1978) Endocarditis and musculoskeletal manifestations. Ann Intern Med 88:578

Karchmer AW (1992) Staphylococcal Endocarditis. In: Kaye D (ed) Infective endocarditis, pp 225–249. Raven Press, New York

Katsu M (1978) Spectrum of endocarditis in Japan and current treatment. Proceedings, S 356, VIIIth World Congr Cardiol 17–23.9.78, Tokyo/Japan

Keil M (1937) Conception of lupus erythematosus with particular reference to systemic lupus erythematosus. Arch Dermatol Syphilol 36:729

Kennedy JE, Wise GN (1965) Clinicopathological correlation of retinal lesions: Subacute bacterial endocarditis. Arch Ophthalmol 74:658

Kerr A, Tan JS (1979) Biopsies of the Janeway lesion of infective endocarditis. J Cutan Pathol 6:124

Kerr AJ jr (1955) Subacute bacterial endocarditis. Charles C Thomas, Springfield/Ill

Kilpatrick ZM, Greenberg PA, Sandford JP (1965) Splinter hemorrhage – their clinical significance. Arch Intern Med 115:730

Levison ME (1976) Pathogenesis of infective endocarditis. In: Kaye D (ed) Infective endocarditis, pp 29–41. University Park, Baltimore London Tokyo

Levison ME (1992) In vitro assays. In: Kaye D (ed) Infective endocarditis, pp 151–167. Raven Press, New York

Levy RL, Hong R (1973) The immune nature of subacute bacterial endocarditis nephritis. Am J Med 54:645

Li JS, Sexton DJ, Mick N et al (2000) Proposed modifications to the Duke criteria for the diagnosis of infective endocarditis. Clin Infect Dis 30:633–638

Libman E, Sacks B (1924) A hitherto undescribed form of valvular and mural endocarditis. Arch Intern Med 33(6):701

Lipman ML, Silva J (1989) Endocarditis due to Streptococcus faecalis with high level resistance to gentamicin Rev Infect Dis 11:325

Löhlein M (1910) Über hämorrhagische Nierenaffektionen bei chronischer ulzeröser Endocarditis (Embolische nichteitrige Herdnephritis). Med Klin 10:375–379

Lukes AS, Bright DK, Durack DT (1993) Diagnosis of infective endocarditis. Infect Dis Clin North Am 7:1

Maclowry JD (1989) Perspective: The serum dilution test. J Infect Dis 160:624

Marcus RH, Sareli P, Pocock WA, Barlow IB (1994) The spectrum of severe rheumatic mitral valve disease in a developing country. Correlations among clinical presentation, surgical pathologic findings, and hemodynamic sequelae. Ann Intern Med 120:177

Moellerring RC jr (1984) Treatment of enterococcal endocarditis. In: Sande MA, Kaye D, Root RK (eds) Endocarditis, pp 113–133. Churchill Livingstone, New York

Moyer DV, Edwards JE jr (1992) Fungal endocarditis. In: Kaye D (ed) Infective endocarditis, pp 299–312. Raven Press, New York

Mylonakis E, Calderwood SB (2001) Infective endocarditis in adults. N Engl J Med 345(18):1318–1328

Nettles RE, McCarty DE, Corey GR et al (1997) An evaluation of the Duke criteria in 25 pathologically confirmed cases of prosthetic valve endocarditis. Clin Infect Dis 25:1401–1403

Pelletier LL jr, Petersdorf RG (1977) Infective endocarditis: A review of 125 cases from the University of Washington Hospitals, 1963–1972. Medicine 56:287

Perez-Vazquez A, Farinas MC, Garcia-Palomo JD et al (2000) Evaluation of the Duke criteria in 93 episodes of prosthetic valve endocarditis: could sensitivity be improved? Arch Intern Med 160:1185–1191

Raoult D, Fournier PE, Drancourt M et al (1997) Diagnosis of 22 new cases of Bartonella endocarditis. Ann Intern Med 125:646–652

Sande MA, Irvin RG (1974) Penicillin – aminoglycoside synergy in experimental Streptococcus viridans endocarditis. J Infect Dis 129:572

Sekeres MA, Abrutyn E, Berlin JA et al (1997) An assessment of the usefulness of the Duke criteria for diagnosing active infective endocarditis. Clin Infect Dis 24:1185–1190

Steckelberg JM, Murphy JG, Ballard D et al (1991). Emboli in infective endocarditis: The prognostic value of echocardiography. Ann Intern Med 114:635

Stollerman GH (1990) Rheumatogenetic group A streptococci and the return of rheumatic fever. Adv Intern Med 35:1

Stollerman GH (1992) Rheumatic fever and other rheumatic diseases of the heart. In: Braunwald E (ed) Heart disease. A textbook of cardiovascular medicine. Saunders, Philadelphia, p 1721

Sullam PM, Frank U, Yeaman MR et al (1993) Effect of thrombocytopenia on the early course of streptococcal endocarditis. J Infect Dis 168: 910–914

Täuber MG (1986) Epidemiology and clinical manifestations of infective endocarditis. Abstr 970, IXth International Congress of Infections and Parasitic Diseases, Munich, July 20–26

Tunkel AR, Kaye D (1992) Endocarditis with negative blood cultures. New Engl J Med 326:1215

Veasy W, Wiedmeier SE, Orsmund GS et al (1987) Resurgence of acute rheumatic fever in the intermountain area of the United States. N Engl J Med 316:421

Von Reyn CF, Levy BS, Arbeit RD (1981) Infective endocarditis: An analysis based an strict case definitions. Ann Inter Med 94:505

Wann LS, Dillon JC, Weyman AE et al (1976) Echocardiography in bacterial endocarditis. New Engl J Med 295:135

Wann LS, Hallam CC, Dillon JC et al (1979) Comparison of m-mode and cross-sectional echocardiography in infective endocarditis. Circulation 60:728

Werner AS, Cobbs CG, Kaye D et al (1967) Studies an the bacteremia of bacterial endocarditis. J Am Med Ass 202:199

Wilson WR, Geraci JE (1984) Treatment of penicillin-sensitive streptococcal endocarditis. In: Sande MA, Kaye D, Root RK (eds) Endocarditis, pp 101–111. Churchill Livingstone, New York

World Health Organisation Study Group (1988) Rheumatic fever and rheumatic heart disease. WHO Technical Report Series 764, World Health Organisation, Geneva

Wu T, Yeaman MR, Bayer AS (1994) In vitro resistance to platelet microbicidal protein correlates with endocarditis source among bacteremic staphylococcal and streptococcal Isolates. Antimicrob Agents Chemother 38:729–732

Yeaman MR, Norman DC, Bayer AS (1992) Platelet microbicidal protein enhances antibiotic-induced killing of and postanibiotic effect in Staphylococcus aureus. Antimicrob Agents Chemother 36:1665–1670

Yeaman MR, Puentes SM, Norman DC et al (1992) Partial characterization and staphylocidal activity of thrombin-induced platelet microbicidal protein. Infect Immun 60:1202–1209

Yeaman MR, Soldan SS, Ghannoum MA et al (1996) Resistance to platelet microbicidal protein results in increased severity of experimental Candida albicans endocarditis. Infect Immun 64:1379–1384

Yeaman MR, Sullam PM, Dazin PF et al (1994) Platelet microbicidal protein alone and in combination with antibiotics reduces Staphylococcus aureus adherence to platelets in vitro. Infect Immun 62:3416–3423

Mitralstenose

H. Roskamm, H. Reindell[†]

mit Beiträgen von J. Barmeyer, P. Bubenheimer, Ch. Gohlke-Bärwolf, H. Gohlke, N. Jander und H. Eichstädt sowie Mitarbeit von K. Peters

27.1	Ätiologie, normale und pathologische Anatomie	– 631
27.1.1	Ätiologie – 631	
27.1.2	Normale Anatomie – 631	
27.1.3	Pathologische Anatomie – 632	
27.2	Pathophysiologie – 632	
27.2.1	Stenosegrad – 632	
27.2.2	Veränderungen im Pulmonalkreislauf – 633	
27.2.3	Der Myokardfaktor – 634	
27.2.4	Einteilung der Mitralstenose – 634	
27.3	Symptome und klinische Befunde – 635	
27.3.1	Stadium der linksatrialen Belastung und pulmonalen Folgezustände – 635	
27.3.2	Stadium der Rechtsherzinsuffizienz – 636	
27.3.3	Inspektion und Palpation – 636	
27.3.4	Auskultation – 637	
27.4	Elektrokardiogramm – 639	
27.5	Röntgenbefunde – 640	
27.5.1	Form und Größe des Herzens – 640	
27.5.2	Große Herzgefäße, zentrale und periphere Lungengefäße und Lungenparenchym – 641	
27.6	Echokardiogramm – 642	
27.6.1	Qualitative Diagnose – 642	
27.6.2	Quantitative Diagnose – 643	
27.6.3	Echokardiographische Begleitbefunde – 644	
27.6.4	Prä- und postoperative Beurteilung des Klappenapparates – 646	
27.7	Belastungsuntersuchung – 647	
27.8	Herzkatheteruntersuchung – 647	
27.8.1	Pulmonalkapillardruck – 647	
27.8.2	Herzindex und Druckgradient – 648	

27.9 Verlauf, Prognose und Komplikationen – 648
27.9.1 Klinischer Verlauf und Progression – 648
27.9.2 Komplikationen – 650

27.10 Therapie – 651
27.10.1 Medikamentöse Therapie und Kontrolluntersuchungen – 651
27.10.2 Interventionelle Therapie – 653

Literatur – 655

Die Mitralstenose, in früheren Zeiten der häufigste Herzklappenfehler, ist infolge des Rückgangs des rheumatischen Fiebers in den westlichen Ländern wesentlich seltener geworden. In Entwicklungsländern ist sie jedoch weiterhin sehr häufig und zeigt dort auch einen stark beschleunigten Verlauf. In westlichen Ländern wird sie in erster Linie bei Gastarbeiter(inne)n aus Entwicklungsländern angetroffen. Insbesondere wegen der engen Verbindung zum Pulmonalkreislauf ist sie für den Kardiologen ein außerordentlich vielseitiges Vitium.

27.1 Ätiologie, normale und pathologische Anatomie

J. Barmeyer

27.1.1 Ätiologie

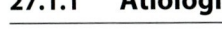 Von wenigen Ausnahmen abgesehen ist die erworbene Mitralstenose rheumatischer Genese.

In vereinzelten Fällen mag eine abgeheilte infektiöse Endokarditis zur Ausbildung einer Mitralstenose führen (Benisch 1971). Eine Virusvalvulitis (Burch u. Colcolough 1969) als Ursache der Erkrankung ist bisher unbewiesen. In Einzelfällen kann ein Vorhofmyxom die Mitralklappe einengen und das klinische Bild einer Mitralstenose imitieren. Ausgesprochen selten führen rheumatoide Arthritis, Lupus erythematodes disseminatus und Karzinoidsyndrom zu einer Mitralstenose.

Angeborene Mitralstenosen. Angeborene Mitralstenosen sind ebenfalls ausgesprochene Raritäten. Der Arzt muss diese seltene Anomalie in seine Überlegungen mit einbeziehen, wenn bei einem Säugling kurze Zeit nach Geburt, gelegentlich auch erst nach einigen Jahren, zunehmende Dyspnoe, Husten und Neigung zu rezidivierendem Lungenödem und die klinischen Zeichen der pulmonalen Hypertonie auftreten.

Die häufigste und wichtigste Form der kongenitalen Mitralstenose stellt die „fallschirmartige Veränderung der Mitralklappe" („parachute deformity") dar. Bei dieser Anomalie sind Klappen und Kommissuren in der Regel nicht verändert, die Sehnenfäden jedoch verkürzt und verdickt. Die Chordae inserieren in einem einzeln angelegten Papillarmuskel, sodass die fallschirmähnliche Form des Klappenapparates zustande kommt. Die gleichzeitig bestehende Fusion vieler Sehnenfäden sowie die Immobilität der Klappen, die durch Verkürzung der Chordae tendineae entsteht, führt zu einer erheblichen Behinderung des Blutdurchtritts in den linken Ventrikel mit entsprechenden hämodynamischen Folgen für den linken Vorhof, den Lungenkreislauf und das rechte Herz. In der Regel ist die fallschirmartige Veränderung der Mitralklappe nur ein Teil einer komplexen Entwicklungsstörung, bei der sich zusätzliche Anomalien, wie supravalvuläre ringförmige Membran im linken Vorhof, supravalvuläre Aortenstenose sowie Aortenisthmusstenose finden (Perloff 1978).

Bei einer weiteren Form der kongenitalen Mitralstenose sind die Kommissuren nicht angelegt. Die Mitralklappe stellt eine diaphragmaähnliche Membran dar, an der wiederum verkürzte, miteinander verbackene Chordae inserieren, die nur einen eingeschränkten Bewegungsablauf der Klappe zulassen (Danod et al. 1963). Kalk findet sich niemals.

27.1.2 Normale Anatomie

Segelklappen. Die Mitralklappe stellt ein außerordentlich komplexes Gebilde dar, bestehend aus Segelklappen, Chordae tendineae, Papillarmuskeln und Anulus fibrosus. Die Segelklappen lassen sich funktionell in 4 getrennte Einheiten unterteilen, die ein angedeutet halbkreisförmiges Aussehen besitzen und durch Kommissuren, die jedoch bis ganz an den Klappenring heranreichen, getrennt werden (Yacoub 1976). Man kann demnach ein anteriores, posteriores, mediales und laterales Klappensegel unterscheiden, wobei auf das anteriore 30%, auf das posteriore 25%, auf das mediale 34% und auf das laterale Segel etwa 21% der gesamten Zirkumferenz entfallen.

Das einzelne Segel besteht aus 3 Anteilen: einer äußeren glatten Zone, die im freien Rand der Klappe endet, einer rauen, nicht durchsichtigen, unregelmäßig verdickten Zone, die dem Klappenschließungsrand entspricht und einer wiederum glatten basalen Zone, die am Anulus endet.

Chordae tendineae. Etwa 25 Chordae tendineae inserieren an der Mitralklappe. Sie sind in einer relativ konstanten Form an den einzelnen Segeln arrangiert. Jeweils 2 Hauptchordae entspringen aus getrennten Köpfen des zugehörigen Papillarmuskels und teilen sich in unterschiedliche Äste auf. Proximale Äste inserieren in der Nähe des Anulus fibrosus an der ventrikelzugewandten Fläche der Klappenbasis. Intermediäre Fäden sind nahe dem Klappenschließungsrand, marginale Fäden am äußeren freien Rand der Klappen befestigt. Außerdem besitzt jedes Segel 2 laterale Fäden zum lateralen Klappenrand in der Nähe der Kommissuren, die ebenfalls am Schließungsrand inserieren. Weiterhin lassen sich 2 fächerartige Chordae identifizieren, die an den Kommissuren enden (Ranganathan et al. 1976).

> Die überragende Bedeutung der sog. Hauptchordae für die normale Funktion der Mitralklappe wird offenkundig bei Ruptur einer oder mehrerer dieser Sehnenfäden, die ausnahmslos zu einer schweren, bedrohlichen Mitralinsuffizienz führt (Lam et al. 1970).

Papillarmuskeln. Untersuchungen haben die besondere Bedeutung des Anulus fibrosus für die normale Funktion der Mitralklappe klargemacht (Perloff u. Roberts 1972). Ursprüngliche Annahmen, der Anulus sei ein funktionsloser, starrer Ring, erwiesen sich als falsch. Vorhof- und Ventrikelsystole reduzieren die Klappenöffnungsfläche, die etwa 4–6 cm² beträgt, um etwa 20–40 % (Tsakiris et al. 1971). Der fibröse Klappenring hat somit eine sphinkterähnliche Funktion, deren Verlust, z. B. durch Vorhof- oder Ventrikeldilatation mit oder ohne Verlust der Vorhofkontraktion infolge absoluter Arrhythmie trotz intakter Klappensegel Ursache einer Mitralinsuffizienz sein kann.

27.1.3 Pathologische Anatomie

Akute Entzündung. Während des rheumatischen Fiebers bilden sich einzeln oder in Gruppen über ödematösen, fibrinoid veränderten Bereichen des rauen Klappenschließungsrandes warzenähnliche Gebilde aus verklumpten Thrombozyten und hyalinem Fibrin. Häufig finden sich derartige Gebilde auch an den Chordae tendineae und können sich bisweilen sogar auf das klappennahe Endokard des linken Vorhofes, des linken Ventrikels und des Papillarmuskels erstrecken. Rezidivierende Krankheitsschübe führen zu neuen Vegetationen, sodass gleichzeitig abgeheilte, vernarbte und ganz frische Veränderungen vorkommen können.

Pathomorphologischer Folgeprozess. Mit fortschreitender Heilung des bindegewebigen Grundprozesses werden Thrombozytenaggregate und Fibrin in die Klappensegel inkorporiert. Es bleiben verdickte, raue Klappenschließungsränder, verdickte und verbackene Chordae zurück, an denen wiederum Fibrinablagerungen begünstigt werden. Dieser Prozess neigt zu häufigen Rezidiven und führt zu weiterer Deformierung der Klappe. Zunehmende narbige Schrumpfung, Verwachsung der Kommissuren und Kalkablagerungen verursachen eine fortschreitende Erstarrung und Einengung der Klappe, wobei die ersten hämodynamischen Folgen bei einer Reduktion der Klappenöffnungsfläche auf etwa 1,5–2 cm² zu erwarten sind. Wenn dieser Prozess erst einmal in Gang gesetzt ist, kann er sich verselbständigen und auch ohne rheumatische Rezidiventzündung der Klappe durch schubweise Ablagerungen von Thrombozytenaggregaten und Fibrin, die wiederum in die Klappen inkorporiert werden, zu weiterer Deformierung und Schrumpfung führen (Hudson 1965).

Die Schrumpfung der vernarbenden Chordae tendineae zieht die Klappensegel ventrikelwärts und erhöht dadurch die Starrheit der Mitralklappe. Selten stehen Verkürzung und Verklebung der Sehnenfäden ganz im Vordergrund. Als Folge resultiert dann eine reine Mitralinsuffizienz mit mehr oder weniger massiver Regurgitation. Das Ausmaß des Rückflusses steht in einer engen Beziehung zur Öffnungsfläche der insuffizienten Klappe (McDonald et al. 1957). Eine Regurgitation ist selten bei einer Öffnungsfläche unter 0,8 cm², mäßig bei einer schlussunfähigen Klappe zwischen 0,9 und 1,6 cm² und erheblich bei größeren Öffnungsflächen schlussunfähiger Klappen.

27.2 Pathophysiologie

Die pathophysiologischen Vorgänge werden beim Vorliegen einer überwiegenden Mitralstenose bestimmt durch:
- den Schweregrad der Klappenstenosierung,
- die reaktiven Veränderungen des Lungenkreislaufs und des Lungengerüstes („reaktive pulmonale Hypertonie", Lungeninduration) und
- den Zustand des Myokards (postrheumatische Schädigung, chronisch-rezidivierende Myokarditis).

27.2.1 Stenosegrad

Durch die Einengung der Öffnungsfläche der Mitralklappe kommt es bei der Mitralstenose je nach dem Grad der Stenosierung zu einer Erschwerung des diastolischen Bluteinstroms in den linken Ventrikel.

Geringe Stenosierung (>2,5 cm²). Bei geringer Stenosierung (Mitralöffnungsfläche >2,5 cm², Normalwert 4–6 cm²) findet man nur eine geringe Erhöhung des Mitteldrucks im linken Vorhof. Die Drucksteigerung wird in erster Linie durch eine betonte A-Welle nachweisbar. Sie weist auf eine verstärkte Kontraktion des linken Vorhofs hin. Während körperlicher Belastung wird die Druckerhöhung entsprechend dem erhöhten Herzminutenvolumen und der Verkürzung der Diastole deutlicher. Die Druckerhöhung im linken Vorhof und in den Lungenvenen ist jedoch noch nicht so stark, dass bei den üblichen Belastungen des Alltags Folgen der Drucksteigerung, wie z. B. eine schwere Dyspnoe, vorliegen. Lediglich während außergewöhnlichen Belastungen mit sehr starken Drucksteigerungen im Lungenkapillargebiet kann einmal akut eine schwere Dyspnoe auftreten.

Mittelgradige Stenosierung (1,5–2,5 cm²). Bei Öffnungsflächen zwischen 1,5 und 2,5 cm² liegt der Mitteldruck im linken Vorhof oder in Pulmonalkapillarstellung des Katheters im Ruhezustand in der Regel deutlich unter 20 mmHg. Während Belastung sind jedoch Druckanstiege bis 35 mmHg möglich, die dann in der Regel eine erhebliche Belastungsdyspnoe verursachen (◘ Abb. 27.1). Während körperlicher Belastung kann es zu einem Lungenödem kommen, zumal wenn morphologische Veränderungen an den kleinen Lungengefäßen und am Lungengerüst noch nicht vorhanden sind. Das Herzminutenvolumen ist in Ruhe normal, während Belastung kann es normal oder erniedrigt sein.

Schwere Stenosierung (<1,5 cm²). Unterhalb einer kritischen Größe der Mitralöffnungsfläche von 1,0–1,5 cm² (Lewis et al. 1952) liegt auch schon im Ruhezustand eine deutliche Erhöhung des mittleren Vorhofdrucks vor; er beträgt in der Regel 20–30 mmHg. Dabei besteht während der gesamten Diastole ein erheblicher Druckgradient zwischen linkem Vorhof und linkem Ventrikel. Selbst geringe körperliche Belastungen führen zu starker Atemnot. Der Patient kann in der Regel nicht mehr flach liegen. Während geringer körperlicher Belastung werden Drucksteigerungen im linken Vorhof oder in Pulmonalkapillarstellung bis zu 55 mmHg gefunden (Schmutzler 1969; eigene Befunde). Ursachen dieser beträchtlichen Drucksteigerungen während körperlicher Belastung sind der erhöhte Durchfluss durch die stenosierte Mitralklappe und die Abnahme der Diastolenzeit. Besonders unvorteilhaft ist das Vorliegen von Vorhofflimmern mit ausgeprägter Tachykardie während Belastung. Auch eine Tachyarrhythmie im Ruhezustand kann allein über die Verkürzung der Diastolenzeiten zu einem beträchtlichen Druckanstieg vor der stenosierten Klappe führen; klinisch kann es dabei zum Lungenödem kommen.

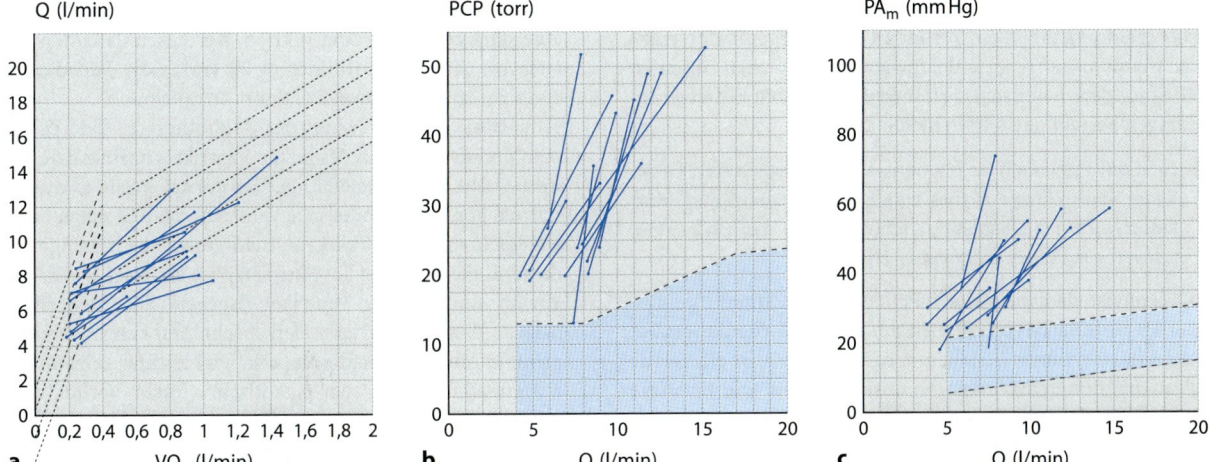

Abb. 27.1a–c. Hämodynamische Befunde beim „valvulären Typ der Mitralstenose". **a** Beziehung zwischen Herzminutenvolumen *(Q)* und Sauerstoffaufnahme *(VO₂)* **b** Pulmonalkapillärer Druck *(PCP)* in Beziehung zum Herzminutenvolumen *(Q)*. **c** Mittlerer Pulmonalarteriendruck *(PAₘ)* in Beziehung zum Herzminutenvolumen *(Q)*. Darstellung von Einzelfällen in Relation zum jeweiligen Normalbereich.

27.2.2 Veränderungen im Pulmonalkreislauf

Das schon im Ruhezustand erhöhte pulmonale Blutvolumen, das von McGaff et al. (1963) mit 359 ml/m² Körperoberfläche gegenüber 230 ml/m² Körperoberfläche bei Normalpersonen bestimmt wurde, erfährt während leichter körperlicher Belastung eine weitere Zunahme (Schreiner et al. 1963). Dies ist eine der Ursachen für die beträchtliche Steigerung der Drücke im kleinen Kreislauf während körperlicher Belastung.

Lungenödem

> Der erhöhte Druck im linken Vorhof wird über die Lungenvenen auf die Lungenkapillaren übertragen. Wenn er den Wert von 25–35 mmHg erreicht, wird der kolloidosmotische Druck des Blutes überschritten. Damit kann es zu einem vermehrten Flüssigkeitsaustritt in das Lungengewebe kommen.

Tritt die Druckerhöhung allmählich auf, kann der gesteigerte Flüssigkeitsaustritt durch einen erhöhten Lymphabstrom kompensiert werden. Wenn die Kompensation nicht ausreicht, kommt es zu einem interstitiellen Ödem, im Extremfall zu einem Ödem in den Alveolen, d. h. zu einem Lungenödem. Zum Lungenödem kommt es besonders leicht, wenn eine Tachyarrhythmie auftritt. Das chronische interstitielle Ödem führt im Verlauf der Erkrankung allmählich zur Entwicklung einer Bindegewebsbarriere durch Verdickung und Verfestigung des interstitiellen Bindegewebes und der pulmonalen Kapillarmembranen (Hayward 1955). Das erklärt, dass die Neigung zum Lungenödem nach Jahren der Krankheit häufig wieder abnimmt; während körperlicher Belastung im Liegen können dann Mitteldrücke im linken Vorhof oder in Pulmonalkapillarstellung bis 55 mmHg erreicht werden, ohne dass ein Lungenödem entsteht (Schmutzler 1969; eigene Untersuchungen).

Pulmonale Hypertonie

Die Druckerhöhung im linken Vorhof geht mit einer entsprechenden Erhöhung des Drucks in der Pulmonalarterie einher. Sie muss vom rechten Ventrikel aufgebracht werden, damit das ursprüngliche Druckgefälle von 5–10 mmHg zwischen Pulmonalarterie und linkem Vorhof erhalten bleibt: passive pulmonale Hypertonie (pulmonal-venöse Hypertonie, s. Kap. 60).

Mit zunehmender Schwere und Dauer der Mitralstenose kommt es zu einer individuell ganz unterschiedlich ausgeprägten Erhöhung des pulmonalen Gefäßwiderstandes, die funktionell und anatomisch bedingt ist: reaktive pulmonale Hypertonie (pulmonal-arterielle Hypertonie, s. Kap. 60).

Es kann zu solchen Drucksteigerungen im Lungenkreislauf kommen, dass der Druck in der Pulmonalarterie höher liegt als im großen Kreislauf. Das rechte Herz erfährt dadurch eine so starke Druckbelastung, dass sich das normale Gewichtsverhältnis zwischen rechtem und linkem Ventrikel von normal 1:2 auf 1:1 bzw. 1,5:1 verschieben kann. Besonders hohe Pulmonalisdrücke werden während körperlicher Belastung gemessen. Voraussetzung dafür ist ein funktionsfähiger, rheumatisch nicht wesentlich geschädigter rechter Ventrikel.

Ätiologie. Die funktionelle Komponente der reaktiven pulmonalen Hypertonie ist bedingt durch eine hypoxische Vasokonstriktion der kleinen Lungengefäße infolge Hypoventilation bestimmter Lungenbezirke, die von einer Lungenstauung befallen werden (Euler-Liljestrand-Reflex). Die morphologische Komponente der reaktiven pulmonalen Hypertonie kommt durch anatomische Veränderungen an den kleinen Lungengefäßen (Mediahypertrophie, Intimafibrosierung, Verschlüsse) infolge der langjährigen passiven pulmonalen Hypertonie zustande (Bayer et al. 1957). Sie befällt in erster Linie die Gefäße der Unterfelder.

Zeitverlauf. Die zunehmende Drucksteigerung im Lungenkreislauf erfolgt nicht bei allen Patienten in gleichem Ausmaß und in derselben Zeitspanne. Über viele Jahre wird bei einem Teil der Patienten der Anstieg des Pulmonalisdrucks lediglich durch einen Blutrückstau vor der stenosierten Mitralklappe herbeigeführt. Der Druckgradient zwischen arteriellem und venösem Lungenkreislauf bleibt gleich (passive pulmonale

Hypertonie). Bei anderen Patienten kommt es bei gleicher Druckerhöhung im linken Vorhof zu einer ausgeprägten reaktiven pulmonalen Hypertonie. Inwieweit bei solchen Patienten eine besondere Bereitschaft zu morphologischen Gefäßveränderungen besteht muss offen bleiben.

> Eine schwere reaktive pulmonale Hypertonie setzt in der Regel eine schwere Mitralstenose voraus. Umgekehrt führt jedoch nicht jede langjährige schwere Mitralstenose zu einer schweren reaktiven pulmonalen Hypertonie.

Auffallend ist, dass die meisten Patienten mit schwerer pulmonaler Hypertonie bei relativ kleinem linkem Vorhof lange Zeit einen Sinusrhythmus behalten; möglicherweise ist ein relativ hohes Herzminutenvolumen Voraussetzung für die Entwicklung einer reaktiven pulmonalen Hypertonie.

Herzminutenvolumen. Die durch funktionelle und anatomische Veränderungen bedingte reaktive pulmonale Hypertonie führt zu einer weiteren Abnahme des Herzminutenvolumens. Dadurch wird der Druck vor der Mitralstenose, d. h. im linken Vorhof und in den Lungenvenen, herabgesetzt. In diesem Sinne bedeutet die reaktive Erhöhung des Lungengefäßwiderstandes einen Schutz gegen die weiteren Folgen eines erhöhten Drucks im linken Vorhof bzw. in den Lungenvenen, jedoch um den Preis der Verkleinerung des Herzminutenvolumens und der Erhöhung der Druckarbeit des rechten Ventrikels.

Zu einer weiteren Herabsetzung des Herzminutenvolumens kommt es in der Regel, wenn Vorhofflimmern oder -flattern auftritt. Gerade die erheblich gesteigerte Druckarbeit des rechten Ventrikels erfordert eine normale Vorhofkontraktion.

> Die Stenosierung der Mitralklappen, reaktive pulmonale Widerstanderhöhung, Vorhofflimmern und -flattern sind die wichtigsten Ursachen der Herabsetzung des Herzminutenvolumens; hinzu kommt der eingeschränkte Kontraktionszustand des rechten Ventrikels.

27.2.3 Der Myokardfaktor

Die Pathophysiologie der Mitralstenose wird nicht allein bestimmt durch die mechanische Einengung an der Mitralklappe mit all ihren möglichen Folgen auf das Lungengerüst und den Lungenkreislauf, sondern auch durch den Zustand des Herzmuskels.

Es gibt eine Reihe von Mitralstenosen, bei denen das mechanische Hindernis gering oder mittelgradig ist. Die Druckerhöhung im linken Vorhof und der Pulmonalarterie ist entsprechend gering oder mittelmäßig stark ausgeprägt. Trotzdem liegt eine starke Vergrößerung des Herzens vor. Man kann diese Fälle nur erklären durch eine ausgedehnte rheumatische myokardiale Schädigung, sodass schon bei geringer Druckbelastung eine mehr oder weniger starke Dilatation auftritt (primär rheumatisch bedingte myogene Dilatation: Reindell et al. (1963). Auch von Kennedy et al. (1970) und Hildner et al. (1972) wurde die Bedeutung des Myokardfaktors für die reduzierte Förderleistung eines Teils der Mitralstenoseherzen herausgestellt.

Bei beträchtlicher Gesamtherzvergrößerung und gering- oder mittelgradiger Mitralstenose können folgende Konstellationen vorkommen:

- Auch der linke Ventrikel ist erheblich dilatiert und zeigt eine stark reduzierte Kontraktion. Bei diesen Patienten ist auch im Sinne von Hildner et al. (1972) die Bedeutung eines zusätzlichen Myokardfaktors anzunehmen.
- Trotz starker Vergrößerung des Gesamtherzens sind Volumen und Kontraktion des linken Ventrikels normal. Dieses ist die häufigere Konstellation. Der normal große und sich normal kontrahierende linke Ventrikel schließt dabei eine allgemeine primäre Myokardschädigung jedoch nicht aus, da der linke Ventrikel bei Mitralstenose entlastet ist, linker Vorhof und rechter Ventrikel dagegen sind zusätzlich belastet. Bei den letzteren Herzabschnitten kann sich eine primäre Myokardschädigung sehr viel leichter zeigen. Im Extremfall liegt ein sog. gigantischer linker Vorhof vor. Bei starker Vergrößerung des Herzens und nur gering- bis mittelgradiger Stenosierung der Mitralklappe besteht meistens ein sehr niedriges Herzminutenvolumen. Dieses mag z. T. auf die häufig vorhandene Bradyarrhythmie zurückzuführen sein. Weiterhin muss diskutiert werden, dass die vor der Stenose gelegenen Herzabschnitte wie linker Vorhof und z. T. auch rechter Ventrikel nicht den wünschenswert erhöhten Füllungsdruck aufbringen.

27.2.4 Einteilung der Mitralstenose

Pathophysiologische Klassifizierung
(Roskamm 1971)
- „Valvulärer" Typ
- „Pulmonaler" Typ
- „Myokardialer" Typ

Das weiter unten beschriebene Überwiegen von Kombinations- oder Mischtypen ändert nichts an dem prinzipiellen und didaktischen Wert einer solchen Einteilung. Es ist selbstverständlich, dass nur der valvuläre Typ rein vorkommen kann, pulmonaler Typ und myokardialer Typ sind natürlich immer mit der valvulären Erkrankung kombiniert.

Valvulärer Typ. Bei diesem Typ wird das Krankheitsbild in erster Linie durch den Stenosegrad und die direkten Auswirkungen auf Lungenkreislauf und Lungengerüst bestimmt. Es fehlt die reaktive pulmonale Hypertonie. Die durch die Klappenveränderung bedingte Mehrbelastung des Herzens wird ohne wesentliche Herzvergrößerung bewältigt. Eine primäre myokardiale Schädigung steht somit nicht im Vordergrund des Krankheitsbildes (s. dagegen den „myokardialen Typ"), häufig liegt noch Sinusrhythmus vor.

> **Zusatzwissen**
> Wie aus Abb. 27.1 ersichtlich, haben in einer von uns untersuchten Serie sämtliche Patienten dieses Typs im Ruhestand ein normales Herzminutenvolumen, der „cardiac index" (Q/m² liegt bei allen über dem unteren Grenzwert von 2,5). Während körperlicher Belastung liegt das Herzminutenvolumen jedoch häufig zu niedrig (Förderinsuffizienz). Während Belastung zeigen sämtliche Patienten einen beträchtlichen Anstieg des PC-Mitteldrucks. In 2 Fällen wurden PC-Drücke von über 50 mmHg registriert, ohne dass diese Patienten während der Belastung ein

Tabelle 27.1. Häufigkeit verschiedener Formen unter 200 Mitralstenosepatienten (Wink et al. 1976)

Formen	(%)
Überwiegend valvuläre Form	53,0
Überwiegend myokardiale Form	31,0
Valvulär-myokardiale Form	11,5
Überwiegend pulmonale Form	4,5

Lungenödem bekamen. Je stärker der Anstieg des PCP in Relation zum Herzminutenvolumenanstieg ist, desto schwerer ist die Mitralstenose. Ein charakteristischer Einzelfall des „valvulären" Typs ist in Abb. 27.6 dargestellt.

Pulmonaler Typ. Bei diesem Typ wird das Krankheitsbild bestimmt durch eine erhebliche Stenosierung der Mitralklappe und das Vorliegen einer reaktiven pulmonalen Hypertonie. Ein charakteristischer Einzelfall des „pulmonalen" Typs ist in Abb. 27.7 dargestellt.

Myokardialer Typ. Bei diesem Typ wird das Krankheitsbild durch den schlechten Myokardzustand entscheidend mitbestimmt. Ein charakteristischer Einzelfall des myokardialen Typs ist in Abb. 27.8 dargestellt. Im Extremfall liegt eine rheumatische Herzmuskelerkrankung mit begleitender Mitralstenose vor. Auch Herzen mit „gigantischem" linkem Vorhof bei geringer Mitralstenose gehören in diese Gruppe.

Die Analyse der Befunde von 200 Mitralstenosepatienten (Wink et al. 1976; Tabelle 27.1) ergab, dass überwiegend myokardiale Formen mit 31% der Fälle doch sehr häufig sind, wobei jedoch bedacht werden muss, dass bei den Herzvergrößerungen in der Regel die Vergrößerung des linken Vorhofs im Vordergrund steht. Überwiegend pulmonale Typen sind mit 4,5% der Fälle nicht sehr häufig. Nur bei deutlichen Klappenveränderungen kann es zu einer reaktiven pulmonalen Hypertonie kommen. Das Myokard kann jedoch unabhängig vom Grad der Klappenstenose geschädigt sein.

27.3 Symptome und klinische Befunde

H. Eichstädt

Nach der rheumatischen Karditis, deren Erstmanifestation anamnestisch durchaus nicht in allen Fällen zu eruieren ist (Eichstädt 1973), verstreicht i. Allg. ein beschwerdefreies Intervall von 10–20 Jahren bis zum Einsetzen von Symptomen (Wood 1956). Akute Kreislaufbelastungen, wie z. B. eine Schwangerschaft (s. Kap. 64), können jedoch plötzlich zur Verschlechterung führen. Neu auftretendes Vorhofflimmern mit absoluter Arrhythmie leitet bei schneller Kammerfrequenz oft die erste Dekompensation ein. Auch können akute Lungenödeme oder Embolien den weiteren Verlauf entscheidend beeinflussen. Dieser Verlauf bis zur operationsbedürftigen Symptomatik zieht sich im Gegensatz zu den Aortenvitien über viele Jahre, oft Jahrzehnte hin.

In der oft langen Anamnese des Mitralstenosepatienten können im Hinblick auf Symptome und klinische Befunde stadienhaft 2 wesentliche Abschnitte erkannt werden:
- Stadium der linksatrialen Belastung und pulmonalen Folgezuständen,
- Stadium der Rechtsherzinsuffizienz.

Die charakteristischen Symptomenkomplexe, die klinische Hinweise auf diese Stadien geben, sollten bei der Anamneseerhebung immer auch gezielt erfragt werden.

27.3.1 Stadium der linksatrialen Belastung und pulmonalen Folgezustände

Dyspnoe. Die Atemnot als führendes Symptom wird heute vornehmlich als Messwert für das Beschwerdestadium (ist nicht gleich Schweregrad, s. Kap. 8) der Mitralstenose herangezogen. Viele Patienten mit leichteren Stenosen gewöhnen sich so sehr an einen geringen Grad chronischer Dyspnoe, dass diese kaum mehr subjektiv empfunden wird. Bei der Erhebung der Anamnese gelingt es jedoch, durch sorgsame Beobachtung des Patienten beim Sprechen langer Sätze die veränderte Atemtechnik als Symptom zu erkennen.

Den Grad der Dyspnoe wird man rasch bei der Frage nach Atemnot unter Alltagsbelastungen, wie z. B. Treppensteigen, abschätzen können. Die Frage nach den Schlafgewohnheiten mit zusätzlicher Kopfunterlage gibt weitere Aufschlüsse.

Ist die Mitralstenose höhergradig, wird vom Patienten berichtet, dass durch übermäßige körperliche Anstrengung, Emotionen, Infekte oder die bereits erwähnte Schwangerschaft akute Anfälle schwerer Dyspnoe auftreten. Bei fortgeschrittener Krankheit gehören eine Orthopnoe und eine besonders nächtliche Dyspnoe geradezu zum klinischen Bild.

Lungenödem. Bei Patienten mit hochgradiger Stenose und kurzer Laufzeit der Erkrankung sind rezidivierende akute Lungenödeme mit schwerer Dyspnoe bzw. Orthopnoe und Auswurf blutig schaumigen Sputums besonders nach plötzlicher Anstrengung (Entbindung, Operation, Atemwegsinfekte u. a.) häufig. Zur Entstehung dieser Attacken ist die Funktionstüchtigkeit des rechten Ventrikels Voraussetzung (s. Abschn. 27.2). Dies macht neben den Veränderungen in der Lungenstrombahn selber verständlich, warum in späteren Phasen der Erkrankung Lungenödeme wieder seltener werden.

Hämoptoe. Bei der Anamneseerhebung ist die Hämoptoe nach den Angaben des Patienten nicht immer gut vom Lungenödem abzugrenzen. Der Pulmonalvenendruck muss jedenfalls über den Druck der kommunizierenden Bronchialvenen angestiegen sein und zu Bronchialvarizen geführt haben, aus denen dann die Blutung erfolgt (Ferguson et al. 1944).

Husten. Auch der hartnäckige Husten gehört in diesen Komplex, der nicht nur im Rahmen der häufig rezidivierenden Bronchitiden auftritt, sondern auch unmittelbar nach Belastungen bei zunehmender Lungenstauung.

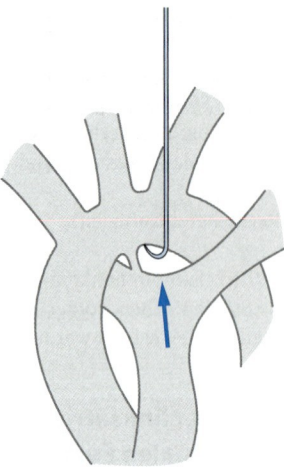

Abb. 27.2. Topographische Lage des linken N. recurrens. Die bei Dilatation der Pulmonalarterie erfolgende Einklemmung und Läsion des N. recurrens führt zur Heiserkeit mit sog. „Kadaverstellung" des atrophischen Stimmbandes (thorakales Ortner-Syndrom)

Heiserkeit. Chronische Heiserkeit, die sich in späteren Stadien der Erkrankung entwickelt hat, wird bei einem kleinen Teil der Patienten, vorwiegend beim „pulmonalen Typ", beobachtet. Die kardiale Verursachung dieser als „thorakales Ortner-Syndrom" bezeichneten Heiserkeit wird oft angezweifelt. Aus anatomischen Untersuchungen und thoraxchirurgischen Beobachtungen muss man jedoch schließen, dass dabei der linke N. recurrens bei pulmonaler Hypertonie zwischen der dilatierten linken Pulmonalarterie und dem Aortenbogen sowie dem Lig. arteriosum durch Druck lädiert wird (Abb. 27.2).

Dysphagie. Ebenfalls durch anatomische Verdrängung tritt gelegentlich das Symptom der Dysphagie auf, wenn ein extrem vergrößerter linker Vorhof durch Druck auf den Ösophagus zu Schluckbeschwerden führt (Tinney et al. 1943).

Körperliche Schwäche. Durch das verminderte Herzminutenvolumen sind die Symptome der allgemeinen Schwäche und Ermüdbarkeit zu erklären. Besonders im Rahmen paroxysmaler Tachyarrhythmien werden diese wie auch die meisten der anderen vorgenannten Symptome manifest.

27.3.2 Stadium der Rechtsherzinsuffizienz

Die Symptome im Stadium der Rechtsherzinsuffizienz treten nach einer längeren Periode auf, in der das Bild der Lungenstauung vorherrschte. Die schwere Dyspnoe und Orthopnoe nehmen oft wieder ab, wenn die rechte Kammer nur noch eine reduzierte Auswurfleistung in den kleinen Kreislauf erbringt.

Zyanose. Die vorher schon bestehende Zyanose, die durch die periphere Sauerstoffuntersättigung bei verringertem Herzminutenvolumen bedingt war, verstärkt sich noch.

Stauungen. Es kommt zu Stauungen der großen oberflächlichen Venen, progredienter Leberstauung, peripheren Ödemen und einer Polyserositis.

Embolieneigung. Im Stadium der Rechtsherzinsuffizienz häufen sich auch Embolien, da jetzt, bei Stagnation des Blutstroms, die Bildung wandadhärenter Thromben des linken Vorhofs und Herzohrs noch weiter gefördert wird. Kleinere Partikel aus diesem thrombotischen Material können Embolien im großen Kreislauf verursachen, wobei Gehirn, Nieren, Milz, Mesenterialarterien oder beliebige andere, periphere arterielle Stromgebiete betroffen werden (Grosse-Brockhoff et al. 1960).

Hepatomegalie. Oft klagen die Patienten über Oppressionsgefühl im Oberbauch. Klinisch und laborchemisch finden sich dann stets alle Anzeichen einer Stauungsleber. Alle Organe können gestaut sein, sodass man auch einen Anstieg der harnpflichtigen Substanzen beim Vorliegen von Stauungsnieren beobachtet.

Ikterus. Der Patient selbst berichtet über einen neu aufgetretenen oder verstärkten Ikterus, eine Zunahme des Bauchumfanges und periphere Ödeme sowie eine verstärkte Venenzeichnung. Die schließlich auftretende relative Trikuspidalinsuffizienz lässt den Patienten hüpfende Pulsationen am Hals erkennen, was auch meist von den Angehörigen bemerkt wird. Die Patienten fühlen sich in diesem späten Stadium häufig wohler als Jahre vorher mit kompensiertem rechten Ventrikel, aber Lungenödemen und schwerer Dyspnoe.

27.3.3 Inspektion und Palpation

Inspektion

> Das führende Merkmal sind Erweiterungen von Hautgefäßen an umschriebenen Stellen des Gesichtes mit rötlich-zyanotischer Verfärbung unterschiedlicher Tönung und Intensität. Dieses charakteristische Aussehen hat zu der Bezeichnung **Facies mitralis** geführt.

Entsprechend dem Ablauf der Erkrankung sowie dem Schweregrad der pulmonalen und peripheren Stauung kann man 4 Typen des Mitralgesichtes unterscheiden (Dexter 1950), wobei die Übergänge fließend sind und die strenge Unterteilung vorwiegend didaktischen Bedürfnissen genügt:

- Der **rote Typ** findet sich bei beginnender Lungenstauung etwa im klinischen Beschwerdestadium II und hat seine Ursache in Teleangiektasien im Wangen- und Jochbeinbereich. Diese rot-livide Verfärbung kann Nasenspitze, Unterkiefer, Kinn und auch die Partie um die Augenbrauen mit einbeziehen (Abb. 27.3). Im Gegensatz zur Rubeosis faciei anderer Ursache bleiben die präaurikulären und periorialen Regionen jedoch immer ausgespart; die Ursache für dieses spezielle Verteilungsmuster ist unbekannt.
- Ein mehr **zyanotischer Typ** stellt sich ein, wenn die pulmonale Hypertonie zunimmt, auch sind dann die Teleangiektasien über eine größere Fläche ausgebreitet.
- Ist die Stenose hochgradig und die reaktive pulmonale Hypertonie schwerwiegend, so kann man den **blauen Typ** der Facies mitralis antreffen. Bei diesen Patienten liegt meist auch eine periphere Zyanose der Extremitäten vor. Die Peripherie ist kalt, der Allgemeinzustand reduziert, es liegt mindestens das Beschwerdestadium III vor.

27.3 · Symptome und klinische Befunde

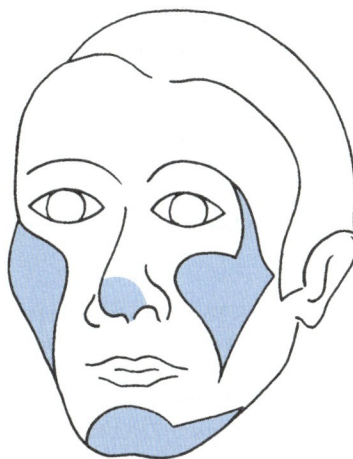

Abb. 27.3. Verteilungsmuster der Teleangiektasien bei der sog. Facies mitralis. Sowohl der Jocheinbereich der Wangen als auch Nasenspitze, Kinn und Unterkiefer und seltener auch die Augenbrauenwülste zeigen eine rot-livide Verfärbung, während die periorale und die präaurikuläre Region streng ausgespart sind (vgl. Bildtafel, S. 144/45)

- Ist dann im Spätstadium die Rechtsherzinsuffizienz mit Stauung im großen Kreislauf manifest geworden, tritt über die chronische Leberstauung mit Ikterus der **gelbe Typ** auf. Gleichzeitig vermindert sich wieder die schwere Zyanose.

Diesen stadienhaften Ablauf kann man besonders deutlich beim valvulären und pulmonalen Typ der Mitralstenose beobachten, nicht so ausgeprägt jedoch beim myokardialen Typ, bei dem einerseits die Entwicklung einer pulmonalen Hypertonie fehlt und andererseits durch eine primäre Schädigung auch des rechtsventrikulären Myokards eine Stauungsleber mit Ikterus ohne Mitralisbäckchen auftreten kann.

Als weiterer Inspektionsbefund sieht man bei starker Druckbelastung des kleinen Kreislaufs am liegenden Patienten pulssynchron hebende Bewegungen des rechten Ausflusstrakts hart am linken Sternalrand. In solchen Fällen sind auch sichtbare epigastrische Pulsationen des rechten Ventrikels nur selten zu vermissen. Es zeigen sich stark gestaute Jugularvenen, im Falle einer relativen Trikuspidalinsuffizienz auch ein positiver Jugularvenenpuls, der bei hohem Venendruck erst im Sitzen oder Stehen deutlich wird.

Palpation

In Rückenlage kann man links parasternal in Anwesenheit einer pulmonalen Hypertonie häufig einen Impuls palpieren, der dem akzentuierten Pulmonalklappenschlusston entspricht. Dann beeindruckt hier auch häufig ein hebendes Infundibulum.

Über der Herzspitze ist entsprechend der paukende 1. Herzton als Stoß, besser in Linkslage, palpabel. Bei lautem Geräusch ist an dieser Stelle auch das diastolische „Katzenschnurren" des niederfrequenten Diastolikums palpabel. Im Epigastrium ist bei Rechtsherzhypertrophie der rechte Ventrikel hebend palpabel, in solchen Fällen kann man auch am linken unteren Sternalrand den „Herzspitzenstoß" des rechten Ventrikels wahrnehmen.

Bei relativer Trikuspidalinsuffizienz (s. Kap. 40) sind auch deutliche Leberpulsationen tastbar. Der periphere Puls ist klein und schlecht gefüllt sowie leicht unterdrückbar. Durch die Einschränkung der peripheren Durchblutung sind die Extremitäten häufig kalt.

27.3.4 Auskultation

Es sind schematisch 3 deutlich voneinander unterscheidbare Auskultationsstadien aufzuführen:
- hämodynamisch wirksame reine Mitralstenose ohne pulmonale Hypertonie,
- Mitralstenose mit bereits eingetretener pulmonaler Hypertonie und
- Mitralstenose mit schwerer pulmonaler Hypertonie und Trikuspidalinsuffizienz.

Reine Mitralstenose

In Fällen reiner Mitralstenose resultieren folgende auskultatorische Phänomene (Ravin et al. 1977; Abb. 27.4):
- akzentuierter 1. Herzton (häufig palpabel),
- mittel-hochfrequenter frühdiastolischer Mitralöffnungston,
- mesodiastolisches tieffrequentes Decrescendogeräusch und
- bei Sinusrhythmus präsystolisches Crescendogeräusch.

1. Herzton. Der 1. Herzton ist bei 90% aller Mitralstenosen laut und akzentuiert („paukend"). Diese Änderung der Qualität des 1. Herztones wird durch mehrere Faktoren hervorgerufen: Zu Beginn der Ventrikelsystole steht die Klappe tief im verkleinerten Ventrikelkavum, sodass ein großer Weg in kurzer Zeit bewältigt werden muss. Die Klappensegel selbst als Schwingungseinheit sind verdickt und verkürzt. Der verdickte Klappenring und die verdickten verkürzten Chordae führen zu einem abrupten Stopp der Rückwärtsbewegung der Klappe. Der Ventrikeldruck muss in gleicher Zeit höher ansteigen, um die Klappe zu schließen, die Schlussbewegung erfolgt also abrupt unter größerer Anstiegssteilheit (dp/dt) mit größerem Schließungsdruck (van Bogaert et al. 1968; von Egidy 1973).

Mitralklappenöffnungston. Die an den Kommissuren verklebte Mitralklappe schlägt ähnlich einer Hängematte zu Beginn der Systole in den Vorhof zurück. Wenn zum Beginn der Diastole der Druck im linken Ventrikel unter den Vorhofdruck fällt, schnappt die „Hängematte" abwärts und wölbt sich in den linken Ventrikel. Je höher der Vorhofdruck ist, um so kräftiger erfolgt diese Bewegung und um so lauter ist der Mitralöffnungston (MÖT; Mounsey 1953). Der Ton hat mittlere und hohe Frequenzanteile und besitzt eine schnappende oder klickende Klangfarbe. Das Punctum maximum liegt im 4. ICR links parasternal. Falls die Klappe stark fibrosiert oder verkalkt ist, sucht man vergeblich nach dem MÖT; nicht selten resultieren hieraus Fehldiagnosen.

Das Zeitintervall zwischen dem Schluss der Semilunarklappe und dem MÖT ist direkt abhängig von der Höhe des Vorhofdrucks: Je höher der Druckgradient, um so kürzer das Zeitintervall. Bei Vorhofflimmern variiert das Intervall zwi-

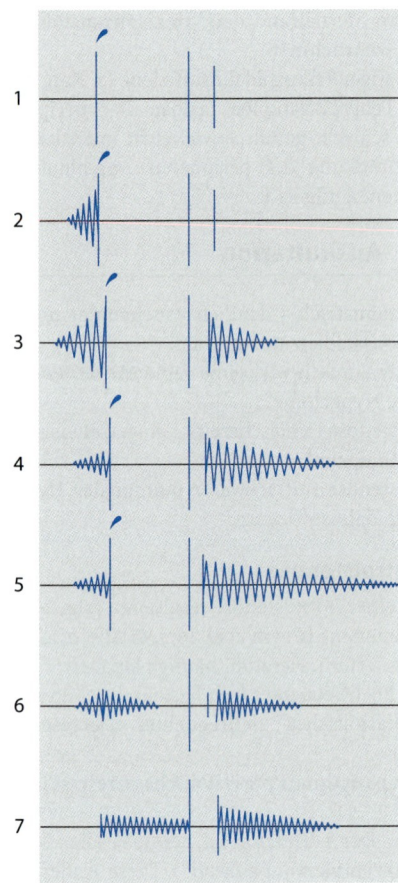

Abb. 27.4. Schematische Darstellung der Auskultationsphänomene im Ablauf einer Mitralstenosenerkrankung: Als erstes Schallphänomen finden sich ein paukender 1. Herzton und ein Mitralöffnungston (1). Als nächstes kommt es zusätzlich zum Auftreten eines präsystolischen Geräusches, das im weiteren Verlauf zunächst an Intensität zunimmt (2) (Kompensation der Stenose durch Vorhofhypertrophie und verstärkte Vorhofkontraktion). Mit zunehmender Dilatation des Vorhofs kommt es zum Anstieg des mittleren Vorhofdrucks und damit zu einer Zunahme des frühdiastolischen Druckgradienten: Zusätzlich zum präsystolischen Geräusch kommt es jetzt zum Auftreten eines diastolischen Decrescendogeräusches. Das auskultatorische Vollbild der Mitralstenose ist erreicht (3). Mit zunehmender Vorhofdilatation bzw. -dekompensation wird das Präsystolikum leiser. Das Diastolikum beherrscht das Auskultationsbild (4). Ist der Vorhof infolge der starken Dilatation nicht mehr in der Lage, eine effektive Kontraktion auszuführen oder besteht Vorhofflimmern, so fällt das präsystolische Geräusch fort, es findet sich nur noch ein langgezogenes, diastolisches Decrescendogeräusch (5). Kommt es im Verlauf der Mitralklappenschrumpfung zu einer narbigen Umwandlung des Klappengewebes, insbesondere zu einer Klappenverkalkung, so wird der 1. Herzton zunehmend leiser, der Mitralöffnungston dumpfer bzw. er verschwindet überhaupt (6 und 7). Da die starre Klappe auch nicht mehr in der Lage ist, einen sicheren systolischen Schluss zu gewährleisten, kommt es in diesen Fällen fast immer auch zum Auftreten eines systolischen Geräusches als Ausdruck eines Refluxes (7)

schen dem 2. Herzton und dem Öffnungston der Mitralklappe mit der Länge der vorangehenden Herzphase (Proctor 1958).

Zwar kann das Zeitintervall nur phonokardiographisch exakt ermittelt werden, jedoch erreicht man mit auskultatorischer Erfahrung durchaus genügend Sicherheit, um enge, mittelweite und weite Intervalle zwischen A_2 und MÖT zu unterscheiden. Dies ist von einigem Wert bei der klinischen Abschätzung des hämodynamischen Schweregrades der Mitralstenose.

Diastolisches Geräusch. Wenn ein signifikanter Druckgradient zwischen linkem Vorhof und linkem Ventrikel während der schnellen Füllungsphase besteht, wird ein Geräusch hörbar. Da ein Widerstand überwunden werden muss, wird für die Füllung des Ventrikels mehr Zeit beansprucht; die Füllung ist noch nicht abgeschlossen, wenn die nächste Vorhofkontraktion bereits wieder einsetzt, was besonders bei rascherer Herzaktion ein präsystolisches Crescendogeräusch verursacht (Criley u. Hermer 1971). Bei niedriger Herzfrequenz und geringerem Druckgradienten fehlt das Präsystolikum auch bei erhaltenem Sinusrhythmus, da zur vollständigen Füllung des Ventrikels bei genügend großer Öffnung bereits bis zur mittleren Diastole auch genügend Zeit zur Verfügung steht.

> **Klinisch wichtig**
> Bei hochgradigen Stenosen mit Sinusrhythmus ist unabhängig von der Herzfrequenz immer das Präsystolikum auskultierbar (Toutouzas et al. 1974). Stellt sich im weiteren Verlauf der Erkrankung Vorhofflimmern ein, so verschwindet normalerweise das präsystolische Geräusch.

Das Mitralstenosegeräusch hat sein Punctum maximum an der Herzspitze mit geringer Fortleitung in Richtung Axilla, sodass es auf der vorderen und mittleren Axillarlinie gehört werden kann. Es ist tieffrequent und hat eine rumpelnde, rollende Klangfarbe, weshalb man es am besten mit der Glocke des Doppelkopfstethoskops (s. Kap. 8) wahrnimmt, wohingegen ein leises Geräusch bei Benutzung des Membrankopfes völlig verloren gehen kann. In Rückenlage oder Linksseitenlage ist das Geräusch gut zu hören.

Mitralstenose mit bereits eingetretener pulmonaler Hypertonie

In den meisten Fällen wird der paukende 1. Herzton weiterhin nachweisbar bleiben; wenn jedoch durch die Vergrößerung des rechten Ventrikels der linke Ventrikel nach hinten verlagert wird, kann der 1. Herzton eine scheinbare Abschwächung erfahren.

Im Anschluss an den 1. Herzton kann über der Pulmonalarterie ein „ejection click" hörbar sein, da bei pulmonaler Hypertonie die isometrische Kontraktion des rechten Ventrikels verlängert ist und die Semilunarklappen unter wesentlich größerem Druckanstieg geöffnet werden. Als weitere Komponente wird die starke Gefäßwanddehnung des dilatierten Truncus pulmonalis unter hohem Druck angesehen; es kann an dieser Stelle auskultatorisch auch ein kurzes protosystolisches Geräusch imponieren. Das Pulmonalsegment des

2. Herztons ist akzentuiert und verspätet, sodass eine leichtgradige Spaltung des 2. Tons resultiert.

Während über der Herzspitze weiterhin das laute tieffrequente Mesodiastolicum der Mitralstenose gehört wird, kann im 2. ICR links parasternal ein leises frühdiastolisches Decrescendogeräusch (Graham-Steell) bei starker Dilatation des Truncus pulmonalis entstehen, das durch Regurgitation an der Pulmonalklappe verursacht wird; diese ist um so hochgradiger, je mehr der diastolische Pulmonalarteriendruck den diastolischen Druck des rechten Ventrikels übersteigt (Wood 1956).

Mitralstenose mit schwerer pulmonaler Hypertonie und Trikuspidalinsuffizienz

Der für die Mitralstenose typische Auskultationsbefund kann immer mehr in den Hintergrund treten. Auskultatorische Merkmale einer Mitralstenose können dann allenfalls nur noch in der Axilla gefunden werden. Präkordial findet man ein lautes systolisches Geräusch mit Intensitätsmaximum im Bereich des unteren Sternums. Dieses Geräusch zeigt gewöhnlich noch eine Lautstärkenzunahme unter Inspiration.

Während der 1. Herzton durch das Systolikum praktisch maskiert wird, kann ein die ganze Brustwand erschütternder Pulmonalton vorhanden sein. Zu den übrigen auskultatorischen Befunden der pulmonalen Hypertonie mit pulmonalem „ejection click", frühsystolischem Geräusch und Graham-Steell-Geräusch lassen sich oft noch ein tieffrequenter rechtsventrikulärer 3. Herzton und ein mesodiastolisches trikuspidales Einstromgeräusch auskultieren (Wood 1956). Bei diesen Veränderungen im Spätstadium einer Mitralstenose fällt die klinische Diagnose schwerer.

27.4 Elektrokardiogramm

Die elektrokardiographischen Veränderungen sind bei der Mitralstenose Folge der veränderten Hämodynamik und/oder der rheumatischen Myokarderkrankung. Bei der Drucküberlastung des linken Vorhofs, und des rechten Ventrikels ist mit Abweichungen der Erregungsausbreitung im Vorhof und mit einer Achsenabweichung des Hauptvektors von QRS nach rechts und vorn zu rechnen. Wie bei jedem druckbelasteten Ventrikel wird die Achsenabweichung des Hauptvektors bestimmt durch:

- die Lageänderung des rechten Ventrikels infolge der Umformung des Herzens (Steilstellung, Drehung im Uhrzeigersinn),
- die konzentrische Hypertrophie (als Anpassungsvorgang) und
- eine als krankhaft zu bewertende myokardiale Erregungsverspätung.

Rechtsabweichung. Die Rechtsdrehung der QRS-Achse in der Frontalebene ist der zuverlässigste Indikator für den Schweregrad der Mitralstenose bzw. der pulmonalen Hypertonie. Nach Hugenholtz et al. (1962) ist bei Patienten mit einer elektrischen Achse von >+60° in 88% der Fälle eine Mitralöffnungsfläche von <1,3 cm² anzunehmen; bei einer elektrischen Achse von >90° liegt bei fast jedem Patienten der Mitteldruck in der A. pulmonalis über 33 mmHg. Abb. 27.5 zeigt den Zusammenhang zwischen der elektrischen Herzachse und dem systolischen Rechtskammerdruck (Reindell et al. 1963).

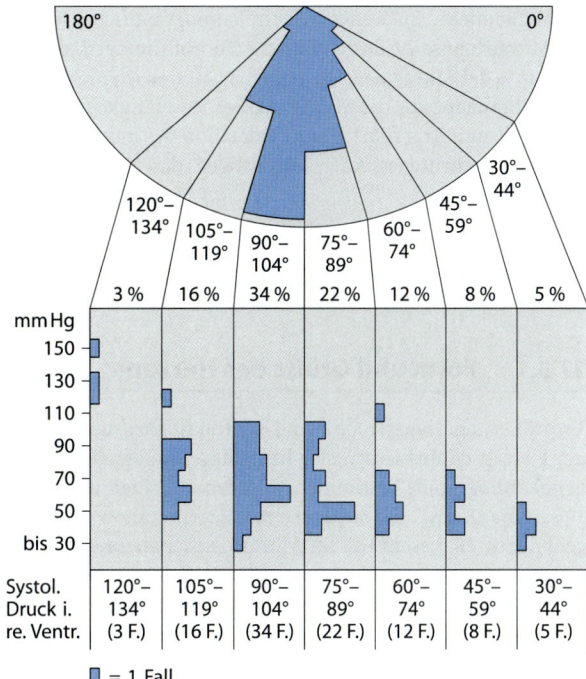

Abb. 27.5. Die präoperative Verteilung des Winkels α, verglichen mit dem systolischen Druck im rechten Ventrikel. (Nach Reindell et al. 1963)

> **Klinisch wichtig**
>
> Eine für die Praxis wertvolle Aussage lässt sich für niedrige und extrem hohe Drücke im folgenden Sinne machen: Wenn der systolische Druck im rechten Ventrikel 40 mmHg nicht überschreitet, liegt die R-Höhe in V_1 durchweg im Normbereich. Bei Drücken über 100 mmHg ist die Mindesthöhe von R rechtspräkordial 0,5 mV und der Anstieg von R verzögert.

Eindeutige Zeichen einer Rechtsbelastung (Rechtsverspätung, ausgeprägter unvollständiger Rechtsschenkelblock) finden sich im EKG erst bei reaktiver pulmonaler Hypertonie.

P-mitrale. Die häufigste elektrokardiographische Veränderung bei der Mitralstenose mit Sinusrhythmus ist das P-mitrale, d.h. eine Verbreiterung von P über 0,12 s, wobei die P-Welle in II doppelgipflig und in V_1 biphasisch deformiert ist. Diesem P-mitrale kommt als diagnostischem Hinweis für das Vorliegen einer Mitralstenose eine wesentliche Bedeutung zu. Die Ursache des P-mitrale ist jedoch noch nicht eindeutig geklärt, es kommt nicht selten auch ohne deutliche Vergrößerung des linken Vorhofes vor. Reindell et al. (1963) fanden bei 55% der Mitralstenosepatienten ein typisches P-mitrale, ein völlig normales P war nur bei 1% zu finden.

Vorhofflimmern. Ein weiterer elektrokardiographischer Befund bei Mitralstenose ist das chronische Vorhofflimmern, das bei etwa 40% der Mitralstenosepatienten zu finden ist; nicht selten ist es überhaupt nur die unregelmäßige Herztätigkeit, die den Patienten zum Arzt führt. Starke Dilatation des linken Vorhofs und fortgeschrittenes Alter begünstigen das Auftreten von Vorhofflimmern.

27.5 Röntgenbefunde

27.5.1 Form und Größe des Herzens

Vergrößerung, Hypertrophie und Kontraktionszustand einzelner Herzabschnitte lassen sich heutzutage umfassend mit der Echokardiographie bestimmen; trotzdem möchten wir unverändert die „Kunst" der fachgerechten Interpretation von Röntgenbildern, in diesem Fall bei Mitralstenosepatienten, zusammenfassen.

Mitentscheidend für die Form- und Größenänderung des Mitralstenoseherzens ist nicht nur der Schweregrad der Druckbelastung des linken Vorhofs und des rechten Ventrikels, sondern auch das Ausmaß der myokardialen Schädigung von linkem Vorhof sowie von rechtem und linkem Ventrikel. Da sehr häufig eine postrheumatische Schädigung des Myokards vorliegt, findet man nur selten ein Mitralstenoseherz ohne nachweisbare Vergrößerung des linken Vorhofs und des rechten Ventrikels.

Ein normal großes und geformtes Mitralstenoseherz ist höchstens bei der reinen Form einer valvulären Stenose nachweisbar. Die Feststellung eines normal großen linken Vorhofs schließt eine auch jahrelang bestehende Mitralstenose nicht aus. In 2 Kollektiven von 100 bzw. 200 Mitralstenoseherzen wurde in unserem Arbeitskreis jedoch nur 3-mal eine fehlende Umformung eines Mitralstenoseherzens vorgefunden; unter 112 quantitativ ausgewerteten Thoraxaufnahmen fand Eichstädt (1973) nur 6 Fälle mit einem Herz-Thorax-Quotienten unter 0,5.

Dorsoventrale Aufnahme. In der Regel lässt sich ein häufig verkleinerter linker Ventrikel mit steil abfallendem und verkürztem linkem Herzrandbogen gegenüber dem vergrößerten rechten Ventrikel abgrenzen. Da bevorzugt die Ausflussbahn des rechten Ventrikels vergrößert ist, biegt bei kleinem linkem Ventrikel der linke Herzrand im unteren Abschnitt mit einer abgerundeten Winkelbildung etwas medialwärts zum Zwerchfell um. Die Herzspitze wird dadurch, ähnlich wie beim „coeur en sabot", schnabelförmig. Der Transversaldurchmesser des Herzens ist zunächst nicht vergrößert, da die beginnende Vergrößerung des rechten Ventrikels nur zu einer Verlängerung der Ausflussbahn des rechten Herzens führt. Durch die Streckung der Ausflussbahn nach kranial ist die Herztaille durch den angehobenen Pulmonalbogen und im unteren Abschnitt durch das linke Herzohr teilweise oder vollständig verstrichen (Abb. 27.6).

Die Rechtsverbreiterung stellt sich v. a. dann ein, wenn es als Folge der Rechtsherzinsuffizienz zu einer Drucksteigerung im rechten Vorhof oder zu einer relativen Trikuspidalinsuffizienz gekommen ist. Die Linksverbreiterung kann dann durch die starke Vergrößerung des rechten Ventrikels bedingt sein.

Auf der dorsoventralen Aufnahme kann der linke Vorhof auch innerhalb des rechten oberen Herzschattens deutlich als Kernschatten sichtbar werden, oder aber er überschreitet als abnormer dritter Bogen den rechten Herzrand. Stärkere Vorhofvergrößerungen können zu Kompressionen und Verlagerungen des linken Hauptbronchus und zu einer Vergrößerung des Tracheobronchialwinkels führen.

Seitliche Aufnahme. Die Vergrößerung des linken Vorhofs ist durch einen Bariumbreischluck auf Schrägaufnahmen und in links anliegender Seitaufnahme meistens gut nachzuweisen. Die Speiseröhre ist nach hinten verlagert. Im Seitenbild führt die Vergrößerung des rechten Ventrikels nach oben zu einer Verschmälerung des Retrosternalraums. Hinweise zur Beurteilung der Größe des linken Ventrikels gibt die Betrachtung des Retrokardialraums. Für einen kleinen linken Ventrikel spricht im seitlichen Bild ein großes „supradiaphragmales Dreieck", gebildet von der Hinterwand des linken Herzens, der V. cava inferior, dem Zwerchfell und der Wirbelsäule bzw. Speiseröhre.

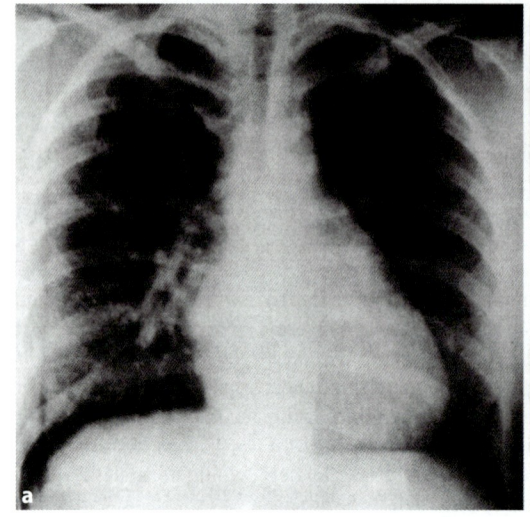
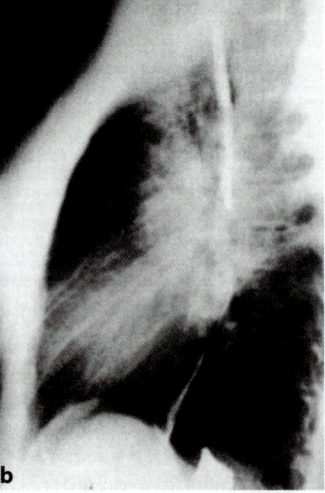

Abb. 27.6a, b. Röntgenbefund bei einem überwiegend „valvulären Typ" einer Mitralstenose. 20-jährige Patientin, klinisches Stadium I (Zufallsbefund, keine Beschwerden, Skivereinssportlerin) (**a** p. a., **b** seitlich). Verstrichene Herztaille durch Verlängerung der Ausflussbahn des rechten Ventrikels. Nur geringe dorsale Verlagerung der Speiseröhre. Etwas erweiterte Hilusgefäße

27.5 · Röntgenbefunde

Klappenkalzifizierung. Besonders geeignet für den Nachweis von Verkalkungen ist die Durchleuchtung mit Bildverstärkertechnik in leichter rechter vorderer Schrägstellung (RAO-Position). Entsprechend der Bewegung der Ventilebene erkennt man während der Systole zur Herzspitze hin gerichtete Bewegungen von kleineren Kalkeinlagerungen oder mehr flächenartigen Kalkzonen. Der Ausschluss oder Nachweis von Verkalkungen ist mit entscheidend für das interventionelle Vorgehen: Valvuloplastie oder Klappenersatz, was heutzutage jedoch besser mit der Echokardiographie entschieden werden kann. Auch Verkalkungen der linken Vorhofwand und verkalkte wandständige Thromben des linken Vorhofs sind röntgenologisch nachweisbar.

27.5.2 Große Herzgefäße, zentrale und periphere Lungengefäße und Lungenparenchym

> **Klinisch wichtig**
> Weitenänderungen des Pulmonalisstamms, der zentralen und peripheren Lungengefäße sowie Strukturveränderungen des Lungenparenchyms ermöglichen häufig eine bessere Beurteilung des Schweregrades einer Mitralstenose als die Größenänderung einzelner Herzabschnitte.

Sind beim Nachweis einer Mitralstenose keine Veränderungen des Pulmonalisstamms, der Lungengefäße und der Lungenstruktur festzustellen, ist die Mitralstenose meistens geringgradig. Eine reaktive pulmonale Hypertonie kann man ausschließen.

Zentrale Lungengefäße. Erweiterungen der zentralen Lungengefäße lassen auf eine mittelgradige bis schwere Mitralstenose schließen (◘ Abb. 27.7). Ist der Pulmonalbogen nicht vorspringend, besteht meistens nur eine passive pulmonale Hypertonie.

Periphere Lungengefäße. Ein weiteres wichtiges diagnostisches Kriterium für eine mittelschwere bis schwere Mitralstenose ist die röntgenologisch nachweisbare Umverteilung der Lungendurchblutung von den basalen zu den apikalen Lungenpartien hin. Nach einer erfolgreichen Mitralstenoseoperation kommt es zu einer Normalisierung der Blutumverteilung und damit auch der apikalen und basalen Lungengefäßzeichnung.

Pulmonale Hypertonie. Kommt es im Verlauf der Erkrankung zu einer reaktiven pulmonalen Hypertonie, gibt es hierfür 2 wichtige diagnostische Kriterien (◘ Abb. 27.7):
- abrupte Kaliberabnahme der erweiterten zentralen hilären Gefäße (Lappenarterien) zu den peripheren arteriellen Lungengefäßen hin (Segment- und Subsegmentarterien),
- Vorwölbung des erweiterten Pulmonalisstamms (s. Abschn. 13.4).

Lungenparenchym. Die passive und die reaktive pulmonale Hypertonie führt neben den röntgenologisch nachweisbaren Änderungen der zentralen und peripheren Lungengefäße auch zu Veränderungen der Lungenstruktur im Bereich beider Lungenfelder.

Bei einer Mitralstenose, die noch zu keiner erheblichen sekundären Gefäß- und Lungenveränderung geführt hat, kann eine akute pulmonalvenöse Drucksteigerung zu diffusen, symmetrisch angeordneten, milchglasartigen Trübungen und einer herabgesetzten Transparenz der Lungenfelder im Sinne eines

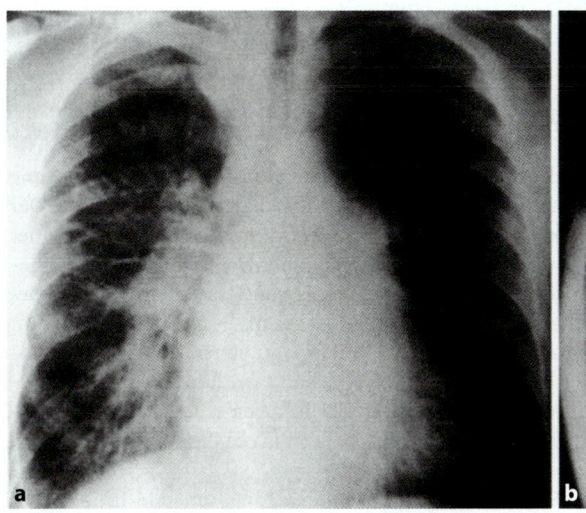 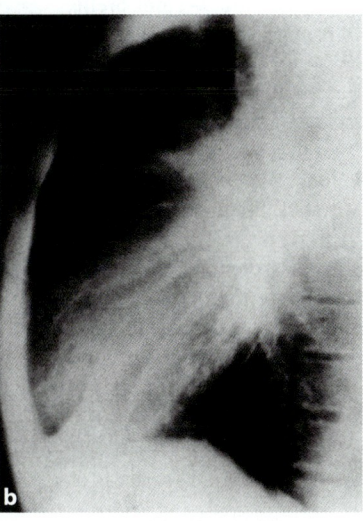 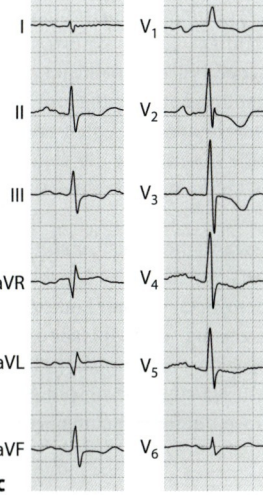

◘ **Abb. 27.7a–c.** Röntgenbefund, EKG und hämodynamische Befunde bei einem „pulmonalen Typ" einer Mitralstenose mit gleichzeitig stark erhöhtem pulmonalkapillärem Mitteldruck (40 mmHg). 34-jähriger Patient, klinisches Stadium III (Beschwerden: v. a. Atemnot während leichter Belastung). **a** und **b** Röntgenbild (**a** p. a., **b** seitlich). Nach links verbreitertes Herz durch den vergrößerten rechten Ventrikel. Keine eindeutig nachweisbare Vergrößerung des linken Vorhofs. Die Dorsalverlagerung der Speiseröhre ist Folge der Rechtsvergrößerung des Herzens. Stark vorspringender Pulmonalbogen. Stark erweiterte arterielle Gefäße im Bereich beider Hili. Milchglasartige Trübung des rechten Mittel-Unter-Feldes (Stauungslunge). **c** EKG: Steiltyp. P mitrale. Rechtsverspätungskurve. Hämodynamische Befunde: PCP_m: 40 mmHg, PAP_m: 108 mmHg, R_L: 1425 dyn·cm^{-5}

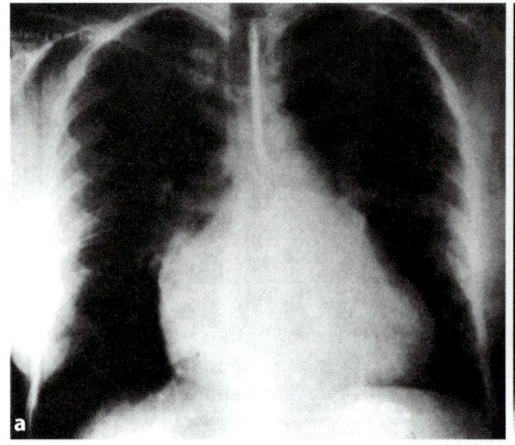
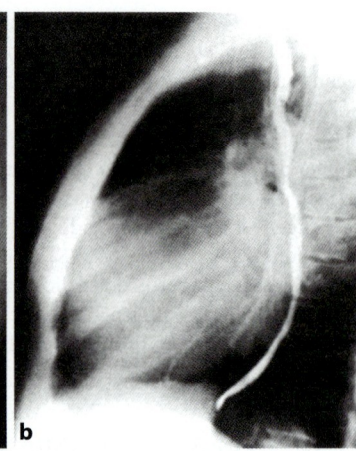

Abb. 27.8a, b. Röntgenbefund und hämodynamische Befunde bei einem „myokardialen Typ" einer Mitralstenose. 50-jährige Patientin, klinisches Stadium III. (**a** p. a., **b** seitlich): stark dilatiertes Herz. HV 1320 ml, HV/KG 22 ml/kg. Starke Vergrößerung des linken Vorhofs, des rechten Ventrikels und des rechten Vorhofs. Fehlender Pulmonalbogen, normale Lungengefäßzeichnung. Hämodynamische Befunde: PCP_m: 17 mmHg, PAP_m: 27 mmHg

akuten Lungenödems führen. Häufig findet man auch beidseits in Hilushöhe mehr oder weniger massive Verschattungen. Das akute Lungenödem tritt spontan nach körperlicher Belastung auf, bei Frauen während der Entbindung, nach plötzlich auftretenden Tachyarrhythmien u. a. Nach wenigen Tagen kann es sich zurückbilden.

Als Folge einer **chronischen Stauung** kann es durch Vermehrung des Lungenstützgewebes zu einer feinen, netzförmig veränderten Strukturzeichnung der Lunge kommen. Hämosiderinablagerungen in den Alveolenwänden und im Interstitium führen zu sichtbaren feinfleckigen Fibrosierungen, die symmetrisch in beiden Lungen, vorwiegend im Bereich der Mittel- und Unterfelder, angeordnet sind (Abb. 27.8).

Kerley-B-Linien. Ein weiteres diagnostisch wichtiges Kriterium der Mitralstenose sind die kostophrenischen Septumlinien (Kerley-B-Linien). Es handelt sich um 2–3 mm breite, 1–3 cm lange, horizontale, strichförmige Verschattungen, die häufiger rechts als links, 5–10 cm oberhalb des kostophrenischen Winkels lokalisiert sind. Sie kommen durch venöse Lungendrucksteigerung mit Stauung der Lymphbahnen in den interlobulären Septen zustande. Ihre Rückbildung spricht für eine Beseitigung der venösen Stauung. Das Fehlen der Kerley-B-Linien schließt eine schwere Mitralstenose nicht aus.

Gefäßband. Das Gefäßband ist bei stärkeren Mitralstenosen verschmälert. Die Ursache ist in einer verminderten Füllung der Aorta, in einer Linksdrehung des Herzens und in einer Verlagerung des Aortenbogens durch den verlängerten und erweiterten Truncus pulmonalis zu suchen. Die Kontur der V. cava superior im p. a.-Bild ist bei kompensierter Mitralstenose häufig verschmälert, eine Verbreiterung spricht für eine Rechtsherzinsuffizienz.

27.6 Echokardiogramm

P. Bubenheimer, N. Jander

Ziele der Echokardiographie bei Mitralstenose

- Bestätigung der klinischen Diagnose, insbesondere bei auskultatorisch unklaren Fällen („stumme Mitralstenose"), gleichzeitiger Aorteninsuffizienz, Tachyarrhythmie. In seltenen Fällen ergibt sich die Differenzialdiagnose zum Vorhoftumor.
- Beurteilung des Schweregrades der Stenose.
- Erfassung von Begleitläsionen an anderen Herzklappen und des begleitenden rheumatischen Myokardschadens.
- Auswahl des geeigneten Behandlungsverfahrens (Ballonvalvuloplastie, Klappenersatz).
- Verlaufskontrolle, insbesondere nach Behandlung.

27.6.1 Qualitative Diagnose

Bei der apikalen oder parasternalen Schnittbilduntersuchung kann die Mitralstenose meist auf Anhieb erkannt werden. Der Klappenapparat ist verdickt und vermindert beweglich, in der Diastole wölbt er sich kuppel- oder trichterförmig in die Einflussbahn des linken Ventrikels vor. Das gegensinnige Bewegungsspiel der beiden Segel ist gestört. Normalerweise kommt es nach der Öffnung der Klappe zu einem raschen Druckangleich zwischen Vorhof und Kammer. Entsprechend schwingen die Mitralsegel nach der initialen frühdiastolischen Füllungswelle wieder in eine halbgeöffnete Position zurück.

EF-„Slope". Diese Rückstellbewegung, im TM-Echokardiogramm als EF-„Slope" bezeichnet, ist bei der Mitralstenose verzögert. Der über die gesamte Diastole anhaltende Druckgradient behindert die Rückstellbewegung, der EF-„Slope" ist abgeflacht (Abb. 27.9). Dieser klassische Befund genügt aber nicht zur Diagnose „Mitralstenose", denn auch andere Störungen der frühdiastolischen Ventrikelfüllung verursachen eine Abflachung des EF-„Slope", z. B. die Relaxationsstörung bei schwerer Linksherzhypertrophie. Seit Einführung der 2-D-Methode bereitet die Differenzialdiagnose des abgeflachten EF-„Slope" keine Schwierigkeiten mehr.

Dorsales Mitralsegel. Neben der Intensivierung der Mitralisechos und der verminderten Schwingungsamplitude kommt v. a. dem Befund der „Parallelbewegung" des hinteren Segels Bedeutung zu. Die miteinander verwachsenden Segel können sich nicht mehr voneinander lösen, sie schwingen während der Diastole gleichsinnig septalwärts nach vorn (◘ Abb. 27.9 und 27.10). Bei leichtgradigen Stenosen mit noch gut mobilem Klappenapparat kann allerdings gelegentlich noch eine gegensinnige Bewegung des hinteren Segels bewahrt sein. Auch nach Kommissurotomie kann das hintere Segel eine diastolische Bewegung nach hinten ausführen, wenngleich von verminderter Amplitude.

27.6.2 Quantitative Diagnose

„Time-motion"-Echo. Die Abflachung des EF-„Slope" wurde auch zur Quantifizierung der Mitralstenose herangezogen. Bei leichtgradigen Stenosen (Öffnungsfläche > 2 cm²) liegt der EF-„Slope" meist noch über 20 mm/s, bei schweren Stenosen (Öffnungsfläche < 1 cm²) unter 10 mm/s. Untersuchungen größerer Kollektive zeigten gute Korrelationen zwischen Klappenöffnungsfläche und EF-„Slope" (Segal et al. 1966 u. a.). Im Einzelfall liegt die TM-echokardiographische Voraussage des Schweregrades aber oft daneben. Denn der EF-„Slope" ist nicht nur von der Öffnungsfläche abhängig, sondern auch von der Mobilität des Klappenapparates, vom Schlagvolumen, der Herzfrequenz und der diastolischen Ventrikelfunktion.

2-D-Echo. Die Möglichkeit, die Öffnungsfläche der Mitralklappe im Schnittbild direkt sichtbar zu machen, bedeutete für die Quantifizierung der Mitralstenose einen wesentlichen Fortschritt. Nun war eine direkte planimetrische Bestimmung der Öffnungsfläche möglich. Eine genaue Messung macht jedoch ein außerordentlich exaktes Vorgehen bei der Gewinnung des Bildes notwendig.

> **Voraussetzungen für die Messung der Mitralstenose mittels 2-D-Echo**
> – Der Querschnitt durch die Mitralklappe muss exakt senkrecht zur Längsachse des Mitralistrichters geführt werden.
> ▼

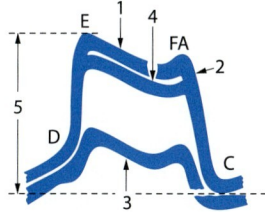

◘ **Abb. 27.9.** Schema des Mitralsegelechogramms bei der Mitralstenose, das folgende Kriterien aufweist: *1* abgeflachter EF-„Slope", *2* kleiner A-Gipfel, *3* diastolische Parallelbewegung des hinteren Segels nach vorn, *4* Verbreiterung und Intensivierung der Segelechos, *5* verminderte Schwingungsamplitude der Segel

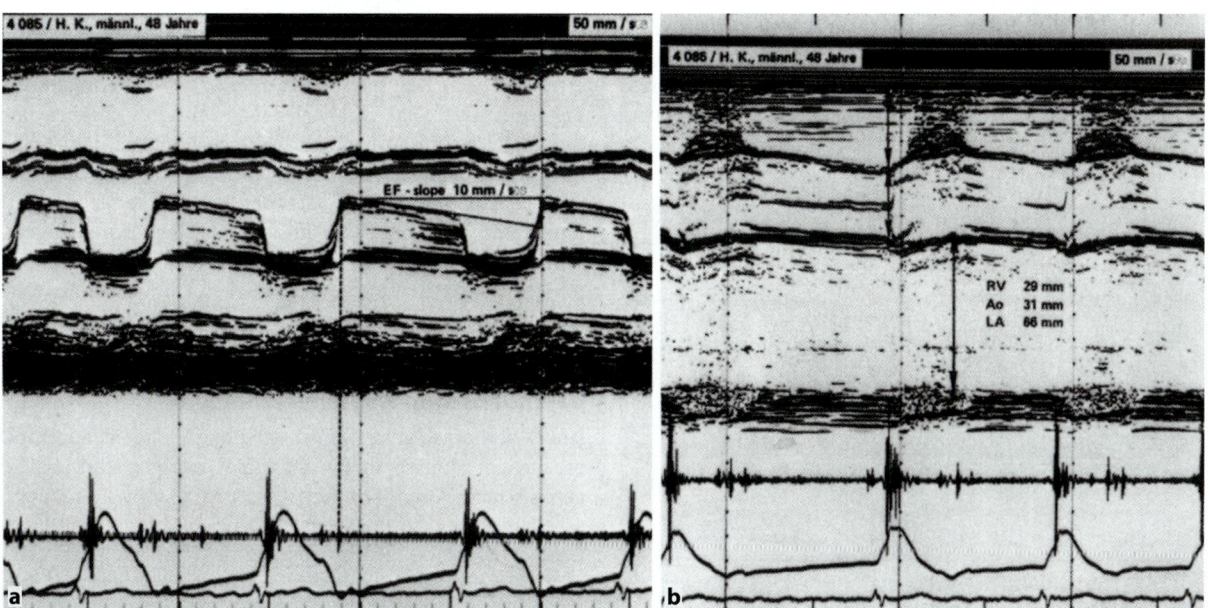

◘ **Abb. 27.10a, b.** Echogramm bei höchstgradiger Mitralstenose. **a** Mitralsegelechogramm: Die diastolische Bewegung ist monophasisch, der EF-„Slope" ist auf 10 mm/s abgeflacht, ein A-Gipfel ist (bei Vorhofflimmern) nicht erkennbar. Das hintere Segel zeigt diastolische Parallelbewegung, die Echos der Segel sind verbreitert. Der im Phonokardiogramm registrierte Mitralöffnungston fällt zusammen mit dem Ende der diastolischen Vorwärtsbewegung der Mitralsegel **b** Echogramm der Herzbasis: der linke Vorhof ist stark vergrößert

- Um die engste Stelle des Mitralstrichters zu erfassen, muss die Schnittebene (kurze Achse) mehrfach über den Klappenapparat von basal nach apikal und zurück gekippt und schließlich im Bereich der kleinsten Öffnungsfläche – meist am Übergang der Segel in die Sehnenfäden – fixiert werden.
- Die Öffnungsfläche muss zum Zeitpunkt der maximalen Klappenöffnung in der frühen Diastole erfasst werden.
- Die Signalverstärkung muss sorgfältig eingestellt werden, insbesondere bei stark verkalktem Klappenapparat.

Bei stark verkalktem und geschrumpften Klappenapparat charakterisiert die „anatomische" Öffnungsfläche den Strömungswiderstand an der Mitralklappe nicht befriedigend. Dieser setzt sich aus dem Querschnitt und der Länge des Mitraltunnels zusammen; auch die Mobilität des Klappenapparates, und die Dichte der Chordae gehen in den Gesamtwiderstand ein.

Dopplerecho. Die genannten Probleme legen nahe, das Strömungshindernis an der verengten Mitralklappe nicht nur morphologisch, sondern auch funktionell zu charakterisieren. Aus der vom apikalen Echofenster abgeleiteten diastolischen Dopplerflusskurve können Druckgradient und Öffnungsfläche berechnet werden (Abb. 27.11). Untersuchungstechnische Probleme gibt es hier kaum, was die Dopplermethode v. a. für die Verlaufskontrolle des Schweregrades der Stenose interessant macht (Abb. 27.12).

Der **Druckgradient** wird nach der vereinfachten Bernoulli-Formel aus der Strömungsgeschwindigkeit berechnet:

$$\Delta p = 4 \cdot V^2$$

Rasch lassen sich instantane Gradienten zu beliebigen Zeitpunkten der Diastole berechnen. Der größte Gradient entspricht dem Gipfel der Geschwindigkeitskurve. Dieser liegt meist am Beginn der Diastole (E-Gipfel), bei Sinusrhythmus gelegentlich am Ende der Diastole (A-Gipfel). Die zu diesen Zeitpunkten bestimmten „maximalen" Gradienten sind aber wenig aussagekräftig. Wichtiger ist der über die Diastole gemittelte Gradient.

Bei der Interpretation der Gradienten muss man sich bewusst sein, dass sie biologisch variable Messgrößen darstellen und sich bei demselben Patienten sehr rasch ändern können, ohne dass dies mit einer Veränderung der Mitralstenose gleichzusetzen wäre. Der Gradient steigt und fällt mit der Herzfrequenz und dem Herzminutenvolumen. Eine Erhöhung des Durchflusses bei begleitender Mitralinsuffizienz treibt den Gradienten hoch. Desweiteren kann der Gradient von der Medikation (Diuretika, Vorlastsenker) stark beeinflusst werden. Wegen dieser Schwankungen muss die Messung der Druckgradienten durch die Bestimmung der Öffnungsfläche ergänzt werden (Abb. 27.12 und 27.13).

Für die Dopplerechokardiographie hat sich die Berechnung der **Öffnungsfläche** (MÖFl) aus der Druckhalbwertszeit (t/2, gemessen in ms) am besten bewährt:

$$\text{MÖFl} = 220 : t/2 \, \text{cm}^2$$

Die **Druckhalbwertszeit** ist die Zeitspanne, in welcher der Gradient von seinem frühdiastolischen Maximum auf die Hälfte abgefallen ist. Die Druckhalbwertszeit nimmt mit zunehmender Stenose zu. Sie ist unabhängig von der absoluten Höhe des Gradienten und weitgehend unabhängig vom Durchflussvolumen. Nur hohe Herzfrequenzen beeinträchtigen die Messgenauigkeit, da die Messzeitpunkte bei kurzer Diastole nicht mehr genau festgelegt werden können.

27.6.3 Echokardiographische Begleitbefunde

Assoziierte Klappenläsion

Rheumatische Begleitläsionen anderer Herzklappen lassen sich im Rahmen der 2-D-und TM-Echokardiographie leicht erkennen, wenn sie stärkere Ausmaße haben. Geringgradige Regurgitationen, v. a. die begleitende Mitralinsuffizienz, und die oft gleichzeitig vorhandene Aorteninsuffizienz, können mit der Farb-Dopplerechokardiographie sensitiv nachgewiesen werden. Eine besondere Bedeutung hat die dopplerechokardiographische Analyse der meistens nachweisbaren organischen oder funktionellen Trikuspidalinsuffizienz. Aus der systolischen Regurgitationsgeschwindigkeit kann zuverlässig auf das Ausmaß der pulmonalen Drucksteigerung geschlossen werden.

Veränderungen an den Herzhöhlen

Linker Vorhof. Regelmäßig ist der linke Vorhof dilatiert, bei erhaltenem Sinusrhythmus im Mittel weniger stark als bei chronischem Vorhofflimmern (McDonald 1976). Die chronische Steigerung des linksatrialen Drucks führt zu einer kugeligen Umformung mit Vorwölbung des Vorhofseptums nach rechts. Der rechte Vorhof kann sichelförmig abgeplattet sein. Das Ausmaß der Vorhofdilatation steht zum Schweregrad der Mitralstenose in einer nur losen Beziehung, zu stark interferiert die rheumatische Schädigung der Vorhofmuskulatur. Entsprechend ist auch der rechte Vorhof v. a. bei chronischem Vorhofflimmern oft vergrößert, bei begleitender Trikuspidal-

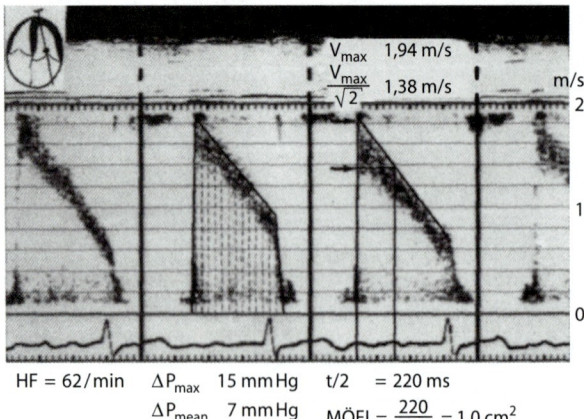

Abb. 27.11. Original einer Dopplerflusskurve (PW-Methode) bei Mitralstenose. Aus der 2. Aktion wurden die maximalen und mittleren Gradienten, aus der 3. Aktion die Mitralöffnungsfläche ermittelt

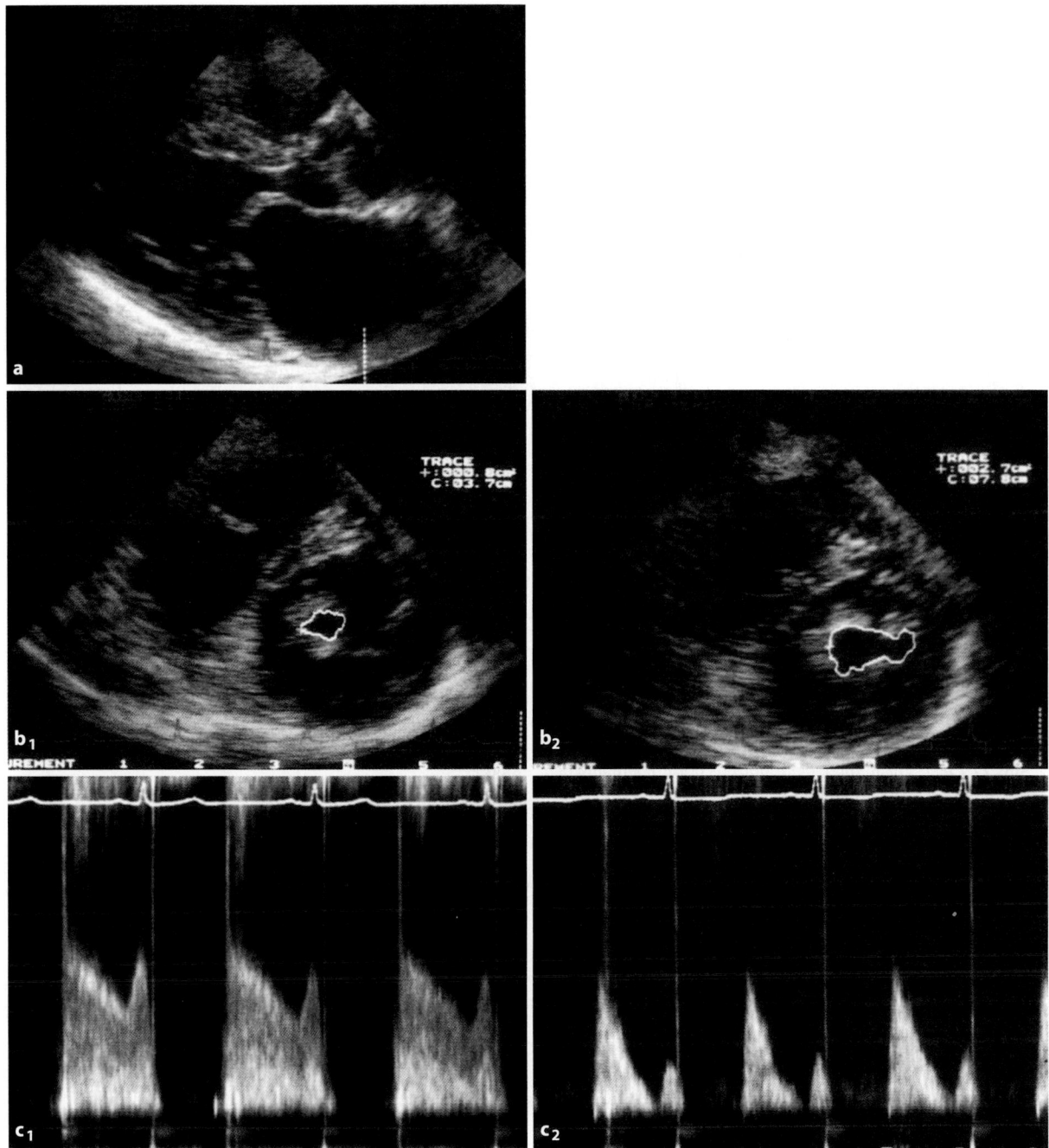

Abb. 27.12a–c. Echokardiographische Analyse (2-D-Echo und Doppler) einer Mitralstenose vor und nach chirurgischer Kommisurotomie. **a** Parasternaler Längsachsenschnitt diastolisch. Das vordere Mitralsegel ist zwar verdickt, jedoch nicht verkalkt und gut mobil. Typische diastolische Domsteilung. Der Mitraltunnel ist gut erkennbar. **b** Planimetrie der Mitralöffnungsfläche im parasternalen Kurzachsenschnitt vor (oben, 0,8 cm²) und nach (unten, 2,7 cm²) Kommisurotomie. **c** CW-Dopplerflusskurve der Mitralklappe vor (oben) und nach (unten) Kommisurotomie bei Sinusrhythmus. Präoperativ erhöhte Strömungsgeschwindigkeit (V_{mean}=1,4 m/s) und verzögerter frühdiastolischer Geschwindigkeitsabfall (t/2=240 ms). Postoperativ deutlicher Rückgang der Strömungsgeschwindigkeit (V_{mean}=0,6 m/s) und steiler frühdiastolischer Geschwindigkeitsabfall (t/2=80 ms). Rückgang des mittleren diastolischen Gradienten von 8,3 auf 1,4 mmHg, Zunahme der funktionellen Öffnungsfläche von 0,9 auf 2,8 cm²

insuffizienz besonders stark. Im linken Vorhof sind nicht selten die zur Embolie disponierenden muralen Thromben nachweisbar (Abb. 27.14). Die noch häufigeren kleinen Thromben im linken Herzohr sind dagegen auch mit der 2-D-Methode transthorakal schwer nachzuweisen. Heute wird bei embolischen Komplikationen und vor Ballonvalvuloplastie die für Thromben weit sensitivere transösophageale Untersuchung eingesetzt (Kronzon et al. 1990).

Linker Ventrikel. Der linke Ventrikel ist normal groß oder klein. Eine Dilatation – ohne begleitende Volumenbelastung durch Mitralinsuffizienz – und eine erniedrigte Verkürzungsfraktion weisen auf eine stärkere rheumatische Schädigung der Ventrikelmuskulatur hin. Für die Mitralstenose typisch ist die Störung der diastolischen Ventrikelwandbewegung. Infolge des verzögerten Bluteinstroms ist die ansonsten rasche frühdiastolische Auswärtsbewegung der Ventrikelwände verlangsamt, die Füllung erstreckt sich gleichmäßig über die Diastole.

Rechter Ventrikel. Auch die Dilatation des rechten Ventrikels ist zunächst Folge der rheumatischen Herzmuskelschädigung. Sie wird sekundär verstärkt durch die pulmonale Hypertonie und die Trikuspidalinsuffizienz. Eine konzentrische rechtsventrikuläre Hypertrophie ist im Zusammenhang mit einer Mitralstenose selten.

27.6.4 Prä- und postoperative Beurteilung des Klappenapparates

Für die Auswahl der einzuschlagenden Therapie (Ballonvalvuloplastie, plastische Korrektur oder Klappenersatz) ergeben sich aus dem Echokardiogramm wertvolle Hinweise. Eine scharfe Grenze zwischen „sprengbarer" und „nicht sprengbarer" Klappe kann natürlich nicht gezogen werden. Schon die unterschiedliche Einstellung der Operateure und Dilatateure verbietet eine allzu apodiktische Voraussage (Wilkins et al. 1988).

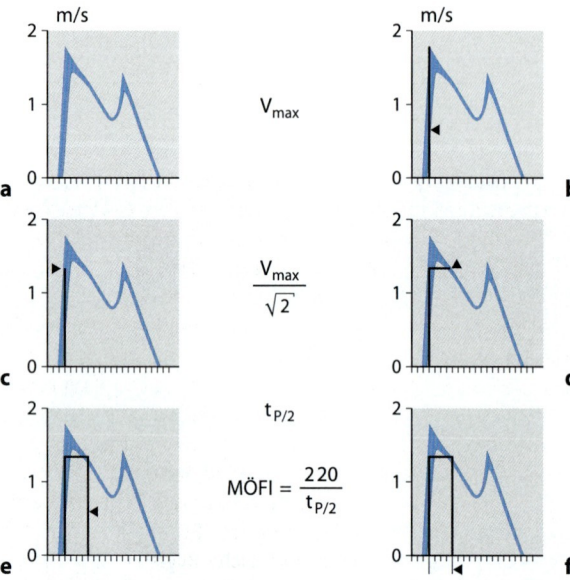

Abb. 27.13a–f. Erläuterung der dopplerechokardiographischen Bestimmung der Mitralöffnungsfläche aus der Druckabfallgeschwindigkeit. **a** Gewinnen der Dopplerkurve. **b** Fällen eines Lots durch den Geschwindigkeitsgipfel V_{max} und Ablesen von V_{max}. **c** Berechnen der Geschwindigkeit zum Zeitpunkt, zu dem der Druckgradient auf die Hälfte abgesunken ist: $V_{max}/\sqrt{2}$. **d** Markieren dieser Geschwindigkeit auf der Dopplerkurve. **e** Fällen eines 2. Lots durch den Markierungspunkt. **f** Ablesen des Zeitintervalls zwischen V_{max} und $V_{max}/\sqrt{2}$ ergibt die Druckhalbwertszeit $t_{p/2}$. Berechnen der Mitralöffnungsfläche (MÖFI)

> **Argumente für eine chirurgische Klappensprengung oder Ballonvalvuloplastie**
> – Relativ zarte und mobile Segel ohne wesentliche Verkalkungen, insbesondere in den Kommissuren
> – Zarte, nicht geschrumpfte Sehnenfäden
> – Keine begleitende Mitralinsuffizienz
>
> **Argumente gegen eine Klappensprengung**
> – Wenig mobile, stark verkalkte Segel, insbesondere kommissurale Kalkeinlagerungen
> – Verkürzte, verbackene Sehnenfäden
> – Begleitende Mitralinsuffizienz

Wird ein plastischer Klappeneingriff durchgeführt, kann die Zunahme der Öffnungsfläche sowohl im Schnittbild wie mit dem Dopplerverfahren dokumentiert werden. Im TM-Echokardiogramm wird der EF-„Slope" steiler, bleibt aber fast immer auf Werte < 6 mm/s erniedrigt. Ob die Sprengung zu einer Mitralinsuffizienz führt oder ob eine schon vorbestehende Insuffizienz zunimmt, wird am besten mit dem Farbdoppler geklärt.

Nach Klappenersatz kann die funktionelle Zunahme der Öffnungsfläche nur dopplerechokardiographisch geklärt werden. Dabei kann auch der verbliebene Restgradient an der Prothese ermittelt werden. Valvuläre und paravalvuläre Lecks können mit der Farbdopplermethode festgestellt und unter-

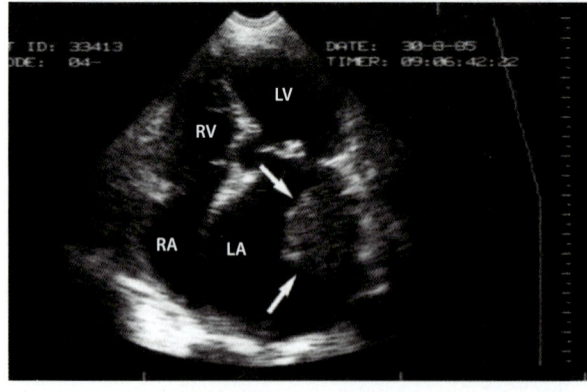

Abb. 27.14. 2-D-Echokardiogramm, apikaler Vierkammerblick bei einer 75-jährigen Patientin mit Mitralstenose. Der linke Vorhof (*LA*) ist kugelig aufgeweitet, der rechte Vorhof (*RA*) nach rechts verlagert und abgeplattet. Die Mitralklappe ist verdickt und wölbt sich trichterförmig in den linken Ventrikel (*LV*). An der Seitenwand des linken Vorhofs ist ein 4,5 × 4,2 cm großer, kugeliger Thrombus sichtbar

schieden werden (Chambers et al. 1989 u. a.). Die regelmäßige postoperative Funktionskontrolle ist v. a. bei Bioprothesen von Bedeutung. Die postoperative Rückbildung einer präoperativ vorhandenen Trikuspidalinsuffizienz und der pulmonalen Hypertonie kann ebenfalls am besten dopplerechokardiographisch erfasst werden.

Trotz deutlicher hämodynamischer Besserung findet man postoperativ oft nur geringe Veränderungen der Vorhof- und Ventrikeldimensionen. Der linke Vorhof zeigt nur bei Sinusrhythmus eine gute Verkleinerungstendenz. Der linke Ventrikel zeigt eine allenfalls geringe Zunahme der enddiastolischen Größe. Allerdings lässt sich die verbesserte Füllungscharakteristik an den Wandbewegungen des Ventrikels ablesen. Die frühdiastolische Auswärtsbewegung wird deutlich schneller.

27.7 Belastungsuntersuchung

Eine differenzierte Analyse der Hämodynamik ist lediglich durch die Herzkatheterisierung und Bestimmung der intrakardialen Drücke und des Herzminutenvolumens möglich (s. unten). Die unblutige Methode der ergometrischen Belastungsprüfung ist jedoch aus folgenden Gründen nützlich.

Arbeitstoleranz. Die ergometrische Belastungsprüfung erlaubt eine objektive Festlegung der Arbeitstoleranz des Patienten. Die subjektiven Angaben des Patienten sind häufig nicht zu verwerten, da diese sich in ihrem Alltag sehr unterschiedlichen Belastungen aussetzen. In der Ergometrie wird dagegen eine genaue standardisierte und in physikalischen Einheiten dosierte körperliche Belastung verlangt.

Verlaufskontrolle. Ergometrische Belastungsprüfungen sind v. a. dann notwendig, wenn der Patient über längere Zeit kontrolliert werden soll. Anhand der Ergebnisse der ergometrischen Belastungsprüfung lässt sich die Entwicklung der Leistungsreduktion des Patienten sehr gut verfolgen. Ein Knick in seiner Leistungsfähigkeit kann gut erfasst werden. Auch nach Durchführung einer Operation lässt sich die Entwicklung der Leistungssteigerung des Patienten mit Hilfe von ergometrischen Belastungstests verfolgen. Wichtig ist auch die Beurteilung des Herzfrequenzanstiegs während Belastung bei absoluter Arrhythmie (überschießender Frequenzanstieg?).

27.8 Herzkatheteruntersuchung

> Die Diagnose einer Mitralstenose ist in der Regel durch die klinischen Untersuchungsbefunde zu stellen. Eine ausreichende Quantifizierung gelingt mit der 2-D-Echokardiographie und insbesondere mit der Dopplerechokardiographie.

Präoperative Indikation. Eine präoperative Links-/Rechtsherzkatheteruntersuchung ist indiziert, wenn es eine Diskrepanz gibt zwischen dem klinischen Status einerseits und den erhobenen echo- und dopplerechokardiographischen Untersuchungsbefunden andererseits, insbesondere dann, wenn der Patient/die Patientin stark symptomatisch ist und aufgrund der Symptomatik eine Operationsindikation gegeben wäre.

Die diagnostische Koronarangiographie ist immer dann indiziert, wenn die klinische Symptomatik des Patient/der Patientin auf eine Angina pectoris deutet und/oder wenn ausgeprägte Risikofaktoren für das Vorliegen einer Koronarerkrankung vorhanden sind (Bonow et al. 1998).

Ziel einer Herzkatheteruntersuchung bei Mitralstenosepatienten ist die Bestimmung von PCP, Herzminutenvolumen und Druckgradient an der Mitralklappe sowie die quantitative Erfassung einer reaktiven pulmonalen Hypertonie.

27.8.1 Pulmonalkapillardruck

In der Regel genügt zur Bestimmung des Ausmaßes der Stenosierung eine Rechtsherzkatheterisierung. Der entscheidende Wert ist dabei der Mitteldruck in Pulmonalkapillarstellung. Voraussetzung ist natürlich, dass eine sichere Pulmonalkapillarstellung erreicht werden kann. Wenn der Formverlauf der Druckkurve Zweifel daran aufkommen lässt, empfiehlt es sich, in der vermeintlichen Pulmonalkapillarstellung Blut abzunehmen. Handelt es sich dabei um arterielles Blut, kann eine Pulmonalkapillarstellung angenommen werden. Bei großem linkem Ventrikel, bei dem eine Mitralinsuffizienz wegen eines fehlenden systolischen Geräusches unwahrscheinlich ist, muss auch daran gedacht werden, dass der PCP durch eine zusätzliche myokardiale Schädigung des linken Ventrikels erhöht sein kann. In diesen Fällen ist die Bestimmung des Druckgradienten an der Mitralklappe unerlässlich. Bei sicherer Erfassung des PCP genügt dazu eine zusätzliche Registrierung der diastolischen Drücke im linken Ventrikel über einen retrograd von der A. brachialis oder A. femoralis aus eingeführten Katheter. Dabei müssen Pulmonalkapillardruck und Druck im linken Ventrikel synchron bzw. weitgehend synchron registriert werden (Abb. 27.15).

Bei einigen Fällen von schwerer pulmonaler Hypertonie ist es nicht möglich, eine einwandfreie Pulmonalkapillarstellung zu erreichen. Da diese Fälle häufig gegen eine primär pulmonale Hypertonie abgegrenzt werden müssen, ist eine transsep-

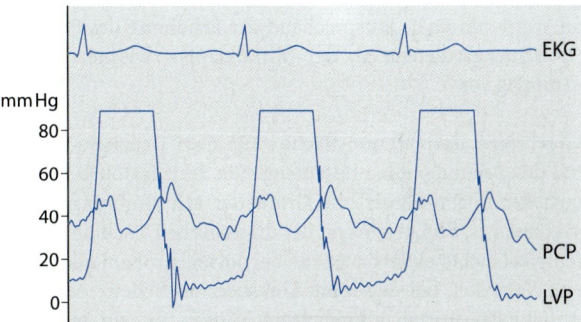

Abb. 27.15. Schwere Mitralstenose. EKG, Druckkurve des linken Ventrikels (*LVP-Kurve*) und Pulmonalkapillardruckkurve (*PCP-Kurve*) eines 33-jährigen Patienten mit schwerer kalzifizierter Mitralklappenstenose. Mittlerer Mitralklappendruckgradient in Ruhe 29 mmHg, Mitralklappenöffnungsfläche 1,0 cm^2 (nach Gorlin aus Hämodynamik berechnet). EKG und Ventrikeldruckkurve (*LVP-Kurve*) sind elektronisch um 100 ms gegen über der Pulmonalkapillardruckkurve (*PCP-Kurve*) verzögert worden, um deren verlängerte Laufzeit durch die Lungengefäße auszugleichen

tale Punktion des linken Vorhofs zu empfehlen. Mit einem Ballonkatheter gelingt es jedoch fast immer, einen einwandfreien PCP zu registrieren.

Pulmonale Hypertonie. Bei Mitralstenosen werden Pulmonalkapillarmitteldrücke zwischen 15 und 55 mmHg festgestellt. Die Mitteldrücke in der Pulmonalarterie sind bei normalen Lungengefäßwiderstand nur 5–10 mmHg höher (passive pulmonale Hypertonie). Der Lungengefäßwiderstand wird aus der Differenz der Mitteldrücke zwischen Pulmonalarterie und Druck in Pulmonalkapillarstellung und dem Sekundendurchfluss nach der in Kap. 9 beschriebenen Formel berechnet. Er beträgt bei rein passiver pulmonaler Hypertonie 50–200 $dyn \cdot s \cdot cm^{-5}$. Bei Werten von über 200 $dyn \cdot s \cdot cm^{-5}$ liegt eine reaktive pulmonale Hypertonie vor, die durch funktionelle und anatomische Prozesse an den kleinen Lungengefäßen bedingt ist. In extremen Fällen sind Werte bis 1500 $dyn \cdot s \cdot cm^{-5}$ bestimmt worden. Die Druckbelastung des rechten Ventrikels führt zu einer betonten Vorhofkontraktion, die sich bei Sinusrhythmus durch eine Erhöhung der a-Welle in der Vorhofdruckkurve sowie durch eine enddiastolische Druckerhöhung im rechten Ventrikel anzeigt. Bei Erhöhung des mittleren Vorhofdrucks auf über 10 mmHg in Ruhe oder während Belastung muss eine Funktionsminderung des rechten Ventrikels angenommen werden.

27.8.2 Herzindex und Druckgradient

Das Herzminutenvolumen ist bei schweren Mitralstenosen schon im Ruhezustand erniedrigt, insbesondere dann, wenn eine erhebliche reaktive pulmonale Hypertonie oder eine absolute Arrhythmie vorliegt. Der Herzminutenvolumenindex („cardiac index"), der normalerweise zwischen 2,5 und 4,5 liegt, kann bis auf Werte von 1,5 erniedrigt sein. Entsprechend der Erniedrigung des Herzminutenvolumens kommt es zu einer Herabsetzung der gemischtvenösen Sauerstoffsättigung. Bei schweren Mitralstenosen mit entsprechenden Strukturveränderungen des Lungenparenchyms kommt es häufig auch zu einer Erniedrigung der arteriellen Sauerstoffsättigung auf Werte um 90%. Entsprechend der Erhöhung des PCP liegen Druckgradienten an der Mitralklappe zwischen 5 und 40 mmHg vor.

Berechnung der Öffnungsfläche. Aus dem Druckgradienten und den Sekundendurchflussmengen in der Diastole lässt sich nach der Gorlin-Formel die Größe der Mitralöffnungsfläche errechnen (s. Kap. 16). Wenn der diastolische Druck im linken Ventrikel nicht bekannt ist, kann bei normal großem oder kleinem Ventrikel, bei dem eine Linksherzinsuffizienz oder ein begleitendes Aortenvitium ausgeschlossen ist, ein mittlerer diastolischer Druck von 5 mmHg eingesetzt werden. Diese Kalkulationen werden um so exakter, je stärker die Stenose bzw. die Größe der Druckgradienten ist.

> **! Cave**
> Bei begleitender Mitralinsuffizienz können sich erhebliche Fehlkalkulationen ergeben, da das Sekundendurchflussvolumen nicht nur aus dem effektiven Schlagvolumen, sondern zusätzlich aus dem Regurgitationsvolumen besteht und die Öffnungsfläche zu klein bestimmt wird. Das Regurgitationsvolumen kann in diesen Fällen angiokardiographisch ermittelt werden.

Begleitende Mitralinsuffizienz. Die Form der Pulmonalkapillardruckkurve erlaubt eine gewisse Aussage darüber, inwieweit eine begleitende Mitralinsuffizienz vorliegt. Bei einer geringen Mitralstenose ist häufig nur die A-Welle in der Pulmonalkapillardruckkurve erhöht. Bei schweren reinen Mitralstenosen kommt es zu einer Erhöhung der A- und V-Welle sowie zu einer Anhebung des gesamten Druckniveaus. Das X-Tal ist jedoch weiterhin gut ausgeprägt. Jedenfalls gilt das, solange ein Sinusrhythmus vorliegt. Bei Vorhofflimmern und -flattern kommt es bereits zu einer Verringerung der Tiefe des X-Tals. Bei Mitralinsuffizienz ist das X-Tal in der Regel vollkommen aufgehoben, es findet sich eine betonte und schon während der Systole beginnende V-Welle.

Zurückhaltend sollten Pulmonalkapillardruckkurven bei absoluter Arrhythmie mit Vorhofflimmern und -flattern beurteilt werden. Bei reiner Mitralstenose ohne wesentliche Schädigung des linken Ventrikels ist der enddiastolische Druck im linken Ventrikel in der Regel normal, er kann jedoch auch bei schwerer primär rheumatischer Schädigung des linken Ventrikels normal sein (s. Kap. 24).

Bei begleitender Mitralinsuffizienz kann eine ergänzende linksventrikuläre Angiographie nützlich sein.

27.9 Verlauf, Prognose und Komplikationen

Ch. Gohlke-Bärwolf, H. Gohlke

Durch den Rückgang des rheumatischen Fiebers in den westlichen Industriestaaten ist die Mitralstenose sehr selten geworden. In dem Register „Euro Heart Survey on Valvular Heart Disease" der ESC lag eine Mitralstenose bei 13% dieser Patienten vor (Iung et al. 2003). Dennoch ist sie weltweit weiterhin die häufigste Klappenläsion, da in den nicht entwickelten Ländern weiterhin eine hohe Inzidenz des rheumatischen Fiebers besteht.

27.9.1 Klinischer Verlauf und Progression

Die Studien über den natürlichen Verlauf der Mitralstenose stammen aus einer Zeit, in der chirurgische Maßnahmen noch nicht oder nur in geringem Umfang zur Verfügung standen und auch die medikamentösen Möglichkeiten noch gering waren. Auch stand damals selbstverständlich die Valvuloplastie nicht zur Verfügung.

Die Entwicklung einer Mitralstenose nach einer rheumatischen Karditis erstreckt sich über einen Zeitraum, der in den meisten Studien mit 10–20 Jahren angegeben wird, im Mittel 16 Jahre (Horstkotte et al. 1991) und ein Minimum von 2–3 Jahren erfordert (Rowe et al. 1960). Die Patienten befinden sich durchschnittlich in der 4. Lebensdekade, wenn die Stenose hämodynamisch signifikant wird und Symptome verursacht.

Dies ist der Fall, wenn die Mitralklappenöffnungsfläche etwa auf 1,5–2,5 cm^2 reduziert ist (Rapaport 1975). In etwa der

Hälfte der Fälle entwickeln sich die Symptome allmählich und in der anderen Hälfte der Fälle abrupt, meistens ausgelöst durch eine Komplikation, z. B. Vorhofflimmern.

Die Mitralstenose ist bei ungefähr einem Drittel der Patienten eine progressive Erkrankung, mit einer mittleren Abnahme der Klappenöffnungsfläche um 0,3±0,2 cm² pro Jahr. Bei den übrigen Patienten bleibt sie relativ lange stabil. Die Progressionsrate hängt vom initialen Stenosegrad ab (Gordon et al. 1992).

Der Verlauf der Erkrankung wird von einer Vielzahl von Faktoren bestimmt, die zu einer sehr unterschiedlichen Prognose führen können.

Faktoren, die den Verlauf der Mitralstenose bestimmen
- Sozioökonomischer Status, regionale Gegebenheiten, Klima
- Klinisches und hämodynamisches Beschwerdestadium zum Zeitpunkt der Diagnosestellung
- Myokardfunktion
- Vorliegen von zusätzlichen Klappenerkrankungen und koronaren Herzerkrankung
- Entwicklung von Komplikationen (s. Abschn. 27.9.2)

Sozioökonomischer Status, regionale Gegebenheiten, Klima. Ein rasch progredienter Verlauf kommt bei Kindern und Jugendlichen aus Entwicklungsländern vor, deren Umgebung durch Armut, hohe Bevölkerungsdichte, Unterernährung und tropisches Klima gekennzeichnet ist. Am anderen Ende des Spektrums steht die Mitralstenose, die als zufälliger Befund einer Autopsie bei einem alten Menschen in westlichen Zivilisationsländern gefunden werden kann.

Klinisches und hämodynamisches Stadium bei Diagnosestellung. Ein entscheidender Faktor für die weitere Prognose der Mitralstenose ist das klinische Beschwerdestadium zum Zeitpunkt der Diagnosestellung. Dabei besteht eine gute Korrelation zwischen der Zunahme der klinischen Symptomatik und der hämodynamischen Progression der Mitralstenose (Dubin et al. 1971).

Patienten, die zum Zeitpunkt der Diagnosestellung asymptomatisch sind, haben auch im weiteren Verlauf zunächst eine sehr gute Prognose. So betrug die 10-Jahres-Überlebensrate 84%, nach 20 Jahren lebten aber nur noch 38%. Bei Patienten mit geringgradigen Symptomen zum Zeitpunkt der Diagnosestellung lagen die 10- und 20-Jahres-Überlebensrate bereits wesentlich tiefer, nämlich bei 42 und 8%.

Patienten im NYHA-Stadium III hatten noch eine 10-Jahres-Überlebensrate von 15–50%, bei NYHA IV zum Zeitpunkt der Diagnosestellung nur noch eine solche von 0–20% ((Horstkotte et al. 1991; Bonow et al. 1998). Von den Patienten mit einer signifikanten Stenose in den klinischen Beschwerdestadien III und IV, bei denen pulmonale Hypertonie, Vorhofflimmern, Rechtsachse im EKG und röntgenologisch Kardiomegalie vorliegt (Abb. 27.16b) sind nach 10 Jahren über 90% verstorben (Olesen 1962).

> Diese Daten unterstreichen den zunächst lange Zeit günstigen Verlauf, der dann eine zunehmende Progression erfährt. Im Vergleich zur Normalbevölkerung zeigt die Gesamtheit der Mitralstenosepatienten eine mittlere Überlebensdauer nach Diagnosestellung von 6–7 Jahren.

Die überwiegende Zahl der Patienten hat einen langsam progressiven Verlauf, der durch abnehmende Belastbarkeit, Episoden mit Lungenödem, Hämoptysen, paroxysmalem Vorhofflimmern und systemischen Embolien gekennzeichnet ist. Schließlich kommt es zu Rechtsherzinsuffizienz, beschleunigt durch das Auftreten einer pulmonalen Hypertonie.

Die Todesursachen bei Patienten mit Mitralstenose sind zu 84% kardial bedingt. Sie sterben vorwiegend in der Rechtsherzinsuffizienz (28%), im akuten Lungenödem (15%), 11% an den Folgen von Thromboembolien, einer bakteriellen Endokarditis in 4,5%, 7% an Blutungskomplikationen, 9% am Herz-

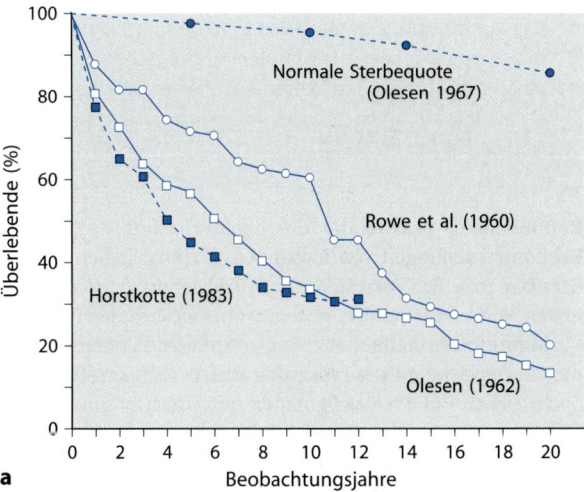
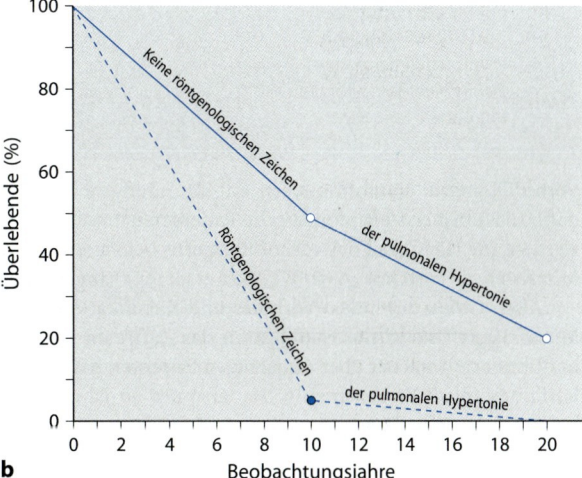

Abb. 27.16a, b. Natürlicher Verlauf der Letalität bei Mitralstenose. **a** Vergleich der Letalität an Mitralstenose in 3 Untersuchungskollektiven (Rowe et al. 1960; Olesen 1962; Horstkotte et al. 1983) mit der Absterbequote der Normalbevölkerung (Olesen 1967). Im Kollektiv von Horstkotte et al. (1983) waren nur Patienten im NYHA-Stadium III und IV eingeschlossen. **b** Abhängigkeit des natürlichen Verlaufs der Letalität von röntgenologischen Zeichen einer pulmonalen Hypertonie. (Nach Olesen 1962)

infarkt und 15% am plötzlichen Herztod (Horstkotte et al. 1991).

Myokardfunktion. Die überwiegende Anzahl der Patienten mit Mitralstenose hat eine normale oder nur gering beeinträchtigte linksventrikuläre Funktion. Bei einer geringen Zahl der Patienten liegt allerdings eine deutlich eingeschränkte linksventrikuläre Funktion vor, deren Ursachen und prognostische Bedeutung ungeklärt sind. Von mehreren Autoren wurde eine rheumatische Myokarditis als Ursache diskutiert, dies konnte bisher jedoch noch nicht schlüssig nachgewiesen werden (Coughlin u. Crawford 1993). Bei Patienten mit pulmonaler Hypertonie konnte von Burger et al. (1993) eine Einschränkung der rechtsventrikulären Funktion in Ruhe und unter Belastung nachgewiesen werden, die sich z. B. nach Valvuloplastie deutlich besserte.

Zusätzliche Klappenerkrankungen. Der natürliche Verlauf der Mitralstenose wird durch eine gleichzeitige Aorten- oder Trikuspidalklappenerkrankung ungünstig beeinflusst. Insbesondere eine begleitende Aorteninsuffizienz wirkt sich ungünstig auf den Verlauf aus (Delahaye et al. 1991).

Zusätzliche koronare Herzerkrankung. Die Häufigkeit der koronaren Herzerkrankung bei Mitralstenose ist abhängig vom Alter, dem Geschlecht und den übrigen Risikofaktoren für die koronare Herzerkrankung.

27.9.2 Komplikationen

Der Verlauf der Mitralstenose wird wesentlich durch die Entwicklung von Komplikationen beeinflusst, die zu einer weiteren Verschlechterung der Hämodynamik führen können und die Prognose stark beeinflussen.

> **Komplikationen der Mitralstenose**
> - Vorhofflimmern
> - Systemische Embolien
> - Pulmonale Hypertonie
> - Bakterielle Endokarditis
> - Pulmonale Infektionen
> - Pulmonale Hämorrhagien
> - Pulmonale Embolie

Vorhofflimmern. Vorhofflimmern ist die häufigste Ursache dafür, dass bisher asymptomatische Patienten symptomatisch werden. Die Häufigkeit des Vorhofflimmerns bei Patienten mit Mitralstenose wird mit 40–50% (Diker et al. 1997) angegeben.

Alter, Größe des linken Vorhofes und Kalzifikationen der Mitralklappe sind Risiko-Faktoren für das Auftreten von Vorhofflimmern; 80% der über 60-jährigen Patienten hatten Vorhofflimmern im Vergleich zu 9,5% der unter 40-jährigen. Es besteht eine enge Beziehung zwischen Schweregrad der Mitralstenose und Vorhofflimmern sowie thromboembolischen Ereignissen. Letztere werden durch eine therapeutische Antikoagulation günstig beeinflusst (Horstkotte et al. 1991).

Da die Reduktion der diastolischen Füllungszeit im linearen Verhältnis zum Anstieg des linken Vorhofdrucks steht, kann es bei schnellen Herzfrequenzen zu einem kritischen Anstieg des pulmonalvenösen Drucks und damit zum Lungenödem kommen. Weiterhin führt das Vorhofflimmern zu einer Reduktion des Herzminutenvolumens. Dem permanenten Vorhofflimmern können häufige Vorhofextrasystolen und paroxysmales Vorhofflimmern vorausgehen (Diker et al. 1997). Besteht das Vorhofflimmern über längere Zeit (>1 Jahr) und ist der linke Vorhof groß, so sind die Erfolgschancen für die Konversion zu regelmäßigem Sinusrhythmus gering. Mit dem Vorhofflimmern steigt das Risiko für arterielle Embolien (Chiang et al. 1998). Weiterhin ist damit eine deutlichen Verschlechterung der Prognose verbunden. Deshalb sollte Vorhofflimmern auch bei asymptomatischen Patienten Anlass sein, eine Valvuloplastie durchzuführen (Iung et al. 2002).

Systemische Embolien. Die Häufigkeit systemischer Embolien bei Patienten mit Mitralstenose wird mit 10–20% (Abernathy u. Willis 1973) angegeben. Alter, Vorhofflimmern und Stenosegrad sind unabhängige Variablen, die mit einem erhöhten Embolierisiko verbunden sind (Acar et al. 1992; Chiang et al. 1998). Während Patienten mit nichtvalvulärem Vorhofflimmern ein 6fach erhöhtes Thromboembolierisiko haben, steigt dies bei Patienten mit Mitralstenose um das 18fache an (Kannel et al. 1982; s. Kap. 42).

Ältere Patienten haben sogar mit Sinusrhythmus eine größere Häufigkeit von systemischen Embolien (Abernathy u. Willis 1973). Bei Patienten unter 30 Jahren, die sich im stabilen Sinusrhythmus befinden, sind hingegen arterielle Embolien selten. Von den Patienten, die sich bei Auftreten einer Embolie im Sinusrhythmus befanden, hatte die Mehrzahl anamnestisch paroxysmale Arrhythmien gehabt (Coulshed et al. 1970). Patienten mit schweren Mitralstenosen können allerdings auch bei Sinusrhythmus periphere Embolien entwickeln. Ein verminderter Herzminutenvolumen ist mit einem erhöhten Embolierisiko verbunden (Acar et al. 1992). Während Patienten im Sinusrhythmus eine 10-Jahres-Überlebensrate von 46% haben, liegt sie bei Patienten mit Vorhofflimmern bei 25%.

> **Klinisch wichtig**
>
> Sog. Spontanechos im linken Vorhof, die mittels einer transthorakalen oder transösophagealen echokardiographischen Untersuchung feststellbar sind, sind als Indikator für ein erhöhtes Thromboembolierisiko anzusehen (Daniel et al. 1988; Black et al. 1991).

Routinemäßig präoperativ durchgeführte transösophageale Echountersuchungen von Hwang et al. (1993) haben gezeigt, dass bei 20% der Patienten mit Mitralstenose Thromben im linken Vorhof vorhanden waren, wobei 93% dieser Patienten Vorhofflimmern hatten. Nur bei 53% dieser Patienten waren die Thromben mittels transthorakaler Echokardiographie nachweisbar. Bei 4% der Patienten mit Sinusrhythmus waren Thromben im linken Vorhof nachweisbar und bei 45% der Patienten mit Vorhofflimmern (Conradie et al. 1993). Im Endothel und im Blut des linken Vorhofes dieser Patienten fanden sich Hinweise für eine Hyperkoagulabilität (Marin et al. 1999).

Nach der ersten systemischen Embolie besteht ein erhöhtes Risiko für ein Rezidiv. Die Rezidivrate liegt zwischen 10 und 40 Ereignissen pro 100 Patientenjahren (Bonow et al. 1998).

15% der Patienten sterben an den Folgen des ersten systemischen Embolus. Die Mortalität steigt bei jedem weiteren Embolus an. Etwa die Hälfte bis 2 Drittel der systemischen Embolien treffen das Gehirn (Abernathy u. Willis 1973; Roy et al. 1986). Dabei ist die Mortalität mit 50% am höchsten. Insgesamt stellen die systemischen Embolien nach der Herzinsuffizienz die zweithäufigste Todesursache bei Patienten mit Mitralstenosen dar (Askey u. Bernstein 1960).

Erste Untersuchungen von Jafri et al. (1993; Marin et al. 1999) weisen darauf hin, dass mit Hilfe erhöhter Spiegel von Fibrin-D-Dimeren im Blut, die durch die plasmatische Degradierung von Fibrin entstehen, und Thrombin-Antithrombin III diejenigen Patienten mit Mitralstenose und Sinusrhythmus identifiziert werden können, die ein erhöhtes Schlaganfallrisiko haben und evtl. von einer frühzeitigen, intensiven Antikoagulation profitieren.

> **Klinisch wichtig**
> Das Auftreten von systemischen Embolien ist als dringende Indikation sowohl zur Antikoagulation als auch zur interventionellen Therapie zu sehen.

Pulmonale Hypertonie. Die Entwicklung einer schweren reaktiven pulmonalen Hypertonie bei 10% der Patienten (Ward u. Hancock 1975) und eine nachfolgende rechtsventrikuläre Insuffizienz beeinflussen das subjektive Befinden, die klinischen Manifestationen und die Prognose der Patienten mit Mitralstenose. Mit Progression der pulmonalen Hypertonie wird das Herzminutenvolumen reduziert. Die mittlere Überlebensdauer bei Patienten mit einem systolischen Pulmonalarteriendruck von mehr als 80 mmHg beträgt 2,9 Jahre; 50% der Patienten sterben innerhalb eines Jahres nach Diagnosestellung (Ward u. Hancock 1975).

Patienten mit einem mittleren Pulmonalarteriendruck von über 30 mmHg haben eine 5-Jahres-Überlebensrate von 33% im Vergleich zu 82% bei Patienten mit einem mittleren Pulmonalarteriendruck von <30 mmHg (Horstkotte et al. 1983).

Bakterielle Endokarditis. Bei einer hochgradigen reinen Mitralstenose kommt es im Verlauf von 10 Jahren nur bei 2% der Patienten zum Auftreten einer bakteriellen Endokarditis (Horstkotte et al. 1991).

Pulmonale Infektionen, Hämorhagien und Embolien. Unabhängig vom Schweregrad der Mitralstenose kommt es bei einem Viertel der Patienten zu rekurrierenden pulmonalen Infekten. Der Entstehungsmechanismus dieser Infekte ist nicht eindeutig geklärt, sie treten nach erfolgreicher Valvulotomie nicht mehr auf. Früher kam es bei etwa 10 % der Patienten mit Mitralstenose zu pulmonalen Hämorrhagien (Wood 1954). Heutzutage sind sie sehr selten und stellen eine eindeutige und eilige Indikation zur Operation dar.

Die Lungenembolie ist eine Spätkomplikation der Mitralstenose und tritt besonders bei Vorhofflimmern und rechtsventrikulärer Insuffizienz auf. Gelegentlich kann eine bis dahin asymptomatische Mitralstenose während der Schwangerschaft symptomatisch werden. Dies ist besonders nach der 24. Woche der Fall.

27.10 Therapie

Ch. Gohlke-Bärwolf, H. Gohlke

27.10.1 Medikamentöse Therapie und Kontrolluntersuchungen

> Es gibt keine spezifische medikamentöse Therapie der Mitralstenose. Bei asymptomatischen Patienten, die nach klinischer Untersuchung, EKG, Echokardiogramm oder Röntgenuntersuchung keinen Hinweis für eine höhergradige Stenose zeigen, ist keine medikamentöse Therapie notwendig. Auch Einschränkungen der körperlichen Belastung sind in diesem Stadium nicht erforderlich.

Bislang asymptomatische Patienten sollten sich jährlichen kardiologischen Kontrolluntersuchungen unterziehen. Bei fehlender Symptomatik sollte eine klinische Untersuchung, ein Ruhe-EKG und eine echokardiographische Untersuchung einschließlich Dopplersonographie zur Bestimmung der Druckgradienten und der Klappenöffnungsfläche durchgeführt werden sowie ein Belastungs-EKG. Damit werden wichtige Informationen über den tatsächlichen Leistungs- und Beschwerdezustand gewonnen (s. Abschn. 27.7).

Treten Symptome auf oder finden sich echokardiographisch oder im EKG Hinweise für eine pulmonale Hypertonie, sollten weitere diagnostische Maßnahmen durchgeführt werden: Im Rahmen einer differenzierten echokardiographischen Beurteilung sollte neben der Bestimmung des Gradienten und der Mitralklappenöffnungsfläche eine Beurteilung des Pulmonalarteriendrucks erfolgen. Weiterhin ist die Quantifizierung einer evtl. gleichzeitig bestehenden Mitralklappeninsuffizienz wichtig sowie eine Beurteilung des morphologischen Zustandes des Klappenapparates und der subvalvulären Strukturen. Zur Möglichkeit und den Erfolgsaussichten einer perkutanen Mitralvalvuloplastie sollte evtl. unter Einschluss einer transösophagealen echokardiographischen Untersuchungen Stellung bezogen werden. Eine Einschwemmkatheteruntersuchung in Ruhe und unter Belastung erlaubt eine Aussage über das Ausmaß der Einschränkung der körperlichen Leistungsfähigkeit und eine passive bzw. reaktive pulmonale Hypertonie.

Alle Patienten mit rheumatischer Herzerkrankung, so auch mit Mitralstenose, bedürfen der bakteriellen Endokarditisprophylaxe (s. Kap. 35). Darüber hinaus stehen bei der medikamentösen Therapie der symptomatischen Patienten mit Mitralstenose folgende Probleme im Vordergrund:
- paroxysmal auftretendes und chronisches Vorhofflimmern,
- systemarterielle und pulmonale Embolien,
- akutes Lungenödem,
- chronische Lungenstauung und Herzinsuffizienz,
- bronchopulmonale Infekte.

Paroxysmal auftretendes und chronisches Vorhofflimmern

Eine Verminderung des Herzminutenvolumens während des Vorhofflimmerns ist ebenso wie für andere Herzerkrankungen (Sinno u. Gunnar 1976) auch für die Mitralstenose nachgewiesen. Wegen der Bedeutung der diastolischen Füllungsphase für die Hämodynamik ist beim Vorhofflimmern die Verlangsamung der Kammerfrequenz in Ruhe, aber auch unter Belastung von besonderer Bedeutung.

Digitalis. Während früher Digitalis generell das Medikament der Wahl für die Behandlung des paroxysmalen Vorhofflimmerns und -flatterns sowie für das chronische Vorhofflimmern (Lewis et al. 1987) war, sollte die Therapie nach den begleitenden Problemen wie pulmonale Hypertonie und eingeschränkte linksventrikuläre Funktion ausgerichtet werden.

> **Klinisch wichtig**
>
> Bei Patienten mit pulmonaler Hypertonie und eingeschränkter rechtsventrikulärer Funktion ist Digitalis nach wie vor das Mittel der Wahl zur Verminderung der atrioventrikulären Überleitung und damit der Kammerfrequenz.

Es verbessert durch Verlängerung der Diastolendauer die ventrikuläre Füllung und erhöht auf diese Weise das Schlagvolumen unter gleichzeitiger Senkung des mittleren Vorhofdrucks. Belastungsinduzierte Frequenzanstiege sprechen jedoch besser auf β-Blocker und Kalziumantagonisten an (Bonow et al. 1998).

Kalziumantagonisten. Reicht Digitalis allein zur Frequenzkontrolle, insbesondere unter Belastung nicht aus, sollte zusätzlich Verapamil in niedriger Dosierung beginnend mit 3-mal 40 mg oral allmählich steigernd bis 3-mal 120 mg oder im akuten Fall 5–10 mg langsam i.v. gegeben werden, um die ventrikuläre Frequenz auf 70–80 Schläge/min zu senken. Bei Patienten, bei denen diese Kombination oder die Kombination mit einem anderen Kalziumantagonisten vom Verapamil- oder Diltiazem-Typ nicht zu einer ausreichenden Verlangsamung der Herzfrequenz bzw. zum Erreichen des Sinusrhythmus führt, kann alternativ Amiodaron gegeben werden oder β-Blocker, sofern keine pulmonale Hypertonie vorliegt.

β-Rezeptorenblocker. β-Blocker sind bei Patienten mit Mitralstenose und pulmonaler Hypertonie relativ kontraindiziert (Wisenbaugh et al. 1993). Sie können durch Verstärkung der rechtsventrikulären Dysfunktion zu einem Abfall des Minutenvolumens führen sowie zu einem weiteren Anstieg des pulmonalen Gefäßwiderstandes und einem Abfall des systemischen Gefäßwiderstandes mit therapiebedürftigen Hypotonien. Eine Abnahme des Herzminutenvolumens mit Anstieg des pulmonalen Gefäßwiderstandes wurde sogar bei Patienten ohne bedeutsame pulmonale Hypertonie im Sinusrhythmus unter intravenöser Gabe von β-Blockern beobachtet (Wisenbaugh et al. 1993). Das Nutzen-Risiko-Verhältnis der Therapie des Vorhofflimmerns bei Mitralstenose mit β-Blockern muss individuell beurteilt werden.

Ist mit medikamentöser Therapie kein Sinusrhythmus zu erreichen, sollte eine Elektrokonversion durchgeführt werden. Zur Behandlung des Vorhofflimmerns mit zusätzlichen Medikamenten, Ablationsverfahren oder chirurgischen Verfahren s. Kap. 40 und Kap. 51).

Antikoagulation. Patienten mit Mitralstenose und Vorhofflimmern sollten dringend antikoaguliert werden (s. Kap. 42). Bei Patienten mit schwerer Mitralstenose und vergrößertem linkem Vorhof (>50 mm) stellt das Auftreten von Vorhofflimmern eine Notfallindikation zur sofortigen Antikoagulation dar, die mit Heparin eingeleitet und fortgeführt werden sollte, bis die Antikoagulation mit einem Vitamin-K-Antagonisten im therapeutischen Bereich liegt (Gohlke-Bärwolf et al. 1995). Vor einer elektiven Kardioversion sollte der Patient für 3–4 Wochen antikoaguliert sein (Gohlke-Bärwolf et al. 1995; Arnold et al. 1991; Fuster et al. 2001).

Kardioversion. Tritt Vorhofflimmern nach chirurgischer Therapie der Mitralstenose auf, sollte die Konversion erst einige Wochen nach der Operation durchgeführt werden, da das Vorhofflimmern in der frühen postoperativen Phase häufig rezidiviert. Die Chancen für eine erfolgreiche und andauernde Kardioversion sind gut, wenn das Vorhofflimmern erst postoperativ auftrat oder weniger als 1 Jahr vor der Operation bestand (Upton u. Honey 1971; s. Kap. 54).

Systemarterielle und pulmonale Embolien

 Systemische Embolien sind gefürchtete Komplikationen der Mitralstenose. Eine chronische Antikoagulanzientherapie kann die Häufigkeit der Embolien vermindern (Roy et al. 1986). Patienten, die bereits ein embolisches Ereignis gehabt haben, sollten wegen ihres erhöhten Risikos für weitere Embolien antikoaguliert werden.

Nach einer zerebralen Embolie sollte eine Computertomographie oder Magnetresonanztomographie des Kopfes durchgeführt werden, um eine Blutung auszuschließen; danach sollte mit der Antikoagulation begonnen werden. Da in der frühen Phase nach einer Embolie das Risiko für ein Rezidiv relativ hoch ist, sollte bis zum Erreichen einer therapeutischen Antikoagulation Heparin i.v. in therapeutischen Dosen verabfolgt werden. Bei systemischen Embolien ohne zerebrale Beteiligung ist eine sofortige Antikoagulierung indiziert (Gohlke-Bärwolf et al. 1995, 2001). Das frühzeitige Erkennen von mesenterialen oder peripheren Embolien ist wichtig, um eine evtl. notwendig werdende chirurgische Therapie rechtzeitig einzuleiten.

Rezidivierende Thromboembolien trotz adäquater Antikoagulation sind als Indikation zum chirurgischen Vorgehen (offene Kommissurotomie oder Herzklappenersatz) zu sehen. Bei älteren Patienten, die eine schwere Mitralstenose haben mit einer Vergrößerung des linken Vorhofes von mehr als 50 mm ist ebenfalls eine Antikoagulation erforderlich (s. Kap. 42; Gohlke-Bärwolf et al. 2001), auch wenn noch Sinusrhythmus besteht. Patienten unter 30 Jahren mit Mitralstenose im Sinusrhythmus haben eine so niedrige Embolierate, dass sie keiner Antikoagulation bedürfen.

Pulmonale Embolien und Infarkte kommen hauptsächlich bei Patienten vor, die eine chronische Rechtsherzinsuffizienz aufweisen. Die Behandlung der pulmonalen Embolie bei Patienten mit Mitralstenose unterscheidet sich nicht von derjenigen der pulmonalen Embolie bei anderen Erkrankungen.

Bei Patienten mit Mitralstenose und pulmonaler Embolie liegt der Ursprung des Thrombus jedoch oft im Bereich des rechten Ventrikels selbst (Abernathy u. Willis 1973).

Akutes Lungenödem

Obwohl das akute Lungenödem bei Patienten mit Mitralstenose nicht aufgrund eines linksventrikulären Versagens zustande kommt, sondern die akute pulmonalvenöse Drucksteigerung aufgrund der mechanischen Obstruktion durch die verengte Mitralklappe entsteht, sind die Prinzipien der initialen Behandlung ähnlich wie bei Patienten mit linksventrikulärem Versagen und haben die möglichst schnelle Senkung des pulmonalen Drucks zum Ziel.

Chronische Lungenstauung und Herzinsuffizienz. Belastungsabhängige Dyspnoe, Orthopnoe und leichte Ermüdbarkeit erfordern neben der Kontrolle der Vorhofarrhythmien durch Digitalis die Gabe von Diuretika und salzarmer Kost. Digitalis, Diuretika, einschließlich Spironolakton, verminderte körperliche Aktivität und intermittierende Ruhepausen sind bei chronischer Rechtsherzinsuffizienz indiziert.

Diese Maßnahmen sind palliativ. Die oben beschriebenen Symptome stellen – sofern sie auf eine signifikante Mitralstenose zurückzuführen sind – eine dringende Indikation zur Valvuloplastie bzw. zur Klappenoperation dar (s. Kap. 50 und Kap. 52).

Bronchopulmonale Infekte

Die Behandlung bronchopulmonaler Infekte geschieht nach den üblichen Regeln internistischer Therapie.

27.10.2 Interventionelle Therapie

Die interventionelle Therapie besteht heutzutage aus Ballonvalvuloplastie (s. Kap. 50), offener Kommissurotomie (s. Kap. 52) und Klappenersatz (s. Kap. 52). Die geschlossene Kommissurotomie ist in den westlichen Ländern weitgehend verlassen worden.

Indikation zur interventionellen Therapie

Im wesentlichen sollte die Indikation zu einem interventionelle Eingriff in Abhängigkeit von der Symptomatik und dem Schweregrad der Mitralstenose gestellt werden. Da die Körpergröße von wesentlicher Bedeutung für die Einschätzung des Stenosegrades ist, sollte die Klappenöffnungsfläche auf m² Körperoberfläche bezogen werden.

> **Definition des Schweregrades**
> - Stenosegrad gering: > 2,0 cm², Klappenöffnungsfläche > 1,25 cm²/m² Körperoberfläche
> - Stenosegrad mittelschwer bis schwer: < 2,0–1,5 cm², 1,25–1,0 cm²/m² Körperoberfläche
> - Stenosegrad schwer: ≤ 1,5–1,0 cm², Klappenöffnungsfläche < 1,0–0,7 cm²/m² Körperoberfläche

Die Beurteilung und Einteilung des Schweregrades variiert etwas in der Literatur (Braunwald et al. 2001; Iung et al. 2002; Bonow et al. 1998; Rahimtoola et al. 2002).

Von wesentlicher zusätzlicher Bedeutung ist, ob eine relativ einfaches Interventionsverfahren wie die Ballonvalvuloplastie möglich ist, oder nur aufwendigere und komplikationsreichere Methoden wie die offene Kommissurotomie oder gar der Klappenersatz. Dabei müssen im wesentlichen folgende Punkte berücksichtigt werden:

- Klappenmotilität und Ausmaß der Klappenverkalkung,
- gleichzeitig vorliegende Mitralinsuffizienz,
- assoziierte Klappenerkrankungen und koronare Herzerkrankung.

Wird die Indikation zur Valvuloplastie oder Operation noch nicht gestellt, sollten diese Patienten engmaschig kontrolliert werden (in 6- bis 12-monatigen Intervallen) und bei Auftreten von Symptomen oder Hinweisen für eine pulmonale Hypertonie interventionell behandelt werden.

Ballonvalvuloplastie

1984 wurde die Ballondilatation der Mitralklappe eingeführt, durch die eine neue Ära in der interventionellen, nicht operativen Therapie der Mitralstenose begann (s. Kap. 50).

Aus dem natürlichen Verlauf der Mitralstenose leitet sich ab, dass Patienten mit einer Mitralstenose, die asymptomatisch sind, eine gute Prognose haben und aus dieser Sicht keiner chirurgischen Therapie bedürfen.

Durch die hervorragenden Ergebnisse der Valvuloplastie, die mit einer geringen Morbidität und Mortalität von < 1% verbunden ist, hat sich die Indikation zur interventionellen Therapie jedoch geändert (Orrange et al. 1997; Chen et al. 1998; Iung et al. 1998, 1999, 2002).

> Aus diesem Grunde sollte bei jungen Patienten, mit hohem Leistungsanspruch, Wunsch nach Kindern und zur Prophylaxe von Komplikationen eine Valvuloplastie auch im asymptomatischen Zustand in Erwägung gezogen werden, sofern die Stenose mittelschwer bis schwer ist ($<1,5 cm^2$ oder $<1 cm^2/m^2$. Dies gilt besonders für junge Frauen.

Durch eine Valvuloplastie vermindert sich der spontane Echo-Kontrast im linken Vorhof (Cormier et al. 1993). Erste Hinweise liegen vor, dass sich dabei ein günstiger Effekt auf die Gerinnungsaktivität und die Funktion des linken Vorhofes erzielen lässt, die möglicherweise zu einer Verminderung der systemischen Embolien führen können (Stefanides et al. 1998; Yamamoto et al. 1997; Chiang et al. 1998).

9 Jahre nach Valvuloplastie bei asymptomatischen oder gering symptomatischen Patienten lebten noch 95%, und 77% waren asymptomatisch (Iung et al. 1998). Dies steht in günstigem Vergleich zum Spontanverlauf gering symptomatischer Patienten, bei denen nur 21% einen stabilen Verlauf nach 10 Jahren hatten (Rowe et al. 1960).

Auch bei älteren beschwerdearmen Patienten mit mittelschwerer bis schwerer Mitralstenose besteht unter folgenden Bedingungen eine Indikation zur Valvuloplastie, falls sie möglich ist: Stattgehabte Thromboembolien, dichte Spontan-Echos im linken Vorhof, paroxysmales oder chronisches Vorhofflimmern. Bei diesen Patienten sollte eine 4-wöchentliche Antikoagulation vor der Valvuloplastie durchgeführt werden mit transösophagealer echokardiographischer Kontrolle vor dem geplanten Eingriff.

Weiterhin stellt bei asymptomatischen Patienten auch eine pulmonale Hypertonie eine Indikation zur Valvuloplastie dar, und zwar bei systolischem PA-Druck über 50 mmHg in Ruhe und 60 mmHg unter Belastung (Bonow et al. 1998; Iung et al. 2002).

> Von den deutlich symptomatischen Patienten mit entsprechend schwerer Stenose ist heutzutage ein großer Teil durch

Valvuloplastie zu behandeln. Die Valvuloplastie kann heutzutage als interventionelle Therapie der ersten Wahl betrachtet werden, vorausgesetzt, dass die morphologischen Voraussetzungen gegeben sind; wenn nicht, kommen offene Kommissurotomie oder Klappenersatz in Betracht.

Chirurgische Therapie

Die rheumatische Mitralstenose war die erste Klappenläsion, die chirurgisch behandelt wurde, zunächst mit geschlossener, später mit offener Kommissurotomie oder durch Klappenersatz.

Ein Indikation zur chirurgischen Therapie ist gegeben, wenn eine Indikation zur Intervention generell besteht, eine Valvuloplastie aber nicht möglich erscheint.

Gleichzeitig bestehende weitere Klappenerkrankungen sind sowohl für die Indikationsstellung zur Operation als auch für die Operationsletalität von Bedeutung. Beispielsweise wird bei einer Kombination von Aorten- und Mitralstenose die Therapie im wesentlichen von der Aortenstenose abhängig gemacht. Der zusätzliche Befund einer Trikuspidalstenose oder -insuffizienz spielt bei der Wahl der Therapie ebenfalls eine Rolle, da die operative Letalität bei Mehrfachklappenersatz höher ist als bei Einfachklappenersatz (Frühletalität 10–15%; Coll-Mazzei et al. 1987). Wenn irgend möglich, sollte ein Rekonstruktionsversuch der Trikuspidalklappe unternommen bzw. eine Anuloplastie mittels eines flexiblen Ringes durchgeführt werden (Pellegrini et al. 1992). Bei gleichzeitiger Mitralinsuffizienz erhöht sich das Operationsrisiko im Vergleich zu dem der reinen Mitralstenose. Eine zusätzliche koronare Herzerkrankung kann die operative Letalität und die Prognose bei Patienten mit Mitralklappenersatz beeinflussen. Bei höhergradigen Koronarstenosen (>75%) und operablen Gefäßen sollte eine gleichzeitige Bypassoperation durchgeführt werden. Die Kombination beider Operationen führt zu einem gering erhöhten Operationsrisiko (Szecsi et al. 1994). Diese lag im amerikanischen Register bei 7% (US STS 2002), beim britischen UKCSR 2000 bei 11,4% und im EHS VHD (2003) bei 6,5%.

Offene Kommissurotomie. Die offene Kommissurotomie besteht nicht nur aus einer Kommissurotomie, sondern in den meisten Fällen auch in einer Fenestrierung der verschmolzenen Chordae tendineae, der Exzision von verkalkten oder stark fibrosierten Chordae, Entfernung von Kalk und der Spaltung von Papillarmuskeln.

Die Frühletalität ist mit weniger als 1% ebenso niedrig wie bei der geschlossenen Kommissurotomie, die Beseitigung der Stenose kann jedoch vollständiger durchgeführt und damit evtl. die Gefahr der Restenosierung reduziert sowie die nicht selten mit der geschlossenen Kommissurotomie einhergehende Insuffizienz der Klappe vermieden werden.

Obwohl die initialen hämodynamischen Befunde nach der offenen Kommissurotomie günstiger waren als nach der geschlossenen (Ben Farhat et al. 1998; Kraus et al. 1987), waren die Langzeitergebnisse nach 20 Jahren überraschender Weise bezüglich der Überlebensrate (61%) bzw. der jährlichen Spättodesrate mit beiden Methoden nicht unterschiedlich mit 1,45±0,25% pro Patientenjahr für geschlossene und 1,12%±3,2% pro Patientenjahr für offene Kommissurotomie (Scalia et al. 1993). Obwohl eine Tendenz zu einer höheren Reoperationsrate nach geschlossener Kommissurotomie feststellbar war (27% vs. 14% nach 10 bzw. 7 Jahren), waren die Unterschiede nicht signifikant. Insgesamt hat sich aber die offene Kommissurotomie in den westlichen Ländern durchgesetzt (Antunes et al. 2000).

Ein guter Langzeiteffekt der offenen, aber auch der geschlossenen Kommissurotomie kann für 50% der Patienten nach 10 und für 15% nach 20 Jahren erwartet werden. Bei eingetretener Restenose kann eine zweite Kommissurotomie in Erwägung gezogen werden (Peper et al. 1987) oder eine Valvuloplastie.

Geschlossene Kommissurotomie. Obwohl die geschlossene Kommissurotomie in westlichen Ländern praktisch nicht mehr durchgeführt wird, soll sie an dieser Stelle kurz abgehandelt werden, da immer noch viele Patienten nachbeobachtet werden, bei denen seinerzeit eine solche Operation durchgeführt wurde. 80–85% dieser Patienten waren postoperativ gebessert (Rihal et al. 1992) und ihre Frühletalität war auf unter 1% gesunken.

Die in der Früh- und Spätphase durchgeführten hämodynamischen Untersuchungen zeigen einen signifikanten Abfall des linken Vorhof- und Pulmonalarteriendrucks sowie einen Anstieg des Herzminutenvolumens. Selbst die hochgradige reaktive pulmonale Hypertonie bildet sich häufig wieder auf annähernd normale Werte in Ruhe zurück (Baedeker et al. 1972). Lediglich während Belastung bleibt bei einem signifikanten Prozentsatz der Patienten ein deutlicher Anstieg des Pulmonalarteriendrucks bestehen (Nitter-Hauge et al. 1976). Hämodynamisch sind die Ergebnisse der perkutanen Valvuloplastie und der offenen Kommissurotomie günstiger als bei der geschlossenen Kommissurotomie (Ben Farhat et al. 1998).

Postoperativ besteht bei der geschlossenen Kommissurotomie eine bedeutsame Tendenz zur **Restenose**. Aufgrund der Narbenbildung an der Klappe oder aufgrund fortbestehender rheumatischer Aktivität kommt es innerhalb von 5 Jahren bei 5–30% der Patienten, trotz initial adäquater Kommissurotomie, zu einer Restenose, sodass eine erneute Operation erforderlich werden kann. Durchschnittlich wird diese Restenoserate mit einer Frequenz von 5% der Patienten/Jahr angegeben. Das ist einer der Gründe dafür, dass die initial gefundenen, guten klinischen Ergebnisse bei 80–90% der Patienten nach 9–10 Jahren nur noch bei 20–30% bestehen.

Die Embolierate nach der geschlossenen Kommissurotomie beträgt in der Spätphase 0,2–1%/Jahr (Haerten et al. 1980). In einer multivariaten Analyse waren Vorhofflimmern, Alter und männliches Geschlecht unabhängige Prädiktoren für den Tod; Klappenkalzifikation, Kardiomegalie und Mitralinsuffizienz für die Reoperation (Rihal et al. 1992).

Mitralklappenersatz. Die Technik des Mitralklappenersatzes hat sich in den letzten Jahren ebenfalls deutlich geändert. Da die Exzision der Mitralklappe mit Durchtrennung der Papillarmuskeln und Sehnenfäden mit einer Beeinträchtigung der linksventrikulären Funktion verbunden ist (Yun et al. 1991), wird beim Klappenersatz der subvalvuläre Apparat, das posteriore und das anteriore Segel weitgehend belassen.

Die Indikation zum Klappenersatz wird in der Regel später gestellt. Wenn z. B. aufgrund von Klappenverkalkung oder begleitender Mitralinsuffizienz eine Valvuloplastie oder offene Kommissurotomie nicht möglich und damit ein Klappenersatz erforderlich ist, wird man sich erst dann zu einer Operation entschließen, wenn der Patient limitierende Symptome aufweist (Beschwerdestadium NYHA II–III). Bei pulmonaler Hypertonie und bereits eingetretenen systemischen Embolien sollte hingegen die Indikation zum Klappenersatz auch dann früher gestellt werden.

Letalität und Morbidität, die mit dem Mitralklappenersatz verbunden sind, hängen wesentlich vom klinischen Stadium ab, in dem sich der Patient präoperativ befindet, sowie vom Alter, und der Leber- und Nierenfunktion (Czer et al. 1990, Jamieson et al. 1999; US STS 2002; Edwards et al. 2001).

Die Frühletalität des Mitralklappenersatzes bei Patienten mit Mitralstenose wird mit 4–6% angegeben (Horstkotte et al. 1993; Delahaye et al. 1991; US STS 2002; UKCSR 2000; Iung 2003). Aufgeschlüsselt nach funktionellen Stadien präoperativ, betrug die Letalität der Mitralklappenrekonstruktion oder des Mitralklappenersatzes bei Patienten des klinischen Beschwerdestadiums NYHA II 0%, NYHA III 5,5–7% und NYHA IV 10–25% (Barnhorst et al. 1975). Weiterhin sind das Alter des Patienten und eine begleitende koronare Herzerkrankung bedeutsam für die perioperative Letalität (US STS 2002; UKCSR 2000; Iung et al. 2003).

Während bei den früheren Klappenmodellen sehr häufig thromboembolische Komplikationen auftraten, sind die neueren Modelle mit einer geringeren Embolierate verbunden. So betrug diese bei Starr-Edwards-Klappen 3%/Jahr (Bonchek u. Starr 1975), bei den Björk-Shiley-Klappen der zweiten Generation und der St. Jude Medical Prothese 1–2%/Jahr (Horstkotte et al. 1993; Butchart et al. 1992). Thromboembolien sind jedoch immer noch die häufigsten Komplikationen nach Mitralklappenersatz (Alvarez et al. 1992; Butchart et al. 2002). Bei den Hancock-Bioprothesen beträgt die Embolierate innerhalb der ersten 3 postoperativen Monate 1,8% (Cevese et al. 1977); danach fällt die Häufigkeit auch ohne Antikoagulanzientherapie stark ab (Butchart et al. 1992). Die Indikation zur Implantation einer Bioprothese bei Mitralstenose ist jedoch nur sehr selten gegeben, da in den meisten Fällen ohnehin die Notwendigkeit zur Antikoagulation besteht, z. B. bei chronischem Vorhofflimmern.

Bioprothesen sollten wegen der asynchronen Degenerationsrate auch bei Patienten mit Doppelklappenersatz vermieden werden, auch wenn gleichzeitig eine Bypass-Operation notwendig ist (Turina et al. 1992). Nicht nur die Frühletalität, sondern auch die Langzeitergebnisse einschließlich der Spätletalität werden von dem präoperativen klinischen Beschwerdestadium beeinflusst; 90% der Patienten im klinischen Beschwerdestadium NYHA III hatten ein gutes Langzeitergebnis, im Gegensatz zu 50% bei Patienten des klinischen Beschwerdestadiums NYHA IV (Czer et al. 1990).

Die früher angegebene jährliche Todesrate bei Patienten mit Mitralklappenersatz von etwa 5% ist in der letzten Zeit deutlich günstiger. So betrug die jährliche Letalität bei Barnhorst et al. (1975) 2,2%. Die ungünstige Prognose der Patienten im Beschwerdestadium NYHA IV sollte ein Hinweis dafür sein, die Operation bei Vorliegen von Symptomen nicht hinauszuschieben, bis dieses Stadium eingetreten ist. Wird jedoch die Diagnose einer Mitralstenose erst in diesem fortgeschrittenen klinischen Stadium IV gestellt, so sollten diese Patienten auch bei einer kardialen Kachexie oder einer schweren reaktiven pulmonalen Hypertonie trotz hoher Operationsletalität operiert werden, da es postoperativ sowohl zu einer Rückbildung der pulmonalen Hypertonie als auch zu einer Verbesserung der Symptomatik kommt (Ward u. Hancock 1975).

Ausblick

Die Entwicklung der interventionellen Therapie der Mitralstenose (perkutane Ballonvalvuloplastie) sowie die Fortschritte bei der offenen Kommissurotomie unter rekonstruktiven Gesichtspunkten haben das bisherige Management von Patienten mit Mitralstenose dahingehend geändert, dass bereits asymptomatische bzw. gering symptomatische Patienten einer interventionellen Therapie zugeführt werden, sofern eine Valvuloplastie aufgrund des Klappen-Scores gut möglich erscheint.

Da sowohl die Akutletalität als auch die langfristigen Ergebnisse auch nach chirurgischer Kommissurotomie und nach Mitralklappenersatz wesentlich durch das präoperative klinische Beschwerdestadium nach NYHA beeinflusst werden, sollte die Indikation zu einer interventionellen Therapie nicht mehr hinausgeschoben werden, wenn der Patient das klinische Beschwerdestadium NYHA II erreicht hat. Auch Patienten, bei denen vor Jahren eine geschlossene Kommissurotomie durchgeführt wurde, sollten dahingehend nachuntersucht werden, ob eine erneute Intervention erforderlich ist. Auch bei diesen Patienten kann die Valvuloplastie oder eine offene Kommisurotomie bzw. ein Klappenersatz sowohl zu einer Beschwerdebesserung mit Zunahme der Leistungsfähigkeit als auch zu einer günstigeren Prognose führen.

Literatur

Abernathy WS, Willis PW (1973) Thromboembolic complications of rheumatic heart disease. Valv Heart Dis 5:132

Acar J, Michel PL, Cormier B et al (1992) Features of patients with severe mitral stenosis with respect to atrial rhythm. Acta Cardiologica 47:115

Acar J, Vahanian M, Michel PL et al (1992) Faut-il operer les valvulopathies mitrales a- ou paucisymptomatiques? Arch Mal Coeur Vaiss. 85:1837–1843

Alvarez L, Escudero C, Figuera D, Castillo-Olivares JL (1992) The Björk-Shiley valve prosthesis. Analysis of long-term evolution. J Thorac Cardiovasc Surg 104:1249

Antunes MJ, Vieira H, Ferrao de Oliveira J (2000) Open maitral commissurotomy: the „golden standard". J Heart Valve 9:472–477

Arnold AZ, Mick MJ, Mazurek RP et al (1991) Role of prophylactic anticoagulation für direct current cardioversion in patients with atrial fibrillation or atrial flutter. J Am Coll Cardio119:851

Askey JM; Bernstein S (1960) The management of rheumatic heart disease in relation to systemic arterial embolism. Prog Cardiovasc Dis 3:220

Baedeker W, Henselmann L, Wirtzfeld H, Seidenbusch W (1972) Der Einfluss der Mitralkommissurotomie auf die reaktive pulmonale Hypertonie. Z Kardiol 62:396

Barnhorst DA, Oxmann HA, Connolly DC et al (1975) Longterm follow-up of isolated replacement of the aortic or mitral valve with the Starr-Edwards Prosthesis. Am J Cardiol 35:228

Bayer O, Grosse-Brockhoff F, Loogen F, Meessen H (1957) Vergleichende klinische, pathophysiologische und pathologisch-anatomische Untersuchungen bei Mitralstenose. Arch Kreisl Forsch 26:238

Ben Farhat M, Ayari M, Maatouk F et al (1998) Percutaneous balloon versus surgical closed and open mitral commissurotomy: seven-year follow-up results of a randomised trial. Circulation 97:245–250

Benisch BM (1971) Mitral stenosis and insufficiency: A complication of healed bacterial endocarditis. Am Heart J 82:39

Black DW, Hopkins AP, Lee LCL et al (1991) Left atrial spontaneous echo contrast: a clinical and echocardiographic analysis. J Am Coll Cardiol 18:398–404

Black IW, Hopkins AP, Lee LCL, Walsh WF (1991) Left atrial spontaneous echo contrast: a clinical and echocardiographic analysis. J Am Coll Cardiol 18:398

Bogaert A van (1968) Role of the valves in the genesis of normal heart sounds. Cardiologia (Basel) 52:330

Bonchek LJ, Starr A (1975) Ball valve prosthesis, current appraisal of late results. Am J Cardiol 35:843

Bonow RO, Carabello B, DeLeon AC et al (1998) ACC/AHA Guidelines for the management of patients with valvular heart disease. J Am Coll Cardiol 32:1486–1588

Braunwald, Zipes, Libby (2001) Heart disease, a textbook of cardiovascular medicine, 6th ed. Saunders, Philadelphia, pp 643–653

Burch EG, Colcolough NL (1969) Vitral valvulitis. Am Heart J 78:119

Burger W, Illert S, Teupe C et al (1993) Rechtsventrikuläre Funktion bei Patienten mit rheumatischer Mitralstenose. Effekt der Ballonmitralvalvuloplastie. Z Kardiol 82:545

Butchart EG (1992) Prosthesis-specific and patient-specific anticoagulation. In: Butchart EG, Bodnar E (eds) Thrombosis, embolism and bleeding. ICR Publishers, London, p 293

Butchart EG, Payne N, Li HH et al (2002) Better anticoagulation control improves survival after valve replacement. J Thorac Cardiovasc Surg 123:715–723

Cévése PG; Galluci V, Morea M et al (1977) Heart valve replacement with the Hancock bioprosthesis: Analysis of longterm results. Circulation 56 (Suppl II):111

Chambers J, Monaghan M, Jackson G (1989) Colour flow Doppler mapping in the assessment of prosthetic valve regurgitation. Br Heart J 62:1

Chen CR, Cheng TO, Chen JY, Huang YG, Huang T, Zhang B (1998) Longterm results of percutaneous balloon mitral valvuloplasty for mitral stenosis: a follow-up study to 11 years in 202 patients. Cathet Cardiovasc 43:132–139.

Chiang CW, Lo SK, Ko YS et al (1998) Predictors of systemic embolism in patients with mitral stenosis. A prospective study. Ann Intern Med 128:885–889

Coll-Mazzei ZV, Jegaden O, Janody P et al (1987) Results of triple valve replacement: Perioperative mortality and long-term results. J Cardiovasc Surg 28:369

Conradie C, Schall R, Marx JD (1993) Echocardiographic study of left atrial thrombi in mitral stenosis. Clinical Cardiology 16:729

Cormier B, Vahanian A, Iung B et al (1993) Influence of percutaneous mitral commissurotomy on left atrial spontaneous contrast of mitral stenosis. Am J Cardiol 71:842–847

Coughlin CM, Crawford MH (1993) Pathophysiology and natural history of acquired valvular heart disease. Current Opinion in Cardiology 8:200

Coulshed N, Epstein EJ, Wacker E, Galloway RW (1970) Systemic embolism in mitral valve disease. Br Heart J 32:26

Criley JM, Hermer AJ (1971) Crescendo presystolic murmur of mitral stenosis with atrial fibrillation. New Engl J Med 285:1284

Czer LS, Chaux A, Matloff JM et al (1990) Ten-year experience with the St Jude Medical valve für primary valve replacement. J Thorac Cardiovasc Surg 100:44

Daniel WG, Nellessen U, Schroder E et al (1988) Left atrial spontaneous contrast in mitral valve disease: an indicator for an increased thrombo-embolic risk. J Am Coll Cardiol 1:1204–1211

Delahaye F, Delahaye J, Ecochard R et al (1991) Influence of associated valvular legions on longterm prognosis of mitral stenosis: a 20-year follow-up of 202 patients. Eur Heart J 12(Suppl B):77

Dexter L (1950) Studies on the pulmonary circulation in the man at rest. J clin Invest 29:602

Diker E, Aydogdu S, Ozdemir M et al (1997) Prevalence and predictors of atrial fibrillation in rheumatic valvular heart disease. Am J Cardiol 77:96–98

Donod G, Kaplan S, Perrin EV et al (1963) Congenital mitral stenosis. Circulation 27:185

Dubin A, Cohn KE, March HW, Selzer A (1971) Longitudinal, hemodynamic and clinical study of mitral stenosis. Circulation 44:381

Edwards FH, Peterson ED, Coombs LP et al (2001) Prediction of operative mortality after valve replacement surgery. J Am Coll Cardiol 37: 885–892

Egidy H (1973) Über die Tonentstehung am Herzen. Ergebnisse frequenzanalytischer Untersuchungen an Herztönen. Basic Res Cardiol 68:395

Eichstädt H (1973) Einfachklappenersatz bei Mitralvitien. Med Diss Schr Herzchir, Univ Klin Düsseldorf

Ferguson FC, Kobilak RE, Deitrick JE (1944) Varices of the bronchial veins as a source of hemoptysis in mitral stenosis. Am Heart J 28:445

Fuster V, Rydén L, Asinger et al (2001) ACC/AHA guidelines for the management of patients with atrial fibrillation : executive summary. A report by the American College of Cardiology/American Heart Association Task Force on Practice Guidelines and Policy Conferences (Committee to Develop Guidelines for the Management of Patients with Atrial Fibrillation) Developed in Collaboration with the North American Society of Pacing and Electrophysiology. J Am Coll Cardiol 38:1231–1265

Gohlke-Bärwolf C (2001) Aktuelle Empfehlungen zur Thromboembolieprophylaxe bei Herzklappenprothesen. Z Kardiol 90 (Suppl 6): 112–117

Gohlke-Bärwolf C, Acar J, Oakley C et al (1995) Guidelines for prevention of thromboembolic events in valvular heart disease. Study group of the Working Group on valvular heart disease of the European Society of Cardiology. Eur Heart J 16:1320–1230

Gordon SP, Douglas PS, Come PC, Manning WJ (1992) Two-dimensional and Doppler echocardiographic determinants of the natural history of mitral valve narrowing in patients with rheumatic mitral stenosis: implications for follow-up. J Am Coll Cardiol 19:968–973

Grosse-Brockhoff F, Kaiser K, Loogen F (1960) Erworbene Herzklappenfehler. In: Handbuch der Inneren Medizin (Bd IX/2. Teil). Springer, Berlin Göttingen Heidelberg

Haerten K, Raiber M, Seipel L, Loogen F (1980) Verlaufsstudie bis 17 Jahre nach Mitralkommissurotomie. Z Kardiol 69:618

Hayward GW (1955) Pulmonary edema. Br med J 1:1361

Horstkotte D, Loogen F, Kleikamp G et al (1983) Der Einfluss der prothetischen Herzklappenersatzes auf den natürlichen Verlauf von isolierten Mitral- und Aortenklappenfehlern sowie Mehrklappenerkrankungen. Klinische Ergebnisse bei 783 Patienten bis zu 8 Jahren nach Implantation von Björk-Shiley-Kippscheibenprothesen. Z Kardiol 72:494

Horstkotte D, Niehues R, Strauer BE (1991) Pathomorphological aspects, aetiology and natural history of acquired mitral valve stenosis. Eur Heart J 12(Suppl B):55

Horstkotte D, Schulte H, Bircks W, Strauer B (1993) Unexpected findings concerning thromboembolic complications and anticoagulation after complete 10-year follow-up of patients with St Jude Medical prosthesis. J Heart Valve Dis 2:291

Hugenholtz PG, Ryan TJ, Stein SW, Abelmann WH (1952) The spectrum of pure mitral stenosis. Am J Cardiol 10:773

Hwang J-J, Chen J-J, Lin S-C et al (1993) Diagnostic accuracy of transesophageal echocardiography for detecting left atrial thrombi in patients with rheumatic heart disease having undergone mitral valve operations. Am J Cardiol 72:677

Iung B, Baron G, Butchart EG, Delahaye F et al (2003) A prospective survey of patients with valvular heart disease in europe: The Euro Heart Survey on Valvular Heart Disease. Eur Hart J (in press)

Iung B, Garbarz E, Helou S et al (1998) What are the results of percutaneous mitral commissurotomy in patients with few or no symptoms? Eur Heart J 19 (Suppl):529 (abstract)

Iung B, Garbarz E, Michaud P et al (1999) Late results of percutaneous mitral commissurotomy in a series of 1024 patients: Analysis of late clinical deterioration: frequency, anatomical findings, and predictive factors. Circulation 99:3272–3278

Iung B, Gohlke-Bärwolf C, Tornos P et al (2002) Working Group Report. Recommendations on the management of the asymptomatic patient with valvular heart disease. Eur Heart 23:1253–1266

Jafri SM, Caceres L. Rosman HS et al (1993) Activation of the coagulation system in women with mitral stenosis and sinus rhythm. Am J Cardiol 70:1217

Jamieson WR, Edwards FH, Schwartz M et al (1999) Risk stratification for cardiac valve replacement. National Cardiac Surgery Database. Database Committee of The Society of Thoracic Surgeons. Ann Thorac Surg 67:943–951

Kannel WB, Abbot RD, Savaje DD et al (1982) Epidemiologic features of chronic atrial fibrillation: The Framingham Study. N Engl J Med 306:1018

Kapur KK, Fan P, Nanda NC et al (1989) Doppler color flow mapping in the evaluation of prosthetic mitral and aortic valve function. J Am Coll Cardio1 13:1561

Kennedy JW, Yarnali SR, Murray JA, Figley MM (1970) Quantitative angiocardiography. IV. Relationships of left atrial and ventricular pressure and volume in mitral valve disease. Circulation 41:817

Kraus F, Dacian S, Friedrichs W et al (1987) Hemodynamic results of mitral valvuloplasty compared with commissurotomy and valve replacement. Circulation 76(Suppl IV):89

Kronzon I, Tunick PA, Glassman E et al (1990) Transoesophageal echocardiography to detect atrial clots in candidates for percutaneaous transseptal mitral balloon valvuloplasty. J Am Coll Cardiol 16:1320

Lam JHC, Ranganathan N, Wigle ED, Silver MD (1970) Morphology of the human mitral valve: I. Chordae tendineae: A new classification. Circulation 41 :449

Lewis BM, Gorlin R, Houssay HE et al (1952) Clinical and physiological correlations in patients with mitral stenosis. Am Heart J 43:2

Lewis R, Lakhani M, Moreland TA, McDewitt DG (1987) A comparison of verapamil and digoxin in the treatment of atrial fibrillation. Eur Heart J 8:148

Marin F, Roldan V, Monmeneu JV et al (1999) Prothrombotic state and elevated levels of plasminogen activator inhibitor-1 in mitral stenosis with and without atrial fibrillation. Am J Cardiol 84:962–964

McDonald L, Dealy JB, Rabinowitz M, Dexter L (1957) Clinical, physiological and pathological findings in mitral stenosis and regurgitation. Medicine 36:237

McGaff CJ, Roveti GC, Glassmann E, Milnor WR (1963) The pulmonary blood volume in rheumatic heart disease and its alteration by isoproterenol. Circulation 27:77

Mounsey P (1953) The opening snap of mitral stenosis. Br Heart J 15:135

National Adult Cardiac Surgical Database Report 1999–2000 (2002) The United Kingdom Cardiac Surgical Register. http://www.ctsnet.org/doc/853

Nitter-Hauge S, Forysaker T, Hall KV (1976) Clinical and hemodynamic findings following prosthetic valve replacement for mitral valve disease. Acta Med Scand 200:215

Olesen KH (1962) The natural history of 271 patients with mitral stenosis under medical treatment. Br Heart J 24:349

Orrange SE, Kawanishi DT, Lopez BM et al (1997). Actuarial outcome after catheter balloon commissurotomy in patients with mitral stenosis. Circulation 95:382–389

Pellegrini A, Columbo T, Donatelle E et al (1992) Evaluation and treatment of secondary tricuspid insufficiency. Eur J Cardiothoracic Surg 6:288

Peper WA, Lytle BW, Cosgrove DM et al (1987) Repeat mitral commissurotomy: long-term results. Circulation 76(Suppl III):97

Perloff JK (1978) The clinical recognition of congenital heart disease. Saunders, Philadelphia

Perloff JK, Roberts WC (1972) The mitral apparatus. Circulation 46:227

Proctor MH (1958) The phonocardiogram in mitral valvular disease: A correlation of Q-1 and 2-OS intervals with findings at catheterization of the left side of the heart and at mitral valvuloplastic. Am J Med 24:861

Rahimtoola SH Durairaj A, Mehra A, Nuno I (2002) Current evaluation and management of patients with mitral stenosis. Circulation 106: 1183–1188

Ranganathan N, Silver MD, Wigle ED (1976) Recent advances in the knowledge of the anatomy of the mitral valve. In: Kalmanson D (ed) The mitral valve, Edward Arnold, London, p 223

Rapaport E (1975) Natural history of aortic and mitral valve disease. Am J Cardiol 35:221

Ravin A, Craddock LD, Wolf PS, Shander D (1977) Auscultation of the heart, 3rd ed. Year book, Chicago

Reindell H, Bilger D, Steim H et al (1963) Die Dynamik der Mitralstenose und ihre Bedeutung für die Diagnose und Prognose. Dtsch Arch klin Med 208:614

Rihal CS, Schaff HV, Frye RL et al (1992) Long-term follow-up of patients undergoing closed transventricular mitral commissurotomy: a useful surrogate for percutaneous balloon mitral valvuloplasty? J Am Coll Cardiol 20:781

Roskamm H (1971) Hämodynamik und Kontraktilität des gesunden und kranken Herzens bei körperlicher Belastung. Verb dtsch Ges Kreisl Forsch 37:42

Rowe JC, Bland EF, Sprague HB, White PD (1969) The course of mitral stenosis without surgery: ten- and twenty-year perspectives. Ann Intern Med 52:741–749

Roy D, Marchand E, Gagne P et al (1986) Usefulness of anticoagulant therapy in the prevention of embolic complications of atrial fibrillation. Am Heart J 112:1309

Scalia D, Rizzoli G, Campanile F et al (1993) Long-term results of mitral commissurotomy. J Thorac Cardiovasc Surg 105:633

Schmutzler H (1969) Die Kreislaufdynamik der Mitralstenose unter konstanter Arbeit. Karger, Basel

Schreiner Jr BF, Murphy GW, Glick G, Yu PN (1963) Effect of exercise on the pulmonary blood volume in patients with acquired heart disease. Circulation 27:559

Sinno ZN, Gunnar RM (1976) Hemodynamic consequences of cardiac dysrhythmias. Med Clin North Amer 60:69

Stefanadis C, Dernellis J, Stratos C et al (1998) Effects of balloon mitral valvuloplasty on left atrial function in mitral stenosis as assessed by pressure-area relation. J Am Coll Cardiol 32:159–168

Szecsi J, Herijgers P, Sergeant P et al (1994) Mitral valve surgery combined with coronary bypass grafting: multivariate analysis of factors predicting early and late results. J Heart Valve Dis 3:236

Tinney WS, Schmidt HW, Smith HL (1943) Proc Mayo Clin 18:476

Toutouzas P, Koidakis A, Velimezis A, Avgoustakis D (1974) Mechanism of diastolic rumble and presystolic nurmur in mitral stenosis. Am Heart J 36:1096

Tsakiris AG, Bermuth G von, Rastelli GC et al (1971) Size and motion of the mitral valve annulus in anaesthetized intact dogs. J appl Physiol 30:611

Turina J, Hess OM, Turina M, Krayenbühl HP (1992) Cardiac bioprostheses in the 1990 s. Circulation 88:775

Upton ARM, Honey M (1971) Electroconversion of atrial fibrillation after mitral valvotomy. Br Heart J 33:732

US Society of Thoracic Surgeons National Database. http://www.ctsnet.org/section/stsdatabase

Ward C, Hancock BW (1975) Extreme pulmonary hypertension caused by mitral valve disease. Natural history and results of surgery. Br Heart J 37:74

Wilkins GT, Weyman AE, Abascal VM et al (1988) Percutaneous balloon dilatation of the mitral valve: an analysis of echocardiographic variables related to outcome and the mechanism of dilatation. Br Heart J 60:299

Wink K, Reindell H, Schweiger M (1976) Klinik and Hämodynamik verschiedener Formen der Mitralstenose. Herz u Kreisl 7:493

Wisenbaugh T, Essop R, Middlemost S et al (1993) Excessive vascoconstrcition in rheumatic mitral stenosis with modestly reduced ejection fraction. J Am Coll Cardiol 20:1339

Wood P (1954) An appreciation of mitral stenosis. Part I. Clinical features. Part II. Investigators and results. Br Med J 1:1051

Wood P (1956) Diseases of the heart and circulation. Eyre & Spottiswoode, London

Yacoub M (1976) Anatomy of the mitral valve, chordae and cusps. In: Kalmanson D (ed) The mitral valve. Edward Arnold, London, p 15

Yamamoto K, Ikeda U, Minezaki KK et al (1997) Effect of mitral valvuloplasty in mitral stenosis on coagulation activity. Am J Cardiol 79: 1131–1134

Yun KI, Rayhill SC, Niczyporuk MA et al (1991) Mitral valve replacement in dilated canine hearts with chronic mitral regurgitation. Circulation 84 (Suppl 3):112

Mitralinsuffizienz

H. Roskamm, H. Reindell[†]

mit Beiträgen von J. Barmeyer, P. Bubenheimer, Ch. Gohlke-Bärwolf,
H. Gohlke, N. Jander und H. Eichstädt sowie Mitarbeit von K. Peters

28.1 Ätiologie und pathologische Anatomie – 660
28.1.1 Ätiologie – 660
28.1.2 Pathologische Anatomie – 660

28.2 Pathophysiologie – 661

28.3 Symptome und klinische Befunde – 662
28.3.1 Anamnese und Symptome – 662
28.3.2 Klinische Befunde – 663

28.4 Elektrokardiogramm – 665

28.5 Röntgenbefunde – 666
28.5.1 Akute Mitralinsuffizienz – 666
28.5.2 Chronische Mitralinsuffizienz – 666

28.6 Echokardiogramm – 667
28.6.1 Qualitative Diagnose – 667
28.6.2 Differenzialdiagnose – 668
28.6.3 Quantitative Diagnose – 670
28.6.4 Echokardiographische Begleitbefunde – 670
28.6.5 Postoperative Diagnostik – 671

28.7 Herzkatheteruntersuchung und Angiokardiographie – 673

28.8 Verlauf, Prognose und Komplikationen – 673
28.8.1 Rheumatische Mitralinsuffizienz – 673
28.8.2 Mitralklappenprolapssyndrom – 674
28.8.3 Ischämisch bedingte Mitralinsuffizienz – 676
28.8.4 Mitralinsuffizienz bei Kalzifizierung des Anulus mitralis – 676
28.8.5 Mitralinsuffizienz bei angeborenen Bindegewebs-,
Speicher- und Kollagenerkrankungen – 676

28.9 Therapie – 676
28.9.1 Medikamentöse Therapie – 676
28.9.2 Chirurgische Therapie – 678

Literatur – 679

Im Gegensatz zur überwiegend monoätiologischen Mitralstenose gibt es für die Mitralinsuffizienz eine Vielzahl wichtiger Ätiologie und damit Verbindungen zu den verschiedensten der in diesem Lehrbuch dargestellten Grundkrankheiten. Das ist auch der Grund dafür, dass die Häufigkeit der Mitralinsuffizienz in den westlichen Ländern ebenfalls im Gegensatz zur Mitralstenose keineswegs abgenommen hat.

28.1 Ätiologie und pathologische Anatomie

J. Barmeyer

28.1.1 Ätiologie

Tabelle 28.1 gibt Aufschluss über die vielfältigen, einer Mitralinsuffizienz zugrunde liegenden Grunderkrankungen, die pathologisch-anatomischen und funktionellen Ursachen der Regurgitation sowie ihre Verlaufsformen. Wie der Aufstellung zu entnehmen ist, wirken in dem Geschehen, das zum Rückfluss von Blut in den linken Vorhof führt, organische Veränderungen des Klappenapparates sowie funktionelle Momente, hier v. a. der Funktionszustand des linken Ventrikels mit. Dabei können pathomorphologische Klappenveränderungen und funktionelle Faktoren isoliert oder in Kombination vorkommen.

Im Gegensatz zur Mitralstenose ist die Ätiologie der Mitralinsuffizienz sehr komplex. Dies hat u. a. seine Ursache darin, dass sehr unterschiedliche Strukturen des komplexen Mitralklappenapparates an der Entwicklung dieses Klappenfehlers beteiligt sein können, allerdings in sehr variabler Ausprägung.

Mögliche Ursachen der Mitralinsuffizienz
- Narbige Schrumpfung der Segel
- Klappenperforation
- Traumatischer Abriss eines Klappensegels
- Myxomatöse Umwandlung von Klappensegeln
- Angeborene Spaltbildung der Mitralklappe
- Abriss eines Sehnenfadens 1. Ordnung
- Verlängerung von Sehnenfäden durch myxomatöse Umwandlung
- Nekrose oder narbige Umwandlung eines Papillarmuskels
- Papillarmuskelabriss
- Sphinkterverlust des Anulus fibrosus bei reduzierter Myokardkontraktilität oder absoluter Arrhythmie
- Lateralverlagerung der Papillarmuskeln bei Dilatation des linken Ventrikels, Aneurysma oder Asynergie
- Pathologischer Zug des anterioren Papillarmuskels bei HOCM

Über die Häufigkeit der verschiedenen Formen lassen sich nur unsichere Aussagen machen. In einer Aufstellung wegen einer Mitralinsuffizienz operativ entfernter Mitralklappen von Waller et al.1982 fanden sich als zugrunde liegende Erkrankung in $^2/_3$ der Fälle ein Prolapsyndrom, in knapp 30% eine koronare Herzerkrankung und nur in 3% eine rheumatische Herzerkrankung. Naturgemäß überwiegt bei älteren Patienten die relative Mitralinsuffizienz durch dekompensierte hypertone Herzerkrankungen und chronisch fibrosierende Koronarerkrankungen. Bei jüngeren Patienten liegen dagegen häufiger organische Veränderungen des Klappenapparates als Ursache einer Mitralinsuffizienz vor.

Nachdem in den letzten Jahrzehnten Kenntnisse über das Mitralklappenprolapssyndrom vertieft und seine Diagnostik durch die Echokardiographie vereinfacht wurde, erwies es sich, dass diese Erkrankung als außerordentlich häufiger ätiologischer Faktor bei organischer Mitralinsuffizienz anzunehmen ist (Roberts 1976; Waller et al. 1982). An 2. Stelle scheint die rheumatische Mitralinsuffizienz zu folgen (Jeresaty 1979). Gegenüber diesen beiden Hauptursachen einer Mitralinsuffizienz treten andere Erkrankungen in den Hintergrund. Eine gewisse Bedeutung kommt noch verschiedenen Formen einer sekundären Papillarmuskeldysfunktion zu. Selten erreicht die Regurgitation an der Mitralklappe bei diesen Formen jedoch ein Ausmaß, das einen Mitralklappenersatz erforderlich macht.

28.1.2 Pathologische Anatomie

Rheumatisch bedingte Mitralinsuffizienz. Die detaillierte Pathomorphologie der Mitralklappe bei rheumatisch bedingter Mitralerkrankung wurde im Kap. 27 ausführlich abgehandelt. Linker Ventrikel und linker Vorhof hypertrophieren und dilatieren entsprechend dem Ausmaß der Volumenbelastung, der beide Herzanteile ausgesetzt sind. Eine pulmonale Hypertonie mit ihren pulmonalen und rechtskardialen morphologischen Folgen entwickelt sich selbst bei höhergradiger chronischer Mitralinsuffizienz nicht, so lange der Klappenfehler kompensiert ist, da die Regurgitation infolge der großen Dehnbarkeit des vergrößerten linken Vorhofs zu keinem wesentlichen pulmonalen Druckanstieg führt. Kommt es im späten Stadium der Erkrankung durch Versagen der linken Herzkammer zum Anstieg des linksventrikulären Füllungsdruckes, so können durch einen passiven oder reaktiven pulmonalen Hochdruck die gleichen pathomorphologischen Folgen an den Lungen und am rechten Herzen eintreten, wie sie für die Mitralstenose beschrieben wurden.

Mitralklappenprolapssyndrom. In den letzten Jahrzehnten ist das Mitralklappenprolapssyndrom zunehmend als Ursache einer Mitralinsuffizienz erkannt worden. Es wurde vorübergehend bei etwa der Hälfte aller wegen Mitralinsuffizienz operierten Patienten nachgewiesen (Salomon et al. 1976). Die Klappensegel sind übergroß und wölben sich konvexbogig in

28.2 · Pathophysiologie

Tabelle 28.1. Grundkrankheiten, Regurgitationsursachen und Verlaufsformen der Mitralinsuffizienz

Grundkrankheit	Pathomorphologie, Pathophysiologie	Verlaufsform
Organische Veränderung des Klappenapparates		
Rheumatisch		
Chronische rheumatische Klappenerkrankung	Schrumpfung der Segel und/oder der Chordae tendineae	Chronisch
Infektiöse Endokarditis	Klappenzerstörung, Perforation, Sehnenfadenabriss	Akut, chronisch
Papillarmuskeldysfunktion		
Koronare Herzkrankheit Herzinfarkt Aneurysma	Nekrose, Vernarbung eines Papillarmuskels, Papillarmuskelabriss	Akut, chronisch
Primäres Prolapssyndrom	Myxomatöse Veränderung der Segel und Sehnenfäden, Sehnenfädenabriss	Chronisch, akut
Sekundäres Prolapssyndrom Marfan-Syndrom Ehlers-Danlos-Syndrom	Myxomatöse Veränderung der Segel, Sehnenfäden	Chronisch, akut
Endokardkissendefekte Septum-primum-Defekt Partieller, totaler AV-Kanal	Spaltbildung der Mitralklappe	Chronisch
Intakter Klappenapparat		
Relativ		
Kardiomyopathie, Dekompensierte hypertone Herzerkrankung	Ventrikeldilatation, Lateralverlagerung der Papillarmuskeln, Anulusdilatation, Verlust der Sphinkterfunktion	Chronisch
Koronare Herzkrankheit Ischämie Aneurysma Chronische fibrosierende Form	Asynergie, Ventrikeldilatation, Lateralverlagerung der Papillarmuskeln, Anulusdilatation, Verlust der Sphinkterfunktion	Intermittierend, chronisch
Hypertrophische obstruktive Kardiomyopathie	Asynergie	Intermittierend, chronisch

den linken Vorhof vor. Die Überdehnung der meist verdickten Klappen kommt durch einen Verlust an Kollagenfasern zustande, die normalerweise die Integrität der Klappe erhalten. Das Kollagenfasernetz wird in weiten Teilen durch myxomatöses Material, bestehend aus sauren Mukopolysacchariden ersetzt. Entzündliche Reaktionen sind nicht nachweisbar. Die Ursache der myxomatösen Umwandlung der Segelklappen ist unbekannt.

Die Chordae tendineae werden ebenfalls in den myxomatösen Prozess mit einbezogen. Sie werden dadurch überdehnt und neigen zur Ruptur. Durch die abnorme Zugspannung, denen die Papillarmuskeln der prolabierenden Segel ausgesetzt sind, entwickeln sich wahrscheinlich infolge Ischämie Papillarmuskelfibrosierungen, die wiederum als Ursache von Angina pectoris-Beschwerden und Rhythmusstörungen – typische klinische Symptome dieses Syndroms – angesehen werden (Pocock u. Barlo 1971).

Dilatation des Anulus fibrosus. Ein weiterer, gelegentlich vorkommender Befund ist die Dilatation des Anulus fibrosus, die man einer Anomalie des bindegewebigen Herzskeletts zuschreibt. (Bulkley u. Roberts 1975).

28.2 Pathophysiologie

Durch die Schlussunfähigkeit der Klappen fließt während der Ventrikelsystole ein Teil des Blutes in den linken Vorhof zurück. Diese Blutmenge fließt in der Diastole dem linken Ventrikel mit der übrigen Blutmenge wieder zu (Pendelblut). Hierdurch erfolgt eine vermehrte Volumenbelastung des linken Vorhofs und des linken Ventrikels. Die Regurgitation in den linken Vorhof setzt geringgradig bereits während der Anspannungszeit ein. Die größte Blutmenge fließt während der Austreibungszeit in den Vorhof zurück; ein geringer Rückfluss hält auch noch über die Austreibungszeit hinaus, d. h. bis zur diastolischen Erschlaffungsphase, an. Die Größe des regurgitierenden Blutvolumens ist abhängig von der systolisch offen bleibenden Fläche der Mitralklappenebene. Eine wesentliche Rolle spielt aber auch, inwieweit die Funktion der den Mitralring beeinflussenden Muskulatur und der Papillarmuskulatur noch intakt ist.

Regurgitationsvolumen. Die Regurgitationsvolumina können zwischen wenigen ml und ungefähr 200 ml Blutmenge schwanken. Kleine Regurgitationsvolumina liegen häufig beim Mitralklappenprolapssyndrom oder bei einer Papillarmuskeldysfunktion vor, mittelgroße Regurgitationsvolumina bei rheumatischen kombinierten Mitralfehlern und große Regurgitationsvolumina bei sehr seltenen, rheumatischen reinen Mitralinsuffizienzen, akuten bakteriellen Endokarditiden, womöglich mit rupturierten Chordae tendineae und den seltenen Fällen von rupturiertem Papillarmuskel, die überlebt werden.

Zwischen einer akut entstandenen und einer chronischen Mitralinsuffizienz muss unterschieden werden.

Einfluss auf die linksventrikuläre Hämodynamik. Rückflussmengen von wenigen ml/Herzschlag beeinflussen die Hämodynamik nur unwesentlich.

Ist bei geringer Regurgitation der linke Ventrikel in enddiastolischer Stellung nicht vergrößert, besteht ein hämodynamisches **Stadium I**. Die vergrößerte Auswurfleistung wird durch stärkere Entleerung des Restblutes herbeigeführt. Eine hohe Ejektionsfraktion wird auch bei stärkeren Graden einer Mitralinsuffizienz beibehalten. Besonders hoch wird sie bei kurzer Krankheitsdauer gefunden, bei der noch keine Zeit für eine durch Wachstum bedingte Anpassungsdilatation des linken Ventrikels bestand, z. B. bei rupturierten Chordae tendineae.

Ein **Stadium II** besteht, wenn bei größerer regurgitierender Blutmenge auch das Restblut im Verhältnis zum vergrößerten totalen Schlagvolumen zunimmt (Lüthy 1962), das effektive Schlag- und Minutenvolumen in Ruhe und während Belastung jedoch noch normal sind.

Ein hämodynamisches **Stadium III** besteht, wenn das effektive Minutenvolumen des Herzens durch den starken Reflux eingeschränkt, das vergrößerte Schlag- und Minutenvolumen jedoch noch ohne Stauungsinsuffizienz bewältigt wird (Förderinsuffizienz). Der enddiastolische Füllungsdruck ist nicht wesentlich erhöht, der Druck im linken Vorhof wird durch die systolisch auftretende Refluxwelle erhöht.

Die Beziehung zwischen Druckerhöhung im linken Vorhof und Regurgitationsvolumen hängt entscheidend von der Compliance des linken Vorhofs ab. So führt bei plötzlicher Entstehung einer Mitralinsuffizienz (rupturierte Chordae tendineae) die Regurgitation zu starken Druckerhöhungen im linken Vorhof. Bei chronisch-rheumatischer Mitralinsuffizienz vermindert dagegen eine erhöhte Compliance des linken Vorhofs und der Lungenvenen den starken Druckanstieg (Liu et al. 1964). Der linke Vorhof ist vergrößert, was teilweise Folge der Anpassung an die vermehrte Volumenbelastung, in einigen Fällen jedoch auch Ausdruck einer rheumatischen Schädigung sein kann. Auch die Dauer der Erkrankung spielt eine Rolle. So ist er bei kürzlich rupturierten Chordae tendineae längst nicht so vergrößert wie bei einer langjährigen rheumatischen Mitralinsuffizienz; hier werden die größten Volumina des linken Vorhofs gefunden. Bei 25 Patienten aus einer Serie von Dodge (1975) betrug das mittlere Volumen 267±131 ml/m² Körperoberfläche gegenüber 35±9 ml/m² Körperoberfläche bei Normalpersonen, mit Einzelwerten bis 605 ml/m² Körperoberfläche. Bei rupturierten Chordae tendineae kann in Einzelfällen das Regurgitationsvolumen größer sein als das Volumen des linken Vorhofs, d. h. ein großer Teil des Regurgitationsvolumens muss von den Lungenvenen aufgenommen werden (Baxley et al. 1973).

Stadium IV: Der entscheidende Unterschied gegenüber der Mitralstenose ist darin zu sehen, dass bei voller Kompensation eine stärkere Druckerhöhung im Lungengefäßkreislauf zunächst fehlt. Sie stellt sich erst ein, wenn es als Folge der Volumenbelastung oder einer zusätzlichen myokardialen Schädigung zu einer Kontraktionsinsuffizienz des linken Ventrikels kommt. Die für eine myokardiale Insuffizienz typischen Parameter werden jetzt nachweisbar. Der enddiastolische Füllungsdruck und der mittlere Füllungsdruck steigen an, und die Restblutmenge nimmt zu (myogene Dilatation). Wegen der geringen Nachbelastung des Herzens (geringer Druck im linken Vorhof) kann die Gesamtauswurffraktion (linker Vorhof, Aorta) trotz Vorliegens einer myokardialen Insuffizienz des linken Ventrikels meist noch relativ hoch gehalten werden. Dabei ist das effektive Schlagvolumen in der Regel klein.

Pulmonalkreislauf. Da bis zum Eintreten der myokardialen Insuffizienz keine wesentliche pulmonale Drucksteigerung bestanden hat, fehlen meistens indurative Lungenveränderungen. Die klinischen Folgen einer akut auftretenden Drucksteigerung sind Lungenödeme und als Folge der akuten Rechtsherzüberlastung recht bald die klinischen Folgen der Rechtsherzinsuffizienz. Hinzu kommt, dass es durch die Linksherzinsuffizienz auch im Lungenkreislauf zu einem Umbau der Gefäße und des Lungengerüstes mit hochgradiger Widerstandserhöhung kommen kann.

Eine veränderte Ventrikeldynamik kann nicht nur Folge, sondern auch Ursache der Mitralinsuffizienz sein. Sicher ist dies bei der sog. relativen Mitralinsuffizienz der Fall, die bei aus anderen Gründen stark dilatierten Ventrikeln auftreten kann; weniger eindrucksvoll liegt diese Bedingung bei der Papillarmuskeldysfunktion infolge koronarer Herzkrankung vor.

Eine stärkere Beeinträchtigung der Hämodynamik wird bei Patienten mit Mitralsegelprolaps nur dann gefunden, wenn eine wesentliche Mitralinsuffizienz vorliegt. Diese wird in der Regel nur angetroffen, wenn das vordere oder beide Segel vom Prolaps befallen sind; ein isolierter Befall des posterioren Segels geht bis auf seltene Ausnahmen nicht mit einer Mitralinsuffizienz einher (Jeresaty 1974).

28.3 Symptome und klinische Befunde

H. Eichstädt

28.3.1 Anamnese und Symptome

Anamnese

Im Gegensatz zur Mitralstenose wird in der Krankengeschichte des Patienten ein rheumatisches Fieber meist vermisst. Selten finden sich ein vor kurzer Zeit durchgemachter

Myokardinfarkt, eine Myokarditis oder eine bakterielle Endokarditis. Schilderungen des Patienten über gehäufte Anfälle von „Herzrasen" ohne bisherige Herzfehlerdiagnose können den Untersucher zur genaueren Fahndung nach einem Mitralklappenprolapsyndrom veranlassen (Hancock u. Cohn 1966; Jeresaty 1975). In einigen Fällen wird man vom Patienten oder von den Eltern erfahren können, dass der Herzfehler schon seit Geburt oder seit früher Kindheit bekannt ist.

Von der unterschiedlichen Ätiologie ist der jeweilige klinische Verlauf geprägt. Der gelegentlich lang anhaltende beschwerdefreie Verlauf kann durch eine sich schnell entwickelnde Linksherzinsuffizienz oder durch eine bei diesem Vitium häufiger auftretende bakterielle Endokarditis unterbrochen werden.

Symptome

Die folgenden Symptome sollten vom Patienten gezielt erfragt werden, da sie teilweise nur unbewusst empfunden und nicht immer mit dem Herzen in Verbindung gebracht werden.

Palpitationen. Im Stadium der Kompensation bei der chronischen Verlaufsform der Mitralinsuffizienz können dem Patienten Herzpalpitationen während Paroxysmen supraventrikulärer und ventrikulärer Extrasystolen lästig fallen.

Dyspnoe. Dyspnoe unter stärkeren Anstrengungen tritt häufiger auf, da die Lungenstrombahn nicht durch einen Ventilmechanismus vor der Weiterleitung einer Vorhofdruckerhöhung geschützt ist.

Intrathorakales Schwirren. Patienten, bei denen ein partieller Chordae- oder Papillarmuskelabriss vorliegt, verspüren die Vibrationen des rauhen Systolikums als intrathorakales Schwirren (De Busk u. Harrison 1969).

Müdigkeit. Wenn in Folge des zu starken Blutrückstromes in den linken Vorhof das effektive Schlagvolumen für die Peripherie zu klein wird, stehen Müdigkeit und Schwäche ganz im Vordergrund des Beschwerdebildes.

Embolien und Lungenödem. Embolien aus dem Vorhof oder Herzohr in den großen Kreislauf sind seltene Ereignisse, da durch den „Auswascheffekt" des Regurgitationsstroms praktisch keine Thrombenbildung, meist auch nicht bei unter Vorhofflimmern still stehender Vorhofwand (Kranidis et al. 2000), zugelassen wird; diese Tatsache wird oft durch den Operationssitus bestätigt. Allerdings können im Rahmen einer bakteriellen Endokarditis mykotische Embolien von den mit Vegetationen besiedelten Kommissuren aus erfolgen.

Wenn im späteren Stadium der Linksherzinsuffizienz Lungenödeme auftreten, bilden sich die Beschwerden und Symptome aus, wie sie in Folge der Drucksteigerung im Lungenkreislauf beim Vorliegen einer Mitralstenose beschrieben wurden.

Linksherzinsuffizienz. Ganz anders stehen bei der akuten schweren Mitralinsuffizienz, z. B. durch einen vollständigen Papillarmuskelabriss, die Zeichen des Linksherzversagens klinisch von Beginn an im Vordergrund.

28.3.2 Klinische Befunde

Inspektion

Im Gegensatz zur Mitralstenose kommt die Facies mitralis bei der kompensierten reinen Mitralinsuffizienz praktisch nicht vor. Erst bei Druckerhöhung findet man deutlich sichtbar **pulsierende Jugularvenen**. Am entkleideten Patienten kann bei schlankem Habitus die expansive Aktion des volumenbelasteten linken Ventrikels als schleudernder Herzspitzenstoß nach außen und unten verlagert sichtbar sein.

Palpation

In Fällen schwerer Mitralinsuffizienz ist ein beeindruckendes systolisches Schwirren über dem linken Ventrikel, besonders ausgeprägt in Linksseitenlage, tastbar.

Herzspitzenstoß. Der Herzspitzenstoß ist hebend und verbreitert und oft in den 6. ICR nach außen und unten verlagert und ähnelt dem Spitzenimpuls bei Aorteninsuffizienz.

Puls. Der periphere arterielle Puls kann trotz niedriger systolischer Blutdruckwerte palpatorisch einem Pulsus celer et altus ähneln, da sowohl die Ventrikelkontraktion mit dem Druckanstieg durch den gleichzeitigen Abstrom von Blut nach rückwärts beschleunigt ist, als auch die Austreibungszeit durch das zusätzliche Leck verkürzt wird. Durch diese dynamischen Veränderungen wird die Pulscharakteristik zwar verändert, die Blutdruckamplitude vergrößert sich jedoch nicht (Gould et al. 1968).

Auskultation

Allein durch Anamneseerhebung und klinische Untersuchung können 4 größere Gruppen von Mitralinsuffizienzen unterschieden werden:
- reine schwere, meist akute Mitralinsuffizienz (anamnestisch Thoraxtrauma, Myokardinfarkt, bakterielle Endokarditis, rezidivierende schwere rheumatische Schübe),
- kombiniertes Mitralvitium mit überwiegender Insuffizienz (anamnestisch rheumatisches Fieber, Zustand nach Kommissurotomie einer Mitralstenose, paraprothetisches Leck nach Klappenersatz),
- relative Mitralinsuffizienz bei dilatiertem linkem Ventrikel (anamnestisch andere Erkrankungen des linken Ventrikels wie Myokardinfarkt, Myokarditis, Kardiomyopathie, Aortenvitien, Hypertonie),
- Mitralklappenprolapsyndrom (anamnestisch oft paroxysmale Rhythmusstörungen, nicht näher bestimmbare „Herzsensationen").

Reine, akute Mitralinsuffizienz. Der 1. Herzton ist bei der schweren Mitralinsuffizienz nur gelegentlich gut hörbar, meist ist er auskultatorisch von erheblich verminderter Intensität, da zum einen die Komponente des auskultatorisch wahrnehmbaren Mitralklappenschlusses ja fehlt und zum anderen durch das Leck im linken Ventrikel keine eigentliche isovolumetrische Kontraktion zustande kommt. Restschwingungen des 1. Herztons werden zudem noch durch das laute systolische Geräusch „maskiert" (Gould et al. 1968).

Über der Herzspitze hört man ein lautes hochfrequentes **systolisches Geräusch**, das trotz seiner hohen Frequenzen bei großer Lautstärke erstaunlich rau klingen kann. Das Geräusch

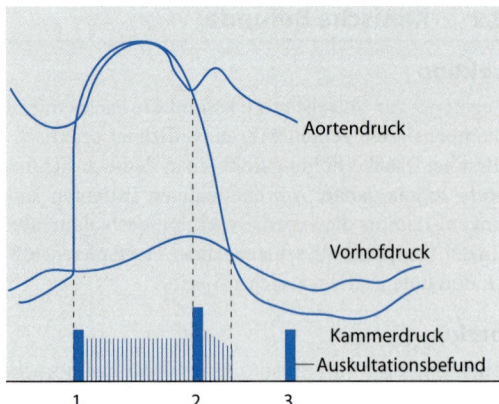

◘ Abb. 28.1. Druckkurvenverlauf und Auskultationsbefund bei reiner Mitralinsuffizienz. Da nach dem Aortenklappenschluss der Ventrikeldruck immer noch erheblich über dem Vorhofdruck liegt, dauert das Systolikum über den 2. Herzton an

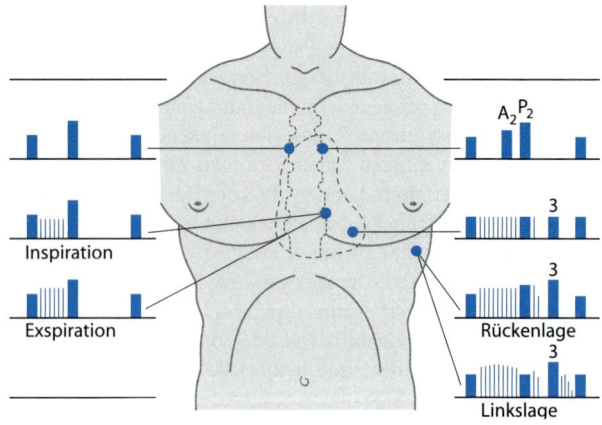

◘ Abb. 28.2. Auskultationsbefund bei reiner Mitralinsuffizienz. Abgeschwächter 1. Herzton, leiser und vorverlagerter 2. Aortenton, über der Herzspitze dominierender 3. Herzton. Bandförmiges Holosystolikum über der Herzspitze, in einzelnen Fällen mesodiastolisches Einstromgeräusch als Hinweis auf funktionelle Mitralstenose

kann gelegentlich ausgesprochen „musikalisch" klingen, wenn z. B. entzündlich verkürzte Sehnenfäden in abnorme Schwingungen versetzt werden. Das Geräusch hat bandförmigen Charakter und wird weit in die Axilla fortgeleitet; es dauert gewöhnlich über den 2. Herzton an, da der Druckgradient zwischen Ventrikel und Vorhof nach dem Aortenklappenschluss noch fortbesteht, bis der Ventrikeldruck auch den Vorhofdruck unterschritten hat (Perloff u. Harvey 1962; ◘ Abb. 28.1).

Der **2. Herzton** ist meist unauffällig, nur manchmal kann der Pulmonalton akzentuiert sein, wenn auch bereits der Pulmonalarteriendruck angestiegen ist. Der Aortenanteil des 2. Herztons ist praktisch nicht zu hören, da durch das verminderte Vorwärtsvolumen ein vorzeitiger Aortenklappenschluss erfolgt, der den A_2 in das Geräusch hinein verlagert.

Auffällig ist der bei schwerer Mitralinsuffizienz über der Herzspitze stets vorhandene **3. Herzton**, der lauter als der 2. Herzton werden kann. Dieser Ton ist sehr dumpf, oft hat der Untersucher mehr die Empfindung einer Vibration oder Erschütterung als eines Tons. Der 3. Herzton ist am besten in Linksseitenlage wahrnehmbar, während er im Sitzen verschwinden kann. Bei Benutzung eines Doppelkopfstethoskops sollte der Trichter verwendet werden (s. Kap. 8; Nixon 1963; Arevalo 1964).

Falls die Volumenverschiebung zwischen linkem Vorhof und linkem Ventrikel sehr groß ist, kann sowohl ein **Mitralöffnungston** (MÖT) als auch ein mesodiastolisches Einstromgeräusch als Hinweis auf eine funktionelle Mitralstenose vorhanden sein. Während sich der MÖT jedoch fast stets der auskultatorischen Wahrnehmung entzieht, kann das kurze mesodiastolische Geräusch über der Herzspitze häufig gehört werden und ist bei einigen Fällen sogar deutlicher als der 3. Herzton wahrnehmbar (◘ Abb. 28.2).

Kombiniertes Mitralvitium. Beim kombinierten rheumatischen Mitralvitium fehlen die klinischen Zeichen der schweren Mitralinsuffizienz. Zwar entsteht während der Ventrikelsystole eine Regurgitation, diese wird jedoch durch die eingeschränkte Mitralklappenöffnungsfläche begrenzt. Der 1. Herzton ist auch bei diesen Fällen stets in seiner Lautstärke reduziert. Das systolische Geräusch hingegen kann auch bei diesen kombinierten Vitien eine erhebliche Lautstärke erreichen. Der Pulmonalton ist akzentuiert, falls der Druck in der Lungenstrombahn schon angehoben ist. Das mesodiastolische und, bei Sinusrhythmus, auch das präsystolische Geräusch der Stenosekomponente sind in der vorderen Axillarlinie und in Linkslage deutlich wahrnehmbar.

Relative Mitralinsuffizienz. Bei Dilatation des linken Ventrikels aufgrund einer vorbestehenden andersartigen Herzerkrankung kann es vorübergehend oder dauernd zu einem inkompletten Mitralklappenschluss kommen. Das dadurch entstehende Geräusch kann spindelförmig, holosystolisch oder auch früh- oder mesosystolisch hörbar sein, denn die beim dilatierten Ventrikel „relativ" zu kurze Aufhängung der Klappe ermöglicht zu Beginn der Systole bei noch maximaler Dilatation des Ventrikels die größte Regurgitation, während es mit zunehmender Entleerung des Ventrikels zu einer besseren Annäherung der Klappen kommt (Phillips et al. 1963). Die Herztöne sind bei dieser Form häufig normal, manchmal kann ein 3. Herzton aufgrund der Insuffizienz des linksventrikulären Myokards gehört werden.

Mitralklappenprolapssyndrom. Beim Mitralklappenprolaps eines, meist des hinteren Segels, entsteht ein charakteristischer **mesosystolischer Klick**, der zwischen dem unteren Ende des Sternums und der Herzspitze am besten gehört werden kann. Wandert das Mitralklappensegel systolisch über die Schlussposition der Kommissuren hinaus, so erlaubt dies gewöhnlich in der späten Systole eine Regurgitation (◘ Abb. 28.3).

So wird häufig im Anschluss an den Klick ein systolisches Crescendogeräusch, am besten in Rückenlage, gehört (◘ Abb. 28.4). Wenn sich der Patient aufsetzt, kann der Klick gegen den 1. Herzton wandern und evtl. nicht mehr abgrenzbar sein; das Geräusch wird dann über einen längeren Anteil der Systole hörbar (Jeresaty 1975).

Differenzialdiagnostisch sind von der Auskultation her im wesentlichen der Ventrikelseptumdefekt (s. Kap. 34), die valvuläre Aortenstenose (s. Kap. 29) und die hypertrophische ob-

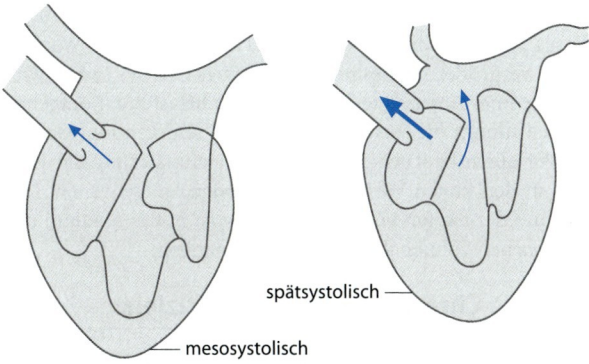

Abb. 28.3. Anatomische Veränderung am hinteren Segel der Mitralklappe beim „Mitralklappenprolapssyndrom" mit geringgradiger spätsystolischer Regurgitation

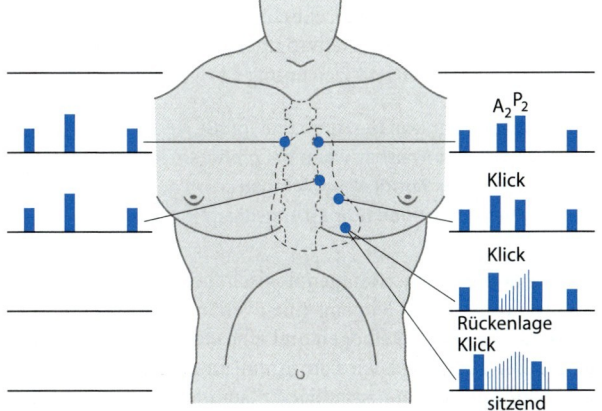

Abb. 28.4. Auskultationsbefund beim „Mitralklappenprolapssyndrom" mit mesosystolischem Klick und spätsystolischem Crescendogeräusch über der Herzspitze

struktive Kardiomyopathie mit und ohne begleitende Mitralinsuffizienz (s. Abschn. 24.3) abzugrenzen, was gewöhnlich leicht durch das unterschiedliche Ausbreitungsareal, die Geräuschcharakteristik, durch die Anwesenheit eines 4. Herztons oder eines Ejektionsklicks sowie durch zusätzliche Atmungs- und Lagerungsmanöver gelingt.

28.4 Elektrokardiogramm

> Die elektrokardiographischen Veränderungen sind abhängig von der Dauer und vom Schweregrad der Klappeninsuffizienz sowie vom Myokardzustand. Im Gegensatz zur Volumenbelastung des linken Ventrikels bei Aorteninsuffizienz treten bei der Mitralinsuffizienz erst bei größeren Rückflussmengen und bei längerer Dauer des Klappenfehlers Veränderungen im EKG als Folge der Linksherzbelastung auf.

Im Extremitäten-EKG findet sich meist ein überdrehter Linkstyp. Im Brustwand-EKG kommt es zu einer Vergrößerung der R-Zacken über dem linken Präkordium (V_5 und V_6) und zu tiefen S-Zacken über dem rechten Präkordium.

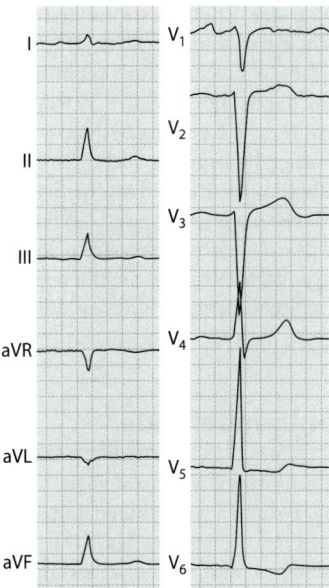

Abb. 28.5. 49-jähriger männlicher Patient. EKG-Befund bei Mitralinsuffizienz mit starker Vergrößerung des linken Ventrikels. Normaltyp, Vorhofflimmern und -flattern, Linksherzhypertrophie und Linksverspätung, Kammerendteilveränderung

Die elektrokardiographischen Kriterien der **Hypertrophie** des linken Ventrikels sind bei etwa 50% der symptomatischen Patienten erfüllt. Kommt es zu einer Linksverspätungskurve, so weist das auf eine schwere Miterkrankung des Myokards hin (Stoffwechselstörung der hypertrophen Muskulatur, postrheumatische Schädigung (**Abb. 28.5**).

Veränderungen der P-Wellen im Sinne eines **P-mitrale** treten im Vergleich zur Mitralstenose später auf. Sie haben ihre Ursache nicht nur in der Überbelastung und Vergrößerung des linken Vorhofs, sondern können gegebenenfalls auch Folge einer rheumatischen Schädigung sein, ähnlich wie das relativ häufige Vorkommen von **Vorhofflimmern** und **Vorhofflattern** (etwa 30–40% aller Patienten).

Bei ungefähr 40% der Patienten mit **Mitralsegelprolaps** sieht man ST-T-Veränderungen, die aber für diese Klappenanomalie nicht pathognomonisch sind. Die T-Wellenabnormitäten sind oft veränderlich und ähnlich den symmetrischen negativen T-Wellen beim intramuralen Myokardinfarkt (Pease et al. 1976). Bei einem Viertel der Patienten findet man eine Prolongation der QT-Zeit. Auch ist die Häufigkeit des WPW-Syndroms im Vergleich zu Herzgesunden erhöht (Schall et al. 1974).

Oft komplizieren Rhythmusstörungen das Krankheitsbild. Supraventrikuläre und ventrikuläre Extrasystolen sind die häufigsten; sie sind am besten mit einer Langzeit-EKG-Untersuchung zu erfassen. Supraventrikuläre Tachykardien und Vorhofflimmern werden ebenfalls beobachtet (Gooch et al. 1972). Zerebrale Symptome können durch paroxysmale Kammertachykardien und Kammerflimmern hervorgerufen werden; letzteres ist die häufigste Ursache für den plötzlichen Tod dieser Patienten, der jedoch insgesamt selten vorkommt (Gulotta et al. 1974).

Die Ätiologie der Rhythmusstörungen bei Mitralsegelprolaps ist nicht ausreichend geklärt. Die meisten Autoren machen die erhöhte mechanische Belastung der Papillarmuskulatur, die durch die exzessive Bewegung der Klappe verursacht wird, für die Kammerrhythmusstörungen verantwortlich. Wahrscheinlich spielen auch beim Auftreten supraventrikulärer Rhythmusstörungen mechanische Faktoren eine entscheidende Rolle: die physiologisch nur langsame Spontandepolarisation der in den Klappensegeln lokalisierten Myokardfasern wird durch Dehnung beschleunigt; diese können deshalb als ektopische Zentren funktionieren (Crawley et al. 1977).

28.5 Röntgenbefunde

Bei der Mitralinsuffizienz ist, unabhängig von der Ätiologie der Erkrankung, zwischen einer akuten und einer chronischen Mitralinsuffizienz zu unterscheiden. Die röntgenologisch nachweisbaren Form- und Größenänderungen des Herzens sind abhängig:
- von degenerativ und/oder entzündlich bedingten pathologisch-anatomischen Veränderungen am Klappenapparat und damit vom Schweregrad der Regurgitation,
- von der Zeitdauer der Krankheit und
- vom Zustand des Myokards.

> Die Zeitdauer der Krankheitsentwicklung von Beginn bis zur vollständig entwickelten Klappeninsuffizienz ist wesentlich für die Möglichkeit der Anpassung des linken Ventrikels und des linken Vorhofs an die Volumenbelastung.

28.5.1 Akute Mitralinsuffizienz

Röntgenologisch findet man neben einer meist nur mittelgradigen Vergrößerung des linken Vorhofs und des linken Ventrikels erweiterte arterielle und venöse Lungengefäße. Ursache der veränderten Lungengefäßzeichnung sind einmal der systolische Reflux und zum anderen ein diastolischer Blutrückstau infolge einer noch nicht vorhandenen Anpassungsdilatation des linken Vorhofs und des linken Ventrikels an die akute Volumenbelastung. Systolisch kann der linke Vorhof nur einen Teil der regurgitierenden Blutmenge aufnehmen. Ein großer Teil des Regurgitationsvolumens fließt in den Lungenkreislauf zurück und wird von den sich erweiternden Lungenvenen aufgenommen. Recht deutlich lässt sich röntgenologisch im rechten Basalfeld häufig eine Erweiterung der in den linken Vorhof einmündenden großen Lungenvenen nachweisen. Die zur stärkeren Füllung des linken Ventrikels erforderliche pulmonale Drucksteigerung führt röntgenologisch auch zu einer Erweiterung der arteriellen Gefäße im Bereich beider Hili. Somit kommt es zu einer verstärkten arteriellen und venösen Gefäßzeichnung beider Lungenfelder („Refluxlunge"; Reindell et al. 1988). Bei sehr starkem Reflux kommt es zum Lungenödem. Der rechte Ventrikel wird akut überlastet und dilatiert. Die Herztaille verstreicht; das Herz ist mitralkonfiguriert.

Bei einer akuten Volumenbelastung des linken Vorhofs und des linken Ventrikels ist die Größenzunahme des Herzens nicht so ausgeprägt wie bei einer chronischen Volumenbelastung mit gleich großem Reflux, da sich die Anpassungsdilatation beider Herzhöhlen nicht so schnell entwickeln kann. Wird dieses akute Stadium überwunden, kommt es nach Wochen durch Vergrößerung des linken Ventrikels und des linken Vorhofs zu einer Anpassung an die Volumenbelastung. Röntgenologisch nimmt die Weite der arteriellen und venösen Gefäße ab. Vor allem beobachtet man eine Verschmälerung der großen, in den linken Vorhof einmündenden Lungenvenen. Das Stadium der akuten Volumenbelastung ist in das Stadium der chronischen Volumenbelastung übergegangen.

28.5.2 Chronische Mitralinsuffizienz

Ein geringer Reflux von 10–30 ml Pendelblut führt noch zu keinen röntgenologisch nachweisbaren Veränderungen des Herzens und des Lungenkreislaufs. Das nur gering vergrößerte totale Schlagvolumen des linken Ventrikels wird durch stärkere „Entleerung des Restblutes und nicht durch eine Vergrößerung des linken Ventrikels in diastolischer Endstellung herbeigeführt (pathophysiologisches Stadium I). Form und Größe des Herzens gleichen im Nativröntgenbild einem Normalherzen. Auch die Lungengefäßzeichnung ist nicht verändert.

> Abweichungen von Herzform und -größe werden röntgenologisch erst nachweisbar, wenn bei größerem Reflux linker Vorhof und linker Ventrikel zur Kompensation der Volumenbelastung vergrößert sind (Anpassungsdilatation).

Formveränderungen. Röntgenologisch beobachtet man bei dorsoventralem Strahlengang einen verlängerten, hoch ansetzenden linken Ventrikelbogen und eine stark gerundete Herzspitze. Die Herzbucht wird in ihrem unteren Bereich durch eine häufig besonders auffällige Dilatation des linken Herzohrs ausgefüllt. Dadurch ist das Herz nicht so „aortenkonfiguriert" wie bei gleich starker Volumenbelastung des linken Ventrikels in Folge Aorteninsuffizienz.

Im Seitenbild ist das supradiaphragmale Dreieck durch den nach hinten ausladenden linken Ventrikel verkleinert. Der vergrößerte linke Vorhof wölbt sich in den Retrokardialraum vor. Da im Gegensatz zur Vorhofvergrößerung bei Mitralstenose oder bei kombinierten rheumatischen Vitien die Vorhofwandung häufig nicht geschädigt ist, besteht eine relativ enge Beziehung zwischen Ausmaß der Volumenbelastung und Größenzunahme des linken Vorhofs. Eine stärkere Vergrößerung findet man als Folge einer zusätzlichen Wandschädigung, in der Regel verbunden mit Vorhofflimmern.

Die Lungengefäßzeichnung kann im Stadium der kompensierten chronischen Mitralinsuffizienz noch normal sein. Nicht selten beobachtet man aber durch den systolischen Reflux des Blutes in die Lungenvenen eine verstärkte Gefäßzeichnung, ohne dass eine Drucksteigerung im Lungenkreislauf durch einen diastolischen Rückstau als Folge einer Linksherzinsuffizienz nachweisbar ist („Refluxlunge"; Reindell et al. 1988).

Pulmonale Drucksteigerung. Bei sehr großem Reflux ist das totale Schlagvolumen so groß, dass trotz adaptativer Vergrößerung des linken Ventrikels dessen Volumen nicht ausreicht, um das vergrößerte Schlagvolumen ohne Steigerung des diastolischen Füllungsdrucks aufzunehmen. Die dadurch einsetzende pulmonale Drucksteigerung führt zur Druckbelastung und Vergrößerung des rechten Ventrikels. Röntgenologisch erscheint das Herz **mitralkonfiguriert**. Die Herztaille ist verstrichen, die Ausflussbahn auf der seitlichen Aufnahme stark verlängert. Der linke Ventrikelbogen setzt hoch an, die Herzspitze ist stark gerundet. Der linke Vorhof erreicht eine beträchtliche Größe. Er spreizt die Bifurkation und kann rechts den Herzrand überragen und die übrigen Herzhöhlen nach vorn verdrängen (Thurn 1968).

Kontraktionsinsuffizienz. Kommt es durch die chronische Volumenbelastung oder zusätzlich schädigende Einflüsse auf das Myokard zu einer Kontraktionsinsuffizienz des linken Ventrikels (pathophysiologisches Stadium IV), so wird durch den weiteren Anstieg des diastolischen Füllungsdrucks auch eine weitere Drucksteigerung im linken Vorhof und im Lungenkreislauf herbeigeführt. Man beobachtet röntgenologisch eine Größenzunahme des rechten Ventrikels und eine verstärkte Lungengefäßzeichnung bis hin zur Stauungslunge. Das Herz wird mitralkonfiguriert (◘ Abb. 28.6).

28.6 Echokardiogramm

P. Bubenheimer, N. Jander

Ziele der echokardiographischen Untersuchung

- Definitive Bestätigung oder definitiver Ausschluss des Verdachtes auf eine Mitralinsuffizienz (qualitative Diagnose)
- Differenzierung der Ätiologie (Differenzialdiagnose)
- Beurteilung des Schweregrades (quantitative Diagnose)
- Erfassung der Folgen der Volumenbelastung (Begleitbefunde)
- Postoperative Verlaufsbeobachtung

28.6.1 Qualitative Diagnose

Da die Blutströmung weder im TM- noch im 2-D-Echokardiogramm direkt sichtbar wird, können diese Methoden keine sensitiven Verfahren zum Nachweis von Klappenregurgitationen sein. Anfängliche Hoffnungen, das Leck an der Klappe direkt sichtbar zu machen (Dillon et al. 1971), wurden enttäuscht. Zwar gibt es schwere Destruktionen der Mitralklappe, die immer mit einer Regurgitation einhergehen (z. B. Chor-

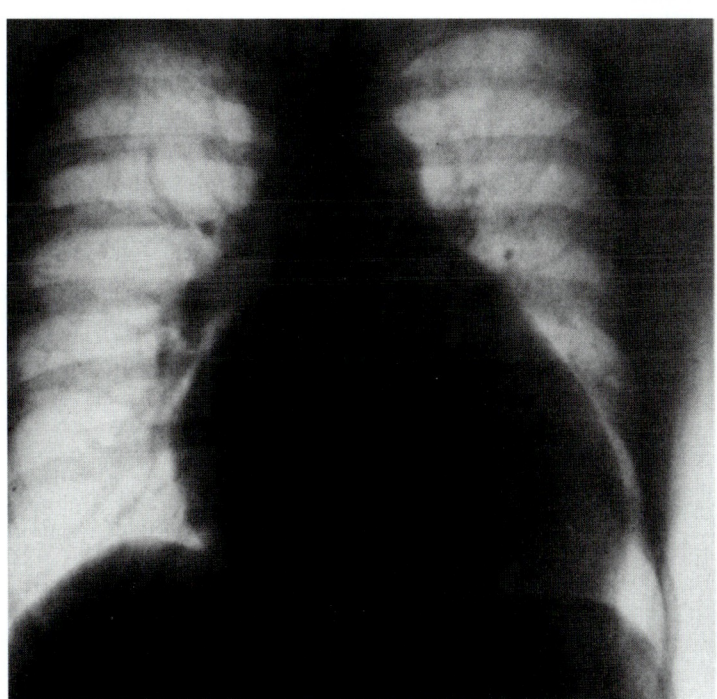
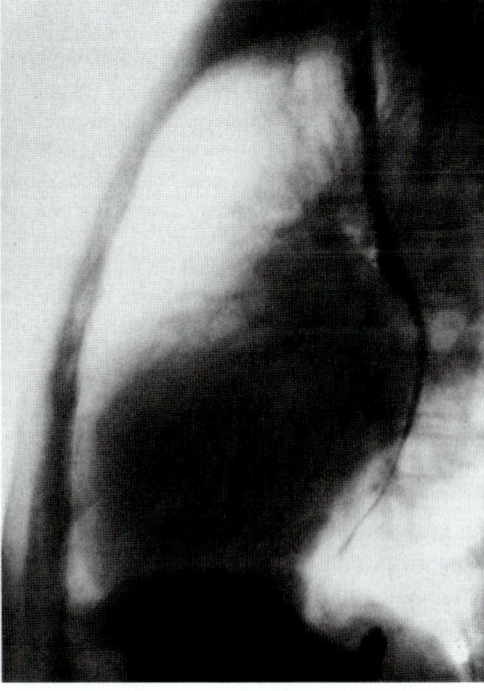

◘ **Abb. 28.6.** 49-jähriger männlicher Patient. Seit 2 Jahrzehnten Herzfehler bekannt. Jetzt, nach rezidivierender Endocarditis lenta, starke Dyspnoe. Hochgradige Mitralinsuffizienz mit starker Volumenbelastung von linkem Ventrikel, linkem Vorhof und Lungenkreislauf. Röntgenologisch Herz allseits stark vergrößert (HV 2063 ml, HV/KG 13 ml/kg), linksverbreitert, rechter Vorhof und rechter Ventrikel stark vergrößert, arterielle und venöse Lungengefäßzeichnung deutlich verstärkt. EKG: Vorhofflimmern und -flattern. Linksherzhypertrophie und -Verspätung. Echokardiographie: starke Vergrößerung des linken Ventrikels mit großer Kontraktionsamplitude: ED 83 mm, VF 0,43. Herzkatheter und Angiokardiographie: linker Ventrikel: 112/14:18 mmHg, PCP 33 mmHg, V-Welle 58 mmHg, EDV 509 ml. Regurgitationsvolumen 253 ml, entsprechend einer Regurgitationsfraktion von 86%

dae-Abriss); leichte Läsionen (Fibrose nach Endokarditis, Prolaps) führen jedoch nicht regelmäßig zu einer Dysfunktion der Klappe. Auch kann der Klappenapparat trotz Regurgitation morphologisch völlig normal erscheinen (funktionelle Mitralinsuffizienz). In solchen Fällen kann man die begleitende Mitralinsuffizienz im 2-D- und TM-Echokardiogramm anhand sekundärer Veränderungen – Vergrößerung von linkem Ventrikel, erhöhte Schwingungsamplitude der Mitralsegel – nur vermuten.

> Der definitive echokardiographische Nachweis der Mitralregurgitation bleibt der Doppler- oder Farbdopplermethode vorbehalten (Nichol et al. 1976). Sie weist den pathologischen Rückstrom an der Klappe direkt nach.

Doppleruntersuchung. Die Doppleruntersuchung wird am besten von apikal durchgeführt, da von hier meist die beste Ausrichtung des Schallstrahls zur Flussrichtung an der Mitralklappe erfolgen kann. Mit der CW-Methode können Richtung und Geschwindigkeit der Strömung an der Mitralklappe gemessen werden. Mit der gepulsten Methode ist aufgrund des „aliasing" keine exakte Richtungs- und Geschwindigkeitsanalyse möglich. Am raschesten gelingt der Nachweis, selbst bei geringfügigen, auskultatorisch stummen Regurgitationen mit dem Farbdoppler, der im linken Vorhof den typischen Regurgitationsjet zeigt (s. Abb. 28.9).

28.6.2 Differenzialdiagnose

Während der echokardiographische Befund an der Mitralklappe bei Mitralstenose sehr einförmig ist, zeigt das Mitralisechogramm bei Mitralinsuffizienz in Abhängigkeit von der Ätiologie ein breites Spektrum morphologischer Befunde (2-D) und abnormer Bewegungsmuster (Abb. 28.7). Diese sind Grundlage einer ätiologischen Differenzierung (Sweatman et al. 1972), die mit keiner anderen klinischen Methode so zuverlässig gelingt wie mit dem Echokardiogramm. Eine solche Differenzierung ist bei der Auswahl der einzuschlagenden Therapie von großer Bedeutung. Während eine Mitralinsuffizienz bei geschrumpfter, verkalkter Klappe nur mit Klappenersatz korrigiert werden kann, besteht bei gut mobiler, nicht verkalkter Klappe die Möglichkeit, den Klappendefekt plastisch zu korrigieren (Kay et al. 1976).

> **Klinisch wichtig**
>
> Geht eine schwere Herzinsuffizienz mit dem Auskultationsbefund einer Mitralinsuffizienz einher, ist zu klären, ob eine primäre organische Mitralinsuffizienz zugrunde liegt, oder ob es sich um eine sekundäre, relative Mitralinsuffizienz bei schwerer Schädigung des linken Ventrikels handelt. Das Ergebnis der Ultraschalluntersuchung stellt dann die Weichen für die weitere Diagnostik und Therapie.

Rheumatische Mitralinsuffizienz. Die Mitralinsuffizienz rheumatischer Ursache unterscheidet sich von den anderen Ätiologien durch die meist besonders ausgeprägten fibrotischen Verdickungen, Verkalkungen und Schrumpfungen des Klappenapparates, die am besten im Ultraschallschnittbild zur Darstellung kommen. Da fast immer eine mehr oder weniger

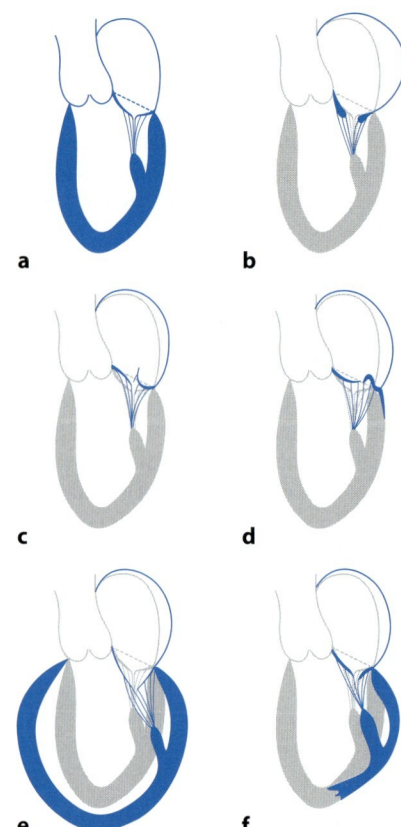

Abb. 28.7a–f. Schematische Darstellung der Mitralklappenmorphologie im Schnittbild bei verschiedenen Mechanismen der Mitralinsuffizienz. **a** Normale Mitralklappe: Die geschlossenen Mitralsegel zeigen einen zum Ventrikel gerichteten konvexbogigen Verlauf. Der Mitralring (punktierte Linie) wird nicht vorhofwärts überschritten. **b** Rheumatische Mitralinsuffizienz: Segel und Chordae sind verdickt und geschrumpft, die Beweglichkeit der Segel ist vermindert. Aufgrund der Schrumpfung und Verhärtung des Klappengewebes ist die Adaptationsfähigkeit gestört. Meist geht eine mehr oder weniger ausgeprägte Stenose mit der Regurgitation einher. **c** Chordae-Abriss des hinteren Segels: Die abgerissenen Anteile des hinteren Segels schlagen systolisch in den Vorhof durch und weisen spitz nach kranial. **d** Mitralsegelprolaps: Der Mitralring ist dilatiert. Infolge Chordae-Verlängerung stülpt sich das hintere Segel bogig über die Anulusebene hinaus in den linken Vorhof. Das vordere Segel ist leicht vorhofwärts verlagert. **e** Relative Mitralinsuffizienz: Der Klappenapparat ist gespannt, die Segel sind zu einem spitzen Trichter ausgezogen. **f** Papillarmuskeldysfunktion nach Hinterwandinfarkt: Durch Ausrundung der Infarktzone und Schrumpfung des vernarbten Papillarmuskels wird das hintere Segel vom vorderen Segel ventrikelwärts weggezogen und immobilisiert

ausgeprägte begleitende Stenose vorliegt, ist die diastolische Segelbeweglichkeit eingeschränkt, der Mitraltunnel und die Öffnungsfläche verkleinert. Im TM-Echo ist der EF-„Slope" abgeflacht, wenngleich bei stärkerer Insuffizienz weniger stark als bei reiner Stenose (Burgess et al. 1973). Die Regurgitationszeit wird am raschesten mit dem Farbdoppler gemessen, alternativ mit dem konventionellen CW- oder PW-Doppler.

Bakterielle Endokarditis. Die Segelbeweglichkeit ist – ausgenommen bei rheumatischer Vorerkrankung – in der Regel normal oder gesteigert. Typisch sind knotenförmige, keulenförmige oder zottige Auflagerungen auf der Klappe, meist vorhofseitig gelegen. Diese Vegetationen – bakteriell infiziertes, thrombotisches Material – können auch nach klinischer Ausheilung fortbestehen. Eine Aktivitätsdiagnose ist echokardiographisch nicht möglich. Die Vegetationen sind im Schnittbild ab einer Größe von 2–3 mm erkennbar, wenn die Klappe nicht verkalkt ist. Bei vorbestehenden, fibrotischen oder verkalkenden Veränderungen sind nur größere Vegetationen erkennbar.

Transösophagealer Zugang. Empfindlicher gelingt der Nachweis von Vegetationen mit der transösophagealen Echokardiographie, die heute bei unklarem Befund immer durchgeführt werden sollte (Khanderia 1993). Mit der Größe und Mobilität der Vegetationen wächst das Embolierisiko. Oft gehen mit dem Befund von Vegetationen weitere Klappendestruktionen wie Segeleinrisse, Segelabrisse oder Segelperforationen einher, die transthorakal oder transösophageal mit der 2-D-Methode nachweisbar sind. Die dann meist schwere Mitralinsuffizienz lässt sich mit dem Farbdoppler leicht belegen.

Nicht immer ist die Mitralklappe bei bakterieller Endokarditis, insbesondere bei einem beginnenden Entzündungsprozess, grob verändert. Dann sind Verlaufskontrollen zur Beobachtung der Entwicklung angezeigt, da sich der Befund bei florider Endokarditis rasch ändern kann.

Chordae-Abriss. Als Folge einer bakteriellen Endokarditis oder einer degenerativen Mitralklappenerkrankung (fortgeschrittener Prolaps) kann es zum Abriss von Chordae eines oder beider Segel kommen (◘ s. Abb. 28.7c). Beim Abriss des hinteren Segels zeigt das TM-Echokardiogramm eine frühdiastolische Vorwärtsbewegung dieses Segels mit anschließendem chaotischen Flattern (Duchak et al. 1972). Ein abgerissenes vorderes Segel zeigt eine exzessive Schwingungsamplitude und ein wirres diastolisches Schwirren. Sind nur wenige Chordae abgerissen, kann man nicht dieses klassische echokardiographische Bild des Chordae-Abrisses erwarten. Beim sorgfältigen Abtasten des Klappenapparates mit dem Schallstrahl gelingt es allerdings meist, an einzelnen Segelabschnitten einen Teil der oben genannten Merkmale nachzuweisen („exploratory scanning"; Giles et al. 1974). Im Schnittbild sieht man den abgerissenen Segelanteil in den Vorhof durchschlagen, das Ende ragt systolisch spitz ins Vorhofkavum (Nishimura et al. 1978). Bei zarten Sehnenfäden ist der Abriss transthorakal manchmal schwer nachweisbar, ein transösophageales Echokardiogramm kann den Befund dann absichern.

Mitralsegelprolaps. Die häufigste Ursache der nichtrheumatischen Mitralinsuffizienz dürfte der Mitralsegelprolaps (◘ s. Abb. 28.7d) sein. Diesem liegt meist eine angeborene Strukturschwäche des Klappengewebes zugrunde, was allmählich zur Überdehnung und Verlängerung von Segel und Chordae führen soll („floppy valve"; Jeresaty 1975; Davies et al. 1978). Eine charakteristische echokardiographische Bewegungsanomalie ist eine frühsystolisch oder mesosystolisch einsetzende posteriore Bewegung eines oder beider Segel in Richtung auf die Hinterwand des linken Vorhofs (Shah u. Gramiak 1970). Im TM-Echokardiogramm wird die CD-Strecke (s. Abschn. 12.6.1) durch diese Änderung der Bewegungsrichtung muldenförmig gesenkt (◘ Abb. 28.8); dabei

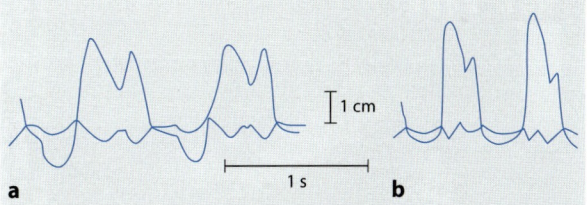

◘ **Abb. 28.8a, b.** Typische Beispiele eines mesosystolischen Mitralsegelprolapses (**a**) und eines holosystolischen Prolapses (**b**). Zeichnung nach Originalechogrammen. Beispiel **b** stammt von einem Patienten mit Marfan-Syndrom; das vordere Segel zeigt eine exzessive Schwingungsamplitude mit steilen Öffnungs- und Schließungsbewegungen und abgerundeten Gipfeln In diesem Falle lag auch eine bedeutsame Mitralinsuffizienz vor, während dies im Beispiel **a** nicht der Fall war

nimmt die Distanz der Segelechos voneinander zu, die Echos splittern auf.

> **Klinisch wichtig**
>
> Die Diagnose eines Mitralsegelprolaps wurde in den Anfängen der Echokardiographie aufgrund von TM-Befunden zu häufig gestellt. Die Einordnung der Befunde erfolgt heute mit der 2-D-Echokardiographie (◘ Abb. 28.9).

Ein Prolaps kann angenommen werden, wenn sich Teile der Mitralsegel systolisch über die Klappenringebene (Verbindungslinie der anterioren und posterioren Klappenbasis) hinaus in den Vorhof wölben (◘ s. Abb. 28.7d; Gilbert et al. 1976). Der Befund ist teils von apikal, teils von parasternal besser erkennbar (Morganroth et al. 1980, 1981), transösophageal ist der Befund besonders detailreich darstellbar (◘ Abb. 28.10). Viele Patienten mit Mitralsegelprolaps zeigen, v. a. wenn schon eine Mitralinsuffizienz vorliegt, auch morphologische Veränderungen des Klappenapparates. Die Segel sind verdickt und wellig konturiert (Rippe et al. 1980). Die Frage, ob mit einem Prolaps eine Mitralinsuffizienz verknüpft ist, kann am eindeutigsten und schnellsten mit dem Farbdoppler geklärt werden (Abbasi et al. 1983). Bei geringer Insuffizienz beginnt die Regurgitation, wie das systolische Geräusch, erst nach einem längeren freien Intervall. Bei schwerer Insuffizienz beginnt die Regurgitation schon frühsystolisch und wird spätsystolisch stärker. Im Farbdoppler zeigt der Regurgitationsjet bei Prolaps eine typische exzentrische Orientierung, bei anteriorem Prolaps nach posterior, bei posteriorem Prolaps nach anterior (◘ s. Abb. 28.9). Bei Prolaps beider Segel können die Jets in verschiedene Richtungen orientiert sein (Mohr-Kahaly et al. 1989; ◘ Abb. 28.10).

Relative Mitralinsuffizienz. Im 2-D-Echo wirken die Mitralsegel bei relativer Mitralinsuffizienz gespannt und minderbeweglich. Im Gegensatz zum Gesunden bleibt systolisch ein mehr oder weniger spitz zulaufender Mitraltrichter erkennbar. Auch bei Mitralinsuffizienz nach Hinterwandinfarkt („Papillarmuskeldysfunktion") ist die Mobilität der Segel gestört. Meist ist das hintere Segel betroffen, es verharrt systo-

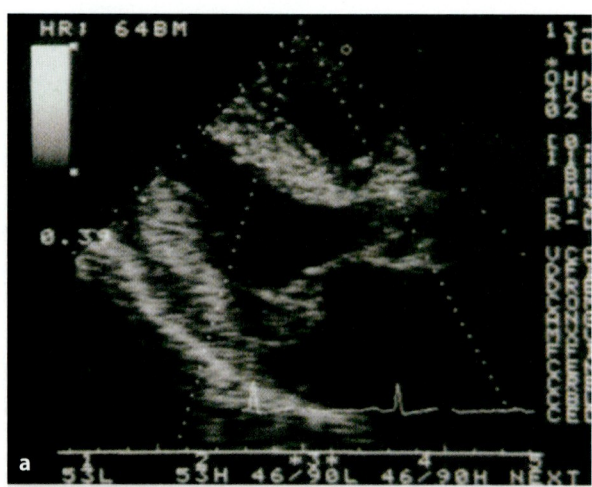
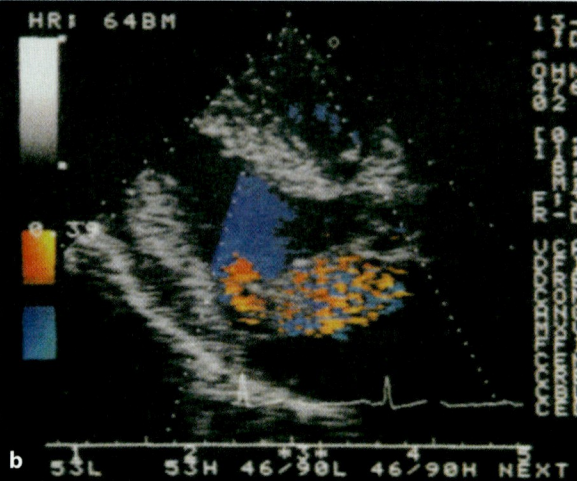

Abb. 28.9. Farbdopplerechokardiogramm bei schwerer Mitralinsuffizienz infolge Prolaps des hinteren Segels. Parasternaler Längsachsenschnitt spätsystolisch. **a** Morphologie im 2-D-Echokardiogramm. Ausgeprägter Prolaps des hinteren Mitralsegels. **b** Zugehöriges Flussbild. Im Bereich des hinteren Mitralsegels Klappenleck mit Regurgitation, die sich als typisches Farbmosaik im linken Vorhof darstellt. Der Regurgitationsjet verläuft bei Prolaps des hinteren Segels von hinten nach vorn. Vor dem Leck im linken Ventrikel zeigt sich eine „proximale Flusskonvergenz" auf das Leck zu mit Farbumschlag von blau nach rot vor dem Leck. Die starke Ausprägung der proximalen Flusskonvergenz weist auf eine schwere Mitralinsuffizienz hin

lisch weit ab vom Mitralanulus im linken Ventrikel (Godley et al. 1981). Bei diffuser Ventrikelschädigung verläuft der Regurgitationsjet im Farbdoppler zentral in den linken Vorhof, bei segmentaler Schädigung nach Hinterwandinfarkt ist er exzentrisch nach posterior ausgerichtet.

28.6.3 Quantitative Diagnose

Die Quantifizierung der Mitralinsuffizienz ergibt sich aus der Synthese von Befunddetails; es gibt bis heute keinen einzigen Parameter, der den Schweregrad der Mitralinsuffizienz in einer „harten" Zahl angeben könnte. Üblich ist eine semiquantitative Beurteilung in 3 Schweregraden (leicht-, mittel-, hochgradig). Die im Gefolge der Volumenbelastung auftretenden Veränderungen der Herzhöhlen lassen eine nur grobe Abschätzung des Schweregrades einer Mitralregurgitation zu. Bei normal großem linkem Vorhof und normal großem linkem Ventrikel mit normaler Verkürzungsfraktion kann keine bedeutsame Mitralregurgitation vorliegen. Bei umgekehrten Verhältnissen kann eine bedeutsame Regurgitation angenommen werden.

Einen wesentlichen Beitrag zur Graduierung der Mitralregurgitation liefern die Doppler- und Farbdopplermethoden. Beim CW-Verfahren geht die Intensität (Amplitude = Kurvenschwärzung) der Menge der regurgitierenden, mit dem Schallstrahl erfassten Blutkörperchen parallel. Mit dem gepulsten Verfahren erfolgt ein „Mapping" der Ausdehnung des Regurgitationssignals im linken Vorhof (Miyatake et al. 1980). Rascher und besser reproduzierbar gelingt die Darstellung des Flussprofils mit der Farbdopplermethode (Abb. 28.9 und 28.11; Omoto et al. 1984). Anfängliche Hoffnungen, mit der verbesserten Darstellbarkeit des Regurgitationsjets eine sichere Quantifizierung durchführen zu können, haben sich allerdings zerschlagen. Zu viele biologische und technische Variablen beeinflussen neben dem Ausmaß der Regurgitation die Größe des Regurgitationsjets (Nicolosi et al. 1992). In letzter Zeit konzentriert sich das Interesse auf die im Farbdopplerbild sichtbare Flusskonvergenz im linken Ventrikel auf das mitrale Leck zu (Appleton et al. 1990). Dieses Phänomen ist auch dann noch sichtbar, wenn der Regurgitationsjet im linken Vorhof nicht erkennbar ist, z. B. bei Mitralklappenprothesen (Yoshida et al. 1992). Das Ausmaß der proximalen Flusskonvergenz ist derzeit ein wesentlicher Baustein bei der quantitativen Beurteilung (Abb. 28.11).

28.6.4 Echokardiographische Begleitbefunde

Akutes Stadium. Bei akuter bis subakuter organischer Mitralinsuffizienz sind linker Vorhof und linker Ventrikel nur leicht vergrößert, zeigen aber besonders hohe Kontraktions- bzw. Pulsationsamplituden ihrer Wandungen (Sweatman et al. 1972). Die Verkürzungsfraktion des linken Ventrikels ist über die Norm erhöht, sie kann bei starker Mitralinsuffizienz Werte über 0,5 erreichen. Endsystolisch ist der Ventrikel dann abnorm klein.

Chronisches Stadium. Im chronischen Stadium kommt es zur Anpassungsdilatation mit exzentrischer Hypertrophie der volumenüberlasteten linken Herzabschnitte. Dabei nimmt v. a. die enddiastolische Größe des linken Ventrikels zu; bei schwerer Mitralinsuffizienz werden enddiastolische Durchmesser bis 70 mm erreicht. Infolge des großen Schlagvolumens ist der linke Ventrikel endsystolisch aber noch normal groß oder nur gering vergrößert. Entsprechend ist die Verkürzungsfraktion selbst im chronischen Stadium meist erhöht.

Endsystolische Ventrikeldurchmesser über 40–45 mm sprechen für einen begleitenden Myokardschaden mit unangemessener, über die Anpassung hinausgehender **Ventrikeldilatation**. Infolge der erniedrigten Nachlast kann die Verkürzungsfraktion trotz Schädigung der Ventrikelmuskulatur normal oder erhöht sein. Ist sie dennoch erniedrigt, so liegt in jedem Fall ein schwerer Myokardschaden vor. Die Ventrikel-

28.6 · Echokardiogramm

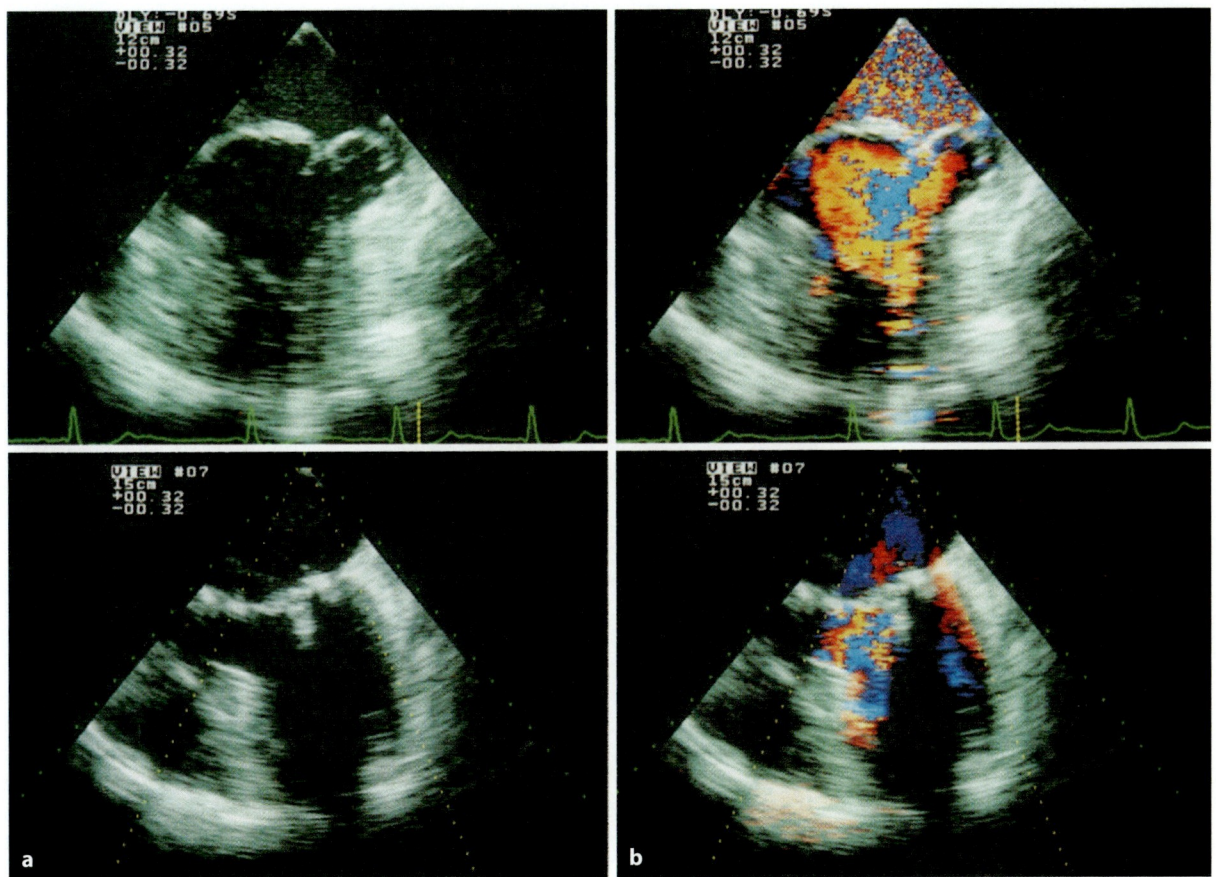

Abb. 28.10a, b. Intraoperatives transösophageales 2-D-(**a**) und Farbdoppler-(**b**) Echokardiogramm bei Prolaps beider Mitralsegel und schwerer Mitralinsuffizienz. **a** Vor Rekonstruktion (oben) wölben sich beide Mitralsegel systolisch tief in den linken Vorhof. Der Mitralklappenanulus ist dilatiert. Nach Rekonstruktion (unten) ist der Anulus gerafft. Beide Segel liegen systolisch gestrafft horizontal in der Klappenebene. **b** Vor Rekonstruktion (oben) im linken Vorhof systolisch diffuser Regurgitationsjet (buntes Farbmosaik). Nach Rekonstruktion (unten) keine Regurgitation mehr

---

dilatation und die Erniedrigung der Verkürzungsfraktion ist besonders ausgeprägt bei relativer Mitralinsuffizienz (McDonald 1976). Dann sind auch die für Mitralinsuffizienz typischen hohen Pulsationsamplituden der Ventrikelwandungen nicht mehr vorhanden.

Die **Vergrößerung des linken Vorhofs** ist im chronischen Stadium stärker als im akuten Stadium, zum Ausmaß der Regurgitation zeigt sie nur eine sehr lose Beziehung. Sie wird, v. a. bei rheumatisch bedingter Mitralinsuffizienz, wesentlich vom Myokardzustand mitbestimmt. Führt die Mitralinsuffizienz zu einer stärkeren pulmonalen Drucksteigerung, so kann auch eine Dilatation der rechten Herzabschnitte beobachtet werden.

Linksventrikuläre Funktion. Die echokardiographische Beurteilung der linksventrikulären Funktion ist bei der subakuten Mitralinsuffizienz von besonderer Bedeutung, da hier allein aus hämodynamischen Gründen eine Stauungsherzinsuffizienz vorliegen kann, die klinisch und röntgenologisch ein myokardiales Versagen vermuten lässt. In solchen Fällen kann der echokardiographische Nachweis eines hyperkinetischen linken Ventrikels die weiteren diagnostischen und therapeutischen Überlegungen zur Operation hinlenken, da diesen Patienten durch Operation definitiv geholfen werden kann, während bei Herzinsuffizienz aus myokardialer Ursache trotz Korrektur des Klappenfehlers nur eine partielle Besserung erwartet werden kann.

28.6.5 Postoperative Diagnostik

In der Nachbehandlung operierter Patienten ist die echokardiographische Verlaufskontrolle von besonderer Bedeutung, damit das Ausmaß der postoperativen Rückbildung von Dilatation und Hypertrophie der einzelnen Herzhöhlen verfolgt werden kann (Burggraf u. Craige 1975). Darüber hinaus müssen die durch plastische Operation verursachten Veränderungen der Klappenmorphologie (Watanabe u. Kay 1978) dokumentiert werden, um bei erneuter Verschlechterung den Verdacht auf eine Zunahme des Klappendefektes abklären zu können. Dies gilt auch für die dopplerechokardiographische Beurteilung der Prothesenfunktion, die nur zuverlässig gelingen kann, wenn vergleichbare postoperative Registrierungen vorliegen.

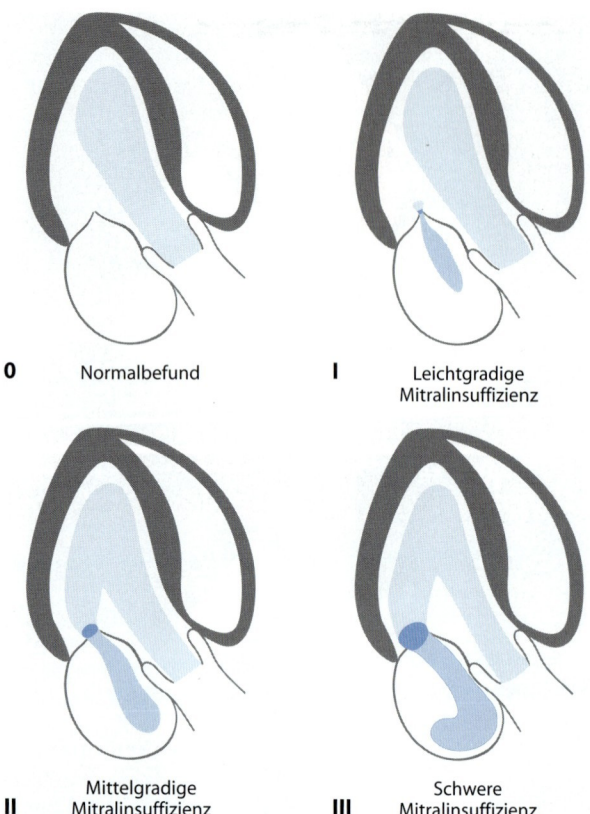

Abb. 28.11. Schematische Darstellung der zur Beurteilung des Schweregrades einer Mitralinsuffizienz geeigneten Flussphänomene im Farbdoppler anhand eines posterioren Mitralsegelprolapses im apikalen Dreikammerblick. **0** Normalbefund. Systolisch ausschließlich Fluss zur Aortenklappe (hellblau). **I** Leichtgradige Mitralinsuffizienz. Im Linken Vorhof schmaler und kurzer Regurgitationsjet (mittelblau). Vor dem Leck im linken Ventrikel nur umschriebene Flusskonvergenz (hellblaues Fähnchen vor der Mitralklappe mit umschriebenem Farbumschlag nach dunkelblau, der Flussbeschleunigung vor dem Leck entsprechend). **II** Mittelgradige Mitralinsuffizienz. Größerer Regurgitationsjet im linken Vorhof. Im linken Ventrikel etwa gleich breite Flussstraßen zur Aorta und zur Mitralis. Deutlicher Farbumschlag vor dem Leck. **III** Schwere Mitralinsuffizienz. Der Regurgitationsjet füllt den linken Vorhof größtenteils aus. Im linken Ventrikel ist das Flussprofil zur Mitralklappe breiter als zur Aortenklappe mit einem frühen Farbumschlag vor dem Leck (dunkelblaue Halbkugel = „proximale Flusskonvergenz")

Plastische Korrekturen. Eine gute morphologische Beurteilung der operierten Klappe ist nach plastischen Korrekturen möglich (■ s. Abb. 28.10). Nur der eingenähte Anulusring (Carpentier-Ring, Duran-Ring) erzeugt geringe akustische Artefakte. Im Längsschnitt äußert er sich als intensiver Reflex an der anterioren und posterioren Klappenbasis, im Querschnitt ist er zirkumferenziell darstellbar. Die Schwingungsamplitude der gerafften Segel ist deutlich kleiner als präoperativ. Im TM-Echokardiogramm ähnelt das Bild einer leichtgradigen Mitralstenose mit abgeflachtem EF-„Slope" und verminderter diastolischer Amplitude bzw. Parallelbewegung des hinteren Segels. Posterior vom hinteren Segel kann das intensive Echoband des Carpentier-Rings sichtbar sein, das Bild erinnert an eine Mitralisverkalkung.

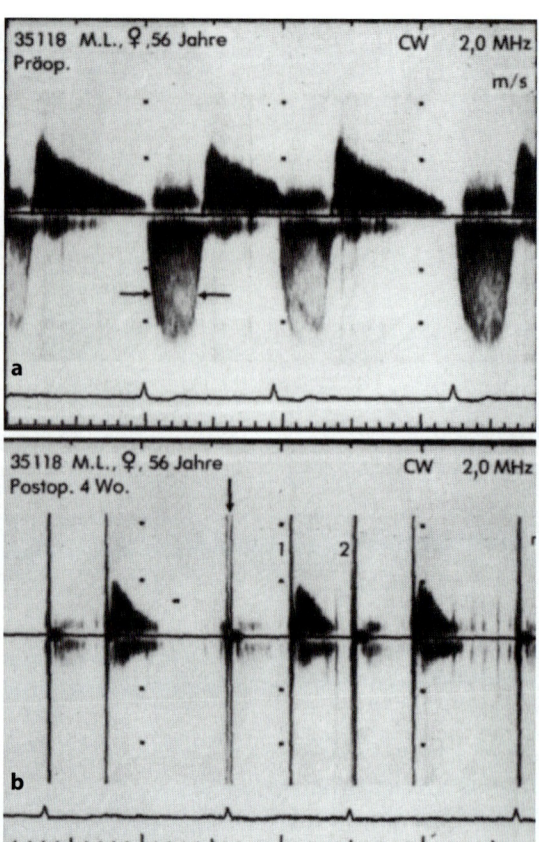

Abb. 28.12a, b. Prä- und postoperative Doppleranalyse der Mitralklappe bei rheumatischer Mitralinsuffizienz (apikale Ableitung, CW-Methode). **a** Präoperativ: Bei kombiniertem Mitralvitium diastolisch typisches Flussprofil der Mitralstenose mit erhöhter Strömungsgeschwindigkeit (2,3 m/s) und verzögertem Geschwindigkeitsabfall über die Diastole. Holosystolische Regurgitation (Pfeile). **b** Postoperativ nach Implantation einer doppelflügeligen Kunststoffprothese ohne systolische Regurgitation mit lautem Öffnungs- (1) und Schlussclick (2).

Klappenprothesen. Bei Kunststoffprothesen ist die Morphologie der Klappe wegen der akustischen Artefakte schlecht beurteilbar, zuweilen kann nicht einmal der Prothesentyp eindeutig identifiziert werden. Die intensiven Reflexe des Prothesenmaterials erschweren auch die Erkennung von thrombotischen Auflagerungen oder von Vegetationen. Vorhofseitig können diese besser mit der transösophagealen Untersuchung erkannt werden (Daniel et al. 1993). Bei Bioprothesen kann im Verlauf aus der Zunahme der Reflexe und der Abnahme der Schwingungsamplitude der Taschen auf degenerative Veränderungen geschlossen werden. Eine feine Funktionsbeurteilung ist aber selbst bei diesem Prothesentyp TM- und 2-D-echokardiographisch meist nicht möglich; dies ist vielmehr Aufgabe der Dopplerechokardiographie (■ Abb. 28.12).

Dopplerechographisch können, wie bei der natürlichen Klappe bzw. bei Mitralstenose, zuverlässig Druckgradienten und funktionelle Öffnungsfläche bestimmt werden. Bei Prothesen entsprechen die Messdaten leichtgradigen Stenosen. Bei Bioprothesen können auch Regurgitationen sensitiv erfasst werden, nicht jedoch bei Kunststoffprothesen, die das Signal

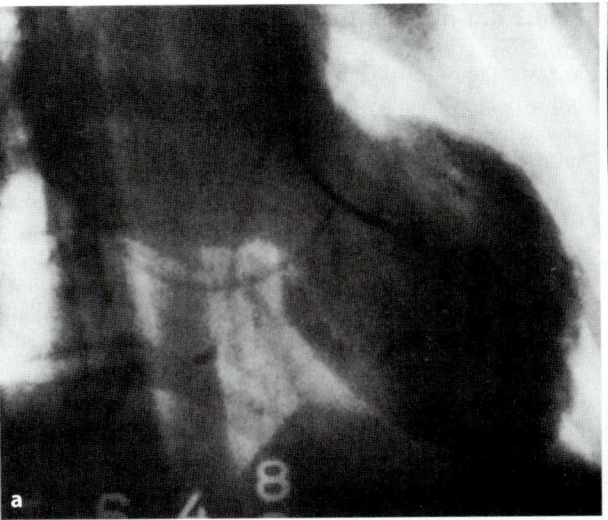 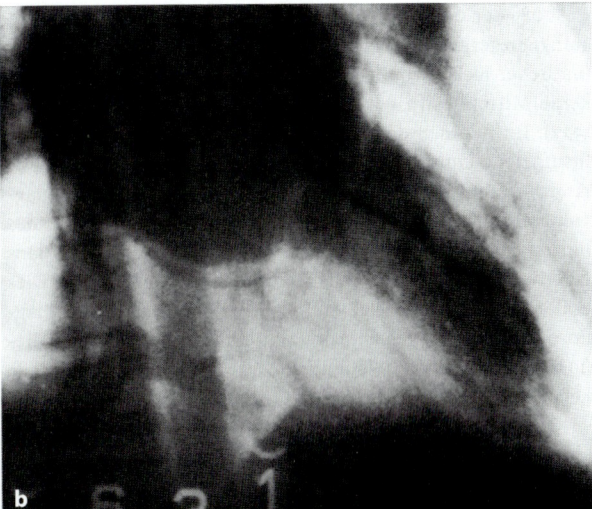

Abb. 28.13a, b. Schwergradige Mitralinsuffizienz. Enddiastolisches Volumen (a) 267 ml, enddiastolisches Volumen (b) 138 ml, totales Schlagvolumen 129 ml mit einem Regurgitationsvolumen von 98 ml und einer Regurgitationsfraktur von 76%

im linken Vorhof abschalten. Sensitiv ist für die Frage nach valvulären oder paravalvulären Lecks die transösophageale Untersuchung, da der linke Vorhof ohne Interferenz mit der Prothese eingesehen werden kann. Selbst die geringfügigen „physiologischen Prothesenlecks" lassen sich transösophageal gut darstellen (Brink et al. 1989).

28.7 Herzkatheteruntersuchung und Angiokardiographie

Die Diagnose einer Mitralinsuffizienz lässt sich in der Regel klinisch stellen, durch die echo- und dopplerechokardiographische Untersuchung ist auch eine befriedigende Quantifizierung möglich. Damit hat sich die Indikation zur Herzkatheteruntersuchung und Angiokardiographie stark relativiert. Bei Diskrepanzen zwischen dem klinischen Status einerseits und den erhobenen dopplerechokardiographischen Untersuchungen andererseits, insbesondere dann, wenn der Patient/die Patientin stark symptomatisch ist und aufgrund der Symptomatik eine Operationsindikation gegeben wäre, kann sie indiziert sein (Bonow et al. 1998), wobei dann in der Regel die Angiokardiographie im Vordergrund steht.

Dabei wird über einen retrograd oder transseptal in den linken Ventrikel eingeführten Katheter bei nicht-EKG-gesteuerter Injektion und großem linken Ventrikel in der Regel 40–60 ml Kontrastmittel injiziert. Das Ausmaß der Regurgitation in den linken Vorhof lässt sich abschätzen durch (Abb. 28.13):
- Bestimmung des enddiastolischen und endsystolischen Volumens des linken Ventrikels. Die Differenz entspricht dem totalen Schlagvolumen. Nach Abzug des z. B. mit der Fick-Methode errechneten effektiven Schlagvolumens ergeben sich Regurgitationsvolumen und -fraktion, dieses setzt einen zusätzlichen Rechtsherzkatheter voraus.
- Qualitative und quantitative Beurteilung des Regurgitationsvolumens durch Ausmaß und Schnelligkeit der Anfärbung des linken Vorhofs bei Kontrastmittelinjektion in den linken Ventrikel.

> Bei zweifelhafter Operationsindikation kann in Einzelfällen eine Einschwemmkatheteruntersuchung bei ergometrischer Belastung von Nutzen sein.

28.8 Verlauf, Prognose und Komplikationen

Ch. Gohlke-Bärwolf, H. Gohlke

Durch die steigende Lebenserwartung der Bevölkerung in den Industriestaaten ist es auch zu einer Zunahme der degenerativen Mitralinsuffizienz gekommen, die nach der Aortenstenose zur zweithäufigsten Klappenerkrankung geworden ist. Sie war mit 31% im Euro Heart Survey on Valvular Heart Disease der ESC vertreten (Iung et al. 2003).

Die Prognose der Patienten mit Mitralinsuffizienz hängt entscheidend von der Ätiologie und Pathologie der Mitralinsuffizienz ab, entsprechend wird sie für folgende ätiologisch unterschiedliche Mitralinsuffizienzen getrennt dargestellt:
- rheumatische Mitralinsuffizienz,
- Mitralklappenprolapssyndrom,
- ischämisch bedingte Mitralinsuffizienz,
- Mitralinsuffizienz bei Kalzifizierung des Anulus mitralis,
- Mitralinsuffizienz bei angeborenen Bindegewebs-, Speicher- und Kollagenerkrankungen.

28.8.1 Rheumatische Mitralinsuffizienz

Prognose

Bei der Prognose der Mitralinsuffizienz ist zwischen der Mitralinsuffizienz, die im Rahmen einer rheumatischen Karditis (s. Kap. 26.1) und derjenigen, die später nach einem symptomfreien Intervall von etwa 20 Jahren auftritt, zu unterscheiden.

20% der mit einer akuten Karditis auftretenden Mitralinsuffizienzgeräusche verschwinden später spontan. Unter rheumatischer Fieberprophylaxe mit Penicillin ist in 70% der Fälle keine Mitralinsuffizienz mehr nachweisbar (Tompkins et al. 1972). Im Rahmen der allmählichen Entwicklung der Mitralinsuffizienz kommt es über eine Zunahme des linksventrikulären diastolischen Volumens zu einer Erhöhung des Schlagvolumens. Dies geschieht zunächst ohne Steigerung des Pulmonalkapillardrucks, weshalb die Patienten für eine längere Zeit frei von pulmonalen Stauungssymptomen sind. Dies erklärt, warum bei Patienten mit Mitralinsuffizienz die Diagnose häufig später gestellt wird als bei Patienten mit Mitralstenose. Bei den meisten Patienten treten Symptome in der 4.–6. Lebensdekade auf.

Die leichtgradige rheumatische Mitralinsuffizienz ist mit einer langen Überlebenszeit vereinbar, die durchschnittlich der von Patienten mit einer leichten Mitralstenose vergleichbar ist. 80% dieser Patienten waren nach 5 Jahren und 60% nach 10 Jahren am Leben (Rapaport 1975).

Wesentlich ungünstiger ist die Prognose der Patienten, die bereits zum Zeitpunkt der Diagnosestellung eine schwere, operationsbedürftige Mitralinsuffizienz haben. Die Zweijahresüberlebensrate bei diesen Patienten betrug 50% (Horstkotte et al. 1983) und die Zehnjahresüberlebensrate 30%. Die meisten verstarben an kardialen Ursachen, zumeist am plötzlichen Herztod (Delahaye et al. 1991). Prädiktoren für einen ungünstigen Verlauf waren eine eingeschränkte rechtsventrikuläre (EF < 30%) und linksventrikuläre Funktion (EF < 45%) sowie das Auftreten einer klinischen Herzinsuffizienz (Borer et al. 1991).

Komplikationen

Komplikationen, z. B. Vorhofflimmern, können bei einer bis dahin asymptomatischen Mitralinsuffizienz zu Symptomen führen bzw. bestehende Symptome verstärken. Die Häufigkeit des Vorhofflimmerns nimmt mit zunehmendem Alter, der Dauer der Erkrankung und dem Schweregrad der Mitralinsuffizienz zu. Wie bereits bei der Mitralstenose beschrieben, sind mit dem Auftreten des Vorhofflimmerns eine Reduktion des Herzminutenvolumens und eine erhöhte Emboliegefahr verbunden. Systemische Embolien kommen bei der Mitralinsuffizienz seltener vor als bei der Mitralstenose. Zu einer bakteriellen Endokarditis kommt es bei der rheumatischen Mitralinsuffizienz häufiger als bei der isolierten Mitralstenose; sie kann zu einer weiteren Zerstörung des Klappenapparates mit akuter Verschlechterung der Hämodynamik und Lungenödem führen.

Sowohl im Rahmen der bakteriellen Endokarditis als auch spontan kann es bei der rheumatischen Mitralinsuffizienz zu einer Chordae-tendineae-Ruptur und dadurch zu einer akuten Verschlechterung kommen.

Kombinierte Mitralinsuffizienz und -stenose

Die Überlebensrate der Patienten mit kombinierter Mitralinsuffizienz und Mitralstenose ist deutlich schlechter als die der Patienten mit isolierter Mitralinsuffizienz oder Mitralstenose. Nur ein Drittel der Patienten leben noch nach 10 Jahren (Rapaport 1975). Die bakterielle Endokarditis ist bei kombinierten Mitralvitien häufiger als bei isolierter Mitralstenose.

28.8.2 Mitralklappenprolapssyndrom

Mit Abnahme des rheumatischen Fiebers in den westlichen Industrieländern und Zunahme der degenerativen Klappenerkrankungen ist die mit einem Prolaps verbundene Mitralsuffizienz gegenwärtig die häufigste Klappenläsion, die zu einem Mitralklappenersatz und zu einer Endokarditis führt (Crawford 1994; Sutton u. Weyman 2002).

Der Mitralklappenprolaps (Definition s. Abschn. 28.1) ist mit einer systolischen Verlagerung eines pathologisch verdickten, groß angelegten Mitralsegels in den linken Vorhof verbunden. Aufgrund von auskultatorischen Befunden wurde die Häufigkeit mit 0,5–15% in einer asymptomatischen Bevölkerung (Brown et al. 1975) angegeben, aufgrund echokardiographischer Untersuchungen mit 2,4% (Freed et al. 1999) bis 4% (Devereux et al. 1986).

Prognose

Im Allgemeinen ist das Mitralklappenprolapssyndrom mit einer guten Prognose verbunden. Etwa 50% der Patienten haben eine normale Lebenserwartung und bleiben für viele Jahre asymptomatisch ohne Änderung der klinischen Befunde. Dies trifft besonders für die Patienten zu, die einen isolierten mesosystolischen Klick haben. Bei Patienten, die ein zusätzliches mesospätsystolisches oder holosystolisches Geräusch haben, treten häufiger Komplikationen auf (Freed et al. 2002; Avierinos et al. 2002).

Komplikationen

Folgende Komplikationen sind bei Patienten mit Mitralklappenprolapssyndrom beschrieben worden:
- plötzlicher Herztod,
- Arrhythmien und Erregungsleitungsstörungen,
- progrediente Mitralinsuffizienz,
- Chordae-tendineae-Ruptur,
- bakterielle Endokarditis,
- transiente zerebrale Ischämie und Schlaganfall.

Plötzlicher Herztod. Obwohl der plötzliche Herztod im Zusammenhang mit dem Mitralklappenprolapssyndrom wiederholt beschrieben wurde, ist er ein seltenes Ereignis, dessen Häufigkeit vom Schweregrad der Mitralinsuffizienz abhängt, dem Auftreten einer Chordae-Ruptur und einer eingeschränkten, linksventrikulären Funktion. Ohne eine bedeutsame Mitralinsuffizienz liegen die Angaben über die jährliche Inzidenz des plötzlichen Herztodes bei 1,9–40/10.000 Patienten mit Mitralsegelprolaps (Kligfield et al. 1987; Nishimura et al. 1985). Bei schwerer Mitralinsuffizienz ohne Risikofaktoren beträgt z. B. die Inzidenz 0,8%/Jahr, bei Patienten mit einem „flail leaflet" 1,6% und bei Patienten mit zusätzlichem Vorhofflimmern 4,8%/Jahr (Enriquez-Sarano 2002).

Patienten, die am plötzlichen Herztod verstarben, waren deutlich jünger (mittleres Alter 38 Jahre) als Patienten, die wegen einer Mitralinsuffizienz oder Herzinsuffizienz verstarben, bzw. als Patienten, die an einer nichtkardialen Ursache verstarben. Weiterhin war die Zirkumferenz des Mitralklappenanulus, die Länge des vorderen und des hinteren Mitralsegels sowie die Anzahl und Ausdehnung von endokardialen Plaques bei Patienten mit plötzlichem Herztod deutlich größer als bei anderen Patienten mit Mitralsegelprolaps (Farb et al. 1992).

> **Risikofaktoren für den plötzlichen Herztod**
> (modifiziert nach Kligfield et al. 1987)
> - Unklare Synkopen in der Anamnese
> - Palpitationen in der Anamnese
> - Multiple, multifokale ventrikulär Extrasystolen in Ruhe oder während Belastung, die mit ventrikulären Tachykardie verbunden sind
> - Schwere Mitralinsuffizienz
> - Familiäres Mitralklappenprolapssyndrom, besonders familiäre Häufung des plötzlichen Herztodes
> - QT-Verlängerung

Arrhythmien. Ein weites Spektrum von Arrhythmien und Überleitungsstörungen wurde bei Patienten mit Mitralsegelprolaps beschrieben. Am häufigsten sind ventrikuläre und supraventrikuläre Extrasystolen, die bei 50–70% der Patienten gefunden wurden (Kligfield et al. 1985). Die häufigsten Tachyarrhythmien sind paroxysmale supraventrikuläre Tachykardien, die auf die hohe Inzidenz von linksseitigen, akzessorischen Leitungsbündeln zurückzuführen sind; sie treten 3-mal häufiger auf als bei der Allgemeinbevölkerung mit paroxysmalen supraventrikulären Tachykardien (Kligfield et al. 1987). Weiterhin kommt es zu Vorhofflimmern, deren Häufigkeit in epidemiologischen Bevölkerungs-basierten Studien mit 1,2% angegeben wird und in Krankenhaus-basierten Studien mit 8% (Avierinos 2002). Bei Patienten mit schwerer Mitralinsuffizienz kam es innerhalb von 10 Jahren bei 30% zu Vorhofflimmern (Enriquenz-Sarano 2002).

Ebenso besteht eine höhere Inzidenz von verlängertem QT-Intervall, was eine Rolle bei der Genese der ventrikulären Arrhythmien spielen kann (Puddu et al. 1983). Weiterhin sind Bradyarrhythmien aufgrund von Sinusknotendysfunktion oder variable Ausmaße von AV-Blockierungen beschrieben worden (Boudoulas et al. 1990).

Progrediente Mitralinsuffizienz. Eine progrediente Mitralinsuffizienz tritt über einen Zeitraum von 10–15 Jahren bei etwa 15% der Patienten auf. Dies ist häufiger der Fall bei Patienten mit systolischen Geräuschen als bei solchen mit einem isolierten Klick. Die Mitralinsuffizienz kann im Rahmen einer allmählichen Progression der Erkrankung auftreten oder als Folge einer Ruptur der Chordae tendineae oder einer Endokarditis.

Eine schwere Mitralinsuffizienz kommt häufiger bei männlichen Patienten im Alter von über 50 Jahren mit Mitralsegelprolaps vor, bei denen der enddiastolische Durchmesser des linken Ventrikels 60 mm überschreitet; etwa 4% dieser Patienten kommen jährlich zum Klappenersatz (Wilcken u. Hickey 1988). In einer prospektiven Untersuchung von Rosen et al. (1994) bei asymptomatischen Patienten mit einer schweren Mitralinsuffizienz lag das jährliche Risiko, Symptome zu entwickeln, die eine Operation erforderlich machten, bei 10%.

Bakterielle Endokarditis. Eine weitere Komplikation ist die Entwicklung einer bakteriellen Endokarditis, die etwa 5- bis 7fach häufiger bei Patienten mit Mitralsegelprolaps vorkommt als bei der Normalbevölkerung. Insbesondere männliche Patienten mit Mitralinsuffizienz sind gefährdet (Devereux et al. 1986). Das Risiko einer Endokarditis ist sehr niedrig bei Patienten mit isoliertem mesosystolischem Klick und steigt bei Patienten mit zunehmender Mitralinsuffizienz (Zuppiroli et al. 1995). Von Avierinos et al. (2002) wurde die Häufigkeit mit 0,4% angegeben.

Neurologische Komplikationen. Transiente zerebrale Ischämien, und zerebrale Infarkte, Amaurosis fugax und retinale Embolien sind bei Patienten mit Mitralsegelprolaps beschrieben worden (Barletta et al. 1985). Die zerebralen Embolien sind häufig mit einer verkürzten Plättchenüberlebenszeit verbunden (Steele et al. 1979). Unregelmäßigkeiten und Einrisse im Endothel der myxomatös veränderten Segel können eine Plättchenaggregation initiieren und zur Bildung von wandständigen Plättchenfibrinkomplexen führen (Braunwald 1992). Zusätzliche Risikofaktoren wie eine absolute Arrhythmie, eingeschränkte linksventrikuläre Funktion, vergrößerter linker Vorhof können zur Thromboembolieneigung beitragen. Ischämische neurologische Ereignisse traten bei 4,6% und systemische Thromboembolien bei 1,3% der Patienten auf (Avierinos 2002).

Seltene Myokardinfarkte können bei Patienten mit Mitralsegelprolaps und normalen Koronararterien durch Embolisationen verursacht werden (Makino u. Al-Sadir 1983; Braunwald 1992).

Risikostratifizierung

Im Hinblick auf die hohe Prävalenz des Mitralklappenprolapssyndroms in der allgemeinen Bevölkerung ist eine Risikostratifizierung von großer klinischer Bedeutung, um daraus Richtlinien für die medikamentöse oder chirurgische Therapie, die Langzeitbetreuung und zur rechtzeitigen Erkennung von Komplikationen festzulegen. Diese Risikostratifizierung kann erstens anhand der oben genannten anamnestischen Kriterien und zweitens anhand echokardiographischer Kriterien durchgeführt werden.

Nach Marks et al. (1989) stellen Patienten mit der sog. klassischen Form des Mitralsegelprolaps etwa 18% der Patienten dar, die in einem Echokardiographielabor untersucht werden. Finden sich bei diesen Patienten zusätzlich zum Prolaps Segelverdickungen und überschüssiges Klappengewebe, so sind sie durch ein höheres Komplikationsrisiko gekennzeichnet als Patienten mit der sog. nicht klassischen Form, d. h. Patienten mit Mitralsegelprolaps ohne Segelverdickungen und ohne überschüssige Segelgewebe:

> **Relative Inzidenz der Komplikationen**
> - Infektiöse Endokarditis: 3,5% vs. 0%
> - Mittelgradige bis schwere Mitralinsuffizienz: 12,0% vs. 0%
> - Notwendigkeit eines Mitralklappenersatzes: 6,6% vs. 0,7%

Nicht unterschiedlich war die Häufigkeit des Schlaganfalles mit 7,5% vs. 5,8% in den beiden Gruppen. Ein echokardiographisch gemessener, linksventrikulärer bzw. linksatrialer Durchmesser von 6,0 bzw. 4,0 cm waren mit einem 17- bzw. 15fach höheren Komplikationsrisiko verbunden (Zuppiroli et al. 1995).

Nach Alvierinos 2002 können 3 Risikogruppen mit stark divergierender Prognose definiert werden:
- Patienten mit mittelgradig bis schwerer Mitralinsuffizienz oder eingeschränkter linksventrikulärer Funktion (Ejektionsfraktion <50%) hatten eine 10 Jahresmortalität von 45±9%, deutlich höher als die altersentsprechende Allgemeinbevölkerung, sowie eine Ereignisrate, die direkt mit dem Prolaps in Verbindung steht, von 15% pro Jahr.
- Patienten, die keine schwere Mitralinsuffizienz oder eingeschränkte linksventrikuläre Funktion hatten und nur einen oder keinen sekundären Risikofaktor hatten, definiert als geringe Mitralinsuffizienz, linke Vorhofgröße ≥40 mm, Vorhofflimmern, Alter >50 Jahre und ein „flail leaflet" infolge einer Chordae-Ruptur. Sie hatten eine gute Prognose, die sich nicht von der der altersentsprechenden Allgemeinbevölkerung unterschied (10-Jahres-Mortalität von 5±2% und Mitralklappen-bezogene Komplikationen von 0,2%/Jahr).
- Patienten mit mindestens 2 sekundären Risikofaktoren hatten keine erhöhte Mortalität, jedoch eine erhöhte kardiovaskuläre Morbidität von 6,2%/Jahr und eine Mitralklappen-bezogene Ereignisrate von 1,7%/Jahr.

28.8.3 Ischämisch bedingte Mitralinsuffizienz

Papillarmuskeldysfunktion. Die häufigste Ursache für die Papillarmuskeldysfunktion ist die koronare Herzerkrankung. Eine Mitralinsuffizienz tritt bei etwa 40% der posterioren und 20% der anterioren Infarkte auf. Die Infarktmortalität ist bei Vorliegen einer Papillarmuskeldysfunktion erhöht (Lamas et al. 1997). Inwieweit dies durch die direkte interventionelle Revaskularisierung günstig beeinflusst werden kann, ist nicht bekannt. Es ist jedoch davon auszugehen, dass im Rahmen der frühen Revaskularisaiton und Verbesserung der Ventrikelfunktion die Häufigkeit der Mitralinsuffizienz und die Mortalität gesenkt wird. In der chronischen Phase nach Myokardinfarkt haben Patienten mit einer echokardiographisch bestimmten, effektiven Regurgitationsfläche von ≥20 mm² und einem Regurgitationsvolumen von ≥30 ml eine erhöhte kardiale Mortalität (Grigioni 2001).

Papillarmuskelruptur. Im Rahmen eines Herzinfarktes kommt es bei etwa 1% der Patienten zu einer Ruptur des Papillarmuskels 2–7 Tage nach dem Infarkt. Die Ruptur betrifft meistens nur einen der beiden Köpfe des Papillarmuskels, obwohl der übrige Anteil des Papillarmuskels in der Regel nekrotisch ist und zur Mitralinsuffizienz beiträgt. Die Ruptur eines ganzen Papillarmuskels führt zu einer akuten massiven Mitralinsuffizienz mit Lungenödem und Schock und wird selten mehr als einige Tage überlebt (Wei et al. 1979). Etwa die Hälfte der Patienten sterben innerhalb der ersten 24 h. Die Ruptur tritt häufiger im Bereich des posterioren als des anterioren Papillarmuskels auf. Patienten, die ihren ersten Herzinfarkt erleiden, sind häufiger betroffen, möglicherweise aufgrund der fehlenden Kollateralisierung (s. Abschn. 22.3.4).

28.8.4 Mitralinsuffizienz bei Kalzifizierung des Anulus mitralis

Die Kalzifizierung des Mitralringes ist ein häufiger Autopsiebefund bei über 65-Jährigen (Roberts et al. 1973), insbesondere bei Hypertonikern, Diabetikern und Patienten mit Aortenstenose. Obwohl klinisch häufig ein Mitralinsuffizienzgeräusch vorliegt, führt die Mitralringkalzifizierung nur selten zu einer hämodynamisch signifikanten Mitralinsuffizienz. Die wichtigsten Komplikationen sind Hirnembolien und Erregungsleitungsstörungen (z. B. Schenkelblock).

28.8.5 Mitralinsuffizienz bei angeborenen Bindegewebs-, Speicher- und Kollagenerkrankungen

Bei Mukopolysaccharidosen, Ehlers-Danlos-Syndrom, Pseudoxanthoma elasticum, Marfan-Syndrom und Lupus erythematodes kann es zu einer Mitralinsuffizienz kommen. Die Therapie mit Appetitzüglern kann ebenfalls zur Mitralinsuffizienz führen (Weissmann et al. 1998).

28.9 Therapie

28.9.1 Medikamentöse Therapie

Allgemeine Gesichtspunkte

Bei rheumatischer Mitralinsuffizienz ist eine rheumatische Fieberprophylaxe zusätzlich zur bakteriellen Endokarditisprophylaxe indiziert (s. Kap. 26). Es ist wichtig, die Patienten über die Bedeutung dieser Maßnahmen zu informieren, um ihre Mitarbeit zu erreichen. Darüber hinaus bedürfen asymptomatische Patienten mit einer leichten Mitralinsuffizienz keiner speziellen Therapie.

Das Auftreten von Symptomen wie Dyspnoe und leichte Ermüdbarkeit bei Patienten mit mittelgradiger bis schwerer Mitralinsuffizienz, röntgenologischer und echokardiographischer Vergrößerung des linken Ventrikels stellen eine Indikation für eine chirurgische Therapie dar. Bis über diese entschieden ist, oder falls diese kontraindiziert ist, kommt eine medikamentöse Therapie in Frage.

Da das Ausmaß der Mitralregurgitation in erster Linie von der Regurgitationsfläche abhängig ist, können alle medikamentösen Maßnahmen, die zu einer Verkleinerung der Regurgitationsfläche führen, das Ausmaß der Insuffizienz vermindern.

Eine Verkleinerung des linken Ventrikels führt häufig zu einer Verminderung der Regurgitationsfläche, somit zu einer Verminderung der Mitralinsuffizienz (Sonnenblick et al. 1976). Dies lässt sich prinzipiell durch 3 verschiedene Angriffspunkte erreichen:
- Verminderung der Nachlast bzw. des peripheren Gefäßwiderstandes („afterload") durch Vasodilatatoren wie ACE-Hemmer (s. Kap. 47),
- Verminderung der Vorlast („preload") durch Diuretika und Nitrate,
- Verbesserung der Kontraktilität durch Digitalisierung.

Vasodilatatoren. Sowohl in der akuten, als auch in der chronischen Phase, ist die Nachlastreduktion mit Vasodilatoren von günstiger Wirkung (Schön et al. 1994). Durch Verminderung des Auswurfwiderstandes in der Aorta wird das Regurgitationsvolumen in den linken Vorhof vermindert. Zusätzlich zur Verminderung des linksventrikulären Volumens wird dadurch der Diameter des Mitralanulus verkleinert und somit die Regurgitationsfläche vermindert (Yoran 1979). Der mittlere linke Vorhofdruck, und speziell die V-Welle, nehmen ab. Somit zielt die Vasodilatatorentherapie direkt darauf ab, die physiologische Abnormalität zu vermindern und nicht nur ihre Konsequenzen zu behandeln.

Die Nachlastreduktion mit intravenösem Nitroprussid kann bei akut auftretender Mitralregurgitation aufgrund einer Ruptur des Papillarmuskelköpfchens im Rahmen eines akuten Myokardinfarktes lebensrettend sein. Es kann die Stabilisierung des Patienten bis zur Operation ermöglichen. Die Therapie der chronischen Herzinsuffizienz findet auch im Stadium der chronischen Mitralinsuffizienz Anwendung.

Digitalisierung. Bei symptomatischen Patienten, mit röntgenologischer oder echokardiographischer Vergrößerung des linken Ventrikels mit Zeichen der Perfusionsumverteilung sehen wir eine Indikation zur Digitalisierung, insbesondere bei Patienten mit Vorhofflimmern. Zusätzlich sind Diuretika indiziert.

Vorhofflimmern

Das Vorhofflimmern führt zu einem deutlichen Abfall des Herzminutenvolumens, zu einer Zunahme der Beschwerden und des Thromboemboliesrisikos. Nach entsprechender Vorbereitung mit Antikoagulanzien sollte ein Versuch gemacht werden, den Sinusrhythmus wiederherzustellen, sofern das Vorhofflimmern nicht länger als 1–2 Jahre besteht.

Ist eine Kardioversion nicht möglich, ist die Kontrolle der ventrikulären Frequenz durch Digitalis notwendig; falls dies nicht ausreicht, durch zusätzlich Isoptin, Beta-Blocker oder Amiodaron. Eine langfristige Antikoagulation ist erforderlich.

Embolien

Systemische Embolien kommen bei Patienten mit Mitralinsuffizienz vor, jedoch seltener als bei Patienten mit Mitralstenose. Das Auftreten einer Embolie stellt eine absolute, eilige Indikation zur Antikoagulation dar und sollte eine sorgfältige Suche nach paroxysmalem Vorhofflimmern nach sich ziehen sowie bei der Indikationsstellung zur chirurgischen Therapie mit berücksichtigt werden (s. Kap. 42).

Bakterielle Endokarditis

Neben der antibiotischen Behandlung der bakteriellen Endokarditis (s. Kap. 26) steht die Behandlung der akuten Herzinsuffizienz häufig im Vordergrund. Wenn trotz medikamentöser Therapie das Herzversagen nicht beherrschbar ist, sollte auch in der akuten Phase eine Klappenoperation, vorzugsweise als rekonstruktive Maßnahme, oder ein Mitralklappenersatz vorgenommen werden.

Wenn trotz adäquater antibiotischer Behandlung das Fieber persistiert (>7 Tage), oder die Blutkulturen nach Absetzen der Antibiotika erneut positiv werden, ist ebenfalls eine Herzklappenoperation angezeigt (Bonow et al. 1998). Sowohl bei der rheumatischen Mitralinsuffizienz als auch beim Mitralsegelprolaps kann es zu einem Abriss von Chordae tendineae kommen und damit zu einer akuten hämodynamischen Verschlechterung. In dieser Situation ist die Behandlung mit Vasodilatatoren (Nitrate und ACE-Hemmer bzw. Nitroprussid i. v.) zusätzlich zu Digitalis und Diuretika von Bedeutung. Im Vordergrund der Therapie steht jedoch die umgehende chirurgischen Intervention.

Spezielle Gesichtspunkte bei Mitralklappenprolapssyndrom

Wichtigster Aspekt bei der Behandlung des Mitralklappenprolaps ist es, dem Patienten zu versichern, dass es sich um eine Anomalie handelt, die in den meisten Fällen mit einer normalen Lebenserwartung einhergeht. Bei Patienten mit isoliertem mesosystolischem Klick ohne Geräusch und ohne echokardiographisch nachweisbare Mitralinsuffizienz ist keine bakterielle Endokarditisprophylaxe erforderlich. Die Prognose ist gut. Die Patienten sollten in 3- bis 5-jährigen Abständen kardiologisch nachuntersucht werden. Besonders bei Patienten mit atypischen präkordialen Schmerzen ist die Aufklärung des Patienten über die gute Prognose dieser Symptome der wesentlichste Bestandteil der Behandlung. Nitroglyzerin und β-Rezeptorenblocker werden mit wechselndem Erfolg gegeben (Erbel et al. 1978). Patienten mit holosystolischem oder spätsystolischem Geräusch und echokardiographisch nachweisbarer Mitralinsuffizienz benötigen eine bakterielle Endokarditisprophylaxe und regelmäßiger 1- bis 2-jährlicher kardiologischer Betreuung (Bonow 1998). Patienten mit Palpitationen, Schwindel oder Synkopen oder solche mit ventrikulären Arrhythmien oder (QT-Verlängerungen im Ruhe-EKG sollten ein 24-h-EKG und ein Belastungs-EKG erhalten. β-Blocker sind Mittel der Wahl für viele ventrikuläre Arrhythmien, insbesondere bei Patienten mit einem verlängerten QT-Intervall. Patienten mit transienten zerebralen Ischämien, bei denen keine andere Ursache für diese Symptome identifiziert werden kann, sollten Aspirin erhalten und bei Rezidiven Antikoagulanzien.

Die wichtigsten primären Risikofaktoren für kardiovaskuläre Mortalität sind die Mitralinsuffizienz mit zunehmendem Schweregrad und eine Ejektionsfraktion von <50% (Avierinos et al. 2002). Risikofaktoren 2. Ordnung sind eine geringe Mitralinsuffizienz, Größe des linken Vorhofes >40 mm, ein „flail leaflet", Vorhofflimmern und Alter >50 Jahren. Patienten mit nur einem Risikofaktor 2. Ordnung hatten eine ausgezeichnete Prognose. Mit mehr als 2 Risikofaktoren 2. Ordnung nahm die Morbidität und Mortalität zu; Patienten mit schwerer Mitralregurgitation oder verminderter Ventrikelfunktion hatten eine erhöhte Morbidität (18%/Jahr) und eine 10-Jahres Letalität von 45% (Avierinos et al. 2002).

Akute Mitralinsuffizienz bei Chordae-tendineae-Ruptur

Die medikamentöse Therapie der dabei entstehenden akuten Mitralinsuffizienz wird entsprechend der Therapie des akuten Lungenödems durchgeführt. Unter Messung des Pulmonalkapillardrucks kann bei einem systolischen Blutdruck über 90 mmHg, durch Gaben von Vasodilatatoren, z. B. Nitroglyzerin i. v., versucht werden, eine Verbesserung des effektiven Schlagvolumens zu erreichen, ohne dass der Blutdruck weiter absinkt. In den Fällen, in denen die medikamentöse Therapie nicht zu einer Stabilisierung des Patienten führt, kann der Patient durch eine intraaortalen Ballonpumpe bis zur notfallmäßig durchzuführenden Herzoperation stabilisiert werden. Häufig ist bei diesen Patienten eine Rekonstruktion möglich.

28.9.2 Chirurgische Therapie

Indikation

Bei der Indikation zur Operation sollten folgende Gesichtspunkte berücksichtigt werden:
- Schweregrad der Mitralinsuffizienz,
- Schweregrad der klinischen Symptomatik,
- linksventrikuläre Funktion,
- die Möglichkeit zur Mitralklappenrekonstruktion.

Durch die Weiterentwicklung und die sehr guten Ergebnisse der Mitralklappenrekonstruktion wird die Indikation zur Operation deutlich früher gestellt. Da die postoperativen Ergebnisse mit dem Schweregrad der präoperativen Symptomatik und dem Schweregrad der linksventrikulären Funktionseinschränkung korrelieren, ist die Indikation zur Operation bei Auftreten von Symptomen gegeben (Bonow et al. 1998).

> **Operationsindikation bei asymptomatischen Patienten oder solchen mit gering ausgeprägter klinischer Symptomatik**
> - Eingeschränkte Ventrikelfunktion (EF < 55–60%)
> - Endsystolischer Diameter des linken Ventrikels > 45 mm bzw. bezogen auf die Körperoberfläche von > 26 mm/m²
> - Pulmonale Hypertonie (PAP systolisch in Ruhe > 50 mmHg und unter Belastung > 60 mmHg)
> - Auftreten von Vorhofflimmern und oder systemischen Embolien (Bonow et al. 1998; Iung et al. 2002)

Diese Indikationen gelten dann, wenn die Patienten unter 70 Jahre alt sind und eine Mitralklappenrekonstruktion möglich ist. Da das höhere Lebensalter und ein Klappenersatz mit einer deutlich erhöhten Operationsletalität und Morbidität verbunden sind, sollten diese Patienten erst dann einer Operation zugeführt werden, wenn Symptome aufgetreten sind.

> Bei asymptomatischen oder gering symptomatischen Patienten ist eine Einschwemmkatheteruntersuchung unter Belastung hilfreich, um den Zeitpunkt für ein operatives Vorgehen festzulegen.

Hat ein Patient das Stadium IV nach NYHA bereits erreicht, so sollte ihm die Operation jedoch nicht vorenthalten werden, solange die Ejektionsfraktion nicht unter 30% liegt, da auch bei diesen Patienten die Prognose durch die Operation gebessert werden kann. Besteht zusätzlich eine koronare Herzkrankheit, die durch eine Revaskularisation behandelt werden kann, sollte diese gleichzeitig durchgeführt werden, da damit sowohl die frühe als auch die späte Letalität günstig beeinflusst wird (van Herwerden et al. 1990).

Operative Technik

Die wesentlichen Meilensteine in der Entwicklung der chirurgischen Technik (s. Kap. 52) waren die Möglichkeit, die Mitralklappe zu rekonstruieren (Carpentier et al. 1971; Deloche et al. 1990), und die Erkenntnis, dass der Mitralklappenersatz unter Durchtrennung der Chordae zu einer deutlichen Einschränkung der linksventrikulären Funktion führt (Yun et al. 1991). Es wurde nachgewiesen, dass die Intaktheit des subvalvulären Mitralklappenapparates für eine optimale systolische Funktion nach Mitralklappenrekonstruktion von entscheidender Bedeutung ist (Antunes 1992). Eine vollständige Erhaltung des subvalvulären Apparates erbringt günstigere Ergebnisse als nur eine teilweise Erhaltung. Es wird deshalb auch beim Mitralklappenersatz empfohlen, die Verbindung zwischen Mitralanulus und den Papillarmuskeln weitestgehend zu erhalten, um eine Beeinträchtigung der linksventrikulären systolischen Funktion zu vermeiden.

Mitralklappenrekonstruktion. Die Rekonstruktion der Mitralklappe wurde im Laufe der Jahre von der anfangs für Patienten mit Mitralsegelprolaps entworfenen Technik auf Patienten mit rheumatischer Mitralinsuffizienz, ischämischer Mitralinsuffizienz und bakterieller Endokarditis erweitert (Antunes 1992). Die Anwendung dieser Technik variiert jedoch weitgehend in den einzelnen Zentren. In unserem Hause werden alle Patienten mit Prolaps des posterioren Segels mit einer Mitralklappenrekonstruktion behandelt. Von der Arbeitsgruppe von Carpentier wurden auch exzellente Langzeitergebnisse nach Rekonstruktion rheumatischer Mitralinsuffizienz berichtet (Chauvaud et al. 2001; s. Kap. 52).

Die **perioperative Letalität** bei Mitralklappenrekonstruktion bei Patienten mit Mitralsegelprolaps wird in den meisten Studien mit weniger als 5%, zumeist zwischen 1 und 3% angegeben. Die 5-, 10- und 15-Jahres-Überlebensrate betrug 86%, 68% und 37% mit einer 20%igen Reoperationsrate nach 20 Jahren. (Mohty 2001).

Die Häufigkeit, mit der in den verschiedenen Zentren eine Rekonstruktion durchgeführt wird, schwankt sehr stark und hängt sehr von der Erfahrung der Chirurgen ab. Während in erfahrenen Zentren eine Rekonstruktion bei 95% der Patienten mit degenerativen Klappenerkrankungen, 70% der rheumatische Mitralinsuffizienzen und 75% ischämischer Mitralinsuffizienz durchgeführt wird (Loop 1991), ist dies in anderen Zentren sehr viel seltener der Fall (Iung 2003). Dies sollte bei der Entscheidung zur Operation und der Wahl des operierenden Zentrum mit berücksichtigt werden.

Die linearisierte Inzidenz der Endokarditis, Thromboembolien und Reoperationen betrugen 0,35%, 1,54% und 2,05% pro Jahr (Michel et al. 1990; Loop et al. 1991; Duran et al. 1992). Weniger günstige Ergebnisse wurden mit der Rekonstruktion der ischämischen Mitralinsuffizienz erzielt. Hendren et al. (1991) berichtete über eine Operationsletalität von 9,2% mit einer 3-Jahres-Überlebensrate von 63%.

Der Mechanismus der ischämischen Mitralinsuffizienz ist sehr komplex und bezieht den Mitralklappenanulus, Störungen der Papillarmuskeldynamik sowie Veränderungen der linksventrikulären Form und Kontraktilität mit ein (Dagum et al. 2000). Die Verwendung eines Ringes kann die ischämische Regurgitation verhindern (Lai et al. 2002). Deshalb wird von manchen Autoren darauf hingewiesen, dass ein Mitralklappenersatz mit Erhalt der Chordae tendineae günstigere Ergebnisse erzielt als eine Mitralklappenrekonstruktion bei Patienten mit eingeschränkter linksventrikulärer Funktion und ischämischer Mitralinsuffizienz (Miller 2001).

Man wird sich eher zu einem mitralchirurgischen Eingriff entschließen können, wenn noch eine Rekonstruktion der Klappe möglich ist. Vorteile der Rekonstruktion sind zweifelsohne eine günstigere Möglichkeit für den Erhalt der systolischen Ventrikelfunktion, eine niedrige Thromboembolie- und Endokarditisrate und die Möglichkeit ohne Antikoagulation auszukommen, sofern Sinusrhythmus vorliegt.

Eine weitere Variante der Mitralklappenrekonstruktion ist die Alfieri-Operation, die mit günstigen Frühergebnissen durchgeführt wurde. Langzeitergebnisse stehen jedoch noch aus.

Herzklappenersatz. Der Nachweis, dass die Intaktheit des subvalvulären Mitralklappenapparates für eine optimale systolische Funktion nach Mitralklappenersatz von Bedeutung ist, führte zu der Empfehlung, die Verbindung zwischen Mitralanulus und den Papillarmuskeln soweit wie möglich zu erhalten, um eine Beeinträchtigung der linksventrikulären systolischen Funktion zu vermeiden. Dieser operative Weg ist ohne Probleme bei Implantation einer Bioprothese möglich, kann jedoch bei Implantation einer mechanischen Klappe Probleme bereiten durch Interferenz der zurückgebliebenen Chordae tendineae mit der Klappenfunktion. Dies kann durch eine partielle Exzision des vorderen Segels der Mitralklappe und durch die Implantation, z. B. einer St.-Jude-Medical-Klappe, verhindert werden. Diese Klappe ist so gestaltet, dass die Segel nicht in die linksventrikuläre Kavität vorragen, wenn die Klappe geöffnet ist (Feindel u. David 1993).

Bei der Interpretation chirurgischer Ergebnisse muss also die bei der Operation verwandte Technik mit berücksichtigt werden. Bisher liegen keine randomisierten Studien vor. Experimentelle Untersuchungen und der Vergleich von Patienten, die mit und ohne Erhalt der Chordae tendineae operiert wurden, zeigte, dass die postoperative linksventrikuläre Funktion deutlich günstiger war bei den Patienten, bei denen die Chordae erhalten wurden (Wisenbaugh et al. 1994).

Insgesamt wird sowohl die **Operationsletalität** als auch die Langzeitergebnisse von folgenden Faktoren bestimmt:
- dem präoperativen Beschwerdestadium nach NYHA,
- der präoperativen linksventrikulären Funktion und der Größe des linken Vorhofes (Reed et al. 1991),
- der Ätiologie der Mitralinsuffizienz und der verwendeten chirurgischen Technik.

Im Mittel liegt die Operationsletalität zwischen 5 und 10%. Bei eingeschränkter linksventrikulärer Funktion ist sie hoch und die Langzeitergebnisse sind ungünstiger (Hammermeister et al. 2001; US STS 2002; Iung et al. 2003). Bei Patienten mit einer Ejektionsfraktion <40% betrug die 5-Jahres-Überlebensrate 38% im Gegensatz zu 89% bei Patienten mit einer Ejektionsfraktion >40%. Allerdings haben auch Patienten mit präoperativ deutlich beeinträchtigter Ventrikelfunktion im Vergleich zur konservativen Therapie eine günstigere Prognose mit Operation (Delahaye et al. 1991).

Die Resektion der Chordae tendineae führt zu einer Zunahme des endsystolischen Wandstresses, mit einer Zunahme des endsystolischen Volumens und einem Abfall der Ejektionsfraktion (Rozich et al. 1992). Patienten, bei denen die Chordae tendineae erhalten blieben, zeigen eine Abnahme der Größe des linken Ventrikels mit reduziertem endsystolischem Stress und einem Erhalt der Ejektionsfraktion.

Der Langzeitverlauf nach Mitralklappenersatz ist kompliziert durch ein 2–4%iges Thromboembolierisiko/Jahr, ein etwa 1%iges Risiko von Antikoagulanzien-assoziierten Blutungen, um 0,5% liegendes Risiko für eine bakterielle Endokarditis sowie das späte Auftreten einer Herzinsuffizienz. Diese Patienten bedürfen der sorgfältigen kardiologischen Langzeitkontrolle. Das Risiko für Thromboembolien und bakterielle Endokarditis ist bei Patienten mit Bioprothesen deutlich geringer, dafür ist das Risiko der Reoperation deutlich höher aufgrund einer etwa 50%igen Degenerationsrate nach 10 Jahren (Hammermeister et al. 2001).

⊕ Ausblick

Die sehr niedrige Operationsletalität und äußerst günstigen Langzeitergebnisse der Mitralklappenrekonstruktion bei Patienten mit Mitralsegelprolaps haben zu einer früheren Indikationsstellung bereits bei asymptomatischen Patienten mit schwerer Mitralinsuffizienz geführt, obwohl diese Indikation durch keine randomisierten Studien abgesichert ist. Diese wäre sinnvoll im Vergleich zu Patienten, die mit Vasodilatatoren behandelt werden.

Die ersten längerfristigen Nachbeobachtungen von Patienten, bei denen die neueren Techniken des Mitralklappenersatzes mit Erhalt der Mitralklappenanulus-Papillarmuskel-Kontinuität angewandt wurden, haben vielversprechende Ergebnisse bezüglich der Überlebensrate, der linksventrikulären Funktion und Thromboembolierate ergeben.

Sollten sich diese Ergebnisse langfristig bestätigen lassen, wird sich der Zeitpunkt zur Operationsindikation dahingehend verändern, dass nicht die klinische Symptomatik, sondern die objektiven Befunde der Beeinträchtigung der linksventrikulären Funktion als wichtigster Parameter für die Operationsindikation auch zum Klappenersatz gesehen werden.

Ein Klappenersatz sollte nur dann durchgeführt werden, wenn eine Rekonstruktion nicht möglich ist. Für den überweisenden Kardiologen, der für die Beratung seines Patienten verantwortlich ist, ist es wichtig, die chirurgische Einstellung und die Ergebnisse der operierenden Herzzentren zur Mitralklappenrekonstruktion zu kennen.

Literatur

Abbasi AS, DeChristofaro D, Anabtawi J, Irwin L (1983) Mitral valve prolapse: Comparative value of M-mode, two-dimensional and Doppler echocardiography. J Am Coll Cardiol 2:1219

Antunes MJ (1992) Mitral valve repair into the 1990s. Eur J Cardiothorac Surg 6 (Suppl I):13

Appleton CP, Hatle LK, Nellessen U et al (1990) Flow velocity acceleration in the left ventricle: a useful Doppler-echocardiographic sign of hemodynamically significant mitral regurgitation. J Am Soc Echo 3:35

Arevalo F (1964) Hemodynamic correlates of the third heart sound. Am J Physiol 207:319

Avierinos J-F, Gersh BJ, Melton LJ et al (2002). Natural history of asymptomatic mitral valve prolapse in the community. Circulation 106:1355

Barletta GA, Gagliardi R, Benvenuti L, Fantini F (1985) Cerebral ischemic attacks as a complication of aortic and mitral valve prolapse. Stroke 16:219

Baxley WA, Kennedy JW, Feild B, Dodge HT (1973) Hemodynamics in ruptured chordae tendineae and chronic rheumatic mitral regurgitation. Circulation 37:800

Bonow RO, Carabello B, DeLeon AC et al (1998) ACC/AHA Guidelines for the management of patients with valvular heart disease. J Am Coll Cardiol 32:1486

Borer JS, Hochreiter C, Rosen S (1991) Right ventricular function in severe non-ischemic mitral insufficiency. Eur Heart J 12 (Suppl B):22

Boudoulas H, Schaal SF, Stang JM et al (1990) Mitralvalve prolapse: Cardiac arrest with long-term survival. Int J Cardiol 26:37

Braunwald E (1992) Valvular heart disease. In: Braunwald E (ed) Heart disease: a textbook of cardiovascular medicine, 4th ed. Saunders, Philadelphia, p 1018

Brink RBA van den, Visser CA, Basart DCG et al (1989) Comparison of transthoracic and transesophageal color Doppler flow imaging in patients with mechanical prostheses in the mitral valve position. Am J Cardiol 63:1471

Brown OR, Kloster F, DeMors H (1975) Incidence of mitral valve prolapse in the asymptomatic normal. Circulation 55 (Suppl II):27

Bulkley BH, Roberts WC (1975) Dilatation of the mitral valve anulus. A rare cause of mitral regurgitation. Am J Med 59:457

Burgess J, Clark R, Kamigaki M, Cohn K (1973) Echocardiographic findings in different types opf mitral regurgitation. Circulation 48:97

Burggraf GW, Craige E (1975) Echocardiographic studies of left ventricular wall motion and dimensions after valvular heart surgery. Am J Cardiol 35:473

Carpentier A, Deloche A, Dauptain J et al (1971) A new reconstructive operation for correction of mitral and tricuspid insufficiency. J Thorac Cardiovasc Surg 61:1

Chauvaud S, Fuzellier J-F, Berrebi A et al (2001) Long-term (29 years) results of reconstructive surgery in rheumatic mitral valve insufficiency. Circulation 104 (Suppl I):12

Crawfdord MH (1994) Valvular heart disease. Current Opinion in Cardiology 9:143

Crawley IS, Morris DC, Silverman BD (1977) Valvular heart disease. In: Hurst JW (ed) The heart. McGraw Hill, New York, p 992

Dagum P, Timek TA, Green G al (2000) Coordinate-free analysis of mitral valve dynamics in normal and ischemic hearts. Circulation 102 (Suppl III):62

Daniel WO, Mügge A, Grote J et al (1993) Comparison of transthoracic and transesophageal echocardiography für detection of abnormalities of prosthetic and bioprosthetic valves in the mitral and aortic positions. Am J Cardiol 71:210

Davies MJ, Moore BP, Braimbridge MV (1978) The floppy mitral valve. Br Heart J 40:468

De Busk RF, Harrison DC (1969) The clinical spectrum of papillary muscle disease. New Engl J Med 281:1458

Delahaye JP, Gare JP, Viguier E et al (1991) Natural history of severe mitral regurgitation. Eur Heart J 12 (Suppl B):5

Deloche A, Jebara VA, Relland JYM et al (1990) Valve repair with Carpentiers techniques. J Thorac Cardiovasc Surg 99:990

Devereux RB, Hawkins J, Kramer-Fox R et al (1986) Complications of mitral valve prolapse: disproportionate occurrence in men and older patients. Am J Med 81:751

Dillon JC, Haine CL, Chang S, Feigenbaum H (1971) Use of echocardiography in patients with prolapsed mitral valve. Circulation 43:503

Dodge HT (1975) Left ventricular and left atrial function assessment in mitral valve disease. In Kalmanson D (ed) The mitral valve. Edward Arnold, London, p 395

Duchak JM, Chang S, Feigenbaum H (1972) Echocardiographic features of tarn chordae tendineae. Am J Cardiol 29:260

Duran CMG, Gometza B, Devoe EB (1992) Valve repair in rheumatic mitral disease. Circulation 84 (Suppl III):125

Enriquez-Sarano M (2002) Timing of mitral valve surgery (Review). Heart 87:79

Erbel R, Schweizer P, Merx W, Effert S (1978) Kontrollierte Langzeitbehandlung des Mitralklappenprolapssyndroms mit Propranolol. Z Kardiol 67:729

Farb A, Tang AL, Atkinson JB et al (1992) Comparison of cardiac findings in patients with mitral valve prolapse who die suddenly to those who have congestive heart failure from mitral regurgitation and to those with fatal noncardiac conditions. Am J Cardiol 70:234

Feindel MC, David E (1993) Heart valve surgery. Current Opinion in Cardiology 8:247

Freed LA, Benjamin EJ, Levy D et al (2002) Mitral valve prolapse in the general population: the benign nature of echocardiographic features in the Framingham Heart Study. J Am Coll Cardiol 40:1298

Freed LA, Levy D, Levine RA et al (1999) Prevalence and clinical outcome of mitral-valve prolapse. N Engl J Med 341:1

Freed LA, Levy D, Levine RA et al (2002). Mitral valve prolapse and atrial septal aneurysm: an evaluation in the Framingham Heart Study. Am J Cardiol. 89:1326

Gilbert BW, Schatz RA, Ramm OT von et al (1976) Mitral valve prolapse. Two-dimensional echocardiographic and angiographic correlation. Circulation 54:715

Giles TD, Burch GE, Martinez EC (1974) Value of exploratory „scanning" in the echocardiogrpahic diagnosis of ruptured chordae tendineae. Circulation 49:678

Herwerden LA van, Tjan D, Tijssen JGP et al (1990) Determinants of survival after surgery für mitral valve regurgitation in patients with and without coronary artery disease. Eur J Cardiothorac Surg 4:329

Horstkotte D, Haerten K, Krian A (1983) Der prothetische Herzklappenersatz: Natürlicher Verlauf operationswürdiger Herzklappenfehler. Möglichkeiten und klinische Ergebnisse der operativen Behandlung. Internistische Welt 6:137

Godley RW, Wann LS, Rogers EW, Feigenbaum H (1971) Incomplete mitral leaflet closure in patients with papillary muscle dysfunction. Circulation 63:565

Gooch AS, Vicencio F, Maranchao V, Goldberg H (1972) Arrhythmias and left ventricle asynergy in the prolapsing mitralleaflet. Am J Cardiol 29:611

Gould L, Ettinger SJ, Lyon AF (1968) Intensity of the first heart sound and arterial pulse in mitral insufficiency. Dis Chest 53:545

Grigioni F, Enriquez-Sarano M, Zehr KJ et al (2001) Ischemic mitral regurgitation: long-term outcome and prognostic implications with quantitative Doppler assessment. Circulation 103:1759

Gulotta SJ, Gulco L, Padmanabhan VT, Millier S (1974) The syndrome of systolic click, murmur and mitra! valve prolapse -a cardiomyopathy? Circulation 49:717

Hammermeister K, Sethi GK, Henderson WG et al (2000) Outcomes 15 years after valve replacement with a mechanical versus a bioprosthetic valve: final report of the Veterans Affairs randomized trial. J Am Coll Cardiol 36:1152

Hancock EW, Cohn K (1966) The syndrome associated with midsystolic click and late systolic murmur. Am J Med 41:183

Hendren WO, Nemec JJ, Lytle BW et al (1991) Mitral valve repair for ischemic mitral insufficiency. Ann Thorac Surg 52:1246

Iung B, Baron G, Butchart EG et al (2003) A prospective survey of patients with valvular heart disease in europe: The Euro Heart Survey on Valvular Heart Disease. Eur Heart J (in press)

Iung B, Gohlke-Bärwolf C, Tornos P et al (2002) Working Group Report. Recommendations on the management of the asymptomatic patient with valvular heart disease. Eur Heart J 23:1253

Jeresaty RM (1974) Mitral valve prolapse-click syndrome. In: Sonnenblick EH, Lesch M (eds) Valvular heart disease. Grune&Stratton, New York

Jeresaty RM (1975) Mitral valve prolapse-click syndrome. Prog cardiovasc Dis 15:623

Jeresaty RM (1979) Mitral valve prolapse. Raven, New York

Jeresaty RM (1991) Left ventricular function in acute non-ischemic mitral regurgitation. Eur Heart J 12 (Suppl B):19

Kay JH, Zubiate P, Mendez AM et al (1976) Mitral valve repair or replacement for mitral insufficiency due to coronary artery disease. Circulation 54 (Suppl III):94

Khanderia BK (1993) Suspected bacterial endocarditis: To TEE or not to TEE. J Am Coll Cardiol 21:222

Kligfield P, Hochreiter C, Kramer H et al (1985) Complex arrhythmias in mitral regurgitation with and without mitral valve prolapse: contrast to arrhythmias in mitral valve prolapse without mitral regurgitation. Am J Cardiol 55:1545

Kligfield P, Levy D, Devereux RB, Savage DD (1987) Arrhythmias and sudden death in mitral valve prolapse. Am Heart J 113:1298

Kranidis A, Koulouris S, Filippatos G et al (2000) Mitral regurgitation protects form left atrial thrombogenesis in patients with mitral valve disease and atrial fibrillation. Pacing Clin Electrophysiol 23: 1863–1866

Lai DT, Timek TA, Tibayan FA et al (2002) Mitral anuloplasty rings on mitral valve complex 3-D geometry during acute left ventricular ischemia. Eur J Cardiothorac Surg 22:808

Lamas GA, Mitchell GF, Flaker GC et al (1997) Clinical significance of mitral regurgitation after acute myocardial infarction. Survival and Ventricular Enlargement Investigators. Circulation 96:827

Liu CK, Piccirollo RT, Ellestad M (1964) Distensibility of the post mortem human left atrium in nonrheumatic and rheumatic heart disease. Am J Cardiol 13:232

Loop FD, Cosgrove DM, Stewart WJ (1991) Mitral valve repair für mitral insufficiency. Eur Heart J 12 (Suppl B):30

Lüthy E (1962) Die Hämodynamik des suffizienten und insuffizienten rechten Herzens. Karger, Basel

Makino H, Al-Sadir J (1983) Myocardial infarction in patients with mitral valve prolapse and normal coronary arteries. JACC 1:661

Marks AR, Choong CY, Sanfilippo AJ et al (1989) Identification of high-risk and low-risk subgroups of patients with mitral valve prolapse. N Engl J Med 320:1031

McDonald JO (1976) Echocardiographic assessment of left ventricular function in mitral valve disease. Circulation 53:865

Michel PL, Enriquez-Sarano M, Cazaux P et al (1990) Facteurs influencant la survie après chirurgie d'insufficiance mitrale pure non ischémique. Arch Mal cœur 83:45

Miller C (2001) Ischemic mitral regurgitation redux – To repair or to replace? J Thorac cardiovas Surg 122:1059

Miyatake K, Kinoshita N, Nagata S et al (1980) Intracardiac flow pattern in mitral regurgitation studied with combined use of the ultrasonic pulsed Doppler technique and crosssectional echocardiography. Am J Cardiol 45:155

Mohr-Kahaly S, Erbel R, Zenker O et al (1989) Flow patterns of mitral regurgitation due to different etiologies: analysis by color-coded Doppler echocardiography. Int J Cardiol 123:231

Mohty D, Orszulak TA, Schaff HV et al (2001) very long-term survival and durability of mitral valve repair for mitral valve prolapse. Circulation 104 (supp I):1

Morganroth J, Jones RH, Chen CC, Naito M (1980) Two-dimensional echocardiography in mitral, aortic and tricuspid valve prolapse. The clinical problem, cardiac nuclear imaging considerations and a proposed standard for diagnosis. Am J Cardiol 46:1164

Nichol PM, Boughner DR, Persaud JA (1976) Noninvasive assessment of mitral insufficiency by transcutaneous Doppler ultrasound. Circulation 54:656

Nicolosi OL, Budano S, Orenci OM et al (1992) Modification of the characteristics of regurgitant jets when impinging upon a surface: an in vitro investigation using Doppler colour flow mapping. Eur Heart J 13:882

Nishimura RA, McOoon MD, Shub C et al (1985) Echocardiographically documented mitral valve prolapse. Long term follow-up of 237 patients. N Engl J Med 313:1305

Nishimura T, Takahashi M, Osakada O et al (1978) Two-dimensional echocardiographic findings in ruptured chordae tendineae of the mitral valve. J Cardiogr 8:589

Omoto R, Yokote Y, Takarnoto S et al (1984) The development of real-time two-dimensional Doppler echocardiography and its clinical significance in acquired valvular diseases. With specific reference to the evaluation of valvular regurgitation. Jpn Heart J 25:325

Pease WE, Nordenberg A, Ladda R (1976) Familiar atrial septal defect with prolonged atrioventricular conduction. Circulation 53:759

Perloff JK, Harvey WP (1962) Auscultatory and phonocardiographic manifestations of pure mitral regurgitation. Prog cardiovasc Dis 5:172

Phillips JH, Burch OE, De Pasquale NP (1963) The syndrome of papillary muscle dysfunction: Its clinical recognition. Ann intern Med 59:508

Pocock WA (1987) Mitral leaflet billowing an prolapse. In: Barlow JB (ed) Perspective on the mitral valve. Davis, Philadelphia, p 45

Puddu PE, Pasternac A, Thbau JF et al (1983) QF interval prolongation and increased plasma catecholamine levels in patients with mitral valve prolapse. Am Heart J 105:422

Rapaport E (1975) Natural history of aortic and mitral valve disease. Am J Cardiol 35:221

Reed D, Abbott RD, Smucker ML, Kaul S (1991) Prediction of outcome after mitral valve replacement in patients with syrnptomatic chronic mitral regurgitation. The importance of left atrial size. Circulation 84:23

Reindell H, Bubenheimer P, Dickhuth HH, Görnandt L (1988) Funktionsdiagnostik des gesunden und kranken Herzens, Thieme, Stuttgart, S 496–523

Rippe J, Eishben MC, Carabello B et al (1980) Primary myxomatous degeneration of cardiac valves. Clinical, pathological, haemodynarnic and echocardiographic profile. Br Heart J 44:621

Roberts WC (1976) The malfunctioning mitral valve: Morphology features. Proc New Engl Cardiovasc Soc 27:7

Roberts WC, Dangel JC, Bulkley BH (1973) Nonrheumatic valvular cardiac disease: A clinicopathologic survey of 27 different conditions causing valvular dysfunction. In: Likoff W (ed) Valvular heart disease. Cardiovasc Clin 5:333

Rosen SE, Borer JS, Hochreiter C et al (1994) Natural history of the asymptomatic/minmally samptomatic patient with severe mitral regurgitation secondary to mitral valve prolapse and normal right and left ventricular performance. Am J Cardiol 74:374

Rozich JD, Carabello BA, Usher BW et al (1992) Mitral valve replacement with and without chordal preservation in patients with chronic mitral regurgitation. Mechanisms for differences in postoperative ejection performance. Circulation 86:1718

Salomon MW, Stinson EB, Griepp RB (1976) Surgical treatment of degenerative mitral regurgitation. Am J Cardiol 38:463

Schall SF, Fontana ME, Wooley CF (1974) Mitral valve prolapse syndrome - spectrum of conduction defects and arrhythmias. Circulation 50 (Suppl III):97

Schön H-R, Schröter G, Blömer H, Schömig A (1994) Beneficial effects of a single dose of Quinapril on left ventricular performance in chronic mitral regurgitation. Am J Cardiol 73:785

Shah PM, Gramiak R (1970) Echocardiographic recognition of mitral valve prolapse. Circulation 51/52 (Suppl III):45

Sonnenblick EH, Borkenhagen DM, Serur J et al (1976) The dynamic deterrninants of experimental mitral insufficiency. The influence of left ventricular size, shape and contractility. In: Kalmanson D (ed) The mitral valve, a pluridisciplinary approach. Publishing Sciences, Acton, p 369

Steele P, Weily H, Rainwater J, Vogel R (1979) Platelet survival time and thromboembolism in patients with mitral valve prolapse. Circulation 60:43

Sutton St.J, Weyman AE (2002) Mitral valve prolapse prevalence and complications. Circulation 106:1305

Sweatman T, Selzer A, Kamagari M, Cohn K (1972) Echocardiographic diagnosis of mitral regurgitation due to reptured chordae tendineae. Circulation 46:580

Thurn P (1968) Lehrbuch der Röntgendiagnostik, Bd IV/Teil I. Herzkrankungen. Thieme, Stuttgart, S 331

Tompkins DG, Boxerbaum B, Liebmann J (1972) Long-term prognosis of rheumatic fever patients receiving regular intramuscular benzathine penicillin. Circulation 45:543

US Society of Thoracic Surgeons National Database (2002) http://www.ctsnet.org/section/stsdatabase

Voran C, Yellin EL, Becker RM et al (1979) Mechanism of reduction of mitral regurgitation with vasodilator therapy. Am J Cardiol 43:773

Waller BF, Morro HG, Maroi BJ et al (1982) Etiology of clinically isolated, severe, chronic, pure mitral regurgitation: analysis of 97 patients over 30 years of age having mitral value replacement. Am Heart J 104:276

Watanabe K, Kay JH (1978) Echocardiographic evaluation of mitral anuloplasty. Immediate and longterm follow up results. J Cardiovasc Surg 19:17

Wei JY, Hutchins GM, Bulkley BH (1979) Papillary muscle rupture in fatal acute myocardial infarction. Ann Intern Med 90:149

Weissman NJ, Tighe JF Jr, Gottdiener JS, Gwynne JT (1998) An assessment of heart-valve abnormalities in obese patients taking dexfenfluramine, sustained-release dexfenfluramine, or placebo. Sustained-Release Dexfenfluramine Study Group. N Engl J Med 339:725

Wilcken DE, Hickey AJ (1988) Lifetime risk für patients with mitral valve prolapse of developing severe valve regurgitation requiring surgery. Circulation 78:10

Wisenbaugh T, Skudicky D, Sareli P (1994) Prediction of outcome after valve replacement für rheumatic mitral regurgitation in the era of chordal preservation. Circulation 89:191

Yoshida K, Yoshikawa J, Akasaka T et al (1992) Value of acceleration flow signals proximal to the leakingorifice in assessing the severity of prosthetic mitral valve regurgitation. J Am Coll Cardiol 19:333

Yun KL, Rayhill SC, Niczyporuk MA et al (1991) Mitral valve replacement in dilated canine hearts with chronic mitral regurgitation: Importance of mitral subvalvular apparatus. Circulation 83 (Suppl III):112

Yun KL, Sintek DF, Miller DC et al (1999) Randomized trial of partial versus complete chordal preservation methods of mitral valve replacement: a preliminary report. Circulation 100 (Supp II):90

Zuppiroli A, Rinoldi M, Karmer-Fox R et al (1995) natural history of mitral valve prolapse. Am J Cardiol 75:1028

Aortenstenose

H. Roskamm, H. Reindell†

mit Beiträgen von J. Barmeyer, P. Bubenheimer, Ch. Gohlke-Bärwolf, H. Gohlke und H. Eichstädt sowie Mitarbeit von K. Peters

29.1 Ätiologie und pathologische Anatomie – 684
29.1.1 Ätiologie – 684
29.1.2 Pathologische Anatomie – 685

29.2 Pathophysiologie – 686

29.3 Symptome und klinische Befunde – 687
29.3.1 Anamnese und Symptome – 687
29.3.2 Klinische Befunde – 688

29.4 Elektrokardiogramm – 689

29.5 Röntgenbefunde – 690

29.6 Echokardiogramm – 692
29.6.1 Qualitative Diagnose – 692
29.6.2 Echokardiographische Differenzialdiagnose – 694
29.6.3 Quantitative Diagnose – 694
29.6.4 Echokardiographische Begleitbefunde – 696
29.6.5 Postoperative Beurteilung – 697

29.7 Belastungsuntersuchung – 698

29.8 Herzkatheteruntersuchung – 698

29.9 Verlauf, Prognose und Komplikationen – 699
29.9.1 Valvuläre Aortenstenose – 699
29.9.2 Supravalvuläre Aortenstenose – 701
29.9.3 Subvalvuläre Aortenstenose – 701

29.10 Therapie und Prophylaxe – 702
29.10.1 Medikamentöse Therapie – 702
29.10.2 Chirurgische Therapie – 702

Literatur – 705

Die Aortenstenose ist zur Zeit die dritthäufigste kardiovaskuläre Erkrankung nach Hypertonie und koronarer Herzerkrankung. Bei den kardiochirurgischen Eingriffen steht der Aortenklappenersatz sogar an zweiter Stelle nach der aortokoronaren Bypass-Operation. Da die degenerative kalzifizierende Aortenstenose im Vordergrund steht, ist mit zunehmender Lebenserwartung auch in Zukunft mit einer weiteren Zunahme der Häufigkeit zu rechnen. Insgesamt handelt es sich somit um ein für die Kardiologie eminent wichtiges Krankheitsbild.

29.1 Ätiologie und pathologische Anatomie

J. Barmeyer

29.1.1 Ätiologie

Aortenstenosen kommen als angeborene und erworbene Formen vor. Nach dem anatomischen Sitz der Strombahneinengung lassen sich bei den angeborenen Formen 3 Typen unterscheiden:
- valvuläre Aortenstenose,
- subvalvuläre Aortenstenose,
- supravalvuläre Aortenstenose.

Erworbene Formen treten praktisch ausschließlich als valvuläre Aortenstenosen in Erscheinung. Die angeborenen Aortenstenosen werden an dieser Stelle mitbesprochen, da die wesentlichen pathophysiologischen und klinischen Darlegungen unabhängig von der Ätiologie gültig sind und häufig nicht sicher zwischen angeborenen und erworbenen Aortenstenosen – jedenfalls gilt das für die häufigsten valvulären Formen – unterschieden werden kann.

Die Ursache der verschiedenen Formen der supravalvulären Aortenstenosen ist in einer bisher ungeklärten Entwicklungsstörung zu sehen. Zudem werden eine Vitamin-D-Überempfindlichkeit und eine Hyperkalzämie als ätiologische Faktoren diskutiert (Beuren et al. 1966). Häufig bestehen gleichzeitig hormonelle und geistige Störungen. Eine Vererbung über mehrere Generationen hinweg ist beschrieben worden (Loogen et al. 1969; Beuren et al. 1966).

Die erworbene Aortenstenose kommt in 2 Formen vor:
- rheumatische Aortenstenose,
- degenerativ verkalkende Aortenstenose des älteren Menschen.

Alle Formen reiner Aortenstenosen machen etwa 20% des gesamten Krankengutes erworbener Herzfehler aus, wobei das männliche Geschlecht in einem Verhältnis von 3:1 bis 5:1 dominiert (Loogen et al. 1969).

Rheumatische Stenose. Die rheumatische Aortenstenose hat ihre Ursachen meist in einer rheumatischen Valvulitis. Bereits weiter oben wurde darauf hingewiesen, dass häufig nicht sicher zwischen erworbenen und angeborenen Aortenstenosen unterschieden werden kann. Ein Teil der im mittleren Lebensalter manifest werdenden, häufig als rheumatische Aortenstenose deklarierten Formen ist wahrscheinlich nicht rheumatischer Ätiologie.

Degenerative Stenose. Seit längerer Zeit wurde die Aufmerksamkeit zunehmend auf eine weitere, eindeutig nicht rheumatisch bedingte Form einer valvulären Aortenstenose gelenkt, nämlich auf die degenerativ verkalkte Aortenstenose der älteren Menschen. Nach dem 60. Lebensjahr lassen sich sehr häufig systolische Geräusche nachweisen, die meist als „Sklerosegeräusche" bezeichnet werden. Sie haben ihren Ursprung in der Regel an der Aortenklappe (Bruns u. van der Hauwaert 1958). Die Aortenklappen dieser Patienten sind verdickt, sklerosiert und häufig gering verkalkt. Die Abnahme der Klappenbeweglichkeit erzeugt Turbulenzen, die als Ursache des systolischen Geräusches anzunehmen sind. In einigen Fällen können aus unbekannten Gründen diese degenerativ sklerosierenden, verkalkenden Klappenveränderungen zu völliger Starrheit der Klappe, Verbackung der Kommissuren und somit zur Stenosierung der Klappe führen. Langjährige arterielle Hypertonie scheint dabei ein disponierender Faktor zu sein (Melz 1987). Inwieweit auch eine Hyperlipoproteinämie solche Klappenveränderungen hervorrufen oder beschleunigen kann, ist bisher nicht sicher geklärt; diese Annahme wird aber durch das Ansprechen auf eine Statintherapie gestützt.

Häufigkeitsverhältnis. Über das Häufigkeitsverhältnis von angeborenen und erworbenen valvulären Formen hat sich in den letzten 20 Jahren eine entscheidende Änderung der Auffassung vollzogen. Während ursprünglich die überwiegend rheumatische Genese der valvulären Aortenstenose propagiert wurde (Karsner u. Koletzky 1947), setzte sich unter dem Eindruck genauer pathologischer Untersuchungen mehr und mehr die Erkenntnis durch, dass etwa $3/4$ aller Fälle von Aortenstenosen angeborene oder nicht rheumatische degenerative Formen darstellen (Waller 1986). Dies gilt jedoch nur für die isolierte Aortenstenose. Besteht dagegen gleichzeitig ein Mitralklappenfehler, so kann die rheumatische Genese einer Aortenstenose nicht in Zweifel gezogen werden.

Macht sich die Erkrankung schon vor der 4. Lebensdekade bemerkbar, so liegt fast ausschließlich eine angeborene, meist uni- oder biskupidale Aortenstenose vor. Das Manifestationsalter der rheumatischen Aortenstenose ist der mittlere Lebensabschnitt. Im Senium dominiert die degenerativ verkalkende Form (Crawley et al. 1978) mit ansonsten normalen trikuspidalen Taschenklappen. Das Vorkommen der angeborenen valvulären Aortenanomalien liegt bei etwa 2–3%, bezogen auf die Gesamtbevölkerung (Roberts 1970), und bei 6% aller beobachteten angeborenen Herzfehler (Keith et al. 1958; Loogen et al.

1969). Die bikuspidale Aortenstenose stellt dabei die häufigste Form dar. Unikuspidale, konusartige oder unikuspidale mit einer Kommissur sowie subvalvuläre und supravalvuläre Aortenstenosen sind gegenüber der bikuspidalen Form extrem selten. Sie machen insgesamt weniger als 1% aller angeborenen Herzfehler aus (Perloff 1978).

Kombinationen. Angeborene valvuläre Aortenstenosen können gelegentlich mit anderen Anomalien am Herzen und Aortenbogen verbunden sein (Aortenisthmusstenose, Ventrikelseptumdefekt und Ductus arteriosus apertus). Bei der seltenen subvalvulären Aortenstenose fanden Loogen et al. (1969) bei der Hälfte von 66 Patienten zusätzliche angeborene Fehler. Es wurde außer dem Vorhofseptumdefekt eine Kombination mit praktisch allen azyanotischen Herzfehlern nachgewiesen. Bei den valvulären Stenosen waren kombinierte Vitien wesentlich seltener. In der Geschlechtsverteilung überwiegt das männliche Geschlecht in einem Verhältnis von etwa 4:1. Die Ursache dafür ist unbekannt. Die Ätiologie der angeborenen valvulären Aortenstenose ist nicht sicher geklärt. Von einer Reihe von Autoren wird eine während der späten Fetalperiode durchgemachte Endokarditis als Ursache vermutet (Doerr et al. 1965; Schoenmackers u. Adebahr 1995). Es kann jedoch als sicher angenommen werden, dass sich ein gewisser Anteil kongenitaler bikuspidaler Aortenklappen erst im Verlauf des Lebens durch Kalkablagerungen in Aortenstenosen umwandelt (Crawley et al. 1978) Der exakte Mechanismus dieser Umwandlung ist unklar. Eine unphysiologische mechanische Belastung der Klappen mag hier eine entscheidende Rolle spielen.

29.1.2 Pathologische Anatomie

Kongenitale Aortenstenosen

Kongenitale Einengungen des linksventrikulären Ausflusstraktes weisen in ihren pathologisch-anatomischen Erscheinungsformen eine außerordentliche Vielfalt auf. Wie schon erwähnt, sind die valvulären Typen am häufigsten.

> **Die 5 Varianten der kongenitalen Aortenstenosen** (Perloff 1978)
> - Unikuspidale Aortenstenose ohne Kommissuren
> - Unikuspidale Aortenstenose mit Kommissur
> - Bikuspidale Aortenstenose
> - Trikuspidale Aortenstenoe mit hypoplastischem Aortenring
> - Trikuspidale dysplastische Aortenstenose

Unikuspidale Aortenstenose ohne Kommissuren. Sie ähnelt der kongenitalen Pulmonalstenose und besteht aus einer einzigen ringförmigen konischen Klappe mit zentraler Öffnung.

Unikuspidale Aortenstenose mit einer Kommissur. Die unikuspidale Aortenstenose mit einer einzigen Kommissur weist dagegen eine exzentrische schlitzförmige Öffnung auf, die vom Aortenrand bis zum Zentrum der Klappe reicht. Beide Typen sind in der Regel schon von Geburt an stenosierend.

Bikuspidale Aortenstenose. Diese besteht aus 2 Klappentaschen, von denen meist eine größer als die andere angelegt ist. Eine Einengung der Aortenklappe findet sich bei dieser Form von Geburt an nur dann, wenn beide Klappentaschen infolge zu kurzer Kommissuren weitgehend immobil sind. Ein gewisser Anteil von Aortenstenosen entwickelt sich auf dem Boden einer bikuspidalen Aortenklappe erst im Verlaufe des Lebens durch allmähliche Verdickung, Sklerosierung und Verkalkung der freien Klappenränder. Die meisten bikuspidalen Aortenklappen behalten jedoch während des Lebens eine normale Klappenfunktion.

Trikuspidale Aortenstenose. Gelegentlich kann bei normaler Klappe mit 3 Taschen der gesamte Klappenring so hypoplastisch angelegt sein, dass er als Stenose wirkt. Selten ist die sog. dysplastische Form mit schon bei der Geburt vorhandenen, verdickten immobilen Taschenklappen.

Subvalvuläre Aortenstenose. Die angeborene subvalvuläre Aortenstenose kommt in 2 Formen vor, als membranöse Stenose oder als fibromuskulärer Kanal. Die membranöse Stenose mit zentraler Öffnung wird durch eine bindegewebige, ringförmige Membran gebildet, die etwa 1–2 cm unterhalb der normalen Aortenklappe an der Muskulatur des Ausflusstraktes und am vorderen Segel der Mitralklappe inseriert.

Eine erheblich ungünstigere Form stellt die tunnelförmige Einengung des linksventrikulären Ausflusstraktes durch fibromuskuläres Gewebe dar.

Supravalvuläre Aortenstenose. Die sehr seltene kongenitale supravalvuläre Aortenstenose weist 3 Erscheinungsformen auf:
- fibromuskuläre Sanduhrstenose,
- membranöse Aortenstenose,
- Hypoplasie der Aorta ascendens.

Die fibromuskuläre Sanduhrstenose beginnt kurz oberhalb der Aortenklappen durch Intimaproliferation und Hyperplasie der Media. Bei der membranösen Form findet sich etwas höher gelegen ein bindegewebiges ringförmiges Septum mit zentraler Öffnung. Die dritte Form ist durch eine generalisierte Hypoplasie der gesamten Aorta ascendens charakterisiert. Allen 3 Formen ist eine zusätzliche Besonderheit eigen, die Dilatation und Ektasie der unter hohem systolischen Druck stehenden Koronararterien, die häufig vorzeitig arteriosklerotische Veränderungen aufweisen und so zu Koronarstenosen und -verschlüssen neigen.

Erworbene Aortenstenose

Rheumatische valvuläre Stenose. Die im mittleren Lebensalter häufig beobachtete rheumatisch bedingte valvuläre Aortenstenose entwickelt sich im Prinzip ähnlich wie die Mitralstenose. Durch den entzündlichen Prozess am Klappenschließungsrand kommt es zu Fibrosierungen und Schrumpfungen der Taschenklappen. Verklebung der Kommissuren und Kalkeinlagerung fördern die zunehmende Einengung der Klappe. Ob dieser Prozess bis zur hämodynamisch wirksamen Stenosierung der Aortenstenose beschleunigt gegenüber der Mitralklappe (geringere Öffnungsfläche, höhere mechanische Belastung der Aortenklappe) abläuft, ist nicht bekannt.

> Bei weitem die häufigste Form der valvulären Aortenstenose ist die **degenerativ bedingte Aortenstenose** des älteren Men-

schen. Die trikuspide angelegten Klappen sind durch massive Sklerosierung und Verkalkung völlig bewegungsunfähig, die Lichtung ist mehr oder weniger stark eingeengt. Prädisponierend wirken v. a. arterielle Hypertonie und möglicherweise Hyperlipoproteinämie.

Hypertrophiereaktion. Sekundäreffekt aller Formen von Aortenstenosen ist die konzentrische Hypertrophie des linken Ventrikels. Das Ausmaß der Hypertrophie ist – mit Ausnahme der rheumatischen Aortenstenose – abhängig vom Grad der Ausflussbahnobstruktion. Bei der rheumatischen Aortenstenose kommt als weiterer, den Schweregrad der Hypertrophie bestimmender Faktor das Ausmaß der rheumatischen Schädigung des Herzmuskels hinzu. Überschreitet die krankhafte Massenzunahme des Herzens einen kritischen Wert (in der Regel 500 g – das kritische Herzgewicht), so können in Kombination mit ungünstigen funktionellen Faktoren Durchblutungsstörungen der linksventrikulären Innenschichten zu fleckförmigen Nekrosen und Narben führen.

29.2 Pathophysiologie

Die verschiedenen Formen der Aortenstenose (valvuläre, supravalvuläre und membranös-subvalvuläre) führen hämodynamisch in gleicher Weise zu einer Druckbelastung des linken Ventrikels, die in ihrem Ausmaß vom Grad der Stenosierung und der körperlichen Belastung abhängig ist. Diese Formen können darum gemeinsam besprochen werden.

Tierexperimentell führt eine Verkleinerung der aortalen Klappenöffnungsfläche bis zu einem Drittel des Klappendurchmessers noch zu keiner Einschränkung des Fördervolumens und auch zu keiner Druckerhöhung im linken Ventrikel (Wiggers 1954). Deutliche hämodynamische Rückwirkungen auf die Arbeitsweise des linken Ventrikels sind beim menschlichen Herzen zu erwarten, wenn die normal große Öffnungsfläche von ca. 3,5 cm² auf unter 2,0 cm² verringert ist (Gorlin u. Gorlin 1951). Die Druckbelastung des linken Ventrikels findet ihren Ausdruck in der Höhe des systolischen Ventrikeldrucks bzw. Druckgradienten.

Schweregrade. Entsprechend der Größe des „Peak-to-peak"-Druckgradienten kann die Aortenstenose in einer ersten groben Annäherung, die noch nicht das unterschiedliche Herzminutenvolumen berücksichtigt, in 4 Schweregrade unterteilt werden:

- I: Druckgradient < 40 mmHg,
- II: Druckgradient 40–80 mmHg,
- III: Druckgradient 80–120 mmHg,
- IV: Druckgradient > 120 mmHg.

Es wurden Werte für den Druckgradienten bis zu 210 mmHg beobachtet (Fleming u. Gibson 1957). Bei reduziertem Herzminutenvolumen unterschätzt der Druckgradient den Schweregrad der Stenose (s. Bestimmung der Öffnungsfläche, die v. a. das Durchflussvolumen mitberücksichtigt, Abschn. 16.2).

Ruhebedingungen. In Ruhe kann der linke Ventrikel auch bei stärkeren Stenosen (Schweregrade II–III) seinen Druck so steigern, dass ein annähernd normales Schlagvolumen gefördert wird. Bei schweren Stenosen ist jedoch das Schlagvolumen infolge Verkleinerung der linken Ventrikelhöhle durch die konzentrische Hypertrophie reduziert. Die Auswurffraktion bleibt bei entsprechender Verkleinerung des linken Ventrikels in systolischer und diastolischer Endstellung normal (Hugenholtz 1967; Krayenbühl 1969). Das Herzzeitvolumen wird durch eine Frequenzsteigerung normal gehalten. Ist das nicht der Fall, erfährt die Abnahme des Herzminutenvolumens durch eine Vergrößerung der arteriovenösen Sauerstoffdifferenz eine ausreichende Kompensation (Förderinsuffizienz). Erst bei stark reduzierter Kontraktilität (Überschreiten des kritischen Herzgewichtes) ist der myokardiale Faktor wesentlich mitverantwortlich für die Abnahme des Schlagvolumens (Kontraktionsinsuffizienz).

Belastung. Unter Belastungsbedingungen kann bei leichten und mittelschweren Aortenstenosen (Schweregrade I–II) noch eine ausreichende Steigerung des Herzzeitvolumens durch Erhöhung des Druckgradienten herbeigeführt werden. Ist das Minutenvolumen unter Belastungsbedingungen reduziert, so besteht der Kompensationsvorgang wiederum in einer Vergrößerung der arteriovenösen Sauerstoffdifferenz.

Enddiastolischer Füllungsdruck. Der enddiastolische Füllungsdruck ist auch bei suffizientem linkem Ventrikel durch die verstärkte Vorhofkontraktion infolge durch Hypertrophie reduzierter Dehnbarkeit des linken Ventrikels etwas erhöht. Er steht, wenn auch mit großer Streuung, in einer linearen positiven Korrelation zum Ausmaß der systolischen Druckbelastung. Wird der linke Ventrikel insuffizient, so werden jetzt als Folge der Kontraktionsinsuffizienz Steigerungen des enddiastolischen Füllungsdrucks bis zu 40 mmHg beobachtet.

Pulmonalkapillardruck. Der mittlere Vorhofdruck ist bei suffizientem linkem Ventrikel nur gering gesteigert. Deshalb kommt es auch zu keiner wesentlichen Drucksteigerung im Lungenkreislauf (Loogen et al. 1963). Steigt der mittlere Vorhofdruck bzw. der PCP in Ruhe über 15 mmHg an, so ist dieser Befund sehr verdächtig auf eine Kontraktionsstörung des linken Ventrikels.

Aortendruck. Veränderungen der Höhe und der Amplitude des zentralen Aortendrucks sind vom Grad der Stenose und von der Größe des Minutenvolumens abhängig. Bei noch normalem Schlagvolumen finden sich keine Abweichungen. Wird das Schlagvolumen kleiner, kommt es zur Abnahme des systolischen Drucks und zur Amplitudenverkleinerung. Während körperlicher Belastung kann der Blutdruck trotz eines normalen Ruhewerts im Vergleich zu gleichaltrigen Normalpersonen reduziert sein.

Die Form des arteriellen Druckablaufs ist schon bei geringen Aortenstenosen verändert. Es findet sich als Folge eines verlangsamten Auswurfs des Schlagvolumens ein verzögerter Druckanstieg mit verspätetem Druckmaximum. Da es zu einer langsameren und geringeren Dehnung der Aorta kommt, ist der periphere arterielle Puls eher erniedrigt. Die Verminderung oder das Fehlen von Reflexwellen hat zur Folge, dass die dikrote Welle der Karotispulskurve abgeflacht ist oder sogar fehlen kann. Postoperativ normalisiert sich das Verhalten der Druckkurven der Aorta (Loogen et al. 1963).

Koronardurchblutung. Die Koronardurchblutung ist durch mehrere Faktoren beeinträchtigt und häufig unzureichend. Der Abgang der Koronararterien hinter der Klappenstenose bedingt eine Minderung des Perfusionsdrucks. Die Gefahr einer Mangeldurchblutung ist weiterhin durch den großen Sauerstoffbedarf des druckbelasteten und hypertrophen linken Ventrikels gegeben. Hierdurch entsteht eine starkes Missverhältnis zwischen Sauerstoffangebot und -bedarf. Die Folge kann bei Patienten mit Angina pectoris tödliches Kammerflimmern sein. Bei asymptomatischen Patienten dagegen scheint der plötzliche Herztod selten zu sein. Über längere Zeit kann die Ischämie zu diffusen disseminierten Nekrosen führen (Büchner 1939).

29.3 Symptome und klinische Befunde

H. Eichstädt

29.3.1 Anamnese und Symptome

Anamnese

In wenigen Fällen kann es gelingen, die verschiedenen pathologisch-anatomisch definierten Formen der Auswurfbehinderung des linken Ventrikels allein aufgrund anamnestischer Angaben des Patienten in angeborene, rheumatische oder ätiologisch unklare Aortenstenosen zu unterscheiden.

Konnatale Aortenstenosen werden heute meistens in der Kindheit oder Jugend bei Schuluntersuchungen, sportärztlichen oder Musterungsuntersuchungen erfasst, obwohl die Patienten oft asymptomatisch sind. Auch anamnestisch dokumentierte röntgenologische Klappenverkalkungen bis etwa zum 20. Lebensjahr weisen immer auf ein angeborenes Vitium hin, während rheumatisch veränderte Klappen meist erst jenseits des 30. Lebensjahres verkalken.

Liegt anamnestisch ein rheumatisches Fieber vor, so findet man zusätzlich zur Aortenstenose häufiger eine Insuffizienzkomponente oder Mehrklappenvitien. Im übrigen lässt die Anamnese bei leicht- oder mittelgradigen Formen bei jugendlichen Patienten im Stich. Aber auch Erwachsene mit höhergradigen Stenosen können über Jahre symptomarm und recht leistungsfähig sein.

Symptome

 Cave
> Von den Angaben des Patienten, die das augenblickliche Beschwerdestadium betreffen, darf keinesfalls auf den tatsächlich vorliegenden hämodynamischen Schweregrad der Aortenstenose geschlossen werden, denn es besteht hier eine wesentlich schlechtere Übereinstimmung zwischen subjektivem und objektivem Befund, als z. B. bei der Mitralstenose.

Bei längerem Bestehen einer höhergradigen Aortenstenose kommt es jedoch meistens zur Ausbildung einer uniformen Symptomatik:

Müdigkeit. Einige Jahre vor Entwicklung schwerwiegender Symptome kann bereits eine hartnäckige Müdigkeit bestehen; die Patienten können schon allein dadurch eine deutliche Leistungsminderung erfahren. Diese wie auch die meisten weiteren Symptome sind auf das kleine fixierte Schlagvolumen zurückzuführen.

Dyspnoe. Auch die schon recht früh im Krankheitsverlauf auftretende Dyspnoe während Belastung ist durch das reduzierte Schlagvolumen bedingt. Kommt zur Förderinsuffizienz eine Stauungsinsuffizienz hinzu, so kommen besonders bei älteren Patienten mit hochgradigen verkalkten Stenosen Anfälle nächtlicher paroxysmaler Dyspnoe als sog. Asthma kardiale vor. Oft ist dieses Symptom mit Angstträumen oder auch Schlaflosigkeit vergesellschaftet, selten kommt es auch einmal zu einem akuten Lungenödem. In Spätstadien stellt sich eine Orthopnoe ein.

Angina pectoris. Eine Angina pectoris tritt bei Patienten mit Aortenstenosen häufiger als bei anderen Herzfehlerkranken auf. Obwohl diese Beschwerden, wenn vorhanden, ganz überwiegend mit einer höhergradigen Einengung der Klappe vergesellschaftet sind, gibt es schwerwiegende Aortenstenosen ohne Angina pectoris. Die Ursachen dieser pektanginösen Beschwerden sind nicht schlüssig bewiesen, jedoch ist die Annahme einer relativen Koronarinsuffizienz bei vermindertem Koronarfluss und erhöhtem Füllungsdruck mit erhöhter Wandspannung und erhöhtem peripherem Koronarwiderstand am weitesten verbreitet und am wahrscheinlichsten. Heutzutage ist jedoch der koronarangiographische Ausschluss einer begleitenden stenosierenden Koronarerkrankung eine unerlässliche Forderung der präoperativen Diagnostik!

Schwindel, Synkopen. Schwindelanfälle und Schwächeanfälle sowie Synkopen mit gelegentlich minutenlanger Bewusstlosigkeit sind ein aus der Anamnese der meisten Patienten mit höhergradiger Aortenstenose verlässlich erfragbares Symptom. Selten kommt es zu Petit-mal-Anfällen; die gelegentlich beobachteten Hemiparesen sind evtl. auch Residuen einer Kalkembolie.

Die Erklärungsversuche für das Symptom des Schwindels sind in der Literatur noch mannigfaltiger als diejenigen für die Angina pectoris-Symptomatik: Salven ventrikulärer Extrasystolen, paroxysmale kurzfristige ventrikuläre Tachykardien oder Episoden von remittierendem Kammerflimmern wurden ebenso für eine Erklärung herangezogen wie ein hyperaktiver Karotissinusreflex oder ein intermittierender totaler AV-Block.

Wahrscheinlich ist bei der Mehrzahl der Patienten eine flüchtige zerebrale arterielle Insuffizienz aufgrund peripherer Druckreduktion. Hierfür spricht die Angabe vieler Patienten, dass der Schwindel während oder unmittelbar nach körperlicher Anstrengung auftritt. Bei Anstrengung ist dann meist die Leistungsreserve des Ventrikels zur Steigerung des Schlagvolumens für den erhöhten peripheren Blutbedarf zu gering. In anderen Fällen kann während ständiger leichter Belastung ein ausreichend hoher peripherer Druck aufgebracht werden, wohingegen nach Abbruch der Belastung ein abrupter Druckabfall eintritt, der durch die Verminderung des venösen Rückstroms noch potenziert wird; in solchen Fällen kommt es unmittelbar nach einer Belastung zur Synkope.

Weitere Symptome. Nur sehr selten kommen im späteren Verlauf der Erkrankung rezidivierende Lungenödeme und

Hämoptoe vor. Ebenso wird selten bei schwerer Linksherzhypertrophie über unangenehm empfundenes Herzklopfen in Linksseitenlage geklagt. Gelegentlich haben wir bei schweren reinen Aortenstenosen die voll ausgeprägte Symptomatik einer Rechtsherzinsuffizienz mit peripheren Ödemen, erheblicher Hepatomegalie, Einflussstauung, peripherer Zyanose, Polyserositis und schließlich kardialem Marasmus gesehen. In einigen Fällen hat noch in diesem Stadium operatives Eingreifen drastischen Erfolg.

29.3.2 Klinische Befunde

Inspektion

Gewöhnlich ist die Inspektion bei Patienten mit valvulärer Aortenstenose unergiebig. Bei höhergradigen Stenosen findet sich wegen verstärkter Sauerstoffausschöpfung eine periphere Zyanose. Ein blasses Aussehen, das man aufgrund des reduzierten Schlagvolumens annehmen könnte, wird seltener angetroffen. Infolge einer schweren Linksherzhypertrophie kann man, besonders bei schlanken Patienten, im Stehen oder am vorgebeugten Rumpf die hebenden Aktionen des linken Ventrikels sehen.

Auf die sehr seltene supravalvuläre Aortenstenose soll nicht weiter eingegangen werden, jedoch wird bei diesem Vitium häufiger ein charakteristischer Inspektionsbefund angetroffen, wobei insbesondere das Gesicht mit breiter Stirn, breiten Backenknochen, aufgeworfenen Lippen und Zahn- und Kiefermissbildungen betroffen ist. Es wird vermutet, dass Störungen des Kalzium- bzw. Vitamin-D-Stoffwechsels ursächlich für diese Missbildungen verantwortlich zu machen sind (s. oben).

Palpation

Wenn auch die Inspektion häufig genug bei der klinischen Untersuchung im Stich lässt, so kann man palpatorisch sehr oft mit hinreichender Gewissheit eine Aortenstenose diagnostizieren und häufig auch Aussagen über den Schweregrad treffen. Die Palpation bezieht hier die Karotiden, die Fossa jugularis, die Parasternalregion, die Herzspitze und auch den peripheren Puls mit ein.

> **Klinisch wichtig**
>
> Häufig ist ein **systolisches Schwirren** bei höhergradigen Aortenstenosen in tiefer Exspiration rechts parasternal, besonders gut vom 1. bis 3. ICR, palpabel. Die klinische Annahme eines Druckgradienten über 50 mmHg hat sich uns bei diesen Fällen immer bewahrheitet.

Während jedoch bei einem Emphysemthorax oder bei einer leichtergradigen, nicht verkalkten Aortenstenose der Befund über dieser Region vermisst wird, kann man ein Schwirren über der rechten, oft auch über der linken Karotis selbst schon bei geringfügigen Stenosen wahrnehmen, zumal wenn der Patient sitzend oder stehend mit vorgebeugtem Rumpf untersucht wird. Ein palpables Schwirren über der Herzspitze kann in Linksseitenlage bei schweren Aortenstenosen durch Fortleitung gefunden werden, wohingegen ein Schwirren nur über den supraaortalen Gefäßen und der Zervikalregion auf eine supravalvuläre Aortenstenose hinweisen kann.

Bei der palpatorischen Beurteilung des linken Ventrikels wird der Patient am besten in Linksseitenlage untersucht (s. Kap. 8, S. 147). Liegt eine deutlich wirksame Aortenstenose mit Linksherzhypertrophie vor, kann man mit der Handfläche eine hebende Pulsation in der linken mittleren Axillarlinie im 5. ICR wahrnehmen. Mit 2 Fingerspitzen wird der Herzspitzenstoß erfasst, der bei schwerer Linksherzhypertrophie „hebend" ist, d. h. es gelingt nicht, den Spitzenstoß mit den Fingerspitzen zu unterdrücken, die Herzspitze „hebt" den untersuchenden Finger ab.

Der periphere arterielle Puls ist weniger häufig verändert, als dies in der Literatur früher betont wurde. Durch die verzögerte Austreibung kommt es zwar zu einem verlangsamten peripheren Pulsanstieg, eine Verkleinerung der Blutdruckamplitude wird jedoch nur bei schweren Stenosen gefunden. Da die meisten Patienten mit Aortenstenose in einem Lebensalter symptomatisch werden, in dem auch häufiger eine arterielle Hypertonie gefunden wird, ist eine entsprechende Koinzidenz nicht selten. Das Pulsverhalten ist in diesen Fällen maskiert.

Auskultation

1. Herzton. Der 1. Herzton kann bei Aortenstenosen häufig verändert sein, ohne dass jedoch regelmäßig diagnostische Schlüsse hieraus zu ziehen sind. Bei höheren Schweregraden findet sich oft eine Abschwächung.

2. Herzton. Der 2. Herzton kann bei höhergradigen Stenosen im 2. ICR rechts parasternal völlig fehlen, was dann als Hinweis auf die extreme Fixierung der Semilunarklappen meist durch Verkalkung angesehen wird. Gelegentlich kann aber eine Maskierung durch das Geräusch vorliegen; dann wird der 2. Herzton weiter spitzenwärts auskultierbar. Bei Spaltung des 2. Tons kann eine paradoxe Inversion nur durch Zusatztechniken dargestellt werden. Bei supra- und subvalvulären Stenosen ist der 2. Herzton nicht verändert.

Extratöne. Im Falle einer hämodynamisch wirksamen Stenose können weitere Extratöne erfasst werden: Ein frühsystolischer Ejektionsklick über der Herzspitze ist gelegentlich vorhanden. Es besteht dann der Eindruck eines gespaltenen 1. Herztons, oft ist der Klick aber durch den Geräuschbeginn maskiert.

Ob dieser Extraton durch die Öffnungsbewegung veränderter, aber doch noch schwingungsfähiger Klappen oder durch die abrupte Dehnung der poststenotisch dilatierten Aorta ascendens zustand kommt, ist unklar. Bei sub- und supravalvulären Stenosen kommt dieser Ton nicht vor. Ein Vorhofton oder 4. Herzton entsteht bei erheblich erhöhtem enddiastolischen linksventrikulärem Druck und kommt nur bei hochgradigen Stenosen mit schwerer Linksherzhypertrophie vor. Bei der hypertrophischen obstruktiven Kardiomyopathie lässt sich jedoch sehr häufig ein Vorhofton auskultieren.

3. Herzton. Ein 3. Herzton ist erst bei weit fortgeschrittener Erkrankung im Stadium der linksventrikulären Insuffizienz vorhanden.

Systolikum. Ein systolisches Geräusch an der Aortenklappe kann bereits bei diskreten Rauigkeiten oder geringfügigen Deformitäten entstehen, ohne dass eine hämodynamisch wirksame Stenose mit messbarem Gradienten vorhanden ist.

29.3 · Elektrokardiogramm

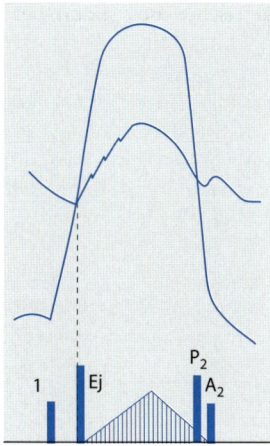

Abb. 29.1. Schematische Darstellung und Ableitung des Auskultationsbefundes bei Aortenstenose

Liegt hingegen eine deutliche Behinderung des Auswurfs vor, kommt es zu dem charakteristischen mesosystolischen spindelförmigen Druckaustreibungsgeräusch, das einen deutlich wahrnehmbaren Abstand vom 1. Herzton hat, da ja eine verlängerte Anspannungszeit zur Erzeugung eines Druckgradienten vorliegt.

So kann die zeitliche Lage des Geräusches, schon zur Abschätzung des Schweregrades beitragen. Bei leichtgradigen Stenosen wird das Geräusch eher früh-, bei hochgradigen Vitien spätsystolisch erscheinen (Abb. 29.1). Das Geräusch ist rau, oft von Vibrationen begleitet und imponiert mittelfrequent. Das Punctum maximum liegt im 2. ICR rechts parasternal, es besteht eine gute Fortleitung in die supraaortalen Gefäße, besonders in die Karotiden. Aber auch an der Herzspitze tritt das Geräusch deutlich in Erscheinung und gibt deshalb manchmal Anlass zu Fehldiagnosen, besonders wenn im Rahmen einer Dekompensation der Druckgradient abnimmt und eine relative Mitralinsuffizienz auftritt.

Manchmal ist das Geräusch derart laut, dass es über dem linken Ausflusstrakt ohne Stethoskop gehört werden kann, dann besteht eine Fortleitung über den ganzen Thoraxraum bis in die großen Extremitätengefäße. Nach der Dekompensation kann mit sinkendem Druckgradienten auch das Geräusch wesentlich leiser werden.

> Recht häufig findet sich bei mittel- oder höhergradigen Stenosen das diskrete hochfrequente Diastolikum einer begleitenden Aorteninsuffizienz, wenn bei immobiler Klappe mit fixierter Öffnungsfläche auch eine fixierte Regurgitationsfläche resultiert.

29.4 Elektrokardiogramm

Die Veränderungen im EKG hängen in erster Linie vom Schweregrad der Stenose bzw. vom Ausmaß der Hypertrophie und dem Alter des Herzfehlers ab. Hinzu kommen sekundäre myokardiale Veränderungen, die im Laufe der Jahre als Folge der Hypertrophie (Überschreiten des kritischen Herzgewichtes) und durch die Koronarinsuffizienz (herabgesetzter Perfusionsdruck, stenosierende Koronarsklerose) entstehen. Das Ausmaß körperlicher Aktivität spielt ebenfalls eine Rolle.

Lagetyp. Der Lagetyp des Extremitäten-EKG ist vorwiegend norm- und steiltypisch. Bei Kindern findet man nicht selten auch einmal einen Rechtstyp. Ein Linkstyp wurde unabhängig vom Schweregrad nur bei 20–30% der Patienten nachgewiesen (Grosse-Brockhoff u. Loogen 1961).

Hypertrophiezeichen. Im Extremitäten- und Brustwand-EKG können bei leichten Stenosen (Druckgradient < 40 mmHg) Zeichen der Linksherzhypertrophie (Sokolow u. Lyon 1949) und eine Störung der Erregungsrückbildung schon nachweisbar sein, aber auch fehlen. Bei mittelschweren (40–80 mmHg) und schweren Stenosen (> 80 mmHg) werden sie meistens, v. a. im Erwachsenenalter, immer deutlicher nachweisbar. Aber auch bei älteren Patienten mit einer schweren Stenose kann das EKG einmal in allen Ableitungen normal sein. Mit länger dauerndem Fortbestehen der Überlastung und Zunahme der Hypertrophie sowie bei schweren Stenosen entsteht mit zunehmendem Alter durchweg eine pathologische Linksherzhypertrophie. Man beobachtet neben der Überhöhung von R auch Senkungen von ST und Negativierungen von T über dem linken Präkordium. Bei Druckdifferenzen über 60 mmHg werden durchweg Senkungen von ST und negative T über dem linken Präkordium beobachtet (Gillmann u. Loogen 1960).

Intraventrikuläre Erregungsverzögerung. Eine Erregungsverspätung besteht, wenn eine Verschiebung des oberen Umschlagspunktes (OUP) in V_6 nachweisbar ist, sodass die zeitliche Differenz OUP(V_6)–OUP(V_1) den Wert von 0,03–0,035 s überschreitet. Die Breite der QRS-Gruppe kann dabei noch im oberen Normbereich liegen. Der Nachweis einer Linksverspätung liefert einen wichtigen Hinweis dafür, dass der Funktionszustand des chronisch ischämischen Myokards beeinträchtigt ist und dass in absehbarer Zeit mit einer Verschlechterung der Moykardfunktion zu rechnen ist. Bei schwerer Linksherzhypertrophie liegen in V_1–V_3 häufig nur winzige oder keine R-Zacken vor. Im Zusammenhang mit Angina pectoris führt das hin und wieder zur Fehldiagnose eines überstandenen anteroseptalen Infarkts.

Erregungsleitungsstörungen. In den 70er-Jahren berichteten mehrere Autoren (u. a. Rosenbaum et al. 1972) über das nicht seltene Vorkommen von Erregungsleitungsstörungen im His-Purkinje-System bei Aortenstenose, besonders bei verkalktem Klappenring. His-Bündelblock und Linksschenkelblock mit HV-Verlängerung sind das typische Bild bei intrakardialer Aufzeichnung. Bei fortgeschrittener Erregungsleitungsstörung treten Mobitz-II-Block und intermittierender AV-Block III. Grades im EKG auf. Oft ist bei diesen Patienten eine Erregungsleitungsstörung und nicht die hämodynamische Auswirkung für die bei Aortenstenose bekannten Schwindelerscheinungen verantwortlich, sodass diese auch nach erfolgreicher Operation (Klappenersatz) weiter auftreten können.

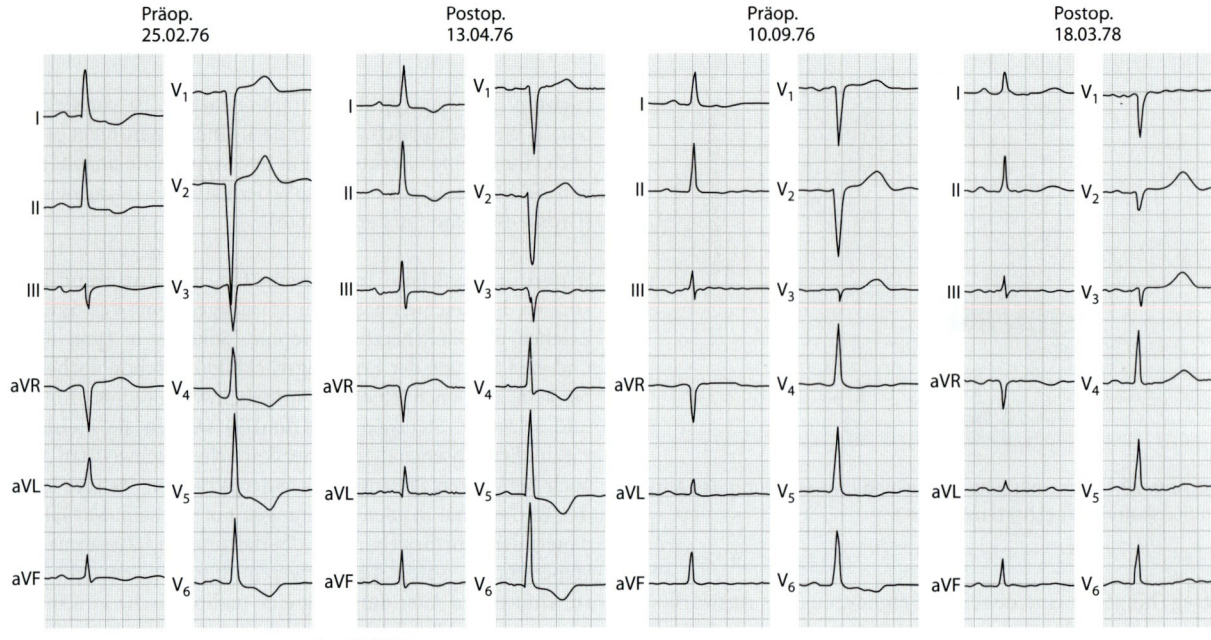

Abb. 29.2. Prä- und postoperative Elektrokardiogramme bei einer 22-jährigen Patientin mit Aortenstenose (Druckgradient 100 mmHg). Präoperativ bestanden Hinweise für Linksherzhypertrophie und Linksverspätung: Der Sokolow-Index betrug 4,5 mV, die Differenz der oberen Umschlagpunkte zwischen V_1 und V_6 0,035 s; 2 Jahre postoperativ ist das EKG normal. Der Sokolow-Index beträgt 2,6 mV. Parallel mit der Normalisierung des EKG kommt es zu einem allmählichen Rückgang der echokardiographischen Volumen- und Hypertrophiemaße des linken Ventrikels und des Herzvolumens

> **Klinisch wichtig**
>
> Intermittierende Blockierungen sind mit den konventionellen EKG-Methoden nicht immer erfassbar; deshalb ist eine Abklärung der Erregungsleitungsverhältnisse im His-Purkinje-System mittels elektrophysiologischer Untersuchung bei Patienten mit Schwindelanamnese angebracht, um die Notwendigkeit einer eventuellen Schrittmacherimplantation feststellen zu können.

Postoperativ kommt es in der Regel zu einem allmählichen Rückgang der Linksherzhypertrophiezeichen und der Linksverspätung (Reindell et al. 1978, 1988), insbesondere wenn die Operation im jugendlichen oder mittleren Lebensalter erfolgt ist (◘ Abb. 29.2).

29.5 Röntgenbefunde

Die hämodynamischen Rückwirkungen der einzelnen Formen der Aortenstenose auf den linken Ventrikel sind gleich. Darum können die röntgenologischen Ventrikelbefunde dieser Vitien gemeinsam besprochen werden. Form und Größe des Herzens werden bei der Aortenstenose vom Funktionszustand des Myokards bestimmt. Dieser ist abhängig vom Schweregrad der Stenose, von der Adaptation und dem Zustand der Koronargefäße, von den Folgen einer postrheumatischen oder sonstigen myokardialen Schädigung, vom Alter der Patienten und dem Ausmaß langjähriger körperlicher Belastung. Das röntgenologische Erscheinungsbild der Aortenstenose wird dadurch sehr mannigfaltig. Eine Beziehung zwischen der Größe des Herzens und dem Schweregrad der Druckbelastung besteht nicht. Eine sehr starke Stenose kann so kompensiert werden, dass Herzgröße und -form im Röntgenbild normal erscheinen. Eine Größenzunahme des linken Ventrikels bedeutet eine gestörte Myokardfunktion im Sinne einer exzentrischen Druckhypertrophie. Unterteilt man die Herzen entsprechend dem jeweiligen pathophysiologischen Funktionszustand, den das Aortenstenoseherz bis zur Links- und Rechtsherzinsuffizienz hin (Doppelinsuffizienz) durchlaufen kann, ergeben sich 4 röntgenologische Stadien mit typischen Abweichungen im Röntgenbild:

- I: normale Größe des Herzens,
- II: geringe Linksvergrößerung, Gesamtherzgröße noch normal,
- III: Dilatation des linken Ventrikels,
- IV: biventrikuläre Herzvergrößerung mit „Mitralkonfiguration".

Stadium I. Röntgenologisch kann die Herzform sowohl bei sagittalem wie bei frontalem Strahlengang trotz der Hypertrophie weitgehend einem gesunden Herzen gleichen. Auch nach hinten zu in den Retrokardialraum hinein wird keine Vergrößerung des linken Ventrikels nachweisbar. Bei ausgeprägter Hypertrophie kann das Herz schon eine linksasymmetrische Umformung erkennen lassen, ohne dass eine exzentrische Druckhypertrophie vorliegt. Die Herzspitze ist stark gerundet, der linke Ventrikel setzt hoch an (◘ Abb. 29.3).

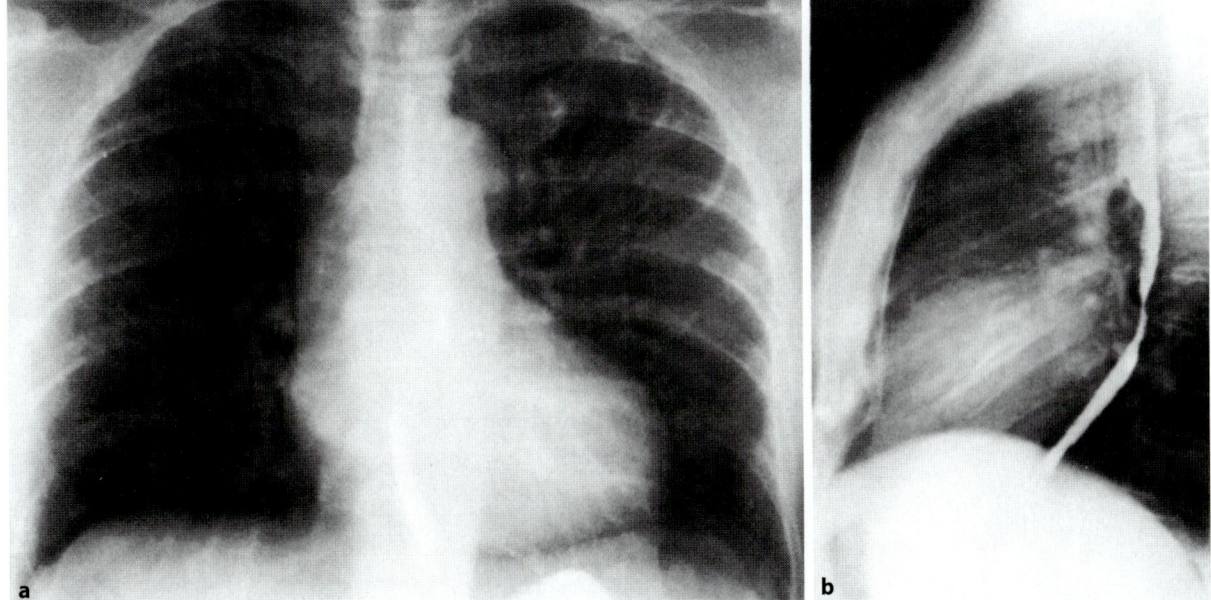

Abb. 29.3a, b. Röntgenbild (a) und (b) einer 63-jährigen Patientin, die seit Jahren über Belastungsdyspnoe klagte. Röntgenologisch weisen der hoch ansetzende Ventrikelbogen und die starke Rundung der Herzspitze auf eine starke Hypertrophie hin, dabei ist das Gesamtherz noch normal groß. Daneben besteht eine deutliche Dilatation der Aorta ascendens. Die röntgenologisch vermutete Hypertrophie wird auch durch Linksherzhypertrophiehinweise im EKG und durch die Echokardiographie bestätigt. Septum und Hinterwand sind diastolisch mit 22 bzw. 18 mm stark verdickt, dabei sind die Volumina verkleinert. Starke Hypertrophie und eher kleine Volumina werden durch den Linksherzkatheter bestätigt: Die Myokardmasse des linken Ventrikels beträgt 263 g, entsprechend 160 g/m^2. Die Werte für enddiastolisches und endsystolisches Volumen betragen 74 bzw. 30 ml/m^2. Die Aortenstenose ist voll kompensiert, der PCP beträgt 9 mmHg, die Ejektionsfraktion 60%

Stadium II. Das Röntgenstadium II ist gekennzeichnet durch ein gering linksvergrößertes Herz mit verlängertem linkem Ventrikelbogen und stärker gerundeter Herzspitze, meist einhergehend mit einem etwas vergrößerten linken Vorhof. Die Größe des Gesamtherzens liegt noch im oberen Normbereich.

Stadium III. Nimmt die exzentrische Druckhypertrophie zu, wird der linke Ventrikel so dilatiert, dass das Gesamtvolumen des Herzens außerhalb der Norm liegt (Röntgenstadium III). Die Vergrößerung des linken Ventrikels ist durch eine teils reversible, teils irreversible myogene Dilatation bedingt (Gefügedilatation; Linzbach 1960). Das Herz ist stark links betont und damit aortenkonfiguriert.

Stadium IV. Kommt es infolge der Linksherzinsuffizienz zu einer Rechtsherzvergrößerung, wird das Herz „mitralkonfiguriert" (Röntgenstadium IV). Bei Insuffizienz des überlasteten rechten Ventrikels wird auch der rechte Vorhof vergrößert (Abb. 29.4).

Aorta. Die Erweiterung der Aorta ascendens, die in linker Schrägstellung besonders gut nachweisbar ist, ist ein wichtiger Hinweis für das Vorliegen einer Aortenstenose; sie kann im Nativröntgenbild der einzige auffällige Befund sein.

Bogenförmig verläuft die Aorta nach vorn und nach rechts. Die Erweiterung wird regelmäßig bei den angeborenen valvulären Stenosen beobachtet, während sie bei erworbenen Vitien im Nativbild in 40% der Fälle fehlte. Da bei gesunden Frauen und Männern eine Prominenz der Aorta ascendens in nur 3–4% der Fälle vorkommt, unterstreicht eine poststenotische Ektasie die Diagnose einer valvulären Aortenstenose.

Bei subvalvulären Stenosen findet sich üblicherweise keine Ektasie, auch bei der supravalvulären Aortenstenose kann eine Erweiterung der Aorta prä- und poststenotisch fehlen, die Aorta sogar schmal sein (Loogen et al. 1969). Es sind aber auch poststenotische aneurysmatische Erweiterungen der Aorta beschrieben worden. Eine Aortenstenose geht häufig mit röntgenologisch nachweisbaren Verkalkungen einher. Sie sind vor dem 20. Lebensjahr selten, wurden jedoch bei der Operation von älteren Patienten bei 90% nachgewiesen (Bailey u. Likoff 1957).

Postoperatives Bild. Postoperativ zeigten Herzen mit exzentrischer Linksherzhypertrophie in der frühen postoperativen Phase (bis zu 8 Wochen nach der Operation) eine Abnahme ihrer absoluten und relativen Größe. Sie ist meist bei Patienten mit den größten Herzen am stärksten ausgeprägt. Bei einzelnen Patienten kann sich schon in dieser Phase die Herzgröße normalisieren (Reindell et al. 1988). Innerhalb der ersten 6 postoperativen Monate kann eine weitere Verkleinerung eintreten, wenn das Myokard nur hämodynamisch durch die Drucküberbelastung und nicht durch eine Myokarditis u. ä. geschädigt ist.

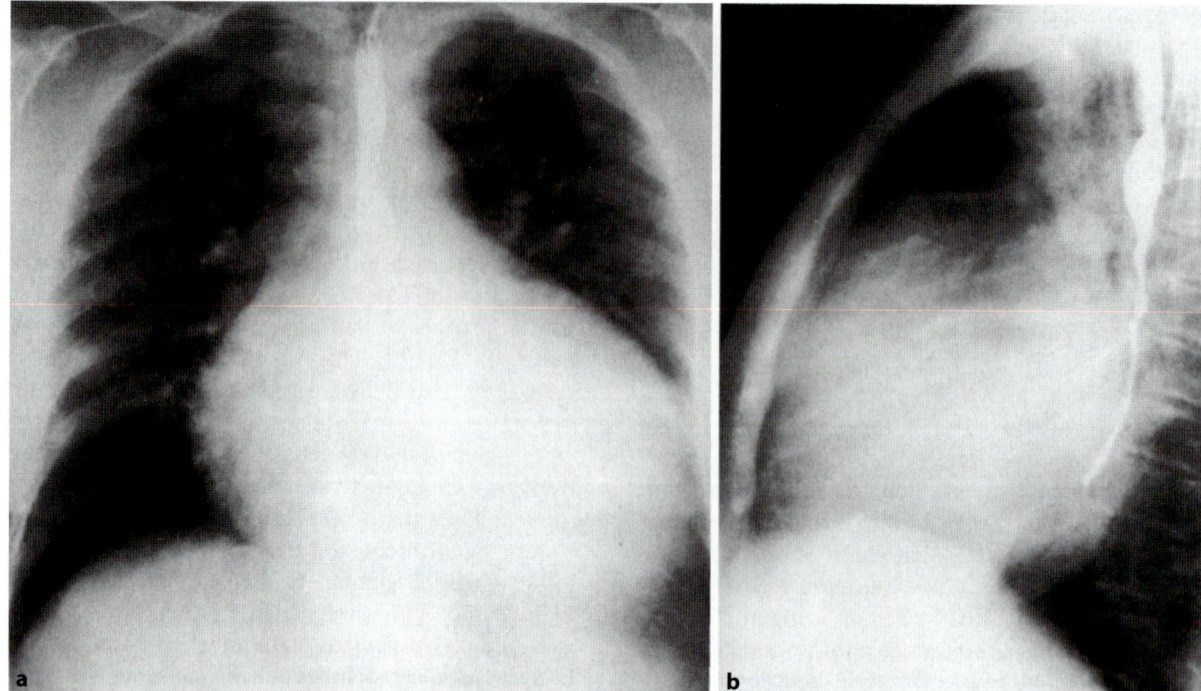

Abb. 29.4a, b. Röntgenbild (a) und (b) einer 60-jährigen Patientin mit schwerer dekompensierter Aortenstenose. Röntgenologisch sind alle Herzhöhlen stark vergrößert. Röntgenstadium IV, Mitralisation eines Aortenherzens. Das EKG zeigte eine sehr ausgeprägte Linksherzhypertrophie und Linksverspätung (die Differenz der oberen Umschlagspunkte betrug 0,06 s). Die Hypertrophie wird durch die Echokardiographie bestätigt. Septum- und Hinterwanddicke betragen diastolisch 23 bzw. 21 mm. Die Dekompensation zeigt sich in einer stark verringerten Verkürzungsfraktion von 0,13 mit Vergrößerung des endsystolischen Durchmessers auf 40 mm, der enddiastolische Durchmesser ist mit 45 mm zwar noch normal, bei der Angiokardiographie zeigt sich das enddiastolische Volumen mit 139 ml/m² jedoch schon deutlich vergrößert. Die Ejektionsfraktion ist erheblich reduziert auf 24%, der enddiastolische Druck beträgt 33 mmHg. Die Muskelmasse des linken Ventrikels ist mit 685 g entsprechend 412 g/m² stark erhöht. Trotz Dekompensation betrug der Druckgradient an der Aortenklappe immer noch 160 mmHg. Die Patientin verstarb bei der Operation; das erhöhte Operationsrisiko bei einer so ungewöhnlich ausgeprägten Hypertrophie ist bekannt

29.6 Echokardiogramm

P. Bubenheimer

> **Ziele der echokardiographischen Untersuchung**
> - Nachweis der pathologisch-anatomischen Veränderungen der Aortenklappe (qualitative Diagnose)
> - Differenzierung zwischen valvulärer, supravalvulärer und subvalvulärer Stenose (Differenzialdiagnose)
> - Beurteilung des Schweregrades der Stenose (quantitative Diagnose)
> - Erfassung der Rückwirkungen der erhöhten Druckbelastung auf den linken Ventrikel und die übrigen Herzhöhlen (Begleitbefunde)
> - postoperative Verlaufskontrolle

29.6.1 Qualitative Diagnose

Die Bestätigung oder der Ausschluss einer vermuteten Aortenstenose sind Aufgabe der TM- und 2-D-Echokardiographie. Bei valvulärer Stenose sind die Echos der Aortenklappe aufgrund der Fibrose oder Verkalkung verstärkt und verbreitert.

Im Schnittbild lässt sich daher die Struktur der veränderten Aortenklappe besser beurteilen als bei der schwach reflektierenden gesunden Klappe. Der parasternale Kurzachsenschnitt zeigt, ob die Aortenklappe symmetrisch und mit 3 Taschen oder asymmetrisch und mit 2 Taschen angelegt ist. Bei stark verkalkten Klappen ist die Aortenwurzel allerdings so stark von Echos angefüllt, dass eine nähere Analyse der Klappenstruktur unmöglich ist (Gramiak u. Shah 1970; ◘ Abb. 29.5).

Typischerweise ist die systolische Separation der Taschenechos im TM-Echokardiogramm herabgesetzt (gesunde Klappe >15 mm, Aortenstenose <15 mm; Winsberg et al. 1973). Das Ausmaß dieser Bewegungsstörung geht dem Schweregrad der Stenose aber nur grob parallel, im Einzelfall kann dieses Kriterium zu groben Fehleinschätzungen führen. So wird der Schweregrad einer Aortenstenose sklerotischer Genese bei älteren Patienten leicht überschätzt. Die Sklerose der Klappe geht meist von der Taschenbasis aus. Die hier entstehenden breiten Echos können die zarten Echos der noch gut beweglichen Taschenränder überdecken und so zu Fehleinschätzungen führen.

Umgekehrt zeigt sich bei der angeborenen Aortenstenose im TM-Echokardiogramm oft eine normale systolische Taschenseparation (Feizi et al. 1974). Wie das Schnittbild in solchen Fällen zeigt, wölbt sich die gut bewegliche Aortenklappe während der Systole kuppelförmig in die Aortenwurzel (◘ Abb. 29.6;

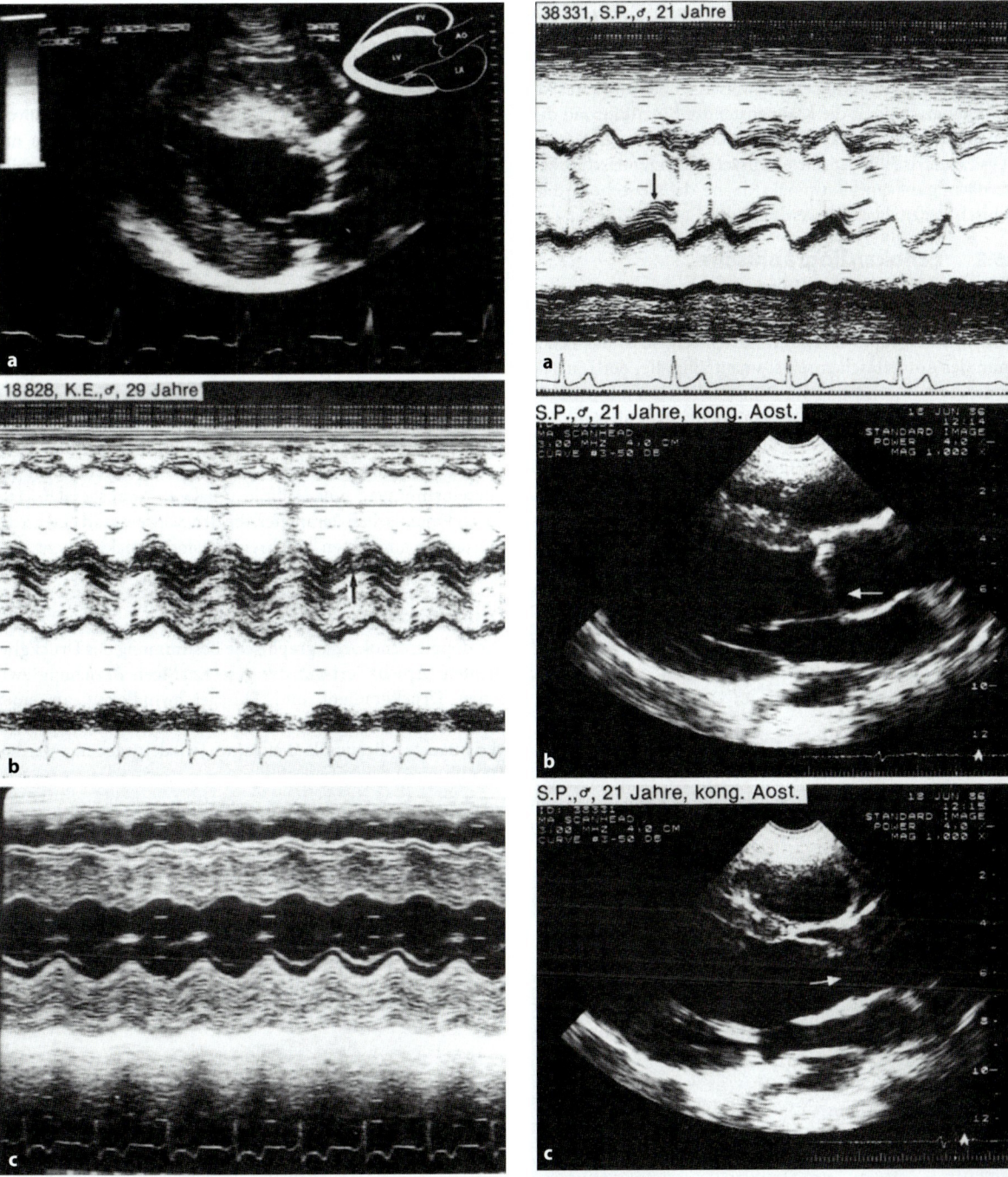

Abb. 29.5a–c. Schwere Aortenstenose mit verkalkter Klappe bei einem 29-jährigen Patienten. **a** Parasternaler Längsachsenschnitt diastolisch. Deutliche linksventrikuläre Hypertrophie. Intensiv reflektierende starre Aortenklappe. **b** TM-Echokardiogramm der Aortenklappe. Zwischen den intensiven Echos der Aortentaschen ist die systolische Öffnung nur noch angedeutet zu erkennen (Pfeil), die Taschenseparation ist stark eingeschränkt. **c** TM-Echokardiogramm des linken Ventrikels. Schmales Kavum (enddiastolisch 41 mm), dicke Wandungen (Septum 27 mm, Hinterwand 27 mm), noch normale Kontraktionsamplituden (Verkürzungsfraktion 0,39). Verlangsamte frühdiastolische Auswärtsbewegung der Ventrikelwände als Hinweis auf Relaxationsstörung

Abb. 29.6a–c. Angeborene Aortenstenose eines 21-jährigen Patienten. **a** TM-Echokardiogramm: Diastolisch verbreitertes und exzentrisch in der Aorta gelegenes Klappenecho (Pfeil). Systolisch scheinen sich die Aortentaschen weit zu öffnen. **b** und **c** Parasternaler Längsachsenschnitt. Diastolisch liegt die Aortenklappe als abgeflachte, verdickte Membran im Klappenring. Systolisch wölbt sich diese Membran wie eine Kuppel in die Aortenwurzel (Pfeil)

Weyman et al. 1977). Im TM-Echokardiogramm wird systolisch die senkrecht zum Schallstrahl orientierte Kuppelbasis erfasst, während das Dach der Kuppel bei tangentialer Anlotung nicht abgebildet wird. Indirekte Zeichen weisen jedoch auch im TM-Echokardiogramm auf die Klappenstenose hin. Aufgrund der Klappenfibrose ist das diastolische Echoband verbreitert, meist liegt es exzentrisch in der Aortenwurzel. Die exzentrische Lage ist verdächtig auf eine bikuspidale Klappe, die 2-D-echokardiographisch weiter abgeklärt werden kann.

29.6.2 Echokardiographische Differenzialdiagnose

Bei der seltenen supravalvulären Aortenstenose ist das Echogramm der Aortentaschen selbst unauffällig. Bei der Darstellung der Aorta ascendens im 2-D-Echokardiogramm wird die Stenose sichtbar (Weyman et al. 1976; Williams et al. 1976).

Die subvalvuläre Aortenstenose kann TM-echokardiographisch von der valvulären Stenose durch spezifische Veränderungen des Taschenbewegungsmusters differenziert werden. Die membranöse Subaortenstenose geht mit einer charakteristischen frühsystolischen Inzisur in der Taschenbewegungskurve einher (◘ Abb. 29.7; Davis et al. 1974). Bei muskulärer Subaortenstenose zeigen die Aortentaschen eine mesosystolische Inzisur. Am Mitralklappenecho zeigt sich die typische systolische Vorwärtsbewegung (SAM). Die genaue Lokalisation und Form (membranös, muskulär, fibromuskulär) der subvalvulären Stenose wird am besten durch das Schnittbild wiedergegeben (◘ Abb. 29.7; Williams et al. 1976).

29.6.3 Quantitative Diagnose

TM- und 2-D-echokardiographische Befunde, wie Schweregrad der Linksherzhypertrophie, Ausmaß der Verkalkung und Bewegungseinschränkung der Aortenklappe, zeigen statistisch zwar mehr oder weniger enge Korrelationen zum Schweregrad der Aortenstenose (Bennet et al. 1975), der Einzelfall kann aber weit von der gesetzmäßigen Beziehung abweichen (Browne et al. 1977). Allein die Dopplerechokardiographie liefert hämodynamische Daten, die auch im Einzelfall mit Katheterdaten gut übereinstimmen, eine subtile Analyse vorausgesetzt. Die hämodynamischen Parameter, die den Schweregrad einer Aortenstenose am besten beschreiben, sind Druckgradient und Öffnungsfläche (◘ Abb. 29.8).

Druckgradient

Die dopplerechokardiographische Bestimmung des Druckgradienten (Δp) basiert auf der gesetzmäßigen Beziehung zwischen Druckgradient und Flussgeschwindigkeit an einer Stenose (Hatle 1981 u.a.). Die Beziehung kann durch die vereinfachte Bernoulli-Gleichung wiedergegeben werden (◘ Abb. 29.8).

$$\Delta p = 4 \times V_2^2 - 4 V_1^2$$

Da die Flussgeschwindigkeit vor der Stenose ($V_1 \leq 1\,\text{m/s}$) wesentlich kleiner ist als die Flussgeschwindigkeit in der Ste-

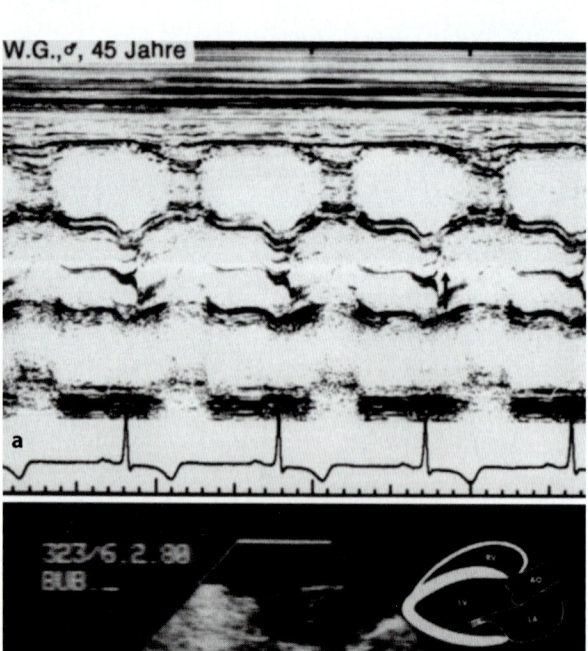

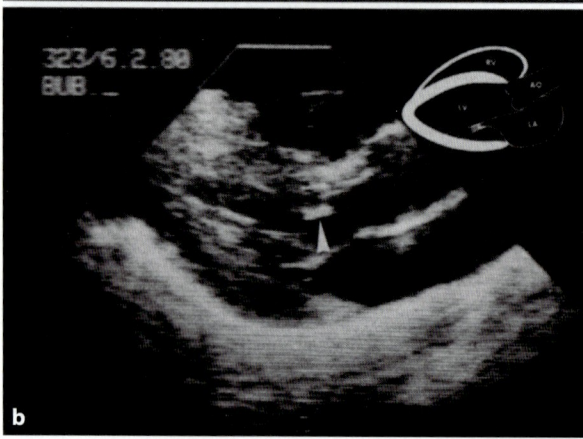

◘ Abb. 29.7a, b. Membranöse Subaortenstenose. a Typisches TM-Echokardiogramm der Aortenklappe: Die Taschen zeigen eine gute systolische Separation. Auf eine frühsystolische Inzisur (Pfeil) folgt ein Schwirren der vorderen Tasche. b 2-D-Echokardiogramm, systolisch: Die Aortenklappe ist weit geöffnet. Subaortal ragt das Septum spornförmig in die Ausflussbahn (Pfeil)

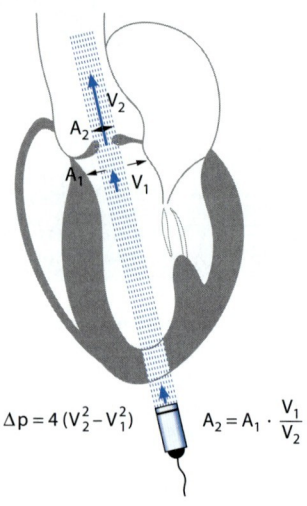

◘ Abb. 29.8. Dopplerechokardiographische Beurteilung der Aortenstenose. V_1 Flussgeschwindigkeit in der linksventrikulären Ausflussbahn vor der Stenose; A_1 Strömungsquerschnitt der linksventrikulären Ausflussbahn vor der Stenose. Er wird berechnet aus dem Durchmesser d_1 der Ausflussbahn; V_2 Flussgeschwindigkeit in der Stenose; A_2 Strömungsquerschnitt in der Stenose, entspricht der Öffnungsfläche

29.6 · Echokardiogramm

nose ($V_2 \geq 2$ m/s), kann das Produkt $4 \times V_1^2$ vernachlässigt werden; die dadurch bedingte geringe Überschätzung des Gradienten bis zu 4 mmHg ist praktisch nicht relevant. Die Berechnung des Druckgradienten kann demnach weiter vereinfacht werden:

$$\Delta p = 4 \times V_2^2$$

Die Flussgeschwindigkeiten durch stenosierte Aortenklappen liegen zwischen 2 m/s ($\Delta p=16$ mmHg) und 7 m/s ($\Delta p=196$ mmHg). Mit dem einfachen gepulsten Doppler (PW-Mode) können so hohe Flussgeschwindigkeiten nicht gemessen werden, es kommt zum „aliasing". Erst mit erhöhter Pulsrepetitionsfrequenz (HPRF-Mode) können Geschwindigkeiten bis 4 m/s gemessen werden.

CW-Doppler. Noch höhere Geschwindigkeiten erfordern den Einsatz des „Continuous-wave"-Verfahrens (CW-Mode; ◘ Abb. 29.9 und ◘ Abb. 29.10). Dieses Verfahren bringt die höchste Signalintensität; ein geübter Untersucher kann bei über 90% der Patienten die gewünschten Strömungssignale registrieren.

> **Klinisch wichtig**
> Zur richtigen Messung der Flussgeschwindigkeit an der stenosierten Klappe muss die Richtung des Schallstrahls annähernd parallel zur Flussrichtung ausgerichtet werden. Je stärker die Schallrichtung von der Flussrichtung abweicht, um so niedriger wird der gemessene Doppler-„Shift" und um so stärker wird die wahre Flussgeschwindigkeit unterschätzt.

Da die Flussrichtung des durch die Stenose gerichteten Jets im Ultraschallschnittbild auch bei Anwendung des Farbdopplers oft nicht sichtbar ist, muss eine Messung des Doppler-„Shifts" von verschiedenen Ableitungspunkten versucht werden. Der höchste Wert kommt der wahren Flussgeschwindigkeit am nächsten. Beim Kind und beim Jugendlichen werden die Maxima oft von rechts parasternal oder von suprasternal gewonnen, bei Erwachsenen meist von apikal.

Aus der Geschwindigkeitskurve können der maximale und der mittlere systolische Gradient gewonnen werden. Beim maximalen Gradienten handelt es sich nicht um den „Gipfelgradienten" („peak to peak"), der meist in den Katheterprotokollen angegeben wird, sondern um den größten momentanen Gradienten zwischen linkem Ventrikel und Aorta. Der maximale Gradient ist immer höher als der Gipfelgradient. Der mittlere Dopplergradient entspricht dem mittleren Kathetergradienten. Während der maximale Gradient rasch von Hand aus der Kurve gewonnen werden kann, ist die Bestimmung des mittleren Gradienten von Hand zeitraubend. In der Routine werden daher rasche, computerisierte Messverfahren eingesetzt.

Öffnungsfläche

Die Aussagekraft des Druckgradienten wird oft überschätzt. Denn der Druckgradient Δp ist nicht nur Resultante des Strömungswiderstandes (R) an der Stenose, sondern auch des Durchflussvolumens pro Zeiteinheit (Q):

$$\Delta p = R \times Q$$

Ist der Durchfluss, z. B. bei gleichzeitiger Aorteninsuffizienz, erhöht, so wird die Stenose anhand Δp überschätzt; ist der Durchfluss erniedrigt, z. B. bei Tachykardie oder Herzinsuffizienz, so wird die Stenose unterschätzt (◘ s. Abb. 29.9). Neben dem Gradienten sollte daher regelmäßig die Öffnungsfläche

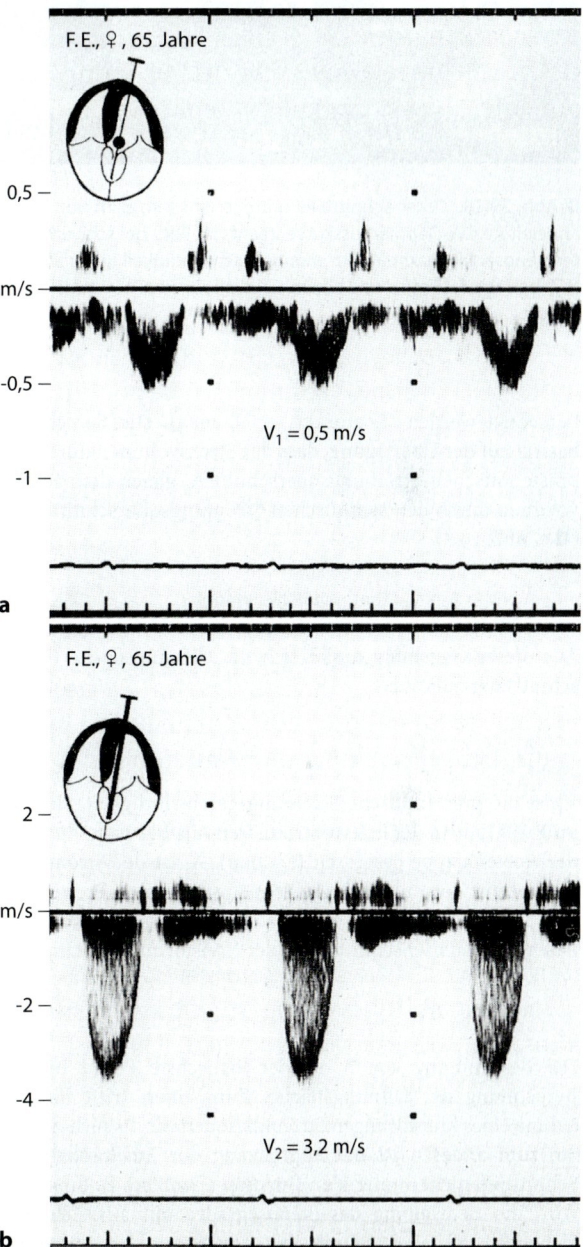

◘ **Abb. 29.9.** Von apikal abgeleitetes Dopplerechokardiogramm bei schwerer dekompensierter Aortenstenose mit erniedrigtem Schlagvolumen. Registrierung der prästenotischen Strömungsgeschwindigkeit V_1 (oben) mit dem PW-Doppler und der stenotischen Strömungsgeschwindigkeit V_2 mit dem CW-Doppler. V_1 ist auf 0,5 m/s erniedrigt. V_2 auf 3,2 m/s erhöht. Der maximale Gradient ist zwar nur auf 41 mmHg erhöht. Ein Verhältnis von V_2 zu V_1 von ca. 6:1 weist dennoch auf eine schwere Stenose hin

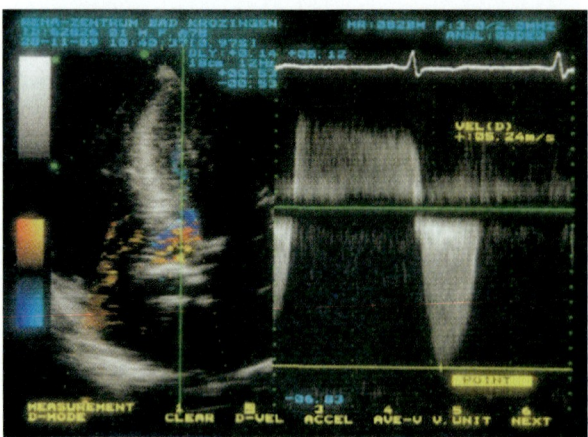

Abb. 29.10. Unter Schnittbildkontrolle (links im Bild) von apikal abgeleitete CW-Dopplerflusskurve (rechts im Bild) bei schwerer Aortenstenose. Die maximale Strömungsgeschwindigkeit in der Stenose (V_2) beträgt 5,24 m/s, was einem Gradienten von 110 mmHg entspricht

berechnet werden (Kosturakis et al. 1984). Die Berechnung basiert auf der Überlegung, dass das Stromvolumen durch den prästenotischen Strömungsquerschnitt A_1 gleich dem Stromvolumen durch den stenotischen Strömungsquerschnitt A_2 ist (◘ s. Abb. 29.8).

$$A_1 \times V_1 = A_2 \times V_2 \text{ (Kontinuitätsgleichung)}$$

Aus dieser Gleichung ergibt sich die Öffnungsfläche (Querschnitt) der Stenose:

$$A_2 = A_1 \times V_1 : V_2$$

V_1 ist die prästenotische Strömungsgeschwindigkeit, sie wird im PW-Mode in der linksventrikulären Ausflussbahn dicht vor der Aortenklappe gemessen (s. oben). A_1 ist der Strömungsquerschnitt der linksventrikulären Ausflussbahn. Er wird aus dem Durchmesser d_1 der Ausflussbahn, gemessen im parasternalen Längsachsenschnitt, nach der Kreisformel berechnet:

$$A_1 = \pi (d_1/2)^2.$$

Die Bestimmung von A_1 ist der kritischste Punkt bei der Berechnung der Öffnungsfläche. Zum einen trifft die Annahme eines kreisförmigen Strömungsquerschnitts nicht immer zu, zum anderen ist die Abgrenzung der Ausflussbahn im Schnittbild nicht immer klar. Um dieses Problem zu umgehen, wird die Beurteilung des Stenosegrades mit ausreichender Sicherheit oft allein durch den zuverlässig bestimmbaren Geschwindigkeitsquotienten V_2/V_1 durchgeführt. Ein Quotient <3,0 bedeutet eine geringgradige, ein Quotient >5,0 eine höhergradige Stenose (◘ s. Abb. 29.9). Die dopplerechokardiographische Messung und Berechnung von Druckgradient und Öffnungsfläche kann mit modernen, empfindlichen Dopplergeräten vom geübten Untersucher meist innerhalb von wenigen Minuten durchgeführt werden.

29.6.4 Echokardiographische Begleitbefunde

Ventrikelgeometrie. Die als Folge einer chronischen Druckbelastung des linken Ventrikels auftretende konzentrische Hypertrophie ist echokardiographisch sensitiv zu erfassen (◘ Abb. 29.11). Zum Verständnis des Echokardiogramms ist die Kenntnis der veränderten Geometrie und des veränderten Kontraktionsverhaltens des konzentrisch hypertrophierten linken Ventrikels wichtig. Die Zunahme der Myokarddicke ist keineswegs gleichmäßig über den gesamten linken Ventrikel verteilt, sie beginnt im Bereich der Ausflussbahn, die echographisch durch das Septum repräsentativ erfasst wird, und schreitet erst später auf die Einflussbahn fort, wobei die posterobasale Hinterwand häufig am wenigsten hypertrophiert ist. Im Rahmen der konzentrischen Hypertrophie werden die Querachsen des linken Ventrikels schmal, während sich die Größe der Längsachse nicht ändert oder zunimmt (Kirch 1924). Dabei nimmt die systolische Verkürzung der Längsachse ab, während die Verkürzung der Querachsen zunimmt (Fischl et al. 1977).

Erst mit dem Eintreten der Dekompensation wird der Ventrikel auch im Querdurchmesser größer. Die Werte liegen jetzt im oberen Normbereich oder darüber. Die systolische Verkürzung des Querdurchmessers nimmt ab (McDonald 1976). Mit zunehmender Dilatation wird das Myokard wieder dünner. Nur selten wird eine schwere Dekompensation beobachtet, ohne dass der Ventrikel in der Querachse dilatiert ist.

> **Echokardiographische Beurteilung des linken Ventrikels bei Aortenstenose**
> - Eine konzentrische Hypertrophie mit normalem oder vermindertem Ventrikelvolumen kann nur dann angenommen werden, wenn der enddiastolische Querdurchmesser im unteren Normbereich oder darunter liegt (◘ s. Abb. 29.11).
> - Die Hypertrophie ist häufig am Septum ausgeprägter als an der Hinterwand („asymmetrische Hypertrophie"), was dennoch kaum Abgrenzungsprobleme zur hypertrophischen Kardiomyopathie aufwirft (Bahler et al. 1977).
> - Zwischen der Myokarddicke und dem Schweregrad der Druckbelastung bestehen nur so lange enge Beziehungen, als der linke Ventrikel in der Querachse nicht dilatiert ist (Bennett et al. 1975).
> - Eine normale systolische Ventrikelfunktion liegt nur dann vor, wenn die Verkürzungsfraktion (im Vergleich mit Herzgesunden) hochnormal bis erhöht ist (> 0,32).

Diastolische Dysfunktion. Bei einem Teil der Patienten mit konzentrischer Linksherzhypertrophie liegt trotz normaler systolischer Funktion eine ausgeprägte Störung der diastolischen Ventrikelfunktion vor, das Myokard ist steifer, der Ventrikel schlechter dehnbar (Peterson et al. 1978; ◘ s. Abb. 29.5). Folge ist ein erhöhter Füllungsdruck, was zum klinischen Bild einer Stauungsherzinsuffizienz führen kann, ohne dass eine nennenswerte Kontraktionsschwäche fassbar wäre. Im Echokardiogramm sind in solchen Fällen enddiastolischer Querdurchmesser und Verkürzungsfraktion normal, jedoch ist die

29.6 · Echokardiogramm

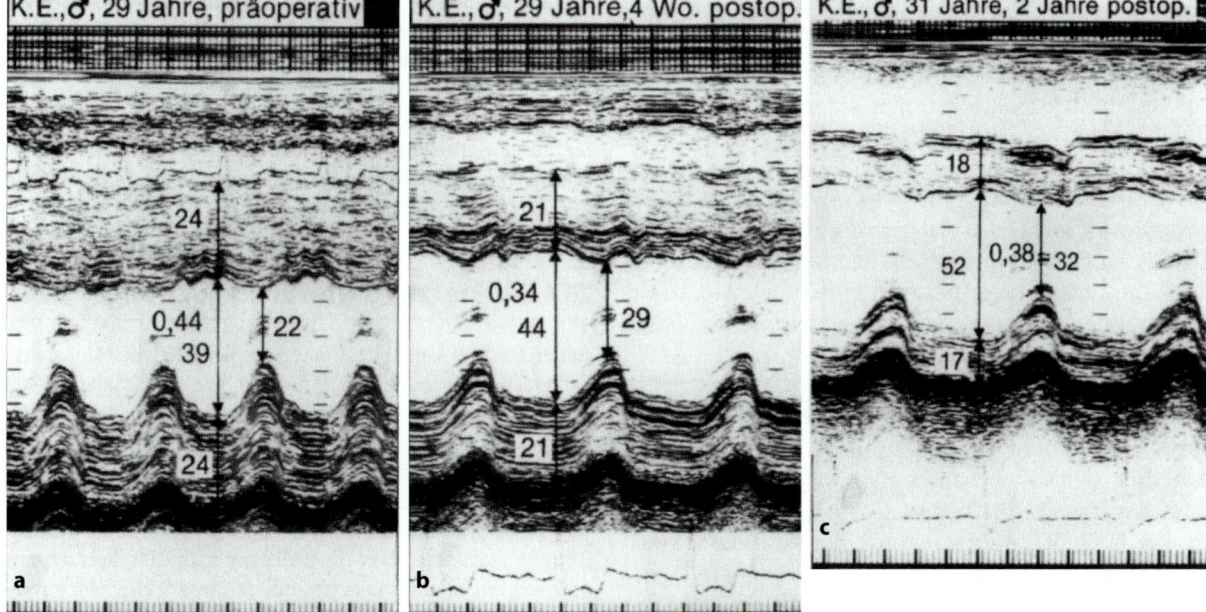

Abb. 29.11a–c. TM-Echokardiogramm des linken Ventrikels vor (a), 4 Wochen (b) und 2 Jahre nach (c) operativer Korrektur einer schweren Aortenstenose (Druckgradient 180 mmHg). Postoperativ bildet sich die Hypertrophie teilweise zurück, das Kavum wird größer. Wie stark die verbleibende Resthypertrophie ist, wird v. a. deutlich, wenn man aus den enddiastolischen Durchmessern und den Wanddicken die Muskelmassen berechnet. Präoperativ 786 g, 4 Wochen postoperativ 669 g, 2 Jahre postoperativ 546 g (normale linksventrikuläre Muskelmasse bis 200 g; gleicher Fall wie Abb. 29.5)

diastolische Auswärtsbewegung der Wandungen verlangsamt: Quantitativ ist dies durch die Erniedrigung der raschen Füllungsfraktion erfassbar. Der gestörte Füllungsablauf ist auch an der Mitralsegelbewegung, noch besser an den Dopplerflusskurven der Mitralklappe und der Lungenvenen ablesbar (s. Abschn. 12.9). Der linke Vorhof kann als Folge des erhöhten Füllungsdrucks vergrößert sein. Eine Vergrößerung des rechten Ventrikels kann die Folge einer reaktiven pulmonalen Hypertonie bei Stauungsherzinsuffizienz, aber auch ohne eine solche bei rheumatisch bedingter Aortenstenose die Folge der begleitenden Myokarderkrankung sein.

29.6.5 Postoperative Beurteilung

Rückbildung der Hypertrophie. Die Rückbildung der Myokardhypertrophie lässt sich bei präoperativ konzentrischer Hypertrophie an einer Abnahme der Myokarddicken verfolgen. Diese Involution vollzieht sich sehr unterschiedlich schnell, nimmt aber mindestens 6 Monate in Anspruch (Schuler et al. 1977; Reindell et al. 1978). Dabei bildet sich die Septumhypertrophie weniger gut zurück als die Hinterwandhypertrophie und bleibt – allerdings in geringerem Ausmaß als präoperativ – häufig bestehen. Exzentrisch hypertrophierte Ventrikel können sich auch bei präoperativ sehr schlechtem Kontraktionsverhalten erstaunlich rasch verkleinern, was mit einer Zunahme der Verkürzungsfraktion und einer vorübergehenden Zunahme der Myokarddicken einhergeht.

Aorteninsuffizienz. Eine postoperativ auftretende Aorteninsuffizienz lässt sich am diastolischen Schwirren des vorderen Mitralsegels nachweisen. Gelegentlich kann eine Prothesendysfunktion auch direkt an einem gestörten Bewegungsmuster der Klappenprothese nachgewiesen werden.

Prothesenfunktion. TM- und 2-D-echokardiographische Darstellung und Beurteilung der Prothesen sind zeitraubend und aufgrund der akustischen Artefakte des Prothesenmaterials schwierig zu deuten. Methode der Wahl zur funktionellen Beurteilung der Prothese ist die Dopplerechokardiographie (Williams u. Labovitz 1985; Gibbs et al. 1986). Sie liefert uns, wie präoperativ, exakte hämodynamische Informationen. Druckgradient und Öffnungsfläche können bestimmt werden, Regurgitationen qualitativ und quantitativ nachgewiesen werden (Abb. 29.12). Bei Bioprothesen lässt sich früh eine Störung der Funktion, sei es eine Stenosierung, sei es eine Regurgitation, nachweisen.

Bei der dopplerechokardiographischen Funktionsbeurteilung ist wichtig zu wissen, dass auch eine störungsfrei arbeitende Prothese mit einem Druckgradienten einhergeht. In Abhängigkeit von Typ und Größe der Prothese werden maximale Gradienten um 20 mmHg und mittlere Gradienten um 5–30 mmHg gemessen. Die höchsten Gradienten werden bei Kugelprothesen und Bioprothesen, die kleinsten bei doppelflügeligen Scheibenprothesen gefunden (Abb. 29.12a). Fast alle Prothesen zeigen eine geringe „physiologische" Regurgitation. Sie ist meist auskultatorisch nicht wahrnehmbar, fällt aber bei der empfindlichen Farbdoppleranalyse auf. Wegen der intraindividuellen Variabilität sollte sich auch die dopplerechokardiographische Funktionsbeurteilung auf ein frühes postoperatives Vergleichsdokument stützen.

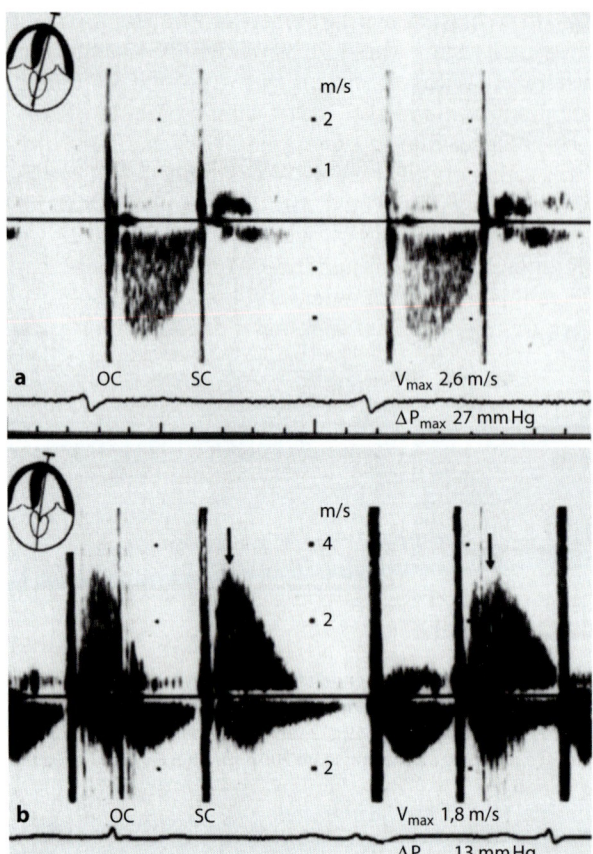

Abb. 29.12. Dopplerechokardiogramm (CW-Mode). **a** Intakte Björk-Shiley-Aortenprothese. Das Dopplerechokardiogramm zeigt den Öffnungsklick *(OC)* und den Schlussklick *(SC)* der Prothese. Dazwischen liegt das systolische Ejektionssignal; aus der maximalen systolischen Flussgeschwindigkeit ergibt sich ein maximaler Gradient von 27 mmHg. Diastolisch keine Regurgitation. **b** Durch Endokarditis ausgerissene Björk-Shiley-Aortenprothese. Bei einem großen paravalvulären Leck starker diastolischer Rückstrom (Pfeil). Der steile Abfall der diastolischen Rückstromgeschwindigkeit – bei längerer Diastole bis 0 – zeigt einen Druckangleich zwischen Aorta und Ventrikel an

29.7 Belastungsuntersuchung

> Die ergometrische Belastungsuntersuchung bei Patienten mit Aortenklappenstenose hat in den letzten Jahren wieder eine zunehmende Bedeutung erfahren, besonders wenn die Patienten keine Beschwerden angeben oder gar vollständig asymptomatisch sind. Die Belastungsprüfung kann helfen, eine evtl. doch vorliegende belastungsabhängige Symptomatik aufzudecken.

Unter Belastung muss das EKG auf einem Monitor fortlaufend beobachtet werden, sodass gehäufte Extrasystolen und andere Rhythmusstörungen, die Vorboten von Kammerflattern und -flimmern sein können, rechtzeitig erkannt werden. Zum Abbruch der Belastung sollten dieselben Bedingungen führen, die im Kap. 10 angegeben sind. In dieser Weise vorsichtig bei im Alltag asymptomatischen Patienten angewandt, kann sie in der Verlaufsbeobachtung frühzeitig Symptome aufdecken, wobei u. a. auch auf den Anstieg des Blutdrucks zu achten ist. Stärkere Aortenstenosen zeigen einen nur geringen Anstieg des arteriellen Blutdrucks während körperlicher Belastung. Das Verhalten des arteriellen Blutdrucks während körperlicher Belastung ist somit ein weiteres Kriterium auch für den Schweregrad einer Aortenstenose. Bei bekannter schwerer symptomatischer Aortenstenose sollte keine Belastungsprüfung durchgeführt werden.

29.8 Herzkatheteruntersuchung

Generell ist zu sagen, dass eine komplette Rechts-/Linksherzkatheteruntersuchung bei Patienten mit Aortenklappenstenose nur noch dann indiziert ist, wenn die nicht invasive Diagnostik im Hinblick auf eine Operationsindikation nicht schlüssig ist oder sich Widersprüche ergeben zwischen einzelnen Beurteilungskriterien wie z. B. klinische Symptomatik und Echokardiographie einschließlich Doppleruntersuchung. Es kann auch sein, dass ein Patient echokardiographisch nur sehr schwer untersuchbar ist und auf diese Weise kein zuverlässiges Dopplersignal gewonnen werden kann.

Sind jedoch die nichtinvasiv erhobenen Daten kongruent im Urteil, dass es sich um eine schwere Aortenklappenstenose handelt und der Patient auch symptomatisch ist, dann sollte präoperativ nur noch eine diagnostische Koronarangiographie angefertigt werden, möglichst unter Vermeidung einer Aortenklappenpassage, da diese mit einem erhöhten Risiko für zerebrale und systemische Embolien verbunden ist (Omran et al. 2002): Die linksventrikuläre Funktion kann sehr gut echokardiographisch beurteilt werden, sodass das Lävokardiogramm ebenfalls entfällt.

Gelegentlich kann die Beurteilung, ob eine schwere Aortenklappenstenose vorliegt, dann erschwert sein, wenn das Herzminutenvolumen erniedrigt ist und somit auch der Gradient über der stenosierten Klappe niedrig ist. In solchen Fällen kann es schwer fallen, zu differenzieren zwischen einer tatsächlich schweren Aortenklappenstenose mit bereits erniedrigtem Herzminutenvolumen und einer hämodynamisch evtl. nur gering wirksamen Aortenklappenstenose mit zusätzlicher linksventrikulärer Schädigung aus anderen Gründen (z. B. Kardiomyopathie). In solchen Fällen wird eine Rechts-/Linksherzkatheteruntersuchung empfohlen (Abb. 29.13) mit Ermittlung der Basisdaten und einer zusätzlichen Dobutamin-Stimulation über eine mehrstufige Dosierung. Kommt es dann bei Normalisierung des Herzminutenvolumens zu einem steilen Anstieg des Gradienten an der Klappe, muss von einer schweren dekompensierten Aortenklappenstenose ausgegangen werden, bleibt der Gradient jedoch niedrig trotz Normalisierung des Herzminutenvolumens, spricht dies eher für eine hämodynamisch nur gering wirksame Aortenklappenstenose mit zusätzlicher myokardialer Schädigung aus anderen Gründen (z. B. Kardiomyopathie).

Selbstverständlich kann dieses medikamentöse Interventionsmanöver auch mit Echokardiographie und Messung des Dopplersignals durchgeführt werden, wenn der Patient gut untersuchbar ist; auch die Ermittlung des Klappenwiderstandes kann in solchen Fällen sinnvoll sein (Casale 1992).

Auch die Richtlinien (Guidelines) der beiden großen amerikanischen kardiologischen Gesellschaften für die Diagnostik

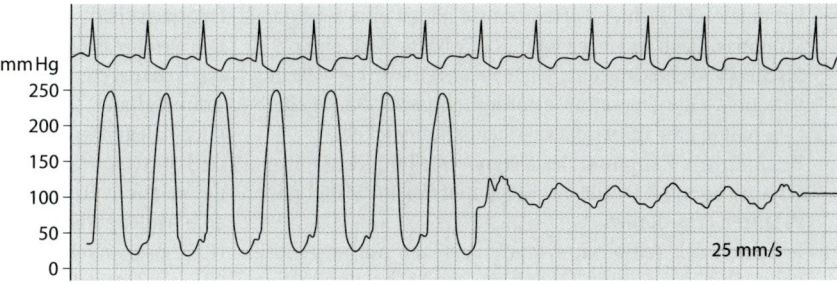

Abb. 29.13.
Rückzugskurve aus dem linken Ventrikel bei schwerer Aortenstenose. Der systolische Druckgradient zwischen linkem Ventrikel und Aorta beträgt 130 mmHg

im Hinblick auf die kardiochirurgische Sanierung der Aortenklappenstenose sind weitgehend von der Rechts-/Linksherzkatheteruntersuchung abgerückt (Bonow et al. 1998).

29.9 Verlauf, Prognose und Komplikationen

Ch. Gohlke-Bärwolf, H. Gohlke

29.9.1 Valvuläre Aortenstenose

Prognose und Verlauf

Die kalzifizierende Aortenklappenstenose ist derzeit die dritthäufigste kardiovaskuläre Erkrankung nach Hypertonie und KHK. Sie war mit 43% die häufigste native Klappenläsion im Euro Heart Survey über Herzklappenerkrankungen (EHS VHD, Vahnanian et al. 2003) und ist nach der Bypass-Operation der häufigste Grund für eine Herzoperation. Bei 3–5% der über 75-jährigen Personen ist eine bedeutsame Aortenstenose vorhanden, die Hälfte ist asymptomatisch. Patienten mit symptomatischer Aortenstenose haben unter allen Patienten mit Herzklappenerkrankungen die ungünstigste Spontanprognose (Abb. 29.14). Andererseits können Patienten auch mit schwerer Aortenstenose für viele Jahre asymptomatisch bleiben.

Die Prognose wird zum Zeitpunkt der Diagnose von dem Schweregrad der Stenose, der Symptomatik und der linksventrikulären Funktion bestimmt.

Prognose und Schweregrad der Stenose

Obwohl keine direkte Korrelation zwischen Symptomen und Schweregrad der Aortenstenose besteht, entwickeln Patienten mit einer Aortenklappenöffnungsfläche (AKÖ) >0,7 cm² selten Symptome. Bei symptomatischen Patienten ist eine AKÖ von <0,7 cm²/m² mit einer eingeschränkten Prognose verbunden (Ross u. Braunwald 1968). Eine Reduktion der AKÖ auf <1,0 cm² wurde nach den Empfehlungen der ACC/AHA als schwer bezeichnet, als mittelgradig eine AKÖ zwischen 1,0 und 1,5 cm² und als gering >1,5 cm² (Tabelle 29.1; Bonow et al. 1998). Für Personen mit unterschiedlicher Körperoberfläche (KOF), definiert durch Größe und Gewicht, hat die gleiche AKÖ eine unterschiedliche Bedeutung. Deswegen sollte die AKÖ an die KOF angepasst werden und dieser Index (AKÖ in cm²/m² KOF) als Kriterium für den Schweregrad benutzt werden (Iung et al. 2002).

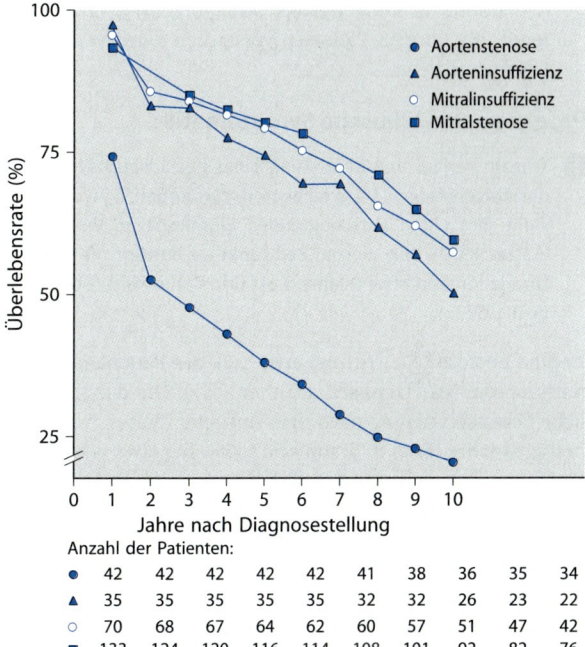

Abb. 29.14. Prozentuale Überlebensrate von Patienten mit Klappenerkrankungen, die konservativ behandelt wurden. Die Prognose von Patienten mit Aortenstenose ist deutlich schlechter als die der Patienten mit Aorteninsuffizienz, Mitralinsuffizienz und Mitralstenose. (Nach Rapaport 1975)

Tabelle 29.1. Schweregrad Aortenstenose (AS) in Abhängigkeit von der Klappenöffnungsfläche (AKÖ)

Schweregrad der AS	AKÖ in cm² (ACC/AHA*)	AKÖ in cm²/m² KOF (WG VHD, ESC**)
Mild	>1,5	>1,0
Mittelgradig	1,0–1,5	0,6–0,9
Schwer	<1,0	<0,6

* Bonow et al. 1998, ** Iung et al. 2002

- Patienten mit leichter Aortenstenose haben eine sehr gute Prognose. Nach 10 Jahren kam es nur bei 12% zu einer klinischen Verschlechterung, nach 25 Jahren war bei 35% der Patienten eine Operation erforderlich geworden, weitere 25% hatten eine mittelschwere Stenose entwickelt.
- Bestand zum Zeitpunkt der Diagnosestellung eine mittelschwere Stenose, wurde ein Klappenersatz im Mittel nach 13 Jahren erforderlich.
- Patienten mit schwerer, symptomatischer Aortenstenose haben hingegen ohne Operation eine sehr ungünstige Prognose. Im ersten Jahr verstarben 25% der Patienten, nach 2 Jahren 50% und nach 12 Jahren waren alle Patienten verstorben, die Hälfte davon am plötzlichen Herztod (Horstkotte u. Loogen 1988; Rapaport 1975; Livanainen 1996), die übrigen Patienten verstarben zumeist an einer Herzinsuffizienz.

Prognose und klinische Symptomatik

> Tritt im Verlauf der Erkrankung eines der 3 Hauptsymptome der Aortenstenose (Angina pectoris, Synkopen, Dyspnoe) auf, stellt dies einen entscheidenden Einschnitt im Verlauf dar (Selzer 1987). Von diesem Zeitpunkt an beträgt die mittlere Überlebenszeit etwa 5 Jahre (Ross und Braunwald 1968, Rapaport 1975).

Angina pectoris. Sie tritt bei etwa 35% der Patienten als Initialsymptom auf (Lombard u. Selzer 1987). Die durchschnittliche Lebenserwartung nach dem Auftreten dieses Symptoms beträgt 5 Jahre (Ross u. Braunwald 1968). Bei etwa 15–50% der Patienten liegt gleichzeitig eine KHK vor (Gohlke-Bärwolf et al. 1988; EHS VHD; Iung et al. 2003).

Synkopen. Sie treten bei 15–30% der Patienten auf, meist im Zusammenhang mit körperlichen Belastungen. Dabei kann es auch zu präsynkopalen Anfällen kommen. Beide Symptome sind mit einer mittleren Überlebenszeit von 3 Jahren verbunden (Ross u. Braunwald 1968; Lombard u. Selzer 1987; Horstkotte u. Loogen 1988). Von klinischer Bedeutung ist die erhebliche Verletzungsgefahr mit ihren Folgen im Rahmen der Synkopen.

Dyspnoe. Bei etwa 40% der Patienten ist die Dyspnoe die Erstmanifestation der Aortenstenose. Die Dyspnoe nimmt mit dem Alter der Patienten zu: 60% der über 70-jährigen Patienten geben eine Dyspnoe an (Lombard u. Selzer 1987). Nach Auftreten von Belastungsdyspnoe und paroxysmaler nokturner Dyspnoe im Rahmen einer Herzinsuffizienz beträgt die durchschnittliche Überlebenszeit 1,5–2 Jahre (Ross u. Braunwald 1968). Die ungünstigste Prognose haben Patienten, die sowohl eine Angina pectoris als auch eine Linksherzinsuffizienz (Hammermeister et al. 1988) oder eine pulmonale Hypertonie (Malouf 2002) haben.

Neben der Symptomatik, dem Auftreten von Herzversagen, der Progressionsrate und einer gleichzeitig vorliegenden KHK bestimmt die linksventrikuläre Funktion die weitere Prognose. Komplikationen wie die bakterielle Endokarditis, die bei etwa 1% der Patienten/Jahr vorkommt, haben ebenfalls einen ungünstigen Einfluss auf die Prognose (Horstkotte u. Bodnar 1991).

Progression

Die Progressionsgeschwindigkeit der Aortenstenose kann stark variieren. Die mittlere Zunahme des Gradienten beträgt 7 mmHg/Jahr. Die mittlere Abnahme der Klappenöffnungsfläche liegt zwischen 0,3 cm²/Jahr bei schneller Progression und 0,02 cm²/Jahr bei langsamer Progression. Prädiktoren des relativen Risikos (RR) für eine schnelle Progression sind eine begleitende KHK, Alter (RR 2,13), männliches Geschlecht (RR 2,03), Rauchen (1,35), Lipoprotein a (RR 1,23), Hypertonie (RR 1,23) und LDL-Cholesterin (RR 1,12) (Palta et al. 2000; Pohle et al. 2001), Diabetes sowie ausgeprägte Verkalkungen der Klappe (Rosenhek et al. 2000).

Plötzlicher Herztod

Patienten mit Aortenstenose haben ein erhöhtes Risiko, einen plötzlichen Herztod zu erleiden. Nach Autopsiestudien war bei 17–23% der plötzliche Herztod die Todesursache (Contratto u. Levine 1937; Dry u. Willius 1939) und trat fast ausschließlich bei zuvor symptomatischen Patienten auf (Selzer 1987; Ross u. Braunwald 1968). Patienten mit schwerer Aortenstenose, die bereits eine reaktive pulmonale Hypertonie entwickelt haben, sind besonders gefährdet, einen plötzlichen Herztod zu erleiden (McHenry et al. 1979; Malouf et al. 2002). Geht die pulmonale Hypertonie mit einer stark eingeschränkten linksventrikulären Funktion bei symptomatischen Patienten einher, sind diese Patienten als medizinische und chirurgische Notfälle anzusehen. Sie bedürfen einer intensiven kardiologischen Überwachung und Behandlung sowie einer umgehenden Operation.

Asymptomatische Patienten haben hingegen eine gute Prognose, vorausgesetzt, die linksventrikuläre Funktion und das Belastungs-EKG sind normal. Nur 4% der plötzlichen Herztodesfälle traten bei asymptomatischen Patienten mit Aortenstenose auf (Ross und Braunwald 1968). In 3 retrospektiven und 6 prospektiven Studien erlitten 4 von 503 Patienten während einer durchschnittlichen Beobachtungszeit von 2,4 Jahren einen plötzlichen Herztod (0,3%/Jahr; ◘ Tabelle 29.2. Eine Risikostratifizierung zur Identifizierung der Patienten, die auch im asymptomatischen Zustand ein erhöhtes Risiko für den plötzlichen Herztod haben, ist mit Hilfe des Belastungs-EKG möglich. Ist dieses pathologisch, steigt die plötzliche Herztodesrate bei Patienten mit einer Klappenöffnungsfläche < 0,6 cm² auf 1,3%/Jahr (Amato et al. 2001).

> **Klinisch wichtig**
>
> Das Management bei Diagnosestellung einer asymptomatischen Aortenstenose sollte folgendes beinhalten: Eine sorgfältige Anamnese in Bezug auf Dyspnoe, Angina, Synkopen und Aktivitätsstatus, klinische Untersuchung, EKG, Thoraxröntgen-, 2-D-Echo mit Doppler (TTE), Belastungs-EKG, Bestimmung der atherosklerotischen Risikofaktoren und der damit verbundenen Erkrankungen. Da die Geschwindigkeit, mit der sich eine linksventrikuläre Dysfunktion einstellen kann, nicht bekannt ist, sollte die initiale Untersuchung nach 3–6 Monaten, je nach Schweregrad der Aortenstenose und dem Ausmaß der Verkalkungen der Aortenklappe, wiederholt werden.

Tabelle 29.2. Häufigkeit des plötzlichen Herztodes und ereignisfreie Überlebensrate von asymptomatischen Patienten mit mittelgradig – schwerer Aortenstenose (modifiziert nach lung et al. 2002, *AKÖ* Aortenklappenöffnungsfläche, *AS* Aortenstenose, V_{max} maximale Flussgeschwindigkeit, Ereignisfreie Überlebensrate: keine Herzklappenoperation oder Herztod

Autor	Patientenzahl	AS-Schweregrad	Plötzlicher Herztod Anzahl/Jahre	Ereignisfreie Überlebensrate %/Jahr
Chizner et al. 1980	8	AKÖ<1,1 cm²	0/5,7	–
Turina et al. 1987	17	AKÖ<0,9 cm²	0/2,0*	75/5*
Horstkotte u. Loogen 1988	35	AKÖ 0,8±1,5 cm²	3/(?)	80/10
Kelly et al. 1988	51	V_{max} 3,5±5,8 m/s	0/1,5	90/2
Pellika et al. 1990	143	V_{max}>4,0 m/s	0/1,8	62/2
Kennedy 1991	66	AKÖ 0,9±0,1	0/2,0	59/4
Faggiano et al. 1992	37	AKÖ 0,85±0,15	0/1,7	–
Otto et al. 1997	123	V_{max} 3±4 m/s	0/2,5	66/2
Rosenhek et al. 2000	128	V_{max}>4 m/s Keine/geringe Verkalkung Mittelgradige/schwere Verkalkung	0/2,0 1/4	75/4 20/4
Gesamt	503		0,3%/Jahr	

* Operation nur nach Auftreten von Symptomen

Rolle des Belastungs-EKG. Bei symptomatischen Patienten mit schwerer Aortenstenose ist ein Belastungs-EKG nicht erforderlich und wird nach wie vor als kontraindiziert angesehen. Bei asymptomatischen Patienten hingegen ist das Belastungs-EKG eine hilfreiche Methode, um diejenigen Patienten zu identifizieren, die trotz subjektiver Beschwerdefreiheit bereits eine funktionelle oder hämodynamische Beeinträchtigung unter Belastung aufweisen. Darüber hinaus ist das Belastungs-EKG von prognostischer Bedeutung (Amato et al. 2001). Bei etwa 200 bisher publizierten asymptomatischen Patienten (Otto et al. 1997; Amato et al. 2001) und nach unseren eigenen Erfahrungen mit 466 Patienten, traten keine Komplikationen auf. 30–40% der Patienten entwickelten Symptome: Angina bei 3–10%, Dyspnoe bei 15%, inadäquater Anstieg des Blutdrucks bei 10% und ein Abfall des Blutdrucks bei 9%. Die Belastungstoleranz war bei 13–60% eingeschränkt.

> **Definition**
>
> Ein Belastungstest ist bei Patienten mit asymptomatischer Aortenstenose als pathologisch anzusehen, wenn Symptome wie Angina, Dyspnoe, Synkope auftreten, ein inadäquater Blutdruckanstieg während der Belastung (<20 mmHg), eine beeinträchtigte Belastungstoleranz vorliegt (<80% der alters- und geschlechtsentsprechenden Norm) oder ST-Streckensenkungen >0,2 mV, komplexe ventrikuläre Arrhythmie während/nach Belastung oder Überleitungsstörungen auftreten (lung et al. 2002; s. Abschn. 29.7).

29.9.2 Supravalvuläre Aortenstenose

Die Prognose der supravalvulären Aortenstenose wird nicht nur durch den Schweregrad der Stenose bestimmt, sondern auch durch die häufig gleichzeitig vorliegenden Stenosen im Bereich der Pulmonalarterien, Hypoplasie der aszendierenden Aorta und Veränderungen der Koronararterien. Auch bei isoliertem Vorkommen ist das Überleben dieser Patienten bis ins Erwachsenenalter selten (Therrien et al. 2001). Auch diese Form der Aortenstenose kann durch eine bakterielle Endokarditis kompliziert werden sowie durch den plötzlichen Herztod.

29.9.3 Subvalvuläre Aortenstenose

Der Verlauf der kongenitalen subvalvulären Aortenstenose ist in der Regel rasch progredient. Dies ist sowohl bei Typ I (fibröse Membran wenige mm unterhalb der Aortenklappe) als auch bei Typ II (fibromuskulärer Ring 1–2 cm unterhalb der Aortenklappe) der Fall. Nur wenige Patienten erreichen ohne Operation das Erwachsenenalter. Der fibromembranöse Typ der subvalvulären Aortenstenose ist für 11–15% der kongenitalen Ausflusstraktobstruktionen bei Patienten im Alter von unter 40 Jahren verantwortlich. Bei 50% der Patienten mit fibromuskulärer Subaortenstenose entwickelt sich eine Aorteninsuffizienz durch das Jet-Trauma der Aortenklappensegel. Die Prognose wird weiterhin durch die häufig gleichzeitig vorliegenden kardialen Anomalien und eine bakteriellen Endokarditis beeinflusst (Therrien et al. 2001).

29.10 Therapie und Prophylaxe

Bakterielle Endokarditisprophylaxe. Alle Patienten mit Aortenstenose, auch diejenigen mit nur gering stenotischen bikuspidalen Klappen, bedürfen der bakteriellen Endokarditisprophylaxe (s. Kap. 35).

Rheumatische Fieberprophylaxe. Da die rheumatische Genese bei der Aortenstenose im Erwachsenenalter in den Industrie-Ländern eher selten ist, sollte eine rheumatische Fieberprophylaxe nur bei eindeutigen Hinweisen für eine rheumatische Genese gegeben werden. Ist dies der Fall, sollte die Prophylaxe für 5 Jahre nach der letzten Episode eines akuten rheumatischen Fiebers durchgeführt werden oder bis zum Alter von 21 Jahren (s. Kap. 26).

29.10.1 Medikamentöse Therapie

Patienten mit einer leichten Aortenstenose bedürfen außer der oben genannten bakteriellen Endokarditisprophylaxe oder rheumatischen Fieberprophylaxe keiner speziellen Therapie. Die Patienten sollten ausführlich über die Notwendigkeit zur Prophylaxe aufgeklärt werden. Eine Einschränkung ihrer körperlichen Aktivitäten – bis auf Vermeidung von Hochleistungssport – ist ebenfalls nicht erforderlich.

Asymptomatische Patienten mit schwerer Aortenstenose, bei denen noch keine Indikation zur Operation gestellt wird, sollten alle 6–12 Monate einer klinischen Untersuchung sowie EKG, Echokardiogramm einschließlich Doppleruntersuchung zugeführt werden sowie einem Belastungs-EKG. Dies ist insbesondere dann erforderlich, wenn Hinweise für eine Progression echokardiographisch vorliegen und der Patient weiterhin asymptomatisch ist.

Bei der Mehrzahl der Patienten kann der Gradient über der Aortenklappe und die Klappenöffnungsfläche zuverlässig bestimmt werden. Bei schwierig zu untersuchenden Patienten kann jedoch der Gradient erheblich unterschätzt werden, sodass in Einzelfällen die Herzkatheteruntersuchung wiederholt werden muss, um das Ausmaß der Progression zu bestimmen.

Asymptomatische Patienten mit schwerer Aortenstenose sollten schwere körperliche Belastungen vermeiden. Eine strikte Behandlung der Hypertonie und des Diabetes sowie die Einstellung des Rauchens ist zu empfehlen. Die Frage der Behandlung einer Hypercholesterinämie ist derzeit Gegenstand von Studien.

Arrhythmien. Bei etwa 10% der Patienten tritt Vorhofflimmern auf und bedarf der raschen Kontrolle der tachykarden Frequenzen. Digitalis und Verapamil sind zur Frequenzkontrolle geeignet. Gelegentlich sind β-Blocker erforderlich oder Amiodaron, letzteres besonders bei Patienten mit eingeschränkter LV Funktion. Bei hämodynamischer Beeinträchtigung sollte eine Kardioversion unter Antikoagulation erfolgen.

Der Einsatz von ACE-Hemmern bei Patienten mit Aortenstenose ist noch umstritten. Bisher liegen nur wenig Erfahrungen vor. Bei einigen Patienten konnten günstige Wirkungen auf die Linksherzinsuffizienz nachgewiesen werden (Cox et al. 1998). Am ehesten geeignet scheinen Patienten mit Hypertonie und stark eingeschränkter linksventrikulärer Funktion. β-Rezeptorenblocker sollten in geringer Dosierung begonnen und unter engmaschiger Überwachung des Patienten gegeben werden.

Angina pectoris. Zur Behandlung der Angina pectoris wird Nitrolingual gegeben. Es vermindert die myokardiale Wandspannung und damit den Sauerstoffbedarf. Digitalis und Diuretika (unter Einschluss eines Aldosteronantagonisten) sind bei Patienten mit niedriger Ejektionsfraktion und Linksherzinsuffizienz indiziert. Diuretika sollten unter engmaschiger Kontrolle des Patienten gegeben werden, da eine ausreichende linksventrikuläre Funktion in diesem Stadium häufig nur bei erhöhtem linksventrikulären Füllungsdruck gewährleistet ist. Bei ausgeprägter Stauungsherzinsuffizienz ist die kontinuierliche intravenöse Gabe von Diuretika (z. B. Furosemid) sehr wirksam.

Gelegentlich kann die Infusion von positiv-inotropen Substanzen wie Dopamin und Dobutamin erforderlich sein und zu einer vorübergehenden Stabilisierung führen. Die definitive, lebensrettende Therapie besteht jedoch in einem dringlichen Klappenersatz.

Gastrointestinale Blutungen. Sie kommen gehäuft bei Patienten mit kalzifizierender Aortenstenose vor. Dies ist auf Angiodysplasien, vorwiegend im rechten Kolon zurückzuführen (Heyde-Syndrom), in Verbindung mit einem erworbenen Typ-IIA-von Willebrand-Syndrom. In den meisten Fällen sistieren die Blutungen nach einem erfolgreichen Aortenklappenersatz (Warkentin et al. 2002). Vor einer geplanten Operation bedarf eine Anämie der dringenden Abklärung und Behandlung. Bei älteren Patienten mit Aortenstenose sind intestinale Polypen nicht selten die Ursache für die Anämie.

Infektiöse Endokarditis. Bei schwerer kalzifizierender Aortenstenose kommt es selten zur Endokarditis, im Gegensatz zu jüngeren Patienten mit leichter Stenose. Zur Behandlung der Endokarditis s. Kap. 26.

Systemische und zerebrale Embolien. Sie treten im Zusammenhang mit Vorhofflimmern auf, als Folge von Mikroembolien an der veränderten, zumeist bikuspidalen Aortenklappe und als Kalkembolien bei stark verkalkten Klappen. Eine Amaurosis kann als Folge eines Verschlusses der A. retinalis durch einen Kalkembolus entstehen. Bei Embolien, die im Zusammenhang mit Vorhofflimmern auftreten ist die umgehende Antikoagulation erforderlich. Bei bedeutsamer Aortenstenose ist dies auch bei asymptomatischen Patienten als ein Argument für eine Operation anzusehen. Dies gilt besonders für Kalkembolien, da diese durch die Antikoagulation nicht beeinflusst werden können.

29.10.2 Chirurgische Therapie

Indikation

> Das Auftreten von Symptomen stellt bei Patienten mit einer schweren Aortenstenose eine dringliche Indikation zur Operation dar. Diese besteht bei Erwachsenen in einem Aortenklappenersatz.

Lediglich bei jungen Erwachsenen mit einer kongenitalen Aortenklappenstenose stellt die Valvuloplastie eine therapeutische Alternative dar, sofern sich die Klappe von der Morphologie her dazu eignet (s. Kap. 52). Leichtgradige Stenosen bedürfen keiner operativen Therapie.

Bei Patienten, bei denen eine Herzoperation aus anderen Gründen durchgeführt werden soll, wie z. B. an der Aorta ascendens wegen eines Aortenaneurysmas, eine Bypass-Operation oder eine andere Herzklappenoperation, sollte auch eine mittelgradige Aortenstenose mit operiert werden. Inwieweit dies auch bei geringen Stenosen der Fall ist, bedarf der individuellen Entscheidung. Diese sollte eine Risikostratifizierung bezüglich der zu erwartenden Progressionsrate einschließen.

Bei Patienten, bei denen trotz kleiner Aortenklappenöffnungsfläche nur ein geringer Druckgradient vorliegt, ist die Entscheidung zur Operation sehr schwierig. Häufig handelt es sich um ältere Patienten mit niedrigem Schlagvolumen infolge einer stark eingeschränkten Funktion des linken Ventrikels und einer reduzierten Aortenklappenöffnungsfläche. Bei Druckgradienten <30 mmHg ist das Operationsrisiko deutlich erhöht (Letalität 20%; Connolly 2000) und der Nutzen der Operation eingeschränkt (Carabello et al. 2002; Pereira et al. 2002). Sofern mit Hilfe eines Dobutamin-Stress-Echos oder einer Herzkatheteruntersuchung gezeigt werden kann, dass der Gradient unter Dobutamin ansteigt, kann angenommen werden, dass die eingeschränkte systolische Ventrikelfunktion auf die Aortenstenose zurückzuführen ist. In diesen Fällen ist eher mit einer postoperativen Besserung der Symptomatik, Ventrikelfunktion und Langzeitüberlebensrate zu rechnen und die Indikation zur Operation bei symptomatischen Patienten gerechtfertigt (siehe auch S. 698).

> **Indikationen des Aortenklappenersatzes**
> - A: Symptomatische Patienten mit schwerer Aortenstenose.
> - B: Patienten mit schwerer oder mittelgradiger Aortenstenose, die sich einer Operation an den Koronararterien, Aorta ascendens oder an anderen Herzklappen unterziehen.
> - C: Asymptomatische Patienten: Wegen der guten mittelfristigen Prognose bei asymptomatischer Aortenstenose sollten nur Patienten mit einer schweren Aortenstenose für eine Operation in Betracht gezogen werden. Die Indikation ist gegeben, wenn folgende Befunde vorliegen:
>   - Pathologisches Belastungs-EKG
>   - Eingeschränkte linksventrikuläre Funktion (EF < 50%)
>   - Schwere Verkalkung der Aortenklappe und rasche Progression (V_{max} >0,3 m/s innerhalb von 6–12 Monaten)
>   - Schwere linksventrikuläre Hypertrophie (>15 mm in der Abwesenheit einer Hypertonie)
>   - Schwere ventrikuläre Arrhythmien, für die kein anderer Grund als die schwere Aortenstenose identifiziert werden kann

Die Indikationen A und B sind Klasse-I-Indikationen, C Klasse-IIa-Indikationen (Iung et al. 2002).

Die Entscheidung zur Klappenoperation vor nicht-kardialen Operationen oder vor Schwangerschaft sollten in der gleichen Vorgehensweise wie oben beschrieben erfolgen. Zusätzlich muss das Risiko, das mit der nichtkardialen Operation selbst verbunden ist, mitberücksichtigt werden (Torsher et al. 1998). Falls bereits eine eingeschränkte linksventrikuläre Funktion vorliegt oder ein pathologisches Belastungs-EKG, sollte eine Klappenoperation vor einer ausgedehnten nichtkardialen Operation oder vor einer geplanten Schwangerschaft durchgeführt werden.

Fortgeschrittenes Alter allein stellt keine Kontraindikation zum Aortenklappenersatz dar. Bei über 80-jährigen Patienten ist jedoch mit einer erhöhten perioperativen Letalität zu rechnen (Kvidal et al. 2000; STS NDC 2002).

Besteht gleichzeitig eine signifikante KHK, sollte eine Bypass-Operation durchgeführt werden. Die Prognose des Aortenklappenersatzes wird dadurch günstig beeinflusst, die perioperative Letalität ist jedoch etwas erhöht (Iung et al. 1993; STS ND Committee 2002).

Ergebnisse nach Aortenklappenersatz

Operationsletalität. Der Aortenklappenersatz bei Patienten mit Aortenstenose erzielt die günstigsten Ergebnisse unter allen Patienten nach Herzklappenersatz. Die Operationsletalität ist auf sehr niedrige Werte gesunken, die bei Patienten mit präoperativ normaler, linksventrikulärer Funktion zwischen 1% und 4% liegt. Bei unseren eigenen Patienten betrug sie 1,3%, im Euro Heart Survey Valvular Heart Disease, ESC, 3,1% und in einem amerikanischen Register 3,8% (STS ND Committee 2002). Eine zusätzliche Bypass-Operation oder andere Klappenoperationen erhöhen das Risiko auf 8% bzw. 10% und bei >80-Jährigen auf bis zu 14% (Olsson et al. 1992, Kvidal et al. 2000; STS ND Committee Report 2002)

Prädiktoren für eine erhöhte Operationsletalität sind fortgeschrittene Symptomatik (NYHA III und IV) und eingeschränkte linksventrikuläre Funktion (<35%), eine Herzinsuffizienz präoperativ, höheres Alter (>80 Jahre), und eine zusätzliche KHK, insbesondere wenn diese nicht durch Bypässe versorgt wurde (Lund 1993; Kvidal et al. 2000). In unserem Krankengut von 2525 Patienten mit reiner Aortenstenose, die einen Aortenklappenersatz erhielten, nahm die Operationsletalität bei Männern ohne KHK von 1,1% bei den unter 70-Jährigen, auf 3,8% bei Patienten zwischen 70 und 80 Jahren und bei den über 80-Jährigen auf 7,1% zu. Im Vergleich dazu stieg die Letalität in den 3 Altersgruppen bei gleichzeitiger KHK auf 1,8%, 7,7% und 10,3% respektive. Bei allen Patienten war eine weitgehend komplette Revaskularisation angestrebt worden (unpublizierte Daten).

Weibliches Geschlecht, Notfalloperation, vorausgegangene Bypass-Operation, Hypertonie, Herzinsuffizienz, Vorhofflimmern, gleichzeitige Mitralklappenoperation oder Rekonstruktion und Nierenversagen sind zusätzliche Risikofaktoren für ein ungünstiges Ergebnis nach Herzklappenoperation.

Patienten mit schwerer linksventrikulärer Hypertrophie, insbesondere im Bereich des Septums, verbunden mit einem subvalvulären Gradienten, stellen perioperativ ein schwieriges therapeutisches Problem dar. Es kann zu Blutdruckabfall mit Lungenstauung kommen, die sich bei Gabe von positiv-inotropen Substanzen durch Zunahme der Ausflussbahnobstruktion verstärkt. Sie bedürfen peripher wirkender Vasokonstriktoren und einer hohen Flüssigkeitszufuhr. Positiv-inotrope Medikamente sind kontraindiziert. Echokardiographisch sind diese Patienten durch einen kleinen Ventrikel mit schwerer linksventrikulärer Hypertrophie und hyperdynamischer systolischer Funktion gekennzeichnet.

Langzeitprognose nach Aortenklappenersatz. Auch die Langzeitprognose nach Aortenklappenersatz wird von folgenden Faktoren ungünstig beeinflusst: hohes Alter, eingeschränkte systolische linksventrikuläre Funktion und niedriger Aortenklappengradient bei deutlich reduzierter Öffnungsfläche präoperativ.

Bei Patienten, die frühzeitig nach Beginn von Symptomen operiert werden, die keine Begleiterkrankungen haben und eine normaler linksventrikulärer Funktion, gleicht die mittelfristige Letalität derjenigen der altersadjustierten Allgemeinbevölkerung. (Lund 1993; Olsson et al. 1992). So betrug die 5-Jahres-Überlebensrate einschließlich der perioperativen Letalität in unserer frühen Serie von 334 konsekutiven Patienten 93% und entsprach damit der der altersentsprechenden Normalbevölkerung (Gohlke-Bärwolf et al. 1988).

Späte Todesursachen waren bei 54% der Patienten kardialer Natur (30% Herzinsuffizienz), 18% prothesenbezogen und zu 28% auf andere Ursachen zurückzuführen. Nur 2 von 11 Patienten (18%) starben an einem plötzlichen Herztod, entsprechend 0,3%/Jahr (Gohlke-Bärwolf et al. 1988). Die 10-Jahres-Überlebensraten liegen zwischen 60% und 84% (Horstkotte et al. 1987;p Stewart u. Carabello 2002). Dem gegenüber waren die 15-Jahres-Überlebensraten in der Veterans Administration-Studie mit 34% bei Patienten mit mechanischem Aortenklappenersatz (Björk-Shiley-Prothesen) und mit 21% nach biologischem Klappenersatz deutlich ungünstiger (Hammermeister et al. 2000). In dieser Studie wurde die Überlebensrate nicht nach der Art des zugrundeliegenden Aortenvitiums aufgeschlüsselt. Diese Ergebnisse waren auf eine hohe Blutungs- und Thromboemboliorate sowie Degenerationsrate der Bioprothesen zurückzuführen.

Kürzlich wurde von Butchart et al. (2002) gezeigt, dass die Qualität der Antikoagulation einen entscheidenden Einfluss auf die Langzeitprognose hat. Die Langzeitergebnisse werden darüber hinaus vom präoperativen NYHA-Stadium beeinflusst. Sie sind um so günstiger, je früher die Patienten operiert werden. Aber auch bei Patienten, die im präoperativen NYHA-Stadium III und IV operiert wurden, lag die 3-Jahres-Überlebensrate von 75% deutlich günstiger als der natürliche Verlauf (Cormier et al. 1988).

Bei den meisten Patienten lässt sich postoperativ sowohl funktionell als auch hämodynamisch eine Besserung nachweisen. Neben einer deutlichen Besserung der Symptome kommt es zu einer ausgeprägten Reduktion der linksventrikulären Füllungsdrücke, Anstieg des Herzminutenvolumens in Ruhe und unter Belastung sowie einer Besserung der linksventrikulären Funktion echokardiographisch. Die Rückbildung der linksventrikulären Hypertrophie beginnt bereits innerhalb der ersten Woche postoperativ und beträgt nach 4 Wochen etwa 25%. Während in unserem eigenen Kollektiv 78% der Patienten im NYHA-Stadium III und IV präoperativ waren, waren es postoperativ nur noch 2%. Die mittlere NYHA-Klasse verbesserte sich von 2,9 auf 1,4 (Gohlke-Bärwolf et al. 1988, 1993). Dies entspricht auch der Erfahrung anderer Zentren.

Antikoagulation. Die Behandlung nach Aortenklappenersatz erfordert bei mechanischen Kunststoffprothesen eine Antikoagulation auf Lebenszeit, bei Bioprothesen nur eine Antikoagulation für die ersten 3 Monate, bis der Klappenring endothelialisiert ist. Bei entsprechendem Anlass ist – unabhängig vom Klappentyp – eine Prophylaxe der bakteriellen Endokarditis notwendig (s. Kap. 35).

Ross-Operation. Vor 40 Jahren wurde von D. Ross die nach ihm benannte Operation bei Kindern mit angeborener Aortenstenose eingeführt. Dabei wird die Pulmonalklappe als Autograft in den Aortenanulus implantiert und durch ein Pulmonalklappen-Homograft ersetzt. Aufgrund der Degenerationsrate der Bioprothesen im Langzeitverlauf, insbesondere bei jüngeren Patienten sowie dem Bestreben, eine Langzeitantikoagulation zu vermeiden, wurde diese Operation auch bei Erwachsenen eingesetzt. Die Operation ist technisch sehr viel aufwendiger als ein Aortenklappenersatz mit einer Kunststoff- oder Bioprothese. Trotz des großen Interesses an dieser Operation hat sie bisher keine weite Verbreitung gefunden (nur bei 1% der Patienten, die einen Aortenklappenersatz im Euro Heart Survey VHD erhielten). Bisher liegen bei Erwachsenen nur wenige mittelfristigen Ergebnisse vor (Sievers 2002). Bei Patienten mit bikuspidalen Aortenklappen scheint es häufiger zu einer Autograft-Dysfunktion zu kommen mit einer Reoperationsrate von 7% nach 6 Jahren (Favaloro et al. 2002). Aufgrund der Degeneration des pulmonalen Homografts ist in 20% mit einer Reoperation zu rechnen (Laforest et al. 2002).

Supravalvuläre Aortenstenose. Die medikamentöse Therapie erfolgt nach denselben Richtlinien wie bei der valvulären Aortenstenose. Die chirurgische Therapie erfordert eine Erweiterungsplastik der Aorta ascendens. Sie ist mit guten Langzeitergebnissen verbunden, die bei assoziierten Aortenklappenstenosen etwas eingeschränkt ist, vorwiegend durch die Notwendigkeit für Reoperationen (McElhinney et al. 2000; van Son et al. 1994).

Subvalvuläre Aortenstenose. Auch hierbei entspricht die medikamentöse Therapie der valvulären Aortenstenose. Wegen der Tendenz zur raschen Progression, der Entwicklung einer Aorteninsuffizienz und dem Risiko für Endokarditis wird bei einem Gradienten > 50 mmHg ein operatives Vorgehen empfohlen (Therrien et al. 2001). Bei der membranösen Form der subvalvulären Aortenstenose ist die operative Letalität sehr niedrig, die Langzeitergebnisse sehr gut. Bei der tunnelförmigen Stenose ist eine aufwendigere operative Technik (Kono-Rastan-Operation) erforderlich, die mit einer höheren Operationsletalität einhergeht und einem erhöhten Risiko für eine postoperative Schrittmacherimplantation (Serraf et al. 1999). Zur Therapie der hypertrophen Kardiomyopathie s. Kap. 24.

⊕ Ausblick

Das Management der asymptomatischen Aortenklappenstenose, insbesondere bei älteren Patienten, stellt eine besondere Herausforderung für die Kardiologie und Herzchirurgie dar. Die Risikostratifizierung dieser Patienten durch ein Belastungs-EKG ist ein neuer Aspekt in der Diagnostik. Dadurch werden diejenigen Patienten identifiziert, deren Prognose am ehesten durch die Operation gebessert werden kann. Neueste Aspekte der invasiven Therapie der Aortenstenose liegen in der katheterinterventionellen Applikation von Aortenklappenprothesen (Cribier et al. 2002). Diese in Entwicklung befindliche Technik muss sich jedoch mit den exzellenten Ergebnissen des chirurgischen Aortenklappenersatzes messen. Die Entwicklung präventiver Strategien durch eine medikamentöse Beeinflussung der Progression der Aortenstenose und Aortensklerose durch Lipidsenkung ist ein besonders wichtiger und vielversprechender Aspekt gegenwärtiger Forschung.

Literatur

Amato MCM, Moffa PJ, Werner KE, Ramires JAF (2001) Treatment decision in asymptomatic aortic valve stenosis: role of exercise testing. Heart 86:381–386

Bahler AS, Teichhholz LE, Gorlin R, Herman MV (1977) Correlations of electrocardiography and echocardiography in determination of left ventricular wall thickness. Study of apparently normal subjects. Am J Cardiol 39:189

Bailey CP, Likoff W (1957) Surgical management of aortic stenosis. Arch intern Med 99:859

Bennett DH, Evans DW, Raj MVJ (1975) Echocardiographic left ventricular dimensions in pressure und volume overload. Their use in assessing aortic stenosis. Br Heart J 37:971

Beuren AJ, Apitz J, Stoermer J et al (1966) Vitamin-D-hyperämische Herz- und Gefäßmißbildung. Mschr Kinderheilk 114:457

Bonow RO, Carabello B, de Leon AC Jr et al (1998) Guidelines for the management of patients with valvular heart disease: executive summary. A report of the American College of Cardiology/American Heart Association Task Force on Practice Guidelines (Committee on Management of Patients with Valvular Heart Disease). Circulation 98:1949–1984

Browne PI, Desser KB, Benchimol A et al (1977) The echocardiographic correlates of left ventricular hypertrophy diagnosed by electrocardiography. J Electrocardiol 10:105

Bruns DL, Hauwaert LG van der (1958) Aortic systolic murmur developing with increasing age. Br Heart J 20:370

Büchner F (1939) Die Koronarinsuffizienz. Steinkopff, Dresden Leipzig

Butchart EG, Payne N, Li HH et al (2002) Better anticoagulation control improves survival after valve replacement. J Thorac Cardiovasc Surg 123:715–723

Carabello BA (2002) Ventricular function in aortic stenosis: how low can you go? J Am Coll Cardiol 39:1364–1365

Casale PN, Palacios IF, Abascal VM et al (1992) Effects of dobutamine on Gorlin and continuity equation valve areas and valve resistance in valvular aortic stenosis. Am J Cardiol 70:1175

Chizner MA, Pearle DL, deLeon AC jr (1980) The natural history of aortic stenosis in adults. Am Heart J 99:419

Connolly HM, Oh JK, Schaff HV et al (2000) Severe aortic stenosis with low transvalvular gradient and severe left ventricular dysfunction: result of aortic valve replacement in 52 patients. Circulation 1940–1946

Contratto AW, Levine SA (1979) Aortic stenosis with special reference to angina pectoris and syncope. Ann Int Med 10:1636–1653

Cormier B, Luxereau P, Block C (1988) Prognosis and longterm results of surgically treated aortic stenosis. Eur Heart J 9 (Suppl E):113

Cox NLT, Abdul-Hamid AR, Mulley GP (1998) Why deny ACE inhibitors to patients with aortic stenosis? Lancet 352:111–112

Crawley IS, Morris DC, Silverman BD (1978) Valvular heart disease. In: Hurst WJ (ed) The heart. McGraw Hill, New York, p 992

Cribier A, Eltchaninoff H, Bash A et al (2002) Percutaneous transcatheter implantation of an aortic valve prosthesis for calcific aortic stenosis: first human case description. Circulation 106:3006–3008

Davis RH, Feigenbaum H, Chang S et al (1974) Echocardiographic manifestations of discrete subaortic stenosis. Am J Cardiol 33:277

Doerr W, Goerttler K, Neuhaus G, Lindner F, Trede M (1965) Pathologische Anatomie, Klinik und operative Therapie der konnatalen Aortenstenose. Ergebn Chir Orthop 47:1

Dry TJ, Willius FA (1939) Calcareous disease of the aortic valve: a study of 228 cases. Am Heart J 17:138

Faggiano P, Ghizzoni G, Sorgato A et al (1992) Rate of progression of valvular aortic stenosis in adults. Am J Cardiol 70:229

Favaloro R, Stutzbach P, Gomez C et al (2002) Feasibility of the Ross procedure: its relationship with the bicuspid aortic valve. Heart Valve Dis 11:375–382

Feizi Ö, Symons C, Yacoub M (1974) Echocardiography of the aortic valve. Br Heart J 36:341

Fischl SI, Gorlin R, Herman MV (1977) Cardiac shape and function in aortic valve disease: Physiologic and clinical implications. Am J Cardiol 39:170

Gillmann H, Loogen F (1960) Beziehungen zwischen Schweregrad und klinischen Befunden bei Aortenstenosen. Arch Kreisl Forsch 32:244

Gohlke-Bärwolf C, Gohlke H, Samek L et al (1993) Exercise tolerance and working capacity after valve replacement. J Heart Valve Dis 1:189

Gohlke-Bärwolf C, Peters K, Petersen J et al (1988) Influence of aortic valve replacement on sudden death in patients with pure aortic stenosis. Eur Heart J 9 (Suppl E):139

Gorlin R, Gorlin SG (1951) Hydraulic formula für calculation of area of stenotic mitral valve, other cardiac valves and central circulatory shunts. Am Heart J 41:1

Gramiak R, Shah PM (1970) Echocardiography of the normal and diseased aortic valve. Radiol 96:1

Grosse-Brockhoff F, Loogen F (1961) Angeborene Aortenstenosen. Dtsch med Wschr 86:417

Hammermeister KE, Cantor AB, Burchfield CM et al (1988) Clinical, haemodynamic, and angiographic predictors of survival in unoperated patients with aortic stenosis. Eur Heart J 9 (Suppl E):65

Hammermeister KE, Sethi GK, Henderson WG et al (2000) Outcomes 15 years after valve replacement with a mechanical versus a bioprosthetic valve: final report of the veterans affairs randomized trial. J Am Coll Cardiol 36:1152–1158

Hatle L (1981) Noninvasive assessment and differentiation of left ventricular outtlow obstruction by Doppler ultrasound. Circulation 64:381

Horstkotte D, Bodnar E (1991) Infective endocarditits. Current issues in heart valve disease. ICR Publishers

Horstkotte D, Haerten K, Körfer R (1987) Der prothetische Herzklappenersatz. Hämodynamische Ergebnisse und postoperative Erfolgsbeurteilung. Intern Welt 7:12

Horstkotte D, Loogen F (1988) The natural history of aortic valve stenosis. Eur Heart J 9 (Suppl E):57

Hugenholtz PO (1967) The in vitro determination of left ventricular volume. 12th Course on Cardiology, Leiden

Iung B, Gohlke-Bärwolf C, Tornos P et al (2002) Working Group Report. Recommendations on the management of the asymptomatic patient with valvular heart disease. European Heart Journal 23:253–266

Iung B, Michel PL, Depamphilis O et al (1993) Prognosis after aortic valve replacement for aortic stenosis with and without associated coronary artery disease. Arch Mal Coeur 86:231

Iung B, Baron C, Butchart EG et al (2003) A prospective survey of patients with valvular heart disease in Europe: The Euro Heart Survey on Valvular Heart disease. Eur Heart J 24: 1231–1243

Karsner HT, Koletzky S (1947) Calcific disease of aortic valves. Lippincott, Philadelphia

Katz L, Ralli E, Cheer SN (1927/28) The cardiodynamic changes in the aorta and left ventricle due to stenosis of the aorta. J clin Invest 5:205

Keith JD, Rowe RD, Vlad P (1958) Heart disease in infancy and childhood. Mac Millan, New York Kelly DT, Wulfsberg E, Rowe RD (1972) Discrete subaortic stenosis. Circulation 46:309

Kelly IA, Rothbart RM, Cooper M et al (1988) Comparison of outcome of asymptomatic to symptomatic patients older than 20 years of age with valvular aortic stenosis. Am J Cardiol 61:123

Kennedy KD, Nishimura RA, Holmes DR Jr, Bailey KR (1991) Natural history of moderate aortic stenosis. J Am Coll Cardiol 17:313–319

Kirch E (1924) Die Herzproportionen bei nephrogener Herzhypertrophie. Dtsch Arch klin Med 144:351

Kosturakis D, Allen HD, Ooldberg SJ et al (1984) Noninvasive quantification of stenotic semilunar valve areas by Doppler echocardiography. J Am Coll Cardiol 3:1256

Krayenbühl HP (1969) Die Dynamik und Kontraktilität des linken Ventrikels. Bibi Cardiol 23:1

Kvidal P, Bergström, R, Malm T, Stahle E (2000) Long-term follow-up of morbidity and mortality after aortic valve replacement with a mechanical valve prosthesis. Eur Heart J 21:1099–1111

Laforest I, Dumesnil J G, Brian M et al (2002) Hemodynamic performance at rest and during exercise after aortic valve replacement: comparison of pulmonary autografts versus aortic homografts. Circulation 106 (Suppl. I):I 57

Livanainen AM, Lindroos M, Tilvis R et al (1996) Natural history of aortic valve stenosis of varying severity in the elderly. Am J Cardiol 78: 97–101

Lombard JT, Selzer A (1987) Valvular aortic stenosis: a clinical and hemodynamic profile of patients. Ann Intern Med 106:292

Loogen F, Bostroem B, Kreuzer H (1963) Zur Klinik und Hämodynamik der idiopathischen hypertrophischen subaortalen Stenose. Z Kreisl Forsch 52:961

Loogen F, Bostroem B, Oleichmann U, Kreuzer H (1969) Aortenstenose und Aorteninsuffizienz. Forum Cardiol, Mannheim 12:1

Lund O (1993) Valve replacement for aortic stenosis: the curative potential of early operation. Scand J Thorac Cardiovasc Surg Suppl 40

Malouf JF, Enriquez-Sarano M, Pellikka PA et al (2002) Severe pulmonary hypertension in patients with severe aortic valve stenosis: clinical profile and prognostic implications. J Am Coll Cardiol 40:789

McDonald IG (1976) Echocardiographic assessment of left ventricular function in aortic valve disease. Circulation 53:860

McElhinney DB, Petrossian E, Tworetzky W et al (2000) Issues and Outcomes in the Management of Supravalular Aortic Stenosis. Ann Thorac Surg 69:562–567

McHenry MM, Rice J, Matlof HJ, Flamm MD (1979) Pulmonary hypertension and sudden death in aortic stenosis. Br Heart J 41:463

Melz F (1987) Nachuntersuchungen bei operierten Aortenstenosen unter besonderer Berücksichtigung von Hypertonie und Normotonie. Inauguraldissertation, Bochum

Olsson M, Granstrom L, Lindblom D et al (1992) Aortic valve replacement in octogenarians with aortic stenosis : a case-control study. J Am Coll Cardiol 20:1512

Omran H, Schmidt H, Bernhardt P et al (2002) Valvular aortic stenosis : Risk of cerebral embolism in patients undergoing retrograde catheterisation on the aortic valve. Prospective randomized study. J Am Coll Cardiol 39 (Suppl A):426A

Otto CM, Burwash IG, Legget ME et al (1997) Prospective study of asymptomatic valvular aortic stenosis: clinical, echocardiographic, and exercise predictors of outcome. Circulation 95:2262–2270

Palta S, Pai AM, Gill KS, Pai RG (2000) New insights into the progression of aortic stenosis: implications for secondary prevention. Circulation 101:2497–2502

Pellikka PA, Nishimura RA, Bailey KR, Tajik AJ (1990) The natural history of adults with asymptomatic hemodynamically significant aortic stenosis. J Am Coll Cardiol 15:1012

Perloff JK (1978) The clinical recognition of congenital heart disease. Saunders, Philadelphia, p 81

Perreira J, Lauer M, Bashir M et al (2002) Survival after aortic valve replacement for severe aortic stenosis with low transvalvular gradients and severe left ventricular dysfunction. J Am Coll Cardiol 39:1356–1363

Peterson KL, Tsuji J, Johnson A, Di Donna J, Le Winter M (1978) Diastolic left ventricular pressure-volume and stress-strain relations in patients with valvular aortic stenosis and left ventricular hypertrophy. Circulation 58:78

Pohle K, Maeffert R, Ropers D et al (2001) Progression of aortic valve calcification. Circulation 104:1927–1932

Rapaport E (1975) Natural history of aortic and mitral valve disease. Am J Cardiol 35:221

Reindell H, Bubenheimer P, Dickhuth HH, Görnandt L (1988) Funktionsdiagnostik des gesunden und kranken Herzens. Thieme, Stuttgart, S 360–399

Reindell H, Bubenheimer P, Roskamm H, Mund H (1978) Postoperative, echokardiographische und röntgenologische Veränderungen des linken Ventrikels nach Aortenklappenersatz bei Aortenstenose. 15. Kongr der südwestdt Ges f Inn Medizin, Heidelberg

Roberts WC (1970) The congenital bicuspid aortic valve: A study of 85 autopsied cases. Am J Cardiol 26:72

Rosenbaum MB, Elizari MV, Iazzari JO et al (1972) The clinical causes and mechanisms of intraventricular conduction disturbances. In: Schlant RC, Hurst JW (eds) Advances in electrocardiography. Grune & Stratton, New York, p 183

Rosenhek R, Binder T, Porenta G et al (2000) Predictors of outcome in severe, asymptomatic aortic stenosis. N Engl J Med 343:611–617

Ross jr J, Braunwald E (1968) Aortic stenosis. Circulation 38 (Suppl 5):61

Schoenmackers J, Adebahr G (1965) Die Morphologie der Herzklappen bei angeborenen Herz- und Gefäßmißbildungen und die Bedeutung einer serösen Entzündung für Form und Entstehung spezieller Herz- und Gefäßfehler. Arch Kreisl Forsch 23:193

Schuler G, Peterson KL, Francis G et al (1977) Temporal changes in left ventricular function and hypertrophy post aortic valve replacement for pressure overload (Abstract). Am J Cardiol 39:300

Selzer A (1987) Changing aspects of the natural history of valvular aortic stenosis. N Engl J Med 317:91

Serraf A, Zoghby J, Lacour-Gayet F et al (1999) Surgical treatment of subaortic stenosis: a seventeen-year experience. J Thorac Cardiovasc Surg 117:669–678

Sievers HH (2002) Stellenwert von Aortenklappenrekonstruktion und Ross-Operation bei Aortenvitien. Herz 27:435–444

Sokolow M, Lyon TP (1949) The ventricular complex in left ventricular hypertrophy as obtained by unipolar precordial and limb leads. Am Heart J 37:161

van Son JA van, Danielson G, Puga F et al (1994) Supravalvular aortic Stenosis, longterm results of surgical treatment. J Thorac Cardiovasc Surg 107:103–115

Stewart BF, Siscovick D, Lind BK et al (1997) Clinical factors associated with calcific aortic valve disease. J Am Coll Cardiol 29:630–634

Stewart W J, Carabello BA (2002) Aortic valve disease. In: Topol EJ (ed) Textbook of cardiovascular medicine. Lippincott Williams & Wilkins, Philadelphia, pp 509–516

Therrien J, DoreA, Gersony W et al (2001) CCC Consensus Conference 2001 update: recommendations for the management of adults with congenital heart disease, Part I. Can J Cardiol 17:940–959

Torsher LC, Shub C, Rettke SR, Brown DL (1998) Risk of patients with severe aortic stenosis undergoing noncardiac surgery. Am J Cardiol 81:448–452

Turina J, Hess O, Sepulcri F, Krayenbuehl HP (1987) Spontaneous course of aortic valve disease. Eur Heart J 8:471–483

Waller, B (1986) Rheumatic and non rheumatic conditions producing valvular heart disease. In: Frankl, WS, Brest, HN (eds): Cardiovalvular clinics. Valvular heart disease. Lippincott Williams & Wilkins, Philadelphia

Warkentin TE, Moore JC, Morgan DG (2002) Gastrointestinal angiodysplasia and aortic stenosis. N Engl J Med 347:858–859

Weyman AE, Feigenbaum H, Dillon JC et al (1976) Localization of left ventricular outflow obstruction by cross-sectional echocardiography. Am J Med 60:33

Weyman AE, Feigenbaum H, Hurwitz RA et al (1977) Crosssectional echocardiographic assessment of the severity of aortic stenosis in children. Circulation 55:773

Wiggers CI (1954) Spezielle hämodynamische Gesichtspunkte experimenteller Herzklappenfehler. Verb Dtsch Ges Kreisl Forsch 20:1

Williams GA; Labovitz AJ (1985) Doppler hemodynamic evaluation of prosthetic (Starr-Edwards and Björk-Shiley) and bioprosthetic (Hancock and Carpentier Edwards) cardiac valves. Am J Cardiol 56:325

Aorteninsuffizienz

H. Roskamm, H. Reindell[†]

mit Beiträgen von J. Barmeyer, P. Bubenheimer, Ch. Gohlke-Bärwolf, H. Gohlke und H. Eichstädt sowie Mitarbeit von K. Peters

30.1 Ätiologie und pathologische Anatomie – 708
30.1.1 Ätiologie – 708
30.1.2 Pathologische Anatomie – 708

30.2 Pathophysiologie – 709
30.2.1 Regurgitationsvolumen – 709
30.2.2 Pathophysiologische Stadien – 710

30.3 Symptome und klinische Befunde – 710
30.3.1 Anamnese – 710
30.3.2 Symptome – 711
30.3.3 Klinische Befunde – 711

30.4 Elektrokardiogramm – 713

30.5 Röntgenbefunde – 714

30.6 Echokardiogramm – 714
30.6.1 Qualitative Diagnose – 715
30.6.2 Echokardiographische Differenzialdiagnose – 716
30.6.3 Quantitative Diagnose – 718
30.6.4 Echokardiographische Begleitbefunde – 719
30.6.5 Postoperative Beurteilung – 719

30.7 Belastungsuntersuchung – 719

30.8 Herzkatheteruntersuchung und Angiokardiographie – 721

30.9 Verlauf, Prognose und Komplikationen – 722

30.10 Therapie – 723
30.10.1 Akute schwere Aorteninsuffizienz – 723
30.10.2 Medikamentöse Therapie der chronischen Aorteninsuffizienz – 723
30.10.3 Chirurgische Therapie – 723

Literatur – 725

Ebenso wie bei der Mitralinsuffizienz und im Gegensatz zur Mitralstenose und Aortenstenose ist die Ätiologie der Aorteninsuffizienz sehr vielseitig; damit gibt es auch eine Reihe von Verbindungen zu verschiedenen Grundkrankheiten, die in diesem Lehrbuch dargestellt werden. Auch ist die Reaktion bzw. die Anpassung des Herzens auf bzw. an eine Aorteninsuffizienz sehr unterschiedlich, je nach der Geschwindigkeit ihrer Entstehung. Insgesamt ein sehr komplexes Krankheitsbild.

30.1 Ätiologie und pathologische Anatomie

J. Barmeyer

30.1.1 Ätiologie

Das Spektrum von Erkrankungen, in deren Verlauf eine Aorteninsuffizienz auftreten kann, ist außerordentlich vielfältig.

3 Grundbedingungen können zu einer Aorteninsuffizienz führen:
- Veränderungen an den Taschenklappen,
- Erweiterung der Aortenwurzel und
- traumatische Veränderungen der Aortenwurzel.

Erkrankungen als direkte Ursache einer Aorteninsuffizienz
- Rheumatisches Fieber
- Infektiöse Endokarditis
- Zystische Medianekrose Erdheim-Gsell
- Myxomatöse Degeneration (Read-Syndrom)
- Lues III
- Spondylarthritis ankylopoetica
- Reiter-Syndrom
- rheumatoide Arthritis
- Takayasu-Aortitis
- Bindegewebserkrankung (Hurler-Syndrom, Marfan-Syndrom, Ehlers-Danlos-Syndrom, Osteogenesis imperfecta)
- Angeborene bikuspidale Aortenklappe
- Hypertonie
- Aneurysma dissecans
- Trauma

Ähnlich wie bei der Aortenstenose hat sich auch bei der Genese der Aorteninsuffizienz in den letzten Jahrzehnten ein Häufigkeitswandel der ätiologischen Faktoren vollzogen. Rheumatisches Fieber und Lues sind als auslösende Bedingungen mehr und mehr in den Hintergrund getreten.

Im Rückblick der Literatur fanden sich bis 1982 folgende Ursachen (Roberts et al. 1982):
- 34% rheumatische Ursache,
- 19% bakterielle Endokarditis,
- 13% zystische Medianekrose oder mukoide Degeneration,
- 9% Lues,
- 6% Spondylarthritis ankylopoetica

Seitdem ist ein weiterer Ursachenwandel eingetreten. Es kann heute als gesichert angesehen werden, dass die rheumatischen und luetischen Formen seitdem noch weiter zurückgegangen sind. Die Aorteninsuffizienz wird in allen Altersstufen, am häufigsten bei Männern beobachtet. In über 80% der Fälle tritt sie zwischen dem 21. und 50. Lebensjahr in Erscheinung. In einem Krankengut von mehr als 1000 früheren Herzfehlerpatienten wurde sie isoliert in 5% der Fälle, in Kombination mit einer Aortenstenose in 5% und in Kombination mit einem Mitralfehler in 12% beobachtet (Loogen et al. 1969).

30.1.2 Pathologische Anatomie

Rheumatische Endokarditis. Wie ausführlich in den vorhergehenden Vitienkapiteln beschrieben, verursacht der entzündliche rheumatische Prozess zunächst ein Ödem der Klappenschließungsränder, wobei die Klappenbasis im Gegensatz zur infektiösen Endokarditis nicht mit erkrankt. Die Abheilung des Ödems führt über die Bildung von Granulationsgewebe allmählich zur narbigen Schrumpfung der Klappenränder, sodass Schlussunfähigkeit der Klappe resultiert. Die gleichzeitige Starrheit der Taschenklappen bewirkt in etwa 50% der Fälle eine zusätzliche Einengung der Aortenklappe, sodass häufig ein kombiniertes Vitiums entsteht. Dabei steht entweder die Stenose oder die Klappeninsuffizienz im Vordergrund. Selten sind beide Anteile hämodynamisch gleichwertig wirksam. Im Bereich des linksventrikulären Ausflusstrakts lassen sich bindegewebige Polster – sog. Zahn'sche Taschen – als endokardiale, mechanisch induzierte Reaktionen auf die Regurgitation nachweisen. Aus dem gleichen Grund kann das anteriore Mitralsegel bindegewebig verdicken, ohne dass das jedoch zu hämodynamischen Folgen für die Mitralklappe führen muss. Entsprechend dem Ausmaß des totalen Schlagvolumens dilatiert kompensatorisch die Aorta ascendens.

> Der rheumatische Klappenprozess ist ein chronisches Geschehen; von der Primärerkrankung bis zur klinischen Manifestation vergehen in der Regel etwa 10 Jahre.

Endocarditis lenta. Mehr als bei anderen Vitien spielen bei der Aorteninsuffizienz auch die Endocarditis lenta und andere Formen der infektiösen Endokarditis ursächlich eine Rolle.

Es kommen v. a. nach antibiotischer Behandlung schleichend progrediente und akut verlaufende Formen vor. Die gesamte Klappe einschließlich der Klappenbasis wird von dem infektiös-entzündlichen Prozess befallen. Dabei sitzen die infizierten ulzeropolypösen Veränderungen vorwiegend auf der ventrikulären Oberfläche der Klappe. Nicht selten hat die infektiöse Besiedelung auch auf die klappennahen Anteile der

Kammermuskulatur und der Aortenwand übergegriffen. Infolge Klappenperforation, Klappenabriss und weitgehender Zerstörung der Klappe können dramatische Verschlechterungen eintreten, die einen sofortigen Klappenersatz erforderlich machten. Vorgeschädigte Klappen sind besonders anfällig für eine infektiöse Endokarditis.

Lues. Die luische Aorteninsuffizienz entwickelt sich infolge progredienter Dilatation der ascendierenden Aorta und des Anulus fibrosus. Die Klappen sind primär kaum erkrankt, rollen sich jedoch infolge mechanischer Belastung mehr und mehr ein, sodass die Klappendehiszenz allmählich zunimmt. Der gleiche dilatierende Prozess der Aortenwurzel liegt auch der Aorteninsuffizienz bei Takayasu-Aortitis zugrunde.

Andere Ursachen. Ähnlich wie bei der Lues ist die Entstehung bei einer Reihe ätiologisch ungeklärter seltener Bindegewebserkrankungen, wie Marfan-Syndrom, Ehler-Danlos-Syndrom, Hurler-Syndrom und Osteogenesis imperfecta. Alle diese Erkrankungen können zu einer aneurysmatischen Erweiterung der Aortenwurzel führen, sodass die Aortenklappe trotz intakter Taschenklappen schlussunfähig wird. Wie schon in Kap. 27 und 28 beschrieben, kann auch an der Aortenklappe eine myxomatöse Degeneration (Read-Syndrom) auftreten. Histologisch findet sich der gleiche Prozess: Hyalinisation der Klappen, Verlust des bindegewebigen Skeletts und Vermehrung der Grundsubstanz. Ein Prolaps einer oder mehrerer Taschenklappen in die linksventrikuläre Ausflussbahn mit daraus resultierender Schlussunfähigkeit ist die Folge. Klappenabrisse oder -einrisse mit akuten Verschlimmerungen kommen vor. Beziehungen zum Marfan-Syndrom sind offensichtlich.

Morbus Bechterew, Morbus Reiter. Etwa 3% der Patienten mit ankylosierender Spondylarthritis und 5% der Patient mit Reiter-Syndrom entwickeln eine Aorteninsuffizienz. Das zugrunde liegende pathologische Substrat ist sehr ähnlich dem der Aortitis luica. Kurz oberhalb der Sinus Valsalvae finden sind bindegewebige Verdickungen der Adventitia mit perivasalen zellulären Infiltraten und fleckförmigen Zerstörungen der elastischen Fasern der Media, die für die Erweiterung der Klappenringe verantwortlich sind. Der Prozess erreicht jedoch nicht die Ausdehnung der luischen Aortitis. Die Schlussunfähigkeit der Klappe wird gefördert durch zusätzlich Fibrosierung und Schrumpfung der Klappenbasis. Da der entzündliche Prozess auch auf die subvalvulären Myokardanteile übergreifen kann, sind Überleitungsstörungen und Blockbilder nicht selten. Die Aorteninsuffizienz kann der klinischen Manifestation der Wirbelsäulenerkrankung vorausgehen (Bulkley u. Roberts 1973).

Bei gewissen Erkrankungen des rheumatischen Formenkreises, wie z. B. der rheumatoiden Arthritis, können in seltenen Fällen Aorteninsuffizienzen durch direkten Befall der Klappe mit rheumatoiden Knoten auftreten (Clark et al. 1957; Engleman u. Chatton 1974).

30.2 Pathophysiologie

30.2.1 Regurgitationsvolumen

Durch die Schlussunfähigkeit der Aortenklappen während der Diastole kommt es zu einem diastolischen Rückfluss von Blut aus der Aorta in den linken Ventrikel. Das regurgitierende Blutvolumen wird als Regurgitationsvolumen (RV) bezeichnet. Regurgitationsvolumen und in die Peripherie weitergeleitetes sog. effektives Schlagvolumen (SV) bestimmen zusammen das totale Schlagvolumen des linken Ventrikels. Das RV wird in Beziehung zum totalen SV gesetzt (RV und effektives SV) und als **Regurgitationsfraktion** bezeichnet. Werte bis über 80% sind beschrieben worden.

Die Größe der regurgitierenden Blutmenge ist abhängig von:
– der Größe der Insuffizienzfläche,
– der diastolischen Druckdifferenz zwischen Aorta und linkem Ventrikel und
– der Herzfrequenz.

Insuffizienzfläche. Die Größe der Insuffizienzfläche ist der wichtigste Faktor, der das Regurgitationsvolumen bestimmt. Wegen der in der Regel großen diastolischen Druckdifferenz zwischen Aorta und linkem Ventrikel (2. Faktor) sind wesentliche Regurgitationsvolumina selbst bei Regurgitationsflächen von nur Zehnteln von Quadratzentimetern möglich.

Diastolische Druckdifferenz zwischen Aorta und linkem Ventrikel. Bei einer bestimmten Insuffizienzfläche ist das Regurgitationsvolumen abhängig von der diastolischen Druckdifferenz zwischen Aorta und linkem Ventrikel. Dabei wird der diastolische Druck in der Aorta vorwiegend vom peripheren und elastischen Widerstand und von der Größe des totalen SV bestimmt. Der diastolische Druck im linken Ventrikel hängt von der Dehnbarkeit und dem Suffizienzgrad des Myokards ab. Kompensatorisch wird bei der Aorteninsuffizienz der periphere Gesamtwiderstand herabgesetzt, was mit zur Erniedrigung des diastolischen Drucks in der Aorta beiträgt und somit ein Faktor ist, der den Vorwärtsfluss erhöht und die Regurgitation herabsetzt.

Herzfrequenz. Eine Bradykardie führt zu einer Verlängerung der Diastole. Je länger die Diastole ist, desto größer ist in der Regel das Regurgitationsvolumen. Da jedoch die Regurgitation am Anfang der Diastole am größten ist, kann das Regurgitationsvolumen/min auch einmal bei Tachykardie zunehmen.

> Bei der Aorteninsuffizienz handelt es sich um eine Volumenbelastung des linken Ventrikels und der Aorta. Totale Herzminutenvolumina bis zu 30 l können im Ruhezustand gemessen werden. Die Volumenbelastung des linken Ventrikels führt zu einer exzentrischen Hypertrophie, die Volumenbelastung der Aorta zu einer Dilatation, insbesondere der Aorta ascendens. Um die Blutversorgung des Organismus aufrechtzuerhalten, erhöht der linke Ventrikel bei voller Kompensation sein Schlagvolumen um den Betrag des Regurgitationsvolumens.

Schlagvolumen. Das vergrößerte totale Schlagvolumen des linken Ventrikels führt von einem bestimmten Grenzwert an zu einer Vergrößerung seines enddiastolischen und endsystolischen Volumens.

Wegen der geringen Nachlast liegt die Auswurffraktion meist im oberen Normbereich. Nach dem Laplace-Gesetz ist bei Vergrößerung für die gleiche Druckentwicklung eine größere Wandspannung in der Ventrikelmuskulatur nötig. Diese ist möglicherweise der entscheidende Reiz für die Hypertrophie des Myokards. Insgesamt resultiert damit eine exzentrische Volumenhypertrophie. Unter der Voraussetzung, dass keine wesentliche Stenosierung an der Aortenklappe vorliegt, bestimmen somit die Größe der regurgitierenden Blutmenge und der Zustand des Myokards das pathophysiologische Geschehen. Ungünstig kann sich auswirken, dass bei dem meist niedrigen diastolischen Druck in der Aorta die Koronardurchblutung beeinträchtigt sein kann.

30.2.2 Pathophysiologische Stadien

Die Volumenbelastung des linken Ventrikels lässt sich in 4 pathophysiologische Stadien einteilen (Roskamm 1971). Diese Stadieneinteilung ist im Prinzip für jede Volumenbelastung gültig.

Erhöhte Volumenleistung durch vermehrte systolische Entleerung (pathophysiologisches Stadium I). Im Tierversuch konnte gezeigt werden, dass bei gleicher Vorlast („preload") und gleicher Kontraktilität die Leistung eines Ventrikels von der Nachlast („afterload") bestimmt wird. Je niedriger die Nachlast ist, desto größer ist die Leistung des Ventrikels in der Austreibungsphase (Braunwald 1967). Bei akuter Aorteninsuffizienz im Tierversuch erhöht sich durch die um das Regurgitationsvolumen vermehrt zurückfließende Blutmenge das enddiastolische Volumen und damit die Vorlast des Herzens. Sinkt der diastolische Druck in der Aorta ab, erniedrigt sich die Nachlast. Beide Faktoren zusammen führen bei gleicher Kontraktilität zu einer Erhöhung des totalen Schlagvolumens (Urschel 1967). Auch ausgehend von einem gleichen enddiastolischen Volumen führt die geringere systolische Spannungsentwicklung (geringe Nachlast) zu einer Beschleunigung der Verkürzungsgeschwindigkeit und zu einem größeren Schlagvolumen, sodass die Austreibungsfraktion zunimmt (Urschel 1967).

Erhöhte Volumenleistung durch Erhöhung des enddiastolischen Volumens (pathophysiologisches Stadium II). Bei schweren Aorteninsuffizienzen mit Regurgitationsfraktionen bis zu 80% sind in Extremfällen enddiastolische Volumina des linken Ventrikels bis auf das 4fache der Norm möglich (Roskamm 1971). In Einzelfällen ergeben sich somit Vergrößerungen des linken Ventrikels bis auf das 4fache der Norm, ohne dass eine Kontraktionsinsuffizienz vorliegt. Es handelt sich selbst bei dieser starken Vergrößerung des linken Ventrikels um eine reine Anpassungsdilatation, die durch eine exzentrische Volumenhypertrophie zustande kommt. Die normalen Pulmonalkapillardrücke in Ruhe und während Belastung weisen in diesen Fällen darauf hin, dass eine solche Anpassungsdilatation nicht dem Starling-Gesetz folgt.

Selbst bei einem Patienten mit einem enddiastolischen Volumen von 437 ml bzw. 206 ml/m² Körperoberfläche konnten eine normale Kontraktilität im Ruhezustand sowie eine normale Kontraktilitätsreserve während körperlicher Belastung nachgewiesen werden.

Reduzierte effektive Förderleistung ohne Myokardinsuffizienz (pathophysiologisches Stadium III). Bei plötzlicher künstlicher Erzeugung einer starken Aorteninsuffizienz im Tierversuch, in der keine Zeit für eine Anpassung besteht, sinken das effektive Schlag- und Herzminutenvolumen ab. Erst nach einiger Zeit wird die effektive Förderleistung des Herzens wieder normalisiert (Schenck 1961). Es ist anzunehmen, dass auch beim Menschen ein Stadium möglich ist, in dem die Regurgitationsmenge so groß wird, dass trotz guter Kontraktilität des linken Ventrikels das effektive Schlagvolumen nicht mehr für die Versorgung der Peripherie ausreicht.

Reduzierte Förderleistung durch Myokardinsuffizienz (pathophysiologisches Stadium IV). Es ist eine bekannte Tatsache, dass eine schwere Aorteninsuffizienz zu einer Linksherzinsuffizienz mit Rechtsherzbelastung und schlussendlich Rechtsherzinsuffizienz führen kann.

30.3 Symptome und klinische Befunde

H. Eichstädt

30.3.1 Anamnese

Während bei der Aortenstenose häufig konnatale Klappenveränderungen angenommen werden, lässt sich in der Anamnese der Patienten mit Aorteninsuffizienz öfter ein rheumatisches Fieber nachweisen.

Akuter Verlauf. In einigen Fällen kommt es bei hochdramatischem, foudroyanten Verlauf einer bakteriellen Endokarditis zu einer schweren akuten Aorteninsuffizienz. Hier trifft eine akute Volumenbelastung auf einen nicht angepassten Ventrikel (Friedberg 1956). Andere Formen der akuten Aorteninsuffizienz durch Mesaortitis luica, rupturiertes Valsalva-Aneurysma, Aneurysma dissecans oder Thoraxtrauma sind selten. Die akute Symptomatik der Dissektion ist oft mit heftigsten Thoraxschmerzen, akuter Dekompensation und Schock derart dramatisch, dass sie kaum je verkannt wird.

Chronischer Verlauf. Patienten mit einer chronischen Aorteninsuffizienz sind bei geringem Schweregrad des Herzfehlers oft erstaunlich lange beschwerdefrei, selbst Leistungssport in technischen Disziplinen, nicht so sehr in Konditionsdisziplinen, wird kardial gut toleriert.

> **Kommt es zur deutlichen Leistungseinschränkung, folgt rasch die therapierefraktäre Herzinsuffizienz. Dies muss gerade im Gegensatz zu den rheumatischen Mitralfehlern nochmals betont werden, bei denen die Symptomatik ja wegen der Belastung des kleinen Kreislaufs oft schon bald nach dem Erwerb des Vitiums einsetzt, während dann über viele Jahre nur eine langsame Verschlechterung festzustellen ist.**

30.3.2 Symptome

Bei mittelgradigen Aorteninsuffizienzen ist die Symptomatik zunächst durch Veränderungen der peripheren Gefäßdynamik und durch die lokalen kardialen Kompensationsmechanismen geprägt.

Pulsationen. So wird das Liegen in Linkslage durch die heftigen Pulsationen des linken Ventrikels als ausgesprochen lästig empfunden. Auch die im Kopfbereich wahrnehmbaren Pulsationen der großen arteriellen Gefäße werden als unangenehm verspürt. Jede periphere Arterie kann unter Kompression dem Patienten die Empfindung einer deutlichen Pulsation vermitteln. So geben die Kranken an, dass sie beim Auflegen der Hand auf einen Gegenstand oder beim Aufstützen des Fußes den Puls in der entsprechenden Extremität am Auflagepunkt verstärkt verspüren.

Der periphere diastolische Gefäßkollaps lässt den Kranken und seine Umgebung manchmal eine ausgeprägte Gesichtsblässe bemerken. Beim Blick in den Halbschatten können für den Patienten wahrnehmbare pulsierende Flimmerskotome durch pulsierende Retinagefäße hervorgerufen werden.

Schwindel. Ebenfalls auf eine veränderte Dynamik der Kopfarterien mit großen Druckschwankungen ist das Schwindelgefühl bei plötzlichen Lageänderungen zurückzuführen. Liegt der Patient ruhig im Bett, so kann er pulssynchrone Erschütterungen seiner Unterlage wahrnehmen; auch kann er selbst in Ruhe ein Geräusch hören.

Dyspnoe. Während stärkerer Belastung tritt bei mittelgradigen Aorteninsuffizienzen Dyspnoe auf. Paroxysmale Dyspnoe auch in Ruhe ist in den frühen Krankheitsstadien selten, jedoch wird gelegentlich über eine Seufzeratmung berichtet, ein plötzlicher Drang zum tiefen Durchatmen, der durch Dehnungsreflexe an den vegetativen Geflechten der dilatierten Aorta erklärt wird.

Belastungsunabhängige Angina pectoris. Neben dem Hauptsymptom der wahrnehmbaren Pulsationen tritt bei der noch kompensierten Aortenklappeninsuffizienz ein weiteres Symptom, allerdings vorwiegend bei höheren Schweregraden und bei fortgeschrittener Erkrankung, mit gewisser Regelmäßigkeit auf: Es handelt sich um Angina pectoris-Schmerzen, die in typischer Weise geschildert werden, aber oft unabhängig von Belastung, manchmal in schweren nächtlichen Anfällen, auftreten (Bernsmeier 1965). Diese pektanginösen Beschwerden werden z. T. wie auch bei der Aortenstenose auf eine relative Koronarinsuffizienz bei erhöhtem Blutbedarf des hypertrophierten linken Ventrikels zurückgeführt. Andere Erklärungen beziehen sich auf die reduzierte Koronardurchblutung bei erniedrigtem diastolischen Aortendruck, die durch die Sogwirkung der Regurgitation an den Koronarostien noch verschlechtert wird. Bei einem Teil der älteren Patienten kann die Angina pectoris-Symptomatik durch Hinzutreten einer koronaren Herzerkrankung bedingt sein.

Abdominelle Beschwerden. Seltener wird auch über heftige Schmerzen im Abdominalbereich geklagt; dieses Phänomen hat man als Dehnungsschmerz im Stromgebiet der Mesenterialarterien gedeutet.

Hyperhidrosis. Neben den Pulsationen und der Angina pectoris lässt sich von den meisten Kranken bei der Anamneseerhebung noch ein dritter Beschwerdekomplex erfragen: Schweißneigung (Hyperhidrosis) und Hitzeintoleranz finden sich oft und gehen in ihrer Ausprägung durchaus mit dem Schweregrad der Erkrankung parallel. Ingesamt können durch die Hyperzirkulation alle vegetativen Stigmata ausgeprägt vorhanden sein: Schweißneigung, Unruhe, Dermographismus, Herzklopfen, Schlaflosigkeit. Rasche Ermüdbarkeit findet sich oft, ist aber auch bei anderen Herzfehlern vorhanden und deshalb weniger charakteristisch.

Asthma cardiale. Das Linksherzversagen kündigt sich mit typischen sog. Asthma-cardiale-Anfällen an, wobei die Patienten in horizontaler Lage, meist nach mehrstündiger Nachtruhe, mit schwerster Atemnot erwachen. Diese bedrohlichen, in der Anamnese des Patienten sehr einschneidenden Ereignisse dauern auch in der reflektorisch eingenommenen senkrechten Körperhaltung oft mehrere Minuten an und können manchmal in ein Lungenödem münden. Im Gegensatz zur chronischen Lungenstauung der Mitralstenose liegt hier eine echte myogene Dekompensation vor, das Vollbild der Herzinsuffizienz entwickelt sich dann rasch (s. Abschn. 27.3).

30.3.3 Klinische Befunde

Inspektion

Beim Vollbild der schweren reinen Aortenklappeninsuffizienz ist bei der Inspektion nicht nur eine qualitative, sondern auch eine quantitative Diagnose möglich. Die Befunde gehören zu den beeindruckendsten in der Vitienkardiologie: Der Patient sitzt bei Orthopnoe aufrecht im Bett und zeigt, obwohl er schweißgebadet ist, eine auffallende Blässe des gesamten Integuments. Sowohl die expansiven Pulsationen der Karotiden und die schleudernden Pulsationen des Präkordium oder des gesamten Thorax als auch die pulssynchronen Bewegungen der Bettdecke lenken das Augenmerk des Untersuchers auf sich.

De-Musset-Zeichen. Oft bemerkt man zudem ein pulssynchrones Kopfnicken, das De-Musset-Zeichen, nach dem französischen romantischen Dichter Alfred de Musset benannt, der im Alter von 47 Jahren an einer schweren Aorteninsuffizienz verstarb.

> **Klinisch wichtig**
> Bei der Untersuchung des an der Bettkante sitzenden Patienten hat sich bewährt, das pulssynchrone Wippen der übereinander geschlagenen Beine zur Beurteilung mit heranzuziehen.

Homo pulsans. Bei der Inspektion am entkleideten Patienten wird man sichtbare Pulsationen über allen größeren Arterien wahrnehmen können; besonders auffällig imponiert die Aorta abdominalis mit hebenden Aktionen im oberen und mittleren Abdominalbereich. Bei diesen auffälligen Inspektionsbefun-

den („Homo pulsans") ist es nicht verwunderlich, dass verschiedene periphere Pulsphänomene der Aorteninsuffizienz mit den Eigennamen verdienter Kliniker belegt sind:
- **Müller-Zeichen:** Pulssynchrone Vibrationen der Uvula und der Gaumenbögen, die bei Inspektion der Mundhöhle sichtbar werden.
- **Oliver-Caradelli-Zeichen:** Pulssynchrone Bewegungen des Kehlkopfes.
- **Quincke-Kapillarpuls:** Pulssynchrones Erröten und Abblassen der Gefäßperipherie, wenn das Nagelbett des Patienten leicht komprimiert wird. Der gleiche Effekt lässt sich erzielen, indem durch einen Fingernagel des Untersuchers an der Stirnhaut des Patienten ein feiner Dermographismus als Strich erzeugt wird, der dann pulssynchrones Erröten und Erblassen zeigt. Auch die Kompression der Lippen mit einem Glasspatel oder die Diaphanoskopie eines Ohrläppchens hat sich zur Beobachtung des Kapillarpulses bewährt. Ebenfalls durch Inspektion zu erheben ist der Befund der pulsierenden Retinagefäße mit Hilfe eines Augenspiegels.

Die hier beschriebenen peripheren Inspektionsbefunde sind generell Zeichen einer hyperdynamischen Zirkulation und Vasodilatation und können auch bei anderen hyperzirkulatorischen Krankheitsbildern, wenn auch nicht in dieser Ausprägung, beobachtet werden.

Palpation

Die Palpation schließt die Untersuchung des Präkordiums und der Peripherie einschließlich Blutdruckmessung an allen 4 Extremitäten ein. Über dem Herzen fühlt man, besonders gut in Linkslage, den verbreiterten, in den 5. oder auch 6. ICR verlagerten Spitzenstoß, der eine schleudernde hyperdynamische Charakteristik hat. Bei sehr großem Ventrikel kann der Spitzenstoß leicht 2 ICRs einnehmen. Am linken Sternalrand ist gelegentlich der Aortenklappenschlusston zu spüren, diastolisches Schwirren kann an dieser Stelle bei schwerer Regurgitation in Exspiration wahrnehmbar sein.

Pulsus celer et altus. Die charakteristischen Palpationsbefunde an peripheren Arterien entstehen durch die große Blutdruckamplitude mit erniedrigtem diastolischem Druck. Ein sehr niedriger diastolischer Blutdruck spricht zwar für eine schwere Aorteninsuffizienz, ein nur leicht erniedrigter diastolischer Blutdruck spricht jedoch nicht sicher gegen eine höhergradige Aorteninsuffizienz. Hier muss die Wechselwirkung zwischen Regurgitation und peripherem Widerstand und die mögliche Kombination einer wirksamen Aorteninsuffizienz mit einer zusätzlichen arteriellen Hypertonie bedacht werden. Üblicherweise kann man den typischen Pulsus celer et altus palpieren. Tastet man den Puls an der A. carotis oder an der A. femoralis, so kann man am Ende der Pulswelle einen weiteren langsamen Gefäßkollaps spüren. Mit Erfahrung kann es gelingen, bei höhergradigen Aorteninsuffizienzen diesen zusätzlichen diastolischen Abstrom auch an der A. radialis zu palpieren; manchmal, bei Gegenlicht betrachtet, kann man diese diastolische Nachschwankung auch sehen.

Kollapspuls. Einen guten klinischen Eindruck über das Ausmaß der Aorteninsuffizienz erhält man auch, wenn man das Handgelenk oder den Unterarm des Patienten fest mit einer Hand umspannt und ihn über die Vorhofebene anhebt. Durch vermehrten Rückstrom wird dann eine heftige Pulsation spürbar (Wasserhammerpuls, Corrigan-Puls, Kollapspuls). Ist dieses Phänomen auch am Unterschenkel wahrnehmbar, handelt es sich erfahrungsgemäß um eine höhergradige Aorteninsuffizienz.

Blutdruckmessung

> **Klinisch wichtig**
>
> Die Blutdruckmessung sollte immer an beiden Armen und Beinen erfolgen, um klinisch z. B. die Kombination einer Aorteninsuffizienz mit einer Dissektion der Aorta ascendens frühzeitig zu erkennen.

Bei leichtgradigen Vitien wird man lediglich eine geringe Anhebung des unblutig gemessenen systolischen Blutdrucks feststellen, Werte um 140/80 mmHg sind üblich. Bei hämodynamisch deutlich wirksamen Vitien ist die Amplitude auf das Doppelte der Norm erhöht und beträgt oft etwa 140/60 mmHg; dabei kann der Patient bis auf die Empfindung von Pulsationen noch beschwerdefrei sein. Bei schweren Aorteninsuffizienzen mit sog. freier Regurgitation sinkt der periphere diastolische Blutdruck auf 30–40 mmHg ab, der diastolische Aortendruck kann dann dem enddiastolischen linksventrikulären Druck entsprechen.

Der systolische Blutdruck steigt nur selten wesentlich über 150 mmHg, sodass Amplituden von mehr als 100 oder 120 mmHg nur in Ausnahmefällen gemessen werden.

Beurteilung des Korotkoff-Tons. Oft wird der systolische Blutdruck mit der Manschette wesentlich zu hoch bestimmt, der diastolische Wert kann hingegen mit 0 mmHg bestimmt werden, wenn der Korotkoff-Ton nicht vollständig verschwindet. So sind klinische Angaben über unblutige Blutdruckmessungen z. B. von 200/0 mmHg bei Aorteninsuffizienzen nicht selten.

> **Klinisch wichtig**
>
> Der korrekte diastolische Blutdruckwert sollte abgelesen werden, wenn die Lautstärke der Korotkoff-Töne erstmals abnimmt (Loogen et al. 1969)!

Hill-Zeichen. Auch bei der Blutdruckmessung an der unteren Extremität findet man charakteristische Veränderungen. Neben den oben beschriebenen Phänomenen kommt es bei Messung des Blutdrucks über der A. femoralis mit Registrierung über der A. poplitea zu einer abnormen Überhöhung des systolischen Blutdrucks, der ja im Normalfall den Druck der Armarterien nur um etwa 30 mmHg übersteigt. Bei schweren Aorteninsuffizienzen beträgt diese Überhöhung meist mehr als 100 mmHg (Hill-Zeichen), wobei sich zur Bestimmung dieses systolischen „Druckgradienten" zwischen A. brachialis und A. poplitea ein Dopplerultraschallmesskopf bewährt hat.

Auskultation

Auch bei der Auskultation können sowohl über dem Herzen als auch in der Gefäßperipherie charakteristische Veränderungen wahrgenommen werden.

1. Herzton. Der 1. Herzton ist in den meisten Fällen von Aorteninsuffizienz unverändert. In späteren Stadien, wenn mit zunehmender Klappenverkalkung die AV-Überleitungszeit verzögert wird, erfährt der 1. Herzton allerdings eine Abschwächung.

2. Herzton. Der 2. Herzton wird im Falle einer „freien Regurgitation" vermisst oder ist erheblich abgeschwächt. Auch die zunehmende Klappenverkalkung bei fortgeschrittenem Alter des Patienten kann bei immobilem Klappenapparat zum Verlust des Aortenklappenschlusstons führen. Bei mittelgradigen Aorteninsuffizienzen im jüngeren Lebensalter kann ein akzentuierter 2. Herzton jedoch geradezu als charakteristisch gelten. Auch beim scheinbaren Fehlen eines diastolischen Geräusches sollte ein akzentuierter Aortenklappenschlusston Anlass zur weiteren Fahndung nach einer Aorteninsuffizienz sein (Leatham 1964).

Frühsystolischer Ejektionsclick. Extratöne werden bei der Aorteninsuffizienz oft gehört. Ein frühsystolischer Ejektionsklick tritt bei mittelgradigen Vitien schon recht frühzeitig im Verlauf auf und wird wahrscheinlich durch abrupte Gefäßdehnung bei steilem systolischen Druckanstieg in der Aorta ascendens erzeugt. Auskultatorisch erscheint der 1. Herzton dann weit gespalten. Den Ejektionsklick nimmt man am besten im 4. ICR links parasternal wahr. Bei höhergradigen Vitien kann der 1. Herzton über diesem Areal sogar mehrfach gespalten erscheinen.

3. Herzton. Bei stärkerer Volumenbelastung und bei Dekompensation kann über der Herzspitze in Linkslage auch ein dumpfer 3. Herzton wahrgenommen werden.

Diastolikum. Typisch für die Aorteninsuffizienz ist ein diastolisches Geräusch, welches unmittelbar im Anschluss an den 2. Herzton am lautesten imponiert. Mit fallendem Aortendruck und zunehmender Ventrikelfüllung wird das Geräusch leiser, es hat also Decrescendocharakter. Typisch sind die hohen Frequenzanteile des Geräusches, weshalb die Klangfarbe mit „hauchend" sehr gut umschrieben ist. Bei schwerer Regurgitation kann das Geräusch jedoch auch sehr rau klingen, z. B. bei einem Taschenklappenabriss auch sehr laut und musikalisch („Möwenschrei"). Man kann in solchen Fällen einen Abbruch des Geräusches bereits etwa mesodiastolisch, deutlich vor dem nachfolgenden 1. Herzton, hören. Invasiv wird dann ein weitgehender Druckangleich zwischen diastolischem Aortendruck und enddiastolischem Ventrikeldruck gefunden. Feinheiten der Geräuschcharakteristik können hierbei nur mit der Stethoskopmembran während tiefer Exspiration auskultiert werden.

Das **Punctum maximum** liegt gewöhnlich im 3. ICR links parasternal, bei erheblicher Aortendilatation kann die größte Lautstärke in Einzelfällen am rechten Sternalrand registriert werden (Harvey et al. 1963). Eine **Fortleitung** findet bei lautem Geräusch über das gesamte Präkordium statt, wobei mit zunehmender Entfernung in Richtung Herzspitze ein Verlust an hohen Frequenzen wahrgenommen wird. Die Auskultation in Linkslage oder am vornüber gebeugten Rumpf kann gelegentlich über Punctum maximum und Fortleitung weitere Aufschlüsse geben.

Systolikum. Ein frühsystolisches spindelförmiges Volumenaustreibungsgeräusch ist bei höhergradigen Aorteninsuffizienzen immer vorhanden. Es ist gut vom nachfolgenden 2. Herzton abgesetzt und hat sein Punctum maximum im 2. ICR rechts parasternal (Barlow u. Pocock 1962).

Austin-Flint-Geräusch. Manchmal kann bei schwerer Aorteninsuffizienz über der Herzspitze ein deutliches mesodiastolisches und präsystolisches rumpelndes Diastolikum gehört werden, das an eine begleitende Mitralstenose denken lässt. Fehlender Mitralöffnungston und ebenso die Abwesenheit eines paukenden 1. Herztones machen jedoch auf das Vorliegen eines sog. Austin-Flint-Geräusches aufmerksam.

Die Erklärung für dieses Geräuschphänomen ist nicht ganz einheitlich, jedoch weisen angiographische und echokardiographische Beobachtungen darauf hin, dass das anteriore Segel der Mitralklappe zwischen mitralem Einfluss und aortalem Rückfluss in halb geschlossener Position vibriert, wobei der frühere Geräuschanteil während der schnellen ventrikulären Füllungsphase und der spätere Anteil zum Zeitpunkt der Vorhofkontraktion (s. oben) entsteht.

Beurteilung der Regurgitation. Aus der vorangegangen Schilderung der Geräuschphänomene und ihrer Kombinationen lässt sich schließen, dass eine recht gute quantitative Abschätzung der Regurgitation aus dem Auskultationsbefund möglich ist: Ein isoliertes, evtl. nur kurzes diastolisches Geräusch bei unveränderten Herztönen oder auch akzentuiertem 2. Herzton weist z. B. auf eine nur leichtgradige Aorteninsuffizienz hin.

30.4 Elektrokardiogramm

Die EKG-Veränderungen hängen ab vom Schweregrad der Volumenbelastung (pathophysiologische Stadien I–IV), von den Folgen einer Schädigung des Myokards und des Erregungsleistungssystems sowie vom Ausmaß einer beeinträchtigten Koronardurchblutung.

Stadium I: keine wesentliche Hypertrophie. Besteht eine reine Volumenbelastung ohne eine zusätzliche myokardiale Schädigung, so ist beim Vorliegen eines Stadiums I das EKG meistens normal.

Stadium II: beginnende exzentrische Hypertrophie. Im Stadium II mit noch nicht sehr ausgeprägter exzentrischer Hypertrophie und einer Herzgröße, die noch im Normbereich liegt, findet man durchweg eine Überhöhung der R-Zacken über dem linken Ventrikel und tiefe S-Zacken über dem rechten Präkordium. Pathologische Formveränderungen von ST oder T sind nicht vorhanden. Der Sokolow-Index (SV_1+RV_5) ist größer als 3,5 mV. Die Differenz $OUP(V_6)–OUP(V_1)$ kann dabei normal sein oder bewegt sich im oberen Normbereich zwischen 0,030–0,035 s. Hypertrophiezeichen finden sich v. a.

dann, wenn das Vitium unbemerkt über viele Jahre bestanden hat und die Patienten sich in diesem Zeitraum körperlich stark belastet haben.

Stadium III: deutliche Linkshypertrophie. Im Stadium III finden sich durchweg die Zeichen einer deutlichen Linksherzhypertrophie und eine Erregungsverspätung als Folge einer zusätzlichen, über die Hämodynamik zu erklärenden myokardialen Schädigung. In seltenen Fällen finden sich trotz erheblicher Herzdilatation nur Hinweise für eine Hypertrophie ohne pathologische Erregungsverspätung. Meistens besteht jedoch ein Linkstyp mit den Zeichen der Erregungsverspätung. Die QRS-Gruppe wird über 0,10 s breit, die R-Zacken über dem linken Präkordium höher und die S-Zacken rechts präkordial tiefer. Die Differenz OUP(V_6)–OUP(V_1) erreicht Werte zwischen 0,040 und 0,055 s. ST ist über dem linken Ventrikel gesenkt und T negativ.

Stadium IV: Kontraktionsinsuffizienz. Besteht eine Kontraktionsinsuffizienz (pathophysiologisches Stadium IV), ist eine weitere Verschlechterung des myokardialen Funktionszustandes eingetreten. Dabei kann es zu einer zusätzlichen Erregungsverspätung und Störung der Erregungsrückbildung kommen. QRS wird in diesen Fällen breiter. Man beobachtet alle Übergänge von hochgradiger „Verspätungskurve" bis zur schenkelblockartigen Deformierung. Bei schweren myokardialen Schäden kommt auch ein Arborisationsblock vor.

Bei schweren Formen von Aorteninsuffizienz (Stadium IV) werden PQ-Verlängerungen in 20–35% der Fälle beobachtet (Loogen et al. 1969). Hierbei findet man als Folge einer Myokardschädigung nicht selten auch supraventrikuläre Extrasystolen, Vorhofflimmern sowie Kammerextrasystolen.

30.5 Röntgenbefunde

Beurteilung des Schweregrades

Die röntgenologisch nachweisbaren Form- und Größenänderungen des Herzens sind abhängig vom Schweregrad der Klappeninsuffizienz und vom Zustand des Myokards. Ist der Herzmuskel zusätzlich nicht geschädigt, bestehen zwischen Schweregrad der Volumenbelastung (beurteilt nach dem angiographisch gemessenen totalen Schlagvolumen), der Größe des Herzens und dem echokardiographisch bestimmten enddiastolischen Durchmesser des linken Ventrikels enge Beziehungen.

Stadium I. Besteht keine Beeinträchtigung der Kontraktionsfähigkeit des Myokards, kann das Herz bei geringer Aorteninsuffizienz noch von normaler Größe sein (pathophysiologisches Stadium I). Meist findet man jedoch eine geringe Ausweitung der Aorta ascendens.

Stadium II. Besteht eine mittelschwere Aorteninsuffizienz (pathophysiologisches Stadium II), liegt die Größe des Herzens in der Regel außerhalb des oberen Normbereichs. Das Herz ist links dilatiert und lässt auch ein Ausladen nach hinten in den Retrokardialraum erkennen, sodass das supradiaphragmale Dreieck verkleinert ist und der linke Ventrikel die V. cava inferior überschreitet. Der linke Ventrikelbogen setzt hoch an, die Herzspitze ist stärker gerundet. Das Herz ist typisch aortenkonfiguriert.

Stadium III. Ein typisches Beispiel für ein pathophysiologisches Stadium III findet sich in Abb. 30.1. Bei der erheblichen Linksdilatation handelt es sich um eine reine Anpassungsdilatation ohne Störung der Myokardfunktion.

Stadium IV. Im pathophysiologischen Stadium IV (◘ Abb. 30.2) kommt es durch die Kontraktionsinsuffizienz des linken Ventrikels und durch morphologische Veränderung des Myokards zu einer weiteren Vergrößerung des linken Ventrikels. Der Anstieg des mittleren Vorhofdrucks und des Pulmonalisdrucks führt zu einer Vergrößerung des linken Vorhofs und des rechten Herzens (Mitralisation des Aortenherzens; Vaquez u. Bordet 1928). Die Herztaille ist verstrichen, der Tiefendurchmesser des Herzens vergrößert. Zu einer so vollständigen Ausfüllung der Herztaille wie bei Mitralfehlern kommt es nicht, da sich der linke Ventrikel in gleicher Proportion noch weiter nach links ausdehnt. Dadurch kann es nicht zu solchen Graden einer Rechtsherzvergrößerung und Ausweitung des Conus pulmonalis und des Truncus pulmonalis kommen wie bei einer sich langsam entwickelnden pulmonalen Drucksteigerung (passive und reaktive Hypertonie durch Mitralfehler: Zdansky 1952).

Kommt es zu einem akuten Versagen des linken Ventrikels, findet man die in Kap. 13 ausführlich beschriebenen röntgenologischen Zeichen des akuten Linksherzversagens.

Aorta

Die Aorta ist meist auch schon in den Stadien I und II elongiert und dilatiert. Die Dilatation kann v. a. im Bereich der Aorta ascendens und des Aortenbogens („Aortenknopf") sehr ausgeprägt sein. Sie ist nicht nur morphologisch (Elastizitätsverlust, Medianekrose, Lues, mykotisches Aneurysma), sondern auch dynamisch bedingt (Zdansky 1952).

Postoperative Röntgenbefunde

In der Regel wird postoperativ innerhalb von 2 Wochen bis 2 Monaten eine Verkleinerung des Herzens beobachtet. Sie ist bei den größten Herzen am ausgiebigsten. Spätestens nach 6 Monaten liegt die Herzgröße von Patienten, bei denen keine zusätzliche myokardiale Schädigung oder ein hämodynamisch bedingter „Überlastungsschaden" vorlag, im Normbereich. Patienten mit einer zusätzlichen myokardialen Schädigung zeigen in der postoperativen Spätphase häufig ebenso stark vergrößerte Herzen wie präoperativ, auch kann es hier nach anfänglicher Verkleinerung wieder zu einer Vergrößerung kommen.

30.6 Echokardiogramm

P. Bubenheimer, N. Jander

> **Ziele der echokardiographischen Diagnostik**
> - Sicherung oder Ausschluss der Diagnose (qualitative Diagnose)
> ▼

30.6 · Echokardiogramm

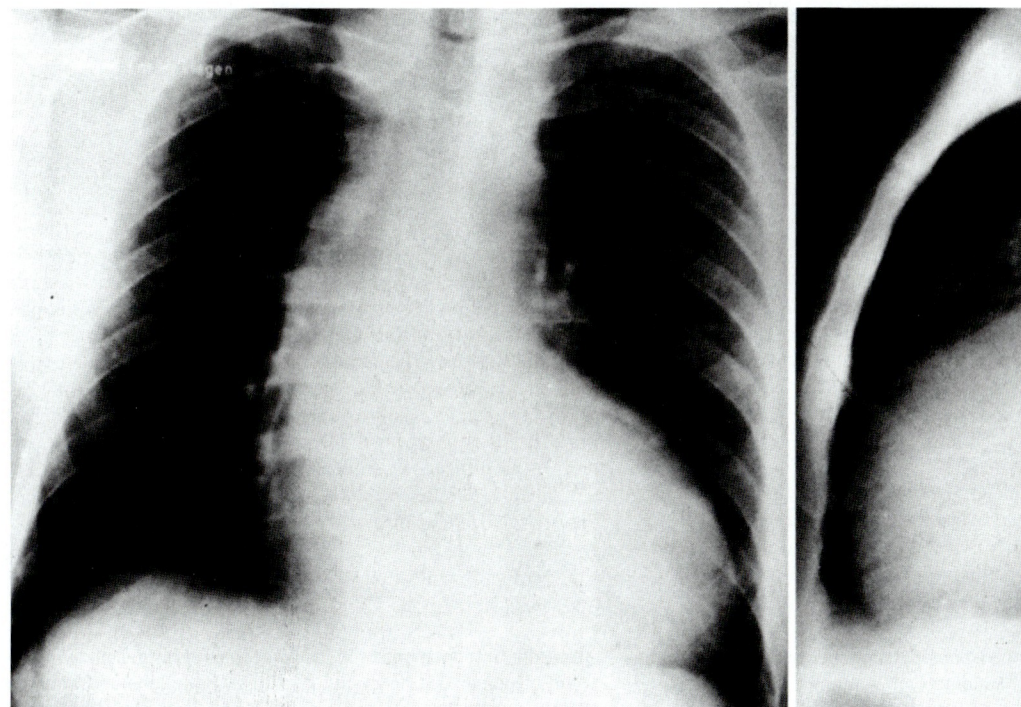

Abb. 30.1. Röntgenbild sowie hämodynamischer und angiokardiographischer Befund eines Patienten mit Aorteninsuffizienz im pathophysiologischen Stadium III. Röntgenbild: HV 1166 ml, HV/KG 17,9 ml/kg. Das Herz ist stark nach links dilatiert, der linke Ventrikelbogen setzt hoch an, die Herztaille ist erhalten. Der linke Vorhof ist eher klein, die Speiseröhre läuft steil nach abwärts (Röntgenstadium III). Hämodynamik: Bei 100 W normale Steigerung des Herzminutenvolumens auf 15,6 l/min, ohne Steigerung der Füllungsdrücke (100 W; PCP 14 mmHg) bei einer Frequenz von 143/min −1 und einem maximalen Sauerstoffpuls von 11,5 ml. Die Leistungsbreite bewegt sich im unteren Normbereich. Angiographie: Enddiastolisches und endsystolisches Volumen sind um das 4- bis 5fache vergrößert (EDV/m²: 381 ml/m²; ESV/m²: 197 ml/m². Die Auswurffraktion liegt mit 49% im unteren Normbereich. Es besteht eine beträchtlich erhöhte Regurgitationsfraktion mit 76%

– Differenzierung der Ätiologie (ätiologische Differenzialdiagnose)
– Beurteilung des Schweregrades (quantitative Diagnose)
– Dokumentation der Auswirkungen der Volumenbelastung auf das Myokard (Begleitbefunde)
– Beobachtung des postoperativen Verlaufs

30.6.1 Qualitative Diagnose

An den Aortenklappen selbst kann die Regurgitation 2-D- oder TM-echokardiographisch meist nicht abgelesen werden, da die regurgitierenden Blutkörperchen nicht abgebildet werden (Gramiak u. Shah 1970). Nur bei schwerer Klappenzerstörung – z. B. bei Taschenabriss im Rahmen einer Endokarditis – kann aufgrund des morphologischen Klappenstatus mit Sicherheit auf eine Aorteninsuffizienz geschlossen werden.

Beurteilung der Mitralklappe. Im TM-Echokardiogramm kann die Aorteninsuffizienz an der Mitralklappe erkannt werden. Sie wird durch den am vorderen Mitralsegel entlangstreichenden Regurgitationsstrom in Vibrationen versetzt, die im TM-Echokardiogramm als hochfrequentes diastolisches Schwirren abgebildet werden (Joyner et al. 1966; Abb. 30.3). Dieses Phänomen kann bei 80–90% der Patienten mit Aorteninsuffizienz festgestellt werden, wenn das Mitralisechogramm fortlaufend auf einem Recorder (z. B. UV-Recorder) mit hoher zeitlicher Auflösung registriert wird.

Neben den spezifischen Vibrationen zeigt die Bewegung der Mitralsegel noch weitere funktionelle Veränderungen: Bei bedeutsamer Regurgitation aus der Aorta wird die Öffnungsbewegung der Mitralsegel durch den konkurrierenden Fluss behindert, die Schwingungsamplitude der Mitralsegel ist herabgesetzt. Insbesondere in der mittleren und späteren Diastole ist die Separationsweite der Mitralsegel abnorm klein (echokardiographisches Korrelat der „funktionellen Mitralstenose"). Führt die aortale Regurgitation zu einem steilen diastolischen Druckanstieg im linken Ventrikel, so kommt es in Relation zum EKG zu vorzeitigem Mitralisschluss.

Dopplerechokardiographie. Die sensitivste Methode zur Diagnose einer Aorteninsuffizienz ist heute die Dopplerechokardiographie, die selbst geringe Regurgitationsmengen nachweisen kann. Bei apikaler Ableitung und Ausrichtung des Schallstrahls auf die Aortenklappen wird ein breitbandiges holodiastolisches Strömungssignal mit einem rauschenden bis gießenden Klangcharakter empfangen. Die Richtung und Geschwindig-

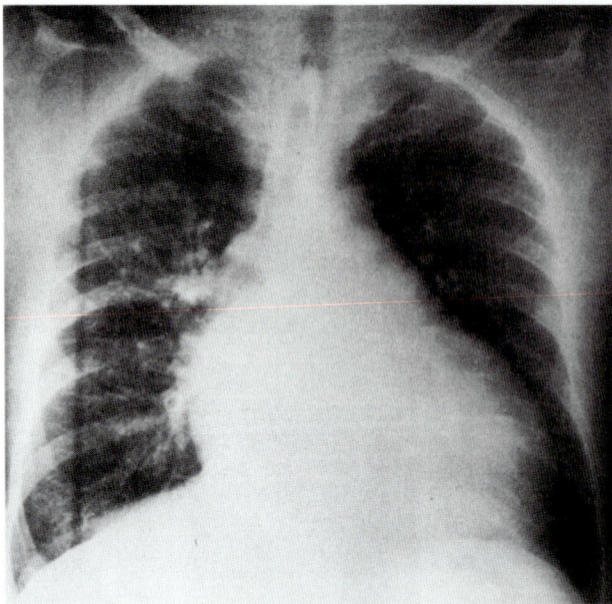
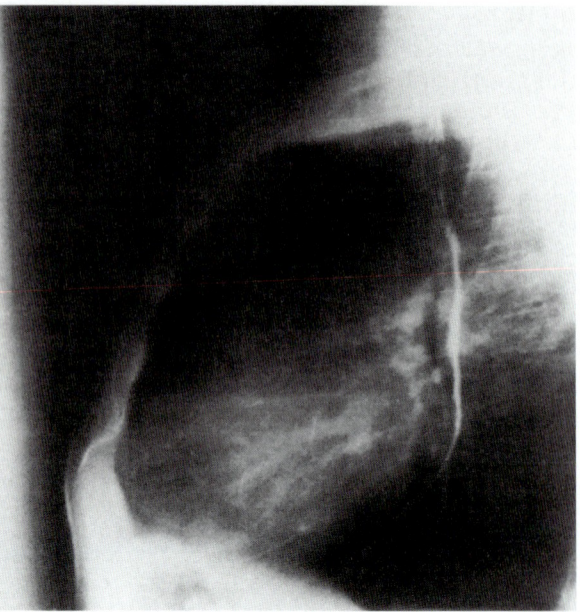

Abb. 30.2. Röntgenbild, hämodynamischer und angiokardiographischer Befund eines Patienten mit Aorteninsuffizienz im pathophysiologischen Stadium IV (Mitralisation einer Aorteninsuffizienz. Röntgenbild: HV 1760 ml, HV/KG 28,5 ml/kg. Das Herz ist stark nach links dilatiert. Die Herztaille ist vollkommen verstrichen. Zusätzlich wölbt sich der Pulmonalbogen vor. Der rechte Herzrandbogen setzt überhöht an. Auf der seitlichen Aufnahme erkennt man eine Vergrößerung des rechten Vorhofs und eine Verlängerung der Ausflussbahn des rechten Ventrikels, die dem Sternum breit anliegt. Die arteriellen Gefäße im Bereich beider Hili sind erweitert. Man erkennt eine leichte, milchglasartige Trübung im rechten Ober- und Mittelfeld, der Interlobärspalt ist nachgezogen (Röntgenstadium IV). Hämodynamik: Das Herzminutenvolumen ist in Ruhe und während Belastung erniedrigt (Ruheherzinsuffizienz), CI 2,0 l/m². Der Pulmonalkapillardruck ist in Ruhe mit 26 mmHg bereits über das Doppelte erhöht und steigt während Belastung weiter bis auf 40 mmHg an. Der Füllungsdruck des rechten Ventrikels ist unter Ruhebedingungen bereits erhöht (rechter Vorhof 12 mmHg). Angiographie: Enddiastolisches und endsystolisches Volumen sind um das 3- bis 4fache vergrößert (EDV/m²: 292 ml/m², ESV/m²: 139 ml/m². Die Regurgitationsfraktion ist mit 84% sehr hoch, die Auswurffraktion liegt mit 52% etwas unterhalb des Normbereiches

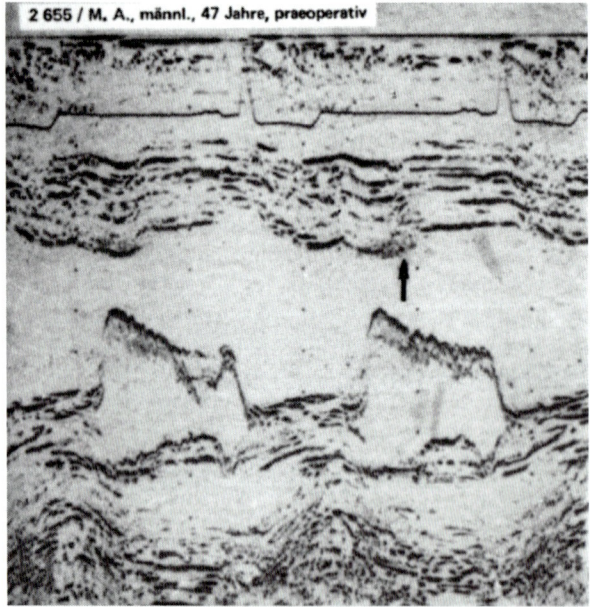

Abb. 30.3. Mittelgradige Aorteninsuffizienz. Die Aorteninsuffizienz wird diagnostiziert am typischen hoch bis mittelfrequenten Schwirren des vorderen Mitralsegels. Auch das linksventrikuläre Septumendokard zeigt ein hochfrequentes Schwirren in der frühen Diastole (Pfeil)

keit der Strömung kann freilich nur mit der CW-Methode eindeutig abgelesen werden, da es in Folge hoher Strömungsgeschwindigkeiten von 3–5 m/s bei der gepulsten Methode zum „aliasing" kommt (Abb. 30.4). Die Lage des Messtores in der Nähe der Aortenklappe und der zeitliche Ablauf des Strömungssignals lassen die Strömung auch bei Anwendung der PW-Methode eindeutig als Aorteninsuffizienz erkennen (Quinones et al. 1980 u. andere). Dem konventionellen Doppler an Treffsicherheit und Geschwindigkeit der Befunderhebung noch überlegen ist der Farbdoppler (Abb. 30.6; Becher et al. 1987 u. andere).

30.6.2 Echokardiographische Differenzialdiagnose

Rheumatische Aorteninsuffizienz. Zur ätiologischen Beurteilung der Aorteninsuffizienz war schon die TM-Echokardiographie hilfreich, weitere Fortschritte brachte die 2-D-Echokardiographie (Imaizumi et al. 1982). Im Gefolge einer rheumatischen Endokarditis sind die Aortentaschen an ihren Rändern feinknotig verdickt und geschrumpft (Abb. 30.5b). Bei leichtgradiger Aorteninsuffizienz ist das Leck an der Klappe nicht sichtbar.

Bei hochgradiger Aorteninsuffizienz kann man zuweilen als Folge der Gewebsschrumpfung im Kurzachsenschnitt eine Spaltbildung zwischen den Taschen erkennen. Bei reiner Aor-

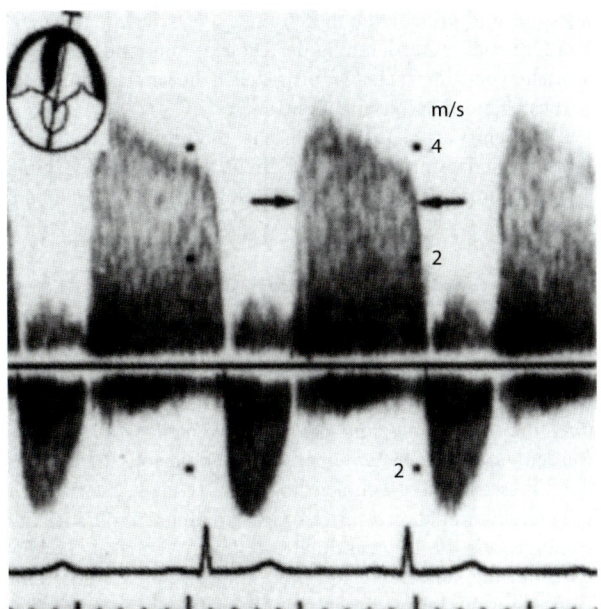

Abb. 30.4. CW Dopplerechokardiogramm bei Aorteninsuffizienz, abgeleitet von apikal. Über die gesamte Diastole ist ein auf die Herzspitze zu gerichtetes Strömungssignal nachweisbar. Es entspricht der Regurgitation von der Aorta in den linken Ventrikel. Infolge des hohen diastolischen Druckgefälles zwischen Aorta und Ventrikel erreicht die Flussgeschwindigkeit etwa 4 m/s. Bei chronischer Aorteninsuffizienz fällt die Geschwindigkeit über die Diastole nur gering ab

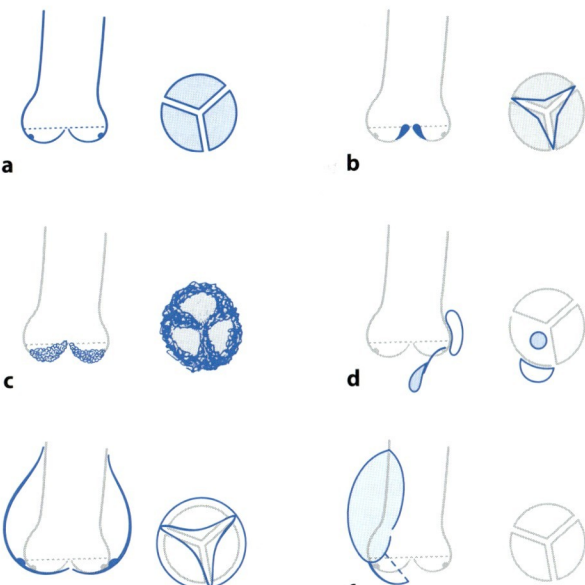

Abb. 30.5a–f. Schema verschiedener morphologischer Befunde bei Aorteninsuffizienz, wie sie sich im Schnittbild darstellen (Längs- und Kurzachsenschnitte). **a** Normale Aortenklappe. **b** Rheumatische Aorteninsuffizienz: Die freien Ränder der Aortenklappe sind verdickt und geschrumpft. Infolge der Schrumpfung kommt es zur Spaltung zwischen den Taschenrändern. Diese Dehiszenzen sind aber nur bei guter Schnittbildqualität und stärkerer Ausprägung erkennbar. **c** Sklerotische Aorteninsuffizienz: Die Klappe ist diffus grobschollig verkalkt, die Taschen verschmolzen. Meist ist die Stenose der Hauptbefund, die Aorteninsuffizienz ein Nebenbefund. Infolge der starken Reflexionen der verkalkten Klappe sind morphologische Details oft nicht erkennbar. **d** Bakterielle Endokarditis: Die Klappe trägt knotige Auflagerungen (Vegetationen). Bei Taschenabriss prolabieren die Vegetationen diastolisch in den linken Ventrikel. Oft sieht man perianuläre Abszesse, hier im Bereich der posterioren Tasche. **e** Bulbusaneurysma: Durch die Aufweitung des Bulbus weichen die Taschen auseinander und sind abgeflacht. Im Kurzachsenschnitt sieht man eine Dehiszenz in Form eines Dreispitzes. **f** Dissektion der Aorta: Durch das intramurale Hämatom wird die murale Aufhängung der Aortentasche zum Lumen abgedrängt, die Tasche prolabiert in die linksventrikuläre Ausflussbahn. Meist ist dieser Befund mit einem Bulbusaneurysma vergesellschaftet (**e**)

teninsuffizienz ist die Taschenbeweglichkeit im TM-Echokardiogramm normal oder gar erhöht, bei begleitender Stenose ist die Bewegungsamplitude eingeschränkt (Feizi et al. 1974). Für eine rheumatische Genese spricht eine gleichzeitig vorhandene Mitralstenose.

Sklerotische Aorteninsuffizienz. Ist die Aortenklappe verkalkt, so ist die primäre Läsion – kongenitale Anomalie, abgelaufene Endokarditis, degenerative Sklerose – echokardiographisch nicht mehr erkennbar. Bei älteren Patienten ohne lange Anamnese ist v. a. an die sklerotische Genese zu denken. Typisch ist hier die starke Verkalkung des Klappenringes, die auf die Taschenränder übergreift (Abb. 30.5c). Schließlich füllen die intensiven Reflexe der grobschollig verkalkten Aortenklappe die Aortenwurzel voll aus. Dann überwiegt aber meist die Stenose, die Aorteninsuffizienz ist ein untergeordneter Begleitbefund. Für die sklerotische Genese sprechen gleichzeitig vorhandene submitrale Verkalkungen.

Bakterielle Endokarditis. Charakteristisch für die bakterielle Endokarditis sind weiche, unscharf begrenzte, knotige Auflagerungen auf den Taschen, die sog. Vegetationen (Dillon et al. 1973 u. andere; Abb. 30.5d). Entwickelt sich die Endokarditis auf einer primär gesunden Klappe, so sind schon sehr kleine Vegetationen von 2–3 mm Größe erkennbar. Dabei ist das Schnittbild sensitiver als das TM-Echokardiogramm (Berger et al. 1981). Bei vorgeschädigter, intensiv reflektierender Klappe sind erst größere Vegetationen eindeutig als solche identifizierbar. Auch nach Abheilung der Endokarditis sind die Vegetationen noch erkennbar, der Befund kann also nicht ohne weiteres als Zeichen einer floriden Endokarditis gewertet werden (Roy et al. 1976).

Im Ablauf einer bakteriellen Endokarditis können sich schwere Destruktionen der Klappe einstellen, am häufigsten kommt es zum Taschenabriss. Diastolisch prolabiert die abgerissene Tasche in die linksventrikuläre Ausflussbahn, systolisch wird sie in die Aortenwurzel zurückgeschleudert (Wray 1975; s. Abb. 30.8a), wo sie oft ein systolisches Schwirren zeigt. Ein diastolisches Taschenschwirren kann bei Tascheneinriss oder Taschenperforation beobachtet werden. Im perivalvulären Bereich können sich Abszesshöhlen bilden, die in die Nachbarhöhlen perforieren können. Sie lassen sich am zuverlässigsten mit der transösophagealen Untersuchung erkennen (Byrd et al. 1990).

Bulbusaneurysma. Durch Aufweitung der Aortenwurzel und/oder des Klappenrings entsteht eine „relative" Aorteninsuffizienz, die Aortentaschen sind in Relation zur Aortenweite zu klein (◘ Abb. 30.5e). Diese besondere Form der Aorteninsuffizienz ist TM- und 2-D-echokardiographisch besonders gut zu identifizieren (Bubenheimer et al. 1980). Durch die Ausdehnung des Aortenanfangs werden die Taschen auseinandergezogen und angespannt, zentral entsteht ein Leck in Form eines Dreispitzes, was oft gut im Kurzachsenschnitt erkennbar ist. Im Längsachsenschnitt ist der Boden der Aortenwurzel ausgewalzt, die Taschenkrümmung abgeflacht (◘ Abb. 30.6). Im TM-Echokardiogramm liegen die Taschen weit ab von den Aortenwänden. Typisch ist eine frühsystolische Inzisur im Bewegungsablauf. Diastolisch zeigen die Taschen oft eine Separation des beim Gesunden gemeinsamen Mittelechos.

Aortendissektion. Die Dissektion der Aortenwand (◘ Abb. 30.5f) führt zur akuten Aorteninsuffizienz, wenn sie sich im Bereich der Aortenwurzel abspielt. Durch das intramurale Hämatom verlieren die Aortentaschen ihren Halt an der Aortenwand und prolabieren in den linken Ventrikel. Je nach zirkumferenzieller Ausdehnung der Dissektion können 1, 2 oder 3 Taschen betroffen sein. Oft pfropft sich die Dissektion auf ein vorbestehendes Bulbusaneurysma auf.

Typischer echokardiographischer Befund der Aortendissektion ist der intramurale echofreie Raum zwischen einer äußeren und inneren Wandschicht (Nanda et al. 1973; Bubenheimer 1980).

30.6.3 Quantitative Diagnose

Bei chronischer Aorteninsuffizienz geht die Ventrikelgröße dem Schweregrad der Volumenbelastung parallel (Miller et al. 1965 u.a.). Entsprechend kann das Regurgitationsvolumen über die Größenmessung des linken Ventrikels abgeschätzt werden, am einfachsten über den enddiastolischen Querdurchmesser im TM-Echokardiogramm (Gray u. Barritt 1975; Bubenheimer et al. 1978). Diese Gesetzmäßigkeit gilt aber nur so lange, wie die Kontraktilität des linken Ventrikels normal ist. Sinkt die Verkürzungsfraktion unter 0,3 ab, so muss eine zum Regurgitationsvolumen überproportionale Ventrikeldilatation aus myokardialer Ursache angenommen werden (Sandler et al. 1963 u.a.). Die Beurteilung des Schweregrades einer Aorteninsuffizienz mit Hilfe der Ventrikelgröße wird dann unzuverlässig.

In solchen Fällen ermöglicht die Dopplerechokardiographie die Quantifizierung:

- Aus der Intensität (Amplitude) des Regurgitationssignals kann auf die regurgitierende Blutmenge rückgeschlossen werden (CW-Methode: Hatle u. Angelsen 1985).
- Durch „mapping" der Ausdehnung des Regurgitationssignals in den linken Ventrikel kann der Schweregrad ähnlich wie mit Röntgenkontrastmethoden abgeschätzt werden (PW-Methode: Ciobnau et al. 1982). Leichter und besser gelingt dies mit dem Farbdoppler (Omoto et al. 1984; ◘ Abb. 30.6).
- Aus dem Verhältnis der orthograden zur retrograden Strömungsgeschwindigkeit in der peripheren Aorta lässt sich auf das Regurgitationsvolumen rückschließen. Am besten eignet sich hierzu die suprasternale Messung der Strömungsgeschwindigkeit in der Aorta descendens (Bougner 1975).

Besondere Bedeutung hat die Beurteilung der Schwere und der hämodynamischen Auswirkung einer akuten bis subakuten Aorteninsuffizienz. Da sich das Regurgitationsvolumen in einen noch relativ kleinen, nicht angepassten Ventrikel ergießt, steigt der diastolische Füllungsdruck steiler an als bei chronischer Insuffizienz. Bei starker Regurgitation gleichen sich Aorten- und Ventrikeldruck an (Pridie et al. 1971; Botvinick et al. 1975). Dieser Vorgang kann TM- und dopplerechokardiographisch abgelesen werden. Im TM-Echokardiogramm zeigt sich, bezogen auf das EKG, ein vorzeitiger Mitralklappenschluss (Pridie et al. 1971; Abb. 30.7a). Durch den Druckanstieg im linken Ventrikel kehrt sich das Druckgefälle zwischen linkem Ventrikel und Vorhof um, die Mitralklappe wird passiv zugedrückt. Dopplerechokardiographisch lässt sich dann manchmal ein diastolischer Fluss vom Ventrikel zurück in den linken Vorhof nachweisen. Das wichtigere dopplerechokardiographische Merkmal aber ist der steile Abfall

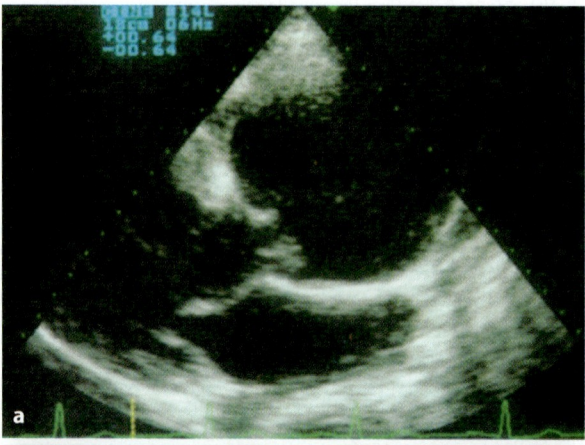
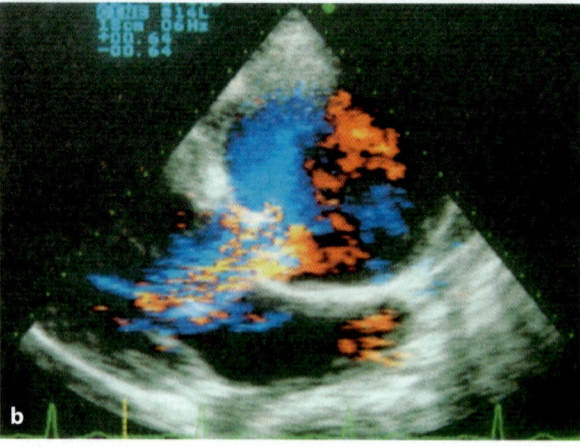

◘ **Abb. 30.6a, b.** 2-D- (a) und Farbdopplerechokardiogramm (b) bei Bulbusaneurysma mit schwerer Aorteninsuffizienz im parasternalen Längsachsenschnitt. Durch die Dilatation der Aortenwurzel sind die Aortentaschen dehiszent mit einem bereits im 2-D-Echo erkennbaren großen Leck. Entsprechend zeigt der Farbdoppler diastolisch einen breiten Regurgitationsjet in die linksventrikuläre Ausflussbahn (buntes Mosaikmuster). In der Aortenwurzel ausgeprägte proximale Flusskonvergenz auf das Klappenleck zu

der Regurgitationsgeschwindigkeit an der Aortenklappe vom Beginn zum Ende der Diastole, was der raschen Abnahme des Druckgefälles zwischen Aorta und Ventrikel entspricht (◘ Abb. 30.7b).

30.6.4 Echokardiographische Begleitbefunde

Bei akuter Aorteninsuffizienz ist der linke Ventrikel zunächst nur leicht dilatiert, die Verkürzungsfraktion ist erhöht. Im chronischen Stadium ist der Ventrikel proportional zum erhöhten Schlagvolumen dilatiert (Miller et al. 1965 u. a.). Die Verkürzungsfraktion liegt im mittleren bis oberen Normbereich (über 0,3); Ventrikeldurchmesser von enddiastolisch 80 mm und endsystolisch 55 mm werden erreicht. Bei noch größeren Maßen ist die Verkürzungsfraktion meist schon erniedrigt (unter 0,3), was auf eine überproportionale Dilatation durch zusätzliche myokardiale Schädigung hinweist (McDonald et al. 1976). Die Myokarddicken des exzentrisch hypertrophierten Ventrikels liegen im oberen Normgrenzbereich oder gering darüber (Bubenheimer et al. 1978). Bei höheren Werten muss an eine begleitende Druckbelastung (Aortenstenose, Hypertonie) gedacht werden. Der linke Vorhof ist nur bei dekompensierter Aorteninsuffizienz vergrößert. Die Aortenwurzel zeigt als Folge des erhöhten Schlagvolumens oft eine erhöhte Schwingungsamplitude.

30.6.5 Postoperative Beurteilung

Postoperativ bilden sich die durch die Regurgitation bedingten Veränderungen an den Herzklappen (Mitralisschwirren) und an den Herzhöhlen zurück (◘ Abb. 30.8). Unmittelbar nach der Operation sinkt die Verkürzungsfraktion bei nun kleinerem Schlagvolumen ab, mit zunehmender Ventrikelverkleinerung steigt sie wieder an. Bei präoperativ erniedrigten Werten wird meist auch postoperativ keine Normalisierung beobachtet.

Hypertrophieregression. Mit der früh postoperativ rasch einsetzenden Verkleinerung des Ventrikels nehmen die Myokarddicken zunächst zu, um dann im Rahmen der Rückbildung der Hypertrophie im weiteren Verlauf abzunehmen. Etwa ein halbes Jahr postoperativ ist der Endzustand erreicht, meist mit einer Resthypertrophie, v. a. des Septums (Bubenheimer et al. 1978). Die Rückbildung der Hypertrophiezeichen vollzieht sich im Echokardiogramm wesentlich langsamer als im EKG.

Prothesenfunktion. Wichtigste Methode zur Beurteilung der Prothesenfunktion ist die Dopplerechokardiographie. Sie erlaubt wie bei der natürlichen Klappe die Messung des Druckgradienten und den Nachweis evtl. valvulärer oder paravalvulärer Lecks. TM- und 2-D-Echokardiographie sind wegen der akustischen Artefakte zum Studium der Prothesenfunktion weniger geeignet.

30.7 Belastungsuntersuchung

Die eingeschränkte Förderleistung des Herzens (Stadien III und IV, s. Abschn. 30.2.2) führt zu einer Reduktion der ergometrisch getesteten Leistungsfähigkeit.

Kompensierten Patienten kann die Ergometerbelastung zugemutet werden. Bei dieser einfachen Funktionsdiagnostik ist es möglich, auf die Transportleistungsfähigkeit des Herz-Kreislauf-Systems zu schließen. Es muss jedoch bedacht werden, dass nicht jeder übermäßig starke Pulsanstieg während körperlicher Belastung Folge einer myokardial bedingten Einschränkung der Pumpleistung des Herzens ist. Durch Trainingsmangel der peripheren Muskulatur kann eine relative Tachykardie in Ruhe und v. a. während körperlicher Belastung entstehen. Da Herzfehlerpatienten häufig übermäßig stark geschont werden, muss in Einzelfällen immer wieder damit gerechnet werden, dass der Herzfrequenzanstieg während körperlicher Belastung nicht so sehr ein Maß für die Leistungs-

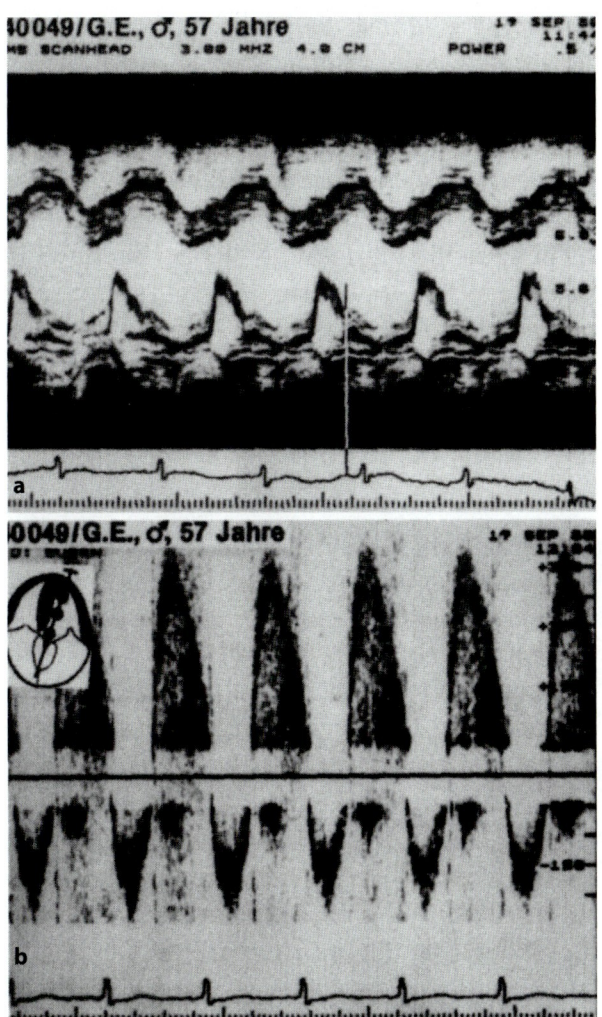

◘ **Abb. 30.7a, b.** Subakute Aorteninsuffizienz mit diastolischem Druckangleich zwischen Aorta und linkem Ventrikel. **a** TM-Echokardiogramm der Mitralklappe: Diastolisches Schwirren des vorderen Segels als Zeichen der Aortenisuffizienz, vorzeitiger Klappenschluss vor der Vorhofkontraktion im Vergleich zum EKG. **b** Dopplerechokardiogramm (HPRF-Verfahren): Die Regurgitationskurve zeigt einen frühdiastolischen Geschwindigkeitsgipfel von etwa 3,8 m/s. Die Geschwindigkeit fällt dann steil gegen 0 ab infolge Druckangleichs zwischen Ventrikel und Aorta

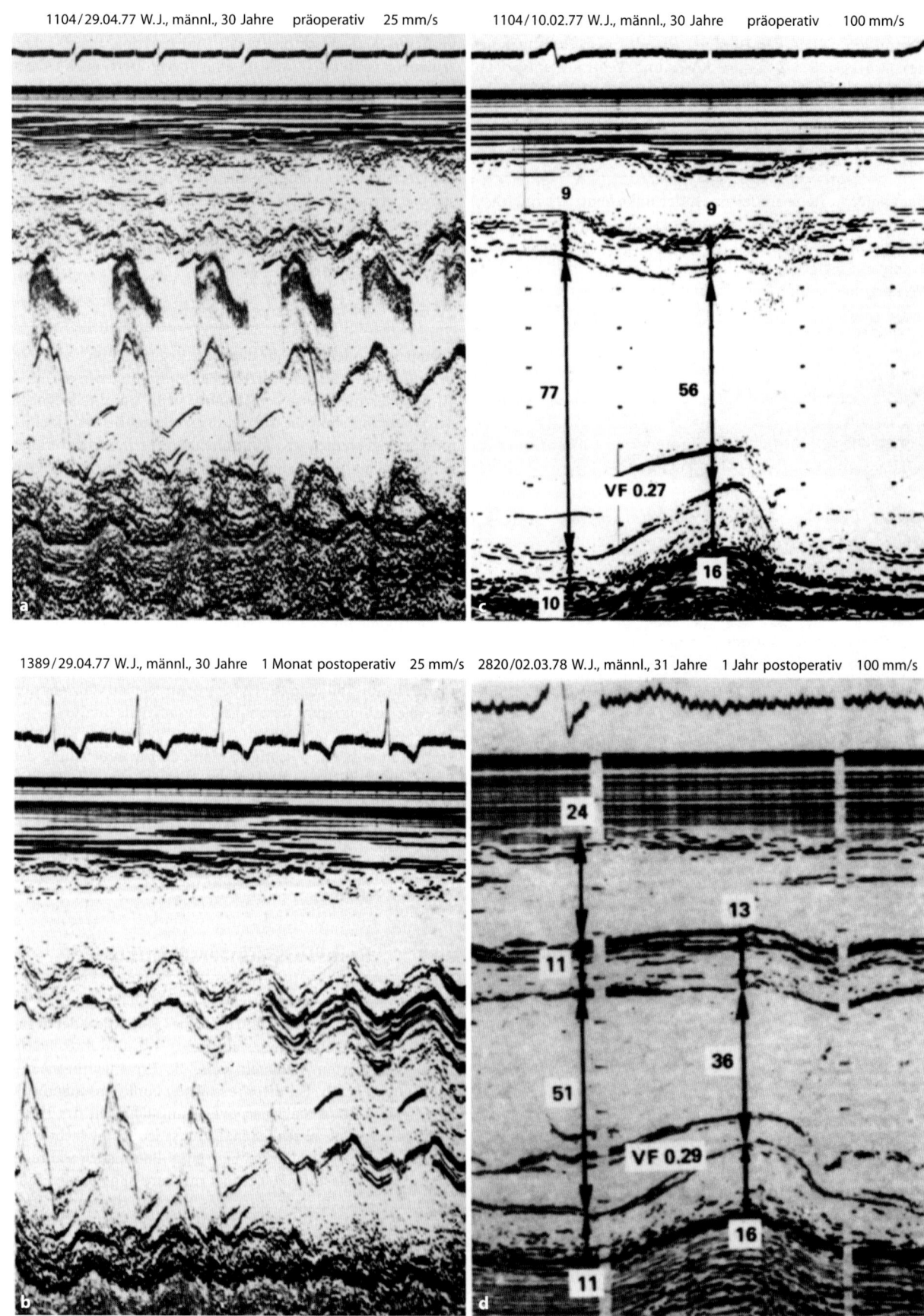

fähigkeit des Herzens als vielmehr für den Trainingszustand der Peripherie ist.

> **Klinisch wichtig**
> Unabhängig von diesen Einschränkungen eignet sich die ergometrische Leistungsprüfung v. a. für Verlaufsbeobachtungen von Patienten mit geringer oder mittelgradiger Aorteninsuffizienz, wobei insbesondere auf die Entwicklung von Symptomen zu achten ist.

Besonders Aortenfehler neigen zu belastungsinduzierbaren ventrikulären Extrasystolen und Linksschenkelblock, zudem kann es bei höhergradiger linksventrikulärer Hypertrophie zur Angina pectoris kommen.

Wurde die einfache Belastungsprüfung durch eine Einschwemmkatheteruntersuchung ergänzt, ergibt sich die Möglichkeit, die Frühstadien einer myokardial bedingten Linksherzinsuffizienz durch hämodynamische Parameter (PCP und HMV) zu erfassen, was für ein rechtzeitiges Stellen der Operationsindikation nützlich sein kann.

30.8 Herzkatheteruntersuchung und Angiokardiographie

Herzkatheteruntersuchung

Die Diagnose einer Aorteninsuffizienz lässt sich in der Regel klinisch sicherstellen, die Beurteilung ist mit Hilfe von Echokardiographie und Dopplerechokardiographie ausreichend sicher, sodass die Indikation zur Herzkatheteruntersuchung und Angiographie stark relativiert wird. Eine präoperative Links-Rechtsherzkatheteruntersuchung ist indiziert, wenn es eine Diskrepanz gibt zwischen dem klinischen Status einerseits und den erhobenen echokardiographischen und dopplerechokardiographischen Untersuchungen andererseits, insbesondere dann, wenn der Patient stark symptomatisch ist und aufgrund der Symptomatik eine Operationsindikation gegeben wäre.

◘ **Abb. 30.8a–d.** Prä- und postoperative Echokardiogramme eines Patienten mit chronischer Aorteninsuffizienz, welche sich nach einer Endokarditis verschlimmert hatte. Die Endokarditis war zum Zeitpunkt des präoperativen Echokardiogramms klinisch ausgeheilt. **a** Wolkige Verdichtungen der Echostruktur der Aortentaschen in der Diastole sowie in der Systole (an der vorderen Tasche erkennbar) weisen auf die Endokarditis hin (rechts). Die auf der vorderen Tasche zu lokalisierenden Vegetationen prolabieren mit dieser Tasche in die Ausflussbahn. **b** Nach Aortenklappenersatz ist die Ausflussbahn wieder frei von diesen Fremdechos. In der Aortenwurzel (rechts) sind die Echos der implantierten Björk-Shiley-Prothese erkennbar. **c** Linker Ventrikel präoperativ: Starke Erweiterung im Querdurchmesser, eine Akinese des Septums (ohne systolische Dickenzunahme) und eine leicht erniedrigte Verkürzungsfraktion weisen auf die bereits eingetretene myokardiale Schädigung hin (eine Koronarerkrankung ist durch Koronarangiographie ausgeschlossen worden). **d** 1 Jahr postoperativ ist der linke Ventrikel noch kleiner geworden, die Größe liegt jetzt im mittleren Normbereich, die Verkürzungsfraktion ist wieder angestiegen, wobei jetzt auch das Septum eine leichte systolische Dickenzunahme zeigt

Die diagnostische Koronarangiographie ist immer dann indiziert, wenn die klinische Symptomatik des Patienten auf eine Angina pectoris deutet und/oder wenn ausgeprägte Risikofaktoren für das Vorliegen einer Koronarerkrankung vorhanden sind (Bonow et al. 1998).

Aortographie

Die Regurgitation in den linken Ventrikel kann durch eine Aortographie sichtbar gemacht werden. Dabei wird der Katheter entweder über die A. brachialis nach vorheriger Arteriotomie eingeführt oder mit der Seldinger-Technik über die A. femoralis. Wichtig ist, dass das Katheterende immer in die gleiche Position gebracht wird. Es empfiehlt sich, die Katheterspitze ungefähr 1 cm oberhalb der Aortenklappe zu lokalisieren. Das Ausmaß der Regurgitation in den linken Ventrikel lässt sich durch 2 Methoden abschätzen:

– Eine Bestimmung des enddiastolischen und endsystolischen Volumens des linken Ventrikels. Die Differenz entspricht dem totalen Schlagvolumen. Nach Abzug des, z. B. nach der Fick-Methode errechneten, effektiven Schlagvolumens ergibt sich das Regurgitationsvolumen: Es kann in eine Beziehung zum totalen Schlagvolumen gesetzt werden, damit erhält man die Regurgitationsfraktion.
– Eine semiquantitative Beurteilung des Regurgitationsvolumens ist durch Ausmaß und Schnelligkeit der Anfärbung des linken Ventrikels bei der Kontrastmittelinjektion möglich.

Folgende Abstufung der Schwere der Regurgitation empfiehlt sich:

– Minimale Regurgitation: Es kommt lediglich zu einer keilförmigen Kontrastmittelanfärbung des linken Ventrikels im Bereich der linken Ausflussbahn.
– Mittelgradige Regurgitation: Nach mehreren Herzschlägen kommt es zu einer allmählichen, jedoch dann kompletten Kontrastmittelanfärbung des linken Ventrikels.
– Schwere Regurgitation: Es kommt innerhalb einer Diastole zu einer kompletten Kontrastmittelanfärbung des linken Ventrikels, wobei die Kontrastmitteldichte im linken Ventrikel genauso groß oder stärker ist als in der Aorta ascendens.

Mit der Aortographie kann darüber hinaus die Dilatation der Aorta ascendens exakter festgelegt werden.

Koronarangiographie

 Jeder Patient mit Aorteninsuffizienz, der für die Operation vorgesehen ist, sollte zusätzlich eine Koronarangiographie bekommen. Eine Ausnahme kann bei jugendlichen Patienten mit meist akuter Aorteninsuffizienz, z. B. in Folge bakterieller Endokarditis oder traumatisch bedingt, gemacht werden.

Liegt eine Aortendissektion mit sekundärer Aorteninsuffizienz vor, kann das Aufrichten, z. B. eines Sones-Katheters für die Koronarangiographie gefährlich sein. Auch die Aortographie sollte hier nur sehr vorsichtig erfolgen. Klinisch und durch Echokardiographie sicher diagnostizierte Aortendissektionen wird man – schon um Zeit zu sparen – auch ohne Angiographie zur Operation überweisen (s. Kap. 52).

30.9 Verlauf, Prognose und Komplikationen

Ch. Gohlke-Bärwolf, H. Gohlke

Die Prognose der akuten Aorteninsuffizienz unterscheidet sich deutlich von der Prognose der chronischen Form. Aus diesem Grunde werden sie im folgenden getrennt besprochen.

Akute Aorteninsuffizienz. Bei der akuten Aorteninsuffizienz führt die plötzliche Volumenbelastung des linken Ventrikels zu einer starken Erhöhung des linksventrikulären enddiastolischen Druckes und der Wandspannung. Da ausreichende kompensatorische Mechanismen nicht zur Wirkung kommen können, tritt sehr schnell ein Linksherzversagen ein. Unabhängig von der Ätiologie haben Patienten mit einer schweren akuten Aorteninsuffizienz mit Linksherzversagen eine äußerst schlechte Prognose. Trotz intensiver medikamentöser Therapie kann der Tod innerhalb von Stunden und Tagen erfolgen. Die mittlere Überlebenszeit beträgt 6 Monate (Benotti 1987).

Chronische Aorteninsuffizienz. Im Gegensatz zur akuten ist bei der chronischen Aorteninsuffizienz ein langdauernder Verlauf die Regel. Patienten mit leicht- bis mittelgradiger Aorteninsuffizienz haben eine normale Lebenserwartung, sofern keine Progression eintritt und keine bakterielle Endokarditis komplizierend hinzukommt.

Auch Patienten mit einer schweren Aorteninsuffizienz können für viele Jahre asymptomatisch bleiben. In verschiedenen prospektiven Studien (Tabelle 30.1) zur Prognose bei asymptomatischen Patienten mit schwerer Aorteninsuffizienz und normaler linksventrikulärer Funktion wurde gezeigt, dass die Entwicklung einer linksventrikulären Dysfunktion langsam vonstatten geht (0,5–3,4%/Jahr). Ein plötzlicher Herztod tritt selten (<0,2%/Jahr) und die Progression zu Symptomen, linksventrikulärer Dysfunktion oder Tod mit einer Häufigkeit von 3,0–6,2%/Jahr auf. Patienten, die zu Beginn der Beobachtung bereits eine linksventrikuläre Dysfunktion haben, entwickeln mit einer Häufigkeit von 25% pro Jahr Symptome.

Nach Beginn von Symptomen ist dann die weitere Prognose deutlich eingeschränkt mit einer jährlichen Mortalität von 10%/Jahr (Bonow et al. 1998). Den Symptomen oder einer linksventrikulären Dysfunktion geht eine Phase der linksventrikulären Dilatation voraus (Tornos et al. 1995).

Somit sind neben dem Alter der linksventrikuläre endsystolische Diameter, das linksventrikuläre endsystolische Volumen, der enddiastolische Diameter und das endsystolische Volumen sowie der Ejektionsfraktion in Ruhe wichtige Prädiktoren für die Prognose (Gaasch et al. 1983; Bonow et al. 1983). In einer multivariaten Analyse war der linksventrikuläre endsystolische Diameter (LVESD) von >50 mm bzw. von >25 mm/m² Körperoberfläche ein Prädiktor für eine ungünstige Prognose mit einer jährlichen Rate von Entwicklung von Symptomen oder linksventrikulärer Dysfunktion oder Tod von ungefähr 20% (Bonow et al. 1991; Dujardin et al. 1999). Ein LVESD von >50 mm hat für Personen mit unterschiedlicher Körperoberfläche (Größe und Gewicht) eine unterschiedliche Bedeutung.

> **Klinisch wichtig**
>
> Der linksventrikuläre endsystolische Diameter sollte als Prognoseparameter auf die Körperoberfläche des Patienten bezogen werden und nicht über 25 mm/m² Körperoberfläche liegen (Iung et al. 2002).

Die chronische Verlaufsform ist häufig mit einer Dilatation der Aorta ascendens verbunden. Dies kommt gehäuft bei Patienten mit bikuspidalen Aortenklappen vor (Keane et al. 2000). Die Prognose bei dieser Form der Aortendilatation ist nicht genau bekannt, jedoch kommt es gehäuft zu einer progredienten Dilatation. Ist die Aorteninsuffizienz ohne Zusammenhang mit einem Marfan-Syndrom mit einem Aneurysma der Aorta ascendens verbunden, handelt es sich um eine aorto-anuläre Ektasie (Marsalese et al. 1990). Auch bei dieser Form der Aortenwandveränderung ist die Prognose nicht eindeutig bekannt. Im Gegensatz dazu ist bei Patienten mit einem Marfan-Syndrom die progressive Dilatation der Aorta ascendens

Tabelle 30.1. Studien zum natürlichen Verlauf bei asymptomatischen – gering symptomatischen Patienten mit Aorteninsuffizienz und normaler linksventrikulärer Funktion. (Modifiziert nach Iung et al. 2002)

Studie	Jahr	n Patienten	Mittlere Beobachtung (Jahre)	Progression zu Symptomen, Tod oder LV-Dysfunktion/ 100 Patienten pro Jahr (%)	Progression zu asymptomatischer LV-Dysfunktion pro 100 Patienten pro Jahr (%)
Bonow et al.	1983	104	8,0	3,8	0,5
Scognamiglio et al.	1986	74	6,0	5,7	3,4
Siemienczuk et al.	1989	50	3,7	4,0	0,5
Tornos et al.	1995	101	4,6	3,0	1,3
Ishii et al.	1996	27	14,2	3,6	–
Borer et al.	1998	104	7,3	6,2	0,9

die häufigste letale Komplikation. Der wichtigste Prädiktor für Komplikationen ist der Diameter der Aortenwurzel, gemessen auf der Höhe des Sinus Valsalvae (Roman et al. 1993) sowie eine positive Familienanamnese für kardiovaskuläre Ereignisse (Slivermann et al. 1995).

Prognosestratifikation und weitere Verlaufsbeobachtung. Bei der Erstuntersuchung eines Patienten mit einer schweren Aorteninsuffizienz kann mit Hilfe einer sorgfältigen Anamnese, bei der die Symptome eruiert werden, dem EKG, dem Thoraxröntgen und dem Echokardiogramm eine zuverlässige Risikostratifizierung vorgenommen werden, die für die weitere Behandlung und Betreuung zugrunde gelegt werden kann.

Die initiale echokardiographische Untersuchung zum Zeitpunkt der Diagnosestellung erlaubt bei asymptomatischen Patienten mit mittelschwerer bis schwerer Aorteninsuffizienz eine zuverlässige Prognosebeurteilung. So sind, wie oben ausgeführt, Ejektionsfraktion und der Index des linksventrikulären endsystolischen Diameters sowohl bei symptomatischen als auch bei asymptomatischen Patienten von entscheidender prognostischer Bedeutung (s. unten).

> Unabhängig von der Prognosestratifizierung kann die bakterielle Endokarditis auch bei leichten Aorteninsuffizienzen auftreten und zu einer akuten Zunahme des hämodynamischen Schweregrades führen (Horstkotte et al. 1991).

Die weitere engmaschige kardiologische Untersuchung und Betreuung des Patienten ist von großer Bedeutung. Asymptomatische Patienten mit normaler linksventrikulärer Funktion und schwerer Aorteninsuffizienz sollten alle 6–12 Monate einschließlich Echokardiographie und Belastungs-EKG nachuntersucht werden. Die serielle Untersuchung dieser Patienten erlaubt eine Aussage über die Progression, insbesondere Veränderungen in der linksventrikulären Funktion und Ausmaß der Dilatation von linkem Ventrikel und Aorta zu machen sowie über das Auftreten von diskreten Symptomen.

30.10 Therapie

30.10.1 Akute schwere Aorteninsuffizienz

> Die akute schwere Aorteninsuffizienz stellt in der Regel einen chirurgischen Notfall dar. Diese Patienten bedürfen einer intensiven Überwachung und Therapie mit Vasodilatatoren, Diuretika und Digitalis (Braunwald et al. 2001).

Vasodilatatoren senken den peripheren Widerstand und vermindern das Regurgitationsvolumen. Somit kann es gelingen, den Patienten bis zum Klappenersatz zu stabilisieren (Rahimtoola 1992). β-Blocker sind kontraindiziert.

Liegt eine bakterielle Endokarditis als Ursache der akuten, schweren Aorteninsuffizienz zugrunde, sollte eine Notfalloperation dann erfolgen, wenn keine hämodynamische Stabilisierung oder keine Kontrolle der Infektion erreicht werden kann. Als prognostisch wichtiges echokardiographisches Zeichen kann der diastolische Schluss der Mitralklappe gewertet werden (Sareli et al. 1986). Das klinisch-auskultatorische Korrelat dazu ist der abgeschwächte 1. Herzton.

Ohne Operation ist das Risiko dieser Patienten, im progredienten kardiogenen Schock zu sterben oder einen plötzlichen Herztod zu erleiden, sehr hoch. Die perioperative Letalität hat in den letzten Jahren auf etwa 10% abgenommen (Tornos et al. 1998).

Bei akuter Aorteninsuffizienz bedingt durch ein Aneurysma dissecans, ist eine strikte Blutdruckkontrolle präoperativ von großer Bedeutung. Auch in diesem Fall ist eine notfallmäßige Operation indiziert, ebenso bei einer akuten Aorteninsuffizienz in Folge einer akuten Dysfunktion einer prothetischen Herzklappe, z. B. eines Bügelbruches der Björk-Shiley-CC-60°- oder -CC-70°-Klappe in Aortenposition.

30.10.2 Medikamentöse Therapie der chronischen Aorteninsuffizienz

Patienten mit einer chronischen Aorteninsuffizienz geringen bis mittleren Schweregrades bedürfen außer einer bakteriellen Endokarditisprophylaxe und in Einzelfällen einer rheumatischen Fieberprophylaxe einer **optimalen Blutdruckeinstellung**. Auch bei nicht-hypertensiven asymptomatischen Patienten mit schwerer Aorteninsuffizienz und Dilatation des linken Ventrikels sollten Vasodilatatoren eingesetzt werden. Nifedipin, ACE Hemmer und Hydralazin führten zu einer signifikanten Reduktion des linksventrikulären enddiastolischen Volumenindex, der LV-Masse und des LV-Wandstresses sowie zu einem Anstieg der Ejektionsfraktion. Dadurch kann möglicherweise die Zeit, in der die Patienten kompensiert bleiben und keiner Operation bedürfen (Alehan u. Ozkutlu 1998), verlängert werden (Shon et al. 1994). Auch diejenigen Patienten, bei denen Kontraindikationen für die Operation bestehen, sollten ACE-Hemmer erhalten.

β-Blocker, die bei schweren Formen ohne Marfan-Beteiligung kontraindiziert sind, sollten bei Patienten mit Marfan-Syndrom routinemäßig verabreicht werden. Eine Bradykardie sollte auch bei diesen Patienten möglichst vermieden werden. Durch die Verlängerung der Diastolendauer kann die Aorteninsuffizienz zunehmen.

Die Gabe von **Digitalis** führt bei Patienten mit deutlicher Vergrößerung des enddiastolischen Volumens nach 1 Monat zu einer Steigerung der Auswurffraktion und des Schlagvolumens in Ruhe und unter Belastung (Crawford et al. 1989). Das Auftreten von Symptomen bei der chronischen Aorteninsuffizienz ist jedoch als eine eindeutige Indikation zum Herzklappenersatz zu sehen.

30.10.3 Chirurgische Therapie

Indikation

> **Operationsindikationen bei chronischer schwerer Aorteninsuffizienz**
> - Bei symptomatischen Patienten (Belastungsdyspnoe, paroxysmale nokturne Dyspnoe, Ruhedyspnoe, Angina pectoris)
> - Bei symptomatischen und asymptomatischen Patienten, die sich einer anderen Herzoperation unterziehen (Bypass- oder andere Klappenoperation, Aorten-Operation)

- Bei asymptomatischen Patienten mit eingeschränkter, linksventrikulärer Funktion (Ejektionsfraktion <50%)
- Bei asymptomatischen Patienten mit einer deutlichen linksventrikulären Dilatation (enddiastolischer Diameter >70 mm und endsystolischer Diameter >50 mm bzw. Index des LV endsystolischen Diameters >25 mm^2)

Die ersten beiden Indikationen sind Klasse-I-Indikationen, die beiden letzten Klasse-IIa-Indikationen.

Eine Operation der Aorta ascendens sollte dann in Erwägung gezogen werden, wenn eine Dilatation über 55 mm vorliegt, unabhängig von der LV-Funktion und dem Ausmaß der Aorteninsuffizienz. Bei Patienten mit bikuspidalen Klappen und Marfan-Syndrom ist dieser Grenzwert evtl. noch niedriger anzusetzen (bei 50 mm). Bei Patienten ohne Marfan-Syndrom sollte zusätzlich die Wandbeschaffenheit (Form und Dicke) mit in die Beurteilung einbezogen werden. Die Progression (Weitenzunahme/Zeiteinheit) ist ebenfalls von Bedeutung.

Perioperative Letalität

Die perioperative Letalität eines elektiven, isolierten Klappenersatzes bei Aorteninsuffizienz liegt zwischen 3% und 8% (Turina et al. 1998; Klodas et al. 1996; Dujardin et al. 1999). In unserem eigenen Kollektiv von 259 Patienten mit chronischer Aorteninsuffizienz betrug die perioperative Letalität 3,5%, die jährliche postoperative Letalität 2,5%.

Auch hierbei ist das präoperative Beschwerdestadium ein wichtiger Prädiktor für die operative und Langzeitletalität. Patienten, die im NYHA-Stadium I und II operiert werden, haben eine wesentlich günstigere, der altersentsprechenden Normalbevölkerung angeglichene Langzeitprognose als Patienten, die im NYHA-Stadium III und IV operiert werden (Klodas et al. 1997; Turina et al. 1998).

Die Ergebnisse des Aortenklappenersatzes bei Frauen sind ungünstiger als bei Männern (Klodas et al. 1996).

Die Erklärung dafür kann darin zu sehen sein, dass Frauen deutlich später als Männer operiert wurden, da sie einen LVEDD oder LVESD von 70 mm diastolisch bzw. 50 mm systolisch erst in einem fortgeschritteneren Stadium der Erkrankung erreichen. Dies unterstützt die Empfehlung, den Index des linksventrikulären endsystolischen Diameters zur Indikation zur Operation zu verwenden, bei dem die Größe und das Gewicht des Patienten Berücksichtigung finden.

Der wichtigste Faktor jedoch sowohl für die perioperative als auch die Langzeitletalität ist die präoperative linksventrikuläre Funktion. Bei Patienten mit einer Ejektionsfraktion von >50% betrug die operative und die 10-Jahres-Letalität 3,7% und 30% respektive. Bei Patienten mit einer EF zwischen 35–50% betrugen operative und 10-Jahres-Letalität 6,7 und 44%. Bei einer EF unter 35% lag die operative und die 10-Jahres-Letalität bei 14 bzw. 59% (Chaliki et al. 2002). Auch die Häufigkeit der Herzinsuffizienz im späteren postoperativen Verlauf korreliert mit der präoperativen Ejektionsfraktion. Dennoch ist die Langzeitprognose der Patienten mit stark eingeschränkter linksventrikulärer Funktion nach einem Klappenersatz trotz der erhöhten Morbidität und Mortalität günstiger als der Spontanverlauf. Unklar ist jedoch weiterhin, bis zu welcher EF (<25%) das Risiko des Klappenersatzes den potenziellen Nutzen rechtfertigt.

Die Operationsletalität steigt mit zunehmendem Alter der Patienten an sowie bei begleitenden Eingriffen wie aortokoronarer Bypass-Operation oder gleichzeitigem Ersatz der Aorta ascendens.

Operationsergebnisse

Nach der Operation kommt es für gewöhnlich zu einer deutlichen Besserung der Symptomatik, Abnahme der Herzgröße und des linksventrikulären diastolischen Volumens. Die Auswurffraktion in Ruhe und während Belastung verbessert sich, normalisiert sich aber nicht bei allen Patienten (Bonow et al. 1991). Die Rückbildung der linksventrikulären Hypertrophie kann sich bei der Aorteninsuffizienz über viele Jahre postoperativ hinziehen (Monrad et al. 1988, Taniguchi et al. 1990.)

Postoperative Komplikationen

Im postoperativen Verlauf ist mit einer Rate von 1–6% an schwerwiegenden Komplikationen/Patientenjahr zu rechnen, dies unterscheidet sich jedoch nicht wesentlich von den klappenbezogenen Spätkomplikationen nach Aortenklappenersatz wegen Aortenstenose (Thromboembolien und Blutungen, Endokarditis und Prothesendysfunktion), die im späten postoperativen Verlauf auftretende Herzinsuffizienz ist jedoch wesentlich häufiger (Chaliki et al. 2002; s. Kap. 55).

⊕ Ausblick

Auch bei der Aorteninsuffizienz stehen die asymptomatischen Patienten im Mittelpunkt der gegenwärtigen Forschung. Wichtigste Parameter für die Spontanprognose und auch die Prognose nach der Operation sind die systolische linksventrikuläre Funktion und der Index des endsystolischen Diameters des linken Ventrikels. Dieser neue Parameter ermöglicht es, bei der Indikationsstellung zur Operation individuelle Patientencharakteristika zu berücksichtigen. Die Identifizierung weiterer Indikatoren für die Indikationsstellung zur Operation ist wünschenswert, wie z. B. die Rolle invasiver Belastungsuntersuchungen.

Zusammenfassung

Die Dilatation der Aorta ascendens ist noch ein weitgehend unerforschtes Gebiet, auf dem es abzuklären gilt, welche Parameter bei den nicht mit einem Marfan-Syndrom assoziierten Erkrankungen für die Operationsindikation zugrunde zu legen sind. Rekonstruktive operative Techniken, die bei der Aorteninsuffizienz als Alternative zum mechanischen Klappenersatz in Entwicklung sind, bedürfen der weiteren Verbesserung, um breitere Anwendung zu finden. Inwieweit eine ACE-Hemmertherapie bei asymptomatischen Patienten eine längerfristige Alternative zur operativen Therapie sein könnte, kann nur im Rahmen einer randomisierten Studie geklärt werden.

Literatur

Alehan D, Ozkutlu S (1998) Beneficial effects of 1 year capropril therapy in children with chronic regurgitation who have no symptoms. Am Heart J 135:598

Barlow JB, Pocock WA (1962) The significance of aortic ejection systolic murmurs. Am Heart J 64:149

Becher H, Grube E, Lüderitz B (1987) Beurteilung der Aorteninsuffizienz mittels Farbdopplerechokardiographie. Z Kardiol 76:8

Benotti JR (1987) Acute aortic insufficiency. In: Dalen JE, Alpert JS (eds) Valvular heart disease, 2nd ed. Little, Brown & Co, Boston, p 319

Berger M, Gallerstein PE, Benhuri P et al (1981) Evaluation of aortic valve endocarditis by two-dimensional echocardiography. Chest 80:61

Bernsmeyer A (1965) Die koronare Blutversorgung bei den Klappeninsuffizienzen des linken Herzens. Verh dtsch Ges Kreisl Forsch 31:51

Bonow RO Rosing DR, McIntosh CL et al (1983) The natural history of asymptomatic patients with aortic regurgitation and normal left ventricular function. Circulation 68:509–517

Bonow RO, Carabello B, DeLeon AC et al (1998) ACC/AHA Guidelines for the management of patients with valvular heart disease. J Am Coll Cardiol 32:1486–1588

Bonow RO, Lakatos E, Maron BJ et al (1991) Serial long-term assessment of the natural history of asymptomatic patients with chronic aortic regurgitation and normal left ventricular systolic function. Circulation 84:1625–1635

Borer JS, Hochreiter C, Herrold EM et al (1998) Prediction of indications for valve replacement among asymptomatic or minimally symptomatic patients with chronic aortic regurgitation and normal left ventricular performance. Circulation 97:525–534

Botvinick EH, Schiller NB, Wickramasekaran RL et al (1975) Echocardiographic demonstration of early mitral valve closuer in severe aortic insufficiency. Circulation 51:836

Bougner DR (1975) Assessment of aortic insufficiency by transcutaneous Doppler ultrasound. Circulation 52:874

Braunwald E (1967) Mechanism of contraction of the normal and failing heart. Churchill-Livingston, London

Bubenheimer P, Reindell H, Roskamm H, Mund H (1978) Postoperative echokardiographische und röntgenologische Veränderungen des linken Ventrikels nach Aortenklappenersatz bei Aorteninsuffizienz. 15. Kongr der Südwestdtsch Ges Inn Med Heidelberg

Bulkley BH Roberts WC (1973) Ankylosing spondylitis and aortic regurguitation: Description of the characteristic cardiovascular lesions from study of eight necropsy patients. Circulation 48:1014

Byrd III BF, Shelton ME, Wilson III BH, Schillig S (1990) Infective perivalvular abscess of the aortic ring: Echocardiographic features and clinical course. Am J Cardiol 66:102

Chaliki HP, Mohty D, Avierinos JF et al (2002) Outcomes after aortic valve replacement in patients with severe aortic regurgitation and markedly reduced left ventricular function. Circulation 106:2687–2693

Ciobnau M, Abbasi AS, Allen M et al (1982) Pulsed Doppler echocardiography in the diagnosis and estimation of severity of aortic insufficiency. Am J Cardiol 49:339

Clark WS, Kulka YP, Bauer W (1957) Rheumatoid aortitis with aortic regurgitation. Am J Med 22:580

Craige E, Millward DK (1971) Diastolic and continuous murmurs. Prog cardiovasc Dis 14:38

Crawford MH, Wilson RS, O'Rourke RA, Vittitoe JA (1989) Effect of digoxin and vasodilators on left ventricular function in aortic regurgitation. Int J Cardiol 23.385

Dillon JC, Feigenbaum H, Konecke LL et al (1973) Echocardiographic manifestations of valvular vegetations. Am Heart J 86:698

Dujardin K, Enriquez-Sarano M, Schaff HV, Bailey KR, Seward JB, Tajik AJ (1999) Morality and morbidity of aortic regurgitation in clinical practice. A long-term follow-up study. Circulation 99:1851–1857.

Engleman EP, Chatton MJ (1974) Rheumatische und andere Erkrankungen der Gelenke. In: Huhnstock K, Kutscha W (Hrsg) Diagnose und Therapie in der Praxis. Springer, Berlin Heidelberg New York, S 572

Feizi Ö, Symons C, Yacoub M (1974) Echocardiography of the aortic valve. I. Studies of normal aortic valve, aortic stenosis aortic regurgitation, and mixed aortic valve disease. Br Heart J 36:341

Friedberg CK (1956) Diseases of the heart. Saunders, Philadelphia London

Gaasch WH, Carroll JD, Levine HJ, Criscitiello MG (1983) Chronic aoritc regurgitation: prognostic value of left ventricular end-systolic dimension and end-diastolic radium/thickness ratio. J Am Coll Cardiol 1:775–82

Gramiak R, Shah PM (1970) Echocardiography of the normal and diseased aortic valve. Radiol 96:1

Gray KE, Barritt DW (1975) Echocardiographic assessment of severity of aortic regurgitation. Br Heart J 37:691

Harvey WP, Corado MA, Perloff JK (1963) „Right-sided" murmurs of aortic insufficiency. (Diastolic murmurs better heard to the fight of the sternum rather than to the left). Am J med Sic 245:533

Hatle L, Angelsen B (1985) Doppler ultrasound in cardiology, 2. ed, pp 154–162. Lea & Febiger, Philadelphia

Horstkotte D, Niehues R, Strauer BE (1991) Pathomorphological aspects, aetiology and natural history of acquired mitral valve stenosis. Eur Heart J 12 (Suppl B):55–60

Imaizumi T, Ortia Y, Koiwaya Y et al (1982) Utility of two-dimensional echocardiography in the differential diagnosis of the etiology of aortic regurgitation. Am Heart J 103:887

Ishii K, Hirota Y, Suwa M et al (1996). Natural history and left ventricular response in chronic aortic regurgitation. Am J Cardiol 78:357–361

Iung B, Gohlke-Bärwolf C, Tornos P et al (2002) Working Group Report. Recommendations on the management of the asymptomatic patient with valvular heart disease. European Heart Journal 23 1253–1266

Joyner CR, Dyrda J, Reid JM (1966) Behaviour of the anterior leaflet of the mitral valve in patients with the austin flint murmur. Clin Res 14:251

Keane MG, Wiegers SE, Plappert T (2000) Bicuspid aortic valves are associated with aortic dilatation out of proportion to coexistent valvular lesions. Circulation 102 (Suppl III):35–9

Klodas E, Enriquez-Sarano M, Tajik A et al (1996) Aortic regurgitation complicated by extreme left ventricular dilation: long-term outcome after surgical correction. J Am Coll Cardiol 27:670–677

Loogen F, Bostroem B, Gleichmann U, Kreuzer H (1969) Aortenstenose und Aorteninsuffizienz. Forum Cardiol (Boehringer Mannheim) 12:1

Marsalese DL, Moodie DS, Lytle BS et al (1990) Cystic medical necrosis of the aorta in patients without Marfan syndrome: surgical outcome and long-term follow-up. J Am Coll Cardiol 16:68–73

McDonald IG (1976) Echocardiographic assessment of left ventricular function in aortic valve disease. Circulation 53:860

Miller GAH, Kirklin JW, Swan HJC (1965) Myocardial function and left ventricular volumes in acquired valvular insufficiency. Circulation 31:374

Monrad ES, Hess OM, Murakami T et al (1988) Time course of regression of left ventricular hypertrophy after aortic valve replacement. Circulation 77:1345

Nanda NC, Gramiak R, Shah PM (1973) Diagnosis of aortic foot dissection by echocardiography. Circulation 48:506

Omoto R, Yokote Y, Takamoto S et al (1984) The development of real-time two-dimensional Doppler echocardiography and its clinical significance in acquired valvular diseases. With specific reference to the evaluation of valvular regurgitation. Jpn Heart J 25:325

Pridie RB, Benham R, Oakley CM (1971) Echocardiography of the mitral valve in aortic valve disease. Br Heart J 33:296

Quinones MA, Young JB, Waggoner AD et al (1980) Assessment of pulsed Doppler echocariography in detection and quantification of aortic and mitral regurgitation. Br Heart J 44:612

Rahimtoola SH (1992) Management of heart failure in valve regurgitation. Clin Cardiol 15 (Suppl I):22

Roberts WC, Morrow GA, McIntosh CL et al (1981) Congenitally bicuspid aortic valve causing severe, pure aortic regurgitation without superimposed infective endocarditis. Am J Cardiol 47:206

Roman RJ, Rosen SE, Kramer-Fox R et al (1993) Prognostic significance of the pattern of aortic root dilation in the Marfan syndrome. J Am Coll Cardiol 22:1470–1476

Roskamm H (1971) Hämodynamik und Kontraktilität des gesunden und kranken Herzens bei körperlicher Belastung. Verb dtsch Ges Kreisl Forsch 37:42

Roy P, Tajik AJ, Giuliani ER et al (1976) Spectrum of echocardiographic findings in bacterial endocarditis. Circulation 53:474

Sandler H, Dodge HT, Hay RE, Rackley CE (1963) Quantitation of valvular insufficiency in man by angiocardiography. Am Heart J 65:501

Sareli P, Klein HO, Schamroth CL et al (1986) Contribution of echocardiography and immediate surgery to the management of severe aortic regurgitation from active endocarditis. Am J Cardiol 57:413

Schenk WG (1961) Hemodynamics of chronic experimental aortic insufficiency. Ann Surg 154:295

Schön HR, Braunfels J, Weilgartner H et al (1987) Herzklappenersatz bei über 60jährigen Patienten, Analyse des peri- und postoperativen Verlaufs im Vergleich zu unter 60jährigen. Z Kardiol 76:137

Schön HR, Pervas J, Blömer H (1992) Analyse des optimalen Zeitpunktes zum Aortenklappenersatz bei Patienten mit asymptomatischer chronischer Aorteninsuffizienz (Abstrakt). Z Kardiol 81 (Suppl I):162

Scognamiglio R, Fasoli G, Dalla Volta S (1986) Progression of myocardial dysfunction in asymptomatic patients with severe aortic insufficiency. Clin Cardiol 9:151–156

Shon HR, Dorn R, Barthel P, Shoming J (1994) Effect of 12 months quinapril therapy in asymptomatic patients with chronic aortic regurgitation. J Heart Valve Dis 3:500–509

Siemienczuk D, Greenberg B, Morris C et al (1989) Chronic aortic insufficiency: factors associated with progression to aortic valve replacement. Ann Intern Med 110:587–592

Slivermann DI, Gray J, Roman M et al (1995) Family history of severe cardiovascular disease in Marfan syndrome is associated with increased aortic diameter and decreased survival. J Am Coll Cardiol 26:1062–1067

Taniguchi K, Nakano S, Dawashima Y et al (1990) Left ventricular ejection performance, wall stress, and contractile state in aortic regurgitation before and after aortic valve replacement. Circulation 82:798

Tornos MP, Olona M, Permanyer-Miralda G et al (1995) Clinical outcome of severe asymptomatic chronic aortic regurgitation: a long-term prospective follow-up study. Am Heart J 130:333–339

Tornos MP, Olona M, Permayer-Miralda G et al (1998) Heart failure after aortic valve replacement for aortic regurgitation: prospective 20-year study. Am Heart J 136:681–687

Turina J, Millincic J, Seifert B, Turina M (1998) Valve replacement in chronic aortic regurgitation. True predictors of survival after extended follow-up. Circulation 98 (Suppl III):100–106

Urschel CHW (1967) Myocardial mechanics in aortic and mitralvalvular regurgitation: The concept of instanteneous impedance as a determinant of the performance of the intact heart. Circulat Res 21:341

Vaquez H, Bordet E (1928) Radiologie du coeur et des vaisseaux de la base. Bailliere, Paris

Wray TM (1975) Echocardiographic manifestations of flail aortic valve leaflets in bacterial endocarditis. Circulation 51:832

Zdansky E (1952) Zur Röntgenologie der Dynamik des Herzens. Fortschr Röntgenstr 76:295

Trikuspidalklappenfehler

K. Peters

31.1 Trikuspidalklappenstenose – 728
31.1.1 Ätiologie und Pathophysiologie – 728
31.1.2 Klinik – 728
31.1.3 Therapie – 729

31.2 Trikuspidalklappeninsuffizienz – 729
31.2.1 Ätiologie – 729
31.2.2 Klinik – 729
31.2.3 Therapie – 730

Literatur – 731

Ein isolierten Trikuspidalklappenfehler, ob als Stenose oder als Insuffizienz, ist eher selten; meist sind Trikuspidalklappenfehler mit linksseitigen Klappenvitien vergesellschaftet, was dann auch das Risiko birgt, dass sie übersehen oder in ihrer Bedeutsamkeit unterschätzt werden. Therapeutisch stehen entweder die medikamentöse oder die klappenerhaltenden Intervention im Vordergrund; ein prothetischer Ersatz der Trikuspidalklappe bleibt oft hämodynamisch unbefriedigend.

31.1 Trikuspidalklappenstenose

31.1.1 Ätiologie und Pathophysiologie

Ätiologie. Eine isolierte Trikuspidalklappenstenose ist ein sehr seltenes Krankheitsbild; in der Regel ist eine Stenosierung der Trikuspidalklappe rheumatischer Ätiologie und im Sinne einer Mehrfachklappenerkrankung mit einem Mitralklappenfehler vergesellschaftet. Aber auch bei Mehrfachklappenbefall infolge einer rheumatischen Herzerkrankung ist eine reine Trikuspidalklappenstenose selten; ist es, z. B. im Rahmen einer rheumatischen Mitralklappenerkrankung, zur Beteiligung der Trikuspidalklappe gekommen, so liegt hier meist ein kombinierter Fehler vor (Hauck et al. 1988).

Als weitere Ursachen für eine Stenosierung bzw. Obstruktion der Trikuspidalklappe kommen in Frage: rechtsatriale Tumoren (z. B. Myxome), ein Karzinoidsyndrom oder aber eine kongenitale Trikuspidalatresie.

Inzidenz. Mit dem Rückgang des rheumatischen Fiebers in den westlichen Ländern ist auch das Erscheinungsbild der Trikuspidalklappenstenose als Folge einer rheumatischen Trikuspidalklappenerkrankung noch seltener geworden. Hinzu kommt, dass eine geringe oder gar auch eine mittelschwere Trikuspidalklappenstenose beim zusätzlichen Vorliegen eines Mitralklappenfehlers klinisch übersehen werden kann. So verwundert es nicht, dass die Häufigkeit der rheumatischen Trikuspidalklappenstenose, z. B. im Rahmen einer Obduktion, 3-mal höher liegt als die intravitale klinische Erkennung (Kitchin u. Turner 1964).

Pathophysiologie. Die Lokalisation der Trikuspidalklappenstenose im Niederdrucksystem der Kreisläufe mit niedrigen Flussgeschwindigkeiten zwischen dem rechten Vorhof und dem rechten Ventrikel hat zur Folge, dass auch beim Vorliegen einer bedeutsamen, sogar schweren Trikuspidalstenose der diastolische Gradient zwischen rechtem Vorhof und rechtem Ventrikel nicht sehr hoch sein muss. Im Allgemeinen führt ein über die diastolische Einstromzeit gemittelter Gradient von 5 mmHg und mehr bereits zum klinischen Bild der Rechtsherzdekompensation mit oberer Einflussstauung, Leberstauung und peripheren Ödemen (Ribeiro et al. 1988).

31.1.2 Klinik

Inspektion. Das klinische Erscheinungsbild eines Patienten mit Trikuspidalklappenstenose wird dominiert von den Folgen der erhöhten Drucke im rechten Vorhof und dem zufließenden Venensystem: Stauungsleber, Aszites, Beinödeme, Einflussstauung der oberflächlichen Halsvenen im Sitzen und im Liegen; liegt noch regelmäßiger Sinusrhythmus vor, so ist formanalytisch eine A-Welle dominant, was in den mitgeteilten Pulsationen der oberflächlichen Halsvenen zu erkennen ist. Die Patienten klagen über ein Druckgefühl im Oberbauch nach dem Essen, sind häufig appetitlos, abgemagert. Das Erscheinungsbild kann ein große Variationsbreite aufweisen. Die Symptomatik einer gleichzeitig bestehenden Mitralklappenstenose kann durch eine vorgeschaltete Trikuspidalklappenstenose abgemildert sein.

Palpation und Auskultation. Der klinische Untersuchungsbefund ist geprägt von den Zeichen der Stauung vor dem rechten Herzen; liegt noch Sinusrhythmus vor, so ist infolge der hohen a-Welle ein präsystolischer Impuls der vergrößerten Leber zu tasten, die dominante a-Welle kann beim sitzenden Patienten als mitgeteilte Pulsation in den oberflächlichen Halsvenen zu erkennen sein. Der Trikuspidalklappenöffnungston ist deutlich vom 2. Herzton abgesetzt, das diastolische Einstromgeräusch ist in der Regel nur mittelfrequent. Öffnungston und diastolisches Einstromgeräusch sind am besten über dem Erb-Auskultationspunkt oder über dem linken unteren Sternalrand zu hören, sie können bei gleichzeitig vorliegender Mitralstenose von deren Geräuschphänomen überlagert sein. Beim Valsava-Pressversuch werden die Geräuschphänomene an der Trikuspidalklappe jedoch deutlich leiser (Wooley et al. 1985).

EKG. Elektrokardiographisch kommt es infolge der chronischen Druckbelastung im rechten Vorhof zur Ausbildung von überhöhten P-Zacken in den Ableitungen I, II (P-dextrokardiale) und in der Brustwandableitung V_1 Die Amplitude der P-Zacken überschreitet dann 0,25 mV.

Röntgen. Röntgenologisch kommt es zu einer isolierten Vergrößerung des rechten Vorhofs mit Verbreiterung des mediastinalen Kavaschattens im sagittalen Strahlengang der Thoraxaufnahme.

Echokardiogramm. Echokardiographisch ist während des diastolischen Einstroms eine Parallelbewegung der Trikuspidalklappensegel erkennbar; mit Dopplertechnik ist ein Gradient über die diastolische Einstromzeit nachweisbar (Guyer et al. 1984).

Herzkatheter. Bei der Herzkatheteruntersuchung ist eine simultane Druckmessung im rechten Vorhof und im rechten Ventrikel während der diastolischen Einstromzeit unabdingbar, möglichst mit 2 gleichartigen Kathetern nach 2-maliger

Punktion der Femoralvene. Wird nur eine Rückzugskurve aus dem rechten Ventrikel in den rechten Vorhof angefertigt, so kann eine Trikuspidalklappenstenose leicht übersehen werden.

Auch bei einer bereits mittelschweren Trikuspidalklappenstenose kann, z. B. als Therapieeffekt, ein diastolischer Druckangleich zwischen dem rechten Vorhof und dem rechten Ventrikel vorliegen. In diesem Fall muss die Trikuspidalklappenstenose durch Provokationsmanöver dokumentiert werden, so z. B. durch Volumenbelastung (rasche Infusion von Flüssigkeit), Frequenzanhebung (Atropin) oder körperliche Belastung (Ribeiro et al. 1988).

31.1.3 Therapie

Konservatives Vorgehen. Therapeutisch lässt sich eine Trikuspidalklappenstenose medikamentös mit Diuretika und Nitraten gut beeinflussen, bei einer nur mittelschweren Einengung der Klappe kann eine medikamentöse Intervention zum diastolischen Druckangleich zwischen dem rechten Vorhof und dem rechten Ventrikel führen; eine Normalisierung der rechtsatrialen Mitteldrucke ist möglich, sodass letztlich der Klappenfehler unter Ruhebedingungen auch während der Katheteruntersuchung nicht mehr nachweisbar ist.

Operative Intervention. Liegt jedoch eine schwere Trikuspidalklappenstenose vor, ist nach einer medikamentösen Therapie die kardiochirurgische Intervention mit einer offenen Trikuspidalklappenkommissurotomie und Rekonstruktion der Klappe indiziert (Revuelta et al. 1985). Das perioperative Risiko hierfür wird im wesentlichen bestimmt von den zusätzlich zugrunde liegenden und evtl. korrekturbedürftigen Klappenfehlern. Generell ist in jedem Fall eine Trikuspidalklappenrekonstruktion anzustreben, da ein Trikuspidalklappenersatz sowohl hämodynamisch als auch gerinnungsphysiologisch problematisch ist (s. Abschn. 31.2.3).

31.2 Trikuspidalklappeninsuffizienz

31.2.1 Ätiologie

Die häufigste Ursache für eine Trikuspidalklappeninsuffizienz ist nicht eine organische Veränderung des Klappenapparates selbst, sondern eine sekundäre Dilatation des rechten Ventrikels und des Trikuspidalklappenringes; dies wiederum kann Folge einer rechtsventrikulären Infarzierung (Vatterott et al. 1987) sein, oder aber entsteht sekundär infolge einer akuten (z. B. Lungenembolie) oder chronischen Drucksteigerung im rechten Ventrikel (z. B. bei Pulmonalstenose) bzw. im Lungenkreislauf (pulmonal-arterielle Hypertonie verschiedener Ursache). Eine pulmonal-arterielle Hypertonie wiederum kann Folge einer linksventrikulären Klappenerkrankung sein (Groves u. Hall 1992; Morrison et al. 1988).

Weitere Ursachen für eine Trikuspidalklappeninsuffizienz sind im Mitralklappenapparat selbst zu suchen (Mikami et al. 1984); hier spielen angeborene Defekte eine Rolle, wie z. B. die Ebstein-Anomalie oder aber auch ein Vorhofseptumdefekt (Chandraratna et al. 1978). Ein isolierter Trikuspidalklappenprolaps (Weinreich et al. 1985) ist eher selten. Nach einem stumpfen Thoraxtrauma kann eine Trikuspidalklappeninsuffizienz als Folge einer traumatischen Segel- oder Chordae-Ruptur durch die übrige thorakale Symptomatik überdeckt werden (Gayet et al. 1987). Bei den entzündlichen Trikuspidalklappenerkrankungen steht die rheumatische Trikuspidalklappenendokarditis meist in Kombination mit einem Mitral- oder auch Aortenklappenfehler ihrer Bedeutung und Häufigkeit nach weit im Vordergrund (Prabhakar et al. 1993). In Großstädten mit weitläufiger Drogenszene hat das Problem der rechtsventrikulären Endokarditis mit hartnäckigen Pseudomonasinfektionen an der Trikuspidalklappe zunehmend an Bedeutung gewonnen (Arbulu et al. 1993). Patienten mit einer Karzinoiderkrankung weisen in bis zu 80% einen Trikuspidalklappenbefall auf (Lundin et al. 1988), hämodynamisch im Vordergrund steht in diesen Fällen dann in der Regel eine Trikuspidalklappeninsuffizienz.

31.2.2 Klinik

 Die klinische Symptomatik und das Erscheinungsbild des Patienten werden bei isolierter Trikuspidalklappeninsuffizienz eindrucksvoll durch die hämodynamische Besonderheit des Klappenfehlers geprägt.

Pathophysiologie. Infolge der Schlussunfähigkeit der Trikuspidalklappe kommt es in Abhängigkeit vom systolischen rechtsventrikulären Druck zu einer breiten Regurgitation über die Trikuspidalklappe in den rechten Vorhof. Die Höhe der V-Welle und somit auch die Höhe der Drucksteigerung im rechten Vorhof ist von der Höhe des systolischen rechtsventrikulären Druckes abhängig. Dies erklärt auch, weshalb Patienten ohne pulmonale Hypertonie eine Trikuspidalklappeninsuffizienz wesentlich besser tolerieren als Patienten, bei denen eine pulmonale Hypertonie vorliegt.

Infolge der Drucksteigerung im rechten Vorhof kommt es konsekutiv zur Leberstauung, zur Stauung in den Nieren, zur Ausbildung von Ödemen an den Knöcheln und in den Beinen, im fortgeschrittenen Stadium dann auch zur Ausbildung von Anasarka und Aszites. Leber- und Nierenstauung können zur Funktionseinschränkung der Organe mit Anstieg der Serumbilirubinwerte und des Kreatininspiegels führen. Persistiert die Leberstauung über einen längeren Zeitraum von Monaten und Jahren, kommt es zum strukturellen Umbau des Lebergewebes (cirrhose cardiaque). Die chronische Kongestion vor dem rechten Herzen, v. a. die Leberstauung, führt in der Regel zur chronischen Inappetenz, zum Gewichtsverlust und zur Kachexie.

Inspektion. In der oberen Körperhälfte imponiert die kräftige Halsvenenstauung; in den allermeisten Fällen ist die dominante v-Welle der rechtsatrialen Druckkurve in den tiefen oder oberflächlichen Halsvenen beim sitzenden Patienten gut zu erkennen. Die dominante v-Welle ist beim liegenden Patienten als kräftige mitgeteilte Pulsation bei der Palpation der Leber zu tasten (Cha u. Gooch 1983).

Auskultation. Bei der physikalischen Untersuchung des Herzens ist ein meist holosystolisch lokalisiertes Geräusch mit Punctum maximum in 4. oder 5. ICR linksparasternal zu auskultieren. Das Geräusch nimmt an Lautstärke zu bei Inspiration (Carvallo-Zeichen) oder bei Auslösen eines hepatojugulären Refluxes. Bei einer sehr schweren Mitralinsuffizienz kann es durch den vermehrten Bluteinstrom über die Trikuspidalklappe dann auch zu einer funktionellen Trikuspidalstenose mit einem frühdiastolischen Einstromgeräusch kommen. Systolikum und Diastolikum sind in ihrer Lautstärke atemabhängig variabel. Evtl. ist vor dem rechten Ventrikel ein 3. Herzton zu hören, auch dieser ist atemabhängig bei Inspiration stärker ausgeprägt. Liegt gleichzeitig eine pulmonale Hypertonie vor, ist der Pulmonalklappenschlusston akzentuiert.

> **Klinisch wichtig**
>
> Liegen gleichzeitig ein Aorten- oder ein Mitralklappenfehler vor, können Geräuschphänomene an der Trikuspidalklappe überlagert sein; in einem solchen Fall sind Manöver mit forcierter Inspiration oder auch ein Müller-Manöver (forcierte Inspiration bei geschlossener Glottis) hilfreich.

Der volumenbelastete und vergrößerte rechte Ventrikel ist linksparasternal meist breitflächig mit systolischem Impuls tastbar.

EKG. Elektrokardiographisch liegt in der weit überwiegenden Zahl der Fälle in Folge der Dilatation des rechten, Vorhofes ein chronisches Vorhofflimmern vor. Besteht zusätzlich eine pulmonale Hypertonie, so findet sich in Abhängigkeit von ihrer Ausprägung ein partieller oder kompletter Rechtsschenkelblock.

Röntgen. Röntgenologisch sind die rechten Herzabschnitte (rechter Vorhof, rechter Ventrikel) in folge der Volumenbelastung vergrößert, liegt keine pulmonale Hypertonie vor, so ist die pulmonale Gefäßzeichnung unauffällig. In Abhängigkeit vom Druck im rechten Vorhof kann der Kavaschatten verbreitert sein.

Echokardiographie. Die Echokardiographie dokumentiert in ihrem zweidimensionalen Schnittbild das Ausmaß der Vergrößerung von rechtem Vorhof und rechtem Ventrikel, darüber hinaus ist das morphologische Korrelat der Trikuspidalklappeninsuffizienz meist gut zu verifizieren (erweiterter Trikuspidalklappenring, schlechte Adaptation der Trikuspidalsegel, Trikuspidalklappenprolaps, Endokarditis). Mit Dopplertechnik lässt sich der Regurgitationsjet gut erfassen, aus ihm können die systolischen rechtsventrikulären Drucke geschätzt werden (Skjaerpe u. Hatle 1986).

Herzkatheter. Die Herzkatheteruntersuchung ergibt deutlich erhöhte Drucke im rechten Vorhof, wobei form analytisch in der Vorhofdruckkurve eine dominante V-Welle typisch ist; bei einer sehr schweren Trikuspidalklappeninsuffizienz, z. B. infolge eines stumpfen Thoraxtraumas können Druckkurve im rechten Vorhof und im rechten Ventrikel nahezu identisch sein. Mit Dextrokardiographie im RAO-Strahlengang kann die Trikuspidalklappeninsuffizienz auch angiographisch sichtbar gemacht werden, liegt ein Trikuspidalsegelprolaps vor, so ist er im Angiogramm oft gut zu erkennen.

31.2.3 Therapie

Die therapeutischen Empfehlungen richten sich einerseits nach evtl. noch zusätzlich vorliegenden Herzklappenerkrankungen, andererseits auch nach der zugrunde liegenden Trikuspidalklappenmorphologie.

Konservatives Vorgehen. Liegt eine isolierte Trikuspidalklappeninsuffizienz ohne pulmonale Hypertonie und ohne eine weitere Erkrankung einer Herzklappe oder der Herzkranzgefäße vor, so wird man so weit wie möglich einer konservativen, medikamentösen Therapie den Vorzug geben; mit einer adäquat hoch dosierten diuretischen Medikation ist eine Trikuspidalklappeninsuffizienz therapeutisch gut beeinflussbar.

Den Weg der kardiochirurgischen Intervention wird man nur wählen, wenn einerseits die medikamentöse Therapie in ihrem Erfolg unbefriedigend ist und andererseits die Morphologie der Trikuspidalklappe mit hoher Wahrscheinlichkeit eine kardiochirurgische Rekonstruktion zulässt.

In der weit überwiegenden Zahl der Fälle ist die Trikuspidalklappeninsuffizienz jedoch Folge einer pulmonalen Hypertonie und diese wiederum Folge eines linksventrikulären Herzklappenfehlers, meist einer Mitralklappenstenose oder -insuffizienz. In diesem Fall ist die kardiochirurgische Intervention indiziert, mit Intervention an der Mitral- oder Aortenklappe und in gleicher Sitzung mit Rekonstruktion der Trikuspidalklappe, wobei hier mehrere konkurrierende Verfahren ähnlich gute Ergebnisse liefern (De Paulis et al. 1990; Lambertz et al. 1989). Das Risiko für den ohnedies notwendigen kardiochirurgischen Eingriff wird durch die zusätzliche Intervention an der Trikuspidalklappe nicht wesentlich erhöht (Kirklin u. Barratt-Boyes 1993).

Klappenersatz. In mehrfacher Hinsicht problematisch ist ein Trikuspidalklappenersatz; eine solche Intervention sollte nur angestrebt werden, wenn einerseits die konservative, medikamentöse Therapie die Symptomatik nur unzureichend beherrscht und andererseits eine Rekonstruktion der Trikuspidalklappe nicht mehr erreicht werden kann. Der Eingriff ist mit einer relativ hohen Mortalität bis zu 10% belastet (Thorburn et al. 1983; Boskovic et al. 1986; Kirklin u. Barrat-Boyes 1993), bei Implantation einer **mechanischen Kunststoffprothese** ergibt sich ein hohes Risiko für eine Spontanthrombose der Klappenprothese auch bei guter Antikoagulation (Thorburn et al. 1983; Boskovic et al. 1986; Kirklin u. Barrat-Boyes 1993). Die Implantation einer Prothese in Trikuspidalposition bleibt hämodynamisch unbefriedigend, weil mit der Implantation einer Kunstklappe jetzt auch ein Gradient – im Einzelfall hämodynamisch relevant – in Trikuspidalposition vorliegt. Es besteht zudem ein deutliches Risiko für eine postoperative höhergradige AV-Blockierung mit nachfolgender Schrittmacherbedürftigkeit.

Die Implantation einer **Bioprothese** birgt nicht das hohe Thromboserisiko wie die mechanische Kunstklappe, der postoperative Verlauf ist wesentlich günstiger und mit weniger Komplikationen behaftet (Guerra et al. 1990).

Bemerkenswert sind die guten Erfahrungen einer Trikuspidalektomie (Entfernung der Trikuspidalklappe) ohne Klappenersatz in folge einer rezidivierenden, bakteriellen Trikuspidalklappenendokarditis bei intravenös drogenabhängigen

Patienten (Carrel et al. 1993; Arbulu et al. 1993; Arbulu u. Asfaw 1981). Zwar wird die Krankenhausmortalität für den Eingriff mit bis zum 10% angegeben, die Überlebenden jedoch sind hämodynamisch offenbar nicht wesentlich beeinträchtigt; wird zu einem späteren Zeitpunkt noch ein Mitralklappenersatz durchgeführt, so führt dies offenbar zu keiner wesentlichen Verbesserung (Arbulu u. Asfaw 1981).

Zusammenfassung

Eine isolierte Trikuspidalklappeninsuffizienz ist eine gute Indikation zur medikamentösen, konservativen Therapie; sie ist einer diuretischen Medikation gut zugänglich. Eine isolierte, kardiochirurgische Intervention an der Trikuspidalklappe sollte nur durchgeführt werden, wenn der Erfolg der medikamentösen Therapie unbefriedigend ist und die Aussichten für eine Rekonstruktion der Trikuspidalklappe gut sind.

Eine klinisch bedeutsame Trikuspidalklappeninsuffizienz infolge einer pulmonalen Hypertonie bei zugrunde liegender linksventrikulärer Klappenerkrankung sollte simultan während der Intervention an Aorten- oder Mitralklappe rekonstruierend korrigiert werden. Der Eingriff wird durch die Intervention an der Trikuspidalklappe in seinem Mortalitäts- und Morbiditätsrisiko nicht wesentlich beeinflusst. Die Indikation zum Trikuspidalklappenersatz sollte nur mit großer Zurückhaltung gestellt werden; das Mortalitätsrisiko ist hoch, bei mechanischem Kunstklappen besteht zudem ein hohes Risiko für eine Spontanthrombose der Klappenprothese von 10%. Der Eingriff bleibt oft hämodynamisch unbefriedigend.

Literatur

Arbulu A, Holmes RJ, Asfaw I (1993) Surgical treatment of intractable right-sided infective endocarditis in drug addicts: 25 years experience. J Heart Valve Dis 2:129

Arbulu A, Asfaw I (1981) Tricuspid valvulectomy without prosthetic replacement. Ten years of clinical experience. J Thorac Cardiovasc Surg 82:684

Boskovic D, Elezovic I, Boskovic D et al (1986) Late thrombosis of the Björk-Shiley tilting disc valve in the tricuspid position. J Thorac Cardiovasc Surg 91:1

Carrel T, Schaffner A, Vogt P et al (1993) Endocarditis in intravenous drug addicts and HIV infected patients: Possibilities and limitations of surgical treatment. J Heart Valve Dis 2:140

Cha SD, Gooch AS (1983) Diagnosis of tricuspid regurgitation. Current status. Arch Intern Med 143:1763

Chandraratna PAM, Littman BB, Wilson D (1978) The association between atrial septal defect and prolapse of the tricuspid valve. An echocardiographic study. Chest 73:839

De Paulis R, Bobbio M, Ottino G et al (1990) The De Vega tricuspid annuloplasty. Perioperative mortality and long term folluw-up. J Cardiovasc Surg 31:512

Gayet C, Pierre B, Delahaye J-P et al (1987) Traumatic tricuspid insufficiency. An underdiagnosed disease. Chest 92:429

Groves PH, Hall RJC (1992) Late tricuspid regurgitation following mitral valve surgery. J Heart Valve Dis 1:80

Guerra F, Bortolotti U, Thiene G et al (1990) Long-term performance of the Hancock porcine bioprothesis in the tricuspid position. A review of forty-five patients with fourteen-year follow-up. J Thorac Cardiovasc Surg 99:838

Guyer DE, Gillam LD, Foale RA et al (1984) Comparison of the echocardiographic and hemodynamic diagnosis of rheumatic tricuspid stenosis. J Am Coll Cardiol 3:1135

Hauck AJ, Freeman DP, Ackermann DM et al (1988) Surgical pathology of the tricuspid valve: a study of 363 cases spanning 25 years. Mayo Clin Proc 63:851

Kirklin JW, Barratt-Boyes BG (1993) Tricuspid valve disease. In: Kirklin JW, Barratt-Boyes BG (eds) Cardiac surgery, vol. 2, 2nd ed. Churchill Livingstone, London, pp 589–601

Kitchin A, Turner R (1964) Diagnosis and treatment of tricuspid stenosis. Br Heart J 26:354

Lambertz H, Minale C, Flachskampf FA et al (1989) Long-term follow-up after Carpentier tricuspid valvuloplasty. Am Heart J 117:615

Lundin L, Norheim I, Landelius J et al (1988) Carcinoid heart disease: relationship of circulating vasoactive substances to ultrasound-detectable cardiac abnormalities. Circulation 77:264

Maisel AS, Atwood JE, Goldberger AL (1984) Hepatojugular reflux: Useful in the bedside diagnosis of tricuspid regurgitation. Ann Intern Med 101:781

Mikami Z, Kudo T, Sakurai N et al (1984) Mechanisms for development of functional tricuspid regurgitation determined by pulsed doppler and two-dimensional echocardiography. Am J Cardiol 53:160

Morrison DA, Ovitt T, Hammermeister KE (1988) Functional tricuspid regurgitation and fight ventricular dysfunction in pulmonary hypertension. Am J Cardiol 62:108

Prabhakar G, Kumr N, Gometza B et al (1993) Surgery für organic rheumatic disease of the tricuspid valve. J Heart Valve Dis 2:561

Revuelta JM, Garcia-Rinaldi R, Duran CMG (1985) Tricuspid commissurotomy. Ann Thorac Surg 39:489

Ribeiro PA, Al Zaibag M, Al Kasab S et al (1988) Provocation and amplification of the transvalvular pressure gradient in rheumatic tricuspid stenosis. Am J Cardiol 61:1307

Skjaerpe T, Hatle L (1986) Noninvasive estimation of systolic pressure in the fight ventricle im patients with tricuspid regurgitation. Eur Heart J 7:704

Thorburn CW, Morgan JJ, Shananhan MX, Chang VP (1983) Long-term results of tricuspid valve replacement and the problem of prosthetic valve thrombosis. Am J Cardiol 51:1128

Vatterott PJ, Nishimura RA, Gersh BJ, Smith HC (1987) Severe isolated tricuspid insufficiency in coronary artery disease. Int J Cardiol 14:295

Weinreich DJ, Burke JF, Bharati S, Lev M (1985) Isolated prolapse of the tricuspid valve. J Am Coll Cardiol 6:475

Wooley CF, Fontana ME, Kilman JW, Ryan JM (1985) Thicuspid stenosis. Atrial systolic murmur, tricuspid opening snap, and fight atrial pressure pulse. Am J Med 78:375

Pulmonalstenose

H. Roskamm, H. Reindell[†]

mit Beiträgen von J. Barmeyer, P. Bubenheimer, Ch. Gohlke-Bärwolf, H.Gohlke und H. Eichstädt

32.1 Ätiologie und pathologische Anatomie – 734

32.2 Pathophysiologie – 734

32.3 Symptome und klinische Befunde – 735

32.4 Elektrokardiogramm – 736

32.5 Röntgenbefunde – 737

32.6 Echokardiogramm – 738
32.6.1 Qualitative und quantitative Diagnose – 738
32.6.2 Echokardiographische Differenzialdiagnose und Begleitbefunde – 739

32.7 Herzkatheterbefunde – 739

32.8 Verlauf, Prognose und Komplikationen – 740

32.9 Therapie – 740
32.9.1 Konservative Therapie – 740
32.9.2 Ballonvalvuloplastie – 741
32.9.3 Chirurgische Therapie – 741

Literatur – 741

Die Pulmonalstenose wird wie auch andere Vitien in der Regel heute schon im Kindesalter diagnostiziert und, wenn notwendig, katheterinterventionell oder chirurgisch behandelt. Infolge der ausgezeichneten Kompensationsmöglichkeiten des Herzens gerade bei angeborenen Vitien gelangen jedoch immer wieder Patienten auch mit schweren, bislang nicht erkannten Pulmonalstenosen ins Erwachsenenalter, sodass der Erwachsenenkardiologe auch damit konfrontiert wird.

32.1 Ätiologie und pathologische Anatomie

J. Barmeyer

Im Folgenden wird vorwiegend die isolierte Form der Pulmonalstenose besprochen. Zur Kombination von Pulmonalstenose mit Ventrikelseptumdefekt (Fallot-Tetralogie) sowie Pulmonalstenose mit Vorhofseptumdefekt (Fallot-Trilogie) s. Kap. 37. Die Obstruktion hat ihren Sitz an der Klappe (valvuläre Form) oder aber im distalen Teil der Ausflussbahn des rechten Ventrikels (subvalvuläre oder infundibuläre Stenose).

Die **valvuläre Form** kommt in erster Linie bei der isolierten Form der Pulmonalstenose vor. Sie wird wahrscheinlich durch eine während des fetalen Lebens durchgemachte Endokarditis hervorgerufen. Während des Lebens kann die Stenose durch rezidivierende endokarditische Schübe oder durch Narbenbildung absolut zunehmen, oder aber die in der Stärke gleichbleibende Stenose wirkt sich durch das Wachstum des Herzens und seine vermehrte funktionelle Beanspruchung verstärkt aus. Sehr selten kann ein malignes Karzinoidsyndrom eine Pulmonalstenose verursachen (Altrichter et al. 1989).

Die valvuläre Stenose sitzt zentral oder exzentrisch, die Öffnung ist schlitzförmig, rund bis oval. Die verklebten Klappen sind von unterschiedlicher Dicke und nur selten verkalkt. In vereinzelten Fällen beobachtet man neben der valvulären Stenose im distalen Teil der Ausflussbahn (Übergang in das Infundibulum, Konuseingang) noch eine weitere zirkumskripte Einengung. Sie wird als Konuseingangsstenose bezeichnet und führt zur Bildung einer „3. Kammer". Die infundibuläre Stenose entsteht durch eine Entwicklungsstörung. Sie kommt selten isoliert (10%), häufiger als Fallot-Tetralogie vor. Hierbei besteht dann meist eine Verengung des gesamten Infundibulums (s. Kap. 37). Die valvuläre Pulmonalstenose findet sich in 16% aller angeborenen Herzfehler, etwa ein Drittel ist mit einem Vorhofseptumdefekt kombiniert. Männliches und weibliches Geschlecht werden gleich häufig befallen (Bodechtel u. Blömer 1966).

32.2 Pathophysiologie

> Bei der isolierten valvulären Pulmonalstenose besteht eine reine Druckbelastung des rechten Ventrikels. Es besteht eine „konzentrische Hypertrophie" (Linzbach 1948) des rechten Ventrikels, die die notwendige Minutenvolumenleistung des Herzens über viele Jahre aufrechterhält. Das Herz ist nicht vergrößert. Diastolisches und systolisches Volumen des rechten Ventrikels werden durch Abnahme der Restblutmenge eher kleiner. Der Druck im Truncus pulmonalis liegt durch diesen Kompensationsvorgang im Normalbereich.

Druckgradient der Stenose. Die systolische Drucksteigerung und die Größe des Druckgefälles an der Stenose sind, solange die Rechtsherzbelastung kompensiert ist, vom Ausmaß der Stenose abhängig. Druckgradienten von 5–10 mmHg können ohne Vorliegen einer Stenose, insbesondere bei Vorliegen von Volumenbelastungen, ohne wesentliche Bedeutung sein. Bei geringen Pulmonalstenosen liegt der systolische Druck im rechten Ventrikel unter 65 mmHg. Der Druckgradient beträgt bis zu 45 mmHg. Der Pulmonalarteriendruck ist in der Regel normal.

Bei mittelgradigen Pulmonalstenosen liegt der systolische Druck im rechten Ventrikel zwischen 65 und 100 mmHg. Bei hochgradigen Pulmonalstenosen beträgt der systolische Druck über 100 mmHg. Der Pulmonalarteriendruck ist hierbei häufig schon etwas gesenkt. Bei extrem schweren Stenosen wurden im rechten Ventrikel systolische Drücke bis zu 300 mmHg gemessen, sodass der linksventrikuläre Druck weit übertroffen wird. Das bedeutet, dass bei der Pulmonalstenose die schwersten Formen der Rechtsherzhypertrophie beobachtet werden. Dabei ist besonders darauf hinzuweisen, dass solche hohen Drücke über viele Jahre überwunden werden können, ohne dass es zu einer Kontraktionsinsuffizienz des rechten Ventrikels kommt.

Herzminutenvolumen. Die Minutenvolumenleistung des Herzens ist abhängig vom Schweregrad der Stenose. Bei mittelstarken Stenosen liegt das Minutenvolumen in Ruhe noch im unteren Normbereich. Eine Verkleinerung des Schlagvolumens kann dabei zunächst noch durch einen Anstieg der Herzfrequenz kompensiert sein. Bei starker Stenose ist das Minutenvolumen reduziert, die arteriovenöse Sauerstoffdifferenz als Kompensationsvorgang erhöht. Es besteht eine weitgehende Abhängigkeit der arteriovenösen Sauerstoffdifferenz vom Grad der systolischen Druckbelastung.

Ohne Vorliegen einer Kontraktionsinsuffizienz fanden sich bei einer 22-jährigen Frau und einem 12-jährigen Jungen systolische Druckwerte im rechten Ventrikel von 225 bzw. 235 mmHg und Werte für die arteriovenöse Differenz von 10,8 bzw. 10,9 Vol.-%.

Unter Belastungsbedingungen kann bei mittleren Stenosegraden das Minutenvolumen nicht ausreichend gesteigert werden. Das Schlagvolumen kann sogar abnehmen. Als Kompensationsvorgang kommt es dadurch schon auf niedrigen Belastungsstufen zu einem starken Anstieg von Frequenz und arteriovenöser Sauerstoffdifferenz, ohne dass der mittlere Vorhofdruck ansteigt. Es besteht eine „Förderinsuffizienz", jedoch noch keine myokardiale Kontraktions- oder Stauungsinsuffi-

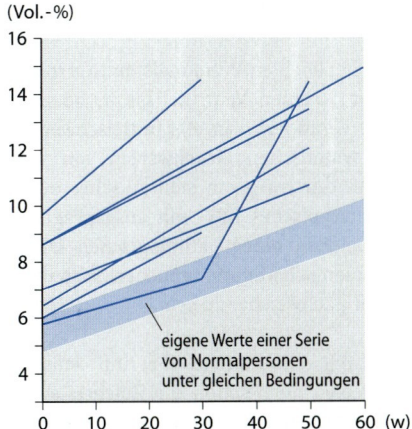

Abb. 32.1. Arteriovenöse Sauerstoffgehaltsdifferenz in Ruhe und während Belastung in Watt (w) bei 7 Patienten mit Pulmonalstenose (ausgezogene Linien) und bei 26 gesunden Personen unterschiedlicher Leistungsbreite (4 Frauen, 13 Männer, 9 Hochleistungssportler). Die infolge der Stenose eingeschränkte Pumpleistung des Herzens wird durch einen starken Anstieg der arteriovenösen Sauerstoffdifferenz auf submaximalen Belastungsstufen kompensiert (Förderinsuffizienz). (Aus Reindell et al. 1960; eigene Werte einer Serie von Normalpersonen unter gleichen Bedingungen)

zienz (Abb. 32.1). Die in diesen Fällen bei Verkleinerung der rechten Ventrikelhöhle erniedrigte Pumpleistung des Herzens ohne Zeichen einer klinisch manifesten myokardial bedingten Rechtsherzinsuffizienz ist somit ein typisches Beispiel für eine reine „Förderinsuffizienz".

Rechtsventrikuläre Druckbelastung. Die Druckbelastung des rechten Ventrikels führt auch ohne Vorliegen einer Kontraktionsinsuffizienz zu einer Druckbelastung des rechten Vorhofs. Durch die Hypertrophie der rechtsseitigen Kammermuskulatur kommt es zu einer erschwerten Dehnbarkeit mit Erhöhung des enddiastolischen Füllungsdrucks, der wiederum ein von der Höhe des systolischen Drucks abhängige verstärkte Vorhofkontraktion und damit auch eine Vorhofhypertrophie zur Folge hat (Grosse-Brockhoff u. Wolter 1958). Der Vorhofmitteldruck ist gering, der systolische Vorhofdruck stärker überhöht. Bei der Katheteruntersuchung findet man eine überhöhte Vorhofkontraktion bzw. a-Welle.

Die Pathophysiologie der Pulmonalstenose wird erheblich modifiziert, wenn intrakardiale Defekte vorhanden sind. So ist bei der „Pulmonalstenose mit Ventrikelseptumdefekt" in Folge der interventrikulären Kommunikation der Druck im linken Ventrikel stets identisch mit dem Druck im rechten Ventrikel. Der Ventrikelseptumdefekt stellt gewissermaßen ein Überlaufventil dar. Die Folge ist, dass die Pulmonalarteriendrücke nur selten den Normalwert erreichen, da der hierzu erforderliche Druck vom rechten Herzen infolge der Kommunikation zwischen rechtem und linkem Ventrikel nicht aufgebracht werden kann.

32.3 Symptome und klinische Befunde

H. Eichstädt

Belastbarkeit. Die Beeinträchtigung der Leistungsfähigkeit und das Auftreten von Beschwerden hängen in erster Linie vom Schweregrad der Stenose ab. In einzelnen Fällen fanden sich bei jugendlichen Leistungssportlern leichte Pulmonalstenosen mit systolischen Druckwerten in Ruhe bis zu 50 mmHg. Die körperliche Entwicklung und die Leistungsfähigkeit solcher Patienten sind normal.

Symptome und Beschwerden. Bei mittelschweren Pulmonalstenosen (systolische Drücke im rechten Ventrikel bis zu 100 mmHg) wird während mäßigen Belastungen über eine **Dyspnoe** geklagt. Die körperliche Entwicklung braucht dabei noch nicht beeinträchtigt zu sein. Bei kritischen Pulmonalstenosen besteht Atemnot schon während geringen Belastungen. Dabei kommt es auch meist zu einer peripheren **Zyanose** (Latson 2001), sodass Nägel und Lippen livide gefärbt sind. Das zeitliche Auftreten einer peripheren Zyanose ist unterschiedlich. Sie kann schon relativ früh, in den ersten Lebensjahren oder aber erst im 2. oder 3. Dezennium, auftreten.

Die Differenzialdiagnose zwischen einer peripheren und zentralen, durch einen Vorhofseptumdefekt bedingten Zyanose kann schwierig sein. Besteht bei der Pulmonalstenose noch ein kleiner Vorhofseptumdefekt, der zunächst klinisch ganz im Hintergrund steht, kann sich in späteren Jahren eine zunehmende Blausucht einstellen.

Durch relative Zunahme der Stenose in Folge Wachstums und entsprechend zunehmender Rechtsherzhypertrophie kann es zu einer **Rechtsherzinsuffizienz** kommen, sodass der Druck im rechten Vorhof ansteigt. Zyanose und Dyspnoe treten bei diesen Patienten mit gleicher Intensität auf. Selten kommt es jedoch zu so schweren Formen der Mischungszyanose wie bei der Fallot-Tetralogie. Trommelschlegelfinger kommen meistens nur mäßig ausgeprägt vor.

Bei hochgradigen Pulmonalstenosen wird von den Patienten gelegentlich **Herzschmerz** während Belastung angegeben, wahrscheinlich liegen diesem Symptom die gleichen Ursachen wie bei der Aortenstenose zugrunde, wobei ein „fixiertes" kleines Schlagvolumen unter Anstrengung nicht adäquat gesteigert werden kann. Es kommt zu rascher Erschöpfung, aus dem gleichen Grunde während plötzlicher Belastung wohl auch zu kurzfristigen **Synkopen**.

Gehäufte pulmonale Infekte, speziell auch Tuberkulose, sind bei diesem Herzfehler häufiger als bei anderen konnatalen Vitien. Vereinzelt sind anamnestisch bakterielle Endokarditiden erfasst worden. Die Klinikeinweisung erfolgt oft wegen akuter Rechtsherzdekompensation.

Inspektion. Bei der äußeren Untersuchung fällt *inspektorisch* bei höhergradigen Formen gelegentlich ein „Vollmondgesicht" auf, bei erniedrigtem Minutenvolumen eine periphere Zyanose. Auch eine Voussure ist sichtbar, wenn schon im Kleinkindesalter eine schwere Rechtsherzhypertrophie bestand. Am Hals kann ein positiver Venenpuls (a-Welle) über den Vv. jugulares gesehen werden. Hebende Pulsationen am linken Sternalrand und im Epigastrium können bereits inspektorisch beeindrucken.

Besonders aber fällt die verstärkte Aktion des rechten Ventrikels palpatorisch auf. Ein systolisches Schwirren fehlt bei mittelgradigen Stenosen nur selten, bei hochgradigen Formen nie.

Auskultation. Bei der Auskultation kann der 1. Herzton durch Betonung des Trikuspidalanteils gespalten sein. Bei der Spaltung des 2. Herztons ist das Spaltungsintervall um so größer, je höhergradig die Klappenstenose ist. Im Gegensatz zur Ausflussbahnstenose des rechten Ventrikels und zum Vorhofseptumdefekt zeigt die Spaltung des 2. Herztons Atemschwankungen. Bei hochgradigen Pulmonalstenosen ist der Pulmonalton meist so leise, dass er nicht mehr auskultatorisch nachgewiesen werden kann. Beträgt die Amplitude des 2. Herztons über dem 2. ICR links parasternal weniger als 20% der Amplitude über dem 2. ICR rechts parasternal, besteht gewöhnlich ein rechtsventrikulärer Druck von über 100 mmHg (Outzen u. Heintzen 1966).

Das **systolische Herzgeräusch** ist in der Regel laut und lässt sich bei 90% der Patienten als Schwirren tasten. Es hat sein Punctum maximum über dem 2. ICR links parasternal, wird aber wegen seiner Lautstärke nach oben und unten fortgeleitet und ist über dem ganzen Herzen hörbar.

Die Lautstärke muss nicht unbedingt einen Gradmesser für den Schweregrad darstellen. So kann bei hochgradiger Stenose das Geräusch wieder leiser werden, wenn das Schlagvolumen klein ist oder sich infolge einer Herzinsuffizienz vermindert. Deshalb findet man bei mittelschweren kompensierten Stenosen die lautesten Geräusche, die lauter sind als beim Vorliegen einer Fallot-Tetralogie. Das Geräusch hat Spindelform und das Geräuschmaximum tritt in der Systole um so später auf, je hochgradiger die Stenose ist. Es kann dann den Aortenton überdauern, der im Geräusch untergehen kann. Bei abgeschwächtem Pulmonalton entsteht dann der Eindruck eines in die Diastole reichenden systolischen Geräusches. Das Herzgeräusch hat rauen Charakter und stellt sich am deutlichsten im mittleren Frequenzbereich dar. Bei mittelschweren und schweren Formen der Pulmonalstenose wird ein dumpfer, nicht sehr lauter Vorhofton über dem 3.–4. ICR links parasternal besonders bei Inspiration wahrnehmbar, der in Folge Belastung des rechten Vorhofs entsteht. Bei einem systolischen Druck von über 100 mmHg im rechten Ventrikel findet sich meist auch ein präsystolisches Geräusch (Gamboa u. Willis 1967).

> **Klinisch wichtig**
> Differenzialdiagnostisch muss bei systolischem Geräusch in der Pulmonalgegend bei jungen Menschen auch an ein Strömungsgeräusch bei hyperzirkulatorischen Kreislaufzuständen gedacht werden, bei sehr lautem Geräusch auch einmal an einen Ventrikelseptumdefekt.

Ejektionsklick. Bei leichten bis mittelschweren Pulmonalstenosen kommt es durch die Anspannung der poststenotisch dilatierten Pulmonalarterie zu einem hochfrequenten Ejektionsklick oder frühsystolischen Auswurfton, der nur bei den valvulären und nur selten bei infundibulären und nicht bei relativen Pulmonalstenosen, z. B. beim Vorhofseptumdefekt, beobachtet wird.

32.4 Elektrokardiogramm

Das EKG kann bei leichten Pulmonalstenosen mit systolischen Druckwerten im rechten Ventrikel bis zu 70 mmHg normal oder nur leicht verändert sein. Bei mittelschweren Pulmonalstenosen mit systolischen Druckwerten von 70–100 mmHg beobachtet man durchweg ein steiltypisches oder aber auch schon ein rechtstypisches EKG mit ausgeprägter S-Zacke in Ableitung I. Zeichen einer pathologischen Druckbelastung oder myokardialen Schädigung brauchen dann im Brustwand-EKG noch nicht nachweisbar zu sein.

Rechtshypertrophie. Es können aber mit denselben systolischen Druckwerten auch schon die Zeichen einer stärkeren Rechtsherzhypertrophie vorhanden sein, wenn sich solche Patienten stärkeren körperlichen Belastungen durch Leistungssport unterzogen haben. Bei systolischen Druckwerten über 100 mmHg finden sich durchweg die Kennzeichen der Rechtsherzhypertrophie (◘ Abb. 32.2). Sie bestehen in einem rechtstypischen Stromverlauf und dem Auftreten von überhöhten R-Zacken über dem rechten Herzen (in V_1 oder weiter nach rechts) mit oder ohne tiefes S in V_6. Der überhöhten R-Zacke kann in V_1, Vr_3 oder Vr_4 auch eine kleine Q-Zacke vor-

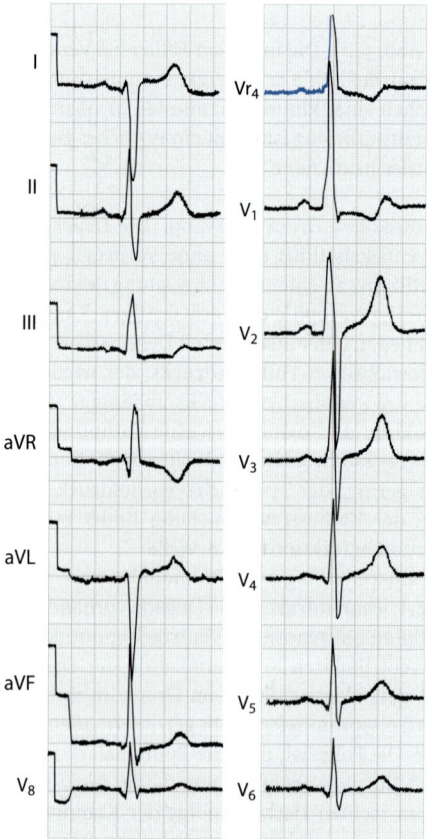

◘ Abb. 32.2. 6-jähriger Patient. Schwere Pulmonalstenose; rechter Ventrikeldruck 102 mmHg. Druckgradient 84 mmHg, rechter mittlerer Vorhof 9 mmHg. HV 280 ml, HV/KG 13,5 ml/kg. (Röntgenstadium II–III). Im EKG starker Rechtstyp, stark überhöhte R-Zacken in Vr_4 und V_1, gegenüber V_6 nur gering verspätet; negatives T in Vr_4 und biphasisches T in V_1. (Aus Reindell et al. 1960)

angehen. Bei leichteren Stenosen kann auch einmal ein unvollständiger Rechtsschenkelblock nachweisbar werden. Ein vollständiger Rechtsschenkelblock ist sehr selten.

Rechtsverspätung. Ein wichtiger Befund ist ferner die Verspätung des OUP der R-Zacke in V_1 (Reindell u. Klepzig 1958). Der OUP der R-Zacke kann dabei in V_1 gegenüber V_6 so verspätet sein, dass die Differenz OUP (V_6)-OUP (V_1), die normalerweise plus 0,020–0,032 s beträgt, negativ wird. Die Verspätung des OUP vermissten wir bei 22 Patienten nur 3-mal. Auch der Rechtstyp ist ein sehr konstanter Befund. Er kann von unterschiedlichem Ausmaß sein. Bei der Mehrzahl der Fälle ist die elektrische Herzachse über 90° abgelenkt. Es kann ein sog. überdrehter Rechtstyp vorliegen. Hierunter ist ein EKG zu verstehen, bei dem in I die S-Zacke größer als die R-Zacke ist. Bei noch stärkerem Rechtstyp kann in seltenen Fällen auch II überwiegende S-Zacken aufweisen. In solchen Fällen finden sich entsprechend der starken Abdrehung der elektrischen Herzachse nach rechts oben stark überhöhte R-Zacken in aVR. Alle Brustwandableitungen können bis V_6 tiefe S-Zacken aufweisen (Reindell et al. 1960).

Rechtspräkordiale Kammerendteile. Eine wesentliche diagnostische und auch prognostische Bedeutung kommt dem Verhalten der T-Wellen über dem rechten Präkordium zu. Bei mittelschwerer Stenose kann T in V_1 noch positiv sein oder die T-Wellen sind in V_1–V_2 negativ. Bei sehr schweren Stenosen, die schon zu einer Rechtsschädigung und Rechtsdilatation des Herzens geführt haben, kann sich die Negativierung bis V_6 ausdehnen. Bei diesen Patienten findet man meist auch negative T-Wellen in II und III. Die Belastung des rechten Vorhofs findet in der überhöhten P-Welle (P pulmonale) in II und V_1 ihren Ausdruck. Zwischen der Höhe der R-Zacke über dem rechten Präkordium und dem Druck im rechten Ventrikel besteht eine deutliche, wenn auch lockere Beziehung. Die Streubreite ist groß. Eine sehr enge Korrelation kann auch nicht erwartet werden, da die EKG-Veränderungen vom Ausmaß der Hypertrophie und der Rechtsherzschädigung abhängen und hierfür neben der Stärke der Stenose auch die Dauer der Erkrankung sowie das Ausmaß der körperlichen Belastung eine Rolle spielen.

Auf eine myokardiale Schädigung weisen vor allen Dingen die negativen T-Wellen über dem rechten Herzen bis V_6 hin. Diese Negativierung ist in erster Linie Zeichen der schweren Rechtsherzschädigung in Folge der Druckbelastung des Herzens.

32.5 Röntgenbefunde

Herzform und Herzgröße

Form und Größe des Herzens sind unabhängig vom Grad der Druckbelastung des rechten Ventrikels. Bestimmend hierfür ist allein der Funktionszustand des Myokards bzw. das Vorliegen einer Suffizienz oder Insuffizienz des rechten Ventrikels. So haben eigene Untersuchungen an 45 Patienten gezeigt, dass selbst bei sehr hohen systolischen Drücken die meisten Herzen im Normbereich, ja sogar unterhalb des Durchschnittswertes gleichaltriger Normalpersonen liegen können. Nur ein geringer Teil der Herzen, bei denen eine wesentliche Erhöhung des

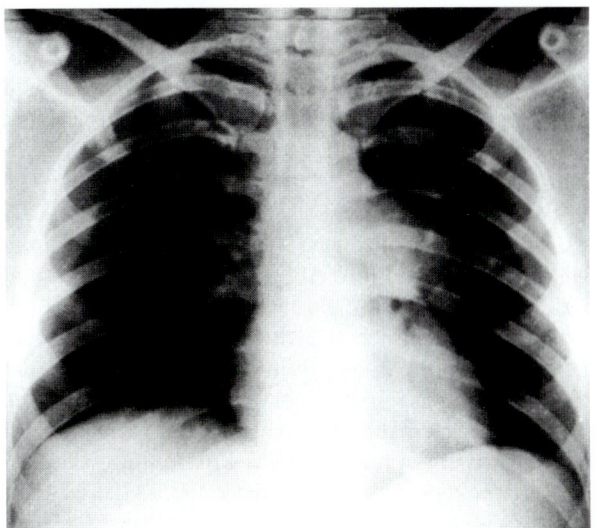

Abb. 32.3. Röntgenaufnahme einer 35-jährigen Patientin. HV 570 ml, HV/KG 9,4 ml/kg. Klinische Angaben: Herzklopfen bei Belastung, sonst keine Beschwerden: auskultatorisch typische Pulmonalstenose. Systolischer Druck im rechten Ventrikel 72 mmHg, enddiastolischer Druck 4 mmHg, Druckgradient 59 mmHg; $D_{av}O_2$ 6,9 Vol.-%. Röntgenbefund: Das Herz ist wohlgeformt, insbesondere ist die Herztaille gut ausgebildet. Die Herzgröße entspricht dem Durchschnittswert gleichaltriger Normalpersonen. Der Pulmonalbogen springt nur wenig vor, dagegen ist die A. pulmonalis links stark erweitert. Der Hauptast der A. pulmonalis rechts ist schmal, die Lungendurchblutung beidseits reduziert

rechtsventrikulären Füllungsdrucks vorlag, war vergrößert (Reindell et al. 1960).

Röntgenstadium I. Nicht selten weist die poststenotische Ektasie der linken bei gleichzeitiger Verschmälerung der rechten A. pulmonalis allein auf das Vorliegen einer Pulmonalstenose hin. Es handelt sich um das Röntgenstadium I eines Pulmonalstenoseherzens, ein entsprechendes Beispiel ist in Abb. 32.3 dargestellt.

Röntgenstadium II. Eine rechtsbetonte asymmetrische Herzform weist auch bei normaler Herzgröße immer darauf hin, dass die Myokardfunktion gestört ist. Es besteht eine exzentrische Druckhypertrophie (Linzbach 1948) und damit ein Röntgenstadium II. Da infolge der eingeschränkten Minutenvolumenleistung des Herzens durch die Pulmonalstenose linker Vorhof und linker Ventrikel klein sind, liegt die Herzgröße trotz der nachweisbaren Rechtsherzvergrößerung noch im Normbereich. Auf der p.-a. Aufnahme erkennt man bei diesen Patienten, dass der rechte Herzrandbogen höher ansetzt. Außerdem wölbt sich die Region des linken Herzohres durch die Verlängerung der Ausflussbahn des rechten Ventrikels vor. Durch die Drehung des Herzens nach dorsal in Folge der Rechtsherzvergrößerung wird der rechte Ventrikel im Bereich der Herztaille links randbildend.

Röntgenstadium III. Kommt es mit zunehmender Insuffizienz zu einer weiteren Vergrößerung des rechten Vorhofs und des rechten Ventrikels, kann die Herzgröße erheblich zunehmen.

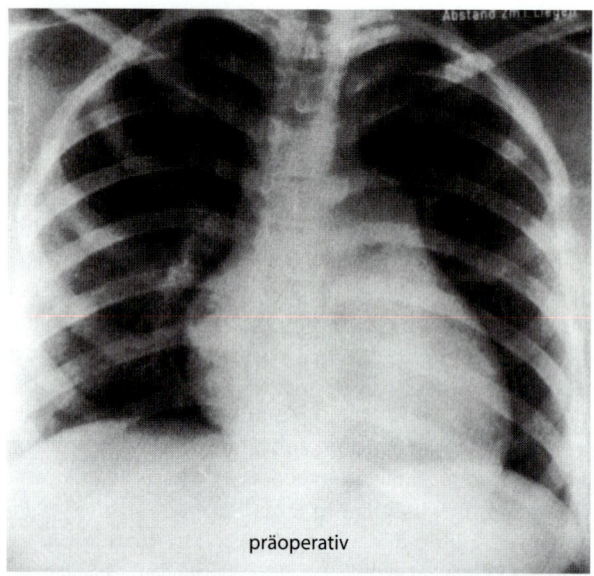

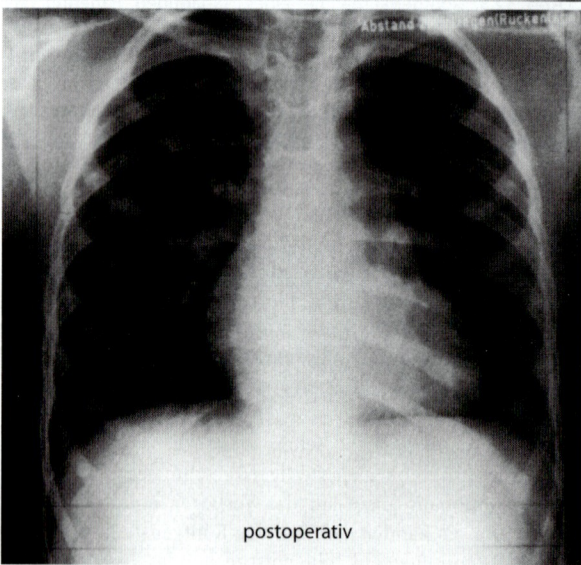

◻ **Abb. 32.4.** Prä- und postoperativer Röntgenbefund einer 17-jährigen Patientin. Klinischer Befund: seit mehreren Jahren bei körperlicher Belastung stärkeres Herzklopfen, in den letzten Monaten vor der Untersuchung Atemnot. Systolischer Druck im rechten Ventrikel 121 mmHg, enddiastolischer Ventrikeldruck 9 mmHg, Druckgradient 102 mmHg: $D_{av}O_2$ 8,6 Vol.-%. Röntgenbefund präoperativ: vergrößertes Herz (H V 885 ml, H V/KG 12,8 ml/kg). Die Herzgröße liegt etwas außerhalb des oberen Normbereiches (Röntgenstadium II–III, exzentrische Druckhypertrophie des rechten Ventrikels mit Vergrößerung des rechten Vorhofes). Der rechte Herzrandbogen ist verlängert und wölbt sich stark konvex ins rechte Basalfeld vor. Die Herztaille ist durch den vorspringenden Pulmonalbogen und durch die Verlängerung der Ausflussbahn des rechten Ventrikels verstrichen. Die Lungendurchblutung ist herabgesetzt. Röntgenbefund postoperativ: Verkleinerung des Herzvolumens auf 595 ml. Die relative Herzgröße (HV/KG 9,5 ml/kg) liegt jetzt im Normbereich. Die Herzform hat sich durch Verkleinerung des rechten Vorhofes und des rechten Ventrikels normalisiert. Als Folge der Pulmonalstenose lässt sich noch der vorspringende Pulmonalbogen nachweisen

Das Herz lädt jetzt verstärkt nach links und rechts aus (Zdansky 1958). Der Tiefendurchmesser des Herzens ist vergrößert. Ein Beispiel für Form und Größenänderung des Herzens im Stadium III ist in Abb. 32.4 dargestellt. Auch hier macht der postoperative Röntgenbefund und die präoperative Umformung und Größenänderung des Herzens ein Stadium III deutlich.

Pulmonalisstamm. Die Diagnose einer Pulmonalstenose wird durch die Abweichungen des Pulmonalisstamms sowie der zentralen und peripheren Lungengefäße wesentlich erleichtert.

> Durch die Erweiterung des Stamms der Pulmonalarterie springt der Pulmonalbogen verstärkt vor, sodass die Herztaille im oberen Bereich mehr oder weniger verstrichen ist. Nur selten wird eine Prominenz des Pulmonalbogens vermisst (Brock 1948).

Bei 23 Patienten fanden wir 19-mal eine poststenotische Erweiterung des Truncus pulmonalis. Eine Korrelation zwischen dem Grad der Pulmonalstenose und dem Ausmaß der poststenotischen Dilatation findet sich, wie durch angiographische Untersuchungen nachgewiesen wurde, nicht (Dow et al. 1950). Der vorspringende Pulmonalbogen fehlt meist bei den infundibulären Stenosen.

Der Truncus pulmonalis und auch die linke Pulmonalarterie sind durch die Pressstrahlwirkung meistens erweitert, die rechte A. pulmonalis ist durchwegs schmal. Auch hier besteht keine Korrelation zwischen der Erweiterung der Pulmonalarterie und dem Grad der Drucksteigerung. Die Erweiterung des linken Hauptastes kann sich auch auf einzelne Nebenäste fortsetzen (Brock 1948; Kjellberg et al. 1955).

32.6 Echokardiogramm

P. Bubenheimer

> **Echokardiographische Aufgaben bei Verdacht auf Pulmonalstenose**
> - Morphologischer Nachweis der Pulmonalstenose (qualitative Diagnose)
> - Differenzierung zwischen valvulärer, subvalvulärer und supravalvulärer Stenose (Differenzialdiagnose)
> - Beurteilung des Schweregrades (quantitative Diagnose)
> - Beurteilung der Auswirkungen der chronischen Druckbelastung auf das rechte Herz (Begleitveränderungen)

32.6.1 Qualitative und quantitative Diagnose

Die valvuläre Pulmonalstenose geht mit einer Einschränkung der Taschenbeweglichkeit einher. Dies ist bei fibrotischen oder gar verkalkten Klappen, die intensiv reflektieren, gut zu erkennen (Weyman et al. 1977). Oft sind die Klappenechos selbst im Erwachsenenalter noch so zart, dass die systolische Klappenstellung nur angedeutet zu erkennen ist. In solchen Fällen ist eine systolische Kuppelform der Klappe typisch.

Quantifizierung. Am besten wird die Pulmonalstenose nichtinvasiv mit dem Dopplerechokardiogramm quantifiziert (Lima et al. 1983). Die Doppleranalyse erfolgt von parasternal, oft gelingt auch eine Ableitung von apikal oder subkostal. Aus der erhöhten Flussgeschwindigkeit kann der Druckgradient mit Hilfe der vereinfachten Bernoulli-Gleichung errechnet werden (◘ Abb. 32.5). Für die infundibuläre Stenose ist ein spätsystolischer Geschwindigkeitsgipfel typisch. Besonders geeignet ist das Dopplerechokardiogramm für die prä- und postoperative Verlaufskontrolle der Pulmonalstenose.

32.6.2 Echokardiographischen Differenzialdiagnose und Begleitbefunde

Subvalvuläre Stenose. Die subvalvuläre (infundibuläre) Stenose fällt durch eine wulstige Verdickung der Wand des rechtsventrikulären Ausflusstrakts im Schnittbild auf (Mills et al. 1980). Systolisch wird die dadurch bedingte Verengung der Ausflussbahn durch hyperkinetische Kontraktion verstärkt. Ist die Pulmonalklappe selbst gesund, so zeigt sich bei infundibulärer Stenose im TM-Echokardiogramm ein hochfrequentes systolisches Taschenschwirren und eine verzögerte Schließungsbewegung (Weyman et al. 1975). Oft sind infundibuläre und valvuläre Pulmonalstenosen jedoch kombiniert, eine Differenzierung wird dann TM-echokardiographisch schwierig. Inwieweit in solchen Fällen ein einfacher oder 2facher Drucksprung vorliegt, kann am besten dopplerechokardiographisch geklärt werden.

Supravalvuläre und valvuläre Stenose. Die supravalvulären Stenosen sind im Schnittbild nur zu erkennen, wenn sie klappennah liegen. Die Pulmonalarterie ist dann durch einen supravalvulären Ring oder eine Membran eingeschnürt. Bei valvulärer Stenose fällt die poststenotische Dilatation der Pulmonalarterie im Schnittbild auf. Oft bereitet die genaue Lokalisation einer Pulmonalstenose im 2-D-Echokardiogramm Schwierigkeiten. Dann ist der Farbdoppler hilfreich: Die Stenose kann anhand der Einengung des Flussprofils und der danach folgenden Turbulenzen (Stenosejet) rasch erkannt werden (◘ Abb. 32.5). Auch das transösophageale Echokardiogramm kann zur morphologischen Differenzierung herangezogen werden.

Rechter Ventrikel. Bei höhergradiger Pulmonalstenose ohne begleitendes Shuntvitium finden wir im 2-D- und im TM-Echokardiogramm eine ausgeprägte konzentrische Rechtsherzhypertrophie, die an der Vorder- und Hinterwand der Einflussbahn und an der Vorderwand der Ausflussbahn sowie am Ventrikelseptum (◘ Abb. 32.6) nachgewiesen werden kann. Die Außenmaße des rechten Ventrikels sind im Vergleich mit dem kleinen linken Ventrikel vergrößert, die Lumenweite ist jedoch abnorm klein. Die in das Ventrikellumen eingezwängten Trikuspidalsegel zeigen eine kleine Schwingungsamplitude mit verzögerter Öffnungsgeschwindigkeit. Der Durchmesser des rechten Vorhofs ist, solange der Klappenfehler kompensiert ist, normal, bei Dekompensation vergrößert. Linker Vorhof und linker Ventrikel sind infolge des kleinen Schlagvolumens meist abnorm klein.

32.7 Herzkatheterbefunde

In der Regel wird die Diagnose einer Pulmonalstenose klinisch gestellt. Die Herzkatheterisierung wird jedoch häufig auch bei geklärter Diagnose zur Bestätigung des Ausmaßes der Stenosierung vorgenommen, das sich aus dem systolischen Druckgradienten an der Pulmonalklappe bzw. aus der Höhe des systolischen Drucks im rechten Ventrikel ergibt. Bei der valvulären Pulmonalstenose wird ein einstufiger sprunghafter Druckanstieg beobachtet. Bei der infundibulären Pulmonalstenose wird nach Rückzug aus der Pulmonalarterie eine Ventrikeldruckkurve mit normal hohen systolischen Druckwerten registriert, erst danach kommt es zu einem Drucksprung. Bei Vorliegen einer Kombination von valvulärer und infundibulä-

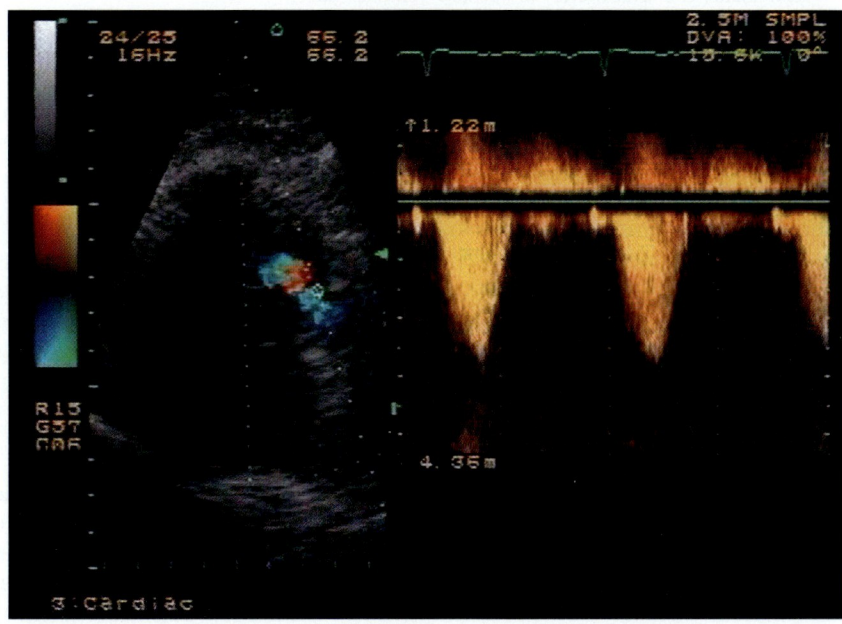

◘ Abb. 32.5.
Links: Nachweis eines turbulenten Flusses in der Höhe der Pulmonalklappe (Pfeil) in einem linksparasternaler Querschnitt.
Rechts: CW-Doppler mit Spitzengeschwindigkeit von 3 m/s, einem maximalen Druckgradienten von 36 mmHg entsprechend (leichte Pulmonalstenose)

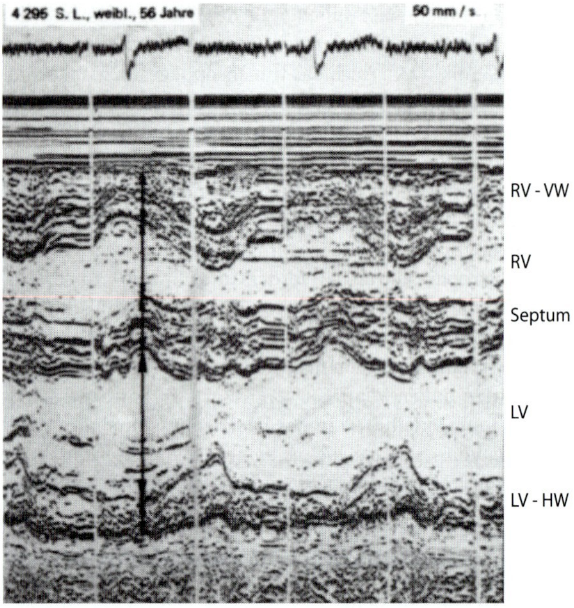

Abb. 32.6. Echogramm der Ventrikel einer 56-jährigen Patientin mit kombinierter subvalvulärer (Δp 76 mmHg) und valvulärer Stenose (ΔP 42 mmHg). Der rechte Ventrikel ist im Vergleich zum linken Ventrikel vergrößert, wobei allerdings das Lumen (20 mm) normal weit ist und die Wände abnorm dick sind (Vorderwand des rechten Ventrikels 10 mm, Septum 12 mm). Der Querdurchmesser des linken Ventrikels ist mit 37 mm sehr klein, die Myokarddicke der Hinterwand mit 9 mm normal

rer Pulmonalstenose wird ein zweistufiger Drucksprung beobachtet.

> **Definition**
>
> Druckgradienten bis zu 45 mmHg entsprechen einer geringgradigen Pulmonalstenose, Druckgradienten zwischen 45 und 80 mmHg einer mittelschweren, solche über 80 mmHg bzw. systolische Druckwerte im rechten Ventrikel über 100 mmHg einer schweren Pulmonalstenose.

Parallel mit dem systolischen Druck sind in Folge der reduzierten Dehnbarkeit des hypertrophierten Myokards in der Regel auch der enddiastolische Druck und die a-Welle in der Vorhofdruckkurve erhöht. Bei der Rechtsherzinsuffizienz kommt es darüber hinaus auch zu einer Anhebung des gesamten Druckverlaufs innerhalb der Diastole, auch der Vorhofmitteldruck ist jetzt erheblich erhöht.

Wie im Abschn. 32.2 ausgeführt wurde, besteht eine Relation zwischen Schwere der Pulmonalstenose und Einschränkung des Herzminutenvolumens, entsprechend werden bei starken Pulmonalstenosen sehr große arteriovenöse Sauerstoffdifferenzen festgestellt.

32.8 Verlauf, Prognose und Komplikationen

H. Gohlke, Ch. Gohlke-Bärwolf

Prognose. Die Prognose der kongenitalen valvulären Pulmonalstenose hängt im wesentlichen von 3 Faktoren ab:
- Schweregrad der Stenose,
- Progression der Stenose,
- Funktion des rechten Ventrikels.

Verlauf. Patienten mit einer leichten Stenose sind für gewöhnlich beschwerdefrei und ihre Lebenserwartung ist nicht eingeschränkt. Vor dem 5. Lebensjahr kommt es jedoch auch bei leichten Stenosen häufig zu einer Progression (Mody 1975). Mittel- und schwergradige Klappenstenosen nehmen jedoch auch nach dem 5. Lebensjahr noch weiter zu (Moller et al. 1973 u. a.).

Letalität. Die rechtsventrikuläre Insuffizienz stellt die häufigste Todesursache dar (Greene et al. 1949). Eine weitere Todesursache ist der plötzliche Herztod (Tinker et al. 1965). Patienten, die bereits im Kindesalter eine schwere Stenose haben, sterben häufig am Herzversagen im frühen Erwachsenenalter. In einer pathologischen Studie von Greene et al. (1949) betrug das mittlere Alter zum Zeitpunkt des Todes 26 Jahre.

Komplikationen. Bei allen Formen der Pulmonalstenose (valvuläre, subvalvuläre und supravalvuläre periphere Pulmonalstenose) kann es zum Auftreten einer bakteriellen Endokarditis kommen, jedoch viel seltener als bei Patienten mit Mitral- und Aortenvitien (Gersony u. Hayes 1977).

32.9 Therapie

32.9.1 Konservative Therapie

Die konservative Behandlung einer leichten Pulmonalstenose erfordert außer der Endokarditisprophylaxe (s. Kap. 26) keine speziellen Maßnahmen. Auch sind keine körperlichen Restriktionen notwendig. Leistungssport sollte jedoch nicht ausgeübt werden.

> **Klinisch wichtig**
>
> Die Patienten sollten sich in 1- bis 2-jährigen Abständen kardiologischen Kontrolluntersuchungen einschließlich dopplerechokardiographischer Bestimmung des Gradienten über der Pulmonalisklappe unterziehen, damit Hinweise auf eine Zunahme des Gradienten und/oder der Symptomatik erkannt werden können.

Auch bei asymptomatischen Patienten wird man sich bei Zunahme des Gradienten über 50 mmHg zu einer Valvuloplastie entschließen, um eine unnötige Einschränkung der körperlichen Aktivität und Komplikationen zu vermeiden (Hayes et al. 1993). Das Auftreten von Symptomen und Zeichen der

Rechtsherzinsuffizienz bei einer signifikanten Pulmonalstenose ist als absolute Indikation zur Valvuloplastie anzusehen.

32.9.2 Ballonvalvuloplastie

Seit den ersten Berichten über eine erfolgreiche Ballonvalvuloplastie bei einem Kind (Kan et al. 1982) und einem Erwachsenen (Pepine et al. 1982) hat die Valvuloplastie der valvulären Pulmonalstenose die Operation weitgehend abgelöst. Die Pulmonalvalvuloplastie mit Kathetertechnik ist in ihren Akut- und Langzeiterfolgen mit den Ergebnissen der kardiochirurgischen Korrektur bei diesen Patienten vergleichbar (Teupe et al. 1997), das Interventionsrisiko für Mortalität und andere schwere Komplikationen liegt niedriger. Sie stellt deshalb sowohl im Kindes- als auch im Erwachsenenalter, wenn keine Begleitanomalien vorliegen, die Therapieform der ersten Wahl dar (s. Kap. 50).

32.9.3 Chirurgische Therapie

Eine Indikation zur Operation besteht nur dann, wenn eine Valvuloplastie aus technischen Gründen nicht möglich ist, wegen einer Dysplasie der Pulmonalklappe nicht durchgeführt werden kann oder wenn weitere begleitende Vitien vorliegen. Unter diesen Voraussetzungen ist bei einem Gradienten von > 70 mmHg insbesondere bei jüngeren Patienten eine Indikation gegeben.

Bei Sprengung der Pulmonalklappe unter Sicht und unter Verwendung des extrakorporalen Kreislaufs ist eine Senkung des Gradienten in den Bereich der geringgradigen Pulmonalstenose die Regel. Die rechtsventrikuläre Funktion normalisiert sich beim größten Teil derjenigen Patienten, die im Kindesalter operiert werden (Hanley et al. 1993).

> **Zusammenfassung**
>
> Innerhalb der interventionellen Therapie hat schon heute die Ballonvalvuloplastie die Chirurgie weitgehend abgelöst. Da erstgenannte Methode erst knapp 20 Jahre alt ist, liegen Langzeitergebnisse noch nicht vor, trotzdem ist auch in den nächsten Jahren mit einer weiteren Verbreitung der Ballonvalvuloplastie zuungunsten der chirurgischen Intervention zu rechnen.

Literatur

Altrichter PM, Olson LJ, Edwards WD et al (1989) Surgical pathology of the pulmonary valve: a study of 116 cases spanning 15 years. Mayo Clin Proc 64:1352–1360

Bodechtel G, Blömer H (1966) Die Herzfehler; ihre Symptomatologie und Hämodynamik. Urban & Schwarzenberg, München

Brock RC (1948) Pulmonary valvulotomy for the relief of congenital stenosis. Report of 3 cases. Br med J 1:1121

Dow JW, Levine HD, Elkin M et al (1950) Studies of congenital heart disease. IV. Uncomplicated pulmonic stenosis. Circulation 1:267

Eldredge WJ, Tingelstadt JB, Robertson LW et al (1972) Observations on the natural history of pulmonary artery coarctations. Circulation 45:404

Gamboa R, Willig K (1967) The systolic murmur of combined pulmonary stenosis and infundibular stenosis. Am J Cardiol 19:880

Gersony WM, Hayes CJ (1977) Bacterial endocarditis in patients with pulmonary stenosis, aortic stenosis, or ventricular septal defect. Circulation 56 (Suppl I):84

Greene DG, Baldwin ED, Baldwin JS et al (1949) Pure congenital pulmonary stenosis and idiopathic congenital dilatation of the pulmonary artery. Am J Med 6:24

Grosse-Brockhoff F, Wolter HH (1958) Der enddiastolische Füllungsdruck bei chronischen Druck- und Volumenbelastungen des rechten Ventrikels. Z Kreisl Forsch 47:481

Hanley FL, Sade RM, Freedom RM et al (1993) Outcome in critically ill neonates with primary pulmonary stenosis and intact ventricular septum: A multi-institution study. J Am Coll Cardiol 22:183

Hayes CJ, Gersony WM, Driscoll DJ et al (1993) Second natural history study of congenital heart defects. Results of treatment of patients with pulmonary valvar stenosis. Circulation 87 (Suppl I):28

Kan JS, White RI, Mitchell SE (1982) Percutaneous ballon valvuloplasty: a new method for treating congenital pulmonary valve stenosis. N Engl J Med 9:540

Kjellberg SR, Mannheimer E, Ruhde N (1955) Diagnosis of congenital heart disease. Year Book, Chicago

Latson, LA (2001) Critical pulmonary stenosis. J Interv Cardiol 14:345–350

Lima CO, Sahn DJ, Valdez-Cruz LM et al (1983) Noninvasive prediction of transvalvular pressure gradient in patients with pulmonary stenosis by quantitative two-dimensional echocardiographic Doppler studies. Circulation 67:866

Linzbach AJ (1948) Herzhypertrophie und kritisches Herzgewicht. Klin Wschr 459:1

Mills P, Wolfe C, Redwood D (1980) Non-invasive diagnosis of subpulmonary outflow tract obstruction. Brit Heart J 43:276

Mody MR (1975) The natural history of uncomplicated valvular pulmonic stenosis. Am Heart J 90:317

Outzen H, Heintzen P (1966) Quantitative Untersuchungen über die Lautstärke des Pulmonalklappenschlusstons bei Pulmonalstenosen und Defekten des Vorhofseptums. Z Kreisl Forsch 55:65

Pepine CJ, Gessner IH, Feldman RL (1982) Percutaneous balloon valvuloplasty for pulmonic valve stenosis in the adult. Am J Cardiol 50:1442

Reindell H, Doll E, Steim H et al (1960) Das prae- und postoperative Röntgenbild angeborener Herzfehler, seine diagnostische, pathophysiologische und prognostische Bedeutung. Mitteilung I: Die valvuläre Pulmonalstenose ohne Septumdefekt. Arch Kreisl Forsch 32:174

Reindell H, Klepzig H (1958) Die neuzeitlichen Brustwand- und Extremitäten-Ableitungen in der Praxis. Thieme, Stuttgart

Teupe C, Burger W, Schräder R, Zeiher AM (1997) Ballondilatation valvulärer Pulmonalstenosen bei Erwachsenen. Z Kardiol 86:1026–1032

Tinker J, Howitt G, Markman P et al (1965) The natural history of isolated pulmonary stenosis. Br Heart J 27:151

Weyman AE, Dillon JC, Feigenbaum H et al (1975) Echocardiographic differentiation of infundibular from valvular pulmonary stenosis. Am J Cardiol 36:21

Weyman AE, Hurwitz RA, Girod DA et al (1977) Cross-sectional echocardiographic visualization of the stenotic pulmonary valve. Circulation 56:769

Wood P (1956) Diseases of the heart and circulation, 2nd ed. Lippincott, Philadelphia

Vorhofseptumdefekt

H. Roskamm, H. Reindell[†]

mit Beiträgen von J. Barmeyer, P. Bubenheimer, Ch. Gohlke-Bärwolf, H.Gohlke, H. Eichstädt und N. Jander

33.1 Ätiologie und pathologische Anatomie – 744

33.2 Pathophysiologie – 744
33.2.1 Shunt-Volumen und Hämodynamik – 744
33.2.2 Pulmonale Durchblutung und rechtsventrikuläre Funktion – 745

33.3 Symptome und klinische Befunde – 746

33.4 Elektrokardiogramm – 747

33.5 Röntgenbefunde – 748

33.6 Echokardiogramm – 749
33.6.1 Qualitative Diagnose – 749
33.6.2 Lokalisation des Defekts – 751
33.6.3 Quantitative Diagnose – 751
33.6.4 Echokardiographische Begleitbefunde – 752
32.6.5 Postoperative Beurteilung – 753

33.7 Herzkatheterbefunde – 753

33.8 Verlauf, Prognose und Komplikationen – 753

33.9 Therapie – 754
33.9.1 Konservative Therapie – 754
33.9.2 Chirurgische Therapie – 755

Literatur – 756

Der Vorhofseptumdefekt gehört zu den häufigsten angeborenen Herzanomalien; er macht 15–20% der angeborenen Herzfehler aus. Dabei überwiegen der Sekundum- und der Sinus-venosus-Defekt bei weitem (Grosse-Brockhoff et al. 1957). Der Vorhofseptumdefekt ist häufig mit anderen Herzfehlern kombiniert. Bevorzugt wird das weibliche Geschlecht befallen.

33.1 Ätiologie und pathologische Anatomie

J. Barmeyer

Ein Vorhofseptumdefekt liegt vor, wenn eine weite Kommunikation zwischen dem rechten und dem linken Vorhof besteht. Ein offenes Foramen ovale, dessen Klappe schließt, wird nicht unter das Krankheitsbild des Vorhofseptumdefekts eingeordnet. Es gibt mehrere Varianten des Vorhofseptumdefekts, deren Entstehung von der Art der embryonalen Entwicklungsstörung an verschiedenen Stellen der Vorhofscheidewand und vom Zeitpunkt der Entwicklungsstörung abhängt. Nicht selten findet sich zusätzlich eine Transposition einzelner Lungenvenen in den rechten Vorhof.

Sekundumdefekt. Am häufigsten ist der Sekundumdefekt. Er betrifft den mittleren und kranialen Abschnitt der Vorhofseptums und die Gegend des Foramen ovale. Er wird hervorgerufen durch eine Hemmung bei der Entwicklung des Septum secundum.

Primumdefekt. Der Primumdefekt ist in der mittleren und basisnahen Vorhofscheidewand lokalisiert. Er entsteht durch eine Entwicklungsstörung des Septum primum. Bleibt die Vereinigung des Septum primum mit den Wülsten des Atrioventrikularkanals aus, sind der Atrioventrikularkanal und damit die AV-Klappen in den Defekt mit einbezogen (partieller Canalis atrioventricularis).

Sinus-venosus-Defekt. Der „hohe" Vorhofseptumdefekt oder Sinus-venosus-Defekt liegt zwischen der Fossa ovalis und der Mündung der V. cava superior, sodass die obere Hohlvene über dem Defekt reitet. In ungefähr 90% der Fälle beobachtet man bei diesem Defekt auch eine Transposition einzelner Venen der rechten Lunge in die obere Hohlvene oder in den rechten Vorhof. Ein völliges Fehlen der Vorhofscheidewand wird meistens mit noch anderen Missbildungen des Herzens, v. a. im Bereich des Ventrikelseptums beobachtet (totaler Vorhofscheidewanddefekt, Cor triloculare biventriculare); es handelt sich um ein sehr seltenes Krankheitsbild.

33.2 Pathophysiologie

33.2.1 Shunt-Volumen und Hämodynamik

Für den Vorhofseptumdefekt gelten eine Reihe der generell für intrakardiale und intravasale Verbindungen gültigen Gesetzmäßigkeiten.

> Kleine intrakardiale Defekte oder Verbindungen zwischen den großen Gefäßen begrenzen das Ausmaß des Shunts durch ihren eigenen Widerstand (drucktrennend). Diese Shunt-Volumina verursachen keine entscheidenden hämodynamischen Störungen. Große Defekte dagegen setzen dem Durchfluss keinen Widerstand entgegen (druckangleichend). Bei ihnen sind die Dehnbarkeit der beiden Ventrikel und die Widerstände der beiden Kreisläufe die das Shunt-Ausmaß bestimmenden Faktoren.

Diese Überlegungen gelten im Prinzip nicht nur für den Vorhofseptumdefekt, sondern auch für den Ventrikelseptumdefekt und den offenen Ductus arteriosus Botalli. Beim Vorhofseptumdefekt hängt die Größe des Links-rechts-Shunts von folgenden Faktoren ab:

Defektgröße. Die Defektgröße spielt nur bei kleineren und mittleren Defekten eine wesentliche Rolle. Von einer Defektgröße ab 4 cm Durchmesser ist die Größe des Defekts nicht mehr entscheidend für den Durchfluss.

Druckgradient. Der Druckgradient zwischen linkem und rechtem Vorhof ist bei kleinen und mittleren Defekten von Bedeutung. Der normale mittlere Druck im linken Vorhof beträgt 8 mmHg, der Druck im rechten Vorhof 4 mmHg, das ergibt eine mittlere Druckdifferenz von 4 mmHg. Bei kleinen Defekten kann diese Druckdifferenz nachgewiesen werden. Bei großen Defekten dagegen besteht zwischen linkem und rechtem Vorhof kein Druckunterschied mehr, eine Druckdifferenz kann somit auch nicht mehr die treibende Kraft für den Links-rechts-Shunt sein.

Der Druckunterschied zwischen linkem und rechtem Vorhof kann sich unter mehreren Bedingungen ändern. Bei Vorliegen einer zusätzlichen Mitralstenose wird der Druckunterschied zwischen linkem und rechtem Vorhof erheblich gesteigert (**Lutembacher-Syndrom**), wodurch der Links-rechts-Shunt bei gleicher Defektgröße verstärkt wird.

Bei Vorliegen einer **Trikuspidalinsuffizienz**, welche häufig zusammen mit dem Auftreten von Vorhofflimmern und -flattern in Erscheinung tritt, kann der Links-rechts-Shunt zum Zeitpunkt der Ventrikelsystole, während der es durch die Regurgitation aus dem rechten Ventrikel in den rechten Vorhof zu einer erheblichen Druckanhebung kommt, aufgehoben werden. In diesen Fällen ist dann nur noch zum Zeitpunkt der Ventrikeldiastole ein Links-rechts-Shunt möglich.

Shunt-Größe. Der Unterschied der Dehnbarkeit zwischen linkem und rechtem Vorhof und Ventrikel und die vermehrte Dehnbarkeit des rechten Ventrikels beeinflussen wesentlich die Shunt-Größe. Bei großen Defekten ist die den Links-rechts-Shunt verursachende Kraft in erster Linie die größere Dehnbarkeit des rechten Vorhofs und v. a. des rechten Ventrikels. Mit zunehmender Hypertrophie des rechten Ventrikels, insbesondere bei zunehmender Druckbelastung infolge Widerstandserhöhung im Lungenkreislauf (s. unten), nehmen die Dehnbarkeit des rechten Ventrikels, die diastolische Funktion und damit auch der Links-rechts-Shunt ab. Ein Druckanstieg im rechten Vorhof in Folge einer rechtsseitigen Myokardinsuffizienz reduziert ebenfalls den Druckunterschied zwischen rechtem und linkem Vorhof und damit den Links-rechts-Shunt.

33.2.2 Pulmonale Durchblutung und rechtsventrikuläre Funktion

Lungendurchfluss. Der Links-rechts-Shunt addiert sich dem effektiven Herzminutenvolumen, welches dem rechten Vorhof aus den beiden Hohlvenen zufließt, sodass ein gesteigerter Lungendurchfluss resultiert. In der Regel beträgt der Lungendurchfluss bei mittleren Vorhofseptumdefekten 10–15 l, d. h. das 2- bis 3fache des Herzminutenvolumens des großen Kreislaufs. In extremen Fällen kann der Lungendurchfluss auf das 5- bis 6fache des Herzminutenvolumens des großen Kreislaufs erhöht sein. Dabei muss jedoch auf den großen methodischen Fehler bei der Bestimmung des sehr hohen Lungendurchflusses hingewiesen werden. In diesen Fällen beträgt der Durchmesser des Vorhofseptumdefekts jedoch in der Regel 4 cm oder gar mehr.

Jeder größere Links-rechts-Shunt und damit jeder deutlich vergrößerte Lungendurchfluss bedeutet eine Volumenbelastung für den rechten Vorhof und den rechten Ventrikel, für den rechten Vorhof jedoch nicht in dem Maße, in dem der Lungendurchfluss gegenüber dem Herzminutenvolumen des großen Kreislaufs erhöht ist, da ein Teil des Links-rechts-Shunts während der Ventrikeldiastole geschieht und somit direkt dem rechten Ventrikel zugeleitet wird, ohne im rechten Vorhof gespeichert zu werden.

Rechtsventrikuläre Volumenbelastung. Die Volumenbelastung für den rechten Ventrikel kann ganz erheblich sein, wenn man bedenkt, dass in Extremfällen das Herzminutenvolumen des Lungenkreislaufs auf ungefähr 28 l erhöht werden kann. Das bedeutet bei einer Herzfrequenz von 70 min^{-1} ein Schlagvolumen des rechten Ventrikels von 400 ml. Der erhöhte Lungendurchfluss führt zu einer Erweiterung des Truncus pulmonalis sowie der zentralen und peripheren Lungenarterien und -venen.

Relative Pulmonalstenose. Der erhöhte Lungendurchfluss kann mit einem Druckgradienten an der Pulmonalklappe bis über 20 mmHg und mehr verbunden sein (relative Pulmonalstenose). Häufig ist jedoch bei beträchtlich erhöhtem Lungendurchfluss kein Druckgradient an der Pulmonalklappe nachweisbar. Trotzdem muss das systolische Geräusch des Vorhofseptumdefektpatienten in erster Linie auf den erhöhten Durchfluss durch die Pulmonalklappe und die Pulmonalarterie bezogen werden.

Die erhöhte Volumenleistung des rechten Ventrikels führt zu einer Verlängerung seiner Systole. Dies ist die Ursache für die Spaltung des 2. Herztons. Charakteristischerweise ist die Spaltung durch den ganzen Atemzyklus fixiert, da wegen der freien Kommunikation auf Vorhofebene das inspiratorisch vermehrt anfallende Volumen des venösen Rückstromes mit kurzfristiger Druckerhöhung im rechten Vorhof zu einer genau entsprechenden Reduktion des Shunts führt und somit das Verhältnis der Schlagvolumina beider Kammern immer exakt gleich gehalten wird.

Pulmonalwiderstand. Eine Lungendurchflusserhöhung bis auf ungefähr 15 l, d. h. auf das 3fache des Herzminutenvolumens des großen Kreislaufs, führt noch zu keiner oder nur zu einer äußerst geringen Erhöhung der Drücke im rechten Ventrikel und im Truncus pulmonalis. Diese erhebliche Lungendurchflusserhöhung ohne Druckerhöhung ist nur möglich durch eine beträchtliche Verringerung des pulmonalen Gefäßwiderstandes, der auf ungefähr die Hälfte bis zu einem Drittel der Norm herabgesetzt werden kann.

Eine weitere Erhöhung des Lungendurchflusses führt zu einer geringen bis mäßiggradigen Anhebung der Drücke im rechten Ventrikel und im Truncus pulmonalis (hyperkinetische pulmonale Hypertonie). Insbesondere während körperlicher Belastung ist in diesen Fällen eine wesentliche Drucksteigerung nachweisbar, da die normalerweise während körperlicher Belastung eintretende Herabsetzung des pulmonalen Gefäßwiderstandes bei solchen Patienten schon aufgebraucht ist.

Bei einem Teil der Patienten (um 10%) kommt es mit zunehmendem Alter in Folge des erhöhten Lungendurchflusses zu sekundären Veränderungen der Lungengefäße, insbesondere zu einer Verdickung der Intima und zu einer Hypertrophie der Media der Pulmonalarterien und Pulmonalarteriolen. Diese morphologischen Prozesse bedingen eine sekundäre Widerstandserhöhung im Lungenkreislauf. Je stärker diese Widerstandserhöhung ist, desto größer wird die Druckbelastung für den rechten Ventrikel, und das wiederum bedeutet zusätzliche Druckhypertrophie des rechten Ventrikels, wodurch seine Dehnbarkeit herabgesetzt wird. Bei Konstanz der oben genannten übrigen Faktoren kommt es zu einer Reduktion des Links-rechts-Shunts. So ist es nicht verwunderlich, dass bei denjenigen Patienten, die einen mittleren Pulmonalarteriendruck von mehr als 30 mmHg haben, eine umgekehrt proportionale Beziehung zwischen Pulmonalarteriendruck und Links-rechts-Shunt bzw. Lungendurchfluss besteht.

Eisenmenger-Reaktion. Bei sehr starker Erhöhung des Lungengefäßwiderstandes kommt es über einen gekreuzten Shunt allmählich zu einem Überwiegen des Rechts-links-Shunts (Eisenmenger-Reaktion). In diesen Fällen resultiert eine zentrale Zyanose.

Jedoch ist auch bei normalen Druckwerten im rechten Ventrikel ein geringer Rechts-links-Shunt möglich. Das Blut, das aus der V. cava inferior kommt, wird auch bei unkompliziertem Vorhofseptumdefekt bevorzugt in die Gegend des oberen Anteils des Vorhofseptumdefekts geleitet und kann hier einen kleinen Rechts-links-Shunt verursachen. Das kann zu einer geringen arteriellen Untersättigung führen. Weiterhin muss bedacht werden, dass bei einem sehr großen Lungendurchfluss die Kontaktzeit des Blutes mit der Luft in den Alveolen so kurz sein kann, dass eine vollkommene Aufsättigung mit Sauerstoff nicht mehr stattfindet.

Rechtsherzinsuffizienz. Eine sehr starke Volumenbelastung des rechten Ventrikels kann mit zunehmendem Alter zu einem Rechtsherzversagen führen. Dies tritt in der Regel dann ein, wenn Vorhofflimmern und -flattern einsetzt. Dabei kommt es dann zusätzlich häufig zu einer Trikuspidalinsuffizienz, die die Rechtsherzinsuffizienz beschleunigen, jedoch auch eine solche vortäuschen kann. Eine Rechtsherzinsuffizienz tritt in denjenigen Fällen mit zunehmendem Alter beschleunigt auf, in denen sich allmählich eine starke pulmonale Hypertonie entwickelt hat.

Herzminutenvolumen. Das Herzminutenvolumen des großen Kreislaufs ist in der Regel bei kleinem Vorhofseptumdefekt normal. Bei sehr großem Vorhofseptumdefekt ist es häufig etwas reduziert. Das führt dazu, dass der linke Ventrikel und die Aorta in der Regel normal groß oder eher etwas klein sind. Ein weiterer Grund hierfür liegt sicherlich darin, dass Patienten mit großem Vorhofseptumdefekt sich während ihrer Kindheit körperlich sehr geschont haben und das linke Herz somit wenig trainiert ist. Der linke Vorhof ist bei diesen Patienten in der Regel normal groß bzw. relativ klein. Dies hat seine Ursache darin, dass das Blut im linken Vorhof und linken Herzohr in der Regel nicht aufgestaut, sondern während der Diastole und Systole direkt in den rechten Vorhof weitergeleitet wird (Reindell et al. 1967).

33.3 Symptome und klinische Befunde

H. Eichstädt

Klinischer Verlauf

Das klinische Bild ist abhängig von der Größe des Defekts und den sich einstellenden Komplikationen.

> Patienten mit kleineren Defekten können bis ins hohe Erwachsenenalter hinein beschwerdefrei bleiben und in ihrer Jugend sogar sportliche Leistungen tätigen. Patienten mit großem Defekt klagen schon im 2. oder 3. Lebensjahrzehnt während relativ geringer körperlicher Belastung über Atemnot, über Druckgefühl in der Herzgegend und über Herzjagen.

Bei großen Defekten, insbesondere beim Vorliegen eines Primumdefekts, findet man bereits in früher Kindheit eine Reduzierung der körperlichen Leistungsfähigkeit, einen in der Entwicklung etwas zurückgebliebenen, grazilen Körperbau und eine Bereitschaft zu rezidivierenden katarrhalischen Erkrankungen. Ist die Dilatation der A. pulmonalis erheblich, kann es schon früh zur Heiserkeit durch Rekurrensparese kommen. Bei kleinen und mittelgroßen Defekten verläuft die körperliche Entwicklung unauffällig. Auch eine verstärkte Endokarditisgefährdung liegt nicht vor. Eine erhöhte Häufung von psychischen Störungen scheint dagegen nicht zufällig zu sein.

Zyanose

Das Aussehen des Patienten kann unauffällig sein. Eine Zyanose findet man durchweg nicht. Sie ist nur unter bestimmten Voraussetzungen vorhanden. So kann bei Neugeborenen während der ersten Tage durch die besonderen Druckverhältnisse in beiden Vorhöfen vorübergehend ein teilweiser Rechts-links-Shunt und damit eine Zyanose bestehen. Später verliert sich diese Zyanose und tritt nur kurzdauernd bei Husten und Pressen in Erscheinung. Eine in späteren Jahren auftretende Zyanose hat ihre Ursache in einer Shunt-Umkehr durch eine Drucksteigerung im rechten Vorhof als Folge einer myokardialen Rechtsherzinsuffizienz oder einer pulmonalen Hypertonie mit reduzierter Dehnbarkeit des hypertrophierten rechten Ventrikels. Prognostisch ist diese Spätzyanose ungünstig zu werten.

Bei der äußeren Untersuchung findet man gelegentlich eine Thoraxdeformierung durch eine präkordiale Vorwölbung. Es lassen sich verstärkt sicht- und tastbare Brustwandpulsationen links parasternal vom 2. ICR nach abwärts und lateral nachweisen. Sie haben ihre Ursache in der verstärkten Pulsation des rechten Ventrikels und dem erweiterten Truncus pulmonalis, der mit seinem Stamm der Thoraxwand direkt anliegt. Schwirren ist meist nicht vorhanden. Der Blutdruck ist bei großem Defekt erniedrigt, die Blutdruckamplitude vermindert. Als Folge des kleinen Herzminutenvolumens findet man in Einzelfällen eine mäßige periphere Zyanose und kalte Extremitäten.

Auskultation

Herztöne und Spaltungsintervall. Der 1. Herzton ist in der Regel uncharakteristisch. Selten findet man einen pulmonalen Austreibungsklick.

> Der 2. Herzton ist immer gespalten, da die Pulmonalklappe durch die verlängerte Austreibungszeit des rechten Ventrikels später geschlossen wird als die Aortenklappe. Die Weite des Spaltungsintervalls ist ein Hinweis für die Größe des Vorhofseptumdefekts (Bloemer 1967). Bei kleinen Shunts wird noch eine deutliche Atemschwankung der Spaltung beobachtet. Bei größeren Defekten ist sie von der Ein- und Ausatmung unabhängig, sie ist „fixiert". Der Pulmonalton ist, insbesondere bei Vorliegen einer pulmonalen Drucksteigerung, betont.

Systolikum. Typisch ist ein mittelfrequentes, nicht sehr lautes frühsystolisches Geräusch mit Punctum maximum im 2. bis 3. ICR links parasternal. Das Geräusch kann so leise sein, dass es differenzialdiagnostisch nur schwer gegen ein akzidentelles Geräusch abzugrenzen ist. In seltenen Fällen, v. a. bei Vorliegen eines Primumdefekts, kann das Geräusch aber auch sehr laut sein. Ein gleichzeitig nachweisbares systolisches Geräusch über der Herzspitze weist auf das Vorliegen einer Mitralinsuffizienz hin. Das systolische Geräusch entsteht nicht durch den Blutübertritt an dem Defekt, es ist vielmehr die Folge des stark vermehrten und beschleunigten Blutstroms durch die Pulmonalklappe und die Pulmonalarterie (Strömungsgeräusch oder „relative Pulmonalstenose" mit kleinem „funktionellem" Druckgradienten).

Diastolikum. Nicht selten hört man im 2. bis 4. ICR links parasternal ein kurzes diastolisches Geräusch; es kann unmittelbar wie bei einem „Maschinengeräusch" dem systolischen Geräusch folgen. Die Entstehung dieses Geräusches wird unterschiedlich interpretiert. So werden Wirbelbildungen in der erweiterten Pulmonalis und eine Pulmonalinsuffizienz durch die Erweiterung des Truncus pulmonalis als Ursache angenommen. Bei etwas tieferer Lokalisation müssen insbesondere diastolische Intervallgeräusche eher auf ein Trikuspidalströmungsgeräusch („relative Trikuspidalstenose") zurückgeführt werden. Liegt das diastolische Geräusch an der Herzspitze, muss an eine zusätzliche Mitralstenose (Lutembacher-Syndrom) gedacht werden. Ein deutlicher Vorhofton ist wohl Folge einer verstärkten Vorhofkontraktion, insbesondere bei Vorliegen einer pulmonalen Hypertonie.

33.4 Elektrokardiogramm

Unvollständiger Rechtsschenkelblock. Als häufigsten Befund findet man den für eine Volumenbelastung des rechten Ventrikels typischen unvollständigen Rechtsschenkelblock (◘ Abb. 33.1). Die Kammerkomplexe gleichen weitgehend dem Wilson-Block, d. h. es findet sich in V_1 eine rSR'- oder rS'r's'-Form. Die Extremitätenableitung I und die Brustwandableitung V_6 weisen die für eine Erregungsleitungsstörung typische breite S-Zacke auf, während in aVR meistens ein breites R von unterschiedlicher Höhe besteht.

Die QRS-Breite beträgt 0,09–0,11 s. Seltener findet man einen vollständigen Rechtsschenkelblock mit einer QRS-Breite über 0,12 s oder ein Rechtsherzhypertrophie-EKG im Sinne einer Rechtsverspätung (OUP [V_1] >0,03 s). Bei 70 Patienten (Reindell et al. 1962) fanden wir 48-mal einen unvollständigen Rechtsschenkelblock, 26 von ihnen zeigten in V_1 eine Höhe der R'-Zacke zwischen 1,0 und 2,2 mV, bei 18 Patienten lag die Höhe von R' zwischen 0,5 und 1 mV; 4-mal war die R'-Zacke kleiner als die R-Zacke („physiologischer Rechtsschenkelblock"; Wilson); 12-mal fand sich ein vollständiger Rechtsschenkelblock. Bei weiteren 8 Patienten fanden sich in V_1 oder in Vr_4 die Zeichen einer Rechtsherzhypertrophie wie bei Druckbelastung; 2-mal wurde ein völlig normales EKG nachgewiesen. Das bedeutet also, dass ein normales EKG einen kleinen Vorhofseptumdefekt nicht ausschließt. Andererseits gibt es den typischen Befund eines unvollständigen Rechtsschenkelblocks bei Gesunden, insbesondere bei Ausdauersportlern.

Lagetypen. Beim **Sekundumdefekt** zeigt das EKG meistens einen Rechts- oder Steiltyp von unterschiedlichem Ausmaß. Beim **Primumdefekt** besteht dagegen durchweg ein überdrehter Linkstyp (◘ Abb. 33.2). Der überdrehte Linkstyp ist jedoch nicht absolut beweisend für einen Primumdefekt, da auch Sekundumdefekte in seltenen Fällen diesen EKG-Typ haben können. Andererseits sind auch Primumdefekte ohne überdrehten Linkstyp beschrieben worden (Reindell et al. 1962).

Die beiden Beispiele der Abb. 33.2 sind recht typische Befunde, wie man sie bei dieser Art der angeborenen Vitien häufig beobachten kann. Sie sind Ausdruck einer angeborenen Fehlanlage des intraventrikulären Erregungsleitungssystems im Bereich des Kammerseptums (Endokardkissendefekt) und zwar des linksventrikulären Bündels. Liegen gleichzeitig Fehlanlagen im Bereich des rechten Kammerschenkels vor, entstehen Befunde wie im Beispiel links. Die Vergesellschaftung dieser Befunde ergibt sich aus der anatomischen Nachbarschaft dieser beiden Leitungsbahnen.

P-Zacke. Bei einem Drittel der Patienten weisen die P-Zacken Veränderungen in Richtung eines P dextrocardiale auf, die auf eine Belastung des rechten Vorhofs hinweisen. Kjellberg et al. (1955) fanden die höchsten P-Amplituden bei Patienten mit großem Shunt und hohem Druck im rechten Ventrikel. Eine sichere Korrelation zwischen den rechten Vorhofdrücken und der Größe von P konnte nicht nachgewiesen werden.

Die Beziehungen zwischen der Größe des Shunts und dem Ausmaß der EKG-Veränderungen sind locker. Im Einzelfall lässt sich keine sichere Aussage über die hämodynamischen Daten aufgrund des EKG-Befundes machen, sofern nicht eine pulmonale Hypertonie besteht (◘ Abb. 33.2). Bei starker Druckerhöhung im kleinen Kreislauf und stark erhöhtem Widerstand in der Lungenstrombahn zeigt das EKG nicht mehr das Bild der „Volumenhypertrophie", sondern Veränderungen im Sinne einer „Widerstandshypertrophie", d. h. ein typisches Rechtsherzhypertrophie-EKG. Leichte Druckerhö-

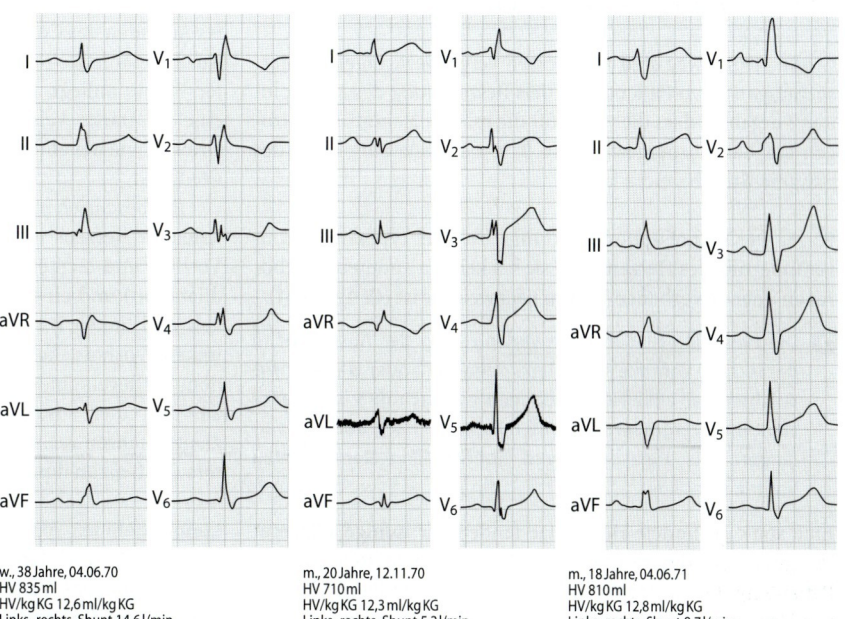

◘ Abb. 33.1.
Elektrokardiogramme einer 38-jährigen Patientin sowie eines 20-jährigen Langstreckenläufers und eines 18-jährigen Hockeyspielers mit unkompliziertem Vorhofseptumdefekt. Bei der Patientin besteht eine normale Leistungsfähigkeit ohne die für eine Herzerkrankung typischen Beschwerden. Bei den beiden Sportlern handelt es sich um Zufallsbefunde bei einer sportärztlichen Reihenuntersuchung. Bei ihnen finden sich bei nur mittelgroßem Links-rechts-Shunt stark überhöhte R'-Zacken, bei der Patientin ist der Links-rechts-Shunt größer, die R'-Zacke ist nicht in gleichem Maße erhöht

w., 38 Jahre, 04.06.70
HV 835 ml
HV/kg KG 12,6 ml/kg KG
Links-rechts-Shunt 14,6 l/min

m., 20 Jahre, 12.11.70
HV 710 ml
HV/kg KG 12,3 ml/kg KG
Links-rechts-Shunt 5,2 l/min

m., 18 Jahre, 04.06.71
HV 810 ml
HV/kg KG 12,8 ml/kg KG
Links-rechts-Shunt 8,7 l/min

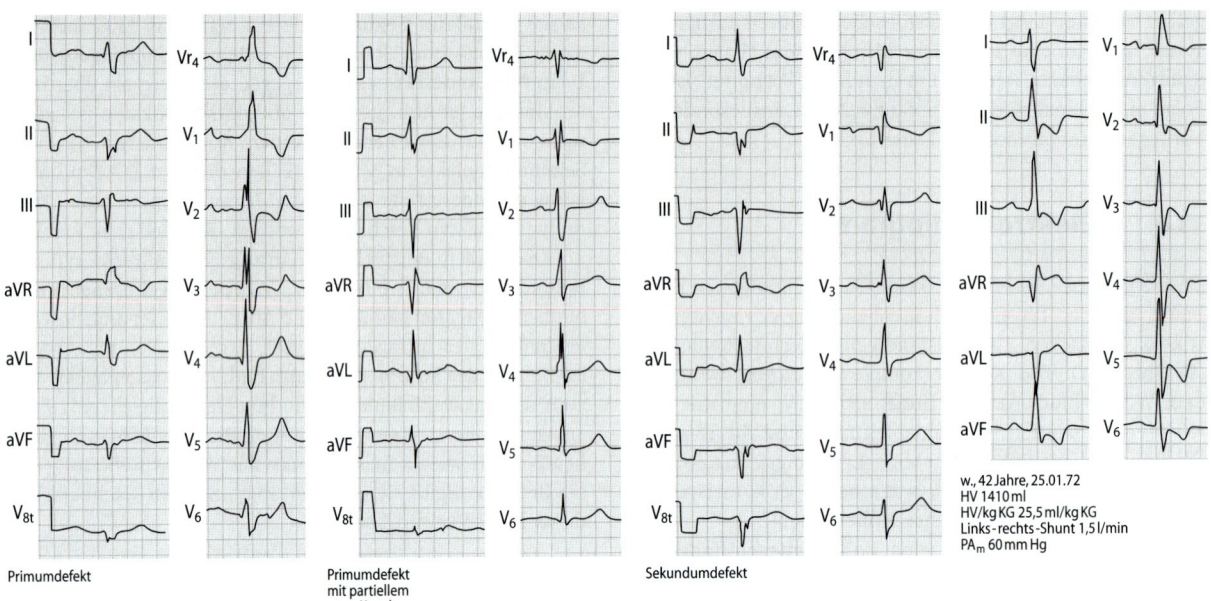

◘ **Abb. 33.2.** Elektrokardiogramme (überdrehter Linkstyp) von 3 operativ nachgewiesenen Vorhofseptumdefekten mit Primumdefekt, Primumdefekt mit partiellen a-V-Kanal und Sekundumdefekt

hungen in der Lungenstrombahn lassen sich mit Hilfe des EKG nicht von Fällen ohne Drucksteigerung abgrenzen.

Leistungssportler, bei denen ein Vorhofseptumdefekt als Zufallsbefund nachgewiesen wurde, zeigten in Einzelfällen besonders hohe R'-Zacken. Der Pulmonalisdruck war in Ruhe und während Belastung nicht erhöht. Die überhöhte R'-Zacke ist als Folge einer zeitweise besonders erhöhten Volumenbelastung des Herzens durch die periodisch erfolgte sportliche Betätigung und durch den Shunt als Dauerbelastung zu deuten.

33.5 Röntgenbefunde

Größe. Durchweg sind alle Herzen vergrößert. Eigene Untersuchungen an 70 Patienten mittels Bestimmung des Herzvolumens ergaben, dass die Werte für die relative Herzgröße (bezogen auf das Körpergewicht) in 87% der Fälle außerhalb des 2-Sigma-Streubereichs lagen.

Form. Der Vorhofseptumdefekt führt zu einer typischen Formveränderung des Herzens, wie sie bei keinem anderen angeborenen oder erworbenen Vitium nachweisbar ist (◘ Abb. 33.3).

> Die Herztaille ist durch die Verlängerung der Ausflussbahn des rechten Ventrikels nach links oben mehr oder weniger verstrichen. Der linke Herzrandbogen ist durch den links randständigen vergrößerten rechten Ventrikel nach oben zu verlängert. Die Herzspitze wird überwiegend vom rechten Ventrikel gebildet.

Eine stark gerundete Herzspitze fanden wir infolge stärkerer Vergrößerung des rechten Ventrikels bei etwa 30% unseres Patientengutes. Ist die Verlängerung der Einflussbahn nicht bis zur Herzspitze hin entwickelt, erscheint die Herzspitze leicht angehoben, etwas stumpfkegelförmig geformt oder wie bei der Mitralstenose nach kaudal leicht abfallend. Der hochansetzende rechte Herzrandbogen wölbt sich durch den vergrößerten rechten Vorhof stark ins Lungenfeld vor. Die Vergrößerung des rechten Vorhofs ist schwer nachweisbar, wenn die Röntgenuntersuchung im Stehen durchgeführt wird, da die orthostatische Blutverlagerung v. a. zu einer Verkleinerung des rechten Herzens führt.

Seitliches Bild. Auf der seitlichen Aufnahme fehlt die dorsale Verlagerung der Speiseröhre durch den linken Vorhof, die im Liegen bei Herzgesunden mit einer regelrechten Größe des linken Vorhofs immer nachweisbar ist. Man erkennt ein verstärktes Ausladen des Conus pulmonalis und eine Verlängerung der Ausflussbahn des rechten Herzens, die dem Sternum mit breiter Fläche anliegt. Der Tiefendurchmesser zeigt nicht selten eine so starke Vergrößerung, dass das supradiaphragmale Dreieck wie bei einer Vergrößerung des linken Ventrikels eingeengt ist.

Die beschriebenen Größen- und Formänderungen des suffizienten Herzens weisen auf eine Vergrößerung des rechten Vorhofs und rechten Ventrikels (regulative oder Anpassungsdilatation) und eine relative Verkleinerung des linken Ventrikels und linken Vorhofs hin. Der relativen Verkleinerung des linken Vorhofs kommt differenzialdiagnostisch gegenüber dem Vorliegen eines Mitralvitiums eine besondere Bedeutung zu. Bei einer zusätzlichen myokardialen Rechtsherzinsuffizienz erfahren rechter Ventrikel und rechter Vorhof eine weitere Größenzunahme.

Lungengefäße. Typische Abweichungen der großen herznahen Gefäße und der Lungengefäße sind die Prominenz des Pulmonalbogens, Verkleinerung oder gar „Fehlen" des Aortenbogens und die Verschmälerung der Aorta thoracalis und der

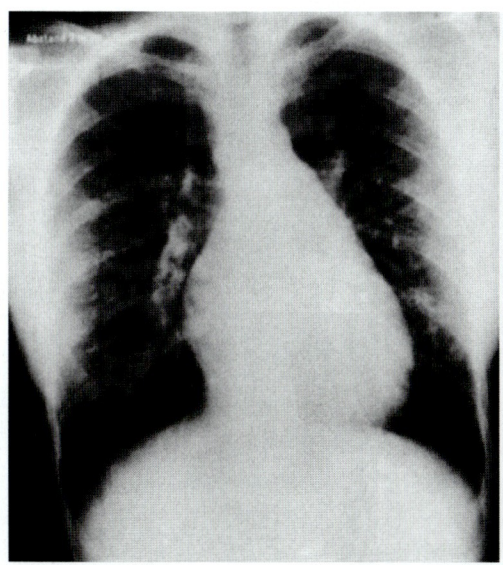
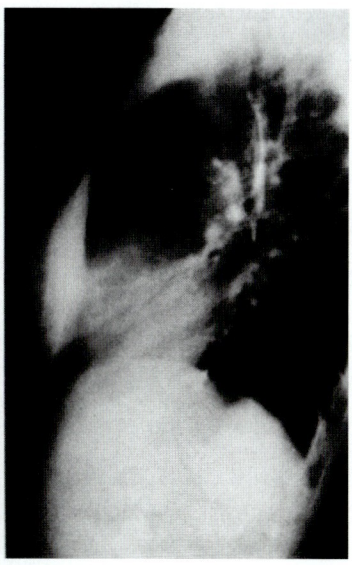

Abb. 33.3. 15-jährige Patientin, Leistungssportlerin, als Zufallsbefund wurde bei einer Reihenuntersuchung ein Vorhofseptumdefekt festgestellt. Überdurchschnittliche Leistungsfähigkeit: 100 W, maximaler Sauerstoffpuls 10,1. Röntgenbefund präoperativ: Die Herzgröße liegt weit außerhalb des oberen Streubereichs der Norm. Die Herztaille ist durch die Vergrößerung des rechten Ventrikels verstrichen. Der Pulmonalbogen springt etwas vor. Der rechte Herzrandbogen setzt durch den vergrößerten rechten Vorhof hoch an. Auf der seitlichen Aufnahme erkennt man eine Verlängerung der Ausflussbahn des rechten Ventrikels. Die Speiseröhre verläuft steil nach abwärts (keine Impression durch den linken Vorhof). Die arteriellen Gefäße im Bereich beider Hili sind erweitert, die Lungendurchblutung vermehrt. Operation 7 Monate später (Sekundumdefekt). Röntgenbefund 2 Jahre postoperativ (nicht abgebildet). Normale Lungendurchblutung. Der vorspringende Pulmonalbogen und die erweiterten Hilusgefäße haben sich zurückgebildet

V. cava superior, die auch vor die Wirbelsäule verlagert ist. Der dilatierte Truncus pulmonalis kann durch die Verlängerung der Ausflussbahn des rechten Ventrikels so angehoben werden, dass die verschmälerte Aorta zum großen Teil überlagert wird (Assmann 1934). Die zentralen und peripheren Lungenarterien und -venen sind ebenfalls verbreitert. Im Bereich beider Hili können aneurysmatische Gefäßerweiterungen bestehen und etwas mehr nach der Peripherie zu rundherdähnlichen Verschattungen werden. Durch die relative Verkleinerung des linken Vorhofs verlaufen die erweiterten Lungenvenen, wie die Schichtaufnahmen zeigen, im rechten Basalfeld nicht horizontal, sondern von unten nach oben zum linken Vorhof hin.

Stellt sich eine pulmonale Hypertonie ein, erfährt das Herz eine weitere Vergrößerung. Die verstärkte Lungengefäßzeichnung bildet sich zurück, die großen Hilusgefäße bleiben erweitert (◘ Abb. 33.4).

Partielle Lungenvenentransposition. Bei einem Vorhofseptumdefekt können Form und Größe des Herzens durch eine Transposition von Lungenvenen oder durch zusätzliche anatomische Besonderheiten wesentlich mitbeeinflusst werden. Eine Transposition ein oder mehrerer Lungenvenen findet sich etwa in 20% der Fälle. Am häufigsten beobachtet man eine Einmündung der rechten Oberlappenvene in die obere Hohlvene, seltener in den rechten Vorhof oder gar in die V. azygos, in eine persistierende linke obere Hohlvene oder in den Sinus coronarius (Grosse-Brockhoff et al. 1950).

33.6 Echokardiogramm

P. Bubenheimer, N. Jander

Wird beim Vorhofseptumdefekt das gesamte Spektrum echokardiographischer Methoden – TM, 2-D, Kontrast, Doppler, Farbdoppler, TEE – eingesetzt, ist in vielen Fällen eine zusätzliche Katheterdiagnostik nicht mehr erforderlich (Freed et al. 1984).

Echokardiographische Aufgaben bei Verdacht auf Vorhofseptumdefekt

- Nachweis oder Ausschluss des Vorhofseptumdefekts (qualitative Diagnose)
- Lokalisation des Vorhofseptumdefekts
- Beurteilung der Größe des Defekts und des Shunt-Volumens (quantitative Diagnose)
- Erfassung bzw. Ausschluss weiterer Läsionen (Begleitbefunde)
- Beurteilung der pulmonalen Druckverhältnisse
- Beurteilung des postoperativen Ergebnisses

33.6.1 Qualitative Diagnose

Herzkonfiguration. Bei einem Patienten mit Vorhofseptumdefekt fällt im 2-D- und TM-Echokardiogramm zunächst die Vergrößerung der rechten Herzabschnitte mit hyperkinetischen Wandbewegungen auf. Der linke Vorhof kann ebenfalls

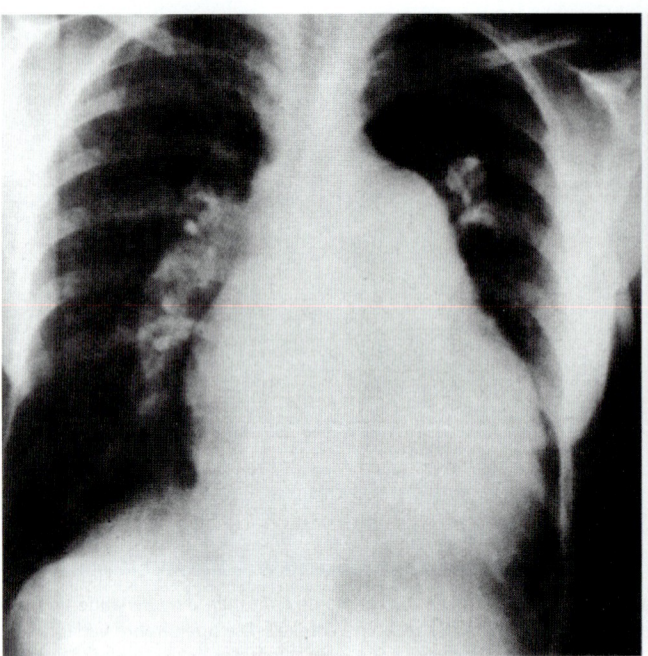 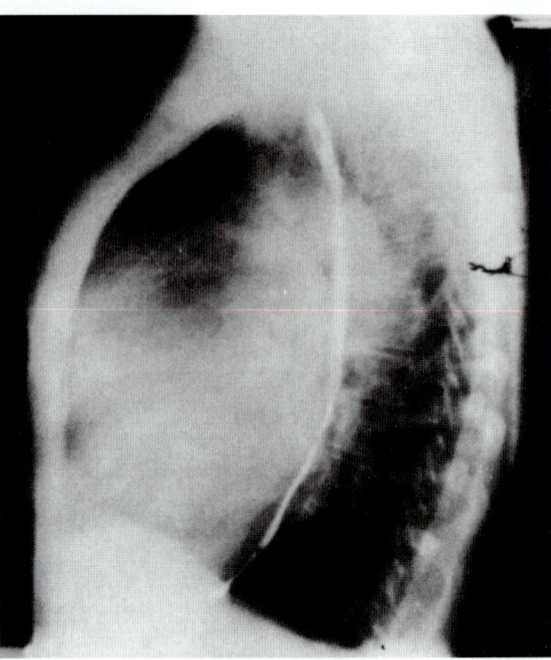

Abb. 33.4. Röntgenbilder einer 42-jährigen Patientin mit pulmonaler Hypertonie (HV 1410 ml, HV/KG 25,5 ml/kg). Seit 4 Jahren bestehen Belastungsluftnot und Blausucht. Bei der klinischen Untersuchung zeigte die Patientin eine Mischungszyanose. Neben dem typischen Auskultationsbefund eines Vorhofseptumdefekts fand sich ein diastolisches Geräusch über dem 4. ICR links parasternal (EKG-Befunde s. Abb. 33.2). Röntgenbefund: Das Herz ist stark nach links dilatiert. Der linke Herzrandbogen ist durch die Vergrößerung des rechten Ventrikels nach oben zu verlängert. Die Herzspitze wird vom rechten Ventrikel gebildet. Der rechte Herzrandbogen setzt durch die Vergrößerung des rechten Vorhofs hoch an. Der Pulmonalbogen wölbt sich stark vor. Das von der V. cava superior und Aorta gebildete Gefäßband ist schmal. Auf der seitlichen Aufnahme erkennt man eine sehr starke Verlängerung der Ausflussbahn des rechten Ventrikels. Der Tiefendurchmesser des Herzens ist durch die Größenzunahme des rechten Ventrikels erheblich vergrößert. Die Speiseröhre ist im ganzen durch den rechten Ventrikel nach hinten zu verlagert. Eine Impression durch den linken Vorhof ist nicht nachweisbar. Die arteriellen Gefäße sind im Bereich des rechten Ventrikels stark erweitert. Lateral vom Pulmonalbogen finden sich noch erweiterte Hauptäste der Pulmonalgefäße. Die Lungenperipherie ist vermindert durchblutet, im Bereich des rechten Hilus beobachtet man sog. „Gefäßabbrüche"

leicht vergrößert sein, der linke Ventrikel ist dagegen auffällig schmal (Abb. 33.5). Charakteristisch ist die abgeflachte bis paradoxe Septumbewegung (Popp et al. 1969; Abb. 33.6). Ursache der systolischen Wandbewegungsumkehr ist die diastolische Abflachung des linken Ventrikels mit Dorsalverlagerung des Septums. Frühsystolisch nimmt der linke Ventrikel wieder eine normale, kreisförmige Konfiguration an, wodurch das Septum abrupt ventralwärts geschoben wird (Weyman et al. 1976). Zugleich wandert der gesamte linke Ventrikel mit der Entleerung des rechten Ventrikels nach vorn auf die Brustwand zu, was die paradoxe Orientierung der Septumbewegung verstärkt (Meyer et al. 1972; Abb. 33.7). Bei ausgeprägter Bewegungsparadoxie des Septums ist die Verkürzungsfraktion des linken Ventrikels trotz Hyperkinesie der Hinterwand herabgesetzt.

Rechtsdilatation mit paradoxer Septumbewegung finden wir bei Erwachsenen zwar am häufigsten im Zusammenhang mit einem Vorhofseptumdefekt, aber in gleicher Form auch bei schwerer Trikuspidalinsuffizienz oder dekompensierter pulmonaler Hypertonie. Der nächste differenzialdiagnostische Schritt bei der Abklärung dieser Befundkonstellation ist deshalb die gezielte 2-D-echokardiographische Analyse des Vorhofseptums (Dillon et al. 1977).

Vorhofseptum. Eine zuverlässige Beurteilung der Morphologie des Vorhofseptums ist nur dann möglich, wenn die Schallwellen annähernd senkrecht auf das Vorhofseptum auftreffen. Dies ist nur bei subkostaler Anlotung der Fall (Biermann et al. 1979; Abb. 33.5). Stellt sich hier das Vorhofseptum bei guten Untersuchungsbedingungen im Längs- und Kurzachsenschnitt als geschlossene Struktur dar – auch im Bereich des Foramen ovale –, kann ein Vorhofseptumdefekt mit großer Wahrscheinlichkeit ausgeschlossen werden. Liegen von subkostal schlechte Untersuchungsbedingungen vor, kann alternativ eine rechts parasternale Anlotung versucht werden.

Bei apikaler (Vierkammerblick) und links parasternaler Anlotung (Kurzachsenschnitt) streichen die Schallwellen parallel entlang dem Vorhofseptum. Im Bereich des Foramen ovale (zentral) kann dann auch beim Gesunden ein Vorhofseptumdefekt vorgetäuscht werden. Bei einigen Patienten ist die Grenze des Vorhofseptumdefekts aber auch von apikal anhand einer T-förmigen Verbreiterung des Vorhofseptums eindeutig erkennbar (Shub et al. 1983; Abb. 33.6). Auch Ostium-primum-Defekte sind von apikal eindeutig erkennbar, da dieser Teil des Vorhofseptums beim Gesunden ansonsten gut zur Darstellung kommt.

33.6 · Echokardiogramm

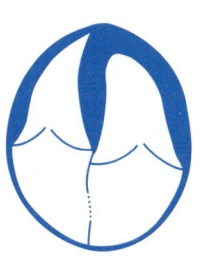
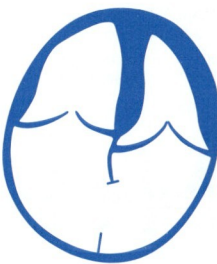

Normal — Vorhofseptumdefekt

Abb. 33.5. Schematische Darstellung der typischen Formveränderungen des Herzens bei Vorhofseptumdefekt (Sekundumtyp) im apikalen Vierkammerblick. Die rechten Herzabschnitte sind vergrößert, der rechte Ventrikel ist ausgerundet. Der linke Ventrikel ist verschmälert. Schon beim Gesunden stellt sich die zentrale Partie des Vorhofseptums (Foramen ovale) so schwach dar, dass ein Defekt vorgetäuscht wird. Beim Vorhofseptumdefekt größerer zentraler Echoausfall. Typisch ist die T-förmige Verbreiterung des apikalen Defektrandes

Farbdopplerechokardiogramm. Mit den heute verbesserten technischen Voraussetzungen lassen sich auch in großer Tiefe zuverlässige Farbdopplersignale von einem Vorhofseptumdefekt ableiten. Bei normalen transatrialen Druckdifferenzen lässt sich der Links-rechts-Shunt meist am Besten von subkostal als auf den Schallkopf gerichtetes systolisch-diastolisches Flusssignal darstellen. Bei eindeutigem Befund kann oft auf eine Kontrastmittelgabe verzichtet werden.

33.6.2 Lokalisation des Defekts

> Die 2-D-Echokardiographie ist die Methode der Wahl zur topographischen Klassifizierung der Vorhofseptumdefekte (Shub et al. 1983; Abb. 33.8 und 33.10).

Bei der häufigsten Form, dem Septum-secundum-Defekt, liegt das Loch zentral im Vorhofseptum. Beim Septum-primum-Defekt erfasst das Loch die basisnahen Partien und erstreckt sich bis zur Crux cordis. Beim Sinus-venosus-Defekt liegt das Loch hinterwandnah (Nasser et al. 1981). Typischer Weise fehlt an der Hinterwand die Trennleiste zwischen rechtem und linkem Vorhof, die beim Septum-secundum-Defekt noch zu sehen ist. Der Sinus-venosus-Defekt ist oft mit aberrierenden Lungenvenen vergesellschaftet.

Diese sind mit der transthorakalen Echokardiographie oft nicht direkt darstellbar, können jedoch mit der transösophagealen Technik nachgewiesen werden. Diese Technik erlaubt auch eine exakte morphologische Beurteilung und Vermessung des Defektes vor geplantem interventionellen Schirmverschluss. Bei Dilatation des Sinus coronarius sind aberrierende Lungenvenen mit Drainage in den Sinus coronarius zu vermuten.

33.6.3 Quantitative Diagnose

Im Hinblick auf die Indikationsstellung zur operativen Korrektur sollte zunächst die anatomische Größe des Vorhofseptumdefekts definiert werden. Mit der 2-D-Technik wird die

4637 D.B., männl., 40 Jahre, präoperativ | 4870 D.B., männl., 40 Jahre, 4 Wochen postoperativ | 50 mm/s

RV 59/47 mm
Septum 8/12 mm
LV 44/37 mm
VF 0.16

RV 41/37 mm
Septum 8/12 mm
LV 55/37 mm
VF 0.33

Abb. 33.6a, b. Starke Volumenbelastung des rechten Ventrikels bei großem Vorhofseptumdefekt. **a** Präoperativ besteht eine stark paradoxe Septumbewegung, jedoch mit normaler systolischer Wanddickenzunahme von 50%. Bei der sehr stark paradoxen Septumbewegung ist die Verkürzungsfraktion (VF) des abnorm kleinen linken Ventrikels auf 0,16 erniedrigt. Dies kann jedoch nicht als repräsentativ für die Gesamtfunktion des linken Ventrikels gewertet werden, **b** 4 Wochen postoperativ ist der rechte Ventrikel bereits deutlich kleiner, der linke Ventrikel dagegen größer. Die Septumbewegung ist jetzt flacher, wobei die systolische Dickenzunahme unverändert ist. Im Vergleich mit dem präoperativen Befund ist die systolische Verkürzung des Querdurchmessers des rechten Ventrikels vermindert, während sie am linken Ventrikel zugenommen hat (VF mit 0,33 jetzt normalisiert)

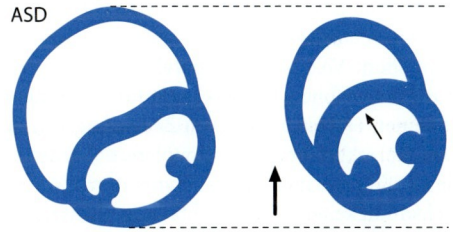

Abb. 33.7. Schematische Wiedergabe des parasternalen Kurzachsenschnitts zur Erläuterung der paradoxen Septumbewegung. Diastolisch (links) ist der linke Ventrikel ovalär abgeflacht, das Septum nach dorsal verlagert. Mit Beginn der Systole (rechts) nimmt der linke Ventrikel seine Kreisform wieder an, das Septum stellt sich nach vorn auf. Gleichzeitig wandert der gesamte linke Ventrikel während der Entleerung des rechten Ventrikels nach vorn

Größe der Defekte überschätzt (Schartl et al. 1982), bei transösophagealer Darstellung ergeben sich gute Übereinstimmungen mit intraoperativen Messungen. Mit der Farbdopplertechnik kann auch transthorakal meist eine befriedigende Vermessung erfolgen (Faletra et al. 1991). Vorhofseptumdefekte, die aufgrund der klinischen Symptomatik zur Operation kommen, haben meist einen Durchmesser von über 1,5 cm. Bei Erwachsenen können allerdings auch kleinere Defekte symp-

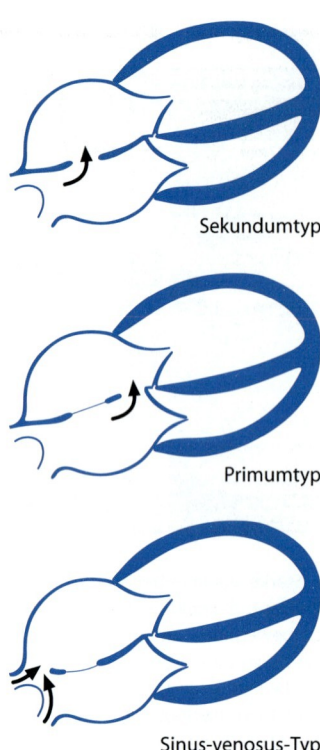

Abb. 33.8. Schematische Darstellung der Lokalisation verschiedener Typen des Vorhofseptumdefekts im subkostalen Längsachsenabschnitt

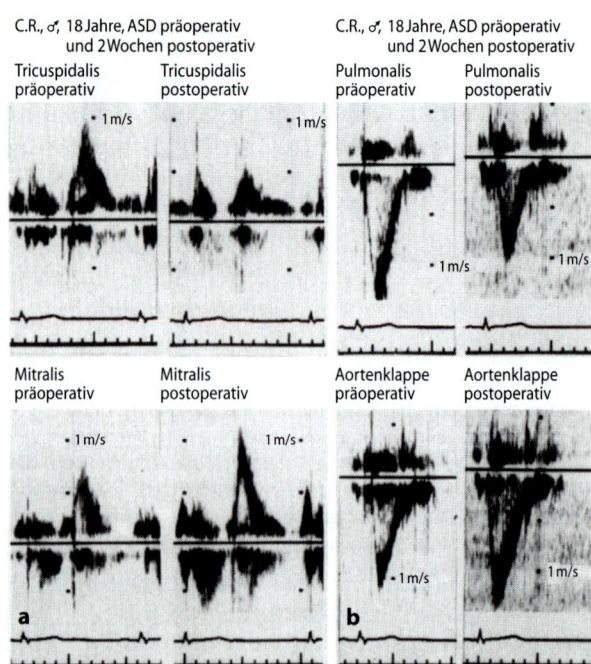

Abb. 33.9a, b. Dopplerechokardiographische Flusskurven an den Klappen des rechten Herzens bei Vorhofseptumdefekt. **a** Vergleich der Flussgeschwindigkeiten an der Trikuspidalklappe (oben) und der Mitralklappe (unten). Links jeweils der präoperative, rechts der postoperative Befund. Das Verhältnis der maximalen Flussgeschwindigkeit an Trikuspidalis und Mitralis beträgt präoperativ 1,00 zu 0,75 m/s, postoperativ 0,5 zu 1,0 m/s. **b** Vergleich der Flussgeschwindigkeiten an der Pulmonalklappe (oben) und der Aortenklappe (unten). Präoperativ lag das Verhältnis der maximalen Flussgeschwindigkeiten an Pulmonalis zu Aortenklappe bei 1,3 zu 1,0 m/s, postoperativ bei 1,1 zu 1,2 m/s. Beachte auch die Veränderung der Ejektionsdauer: präoperativ ist sie rechts länger, postoperativ links

tomatisch werden, wenn in höherem Alter durch eine Linksherzpathologie (Hypertonie, Koronarerkrankung, Mitralinsuffizienz etc.) der erhöhte linksatriale Druck zu einer Zunahme des Shunt-Volumens führt. Das Ausmaß der rechtsventrikulären Dilatation und der paradoxen Septumbewegung gehen dem Shunt-Volumen grob parallel. Sind die rechtsventrikulären Dimensionen und die Septumbewegung normal, liegt auf keinen Fall ein Defekt von Bedeutung vor, der einer operativen Korrektur bedürfte. Dopplerechokardiographisch kann die Größe des Links-rechts-Shunts durch Vergleich der Flussgeschwindigkeiten an den rechts- und linksseitigen Herzklappen abgeschätzt werden.

Sind die Relationen normal (maximale Flussgeschwindigkeiten rechts ca. 60% der linksseitigen Flussgeschwindigkeiten), kann ein Links-rechts-Shunt von Bedeutung ausgeschlossen werden. Betragen die Flussgeschwindigkeiten rechts 80% oder mehr gegenüber links, liegen signifikante Shunts vor. Übersteigen die rechtsseitigen Geschwindigkeiten die linksseitigen, liegt sicher ein größerer Defekt vor (Abb. 33.9). Dann kann über die Berechnung der Strömungsvolumina an der Pulmonalklappe und der Aortenklappe direkt das Shunt-Volumen ermittelt werden. Dazu müssen neben den mittleren Flussgeschwindigkeiten die Strömungsquerschnitte an den Messstellen im Schnittbild bestimmt werden (Sanders et al. 1983 u. a.).

33.6.4 Echokardiographische Begleitbefunde

Mitralklappenprolaps. Die am häufigsten assoziierte Läsion bei Vorhofseptumdefekt ist der Mitralsegelprolaps, der TM- und 2-D-echokardiographisch nachgewiesen werden kann (Owens et al. 1974). Ob er mit einer mitralen Regurgitation von Bedeutung einhergeht, kann mittels Farbdoppler geklärt werden. Die typische mitrale Missbildung beim Ostium-primum-Defekt, die Spaltbildung des vorderen Segels, wird am besten im 2-D-Echokardiogramm sichtbar. Die Ausflussbahn des linken Ventrikels ist durch ventrale Verlagerung des Mitralklappenapparates verschmälert (Gramiak u. Nanda 1972). Im Kurzachsenschnitt besteht das vordere Mitralsegel aus 2 nach medial und lateral schwingenden Anteilen. Der Schweregrad der Regurgitation ist mit dem Farbdoppler am besten beurteilbar.

Trikuspidalinsuffizienz. Die Trikuspidalklappe erscheint morphologisch zwar meist unauffällig, dopplerechokardiographisch ist aber oft eine Regurgitation an dieser Klappe nachweisbar. Sie ist bei fehlender pulmonaler Hypertonie fast immer unbedeutend. Bei pulmonaler Hypertonie kann sie stärker sein und wird dann zur Quantifizierung des systolischen Pulmonalisdrucks genutzt.

Pulmonalstenose. Die Pulmonalarterie ist erweitert und zeigt eine verstärkte systolische Expansion. An der Pulmonalklappe kann die oft vorhandene relative Insuffizienz zur Quantifizierung des diastolischen Pulmonalisdrucks mit dem Doppler genutzt werden. Auch begleitende Pulmonalstenosen können dopplerechokardiographisch ausgeschlossen oder gesichert und quantifiziert werden.

32.6.5 Postoperative Beurteilung

Zunächst kann im Schnittbild der durch Schirm, Naht oder Patch erfolgte Verschluss des Vorhofseptumdefekts nachgewiesen werden. Ein Schirm oder Patch ist anhand seiner verstärkten Reflexe identifizierbar. Grobe Dehiszenzen sind manchmal anhand eines Flatterns des Patches erkennbar. Ansonsten muss die Kontrast- oder Dopplerechokardiographie zum Ausschluss oder Nachweis eines Restdefekts eingesetzt werden (Valdez-Cruz et al. 1977). Der Verschluss des Shunts führt zu einer starken Verminderung des rechtsseitigen und einer leichtgradigen Vermehrung des linksseitigen Stromvolumens durch die Herzklappen. Dies lässt sich unmittelbar postoperativ dopplerechokardiographisch dokumentieren. Die Verhältnisse der Strömungsgeschwindigkeiten normalisieren sich (◘ Abb. 33.9). Die veränderten Verhältnisse haben auch eine Veränderung von Größe und Konfiguration der Herzhöhlen zur Folge (Wandemann et al. 1978; Kneissl 1983). Die postoperative Involution vollzieht sich im Kindesalter rascher und ausgiebiger als im Erwachsenenalter. Sie ist nach ca. 6 Monaten abgeschlossen. Während bei Kindern wieder normale rechtsseitige Dimensionen erreicht werden können, bleibt bei Erwachsenen eine mehr oder minder ausgeprägte Rechtsdilatation bestehen (Tajik et al. 1972 u. a.), v. a. bildet sich aber die Vergrößerung des linken Vorhofs nicht zurück. Der präoperativ kleine linke Ventrikel wird postoperativ meist etwas größer. Mit der Verkleinerung des rechten Ventrikels normalisieren sich Konfiguration und Bewegung des Ventrikelseptums. Eine präoperativ erniedrigte Verkürzungsfraktion des linken Ventrikels normalisiert sich (s. ◘ Abb. 33.6).

33.7 Herzkatheterbefunde

In der Regel kann die Diagnose eines Vorhofseptumdefekts durch den Auskultationsbefund und die echokardiographischen und röntgenologischen Befunde gestellt werden, sodass in den meisten Fällen nicht unbedingt mehr herzkatheterisiert werden muss.

> **Aufgaben der Herzkatheterisierung bei bereits gesicherter Diagnose**
> - Bestimmung des Shunt-Volumens
> - Bestimmung der Drücke im rechten Ventrikel und im kleinen Kreislauf
> - Passage des Vorhofseptumdefekts

Bestimmung des Shunt-Volumens. Diese geschieht durch einen Vergleich der Sauerstoffkonzentration $c(O_2)$ der V. cava superior (V. c.) mit der des Truncus pulmonalis (Tr. p.) (s. S. 304).

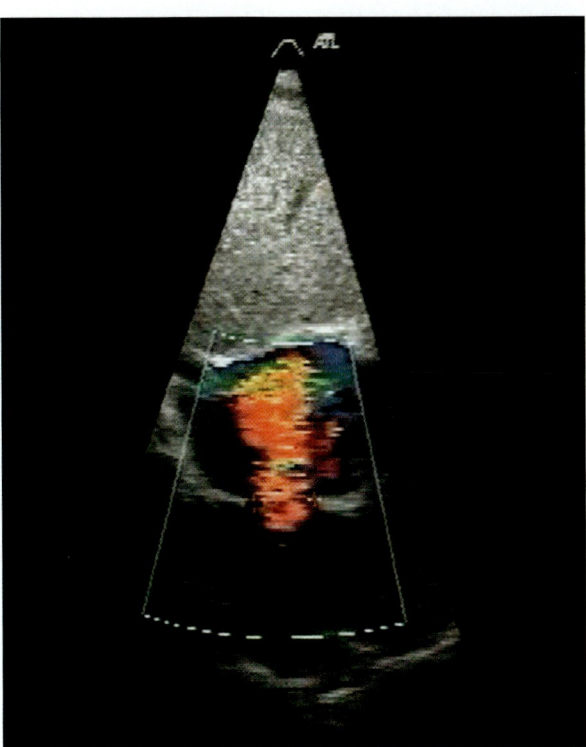

◘ Abb. 33.10. Vorhofseptumdefekt (Sekundum-Typ). Subcostale apikale Anlotung. Es ist ein breiter Farbübertritt vom linken (unten) in den rechten (oben) Vorhof über die Mitte des Vorhofseptums als Ausdruck des Links-Rechts-Shunts zu erkennen

Bestimmung der rechtsventrikulären Drücke und der Drücke im kleinen Kreislauf. Hier muss die Frage nach einer „hyperkinetischen" pulmonalen Hypertonie oder einer solchen durch Widerstandserhöhung im Lungenkreislauf beantwortet werden. Die Widerstandsberechnung im Lungenkreislauf erfolgt nach der im Kap. 7 angegebenen Formel.

Passage des Vorhofseptumdefekts. Diese kann sehr leicht durchgeführt werden, wenn der Katheter über die V. saphena oder die V. femoralis über die untere Hohlvene in den rechten Vorhof geführt wird. Bei Katheterisierung der V. basilica des linken Arms gelingt die Passage in der Regel auch, häufig wird jedoch etwas mehr Zeit gebraucht. Die Methode der Wahl ist dabei, die Katheterspitze über eine Schleife aus der V. cava inferior kranial zu wenden.

33.8 Verlauf, Prognose und Komplikationen

Ch. Gohlke-Bärwolf, H. Gohlke

Verlauf

Der Vorhofseptumdefekt vom Sekundumtyp ist der dritthäufigste angeborene Herzfehler im Erwachsenenalter (Dickinson et al. 1981). Der Sinus-venosus-Defekt entspricht im Verlauf dem Septum-secundum-Defekt (Dalen et al. 1967). Die Prognose des Vorhofseptumdefekts vom Primumtyp ist deutlich schlechter als die des Sekundumtyps (Weyn et al. 1965). Die

Lebenserwartung der Patienten mit Sekundumdefekt ist eingeschränkt, obwohl das Erwachsenenalter in der Regel erreicht wird und viele bis ins fortgeschrittene Alter leben (Rahimtoola et al. 1968 u a.). Patienten mit Vorhofseptumdefekt erreichen zu 75% das 30. Lebensjahr, jedoch nur zu 50% das 40. Lebensjahr und zu 10% das 60. Lebensjahr (Campbell 1970).

Patienten mit unkompliziertem Vorhofseptumdefekt sind weitgehend beschwerdefrei, gelegentlich sogar trotz eines relativ großen Links-rechts-Shunts (Beller u. Deater 1966). Die Mehrzahl der Kinder und Jugendlichen erreicht das 30. Lebensjahr ohne wesentliche Beeinträchtigung (Craig u. Selzer 1968). Bei Entwicklungsstörungen im Kindesalter müssen begleitende weitere Anomalien ausgeschlossen werden (Andrews et al. 2002). Schwangerschaften werden normalerweise ohne Komplikationen ausgetragen (Markman et al. 1965).

Nach dem 40. Lebensjahr nehmen Symptome und Letalität deutlich zu (Campbell 1970 u a.). Nach dem 50. Lebensjahr sind nahezu alle Patienten mit größeren Defekten symptomatisch (Markman et al. 1965). Im Vordergrund der Beschwerden stehen Belastungsdyspnoe und gelegentlich auch Orthopnoe.

Bei der Interpretation der Studien über den Verlauf während der letzten 5 Jahrzehnte ist jedoch zu berücksichtigen, dass sie alle zu einer Zeit durchgeführt wurden, zu der die Diagnose vorwiegend klinisch oder radiologisch, ohne Einsatz der Echokardiographie gestellt wurde. Heutzutage werden mit der weiten Verbreitung der Echokardiographie viele asymptomatische Patienten mit Vorhofseptumdefekt und einer Shunt-Größe um 40–60% echokardiographisch diagnostiziert. Über die Prognose dieser Patienten liegen noch keine Informationen vor. Ein retrospektiver Vergleich von operierten und nichtoperierten Patienten konnte zu dieser Frage keine Auskunft geben (Konstantinides et al. 1995).

Prognose und Komplikationen

Die Prognose der Patienten mit Vorhofseptumdefekt wird durch verschiedene Faktoren beeinflusst:

Pulmonale Hypertonie. Sie tritt sehr selten bereits im Kindesalter auf und betrifft etwa 6–15% der Erwachsenen. Frauen sind besonders betroffen, denn 85% der Patienten mit pulmonaler Hypertonie waren Frauen, ein Zusammenhang zwischen pulmonaler Hypertonie und Schwangerschaft erscheint möglich (Steele et al. 1987).

Die Entwicklung einer pulmonalen Hypertonie nach dem 40. Lebensjahr ist – auch nach unserer Erfahrung – selten (Craig u. Selzer 1968). Nach Auftreten einer pulmonalen Hypertonie ist die Lebenserwartung stark eingeschränkt, die 5-Jahres-Überlebensrate liegt bei 70%, die 10-Jahres-Überlebensrate bei 41% (Steele et al. 1987).

Arrhythmien. Vorhofarrhythmien stellen eine weitere bedeutende Komplikation dar. Am häufigsten treten Vorhofflimmern, aber auch -flattern und paroxysmale Tachykardien auf. Vorhofflimmern ist häufig mit Symptomen verbunden. Nach der 4. Lebensdekade nehmen die Vorhofarrhythmien stark zu und sind häufig gefolgt von Herzversagen und starker Einschränkung der Leistungsfähigkeit (Murphy et al. 1990; Horvath et al. 1992). Bei asymptomatischen oder gering symptomatischen Patienten im mittleren Alter von 44 Jahren, hatten 11% Vorhofflimmern und 1% einen kompletten AV-Block. Bei Auftreten von Vorhofflimmern besteht ein erhöhtes Risiko für Thromboembolie (Forfang et al. 1977).

Bronchopulmonale Infekte. Rezidivierende bronchopulmonale Infekte sind eine häufige Komplikation des Vorhofseptumdefekts und stellen einen Indikator für ein fortgeschrittenes Stadium dar. Sie können zu Rechtsherzversagen und zu einer Umkehr des Shunts führen. Sie sind eine häufige Todesursache. Bronchopulmonale Infekte sind nach einem Vorhofseptumverschluss weniger häufiger (Attie et al. 2001).

Andere Begleiterkrankungen. Eine begleitende koronare Herzerkrankung und arterielle Hypertonie können eine Herzinsuffizienz begünstigen; aufgrund der verminderten Compliance des linken Ventrikels kommt es zu einem verstärkten Links-rechts-Shunt und damit zu einer weiteren Überlastung des rechten Ventrikels (Bonow et al. 1979). Herzversagen ist die häufigste Todesursache. Darüber hinaus kann der Tod als Folge einer pulmonalarteriellen Thrombose oder Embolie, als Folge rezidivierender bronchopulmonaler Infekte, Hirnabszess und Ruptur der Pulmonalarterie auftreten. Auch kann es zum Auftreten paradoxer zerebraler und peripherer Embolien kommen (Harvey et al. 1986).

33.9 Therapie

33.9.1 Konservative Therapie

Asymptomatische Patienten mit geringem Shunt (Lungenfluss vs. systemischem Fluss <1,5) bedürfen keiner speziellen Therapie. Eine Prophylaxe der bakteriellen Endokarditis ist nicht notwendig, außer wenn gleichzeitig eine Mitralinsuffizienz vorliegt (s. Kap. 28).

Bei Vorhofflimmern oder -flattern sollte die Kammerfrequenz medikamentös kontrolliert werden. Wegen der erhöhten Emboliegefahr ist eine orale Antikoagulation notwendig. Bei neu aufgetretenem Vorhofflimmern sollte der Versuch einer Kardioversion – medikamentös oder elektrisch – nach entsprechender Antikoagulation unternommen werden (s. Kap. 42).

> **Klinisch wichtig**
>
> Asymptomatische Patienten sollten in jährlichen Intervallen nachuntersucht werden, um eine Vergrößerung der rechten Herzabschnitte, das Auftreten von subtilen Symptomen, Arrhythmien, bronchopulmonalen Infekten oder einer pulmonalen Hypertonie rechtzeitig feststellen zu können.

In der Regel stellt das Auftreten von ersten Anzeichen einer Herzinsuffizienz eine Indikation zum ASD-Verschluss dar. Bei Patienten mit paradoxen Embolien muss neben einer sorgfältigen Ursachensuche wie tiefe Beinvenenthrombosen eine orale Antikoagulation erfolgen. Hier ist ebenfalls eine klare Indikation zum ASD-Verschluss gegeben.

33.9.2 Chirurgische Therapie

Indikationen. Nach den Untersuchungen über den natürlichen Verlauf und mit der gegenwärtig in den meisten Zentren möglichen, niedrigen perioperativen Letalität empfehlen wir folgende Gesichtspunkte bei der Indikation zum chirurgischen Vorgehen zu beachten:

- Ein Vorhofseptumdefekt bei einem Patienten unter 30 Jahren mit einem Links-Rechts-Shunt von mehr als 50% sollte elektiv operativ verschlossen werden, um der möglichen Entstehung einer pulmonalen Hypertonie vorzubeugen. Insbesondere bei Frauen mit Kinderwunsch sollte der Defekt vor dem Eintreten einer möglichen Schwangerschaft verschlossen werden.
- Symptomatische Patienten mit oder ohne manifeste Herzinsuffizienzzeichen sollten operiert werden. Auch bei Patienten über 60 Jahre kann die Operation mit akzeptablem Risiko durchgeführt werden.
- Asymptomatische Patienten über 40 Jahre mit signifikantem Shunt, aber ohne deutliche Vergrößerung des Herzens und ohne pulmonale Hypertonie, können in jährlichen Abständen kontrolliert werden, bis Symptome auftreten, eine Zunahme des pulmonalarteriellen Druckes oder eine deutliche Größenzunahme des Herzens zu verzeichnen ist. Dann ist die Indikation zur Operation zu stellen.
- Bei Patienten mit großem Defekt und beginnender pulmonaler Drucksteigerung ist die Operation umgehend durchzuführen. Eine Rechtsherzinsuffizienz sollte präoperativ kompensiert werden. Gelingt dies nicht, ist das Operationsrisiko sehr hoch und der mögliche Nutzen der Operation im Vergleich zu den Risiken kritisch zu überprüfen.
- Bei Patienten mit einem Lungenfluss-Systemfluss-Verhältnis von >1,5, einer pulmonalen Hypertonie mit pulmonalem Gefäßwiderstand zwischen 600 und 1250 dyn × s × cm^{-5} und einer peripheren Sauerstoffsättigung von über 92% sollte eine sorgfältige Diagnostik durchgeführt werden mit dem Ziel, die Reversibilität der pulmonalen Hypertonie unter Atmung von 100% Sauerstoff und hämodynamische Testung mit pulmonalen Vasodilatatoren zu dokumentieren.
- Bei Patienten mit ASD und Angleichung des Pulmonalarteriendrucks an den großen Kreislauf ist die Operation kontraindiziert, wenn der pulmonale Gefäßwiderstand über 1250 dyn × s × cm^{-5} beträgt bzw. die periphere Sauerstoffsättigung unter 92% liegt. Die ausgeprägten morphologischen Veränderungen an den Lungengefäßen sind in erster Linie für das hohe Risiko eines operativen Eingriffes verantwortlich. Auch benötigt der rechte Ventrikel den Defekt als Überlaufventil. Bei Verschluss kommt es zu Rechtsherzversagen.
- Eine in den letzten Jahren diskutierte Indikation zur Operation bei asymptomatischen Patienten mit auch kleinem, hämodynamisch unbedeutendem ASD ist das Auftreten von rezidivierenden Embolien unklarer Genese mit Verdacht auf paradoxe Embolien, auch bei einem offenen Foramen ovale. Hier wird jedoch in erster Linie ein katheterbasierter Verschluss angestrebt (Meier u. Lock 2003).

Postoperative Ergebnisse. Der operative Verschluss des Vorhofseptumdefekts unter Verwendung des extrakorporalen Kreislauf hat bei Patienten unter 40 Jahren ohne Begleiterkrankung in den meisten erfahrenen Zentren eine Letalität unter 1% (Rahimtoola et al. 1968 u. a.) auch Patienten über 40 Jahren können – wenn keine wesentlichen Begleiterkrankungen vorliegen – mit einem ähnlich guten oder gering erhöhten Risiko operiert werden (Jemielity et al. 2001; Attie et al. 2001). Unter Einschluss älterer Patienten liegt die Letalität zwischen 1 und 3,3% (Horvath et al. 1992; Murphy et al. 1990), aber auch bei ausgesuchten Patienten über 70 sind niedrige Komplikationsraten berichtet worden (Miyaji et al. 1997).

Bei Patienten mit pulmonaler Hypertonie ist die operative Letalität mit 10% deutlich erhöht (Steele et al. 1987). Ein höheres Risiko haben auch Patienten mit Herzinsuffizienz und eingeschränkter rechtsventrikulärer Funktion. 70–80% der Defekte können primär mit einer Direktnaht verschlossen werden, während Sinus-venosus-Defekte in über 80% den Verschluss durch einen Perikard-Patch erforderlich machten. Bei Septum-primum-Defekt ist die perioperative Letalität mit 10% deutlich erhöht (Losay et al. 1978).

Langzeitergebnisse des operativen ASD-Verschlusses. Symptomatische Patienten sind postoperativ deutlich gebessert oder beschwerdefrei. Bei vorwiegend asymptomatischen bis gering symptomatischen Patienten, die zwischen 1971 und 1991 operiert wurden, betrugen die 5- und 10-Jahres-Überlebensraten 98% und 94%, und die ereignisfreie Überlebensrate jeweils 97% bzw. 92%. Bei Patienten mit einem systolischen Pulmonalarteriendruck von über 30 mmHg bzw. 40 mmHg betrug die 10-Jahres-Überlebensrate 85% (Horvath et al. 1992) bzw. lag die 20- und 30-jährige Überlebensrate um 15% bzw. 11% niedriger als die der alters- und geschlechtsadjustierten Allgemeinbevölkerung (Murphy et al. 1990). Auch die perioperative Morbidität ist bei diesen Patienten erhöht (Arrhythmien, Reoperationen wegen Blutungen, Luftembolien, Tamponaden, Herzinsuffizienz, Schlaganfall, TIA, komplettem Herzblock und Ateminsuffizienz).

Späte Todesfälle traten während einer 10-jährigen Beobachtungszeit bei 4,9% der Patienten auf (Herzinsuffizienz, Ateminsuffizienz, Schlaganfälle, Myokardinfarkt, Leberzirrhose). Spätkomplikationen (Schlaganfälle, TIA, Arrhythmien) traten bei 11% der Patienten auf. 70% der Patienten mit präoperativem Vorhofflimmern behielten dies auch postoperativ. Günstiger waren die Ergebnisse bei früh (vor dem 24 Lebensjahr) operierten Patienten, diese hatten ähnlich wie Patienten ohne präoperative pulmonale Hypertonie eine der Allgemeinbevölkerung entsprechende Langzeitüberlebensrate.

Dies unterstreicht einerseits die Notwendigkeit für eine frühzeitige Operation und andererseits für eine langfristige kardiologische Kontrolle bei Patienten, die im Erwachsenenalter wegen eines Vorhofseptumdefekts operiert werden.

Zusammenfassung

Patienten mit Vorhofseptumdefekt ohne pulmonale Hypertonie können mit einer sehr niedrigen Letalität operiert werden und haben eine ausgezeichnete Langzeitprognose. Bei Frauen im Alter zwischen 19 und 30 Jahren sollte ein Verschluss vor der Schwangerschaft erfolgen, um einer pulmonalen Hypertonie vorzubeugen. Ungeklärt ist die Prognose der asymptomatischen Patienten mit einem hämodynamisch grenzwertig bedeutsamen Shunt und normalen Pulmonalarteriendrücken, die vorwiegend durch eine echokardiographische Untersuchung diagnostiziert wurden (Webb 2001). Inwieweit diese, insbesondere männlichen Patienten, von einem ASD-Verschluss profitieren können, ist ungeklärt. Der Langzeitverlauf operierter Patienten hat jedoch gezeigt, dass auch einem älteren Patienten mit einem symptomatischen Vorhofseptumdefekt die Operation nicht vorenthalten werden sollte, sofern keine schwere pulmonale Gefäßwiderstandserhöhung vorliegt. Für das Langzeitschicksal auch der operierten Patienten ist eine sorgfältige kardiologische Betreuung von großer Bedeutung.

Bei einem Sekundum-Defekt wird zunehmend der Verschluss über katheterbasierte Systeme angewandt. Die neueren Ergebnisse hierzu sind vielversprechend, auch wenn noch Langzeituntersuchungen fehlen. Auch bei Patienten mit pulmonaler Hypertonie (de Lezo et al. 2002) oder solchen, die gering symptomatisch sind oder sich selbst als asymptomatisch ansehen, scheint dieser Eingriff mit einem niedrigen Risiko, Verbesserung der Leistungsfähigkeit und guter (zumindest mittelfristiger) symptomatischer Verbesserung verbunden zu sein (Brochu et al. 2002).

In der Zukunft werden katheterinterventionelle Verschlüsse möglicherweise auch ohne Anwendung von Röntgenstrahlen mit einem Magnetresonanzsystem durchgeführt werden können. Dies dürfte insbesondere für komplexere Eingriffe, die bislang mit einer hohen Strahlenbelastung verbunden sind, von Bedeutung sein (Rickers et al. 2003).

Literatur

Andrews R, Tulloh R, Magee A, Anderson D (2002) Atrial septal defect with failure to thrive in infancy: hidden pulmonary vascular disease? Pediatr Cardiol 23:528–530
Assman H (1934) Die klinische Röntgendiagnostik der inneren Erkrankungen. Vogel, Berlin
Attie F, Rosas M, Granados N et al (2001) Surgical treatment of secundum atrial septal defect in patients > 40 years old. J Am Coll Cardiol 38: 2035–2042
Beller BM, Deater L (1966) Clinical and hemodynamic stability in a patient with large atrial septal defect. A 17 years follow-up. J Am Med Ass 195:588
Bierman FA, Williams RG (1979) Subxiphoid two-dimensional imaging of the interatrial septum in infants and neonates with congenital heart disease. Circulation 60:80
Bloemer H (1967) Auskultation des Herzens und ihre hämodynamischen Grundlagen. Urban & Schwarzenberg, München Berlin Wien
Bonow RO, Borer JS, Rosing DR et al (1979) Left ventricular reserve in adult patients with atrial septal defect (Abstract). Am J Cardiol 43:363
Brochu M-C, Baril J-F, Dore A, Juneau M, Guise P, Mercier LA (2002) Improvement in exercise capacity in asymptomatic amd mildly symptpomatic adults after atrial septal defect percutaneous closure. Circulation 106:1821–1826
Campbell M (1970) Natural history of atrial septal defect. Br Heart J 32:820
Craig RJ, Selzer A (1968) Natural history and prognosis of atrial septal defect. Circulation 37:805
Dalen JE, Haynes FW, Dexter L (1967) Life expectancy with atrial septal defect. J Am Med Ass 200:442
Dickinson DF, Arnold R, Wilkinson JL (1981) Congenital heart disease among 160480 liveborn children in Liverpool 1950 to 1969: implications for surgical treatment. Br Heart J 46:55
Dillon JC, Weyman AE, Feigenbaum H et al (1977) Cross-sectional echocardiographic examination of the interatrial septum. Circulation 55:115
Faletra F, Scarpini S, Moreo A et al (1991) Color doppler echocardiographic assessment of atrial septal defect sire: correlation with surgical measurements. J Am Soc Echocardiogr 4:429
Forfang K, Simonsen S, Andersen A, Epskind L (1977) Atrial septal defect of secundum type in the middle-aged. Am Heart J 94:44
Freed MD, Nadas AS, Norwood WI, Castaneda AR (1984) Is routine preoperative cardiac catheterization necessary before repair of secundum and sinus venosus atrial septal defects? J Am Coll Cardiol 4333–4336
Gramiak R, Nanda NC (1972) Echocardiographic diagnosis of ostium primum septal defect. Circulation 45/46 (Suppl II):37
Grosse-Brockhoff F (1957) Der Phasenwandel im Krankheitsbild der angeborenen Herzfehler mit hohem pulmonalem Stromvolumen. Verh dtsch Ges Kreisl Forsch 23:201
Grosse-Brockhoff F, Neuhaus G, Schaede A (1950) Diagnostik und Differentialdiagnostik der angeborenen Herzfehler. Dtsch Arch klin Med 1997:621
Harvey JR, Teague SM, Anderson JL et al (1986) Clinically silent atrial septal defects with evidence for cerebral embolization. Ann Intern Med 105:695
Horvath KA, Burke RP, Collins jr JJ, Cohn LH (1992) Surgical treatment of adult atrial septal defect: early and long-term results. J Am Coll Cardiol 20:1156
Jemielity M, Dyszkiewicz W, Paluszkiewicz L et al (2001) Do patients over 40 years of age benefit from surgical closure of atrial septal defects? Heart 85:300–303
Kjellberg SR, Mannheimer E, Rudhe U, Jonsson B (1983) Diagnosis of congenital heart disease. Year Book, Chicago
Kneissl D (1983) Diagnostische und prognostische Aussage TM-echokardiographischer Befunde bei Vorhofseptumdefekten – ein Vergleich mit röntgenologischen und hämodynamischen Befunden. Inauguraldissertation, Freiburg i. Br.
Konstantinides S, Geibel A, Olschewski M et al (1995) A comparison of surgical and medical therapy for atrial septal defect in adults. N Engl J Med 333:469–473
Lezo JS de, Medina A, Romero M, Pan M et al (2002) Effectiveness of percutaneous device closure for atrial septal defect in adult patients with pulmonary hypertension. Am Heart J 144:877–880
Losay J, Rosenthal A, Castaneda AR et al (1978) Repair of atrial septal defect primum type: Results, course, prognosis. J Thorac Cardiovasc Surg 75:248
Markman P, Howitt G, Wade EG (1965) Atrial septal defect in the middle aged and elderly. Quart J Med 34:409
Meier B, Lock JE (2003) Contemporary management of patent foramen ovale. Circulation 107:5–9
Meyer RA, Schwartz DC, Benzing G, Kaplan S (1972) Ventricular septum in right ventricular volume overload. Am J Cardiol 30:349
Miyaji K, Furuse A, Tanaka O et al (1997) Surgical repair for atrial septal defect in patients over 70 years of age. Jpn Heart J 38:677–684
Murphy JG, Gersh BJ, McGoon MD et al (1990) Long-term outcome after surgical repair of isolated atrial septal defect. Follow-up at 27 to 32 years. N Engl J Med 323:1645–1650
Nasser FN, Tajik AJ, Seward JB, Hagler DJ (1981) Diagnosis of sinus venosus atrial septal defect by two-dimensional echocardiography. Mayo Clin Proc 56:568
Owens JP, Williams RG, Fellows KE (1974) Prolapsing mitral leaflet associated with secundum atrial septal defect. Circulation 50 (Suppl III):239

Literatur

Popp RL, Wolfe SB, Hirata T, Feigenbaum H (1969) Estimation of right and left ventricular size by ultrasound. Am J Cardio124:523

Rahimtoola SH, Kirklin JW, Buchell HB (1968) Atrial septal defect. Circulation 37/38 (Suppl V):2

Reindell H, Doll E, Steim H et al (1962) Das prä- und postoperative Röntgenbild angeborener Herzfehler, seine Bedeutung für Diagnose, Prognose und Pathophysiologie. Mitt. 11: Der Vorhofseptumdefekt. Arch Kreisl Forsch 38:71

Reindell H, König K, Roskamm H (1967) Funktionsdiagnostik des gesunden und kranken Herzens. Thieme, Stuttgart

Rickers C, Jerosch-Herold M, Hu X et al (2003) Magnetic resonance image-guided transcatheter closure of atrial septal defects. Circulation 107:132–138

Sanders SP, Yeager S, Williams RG (1983) Measurement of systemic and pulmonary blood flow and QP/QS ratio using Doppler and two-dimensional echocardiography. Am J Cardiol 51:952

Schartl M, Schartl S, Disselhoff W et al (1982) Vergleich zwischen zweidimensionalen echokardiographischen und hämodynamischen Befunden bei Patienten mit Vorhof- und Ventrikelseptumdefekt. Z Kardiol 71:370

Shub C, Dimopoulos IN, Seward JB et al (1983) Sensitivity of two-dimensional echocardiography in the direct visualization of atrial septal defect utilizing the subcostal approach: experience with 154 patients. J Am Coll Cardiol 2:127

Steele PM, Fuster V, Cohen M et al (1987) Isolated atrial septal defect with pulmonary vascular obstructive disease – long-term follow-up and prediction of outcome after surgical correction. Circulation 76:1037

Tajik AJ, Gau GT, Ritter DG, Schattenberg TT (1972) Echocardiographic pattern of right ventricular diastolic volume overload in children. Circulation 46:36

Valdez-Cruz LM, Horowitz S, Mesel E, Sahn DJ et al (1984) A pulsed Doppler echocardiographic method für calculating pulmonary and systemic blood flow in atriallevel shunts: validation studies in animals and initial human experience. Circulation 69:80

Wanderman KL, Ovsyshcher I, Gueron M (1978) Left ventricular performance in patients with atrial septal defect: Evaluation with non-invasive methods. Am J Cardiol 41:487

Webb G (2001) Do patients over 40 years of age benefit from closure of an atrial septal defect? Heart 85:249–250

Weyman AE, Wann S, Feigenbaum H, Dillon JC (1976) Mechanism of abnormal septal motion in patients with right ventricular volume overload. A cross-sectional echocardiographic study 54:179

Weyn SA, Bartle HS, Nolan TB (1965) Atrial septal defect, primum type. Circulation 32:111

Ventrikelseptumdefekt

H. Roskamm, H. Reindell[†]

mit Beiträgen von P. Bubenheimer, H. Eichstädt, Ch. Gohlke-Bärwolf und H. Gohlke

34.1 Ätiologie und pathologische Anatomie – 760

34.2 Pathophysiologie – 760

34.3 Symptome und klinische Befunde – 761

34.4 Elektrokardiogramm – 761

34.5 Röntgenbefunde – 761

34.6 Echokardiogramm – 762
34.6.1 Qualitative und quantitative Diagnose – 762
34.6.2 Hämodynamische Auswirkungen – 763
34.6.3 Prä- und postoperative Beurteilung – 763

34.7 Herzkatheterbefunde – 763

34.8 Verlauf, Prognose und Komplikationen – 764

34.9 Therapie – 766
34.9.1 Konservative Therapie – 766
34.9.2 Chirurgische Therapie – 766

Literatur – 767

Der Ventrikelseptumdefekt (VSD) ist ein angeborener Herzfehler, bei dem der Anschluss des Septum interventriculare an das Conus-Truncus-Septum oder an den Ausläufer des unteren Endokardkissens ausbleibt. Bei dem überwiegenden Teil der Ventrikelseptumdefekte handelt es sich um hochsitzende Defekte, diese wurden häufig fälschlich als Pars-membranacea-Defekte subsummiert (Bankl 1970).

34.1 Ätiologie und pathologische Anatomie

In einer Studie von Mitchell et al. (1971), in der die Häufigkeit konnataler Herzfehler 8,1‰ (457 von 56.109 Neu-, Tot- und Frühgeburten) betrug, war der isolierte VSD mit 153 Fällen, also etwas mehr als ein Viertel der Fälle, beteiligt. Es handelt sich somit um einen relativ häufigen angeborenen Herzfehler. Zudem ist ein Defekt des Ventrikelseptums häufigster Bestandteil komplexer Vitien (Kap. 37), hier soll nur der isolierte VSD besprochen werden. Ungefähr ein Drittel dieser Fälle soll sich spontan schließen, sodass die Häufigkeit im späteren Alter wiederum abnehmen kann.

34.2 Pathophysiologie

Links-rechts-Shunt. Während der gesamten Herzaktion besteht bis auf die weiter unten genannten Ausnahmen ein Druckgradient zwischen dem linken und rechten Ventrikel. Dieser führt zu einem Links-rechts-Shunt. Diese zusätzliche Blutmenge wird zusammen mit dem aus der Körperperipherie über den rechten Vorhof dem rechten Ventrikel zugeführten effektiven Herzminutenvolumen durch die Lunge geführt, der Lungendurchfluss ist somit erhöht. Der VSD stellt also eine Volumenbelastung aller Herzabschnitte mit Ausnahme des rechten Vorhofs dar, falls der Shunt bei sehr hoch sitzendem Defekt nicht auch in den rechten Vorhof erfolgt. Die Volumenbelastung des rechten Ventrikels ist in der Regel nicht so groß, wie es dem Lungendurchfluss entspricht, da das Shunt-Blut, vom linken Ventrikel ausgeworfen, den rechten Ausflusstrakt nur als Verbindungsrohr zum Truncus pulmonalis benutzt. Das effektive Herzminutenvolumen bleibt in der Regel normal oder annähernd normal. Der Links-rechts-Shunt kann zwischen nicht messbar und ungefähr 20 l/min schwanken.

Hämodynamik. Folgende Beziehungen zwischen Shunt-Größe und Hämodynamik konnten aufgestellt werden (Wood 1968):
- Ventrikelseptumdefekte mit einem sehr geringen Durchmesser um 2 mm führen zu einem nur frühsystolischen Links-rechts-Shunt von weniger als 1 l/min. Ein solcher Shunt lässt einen sicher messbaren Sauerstoffzuwachs meistens vermissen (s. Abschn. 34.7).
- Ventrikelseptumdefekte mit einem Defektdurchmesser von 2–4 mm zeigen in der Regel einen Sauerstoffzuwachs von 3–4 Sättigungsprozent, das entspricht einem Links-rechts-Shunt von 1,5–3 l/min, der Lungendurchfluss ist dadurch auf das 1,2- bis 1,9fache des Großkreislaufherzminutenvolumens erhöht. Die Drücke im Lungenkreislauf sind dabei bei gleichzeitiger Abnahme des Lungengefäßwiderstandes normal.
- Bei einem Defektdurchmesser zwischen 5 und 9 mm ist ein Sauerstoffsättigungssprung von 9–22% festzustellen, das entspricht einem Links-rechts-Shunt von 4–8 l/min, der Lungendurchfluss ist dabei auf das 2-bis 3fache des Großkreislaufherzminutenvolumens erhöht, es besteht eine geringe bis mäßig starke pulmonale Drucksteigerung.
- Bei einem Defektdurchmesser von 10–15 mm besteht in einem unkomplizierten Fall ein Sauerstoffsättigungssprung von 18–33%, das entspricht einer Erhöhung des Lungendurchflusses auf das 3-bis 5fache des Großkreislaufherzminutenvolumens. Die systolischen Drücke im rechten Herzen und in der Pulmonalarterie sind dabei stark erhöht, sie erreichen häufig das Druckniveau des großen Kreislaufs. Der pulmonale Gefäßwiderstand ist dabei jedoch nicht wesentlich erhöht. Es handelt sich um einen druckangleichenden Defekt, die pulmonale Druckerhöhung wird auch als hyperkinetische pulmonale Hypertonie bezeichnet, da sie mit einer sehr starken Erhöhung des Lungendurchflusses einhergeht.
- Ganz im Gegensatz dazu steht der große Ventrikelseptumdefekt mit stark erhöhtem Lungengefäßwiderstand, der dem des großen Kreislaufs entsprechen kann. Bei ihm ist der Defektdurchmesser mit 15–30 mm sehr groß. Der Links-rechts-Shunt beträgt meist jedoch nur 3–5 l/min.

Pulmonaler Gefäßwiderstand. Insbesondere die beiden letzten Typen zeigen, dass die rechtsseitige Druckerhöhung nicht mit der Widerstanderhöhung im Lungenkreislauf korreliert ist. Neben der Größe des Defekts und der Beschaffenheit der Ausflussbahn beider Ventrikel bestimmt der Lungengefäßwiderstand bzw. besser gesagt seine Relation zum peripheren Widerstand des großen Kreislaufs die Shunt-Größe. Bei normalem Lungengefäßwiderstand und einem bei Hunden künstlich erzeugten VSD mit einem Durchmesser von mehr als 1 cm fließt praktisch alles Blut durch die Lunge, es kommt zum Herzversagen und zu einer arteriellen Hypotonie. Dasselbe geschieht häufig bei Kleinkindern mit sehr großem VSD, bei denen sich der Lungengefäßwiderstand auf Normalwerte reduziert hat. Diese sind nicht lebensfähig.

Frühkindliche Entwicklung. Beim Neugeborenen verhindert bei sehr großem VSD der anatomische Zustand der Lungenarteriolen mit dicker Muskelwand und kleinem Lumen und somit hohem Lungengefäßwiderstand (◘ Abb. 34.1) einen großen Links-rechts-Shunt und damit einen hohen Lungendurchfluss. In der Folgezeit gibt es 3 Entwicklungsmöglichkeiten (Lucas u. Marshall 1966):

- Die Pulmonalgefäße „reifen" in normaler Weise, d. h. sie werden im Laufe von 6 Monaten bis zu 2 Jahren dünnwandig und weitlumig. Daraus resultiert eine erhebliche Verringerung des pulmonalen Gefäßwiderstandes (◘ Abb. 34.1). Das führt zu einer erheblichen Vergrößerung des Links-rechts-Shunts und damit des Lungendurchflusses.
- Die Pulmonalgefäße „reifen" verzögert und unvollkommen, d. h. der pulmonale Gefäßwiderstand nimmt ebenfalls verzögert und unvollkommen ab. Der Links-rechts-Shunt und damit der Lungendurchfluss werden allmählich größer, jedoch nicht in dem Maße, wie bei normalem Lungengefäßwiderstand zu erwarten ist.
- Die Pulmonalarteriolen behalten ihren fetalen Gefäßcharakter bei, d. h. der Links-rechts-Shunt und damit auch der Lungendurchfluss nehmen nicht entscheidend zu.

Bei sämtlichen Möglichkeiten kann es mit zunehmendem Alter zusätzlich zu sekundären arteriosklerotischen Gefäßprozessen im Bereich der kleinen Lungengefäße kommen, die den Lungengefäßwiderstand weiter erhöhen. Damit können der Links-rechts-Shunt und der Lungendurchfluss reduziert werden. Im extremen Fällen ist eine solche hochgradige Erhöhung des pulmonalen Gefäßwiderstandes vorhanden, dass nach einer Übergangsphase eines gekreuzten Shunts ein überwiegender Rechts-links-Shunt resultiert.

> Wenn die sekundär entstandene Widerstandserhöhung bei der Entstehung der pulmonalen Hypertonie mit vorwiegendem Rechts-links-Shunt im Vordergrund steht, spricht man wie bei anderen Missbildungen mit primär überwiegendem Links-rechts-Shunt von einer Eisenmenger-Reaktion.

Der Verlauf bei VSD (s. unten) richtet sich in erster Linie danach, ob die Volumenbelastung des linken Ventrikels oder die Druckbelastung des rechten Ventrikels im Vordergrund stehen.

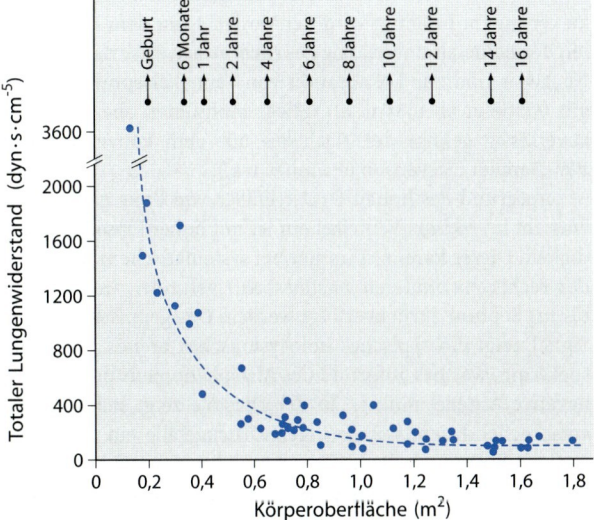

◘ **Abb. 34.1.** Pulmonaler Gefäßwiderstand bei Neugeborenen und Kindern. In den ersten 2 Jahren kommt es zu einem starken Abfall des pulmonalen Gefäßwiderstandes, ab dem 4. Lebensjahr werden die bei Erwachsenen üblichen Werte erreicht. (Aus Lucas u. Marschall 1966)

34.3 Symptome und klinische Befunde

H. Eichstädt

Patienten mit geringem oder mittelgradigem Links-rechts-Shunt haben in der Regel keine Beschwerden. Die Diagnose wird in diesen Fällen zufällig bei einer Auskultation, z. B. bei einer Schuluntersuchung o. Ä., gestellt. Bei sehr großem Links-rechts-Shunt können schon sehr bald nach der Geburt Zeichen einer Linksherzinsuffizienz mit Lungenödem auftreten. Diese Kinder zeichnen sich auch durch eine schlechte Gewichtszunahme aus und neigen zu pulmonalen Infekten. Ältere Patienten mit sehr großem Links-rechts-Shunt können ebenfalls die Zeichen einer beginnenden Linksherzinsuffizienz aufweisen, sie klagen häufig über Atemnot während Belastung und neigen zu Bronchitis. In Fällen mit einer starken pulmonalen Hypertonie werden sehr häufig Hämoptysen angegeben, diese treten jedoch in der Regel nicht vor dem 20. Lebensjahr auf. Bei Zunahme der pulmonalen Hypertonie tritt auch bei diesem Vitium eine Spätzyanose durch Shunt-Umkehr auf, dies ist jedoch ein sehr seltenes Ereignis. Häufiger wird der Herzfehler durch das Auftreten einer bakteriellen Endokarditis kompliziert.

Bei kleinen und mittleren Ventrikelseptumdefekten gibt es außer dem lauten systolischen Geräusch (s. unten) keine physikalischen Befunde. Bei größeren Ventrikelseptumdefekten mit großem Links-rechts-Shunt ist häufig ein hebender und verbreiterter Spitzenstoß tastbar, dieser ist durch die Volumenbelastung des linken Ventrikels bedingt. In einigen Fällen ist auch ein Herzbuckel nachweisbar. Bei erheblicher pulmonaler Hypertonie ist häufig eine starke Pulsation des rechten Ventrikels im Bereich der absoluten Herzdämpfung tastbar. Das Pulmonalsegment des 2. Herztons ist stark betont. Bei Shunt-Umkehr ist eine zentrale Zyanose nachweisbar, außerdem haben diese Patienten in der Regel Trommelschlegelfinger und eine Polyglobulie.

34.4 Elektrokardiogramm

Bei kleinen Ventrikelseptumdefekten ist das EKG meist normal, bei mittleren Defekten ohne pulmonale Hypertonie zeigen sich Linksherzhypertrophiehinweise, wie hohe R-Zacken linkspräkordial und tiefe S-Zacken rechts präkordial. Bei starker pulmonaler Hypertonie finden sich Rechtsherzhypertrophiehinweise, wie hohe R-Zacken rechts präkordial, unvollständige Rechtsschenkelblöcke und Rechtsverspätungskurven. Bei der hyperkinetischen Form der pulmonalen Hypertonie, bei der ein großer Links-rechts-Shunt und eine pulmonale Hypertonie ohne Erhöhung des Lungengefäßwiderstandes vorliegen, bestehen im EKG meistens Zeichen einer biventrikulären Hypertrophie (◘ Abb. 34.2).

34.5 Röntgenbefunde

Bei geringem VSD sind Herzgröße und Herzform normal. Bei mittlerem VSD ist häufig als einziges Zeichen eine Dilatation des Pulmonalbogens und der zentralen und peripheren arteriellen Lungengefäße nachweisbar. Bei großem VSD mit großem Links-

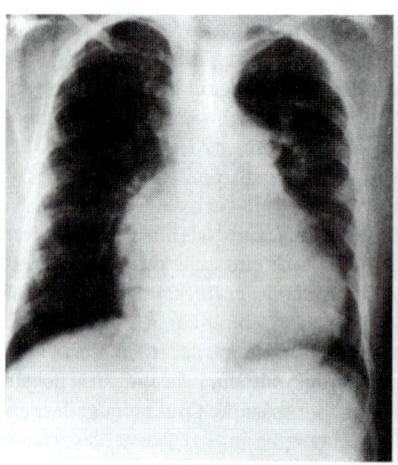 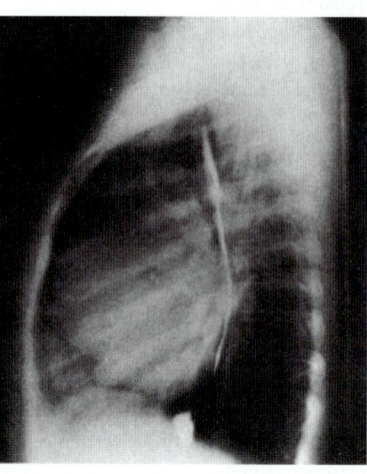 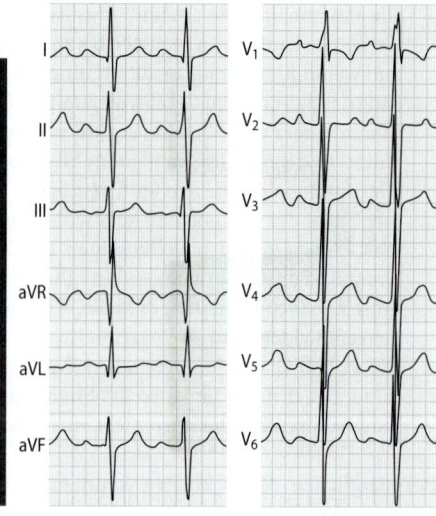

Abb. 34.2. Frontales und seitliches Röntgenbild und EKG einer 10-jährigen Patientin mit Ventrikelseptumdefekt. Röntgenologisch findet sich ein allseits stark vergrößertes Herz. Auffallend sind der deutlich betonte Pulmonalbogen und die zentralen arteriellen Lungengefäße, die bei der Durchleuchtung erheblich pulsieren. Das EKG zeigt eine vorwiegende Rechtsherzhypertrophie mit sehr breiten und plumpen R-Zacken rechts-präkordial. Der Links-rechts-Shunt betrug 14,5 l. Das HMV des großen Kreislaufs war mit 2,8 l etwas reduziert. Der Lungendurchfluss war auf das 6fache gegenüber dem HMV des großen Kreislaufes erhöht. Der pulmonale Gefäßwiderstand war mit 350 dyn × s × cm^{-5} nur gering erhöht. Der Druck im rechten Ventrikel betrug in Ruhe 130/8:11; dp/dt$_{max}$ 1360 mmHg × s^{-1}. Druck und Kontraktilitätswerte entsprechen denen eines linken Ventrikels

rechts-Shunt finden sich in der Regel eine schmale Aorta, eine Vergrößerung des linken Ventrikels und des linken Vorhofs sowie eine Dilatation des Pulmonalisstamms und der zentralen und peripheren arteriellen Lungengefäße (Abb. 34.2).

In denjenigen Fällen, in denen eine Erhöhung des pulmonalen Gefäßwiderstandes keine große Lungendurchblutung zulässt, findet sich meist eine Dilatation des Pulmonalisstamms und der zentralen Lungengefäße, die periphere Lungengefäßzeichnung ist reduziert. Der große linke Vorhof und linke Ventrikel sind dann ebenfalls nicht nachweisbar.

34.6 Echokardiogramm

P. Bubenheimer

Die Echokardiographie ist heute die wichtigste Methode in der Diagnostik von Ventrikelseptumdefekten.

> **Echokardiographische Aufgaben bei Verdacht auf Ventrikelseptumdefekt**
> - Nachweis und topographische Einordnung des vermuteten Ventrikelseptumdefekts (qualitative Diagnose)
> - Beurteilung der Größe des Defekts (quantitative Diagnose)
> - Beurteilung des Shunt-Volumens und Erfassung der pulmonalen Drucksteigerung (hämodynamische Beurteilung)
> - Nachweis der Begleitanomalien
> - Dokumentation und Beurteilung des postoperativen Ergebnisses

34.6.1 Qualitative und quantitative Diagnose

Ventrikelseptumdefekte, die größer als 2–3 mm sind, können bei sorgfältiger multiplaner Untersuchung im Schnittbild gut erkannt werden (Jaffe et al. 1979 u. a.; Abb. 34.3). Die im Erwachsenenalter nicht selten noch kleineren Defekte sind z. T. indirekt anhand anderer morphologischer Anomalien – umschriebene Aneurysmen des membranösen Septums (Canale et al. 1981), verdünnte Zonen im muskulären Septum – zu vermuten. Bestätigt wird der Verdacht mit dem Farbdoppler, der heute als zuverlässigstes nichtinvasives Verfahren zum Nachweis und zur Lokalisation von Ventrikelseptumdefekten gilt (Ortiz et al. 1985 u. a.). Etwas mühsamer, aber ebenfalls zuverlässig gelingt der Nachweis mit dem konventionellen PW-Doppler (Stevenson et al. 1979 u a.).

Aufgrund des hohen Druckgefälles von links nach rechts entsteht im rechten Ventrikel ein Jet mit hoher Flussgeschwindigkeit. Dieser kann fast immer bei systematischem Absuchen der rechtsventrikulären Ausflussbahn gefunden werden und bis ins Septum zurückverfolgt werden. Das gepulste Doppler-Signal zeigt ein typisches holosystolisches breites Frequenzspektrum, welches aufgrund des Aliasphänomens positive wie negative Anteile umfasst. In der Diastole zeigt sich dagegen entsprechend dem nur geringen Druckgefälle ein niederfrequentes Strömungssignal. Bei Anwendung der CW-Methode und günstiger Ausrichtung des Schallstrahls kann die Flussgeschwindigkeit auch systolisch exakt gemessen werden, sie liegt bei 3–4 m/s. Schwieriger wird der dopplerechokardiographische Nachweis von Ventrikelseptumdefekten bei Druckangleich. Die nun niedrigen Strömungsgeschwindigkeiten durch den Defekt führen zu einem Flusssignal, welches sich von den normalen Flusskurven im rechten Ventrikel nicht mehr auffäl-

34.7 · Herzkatheterbefunde

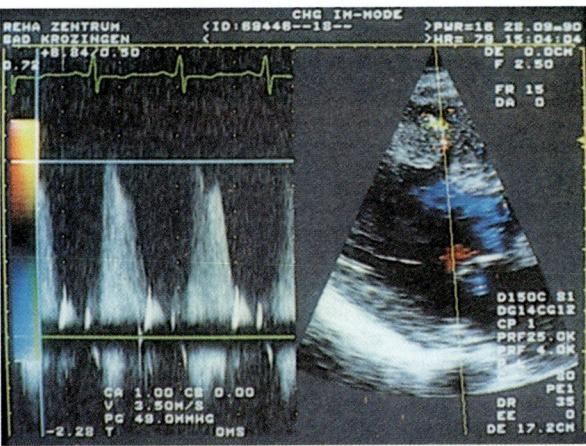

Abb. 34.3. Kleiner muskulärer Ventrikelseptumdefekt bei einem 29-jährigen Patienten. Rechts: Im Schnittbild (parasternaler Längsachsenschnitt) ist der Defekt als Kanal durch das Septum gut zu erkennen (Pfeil). Der Farbdoppler zeigt im rechten Ventrikel den typischen turbulenten Jet. Links: Die CW-Dopplerkurve des transseptalen Flusses erlaubt die Berechnung des systolischen Druckunterschiedes zwischen den Ventrikeln, der bei einer maximalen Strömungsgeschwindigkeit von 3,5 m/s 49 mmHg beträgt

lig unterscheidet (Magherini et al. 1980). In solchen Fällen kommt der Vorteil der Farbdopplerechokardiographie zum Tragen. Hier wird die abnorme Strömung nicht nur qualitativ sondern auch hinsichtlich Herkunft und Richtung im Schnittbild plastisch wiedergegeben. Das Flussbild hängt allerdings sehr von der Lage der Aufnahme im Herzzyklus ab, da die Flussrichtungen bei Druckangleich während des Herzzyklus mehrfach wechseln können.

Defektgröße. Die Größe von Ventrikelseptumdefekten wird im Schnittbild gemessen. Tangentiale Anlotung (apikal) führt leicht zur Überschätzung der Defektgröße, senkrechte Anlotung (parasternal) leicht zur Unterschätzung. Nicht darstellbare Defekte sind immer klein (Jaffe et al. 1979; Kececioglu-Dralos et al. 1982).

34.6.2 Hämodynamische Auswirkungen

Shuntvolumen. Der erhöhte Durchfluss durch die Ausflussbahn des rechten Ventrikels, den linken Vorhof und den linken Ventrikel führt zu einer Vergrößerung dieser Herzhöhlen. Die TM-echokardiographischen linksatrialen und linksventrikulären Dimensionen gehen der Größe des Links-rechts-Shunts grob parallel (Carter u. Bowman 1973). Exakter direkten hämodynamischen Messungen vergleichbar ist die dopplerechokardiographische Quantifizierung des Shunt-Volumens; aus der mittleren systolischen Strömungsgeschwindigkeit und dem Strömungsquerschnitt (2-D-Bild) an der Pulmonalklappe wird der pulmonale Fluss, aus der mittleren Strömungsgeschwindigkeit und dem Strömungsquerschnitt an der Aortenklappe der systemische Fluss errechnet (Yokoi et al. 1983).

Pulmonalisdruck. Die Beurteilung der rechtsseitigen Druckverhältnisse erfolgt über die dopplerechokardiographische Bestimmung des systolischen rechtsventrikulären Drucks. Dieser kann auf zweierlei Weise bestimmt werden.
- Liegt eine begleitende Trikuspidalinsuffizienz vor, kann der Druck aus der maximalen Regurgitationsgeschwindigkeit berechnet werden (s. Kap. 59).
- Aus der Flussgeschwindigkeit durch den Septumdefekt lässt sich der Druckgradient zwischen den beiden Kammern bestimmen (Abb. 34.3). Zieht man diesen Gradienten vom systolischen linksventrikulären Druck (unblutig bestimmt nach Riva-Rocci) ab, erhält man den systolischen rechtsventrikulären Druck.

> **Klinisch wichtig**
>
> Die dopplerechokardiographische Beurteilung der hämodynamischen Auswirkungen des Septumdefekts ist v. a. für Verlaufskontrollen sehr wertvoll, da sich die Druckverhältnisse und damit auch das Shunt-Volumen ändern können.

34.6.3 Prä- und postoperative Beurteilung

Operationsstrategie. Begleitanomalien lassen sich durch die Schnittbild- und Farbdopplerechokardiographie zuverlässig erfassen und damit eine klare Strategie der Operationstechnik entwerfen. Dies gilt sowohl für grobe komplexe Anomalien (z. B. überreitende Aorta, „straddling valve") als auch für geringe Anomalien (z. B. Prolaps der rechtskoronaren Aortentasche mit Aorteninsuffizienz bei hochsitzenden Ausflussbahndefekten; Metha et al. 1977 u. a.).

Postoperative Kontrolle. Durch Patch verschlossene Ventrikelseptumdefekte sind anhand der intensiven Reflexionen des Patchs erkennbar. Grobe Patch-Dehiszenzen führen zu einem Flattern des Patchs im Schnittbild (Mostow et al. 1981). Kleine Patch-Dehiszenzen sind zuverlässiger mit der Farbdopplermethode nachweisbar. Die postoperative hämodynamische Umstellung führt zur Abnahme der Flussgeschwindigkeiten an der Pulmonalklappe und der Mitralklappe. Die Dimensionen der zuvor volumenbelasteten Herzabschnitte werden postoperativ kleiner (Cordeil et al. 1976). Im Erwachsenenalter tritt aber oft keine völlige Normalisierung der Größenverhältnisse ein.

34.7 Herzkatheterbefunde

Shuntvolumen. Das Ausmaß des Links-rechts-Shunts kann durch den Sauerstoffsättigungssprung zwischen der V. cava superior und der Pulmonalarterie mittels Rechtsherzkatheter festgestellt werden. Kleine Ventrikelseptumdefekte, die zu einer Zunahme der Sauerstoffsättigung bis zu 5% führen, können häufig nicht sicher und reproduzierbar nachgewiesen werden. In solchen Fällen ist ein stabiler hämodynamischer Zustand des Patienten abzuwarten, und die Blutproben aus dem Truncus pulmonalis, dem rechten Ventrikel, dem rechten Vorhof und der V. cava superior sind sehr schnell hintereinander abzunehmen.

Die Bestimmung des Ausmaßes des Links-rechts-Shunts mit Hilfe des Fick-Prinzips ist einer großen Fehlerbreite unterworfen, insbesondere dann, wenn es sich um einen sehr großen Links-rechts-Shunt handelt. In diesen Fällen ist die arteriovenöse Sauerstoffdifferenz zwischen dem Truncus pulmonalis und dem arteriellen Blut so gering, dass relativ kleine absolute Fehler sich in einem beträchtlichen Umfang auswirken. Hinzu kommt noch, dass die Bestimmung der Sauerstoffsättigung im Pulmonalarterienblut ungenau ist, da das Blut sich häufig noch nicht gut durchmischt hat.

Bei sehr kleinem Links-rechts-Shunt empfiehlt es sich, im Bereiche der Ausflussbahn des rechten Ventrikels Blut abzunehmen, da damit zu rechnen ist, dass die Katheterspitze direkt vor dem VSD liegt. Damit wird ein hoher Sauerstoffsprung nachweisbar, der jedoch nichts über das Ausmaß des Links-rechts-Shunts sagt. Bei hoch sitzendem VSD gelingt häufig die Passage des Katheters vom rechten Ventrikel über die Ausflussbahn des linken Ventrikels direkt in die Aorta.

Pulmonaler Gefäßwiderstand. Neben dem Nachweis des Links-rechts-Shunts und der Bestimmung seines Ausmaßes ist die Druckmessung im rechten Ventrikel und der Pulmonalarterie eine wesentliche Indikation für die Durchführung der Rechtsherzkatheterisierung. Aus dem Lungendurchfluss und der Druckdifferenz zwischen dem Mitteldruck in der Pulmonalarterie und dem PCP kann der pulmonale Gefäßwiderstand errechnet werden. Dies hat insbesondere für die Indikationsstellung zur Operation (s. Abschn. 34.9.2) eine Bedeutung.

Bei Druckangleich im linken und rechten Ventrikel ist der Links-rechts-Shunt häufig nur noch sehr gering oder nicht mehr nachweisbar. In diesen Fällen empfiehlt es sich, den pulmonalen Gefäßwiderstand durch Inhalation von 100%igem Sauerstoff oder NO herabzusetzen. Dadurch kommt es zu einer Erhöhung des Links-rechts-Shunts, der Sauerstoffsprung wird jetzt wieder nachweisbar. Weiterhin empfiehlt sich dieses Vorgehen, um den funktionellen Anteil der pulmonalen Widerstandserhöhung zu bestimmen. Kommt es nach Inhalation von 100%igem Sauerstoff oder NO zu einem wesentlichen Abfall des pulmonalen Gefäßwiderstandes, dann ist das mit ein Hinweis dafür, dass nach einer Operation doch eine wesentliche Abnahme des pulmonalen Gefäßwiderstandes zu erwarten ist (s. Abschn. 34.9.2; Bühlmeyer 1967).

Die früher oft an die Herzkatheteruntersuchung angeschlossene Angiokardiographie erübrigt sich heutzutage bei den ausgezeichneten Möglichkeiten der Echo- und Dopplerchokardiographie.

34.8 Verlauf, Prognose und Komplikationen

Ch. Gohlke-Bärwolf, H. Gohlke

> Ventrikelseptumdefekte gehören zu den häufigsten kongenitalen Herzfehlern, sie machen etwa 20% aller angeborenen Herzfehler aus.

Die Prognose der Patienten mit einem VSD wird von folgenden Faktoren bestimmt:
- Größe des Defekts,
- Auftreten eines Spontanverschlusses,
- Entwicklung einer Subpulmonalstenose (rechtsventrikuläre Ausflusstraktobstruktion),
- Entwicklung einer pulmonalen Hypertonie mit pulmonaler Widerstandserhöhung,
- bakterielle Endokarditis,
- begleitende Aorteninsuffizienz,
- Auftreten einer Herzinsuffizienz.

Größe des Defekts. Patienten mit einem **kleinen VSD** (Links-rechts-Shunt <1,5/1,0) haben eine gute Prognose. Eine bakterielle Endokarditis ist die wichtigste Komplikation, die die Lebenserwartung beeinträchtigen kann (Weidmann et al. 1977a, b). Bei 13,6% der über 2-jährigen Patienten kam es im Laufe von 25 Jahren zu einem spontanen VSD-Verschluss. Die übrigen blieben unverändert in der Größe. 7,2% entwickelten im Dopplerecho nachweisbare Kriterien für eine pulmonale Hypertonie.

Patienten mit **mittelgroßen Defekten** im Erwachsenenalter haben eine gute Prognose. Die 20-Jahres-Überlebensrate betrug 87%. Das Risiko zu sterben wurde beeinflusst durch die Größe des Defektes, den pulmonalen Gefäßwiderstand und den klinischen Status zum Zeitpunkt des Einschlusses in die Studie. Patienten, die zum Zeitpunkt des Einschlusses in der Herzinsuffizienz waren, hatten ein hohes Letalitätsrisiko.

Patienten **mit größeren Defekten** (Qp/Qs = 1,5–2,5) mit erhöhten Pulmonalarteriendrucken und normalem Gefäßwiderstand entwickelten im Laufe der nächsten 25 Jahre in 3% der Fälle ein Eisenmenger-Syndrom, 13% eine pulmonale Hypertonie. Patienten mit bereits erhöhtem pulmonalem Gefäßwiderstand zum Zeitpunkt der Erstdiagnose entwickelten in 50% ein Eisenmenger-Syndrom (Kidd et al. 1993).

Patienten mit einem erhöhten pulmonalen Gefäßwiderstand und/oder Eisenmenger-Syndrom hatten ein 10- bis 12fach höheres Todesrisiko.

Patienten, die einen geringen oder mittelgradigen VSD hatten, befanden sich nach 25 Jahren zu 94% im klinischen Beschwerdestadium I nach NYHA. Hingegen waren von den Patienten mit Eisenmenger-Syndrom zu diesem Zeitpunkt 90% im NYHA-Stadium II, III oder IV (Kidd et al. 1993).

Große Defekte mit einer pulmonalen Hypertonie können sich in verschiedene Richtungen entwickeln:
- Es kann zu einer Reduktion der Defektgröße, des Shunts und zu einem Abfall des pulmonalen Gefäßwiderstandes kommen.
- Die Defektgröße kann unverändert bleiben, sodass die Volumenbelastung des linken Ventrikels exzessiv bleibt.
- Es kann aber auch zu einem progressiven Anstieg des pulmonalen Gefäßwiderstandes und schließlich zur Shunt-Umkehr kommen.

Bei denjenigen Kindern, die eine pulmonale Gefäßerkrankung entwickeln, tritt diese meistens im 2. Lebensjahr auf (Collins et al. 1972). Die Shunt-Größe bleibt bei etwa 80% der Patienten unverändert, nimmt bei 16% ab und bei etwa 4% zu (Nadas 1977). Eine Shunt-Abnahme kann durch eine Verkleinerung des Defekts oder durch die Entwicklung einer Subpulmonalstenose bedingt sein.

Spontanverschluss des Ventrikelseptumdefekts. Bis zu 60% der Ventrikelseptumdefekte können bis zum Alter von 5 Jahren an Größe abnehmen oder sich verschließen (Weidmann et al. 1977a; Moe u. Gunt 1987). Ein Spontanverschluss kann jedoch auch noch bei älteren Kindern und sogar im Erwachsenenalter vorkommen (Weidmann et al. 1977b). Bei 138 Patienten mit kleinem VSD kam ein Spontanverschluss bei 10% zwischen dem 17. und 44. Lebensjahr vor (Neumayer et al. 1998). Je größer der Defekt und je höher der pulmonalarterielle Druck, umso geringer ist die Chance für einen Spontanverschluss (Yasui et al. 1977).

Im Prozess des Verschlusses kann es zur Ausbildung eines Aneurysmas des interventrikulären Septums kommen (Mesko et al. 1973). Die Verschlussrate hängt auch von der Lokalisation des Defekts ab. VSD, die posterior oder inferior vom medialen Muskel der Trikuspidalklappe liegen, verschließen sich relativ häufig spontan (Moller u. Anderson 1992). Im Gegensatz dazu kommt es bei den subaortalen Ventrikelseptumdefekten, den großen anterior gelegenen, infundibulären subpulmonalen Defekten und den multiplen muskulären Defekten, den sog. „Swiss-cheese-Defekten", nicht zu einem Spontanverschluss (Sommerville 1979).

Entwicklung einer Subpulmonalstenose. Im Kleinkindesalter bis in die frühe Kindheit kommt es bei etwa 3–5% der Patienten zum Auftreten einer Subpulmonalstenose (Weidmann et al. 1977a). Dies ist für gewöhnlich nur bei mittelgroßen bis großen Defekten der Fall. Die Subpulmonalstenose kann so stark progredient sein, dass sie zu einer Umkehr des Links-rechts-Shunts führen kann.

Pulmonale Hypertonie mit pulmonaler Widerstandserhöhung. Eine pulmonale Hypertonie tritt bei kleinen und mittleren Defekten äußerst selten auf (Nadas 1977). Bei Patienten, die bei der initialen Diagnosestellung einen mittleren Pulmonalarteriendruck von mehr als 50 mmHg haben, bleibt der Druck erhöht oder steigt noch weiterhin an. Ein Eisenmenger-Syndrom wurde bei 1% der Kleinkinder, 9% der jüngeren Kinder und 17% der älteren Kinder gefunden (Nadas 1977). Diese Patienten haben die schlechteste Prognose unter den Patienten mit VSD. Bei Patienten mit einem Down-Syndrom kommt es häufig und frühzeitig zur Entwicklung einer pulmonalen Hypertonie (Laursen 1976), die häufig tödlich verläuft. Die Überlebensrate nach der Diagnosestellung einer schweren pulmonalen Hypertonie hängt vom Alter des Patienten ab: Die Fünfjahresüberlebensrate beträgt in der Altersgruppe zwischen 10 und 19 Jahren 95%, bei den Patienten über 19 Jahren hingegen nur 56% (Clarkson et al. 1968).

Von der Hämodynamik aus gesehen, wird bei sehr großen Ventrikelseptumdefekten das postpartale Persistieren des physiologisch hohen fetalen Lungengefäßwiderstandes (s. S. 761) häufig am besten vertragen. Der hohe Lungengefäßwiderstand, bei dem der fetale Gefäßcharakter der Lungenarteriolen erhalten bleibt, verhindert einen wesentlichen Links-rechts-Shunt. Die Rechtsherzhypertrophie, die im fetalen Leben bestanden hat, bleibt erhalten, der rechte Ventrikel arbeitet praktisch wie ein linker Ventrikel, seine Kontraktilität entspricht der eines linken Ventrikels. Die koronare Blutversorgung eines solchen rechten Ventrikels ist an seine Hypertrophie angepasst. Trotz schwerer pulmonaler Hypertonie, Erythrozytose und Hypoxie kommt es selten zu einer Rechtsherzinsuffizienz. Diese Patienten haben eine deutlich günstigere Prognose als alle anderen Patienten mit einer schweren primären oder sekundären pulmonalen Hypertonie (Hopkins u. Wagoner 2002).

Hämoptyse. Gefährdet sind diese Patienten jedoch jenseits des 20. Lebensjahres durch Hämoptysen, wobei der hohe Druck sich über arteriokapilläre Anastomosen vorbei an den druckreduzierenden Arteriolen ins Kapillargebiet fortsetzt. Bildet sich die pulmonale Hypertonie jedoch infolge sekundärer Erhöhung des Lungengefäßwiderstandes bei vermehrtem Lungendurchfluss erst später aus, führt die dann entstehende Rechtsherzhypertrophie eher zu Zeichen einer Rechtsherzinsuffizienz.

Mit dem klinischen Symptom der Hämoptysis ist eine äußerst ungünstige Prognose verbunden. Sie tritt bei 10% der Jungendlichen und bei 50% der über 20-Jährigen mit schwerer pulmonaler Hypertonie auf. 64% dieser Patienten starben innerhalb von 7 Jahren. Häufige Todesursachen sind plötzlicher Herztod (Weidmann et al. 1977a) und Herzinsuffizienz.

Bakterielle Endokarditis. Das Risiko einer bakteriellen Endokarditis hat in den letzten Jahren von 10% (Gersony u. Hayes 1977) auf 1,5/1000 Patientenjahre (Kidd et al. 1993) deutlich abgenommen. Sie tritt häufiger bei begleitender Aorteninsuffizienz auf. Eine eindeutige Reduktion der Häufigkeit der bakteriellen Endokarditis konnte in den ersten Jahren nach operativem Verschluss des VSDs dokumentiert werden (Kidd et al. 1993). Über einen längeren Verlauf wurde jedoch bei 11% der Patienten mit kleinem VSD eine bakterielle Endokarditis beobachtet (Neumayer et al. 1998).

Aorteninsuffizienz. Die Aorteninsuffizienz entwickelt sich meistens zwischen dem 5. und 10. Lebensjahr und tritt bei etwa 15% aller Patienten mit einem VSD auf (Kidd et al. 1993), wurde aber auch noch bei 11% von 138 Patienten im jüngeren Erwachsenenalter beobachtet (Neumayer et al. 1998).

Die Aorteninsuffizienz ist häufig progredient, eine Verschlechterung tritt jedoch nur allmählich auf. In der Regel ist die Aorteninsuffizienz auf das retrograde Prolabieren der rechts-koronaren Tasche zurückzuführen (Nadas et al. 1964).

Im Vergleich zum isolierten VSD tritt eine bakterielle Endokarditis häufiger bei den Defekten auf, die mit einer Aorteninsuffizienz verbunden sind (Halladie-Smith et al. 1969).

Herzinsuffizienz. Eine Herzinsuffizienz tritt für gewöhnlich nur bei Defekten mit Durchmessern von 1,5 cm oder mehr auf und ist am wahrscheinlichsten während des Kleinkindesalters vor dem 2. Lebensjahr. Danach ist die Herzinsuffizienz eine seltene Todesursache (Kaplan et al. 1963). Häufig liegt gleichzeitig eine pulmonale Hypertonie mit Widerstandserhöhung vor.

Plötzlicher Herztod. 30% der Todesfälle, die während einer 25-jährigen Beobachtung (Kidd et al. 1993) auftraten, waren auf einen plötzlichen Herztod zurückzuführen. Die höchste Prävalenz von Rhythmusstörungen hatten Patienten mit Eisenmenger-Reaktion. Die Häufigkeit war jedoch auch bei Patienten mit kleinen VSD höher als erwartet (Wolfe et al. 1993).

34.9 Therapie

34.9.1 Konservative Therapie

Beschwerdefreie Patienten mit kleinem VSD ohne wesentliche hämodynamische Auswirkungen bedürfen weder einer chirurgischen noch einer konservativen Therapie, außer der Prophylaxe der bakteriellen Endokarditis (Kap. 26). Von körperlich schweren Belastungen und Hochleistungssport sollte jedoch abgeraten werden. Diese Patienten sollten in etwa 2- bis 3-jährigen Abständen kardiologisch nachuntersucht werden, um klinische Zeichen eines Spontanverschlusses zu dokumentieren, um die Mitarbeit des Patienten bei der Einhaltung der Prophylaxe der bakteriellen Endokarditis zu bestärken und diejenigen Patienten zu identifizieren, die eine Aorteninsuffizienz oder Herzrhythmusstörungen entwickeln. Die Patienten sollten dann in kürzeren Zeitabständen (etwa jährlich) nachuntersucht werden, um eine Progredienz der Aorteninsuffizienz rechtzeitig zu erkennen.

Bei Patienten mit einem mittleren bis großen Shunt, die eine Herzinsuffizienz entwickelt haben, sollte die Behandlung mit nach den im Kap. 39 niedergelegten Richtlinien erfolgen und die Operation umgehend angestrebt werden.

Eisenmenger-Syndrom. Bei Patienten mit Eisenmenger-Syndrom ist die Leistungsfähigkeit durch arterielle Hypoxie und teilweise auch durch Rechtsherzinsuffizienz beeinträchtigt. Mögliche Komplikationen schließen Synkopen, Hämoptysis, Hirnabszess, Hyperurikämie und Herzinsuffizienz ein. Schwangerschaften sind mit einer Letalität von 27% belastet, orale Kontrazeptiva sind kontraindiziert.

Eine vorübergehende symptomatische Verbesserung bei extremer Polyzythämie (HK>70%) kann durch einen vorsichtigen (!) Aderlass unter Ersatz des Volumens erreicht werden.

Früher wurde die durchschnittliche Lebenserwartung von Patienten mit Eisenmenger-Syndrom mit etwa 33 Jahren angegeben, wobei der plötzliche Herztod die häufigste Todesart war (Graham 1979). Neuere Untersuchungen weisen jedoch auf eine deutlich günstigere Prognose mit 5- und 15-Jahres-Überlebensrate zwischen 87 und 91% bzw. 67 und 77% hin (Niwa et al. 1999).

34.9.2 Chirurgische Therapie

Indikationen. Keine Operationsindikation ist bei den asymptomatischen Patienten mit isoliertem VSD gegeben, bei denen die Shunt-Größe gering ist (Qp/Qs <1,5), mit geringer oder fehlender Herzvergrößerung.

> In der Regel wird die Indikation zur Operation dann gestellt, wenn das Verhältnis von Lungendurchfluss zu Herzminutenvolumen des großen Kreislaufs den Wert von 1,5 übersteigt; wenn der mittlere Pulmonalarteriendruck etwa 50% des systemischen Drucks beträgt, sollte ebenfalls bereits im Kleinkindesalter die Operation durchgeführt werden (Graham et al. 1978).

Auch im Erwachsenenalter besteht bei symptomatischen Patienten mit einem bedeutsamen Shunt (Qp/Qs >1,5) oder einem systolischen Pulmonalarteriendruck von über 50 mmHg, deutlich vergrößertem linken Ventrikel und Größe des linken Vorhofes oder eingeschränkter linksventrikulärer Funktion eine eindeutige Indikation zur Operation – außer es liegt eine schwere irreversible pulmonale Hypertonie vor. Ebenso stellt die Herzinsuffizienz im Erwachsenenalter eine eindeutige Operationsindikation dar, sofern sie mit einem großen Links-rechts-Shunt verbunden ist und nicht mit einer schweren, irreversiblen, pulmonalen Hypertonie einhergeht.

Bei schwerer pulmonaler Hypertonie (pulmonaler Gefäßwiderstand größer als $2/3$ des systemischen Gefäßwiderstandes) kann auch dann noch eine Operation durchgeführt werden, wenn noch ein Qp/Qs von wenigstens 1,5 vorliegt sowie Hinweise für eine Reversibilität der pulmonalen Hypertonie vorhanden sind. Dies kann durch Gabe von Sauerstoff und NO getestet werden (s. S. 764).

Bei Patienten mit VSD und Aorteninsuffizienz ist aufgrund des höheren Endokarditisrisikos und der progredienten Aorteninsuffizienz die Operationsindikation frühzeitig gegeben, besonders wenn die Möglichkeit besteht, klappenerhaltend zu operieren (Trusler u. Kidd 1973).

Problematische Indikationen. Ein schwieriges therapeutisches Problem stellen die Patienten mit einem deutlich erhöhten pulmonalen Gefäßwiderstand dar. Beträgt das Verhältnis von pulmonalem zu systemischem Gefäßwiderstand 0,7 oder höher, ist die Operation nicht indiziert (Fuster et al. 1979). Bei Erwachsenen beträgt die obere Grenze des pulmonalen Gefäßwiderstandes für die Indikationsstellung zur Operation $800 \, dyn \times s \times cm^{-5}$.

Postoperative Ergebnisse. Die Operationsletalität liegt bei unkomplizierten Ventrikelseptumdefekten um 1% (Kirklin 1978). Wenn der Pulmonalarteriendruck 75% oder mehr des systemischen Drucks beträgt, liegt die Letalität zwischen 5 und 20% (Kirklin 1978; Kidd et al. 1993). In etwa 10% der Fälle besteht postoperativ ein residueller Links-rechts-Shunt. Die meisten Patienten haben ein sehr gutes postoperatives Ergebnis mit normalem Wachstum und normaler Entwicklung ohne funktionelle Beeinträchtigung. Bei bis zu einem Drittel der Patienten besteht postoperativ noch ein geringer, hämodynamisch nicht bedeutsamer Shunt. Diese Patienten benötigen Endokarditisprophylaxe und regelmäßige Nachuntersuchungen, um eine Progression des Shunts auszuschließen. Auch das Ausmaß der abnormen Belastungsreaktion stand in direkter Korrelation zum Alter des Patienten bei der Operation (Maron et al. 1973).

Frühe und später postoperative Komplikationen. Bei einem kleinen Prozentsatz treten späte kardiale Todesfälle auf. Die meisten dieser Patienten verstarben aufgrund einer AV-Blockierung oder einer progressiven pulmonalen Hypertonie (Allen et al. 1974). Diese beiden Komplikationen stellen die hauptsächlichen postoperativen Probleme dar.

Je später die Operation nach Eintritt der Komplikationen durchgeführt wird, desto größer ist die Chance, dass eine pulmonale Hypertonie persistiert und mit der Zeit zunimmt. 50% hatten eine persistierende pulmonale Hypertonie, unabhängig davon, ob ein Defekt verblieben war. Dagegen entwickelte keiner der Patienten, die einen großen VSD hatten und erhöhte Pulmonalarteriendrücke bei normalem pulmonalen Gefäßwiderstand, später ein Eisenmenger-Reaktion.

80% der Patienten zeigen postoperativ einen Rechtsschenkelblock, 7% haben zusätzlich einen linksanterioren Hemiblock, in 2% der Fälle lag ein kompletter AV-Block vor (McGoon 1968; Weidmann et al. 1977a, b).

Die traumatische Schädigung des rechten Bündels und des linken anterioren Bündels können zu einem spät auftretenden kompletten AV-Block und zum plötzlichen Herztod führen (Maron et al. 1977). Die postoperativen Spätergebnisse sind bei unkompliziertem VSD ohne pulmonale Hypertonie oder perioperative traumatische Schädigung des Reizleitungssystems gut.

Ein interventioneller Katheterverschluss des Defektes ist ebenfalls möglich (Sideris et al. 1997; s. Kap. 50).

Postoperative Behandlung. Eine regelmäßige kardiologische Kontrolluntersuchung ist auch bei erfolgreich operierten Patienten weiterhin notwendig, um einen residuellen Shunt oder eine Wiedereröffnung des Defekts postoperativ zu überprüfen. Die postoperative Häufigkeit einer bakteriellen Endokarditis ist in den ersten Jahren um die Hälfte reduziert (2%), dennoch sollten die Patienten auch weiterhin eine bakterielle Endokarditisprophylaxe erhalten (Gersony et al. 1993).

Zusammenfassung

Zunehmend mehr Erwachsene werden mit oder ohne Verschluss eines Ventrikelseptumdefekts das Erwachsenenalter erreichen. Die 25-jährige Nachbeobachtungsstudie von Kidd et al. (1993) hat gezeigt, dass Patienten mit einem Ventrikelseptumdefekt eine sehr gute Prognose und Lebensqualität haben, sofern keine pulmonale Gefäßwiderstandserhöhung vorliegt. Die Leistungsfähigkeit war allerdings subnormal (Driscoll et al. 1993). Weiterhin ungeklärt ist der Befund, dass 30% aller Todesursachen auf den plötzlichen Herztod zurückzuführen sind. Auch wenn die hämodynamischen Auswirkungen bei kleinem, nicht operierten Ventrikelseptumdefekt nicht bedeutsam erscheinen, sind doch bei einem beträchtlichen Anteil Komplikationen (Aorteninsuffizienz, Endokarditis und Rhythmusstörungen) im weiteren Verlauf festzustellen, bei einem Viertel sogar schwerwiegende Komplikationen. Dies unterstreicht die Notwendigkeit der lebenslangen, sorgfältigen kardiologischen Betreuung, unabhängig davon, ob Patienten operiert oder nicht operiert wurden.

Literatur

Allen HD, Anderson RC, Noren GR, Moller JH (1974) Postoperative follow-up of patients with ventricular septal defect. Circulation 50:465

Bankl H (1970) Das konnatale Herzvitium in der Sektionsstatistik. Arch Kreisl Forsch 62:118

Bühlmeyer K (1967) Die pulmonale Hypertension bei angeborenen Herzfehlern im Kindesalter. Karger, Basel New York

Canale JM, Sahn DJ, Valdez-Cruz LM et al (1981) Accuracy of two-dimensional echocardiography in the detection of aneurysms of the ventricular septum. Am Heart J 101:255

Carter WH, Bowman CR (1973) Estimation of shunt flow in isolated ventricular septal defect by echocardiogram. Circulation 48 (Suppl IV):64

Clarkson MP, Frye RL, Du Shane JW et al (1968) Prognosis for patients with ventricular septal defect and severe pulmonary vascular obstructive disease. Circulation 38:129

Collins G, Calder L, Rose v, Kidd L, Keith J (1972) Ventricular septal defect: Clinical and hemodynamic changes in the first five years of life. Am Heart J 84:695

Driscoll DJ, Wolfe RR, Gersony WM et al (1993) Cardiorespiratory responses to exercise of patients with aortic stenosis, pulmonary stenosis, and ventricular septal defect. Circulation 87 (Suppl I):102

Fuster V, Ritter DG, McGoon DC (1979) Medical and surgical long-term follow-up of ventricular septal defect with pulmonary vascular obstructive disease. Am J Cardiol 43:346

Gersony WM, Hayes CJ (1977) Bacterial endocarditis in patients with pulmonary stenosis, aortic stenosis, or ventricular septal defect. Circulation 56 (Suppl I):84

Gersony WM, Hayes CJ, Driscoll DJ et al (1993) Bacterial endocarditis in patients with aortic stenosis, or ventricular septal defect. Circulation 87 (Suppl):121

Graham TP (1979) The Eisenmenger reaction and its management. In: Roberts WC (ed) Congenital heart disease in adults. Davis, Philadelphia, p 531

Graham TP, Bender HW, Spach MS (1978) Defects of the ventricular septum. In: Moss AJ, Adams FH, Emmanouilides GC (eds) Heart disease in infants, children and adolescents. Williams & Wilkins, Baltimore, pp 156–158

Halladie-Smith KA, Olsen SGJ, Oakley CM (1969) Ventricular septal defect and aortic regurgitation. Thorax 24:257

Hopkins WE, Waggoner AD (2002) Severe pulmonary hypertension without right ventricular failure: the unique heart of patients with eisenmenger syndrome. Am J Cardiol 89:34–38

Jaffe CC, Atkinson P, Thylor KJ (1979) Physical parameters affecting the visibility of small ventricular septal defects using two-dimensional echocardiography. Invest Radio114:149

Kaplan S, Daoud GI, Benzing G III et al (1963) Natural history of VSD. Am J Dis Child 105:581

Kececioglu-Draelos Z, Goldberg SJ, Sahn DJ (1973) How accurate is the ultrasonic estimation of ventricular septal defect size? Pediatr Cardiol 3:195

Kidd L, Driscoll DJ, Gersony WM et al (1993) Second natural history study of congenital heart defects: results of treatment of patients with ventricular septal defects. Circulation 87 (Suppl): 38

Kirklin JW (1978) Surgical treatment of congenital heart disease. In: Hurst JW (ed) The heart, arteries and veins. McGraw-Hill, New York, p 910

Laursen HB (1976) Congenital heart disease in Down's syndrome. Br Heart J 38:32

Lucas RV jr, Marshall RJ (1966) Congenital heart disease – non-cyanotic. In: Zimmermann HA (ed) Intravascular catheterization. Thomas, Springfield

Maron BJ, Redwood DR, Hirshfield JW et al (1973) Postoperative assessment of patients with ventricular septal defect and pulmonary hypertension: Response to intensive upright exercise. Circulation 48:864

Maron JB, Rosing RD, Goldstein ER, Epstein ES (1977) Long-term postoperative prognosis of patients with congenital heart disease. Chest 72:499

McGoon DC (1968) Medical progress: Surgery of the heart and great vessels. N Engl J Med 278:143

Mesko ZG, Jones JE, Nadas AS (1973) Diminution and closure of large ventricular septal defects after pulmonary artery banding. Circulation 48:847

Metha J, Wang Y, Lawrence C, Cohn JN (1977) Aortic regurgitation associated with ventricular septal defect. Echocardiographic and hemodynamic observations. Chest 71:784

Mitchell SC, Sellmann AH, Westphal MC, Park J (1971) Etiologic correlates in a study of congenital heart disease in 56, 109 births. Am J Cardiol 28:653

Moe DG, Gunt W (1987) Spontaneous closure of uncomplicated ventricular septal defect. Am J Cardiol 60:674

Moller JH, Anderson RC (1992) 1000 consecutive children with cardial malformation with 26–37 year follow-up. Am J Cardiol 70:661

Nadas AS (1977) Summary and conclusions. Circulation 56 (Suppl I):71

Nadas AS, Thilenius OG, LaFarge CG, Hauck AJ (1964) Ventricular septal defect with aortic regurgitation: Medical and pathological aspects. Circulation 29:862

Neumayer U, Stone S, Somerville J (1998) Small ventricular septal defects in adults. Eur Heart J 19:1573–1582

Niwa K, Perloff JK, Kaplan S et al (1999) Eisenmenger syndrome in adults: ventricular septal defect, truncus arteriosus, univentricular heart. J Am Coll Cardiol 34:223–232

Ortiz E, Robinson PI, Deanfield JE et al (1985) Localisation of ventricular septal defects by simultaneous display of superimposed colour Doppler and cross sectional echocardiographic images. Br Heart 54:53

Sideris EB, Walsh KP, Haddad JL et al (1997) Occlusion of congenital ventricular septal defects by the buttoned device. Buttoned Device Clinical Trials International Register. Heart 77:276–279

Sommerville J (1979) Congenital heart disease – changes in form and function. Br Heart J 41:1

Stevenson IG, Kawabori J, Dooley T, Guntheroth WG (1978) Diagnosis of ventricular septal defect by pulsed Doppler echocardiography: sensitivity, specificity and limitations. Circulation 58:322 8

Trusler GA, Kidd BSL (1973) Repair of ventricular septal defect with aortic insufficiency. J Thorac Cardiovasc Surg 66:394

Weidmann WH, Blount GS jr, Du Shane JW et al (1977a) Clinical course in ventricular septal defect. Circulation 56 (Suppl I):56

Weidmann WH, Du Shane JW, Ellison CR (1977b) Clinical course in adults with ventricular septal defect. Circulation 56 (Suppl I):78

Wolfe RR, Driscoll DJ, Gersony WM et al (1993) Arrhythmias in patients with valvular aortic stenosis, valvular pulmonary stenosis, and ventricular septal defects. Results of 24 hour ECG-monitoring. Circulation 87 (Suppl I):89

Wood P (1968) Disease of he heart and circulation. Eyr & Spottiswoode, London

Yasui H, Yoshitoshi M, Miyamoto AT et al (1977) Ventricular septal defect: Selection of patients and timing for surgery. Am Heart J 93:40

Yokoi K, Kambe T, Ichiniya S et al (1983) Pulsed Doppler echocardiographic evaluation. of the shunt flow in ventricular septal defect. Jpn Heart J 24:175

Persistierender Ductus arteriosus

H. Roskamm, H. Reindell[†]

mit Beiträgen von J. Barmeyer, P. Bubenheimer, H. Eichstädt,
Ch. Gohlke-Bärwolf und H. Gohlke

35.1 Ätiologie und pathologische Anatomie – 770

35.2 Pathophysiologie – 771
35.2.1 Shunt und Volumenbelastung – 771
35.2.2 Pulmonale Hypertonie und Eisenmenger-Reaktion – 771

35.3 Symptome und klinische Befunde – 772

35.4 Elektrokardiogramm – 773

35.5 Röntgenbefunde – 773

35.6 Echokardiogramm – 774

35.7 Herzkatheterbefunde – 775
35.7.1 Rechtsherzkatheter – 775
35.7.2 Angiokardiogramm – 775

35.8 Verlauf, Prognose und Komplikationen – 776

35.9 Therapie – 776

Literatur – 777

> Der persistierende Ductus arteriosus ist eine angeborene Gefäßanomalie, bei der es sich um eine Kommunikation zwischen Aorta und Pulmonalarterie, somit um eine arteriovenöse Fistel zwischen Körper- und Lungenkreislauf, handelt.

35.1 Ätiologie und pathologische Anatomie

Der persistierende Duktus verbindet die Gegend der Bifurkation der Pulmonalarterie, meist am Abgang des linken, seltener des rechten Astes, mit der Aorta an der Innenseite des Isthmusbereiches bzw. am Übergang des Aortenbogens in die Aorta descendens. Die Länge des Duktus beträgt bis zu 2 cm. Man unterscheidet Zylinder-, Trichter- und Sanduhrformen.

Das aortopulmonale Fenster entstammt einer embryologisch völlig anderen Fehlentwicklung und liegt intraperikardial im Aorta-ascendens-Bereich. Pathophysiologie und Klinik weichen in der Regel nicht wesentlich von einem persistierenden Ductus arteriosus ab, es soll daher auf eine detaillierte Darstellung dieses Krankheitsbildes verzichtet werden.

Der persistierende Ductus arteriosus gehört zu der Gruppe von Herzfehlern, die beim Fehlen vom Komplikationen vermehrt Blut über die Lunge führen. Einbezogen in die vermehrte Volumenbelastung sind der linke Vorhof, der linke Ventrikel, die Aorta ascendens und der Aortenbogen bis zum Abgang des Duktus.

Fötaler Kreislauf. Der Ductus arteriosus ist im intrauterinen Leben zur Umgehung des Lungenkreislaufs angelegt. Die Lunge wird nur im Nebenfluss von einer kleinen Blutmenge durchströmt, die lediglich nutritiven Zwecken dient. Die Anreicherung des Blutes mit Sauerstoff und Nährstoffen sowie die Beseitigung von Kohlensäure und harnpflichtigen Substanzen erfolgt durch den Plazentarkreislauf bzw. durch die V. umbilicalis. Sie entleert ihr arterielles Blut in die V. cava inferior. Von der V. cava inferior gelangt somit arteriellvenöses Mischblut (V. umbilicalis, Lebervene, V. cava inferior) durch den rechten Vorhof und durch das offene Foramen ovale in das linke Herz und somit in den großen Körperkreislauf. Dort erfolgt noch in der Aorta eine Durchmischung mit rein venösem Blut aus dem Duktus. Dieses venöse Blut stammt aus der V. cava superior und somit aus den oberen Körperpartien. Es fließt durch den rechten Vorhof in den rechten Ventrikel via Truncus pulmonalis – offener Duktus – in die Aorta, ohne sich im Vorhof mit dem arteriovenösen Blut aus den unteren Körperpartien zu mischen. Die Strömungsrichtungen im offenen Duktus vom kleinen zum großen Kreislauf werden dadurch möglich, dass der Strömungswiderstand in den Lungengefäßen etwas größer ist.

Extrauterine Kreislaufumstellung. Unmittelbar nach der Geburt schließen sich normalerweise mit der Umstellung des fötalen auf den extrauterinen Kreislauf der Duktus und das offene Foramen ovale. Der Verschluss erfolgt mit dem Beginn der Atmung durch ein komplexes, in Stadien ablaufendes Geschehen, wobei

- ansteigender Sauerstoffpartialdruck,
- Widerstandsabfall im kleinen Kreislauf,
- Wandnekrosen und
- Ausbildung von Organisationsgewebe

eine Rolle spielen (Bock et al. 1971). Der Verschluss des Foramen ovale erfolgt durch ein kulissenartiges Segel in Folge Drucksteigerung im linken Vorhof. Mit dem Einsetzen der Atmung entfalten sich auch die kollabierten Lungen. Das hat zur Folge, dass die Lungen jetzt, wenn auch zunächst noch unter hohem Druck, mit dem gleich großen Blutvolumen durchflutet werden wie der große Kreislauf.

Physiologische Verschlussmechanismen. Die Förderleistung des linken Ventrikels ist größer geworden. Peripherer Widerstand des Lungen- und großen Kreislaufs sind angeglichen, sodass kein Blut mehr von der Pulmonalis in die Aorta fließen kann. Der primär erhöhte Widerstand des Lungenkreislaufs wird mit Rückbildung der Wanddicke und der Lumenzunahme der kleinen Lungengefäße langsam geringer (s. Abschn. 34.2). Es kommt allmählich zu einem Überwiegen des Strömungswiderstandes im großen Kreislauf, sodass der Druck in der Aorta wesentlich höher liegt als im Truncus pulmonalis. Nach Schultrich (1961) erfolgt nach einer kritischen Zeit des nur funktionellen Verschlusses durch Intimaproliferation und Fibrosierung der anatomische Verschluss innerhalb von 4–8 Wochen. Der Verschluss bleibt aus, wenn der reflektorisch ausgelöste Schlussmechanismus des Duktus versagt, die kritische Zeit des „funktionellen Verschlusses" zu kurz ist und die Intimaproliferation mit anschließender Fibrosierung nicht ausreichend genug ist. Der Duktus wird durch das immer stärkere Überwiegen des aortalen Drucks offengehalten oder er wird wieder geöffnet (Doerr 1960). Die Ursache für das Offenbleiben des Duktus ist unbekannt.

Inzidenz. Der offene Ductus arteriosus stellt eine der häufigsten angeborenen Angiokardiopathien dar; die Zahlenangaben schwanken zwischen 10 und 25% (Grosse-Brockhoff et al. 1960). Die Anomalie kommt beim weiblichen Geschlecht 2-mal so häufig vor wie beim männlichen. Man findet die Missbildung im frühen Kindesalter häufiger als bei Erwachsenen. Nicht selten ist der offene Duktus arteriosus mit anderen angeborenen Herzanomalien gekoppelt. Vereinzelt macht seine Durchgängigkeit Kinder mit weiteren Herz- und Gefäßanomalien erst lebensfähig und verbessert entscheidend die Kreislaufverhältnisse (z. B. bei Atresien im Bereich des Herzens, s. Kap. 37).

35.2 Pathophysiologie

35.2.1 Shunt und Volumenbelastung

Shunt-Volumen. Durch den offenen Duktus fließt arterielles Blut aus der Aorta in den Truncus pulmonalis. Dieses Kurzschlussblut geht dem großen Kreislauf verloren und führt zu einer Belastung des Lungenkreislaufs und des linken Herzens. Das Schlagvolumen des linken Ventrikels ist vergrößert. Es setzt sich zusammen aus dem effektiven Schlagvolumen für die Körperperipherie, das über den großen und kleinen Kreislauf zum linken Ventrikel zurückkehrt, und aus dem Kurzschlussblut des Lungenkreislaufs, das dem linken Ventrikel ebenfalls durch die Lungenvenen über den linken Vorhof zufließt. Die Weite des Duktus und die Höhe des Druckgefälles zwischen Aorta und Truncus pulmonalis bestimmen die Blutmenge, die kontinuierlich während Systole und Diastole vom großen in den kleinen Kreislauf hinüberfließt.

Die durchschnittlich errechneten Shunt-Mengen betragen etwa 40% der Auswurfmengen des linken Ventrikels und erreichen Werte bis zu 60% und mehr. Die im Kurzschluss bewegte Blutmenge (Rezirkulation, Hyperzirkulation) führt zu einer mehr oder weniger starken Beanspruchung der großen und kleinen Lungengefäße. Auch der linke Vorhof, die linke Kammer und die Aorta sind bis zum Abgang des Duktus dieser Volumenbelastung ausgesetzt. Der rechte Ventrikel erfährt, wenn keine pulmonale Hypertonie vorliegt, beim komplikationslosen persistierenden Ductus arteriosus keine Mehrbelastung. Er hat nur das vom venösen Körperkreislauf angebotene effektive Minutenvolumen durch die Lunge zu pumpen. Der erhöhte Druck in der Aorta kann sich durch den engen Duktus, der sich als Stenose auswirkt, nicht auf die Pulmonalis übertragen.

> Die Hämodynamik des Vitiums wird, solange keine Komplikationen vorliegen, allein durch die Volumenbelastung des linken Herzens und die Hyperzirkulation des Lungenkreislaufs bestimmt.

Linksventrikuläre Volumenbelastung. Die Volumenbelastung des linken Ventrikels bewältigt das Herz durch Anpassung in folgenden Stadien:

Bei geringem Shunt kommt es zu keiner nennenswerten Vergrößerung des linken Vorhofs oder Ventrikels (**pathophysiologisches Stadium I**).

Ein größerer Shunt führt durch den vermehrten diastolischen Zufluss aus der Lunge zu einer Vergrößerung des linken Vorhofs und des linken Ventrikels in systolischer und diastolischer Endstellung. Das Herz ist durch die Vergrößerung des Schlagvolumens und der Restblutmenge ohne Steigerung des enddiastolischen Füllungsdrucks mäßig (**pathophysiologisches Stadium II**) oder stark linksvergrößert (**pathophysiologisches Stadium III**). Bei dieser oft beträchtlichen Größenzunahme des linken Ventrikels handelt es sich um einen reinen Anpassungsvorgang. Die Volumenbelastung des linken Ventrikels wird voll kompensiert (Anpassungsdilatation, regulative Dilatation: exzentrische Volumenhypertrophie).

Ein sehr großes Shunt-Volumen kann bei Säuglingen zu einer Kontraktionsinsuffizienz des linken Ventrikels (**pathophysiologisches Stadium IV**) führen. Die Größe des Herzens nimmt dabei durch Vergrößerung der Restblutmenge bei gleichzeitigem Anstieg des enddiastolischen Füllungsdrucks weiter zu (myogene Dilatation). In diesem Stadium IV kann es auch zu einer Stauungslunge mit Belastung des rechten Ventrikels kommen.

Bei Säuglingen und Kleinkindern führt die Volumenbelastung des linken Ventrikels und des Lungenkreislaufs häufig schon frühzeitig zum Tod. Kinder sind mit sehr weitem offenem Duktus nur dann lebensfähig, wenn der Strömungswiderstand in der Lunge und damit der Druck im Truncus pulmonalis erhöht ist. Die Shunt-Menge wird dadurch reduziert und die Volumenbelastung des linken Ventrikels verringert.

Bei Erwachsenen können größere Shunt-Mengen in mittleren Lebensjahren ebenfalls zu einer Linksherzinsuffizienz führen, vorausgesetzt, dass nicht schon früher eine pulmonale Hypertonie durch Belastung des Lungenkreislaufs und sekundäre Gefäßveränderungen eingetreten ist. Letzteres kommt bei Erwachsenen mit sehr großem Links-rechts-Shunt häufiger vor. Die Hyperzirkulation der Lungen wirkt sich beim Fehlen von Komplikationen hämodynamisch nur gering aus. Die Lunge kann zunächst noch große Blutmengen bis zum 2- bis 3fachen des normalen Lungenzirkulationsvolumens durch Eröffnung der Reservekapillaren und Erweiterung der Lungengefäße aufnehmen. Der Strömungswiderstand nimmt ab. Der Druck im Truncus pulmonalis steigt entsprechend der Größe des Durchflussvolumens nicht oder nur leicht an. Die Werte liegen nicht über einem Pulmonalismitteldruck von 25 mmHg. Sehr große Shunt-Mengen über 10 l/min/m² Körperoberfläche führen in Folge Erschöpfung der Reservekapazität des Lungenkreislaufs zu Drucksteigerungen, die diesen Wert gering überschreiten (Dexter et al. 1950; Grosse-Brockhoff et al. 1960).

35.2.2 Pulmonale Hypertonie und Eisenmenger-Reaktion

Pathomorphologie. Stärkere pulmonale Drucksteigerungen – unabhängig vom augenblicklichen Durchflussvolumen – sind Folge von morphologischen Gefäßveränderungen an den kleinsten und mittelkalibrigen Lungengefäßen (Loogen 1958). Ursächlich diskutiert wurden auch Embolien, intravaskuläre Thrombosierungen, vasokonstriktorische Mechanismen und das Persistieren fötaler Lungengefäße. Intimaverdickungen sowie Verstärkung und Vermehrung glatter Muskelfasern der Media führen zu einer Einengung des Gefäßlumens. Anschließend kommt es zu Nekrosen von Muskelfasern und Verschwielungen in der Gefäßwand mit Obliteration des Gefäßlumens. Diese Gefäßveränderungen, die in ihrer Intensität parallel mit der Höhe des Pulmonalisdrucks gehen, sind in erster Linie die Folge der starken Vergrößerung des Gesamtströmungsvolumens der Lunge über den kritischen Wert von 10 l/min/m² Körperoberfläche. Dagegen spricht auch nicht die Tatsache, dass hohe Shunt-Volumina über Jahrzehnte ohne pulmonale Hypertonie beobachtet wurden und andererseits beträchtliche pulmonale Drucksteigerungen bei 1- bis 2-jährigen Kleinkindern nachgewiesen werden konnten (Grosse-Brockhoff et al. 1960).

Pathomechanismus. Mit zunehmender Erhöhung des pulmonalen Strömungswiderstandes kommt es zur Druckbelastung des rechten Ventrikels und zu einer Reduzierung des Links-

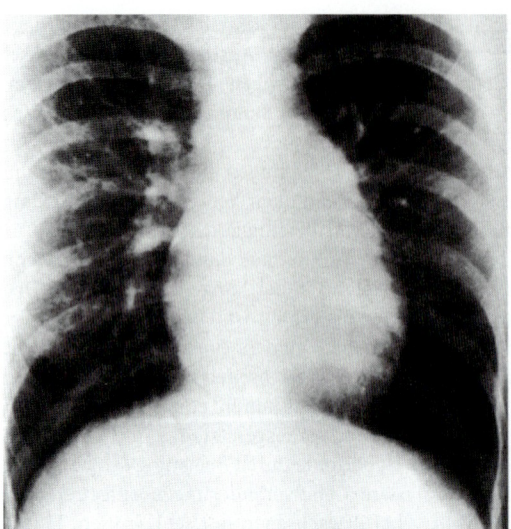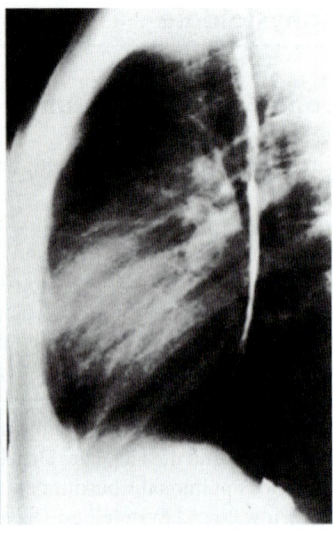

Abb. 35.1. 25-jährige Patientin mit der klinischen Diagnose offener Ductus arteriosus. Röntgenologisch ist die Gesamtherzgröße im oberen Normalbereich gelegen. Der linke Ventrikel ist eher klein. Die Ausflussbahn des rechten Ventrikels ist verlängert, der Pulmonalbogen prominent. Die zentralen arteriellen Lungengefäße sind gering dilatiert. Somit bestehen äußerst geringe Hinweise für erhöhten Lungendurchfluss, jedoch starke Hinweise für deutliche Drucksteigerung im kleinen Kreislauf. Der klinisch angenommene Ductus arteriosus konnte angiographisch sichtbar gemacht werden. Es lang ein geringer gekreuzter Shunt vor. Es bestand eine starke pulmonale Hypertonie, bei der angenommen werden muss, dass sich die fötalen Lungengefäße nicht zurückgebildet haben

rechts-Shunts. Da jedoch immer noch ein Links-rechts-Shunt vorhanden ist, besteht trotz zunehmender Rechtsbelastung des Herzens das klinische Bild eines offenen Duktus. Der Ablauf dieses Krankheitsgeschehens vom unkomplizierten persistierenden Duktus bis zur pulmonalen Hypertonie ist sehr unterschiedlich.

Die pulmonale Hypertonie kann sich schon zwischen dem 2. und 10. Lebensjahr entwickeln. Durchweg lag das Alter zwischen 10 und 40 Jahren (Grosse-Brockhoff et al. 1960). Ist sie voll ausgeprägt und kommt es zur Zyanose (Eisenmenger-Reaktion), beträgt die Überlebensdauer durchschnittlich 2 Jahre, kann aber in Einzelfällen 10 Jahre und mehr betragen. Einige Patienten mit offenem Ductus arteriosus und starker pulmonaler Hypertonie haben nie einen erhöhten Lungendurchfluss gehabt; bei ihnen muss eine nicht erfolgte Rückbildung der fötalen Lungengefäße mit hohem Lungengefäßwiderstand angenommen werden (Abb. 35.1; s. auch die parallelen Fälle beim Vorhof- und Ventrikelseptumdefekt).

35.3 Symptome und klinische Befunde

H. Eichstädt

Die Patienten sind bei kleinem und mittlerem Shunt-Volumen meist normal entwickelt und auf Dauer oder lange Zeit beschwerdefrei. Kommt es durch einen großen Shunt zu einer starken Volumenbelastung des linken Ventrikels oder zu einer pulmonalen Hypertonie, klagen die Kinder v. a. über Atemnot bei schon geringer Anstrengung, über Herzklopfen und über frühzeitige Erschöpfung. Solche Kinder sind in ihrer körperlichen Entwicklung häufig zurückgeblieben. Eine Zyanose wird beim unkomplizierten Ductus arteriosus apertus nicht beobachtet.

Bei den meisten Patienten kann die Diagnose schon durch die klinische Untersuchung gestellt werden. Das Herz ist mehr oder weniger stark nach links verbreitet. Der Herzspitzenstoß ist nach außen unten verlagert, verbreitert und hebend. Palpatorisch tastet man über der Herzbasis ein Schwirren und in der Gegend des 2. ICR links eine verstärkte Pulsation der Pulmonalis. Die brüske Füllung des linken Ventrikels in der frühdiastolischen Phase bewirkt, dass man kurz nach der Systole einen „3. Herzton" palpieren kann (Bloemer 1967). Der Blutdruck zeigt bei größerem Shunt eine große Amplitude mit erniedrigtem diastolischem Druck, besonders bei Belastung, in einzelnen Fällen findet sich sogar ein Kapillarpuls.

Pulmonale Hypertonie. Durch die pulmonale Hypertonie erfährt das Krankheitsbild als „Eisenmenger-Reaktion" des persistierenden Duktus hinsichtlich Beschwerden, Symptomatik und Lebenserwartung eine entscheidende Wandlung. Im Vordergrund der bestehenden Beschwerden stehen starke Ermüdbarkeit und zunehmende Atemnot. Als Ursache sind die eingeschränkte effektive Minutenvolumenleistung des Herzens, die respiratorische Insuffizienz, die Sauerstoffuntersättigung des Blutes und der Elastizitätsverlust der Lunge anzusehen. In einzelnen Fällen wurde Bluthusten beobachtet, insbesondere bei den Patienten mit starker pulmonaler Hypertonie in Folge fehlender Rückbildung der fötalen Lungengefäße. Todesfälle infolge starker Hämoptysen im Alter von 30–40 Jahren sind bei dieser Patientengruppe häufig. Führt die pulmonale Hypertonie zu einem Rechts-links-Shunt, kommt es zu einer Zyanose, die vorwiegend an den unteren Körperpartien ausgeprägt ist („dissoziierte Zyanose"). Auch Trommelschlegelbildungen, meist an den Zehen, wurden nachgewiesen. In den meisten Fällen ist eine Polyzythämie nachweisbar.

Auskultation. Der 1. Herzton lässt beim offenen Ductus arteriosus keine Besonderheiten erkennen. Der 2. Herzton zeigt bei kleinem bis mittelgradigem Links-rechts-Shunt ein normales Verhalten. Bei sehr großem Shunt ist der Aortenklappenschluss durch die verlängerte Austreibungszeit über den Pulmonalklappenschluss hinaus verlängert (umgekehrte oder paradoxe Spaltung des 2. Herztons; Bloemer 1967). Bei sehr großem Shunt hört man auch über der Herzspitze durch die turbulente frühdiastolische Füllungsphase („rapid inflow") einen 3. Herzton (Bloemer 1967).

Auch ein kurzdauerndes, vom 2. Herzton abgesetztes diastolisches Intervallgeräusch (Mitralströmungsgeräusch) kann über der Herzspitze hörbar werden. Das Geräusch ist tieffrequent und häufig am besten in linker Seitenlage hörbar (**Carey-Coombs-Geräusch**).

Systolisch-diastolisches Maschinengeräusch.

> Das eigentliche Ductus-arteriosus-Geräusch, das durch die kontinuierliche systolisch-diastolische Blutströmung mit Wirbelbildung herbeigeführt wird, hört man am lautesten im 2. ICR links neben dem Sternum oder unmittelbar unter der linken Clavicula.

Liegt das Maximum des Geräusches im 3. und 4. ICR links parasternal, muss an ein aortopulmonales Fenster gedacht werden. Weiterhin müssen andere, seltene Krankheitsbilder wie Ruptur eines Sinus aortae, Aneurysma und arteriovenöse Koronarfistel berücksichtigt werden, das Geräuschmaximum liegt dabei jedoch in der Regel etwas tiefer.

Der systolische Anteil des Geräusches kann sich in den Rücken, zur Herzspitze oder zur Achselhöhle hin fortpflanzen. Dieses systolisch-diastolisch kontinuierliche Geräusch hat im Phonokardiagramm typische Spindelform (nicht abgesetztes „Maschinengeräusch"). Der Beginn des Geräusches ist vom 1. Herzton kaum abgesetzt. Das Maximum liegt auf der Höhe des 2. Herztons. Gegen Ende der Diastole nimmt das Geräusch langsam ab und geht in die Systole über. Der 2. Herzton kann betont sein, ist aber häufig wegen des starken Geräusches nicht hörbar. Differenzialdiagnostisch müssen Krankheitsbilder mit ähnlichem Geräuschbefund beachtet werden, wie aortopulmonales Fenster, arteriovenöse Koronarfistel, Ruptur eines Sinus-aortae-Aneurysmas und arteriovenöse Lungenfistel.

Variationen. Neben diesen typischen Geräuschbefunden gibt es Variationen, die von den jeweiligen Druck- und Widerstandsverhältnissen im großen und kleinen Kreislauf bestimmt werden. So wurden bei Säuglingen und Kleinkindern ausschließlich systolische Geräusche, das Fehlen von systolischen Geräuschen, aber auch systolisch-diastolische Maschinengeräusche beobachtet. Im Jugend- und Erwachsenenalter sind atypische Geräuschbefunde selten. Sie stellen sich wieder ein, wenn sich zunehmend eine pulmonale Hypertonie entwickelt. Das typische systolisch-diastolische Geräusch ist dann nicht mehr nachweisbar. Meistens hört man im 2. und 3. ICR links neben dem Sternum ein Geräusch, das nur auf die Systole beschränkt ist, in seltenen Fällen wird noch ein abgesetztes diastolisches Geräusch nachweisbar. Kommt es auch zum systolischen Druckangleich, fehlt jegliches Geräusch, nur das Pulmonalsegment des 2. Herztons ist betont.

35.4 Elektrokardiogramm

Das EKG wird beim Ductus arteriosus apertus im wesentlichen bestimmt durch das Ausmaß der Volumenbelastung des linken Ventrikels sowie beim Vorliegen einer pulmonalen Hypertonie durch den Grad der Rechtsherzbelastung. Bei etwa zwei Dritteln aller Patienten mit Ductus arteriosus apertus wird ein normales EKG beobachtet.

Bei größerem Shunt werden die Zeichen einer Linksherzhypertrophie (große R-Zacken über dem linken und tiefe S-Zacken über der rechten Präkordium, geringe Linksverspätung) und bei sehr großem Shunt auch die eindeutigen Zeichen einer Linksherzschädigung (Störung der Erregungsrückbildung, ausgeprägte Linksverspätung) nachweisbar. In seltenen Fällen kann es auch zu einem Linksschenkelblock kommen.

Bei noch hohem Lungendurchfluss und schon bestehender Rechtsherzbelastung durch eine pulmonale Hypertonie können im EKG die Zeichen der Links- und der Rechtsherzbelastung nachweisbar werden. Verschiebt sich mit zunehmender Erhöhung des pulmonalen Strömungswiderstandes und Abnahme des Shunt-Volumens die Belastung immer mehr auf die rechte Herzkammer, nehmen die Zeichen der Rechtsherzbelastung und -schädigung im EKG zu. Dasselbe gilt für die Fälle mit primär erhöhtem Lungengefäßwiderstand infolge nicht erfolgter Rückbildung der fötalen Lungengefäße (Abb. 35.1).

35.5 Röntgenbefunde

Linksseitige Volumenbelastung. Die röntgenologischen Veränderungen des Herzens sowie der großen und kleinen Lungengefäße sind abhängig von der Größe des Shunts, von der Höhe des pulmonalen Strömungswiderstandes und vom Alter des Patienten. Bei geringem Shunt unter 1 l/min/m² Körperoberfläche (pathophysiologisches Stadium I) und normalem Pulmonalisdruck kann der Röntgenbefund völlig normal sein. Mit zunehmender Shunt-Größe (pathophysiologische Stadien II und III) kommt es zu einer Vergrößerung des linken Ventrikels und des linken Vorhofs. Der linke Herzrandbogen ist nach kranial verlängert, die Herzspitze stärker gerundet und das supraapikale Dreieck verkleinert. Die linksseitige Herzrandpulsation ist verstärkt. Der vergrößerte linke Vorhof führt zu einer deutlichen Verlagerung der Speiseröhre nach dorsal.

Die Vorhofvergrößerung ist durchweg nachweisbar, wenn man die Untersuchung im Liegen durchführt.

Rechter Ventrikel und rechter Vorhof zeigen keine Größenänderung. Der Pulmonalbogen wölbt sich in unterschiedlichem Ausmaß verstärkt vor. Die arteriellen und venösen Lungengefäße sind erweitert. Röntgenologisch kann der persistierende Duktus bei bestehendem Emphysem im 2. schrägen Durchmesser als bandförmige Verschattung zwischen Pulmonalis und Aorta sichtbar werden (Zdansky 1962). Im Duktus lässt sich in einzelnen Fällen Kalk nachweisen. Kalkeinlagerungen finden sich auch im obliterierten Duktus. Auch Aneurysmenbildungen des Duktus können röntgenologisch zur Darstellung kommen.

Pulmonale Hypertonie. Beim Vorliegen einer pulmonalen Hypertonie beobachtet man bei noch vorhandenem Links-rechts-Shunt eine Rechts- und Linksverbreiterung des Herzens. Die Vergrößerung des rechten Ventrikels wird durch eine

Vergrößerung des Tiefendurchmessers und durch eine Verlängerung der rechten Ausflussbahn nachweisbar. Das Herz wird zunehmend mitralkonfiguriert. Eine merkliche Vergrößerung des Herzens kann auch fehlen. Wird mit zunehmender pulmonaler Hypertonie der Links-rechts-Shunt und damit auch die Volumenbelastung des linken Ventrikels geringer, ist mit einer Rückbildung der Linksvergrößerung des Herzens zu rechnen, vorausgesetzt, dass eine rein adaptative und keine myogene Dilatation des linken Herzens vorgelegen hat. Solche Beobachtungen sind naturgemäß selten, da ein persistierender Ductus arteriosus heute in der Regel der Operation zugeführt wird.

Besteht eine pulmonale Hypertonie von früher Kindheit an, ist keine Linksvergrößerung des Herzens vorhanden (s. Abb. 35.1). Es findet sich nur eine Vergrößerung des rechten Ventrikels. Ist die Widerstandserhöhung voll kompensiert und besteht eine konzentrische Hypertrophie, kann die Herzgröße noch normal sein. Man findet weiterhin eine starke Erweiterung des Truncus pulmonalis und eine aneurysmatische Erweiterung der Pulmonalarterien und ihrer Äste, auch direkte Aneurysmabildungen von Pulmonalarterien sind beobachtet worden. Mit zunehmender Abnahme des Shunt-Volumens hellen sich die Lungenfelder auf, die Zeichen der vermehrten Lungendurchblutung bilden sich allerdings nie vollständig zurück. Neben den erweiterten zentralen Lungengefäßen beobachtet man in der Peripherie enge arterielle Gefäße mit den hierfür typischen „peripheren Gefäßabbrüchen".

35.6 Echokardiogramm

P. Bubenheimer

Bei kleinem Shunt-Volumen und normalem Pulmonalisdruck sind die Standardschnitte des 2-D-Echokardiogramms und die Standardableitungen des TM-Echokardiogramms normal. Bei größerem Shunt-Volumen fällt eine Vergrößerung von linkem Vorhof und linkem Ventrikel mit erhöhten Kontraktionsamplituden auf. Auch die Bewegungsamplituden der verstärkt durchströmten Mitral- und Aortenklappe sind erhöht. Nach Verschluss des Duktus kann eine Verkleinerung der zuvor dilatierten Herzhöhlen beobachtet werden (Baylen et al. 1977).

Nachweis des persistierenden Duktus. Mit den heute verbesserten technischen Voraussetzungen ist eine direkte Darstellung des offenen Duktus auch bei Erwachsenen meist möglich, wobei oft atypische parasternale und suprasternale Schnittebenen verwendet werden müssen. Mit dem Farbdoppler wird der von der Aorta descendens in die Pulmonalisgefäße gerichtete Fluss aufgesucht (Stevenson et al. 1980 u. a.).

Mit dem CW-Doppler können die maximalen systolischen Flussgeschwindigkeiten bestimmt werden; sie liegen je nach Druckgefälle zwischen 3 und 4 m/s (Hatle u. Angelsen 1985; Abb. 35.2). Bei starker Erhöhung des Pulmonalisdrucks ist nur noch diastolisch ein Shunt-Fluss, nun mit langsamerer Flussgeschwindigkeit, zu messen (Stevenson et al. 1980). Da

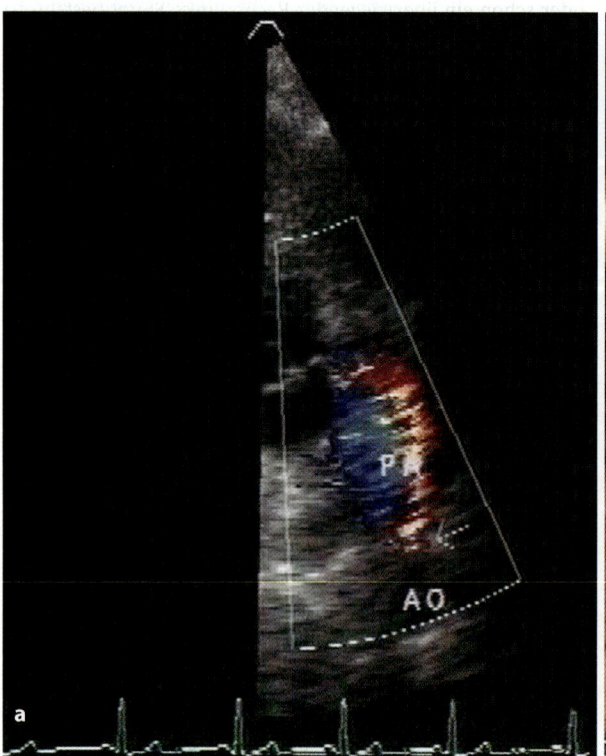
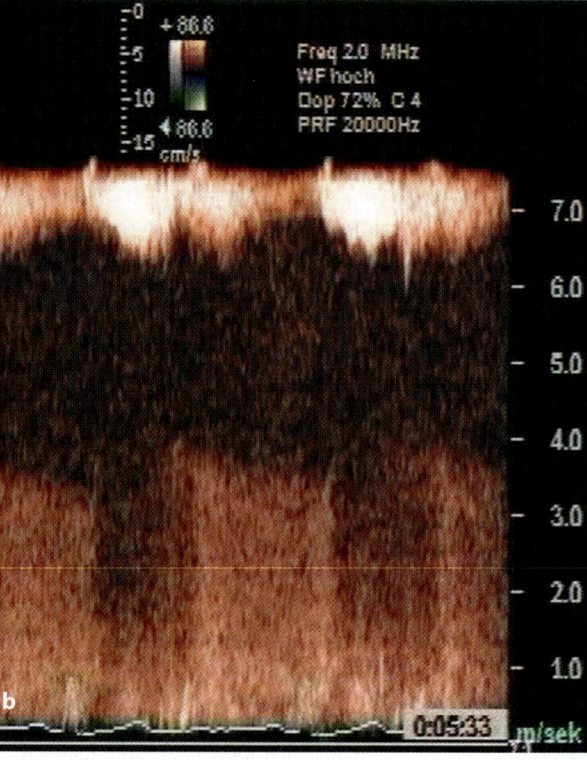

Abb. 35.2a, b. Offener Ductus Botalli. **a** modifizierter linksparasternaler Querschnitt mit Darstellung des rechtsventrikulären Ausflusstraktes (*), der Pulmonalarterienbifurkation *(P)* und der Aorta descendens *(Ao)*, von der ein turbulenter Farbjet in die Pulmonalarterie nachweisbar ist (Pfeil). **b** CW-Doppler des kontinuierlich systolisch-diastolischen Flusses mit Spitzengeschwindigkeiten um 4 m/s, einem Druckgradienten von 64 mmHg entsprechend

das typische Jetsignal fehlt, wird der dopplerechokardiographische Nachweis schwierig.

Pulmonalisdruck und Shunt-Bestimmung. Die Höhe des Pulmonalisdrucks lässt sich am besten aus der von parasternal registrierten Flusskurve ablesen, wenn die Geschwindigkeitsmaxima klar abgrenzbar sind. Aus der Differenz zwischen dem unblutig gemessenen Aortendruck und dem dopplerechokardiographisch errechneten Druckgefälle zur Pulmonalarterie ergibt sich der Pulmonalisdruck (Hatle u. Angelsen 1985). Die Größe des Shunt-Volumens kann aus dem Ausmaß des diastolischen Blutrückstroms in der Aorta descendens gut abgeschätzt werden (Serwer et al. 1982). Dazu wird die Flusskurve in der Aorta descendens distal des Duktusabgangs von suprasternal abgeleitet. Differenzialdiagnostisch muss eine Aorteninsuffizienz als Ursache des Rückstromes ausgeschlossen werden (z. B. durch zusätzliche suprasternale Flussanalyse in der Aorta ascendens, in der nur bei Aorteninsuffizienz ebenfalls ein diastolischer Rückstrom nachweisbar ist). Noch exakter kann die dopplerechokardiographische Berechnung des Shunt-Volumens durch Vergleich des erhöhten Flussvolumens an der Aortenklappe mit dem normalen Flussvolumen an der Pulmonalklappe erfolgen (Meijboom et al. 1983).

35.7 Herzkatheterbefunde

35.7.1 Rechtsherzkatheter

In der Regel kann die Diagnose eines offenen Ductus arteriosus klinisch gestellt werden. Die Rechtsherzkatheterisierung kann das Ausmaß einer evtl. bestehenden pulmonalen Hypertonie feststellen. Die quantitative Bestimmung des Links-rechts-Shunts über den Sauerstoffzuwachs im Truncus pulmonalis hat nur geringe klinische Konsequenzen, da die Indikation zur Operation weitgehend unabhängig von der Größe des Shunts gestellt wird. Darüber hinaus ist die Shunt-Größenbestimmung sehr ungenau, da man selbst bei Berücksichtigung wiederholter Blutabnahmen an verschiedenen Stellen beider Pulmonalarterienäste keinen repräsentativen Sauerstoffsättigungswert für den Truncus pulmonalis zu bekommen braucht.

Bei klinisch nicht sicherer Diagnose, insbesondere bei Fällen mit zwar typischem Geräuschbefund, jedoch Fehlen der übrigen klinischen, echokardiographischen und röntgenologischen Zeichen, liegt häufig ein sehr geringer Shunt vor, der auch mit Hilfe eines Sauerstoffsättigungssprunges im Truncus pulmonalis nicht sicher nachgewiesen werden kann. In diesen Fällen ist die Passage des offenen Ductus arteriosus anzustreben. Die Diagnose muss sichergestellt werden, wenn auch solche Patienten nicht aus hämodynamischen Gründen, sondern wegen der Endokarditisgefahr operiert werden sollen, ein Auffassung, die aber noch nicht sicher untermauert ist (s. Abschn. 35.8).

Duktus-Passage. Die Passage gelingt meist am besten mit einem relativ steifen Katheter, evtl. sogar unter Zuhilfenahme eines Drahts. Sobald der Katheter über den offenen Ductus arteriosus in die Aorta ascendens eingetreten ist, bildet er aus RAO-Sicht eine φ-ähnliche Figur. Die Katheterposition kann bestätigt werden durch Abnahme arteriellen Blutes und durch die Registrierung des Drucksprungs bei Rückzug des Katheters in den Truncus pulmonalis. Die beschriebene typische Katheterposition liegt nicht vor, wenn ein aortopulmonales Fenster Ursache eines Links-rechts-Shunts ist. Wenn die Katheterpassage nicht gelingt, kann der Nachweis des offenen Ductus arteriosus durch Angiographie erfolgen.

Bei Rückgang des Links-rechts-Shunts infolge zunehmender sekundärer pulmonaler Hypertonie oder bei starker pulmonaler Hypertonie in Folge fehlender Rückbildung der fötalen Lungengefäße ist ein Sauerstoffsättigungssprung im Truncus pulmonalis häufig nicht nachweisbar.

Sonstige Ursachen der pulmonalen Hypertonie. Sehr schwierig ist die Abgrenzung einer pulmonalen Hypertonie bei einem offenen Ductus arteriosus gegenüber anderen Formen einer pulmonalen Hypertonie. Das gilt einmal für den Ventrikelseptumdefekt mit pulmonaler Hypertonie. Bei beiden Krankheitsbildern besteht eine Mehrbelastung der Lunge mit Volumenbelastung des linken und zunehmender Druckbelastung des rechten Ventrikels. Schwierig kann auch die Differenzialdiagnose werden, wenn bei dem offenen Duktus eine sehr starke primäre Widerstandserhöhung des Lungenkreislaufs vorliegt. Wie schon im Abschn. 34.2 besprochen, bleibt bei diesen Kindern auch noch nach der Geburt die embryonale Gefäßstruktur des Lungenkreislaufs erhalten. Es besteht somit schon seit der Geburt eine pulmonale Hypertonie.

Bei starker pulmonaler Hypertonie, bei der kein Unterschied der Drücke im großen und kleinen Kreislauf besteht oder schon ein überwiegender Rechts-links-Shunt besteht, ist die Bestätigung der Diagnose eines offenen Ductus arteriosus nicht erforderlich, da eine Operation nicht mehr durchgeführt werden kann (s. Abschn. 35.9).

35.7.2 Angiokardiogramm

Indikation. Bei der meist sicheren Diagnose des Ductus arteriosus apertus durch den Auskultationsbefund und die Herzkatheteruntersuchung ist die Angiokardiographie nur bei wenigen Patienten angezeigt.

> Eine Indikation ist gegeben, wenn der Auskultationsbefund keine sichere Diagnose zulässt und weitere Anomalien vorhanden sind.

Sie kann auch erforderlich sein, wenn z. B. beim Vorliegen einer pulmonalen Hypertonie und eines Rechts-links-Shunts eine Abgrenzung gegenüber anderen Anomalien differenzialdiagnostisch erforderlich ist.

Darstellung des Duktus. Beim direkten Nachweis des offenen Ductus arteriosus wird das Kontrastmittel mittels Katheter vom Truncus pulmonalis aus in den Duktus injiziert. Pulmonalis und Aorta werden gleichzeitig sichtbar. Aorta ascendens und Aortenbogen kommen nicht zur Darstellung, sodass man differenzialdiagnostisch ein aortopulmonales Fenster ausschließen kann. Hat das Kontrastmittel den Lungenkreislauf passiert, kann der Duktus im 2. schrägen Durchmesser durch das vom linken Ventrikel ausgeworfene kontrastangefärbte Blut erneut zur Darstellung kommen. Dabei wird es auch möglich sein, einen Vorhof- oder Ventrikelseptumdefekt auszuschließen.

Bei Patienten mit Shunt-Umkehr geschieht die Darstellung des Duktus am besten durch Füllung von der rechten Kammer aus (Künzler u. Schad 1960). Kommt der Duktus unzureichend zur Darstellung, kann auch einmal eine retrograde Aortographie indiziert sein. Sie ermöglicht die differenzialdiagnostische Abgrenzung gegen
- ein aortopulmonales Fenster,
- ein perforiertes Aneurysma des Sinus aortae,
- eine arteriovenöse Fistel des Koronarkreislaufs,
- eine arteriovenöse Lungenfistel.

Die anatomischen Verhältnisse des Duktus kommen dadurch besonders gut zur Darstellung. Bei sicherem echokardiographischem bzw. dopplerechokardiographischem Nachweis relativiert sich selbstverständlich die Indikation zur Herzkatheteruntersuchung und Angiographie.

35.8 Verlauf, Prognose und Komplikationen

Ch. Gohlke-Bärwolf, H. Gohlke

Folgende Faktoren bestimmen den klinischen Verlauf des persistierenden Ductus arteriosus (PDA) im Kindesalter und frühen Erwachsenenalter:
- Größe des Duktus,
- Verhältnis zwischen pulmonalem und systemischem Gefäßwiderstand,
- Fähigkeit des Myokards, sich an die Volumenbelastung zu adaptieren,
- Entwicklung einer reaktiven pulmonalen Hypertonie und einer Eisenmenger-Reaktion.

Größe des PDA und Eisenmenger-Reaktion. Kinder mit einem großen PDA werden schon bald nach der Geburt symptomatisch aufgrund von Linksherzversagen und Lungenödem; ohne Behandlung sterben sie am Herzversagen. Bei einem Teil wird mit konservativer Behandlung eine Kompensation möglich sein. Wenn der Duktus nicht operativ verschlossen wird oder sich nicht spontan verschließt, kommt es zur reaktiven pulmonalen Hypertonie. Der Links-rechts-Shunt vermindert sich, und die Symptome bessern sich zunächst, allmählich kommt es zur Shunt-Umkehr (Eisenmenger-Reaktion), zunächst nur während Belastung, später auch in Ruhe mit dissoziierter Zyanose (Grosse-Brockhoff et al. 1960; Fisher et al. 1986).

Nach Auftreten der Shunt-Umkehr beträgt die Überlebenszeit im Mittel 2 Jahre, selten bis zu 10 Jahre (Grosse-Brockhoff et al. 1960). Diese Patienten erreichen in der Regel das mittlere Erwachsenenalter nicht, die im Vordergrund stehende Todesursache ist dann Lungenbluten. 79% entwickeln die Eisenmenger-Reaktion während der Kindheit und nur 17% erst im Erwachsenenalter (Mahoney 1993).

Kinder mit einem mittelgroßen Shunt zeigen ein leicht vermindertes Wachstum und eine leichte Ermüdbarkeit. Es kommt häufig zu bronchopulmonalen Infekten.

Kinder mit einem unkomplizierten PDA und kleinem Shunt sind asymptomatisch und machen eine normale Entwicklung durch. Die Diagnose wird häufig bei Routineuntersuchungen gestellt.

Spontanverlauf. Der Spontanverlauf bei erwachsenen Patienten mit einem PDA wurde von Fisher et al. (1986) bei 45 nicht operierten Patienten untersucht. Die Patienten (Alter 18–81 Jahre) wurden im Mittel 15 Jahre nachbeobachtet; 42% der Patienten waren asymptomatisch, 24% hatten eine eingeschränkte Leistungsfähigkeit, 38% der Patienten starben während der Nachbeobachtung, 34% der primär asymptomatischen blieben asymptomatisch. Einzelne Fallberichte beschreiben Patienten, die erst in hohem Alter verstorben sind (Child u. Perloff 1992). Spontane Verschlüsse eines PDA im späten Kindesalter und frühen bis mittleren Erwachsenenalter sind mit 0,6% pro Jahr selten (Mark u. Young 1963; Campbell 1968).

Bakterielle Aortitis. Bei 2–8% der Patienten tritt eine bakterielle Aortitis bzw. Duktitis auf, meist am pulmonalen Ende des Duktus (Campbell 1968, Fisher et al. 1986). Die Inzidenz der Endokarditis wird mit 1,0/1000 Patientenjahre angegeben (Freed 1993). Im Bereich des Duktus und der angrenzenden Aorta kann es als Folge der Infektion zur Aneurysmabildung kommen. Weiterhin kommt es zu septischen Embolien in die Lunge. Gelegentlich verschließt sich der PDA nach Ausheilung der Infektion unter antibiotischer Behandlung durch Thrombose.

Eine bakterielle Duktitis wird nur bei deutlichem Links-rechts-Shunt beobachtet, da es nur hierbei zu Intimaläsionen als Folge von Turbulenzen („jet lesions") kommt, die eine bakterielle Besiedlung und Infektion begünstigen (s. Kap. 26).

35.9 Therapie

> Der bei Frühgeborenen in einigen Fällen durch Aspirin oder Indometazin induzierbare Verschluss eines PDA (Friedman et al. 1976; Heyman et al. 1976) lässt sich später nicht mehr herbeiführen. Die Behandlung des PDA besteht in einer Unterbindung oder Resektion des Duktus oder einem Katheterverschluss.

Wegen der geringen Operationsletalität von 0,5–1% ist auch die Indikation zur Operation im Kindes- und Jugendalter bei einem kleinen Duktus gegeben, der sich hämodynamisch nicht auswirkt. Der günstigste Zeitraum zum operativen Vorgehen liegt zwischen dem 3. und 25. Lebensjahr. Mit zunehmendem Alter nimmt das Operationsrisiko durch sklerotische Veränderungen des Duktus zu. Kalzifikationen im Bereich des Duktus sind häufig bei Patienten über 30 Jahren. Dann wird der chirurgische Verschluss schwieriger und ist häufig nur unter Einsatz der Herz-Lungen-Maschine möglich (Pifarre et al. 1973).

Asymptomatische erwachsene Patienten. Asymptomatische Erwachsene mit offenem Duktus, aber normal großem Herzen können konservativ behandelt werden (Nadas u. Fyler 1972). Eine Prophylaxe einer bakteriellen Endokarditis ist bei gegebenem Anlass notwendig.

Endokarditis. Bei Endokarditis sollte der operative Eingriff erst nach deren erfolgreicher Behandlung durchgeführt werden. Bei einer therapieresistenten Endokarditis ist aber ebenfalls die Indikation zur Operation gegeben. Wegen der Wandveränderungen im Bereich des Duktus und der angrenzenden Aorta ist das Operationsrisiko nach abgelaufener Endokarditis erhöht.

Operationsrisiko. Mit zunehmender Erhöhung des pulmonalen Gefäßwiderstandes, erhöht sich das Operationsrisiko. Solange noch ein überwiegender Links-rechts-Shunt vorliegt, muss die Operation zur Verhinderung einer Progredienz der Lungengefäßveränderungen durchgeführt werden. Eine Drucksenkung durch Rückbildung von Gefäßveränderungen braucht Monate, nur selten wurde eine Normalisierung der Drücke beobachtet. Bei einem gekreuzten Shunt ist die Operation auch noch angezeigt, wenn der pulmonale Strömungswiderstand deutlich geringer ist als der Widerstand im großen Kreislauf. Wenn der systolische Pulmonalarteriendruck jedoch 75% des systemischen Drucks übersteigt, beträgt die operative Letalität über 12% (Espino-Vela et al. 1968).

In Grenzfällen kann der offene Duktus zunächst probeweise im Katheterlabor vorübergehend durch einen Ballon verschlossen werden. Kommt es zu keiner Drucksteigerung im Lungenkreislauf, kann die Operation durchgeführt werden. Mit einem Teilerfolg durch Verhinderung der Progredienz und geringer Rückbildung der Gefäßveränderungen ist zu rechnen.

> **! Cave**
> Bei einem überwiegenden Rechts-links-Shunt durch starke Erhöhung des pulmonalen Druckes ist die Operation kontraindiziert. Die Gefahr einer akuten Rechtsherzinsuffizienz wäre in verstärktem Maße gegeben.

Nichtchirurgischer Verschluss. Der nichtchirurgische Verschluss eines offenen Duktus ist eine echte Alternative zur Operation. Verschiedene Verschlusssysteme (s. Kap. 50) stehen zur Verfügung. Die Katheterokklusion ist bei Patienten indiziert, bei denen aufgrund des Alters, arterieller Hypertonie oder bestehender Verkalkungen der chirurgische Verschluss mit einem erhöhten Risiko verbunden ist. Ein residueller Shunt war mit der Intervention mit dem „Rashkind occluder" bei 30% der Patienten vorhanden, was gelegentlich einen zweiten Eingriff notwendig macht. Ein neueres Verschlusssystem („Ivalon plug") hatte eine höhere Erfolgsrate, Embolisierungen können aber vorkommen, die auch gelegentlich einen chirurgischen Eingriff notwendig machen (Sievert et al. 1997; Schrader et al. 1999). Zu einer abschließenden Beurteilung fehlen noch Nachbeobachtungen über längere Zeit nach dem nichtchirurgischen Verschluss (s. Kap. 50).

> **Zusammenfassung**
>
> Die Indikation zum operativen Verschluss des PDA im Kindesalter und bei großen Shunt-Volumina im Erwachsenenalter ist abgesichert. Der nichtchirurgische Verschluss eines Duktus bei Patienten, die ein erhöhtes Letalitäts- und Morbiditätsrisiko für die Operation haben, ist ebenfalls als eine gute Alternative etabliert. Nicht geklärt ist jedoch die Indikation zu beiden Eingriffen bei Erwachsenen mit geringem Shunt und normal großem Herzen. Nach Anwendung der Endokarditisprophylaxe ist die Endokarditisprävention als Operationsindikation in den Hintergrund getreten. Hier müssen noch längere Nachbeobachtungszeiten abgewartet werden, um zu eindeutigen Empfehlungen kommen zu können.

Literatur

Baylen B, Meyer RA, Korfhagen J et al (1977) Left ventricular performance in the critically ill premature infant with patent ductus arteriosus and pulmonary disease. Circulation 55:182

Bloemer H (1967) Auskultation des Herzens. Urban & Schwarzenberg, München

Bock K, Trenckmann H, Herbst M, Spreer F (1971) Mißbildungen des Herzens und der großen Gefäße. VEB Volk und Gesundheit, Berlin

Campbell M (1968) Natural history of persistent ductus arteriosus. Br Heart J 30:4

Child SJ, Perloff JK (1992) Natural survival patterns. In: Perloff JK, Child SJ (eds) Congenital heart disease in adults. Saunders, Philadelphia, p 26

Dexter L, Dow JW, Haynes FW et al (1950) and the interrelations between increased pulmonary blood flow, elevated pulmonary arterial pressure and high pulmonary „capillary" pressures. J Clin Invest 29:602

Doerr W (1960) Pathologische Anatomie der angeborenen Herzfehler. In: Handbuch der Inneren Medizin, Bd IX/3, S 1. Springer, Berlin Göttingen Heidelberg

Espino-Vela J, Cardenas N, Cruz R (1968) Patent ductus arteriosus. With special reference to patients with pulmonary hypertension. Circulation 37/38 (Suppl V):45

Fisher RG, Moddie DS, Sterba R, Gill CC (1986) Patent ductus arteriosus in adults – a long-term follow-up: nonsurgical versus surgical treatment. J Am Coll Cardiol 8:280

Freed MD (1993) Infective endocarditis in the adult with congenital heart disease. In: Skorton DJ, Garson A (guest eds) Congenital heart disease in adolescents and adults. Cardiology Clinics 11. Saunders Philadelphia, p 589

Friedman WF, Hirschklan MJ, Printz MP et al (1976) Pharmacologic closure of patent ductus arteriosus in the premature infant. N Engl J Med 295:526

Grosse-Brockhoff F, Loogen F, Schaede A (1960) Angeborene Herz- und Gefäßmißbildungen. In: Handbuch der Inneren Medizin, Bd IX/3, S 105. Springer, Berlin Göttingen Heidelberg

Hatle L, Angelsen B (1985) Doppler ultrasound in Cardiology, 2nd ed. Lea & Febiger, Philadelphia, pp 217–220

Heyman MA, Rudolph AM, Silverman NH (1976) Closure of te ductus arteriosus in premature infants by inhibition of prostaglandin synthesis. N Engl J Med 295:530

Künzler R, Schad N (1960) Atlas der Angiokardiographie angeborener Herzfehler. Thieme, Stuttgart

Loogen F (1958) Der pulmonale Hochdruck bei angeborenen Herzfehlern mit hohem pulmonalen Stromvolumen. Arch Kreisl Forsch 22:1

Mahoney LT (1993) Acyanotic congenital heart disease: atrial and ventricular spetal defects, atrioventricular canal, patent ductus arteriosus, pulmonic stenosis. In: Skorton DJ, Garson A (guest eds) Congenital heart disease in adolescents and adults. Cardiology Clinics 11. Saunders Philadelphia, p 603

Mark H, Young D (1963) Spontaneous closure of the ductus arteriosus in a young adult. N Engl J Med 269:416

Meijboom EJ, Valdes-Cruz LM, Horowitz S et al (1983) A twodimensional Doppler echocardiographic method für calculation of pulmonary and systemic blood flow in a canine model with a variable-sized left-to-right extracardiac shunt. Circulation 68:437

Nadas A, Fyler DC (1972) Congenital heart disease-patent ductus arteriosus. In: Pediatric cardiology, 3rd ed. Saunders, Philadelphia

Pifarre R, Rice PL, Nemickas R (1973) Surgical treatment of calcified patient ductus arteriosus. J Thorac Cardiovasc Surg 65:635

Schrader R, Hofstetter R, Fassbender D et al (1999) Transvenous closure of patent ductus arteriosus with Ivalon plugs. Multicenter experience with a new technique. Invest Radiol 34:65–70

Schultrich S (1961) Morphologie und Häufigkeit der angeborenen Herzfehler. Wiss Z Karl-Marx-Univ, Leipzig 10:245

Serwer GA, Aemstrong BE, Anderson PAW (1982) Continuous wave Doppler ultrasonographic quantitation of patent ductus arteriosus flow. J Pediatr 100:297

Sievert H, Ensslen R, Fach A et al (1997) Transcatheter closure of patent ductus arteriosus with the Rashkind occluder. Acute results and angiographic follow-up in adults. Eur Heart J 18:1014–1018

Stevenson JG, Kawabori I, Guntheroth WG (1980) Pulsed Doppler echocardiographic diagnosis of patent ductus arteriosus: sensitivity, specificity, limitations, and technical features. Cathet Cardiovasc Diagn 6:255

Zdansky E (1962) Röntgendiagnostik des Herzens und der großen Gefäße. Springer, Wien

Aortenisthmusstenose

H. Roskamm, H. Reindell[†]

mit Beiträgen von P. Bubenheimer, H. Eichstädt, Ch. Gohlke-Bärwolf und H. Gohlke

36.1 Ätiologie, pathologische Anatomie und Inzidenz – 780

36.2 Pathophysiologie – 780

36.3 Symptome und klinische Befunde – 780
36.3.1 Inspektion und Symptomatik – 780
36.3.2 Hypertonie bei Aortenisthmusstenose – 781

36.4 Elektrokardiogramm – 782

36.5 Röntgenbefunde – 782

36.6 Echokardiogramm – 783

36.7 Herzkatheterbefunde – 784

36.8 Verlauf, Prognose und Komplikationen – 784

36.9 Therapie – 785
36.9.1 Medikamentöse Therapie – 785
36.9.2 Ballondilatation und chirurgische Therapie – 785

Literatur – 786

Die Aortenisthmusstenose ist eine angeborene Erkrankung, die durch eine Einstülpung der Aortenmedia in das Lumen bedingt ist. Man unterscheidet eine infantile Form und eine Erwachsenenform. Bei der ersteren ist die Stenose oberhalb eines offenen Ductus arteriosus gelegen. Sie ist meist mit anderen schwerwiegenden Herz- und Gefäßanomalien verbunden. Sie wird fast nur bei Säuglingen festgestellt und führt schnell zum Tode; in diesem Kapitel soll sie nicht näher behandelt werden.

Bei der Erwachsenenform liegt die meist umschriebene Stenose unterhalb eines in der Regel geschlossenen Duktus, anderweitige Herz- und Gefäßanomalien liegen in der Regel nicht vor, ausgenommen häufig eine bikuspide Aortenklappe (20–85% der Fälle; Wood 1968), die zu einer geringen Aorteninsuffizienz führen kann. Weiterhin kommt die Kombination mit einer valvulären Aortenstenose und einer membranösen Subaortenstenose vor.

Die Aortenisthmusstenose ist streng zu unterscheiden von der tubulären Hypoplasie der Aorta, die durch ein langes und gleichmäßig eingeengtes Segment bei histologisch normaler Media charakterisiert ist.

36.1 Ätiologie, pathologische Anatomie und Inzidenz

Zu den atypischen Formen zählen die Arkusstenosen, Doppelstenosen sowie die tiefsitzenden Engen. Pathologisch-anatomisch sind zusätzlich häufig knötchenförmige Aneurysmen der kleinen Hirngefäße im Gebiet des Circulus arteriosus cerebri Willisii nachgewiesen. Auch die Media soll an diesen Stellen fehlen oder sehr dünn sein. Ob dies Folge einer Entwicklungsstörung oder Folge des schon im Säuglingsalter hohen Blutdrucks in der oberen Körperhälfte ist, ist nicht bekannt.

Die Häufigkeit der Aortenisthmusstenose beträgt ungefähr 10% der angeborenen Herzerkrankungen (Wood 1968). Männer sollen 2- bis 5-mal häufiger befallen sein als Frauen. Das Vorkommen der Aortenisthmusstenose bei Marfan- und Turner-Syndrom ist wiederholt beschrieben worden.

36.2 Pathophysiologie

Die Stenosierung im Bereich des Aortenisthmus führt zu einer Druckreduktion, sodass unterhalb der Stenose ein niedrigerer insbesondere systolischer Druck messbar wird (◘ Abb. 36.1). Der Mitteldruck ist meist weniger stark erniedrigt, was zum großen Teil die Ursache in einem funktionsfähigen Kollateralkreislauf hat. Der Kollateralkreislauf umgeht die Stenosierung; meist sind Gefäße der A. subclavia insbesondere über die A. thoracica interna mit Gefäßen der thorakalen und abdominalen Aorta verbunden, insbesondere über die Aa. intercostales und die Aa. epigastricae inferiores. Häufig ist der Mitteldruck distal der Stenose noch höher als normal. Die Ursache dieser Hypertonie ist nicht geklärt. Eine renale Ischämie und eine morphologische Unterentwicklung des peripheren Gefäßnetzes der unteren Körperhälfte werden diskutiert. In der oberen Körperhälfte sind die Mitteldrücke, besonders der systolische Druck, meist deutlich erhöht. Diese Druckerhöhung wird mit zunehmendem Alter stärker. Sie bedeutet eine erhöhte Druckbelastung für den linken Ventrikel, der mit einer konzentrischen Hypertrophie antwortet. Da das Myokard primär nicht geschädigt ist, ist die Kompensation meist sehr lange Zeit vollständig. Erst im hohen Alter kann eine Linksherzinsuffizienz mit myogener Dilatation des linken Ventrikels entstehen.

> Häufig wird das Schicksal der Aortenisthmusstenosepatienten jedoch nicht kardial limitiert, sondern durch Dissektion und Ruptur der Aorta, bakterielle Endokarditis und zerebrale Blutungen, die ihre Ursache in der Hypertonie und den knötchenförmigen Aneurysmen der kleinen Hirngefäße haben (s. Abschn. 36.8).

36.3 Symptome und klinische Befunde

H. Eichstädt

36.3.1 Inspektion und Symptomatik

Symptome. Bei dem größten Teil der Patienten mit der Erwachsenenform der Aortenisthmusstenose liegen keine Beschwerden vor, selbst nicht während starker körperlicher Belastung. Die Diagnose wird in der Regel gestellt, nachdem der Zufallsbefund einer Hypertonie erhoben wurde, gelegentlich auch nach einer Röntgenreihenuntersuchung, bei der röntgenologische Befunde wie z. B. Rippenusuren gesehen werden. In einzelnen Fällen bleibt der Patient symptomlos bis zum Auftreten einer tödlichen Komplikation, wie z. B. einer zerebralen Blutung. Es kann jedoch auch zu Symptomen im Gefolge der Hypertonie der oberen Körperhälfte kommen, wie z. B. zu Kopfschmerzen, Ohrensausen, Nasenbluten, hartnäckigem Schwindelgefühl oder auch zu unangenehm empfundenen Pulsationen im Bereich von Kopf und Hals. Symptome, die auf eine reduzierte Durchblutung der unteren Körperhälfte, wenigstens während körperlicher Belastung, zurückzuführen sind, bestehen in den deutlichsten Fällen in einer Claudicatio intermittens. Weniger gravierende Beschwerden sind Neigung zu kalten Füßen, Taubheit oder Krämpfen der unteren Extremitäten. Bei Auftreten von Komplikationen, wie zerebraler Blutungen oder Herzinsuffizienz, werden die Beschwerden ganz durch diese bestimmt.

36.3 · Symptome und klinische Befunde

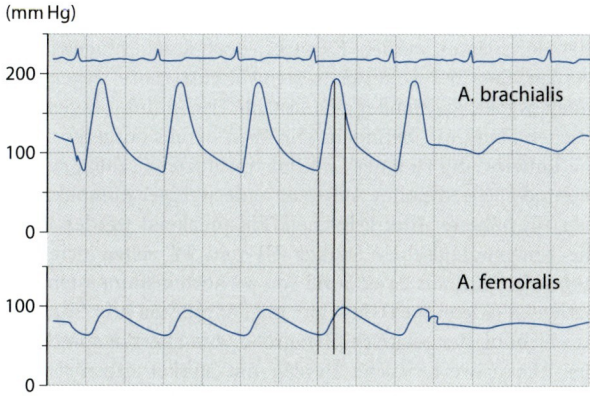

Abb. 36.1. Simultan registrierte intraarterielle Druckkurven der Brachial- und Femoralarterie bei Aortenisthmusstenose Die systolische Druckdifferenz beträgt 90 mmHg, die Mitteldruckdifferenz (rechter Kurventeil) 30 mmHg. Der Druckanstieg in der Femoralarterie erfolgt verzögert

Inspektion. Inspektorisch werden gelegentlich expansive Pulsationen über den Karotiden, in der Fossa jugularis und auch sichtbar pulsierende Kollateralen am Rücken gefunden, wobei der Patient am besten sitzend mit vornüber hängenden Armen beobachtet wird.

In manchen Fällen können die hebenden Aktionen des hypertrophierten linken Ventrikels gesehen werden. Eine Zyanose wird nur in den seltenen Fällen mit persistierendem Ductus arteriosus und Eisenmenger-Reaktion gefunden.

36.3.2 Hypertonie bei Aortenisthmusstenose

> Auffälligster, häufigster und in der Regel auch der die diagnostische Abklärung in Gang setzende Befund ist die Hypertonie. Bei jeder Hypertonie, die bei jugendlichen Patienten festgestellt wird, muss der nächste Griff zu den femoralen bzw. A.-dorsalis-pedis-Pulsen sein.

Während normalerweise der Blutdruck in der A. femoralis etwas höher gemessen wird als in der A. brachialis (wohl in Folge der stärkeren Muskelmasse, die komprimiert werden muss), ist es hier umgekehrt. Dabei muss jedoch darauf hingewiesen werden, dass die externe Untersuchung des Blutdrucks in der A. femoralis aus technischen Gründen sehr ungenau ist. Jedoch auch bei intraarterieller Messung kann die Blutdruckdifferenz nachgewiesen werden. In der oberen Körperhälfte besteht fast immer ein deutlich erhöhter systolischer Blutdruck, der diastolische Blutdruck ist nur mittelgradig erhöht, der Mitteldruck mittelgradig bis deutlich (Varma et al. 2003). Unterhalb der Aortenisthmusstenose ist der Mitteldruck nur gering erniedrigt, gegenüber der Norm meist noch erhöht. Die Druckkurve sieht in der Regel gedämpft aus, d. h. die systolischen Druckspitzen wirken abgerundet (Abb. 36.1). Die Amplitude ist gering, der systolische Druckanstieg ist bei simultaner Registrierung oder bei Vergleich mit dem EKG in der A. femoralis zeitlich verzögert gegenüber dem Druck in der A. brachialis und in der Aorta oberhalb der Stenose.

Pulsbefunde. Dieses typische Blutdruckverhalten in der unteren Extremität zeigt sich in abgeschwächten Pulsen der A. femoralis in der Leistengegend; nicht selten kann man gar keinen Puls tasten, dasselbe gilt für die A. dorsalis pedis. Die Blutdruckunterschiede oberhalb und unterhalb der Stenose lassen sich besonders deutlich durch Oszillographie nach Belastung demonstrieren (Giordano et al. 2003). In der Regel steigt der Blutdruck oberhalb der Stenose mit zunehmendem Alter ähnlich wie der Blutdruck in der Normalbevölkerung, jedoch geht er von einem höheren Ausgangsniveau aus.

Die Entstehung der Hypertonie ist inzwischen weitgehend geklärt. Neben der rein mechanischen Stenosekomponente ist eine humorale oder renale Ursache verantwortlich (Schumacher 1988). Gegen die alleinige Bedeutung der mechanischen Theorie spricht schon die Tatsache, dass sich beim Hund durch experimentellen Verschluss des Aortenisthmus eine anhaltende Hypertonie des Ausmaßes, wie es beim Menschen beobachtet wird, nicht erzeugen lässt. Eine renale Ursache wird auch durch Untersuchungen wahrscheinlich gemacht, nach denen beim Hund eine Hypertonie durch artifizielle Stenosierung der Aorta oberhalb des Abgangs der Nierenarterien erzeugt werden konnte, jedoch nicht durch eine solche unterhalb des Abgangs der Nierenarterien. Hierfür wird heute die stimulierende Wirkung der renalen Minderperfusion auf die Reninfreisetzung verantwortlich gemacht.

Kollateralkreislauf. Die Stenosierung wird durch Kollateralkreisläufe umgangen (s. oben), die ihren Ursprung von der A. subclavia nehmen. Diese führt somit mehr Blut als üblich, was zu Erweiterung und häufig zu sicht- und tastbaren Pulsationen oberhalb der Klavikula führt. Auch die Kollateralgefäße selbst sind häufig sicht- oder tastbar, vorwiegend auf dem Rücken medial von der Skapula, in der Axilla, an der lateralen Thoraxwand oder im Epigastrium (und bilden manchmal sogar Aneurysmen aus (Iskandar u. Woodod 2003).

Hypertrophie. Die Hypertrophie des linken Ventrikels zeigt sich bei der physikalischen Untersuchung in einem verbreiterten und hebenden Herzspitzenstoß. Dieser ist jedoch kein obligatorisches Zeichen.

Auskultationsbefund. Links parasternal findet sich in der Regel ein spätsystolisches Geräusch, welches in den Anfang der Diastole hineinreichen kann. Häufig ist es dorsal besser zu hören als ventral. Das Geräusch entsteht in erster Linie durch den Blutdurchstrom durch die Stenose. Wenn bei einem Teil der Patienten kein Geräusch zu hören ist, mag das in diesen Fällen durch einen totalen Verschluss im Bereich des Aortenisthmus bedingt sein. Der Blutstrom durch die häufig geschlängelten Kollateralgefäße führt ebenfalls zu Geräuschen sowie zu hörbarem und fühlbarem Schwirren.

Meist ist es nicht möglich, das ggf. vorhandene zusätzliche systolische Geräusch, das z. B. einer begleitenden membranösen Subaortenstenose zugeordnet ist, vom Aortenisthmusstenosegeräusch zu unterscheiden. Das führt dazu, dass diese Diagnose häufig erst einige Zeit nach chirurgischer Korrektur der Aortenisthmusstenose gestellt wird. Das diastolische Geräusch einer begleitenden Aorteninsuffizienz entgeht dem Untersucher meistens nicht; bei biskuspiden Aortenklappen kann die begleitende Aorteninsuffizienz jedoch so gering sein, dass sie keine hämodynamische Relevanz besitzt. Durch die Echokardiographie werden Begleitvitien heutzutage sehr viel besser erfasst als früher.

36.4 Elektrokardiogramm

Etwa die Hälfte der Patienten weist ein normales EKG auf. Ein weiteres Viertel hat lediglich hohe R-Zacken linkspräkordial als Hinweis auf eine konzentrische Linksherzhypertrophie. Das letzte Viertel hat zusätzliche Veränderungen im Sinne einer Linksherzschädigung, in der Regel abgeflachte oder inverse T-Wellen linkspräkordial.

> Bei Vorliegen einer Linksherzhypertrophie und -schädigungszeichen muss an eine zusätzliche Belastung des linken Ventrikels, v. a. wie sie z. B. bei einer Aortenstenose oder einer membranösen Subaortenstenose oder einer Aorteninsuffizienz vorliegt, gedacht werden. In einigen dieser Fälle liegt jedoch keine zusätzliche Belastung des linken Ventrikels vor. Der Blutdruck in der oberen Körperhälfte ist dann meist sehr hoch.

36.5 Röntgenbefunde

Herzgröße. Die Herzsilhouette selbst ist, solange der konzentrisch hypertrophierte linke Ventrikel voll suffizient ist, wenig auffällig. Das Herz ist nicht vergrößert. Eine Größenzunahme des Herzens muss bei reinen Aortenisthmusstenosen den Verdacht auf eine exzentrische Druckhypertrophie bzw. auf eine myokardiale Insuffizienz erwecken. Dabei können formanalytisch die für eine linksseitige Druckbelastung typischen Stadien durchlaufen werden. Es muss jedoch darauf hingewiesen werden, dass bei isolierter Aortenisthmusstenose wegen des guten Myokardzustandes sich fast alle Herzen im röntgenologischen Stadium I befinden. Wie oben bereits ausgeführt, ist die Entwicklung zu einer Linksherzinsuffizienz selten, ausgenommen Fälle, die ohne Auftreten anderweitiger Komplikationen ein höheres Alter erreichen. Entsprechend werden auch die röntgenologischen Stadien III und IV selten erreicht. Abb. 36.2 zeigt aus einer Serie von 46 Aortenisthmusstenosepatienten (Kiefer 1967) das Herz mit der größten prozentualen Abweichung der relativen Herzgröße vom altersentsprechenden Normalwert. Solche Herzen mit starker exzentrischer Druckhypertrophie sind selten, sie stellen eine Dekompensation dar.

Herzform. Insgesamt ist das Röntgenbild des Herzens bei den Aortenisthmusstenosen gegenüber den Aortenstenosen mehr uniform, da bei den Aortenisthmusstenosen als angeborenen Vitien ohne rheumatische Schädigung der myokardiale Faktor für die Herzform keine Rolle spielt. Durch einen betonten linken Herzrandbogen kann das Herz angedeutet links asymmetrisch sein.

Im einzelnen weisen eine verstärkte Rundung und ein höheres Ansetzen des linken Ventrikelbogens, eine schnabelförmige Herzspitze oder eine vermehrte Prominenz des hinteren unteren Herzrandes in den supradiaphragmalen Retrokardialraum mit mäßiger Einengung des retrokardialen Dreiecks auf eine linksventrikuläre Hypertrophie hin. Der prästenotische Teil der Aorta kann dilatiert sein, was jedoch nicht die Regel ist.

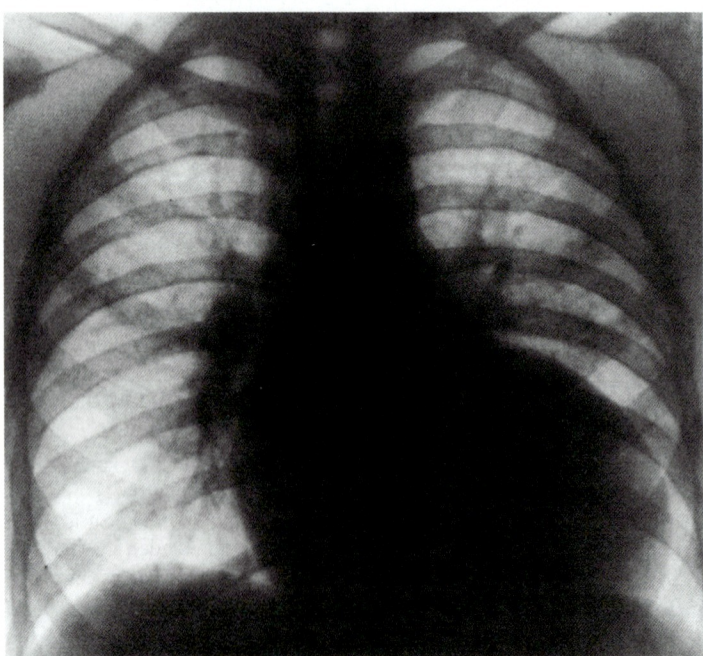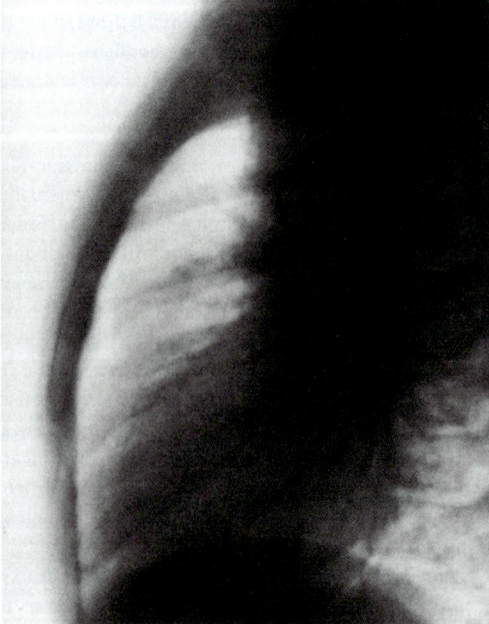

Abb. 36.2. Herzvolumenaufnahme. Präoperatives HV/m² Körperoberfläche 730 ml/m² Körperoberfläche; postoperatives HV/m². Körperoberfläche 476 ml/m² Körperoberfläche. Deutliche linksasymmetrische Umformung mit stark konvexbogigem und hoch ansetzendem linkem Herzrand. Retrokardialraum durch vergrößerten linken Ventrikel und Vorhof eingeengt. (Aus Kiefer 1967)

> **Klinisch wichtig**
>
> Unterhalb eines meist kleinen Aortenbogens ist häufig eine Einbuchtung mit nachfolgender poststenotischer Dilatation zu sehen. Dadurch entsteht der Eindruck eines zweiten Aortenbogens. Der obere Anteil des sog. doppelten Aortenbogens kann aber auch durch eine erweiterte A. subclavia sinistra oder A. thoracica interna zustande kommen.

Rippenusuren. Regelmäßiger und zuverlässiger sind die durch Druckarrosion entstehenden Rippenusuren nachweisbar, die sich meist beidseits am unteren Rand der posterioren 3. bis 10. Rippen nachweisen lassen. Bei Kindern sind sie häufig noch nicht voll ausgebildet.

Einseitige Usuren rechts erlauben bereits einen Rückschluss auf die Lokalisation der Aortenisthmusstenose, da in solchen Fällen die linke A. subclavia poststenotisch entspringt und somit keinen Kollateralkreislauf speisen kann. Absolut pathognomonisch sind Rippenusuren für die Aortenisthmusstenose jedoch nicht, da sie auch bei Neurofibromatose und regionalen arteriovenösen Aneurysmen sowie bei Vitien mit vermehrtem Fluss durch die Bronchialarterien über die Interkostalarterien (Morbus Fallot) vorkommen können.

36.6 Echokardiogramm

P. Bubenheimer

Am Herzen deckt die Echokardiographie die Folgen der chronischen Drucküberlastung – zunächst konzentrische, später evtl. exzentrische Hypertrophie – qualitativ und quantitativ auf. Darüber hinaus ist sie die Methode der Wahl, um die häufigen Begleitanomalien an der Aortenklappe zu erkennen und zu quantifizieren, d. h. bikuspidale Klappen mit Stenose oder Insuffizienz. Des weiteren wird die Echokardiographie bei Verdacht auf Komplikationen wie bakterielle Endokarditis oder Dissektion der Aorta eingesetzt. Die direkte Darstellung der Aortenisthmusstenose im Schnittbild ist zwar nicht einfach, gelingt aber meist vom suprasternalen Echofenster (Weyman et al. 1978 u. a.; ◘ Abb. 36.3). Die quantitative Vermessung der Isthmusstenose ist wegen der tangentialen Anlotung ungenau. Besser erfolgt die Quantifizierung der Stenose mit der Dopplerechokardiographie. Die Zunahme der Flussgeschwindigkeit an der Stenose geht dem Ausmaß der Verengung parallel (Kontinuitätsgleichung, s. Abschn. 29.6.3). Aus der erhöhten Flussgeschwindigkeit kann auch der Gradient an der Stenose berechnet werden (Hatle u. Angelsen 1985; ◘ Abb. 36.4). Man muss allerdings mit einer mehr oder weniger starken Unterschätzung des Gradienten rechnen, da die Schallrichtung von der Strömungsrichtung in nicht voraussagbarer Weise abweichen kann (Barth et al. 1986).

Weit distal der Stenose ist die Strömungskurve eingeebnet: Systolisch ist der Strömungsgipfel abgeflacht, diastolisch nimmt die Strömungsgeschwindigkeit infolge des Kollateralkreislaufs zu. Im Extremfall kann der pulsatile Fluss ganz verloren gehen (Redel 1985).

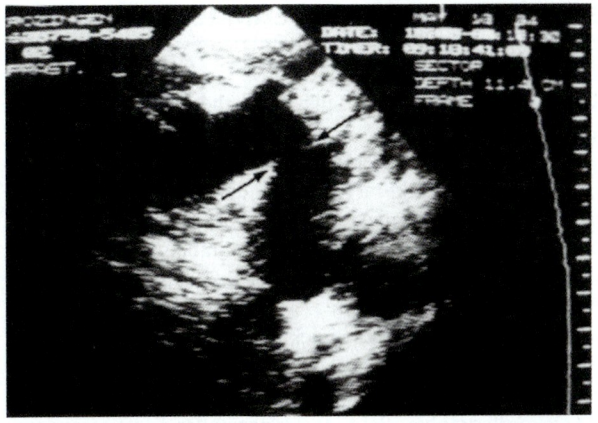

◘ **Abb. 36.3.** 2-D-Echokardiogramm der Aorta bei Isthmusstenose. Im suprasternalen Längsschnitt kommt eine ringförmige postduktale Stenose zur Darstellung (Pfeile)

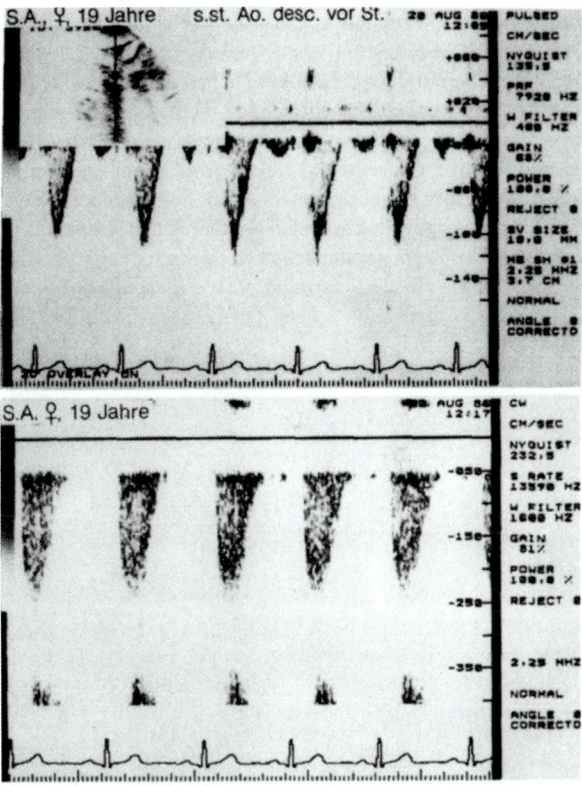

◘ **Abb. 36.4a, b.** Suprasternale Dopplerechokardiogramme bei leichtgradiger Aortenisthmusstenose. **a** PW-Dopplerkurve der prästenotischen Strömung; $V_1=1{,}0$ m/s. **b** CW-Dopplerkurve der beschleunigten Strömung in der Stenose; $V_2=2{,}3$ m/s. Aus V_1 und V_2 errechnet sich nach der vereinfachten Bernoulli-Gleichung ein maximaler Gradient von 17 mmHg

36.7 Herzkatheterbefunde

Linksherzkatheter. Eine Linksherzkatheterisierung wird durchgeführt,
- um den Druckgradienten an der Stenose festzustellen. Es ist jedoch nicht immer möglich, die Stenose von oben zu passieren. Heutzutage wird in der Regel von unten (A. femoralis) sondiert. Letztere kann bei kaum tastbaren Pulsen in diesem Bereich mit der Farbduplexsonographie leicht lokalisiert werden;
- um eine Kontrastmittelinjektion in die Aorta ascendens vorzunehmen (s. unten).

Angiokardiographie. Bei Katheterlage in der Aorta ascendens oder im Aortenbogen und Injektion von 50–60 ml Kontrastmittel lassen sich Lokalisation und Ausmaß der Stenose meist festlegen (Abb. 36.5). Die präoperative Angiokardiographie ist nicht nur zur endgültigen Bestätigung der Diagnose, sondern auch deshalb notwendig, um die Frage zu entscheiden, ob eine End-zu-End-Anastomosierung möglich ist, oder eine überbrückende Kunststoffprothese eingesetzt werden muss. Auch werden die anatomischen Voraussetzungen für eine katheterinterventionelle Behandlung überprüft (s. Kap. 50).

Weiterhin sollte die Lagebeziehung der A. subclavia sinistra zu der Aortenisthmusstenose beurteilt werden. Deutlich niedrigere Blutdruckwerte am linken Arm können auf eine Einbeziehung der A. subclavia sinistra in den Stenosebereich hinweisen. Die deutlich dilatierten Aa. thoracicae internae lassen sich in der Regel gut darstellen. Gleichzeitig kann bei der Angiokardiographie die Frage nach einer Regurgitation in den linken Ventrikel beurteilt werden.

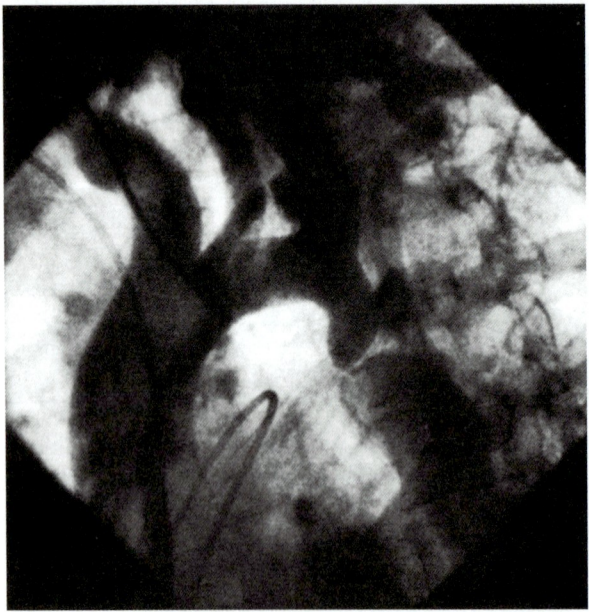

 Abb. 36.5. Aortogramm einer 30-jährigen Patientin mit Aortenisthmusstenose. Es handelt sich um eine kurzstreckige, hochgradige Aortenisthmusstenose nach Abgang der linken A. subclavia mit etwas hypoplastischem Aortenbogen. Prästenotisch bestand eine Hypertonie mit Werten bis zu 190/100 mmHg

36.8 Verlauf, Prognose und Komplikationen

Ch. Gohlke-Bärwolf, H. Gohlke

Auch wenn viele der Patienten mit Aortenisthmusstenose bis zum 15. Lebensjahr asymptomatisch sind, treten Komplikationen im weiteren Verlauf häufig auf und die Letalität ist erheblich. Von den Patienten, die früher ohne Operation das Kleinkindesalter erreichten, war ein Viertel mit 20 Jahren verstorben, die Hälfte mit 30 Jahren und drei Viertel mit 50 Jahren (Campbell 1970). Zwischen dem 20. und 30. Lebensjahr treten dann verstärkt Symptome auf. Beschwerdefreiheit bis ins hohe Alter ist jedoch nicht ausgeschlossen.

Komplikationen

Folgende Komplikationen bestimmen den Verlauf der Aortenisthmusstenose:

Herzinsuffizienz. Die Herzinsuffizienz ist am häufigsten während zweier Phasen: in den ersten Lebensmonaten (Campbell 1970) und nach dem 30. Lebensjahr. Sie kann bei Erwachsenen auftreten, die vorher von Seiten der Aortenisthmusstenose im wesentlichen beschwerdefrei waren (Campbell u. Baylis 1956). Eine Herzinsuffizienz ist jedoch nur in etwa 25% der Fälle die Todesursache.

Dissezierendes Aneurysma und Ruptur der Aorta. Die Ruptur der Aorta oder die Entwicklung einer Dissektion sind dramatische Komplikationen, die am häufigsten in der 3. und 4. Lebensdekade vorkommen und Ursache für etwa 20% der Todesfälle sind (Edwards 1973). Die Ruptur entsteht dann entweder in der proximalen aszendierenden Aorta oder in einem sich direkt an die Isthmusstenose anschließendem Aneurysma (Edwards 1973). Die Ruptur der Aorta hinter der Isthmusstenose kann zu Blutungen in den Ösophagus führen, die sich gelegentlich durch wiederholte Hämatemesis oder Teerstühle ankündigt (Robicsek et al. 1961).

Bei Patientinnen mit Aortenisthmusstenose geht die Schwangerschaft mit einem etwas erhöhten Risiko für eine Ruptur der Aorta einher, insbesondere im letzten Drittel (Shanahan et al. 1958; s. Kap. 65). Bei 16 Frauen ohne chirurgische Korrektur kam es bei 44 Schwangerschaften zu einer (tödlichen) Ruptur der Aorta (Beauchesne et al. 2001).

Bakterielle Endokarditis. Die bakterielle Endokarditis oder Aortitis ist eine schwerwiegende Komplikation der Aortenisthmusstenose (Campbell 1970). Die Inzidenz beträgt 1/1000 Patientenjahre (Freed et al. 1979). Die überwiegende Mehrzahl der Infektionen kommt zwischen dem 10. und 40. Lebensjahr vor (Edwards 1973). Meistens ist die biskuspide Aortenklappe betroffen, die während der Infektion hochgradig insuffizient werden kann. Eine bakterielle Aortitis an der Isthmusstenose ist weniger häufig (Campbell u. Baylis 1956).

> Die bakterielle Endokarditis ist für etwa 20% der Todesfälle verantwortlich.

Zerebrale Komplikationen. Intrakranielle Blutungen sind für etwa 10% der Todesfälle verantwortlich (Campbell u. Baylis 1956). Die Blutung ist in der Regel Folge einer Ruptur eines

Aneurysmas im Circulus Willisii. Schwangerschaften und eine persistierende Hypertonie erhöhen das Risiko für intrakranielle Blutungen (Bashore u. Liebermann 1993). Die Mehrzahl der tödlichen intrakraniellen Blutungen tritt in der 2. und 3. Lebensdekade auf (Campbell u. Baylis 1956).

Koronare Herzerkrankung und Progression assoziierter Läsionen. Eine vorzeitige KHK kann die Prognose auch operierter Patienten beeinträchtigen (Liberthson et al. 1979). Weiterhin kann es zu einer Progression der Veränderungen an der bikuspidalen Aortenklappe kommen mit Stenose oder Insuffizienz.

36.9 Therapie

36.9.1 Medikamentöse Therapie

Die medikamentöse Therapie der Aortenisthmusstenose richtet sich auf:
- die Prävention der bakteriellen Endokarditis (s. Kap. 26),
- die Therapie einer Herzinsuffizienz (s. Kap. 17) sowie
- eine konsequente antihypertensive Therapie vor und nach invasiver Therapie (s. Kap. 58).

36.9.2 Ballondilatation und chirurgische Therapie

> Eine invasive Therapie sollte bei all denjenigen Fällen durchgeführt werden, bei denen eine deutliche Hypertonie der oberen Körperhälfte mit einem signifikanten Druckgradienten (50mmHg oder mehr) besteht.

Liegt keine Hypertonie vor und ist der Gradient nur geringfügig, ist eine rein morphologische Korrektur der Aortenisthmusstenose nicht indiziert. Der günstigste Zeitpunkt für eine invasive Therapie liegt zwischen dem 6. und 15. Lebensjahr (Shaddy et al. 1993). Liegt jedoch bereits im Kleinkindesalter eine schwere Hypertonie oder eine Herzvergrößerung vor, so ist die Operation bzw. eine Ballondilatation auch früher indiziert (Hermann et al. 1978). Wird die Operation zu einem späten Zeitpunkt durchgeführt, sind Komplikationen aufgrund degenerativer Veränderungen an der Aorta häufiger. Eine schwerwiegende postoperative Komplikation ist dann die Querschnittslähmung durch operative Alteration der aus der Ao. descendens entspringenden Interkostalarterien mit ihren Rr. spinales und der Aa. lumbales, die mit einer Häufigkeit von 0,4–2% angegeben wird (Kaplan u. Perloff 1991).

Die Operationsletalität liegt zwischen dem 1. und 20. Lebensjahr um oder unter 2% (Parikh et al. 1991; Presbitero et al. 1987).

In einer randomisierten Studie von Shaddy et al. (1993) wurde das Ergebnis nach Ballonvalvuloplastie versus operativer Korrektur einer Aortenisthmusstenose untersucht. Nach Ballonvalvuloplastie trat häufiger (in 25% der Fälle) eine Restenose auf im Vergleich zu 6% nach der Operation. Auch das Risiko der Aneurysmenbildung war nach der Ballondilatation höher (20% vs. 0%). Die übrigen Komplikationen waren mit beiden Behandlungsmethoden vergleichbar, jedoch kein Patient erlitt eine Querschnittslähmung mit der Ballondilatation. Insbesondere für Patienten mit umschriebener Stenose sind exzellente Ergebnisse berichtet worden (Zabal et al. 2003).

Postoperative Ergebnisse

Arterielle Hypertonie. Das funktionelle Ergebnis ist in der Regel gut. Etwa 5–20% der Patienten haben jedoch nach der Operation eine residuelle Stenose mit einem Druckgradienten in Ruhe (Shaddy et al. 1993). Auch bei der Patch-Angioplastie liegt die Inzidenz der Restenose mit knapp 20% relativ hoch. Nach 6–12 Jahren sind zwei Drittel bis drei Viertel der Patienten normotensiv (Maron et al. 1973). Die postoperative Hypertoniehäufigkeit beträgt 20–30% auch bei den Kindern, die vor dem 2. Lebensjahr operativ behandelt wurden. Sie ist nicht an eine residuelle Obstruktion gebunden (O'Sullivan et al. 2002). Postoperativ bleibt eine Dysfunktion des Gefäßsystems jenseits der behobenen Stenose bestehen (de Divitiis et al. 2001).

Die postoperative Häufigkeit der arteriellen Hypertonie nimmt mit dem Operationsalter zu (Schumacher et al. 1984). Während Belastung zeigen etwa 25–65% der Patienten eine hypertensive Reaktion (Krogmann et al. 1993). Dies korrelierte mit dem residuellen Druckgradienten und der Belastung.

Aneurysma. Aneurysmen an der Operationsstelle bilden sich in 5–35% aus (Presbitero et al. 1987). Falsche oder wahre Aneurysmen können auch spät nach der Operation auftreten. Sie kommen in jedem Alter vor, sind jedoch bei Erwachsenen häufiger. Diese Aneurysmen können rupturieren und müssen deshalb reoperiert werden.

Spätletalität. Die Operation einer isolierten Koarktation im Kindesalter ist mit einer 15- bzw. 25-jährigen Überlebensrate von 80–90% verbunden. Wird die Aortenisthmusstenose bei Patienten im Alter zwischen 20 und 40 Jahren operiert, liegt die 25-Jahres-Überlebensrate um 75%. Bei Patienten, die im Alter von über 40 Jahren operiert werden, beträgt die 15-Jahres-Überlebensrate um 50%. Bei Frauen reduziert die Operation einer Aortenisthmusstenose deutlich das Risiko einer Aortenruptur während einer Schwangerschaft. Bei 34 Frauen nach Operation der Isthmusstenose kam es im Verlauf von 74 Schwangerschaften zu keiner Aortenruptur (Beauchesne et al. 2001).

Vorzeitige koronare Herzerkrankung. Auch nach der Operation treten gehäuft kardiovaskuläre Erkrankungen auf. So sterben innerhalb von 20 Jahren gut 10% der Patienten hauptsächlich an Komplikationen der KHK (Myokardinfarkte, Herzinsuffizienz und plötzlicher Herztod), darüber hinaus an intrakraniellen Blutungen, dissezierenden Aneurysmen und bakterieller Endokarditis.

Kardiovaskuläre Todesfälle treten etwa 4-mal häufiger bei Patienten auf, die nach dem 25. Lebensjahr operiert worden waren, im Vergleich zu vor diesem Zeitpunkt operierten (Kaplan u. Perloff 1991). Insbesondere die präoperativ langjährig bestehende Hypertonie mag dabei eine Rolle spielen. Die Langzeitprognose wird weiterhin durch gleichzeitig bestehende konnatale Anomalien wie eine bikuspidale Aortenklappe und Anomalien der Mitralklappe bestimmt.

Postoperative Behandlung

Die postoperative Behandlung richtet sich auf die strikte medikamentöse Kontrolle einer fortbestehenden oder wiederaufgetretenen arteriellen Hypertonie. Regelmäßige Blutdruckmessung an Armen und Beinen sowohl in Ruhe als auch unter Belastung ist notwendig, Ebenfalls sollte eine Dopplergradientenmessung an der operierten Aortenisthmusstenosestelle erfolgen. Auch die Entwicklung eines Aneurysmas im Operationsgebiet sollte mit bildgebenden Verfahren ausgeschlossen werden. Wegen der in etwa 70% der Fälle bestehenden bikuspidalen Aortenklappe (Maron et al. 1973) ist auch nach der Operation eine bakterielle Endokarditisprophylaxe und eine regelmäßige Kontrolle auf Stenosen- oder Insuffizienzbildung an der Aortenklappe notwendig.

Bei Auftreten einer Restenose ist eine Ballonvalvuloplastie als etablierte Methode allgemein akzeptiert (Shaddy et al. 1993).

Zusammenfassung

Trotz der dramatischen Senkung der Operationsletalität im Laufe der letzten Jahre hat die Langzeitbeobachtung der Patienten nach der Operation eine Vielzahl von Komplikationsmöglichkeiten ergeben, die eine kardiologische Betreuung dieser Patienten notwendig machen. Während die Indikationen zur Operation im Kindesalter weitgehend definiert sind, ist dies bei Patienten im Alter von über 40 Jahren bei nativer Koarktation nicht der Fall. Die geringe prozedurale Letalität scheint der Ballondilatation gegenwärtig auch bei nativer, umschriebener Aortenisthmusstenose als Therapie der ersten Wahl den Vorrang zu geben, wobei mit einer höheren Inzidenz von Aneurysmen und Restenosen gerechnet werden muss. Hier sind noch weitere Langzeitbeobachtungen erforderlich. Weitgehend einheitlich wird die Indikation zur Ballondilatation bei postoperativer Rekoarktation angesehen.

Verschiedene Mechanismen sind für die postoperative Hypertonie postuliert worden. Auch bei der Korrektur im Kindesalter ist mit einer hohen Hypertonierate zu rechnen. Wegen der vorzeitigen Atheroskleroseentwicklung sollte der strikten Therapie der Hypertonie und auch der übrigen Risikofaktoren ein hoher Stellenwert eingeräumt werden.

Literatur

Barth H, Schmaltz AA, Steil E, Apitz J (1986) Die quantitative Beurteilung von Linksherzobstruktion (inkl. Aortenisthmusstenose) bei Kindern mittels Dopplerechokardiographie. Z Kardiol 75:231

Bashore TM, Liebermann EB (1993) Aortic/mitral obstruction and coarctation of the aorta. Cardiol Clin 112:617

Beauchesne LM, Connolly HM, Ammash NM, Warnes CA (2001) Coarctation of the aorta: outcome of pregnancy. J Am Coll Cardiol 38:1728–1733

Campbell M (1970) Natural history of coarctation of the aorta. Br Heart J 32:633

Campbell M, Baylis JJ (1956) Course and prognosis of coarctation of the aorta. Br Heart J 18:475

Divitiis M de, Pilla C, Kattenhorn M et al (2001) Vascular dysfunction after repair of coarctation of the aorta: impact of early surgery. Circulation 104:1651–1701

Edwards JE (1973) Aneurysms of the thoracic aorta complicating coarctation. Circulation 48:195

Freed MD, Rocchini A, Rosenthal A et al (1979) Exercise-induced hypertenion after surgical repair of coarctation of the aorta. Am J Cardiol 43:253

Friedberg ChK (1972) Erkrankungen des Herzens, Bde 1 u. 2. Thieme, Stuttgart

Giordano U, Turchetta A, Calzolari F et al (2003) Exercise blood pressure response, cardiac output and 24-hour ambulatory blood pressure monitoring in children after aortic coarctation repair. Ital Heart J 4:408–412

Hatle L, Angelsen B (1985) Doppler ultrasound in cardiology, 2nd ed. Lea & Febiger, Philadelphia, pp 217–220

Hermann VM, Luks H, Fagan L et al (1978) Repair of aortic coarctation in the first year of life. Ann Thorac Surg 25:57

Iskandar SB, Woodod JM (2003) Intercostal artery aneurysm complicating aortic coarctation in a 71-year-old-woman. Tenn Med 96:269–270

Kaplan S, Perloff JK (1991) Survival patterns after surgery or interventional catheterization. In: Perloff JK, Child JS (eds) Congenital heart disease in adults. Saunders, Philadelphia

Kiefer H (1967) Prae- und postoperative röntgenologische und angiokardiographische Untersuchungsbefunde bei der Aortenisthmusstenose. Habil, Freiburg/Br

Krogmann ON, Kramer HH, Rammos S et al (1993) Non-invasive evaluation of left ventricular systolic function late after coarctation repair: influence of early vs late surgery. Eur Heart J 14:764

Liberthson RR, Pennington DG, Jacobs ML, Dagett WM (1979) Coarctation of the aorta: review of 234 patients and clarification of management problems. Am J Cardiol 43:835

Maron BJ, Humphries JO, Row RD, Mellits ED (1973) Prognosis of surgically corrected coarctation of the aorta: A 20-year postoperative appraisal. Circulation 47:119

O'Sullivan, G Derrick, Darnell (2002) Prevalence of hypertension in children after early repair of coarctation of the aorta: a cohort study using casual and 24 hour blood pressure measurement. Heart 88: 163–166

Parikh SR, Hurwitz RA, Hubbard JE et al (1991) Preoperative and postoperative „aneurysm" associated with coarctation of the aorta. J Am Coll Cardiol 17:1367

Presbitero P, Demarie D, Villani M et al (1987) Long term results (15–30 years) of surgical repair of aortic coarctation. Br Heart J 57:462

Redel DA (1985) Angeborene Herzfehler im Kindesalter. Befunde der zweidimensionalen und Dopplerechokardiographie. In: Grube E (Hrsg) Zweidimensionale Echokardiographie. Thieme, Stuttgart New York, S 290–344

Robicsek F, Taylor FH, Sanger PW (1961) Spontaneous perforation of the aorta distal to the coarctation. Angiology 12:68

Schumacher G (1983) Arterielle Hypertonie bei Aortenisthmusstenose. Thieme, Suttgart New York, S 11ff

Schumacher G, Peters DR, Schreiber R et al (1984) Isolierte Aortenisthmusstenose: Operationsindikation und Ergebnisse. Herz 9:362

Shaddy RE, Boucek MM, Sturtevant JE et al (1993) Comparison of angioplasty and surgery für congenital coarctation of the aorta. Circulation 87:793

Shanahan WR, Romney SI, Currens JH (1958) Coarctation of the aorta and pregnancy. Report of 10 cases with 24 pregnancies. J Am Med Ass 167:275

Varma C, McLaughlin PR, Hermiller JB, Tavel ME (2003) Coarctation of the aorta in an adult. Chest 123:1749–1752

Weyman AB, Caldwell RL, Hurwitz RA et al (1978) Cross-sectional echocardiographic detection of aortic obstruction. 2. Coarctation of the aorta. Circulation 57:498

Wood P (1968) Diseases of the heart and circulation. Eyre & Spottiswoode, London

Zabal C, Attie F, Rosas M et al (2003) The adult patient with native coarctation of the aorta: balloon angioplasty or primary stenting? Heart 89:77–83

Komplexe angeborene Vitien im Erwachsenenalter

H. Eichstädt, P.E. Lange

37.1 Inzidenz und Ätiologie – 788

37.2 Form- und Stellungsfehler der großen Arterien – 788
37.2.1 Kompletter Truncus arteriosus communis persistens – 788
37.2.2 Pseudotrunkusbildungen – 790

37.3 Kombinierte atriale Septierungsstörungen – 791
37.3.1 Vorhofseptumdefekt mit Mitralstenose („Lutembacher-Syndrom") – 791
37.3.2 Vorhofseptumdefekt mit Pulmonalstenose („Fallot-Trilogie") – 791

37.4 Lageanomalien der arteriellen Ostien – 791
37.4.1 Morbus Fallot – 792
37.4.2 Transpositionen der großen Arterien – 793

37.5 Anomalien der Segelklappen – 795
37.5.1 Trikuspidalatresie – 795
37.5.2 Ebstein-Syndrom – 795

Literatur – 796

> Die in diesem Kapitel kurz zusammengefassten komplexen angeborenen Vitien sind die Domäne der Kinderkardiologie, der Erwachsenenkardiologe wird aber gehäuft mit ihnen konfrontiert, nachdem sie in der Kindheit operiert worden sind.

37.1 Inzidenz und Ätiologie

Inzidenz. Bis Anfang der 60er-Jahre stellten rheumatische Herzfehler noch den häufigsten Grund einer stationär behandelten Herzerkrankung im Kindesalter dar, bis zu 5% aller Schulkinder wiesen einen rheumatischen Herzfehler auf (Keith 1958, 1978). Durch antibiotische Therapie und langjährige medikamentöse Prophylaxe ist das rheumatische Fieber bei uns fast ausgestorben.

Mit bis zu 95% stellen jetzt die angeborenen Herzfehler den größten Anteil am kinderkardiologischen Krankengut mit geschlechtlicher Gleichverteilung. Bei Aborten finden sich in etwa 20% Herzfehler (Hoffman 1987), etwa 17% aller Frühgeborenen weisen einen Herzfehler auf (Keith 1978). Unter allen Geburten finden sich etwa 0,8–1% Kinder mit Herz- und Gefäßmissbildungen, also etwa 6000 Fälle jährlich in Deutschland; mindestens 20% weisen eine primäre Zyanose auf. Damit stellen Herzfehler die größte Gruppe aller Fehlbildungen dar, bei 15–30% finden sich zusätzliche Missbildungen anderer Organe (Fox 2003; Oliver-Ruiz 2003).

25–55% dieser Kinder versterben ohne Operation innerhalb des 1. Lebensjahres, davon wiederum ein Viertel in den ersten 14 Lebenstagen und die Hälfte bis zum 3. Lebensmonat (Hoffman 1987). In den meisten Fällen kann durch die jüngeren Entwicklungen der extrakorporalen Zirkulation bereits im Kleinkindesalter ein operativer Palliativ- oder Totaleingriff vorgenommen werden. Jährlich werden jetzt etwa 5600 Operationen wegen angeborener Herzfehler durchgeführt, darunter 4400 mit extrakorporaler Zirkulation (Bruckenberger 2003), bei einer Operationsletalität von nur 3–5%; 90% der Patienten erreichen das Erwachsenenalter.

Inzwischen wird nur noch ein verschwindend geringer Teil der komplexen Herzfehler im Erwachsenenalter neu diagnostiziert, gleichzeitig steigt der Anteil derer, die nach Interventionen, Palliativ- und Totalkorrekturen mit Zweit- und Dritteingriffen das Erwachsenenalter erreichen, erheblich an, bis zu 300.000 Patienten aller Altersklassen leben heute in Deutschland (Bundesverb. Herzkr. Kin. 1996).

Ätiologie. Kinder mit konnatalen Vitien werden bevorzugt im Spätsommer oder Herbst geboren (Samanek 1992). Dies könnte zu den häufigeren Virusinfektionen der Schwangeren im Winter oder Frühjahr in Beziehung stehen. Allerdings sind unsere Kenntnisse bezüglich der genauen Ursachen für die Entstehung einer Herzmissbildung noch außerordentlich gering. Endogene und exogene Noxen führen zwischen dem 20. und 35. Tag der Embryonalentwicklung zu Herzmissbildungen, die embryologisch ja ausschließlich Hemmungsmissbildungen sind. Gehäuftes familiäres Auftreten weist darauf hin, dass die Ätiologie auf ein multifaktorielles genetisches Geschehen zurückgeführt werden könnte und exogene Faktoren die Manifestation und Ausprägung der Störung zusätzlich beeinflussen (Sekkal, 1991). Gesichert erscheinen vereinzelt Auswirkungen eines Metabolitenmangels, genetische Ursachen und bis zu 12% Chromosomenanomalien (Ferencz 1992), Viruserkrankungen der Mutter und physikalische und chemische Noxen (Perloff u. Child 1991; Bouhour 2002; Daliento 2002).

Einteilung. Die verwirrende Vielfalt der komplexen Herzfehler lässt sich nur mit schematisierten Ordnungsprinzipien hinlänglich überschauen. Weil unterschiedliche intrakardiale Missbildungen immer wieder zu gleichen Funktionszuständen führen, haben wir die nachfolgende pathologisch-anatomische Einteilung versucht (Eichstädt 1976); Lageanomalien des Herzens bleiben dabei unberücksichtigt. Prozentangaben sind nur bei den häufigeren Vitien bekannt.

37.2 Form- und Stellungsfehler der großen Arterien

In Anlehnung an die in Tabelle 37.1 gegebene Systematik sollen im Folgenden pathologische Anatomie, Pathophysiologie und klinische Befunde der häufigsten komplexen Herzfehler beschrieben werden. Patienten mit diesen Herzfehlern erreichen heute aufgrund der beschriebenen Therapiemaßnahmen oft das Erwachsenenalter. Die primäre Zyanose ist dann in der Regel beseitigt. Gelegentlich tauchen aber auch tief zyanotische Vitien zur Erstdiagnose jenseits des 30. Lebensjahres auf. Neben der Zyanose beeindrucken bei der körperlichen Untersuchung dann besonders die Trommelschlegelfinger und -zehen (◘ Abb. 37.1).

37.2.1 Kompletter Truncus arteriosus communis persistens

Durch Störungen der Embryonalentwicklung um den 25. Tag wird die Septierung des Gefäßbulbus verhindert, und es kommt zur Ausbildung eines einheitlichen Ausflussrohres aus beiden Ventrikeln, das die Funktionen der Aorta und der Pulmonalarterie gleichzeitig übernimmt (◘ Abb. 37.2a). Diese Störung findet sich bei etwa 2% aller angeborenen Herz-Gefäßmissbildungen, meist kombiniert mit großem VSD (darauf reitet der Trunkus), oft auch mit ASD.

Die Pulmonalarterien spalten sich von dem gemeinsamen arteriellen Gefäßstamm an verschiedenen Lokalisationen ab (◘ Abb. 37.3a). Die Lungendurchblutung ist ausreichend, die Lungengefäße stehen unter demselben Druck wie der Körperkreislauf. Das zunächst zyanotische Bild ähnelt dem Anfangsstadium eines Eisenmenger-Komplexes. Bei stärkerer Unterentwicklung des Kammerseptums entstehen fließende Übergänge zum singulären Ventrikel mit Trunkusbildung (s. ◘ Abb. 37.2a–d). Abklärung und Einordnung können heute pränatal gut durch eine Echokardiographie gelingen, postnatal

37.2 · Form- und Stellungsfehler der großen Arterien

Tabelle 37.1. Einteilung der angeborenen Herzfehler (Eichstädt 1976). Die Prozentangaben sind nur bei den häufigeren Vitien bekannt

1	**Grobe Form- und Massenfehler des Herzens**	
1.1	Akardie	
1.2	Acardius acephalus	
1.3	Acardius amorphus	
1.4	Hemiakardie	
2	**Form- und Stellungsfehler der Herz- Gefäßtrennungswände**	
2.1	Grobe Fehler (obligat zyanotisch)	
2.1.1	Cor biloculare (ein Vorhof, ein Ventrikel) mit Truncus arteriosus communis	
2.1.2	Cor triloculare	
2.1.2.1	biatriatum (der übliche „single ventricle" mit zwei Vorhöfen)	2–3%
2.1.2.2	biventriculare (zwei Ventrikel, ein Vorhof)	
2.1.3	Truncus arteriosus communis persistens	1–3%
2.1.3.1	Aortaler Pseudotrunkus (Pulmonalatresie, Pulmonalarterien aus Aorta descendens)	
2.1.3.2	Pulmonaler Pseudotrunkus (Aortenatresie, Bogen aus dem Pulmonalisdach)	
2.2	Partielle Septierungsstörungen (fakultativ zyanotisch)	
2.2.1	Vorhofseptumdefekte	7–10%
2.2.1.1	Offenes Foramen ovale	
2.2.1.2	Septum-secundum-Defekte (incl. Lutembacher-Syndrom und Fallot-Trilogie)	
2.2.1.3	Septum-primum-Defekt	
2.2.1.4	Persistierender AV-Kanal	2–4%
2.2.1.5	Sinus-venosus-Defekt mit aberrierten Lungenvenen	
2.2.1.6	Isolierte aberrierte Lungenvene	
2.2.1.7	Totale Fehlmündung	1–2%
2.2.2	Kammerseptumdefekte	25–30%
2.2.2.1	Pars-membranacea-Defekt	
2.2.2.2	Roger-Defekt	
2.2.2.3	Großer Defekt mit primärem Druckausgleich	
2.2.2.4	Multiple Septumperforationen	
2.2.3	Persistierender Ductus arteriosus	10–17%
3	**Lageanomalien der arteriellen Ostien an der Herzbasis (obligat zyanotisch)**	
3.1	„Reitende" Aorta bei	
3.1.1	Morbus Fallot (Tetralogie, Pentalogie, Hexalogie)	4–11%
3.1.2	Eisenmenger-Komplex	3%
3.2	Isolierte Dextroposition der Aorta	
3.3	Transposition der großen Arterien	4–17%
3.3.1	Komplette TGA	
3.3.2	„Double outlet ventricle" (Taussig-Bing)	
4	**Stenosen und Atresien im Pulmonalis- und Aortenbereich**	
4.1	Isolierte Pulmonalstenose	4–9%
4.2	Isolierte angeborene Aortenstenose	4–6%
4.3	Aortenatresie mit hypoplastischem Linksherzsyndrom	1–4%
4.4	Pulmonalatresie (vergleiche Pseudotruncus aortalis)	1%
4.5	Pulmonalatresie in Verbindung mit Trikuspidalatresie	bis 8%
4.5	Aortenisthmusstenosen verschiedenster Positionen	4–10%
5	**Anomalien der Segelklappen**	1–3%
5.1	Ebstein-Syndrom	0,8%
5.2	Trikuspidalatresie	1,5%
5.3	Shone'sche Anomalie	
6	**Fehlmündung großer Venen**	2%
6.1	Vena cava superior sinistra persistens	
6.2	Total anomaler venöser Rückfluss (zyanotisch)	
6.3	Transponierte Lungenvenen	

kann sich eine Kernspintomographie anschließen (Smallhorn et al. 1982; Fulton et al. 1988). Die invasive Diagnostik gilt der Druck- und Widerstandsmessung und genauen Darstellung der Pulmonalgefäße, des Aortenbogens und der Koronarien (Chiu 2002).

Da 85% der Patienten bei konservativem Verhalten im 1. Lebensjahr versterben, wird heute oft schon vor dem 5. Lebensmonat eine Korrekturoperation angestrebt (Rodefeld 2002), wobei der gemeinsame Trunkus in einen aortalen und pulmonalen Anteil separiert wird, die Septen mit Patch verschlossen und meist noch klappentragende Conduits implantiert werden. Diese müssen mit zunehmendem Wachstum etwa ab dem 2. bis 5. Lebensjahr ausgetauscht werden. Fast 70% der Kinder haben das 10. Lebensjahr erreicht und ein nicht näher bekannter Anteil auch bereits das Erwachsenenalter.

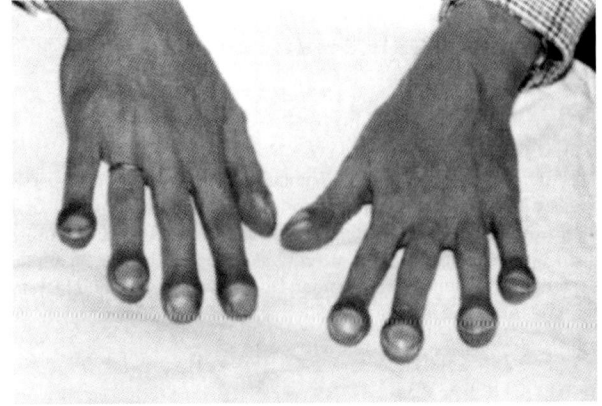

Abb. 37.1. Trommelschlegelfinger

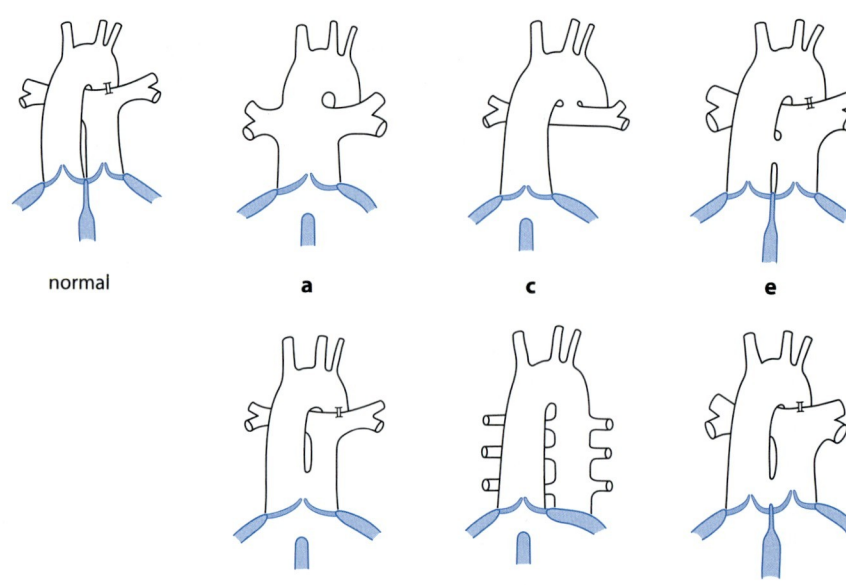

Abb. 37.2a–f.
Die wesentlichen Formen aortopulmonaler Fehlbildungen, die durch eine Störung der aortopulmonalen Septierung zustandekommen,
a Truncus arteriosus communis persistens verus oder completus.
b Partieller Truncus aorticus communis persistens. **c** Aortaler Pseudotrunkus. Truncus pulmonalis atretisch. Durchströmung der angelegten Pulmonalarterien über einen offenen Ductus arteriosus.
d Aortaler Pseudotrunkus mit Atresie sowohl des Trunkus als auch der Pulmonalarterien. Versorgung der Lungendurchblutung über stark erweitere Bronchialarterien.
e Distaler aortopulmonaler Septumdefekt. **f** Proximaler aortopulmonaler Septumdefekt

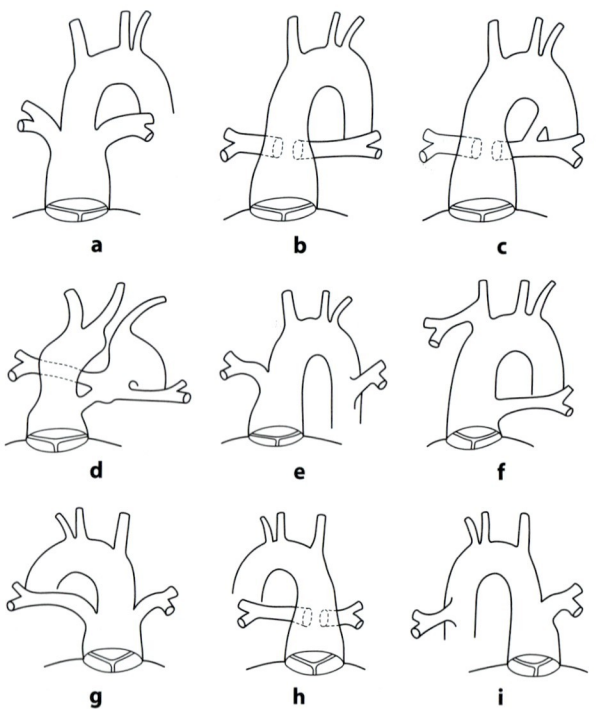

Abb. 37.3a–i. Formen des Truncus arteriosus communis persistens: **a** Beide Aa. pulmonales entspringen seitlich aus dem Trunkus. **b** Beide Aa. pulmonales entspringen dorsal aus dem Trunkus. **c** Zusätzlich persistierender Ductus arteriosus. **d** Abgang beider Pulmonalarterien aus einem persistierenden Ductus arteriosus. **e** und **f** Dystopische Abgänge einzelner Pulmonalarterien. **g–i** Variationen bei Rechtsaorta

37.2.2 Pseudotrunkusbildungen

Pseudotruncus aortalis (Pulmonalatresie mit VSD). Beim sog. Pseudotruncus aortalis fehlen Pulmonalklappe und Hauptpulmonalarterie. Nur die Aorta verlässt das Herz, die Lungendurchblutung erfolgt über den großen Ventrikelseptumdefekt und sowohl über einen großen Ductus arteriosus (s. Abb. 37.2c) als auch über die erweiterten Bronchialarterien (s. Abb. 37.2d). Das Bild entspricht einer extremen Fallot-Tetralogie (Reagan 1990; Ando 1996). Der Grad der Zyanose hängt vom Ausmaß des der Lunge angebotenen Blutes ab. Das EKG weist auf eine Rechts-, oft auch eine Linkshypertrophie hin. Das Röntgenbild lässt an eine ausgeprägte Fallot-Tetralogie denken („coeur en sabot"), wie überhaupt die Differenzialdiagnose bei diesem Herzfehler außerordentlich schwierig ist.

> **Klinisch wichtig**
>
> Die Diagnose wird durch Echokardiographie mit großem VSD, überreitendem Aortentrunkus und fehlendem rechten Ausflusstrakt gestellt, auch der große Duktus ist meist zu sehen. Die Kernspintomographie lässt die Anatomie vollständig darstellen.

Herzkatheterisierung und Angiographie müssen im Wesentlichen die Pulmonalgefäßsituation sowie Drücke und Widerstände zur Beurteilung der Korrekturmöglichkeiten abklären.

Die Voraussetzung für eine korrigierende Operation ist das Vorhandensein gut entwickelter Pulmonalarterienäste (s. Abb. 37.2 c). Wenn auch ein Pulmonalisstamm vorhanden ist, kann eine interventionelle Sprengung der Pulmonalklappenmembran versucht werden, die anschließend durch Stent-Implantation offen gehalten wird. Auch der lebensnotwendige Duktus kann durch Stent-Implantation vor einem Verschluss bewahrt werden.

Eine Totalkorrektur mit Verschluss des VSD, Einbau eines pulmonalen Conduits und Unterbindung aller übrigen pulmonalen Kollateralzuflüsse wird schon vor dem 5. Lebensjahr angestrebt (Shimazaki 1983; Kawata 1987). Es gibt Verläufe mit vielen Reoperationen und Reinterventionen sowie auch komplikationsarme Langzeitverläufe. Thromboembolische und infektiöse Komplikationen müssen schließlich auch an eine Herz-Lungen-Transplantation denken lassen.

Pseudotruncus pulmonalis. Beim Pseudotruncus pulmonalis hingegen liegt eine Hypoplasie der Aorta ascendens vor, die Aortenklappen sind atretisch bzw völlig miteinander verschmolzen, oft besteht im Rahmen des hypoplastischen Linksherzsyndroms (HLHS) auch eine Mitralatresie. Der Aortenbogen entspringt dann über einen großen Duktus aus dem Truncus pulmonalis bzw. auf dem Dach der Pulmonalarterie, der Truncus pulmonalis verlässt als einziges Gefäß das Herz (daher „Pseudotrunkus", s. ◘ Abb. 37.2a). Die Lungendurchblutung erfolgt über das offenbleibende Foramen ovale über einen großen Links-rechts-Shunt und die zyanotische Körperdurchblutung über den Duktus in die Aorta descendens. Bei konservativem Verhalten versterben die meisten Kinder schon in der ersten Lebenswoche.

Als Therapieoptionen bestehen die Herztransplantation, die meist wegen des Fehlens so kleiner Spenderherzen nicht zum Einsatz kommt, oder die Frühoperation nach Norwood, bei der man den Pulmonalisstamm als Aorta ascendens verwendet, einen großen Vorhofseptumdefekt schafft und die Lungendurchblutung über eine Blalock-Taussig-Anastomose herstellt. Diesen ersten Operationsschritt überleben heute schon bis zu 80% der Patienten, später wird eine klassische Fontan-Operation angeschlossen.

37.3 Kombinierte atriale Septierungsstörungen

Dem Vorhofseptumdefekt ohne Zyanose ist ein eigenes Kapitel gewidmet, hier sollen deshalb nur diejenigen Kombinationsmissbildungen Erwähnung finden, die häufiger mit einer relativ frühzeitigen Zyanoseentwicklung einhergehen.

37.3.1 Vorhofseptumdefekt mit Mitralstenose („Lutembacher-Syndrom")

Die äußerst seltene Kombination eines Vorhofseptumdefekts, oft eines Primumdefekts mit einer meist angeborenen und fehlgebildeten Mitralstenose und extremer Pulmonalisektasie, wird nach dem Erstbeschreiber Lutembacher (1916) benannt. Die Differenzialdiagnose zum isolierten Vorhofseptumdefekt ist klinisch nur dann möglich, wenn der linke Vorhof vergrößert ist und ein Mitralöffnungston vorhanden ist. Das EKG weist die Zeichen einer Rechtsherzhypertrophie mit AV-Überleitungsstörungen auf. Röntgenologisch ist die starke Vorwölbung des Pulmonalisbogens bestimmend sowie das Hilustanzen unter Durchleuchtung. Denn der Mitralgradient wird zwar durch den Blutabstrom über den ASD erheblich gemindert, die Volumenbelastung der Lungen wird aber genau dadurch deutlich vermehrt (Ansari 1997). Das Echokardiogramm lässt die Missbildung zweifelsfrei darstellen. Durch die Herzkatheterisierung gelingt die Messung der Drücke und Widerstände. Die zunächst nur während Belastung zu beobachtende Zyanose wird erst im Erwachsenenalter durch die pulmonale Widerstandserhöhung rasch manifest.

Therapeutisch bestehen hier alle idealen Bedingungen für die interventionelle Reparatur mittels Ballonvalvuloplastie der Mitralklappe und den anschließenden Vorhofseptumverschluss durch einen „Amplatzer Occluder" (Cheng 1999; Chau 2000; Zanchetta 2001). Die Operationsindikation zur Totalkorrektur wird nur noch seltener gestellt.

37.3.2 Vorhofseptumdefekt mit Pulmonalstenose („Fallot-Trilogie")

Die Fallot-Trilogie gehört nicht zum eigentlichen Formenkreis des Morbus Fallot (Tetralogie). Hierunter wird die häufige (bis zu $3/4$ der Fälle) Kombination einer, meist valvulären, Pulmonalstenose, einer Rechtsherzhypertrophie und eines Vorhofseptumdefekt verstanden.

> **Charakteristisches Symptom dieses Leidens ist ein Wechsel in der Intensität der Zyanose.**

Während körperlicher Anstrengung tritt eine Blausucht auf, da der Druck im rechten Vorhof aufgrund der verminderten diastolischen Dehnbarkeit des kleinen, hypertrophierten und stark trabekularisierten rechten Ventrikels höher als im linken Vorhof ansteigt und so ein Rechts-links-Shunt auftritt.

Das Vitium wird heute im Säuglingsalter diagnostiziert. Ohne Korrektur wird die Zyanose wird bei dem für die Erwachsenenkardiologie maßgeblichen Kollektiv zwischen dem 10. und 15. Lebensjahr manifest, es kommt dann in den nächsten Jahren zur Ausbildung von Trommelschlegelfingern und Polyglobulie und herabgesetzter Leistungsfähigkeit. Im EKG zeigt sich eine starke Rechtsherzbelastung mit Rechtsverspätungskurve. Die röntgenologische Herzveränderung weist auf eine Hypertrophie des rechten Ventrikels mit reduzierter Lungengefäßzeichnung hin. Auskultatorisch ist das systolische Spindelgeräusch im 2. ICR links parasternal charakteristisch. Die Diagnose wird durch Echokardiographie gestellt und durch Herzkatheteruntersuchung gesichert, wobei einerseits ein Drucksprung zwischen dem Truncus pulmonalis und dem rechten Ventrikel besteht, andererseits im rechten Vorhof ein Sauerstoffzuwachs beobachtet wird bzw. der Katheter vom rechten in den linken Vorhof eingebracht werden kann.

Die Interventionstherapie besteht in der Valvuloplastie der Pulmonalklappe und Schirmverschluss des Vorhofseptums. Falls notwendig, wird die operative Korrektur in extrakorporaler Zirkulation vorgenommen (Gong 1992; Li 1993).

37.4 Lageanomalien der arteriellen Ostien

Diese Gruppe von komplexen Herzfehlern stellt neben den Ventrikelseptumdefekten, die in einem gesonderten Kapitel abgehandelt werden, das größte Kontingent der angeborenen Herzfehler dar. Die Entstehung dieser Vitien muss ebenfalls um den 25. Tag der Embryonalentwicklung angenommen werden. Pro Jahr kann man in der Bundesrepublik Deutschland mit dem Neuauftreten von vielleicht 1400 Fällen rechnen.

37.4.1 Morbus Fallot

Die häufigste zyanotische Herzmissbildung ist die nach Fallot (1888) benannte Anomalie, die in der Originalbeschreibung „la maladie bleue" genannt wurde. Wahrscheinlich ist die Mehrzahl aller angeborenen Herzfehler mit Pulmonalstenose, Ventrikelseptumdefekt und Rotationsanomalien der großen Gefäße mit der vorrangigen Ausprägung einer Einzelkomponente nur eine Spielart dieser Komplexmissbildung. Am häufigsten lässt sich folgende Konstellation nachweisen:

Durch eine nach vorne, manchmal bis nach rechts rotierte, sog. „reitende" Aorta findet das membranöse Ventrikelseptum keinen Anschluss an das Bulbus-Trunkus-Septum, sodass ein hochsitzender Defekt des membranösen Septums resultiert; zudem bestehen eine (häufiger infundibuläre bzw. infundibulär-valvuläre) Pulmonalstenose und eine primäre Rechtsherzhypertrophie. Diese Kombination wird als Fallot-Tetralogie bezeichnet, gelegentlich liegt zusätzlich ein Vorhofseptumdefekt vor (Pentalogie), manchmal besteht auch noch ein Ductus apertus (Hexalogie).

Histologische Untersuchungen des Myokards und der Aorta ascendens haben in einigen Fällen eine muskuläre Dysplasie in beiden Ventrikeln und eine abnorme Textur der elastischen Fasern der Aorta nachweisen lassen (Becu et al. 1976).

Hämodynamik. Die Hämodynamik der Fallot-Tetralogie wird geprägt durch einen Druckausgleich zwischen den beiden Ventrikeln infolge des großen Ventrikelseptumdefekts. Der permanente Rechts-links-Shunt mit verminderter Lungendurchblutung resultiert durch die Widerstandsverhältnisse, die durch die Pulmonalstenose bedingt sind. Ist dieser Widerstand etwa dem peripheren Gefäßwiderstand gleich, wird nur unwesentlich Blut durch den Ventrikelseptumdefekt von rechts nach links fließen und die Zyanose bleibt aus. Erst während Belastung, d. h. bei Zunahme des Herzminutenvolumens und Abnahme des arteriellen Gefäßwiderstandes, tritt eine Mischungszyanose auf. Dies wird auch als azyanotischer Fallot bzw. Pink-Fallot bezeichnet. Da aber in diesen Fällen die reitende Aorta für die Pathophysiologie der Fallot-Tetralogie keine wesentliche Bedeutung hat, sollte man hier von einer **Pulmonalstenose mit Ventrikelseptumdefekt** sprechen, wie man auch bei Vorliegen dieser beiden Anomalien und reinem Links-rechts-Shunt besser den umgekehrten Ausdruck **Ventrikelseptumdefekt mit Pulmonalstenose** wählt.

Symptome. Die Kinder, bei denen die Vermutungsdiagnose auf einen Herzfehler meist bereits im 1. Lebensmonat gestellt wird, bleiben in ihrer körperlichen und geistigen Entwicklung zurück. Hypoxische Anfälle mit Schwindelgefühl, Ohnmachtsanfällen oder epileptiformen Krämpfen sind gefürchtete Komplikationen und führen meist im 1. Lebensjahr zur speziellen Herzdiagnostik und Operation. Unter der Vorstellung, dass eine abrupte Kontraktion des muskulären Infundibulums des rechten Herzens dieser extremen Hypoxämie zugrunde liegt, benutzt man zur Behandlung dieser Zustände auch β-Rezeptorenblocker, ebenso wie Sedativa, speziell Morphinderivate.

Sauerstoffsättigung. Die Sauerstoffsättigung des arteriellen Blutes kann stark herabgesetzt (40–60%) sein, da ein großer Teil des venösen Blutes direkt in die Aorta strömt, ohne die Lunge passiert zu haben. Die reaktive Polyglobulie (ca. 8–10 Mio Erythrozyten) lässt die Blausucht noch stärker in Erscheinung treten (Morbus coeruleus).

> **Klinisch wichtig**
>
> Eine wichtige Beobachtung ist die von den Kindern instinktiv eingenommene Hockstellung nach geringer körperlicher Belastung („squatting").

Zur günstigen Auswirkung dieser Stellung mit der verbundenen subjektiven Erleichterung nimmt man an, dass durch das Zusammenkauern eine Erhöhung des peripheren Gefäßwiderstandes auftritt und damit eine Abnahme des Rechts-links-Shunts eintritt. Eine andere Deutung der Hockstellung besteht in einem Valsalva-Effekt mit einer Erschwerung des venösen Rückflusses und einer Verstärkung des Bronchialarterienstromes, wodurch mehr Blut in der Lunge aufgesättigt wird, was man durch Ansteigen der Sauerstoffsättigung oxymetrisch objektivieren kann.

Auskultation. Auskultatorisch findet sich ein lautes systolisches Spindelgeräusch, vorwiegend über dem Erb-Punkt entlang des linken Sternalrandes. Der 2. Pulmonalton fehlt, ein diastolisches Geräusch lässt sich nicht feststellen. Oft ist die vordere Thoraxwand durch die Ventrikelhypertrophie vorgebuckelt („voussure"; ◘ Abb. 37.4). Die Intensität des Geräusches verhält sich umgekehrt zum Schweregrad der Pulmonalstenose.

Röntgen. Das Röntgenbild zeigt eine typische Konfiguration des Herzens in Form des sog. Holzschuhherzens („coeur en sabot"), was auf die konzentrische Hypertrophie des rechten Ventrikels und den nach dorsal verdrängten kleinen linken Ventrikel zurückzuführen ist. Die Herztaille tritt stärker in Erscheinung durch Fehlen des Pulmonalbogens, die pulmonalen Arterienäste sind schmal, die Lungengefäßzeichnung ist spärlich (◘ Abb. 37.5).

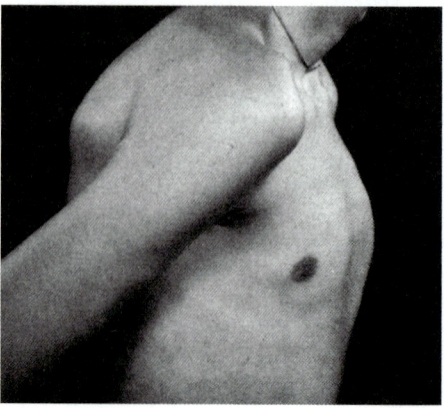

◘ Abb. 37.4. 20-jähriger Patient mit Fallot-Teralogie und massiver Voussurebildung

37.4 · Lageanomalien der arteriellen Ostien

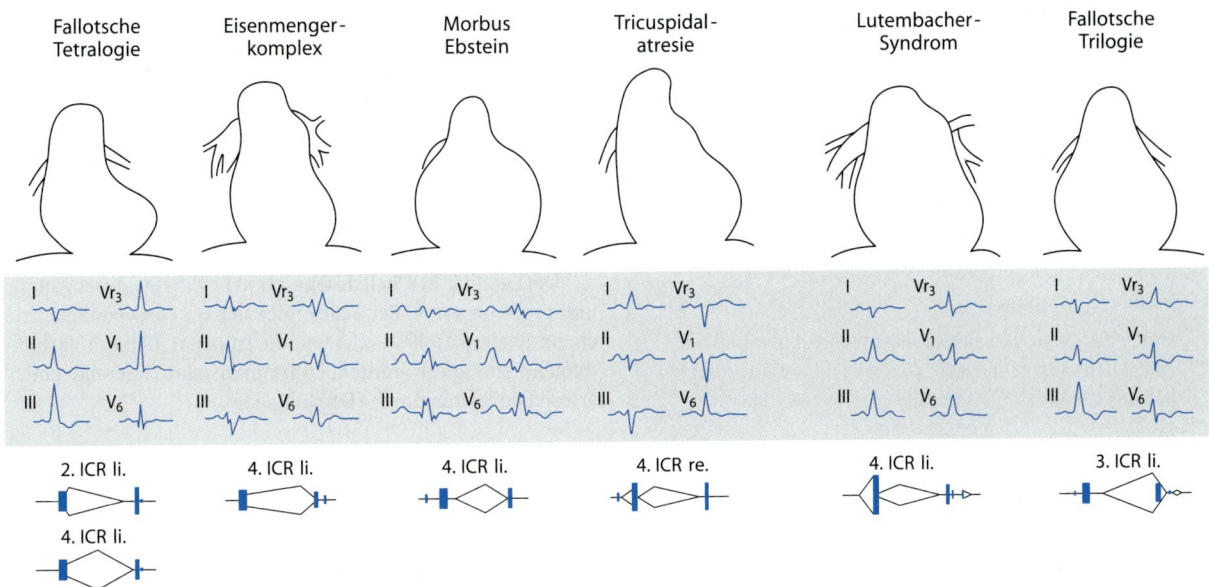

Abb. 37.5. Typische röntgenologische Herzkonfiguration, EKG-Veränderungen und Herzschallphänomene bei angeborenen zyanotischen Herzfehlern

EKG. Das EKG zeigt eine betonte Achsenabweichung nach rechts; in den Thoraxableitungen überwiegen durchweg die rechtsventrikulären Potentiale. Häufig weist ein Rechtsschenkelblock oder eine Rechtsverspätungskurve auf die rechtsventrikuläre Hypertrophie hin.

Echokardiogramm und Herzkatheter. Bei allen Herzfehlern ist die Echokardiographie die wichtigste diagnostische Methode. Mit ihr gelingt es, ebenso wie mit der Kernspintomographie, die Verhältnisse eindeutig darzustellen (Abd El Rahman 2002; Fratz 2002). Bei der Herzkatheterisierung lässt sich eine starke Druckerhöhung im rechten Ventrikel feststellen, wobei die systolischen Druckwerte etwa gleich hoch wie in der Peripherie sind. Der Katheter passiert meist leichter die Aortenklappe als die verengte Pulmonalklappe, ein zusätzlicher intraventrikulärer Gradient zeigt eine gleichzeitige Infundibulumstenose an. Angiographische Befunde sind der Nachweis des vorzeitigen Kontrastmittelübertritts in die reitende Aorta, die Morphologie der Pulmonalstenose und eventueller peripherer Pulmonalstenosen, eventuelle Koronaranomalien, besonders der Verlauf der Conusarterie und die Darstellung von Kollateralkreisläufen.

Therapie. Wenn eine Korrekturoperation nicht gleich möglich ist, wird heute eine modifizierte Blalock-Taussig-Anastomose mit Goretex-Interponat angelegt. Auch eine Ballondilatation der rechtsventrikulären Ausflussbahn ist möglich.

Die Korrekturoperation wird teilweise schon unmittelbar nach Diagnosestellung durchgeführt, einige Zentren warten bis zum 6. Lebensmonat. Beim Vorliegen von Koronaranomalien wartet man bis zum Vorschulalter. Das Infundibulum wird schonend operiert, evtl. mit Trennung der Muskelbündel, die Pulmonalklappen werden gesprengt und der Ventrikelseptumdefekt verschlossen. Das Operationsrisiko beträgt heute schon weniger als 5%, häufiger kommt es aber zu Reoperationen. Verbleibende periphere Pulmonalstenosen oder Reststenosen können durch Ballondilatation beseitigt werden, wie dies ja auch schon häufig bei anderen großen Gefäßen praktiziert wird (Rao 2001, 2002; Ewert 2003). Persistierende Kollateralkreisläufe werden durch Coils verschlossen.

Die Langzeitprognose scheint gut zu sein, bei Kontrollen lebten bis zu 98% der Operierten noch nach mehr als 20 Jahren (Jimenez 2002). Viele Patienten leiden aber unter gravierenden Herzrhythmusstörungen (Ovroutski 2001), die besonders durch Belastungen provoziert werden; in 1% der Fälle wird im weiteren Verlauf ein Schrittmacher implantiert (Fishberger 2002). Die operativ entstandene Pulmonalinsuffizienz ist nicht zu unterschätzen. Eine lebenslange Endokarditisprophylaxe bleibt, wie bei den meisten komplexen Vitien, notwendig.

37.4.2 Transpositionen der großen Arterien

Aus dieser Lageanomalie der arteriellen Ostien rekrutieren sich fast 50% aller komplexen Herzfehler. Man unterscheidet zwischen der sog. kompletten Transposition der großen Arterien (TGA), den inkompletten Transpositionen („double outlet right ventricle" – Taussig-Bing-Komplex; „double outlet left ventricle") und der sog. „korrigierten" Transposition.

Komplette TGA. Bei der kompletten Transposition entspringt die vorn gelegene Aorta aus dem rechten Ventrikel, während die hinten gelegene Pulmonalarterie ihr Blut aus dem linken Ventrikel erhält (als partielle oder inkomplette Transposition bezeichnet man die „double outlet ventricle"). Die Kinder haben nur eine Überlebenschance durch eine ausreichende Verbindung zwischen Körper- und Lungenkreislauf. Diese besteht in den meisten Fällen aus einer Kombination von Sekundum- und Ventrikelseptumdefekt, seltener nur aus einem isolierten Vorhofseptumdefekt und nur gelegentlich aus einem offenen Ductus arteriosus. Die gleich von Geburt an bestehende Zyanose wird beim Schreien noch verstärkt.

Das EKG zeigt verschiedene Grade der Rechtsherzhypertrophie. Röntgenologisch imponiert ein vergrößerter, eiförmiger Herzschatten mit einem schmalen Gefäßband und einer vermehrten Lungengefäßzeichnung.

> **Klinisch wichtig**
>
> Immer dann, wenn ein negativer Auskultationsbefund bei einem tiefzyanotischen Vitium besteht, muss der Verdacht auf eine komplette Transposition geäußert werden.

Die Echokardiographie lässt die Diagnose sichern, der parallele Verlauf der großen Arterien ist gut darstellbar, man erkennt den Ursprung der Pulmonalarterie aus dem linken Ventrikel. Der Ursprung der Koronararterien ist ebenfalls gut darstellbar.

Die Herzkatheterisierung kann in den ersten Tagen nach der Geburt die gleichen systolischen Druckwerte im rechten Ventrikel wie in der Aorta darstellen, dann fällt der Pulmonalarterienwiderstand physiologisch ab. Andererseits sind die Sauerstoffsättigungswerte in der Pulmonalis höher als in der Aorta. Die Sondierung wird mit einer Angiokardiographie kombiniert, bei der die vorn gelegene Aorta gegenüber dem hinten gelegenen Truncus pulmonalis deutlich wird, eine noch weiter dextroponierte Aorta findet sich nur in einem Viertel der Fälle. Wichtig ist die Darstellung der Koronararterien, der R. circumflexus entspringt oft aus der rechten Kranzarterie, die linke Kranzarterie verläuft intramural in der Aortenhinterwand, manchmal entspringen alle Kranzarterien gemeinsam aus nur einem Sinus.

Unmittelbar an die Diagnostik muss sich eine lebensrettende Sofortmaßnahme anschließen, die bei zu geringem Blutfluss über den Shunt in einer Ballonatrioseptostomie nach Rashkind u. Miller (1966) besteht. Durch eine Vergrößerung des Foramen ovale im Vorhofseptumbereich lässt die Zyanose schlagartig nach, und die Säure-Basen-Verhältnisse normalisieren sich in kurzer Zeit. Eine Prostaglandininfusion kann dann über mehrere Tage erfolgen.

Dann ist die sofortige Indikation zur Korrekturoperation im Neugeborenenalter zu stellen. Bei der arteriellen Switch-Operation (Lecompte-Manöver 1981) werden Aorta und Pulmonalarterie genügend weit oberhalb der Klappenebene durchtrennt, die Aorta ascendens dann auf die klappentragende Pulmonalisbasis genäht und der Truncus pulmonalis auf die Aortenklappenbasis. Vor der Anastomosierung der Aorta werden die Koronarostien aus der früheren Aortenbasis ausgeschnitten und in die neue Aorta implantiert.

Bei anatomischen Kontraindikationen im Bereich der großen Arterien kann auch durch die Mustard-Operation (Mustard 1964; Senning 1975), die auch schon im Säuglingsalter durchgeführt wird, eine funktionelle, allerdings nicht anatomische Korrektur des Herzfehlers erzielt werden. Die Operation besteht in Exzision des Vorhofseptums und Umkehr der Vorhöfe (Senning 1959) mit einem Perikard-Patch. Dadurch gelangt sauerstoffreiches Blut aus den Lungenvenen in den rechten Ventrikel und von dort in die Aorta, während das sauerstoffarme Blut aus den Hohlvenen in den linken Ventrikel und weiter in den Truncus pulmonalis fließt.

Wenn ein sehr großer Ventrikelseptumdefekt mit gleichzeitig schwerer Pulmonalstenose vorhanden ist, kommt auch gelegentlich noch eine Rastelli-Operation (Rastelli 1969) in Betracht, bei der ein intrakardialer Tunnel den linken Ventrikel mit der Aorta verbindet und ein Conduit die Pulmonalarterie mit dem rechten Ventrikel.

Die Letalität der Switch-Operation liegt heute durchgängig unter 10%, in 5–15% der Fälle ergibt sich die Notwendigkeit zu einem Reeingriff. Bei Patienten, die früher z. B. durch Vorhofumkehr korrigiert wurden, führt man rekorrigierend einen arteriellen Switch durch (Rouault 2002).

Angeboren korrigierte Transposition. Hierbei hat nur eine Fehldrehung auf Ventrikelebene stattgefunden, wodurch sich diese Transposition schon angeboren selbst hämodynamisch korrigiert: Das venöse Blut strömt aus dem rechten Vorhof über eine Mitralklappe in den morphologisch linken Ventrikel und von dort über die Pulmonalklappe in den Truncus pulmonalis. Das aufgesättigte Blut gelangt über die Lungenvenen in den linken Vorhof und von hier über eine Trikuspidalklappe in einen morphologisch rechten Ventrikel und von dort über die Aortenklappe wieder in den großen Kreislauf. Die anatomische Ventrikelinversion ist also funktionell korrigiert.

Problematisch ist dennoch das ebenfalls invertierte Reizleitungssystem und die den Ventrikeln entsprechend invertierte Koronarversorgung. Die Überlebenswahrscheinlichkeit ist ohne Begleitmissbildungen gut. Operative Korrekturen beziehen sich häufiger auf begleitende Defekte (VSD, AV-Klappenanomalien, Ausflussbahnobstruktionen).

Taussig-Bing-Komplex. Beim sog. Taussig-Bing-Komplex handelt es sich um die Kombination einer kompletten Transposition der Aorta, die aus dem rechten Ventrikel entspringt und einer inkompletten Transposition des Truncus pulmonalis, der über einem hoch sitzenden Ventrikelseptumdefekt reitet (Taussig u. Bing 1949). Die Lebenserwartung bei dieser Missbildung ist wegen des günstigen Ventrikelseptumdefekts besser als bei kompletter Transposition (Sakamoto 2002).

Andere Formen der TGA. Verschiedene andere Transpositionsformen werden seltener beobachtet (Manner 2001). So ist es möglich, dass die Transposition viel weiter nach links verlagert ist, die Pulmonalarterie ganz aus dem linken Ventrikel entspringt, während nun die Aorta über dem hochsitzenden Ventrikelseptumdefekt reitet (die Links-Form des Taussig-Bing-Komplexes).

Auch können beide großen Arterien gänzlich nur aus dem rechten (1,5%) oder aus dem linken (extrem selten) Ventrikel entspringen („double outlet right/left ventricle"). Tunnelkorrekturen nach McGoon oder nach Kawashima haben ein hohes Operationsrisiko, weshalb sich auch bei den „Double-outlet"-Ventrikeln arterielle Switch-Operationen durchgesetzt haben (Brown 2001). Postoperative Rhythmusstörungen sind besonders häufig (Walsh 2002; Triedman 2002).

37.5 Anomalien der Segelklappen

Die Segelklappen werden in einer relativ späten Phase der Herzentwicklung aus einem Teil der Endokardkissenanlage gebildet (s. Kap. 1). Ab etwa dem 37. Tag der Embryonalentwicklung können sich Missbildungen dieser Anlage manifestieren, die 1–3% der angeborenen Herzfehler ausmachen.

37.5.1 Trikuspidalatresie

> Die Kombination eines zyanotischen Herzfehlers mit Linksherzhypertrophiezeichen und Linkslagetyp im EKG ist charakteristisch für die Trikuspidalatresie. Ohne den obligatorischen Vorhofseptumdefekt wäre ein Kreislauf nicht möglich.

Typ I. Es werden 2 Formen unterschieden, wobei die häufigere ohne Transposition der großen Gefäße (Typ I) einhergeht. Der Blutkreislauf erfolgt hierbei vom rechten Vorhof durch einen Vorhofseptumdefekt in den linken Vorhof, von dort in die linke Kammer und via Ventrikelseptumdefekt über die Pulmonalklappe in die Lungenstrombahn. Der rechte Ventrikel ist entsprechend dem geringen Blutzufluss sehr klein. Ist die Trikuspidalatresie mit einer Pulmonalatresie kombiniert (Yasuda 2002), wird der Lungenkreislauf über einen offenen Ductus arteriosus, der mit Prostaglandininfusion offen gehalten werden kann, oder über die Bronchialarterien aufrecht erhalten. Bei erschwertem Durchfluss des Blutes vom rechten in den linken Vorhof lassen sich stark pulsierende Halsvenen und präsystolische Leberpulsationen beobachten. Bei hochgradiger Zyanose im Säuglingsalter sollte durch eine Ballonatrioseptostomie nach Rashkind u. Miller (1966) das Vorhofostium erweitert werden. Ist die Lungendurchblutung ungenügend, bringt das Anlegen einer Blalock-Anastomose eine schlagartige lebensrettende Wendung.

Typ II. Verhältnismäßig besser fühlen sich die Kinder mit Trikuspidalatresie und gleichzeitiger Transposition der großen Gefäße (Typ II). Röntgenologisch findet man beim Typ I eine gefäßarme Lunge, der rechte Herzrand überschreitet nicht den Wirbelsäulenschatten, das Herz ist stark nach links vorgebuckelt. Beim Typ II sind die Lungenfelder stärker durchblutet. Das EKG zeigt die Kombination eines P-pulmonale mit einer Linksabdrehung des QRS-Hauptvektors (Reddy 2003), wobei die Rechtsherzhypertrophie fehlt. Die Diagnose wird am besten durch Echokardiographie gestellt, Kernspintomographie und Kontrastechokardiographie haben hier ebenfalls hervorragende Ergebnisse gebracht (Koiwaya et al. 1981).

Operativ wird etwa im 4. Lebensjahr heute die sog. „definitive" Palliation durchgeführt, bei der über eine modifizierte Fontan-Operation ein direkter Anschluss zwischen rechtem Vorhof und Pulmonalarterie geschaffen wird. Auch wird die obere Hohlvene mit der rechten Pulmonalarterie anastomosiert. Damit überleben 80% der Operierten mindestens 10 Jahre.

37.5.2 Ebstein-Syndrom

Bei der Trikuspidaldystopie (Ebstein 1866) entspringen die Trikuspidalsegel nicht aus dem Anulus fibrosus, sondern nehmen teilweise oder in ihrer Gesamtheit ihren Ursprung aus der Wand des tieferen rechten Ventrikels, wodurch eine Zweiteilung des rechten Ventrikels in einen oberen und einen unteren Abschnitt erfolgt. Der proximale Anteil gehört so funktionell dem rechten Vorhof an, während nur der distale Abschnitt als eigentlicher Kammeranteil übrig bleibt. Durch einen nicht obligaten Vorhofseptumdefekt kann zusätzlich Blut von links nach rechts oder bei Mehrbelastung bzw. nach Eintreten einer Rechtsherzinsuffizienz von rechts nach links fließen.

> Träger dieser Anomalie zeigen i. Allg. keine körperliche Unterentwicklung; erst im späteren Kindesalter treten Atemnot, Herzklopfen und körperliche Leistungsschwäche auf. Das Gesicht zeigt häufig eine flushartige frischrote Farbe.

Röntgen. Das Röntgenbild zeigt eine typische Umformung im Sinne eines kugeligen bzw. beutelförmigen Herzschattens (Bocksbeutelform) mit einer nahezu symmetrischen Verbreiterung des Herzschattens nach links und rechts. Die Lungenfelder sind auffallend hell und lassen eine reduzierte Gefäßzeichnung erkennen. Die Pulsationen der Hilusgefäße fehlen unter Durchleuchtung. Die Aorta ist relativ schmal, und ihre Pulsationen sind von geringem Ausschlag. Am unteren Herzrand imponieren reine Vorhofbewegungen.

EKG. Das EKG ist rechtstypisch und zeigt stark überhöhte, teilweise spitz positive P-Wellen, besonders in II sowie in V_1. Die PQ-Zeit ist meist verlängert. Der QRS-Komplex weist eine schenkelblockartige Deformierung auf. Der Nachweis eines WPW-Syndroms vom Typ B bei einem zyanotischen Patienten spricht mit größter Wahrscheinlichkeit für ein Ebstein-Syndrom (Iwa 2001).

Auskultation. Bei der Auskultation kann man oft einen Dreier- oder einen Viererrhythmus feststellen, der durch das Auftreten eines Vorhoftons und eines rechtsventrikulären 3. Herztons bestimmt wird. Das holosystolische Geräusch über der Trikuspidalis weist auf die Klappeninsuffizienz hin; oft lässt sich auch noch ein mesodiastolisches Einstromgeräusch über der Trikuspidalklappe wahrnehmen. Manchmal fehlen Geräusche.

Echokardiogramm und Herzkatheter. Die zweidimensionale Echokardiographie zeigt den Herzfehler ebenfalls eindrucksvoll (Nihoyannopoulos et al. 1986). Durch die Kernspintomographie lassen sich die rechtsventrikulären Verhältnisse mit der dystopen Klappe hervorragend darstellen (Didier et al. 1986). Auch die Herzkatheterisierung wird heute noch häufig durchgeführt, wobei besonders oft Extrasystolen registriert werden. Elektrophysiologische Untersuchungen werden deshalb häufig notwendig. Bei Bildung einer Schleife mit dem Herzkatheter beeindruckt der oft riesige rechte Vorhof. Die fortlaufende Druckregistrierung beim Katheterrückzug vom Truncus pulmonalis in den rechten Vorhof beleuchtet am besten die hämodynamischen Verhältnisse bei dieser Missbildung. Man erhält eine charakteristische vierstufige Kurve.

Prognose. Die Lebenserwartung hängt unmittelbar vom Ausmaß der Missbildung ab. Manchmal können die Patienten ein höheres Alter erreichen. Insgesamt sind etwa 50% der Patienten bis zum 15. Lebensjahr verstorben. Symptomatische Neugeborene benötigen oft schon Prostaglandin E, wodurch sich die Lungenperfusion über den offen gehaltenen Duktus wesentlich verbessern lässt.

Operativ werden Verfahren der Klappenrekonstruktion und Anuloplastik angewendet. Die Trikuspidalklappe wird aus ihrer tiefen ventrikulären Position in Richtung Vorhof hochverlagert, der Anulus wird verkleinert und der ASD verschlossen. Die Operationsletalität liegt heute unter 5%. Im späteren Verlauf zeigen 15% der Patienten behandlungsbedürftige Tachykardien (Chauvaud 2001).

Literatur

Abd El Rahman MY, Abdul-Khaliq H, Vogel M et al (2002) Value of the new Doppler-derived myocardial performance index for the evaluation of right and left ventricular function following repair of tetralogy of Fallot. Pediatr Cardiol 23:502–507

Ando M (1996) Pseudotruncus arteriosus. Ryoikibetsu Shokogun Shirizu 13:71–72

Ansari A, Maron BJ (1997) Lutembacher's syndrome. Tex Heart Inst J 24:230–231

Becu L, Sommerville J, Gallo A (1976) Isolated pulmonary valve stenosis as part or more wide-spread cardiovascular disease. Br Heart J 38:472

Blalock AH, Taussig HB (1945) The surgical treatment of malformations of the heart in which there is pulmonary stenosis of pulmonary atresia. J Amer med Ass 128:189

Bouhour JB, Rey C (2002) Congenital heart disease in the adult. Arch Mal Coeur Vaiss 95:1009

Brown JW, Ruzmetov M, Okada Y et al (2001) Surgical results in patients with double outlet right ventricle, a 20-year experience. Ann Thorac Surg 72:1630–1635

Bruckenberger E (2003) Herzbericht 2002 mit Transplantationschirurgie. 15. Bericht der Arbeitsgruppe Krankenhauswesen der obersten Landesgesundheitsbehörden, Hannover

Bundesverband Herzkranke Kinder e.V. (1996) Ergebnisse der Umfrage zur Versorgung herzkranker Kinder in der Bundesrepublik Deutschland. Eigenverlag, Aachen

Castaneda AR, Norwood WJ, Jonas RA et al (1984) Transposition of the great arteries and intact ventricular septum: anatomical repair in the neonate. Amer Thorac Surg 38:438

Chau EM, Lee CH, Chow WH (2000) Transcatheter treatment of a case of Lutembacher syndrome. Catheter Cardiovasc Interv 50:68–70

Chauvaud SM, Brancaccio G, Carpentier AF (2001) Cardiac arrhythmia in patients undergoing surgical repair of Ebstein´s anomaly. Ann Thorac Surg 71:1547–1552

Cheng TO (1999) Coexistent atrial septal defect and mitral stenosis in Lutembacher syndrome – an ideal combination for percutaneous treatment. Catheter Cardiovasc Interv 48:205–206

Chiu IS, Wu SJ, Chen MR et al (2002) Anatomic relationship of the coronary orifice and truncal valve in truncus arteriosus and their surgical implication. J Thorac Cardiovasc Surg. 123:350–352

Daliento L, Mazzotti E, Mongillo E et al (2002) Life expectancy and quality of life in adult patients with congenital heart disease. Ital Heart J 3:339–347

Didier D, Higgins CG, Fisher MR (1986) Congenital heart disease: Gated MR imaging in 72 patients. Radiology 158:227

Ebstein W (1886) Über einen sehr seltenen Fall von Insuffizienz der Valvula tricuspidalis, bedingt durch eine angeborene hochgradige Mißbildung derselben. Arch Anal Physiol Wissensch Med 33:238

Eichstädt H (1976) Embryologie des Herzens. Ärztefortbildung I–IV. Bad Krozingen, 26.–29.07.

Ewert P, Berger F, Kretschmar O et al (2003) Stentimplantation als Therapie der ersten Wahl bei Erwachsenen mit Aortenisthmusstenose? Z Kardiol 92:48–52

Fallot A (1888) Contribution a l'anatomie pathologique de la maladie bleue (cyanose cardiaque). Marseille Med 25:77

Ferencz C, Neill CA (1992) Cardiovascular malformations prevalence at live birth. In: Freedom RM, Benson LN, Smallhorn JF (eds) Neonatal heart disease. Springer, Heidelberg Berlin New York

Fishberger S (2002) Management of ventricular arrhythmias in adults with congenital heart disease. Curr Cardiol Rep 4:76–80

Fox JM, Bjornsen KD, Mahoney LT et al (2003) Congenital heart disease in adults: Catheterization laboratory consideration. Catheter Cardiovasc Interv 58:219–231

Fratz S, Hess J, Schwaiger M et al (2002) More accurate quantification of pulmonary blood flow by magnetic resonance imaging than by lung perfusion scintigraphy in patients with Fontan circulation. Circulation 106:1510–1513

Fulton D, Geggel R, Pandian N (1988) Two-dimensional and doppler echocardiographic evaluation in congenital heart disease. In: Miller D, Bums R, Gil J, Ruddy T (eds) Clinical cardiac imaging. McGraw-Hill, New York, p 541

Gong HD (1992) Surgical treatment of trilogy of Fallot. Zhonghua Xin Xue Guan Bing Za Zhi 20:359–360

Hoffman JIE (1987) Incidence, mortality and natural history. In: Anderson RH, MacCartney FJ, Shinebourne EA, Tynan M (eds) Paediatric cardiology. Churchill Livingstone, Edinbourgh

Iwa T (2001) Ebstein's anomaly and WPW syndrome. Kyobu Geka 54:1038–1039

Jimenez M, Espil G, Thambo JB, Choussat A (2002) Outcome of operated Fallot´s tetralogy. Arch Mal Coeur Vaiss 95:1112–1118

Kawata H, Naito Y, Koh Y et al (1987) Surgical treatment of pseudotruncus arteriosus. Nippon Kyobu Geka Gakkai Zasshi 35:192–199

Keith JD, Rowe RD, Vlad P (1958) Heart disease in infancy and childhood. MacMillan, New York

Keith JD (1978) Prevalence, incidence, and epidemiology. In: Keith JD, Rowe RD, Vlad P (eds) Heart disease in infancy and childhood, 3rd ed. Mac Millan Publ., New York

Kirklin JW, Blackstone EH, Pacifico AD et al (1979) Routine primary repairs two-stage repair of tetralogy of Fallot. Circulation 60:373

Koiwaka Y, Watanabe.K, Orita Y (1981) Contrast two-dimensional echocardiography in diagnosis of tricuspid atresia. Amer Heart J 101:507

Lecompte Y, Zannini I, Hazan E (1981) Anatomic correction of transposition of the great arteries. New technique without use of a prosthetic conduit. J Thorac Cardiovasc Surg 82:629–631

Li NF (1993) Surgical treatment of trilogy of Fallot in 42 adults. Zhonghua Wai Ke Za Zhi 31:118–119

Lutembacher R (1916) De la stenose mitrale avec communication interauriculaire. Arch Mal Coeur 9:237

Manner J (2001) On the value of morphogenetic classifications of hearts with Double outlet right ventricle. Cardiol Young 11:689–690

Mustard WT (1964) Successful two-stage correction of transposition of the great vessels. Surgery 55:469

Nihoyannopoulos P, McKenna WJ, Smith G (1986) Echocardiographic assessment of the right ventricle in Ebstein's anomaly: Relation to clinical outcome. J Amer Coll Cardiol 8:627

Oliver-Ruiz JM (2003) Congenital heart disease in adults: residua, sequelae, and complications of cardiac defects repaired at an early age. Rev Esp Cardiol 56:73–88

Ovroutski S, Dahnert I, Alexi-Meskishvili V et al (2001) Preliminary analysis of arrhythmias after the Fontan operation with extracardial conduit compared with intraatrial lateral tunnel. Thorac Cardiovasc Surg 49:334–337

Perloff JK, Child JS (1991) Congenital heart disease in adults. Saunders, Philadelphia

Rao PS (2001) Stents in the management of congenital heart disease in pediatric and adult patients. Indian Heart J 53:714–730

Rashkind WJ, Miller WW (1966) Creation of arterial septal defect by balloon catheter. J Amer med Ass 196:991

Rastelli GC, Wallace RB, Ongley PA (1969) Complete repair of transposition of the great arteries with pulmonary stenosis. Circulation 39:83

Literatur

Reagan K, Green CE, Tracy CM (1990) Tetralogy of Fallot with pulmonary atresia (pseudotruncus arteriosus). Am J Roentgenol 154:1319–1321

Reddy SC, Zuberbuhler JR (2003) Images in cardiovascular medicine. Himalayan P-waves in a patient with tricuspid atresia. Circulation 107:498

Rey C, Godart F (2002) Interventional catheterization in congenital heart disease in the adult. Arch Mal Coeur Vaiss 95:1027–1034

Rodefeld MD, Hanley FL (2002) Neonatal truncus arteriosus repair: surgical techniques and clinical management. Semin Thorac Cardiovasc Surg Pediatr Card Surg Annu 5:212–217

Rouault FA (2002) Outcome of operated transposition of the great vessels. Arch Mal Coeur Vaiss 95:1119–1126

Sakamoto Y, Kurosawa H, Morita K et al (2002) A successful surgical treatment for original Taussig-Bing malformation 13 years after banding of the pulmonary artery. Kyobu Geka 55:1101–1104

Samanek M (1992) Epidemiology of congenital heart malformations. Hospimedica 92:42–44

Sekkal M, Senges J (1991) Angeborene Herzfehler bei Erwachsenen. Klinikarzt 20:638

Senning A (1975) Die Transposition der großen Gefäße. Thoraxchirurgie 23:72

Shimazaki Y, Kawashima Y, Hirose H et al (1983) Operative results in patients with pseudotruncus arteriosus. Ann Thorac Surg 35:294–299

Smallhorn JF, Anderson RH, Macartney FJ (1982) Two-dimensional echocardiographic assessment of communications between ascending aorta and pulmonary trunk or individual pulmonary arteries. Brit Heart J 47:563

Taussig HB, Bing RJ (1949) Complete transposition of the aorta and a levoposition of the pulmonary artery. Amer Heart J 37:551

Triedman JK (2002) Arrhythmias in adults with congenital heart disease. Heart 87:383–389

Walsh EP (2002) Arrhythmias in patients with congenital heart disease. Card Electrophysiol Rev 6:422–430

Yasuda K, Tomita H, Kimura K et al (2002) Stenting pulmonary artery stenosis in an infant with tricuspid atresia. Pediatr Int 44:690–692

Zanchetta M, Onorato E, Rigatelli G et al (2001) Use of Amplatzer septal occluder in a case of residual atrial septal defect causing bidirectional shunting after percutaneous Inoue mitral balloon valvuloplasty. J Invasive Cardiol 13:223–226

Therapie der Herzerkrankungen

38 Pharmakokinetische Prinzipien der Arzneimitteltherapie – 801
D. Trenk, E. Jähnchen

39 Positiv-inotrope Substanzen in der Kardiologie – 817
G.F. Hauf, E. Grom

40 Antiarrhythmika: Medikamentöse Therapie von Herzrhythmusstörungen – 831
D. Kalusche

41 β-Rezeptorenblocker – 847
G. Lohmüller, H. Lydtin

42 Antikoagulation bei Herzerkrankungen – 869
C. Gohlke-Bärwolf, E. Jähnchen, D. Kalusche

43 Aggregationshemmertherapie bei Koronarerkrankungen – 897
E. Jähnchen, F.-J. Neumann

44 Fibrinolytika – 911
U. Zeymer, K.-L. Neuhaus[†]

45 Kalziumantagonisten – 927
E. Jähnchen, D. Trenk

46 Organische Nitrate – 933
E. Jähnchen

47 Pharmakotherapie des Renin-Angiotensin-Aldosteron-Systems – 943
J. Allgeier, G.F. Hauf

48 Diuretika – 961
N. Kröger, H. Frenzel

49 Perkutane koronare Intervention – 971
H.-P. Bestehorn, J. Petersen

50   Interventionskathetertechniken – 997

K. Peters

**51   Nicht-medikamentöse Therapie
von Herzrhythmusstörungen** – 1009

D. Kalusche, T. Arentz, T. Blum, J. von Rosenthal, J. Stockinger,

A. Weisswange

52   Herzchirurgie – 1047

M. Schmuziger, E. Eschenbruch, P. Tollenaere

53   Herz- und Herz-Lungentransplantation – 1065

W. Brett

**54   Allgemeine Untersuchung und Behandlung
vor und nach herzchirurgischen Eingriffen** – 1079

C. Gohlke-Bärwolf, H. Gohlke

55   Bewegungstherapie bei Herzkranken – 1099

A. Berg, L. Samek

56   Prävention der koronaren Herzerkrankung – 1119

H. Gohlke

**57   Grundlagen, Organisation und Durchführung
der Rehabilitation von Herzkranken** – 1149

St. Jost, M. Keck, H. Weidemann

Pharmakokinetische Prinzipien der Arzneimitteltherapie

D. Trenk, E. Jähnchen

38.1 Allgemeine pharmakokinetische Prinzipien – 802

38.2 Pharmakokinetische Grundlagen der Therapie – 804
38.2.1 Intravenöse Infusion und Injektion – 804
38.2.2 Orale Verabreichung – 805
38.2.3 First-pass-Metabolismus – 806

38.3 Konzentrations-Wirkungs-Beziehungen – 807
38.3.1 Abweichungen von der üblichen Form der Konzentrations-Wirkungs-Beziehung – 808
38.3.2 Therapeutischer Plasmakonzentrationsbereich – 810
38.3.3 Therapiekontrolle anhand der Plasmakonzentration – 811

Literatur – 815

Die Kenntnis und die Beachtung pharmakokinetischer Prinzipien stellen eine der Grundlagen der Arzneimitteltherapie dar. Zusätzlich können durch die Bestimmung der Konzentrationen der Arzneimittel und der gebildeten Abbauprodukte die Voraussetzungen für die Erstellung und die differenzierte Betrachtung von Konzentrations-Wirkungs-Beziehungen von Arzneimitteln unter Einbeziehung ihrer Metabolite geschaffen werden. Die Integration von Pharmakokinetik und Pharmakodynamik ergänzt durch die Erkenntnisse über den Einfluss genetischer Aspekte im Arzneimittelstoffwechsel oder von spezifischen Transportprozessen hat mit dazu beigetragen, dass Arzneimittel mit geringer therapeutischer Breite mit größerer therapeutischer Sicherheit auch bei Patienten aus Risikogruppen (multimorbide Patienten, Patienten mit Erkrankungen der Eliminationsorgane) angewandt werden können.

38.1 Allgemeine pharmakokinetische Prinzipien

Nach intravasaler Injektion oder nach abgeschlossener Resorption wird die Konzentration eines Arzneimittels in der systemischen Zirkulation durch 2 pharmakokinetische Prozesse bestimmt: Verteilung und Elimination.

Elimination

> **Definition**
>
> Die Elimination wird durch den Begriff der Clearance (CL) charakterisiert. Sie stellt ein Maß für die Fähigkeit des Körpers dar, pro Zeiteinheit ein bestimmtes Blut- oder Plasmavolumen von einem Arzneistoff zu befreien. Die totale oder systemische Clearance (CL) ist dabei die Summe der Clearancewerte aller eliminierenden Organe, im wesentlichen Leber (CL_H) und Niere (CL_R). Einige Arzneimittel oder Fremdstoffe werden auch über andere Organe wie z. B. Lunge oder Darmwand eliminiert.

Da die Clearance die Dimension einer Flussgeschwindigkeit hat (Volumen/Zeiteinheit) lässt sie sich direkt zur Blutflussgeschwindigkeit durch das oder die eliminierenden Organe in Beziehung setzen. Hierbei muss jedoch berücksichtigt werden, dass aus technischen Gründen Arzneimittelkonzentrationen meistens im Plasma und nicht im Vollblut gemessen werden, und Clearanceangaben in der Literatur dementsprechend in der Regel die Plasmaclearance darstellen.

Blutclearance. Die Blutclearance kann aus der Plasmaclearance errechnet werden, wenn das Blut/Plasma-Konzentrationsverhältnis (B:P) bekannt ist:

$$\text{Blutclearance} = \frac{\text{Plasmaclearance}}{B:P} \tag{1}$$

Wird ein Pharmakon z. B. ausschließlich durch Metabolismus in der Leber eliminiert, und die maximal erreichbare Clearance wird durch den Leberblutfluss (bei Gesunden im Mittel etwa 1500 ml/min) limitiert (Wilkinson u. Shand 1975). Eine Clearance von 1500 ml/min für ein ausschließlich hepatisch eliminiertes Arzneimittel bedeutet, dass die Leber die auf dem Blutweg angebotene Menge des Pharmakons während einer Passage vollständig extrahiert. In diesem Fall nähert sich die Arzneimittelkonzentration im venösen, aus der Leber fließenden Blut Null. Die Extraktionsrate E des eliminierenden Organs ist definiert als Konzentrationsdifferenz zwischen einfließendem (arteriellem) und ausfließendem (venösem) Blut:

$$E = \frac{(C_{art.} - C_{ven.})}{C_{art.}} \tag{2}$$

Die Extraktionsrate kann Werte zwischen praktisch 0 (d. h. die Konzentration im ein- und ausfließenden Blut ist nahezu identisch) und maximal 1 (wenn die Konzentration im venösen Blut gegen 0 geht, d. h. alles Arzneimittel vom Organ extrahiert wird) annehmen. Da die Clearance (CL) eine Funktion des Blutflusses (Q) durch das Organ und der Extraktionsrate (E) des betreffenden Organs für das Arzneimittel ist, gilt:

$$CL = E \cdot Q \tag{3}$$

Der mittlere renale Blutfluss beträgt etwa 25% der Herzminutenvolumens, d. h. ca. 1200 ml/min. Von diesem Volumen werden etwa 10% in den Glomeruli filtriert. Nur im Plasmawasser gelöstes Arzneimittel kann vergleichbar dem endogenen Kreatinin filtriert werden; der an Makromoleküle (z. B. Albumin oder α_1-Glykoprotein) oder zelluläre Bestandteile des Blutes gebundene Anteil kann die glomerulären Membranen nicht passieren. Die glomeruläre Filtrationsrate (GFR) beträgt beim gesunden Jugendlichen etwa 125 ml/min, und nimmt mit dem Alter physiologischerweise ab. Übersteigt die renale Clearance die GFR, muss das Arzneimittel zusätzlich durch aktive Transportmechanismen vorwiegend im Bereich des proximalen Tubulus sezerniert werden. Hier sind getrennte Mechanismen für saure bzw. basische Substanzen nachgewiesen. Im Gegensatz zu vielen endogenen Substanzen wie Vitaminen, Elektrolyten, Glukose oder Aminosäuren ist die tubuläre Reabsorption für die meisten Arzneimittel ein passiver Prozess. Das Ausmaß der Reabsorption ist zum einen von den physiko-chemischen Eigenschaften des Arzneimittels (Löslichkeit, pK_a-Wert) und zum anderen vom pH-Wert des Urins abhängig. Schwach basische Arzneimittel werden bei einer Erniedrigung, schwach saure Arzneistoffe bei einer Erhöhung des pH-Wertes des Urins (z. B. durch Gabe von Bikarbonat) aufgrund der

38.1 · Allgemeine pharmakokinetische Prinzipien

resultierenden Veränderung des Ionisationsgrades und damit der Wasserlöslichkeit des Arzneimittels stärker ausgeschieden.

Verteilungsvolumen

Das Verteilungsvolumen V eines Arzneimittels stellt keinen physiologischen Parameter dar. Das Verteilungsvolumen ist ein Proportionalitätsfaktor, der die Plasmakonzentration (C) eines Arzneimittels und die Gesamtmenge (M) des im Organismus vorhandenen Arzneimittels miteinander in Beziehung setzt.

$$M = V \cdot C \tag{4}$$

Die Größe des Verteilungsvolumens wird durch das Verhältnis der Verteilung des Pharmakons zwischen Blut oder Plasma und dem Gewebe bestimmt; maßgeblich hierfür ist die Bindung des Arzneimittels an Blut- oder Plasmabestandteile einerseits sowie an Gewebsbestandteile andererseits. Die prozentuale Bindung von Arzneimitteln im Blut oder Plasma bzw. an Gewebsbestandteile ist in der Regel mehr oder weniger stark unterschiedlich. Demgegenüber wird generell davon ausgegangen, dass die freie, nicht gebundene Konzentration eines Pharmakons im gesamten Organismus, d. h. auch am Ort der Elimination und am Wirkort (Rezeptor), gleich ist. Für Arzneimittel, die überaus stark nur an Plasmabestandteile gebunden sind, ist das Verteilungsvolumen nur wenig größer als das Blut- oder Plasmavolumen, während es für wasserlösliche Pharmaka ohne Plasma- oder Gewebsbindung etwa dem Volumen des Gesamtkörperwassers (ca. 42 l/70 kg) entspricht. Weist ein Pharmakon eine relativ stärkere Bindung an Gewebsbestandteile als an Blutbestandteile auf, kann das Verteilungsvolumen durchaus Werte von mehreren 100–1000 l annehmen, und damit scheinbar größer als das Körpervolumen werden.

Unter verschiedenen physiologischen und pathologischen Situationen kann es zu Veränderungen des Verteilungsvolumens und damit bei gleicher Arzneimittelmenge M im Körper zu Veränderungen der Plasmakonzentration C kommen (Gleichung 4). So nimmt z. B. der Gewichtsanteil des Körperfettes mit zunehmendem Alter (Altersbereich 18–55 Jahre) bei Männern von 18 auf 36% und bei Frauen von 33 auf 48% zu Lasten u. a. des Muskelgewebes und des intrazellulären Wasseranteiles zu. Alter und Geschlecht sind somit biologische Parameter, die das Verteilungsvolumen von Arzneimitteln beeinflussen können. Andererseits kann die Plasmaproteinbindung z. B. bei Erkrankungen der Leber und der Niere oder durch eine altersbedingte Abnahme des Serumalbumins verändert sein. Nimmt der freie, ungebundene Anteil des Arzneimittels zu, kann die freie Konzentration im Plasma ansteigen, wodurch dann mehr Pharmakon ins Gewebe diffundieren kann, und somit das Verteilungsvolumen ansteigt.

Eliminationskonstante. Durch Umformung der Beziehung (4) erhält man:

$$C = \frac{M}{V} \tag{5}$$

Hieraus ist offensichtlich, dass die Konzentration eines Arzneimittels im Blut zu einer bestimmten Zeit t nach der Verabreichung eine Funktion des Verteilungsvolumens und der Arzneimittelmenge im Organismus ist. Die zu diesem Zeitpunkt im Organismus befindliche Arzneimittelmenge ist abhängig von der verabreichten Dosis und der bereits eliminierten Menge. Da für die meisten Pharmaka die Eliminationsgeschwindigkeit proportional der vorhandenen Konzentration ist (Prozess 1. Ordnung) ist die Clearance (CL) unter diesen Bedingungen ein konstanter Anteil (k) des Verteilungsvolumens (V):

$$CL = k \cdot V \tag{6}$$

oder

$$k = \frac{CL}{V} \tag{7}$$

Dieser konstante Anteil k wird als Geschwindigkeitskonstante der Elimination bezeichnet und hat die Dimension Zeiteinheit^{-1}; k gibt somit den Anteil der im Organismus vorhandenen Arzneimittelmenge an, der pro Zeiteinheit eliminiert wird. Die Eliminationskonstante k ist der Halbwertszeit ($t_{1/2}$) umgekehrt proportional:

$$k = \frac{\ln 2}{t_{1/2}} = \frac{0{,}693}{t_{1/2}} \tag{8}$$

Aus den Gleichungen 7 bzw. 8 ergibt sich für die Halbwertszeit:

$$t_{1/2} = \frac{0{,}693 \cdot V}{CL} \tag{9}$$

Aus dieser Beziehung wird deutlich, dass zur Charakterisierung der Elimination eines Pharmakons allein die Clearance der geeignete Parameter ist, da die Halbwertszeit auch vom Verteilungsvolumen abhängig ist. Beobachtete Veränderungen der Halbwertszeit können deshalb auch durch Veränderungen des Verteilungsvolumens zustande kommen, ohne dass eine Veränderung der Elimination aus dem Körper zugrunde liegen muss.

Steady-State. Sowohl bei kontinuierlicher Zufuhr eines Arzneimittels durch Infusion als auch bei diskontinuierlicher, wiederholter Zufuhr gleicher Dosen in gleichen Zeitintervallen nimmt die Arzneimittelmenge im Organismus und damit auch die Plasmakonzentration stetig zu bis ein Fließgleichgewicht oder Steady-State erreicht ist. Steady-State-Bedingungen sind definitionsgemäß erreicht, wenn die Zufuhrgeschwindigkeit gleich der Eliminationsgeschwindigkeit ist. Die Zeit vom Beginn der Therapie oder z. B. vom Zeitpunkt der Erhöhung der Dosierung bis zum Erreichen dieses Zustandes wird als Kumulationsphase bezeichnet. Die Zeitdauer der Kumulation und damit bis zum Erreichen von Steady-State-Plasmakonzentrationen (C_{ss}) ist allein von der Eliminationshalbwertszeit des Pharmakons abhängig. So werden 50% von C_{ss} nach einer Halbwertszeit, 75% nach 2 Halbwertszeiten und 99% erst nach etwa sieben Halbwertszeiten erreicht. Für praktische Belange wird als Annäherungswert betrachtet, wenn 90% von C_{ss} erreicht sind, was nach 3,3 Halbwertszeiten der Fall ist.

Die Höhe der Steady-State-Plasmakonzentration ist einerseits von der Zufuhrgeschwindigkeit (Dosis/Zeiteinheit) und andererseits von der Clearance abhängig. Es gilt für die intravenöse Infusion:

$$C_{ss} = \frac{R_0}{CL} \quad (10)$$

bzw. bei diskontinuierlicher Zufuhr (orale Gabe, i. v.-Bolus):

$$C_{ss} = \frac{D/\tau}{CL} \quad (11)$$

(R_0=Infusionsgeschwindigkeit; D=Dosis; τ=Dosierungsintervall).

Während sich bei der intravenösen Infusion eine konstante Steady-State-Plasmakonzentration einstellt, schwanken bei wiederholter, diskontinuierlicher Zufuhr die Plasmakonzentrationen zwischen einem maximalen ($C_{ss,max}$ – maximale Konzentration nach der Verabreichung) und einem minimalen ($C_{ss,min}$ – am Ende des Dosierungsintervalls) Wert. Deshalb wird bei wiederholter Zufuhr häufig nur die mittlere Steady-State-Plasmakonzentration ($C_{ss,av}$) angegeben. Diese mittlere Plasmakonzentration ist mit dem arithmetischen Mittel von maximaler und minimaler Plasmakonzentration nicht identisch. Sie lässt sich jedoch als Quotient aus der Fläche unter der Plasmakonzentrations-Zeit-Kurve während eines Dosierungsintervalls und dem Dosierungsintervall errechnen:

$$C_{ss,av} = \frac{AUC_\tau}{\tau} \quad (12)$$

38.2 Pharmakokinetische Grundlagen der Therapie

38.2.1 Intravenöse Infusion und Injektion

Mit Hilfe der intravenösen Infusion ist es möglich, dem Organismus kontinuierlich die eliminierte Arzneistoffmenge wieder zuzuführen, und damit einen konstanten Plasmaspiegel zu erzielen. Die intravenöse Infusion wird in der Regel dann angewandt, wenn Arzneimittel sehr schnell eliminiert werden (z. B. Nitroglyzerin) oder nach oraler Gabe nicht resorbiert werden. Nach Beginn der Infusion kumuliert das Arzneimittel im Körper. Die Zeit bis zum Erreichen des Steady-State ist eine Funktion der Halbwertszeit. Näherungsweise (d. h. 90%) der jeweiligen Steady-State-Plasmakonzentration des gewählten Dosierungsschemas werden nach ca. 3,3 Eliminationshalbwertszeiten erreicht. Die Höhe des erzielten Steady-State-Spiegels ist demgegenüber gemäß Gleichung (10) allein eine Funktion der Infusionsgeschwindigkeit und der Clearance. Dementsprechend dauert es nach einer Erhöhung oder Reduktion der Infusionsgeschwindigkeit wiederum etwa 3,3 Eliminationshalbwertszeiten, bis das neue Steady-State erreicht ist.

Häufig ist unter der Therapie eine Änderung der vorgewählten Dosierung erforderlich. So kann sich der klinische Status des Patienten unter der Therapie ändern, oder die Ergebnisse eines „therapeutic drug monitoring" bestätigen, dass aufgrund der interindividuellen Variabilität der angestrebte therapeutische Bereich bei dem betreffenden Patienten nicht erreicht worden ist. Ist zum Beispiel ein höherer Steady-State-Plasmaspiegel zur Unterdrückung von Arrhythmien erforderlich, muss die Infusionsgeschwindigkeit entsprechend erhöht werden. Solange die Clearance unverändert bleibt, führt eine Verdoppelung der Infusionsgeschwindigkeit auch zu einer Verdoppelung der Steady-State-Plasmakonzentration. Es gilt jedoch wiederum, dass erneut 3,3 Eliminationshalbwertszeiten des betreffenden Pharmakons vergehen, ehe der neue Plateauspiegel erreicht ist. Auch in dieser Situation besteht die Möglichkeit durch Bolusinjektionen zu Beginn der Erhöhung der Infusionsgeschwindigkeit eine schnellere Einstellung der neuen Steady-State-Bedingungen zu erzielen. Erfordert umgekehrt der Zustand des Patienten eine Reduktion der Infusionsgeschwindigkeit, wird der neue, entsprechend niedrigere Plateauspiegel wiederum nach etwa 3,3 Halbwertszeiten erreicht. Eine Verkürzung dieser Zeitspanne ist bei Reduktion der Infusionsgeschwindigkeit praktisch allerdings nicht möglich.

2-Kompartiment-Modell. Bei der Therapie mit z. B. einem Antiarrhythmikum wie Lidocain, das eine Eliminationshalbwertszeit von ca. 100 min aufweist, bedeutet dies, dass zum Erreichen des Steady State unter einer Infusion etwa 5½ h (3,3 · 100 min) erforderlich sind, was in Notfallsituationen sicher nicht abgewartet werden kann. In diesem Fall muss bei Beginn der Infusion durch eine zusätzliche intravenöse Gabe soviel Arzneimittel zugeführt werden, dass der Steady-State-Spiegel unmittelbar erreicht wird. Hierbei ergeben sich jedoch für Arzneimittel mit geringer therapeutischer Breite gewisse Schwierigkeiten. So beobachtet man z. B. nach rascher i. v.-Bolusinjektion von Lidocain einen biphasischen Abfall der Plasmakonzentrations-Zeit-Kurve, wenn man diese im halblogarithmischen System darstellt (◘ Abb. 38.1).

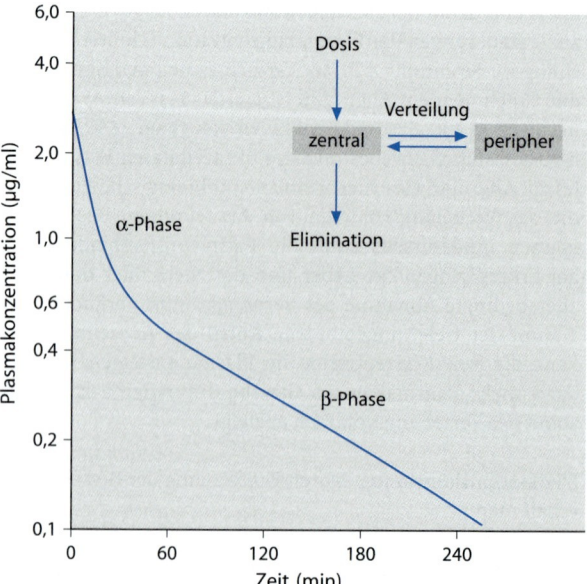

◘ **Abb. 38.1.** Zeitverlauf der Plasmakonzentration von Lidocain nach einer intravenösen Bolusinjektion von 1,4 mg/kg KG. Bei semilogarithmischer Darstellung zeigt der Abfall der Plasmakonzentration einen biphasischen Verlauf

Der initiale, schnelle Abfall der Plasmakonzentration (α-Phase oder Verteilungsphase) ist hierbei durch die schnelle Verteilung des Pharmakons aus dem Blut in das Gewebe bedingt. So nimmt das initiale Verteilungsvolumen kurz nach der Injektion über den Zeitraum dieser Verteilungsphase kontinuierlich zu, bis ein Fließgleichgewicht zwischen Blut und Gewebe erreicht ist. Zu diesem Zeitpunkt (Beginn der β-Phase oder Eliminationsphase) ist die in das Gewebe einfließende Arzneimittelmenge gleich der aus dem Gewebe in das Blut zurückfließenden Menge. Der Abfall der Plasmakonzentration in der ß-Phase reflektiert dann die Geschwindigkeit der Arzneimittelelimination, wobei die Plasma- und die Gewebekonzentrationen mit der gleichen Geschwindigkeit d. h. parallel abfallen. Das unter diesen Bedingungen gemessene sog. scheinbare Verteilungsvolumen (V_β) ist für Lidocain 2- bis 3-mal größer als das initiale Verteilungsvolumen. Für praktische Belange entspricht das unter diesen Bedingungen gemessene (V_β) näherungsweise dem Verteilungsvolumen im Steady-State (V_{ss}) bzw. dem Verteilungsvolumen der Gleichungen 5, 6, 7 und 9.

Die Pharmakokinetik vieler Arzneimittel u. a. der meisten Antiarrhythmika lässt sich mit diesem sog. offenen 2-Kompartiment-Modell beschreiben. Hierbei verhält sich der Organismus gegenüber dem Pharmakon so, als ob er aus einem zentralen und einem peripheren Kompartiment besteht. Zum zentralen Kompartiment gehören neben dem Blut die stark perfundierten und deshalb schnell äquilibrierenden Organe wie u. a. Lunge, Herz, Leber und Nieren. Dem peripheren Kompartiment werden dementsprechend die relativ schlechter durchbluteten, langsamer äquilibrierenden Körperanteile wie insbesondere das Fettgewebe zugerechnet. Nach Injektion befindet sich das Arzneimittel bei intravenöser Gabe zunächst im zentralen Kompartiment. Das Volumen dieses Kompartimentes entspricht etwa dem initialen Verteilungsvolumen. Die Elimination aus dem zentralen Kompartiment erfolgt langsamer als der Abstrom (Verteilung) in das periphere Kompartiment. Die Konzentration in letzterem steigt deshalb bis zum Erreichen des Verteilungsgleichgewichtes an. Ab diesem Zeitpunkt fällt die Konzentration im zentralen Kompartiment allein durch Elimination mit der entsprechenden Geschwindigkeit ab. Im peripheren Kompartiment kommt es zur Konzentrationsabnahme aufgrund der Rückverteilung in das zentrale Kompartiment. Obwohl die Konzentration im peripheren Kompartiment verschieden von der im zentralen Kompartiment ist, fällt deshalb die Konzentration in beiden Kompartimenten parallel ab.

1-Kompartiment-Modell. Ist diese Verteilungsphase nicht vorhanden, d. h. das Verteilungsgleichgewicht stellt sich sofort nach der Injektion ein, spricht man von einem sog. 1-Kompartiment-Modell, wobei die Plasmakonzentrations-Zeit-Kurve im halblogarithmischen System durch einen monoexponentiellen Abfall charakterisiert ist. Die erforderliche Bolusdosis, die von Beginn an die gewünschte Steady-State-Plasmakonzentration ergibt, lässt sich dann mit Hilfe der Gleichung (4) leicht ermitteln. Entsprechend dieser Gleichung ist die erforderliche Bolusdosis gleich dem Produkt aus gewünschter Steady-State-Plasmakonzentration und dem Verteilungsvolumen für das Pharmakon (Bolusdosis=$C_{ss} \cdot V$). Für Pharmaka mit Mehrkompartiment-Charakteristik gilt diese Beziehung aber erst nach Erreichen des Verteilungsgleichgewichtes; bis zum Erreichen dieses Zustandes sind die Arzneimittelkonzentrationen im zentralen Kompartiment (d. h. u. a. im Blut und den schnell äquilibrierenden Organen) zunächst wesentlich höher und ändern sich durch schnelle Verteilung rasch.

38.2.2 Orale Verabreichung

Abgesehen von der intravasalen Applikation, bei der Arzneimittel direkt in die systemische Zirkulation injiziert werden, müssen Pharmaka sonst immer zunächst vom Applikationsort (Haut, Muskelgewebe, Mundschleimhaut, Respirationstrakt oder Magen-Darm-Trakt) in den Körper resorbiert werden.

Bei peroraler Verabreichung von festen Arzneiformen wie Tabletten oder Kapseln müssen diese zunächst den Arzneistoff z. B. durch Zerfall freigeben, damit dieser in Lösung gehen kann, da nur gelöste Stoffe die Körpergrenzfläche (Protein-Lipid-Doppelmembran) permeieren können. Die Löslichkeit des Arzneistoffes hängt von verschiedenen Parametern wie der Korngröße des Wirkstoffs, ob dieser als Salz oder freie Base/Säure vorliegt, vom pK_a-Wert des Wirkstoffes und insbesondere vom pH-Wert der verschiedenen Abschnitte des Magen-Darm-Traktes ab. Für die Resorption kommt dem Dissoziationsgrad der Substanz eine große Bedeutung zu, da dieser für die Polarität und damit die Lipidlöslichkeit verantwortlich ist. Der Dissoziationsgrad (Verhältnis ionisiert/nichtionisiert) einer Substanz hängt nicht nur vom pK_a-Wert der Substanz sondern auch vom pH-Wert des umgebenen Milieus ab. Der apolare, nichtionisierte Anteil der Substanz kann die Lipidmembran besser permeieren und bestimmt somit vorwiegend die Resorption. Diese erfolgt dann entsprechend dem Konzentrationsgefälle in der Regel durch passive Diffusion.

Es ist offensichtlich, dass der Resorptionsprozess durch eine Reihe von physiologischen und pathologischen Faktoren beeinflusst wird. Neben Unterschieden im pH-Wert in den verschiedenen Abschnitten des Verdauungskanals spielt die Verweildauer eines Arzneimittels in den einzelnen Bereichen des Magen-Darm-Traktes eine wichtige Rolle. So kann durch eine fettreiche Mahlzeit oder gleichzeitige Therapie mit z. B. Atropin die Magenentleerung bedeutend verzögert werden, wodurch säureempfindliche Arzneimittel wie z. B. Erythromycin in verstärktem Maße bereits im Magen zerstört werden. Andererseits bewirkt eine Beschleunigung der Magen-Darmpassage eine Herabsetzung der Resorption für solche Arzneimittel, die nur in einem begrenzten Bereich des Magen-Darm-Traktes resorbiert werden (Riboflavin). Eine erhöhte oder erniedrigte intestinale Motilität wirkt sich durch die Beeinflussung der Kontaktzeit mit den verschiedenen Resorptionsflächen in besonderem Maße auf die Aufnahme von schlecht resorbierbaren Arzneimitteln aus.

Im Unterschied zur intravenösen Infusion erfolgt die Arzneimittelzufuhr bei peroraler Verabreichung diskontinuierlich. Mit einsetzender Resorption kommt es zum Anstieg der Plasmakonzentration des Arzneimittels (Resorptionsphase). Damit wird der schnelle Abfall der Plasmakonzentration in der frühen Verteilungsphase weitgehend kompensiert und kann deshalb für die praktische Therapie vernachlässigt werden. Innerhalb eines Dosierungsintervalls schwanken die Plasmakonzentrationen deshalb zwischen einem maximalen ($C_{ss,\,max}$) und einem minimalen ($C_{ss,\,min}$) Wert. Das Ausmaß dieser

Schwankungen hängt vom Verhältnis des Dosisintervalls (τ) zur Eliminationshalbwertszeit ($t_{1/2}$) des betreffenden Pharmakons ab. Wenn $\tau/t_{1/2}=1$ ist (d. h. die Dosierung erfolgt jeweils nach einer Eliminationshalbwertszeit) unterscheiden sich maximale und minimale Plasmakonzentrationen um den Faktor 2. Ist das Verhältnis $\tau/t_{1/2}=2$ (z. B. ein Pharmakon mit einer Halbwertszeit von ca. 4 h wird alle 8 h verabreicht) unterscheiden sich $C_{ss,min}$ und $C_{ss,max}$ um etwa den Faktor 4. Eine alleinige Änderung der Resorptionsgeschwindigkeit beeinflusst lediglich die maximalen Plasmakonzentrationen. Durch eine Abnahme der Resorptionsgeschwindigkeit werden die maximalen Plasmakonzentrationen vermindert, die Zeit bis zum Erreichen derselben verzögert und vice versa. Sie hat dagegen keinen Einfluss auf die Höhe der durchschnittlichen Steady-State-Plasmakonzentration ($C_{ss,av}$). Diese ist entsprechend Gleichung 13 allein von der Dosis (D), der Bioverfügbarkeit (F) der Clearance (CL) und dem Dosisintervall (τ) abhängig:

$$C_{ss,av} = \frac{F \cdot D}{CL \cdot \tau} \quad (13)$$

Für die subchronische oder chronische Therapie gilt wiederum, dass nach Beginn oder Änderung eines Dosierungsschemas Steady-State-Bedingungen näherungsweise nach 3,3 Eliminationshalbwertszeiten erreicht werden. Für Arzneimittel mit langer Halbwertszeit kann daher zum raschen Erreichen des Steady-State-Plasmaspiegels ($C_{ss,av}$) eine höhere Initialdosis (LD) verabreicht werden. Diese kann aus dem Verteilungsvolumen (V) und der gewünschten Steady-State-Plasmakonzentration errechnet werden:

$$LD = V \cdot C_{ss,av} \quad (14)$$

Die Erhaltungsdosis (MD) mit der die Therapie fortgeführt wird, ist das Produkt aus Clearance und Steady-State-Plasmakonzentration:

$$MD = CL \cdot C_{ss,av} \quad (16)$$

Sowohl die Initialdosis als auch die Erhaltungsdosis müssen dabei entsprechend der Bioverfügbarkeit korrigiert werden.

Bioverfügbarkeit. Bei der oralen Verabreichung von Pharmaka muss die Bioverfügbarkeit als zusätzlicher Faktor berücksichtigt werden.

> **Definition**
>
> Die Bioverfügbarkeit ist definiert als der Dosisanteil, der die systemische Zirkulation erreicht.

Wenn die Bioverfügbarkeit eines Pharmakons unvollständig ist, muss bei allen pharmakokinetischen Berechnungen die Dosis mit dem Bioverfügbarkeitsfaktor (F) korrigiert werden. Hierbei bedeutet z. B. F=1,0 vollständige und F=0,5 eine 50%ige Bioverfügbarkeit. Der Begriff der Bioverfügbarkeit wird fälschlicherweise häufig mit der Resorptionsquote eines Arzneimittels, die den aus dem Magen-Darm-Trakt in den Körper aufgenommenen Teil der Dosis bezeichnet, gleichgesetzt. Eine unvollständige Bioverfügbarkeit kann einerseits auf einer unvollständigen Resorption beruhen, andererseits kann ein mehr oder weniger beträchtlicher Anteil des Arzneimittels bereits vor Erreichen der systemischen Zirkulation in der Leber oder auch schon in der Darmwand metabolisiert werden (First-pass-Metabolismus). Ein ausgeprägter First-pass-Metabolismus ist vor allem bei Pharmaka mit hoher hepatischer Clearance (>500 ml/min) nachweisbar (z. B. Lidocain, Propafenon, Propranolol, Verapamil).

38.2.3 First-pass-Metabolismus

Viele kardiovaskuläre Pharmaka besitzen trotz vollständiger Resorption aus dem Gastrointestinaltrakt eine geringe Bioverfügbarkeit. Der Grund hierfür ist, dass diese Substanzen bereits bei der ersten Leberpassage zum überwiegenden Teil metabolisiert werden. Zusätzlich kann aufgrund der Expression von Zytochrom 3A4 in den Enterozyten ein Teil des First-pass-Metabolismus bereits in der Darmwand erfolgen, wenngleich dieser aufgrund der unterschiedlichen Enzymmengen quantitativ geringer ist.

Pharmaka mit hohem First-pass-Metabolismus zeichnen sich u. a. durch eine große metabolische Clearance und ein hohes hepatisches Extraktionsverhältnis (E) von >0,5 aus (d. h. mehr als 50% der in die Leber einfließende Arzneimittelmenge wird während einer Passage extrahiert). Da die hepatische Clearance entsprechend Gleichung 3 das Produkt aus Extraktionsverhältnis und Blutflussgeschwindigkeit ist ($CL_H = E \cdot Q$), nähert sich für solche Pharmaka die hepatische Clearance dem hepatischen Blutfluss oder wird identisch mit dem Blutfluss ($CL_H = Q$), wenn E=1 ist. Somit bestimmt und limitiert nach intravasaler Gabe der hepatische Blutfluss die Geschwindigkeit der Elimination.

Die wahre metabolische Kapazität der Leber (intrinsische Clearance) ist wesentlich größer als die Blutflussgeschwindigkeit. Sie kann nur ausgenützt werden, wenn die Blutflusslimitation weitgehend aufgehoben wird. Dies ist nach oraler Gabe der Fall, da die gesamte resorbierte Arzneimittelmenge zunächst in die Leber gelangt, ohne dass vorher eine wesentliche Verteilung im Organismus stattfindet. Diese Verhältnisse werden in Abb. 38.2 veranschaulicht, die die in die Leber einfließende Konzentration im arteriellen und im Pfortaderblut wiedergibt. Während die Konzentration in der systemischen Zirkulation (z. B. nach intravasaler Gabe oder nach abgeschlossener Resorption) proportional dem Dosisanteil ist, der in die systemische Zirkulation gelangt und umgekehrt proportional dem Verteilungsvolumen ($C = F \cdot D/V$), wird die Konzentration in der Pfortader durch Dosis (D), Geschwindigkeit der Resorption (k_a) und Blutflussgeschwindigkeit im Splanchnikusgebiet (Q) bestimmt ($C = D \cdot k_a/Q$). Da viele Pharmaka mit hoher hepatischer Extraktion ein großes scheinbares Verteilungsvolumen besitzen, können beträchtliche Konzentrationsunterschiede in beiden Gefäßgebieten auftreten. Wenn z. B. 50 mg eines Pharmakons verabreicht werden, das schnell und vollständig resorbiert wird ($k_a=2\,h^{-1}$), eine Bioverfügbarkeit von 10% (F=0,1) und ein Verteilungsvolumen von 250 l hat, errechnet sich eine initiale Konzentration von 1,1 µg/ml im Pfortaderblut und eine Konzentration von 0,02 µg/ml in der systemischen Zirkulation.

Hieraus ergeben sich wesentliche Konsequenzen. So kann es nach oraler Gabe zu einer Sättigung der abbauenden En-

38.3 · Konzentrations-Wirkungs-Beziehungen

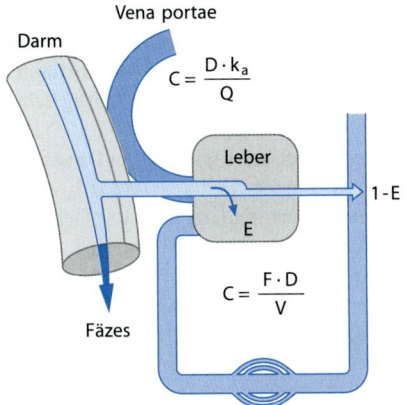

Abb. 38.2. Beispiel für den Einfluss des First-pass-Metabolismus auf die Arzneimittelkonzentration in der systemischen Zirkulation bzw. in der Vena portae. *D* Dosis; *C* Konzentration; *V* Verteilungsvolumen; k_a Geschwindigkeitskonstante der Resorption; Q_H hepatischer Blutfluss; *F* Bioverfügbarkeitsfaktor; *E* hepatische Extraktion

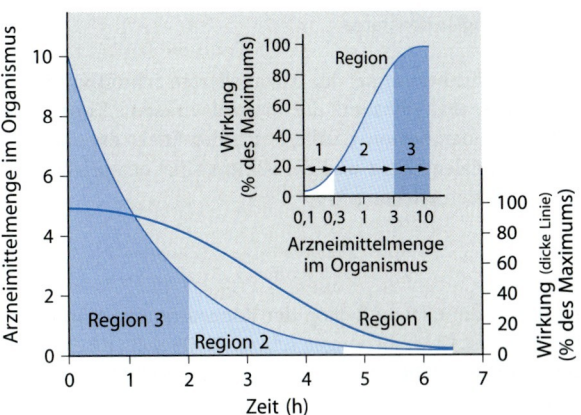

Abb. 38.3. Beziehung zwischen der Arzneimittelmenge im Organismus und der pharmakologischen Wirkung nach einer intravenösen Bolusinjektion (Rowland u. Tozer 1989).

zyme kommen. Dies führt zu einem überproportionalen Anstieg der Plasmakonzentration mit steigender Dosis wie z. B. im Falle von Verapamil oder Propafenon. Nach intravenöser Gabe werden die hierfür notwendigen Konzentrationen in der Leber nicht erreicht. Zahlreiche Pharmaka, die präsystemisch eliminiert werden, bilden aktive Metabolite. Nach oraler Gabe ist die Konzentration dieser Metabolite häufig vielfach höher als nach intravenöser Gabe. Zudem sind für solche Pharmaka Arzneimittelinteraktionen mit dem Metabolismus nach oraler Gabe besonders ausgeprägt, da es neben einer verzögerten Elimination auch zusätzlich zu einer beträchtlichen Zunahme der Bioverfügbarkeit kommt. Beide Effekte führen zu einer Erhöhung der Arzneimittelkonzentration im Plasma. Letztlich werden für Pharmaka mit hohem First-pass-Metabolismus beträchtliche inter- und intraindividuelle Unterschiede in der Bioverfügbarkeit beobachtet. Da der systemisch verfügbare Anteil (F) von der hepatischen Extraktion (E) abhängt (F=1−E), führt eine geringe Änderung der hepatischen Extraktion z. B. von 90 auf 95% zu einer Halbierung der Bioverfügbarkeit (von 10 auf 5%). Krankheitszustände der Leber, die mit einer Ausbildung von intra- oder extrahepatischen Shunts verbunden sind (Leberzirrhose, schwere Stauungsleber usw.), können ebenfalls zu einer Zunahme der Bioverfügbarkeit führen.

38.3 Konzentrations-Wirkungs-Beziehungen

Zur Charakterisierung der Wirksamkeit eines Pharmakons ist es notwendig, die Wirkung in Abhängigkeit von der jeweiligen Konzentration dieses Pharmakons im Blut, Plasma oder anderen der Messung zugänglichen Geweben oder Körperflüssigkeiten zu beschreiben. Zum Unterschied zur experimentellen Pharmakologie wird in humanpharmakologischen Untersuchungen meist nur ein kleiner Bereich der gesamten Konzentrations-Wirkungs-Beziehung erfasst, da einer Konzentrationssteigerung Grenzen gesetzt sind.

So wird es verständlich, dass für manche Arzneimittel im therapeutischen Konzentrationsbereich eine direkte lineare Beziehung zwischen Konzentration und Wirkung besteht, für andere dagegen die Wirkung linear mit dem Logarithmus der Konzentration zunimmt oder diese Beziehung einen sigmoidalen Verlauf annimmt. Diese Verhältnisse werden deutlich, wenn man einzelne Regionen aus dem Verlauf der Konzentrations-Wirkungs-Beziehung getrennt betrachtet, wie in Abb. 38.3 am Beispiel von Tubocurarin dargestellt. Der Effekt des Muskelrelaxans wurde anhand der Greifstärke ermittelt, die bei 100%iger Wirkung vollständig aufgehoben ist. Während nach einer Bolusinjektion die Arzneimittelkonzentration exponentiell mit der Zeit abfällt, lässt sich der zeitliche Verlauf der Wirkung formal in 3 Regionen einteilen. Kurz nach der Bolusinjektion wird die maximale muskelrelaxierende Wirkung erreicht und für eine gewisse Zeit weitgehend aufrechterhalten (Region 3). Eine Korrelation zwischen Wirkung und Plasmakonzentration ist in diesem Bereich kaum nachweisbar. In der Region 2 fällt die Wirkung linear mit der Zeit ab, die Plasmakonzentration ändert sich aber exponentiell. Nur in der Region 1 fallen Wirkung und Plasmakonzentrationen exponentiell ab und nur hier erhält man eine direkte proportionale Beziehung zwischen Wirkung und Plasmakonzentration. Wird wie üblicherweise die Konzentrations-Wirkungs-Beziehung semilogarithmisch dargestellt (Einschub in Abb. 38.3), so lassen sich auch hier die 3 Regionen unterscheiden. Die Region I beschreibt den Bereich zwischen 0 und 20% der maximalen Wirkung – die Intensität des Effektes in Abhängigkeit von der Plasmakonzentration lässt sich mit Hilfe einer einfachen linearen Regression beschreiben:

$$E = m \cdot C \qquad (16)$$

(E=Pharmakologischer Effekt, m=Anstieg der Regressionsgeraden, C=Konzentration)

In der Region 2, die von ca. 20–80% der maximalen Wirkung reicht, ändert sich der Effekt linear mit dem Logarithmus der Plasmakonzentration und die Beziehung lässt sich wie folgt beschreiben:

$$E = m \cdot \log C + \text{Konstante} \qquad (17)$$

Die Konstante bezeichnet den extrapolierten Schnittpunkt mit der X-Achse und gibt somit die minimal wirksame Konzentration an. In der Region 3 nähert sich der Effekt exponentiell dem maximalen Effekt und die Wirkung (E) entspricht etwa der maximalen Wirkung:

$$E = E_{max} \qquad (18)$$

Besonders diese letzte Region der Konzentrations-Wirkungs-Beziehung ist Untersuchungen schwer zugänglich, da die Konzentration beträchtlich gesteigert werden müsste um einen geringen Zuwachs an Wirkung zu erreichen.

Für die formale Beschreibung des gesamten Verlaufes der Konzentrations-Wirkungs-Beziehung dient das sigmoidale E_{max}-Modell, das auf der Hill-Gleichung (Hill 1910) basiert:

$$E = \frac{E_{max} \cdot C^n}{EC_{50}^n + C^n} \qquad (19)$$

(E_{max}=maximaler Effekt, C=Konzentration, EC_{50}=Konzentration bei der 50% des maximalen Effektes erreicht werden, n=Hill-Koeffizient, der die Steilheit der Kurve bestimmt).

Der Effekt als Funktion der Konzentration hat einen hyperbolen Verlauf, wenn n=1 ist (einfaches E_{max}-Modell). Wenn n ungleich 1 ist, nimmt die Kurve einen sigmoidalen Verlauf, dessen Steilheit durch den Hill-Koeffizienten n bestimmt wird (Abb. 38.4). Je größer n um so steiler wird diese Beziehung im mittleren Bereich. Konzentrations-Wirkungsdaten lassen sich formal durch Wahl des geeigneten Hill-Koeffizienten mathematisch beschreiben und der maximale Effekt kann über die Messdaten hinaus extrapoliert werden. Die Ermittlung des maximalen Effektes wird aber um so unsicherer, je weiter die gemessenen Daten von dem maximalen Effekt entfernt sind. In dem zuvor beschriebenen Beispiel wurde die Wirkung in dem gleichen Individuum kontinuierlich als Funktion der Zeit nach Verabreichung des Arzneimittels bestimmt (graduelle Wirkung). Solche fortlaufenden Messungen sind aus technischen Gründen häufig schwierig oder überhaupt nicht durchführbar.

Eine andere Möglichkeit besteht in der Darstellung der Wirkung nach dem Alles-oder-Nichts-Gesetz, d. h. eine bestimmte vorher festgesetzte Wirkung tritt nach der Gabe des Pharmakons ein oder bleibt aus. In diesem Falle wird auf der Ordinate der Prozentsatz der behandelten Patienten aufgetragen, bei denen der vorher definierte Wirkungsendpunkt erreicht wurde und auf der Abszisse die Konzentration. Ein Beispiel ist in Abb. 38.5 dargestellt, die die antiarrhythmische Wirkung von Propranolol bei Patienten mit ventrikulären Arrhythmien wiedergibt (Woosley et al. 1979). Die Patienten wurden mit steigenden Propranololdosen behandelt, bis der gewünschte Effekt (70%ige Unterdrückung der ventrikulären Extrasystolen) auftrat. Die Dosis wurde auf 940 mg/Tag begrenzt. Man erkennt, dass bei 70% der behandelten Patienten der gewünschte Effekt erreicht wurde und dass bei 40% dieser Patienten hierzu Konzentrationen über 100 ng/ml benötigt wurden. Der β-Adrenozeptoren blockierende Effekt ist bei 100 ng/ml bereits maximal, sodass zusätzliche Mechanismen für die antiarrhythmische Wirkung verantwortlich sein dürften. Durch intrakardiale Ableitung des monophasischen Aktionspotentials ergaben sich tatsächlich Hinweise, dass mit Plasmakonzentrationen über 100 ng/ml noch eine zunehmende membranstabilisierende Wirkung zu erreichen ist (Duff et al. 1983).

38.3.1 Abweichungen von der üblichen Form der Konzentrations-Wirkungs-Beziehung

Abweichungen von der üblichen Form von Konzentrations-Wirkungs-Beziehungen können sich unmittelbar nach der

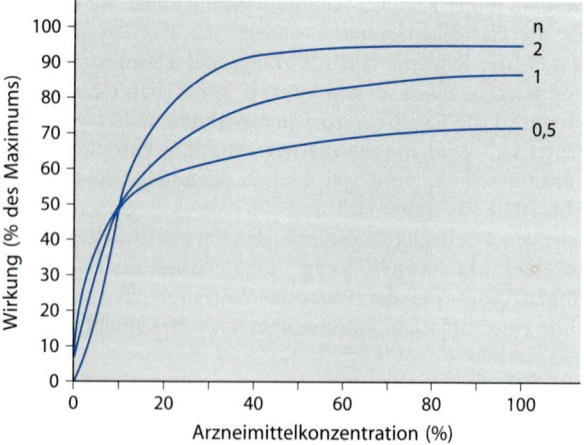

 Abb. 38.4. Das sigmoidale-E_{max}-Modell. Formänderung einer einfachen Hyperbel (n=1) zu anderen Kurven (n=2 und n=0,5) wie sie durch die Formel:

$$E = E_{max} \cdot C^n / (EC_{50}^n + C^n)$$

beschrieben wird. (Nach Holford u. Sheiner 1982)

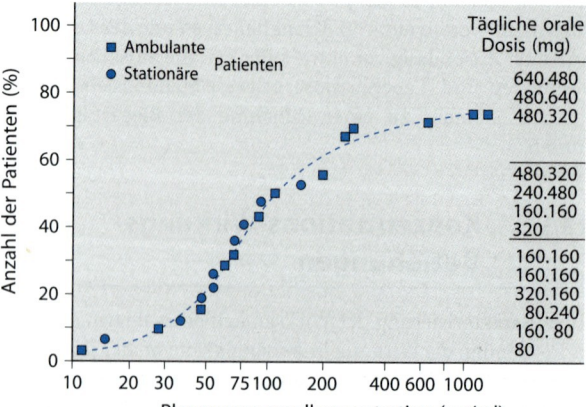

 Abb. 38.5. Konzentrations-Wirkungs-Beziehung von Propranolol: Prozentuale Angabe der erfolgreich behandelten Patienten (>70%ige Unterdrückung der ventrikulären Extrasystolen) vs. Plasma-Propranololkonzentration (n=32). (Nach Woosley et al. 1979)

Injektion eines Pharmakons ergeben. Man erkennt hier häufig trotz fallender Plasmakonzentration eine Zunahme der Wirkung. Für das verspätete Erreichen des Wirkungsmaximums ist eine verzögerte Gleichgewichtseinstellung der Arzneimittelkonzentration zwischen Plasma und Wirkort verantwortlich. Trägt man Effekt und Plasmakonzentration in zeitlicher Sequenz auf, so ergeben sich Hystereseschleifen, die gegen den Uhrzeigersinn gerichtet sind (Abb. 38.6a). Dieses Verhalten findet sich z. B. bei einigen Antiarrhythmika wie Procainamid (Galeazzi et al. 1976) und Lorcainid (Meinertz et al. 1979). Bei der intravenösen Verabreichung dieser Arzneimittel ist daher darauf zu achten, dass das Wirkungsmaximum erst einige Zeit nach Beendigung der Bolusinjektion erreicht wird. Im Gegensatz hierzu verläuft bei Lidocain die Äquilibrierung zwischen Plasma und Rezeptor sehr schnell und der Verlauf der Wirkung folgt dem Zeitverlauf der Plasmakonzentration. Andere Mechanismen, die eine solche Hysterese verursachen können, sind z. B. die Bildung von wirksamen Metaboliten (z. B. Isosorbid-5-mononitrat aus Isosorbiddinitrat) oder eine Empfindlichkeitssteigerung unter kontinuierlicher Therapie. Andererseits lässt das Auftreten von Hystereseschleifen, die im Uhrzeigersinn verlaufen (Abb. 38.6b), auf die Ausbildung einer Toleranz oder die Kumulation eines Metaboliten mit antagonistischer Wirksamkeit schließen. So wurde für Metoprolol gezeigt, dass bei gleicher Plasmakonzentration die frequenzsenkende Wirkung nach Gabe von 100 mg geringer war als nach Gabe von 50 mg. Man vermutet in diesem Falle die Bildung eines Metaboliten mit β-Adrenozeptoren-agonistischer Wirksamkeit (Collste et al. 1980).

Die Konzentrations-Wirkungs-Beziehungen können in Abhängigkeit vom Verabreichungsweg unterschiedlich verlaufen. So wurde z. B. für das Antiarrhythmikum Lorcainid gezeigt, dass verglichen mit der intravenösen Verabreichung die Konzentrations-Wirkungs-Beziehung für die Zunahme der QRS-Dauer nach oraler Verabreichung deutlich zu niedrigeren Konzentrationen hin verschoben ist (Abb. 38.7). Die Erklärung hierfür ist die Bildung eines wirksamen Metaboliten im First-pass-Metabolismus (Meinertz et al. 1979). Im Gegensatz dazu nimmt nach intravenöser Gabe von Verapamil bei gleicher Plasmakonzentration die P-Q Zeit stärker zu als nach oraler Gabe (Abb. 38.8). Dieser Befund wurde mit einem stereoselektiven First-pass-Metabolismus der optisch aktiven Verapamil-Enatiomere erklärt. Das stärker wirksame S-Enantiomer wird in der Leber schneller abgebaut als das weniger wirksame R-Enantiomer. Daher ist das Enantiomerenverhältnis (R/S) nach intravenöser Gabe etwa 2 und nach oraler Gabe etwa 5 (Eichelbaum et al. 1986)

Wenn ein Pharmakon zu einem wirksamen Metaboliten umgeformt wird, so ist der geschwindigkeitslimitierende Schritt im Metabolismus des Pharmakons für die Interpretation der Konzentrations-Wirkungs-Beziehung von Bedeutung. Dies soll am Beispiel von Molsidomin, das zum wirksamen Metaboliten SIN-1 bzw. SIN-1A und letztendlich in den unwirksamen Metaboliten SIN-1C verstoffwechselt wird, verdeutlicht werden. Bei der Darstellung der Plasmaspiegel der Muttersubstanz sowie der Metaboliten lässt sich ein paralleler Abfall der Konzentration aller Substanzen erkennen (Abb. 38.9). In gleicher Weise folgt der plethysmographisch gemessene Effekt der Plasmakonzentration. Der parallele Abfall der Plasmakonzentration von Muttersubstanz und Meta-

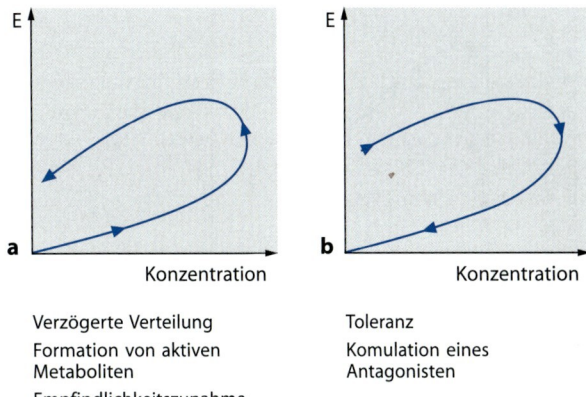

a — Verzögerte Verteilung / Formation von aktiven Metaboliten / Empfindlichkeitszunahme

b — Toleranz / Komulation eines Antagonisten

Abb. 38.6. Konzentrations-Wirkungs-Beziehungen in Form von Hystereseschleifen (gegen und im Uhrzeigersinn) und einige zugrundeliegende Ursachen

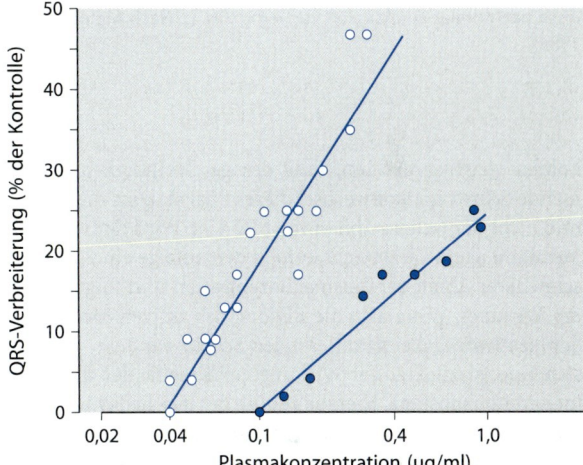

Abb. 38.7. Beziehung zwischen QRS-Verbreiterung im Oberflächen-EKG und Plasmakonzentration von Lorcainid nach oraler Einmalgabe (○) und nach intravenöser Verabreichung (●). (Nach Meinertz et al. 1979)

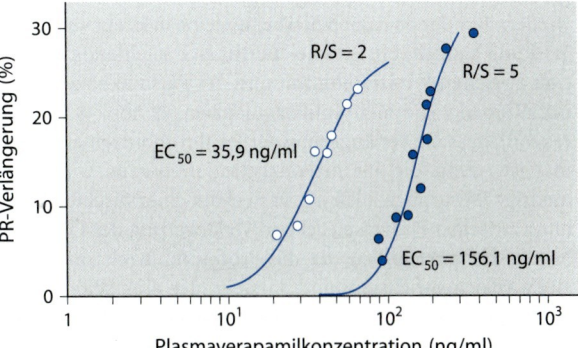

Abb. 38.8. Beziehung zwischen der Verapamilplasmakonzentration und der Verlängerung der PQ-Zeit nach Gabe von razemischem Verapamil 10 mg i.v. (○) bzw. 160 mg (●) oral. Nach intravenöser Gabe beträgt das Verhältnis von R- zu S-Verapamil 2, nach oraler Gabe 5. EC_{50} gibt die Plasmakonzentration von Verapamil an, bei der 50% des maximal zu beobachtenden Effektes erreicht werden. (Nach Eichelbaum et al. 1986)

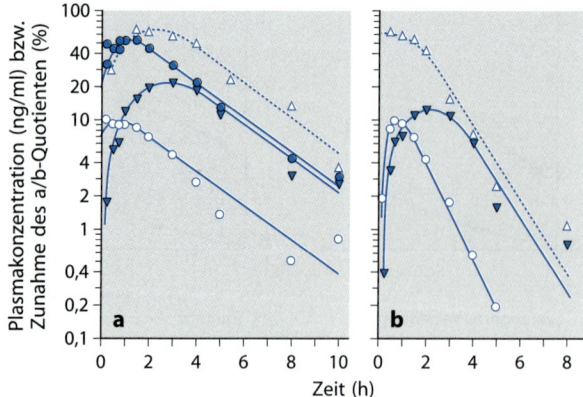

Abb. 38.9a, b. Zeitverlauf der Plasmakonzentration von Molsidomin (●–●) und seiner Metaboliten SIN 1 (○–○) und SIN 1C (▼–▼) und die prozentuale Änderung des a/b-Quotienten im Fingerplethysmogramm (△–△ – Mittelwerte bei 5 gesunden Freiwilligen). **a** Ergebnisse nach oraler Einmalgabe von 8 mg Molsidomin. **b** Ergebnisse nach oraler Einmalgabe von 4 mg SIN 1. (Nach Meinertz et al. 1985)

boliten weist darauf hin, dass der geschwindigkeitsbestimmende Schritt im Stoffwechsel dieses Pharmakons die Bildung und nicht der weitere Abbau von SIN-1 ist. Wird der wirksame Metabolit allein verabreicht, erfolgt demzufolge ein wesentlich schnellerer Abfall der Plasmakonzentration und folglich auch der Wirkung. Wenn also die Bildung des aktiven Metaboliten den geschwindigkeitslimitierenden Schritt darstellt, so ergibt sich eine Parallelität der Wirkung zur Kinetik der unwirksamen Muttersubstanz. Hieraus könnte der falsche Schluss gezogen werden, dass die Muttersubstanz das wirksame Prinzip darstellt. Konzentrations-Wirkungs-Beziehungen für Muttersubstanz und wirksamen Metabolit nach Gabe von Molsidomin und SIN-1 zeigen aber eine deutliche Linksverschiebung der Konzentrations-Wirkungs-Beziehung für den Metaboliten.

Wenn sich keine Korrelation zwischen Plasmakonzentration und Wirksamkeit ergibt, sollte überprüft werden, ob der gemessene Parameter den eigentlichen Effekt des Pharmakons wiedergibt oder ob es sich hierbei um eine indirekt vermittelte Wirkung handelt. Ein Beispiel hierfür ist die fehlende Korrelation zwischen Prothrombinzeit und der Plasmakonzentration nach Gaben von oralen Antikoagulanzien (● Abb. 38.10). Man erkennt, dass die Verlängerung der Prothrombinzeit erst maximal ist, wenn die Plasmakonzentration bereits wieder auf niedrige Werte abgefallen ist. Das Fehlen einer direkten Beziehung zwischen Plasmaspiegel und Verlängerung der Prothrombinzeit ist verständlich, da die Prothrombinzeit im Plasma einen Gleichgewichtszustand darstellt, der einerseits von der Synthesegeschwindigkeit und andererseits von der Eliminationsgeschwindigkeit der Gerinnungsfaktoren des Prothrombinkomplexes abhängt und infolge dessen nicht die direkte Wirkung dieser Pharmaka widerspiegelt. So hemmen orale Antikoagulanzien die Synthese des Prothrombinkomplexes ohne dessen Zerstörungsgeschwindigkeit zu beeinflussen. Trägt man die Syntheserate des Prothombinkomplexes als Funktion der Plasmakonzentration auf, so ergeben sich log-lineare Konzentrations-Wirkungs-Beziehungen.

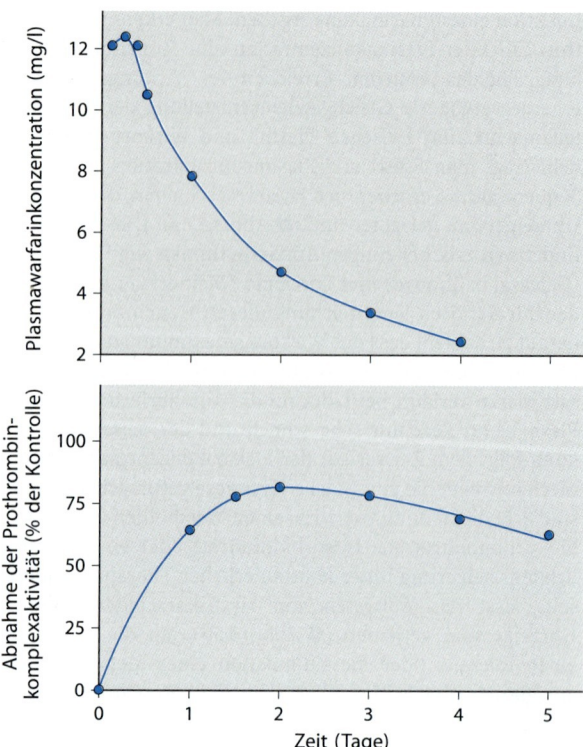

Abb. 38.10. Plasmakonzentration von Warfarin (oberer Teil) und Abnahme der Prothrombin-Komplexaktivität nach Gabe einer Einzeldosis von 1,5 mg/kg KG des oralen Antikoagulans Warfarin-Na. (Nach Nagashima et al. 1969)

> **Klinisch wichtig**
>
> Für stark an Plasmaproteine gebundene Pharmaka muss beachtet werden, dass Konzentrations-Wirkungs-Beziehungen, die bezogen auf die Gesamtkonzentration des Arzneimittels im Plasma erstellt werden, nicht notwendigerweise identisch sind mit solchen, denen die freie Arzneimittelkonzentration zugrunde liegt.

So führen Pharmaka, die orale Antikoagulanzien aus ihrer Eiweißbindung verdrängen (z. B. Phenylbutazon, Tolbutamid), ohne den Metabolismus des Antikoagulans zu beeinflussen, zwar zu einer Linksverschiebung der Konzentrations-Wirkungs-Beziehung bezogen auf die Gesamtkonzentration (freies und gebundenes Arzneimittel), die Konzentrations-Wirkungs-Beziehung bezogen auf die freie, nicht an Protein-gebundene Konzentration wird aber nicht beeinflusst (Schmidt u. Jähnchen 1979; Trenk u. Jähnchen 1980).

38.3.2 Therapeutischer Plasmakonzentrationsbereich

Für einige Pharmaka lässt sich ein Plasmakonzentrationsbereich angeben, innerhalb dessen Grenzen die Wahrscheinlichkeit einer therapeutischen Wirksamkeit groß und die des Auftretens von unerwünschten Wirkungen gering ist. Dieser

38.3 · Konzentrations-Wirkungs-Beziehungen

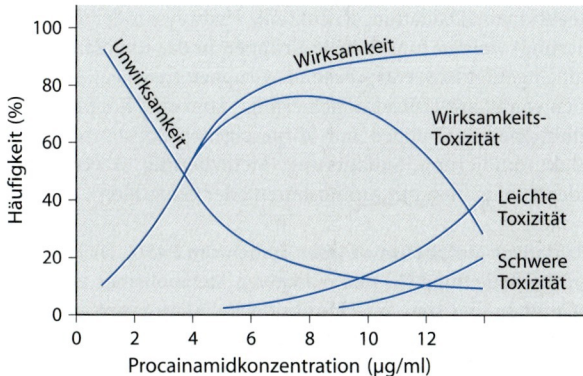

Abb. 38.11. Schematische Darstellung der Häufigkeit einer unwirksamen Therapie, einer wirksamen Therapie sowie leichter und schwerer Nebenwirkungen in Abhängigkeit von der Serumkonzentration von Procainamid. „Therapeutische Effektivität" wurde als Differenz zwischen der Häufigkeit einer wirksamen Therapie und der Häufigkeit von toxischen Wirkungen definiert. Die Wahrscheinlichkeit einer „therapeutischen Effektivität" ist im Bereich zwischen 4 und 10 μg/ml Procainamid relativ groß (Häufigkeit >50%) am größten jedoch bei einer Serumkonzentration von etwa 7 μg/ml. (Daten von Koch-Weser 1973; modifizierte Darstellung nach Rowland u. Tozer 1989)

Bereich wird als **therapeutischer Plasmakonzentrationsbereich** bezeichnet. Er wird an einem Patientenkollektiv ermittelt, bei dem die Häufigkeit von Therapieerfolg und Nebenwirkungen in Abhängigkeit von der Plasmakonzentration analysiert wird.

Ein Beispiel hierfür ist in Abb. 38.11 dargestellt, wo in mehr als 3000 Plasmaproben von 291 Patienten der therapeutische Bereich von Procainamid bestimmt wurde (Rowland u. Tozer 1989). Die Häufigkeit (in % der untersuchten Plasmaproben) einer ineffektiven Therapie nimmt mit steigender Plasmakonzentration ab, die einer effektiven Therapie zu. Ab einer bestimmten Plasmakonzentration nimmt auch die Frequenz von leichteren und schwereren Nebenwirkungen zu.

Definition

Die **therapeutische Effektivität** lässt sich als Differenz der Häufigkeit von therapeutischer Wirksamkeit und beobachteten Nebenwirkungen definieren. Wird diese Differenz für alle gemessenen Plasmakonzentrationen gebildet, ergibt sich eine Häufigkeitsverteilungskurve. Anhand dieser Kurve lässt sich ein Bereich definieren (z. B. für Procainamid etwa zwischen 4 und 10 μg/ml), innerhalb dessen Grenzen die Wahrscheinlichkeit eines therapeutischen Erfolges groß ist.

Die höchste Wahrscheinlichkeit einer effektiven Therapie wäre am Maximum der Häufigkeitsverteilungskurve (etwa bei 7 μg/ml) gegeben. Im Einzelfall lässt sich die therapeutische Effektivität jedoch nicht mit Sicherheit voraussagen. So ist selbst bei der optimalen Plasmakonzentration von 7 μg/ml in ca. 15% der Fälle mit einem unzureichenden Therapieerfolg und in ca. 10% bereits mit leichteren Nebenwirkungen zu rechnen. Andererseits kann selbst mit Plasmakonzentrationen unter 4 μg/ml das therapeutische Ziel erreicht werden; die Wahrscheinlichkeit eines solchen Erfolges ist jedoch vergleichsweise gering. Insofern lassen sich die Grenzen des therapeutischen Bereichs nicht scharf abstecken und machen in jedem Fall eine Therapie entsprechend den individuellen Erfordernissen notwendig.

Individuelle Variabilität. Da die individuelle Empfindlichkeit jedoch bei Therapiebeginn meist nicht bekannt ist, muss die erste Abschätzung der therapeutischen Plasmakonzentration anhand solcher Wahrscheinlichkeitsbetrachtungen erfolgen. Obwohl die Plasmakonzentrations-Wirkungs-Beziehung unabhängig vom Ausmaß der Resorption und von der Elimination ist, könnten pharmakokinetische Einflussgrößen wie z. B. Unterschiede im Ausmaß der Plasmaproteinbindung oder die Bildung aktiver Metabolite dennoch zur Variabilität dieser Beziehung beitragen. Der Einfluss von interindividuellen Unterschieden in der Plasmaproteinbindung lässt sich eliminieren, wenn der therapeutische Bereich für die freie, ungebundene Konzentration ermittelt wird. Hierauf wird aufgrund des damit verbundenen technischen Aufwandes häufig verzichtet, obwohl es für eine Reihe von Pharmaka sicher sinnvoll ist. Der Beitrag aktiver Metabolite zu den interindividuellen Unterschieden in der Konzentrations-Wirkungs-Beziehung lässt sich durch gleichzeitige Quantifizierung von Ausgangssubstanz und Metabolit(en) ermitteln.

Trotz aller Einschränkungen ist die Kenntnis der Plasmakonzentrations-Wirkungs-Beziehung ein wesentlich sicherer Parameter zur Beurteilung der Wirksamkeit eines Pharmakons als die Dosis-Wirkungs-Beziehung, da sich hierdurch einige für den therapeutischen Erfolg maßgebliche pharmakokinetische Einflussgrößen wie Resorption, First-pass-Metabolismus, Elimination und z. T. auch arzneimittel- und krankheitsbedingte Änderungen in den pharmakokinetischen Parametern, die beträchtlichen interindividuellen Variationen unterliegen können, eliminieren lassen.

38.3.3 Therapiekontrolle anhand der Plasmakonzentration

> Die Messung der Arzneimittelkonzentration in Blut, Plasma oder Serum ist ein allgemein akzeptiertes Hilfsmittel für die Optimierung der Therapie mit bestimmten Arzneimitteln. In der Regel ist ein „therapeutic drug monitoring" nur sinnvoll für Arzneimittel mit kleiner therapeutischer Breite, und wenn zudem die erwünschte Wirkung nicht unmittelbar direkt und mit ausreichender Aussagekraft messbar ist.

So kann z. B. auf die Konzentrationsmessung von blutzuckersenkenden Wirkstoffen in der Regel verzichtet werden, während dagegen bei der immunsuppressiven Therapie nach Organtransplantation oder der Behandlung der Epilepsie eine optimierte Dosierung der verordneten Arzneimittel besser durch Berücksichtigung der gefundenen Plasma- oder Blutkonzentrationen gefunden werden kann. Grundlage des „therapeutic drug monitoring" ist dabei die Annahme, dass die erwünschten und unerwünschten Wirkungen von Arzneimitteln eine engere Korrelation mit dem Plasmaspiegel als mit der verabreichten Dosis aufweisen. Die Dosierung soll deshalb bei Medikamenten mit enger therapeutischer Breite mit Hilfe von Konzentrationsmessungen individuell so angepasst werden, dass einerseits die erwartete Wirkung möglichst ausgeschöpft wird, ohne dass gleichzeitig die Wahrscheinlichkeit des Auftretens von unerwünschten Wirkungen über Gebühr erhöht ist. Für die häufig zu beobachtende und in Einzelfällen nicht vorhersehbare interindividuelle Variabilität der Plasmakonzentration nach Gabe gleicher Dosen können zahlreiche physiologische bzw. pathologische Einflussgrößen und pharmakokinetische Faktoren verantwortlich sein, die sich z. T. wiederum wechselseitig beeinflussen können.

> **Einflussfaktoren für die individuelle Variabilität der Plasmakonzentration**
> — Aktivität des Arzneimittelmetabolismus
> — Nierenfunktion
> — Lebensalter
> — Variabilität der Bioverfügbarkeit – First-pass-Metabolismus
> — Aktive Arzneimitteltransportprozesse (z. B. ABC-Transportproteine)
> — Proteinbindung
> — Arzneimittelwechselwirkungen

Aktivität des Arzneimittelmetabolismus

Lipophile Arzneimittel oder Fremdstoffe werden nur sehr langsam renal eliminiert, da sie nach der glomerulären Filtration in den Nierentubuli weitgehend wieder rückresorbiert werden. Ohne chemische Veränderung würden sie daher im Körper akkumulieren. Der Organismus besitzt Enzymsysteme, die lipophile Xenobiotika in hydrophilere und damit leichter ausscheidbare Substanzen umwandeln können. Die als Biotransformation bezeichneten Umwandlungsprozesse erfolgen vor allem in der Leber aber auch in anderen Organen (Darm, Niere, Lunge, Milz, Muskulatur, Haut oder Blut) und werden in Phase-I- und Phase II-Reaktionen unterschieden. Bei Phase-I-Reaktionen (Oxidation, Reduktion, Hydrolyse oder Hydratisierung) werden funktionelle Gruppen in das unpolare Molekül eingefügt bzw. entsprechende Gruppen freigelegt. Im Rahmen von Phase-II-Reaktionen erfolgt dann eine Kopplung der funktionellen Gruppen mit körpereigenen Substanzen (z. B. Glukuronidierung, Sulfatierung, Methylierung, Azetylierung oder Konjugation mit Aminosäuren oder Glutathion).

Oxidativer Metabolismus über Zytochrom P450. Die weitaus größte Bedeutung für den oxidativen Metabolismus von Arzneimitteln besitzen mischfunktionelle Monooxygenasen, die Hämproteine vom Typ des Zytochrom P450 enthalten. Hierbei handelt es sich um kein einzelnes Enzym sondern um eine Gruppe von Enzymen, die von der Grundfunktion her gleich sind, sich aber in Bezug auf ihre Substratspezifität und ihre variable Expression erheblich unterscheiden. Es gibt ca. 500 P450-Sequenzen, die auf der Basis von Homologien in der Aminosäuresequenz in Familien und Subfamilien aufgeteilt werden. Zytochrom P450-Enzyme (CYP), die eine Sequenzhomologie von > 40% aufweisen, werden einer Familie zugeordnet, die durch eine arabische Zahl charakterisiert ist (z. B. CYP2). Innerhalb einer Familie werden die Enzyme Subfamilien (z. B. CYP2D) zugeordnet, wobei die Sequenzhomologie der Isoformen innerhalb einer Subfamilie >55% ist. CYP2D6 kennzeichnet daher das sechste Enzym der Subfamilie D aus der Familie 2. Die für den Arzneimittelstoffwechsel relevanten 12 Isoformen gehören 7 Subfamilien der Genfamilien 1–3 an. Die wichtigsten Isoformen sind mit einigen Beispielsubstraten in der Tabelle 38.1 zusammengestellt.

Charakteristisch für die einzelnen am Fremdstoffwechsel beteiligten CYP-Enzyme ist ihre breite Substratspezifität, sodass Arzneistoffe mit sehr verschiedener chemischer Struktur durch das gleiche Enzym verstoffwechselt werden. Häufig werden verschiedene metabolische Schritte bei der Biotransformation eines Wirkstoffes aber durch verschiedene beteiligte

Tabelle 38.1. Die wichtigsten am Stoffwechsel von Arzneimitteln beteiligten P450-Enzyme und ihre Zuordnung zu Beispielsubstraten

CYP	Familie	Subfamilie/Isoenzym	Substrat
	1	A1, A2	Theophyllin, Clozapin, Koffein
	2	A6	Nikotin
		B6	Cyclophosphamid, Bupropion
		C8	Verapamil, Paclitaxel
		C9	Warfarin, Diclofenac, Celecoxib, Tolbutamid
		C19	Omeprazol, Diazepam, Proguanil
		D6	Codein, Propafenon, Imipramin, Tamoxifen, Flecainid
		E1	Ethanol
	3	A4, A5	Verapamil, Nifedipin, Simvastatin, Lovastatin, Clopidogrel, Ciclosporin, Ketoconazol, Cyclophosphamid, Midazolam, Tamoxifen

Enzyme katalysiert. Die Zuordnung der Substrate bzw. Metabolisierungswege zu den einzelnen Enzymen hat erhebliche praktische Konsequenzen für die Abschätzung des Interaktionspotentials. Werden 2 Arzneimittel über dasselbe Enzym verstoffwechselt, besteht die Möglichkeit einer metabolischen Interaktion im Sinne einer Induktion oder Hemmung des Stoffwechsels.

Die Leber enthält ca. 90–95% des gesamten Zytochrom P450, wobei etwa 2 Drittel des Gehaltes auf Enzyme entfallen, die den Arzneimittelstoffwechsel katalysieren. Darüber hinaus konnten aber auch in vielen anderen Organen (Gastrointestinaltrakt speziell in der luminalen Schicht der Enterozyten, Lunge, Gehirn) CYP-Enzyme nachgewiesen werden. CYP3A4 ist mit etwa 30% das quantitativ wichtigste Zytochrom P450 in der Leber und ist darüber hinaus für die Arzneimitteltherapie von besonderer Bedeutung, da schätzungsweise 60% aller therapeutisch eingesetzten Arzneistoffe über dieses Isoenzym verstoffwechselt werden.

Die Menge an einzelnen CYP-Enzymen ist interindividuell sehr unterschiedlich. Die Enzymmenge kann zum einen im Sinne einer Enzyminduktion reguliert werden. Die Zunahme an Enzym kann entweder auf eine vermehrte Gentranskription oder einen verminderten Enzymabbau zurückgeführt werden. Hiervon sind CYP1A2, CYP2B6 und insbesondere CYP3A4 betroffen, bei dem bis zu 20fache interindividuelle Unterschiede in der Expression beschrieben wurden.

Genetischer Polymorphismus. Der unterschiedliche Gehalt der Enzyme CYP2B6, CYP2D9, CYP2D19 und CYP2D6 beruht auf einem genetischen Polymorphismus.

> **Definition**
>
> Von einem genetischen Polymorphismus spricht man, wenn ein monogen vererbtes Merkmal in der Bevölkerung in mindestens 2 Phäno- oder Genotypen auftritt, und dessen Allelhäufigkeit in mindestens einem Prozent vorkommt.

Genetisch bedingte Variationen in der Pharmakokinetik sind darauf zurückzuführen, dass aufgrund von Mutationen bestimmte arzneistoffmetabolisierende Enzyme entweder nicht exprimiert werden oder aber in ihren katalytischen Eigenschaften verändert sind. Die Relevanz des betreffenden Polymorphismus hängt vom Beitrag des entsprechenden Metabolisierungsschrittes an der Elimination des jeweiligen Arzneistoff ab, und manifestiert sich klinisch zudem in Abhängigkeit von der therapeutischen Breite des Wirkstoffes.

Personen mit einem defizienten Metabolismus werden phänotypisch als defiziente Metabolisierer („poor metabolisers", PM) im Unterschied zu den normalen Metabolisierern („extensive metabolisers", EM) bezeichnet. Für CYP2D6 sind allerdings auch Genduplikation bzw. eine Multiplikation nachgewiesen (ultraschnelle Metabolisierer, UM). Die Charakterisierung kann entweder über eine Phänotypisierung oder eine Genotypisierung erfolgen. Bei der Phänotypisierung wird eine Testdosis eines bekannten Substrat des betreffenden Isoenzyms verabreicht, und die gebildete Menge an Metabolit im Verhältnis zur Ausgangssubstanz gemessen. Bei der Genotypisierung werden mit Hilfe molekularbiologischer Techniken die bekannten Mutationen direkt untersucht. Die Auswahl der

Tabelle 38.2. Auswahl genetischer Polymorphismen arzneistoffmetabolisierender Enzyme

Enzyme	Prävalenz defizienter Metabolisierer in Westeuropa
Zytochrom-P450-Enzyme	
CYP2B6	1–2%
CYP2C9	2%
CYP2C19	2–5%
CYP2D6	5–10%
Andere genetische Polymorphismen	
Pseudo- oder Butyrylcholinesterase	ca. 0,05%
NAT II (N-Acetyltransferase)	ca. 50%
TPMT (Thiopurin-S-Methyltransferase)	0,3%

wichtigsten bekannten genetischen Polymorphismen des Arzneimittelmetabolismus ist in Tabelle 38.2 mit der Häufigkeit in der europäischen Bevölkerung zusammengestellt. Darüber hinaus gibt es erhebliche ethnische Unterschiede.

Die Annahme, dass bei defizienten Metabolisierern eine verstärkte Wirkung oder vermehrt unerwünschte Wirkungen nach Verabreichung von Standarddosierungen des betreffenden Arzneimittels auftreten, ist allerdings nur dann gültig, wenn die Ausgangssubstanz für die pharmakologische Wirkung verantwortlich ist. Stellt dagegen ein gebildeter Metabolit das eigentliche Wirkprinzip dar, kann der gewünschte therapeutische Effekt ausbleiben. Ein Beispiel hierfür ist die analgetische Wirkung von Codein, die über eine CYP2D6 katalysierte O-demethylierung von Codein zum Morphin zustande kommt. Nach Gabe von Codein an CYP2D6-defiziente Metabolisierer wird nur wenig Morphin gebildet, und der analgetische Effekt ist bei den betroffenen Patienten deutlich geringer.

Nierenfunktion

Akute und chronische Niereninsuffizienz führen durch die herabgesetzte Ausscheidungsgeschwindigkeit renal eliminierter Arzneimittel bzw. deren Metabolite zur Akkumulation. Ausgehend von der ermittelten Kreatininclearance und dem bekannten Dosisanteil der extrarenal eliminiert wird bzw. mit Hilfe spezieller Normogramme kann die Dosierung von Arzneimitteln der veränderten Nierenfunktion prinzipiell angepasst werden. Dies sollte jedoch bei Pharmaka mit geringer therapeutischer Breite wenn möglich immer durch eine Bestimmung der Plasmakonzentration überprüft werden.

Lebensalter

Das Lebensalter des Patienten hat einen nicht unerheblichen Einfluss auf das Verteilungsvolumen und/oder die Elimination bestimmter Arzneimittel. Das Verteilungsvolumen kann dabei mit steigendem Lebensalter sowohl zunehmen (z. B. Diazepam) als auch abnehmen (z. B. Antipyrin, Propicillin, Pethidin). So haben Neugeborene und Säuglinge bis zu einem Alter von 7 Monaten ein deutlich vergrößertes Verteilungsvolumen für Digoxin. Für die Elimination lässt sich pauschal sagen, dass bei Neugeborenen die Leber- und Nierenfunktionen noch unreif sind, während Säuglinge und Kleinkinder dann viele Arzneimittel wie z. B. Theophyllin schneller metabolisieren als Erwachsene. Mit fortschreitendem Lebensalter wirken sich dann die altersbedingten Abnahmen der Leber- und Nierenfunktion auf die Elimination von Pharmaka aus.

Variabilität der Bioverfügbarkeit – First-pass-Metabolismus

Der Anteil, der nach oraler Gabe eines Arzneimittels in die systemische Zirkulation gelangt, ist abhängig von der Resorptionsquote und dem Ausmaß des First-pass-Metabolismus. Die Resorptionsquote kann intra- und interindividuell, z. B. durch Interaktionen mit Nahrungsbestandteilen, stärker variieren. Ein klassisches Beispiel hierfür ist die Bildung von unlöslichen Kalzium-Tetracyclin-Komplexen bei der Einnahme von Tetracyclinpräparaten mit Milch. Eine Änderung des pH-Milieus oder der Transportgeschwindigkeit im Gastrointestinaltrakt (insbesondere eine Verzögerung der Magenentleerungsgeschwindigkeit) kann zu einer herabgesetzten Bioverfügbarkeit von pH-empfindlichen Arzneistoffen durch eine Zerstörung des Arzneistoffes führen. Der Einfluss des First-pass-Metabolismus ist in Abschn. 38.2.3 bereits ausführlich dargestellt.

Aktive Arzneimittelprozesse am Beispiel der ABC-Transportproteine

Das Transportprotein P-Glykoprotein gehört zur Familie der ABC-Transporter („ATP-binding cassette"), die für den Transport ihrer Substrate durch biologische Membranen verantwortlich sind. P-Glykoprotein ist für einen Teil der bei der Chemotherapie von Tumoren beobachteten „multi drug resistenz" (MDR) verantwortlich. Es wird dabei in der Zellmembran überexprimiert, und erniedrigt durch einen ATP-abhängigen aktiven Auswärtstransport die intrazelluläre Konzentration einer Vielzahl von Zytostatika in der Tumorzelle.

Inzwischen ist bekannt, dass ABC-Transporter vom Typ des P-Glykoprotein nicht nur in Tumorzellen sondern auch in gesunden Geweben wie Leber, Niere, Darmmukosa und Gehirn physiologisch exprimiert werden (◘ Tabelle 38.3). Es leistet dabei einen wichtigen Beitrag zur Barrierefunktion der Blut-Hirn-Schranke und beeinflusst neben der Elimination insbesondere die Resorption von Arzneimitteln aus dem Gastrointestinaltrakt. Während früher davon ausgegangen wurde, dass die Mukosa des Gastrointestinaltraktes eine passive Absorptionsbarriere für Arzneimittel darstellt, konnte in den letzten Jahren gezeigt werden, dass die Dünndarmmukosa durch aktive Mechanismen die Bioverfügbarkeit von Arzneimitteln beeinflussen kann. So können in den Enterozyten lokalisierte Enzyme (z. B. CYP3A4) über einen prähepatischen First-pass-Metabolismus die Bioverfügbarkeit von Arzneimitteln beeinflussen. Das an der apikalen Membran der Enterozyten lokalisierte P-Glykoprotein kann die Substrate nach der Resorption durch die Enterozyten wieder zurück in das Lumen des Gastrointestinaltraktes pumpen.

Diese Erkenntnisse haben ermöglicht, den zuvor nicht bekannten Mechanismus der Arzneimittelinteraktion zwischen Digoxin und Chinidin zu erklären: Chinidin ist ein Inhibitor von P-Glykoprotein. Der Anstieg der Digoxinplasmakonzentration unter Komedikation mit Chinidin kann deshalb mit einer Hemmung des Auswärtstransportes von Digoxin sowohl in den Enterozyten (Verminderung der Bioverfügbarkeit von Digoxin) als auch in den Epithelzellen des proximalen Tubulussystems der Niere (verminderte renale Clearance von Digoxin) unter dem Einfluss von Chinidin erklärt werden.

Das in den Epithelzellen der Gehirnkapillaren lokalisierte P-Glykoprotein hält die Gehirnkonzentration von Substraten gegenüber der Blutkonzentration niedrig. Die Aufrechterhaltung dieses Gradienten kann bei Arzneimitteln erwünscht sein, wenn für dieses nur eine periphere Wirkung angestrebt wird (z. B. Loperamid). Demgegenüber wird bei der Therapie der HIV-Infektion mit Proteaseinhibitoren versucht, eine stärkere therapeutische Wirkung im Gehirn durch eine möglichst selektive Hemmung von P-Glykoprotein an der Blut-Hirn-Schranke zu erreichen.

Proteinbindung

In der Regel ist nur der freie, nicht an Gewebs- oder Plasmaproteine gebundene Anteil eines Arzneimittels pharmakologisch aktiv. Eine veränderte Proteinbindung hat nicht nur eine

◘ **Tabelle 38.3.** Lokalisation von P-Glykoprotein in Geweben und Bedeutung für die Pharmakokinetik der Substrate. (Nach Fromm 1999)

Organ	Zelltyp	Lokalisation	Transportrichtung
Leber	Hepatozyt	Kanalikuläre Membran	In die Galle
Darm	Enterozyt	Apikale Membran	In das Lumen des Gastrointestinaltraktes
Niere	Epithelzellen des proximalen Tubulus	Apikale Membran	In das Lumen des Tubulus
Gehirn	Epithelzellen der Gehirnkapillaren	Luminale Membran	In das Blut

Änderung der Wirksamkeit zur Folge. Gleichzeitig kann durch die erhöhte bzw. erniedrigte freie Konzentration die glomeruläre Filtration oder hepatische Metabolisierung beschleunigt oder herabgesetzt sein; gemäß den in Abschn. 38.1 dargestellten pharmakokinetischen Gesetzmäßigkeiten wird sich ein neues Fließgleichgewicht einstellen. Neben Arzneimittelwechselwirkungen kann die Proteinbindung eines Arzneimittels auch durch verschiedene physiologisch-pathologische Einflussgrößen verändert sein. So kommt es nicht nur mit fortschreitendem Lebensalter sondern auch bei verschiedenen Leber- und Nierenerkrankungen zu einer Abnahme der Bindung. Viele basische Pharmaka werden im Plasma überwiegend an das saure α_1-Glykoprotein gebunden. Infolge eines Anstieges dieses Akute-Phase-Proteins, z. B. nach akutem Myokardinfarkt oder nach größeren chirurgischen Eingriffen, kann die Plasmaproteinbindung basischer Arzneimittel zunehmen, wodurch es zu einer Abnahme der freien Konzentration kommt. An diesen Beispielen ist ersichtlich, dass für stark an Gewebs- oder Plasmaproteine gebundene Arzneimittel eigentlich die Kenntnis der freien, nicht gebundenen Arzneimittelkonzentration von Interesse ist. Da die Bestimmung der freien Konzentration technisch jedoch aufwendiger ist, werden beim „therapeutic drug monitorung" von Ausnahmen (Antikonvulsiva) abgesehen in der Regel nur die Gesamtkonzentrationen (Summe aus freier und gebundener Konzentration) im Plasma gemessen.

Arzneimittelwechselwirkungen

Bei der Überprüfung der Frage, ob eine Wechselwirkung zwischen 2 oder mehreren Pharmaka vorliegt, sollte berücksichtigt werden, dass durch die Bestimmung der Plasmakonzentration lediglich Veränderungen der Pharmakokinetik erfasst werden können.

Ursachen für pharmakokinetische Veränderungen
- Inhibition oder Induktion des Arzneimittelstoffwechsels
- Hemmung der hepatischen oder der renalen Exkretion
- Verdrängung aus der Gewebs- oder Plasmaproteinbindung
- Beeinflussung der Bioverfügbarkeit bzw. des Resorptionsprozesses

Mögliche synergistische oder kompetitive Effekte am Ort der Wirkung lassen sich mit der Messung der Plasmakonzentration nicht erfassen.

Zur Beantwortung der Frage, wann die Bestimmung der Arzneimittelkonzentration im Plasma erforderlich oder nützlich ist, lassen sich ausgehend von den geschilderten Einflussmöglichkeiten auf die Pharmakokinetik von Arzneimitteln bestimmte klinische Situationen zusammenfassen, in denen die Bestimmung der Plasmakonzentration eines Arzneimittels mit enger therapeutischer Breite dem behandelnden Arzt wertvolle Informationen liefert.

Indikationen für die Bestimmung der Plasmakonzentration
- Überprüfung bzw. Findung der individuell optimalen Dosis
- Auftreten von unerwünschten Wirkungen und Intoxikationen
- Ausbleiben der erwarteten Wirkung
- Überprüfung der Compliance des Patienten
- Erkrankungen der Eliminationsorgane (Leber- oder Nierenfunktionsstörung)
- Begleiterkrankungen mit möglichem Einfluss auf den Medikamentenspiegel
- Verdacht auf Arzneimittelwechselwirkung

Literatur

Collste P, Haglund K, von Bahr C (1980) Plasma levels and effects of metoprolol after single and multiple oral doses. Clin Pharmacol Ther 27:441–449

Duff H, Roden D, Brorson L et al (1983) Electrophysiologic actions of high plasma concentrations of propranolol in human subjects. J Amer Coll Cardiol 2:1134–1140

Eichelbaum M, Echizen H, Vogelsang B (1986) Einfluss der Applikationsart auf die Plasmakonzentrations-Wirkung von Pharmaka. In: Frölich JC (Hrsg) Plasmaspiegel-Wirkungsbeziehung von Pharmaka. Gustav Fischer Verlag, Stuttgart, 7–13

Fromm, MF (1999) Die Bedeutung von P-Glykoprotein als intestinale Absorptionsbarriere und als Bestandteil der Blut-Hirn-Schranke für Pharmakokinetik und Gewebekonzentrationen von Arzneimitteln. DGPT-Forum 24:40–45

Galeazzi RL, Benet LZ, Sheiner LB (1976) Relationship between the pharmacokinetics and pharmacodynamics of procainamide. Clin Pharmacol Ther 20:278–289

Hill AV (1910) The possible effects of the aggregation of the molecules of haemoglobin on its dissociation curves. J Physiol 40:4–7

Holford NHG, Sheiner LB (1982) Kinetics of pharmacologic response. Pharmacol Ther 16:143–166

Koch-Weser J (1973) In: Okita GT, Archeseon GH (eds) Pharmacology and the future: Problems in therapy, vol 3. Karger, Basel, pp 69–85

Meinertz T, Brandstätter A, Trenk D et al (1985) Relationship between pharmacokinetics and pharmacodynamics of molsidomine and its metabolites in humans. Amer Heart J 109:644–648

Meinertz T, Kasper W, Kersting F et al (1979) Lorcainide, II. Plasma concentration-effect relationship. Clin Pharmacol Ther 26:196–204

Nagashima R, O'Reilly RA, Levy F (1969) Kinetics of pharmacologic effects in man: The anticoagulant action of warfarin. Clin Pharmacol Ther 10:22–35

Rowland M, Tozer TN (1989) Clinical pharmacokinetics: Concepts and applications (2nd ed). Lea & Febiger, Philadelphia

Schmidt W, Jähnchen E (1979) Interaction of phenylbutazone with racemic phenprocoumon and its enantiomers in rats. J Pharmacokin Biopharm 7:643–663

Trenk D, Jähnchen E (1979) Effect of serum protein binding on pharmacokinetics and anticoagulant activity of phenprocoumon in rats. J Pharmacokin Biopharm 8:177–191

Wilkinson GR, Shand DG (1975) A physiological approach to hepatic drug clearance. Clin Pharmacol Ther 18:377–390

Woosley RL, Kronhauser D, Smith R et al (1979) Suppression of chronic ventricular arrhythmias with propranolol. Circulation 60:819–827

Positiv-inotrope Substanzen in der Kardiologie

G.F. Hauf, E. Grom

39.1 Herzglykoside – 818
39.1.1 Vorkommen – 818
39.1.2 Chemische Struktur – 818
39.1.3 Wirkmechanismus – 818
39.1.4 Pharmakokinetik – 819
39.1.5 Praktische Aspekte – 820
39.1.6 Pharmakodynamik – 821
39.1.7 Indikationen und Kontraindikationen einer Digitalistherapie – 822
39.1.8 Nebenwirkungen und Digitalisintoxikation – 823
39.1.9 Digitalis – 200 Jahre alt und immer noch aktuell? – 824

39.2 Katecholamine – 825
39.2.1 Noradrenalin – 825
39.2.2 Adrenalin – 825
39.2.3 Dopamin – 826
39.2.4 Dobutamin – 826

39.3 Phosphodiesterasehemmer – 827

39.4 Kalzium-Sensitizer – 828

Literatur – 828

Die Reduktion der Vor- und Nachlast bei myokardialer Dysfunktion durch ACE-Inhibitoren, AT_1-Rezeptor-Inhibitoren und Vasodilatatoren, evtl. ergänzt durch Diuretika, bessert v. a. indirekt die Förderleistung des Herzens. In Abhängigkeit vom Schweregrad der myokardialen Schädigung kann es zusätzlich erforderlich sein, direkt die Inotropie des Herzmuskels zu steigern. Dabei muss unterschieden werden zwischen der Notwendigkeit einer evtl. Akutintervention sowie einer möglichen Langzeittherapie.

39.1 Herzglykoside

Historische Entwicklung. William Withering beschrieb am 01.07.1785 in seinen „An Account of the Foxglove" die klinische Wirksamkeit von Digitalis, nachdem er über 10 Jahre herzinsuffiziente Patienten täglich mit Digitalisextrakten behandelt hatte. Während zunächst die harntreibende Wirkung von Digitalis im Vordergrund stand, wurde in den folgenden Jahrzehnten die Digitaliswirkung am Herzen erforscht. 1984 wurde die Na^+-K^+-ATPase als Digitalisrezeptor identifiziert. In den großen klinischen Studien RADIANCE und DIG wurde die klinische Relevanz der Digitalistherapie evaluiert (Packer et al. 1993; Digitalis Investigation Group 1997).

39.1.1 Vorkommen

Herzwirksame Glykoside werden aus Teilen von Pflanzen verschiedener Familien, insbesondere aus den Blättern von Digitalis purpurea und lanata (roter und wolliger Fingerhut), dem Samen von Strophantus kombe, Strophantus gratus und den Zwiebeln Urginea (Scilla) maritima (Meerzwiebel) gewonnen. Weiterhin sind Herzglykoside enthalten im Kraut von Convallaria majalis (Maiglöckchen) bzw. von Adonis vernalis (Adonisröschen oder Teufelsauge), in den Blättern von Nerium oleander (Oleanderbaum oder Rosenlorbeer) und den Wurzeln von Helleborus niger (Schwarzer Nieswurz).

39.1.2 Chemische Struktur

Bei der Struktur der Herzglykoside ist zwischen dem Bau
- des Steroidgerüstes (Aglykon),
- der funktionellen Gruppe (Laktonring) und
- der Hilfsgruppe (Zuckerseitenkette)

zu unterscheiden (Abb. 39.1).

Die Funktion des Laktonringes besteht darin, sich mit der membranständigen Na^+-K^+-ATPase zu verbinden. Die Substituenten der Steroidkerne bestimmen u. a., in welchem Maße eine schnelle Dissoziation des Hemmstoff-Enzym-Komplexes (Glykosid-ATPase-Bindung) verhindert wird. Je schneller diese Dissoziation erfolgt, desto flüchtiger ist die Glykosidwirkung. Die Zuckerseitenkette beeinflusst durch die Zahl und Art der Zucker ergänzend die physikochemischen Eigenschaften des Glykosides, wie Resorption sowie Abbau und Ausscheidung.

39.1.3 Wirkmechanismus

> Alle derzeit bekannten positiv-inotropen Substanzen bewirken eine Zunahme der intrazellulären Kalziumkonzentration oder eine Steigerung der Empfindlichkeit auf Kalzium mit der Folge einer verstärkten Kontraktion der Herzmuskelzellen.

1957 beschrieben Skou et al. erstmals das Enzym Na^+-K^+-ATPase (Abb. 39.2), das für den Auswärtstransport von Na^+ und den Einwärtstransport von K^+ von Bedeutung ist. Dieses Enzym wird heute als an der Außenseite der Zellmembran liegender Digitalisrezeptor definiert. Pro µm² Zelloberfläche gibt es an menschlichen Kardiozyten ca. 1000 Glykosidrezeptoren. Die halbmaximale Sättigung der Rezeptoren liegt bei einer Digoxinkonzentration von ca. 2 ng/ml vor, d. h. bei dieser Konzentration von Digoxin im Blut sind etwa die Hälfte der Glykosidrezeptoren durch ein Digoxinmolekül besetzt.

Durch die partielle Blockierung der Na^+-K^+-ATPase kommt es zu einer Zunahme der intrazellulären Natriumkonzentration, die jedoch bei therapeutischen Glykosidkonzentrationen nur gering ist und sich früher den Nachweismethoden entzogen hat. Durch die Erhöhung der intrazellulären Natriumkonzentration wird der Na^+-Ca^{2+}-Austauschmechanismus aktiviert – es werden nach elektrischem Gradienten 3 Na^+ gegen 1 Ca^{2+}-Ion ausgetauscht mit der Folge einer Zunahme der intrazellulären Kalziumkonzentration. Über eine weitere Freisetzung von Kalzium aus verschiedenen intrazellulären

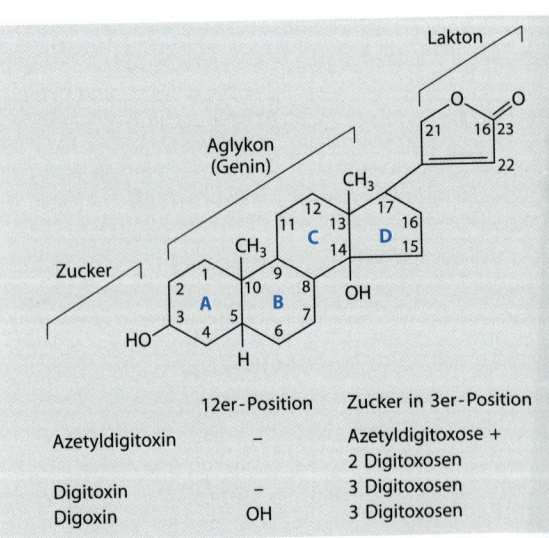

Abb. 39.1. Chemische Struktur der Digitalisglykoside.

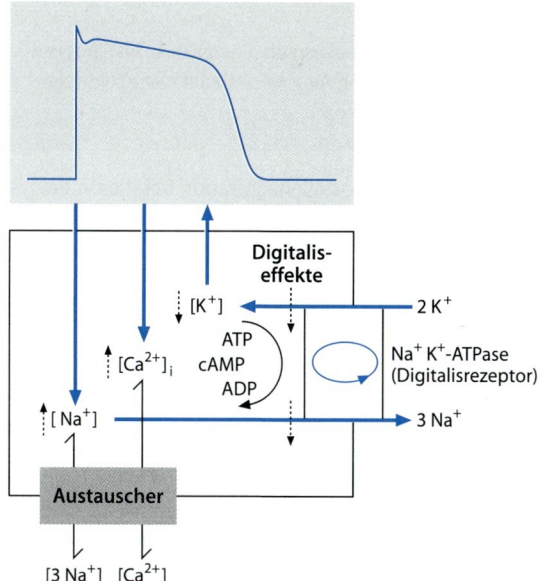

Abb. 39.2. Schematische Darstellung der Ionenströme an der Herzmuskelzelle sowie deren Beeinflussung durch Digitalis. Die während des Aktionspotenzials auftretenden Ionenströme führen zu einer Zunahme der intrazellulären Natrium- und Kalziumkonzentrationen sowie einer Abnahme der Kaliumkonzentration. Die intrazellulären Natrium- und Kaliumkonzentrationen werden durch die Aktivität der Na^+-K^+-ATPase (Digitalisrezeptor) reguliert. Die intrazelluläre Kalziumkonzentration wird durch den Austausch gegen Natrium gesteuert. Durch Digitalis wird die Na^+-K^+-ATPase blockiert. Das intrazelluläre Natrium steigt an und wird durch den Na^+-Ca^{++}-Austauschmechanismus durch Kalzium ersetzt.

Kalziumspeichern werden die kontraktilen Proteine aktiviert (positiv-inotrope Wirkung).

Werden etwa 10–30% der Na^+-K^+-ATPase-Moleküle durch Glykosidmoleküle gehemmt, nimmt die Inotropie zu, werden über 40–50% der Rezeptoren blockiert, steigt die intrazelluläre Natriumkonzentration weiter an und führt zu Rhythmusstörungen sowie zu einer Kontraktur des Herzens. Die im Rahmen einer schweren Digitalisintoxikation zu beobachtende Hyperkaliämie erklärt sich aus der massiven Blockade des Na^+-K^+-Austauschmechanismus (Werdan u. Erdmann 1988).

Die Na^+-K^+-ATPase ist in ihrer Aminosäuresequenz aufgeklärt, die Bindungsstelle für Digitalis definiert. Aus tierexperimentellen Untersuchungen sind 2, wahrscheinlich sogar 3 unterschiedliche Digitalisrezeptoren bekannt; es mehren sich die Hinweise, dass es auch im menschlichen Herzmuskel unterschiedliche Rezeptoren gibt (Erdmann et al. 1985a).

Die Reduktion der Zahl und der Affinität der Glykosidrezeptoren ist weniger eine Funktion des Alters – wie früher vermutet wurde – sondern eher im Zusammenhang mit den im Alter gehäuft auftretenden Erkrankungen zu sehen. Eine deutliche Reduktion der Glykosidrezeptoren wurde bei Patienten mit KHK und bei dilatativer Kardiomyopathie gefunden.

Hat die Glykosidrezeptorendichte im Myokard abgenommen, so kann durch die Erhöhung der Digitalisdosis die Kontraktionskraft nicht wesentlich gesteigert werden. Toxische Effekte treten jedoch früher auf. Bei hoher Affinität des Rezeptors zum Glykosidmolekül (z. B. bei Hypokaliämie) treten schon bei niederen Konzentrationen positiv-inotrope aber auch toxische Effekte auf (Erdmann et al. 1985b).

Pharmakokinetik

Die Herzglykoside weisen z. T. erhebliche Unterschiede besonders hinsichtlich ihrer biologischen Verfügbarkeit und ihres Verhaltens im Stoffwechsel auf. Deren Kenntnisse tragen wesentlich zur Vermeidung schwerwiegender Nebenwirkungen bei. Die klinisch relevanten pharmakokinetischen Daten sind aus Tabelle 39.1 ersichtlich.

Niereninsuffizienz. Digoxin und seine Derivate werden bis zu 70% renal ausgeschieden, nur etwa 10% werden metabolisiert. Eine biliäre Elimination ist bis maximal 25% möglich. Die tägliche Gabe dieser Substanzen in einer für Nierengesunde üblichen Erhaltungsdosis führt daher bei Patienten mit eingeschränkter Nierenfunktion zu einer verzögerten Glykosidausscheidung und damit zu einer Kumulation (Bloom u. Nelp 1966).

Digitoxin hingegen wird zu etwa 80% metabolisiert, überwiegend hepatisch. Digitoxin und seine Metaboliten werden zu etwa 60% renal sowie 40% hepatisch eliminiert. Bei Nieren-

Tabelle 39.1. Pharmkokinetische Parameter der Herzglykoside

Parameter	Digitoxin	Digoxin	β-Azetyldigoxin	β-Methyldigoxin
Bioverfügbarkeit (%)	>90	65–80	70–90	80–90
Verteilungsvolumen (l/kg KG)	0,5	7	7	7
Eiweißbindung (%)	95–97	~25	~25	~25
Biotransformation in der Leber (%)	70	~10	~10	~10
Serum-Eliminationshalbwertszeit (Tage)	7–9	1,5–2	1,5–2	2–2,3
Abklingquote (%)	7–9	20–30	20–30	20–30
Therapeutische Serumkonzentration (ng/ml)	10–25	0,8–2,0	0,8–2,0	0,8–2,0

insuffizienz erfolgt die Ausscheidung weitgehend biliär, sodass eine Dosisanpassung nicht notwendig ist (Storstein et al. 1977).

Eingeschränkte Leberfunktion. Über die Elimination und Biotransformation von Glykosiden bei eingeschränkter Leberfunktion gibt es nur vereinzelte Berichte. Danach ist keine Veränderung der Elimination und Biotransformation von Herzglykosiden bei diesen Patienten zu erwarten.

39.1.5 Praktische Aspekte

Dosierungsstrategien. Die früher häufig ausgeübte Praxis einer initial subtilen Auftitrierung wurde abgelöst durch ein Vorgehen mit Gabe der Digitaliserhaltungsdosis bereits zu Therapiebeginn. In Tabelle 39.2 sind die Erhaltungsdosen der einzelnen Glykoside aufgeführt, definiert durch folgende Formel:

$$\text{Erhaltungsdosis} = \frac{\text{Vollwirkdosis} \times \text{Abklingquote}}{\text{Bioverfügbarkeit}} \text{ mg/Tag}$$

Der Therapiebeginn mit der jeweiligen Erhaltungsdosis bedeutet das Erreichen der therapeutischen Vollwirkdosis (Körperbestand) 1,3–1,5 mg bei Medikation mit Digoxin und seinen Derivaten nach 7–10 Tagen, mit Digitoxin nach etwa 30–40 Tagen. Unter entsprechenden Sicherheitskautelen kann natürlich individuell und abhängig von der Indikation auch eine Schnellaufsättigung erfolgen.

Bestimmung der Digitalisspiegel. Während man noch vor einigen Jahren ein intensives Monitoring der Serumdigitaliskonzentrationen empfohlen hatte, wird dies heute nur noch bei spezieller Befundkonstellation durchgeführt.

> **Indikationen für ein Intensivmonitoring der Digitalisspiegel**
> - Patienten mit Niereninsuffizienz, um eine Glykosidkumulation rechtzeitig zu erkennen
> - Verdacht auf Glykosidintoleranz bzw. beginnender Glykosidintoxikation infolge relativer oder absoluter Überdosierung
> - Erforderliche Glykosidweiterbehandlung von Patienten, über deren Vordigitalisierung keine genaue Information zu erhalten ist
> - Fehlende Glykosidwirkung (Compliance des Patienten?)
> - Medikamentöse Kombinationsbehandlung mit möglichen Interaktionen

Die Messung der Glykosidkonzentration bei diesen Fragestellungen vermittelt einen Anhaltspunkt darüber, ob die weitere Glykosidmedikation in gleicher Dosierung beizubehalten oder anzupassen ist.

Ohne Beurteilung des Patienten – klinische Wirkungsanalyse bzw. Beachtung von Symptomen und/oder elektrokardiographischen Zeichen einer Glykosidintoleranz oder Glykosidintoxikation – erlaubt ein auch im therapeutischen Bereich liegender Wert für den einzelnen Kranken weder eine Aussage über die inotrope Effektivität noch über die Verträglichkeit der Dosierung.

Bei Hypokaliämie, azidotischer Stoffwechsellage oder Glykosidunverträglichkeit des Herzens infolge der Art der zur Insuffizienz führenden Erkrankung (Myokarditis, Infarkt) kann eine Glykosidintoleranz auftreten, obwohl die Werte der Glykosidkonzentration im Serum innerhalb des therapeutischen Bereiches liegen.

Therapeutischer Normbereich. Der therapeutische Normbereich beträgt:

> **Therapeutische Glykosidspiegel**
> - Digoxin, β-Azetyldigoxin, β-Methyldigoxin 0,8–2,0 ng/ml
> - Digitoxin 10–25 ng/ml

Die Streuung der angegebenen Mittelwerte schränkt die differenzialdiagnostische Bedeutung der gemessenen Werte der Glykosidkonzentration insofern ein, als sich die Werte des therapeutischen mit denen des toxischen Bereiches z. T. überschneiden (Grosse-Brockhoff et al. 1973). So können Werte von über 30 ng/ml für Digitoxin und Werte um etwa 2 ng/ml für Digoxin bei einzelnen Patienten bereits toxische Erscheinungen bewirken während andere Patienten unauffällig sind.

Für die Beurteilung der gemessenen Serumglykosidkonzentration ist die Beachtung des Zeitpunktes der Blutentnahme von Bedeutung. Die Serumkonzentrationen können während

Tabelle 39.2. Erhaltungsdosen für Herzglykoside

Glykosid	Vollwirkdosis (mg)	Bioverfügbarkeit (%)	Tägliche Erhaltungsdosis (mg)	Tägliche Abklingquote (%)
Digitoxin	1,3–1,5	>90	0,07–0,1	7–9
Digoxin	1,3–1,5	65–80	0,25–0,5	20–30
β-Azetyldigoxin	1,3–1,5	70–90	0,2–0,4	20–30
β-Methyldigoxin	1,3–1,5	80–90	0,1–0,3	20–30

der ersten Stunden nach der Glykosidverabreichung aufgrund der langsamen Verteilung im Körper über den therapeutischen Normbereich hinaus erhöht sein. Es empfiehlt sich daher, die Glykosidkonzentration 12 oder 24 h nach der letzten Glykosidgabe einer Beurteilung zu unterziehen.

39.1.6 Pharmakodynamik

 Herzglykoside wirken am gesunden, hypertrophierten wie insuffizienten Herzen, indem sie:
- zeit- und konzentrationsabhängig die Kontraktilität steigern: positiv-inotrope Wirkung,
- die Erregungsbildung und -leitung modulieren: negativ-chronotrope und negativ-dromotrope Wirkung,
- direkte periphere Gefäßwirkungen entfalten,
- über die Normalisierung des Barorezeptorenreflexes bei herzinsuffizienten Patienten den Sympathikotonus vermindern.

Hämodynamische Effekte
Wirkungen auf den gesunden Herzmuskel und Kreislauf

Herzmuskelfunktion. Die Beobachtung, dass Herzglykoside bei gesunden Herzen keine Steigerung des Herzminutenvolumens, in der Regel sogar eine geringe Reduktion desselben bewirken, hatte zu dem Schluss geführt, dass Herzglykoside auf das gesunde Herz nicht wirken. Kontraktilitätsuntersuchungen ließen jedoch eindeutig erkennen, dass es auch am gesunden Herzen des Menschen zu einer Kontraktilitätssteigerung kommt. Herzglykoside wirken nicht nur auf die Kontraktion der Ventrikel, sondern auch auf die der Vorhöfe. So konnte gezeigt werden, dass die Geschwindigkeit und das Ausmaß des Druckanstiegs auch im linken und rechten Vorhof nach Gabe von Herzglykosiden erhöht wird.

Gesamtkreislauf. Wenn die Kontraktilitätssteigerung von Herzglykosiden beim gesunden Herzmuskel die einzige Wirkung wäre, müsste es zu einer Zunahme des Herzminutenvolumens kommen. Wie bereits erwähnt, konnte jedoch bei Normalpersonen keine Zunahme, sondern sogar eine geringe Abnahme des Herzminutenvolumens festgestellt werden. Dieser Befund erklärt sich aus der beim Gesunden durch Herzglykoside bedingten Vasokonstriktion der arteriellen und venösen Gefäße, die durch vorherige Gabe von β-Rezeptorenblockern nicht verhindert werden kann (Mason et al. 1969). Damit scheint es sich um eine direkte Wirkung von Herzglykosiden zu handeln. Die Vasokonstriktion im Arteriolengebiet führt zu einer erhöhten Nachbelastung des Herzens. Dies ist ein Faktor, der zu einer Abnahme des Schlagvolumens führt. Die venöse Konstriktion soll sich vermehrt an den Vv. hepaticae auswirken, dabei kommt es zu einer Blutansammlung im Pfortadergebiet und zu einer schlechteren Füllung des Herzens. Dies ist ein weiterer Faktor, der eine Verkleinerung des Schlagvolumens bewirkt. Beide Faktoren zusammen überwiegen anscheinend den positiven Effekt der Kontraktilitätssteigerung am gesunden Herzen, sodass daraus sogar eine Abnahme des Schlag- und Minutenvolumens resultieren kann.

Hinzu kommt, dass jede durch Kontraktilitätssteigerung herbeigeführte Zunahme des Schlagvolumens sofort über eine den Barorezeptoren mitgeteilte Blutdruckerhöhung zu einem Rückgang des Sympathikusantriebes und zu einem erhöhten Vagotonus führt; letzterer kann zusätzlich durch eine glykosidbedingte Sensibilisierung der Barorezeptoren zustande kommen. Eine Reduktion des Sympathikusantriebes kann sich in der Regel beim Gesunden unter Basalbedingungen kaum auswirken, da das gesunde Herz unter einem äußerst geringen Sympathikusantrieb steht. Nach Gabe eines β-Rezeptorenblockers kommt es zu keiner wesentlichen Änderung der Kontraktilität (König et al. 1964).

Wirkungen auf das hypertrophierte suffiziente Herz

Herzmuskelfunktion. Das hypertrophierte, jedoch noch nicht insuffiziente Myokard weist bereits eine Compliancestörung auf. Herzglykoside wirken dieser Funktionsbeeinträchtigung entgegen.

Gesamtkreislauf. Der Definition einer Herzinsuffizienz gemäß ist das Herzminutenvolumen bei Kontraktilitätsreduktion des hypertrophierten, jedoch nicht insuffizienten Herzens nicht erniedrigt. Das Herzminutenvolumen wird infolge vermehrten Einsatzes des Frank-Starling-Mechanismus, der vermehrten Herzmuskelmasse und durch einen erhöhten Sympathikusantrieb aufrechterhalten. Herzglykoside führen über eine Erhöhung der Kontraktilität dazu, dass diese Kompensationsmechanismen dann bei weiter normalen Herzminutenvolumen nicht mehr in dem Maß eingesetzt werden müssen. Es kommt zu einem Abfall des enddiastolischen Drucks sowie zu einer Reduktion der durch den vermehrten Sympathikusantrieb bedingten Gefäßkonstriktion im Arteriolen- und Venengebiet. Diese indirekte Wirkung überwiegt wie beim insuffizienten Herzen die direkten gefäßkonstriktorischen Effekte.

Wirkungen auf das insuffiziente Herz

Herzmuskelfunktion. Die Abnahme der Kontraktilität ist der wesentliche Faktor in der Dynamik des insuffizienten Herzens. Diese reduzierte Kontraktilität kann je nach Ausgangslage z. T. oder vollständig durch Herzglykoside korrigiert werden. Das Ausmaß der Kontraktilitätssteigerung ist bei insuffizienten Herzen in der Regel genau so hoch wie bei suffizienten Herzen.

Herzfrequenz. Die Frequenzsenkung des insuffizienten Herzens durch Herzglykoside ist die Folge einer indirekten Digitaliswirkung. Sie wird verursacht durch eine Verminderung des kompensatorisch erhöhten Sympathikotonus, ferner durch eine Vagotonuserhöhung infolge einer Sensibilisierung der Pressorezeptoren des Kreislaufs sowie durch eine Sensibilisierung des Sinusknotens gegenüber dem durch Vagotonuserhöhung freigesetzten Azetylcholin. Herzglykoside haben am Sinusknoten keinen direkt negativ-chronotropen Effekt. Am suffizienten Herzen sind Herzglykoside in therapeutischer Dosierung Herzfrequenzneutral.

Gesamtkreislauf. Bei starker Reduktion der Kontraktilität ist auch nach Gabe von Herzglykosiden keine normale Kontraktilität herzustellen. Kompensationsmechanismen, wie erhöhter Einsatz des Frank-Starling-Mechanismus und vermehrter Antrieb des Sympathikus auf das Herz, müssen weiterhin wirksam bleiben. Im Einzelfall kann die endogene Reduktion der Kontraktilität im Ruhezustand so stark sein, dass die ganze durch Sympathikusantrieb normalerweise vorhandene Kontraktilitätsreserve schon im Ruhezustand verbraucht ist. Nach Gabe von Herzglykosiden kommt es zu einem Rückgang des Sympathikusantriebes; dadurch kann während Belastung wieder eine Kontraktilitätsreserve nachweisbar werden.

Mit Erhöhung des Herzminutenvolumens kommt es auf jeden Fall zu einem teilwesen Rückgang dieser Kompensationsmechanismen im Ruhezustand. Der erhöhte Sympathikusantrieb hat bei diesen insuffizienten Herzen vor der Gabe von Herzglykosiden zu einer vermehrten Vasokonstriktion im Arteriolen- und Venenbereich geführt. Nach Gabe von Herzglykosiden und nach Erhöhung des Herzminutenvolumens durch Kontraktilitätserhöhung kann dieser Kompensationsmechanismus reduziert werden.

Neben der Abnahme des enddiastolischen Drucks kommt es auch zu einer Abnahme des enddiastolischen Volumens, d. h. die Druck-Volumen-Schleife des Herzens verschiebt sich nach links. Damit kommt es zu einer Vergrößerung des Schlagvolumens durch die jetzt wiedergewonnene stärkere Kontraktilität des Herzens.

Elektrophysiologische Effekte

> Die von Digitalis verursachten elektrophysiologischen Wirkungen resultieren zum einen aus einer direkten Wirkung auf Strukturen des Reizbildungs- und -leitungssystem, zum anderen aus der Modulation des autonomen Nervensystems.

Hierbei kommt der Normalisierung der Barorezeptorenempfindlichkeit mit der Folge einer Reduktion des Sympathikotonus bei herzinsuffizienten Patienten eine große Bedeutung zu. Zusätzlich besitzt Digitalis eine vagusaktivierende Wirkung.

Sinusknoten. Die bei herzinsuffizienten Patienten unter Digitalis zu beobachtende Abnahme der Sinusknotenfrequenz resultiert aus einer Abnahme des Sympathikotonus durch Normalisierung der Barorezeptorensensibilität. Zusätzlich ließ sich experimentell eine durch Atropin antagonisierbare Vagusstimulation nachweisen (Toda u. West 1969). Bei Patienten mit Sick-Sinus-Syndrom sollte Digitalis nur bei sorgfältiger Überwachung gegeben werden.

AV-Knoten. Digitalis bremst die AV-Überleitung durch einen geringen direkten Membraneffekt, überwiegend jedoch durch eine Modulation der autonomen Tonuslage mit Zunahme des Vagotonus und Abnahme des Sympathikotonus. Bei Vorhofflimmern und Vorhofflattern wird durch die Verlängerung der AV-Überleitung insbesondere bei hoher Flimmerfrequenz durch Abnahme der Überleitungsfrequenz auf die Kammern die therapeutisch erwünschte „Frequenzglättung" bewirkt.

Akzessorische Bahnen. Beim WPW-Syndrom wurde hinsichtlich der antegraden Leitungsbahn in bis zu 40% der untersuchten Patienten eine Abnahme der effektiven Refraktärperiode festgestellt. Die effektive Refraktärperiode der retrograden Bahn wird durch Digitalis nicht beeinflusst.

Direkte periphere Gefäßwirkung. Die durch Digitalis bei Herzgesunden hervorgerufene Tonussteigerung von peripheren Venen und Arterien ist sowohl auf eine direkte Wirkung auf die glatte Gefäßmuskulatur durch Erhöhung der intrazellulären Kalziumkonzentration durch Blockade der Na^+-K^+-ATPase wie auch auf die geringe Zunahme des Sympathikotonus zurückzuführen.

Beeinflussung des Barorezeptorenreflexes. Barorezeptoren modulieren über ein wichtiges Kreislauf-Reflex-System Blutdruck, Herzfrequenz, Reninfreisetzung und regionalen Gefäßtonus. Eine experimentelle Baroreflexdenervation führt zu einer Zunahme des Sympathikotonus, gleiche Phänomene entwickeln sich je nach Schweregrad der chronischen Herzinsuffizienz. Bereits 1891 wies Müller darauf hin, dass herzinsuffiziente Patienten eine verringerte frequenzsteigernde Reaktion auf Atropin zeigten und vermutete eine gestörte Parasympathikuswirkung. Herzinsuffiziente Patienten reagieren auf einen Blutdruckanstieg nicht mit einer Bradykardie, bei einem Blutdruckabfall bleibt die Tachykardie bestehen.

In den letzten Jahren verdichten sich die experimentellen und klinischen Hinweise, dass es beim insuffizienten Herzen zu einer „funktionellen" Abnahme der Sensibilität der atrialen Mechanorezeptoren mit der Folge eines erhöhten Sympathikotonus kommt. Ursache dieser Sensibilitätsminderung dürfte die exzessive Aktivierung der Na^+-K^+-ATPase in den Barorezeptorennervenendigungen im Herzen sein. Die Gabe von Digitalis führt über die Hemmung der Na^+-K^+-ATPase zu einer Normalisierung der kardiopulmonalen Barorezeptorensensibilität. Als Folge dieser Interaktion kommt es zu einer Abnahme des Sympathikotonus, einer Reduktion des peripheren Gefäßtonus und letztlich zu einer Verbesserung der Ventrikelarbeit und Nierendurchblutung mit Steigerung der Diurese (Ferguson 1990).

Die hämodynamischen und elektrophysiologischen Effekte sind nochmals in den Tabellen 39.3 und 39.4 zusammengefasst.

Indikationen und Kontraindikationen einer Digitalistherapie

Zur Frage der Indikationen und Kontraindikationen sei auf die Hinweise in den Therapiekapiteln der entsprechenden Krankheitsbilder hingewiesen. In diesem Kapitel sollen nur die wesentlichen Punkte kurz aufgeführt werden.

Indikationen
- Systolische Herzinsuffizienz unabhängig ihrer Ätiologie
- Dekompensierte diastolische Herzinsuffizienz
- Frequenzkontrolle bei tachykarden supraventrikulären Rhythmusstörungen

Relative Kontraindikationen
- Sick-Sinus-Syndrom
- Karotissinus-Syndrom
- WPW-Syndrom

Absolute Kontraindikationen
- AV-Block II. und III. Grades
- Bradykarde Herzrhythmusstörungen
- Kompensierte, hypertrophe obstruktive Kardiomyopathie

Tabelle 39.3. Hämodynamische Parameter unter Digitalistherapie

Parameter	Gesundes Herz	Hypertrophiertes Herz	Insuffizientes Herz
Kontraktionskraft	↑	↑	↑
Kontraktionsgeschwindigkeit	↑	↑	↑
Schlagvolumen	↔↓	↔	↑
Herzfrequenz	↔(↓)	↔(↓)	↓
Herzminutenvolumen	↔(↓)	(↑)	↑
Sympathikusantrieb	↓	↓	↓
Myokardialer Sauerstoffverbrauch	↑	↔	↓
Vasokonstriktion arterieller und venöser peripherer Gefäße	↑	(↓)	↓

Tabelle 39.4. Elektrophysiologische Effekte von Digitalis

Struktur	Dosis	Automatie	Erregbarkeit	Reizleitungsgeschwindigkeit	Effektive Refraktärperiode	Spätpotenziale
Sinusknoten	Therapeutisch	↔(↓)	–	↓*	–	–
	Toxisch	↑↔↓↓	–	↓↓	–	–
Vorhofmuskulatur	Therapeutisch	↔	↔↑	↑	↓↔↑	–
	Toxisch	↑	↓	↓(↓)		
AV-Knoten	Therapeutisch	↔	–	↓	↑	–
	Toxisch	↑	–	↓↓		
Kammermuskulatur	Therapeutisch	↔	↔↑	↔↓	↓	
	Toxisch	↑	↓	↓		
Purkinje-Fasern	Therapeutisch	↔	↑	↔↓	↔↑	–
	Toxisch	↑	↓	↓	↓	+
Akzessorische Bahnen	Therapeutisch	–	–	↑	↔↓	–
	Toxisch	–	–	↑	↓	

* Sinuatriale Leitungsgeschwindigkeit

39.1.8 Nebenwirkungen und Digitalisintoxikation

Digitalisnebenwirkungen treten abhängig von der Sorgfalt der Einstellung in etwa 5–20% der betreffenden Patienten auf. Meist sind sie harmlos, eine Dosisreduktion genügt häufig, die Symptome zu korrigieren.

Die wichtigsten Symptome einer Überdigitalisierung sind:
- **kardial:** SA- und AV-Blockierungen, supraventrikuläre und ventrikuläre Rhythmusstörungen
- **gastrointestinal:** Appetitlosigkeit, Übelkeit, Erbrechen, gelegentlich Diarrhöen
- **zerebral:** Stimmungslabilität, Unruhezustände bis zu deliranten Zuständen, Albträume, Farbensehen (v. a. Gelbsehen), Skotome, Doppelbilder

Extrakardiale Symptome treten lediglich bei etwa 4% der Nebenwirkungen auf. Dies unterstreicht die Notwendigkeit eines sorgfältigen EKG-Monitorings bei Verdacht auf Digitalisüberdosierung. Die Symptomatik und v. a. das Spektrum der

Herzrhythmusstörungen sowie die Prognose einer Überdigitalisierung werden von der myokardialen Situation bestimmt.

Erste Maßnahmen sind eine Reduktion der Digitalisdosis sowie eine Überprüfung der Digitalisspiegel. Letztere ist jedoch nur hilfreich, wenn sehr hohe Konzentrationen vorliegen. Gerade bei älteren Patienten können auch schon Symptome bei Serumspiegeln im oberen Normbereich auftreten. Folgende therapeutische Ansatzpunkte sind primär gegeben:

> **Erstmaßnahmen bei Überdigitalisierung**
> - Glykoside reduzieren oder absetzen
> - Ggf. Kaliumsubstitution
> - Phenytoin (oral oder i. v.)
> - Atropin i.v. bei Bradykardie
> - Bei symptomatischer, therapierefraktärer Bradykardie Schrittmacherimplantation
> - Elektrische Kardioversion/Defibrillation bei therapierefraktärer ventrikulärer Tachykardie/Kammerflattern
> - Digitalisantidot

Zu beachten sind darüber hinaus mögliche Medikamenteninteraktionen. Tabelle 39.5 und 39.6 fassen die wichtigsten Wechselwirkungen, aufgegliedert nach pharmakokinetischer und pharmakodynamischer Ursache, zusammen.

39.1.9 Digitalis – 200 Jahre alt und immer noch aktuell?

Seit der Einführung von Digitalis im Jahr 1785 in die Behandlung der Herzinsuffizienz wurden Glykoside weltweit mit großem Nutzen eingesetzt. Durch Einführung neuer Therapieprinzipien (ACE-Hemmer, β-Blocker, Aldosteronantagonisten) wurde der Stellenwert der Glykoside jedoch in Frage gestellt.

Neuere Studien akzentuieren die Indikation für Herzglykoside und führen zu einer strengeren Indikationsstellung. Die RADIANCE-Studie (1993) konnte zeigen, dass bei Patienten mit mittlerer bis schwerer Herzinsuffizienz, die unter Therapie mit Digitalis, ACE-Hemmern und Diuretika stabil waren, das Absetzen einer Langzeit-Digitalismedikation sowohl zu einer hämodynamischen wie klinischen Verschlechterung führte. In der DIG-Studie (1997; Rathore et al., 2002) konnte gezeigt wer-

Tabelle 39.5. Von der Pharmakokinetik abhängige Interaktionen mit Digitalis

Medikament	Mechanismus	Digoxinspiegel	Empfohlene Maßnahme
Cholestyramin, Neomycin, Sulfasalazine	Hemmung der Resorption	Abnahme –25%	Digitalisdosis in Zeitabstand ≥ 8 h geben
Antazida	Unbekannt	Abnahme –25%	Dosen zeitlich verteilen
Propafenon, Chinidin, Verapamil, Amiodaron	Abnahme renale Digoxinclearance/Zunahme der Bioverfügbarkeit	Zunahme um 70–100%	50% Digoxindosisreduktion, Spiegelmonitoring/ Dosisanpassung
Thyroxin	Zunahme renale Digoxinclearance und Verteilungsvolumen	Abnahme	Spiegelmonitoring/ Dosisanpassung
Erythromyzin, Tetracyclin,	Steigerung Digoxinabsorption	Zunahme um 40–100%	Spiegelmonitoring/ Dosisanpassung
Diltiazem, Nifedipin, Nitrendipin	Variable moderate Abnahme Digoxinclearance und/oder Verteilungsvolumen	Anstieg	Spiegelmonitoring/ Dosisanpassung

Tabelle 39.6. Von der Pharmakodynamik abhängige Interaktionen mit Digitalis

Medikament	Mechanismus	Empfohlene Maßnahme
β-Blocker, Verapamil, Flecainid, Diltiazem, Disopyramid	Abnahme SA- und AV-Leitung	EKG-Monitoring, Dosisanpassung/ Spiegelmonitoring
Kaliuretische Diuretika	Abnahme Kaliumkonzentration, Zunahme Automatie	EKG- und Kaliummonitoring, Dosisanpassung/ Spiegelmonitoring
Sympathomimetika	Zunahme Automatie	EKG-Monitoring, Dosisanpassung/ Spiegelmonitoring

den, dass die zusätzliche Gabe von Digoxin zu einer Basistherapie mit ACE-Hemmen und Diuretika bei herzinsuffizienten Patienten (EF<45%) zu keiner Prognoseverbesserung führte. Die Häufigkeit der Krankenhausaufenthalte bedingt durch eine Verschlechterung der Herzinsuffizienz war in der Digitalisgruppe jedoch signifikant geringer.

> So hat Digitalis nach 200 Jahren auch im Zeitalter der Evidenzbasierten Medizin einen individuell definierten Stellenwert in der Behandlung der Herzinsuffizienz, insbesondere bei gleichzeitig Vorliegen tachykarder supraventrikulärer Herzrhythmusstörungen.

39.2 Katecholamine

Die unterschiedliche Wirkung der Katecholamine auf das Herz-Kreislauf-System lässt sich im Wesentlichen erklären durch ihre verschiedene Affinität zu den α_1-/α_2 und β_1-/β_2-Rezeptoren des adrenergen Systems. Dabei besitzt Dopamin eine Sonderstellung durch seinen zusätzlichen Wirkmechanismus über die peripheren DA_1- und DA_2-Rezeptoren sowie die zentralen D_1- und D_2-Rezeptoren.

Die Strukturformeln der verschiedenen Katecholamine sind in Abb. 39.3 aufgeführt.

39.2.1 Noradrenalin

Noradrenalin (Norepinephrin, s. Abb. 39.3) besitzt eine ausgeprägte Affinität zu den α_1-, α_2- sowie β_1-Rezeptoren, jedoch nur eine geringfügige Wirkung auf die β_2-Rezeptoren. Die hämodynamische Antwort ist eine Steigerung des systolischen und des diastolischen arteriellen Blutdrucks und eine Steigerung des peripheren Widerstandes. Dies erfolgt bei praktisch unverändertem oder sogar vermindertem Herzminutenvolumen und reduzierter Herzfrequenz. Dieses Reaktionsmuster ist dadurch bedingt, dass der primär vorhandene β_1-Rezeptoreneffekt durch den Barorezeptorenreflex mit vagaler Stimulierung überspielt wird. Diese kann durch Verabreichung von Atropin aufgehoben werden.

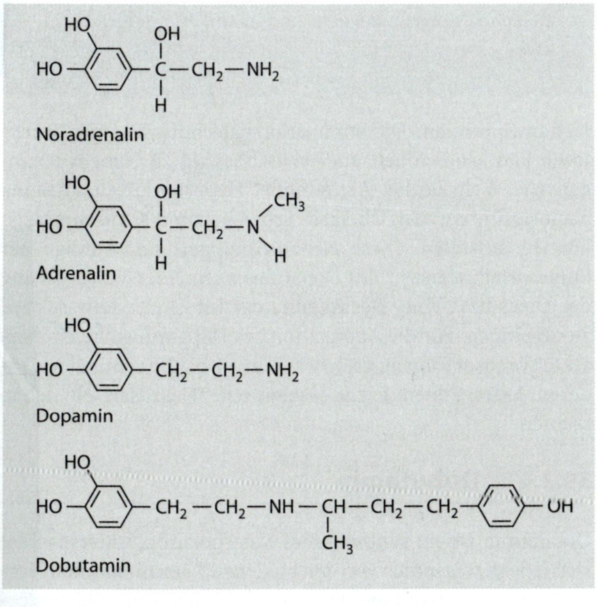

Klinisch wichtig

Noradrenalin sollte heute nur noch in Ausnahmefällen – nicht ausreichender Effektivität von Dopamin, Dobutamin sowie der Phosphodiesteraseinhibitoren – angewandt werden. Dies gilt insbesondere bei persistierender kardiogener Schocksymptomatik, um eine ausreichende Perfusion v. a. des zerebralen und koronaren Gefäßsystems zu gewährleisten.

39.2.2 Adrenalin

Adrenalin (Epinephrin; s. Abb. 39.3) besitzt neben einer ausgeprägten Affinität zu den α_1-, α_2- und β_1-Rezeptoren, zusätzlich eine deutliche β_2-Rezeptorenaffinität. In niedriger Dosierung wird durch eine Stimulation der β_1-Rezeptoren eine Erhöhung des Schlagvolumens, des Herzminutenvolumens und eine mäßige systolische Blutdruckerhöhung bei gleichbleibendem oder nur gering abfallendem diastolischem Druck registriert.

Infolge einer Stimulation der β_2-Rezeptoren, vornehmlich an den Gefäßen der Skelettmuskulatur, kommt es zu einer Vasodilatation, die eine zusätzliche Reduktion des systemischen Widerstands zur Folge hat. Eine Herzfrequenzsteigerung, bedingt durch die β_1-Stimulation und verbunden mit einer Erhöhung des myokardialen Sauerstoffverbrauchs sowie einer heterotopen Erregungsbildung, stellt jedoch einen Nachteil dar, der den Vorteil einer Steigerung der Inotropie überwiegen kann. Dies gilt insbesondere auch für höhere Dosierungen, bei denen die Ansprechbarkeit der α_1-/α_2-Rezeptoren diejenige der β_2-Rezeptoren überwiegt und infolge einer Kontraktion sämtlicher peripherer Arteriolen den systolischen und diastolischen Druck sowie den pulmonalen Widerstand ansteigen lässt.

Indikationen für Adrenalin

- Kardiopulmonale Reanimation mit primär vergeblicher Defibrillation wegen Kammerflimmerns, -flatterns oder pulsloser ventrikulärer Tachykardie
- Asystolie bzw. elektromechanischer Entkoppelung
- Individuell auch bradykarde Herzrhythmusstörungen
- Kardiogener Schock (primäre Alternative zu Noradrenalin)

Da Noradrenalin wie auch Adrenalin im Wesentlichen bei Notfallsituationen eingesetzt wird, soll hier keine Dosisempfehlung gegeben werden; die jeweils notwendige Dosis sollte sich nach den klinischen Befunden richten. Bei fehlendem venösem Zugang ist eine endotracheale Applikation möglich.

Abb. 39.3. Strukturformeln therapeutisch verwendeter Katecholamine.

39.2.3 Dopamin

Dopamin gehört wie Noradrenalin und Adrenalin zur Gruppe der biogenen Amine (◘ s. Abb. 39.3). Sie differenzieren als Neurotransmitter 3 Neuronenarten im Zentralnervensystem und werden in den entsprechenden Neuronen aus L-Tyrosin synthetisiert. Während Dopamin in den dopaminergen Neuronen das Endprodukt des Syntheseweges darstellt, ist es in den noradrenergen und adrenergen Neuronen nur als Intermediärprodukt zu betrachten. Über die Dopamin-β-Hydroxylase erfolgt die Synthese von Noradrenalin, in einem weiteren Schritt über die α-Phenyläthanol-N-Transferase die Überführung in Adrenalin. Im Gegensatz zu Dopamin mit primärer Transmitterfunktion im zentralen Nervensystem ist Noradrenalin neben Azetylcholin bei der Signalübermittlung auch im efferenten Nervensystem beteiligt. Peripher ist Dopamin darüber hinaus insbesondere in renalen Synapsen nachzuweisen. Adrenalin hingegen ist als das wesentliche im Nebennierenmark synthetisierte Katecholamin einzustufen.

> **Klinisch wichtig**
>
> Die parenterale Verabreichung von Dopamin ermöglicht eine Steuerung des Herz-Kreislauf-Systems sowohl über das α- und β-Rezeptorensystem als auch über spezifische Dopaminrezeptoren. Entsprechend den damit zu erzielenden Reaktionsmustern hat diese Substanz einen festen Platz in der Intensivmedizin.

Wirkungsweise und Angriffspunkte. Neben einer dosisabhängigen Stimulierung von $α_1$-/, $α_2$- und $β_1$-Adrenorezeptoren entfaltet Dopamin seine Wirkung zusätzlich über spezifische Dopaminrezeptoren. Dabei ist zu unterscheiden zwischen den peripheren DA_1- und DA_2-Rezeptoren, die wiederum von den D_1- und D_2-Rezeptoren des zentralen Nervensystems zu differenzieren sind (Murphy et al. 2001). Die DA_1-Rezeptoren lassen sich postsynaptisch nachweisen, wobei ihre Aktivierung über den „second messenger" zyklisches Adenosinmonophosphat (cAMP) zu einer Vasodilatation von renalen, mesenterialen und zerebralen arteriellen Blutgefäßen, weniger ausgeprägt auch der Koronararterien führt. DA_1-Rezeptoren mit vasodilatatorischer Wirkung können auch in anderen Gefäßabschnitten nachgewiesen werden, ihre Bedeutsamkeit muss jedoch als geringgradiger eingestuft werden, wahrscheinlich aufgrund der in diesen Organbereichen geringeren Rezeptordichte. Zusätzlich führt Dopamin zu einer durch DA_1-Rezeptor vermittelten Steigerung der Natriurese. Die DA_2-Rezeptoren sind auf postganglionären sympathischen Nervenendigungen sowie autonomen Ganglien im präsynaptischen Bereich lokalisiert. Die Aktivierung dieser Strukturen bewirkt eine Hemmung der Freisetzung von Noradrenalin aus seinen Speicherorganellen, aber auch eine Inhibition der Aldosteronsekretion. Neue experimentelle Untersuchungen geben Hinweise auf einen zusätzlichen antioxidativen Effekt bei Stimulation der vaskulären DA_1-Rezeptoren (Yasunari et al. 2000).

Beeinflussung der hämodynamischen Parameter. Die Aktivierung der einzelnen Rezeptorsysteme ist streng dosisabhängig und erlaubt damit eine entsprechende Anpassung an die jeweilige klinische Situation. Bei niedriger Infusionsrate werden in erster Linie die spezifischen Dopaminrezeptoren aktiviert. Dies bewirkt eine Zunahme des renalen Blutflusses und damit eine Steigerung der Urinproduktion sowie der Natriumausscheidung. Eine Diureseförderung kann durch Dopamin, selbst nachdem Diuretika sich als wirkungslos erwiesen haben, noch erreicht werden.

Eine mäßige Dosiserhöhung bewirkt eine Stimulation auch der $β_1$-Rezeptoren und dementsprechend eine Steigerung des Herzminutenvolumens durch Erhöhung des Schlagvolumens bei nur geringer Erhöhung der Herzfrequenz. Der mittlere arterielle und der mittlere pulmonale Arteriendruck sowie der Pulmonalkapillardruck ändern sich nicht wesentlich. Der systemisch-vaskuläre sowie der pulmonale Widerstand werden verringert.

Nach einer weiteren Dosissteigerung werden die postsynaptischen $α_1$- und $α_2$-Rezeptoren stimuliert, wodurch es nunmehr zu einer Erhöhung der Gefäßwiderstände kommt. Die Stimulation der präsynaptischen $α_2$-Rezeptoren hingegen bewirkt zwar eine Hemmung der Noradrenalinfreisetzung aus seinen Speichern. Da nun andererseits die $β_1$-Rezeptoren stärker stimuliert werden, erhöhen sich schließlich auch die Herzfrequenz und die Neigung zu einer heterotopen Reizbildung des Herzens (Cyran et al. 1978; Wirtzfeld et al. 1978; Sonnenblick et al. 1979; Goldberg u. Rajfer 1985; Ooi u. Colucci 2001).

Dosierung. Dopamin ist nur parenteral anwendbar. Es sollte unter sorgfältigem Monitoring der hämodynamischen Parameter verwendet werden, dies insbesondere wegen seiner kurzen Halbwertszeit von wenigen Minuten und seiner dosisabhängigen differenten Wirkungen.

> **Klinisch wichtig**
>
> Bei Infusion von 2 µg/kg KG/min wirkt Dopamin vornehmlich auf die Nierenfunktion und erst nach einer Dosissteigerung auf Herz und Kreislauf, wofür eine Dosis bis etwa 10 µg/kg KG/min (individuell noch mehr) erforderlich sein kann.

Nebenwirkungen. Die Stimulation katecholaminerger Rezeptoren kann individuell und dosisabhängig zu Nebenwirkungen wie Tachykardie, Arrhythmie, Hypertonie oder Angina pectoris führen; auch Übelkeit, Erbrechen und Kopfschmerzen können auftreten. Diese Nebenwirkungen sind infolge der kurzen Halbwertszeit des Dopamins nach einer Verringerung der Dosis bzw. einer Beendigung der Infusion relativ schnell zu beseitigen. Für die Applikation des Dopamin sollte ein korrekter venöser Zugang gesichert sein, da nach eventuellen größeren Extravasaten leicht ischämische Nekrosen entstehen können.

39.2.4 Dobutamin

Dobutamin ist ein synthetisches Katecholamin, unterscheidet sich jedoch wesentlich von den biogenen Katecholaminen Noradrenalin, Adrenalin und Dopamin aufgrund seiner Rezeptorspezifität mit vorwiegender $β_1$-Affinität (◘ s. Abb. 39.3).

Wirkungsweise und Angriffspunkte. Der wesentliche Effekt von Dobutamin beruht auf der ausgeprägten Spezifität gegenüber den β_1-Rezeptoren; die Affinität zu den β_2-Rezeptoren ist demgegenüber mäßig, die zu den α_1- und α_2-Rezeptoren nur gering. Ein Effekt auf dopaminerge Rezeptoren ist nicht bekannt, sodass eine dennoch zu registrierende Verbesserung der Nierenfunktion durch die Optimierung der Hämodynamik mit Erhöhung des Herzminutenvolumens zu erklären ist (Tuttle u. Mills 1975; Tuttle 1978; Sonnenblick et al. 1979).

Interessante Aspekte ergeben klinische Untersuchungen mit wiederholten, aber auch einmaligen Dobutamininfusionen von 24–72 h Dauer. Hierbei lassen sich längerfristige klinische und hämodynamische Verbesserungen erzielen. Unklar ist dabei, aufgrund welcher Mechanismen auch nach nur einmaliger Infusion eine längerfristige Besserung der Herzinsuffizienz möglich ist. Wesentlich über 72 h hinausgehende Dobutamininfusionen bergen die Gefahr einer Toleranzentwicklung über die Down-Regulation der β-Rezeptoren (Leier et al. 1982; Applefeld et al. 1983; Liang et al. 1984).

Beeinflussung der hämodynamischen Parameter. Nach Dobutamingaben zur Behandlung einer akuten Herzinsuffizienz bleibt die Herzfrequenz konstant oder erhöht sich ein wenig. Der arterielle Mitteldruck ändert sich kaum, der Pulmonalarterienmitteldruck und der Pulmonalkapillardruck werden erheblich gesenkt, das Herzminutenvolumen erfährt eine deutliche Steigerung. Sowohl der systemische vaskuläre als auch der pulmonalvaskuläre Widerstand werden verringert (Delius et al. 1976; Wirtzfeld et al. 1978; Cyran u. Bolte 1979).

Dosierung. Dobutamin ist nur parenteral anwendbar; eine hämodynamische Überwachung ist unerlässlich. Die Halbwertszeit beträgt etwa 2 min, sodass, wie bei der Therapie mit Dopamin, eine gute Steuerbarkeit gewährleistet ist.

> **Klinisch wichtig**
> Entsprechend der Herz-Kreislauf-Situation bewegt sich der Dosierungsbereich zwischen 2 und 15 μg/kg KG/min; in Einzelfällen ist eine höhere Dosierung erforderlich.

Nebenwirkungen. Dobutamin verursacht im Vergleich mit Dopamin in geringerem Maße Nebenwirkungen. Sie können auftreten in Form einer unerwünschten Blutdrucksteigerung oder in Form von Tachykardien, Arrhythmien, auch als Kopfschmerz, Übelkeit, Atemnot oder Angina pectoris-Symptome. Infolge der kurzen Halbwertszeit der Substanz sind sie nach Reduktion der Dosis bald zu beseitigen (Sonnenblick et al. 1979).

39.3 Phosphodiesteraseinhibitoren

Für die klinische Anwendung stehen derzeit nur die intravenösen Darreichungsformen der auch oral wirksamen Phosphodiesteraseinhibitoren Milrinon und Enoximon zur Verfügung. Die aufgeführten pharmakokinetischen und pharmakodynamischen Daten gelten primär für die parenterale sowie die kurzfristige perorale Medikation.

Wirkungsweise und Angriffspunkte. Die Phosphodiesteraseinhibitoren wirken auf der Grundlage einer intrazellulären Konzentrationssteigerung von zyklischem Adenosinmonophosphat (cAMP).

Rationale hierfür ist die Beobachtung, dass bei schwerer myokardialer Schädigung eine Abnahme der intrazellulären cAMP-Konzentration vorliegt. Dies ist bedingt durch eine Down-Regulation der β-Rezeptoren mit daraus resultierender Aktivitätsabnahme des stimulierenden guaninnukleotidbindenden Proteins (Gs) bei gleichzeitiger Konzentrationszunahme des inhibierenden guaninnukleotidbindenden Protein (Gi; s. Kap. 17, Abb. 17.4).

Über cAMP resultiert die Aktivierung einer Proteinkinase, die letztlich über eine Phosphorylierung der langsamen Kalziumkanäle zu einer Erhöhung des Kalziuminflux führt. Die cAMP-Konzentrationserhöhung kann zum einen über die Aktivitätssteigerung der Adenylatzyklase durch eine β-Rezeptorenstimulation über Katecholamine erzielt werden. Zum anderen kann der gewünschte Effekt über die Einschränkung des cAMP-Abbaus durch Hemmung der Phosphodiesterase III erreicht werden (Abb. 39.4).

> Das Prinzip der Phosphodiesterasehemmung zeichnet sich dadurch aus, dass es neben der Steigerung der Inotropie der Myokardzelle zusätzlich auch zu einer Vasodilatation führt. Dies ist dadurch bedingt, dass es in der glatten Gefäßmuskelzelle über die Konzentrationserhöhung von cAMP zu einem vermehrten Kalziumefflux kommt. Entsprechend werden diese Substanzen auch als Inodilatoren bezeichnet.

Beeinflussung der hämodynamischen Parameter. Unter Phosphodiesteraseinhibition werden bei der Behandlung der Stauungsherzinsuffizienz folgende hämodynamischen Effekte registriert:
- Steigerung des Herzminutenvolumens bei zusätzlich möglicher geringer Herzfrequenzsenkung,
- Reduktion der links- und rechtsventrikulären Füllungsdrücke,
- Steigerung, gelegentlich aber auch Senkung des mittleren arteriellen Blutdrucks,
- Verminderung des peripheren Widerstands.

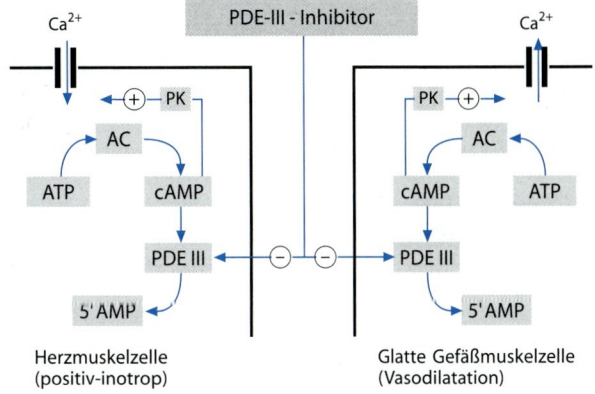

Abb. 39.4. Phosphodiesteraseinhibitoren und zellulärer Wirkmechanismus. *AC* Adenylatzyklase, *PK* Proteinkinase, *PDE III* Phosphodiesterase III, *ATP* Adenosintriphosphat, *cAMP* zyklisches Adenosinmonophosphat, *5'AMP* 5'Adenosinmonophosphat

Die genannten Wirkungen werden abhängig von den der hämodynamischen Ausgangssituation unterschiedlich ausgeprägt sein. Dabei wirkt sich insbesondere eine durch Diuretika bedingte Hypovolämie negativ auf das arterielle Blutdruckverhalten mit der Gefahr der symptomatischen Hypotension aus (Benotti et al. 1978; Baim et al. 1983; Amin et al. 1996; Karslberg et al.1996; Ooi u. Colucci 2001).

> **Klinisch wichtig**
> Gegenüber der parenteralen Akutanwendung von Phosphodiesteraseinhibitoren erwies sich die perorale Langzeittherapie auch mit neueren Substanzen wie Vasnerinone bisher als problematisch. Folgerichtig steht noch keine perorale Darreichungsform für den klinischen Alltag zur Verfügung.

Anwendungshinweise. In Abhängigkeit der hämodynamischen Ausgangssituation wird die Therapie mit einer Bolusinjektion mit nachfolgender Infusion individuell angepasst eingeleitet. Die von den Herstellern genannten Dosierungen sind als generelle Empfehlungen zu verstehen und berücksichtigen hierbei die unterschiedlichen Halbwertszeiten (Milrinon ca. 2,5 h, Enoximon 4,2–6,2 h). Selbstverständlich muss die Dosierung individuell auf jeden Patienten angepasst werden. Dabei ist insbesondere auch zu berücksichtigen, dass die genannten Substanzen renal eliminiert werden. Bei extrem kritischer hämodynamischer Situation mit deutlicher Hypotonieneigung darf die vasodilatatorische Wirkkomponente nicht unterschätzt werden; hier kann es günstiger sein, auf eine initiale Bolusgabe zu verzichten oder zumindest die Dosis zu reduzieren. Wesentliche, klinisch relevante Differenzen der Effekte der einzelnen Substanzen mit evtl. daraus resultierender differenzierter Indikationsstellung sind nicht belegt.

Nebenwirkungen. Die entsprechenden retrospektiv mit relativ hohen Dosierungen durchgeführten Langzeituntersuchungen zeigten nach initial positivem klinischen und hämodynamischen Ansprechen im Langzeitverlauf fast regelhaft eine Erhöhung der Morbiditätsrate mit Progression der Herzinsuffizienz, vermehrter Neigung zu malignen Herzrhythmusstörungen, als auch einer erhöhten Mortalität. Zusätzlich wurden gravierende zum Abbruch der Medikation zwingende Nebenwirkungen wie Thrombozytopenien, gastrointestinale Beschwerden, Drogenfieber und Leberfunktionsstörungen beschrieben (Kereiakes et al. 1984; Kubo et al. 1985; Shah et al. 1985; Mager et al.1990; Uretsky et al. 1990; Cohn et al. 1998).

39.4 Kalzium-Sensitizer

> Kalzium-Sensitizer wirken durch direkten Angriff am kontraktilen System über eine Steigerung der Empfindlichkeit von Troponin gegenüber Kalzium.

Mit der kurzfristigen klinischen Zulassung dieser Substanzgruppe in Deutschland ist zu rechnen.

Sulmazol ist eine positiv-inotrope und vasodilatatorisch wirkende Substanz, die außer einer deutlich ausgeprägten Phosphodiesteraseinhibition in geringem Ausmaß auch direkt die Kalziumempfindlichkeit des kontraktilen Systems erhöht (Klein et al. 1981; Solaro u. Ruegg 1982; Simoons et al. 1983).

Bei **Pimobendan** steht der Mechanismus der Empfindlichkeitssteigerung für Kalzium ganz im Vordergrund. Die Inotropieerhöhung durch die Phosphodiesterasehemmung wird als nur gering eingestuft. Bezüglich des auch dieser Substanz eigenen vasodilatatorischen Effekts wird neben der hier nur geringen Phosphodiesteraseinhibition eine Hemmung der vasokonstriktorischen Wirkung von Angiotensin II angenommen (Ruegg 1986; Scholz u. Meyer 1986; Hauf et al. 1987; Kubo et al. 1992).

Mit **Levosimendan** wurde ein weiterer Kalzium-Sensitizer entwickelt. Neben dem Prinzip der Empfindlichkeitssteigerung für Kalzium hat Levosimendan eine zusätzliche Wirkkomponente über die Öffnung von ATP-sensitiven Kaliumkanälen mit der Folge einer Vasodilatation (Figgitt et al. 2001; Follath et al. 2002).

> **Zusammenfassung**
>
> Für die Akuttherapie einer myokardialen Dysfunktion standen zunächst nur die „klassischen Katecholamine" Noradrenalin und Adrenalin zur Verfügung. Sie weisen eine positiv-inotrope Wirkung auf, die etwa 3- bis 20-mal stärker als die der Herzglykoside ist. Diese Substanzen besitzen jedoch neben ihrer ausgeprägten inotropiesteigernden Potenz auch z.T. deutlich unerwünschte Wirkungen. Sie kommen heute primär in Notfallsituationen mit extremer hämodynamischer Instabilität zum Einsatz und sind bei der Akutbehandlung der schweren myokardialen Schädigung weitgehend durch Dopamin und Dobutamin abgelöst worden. In neuerer Zeit findet die Akuttherapie der Stauungsherzinsuffizienz individuell eine Ergänzung mit der parenteralen Anwendung der Phosphodiesterasehemmer Milrinon und Enoximon. Mit der Zulassung des Kalzium-Sensitizers Levosimendan zur intravenösen Akuttherapie ist aktuell zu rechnen. Als peroral anwendbare positiv-inotrope Substanz, insbesondere auch für die Langzeittherapie, stehen hingegen für die Routinetherapie nach wie vor nur die Herzglykoside zur Verfügung.

Literatur

Amin DK, Shah PK, Hulse S et al (1984) Myocardial metabolit and hemodynamic effects of intravenous MDL-17,043, a new cardiotonic drug, in patients with chronic severe heart failure. Am Heart J 108:1285

Applefeld MM, Newman KA, Grove WR et al (1983) Intermittent, continuous outpatient dobutamine infusion in the management of congestive heart failure. Am J Cardiol 51:455

Baim DS, McDwell AV, Cherniles J et al (1983) Evaluation of a new bipyridine inotropic agent – milrinone – in patients with severe congestive heart failure. New Engl Med 309:748

Benotti JR, Grossman W, Braunwald E et al (1978) Hemodynamic assessment of amiodarone. A new inotropic agent. N Engl J Med 299:1373

Bloom PhM, Nelp WB (1966) Relationship of the excretion of tritiated digoxin to renal function. Am J med Sci 251:43

Literatur

Cohn JN, Goldstein SO, Greenberg BH et al (1998) A dose-dependent increase in mortality with vesnarinone among patients with severe heart failure. N Engl J Med 339:1810

Cyran J, Bolte HD (1979) Kombinierte Infusion von Nitroprussid-Natrium und Dobutamin zur Behandlung der hochgradigen Linksherzinsuffizienz bei koronarer Herzkrankheit. Klin Wochenschr 57:883

Cyran J, Kühnl Ch, Zähringer J et al (1978) Die Änderung der Hämodynamik des Herzens unter dem kombinierten Einfluß von Nitroglycerin und Dopamin bei hochgradiger Linksherzinsuffizienz. Z Kardiol 67:759

Delius W, Wirtzfeld A, Sebening H, Mathes P (1976) Hämodynamische Wirkung von Dobutamin bei Patienten mit Herzinsuffizienz. Dtsch med Wschr 101:1747

Digitalis Investigation Group (1997) The effect of digoxin on mortality and morbidity in patients with heart failure. N Engl J Med 336:525

Erdmann E, Brown L, Lorenz B et al (1985a) Altersabhängige Regulation der Herzglykosidrezeptoren. Z Kardiol 74 (Suppl 7):33

Erdmann E, Werdan K, Brown L (1985b) Multiplicity of cardiac glycoside receptor in the heart. Trends Pharmacol Sci 6:293

Ferguson DW (1990) Baroreflex-mediated circulatory control in human heart failure. Heart Failure 6:3

Figgitt DP, Gillies PS, Goa KL (2001) Levosimendan. Drugs 61:613

Follath F, Cleland JGF, Just H et al (2002) Efficacy and safety of intravenous levosimendan compared with dobutamine in severe low-output heart failure (the LIDO-study): a randomised double-blind trial. Lancet 360:196

Goldberg LI, Rajfer SI (1985) Dopamine receptors: applications in clinical cardiology: Circulation 72:245

Grosse-Brockhoff F, Hengels KJ, Fritsch WP et al (1973) Serumdigoxinspiegel und Nierenfunktion. Dtsch med Wochenschr 98:1547

Hauf GF, Bubenheimer P, Roskamm H (1981) The acute effect of a new positive inotropic agent (AR-L 115 BS) on cardiac hemodynamics and contractility in patients with severe chronic congestive heart failure. Arzneim Forsch 31 (Ia):253

Karlsberg RP, DeWood MA, DeMaria AN, Berk MR, Lasher KP for the Milrinone-Dobutamine Study Group (1996) Comparative efficacy of short-term interavenous infusiaon of milrinone and dobutamine in acute congestive heart failure following acute myocardial infarction. Clin Cardiol 19:21

Kereiakes DJ, Viquerat C, Lanzer P et al (1984) Mechanisms of improved left ventricular function following intravenous MDL 17,043 in patients with severe chronic heart failure. Am Heart J 108:1278

Klein G, Sauer E, Bauer R, Wirtzfeld A, Sebening H (1981) The comparison of the effects of AR-L 115 BS and dobutamine in patients with severe cardiac failure. Arzneim Forsch 31(I,Ia):257

König K, Reindell H, Hoffmann G, Achtermann R (1964) Zur Frage der Glykosid-Therapie bei der latenten Herzinsuffizienz (Belastungsinsuffizienz) unter besonderer Berücksichtigung des Altersherzens. Arch Kreisl Forsch 43:86

Kubo SH, Cody RJ, Chatterjee K et al (1985) Acute dose range study of milrinone in congestive heart failure. Am J Cardiol 55:726

Kubo SH, Gollub S, Bourge R et al (1992) Beneficial effects of pimobendan on exercise tolerance and quality of life in patients with heart failure. Results of a multicenter trial. Circulation 85:942

Leier CV, Huss P, Lewis RP, Unverferth DV (1982) Drug-induced conditioning in congestive heart failure. Circulation 65:1382

Liang CS, Sherman LG, Doherty JU et al (1984) Sustained improvement of cardiac function in patients with congestive heart failure after short-term infusion of dobutamine. Circulation 69:113

Mager G, Klocke RK, Kux A, Höpp HW, Hilger HH (1990) Therapie des kardiogenen Schocks und der schwersten Herzinsuffizienz mit dem Phosphodiesterasehemmer Milrinon. Intensivmed 27:238

Mason DT, Spann Jr JF, Zelis R (1969) New developments in the understanding of the actions of the digitalis glycosides. Progr cardiovasc Dis 11 :443

Murphy MB, Murray C, Shorten GD (2001) Fenoldopam – a selective peripheral dopamine receptor agonist for the treatment of severe hypertension. N Eng J Med 346:1548

Ooi H, Colucci WS (2001) Pharmacological treatment of heart failure. In: Gooman and Gilman's The pharmacological basis of therapeutics, 10th ed. McGraw-Hill New York, p 901

Packer M, Medina N, Yushak M (1984) Hemodynamic and clinical limitations of long-term inotropic therapy with amrinone in patients with severe chronic heart failure. Circulation 70:1038

Rathore SS, Wang Y, Krumholz HM (2002) Sex-based differences in the effect of digoxin for the treatment of heart failure. N Engl J Med 347:1403

Rüegg J C (1986) Effects of new inotropic agents on Ca^{++} sensitivity of contractile proteins. Circulation 73 (Suppl III):78

Scholz H, Meyer W (1986) Phosphodiesterase-inhibiting properties of newer inotropic agents. Circulation 73 (Suppl III):99

Shah PK, Amin DK, Hulse S et al (1985) Inotropic therapy for refractory congestive heart failure with oral enoximone (MDL-17,043); poor long-term results despite early hemodynamic and clinical improvement. Circulation 71:326

Simoons ML, Muskens G, Hugenholtz PG (1983) Hemody namic effects of salmazol (ARL-115 BS), a new vasodilator and positive inotropic agent, in patients with cardiogenic shock. Herz 8:34

Skou JC (1957) The influence of some cations on an adenosine triphosphatase from peripheral nerves. Biochem Biophys Acta 23:349

Solaro RJ, Rüegg JC (1982) Stimulation of Ca^{++} binding and ATPase activity of dog cardiac myofibrils by AR-L 115 BS, a novel cardiotonic agent. Circulat Res 51:290

Sonnenblick EH, Frishman WH, LeJemtel TH (1979) Dobutamine: A new synthetic cardioactive sympathetic amine. New Engl J Med 300:17

Storstein O, Hansteen V, Hatle L et al (1977) Studies on digitalis XIII. A prospective study of 649 patients on maintenance treatment with digitoxin. Am Heart J 93:434

Toda N, West CT (1969) The action of ouabain on cholinergic responses in the sinoatrial mode. J Pharmacol Exp Ther 153:774

Tuttle RR (1978) β-selectivity of dobutamine and its potential für cardiovascular therapy. In: Just H (Hrsg) Dobutamin. Springer, Berlin Heidelberg New York, S 61

Tuttle RR, Mills J (1975) Dobutamine. Development of a new catecholamine to selectively increase cardiac contractility. Circulat Res 36:185

Uretsky BF, Jessup M, Konstam MA et al (1990) Multicenter trial of oral enoximone in patients with moderate to moderately severe congestive heart failure. Lack of benefit compared with placebo. Circulation 82:774

Werdan K, Erdmann E (1988) Glykosidrezeptoren des Herzens. Fortschr Med 106:135

Wirtzfeld A, Klein G, Delius W et al (1978) Dopamin und Dobutamin in der Behandlung der schweren Herzinsuffizienz. Dtsch med Wschr 103:1915

Withering W (1937) An account of the foxglove and some of its medical uses: With practical remarks on dropsy and other diseases. C.G.J.&J. Robinson, London 1785, reprinted in Med Class 2:305

Yasunari K, Kohno M, Kano H et al (2000) Dopamine as a novel antooxidative agent for rat vascular smooth muscle cells through dopamine D_1-like receptors. Circulation 101:2302

Antiarrhythmika: Medikamentöse Therapie von Herzrhythmusstörungen

D. Kalusche

40.1 Indikationsstellung zur antiarrhythmischen Therapie – 832

40.2 Nebenwirkungen und Risiken einer antiarrhythmischen Langzeittherapie – 833

40.3 Antiarrhythmika im Einzelnen – 835
40.3.1 Adenosin – 835
40.3.2 Ajmalin und Prajmalin – 835
40.3.3 Amiodaron – 836
40.3.4 Chinidin und Chinidin/Verapamil-Kombination (Cordichin) – 836
40.3.5 Diltiazem – 837
40.3.6 Disopyramid – 837
40.3.6 Flecainid – 838
40.3.8 Lidocain – 838
40.3.9 Mexiletin – 839
40.3.10 Propafenon – 839
40.3.11 Sotalol – 839
40.3.12 Tocainid – 840
40.3.13 Verapamil, Gallopamil – 840

40.4 Differenzialtherapie der Arrhythmien – 841
40.4.1 Sinustachykardie – 841
40.4.2 Extrasystolie – 841
40.4.3 Vorhofflimmern – 841
40.4.4 Paroxysmale Tachykardie – 843

Literatur – 844

Die Einführung und zunehmende Verbreitung des Langzeit-EKG (s. Kap. 11) in den 60er-Jahren und die daran folgende zunehmende quantitative und qualitative Erfassung von Herzrhythmusstörungen bei den verschiedenen kardialen Erkrankungen als auch bei Gesunden führte dazu, dass auch immer mehr und immer potentere Antiarrhythmika entwickelt wurden, um die einmal diagnostizierten Arrhythmien zu beseitigen. Verlaufsbeobachtungen bei Patienten nach Myokardinfarkt belegen darüber hinaus, dass ventrikuläre Extrasystolen, insbesondere die sog. komplexen Formen (2-er Ketten, „couplets"; Salven) einen negativen Einfluss auf die Prognose des Postinfarktpatienten ausüben. Diese Zusammenhänge führten zu einem regelrechten Boom der medikamentösen antiarrhythmischen Behandlung in den 80er-Jahren.

Die Publikation der CAST-Studie (Echt et al. 1991) bewirkten eine abrupte Kehrtwende, da hier gezeigt wurde, dass erfolgreiche antiarrhythmische Therapie (d. h. Suppression der ventrikulären Extrasystolie) keine Prognoseverbesserung bewirkt, sondern hingegen mit einer erhöhten Sterblichkeit verbunden sein kann. Wie so häufig waren die Reaktionen überschießend: Kardiologische Meinungsbildner redeten einem antiarrhythmischen Nihilismus das Wort mit der Folge, dass vielen hochsymptomatischen Patienten eine wirksame Behandlung vorenthalten wurde und noch wird. Das folgende Kapitel soll helfen, die unverändert bestehende Diskussion über den Stellenwert der Therapie mit Antiarrhythmika zu rationalisieren. Die Indikation zur Therapie als auch die Antiarrhythmikawahl ist stets eine ganz individuell am Patienten orientierte Entscheidung.

40.1 Indikationsstellung zur antiarrhythmischen Therapie

> **Klinisch wichtig**
>
> Die Indikation zur medikamentösen Langzeittherapie mit Antiarrhythmika besteht, wenn zu erwarten ist, dass durch die Beseitigung der Herzrhythmusstörung eine hämodynamische Verbesserung erzielt werden kann oder wenn durch die Arrhythmie eine starke subjektive Symptomatik besteht. Hingegen ist Prognoseverbesserung zum jetzigen Zeitpunkt (anno 2003) kein primäres Ziel antiarrhythmischer Behandlung.

Hämodynamik. Die hämodynamischen Folgen einer Arrhythmie hängen zum einen von der Art der Rhythmusstörung, zum anderen jedoch v. a. von der zugrunde liegenden Herzerkrankung ab. Neben der Veränderung der Herzfrequenz, insbesondere durch Brady- oder Tachyarrhythmie, kommt dem häufig mit einer Arrhythmie verbundenen Verlust einer optimalen Synchronisation zwischen Vorhof- und Kammerkontraktion eine wichtige Bedeutung zu. Besonders ausgeprägt sind diese pathophysiologischen Veränderungen beim Auftreten von Vorhofflimmern mit schneller arrhythmischer Überleitung auf die Kammern. Das Herzzeitvolumen kann u. U. bis zu 40% abfallen (Übersicht bei Thormann u. Schlepper 1983).

Von den pathologisch-morphologischen Faktoren der zugrunde liegenden Herzerkrankung spielen der Myokardzustand, das Vorhandensein gleichzeitiger Klappenveränderungen, insbesondere von Stenosierungen der Aorten- oder Mitralklappe, sowie eine begleitende bedeutsame Koronararteriensklerose die wichtigste Rolle. Von diesen Faktoren ist insbesondere abhängig, welche bradykarde oder tachykarde Herzfrequenz zu einer Reduktion der Herzförderleistung mit den daraus erfolgenden Konsequenzen der Organdurchblutung führen wird.

Symptome durch Herzrhythmusstörungen. Zahlenmäßig werden die meisten Patienten wegen subjektiver Beschwerden behandelt. Im wesentlichen sind es 2 Leitsymptome, die auf Herzrhythmusstörungen hinweisen.

Palpitationen wie Herzklopfen, Aussetzer, Stolpern, kräftiges, schmerzhaftes Klopfen bis in die Ohren, Zwicken in der Brust u. v. m. weisen auf eine Extrasystolie hin. Häufig sind die Symptome v. a. in Ruhe, z. B. vor dem Einschlafen, ausgeprägt. Überwiegend sind es Patienten ohne wesentliche strukturelle Herzerkrankung, die unter Extrasystolen besonders leiden. Vor Einleitung einer antiarrhythmischen Behandlung sollte in jedem Fall versucht werden, eine Korrelation zwischen subjektivem Symptom und Rhythmusbefund herzustellen. Dazu ist die Langzeitelektrokardiographie über 24–48 h und v. a. auch die symptombezogene EKG-Aufzeichnung mittels Ereignisrekorder die Methode der Wahl (s. Kap. 11). In vielen Fällen wird man feststellen, dass die Rhythmusstörung mal empfunden, mal nicht verspürt wird, und dass ferner die gleichen Symptome auch ohne Arrhythmie vorhanden sein können (Kunz et al. 1977). Die Verordnung einer antiarrhythmischen Therapie ist in solchen Fällen nicht indiziert; die Darstellung der Zusammenhänge und die Aufklärung des Betroffenen über die Harmlosigkeit steht im Vordergrund.

Herzrasen ist ein Leitsymptom, das durch gezielte Befragung des Patienten weiter eingegrenzt werden kann. Handelt es sich um Anfälle paroxysmaler Tachykardien mit plötzlichem Beginn und genauso schlagartigem Ende, kann man von einem zugrunde liegendem Reentry-Mechanismus ausgehen. AV-Knoten-Tachykardien oder Tachykardien unter Einbeziehung einer akzessorischen Leitungsbahn sind die häufigsten Ursachen (s. 385). Die weitere Abklärung durch elektrophysiologische Untersuchung mit dem Ziel der Katheterablationsbehandlung in gleicher Sitzung ist hier indiziert (s. Kap. 51, S. 1015). Plötzlicher Anfang, aber eher allmähliches Ende von Herzrasen weist auf paroxysmales Vorhofflimmern hin und wird dann meistens auch als unregelmäßiges Herzklopfen empfunden. Tachykardien ausschließlich bei körperlicher oder emotionaler Belastung sind fast immer vegetativer Natur und Folge bzw. Ausdruck eines Trainingsmangels oder hyperkinetischen Herzsyndroms.

Schwindel und **Synkope** können Folge von bradykarden oder tachykarden Herzrhythmusstörungen sein. Liegt eine bedeutsame kardiale Grundkrankheit vor, ist eine rhythmogene Synkope immer ein schwerwiegendes, häufig mit schlechter Prognose verbundenes Symptom (s. Kap. 20 sowie Kap. 18 und 19).

Einfluss von Arrhythmika auf die Mortalität von Patienten nach Herzinfarkt oder mit Herzinsuffizienz. Seit Anfang der 70er-Jahre wurden eine Reihe von randomisierten Untersuchungen bei Postinfarktpatienten durchgeführt, deren Ansatz es war, durch antiarrhythmische Therapie die Prognose zu verbessern.

⊕ Zusatzwissen

Die ersten Studien mit Diphenylhydantoin (Collaborative Group 1971), Mexiletin (Chamberlain et al. 1980), Tocainid (Ryden et al. 1980; Bastian et al. 1980) und auch Aprindin (Hugenholtz et al. 1978) unterschieden noch nicht zwischen Patienten mit und ohne ventrikuläre Arrhythmien, das Antiarrhythmikum wurde generell im Sinne einer Sekundärprophylaxe gegeben. Ein positiver Effekt auf die Postinfarktmortalität konnte nicht belegt werden. In der 1984 publizierten IMPACT-Studie, bei der nur Patienten mit ventrikulären Herzrhythmusstörungen randomisiert und dann mit Mexiletin oder Plazebo behandelt wurden, wurde erstmals sogar ein negativer Trend, d. h. eine Verschlechterung der Prognose unter der antiarrhythmischen Therapie aufgezeigt (Impact 1984). Die Publikation der CAST-Studie (1989; Echt 1991) und der CAST-II-Studie (1992) zeigten erstmals eine statistisch signifikante Übersterblichkeit unter der gewählten antiarrhythmischen Therapie mit Flecainid, Encainid und Moricizin bei Postinfarktpatienten auf, obwohl im ersten Teil der Studie ein individuelles Ansprechen auf die antiarrhythmische Behandlung dokumentiert wurde (Reduktion der spontanen ventrikulären Extrasystolen).

2 große randomisierte Studien untersuchten den Einfluss von Amiodaron auf die Sterblichkeit von Postinfarktpatienten. Der European Myocardial Infarct Amiodarone Trial (EMIAT; Julian et al. 1997) und der Canadian Amiodarone Myocardial Infarction Arrhythmia Trial (CAMIAT; Cairns et al. 1997) randomisierten mehr als 2500 Patienten in den ersten 3 (EMIAT) bzw. 6 (CAMIAT) Wochen nach Myokardinfarkt. In EMIAT wurden nur Patienten mit beeinträchtigter Pumpfunktion (EF < 40%), in CAMIAT nur solche mit häufigen ventrikulären Extrasystolen oder einer ventrikulären Salve eingeschlossen. Die Dosis von Amiodaron betrug 200 mg/Tag in EMIAT, 300 mg/Tag in CAMIAT. Beide Untersuchungen belegten eine signifikante Reduktion der arrhytmogen Todesfälle, was sich aber nicht in einer Senkung der Gesamtsterblichkeit niederschlug. Patienten, die mit einer Kombination Amiodaron plus β-Blocker behandelt wurden, hatten in beiden Untersuchungen die statistisch signifikant geringste Mortalität.

Die Ergebnisse bei Patienten mit Herzinsuffizienz sind nicht einheitlich. GESICA (Grupo de Estudio de la Sobrevida en la Insuficiencia Cardiac en Argentina; Doval et al. 1994) belegte schon bei einem Follow-up von nur 13 Monaten eine signifikante Senkung der Gesamtsterblichkeit der mit Amiodaron behandelten Patienten, was in CHF-Stat (Singh et al. 1995) nicht nachvollzogen werden konnte. Mögliche Gründe liegen in der stark unterschiedlichen Patientenselektion: Die in GESICA eingeschlossenen Patienten hatten zu 61% eine nicht-ischämische Kardiomyopathie (CHF-Stat: 30%) und waren auch kränker (NYHA III/IV 79% vs. 43%; Plazebo-Sterblichkeit 21% vs. 9%). Einen neutralen Effekt auf die Gesamtsterblichkeit bei Patienten mit Herzinsuffizienz und nach Herzinfarkt hat auch das Klasse-III-Antiarrhythmikum Dofetilide, das in Deutschland jedoch nach wie vor nicht zugelassen ist (Torp-Pedersen et al. 1999; Kober et al. 2000).

> Die untersuchten Klasse-I-Antiarrhythmika üben einen negativen Einfluss auf die Prognose herzkranker Patienten aus, was für Amiodaron mit Sicherheit nicht gilt. Amiodaron ist somit Medikament 1. Wahl ist, wenn ventrikuläre Rhythmusstörungen oder Vorhofflimmern aus hämodynamischen oder symptomatischen Gründen bei Patienten mit bedeutsamer struktureller Herzerkrankung behandelt werden sollen (Priori et al. 2001). Eine Primärindikation zur Verbesserung der Prognose besteht jedoch nicht.

40.2 Nebenwirkungen und Risiken einer antiarrhythmischen Langzeittherapie

Alle Antiarrhythmika haben Nebenwirkungen. Ein Großteil ist substanzspezifisch, wie z. B. die parasympatholytischen Effekte des Disopyramid; hierauf wird unten bei der Besprechung der einzelnen Substanzen eingegangen. Andere Nebenwirkungen betreffen viele, einige sogar alle Antiarrhythmika.

Arrhythmogenität, Aggravierung von Rhythmusstörungen („Proarrhythmie"). Alle Antiarrhythmika können bestehende Herzrhythmusstörungen quantitativ verstärken, neue provozieren oder eine Arrhythmie so verändern, dass sie hämodynamisch schlechter toleriert und der Patient so gefährdet wird (Velebit et al. 1982). Diese potenzielle Wirkungen werden zusammenfassend auch als Proarrhythmie bezeichnet (Friedman u. Stevenson 1998). Das Risiko zur Entwicklung proarrhythmischer Effekte ist nicht für jeden Patienten gleich: Es ist klein, wenn keine wesentliche strukturelle Herzerkrankung vorliegt und besonders hoch bei manifester Herzinsuffizienz.

Hauptwirkungsmechanismus der Klasse-I-Antiarrhythmika ist die Hemmung des Natriumeinwärtsstroms (s. Abschn. 3.1.8) Die dadurch bedingte Verlangsamung der Erregungsleitung insbesondere in erkrankten Myokardarealen begünstigt die Entstehung von Reentry und kann so Ursache für anhaltende, in der Regel monomorphe Kammertachykardien sein. Die erregungsverzögernde Wirkung ist bei Klasse-Ic-Antiarrhythmika am ausgeprägtesten, sodass insbesondere bei der Therapie mit Flecainid und Propafenon mit dieser Komplikation gerechnet werden muss. Auch die Entstehung von Vorhofflattern bei der Therapie von Vorhofflimmern mit Klasse-I-Substanzen ist hierauf zurückzuführen und wird heute als „atriale Proarrhythmie" bezeichnet. Gleichzeitig vorhandene Ischämie verstärkt die Erregunsleitungsverzögerung und erhöht somit das Risiko für eine anhaltende Kammertachykardie. Die Prognoseverschlechterung unter Flecainid in der CAST-Studie (CAST Investigators 1989) wird hierauf bezogen. Nachanalysen ergaben, dass bei gleichzeitiger β-Blockertherapie die Mortalität nicht gegenüber Plazebo erhöht war.

Antiarrhythmika, deren Wirkmechanismus in erster Linie von einer Verlängerung des Aktionspotenzials, also einer Repolarisationsverlängerung abhängig ist (Klasse-III-Effekt) führen nicht über eine Leitungsverzögerung zu Proarrhythmie, sondern sie begünstigen frühe Nachdepolarisationen, die wiederum Torsade-de-pointes-Tachykardien initiieren können (s. Abschn. 3.1.8). Bradykardie, Kalium- und möglicherweise auch Magnesiummangel sind hier begünstigende Faktoren (Roden et al. 1984; Kalusche et al. 1994; Lévy et al. 1998). Eine genetische Prädisposition ist wahrscheinlich („verminderte Repolarisationsreserve"; Roden 1998; Priori et al. 1999; Viskin 1999; Napolitano et al. 2002). Am längsten bekannt ist diese Form der Proarrhythmie als Komplikation einer Therapie mit Chinidin (Selzer u. Wray 1964), das nicht nur ein Klasse-I-Antiarrhythmikum ist, sondern auch den Kaliumausstrom hemmt.

Die proarrhythmischen Effekte einer Chinidintherapie können schon bei geringen Plasmakonzentrationen manifest werden (Jenzen u. Hagemeijer 1976). Die Gefährdung unter Sotalol-Therapie hingegen ist eindeutig von der Dosis bzw. den Serumspiegeln abhängig und beträgt im oberen Dosierungsbereich (320–480 mg/Tag) 4–5% (Hohnloser et al. 1995). Es muss jedoch betont werden, dass bei verminderter Nierenfunktion auch schon bei geringen Dosierungen (z. B. 160 mg/Tag) Komplikationen auftreten können. Auch die neueren Klasse-III-Antiarrhythmika wie Azimilid, Dofetilid oder Ibutilid beinhalten dieses Risiko.

Nicht immer geht einer Torsade de pointes eine deutliche Zunahme der QT-Zeit-Verlängerung im Oberflächen-EKG voraus. Die Gefahr einer proarryhthmischen Wirkung besteht in erster Linie zur Beginn der Behandlung, bei Dosissteigerung oder wenn andere Proarrhythmie begünstigende Faktoren hinzukommen (Bradykardie, Kaliumabfall unter Diuretika etc.). Nach Meinung des Autors lassen sich gefährdete Patienten durch Analyse der Repolarisationveränderungen im Langzeit-EKG früh identifizieren: Reagiert die QT-Zeit auf plötzliche Zykluslängenschwankungen (z. B. ausgelöst durch eine Extrasystole oder kurze Tachykardie) adäquat, so ist die Entstehung von klinischer Proarrhythmie extrem unwahrscheinlich.

> Obwohl Amiodaron seine antiarrhythmische Wirkung auch über eine Repolarisationsverlängerung ausübt und die QT-Zeit regelmäßig stark verlängert wird, ist die Inzidenz proarryhthmischer Nebenwirkungen extrem gering (Hohnloser et al. 1994). Es ist deshalb Medikament 1. Wahl bei Patienten mit bedeutsamer kardialer Grunderkrankung.

Negative Inotropie. Mit Ausnahme von Digitalis sind alle Antiarrhythmika mehr oder weniger negativ-inotrop (Bourke et al. 1987). Bei normaler oder nur geringgradig beeinträchtigter Pumpfunktion kann diese kardiodepressive Komponente vernachlässigt werden, insbesondere dann, wenn es durch erfolgreiche Behandlung der Arrhythmie zu einer verbesserten Hämodynamik kommt. Besteht eine erhebliche myokardiale Schädigung, so kommt in erster Linie Amiodaron zum Einsatz, das in großen Studien bei Patienten mit schlechter Pumpfunktion untersucht wurde (s. oben).

Bradykardie durch Sinusknotendepression und/oder AV-Block. Bei latenter Sinusknotendysfunktion kann es unter jedem Antiarrhythmikum zu Sinusbradykardie oder SA-Block kommen. Besonders zu erwähnen sind hier jedoch β-Rezeptorenblocker, Amiodaron, Flecainid, Propafenon, Verapamil und Digitalis. Die kombinierte Anwendung dieser Substanzen bedarf umsichtiger Kontrollen auch bei solchen Patienten, die noch nie zu Bradykardie geneigt haben. Insbesondere auch in Gegenwart von Vorhofflimmern können totale AV-Blockierungen auftreten, wodurch es zu für den Patienten lebensbedrohlichen langen asystolischen Pausen kommen kann, da meistens auch potenzielle Ersatzzentren durch die antiarrhythmische Therapie supprimiert sind.

Diagnostik und Therapiekontrolle. Das Auftreten von Herzrhythmusstörungen unterliegt einer ausgeprägten Spontanvariabilität. Dies gilt sowohl für paroxysmale Tachykardien als auch insbesondere für die Extrasystolie. Stunden mit gehäuften ventrikulären Extrasystolen (z. B. >10% der QRS-Komplexe) stehen solche mit nur vereinzelten (<10/h) oder ohne VES gegenüber (Andreesen et al. 1980). Zum Teil lässt sich eine ausgeprägte Tag/Nacht-Variabilität nachweisen, wobei die Ruheperiode (niedriger adrenerger Antrieb, hohe vagale Aktivität) sowohl mit der Häufung von Arrhythmien als auch mit ihrem Verschwinden gekoppelt sein kann. Ausgeprägt kann auch die Variabilität von Tag zu Tag sein, insbesondere, wenn die Häufigkeit insgesamt gering ist. Dies hat für die tägliche Praxis wichtigen Konsequenzen:

Vor Einleitung einer antiarrhythmischen Langzeittherapie wegen ventrikulärer Extrasystolie sollte eine mindestens 24-stündige Langzeit-EKG-Registrierung angefertigt werden, um das Arrhythmieprofil während dieser Zeit quantitativ zu dokumentieren. Kontroll-EKG-Registrierungen müssen den gleichen Zeitraum erfassen. Eine 70–95%ige Reduktion der VES-Inzidenz muss erreicht werden, um einen signifikanten Medikamenteneffekt annehmen zu können.

Auf die Notwendigkeit der Langzeit-EKG-Untersuchung zur Erfassung früher proarrhythmischer Effekte wurde schon hingewiesen. Bei Klasse-I-Antiarrhythmika ist darüber hinaus auch das Belastungs-EKG obligat, um frequenzabhängige QRS-Breiten-Zunahme als Ausdruck zunehmender Leitungsverzögerung zu erkennen.

Antiarrhythmika-Serumspiegel helfen sehr, die Therapie sicherer zu gestalten. Auf der anderen Seite kann bei Ineffektivität auch die Compliance überprüft werden (Edvardsson et al. 1987).

Die Behandlungsdauer muss individuell entschieden werden und ist in erster Linie von der zugrunde liegenden Indikation abhängig. Eine lebenslange Indikation besteht meistens für Patienten mit rezidivierenden symptomatischen Kammertachykardien, wobei es sich in aller Regel um eine Therapie mit Amiodaron handelt. Die Indikation zur Implantatation eines Kardioverters/Defibrillators muss differenzialtherapeutisch erwogen werden (s. Kap. 51). Sind symptomatische Palpitationen die Indikation zur Behandlung, ist ein Auslassversuch nach 3–6 Monaten empfehlenswert, um zu überprüfen, ob die subjektive Beeinträchtigung noch besteht.

40.3 Antiarrhythmika im Einzelnen

Im folgenden sollen die verschiedenen Antiarrhythmika kurz vorgestellt werden. Ausgenommen werden Digitalis und β-Rezeptorenblocker, die ausführlich an anderer Stelle abgehandelt werden (s. Kap. 39 und 41). Ist von einer Arzneimittelspezialität nur ein Präparat erhältlich, wird der Handelsname genannt. Dabei wird immer wieder auf die Klassifizierung antiarrhythmischer Substanzen nach Vaughan-Williams (1970) verwiesen. Diese wie auch andere Einteilungen sind in Abschn. 3.1.8 kritisch dargestellt.

40.3.1 Adenosin

Adenosin ist eine in jeder Körperzelle vorkommende Substanz, die beim Abbau von ATP entsteht. Die physiologischen Aufgaben von Adenosin sind nach wie vor nicht vollständig geklärt, es dürfte jedoch im Herzmuskel einen protektiven Effekt im Rahmen von Ischämie bzw. Hypoxie haben. Nach Bolusgabe kommt es zu einer Verlangsamung der Sinusknotenfrequenz und Verzögerung der AV-Knotenleitung (DiMarco et al. 1983). Ursache ist eine Stimulation des zeitabhängigen Kaliumausstroms aus atrialen Zellen, was mit einer Verkürzung der Aktionspotenzialdauer und Hyperpolarisation der Zellmembran einhergeht. Schrittmacherzellen des Sinusknotens und der AV-Junktion erfahren gleichzeitig eine Abflachung der Phase-4-Depolarisation, was eine Abnahme der spontanen Frequenz dieser Zellen bedeutet. Schließlich kommt es noch an den N-Zellen des AV-Knotens zu einer Verlangsamung der Phase 0 des Aktionspotenzials, d. h. die Aufstrichgeschwindigkeit nimmt ab.

> Die herausragende pharmakokinetische Eigenschaft von Adenosin ist die extrem kurze Plasmahalbwertszeit von unter 1 s, sodass länger anhaltende Nebenwirkungen nicht zu erwarten sind.

Nebenwirkungen. Möglich sind kurz dauernde totale AV-Blockierungen nach Terminierung einer supraventrikulären Tachykardie trotz Sinusrhythmus und Asystolie der Kammern bei totalem AV-Block ohne Beseitigung der Vorhofarrhythmie (z. B. Vorhofflattern). Induktion von Vorhofflimmern wird ebenso wie frühe Reinitiierung der supraventrikulären Tachykardie kommen vor. Häufig sind Angina pectoris-ähnliche Brustschmerzen auch bei Patienten ohne KHK sowie Atemnot und Kopfschmerzen. Während alle diese Symptome in der Regel innerhalb von 30 s wieder verschwunden sind, vermag Adenosin bei Patienten mit Asthmaanamnese eine schwere Bronchialobstruktion hervorzurufen, die dann bis zu 30 min anhalten kann.

Indikation. Terminierung von AV-junktionalen und atrioventrikulären Reentry-Tachykardien (Belhassen u. Viskin 1993), insbesondere wenn Verapamil i. v. kontraindiziert ist.

Dosierung. Etwa die Hälfte der Patienten braucht >6 mg (DiMarco et al. 1990), sodass dies nach Auffassung des Autors bei Erwachsenen die Erstdosis sein sollte, um nicht unnötig Zeit bei der Behandlung zu verlieren. Kommt es nicht innerhalb von 60 bis maximal 90 s zur Tachykardieterminierung, können 9, 12 oder 18 mg injiziert werden.

40.3.2 Ajmalin und Prajmalin

Das N-n-Propyl-Derivat des Rauwolfiaalkaloids Ajmalin, Prajmaliumbitartrat, ist ein sehr starker Hemmstoff des schnellen Natriumkanals (Klasse I nach Vaughan-Williams; Homburger u. Antoni 1974). Auch die Muttersubstanz, Ajmalin, ist als Arzneimittelspezialität erhältlich und wird zur i. v.-Therapie genutzt (s. unten). Prajmalin besitzt nach oraler Gabe eine Bioverfügbarkeit von etwa 80%, wobei die Resorption rasch erfolgt und maximale Serumkonzentrationen bereits nach 1 h erreicht sind. Die Eliminationshalbwertszeit dürfte bei etwa 4 h liegen (Schaumlöffel 1974). Die Elimination erfolgt in erster Linie durch Biotransformation in der Leber und biliäre Exkretion. Renal werden etwa 30% der unveränderten Substanz als auch der Metaboliten ausgeschieden (Hausleiter et al. 1982). 3- bis 4-malige Gabe von 10–20 mg führen zu antiarrhythmisch wirksamen Serumspiegeln (Elfner et al. 1986).

Indikationen. Prajmalin ist für die Behandlung supraventrikulärer und ventrikulärer Rhythmusstörungen zugelassen. Ajmalin hat einen Stellenwert als Notfallmedikament zur Unterbrechung von supraventrikulären Reentry-Tachykardien und ist auch bei Kammertachykardien wirksam. Man injiziert langsam unter EKG-Kontrolle 25–50 mg, wodurch es in den meisten Fällen zu einer Terminierung der Tachykardie kommt.

Ajmalin-Test. Die i. v.-Injektion von Ajmalin (Regeldosis 1 mg/kgKG) wird auch im Rahmen der Diagnostik bradykarder und tachykarder Herzrhythmusstörungen eingesetzt. Bei offener Präexzitation erlaubt sie die Abschätzung der effektiven Refraktärperiode der akzessorischen Leitungsbahn (s. Abschn. 18.3.6), ein latenter trifaszikulärer Block kann aufgedeckt (s. Abschn. 20.5.5), ein Brugada-Syndrom demaskiert werden (s. Kap. 19).

Nebenwirkungen. Prajmalin wird in aller Regel gut vertragen; gastrointestinale oder neurologische Nebenwirkungen treten erst bei Überdosierung auf. Eine besondere Bedeutung hat jedoch die Entwicklung einer intrahepatischen Cholestase, womit in einer Häufigkeit von 1:5000–1:10.000 gerechnet werden muss (Weidner u. Engels 1979). Nach einem Prodromalstadium mit Fieber, Juckreiz und gastrointestinalen Symptomen kommt es zu einem Ikterus, der etwa 3 Wochen anhält. Die Enzyme SGOT, SGPT, γ-GT und alkalische Phosphatase sind auch nach Absetzen der Substanz bis zu 6 Wochen erhöht.

Unter i. v.-Injektion kann es zu einer erheblichen QRS-Verbreiterung kommen. Die Injektion sollte deshalb langsam erfolgen und bei einer Zunahme des QRS-Komplexes um mehr als 30% abgebrochen werden. Auf einen Blutdruckabfall durch ausgeprägte Vasodilatation während der i. v.-Gabe ist ebenfalls zu achten.

40.3.3 Amiodaron

Amiodaron nimmt in mehrfacher Hinsicht unter den Antiarrhythmika eine Sonderstellung ein. Die antiarrhythmische Wirksamkeit beruht in erster Linie auf einer starken Verlängerung des Aktionspotenzials und der Refraktärperiode. Neben der Blockade des Kaliumeinstroms werden auch der Natrium- und Kalzium-Influx gehemmt. Ferner besitzt die Substanz eine nicht-kompetitive β-rezeptoren- und α-rezeptorenblockierende Wirkung, womit eine Erniedrigung des peripheren Widerstandes einhergeht.

> Die pharmakokinetischen Eigenschaften von Amiadoron sind außergewöhnlich: sehr geringe Bioverfügbarkeit (<50%), sehr langsame Absorptionsrate (maximale Plasmaserumkonzentration nach ca. 8 h) und ein sehr großes Verteilungsvolumen (5000 l) sowie eine Halbwertszeit von etwa 50 Tagen; für den Hauptmetaboliten, das Desethylamiodaron, ist die Halbwertszeit sogar noch länger (Holt et al. 1983).

Vorteil der langen Halbwertszeit sind die daraus resultierenden konstanten Plasma- und Gewebsspiegel unter Dauertherapie bei einmaliger täglicher Einnahme. Eine Akkumulation findet im übrigen nicht statt. Die antiarrhythmische Wirksamkeit tritt auch bei Durchführung einer Aufsättigungsbehandlung mit 1,2–1,6 g/Tag erst verzögert nach etwa 7–10 Tagen ein. Die Einnahme von bis zu 3 g am ersten Behandlungstag ist ebenfalls beschrieben worden, worunter es bereits frühzeitig zu einer deutlichen Suppression von ventrikulären Extrasystolen kommt (Escoubet et al. 1985). Die Erhaltungsdosis nach Aufsättigung beträgt 100–400 mg/Tag (Serumspiegel für Amiodaron und Desethylamiodaron unter dieser Erhaltungsdosis 0,7–2,0 µg/ml).

Indikationen. Wichtigste Indikationen sind Vorhofflimmern, v. a. bei Patienten mit schwerer myokardialer Schädigung (Konversionstherapie und Rezidivprophylaxe) sowie ventrikuläre Herzrhythmusstörungen, insbesondere symptomatische Kammertachykardien bei hypertropher und dilatativer Kardiomyopathie oder Zustand nach Myokardinfarkt.

Nebenwirkungen. Amiodaron verlangsamt die Sinusknotenfrequenz und beeinträchtigt die AV-Überleitung; extreme Sinusbradykardie oder auch AV-Blockierungen höheren Grades können bei entsprechender Vorschädigung vorkommen. Die negativ-inotrope Eigenschaft der Substanz wird durch die Erniedrigung des peripheren Widerstandes („Afterload"-Reduktion) weitgehend kompensiert. Die wichtigste, weil für den Patienten potenziell bedeutsamste Nebenwirkung, ist die Entwicklung einer **Lungenfibrose**. Die Häufigkeit dieser Komplikation wurde Anfang der 80er-Jahre mit bis zu 15% der behandelten Patienten angegeben, wobei ein Zusammenhang zur Erhaltungsdosis und Dauer der Amiodarontherapie besteht (Greene 1989). Die damals v. a. in den Vereinigten Staaten sehr hohen Erhaltungsdosen (400–600 mg als Standarddosis) sind heute unüblich. Im eigenen Patientengut beträgt die Häufigkeit gesicherter oder auch nur vermuteter Lungenfibrosen unter Amiodarontherapie unter 2%.

Amiodaron enthält Jod (75 mg/200-mg-Tablette); eine Beeinflussung des Schilddrüsenhormonstoffwechsels ist obligatorisch. Die Entwicklung von Schilddrüsenfunktionsstörungen ist regional sehr unterschiedlich. Hypo- (in Gegenden mit ausreichender Jodversorgung) und Hyperthyreose (in Regionen mit Jodmangel) kommen vor (um 10%). Eine Erniedrigung des TSH und gleichzeitige Erhöhung des freien T4 ist häufig und Folge einer Konversionshemmung. Diese Laborkonstellation muss nicht zur Beendigung der Amiodarontherapie führen (Übersicht bei Heufelder u. Wiersinga 1999).

Bei fast allen Patienten kommt es zu Korneaablagerungen, wie sie mittels der Spaltlampe diagnostiziert werden können. Neurologische Nebenwirkungen wie Tremor, Ataxie, Alpträume u. Ä. kommen v. a. während der hochdosierten Aufsättigungsphase vor. Unter chronischer Therapie sind Einzelfälle von sensomotorischer peripherer Neuropathie sowie Optikusneuritis mitgeteilt worden. Eine Lichtüberempfindlichkeit der Haut ist ebenfalls häufig, seltener ist eine blaugraue Pigmentierung bei Langzeittherapie. 10–20% Patienten brechen die Therapie wegen Nebenwirkungen innerhalb eines Jahres ab.

Medikamenteninteraktionen. Die Wirkung oraler Antikoagulanzien wird verstärkt, sodass die Erhaltungsdosis um 30–50% reduziert werden muss; die Serumkonzentration von Digoxin, aber auch von Chinidin, steigen bei gleichzeitiger Amiodarongabe an. Interaktionen bestehen auch zwischen Verapamil und β-Blockern mit Amiodaron, sodass es v. a. unter solchen Kombinationen zu extremer Bradykardie und AV-Block kommen kann (Übersicht bei Greene 1989; Podrid 1995; Goldschlager et al. 2000).

40.3.4 Chinidin und Chinidin/Verapamil-Kombination (Cordichin)

Chinidin repräsentiert mit Disopyramid die Unterklasse Ia nach Vaughan-Williams, es hat jedoch auch Kaliumkanal-blockierende Eigenschaften. Chinidin wird nach oraler Gabe rasch zu 60–80% resorbiert, die Eliminationshalbwertszeit beträgt 5–9 h. Je nach galenischer Zubereitung des Arzneimittels sind deshalb 2- bis 3-malige Einnahmen ausreichend. Ca. 80% der Substanz werden in der Leber metabolisiert, die Metaboliten sind z. T. ebenfalls antiarrhythmisch wirksam. Die Tagesdosis beträgt ca. 0,8–2,0 g, die Plasmaspiegel sollten unter Steady-State-Bedingungen zwischen 2,5 und 5 µg/ml betragen. Bei Konzentrationen über 5 µg/ml ist mit toxischen Effekten zu rechnen (s. unten). Bei gleichzeitiger Gabe von Verapamil kann die Chinidindosis deutlich reduziert werden (fixe Kombination: Cordichin). Die unter 3-mal 1 Tabl. Cordichin gemessenen Serumtalspiegel in der Regel nicht über 2,5 µg/ml.

Chinidin besitzt eine ausgeprägte vagolytische (atropinähnliche) Aktivität. Darauf ist die Verbesserung der AV-Knotenüberleitung zurückzuführen. Dies spielt insbesondere bei der Rhythmisierung von Vorhofflimmern eine Rolle: Nimmt die Vorhoffrequenz unter dem Einfluss des Antiarrhythmikums ab (z. B. von 250 auf 200/min); so kann es aufgrund der verbesserten AV-Überleitung zu hochfrequenter Kammeraktivität mit negativen hämodynamischen Konsequenzen kommen (atriale Proarrhythmie).

40.3 · Antiarrhythmika im Einzelnen

> **Klinisch wichtig**
> Wird Chinidin zur Konversion von Vorhofflimmern eingesetzt, so sollte vorher eine Digitalisierung erfolgt sein, um den vagolytischen Effekt zu antagonisieren. Alternativ kann auch eine gleichzeitige Behandlung mit einem β-Rezeptorenblocker oder Verapamil versucht werden.

Wie die meisten Antiarrhythmika ist Chinidin negativ-inotrop. Die gleichzeitige periphere Vasodilatation senkt jedoch die Nachlast, was den direkten negativ-inotropen Effekt teilweise aufhebt.

Indikationen. Chinidin ist bei supraventrikulären und ventrikulären Herzrhythmusstörungen wirksam. Über viele Jahre hinweg war es die einzige Substanz zur oralen Langzeittherapie. Mit der Entwicklung zahlreicher neuerer Antiarrhythmika trat die Indikation „ventrikuläre Arrhythmien" in den Hintergrund.

Indikationsschwerpunkt für Chinidin, v. a. auch in Kombination mit Verapamil (Cordichin) ist das Vorhofflimmern. Es kann zur Rhythmisierung oder zur Rezidivprophylaxe im Anschluss an eine Elektrokonversion eingesetzt werden (s. unten).

Nebenwirkungen. Die Pharmakokinetik kann von Patient zu Patient variieren, wobei möglicherweise ein höheres Lebensalter einen besonderen Einfluss hat (Jähnchen u. Trenk 1983). Zur Vermeidung von zu hohen Plasmaspiegeln (>5 μg/ml) sind entsprechende Blutspiegelkontrollen wünschenswert und heute leicht durchführbar. Bei 30–50% der Patienten kommt es unter Langzeitgabe zu starken Nebenwirkungen, die zum Abbruch zwingen. Es besteht eine Korrelation zur verabreichten Chinidintagesdosis. Zu erwähnen sind in erster Linie Kopfschmerzen, Schwindel, Hörverlust, verschwommenes Sehen, Farbsehen, Erbrechen, Übelkeit, Durchfälle, Muskelschmerzen, in einzelnen Fällen Verwirrtheit, Delirium oder auch Psychosen. Seltener, aber potenziell gefährlich, sind Veränderungen des Blutbildes wie Neutropenie, hämolytische Anämie und insbesondere auch eine Thrombozytopenie.

Auf die Gefahr der Entwicklung von Torsade-de-pointes-Kammertachykardie wurde oben schon hingewiesen. Die Chinidintherapie sollte im Krankenhaus mit intensivem Monitoring initiiert werden. Plötzliche Herztodesfälle durch Übergang in Kammerflimmern können vorkommen. Die genaue Inzidenz dieser Komplikation ist unklar und ist wohl auch sehr von der Patientenselektion abhängig (Roden et al. 1986; Stanton et al. 1989). Prädisponierende Faktoren stellen Bradykardie und niedrige Kaliumwerte dar, wobei möglicherweise schon niedrig normale Werte (z. B. 3,9–4,3 mval/l) Komplikationen begünstigen können. Am Herz-Zentrum Bad Krozingen gilt es deshalb als Grundregel, Kaliumwerte >4,3 mval/l, nach Möglichkeit >4,5 mval/l, bei gleichzeitiger Substitution auch von Magnesium anzustreben (s. Abschn. 40.4.3 Vorhofflimmern).

Medikamenteninteraktionen. Die klinisch bedeutsamste Interaktion betrifft die gleichzeitige Behandlung mit Digoxin, dessen Clearance reduziert wird, sodass die Digitalisspiegel ansteigen; auch die Wirkung von Antikoagulanzien wird verstärkt.

40.3.5 Diltiazem

Neben Verapamil und Gallopamil (s. unten) gehört Diltiazem zur Gruppe der „bradykardisierenden Kalziumantagonisten", weshalb es auch als Antiarrhythmikum eingesetzt werden kann.

Indikationen. Die bradykardisierende Wirkung ist bei Sinusrhythmus gering. In Gegenwart von Vorhofflimmern kommt es durch die Zunahme der effektiven und v. a. auch funktionellen Refraktärperiode des AV-Knotens jedoch zu einer deutlichen Senkung der Kammerfrequenz, sodass bei Vorhofflimmern mit tachykarder Überleitung auf die Kammer Diltiazem indiziert ist. Orale Tagesdosen von 120–480 mg (nach Möglichkeit retardiert) führen im Vergleich zu Digitalis zu einer vergleichbaren Senkung der mittleren Kammerfrequenz in Ruhe, bei deutlich besserer Wirksamkeit bei Belastung (Roth et al. 1986). Besonders bewährt hat sich die Kombination von Digitalis mit der mittleren Dosis von Diltiazem (240 mg/Tag), weil hierbei die substanzspezifischen Nebenwirkungen von Diltiazem noch wenig ausgeprägt sind.

Trotz der negativ-inotropen Wirkung, die allen Kalziumantagonisten zu eigen ist, hat es auch bei herzinsuffizienten Patienten nur selten eine Verschlechterung der hämodynamischen Situation gegeben, da die nachlastsenkende Wirkung und damit der myokardiale Sauerstoffverbrauch eine positive Nettobilanz bewirkt. Dies gilt auch für die i. v.-Injektion von ca. 20 mg bei symptomatischer Tachyarrhythmia absoluta. Nach oraler Gabe wird Diltiazem rasch und vollständig resorbiert, Spitzenplasmawerte können im Mittel nach ca. 1,5–2 h gemessen werden. Ein Teil der Patienten zeigt einen zweiten Plasmaspiegel-„Peak" nach ca. 4 h, was als Hinweis auf enterohepatische Rezirkulation zu werten ist (Smith et al. 1983). Der therapeutische Bereich für die Indikation „Frequenzkontrolle bei Vorhofflimmern" dürfte nach Untersuchungen von Dias et al. (1992) zwischen 80 und 300 ng/ml liegen. Die terminale Eliminationshalbwertszeit wird mit 6–7 h angegeben.

> Im Gegensatz zu Verapamil gibt es keinen Anstieg der Plasmadigoxinkonzentrationen unter der Therapie mit Diltiazem.

40.3.6 Disopyramid

Disopyramid ist ein Vertreter der Klasse Ia. Nach etwas verzögerter, fast vollständiger Resorption – maximale Serumkonzentration erst nach 2–3 h – erfolgt die Elimination zu etwa 50–60% unverändert renal; der Rest wird hepatisch metabolisiert; die Metaboliten tragen zur antiarrhythmischen Wirkung bei. Bei einer Eliminationshalbwertszeit von etwa 5–6 h sind 3- bis 4-malige Substanzapplikationen notwendig, um kontinuierliche Wirkungsspiegel zu erreichen; bei den Depot- bzw. Retardformen genügt die 2-malige tägliche Einnahme (Übersicht über die Pharmakokinetik bei Jähnchen u. Trenk 1983). Die Tagesdosis beträgt 400–900 mg (bis 1200 mg); bei eingeschränkter Nierenfunktion muss die Dosis reduziert werden. Insbesondere bei Tagesdosen über 450 mg kommt die ausgeprägte anticholinerge, atropinähnliche Wirkung zum Tragen, wodurch eine Dosissteigerung häufig limitiert ist (s. unten).

Indikationen. Disopyramid ist bei supraventrikulären und ventrikulären Arrhythmien wirksam. Es hat sich als Alternativpräparat zu Chinidin bei vagalem paroxysmalem Vorhofflimmern bewährt. Aufgrund einer ausgeprägten negativ-inotropen Wirkung ohne gleichzeitigen hämodynamisch günstigen Effekt am Gefäßsystem (keine Erniedrigung des peripheren Widerstandes) sollte die Substanz nur bei guter LV-Funktion eingesetzt werden.

Nebenwirkungen. Der anticholinerge Effekt führt bei höherer Dosis regelmäßig zu Mundtrockenheit, Akkomodationsschwierigkeiten, Obstipation und Miktionsstörungen. Insbesondere die letztgenannte Nebenwirkung kann bei älteren männlichen Patienten mit vorbestehender Prostatahypertrophie zu einem großen Problem durch akute Harnverhaltung führen. Die Nebenwirkungen können vermieden werden, wenn gleichzeitig Pyridostigmin (z. B. Mestionon ret) eingenommen wird. Beim Glaukom ist Disopyramid kontraindiziert.

40.3.6 Flecainid

Cave
Nach der Publikation der CAST-Studie hat das Bundesgesundheitsamt eine Einschränkung der Indikation vorgeschrieben und sowohl den akuten Herzinfarkt als auch den Zustand nach Herzinfarkt als strikte Kontraindikation formuliert.

Aufgrund seiner pharmakokinetischen Eigenschaften ist Flecainid für die Langzeittherapie geeignet: Die Bioverfügbarkeit nach oraler Gabe beträgt nahezu 100%; bei einer Halbwertszeit von 14–20 h reichen 2-mal tägliche Einnahme aus. Bis zur Beurteilung eines Therapieeffektes sollte die Substanz 2–4 Tage gegeben worden sein. Flecainid wird zu 75% in der Leber zu inaktiven Metaboliten umgewandelt, 25% der Substanz werden unverändert renal eliminiert. Die effektive Tagesdosis beträgt meistens 150–300 mg; gelegentlich sind jedoch 2-mal 50 mg ausreichend, weshalb eine einschleichende Dosierung und langsame Dosissteigerung empfehlenswert ist. Obwohl ein Serum-Talspiegel bis 1000 µg/ml möglich ist, sollten Spiegel >500 µg/ml vermieden werden um Proarrhythmie zu vermeiden (s. unten).

Indikationen. Flecainid ist sowohl bei ventrikulären als auch supraventrikulären Arrhythmien wirksam. Indikationsschwerpunkte sind rezidivierendes Vorhofflimmern (Anderson 1992; Clémenty et al. 1992; Naccarelli et al. 1996). Auch anhaltendes Vorhofflimmern kann in einem großen Prozentsatz in Sinusrhythmus konvertiert werden, wenn die Arrhythmie weniger als 4 Wochen besteht. Ventrikuläre Extrasystolen können durch Flecainid in über 80% der Fälle wirksam unterdrückt werden, wobei die Wirksamkeit insbesondere bei Patienten ohne strukturelle Herzerkrankung groß ist. Bei diesen Patienten ist auch die Gefahr proarrhythmischer Wirkung auf Kammerebene klein. Hingegen besteht auch bei Herzgesunden die Gefahr des Übergang von Vorhofflimmern in Vorhofflattern mit der Möglichkeit der 1:1-Leitung auf die Kammer. Synkopen und Fälle von konsekutivem Herz-Kreislaufstillstand sind beobachtet worden. Patienten mit beeinträchtigter linksventrikulärer Funktion lassen sich mit Flecainid schlecht behandeln, wobei zum einen die negativ-inotrope Wirkung der Substanz besonders zum Tragen kommt, zum anderen auch die Gefahr einer Proarrhythmie besonders groß ist (DePaola et al. 1987).

Nebenwirkungen. An extrakardialen Nebenwirkungen werden selten Schwindel, Doppelsehen, verschwommenes Sehen und Kopfschmerzen beklagt. Als typische Komplikation hoher Flecainidkonzentration im Serum (>1000 ng/ml) gelten anhaltende, praktisch nicht beeinflussbare Kammertachykardien. Beobachtet werden können jedoch auch polymorphe Kammertachykardien. Da die Verzögerung der Erregungsleitung v. a. bei hohen Frequenzen zum Tragen kommt (s. Abschn. 3.1.8), ist am Herz-Zentrum neben der Anfertigung eines Langzeit-EKG auch ein symptomlimitiertes Belastungs-EKG nach Neueinstellung auf Flecainid Pflicht, wobei insbesondere die frequenzabhängige QRS-Breitenzunahme beachtet wird. Eine Zunahme über 20 ms sollte zu Dosisreduktion führen.

40.3.8 Lidocain

Lidocain ist eine lokalanästhetisch wirksame Substanz und in die Klasse Ib einzuordnen. Lidocain wird nur parenteral angewandt, da es nach oraler Aufnahme einem praktisch vollständigen First-pass-Metabolismus unterliegt. Die bevorzugte Applikationsform ist i. v. (Bolusgabe, anschließend Dauerinfusion). Die Eliminationshalbwertszeit von Lidocain beträgt normalerweise 1,5–2 h; sie unterliegt jedoch in Abhängigkeit von der Leberdurchblutung einer erheblichen Variabilität und kann bei schwerer Herzinsuffizienz bzw. im kardiogenen Schock auf >10 h ansteigen. Intoxikationen sind dann häufig. Die therapeutischen Plasmaspiegel liegen zwischen 2 und 5 µg/ml. Die Initialdosis beträgt 1–2 mg/kg KG, gefolgt von einer Dauerinfusion von 2–4 mg/min. Bei Herzinsuffizienz und Leberfunktionsstörung ist die Dosis zu reduzieren. Besonders leicht kommt es auch bei älteren Patienten aufgrund des geringeren Verteilungsvolumens zu Überdosierungen. Serumspiegelkontrollen sollten insbesondere bei längerer Therapie zur Dosisfindung herangezogen werden.

Indikationen. Lidocain wirkt nur auf Kammerebene und findet Anwendung, wenn eine sofortige antiarrhythmische Wirkung gefordert ist. Es kann ventrikuläre Extrasystolen und Kammertachykardien beseitigen. Ein normaler Serumkaliumspiegel ist für eine antiarrhythmische Wirksamkeit Voraussetzung. Untersuchungen von Manz et al. (1992) zufolge ist Lidocain bei stabiler, hämodynamisch tolerierter Kammertachykardie außerhalb eines akuten Myokardinfarktes jedoch nur bei ca. 20% der Patienten wirksam.

Nebenwirkungen. Kardiovaskuläre Nebenwirkungen treten fast nur im Zusammenhang mit Überdosierung bzw. Intoxikation auf. Asystolien durch Sinusarrest, seltener durch hochgradige AV-Blockierungen, als auch Pumpversagen und schwere Blutdruckabfälle sind beschrieben (Pearl 1982; Davison et al. 1982). Zentralnervöse Nebenwirkungen können auch bei therapeutischen Serumspiegeln vorkommen: Seh-, Sprachstörungen, Verwirrtheit, bei Intoxikation auch Konvulsionen und Koma.

40.3.9 Mexiletin

Mexiletin ist ein primäres Amin und dem Lidocain strukturverwandt. Mexiletin ist in die Gruppe Ib einzustufen. Im Gegensatz zu Lidocain ist es jedoch auch für die orale Langzeittherapie geeignet, da es nach Resorption überwiegend im Duodenum eine hohe Bioverfügbarkeit (etwa 90%) besitzt. Die in der Leber entstehenden Metaboliten sind antiarrhythmisch nicht wirksam, nur 10% der Substanz werden im Urin unverändert ausgeschieden. Die renale Clearance ist jedoch sehr vom Urin-pH abhängig und kann bei einem pH-Wert von <5 auf etwa 50% zunehmen, während ein pH-Wert von >8 mit einer Abnahme auf etwa 1% einhergeht. Die Eliminationshalbwertszeit liegt zwischen 6 und 12 h, sie kann jedoch bei Herzinsuffizienz, insbesondere bei akutem Myokardinfarkt, verlängert sein. Die Resorptionsgeschwindigkeit der Substanz ist von der Magenentleerungsgeschwindigkeit abhängig, sodass sie nach Morphin, gleichzeitiger Einnahme eines Antazidums oder auch nach Atropin verzögert ist (Übersicht bei Jähnchen u. Trenk 1983). Beschleunigte Magenentleerung, z. B. unter Metoclopramidgabe, geht mit einer schnelleren Resorption von Mexiletin einher.

Therapeutische Serumplasmakonzentrationen liegen zwischen 0,5 und 2 µg/ml, was in der Regel mit Tagesdosen zwischen 400 und 800 mg – in 3 Einzeldosen oder 2 Depotkapseln – erreicht wird.

Indikationen. Mexiletin ist nur bei ventrikulären Herzrhythmusstörungen wirksam. Im Gegensatz zu den meisten Alternativsubstanzen ist Mexiletin nicht negativ-inotrop und kann so ohne Gefahr einer hämodynamischen Verschlechterung auch Patienten mit schlechter Ventrikelfunktion verordnet werden. Wir setzen es gelegentlich bei Patienten nach ICD-Implantation ein, wenn Amiodaron kontraindiziert ist und häufige nicht-anhaltende Kammertachykardien unterdrückt werden sollen.

Nebenwirkungen. Bei 10–20% der behandelten Patienten muss man mit gastrointestinalen (Übelkeit, Erbrechen) und zentralnervösen Nebenwirkungen (Gangunsicherheit, Schwindel, Gedächtnisstörungen) rechnen. Die Nebenwirkungen sind dosisabhängig und verschwinden nach Reduktion.

40.3.10 Propafenon

Propafenon wird schon seit 1978 in Deutschland vermarktet. Die Substanz ist in die Klasse Ic nach Vaughan-Williams einzustufen; sie besitzt darüber hinaus jedoch noch β-blockierende Eigenschaften. Effekte auf die Repolarisation sind ebenfalls nachweisbar. Die elektrophysiologischen Wirkungen beider Substanzen beziehen sich auf alle Strukturen des Herzens (Vorhofmyokard, Reizleitungssystem, Ventrikelmyokard).

Propafenon wird nach oraler Gabe rasch resorbiert, Plasmaspitzenkonzentrationen werden nach ca. 2 h gemessen. Dabei beträgt die Bioverfügbarkeit ca. 50%. Der Abbau findet ausschließlich in der Leber statt, der Hauptmetabolit ist das 5-Hydroxypropafenon, das zur antiarrhythmischen Wirkung beiträgt. Die hepatische Abbaukapazität ist genetisch festgelegt. 5–10% der Bevölkerung sind nicht oder nur unzureichend in der Lage, Propafenon und einige andere Medikamente wie Spartein oder Debrisoquin oxidativ abzubauen („Spartein oder Debrisoquinphänotypus"; Eichelbaum et al. 1979). Es resultieren entsprechend höhere Plasmakonzentrationen und verlängerte Eliminationshalbwertszeiten. Nach einer Arbeit von Siddoway et al. (1987) beträgt die Plasmahalbwertszeit bei fehlendem oxidativem Abbau („poor metabolisors") ca. 17 h gegenüber 5,5 h bei Patienten mit normaler hepatischer Enzymaktivität („extensive metabolisors"). Die dosisbezogenen Plasmakonzentrationen für Propafenon liegen entsprechend um den Faktor 2,5 höher; 5-Hydroxypropafenon lässt sich hingegen bei den „poor metabolisors" nicht nachweisen. Folge der hohen Plasmakonzentrationen sind in erster Linie ausgeprägte extrakardiale Nebenwirkungen schon bei „normaler" Dosierung.

Der therapeutische Bereich beträgt zwischen 0,25 und 1,0 µg/ml und wird in der Regel mit Tagesdosen zwischen 450 und 900 mg – aufgeteilt in 3 Einzeldosen – erreicht. Dosissteigerungen sollten langsam in Schritten von etwa 150 mg/Tag erfolgen, da eine nur 30%ige Dosiserhöhung mit einer Verdopplung des Plasmaspiegels einhergeht.

Indikationen. Propafenon ist bei ventrikulären und supraventrikulären Extrasystolen und bei Tachykardien indiziert, wenn keine wesentliche strukturelle Herzerkrankung vorliegt; bei paroxysmalem Vorhofflimmern soll es v. a. dann wirksam sein, wenn dieses adrenerg induziert ist (Coumel et al. 1982). Bei neu aufgetretenem Vorhofflimmern kann es die zu Konversion führen bzw. diese beschleunigen. Keine Indikation ist hingegen länger bestehendes Vorhofflimmern.

Nebenwirkungen. Propafenon beeinträchtigt die Erregungsleitung in allen kardialen Strukturen, was bei Vorschädigung zu verschiedensten Blockierungen führen kann: Neben faszikulären oder brachialen Blockbildern sind atrioventrikuläre oder auch sinuatriale Blockierungen berichtet worden. Propafenon ist negativ-inotrop, sodass bei Patienten mit beeinträchtigter Pumpfunktion auf eine hämodynamische Verschlechterung geachtet werden muss. Die extrakardialen Nebenwirkungen betreffen besonders den Gastrointestinaltrakt und das zentrale Nervensystem: Übelkeit, Erbrechen, Verstopfung, Geschmacks- und Sehstörungen, Schwindel.

Medikamenteninteraktionen. Arzneimittelinteraktionen zwischen Propafenon und anderen Substanzen sind bisher noch wenig untersucht. Nach Ergebnissen unserer eigenen Arbeitsgruppe kommt es bei gleichzeitiger Applikation von Propafenon und Metoprolol als auch Propranolol zu einem starken Anstieg der Plasma-β-Blockerkonzentration (Wagner et al. 1986). Klinisch macht sich dies in erster Linie durch Bradykardie, Hypotension und u. U. Verschlechterung einer Herzinsuffizienz bemerkbar.

40.3.11 Sotalol

Sotalol hebt sich aus der Gruppe der β-Rezeptorenblocker durch eine zusätzliche, ausgeprägte Klasse-III-Wirkung ab; d. h. die Substanz bewirkt eine Verzögerung der Repolarisation und eine Verlängerung der Aktionspotenzialdauer. Sotalol hat eine Bioverfügbarkeit von über 90%; die Eliminationshalbwertszeit beträgt 10–16 h, die Ausscheidung erfolgt fast ausschließlich renal. Als therapeutische Plasmakonzentration werden 1–3 μg/ml angesehen; die Tagesdosis beträgt 160–480 (640) mg (Edvardsson u. Olsson 1987), wobei wir selten >320 mg hinausgehen, um Torsade de pointes zu vermeiden. Sotalol ist ein Razemat, wobei die β-blockierenden Eigenschaften auf das L-Sotalol, die Klasse-III-Wirkung auf das D-Isomer zu beziehen sind.

Indikationen. Der Indikationsbereich reicht von Vorhofflimmern (paroxysmal und Konversionsversuch bzw. Nachbehandlung nach Elektrokonversion) bis hin zu ventrikulären Extrasystolen und Kammertachykardien. Nach ICD-Implantation verlängert adjuvante Sotaloltherapie die Zeit bis zur ersten adäquaten Intervention (Pafico et al. 1999).

Nebenwirkungen. Schon geringe Dosen (z. B. 2-mal 40 mg) können gelegentlich zu ausgeprägter Hypotonie und Bradykardie führen, weshalb wir eine einschleichende Dosierung empfehlen. Empfindlich reagieren unserer Erfahrung nach insbesondere ältere Patienten (>65 Jahre), bei denen häufiger latente Sinusknotenfunktionsstörungen bestehen. Die dosisabhängige Inzidenz von Torsade-de-pointes-Tachykardien beträgt bis 4%, eine QTc-Verlängerung >500 ms geht meistens voraus. Die Erhaltung hoch-normaler Kaliumwerte ist unter Sotalol essenziell.

Die nicht-kardialen Nebenwirkungen sind durch die nichtselektive β-Rezeptorenblockade bedingt: Bronchialkonstriktion, periphere Durchblutungsstörungen, Schlafstörungen, Alpträume, allgemeine Müdigkeit, Leistungsschwäche.

40.3.12 Tocainid

Wie Mexiletin und Lidocain ist Tocainid ein primäres Amin und ebenfalls in die elektrophysiologische Gruppe Ib einzustufen. Aufgrund einer hohen Bioverfügbarkeit nach oraler Applikation und einer Eliminationshalbwertszeit von ca. 14 h ist die Substanz gut für die orale Langzeittherapie geeignet. Ca. 35% der Substanz werden unverändert über die Niere ausgeschieden, der Rest nach Abbau in der Leber. Die Metaboliten sind inaktiv. Die therapeutische Plasmakonzentration (4–10 μg/ml) werden mit Tagesdosen von 1200–1400 mg, aufgeteilt in 2–3 Einzeldosen, erreicht. Dosisreduktion ist bei Niereninsuffizienz oder schwerer Leberfunktionsstörung notwendig.

Indikationen. Tocainid ist bei ventrikulären Rhythmusstörungen wirksam. Klinisch relevante negativ-inotrope Effekte fehlen, sodass auch Patienten mit myokardialer Schädigung behandelbar sind.

Nebenwirkungen. Zentralnervöse und gastrointestinale Nebenwirkungen werden bei ca. 30% der Patienten beobachtet und führen bei Langzeittherapie zum Abbruch, Parästhesien, Tremor, Schwindel, Ataxie, Übelkeit und Erbrechen zählen zu den häufigeren Symptomen. Einzelne Fälle von Agranulozytose und Thrombopenie sowie Lungenfibrose sind berichtet worden (Rizzon et al. 1987).

40.3.13 Verapamil, Gallopamil

Gallopamil unterscheidet sich von Verapamil lediglich durch Substitution einer Methoxylgruppe. Die elektrophysiologischen Befunde an isolierten Organen entsprechen einander und so kann – trotz Fehlen größerer klinischer Erfahrung mit Gallopamil – auch von einem identischen Wirkungsprofil ausgegangen werden. Beide Substanzen sind sog. Kalziumantagonisten oder – korrekter – „slow channel-blocker" (Klasse IV nach Vaughan-Williams). Die elektrophysiologischen Effekte beschränken sich auf solche Zellen, deren Aktionspotenzial von einem niedrigen Ruhepotenzial (bzw. maximal diastolischen Potenzial) ausgeht.

Verapamil steht zur intravenösen und oralen Therapie zur Verfügung. Nach oraler Einnahme ist trotz vollständiger Resorption die Bioverfügbarkeit nur gering (ca. 30%), wofür ein ausgeprägter First-pass-Metabolismus in der Leber verantwortlich ist. Nur etwa 5% der Substanz werden unverändert über die Niere eliminiert, der überwiegende Anteil wird in der Leber metabolisiert. Nach einmaliger Gabe beträgt die Eliminationshalbwertszeit ca. 6 h; sie verdoppelt sich jedoch unter chronischer Therapie (Schwartz et al. 1982). Die Ursache ist nicht eindeutig geklärt, eine Abnahme des Leberblutflusses wird diskutiert. Orale Tagesdosen betragen 240–480 mg, in einzelnen Fällen wurden auch 720 mg gegeben. Therapeutische Plasmaspiegel sind nicht eindeutig definiert, sie dürften jedoch zwischen 50 und 300 μg/ml liegen.

Indikationen. 5–10 mg Verapamil i. v. führen fast immer zur Terminierung supraventrikulärer Reentrytachykardien (AV-Knotenreentry, atrioventrikuläre Reentry-Tachykardien unter Einbeziehung einer akzessorischen Bahn), wobei es durch die Injektion zu einem Block im langsamen antegraden Schenkel des Reentry-Kreises kommt. Die Wirkung tritt in der Regel innerhalb von 3 min ein. Bei Vorhofflimmern oder Vorhofflattern bewirkt die Injektion durch Verschlechterung der AV-Leitung einen Rückgang der Kammerfrequenz; ein Übergang in Sinusrhythmus wird jedoch nur in seltenen Einzelfällen zu erzielen sein. Wegen der sehr kurzen Wirkungsdauer nach Bolusgabe ist eine Dauerinfusion erforderlich, wenn der frequenzsenkende Effekt bei persistierendem Vorhofflimmern aufrechterhalten werden soll. Kontraindiziert ist die Verapamilinjektion jedoch bei Vorhofflimmern in Gegenwart antegrad leitender akzessorischer Bahnen (WPW-Syndrom). Bei Kammertachykardien ist Verapamil in der Regel unwirksam und verschlechtert eher die hämodynamische Gesamtsituation. Zwei Ausnahmen müssen erwähnt werden: ventrikuläre Rhythmusstörungen bei eindeutig spastischer Angina pectoris (Prinzmetal-Angina) sowie eine spezifische Form der Kammertachykardie mit Rechtsschenkelblockkonfiguration und überdehnter linker Haupt-QRS-Achse bei Jugendlichen ohne nachweisbare organische Herzerkrankung (s. S. 393).

> **Hauptindikation für orale Verapamil- oder auch Gallopamiltherapie ist die Frequenzkontrolle bei von chronischem Vorhofflimmern, wobei es allein oder in der Kombination mit Digitalis eingesetzt wird.**

Nebenwirkungen. Wie andere Kalziumantagonisten auch führen Verapamil und Gallopamil zu peripherer Vasodilatation und damit zur Senkung des arteriellen Blutdrucks. Die

Erniedrigung der Nachlast wirkt der direkten negativ-inotropen Wirkung der Substanz entgegen. Die nichtkardialen Nebenwirkungen betreffen v. a. den Gastrointestinaltrakt: Obstipation, Übelkeit, Magen-Darm-Beschwerden. Seltener sind Kopfschmerzen und Ödemneigung (ca. 10%).

Medikamenteninteraktionen. Die kombinierte Anwendung von Verapamil mit Digoxin führt zu einem Anstieg der Serumdigoxinspiegel.

40.4 Differenzialtherapie der Arrhythmien

40.4.1 Sinustachykardie

> **Klinisch wichtig**
> Sinustachykardien in Ruhe und übermäßiger Herzfrequenzanstieg während häufig nur geringer Belastung (Trainingsmangelsyndrom, hyperkinetisches Herzsyndrom) sind medikamentös am besten durch β-Rezeptorenblocker beeinflussbar.

Ein gleichzeitig eingeleitetes regelmäßiges körperliches Training ist von großer Bedeutung und kann nach Erreichen eines gewissen Trainingszustandes die medikamentöse Therapie überflüssig machen, vorausgesetzt, dass kausale Ursachen für die Tachykardie, insbesondere Herzinsuffizienz, Myokarditis u. a., nicht bestehen. Bei einer Hyperthyreose sind β-Rezeptorenblocker neben der Behandlung mit Thyreostatika indiziert.

Selektive I_f-Kanal-Blocker (s. Kap. 3) können die Spontandepolarisationen des Sinusknoten vermindern und werden derzeit für verschiedene Indikationen, bei denen eine Abnahme der Herzfrequenz erzielt werden soll, erprobt.

40.4.2 Extrasystolie

Supraventrikuläre Extrasystolen. Sie bedürfen nur bei sehr häufigem, den Patienten stark belästigendem Auftreten einer Therapie oder wenn sie – z. B. im Falle von paroxysmalem Vorhofflimmern oder im Anschluss an eine elektrische Rhythmisierung – als Vorboten eines Rezidivs gedeutet werden. Therapeutisch steht bei der „einfachen" supraventrikulären Extrasystolie die Beruhigung des Patienten im Vordergrund, helfen können auch Kalium-Magnesium-Präparate. Bevor ein Klasse-Ic- oder -Ia-Präparat eingesetzt wird, sollten auch β-Rezeptorenblocker oder Verapamil versucht worden sein.

Ventrikuläre Extrasystolen ohne strukturelle Herzerkrankung. Versuch mit β-Blockern und/oder Kalium/Magnesium. Häufig persistieren jedoch die Palpitationen; am wirksamsten sind dann Flecainid oder Propafenon, nach Möglichkeit in Kombination mit einem β-Blocker. Regelmäßige Überprüfung der Therapieindikation durch Auslassversuch.

Symptomatische ventrikuläre Extrasystolie bei bedeutsamer struktureller Herzerkrankung. β-Blocker, evtl. Kombination mit Amiodaron. Diese Therapie kann auch empfohlen werden, wenn ventrikuläre Rhythmusstörungen, insbesondere nichtanhaltende Kammertachykardien aus hämodynamischen Gründen behandelt werden sollen.

40.4.3 Vorhofflimmern

Bezüglich Einteilung, Pathophysiologie und hämodynamischen Folgen von Vorhofflimmern s. S. 383.

> **Ziele der medikamentösen Therapie bei Vorhofflimmern**
> – Vermeidung thromboembolischer Komplikationen (s. Kap. 42, S. 889; im Zusammenhang mit der Rhythmisierungsbehandlung s. Kap. 51, S. 1010).
> – Verhinderung einer Herzinsuffizienz, in erster Linie durch Vermeidung der Tachyarrhythmie. Aber auch die Irregularität der Herzschlagfolge an sich hat negative hämodynamische Auswirkungen.
> – Beseitigung bzw. Verhinderung subjektiver Beschwerden wie Palpitationen, Dyspnoe, Leistungsschwäche u. a.

Rhythmisierung vs. Frequenzkontrolle

Grundsätzlich erscheint es erstrebenswert, durch eine Rhythmisierungstherapie den normalen Herzrhythmus wiederherzustellen, wodurch im Prinzip alle Therapieziele erreicht werden könnten. Nachteil dieser Rhythmisierungsstrategie ist, dass sie langfristig mit den derzeit zur Verfügung stehenden Therapieoptionen nicht sehr erfolgversprechend ist, da kurative Therapien v. a. die Katheterablation z. Z. nur einem kleinen Teil der Patienten mit Vorhofflimmern zugute kommen können. Die derzeit im Vordergrund stehende medikamentöse Behandlung ist nicht ohne Risiko (u. a. Proarrhythmie; s. oben), gleichzeitig haben die meisten Antiarrhythmika – wie oben dargestellt – auch erhebliche nicht-kardiale Nebenwirkungen.

⊕ Zusatzwissen
3 Untersuchungen (Hohnloser et al. 2000; van Gelder et al. 2002; AFFIRM-Investigators 2002) haben in prospektiven Ansätzen überprüft, ob eine Rhythmisierungsstrategie bei Patienten mit persistierendem Vorhofflimmern einer nur auf die Kontrolle der Herzfrequenz gerichteten Behandlung wirklich überlegen ist. Die PIAF-Untersuchung (Pharmacological Intervention in Atrial Fibrillation; Hohnloser et al. 2000) randomisierte 252 Patienten mit persistierendem Vorhofflimmern. Die Hälfte wurde frequenzkontrolliert (Basistherapie Diltiazem, individuelle Erweiterung der Therapie zur Frequenzkontrolle war erlaubt), die zweite Gruppe wurde mit Amiodaron therapiert und ggf. elektrisch kardiovertiert. Mehrere Kardioversionen während der Verlaufskontrolle waren erlaubt. Endpunkt war die symptomatische Verbesserung der Patienten. Es zeigte sich, dass bezüglich des Hauptendpunkts nach 1 Jahr kein Unterschied zwischen beiden Gruppen bestand, obwohl die Belastbarkeit in der Rhythmisierungsgruppe signifikant besser war.
Van Gelder et al. (2002) randomisierten 522 Patienten, die alle bereits eine elektrische Kardioversion hinter sich hatten. Die

eine Hälfte wurde wiederum ausschließlich frequenzkontrolliert, in der anderen Gruppe wurde durch serielle elektrische Kardioversion und unterschiedliche antiarrhythmische Therapie versucht, den Sinusrhythmus zu erhalten. Der kombinierte Endpunkt beinhaltete kardiovaskulären Tod, Herzinsuffizienz, thromboembolische Komplikationen, Blutungen, Notwendigkeit eines Herzschrittmachers und schwere Nebenwirkungen der benutzten Medikamente. Die Patienten wurden im Mittel 2,3 Jahre nachbeobachtet. Zum Ende der Nachbeobachtungszeit befanden sich nur 39% der Patienten, bei denen man versuchte, den Sinusrhythmus aufrechtzuerhalten, tatsächlich im Sinusrhythmus, allerdings auch 10% der Patienten, bei denen man sich auf eine Kontrolle der Herzfrequenz beschränkt hatte. Hinsichtlich des kombinierten Endpunkts war kein Unterschied zwischen den Behandlungsarmen festzustellen. Die Autoren kommen zu der Schlussfolgerung, dass Frequenzkontrolle einer Rhythmisierungsstrategie in keinem Fall unterlegen ist.

Die größte Untersuchung zu dieser Fragestellung ist bisher die Atrial Fibrillation Follow-up Investigation of Rhythm Management (AFFIRM)-Studie. Über 4000 Patienten wurden eingeschlossen. Voraussetzung zum Einschluss in die Studie war die Tatsache, dass der betreuende Hausarzt annahm, dass sich der Patient für beide Behandlungsarme eignete. Primärer Endpunkt der Untersuchung war Mortalität, ferner wurde ein kombinierter Endpunkt von Tod, Schlaganfall, Blutungskomplikationen, überlebter Herzstillstand ausgewertet. Es gab einen Trend erhöhter Mortalität in der Rhythmisierungsgruppe (p=0,08), für den kombinierten Endpunkt fand sich kein Unterschied (p=0,33). Subanalysen konnten für keine Untergruppe einen Vorteil der Rhythmisierungsbehandlung aufdecken.

Schlussfolgerung für den Alltag ist, dass eine Rhythmisierungsbehandlung bei wenig symptomatischen Patienten mit chronischem persistierenden Vorhofflimmern gegenüber einer ausschließlich auf die Verhinderung von Tachyarrhythmie ausgerichteten Therapie hinsichtlich wesentlicher Endpunkte (Mortalität, Herzinsuffizienz, thromboembolische Komplikationen) keinen ersichtlichen Vorteil besitzt. Die Untersuchungen belegen, dass weniger als 40% der Patienten mit einer Rhythmisierungsstrategie wirklich längerfristig im Sinusrhythmus bleiben. Die hohe Anzahl an thromboembolischen Komplikationen sowohl in der AFFIRM-Studie als auch in der holländischen Untersuchung (van Gelder et al. 2002) zeigen die Notwendigkeit einer konsequenten Antikoagulation an, auch wenn eine Rhythmisierungstherapie eingeschlagen wird.

> **Klinisch wichtig**
>
> Auch bei der Behandlung von Vorhofflimmern hat, analog der Therapie ventrikulärer Extrasystolen, der symptomatische Aspekt ganz im Vordergrund zu stehen. Dies gilt v. a. für Patienten mit normaler oder wenig beeinträchtigter linksventrikulärer Funktion. Fehlen wesentliche Beschwerden, so ist ein Rhythmisierungsversuch in der Regel nicht indiziert.

Frequenzkontrolle. Zur Normalisierung der mittleren Kammerfrequenz kommen Medikamente zum Einsatz, die die atrioventrikuläre Überleitung verlangsamen, in erster Linie:

- bradykardisierende Kalziumantagonisten (Diltiazem, Gallopamil, Verapamil),
- β-Rezeptorenblocker und
- Digitalis.

Bewährt hat sich auch die Kombination von Digitalis mit einem β-Rezeptorenblocker oder Kalziumantagonisten. Die zugrunde liegende Herzerkrankung sollte bei der Auswahl des zuerst eingesetzten Präparates berücksichtigt werden (Digitalis bei myokardialer Schädigung, β-Rezeptorenblocker bei KHK, bradykardisierender Kalziumantagonist bei fehlender Grunderkrankung).

> **Klinisch wichtig**
>
> Die Normalisierung der Kammerfrequenz ist für das Befinden der Patienten häufig der entscheidende therapeutische Schritt. Angestrebt wird eine Herzfrequenz in Ruhe unter 80/min und zwischen 90 und 110/min bei moderater Belastung (Lévy et al. 1999).

Die erreichte Frequenzkontrolle lässt sich am besten mittels Langzeit-EKG unter Alltagsbedingungen dokumentieren. Bleibt die symptomatische Verbesserung aus bzw. ist die Leistungsfähigkeit unzureichend, ist ein Rhythmisierungsversuch angezeigt. Eine Rhythmisierung sollte auch durchgeführt werden, wenn eine eingeschränkte LV-Funktion sich trotz Normalisierung der Herzfrequenz nicht verbessert (Kalusche et al. 1994). Folgende Faktoren sprechen gegen eine Rhythmisierung:

- akute Myokarditis,
- dekompensierte Herzinsuffizienz vor optimaler Basistherapie mit Digitalis, Diuretika, Vor- und Nachlastsenker,
- bedeutsame Mitralvitien mit ausgeprägter Dilatation des linken Vorhofs,
- unbehandelte Hyperthyreose,
- fehlende Antikoagulation.

Medikamentöse Rhythmisierung von persistierendem Vorhofflimmern

Die Rhythmisierung kann primär durch DC-Schock erfolgen (s. S. 1010). Häufig wünscht jedoch der Patient einen medikamentösen Rhythmisierungsversuch, um den „Elektroschock" zu vermeiden.

Antikoagulation. Die Problematik ist in Abschn. 51.1.2 (S. 1010) sowie im Kap. 42 (s. S. 889) ausführlich dargelegt. Für eine medikamentöse Rhythmisierung gelten die gleichen Richtlinien wie für die Elektrokonversion (Fuster et al. 2001), obwohl es Hinweise dafür gibt, dass das „stunning" des linken Vorhofs nach „chemischer" Rhythmisierung weniger stark ausgeprägt ist.

Normale oder nur gering beeinträchtigte linksventrikuläre Funktion. Nach wie vor ist bei diesen Patienten Chinidin, insbesondere in seiner Kombination mit Verapamil (Cordichin: 80 mg Verapamil + 250 mg Chinidinbisulfat) das Medikament erster Wahl. Nach Untersuchungen am Herz-Zentrum Bad Krozingen, die auch von anderen Arbeitsgruppen bestätigt wurden, kann von einer über 60–70%igen Rhythmisierungsquote bei Patienten mit chronischem Vorhofflimmern innerhalb von 6 Tagen ausgegangen werden (Beck et al. 1982; Hohnloser et al. 1994; Kalusche et al. 1994). Wir beschränken derzeit den medikamentösen Rhythmisierungsversuch auf 3 Tage und kardiovertieren spätestens am Tag 4 der medikamentösen Therapie. Benutzt man die fixe Kombination (Cordichin), so werden zur Rhythmisierungstherapie 2- bis 4-mal 1 Tbl. eingesetzt, wobei die Dosis langsam, je nach Verträglichkeit, gesteigert werden soll. Monitorüberwachung ist zu empfehlen. Zur Vermeidung proarrhythmischer Effekte (s. oben) sollten hochnormale Kaliumwerte (über 4,3 mmol/l) angestrebt werden. Evtl. hat auch die Begleittherapie mit Magnesium einen diesbezüglichen protektiven Effekt.

Als Alternative zur Therapie mit Chinidin können Disopyramid, Flecainid, Propafenon und Sotalol versucht werden. Für die Klasse-Ic-Antiarrhythmika Flecainid und Propafenon ist eine gute Wirksamkeit jedoch nur bei Vorhofflimmern mit relativ kurzer Laufzeit belegt (<1 Monat; Borgeat et al. 1986).

Nach allen Erfahrungen (Kalusche et al. 1994; Hohnloser et al. 1994; Antmann et al. 1990) gelingt die Wiederherstellung des Sinusrhythmus bei Patienten mit chronischem Vorhofflimmern durch Sotalol nur in weniger als 30 % der Fälle.

Bedeutsame strukturelle Herzerkrankung. Amiodaron ist das Medikament der Wahl. Es kommt jedoch nur in Einzelfällen bei länger bestehendem Vorhofflimmern zu einer medikamentösen Rhythmisierung. In der oben zitierten PIAF-Studie (Hohnloser et al. 2000) war dies bei nur 20% der Patienten innerhalb von 3 Wochen der Fall. Dies bedeutet, dass eigentlich immer eine elektrische Rhythmisierung nach Aufsättigungsbehandlung (z. B. 3–4 Wochen 3-mal 200 mg Amiodaron) geplant werden muss.

Langzeittherapie nach Rhythmisierung: s. S. 1010.

Paroxysmales Vorhofflimmern

> **Definition**
>
> Vorhofflimmern gilt dann als paroxysmal, wenn es spontan endet (Levy et al. 1998).

Im Gegensatz zu Patienten mit persistierendem Vorhofflimmern ist eine bedeutsame Grunderkrankung seltener, dafür sind die Betroffenen in aller Regel stark symptomatisch (Dorian et al. 2000). Daraus ergibt sich in den meisten Fällen die Indikation zur Therapie.

Die Art der Therapie richtet sich nach dem Ausmaß der symptomatischen Beeinträchtigung und der Häufigkeit der Anfälle. Eine dauerhafte, prophylaktische Therapie ist sicher nur bei häufigen Arrhythmieepisoden (z. B. mehrfach pro Woche) indiziert. Bei seltenen Anfällen empfiehlt sich eine Anfallstherapie. Vor Therapiebeginn sollte ein Anfallskalender über 2–3 Monate geführt werden, die Aufzeichnungen sollte der Patient zur Therapiekontrolle fortsetzten.

Stufentherapie. Die Anfallstherapie hat zum Ziel, die Arrhythmiedauer zu verkürzen und die Palpitationen erträglich zu machen, was durch die Einnahme von nicht retardiertem Verapamil (z. B. 160 mg), Diltiazem (z. B. 120 mg) oder auch eines β-Blockers häufig erreicht wird. Auch der psychologische Effekt der Selbsthilfe ist von großer Bedeutung. Bewährt sich dieses Vorgehen nicht, kommt die Akutbehandlung mit Propafenon (450–600 mg) oder auch Flecainid (150–300) als Einmalbolus in Frage (Capucci et al. 1992, 1994; Azpitarte et al. 1997). Voraussetzung ist, dass keine wesentliche Herzerkrankung und kein Hinweis auf Sinusknotendysfunktion oder Erregungsleitungsstörung (z. B. Schenkelblock) bestehen. Da ein (kleiner) Teil der so therapierten Patienten auch Vorhofflattern vor Übergang in Sinusrhythmus entwickelt, empfehlen wir, dass der erste Behandlungsversuch elektrokardiographisch (Monitor, Langzeit-EKG) dokumentiert wird.

Anfallsprophylaxe. Nach Coumel et al. (1979, 1982) lässt sich vagal induziertes von adrenergem Vorhofflimmern unterscheiden. Vagal ausgelöste Arrhythmien treten fast ausschließlich während Ruhephasen, besonders nachts und auch postprandial auf, während die adrenerg induziertes Vorhofflimmern nur während körperlicher oder emotionaler Belastungen vorkommen (s. Abschn. 18.3.4). Solche Beobachtungen haben differenzialtherapeutische Konsequenzen: Im ersteren Fall sind Disopyramid, Chinidin, Flecainid und auch Amiodaron wirksam, während β-Blocker, Sotalol und auch Digitalis keinen Effekt zeigen oder sogar zu einer Häufigkeitszunahme der Anfälle führen. Bei adrenergem Vorhofflimmern reicht häufig ein normaler β-Blocker aus. Sonst kommen Sotalol oder auch Propafenon zum Einsatz. Flecainid ist ebenfalls in einem Großteil der Fälle prophylaktisch wirksam (Clementy et al. 1992). Wir empfehlen hierbei immer eine Kombination mit β-Blocker oder Verapamil. Eine gleichzeitige Digitalisierung steigert nach einer Untersuchung von Steinbeck (1986) die Effektivität nicht. 2002 wurde die SOPAT-Studie abgeschlossen, die die Wirksamkeit und Sicherheit von Verapamil/Chinidin (Cordichin) gegenüber Sotalol und Plazebo verglich. Durch beide Therapien konnte symptomatisches Vorhofflimmern gegenüber Placebo deutlich und statistisch signifikant reduziert werden, wobei zwischen den beiden Therapieformen kein Unterschied feststellbar war (Patten 2004).

Nach vergeblichen Therapieversuchen mit Klasse-Ia-, -Ic-Antiarrhythmika, Sotalol und evtl. auch Amiodaron kommen alternative interventionelle Therapien, insbesondere eine Herzschrittmacherimplantation mit anschließender AV-Knoten- bzw. His-Bündel-Ablation oder auch eine Pulmonalvenenisolation in Betracht (s. S. 1015 und folg.).

40.4.4 Paroxysmale Tachykardie

Schmalkomplextachykardien

Ist die Kammerfrequenz bei supraventrikulärer Tachykardie unregelmäßig, so handelt es sich fast immer um eine Tachyarrhythmia absoluta bei Vorhofflimmern. In allen anderen Fällen (Vorhoftachykardie, Vorhofflattern, AV-Knoten-Reentry-Tachykardien, Reentry-Tachykardien unter Einbeziehung eines akzessorischen Bündels) ist die Frequenz meistens regelmäßig. Durch einen Karotisdruck gelingt in einem Teil der Fälle eine weitere Differenzierung: Reentry-Tachykardien unter Einbeziehung des AV-Knotens werden häufig terminiert; beim Vorhofflattern oder einer Vorhoftachykardie hingegen wird kurzzeitig eine höhergradige AV-Blockierung (z. B. Übergang eines 2:1- in eine 6:1-Block) erreicht, wodurch die P-Wellen sichtbar werden und die korrekte Diagnose gestellt werden kann.

Therapie der Tachyarrhythmia absoluta. β-Blocker, z. B. 1–2 mg/kg KG Metoprolol und/oder Digitalis (ca. 1 mg Digoxin als Kurzinfusion) bewirken eine Verlangsamung der Kammerfrequenz durch Beeinträchtigung der AV-Knotenüberleitung; alternativ oder in Kombination mit Digitalis können auch 5–10 mg Verapamil oder ca. 20 mg Diltiazem gegeben werden. Die Wirkung auf den AV-Knoten lässt jedoch schon nach wenigen Minuten nach, sodass eine Dauerinfusion erforderlich wird. Bei nicht zu starker symptomatischer Beeinträchtigung reicht auch die orale Gabe obiger Medikamente. Die gleichzeitige Sedierung ist häufig hilfreich. Nur in Einzelfällen wird es durch obige medikamentöse Maßnahmen zu einer prompten Wiederherstellung des Sinusrhythmus kommen. Bei Patienten mit manifester Herzinsuffizienz kann auch Amiodaron i. v. zur Frequenzkontrolle eingesetzt werden (150–300 mg über 1 min).

Regelmäßige Schmalkomplextachykardien (s. S. 385). Der AV-Knoten ist praktisch immer Teil des Reentry-Kreises (Ausnahme: Vorhoftachykardie oder -flattern). Die Bolusinjektion von 5 mg Verapamil ist Therapie der Wahl, gelegentlich ist die Gabe einer zweiten Ampulle à 5 mg erforderlich. Alternativ können 6 mg Adenosin, bei Nichterfolg auch 12, 18 oder 24 mg, als Bolus gegeben werden. In randomisierten Studien sind Verapamil und Adenosin gleichermaßen wirksam (DiMarco et al. 1990). Häufiger als nach Verapamilinjektion kommt es jedoch nach Adenosin zu früher Reinitiierung der Tachykardie oder auch zu Auftreten von Vorhofflimmern. Kommt es nach Verapamil oder Adenosin zur Demaskierung eines Vorhofflatterns, wird eine Kontrolle der Herzfrequenz wie bei der Tachyarrhythmia absoluta (s. oben) angestrebt.

> **! Cave**
> Verapamil sollte nicht gegeben werden, wenn eine offene Präexitation bekannt und es anamnestisch schon einmal zu Vorhofflimmern gekommen ist. Kontraindiziert ist die i.v.-Gabe bei vorbestehender β-Blockertherapie durch mögliche additive bzw. potenzierende depressorische Wirkung auf Sinusknoten und AV-Knotenfunktion (Gefahr der Asystolie durch Sinusarrest oder totalen AVBlock).

Die Injektion eines Klasse-I-Antiarrhythmikums – z. B. Ajmalin, Flecainid, Propafenon – führt ebenfalls in den meisten Fällen zur Terminierung von supraventrikulären Reentrytachykardien gilt aber als Therapie 2. Wahl.

Breitkomplextachykardien

Bei Tachykardien breitem QRS-Komplex besteht die Differenzialdiagnose „Kammertachykardie vs. supraventrikuläre Tachykardie mit aberranter Leitung". Sonderformen sind polymorphe Kammertachykardien, Torsade-de-pointes- und antidrome atrioventrikuläre Tachykardien. Auf die elektrokardiographische Differenzialdiagnostik wird ausführlich im Abschn. 18.3.7, S. 396 eingegangen.

Bei stabiler Hämodynamik ist ein medikamentöser Therapieversuch indiziert. Bei monomorpher Breitkomplextachykardie ist Ajmalin (25–50 mg über 2–3 min) angezeigt; alternativ kann auch Propafenon (70–105 mg) oder Flecainid (50–75 mg) injiziert werden. Diese Substanzen sind wirksamer als Lidocain (Manz et al. 1992), das eigentlich nur noch im Rahmen akuter Koronarsyndrome seinen Platz hat. Besteht aufgrund der Vorgeschichte die Gewissheit, dass es sich um eine supraventrikuläre Tachykardie mit aberranter Leitung handelt oder ist die EKG-Diagnose eindeutig, so kann wie bei einer regelmäßigen Schmalkomplextachykardie verfahren werden (s. oben). Bei Vorhofflimmern mit antegrader Kent-Bündel-Leitung sind Klasse I-Antiarrhythmika (Ajmalin, Propafenon, Flecainid) ebenfalls indiziert. Bei bekannter schwerer myokardialer Schädigung oder beeinträchtigter Hämodynamik (Zeichen der peripheren Minderperfusion) kann Amiodaron i. v. (300 mg) versucht werden. Sicherer ist in solchen Fällen jedoch die rasche elektrische Kardioversion, was auch für polymorphe, in der Regel hochfrequente und hämodynamisch instabile Kammertachykardien gilt (s. Kap. 41).

Bei nicht-anhaltenden polymorphen Kammertachykardien oder selbstlimitierenden Torsade de pointes ist Magnesiumsulfat (2–3 g i. v., evtl. mehrfach) wirksam (Tzivoni et al. 1988). Auf die Notfalltherapie tachykarder Herzrhythmusstörungen wird in Kap. 67 eingegangen.

> **Zusammenfassung**
>
> Trotz der Entwicklung interventioneller Techniken zur Beseitigung arrhythmogener Substrate (Hochfrequenzkatheterablation) steht für die meisten Patienten die medikamentöse Therapie symptomatischer Herzrhythmusstörungen an erster Stelle. Die häufigsten Arrhythmien, die eine Indikation zur Langzeittherapie ergeben, sind die symptomatische Extrasystolie sowie das Vorhofflimmern. Die Therapie mit Antiarrhythmika ist nicht ohne Risiko. Gute Kenntnisse der Antiarrhythmika, insbesondere auch ihrer pharmakologischer Eigenschaften und spezifischer Nebenwirkungen, sind Voraussetzung für einen erfolgreichen Einsatz. Die Indikation zur oralen Langzeittherapie ist primär eine symptomatische; eine Prognoseverbesserung ist selten zu erreichen.

Literatur

AFFIRM Investigators (2002) A comparison of rate control and rhythm control in patients with atrial fibrillation. The Atrial Fibrillation Follow-Up Investigation of Rhythm Management (AFFIRM) Investigators. N Engl J Med 347:1825–1833

Anderson JL (1992) Long-term safety and efficacy of flecainide in the treatment of supraventricular tachyarrhythmias: The United States experience. Am J Cardiol 70:11A

Andresen, D, Tietze U, von Leitner ER et al (1980) Spontanvariabilität tachykarder Rhythmusstörungen. Z Kardio l59:214

Azpitarte J, Alvarez M, Baun O et al (1997) Value of single oral loading dose of propafenone in converting recent-onset atrial fibrillation. Results of a randomized, double-blind, controlled study. Eur Heart J 18:1649–1654

Bastian BC, McFarland PW, McLauchlan JH et al (1980) A prospective randomized trial to tocainide in patients following myocardial infarction. Am Heart J:1017–1022

Beck OA, Günther R, Hochrein H (1982) Kombinierte Anwendung von Chinidin und Verapamil bei chronischem Vorhofflimmern und -flattern. Münch Med Wschr 124:383

Literatur

Block PJ, Winkle RA (1983) Hemodynamic effects of antiarrhythmic drugs. Am J Cardiol 52 (Suppl C):14

Borgeat A, Goy JJ, Maendly R et al (1986) Flecainide versus quinidine für conversion of atrial fibrillation to sinus rhythm. Am J Cardiol 58: 496–498

Cairns JA, Connolly SJ, Roberts R for the Canadian Amiodarone Myocardial Infarction Arrhythmia Trial Investigators (1997) Randomized trial of outcome after myocardial infarction in patients with frequent or repetitive ventricular premature depolarisations. CAMIAT. Lancet 349:675–682

Capucci A, Lenzi T, Boriani G et al (1992) Effectiveness of loading oral flecainide for converting recent-onset atrial fibrillation to sinus rhythm in patients without organic heart disease or with only systemic hypertension. Am J Cardiol 70:69–72

Capucci A, Boriani G, Rubino I (1994) A controlled study on oral propafenone versus digoxin plus quinidine in converting recent-onset atrial fibrillation to sinus rhythm. Int J Cardiol 43:305–313

Chamberlain DA, Jewitt DE, Julian DG et al (1980) Oral mexiletine in high-risk patients after myocardial infarction. Lancet 2:1324–1327

Clementy J, Dulhoste MN, Laiter C et al (1992) Flecainide acetate in the prevention of paroxysmal atrial fibrillation: a nine-month follow-up of more than 500 patients. Am J Cardiol 70:44A-49A

Collaborative Group (1971) Phenytoin after recovery from myocardial infarction: Controlled trial in 568 patients. Lancet 2:1055–1057

Coplen SE, Antman EM, Berlin JA et al (1990) Efficacy and safety of quinidine therapy für maintenance of sinus rhythm. Circulation 82: 1106–1116

Coumel P, Leclerco JF, Attuel P et al (1979) Autonomic influences in the genesis of atrial arrhythmias: Atrial flutter and fibrillation of vagal origin. In: Narula OS (ed) Cardiac arrhythmias. Electrophysiology, diagnosis and management. Williams&Wilkins, Baltimore London, pp 243–255

Coumel P, Leclerco JF, Attuel P (1982) Paroxysmal atrial fibrillation. In: Kulbertus HE, Olsson SB, Schlepper M (eds) Atrial fibrillation. AB Hässle, Mölndal, pp 158–176

Davison R, Parker M, Atkinson AJ (1982) Excessive serum lidocaine levels during maintainance infusions: mechanisms and prevention. Am Heart J 104:203

DePaola AAV, Horowitz LN, Morganroth J et al (1987) Influence of left ventricular dysfunction on flecainide therapy. J Am Coll Cardiol 9:163

Dias VC, Weir SJ, Ellenbogen KA (1992) Pharmacokinetics and pharmacodynamics of intravenous diltiazem in patients with atrial fibrillation or atrial flutter. Circulation 86:1421

DiMarco JP, Sellers TD, Berne RM et al (1983) Adenosine: Electrophysiologic effects and therapeutic use for terminating paroxysmal supraventricular tachycardia. Circulation 68:1254–1263

DiMarco JP, Miles W, Akhtar M et al (1990) Adenosine for paroxysmal supraventricular tachycardia: Dose ranging and comparison with verapamil in placebo-controlled, multicenter trials. Ann Intern Med 113:104–110

Doval HC, Nul DR, Grancelli HO et al (1994) Randomized trial of low dose amiodarone in severe congestive heart failure. Grupo de Estudio de la Sobrevida en la Insuficiencia Cardiac en Argentina (GESICA) Lancet 344:493–498

Dorian P, Jung W, Newman D et al (2000) The impairment of health-related quality of life in patients with inermittend atrial fibrillation: implications for the assessment of investigational therapy. J Am Coll Cardiol 36:1303–1309

Echt DS, Liebson PR, Mitchell LB et al and the CAST Investigators (1991) Mortality and morbidity in patients receiving encainide, flecainide, or placebo. The cardiac arrhythmia suppression trial. N Engl J Med 324:781–788

Edvardsson N, Olsson SB (1987) Clinical value of plasma concentrations of antiarrhythmic drugs. Eur Heart J 8 (Suppl A):83

Eichelbaum M, Spannbrucker N, Dengier AJ (1979) Influence of the defective metabolism of sparteine on its pharmacokinetics. Eur J Clin Pharmacol 16:189

Elfner R, Kollmeier W, Lentz A et al (1986) Dosis-Wirkungs-Beziehung von N-Prajmaliumbitartrat unter Plasmaspiegelkontrolle. Z Kardiol 75:402

Escoubet B, Coumel P, Poirier JM et al (1985) Suppression of arrhythmias within hours after single oral dose of amiodarone and relation to plasma and myocardial concentrations. Am J Cardiol 55:696

Friedman PL, Stevenson WG (1998) Proarrhythmia. Am J Cardiol 82:50N-58N

Fuster V, Rydén LE, Asinger RW et al (2001) ACC/AHA/ESC guidelines for the management of patients with atrial fibrillation: Executive summary. A report of the American College of Cardiology/American Heart Association Task Force on Practice Guidelines and the European Society of Cardiology Scientific and Clinical Initiatives Committee. Circulation 104:2118–2150

Goldschlager N, Epstein A, Naccarelli GV et al (2000) for the Practice Guidelines Subcommittee, North American Society of Pacing and Electrophysiology. Practice guidelines for clinicians who treat patients with amiodarone. Arch Intern Med 160:1741–1746

Greene HL (1989) The efficacy of amiodarone in the treatment of ventricular tachycardia or ventricular fibrillation. Progr Cardiovasc Dis 31:319

Greene HL, Graham EL, Werner JA et al (1983) Toxic and therapeutic effects of amiodarone in the treatment of cardiac arrhythmias. J Am Coll Cardiol 2:1114

Hausleiter HJ, Achtert G, Khan MA et al (1982) Pharmakokinetics and biotransformation of N-Propyl-ajmalin-hydrogentartrat in man. Eur J Drug Metabolism Pharmac 7:329

Heufelder AE, Wiersinga WM (1999) Störungen der Schilddrüsenfunktion durch Amiodaron. Pathogenese, Diagnostik und Therapie. Dt Ärztebl 96:A853–860

Hohnloser SH, Zabel M, van de Loo A et al (1992) Efficacy and safety of sotalol in patients with complex ventricular arrhythmias. Int J Cardiol 37:283

Hohnloser SH, van de Loo A, Baedecker F et al (1994) Effektivität und Sicherheit von Sotalol versus Chinidin zur Konversiontherapie von persistierendem Vorhofflimmern: Ein prospektiver randomisierter Vergleich. Z Kardiol 83 (Suppl 1):13

Hohnloser SH, Klingenheben T, Singh BN (1994) Amiodarone-associated proarrythmic effects: a review with special reference to torsade depointes Tachycardia. Ann Intern Med 121:529–535

Hohnloser SH, Kuck KH, Lilienthal J (2000) Rhythm or rate control in atrial fibrillation – Pharmacological Intervention in Atrial Fibrillation (PIAF): a randomised trial. Lancet 356:1789–1794

Holt DW, Tucker GT, Jackson PR, Storey GCA (1983) Amiodarone pharmacokinetics. Am Heart J 106:840–846

Homburger H, Antoni H (1974) Elektrophysiologische Effekte von N-Propyl-Ajmalinium-hydrogentartrat (NPAB) am isolierten Säugetiermyokard. In: Antoni H, Effert S (Hrsg) Herzrhythmusstörungen. Schattauer, Stuttgart New York, S 180–195

Hugenholtz PO, Hagemeijer F, Lubson J et al (1978) One year follow-up in patients with persistent ventricular dysrhythmias after myocardial infarction treated with aprindine or placebo. In: Sandoe E, Julian DO, Bell J (eds) Management of ventricular tachycardia: role of mexiletine. Excerpta Medica 572:8

Impact Research Group (1984) International mexilitine and placebo antiarrhythmic coronary trial:I. areport on arrhythmia and other findings. J Am Coll Cardiol 4:1148–1163

Julian DG, Camm AJ, Frangin G et al for European Myocardial Infarct Amiodarone Trial Investigators (1997) Randomized trial of effect on mortality in patients with left ventricular dysfunction after recent myocardial infarction: EMIAT. European Myocardial Infarct Amiodarone Trial Investigators. Lancet 349:667–674

Jähnchen E, Trenk D (1986) Pharmakokinetische Prinzipien und spezielle Pharmakokinetik der Antiarrhythmika. In: Lüderitz B (Hrsg) Herzrhythmusstörungen. Handbuch der Inneren Medizin, Bd IX/1. Springer, Berlin Heidelberg New York, S 167–218

Jenzer HR, Hagemeijer F (1976) Quinidine syncope: Torsade de pointes with low quinidine plasma concentrations. Eur J Cardiol 4:447

Kalusche D, Restle CH, Stockinger J, Roskamm H (1994) Rhythmisierung von Vorhofflimmern bei schlechter linksventrikulärer Funktion. Z Kardiol 83 (Suppl 1):123

Kalusche D, Stockinger J, Betz P, Roskamm H (1994) Sotalol und Chinidin/Verapamil (Cordichin) bei chronischem Vorhofflimmern – Konversion und 12-Monats-Follow-up. Ein randomisierter Vergleich. Z Kardiol 83 (Suppl 5):109

Kober L, Thomsen PE, Moller M et al (2000) on behalf of the Danish Investigators of Arrhythmia and Mortality on Dofetilide (DIAMOND) Study Group. Effect of dofetilide in patients with recent myocardial infarction and left ventricular dysfunction: a randomized trial. Lancet 356:2052–2058

Kunz G, Raeder R, Burckhardt D (1977) What does the symtom 'palpitation' mean? – Correlation between symptoms and the presence of cardiac arrhythmias in the ambulatory ECG. Z Kardiol 66:138

Manz M, Mletzko R, Jung W, Lüderitz B (1992) Electrophysiologic and hemodynamic effects of lidocaine and ajmaline in the management of sustained ventricular tachycardia. Eur Heart J 13:1123

Napolitano C, Schwartz PJ, Brown AM et al (2000) Evidence for a cardiac ion channel mutation underlying drug-induced QT prolongation and life-threatening arrhythmias. J Cardiovasc Electrophysiol 11:691–699

Pacifico A, Hohnloser SH, Williams JH et al (1999) for the d,l-Sotalol Implantable Cardioverter-Defibrillator Study Group. Prevention of impantable-defibrillator shocks by pre-treatment with sotalol. N Engl J Med 340:1855

Patten M, Maas R, Lüderitz B et al: Suppression of paroxysmale atrial tachyarrhythmias. Results of the SOPAT Trial. J Am C Cardiol 43(Suppl A):151A

Podrid PJ (1995) Amiodarone: reeavaluation of an old drug. Ann Intern Med 122:689–700

Priori SG, Aliot E, Blomstrom-Lundqvist C et al (2001)Task Force on sudden cardiac death of the European Society of Cardiology. Eur Heart J 22: 1374–1450

Priori SG, Barhanin J, Hauer RNW et al (1999) Genetic and molecular basis of cardiac arrhythmias. Eur Heart J 20:174–195

Roden DM, Woosley RL, Primm RK (1986) Incidence and clinical features of the quinidine-associated long QT-syndrome: implications for patients care. Am Heart J 111:1088

Roden DM (1998) Taking the „idio" out of „idiosyncratic": predicting torsade de pointes. Pacing Clin Electrophsiol 21:1029–1034

Roth A, Harrison E, Mitani G et al (1986) Efficacy and safety of medium- and high-dose diltiazem alone and in combination with digoxin for control of heart rate at rest and during exercise in patients with chronic atrial fibrillation. Circulation73:316

Schwartz JB, Keefe EL, Kirsten E et al (1982) Prolongation of verapamil elimination kinetics during chronic oral administration. Am Heart J 104:198

Siddoway IA, ThompsonKA, McAllister CB et al (1987) Polymorphism of propafenone metabolism and disposition in man: clinical and pharmacokinetic consequences. Circulation 75:775

Singh SN, Fletcher RD, Fisher SG et al for the Congestive Heart Failure-Survival Trial of the Antiarrhythmic Therapy (CHF-STAT). Amiodarone in patients with congestive heart failure and asymptomatic ventricular arrhythmia (CHF-STAT). New Engl J Med 333:77–82

Smith MS, Verghese CP, Shand DG, Pritchett ELC (1983) Pharmacokinetic and pharmacodynamic effects of diltiazem. Am J Cardiol 51:1369

Stanton MS, Prystowsky EN, Fineberg NS et al (1989) Arrhythmogenic effects of antiarrhythmic drugs: A study of 506 patients treated for ventricular tachycardia or fibrillation. J Am Coll Cardiol 14:209–215

Thormann J, Schlepper M (1983) Hämodynamische Auswirkungen kardialer Arrhythmien, In: Lüderitz B (Hrsg) Handbuch der Inneren Medizin, Bd. IX/1: Herzrhythmusstörungen. Springer, Heidelberg, Berlin New York, S 141–166

Torp-Pedersen C, Moller M, Bloch-Thomsen PE et al (1999) Dofetilide in patients with congestive heart failure and left ventricular dysfunction. Danish Investigators of Arrhythmia and Mortality on Dofetilide Study. N Engl J Med 341:857–865

Tzivoni D, Banai S, Schuger C et al (1988) Treatment of torsade de pointes with magnesium sulfate. Circulation 77:392–397

Van Gelder IC, Hagens VE, Bosker et al (2002) A comparison of rate control in patients with recurrent persistent atrial fibrillation. N Engl J Med 347:1834–1840

Vaughan-Williams EM (1970) The classification of antiarrhythmic drugs. In: Sandøe E, Flenstedt-Jensen E, Olesen KH (eds) Symposium on cardiac arrhythmias. Astra, Södertälje, pp 449–471

Viskin S (1999) Long QT-syndromes and torsade de points. Lancet 354: 1625–1633

Wagner F, Kalusche D, Trenk D et al (1986) Kumulation von Metoprolol im Plasma unter der Therapie mit Propafenon. Z Kardiol 75 (Suppl I):25

β-Rezeptorenblocker

G. Lohmöller, H. Lydtin

41.1 Historische Entwicklung – 848

41.2 Autonomes Nervensystem – 848

41.3 β-Rezeptoren – 849

41.4 Definition und Einteilung der β-Rezeptorenblocker – 850

41.5 Struktur und Chemie – 851

41.6 Pharmakokinetik – 852

41.7 Wirkungsunterschiede – 854
41.7.1 Relative β-blockierende Wirkungsstärke – 854
41.7.2 β-stimulierende Eigenwirkung – 855
41.7.3 $β_1$-Selektivität – 855
41.7.4 β-Rezeptorunabhängige Zusatzwirkungen – 857

41.8 Pharmakologische Wirkungen – 858
41.8.1 Herz – 858
41.8.2 Gefäße – 860
41.8.3 Bronchialmuskulatur – 861
41.8.4 Gastrointestinaltrakt – 861
41.8.5 Stoffwechsel und Endokrinium – 861

41.9 Nebenwirkungen und Kontraindikationen – 862
41.9.1 Spezifische Nebenwirkungen – 862
41.9.2 Unspezifische Nebenwirkungen – 864
41.9.3 Kontraindikationen – 864

41.10 Intoxikation – 864

Literatur – 866

β-Rezeptorenblocker sind charakterisiert durch ihren Isoprenalinantagonismus. Sie hemmen dosisabhängig die Wirkung des spezifischen synthetischen β-Stimulators Isoprenalin durch reversible Bindung an β-Rezeptoren. Ebenso werden die über β-Rezeptoren vermittelten Wirkungen der biologischen adrenergen Überträgersubstanzen Adrenalin und Noradrenalin gehemmt. Daraus sind Wirkprofil, maximal erreichbare Wirkung und eine charakteristische Dosiswirkungskurve der β-Rezeptorenblocker ableitbar. Therapeutische Wirkungen basieren auf der Hemmung einer pathogen wirksamen endogenen β-Stimulation, unerwünschte Nebenwirkungen dagegen auf der Hemmung einer notwendigen β-Stimulation – je nach Diagnose und klinischer Situation. Mit der Strukturaufklärung der humanen $β_1$-, $β_2$- und $β_3$-Rezeptoren und der Feststellung erheblicher Unterschiede ist eine weitere Zentrierung auf diese β-Rezeptorsubtypen in Grundlagenforschung und Therapie noch nicht abgeschlossen.

Der nachfolgende Beitrag beschränkt sich auf die allgemeine Pharmakologie dieser Substanzen. Ihr therapeutischer Einsatz bei bestimmten Indikationen wird in den speziellen Kapiteln abgehandelt.

41.1 Historische Entwicklung

Zusatzwissen

Nach P. Ehrlich, Nobelpreisträger 1908, hat jede pharmakologisch wirksame Substanz 2 Strukturanteile: Die **haptophore** Gruppe bestimmt die selektive Bindung an die Erfolgsorgane, während die **pharmakophore** Gruppe die spezifischen Wirkungen am Erfolgsorgan vermittelt.

Langley (1905) postulierte „rezeptive Substanzen" der Zellen, um die Kurarewirkung an der quergestreiften Muskulatur zu erklären. Er und Dale (1906) übertrugen den Rezeptorbegriff auf das adrenerge System. Dale erklärte den sog. Adrenalinumkehreffekt (Umkehr der blutdrucksteigernden in eine blutdrucksenkende Wirkung nach Vorbehandlung mit Mutterkornextrakten) mit 2 funktionell gegensinnig wirkenden Rezeptorarten im gleichen Organ. In der Folge wurde das Rezeptorkonzept durch die Vorstellung gegensinnig wirkender adrenerger Überträgerstoffe lange verdrängt.

1948 schlug Ahlquist eine neue Einteilung der adrenergen Rezeptoren in α- und β-Rezeptoren vor. 2 Faktoren erschwerten die Akzeptanz dieses Konzepts: 1. Der gleiche Rezeptortyp sollte an einem Organ hemmende, an einem anderen Organ erregende Wirkungen vermitteln. 2. β-Rezeptoren sollten durch ihre spezifische Empfindlichkeit gegenüber Isoprenalin, einem physiologischerweise nicht vorkommenden Katecholamin, charakterisiert sein.

In Kenntnis dieses Konzepts charakterisierten Powell u. Slater (1958) Dichlorisoprenalin als Substanz mit sowohl stimulierender als auch hemmender Wirkung auf verschiedene β-adrenerge Effekte. Black, der gezielt eine antiadrenerg wirksame Substanz zur Behandlung der Angina pectoris suchte, begann dann, Varianten von Dichlorisoprenalin zu prüfen. Aus diesen Arbeiten entstand das 1962 von Black u. Stephenson vorgestellte Pronethalol als erster kommerziell verfügbarer β-Rezeptorenblocker. Kurze Zeit später folgte Propranolol, die erste Substanz ohne β-stimulierende Eigenwirkung (Black et al. 1964). Bereits 1963 und 1964 wurden in zunächst viel zu wenig beachteten und in ihrer Bedeutung unterschätzten Arbeiten die antihypertensiven, die antiarrhythmischen und die antianginösen Wirkungen von Pronethalol und Propranolol beschrieben.

In den folgenden Jahren kamen β-Rezeptorenblocker mit unterschiedlichen pharmakologischen Wirkprofilen auf den Markt: Ein membranstabilisierender Effekt wurde von der β-blockierenden Wirkung getrennt, man unterschied β-Rezeptorenblocker mit und ohne adrenerge Eigenwirkung. Die β-Rezeptoren wurden in Untergruppen, $β_1$- **und** $β_2$-**Rezeptoren,** eingeteilt (Lands et al. 1967), gefolgt von der Einführung $β_1$-**selektiver Rezeptorenblocker** und der Strukturaufklärung des humanen $β_1$-Rezeptors (Frielle et al. 1987). Der eindrucksvolle Nachweis einer sekundärprophylaktischen Wirksamkeit von β-Rezeptorenblockern nach Herzinfarkt ab 1981 belegt den Nutzen eines klaren pharmakologischen Konzepts (Ahlquist) und eines klaren Therapiekonzepts (Black). 1988 erhielt Black für die gezielte Entwicklung von β-Rezeptorenblockern und von Histamin-2-Rezeptorenblockern den Nobelpreis.

41.2 Autonomes Nervensystem

Das autonome Nervensystem besteht aus einem sympathischen und einem parasympathischen Anteil. Praktisch alle inneren Organe werden sowohl von sympathischen als auch von parasympathischen Nervenendigungen erreicht und von ihnen meist antagonistisch in ihrer Funktion beeinflusst. Durch Sympathikusstimulation vermittelt – und durch Parasympathikusstimulation gegensinnig beeinflusst – sind folgende Körperfunktionen:

- Herzfrequenzanstieg,
- beschleunigte AV Überleitung,
- gesteigerte Kontraktilität,
- Vasokonstriktion,
- Bronchusrelaxation,
- Pupillendilatation und
- Hemmung der Motilität des Magen-Darm-Trakts.

Schnelle Herzfrequenzänderungen (innerhalb von Sekunden, respiratorische Arrhythmie, Karotissinusreflex) sind über den Vagus, langsamere Frequenzänderungen (innerhalb von Minuten) vorwiegend durch das β-adrenerge System vermittelt. Die Kontraktilität der Ventrikelmuskulatur, ebenso Nierenperfusion, Reninfreisetzung, Glykogenolyse, Lipolyse und Pilomotorik, werden ganz vorrangig vom Sympathikus gesteuert (Übersicht bei Hoffmann u. Taylor 2001).

Efferente Impulse des autonomen Nervensystems werden außerhalb des Rückenmarks meist in Ganglien umgeschaltet und sind dort vernetzt. Parasympathische Impulse werden organnah, sympathische Impulse organfern (in den Grenzstrangganglien oder im Ganglion coeliacum u. a.) umgeschaltet. Neurotransmitter ist dabei Azetylcholin: Die präganglionären Fasern des Parasympathikus und des Sympathikus sind also cholinerg. Nur die postganglionären Fasern des Sympathikus übertragen ihren Reiz auf die Zellen des Erfolgorgans durch Noradrenalin, sind also noradrenerg (oder allgemeiner adrenerg).

Zum sympathischen System gehört auch das Nebennierenmark, das Adrenalin und Noradrenalin speichert und auf nervalen Reiz in die Blutbahn abgibt. Noradrenalin ist also nicht nur ein Neurotransmitter an den Synapsen, sondern kann zusammen mit Adrenalin auch als Hormon auf dem Blutweg die Organe erreichen. Die Erreichbarkeit der adrenergen Rezeptoren auf dem Blutweg ist Voraussetzung für ihre medikamentöse Stimulierung und ihre Hemmung durch Rezeptorenblocker.

41.3 β-Rezeptoren

Charakterisierung. Ahlquist (1948) hat in einem genial einfachen Versuchsansatz (◘ Tabelle 41.1) die adrenergen α- und β-Rezeptoren durch unterschiedliche Empfindlichkeitsmuster gegenüber einer Reihe von sympathikomimetischen Aminen charakterisiert. Der α-Rezeptor reagiert am stärksten auf Adrenalin und Noradrenalin und am schwächsten auf Isoprenalin. β-Rezeptoren reagieren spezifisch auf Isoprenalin, gut auf Adrenalin und weniger gut auf Noradrenalin. β-Rezeptoren übertragen spezifisch die adrenergen stimulierenden Impulse auf das Herz, dazu hemmende Impulse auf den glatten Gefäßmuskel, die Bronchialmuskulatur, den Uterus und die Darmmuskulatur.

Ahlquist konnte durch sein Konzept erklären, weshalb die klassischen Sympathikolytika, die praktisch ausnahmslos an den α-Rezeptoren wirksam sind, die Adrenalin- und Noradrenalinwirkung am Herzen in seinem Versuchsansatz nicht nachweisbar beeinflussen. Sein biologisches Rezeptorkonzept wurde durch direkte Bindungsstudien mit radioaktiv markierten Liganden in wesentlichen Punkten bestätigt und ergänzt (Lefkowitz 1973; Motulsky u. Insel 1982). Mit der Einführung dieser Methodik ließ sich zeigen, dass die adrenergen Rezeptoren einer dynamischen Regulation unterliegen.

Einteilung. Lands et al (1967) führten Ahlquists experimentellen Ansatz weiter. Die von ihnen nach Empfindlichkeitsmustern getroffene Einteilung der β-Rezeptoren in einen $β_1$- und $β_2$-Typ ging davon aus, dass am $β_1$-Rezeptor Noradrenalin stärker als Adrenalin wirkt, während sich am $β_2$-Rezeptor das Wirkungsstärkenverhältnis umkehrt. Die zunächst angenommene weitgehende Organspezifität der $β_1$- und $β_2$-Rezeptoren – danach sollten $β_1$-Rezeptoren v. a. im Herz und im Fettgewebe, $β_2$-Rezeptoren im Bronchialsystem und in der glatten Gefäßmuskulatur vorkommen – wurde durch darauf folgende Untersuchungen nicht bestätigt: Vielmehr zeigte sich, dass $β_1$- und $β_2$-Rezeptoren in unterschiedlichen Mengenverhältnissen in verschiedenen Organen vorkommen. Die Strukturaufklärung humaner $β_1$- und $β_2$-Rezeptoren (sowie $β_3$-Rezeptoren) bestätigte ihre Existenz endgültig.

◘ **Tabelle 41.1.** Wirkung äquimolarer Dosen von 6 sympathikomimetischen Substanzen (A, B, C, D, E, F) auf α- und β -Rezeptoren. Adrenalin wirkt auf die α-Rezeptoren am stärksten, seine Wirkung auf die β-Rezeptoren wird nur von dem synthetischen Isoprenalin übertroffen. (Nach Ahlquist 1948)

α-Rezeptoren	Abnehmende Wirkungsstärke					
	A: L-Adrenalin	B: DL-Adrenalin	C: DL-Noradrenalin	D: Methylnoradrenalin	E: Methyladrenalin	F: Isoprenalin
Vasokonstriktion						
Uterusexzitation						
Aktive Pupillenerweiterung						
Hemmung der Darmmuskulatur						
β-Rezeptoren	Abnehmende Wirkungsstärke					
	F: Isoprenalin	A: L-Adrenalin	E: Methyladrenalin	B: DL-Adrenalin	D: Methylnoradrenalin	C: DL-Noradrenalin
Vasodilatation						
Uterusrelaxation						
Kardiale Kontraktilitätssteigerung						

Struktur. β-Rezeptoren sind glykosylierte Proteine und gehören zur Familie der G-Protein-gekoppelten Rezeptoren (GPCR), die auch die Wirkungen anderer Amine, Hormone und Peptide vermitteln. Eine lange Kette mit mehr als 400 Aminosäuren durchkreuzt 7-mal die Zellmembran mit jeweils spiralig angeordneten, hydrophoben Abschnitten von etwa 25 Aminosäuren (heptahelikaler Rezeptor), verbunden durch 3 extrazelluläre und 3 intrazelluläre Schleifen. Das extrazelluläre N-terminale Anfangsstück zählt dabei als erste extrazelluläre Schleife und hat mindestens eine Glykosylierungsstelle. Das intrazelluläre C-terminale Endstück zählt als vierte intrazelluläre Schleife und koppelt an das G-Protein. Die Bindungsstelle für den Liganden (Stimulator oder Blocker) wird durch mehrere Aminosäuren aus mehreren benachbarten (gebündelt angeordneten) transmembranalen Abschnitten geformt. Nur das Andocken eines Stimulatormoleküls deformiert den Rezeptor so, dass er G-Protein aktiviert.

Kaskade der Signalgebung
Die Bindung eines Noradrenalinmoleküls an einen $β_1$-Rezeptor im Herzen induziert eine
- Aktivierung eines stimulierenden G-Proteins (Umwandlung GDP-Gαβγ in GTPGα und Gβγ) mit nachfolgender
- Aktivierung der benachbarten membrangebundenen Adenylatzyklase. Diese katalysiert die
- Bildung von cAMP (aus ATP), gefolgt von der
- Aktivierung cAMP-abhängiger Proteinkinasen (v. a. Proteinkinase A). Dieser Schritt ist abhängig von der intrazellulären Kompartmentierung von Proteinkinasen und ihrer Erreichbarkeit für cAMP (Steinberg et al. 2001). Proteinkinasen
- phosphorylieren und aktivieren so die Zielproteine, entweder direkt oder über weitere Zwischenschritte mit Phosphorylierung nachgeschalteter Proteinkinasen. Zielproteine sind letztendlich Kalziumkanäle, über die dann
- die Verfügbarkeit von Kalzium an den kontraktilen Elementen erhöht und so die Kontraktilität gesteigert wird.

Biologische Wirkung. Das Ergebnis am Ende der Signalgebungskaskade hängt nicht nur vom Rezeptortyp ab, sondern auch vom Zelltyp. So kann ein Rezeptortyp verschiedene G-Proteine aktivieren, der $β_2$-Rezeptor z. B. stimulierende und inhibierende G-Proteine (G_S und G_i; Daaka et al. 1997). Ein G-Protein kann auf verschiedene Adenylatzyklasen wirken. cAMP phosphoryliert diverse Proteinkinasen, die damit aktiviert oder inaktiviert werden. Die intrazellulären Bedingungen bestimmen, ob die Stimulation eines $β_1$-Rezeptors zu einer stimulierenden Wirkung (Kontraktilitätssteigerung in Herzmuskelzellen) oder einer inhibierenden Wirkung (Relaxation glatter Muskelzellen in Bronchien und Gefäßen, auch durch $β_1$-Stimulation) führt. So kann auch eine $β_2$-Stimulation am Herzen – je nach experimentellen Bedingungen – positiv oder negativ inotrop wirken.

Gegenregulationsmechanismen. Von den komplexen Gegenregulationsmechanismen, die eine überschießende Wirkung einer β-Stimulation verhindern können, sind mehrere direkt auf den Rezeptor gerichtet und vermindern seine Bindungsfähigkeit für den Stimulator einerseits und das G-Protein andererseits. Diese Desensibilisierung des Rezeptors wird erreicht durch eine Phosphorylierung des Rezeptors an der Zellinnenseite.

Gegenregulationsmechanismen
- Eine heterologe Desensibilisierung erfolgt durch cAMP-abhängige Proteinkinasen, die den Rezeptor an bestimmten Stellen der dritten und vierten intrazellulären Schleife phosphorylieren und rasch desensibilisieren.
- Eine homologe Desensibilisierung erfolgt durch G-Protein-aktivierte Rezeptorkinasen (GRK, u. a. β-adrenerge Rezeptorkinase), die Serine am C-terminalen Ende des β-Rezeptors phosphorylieren. Hier können dann in einem langsameren Ablauf β-Arrestine ankoppeln und den Rezeptor ins Zellinnere verlagern. Dieser Prozess findet nur an stimulatorbesetzten Rezeptoren statt und ist zumindest partiell reversibel.
- Bei längerfristiger Stimulation nimmt auch die Zahl der β-Rezeptoren ab, eher bedingt durch eine erhöhte Destruktion als durch eine verminderte Neubildung.

41.4 Definition und Einteilung der β-Rezeptorenblocker

β-Rezeptorenblocker sind charakterisiert durch ihren Isoprenalinantagonismus. Sie hemmen dosisabhängig die Wirkung des spezifischen synthetischen β-Stimulators Isoprenalin durch reversible Bindung an β-Rezeptoren. Ebenso werden die über β-Rezeptoren vermittelten Wirkungen der biologischen adrenergen Überträgersubstanzen Adrenalin und Noradrenalin gehemmt.

Experimentell ist die β-Rezeptorenblockade an einer Rechtsverschiebung der Isoprenalin-Dosis-Wirkungs-Kurve darstellbar und quantifizierbar (Abb. 41.1). Entsprechend dem kompetitiven und reversiblen Antagonismus bleiben dabei die Steilheit der Isoprenalin-Dosis-Wirkungs-Kurve und die maximal erreichbare Isoprenalinwirkung im Prinzip unverändert. Die Reversibilität der Bindung eines β-Rezeptorenblockers am Rezeptor in Konkurrenz mit dem spezifischen Agonisten ist nicht nur anhand der Wirkung, sondern – bei Einsatz von β-Rezeptorenblockern mit Radioliganden – auch durch Rezeptorbindungsstudien darstellbar.

Neben ihrem vorrangigen gemeinsamen Wirkungsprinzip der β-Rezeptorenblockade bestehen in der Gruppe der mehr als 100 synthetisierten und der derzeit 28 in Deutschland im Handel verfügbaren β-Rezeptorenblocker Unterschiede, die eine Unterklassifizierung erfordern.

Qualitative und quantitative Unterscheidungsmerkmale von β-Rezeptorenblockern
- Pharmakokinetik (Absorption, Bioverfügbarkeit, Hydrophilie und Lipophilie, Metabolisierung und Elimination; s. Abschn. 41.6).
- Pharmakologischen Wirkungen an den β-Rezeptoren (Rezeptoraffinität bzw. relative Wirkstärke, Rezeptor-

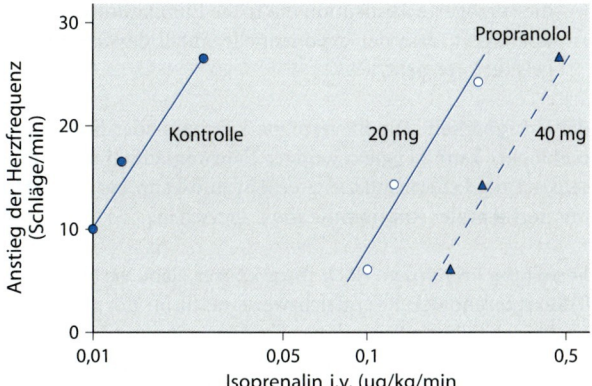

◘ **Abb. 41.1.** Frequenzsteigernde Wirkung von Isoprenalininfusionen (Dosis logarithmisch aufgetragen) vor und nach Behandlung mit Propranolol (4-mal 20 mg und 4-mal 40 mg/Tag). Parallelverschiebung der Dosis-Wirkungs-Kurve nach rechts durch kompetitiven Wirkungsantagonismus. (Nach Conolly et al. 1976)

- selektivität und rezeptorstimulierende Wirkkomponente, ISA; s. Abschn. 41.7.1 bis 41.7.3).
- Zusatzwirkungen, die nicht über β-Rezeptoren vermittelt sind (z. B. antiarrhythmische Wirkungen der Klassen I und III, vasodilatierende Wirkung; s. Abschn. 41.7.4).

Verständlicherweise werden diese Unterschiede bei der Zulassung und Einführung neuer β-Rezeptorenblocker überbetont. Andererseits können die Auswirkungen pharmakologischer und pharmakokinetischer Unterschiede so wesentlich sein, dass die nachgewiesene therapeutische Wirksamkeit einer Substanz oder einiger Substanzen (zur Postinfarktprophylaxe, zur Herzinsuffizienzbehandlung, zur Prophylaxe von Ösophagusvarizenblutungen, zur Therapie des Morbus Parkinson) nicht ohne weiteres auf andere β-Rezeptorenblocker übertragbar ist.

Für die Therapieentscheidung und die Auswahl des geeigneten β-Rezeptorenblockers spielen im Einzelfall der Preis und die Therapiesicherheit (Dauer der Zulassung, Häufigkeit der Verordnung, gründliche wissenschaftliche und klinische Untersuchung der Substanz) eine wesentliche Rolle.

41.5 Struktur und Chemie

Die bisher entwickelten β-Rezeptorenblocker sind ausnahmslos strukturell dem Isoprenalin ähnlich. Chemisch handelt es sich um N-alkylierte Phenoxypropanolamine oder -äthanolamine.

Die N-Alkylgruppe (meist eine Isopropyl- oder eine tertiäre Butylgruppe) und die Hydroxylgruppe der Seitenkette am asymmetrischen Kohlenstoffatom sind wichtig für die Affinität zum Rezeptor. Eine Vergrößerung der Alkylgruppe verstärkt die Affinität zum Rezeptor, kann aber auch zu einer

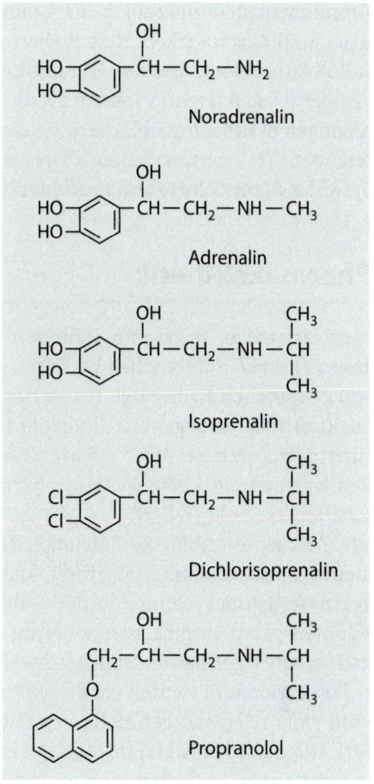

◘ **Abb. 41.2.** Strukturelle Ähnlichkeit der adrenergen Stimulatoren Noradrenalin, Adrenalin und Isoprenalin mit den β-Rezeptorenblockern Dichlorisoprenalin (mit der Grundstruktur eines Äthanolamins) und Propranolol (mit der Grundstruktur eines Propanolamins)

relativ stärkeren Affinität zu $β_2$-Rezeptoren führen. Die Substituenten am aromatischen Ring bestimmen darüber, ob die Substanz selbst stimulierend oder kompetitiv hemmend wirkt, ob sie eine unspezifische Membranwirkung und ob sie eine $β_1$-Selektivität besitzt.

Die sterische Konfiguration, d. h. die Stellung der Hydroxylgruppe am asymmetrischen Kohlenstoffatom der Seitenkette, ist entscheidend für die Affinität zum β-Rezeptor. Praktisch nur das linksdrehende (-)-Isomer (bzw. L-Isomer) besitzt β-blockierende Aktivität.

Die zuerst entwickelten β-Rezeptorenblocker (Dichlorisoprenalin und Pronethalol) waren Äthanolamine mit der gleichen Seitenkette wie Isoprenalin. Zu den Äthanolaminen gehören noch die β-Rezeptorenblocker Butidrin, Sotalol und Labetalol. Die Einführung einer -O-CH_2-Gruppe zwischen Seitenkette und Ring ergab Propanolamine (◘ Abb. 41.2), zu denen die meisten β-Rezeptorenblocker zählen. Insgesamt haben die Propanolamine eine stärkere Affinität zu β-Rezeptoren als die Äthanolamine.

Die $β_1$-Selektivität ist in der Regel aus der Strukturformel an einer Substitution in Parastellung des Rings erkennbar. Weitere Eigenschaften, die bisher nur einem oder wenigen β-Rezeptorenblockern zuzuordnen sind (okulomukokutanes Practololsyndrom, aktionspotenzialdauerverlängernde Wirkung von Sotalol) sind aus den Strukturformeln nicht vorhersagbar.

Es gibt Metaboliten von β-Rezeptorenblockern, die rein β-stimulierend wirken (Ishizaki et al. 1974). Ebenso gibt es chemische Abkömmlinge von Propranolol, die kaum β-blockierend, aber antiarrhythmisch wirken. Hydroxylierte Metabolite (von Propranolol, Bunitrolol, Carteolol, Metoprolol, Labetalol) sind meist weniger β-blockierend wirksam als die Muttersubstanzen. Von einigen β-Rezeptorenblockern ist die Hauptwirkung auf Metabolite (N-Acetylacebutolol, Desacetylmetipranolol, hydrolysiertes Bopindolol) zurückzuführen.

41.6 Pharmakokinetik

Hydrophilie und Lipophilie. β-Rezeptorenblocker unterscheiden sich in ihrem pharmakokinetischen Verhalten ganz erheblich. Es gibt ausgesprochen hydrophile (wasserlösliche, log P <1; ◘ Tabelle 41.2) und vorzugsweise lipophile (fettlösliche, log P etwa über 2) Substanzen ohne scharfe Trennlinie. Die Lipidlöslichkeit ist mit einer Reihe weiterer pharmakokinetischer Eigenschaften locker korreliert.

Hydrophile β-Rezeptorenblocker (Atenolol, Nadolol und Sotalol) werden z. T. unvollständig resorbiert, kaum metabolisiert, haben ein Verteilungsvolumen in der Größenordnung des Körpervolumens, sind vergleichsweise wenig an Plasmaeiweiße gebunden, haben geringe Blutspiegelschwankungen innerhalb einer Population und werden vorwiegend in unveränderter Form mit einer relativ langen Halbwertszeit von 5–24 h renal eliminiert, sodass sie bei Niereninsuffizienz kumulieren.

Lipophile Substanzen (z. B. Propranolol und Penbutolol) werden relativ rasch und vollständig im Dünndarm resorbiert. Bei der ersten Passage durch Darmwand und Leber wird bereits ein Teil metabolisiert. Das errechnete Verteilungsvolumen liegt wesentlich über dem Körpervolumen, da die Substanzen in vielen Geweben kumulieren. Es ist nicht sicher geklärt, ob und inwieweit die Lipophilie zur therapeutischen Wirksamkeit und zum Nebenwirkungsprofil beiträgt. Ein erheblicher Anteil der lipophilen Substanzen ist im Plasma an Proteine gebunden. Nur ein kleiner Anteil der lipophilen β-Rezeptorenblocker wird in unveränderter Form über die Niere ausgeschieden.

Gastrointestinale Absorption. Alle β-Rezeptorenblocker sind schwache Basen und werden (mit Ausnahmen) fast vollständig resorbiert (◘ s. Tabelle 41.2).

Dissolution und Retardformen. Die Tabletten von den im Handel verfügbaren β-Rezeptorenblockern unterliegen im Magen einer ausreichend raschen Dissolution, etwa innerhalb von 10–60 min. Die Dissolution kann bei gleichzeitiger Anwesenheit von Antazida verzögert sein.

Wegen einer unerwünscht kurzen Halbwertszeit werden von mehreren Substanzen (Metoprolol, Oxprenolol, Pindolol und Propranolol) Retardformen mit verzögerter Freisetzung angeboten. Die Wirksamkeit von Metoprolol bei der Behandlung der Herzinsuffizienz ist nur für eine spezielle Galenik (Metoprolol CR/XL = „controlled release/extended release"; Beloc Zok, Zok = „zero order kinetics") belegt, bei der die Substanz erheblich verzögert freigesetzt wird, sodass
- die Absorption verzögert und der maximale Wirkspiegel etwa 1 h später erreicht wird,
- das Maximum des Wirkspiegels auf etwa die Hälfte abgeflacht wird und
- die verzögerte Absorption die frühe Eliminationsphase so überlagert, dass der exponentielle Abfall des Serumspiegels verloren geht.

Bioverfügbarkeit. Die Bioverfügbarkeit lipophiler β-Rezeptorenblocker kann bei gleichzeitiger Nahrungsaufnahme erhöht sein, ist bei Leberinsuffizienz erhöht und kann bei Patienten mit portokavaler Anastomose 100% erreichen.

Verteilung im Körper. Nach intravenöser Gabe verteilen sich β-Rezeptorenblocker vergleichsweise rasch im Körper. In der „α-Phase" fällt die Serumkonzentration mit einer Halbwertszeit von 5–30 min ab. Eine einzige Verteilungshalbwertszeit beschreibt die unterschiedlich rasche Bindung an verschiedene Gewebe nur unzureichend. Die meisten β-Rezeptorenblocker erreichen im Gewebe eine höhere Konzentration als im Serum, das errechnete „Verteilungsvolumen" ist größer als das Körpervolumen. β-Rezeptorenblocker sind plazentagängig. In der Muttermilch erreichen sie eine höhere Konzentration als im mütterlichen Plasma.

Eiweißbindung. Der im Blut an Eiweiß gebundene Anteil eines β-Rezeptorenblockers steht für die pharmakologische Wirkung nicht unmittelbar zur Verfügung. Lipophile β-Rezeptorenblocker, insgesamt mit einer hohen Eiweißbindung (80–90%), werden etwa zur Hälfte an Albumin und zur Hälfte an andere Plasmaproteine gebunden. Die pharmakologische Wirkung von Propranolol (Isoprenalinantagonismus) korreliert besser mit dem Plasmaspiegel des freien als mit dem des Gesamtplasmapropranolols (Wellstein et al. 1985).

Hydrophile β-Rezeptorenblocker sind in der Regel nur zu einem geringen Anteil eiweißgebunden, meist unter 30%. Mittelwertsangaben für den gleichen β-Rezeptorenblocker schwanken in der Literatur erheblich (z. B. für Sotalol 0% bis 54%). β-Rezeptorenblocker werden als basische Substanzen unterschiedlich ausgeprägt an saures α-Glykoprotein gebunden. Dieses ist v. a. bei entzündlichen Erkrankungen (aber auch bei Trauma, Malignomen und Herzinfarkt) erhöht, vermindert dann den Plasmaspiegel von freiem Propranolol (auch von Oxprenolol und Penbutolol, nicht von Atenolol und Metoprolol) und führt zu einer messbaren Verminderung der β-blockierenden Wirkung im Tierexperiment und beim Menschen (Du Souich et al. 1993).

Bindung an den Rezeptor. Aufgrund der Einbettung der β-Rezeptoren in die lipophile Zellmembran haben lipophile β-Rezeptorenblocker eine hohe Bindungsfähigkeit (entsprechend einen hohen pKa-Wert) und erfordern niedrigere Dosierungen als hydrophile Substanzen. Nur ein winziger Anteil der applizierten Dosis und nur die L-Form wird reversibel an β-Rezeptoren gebunden. Dabei lassen sich die Antagonisten prinzipiell durch die Agonisten verdrängen, wenn deren Konzentration hoch genug ansteigt.

Metabolisierung. Hydrophile β-Rezeptorenblocker werden kaum, lipophile zu einem großen Anteil metabolisiert. Die Metabolisierung (Hydroxylierung, Demethylierung, Desazetylierung, Glukuronierung) ist von Substanz zu Substanz, von Spezies zu Spezies und selbst innerhalb einer Spezies sehr unterschiedlich. Sie wird mitbestimmt durch die Leberperfu-

41.6 · Pharmakokinetik

Tabelle 41.2. Pharmakokinetische Kenndaten der im Jahre 2002 im deutschsprachigen Raum verfügbaren β-Rezeptorenblocker. $t_{1/2}$ Plasmahalbwertszeit, *log P* Logarithmus des n-Octanol/Wasser-Quotienten als Maß für die Lipophilie (dazu Angaben von Cheymol et al. 1997a, Detroyer et al. 2001, Recanatini 1992, Taillardat-Bertschinger et al. 2002 sowie Yoshida et al. 1996). Modifiziert nach Lohmöller u. Lydtin 1996

Generic name	Absorption (%)	Bioverfügbarkeit (%)	$t_{1/2}$ (h)	Urinausscheidung (% der oralen Dosis) Unverändert	Gesamt	log P	Blutspiegelschwankungen nach oraler Gabe (x-fach)
Acebutolol[a]	70	20–60	2–14	~10	~40	0,9–2,3	5
Atenolol	~50	~50	6–10	~50	~50	0,1–0,7	2
Befunolol		~10	2			2,0	
Betaxolol	~80	~80	11; 25[c]	~15	~80	2,8	~2
Bisoprolol	~90	~90	10–12	~50	~90	1,8–2,1	~2
Bopindolol[a]		66–70	4–10				
Bunitrolol	85–100	13–44	2–6	1–2	50–90	2,0–2,5	2–4
Bupranolol	>90	<10–30	1–2	0	>80	4,1	
Carazolol	>85	<10	1–2; 8[c]	<1	<10	3,2–3,7	
Carteolol	~90	~90	5–7	~70	~80	1,4	3
Carvedilol	~90	~25[b]	2; 15	<1		4,7	
Celiprolol[a]	20–70	20–70	4–5; 12[c]	11–18		1,9–3,3	>2
Esmolol	–	–	0,15	(<2)	(~80)	2,0	~2
Labetalol	~70	30–40	3–6	<5	~60	2,4–2,6	3
Levobunolol	~80		6; 43[c]	~15	~80	2,4	~2
Mepindolol	>95	>95	3–6	2	~70	2,3–2,9	3
Metipranolol[a]	>95	50	3–5	4	>40	2,3–3,3	2–7
Metoprolol	>95	~40	3–4	<5	>95	1,7–2,4	5–10
Nadolol	15–50	15–50	10–24	~25	~25	0,7–1,2	~2
Nebivolol	–	12[d]	10[e]	–	–	3,2	–
Oxprenolol	~90	24–60	1,5–3	<5	70–90	1,8–3,2	3–10
Penbutolol	>90	>90?	1–6; 26[c]	<4	>90	4,0–5,2	
Pindolol	>90	53–100	2–5	~40	>90	1,5–2,4	2–5
Propranolol	>90	~25	3–4	<1	>90	2,6–3,6	10–20
Sotalol	>90	>90	6–18	75–90	75–90	0,2–0,4	2–4
Talinolol	60–80	55	~2; 7–16[c]	28	30	4,4	4–8
Tertatolol	>90	64	3; 14[c]	<1	85	4,2	2–6
Timolol	>90	50–75	2–5	~15	~70	1,8–2,1	7

[a] „pro drug"; Angaben incl. aktiver Metabolite, [b] 15% für das wirksame L–Isomer, 31% für das D–Isomer (Neugebauer 1992) [c] terminale Halbwertszeit, z.T. durch Rückverteilung, [d] bis 96% bei Menschen mit schwacher Debrisoquinhydroxylierung (Van Peer et al. 1991), [e] 3fach verlängert bei Menschen mit langsamer Hydroxylierung (Cheymol et al. 1997b)

sion und die Enzymaktivität der einzelnen hepatischen Enzymsysteme.

5–10% der Europäer sind „poor metabolizer" von Debrisoquin oder Spartein als Ausdruck einer verminderten Oxidation über Zytochrom P-450 Enzyme. Sie hydroxylieren Propranolol, Alprenolol, Metoprolol, Oxprenolol, Pindolol und Timolol erheblich langsamer als die übrige Bevölkerung mit der Konsequenz einer andeutungsweise verlängerten Wirkdauer und andeutungsweise erhöhten Nebenwirkungsrate (Clark 1985).

Ein Teil der Metaboliten ist noch β-blockierend wirksam. Die β-blockierende Wirkungsstärke und das pharmakologische Wirkungsprofil (ISA, Selektivität) der Metabolite können sich von denen der Muttersubstanz unterscheiden. Die Metabolisierungsprodukte sind meist hydrophiler als die Muttersubstanzen.

Der ultrakurzwirksame β-Rezeptorenblocker Esmolol wird intravenös zur Akutbehandlung tachykarder Rhythmusstörungen eingesetzt. Die Substanz unterscheidet sich von Metoprolol durch die Einführung einer zusätzlichen Estergruppe. Sie wird an der Estergruppe durch Blutesterasen rasch zu einem sauren Metaboliten (mit minimaler β-blockierender Aktivität) hydrolysiert. Die Plasmahalbwertszeit beträgt 9 min. Etwa 30 min nach Ende der Injektion oder Infusion ist die Wirkung abgeklungen.

Elimination. Hydrophile β-Rezeptorenblocker, die nicht oder kaum metabolisiert und fast vollständig renal eliminiert werden (Atenolol, Nadolol und Sotalol), haben eine lange Halbwertszeit. Ihre Elimination ist bei Niereninsuffizienz verlangsamt, bleibt aber kalkulierbar. Entsprechend wird das Dosierungsintervall, z. B. von 12 auf 24 h bei Kreatininwerten zwischen 2 und 4 mg/dl, verlängert.

Lipophile β-Rezeptorenblocker werden vorwiegend hepatisch metabolisiert. Bei Leberzirrhose ist ihre Bioverfügbarkeit erhöht, die Proteinbindung kann geringer sein, das errechnete Verteilungsvolumen ist größer und die Eliminations- bzw. Metabolisierungshalbwertszeit ist wesentlich länger. Die unveränderte Substanz kann kumulieren. Vorwiegend hydrophile Metabolite der lipophilen β-Rezeptorenblocker werden renal eliminiert, meist mit Halbwertszeiten, die länger sind als die der Muttersubstanz. Die Metabolite, inaktiv oder aktiv, können bei Niereninsuffizienz kumulieren. Mit ausreichend empfindlichen Bestimmungsmethoden ergaben sich für einige lipophile β-Rezeptorenblocker nach mehr als 12 (bis 24) h eine wesentlich längere zweite oder terminale Halbwertszeit. Dieser langsame Abfall des Plasmaspiegels nach mehr als 12–24 h ist durch eine Rückverteilung der Substanz aus tieferen Kompartimenten erklärbar.

Interaktionen. Eine Reihe von Medikamenten kann die Pharmakokinetik von β-Rezeptorenblockern verändern. Diese Interaktionen sind nur ausnahmsweise von klinischer Bedeutung. So kann die Dissolution verlangsamt (Antazida), die Verweilzeit im Magen verlängert (Parasympatholytika) und die „First-pass"-Elimination gesteigert (durch Enzyminduktion, Barbiturate) oder vermindert sein. Cimetidin kann die Bioverfügbarkeit von Propranolol bis um den Faktor 2 erhöhen. Propafenon erhöhte die Bioverfügbarkeit von Metoprolol um den Faktor 2,6–5,3 (Wagner et al. 1986). Umgekehrt kann durch β-Rezeptorenblocker die hepatische Clearance anderer Medikamente (z. B. Lidocain) vermindert werden (Johnson u. Regardh 1976).

Diltiazem erhöht den freien (nicht eiweißgebundenen) Anteil von Propranolol im Serum in vitro. Es erhöht die Plasmakonzentration und die Bioverfügbarkeit von Propranolol. Der hepatische Metabolismus von Propranolol und Metoprolol wird durch Diltiazem beeinflusst, die Pharmakokinetik von Atenolol bleibt unverändert (Buckley et al. 1990).

Enantioselektiver Metabolismus. Die meisten β-Rezeptorenblocker haben ein optisches Zentrum und sind als Razemate im Handel. Die an der Metabolisierung beteiligten Enzyme werden mehr oder weniger enantioselektiv an die L- oder D-Isomere gebunden. Daraus resultiert z. B. für Metoprolol eine höhere – und für Carvedilol geringere – Bioverfügbarkeit der wirksamen L-Isomere im Vergleich zu den unwirksamen D-Isomeren.

Eine partielle Hemmung des entsprechenden Metabolisierungsvorgangs führt zu einem partiellen Verlust der Enantioselektivität. So wird bei Leberzirrhose die Bioverfügbarkeit von L-Carvedilol etwa fünffach erhöht, mehr als die von D-Carvedilol (Neugebauer et al. 1992). Bei der Interaktion von Metoprolol mit Paroxetine steigt die Bioverfügbarkeit von D-Metoprolol um etwa das 8fache an, die von L-Metoprolol „nur" um etwa das 5fache (Hemeryck et al. 2000).

41.7 Wirkungsunterschiede

Vergleichende Untersuchungen mit den β-blockierenden linksdrehenden und den nicht β-blockierend wirksamen rechtsdrehenden Formen haben wesentlich zur Klärung beigetragen, inwieweit bestimmte Wirkungen über die β-Rezeptoren vermittelt sind. In die praktische Therapie wurden bisher überwiegend Razemate eingeführt (Ausnahmen: Bunitrolol, Levobunolol, Metipranolol, Penbutolol, Timolol).

41.7.1 Relative β-blockierende Wirkungsstärke

Die relative β-blockierende Wirkungsstärke ist von der Affinität des β-Rezeptorenblockers zum Rezeptor abhängig. Bei einer hohen Rezeptoraffinität ist die Konzentration oder Dosis des β-Rezeptorenblockers, die notwendig ist, um die Isoprenalindosis-Wirkungs-Kurve um den Faktor 2 nach rechts zu verschieben, niedrig.

> Von den klinisch verfügbaren Messgrößen ist die Senkung der Belastungsherzfrequenz das am besten geeignete Maß zur vergleichenden Beurteilung der relativen β-blockierenden Wirkungsstärken.

Unabhängig vom Maß der β-blockierenden Wirkungsstärke verläuft die Dosis-Wirkungs-Kurve nichtlinear. Im Bereich sehr niedriger Dosierungen resultiert aus einer Dosisverdopplung eine Verdopplung der blockierten Rezeptoren (z. B. von 10 auf 20%) und eine Verdopplung der Wirkung (unter Ruhebedingungen mit geringer vorbestehender β-Stimulation). Im Bereich klinisch üblicher und hoher Dosierungen führt eine Verdopplung der Dosis mit konsekutiver Verdopplung der

Konzentration an den β-Rezeptoren zu einer Halbierung der nicht besetzten Rezeptoren (z. B. von 20 auf 10% oder von 2 auf 1%) und damit nur zu einer geringen Zunahme der bereits blockierten Rezeptoren (z. B. von 80 auf 90% oder von 98 auf 99%) und damit nur zu einer geringen Wirkungsverstärkung. Aus dieser vereinfachten Darstellung der Rezeptorbindung von β-Rezeptorenblockern sind folgende für die Dosis-Wirkungs-Beziehung wichtigen Aspekte ableitbar:

- Mit der Halbierung der Plasmakonzentration über eine Eliminationshalbwertszeit nimmt die Wirkung um weniger als die Hälfte ab, zumindest im Bereich höherer Konzentrationen. Damit ist im Bereich üblicher Dosierungen die Wirkungshalbwertszeit wesentlich länger als die Eliminationshalbwertszeit, etwa um den Faktor 2–4. (Eine verzögerte Rückverteilung verstärkt diesen Effekt zusätzlich, bis zu einem Faktor von etwa 10.)
- Umgekehrt führt eine Dosisverdopplung im üblichen Dosierungsbereich nicht zu einer Verdopplung der Wirkung, sondern nur zu einer geringen, klinisch oft schwer fassbaren Zunahme der therapeutischen Wirkung.
- In Relation zu den üblichen Dosierungen sind fassbare Wirkungen und Nebenwirkungen schon bei sehr niedrigen Dosierungen (z. B. β-Blocker-Augentropfen) zu erwarten und bei entsprechender Prädisposition zu beobachten.

Die bis um 2 Zehnerpotenzen unterschiedliche Rezeptoraffinität der einzelnen β-Rezeptorenblocker beeinflusst die maximal erreichbare β-blockierende Wirkung und damit die therapeutisch erreichbare Wirkungsstärke nicht. Bei der Umstellung der Therapie von einem β-Rezeptorenblocker auf den anderen sind die vergleichenden Wirkungsstärken bei oraler Gabe und die mit der Eliminationshalbwertszeit korrelierte Wirkungsdauer zu berücksichtigen.

Invers agonistische Aktivität. Neben der antagonistischen (β-blockierenden) Aktivität und einer eventuellen partiell agonistischen Aktivität (ISA) wird einigen β-Rezeptorenblockern eine invers agonistische Aktivität zugesprochen. Antagonistische und invers agonistische Aktivität wirken in der gleichen Richtung. Die antagonistische Aktivität wirkt gegen einen β-Stimulator, die invers agonistische Aktivität wirkt ohne β-Stimulator. Grundlage dieser Vorstellung ist der Befund, dass β-Rezeptoren auch ohne Stimulation durch einen Liganden eine basale „konstitutive" Aktivität besitzen. Diese konstitutive Aktivität ist bei normalen $β_1$-Rezeptoren des Menschen sehr gering, entsprechend ist eine klinische Bedeutung der Substanzeigenschaft „invers agonistische Aktivität" bisher nicht erkennbar.

41.7.2 β-stimulierende Eigenwirkung

Kompetitive Antagonisten sind häufig partielle Agonisten: Am Rezeptor entwickeln sie eine mit dem spezifischen Agonisten richtungsmäßig übereinstimmende, aber quantitativ geringere Wirkung. Ein Teil der β-Rezeptorenblocker (◘ Tabelle 41.3) besitzt eine sympathomimetische Eigenwirkung, die auch als β-stimulierende Eigenwirkung, adrenerge Eigenwirkung, substanzeigene sympathomimetische Wirkung, partielle agonistische Aktivität (PAA) oder „intrinsic sympathomimetic activity" (ISA) bezeichnet wird. Der erste β-Rezeptorenblocker, Dichlorisoprenalin, zeigte eine so hohe sympathomimetische Eigenwirkung, dass er für den klinischen Einsatz als unbrauchbar angesehen wurde. Erst Propranolol war frei von dieser „Nebenwirkung".

Die ISA wird erkennbar und quantitativ abschätzbar, wenn die β-blockierende Wirkung durch vorhergehende Elimination der endogenen β-Stimulation (z. B. Reserpinisierung) ausgeschaltet ist.

> Als Maß für die ISA gilt die maximale β-stimulierende Wirkung einer Substanz im Verhältnis zur maximalen Wirkung von Isoprenalin, z. B. auf Herzfrequenz oder Kontraktilität.

Pindolol ist unter den verfügbaren β-Rezeptorenblockern die Substanz mit der experimentell höchsten ISA, sie erreicht etwa 50% der maximalen Isoprenalinwirkung (Kaumann u. Blinks 1980).

Carteolol hat eine geringere ISA als Pindolol, aber sein Metabolit 8-Hydroxycarteolol hat eine höhere ISA als die Muttersubstanz. Dies erklärt die etwa gleich ausgeprägte ISA von Pindolol und Carteolol unter klinischen Bedingungen. Beide Substanzen erhöhen – im Vergleich zu β-Rezeptorenblockern ohne ISA – die Ruhefrequenz um etwa 10 Schläge/min (Wilcox 1978; Lohmöller et al. 1989; Harbarth 1993). Niedrige Ausgangsherzfrequenzen können durch Pindolol und Carteolol – im Einzelfall unterschiedlich ausgeprägt – erhöht werden (Samek et al. 1980; Harbarth 1993). Bei niedriger Belastungsstufe wird der Unterschied zwischen β-Rezeptorenblockern mit und ohne ISA geringer und verschwindet bei extrem hohen Belastungsstufen.

Im Prinzip bestehen fließende Übergänge von β-Rezeptorenblockern mit ausgeprägter ISA zu Substanzen, die in erster Linie als β-Stimulatoren gelten, so Xamoterol und Prenalterol.

Analog zur Ruhe-Herzfrequenz werden Kontraktilität, Herzminutenvolumen, AV-Überleitungszeit, periphere Durchblutung und Atemwegswiderstand in Ruhe durch Substanzen mit hoher ISA nicht richtungsgebunden geändert bzw. weniger beeinflusst als durch Substanzen ohne ISA. Daraus ist nicht ohne weiteres eine geringe therapeutische Wirksamkeit (z. B. bei der Hochdruckbehandlung) oder eine entscheidende Verminderung schwerer Nebenwirkungen (z. B. bei obstruktiven Atemwegserkrankungen) ableitbar.

41.7.3 $β_1$-Selektivität

Nicht alle über β-Rezeptoren vermittelten Wirkungen lassen sich eindeutig $β_1$- oder $β_2$-Rezeptoren zuordnen; Speziesunterschiede sind zu berücksichtigen. Reine $β_1$-Rezeptorenblocker sind nicht verfügbar. $β_1$-Rezeptorenblocker werden nur quantitativ weniger an $β_2$-Rezeptoren gebunden, sodass sie, insbesondere bei höheren Dosierungen, auch die über $β_2$-Rezeptoren vermittelten Nebenwirkungen (Bronchokonstriktion, Vasokonstriktion) induzieren können.

Die Strukturaufklärung der menschlichen $β_1$-, $β_2$- und $β_3$-Rezeptoren, die Feststellung unerwartet großer Strukturunterschiede dieser 3 humanen Rezeptortypen (nur etwa 50% Homologie), die Feststellung erheblicher Speziesunterschiede (der zuerst aufgeklärte Truthahn-β-Rezeptor ist kaum als $β_1$- oder $β_2$-Rezeptor zu klassifizieren, Frielle et al. 1987) und die Möglichkeit, Rezeptorgene zu rekombinieren, haben die Grund-

◻ **Tabelle 41.3.** In Deutschland angebotene Handelspräparate von β-Rezeptorenblockern, geordnet nach Freinamen (Generic name). Angabe ausgewählter Handelsnamen. Augentropfen in Klammern mit Konzentrationsangaben in %. *ISA* „intrinsic sympathomimetic activity", *Sel* Selektivität, *MS* membranstabilisierende Wirkung

Generic name	Handelsname (BRD)	ISA	Sel.	MS
Acebutolol[a]	Neptal, Prent	+	β_1	+
Atenolol[a]	Tenormin u. v. a	–	β_1	–
Befunolol	(Glauconex, 0,25%, 0,5%)	?	?	?
Betaxolol	Kerlone (Betoptima, 0,5%)	–	β_1	–
Bisoprolol	Concor, Fondril	–	β_1	–
Bopindolol	Wandonorm	+	–	+
Bunitrolol	Stresson	+	–	(+)
Bupranolol	Betadrenol (Opthorenin, 0,05%–0,5%)	–	–	+
Carazolol	Conducton	–	–	–
Carteolol	Endak (Arteoptic, 1–2%)	++	–	–
Carvedilol	Dilatrend, Querto	–	$\alpha_1+\beta$	+
Celiprolol	Selectol	+	β_1	–
Esmolol[a]	Brevibloc	(+)	β_1	–
Labetalol	Trandate	–	$\alpha+\beta$	+
Levobunolol	(Vistagan, 0,5%)	–	–	+
Mepindolol	Corindolan	+	–	+
Metipranolol	Disorat (Betamann, 0,1–0,6%)	–	–	+
Metoprolol[a]	Beloc, Lopresor u. v. a.	–	β_1	(+)
Nadolol	Solgol	–	–	–
Nebivolol	Nebilet	–	β_1	?
Oxprenolol	Trasicor	+	–	+
Penbutolol	Betapressin	+?	–	+?
Pindolol[a]	Visken u. v. a. (Durapindol, 0,5%–1%, u. a.)	++	–	+
Propranolol[a]	Dociton u. v. a.	–	–	+
Sotalol[a]	Sotalex u. v. a.	–	–	–
Talinolol[a]	Cordanum	–	β_1	?
Tertatolol	Prenalex	–	–	–
Timolol	Temserin (Chibro-Timoptol 0,1–0,5%)	–	–	–

[a] auch intravenös verfügbar

lage für die β_1-Selektivität geändert. Molekularbiologische Basis zur Quantifizierung der β_1-Selektivität eines β-Rezeptorenblockers ist jetzt seine Bindung an humane β_1-Rezeptoren (in Relation zu β_2-Rezeptoren) möglichst in humanen Zellen. Untersuchungen an Zellmembranen, die selektiv humane β_1- oder β_2-Rezeptoren exprimieren, zeigten, dass die üblichen β_1-Rezeptorenblocker um den Faktor 6–20 stärker an β_1-Rezeptoren als an β_2-Rezeptoren gebunden werden (Smith und Teitler 1999).

β_1-Selektivität ist nicht gleich zu setzen mit Organselektivität, da im Herzen auch β_2-, in Bronchien und Gefäßen auch β_1-Rezeptoren vorkommen.

Damit ist über die Funktion dieser Rezeptoren noch nichts ausgesagt, und es ist weiterhin offen, inwieweit Wirkungen von nichtselektiven β-Rezeptorenblockern auf die Herzfrequenz auch über β_2-Rezeptoren oder inwieweit eine Zunahme des Atemwegswiderstandes nach Gabe β_1-selektiver Rezeptorenblocker auch über bronchiale β_1-Rezeptoren vermittelt ist.

Am Gesamtkreislauf des Menschen ist die geringere oder fehlende Gefäßwirkung (Vasokonstriktion bzw. Hemmung der β-stimulierten Vasodilatation) von β_1-selektiven Blockern kaum erkennbar. Im Akutversuch bleibt der arterielle Mitteldruck sowohl nach Gabe von selektiven als auch nach Gabe von nichtselektiven Substanzen unverändert. Der Anstieg des gesamten peripheren Widerstandes ist mit der Abnahme des Herzzeitvolumens, aber nicht mit dem Fehlen oder Vorhandensein einer β_2-Wirkung korreliert (Lohmöller et al. 1976). Außerdem ist die antihypertensive Wirkung von β_1-Blockern unter Dauertherapie nicht (oder nicht deutlich) ausgeprägter als bei Verordnung von nichtselektiven Substanzen (Wilcox 1978). Allerdings ist der Blutdruckanstieg durch isometrische Belastung, durch Rauchen, durch psychischen Stress oder durch insulinbedingte Hypoglykämie unter Behandlung mit einem nichtselektiven β-Rezeptorenblocker ausgeprägter als unter Behandlung mit einem β_1-selektiven Rezeptorenblocker (Waal-Manning 1976).

Eine unerwünschte Bronchialobstruktion durch β-Rezeptorenblockade ist praktisch nur bei Patienten mit vorbestehenden obstruktiven Atemwegserkrankungen feststellbar. β_1-selektive Rezeptorenblocker induzieren im Akutversuch eine geringere Zunahme des Atemwegswiderstandes als nichtselektive Rezeptorenblocker. Ein vorbestehendes Asthma bronchiale wird durch β_1-selektive Rezeptorenblocker in niedrigen Dosierungen seltener verschlimmert als durch nichtselektive Rezeptorenblocker. Die Wirksamkeit einer therapeutischen Gabe von β_2-Sympathomimetika wird durch nichtselektive Rezeptorenblocker erheblich und durch β_1-selektive Substanzen im Durchschnitt nicht beeinträchtigt.

41.7.4 β-Rezeptor unabhängige Zusatzwirkungen

Diese Wirkungen sind entweder bei vielen β-Rezeptorenblockern in quantitativ unterschiedlichem Ausmaß vorhanden (z. B. unspezifische Membranwirkung) oder sind zusätzliche Wirkungskomponenten bei einzelnen β-Rezeptorenblockern.

Unspezifische Membranwirkung. Als unspezifische Membranwirkung werden folgende Wirkungen zusammengefasst:

- Verlangsamung der Leitungsgeschwindigkeit peripherer Nerven,
- lokalanästhetische Wirkung an der Cornea,
- Verminderung der Aufstrichgeschwindigkeit und der Amplitude des Aktionspotenzials (antiarrhythmische Wirkung der Klasse 1 nach Singh u. Vaughan Williams 1970) und
- der nicht über β-Rezeptoren vermittelte Anteil der negativinotropen Wirkung am Herzen, insbesondere bei sehr hohen Dosen.

Das Ausmaß der unspezifischen Membranwirkung wird in Relation zu Procain, Lidocain oder Propranolol angegeben. Die unspezifische Membranwirkung ist von der β-blockierenden Wirkung unabhängig, ist den D-Isomeren und L-Isomeren gleichermaßen zu eigen und hängt von physikochemischen Eigenschaften der einzelnen Substanzen ab.

In den klinisch üblichen Dosen spielt die unspezifische Membranwirkung für das Nebenwirkungspotenzial und die antiarrhythmische Wirkung nach heutiger Auffassung keine Rolle, da sie erst mit wesentlich höheren Dosen nachweisbar ist (s. Abschn. 41.10).

Antiarrhythmische Klasse-III-Wirkung. Der einzige verfügbare β-Rezeptorenblocker mit eindeutig nachgewiesener Klassen-III-Wirkung ist **Sotalol**. Für einzelne andere β-Rezeptorenblocker ist eine Klasse-III-Wirkung nicht sicher ausgeschlossen.

Nachdem Sotalol zunächst als „reiner" β-Rezeptorenblocker ohne jede Zusatzwirkung eingeführt war, wurde ab 1968 wiederholt berichtet, dass es unabhängig von der β-blockierenden Wirkung eine Verlängerung der Aktionspotenzialdauer isolierter Vorhof- und Ventrikelmuskulatur induziert (Kaumann u. Olson 1968; Wagner u. Schümann 1970). An isolierten Kaninchenvorhöfen war eine Frequenzsenkung (β-Rezeptorenblockade, Klasse II) bereits bei Konzentrationen ab 6 mg/l deutlich, eine Verlängerung der Aktionspotenzialdauer (Klasse III) ab 25 mg/l und eine Abnahme der Anstiegssteilheit und Amplitude des Aktionspotenzials (Klasse I) ab 100 mg/l (Singh u. Vaughan-Williams 1970). Die Verlängerung der Aktionspotenzialdauer ist mit einer deutlichen Verlängerung der effektiven Refraktärperiode der Ventrikelmuskulatur assoziiert.

Auch in elektrophysiologischen Untersuchungen am Menschen waren nach i. v. Gabe von Sotalol eindeutig von der β-Rezeptorenblockade unabhängige Effekte nachweisbar, so eine Verlängerung der Aktionspotenzialdauer und der effektiven Refraktärperiode (Ward et al. 1979).

Als erstes klinisch fassbares Korrelat der Klasse-III-Wirkung von Sotalol wurden ab 1979 bei Sotalolintoxikationen (außer den für β-Rezeptorenblocker typischen Intoxikationszeichen) massive QT-Verlängerungen und Kammertachyarrhythmien vom Torsade-de-pointes-Typ beobachtet (Neuvonen et al. 1979; Arstall et al. 1992). Vereinzelt wurde diese gravierende Nebenwirkung auch bei üblichen Dosierungen und therapeutischen Plasmaspiegeln festgestellt (Krapf 1985).

In der Postinfarktprophylaxe erwies sich Sotalol (Julian et al. 1982) bezüglich der Verhinderung des plötzlichen Herztodes eher weniger wirksam als andere β-Rezeptorenblocker. Auch D-Sotalol, fast ohne β-blockierende Wirkung, konnte sich hier nicht durchsetzen (Waldo et al. 1996).

> Die Klasse-III-Wirkung von Sotalol besitzt bei den üblichen Indikationen für b-Rezeptorenblocker keinen Zusatznutzen, sondern stellt eher ein zusätzliches Risiko dar. Die üblichen Kontraindikationen für Klasse-III-Antiarrhythmika sind zu beachten; bei erheblicher QT-Verlängerung (z. B. QTc >0,5s) ist eine Fortsetzung der Therapie nicht vertretbar.

In der antiarrhythmischen Therapie (zur Rezidivprophylaxe und postoperativen Prophylaxe des Vorhofflimmerns, zur Behandlung von Kammertachykardien) hat sich Sotalol in vergleichenden Untersuchungen mit Klasse-I-Antiarrhythmika als wirksamer und/oder (bei Beachtung der Kontraindikationen) als besser verträglich erwiesen (Juul-Möller et al. 1990). In der ESVEM-Studie (Mason 1993) waren das Wiederauftreten einer Kammertachyarrhythmie, die Gesamtmortalität und die Zahl der kardialen und arrhythmogenen Todesfälle unter Sotalol signifikant niedriger als unter den untersuchten Klasse-I-Antiarrhythmika. Die Autoren weisen ausdrücklich darauf hin, dass der günstige Effekt von Sotalol gegenüber anderen Antiarrhythmika nicht gleichbedeutend mit einem günstigen Effekt gegenüber Plazebo ist und dass es offen ist, inwieweit die β-blockierende Wirkung von Sotalol oder die Klasse-III-Wirkung für die günstige Wirkung verantwortlich ist. Gegenüber anderen β-Rezeptorenblockern hat sich Sotalol in der antiarrhythmischen Therapie bisher nur in einzelnen Studien als wirksamer erwiesen, in anderen nicht (Fitton 1993; Deedwania 1990; Suttorp et al. 1990).

Die Dosis-Wirkungs-Kurven für die β-blockierende Wirkung und die Klasse-III-Wirkung von Sotalol dissoziieren erheblich. Eine halbmaximale β-Blockade wird etwa bei Plasmakonzentrationen von 0,8 mg/l erreicht, sowohl im Tierversuch (Nattel et al. 1989) als auch beim Menschen (Wang et al. 1986). Diese Plasmakonzentration entspricht etwa dem Spitzenspiegel nach 160 mg Sotalol oral. Darüber flacht die Dosiswirkungskurve ab; eine Dosisverdoppelung führt jeweils nur zu einer geringen Zunahme der β-blockierenden Wirkung. Dagegen verläuft die Dosis-Wirkungs-Kurve für die Klasse-III-Wirkung über den gesamten untersuchten Bereich (tierexperimentell bis über 20 mg/l, beim Menschen bis 4 mg/l) linear. Das heißt, jede Dosisverdopplung führt zu einer weiteren Verdopplung der Klasse-III-Wirkung (s. Abschn. 41.10).

Zusätzliche Vasodilatation. **Labetalol** ist ein β-Rezeptorenblocker (ohne ISA, nichtselektiv) mit einer α-blockierenden Wirkungskomponente. Es ist um den Faktor 1,5–18 weniger β-blockierend wirksam als Propranolol und um den Faktor 2–10 weniger α-blockierend wirksam als Phentolamin (Farmer et al. 1972). Allgemein hat sich Labetalol in der Hochdruckbehandlung nicht durchgesetzt.

Eine zusätzlich vasodilatierende Wirkungskomponente von **Carvedilol** ist (entgegen der ursprünglichen Vermutung) wohl in erster Linie auf eine α_1-Blockade zurückzuführen (Monopoli et al. 1989). Experimentell ist auch ein schwacher Kalziumantagonismus nachweisbar. Die vasodilatierende Wirkung von Carvedilol ist nicht durch eine β_2-Stimulation bedingt, da auch D-Carvedilol vasodilatierend wirkt.

Zur Erklärung der antihypertensiven Wirkung von β-Rezeptorenblockern mit ISA wird seit langem eine substanzabhängige bevorzugte oder selektive ISA an β_2-Rezeptoren der Gefäße vermutet. Eine an den Gefäßen ausgeprägte wirksame ISA muß nicht substanzbedingt sein; sie kann auch durch eine relativ niedrige vorbestehende physiologische β_2-Stimulation mit relativ deutlicher Auswirkung der ISA an den Gefäßen (im Vergleich zu den β_1-Rezeptoren des Herzens) bedingt sein und wäre dann eine „β_2-Pseudoselektivität" der ISA (Werdan u. Reithmann 1988).

Die vasodilatierende Wirkkomponente von **Celiprolol** ist experimentell dosisabhängig durch einen spezifischen β_2-Antagonisten hemmbar und damit auf eine β_2-Stimulation zurückzuführen (Dhein et al. 1992). Beim Menschen mit intakter Kreislaufregulation ist eine zusätzliche vasodilatierende Wirkkomponente erkennbar, aber nicht sicher auf einen selektiven β_2-Agonismus zurückzuführen (Shanks 1991). Ob eine α-Blockade (vorzugsweise der α_2-Rezeptoren) eine zusätzliche Rolle spielt, ist offen.

Nebivolol ist ein neuerer β-Rezeptorenblocker mit ungewöhnlicher chemischer und sterischer Struktur. Seine vasodilatierende Wirkung ist nicht über α_1-Blockade oder β_2-Stimulation, sondern über eine NO-Freisetzung vermittelt. Bei der Hochdrucktherapie wirkt sich die vasodilatierende Zusatzwirkung kaum als klinisch fassbare zusätzliche Blutdrucksenkung aus (im Vergleich zu anderen β_1-selektiven Rezeptorenblockern). Der theoretisch postulierte Nutzeffekt einer zusätzlichen NO-Freisetzung bleibt abzuwarten.

Der erste β-Rezeptorenblocker mit zusätzlicher vasodilatierender Wirkung, Labetalol, wurde 1971 vorgestellt. Seit über 20 Jahren wird diese inhomogene Gruppe als „β-Blocker der 3. Generation" gepriesen. Es bleibt abzuwarten, ob und unter welchen klinischen Bedingungen daraus ein evidenter klinischer Nutzen resultiert.

41.8 Pharmakologische Wirkungen

Die messbare pharmakologische Wirkung hängt nicht nur vom Wirkprofil und von der Konzentration eines β-Rezeptorenblockers an den β-Rezeptoren ab. Sie wird entscheidend durch das Ausmaß der vorbestehenden β-Stimulation mitbestimmt. Ohne vorbestehende β-Stimulation ist eine β-Rezeptorenblockade wirkungslos; in Ruhe ist sie dementsprechend weniger wirksam als unter Belastung. Parasympathikusstimulation und α-adrenerge Stimulation (vorbestehend und im Rahmen von Gegenregulationsmechanismen) modifizieren die Wirkung. Ebenso wie die therapeutische Wirksamkeit wird das Auftreten unerwünschter Nebenwirkungen wesentlich mitbestimmt von der Ausgangssituation des Patienten.

Die Darstellung der allgemeinen Pharmakodynamik der β-Rezeptorenblocker gliedert sich am einfachsten nach einzelnen Organen.

41.8.1 Herz

Am Säugetierherzen werden durch eine Blockade der β-Rezeptoren praktisch alle Wirkungen einer adrenergen Stimulation kompetitiv gehemmt, unabhängig davon, ob der β-adrenerge Antrieb durch Adrenalin, Noradrenalin oder durch synthetisches Isoprenalin übermittelt wird.

Herzfrequenz. Die Herzfrequenz wird bestimmt durch die gegenläufigen Wirkungen des Sympathikus und Parasympathikus. Unter Ruhebedingungen ist die Wirkung des β-adrenergen Antriebs gering, entsprechend ist auch die Frequenzsenkung durch β-Blockade gering. β-Rezeptorenblocker mit adrenerger Eigenwirkung reduzieren die Ruhe-Herzfrequenz unter Normalbedingungen praktisch nicht, da sich die adrenerge Eigenwirkung des β-Rezeptorenblockers und sein blockierender Effekt auf die endogene Sympathikusaktivität gegenseitig aufheben. Bei Patienten mit erhöhtem adrenergem Ruhetonus können auch sie die Ruhefrequenz vermindern. Bei körperlicher Belastung ist der initiale Anstieg der Herzfrequenz in erster Linie auf Vagusentzug zurückzuführen, bei zunehmender Belastung steigt der Anteil des Sympathikus an der Frequenzsteigerung und die Wirkung einer β-Rezeptorenblockade lässt sich deutlicher nachweisen. Dies gilt auch bei psychischer Belastung. Je höher, z. B. die durch Fahrstress im Fahrsimulator erfolgte Frequenzsteigerung, desto größer ist die Senkung nach β-Rezeptorenblockade (◘ Abb. 41.3).

Wird der β-adrenerge Ruheantrieb durch Isoprenalin, den spezifischen β-Stimulator, erhöht, lässt sich dieser Effekt durch β-Rezeptorenblocker hemmen. Nach Gabe von $β_1$-selektiven Rezeptorenblockern wird die Isoprenalintachykardie weniger gehemmt, weil vaskuläre $β_2$-Rezeptoren nicht blockiert sind und über eine Isoprenalinvasodilatation einen reaktiven Frequenzanstieg bewirken (indirekte Isoprenalinwirkung). Die Zunahme der Herzfrequenz im Stehen wird durch β-Rezeptorenblockade verringert, während das orthostatische Blutdruckverhalten unverändert bleibt.

> Die Pulsfrequenz ist der am einfachsten fassbare klinische Parameter für die β-blockierenden Wirkung.

Leitungsgeschwindigkeit. Der Abnahme der Frequenz des Sinusknotens geht ein Abfall der Leitungsgeschwindigkeit im AV-Knotensystem nach Gabe eines β-Rezeptorenblockers parallel. Die Zunahme der PQ-Zeit ist auf eine Zunahme der AH-Zeit bei unveränderter HV-Zeit zurückzuführen. Auch der Automatismus, d. h die potenzielle Schrittmacherfrequenz des AV-Knotens, wird herabgesetzt. Die Leitungsgeschwindigkeit im Bereich des Bündelstammes und der Purkinje-Fasern kann unter bestimmten experimentellen Bedingungen durch eine β-Stimulation beschleunigt und durch eine β-Rezeptorenblockade verlangsamt werden. Auch die unspezifische Membranwirkung (chinidinartige Wirkung) kann zu einer Leitungsverlangsamung führen (s. Abschn. 41.10). Unter klinischen Bedingungen wird eine Verzögerung der intraventrikulären Erregungsausbreitung, soweit an der QRS-Breite ablesbar, nicht beobachtet, auch nicht bei Patienten mit vorbestehendem Schenkelblockbild. Dagegen ist gelegentlich zu beobachten, dass ein tachykardieabhängiger Schenkelblock bei der Akutbehandlung mit einem β-Rezeptorenblocker mit der Frequenzsenkung verschwindet.

Myokardiale Kontraktilität. Alle direkten und indirekten Parameter der kardialen Kontraktionskraft bzw. der Kontraktilität werden insoweit durch β-Rezeptorenblocker vermindert, als die Ausgangsbedingungen einer β-adrenergen Stimulation unterliegen. Alle β-Rezeptorenblocker werden deshalb die kardiale Kontraktilität dann verringern, wenn die Sympathikusaktivität zum Zeitpunkt der Blockade eine wesentliche Rolle spielt. Indirekt durch periphere $β_2$-Blockade vermittelte Wirkungen auf die Kontraktilität dürften unter normalen Bedingungen eine zu vernachlässigende Rolle spielen.

Obwohl die Vagusaktivität mit hoher Wahrscheinlichkeit keinen direkten Einfluss auf die Ventrikelfunktion gewinnt, ist bei der Analyse der inotropen Wirkungen von β-Rezeptorenblockern die enge Beziehung zwischen Herzfrequenz und Kontraktionskraft zu berücksichtigen. Die unspezifische Membranwirkung eines Teils der β-Rezeptorenblocker trägt zu der negativ-inotropen (kontraktilitätsvermindernden) Wirkung unter klinischen Bedingungen praktisch nicht bei; auch „reine" β-Rezeptorenblocker und $β_1$-selektive Substanzen wie Atenolol vermindern die Kontraktilität bei erhöhter Sympathikusaktivität, obwohl sie keine membranstabilisierende Wirkung besitzen. Nach der Verabreichung von β-Rezeptorenblockern mit adrenerger Eigenwirkung wie Oxprenolol, Pindodol und Carteolol wurden Änderungen unspezifischer Kontraktilitätsparameter beobachtet, die mit einer Kontraktilitätszunahme (bzw. einer Kontraktilitätskonstanz) zu vereinbaren sind. Dies gilt jedoch allein für Ausgangsbedingungen mit niedriger Sympathikusaktivität. Wenn ein Herz auf den Sympathikusantrieb angewiesen ist, um eine ausreichende Pumpfunktion zu gewährleisten, führt die Gabe jedes β-Rezeptorenblockers zu einer Verminderung der Kontraktilität. Herzglykoside und die kontraktilitätssteigernde Wirkung einer gepaarten elektrischen Stimulation werden durch β-Rezeptorenblocker in ihrer Wirkung insoweit nicht beeinflusst, als sie Mechanismen auf Wegen aktivieren, die unabhängig vom adrenergen System sind. Die durch Glukagon induzierbare Steigerung der Herzfrequenz und der Kontraktilität ist durch β-Rezeptorenblocker teilweise hemmbar (Lydtin et al. 1971).

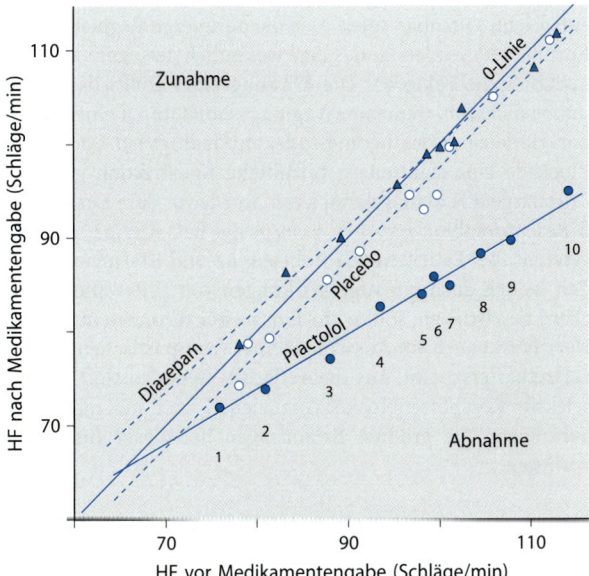

◘ Abb. 41.3. Frequenzsenkende Wirkung eines β-Rezeptorenblockers (gefüllte Kreise; im Doppelblindvergleich zu Plazebo, offene Kreise) in Abhängigkeit von der Ausgangsherzfrequenz. Mittelwerte von 12 Probanden unter 10 definierten Bedingungen (1–10) während einer Fahrt im Fahrsimulator. (Nach Reichenberger 1974)

Herzminutenvolumen. Die Abnahme der myokardialen Kontraktilität und der Herzfrequenz führt zu einer Abnahme des Herzminutenvolumens bzw. des Herzindex. Bei Patienten mit

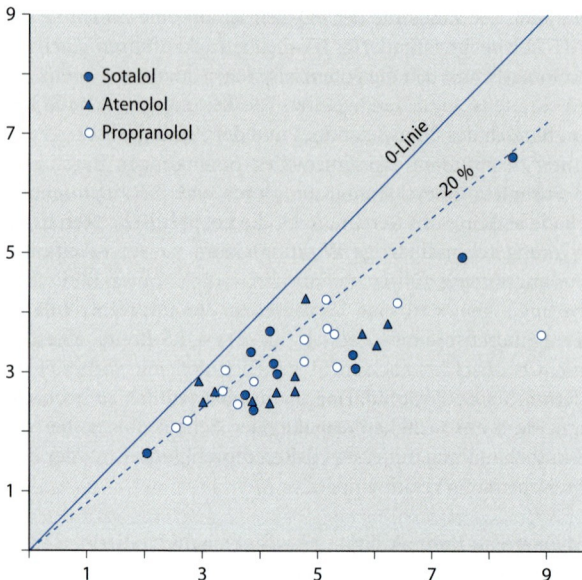

Abb. 41.4. Abhängigkeit der Wirkung von β-Rezeptorenblockern von den Ausgangswerten: Herzindex vor (Abszisse) und 15 min nach (Ordinate) intravenöser Gabe von β-Rezeptorenblockern ohne β-adrenerge Eigenwirkung bei Patienten mit funktionellen kardiovaskulären Störungen (insbesondere hyperkinetischem Herzsyndrom). Der Herzindex wurde in allen Fällen erniedrigt, die stärkste Abnahme (meist über 20%) wurde bei deutlich erhöhten Ausgangswerten und die geringste Abnahme (meist unter 20%) bei niedrigen Ausgangswerten festgestellt. (Nach Lydtin u. Lohmöller 1977)

hyperkinetischem Herzsyndrom wird der erhöhte Ruhe-Herzindex deutlich gesenkt (Abb. 41.4); aus der Abnahme des überschießenden Anstiegs des Herzindex bei Belastung resultiert in der Regel eine Leistungssteigerung. Bei austrainierten Ausdauersportlern dagegen führt die Abnahme des maximalen Herzindex zu eine Minderung der maximalen Leistungsfähigkeit. Eine Herzinsuffizienz wird durch β-Rezeptorenblocker akut nicht verbessert (es sei denn über eine Senkung der Herzfrequenz bei Tachykardie, des Blutdrucks bei Hypertonie, des O$_2$-Verbrauchs bei KHK oder des Herzindex bei „high output failure"). Das Risiko einer Verschlechterung der Herzinsuffizienz bei Einleitung einer Behandlung mit β-Rezeptorenblockern ist reell, insbesondere, wenn mit den sonst üblichen Dosen begonnen wird oder wenn die Herzinsuffizienz nicht stabilisiert ist.

Die Leistungssteigerung nach mehrmonatiger Behandlung der stabilen chronischen Herzinsuffizienz mit Carvedilol, Metoprolol CR/XL (s. Abschn. „Retardformen" im Abschn. 41.6) oder Bisoprolol ist aus den unmittelbaren hämodynamischen Wirkungen bei Behandlungsbeginn nicht ableitbar. Aus der verbesserten Ejektionsfraktion unter Dauertherapie lässt sich nicht direkt ein erhöhtes Herzminutenvolumen ableiten.

Die Abnahme des Herzindex ist bei Gabe nichtselektiver und β$_1$-selektiver Rezeptorenblocker ähnlich (Abb. 41.4). Der Ruhe-Herzindex wird durch Substanzen mit sympathomimetischer Eigenwirkung nicht oder weniger gesenkt.

41.8.2 Gefäße

> β-Rezeptorenblocker erhöhen durch Ausschaltung der vorwiegend β$_2$-adrenergen Hemmwirkung den Tonus der glatten Muskulatur in den Arteriolen. Die gefäßverengende Komponente der Adrenalin- bzw. Noradrenalinwirkung wird demaskiert.

Im allgemeinen halten sich die Abnahme des Herzminutenvolumens und der Anstieg des gesamten peripheren Widerstandes nach intravenöser Gabe von β-Rezeptorenblockern so die Waage, dass sich der arterielle Mitteldruck nicht ändert. Dies gilt für β$_1$-selektive ebenso wie für nichtselektive β-Rezeptorenblocker. Bei der Hochdruckbehandlung setzt die Blutdrucksenkung gegenüber der unmittelbaren β-blockierenden Wirkung verzögert ein und ist mit einem Rückgang des zunächst angestiegenen gesamten peripheren Widerstandes in etwa auf den Ausgangswert assoziiert.

Koronargefäße. Im Koronargefäßsystem führt eine β-Stimulation zu einer Vasodilatation, sowohl über β$_2$-Rezeptoren als auch über hier reichlich vorhandene β$_1$-Rezeptoren. β-Blockade verursacht demnach eine Vasokonstriktion. Im Experiment sind die Auswirkungen der physiologischerweise vorkommenden Katecholamine auf die Koronararterien entscheidend von den Versuchsbedingungen (Koronararterienkaliber, Konzentration der Katecholamine, Expositionsdauer, Kaliumkonzentration, Narkose, Speziesunterschiede) abhängig, sodass die Befunde im einzelnen nicht auf Patienten übertragbar sind. Bei Patienten mit stabiler belastungsabhängiger Angina pectoris erhöhen β-Rezeptorenblocker den Koronargefäßwiderstand und senken die Koronarperfusion weniger oder nicht stärker, als der Abnahme des Sauerstoffverbrauchs entspricht. Offenbar spielt hier die adrenerge Regulation des Koronargefäßwiderstandes eine wesentlich geringere Rolle als metabolische Faktoren. Die Wirkung einer β-Blockade wird unübersichtlich, wenn eine Angina pectoris durch einen Koronararterienspasmus bedingt oder mitbedingt ist. Da eine β-Blockade eine α-adrenerg vermittelte Konstriktion größerer Koronargefäße demaskieren kann, wurde vor dem Einsatz von β-Rezeptorenblockern bei vasospastischer Angina pectoris gewarnt. Bei Patienten mit Ruheangina und ST-Hebung wurden jedoch auch günstige Wirkungen von β-Rezeptorenblockern beschrieben, sodass ihr Einsatz bei vermutetem akutem Herzinfarkt auch vor Ausschluss einer vasospastischen Angina vertretbar erscheint. Aus theoretischen Gründen sind hier β$_1$-selektive Rezeptorenblocker vorzuziehen, auch weil mit diesen Substanzen die größten Erfahrungen bei dieser Indikation vorliegen.

Periphere Arteriolen. An den Arteriolen der Skelettmuskulatur führt eine β-Rezeptorenblockade zu einer Vasokonstriktion und entsprechend zu einer Abnahme der Perfusion – zumindest in Ruhe bei Menschen ohne obliterierende Arteriopathie. Unter diesen Bedingungen senken nichtselektive Rezeptorenblocker die Skelettmuskelperfusion stärker als β$_1$-selektive Rezeptorenblocker. Bei Patienten mit obliterierender Arteriopathie führt dieser Unterschied nach klinischen

Erfahrungen nicht zu einer wesentlichen Reduktion der entsprechenden Nebenwirkungen beim Einsatz $β_1$-selektiver Substanzen.

Splanchnikusregion. Die Perfusion im Splanchnikusgebiet nimmt nach Gabe nichtselektiver β-Rezeptorenblocker ab. Entsprechend werden die Pfortaderperfusion und der Pfortaderdruck gesenkt. Da $β_1$-selektive Rezeptorenblocker in dieser Beziehung weniger wirksam sind, spielt die Hemmung der über $β_2$-Rezeptoren vermittelten Vasodilatation in den Arteriolen des Splanchnikusgebietes offenbar eine wichtige Rolle (Westaby et al. 1984). Deshalb kommen für den Versuch einer Prophylaxe der Ösophagusvarizenblutung bei Leberzirrhose in erster Linie nichtselektive Rezeptorenblocker in Betracht.

Niere und Haut. Der Nierengefäßwiderstand wird beim Menschen durch β-Rezeptorenblocker nur geringfügig beeinflusst. Ungünstige Auswirkungen auf die Hautdurchblutung können sich als Raynaud-Syndrom bemerkbar machen. Wenn unter Behandlung mit nichtselektiven β-Rezeptorenblockern ein Raynaud-Syndrom neu aufgetreten ist, kann man bei einer Umstellung auf $β_1$-selektive Substanzen nur ausnahmsweise eine Besserung erwarten.

Pulmonalgefäße. Die Pulmonalgefäße zeigen grundsätzlich das gleiche Verhalten wie die peripheren Muskelgefäße, d. h nach β-Rezeptorenblockade steigt der pulmonale Strömungswiderstand geringfügig an.

41.8.3 Bronchialmuskulatur

> Auf die glatte Bronchialmuskulatur übertragen β-Rezeptoren hemmende adrenerge Impulse; dementsprechend erhöhen β-Rezeptorenblocker den Atemwegswiderstand.

Bei Patienten mit normalem Bronchialsystem findet man nach akuter und chronischer Gabe eines β-Rezeptorenblockers keine eindeutige Zunahme des Atemwegswiderstandes und keine Abnahme der 1-Sekunden-Kapazität oder der maximalen exspiratorischen Flussgeschwindigkeit. Dagegen ist bei Patienten mit vorbestehenden obstruktiven Atemwegserkrankungen regelmäßig eine Zunahme der Obstruktion feststellbar. Diese Wirkung ist bei Patienten mit Asthma bronchiale so ausgeprägt, dass eine bedrohliche Exazerbation des Asthma bronchiale befürchtet werden muß und β-Rezeptorenblocker kontraindiziert sind.

Eine Zunahme einer Bronchialobstruktion ist zwar in erster Linie von der individuellen Ausgangssituation des Patienten abhängig (und durch die Beachtung der Kontraindikation in der Regel vermeidbar), sie wird aber mitbestimmt durch die Dosierung und v. a. die $β_1$-Selektivität (s. Abschn. 41.7).

β-Rezeptorenblocker mit ausgeprägter sympathomimetischer Eigenwirkung induzieren unter Ruhebedingungen eine geringere Bronchialobstruktion als Substanzen ohne diese Zusatzwirkung. Daraus ergibt sich nicht zwangsläufig ein selteneres Auftreten bronchialer Nebenwirkungen, denn ebenso wie bei anderen nichtselektiven Substanzen wird die therapeutische Wirksamkeit von $β_2$-Mimetika erheblich beeinträchtigt.

41.8.4 Gastrointestinaltrakt

Neben dem vorrangigen parasympathischen und dem α-adrenergen System ist die Rolle des β-adrenergen Systems sehr variabel und speziesabhängig. Tonus und Motilität von Magen und Darm werden durch eine β-Stimulation gehemmt, wohl vorwiegend über $β_2$-Rezeptoren, evtl. auch über $β_3$-Rezeptoren. Dagegen wird der Tonus von Sphinkteren im Tierexperiment durch eine β-Stimulation gesteigert. Im menschlichen Ösophagus werden die Amplitude und Dauer der peristaltischen Wellen sowie der Tonus des unteren Sphinkters durch Propranolol gesteigert (Thorpe 1980). Die Magenentleerungszeit wird verkürzt (Rees et al. 1980). Eine Beschleunigung der Dünndarm- und Dickdarmpassage wird aufgrund von tierexperimentellen Untersuchungen vermutet und als Ursache von Diarrhöen unter β-Rezeptorenblockern angesehen. Propranolol hemmt die Magensäuresekretion über eine Hemmung der Gastrinsekretion (Jacobs et al. 1983). Bezüglich Splanchnikusperfusion s. Abschn. 41.8.2, bezüglich gastrointestinaler Nebenwirkungen s. Abschn. 41.9.1.

41.8.5 Stoffwechsel und Endokrinium

> Der Kohlenhydrat-, der Fett- und zu einem geringeren Grad auch der Eiweißstoffwechsel werden sowohl durch α- als auch durch β-Rezeptoren beeinflusst.

Während an der Einordnung der adrenergen Steigerung der Phosphorylaseaktivität in Skelettmuskel und Herz unter die β-adrenergen Effekte kein Zweifel besteht, ergeben sich für die Zuordnung der Leberglykogenolyse bei verschiedenen Spezies widersprüchliche Befunde. Während beim Hund der durch Adrenalin induzierte Anstieg der Glukose im Blut durch β-Rezeptorenblocker unterdrückt werden kann, ist dies beim Menschen nicht im gleichen Maße möglich. Vor allem die durch Adrenalin induzierbare Leberglykogenolyse wird wahrscheinlich überwiegend durch α-Rezeptoren übermittelt.

β-Rezeptorenblocker können den Spiegel der freien Fettsäuren in Ruhe, nach längeren Fastenperioden, während körperlicher Belastung, bei insulininduzierter Hypoglykämie und auch unter Stress vermindern. Der Vergleich der Katecholamin-Empfindlichkeitsmuster der lipolytischen Wirkung (in Rattenschwanzfett) mit der Herzwirkung war entscheidend für die ursprüngliche Charakterisierung der $β_1$-Rezeptoren (Lands et al. 1967). Die Zuordnung von Lipolyse zu den $β_1$-Rezeptoren gilt beim Menschen nicht annähernd; im Fett kommen $β_1$-, $β_2$- und $β_3$-Rezeptoren vor, letztere vorrangig in braunen Fettzellen (auch in Magen, Dünndarm, Gallenblase und linkem Vorhof), wo sie Fettsäureoxidation und damit Wärmeproduktion steuern. Braunes Fett kommt in größeren Mengen bei Babys vor, verschwindet im Erwachsenenalter nicht ganz und wird bei längerer Kälteexposition wieder gebildet (Strosberg 1997). Insgesamt sind die Wirkungen der β-Rezeptorenblocker auf das Fettgewebe in ihrer klinischen Bedeutung bisher nicht eindeutig zu bestimmen. Es ist offen, ob die Verminderung der Lipolyse beim Herzinfarkt mit verminderter Freisetzung bestimmter Fettsäuren der Entstehung von Herzrhythmusstörungen entgegenwirkt. Lipoproteinprofil s. Abschn. 41.9.

Plasmareninaktivität. β-Rezeptorenblocker mit und ohne $β_1$-Selektivität senken die adrenerg aktivierte Plasmareninaktivität (Conolly et al. 1976). Ein Teil der divergierenden Befunde über die Wirkung von β-Rezeptorenblockern mit adrenerger Eigenwirkung lässt sich auf Unterschiede in der Methodik zurückführen. Wahrscheinlich können Substanzen mit β-adrenerger Eigenwirkung bei niedrigem adrenergem Ruheantrieb die Reninaktivität erhöhen (bzw. lassen sie unverändert), während sie die stimulierte Reninaktivität vermindern (z. B. im Stehversuch). Die antihypertensive Wirkung von β-Rezeptorenblockern ist durch die Reninsuppression allein nicht vollständig erklärbar. Gegenüber der Reninsuppression (und gegenüber der direkten hämodynamischen Wirkung) setzt die antihypertensive Wirkung verzögert ein.

Schilddrüsenhormone. T4, TSH und TRH-Test werden durch β-Rezeptorenblocker nicht wesentlich beeinflusst. Propranolol vermindert T3 und den Quotienten T3/T4 um 10–40% durch eine Hemmung der Konversion von T4 zu T3. rT3 und der Quotient rT3/T4 werden durch Propranolol deutlich erhöht, möglicherweise durch eine verminderte Clearance von rT3. Nicht alle β-Blocker hemmen die Konversion von T4 zu T3; am ehesten ist dieser Effekt auf die unspezifische chinidinartige Membranwirkung von Propranolol (da auch D-Propranolol die Konversion hemmt) oder eine $β_2$-Rezeptorblockade (da $β_1$-selektive Blocker die Konversion nicht hemmen) zurückzuführen (Feeley u. Peden 1984; Davies u. Franklin 1991).

41.9 Nebenwirkungen und Kontraindikationen

Die Nebenwirkungen der β-Rezeptorenblocker lassen sich in 3 Gruppen einteilen:
- Spezifisch durch die Blockade adrenerger β-Rezeptoren verursacht und damit grundsätzlich voraussagbar; aus ihnen ergeben sich die Kontraindikationen.
- Nicht direkt (oder nicht mit Sicherheit) auf die β-blockierende Wirkung zurückzuführen.
- Spezifisch individuellen β-Rezeptorenblockern zuzuordnen.

Bei Intoxikationen mit hohen Dosen von β-Rezeptorenblockern können Symptome aus allen 3 Nebenwirkungsgruppen auftreten.

41.9.1 Spezifische Nebenwirkungen

Übereinstimmend wird die Mehrzahl unerwünschter Nebenwirkungen unter der Behandlung mit β-Rezeptorenblockern dieser Gruppe zugeordnet.

> **Spezifische Nebenwirkungen von β-Rezeptorenblockern** (Lydtin 1977)
> - Herzinsuffizienz
> - Symptomatische Bradykardie
> - AV-Block
> - Hypotension
> - Abnahme der peripheren Durchblutung
> - Zunahme des Atemwegswiderstandes
> - Diarrhöen, Krämpfe
> - Hypoglykämie

Diese Effekte werden durch eine Blockade β-adrenerger Impulse hervorgerufen, die bei individuellen Patienten eine physiologische Aufgabe erfüllen. Sie lassen sich weitgehend durch richtige Auswahl (s. Abschn. 41.9.2) und/oder Vorbereitung der Patienten vermeiden. Meist treten sie in der initialen Behandlungsperiode auf. Auch bei sehr niedrigen Dosierungen können schwere Nebenwirkungen dieser Nebenwirkungsgruppe auftreten.

Herzinsuffizienz. β-Rezeptorenblocker können eine kardiale Dekompensation induzieren (insbesondere, wenn ein insuffizientes Myokard auf einen hohen β-adrenergen Antrieb angewiesen ist) durch eine Verlangsamung der Herzfrequenz (v. a. bei eingeschränktem Vorwärtsschlagvolumen) und/oder eine Hemmung der kardialen Kontraktilität (s. Abschn. 41.8.1).

Bradykardie. β-Rezeptorenblocker senken die Ruhe-Herzfrequenz; bei Vorschädigung des Sinusknotens und/oder bei überhöhtem vagalem Antrieb können eine extreme Bradykardie und evtl. sogar ein Sinusstillstand induziert werden.

AV-Blockierung. Eine vorbestehende AV-Überleitungsstörung kann durch β-Rezeptorenblocker bis zum Auftreten eines totalen AV-Blocks verstärkt werden. Ventrikuläre Leitungsstörungen nehmen unter β-Blockade nicht zu.

Hypotension. Einerseits kann ein akuter Blutdruckabfall im Rahmen einer durch β-Rezeptorenblocker bedingten kardialen Dekompensation auftreten, z. B. in der Akutphase des Herzinfarkts. Andererseits können Symptome einer Hypotonie durch β-Rezeptorenblocker verstärkt werden oder neu auftreten. In der Anfangsphase einer Hochdruckbehandlung sind Beschwerden unter Orthostasebedingungen vorwiegend auf einen inadäquaten Anstieg der Herzfrequenz und nicht auf einen verstärkten Blutdruckabfall im Stehen zurückzuführen. Müdigkeit, Schwäche und Schwindel in den ersten Behandlungstagen bilden sich, wenn tolerabel, oft unter Fortsetzung der Behandlung innerhalb von Wochen zurück.

Periphere Durchblutungsstörung. Eine Verschlimmerung einer Claudicatio intermittens im zeitlichen Zusammenhang mit einer Therapie mit β-Rezeptorenblockern kann einen Therapieabbruch erforderlich machen. Diese Nebenwirkung ist wohl weniger auf eine direkte Wirkung der β-Rezeptorenblocker an den Widerstandsgefäßen (Vasokonstriktion) zu beziehen als auf die Senkung von Blutdruck und Herzzeitvolumen. Ein Raynaud-Syndrom kann unter Behandlung mit β-Rezeptorenblockern neu auftreten, manchmal erst in der nächsten kalten Jahreszeit. Ein vorbestehendes Raynaud-Syndrom wird in vielen Fällen verschlimmert. In Einzelfällen wurde eine periphere Gangrän bei normal tastbaren Pulsen beschrieben.

Anstieg des Atemwegswiderstandes. β-Rezeptorenblocker können den Atemwegswiderstand durch Verminderung β-adrenerger Hemmeffekte auf die Bronchialmuskulatur erhöhen. Da die $β_1$-Selektivität von β-Rezeptorenblockern nicht absolut ist, sind alle Zustandsbilder mit stark wechselndem bronchialem Widerstand (insbesondere das allergische Asthma bronchiale) Kontraindikationen für β-Rezeptorenblocker. Andererseits wurden bei Patienten mit reaktiven Atemwegserkrankungen $β_1$-selektive Blocker eingesetzt, ohne dass bedeutsame Anstiege des Atemwegswiderstandes eintraten (Salpeter et al. 2002). Die bronchialerweiternde Wirkung von $β_2$-Stimulatoren wird durch nichtselektive Blocker vermindert und durch $β_1$-selektive Blocker nicht erkennbar beeinträchtigt (s. Abschn. 41.7.3 und 41.6.3).

Gastrointestinaltrakt. In Einzelfällen wurden Diarrhöen beobachtet, die auf eine durch β-Rezeptorenblockade bedingte Hypermotilität des Darms zurückgeführt werden können. Daneben wurden Völlegefühl, Meteorismus, Übelkeit und Obstipation in einem jeweils sehr kleinen Prozentsatz der Fälle bei fast allen β-Rezeptorenblockern beschrieben.

Uterus. Auf das Myometrium der meisten Säugetiere und auch des Menschen übertragen β-Rezeptoren hemmende Impulse. Der Effekt von adrenergen Stimulatoren und Blockern wird durch die hormonale Konstellation und die Tonuslage des Uterus modifiziert. Zur Hemmung einer vorzeitigen Wehentätigkeit werden $β_2$-Mimetika eingesetzt. Umgekehrt werden nichtselektive β-Rezeptorenblocker in der Schwangerschaft nicht eingesetzt, weil sie möglicherweise Wehen induzieren können und die Wirksamkeit einer evtl. erforderlichen tokolytischen Behandlung mit $β_2$-Mimetika beeinträchtigen können. Nach den bisherigen Befunden gibt es keine Hinweise, dass $β_1$-selektive Rezeptorenblocker den Geburtsvorgang beeinträchtigen. β-Rezeptorenblocker sind plazentagängig; entsprechend ist beim Fetus bzw. Neugeborenen eine β-blockierende Wirkung an einer Senkung der Herzfrequenz erkennbar. Es kann zu einer Hypoglykämie oder einem Atemnotsyndrom des Neugeborenen kommen.

Verstärkte Hypoglykämie, Kohlenhydratstoffwechsel. Eine β-Rezeptorenblockade kann über eine Hemmung der Insulinsekretion zu einer Blutzuckersteigerung und über eine Hemmung der Glykogenolyse zu einer Blutzuckersenkung führen. So wird der Blutzuckerwiederanstieg nach insulininduzierter Hypoglykämie durch β-Rezeptorenblocker verlangsamt. Im Vergleich zu nichtselektiven β-Rezeptorenblockern verzögern $β_1$-selektive Substanzen den Glukoseanstieg weniger oder nicht. Bei länger dauernden Ursachen für eine Hypoglykämie, z. B. Fasten oder Dauerbelastung (Lohmann 1981), kann eine Hypoglykämie durch nichtselektive β-Rezeptorenblocker verstärkt werden.

Bei **Diabetikern** ist v. a. eine Unterdrückung der Warnsymptome einer Hypoglykämie zu befürchten, sowohl durch nichtselektive als auch durch selektive β-Rezeptorenblocker. Eine diabetogene Wirkung von nichtselektiven β-Rezeptorenblockern (im Vergleich zu $β_1$-selektiven Substanzen) wurde wiederholt beschrieben. Betroffen waren einzelne Patienten, vorwiegend Typ-II-Diabetiker (Waal-Manning 1976) oder nur Patienten unter gleichzeitiger Diuretikatherapie (Dornhorst et al. 1985).

Lipoproteinprofil. Die katecholaminabhängige Lipolyse wird durch β-Rezeptorenblocker gehemmt. β-Rezeptorenblocker senken die freien Fettsäuren unter Stimulationsbedingungen. β-Rezeptorenblocker ändern das Gesamtcholesterin nicht, erhöhen aber die Triglyzeride und senken die HDL-Lipoproteine geringfügig. Die unerwünschten Auswirkungen auf das Lipoproteinprofil scheinen nach 4-wöchiger Behandlung noch nicht voll ausgeprägt zu sein und unter mehrjähriger Behandlung zu persistieren. Eine Änderung des Lipoproteinprofils ist zunächst nur für männliche Patienten mit Hypertonie und/oder Hypercholesterinämie belegt. Die Bedeutung dieser Befunde für die Langzeittherapie lässt sich noch nicht endgültig abschätzen. Es ist auch offen, ob $β_1$-selektive Rezeptorenblocker die Lipoproteine weniger verändern. Möglicherweise beeinflussen die β-Rezeptorenblocker mit deutlicher ISA das Lipoproteinprofil weniger.

Entzugssyndrom nach Absetzen von β-Rezeptorenblockern. Nach Absetzen der Behandlung mit β-Rezeptorenblockern bei Patienten mit Angina pectoris kann es innerhalb von Tagen zu einer überschießenden Zunahme der Angina pectoris (Status anginosus, Ruheangina) mit nachfolgenden schweren Rhythmusstörungen, Herzinfarkt und Herztod kommen. Das Entzugssyndrom betrifft etwa 5% der Patienten mit Angina pectoris, v. a. mit schwerer Angina pectoris vor Therapie und gutem Ansprechen auf β-Rezeptorenblocker. Möglicherweise sind stationär behandelte Patienten seltener betroffen als ambulante Patienten. Beim Absetzen von β-Rezeptorenblockern mit ausgeprägter ISA tritt ein Entzugssyndrom vermutlich seltener auf. Als Ursache des Entzugssyndroms nimmt man eine überschießende Reaktion auf sympathische Stimulation infolge Zunahme der Zahl der β-Rezeptoren unter Therapie an. Im Einzelfall sind zwischenzeitlich fortgeschrittene Koronarstenosen, eine Gewöhnung des Patienten an höhere Belastbarkeit und der Anlass zum Therapieabbruch als Ursachen fassbar.

Als Vorsichtsmaßnahme zur Verhinderung eines Entzugssyndroms bei Patienten mit Angina pectoris wird empfohlen, die Tagesdosis zu reduzieren und dann eine sehr niedrige Dosis noch für eine Woche zu verordnen. Schwere körperliche Belastungen sollten in der Absetzphase vermieden werden. Beim Auftreten eines schweren Entzugssyndroms ist die Behandlung umgehend wieder einzuleiten.

β-Blocker-Augentropfen. Schon bei sehr niedrigen Plasmaspiegeln von β-Rezeptorenblockern sind pharmakologische Wirkungen und Nebenwirkungen zu erwarten (s. Abschn. 41.7.1). Bei der Glaukombehandlung mit β-Blockeraugentropfen sind schwere systemische Nebenwirkungen, v. a. Zunahme einer Bronchialobstruktion, auch tödliche Nebenwirkungen, gut belegt. In plazebokontrollierten Studien wird nach üblichen Dosierungen von β-Blockeraugentropfen die Belastungsherzfrequenz signifikant gesenkt. Nach diesen Untersuchungen scheint lediglich Betaxolol in der höchsten üblichen Dosis systemisch nicht wirksam zu sein, die $β_1$-Selektivität dieser Substanz bietet einen zusätzlichen Schutz bei Patienten mit obstruktiven Atemwegserkrankungen (Lohmöller 1992).

41.9.2 Unspezifische Nebenwirkungen

> Als unspezifische Nebenwirkungen werden Effekte bezeichnet, die keinen sicheren Bezug zur β-Blockade haben. Außer Müdigkeit und Benommenheit als sekundäre Folgen der hämodynamischen Umstellung können β-Rezeptorenblocker auch psychische Symptome durch direkten Angriff auf das ZNS hervorrufen.

Für zentralnervöse Nebenwirkungen von β-Rezeptorenblockern (Ein- und Durchschlafstörungen, lebhafte Träume, halluzinatorische Psychosen, Libidoverlust und Erektionsstörungen, Depressionen) sprechen verhältnismäßig viele kasuistische Berichte und Hinweise aus retrospektiven Analysen (Lydtin 1977); demgegenüber gibt es nur wenige plazebokontrollierte, randomisiert angelegte systematische Untersuchungen, in denen direkte Effekte verschiedener β-Rezeptorenblocker auf das Zentralnervensystem von Sekundärwirkungen (z. B. infolge des Blutdruckabfalls und der verminderten peripheren Durchblutung) und von Symptomen der Grundkrankheit unterschieden werden. Kostis u. Rosen (1987) zeigten an gesunden Versuchspersonen nach jeweils einwöchiger oraler Verabreichung, dass die Schlafkontinuität durch lipophile β-Rezeptorenblocker (Metoprolol, Pindolol und Propranolol), nicht aber durch das hydrophile Atenolol herabgesetzt wird. Pindolol (mit ISA) verzögert und vermindert als einziger von den untersuchten Blockern auch die REM („rapid eye movement")-Schlafdauer. In der gleichen Untersuchung finden sich auch Hinweise für eine veränderte Stimmungslage in Richtung auf eine Depression unter Einnahme der lipophilen β-Rezeptorenblocker.

Agranulozytose, thrombozytopenische und nichtthrombozytopenische Purpura wurden als toxisch oder allergisch bedingte Einzelfälle beobachtet. Geringe Anstiege der Serumharnsäure, des Harnstoff-N und/oder des Kreatininwertes lassen sich mit der Blutdrucksenkung durch die β-Rezeptorenblocker in Zusammenhang bringen (Lydtin 1977). Ein Anstieg des Serumkaliums, meist um weniger als 10% des Ausgangswertes, kann auf die Hemmung des Renin-Angiotensin-Aldosteron-Systems zurückgeführt werden.

Verschlechterung einer Psoriasis, in Einzelfällen auch Erstmanifestation, wurden bei verschiedenen β-Rezeptorenblockern beschrieben. Gynäkomastie und Mastodynie wurden als Nebenwirkung beschrieben. Eine Sicca-Symptomatik kann verschlechtert werden. Allergische Hautreaktionen (meist erythematös) nach Gabe von β-Rezeptorenblockern sind selten.

Das Bild einer anaphylaktischen Reaktion ist während einer Behandlung mit β-Rezeptorenblockern zumindest verändert (weniger ausgeprägte Tachykardie), möglicherweise auch schwerer. Eine unter Behandlung mit β-Rezeptorenblockern zufällig auftretende Hyperthyreose kann durch die Unterdrückung der Symptome Tachykardie, Tremor und Diarrhö übersehen werden. Eine Tachykardie als Krankheitszeichen ist unter Behandlung mit β-Rezeptorenblockern in der Regel weniger ausgeprägt.

Nebenwirkungen einzelner β-Rezeptorenblocker. Einer der ersten β-Rezeptorenblocker, Pronethalol, wurde vom Markt genommen, weil er bei Mäusen Karzinome induzierte. Der erste β_1-selektive β-Rezeptorenblocker, Practolol, wurde wegen der Auslösung eines okulomukokutanen Syndroms mit psoriasiformen Hautveränderungen, sklerosierender Konjunktivitis, Veränderungen am Ohr, Peritoneum, Pleura, Perikard, Lunge und Schleimhäuten zurückgenommen. Andere Nebenwirkungen, die bisher jeweils nur bei einem β-Rezeptorenblocker beschrieben wurden, waren aufgrund des speziellen Wirkungsprofils dieser Substanzen zu erwarten, so eine arrhythmogene Nebenwirkung hoher Dosen von Sotalol aufgrund seiner zusätzlichen antiarrhythmischen Klasse-III-Wirkungskomponente oder ein orthostatischer Blutdruckabfall unter Behandlung mit Labetalol aufgrund der zusätzlichen α-blockierenden Wirkungskomponente.

Die Sicherheit, mit der substanzspezifische Nebenwirkungen einzelner β-Rezeptorenblocker ausgeschlossen sind, hängt einerseits von der Häufigkeit der Nebenwirkungen und ihrer Erkennbarkeit, andererseits von der Häufigkeit und Dauer der Anwendung der einzelnen Substanzen ab. Daraus ergeben sich eindeutige Argumente für den Einsatz weniger, ausreichend lange erprobter Substanzen.

41.9.3 Kontraindikationen

Aus den dargestellten spezifischen Nebenwirkungen der β-Rezeptorenblocker ergeben sich die Kontraindikationen:
- Herzinsuffizienz, nicht stabilisiert
- Bradykardie und Sinusknotensyndrom,
- AV-Block Grad II und III,
- arterielle Durchblutungsstörungen mit Ruheschmerz,
- Asthma bronchiale.

> Bei relativer Kontraindikation von Seiten des Bronchialsystems, des Gefäßsystems, bei Diabetikern und in der Schwangerschaft sind β_1-selektive Rezeptorenblocker vorzuziehen.

41.10 Intoxikation

Eine Intoxikation mit sehr hohen Dosen eines β-Rezeptorenblockers kann zu einer Sinusbradykardie bis hin zur Asystolie, einem zunehmenden AV-Block bis hin zum totalen AV-Block, einer Herzinsuffizienz bis zum Lungenödem oder zum kardiogenen Schock führen. Diese Symptome können bei Nichtbeachtung der Kontraindikationen auch nach sehr niedrigen Dosierungen eines β-Rezeptorenblockers (z. B. 1/10 der üblichen therapeutischen Dosis) oder im therapeutischen Dosisbereich auftreten und sind dann nicht als Intoxikation zu klassifizieren.

Selbst bei der Einnahme sehr hoher Dosen, 1–2 Zehnerpotenzen oberhalb der üblichen Dosierung, sind die beschriebenen Symptome nicht ohne weiteres als exzessive Verstärkung der üblichen Wirkung einer β-Rezeptorenblockade verständlich. Bei Dosisverdopplungen innerhalb und oberhalb des therapeutischen Bereiches wird der kleine, noch nicht von β-Rezeptorenblockern besetzte Anteil von β-Rezeptoren halbiert. So zeigte sich bei der Anwendung sehr hoher Dosen (bis 4 g Propranolol täglich) eine gute Verträglichkeit, wenn die Dosis langsam gesteigert wurde. Bei einer raschen Dosissteigerung von Propranolol (um 0,4–0,8 g täglich, z. T. zusätzlich zu

Phenothiazinen) zur experimentellen Behandlung florider Schizophrenien traten in einem Teil der Fälle plötzlich Intoxikationszeichen (ausgeprägte Blässe, Koordinationsstörungen bis zum plötzlichen Umfallen und bis zur Unfähigkeit zu stehen, ohne zeitlichen Zusammenhang mit der Senkung von Herzfrequenz und Blutdruck) auf. Einzelne dieser Patienten tolerierten die gleiche Dosis von Propranolol später nach langsamerer Dosissteigerung (Yorkston et al. 1976).

Intoxikationszeichen treten meist innerhalb von 1 h, manchmal erst nach mehreren Stunden nach oraler Aufnahme auf. In Fallbeschreibungen wird wiederholt betont, dass die Symptome auch Stunden nach der Einnahme schlagartig beginnen bzw. bedrohlich werden können. 2–3 h nach Einnahme waren noch Tabletten im Magen nachweisbar. Der Zeitpunkt der maximalen Plasmaspiegel nach Einnahme kann bei Intoxikation verzögert sein. Die Plasmahalbwertszeit kann um ein Vielfaches verlängert sein; bei normaler Plasmahalbwertszeit können die Intoxikationszeichen entsprechend den hohen Ausgangsplasmaspiegeln lange anhalten.

Einzelne Teilaspekte der Intoxikation mit β-Rezeptorenblockern, die auch als Nebenwirkungen bei therapeutischen Dosen beobachtet werden, sind eindeutig von der Ausgangssituation des Patienten abhängig. Nur in wenigen Fällen wurden bei entsprechend prädisponierten Patienten Asthmaanfälle beobachtet. Auch eine nicht rhythmogen bedingte Herzinsuffizienz bis hin zum kardiogenen Schock wurde vorwiegend bei Patienten mit vorbestehender Herzerkrankung beobachtet.

Krämpfe wurden v. a. bei Intoxikationen mit β-Rezeptorenblockern mit hoher Lipidlöslichkeit (Hirngängigkeit) beschrieben. Andere Symptome einer Intoxikation (Bewusstlosigkeit, Koma, Unfähigkeit zu stehen und Atemdepression auch bei erhaltenem Bewusstsein) sind möglicherweise zentralnervös bedingt. Daneben spielen die im therapeutischen Dosisbereich wenig bedeutsamen Zusatzeigenschaften von β-Rezeptorenblockern bei der Intoxikation eine überragende Rolle:

ISA. Statt der üblichen Symptome Bradykardie und Hypotonie können Tachykardie und Hypertonie beobachtet werden.

Membranstabilisierende Wirkung. Intoxikationen mit β-Rezeptorenblockern mit ausgeprägter membranstabilisierender Wirkung verlaufen häufiger letal als mit anderen β-Rezeptorenblockern. Fast ausschließlich bei diesen Substanzen werden Schenkelblockbilder und massive QRS-Verbreiterungen beobachtet. Bradykardie, AV-Block, Kontraktionsinsuffizienz können durch die membranstabilisierende Wirkung mitbedingt sein. Auswirkungen auf andere Organe (z. B. ZNS) sind nicht eindeutig abgrenzbar.

Klasse-III-Wirkung. Bei der Sotalolintoxikation werden massive QT-Verlängerungen und ventrikuläre Tachyarrhythmien vom Torsade-de-pointes-Typ beobachtet. Als Antiarrhythmikum kann Lidocain eingesetzt werden neben Magnesium und einer Schrittmachertherapie.

Vasodilatierende Zusatzwirkungen. Hier ist in erster Linie eine Hypotonie zu erwarten. Ein akutes Nierenversagen bei Labetalolintoxikation wurde beschrieben.

Therapie der Intoxikation

> Zur Verhinderung der weiteren Absorption werden eine Magenspülung (auch noch mehrere Stunden nach der Einnahme) und die stündliche Gabe von Aktivkohle eingesetzt. Hydrophile β-Rezeptorenblocker mit geringer Proteinbindung sind partiell dialysabel. Bei Bradykardie und AV-Block ist Atropin (0,5–3 mg i.v.) Mittel der ersten Wahl. Bei Herzinsuffizienz und kardiogenem Schock ist Glukagon (10 mg i.v.) die wohl wirksamste Maßnahme.

Die Wirkung von Atropin ist nicht über β-Rezeptoren vermittelt, die Wirkung von Glukagon nur partiell (Lydtin et al. 1971). Entsprechend sind einzusetzende Dosis und erwarteter Wirkungseintritt kalkulierbar. Dagegen muß die Dosis von Isoprenalin, des spezifischen β-Agonisten, schrittweise bis zur ausreichenden Wirksamkeit gesteigert werden. Schon bei Dosierungen von β-Rezeptorenblockern im oberen therapeutischen Bereich muß die 100fache Isoprenalindosis gegeben werden, um die gleiche Wirkung wie vor der β-Rezeptorenblockade zu erreichen. Dosierungen bis 30 μg/min waren in der Regel unwirksam. Eine ausreichende Dosis (z. B. 0,8 mg/min) wurde nur ausnahmsweise erreicht und setzt die Verfügbarkeit großer Mengen von Isoprenalin voraus.

Bei Intoxikation mit $β_1$-selektiven Rezeptorenblockern induziert Isoprenalin vor Eintreten einer kardialen Wirkung eine vasodilatierende Wirkung und einen Blutdruckabfall, sodass in diesem Fall z. B. Dobutamin vorzuziehen ist. Neben Doputamin werden Dopamin, Adrenalin und Noradrenalin eingesetzt. Bei Sotalolintoxikation mit massiver QT-Verlängerung können β-Stimulanzien Kammerflimmern auslösen.

Eine passagere Schrittmacherstimulation kann notwendig sein. Dabei kann die Reizschwelle durch die membranstabilisierende Wirkung von β-Rezeptorenblockern erhöht sein. Eine rechtzeitige prophylaktische Schrittmacherimplantation ist zu überlegen. Weitere Maßnahmen richten sich nach den Symptomen, z. B. Gabe von Diazepam oder Muskelrelaxanzien bei Krampfanfällen.

Zusammenfassung

β-Rezeptoren sind definiert durch ihren spezifischen Liganden Isoprenalin, β-Rezeptorenblocker entsprechen durch ihren reversiblen kompetitiven Isoprenalinantagonismus. Daraus ableitbar sind das pharmakologische Wirkprofil, die Limitierung der maximal erreichbaren Wirkung – situationsabhängig je nach aktueller endogener β-Stimulation – und eine charakteristische Dosis-Wirkungs-Beziehung mit Abflachung im höheren Dosisbereich.

Ein therapeutischer Nutzen ist als Hemmung einer pathogen wirksamen endogenen β-Stimulation durch Adrenalin und Noradrenalin zu verstehen, auch wenn er bei einigen Indikationen wie z. B. der Herzinsuffizienz schwer voraussagbar war. Unerwünschte und bedrohliche Nebenwirkungen sind in erster Linie als Hemmung einer physiologisch oder regulatorisch notwendigen β-Stimulation verständlich; sie sind durch Beachtung der Kontraindikationen weitgehend vermeidbar, können aber schon bei sehr niedrigen Dosen auftreten.

Die Strukturaufklärung der humanen $β_1$-, $β_2$- und $β_3$-Rezeptoren mit der Feststellung deutlicher struktureller Unterschiede untereinander und im Vergleich mit einigen tierischen β-Rezeptoren bestätigen das Konzept der β-Rezeptorsubtypen endgültig. Dies sollte zu einer weiteren Fokussierung auf die humanen Subtypen als vorrangiges Einteilungsprinzip führen. Wegen des geringeren Nebenwirkungspotenzials sind $β_1$-selektive Rezeptorenblocker zu bevorzugen. Daneben sind bei der Auswahl einer Substanz zu berücksichtigen: Wirksamkeitsnachweis für eine gegebene Indikation (z. B. Herzinsuffizienz), hohe Therapiesicherheit (gut untersuchte und lange bewährte Substanz), stabile Pharmakokinetik (geringe Blutspiegelschwankungen interindividuell oder in Abhängigkeit von Medikamenteninteraktionen) mit ausreichend langer Halbwertszeit, Vertrautheit mit einer Substanz einschließlich relevanter Arzneimittelinteraktionen sowie Therapiekosten.

Literatur

Ahlquist RP (1948) A study of the adrenotropic receptors. Am J Physiol 153:586

Arstall MA, Hii JTY, Lehman RG, Horowitz JD (1992) Sotalolinduced torsade de pointes: management with magnesium infusion. Postgrad Med J 68:289–290

Black JW, Crowther AF, Shanks RG et al (1964) New adrenergic beta-receptor antagonist. Lancet 1:1080–1081

Black JW, Stephenson JS (1962) Pharmacology of a new adrenergic β-receptor blocking compound (nethalide). Lancet 11:311

Buckley MMT, Grant SM, Goa KL et al (1990) Diltiazem. Drugs 39:757–806

Cheymol G, Poirier J-M, Carrupt P-A et al (1997a) Pharmacokinetics of β-adrenoceptor blockers in obese and normal volunteers. Br J Clin Pharmacol 43:563–570

Cheymol G, Woestenborghs R, Snoeck E et al (1997b) Pharmacokinetic study and cardiovascular monitoring of nebivolol in normal and obese subjects. Eur J Clin Pharmacol 51:493–498

Clark DWJ (1985) Genetically determined variability in acetylation and oxidation. Drugs 29:342–375

Conolly ME, Kersting F, Dollery CT (1976) The clinical pharmacology of beta-adrenoceptor blocking drugs. Progr cardiovasc Dis 19:203

Daaka Y, Luttrell LM, Lefkowitz RJ (1997) Switching of the coupling of the $β_2$-adrenergic receptor to different G-proteins by protein kinase. Nature 390:88–91

Dale HH (1906) On some physiological actions of ergot. J Physiol Lond 34:163

Davies PH, Franklyn JA (1991) The effects of drugs on tests of thyreoid function. Eur J Clin Pharmacol 40:439–451

Deedwania PC (1990) Suppressant effects of conventional betablockers and Sotalol on complex and repetitive ventricular premature complexes. Am J Cardiol 65:43A–52A

Detroyer A, Vander Heyden Y, Carda-Broch S et al (2001) Quantitative structure-retention and retention-activity relationships of β-blocking agents by micellar liquid chromatography. J Chromatograph A 912:211–221

Dhein S, Titzer S, Wallstein M et al (1992) Celiprolol exerts microvascular dilatation by activation of $β_2$-adrenoceptors. Naunyn-Schmiedeberg's Arch Pharmacol 346:27–31

Dornhorst A, Powell SH, Pensky J (1985) Aggravation by Propranolol of hyperglycaemic effect of hydrochlorothiazide in type 2 diabetics without alteration of insulin secretion. Lancet 1:123–126

Du Souich P, Verges J, Erill S (1993) Plasma protein binding and pharmacological response. Clin Pharmacokin 24:435–440

Farmer JB, Kennedy I, Levy GP, Marshall RJ (1972) Pharmacology of AH 5158, a drug which blocks both alpha- und beta-adrenoceptors. Br J Pharmacol 45:660–675

Feely J, Peden N (1984) Use of β-adrenoceptor blocking drugs in hyperthyroidism. Drugs 27:425–446

Fitton A, Sorkin EM (1993) Sotalol. An updated review of its pharmacological properties and therapeutic use in cardiac arrhythmias. Drugs 46:678–719

Frielle T, Collins S, Daniel KW et al (1987) Cloning of the cDNA for the $β_1$-adrenergic receptor. Proc Natl Acad Sci USA 84:7920–7924

Harbarth ST (1993) Dosisabhängigkeit der β-stimulierenden Eigenwirkung des β-Rezeptorenblockers Carteolol. Inaugural Dissertation München

Hemeryck A, Lefebvre RA, de Vriendt C et al (2000) Paroxetine affects metoprolol pharmacokinetics and pharmocodynamics in healthy volunteers. Clin. Pharmacol Ther 67:283–291

Hoffmann BB, Taylor T (2001) Neurotransmission: The autonomic and somatic motor nervous systems. pp 115–153. In: Hardman JG, Limbird LE, Gilman AG (eds) The pharmacological basis of therapeutics, 10th ed. McGraw-Hill, New York

Ishizaki T, Privitera PJ, Walle Th, Gaffney ThE (1974) Cardio-vascular actions of a new metabolite of propranolol: isopropylamine. J Pharmacol exp Ther 189:626–632

Jacobs H, Brandt LJ, Farkas P, Frishman W (1983) Beta-adrenergic blockade and the gastrointestinal system. Am J Med 74:1042–1051

Johnsson G, Regardh CG (1976) Clinical pharmacokinetics of β-adrenoceptor blocking drugs. Clin Pharmacokin 1:233

Julian DG, Prescott RJ, Jackson FS, Szekely P (1982) Controlled trial of sotalol for one year after myocardial infarction. Lancet 1:1142–1147

Juul-Möller S, Edvardsson N, Rehnqvist-Ahlberg N (1990) Sotalol versus quinidine for the maintenance of sinus rhythm after direct current conversion of atrial fibrillation. Circulation 82:1932–1939

Kaumann AJ, Blinks JB (1980) β-Adrenoceptor blocking agents as partial agonists in isolated heart muscle: dissociation of stimulation and blockade. Naunyn-Schmiedeberg's Arch Pharmacol 311:237–248

Kaumann AJ, Olson CB (1968) Temporal relation between longlasting aftercontractions and action potentials in cat papillary muscles. Science 161:293–295

Kostis JB, Rosen RC (1987) Central nervous system effects of β-adrenergic blocking drugs: the role of ancillary properties. Circulation 75:204–212

Krapf R, Gertsch M (1985) Torsade de pointes induced by sotalol despite therapeutic plasma sotalol concentrations. Br Med J 290:1784–1785

Lands AM, Arnold A, McAuliff JP et al (1967) Differentiation of receptor systems activated by sympathomimetic amines. Nature 214:597

Langley JN (1905) Ort the reaction of cells and of nerve endings to certain poisons chiefly as regards the reaction of striated muscle to nicotine and to curare. J Physiol Lond 33:374

Lefkowitz RJ (1973) Isolated beta-adrenergic binding sites: A potential assay vehicle for catecholamines. Pharmacol Rev 5:259

Lohmann FW (1981) Die Beeinflussung des Stoffwechsels durch β-Rezeptorenblocker? Klin Wochenschr 59:49–57

Lohmöller G (1992) Schützt die $β_1$-Selektivität von Betaxolol-Augentropfen vor Bronchialobstruktion. Klin Wochenschr 69 (Suppl):23:17

Lohmöller G, Lydtin H, Frohlich ED (1976) Antihypertensive und hämodynamische Wirkungen von β-Rezeptorenblockern mit unterschiedlichen Wirkungsspektren. Advanc Clin Pharmacol 11:94–98

Lohmöller G, Lydtin H (1996) β-Rezeptorenblocker. In: Roskamm H, Reindell H (Hrsg) Herzkrankheiten, 4. Aufl., S 1278–1300. Springer, Berlin Heidelberg New York

Lohmöller G, Middeke M, Mrowka Ch et al (1989) Klinische Bedeutung der ISA des β-Blockers Carteolol. Teil II: Vergleichende Untersuchungen

Literatur

von Carteolol und Pindolol bei Patienten mit Bradykardie. Med Klin 84:81–85
Lydtin H (1977) Side effects of contraindications of β-receptor blocking agents. Klin Wochenschr 55:485
Lydtin H, Lohmöller G (1977) β-Rezeptorenblocker. Aesopus, Lugano München
Lydtin H, Lohmöller G, Daniel W et al (1971) Kardiovaskuläre Wirkungen von Glukagon vor und nach Propranololgabe. Verh Dtsch Ges Inn Med 77:1000-1004
Mason JW (1993) A comparison of seven antiarrhythmic drugs in patients with ventricular tachyarrhythmias. New Engl J Med 329:452–458
Monopoli A, Forlani A, Bevilacqua M et al (1989) Interaction of selected vasodilating β-blockers with adrenergic receptors in human cardiovascular tissues. J Cardiovasc Pharmacol 14:114–120
Motulsky HJ, Insel PA (1982) Adrenergic receptors in man-direct identification, physiologic regulation, and clinical alterations. New Engl J Med 307:18–29
Nattel S, Feder-Elituv R, Matthews C et al (1989) Concentration dependence of class III and beta-adrenergic blocking effects of Sotalol in anesthetized dogs. J Am Coll Cardiol 13:1190–1194
Neugebauer G, Gabor M, Reiff K (1992) Disposition of Carvedilol enantiomers in patients with liver-cirrhoses. Evidence for disappearance of stereoselective first pass extraction. J Cardiovasc Pharmacol 19:S142–146
Neuvonen PJ, Elonen E, Tarssanen L (1979) Sotalolintoxication, two pts with concentration-effect relationship. Acta Pharmacol Toxicol 45: 52–57
Peer A van, Snoeck E, Woestenborghs R et al (1991) Clinical pharamcokinetics of nebivolol. A Review. Drug Invest 3 (Suppl 1):25–30
Powell CE, Slater IH (1958) Blocking of inhibitory adrenergic receptors by a dichloranalogue of isoproterenol. J Pharmacol exp Ther 122:480
Recanatini M (1992) Partition and distribution coefficients of aryloxypropanolamine β-adrenoceptor antagonists. J Pharm Pharmacol 44:68–70
Rees MR, Clark RA, Norldsworth CD et al (1980) The effect of β-adrenoreceptors agonists and antagonists on gastric emptying in man. Br J clin Pharmacol 10:551–554
Reichenberger HJ (1974) Fahrverhalten und Kreislaufreaktion am Fahrsimulator unter dem Einfluss von Practolol, Diazepam und Plazebo. Inauguraldissertation, München
Salpeter SR, Ormiston TM, Salpeter EE (2002). Cardioselective β-blockers in patients with reactive airway disease: a meta-analysis. Ann Intern Med 137:715–725
Samek L, Stürzenhofecker P, Roskamm H (1980) Pindolol bei Herzinfarkt-Patienten. Münch med Wochenschr 122:1071–1074
Schofield PM, Reid F, Benneit DH (1987) A comparison of atenolol and sotalol in the treatment of patients with paroxysmal supraventricular tachycardia. Br Heart J 57:105–106
Senges J, Lengfelder W, Jauernig R et al (1982) Comparative effects of sotalol, metoprolol and quinidine on sustained ventricular tachycardia. Circulation 66(11):142
Shanks RG (1991) Clinical pharmacology of vasodilatory β-blocking drugs. Am Heart J 121:1006–1011
Singh BN, Vaughan Williams EM (1970) A third class of antiarrhythmic action. Effects on atrial and ventricular intracellular potentials, and other pharmacological actions on cardiac muscle, of MJ 1999 and AH 3474. Br J Pharmacol 39:675–687
Smith C, Teitler M (1999): Beta-blocker selectivity at cloned human beta$_1$- and beta$_2$-adrenergic receptors. Cardiovasc Drugs Ther 13:123–126
Steinberg SF, Brunton LL (2001): Compartmentation of G protein-coupled signaling pathways in cardiac myocytes. Annu Rev Pharmacol Toxicol 41:751–73
Strosberg AD (1997) Structure and function of the $β_3$-adrenergic receptor. Annu Rev Pharmacol Toxicol 37:421–50
Suttorp MJ, Kingma JH, Gin MTJ et al (1990) Efficacy and safety of low- and high-dose Sotalol versus propranolol in the prevention of supraventricular tachyarrhythmias early after coronary artery bypass operations. J Thorac Cardiovasc Surg 100:921–926
Taillard-Bertschinger A, Martinet CAM, Carrupt P-A et al (2002) Molecular factors influencing retention on immobilized artificial membranes (IAM) compared to partitioning in liposomes and n-octanol. Pharmaceut Res 19:729–737
Thorpe JAC (1980) Effect of propranolol on the lower oesophageal sphincter in man. Curr Med Res Opin 7:91–94
Waal-Manning HJ (1976) Metabolic effects of β-adrenoreceptor blockers. Drugs 11, Suppl 1:121-126
Wagner F, Kalusche D, Trenk D et al (1986) Kumulation von Metoprolol im Plasma unter der Therapie mit Propafenon. Z Kardiol 75:8, A66
Wagner J, Schümann HH (1970) Untersuchungen über die β-adrenolytische Wirkung sowie den Einfluß auf Refraktärzeit und Kontraktilität von INPEA und MJ 1999 am Meerschweinchenvorhof. Experientia 26:163–164
Waldo AL, Camm AJ, deRuyter H et al for the SWORD Investigators (1996) Effect of d-sotalol on mortality in patients with left ventricular dysfunction after recent and remote myocardial infarction. Lancet 348:7–12
Wang T, Bergstrand RH, Thompson KA et al (1986) Concentration-dependent pharmacologic properties of Sotalol. Am J Cardiol 57:1160–1165
Ward DE, Camm AJ, Spurrell FAJ (1979) The acute cardiac electrophysiological effects of intravenous sotalol hydrochloride. Clin Cardiol 2:185–191
Wellstein A, Palm D, Pitschner HF, Belz GG (1985) Receptor binding of Propranolol is the missing link between plasma concentration kinetics and the effect time course in man. Eur J clin Pharmacol 29:131–147
Werdan K, Reithmann Ch (1988) „Pseudoselektivität" der ISA – Konsequenzen für die Differentialtherapie mit $β_2$-Blockern mit und ohne ISA? Dtsch med Wschr 113:272–274
Westaby D, Bihary DJ, Gimson AES et al (1984) Selective and non-selective β-receptor blockade in the reduction of portal pressure in patients with cirrhosis and portal hypertension. Gut 25:121–124
Wilcox RG (1978) Randomised study of six β-Blockers and a thiazide diuretic in essential hypertension. Br med J 2:383-385
Yorkston NJ, Zaki SA, Themen JFA, Havard CWH (1976) Safeguards in the treatment of schizophrenia with propranolol. Postgrad med J 52 (Suppl 4):175–180
Yoshida F, Topliss JG (1997) Unified model for the corneal permeability of related and diverse compounds with respect to their physicochemical properties. J Pharmaceut Sci 85:819–823

Antikogulation bei Herzerkrankungen

Ch. Gohlke-Bärwolf, E. Jähnchen, D. Kalusche

42.1 Pharmakologische und technische Grundlagen – 870
42.1.1 Klinische Pharmakologie der Antikoagulanzientherapie – 870
42.1.2 Standardisierung der Gerinnungshemmung – 871
42.1.3 Arzneimittelinteraktionen – 872
42.1.4 Unerwünschte Wirkungen – 873

42.2 Antikoagulation bei Herzklappenerkrankungen und nach Herzklappenoperation – 874
42.2.1 Risikofaktoren für Thromboembolien und Risikostratifizierung – 875
42.2.2 Indikation zur Antikoagulation – 877
42.2.3 Beginn der Antikoagulation – 878
42.2.4 Überwachung und Intensität der Antikoagulation – 879
42.2.5 Rezidivierende Embolien unter Antikoagulation – 879
42.2.6 Thrombose künstlicher Herzklappen – 881
42.2.7 Antikoagulation vor diagnostischen Eingriffen und Operationen – 882
42.2.8 Antikoagulation bei Blutungen – 883
42.2.9 Antikoagulation bei Resistenz gegenüber oralen Antikoagulanzien – 885
42.2.10 Antikoagulation nach Schlaganfall durch kardiogene zerebrale Embolie – 886
42.2.11 Antikoagulation bei akuter Endokarditis – 886
42.2.12 Antikoagulation während der Schwangerschaft – 886
42.2.13 Selbstbestimmung der Antikoagulation und Patienteninformation – 888

42.3 Antithrombotische Therapie bei nichtrheumatischen Herzerkrankungen – 889
42.3.1 Nichtrheumatisches Vorhofflimmern – 889
42.3.2 Koronare Herzkrankheit – 890
42.3.3 Dilatative Kardiomyopathie – 892

Literatur – 893

Antikoagulanzien und Aggregationshemmer erfahren zur Zeit in der Kardiologie eine breite Anwendung; dies begründet ein Extrakapitel im Therapieteil dieses Buches. Nach einer allgemeinen Einführung in die pharmakologischen und technischen Grundlagen folgt ein Unterkapitel über die Anwendung der Antikoagulanzien bei Herzklappenerkrankungen. Wichtig ist der Hinweis, dass in diesem Kapitelteil auch die allgemeinen Risikofaktoren für Thromboembolien und die sich daraus ergebende Risikostratifizierung der Patienten dargestellt werden; diese Ausführungen gelten im Prinzip auch für Patienten mit anderen Herzerkrankungen.

Den Abschluss bildet die Anwendung von Antikoagulanzien bei den übrigen Herzerkrankungen, wobei so unterschiedliche Anwendungen wie Primär- und Sekundärprävention bei koronarer Herzkrankung, Herzinsuffizienz, nicht-rheumatischem Vorhofflimmern und dilatativen Kardiomyopathien im Vordergrund stehen. Bei den entsprechenden Krankheitsbildern selbst wird im wesentlichen auf dieses Kapitel verwiesen werden.

42.1 Pharmakologische und technische Grundlagen

E. Jähnchen

Orale Antikoagulanzien sind Derivate des 4-Hydroxcumarins. Therapeutische Bedeutung haben Phenprocoumon (Marcumar), Warfarin (Coumadin) und Acenocoumarol (Sintrom) erlangt. Die einzelnen Substanzen haben den gleichen Wirkungsmechanismus und das gleiche Spektrum unerwünschter Wirkungen; sie unterscheiden sich jedoch hinsichtlich der pharmakokinetischen Parameter, insbesondere in der Geschwindigkeit der Elimination. In Deutschland wird überwiegend Phenprocoumon zur Gerinnungshemmung verwendet und die Ausführungen zur Pharmakokinetik und Dosierung berücksichtigen daher in erster Linie diese Substanz.

42.1.1 Klinische Pharmakologie der Antikoagulanzientherapie

Wirkungsmechanismus

Antikoagulanzien vom Cumarintyp hemmen in der Leber die Bildung bzw. Aktivierung der Vitamin-K-abhängigen Gerinnungsfaktoren (II, VII, IX, X) und der antikoagulatorisch wirksamen Proteine C und S. Die Gerinnungsfaktoren liegen als präformierte Moleküle in der Leber vor und werden dann durch Carboxylierung von Glutaminsäureresten in der N-terminalen Region zu den aktiven γ-Carboxyglutaminsäure-Proteinen umgewandelt (Stenflo u. Suttie 1977). Diese Proteine besitzen eine stark negative Ladung und somit die Fähigkeit, Kalzium zu binden. Eine Kalzium-Brückenbildung ermöglicht die Interaktion und Anlagerung an prokoagulante Phospholipidmembranen. Für diese γ-Carboxylierung ist Vitamin K_1, bzw. dessen reduzierte Form Vitamin K-Hydrochinon notwendig, das hierbei zum biologisch inaktiven Vitamin-K-Epoxid oxidiert wird (Willingham u. Matschiner 1974). Vitamin-K-Epoxid wird anschließend wieder zum nativen Vitamin K_1 reduziert. Dieser Schritt erfolgt enzymatisch durch die Vitamin-K-Epoxidreduktase.

Orale Antikoagulanzien hemmen die Epoxidreduktase und unterbrechen hierdurch die zyklische Regeneration von biologisch aktivem Vitamin K (Whitlon et al. 1978). Diese Hemmung führt zu einer Akkumulation von defekten, d. h. nur unvollständig carboxylierten Gerinnungsproteinen (PIVKA; „protein induced by vitamin K absence and antagonist") und von Vitamin-K-Epoxid in Leber und Plasma (Whitlon et al. 1978; Bechtold et al. 1983). Pharmaka, die ebenfalls die Vitamin-K_1-Reduktase hemmen und hierdurch eine Hypoprothrombinämie verursachen, sind z. B. Azetylsalizylsäure in hoher Dosierung und verschiedene Cephalosporine (Bechtold et al. 1984).

Als letzter Reaktionsschritt in der Gerinnungskaskade wird durch orale Antikoagulanzien die Bildung von Thrombin gehemmt. Die Bedeutung von Thrombin liegt nicht nur in der Beeinflussung der plasmatischen Gerinnung durch Bildung eines Fibringerinnsels, sondern Thrombin ist auch ein starker Aktivator der Thrombozyten und fördert hierdurch deren Aggregation.

Pharmakodynamik

Die gerinnungshemmende Wirkung der Cumarinderivate setzt mit Latenz ein. Phenprocoumon ist ein razemisches Gemisch bestehend aus gleichen Teilen R(+)-und S(–)-Phenprocoumon. S(–)-Phenprocoumon ist ca. 2fach wirksamer als R(+)-Phenprocoumon. Nach einer hohen Einzeldosis wird das Wirkungsmaximum für razemisches Phenprocoumon erst nach 3 Tagen erreicht und es dauert ca. 10–15 Tage, bis wieder normale Gerinnungswerte erreicht werden (Jähnchen et al. 1976).

Der verzögerte Wirkungseintritt beruht darauf, dass eine längere Zeitspanne vergehen muss, ehe ein hämostatisch wirksamer Abfall der Gerinnungsfaktoren im Plasma erfolgt. Orale Antikoagulanzien hemmen die Bildung, nicht aber den Abbau der Gerinnungsfaktoren, sodass selbst bei momentan vollständiger Hemmung der Synthese dieser Faktoren eine gewisse Zeit vergehen muss, ehe diese auf den erwünschten Wert (ca. 20% der normalen Konzentration) abgefallen sind. Diese Zeit hängt von der Geschwindigkeit des Abbaus der Gerinnungsfaktoren ab. Die Halbwertszeit der Elimination ist für die einzelnen Faktoren unterschiedlich: Faktor II (Prothrombin) wird am langsamsten abgebaut (Halbwertszeit von ca. 60 h) und Faktor VII am schnellsten (Halbwertszeit ca. 4 h). So kommt es, dass bei Einleitung der Therapie ein Ungleichgewicht in der Konzentration der einzelnen Faktoren entsteht, das sich bei Messung der Thromboplastinzeit nicht zu erkennen gibt. So kann eine

Thromboplastinzeit von z. B. 30 s zu Beginn der Therapie durch eine starke Senkung der Faktor-VII-Aktivität (bei vergleichsweise noch hoher Prothrombinaktivität) zustande kommen, während im Steady State eine Prothrombinzeit von 30 s durch einen gleich starken Abfall aller Faktoren entsteht.

Blutungen nach Gabe hoher Initialdosen bei Einleitung der Therapie werden mit einem zu starken Abfall von Faktor VII in Verbindung gebracht. Hohe Initialdosen sollten daher möglichst vermieden werden. Andererseits kommt es bei Einleitung der Therapie auch zu einem schnellen Abfall der antikoagulatorisch wirksamen Proteine C und S aufgrund ihrer ebenfalls kurzen Halbwertszeit von ca. 3–4 h, sodass kurzzeitig ein Zustand der Hyperkoagulabilität entstehen kann. Eine zu starke Senkung der Protein-C-Konzentration soll insbesondere bei Personen mit bereits vorhandenem Mangel zu thrombotischen Verschlüssen von Kapillaren und Venolen im subkutanen Fettgewebe und somit zum Bild der Cumarinnekrose führen. Diese Nekrosen treten gewöhnlich in den ersten 3–8 Tagen nach Einleitung der Therapie auf.

Da der Wirkungseintritt der oralen Antikoagulanzien von der Geschwindigkeit des Abbaus der Gerinnungsfaktoren abhängt, kann dieser selbst durch eine vollständige Blockierung der Synthese (z. B. nach Gabe hoher Initialdosen) nicht beschleunigt werden.

Pharmakokinetik

Orale Antikoagulanzien werden nach oraler Verabreichung annähernd vollständig resorbiert. Im Plasma werden sie zu einem hohen Prozentsatz an Albumin gebunden. So beträgt der freie, nicht gebundene Anteil von Phenprocoumon weniger als 1%. Eine Verdrängung aus dieser Plasmabindung (z. B. durch andere stark gebundene Pharmaka) kann die freie, wirksame Konzentration vorübergehend erhöhen und eine Wirkungszunahme zur Folge haben. Die Elimination der oralen Antikoagulanzien erfolgt durch Metabolismus in der Leber. Die entstehenden Metabolite besitzen eine vergleichsweise geringe Wirksamkeit.

> Eine Besonderheit der oralen Antikoagulanzien besteht darin, dass die Leber sowohl der Wirkort als auch der Ort der Ausscheidung dieser Substanzen ist.

Eine Zunahme der Arzneimittelkonzentration in der Leber (z. B. durch Verdrängung aus der Plasmaproteinbindung) führt somit einerseits zu einer höheren Konzentration am Wirkort (Folge: Zunahme der Wirksamkeit) und andererseits auch zu einer Zunahme der Konzentration am abbauenden Enzymsystem (Folge: beschleunigte Elimination). Beide Prozesse sind einander entgegengerichtet und die erwartete Zunahme der Wirksamkeit wird durch die schnellere Elimination ganz oder teilweise kompensiert.

Phenprocoumon. Die oralen Antikoagulanzien unterscheiden sich hinsichtlich der Geschwindigkeit des Metabolismus in der Leber. So besitzt Phenprocoumon eine sehr geringe metabolische Clearance von ca. 1 ml/min und eine Halbwertszeit im Plasma von ca. 7 Tagen. Warfarin wird schneller eliminiert (metabolische Clearance von ca. 3 ml/min, Eliminationshalbwertszeit ca. 1,5 Tage). Bei konstanter Zufuhr dauert es daher bei Phenprocoumon 3–4 Wochen (3,3 Halbwertszeiten) und bei Warfarin ca. 1 Woche, ehe eine Steady-State-Konzentration erreicht wird. Daher wird die Therapie gewöhnlich mit einer höheren Initialdosis eingeleitet.

Die langsame Elimination von Phenprocoumon ist auch das Resultat eines ausgeprägten enterohepatischen Kreislaufs, der sich durch gleichzeitige Gabe von Colestyramin durchbrechen lässt (Meinertz et al. 1977b). Im Falle einer Intoxikation kann die Eliminationsgeschwindigkeit von Phenprocoumon durch orale Verabreichung von Colestyramin erheblich beschleunigt werden (Meinertz et al. 1977a). Phenprocoumon, Warfarin und Acenocoumarol sind razemische Gemische, bestehend aus gleichen Teilen der S(−)- und R(+)-Enantiomere. Die Enantiomere unterscheiden sich hinsichtlich des Stoffwechsels und der Wirksamkeit. Im Falle von Phenprocoumon und Warfarin ist das S(−)-Enantiomer ca. 3- bis 5fach wirksamer als das R(+)-Enantiomer. Für Acenocoumarol gelten aber umgekehrte Verhältnisse. Der Grund hierfür ist die ca. 10fach schnellere Elimination von S(−)-Acenocoumarol, sodass unter therapeutischen Bedingungen überwiegend R(+)-Acenocoumarol im Plasma vorliegt (Godbillon et al. 1981). Die Kenntnis der stereospezifischen Eliminationswege ist insofern auch von therapeutischer Bedeutung, da – wie für Warfarin gezeigt – Arzneimittelwechselwirkungen nur die Elimination eines Enantiomers beeinflussen können (Lewis et al. 1974).

42.1.2 Standardisierung der Gerinnungshemmung

Quickwert, TPZ. Voraussetzung für eine optimale Therapie ist die Aufrechterhaltung eines definierten Grades der Gerinnungshemmung. Dieser wird anhand einer Verdünnungskurve von Normalplasma ermittelt und als Quickwert in Prozent des Normwerts angegeben (unverdünntes Plasma=100%) oder als Thromboplastinzeitverhältnis (Thromboplastinzeit, TPZ, im Plasma eines behandelten Patienten/Thromboplastinzeit im Normalplasma). Üblicherweise wird ein Quickwert von 15–30%, ein Thrombotest von 8–15% oder ein Thromboplastinzeitverhältnis von 2–2,5 angestrebt (Jaenecke 1991). Trotz numerisch gleicher Gerinnungswerte war die Intensität der Gerinnungshemmung von Klinik zu Klinik und von Land zu Land nicht immer vergleichbar, denn es wurden unterschiedliche Thromboplastinreagenzien verwendet. Die einzelnen im Handel verfügbaren Thromboplastine besitzen aber je nach Ursprung des biologischen Materials eine unterschiedliche Empfindlichkeit.

„International Sensitivity Index". Diese Empfindlichkeit wird heute standardisiert, indem alle Thromboplastine mit einem WHO-Standardpräparat verglichen werden und das Ergebnis als „International Sensitivity Index" (ISI) angegeben wird. Hierbei wird der WHO-Standard definitionsgemäß als ISI=1 gesetzt. Je höher der ISI-Wert, umso unempfindlicher ist das betreffende Thromboplastinreagenz. Somit kann das ermittelte Thromboplastinzeitverhältnis entsprechend der Empfindlichkeit der einzelnen Thromboplastine korrigiert werden, und man erhält ein vergleichbares und von dem verwendeten Thromboplastin weitgehend unabhängiges Ergebnis.

„International Normalized Ratio". Zur Ermittlung der Intensität der Gerinnungshemmung dient die „International Normalized Ratio" (INR). Sie ist definiert als

$$INR = \left[\frac{TPZ_{Patientenplasma}}{TPZ_{Normalplasma}}\right]^{ISI}$$

Das gleiche Thromboplastinzeitverhältnis von z. B. 2–2,5 kann unterschiedliche INR-Werte liefern, wenn Thromboplastine mit einer unterschiedlichen Empfindlichkeit (ISI) verwendet werden. So ergibt sich bei Verwendung eines Thromboplastins mit einer ISI von 1,3 eine INR von 2,5–3,3; bei Verwendung eines Thromboplastins mit einer ISI von 2,3 aber eine INR von 4,9–8,2. Da in Nordamerika lange Zeit wenig empfindliche Thromboplastinreagenzien aus Kaninchenhirn zur Kontrolle der Gerinnungshemmung verwendet wurden (ISI ca. 2,3), erklärt sich hierdurch eine zu starke Antikoagulation und eine im Vergleich mit Europa höhere Inzidenz von schweren Blutungen (Hirsh 1991). Diese großen Unterschiede in der Intensität spiegeln sich im Quickwert nicht wider. Der gesamte therapeutische Bereich einer Antikoagulation wird heute mit einer INR von 1,5–4,0 angegeben; hierbei wird der Bereich von 1,5–2,5 als „Low-dose"-Bereich definiert. Mit Hilfe der INR ist es somit möglich, die Intensität der Gerinnungshemmung weltweit zu vereinheitlichen. Große kontrollierte Studien haben ergeben, dass für verschiedene Indikationen unterschiedliche Intensitätsbereiche der Antikoagulation erforderlich sind.

Interindividuelle Unterschiede in der Empfindlichkeit der Patienten. Es existieren große interindividuelle Unterschiede in der Empfindlichkeit der Patienten gegenüber Phenprocoumon. So waren z. B. bei 52 mit Phenprocoumon behandelten Patienten für die gleiche Intensität der Antikoagulation (Quickwert 20–25%, INR 3–4) Dosen zwischen 0,75 und 6 mg/Tag notwendig (Trenk et al. 1987). Ursächlich hierfür waren in erster Linie die großen interindividuellen Unterschiede in der Geschwindigkeit des Metabolismus von Phenprocoumon. So fand sich eine signifikante Korrelation zwischen intrinsischer metabolischer Clearance und dem Dosisbedarf (◘ Abb. 42.1). Für die gleiche Gerinnungshemmung benötigen Patienten mit großer Clearance eine höhere Dosis als Patienten mit geringerer Clearance.

Neben diesen Unterschieden in der Pharmakokinetik sind auch andere physiologische Faktoren bekannt, die zu einer Wirksamkeitsänderung oraler Antikoagulanzien führen (O'Reilly u. Aggeler 1970). Eine Abnahme der Wirksamkeit findet man z. B. bei der seltenen Form der hereditären Resistenz (O'Reilly et al. 1964). Diese Patienten benötigen bis zu 20fach höhere Dosen, um die gleiche Wirksamkeit zu erreichen wie Normalpersonen. Eine verminderte Rezeptoraffinität soll für diese Cumarinresistenz verantwortlich sein (Hirsh 1991).

Abrupte Umstellung der Ernährungsgewohnheiten mit stark veränderter Aufnahme von Vitamin K_1 (z. B. Umstellung auf eine Reduktionsdiät reich an grünen pflanzlichen Bestandteilen) kann zur Wirkungsabschwächung führen. Andererseits ist im Falle einer Malabsorption die Vitamin-K-Resorption vermindert, was mit einer Zunahme der Wirksamkeit von Phenprocoumon einhergehen kann.

Eine Therapie der Stauungsherzinsuffizienz mit Diuretika führt häufig zu einer Abnahme der Wirksamkeit von oralen Antikoagulanzien, da die vorher verminderte hepatische Synthese der Gerinnungsfaktoren nach Beseitigung der Stauungssymptome sich wieder normalisiert (Hirsh 1991). Die Empfindlichkeit gegenüber oralen Antikoagulanzien nimmt bei Hyperthyreose und auch bei Fieber zu, da der Katabolismus der Gerinnungsfaktoren beschleunigt ist.

Erkrankungen der Leber können mit einer verminderten Synthese von Gerinnungsfaktoren einhergehen und somit die Wirksamkeit von oralen Antikoagulanzien verstärken. Außerdem wird die Bindung der oralen Antikoagulanzien an Albumin vermindert, was ebenfalls zu einer vorübergehenden Wirkungszunahme führt. Der Metabolismus der oralen Antikoagulanzien wird erst bei sehr schweren Formen von Lebererkrankungen beeinträchtigt.

Obwohl die Niere kein Ausscheidungsorgan für orale Antikoagulanzien ist, kann auch bei Erkrankungen dieses Organs die Wirksamkeit zunehmen, da z. B. in der Urämie die Albumin- und Gewebebindung abnimmt und dementsprechend die freie wirksame Arzneimittelkonzentration ansteigt (Bachmann u. Shapiro 1977).

> **❗ Cave**
>
> Da bei schweren Leber- und Nierenfunktionsstörungen bereits eine erhöhte Blutungsneigung besteht, ist beim Vorliegen dieser Erkrankungen eine Behandlung mit oralen Antikoagulanzien nicht indiziert.

42.1.3 Arzneimittelinteraktionen

Ein anderer wichtiger Faktor, der oftmals eine stabile Einstellung der Gerinnungswerte erschwert und für einen großen Teil der Blutungskomplikationen verantwortlich gemacht wird, sind Interaktionen mit anderen gleichzeitig verabreichten Pharmaka. Hierdurch kann es zu einer Zu- oder auch Abnahme der gerinnungshemmenden Wirkung kommen; der angestrebte therapeutische Bereich (INR von 1,5–4,0) wird unter- bzw. überschritten. Von keiner anderen Gruppe von Arzneimitteln wurden so zahlreiche Wechselwirkungen mit anderen Pharmaka beschrieben.

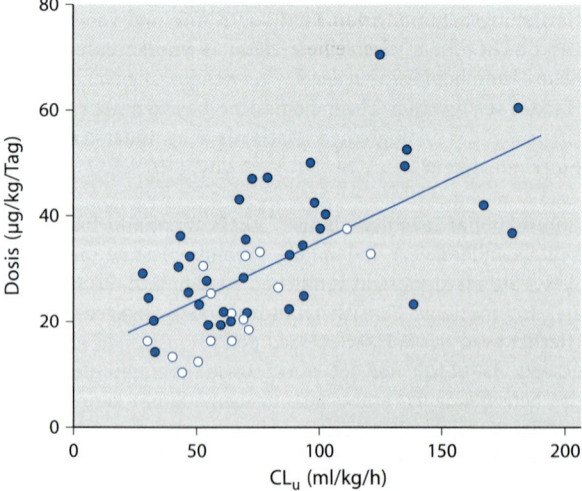

◘ **Abb. 42.1.** Beziehung zwischen der Clearance der freien Konzentration von Phenprocoumon (CL_u, metabolische Clearance) und der täglichen Dosis, die erforderlich ist, um einen Quickwert von 21–25% aufrecht zu erhalten. Ergebnisse von 51 antikoagulierten Patienten (Trenk et al. 1987)

Nur einige der bei kontrollierten Untersuchungen nachgewiesenen Wechselwirkungen sind von klinischer Bedeutung und erfordern eine entsprechende Dosisanpassung. Die überwiegende Zahl der Berichte betreffen das Cumarinderivat Warfarin. Doch kann man davon ausgehen, dass die meisten Befunde auch auf Phenprocoumon übertragbar sind, obwohl in quantitativer Hinsicht Unterschiede anzunehmen sind. Der Mechanismus dieser Arzneimittelinteraktionen ist häufig komplex. Die Thematik der Interaktionen mit oralen Antikoagulanzien ist in verschiedenen Übersichten dargestellt (Koch-Weser u. Sellers 1971; Gugler u. Dengler 1973). Einige wichtige Interaktionen sind in Tabelle 42.1 zusammengestellt.

Wirkungsverstärkung. Zu einer Wirkungsverstärkung führen Phenylbutazon und Analoge sowie Azetylsalizylsäure und andere nichtsteroidale Antirheumatika. Phenylbutazon und Analoge hemmen den Stoffwechsel von Phenprocoumon und erhöhen gleichzeitig die freie Konzentration im Serum durch Interferenz mit der Plasmaproteinbindung (Schmidt u. Jähnchen 1979). Einige neuere Antirheumatika wie z. B. Diclofenac, Tolmetin, Ketoprofen zeigen diese Interferenz nicht. Trotzdem hemmen alle nichtsteroidalen Antirheumatika die Plättchenaggregation und können zu Schleimhauterosionen im Gastrointestinaltrakt führen, sodass bei einer Kombinationstherapie immer die Gefahr von Blutungen besteht.

Bei gleichzeitiger Therapie mit Lipidsenkern ist auf die Wirkungsverstärkung durch Fibrate und eine Wirkungsabschwächung durch Colestyramin zu achten. Colestyramin vermindert die Resorption von Phenprocoumon und unterbricht dessen enterohepatischen Kreislauf. Eine optimale Antikoagulation ist unter diesen Bedingungen schwer zu erreichen. Die HMG-CoA-Reduktasehemmer weisen dem gegenüber nur ein geringes oder fehlendes (z. B. Pravastatin) Interaktionspotenzial mit oralen Antikoagulanzien auf. Verschiedene Antibiotika (wie z. B. Chloramphenicol, Sulfonamide, einige Cephalosporine, Gyrasehemmer und Metronidazol) und Antimykotika (z. B. Ketoconazol) verstärken die Wirkung durch Hemmung des Stoffwechsels von Phenprocoumon. Cephalosporine mit einer N-Methyl-tetrazolyl-thiomethyl-Seitenkette (sog. NMTT-Cephalosporine wie z. B. Latamoxef, Cephmenoxin, Cefamandol) haben einen cumarinähnlichen Wirkungsmechanismus und wirken somit synergistisch (Bechtold et al. 1984).

Allopurinol (Jähnchen et al. 1977) und Amiodaron (O'Reilly et al. 1987) hemmen den Stoffwechsel von Phenprocoumon und Warfarin und eine Dosisreduktion ist erforderlich. Schilddrüsenhormone führen zu einem beschleunigten Abbau der Vitamin-K-abhängigen Gerinnungsfaktoren und erhöhen somit die Empfindlichkeit gegenüber Phenprocoumon.

Wirkungsabschwächung. Eine Abschwächung der Wirkung oraler Antikoagulanzien erfolgt bei gleichzeitiger Therapie mit Pharmaka, die den Stoffwechsel von Phenprocoumon durch Enzyminduktion beschleunigen, wie z. B. Barbiturate, Carbamazepin, Rifampicin (Schmidt et al. 1980). Eine Dosiserhöhung ist unter diesen Bedingungen notwendig. Schwere Blutungskomplikationen wurden beobachtet, wenn diese enzyminduzierenden Pharmaka dann plötzlich abgesetzt wurden, ohne dass gleichzeitig die Cumarindosis reduziert wurde. Unter diesen Umständen nimmt die Eliminationsgeschwindigkeit der oralen Antikoagulanzien sukzessiv ab und es kommt zu einem Anstieg der Konzentration im Organismus. Östrogene führen zu einer gesteigerten Synthese von Gerinnungsfaktoren und vermindern somit die Empfindlichkeit des Organismus gegenüber Phenprocoumon. Andererseits gilt eine Östrogentherapie bei prädisponierten Patienten bereits als thrombophiler Risikofaktor.

Über die in Tabelle 42.1 beschriebenen Interaktionen hinaus gibt es zahlreiche Fallbeschreibungen, die eine Interaktion vermuten lassen. Es ist auch zu berücksichtigen, dass große interindividuelle Unterschiede in der Stärke und Ausprägung solcher Interaktionen vorhanden sind.

> Bei einem antikoagulierten Patienten muss sorgfältig auf die Zusatzmedikation geachtet werden, eine Selbstmedikation muss unbedingt unterbleiben.

Fast immer gibt es bei der Auswahl von Medikamenten therapeutische Alternativen, die zu keiner Beeinflussung der gerinnungshemmenden Wirkung der oralen Antikoagulanzien führen. Prinzipiell ist aber eine erhöhte Aufmerksamkeit nötig, wenn antikoagulierte Patienten zusätzlich andere Pharmaka einnehmen.

42.1.4 Unerwünschte Wirkungen

Blutungsrisiko. Die häufigste Komplikation einer Therapie mit oralen Antikoagulanzien ist das Auftreten von Blutungen. Das Blutungsrisiko steht in engem Zusammenhang mit
- der Intensität der Gerinnungshemmung (Hull et al. 1982; Turpie et al. 1988; Saour et al. 1990),
- der zugrunde liegenden Erkrankung (Landefeld u. Goldman 1989) und
- der gleichzeitigen Einnahme anderer Arzneimittel, insbesondere Azetylsalicylsäure (ASS; Dale et al. 1980; Chesebro et al. 1983).

Jedoch hängt das Blutungsrisiko einer kombinierten Antikoagulanzien- und ASS-Therapie auch von der ASS-Dosis ab. Bei Patienten mit Herzklappenprothesen wurde das Blutungsrisiko einer kombinierten Therapie mit 100 mg ASS/Tag und

Tabelle 42.1. Beeinflussung der gerinnungshemmenden Wirkung von Phenprocoumon durch andere Pharmaka

Verstärkung	Abschwächung
Phenylbutazon und Analoga, Azetylsalizylsäure	Barbiturate, Glutethimid
Clofibrat u. a. Fibrate	Carbamazepin
Chloramphenicol, Sulfonamide, NMTT-Cephalosporine, Metronidazol, Ketoconazol u. a. Imidazole	Rifampicin, Griseofulvin
Allopurinol	Colestyramin, Colestipol
Amiodaron	Östrogene
Schilddrüsenhormone	6-Mercaptopurin

gleichzeitiger Antikoagulation mit Warfarin (INR 3,0–4,5) durch den therapeutischen Nutzen dieser Kombinationstherapie mehr als kompensiert (Turpie et al. 1988).

Meistens handelt es sich bei den Blutungskomplikationen um relativ harmlose Mikrohämaturien oder Schleimhautblutungen. Selten treten lebensbedrohliche Blutungen (z. B. im Bereich von Rückenmark, Gehirn, Nebenniere, Herzbeutel oder Einblutung in die Darmwand) auf.

Embryopathie. Orale Antikoagulanzien sind teratogen und embryotoxisch. Insbesondere bei Behandlung im 1. Trimenon ist beim Fetus mit der sog. Warfarinembryopathie zu rechnen (Hall et al. 1980). Diese beinhaltet eine nasale Hypoplasie und Chondrodysplasie. Missbildungen des Gehirns, Wachstumsstörungen und Optikusatrophie wurden auch nach Behandlung im 2. und 3. Trimester beschrieben. Eine Antikoagulation in der Schwangerschaft sollte daher nach Möglichkeit mit Heparin durchgeführt werden, da dieses die Plazentaschranke nicht passiert. In speziellen Fällen kann bei Frauen mit künstlichen Herzklappen und dringendem Kinderwunsch hiervon abgewichen werden (s. Kap. 64). Die Antikoagulation stillender Mütter stellt bei ausreichender Vitamin-K-Prophylaxe keine besondere Gefahr für den Säugling dar.

Cumarinnekrose. In den ersten 8 Tagen der Behandlung kann bei prädisponierten Personen (insbesondere bei fettleibigen Frauen) eine Cumarinnekrose auftreten. Hierbei handelt es sich um bläulich verfärbte und gegen die Umgebung abgesetzte Hämatome, die später in eine Gewebsnekrose übergehen. Pathologisch-anatomisch liegt diesen Nekrosen eine Thrombose der Kapillaren und Venolen im subkutanen Fettgewebe zugrunde. Ein Zusammenhang mit einem Protein-C-Mangel wird angenommen. Offenbar fällt bei diesen Patienten das antikoagulatorisch wirksame Protein C besonders schnell ab, während die prokoagulatorisch wirksamen Faktoren II, IX und X noch nicht ausreichend gesenkt sind (Loeliger et al. 1985). In diesen Fällen existiert ein passagerer thrombophiler Zustand. Es empfiehlt sich daher, die Antikoagulation langsam mit niedrigen Initialdosen (nicht mehr als 6–9 mg/Tag) einzuleiten und, falls erforderlich, die Zeit bis zur vollen Antikoagulation mit einer Heparinbehandlung zu überbrücken.

In sehr seltenen Fällen wurden hepatitisähnliche Symptome beobachtet, die nach Absetzen der Therapie reversibel waren.

Überdosierung. Im Falle einer Überdosierung ist mit Vitamin K_1 ein spezifischer Antagonist vorhanden. Bei leichteren behandlungsbedürftigen Blutungen und zur vorübergehenden Senkung der INR unter 1,5 wurden 2,5–5 mg Vitamin K oral verabreicht (Øie et al. 1988). Die Wirkung setzt mit Latenz ein, die maximale Wirksamkeit wird nicht vor 8–12 h erreicht.

Eine rasche Aufhebung der Phenprocoumonwirkung ist durch Injektion von Prothrombinkomplexkonzentrat (PPSB) oder Frischplasma möglich. Eine IE-Konzentrat/kg reduziert den INR-Wert um 0,1–0,2. Bei Intoxikationen mit Phenprocoumon kann durch orale Verabreichung von Colestyramin (5-mal 4 g/Tag) die Eliminationsgeschwindigkeit beschleunigt werden (Meinertz et al. 1977b).

42.2 Antikoagulation bei Herzklappenerkrankungen und nach Herzklappenoperation

Ch. Gohlke-Bärwolf

> **Cave**
> Patienten mit Herzklappenerkrankungen, insbesondere mit mechanischen Herzklappenprothesen, gehören zu den Patienten mit dem höchsten Thromboembolierisiko.

Die Häufigkeit systemischer Embolien ist bei Patienten mit rheumatischen Mitralklappenerkrankungen größer als bei jeder anderen Form der Herzklappenerkrankung. Dies wird u. a. durch das mit Auftreten von Vorhofflimmern verbundene Schlaganfallrisiko verdeutlicht: Tritt bei Patienten mit rheumatischen Herzklappenerkrankungen Vorhofflimmern auf, führt dies zu einer 18fachen Erhöhung des Schlaganfallrisikos (Szekeley 1964; Chesebro u. Fuster 1992) im Vergleich zu Patienten mit isoliertem Vorhofflimmern, dem sog. „lone atrial fibrillation", oder anderen Grunderkrankungen (Hart et al. 1999).

Bei Patienten unter 60 Jahren mit isoliertem Vorhofflimmern ohne jegliche Begleiterkrankung liegt die jährliche Inzidenz eines Schlaganfalls < 1% (Brand et al. 1985); bei Vorhofflimmern, das mit anderen, nicht valvulären Grunderkrankungen assoziiert ist, bei 6% (Kopecky 1992; Hart et al. 1999).

Auch die Implantation mechanischer Herzklappenprothesen ist mit einer hohen Thromboembolierate verbunden, die bei den Klappen der ersten Generation in Aortenposition zwischen 10 und 20% pro Jahr lag und bei einigen Mitralklappen bis zu 40% pro Jahr betrug. Dies wurde durch die Gabe von Thrombozytenaggregationshemmern nur unbefriedigend beeinflusst (Stein et al. 1992, 2001). Erst die therapeutische adäquate Antikoagulation mittels Vitamin-K-Antagonisten und die Weiterentwicklung der Klappenprothesen führte zu einer deutlichen Senkung des Thromboembolierisikos, das bei den modernen Klappen der 2. Generation zwischen 1–4%/Jahr liegt (Bonow et al. 1998; Stein et al. 2001). Trotzdem sind auch gegenwärtig Thromboembolien und Antikoagulanzien-induzierte Blutungen für 75–80% aller Komplikationen nach Herzklappenersatz verantwortlich (Remadi et al. 2001).

Die besondere Problemstellung bei der Primär- und Sekundärprävention von Thromboembolien ergibt sich aus der Tatsache, dass innerhalb gewisser Grenzen die Prävention um so effektiver ist, je intensiver die Antikoagulation ist und auf der anderen Seite das Blutungsrisiko exponentiell mit der Intensität der Antikoagulation zunimmt (Abb. 42.2; Hylek et al. 1996).

> Daraus folgt, dass es nur einen engen, optimalen Bereich gibt, in dem die Antikoagulation relativ sicher und auch gleichzeitig effektiv ist. Dies wird als therapeutischer Zielbereich der Antikoagulation, gemessen am INR-Wert, bezeichnet. Um diesen Bereich individuell festzulegen, muss das Thromboembolierisiko aus der jeweiligen Risikokonstellation des Patienten ermittelt werden.

Die risikoadjustierte Intensität der Antikoagulation wurde erstmals für einen Typ der Herzklappenprothesen entwickelt (Butchart et al. 1988) und im Rahmen der Empfehlungen über die Antikoagulation bei Herzklappenerkrankungen (Gohlke-Bär-

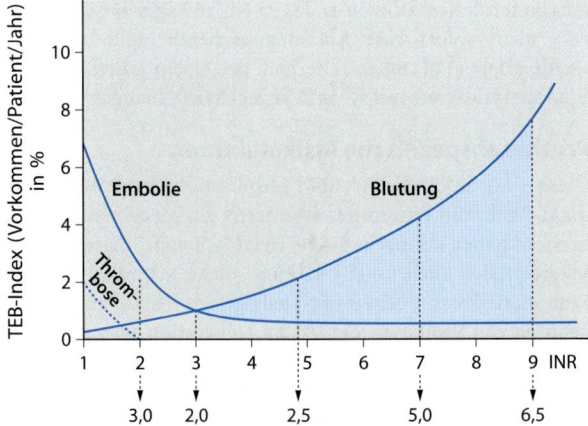

Abb. 42.2. Beziehung zwischen Embolie-, Thrombose- und Blutungsrate und INR. Ein Thromboembolie-Blutungsindex (TEB-Index) kann aus der Summe der 3 Komplikationen kalkuliert werden (nach Bodnar 1992)

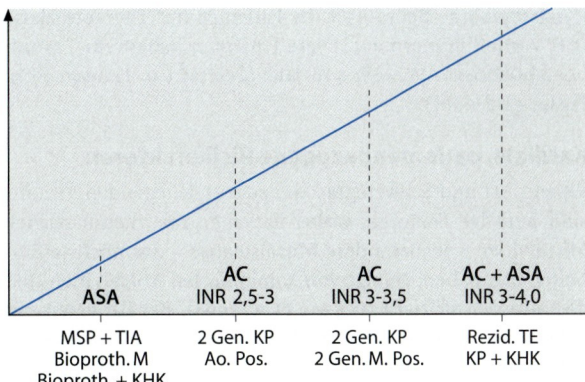

Abb. 42.3. Antithrombotische Therapie in Abhängigkeit von der Höhe des Thromboembolierisikos und unterschiedlichen Mechanismen für die Thromboemboliegenese. *MSP* Mitralsegelprolaps, *Bioproth. M* Bioprothese in Mitralposition, *Ao. Pos.* Aortenposition, *Gen. KP* 1. Generation mechanischer Klappenprothesen, *2. Gen. KP* 2. Generation mechanischer Klappenprothesen, *Rezid. TE* rezidivierende Thromboembolien, *ASA* Azetylsalizylsäure, *AC* orale Antikoagulation

wolf et al. 1993) auch für andere Indikationen weiterentwickelt. Dieses Konzept kommt der Forderung nach einer effektiven und risikoarmen Form der Antikoagulation sehr nahe. Je höher das Thromboembolierisiko ist, desto höher sollte der angestrebte INR-Zielbereich liegen, wobei die obere Grenze der INR bei 4 liegt. Je mehr unterschiedliche Mechanismen für die Emboliegenese eine Rolle spielen, umso eher sollten neben einer strikten Antikoagulation zusätzliche Maßnahmen – wie eine Aggregationshemmung – eingesetzt werden.

Ist hingegen das Thromboembolierisiko sehr niedrig, wie bei Patienten mit Mitralsegelprolaps und transienten zerebralen Ischämien und Sinusrhythmus, genügt eine alleinige Aggregationshemmung mit ASS (Abb. 42.3).

42.2.1 Risikofaktoren für Thromboembolien und Risikostratifizierung

Eine Risikostratifizierung kann anhand folgender Risikofaktoren vorgenommen werden:
- allgemeine, patientenbezogene Risikofaktoren,
- kardial bedingte, patientenbezogene Risikofaktoren und
- prothesenspezifische Risikofaktoren (s. Übersicht).

Risikofaktoren für Thromboembolien

Allgemeine, patientenbezogene Risikofaktoren:
- Alter
- Rauchen
- Hyperlipidämie
- Hypertonie
- Diabetes
- Hyperkoagulabilität
- Maligne Erkrankungen
- Nephrotisches Syndrom
- Hyperthyreose

Kardiale, patientenbezogene Risikofaktoren:
- Art und Schweregrad des Vitiums
- Absolute Arrhythmie
- Eingeschränkte linksventrikuläre Funktion
- Niedriges Herzminutenvolumen
- Herzinsuffizienz
- Vergrößerter linker Vorhof
- Schweregrad des Mitralklappengradienten
- Frühere periphere Embolien

Prothesenspezifische Risikofaktoren:
- Art und Lokalisation der Prothese
- Zeitintervall seit der Operation

Allgemeine, patientenbezogene Risikofaktoren

Alter. Mit zunehmendem Alter steigt die Thromboembolierate an. So haben ältere Patienten mit Mitralstenose sogar im Sinusrhythmus ein erhöhtes Risiko für Embolien aufgrund der mit dem Alter zunehmenden Hyperkoagulabilität (z. B. Zunahme der Faktor-VII-Aktivität im Alter; Hart et al. 1999).

Rauchen (Fitzgerald et al. 1988). Rauchen ist mit einer erhöhten Thromboembolierate verbunden; dies ist sowohl über eine gesteigerte Thrombozytenaggregation als auch über ein erhöhtes Fibrinogen und eine Endothelschädigung zu erklären.

Hyperlipidämie. Hyperlipidämie und hohe Fettzufuhr in der Nahrung führen ebenfalls über eine Aktivierung des Faktors VII zu einer gesteigerten Koagulabilität des Blutes (Qizilbash et al. 1991).

Hypertonie und Diabetes. Diese Faktoren wurden besonders von Cortellaro et al. (1991) herausgestellt.

Hyperkoagulabilitätszustände, maligne Erkrankungen und nephrotisches Syndrom. Diese Krankheitsbilder führen ebenfalls zu einer gesteigerten Thromboembolierate (Nachman u. Silverstein 1993).

Hyperthyreose. Bei 10–15% der Patienten mit Thyreotoxikose tritt Vorhofflimmern auf. Diese Patienten haben ein Thromboembolierisiko von 6% pro Jahr (Petersen u. Hansen 1989; Fuster et al. 2001).

Kardiale, patientenbezogene Risikofaktoren

Vitien. Art und Schweregrad des zugrundeliegenden Vitiums sind wichtige Faktoren, wobei Patienten mit rheumatischen Mitralvitien – insbesondere Mitralstenose – das höchste Embolierisiko haben, gefolgt von kombinierten Mitralvitien und der Mitralinsuffizienz (Chiang et al. 1998). Bei Patienten mit Mitralstenose steigt mit dem Eintreten von Vorhofflimmern das Thromboembolierisiko auf 10–20%/Jahr an (Halperin u. Hart 1988).

Absolute Arrhythmie. Das Auftreten von Vorhofflimmern ist bei Patienten mit rheumatischen Klappenerkrankungen mit einem 18fach höheren Risiko für Embolien verbunden (Chiang 1998).

Eingeschränkte linksventrikuläre Funktion (Hart et al. 1999; Fuster et al. 2001). Ein besonderer Faktor ist das niedrige Herzminutenvolumen (SPAF Investigators 1992). Eine Herzinsuffizienz wurde im Rahmen der Framingham-Studie (Wolf et al. 1983) als unabhängiger Risikofaktor für Schlaganfälle identifiziert. Echokardiographische Hinweise für linksventrikuläre Dysfunktion und segmentale Wandbewegungsstörungen sind Risikofaktor für Thromboembolien bei Patienten mit Vorhofflimmern (Ruocco et al. 1986).

Vergrößerter linker Vorhof. In mehreren Untersuchungen wurde eine Beziehung zwischen vergrößertem linkem Vorhof und der Häufigkeiten von Schlaganfällen hergestellt (Daniel et al. 1988; SPAF Investigators 1992). In der Untersuchung von Caplan et al. (1986) hatten 18 von 20 Patienten mit Vorhofflimmern und Schlaganfällen (90%) eine Vergrößerung des linken Vorhofes aber nur 20% der Patienten mit Vorhofflimmern ohne Schlaganfälle.

Die isolierte Bedeutung der linken Vorhofgröße wird jedoch noch kontrovers diskutiert. In einer prospektiven Untersuchung von Petersen et al. (1987) konnte nicht nur eine Beziehung zwischen der Größe des linken Vorhofes und dem Vorhandensein von Vorhofflimmern festgestellt werden, sondern auch zwischen Größe des linken Vorhofes und der Dauer des Vorhofflimmerns, sodass die Vermutung nahe liegt, dass bei einem Teil der Patienten die Vergrößerung des linken Vorhofes Folge und nicht Ursache des Vorhofflimmerns ist.

Auch Patienten mit paroxysmalem Vorhofflimmern haben ein erhöhtes Risiko für Embolien, das sich in zwei Studien nicht von chronischem Vorhofflimmern unterschied (SPAF Investigators 1992; Boston Area Anticoagulation Trial 1990; 2,5 vs. 2,8% und 5,6 vs. 5,9%).

Schweregrad der Mitralklappenstenose. Mit Zunahme des Mitralklappengradienten steigt das Thromboembolierisiko (Acar et al. 1992). Eine Reduktion der Stenose mittels Valvuloplastie reduziert das Risiko für Thromboembolien (Chiang et al. 1998).

Frühere periphere Embolien. Patienten mit früheren Embolien haben ein deutlich erhöhtes Risiko für Rezidive. Patienten mit Vorhofflimmern, die bereits einen Schlaganfall erlitten hatten, hatten innerhalb von 11 Tagen ein 20%iges Rezidivrisiko, falls nicht sofort eine Antikoagulanzientherapie begonnen wurde (Hart et al. 1983). Innerhalb des ersten Jahres wird die Embolierezidivrate mit 15–20% angegeben (Chiang et al. 1998).

Prothesenspezifische Risikofaktoren

Diese sind durch die Art und Lokalisation der Prothese bedingt. Während Bioprothesen generell ein niedrigeres Embolierisiko haben als mechanische Herzklappenprothesen, unterscheiden sich auch unter letzteren solche mit relativ hohem Embolierisiko von denen mit niedrigerem Risiko; zu ersteren gehören die Prothesen der ersten Generation wie die Starr-Edwards-Kugelprothesen, die Björk-Shiley-Standard- und Omni-Science-Prothesen. Die Prothesen der 2. Generation, wie die neueren Kippscheibenprothesen Björk-Shiley-Monostrut-, die Medtronic-Hall-Klappe oder die 2-Flügel-Klappen, wie die St.-Jude- oder Duromedics-Klappen, haben ein niedrigeres Thromboembolierisiko als die der 1. Generation (Stein et al. 2001; Butchart 2002). Neben dem Herstellungsalter und dem Design der Klappe spielt die Position der implantierten Prothese eine Rolle für das Thromboembolierisiko. Auch unter Antikoagulanzientherapie haben Mitralklappenprothesen ein höheres Embolierisiko (etwa 3%/Jahr) als Prothesen in Aortenposition (etwa 1,5%/Jahr), bei Doppel- und Mehrfachklappenersatz ist das Risiko ebenfalls höher als bei Einfachklappenersatz (Butchart et al. 2002).

Zeitintervall seit Operation

Ein weiterer wichtiger Risikofaktor für Embolien ist das Zeitintervall seit der Operation. Innerhalb des ersten Halbjahres, insbesondere innerhalb des ersten Monats, ist das Thromboembolierisiko nach Herzklappenersatz am höchsten (Butchart 1992). Danach fällt es auf ein niedrigeres Niveau ab, das über die Jahre jedoch konstant weiterhin vorhanden ist. Daraus folgt, dass auch Bioprothesen, auch wenn Sinusrhythmus vorliegt, innerhalb der ersten 3 Monate nach der Operation bei Aortenklappen- und Mitralklappenersatz antikoaguliert werden müssen. Der Grund dafür ist, dass es etwa 3 Monate dauert, bis die Endothelialisierung der implantierten Klappe abgeschlossen ist. ASS reicht hier nicht aus (Gohlke-Bärwolf et al. 1995b). Dies wird ebenfalls in den amerikanischen und britischen Richtlinien empfohlen (Bonow et al. 1998; Stein et al. 2001; BCSH 1998).

Eine Zusammenstellung des Thromboembolierisikos anhand der Risikostratifizierung bei Patienten mit valvulär und nicht valvulär bedingtem Vorhofflimmern ist in folgender Übersicht dargestellt (modifiziert nach Kelley 1992 und Fuster et al. 2001):

> **Hohes Risiko für Thromboembolien ($\geq$ 5%/Jahr)**
> - Herzklappenfehler (z. B. Mitralstenose, mechanische Herzklappenprothesen)
> - Frühere Thromboembolien
> - Herzinsuffizienz
> - Hyperthyreose
> - Systolischer Hypertonus
> - Schwere linksventrikuläre Dysfunktion
> - EF<35% (im Echokardiogramm),

Mittleres Risiko für Thromboembolien (3–5%/Jahr)
- Alter ≥60 Jahre
- Verkalkung des Mitralklappenringes
- Diuretikatherapie
- Asymptomatischer Hirninfarkt (im Schädel-CT gesichert)

Niedriges Risiko (<3%/Jahr)
- Vorhofflimmern ohne kardiale Grunderkrankung, chronisch oder paroxysmal
- Alter <60 Jahre

42.2.2 Indikation zur Antikoagulation

Lebenslange, orale Antikoagulation. Eine absolute Indikation für eine lebenslange, orale Antikoagulation mit Vitamin-K-Antagonisten z. B. Phenprocoumon (Marcumar) ist gegeben (Gohlke-Bärwolf et al. 1995a, 2001b, Bonow et al. 1998; Stein et al. 2001; BCSH 1998):
- Bei allen Patienten mit mechanischen Kunststoffprothesen: Sie bedürfen lebenslang der oralen Antikoagulation mit therapeutischen INR Zielbereichen, entsprechend der Lokalisation und Art der mechanischen Prothese. Ausnahmen davon sollten nicht gemacht werden:
- Bei allen Patienten mit Vorhofflimmern, sowohl mit nativen Herzklappenerkrankungen als auch Bioprothesen, nach Herzklappenrekonstruktion oder Valvuloplastie. Dies gilt sowohl für intermittierendes als auch permanentes Vorhofflimmern (◘ Tabelle 42.2).
- Bei allen Patienten mit nativen Herzklappenerkrankungen und vorausgegangener Embolie.
- Bei allen Patienten mit schwerer Mitralstenose oder Thromben im linken Vorhof oder Herzinsuffizienz; diese sollten unabhängig vom Herzrhythmus antikoaguliert werden.

Zeitlich begrenzte, orale Antikoagulation. Eine zeitlich begrenzte, orale Antikoagulation ist indiziert:
- Bei Patienten mit Bioprothesen im Sinusrhythmus: in Aorten- und in Mitralposition: Antikoagulation für 3 Monate.
- Bei Patienten nach rekonstruktiven Klappenoperationen, z. B. Mitralklappenrekonstruktion im Sinusrhythmus, ist ebenfalls eine Antikoagulation für 3 Monate erforderlich, bis die Klappe endothelialisiert ist und die Voraussetzung für die Beibehaltung des Sinusrhythmus gegeben ist.
- Bei Patienten nach Valvuloplastie sowohl in Mitral- als auch in Aortenposition ist außer Heparin während und für 24 h nach der Prozedur keine Antikoagulation erforderlich, solange Sinusrhythmus besteht (Topol u. Vahanian 1990; Vahanian et al. 1991);
- Bei Patienten vor und nach Kardioversion: Die Kardioversion ist bei Patienten mit Vorhofflimmern mit einem erhöhten Risiko von 7% für systemische Embolien verbunden (Fuster 2001). Aus diesem Grunde sollten alle Patienten, bei denen das Vorhofflimmern für länger als einen Tag bestanden hat, vor einer geplanten Kardioversion antikoaguliert werden, mit einer INR, die bei Vitien zwischen 2,5 und 3,5 liegt (Arnold et al. 1992; Gohlke-Bärwolf et al.

◘ Tabelle 42.2. Empfehlungen für die Intensität der Antikoagulation (Gohlke-Bärwolf et al. 1995b, 2000, 2001b)

Befund	Zielbereich INR
Mechanische Klappenprothesen	
der 1. Generation (z. B. Starr Edwards, Björk-Shiley Standard)	3,0–4,0
der 2. Generation (z. B. St. Jude Medical, Medtronic Hall, Björk-Shiley-Monostrut)	
Mitralposition, Sinusrhythmus	3,0–3,5
Aortenposition, Sinusrhythmus	2,5–3,0
Aortenposition + Vorhofflimmern	3,0–3,5
Mitralposition + Vorhofflimmern	3,5–4,0
Bioprothesen + Vorhofflimmern	
Aortenposition	2,5–3,0
Mitralposition	3,0–3,5
Rezidivierende Embolien bei mechanischen Klappenprothesen, Bioprothesen und nativen Herzklappenerkrankungen	3,0–4,0 + ASS 100
Native Herzklappenerkrankungen	
Rheumatische Mitralvitien + Vorhofflimmern	3,0–4,0
Aortenvitien + Vorhofflimmern	2,5–3,0
Nichtvalvuläres Vorhofflimmern	2,0–3,0

1995a, 2001b). Bei Patienten mit länger bestehendem Vorhofflimmern oder unbekannter Dauer ist die orale Antikoagulation für 3–4 Wochen vor der geplanten Kardioversion zu empfehlen, und diese für wenigstens 4 Wochen nach Kardioversion fortzusetzen, vorausgesetzt, dass der Sinusrhythmus persistiert. Dieses Zeitintervall sollte mindestens eingehalten werden, da die mechanische Vorhofkontraktion erst nach 3 Wochen wieder auftritt und eine Ursache für späte Embolisierungen sein kann (Manning et al. 1989). Kommt es zu einem Rezidiv des Vorhofflimmerns, muss selbstverständlich die Antikoagulation fortgesetzt werden.

Die Entscheidung über die Dauer der oralen Antikoagulation nach der Operation oder Kardioversion sollte beurteilt werden nach:
- Abnahme der Größe des linken Vorhofes auf unter 50 mm,
- der röntgenologischen Herzgröße und Besserung einer präoperativ vorhandenen Herzinsuffizienz und Erreichen des Sinusrhythmus.

Hervorzuheben ist, dass der Vorteil der Bioprothesen gegenüber mechanischen Prothesen verloren geht und die Patienten immer dann der Antikoagulation bedürfen, wenn Vorhofflimmern auftritt; dies gilt auch für die späte postoperative Phase (Gohlke-Bärwolf et al. 1995a, 2001b).

Liegen bei Patienten mit Bioprothesen andere Risikofaktoren vor, wie LV-Dysfunktion, frühere Thromboembolien oder andere Hyperkoagulabilitätszustände, so sollten sie ebenfalls orale Antikoagulanzien erhalten mit einem INR-Ziel bei Aortenklappen von 2,5–3,0 und bei Mitralklappen von 3,0–3,5. Dies stellt nach Bonow et al. (1998) eine Klasse-I-Empfehlung dar.

Die Rolle der Aggregationshemmer bei Patienten mit Bioprothesen im Sinusrhythmus wird noch kontrovers diskutiert. In einer Untersuchung von Nuñez et al.(1984) bei Patienten mit Bioprothesen in Mitralposition wurde ein günstiger Effekt mit 325 mg ASS gezeigt. Die Gabe von ASS ist bei Patienten mit kardiovaskulären Risikofaktoren bzw. koronarer Herzerkrankung indiziert, die systematische Gabe wird in den amerikanischen Richtlinien empfohlen (Bonow et al. 1998).

Native Herzklappenerkrankungen

Mitralstenose. Unter den Vitien haben die rheumatischen Vitien und insbesondere Patienten mit Mitralstenose das höchste Risiko für Thromboembolien (Wolf et al. 1978; Chiang et al. 1998). Im einzelnen sind Patienten mit dem höchsten Embolierisiko diejenigen, die über 35 Jahre alt sind, eine schwere Mitralstenose, eine absolute Arrhythmie, ein erniedrigtes Herzminutenvolumen, einen vergrößerten linken Vorhof (>50 mm) oder ein vergrößertes linkes Herzohr, Spontanechos im linken Vorhof, Vorhofthromben oder eine Hyperthyreose haben (s. Tabelle 42.2).

Eine sofortige und strikte Antikoagulation ist erforderlich (Gohlke-Bärwolf et al. 1995a, 2001b):
- bei Auftreten von Vorhofflimmern, chronisch oder paroxysmal,
- bei Sinusrhythmus und
  - früheren Embolien,
  - Thrombus im linken Vorhof,
  - Spontan-Echos im linken Vorhof,
  - großem linken Vorhof (>50 mm),
  - hohem Mitralklappengradienten,
  - niedrigem Herzminutenvolumen.

> 20–50% der Patienten mit Mitralstenose entwickeln im Laufe ihres Lebens systemische Embolien, davon sind die Hälfte zerebral, und 10–15% der Patienten sterben an den Folgen der Embolien (Easton u. Sherman 1980). Insgesamt sind Embolien die zweithäufigste Todesursache bei Patienten mit Mitralstenose; 80% dieser Patienten mit systemischen Embolien haben Vorhofflimmern (Acar et al. 1992).

Eine Antikoagulation ist auch dann bei Patienten mit Mitralstenose indiziert, wenn bei ihnen bereits früher Embolien aufgetreten sind, selbst wenn sie wieder im Sinusrhythmus sind, und bei Patienten mit echokardiographisch nachweisbaren Vorhofthromben oder spontanem Echokontrast im linken Vorhof.

Weiterhin ist eine Antikoagulation bei älteren Patienten im Sinusrhythmus dann erforderlich, wenn der linke Vorhof mehr al 50 mm groß ist und/oder eine Kardiomegalie und ein erniedrigtes Herzminutenvolumen vorliegt, insbesondere wenn es sich um eine schwere Mitralstenose handelt (Gohlke-Bärwolf et al. 1993, 1995b, 2001b).

Mitralregurgitation. Patienten mit vergrößertem Herzen, erniedrigtem Herzminutenvolumen, Herzinsuffizienz und großem linken Vorhof sollten antikoaguliert werden.

Asymptomatischer Mitralsegelprolaps. Patienten mit Sinusrhythmus ohne Herzrhythmusstörungen bedürfen weder einer Aggregationshemmung noch Antikoagulation. Das Schlaganfallrisiko bei Patienten < 40 Jahren mit isoliertem Mitralsegelprolaps beträgt nur 1 in 6000 Patientenjahren (Wolf u. Sila 1987).

Mitralsegelprolaps und transiente zerebrale Ischämie. Falls keine andere Ursache für die transiente zerebrale Ischämie festgestellt werden kann, sollte eine ASS-Therapie verordnet werden oder Clopidogrel bei ASS-Unverträglichkeit oder ASS plus Dipyridamol bei rezidivierenden TIA (Wolf u. Sila 1987; Johnston 2002).

Mitralsegelprolaps mit Vorhofflimmern und bedeutsamer Mitralregurgitation oder eingeschränkter linksventrikulärer Funktion. Bei diesen Patienten ist eine Antikoagulation erforderlich (Gohlke-Bärwolf 1995b, 2001b), da ein erhöhtes Thromboembolierisiko besteht (Kelly et al. 1988): Patienten mit Mitralisringkalzifikationen haben insbesondere bei Vorhofflimmern ein erhöhtes Thromboembolierisiko und sollten antikoaguliert werden (Boston Area Anticoagulation Trial 1990; Kelly 1992).

Aortenklappenerkrankungen mit Sinusrhythmus. Bei Patienten mit Aortenstenose, Aorteninsuffizienz oder kombinierten Vitien ist keine Indikation für eine orale Antikoagulation gegeben, solange Sinusrhythmus besteht. Bei Auftreten von Vorhofflimmern ist die orale Antikoagulation indiziert.

Trikuspidalklappenerkrankungen mit Sinusrhythmus. Hier besteht keine Indikation zur oralen Antikoagulation. Diese sollte jedoch dann begonnen werden, wenn Rechtsherzinsuffizienz auftritt, Vorhofflimmern oder eine begleitende rheumatische Mitralklappenerkrankung vorliegt.

42.2.3 Beginn der Antikoagulation

Nach Herzklappenoperation. Unabhängig von der Art der operierten Klappe und dem Typ der Klappenprothese sollte früh postoperativ Heparin in einer Dosierung gegeben werden, die die aPTT um das 2fache der Norm verlängert. Dies sollte bis zum Erreichen einer therapeutischen Antikoagulation fortgeführt werden.

Nach Entfernen der Thoraxdrainagen kann die Therapie mit Marcumar begonnen werden, dies ist bereits ab dem 2. Tag möglich (Chesebro et al. 1992). Die gewählte Initialdosis ist abhängig vom aktuellen INR-Wert, dem Alter (Russmann et al. 1997) und Gewicht des Patienten, sowie dem klinischen Zustand und dem Grad der Herzinsuffizienz.

> **Klinisch wichtig**
>
> Hervorzuheben ist, dass bei älteren, untergewichtigen Patienten mit beeinträchtigter Leberfunktion oder Herzinsuffizienz mit einer niedrigen Marcumardosierung begonnen wird, d. h. 1–2 Tabletten, und die initialen INR-Bestimmungen in kurzen Zeitabständen von 1–2 Tagen erfolgen, da diese Patienten sehr empfindlich auf orale Antikoagulanzien reagieren (Russmann et al. 1997).

Sobald die Intensität der Antikoagulation, gemessen an der INR, im jeweiligen therapeutischen Zielbereich ist, sollte Heparin abgesetzt werden.

Bei Bioprothesen oder nach Klappenrekonstruktion. Kommt es bei Patienten mit Bioprothesen oder nach Klappenrekonstruktion im postoperativen Verlauf zu Vorhofflimmern, bedürfen auch diese Patienten der Antikoagulation, die in Abhängigkeit vom globalen Thromboembolierisiko stationär oder ambulant eingeleitet werden sollte.

Bei nativen Herzklappenerkrankungen. Bei Auftreten von Vorhofflimmern sollte die Antikoagulation umgehend eingeleitet werden. Bei Patienten mit sehr hohem Risiko für Embolien, wie bei Patienten mit schweren Mitralstenosen, sollte die Antikoagulation sofort mit einer Heparinisierung unter stationären Bedingungen begonnen werden. Dies ist als ein kardiologisch-internistischer Notfall anzusehen.

42.2.4 Überwachung und Intensität der Antikoagulation

Die Intensität der Antikoagulation sollte sich auf der einen Seite nach der Höhe des individuellen Thromboembolierisikos richten und auf der anderen Seite nach der Gefahr des Blutungsrisikos. Früher wurde in der BRD die Intensität der Antikoagulation mit der Prothrombinzeit nach Quick (1935) bestimmt. Die therapeutischen Breiten dieser Methode sind von der Empfindlichkeit des verwandten Thromboplastins abhängig und sind deshalb nicht vergleichbar. Um die Intensität der Antikoagulation unabhängig vom verwandten Thromboplastin zu bestimmen, wurde 1983 als Testeinheit die INR („International Normalized Ratio") von der WHO eingeführt, die immer verwandt werden sollte. Die Kontrolle der INR-Werte sollte alle 1–2 Wochen erfolgen (s. Abschnitt 42.1).

Intensität der Antikoagulation

Aktuelle Empfehlungen. Das Konzept der risikoadjustierten Indikation und Intensität der Antikoagulation trägt der Tatsache Rechnung, dass die Höhe des individuellen Thromboembolierisikos von verschiedenen Risikofaktoren abhängt und auch bei der Festlegung der individuellen therapeutischen Zielbereiche der INR berücksichtigt werden muss (Gohlke-Bärwolf et al. 1993, 1995a, b, 2001b). Dies ist inzwischen in den meisten Empfehlungen akzeptiert worden, jedoch gibt es noch keine vollständige Übereinstimmung bezüglich der verschiedenen Zielbereiche der Antikoagulation.

Nach den europäischen Richtlinien (Gohlke-Bärwolf et al. 1995b), die durch die bisher einzige randomisierte Studie bei Patienten nach Aortenklappenersatz mit SJM-Prothesen (Acar et al. 1996) unterstützt wird, sind folgende Intensitäten der Antikoagulation anzustreben (s. Tabelle 42.2):

– Bei Patienten mit mechanischen Klappenprothesen der 1. Generation wie Starr-Edwards und Björk-Shiley-Standard wurde bisher eine INR von 3,0–4,5 empfohlen. Eine INR von 4,0 sollte jedoch nicht überschritten werden.
– Bei Prothesen der 2. Generation, die im Laufe der letzten 15–20 Jahre entwickelt wurden, wie den neueren Björk-Shiley-Monostrut-Klappen, Medtronic-Hall-Klappen, St.-Jude- und Duromedics-Klappen, sollte in Aortenposition eine INR von 2,5–3,0 und in Mitralposition eine INR von 3,0–3,5 angestrebt werden, solange Sinusrhythmus besteht.

Diese Werte bedürfen der Adjustierung, entsprechend den patientenbezogenen Risikofaktoren. Bei Vorhofflimmern als zusätzlicher Risikofaktor sollte strikter antikoaguliert werden als bei Sinusrhythmus (+0,5 INR). INR-Werte unter 2,0 bieten keinen ausreichenden Schutz, wie Studien mit nicht valvulärem Vorhofflimmern gezeigt haben (SPAF III: Coburn u. Cleland 1996, Hytek 2003).

Azetylsalizylsäure. ASS ist keine adäquate Alternative für Heparin oder orale Antikoagulation.

Niedermolekulare Heparine. Zum Stellenwert der NM-Heparine bei Patienten mit Herzklappenerkrankungen oder künstlichen Herzklappen liegen zur Zeit noch keine ausreichenden Studien vor. Es wurde bei 102 Patienten frühpostoperativ nach Herzklappenersatz für die Dauer von 14 Tagen ohne erhöhte Thromboembolie- oder Blutungsrate im Vergleich zu einer Kontrollgruppe mit unfraktioniertem Heparin verabreicht (Montalescot et al. 2000). Von insgesamt 30 bisher publizierten Patienten mit mechanischem Herzklappenersatz, die mit niedermolekularem Heparin außerhalb einer Schwangerschaft behandelt wurden, erlitten 2 (6,6%) eine Klappenthrombose (Schreiber et al. 2001; Lev-Ran et al. 2000; Harenberg 1998). Die NM-Heparine würden die Therapie vereinfachen, dennoch müssen vor einer breiteren Anwendung kontrollierte Studien durchgeführt werden.

42.2.5 Rezidivierende Embolien unter Antikoagulation

Risikofaktoren

Unter Patienten mit einem erhöhten Risiko für Thromboembolien sind diejenigen am meisten gefährdet, die bereits eine Embolie erlitten haben. Ergebnisse von mehr als 15 Studien zeigen (Sherman et al. 1989), dass etwa 12% der Patienten mit aseptischen, kardiogenen Hirnembolien eine zweite Embolie innerhalb von 2 Wochen erleiden. Die Rezidivrate beträgt 10–20% pro Jahr. Diese hohe Rezidivrate wurde bei 30–75% der Patienten mit nativen Klappenerkrankungen gefunden. Auch nach Mitralkommissurotomie und nach prothethischem Herzklappenersatz wurde ein erhöhtes Rezidivrisiko nachgewiesen (Acar et al. 1984).

Rezidivierende Thromboembolien kommen gehäuft bei Patienten mit Mitralklappenersatz, Vorhofflimmern und vergrößertem linken Vorhof vor. Neben der Intensität der Antikoagulation ist die hohe Variabilität der INR-Werte von entscheidender Bedeutung, sowohl für die Thromboembolierate als auch die Prognose insgesamt (Butchart et al. 2002).

Die in Abschn. 42.2.1 diskutierten Risikofaktoren für eine Erstembolie sind auch als bedeutungsvolle Risikofaktoren für eine Zweit- oder rezidivierende Embolie anzusehen (patientenbezogene und klappenbezogene Faktoren). Insbesondere unter letzteren spielen die Thrombogenität des verwandten Klappenmaterials, chirurgisch-technische Probleme sowie eine Obstruktion durch einen sich entwickelnden Pannus eine Rolle.

Butchart et al. (1991) stellten fest, dass 89% der Patienten, die trotz adäquater Antikoagulation eine Embolie erlitten, Vorhofflimmern hatten und nur 11% Sinusrhythmus. Diejenigen, die im Sinusrhythmus waren, hatten andere assoziierte Risikofaktoren für zerebrale Embolien wie Hypertonie, Rauchen, Einnahme oraler Kontrazeptiva oder eine relativ geringe Intensität der Antikoagulation.

Diagnostik

> Patienten mit rezidivierenden Thromboembolien bedürfen einer sorgfältigen Diagnostik (◘ Tabelle 42.3). Bei der prä- und postoperativen Anamnese sollten frühere thromboembolische Ereignisse und die bekannten Risikofaktoren berücksichtigt werden.

Durch eine sorgfältige Analyse der Marcumar-Pässe sollte festgestellt werden, ob in der Vergangenheit eine konstante adäquate Antikoagulation vorgelegen hat, bei der die spezielle Risikosituation des Patienten, die Art der implantierten Herzklappe etc. berücksichtigt wird.

Bei der klinischen Untersuchung ist auf Hinweise für eine Herzinsuffizienz zu achten, im EKG und Speicher-EKG auf das Vorhandensein von Vorhofflimmern. Einen hohen Stellenwert hat die Echokardiographie einschließlich der transösophagealen Echokardiographie, um den Ursprung der Embolisation zu identifizieren. Dabei sollte nach Hinweisen für eine Vergrößerung des linken Vorhofes, einen Thrombus im linken Vorhof oder Vorhofohr, Stase, Klappenthrombose oder Obstruktion, einen Thrombus im linken Ventrikel oder eine Vergrößerung sowie eingeschränkte Kontraktilität des linken Ventrikels sowie atherosklerotische Plaques in der Aorta gefahndet werden. Vordringlich wichtig ist der Ausschluss der Klappenthrombose.

Ein Karotis-Doppler sollte ebenfalls durchgeführt werden, um atherosklerotische Plaques oder Stenosen in den Karotiden zu identifizieren, sowie eine magnetresonanztomographische Untersuchung zur Diagnose eventueller klinisch stumm verlaufener zerebraler Embolien. Weiterhin ist der Ausschluss einer Hyperthyreose, einer bakteriellen und nicht bakteriellen Endokarditis, von Hyperlipidämien und malignen Tumoren erforderlich. Angeborene (Faktor-V- und Faktor-II-Mutation) sowie erworbene Hyperkoagulabilitätszustände wie Antithrombin-III-Mangel, Protein-C-, Protein-S-Mangel, Antipholysid-Antikörpersyndrom, erhöhte Spiegel von Plasmafaktor VII und Fibrinogen, zytostatische Medikamente, heparininduzierte Thrombopathie, myeloproliferative Syndrome, sollten – falls klinisch der Verdacht dafür besteht –, ausgeschlossen werden.

Therapie

– Falls keine klappenbezogenen oder anderen intrakardialen Gründe identifiziert werden können und kein Hinweis für eine Klappenthrombose vorliegt, sowie keine Risikofaktoren für einen Schlaganfall, wird empfohlen, ASS 100 mg/Tag zur adäquaten Antikoagulation mit einer INR von 3–4,0 hinzuzufügen (Gohlke-Bärwolf et al. 1995a, b, 2001b).
– Bei Patienten, die ASS nicht tolerieren können, kann alternativ Dipyridamol 4-mal 100 mg/Tag oder Clopidogrel zusätzlich zur oralen Antikoagulation gegeben werden, wobei noch keine Studien über die Kombination von Clopidogrel und oraler Antikoagulation bei Klappenprothesenträgern vorliegen.
– Liegen zusätzliche Risikofaktoren für Schlaganfälle vor, sollten diese strikt eingestellt bzw. behandelt werden wie Rauchen, Hypertonie und Diabetes. Auch bei diesen Patienten empfiehlt sich, zur adäquaten oralen Antikoagulation ASS in einer Dosierung von 100 mg/Tag hinzuzufügen. Diese Empfehlung gründet sich auf eine Studie von Turpie et al. (1993), in der ein günstiger Effekt von ASS bei der Thromboembolieprophylaxe nach Herzklappenersatz zusätzlich zu einer Antikoagulation mit einer INR von 3–4,5 nachgewiesen wurde. Bei diesen Patienten handelte es sich nicht nur um Patienten mit rezidivierenden Embolien, sondern auch um solche, bei denen ASS zur Primärprävention von Thromboembolien postoperativ gegeben wurde. Größere systemische Embolien traten in der Gruppe, die zusätzlich zur Antikoagulation ASS erhalten hatten, bei 2,7% der Fälle auf, hingegen in der nur mit Antikoagulation behandelten Gruppe 7,1%, entsprechend einer Reduktion von 77%.

◘ **Tabelle 42.3.** Diagnostik von Patienten mit rezidivierenden Thromboembolien. *LA* linker Vorhof, *LV* linker Ventrikel

Diagnostik	Risikoparameter
Anamnese	Frühere Thromboembolien und Risikofaktoren
Klinische Untersuchung, EKG, Speicher	Herzinsuffizienz, paroxysmales oder chronisches Vorhofflimmern
Echokardiogramm (TTE + TEE)	LA-Größe, LA-Thrombus, Stase, Klappenthrombus, Obstruktion, LV-Thrombus, LV-Vergrößerung, Kontraktilität ↓
Karotis-Doppler	Atherosklerotische Plaques, Stenose
Computertomogramm	Zerebrale, ischämische Herde

– Bei wiederholten systemischen Embolien, trotz ausreichender Antikoagulation und Zusatz von ASS, Risikofaktorenmodifizierung und Ausschluss aller anderen Faktoren, sollte ein Klappenersatz in Erwägung gezogen werden (Abb. 42.4).

Es gibt bisher keine Studien, in denen prospektiv Patienten mit rezidivierenden Thromboembolien einem bestimmten Therapieregime unterworfen wurden.

Stellenwert von ASS als routinemäßige Zusatztherapie zur Antikoagulation. Die Frage, ob ASS als routinemäßige Gabe zusätzlich zur Antikoagulation nach prothetischem Herzklappenersatz gegeben werden soll, um das Thromboembolierisiko weiter zu senken, wird noch kontrovers diskutiert. Hochdosierte Aggregationshemmer sind wegen des hohen Blutungsrisikos nicht zu empfehlen (Altmann et al. 1976; Chesebro et al. 1986). Bei der Gabe von 100 mg ASS zur Antikoagulation (INR 3–4,5) war das Blutungsrisiko gering erhöht, bei einer Reduktion von systemischen Embolien um 50% (Turpie et al. 1993; Massel et al. 2001). Nach den amerikanischen Empfehlungen (Bonow et al. 1998) wird die systematische Zugabe von ASS zur oralen Antikoagulation bei Patienten mit mechanischen Klappenprothesen als eine Klasse-IIa-Empfehlung angesehen. Weitere Studien sind jedoch erforderlich, um diese Frage abschließend zu beantworten.

Bei Patienten, bei denen zusätzlich zur Herzklappenerkrankung bzw. zur mechanischen Herzklappenprothese eine koronare oder periphere Gefäßerkrankung vorliegt, oder die Notwendigkeit besteht, eine niedrig dosierte Antikoagulation durchzuführen, kann ASS 100 mg in Erwägung gezogen werden.

ASS allein hat nur einen sehr kleinen Anwendungsbereich bei Patienten mit Herzklappenerkrankungen, d. h. lediglich bei Patienten mit Mitralsegelprolaps und transienter zerebraler Ischämie, sofern Sinusrhythmus besteht. Es sollte bei Patienten mit Bioprothesen in Mitralposition im Sinusrhythmus (Nuñez et al. 1984) und bei Patienten mit einer begleitenden koronaren Herzerkrankung gegeben werden. Von Bonow et al. (1998) wird die systematische Gabe von ASS bei allen Patienten mit Bioprothesen empfohlen. In allen anderen Situationen, bei denen eine Thromboembolieprophylaxe bei Klappenerkrankungen erforderlich ist, sind Marcumar und andere Vitamin-K-Antagonisten Mittel der Wahl.

42.2.6 Thrombose künstlicher Herzklappen

Akute Thrombose. Die akute Thrombose einer künstlichen Herzklappe stellt eine kardiologische Notfallsituation dar. Die Patienten entwickeln, je nach Position der Klappe, eine schwere Herzinsuffizienz, ein Lungenödem oder eine Schocksymptomatik mit hoher Letalität (Bollag et al. 2001; Silber et al. 1993). Die linearisierte Inzidenz der Klappenthrombose bei Björk-Shiley-Klappen beträgt 0,28%/Jahr (Orszulak et al. 1993), bei Unterbrechung der Antikoagulation bis zu 8%/Jahr (Bjork u. Henze 1979). Die Inzidenz bei den Klappen der 2. Generation beträgt zwischen 0,1–0,2% (Butchart et al. 2002).

Der häufigste Grund für eine Klappenthrombose ist eine subtherapeutische oder unterbrochene Antikoagulation. Dies war der Fall bei 82% der Patienten in der Studie von Lengyel u. Vandor (2001). Bei 35% der Patienten in der Untersuchung von Silber et al. (1993) war die Antikoagulation wegen bevorstehender chirurgischer Eingriffe innerhalb von 3 Wochen vor Auftreten der Klappenthrombose abgesetzt worden. 12% hatten wegen Blutungen keine Antikoagulation erhalten. Bei den übrigen Patienten war bis auf einen Patienten die Antikoagulation im subtherapeutischen Bereich.

> Die Diagnose einer akuten Thrombose sollte aufgrund der auskultatorischen Befunde mit abgeschwächten oder aufgehobenen Klappenclicks vermutet werden, insbesondere bei Patienten mit einer unterbrochenen, instabilen oder inadäquaten Antikoagulation, neu aufgetretenen Stenose- oder Insuffizienzgeräuschen. Gesichert wird die Diagnose durch die Echokardiographie in Form von hohen Klappengradienten und verminderter Klappenöffnungsfläche. Bei der Durchleuchtung können die eingeschränkten Öffnungsbewegungen von Kippscheiben- bzw. Doppelflügelklappen dargestellt werden.

Management. Bei Verdacht auf eine Klappenthrombose, sollte der Patient nach Bolusgabe von Heparin i. v. und Anlegen eines Heparinperfusors auf schnellstmöglichem Wege in ein nahegelegenes Herzzentrum verlegt werden. Verschiedene therapeutische Optionen stehen zur Verfügung:

Bei starker hämodynamischer Beeinträchtigung sollte der Patient umgehend einer Reoperation zugeführt werden, außer das Risiko wird als zu hoch angesehen (Bollag et al. 2001).

Von einigen Autoren wird die intravenösen Lyse mit Streptokinase, Urokinase oder den neueren thrombolytischen Substanzen als primäre Therapie empfohlen (Lengyel et al. 1997, 2001). Obwohl die Erfolgsrate hoch ist (80% nach echokardiographischen und cinefluoroskopischen Kriterien) muss berücksichtigt werden, dass die Thrombolyse bei linksseitigen Klappenthrombosen mit einem hohen Embolierisiko zwischen 9–20% verbunden ist, besonders bei Patienten mit Vorhofflimmern (Gupta et al. 2000; Silber et al. 1993). Das Embolierisiko ist bei Patienten mit Thrombosen im Bereich des rechten Herzens deutlich niedriger bei hoher Effektivität, deswegen wird die Thrombolyse bei diesen Patienten als die initiale Therapie der Wahl angesehen (Peterffy et al. 1980). Die definitive Therapie bei linksseitiger Klappenthrombose, die nicht innerhalb von 24h auf eine Thrombolyse anspricht, besteht in einem akuten chirurgischen Eingriff mit Thrombek-

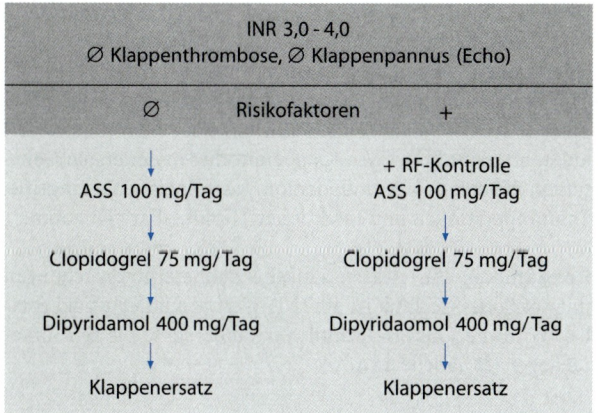

Abb. 42.4. Management von Patienten mit Thromboembolien unter Antikoagulation

tomie und in den meisten Fällen mit Klappenersatz (Bollag et al. 2001; Bonow et al. 1998; Gohlke-Bärwolf et al. 1995b).

Bei Patienten mit einer unterbrochenen oder inadäquaten Antikoagulation kann zunächst Heparin i. v. in therapeutischer Dosierung verabreicht werden. Weisen die auskultatorischen Befunde mit Normalisierung der Klappenklicks und echokardiographischer Abnahme des Druckgradienten innerhalb von 12 h auf ein gutes Ansprechen auf Heparin an, kann dies fortgeführt werden unter Optimierung der oralen Antikoagulation (Bonow et al. 1998).

Subakute und chronische Thrombose. Eine subakute oder chronische Thrombosierung einer künstlichen Herzklappe ist der häufigste Grund für eine mechanische Klappenobstruktion, bei 11% handelt es sich jedoch um eine Pannusbildung, bei weiteren 12% um eine Kombination von Pannus und Thrombus.(Bollag et al. 2001). Ein Pannus kann bereits schon früh nach der Operation auftreten, jedoch auch noch Jahre nach der Operation. Die klinische Symptomatik kann sehr gering ausgeprägt sein oder sehr rasch auftreten mit Lungenödem und Schocksymptomatik. Die Diagnose sollte aufgrund der abgeschwächten oder aufgehobenen Klappenclicks vermutet werden und/oder neu aufgetretenen Stenose- oder Insuffizienzgeräusche. Auch hierbei wird die Diagnose durch ansteigenden Klappengradienten und verminderte Klappenöffnungsfläche gesichert (s. oben); die eingeschränkten Öffnungsbewegungen von Kippscheiben- bzw. Doppelflügelklappen können bei der Durchleuchtung dargestellt werden.

Auch bei dieser Form der Klappenthrombose spielt die inadäquate Antikoagulation eine wesentliche Rolle. Das Ausmaß der Obstruktion, der klinische Zustand des Patienten und die Ursache für die Obstruktion (inadäquate Antikoagulation) sind für die Wahl des therapeutischen Vorgehens entscheidend. Bei wenig symptomatischen Patienten und inadäquater Antikoagulation kann zunächst ein Versuch mit Heparin i. v. in therapeutischer Dosierung durchgeführt werden, unter Anhebung der INR auf 3,5–4,0, unter gleichzeitiger Gabe von ASS, nach Absetzen des Heparins (Bonow et al. 1998).

Falls dies nicht innerhalb von 12–24 h zu einer bedeutsamen Abnahme des Gradienten führt, kann ein Versuch mit einem Thrombolytikum gemacht werden, wobei diese bei Patienten mit Pannusbildung zumeist nicht erfolgreich ist. Dann ist ein Klappenersatz bei der obstruktiven Form der Klappenthrombose erforderlich. Eine Thrombusentfernung unter Belassung der Kunstklappe ist jedoch nicht erstrebenswert. In jedem Fall sollte erneut diskutiert werden, ob nicht statt der mechanischen Prothese eine Bioprothese bevorzugt werden sollte.

> **Die erste Embolie identifiziert Patienten mit einem hohen Risiko für rezidivierende Thromboembolien. Eine inadäquate Antikoagulation ist der häufigste Grund für rekurrierende Thromboembolien. Eine optimale, auf die individuelle Situation des Patienten adjustierte, adäquate Antikoagulation, bei der die Art und Lokalisation der Klappe und die Patientenrisikofaktoren berücksichtigt werden, ist die wichtigste Voraussetzung für die Vermeidung von Thromboembolien.**
> **Begleitende Risikofaktoren für Schlaganfälle wie Rauchen, Hypercholesterinämie und Hypertonie bedürfen der strikten Kontrolle. ASS sollte zur adäquaten Antikoagulation mit Marcumar in einer Dosierung von 100 mg/Tag hinzugefügt werden. Ein Klappenersatz ist dann indiziert, wenn die Klappe als der einzige Grund für rezidivierende Embolien echokardiographisch identifiziert werden kann. Ein Versuch mit einer Thrombolysetherapie ist vor Klappenersatz gerechtfertigt, wenn ein Thrombus im Bereich der Klappe echokardiographisch nachweisbar ist.**
> **Rezidivierende Embolien bei Patienten mit hämodynamisch bedeutsamen nativen Herzklappenerkrankungen stellen eine Indikation zur Operation dar.**

42.2.7 Antikoagulation vor diagnostischen Eingriffen und Operationen

Das Bestreben des Arztes, den Patienten während diagnostischer Eingriffe und Operationen einem möglichst niedrigen Blutungsrisiko auszusetzen, führte häufig in der Praxis zu der Empfehlung, die oralen Antikoagulanzien etwa eine Woche vor einer nicht kardialen Operation abzusetzen. Mit der Normalisierung der Gerinnung ist der Patient mit einer prothetischen Herzklappe jedoch einem erhöhten Thromboembolierisiko ausgesetzt (Katholi et al. 1976; Darmon et al. 1983; Carrel et al. 1999; Wahl 1998; Gohlke-Bärwolf 2000).

Die Frage nach der minimalen Intensität der Antikoagulation, bei der noch ein ausreichender Thromboembolieschutz des Klappenprothesenträgers bei allgemeinchirurgischen Eingriffen gewährleistet ist, ohne dass der Patient einem erhöhten Blutungsrisiko ausgesetzt ist, wurde bisher noch nicht prospektiv randomisiert untersucht. In prospektiven, nichtrandomisierten und retrospektiven Studien lag die Häufigkeit thromboembolischer Ereignisse im Zusammenhang mit dem Absetzen von oralen Antikoagulanzien bei Patienten mit Aortenklappenersatz bei 0–2% und bei Patienten mit Mitralklappenersatz bei 11–20%. Bei 35% der Patienten mit Prothesenthrombosen war die Antikoagulation wegen bevorstehender chirurgischer Eingriffe abgesetzt worden (Silber et al. 1993).

Damit ist das Risiko für thromboembolische Ereignisse während dieser Eingriffe bedeutend höher als allgemein angenommen und hängt von den individuellen Thromboembolierisikofaktoren ab, die ihrerseits durch patienten-, prothesen- und prozedurspezifische Faktoren bedingt sind. Eine Risikobeurteilung kann auch für diese Eingriffe durchgeführt werden, wobei zu berücksichtigen ist, dass die Operation selbst einen prothrombotischen Zustand bedingt. Patienten mit einem hohen Thromboembolierisiko während nicht kardialer Operationen sind Patienten mit Vorhofflimmern, früheren Thromboembolien, angeborenen oder erworbenen Hyperkoagulabilitätszuständen, Herzinsuffizienz oder einer linksventrikulären Dysfunktion, den Klappenprothesen der ersten Generation, Prothesen in Mitralposition, gastrointestinale Eingriffe, Tumoroperationen und Infektionen (Gohlke-Bärwolf 2000).

Herzkatheter. Für elektive Linksherzkatheteruntersuchungen mit der Sones-Technik ist ein INR-Wert von unter 2,5 akzeptabel. Wird die Judkins-Technik verwandt, sollte die INR unter 1,8 liegen (Tabelle 42.4).

Zahnärztliche Eingriffe. Das Absetzen oraler Antikoagulanzien ist mit einem deutlich erhöhten Risiko für Thromboembolien verbunden (0,9%), die in einem hohen Prozentsatz tödlich verlaufen (Wahl 1998). Die Fortführung der oralen Antikoagulation führte nur in 1,6% der Fälle zu Blutungen, von denen keine tödlich verlief. Deshalb können zahnärztliche Eingriffe unter Fortführung der oralen Antikoagulation durchgeführt werden, wobei die INR zwischen 2,0–2,5 liegen sollte, um stärkere Blutungen zu vermeiden. Dies kann in den meisten Fällen durch Absetzen der Antikoagulation für 1–2 Tage vor der Prozedur erreicht werden, in Abhängigkeit von der zugrunde liegenden Intensität der Antikoagulation. Die orale Antikoagulation kann in den meisten Fällen am Abend nach der Zahnextraktion wieder aufgenommen werden.

Eine Heparinisierung ist nicht erforderlich. Dies käme erst dann in Frage, wenn es sich um ausgedehnte kieferchirurgische Operationen handelt, bei denen die Antikoagulation neutralisiert werden muss mit einer INR<1,5. Dann sollte in der Zwischenzeit die Antikoagulation mit Heparin aufrecht erhalten werden.

Allgemeinchirurgische Eingriffe (◘ s. Tabelle 42.4). **Kleinere chirurgische Eingriffe** können zumeist nach 1- bis 3-tägigem Absetzen der oralen Antikoagulanzien durchgeführt werden, sobald die INR unter 2 liegt. Am 1. bis 2. postoperativen Tag können die oralen Antikoagulanzien wieder gegeben werden. Ist dies aus chirurgischer Sicht nicht möglich, sollte zwischenzeitlich Heparin gegeben werden, bis der INR-Wert im therapeutischen Bereich ist. Auch Kataraktoperationen können unter einer Antikoagulanzientherapie, die im therapeutischen Bereich liegt, durchgeführt werden (Robinson 1989).

Wenn es bei **ausgedehnten chirurgischen Eingriffen** erforderlich ist, die Intensität der Antikoagulation auf INR-Werte unter 1,5 zu reduzieren, sollte die orale Antikoagulation für mehrere Tage vor der Operation, im Falle des Phenprocoumon (Marcumar) durchschnittlich für 1 Woche präoperativ abgesetzt werden.

Bei allen Patienten mit **Kunststoffprothesen**, sollte Heparin i. v. in therapeutischen Dosen gegeben werden mit Verlängerung der aPTT um das 2fache des Kontrollwertes, sobald die INR unter 2,5 bei Patienten mit Mitralklappenersatz und unter 2,0 bei Patienten mit Aortenklappenersatz absinkt. Die Heparinisierung sollte bis 6–12 h präoperativ fortgeführt werden.

Nach Beendigung der Operation sollte das Heparin sobald als möglich am Ende des 1. oder Beginn des 2. postoperativen Tages in therapeutischen Dosen wiederaufgenommen und orale Antikoagulanzien begonnen werden, sobald es vom chirurgischen Standpunkt aus vertretbar ist (Gohlke-Bärwolf et al. 1995b, 2000; Bonow et al. 1998).

Der Stellenwert der niedermolekularen Heparine zur Aufrechtung der Antikoagulation bei Klappenprothesenträgern im Zusammenhang mit nicht kardialen Operationen ist noch nicht geklärt. Derzeit sind diese Medikamente für diese Indikation noch nicht zugelassen, prospektive oder randomisierte Untersuchungen liegen nicht vor. Da es unter den bisher publizierten 30 Patienten, die außerhalb der Schwangerschaft niedermolekulare Heparine erhalten haben, bei 2 Patienten zu einer Klappenthrombose gekommen ist, sollten diese – bevor weitere Studien vorliegen – nur in Ausnahmefällen, bei Patienten mit niedrigem Thromboembolierisiko gegeben werden (Schreiber et al. 2001; Lev-Ran et al. 2000).

Notfalloperation. Die bisherigen Empfehlungen über die Neutralisierung der oralen Antikoagulation mussten in der letzten Zeit überdacht werden durch die Risiken, die mit der Übertragung von Hepatitis- und HIV-Infektionen bei der Gabe von Plasmakonzentraten und Gerinnungsfaktoren verbunden sind, sowie den möglichen thrombotischen Komplikationen im Falle einer Überkorrektur durch die Gabe von Vitamin K bei Patienten mit prothetischen Herzklappen. Die Gabe von Vitamin K führt erst nach ca. 6 h zu einem Wirkungseintritt, wodurch die Anwendung im Notfall eingeschränkt wird.

Ist vor notfallchirurgischen Maßnahmen eine Neutralisierung der Gerinnung unumgänglich, wird folgendes Prozedere empfohlen (Gohlke-Bärwolf et al. 1995a, b):
- Konzentrate von Gerinnungsfaktoren II, VII, IX und X in einer Dosierung von 50 IE/kgKG. Falls Gerinnungsfaktoren und Konzentrate (z. B. PPSB) nicht vorhanden sind, sollte Gefrierplasma infundiert werden.
- Zusätzlich langsame Infusion von Vitamin K_1. Um eine Überkorrektur zu vermeiden, wurde von Shetty et al. (1992, 1993) die wiederholte Gabe von kleinen intravenösen Dosen von 0,5–2 mg Vitamin K_1 empfohlen.
- Bei einer normalen Leberfunktion sollte diese Therapie innerhalb von 12–24 h die Intensität der Antikoagulation vermindern und die INR reduzieren, ohne eine passagere Resistenz gegenüber oralen Antikoagulanzien zu verursachen, wie es mit größeren Dosen von Vitamin K beschrieben ist.

42.2.8 Antikoagulation bei Blutungen

Blutungen unter Antikoagulanzientherapie

Blutungen sind die hauptsächlichen Komplikationen der Antikoagulanzientherapie, wobei die Blutungsraten in Abhängigkeit von der primären Indikation zur Antikoagulation und einer Reihe von anderen Faktoren variieren. Die kumulative Häufigkeit von schweren Blutungen betrug im ersten Monat nach Beginn der Antikoagulation 3%, im ersten Jahr 11% und nach 4 Jahren 22%. Tödliche Blutungen traten innerhalb des ersten Jahres mit einer Häufigkeit von 2% auf, nach 4 Jahren 5% (Landefeld u. Beyth 1993).

Bei 14% von 3931 mit Antikoagulanzien behandelten Patienten traten Blutungen auf im Vergleich zu 3% von 3583 unbehandelten Patienten. Das relative Risiko bei Patienten, die mit Antikoagulanzien behandelt betrug für tödliche Blutungen 4,8, für schwere Blutungen 6,6, für geringe Blutungen 4,0. Die

◘ Tabelle 42.4. Antikoagulation vor Eingriffen. (Nach Loeliger 1985)

Eingriff	INR
Linksherzkatheter (nach Sones)	<2,5
Linksherzkatheter (nach Judkins)	<1,8
Zahnextraktion	<2,5
Kleiner chirurgischer Eingriff	<2,0
Großer chirurgischer Eingriff	<1,5

durchschnittliche jährliche Blutungsrate, wie sie sich aus der Analyse von 25 Studien ergab, betrug bezüglich tödlicher, schwerer und geringer Blutungen 0,6%, 3,0% und 9,6%. Der wichtigste Faktor für die Häufigkeit der Blutungen ist die Qualität der Kontrolle der Intensität der Antikoagulation.

Blutungen unter Heparintherapie. In 8 Studien, die 937 Patienten umfassen, betrug die Rate tödlicher Blutungen 0,4%, die schwerer Blutungen 6%, die Häufigkeit von schweren oder leichtgradigen Blutungen 16%. Die durchschnittliche tägliche Blutungsrate unter Heparintherapie lag bei 2%, für tödliche Blutungen bei 0,05%/Tag. In den meisten Fällen handelt es sich um geringe Blutungen. 50% der aufgetretenen Blutungen ließen sich auf die Heparintherapie zurückführen und nicht auf die zugrundeliegende Erkrankung (Landefeld u. Beyth 1993).

> Blutungen während hochdosierter Heparintherapie sind häufig, mit einem durchschnittlichen täglichen Risiko von 2%/Tag. Die häufigsten heparininduzierten Blutungskomplikationen sind jedoch geringfügiger Natur.

Die Häufigkeit schwerer Blutungen unter Heparin beträgt weniger als 1%/Tag und das Auftreten tödlicher Blutungen ist sehr selten mit einem durchschnittlichen Risiko von 0,05%/Tag.

Lokalisation von Blutungen

Die häufigsten Lokalisationen von Blutungen, die im Zusammenhang mit der Antikoagulanztherapie auftreten, sind Gewebeblutungen einschließlich Wunden, Gastrointestinaltrakt, Urogenitaltrakt und Oropharynx (Tabelle 42.5).

Intrakranielle Blutungen. Intrakranielle Blutungen sind selten (<1%), sie sind jedoch die häufigste Ursache für tödliche Blutungen mit einer Mortalitätsrate von 10–68% (Landefeld u. Beyth 1993; SPAF-III: Coburn u. Cleland 1996). Intrakranielle Blutungen treten unter Antikoagulanzientherapie am häufigsten bei Patienten mit ischämischer zerebrovaskulärer Erkrankung auf, besonders bei hypertensiven Patienten. Patienten, die bereits in der Vergangenheit Schlaganfälle hatten oder Patienten mit gegenwärtigen Schlaganfällen, haben im Vergleich zu solchen ohne Schlaganfälle ein relatives Risiko für intrakranielle Blutungen von 4,4 bzw. 6,6. Intrakranielle Tumoren und infektiöse Endokarditiden erhöhen das Risiko für intrakranielle Blutungen während Antikoagulanzientherapie.

Gastrointestinale Blutungen. Gastrointestinale Blutungen in der Anamnese, jedoch nicht die anamnestische Angabe eines Magen-Ulkus allein, erhöhen das Risiko für schwere gastrointestinale Blutungen unter Marcumartherapie (Landefeld u. Beyth 1993). Die kumulative Häufigkeit von schweren gastrointestinalen Blutungen bei Patienten mit einer Anamnese für Blutungen betrug 30% in 3 Jahren, verglichen mit 5% bei Patienten ohne eine solche Anamnese.

Augenblutungen. Massive intraokulare Blutungen während der Antikoagulanzientherapie sind bei Makuladegenerationen beschrieben worden (Lewis et al. 1988). Nach McMahan (1988) kann eine Kataraktoperation sicher und effektiv durchgeführt werden ohne Unterbrechung der Antikoagulanzientherapie.

> Antikoagulanzien-assoziierte Blutungen treten am häufigsten in Geweben, im Gastrointestinaltrakt, in den Harnwegen und im Oropharynx auf. Intrakranielle Blutungen sind für 2% aller Antikoagulanzien-bezogenen Blutungen verantwortlich. Sie sind jedoch häufig tödlich und treten am häufigsten bei Patienten mit vorbestehenden zerebrovaskulären Erkrankungen auf.

Risikofaktoren für Blutungen

Behandlungsspezifische Faktoren. Die Dauer der Antikoagulanzientherapie ist eine kritische Determinante des gesamten Blutungsrisikos. Das Risiko ist am höchsten während der ersten Monate der Therapie. Der wichtigste Risikofaktor für Blutungen jeglicher Art ist die Intensität der Antikoagulation. Bei einem INR-Wert von über 4 steigt das Risiko für Blutungen stark an (Cannegieter et al. 1994; Stein et al. 2001)

Blutungen sind 3-mal häufiger bei Patienten mit einer INR von 3–4,5 als bei Patienten mit einer INR von 2–3. Patienten, die bei INR-Werten von unter 3 bluten, liegen häufig okkulte gastrointestinale oder renale pathologische Ursachen zugrunde, wie z. B. ein Darmpolyp.

Patientenspezifische Faktoren. Die hauptsächlichen Determinanten der Antikoagulanzien-induzierten Blutungen sind neben der Intensität der Antikoagulation und Medikamenten Begleiterkrankungen wie Ulkus, Neoplasmen, Lebererkrankungen, Alkohol, Schlaganfall, gastrointestinalen Blutungen, Anämien, Herzinsuffizienz, Myokardinfarkt, Vorhofflimmern und hämatologische Erkrankungen sowie demographische Parameter wie Alter des Patienten. Schwere Herzerkrankungen, Lebererkrankungen, Nierenerkrankungen und besonders zerebrovaskuläre Erkrankungen spielen unter den Begleiterkrankungen eine große Rolle für ein erhöhtes Blutungsrisiko

Tabelle 42.5. Lokalisation von Blutungen unter oralen Antikoagulanzien. (Nach Landefeld 1993)

Lokalisation	Blutungshäufigkeit (%)
Linksherzkatheter (nach Sones)	< 2,5
Gewebe (Weichteilblutung)	21
Gastrointestinaltrakt	15
Harnwege	15
Nase, Pharynx	35
Intrakraniell	2
Retroperitoneum	1
Thorax	3
Gelenke	0,5
Intraokulär	2
Andere	4

unter Antikoagulanzientherapie. Unter den Medikamenten, die mit Antikoagulanzien interagieren, sind besonders ASS und andere, nichtsteroidale antiinflammatiorische Medikamente zu nennen (s. S. 872).

In einer multivariaten Analyse wurden für stationäre Patienten, bei denen eine Langzeitantikoagulation begonnen wurde, 4 unabhängige Risikofaktoren für Blutungen identifiziert. Dies sind:
- Anzahl der Begleiterkrankungen (Komorbidität):
  - schwere Herzerkrankung,
  - Leberdysfunktion,
  - Niereninsuffizienz,
  - reduzierter Allgemeinzustand;
  - i. v. Heparin bei Patienten > 60 Jahren;
- INR ≥ 4,5,
- PTT ≥ 80 s,
- Verschlechterung der Leberfunktion unter der Behandlung (Landefeld u. Beyth 1993).

Das Blutungsrisiko betrug während der Hospitalphase 3% bei Niedrigrisikopatienten, 16% bei Patienten mit mittlerem Risiko, 19% bei Patienten mit hohem Risiko. Bei Patienten, die außerhalb des Krankenhauses mit Antikoagulanzien behandelt werden, wurden in einer multivariaten Analyse 5 unabhängige Risikofaktoren für Blutungen identifiziert (Tabelle 42.6).

Mit einem Score-System ist es möglich, die Patienten in 3 unterschiedliche Risikogruppen einzuteilen:
- Patienten mit einem niedrigen Risiko sind solche, die 0 Risikopunkte auf sich vereinigen; bei ihnen beträgt die kumulative Häufigkeit von Blutungen innerhalb von 2 Jahren 2%.
- Bei Patienten, die 1–2 Risikopunkte haben, liegt die Blutungsrate bei 11%.
- Bei Patienten, die 3 oder mehr Risikopunkte haben, liegt die Blutungsrate bei 16%.
- In der höchsten Risikogruppe betrug die Blutungsrate 63% (Landefeld u. Beyth 1993).

> Das Risiko für Antikoagulanzien-assoziierte Blutungen unterscheidet sich bei stationären und ambulanten Patienten und kann in jeder Situation jeweils abgeschätzt werden. Dieses Abwägen des Blutungsrisikos muss dem Nutzen der Antikoagulanzientherapie in der individuellen Situation gegenübergestellt werden und ist sehr wichtig für die Intensität der Antikoagulanzienüberwachung. Insgesamt können bei 14–71% der Patienten prädisponierende Faktoren für Antikoagulanzien-assoziierte Blutungen identifiziert werden. Bei Patienten mit gastrointestinalen Blutungen oder makroskopischen urogenitalen Blutungen ergibt die Diagnostik in bis zu 30% vorher unbekannte pathologische Befunde, die für die Blutungen verantwortlich sind.

Empfehlungen für Patienten, die unter oralen Antikoagulanzien bluten

In jedem Fall sollte eine sorgfältige Diagnostik durchgeführt werden, um eine behandelbare Ursache für die Blutung zu finden. Zunächst ist zu unterscheiden, ob die Blutung mit einer INR, die im therapeutischen Bereich liegt, verbunden ist, oder ob die INR weit darüber liegt.

Blutungsintensität. Handelt es sich um leichte Blutungen, bei denen das Hämoglobin stabil ist und die INR oberhalb des therapeutischen Bereiches von 3–4 liegt, genügt es, die oralen Antikoagulanzien abzusetzen und die INR wieder in den therapeutischen Bereich absinken zu lassen.

Bei mittleren Blutungen, die mit einem Hb-Abfall verbunden sind, jedoch nicht transfusionsbedürftig sind, genügt es, Vitamin K in kleinen Dosierungen (0,5–2 mg i. v. oder auch oral) zu verabfolgen (2–5 Tropfen) und die INR nach 4–6 h zu kontrollieren und erneut nach 24 h.

Bei schweren Blutungen, die mit einem Hb-Abfall und einem Transfusionsbedarf verbunden sind, sollte neben Vollblutkonserven Faktorenkonzentrat (z. B. PPSB) verabfolgt werden, sowie Vitamin K 0,5–2,0 mg i. v. bis maximal 5 mg i. v. je nach INR (BCSH 1998; Shetty et al. 1992). Ist die Blutung auf ein Magenulkus zurückzuführen, sollten die oralen Antikoagulanzien durch Heparin, ersetzt werden sobald die INR unter 2 abgesunken ist und bis zur Abheilung des Ulkus fortgeführt werden.

Falls die subkutane Gabe von Heparin, die 3 Injektionen pro Tag und eine Kontrolle der aPTT erfordert oder die intravenöse Gabe mit Problemen verbunden ist, könnte ein niedermolekulares Heparin, das gewichtsadjustiert 2-mal täglich bei mechanischen Klappenträgern gegeben werden muss, verwendet werden, wobei die oben genannten Einschränkungen berücksichtigt werden müssen (Harenberg et al. 1998).

42.2.9 Antikoagulation bei Resistenz gegenüber oralen Antikoagulanzien

In wenigen Fällen findet sich eine hohe Resistenz gegenüber oralen Antikoagulanzien (Samama et al. 1992). Hierbei handelt es sich um eine seltene Form der hereditären Resistenz (s. Abschn. 42.1.2). Es wird empfohlen, bei diesen Patienten die Plasmakonzentration des Vitamin-K-Antagonisten und seine Clearance zu bestimmen und auf einen anderen Vitamin-K-Antagonisten umzusetzen.

Die Vermeidung der Marcumarnekrose (s. Abschn. 42.1.4) ist eine weiteres Argument für die Empfehlung, die Einleitung der Antikoagulanzientherapie mit relativ niedrigen Dosierungen (z. B. 2–3 Tabletten Marcumar) zu beginnen und evtl. auch diese Dosis weiter zu erniedrigen bei Patienten, die sehr emp-

Tabelle 42.6. Unabhängige Risikofaktoren für Blutungen bei ambulanten Patienten. (Nach Landefeld 1993)

Risikofaktoren	Risikopunkte
Alter > 65 Jahre	1
Schlaganfall jetzt oder früher	1
jetzt und früher	2
Blutungen	1
Begleiterkrankungen (Myokardinfarkt, Niereninsuffizienz, schwere Anämie)	1
Vorhofflimmern	1

findlich gegenüber Vitamin-K-Antagonisten sind, wie z. B. Patienten über 70 Jahren, mit Herzinsuffizienz, Leberinsuffizienz (s. Abschn. 42.2.3).

42.2.10 Antikoagulation nach Schlaganfall durch kardiogene zerebrale Embolie

Patienten mit künstlichen Herzklappenprothesen, die einen Schlaganfall erlitten haben, bedürfen der fortgesetzten Antikoagulation, da das Risiko einer Klappenthrombose bzw. einer Thromboembolie bei Aussetzen der Antikoagulation für länger als 48 h bei etwa 10% innerhalb von 2 Wochen liegt und das Risiko einer intrazerebralen Blutung bzw. Umwandlung eines ischämischen Insultes in einen hämorrhagischen Insult überschreitet. Letzteres wurde mit 1,4–24% angegeben (Sherman et al. 1992).

Voraussetzung ist jedoch die Durchführung eines Computertomogramms oder einer Magnetresonanztomographie innerhalb von 24–48 h nach Eintreten des apoplektischen Insults, um eine akute intrazerebrale Blutung auszuschließen. Für dieses kurze Zeitintervall sollte die orale Antikoagulation ausgesetzt werden. Liegt ein großer ischämischer, zerebraler Insult vor, der mit ausgedehnten neurologischen Ausfällen und Bewusstseinsverlust des Patienten einhergeht, wird empfohlen, die Antikoagulation für 5–14 Tage auszusetzen (Sherman et al. 1992).

Bei kleineren bis mittelgroßen zerebralen Insulten, die ischämischer Natur sind, sollte die Antikoagulation in therapeutischer Dosierung fortgeführt werden (INR 2–3), und, falls eine orale Medikation nicht möglich ist, sollte auf therapeutische Dosierungen von Heparin (subkutan oder intravenös) umgesetzt werden, um die aPTT auf das 1,5fache der Norm zu verlängern.

Patienten mit ischämischen zerebralen Insulten, die vor dem Ereignis nicht antikoaguliert waren und das Ereignis auf eine kardiogene Embolie zurückgeführt werden kann (z. B. Thrombus im linken Vorhof oder schwere Mitralstenose mit Vorhofflimmern) bedürfen der dringenden Antikoagulation, zunächst mit Heparin. Voraussetzung für den Beginn der Antikoagulation ist auch bei diesen Patienten ein Computertomogramm, das innerhalb von 48 h durchgeführt werden sollte, um die ischämische Natur des zerebralen Insultes zu dokumentieren. Generell sollte bei Patienten mit zerebralen Insulten eine kardiologische Diagnostik erfolgen, um die in 15–20% vorliegenden kardialen Emboliequellen zu identifizieren. In 25% dieser Fälle liegt ein valvulär bedingtes Vorhofflimmern vor.

42.2.11 Antikoagulation bei akuter Endokarditis

Bei mechanischen Klappenprothesen. Während einer akuten Prothesenendokarditis sollte die Antikoagulanzientherapie fortgeführt werden (Delahaye et al. 1990; Chesebro u. Fuster 1992; Sherman et al. 1992). Das Risiko thromboembolischer Komplikationen ohne Antikoagulation beträgt etwa 50% und übersteigt das Risiko für intrazerebrale Blutungen, das bei 14% liegt (Karchmer et al. 1978). Im Falle eines zerebrovaskulären Insultes sollte die Antikoagulation für 48 h unterbrochen werden, um im Computertomogramm oder NMR einen hämorrhagischen Infarkt auszuschließen. Ist dies erfolgt, und ist der ischämische Insult klein bis mittelgroß, sollte die Antikoagulation initial mit Heparin und später mit oralen Antikoagulanzien fortgesetzt werden (Levine et al. 1992).

Bei Patienten mit nativen Klappenerkrankungen oder Bioprothesen. Bei Patienten mit nativen Herzklappenerkrankungen und einer bakteriellen Endokarditis wurde die Häufigkeit von Embolien mit 70–97% in der Präantibiotika-Ära angegeben (Braunwald 1984), in der Folgezeit mit 12–40% (Garvey u. Neu 1979; Pruitt et al. 1978). Ist die Infektion unter Kontrolle, liegt die zerebrale Embolierate unter 5% (Cerebral Embolism Task Force 1989).

Es besteht eine Korrelation zwischen der Häufigkeit von echokardiographisch dokumentierten Vegetationen und Embolien. O'Brien u. Geiser (1984) berichteten, dass bei bis zu 80% der Patienten mit infektiöser Endokarditis echokardiographische Vegetationen nachweisbar sind, jedoch nur 30% der Patienten systemische Embolien entwickeln. Da es bisher noch keine prospektiven Untersuchungen gibt, in denen die Wirkung einer prophylaktischen Antikoagulation auf die Häufigkeit von Embolien geprüft wird, ist zum gegenwärtigen Zeitpunkt eine routinemäßige Gabe von Antikoagulanzien bei Endokarditis noch nicht gerechtfertigt. In einer Untersuchung von Paschalis et al. (1990) wurde gezeigt, dass die Häufigkeit von Embolien nach Beginn der Antibiotikatherapie absank, jedoch bei Patienten mit und ohne Antikoagulanzientherapie nicht unterschiedlich war. Auf die Risiken, die mit einer Antikoagulation verbunden sind, wurde von Tornos et al. (1999) hingewiesen.

Über die Indikation zur Antikoagulation bei Patienten mit nativen Herzklappenerkrankungen oder Bioprothesen, bei denen im Rahmen einer infektiösen Endokarditis eine systemische Embolie aufgetreten ist, besteht noch keine Übereinstimmung (Levine et al. 1992; Davenport u. Hart 1990).

Es wird empfohlen, bei Patienten mit Vorhofflimmern und anderen Thromboembolierisikofaktoren wie großem linkem Vorhof, Thrombus oder großen Klappenvegetationen eine Antikoagulation initial mit Heparin zu beginnen, nachdem mittels eines CT oder NMR innerhalb von 48 h ein hämorrhagischer zerebraler Insult ausgeschlossen bzw. ein ischämischer, embolisch bedingter, nicht allzu großer zerebraler Infarkt dokumentiert wurde.

Dies gründet sich auf die Empfehlung der „Cerebral Embolism Study Group" bei Patienten ohne Endokarditis, dass bei nicht hypertensiven Patienten mit kardiogenen zerebralen Embolien eine sofortige Antikoagulation vorgenommen werden sollte, falls innerhalb von 24–48 h nach stattgehabtem Schlaganfall kein Hinweis für eine Blutung im CT dokumentiert werden kann. Bei Patienten mit einem sehr großen zerebralen ischämischen Insult sollte evtl. die Antikoagulation für etwa 7 Tage verzögert werden („Cerebral Embolism Study Group" 1989). Unabhängig von der Entscheidung zur Antikoagulation stellt das Auftreten einer zerebralen Embolie im Rahmen einer infektiösen Endokarditis eine dringende Indikation zur Herzklappenoperation dar.

42.2.12 Antikoagulation während der Schwangerschaft

Die Schwangerschaft induziert eine Reihe hämostasiologischer Veränderungen, die zur Hyperkoagulabilität und einem erhöhten Thromboembolierisiko führen. Davon sind besonders diejenigen Patientinnen betroffen, die bereits außerhalb der Schwangerschaft ein erhöhtes Thromboembolierisiko haben und der oralen Antikoagulation bedürfen (Gohlke-Bärwolf 2001a).

Die Problematik der Antikoagulation während der Schwangerschaft ergibt sich aus der Plazentagängigkeit der oralen Antikoagulanzien vom Cumarintyp (□ Tabelle 42.7). Das Risiko liegt in der Entwicklung einer Embryopathie, die in der Literatur mit einer Häufigkeit zwischen 4 und 28% angegeben wird und häufig als **Warfarinembryopathie** beschrieben wird (Ginsberg u. Hirsh 1989; Hall et al. 1980; Sareli et al. 1989). Hohe Intensitäten der Antikoagulation und Warfarindosen über 5 mg begünstigen das Auftreten einer Embryopathie (Vitale et al. 1999). Aufgrund der noch unreifen Leber und der Tatsache, dass die mütterlichen Gerinnungsfaktoren die Plazenta nicht passieren, ist der antikoagulatorische Effekt der oralen Antikoagulanzien beim Fetus größer als bei der Mutter.

> Die Warfarinembryopathie wird durch eine Blutung in den sich entwickelnden Knorpel und durch eine Interferenz mit dem Kalziummetabolismus verursacht. Da der Knorpel während des ersten Trimesters am stärksten vaskularisiert ist, während die Leber noch am unreifsten ist, ist das Risiko während der frühen Schwangerschaft am höchsten.

Da der Fetus im Vergleich zur Mutter relativ „überdosiert" ist, besteht ein ständiges Risiko für Blutungen, besonders in das sich entwickelnde Gehirn, sodass zerebrale Schäden auch im weiteren Verlauf der Schwangerschaft bei hohen Antikoagulationsintensitäten auftreten können. Das Risiko dafür liegt bei 3% (Hall 1980). Weiterhin besteht ein Risiko für frühe Aborte, Frühgeburten, Totgeburten und frühkindliche Geburtsschäden (Chan et al. 2000).

Heparin ist nicht plazentagängig und verursacht deshalb keine Embryopathie. Die Langzeitgabe von Heparin ist jedoch mit dem Risiko der mütterlichen Osteoporose verbunden und einem erhöhten Risiko für thromboembolische Ereignisse bei der Mutter (Hanania et al. 1994; Sbarouni u. Oakley 1994).

Weiterhin kann es auch bei der Gabe von Heparin vorwiegend durch eine retroplazentare Blutung zu Frühgeburten und Totgeburten kommen (Oakley 1992; Sbarouni u. Oakley 1994). Ein Problem der Heparinisierung während der Schwangerschaft ist die Unsicherheit über die optimale Dosis. Aus diesem Grunde wurde alternativ empfohlen, bei Patientinnen, die im gebärfähigen Alter einen Herzklappenersatz erhalten, Bioprothesen zu implantieren (Salazar et al. 1984). Dies ist jedoch mit einer höheren Reoperationsrate verbunden, da Bioprothesen in diesem jugendlichen Alter eine hohe Degenerationsrate aufweisen (Hanania et al. 1994; Sbarouni u. Oakley 1994).

Therapieschemata. In der Literatur sind vorwiegend 3 verschiedene Therapieschemata empfohlen worden:
- **Schema 1:** Heparin während der gesamten Schwangerschaft. Dies ist mit einer hohen Thromboserate der Klappen und Thromboembolierate verbunden und sollte deshalb nicht mehr angewandt werden (Gohlke-Bärwolf 2001a)
- **Schema 2:** Heparinisierung während der ersten 12 Wochen der Schwangerschaft mit Erzielung therapeutischer aPTT-Werte. Danach wird die orale Antikoagulation fortgesetzt mit einer INR von 2–2,5 bis zur 36. Woche, nach der wieder auf Heparin umgesetzt wird. Zu berücksichtigen ist, dass die Clearance des Heparins in der Schwangerschaft verzögert ist (Ginsberg u. Hirsh 1992), sodass unmittelbar bei Beginn der Wehen das Heparin abgesetzt werden muss, um verstärkte Blutungen während der Entbindung zu vermeiden.
- **Schema 3:** Gabe von oralen Antikoagulanzien währende der gesamten Schwangerschaft bis zur 36. Woche. Zu diesem Zeitpunkt wird die Antikoagulation umgesetzt auf Heparin intravenös aPTT-gesteuert. Dieses Schema beinhaltet das Risiko einer Embryopathie, deren Höhe von der Dosis des oralen Antikoagulans abhängt.

Etwa 12 h postpartal kann die Heparinisierung in den meisten Fällen wieder aufgenommen werden und nach Verlauf weniger Tage auch die orale Antikoagulation (Gohlke-Bärwolf et al. 1995b, 2001a). Antikoagulierte Mütter können stillen, da die Prothrombinzeit bei gesunden Kindern nicht verlängert wird. Es werden nicht-gerinnungsaktive Metaboliten ausgeschieden (McKenna et al. 1983).

Ein Vergleich dieser verschiedenen Schemata ist bisher noch nie in randomisierter Form erfolgt. Eine umfassende Analyse von 40 bisher publizierten Untersuchungen über fast 1000 Frauen und 1200 Schwangerschaften, in der diese 3 Therapieschemata miteinander verglichen wurden, erstellten Chan et al. (2000).

Daraus sowie aus den Untersuchungen von Meschengiesser et al. (1999) Hanania et al. (1994) und Sbarouni u. Oakley (1994) geht hervor, dass die spontane Abortrate mit 25% bei allen 3 Schemata gleich war. Das Risiko der Embryopathie betrug bei einer Warfarindosis von unter 5 mg 0%, bei über 5 mg 10%. Der für den Föten günstige Effekt des Heparins während des 1. Trimesters ist mit einer deutlich erhöhten mütterlichen Komplikationsrate verbunden (Thromboembolierate von 9,2% und Todesrate von 4,2%). Die Gabe von oralen Antikoagulanzien während der Schwangerschaft bis zur 36. Woche gegeben gewähren den größten Schutz vor Klappenthrombo-

□ **Tabelle 42.7.** Antikoagulanzien und Schwangerschaft

	Orale Antikoagulanzien	Heparin
Plazentagängig	+	∅
Embryopathie	+	∅
Osteoporose	∅	+
Frühgeburten	+	+
Totgeburten	+	+
Retroplazentale Blutungen	+	+
Blutungen allgemein	+	+
Steuerbarkeit	gut	?
Optimale Intensität	?	?

sen und Thromboembolien, die die häufigsten Ursachen für mütterliche Letalität sind.

Empfehlung. Ist die Dosis an oralen Antikoagulanzien, die notwendig ist, um den INR-Wert im therapeutischen Bereich zu halten (Warfarin unter 5 mg, Marcumar unter 3 mg täglich), niedrig, sollte die orale Antikoagulation bis zur 36. SSW fortgeführt werden; der INR-Wert sollte engmaschig kontrolliert werden und 3 nicht überschreiten. Sofern der Bedarf höher ist und die Patientin sich nach ausführlicher Aufklärung über ihr eigenes erhöhtes Risiko dennoch für Heparin entscheidet, sollte Heparin nur innerhalb des ersten Trimesters unter strikter aPTT-Kontrolle, die um das 2fache der Norm verlängert sein sollte, gegeben werden. Ab der 36. SSW sollte im Rahmen einer stationären Behandlung auf Heparin umgestellt werden, da es häufig bei diesen Patientinnen zu Frühgeburten kommt (Gohlke-Bärwolf 1995b, 2001a). Bei Risikopatientinnen sollte eine Sectio caesarea geplant werden, wobei die intravenöse Heparinisierung bis 6 h vor dem Eingriff fortgeführt wird (Sbarouni u. Oakley 1994, Oakley et al. 2003).

Die Hoffnungen, die in die Gabe von **niedermolekularen Heparinen** während der Schwangerschaft bei Patientinnen mit mechanischen Klappenprothesen gesetzt wurden, haben sich bisher nicht erfüllt. Von bisher insgesamt 14 publizierten Patientinnen, die niedermolekulares Heparin erhielten, erlitten 4 Patientinnen eine Klappenthrombose, trotz gewichtsadjustierter, zweimaliger Gabe (Lev-Ran et al. 2000; Schreiber et al. 2001)

Somit stellt das Management von schwangeren Frauen mit mechanischen Herzklappen immer noch ein schwieriges, therapeutisches Problem dar mit einer erhöhten Thromboembolierate der Mutter und einem erhöhten Blutungsrisiko des Fetus.

Trotz dieser möglichen Probleme ist es nicht mehr gerechtfertigt, Patientinnen mit Klappenprothesen im klinischen Beschwerdestadium nach NYHA I und II von einer Schwangerschaft generell abzuraten. Die Risiken der Schwangerschaft an sich und im speziellen die Risiken der Antikoagulation sollten ausführlich mit der Patientin, dem betreuenden Gynäkologen und Hausarzt diskutiert werden, und es sollte eine engmaschige interdisziplinäre Betreuung gewährleistet sein (Gohlke-Bärwolf 2001a).

42.2.13 Selbstbestimmung der Antikoagulation und Patienteninformation

Um die Antikoagulanzientherapie so effektiv wie möglich und die Blutungskomplikationen so niedrig wie möglich zu gestalten, bedarf die Therapie einer regelmäßigen Kontrolle der INR-Werte in 1- bis 2-wöchentlichen Abständen. Die Bestimmung der INR als Maß für die Intensität der Antikoagulation ist als Standard anzusehen (Horstkotte et al. 1994). Die Qualität der Antikoagulation mit einer strikten Einhaltung des therapeutischen Zielbereiches und Vermeidung von Schwankungen der INR vermindert Blutungskomplikationen, die Embolierate (Körtge et al. 2001) und führt zu einer deutlichen Verbesserung der Prognose der Patienten nach Herzklappenersatz (Butchart et al. 2002)

Durch den Einschluss des Patienten in die Kontrolle der Antikoagulation und des gesamten Managements durch die Selbstbestimmung der INR Werte mittels eines Gerinnungsmonitors und einer ausführlichen Schulung des Patienten konnte die Komplikationsrate gesenkt werden (Bernardo 1996; White et al. 1989; Körtge et al. 2001).

Patienteninformation und -unterrichtung. Ein wesentlicher Aspekt im Management der antikoagulierten Patienten ist die gründliche Information und Unterrichtung zu Beginn der Therapie (Körtge et al. 1998). Der Patient sollte über die Indikation zu Antikoagulation, die INR als Maß für die Intensität der Antikoagulation, die Blutgerinnung, Nebenwirkungen, Medikamenteninteraktionen, Auftreten von Blutungskomplikationen und deren Symptome sowie die Rolle des Vitamin K aufgeklärt sein. Der Patient sollte eine ausgewogene Nahrung zu sich nehmen, die täglich die gleichen Anteile verschiedener Nahrungsbestandteile enthält.

Zusammenfassung

Die orale Antikoagulation bei Patienten mit nativen Herzklappenerkrankungen und prothetischem Herzklappenersatz ist ein äußerst wichtiger Bestandteil der Therapie, der einen großen Einfluss auf die Prognose hat. 75% aller Komplikationen und 15% der Todesursachen nach Herzklappenersatz sind Antikoagulanzien-bedingt (Lindblom 1988; Remadi et al. 2001; Butchart et al. 2002). Zur Vermeidung von Thromboembolien und Blutungsrisiken muss ein individueller, optimaler Bereich der Intensität der Antikoagulation festgelegt werden, der von patientenbezogenen und klappenspezifischen Risikofaktoren abhängt. Dazu sind noch weitere prospektive, randomisierte Untersuchungen erforderlich.

Die Rolle der Aggregationshemmung mit niedrig dosiertem ASS als Zusatztherapie zur oralen Antikoagulation sollte ebenfalls in weiteren Studien geklärt werden.

Gegenstand weiterer Studien sollte das Management der Antikoagulation bei Endokarditis sowie bei Patienten mit mechanischen Herzklappen vor nicht kardialen Operationen sein. Diese stellen einen bedeutsamen Risikofaktor für thromboembolische und Blutungskomplikationen dar (Casselmann et al. 2001). Obwohl niedermolekulare Heparine bereits häufig eingesetzt werden, liegen darüber noch keine Studien und keine Zulassung vor.

Von Interesse sind Studien über die Rolle neuerer Aggregationshemmer wie Clopidogrel bei Patienten mit rezidivierenden Embolien trotz adäquater Antikoagulation. Inwieweit bei diesen Patienten spezielle Hyperkoagulabilitätszustände vorliegen wie eine Faktor-II- oder Faktor-V-Mutation bedarf der Untersuchung. Interessant sind auch die neuen Antithrombine, die bisher noch nicht bei Patienten mit Klappenerkrankungen oder mechanischen Herzklappen untersucht worden sind.

42.3 Antithrombotische Therapie bei nichtrheumatischen Herzerkrankungen

D. Kalusche

42.3.1 Nichtrheumatisches Vorhofflimmern

Während die rheumatische Herzerkrankung vor Jahren eine ganz wichtige Ursache für das Auftreten von Vorhofflimmern war, spielt sie heute – insbesondere in den entwickelten westlichen Ländern – eine eher untergeordnete Rolle. Unter dem Begriff „nichtrheumatisches Vorhofflimmern" („nonrheumatic" oder auch „nonvalvular atrial fibrillation") werden heute alle Fälle von Vorhofflimmern in Gegenwart anderer kardiovaskulärer Erkrankungen einschließlich der arteriellen Hypertonie oder auch ohne ersichtliche Begleiterkrankung zusammengefasst.

Vorhofflimmern ist neben der einfachen Extrasystolie die am weitesten verbreitete Herzrhythmusstörung, wobei die Prävalenz in der Bevölkerung altersabhängig ist. In der Framingham-Studie betrug die 2-Jahres-Inzidenz bei unter 40-Jährigen ca. 0,4%, in der 7. Lebensdekade schon 0,9%, um im 9. Lebensjahrzehnt auf >6% anzusteigen (Kannel et al. 1982; Wolf et al. 1987; Furberg et al. 1994). Männer sind in jedem Lebensabschnitt etwas häufiger betroffen als Frauen. Vorhofflimmern tritt im Zusammenhang einer Vielzahl kardiovaskulärer und auch nichtkardialer Erkrankungen auf, wobei in der Regel kein kausaler Zusammenhang herzustellen ist. Sieht man von den quantitativ eher seltenen Fällen von Hyperthyreose, akuter Pneumonie oder Lungenembolie, Alkoholexzess o. Ä. einmal ab, kommt es durch Therapie der Grundkrankheit fast nie zur Beseitigung eines einmal chronisch gewordenen Vorhofflimmerns.

Tabelle 42.8 listet Krankheiten und Begleitumstände auf, die den Patienten mit chronischem, nichtrheumatischem Vorhofflimmern kennzeichnen. Es handelt sich bei der Zusammenstellung um Daten, die in den weiter unten besprochenen Interventionsstudien enthalten sind.

Tabelle 42.8. Anamnestische, klinische und echokardiographische Charakteristika von Patienten mit nichtrheumatischem Vorhofflimmern

Mittleres Alter	69 Jahre
Männliches Geschlecht	60%
Anamnese	
Hypertonie	15%
Angina pectoris	20%
Nikotinabusus	30%
Herzinfarkt	14%
Diabetes mellitus	12%
Herzinsuffizienz	40%
Stumme Hirninsulte (CT)	15%
Echo-Parameter	
Linksatrialer Diameter	±45 mm
MR-Verkalkung	25%
Mitralregurgitation ≥1	25%
LV-Dysfunktion (Stadium 2–3)	12%
„lone atrial fibrillation"*	3–10%

* Definition: Normale LV-Ejektionsfraktion, keine regionale Wandbewegungsstörung, keine linksventrikuläre Hypertrophie, keine Klappenerkrankung oder Mitralisringverkalkung; anamnestisch weder Hypertonie noch Herzinfarkt, Angina pectoris, Herzinsuffizienz oder Diabetes mellitus

Vorhofflimmern und embolischer Schlaganfall. Erst Mitte der 80er Jahre wurde der Zusammenhang zwischen chronischem Vorhofflimmern nichtrheumatischer Genese (d. h. ca. 90% aller Fälle von absoluter Arrhythmie in den westlichen Ländern) und dem Schlaganfallrisiko herausgearbeitet. Es seien hier die Daten der Framingham-Studie kurz dargestellt, andere epidemiologische Untersuchungen weisen jedoch absolut in die gleiche Richtung (Wolf et al. 1987; Flegel et al. 1987; Krahn et al. 1995): Im Vergleich zu Patienten im Sinusrhythmus ist das Insultrisiko bei Patienten mit Vorhofflimmern 2- bis 6fach erhöht (z. B. im 8. Lebensjahrzehnt 1,8% pro Jahr bei Sinusrhythmus vs. 9,8% bei Vorhofflimmern!). Jeder 6. Schlaganfall ereignet sich bei Patienten mit Vorhofflimmern. Bezieht man asymptomatische, im CT diagnostizierte Ereignisse und TIA's mit ein beträgt die jährliche Inzidenz >7%.

Die Häufigkeit von Schlaganfällen jeglicher Genese ist altersabhängig; die Bedeutung von Vorhofflimmern bei der Entstehung des Schlaganfalls nimmt mit dem Alter kontinuierlich zu: So sind nur ca. 7,5% aller Insulte bei unter 70jährigen auf Vorhofflimmern zu beziehen, jedoch über 25% aller Schlaganfälle bei über 70-jährigen.

„Lone atrial fibrillation". Kontrovers beurteilt wurde lange Zeit das thromboembolische Risiko von Patienten mit sog. „lone atrial fibrillation", also Personen, bei denen keine kardiovaskuläre Erkrankung diagnostiziert wurde. Während aus den Framingham-Daten (Brand et al. 1985) auch für diese Subgruppe ein 2-bis 3fach erhöhtes Risiko zu entnehmen ist, bestätigen andere Untersuchungen diese negative Einschätzung nicht (Kopecky et al. 1987). Ursache für die diskrepanten prognostischen Angaben sind in erster Linie Unterschiede der eingeschlossenen Patientenkollektive (bei Kopecky et al. zum Zeitpunkt der Diagnose alle unter 60 Jahre) und der Einschluss auch von Hypertonikern in die Gruppe der „lone fibrillators" in der Framingham-Studie. Der Streit darf inzwischen als beigelegt gelten, wobei insbesondere die nachfolgend besprochenen Interventionsstudien zusätzliche Informationen beigetragen haben und so ein Patient ohne erhöhtes thromboembolisches Risiko gut charakterisiert werden kann.

Interventionsstudien. Seit 1986 wurden 6 große Interventionsstudien bei Patienten mit chronischem, nichtrheumatischem Vorhofflimmern durchgeführt und ab 1989 publiziert, die den Einfluss einer Antikoagulation auf die Häufigkeit des Auftretens von Schlaganfällen überprüften (The Copenhagen AFASAK Study: Petersen et al. 1989; The Boston Area Anticoagulation Trial for Atrial Fibrillation Investigators 1990; Canadian Atrial Fibrillation Anticoagulation Study: Connolly et al. 1991; The Stroke Prevention in Atrial Fibrillation Study: SPAF Investigators 1992; Veterans Affairs Stroke Prevention in Nonrheumatic Atrial Fibrillation Study: Ezekowitz et al. 1992; The European Atrial Fibrillation Trial: EAFT Study Group 1993; The Stroke Prevention in Atrial Fibrillation II Study: SPAF II Investigators 1994). Die Untersuchungen waren hinsichtlich Patienteneinschluss heterogen, benutzten unterschiedliche Intensität der Antikoagulation, hatten bis auf SPAF II einen Plazeboarm; in AFASAK wurde neben der Antikoagulation auch 80 mg ASS mit Plazebo verglichen, in SPAF II wurde die Kontrollgruppe mit 375 mg Azetylsalizylsäure behandelt; eine weitere Gruppe erhielt Antikoagulation plus ASS. Die Ergebnisse der Studien waren konkordant und wurden in einer Metaanalyse zusammengefasst (Hart et al. 1999).

 Antikoagulation vermindert das Risiko für Schlaganfall (ischämisch und hämorrhagisch) um 61% gegenüber Plazebo. Niedrig dosiertes ASS ist nicht besser als Plazebo, höher dosierte Azetylsalizylsäure ist besser als Plazebo, aber einer Antikoagulation deutlich unterlegen. Die Kombinationstherapie in SPAF II führte zu hohen Blutungskomplikationen.

Aufgrund der großen Zahl der in obigen Studien eingeschlossenen Patienten konnten klinische und echokardiographische Kriterien zur individuellen Risikoabschätzung erarbeitet werden (SPAF Investigators 1992a,b; Lévy et al. 1998; Fuster et al. 2001). Es ist nun ferner die Intensität der Antikoagulation definiert, die das Bestmaß an thromboembolischen Schutz mit noch niedrigem Risiko für Blutung verbindet. Dies gilt für den INR-Bereich von 2–3, etwas geringeren Emboliesschutz gewährt der Zielbereich 1,8–2,5 (The European Atrial Fibrillation Trial Study Group 1995; Hylek et al. 1996; Fuster et al. 2001).

> **Risikofaktoren für thromboembolische Ereignisse bei nichtrheumatischem Vorhofflimmern**
> - Periphere Embolie oder Schlaganfall in der Anamnese
> - Hypertonie (auch anamnestisch)
> - Alter > 65 Jahre
> - Zustand nach Herzinfarkt
> - Diabetes mellitus
> - Klinische Herzinsuffizienz
> - LV-Schaden im Echo
> - LA-Diameter im Echo > 50 mm
> - TEE: Nachweis eines LA-Thrombus, Stase im LA (Spontankontrast)

Praktische Konsequenzen. Die Schlaganfallquoten von 5–6% pro Jahr in den Plazebogruppen oben zitierter Interventionsstudien bestätigen die epidemiologischen Daten des hohen Risikos für embolische Ereignisse bei Patienten mit nichtrheumatischem Vorhofflimmern.

 Bei Patienten mit nichtrheumatischem Vorhofflimmern besteht eine eindeutige Indikation zur Antikoagulation, unabhängig davon, ob permanentes oder intermittierendes Vorhofflimmern vorliegt.

Davon ausgenommen werden sollten nur Patienten, bei denen kein oben erwähnter Risikofaktor vorliegt. Der Ziel-INR liegt zwischen 2 und 3, bei erhöhtem Blutungsrisiko – z. B. sehr hohes Lebensalter – ist ein INR-Bereich zwischen 1,8 und 2,5 akzeptabel. Das Risiko, einen Schlaganfall zu erleiden, lässt sich durch Antikoagulation um 50–85% vermindern. ASS in einer Dosis um 375 mg ist nur bei Kontraindikationen gegenüber Antikoagulatien eine Alternative, evtl. bei Jüngeren mit einer Hypertonie oder Diabetes mellitus als einzigem Risikofaktor (The Atrial Fibrillation Investigators 1997).

42.3.2 Koronare Herzkrankheit

Akuter und subakuter Myokardinfarkt

Die antithrombotische Therapie im Rahmen des akuten Myokardinfarktes richtet sich sehr nach der Art der Primärintervention (Fibrinolyse, primäre kathetergestützte Reperfusion) und ist ausführlich in Kap. 23 beschrieben. Die Behandlung mit oralen Antikoagulanzien ist in der Subakutphase indiziert (Antman u. Braunwald 2001):
- bei Nachweis einer tiefen Beinvenenthrombose,
- nach Lungenembolie,
- bei Vorhofflimmern,
- bei anamnestisch aufgetretenem embolischen Hirninfarkt und
- bei sehr großer Wandbewegungsstörung oder Ausbildung eines Aneurysmas (meistens Vorderwandinfarkt).

Das Entstehen muraler Thromben ist eine Frühkomplikation des akuten Myokardinfarktes, wobei die Thrombusentstehung innerhalb von Stunden nach Gefäßverschluss beginnt. Die Thrombusentstehung ist abhängig von der Größe und Lokalisation des Infarktes und insbesondere vom Ausmaß der resultierenden Wandbewegungsstörung. So muss bei ca. 30% aller Fälle mit Vorderwandinfarkt mit der Entwicklung muraler Thromben gerechnet werden, während es bei Hinterwandinfarkten nur selten (<5%) dazu kommt. Wandständige Thromben sind Ursachen für periphere Embolien, insbesondere Hirninsulte, bei 2–6% der Patienten mit Vorderwandinfarkt. Weitere Risikofaktoren zur Thrombusentstehung sind Herzinsuffizienz, rasche Entwicklung eines Aneurysmas und Vorhofflimmern. Das Embolierisiko beim echokardiographischen Nachweis eines Thrombus wird ohne Antikoagulation auf bis zu 50% geschätzt (Cairns et al. 1992).

Prospektive echokardiographische Untersuchungen, u. a. von Visser et al. (1985), konnten gewisse Thrombusmerkmale identifizieren, die ein besonders hohes Embolierisiko anzeigen: Dazu gehören Vorwölbung in das Ventrikelkavum und Mobilität des Thrombus.

> **Klinisch wichtig**
> Während die Thrombusentstehung beim akuten Myokardinfarkt nach einer Woche abgeschlossen sein dürfte, ist das Risiko der Embolisation nicht auf die Akutphase beschränkt, sondern erstreckt sich über ca. 3–4 Monate (Weinreich et al. 1984). Durch Antikoagulation (Ziel-INR 2,0–2,5) lässt sich die Gefahr der peripheren Embolie weitgehend beseitigen.

Chronischer Infarkt

Murale Thromben und Embolierisiko in der chronischen Infarktphase. Kneissl et al. (1985) untersuchten 1383 Patienten mittels 2-D-Echokardiographie im chronischen Infarktstadium und fanden bei 10% der Untersuchten Ventrikelthromben. Dabei zeigte sich ein ähnlicher Befund, wie er bei entsprechenden Untersuchungen in der Akutphase zu erheben ist: Bei einem isolierten Hinterwandinfarkt sind Thromben im chronischen Infarktstadium extrem selten (Inzidenz 0,6%), während 14% der Patienten mit Vorderwandinfarkt Thromben aufwiesen. Besonders hoch war die Häufigkeit von Ventrikelthromben dann, wenn ein Vorderwandaneurysma vorhanden war (26%).

Die Bedeutung eines Thrombusnachweises in der chronischen Infarktphase hinsichtlich der Gefährdung des Patienten, im weiteren Verlauf eine Embolie zu erleiden, ist umstritten. Die meisten Thromben zeigen eine zunehmende Organisierungstendenz, wodurch das Embolierisiko abnimmt. Fuster et al. (1990) bezifferten das Risiko einer embolischen Komplikation bei chronischem linksventrikulärem Aneurysma auf < 2%, wobei sie sich in erster Linie auf retrospektiv erhobene Daten an einem kleinen Patientengut (n=76) mit angiographisch nachgewiesenem linksventrikulärem Aneurysma stützten (Lapeyre et al. 1985). Andere Untersucher schätzten aufgrund ihrer Ergebnisse das Risiko beim Nachweis eines Ventrikelthrombus deutlich höher ein: So beobachteten Stratton u. Resnick (1987) bei 11 von 85 Patienten im Verlauf von 22 Monaten ein embolisches Ereignis, bei denen ein Ventrikelthrombus echokardiographisch diagnostiziert wurde. Bei einer Vergleichsgruppe ohne Thrombusnachweis hingegen kam es nur in 2 von 91 Fällen zu einer Embolie. Der Unterschied ist hochsignifikant.

Echokardiographische Kriterien zur Vorhersage eines embolischen Ereignisses waren Vorwölbung in das Ventrikelkavum und Mobilität des Thrombus. Dabei zeigte sich, dass Embolien nur dann auftraten, wenn die Patienten nicht antikoaguliert waren. Ähnliche Befunde sind auch den mitgeteilten Zahlen von Kneissl et al. (1985) zu entnehmen, die eine Emboliehäufigkeit von 7,9% bei Patienten mit Thrombusnachweis fanden gegenüber 0,7% ohne einen entsprechenden echokardiographischen Hinweis. Bei einem Teil der Patienten konnten sie Regression und Progression der Thromben in Abhängigkeit vom Vorhandensein oder auch der Qualität einer Antikoagulationsbehandlung dokumentieren. Besondere morphologische Kriterien für die Emboliebereitschaft eines Thrombus fanden Kneissel et al. nicht. Die meisten Embolien entwickelten sich aus harmlos erscheinenden Schichtthromben.

> **Klinisch wichtig**
> Auch im chronischen Infarktstadium besteht für Patienten insbesondere nach Vorderwandinfarkt eine Gefährdung durch periphere Embolisation von Ventrikelthromben. Beim echokardiographischen Nachweis von Thromben sollte antikoaguliert werden, eine Thrombolyse ist dadurch möglich. Unter Antikoagulation finden Embolien praktisch nicht statt. Nach Auflösen des Thrombus ist ein Auslassversuch angezeigt. Kommt es zu einem Thrombusrezidiv, sollte langfristig mit Phenprocoumon (Marcumar) antikoaguliert werden.

Antikoagulation zur Sekundärprophylaxe nach Herzinfarkt. Trotz der Popularität der Behandlung mit Antikoagulanzien nach Myokardinfarkt in den 60er-Jahren und auch noch zu Beginn der 70er-Jahre gab es bis zur Publikation der holländischen Sixty-plus-Studie 1980 keine Untersuchung, die heutigen methodischen Voraussetzungen gerecht würde und die zum Ziel hatte, den Wert einer Langzeittherapie mit oralen Antikoagulanzien gegenüber Plazebo im chronischen Infarktstadium zu dokumentieren.

⊕ Zusatzwissen

Die Sixty-plus-Studie wies vom Design her einige Besonderheiten auf, die vielleicht mit dazu beigetragen haben, dass sie nie die Aufmerksamkeit gewonnen hat, die ihr vielleicht gerecht geworden wäre: Sie war doppelblind randomisiert und plazebokontrolliert angelegt und schloss 878 Patienten mit chronischem Infarkt ein, wobei der Infarkt mindestens 6 Monate zurückliegen musste. Im Mittel lag der Infarkt jedoch sogar 6 Jahre zurück! Es handelte sich darüber hinaus nur um über 60-jährige Patienten („Sixty plus"), und sie waren alle bis zum Zeitpunkt der Randomisierung optimal antikoaguliert gewesen. Die optimale Antikoagulation war durch den besonders gut organisierten holländischen Thrombosedienst gewährleistet (Loeliger 1961). Die Randomisierung führte also zu 2 Gruppen: Die einen wurden weiter antikoaguliert, bei den anderen wurde Phenprocoumon abgesetzt. Das Follow-up betrug 2 Jahre. Die Ergebnisse bei diesen ausgewählten Patienten sind deutlich: Trotz 3 tödlicher Blutungskomplikationen wurde die Gesamtmortalität durch Fortführung der Antikoagulation um 26% gesenkt, die Reinfarkthäufigkeit wurde sogar um 55% innerhalb der 2 Jahre vermindert (Sixty plus Reinfarction Study Group 1980).

Es dauerte 10 Jahre, bis eine norwegische Arbeitsgruppe erneut in einem modernen Studiendesign den Wert der Antikoagulation überprüfte und jetzt 1214 Patienten zum Zeitpunkt der Klinikentlassung randomisierte. Geprüft wurde der Nutzen einer „scharfen" Antikoagulation (INR-Werte 2,8–4,8) gegenüber Plazebo auf die Endpunkte Mortalität, Reinfarkt und zerebrovaskuläre Ereignisse. Diese randomisiert, doppelblind und plazebokontrolliert durchgeführte Untersuchung brachte genauso statistisch hochsignifikante Ergebnisse wie die Sixty-plus-Studie: innerhalb des Follow-up von 22 Monaten konnte eine Senkung der Mortalität um 24%, der Reinfarkthäufigkeit um 34% und der zerebrovaskulären Ereignisse um 55% dokumentiert werden. Diese Zahlen beziehen sich auf eine „Intention-to-treat"-Analyse. Betrachtet man die Ergebnisse solcher Patienten, die tatsächlich unter Antikoagulanzien standen und nicht wegen Nebenwirkungen vorzeitig abbrachen, so wurde die Mortalität sogar um 35%, die Reinfarkthäufigkeit um 43 % und die zerebrovaskulären Ereignisse um 61 % gesenkt (Smith et al. 1990). Der Nettonutzen war durch die relativ geringen Blutungskomplikationen nicht aufzuheben.

Die Anticoagulation in the Secondary Prevention of Events in Coronary Thrombosis (ASPECT)-Studie randomisierte 3404 Patienten innerhalb von 6 Wochen nach Infarkt und verglich Antikoagulation (INR 2,8–4,8) gegenüber Plazebo. Während des 3-jährigen Follow-up wurde die Gesamtsterblichkeit um 10 % gesenkt, was statistisch jedoch nicht signifikant war. Die sekundären Endpunkte hingegen traten signifikant seltener ein: erneuter Herzinfarkt (–53 %), zerebrovaskuläres Ereignis (–40 %). Blutungskomplikationen traten 3,8fach häufiger als unter Plazebo auf (ASPECT Research Group 1994).

Antikoagulation plus Azetylsalizylsäure. Aufgrund differenter antithrombotischer Wirkungen könnte die Kombinationsbehandlung von klinischem Nutzen sein. Diese Überlegungen wurde in 2 randomisierten Untersuchungen überprüft. Weder die Coumadin Reinfarction Study (CARS investigators 1997) noch Combination Hemotherapy and Mortality Prevention (CHAMP) Untersuchung (Cairns et al. 1995) konnten einen klinischen Benefit nachweisen. Die Rate an v. a. gastrointestinalen Blutungskomplikationen war unakzeptabel hoch.

> **Klinisch wichtig**
>
> Die Standardtherapie für alle Patienten nach Myokardinfarkt ist Azetylsalizylsäure, wobei die empfohlene Dosis 160–320 mg und nicht die in Deutschland übliche 100 mg beträgt (Schafer et al. 2001). An eine Langzeitantikoagulation mit Marcumar sollte jedoch häufiger bei Patienten gedacht werden, bei denen neben dem sekundärpräventiven Aspekt weitere Argumente für eine Antikoagulation sprechen: nach großem Infarkt bei gleichzeitiger Herzinsuffizienz, nach Vorderwandinfarkt, insbesondere bei Vorliegen eines Aneurysmas.

42.3.3 Dilatative Kardiomyopathie

Periphere Embolien, insbesondere in Form von embolischen Schlaganfällen, sind eine gefürchtete, den Patienten häufig invalidisierende Komplikation der dilatativen Kardiomyopathie. Ausgangspunkt der Embolien sind der stark dilatierte und hypokinetische linke Ventrikel, in dem es durch Stase zur Aktivierung der Koagulation mit entsprechendem Thrombusbild kommt. In Post-mortem-Studien finden sich in bis zu 50 % der Fälle Thromben sowohl im rechten als auch im linken Ventrikel (Roberts et al. 1987). Ebenso häufig ist der Nachweis peripherer und pulmonaler Embolien. Es ist denkbar, dass rezidivierende Lungenembolien zur pulmonalen Widerstandserhöhung bei Patienten mit dilatativer Kardiomyopathie beitragen.

⊕ Zusatzwissen

Eine echokardiographische Untersuchung von Gottdiener et al. (1983) fand in 36 % der Patienten mit dilatativer Kardiomyopathie Thromben im linken Ventrikel, bei 11 % des Gesamtkollektivs kam es während des Follow-up zu einem embolischen Ereignis, wobei jedoch die Häufigkeit bei den Patienten, bei denen zuvor ein Thrombus gesichert wurde, nicht größer war als bei den Patienten ohne Thrombusnachweis. In der Studie wird über eine durchgeführte Antikoagulation oder auch das Vorhandensein von Vorhofflimmern keine Aussage gemacht. Prospektive Untersuchungen zur Frage der Prävalenz intrakardialer Thromben im rechten und linken Ventrikel und zur Emboliehäufigkeit gibt es nicht.

Fuster et al. (1981) berichteten ihre Erfahrungen mit 104 Patienten mit der Diagnose „dilatative Kardiomyopathie" nach retrospektiver Datenerhebung. Schon zum Zeitpunkt der Diagnosestellung hatten 4 % der Patienten eine systemische Embolie durchgemacht; im weiteren Verlauf kam es bei weiteren 18 % zu einem embolischen Ereignis, von denen sich 60 % bereits im ersten Jahr der Beobachtung nach Diagnosestellung ereigneten. 32 der 104 Patienten waren intermittierend und dauerhaft antikoaguliert. Eine wichtige Feststellung war, dass kein einziges embolisches Ereignis unter therapeutischer Antikoagulation auftrat! Die Autoren konnten so eine Ereignisrate von 3,5 % pro Jahr ohne Antikoagulation vs. 0 % mit Antikoagulation kalkulieren. Vorhofflimmern war mit einem besonders hohen Risiko einer Embolie behaftet (8 von 24 = 33 % vs. 11 von 80 = 14 % bei Sinusrhythmus), der Unterschied war jedoch statistisch nicht signifikant. Kein Patient erlitt jedoch eine Embolie während absoluter Arrhythmie, wenn er antikoaguliert war.

In jüngeren Beobachtungsstudien bei Patienten mit Herzinsuffizienz (Katz et al. 1993) und Transplantationskandidaten (Natterson et al. 1995) werden deutlich niedrigere Inzidenzen tromboembolischer Komplikationen (1,7 bzw. 3,2 per 100 Patientenjahre) angegeben. Ähnliche Inzidenzen wurden auch in den großen ACE-Hemmer-Herzinsuffizienzstudien (V-HEFT, SOLVD, SAVE; s. Kap. 47) gefunden. Antikoagulation hatte in V-HEFT II keinen Einfluss auf die Häufigkeit thromboembolische Ereignisse, wobei die Patienten selbstverständlich diesbezüglich nicht randomisiert worden waren. In SOLVD war Antikoagulation mit einer besseren Prognose verknüpft.

Insgesamt ist die Datenlage objektiv spärlich, und so ist es nicht verwunderlich, dass auch die Empfehlungen zwischen „Antikoagulation für alle Patienten mit dilatativer Kardiomyopathie" (Wynne u. Braunwald 2001) und „Antikoagulation nur bei erhöhtem Risiko" (Schafer et al. 2001) im gleichen Lehrbuch (Braunwald et al. 2001) liegen.

Das Eintreten eines zerebralen Insultes bei den häufig jüngeren Patienten mit dilatativer Kardiomyopathie ist häufig ein so katastrophales Ereignis, dass nach Meinung des Autors die Indikation eher großzügig und damit frühzeitig (vor Auftreten eines Thrombus oder Vorhofflimmern) gestellt werden sollte.

> **Zusammenfassung**
>
> Auch bei Patienten mit nichtrheumatischen Herzerkrankungen besteht in vielen Fällen die Indikation einer antithrombotischen Therapie, insbesondere zur Antikoagulation. Die Antikoagulation mit Ziel-INR-Werten zwischen 2 und 3 vermag das Schlaganfallrisiko um bis zu 80 % zu vermindern. Eine Behandlung mit Azetylsalizylsäure ist keine echte Alternative und sollte nur dann erwogen werden, wenn absolute Kontraindikationen gegen orale Antikoagulanzien bestehen.

Linksventrikuläre Thromben können ebenfalls Ausgangspunkte für periphere Embolien sein. Sie entstehen im Zusammenhang mit großen Vorderwandinfarkten oder auch im Rahmen einer dilatativen Kardiomyopathie mit schwerer systolischer Dysfunktion. Der Nachweis von Thromben im linken Ventrikel stellt eine klare Indikation zur oralen Antikoagulation dar, worunter es häufig zu Thrombolyse kommt. Umstritten ist die vorbeugende Behandlung mit Antikoagulantien bei Patienten mit erhöhtem Risiko zur Thrombusentstehung.

Zuletzt sei erwähnt, dass die Antikoagulation durchaus auch einen Stellenwert in der Sekundärprophylaxe nach Herzinfarkt haben kann: Man sollte ihr den Vorrang gegenüber Azetylsalizylsäure v. a. dann geben, wenn nach großem Herzinfarkt (insbesondere Vorderwandinfarkt) sich ein Aneurysma ausgebildet hat oder klinisch eine Herzinsuffizienz besteht.

Literatur

Acar J, Enriquez-Sarano M, Farah E et al (1984) Recurrent systemic embolic events with valve prosthesis. Eur Heart J 5 (Suppl D):33
Acar J, Michel PL, Cormier B et al (1992) Features of patients with severe mitral stenosis with respect to atrial rhythm. Atrial fibrillation in predominant and tight mitral stenosis. Acta Cardiologica 47(2):115
Acar J, Iung B, Boissel JP et al.(1996) AREVA multicenter randomized,comparison of low-dose versus standard-dose anticoagulation in patients with mechanical prosthetic heart valves. Circulation 94:2107–2112
Altman R, Boullon F, Rouvier J et al (1976) Aspirin and prophylaxis of thromboembolic complications in patients with substitute heart valves. J Thorac Cardiovasc Surg 72:127
Antman EM, Braunwald E (2001) Acute myocardial infarction. In: Braunwald E, Zipes DP, Libby P (eds) Heart disease. Saunders, Philadelphia, pp 1751–1806
Arnold AZ, Mick MJ, Mazurek RP et al (1992) Role of prophylactic anticoagulation for direct current cardioversion in patients with atrial fibrillation or atrial flutter. J Am Coll Cardiol 19:851
The ASPECT Research Group (1994) The effect of long-term oral anticoagulant treatment on mortality and cardiovascular morbidity after myocardial infarction. Anticoagulants in the Secondary Prevention of Events in Coronary Thrombosis (ASPECT). Lancet 343:499–503
The Atrial Fibrillation Investigators (1997) The efficacy of et al in patients with atrila fibrillation. Analysis of pooled data from 3 randomized trials. Arch Intern Med 157:1237–1240
Bachmann K, Shapiro R (1977) Protein binding of coumarine anticoagulants in disease states. Clin Pharmacokin 2:110
Balsano F, Rizzon P, Violi F et al (1990) Antiplatelet treatment with ticlopidine in unstable angina, a controlled multicenter clinical trial. Circulation 82:17
Basinski A, Naylor CD (1991) Aspirin and fibrinolysis in acute myocardial infarction. Metaanalytical evidence for synergy. J Clin Epidemiol 44:1085
BCSH Haemostasis Thrombosis Task Force (1990) Guidelines on oral anticoagulation, 2nd edn. J Clin Pathol 43:177
BCSH: British Committee for Standards in Hematology (1998) Guidelines on oral anticoagulation; 3rd ed. Br J Hematol 101:374–387
Bechtold H, Andrassy K, Jähnchen E et al (1984) Evidence for impaired hepatic vitamin K_1 metabolism in patients treated with N-methylthiotetrazole cephalosporins. Thromb Haemostas 51:358
Bechtold H, Trenk D, Meinertz T et al (1983) Cyclic interconversion of vitamin K_1 and vitamin K_1 2,3-epoxide in man. Br J clin Pharmacol 16:683
Bernardo A (1996) Experience with patient self-management of oral anticoagulation. J Thromb Thrombol 2:321–325
Bjork VO, Henze A (1979) Ten years' experience with the Björk-Shiley tilting disc valve. J Thorac Cardiovasc Surg 78:331
Bollag L, Fost CH, Vogt PR et al (2001) Symptomatic mechanical heart valve thrombosis: high morbidity and mortality despite successful treatment options. Swiss Med Wkly 131:109–116
Bonow RO, Carobello B, DeLeon AC et al (1998) ACC/AHA guidelines for the management of patients with valvular heart disease: A report of the American College of Cardiology/American Heart Association Task force on Practice Guidelines. J Am Coll Cardiol 32:1486–1588
Boston Area Anticoagulation Trial für Atrial Fibrillation Investigators (1990) The effect of low-dose warfarin on the risk of stroke in patients with nonrheumatic atrial fibrillation. N Engl J Med 323:1505–1511
Brand FN, Abbott RD, Kannel WB, Wolf PA (1985) Characteristics and prognosis of lone atrial fibrillation: 30-year-follow-up in the Framingham Study. J Am Med Ass 254:3449–3453
Braunwald E, Zipes DP, Libby P (2001) Heart disease. Saunders, Philadelphia
Butchard EG (1992) Prosthesis-specific and patient-specific anticoagulation. In: Butchart EG, Bodnar E (eds) Thrombosis, embolism and bleeding. ICR Publishers, London, pp 293
Butchard EG, Bodnar E (1992) Thrombosis, embolism and bleeding. ICR Publishers, London
Butchard EG, Payne N, Li HH et al (2002) Better anticoagulation control improves survival after valve replacement. J Thorac Cardiovasc Surg 123:715–723
Butchart EG, Lewis PA, Bethel JA, Breckenridge IM (1991) Adjusting anticoagulation to prosthesis thrombogenicity and patient risk factors. Circulation 84 (Suppl III):61
Butchart EG, Lewis PA, Grunkemeier GL et al (1988) Low risk of thrombosis and serious embolic events despite low-intensity anticoagulation. Experience with 1004 Medtronic Hall valves. Circulation 78 (Suppl I):66
Cairns JA, Hirsh J, Lewis HD et al (1992) Antithrombotic agents in coronary heart disease. Chest 102 (Suppl):456
Cairns JA, Markham BA (1995) Economics and efficacy in choosing oral anticoagulants or et al after myocardial infarction. JAMA 273:965–967
Cannegieter SC, Rosendaal FR, Briet E (1994) Thromboembolic and bleeding complications in patients with mechanical heart valve prostheses. circulation 89:635
Caplan LR, D'Crux I, Hier DB et al (1986) Atrial size, atrial fibrillation and stroke. Ann Neurol 19:158
Carrel TP, Klingenmann W, Mohacsi PJ et al (1999) Perioperative bleeding and thromboembolic risk during non-cariac surgery in patients with mechanical prosthetic heart valves: an institutional review. J Heart Valve Dis 8:392–398
CARS investigators (1997) Randomized double-blind trial of fixed low-dose warfarin with et al after myocardial infarction. Coumadin Aspirin Reinfarction Study. Lancet 350:389–396
Casselman FP, Bots ML, Van Lommel W et al (2001) Repeated thromboembolic and bleeding events after mechanical aortic valve replacement. Ann Thorac Surg 71:1172
Cerebral Embolism Task Force (1989) Cardiogenic brain embolism. The second report of the cerebral embolism task force. Arch Neurol 46:727
Chan WS, Anand S, Ginsberg JS (2000) Anticoagulation of pregnant women with mechanical heart valves. A systematic review of the literature. Arch Int Med 160:191–196
Chesebro JH, Adams PC, Fuster V (1986) Antithrombotic therapy in patients with valvular heart disease and prosthetic heart valves. J Am Coll Cardiol 8:41B
Chesebro JH, Fuster V (1992) Valvular heart disease and prosthetic heart valves. In: Fuster V, Verstraete M (eds) Thrombosis in cardiovascular disorders. Saunders, Philadelphia

Chesebro JH, Webster MW, Zoldhelyi P et al (1992) Antithrombotic therapy and progression of coronary artery disease. Antiplatelet versus antithrombins. Circulation 86 (Suppl III):100–110

Chesebro JH, Fuster V, Elveback LR (1983) Trial of combined warfarin plus dipyridamole or et al therapy in prosthetic heart valve replacement: danger of et al compared with dipyridamole. Am J Cardiol 51: 1537–1541

Chiang CW, Lo SK, Ko YS et al (1998) Predictors of systemic embolism in patients with mitral stenosis: a prospective study. Ann Intern Med 128:885–889

Cowburn P, Cleland JG (1996) SPAF-III results. Eur Heart J 17:1129

Conolly St J, Laupacis A, Gent M et al (1991) Canadian atrial fibrillation anticoagulation (CAFA) Study. Am Coll Cardiol 18:349

Dale J, Myrhe E, Lowe D (1980) Bleeding during acetysalicyclicacid and anticoagulant therapy in patients with reduced platelet reactivity after aortic valve replacement. Amer Heart J 99:746

Daniel WG, Nellessen U, Schröder E et al (1988) Left atrial spontaneous echo contrast in mitral valve disease: An indicator for an increased thromboembolic risk. J Am Coll Cardiol 11:1204

Darmon D, Enriquez-Sarano M, Acar J (1983) Cardiac complications after subsequent non-cardiac operations in patients with non-biological prosthetic heart valves. Eur Heart J 4 (Suppl I) Abstr Nr 59

Davenport J, Hart RG (1990) Prosthetic valve endocarditis 1976–87: antibiotics, anticoagulation and stroke. Stroke 21:993

Delahaye JP, Poncet P, Malquarti V et al (1990) Cerebrovascular accidents in infective endocarditis: role of anticoagulation. Eur Heart J 11:1074

The European Atrial Fibrillation Trial Study Group (1995) Optimal oral anticoagulant therapy in patients with nonrheumatic atrial fibrillation and recent cerebral ischemia. N Engl J Med 333:5–10

Ezekowitz MD, Bridgers SL, James KE et al (1992) Warfarin in the prevention of stroke associated with nonrheumatic atrial fibrillation. N Engl J Med 327:1406–1412

Fitzgerald AG, Dates JA, Nowak J (1988) Cigarette smoking and hemostatic functions. Am Heart J 115:267

Flegel KM, Shipley MJ, Rose G (1987) Risk of stroke in nonrheumatic atrial fibrillation. Lancet 1:526–529

Furberg CD, Psaty BM, Manolio TA et al (1994) Prevalence of atrial fibrillation in elderly subjects (the Cardiovascular Health Study) Am J Cardiol 74:236–241

Fuster V, Gersh B, Giuliani E et al (1981) The natural history of idiopathic dilated cardiomyopathy. Am J Cardiol 47:525–531

Fuster V, Ryden LE, Asinger RW et al (2001)ACC/AHA/ESC guidelines for the management of patients with atrial fibrillation: Eur Heart J 2001; 22:1852–1923

Fuster V, Rydén LE, Asinger RW et al (2001) ACC/AHA/ESC guidelines for the management of patients with atrial fibrillation: Executive summary. A report of the American College of Cardiology/American Heart Association Task Force on Practice Guidelines and the European Society of Cardiology Scientific and Clinical Initiatives Committee. Circulation 104:2118–2150

Fuster V, Stein B, Halperin JL, Chesebro JH (1990) Antithrombotic therapy in cardiac disease: an approach based on pathogenesis and risk stratification. Am J Cardiol 65:38C

Garvey CJ, Neu HC (1979) Infective endocarditis: an evolving disease. Medicine 57:105

Gent M, Blakely JA, Easton JD et al (1989) The Canadian American Ticlopidine Study (CATS) in thromboembolic stroke. Lancet:1215

Ginsberg JS, Hirsh J (1989) Use of anticoagulants during pregnancy. Chest 95 (Suppl 2):156

Ginsberg JS, Hirsh J (1992) Use of antithrombotic agents during pregnancy. Chest 102 (Suppl 4):385

Godbillon J, Richard J, Gerardin A et al (1981) Pharmacokinetics of the enantiomers of acenocoumarol in man. Br J Clin Pharmac 12:621

Gohlke-Bärwolf C (2000): Anticoagulation in vavar heart disease:new aspects and management during non-cardiac surgery. Heart 2000; 567–572

Gohlke-Bärwolf C (2001a) Anticoagulation in graviditate und postpartum bei Vitien, Thrombosen oder Vorhofflimmern: fötale Bedrohung versus maternelle Thromboembolie. Z Kardiol 90 (Suppl):49–56

Gohlke-Bärwolf C (2001b) Aktuelle Empfehlungen zur Thromboembolieprophylaxe bei Herzklappenprothesen. Z Kardiol 90 (Suppl 6): 112–117

Gohlke-Bärwolf C, Acar J, Burckhardt D et al (1993) Guidelines for prevention of thromboembolic events in valvular heart disease. J Heart Valve Dis 2:398

Gohlke-Bärwolf C, Acar J, Oakley C et al (1995a) Empfehlungen zur Thromboembolieprophylaxe bei Herzklappenerkrankungen. Z Kardiol 84:1018

Gohlke-Bärwolf C, Oakley C, Acar J et al (1995a) Guidelines for prevention of thromboembolic events in valvular heart disease. Eur Heart J 16:1320

Gottdiener JS, Gay JA, van Voorhees L et al (1983) Frequency and embolic potential of left ventricular thrombus in dilated cardiomyopathy: assessment by 2-dimensional echocardiography. Am J Cardiol 52:1281

Gottdiener JS, Gay JA, van Voorhees L et al (1983) Frequency and embolic potential of left ventricular thrombus in dilated cardiomyopathy: assessment by 2-dimensional echocardiography. Am J Cardiol 52:1281

Gugler R, Dengler HJ (1973) Arzneimittelinteraktionen mit oralen Antikoagulantien vom Cumarintyp. Klin Wschr 51:1081

Hall JG, Pauli RM, Wilson KM (1980) Maternal and fetal sequelae of anticoagulation during pregnancy. Am J Med 68:122

Halperin JL, Hart RG (1988) Atrial fibrillation and stroke: New ideas, persisting dilemmas. Stroke 19:937

Hanania C, Thomas D, Michel PL et al (1994) Grossesse chez les proteuses de protheses valvulaires. Etude cooperative retrospective française (155 cas). Arch Mal Coeur Vaiss 87:229

Harenberg J (1998) Anticoagulation of patients with heart valve replacements in pregnancy. Z Kardiol 87 (Suppl):63–67

Hart RG, Benavente O, McBride R et al (1999) Antithrombotic therapy to prevent stroke in patients with atrial fibrillation: a metaanalysis. Ann Intern Med 131:492–501

Hart RG, Benavente O, McBride R, Pearce LA (1999) Antthrombotic therapy to prevent stroke in patients with atrial fibrillation: a meta-analysis. Ann Intern Med 131:492–501

Hart RG, Coull BM, Hart D (1983) Early recurrent embolism associated with nonvalvular atrial fibrillation. A retrospective study. Stroke 14:688

Hirsh J (1991) Oral anticoagulant drugs. N Engl J Med 324:1865

Horstkotte D, Hohnloser S, Keller F et al (1994) Empfehlungen zur Einführung der Internationalen Normalisierten Ratio (INR) als objektives Maß für die Intensität einer oralen Antikoagulantien-Therapie. Z Kardiol 83:676–680

Hull R, Hirsh J, Jay R et al (1982) Different intensities of oral anticoagulant therapy in the treatment of proximal-vein thrombosis. N Engl J Med 307:1676

Hylek EM, Skates SJ, Sheehan MA et al (1996) An analysis of the lowest effective intensity of prophylactic anticoagulation for patients with nonrheumatic atrial fibrillation. N Engl J Med 335:540–546

Jaenecke J (1991) Antikoagulanzien- und Fibrinolysetherapie. Thieme, Stuttgart New York

Jähnchen E, Meinertz T, Gilfrich HJ (1977) Interaction of allopurinol with phenprocoumon in man. Klin Wschr 55:759

Jähnchen E, Meinertz T, Gilfrich HJ et al (1976) The enantiomers of phenprocoumon: Pharmacodynamic and pharmacokinetic studies. Clin Pharmacol Ther 20:342

Kannel WB, Abbott RD, Savage DD, McNamara PM (1982) Epidemiologic features of chronic atrial fibrillation: The Framingham Study. N Engl J Med 306:1018

Karchmer AW, Dismukes WE, Buckley MI, Austen WG (1978) Late prosthetic valve endocarditis: clinical features influencing therapy. Ann J Med 64:199

Katholi RE, Nolan SP, McGuire LB (1976) Living with prosthetic heart valves. Subsequent noncardiac operations and the risk of thromboembolism or hemorrhage. Am Heart J 92:162

Katz SD, Marantz PR, Biasucci L et al (1993) Low incidence of stroke in ambulatory patients with heart failure. A prospective study. Am Heart J 126:141–146

Kelly RE (1992) Rationale for antithrombotic therapy in atrial fibrillation. Neurologic Clinics 10:233

Kelly RE, Pina I, Lee SC (1988) Cerebral ischemia and mitral valve prolapse. Stroke 19:443

Kelly RE (1992) Rationale for antithrombotic therapy in atrial fibrillation. Neurologic Clinics 10:233

Kneissl DD, Bubenheimer P, Roskamm H (1985) Ventrikelthromben im chronischen Infarktstudium: Echokardiographische Befunde, Klinik, Beziehung zur Antikoagulation. Z Kardiol 74:639

Koch-Weser J, Seilers EM (1971) Drug interactions with coumarin anticoagulants. N Engl J Med 285:487, 547

Kopecky SL (1992) Management decisions in lone atrial fibrillation. Hospital Practice (June 15):135

Kopecky SL, Oersh BJ, McOoon MD et al (1987) The natural history of lone atrial fibrillation: a population-based study over three decades. N Engl J Med 317:669–674

Körtge H, Körfer R (2001) International normalized ratio self-management after mechanical heart valve replacement: is an early start advantageous? Ann Thorac Surg 72:44–48

Körtge H, Gohlke-Bärwolf C, Heik SCW, Horstkotte D (1998) Empfehlungen zum INR – Selbstmanagement bei oraler Antikoagulation. Z Kardiol 87:983–985

Krahn AD, Manfreda J, Tate RB et al (1995) The natural history of atrial fibrillation: incidence, risk factors, and prognosis in the Manitoba Follo-Up Study. Am J Med 98:476–484

Landefeld CS, Goldman L (1989) The autopsy in clinical medicine. Mayo Clin Proc 64:1185–9

Landefeld CS, Beyth RJ (1993) Anticoagulant-related bleeding: clinical epidemiology, prediction and prevention. Am J Med 95:315

Lapeyre III AC, Steele PM, Kazmier FJ et al (1985) Systemic embolism in chronic left ventricular aneurysm: incidence and the role of anticoagulation. J Am Coll Cardiol 6:534

Lengyel M, Vandor L (2001) The role of thrombolysis in the management of left-sided prosthetic valve thrombosis: a study of 85 cases diagnosed by transesophageal echocardiography. J Heart Valve Dis 10:636–49

Levine HJ, Pauker SG, Salzman EW, Eckman MH (1992) Antithrombotic therapy in valvular heart disease. Chest 102(4):434S

Lev-Ran O, Kramer A, Gurevitch J et al (2000) Low-molecular-weight heparin for prosthetic heart valves: treatment failure. Ann Thorac Surg69:264–266

Lévy S, Breithardt G, Campbell RWF et al (1998) Atrial fibrillation: current know-ledge and recommendations for management. Eur Heart J 19:1294–1320

Lewis H, Sloan SH, Foos RY (1988) Massive intraocular hemorrhage associated with anticoagulation and age-related macular degeneration. Graefe's Arch Clin Exp Ophthalmol 226:59

Lewis RJ, Trager WF, Chan KK et al (1974) Warfarin: stereochemical aspects of its metabolism and the interaction with phenylbutazone. J Clin Invest 53:1607

Lindblom D (1988) Long-term clinical results after aortic valve replacement with the Björk-Shiley prosthesis. J Thorac Cardiovasc Surg 95:658

Loeliger EA (1961) Der holländische Thrombosedienst. Wien Klin Wschr 51:915

Manning WJ, Leeman DE, Gotch PJ, Come PC (1989) Pulsed doppler evaluation of atrial mechanical function after electrical conversion of atrial fibrillation. J Am Coll Cardiol 13:617

Massel D, Little SH (2001) Risks and benefits of adding anti-platelet therapy to Warfarin among patients with prosthetic heart valves: a meta-analysis. J Am Coll Cardiol 37:569–78

McKenna R, Cale ER, Vasall U (1983) Is warfarin sodium contraindicated in the lactating mother. J Pediatr 103:325

McMahan LB (1988) Anticoagulants and cataract surgery. J Cataract Refract Surg 14:569

Meinertz T, Gilfrich HJ, Bork R, Jähnchen E (1977a) Treatment of phenprocoumon intoxication with cholestyramine. Br med J 567:439

Meinertz T, Gilfrich HJ, Groth U et al (1977b) Interruption of the enterohepatic circulation of phenprocoumon by cholestyramine. Clin Pharmacol Ther 21:732

Meschengiesser SS, Fondevila CG, Santarelli MT, Lazzari MA (1999) Anticoagulation in pregnant women with mechanical heart valve prostheses. Heart 82:23–26

Montalescot G, Polle V, Collet J et al (2000) Low molecular weight heparin after mechanical heart valve replacement. Circulation 101:1083–1086

Nachman RL, Silverstein R (1993) Hypercoagulable states. Ann Intern Med 119:819

Natterson PD, Stevenson WG, Saxon LA et al (1995) Risk of arterial embolization in 224 patients awaiting cardiac transplantation. Am Heart J 129:564–570

Nunez L, Aguado GM, Larrea JL et al (1984) Prevention of thromboembolism using et al after mitral valve replacement with porcine bioprosthesis. Ann Thorac Surg 37:84

Oakley C (1992) Anticoagulation during pregnancy. In: Butchart EG, Bodnar E (eds) Thrombosis, embolism and bleeding. ICR Publishers, London, pp 339

Oakley C et al (2003) Expert consensus document on management of cardiovascular diseases during pregnancy. Eur Heart J 24: 761–781

O'Brien JT, Geiser EA (1984) Infective endocarditis and echocardiography. Am Heart J 108:386

Øie S, Trenk D, Guentert TW et al (1988) Disposition of vitamin K_1 after intravenous and oral administration to subjects on phenprocoumon therapy. Intern J of Pharmaceut 48:223

O'Reilly RA, Aggeler PM (1970) Determinants of the response to oral anticoagulant drugs in man. Pharmacol Rev 22:35

O'Reilly RA, Aggeler PM, Hoag MS et al (1964) Hereditary transmission of exceptional resistance to coumarin anticoagulant drugs: the first reported kindred. N Engl J Med 271:809

O'Reilly RA, Trager WF, Rettie AE, Goulart DA (1987) Interaction of amiodarone with racemic warfarin and its separated enantiomorphs in humans. Clin Pharmacol Ther 42:290

Orszulak TA, Schaff HV, DeSmet J-M et al (1993) Late results of valve replacement with the Björk-Shiley valve (1973 to 1982). J Thorac Cardiovasc Surg 105:302

Paschalis C, Pugsley W, John R et al (1990) Rate of cerebral embolic events in relation to antibiotic and anticoagulant therapy in patients with bacterial endocarditis. Eur Neurol 30:87

Petersen P, Boysen G, Godtfredsen J et al (1989) Placebo-controlled, randomised trial of warfarin and aspirin for prevention of thromboembolic complications in chronic atrial fibrillation. The Copenhagen AFASAK Study. Lancet 1:175–179

Petersen P, Hansen JM (1989) Stroke in thyrotoxicosis with atrial fibrillation. Stroke 19:15

Petersen P, Kostrup J, Brinch K et al (1987) Relation between left atrial dimension and duration of atrial fibrillation. Am J Cardiol 60:382

Pruitt AA, Rubin RH, Karchmer AW, Duncan GW (1978) Neurologic complications of bacterial endocarditis. Medicine 57:329

Qizilbash N, Jones L, Warlow C, Mann J (1991) Fibrinogen and lipid concentrations as risk factors for transient ischaemic attacks and minor ischaemic strokes. Br Med J 303:605

Quick AJ (1935) The prothrombin time in haemophilia and in obstructive jaundice. J Biol Chem 109:73

Remadi JP, Baron O, Roussel C et al (2001) Isolated mitral valve replacement with St. Jude medical prosthesis: long-term results: a follow-up of 19 years. Circulation 103:1542–1545

Roberts WC, Siegel RJ, McManus M (1987) Idiopathic dilated cardiomyopathy: analysis of 152 necropsy patients. Am J Cardiol 60: 1340

Robinson GA, Nylander A (1989) Warfarin and cataract extraction. Br J Ophthalmol 73:702

Ruocco NA, Most AS (1986) Clinical and echocardiographic risk factors for systemic embolisation in patients with atrial fibrillation in the absence of mitral stenosis (Abstract). J Am Coll Cardiol 7:165A

Russmann S, Gohlke-Bärwolf C, Jähnchen E et al (1997) Age-dependent differences in the anticoagulant effect of phenprocoumon in patients after heart valve surgery. Eur J Clin Pharmacol 52:31–35

Salazar E, Zajarias A, Gutierrez N, Iturbe I (1984) The problem of cardiac valve prostheses, anticoagulants, and pregnancy. Circulation 70 (Suppl):169

Saour JN, Sieck JO, Mamo LA, Gallus AS (1990) Trial of different intensities of anticoagulation in patients with prosthetic heart valves. N Engl J Med 322:428–32

Sareli P, England MJ, Berk MR et al (1989) Maternal and fetal sequelae of anticoagulation during pregnancy in patients with mechanical heart valve prosthesis. Am J Cardiol 63:1462

Sbarouni E, Oakley CM (1994) Outcome of pregnancy in women with valve protheses. Br Heart J 71:196

Schafer AI, Ali NM, Levine GN (2001) Hemostasis, thrombosis, fibrinolysis, and cardiovascular disease. In: Braunwald E, Zipes DP, Libby P (eds) Heart disease. Saunders, Philadelphia, pp 2099–2132

Schmidt W, Jähnchen E (1979) Interaction of phenylbutazone with racemic phenprocoumon and its enantiomers. J Pharmacokin and Biopharm 7:643

Schmidt W, Trenk D, Jähnchen E (1980) Effect of induction and inhibition of drug metabolism on pharmacokinetics ticoagulant activity of the enantiomers or phenprocoumon. Pharmacology 21:313

Schreiber C, Augustin N, Holper K, Lange R (2001) Acute thrombosis of a mechanical heart valve caused by inadequate anticoagulation with low molecular weight heparin. Herz 26:482–484

Sherman DG, Dyken M, Fisher M et al (1992) Antithrombotic therapy for cerebrovascular disorders. Chest 102 (Suppl):529-538

Sherman DG, Dyken ML, Fisher M et al (1989) Antithrombotic therapy for cerebrovascular disorders. Chest 95 (Suppl):140-155

Shetty HGM, Backhouse G, Bentley DP et al (1992) Effective reversal reversal of warfarin-induced excessive anticoagulationwith low dose vitamin K_1. Thromb Haemostas 67:13

Shetty HGM, Woods F, Routledge PA (1993) The pharmacology of oral anticoagulants: implications for therapy. J Heart Valve Dis 2:53

Silber H, Khan SS, Matloff JM et al (1993) The St.-Jude Valve. Thrombolysis as the- first line of therapy for cardiac valve thrombosis. Circulation 87:30

Smith P, Arnesen H, Holme I (1990) The effect of Warfarin on mortality and reinfarction after myocardial infarction. N Engl J Med 323:147–152

Stein PD, Alpert JS, Bussey HI et al (2001) Antithrombotic therapy in patients with mechanical and biological prosthetic heart valves. Chest 119:220S-227S

Stein PD, Dalen JE, Goldman S et al (1992) Antithrombotic therapy in patients with mechanical and biological prosthetic heart valves. Chest 102:445S

Stenflo J, Suttie JW (1977) Vitamin K-dependent formation of α-carboxyglutamic acid. Ann Rev Biochem 46:157

Stratton JR, Resnick AD (1987) Increased embolic risk in patients with left ventricular thrombi. Circulation 75:1004

Stroke Prevention in Atrial Fibrillation (SPAF) Study – Final Results (1991) Adjusted-dose warfarin versus low-intensity, fixed-dose warfarin plus aspirin for high-risk patients with atrial fibrillation. Circulation 84:527–539

Stroke Prevention in Atrial Fibrillation (SPAF) Investigators (1992) Predictors of thromboembolism in atrial fibrillation: I. Clinical features of patients at risk. Ann Intern Med 116:1

Stroke Prevention in Atrial Fibrillation (SPAF) II Study (1994) Warfarin versus aspirin for prevention of thromboembolism in atrial fibrillation. Lancet 343:687–691

Szekely P (1964) Systemic embolism and anticoagulant prophylaxis in rheumatic heart disease. Br Med J 1:1209

The Sixty Plus Reinfarction Study Research Group (1980) A double-blind trial to assess long-term oral anticoagulant therapy in elderly patients after myocardial infarction. Lancet 2:989

Topol EJ, Vahanian A (1990) Textbook of interventional cardiology, mitral valvuloplasty. Saunders, Philadelphia, pp 869–871

Tornos P, Almirante B, Mirabet S et al (1999) Infective endocarditis due to Staphylococcus aureus: deleterious effect of anticoagulant therapy. Arch Intern Med 159:473–475

Tremoli E, Maderna P, Colli S et al (1984) Increased platelet sensitivity and thromboxane B_2 formation in type II hyperlipoproteinaemic patients. Eur J Clin Invest 14:329

Trenk D, Althen H, Jähnchen E et al (1987) Factors responsible for interindividual differences in the dose requirement of phenprocoumon. Eur J Clin Pharmacol 33:49

Turpie AGG, Gent M, Laupacis A et al (1993) A comparison of et al with placebo in patients treated with warfarin after heart valve replacement. N Engl J Med 329:524

Vahanian A, Michel PL, Cormier B, Acar J (1991) Mitral valvuloplasty. In: Topol EJ (ed) Textbook of interventional cardiology, update 3. Saunders, Philadelphia

Visser CA, Meltzer RS et al (1985) Embolic potential of left ventricular thrombus after myocardial infarction: a two-dimensional echocardiographic study of 119 patients. J Am Coll Cardiol 5:1276

Vitale N, DeFeo M, Salvatore De Santo LS et al (1999) Dose-dependent fetal complications of warfarin in pregnant women with mechanical heart valves. JACC 33:1637–1641

Wahl MJ. Dental surgery in anticoagulated patients. Arch Intern Med 1998;158:1610–1616

Weinrich DJ, Burke JF, Pauletto FJ (1984) Left ventricular mural thrombi complicating acute myocardial infarction. Ann Intern Med 100:789

White RH, McCurdy SA, von Marensdorff H et al (1989) Home prothrombin time monitoring after the initiation of warfarin therapy. A randomized, prospective study. Ann Intern Med 111:730

Whitlon DS, Sadowski JA, Suttie JW (1978) Mechanism of coumarin action: Significance of vitamin K epoxide reductase inhibition. Biochem 17:1371

Willingham AK, Matschiner JT (1974) Changes in phylloquinone epoxide activity related to prothrombin synthesis and microsomal clotting activity in the rat. Biochem J 140:435

Wolf PA, Abbott RD, Kannel WB (1987) Atrial fibrillation: a major contributor to stroke in the elderly: The Framingham Study. Arch Intern Med 147:1561

Wolf PA, Dawber TR, Thomas J et al (1978) Epidemiologic assessment of chronic atrial fibrillation and risk of stroke: The Framingham Study. Neurology 28:973

Wolf PA, Kannel WB, McGee DL et al (1983) Duration of atrial fibrillation and imminence of stroke: The Framingham Study. Neurology 14:664

Wolf PA, Sila CA (1987) Cerebral ischemia with mitral valve prolapse. Am Heart J 113:1308

Wynne J, Braunwald E (2001) The cardiomyopathies and myocarditides. In: Braunwald E, Zipes DP, Libby P (eds) Heart disease. Saunders, Philadelphia, pp 1114–1218

Aggregationshemmertherapie bei Koronarerkrankungen

E. Jähnchen, F.-J. Neumann

43.1 Azetylsalizylsäure – 898
43.1.1 Pharmakologie – 898
43.1.2 Klinische Studien – 899

43.2 Thienopyridine – 901
43.2.1 Pharmakologie – 901
43.2.2 Klinische Studien – 901

43.3 Glykoprotein-IIb/IIIa-Rezeptorantagonisten – 903
43.3.1 Pharmakologie – 903
43.3.2 Klinische Studien – 905

Literatur – 908

Thromben entstehen als Folge von Interaktionen zwischen Elementen der geschädigten Gefäßwand, Blutplättchen und Gerinnungsfaktoren. Initial spielt die Aktivierung der Plättchen durch chemische Stimuli wie z. B. Kollagen, adhäsive Glykoproteine aus dem Plasma und Thrombin eine entscheidende Rolle. Die Folge dieser Aktivierung sind Adhäsion, Aggregation und Sekretion (ADP, Serotonin, Wachstumsfaktoren) der Blutplättchen.

Die Bedeutung der Thrombozytenfunktionshemmung bei atherosklerotischen Erkrankungen liegt in der Tatsache, dass einerseits plättchenreiche arterielle Thromben am akuten Gefäßverschluss maßgeblich beteiligt sind und andererseits bei atherosklerotischen Gefäßerkrankungen bereits eine mehr oder weniger stark ausgeprägte Thrombozytenhyperreaktivität vorliegt (Haft 1979; Tremoli et al. 1984). Letzteres äußert sich in einer erhöhten Aggregationsneigung, einer größeren Zahl zirkulierender Plättchenaggregate, sowie in der Aktivierung des thrombozytären Arachidonsäurestoffwechsels unter Bildung von Thromboxan. Pharmaka, für die bisher für eine klinisch bedeutsame Thrombozytenfunktionshemmung nachgewiesen wurde, greifen in den Arachidonsäurestoffwechsel ein und hemmen die Bildung von Thromboxan (ASS), blockieren die Bindung von Adenosindiphosphat (ADP) an seine Rezeptoren (Thienopyridinderivate wie z. B. Ticlopidin, Clopidogrel) oder binden an Integrinrezeptoren – insbesondere an den Glykoprotein-IIb/IIIa-Rezeptor – und hemmen die Vernetzung der Thrombozyten durch Inhibition der Bindung von Fibrinogen (Glykoprotein-IIb/IIIa-Rezeptorantagonisten wie z. B. Abciximab, Eptifibatid, Tirofiban).

43.1 Azetylsalizylsäure

43.1.1 Pharmakologie

Azetylsalizylsäure (ASS) hemmt die Plättchenfunktion auf einer frühen Stufe der Thromboxanbildung aus Arachidonsäure (◘ Abb. 43.1). Es azetyliert die Zyklooxygenase, d. h. der Azetylrest von ASS wird am aktiven Zentrum des Enzyms gebunden (Burch et al. 1978). Dies hat eine sterische Hinderung der Enzym-Substrat-Reaktion zur Folge. In dieser Reaktion werden die Prostaglandin-Endoperoxide PGG_2 und PGH_2 aus Arachidonsäure gebildet, die Vorstufen sowohl für die Thromboxansynthese in den Thrombozyten als auch für die Prostazyklinbildung in den Gefäßendothelien darstellen. Daneben werden die Endoperoxide auch zu anderen Prostaglandinen (PGE_2, PGD_2, PGF_{2a}) mit unterschiedlichen pharmakologischen Eigenschaften metabolisiert. Thromboxan (TXA_2) und Prostazyklin (PGI_2) besitzen funktionell antagonistische Wirkungen, indem TXA_2 die Thrombozytenaggregation fördert und vasokonstriktorisch wirkt, während PGI_2 die Thrombozytenaggregation hemmt und vasodilatorisch wirkt.

Eine partiell selektive Wirkung von ASS auf die Thrombozytenzyklooxygenase kommt einerseits dadurch zustande, dass die Hemmung dieses Enzyms irreversibel ist und die Wiederherstellung der Wirkung nur durch Neusynthese erfolgen kann. Hierzu sind die kernlosen Blutplättchen nicht in der Lage und es bedarf der Neubildung von Thrombozyten. Ca. 15% des gesamten Thrombozytenpools wird täglich ersetzt, sodass ca. 7 Tage vergehen, ehe die einmal azetylierten Thrombozyten völlig ausgetauscht sind. Andererseits erfolgt die Neusynthese der Zyklooxygenase in den kernhaltigen Endothel- und Gefäßmuskelzellen innerhalb von 3–6 h, sodass die Hemmung der PGI_2-Bildung hier nur vorübergehend ist.

Durch diese funktionellen Unterschiede dominiert nach Gabe von ASS selbst in hoher Dosierung bis ca. 1,5 g die Hemmung der Thrombozytenzyklooxygenase.

Eine gewisse Selektivität der Hemmung in bezug auf die Thrombozytenzyklooxygenase lässt sich auch aufgrund der pharmakokinetischen Eigenschaften von ASS erreichen; ASS wird bereits sehr schnell präsystemisch (d. h. in Darmwand, Pfortaderblut und Leber) mit einer Halbwertszeit von 15–20 min zu Salizylsäure hydrolysiert (Rowland u. Riegelman

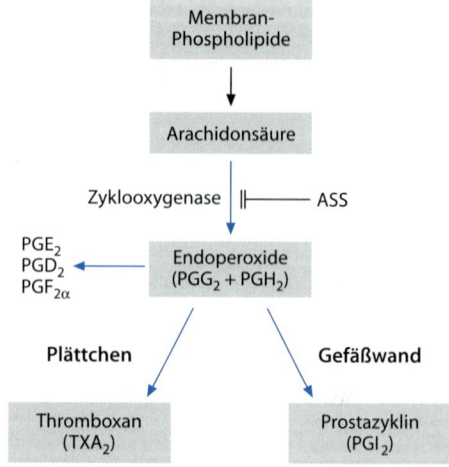

◘ Abb. 43.1. Bildung von Thromboxan und Prostazyklin aus Arachidonsäure und biochemischer Angriffspunkt der Azetylsalizylsäure (ASS). Die Zyklooxygenase wird durch ASS azetyliert und die Thromboxansynthese in den kernlosen Blutplättchen wird hierdurch irreversibel gehemmt. Die Prostazyklinsynthese in der Gefäßwand wird ebenfalls inhibiert, doch dieser Effekt ist vorübergehend und kann hier durch eine Neusynthese von Enzymprotein wieder aufgehoben werden

1968). Die hierbei freiwerdende Azetylgruppe führt zu einer nichtselektiven Azetylierung von Makromolekülen einschließlich der Zyklooxygenase in den Thrombozyten. Nur ca. 50% der Dosis gelangen als unveränderte ASS in die systemische Zirkulation und werden dort ebenfalls sehr schnell zu Salizylsäure deazetyliert. Salizylsäure ist antiphlogistisch, analgetisch und antipyretisch wirksam, besitzt aber kaum thrombozytenfunktionshemmende Eigenschaften. Sie wird überwiegend als Konjugationsprodukt mit Glyzin (Salizylursäure, ca. 75% der Dosis) oder Glukuronsäure (Phenol- und Azylglukuronid, ca. 10% der Dosis) und nur zum geringen Teil als unveränderte Substanz im Urin (ca. 10% der Dosis) ausgeschieden (Levy 1979). Die Elimination erfolgt in Dosen bis zu 1,0 g mit einer Halbwertszeit von 3–4 h; höhere Dosen führen zu einer Sättigung der Konjugationsreaktionen und die Halbwertszeit nimmt zu (20–30 h im Falle von Intoxikationen). Diese nicht-lineare Kinetik der Salizylsäure hat therapeutische und toxikologische Konsequenzen bei Dosierungen über 1 g/Tag, indem es jetzt zu einer überproportionalen Zunahme der Plasmakonzentration kommt. Für die antithrombotische Therapie ist diese Tatsache aufgrund der niedrigeren Dosierung ohne Bedeutung.

Eine optimale antithrombotische Therapie mit ASS sollte zu einer anhaltenden Hemmung der Thrombozytenzyklooxygenase um mehr als 95% führen, bei weitgehend intakter Prostazyklinsynthese. So ist theoretisch eine untere Grenzdosis von ASS vorstellbar, die nach erfolgter Resorption ausschließlich die Zyklooxygenase der Thrombozyten im Pfortaderblut hemmt, wobei der verbleibende Rest von unveränderter ASS anschließend in der Leber desazetyliert wird. Es würden somit praktisch nur Spuren von ASS in die systemische Zirkulation gelangen und die Prostazyklinbildung bliebe dort unbeeinflusst. Infolge der präsystemischen Deazetylierung von ASS zeigen Dosisformen mit verzögerter Wirkstofffreisetzung eine reduzierte systemische Verfügbarkeit von ASS bei unveränderter plättchenhemmender Wirkung (Bochner et al. 1991).

Bei Untersuchungen an gesunden Probanden (Patrono 1989) wurde für eine ca. 100%ige Hemmung der Zyklooxygenase eine Erhaltungsdosis von ca. 40 mg ASS ermittelt. Bei einem Sicherheitsabstand von Faktor 2 wäre eine tägliche Dosis von ca. 80 mg die wahrscheinlich niedrigste Dosis, mit der eine sichere und annähernd vollständige Hemmung der Zyklooxygenase zu erreichen ist (Schrör 1992). Auch diese Dosierung ist nicht völlig frei von einer hemmenden Wirkung auf die Prostazyklinbildung. Bei einigen Patienten lässt sich mit den üblichen, für die Plättchenhemmung verwendeten Dosierungen keine ausreichende Aggregationshemmung erreichen. Diese „non-responder" haben eine höheres Risiko für das Auftreten von Schlaganfall und Herzinfarkt (Grotemeyer et al. 1993). Das Umsetzen der Therapie auf ein Thienopyridinderivat ist in diesem Fall indiziert.

Dosierung von ASS in der antithrombotischen Therapie. Die überwiegende Zahl der vorliegenden Untersuchungen zeigt, unabhängig von der Indikation, keinen Unterschied in der Effektivität von ASS in Abhängigkeit von der Dosis. In den verschiedenen Studien wurden Dosen zwischen 75 und 1500 mg täglich verwendet. Die unerwünschten Wirkungen von Seiten des Gastrointestinaltraktes (z. B. Übelkeit, Sodbrennen, okkulte Blutungen) nehmen demgegenüber mit steigender Dosis zu.

Aufgrund der vorliegenden Studien sind tägliche Dosen zwischen 75 mg und 325 mg ausreichend. Die prophylaktische Wirkung einer noch geringeren Dosierung wie z. B. 30 mg/Tag (Förster und Hoffmann 1989) ist nicht sicher belegt. Falls ein sofortiger Wirkungseintritt erforderlich ist, sollte eine höhere Initialdosis (300–500 mg) verwendet werden (Schrör 1992). Die Kombination von ASS mit Dipyridamol zeigt keine Überlegenheit zur Monotherapie mit ASS (Antiplatelet Trialists' Collaboration 1994a).

Die notwendige Therapiedauer für die einzelnen Indikationen lässt sich aus den vorliegenden Untersuchungen, die im Mittel nur über einen Zeitraum von 2 Jahren durchgeführt wurden, nicht abschätzen. Im Zweifelsfalle und bei guter Verträglichkeit würde man sich für eine lebenslange Therapie entscheiden.

43.1.2 Klinische Studien

Die ersten Beobachtungen über den prophylaktischen Nutzen von ASS bei Patienten mit erhöhtem Risiko für einen Herzinfarkt liegen bereits über 50 Jahre zurück (Craven 1950). Mit zunehmender Kenntnis der pathophysiologischen Mechanismen arterieller thrombotischer Gefäßverschlüsse im Verlauf der Arteriosklerose und der Bedeutung der Thrombozyten stieg das Interesse an der antithrombotischen Wirkung von ASS, insbesondere, nachdem im Boston Collaborative Drug Surveillance Program der erste statistische Beweis einer Korrelation zwischen der Einnahme von ASS und Reduktion der Myokardinfarkthäufigkeit erbracht wurde (Boston Collaborative Drug Surveillance Group 1974). Seitdem wurden eine Vielzahl von klinischen Studien bei allen Formen und Schweregraden der koronaren Herzerkrankung durchgeführt und der klinische Nutzen von ASS überzeugend belegt (Fuster et al. 1993).

Stabile Angina pectoris. Eine Metaanalyse von ca. 300 Studien mit über 100.000 Patienten aus verschiedenen Risikogruppen einschließlich Patienten mit stabiler Angina pectoris (Antiplatelet Trialists' Collaboration 1994a) ergab eine insgesamt ca. 25%ige Reduktion der kardiovaskulären Ereignisse mit einer täglichen Dosis von 75–325 mg ASS. Dieser prophylaktische Effekt war in der sehr heterogenen Patientenpopulation unabhängig von Alter, Geschlecht, Blutdruck oder Vorhandensein von Diabetes mellitus. In den Patienten mit hohem Risiko fand sich eine ca. 33%ige Reduktion der kardiovaskulären Mortalität. In der schwedischen SAPAT-Studie (Juul-Moller 1992) ergab die gleichzeitige Behandlung mit 75 mg ASS und dem β-Blocker Sotalol eine 34%ige Reduktion von Tod und nichttödlichem Myokardinfarkt. Durch 325 mg ASS jeden 2. Tag konnte bei Patienten mit stabiler Angina pectoris nach einem durchgemachten Myokardinfarkt während der 5-jährigen Nachbeobachtung die Häufigkeit der Reinfarkte um 87% reduziert werden (Ridker et al. 1991).

Instabile Angina pectoris. In Patienten mit instabiler Angina pectoris ist der Nutzen von ASS noch größer als in Patienten mit stabiler Angina. In 4 größeren Studien wurde eine Reduktion der kardiovaskulären Ereignisse um ca. 50–70% beobachtet (Lewis at al. 1983; Cairns et al. 1985; Theroux et al. 1988; RISC Investigators 1990). In der europäischen RISC-Studie erhielten Patienten mit instabiler Angina oder Nicht-Q-Zacken-Infarkt entweder 75 mg ASS für 3 Monate, Heparin intravenös für 5 Tage oder die Kombination von ASS und Heparin oder Plazebo. Der protektive Effekt von ASS nach 3 Monaten war vergleichbar mit dem von Heparin, die Kombination von Heparin und ASS reduzierte Tod und nicht-tödlichen Myokardinfarkt am deutlichsten.

Akuter Myokardinfarkt. Plättchenaggregate spielen für die Entwicklung des akuten Myokardinfarktes eine bedeutsame Rolle. Daher ist eine plättchenhemmende Therapie für alle Infarktpatienten angezeigt. Eine Metaanalyse der wichtigsten Plazebo-kontrollierten Studien ergab eine 25%ige Reduktion der Mortalität zugunsten einer plättchenhemmenden Therapie (Antiplatelet Trialists' Collaboration 1994a). Die überzeugendsten Befunde wurden aber von der ISIS-2-Studie geliefert, in der eine Thrombolyse mit Streptokinase, eine Behandlung mit ASS, eine Behandlung mit der Kombination von Streptokinase und ASS und eine Plazebobehandlung bei Patienten mit akutem Myokardinfarkt miteinander verglichen werden (ISIS-2 1988). Die Behandlung mit ASS reduzierte die Mortalität nach 35 Tagen um 23%, die Lysetherapie um 25% und die Kombination war nahezu additiv (42%ige Reduktion). Am größten war der Effekt der Kombination wenn diese innerhalb der ersten 6 h verabreicht wurde (Reduktion der Mortalität um 53%).

Sekundäre Prävention. Zahlreiche Studien wurden zur Prävention kardiovaskulärer Ereignisse nach bereits abgelaufenem Myokardinfarkt durchgeführt.

Keine dieser Studien für sich führte zu einer statistisch signifikanten Reduktion der Ereignisse. Eine Metaanalyse dieser Studien mit über 18.000 Patienten kam aber zu dem Schluss, dass eine plättchenhemmende Therapie mit Dosen von 75–325 mg ASS in dieser Patientengruppe die kardiovaskuläre Mortalität um 13%, nicht-tödliche Reinfarkte um 31% und nicht-tödliche Schlaganfälle um 42% reduziert. Die durchschnittliche Risikoreduktion betrug 25% (Antiplatelet Trialists' Collaboration 1988, 1994a).

Primäre Prävention. Die primäre Prävention mit ASS wurde in der amerikanischen Physicians' Health Study (Steering Committee of the Physicians' Health Study Research Group 1989) und im British Doctors' Trial (Peto et al. 1988) untersucht. An der Physicians' Health Study nahmen mehr als 22.000 amerikanische Ärzte im Alter von 40–84 Jahren teil. Sie erhielten über 5 Jahre 325 mg ASS jeden 2. Tag oder Plazebo. Die Zahl der kardiovaskulären Todesfälle war in beiden Gruppen gleich, jedoch wurde die Zahl der nicht-tödlichen Myokardinfarkte von 0,4% auf 0,2%/Jahr reduziert (44%ige Reduktion). Obwohl diese Reduktion beträchtlich erscheint, war die Ereignisrate und auch die absolute Reduktion der Infarkte (<2 pro 1000 pro Jahr) in dieser relativ gesunden Population gering. Die Anzahl der transfusionsbedürftigen Magen-Darmblutungen war andererseits in der ASS-Gruppe höher (0,5% vs. 0,3%) (s. auch Abschn. 56.23).

Im British Doctors' Trial wurden mehr als 5000 männliche Ärzte eingeschlossen. $^2/_3$ der Probanden nahm ASS ein (500 mg/Tag) und $^1/_3$ Plazebo. Nach einer Beobachtungsdauer von 6 Jahren ergab sich kein Unterschied in den kardiovaskulären Todesfällen und im Auftreten von Herzinfarkten. Auch in dieser Studie war in der ASS-Gruppe in der Tendenz ein Anstieg von hämorrhagischen Insulten zu verzeichnen.

> **Aufgrund dieser Ergebnisse ist eine generelle primäre Prophylaxe mit ASS nicht zu empfehlen. Sie sollte nur durchgeführt werden, wenn gleichzeitig andere nicht beeinflussbare Risikofaktoren vorhanden sind.**

Koronare Revaskularisierung. Die Wirksamkeit einer plättchenhemmenden Therapie mit ASS zur Prävention der frühen thrombotischen Verschlüsse der aortokoronaren Venen-Bypässe ist durch zahlreiche Studien belegt (Stein et al. 1995). In einer Metaanalyse von insgesamt 20 Studien an 4442 Patienten, die überwiegend mit ASS in verschiedenen Dosierungen als Monotherapie oder in Kombination mit Dipyridamol behandelt wurden, fand sich insgesamt eine Risikoreduktion für Bypass-Verschlüsse von 41%.

Hierbei waren Dosen zwischen 75 und 325 mg ebenso wirksam wie höhere Dosen (900–1500 mg). Auch fand sich kein Unterschied zwischen einem präoperativen und frühen postoperativen (bis zu 24 h) Beginn der Therapie. Zusätzlich reduzierte diese Behandlung das Risiko des Auftretens anderer kardiovaskulärer Ereignisse (wie z. B. Myokardinfarkt, Schlaganfälle) um 25%. Die Behandlung sollte so lange durchgeführt werden, wie ein erhöhtes thrombotisches Verschlussrisiko vorhanden ist, gewöhnlich länger als 1 Jahr nach der Operation (Antiplatelet Trialists' Collaboration 1994b).

Akute thrombotische Komplikationen nach PTCA werden ebenfalls durch eine plättchenhemmende Therapie vermindert. In 2 prospektiv-randomisierten Studien wurden diese Komplikationen um 77% (Schwartz et al. 1988) bzw. 45% (Chesebro et al. 1989) reduziert. Späte Restenosen nach PTCA werden demgegenüber durch ASS kaum beeinflusst (Ohman et al. 1990).

> **Bei Patienten nach Stent-Implantation ist zur Prophylaxe von Reverschlüssen die postinterventionelle Therapie mit ASS und Thienopyridinderivaten einer Behandlung mit oralen Antikoagulanzien überlegen (Schömig et al. 1996).**

Vorhofflimmern. ASS wurde hinsichtlich der Reduktion thromboembolischer Schlaganfälle bei Patienten mit nichtrheumatischen Vorhofflimmern untersucht und mit einer Behandlung mit Warfarin verglichen (Peterson et al. 1989; The Stroke Prevention in Arterial Fibrillation Investigators 1994). Obwohl auch ASS die Häufigkeit der Schlaganfälle reduziert, ist eine Antikoagulation mit INR-Werten zwischen 2 und 3 wirksamer und gilt als Therapie der Wahl (s. Abschn. 42.3.1).

Sekundärprophylaxe zerebrovaskulärer Erkrankungen. Die Effektivität von ASS allein oder in Kombination mit anderen Plättchenaggregationshemmern (Dipyridamol, Sulfinpyrazon) in der Reduktion zerebrovaskulärer Ereignisse in Patienten mit Schlaganfällen oder transitorischen ischämischen Attacken wurde in 10 Studien mit insgesamt mehr als 8000 Patienten untersucht (Antiplatelet Trialists' Collaboration 1994a; Warlow 1992). Basierend auf diesen Studien reduziert die Behandlung mit ASS die Ereignisrate um ca. 25% (Dutch TIA Trial Study Group 1991; UKTIA Study Group 1991). Die Dosis von ASS, die in den meisten Studien zur sekundären Prophylaxe verwendet wurde, lag zwischen 300 und 1200 mg täglich.

43.2 Thienopyridine

43.2.1 Pharmakologie

Die Thienopyridinderivate Ticlopidin und Clopidogrel sind chemisch nicht mit anderen Aggregationshemmern (ASS, Sulfinpyrazon, Dipyridamol) verwandt. Sie sind bei In-vitro-Untersuchungen praktisch unwirksam und werden erst im Organismus bioaktiviert. Aktive Metabolite stellen das eigentliche Wirkprinzip dar (McTavish et al. 1990) Die antiaggregatorischen Effekte lassen sich daher nur in „Ex-vivo"-Blutproben studieren. Thienopyridine hemmen die ADP-induzierte Plättchenaggregation durch selektive, irreversible Blockade eines Adenylatzyklase-gekoppelten purinergen ADP-Rezeptors. ADP ist ein Thrombozytenaktivator, der aus verletzten Erythrozyten und Endothelzellen sowie insbesondere aus aktivierten Thrombozyten freigesetzt wird.

Die Rezeptorblockade durch Thienopyridine ist irreversibel und für die ganze Lebensdauer der Plättchen nachweisbar. Durch Inhibierung der autokrinen Effekte des von Thrombozyten freigesetzten ADP hemmen Thienopyridine auch die Wirkung von Thromboxan, Plättchen-aktivierendem Faktor (PAF), Kollagen und Thrombin in niedrigen Konzentrationen. In Anwesenheit hoher Konzentrationen starker Agonisten können sie die Thrombozytenaggregation jedoch nicht verhindern (Gawaz 2001) Darüber hinaus hemmen sie indirekt über einen Angriff an den ADP-Rezeptoren und intrazellulärer Signaltransduktion die Ausprägung der Fibrinogen-Bindungsstelle am Glykoprotein-IIb/IIIa-Rezeptor (Schrör 1993).

Thienopyridine sind Prodrugs. Sie werden nach oraler Gabe zu einem hohen Prozentsatz resorbiert, unterliegen aber einem ausgeprägten First-pass-Metabolismus. Die Muttersubstanz ist weitgehend unwirksam, instabile Metabolite mit antiaggregatorischer Wirkung wurden isoliert. Die Wirkung setzt daher mit den üblichen Tagesdosen verzögert ein und ist etwa nach 3–5 Tagen maximal. Die Elimination erfolgt durch Metabolismus, die Metabolite werden etwa zu gleichen Anteilen mit den Fäzes und mit dem Urin ausgeschieden. Im Falle von Clopidogrel sind 2 Zytochrom-Isoenzyme (2B6 und 3A4) an der Bioaktivierung und dem metabolischen Abbau beteiligt, wobei die Verstoffwechselung über Zytochrom P450 2B6 für die Bildung des aktiven Metaboliten quantitativ eher unbedeutend ist.

Ticlopidin und Clopidogrel unterscheiden sich hinsichtlich der Wirkungsstärke, des Wirkungseintritts und der Verträglichkeit. Klinisch äquieffektive Dosierungen sind 2-mal 250 mg/Tag Ticlopidin oder 1-mal 75 mg/Tag Clopidogrel. Falls ein schnellerer Wirkungseintritt erforderlich ist, kann die Therapie mit einer höheren Initialdosis von Clopidogrel (600 mg) eingeleitet werden. In diesem Falle ist eine Hemmung der Thrombozytenfunktion bereits nach 2 Stunden effektiv (◘ Abb. 43.2). Der Wirkungseintritt von Ticlodipin erfolgt langsamer, weil die Höhe der Initialdosis durch die schlechtere Verträglichkeit limitiert ist (Müller et al. 2001).

Wechselwirkungen. Über Arzneimittelwechselwirkungen mit Thienopyridinen liegen bisher nur limitierte Erkenntnisse vor. Andere hämostatisch wirksame Pharmaka (ASS, Heparin, orale Antikoagulanzien) verstärken einerseits die antithrom-

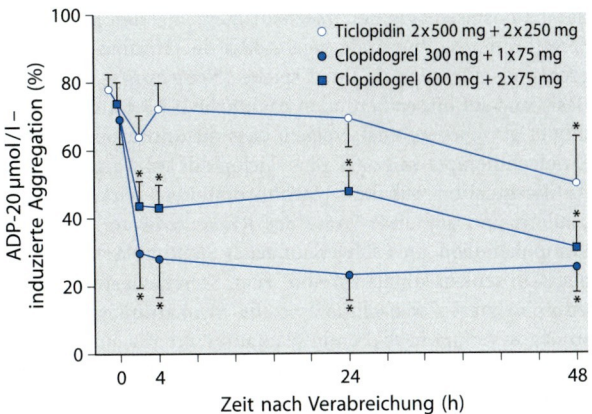

◘ Abb. 43.2. Zeitabhängigkeit der Hemmung der ADP-induzierten Thrombozytenaggregation (20 mmol/l) nach verschiedenen Aufsättigungs- und Erhaltungsdosen von Ticlopidin und Clopidogrel. (Nach Müller et al. 2001)

botische Wirksamkeit und andererseits nimmt das Blutungsrisiko zu. Nach Stentimplantation wird das Risiko des Auftretens von Stentthrombosen durch die additive Wirkung in der Kombination mit ASS reduziert (Neumann et al. 1997). Da Zytochrom 3A4 an der metabolischen Aktivierung von Clopidogrel beteiligt ist, könnten andere Zytochrom 3A4-Substrate die Wirkung abschwächen bzw. im Falle einer Enzyminduktion die Wirkung verstärken.

Unerwünschte Wirkungen. Die am häufigsten beobachteten unerwünschten Wirkungen sind **Blutungen**. Diese sind i. Allg. nicht schwerwiegend und äußern sich in Epistaxis, Ekchymosen, Hämaturie, Menorrhagien. Allergische Hautreaktionen und Diarrhö sind häufiger nach Behandlung mit Ticlopidin. Die Therapie mit Ticlopidin ist insbesondere durch eine **Neutropenie** limitiert, die bei 2–3% der behandelten Patienten beobachtet wurde und in ca. 1% der Patienten schwerwiegend war. Sie trat meist im 2. und 3. Behandlungsmonat auf und war nach dem Absetzen der Substanz wieder reversibel. Die gefährlichste unerwünschte Nebenwirkung von Ticlopidin ist eine **thrombotisch-thrombozytopenische Purpura** (Moschcowitz-Syndrom). Sie ist laborchemisch gekennzeichnet durch Thrombozytopenie und hämolytische Anämie, klinisch steht eine hämorrhagische Diathese mit neurologischer Symptomatik im Vordergrund. Diese Blutbildveränderungen treten unter der Therapie mit Clopidogrel nicht bzw. nur äußerst selten auf.

43.2.2 Klinische Studien

Reduktion der subakuten Stent-Thrombose. Als die koronare Stentimplantation zur Reduktion der Restenoserate nach Koronarintervention in den späten 80er- und frühen 90er-Jahren eingeführt wurde, war die subakute Stentthrombose eines der großen ungelösten Probleme. Man versuchte zunächst, der subakuten Stentthrombose durch eine Antikoagulation mit Vitamin-K-Antagonisten zu begegnen. Dennoch lag die Rate der subakuten Stentthrombosen zwischen 5 und 10%. In den frühen 90er-Jahren ergaben systematische Untersuchungen der hämostaseologischen Mechanismen, die der subakuten Stentthrombose zugrunde lagen, dass die Thrombozytenaggregation eine zentrale Rolle spielte (Neumann et al. 1996). Basierend auf diesen Befunden konnte die ISAR-Studie (Schömig et al. 1996) erstmals zeigen, dass die antithrombozytäre Zweifachtherapie mit ASS plus Ticlopidin im Vergleich zur Antikoagulation subakute Stentthrombosen wirksam verhindern und auf diese Weise das Risiko schwerer kardialer Komplikationen im Frühverlauf nach Stentimplantation bedeutsam senken konnte (◘ Abb. 43.3). So reduzierte die antithrombozytäre Zweifachtherapie die Myokardinfarktrate im 30-Tages-Verlauf nach Stentimplantation um 82% und die Reinterventionsrate um 78%. Dieser Vorteil ließ sich zurückführen auf eine Senkung der subakuten Stentthromboserate von 5,4% bei Antikoagulation auf 0,8% bei antithrombozytärer Therapie. Die Daten der ISAR-Studie konnten nachfolgend durch 3 weitere Studien (STARS, Leon et al. 1998; MATTIS, Urban et al. 1998; FANTASTIC, Bertrand et al. 1998) bestätigt werden (◘ Abb. 43.3).

> Die antithrombozytäre Zweifachtherapie mit ASS und Thienopyridin ist aufgrund dieser Studien die allgemein akzeptierte antithrombozytäre Therapie nach koronarer Stentimplantation.

Die hohe Nebenwirkungsrate von Ticlopidin, v. a. die gefürchteten Neutropenien, gaben Anlass, die Frage zu prüfen, ob bei optimierter Stentimplantation die alleinige Gabe von ASS ausreicht. Dieses Konzept erwies sich jedoch als nicht tragfähig, wie die STARS-Studie überzeugend zeigen konnte (◘ Abb. 43.3).

Clopidogrel weist ein deutlich günstigeres Nebenwirkungsprofil auf als Ticlopidin. Mehrere randomisierte und nicht-randomisierte Studien (◘ Abb. 43.3) beschäftigten sich deshalb mit der Frage, ob in der antithrombozytären Therapie nach Stentimplantation Ticlopidin durch Clopidogrel ersetzt werden kann. Keine der Studien hatte eine ausreichende Teststärke, um diese Frage zu beantworten. Die Metaanalyse der verfügbaren Daten ergibt jedoch keinen Hinweis, dass Clopidogrel bezüglich der Wirksamkeit Ticlopidin unterlegen ist. Umgekehrt bestätigte sich in allen Studien das wesentlich günstigere Nebenwirkungsprofil von Clopidogrel.

Vorbehandlung zur Reduktion der periinterventionellen Infarktrate. Neben dem Risiko der subakuten Stentthrombose, das durch die antithrombozytäre Zweifachtherapie auf knapp unter 1% gesenkt werden kann, besteht bei perkutaner Katheterintervention das Risiko periinterventioneller Myokardinfarkte, die die Langzeitprognose der behandelten Patienten beeinträchtigen. Das Risiko perinterventioneller Infarkte liegt abhängig von den Patienten- und Läsionscharakteristika sowie der Kathetertechnik und der begleitenden Therapie bei 2–10%, bei ablativen Verfahren, wie Rotablation und Atherektomie, sogar bis zu 25%. Der Mechanismus dieser Infarkte ist im Einzelnen noch nicht geklärt. Es dürfte sich zum überwiegenden Teil um Mikroembolisationen handeln, deren Auswirkungen durch Thrombozytenaktivierung und -aggregation in der Endstrombahn verstärkt wird.

Das Risiko periinterventioneller Infarkte ist um so geringer, je stärker die Hemmung der Thrombozytenaggregation zum Zeitpunkt der Katheterintervention ist. Übereinstimmend mit diesem Konzept konnten verschiedene Studien zeigen, dass durch Vorbehandlung mit einem Thienopyridin das peri- und postinterventionelle Risiko schwerer kardialer Komplikationen reduziert werden kann (◘ Abb. 43.4). So ließ sich

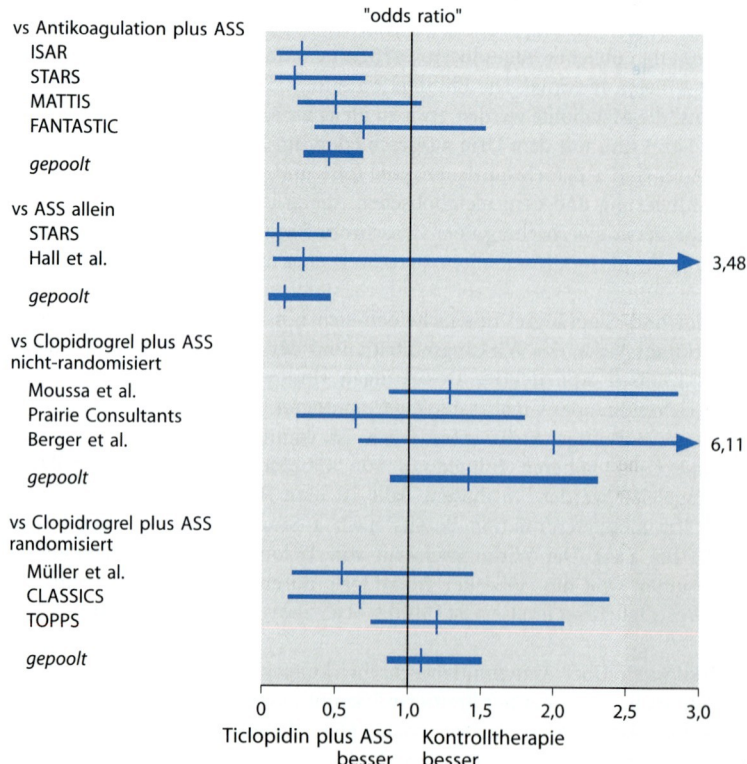

◘ Abb. 43.3. „Odds ratios" mit 95%-Konfidenzintervallen für die kombinierte Rate von Tod, Infarkt und dringlicher Reintervention im Verlauf von 30 Tagen (42 Tagen in FANTASTIC) nach Stentimplantation in Studien zum Vergleich der antithrombozytären Zweifachtherapie mit Azetylsalizylsäure plus Ticlopidin mit verschiedenen anderen antithrombozytären Therapieregimen (vs). (Nach Neumann u. Schömig 2002)

in PCI-CURE (Mehta et al. 2001) zeigen, dass durch eine im Median 10-tägige Vorbehandlung mit 75 mg Clopidogrel/Tag das frühe postinterventionelle Infarktrisiko um absolut 2%, relativ 29%, gesenkt werden kann. Eine vergleichbare periinterventionelle Inhibition ergibt sich 2 h nach einer Aufsättigungsdosis mit 600 mg (◘ s. Abb. 43.2). Die TARGET-Studie (Topol et al. 2001) zeigt, dass die Vorbehandlung mit einem Thienopyridin auch dann vorteilhaft ist, wenn periinterventionell ein Glykoprotein-IIb/IIIa-Antagonist gegeben wird (◘ Abb. 43.4).

Frühe konservative Behandlung bei der instabilen Angina pectoris. Aufbauend auf den positiven Erfahrungen mit der Kombination von Thienopyridinen und ASS bei koronarer Stent-Implantation prüfte die CURE-Studie (Yusuf et al. 2001), ob auch das Risiko von Patienten mit instabiler Angina durch eine Kombinationstherapie mit ASS und Clopidogrel gesenkt werden kann. Die CURE-Studie schloss 12.562 Patienten ein. Als Einschlusskriterien galten typische Symptomatik, verbunden mit ST-Streckensenkungen, T-Inversionen oder positiven Markerproteinen. Primärer Endpunkt der CURE-Studie war die kombinierte Rate von kardiovaskulärem Tod, Myokardinfarkt, und Schlaganfall im Verlauf von 9 Monaten. Bezogen auf den primären Endpunkt reduzierte die Kombinationstherapie aus ASS und Clopidogrel das Risiko um 20% im Vergleich zur Monotherapie mit ASS (9,3% vs. 11,5%, P<0,001). Die positive Wirkung der antithrombozytären Kombinationstherapie war am Ende der Hospitalphase statistisch nachweisbar. Im Gegensatz zu den Beobachtungen, die mit den Glykoprotein-IIb/IIIa-Antagonisten gemacht wurden, war Clopidogrel in allen Risikogruppen nahezu gleich wirksam. So betrug die relative Risikoreduktion bei Patienten mit und ohne erhöhten myokardialen Markerproteinen 18% bzw. 19% und bei Patienten mit und ohne Kammerteilveränderungen jeweils 20%.

> Die CURE-Studie zeigt überzeugend, dass Clopidogrel in der Primärtherapie der instabilen Angina die Rate von Tod und Myokardinfarkt bedeutsam senken kann.

Sekundärprävention. CATS (Gent et al. 1989) und TASS (Hass et al. 1989) konnten erstmals zeigen, dass Thienopyridine in der Sekundärprävention des Schlaganfalls der alleinigen Gabe von ASS überlegen sind. CAPRIE (1996) ist die erste Studie, die die Rolle von Clopidogrel in der Sekundärprävention untersucht hat. Die Studie zeigte im Vergleich zu ASS nur einen marginalen Vorteil von Clopidogrel. Insbesondere ergab sich für die Subgruppenanalyse der kardiologischen Patienten kein Vorteil von Clopidogrel allein gegenüber ASS allein. PCI-CURE und CREDO (Steinhubl et al. 2002) untersuchten die Frage, ob nach koronarer Katheterintervention auch jenseits der ersten 4 Wochen die antithrombozytäre Zweifachtherapie mit Clopidogrel und ASS der alleinigen Gabe von ASS überlegen ist. Sowohl im Patientengut mit instabiler Angina als auch im unselektierten Patientengut zeigte sich, dass die kombinierte Gabe von Clopidogrel plus ASS im Vergleich zur alleinigen Gabe von ASS das Risiko von Tod, Infarkt und Schlaganfall signifikant reduzierte.

> Die Daten sprechen dafür, insbesondere bei Hochrisikopatienten die Medikation mit Clopidogrel über die ersten 4 Wochen nach koronarer Katheterintervention fortzuführen.

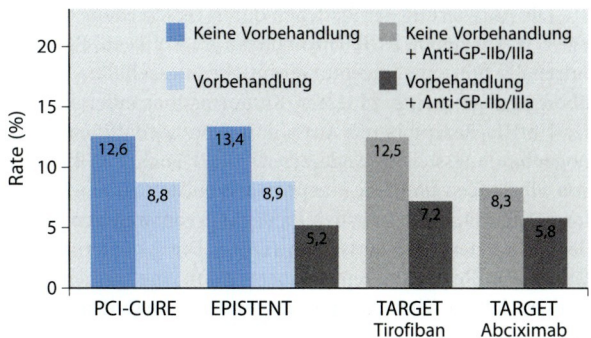

◘ **Abb. 43.4.** Einfluss der Vorbehandlung mit Thienopyridin auf die postinterventionelle Komplikationsrate (Tod, Infarkt und Schlaganfall in CURE bzw. Tod, Infarkt und dringliche Reintervention in den übrigen Studien)

Die derzeit laufende CHARISMA-Studie wird die Rolle von Clopidogrel in der Sekundärprävention als Zusatz zur Medikation mit ASS klären.

43.3 Glykoprotein-IIb/IIIa-Rezeptorantagonisten

43.3.1 Pharmakologie

Thrombozyten tragen auf ihrer Membran transmembranöse Glykoproteine (Gp), die als Adhäsionsrezeptoren fungieren. Zur Integrinfamilie gehören heterodimere Glykoproteine, bestehend aus einer α- und einer β-Peptidkette, die zusammen einen funktionellen Rezeptor bilden. Glykoproteinrezeptoren dieses Typs befinden sich auf vielen Körperzellen. Sie vermitteln die Zellkontakte untereinander, die Interaktion mit anderen Adhäsionsproteinen und sind auch an der Gewebeentwicklung und Gewebedifferenzierung beteiligt (Hynes 1987). Die Integrine verbinden ferner das Zytoskelett mit der extrazellulären Matrix. Die Integrinrezeptoren auf Thrombozyten vermitteln die Thrombozytenaggregation sowie die Interaktion mit den Endothelzellen, den Leukozyten und der subendothelialen Matrix (Gawaz 2001). Die einzelnen Integrine können entsprechend der Zusammensetzung der Peptidketten weitgehend selektiv bestimmte Liganden der extrazellulären Matrix (Fibrinogen, Kollagen, Fibronektin, Vitronektin, Laminin, von-Willebrand-Faktor) in der Anwesenheit von bivalenten Kationen binden.

Für die plättchenhemmende Therapie hat in erster Linie der Gp-IIb/IIIa-Rezeptor Bedeutung erlangt, der im aktivierten Zustand Fibrinogen mit hoher Affinität bindet und hierdurch die Vernetzung der Plättchen untereinander ermöglicht. Die Erkennung von Fibrinogen erfolgt über bestimme Aminosäure-Signalfrequenzen im Bereich der α-Kette (Arginin-Glycin-Aspartat; RGD-Sequenz) und über eine carboxyterminale Hexapeptidsequenz in der γ-Kette des Fibrinogenmoleküls (Lys-Gln-Ala-Gly-Asp-Val; KQAGDV-Sequenz). Die Thrombozyten tragen auf ihrer Oberfläche ca. 60.000–100.000 Gp-IIb/IIIa-Rezeptoren, die unter physiologischen Bedingungen im ruhenden, niedrigaffinen Funktionszustand vorliegen.

Die Aktivierung der Plättchen durch verschiedene Stimuli wie z. B. Thrombin, ADP, Thromboxan A_2, Kollagen, PAF und Adrenalin führt über rezeptorvermittelte intrazelluläre Signalübertragungsschritte zu einer Konformationsänderung des Gp-IIb/IIIa-Rezeptors mit Ausbildung von hochaffinen Fibrinogenbindungsstellen. Andererseits führt auch die Bindung von Fibrinogen und von Rezeptorantagonisten zu einer Konformationsänderung mit der Freilegung von weiteren ligandeninduzierten Bindungsstellen (LIBS). Die Aktivierung des Gp-IIb/IIIa-Rezeptors repräsentiert somit die gemeinsame Endstrecke der Thrombozytenaggregation, unabhängig vom initialen Stimulus.

Die Bedeutung der Gp-IIa/IIIb-Rezeptoren für die Hämostase tritt im Krankheitsbild der Thrombasthenie (Morbus Glanzmann-Naegeli) zu Tage, bei dem diese Rezeptoren fehlen oder funktionslos sind. Dominierendes Symptom bei diesen Patienten sind mukokutane Blutungen.

Von der Vielzahl der getesteten Substanzen sind zur Zeit drei Gp-IIb/IIIa-Antagonisten zur Anwendung beim akuten Koronarsyndroms und der Risiko-PCI in die Therapie eingeführt, ein monoklonaler Antikörper (Abciximab) und 2 niedermolekulare Verbindungen (Eptifibatid und Tirofiban). Diese Substanzen unterscheiden sich in ihrer chemischen Struktur, der Affinität zum Rezeptor, der Spezifität der Bindung, der Wirkungsdauer und der Pharmakokinetik (◘ Tabelle 43.1).

Abciximab. Abciximab (ReoPro) ist der Fab-Anteil eines murinen monoklonalen Antikörpers, der gegen die Fibrinogenbindungsregion des Gp-IIb/IIIa-Rezeptors gerichtet ist (Coller et al. 1991). Ein großer Teil des murinen Fab-Fragments wurde durch einen humanen Anteil ersetzt, um immunologische Reaktionen auf Fremdeiweiß zu verhindern. Abciximab bindet mit einer hohen Affinität an den Rezeptor. Die Bindung ist irreversibel und an Plättchen gebundenes Abciximab kann für Tage nach der Verabreichung nachgewiesen werden. So ist nach Absetzen einer Infusion, die eine >90%ige Hemmung der Thrombozytenaggregation zur Folge hatte, noch nach 3 Tagen eine Aggregationshemmung von ca. 40% nachweisbar (Neumann et al. 2001). Der nicht gebundene freie Antikörperanteil im Plasma hat demgegenüber nur eine Halbwertszeit von wenigen Minuten. Die Bindung von Abciximab an den Gp-IIb/IIIa-Rezeptor ist wenig spezifisch. Es besteht eine Affinität zu anderen Adhäsionsrezeptoren vom Integrintyp wie z. B. zum Vitronectinrezeptor am Endothel und glatten Muskelzellen und zum Monozyten/Granulozyten-assoziiertem Integrin MAC-1. Der Vitronectinrezeptor ist für die Proliferation glatter Muskelzellen im Prozess der Neointimabildung von Bedeutung und MAC-1 für die feste Adhäsion von Monozyten und Granulozyten an aktiviertes Endothel. Insofern wird Abciximab nicht nur eine aggregationshemmende, sondern auch eine gewisse proliferationshemmende und antiinflamatorische Wirkung zugeschrieben.

> **Klinisch wichtig**
> Abciximab wird als intravenöse Bolusinjektion von 0,25 mg/kg KG/min, gefolgt von einer Dauerinfusion von 0,125 μg/kg KG/min (bis maximal 10 μg/min) für 12 (bis maximal 24 h), verabreicht. Mit dieser Dosierung wird im Mittel eine Rezeptorblockade von >80% für die Dauer der Infusion aufrecht erhalten.

Eptifibatid. Eptifibatid (Integrilin) ist ein zyklisches Heptapeptid mit einem Zysteinamid- und einem Mercaptopropionylrest. Durch die Zyklisierung wird ein zu schneller Abbau des Peptids verhindert. Es blockiert die KGD-Bindungsstelle des Fibrinogenrezeptors. Die Affinität zum Rezeptor ist niedriger als die von Abciximab und die Bindung ist reversibel. Die Plättchen-Monozyten-Interaktion wird durch die niedermolekulare Substanz ebenfalls reduziert (Neumann et al. 2001).

◘ Tabelle 43.1. Eigenschaften der Gp-IIb/IIIa-Antagonisten. *RES* retikuloendotheliales System, *B* Bolusdosis, *Ki* Kurzinfusion, *E* Erhaltungsdosis

INN	Abciximab	Eptifibatid	Tirofiban
Molekulargewicht	47.615 Da	832 Da	495 Da
Art der Rezeptorbindung	Irreversibel	Reversibel	Reversibel
Affinitätskonstante	5 nmol/l	120 nmol/l	15 nmol/l
Wirkungsdauer nach Absetzen	Tage	Stunden	Stunden
Selektivität, Gp IIb/IIIa	Nicht-selektiv	Selektiv	Selektiv
Elimination	RES	Niere (50%)	Niere (40–70%)
Plasmahalbwertszeit	Minuten	2,5 h	1,5 h
Dosierung	B: 0,25 mg/kg KG E: 0,125 μg/kg KG/min	B: 180 μg/kg KG E: 2 μg/kg KG/min	Ki: 0,4 μg/kg KG/min E: 0,1 μg/kg KG/min
Therapiedauer	12 (–24) h	24–96 h	48–108 h

Etwa 4 h nach Absetzen der Infusion ist der aggregationshemmende Effekt wieder abgeklungen. Die Elimination erfolgt zu 50 % renal als unveränderte Substanz, der übrige Anteil wird zu bisher nicht identifizierten Metaboliten abgebaut. Die Eliminationshalbwertzeit beträgt im Mittel 2,5 h und die Clearance 50–80 ml/kg KG/h. Bei Patienten mit reduzierter Nierenfunktion (Kreatininclearance < 30 ml/min) sollte die Dosis aufgrund dieses Ausscheidungsmechanismus verringert werden. Studien über den Einfluss der Nierenfunktion auf die Dosierung von Eptifibatid fehlen.

> **Klinisch wichtig**
> Eptifibatid wird als Bolusinjektion von 180 μg/kg KG mit anschließender Dauerinfusion von 2 μg/kg KG/min verabreicht.

Tirofiban. Tirofiban (Aggrastat) ist ein nicht-peptidischer Antagonist des Gp-IIb/IIIa-Rezeptors. Es bindet an die RGD-Bindungsstelle des Rezeptors. Die Bindung ist weitgehend spezifisch und die Affinität ist höher als die von Eptifibatid. Die Bindung ist reversibel und nach Absetzen einer Dauerinfusion normalisiert sich die Plättchenfunktion innerhalb von 8 h. Die Elimination erfolgt zu 40–70 % renal als unveränderte Substanz. Die Clearance beträgt ca. 200 ml/kg KG/h und die Halbwertszeit im Plasma 1,5 h. Bei Patienten mit reduzierter Nierenfunktion und einer Kreatininclearance < 30 ml/min empfiehlt der Hersteller eine Verringerung der Dosis auf 50 %.

> **Klinisch wichtig**
> Tirofiban wird als Bolusinfusion über 30 min in einer Dosis von 0,4 μg/kg KG/min und anschließender Erhaltungsinfusion von 0,1 μg/kg KG/min verabreicht.

Unerwünschte Wirkungen. Bei den unerwünschten Wirkungen der Therapie mit Gp-IIb/IIIa-Antagonisten stehen **Blutungskomplikationen** ganz im Vordergrund, insbesondere, da sie in der Regel zusammen mit ASS und Heparin verabreicht werden. Meist handelt es sich um harmlose Schleimhautblutungen, aber auch lebensbedrohliche Blutungen wurden beobachtet. Diese traten in den großen klinischen Studien allerdings nur mit einer Häufigkeit von unter 0,2 % auf. Die Wirkung von Abciximab kann nur durch Infusion von Thrombozyten antagonisiert werden, die niedermolekularen Substanzen sind dialysabel, jedoch genügt hier häufig ein Absetzen der Medikation, um die Reagibilität der Thrombozyten innerhalb weniger Stunden wieder herzustellen.

Eine weitere unerwünschte Wirkung ist die **Thrombozytopenie**. Diese ist selten und scheint bei mit Abciximab behandelten Patienten etwas häufiger zu sein als bei mit Eptifibatid oder Tirofiban behandelten Patienten. So wurde in den großen klinischen Studien ein Abfall der Thrombozyten auf < 50000/mm³ in 0,9–1,9 % der mit Abciximab behandelten Patienten, aber in weniger als 1 % der mit Eptifibatid oder Tirofiban behandelten Patienten beobachtet.

Monitoring der plättchenhemmenden Therapie. Die Standardmethode zur Ermittlung des Ausmaßes der Plättchenaggregation ist das turbimetrische Verfahren nach Born. Hierbei werden unterschiedliche Agonisten dem plättchenreichen Plasma zugesetzt und es wird die Lichttransmission gemessen, die mit dem Fortschreiten der Aggregation entsprechend zunimmt. ASS hemmt insbesondere die durch Kollagen oder Arachidonsäure induzierte Aggregation, Thienopyridine und Gp-IIb/IIIa-Antagonisten die durch ADP induzierte Aggregation.

> **Klinisch wichtig**
> Für eine effektive Therapie mit Fibrinogenrezeptorblockern sollten mehr als 80 % der Rezeptoren blockiert sein; bei einer Blockade über 90 % nehmen die Hautblutungszeit und das allgemeine Blutungsrisiko erheblich zu.

Die Messung der Rezeptorbesetzung erfordert eine aufwändige Methodik (Durchflusszytometrie oder radioaktiv markierte Antikörper) und ist für Routinemessungen ungeeignet. Jedoch existiert eine Korrelation mit dem Ausmaß der ADP-induzierten Aggregationshemmung, sodass eine Aggregationshemmung von > 80 % einer Rezeptorbesetzung von > 80 % entspricht (Tcheng 1997). Gp-IIb/IIIa-Antagonisten haben eine steile Konzentrations-Wirkungs-Beziehung; geringe Änderungen der Konzentration haben eine überproportionale Änderung der Aggregation zur Folge. Aus diesem Grunde ist die Aufrechterhaltung einer weitgehend konstanten Arzneimittelkonzentration im Plasma für die Therapie essenziell. Dies ist u. a. eine pharmakokinetische Ursache für die Schwierigkeiten, die der Entwicklung von Substanzen für die perorale Anwendung im Wege stehen.

Auch die Aggregometrie nach Born ist zeitaufwendig und arbeitsintensiv. Deshalb wurden Bedside-Systeme (Plateletworks, Ultegra System) entwickelt, die die Hemmung der Fibrinogenbindung von mit iso-TRAP aktivierten Thrombozyten messen oder die Abnahme solitärer Thrombozyten erfassen. Für alle Verfahren zum Monitoring der Plättchenhemmung gilt, dass ihr klinischer Stellenwert derzeit noch nicht endgültig geklärt ist.

43.3.2 Klinische Studien

Koronare Katheterintervention. Die effektive Hemmung der Thrombozytenaggregation durch periinterventionelle Gabe eines Gp-IIb/IIIa-Antagonisten reduziert die kardiale Komplikationsrate nach Katheterintervention bedeutsam um bis zu 55 %. Die Metaanalyse von 7 großen randomisierten Studien mit 1670 Patienten ergab eine relative Reduktion des 30-Tage-Risikos von Tod und Myokardinfarkt von 38 % durch die Gp-IIb/IIIa-Blockade im Vergleich zu Plazebo. Dieser frühe Vorteil bleibt bis zu 3 Jahren statistisch signifikant nachweisbar.

Der Einsatz von Gp-IIb/IIIa-Antagonisten bei koronarer Stent-Implantation wurde in EPISTENT (1998), ESPRIT (2000) und TARGET untersucht. In EPISTENT wurden 1600 Patienten mit koronarer Stent-Implantation eingeschlossen. Abciximab senkte im Vergleich zu Plazebo die 30-Tages-Rate von Tod, Myokardinfarkt und dringlicher Reintervention um 51 %.

Diese Risikoreduktion war vergleichbar mit der Risikoreduktion bei einfacher PTCA in EPILOG (1997). Nahezu der gesamte Vorteil von Abciximab gegenüber Plazebo ergab sich innerhalb der ersten 24 h nach Intervention. Er war auch noch 1 Jahr nach Intervention statistisch signifikant nachweisbar. Besonders großen Vorteil von der Medikation mit Abciximab hatten Diabetiker und Patienten mit komplexen Läsionen.

Während EPISTENT vorwiegend Hochrisikopatienten einschloss, untersuchte ESPRIT die Wirkung von Eptifibatid bei Patienten, bei denen das Risiko der koronaren Stentimplantation als niedrig eingestuft wurde. Im Gegensatz zur EPISTENT-Studie, in der die Begleitmedikation mit Heparin 100 E/kg KG in der Plazebogruppe und 70 E/kg KG in der Abciximabgruppe betrug, waren bei ESPRIT 60 E/kg KG in beiden Behandlungsarmen vorgesehen. Nach 30 Tagen senkte Eptifibatid im Vergleich zu Plazebo die kombinierte Rate von Tod, Infarkt und dringlicher Reintervention um 35%. Ähnlich wie EPISTENT wurde der therapeutische Gewinn in der frühen periinterventionellen Phase erzielt und blieb über 6 Monate erhalten. ESPRIT bestätigte den günstigen Effekt der Gp-IIb/IIIa-Blockade, der in EPISTENT gefunden wurde, wenngleich die Risikoreduktion niedriger war. Gegen die ESPRIT-Studie wurde eingewandt, dass die Heparindosis in der Plazebogruppe zu niedrig gewählt wurde.

Die TARGET-Studie ist die einzige Studie, die Abciximab mit einem anderen Gp-IIb/IIIa-Antagonisten, dem Tirofiban, verglich. Ähnlich wie EPISTENT schloss TARGET überwiegend Hochrisikopatienten ein. Der primäre Endpunkt, die kombinierte Rate von Tod, Myokardinfarkt und dringlicher Reintervention im Verlauf von 30 Tagen trat um 26% häufiger auf bei Patienten, die Tirofiban erhalten hatten, als bei Patienten, die Abciximab erhalten hatten. Dieser Vorteil von Abciximab beruhte nahezu ausschließlich auf einem Unterschied in der Häufigkeit von Infarkten zum Zeitpunkt der Katheterintervention. Als mögliche Erklärung für den Unterschied in der Wirksamkeit der beiden Substanzen ließ sich zeigen, dass die zum Zeitpunkt der Katheterintervention erreichte Hemmung der Thrombozytenaggregation unter dem für Abciximab gewählten Dosierungsschema stärker war als unter dem für Tirofiban gewählten Dosierungsschema.

> Die TARGET-Studie unterstützt somit das Konzept, dass die maximale Thrombozyteninhibition zum Zeitpunkt der Intervention erzielt werden muss.

Die klinische Relevanz der Verhinderung periinterventioneller Infarkte wurde von verschiedenen Autoren in Frage gestellt. Mehrere Studien konnten jedoch zeigen, dass das Auftreten eines periinterventionellen Myokardinfarkts die Sterblichkeit im Langzeitverlauf erhöht. In einer Metaanalyse der verfügbaren Daten mit Abciximab, die 9290 Patienten einschließt, ließ sich dementsprechend zeigen, dass die periinterventionelle Gp-IIb/IIIa-Rezeptorblockade die Sterblichkeit im Verlauf von 6 Monaten bis 3 Jahren um 29% senkt. Für Eptifibatid und Tirofiban reichen die verfügbaren Patientenzahlen derzeit nicht aus, um eine Reduktion der Mortalität zu analysieren.

Aufgrund mechanistischer Untersuchungen sowie Tierexperimenten wurde spekuliert, dass die periinterventionelle Gp-IIb/IIIa-Rezeptorblockade neben der Senkung der frühen Komplikationsrate auch die Restenoserate senken könnte. Die Hypothese konnte jedoch in EPISTENT, ERASER (2000) und ISAR-2 nicht bestätigt werden.

Periinterventionell bei instabiler Angina und Nicht-ST-Hebungsmyokardinfarkt. Das Risiko einer koronaren Katheterintervention ist bei Patienten mit instabiler Angina oder Nicht-ST-Hebungsinfarkt im Vergleich zur Katheterintervention bei Patienten mit stabiler Angina bedeutsam erhöht (adjustierte „odds ratio" für die einfache PTCA 2,9 und 1,6 für die koronare Stentimplantation). Patienten mit instabiler Angina, v. a. solche mit erhöhten myokardialen Markerproteinen, profitieren in besonderem Maße von der periinterventionellen Gp-IIb/IIIa-Rezeptorblockade. So betrug in der CAPTURE-Studie (1997) die Risikoreduktion von Tod, Myokardinfarkt und dringlicher Reintervention bei Patienten mit instabiler Angina pectoris und erhöhten Markerproteinen über 80%. In der EPISTENT-Studie ließ sich ferner zeigen, dass Abciximab bei Patienten mit instabiler Angina und Ischämieepisoden innerhalb der letzten 24 h vor Intervention das erhöhte Risiko der Stentimplantation im Vergleich zur stabilen Angina aufheben konnte. Ähnliche Befunde ergab auch die TARGET-Studie, in der 63% der eingeschlossenen Patienten eine instabile Angina pectoris hatten. Dieser ausgleichende Effekt wurde jedoch in TARGET nur bei Abciximab und nicht bei Tirofiban gefunden. Folglich stellen die Patienten mit instabiler Angina in TARGET eine Subgruppe dar, in der Abciximab besonders vorteilhaft gegenüber Tirofiban war. In dieser Subgruppe blieb der Vorteil von Abciximab gegenüber Tirofiban auch im Langzeitverlauf statistisch fassbar erhalten.

In scheinbarem Widerspruch zu den Ergebnissen der TARGET-Studie konnten sowohl PRISM-PLUS (1998) mit Tirofiban als auch in PURSUIT (1998) mit Eptifibatid, die niedermolekularen Gp-IIb/IIIa-Antagonisten einen deutlichen Vorteil gegenüber Plazebo zeigen. In diesen Studien wurde die Gp-IIb/IIIa-Rezeptorblockade mit Tirofiban oder Eptifibatid bereits vor der Katheterintervention begonnen (sog. „Upstream"-Behandlung) und dann periinterventionell fortgeführt. Bei diesem Vorgehen senkte Tirofiban in PRISM-PLUS die periinterventionelle Rate von Tod und Infarkt im Vergleich zu Plazebo um 44%. Möglicherweise garantiert die Vorbehandlung mit Tirofiban und Eptifibatid eine ausreichende Gp-IIb/IIIa-Rezeptorblockade zum Zeitpunkt der Intervention, die der Wirkung von unmittelbar bei Intervention gegebenem Abciximab vergleichbar ist. Aus diesem Grund erscheint es nicht sinnvoll, Patienten, die Eptifibatid oder Tirofiban vorbehandelt sind, zum Zeitpunkt der Katheterintervention auf Abciximab umzusetzen.

Periinterventionell bei ST-Hebungsinfarkt. Beim akuten Myokardinfarkt sind rasche Wiederöffnung des Infarktgefäßes und Wiederherstellung der mikrovaskulären Perfusion Voraussetzungen für das Überleben von gefährdetem Myokard. Abciximab als Zusatz zur mechanischen oder fibrinolytischen Rekanalisation verbessert die mikrovaskuläre Reperfusion. In der randomisierten ISAR-2-Studie, die Abciximab mit konventioneller antithrombotischer Therapie bei mechanischer Rekanalisation des Infarktgefäßes verglich, konnte gezeigt werden, dass sich die Erholung der Durchblutung im Infarktareal verbessert, wenn Abciximab gegeben wurde. Diese Verbesserung ging mit einer verbesserten Erholung der regionalen

Pumpfunktion im Infarktareal einher, was sich positiv auf die globale linksventrikuläre Ejektionsfraktion auswirkte. Diese Befunde zeigten erstmals, dass eine pharmakologische Intervention, die die mikrovaskulären Reperfusion im Infarkt optimiert, ein besseres funktionelles Ergebnis erzielt (Neumann et al. 1998). Entsprechend ließ sich in STOPAMI (Schömig et al. 2000) und STOPAMI-2 (Kastrati et al. 2002) zeigen, dass die durch die adjuvante Gabe von Abciximab optimierte Katheterrevaskularisation das Ausmaß des geretteten Myokards in der Infarkttherapie maximiert.

Die Auswirkung von Abciximab als Zusatz zur Katheterintervention im Infarkt wurde in RAPPORT (Brener et al. 1998), ISAR-2, ADMIRAL (Montalescot et al. 2001), CADILLAC (Stone et al. 2002) und ACE (Antoniucci 2003) untersucht. Die Metaanalyse dieser Studien ergibt, dass die periinterventionelle Gabe von Abciximab im akuten Myokardinfarkt zu einer deutlichen Senkung der 30-Tages-Rate von Tod, Myokardreinfarkt und dringlicher Reintervention führt und dass dieser Vorteil im 6-Monats-Verlauf statistisch signifikant bleibt (◘ Abb. 43.5). Im Ein-Jahresverlauf lag die Sterblichkeit bei den mit Abciximab behandelten Patienten um 1,6% niedriger (odds ratio 0,73%; 95% Konfidenzintervall 0,54–0,98; p=0,034) als in den jeweiligen Kontrollgruppen.

Die größte Studie, CADILLAC, untersuchte Stent vs. PTCA und Abciximab vs. Heparin in einem 2×2-faktoriellen Design. CADILLAC schloss 2082 Patienten mit ST-Hebungsinfarkt und Intervention innerhalb der ersten 12 h nach Schmerzbeginn ein. Abciximab im Vergleich zu Plazebo reduzierte die kombinierte Rate von Tod, Reinfarkt und Reintervention am Zielgefäß um 30% (5,0% vs. 7,1%, p=0,04) nach 30 Tagen und um 14% (13% vs. 15,1%, p=0,01) nach 6 Monaten. Der Effekt von Abciximab in CADILLAC war somit übereinstimmend mit den übrigen Studien, wenngleich die Risikoreduktion deutlich niedriger lag als in der erwarteten Größenordnung von 50%. Dies könnte möglicherweise dadurch erklärt werden, dass CADILLAC ein niedriges Risikokollektiv einschloss, da alle Patienten, deren Risiko als hochgradiger eingeschätzt wurde, nicht der randomisierten Studie zugeteilt, sondern in einem begleitenden Register untersucht wurden.

Untersucht man die Subgruppen von CADILLAC mit und ohne Stent, so ergibt sich, dass der Vorteil von Abciximab bezüglich des primären Endpunkts nach 6 Monaten bei PTCA nahezu signifikant war, während in den Stentgruppen das klinische Ergebnis nahezu identisch war. Da es bisher jedoch keine Hinweise gibt, dass die Wirkung der Gp-IIb/IIIa-Gabe von der perkutanen Behandlungsmodalität abhängt, erscheint es fraglich, ob die Gruppen mit und ohne Stent getrennt zu betrachten sind.

> Insgesamt sprechen die bisher verfügbaren Daten für die Gabe von Abciximab bei Patienten mit akutem Myokardinfarkt (◘ Abb. 43.5).

Patienten mit niedrigem Interventionsrisiko. In der EPISTENT-Studie war Abciximab über ein breites Spektrum von klinischen und angiographischen Risikocharakteristika vorteilhaft. Dennoch wird bei gegebener relativer Risikoreduktion der absolute Vorteil um so höher sein je höher das basale Risiko ist. Umgekehrt könnte somit bei niedrigem Risiko der Vorteil der Gp-IIb/IIIa-Rezeptorblockade gegenüber der konventionellen Therapie vernachlässigbar sein, wie dies u. a. die retrospektive Analyse der CAPTURE-Studie zeigt. In dieser Studie hatten Patienten ohne erhöhtes kardiales Troponin keinen Vorteil von der periinterventionellen Abciximabgabe. In den älteren Studien dürfte der Vorteil von Abciximab gegenüber Plazebo zumindest z. T. durch den verzögerten Wirkungseintritt von Ticlopidin bedingt sein. Der rasche Wirkungseintritt der Thrombozyteninhibition nach Hochdosisgabe von Clopidogrel (600 mg) könnte somit die periinterventionelle Gp-IIb/IIIa-Rezeptorblockade überflüssig machen. Diese Hypothese wurde durch die ISAR-REACT-Studie bestätigt (Kastrati et al. 2004).

Konservative Therapie der instabilen Angina pectoris und des Nicht-ST-Hebungsinfarktes. Wie die GUSTO-4-Studie (Simoons 2001) zeigt, sind Gp-IIb/IIIa-Rezeptorblocker zur definitiven Therapie der instabilen Angina pectoris und des Nicht-ST-Hebungsinfarkts nicht geeignet. Während der Wartezeit bis zur Katheterdiagnostik und Revaskularisation reduzieren Gp-IIb/IIIa-Antagonisten jedoch die kardiale Komplikationsrate. Dies zeigen übereinstimmend 4 Studien mit verschiedenen Gp-IIb/IIIa-Antagonisten, CAPTURE, PRISM-PLUS, PRISM (1998) und PURSUIT.

Die Reduktion des Risikos von Tod und Infarkt betrug in der Metaanalyse der Studien von CAPTURE, PRISM PLUS und

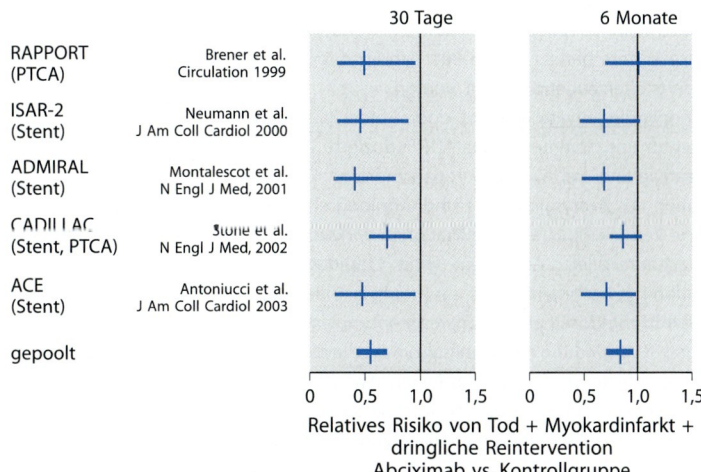

◘ Abb. 43.5. Metaanalyse der Studien zu Abciximab bei Katheterintervention im Infarkt (RAPPORT, Brener et al. 1999; ISAR-2, Neumann et al. 2000; ADMIRAL, Montalescot et al. 2001; CADILLAC, Stone et al. 2002; ACE, Antoniucci 2003)

PURSUIT etwa 0,5%/Tag (38% relativ). Besonders ausgeprägt ist der klinische Effekt, wenn Hochrisikocharakteristika wie erhöhtes kardiales Troponin vorliegen. Obwohl die Vorbehandlung mit einem Gp-IIb/IIIa-Antagonisten die koronare Thrombuslast an der auslösenden Stenose reduziert, vermindert sie nicht das Risiko der nachfolgenden Koronarintervention, wenn diese unter dem Schutz eines Gp-IIb/IIIa-Antagonisten durchgeführt wird. Die bei instabiler Angina und Nicht-ST-Hebungsinfarkt notwendige Katheterintervention sollte deshalb nicht zugunsten einer ausgedehnten antithrombotischen Vorbehandlung mit einem Gp-IIb/IIIa-Antagonisten hinausgezögert werden, wie die ISAR-COOL-Studie (Neumann et al. 2003) zeigt.

Sekundärprävention. Es wurden orale Gp-IIb/IIIa-Antagonisten entwickelt, die in der Sekundärprävention eingesetzt werden sollten. Große Studien haben jedoch ergeben, dass die kardiovaskuläre Sterblichkeit unter chronischer Behandlung mit einem oralen Gp-IIb/IIIa-Antagonisten erhöht ist. Der zugrunde liegende Mechanismus ist nicht ganz geklärt. Angeschuldigt werden starke intra- und interindividuelle Schwankungen in der antithrombotischen Wirksamkeit. Gp-IIb/IIIa-Antagonisten hemmen zwar die Thrombozytenaggregation, führen aber selbst zu einer zellulären Aktivierung des Thrombozyten. Aus diesem Grund kann bei abfallendem Wirkspiegel eine Phase mit gesteigerter Thrombozytenfunktion durchlaufen werden. Auf diese Weise können Schwankungen in der Plasmakonzentration des oralen Gp-IIb/IIIa-Antagonisten das Risiko thromboembolischer Ereignisse erhöhen. Die Entwicklung der oralen Gp-IIb/IIIa-Antagonisten wurde aus diesem Grund verlassen.

> ### Zusammenfassung
>
> In der Therapie von Koronarerkrankungen ist die Prophylaxe thromboembolischer Komplikationen durch Thrombozytenaggregationshemmer ein integraler Bestandteil. Die Basis der antithrombozytären Therapie ist Azetysalizylsäure, die in den Arachidonsäurestoffwechsel des Thrombozyten eingreift. Ihre Wirksamkeit in der Behandlung akuter Koronarsyndrome, der Prophylaxe des Reverschlusses von venösen aortokoronaren Bypassgefäßen sowie in der Sekundärprophylaxe konnte bereits in den 80er-Jahren des letzten Jahrhunderts überzeugend gezeigt werden.
>
> Thienopyridinderivate wie Clopidogrel blockieren den ADP-Rezeptor und hemmen so die ADP-induzierte Thrombozytenaktivierung. Bei akuten Koronarsyndromen ist die Kombination aus Azetysalizylsäure und Clopidogrel in der Prophylaxe kardiovaskulärer Komplikationen wirksamer als Azetysalizylsäure allein. Außerdem wirkt Clopidogrel in Kombination mit Azetysalizylsäure zur Prophylaxe der subakuten Stentthrombose nach koronarer Stentimplantation. Clopidogrel in Verbindung mit Azetysalizylsäure senkt auch die frühe periinterventionelle Infarktrate um etwa 2% absolut (29% relativ). Voraussetzung hierfür ist, dass zum Zeitpunkt der Katheterintervention die volle Thienopyridinwirkung eingetreten ist. Da Clopidogrel erst in der Leber zur aktiven Substanz umgebaut werden muss, bedingt dies eine mehrtägige Vorbehandlung mit den üblichen Tagestherapiedosen von 75 mg oder eine 2-stündige Vorbehandlung mit einer Aufsättigungsdosis von 600 mg.
>
> Im Gegensatz zu Azetylsalizylsäure und Clopidogrel, die die Aktivierung des Thrombozyten hemmen, blockieren Glykoprotein-IIb/IIIa-Antagonisten unabhängig von der Aktivierung des Thrombozyten die Thrombozytenaggregation durch Hemmung der Ausbildung von Fibrinogenbrücken zwischen Thrombozyten. Die zur Zeit gesicherte Indikation zur antithrombozytären Dreifachtherapie mit Azetylsalizylsäure, Thienopyridinderivat und Glykoprotein-IIb/IIIa-Antagonisten ist die Katheterintervention bei Hochrisikopatienten mit akutem Koronarsyndrom, insbesondere von Patienten mit erhöhter Serumkonzentration von kardialen Troponinen. Außerdem konnte gezeigt werden, dass Glykoprotein-IIb/IIIa-Antagonisten die präinterventionelle kardiale Komplikationsrate während einer unvermeidbaren Wartezeit auf die Katheterintervention vermindern können.

Literatur

Antiplatelet Trialists' Collaboration (1988) Secondary prevention of vascular disease by prolonged antiplatelet treatment. Br Med J 296:320

Antiplatelet Trialists' Collaboration (1994a) Collaborative overview of randomised trial of antiplatelet therapy. I. Prevention of death, myocardial infarction and stroke by prolonged antiplatelet therapy in various categories of patients. Br Med J 308:81

Antiplatelet Trialists' Collaboration (1994b) Collaborative overview of randomised trial of antiplatelet therapy. II. Maintenance of vascular graft or arterial patency by antiplatelet therapy. Br Med J 308:159

Antoniucci D, Rodriguez A, Hempel A et al (2003) A randomized trial comparing primary infarct artery stenting with or without abciximab in acute myocardial infarction. J Am Coll Cardiol 42:1879–1885

Berger PB, Bell MR, Rihal CS et al (1999) Clopidogrel versus ticlopidine after intracoronary stent placement. J Am Coll Cardiol 34:1891–1894

Bertrand ME, Legrand V, Boland J et al (1998) Randomized multicenter comparison of conventional anticoagulation versus antiplatelet therapy in unplanned and elective coronary stenting. Circulation 98:1597–1603

Bochner F, Somogyi A, Wilson KM (1991) Bioinequivalence of four 100 mg oral apirin formulations in healthy volunteers. Clin Pharmacokin 21:349

Boston Collaborative Drug Surveillance Group (1974) Regular aspirin intake and acute myocardial infarction. Br Med J:440

Brener SJ, Barr LA, Burchenal JE et al (1998) Randomized, placebo-controlled trial of platelet glycoprotein IIb/IIIa blockade with primary angioplasty for acute myocardial infarction. Circulation 98:734–741

Burch JW, Stanford N, Majerus PW (1978) Inhibition of platelet prostagiandin synthetase by oral aspirin. J Clin Invest 61:314

Cairns J, Gent M, Singer J et al (1985) Aspirin, sulfinpyrazone or both in unstable angina. N Engl J Med 313:1349

CAPRIE Investigators (1996) A randomised, blinded, trial of clopidogrel versus aspirin in patients at risk of ischaemic events. Lancet 348:1329–1339

CAPTURE Investigators (1997) Randomised placebo-controlled trial of abciximab before and during intervention in refractory unstable angina: the CAPTURE study. Lancet 349:1429–1435

Literatur

Chesebro JH, Webster MWI, Reeder GS et al (1989) Coronary angioplasty: antiplatelet therapy reducec acute complications but not restenosis (abstract). Circulation (Suppl II) 80:266

Coller BS, Scudder LE, Beer J et al (1991) Monoclonal antibodies to platelet glycoprotein IIb/IIIa as antithrombotic agents. Ann N Y Acad Sci 614: 193–213

Craven LL (1950). Acetylsalicylic acid, possible prevention of coronary thrombosis. Ann West Med Surg 4:95

The Dutch TIA Trial Study Group (1991) A comparison of two doses of aspirin (30 mg vs. 3280 mg a day) in patients after a transient ischemia attack or minor ischemic stroke. N Engl J Med 325: 261

EPILOG Investigators (1997) Platelet glycoprotein IIb/IIIa receptor blockade and low-dose heparin during percutaneous coronary revascularization. N Engl J Med 336:1689–1696

EPISTENT Investigators (1998) Randomised placebo-controlled and balloon-angioplasty-controlled trial to assess safety of coronary stenting with use of platelet glycoprotein-IIb/IIIa blockade. Lancet 352: 87–92

ERASER Investigators (1999) Acute platelet inhibition with abciximab does not reduce in-stent restenosis. Circulation 100:799–806

ESPRIT Investigators (2000) Novel dosing regimen of Eptifibatide In Planned Coronary Stent Implantation (ESPRIT): a randomised, placebo-controlled trial. Lancet 356:2037–2044

Förster W, Hoffmann W (1989) Superior prevention of reinfarction by 30 mg per day aspirin compared with 1000 mg: Results of a two years follow-up study in Cottbus. In: Sinzinger H, Schrör K (eds) Prostaglandins in clinical research. Alla Liss Inc, New York, p 187

Fuster V, Cohen M, Halperin J (1989) Aspirin in the prevention of coronary disease. N Engl J Med 321:183

Fuster V, Dyken ML, Vokonas PS et al (1993) Aspirin as a therapeutic agent in cardiovascular disease. Circulation 87:659

Gawaz M (2001) Blood platelets. Thieme, Stuttgart New York

Gent M, Blakeley JA, Easton JD et al (1989) The Canadian American Ticlopidine Study (CATS) in thromboembolic stroke. Lancet:1215–1220

Grotemeyer KH, Scharafinski HW, Hussstedt JW et al (1993) Two-year follow-up of aspirin responder and aspirin non-responder. A pilot study including 180 post-stroke patients. Thromb Res 71:397

Haft JI (1979) Role of blood platelets in coronary artery disease. Am J Cardiol 43:1197

Hall P, Nakamura S, Maiello L et al (1996) A randomized comparison of combined ticlopidine and aspirin versus aspirin therapy alone after successful intravascular ultrasound-guided stent implantation. Circulation 93:215–222

Hass WK, Easton DJ, Adams HP et al (1989) A randomized trial comparing ticlopidine hydrochloride with aspirin for the prevention of stroke in high-risk patients. N Engl J Med 321:501–507

Hynes RO (1987) Integrins: a family of cell surface receptors. Cell 48: 549–554

ISIS-2 (1988) Second International Study of Infarct Survival. Randomized trial of intravenous streptokinase, oral aspirin, both or neither among 17187 cases of suspected acute myocardial infarction. Lancet 2:349

Juul-Moller S, Edvardsson N, Jahnmatz B et al for the Swedish Angina Pectoris Aspirin Trial (SAPAT) Group (1992) Double-blind trial of aspirin in primary prevention of myocardial infarction in patients with stable chronic angina pectoris. Lancet 340:1421

Kastratl A, Mehilli J, Dirschinger J et al (2002) Myocardial salvage after coronary stenting plus abciximab versus fibrinolysis plus abciximab in patients with acute myocardial infarction: a randomised trial. Lancet 359:920–925

Kastrati A, Mehilli J, Schuhlen H et al (2004) A clinical trial of abciximab in elective percutaneous coronary intervention after pretreatment with clopidogrel. N Engl J Med 350:232–238

Lau WC, Waskell LA, Watkins PB et al (2003) Atorvastatin reduces the ability of clopidogrel to inhibit platelet aggregation: a new drug-drug interaction. Circulation Jan 107:32–37

Lau WC, Waskell LA, Watkins PB et al (2003) Atorvastatin reduces the ability of clopidogrel to inhibit platelet aggregation. A new drug–drug interaction. Circulation 107:32–37

Leon MB, Baim DS, Popma JJ et al (1998) A clinical trial comparing three antithrombotic-drug regimens after coronary-artery stenting. N Engl J Med 339:1665–1671

Levy G (1979) Pharmacokinetics of salicylate in man. Drug Metabolism Rev 9:3

Lewis H, Davis J, Archibald D et al (1983) Protective effects of aspirin against acute myocardial infarction and death in men with unstable angina: Results of a Veteran Administration Cooperative Study. N Engl J Med 309:396

McTavish D, Faulds D, Goa KL (1990) Ticlopidine. An updated review of its pharmacology and therapeutic use in platelet-dependent disorders. Drugs 40: 238–259

Mehta SR, Yusuf S, Peters RJ et al (2001) Effects of pretreatment with clopidogrel and aspirin followed by long-term therapy in patients undergoing percutaneous coronary intervention. Lancet 358: 527–533

Mishkel GJ, Aguirre FV, Ligon RW et al (1999) Clopidogrel as adjunctive antiplatelet therapy during coronary stenting. J Am Coll Cardiol 34: 1884–1890

Montalescot G, Barragan P, Wittenberg O et al (2001) Platelet glycoprotein IIb/IIIa inhibition with coronary stenting for acute myocardial infarction. N Engl J Med 344:1895–1903

Moussa I, Oetgen M, Roubin G et al (1999) Effectiveness of clopidogrel and aspirin versus ticlopidine and aspirin in preventing stent thrombosis after coronary stent implantation. Circulation 99:2364–2366

Müller C, Buttner HJ, Petersen J, Roskamm H (2000) A randomized comparison of clopidogrel and aspirin versus ticlopidine and aspirin after the placement of coronary-artery stents. Circulation 101: 590–593

Müller I, Seyfarth M, Rüdiger S et al (2001) Effect of a high loading dose of clopidogrel on platelet function in patients undergoing coronary stent placement. Heart 85:92–93

Neumann FJ, Kastrati A, Pogatsa-Murray G et al (2003) Evaluation of prolonged antithrombotic pretreatment („cooling-off" strategy) before intervention in patients with unstable coronary syndromes: a randomised controlled trial. JAMA 290:1593–1599

Neumann FJ, Blasini R, Schmitt C et al (1998) Effect of glycoprotein IIb/IIIa receptor blockade on recovery of coronary flow and left ventricular function after the placement of coronary-artery stents in acute myocardial infarction. Circulation 98:2695–2701

Neumann FJ, Gawaz M, Ott I et al (1996) Prospective evaluation of hemostatic predictors of subacute stent thrombosis after coronary Palmaz-Schatz stenting. J Am Coll Cardiol 27:15–21

Neumann FJ, Hochholzer W, Pogatsa-Murray G et al (2001) Antiplatelet effects of abciximab, tirofiban and eptifibatide in patients undergoing coronary stenting. J Am Coll Cardiol 37:1323–1328

Neumann FJ, Kosa I, Dickfeld T et al (1997) Recovery of myocardial perfusion in acute myocardial infarction after successful balloon angioplasty and stent placement in the infarct-related coronary artery. J Am Coll Cardiol 30:1270–1276

Neumann FJ, Schömig A (2003) Stent anticoagulation and technique. In: Topol EJ (eds) Textbook of Interventional Cardiology. 4. Aufl. Saunders, Philadelphia, 564

Neumann FJ, Kastrati A, Schmitt C et al (2000) Effect of glycoprotein IIb/IIIa receptor blockade with abciximab on clinical and angiographic restenosis rate after the placement of coronary stents following acute myocardial infarction. Am Coll Cardiol 35:915–921

Ohman EM, Califf RM, Lee KL et al (1990) Restenosis after angioplasty: overview of clinical trials using aspirin and omega-3 fatty acids (Abstract). J Am Coll Cardiol 15 (Suppl A):88

Patrono C (1989) Aspirin and human platelets: from clinical trials to acetylation of cyclooxigenase and back. TIPS 10:453

Peter K, Schwarz M, Ylanne J et al (1998) Induction of fibrinogen binding and platelet aggregation as a potential intrinsic property of various glycoprotein IIb/IIIa (alpha IIb/beta 3) inhibitors. Blood 92: 3240–3249

Peterson P, Boysen G, Godfredsen J et al (1989) Placebo controlled randomised trial of warfarin and aspirin for prevention of thromboembolic complications in chronic arterial fibrillation: The Copenhagen AFA-SEK Study. Lancet 1:175

Peto R, Gray R, Collins R et al (1988) Randomized trial of prophylactic daily aspirin in British male doctors. Br Med J 296:313

PRISM Investigators (1998) A comparison of aspirin plus tirofiban with aspirin plus heparin for unstable angina. N Engl J Med 338: 1498–1505

PRISM-PLUS Investigators (1998) Inhibition of the platelet glycoprotein IIb/IIIa with tirofiban in unstable angina and non-Q-wave myocardial infarction. N Engl J Med 338:1488–1497

PURSUIT Investigators (1998) Inhibition of platelet glycoprotein IIb/IIIa with eptifibatide in patients with acute coronary syndromes. N Engl J Med 339:436–443

Ridker PM, Manson JE, Gaziano JM et al (1991) Low-dose aspirin therapy for chronic stable angina: A randomized, placebo-controlled clinical trial. Ann Intern Med 114:835

RISC Investigators (1990) Risk of myocardial infarction and death during treatment with low-dose aspirin and intravenous heparin in men with unstable coronary artery disease. Lancet 336: 827

Rowland M, Riegelman S (1968) Pharmacokinetics of acetylsalicylic acid and salicylic acid after intravenous administration in man. J Pharm Sci 57:1313

Schömig A, Kastrati A, Dirschinger J et al (2000) Coronary stenting plus platelet glycoprotein IIb/IIIa blockade compared with tissue plasminogen activator in acute myocardial infarction. Stent versus Thrombolysis for Occluded Coronary Arteries in Patients with Acute Myocardial Infarction Study Investigators. N Engl J Med 343:385–391

Schömig A, Kastrati A, Schricke U et al (2000) Stent versus Thrombolysis for Occluded Coronary Arteries in Patients in Patients with Acute Myocardial Infarction (STOPAMI): A randomized trial comparing primary stenting plus abciximab with tissue plasminogen activator (abstract). Circulation 102 (Suppl II):664

Schömig A, Neumann FJ, Kastrati A (1996) A randomized comparison of antiplatelet and anticoagulant therapy after the placement of coronary-artery stents. N Engl J Med 334:1084–1089

Schrör K (1992) Azetylsalizylsäure. Thieme, Stuttgart New York

Schrör K (1993) Review – The basic pharmacology of ticlopidine and clopidogrel. Platelets 4: 252

Schwartz L, Bourassa MG, Lespérance J et al (1988) Aspirin and dipyramidole in the prevention of restenosis after percutaneous transluminal coronary angioplasty. N Engl J Med 318:1714

Simoons ML (2001) Effect of glycoprotein IIb/IIIa receptor blocker abciximab on outcome in patients with acute coronary syndromes without early coronary revascularisation: the GUSTO IV-ACS randomized trial. Lancet 357:1915–1924

Steering Committee of the Physicians' Health Study Research Group (1989) Preliminary report: Final report on the aspirin components of the ongoing Physicians' Health Study. N Engl J Med 321:129

Stein PD, Dalen JE, Goldman S et al (1995) Antithrombotic therapy in patients with spontaneous vein and internal mammary artery bypass grafts. Chest 108 (Suppl):424

Steinhubl SR, Berger PB, Mann JT 3rd et al (2002) Early and sustained dual oral antiplatelet therapy following percutaneous coronary intervention: a randomized controlled trial. J Am Med Ass 288:2411–2420

Stone GW, Grines CL, Cox DA et al (2002) Comparison of angioplasty with stenting, with our without abciximab, in acute myocardial infarction. N Engl J Med 346:957–966

Stroke Prevention in Arterial Fibrillation Investigators (1994) Warfarin versus aspirin for prevention of thromboembolism in atrial fibrillation: Stroke Prevention in Atrial Fibrillation II study. Lancet 343:687

Tcheng JE (1997) Platelet glycoprotein IIb/IIIa integrin blockade: recent clinical trials in interventional cardiology. Thromb Haemost 78: 205–209

Theroux P, Ouimet H, McCanu T (1988) Aspirin, heparin or both to treat acute unstable angina. N Engl J Med 319:105

Topol EJ, Moliterno DJ, Herrmann HC et al (2001) Comparison of two platelet glycoprotein IIb/IIIa inhibitors, tirofiban and abciximab, for the prevention of ischemic events with percutaneous coronary revascularization. N Engl J Med 344:1888–1894

Tremoli E, Maderna P, Colli S et al (1984) Increased platelet sensitivity and thromboxane B2 formation in type II hyperlipoproteinaemic patients. Eur J Clin Invest 14:329

The UKTIA Study Group (1991) United Kingdom Transient Ischemic Attack aspirin trial: Final results. J Neurol Neurosurg Psych 54:1044

Urban P, Macaya C, Rupprecht HJ et al (1998) Randomized evaluation of anticoagulation versus antiplatelet therapy after coronary stent implantation in high-risk patients: the multicenter aspirin and ticlopidine trial after intracoronary stenting (MATTIS). Circulation 98:2126–2132

Yusuf S, Zhao F, Mehta SR et al (1997) Effects of clopidogrel in addition to aspirin in patients with acute coronary syndromes without ST-segment elevation. N Engl J Med 345:494–502

Warlow C (1992) Secondary prevention of stroke. Lancet 339:724

Fibrinolytika

U. Zeymer, K.-L. Neuhaus[†]

44.1 Physiologie und Pathophysiologie – 912

44.2 Fibrinolytische Substanzen – 912
44.2.1 Streptokinase – 913
44.2.2 Urokinase – 913
44.2.3 Azylierter Plasminogenstreptokinaseaktivatorkomplex – 914
44.2.4 Gewebsplasminogenaktivator – 914
44.2.5 Neuere fibrinolytische Substanzen – 914

44.3 Nebenwirkungen und Kontraindikationen – 915

44.4 Laborkontrollen – 916

44.5 Fibrinolyse bei speziellen kardiologischen Erkrankungen – 916
44.5.1 Herzinfarkt – 916
44.5.2 Instabile Angina pectoris und Nicht-ST-Hebungsinfarkt – 923
44.5.3 Lungenembolie – 923
44.5.4 Seltene kardiologische Anwendungen von Fibrinolytika – 924

Literatur – 924

Die häufigsten lebensbedrohlichen kardiovaskulären Erkrankungen, der akute Herzinfarkt, der Apoplex und die Lungenembolie, sind zumindest in der westlichen Welt Hauptursachen von Morbidität und Mortalität im Erwachsenenalter. Der gemeinsame Auslöser des akuten Geschehens ist die mehr oder weniger plötzliche Verlegung der arteriellen Gefäße des betroffenen Organs durch thrombotisches Material, dessen Beseitigung durch die körpereigene Spontanfibrinolyse meist zu langsam erfolgt, um den Ausfall der Organfunktion rechtzeitig wiederherzustellen bzw. die Nekrose der ischämischen Organabschnitte zu verhindern.

Ziel jeder fibrinolytischen Therapie ist es daher, durch maximale Verschiebung des physiologischen Gleichgewichts zwischen Gerinnung und fibrinolytischer Spontanaktivität in Richtung der Fibrinolyse eine möglichst rasche Auflösung der thrombotischen Strombahnhindernisse zu erreichen. Da eine drastische Verschiebung dieses Gleichgewichts unvermeidlich mit einem erheblichen Blutungsrisiko einhergeht, ist bei jeder fibrinolytischen Therapie der beabsichtigte therapeutische Zweck sehr sorgfältig gegen dieses Risiko abzuwägen.

Die Schwere der möglichen Komplikationen der Fibrinolyse bis hin zur tödlichen intrazerebralen Blutung legt es nahe, bei selteneren Krankheitsbildern wie z. B. den intrakavitären Thromben, bei denen mangels aussagekräftiger Daten eine eindeutige Risiko-Nutzen-Abwägung kaum möglich ist, sowie generell bei eher symptomatisch-prognostischen Indikationen wie z. B. der Beinvenenthrombose im Zweifel von einer Behandlung abzusehen. Zweifelsfrei belegt ist dagegen der prognostische Nutzen der fibrinolytischen Therapie beim akuten Myokardinfarkt und der massiven und fulminanten Lungenembolie.

44.1 Physiologie und Pathophysiologie

Bei der thrombotischen Gefäßobstruktion handelt es sich entweder um die embolische Verschleppung meist etwas älteren thrombotischen Materials wie bei der Lungenembolie oder den selteneren embolischen Verschlüssen des arteriellen Kreislaufs, oder um arterielle meist frische Thrombosen, die an der arteriosklerotisch veränderten Gefäßwand entstehen. Unmittelbare Ursache für die arterielle Thrombose ist in der Regel die Ruptur atheromatöser Plaques mit Freisetzung zahlreicher thrombogener Stimuli sowohl aus dem zirkulierenden Blut, insbesondere den Thrombozyten, wie aus der Gefäßwand selbst. Der letztgenannte Mechanismus ist insbesondere für den akuten Myokardinfarkt in gut belegt worden (Davies et al. 1985; Fuster et al. 1992). Für die fibrinolytische Therapie spielt das unterschiedliche Thrombusalter insofern zumindest theoretisch eine gewisse Rolle, als älteres Material mit fortgeschrittener Vernetzung des Fibrins von den sog. fibrinspezifischen Fibrinolytika wie t-PA und Reteplase besser lysiert wird als von Streptokinase und Urokinase (Zeymer et al. 1999).

Das Wirkprinzip aller derzeit zur Verfügung stehenden Thrombolytika ist die Aktivierung des Plasminogens zu Plasmin, das seinerseits die Proteolyse mit Spaltung des Fibrins in Gang setzt (◘ Abb. 44.1). Alle Plasminaktivatoren führen auch zu einer dosisabhängigen Fibrinogenolyse. Der physiologische Inhibitor der Fibrinolyse, das α_2-Antiplasmin, wird bei den therapeutischen Dosen von Aktivatoren ebenso überspielt wie der Inhibitor des Gewebsplasminogenaktivators, der PAI (Plasminogenaktivator-Inhibitor). Durch die Freisetzung erheblicher Konzentrationen von Spaltprodukten des Fibrins und Fibrinogens kommt es besonders bei der Therapie mit Streptokinase zu einer komplexen Aktivierung pro- und anti-

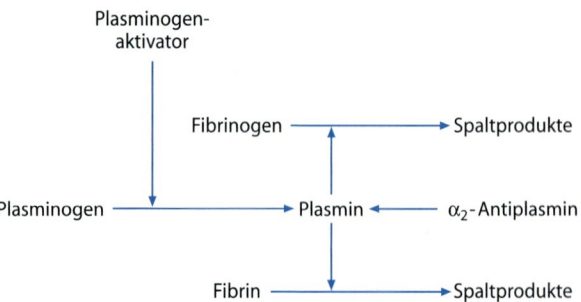

◘ Abb. 44.1. Schematische Darstellung des physiologischen Ablaufs der Fibrinolyse

thrombotischer Prozesse sowohl über das Thrombin wie über die Thrombozyten, die in der Summe meist zu einer Verstärkung der Gerinnungsdefekte und damit der Blutungsneigung führen. Nur ausnahmsweise wird unter fibrinolytischer Therapie ein klinisch oder angiographisch nachweisbares Wachstum arterieller Thrombose beobachtet.

44.2 Fibrinolytische Substanzen

> Die klassischen Fibrinolytika Streptokinase und Urokinase spalten neben Fibrin im Thrombus auch zirkulierendes Fibrinogen dosisabhängig mehr oder weniger vollständig auf. Die sog. fibrinspezifischen Fibrinolytika, wie der rekombinante Gewebsplasminogenaktivator (t-PA), Reteplase und Tenecteplase aktivieren bevorzugt das fibringebundene Plasminogen zu Plasmin. Das führt bei gleicher fibrinolytischer Aktivität zu

einer geringeren Fibrinogendegradation als bei Streptokinase und Urokinase. Allerdings kommt es auch bei der Verwendung der fibrinspezifischeren Substanzen in den derzeit üblichen Dosierungen zu einem Abfall des Plasmafibrinogenspiegels um 50–70%.

Die ausgeprägteste Fibrinogenolyse wird durch Streptokinase und APSAC verursacht, die als indirekte Plasminogenaktivatoren keine streng dosisabhängige fibrinolytische Wirksamkeit zeigen. Die Zusammenfassung der wichtigsten Eigenschaften der z. Z. zugelassenen Fibrinolytika zeigt die Tabelle 44.1.

44.2.1 Streptokinase

Streptokinase war die erste fibrinolytische Substanz, die für die breite klinische Anwendung zur Verfügung stand. Sie wird aus dem Kulturfiltrat β-hämolysierender Streptokokken der Lancefield-Gruppe C gewonnen. Es ist ein einkettiges Protein, das keine enzymatische Aktivität besitzt, es kann also Plasminogen nicht direkt in Plasmin umwandeln. Nach intravenöser Gabe bildet Streptokinase äquimolare Komplexe mit Plasminogen, das hierdurch eine Transformation erfährt. Diese Aktivatorkomplexe können Plasminogen enzymatisch in das aktive Plasmin überführen (indirekte Zweiphasenaktivierung). Es kommt nicht nur zu einer Auflösung von Fibrinthromben sondern auch zu einem Abfall des zirkulierenden Fibrinogens, zum Verbrauch von α_2-Antiplasmin und dem Verbrauch von zahlreichen Plasmaproteinen einschließlich prokoagulatorischer Faktoren. Die direkten und indirekten Wirkungen halten durch die Plasmahalbwertszeit von ca. 20 min und durch die erhöhten Konzentrationen von Fibrinogenabbauprodukten im Plasma relativ lange an.

Der Körper verfügt physiologischerweise nicht über Hemmstoffe gegen die Streptokinase. Nach Infekten mit β-hämolysierenden Streptokokken sind allerdings bei den meisten Erwachsenen Antikörper vorhanden, die sich auch gegen die Streptokinase richten; sie besitzt daher Antigencharakter. Die Infusion von Streptokinase führt also bei diesen Patienten zur Immunkomplexbildung. Anaphylaktische Reaktionen treten selten auf (<1%), Nebenwirkungen wie Blutdruckabfall und Fieber sind allerdings häufig und werden bei ca. 30% der Patienten beobachtet.

> **Klinisch wichtig**
>
> Nach einer thrombolytischen Therapie mit Streptokinase steigt der Antikörpertiter an, erreicht nach 7–10 Tagen ein Maximum und klingt langsam über Monate ab. Eine Streptokinasetherapie sollte daher auf 4–6 Tage limitiert und eine erneute Behandlung nicht vor Ablauf von 9–12 Monaten durchgeführt werden.

Für die Streptokinase gibt es praktisch keine Dosisfindungsstudien. Die Standarddosierung zur Therapie des akuten Herzinfarktes ist eine Infusion von 1,5 Mio. IE über 30–60 min (Schröder et al. 1983). Die gleiche Dosierung wird auch zur Kurzlyse bei der massiven und fulminanten Lungenembolie empfohlen. Bei Langzeitlysen wie z. B. bei der Beinvenenthrombose sollte initial ein Bolus von 250.000 IE gefolgt von einer Dauerinfusion von 100.000 IE/h gegeben werden.

44.2.2 Urokinase

Urokinase, eine dem Trypsin verwandte humane Serinprotease, wird aus Urin oder Nierenzellkulturen gewonnen. Als körpereigene Substanz hat es keine antigene Wirkung und ist nicht vasoaktiv. Deshalb treten Nebenwirkungen in Form von Blutdruckabfällen und allergischen Reaktionen auch bei rascher Applikation als Bolus nicht auf. Urokinase kann im Gegensatz zu Streptokinase auch wiederholt gegeben werden. Urokinase ist ein direkter Plasminogenaktivator mit einer Halbwertszeit von 10–16 min. Sie tritt in 2 unterschiedlichen molekularen Formen auf, einer niedermolekularen Form (mit einem MG von 32.000) aus 276 Aminosäuren und einer hochmolekularen Form (mit einem MG von 54.000) aus 411 Aminosäuren. Die niedermolekulare Form wirkt bevorzugt am Thrombus, während die hochmolekulare Form vornehmlich im Blut Plasminogen aktiviert. Bei den handelsüblichen Präparaten handelt es sich um Mischungen, meist mit Überwie-

Tabelle 44.1. Wichtige Eigenschaften der z. Z. zugelassenen Fibrinolytika

Eigenschaften	Streptokinase	APSAC	Urokinase	t-PA	Reteplase	Tenecteplase
Molekulargewicht (D)	47.000	131.000	31.000–55.000	68.000	42.000	60.000
Plasmahalbwertszeit (min)	15–25	50–90	15–20	4–8	11–15	20–24
Fibrinspezifität	–	–	(+)	+	+	++
Antigenität	+	+	–	–	–	–
Dosis (Herzinfarkt)	1,5 Mio. IE	30 mg	1,5/1,5 Mio. IE	100 mg	2-mal 10 MU	0,5 mg/kg KG
Infusionszeit	30–60 min	Einzelbolus	Bolus + 60 min	90 min	Doppelbolus in 30 min	Einzelbolus
Kosten	Niedrig	Hoch	Mittel	Hoch	Hoch	Hoch

gen der hochmolekularen Form. Urokinase hat im Vergleich zu Streptokinase eine geringere fibrinogenolytische Wirkung.

> **Klinisch wichtig**
> Bei den Kurzlysen beim akuten Herzinfarkts und der Lungenembolie wird ein Bolus von 1,5 Mio. IE gefolgt von einer Infusion von 1,5 Mio. IE über 1 h empfohlen (Neuhaus et al. 1988). Langzeitlysen sollten mit 4400 IE/kg KG als Bolus eingeleitet und mit 4400 IE/kg KG/h als Dauerinfusion fortgeführt werden.

44.2.3 Azylierter Plasminogenstreptokinaseaktivatorkomplex

Der azylierte Plasminogenstreptokinaseaktivatorkomplex (APSAC) ist ein stöchiometrischer Komplex von humanem Lysplasminogen und Streptokinase. Das katalytische Zentrum des Komplexes ist reversibel durch eine Anisoylgruppe inaktiviert, die verzögert und kontrolliert abgespalten wird (Deazylierung). Durch die Abspaltung kommt es zur Aktivierung von Plasminogen zu Plasmin. APSAC besitzt eine höhere Fibrinbindungskapazität als Streptokinase und Urokinase und führt deshalb am Thrombus zu einer verstärkten Aktivierung von Plasminogen. Die Fibrinspezifität von APSAC ist jedoch deutlich geringer als die von t-PA und Prourokinase und es aktiviert auch im Blut zirkulierendes Plasminogen zu Plasmin. Nach einer intravenösen Injektion über 5 min wird der Proenzymkomplex APSAC mit einer Halbwertszeit von ca. 40 min durch Hydrolyse deazyliert. Die Plasmahalbwertszeit beträgt ca. 90 min. Wie Streptokinase kann APSAC zu anaphylaktischen Reaktionen und Blutdruckabfällen führen.

Klinische Erfahrungen liegen bisher im wesentlichen zur Anwendung beim akuten Herzinfarkt vor, hierbei wird APSAC in einer Dosierung von 30 mg i. v. über 5 min verabreicht (AIMS Trial Study Group 1988).

44.2.4 Gewebsplasminogenaktivator

Der Gewebsplasminogenaktivator (t-PA, „tissue-type plasminogen activator"), der bedeutsamste physiologische Fibrinolyseaktivator, ist in den meisten menschlichen Geweben, Organen und Sekreten vorhanden. Er wird von Endothelzellen synthetisiert und kann durch verschiedene Stimuli in die Zirkulation freigesetzt werden. t-PA ist eine einkettige Serinprotease aus 527 Aminosäuren (mit einem MG von 65.000). Da t-PA im Körper nur in sehr geringen Mengen vorkommt und die chemische Synthese wegen der komplexen Struktur nicht durchführbar ist, war die klinische Anwendung bis Anfang der 80er-Jahre nicht möglich. Erst 1983 gelang die Klonierung des menschlichen Gens für t-PA und die Herstellung größerer Mengen durch die gentechnologische Synthese (Collen et al. 1985).

t-PA besitzt eine hohe Fibrinaffinität. In Abwesenheit von Fibrin verläuft die Aktivierung von Plasminogen durch t-PA langsam und es resultiert eine nur relativ geringe generalisierte Aktivierung des fibrinolytischen Systems. Gebunden an Fibrin wird die Affinität zu Plasminogen um mehr als das hundertfache gesteigert und es kommt zur Plasminbildung, die direkt am gewünschten Wirkort lokal begrenzt stattfindet. Zu erklären ist dies wahrscheinlich durch die Bildung eines Komplexes aus Fibrin, Plasminogen und t-PA, in welchem t-PA erst seine volle Aktivität entfaltet. Die unerwünschte generalisierte Plasminbildung im frei zirkulierenden Blut findet erst in höheren Dosen und auch dann nur begrenzt statt. Allerdings werden gleichermaßen gefäßverschließende Thromben in Arterien und Venen wie auch hämostatische Blutgerinnsel aufgelöst. Blutungskomplikationen sind daher entgegen anfänglichen Hoffnungen auch unter t-PA nicht seltener als mit den klassischen Fibrinolytika.

Anfänglich wurde eine Dosierung von 100 mg über 3 h für die Behandlung des Herzinfarkts empfohlen (The TIMI Study Group 1985). Höhere Dosierungen mit 150 mg hatten zu einem erheblichen Anstieg der intrakraniellen Blutungen geführt (The TIMI Study Group 1989).

> Nach den Ergebnissen der TAPS- und GUSTO-Studien ist das sog. „Front-loaded"-Regime mit einem initialen Bolus von 15 mg, einer Infusion von 50 mg über 30 min und anschließend 35 mg über 60 min sowohl hinsichtlich der frühen „patency" wie der Mortalitätssenkung effektiver als die Standarddosierung (Neuhaus et al. 1992; The GUSTO Investigators 1993).

Bei der Lungenembolie kann dieses Regime oder eine Infusion von 100 mg über 2 h gegeben werden (Goldhaber et al. 1988). Während sich Einzelbolusgaben beim akuten Herzinfarkt als weniger effektiv erwiesen, konnte mit einer Doppelbolusgabe von 2-mal 50 mg innerhalb von 30 min gute Ergebnisse mit 90 min Patency-Raten von über 90%, bei allerdings kleinen Patientenkollektiven, erzielt werden. In einer großen klinischen Studie ergab sich mit dieser Doppelbolusgabe allerdings kein Vorteil bezüglich der Sterblichkeit gegenüber dem „Front-loaded"-Schema, es zeigte sich allerdings eine Zunahme der Blutungskomplikationen mit dem Doppelbolusschema. Daher stellt das „Front-loaded"- oder auch Neuhaus-Schema weiterhin die Standarddosierung für t-PA dar.

44.2.5 Neue fibrinolytische Substanzen

Reteplase

Reteplase, eine rekombinante Mutante des t-PA, wird gentechnologisch in E.-coli-Bakterien hergestellt, hat eine Molekulargewicht von 40.000 und eine gegenüber dem t-PA verlängerte Halbwertszeit von ca. 13 min. Es kann daher als Bolus appliziert werden und zeigte in ersten Dosisfindungsstudien eine gute thrombolytische Effektivität bei Patienten mit akutem Herzinfarkt (Neuhaus et al. 1994). In einer randomisierten Vergleichsstudie konnten durch eine zweimalige Bolusgabe von 10 MU innerhalb von 30 min TIMI-3-Patency-Raten von etwa 60% nach 90 min erreicht werden (Bode et al. 1994). Eine darauf initiierte große klinische Vergleichsstudie (GUSTO III Investigators 1997) ergab für dieses Doppelbolusschema eine dem „Front-loaded"-t-PA-Schema vergleichbare Sterblichkeits- und intrakranielle Blutungsrate.

Tenecteplase

Die Tenecteplase ist wie t-PA ein rekombinanter Plasminogenaktivator, der durch Modifizierung von natürlichem t-PA an

3 Stellen des Moleküls entsteht. Durch diese Veränderungen wird die Halbwertszeit verlängert, die Plasmaclearance erniedrigt, die Resistenz gegen PAI-1 erhöht und die Fibrinspezifität gesteigert. In 2 Dosisfindungsstudien (TIMI 10A und 10B) zeigte sich, dass in einem Dosisbereich von 0,5–0,6 mg/kg KG für alle Patienten mit unterschiedlichem Körpergewicht ein günstiges Wirkungs-/Nebenwirkungsprofil erreicht wird. Hiermit konnte eine TIMI-3-Patency-Rate von 60% nach 90 min erzielt werden. In einer nachfolgenden großen klinischen Vergleichsstudie mit dem „Front-loaded"-t-PA-Schema ergaben sich identische Raten von 30-Tage-Sterblichkeit, intrazerebralen Blutungen und eine niedrigere Rate sonstiger schwerer Blutungen mit Tenecteplase (The ASSENT-2 Investigators 1999).

44.3 Nebenwirkungen und Kontraindikationen

> **Cave**
> Die Thrombolysetherapie ist mit zahlreichen, teils lebensbedrohlichen Nebenwirkungen behaftet. Im Vordergrund der unerwünschten Begleitwirkungen stehen die **akuten Blutungskomplikationen**, wobei die intrakranielle Blutung am meisten gefürchtet ist.

Die intrakranielle Blutung tritt bei etwa 0,5–1,0% der Patienten nach Lyse auf und verläuft in 30–40% der Fälle tödlich. Das Risiko einer intrazerebralen Blutung nimmt mit höherem Lebensalter und erhöhtem systolischem Blutdruck deutlich zu (Simoons et al. 1993). Die Wahrscheinlichkeit einer intrazerebralen Blutung ist bei diesen Risikogruppen bei einer Behandlung mit t-PA, Reteplase und Tenecteplase höher als mit Streptokinase. Bei Patienten mit einem Alter von mehr als 75 Jahren ist das Risiko einer intrazerebralen Blutung erheblich erhöht.

Die Häufigkeit der Nebenwirkungen nimmt mit der Dauer und der Aggressivität der thrombolytischen Therapie zu, außerdem haben bestimmte Patientengruppen erhöhte Risiken für Nebenwirkungen, sodass in jedem Fall Nutzen und Risiko der Therapie gegeneinander abgewogen werden müssen.

Die Häufigkeit der spontanen systemischen oder Organblutungen zeigt die Tabelle 44.2. Bei gleichzeitiger invasiver Diagnostik steigt die Komplikationsrate durch Blutungen an den Punktionsstellen auf etwa 10–20% an.

> **Klinisch wichtig**
> Bei t-PA-, Reteplase-, Tenecteplase- und Urokinase-Lyse lässt sich der Blutgerinnungsdefekt bei schweren Blutungskomplikationen in der Regel durch die hochdosierte Gabe von Aprotinin und/oder Tranexamsäure schnell aufheben, während dies bei Streptokinase und APSAC durch den stärkeren fibrinogenolytischen Effekt meist länger dauert.

Bei der Beachtung der **Kontraindikationen** sollte immer der Schweregrad der Erkrankung maßgeblich für die Therapieentscheidung sein. Bei nur symptomatisch-prognostischer Indikation wie z. B. der Beinvenenthrombose und der submassiven Lungenembolie sind die Kontraindikationen weiter zu fassen als bei akut lebensbedrohlichen Erkrankungen wie der fulminanten Lungenembolie und dem Herzinfarkt. Die Übersicht zeigt die bezüglich der Blutungskomplikationen zu beachtenden Kontraindikationen einer fibrinolytischen Therapie nach den Richtlinien der Europäischen Gesellschaft für Kardiologie.

Tabelle 44.2. Inzidenz von Blutungskomplikationen bei fibrinolytischer Therapie

Lokalisation	Häufigkeit (%)
Intrakraniell	0,5–1,0
Gastrointestinal	Bis 5
Retroperitoneal	<1
Muskel	<1
Perikard/Myokard	Bis 5
Makrohämaturie	<1
Mikrohämaturie	Bis 15
Gingiva	Bis 10
Epistaxis	<1
Punktionsstellen	Bis 20

Absolute Kontraindikationen
- Zustand nach hämorrhagischem Schlaganfall oder Schlaganfall unklarer Genese
- Zustand nach ischämischem Schlaganfall in den letzten 6 Monaten
- Intrazerebraler Tumor oder Missbildung
- Schweres Trauma, größere Operation, Kopfverletzung in den letzten 3 Wochen
- Gastrointestinale Blutung im letzten Monat
- Bekannte Blutungsdiathese
- Aortendissektion

Relative Kontraindikationen
- TIA in den letzten 6 Monaten
- Orale Antikoagulation
- Schwangerschaft oder Entbindung in den letzten 7 Tagen
- Nicht-komprimierbare Punktionsstelle
- Traumatische Reanimation
- Refraktärer Hochdruck (systolischer Blutdruck >180 mmHg)
- Fortgeschrittene Lebererkrankung
- Infektiöse Endokarditis
- Aktiver peptischer Ulkus

44.4 Laborkontrollen

Das Labormonitoring bei der fibrinolytischen Therapie verfolgt verschiedene Ziele. Es soll vor Einleitung der Therapie das aktuelle Gerinnungspotenzial und etwaige schwere Gerinnungsstörungen erfassen und während der Behandlung zur Überwachung und Steuerung der fibrinolytischen und adjuvanten Therapie sowie im Falle von Blutungskomplikationen zur gezielten Einleitung von therapeutischen Konsequenzen dienen.

Vor fibrinolytischer Therapie. Sofern keine Blutungsanamnese vorliegt erscheint eine Beschränkung auf schnell verfügbare Globaltests der Hämostase zum Ausschluss von absoluten Kontraindikationen gegen die Thrombolyse ausreichend. Neben einem Blutbild mit Hämoglobin, Erythrozyten, Leukozyten und Thrombozyten sollte der INR-Wert, die aPTT und das Fibrinogen bestimmt werden. Hierdurch sollte aber keine Verzögerung bei der Einleitung der Therapie beim akuten Herzinfarkt und bei der Lungenembolie entstehen. Bei Anwendung von Streptokinase oder APSAC ist die Bestimmung des Antistreptolysintiters nur dann sinnvoll, wenn kein sofortiger Therapiebeginn wie z. B. beim akuten Herzinfarkt erforderlich ist.

Während fibrinolytischer Therapie. Über den Zeitraum der thrombolytischen Therapie, der adjuvanten Therapie und für die folgenden 24–48 h empfiehlt sich eine 8- bis 12-stündliche Kontrolle des Blutbildes, der aPTT und des INR-Wertes. Die Blutbildkontrollen dienen zur frühzeitigen Erkennung von Blutungen oder Thrombopenien. Die aPTT dient insbesondere zur Überwachung der adjuvanten Therapie mit Heparin. Der Bestimmung des Fibrinogens kommt keine wesentliche Bedeutung zu, da sich aus den Werten weder Informationen hinsichtlich der Blutungsgefahr noch für die Behandlung von Blutungen ableiten lassen. Um urogenitale Blutungen rechtzeitig zu erkennen und Blasentamponaden zu vermeiden, sollten zusätzlich regelmäßige Kontrollen des Urinstatus erfolgen. Weitere spezifische Untersuchungen zur Überwachung der thrombolytischen Aktivität (Plasminogen, spezifische Spaltprodukte etc.) sind für die fibrinolytische Therapie in der klinische Routine nicht erforderlich und bleiben speziellen wissenschaftlichen Fragestellungen vorbehalten.

44.5 Fibrinolyse bei speziellen kardiologischen Erkrankungen

44.5.1 Herzinfarkt

Die Ursache des akuten Herzinfarkts ist in der weit überwiegenden Zahl der Fälle der thrombotische Verschluss eines Herzkranzgefäßes. Obwohl bei einer Reihe von Patienten eine spontane Rekanalisation des Infarktgefäßes eintritt, ist diese meist zu spät, um Herzmuskel zu erhalten. Nur durch eine frühzeitige Wiederherstellung des Blutflusses in der den Infarkt verursachenden Koronararterie kann eine Begrenzung der Infarktausdehnung, eine Verbesserung der linksventrikulären Funktion und eine Senkung der Mortalität erzielt werden (White et al. 1987; Braunwald 1989). Ziel der thrombolytischen Therapie ist daher die rasche, vollständige und andauernde Wiederherstellung des Blutflusses im Infarktgefäß und eine Reperfusion auf myokardialer Ebene (Lincoff u. Topol 1993). Zur Frage der Thrombolyse vs. frühinterventionelle Katheterbehandlung s. Kap. 22.

Historische Entwicklung.

➕ Zusatzwissen

Schon 1912 zeigten pathologische Untersuchungen von Herrick die Bedeutung der Thrombose bei der Pathogenese des Herzinfarktes. Ende der 50er-Jahre wurden in den USA die ersten Patienten mit akuten Herzinfarkt systemisch mit Streptokinase (Fletcher et al. 1959) behandelt. Zwischen 1960 und 1966 wurden zunächst unkontrollierte, dann kontrollierte Studien durchgeführt, in denen Patienten mit akutem Herzinfarkt systemisch mit Streptokinase (Initialdosis 250.000 IE und Erhaltungsdosis 100.000/h über 12–24 h) therapiert wurden. Da eine angiographische Kontrolle des Therapieerfolges nicht vorgenommen wurde, blieben vorerst nur randomisierte, kontrollierte Multicenter-Studien um eine Effektivität der Lyse durch Mortalitätsreduktion nachzuweisen. Diese erbrachten Vorteile bei den weniger als 12 h alten Infarkten und signifikante Verbesserungen des Überlebens bei Behandlungsbeginn innerhalb von 3–4 h nach Symptombeginn (Übersicht bei Yusuf et al. 1985).

1973 wurde von Breddin et al. erstmals über eine dreistündige Streptokinasekurzzeitlyse berichtet, die bei bis zu 3 h alten Infarkten zu einer signifikanten Verringerung der Mortalität führte. Der angiographische Nachweis der Effektivität der Fibrinolyse gelang 1976 dem Moskauer Kardiologen Chazov bei 16 Patienten, die nach intrakoronarer Fibrinolysingabe eine Reperfusion des Infarktgefäßes zeigte.

Allgemeine Akzeptanz erreichte die Fibrinolyse beim Herzinfarkt aber erst durch die Untersuchungen von De Wood u. Rentrop Ende der 70er-Jahre. Durch den angiographischen Nachweis von thrombotischen Verschlüssen des Infarktgefäßes in der Frühphase des Infarktes bei einem großen Prozentsatz der Patienten belegte DeWood 1980, dass der thrombotische Verschluss eines Herzkranzgefäßes ursächlich für den Herzinfarkt ist. Rentrop u. Mitarbeiter (1979) in Göttingen zeigten angiographisch eine erfolgreiche Reperfusion nach intrakoronarer Gabe von Streptokinase.

Im folgenden konnte auch die Wirksamkeit der intravenösen Streptokinasetherapie von verschiedenen Gruppen (Neuhaus et al. 1981; Schröder et al. 1983) angiographisch nachgewiesen werden. Der klinische Nutzen der Thrombolyse wurde in mehreren großen randomisierten Plazebo-kontrollierten Studien (AIMS, ASSSET, GISSI-1, ISIS-2, ISAM) durch eine signifikante Reduktion der Sterblichkeit durch intravenöse Gabe verschiedener Thrombolytika belegt (◘ Abb. 44.2).

Wirksamkeit und Erfolgskontrolle der Fibrinolyse. Die fibrinolytische Therapie führt durch die rasche Wiederherstellung der Durchblutung des ischämischen Myokards zu einer hochsignifikanten Reduktion der Hospitalsterblichkeit um ca. 25%, die auch über einen Nachbeobachtungszeitraum von 10 Jahren praktisch unverändert erhalten bleibt. Dieser positive Effekt ist fast ausschließlich auf die Patienten zu beziehen, bei denen es innerhalb der ersten 1–2 h zu einer vollständigen Wiederherstellung der Durchblutung kommt, was einer Perfusion Grad 3 der TIMI-Klassifikation entspricht (◘ Abb. 44.3). Eine partielle Reperfusion (TIMI-Grad 2) ist dagegen bei Patienten mit Hinterwandinfarkt mit einer nur wenig besseren Mortalität verbunden als eine erfolglose Thrombolyse (Vogt et al. 1993), führt allerdings bei Patienten mit Vorderwandinfarkt zu einer Senkung der Sterblichkeit im Vergleich zur TIMI-0/1-Patency. Ist die Reperfusion optimal, d. h. früh, vollständig und anhaltend, haben die Patienten eine ausgezeichnete Prognose mit einer Hospitalsterblichkeit von 3–4%.

Die Koronarangiographie nach Thrombolyse zur direkten Darstellung des Blutflusses im Infarktgefäß ist in den meisten Kliniken nicht verfügbar. Daher sind nichtinvasive Parameter zur Erfolgskontrolle sowohl für die klinische Routine als auch als Endpunkt für klinische Studien zur Reperfusionstherapie beim akuten Herzinfarkt wünschenswert. Die Bewertung der Rückbildung der ST-Streckenhebungen 90 und 180 min nach Beginn der fibrinolytischen Therapie hat sich als guter prognostischer Indikator zur frühen Beurteilung des Risikos erwiesen. Eine von Schröder eingeführtes dreistufiges Schema mit Einteilung in komplette (>70%), partielle (30–70%) und keine (<30%) ST-Streckenrückbildung erlaubt eine frühe Einteilung in Hoch- und Niedrigrisikogruppen (◘ s. Abb. 44.3; Schröder et al. 1995). Weiterhin korreliert das Ausmaß der ST-Resolution mit der enzymatischen Infarktgröße, der linksventrikulären Auswurffraktion und der angiographischen Offenheit des Infarktgefäßes (Zeymer et al. 2001). Eine komplette (>70%) ST-Resolution zeigt ein offenes Infarktgefäß mit hoher Sicherheit an und kann damit zur Entscheidung zu einer frühen invasiven Diagnostik und eventuellen Rescue-PTCA herangezogen werden. Die ST-Resolution scheint mehr den Grad der myokardialen Perfusion anzuzeigen, und erlaubt daher Aussagen nicht nur über den epikardialen Blutfluss sondern auch über die Mikrozirkulation. Daher ist die ST-Resolution ein einfacher, kostengünstiger und ubiquitär verfügbarer Parameter zur frühen Risikoabschätzung bei Patienten mit thrombolytischer Therapie beim akuten Herzinfarkt (Schröder et al. 2000).

Patientenauswahl. Zweifelsfrei belegt ist der Nutzen der thrombolytischen Therapie bei Patienten mit den infarkttypischen EKG-Veränderungen in Form von ST-Hebungen ≥ 1 mm in mindestens 2 Ableitungen, wenn die Behandlung innerhalb der ersten 12 h nach Symptombeginn stattfindet. Noch ausgeprägter ist die Sterblichkeitsreduktion bei Patienten mit typischen Beschwerden und Linksschenkelblock im EKG, während bei ST-Senkungen oder normalem EKG durch Lysetherapie kein Vorteil gegenüber Plazebo nachweisbar ist.

Den größten Nutzen haben Patienten bei Beginn der Behandlung innerhalb der ersten Stunde nach Symptombeginn. Die Reduktion der Sterblichkeit nimmt mit zunehmender Zeit des Beginns der Lyse ab, ist aber bis zur 12. Stunde nach Symptombeginn noch signifikant (LATE Study Group 1993; EMERAS Collaborative Group 1993). Nach mehr als 12 h ist kein eindeutiger Nutzen der Lyse mehr nachweisbar (◘ Abb. 44.4). Patienten über 75 Jahre werden häufig aus Furcht vor Komplikationen nicht lysiert. Diese Patientengruppe hat eine hohe Infarktmortalität, zeigt andererseits aber gerade deshalb bezogen auf die Zahl der Behandelten eine deutliche Senkung der Letalität durch Lyse (◘ Abb. 44.5; White 2002), jedoch um den Preis eines erhöhten Risikos intrazerebraler Blutungen.

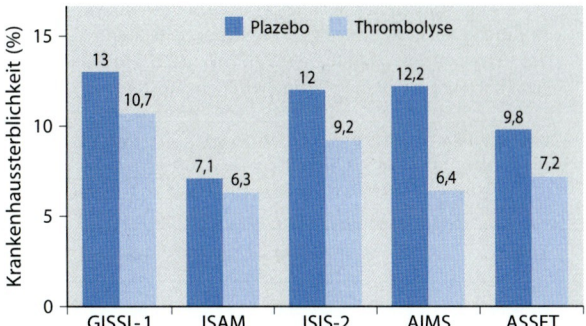

◘ **Abb. 44.2.** Krankenhaussterblichkeit nach Fibrinolyse oder Plazebo in großen randomisierten Studien bei Patienten mit akutem Herzinfarkt

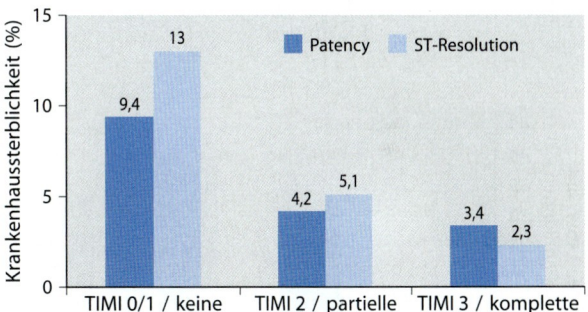

◘ **Abb. 44.3.** Prognostische Wertigkeit der frühen angiographischen Offenheit des Infarktgefäßes („patency") und der Rückbildung der ST-Streckenhebungen (ST-Resolution) in Bezug auf die 30-Tages-Sterblichkeit in Patienten mit fibrinolytischer Therapie beim akuten ST-Hebungsinfarkt. Metaanalyse mit jeweils über 3000 Patienten

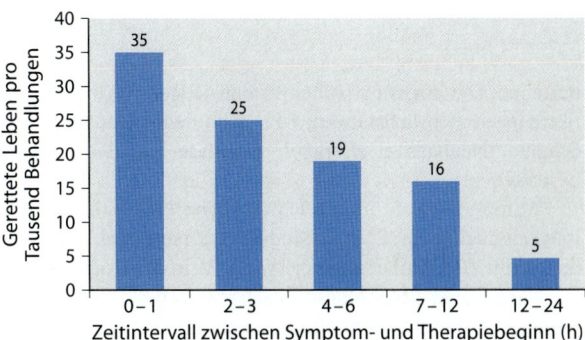

◘ **Abb. 44.4.** Sterblichkeitsreduktion durch fibrinolytische Therapie bei Patienten mit akutem Herzinfarkt in Abhängigkeit vom Zeitintervall zwischen Symptom- und Therapiebeginn

Auswahl des Thrombolytikums. Die angiographisch nachgewiesenen Patency-Raten der zur Zeit zugelassenen Thrombolytika sind in Tabelle 44.3 aufgeführt. Hier zeigt sich ein Vorteil in der frühen (60–90 min nach Therapiebeginn) „patency" zugunsten der fibrinspezifischen Substanzen t-PA, Reteplase und Tenecteplase, während nach 24 h keine Differenzen mehr

□ **Tabelle 44.3.** Angiographische Offenheitsraten (TIMI-2/3-Patency) des Infarktgefäßes 90 min nach Therapiebeginn nach verschiedenen fibrinolytischen Substanzen

Fibrinolytika	TIMI 3	TIMI 2/3
Streptokinase	35	50
APSAC	40	60
Urokinase	54	65
Front-loaded-t-PA	60	75
Reteplase	60	75
Tenecteplase	60	75
Lanoteplase	60	75

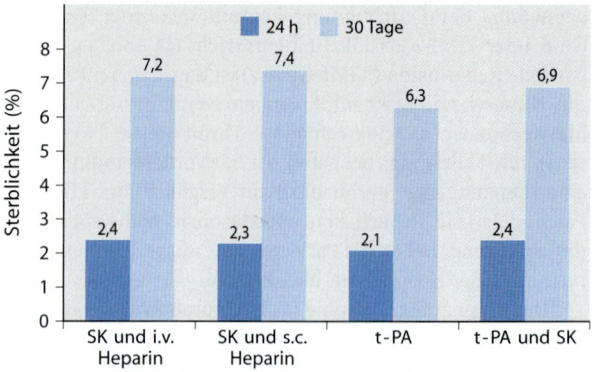

□ **Abb. 44.6.** Infarktsterblichkeit nach 24 h und 30 Tagen in der GUSTO-I-Studie. *SK* Streptokinase, *Hep* Heparin, *fl-tPA* „Front-loaded"-t-PA

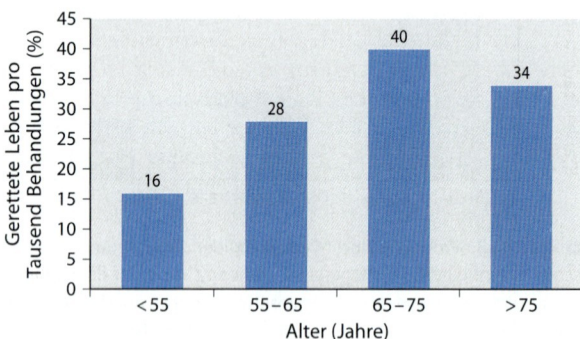

□ **Abb. 44.5.** Einfluss des Alters auf die Sterblichkeitsreduktion durch Fibrinolyse beim akuten Herzinfarkt in Patienten mit ST-Hebungen oder Schenkelblock innerhalb von 12 h nach Infarktbeginn (White 2002)

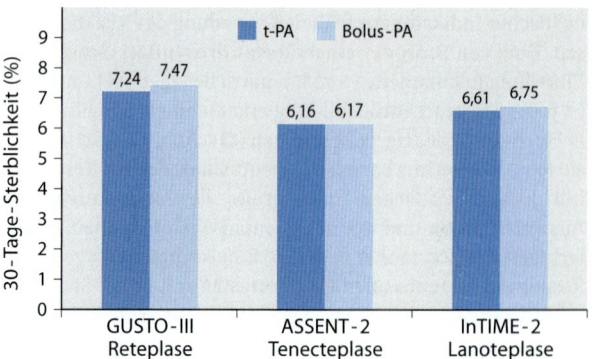

□ **Abb. 44.7.** Vergleich der Sterblichkeit 30 Tage nach Behandlung mit „Front-loaded"-t-PA oder einem Bolus Plasminogenaktivator (Reteplase, Tenecteplase oder Lanoteplase) in 3 großen klinischen Studien mit jeweils über 15.000 Patienten

bestehen. Die höchsten frühen Patency-Raten werden für die fibrinspezifischen Substanzen, t-PA nach dem „Front-loaded"-Schema (Neuhaus et al. 1989), Reteplase und Tenecteplase berichtet.

Während sowohl in der TIMI-1- (The TIMI Study Group 1985) als auch in der ECSG-1-Studie (Verstraete et al. 1985) eine deutlich höhere frühe „patency" von t-PA in der Normaldosierung gegenüber Streptokinase nachgewiesen werden konnte, schien sich dieser Vorteil klinisch nicht auszuwirken, wie der Ergebnisse der ISIS-3- und GISSI-2-Studien nahe legen, in denen kein Unterschied in der 30-Tage Sterblichkeit zwischen t-PA, Streptokinase und APSAC gefunden wurde.

Nachdem das „Front-loaded"-Regime von t-PA in der TAPS-Studie neben einer signifikant höheren frühen „patency" auch zu einer deutlichen Reduktion der Infarktsterblichkeit geführt hatte (Neuhaus et al. 1992), wurde dieses Regime in der GUSTO-Studie (mehr als 40.000 Patienten) mit Streptokinase und einer Kombination von t-PA und Streptokinase verglichen. Die signifikant niedrigste Mortalität ergab sich hier in der t-PA-Gruppe (□ Abb. 44.6). Die Ursache liegt nach den Ergebnissen der angiographischen Substudie (The GUSTO Angiographic Investigators 1993) in der früheren kompletten Reperfusion des Infarktgefäßes durch t-PA. Insbesondere bei den älteren Patienten zeigte sich jedoch unter t-PA eine Zunahme der Rate von intrazerebralen Blutungen und Schlaganfällen, sodass t-PA bevorzugt bei Patienten mit Vorderwand- oder großen Infarkten, die jünger sind als 75 Jahre eingesetzt werden sollte. Bei den übrigen Patientengruppen erscheint eine Therapie mit Streptokinase oder Urokinase insgesamt der t-PA Behandlung gleichwertig. In den letzten Jahren sind 3 große klinische Studien zum Vergleich von „Front-loaded"-t-PA mit 3 neuen Bolus Plaminogenaktivatoren durchgeführt wurden, in denen sich keine signifikanten Unterschiede bezüglich der 30-Tage-Sterblichkeit ergaben (□ Abb. 44.7), sodass diese neueren Substanzen dem „Front-loaded"-t-PA bezüglich der Effektivität vergleichbar sind.

Intrakoronare Lyse. Die initialen Beobachtungen über die Effektivität der Lyse beim Herzinfarkt wurden durch die intrakoronare Anwendung von Fibrinolytika gewonnen (Rentrop et al. 1979; Kennedy et al. 1983). Die intrakoronare Gabe führt zumindest bei Streptokinase und Urokinase zu einer Verbesserung der frühen „patency" (Anderson et al. 1984), zu einer Verringerung der schweren systemischen Blutungskomplikationen gegenüber der systemischen Anwendung kommt es aber nicht. Andererseits tritt durch die notwendige Koronarangiographie ein Zeitverlust von 30–60 min bis zum Therapiebeginn ein und die Rate der Blutungskomplikationen wird durch den arteriellen Zugangsweg erhöht.

Die intrakoronare Lyse sollte höchstens noch bei wenigen Patienten mit während der Koronarangiographie auftretender oder nachgewiesener Koronarthrombose durchgeführt werden.

Prähospitale Lyse. Wie schon oben erwähnt, trägt die möglichst frühzeitige Einleitung der Reperfusionstherapie entscheidend zur Prognoseverbesserung bei Patienten mit akutem Herzinfarkt bei. In den meisten größeren Thrombolysestudien zeigt sich eine seit Jahren nahezu unverändertes Intervall von mehr als 2,5 h zwischen Symptom- und Therapiebeginn im Krankenhaus. Eine Möglichkeit, die Zeit bis zum Therapiebeginn zu verkürzen, ist die prähospitale Thrombolyse.

Die Voraussetzungen für die Durchführung einer prähospitalen Fibrinolyse sind das Vorliegen eines EKG mit 12 Ableitungen und das Vorhandensein eines Defibrillators. Dann kann die prähospitale Lyse in entsprechend geschulten Notarztsystemen mit hoher Diagnosesicherheit und ohne Zunahme schwerer Komplikationen durchgeführt werden. Die prähospitalen Thrombolyse kann gegenüber der intrahospitalen Thrombolyse eine um 30–90 min frühere Einleitung der Reperfusionstherapie erreichen, und v. a. auch den Anteil der in der ersten „Goldenen Stunde" nach Symptombeginn behandelten Patienten signifikant erhöhen (GREAT Group 1992; Weaver et al. 1993; EMIP Group 1993; Morrow et al. 2002). Eine Metaanalyse der bisherigen randomisierten Studien zum Vergleich der prä- und der intrahospitalen Thrombolyse ergab eine signifikante Senkung der Sterblichkeit von 10,7% auf 8,9% (p=0,01) mit der prähospitalen Therapie. Der Zeitvorteil gegenüber dem intrahospitalen Beginn der Fibrinolyse sollte insbesondere bei zu erwartenden längeren Transportzeiten und auch bei Patienten mit kurzem Intervall zwischen Symptombeginn und Therapieeinleitung genutzt werden. Jüngste Ergebnisse der CAPTIM-Studie haben gezeigt, dass die prähospitale Gabe von t-PA bezüglich der Sterblichkeit der primären Intervention gleichwertige Ergebnisse erzielt (◉ Abb. 44.8; Bonnefoy et al. 2002).

> Die prähospitale Thrombolyse sollte in allen entsprechend ausgebildeten Notarztsystemen durchgeführt werden, zumal mit den neueren Bolusfibrinolytika Substanzen zur Verfügung stehen, die einfach appliziert werden können und damit die Zeit bis zum Therapiebeginn möglicherweise nochmals reduzieren.[1]

Therapie des Reinfarktes. Etwa 5% der Patienten erleiden nach primär erfolgreicher Fibrinolyse einen Reinfarkt. Sie können häufig erfolgreich und ohne vermehrte Komplikationen mit erneuter Thrombolyse behandelt werden (White et al. 1990). Wegen des Auftretens von Antikörpern nach Streptokinase und APSAC sollten Patienten, die mit diesen Substanzen lysiert wurden bei einem Reinfarkt Urokinase oder die neueren fibrinspezifischeren Fibrinolytika erhalten (White 1991). Falls die Möglichkeit zur invasiven Diagnostik und interventionellen Therapie innerhalb von 120 min nach Beginn der erneuten Symptome besteht, ist die Möglichkeit der PTCA allerdings einer erneuten Fibrinolyse vorzuziehen.

Adjuvante Therapie. Reverschlüsse des Infarktgefäßes nach primär erfolgreicher thrombolytischer Therapie treten bei 5–20% der Patienten auf. Diese Reokklusion tritt in etwa der Hälfte der Fälle in den ersten 24 h und bei über 2 Dritteln in den ersten 48–72 h auf. Durch die Reokklusion gehen die Vorteile der frühen Reperfusion zumindest teilweise verloren, was zu einem Anstieg der Morbidität und Mortalität führt, wie die Ergebnisse der TAMI-Studien zeigen (Ohman et al. 1990). Die Reokklusion scheint ein Resultat mehrerer Faktoren zu sein: Aktivierung des Gerinnungssystems durch die Plasminbildung der Fibrinolytika, thrombogene Wirkung des Restthrombus, vermehrte Thrombozytenaggregation sowohl durch die Thrombolytika als auch durch das freigesetzte Thrombin, und Inhibierung der physiologischen körpereigenen fibrinolytischen Aktivität nach fibrinolytischer Therapie.

Daher sind die 2 wichtigsten Angriffspunkte der adjuvanten Therapie die Thrombozytenaggregations- und die Thrombinhemmung. Die dafür zur Verfügung stehenden Substanzen werden nachfolgend besprochen.

Thrombozytenfunktionshemmer

Azetylsalizylsäure (ASS; s. Kap. 43). ASS blockiert irreversibel das Enzym Zyklooxygenase und inhibiert damit die Prostaglandinbiosynthese. Mit einer Dosis von 20–40 mg wird die Thromboxan-A2-Biosynthese fast komplett gehemmt. ASS scheint allerdings keinen oder nur einen geringen Einfluss auf die Geschwindigkeit der Lyse und damit auf die frühe „patency" zu haben (Fuster et al. 1993). Trotzdem ist der klinische Nutzen der ASS-Therapie bei Patienten mit akuten Herzinfarkt eindrucksvoll. In der ISIS-2-Studie wurde mit einer Dosierung von 160 mg ASS/Tag einer der Thrombolyse vergleichbare Reduktion der Krankenhausmortalität um 23% erzielt. Dieser Effekt war additiv zu dem der Thrombolyse mit Streptokinase, die Kombination senkte die Sterblichkeit um 42% (◉ Abb. 44.9). Die Wirkung der ASS-Therapie waren unabhängig vom Zeitpunkt des Therapiebeginns und führte

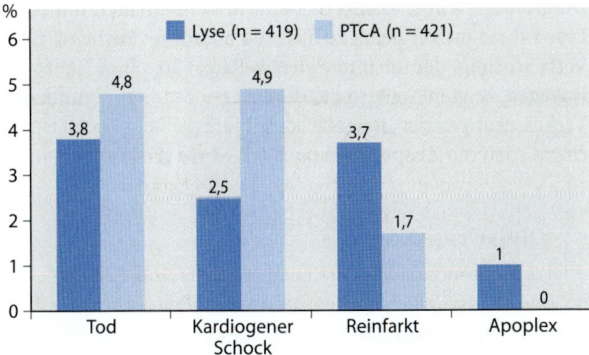

◉ **Abb. 44.8.** Klinische Ereignisse nach prähospitaler Fibrinolyse mit „Front-loaded"-t-PA oder primärer PTCA in einem randomisierten Vergleich in der CAPTIM-Studie

---

[1] Eine solche Empfehlung gilt jedoch nicht für Patienten, die direkt oder indirekt einer frühinterventionellen Katheterbehandlung zugeführt werden können (s. Kap. 22, S. 513ff u. Kap. 67, S. 1316ff).

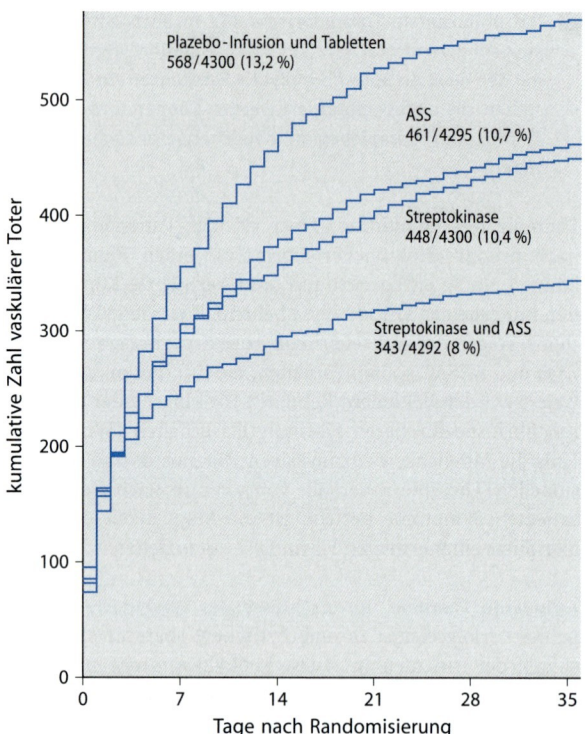

◘ **Abb. 44.9.** Kumulative Mortalität nach Plazebo, ASS, Fibrinolyse oder ASS + Fibrinolyse in der ISIS-2-Studie

darüber hinaus zu einer Verringerung der Schlaganfall- und Reinfarkt-Inzidenz um annähernd 50%. Ähnliche gute Ergebnisse mit ASS zeigten andere Studien (Roux 1992).

> **Klinisch wichtig**
>
> ASS sollte routinemäßig zusätzlich zur Thrombolyse bei Patienten mit akutem Herzinfarkt gegeben werden. Zur Zeit wird bei Patienten mit akutem Herzinfarkt die Gabe von 250–500 mg ASS (am besten i.v.) zur initialen Aufsättigung und nachfolgend 100 mg/Tag empfohlen (Antithrombotic Trialists' Collaboration 2002).

Clopidogrel und Ticlopidin (s. Kap. 43). Über diese Substanzen, die die ADP-vermittelte Thrombozytenaggregation hemmen, gibt es bis jetzt bei Patienten mit akutem Herzinfarkt keine Daten. Bis die Effektivität und Sicherheit dieser Substanzen in Kombination mit Fibrinolytika und ASS durch momentan laufende Studien belegt ist, sollten diese Substanzen nur bei Patienten mit ASS-Unverträglichkeit gegeben werden.

Glykoprotein-IIb/IIIa-Rezeptor-Blocke (s. Kap. 43). Eine fast vollständige Hemmung der Thrombozytenaggregation gelingt durch Glykoprotein-IIb/IIIa-Rezeptor-Inhibitoren. Größere Erfahrungen in der Kombinationstherapie mit Fibrinolytika liegen für die Substanzen Abciximab und Eptifibatide vor. In ersten Dosisfindungsstudien wurde eine Verbesserung der frühen Rekanalisations- und Reperfusionsraten, allerdings auch eine Zunahme der Blutungskomplikationen mit der Kombinationstherapie im Vergleich zur alleinigen Thrombolyse festgestellt. Die Kombination einer voll dosierten Fibrinolyse mit GP-IIb/IIIa-Rezeptor-Inhibitoren führt zu einer Verbesserung der Reperfusion aber auch zu einem Anstieg der Blutungskomplikationen, insbesondere bei Streptokinase. Daher stellt diese Kombination auch aus Kostengründen keine Alternative zur Standardfibrinolyse dar.

Vielversprechender sind dagegen Kombinationen von reduzierter Thrombolyse mit den fibrinspezifischen Fibrinolytika t-PA, Reteplase und Tenecteplase sowie den Glykoprotein-IIb/IIIa-Rezeptor-Antagonisten Abciximab und Eptifibatide. Diese Kombinationen haben in Phase-II-Studien zu einer schnelleren und kompletteren Reperfusion geführt. Eine Metaanalyse zeigte eine Verbesserung der frühen TIMI-3-Patency von etwa 7% mit der Kombinationstherapie im Vergleich zur Standardthrombolyse (◘ Abb. 44.10). In 2 größeren klinischen Studien (GUSTO V und ASSENT 3) ergab sich allerdings keine Senkung der Sterblichkeit gegenüber der Standardthrombolyse, dagegen eine Zunahme der Blutungskomplikationen, insbesondere bei älteren Patienten (◘ Abb. 44.11). Inwieweit diese Kombinationstherapie bei Patienten mit geplanter perkutaner koronarer Intervention (sog. „facilitated PCI") den Erfolg und klinischen Verlauf der PCI verbessert wird in momentan anlaufenden Studien untersucht. Zusammenfassend lässt sich festhalten, dass diese Kombinationstherapien sicherlich im Vergleich zur Standardthrombolyse etwas effektiver sind, allerdings die optimale Dosierung und Kombination in Bezug auf Effektivität, Sicherheit und Kosten bisher noch nicht definiert ist (Zeymer 2003).

Thrombinhemmer

Heparin (s. Kap. 43). Der am längsten klinisch verfügbare Thrombinhemmer ist Heparin, ein komplexes Glykosaminoglykan, das aus verschiedenen Fraktionen mit Molekulargewichten zwischen 3000 und 30.000. Der antikoagulatorische Effekt von Heparin ist abhängig von der spezifischen Bindung an Antithrombin III (Hirsh 1991). Die Effektivität von Heparin wird allerdings beeinträchtigt durch die relative Resistenz von fibringebundenem Thrombin gegenüber dem Heparin-Antithrombin-III-Komplex und die Inhibierung von Heparin durch Plasmaproteine.

In experimentellen Untersuchungen zeigte sich eine Verstärkung der thrombolytischen Aktivität von t-PA durch Heparin und damit eine schnellere und vollständigere Lyse. Die Bolusgabe von 10.000 IE Heparin bei Patienten mit t-PA-Lyse führte im Vergleich zu Plazebo allerdings nicht zu einer Verbesserung der 90 min-Patency-Rate (Topol et al. 1991). Dagegen zeigten weitere randomisierte Studien signifikante Verbesserungen der „patency" des Infarktgefäßes durch Heparin zu späteren Zeitpunkten nach t-PA-Lyse (Hsia et al. 1990).

> **Klinisch wichtig**
>
> Die intravenöse Gabe von Heparin nach Thrombolyse mit den fibrinspezifischeren Substanzen t-PA, Reteplase und Tenecteplase erscheint empfehlenswert.

Unfraktioniertes Heparin wird mit einem Bolus von 60 IE/kg KG gegeben, wobei eine Dosis von 4000 IE nicht überschrit-

44.5 · Fibrinolyse bei speziellen kardiologischen Erkrankungen

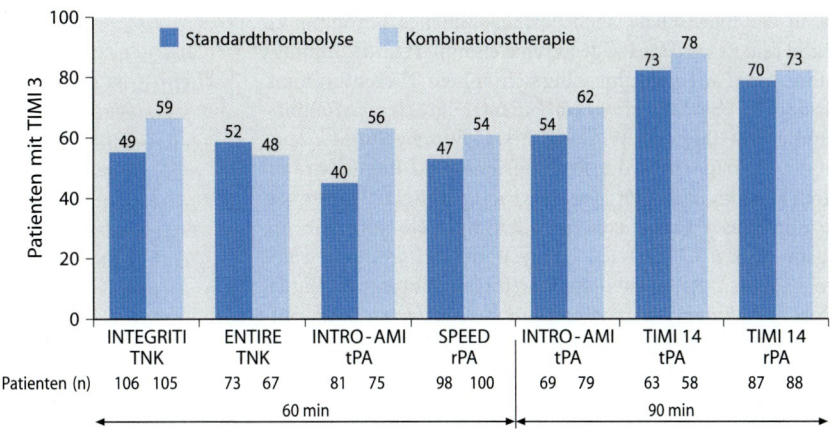

Abb. 44.10.
Vergleich der frühen kompletten angiographischen Offenheit des Infarktgefäßes (TIMI-3-Patency) in randomisierten Studien zum Vergleich von Standardfibrinolyse und Kombinationstherapien mit halbierter Dosis des Fibrinolytikums und voller Dosis eines GP-IIb/IIIa-Rezeptor-Inhibitors

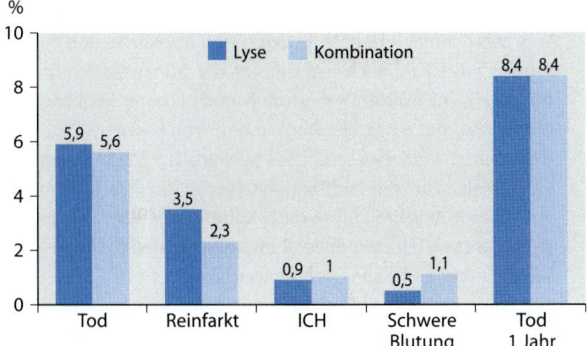

Abb. 44.11. Klinische Ereignisse nach Therapie mit der Standarddosis Reteplase (10 + 10 MU) oder einer Kombination reduzierter Reteplase (5 + 5 MU) voller Dosis Abciximab in der GUSTO-V-Studie

ten werden sollte, da sich gezeigt hat, dass sich mit der Reduzierung des initialen Heparinbolus die Rate schwerer Blutungskomplikationen verringern lässt (Giugliano et al. 2000). Die Heparininfusion sollte mit 12 IE/kgKG/h über etwa 48 h gegeben werden, wobei eine aPTT von 50–70 s anzustreben ist. Zum Monitoring muss die aPTT nach 3, 6, 12, 24 und 36 h kontrolliert werden, um Über- und Unterdosierungen zu vermeiden. Die intravenöse Heparintherapie sollte bei diesen Substanzen gleichzeitig mit der Lyse begonnen und für etwa 48 h durchgeführt werden. Eine Verlängerung der Infusion über diesen Zeitraum hinaus erscheint nur bei Patienten mit wiederauftretenden Symptomen oder instabiler Hämodynamik sinnvoll.

Weniger eindeutig sind die Empfehlungen zur Heparintherapie nach Lyse mit Streptokinase, Urokinase und APSAC. Diese Substanzen haben alle eine längere Halbwertszeit und bewirken durch Fibrinogenabbauprodukte eine systemische Hypokoagulabilität und verringern damit die Wahrscheinlichkeit von Reokklusionen.

Während es zu Urokinase keine vergleichenden Untersuchungen gibt, war nach APSAC durch die intravenöse gewichtsbezogene Gabe von Heparin weder eine Verringerung der Todes- oder Reinfarktrate noch eine Verbesserung der Patency-Rate oder linksventrikulären Funktion nach 5 Tagen feststellbar (O'Connor et al. 1994). Angiographische Untersuchungen zeigten keine Auswirkung einer intravenösen Heparingabe auf die „patency" 24 h nach Streptokinase-Lyse, wobei allerdings die Geschwindigkeit der Lyse durch Heparin verbessert wurde. In der SCATI-Studie führte die subkutane Gabe von 2-mal 12.500 IE Heparin zu einer signifikanten Verringerung der Krankenhaussterblichkeit von 8,8% auf 4,5%. Während in der ISIS-2-Studie die niedrigste Mortalität ebenfalls in der Gruppe der neben Streptokinase und ASS zusätzlich noch mit intravenösen Heparin behandelten Patienten beobachtet wurde (i. v. Heparin 6,5%, s.c Heparin 7,6%, kein Heparin 9,6%), ergab sich in der ISIS-3-Studie keine Sterblichkeitsreduktion durch die subkutane Heparingabe. Daher erscheint in Verbindung mit Streptokinase und APSAC eine routinemäßige Heparingabe nicht notwendig.

Niedermolekulare Heparine. Als Begleittherapie zur Fibrinolyse liegen Erfahrungen im wesentlichen mit Enoxaparin vor. Der Vorteil der niedermolekularen Heparine liegt in der gleichmäßigeren Antikoagulation ohne Notwendigkeit zum Monitoring, sowie der einfachen Anwendung mit der Möglichkeit der subkutanen Gabe. In den HART-2- und TIMI-23-Studien bei Patienten mit „Front-loaded"-t-PA und Tenecteplase Lyse führte die adjuvante Therapie mit Enoxaparin nicht zu einer Verbesserung der frühen „patency" des Infarktgefäßes aber zu einer Verringerung der Reokklusionen und Reischämien. Diese Befunde ließen sich in der größeren klinischen ASSENT-III-Studie bestätigen. Die Rate intrazerebraler Blutungen der Kombination von Tenecteplase und Enoxaparin war allerdings in der kürzlich vorgestellten ASSENT-III-Plus-Studie bei Patienten die älter als 75 Jahre sind, deutlich erhöht, sodass Enoxaparin bei diesen Patienten nicht empfohlen werden kann.

Hirudin und Hirulog. Das vom Blutegel Hirudo medicinalis gebildete Hirudin wurde schon im letzten Jahrhundert zur Hemmung der Blutgerinnung eingesetzt. Hirudin, ein Polypeptid mit einem Molekulargewicht von 65 ist allerdings erst seit kurzem durch rekombinante Gentechniken in größeren Mengen und damit für den breiteren klinischen Einsatz verfügbar geworden. Der Vorteil von Hirudin liegt neben der direkten Antithrombin-III-unabhängigen Thrombinhemmung

v. a. in der Eigenschaft, auch fibringebundenes Thrombin zu inhibieren. Es wird vorwiegend renal eliminiert und kumuliert damit bei Patienten mit eingeschränkter Nierenfunktion. Hirulog ist ebenfalls ein rekombinanter direkter Thrombinhemmer mit ähnlicher Wirkung. Erste klinische Studien zeigten eine Verringerung der Reokklusions- und Reinfarktraten durch Hirudin nach t-PA Lyse. Das therapeutische Fenster von Hirudin dieser Substanzen ist allerdings sehr eng wie die Ergebnisse der GUSTO-2a-, HIT-3- und TIMI-9a-Studien mit den erhöhten Raten von intrazerebralen Blutungen zeigen. In nachfolgenden Untersuchungen mit reduzierten Dosierungen ergaben sich im Vergleich mit Heparin-ähnliche Sterblichkeitsraten, und eine Verringerung von Reinfarkten und Reischämien mit Hirudin und Hirulog als Begleittherapie zu Streptokinase und t-PA. Wegen des deutlich höheren Preises erscheinen Hirudin und Hirulog z. Z. allerdings nur bei Patienten mit Heparin-induzierter Thrombozytopenie indiziert. Vergleichbare Ergebnisse mit einer Tendenz zu einer Verminderung von ischämischen Komplikationen nach Thrombolyse mit „Front-loaded"-t-PA werden von dem Pentasaccharid (Fondaparinux), einem selektiven Faktor-Xa-Inhibitor berichtet.

> **Zusammenfassung**
>
> Nach den Ergebnissen der GUSTO-I-Studie stellt das „Front-loaded"-t-PA-(Neuhaus)-Schema den Goldstandard für die Fibrinolyse dar. Die neueren Plasminogenaktivatoren Reteplase und Tenecteplase sind vergleichbar in der Effektivität und Sicherheit und können wegen ihrer verlängerten Halbwertszeit als Einzel- bzw. Doppelbolus gegeben werden (Tabelle 44.4). Insbesondere bei längerer Symptomdauer (>4 h) sollten die fibrinspezifischeren Plasminogenaktivatoren verabreicht werden. Um die Zeit bis zur Therapieeinleitung zu verkürzen, sollte in allen entsprechend ausgebildeten Notarztsystemen die Thrombolyse schon prähospital begonnen werden, ausgenommen die Fälle, die einer direkten frühinterventionellen Kathetertherapie zugeführt werden können.

Die Begleittherapie der Thrombolyse besteht aus der Gabe von Azetylsalizylsäure und unfraktioniertem Heparin mit einem Bolus von 60 IE/kg KG (maximal 4000 IE) und einer Infusion von 12 IE/kg KG/h. Neuere Thrombinhemmer wie niedermolekulare Heparine, Hirudin, Hirulog oder das Pentasaccharid führen nicht zu einer Sterblichkeitssenkung, reduzieren aber die Reokklusions- und Reinfarktraten und sind mit einem etwas erhöhten Blutungsrisiko verbunden. Die Kombination einer reduzierten Fibrinolyse mit den Glykoprotein-IIb/IIIa-Rezeptor-Antagonisten Abciximab und Integrilin führt zu einer Verbesserung der frühen „patency" und der myokardialen Reperfusion und zu einer Senkung der Reinfarktrate, war allerdings in größeren klinischen Studien nicht mit einer wesentlichen Senkung der Sterblichkeit im Vergleich zur Standardfibrinolyse verbunden. Bei älteren Patienten (>75 Jahre) führte diese Kombinationstherapie zu einem Anstieg intrazerebraler Blutungen, sollte also bei diesen Patienten nicht angewendet werden.

Weiterbestehende Probleme der fibrinolytischen Therapie sind eine limitierte Effektivität mit einer TIMI-Patency-Rate nach 60 min von 60%, eine Reokklusionsrate von 5–10% und die Blutungskomplikationsrate von 0,5–1,0%

Tabelle 44.4. Derzeitige Empfehlungen zu Dosierungen und Begleittherapie für die fibrinolytische Therapie bei Patienten mit akuten Herzinfarkt und ST-Hebungen oder Schenkelblock im EKG

Substanz	Dosierung	Thrombinhemmer	Thrombozytenhemmer
Streptokinase	1,5 Mio. IE über 30–60 min	Keiner oder i. v. Heparin über 24–48 h	Aspisol 250 mg i.v. für alle Patienten Bei ASS-Unverträglichkeit Clopidogrel 300 mg p.o.
t-PA	15 mg Bolus 0,75 mg/kgKG über 30 min 0,50 mg/kgKG über 60 min Gesamtdosis nicht mehr als 100 mg	i. v. Heparin über 24–48 h	
Reteplase	Doppelbolus von 2-mal 10 MU im Abstand von 30 min	i. v. Heparin über 24–48 h	
Tenecteplase	Einzelbolus nach Körpergewicht 30 mg bei < 60 kg 35 mg bei 60 bis < 70 kg 40 mg bei 70 bis < 80 kg 45 mg bei 80 bis < 90 kg 50 mg bei ≥ 90 kg	i. v. Heparin über 24–48 h oder bei Patienten < 75 Jahre Enoxaparin über 5–7 Tage	

intrazerebralen Blutungen. Hier scheint mit den momentan zur Verfügung stehenden Schemata ein gewisse Schwelle erreicht wurden zu sein, bei dem jede wesentliche Verbesserung der Reperfusionsrate mit einem Anstieg der Blutungskomplikationen verbunden ist.

44.5.2 Instabile Angina pectoris und Nicht ST-Hebungsinfarkt

Die instabile Angina pectoris ohne oder mit Anstieg der myokardialen Markerproteine werden in einem Großteil der Fälle durch Thrombusbildung auf einem rupturierten Plaque verursacht. Im Gegensatz zum transmuralen Infarkt verschließt der Thrombus das Herzkranzgefäß dabei aber meist nicht vollständig. Eine antithrombotische Therapie (ASS, Clopidogrel, Glykoprotein-IIb-/IIIa-Rezeptorblocker) verbessert die Prognose dieser Patienten.

Erste kleinere Studien mit fibrinolytischer Therapie bei Patienten mit instabiler Angina pectoris zeigten widersprüchliche Ergebnisse. Eine Metaanalyse dieser Studien lässt allerdings vermuten, dass die thrombolytische Therapie zu einem Anstieg der Inzidenz von Herzinfarkten in dieser Patientengruppe führt (Waters u. Lam 1992). In der bisher größten Untersuchung über thrombolytische Therapie bei instabiler Angina pectoris, der TIMI-III-Studie, wurden 1473 Patienten randomisiert. Die Ergebnisse sind in der Tabelle 44.5 dargestellt, und zeigen sogar eine Zunahme der Infarkte und mehr intrakraniellen Blutungen in der Lysegruppe (The TIMI IIIB Investigators 1994). Die Ursachen für diese ungünstigen Effekte sind nicht vollständig geklärt. Eine fibronolytische Therapie bei Patienten mit instabiler Angina pectoris oder Nicht-ST-Hebungsinfarkt erscheint daher generell nicht indiziert.

44.5.3 Lungenembolie

Die akute Lungenembolie stellt eine der häufigsten Todesursachen in der Klinik dar. Überlebt ein Patient die Akutphase ist unter alleiniger Antikoagulation mit einer hohen Rate von Spontanlyse des Thrombusmaterials zu rechnen. Die thrombolytische Therapie ist daher in der Regel nur bei hämodynamisch instabilen Patienten mit massiver oder fulminanter Lungenembolie indiziert. Hier tritt häufig der Tod infolge eines akuten Rechtsherzversagens bereits innerhalb der ersten Stunden ein, sodass nur eine rasche Wiederherstellung des Blutflusses in den Pulmonalarterien eine Verbesserung der Prognose erbringen kann. Da die niedrig dosierten Dauerinfusionen wie sie bei den submassiven Lungenembolien eingesetzt werden in der Regel erst nach mehreren Stunden zu einer Senkung des pulmonalen Widerstandes führen, sollte hier die hochdosierte Kurzinfusion gegeben werden (Goldhaber et al. 1988). Die Autoren bevorzugen die beim akuten Herzinfarkt bewährten Kurzlysen mit 1,5 Mio. IE Streptokinase über 30–60 min, mit Urokinase 1,5 Mio. IE als Bolus und anschließender Infusion von 1,5 Mio. IE über 1 h oder mit t-PA in einer Dosierung von 100 mg über 2 h. Bei einem randomisierten Vergleich zwischen t-PA und Urokinase als Kurzlyse zeigten sich keine signifikanten Unterschiede in der Effektivität dieser Regime (Goldhaber et al. 1992). Auch mit der Doppelbolusgabe von 2-mal 10 MU Reteplase konnten dem t-PA vergleichbare Ergebnisse in allerdings nur kleinen Patientenkollektiven erzielt werden. Bei relativen Kontraindikationen, z. B. kurz zurückliegenden Höhleneingriffen kann mit Urokinase oder t-PA als Bolus in reduzierter Dosierung lysiert werden. Die lokale Applikation des Fibrinolytikums zeigt weder in der Effektivität noch in der Vermeidung von Blutungskomplikationen Vorteile (Verstraete et al. 1988).

Die Thrombolyse der submassiven Lungenembolie bei hämodynamisch stabilen Patienten führt zwar zur Senkung des Pulmonalarteriendrucks und zur Besserung des angiographischen Befundes, eine Senkung der Sterblichkeit oder der Inzidenz der chronischen pulmonalen Hypertonie lässt sich damit jedoch nicht erreichen (UPET 1973). Außerdem führten insbesondere die häufig angewendeten Lyse-Regime über 12–24 h (Streptokinase initialer Bolus 250.000 IE danach 100.000 IE/h ; Urokinase 4 0400 IE/kgKG als Bolus und 4400 IE/kgKG/h) zu einer erheblichen Zunahme der Blutungskomplikationen gegenüber der alleinigen Heparintherapie. In einer neueren größeren randomisierten Vergleichsstudie bei Patienten mit submassiver Lungenembolie mit rechtsventrikulärer Funktionsstörung ergab sich mit der Kurzzeitlyse mit t-PA im Vergleich zur alleinigen Antikoagulation keine Senkung der Sterblichkeit, aber eine Verringerung von hämodynamischen Verschlechterungen und der Notwendigkeit der Therapieeskalation. Trotzdem erscheint die Lysetherapie bei submassiver Lungenembolie nur ausnahmsweise indiziert.

Tabelle 44.5. Klinische Ereignisse nach 6 Wochen Beobachtungsdauer des Vergleichs von Fibrinolyse mit t-PA und Plazebo bei Patienten mit instabiler Angina pectoris in der TIMI-3B-Studie

Klinisches Ergebnis	Fibrinolyse (n=729)	Plazebo (n=744)	p-Wert
Tod	2,3%	2,0%	n.s.
Herzinfarkt	7,4%	4,9%	0,04
Schlaganfall	1,6%	0,8%	n.s.
Intrakranielle Blutung	0,5%	0	0,06

44.5.4 Seltene kardiologische Anwendungen von Fibrinolytika

Thrombosen bei künstlichen Herzklappen. Die jährliche Inzidenz von obstruktiven Thrombosen an den unterschiedlichen mechanischen Herzklappen liegt trotz Antikoagulation bei 0,1–0,5%. Häufig werden diese Thrombosen durch ineffektive Antikoagulation mitverursacht. Die bisherige Standardtherapie, der notfallmäßige operative Klappenersatz, ist mit einer Mortalität von 5–25% verbunden. Im Jahre 1971 wurde erstmals über eine erfolgreiche thrombolytische Therapie bei einer obstruktiven Thrombose einer künstlichen Klappe berichtet (Luluaga et al. 1971). Seitdem wurden mehrfach Fallberichte oder Erfahrungen bei kleineren Patientenkollektiven mit dieser Therapie publiziert (Özkan et al. 2000). Meist wurde dabei Streptokinase oder Urokinase, seltener t-PA als Fibrinolytikum eingesetzt. Der klinische Erfolg, gemessen an der Verbesserung der Symptomatik und Änderungen der Beweglichkeit der Klappe im Röntgen- oder Echokardiographiebild betrug zwischen 60 und 90%. Schwere Blutungskomplikationen traten bei etwa 5–15% auf, systemische Embolien bei 5–20% und die Mortalität betrug etwa 3–15%.

Die fibrinolytische Therapie sollte durch eine Bolusinjektion von 250.000 IE Streptokinase oder Urokinase eingeleitet werden und mit einer Dauerinfusion von 100.000 IE/h über 24–48 h fortgeführt werden. Alternativ kann ein Versuch mit 100 mg t-PA, beginnend mit einem Bolus von 10 mg und einer Dauerinfusion von 90 mg über 3–6 h unternommen werden. Ein allgemein akzeptiertes Standardschema gibt es insbesondere wegen der Seltenheit dieser Indikation z. Z. nicht. Die bisherigen Berichte lassen keine wesentlichen Unterschiede zwischen den einzelnen Schemata erkennen. Insbesondere nach den jüngeren Berichten mit niedrigen Komplikationsraten stellt die thrombolytischer Therapie eine gute Alternative zur Reoperation bei diesen Risikopatienten dar.

Intrakardiale Thromben. Wandständige Thromben treten nach transmuralen Infarkten ohne Antikoagulation relativ häufig auf. Meist sind sie im linken Ventrikel, vorwiegend apikal lokalisiert und v. a. bei Patienten mit Vorderwandaneurysma zu finden. Es gibt Berichte über die erfolgreiche thrombolytische Behandlung solcher Thromben (Kremer et al. 1985). Da die Gefahr systemischer Embolisation durch diese Thromben unter alleiniger Heparintherapie gering ist, kommt eine fibrinolytische Therapie jedoch in der Regel nicht in Betracht (Vaitkus et al. 1993).

Bei den wesentlich selteneren Thromben im linken oder rechten Vorhof besteht zwar eine wesentlich höhere Emboliegefahr, in der Regel ist jedoch wegen der meist nicht eindeutig möglichen Unterscheidung von intrakardialen Tumoren die operative Therapie einem fibrinolytischen Behandlungsversuch vorzuziehen.

Zusammenfassung

Die möglichen Komplikationen der Fibrinolyse, insbesondere das erhebliche Blutungsrisiko, das mit Dauer und Aggressivität der Behandlung zunimmt, machen eine sorgfältige Abwägung der Kosten-Nutzen-Relation notwendig. Eindeutig ist der prognostische Nutzen der fibrinolytischen Therapie bei akuten Herzinfarkt und massiver Lungenembolie – beides Krankheitsbilder, die in den westlichen Industrieländern zu den Hauptursachen von Morbidität und Mortalität gehören.

Bei akutem Herzinfarkt kann die prähospitale Thrombolyse in allen entsprechend ausgebildeten Notarztsystemen durchgeführt werden, soweit die Patienten nicht direkt einer frühinterventionellen Katheterbehandlung zugeführt werden. Zusätzlich zur Thrombolyse sollte ASS routinemäßig verabreicht werden.

Bei der akuten Lungenembolie ist die rasche Wiederherstellung des Blutflusses in den Pulmonalarterien entscheidend. Die fibrinolytische Therapie ist in der Regel nur bei hämodynamisch instabilen Patienten mit massiver oder fulminanter Lungenembolie indiziert. Bei submassiver Lungenembolie scheint die Indikation zur Fibrinolyse nur in Ausnahmefällen gegeben zu sein. Das gleiche gilt für Patienten mit instabiler Angina pectoris oder Nicht-ST-Hebungsinfarkt. Bei obstruktiven Thrombosen bei künstlichen Herzklappen kann eine thrombolytische Therapie erfolgreich sein und eine Alternative zu einer – mit entsprechendem Risiko verbundenen – erneuten Operation darstellen.

Literaturverzeichnis

AIMS Trial Study Group (1988) Effect of intravenous APSAC on mortality after acute myocardial infarction: preliminary report of a plazebo controlled clinical trial. Lancet 1:545–549

Antman EM, Giugliano RP, Gibson M et al for the TIMI 14 Investigators (1999) Abciximab facilitates the rate and extent of thrombolysis. Results of the TIMI 14 trial. Circulation 99:2720–2732

Antithrombotic Trialists' Collaboration (2002) Collaborative meta-analysis of randomised trials of antiplatelet therapy for prevention of death, myocardial infarction, and stroke in high risk patients. BJM 324:71–86

ASSENT 2 Investigators (1999) Single-bolus tenecteplase compared with front-loaded alteplase in acute myocardial infarction. The ASSENT-2 double blind randomized trial. Lancet 354:716–722

Bode C, Smalling RW, Sen S et al (1993) Recombinant plasminogen activator angiographic phase II international dose finding study (RAPID): patency analysis and mortality endpoints. Circulation 88 (Suppl I): 292

Bonnefoy E, Lapostolle F, Leizorovic A et al (2002) Primary angioplasty versus prehospital fibrinolysis in acute myocardial infarction: a randomised study. Lancet 360:825–829

Braunwald E (1989) Myocardial reperfusion, limitation of infarct size, reduction of left ventricular dysfunction, and improved survival. Should the paradigm be expanded? Circulation 79:441–444

Breddin K, Ehrly AM, Fechler L et al (1973) Die Kurzzeitfibrinolyse beim akuten Myokardinfarkt. Dtsch med Wschr 98:861–866

Brener S, Zeymer U, Adgey AAJ et al (2000) Eptifibatide and low-dose tissue plasminogen activator in acute myocardial infarction. The INTRO AMI trial. J Am Coll Cardiol 39:377–386

Cannon CP, Gibson M, McCabe CH et al (1998) TNK-tissue plasminogen activator compared with front-loaded alteplase in acute myocardial infarction. Results of the TIMI 10B trial. Circulation 98:2805–2814

Chazov EL, Mateeva LS, Mazev AV et al (1976) Intracoronary admistration of fibrinolysin in acute myocardial infarction. Ter Arkh 48:8–19

Col J, Decoster O, Hanique G et al (1992) Infusion of heparin conjunct to streptokinase accelerates reperfusion of acute myocardial infarction: results of a double-blind randomised study (OSIRIS). Circulation 86 (Suppl I):259

Collen D (1985) Human tissue-type plasminogen activator: from the laboratory to the bedside. Circulation 72:18–20

Coussement PK, Bassand JP, Convens C et al (2001) A synthetic factor-Xa inhibitor (ORG31540/SR9017A) as an adjunct to fibrinolysis in acute myocardial infarction; PENTALYSE study. Eur Heart J 1716–1722

Davies MJ, Thomas A (1985) Plaque fissuring- the cause of acute myocardial infarction, sudden ischemic death, and crescendo angina. Br Heart J 53:363–373

De Wood Ma, Spores J, Notske RN et al (1980) Prevalence of total coronary oclusion during the early hours of transmural myocardial infarction. N Engl J Med 303:897–902

EMERAS Collaborative Group (1993) Randomized trial of late thrombolysis in patients with suspected acute myocardial infarction. Lancet 342:767–772

EMIP Group (1993) Prehospital thrombolytic therapy in patients with suspected acute myocardial infarction. N Engl J Med 329:383–389

Fibrinolytic Therapy Trialists' (FTT) Collaborative Group (1994) Indications for fibrinolytic therapy in suspected myocardial infarction: collaborative overview of early mortality and major morbidity results from all randomised trials of more than 1000 patients. Lancet 343:311–322

Fletcher AP, Alkjaersig N, Smyrniotis FE, Sherry S (1958) The treatment of patients suffering from early myocardial infarction with massive and prolonged streptokinase therapy. Trans Assoc Am Phys 71:287–296

Franzosi MG, Santoro E, De Vita C et al on behalf of the GISSI Investigators (1998) Ten-year follow-up of the first megatrial testing thrombolytic therapy in patients with acute myocardial infarction. Circulation 98:2659–2965

Fuster V, Dyken ML, Vokonas PS, Henneken C (1993) Aspirin as a therapeutic agent in cardiovascular disease. Circulation 87:659–675

GISSI (1986) Effectiveness of intravenous thrombolytic therapy in acute myocardial infarction. Lancet 1:397–401

Giugliano RP, McCabe CH, Antman EM et al (2001) Lower-dose heparin with fibrinolysis is associated with lower rates of intracranial hemorrhage. Am Heart J 141:742–750

Goldhaber SZ, Kessler CM, Heit JA et al (1992) Recombinant tissue-type plasminogern activator versus a novel dosing regimen of urokinase in acute pulmonary embolism: a randomized controlled multicenter trial. J Am Coll Cardiol 20:24–30

GREAT Group (1992) Feasibility, safety, and efficacy of domiciliary thrombolysis by general practitioners: Grampian region early anistreplase trial. Br Med J 305:548–553

Herrick JB (1918) Clinical features of sudden obstruction of the coronary arteries. J Am Med Ass 59:2015–2020

Hirsh J (1991) Heparin. N Engl J Med 324:1565–1574

InTIME-2 Investigators (2000) Intravenous NPA for the treatment of infarcting myocardium early: InTIME-2, a double-blind comparison of single-bolus lanoteplase versus accelerated alteplase for the treatment of patients with acute myocardial infarction. Eur Heart J 21: 2005–2013

Kremer P, Fiebig R, Tilsner V et al (1985) Lysis of left ventricular thrombi with urokinase. Circulation 72:112–118

Hsia J, Hamilton WP, Kleiman N et al (1990) A comparison between heparin and low-dose aspirin as conjunctive therapy with tissue plasminogen activator for acute myoccardial infarction. N Engl J Med 323:1433–1437

ISIS-2 Collaborative Group (1988) Randomised trial of intravenous streptokinase, oral aspirin, both, or neither among 17187 cases of suspected myocardial infarction. Lancet 2:349–360

ISIS-3 Collaborative Group (1992) A randomized comparison of streptokinase vs tissue plasminogen activator vs anistreplase and of aspirin plus heparin vs aspirin alone among 41299 cases of suspected myocardial infarction. Lancet 339:753–770

LATE Study Group (1993) Late Assessment of Thrombolytic Efficacy (LATE) study with alteplase 6–24 hours after onset of acute myocardial infarction. Lancet 342:759–766

Luluaga IT, Carrera D, D'Oliveira J et al (1971): Successful thrombolytic therapy after acute tricuspid-valve obstruction. Lancet 1:1067–1068

Neuhaus KL, Köstering H, Tebbe U et al (1981) Intravenöse Kurzzeit-Streptokinase-Therapie beim frischen Myokardinfarkt. Z Kardiol 70: 791–796

Neuhaus KL, Tebbe U, Gottwick M et al (1988) Intravenous recombinant tissue-plasminogen activator and urokinase in acute myocardial infarction: results of the German Activator Urokinase Study (GAUS). J Am Coll Cardiol 12:581–587

Neuhaus KL, von Essen R, Tebbe U et al (1992): Improved thrombolysis in acute myocardial infarction with front-loaded administration of alteplase: results of the rt-PA-APSAC patency study (TAPS). J Am Coll Cardiol 19:885–891

Neuhaus KL, von Essen R, Vogt A et al (1994) Dose finding with a novel recombinant plasminogen activator (BM 06.022) in patients with acute myocardial infarction: results of the German Recombinant Plasminogen Activator Study. J Am Coll Cardiol 24:55–60

Neuhaus KL, Molhoek GP, Zeymer U et al (1999). Recombinant Hirudin (lepirudin) for the Improvement of Thrombolysis with streptokinase in patients with acute myocardial infarction: results of the HIT-4 trial. J Am Coll Cardiol 34:966–973

Özkan M, Kaymaz C, Kirma C et al (2000) Intravenous thrombolytic treatment of mechanical prosthetic valve thrombosis: a study using transesophageal echocardiography. J Am Coll Cardiol 35:1881–1889

Ohman EM, Califf RM, Topol EJ et al (1990) Consequences of reocclusion after succesful reperfusion therapy in acute myocardial infarction. Circulation 82:781–791

Rentrop KP, Blanke H, Karsch KR et al (1979) Acute myocardial infarction: intracoronary application of nitroglycerin and streptokinase. Clin Cardiol 2:354–363

Ross AM, Molhoek P, Lundergan C et al (2001) A randomized comparison of low-molecular-weight heparin enoxaparin and unfractionated heparin adjunctive to t-PA thrombolysis and aspirin (HART II). Circulation 104:648–652

Roux S, Christeller S, Ludin E (1992) Effects of aspirin on coronary reocclusion and recurrent ischemia after thrombolysis: a meta analysis. J Am Coll Cardiol 19:671–677

Schröder R, Biamino G, von Leitne ER et al (1983) Intravenous short-term infusion of streptokinase in acute myocardial infarction. Circulation 67:536–548

Schröder R, Zeymer U, Wegscheider K, Neuhaus KL (1999) Comparison of the the predictive value of ST segment elevation resolution 90 and 180 minutes after start of streptokinase in acute myocardial infarction. A substudy of the Hirudin for Improvement of Thrombolysis (HIT)-4 Study. Eur Heart J 20:1563–1571

Simoons ML, Maggioni AP, Knatterud G et al (1993) Individual risk assessment for intracranial haemmorrhage during thrombolytic therapy. Lancet 342:1523–1528

The ASSENT-3 Investigators (2002) Efficacy and safety of tenecteplase in combination with enoxaparin. Abciximab, or unfractionated heparin: the ASSENT-3 randomised trial in acute myocardial infarction. Lancet 330:605–613

The GUSTO Angiographic Investigators (1993) The effects of tissue plasminogen activator, streptokinase, or both on coronary-artery patency, ventricular function and survival after acute myocardial infarction. N Engl J Med 329:1615–1622

The GUSTO Investigators (1993) An international randomized trial comparing four thrombolytic strategies for acute myocardial infarction. N Engl J Med 329:673–682

The GUSTO III Investigators (1997) A comparison of reteplase with alteplase for acute myocardial infarction. N Engl J Med 337:1118–1123

The GUSTO V Investigators (2001) Reperfusion therapy for acute myocardial infarction with fibrinolytic therapy or combination reduced fibrinolytic therapy and platelet glycoprotein IIb/IIIa inhibition: the GUSTO V randomised trial. Lancet 357:1905–1914

The HERO-2 Investigators (2001) Thrombin-specific anticoagulation with bivalirudin versus heparin in patients receiving fibrinolytic therapy for acute myocardial infarction: the HERO-2 randomised trial. Lancet 358:1855–1863

The ISAM Study Group (1986) A prospective trial of intravenous streptokinase in acute myocardial infarction (I.S.A.M.). N Engl J Med 314:1465–1471

The TIMI Study Group (1985) The thrombolysis in myocardial infarction (TIMI) trial. Phase 1 results. N Engl J Med 312:932–936

The TIMI IIIB Investigators (1994) Effects of tissue-type plasminogen activator and a comparison of early invasive and conservative strategies in unstable angina and non-Q-wave infarction. Results of the TIMI IIIB Trial. Circulation 89:1545–1556

Topol EJ, George BS, Kereiakes DJ et al (1991) A randomized controlled trial of intravenous tissue-type plasminogen activator and early intravenous heparin in acute myocardial infarction. Circulation 79:281–286

UPET (1973) The urokinase pulmonary embolism trial: a national cooperative study. Circulation 47 (Suppl II):1–12

Verstraete M, Miller GAH, Bounameaux H et al (1988) Intravenous and intrapulmonary recombinant tissue-type plasminogen activator in the treatment of acute pulmonary embolism. Circulation 77:353–360

Vogt A, Von Essen R, Tebbe U et al (1994) Impact of early perfusion status of the infarct-related artery on short-term mortality after thrombolysis for acute myocardial infarction: retrospective analysis of four German Multicenter Studies. J Am Coll Cardiol 21:1391-1395

Weaver DW, Cerqueira M, Halstrom AP (1993) The myocardial infarction triage and intervention trial of pre-hospital vs. hospital initiated thrombolytic therapy. J Am Med Ass 270:1211–1216

White Hd, Norris RM, Brown MA et al (1987) Effect of intravenous streptokinase on left ventricular function and early survival after acute myocardial infarction. N Engl J Med 317:850–855

White HD (1991) Thrombolytic treatment for recurrent myocardial infarction. Avoid repeating streptokinase or anistreplase. Br Med J 302:429–430

White HD, Van de Werf FJJ (1998) Thrombolysis for acute myocardial infarction. Circulation 97:1632–1646

White HD (2000) Thrombolytic therapy in the elderly. Lancet 356:2028–2029

Yusuf S, Collins R, Peto R et al (1985) Intravenous and intracoronary fibrinolytic therapy in acute myocardial infarction : overview of results on mortality, reinfarction and side effects from 33 randomized controlled trials. Eur Heart J 6:556–585

Zeymer U, Tebbe U, von Essen R, Haarmann W, Neuhaus KL (1999) Influence of time-to-treatment on early infarct-related artery patency after different thrombolytic regimens. Am Heart J 137:34–38

Zeymer U, Schröder R, Tebbe U, Molhoek GP, Wegscheider K, Neuhaus KL (2001) Non-invasive detection of early infarct vessel patency by resolution of ST-segment elevation in patients with thrombolysis for acute myocardial infarction. Results of the Hirudin for Improvement of Thrombolysis (HIT)-4 trial. Eur Heart J 22:769–775.

Zeymer U (2003) Glycoprotein IIb/IIIa receptor inhibitors in acute ST-elevation myocardial infarction: Will the combination with thrombolytics become reality ? J Thrombosis Thrombolysis (in press)

Kalziumantagonisten

E. Jähnchen, D. Trenk

45.1 Pharmakologische Grundlagen – 928
45.1.1 Kalziumkanäle – 928
45.1.2 Kardiovaskuläre Wirkungen – 928

45.2 Klinische Pharmakologie – 929
45.2.1 Hämodynamische Wirkungen – 929
45.2.2 Extrakardiovaskuläre Wirkungen – 930
45.2.3 Pharmakokinetik – 930
45.2.4 Unerwünschte Wirkungen und Arzneimittelwechselwirkungen – 931

Literatur – 932

Kalziumionen spielen für die Aktivierung von Zellen eine bedeutende Rolle. Ein Kalziumeinstrom in die Zelle ist z. B. für die myokardiale Kontraktion, für die Reizbildung und Reizleitung im Herzen und für die Aufrechterhaltung des Gefäßtonus erforderlich.

Die therapeutisch verwendeten Kalziumantagonisten lassen sich in drei chemische Klassen einteilen: Phenylalkylamine (z. B. Verapamil, Gallopamil), Dihydropyridine (Nifidepin, Nitrendipin, Felodipin, Amlodipin u. a.) und Benzothiazepine (Diltiazem). Diese Substanzen unterscheiden sich hinsichtlich ihrer kardiovaskulären Wirkungen und ihrer Pharmakokinetik.

45.1 Pharmakologische Grundlagen

45.1.1 Kalziumkanäle

Der Kalziumeinstrom in die Zelle erfolgt durch spezialisierte Kanäle, deren Öffnung primär durch das Membranpotenzial bestimmt wird (**spannungsabhängige Kanäle**). Die Kanäle sind heterooligomere Komplexe, die aus mehreren Untereinheiten zusammengesetzt sind (◘ Abb. 45.1). Die α_1-Untereinheit ist die zentrale Komponente des Komplexes. Sie bildet die Pore, enthält den Spannungssensor und die Bindungsstellen der Kalziumkanalblocker. Die übrigen Untereinheiten (β, α_2, δ, γ) können die biophysikalischen Eigenschaften des Kanals verändern und besitzen modulatorische Funktionen. Kalziumkanäle finden sich in den meisten Zellen. Aufgrund pharmakologischer und elektrophysiologischer Charakteristika werden L-, T-, N-, Q- und R- Typ Kanäle unterschieden (Hofmann et al. 1999).

Kalziumantagonisten sind eine chemisch heterogene Gruppe von Pharmaka (◘ Abb. 45.2). Allen gemeinsam ist ihre große Affinität zum L-Typ-Kalziumkanal. Die L-Typ-Kanäle haben eine hohe Leitfähigkeit und eine hohe Aktivierungsschwelle und sprechen auf Kalziumantagonisten an (Miller 1987). Sie haben daher für die kardiovaskuläre Therapie die größte Bedeutung. Der primäre Modulator des L-Kanals ist das Membranpotenzial. Es werden 3 spannungsabhängige Konformationen des Kanals postuliert: der Ruhezustand, der geöffnete Zustand und der inaktivierte Zustand. Unter Ruhebedingungen im geschlossenen Zustand ist das Membranpotenzial -30 bis -100 mV, abhängig vom Zelltyp. Die intrazelluläre Kalziumkonzentration ist in diesem Zustand ca. 10000fach geringer als die extrazelluläre freie Kalziumkonzentration (10^{-7} M vs. 10^{-3} M). Dieser hohe Konzentrationsgradient ist die treibende Kraft für den Kalziumeinstrom in die Zelle, der dann auch als Trigger für die Entleerung der intrazellulären Ca^{2+}-Speicher des sarkoplasmatischen Retikulums dient. Der Konzentrationsgradient kann nur aufrecht erhalten werden, wenn die Membran für Ca^{2+} undurchlässig ist und wenn die Zelle ein effektives System besitzt, um Kalziumionen wieder hinauszutransportieren. Das ist in intakten Zellen der Fall, da sie ATP-abhängige Kalziumpumpen besitzen.

Außer dem Membranpotenzial können auch verschiedene endogene Substanzen (Hormone, Neurotransmitter, anorganische Ionen) Kalziumkanäle modulieren. Hierbei handelt es sich um sog. **Ligandengesteuerte Kalziumkanäle**.

Zusatzwissen

Es war bereits Anfang der 60er-Jahre beobachtet worden, dass die Wirkungen verschiedener Phenylalkylamine wie Prenylamin und Verapamil am isolierten Papillarmuskel nicht von einem Kalziumentzug zu unterscheiden waren (Lindner 1960). Im Unterschied zu anderen Vasodilatatoren, nach denen damals gesucht wurde, hatten diese Substanzen eine ausgeprägte negativinotrope Wirkung. Fleckenstein (1967) postulierte, dass die negativ-inotrope Wirkung auf einer Hemmung der elektromechanischen Koppelung beruht, deren Ursache in einer gehemmten Passage von Ca^{2+}-Ionen in die Zelle zu suchen ist. Er bezeichnete diese neue Pharmakongruppe als Kalziumantagonisten (Fleckenstein et al. 1967).

45.1.2 Kardiovaskuläre Wirkungen

Definition

Kalziumantagonisten relaxieren in erster Linie das arterielle Gefäßsystem, das venöse System wird demgegenüber nur wenig beeinflusst (Van Breemen et al. 1982).

Am Herzen wirken Kalziumantagonisten in unterschiedlichem Ausmaß auf Reizbildung, Reizleitung und Inotropie. Im Sinus- und AV-Knoten sind Kalziumionen die Träger des Aktionspo-

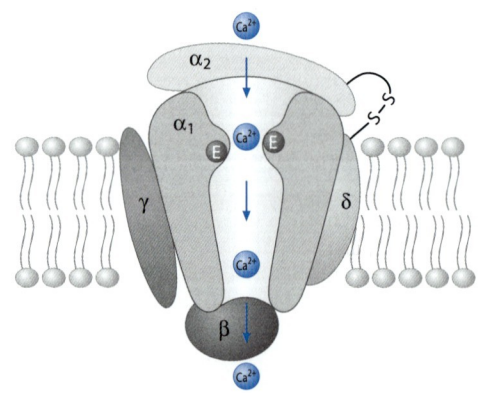

◘ **Abb. 45.1.** Kalziumkanalkomplex. Die α_1-Untereinheit bildet die Pore mit Spannungssensor, Selektivitätsfilter und Bindungsstelle der Kalziumkanalblocker. Die Untereinheiten α_2, β, γ und δ sind für die Membranlokalisation und die biophysikalischen Eigenschaften des Kanals verantwortlich

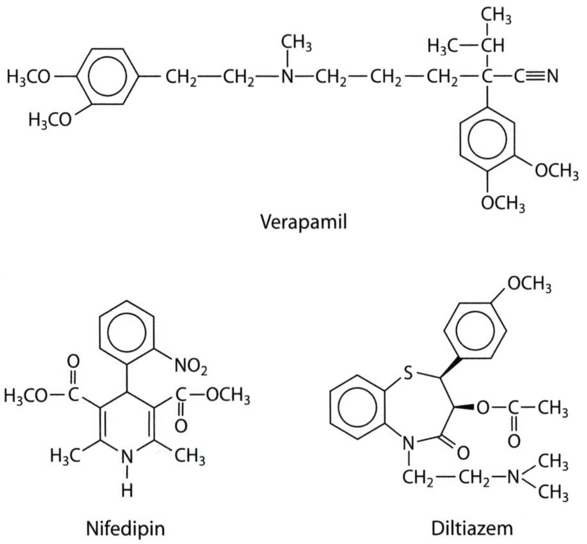

Abb. 45.2. Chemische Strukturformeln ausgewählter Kalziumantagonisten

tenzials, da das schnelle Natriumsystem weitgehend inaktiviert ist. Somit ist die Depolarisation abhängig vom Einstrom der Kalziumionen durch die langsam leitenden Kanäle. Hinsichtlich Wirkung auf Sinus- und AV-Knoten existiert eine gewisse Selektivität der Kalziumantagonisten, da das Ausmaß der Hemmung hier von der Wirkung der Substanzen auf die Erholungszeit der langsamen Kanäle abhängt. So wird diese Erholungszeit durch Diltiazem und Verapamil nicht aber durch Nifedipin verlängert (Kohlhardt u. Fleckenstein 1977).

> Die kalziumantagonistische Wirkung von Nifedipin wird kaum von der Stimulationsfrequenz beeinflusst, wohingegen die blockierende Wirkung von Verapamil und Diltiazem mit steigender Stimulationsfrequenz zunimmt (sog. „use-dependence").

Eine Erklärung hierfür ist die unterschiedliche Topographie der Bindungsregionen im Kalziumkanal. So dürfte die Bindungsstelle von Verapamil auf der intrazellulären Seite des Kanalkomplexes lokalisiert sein und eine frequentere Depolarisation kann die Offen-Wahrscheinlichkeit des Kanals und somit die Verfügbarkeit von Verapamil an den Bindungsstellen erhöhen. Demgegenüber binden die Dihydropyridine mit hoher Affinität an den geschlossenen Kanal und die Wirkung ist somit weitgehend unabhängig von der Frequenz.

Im Myozyten bindet Kalzium an Troponin und unterdrückt dessen inhibitorische Wirkung auf die Aktin-Myosin-Interaktion. Es resultiert eine Kontraktion des Herzmuskels. Am isolierten Papillarmuskel in vitro zeigen alle Kalziumantagonisten eine negativ-inotrope Wirkung, wenn auch in unterschiedlichen Ausmaß. Dieser Effekt ist dosisabhängig und weniger empfindlich als die gefäßrelaxierende Wirkung (Fleckenstein 1977). Die größere Gefäßselektivität der Dihydropyridine führt jedoch in vivo zu einem Barorezeptorvermittelten Anstieg der sympathischen Aktivität und zur teilweisen bzw. völligen Kompensation der direkten negativ-inotropen Wirkung.

An den Gefäßen führt eine Zunahme des zytosolischen Kalziums zu einer erhöhten Bindung an das Regulatorprotein Calmodulin. Der Kalzium-Calmodulinkomplex aktiviert eine Myosinkinase mit folgender Phosphorylierung der Leichtkette von Myosin. Diese Phosphorylierung fördert die Aktin-Myosin-Interaktion und führt zur Kontraktion des glatten Muskels. Kalziumantagonisten hemmen die spannungsabhängigen Kanäle des glatten Gefäßmuskels in geringeren Konzentrationen als für die Hemmung der intrazellulären Kalziumfreisetzung aus dem plasmatischen Retikulum oder für die Hemmung des Ligandengesteuerten Kalziumeinstromes erforderlich sind. Die Kontraktion des glatten Gefäßmuskels ist weitgehend abhängig vom extrazellulären Kalziumeinstrom, während die Kontraktion des Herzmuskels wesentlich von aus intrazellulären Kalziumspeichern freigesetztem Kalzium moduliert wird (Braunwald 1982).

45.2 Klinische Pharmakologie

45.2.1 Hämodynamische Wirkungen

Das hämodynamische Profil der Kalziumantagonisten ist bestimmt durch das Verhältnis ihrer Wirkung auf das Herz und die peripheren Gefäße (◘ Tabelle 45.1). Phenylalkylamine und Benzothiazepine unterdrücken die Reizbildung und Reizleitung in Sinus und AV-Knoten, senken die Herzfrequenz und wirken negativ-inotrop. Diese Wirkungen sind beim Verapamil am ausgeprägtesten. Das begründet seine Wirksamkeit in der Behandlung supraventrikulärer Tachykardien. Die Kombination der Senkung von Nachlast, koronarem Widerstand, Frequenz und negativer Inotropie führt zu einer Reduktion des myokardialen Sauerstoffverbrauchs und zur antianginösen Wirksamkeit.

> Die Dihydropyridine besitzen eine größere Gefäßselektivität und ihr Hauptindikationsgebiet ist die Behandlung der Hypertonie. Die Wirkung auf Reizbildung und Reizleitung ist in vivo kaum vorhanden oder fehlt. Auch die negativ-inotrope Wirkung ist mit steigender Gefäßselektivität schwächer ausgeprägt.

Im Falle von Nifedipin führt die schnell einsetzende Vasodilatation zu einer reflektorischen Stimulation des Sympathikus mit der Zunahme von Frequenz und Kontraktionskraft. Die Verstärkung einer Ischämie ist unter diesen Umständen möglich. Galenische Formen mit verzögerter Freisetzung wirken weniger frequenzsteigernd (z. B. Nifedipin GITS).

> Die Kalziumantagonisten der 2. Generation besitzen eine noch größere Gefäßselektivität, eine verzögert einsetzende und länger anhaltende Wirkung und führen daher kaum noch zu einer Aktivierung des sympathischen Systems.

Die stark lipophilen Substanzen wie Amlodipin, Lacidipin und Lercanidipin zeigen eine starke Bindung an Membranstrukturen einschließlich der Kalziumkanäle. Die Dissoziation von diesen Strukturen erfolgt langsam und bedingt eine langsam abklingende Wirkung. Die antianginöse Wirkung der Dihydropyridine wird mit der Zunahme der Koronardurchblutung bei gleichzeitiger Senkung der Nachlast erklärt. Insbesondere wird die belastungsinduzierte Zunahme des Tonus der Koronargefäße durch Kalziumantagonisten vermindert.

45.2.2 Extrakardiovaskuläre Wirkungen

Kalzium ist für die Kontraktion der glatten Muskulatur erforderlich. Daher lässt sich eine kontraktionshemmende Wirkung der Kalziumantagonisten auch im Magen-Darm-Trakt nachweisen (Findling et al. 1996). Die Sekretion endokriner Drüsen wird durch Kalziumantagonisten kaum beeinflusst obwohl Kalzium auch für die elektrosekretorische Kopplung notwendig ist (Schoen et al. 1988).

Für Verapamil, Diltiazem und auch Nifedipin wurde eine plättchenhemmende Wirkung nachgewiesen. Insbesondere die ADP- und Adrenalininduzierte Aggregation wird durch diese Pharmaka gehemmt (Burns u. Frishman 1983; Lacoste et al. 1994). Welche Bedeutung diesen In-vivo-Befunden für die Therapie zukommt, ist unklar.

45.2.3 Pharmakokinetik

> **Definition**
>
> Kalziumantagonisten sind lipophile Verbindungen und werden zur Elimination in der Leber in hydrophilere Metabolite biotransformiert. Die Affinität zu den abbauenden Enzymen in der Leber ist für viele Verbindungen so stark, dass diese bereits während der ersten Leberpassage zum großen Teil verstoffwechselt werden und hieraus eine hohe metabolische Clearance und eine reduzierte Bioverfügbarkeit resultiert. Vorwiegend ist das Isoenzym CYP 450 3A4 für den Abbau verantwortlich; andere CYP3A4-Substrate können mit Kalziumantagonisten um das Enzymsystem konkurrieren.

Die wichtigsten pharmakokinetischen Charakteristika sind in Tabelle 45.2 zusammengestellt. Die Plasmahalbwertszeit der meisten Kalziumantagonisten liegt im Bereich von 3–12 h. Ausnahmen hiervon sind Amlodipin und teilweise auch Lacidipin. Bei Amlodipin ist ausschließlich das große Verteilungsvolumen für die lange Halbwertszeit von ca. 40 h verantwortlich. Die lange Wirkungsdauer von Lercanidipin von mehr als 24 h wird demgegenüber auf eine feste Bindung am und eine langsame Dissoziation vom Rezeptor zurückgeführt, die sich aufgrund von messtechnischen Gründen (Konzentration unterhalb der Nachweisgrenze) in der Plasmahalbwertszeit nicht zu erkennen gibt. Zur Verlängerung der Wirkungsdauer wurden von den schneller eliminierten Substanzen Retardformen entwickelt (z. B. Nifedipin, Nicardipin). Hiermit lässt sich auch

Tabelle 45.1. Pharmakodynamische Charakteristika der Kalziumantagonisten

Substanzen	Reizleitung	Herzfrequenz	Kontraktilität	Periphere Vasodilatation	Koronarer Blutfluss
Phenylalkylamine					
Verapamil	↓↓	↓↓	↓↓	↑	↑
Gallopamil	↓↓	↓↓	↓↓	↑	↑
Benzothiazepine					
Diltiazem	↓	↓	↓	↑	↑
Dihydropyridine der 1. Generation					
Nifedipin	–	↑	↓	↑(↑)	↑
Dihydropyridine der 2. Generation					
Amlodipin	–	–	(↓)	↑↑	↑
Felodipin	–	(↑)	–	↑↑	↑
Isradipin	–	(↑)	–	↑↑	↑
Lacidipin	–	–	–	↑↑	↑
Lercanidipin	–	–	–	↑↑	↑
Nicardipin	–	↑	↓	↑(↑)	↑
Nisoldipin	–	(↑)	(↓)	↑(↑)	↑
Nitrendipin	–	(↑)	(↓)	↑(↑)	↑

die reflektorische Tachykardie, die bei schnellem Wirkungseintritt besonders ausgeprägt ist, weitgehend kupieren. Die überwiegende Zahl der neueren Kalziumantagonisten aus der Gruppe der Dihydropyridine sind zur Behandlung der Hypertonie zugelassen (Felodipin, Isradipin, Lacidipin, Lercanidipin, Nitrendipin). Für die Therapie der Angina pectoris scheinen bei intakter Ventrikelfunktion die weniger gefäßselektiven Verbindungen (Phenylalkylamine, Benothiazepine) aufgrund ihrer bradykardisierenden und sauerstoffsparenden Wirkung von Vorteil zu sein. Demgegenüber stellen für Patienten mit Hypertonie und reduzierter Ventrikelfunktion die gefäßselektiven Substanzen einen therapeutischen Fortschritt dar.

45.2.4 Unerwünschte Wirkungen und Arzneimittelwechselwirkungen

Kalziumantagonisten vom Verapamil- und Diltiazemtyp verzögern die Erregungsleitungsgeschwindigkeit und wirken negativ-inotrop. In Kombination mit β-Blockern können sich diese Wirkungen addieren und höhergradige AV-Blockierungen oder bei grenzwertiger Ventrikelfunktion eine kritische Herabsetzung der Kontraktilität zur Folge haben. Diese Gefahr ist insbesondere nach i. v.-Injektion bei mit β-Blockern behandelten Patienten gegeben. Auch bei Gabe von Nifedipin kann eine gleichzeitige Behandlung mit β-Blockern die negativ-inotrope Wirkung der Substanz durch Wegnahme der reflektorischen Stimulation des Sympathikus demaskieren. Orthostatische Hypotonie, Kopfschmerzen und Flush-Symptome werden insbesondere nach Nifedipin, Obstipation nach Verapamil beobachtet.

> Nach Behandlung mit Substanzen aller 3 Klassen können Knöchelödeme auftreten. Die Knöchelödeme beruhen nicht auf einer Salz- und Wasserretention, sondern auf einer präkapillären Vasodilatation.

Patienten mit Varikosis sind hierfür besonders disponiert. Die Gefahr der Auslösung einer paradoxen Angina pectoris-Symptomatik ist besonders bei Nifedipin gegeben. Bei KHK sollte es bevorzugt in Kombination mit β-Blockern verabreicht werden.

Arzneimittelinteraktionen mit Kalziumantagonisten ergeben sich aufgrund ihres metabolischen Abbaus durch CYP3A4 und ihrer Affinität zum P-Glykoprotein. So können Pharmaka, die CYP3A4 induzieren (wie z. B. Rifampicin, Antiepileptika, Barbiturate oder Johanniskrautextrakte) zu einem beschleunigten Abbau der Kalziumantagonisten führen bzw.

Tabelle 45.2. Pharmakokinetische Charakteristika der Kalziumantagonisten

Substanzen	Bioverfügbarkeit (%)	Halbwertszeit (h)	Clearance (l/min)	Verteilungsvolumen (l/kg)
Phenylalkylamine				
Verapamil	20–30	6	0,85	3,8
Gallopamil	15–25	5	0,95	4,0
Benzothiazepine				
Diltiazem	40–50	6	1,1	5,3
Dihydropyridine der 1. Generation				
Nifedipin	45–60	3	0,6	1,0
Dihydropyridine der 2. Generation				
Amlodipin	64–80	40	0,45	21,4
Felodipin	10–25	10	0,85	9,7
Isradipin	15–20	9	0,75	2,5
Lacidipin	3–59	16	1,1	4,1
Lercanidipin	~6	9	0,6	2,5
Nicardipin	15–45	6	0,5	6,8
Nisoldipin	4–8	11	1,2	4,1
Nitrendipin	10–30	10	1,4	8,0

Hemmstoffe von CYP3A4 (wie z. B. Ketoconazol, Itraconazol, Erythromycin, Fluoxetin, Cimetidin, Ciclosporin) die Bioverfügbarkeit erhöhen und die Elimination der Kalziumantagonisten verzögern (Klotz 2002). Die Effekte sind für die einzelnen Substanzen unterschiedlich stark ausgeprägt. Nifedipin hat z. B. eine schwache Affinität zum Enzym und nach gleichzeitiger Gabe von Cimetidin (unspezifischer Hemmstoff von Zytochrom P450) wurde nur etwa eine Verdoppelung der Plasmakonzentrationen von Nifedipin beobachtet (Rosenthal u. Ezra 1995).

Im Falle von Felodipin wurde eine Zunahme der Plasmakonzentrationen um das 3fache bzw. 6fache durch gleichzeitige Gabe von Erythromycin bzw. Itraconazol beobachtet (Dresser et al. 2000). Ein 15facher Anstieg der Plasmakonzentration von Lercanidipin wurde durch gleichzeitige Verabreichung von Ketoconazol erreicht, Ciclosporin führte zu einer ca. 3fachen Zunahme. Zahlreiche CYP3A4-Substrate haben auch eine große Affinität zum P-Glykoprotein, welches als transmembranäre Effluxpumpe fungiert und seine Substrate aus den Zellen hinauspumpt, z. B. von den Enterozyten zurück in den Gastrointestinaltrakt oder von den Tubuluszellen in den Urin. So resultiert aus einer Hemmung dieser Effluxpumpe in den Enterozyten durch Verapamil eine Zunahme der Bioverfügbarkeit von Digoxin (Fromm 2000).

Zusammenfassung

Kalziumionen spielen für die Aktivierung von Zellen eine bedeutende Rolle. Ihr Einstrom in die Zelle erfolgt durch spezialisierte Kanäle, deren Öffnung primär durch das Membranpotenzial beeinflusst wird (spannungsabhängige Kanäle). Für die kardiovaskuläre Therapie ist insbesondere der L-Typ-Kanal von Bedeutung, dessen Aktivierung und Öffnung für Kalziumionen durch Kalziumantagonisten gehemmt wird.

Kalziumantagonisten sind eine chemisch heterogene Gruppe von Pharmaka, deren hämodynamisches Profil durch das Verhältnis ihrer Wirkung auf Herz und periphere Gefäße bestimmt wird. Phenylalkylamine und Benzothiazepine unterdrücken die Reizbildung und Reizleitung im Sinus- und AV-Knoten, senken die Herzfrequenz, wirken negativ-inotrop und senken den Blutdruck. Hauptindikationsgebiete sind pektanginöse Beschwerden, supraventrikuläre Tachykardien und Hypertonie.

Dihydropyridine besitzen eine größere Gefäßselektivität und ihr Hauptindikationsgebiet ist die Hypertonie. Die negativ-inotrope Wirkung ist mit steigender Gefäßselektivität schwächer ausgeprägt. Dihydropyridine der 2. Generation haben eine längere Wirkungsdauer und eine noch größere Gefäßselektivität.

Literatur

Braunwald E (1982) Mechanism of action of calcium-channel-blocking agents. N Engl J Med 307:1618–1627

Burns ER, Frishman WH (1983) The anti-platelet effects of calcium channel blockers add to their anti-anginal properties. Int J Cardiol 4:372–379

Dresser GK, Spence JD, Bailey DG (2000) Pharmacokinetic-pharmacodynamic consequences and clinical relevance of cytochrome P450 3A4 inhibition. Clin Pharmacokinet 38:41–57

Findling R, Frishman W, Javed MT, Heffer S, Brandt L (1996) Calcium channel blockers and the gastrointestinal tract. Am J Ther 3: 383–408

Fleckenstein A (1977) Specific pharmacology of calcium in myocardium, cardiac pacemakers, and vascular smooth muscle. Annu Rev Pharmacol Toxicol 17:149–166

Fleckenstein A, Kammermeier H, Döring HJ, Freund HJ (1967) On the action mechanism of new coronary dilators with simultaneous oxygen saving myocardial effects, Prenylamine and Iproveratril. Z Kreislaufforsch 56:716–744

Fromm MF (2000) P-glycoprotein: a defense mechanism limiting oral bioavailability and CNS accumulation of drugs. Int J Clin Pharmacol Ther 38:69–74

Hofmann F, Lacinova L, Klugbauer N (1999) Voltage-dependent calcium channels: from structure to function. Rev Physiol Biochem Pharmacol 139:33–87

Klotz U (2002) Interaction potential of lercanidipine, a new vasoselective dihydropyridine calcium antagonist. Arzneimittelforschung 52:155–161

Kohlhardt M, Fleckenstein A (1977) Inhibition of the slow inward current by nifedipine in mammalian ventricular myocardium. Naunyn Schmiedebergs Arch Pharmacol 298:267–272

Lacoste L, Lam JY, Hung J, Waters D (1994) Oral verapamil inhibits platelet thrombus formation in humans. Circulation 89:630–634

Lindner E (1960) N-(3-phenylisopropyl)-3,3-diphenylpropylamine, a new substance with a dilating action on the coronary vessels. Part 1: Action on the circulation. Arzneimittelforschung 10:569–573

Miller RJ (1987) Multiple calcium channels and neuronal function. Science 235:46–52

Rosenthal T, Ezra D (1995) Calcium antagonists. Drug interactions of clinical significance. Drug Saf 13:157–187

Schoen RE, Frishman WH, Shamoon H (1988) Hormonal and metabolic effects of calcium channel antagonists in man. Am J Med 84:492–504

Van Breemen C, Mangel A, Fahim M, Meisheri K (1982) Selectivity of calcium antagonistic action in vascular smooth muscle. Am J Cardiol 49:507–510

Organische Nitrate

E. Jähnchen

46.1 Wirkungsmechanismus – 934
46.1.1 Biochemie – 934
46.1.2 Hämodynamische Wirkungen – 934
46.1.3 Unerwünschte Wirkungen – 935

46.2 Glyzeroltrinitrat – 935

46.3 Isosorbiddinitrat – 936

46.4 Isosorbid-5-mononitrat – 937

46.5 Pentaerythrityltetranitrat – 938

46.6 Probleme der Langzeittherapie – 938
46.6.1 Toleranzentwicklung – 938
46.6.2 Nitratabhängigkeit – 940

Literatur – 940

Als organische Nitrate bezeichnet man Ester der Salpetersäure mit mehrwertigen Alkoholen. Therapeutische Bedeutung haben in erster Linie die Salpetersäureester des Glyzerins (Glyzeroltrinitrat) und des Isosorbids (Isosorbiddinitrat und Isosorbid-5-mononitrat) erlangt. Während allen organischen Nitraten der gleiche Wirkungsmechanismus zugrunde liegt, unterscheiden sie sich hinsichtlich ihres Resorptions- und Permeationsverhaltens und der Geschwindigkeit des Metabolismus. Hieraus resultieren Unterschiede in der Wirkungsstärke, des Wirkungseintritts und der Wirkungsdauer.

46.1 Wirkungsmechanismus

46.1.1 Biochemie

Organische Nitrate entfalten ihre gefäßrelaxierende Wirkung letztlich durch die Bildung von Stickoxid. NO hat im Organismus mannigfache Wirkungen und ist unter anderem entscheidend an der Regulation des Gefäßtonus beteiligt. Es ist per se oder durch Bildung von hochreaktiven S-Nitrosothiolen (R-SNO) ein potenter Stimulator der Guanylatzyklase. Dieses Enzym katalysiert die Bildung von zyklischem Guanosinmonophosphat (cGMP), das letztlich für die gefäßrelaxierende Wirkung verantwortlich ist (Axelsson et al. 1979). Während endogenes Stickoxid – dieses ist identisch mit dem endothelialen relaxierenden Faktor EDRF (Palmer et al. 1987) – in den Endothelzellen aus L-Arginin gebildet wird, entsteht das für die Gefäßrelaxation der organischen Nitrate verantwortliche Stickoxid (NO) direkt in der glatten Muskelzelle, d. h. endothelunabhängig. Organische Nitrate werden in der Zelle metabolisiert und in einer kaskadenförmig verlaufenden Reaktionssequenz wird letztlich NO gebildet (Needlemann u. Johnson 1973; Ignarro et al. 1981). Nitrosoverbindungen wie z. B. Nitroprussidnatrium setzen demgegenüber NO spontan frei.

Es wurde auch versucht, die gefäßrelaxierende Wirkung organischer Nitrate mit einem Eingriff in den Prostaglandinstoffwechsel zu erklären. So konnten Schäfer et al. (1980) nachweisen, dass Glyzeroltrinitrat, Isosorbiddinitrat und NaNO$_2$ die Kollagen-, Adrenalin- und ADP-induzierte Plättchenaggregation hemmen. Allerdings wurden wesentlich höher als die in vivo auftretenden Konzentrationen hierfür benötigt. Darüber hinaus fanden Levin et al. (1981) und Schrör et al. (1981), dass Glyzeroltrinitrat die Prostazyklinsynthese in Endothelzellen der Koronararterien von Rindern bereits in nanomolaren Konzentrationen stimuliert. Untersuchungen in vivo ergaben dagegen keinen Anhalt, dass durch Hemmstoffe der Zyklooxygenase die Wirkung organischer Nitrate abgeschwächt wird (Thadani u. Kellerman 1983). Insofern erscheint es eher zweifelhaft, dass vasodilatorisch wirksame Prostaglandine an den typischen hämodynamischen Nitratwirkungen maßgeblich beteiligt sind.

46.1.2 Hämodynamische Wirkungen

> Organische Nitrate entfalten ihre Wirkung durch eine Relaxation der glatten Gefäßmuskulatur. Der dominierende Effekt nach Verabreichung therapeutischer Dosen ist die Venodilatation, die zu einer Verminderung des Tonus der postkapillären Kapazitätsgefäße und einer Redistribution des zirkulierenden Blutvolumens führt (Chatterjee 1979).

Dieses venöse „pooling" wird in erster Linie auf eine Erweiterung der pulmonalen und mesenterialen (Chen et al. 1979) Kapazitätsgefäße zurückgeführt. Höhere Dosen führen dann konzentrationsabhängig zu einer Dilatation der arteriellen Widerstandsgefäße und der großen epikardialen Koronargefäße (Flaherty et al. 1975). Andere Gefäßgebiete wie Meningealgefäße und Retinagefäße werden ebenfalls dilatiert. Desgleichen wird der Tonus anderer glattmuskulärer Strukturen (z. B. Ösophagus, Gallenwege, Bronchialmuskulatur, Ureter und Uterus) durch Nitrate herabgesetzt.

Die hämodynamischen Wirkungen therapeutischer Dosen organischer Nitrate sind überwiegend die Folge der peripheren Gefäßwirkungen. Durch Senkung der Vorlast kommt es zu einem Abfall des rechts- und linksventrikulären Füllungsdrucks, des rechten Vorhofdrucks und des linksventrikulären enddiastolischen Drucks verbunden mit einer Abnahme des endsystolischen und enddiastolischen Durchmessers und Volumens der linken Herzkammer. Der periphere Gefäßwiderstand wird erniedrigt und das Herzzeitvolumen fällt geringfügig ab. Organische Nitrate senken in therapeutischer Dosierung den Blutdruck, wobei der systolische Druck stärker abfällt als der diastolische. Die Verminderung des systolischen Blutdrucks wird unter anderem mit einer Erhöhung der Kapazität des Windkessels erklärt (Wille et al. 1980). Der Blutdruckabfall ist ausgeprägter im Stehen als im Liegen. Je nach Ausmaß des Blutdruckabfalls steigt die Herzfrequenz reflektorisch an. Andererseits werden auch Sinusbradykardien beobachtet, die mit einer Zunahme des Vagotonus infolge Stimulation von Volumenrezeptoren im linken Ventrikel erklärt werden (Come u. Pitt 1976).

Myokardialer Sauerstoffverbrauch und Koronardurchblutung. Organische Nitrate führen zu einer Verminderung des Sauerstoffverbrauchs in Ruhe und unter Belastung (Cartheuser u. Komarek 1979). Diese Wirkung beruht einerseits auf einer Abnahme der Wandspannung durch die veränderte Ventrikelgeometrie, andererseits auf einer Reduktion des Auswurfwiderstandes und der damit verbundenen Abnahme der äußeren Herzarbeit (Lichtlen et al. 1974). Die Wirkung organischer Nitrate auf die Koronardurchblutung ist biphasisch. Nach einer passageren Erhöhung fällt der Blutfluss unter die Ausgangswerte ab. Die vorübergehende Zunahme des Blutflusses reflektiert die direkte relaxierende Wirkung auf die glatte Gefäßmuskulatur und die darauffolgende Abnahme des Koronarflusses ist die Folge des verminderten Sauerstoffbedarfs.

Trotz Herabsetzung der globalen myokardialen Durchblutung kann die regionale Durchblutung zunehmen.

Antiischämische Wirkung.

> Die antiischämische Wirkung der organischen Nitrate wird hauptsächlich mit dem herabgesetzten Sauerstoffverbrauch infolge Verminderung der intrakardialen Drücke, der Ventrikelgröße und des Auswurfwiderstandes (Vatner u. Heyndrickx 1975) erklärt.

Trotz Verminderung des koronaren Gesamtflusses nimmt das endokardiale/epikardiale Perfusionsverhältnis zu (Horowitz et al. 1971). Durch diese Umverteilung der Koronardurchströmung wird der Blutfluss in den ischämischen Gefäßgebieten (Vatner u. Heyndrickx 1975; Mehta u. Pepine 1978) und den Kollateralarterien gesteigert, was insgesamt eine bessere Oxygenierung der subendokardialen Muskelschichten zur Folge hat. Sowohl tierexperimentell (Jugdutt et al. 1978) als auch klinisch (Bussmann et al. 1981; Flaherty et al. 1983) wurde eine Reduktion der Infarktgröße beobachtet, wenn Glyzeroltrinitrat in den ersten Stunden eines akuten Infarktes verabreicht wurde.

Spasmen der Koronararterien in Form der Prinzmetal-Angina oder als Begleitkomponente bei stenotisch veränderten Koronararterien werden durch organische Nitrate unterdrückt. Der direkte relaxierende Effekt auf die großen Koronargefäße und besonders auch auf arteriosklerotisch veränderte Anteile (Rafflenbeul et al. 1980) dürfte aber auch für die antiischämische Wirkung bei der belastungsinduzierten Angina von Bedeutung sein (De Coster et al. 1990).

46.1.3 Unerwünschte Wirkungen

Die häufigste unerwünschte Wirkung ist der „**Nitratkopfschmerz**". Dieser wird mit einer Erweiterung der Meningealgefäße erklärt. Offensichtlich ist die Empfindlichkeit der Patienten hinsichtlich dieser Nebenwirkungen individuell stark unterschiedlich. Der Kopfschmerz ist gewöhnlich bei Beginn der Therapie am ausgeprägtesten und lässt dann meistens im Laufe der Behandlung nach oder verschwindet völlig. Dieses Nachlassen könnte Ausdruck einer Toleranzentwicklung sein. In Einzelfällen kann der Kopfschmerz so ausgeprägt sein, dass die Therapie abgesetzt werden muss.

Hypotension ist die häufigste unerwünschte Wirkung nach intravenöser Verabreichung von Glyzeroltrinitrat. Sie tritt in ca. 18% aller behandelten Patienten auf. Volumenmangel und/oder reduzierte Ventrikelfunktion sind prädisponierende Faktoren (Brodsky et al. 1980). Unter der oralen Nitrattherapie imponieren insbesondere orthostatische Regulationsstörungen, die als Folge des venösen „pooling" aufzufassen sind.

! Cave

Nach hohen Initialdosen oder bei schnell anflutenden Dosisformen (z. B. Glyzeroltrinitrat oder Isosorbiddinitrat sublingual) kann es zu einem stärkeren Blutdruckabfall mit reflektorischer Tachykardie kommen.

In diesem Falle nimmt der Sauerstoffbedarf des Herzmuskels zu und die Angina pectoris-Beschwerden können verstärkt werden (paradoxe Nitratwirkung). Die Gefahr des Blutdruckabfalls ist besonders gegeben, wenn schnell wirkende Dosisformen in aufrechter Körperposition eingenommen werden. Insbesondere nach sublingualer und intravenöser Verabreichung von Glyzeroltrinitrat werden Kollapszustände mit Hypotonie und Bradykardie beobachtet (Cheng 1971). Diese Reaktion scheint besonders bei Patienten mit niedrigem linksventrikulären Füllungsdruck aufzutreten, der durch die Nitratgabe noch weiter absinkt. Die Bradykardie dürfte auf einer reflektorischen Zunahme des Vagotonus beruhen. Durch Hochlagerung der unteren Extremitäten oder Injektion von Atropin ließen sich diese schockartigen Episoden beheben.

Unspezifische Nebenwirkungen wie Übelkeit, Brechreiz, Palpitationen und Flush-Symptome werden ebenfalls beobachtet. Entgegen früheren Annahmen steigt der Augeninnendruck unter einer Nitrattherapie nicht an, sondern sinkt eher ab. Auch die nach hohen Nitratdosen nachweisbare Methämoglobinbildung dürfte für die therapeutisch verwendeten Dosen nur in Ausnahmefällen (z. B. bei genetisch bedingten Enzymdefekten der Erythrozyten) von klinischer Relevanz sein.

46.2 Glyzeroltrinitrat

Trotz der traditionellen Rolle von Glyzeroltrinitrat (GTN) in der Therapie der Angina pectoris sind die Kenntnisse zur Pharmakokinetik von GTN jüngeren Datums (Bogaert 1983). Das lag überwiegend an dem Fehlen empfindlicher und spezifischer analytischer Methoden, die humanpharmakologische Untersuchungen ermöglicht hätten.

Resorption. GTN wird nach oraler Verabreichung fast vollständig vom Magen-Darm-Trakt resorbiert. Die Bioverfügbarkeit ist aber gering, weil GTN bereits bei der ersten Leberpassage sehr schnell und zu einem erheblichen Ausmaß abgebaut wird, sodass nur geringe Konzentrationen in die systemische Zirkulation gelangen. Der systemisch verfügbare Anteil dürfte geringer als 1% der verabreichten Dosis sein (Noonan u. Benet 1986). Die Bioverfügbarkeit von GTN nach sublingualer Gabe ist demgegenüber wesentlich höher, da hier der First-pass-Metabolismus in der Leber umgangen wird. Entgegen früheren Annahmen ist diese jedoch auch bei diesem Zufuhrweg keineswegs vollständig. Untersuchungen der absoluten Bioverfügbarkeit nach sublingualer Verabreichung an 8 gesunden Probanden ergaben im Mittel eine Verfügbarkeit von 36%, wobei sehr große interindividuelle Unterschiede zu verzeichnen waren.

GTN wird aufgrund seiner hohen Lipidlöslichkeit und seiner geringen Molekülgröße auch perkutan resorbiert. Zum Zwecke einer kontrollierten transdermalen Zufuhr von GTN wurden therapeutische Systeme (Nitratpflaster) entwickelt, die aus einem Reservoir GTN kontinuierlich freisetzen. Die pro cm^2 Hautoberfläche resorbierbare Menge ist offenbar begrenzt (ca. 0,6 $mg/cm^2/24\,h$) und eine Erhöhung der Zufuhr kann nur durch Vergrößerung der resorbierenden Oberfläche erreicht werden. Die Bestimmung der absoluten transdermalen Bioverfügbarkeit ergab für ein solches System einen Wert von ca. 75% (Imhof et al. 1984). Allerdings wurden Unterschiede in der Bioverfügbarkeit zwischen den einzelnen im Handel befindlichen Systemen festgestellt. Transdermale Systeme, die 10 mg GTN/24 h freisetzen, erzeugen Plasmakonzentrationen von ca. 200 pg/ml.

Verteilung und Elimination. Glyzeroltrinitrat weist von allen therapeutisch verwendeten Nitraten die größte Lipidlöslichkeit auf. So verteilt es sich rasch im Organismus, nur ca. 1–3 % der Dosis befinden sich im Plasma. Das Verteilungsvolumen wird mit ca. 100–350 l angegeben (McNiff et al. 1981). Die Konzentrationen im Plasma zeigen eine beträchtliche arteriovenöse Konzentrationsdifferenz. So fanden sich im arteriellen Blut ca. 3fach höhere Konzentrationen als im venösen Blut (Armstrong et al. 1982). Der Grund für diese arteriovenöse Extraktion von ca. 60% dürfte mit der Metabolisierung im extrahepatischen Gewebe in Zusammenhang stehen. So wird GTN auch in der Gefäßwand metabolisiert, was eine Voraussetzung für dessen Wirksamkeit ist (Fung et al. 1984). Für die Plasmaclearance von GTN werden in Abhängigkeit von der Dosis Werte zwischen 12 und 31 l/min ermittelt (Noonan et al. 1985). Diese übersteigt somit bei weitem den Leberblutfluss (ca. 1,5 l/min), aber auch das Herzzeitvolumen von ca. 6–7 l/min. Die theoretisch maximal mögliche Clearance eines Arzneimittels ist jedoch durch das Herzminutenvolumen begrenzt.

Tierversuche haben ergeben, dass GTN in der Gefäßwand des perfundierten Gefäßes stark angereichert wird und dass diese Anreicherung mit zunehmender Distanz von der Injektionsstelle abnimmt (Fung et al. 1984). Aus dieser First-pass-Extraktion durch die Gefäßwand könnte eine unvollständige Bioverfügbarkeit in der systemischen Zirkulation resultieren und somit eine zu hohe Clearance vorgetäuscht werden.

Die Halbwertszeit von GTN im Plasma ist sehr kurz und beträgt 2–4 min. Hieraus ergibt sich, dass nach intravenöser Injektion Steady-State-Plasmaspiegel sehr schnell erreicht werden und nach Beendigung der Infusion auch schnell wieder abklingen. Der Metabolismus von GTN erfolgt nach Tierversuchen (Di Carlo et al. 1968) durch stufenweise enzymatische Denitrierung zu den Di- und Mononitraten und schließlich zu Glyzerin, das in den Intermediärstoffwechsel eingeschleust wird (◘ Abb. 46.1). Teilweise werden die Abbauprodukte auch glukuronidiert und im Urin und in der Galle ausgeschieden. Di- und Mononitrate haben eine längere Halbwertszeit als GTN (ca. 30–60 min für Dinitrate und 2,5 h für Mononitrate) und die Plasmakonzentration dieser Metaboliten ist nach i. v.-Infusion gleich hoch (1,3-GDN) oder 8fach höher (1,2-GDN) als die Plasmakonzentration von GTN (Noonan et al. 1985). Die Metabolite besitzen ebenfalls gefäßerweiternde Wirkungen. Hierzu sind jedoch, z. B. für die Mononitrate, ca. 100fach höhere Konzentrationen erforderlich, die nach Gabe von GTN nicht erreicht werden.

Einfluss von Organerkrankungen und Pharmaka. Patienten mit schwerer Leberzirrhose haben eine erhöhte Bioverfügbarkeit (Porchet u. Bircher 1982) und Patienten mit Stauungsherzinsuffizienz eine herabgesetzte Clearance für Glyzeroltrinitrat (Armstrong et al. 1980). Gleichzeitig ist die hämodynamische Wirksamkeit (gemessen an der Reduktion des pulmonalkapillären Verschlussdrucks) bei letzteren Patienten vermindert. Die gerinnungshemmende Wirkung von Heparin scheint durch eine gleichzeitige Infusion von GTN abgeschwächt zu werden.

Adsorption an Kunststoffmaterialien. Für die intravenöse Therapie mit GTN ist zu berücksichtigen, dass es an Infusionsflaschen, Infusionsschläuchen, Membranfiltern und andere Plastikmaterialien adsorbiert wird. Die Adsorption hängt vom verwendeten Material ab. So ist die Adsorption an Materialien aus Polyvinylchlorid größer als an Materialien aus Glas und Polyethylen. Die Adsorption hängt weiterhin von der Zeit, der Flussgeschwindigkeit und der Oberfläche ab.

46.3 Isosorbiddinitrat

Resorption. Nach oraler Verabreichung wird Isosorbiddinitrat (ISDN) vollständig resorbiert. So werden bis zu 99% der verabreichten Radioaktivität innerhalb von 5 Tagen im Urin wiedergefunden (Chausseaud et al. 1975). Aufgrund von tierexperimentellen Ergebnissen (Needleman 1975) wurde jedoch angenommen, dass ISDN während der ersten Leberpassage vollständig verstoffwechselt wird und demzufolge nach oraler Gabe nicht wirksam ist. Nachfolgende humanpharmakologische Untersuchungen ergaben dann aber eine absolute Bioverfügbarkeit von ca. 22% (Morrison et al. 1983a; Taylor et al. 1982). Experimente, in denen die hepatische Extraktion direkt gemessen wurde, ergaben in Übereinstimmung mit den vorher genannten Resultaten eine Extraktion von ca. 71% (Morrison et al. 1983b). Auch stellte sich heraus, dass die Metabolite von ISDN in wesentlich höheren Konzentrationen als die Muttersubstanz im Plasma nachweisbar sind (◘ Abb. 46.2). Obwohl die gefäßrelaxierende Wirkung dieser Metabolite geringer ist, sind diese infolge der höheren Konzentrationen entscheidend an der Wirksamkeit beteiligt.

Nach sublingualer Verabreichung wird ISDN zu etwa 60% resorbiert (Morrison et al. 1983a). Maximale Plasmakonzentrationen werden hierbei im Mittel nach 15 min erreicht. Die unvollständige Bioverfügbarkeit nach sublingualer Gabe könnte einerseits darauf beruhen, dass ISDN bereits teilweise in der Mundhöhle metabolisiert wird. Wahrscheinlich wird aber ein Teil des gelösten Arzneimittels verschluckt und unterliegt

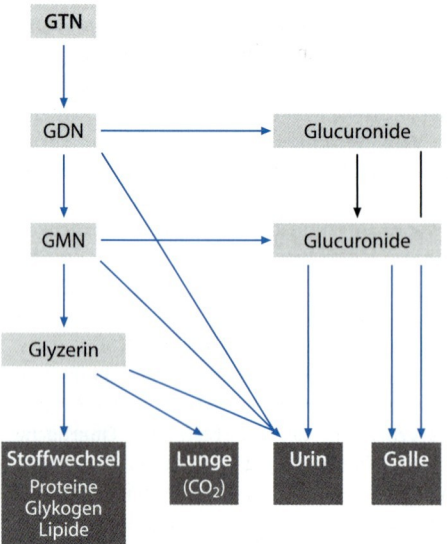

◘ **Abb. 46.1.** Schematische Darstellung des Metabolismus von Glyzeroltrinitrat (GTN). *GDN* Glyzeroldinitrate (1,2- und 1,3-Dinitrat), *GMN* Glyzerolmononitrate (1- und 2-Mononitrat)

46.4 · Isosorbid-5-mononitrat

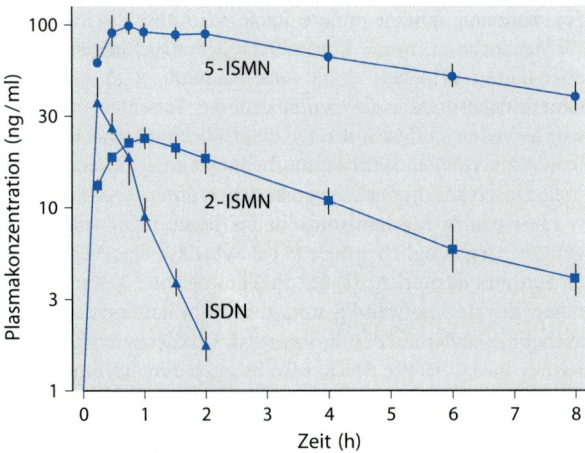

◘ **Abb. 46.2.** Zeitlicher Verlauf der Plasmakonzentrationen von Isosorbiddinitrat (ISDN), Isosorbid-2-mononitrat (2-ISMN) und Isosorbid-5-mononitrat (5-ISMN) nach oraler Verabreichung einer Einzeldosis von 10 mg Isosorbiddinitrat an 4 freiwilligen Probanden. Mittelwert ± SEM (Bogaert et al. 1981a)

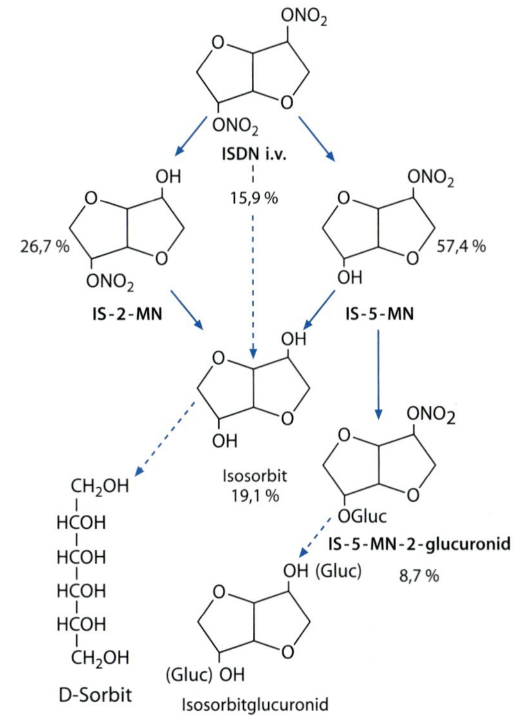

◘ **Abb. 46.3.** Metabolismus von Isosorbiddinitrat nach intravenöser Injektion. Prozentangaben beziehen sich auf die verabreichte Dosis. Für Isosorbid und Isosorbid-5-mononitrat-Glukuronid geben die Prozentzahlen den nach 24 h im Urin ausgeschiedenen Anteil an. *ISDN* Isosorbiddinitrat; *IS-5-MN* Isosorbid-5-mononitrat; *IS-2-MN* Isosorbid-2-mononitrat; *Gluc.* Glukuronsäure. (Nach Abshagen 1985)

dann nach der Resorption einem First-pass-Metabolismus in der Leber (Vogt et al. 1994). In gleicher Weise wie Glyzeroltrinitrat wird auch ISDN perkutan resorbiert. So wurde für ein Präparat, das 2% ISDN in Salbenform enthielt, nach perkutaner Applikation von 100 mg eine absolute Bioverfügbarkeit von ca. 50% ermittelt (Morrison et al. 1983a).

Elimination und Verteilung. Die Elimination von ISDN erfolgt durch Metabolismus zu den Mononitraten (IS-5-MN und IS-2-MN) und anschließende Kopplung mit Glukuronsäure (◘ Abb. 46.3). Die Denitrierung von ISDN erfolgt rasch, wobei bevorzugt die 2-Nitrogruppe in Exoposition abgespalten wird. So werden ca. 60% der oralen Dosis zu Isosorbid-5-mononitrat und ca. 25% zu Isosorbid-2-mononitrat abgebaut (Abshagen 1985). Ca. 10–20% der Dosis werden gleichzeitig in Positionen 2 und 5 des ISDN-Moleküls zu Isosorbid denitriert. Für die Plasmaclearance von ISDN wurden Werte zwischen 3 und 4 l/min ermittelt (Taylor et al. 1982). Die Clearance übersteigt somit den Leberblutfluss von 1,5 l/min. Das weist darauf hin, dass ISDN auch extrahepatisch metabolisiert wird. Die Halbwertszeit im Plasma ist kurz und wird in verschiedenen Untersuchungen mit Werten zwischen 18 und 79 min (im Mittel 52 min) angegeben (Abshagen 1985). Das Verteilungsvolumen von ISDN ist mit 100–470 l größer als das Körpergewicht (Morrison et al. 1983a; Taylor et al. 1982), was auf eine Anreicherung der Substanz im Gewebe schließen lässt. So wurden, z. B. in der Gefäßwand Konzentrationen gemessen, die 20- bis 50fach größer waren als diejenigen im Plasma. Darüber hinaus fanden sich in den venösen Gefäßwänden, die den primären Wirkort organischer Nitrate darstellen, höhere Konzentrationen als in Arterienwänden (Fung et al. 1984).

46.4 Isosorbid-5-mononitrat

Resorption. Isosorbid-5-mononitrat (IS-5-MN) wird im Magen-Darm-Trakt vollständig resorbiert. Im Gegensatz zu ISDN unterliegt es keinem First-pass-Metabolismus und die Bioverfügbarkeit beträgt somit annähernd 100%. Die Ursache hierfür ist, dass die Denitrierung von IS-5-MN wesentlich langsamer verläuft als die von ISDN. Die Resorptionsgeschwindigkeit ist relativ schnell und maximale Plasmaspiegel werden bereits nach ca. 1 h erreicht. Nach sublingualer und perkutaner Anwendung wird IS-5-MN dagegen kaum resorbiert. Aufgrund der fehlenden sublingualen Resorption eignet es sich nicht für die Anfallstherapie.

Verteilung und Elimination. Das Verteilungsvolumen von IS-5-MN beträgt etwa 42 l/70 kg (Abshagen et al. 1981). Es ist somit wesentlich geringer als das von ISDN und entspricht in etwa dem Gesamtkörperwasser. Die Ursache hierfür dürfte die im Vergleich zu ISDN wesentlich geringere Lipidlöslichkeit sein. Die Halbwertszeit im Plasma beträgt 4–5 h und ist ca. 5fach länger als die Halbwertszeit von ISDN. Die Plasmaclearance ist mit 110–130 ml/min (Abshagen et al. 1981) wesentlich geringer als der Leberblutfluss und erklärt das Fehlen eines bedeutsamen First-pass-Effektes. Der Metabolismus von IS-5-MN erfolgt durch Konjugation mit Glukoronsäure (bis zu etwa 20% der Dosis). Der restliche Teil wird zu Isosorbid denitriert und dann weiter zu Sorbitol abgebaut (Abshagen et al. 1985). Der Vorteil von IS-5-MN gegenüber ISDN in der antianginösen Langzeittherapie wird in der besser vorhersehbaren Pharmakokinetik aufgrund der geringeren inter- und intraindividuellen Variabilität der Plasmakonzentrationen gesehen

(Abshagen et al. 1981). Die Steady-State-Konzentrationen von IS-5-MN bei 8stündlicher Verabreichung von 20 mg schwanken zwischen einem minimalen Plasmaspiegel von ca. 175 ng/ml und einem maximalen Plasmaspiegel von ca. 575 ng/ml. Minimal wirksame Plasmakonzentrationen dürften bei ca. 100 ng/ml liegen. Plasmakonzentrationen, die 500 ng/ml überschreiten, führen zu keiner wesentlichen Wirkungszunahme (Tauchert et al. 1985).

46.5 Pentaerythrityltetranitrat

Resorption. Pentaerythrityltetranitrat (PETN) wird nach oraler Gabe teilweise bereits im Darm zum PE-Trinitrat denitriert (Davidson et al. 1971) und Muttersubstanz und Metabolit werden zu etwa 60% resorbiert. Hämodynamisch wirksame Plasmakonzentrationen werden innerhalb von 15–30 min nach der Verabreichung erreicht.

Elimination und Wirksamkeit. Die Elimination erfolgt ausschließlich durch Metabolismus. PETN wird stufenweise zum PE-Trinitrat, PE-Dinitrat, PE-Mononitrat und Pentaerithrit (PE) denitriert (Davidson et al. 1971). PETN wird bereits bei der ersten Passage durch Darmwand und Leber annähernd vollständig abgebaut. Im Plasma lassen sich Di- und Mononitrate nachweisen, die auch pharmakologisch wirksam sind.

PE-Trinitrat ist wesentlich wirksamer als PE-Mononitrat, jedoch sind die Plasmakonzentrationen von PE-Mononitrat vielfach höher als diejenigen von PE-Trinitrat. Die Metabolite werden in der Leber glukuronidiert, mit der Galle ausgeschieden und nach Spaltung der Glukuronide im Darm wieder rückresorbiert. Dieser enterohepatische Kreislauf der Metabolite scheint die Wirkungsdauer von PETN zu verlängern. So wurde nach sublingualer oder oraler Gabe von 10 mg PETN eine Wirkdauer von bis zu 6 h ermittelt nach 80 mg bis zu 8–12 h. Der schnelle Wirkungseintritt von PETN lässt sich somit auf das PE-Dinitrat zurückführen, wobei die Wirkdauer wohl eher durch das PE-Mononitrat bestimmt wird.

46.6 Probleme der Langzeittherapie

46.6.1 Toleranzentwicklung

Die Toleranz gegenüber organischen Nitraten ist ein seit langem bekanntes Phänomen. So wurde bereits bei Arbeitern in Munitionsfabriken festgestellt, dass bei initialer Exposition Kopfschmerzen und orthostatischer Blutdruckabfall auftraten, diese Symptome bei anhaltender Exposition aber nach wenigen Tagen verschwanden. Auch schien sich diese Toleranz schnell zurückzubilden, wie aus dem erneuten Auftreten der Symptome nach einer Wochenendpause (sog. Montagserkrankung) zu vermuten war (Schwartz 1946). Später konnte in verschiedenen tierexperimentellen Untersuchungen in vivo und auch in vitro (Needleman u. Johnson 1973) Toleranz gegenüber organischen Nitraten zweifelsfrei nachgewiesen werden. Uneinheitlich waren demgegenüber die Ergebnisse klinischer Untersuchungen (Silber 1984). Während manche Untersucher Toleranz gegenüber der antianginösen Wirkung klar nachweisen konnten, fanden andere keine Wirkungsabschwächung (Schneider et al. 1982). Kontrollierte Untersuchungen in den 80er-Jahren (Thadani et al. 1982; Rudolph et al. 1983), bei denen insbesondere die Compliance der Patienten überprüft wurde, ließen an dem Auftreten einer Wirkungsabschwächung bzw. einer völligen Wirkungsaufhebung keinen Zweifel, wenn hohe Dosen kontinuierlich verabreicht wurden.

Der exakte Mechanismus ist bis heute nicht vollständig geklärt. Ursprünglich wurde vermutet, dass eine Verarmung an Sulfhydrylgruppen, die für die Bildung von NO aus organischen Nitraten notwendig sind, den vasodilatierenden Effekt aufhebt (Needleman u. Johnson 1973). Ob dieser in vitro zweifelsfrei nachweisbare Mechanismus auch für die Entstehung der Toleranz in vivo verantwortlich ist, wird eher bezweifelt. Die Bildung von NO aus organischen Nitraten setzt eine metabolische Umwandlung in der mikrosomalen Fraktion der glatten Muskelzelle voraus. Im Zustand der vaskulären Toleranz ist sowohl die Gefäßrelaxation als auch die NO-Produktion vermindert (Chung u. Fung 1993).

Gegenregulatorische Mechanismen infolge des nitratinduzierten venösen „pooling" (z. B. Anstieg der Plasmareninaktivität, des Sympathikotonus, Expansion des Plasmavolumens) können die Toleranz ebenfalls nicht vollständig erklären, da diese Veränderungen bereits nach Einmalverabreichung nachweisbar sind. Weiterhin ist zu berücksichtigen, dass die einzelnen Gefäßgebiete unterschiedliche Konzentrations-Wirkungs-Beziehungen aufweisen (Bassenge u. Stuart 1986).

Neuere Untersuchungen zeigen, dass im Zustand der Toleranz infolge einer Stimulation der membranständigen NADPH-Oxidase oder durch eine Dysfunktion der endothelialen NO-Synthase (eNOS) reaktive Sauerstoffradikale vermehrt anfallen (Münzel et al. 1995). Diese Sauerstoffradikale inaktivieren NO unter Bildung von Peroxynitrit. Durch eine gleichzeitige Behandlung mit ACE-Hemmern (Münzel et al. 1995) oder mit Antioxidanzien wie z. B. Ascorbinsäure (Bassenge et al. 1998) lässt sich daher die Ausbildung der Toleranz teilweise vermeiden. Auch scheint eine gleichzeitige Behandlung mit Folsäure die Ansprechbarkeit der Gefäße aufrechtzuerhalten (Gori et al. 2001). Folsäure erhöht die Verfügbarkeit von Tetrahydrobiopterin, einen wichtigen Co-Faktor der eNOS. Im Zustand der Toleranz ist die Verfügbarkeit von Tetrahydrobiopterin durch die anfallenden Sauerstoffradikale vermindert, was mit einer Dysfunktion der eNOS und somit einer weiteren Bildung von reaktiven Sauerstoffradikalen einhergeht.

Orale Dauertherapie mit IS-5-MN und ISDN

> Aus den bisher vorliegenden Studien kann man schließen, dass die Ausbildung einer Toleranz unter anderem eine Funktion der Arzneimittelmenge im Organismus und der Dauer der Aufrechterhaltung dieser Arzneimittelmenge ist. Um die Ansprechbarkeit zu erhalten, muss gewährleistet sein, dass für einen bestimmten Zeitraum niedrige Konzentrationen im Organismus vorliegen.

IS-5-MN. Es gibt für IS-5-MN Hinweise, dass unter chronischer Therapie kein Wirkungsverlust eintritt, wenn die Plasmaspiegel vor Gabe der nächsten Dosis auf unter 100 ng/ml abgefallen sind (Tauchert et al. 1985). Andererseits konnte bei gesunden Probanden gezeigt werden, dass die Aufrechterhaltung von minimalen Plasmakonzentrationen von IS-5-MN von ca. 250–300 ng/ml (z. B. nach Gabe von 30 mg IS-5-MN im Abstand von 8 h) mit einem raschen Verlust der hämodynamischen Wirksamkeit einhergeht (Wagner et al. 1986). Hiermit in Übereinstimmung stehen die Ergebnisse mehrerer klinischer Studien, in denen Dosierungsschemata von ISDN oder IS-5-MN angewandt wurden, die minimale Plasmaspiegel von IS-5-MN von ca. 250–300 ng/ml erwarten ließen und in denen demzufolge ein Wirkungsverlust festgestellt wurde. Bei Dosierungen bis zu 40 mg 2-mal täglich tritt keine bedeutsame Wirkungsabschwächung auf.

ISDN. Eine deutliche Wirkungsabschwächung von ISDN wurde bereits nach Dosen von 15 mg beobachtet, wenn diese 6stündlich verabreicht wurden (Parker et al. 1983). Offenbar existiert für die einzelnen organischen Nitrate ein kritischer Plasmakonzentrationsbereich, der für eine bestimmte Zeit unterschritten werden muss, damit die Ansprechbarkeit erhalten bleibt. Dieser dürfte für die einzelnen Nitrate unterschiedlich sein und in der Reihenfolge GTN < ISDN < IS-5-MN ansteigen, da die toleranzinduzierenden Eigenschaften mit der Anzahl der Nitrogruppen zunehmen. Da auch die antianginöse Wirkungsstärke mit der Anzahl der Nitrogruppen zunimmt, sind trotz unterschiedlicher Plasmaspiegel pharmakodynamische Wirksamkeit und Ausmaß der Toleranzentwicklung eng miteinander verknüpft und lassen sich nicht voneinander trennen. Bei 2-mal täglicher Verabreichung von 20 mg ISDN tritt keine Wirkungsabschwächung auf.

Retardformen von ISDN und IS-5-MN. Werden Retardformen von ISDN verabreicht, so dürfte bereits eine 3-mal tägliche Verabreichung von 20 mg im Abstand von 8 h eine Wirkungsabschwächung hervorrufen. Wenn die Dosis von ISDN-Retard entsprechend erhöht wird, so kann bereits mit einer 2-mal täglichen Verabreichung von 80 mg ISDN-Retard im Abstand von 12 h eine Toleranz erzeugt werden. Werden 80 mg ISDN-Retard dagegen 2-mal täglich im Abstand von 6 h verabreicht, sodass ein 18-stündliches „nitratfreies Intervall" existiert, so soll kein bedeutsamer Wirkungsverlust auftreten (Silber et al. 1983). Dosierungsschemata, die bei Langzeittherapie keine Wirkungsabschwächung zur Folge haben, beinhalten z. B. die 2-mal tägliche Verabreichung von 20 mg ISDN oder 20 mg IS-5-MN, die 1-mal tägliche Verabreichung von 120 mg ISDN-Retard oder die 1 mal tägliche Verabreichung einer Retardform mit 50–100 mg IS-5-MN.

Ob eine bedeutsame Wirkungsabschwächung auftritt, wenn nichtretardierte Formen von ISDN oder IS-5-MN in einer Dosis von 20 mg 3-mal täglich verabreicht werden, dürfte insbesondere von der Dauer des nitratfreien Intervalls abhängen. So fanden Schnellbacher et al. (1986) nach 1-wöchiger Therapie mit 3-mal 20 mg IS-5-MN keine Abschwächung der antianginösen Wirksamkeit, wenn eine 12-stündige nitratfreie Pause über die Nacht eingehalten wird. Offenbar liegen diese Dosierungen in einem Grenzbereich und bei regelmäßiger 8-stündlicher Verabreichung ist im Einzelfall eine Wirkungsabschwächung nicht völlig auszuschließen.

> **Klinisch wichtig**
> Retardformen sollten nie 3-mal täglich verabreicht werden. Bei der 1-mal täglichen Anwendung von Retardformen, die selbst hohe Dosen von ISDN (z. B. 80–120 mg) oder IS-5-MN (50–100 mg) enthalten, tritt keine Wirkungsabschwächung auf. Auch dürfte die Verteilung dieser Gesamtdosis auf 2 Einzeldosen möglich sein, wenn diese im Abstand von 6 h verabreicht werden (Silber et al. 1983).

Transdermale Verabreichung von Glyzeroltrinitrat. Die im Handel befindlichen transdermalen Systeme (Nitropflaster) erheben den Anspruch, eine anhaltende konstante Freisetzung von Glyzeroltrinitrat über mindestens 24 h zu gewährleisten und wirksame Plasmakonzentrationen über diese Zeitperiode aufrechtzuerhalten.

 Während es mit der transdermalen Verabreichung zweifelsfrei gelingt, relativ konstante Plasmakonzentrationen während der Applikationsdauer zu erzeugen, scheint eine gleichermaßen andauernde antianginöse Wirksamkeit nicht gewährleistet zu sein.

So konnte mit Systemen, die 10 mg Glyzeroltrinitrat in 24 h freisetzen, in den meisten Untersuchungen eine Wirkung bis zu 8 h nachgewiesen werden, danach ging die Wirksamkeit verloren und war 24 h nach der Applikation nicht mehr messbar (Parker u. Fung 1984; Gohlke-Bärwolf et al. 1985). Selbst wenn wesentlich höhere Dosen (Freisetzung von 15, 30 und 45 mg pro 24 h) verabreicht wurden, fand sich zwar ein größerer Akuteffekt nach 2 und 4 h, aber ebenfalls keine sichere Wirksamkeit nach 24 h (Parker u. Fung 1984). Andererseits gibt es auch Untersuchungen, die eine antianginöse Wirkung nach 25 h mit einer Dosis von 10 mg/24 h nachweisen konnten. Auch existieren Hinweise, dass bei noch niedrigerer Dosierung (5 mg/24 h) zwar eine insgesamt geringere antianginöse Wirkung zu verzeichnen ist, diese aber länger erhalten bleibt.

Studien zur Wirkungsdauer von transdermal verabreichtem Glyzeroltrinitrat bei Patienten mit Herzinsuffizienz ergaben eine über 8 h hinaus anhaltende hämodynamische Wirkung. Mit hohen Dosen (30–40 mg/24 h) wurde auch noch nach 24 h eine Senkung der Vor- und Nachlast nachgewiesen, während mit Standarddosen nur eine Reduktion der Vorlast zu erreichen war (Sharpe u. Coxon 1984). Unter Langzeittherapie dürfte es aber ebenfalls zu einer deutlichen Abschwächung der hämodynamischen Wirksamkeit und Verkürzung der Wirkungsdauer kommen. Es wurde aus diesen Untersuchungen gefolgert, dass mit transdermalen Systemen eine bis zu 8 h andauernde antianginöse Wirkung zu erreichen ist, die nach Verabreichung von Standarddosen (5–10 mg/24 h) aber wesentlich schwächer ist als die einer konventionellen Nitrattherapie (Abrams 1984).

> **Klinisch wichtig**
> Unter Langzeittherapie kommt es zu einem vollständigen Verlust der Wirksamkeit von transdermal verabreichten Gly-

zeroltrinitrat (Steering Committee, Transdermal Nitroglycerin Cooperative Study 1991). Diesem kann vorgebeugt werden, wenn das System nach 12 h entfernt und anschließend eine 12-stündige nitratfreie Periode eingehalten wird.

Allerdings gibt es auch Hinweise, dass es bei dieser diskontinuierlichen Verabreichung zu einer Zunahme der ischämischen Episoden im Sinne eines Rebound-Phänomens kommen kann (Ferratini et al. 1989). Andere transdermale Dosisformen organischer Nitrate mit protrahierter Wirksamkeit (z. B. Salben, Gele) führen bei regelmäßiger Verabreichung ebenfalls zu einer Wirkungsabschwächung.

Intravenöse Verabreichung. Es besteht heute kein Zweifel, dass eine kontinuierliche intravenöse Infusion von Glyzeroltrinitrat zu einer Wirkungsabschwächung bzw. zum Wirkungsverlust führen kann. Dies wurde sowohl für Patienten mit Herzinsuffizienz (Packer et al. 1987; Elkayam et al. 1987) anhand von Messungen verschiedener hämodynamischer Parameter als auch für Patienten mit Belastungskoronarinsuffizienz anhand von Messungen des Blutflusses im Koronarsinus nach intrakoronarer Injektion von Glyzeroltrinitrat (May et al. 1987), der Belastungstoleranz (Zimrin et al. 1988) und der Reduktion der ST-Streckensenkung im Belastungstest (Schneider et al. 1988) nachgewiesen. Bei Patienten mit Belastungskoronarinsuffizienz war die Wirkungsabschwächung nach 24 h deutlich nachweisbar und trat in einem Dosisbereich von ca. 0,6–7,2 mg GTN/h auf. Bei den Patienten mit Herzinsuffizienz wurden Dosen bis zu 34 mg/h infundiert, und auch hier war die Wirkungsabschwächung nach 24 bzw. 48 h deutlich ausgeprägt. Es existieren große interindividuelle Unterschiede sowohl im Ausmaß als auch in der Geschwindigkeit der Toleranzentwicklung. Nicht alle Patienten entwickeln innerhalb 24 h eine deutliche Wirkungsabschwächung, und es gibt keine sicheren Parameter, um in dieser Hinsicht unterschiedlich reagierende Patienten zu erkennen.

Während die bisher vorliegenden Studien zur Toleranzentwicklung nach intravenöser Zufuhr bei Patienten mit Herzinsuffizienz oder stabiler Angina pectoris durchgeführt wurden, fehlen solche Untersuchungen bei Patienten mit instabiler Angina pectoris oder akutem Myokardinfarkt. Bei Patienten mit instabiler Angina pectoris soll die gleichzeitige Gabe von N-Acetylcystein und Glyzeroltrinitrat die Infarkthäufigkeit reduzieren (Horowitz et al. 1988). Einerseits könnte diese Wirkung mit der Aufrechterhaltung der hämodynamischen Wirksamkeit von Glyzeroltrinitrat durch Vermeidung einer Toleranzbildung erklärt werden. Diskutiert wird aber auch eine Potenzierung der plättchenhemmenden Wirkung von Nitroglycerin durch N-Acetylcystein (Loscalzo 1985).

46.6.2 Nitratabhängigkeit

Eine Arzneimittelabhängigkeit ist charakterisiert durch das Auftreten von psychischen oder physischen Symptomen nach Absetzen des Pharmakons. Entzugserscheinungen bei Munitionsarbeitern sind gut dokumentiert. Die Symptome bestehen im Auftreten von schweren Kopfschmerzen, pektanginösen Beschwerden und vereinzelt Myokardinfarkt und plötzlichem Herztod (Schwartz 1946; Lund et al. 1968) meist 2–3 Tage nach Beendigung der Exposition. Eine erhöhte Empfindlichkeit gegenüber vasokonstriktorischen Stimuli nach Absetzen der Nitrattherapie wurde als ursächlich angesehen. Berichte über Entzugsphänomene nach therapeutischer Anwendung organischer Nitrate existieren ebenfalls (Ferratini et al. 1989). Im Zweifelsfalle muss ein abruptes Absetzen einer länger bestehenden Nitrattherapie vermieden werden.

Zusammenfassung

Organische Nitrate setzen durch Metabolisierung NO frei und relaxieren somit die glatte Gefäßmuskulatur. Dilatation der venösen Kapazitätsgefäße und Reduktion der Vorlast sowie Dilatation der epikardialen Koronargefäße sind die entscheidenden Mechanismen der antianginösen Wirkung. Organische Nitrate unterscheiden sich hinsichtlich ihrer Pharmakokinetik. Glyzeroltrinitrat hat einen schnellen Wirkungseintritt und eine schnelle Elimination (Halbwertszeit im Plasma 2–4 min) und eignet sich daher insbesondere für die Therapie akuter Schmerzattacken. Hierzu kann es sublingual oder intravenös verabreicht werden. Eine Dauertherapie mit transdermal verabreichtem Glyzeroltrinitrat ist möglich, jedoch durch die Toleranzentwicklung auf eine tägliche maximale Applikationsdauer von 12 h limitiert. Für die periorale Anwendung stehen aufgrund der langsamen Elimination und längeren Wirkungsdauer ISDN (Halbwertszeit 45 min) und IS-5-MN (Halbwertszeit 4–5 h) zur Verfügung. Die Anwendung ist auf eine 2-mal tägliche Verabreichung zu begrenzen, um ein längeres „nitratfreies Intervall" zur Vermeidung der Toleranz zu ermöglichen. Dies gilt insbesondere für retardierte Arzneiformen. Für alle Substanzen und Formen gilt, dass unter kontinuierlicher Therapie Toleranz auftritt und eine Aufrechterhaltung der antiischämischen Wirkung über 24 h nicht möglich ist.

Literatur

Abrams J (1984) The brief saga of transdermal nitroglycerin doses: Paradise lost? Am J Cardiol 54:220

Abshagen U (1985) Organic nitrates. In: Abshagen U (ed) Handb. Exp. Pharmacol. Springer, Berlin Heidelberg New York Tokyo, p 287

Abshagen U, Betzien G, Enderle R, Kaufmann B (1981) Pharmacokinetics of intravenous and oral isosorbide-5-mononitrate. Eur J Clin Pharmacol 20:269

Abshagen U, Betzien G, Enderle R et al (1985) Pharmacokinetics and metabolism of isosorbide-dinitrate after intravenous and oral administration. Eur J Clin Pharmacol 27:637

Armstrong PW, Armstrong JA, Marks GS (1980) Pharmacokinetic hemodynamic studies of intravenous nitroglycerin in congestive cardiac failure. Circulation:62:160

Armstrong PW, Moffat JA, Marks GS (1982) Arterial venous nitroglycerin gradient during intravenous infusion in man. Circulation 66:1273

Axelsson KL, Wikberg JES, Andersson RGG (1979) Relationship between nitroglycerin, cyclic GMP and relaxation of vascular smooth muscle. Life Sci 24:1779

Bassenge E, Stuart DJ (1986) Effects of nitrates in various vascular sections and regions. Z Kardiol 75 (Suppl 3):1

Literatur

Bassenge E, Fink N, Skatchkow M et al (1998) Dietary supplement with vitamin C prevents nitrate tolerance. J clin Invest 102:67

Bogaert MG (1983) Clinical pharmacokinetics of organic nitrates. Clin Pharmacokin 8:410

Bogaert MG, Rosseel MT, Boelaert J, Daneels R (1981) Fate of isosorbide dinitrate and mononitrates in patients with renal failure. Eur J clin Pharmacol 21:73

Brodsky SJ, Halperin JL, Klein MD, Ryan TJ (1980) Intravenous nitroglycerin infusion in unstable angina. Clin Res 28:608

Bussmann WD, Passek D, Seidel W, Kaltenbach M (1981) Reduction of CK and CK-MB Indexes of Infarct Size by Intravenous Nitroglycerin. Circulation 63:615

Cartheuser DF, Komarek J (1979) Effects of nitroglycerin on the circulation system, myocardial dynamics and left ventricular oxygen consumption in the anaesthetized beagle-dog. Basic Res Cardiol 74:161

Chatterjee K (1979) Nitrates in acute and chronic heart failure. Excerpta Medica, Amsterdam

Chausseaud LF, Down WH, Grundy RK (1975) Concentrations of the vasodilator isosorbide dinitrate and its metabolites in the blood of human subjects. Eur J Clin Pharmacol 8:157

Chen HI, Chen SJ, Cheng CF (1979) Direct and reflex effects of nitroglycerin on the blood volume distribution, evaluated by regional weighing in the cat. J Pharm Pharmacol 31:810

Cheng TO (1971) Hypotension during coronary arteriography. Chest 60:618

Chung S-J, Fung H-L (1993) Relationship between nitroglycerin-induced vascular relaxation and nitric oxide production: Probes with inhibitors and tolerance dvelopment. Biochem Pharmacol 45:157

Come PC, Pitt B (1976) Nitroglycerin-induced severe hypotension and bradycardia in patients with acute myocardial infarction. Circulation 54:624

Davidson IWF, Rollins FO, Dicarlo Fl, Miller HS Jr (1971) The pharmacodynamics and biotransformation of pentaerythritol trinitrate in man. Clin Pharmacol Ther 12:972

De Coster PM, Chierchia S, Davies GI et al (1990) Combined effects of nitrates on the coronary and peripheral circulation in exercise-induced ischemia. Circulation 81:1818

Di Carlo FJ, Crews MC, Haynes LJ et al (1968) The absorption and biotransformation of glyceryl trinitrate – 1,3–14C by rats. Biochem Pharmacol 17:2179

Elkayam U, Kulick D, Mc Intosh N et al (1987) Incidence of early tolerance to hemodynamic effects of continuous infusion of nitroglycerin in patients with coronary artery disease and heart failure. Circulation 76:577

Ferratini M, Pirelli S, Merlini P et al (1989) Intermittent transdermal nitroglycerin monotherapy in stable exercise-induced angina: a comparison with a continuous schedule. Eur Heart 1 10:998

Flaherty IT, Reid PR, Kelly DT et al (1975) Intravenous nitroglycerin in acute myocardial infarction. Circulation 51:132

Flaherty IT, Becker LC, Bulkley BH et al (1983) A randomised prospective trial of intravenous nitroglycerin in patients with acute myocardial infarction. Circulation 68:576

Fung HL, Sutton SC, Kamija A (1984) Blood vessel uptake and metabolism of organic nitrates in the rat. Pharmacol and Exper Therap 228:334

Gohlke-Bärwolf CH, Betz P, Roskamm H (1985) Wirkung und Wirkungsdauer eines transdermalen Nitrates (deponit 10) auf die Belastungsischämie. Eine Computer-Belastungs-EKG-Analyse. In: Meinertz T, Jähnchen E, Schrey A (Hrsg) Depot-Nitrat. Verlag für angewandte Wissenschaften, München, S 68

Gori T, Burstein JM, Ahmed S et al (2001) Folilc acid prevents nitroglycerin induced nitric oxide synthase dysfunction and nitrate tolerance. Circulation 104:1119

Horowitz LD, Gorlin R, Taylor WJ, Kemp HG (1971) Effects of nitroglycerin on regional myocardial blood flow in coronary artery disease. J Clin Invest 50:1578

Horowitz JD, Henry CA, Syrjanen ML et al (1988) Combined use of nitroglycerin and N-acetylcysteine in the management of unstable angina pectoris. Circulation 77:787

Ignarro LJ, Lippton H, Edwards JC et al (1981) Mechanism of vascular smooth muscle relaxation by organic nitrates, nitrites, nitroprusside and nitric oxide: Evidence fOT the involvement of S-nitrosothiols as active intermediates. J Pharmacol Exp Ther 218:739

Imhof PR, Vuillemin T, Geradin A, Racine AV (1984) Studies of the bioavailability of nitroglycerin flom a transdermal therapeutic system (Nitroderm TTS). Eur J clin Pharmacol 27:7

Jordan RA, Seth L, Henry DA et al (1984) Dose requirements and hemodynamic effects of transdermal nitroglycerin compared to placebo in patients with congestive heart failure. Circulation 71:900

Jugdutt B, Hutchins G, Bulkley BH, Becker L (1978) Reduction, of infarct size by intravenous nitroglycerin infusion in conscious dogs. Circulation 57 u. 58 (Suppl 2):98

Levin RI, Jaffe EA, Weksler BB, Tack-Goldman K (1981) Nitroglycerin stimulates synthesis of prostacyclin by cultured human endothelial cells. J Clin Invest 67:762

Lichtlen P, Halter JM, Gattiker K (1974) The effect of isosorbiddinitrate on coronary blood flow, coronary resistance and left ventricular dynamics under exercise in patients with coronary artery disease. Basic Res Cardiol 69:402

Loscalzo J (1985) N-Acetylcysteine potentiates inhibition of platelet aggregation by nitroglycerin. J Clin Invest 76:703

Lund RP, Häggendahl J, Johnsson G (1968) Withdrawal symptoms in workers exposed to nitroglycerine. Br J Ind Med 25:136

May DC, Popma, JJ, Black WH et al (1987) In vivo induction and reversal of nitroglycerin tolerance in human coronary arteries. N Eng J Med 317:805

Mc Niff EF, Yacobi A, Young-Chang FM et al (1981) Pharmacokinetics of nitroglycerin after intravenous infusion in normal subjects. J pharm Sci 70:1054

Mehta J, Pepine CJ (1978) Effect of sublingual nitroglycerin on regional flow in patients with and without coronary disease. Circulation 58:803

Morrison RA, Wiegand UW, Jähnchen E et al (1983a) Isosorbide dinitrate kinetics and dynamics after intravenous, sublingual, and percutaneous dosing in angina. Clin Pharmacol Ther 33:747

Morrison RA, Wiegand UW, Jähnchen E et al (1983b) Hepatic extraction of isosorbide dinitrate in cardiac patients. Clin Pharmacol Ther 34:724

Münzel T, Sayegh H, Freeman BA et al (1995) Evidence for enhanced vascular superoxide anion production in nitrate tolerance: a novel mechanism underlaying tolerance and cross-tolerance. J clin Invest 95:187

Needleman P (1975) Biotransformation of organic nitrates. In: Needleman P, Johnson EM (eds) Handb Exp Pharmacol, vol 40: Organic nitrates. Springer, Berlin Heidelberg New York, p 57

Needleman P, Johnson EM (1973) Mechanism of tolerance to organic nitrates. J Pharmacol Exp Ther 184:709

Noonan PK, Benet LZ (1986) The bioavailability of oral nitroglycerin. J Pharm Sci 75:241

Noonan PK, Williams RL, Benet LZ (1985) Dose dependent pharmacokinetics of nitroglycerin after multiple intravenous infusions in healthy volunteers. J Pharmacokin Biopharm 13:143

Packer M, Lee WH, Kessler PD et al (1987) Prevention and reversal of nitrate tolerance in patients with congestive heart failure. N Engl J Med 317:799

Palmer RMJ, Ferrige AG, Moncada S (1987) Nitric oxide release accounts for the biological activity of endothelium-derived relaxing factor. Nature (Lond) 327:524

Parker JO, Fung HL, Ruggirello D, Stone JA (1983) Tolerance to isosorbide dinitrate: rate of development and reversal. Circulation 68:1074

Parker JO, Fung HL (1984) Transdermal nitroglycerin in angina pectoris. Am J Cardiol 54:471

Porchet H, Bircher J (1982) Noninvasive assessment of portalsystemic shunting: Evaluation of a method to investigate systemic availability of oral glycerol trinitrate by digital plethysmography. Gastroenterology 82:629

Rafflenbeul W, Urthaler F, Russel RO et al (1980) Dilatation of coronary artery stenoses after isosorbide dinitrate in man. Br Heart J 43:91

Rudolph W, Blasini R, Reiniger G, Brügmann U (1983) Tolerance development during isosorbide dinitrate treatment: Can it be circumvented? Z Kardiol 72 (Suppl 3):195

Schäfer AI, Alexander RW, Handin RI (1980) Inhibition of platelet function by organic nitrate vasodilators. Blood 55:649

Schneider W, Stahl M, Kaltenbach M, Bussmann WD (1982) Dosis-Wirkungs-Beziehungen bei der Behandlung der Angina pectoris mit Isosorbid dinitrat. Dtsch med Wschr 107:771

Schneider W, Kett U, Kaltenbach M (1988) Antiischämische Wirkung einer 24-stündigen kontinuierlichen Infusion mit Glyceroltrinitrat bei Patienten mit stabiler Angina pectoris. Dtsch med Wschr 113:543

Schnellbacher K, Samek L, Blaschke HJ, Roskamm H (1986) Efficacy of isosorbide-5-mononitrate and diltiazem in patients with myocardial ischemia. 11. International Symposium on Mononitrates, Berlin

Schrör K, Grodzinska L, Darius H (1981) Stimulation of coronary vascular prostacyclin and inhibition of human platelet thromboxane A 2 after low-dose nitroglycerin. Thromb Res 23:59

Schwartz AM (1946) The cause, relief and prevention of headaches arising from contract with dynamite. N Engl J Med 235:541

Sharpe DN, Coxon R (1984) Nitroglycerin in a transdermal therapeutic system in chronic heart failure. J Cardiovasc Pharmacol 6:76

Silber S (1984) Nitrattoleranz Pro und Contra. Dtsch med Wschr 109:1124

Silber S, Krause K, Garner CH et al (1983) Antiischemic effects of an 80 mg tablet of isosorbiddinitrate in sustained-release form beraTe and after 2 weeks treatment with 80 mg once daily or twice daily. Z Kardiol 72 (Suppl 3):211

Steering Committee, Transdermal Nitroglycerin Cooperative Study (1991) Acute and chronic antianginal efficacy of continuous twenty-four-hour application of transdermal nitroglycerin. Coronary Art Dis 68:1263

Tauchert M, Jansen W, Osterspey A (1985) Nitrate, Nitratdosen und Toleranz. In: Borchard U, Rafflenbeul W, Schrey A (Hrsg) Mononitrate. Universitätsdruckerei und Verlag Dr. C. Wolf, München, S 45

Taylor T, Chasseaud LF, Doyle E et al (1982) Isosorbide dinitrate pharmacokinetics. Arzneim Forsch (Drug Res) 32:1329

Thadani U, Fung HL, Darke AC, Parker JO (1982) Oral isosorbide dinitrate in angina pectoris. Comparison of duration of action and dose-response relation during acute and sustained therapy. Am J Cardiol 49:411

Thadani U, Kellerman D (1983) Interaction of indomethacin on hemodynamics and exercise tolerance in patients with angina pectoris. Z Kardiol 72 (Suppl 3):35

Vatner SF, Heyndrickx GR (1975) Mechanism of action of nitroglycerin: coronary, cardiac and systemic effects. In: Needleman P (ed) Handb Exp Pharmacol, vol 40, Organic nitrates. Springer, Berlin Heidelberg New York, p 131

Vogt D, Trenk D, Bonn R, Jähnchen E (1994) Pharmacokinetics and haemodynamic effects of ISDN following different dosage forms and routes of administmtion. Eur J Clin Pharmaco146:319

Wagner F, Siefert F, Trenk D, Jähnchen E (1986) Beziehung zwischen Plasmakonzentration und hämodynamischer Toleranz gegenüber Isosorbid-5-Mononitrat (IS-5-MN). Z Kardiol 75 (Suppl 1):25

Wille HH, Sauer G, Tebbe U et al (1980) Nitroglycerin and afterload: effects of aortic compliance and capacity of the Windkessel. Eur Heart J 1:445

Zimrin D, Reichek N, Bogin N et al (1988) Antianginal effects of i.v. nitroglycerin over 24 h. Circulation 77:1376

Pharmakotherapie des Renin-Angiotensin-Aldosteron-Systems

J. Allgeier, G. F. Hauf

47.1 Renin-Angiotensin-Aldosteron-System – 944
47.1.1 Historische Entwicklung – 944
47.1.2 Physiologische Grundlagen – 945
47.1.3 Komponenten des Renin-Angiotensin-Aldosteron-Systems – 946
47.1.4 Bradykininsystem – 949
47.1.5 Aldosteron – 950

47.2 Klinische Pharmakologie des Renin-Angiotensin-Aldosteron-Systems – 952
47.2.1 ACE-Hemmer – 952
47.2.2 Angiotensinrezeptorblocker – 955

Literatur – 958

Die Entwicklung von Substanzen zur pharmakologischen Beeinflussung des Renin-Angiotensin-Aldosteron-Systems stellen Meilensteine in der Ermittlung neuer therapeutischer Wirkprinzipien bei arterieller Hypertonie, myokardialer Dysfunktion und Herzinsuffizienz während der letzten 3 Jahrzehnte medizinischer Forschung dar. Etabliert sind: Angiotensin-Conversions-Enzym-Hemmer, Angiotensinrezeptorblocker, Aldosteronrezeptorantagonisten; in Entwicklung: Vasopeptidase-Inhibitoren, Endothelinrezeptorantagonisten, Reninantagonisten. Dieser Fortschritt ist untrennbar verknüpft mit der Erforschung des Renin-Angiotensin-Aldosteron-Systems.

47.1 Renin-Angiotensin-Aldosteron-System

47.1.1 Historische Entwicklung

Tabelle 47.1 zeigt die wichtigsten historischen Eckdaten der Erforschung des Renin-Angiotensin-Aldosteron-Systems (RAAS). Bereits 1968 wurde das RAAS als funktionelle Einheit beschrieben, wie es auch heute noch in seinen Grundzügen gültig ist (◘ Abb. 47.1, links). Schon damals war bekannt, dass Angiotensin II primär physiologisch zur Blutdrucksteigerung und Regulation der Nierendurchblutung beiträgt (Gross et al. 1968), längerfristig aber einen schädigenden Einfluss auf Herz und Nieren hat, und dass Patienten mit erhöhten Plasmareninspiegeln ein erhöhtes Risiko für Myokardinfarkt und Schlaganfall haben (Brunner et al. 1972). Die in den folgenden Jahren explosiv anwachsende Forschungsaktivität zu den Fragen der Blutdruckregulation und den Kompensationsmechanismen bei Herzinsuffizienz führte in mehrfacher Hinsicht zu einer komplexen Erweiterung des Verständnisses des RAAS:

- Neben dem zirkulierenden Enzymhormonsystem mit Niere, Leber und Lunge als Substrat- bzw. Enzymquellen wurden in verschiedenen Organen lokale RAAS identifiziert (Campbell et al. 1985; Dzau 1988).
- Neben Angiotensin II wurden weitere aktive Angiotensine, die als Effektoren des Systems wirken können, nachgewiesen (Ferrario et al. 1997).
- Es wurden weitere angiotensinformende Enzyme in verschiedenen Spezies und Organen entdeckt (Dzau 1989).
- Unterschiedliche Angiotensinrezeptoren mit z. T. gegensätzlicher Wirkung wurden klassifiziert (Timmermans et al. 1993).
- Durch Aktivierung dieser Rezeptoren werden nicht nur akute Effekte in den Zielzellen bewirkt, sondern auch eine Modulation des Phänotyps von Zielzellen.
- Bei einem therapeutischen Eingriff in das RAAS durch ACE-Hemmer spielt die enge Wechselwirkung mit dem Bradykininsystem (Blais et al. 2000) eine wichtige Rolle (◘ Abb. 47.1, rechts).
- Für Aldosteron konnte über die klassischen mineralokortikoiden Effekte hinaus eine Reihe weiterer Funktionen insbesondere bei Herzinsuffizienz nachgewiesen werden (Weber 2001).

Diese Erweiterungen im Verständnis des RAAS gingen eng mit der Entwicklung von Substanzen zu seiner pharmakologischen Beeinflussung einher (◘ s. Tabelle 47.1). Anfang der 70er-Jahre wurde mit **Saralasin** (ein Polypeptid mit nur parenteraler Wirksamkeit) der erste unspezifische Angiotensinrezeptorblocker entdeckt (Brunner et al. 1973). Die ersten spezifischen Konversionsenzymhemmer wurden von Ferreira et al. als bradykininpotenzierende Oligopeptide aus dem Gift der Schlange Bottrops jararaca isoliert. Durch die Identität des bradykininabbauenden Enzyms Kininase II mit ACE (Erdös 1975) war mit der Hemmung dieses Schlüsselenzyms eine Beeinflussung der Blutdruckregulation in zweifacher Weise möglich. Durch Hemmung eines vasokonstriktiven und Aktivierung eines vasodilatierenden Systems.

Der Durchbruch gelang aber erst, nachdem weitere pharmakologische Studien zur Entwicklung oral einsetzbarer Nonpeptid-ACE-Hemmer führten. 1977 gelang Cushman u. Ondetti die Synthese von **Captopril**. Seither wurden zahlreiche strukturverwandte Substanzen synthetisiert. Das Konzept der direkten Angiotensin-II-AT_1-Rezeptorblockade wurde erst Anfang der 90er-Jahre mit der Einführung oral anwendbarer spezifischer **AT_1-Rezeptorblocker** erfolgreich weiterentwickelt (Timmermans et al. 1993). Die Entwicklung neuer Aldosteronrezeptorantagonisten wurde Ende der 90er-Jahre motiviert durch die Entdeckung schädlicher Aldosteroneffekte bei Herzinsuffizienz trotz ACE-Inhibition und AT_1-Rezeptorblockade. Die Erforschung von Vasopeptidase-Inhibitoren, Endothelinantagonisten sowie Reninantagonisten und ihre klinische Erprobung stellt den zumindest bisher letzten Schritt in dieser Entwicklung dar.

Im vorliegenden Kapitel sollen folgende Inhalte nach heutigem Kenntnisstand beschrieben werden:

- die biochemischen und molekularbiologischen Grundlagen des RAAS,
- die physiologische und pathophysiologische Bedeutung des systemischen und lokalen RAAS in Wechselwirkung mit dem Bradykininsystem,
- die Möglichkeiten seiner therapeutischen Beeinflussung (ACE-Hemmer, Angiotensinrezeptorblocker, Aldosteronantagonisten),
- sowie die wichtigsten pharmakologischen Aspekte der klinisch bereits eingesetzten Substanzen.

Der spezielle klinisch-therapeutische Einsatz und die zahlreichen klinischen Therapiestudien werden in den Therapiekapiteln der Herzinsuffizienz (s. Abschn. 17.6) und Hypertonie (s. Abschn. 58.7.3) eingehend abgehandelt. Ebenso wird auf die

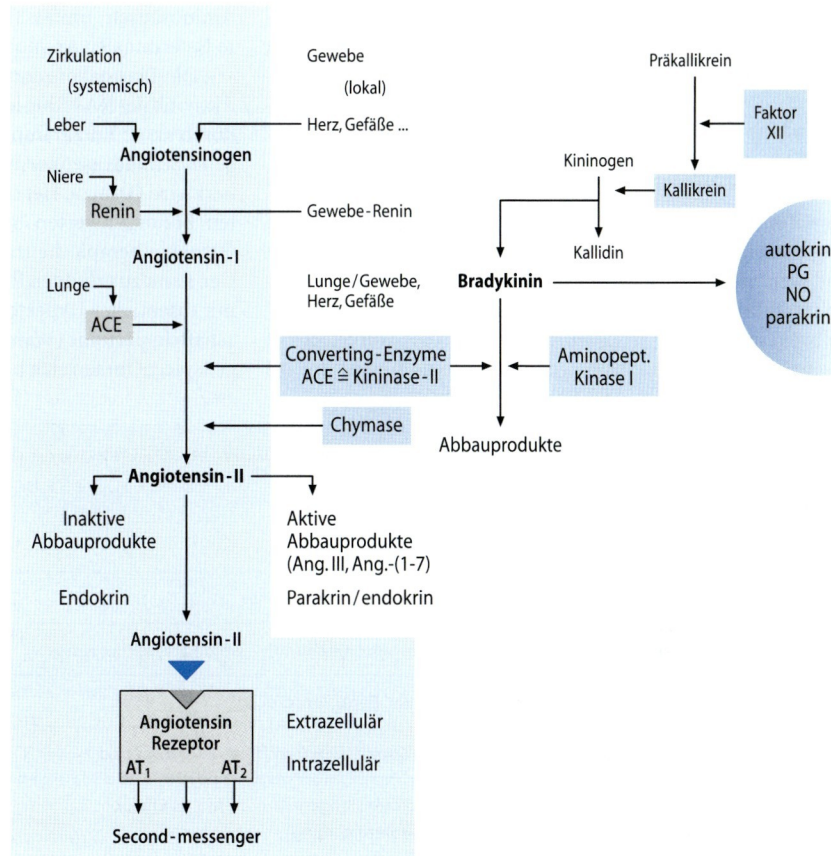

◘ **Abb. 47.1.**
Angriffspunkte des „Converting Enzyme" (ACE=Kinase II) im Renin-Angiotensin-Aldosteron- und Bradykininstoffwechsel: In der klassischen Sicht des systemischen Renin-Angiotensin-Systems (*linke Seite*) erfolgt die Bildung des zirkulierenden Effektors Angiotensin II im Blut durch das Zusammenwirken von Niere, Leber und Gefäßendothel (überwiegend pulmonales Gefäßbett). Zusätzlich existiert in verschiedenen Geweben ein lokales RAS mit überwiegend parakriner Wirkung und eine enge Wechselwirkung mit dem Bradykininsystem (*rechte Seite*). *PG* Prostaglandine, *NO* Stickstoffmonoxid

Bedeutung des RAAS im Rahmen der komplexen neuroendokrinen Anpassungsmechanismen bei Herzinsuffizienz in Abschn. 17.4 (Pathophysiologie) eingegangen.

47.1.2 Physiologische Grundlagen des RAAS

▶ Zu Beginn seiner Erforschung wurde das RAAS zunächst als ausschließlich systemisch wirksames endokrines Enzym-Hormon-System betrachtet (◘ s. Abb. 47.1, links). Das **systemische RAAS** gilt als physiologisch wichtiges Effektorsystem in der akuten Regulation des peripheren Widerstandes und der Natrium- und Wasserhomöostase.

Negative Natriumbilanz und Blutdruckabfall, ausgelöst durch Abfall des intravasalen Volumens (z. B. bei Kochsalzentzug, Diuretikatherapie, Blutverlust, chronische Herzinsuffizienz, Leberzirrhose, nephrotisches Syndrom) oder Verminderung des peripheren Widerstandes (z. B. durch Vasodilatoren) führen zu einer gesteigerten Freisetzung von Renin aus den juxtaglomerulären Zellen der Niere.

Unter dem Einfluss von Renin entsteht aus Angiotensinogen das biologisch nicht wirksame Dekapeptid Angiotensin I. Die Abspaltung zweier Aminosäuren durch das Angiotensin-I-Konversionsenzym (ACE = Kininase II) führt zum Angiotensin II, das als klassischer Effektor des Systems nicht nur die namensgebende Vasokonstriktion, sondern alle klinisch wichtigen Angiotensineffekte bewirken kann. Gleichzeitig wird Bradykinin, das neben seiner vasodilatierenden Eigenschaft ebenfalls zahlreiche weitere Wirkungen besitzt, durch ACE abgebaut. Angiotensin-II wird schließlich durch Angiotensinasen in überwiegend biologisch unwirksame Peptide gespalten. Daneben werden weitere Angiotensine (Angiotensin-I–VII, Angiotensin-III) z. T. durch andere Enzyme (Endopeptidasen) direkt aus Angiotensin-I gebildet, deren physiologische Bedeutung noch unklar ist.

Angiotensin-II entfaltet seine vielseitigen Wirkungen durch Bindung an differente zellmembranständige Rezeptoren mit je nach Zielgewebe unterschiedlicher Signaltransduktion und teilweise indirekt durch Freisetzung weiterer Mediatoren, wie z. B. Aldosteron, Vasopressin und Prostaglandine. Ebenso resultieren die Bradykinineffekte durch Bindung an spezifische Rezeptoren oder Freisetzung weiterer Mediatoren (v. a. Prostaglandine und Stickstoffmonoxid (NO).

▶ Daneben spielt die Existenz **lokaler RAAS** durch akute und chronische pleiotrope Effekte seiner Mediatoren in Herz und Gefäßen, v. a. bei strukturellen Anpassungsreaktionen („remodelling") bei z. B. Arteriosklerose, Hypertonie und Herzinsuffizienz, eine entscheidende Rolle.

Als **extrinsisches lokales RAAS** wird die lokale Angiotensin-II-Bildung nach Aufnahme von Renin renalen Ursprungs in verschiedenen Geweben (v. a. Herz und Gefäßen) bezeichnet (Danser et al. 1994). Seine physiologische Relevanz ist allerdings umstritten.

Das Konzept des **intrinsischen lokalen RAAS** beinhaltet die lokale Produktion sämtlicher Komponenten des RAAS. Die Expression von mRNA für Renin, Angiotensinogen und ACE konnte in verschiedenen Organen (Gehirn, Herz, Gefäßen,

Nebenniere) nachgewiesen werden (Dzau u. Pratt 1992). Zellkulturen dieser Gewebe sind in der Lage, die entsprechenden Proteine zu synthetisieren (Dzau 1993).

47.1.3 Komponenten des Renin-Angiotensin-Aldosteron-Systems

Angiotensinogen. Das im Plasma zirkulierende Glykoprotein Angiotensinogen wird kontinuierlich in der Leber gebildet und sezerniert. Es liegt im Plasma als ein Protein der α-II-Globulinfraktion in einer Konzentration von ca. 1 μM vor, Plasmahalbwertszeit ca. 7–15 h. Es wurde erstmals 1963 von Skeggs et al. aus 3750 l Schweineplasma gereinigt. Inzwischen ist die 452 Aminosäuren umfassende Struktur aufgeklärt; die letzten 10 N-terminalen Aminosäuren entsprechen dem Angiotensin-I.

Die Plasmakonzentration von Angiotensinogen kann die Aktivität des RAAS beeinflussen, wobei die hepatische Synthese durch akute Entzündungsreaktionen, Glukokortikoide, Östrogene, Schilddrüsenhormone, Insulin und Angiotensin-II stimuliert wird (Dzau u. Herrmann 1982). Dies könnte zu den erhöhten Blutdruckwerten bei M. Cushing, Schwangerschaft und Östrogentherapie beitragen. Mutation am Angiotensinogen-Gen kann zu erhöhten Plasmaspiegeln führen und ist assoziiert mit essentieller Hypertonie (Kunz et al. 1997) und Schwangerschaftshypertonie (Ward et al. 1993). Erniedrigte Angiotensinogenspiegel finden sich bei schweren Lebererkrankungen.

Tabelle 47.1. Zusammenstellung wichtiger historischer Eckdaten bei der Erforschung des RAAS und seiner therapeutischen Beeinflussung

Jahr	Ereignis	Autor
1836	Zusammenhang: Nierenerkrankung–Hypertonie	Bright
1898	Nierenextrakt als Vasopressor wirksam (Kaninchen): Renin	Tigerstedt/Bergmann
1934	Nierenarterienkonstriktion führt zu Hypertonie (Hund) – „Goldblatt-Mechanismus"	Goldblatt
1937	Reninfreisetzung abhängig vom renalen Perfusionsdruck	Blalock
1940	Biochemische Charakterisierung von Renin (Hypertensin) als Effektorpeptid	Braun-Menendez
	Identifikation des Reninsubstrats Angiotensinogen: Angiotonin als Effektor (erst 1958 Angiotensin als einheitliche Bezeichnung)	Page
1956	Angiotensin-II-Bildung durch Converting-Enzyme in der Lunge	Skeggs
1957	Synthese von Angiotensin II	Bumpus
1968	Angiotensin II reguliert die Aldosteronfreisetzung in der Nebenniere	Gross
1971	Das Peptid Saralasin wird als erster potenzieller Angiotensin-II-Rezeptorantagonist eingesetzt	Pals
1970	Isolierung des Oligopeptid Teprotide – der erste ACE-Inhibitor	Ferreira, Ondetti
1972	Zusammenhang: ACE/Kininase II (Bradykininabbau)	Engel
1974	Anwendung von Teprotide beim Menschen	Gavras
1977	Synthese von Captopril – erster oral wirksamer Nonpeptid-ACE-Hemmer	Cushmann
1984	Bedeutung eines lokalen RAS in den Gefäßen	Dzau
1986	Entwicklung von Bradykininrezeptoantagonisten	Steward, Vavrek
1987	Lokales RAS im Myokard	Lindpaintner
1988	Losartan – erster oral wirksamer Nonpeptid-Angiotensinrezeptorantagonist	Carini, Duncia
1990	ACE-Genpolymorphismus	Rigat
1991	Angiotensin-II-AT_1-Rezeptor-Klonierung und Strukturaufklärung	Murphy
1992	Angiotensinrezeptor-Subtypen: Struktur und Funktion	Inagami
1993	Selektive Non-Peptid-AT_1-Rezeptorblocker	Timmermanns
1999	Aldosteronrezeptorantagonisten bei Herzinsuffizienz (RALES-Studie)	Pitt

47.1 · Renin-Angiotensin-Aldosteron-System

Der Nachweis von Angiotensinogen-mRNS in verschiedenen extrahepatischen Geweben (Gehirn, Gefäßen, Nieren, Herz und Testes) hat besondere Bedeutung für das Konzept der lokalen Angiotensinbildung durch ein gewebeständiges RAAS (Campbell 1985). In einigen experimentellen Herzinsuffizienzmodellen konnte gezeigt werden, dass die mRNS hoch reguliert wird, wenn die ventrikuläre Wandspannung chronisch erhöht ist. Dies lässt sich auch als akute Reaktion nach Myokardinfarkt nachweisen (Drexler et al. 1989).

Renin. Das Glykoprotein Renin (eine Aspartylproteinase) wird in seiner aktiven Form von den juxtaglomerulären Zellen der Niere synthetisiert, gespeichert und durch Exozytose in Plasma und Lymphe sezerniert. Die Plasmahalbwertszeit beträgt 15–60 min. Es setzt im Blut aus Angiotensinogen das Dekapeptid Angiotensin-I frei. Dabei ist die Rate der Reninfreisetzung die wesentliche Determinante für die Angiotensin-II-Bildung.

Die entscheidenden Kontrollmechanismen für die renale Reninfreisetzung sind (◘ Tabelle 47.2):
- **Renaler Sympathikus:** akute Regulation, z. B. bei Orthostase und körperlicher Aktivität, erfolgt in erster Linie β_1-Rezeptor-vermittelt über den renalen Sympathikus. Eine Aktivierung erfolgt nach zentraler Umschaltung über Barorezeptoren im Karotissinus und kardiopulmonalen Strombett bei Blutdruckabfall und führt zu gesteigerten Reninfreisetzung.
- **Intrarenaler Barorezeptorreflex:** Dieser Mechanismus ermöglicht der Niere bei abfallendem Perfusionsdruck eine möglichst konstante glomeruläre Filtration aufrechtzuerhalten. Abnehmender Perfusionsdruck führt zunächst über Dilatation proximaler Abschnitte der Vasa afferentia im Rahmen der myogenen Autoregulation (Bayliss-Effekt) zu einem Abfall des präglomerulären Widerstandes und damit Steigerung der Glomerulumperfusion. Erreicht die deszendierende myogene Dilatation den Bereich der Renin-sezernierenden Zellen, kommt es zum drastischen Anstieg der Reninsekretion (Hall u. Brands 1992) und Konstriktion des Vas efferens. Neben spannungsabhängigen Ionenkanälen spielt hierbei eine Zyklooxygenase-(COX-2)-vermittelte renale Prostaglandinsynthese (Wang et al. 1999) eine regulatorische Funktion.
- **Macula-densa-Mechanismus:** Ein weitere Kontrolle erfolgt über die Flüssigkeitszusammensetzung im frühen distalen Tubulus. Dabei führt ein Anstieg der Natriumchloridbeladung über Vermittlung der Macula densa (Adenosin-vermittelt; Weihprecht et al.1990) zu einer Konstriktion des Vas afferens und Abnahme der Reninfreisetzung, ein vermindertes Natriumchlorid-Angebot (z. B. Kochsalzentzug, Diuretikatherapie) zu gesteigerten Reninfreisetzung (via COX-2-induzierter Prostaglandine). COX-2 ist bei chronischem Kochsalzentzug in der Makula densa hochreguliert. Selektive COX-2-Inhibition kann die Makula-densa-vermittelte Reninfreisetzung blockieren (Traynor et al. 1999).

Diese Mechanismen sind in einen physiologischen Regelkreis eingebettet zur Blutdruckkontrolle bei unterschiedlichem intravasalen Volumenstatus und Kochsalzzufuhr:
- **„Short-loop negative feedback":** durch Renin vermehrt gebildetes Angiotensin-II hemmt direkt via AT_1-Rezeptoren die Reninfreisetzung.
- **„Long-loop negative feedback":** der Angiotensin-II-vermittelte Blutdruckanstieg führt über die oben dargestellten Mechanismen zur Abnahme der Reninfreisetzung.

Angiotensin-Konversionsenzym (ACE). ACE ist als Ektoenzym an der Endotheloberfläche verschiedener Organe nachweisbar. Die höchste Aktivität findet sich in der Lunge. Das im Plasma zirkulierende ACE stammt aus dem Endothel im Rahmen des Endothelzell-Turnovers, wo es durch eine Sekretase freigesetzt wird. Es ist bei Sarkoidose und anderen granulomatösen Erkrankungen massiv erhöht.

> **Definition**
>
> Das Konversionsenzym ist identisch mit der Kininase II und chemisch gesehen eine kalziumabhängige Dipeptidylkarboxypeptidase, die COOH-terminale Dipeptide von verschiedenen Substraten (u. a. Angiotensin-I, Bradykinin, Angiotensin-I-VII) abspalten kann. Es besitzt ein für die Katalyse wichtiges Zinkatom im aktiven Zentrum (Erdös et al. 1990).

◘ **Tabelle 47.2.** Kontrollmechanismen der juxtaglomerulären Reninsekretion

Reninfreisetzung stimulierende Faktoren	Reninfreisetzung hemmende Faktoren
Abfall des renalen Perfusionsdruckes (Barorezeptorreflex)	
Abfall des NaCl-Angebots im distalen Tubulus (Macula-densa-Mechanismus)	Gesteigerte NaCl-Aufnahme
Anstieg der Sympathikusaktivität (β Rezeptoren-vermittelt)	
Humorale Faktoren: Prostaglandine, Histamin, Dopamin, Kallikrein/Kinin	Humorale Faktoren: ANF, BNP, Angiotensin-II
Pharmaka: Diuretika, Vasodilatatoren (ACE-Hemmer, Angiotensin-Rezeptorblocker)	Pharmaka: NSAIR, β-Blocker, Digitalis, nicht steroidale Antirheumatika
Abfall der intrazellulären Kalziumkonzentration	Anstieg der intrazellulären Kalziumkonzentration

Ein ACE-Genpolymorphismus kann zu phänotypischer Varianz der ACE-Genexprimierung führen. Damit verbundene erhöhte Serum-ACE-Spiegel konnten als Risikofaktor für KHK (Cambien et al. 1992), Koronararterienspasmus, Restenose nach Stent-PCI (Ribichini et al. 1998), Endotheldysfunktion (Butler et al. 1999), Myokardhypertrophie (Schunkert et al. 1994), Schlaganfall (Kario et al. 1996), essenzielle Hypertonie bei Männern (O'Donnell et al. 1998), diabetische Nephropathie und atherosklerotische Nierenarterienstenose (Olivieri et al. 1999) in Zusammenhang gebracht werden.

Eine vermutlich pathophysiologisch relevante erhöhte lokale ACE-Aktivität lässt sich bei verschiedenen kardiovaskulären Erkrankungen nachweisen: bei Hypertonie in Gefäßen und hypertrophiertem Myokard (Schunkert et al. 1994), bei KHK in Plaques von Patienten mit akutem Koronarsyndrom (Hoshido et al. 2001) und Restenose (Ohishi et al. 1997) und bei Patienten mit Herzinsuffizienz (Studer at al. 1994).

Weitere Angiotensin-bildende Enzyme. In verschiedenen Geweben konnten alternative enzymatische Wege der direkten Angiotensin-II-Bildung aus Angiotensinogen (Kathepsin G, Tonin) oder Angiotensin-I (Chymostatin, Chymase) nachgewiesen werden. Sie können v. a. an Stellen von Gefäßschädigung, Entzündung und Nekrose zur lokalen Angiotensin-II-Bildung beitragen (Dzau 1989; Dzau et al. 1993). Insbesondere die auch im menschlichen Herzen nachzuweisende Chymase, vermutlich durch Mastzellen freigesetzt, konnte unabhängig von ACE und damit durch ACE-Inhibition nicht blockierbar zu bedeutsamer lokaler Angiotensin-II-Bildung im Herzen (Wei et al. 1999) und in der Niere führen.

Angiotensine. Das wichtigste Effektorpeptid des RAAS ist das Oktapeptid Angiotensin-II mit einer sehr kurzen Plasmahalbwertszeit von nur ca. 1 min, aber mit einem sehr breiten Wirkspektrum (Abb. 47.2). Daneben konnten weitere aktive Angiotensine nachgewiesen werden, deren physiologische Bedeutung noch nicht vollständig geklärt ist.

Angiotensin-III wird durch eine Aminopeptidase aus Angiotensin-II gebildet und hat ein qualitativ ähnliches Wirkprofil, ist aber z. B. bezüglich Vasokonstriktion um eine 10er Potenz weniger wirksam.

Angiotensin-I–VII kann durch verschiedene Endopeptidasen aus Angiotensin-I und durch eine Propylkarboxypeptidase aus Angiotensin-II gebildet werden (Ferrario et al. 1997). Unter ACE-Inhibition sind Plasma- und Gewebespiegel erhöht, da einerseits vermehrt anfallendes Angiotensin-I für diesen Syntheseweg zur Verfügung steht und Angiotensin-I–VII andererseits durch ACE abgebaut wird (Yamada et al. 1998). Das biologische Wirkprofil ist dem Angiotensin-II in vielen Aspekten entgegengesetzt (Vasodilatation, Prostaglandinsynthese, Natriurese, antiproliferativ; Tallant et al. 1999; Ferrario 2002). Tierexperimentell konnte ein protektiver Effekt auf Myokard und Endothelfunktion bei Herzinsuffizienz nach Myokardinfarkt nachgewiesen werden (Loot et al. 2002) und eine Hemmung der Neointima-Proliferation nach Endothelverletzung (Strawn et al. 1999).

Angiotensin-2-Rezeptoren. Die Effekte der Angiotensine werden durch spezifische Rezeptoren in der Zellmembran vermittelt. Aufgrund der unterschiedlichen Rezeptoraffinität synthetischer Angiotensin-2-Rezeptorantagonisten wurden zunächst 2 Rezeptortypen unterschieden. Nach einer Konsensusvereinbarung der AHA-Council for High-Blood-Pressure (Bumpus et al. 1991) wurde der Rezeptor mit hoher Affinität zu Losartan als AT_1-Rezeptor bezeichnet. Weitere Subtypen wurden differenziert in AT_{1A} und AT_{2B} (Sasamura et al. 1992), bisher ohne Nachweis einer physiologischen Relevanz. Gensequenz und Proteinstruktur sind für AT_1- (Murphy et al. 1991) und AT_2-Rezeptor (Mokoyama et al. 1993) erfolgreich aufgeklärt. Es handelt sich um G-Protein-gekoppelte Membranrezeptoren mit 7 transmembranären Proteinketten und erstaunlich geringer Sequenzhomologie.

Die meisten bekannten biologischen Effekte von Angiosin-II werden durch den **AT_1-Rezeptor** vermittelt (Tabelle 47.3). Ein nachgewiesener AT_1-Rezeptor-Genpolymorphismus ist möglicherweise mit essenzieller Hypertonie (Kainulainen et al. 1999), hypertropher Kardiomyopathie (Osterop et al. 1998) und in Synergismus mit zuvor beschriebenem ACE-Gen-

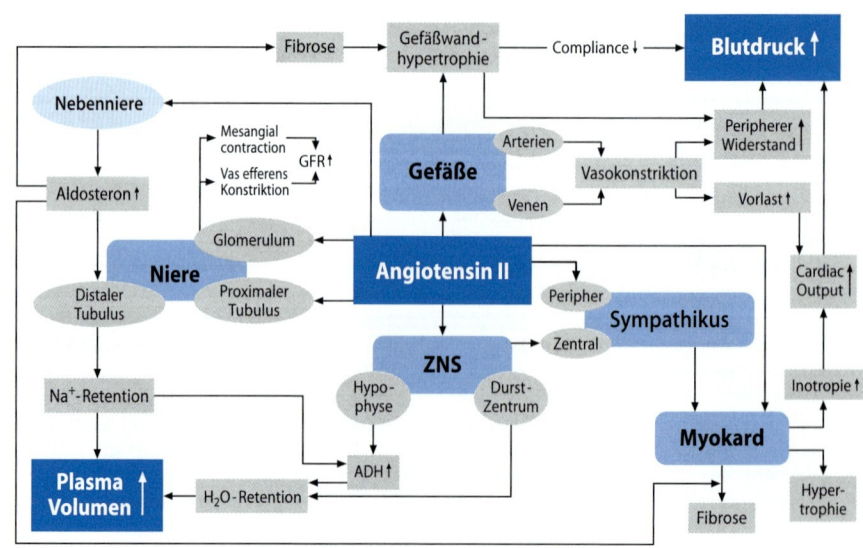

Abb. 47.2.
Die wichtigsten kardiovaskulären Effekte des RAAS werden durch Angiotensin II via AT_1-Rezeptoren vermittelt: Angesteuerte Zielorgane sind die Niere, die Nebenniere, das zentrale und periphere Nervensystem sowie Herz und Gefäße; die beeinflussten akuten Zielgrößen sind Plasmavolumen und Blutdruck; längerfristig werden auch strukturelle Veränderungen der Herz-Kreislauforgane bewirkt. *GFR* glomeruläre Filtrationsrate; *ADH* antidiuretisches Hormon

polymorphismus (s. Abschnitt Konversionsenzym) mit erhöhtem Risiko für KHK (Alvarez et al. 1998) assoziiert. Autoantikörper gegen AT$_1$-Rezeptoren mit agonistischer Wirkung konnten bei Präeklampsie nachgewiesen werden.

Die Wege der Signaltransduktion sind für den AT$_1$-Rezeptor weitgehend aufgeklärt (Blume et al. 1999) und beinhalten, je nach Effekt auf die Zielzelle, ein sehr breites Spektrum von Mechanismen, primär vermittelt durch Kopplung des Rezeptors an unterschiedliche G-Proteine.

Mechanismen der Signaltransduktion für den AT$_1$-Rezeptor sind:
- Durch Aktivierung der Phospholipase C über Pertussistoxin-insensitive G-Proteine resultiert eine Freisetzung von Inositol-1,4,5-triphosphat (IP$_3$) und Diacylglyzerin (DAG) aus der Lipidmembran. IP$_3$ setzt durch Bindung an IP$_3$-Rezeptoren des endoplasmatischen Retikulums Kalziumionen aus intrazellulären Speichern frei und steigert über spannungsabhängige Kalziumkanäle den Kalziuminflux über die Zellmembran. Kalzium bewirkt eine Kontraktion der Myofilamente glatter Muskulatur und durch Bildung eines Kalzium-Calmodulin-Komplex gemeinsam mit DAG die Aktivierung von Proteinkinasen (Proteinkinase C, Tyrosinkinasen, Janus-Kinase etc.). Dadurch bedingte Regulation von Genexpression und Transskription können Zellwachstum und extrazelluläre Matrixproteinsynthese steuern.
- Durch Aktivierung der Phospholipase A$_2$ kann die Freisetzung von Arachnidonsäure aus Phosphatidylcholin der Zellmembran stimuliert werden. Dadurch wird die Prostaglandinsynthese über die Zyklooxygenase und von Leukotrienen über die Lipoxygenase stimuliert.
- Die über ein inhibitorisches G-Protein vermittelte Hemmung der Adenylatzyklase kann über Abnahme des intrazellulären cAMP-Spiegels wiederum andere Proteinkinasen regulieren.
- Durch Aktivierung einer NADH/NAD(P)H-Oxidase vermehrt gebildete Sauerstoffradikale können über eine Inaktivierung von NO zur Endotheldysfunktion führen und durch vermehrte Oxidierung von LDL an einer Reihe wichtiger Schritte der Atherosklerose-Entstehung bis hin zur Plaque-Ruptur beteiligt sein (Nickenig et al. 2002).

Der **AT$_2$-Rezeptor** ist definiert durch seine hohe Affinität zur Substanz PD 123177 und wird vorzugsweise in fetalem Gewebe nachgewiesen. Über seine biologische Bedeutung ist weniger bekannt, er scheint aber eher antiproliferative, proapoptotische und vasodilatierende Effekte zu vermitteln (s. Tabelle 47.3). Für den AT$_2$-Rezeptor sind die Signaltransduktionswege weniger gut erforscht. Sie beinhalten die Aktivierung von Phosphatasen, Kaliumkanälen und NO-Synthase sowie die Inhibition von Kalziumkanälen, überwiegend durch inhibitorische G-Proteine vermittelt.

47.1.4 Bradykininsystem

> Eine physiologische, pathophysiologische oder auch pharmakologische Veränderung der ACE-Aktivität beeinflusst aufgrund der Identität von ACE und Kininase II, dem wichtigsten bradykininabbauenden Enzym, immer auch die Aktivität des Bradykininsystems (Kallikrein-Kinin-Systems; s. Abb. 47.1) und damit der lokalen Bradykininverfügbarkeit.

Als Effektoren dieser Enzymkaskade sind neben dem Bradykinin noch das Kallidin und **Metionyllysylbradykinin** bekannt. Die Kinine werden durch ihre abbauenden Enzyme im Serum sehr schnell inaktiviert (Plasmahalbwertszeit < 30 s), sodass biologische Effekte nur sehr kurzfristig messbar sind. Die wesentlichen Effekte spielen sich deshalb auto-, intra-, oder parakrin ab. Bradykinin und Kallidin sind wesentlich beteiligt an Entzündungsreaktionen, der Blutdruckregulation, der Steue-

Tabelle 47.3. Funktion und Lokalisation der verschiedenen Angiotensin-II-Rezeptoren

Rezeptorsubtyp	Funktion	Lokalisation
AT$_1$-Rezeptor	Vasokonstriktion, Endothelinsekretion, Wachstum glatter Gefäßmuskulatur, Gefäßfibrosierung, Stimulation von Plasminogenaktivator-Inhibitor I und Superanoxidbildung, Symphatikusstimulation,	Gefäße (koronar, renal, zerebral)
	Myozytenhypertrophie, positive Inotropie, Chronotropie, Arrhythmie	Myokard
	Kochsalzretention, Wasserretention, Reninsuppression, Aldosteronbildung	Niere, Nebenniere
	Vasopressinfreisetzung, Durst, zentrale Symphatikusstimulation	Gehirn
AT$_2$-Rezeptor	Antiproliferation/Hemmung von Zellwachstum, Vasodilatation (NO vermittelt), Zelldifferenzierung, Apoptose	Gefäße, Herz
	Embryonalentwicklung Urogenitaltrakt, Stimulation renaler Prostaglandin-, Bradykinin-, NO-Synthese	Myometrium, Fetus, Niere
AT$_3$-Rezeptor	unbekannt	Neuroblastoma-Zellen
AT$_4$-Rezeptor	Renale Vasodilatation, Stimulation Plasminogenaktivator-Inhibitor 1	Gehirn, Herz, Gefäße, Lunge, Niere, Prostata

rung des lokalen Blutflusses, der Gerinnung und der Nierenfunktion, des zellulären Elektrolyt- und Glukosetransportes und an der Steuerung von Zellwachstum (Bhoola et al. 1992). Die Effekte werden über Bradykininrezeptoren (BK-1- und BK-2-Rezeptor) vermittelt, die wiederum zahlreiche Mediatoren stimulieren können, z. B. Prostaglandine, Leukotriene, Substanz P, NO.

> **Die wichtigsten experimentell oder klinisch dokumentierten Bradykinineffekte**
> — Vasodilatationen (Endothel-vermittelt via gesteigerter Stickstoffmonoxid-/Prostaglandinsynthese
> — Vasokonstriktion (direkter Effekt auf die Media bei Endothel-Läsionen)
> — Metabolismus (Stimulation der Glukoseaufnahme und -utilisation; Mechanismus?)
> — Gesteigerte Schmerzempfindung (C-Fasern, Substanz P, Prostaglandine)
> — Bronchokonstriktion (Capsaicin-sensitive Nervenendigungen, Substanz P)
> — Weitere NO-vermittelte Effekte: antimitogen, Wachstumshemmer (chronischer Effekt)
> — Antiatherosklerotisch (Thrombozytenaggregation/-adhäsion)
> — Antithrombotisch (via Gewebeplasminaktivator)
> — Renale Effekte: glomeruläre Hämodynamik, Diurese, Natriurese)

Die Effekte am Gefäßendothel bewirken eine Vasodilatation, Erhöhung der Gefäßpermeabilität und Hemmung der Thrombozytenaktivität (◻ Abb. 47.3). In der Niere ist Bradykinin an der Steuerung des renalen Blutflusses, der glomerulären Filtrationsrate und der Salz- und Wasserausscheidung beteiligt. Infusion von Kininen in die Nierenarterie führt zum Anstieg des Nierenplasmaflusses, zur Diurese und Natriurese. Tierexperimentell konnte gezeigt werden, dass ACE-Hemmer über einen Bradykinin-abhängigen Mechanismus die koronare Flussreserve bei Herzinsuffizienz verbessern können (Nikolaidis et al. 2002).

Die klinische Bedeutung dieser Bradykinineffekte ist weiterhin nur z. T. geklärt. Eine Rolle spielen sie bei einigen spezifischen Nebenwirkungen der ACE-Hemmer (Reizhusten und angioneurotisches Ödem; Nussberger et al. 1998). Aber auch an der Blutdrucksenkung durch ACE-Inhibition sind sie nachweislich beteiligt, wie tierexperimentelle Untersuchungen sowie Studien an gesunden Probanden, Hypertonikern (Gainer et al. 1998) und Patienten mit Herzinsuffizienz (Witherow et al. 2000) zeigen konnten. Des weiteren konnte bei Patienten mit atypischem Thoraxschmerz gezeigt werden, dass Bradykinin durch Stimulation von tPA in Koronararterien antithrombotische Effekte hat, welche durch ACE-Inhibition weiter verstärkt werden können (Minai et al. 2001).

47.1.5 Aldosteron

Mitte des 20. Jahrhunderts wurde Aldosteron aus Blut und Urin isoliert, seine Herkunft aus der Zona glomerulosa der Nebennierenrinde nachgewiesen und seine Steroidstruktur aufgeklärt. Schon bald war auch seine physiologische Bedeutung bei der Regulation der Natrium- und Wasserhomöostase bei Kochsalzentzug durch Reabsorption von Natrium im Austausch gegen Kalium, Magnesium und Protonen im distalen Tubulus der Niere, Kolon, Speichel- und Schweißdrüsen bekannt (Gross et al. 1968). Dies wird pathophysiologisch bedeutsam bei der Entwicklung von Ödemen bei chronischer Herzinsuffizienz, Leberzirrhose und nephrotischem Syndrom (sekundärer Hyperaldosteronismus), sowie bei Hypertonie, Alkalose und Hypokaliämie beim Conn-Syndrom (primärer Hyperaldosteronismus). Dabei ist der wichtigste Stimulus der adrenalen Aldosteronsynthese beim sekundären Hyperaldosteronismus die Aktivierung von AT_1-Rezeptoren durch Angiotensin-II in der Nebennierenrinde. Daneben erfolgt eine Hochregulation durch erhöhtes Serumkalium, erniedrigtes Natrium, ACTH, Noradrenalin und Endothelin.

Neben diesen klassischen mineralokortikoiden Aldosteroneffekten wurden in den letzten Jahren weitere insbesondere bei Herzinsuffizienz pathophysiologisch bedeutsame Wirkungen (Weber 2001) nachgewiesen (◻ Abb. 47.4):

— Regulation von Entzündungs- und Reparaturprozessen nach Gewebeschädigung durch Aktivierung von Zytokinen und extrazellulärer Matrixproteinsynthese (Typ-I- und -III-Kollagen). Damit ist insbesondere lokal gebildetes Aldosteron beteiligt an myokardialer Narbenbildung und Fibrosierung nach Myokardinfarkt (Silvestre et al. 1999) im Sinne eines „negativen" Remodelling sowie bei Hypertonie und Herzinsuffizienz (Zannad et al. 2000).

— In Gefäßen führt Aldosteron durch Fibrosierung zur Verminderung der Gefäß-Compliance und Störung der Endothelfunktion bei Probanden (Farquharson et al. 2000). Tierexperimentelle Untersuchungen zeigen, dass Mineralokortikoidrezeptoren in Gefäßen durch Aktivierung von NADH/NAD(P)H-abhängigen Oxidasen und durch die dadurch bedingte NO-Inaktivierung an der Atherosklerose-Entwicklung beteiligt sein könnten.

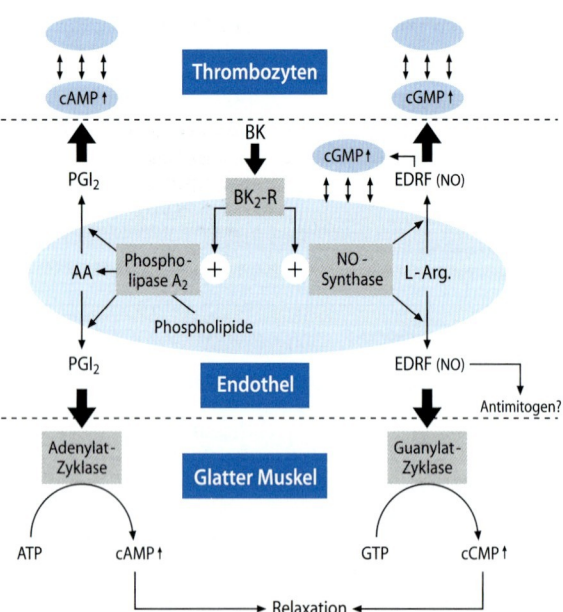

◻ **Abb. 47.3.** Bradykinineffekte am Gefäßendothel: Bradykinin führt über Stimulierung der endotheliale Phospholipase A_2 und NO-Synthase zur Hemmung der Thrombozytenadhäsion sowie zur Vasodilatation. *NO* Stickstoffmonoxid, *PGI$_2$* Prostazyclin, *AA* Arachidonsäure, *BK$_2$* Bradykininrezeptor 2

47.1 · Renin-Angiotensin-Aldosteron-System

- Hemmung der synaptischen Noradrenalinaufnahme im Myokard und in den Gefäßen führt zu Sympathikusstimulation, Verminderung der Herzfrequenzvariabilität (Mac-Fayden 1997) und Dysfunktion von Barorezeptoren.
- Des weiteren konnten prokoagulatorische Effekte durch Steigerung der Synthese von Plasminogenaktivator-Inhibitor Typ 1 nachgewiesen werden.

Diese Mechanismen tragen bei zur Erklärung der positiven Effekte einer RAAS-Hemmung. Sie erhöhen darüber hinaus die zusätzliche signifikante Verbesserung von Morbidität und Prognose bei Therapieergänzung mit einem Aldosteronantagonisten wie Spironolacton oder Eplerenone bei Herzinsuffizienz (Pitt et al. 1999 und 2003).

> **Zusammenfassung**
>
> Die komplexe Interaktion der verschiedenen RAAS-Komponenten führt somit nicht nur zu einer akuten Regulation der Kreislaufhomöostase, sondern auch zu einer chronischen strukturellen Veränderung und Anpassung der involvierten Organe (Abb. 47.5).

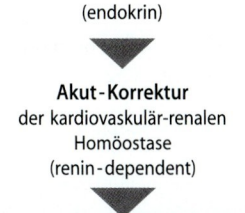

Abb. 47.4. Bedeutung erhöhter Aldosteronbildung bei Herzinsuffizienz: mögliche Erklärung für positive Wirkung von Aldosteronantagonisten neben den bekannten renalen Effekten

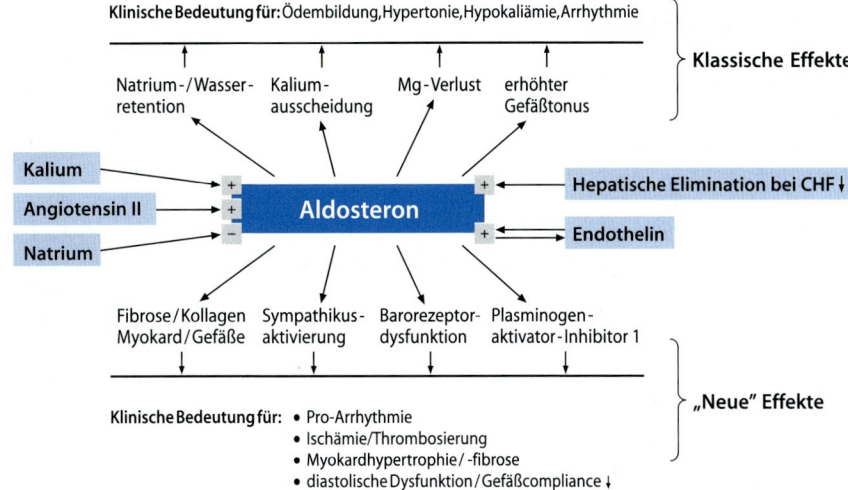

Abb. 47.5. Zusammenfassende Darstellung der dokumentierten und z. T. noch hypothetischen Funktionen des systemischen und lokalen Renin-Angiotensin-Systems

47.2 Klinische Pharmakologie des Renin-Angiotensin-Aldosteron-Systems

Das RAAS lässt sich pharmakologisch auf mehrere Weisen beeinflussen:
- durch verminderte Angiotensin-II-Bildung und Hemmung des Bradykininabbaus mit ACE-Inhibitoren,
- durch kompetitiven Angiotensin-II-Rezeptorantagonismus,
- durch Aldosteronantagonisten,
- durch Vasopeptidase-Inhibitoren,
- durch Endothelinrezeptorantagonisten sowie
- durch direkte Reninhemmung.

47.2.1 ACE-Hemmer

Durch die Entwicklung oral einsetzbarer Konversionsenzymhemmer (s. Abschn. 47.1.1) stehen heute Substanzen zur Verfügung, die effektiv zentral in das RAAS eingreifen und eine Langzeitmedikation ermöglichen.

Chemie

Das chemische Grundgerüst von **Captopril**, dem ersten klinisch eingesetzten ACE-Hemmer, wurde aus der R-2-Benzylsuccinylsäure abgeleitet. Die wichtigsten Strukturmerkmale von Captopril, welche für die Bindung an ACE entscheidend sind, beinhalten:
- die Bindung der SH-Gruppe an das Zn-Ion im aktiven Zentrum von ACE,
- die Bindung der Karboxylgruppe des Prolin an eine kationische Gruppe des Enzyms,
- die Anwesenheit der Aminosäure Prolin in der Nachbarschaft einer Methylseitengruppe.

Ausgehend von der Struktur des Captopril wurde eine ganze Reihe weiterer SH-Gruppen-tragender ACE-Hemmer entwickelt (z. B. Pivalopril, Zofenopril). Da man glaubte, dass ein Teil der unerwünschten Nebenwirkungen dieser Substanzen bei hoher Dosierung (Erytheme, Geschmacksverlust, Störungen des hämatopoetischen Systems) auf der SH-Gruppe beruhen, wurde in der Folgezeit die SH-Gruppe durch eine Karboxylgruppe ersetzt, wie z. B. bei der Dikarbonsäure Enalaprilat. Aufgrund der sehr geringen Bioverfügbarkeit von Enalaprilat wird heute als Pro-drug-Form der Ethylester **Enalapril** eingesetzt, der vom Darm relativ gut resorbiert und anschließend in der Leber, im Blut und anderen Geweben zur aktiven Dikarbonsäure hydrolisiert wird.

Weitere Pro-drug-ACE-Inhibitoren ohne SH-Gruppe wurden entwickelt: Indolapril, Quinapril, Cilacapril, bizyklische Verbindungen wie Benazepril und Ramipril und schließlich Verbindungen, denen die Phenethylaminseitenkette fehlt, wie Perindopril. Schließlich gelang auch die Synthese von Non-pro-drug-ACE-Hemmern ohne SH-Gruppe, die in ihrer Struktur sehr ähnlichen Substanzen Indalapril und Lisinopril. Fosinopril ist ein Pro-drug-ACE-Inhibitor, bei welchem die SH-Gruppe durch eine Phosphorylgruppe ersetzt wurde.

Pharmakodynamik

Durch Bindung an das aktive Zentrum und Ausbildung eines Enzyminhibitorkomplexes kommt es zu einer kompetitiven Hemmung der ACE-Wirkung. Damit wird die Synthese von Angiotensin-II reduziert und der Bradykininabbau vermindert und das Gleichgewicht dieser Effektoren der RAAS verändert.

> **Effekte aufgrund der Reduktion von der systemisch zirkulierenden und lokalen Angiotensin-II-Konzentration**
> - Vasodilatation arterieller und venöser Gefäßsysteme und damit akute Blutdrucksenkung
> - Abnahme der AT_1-Rezeptor-vermittelten Aldosteronsynthese in der Nebennierenrinde und damit dessen Effekte (s. oben)
> - Renal direkte Verminderung der Natrium-/Wasserrückresorption im proximalen Tubulus und Abnahme des Filtrationsdruckes durch Relaxation des Vas efferens
> - Zentrale Effekte mit Reduktion der Sekretion von ADH/Vasopressin sowie vermindertes Ansprechen des Durstzentrums
> - Einschränkung der mitogenen Effekte am Gefäßsystem und im Myokard („remodelling")
> - Über Hemmung der Angiotensin-II-Effekte am sympathischen Nervensystem Verminderung der Katecholaminfreisetzung und Senkung des zentralen Sympathikotonus
> - Durch Wegfall der negativen „Short-loop"- und „Long-loop"-Feedback-Hemmung des Angiotensin-II auf die renale Reninfreisetzung (s. Abschn. 47.1.3, Abschnitt Renin) Anstieg des Reninspiegels mit vermehrter Angiotensin-I-Bildung, was alternativ die Bildung von Angiotensin-I–VII erhöht (mit bisher fraglicher klinischer Bedeutung)
>
> **Effekte aufgrund der Erhöhung der lokalen Bradykininverfügbarkeit**
> - Akute Blutdrucksenkung, wie Untersuchungen mit Bradykininrezeptorblockern gezeigt haben (Gainer et al. 1998)
> - Renale Effekte mit Steigerung der Natriurese und Vas-afferens-Dilatation
> - Über die Verbesserung der Endothelfunktion Hemmung der Thrombozytenadhäsion und -aggregation, sowie Hemmung der Atherosklerose-Entwicklung
> - Eventuell auch metabolische Effekte mit Verbesserung von Glukoseaufnahme und -utilisation

Der Beitrag der Bradykinineffekte an der klinischen ACE-Hemmerwirkung ist weiterhin nicht abschließend geklärt.

 Cave

Während bei gesunden Probanden und normaler Kochsalzzufuhr ACE-Hemmer nur eine sich langsam über Tage entwickelnde Blutdrucksenkung bewirken, können sie bei Patienten mit aktiviertem RAAS, gekennzeichnet durch hohe Plasmareninspiegel (Diuretikatherapie, Herzinsuffizienz), zur massiven Hypotension führen.

Da allen ACE-Hemmern das gleiche dargelegte Wirkprinzip zugrunde liegt, ist ihr pharmakodynamisches Profil, äquipotente Dosierungen vorausgesetzt, identisch, aber auch

Nebenwirkungsspektrum und Kontraindikationen sind gleich. Bezüglich der Pharmakokinetik unterscheiden sich die Substanzen z. T. aber ganz erheblich. Die Notwendigkeit einer Differenzialtherapie mit den einzelnen Substanzen ist aber bisher nicht etabliert.

Pharmakokinetik

Eine Übersicht über die wichtigsten Daten zur Pharmakokinetik der heute zugelassenen Substanzen zeigt Tabelle 47.4. Es handelt sich überwiegend um sog. Pro-drug-ACE-Hemmer, bei denen die eigentlich wirksame Substanz durch Esterasen in der Leber, geringer auch im Plasma und im Darm freigesetzt wird. Die dadurch erzielte orale Bioverfügbarkeit ist ausreichend, aber teilweise durch Nahrungszufuhr beeinträchtigt (v. a. bei Captopril). Enalaprilat wird auch zur parenteralen Anwendung angeboten.

Mit Ausnahme einer Substanz (Fosinopril) erfolgt die Ausscheidung überwiegend renal, weshalb bei Niereninsuffizienz abhängig vom Verlauf der Retentionswerte eine Dosisreduktion erfolgen sollte. Da Fosinopril dual hepatisch/renal eliminiert wird, ist hier die Ganzkörperclearance bei Niereninsuffizienz nicht wesentlich eingeschränkt. Eine Reihe von Substanzen wird vor Ausscheidung metabolisiert, ein Teil dieser Metaboliten ist selbst wirksam. Insbesondere für Captopril konnte aufgrund seiner SH-Gruppe eine komplizierte Biotransformation nachgewiesen werden.

Ob die Unterschiede in der terminalen/effektiven Plasmahalbwertszeit eine klinische Bedeutung haben und für bestimmte ACE-Hemmer Vorteile bringen, bleibt abzuwarten. Ebenso gibt es Unterschiede in Gewebeaffinität und Lipidlöslichkeit, wodurch v. a. Unterschiede auf die Hemmung der lokalen ACE-Aktivität zu erwarten sind. Die Hemmung des plasmatischen ACE ist jedenfalls kein sicherer Parameter für die Dauer der Wirksamkeit eines ACE-Hemmers. Dies gilt auch für die Plasma-Angiotensin-II-Konzentration, die Plasmareninaktivität, die Pressorwirkung von exogenem Angiotensin-I etc. (Mann 1993).

Nebenwirkungen

ACE-Hemmer gelten als relativ sichere Medikamente, die bei individueller Dosierung und sorgfältiger Überwachung der Nierenfunktion selten gravierende Nebenwirkungen hervorrufen. Entsprechend gering ist auch die Zahl der Patienten, bei denen in klinischen Studien aufgrund von Nebenwirkungen die Therapie abgebrochen werden musste. Es handelt sich überwiegend um gruppenspezifische Nebenwirkungen, d. h. sie treten bei allen ACE-Hemmern auf, wenn teilweise auch in unterschiedlicher Häufigkeit. Einige substanzspezifische Nebenwirkungen (Neutropenie, Proteinurie, Exantheme) finden sich häufiger bei Vorhandensein einer SH-Gruppe.

Hypotension. Diese Komplikation entsteht insbesondere bei der Erstapplikation, kann aber auch bei chronischer Therapie auftreten. Dosierung, Dosierungsmodus und Plasmahalbwertszeit des gewählten ACE-Inhibitors spielen dabei eine Rolle. Eine schwere behandlungsbedürftige Hypotension kann bei Patienten mit erhöhten Plasmareninspiegeln auftreten (Herzinsuffizienz, Diuretika- und Vasodilatoren-Therapie, Volumenmangel, Kochsalzentzug). In diesen Fällen sollte wie folgt vorgegangen werden: einschleichend dosieren, Diuretika reduzieren oder zuvor absetzen und Kochsalz oder Volumen zuführen. Ebenso kann eine symptomatische Hypotension bei Patienten mit maligner Hypertonie, renovaskulärer Hypertonie und einigen anderen sekundären Hypertonieformen auftreten.

Nierenfunktionsstörung. Bei renaler Hypoperfusion (bilateraler Nierenarterienstenose bei Arteriosklerose oder fibromuskulärer Dysplasie, einseitiger Nierenarterienstenose bei funktioneller Einzelniere, Dehydratation, Nephrosklerose) ist die Konstriktion des Vas efferens durch AngiotensinII an der Aufrechterhaltung eines ausreichenden glomerulären Filtrationsdrucks entscheidend mitbeteiligt (s. Abschn. 47.1.3, Abschnitt „Renin"). Dieses labile Gleichgewicht kann durch ACE-Hemmer gestört werden und in seltenen Fällen zu rasch progredientem Nierenversagen führen. Das Risiko erhöht sich zusätzlich bei gleichzeitiger Gabe von nichtsteroidalen Antiphlogistika (NSAID), die durch Hemmung der intrarenalen Prostaglandinsynthese die gestörte renale Hämodynamik durch Konstriktion des Vas afferens weiter beeinträchtigen. Bei rechtzeitigem Erkennen und Absetzen der verantwortlichen Medikamente ist die Schädigung in der Regel voll reversibel.

Selten kann eine Proteinurie über 1g/Tag auftreten, als deren Ursache eine vorbestehende okkulte Glomerulonephritis diskutiert wird. Andererseits wirken ACE-Hemmer renoprotektiv bei diabetischer Nephrosklerose und auch anderen renoparenchymatösen Erkrankungen mit Senkung von Proteinurie und längerfristig positivem Einfluss auf die GFR. Eine eingeschränkte Nierenfunktion ist keine Kontraindikation, selbst bei Kreatininwerten > 4,5 mg/dl.

> **Klinisch wichtig**
>
> Insgesamt empfiehlt sich zu Beginn einer ACE-Hemmertherapie eine engmaschige Kontrolle der Retentionsparameter und des Urinstatus. Regelmäßige Verlaufskontrollen sollten durchgeführt werden.

Hyperkaliämie. Durch absinkende Aldosteronspiegel unter ACE-Hemmung kommt es in seltenen Fällen zu klinisch bedeutsamer Hyperkaliämie und Azidose bei Nierengesunden. Bei Niereninsuffizienz und/oder gleichzeitiger Therapie mit kaliumsparenden Diuretika (Triamteren, Amilorid, Spironolakton), erhöhter Kaliumzufuhr oder NSAID kann es selten zu bedrohlichen Anstiegen kommen. Entsprechende Vorsicht und engmaschige Kontrollen sind geboten.

Husten

> In einer Häufigkeit zwischen 5 und 15% kann es üblicherweise eine Woche bis zu 6 Monaten nach Therapiebeginn zu einem quälenden, trockenen Reizhusten kommen, häufiger bei Frauen und oft nachts und in den frühen Morgenstunden auftretend. Er kann zum Therapieabbruch führen und sistiert dann in der Regel nach wenigen Tagen.

Ätiologisch wird die Erhöhung der lokalen Bradykininverfügbarkeit diskutiert, wobei Bradykinin an der Freisetzung von Neuropeptiden wie z. B. Substanz P von Capsaicin-sensitiven Nerven sowie an der Freisetzung bronchokonstriktorischer Prostaglandine beteiligt zu sein scheint (Bhoola et al. 1992).

Tabelle 47.4. Hauptdaten zur Pharmakokinetik der heute zugelassenen ACE-Inhibitoren.

	Captopril	Enalapril	Lisinopril	Ramipril	Perindopril	Quinapril	Cilazapril	Fosinopril	Benazepril	Trandolapril
„pro drug"	Nein	Ja	Nein	Ja	Ja	Ja	Ja	Ja	Ja	Ja
ACE-I-Gruppe	SH-	Carboxyl-	Carboxyl-	Carboxyl-	Carboxyl-	Carboxyl-	Carboxyl-	Phosphoryl-	Carboxyl-	Carboxyl-
Wirkungseintritt	30 min	1 h	60–90 min	1–2 h	1–2 h	30–60 min	1–2 h	1 h	1–2 h	1–2 h
Plasma-Peak-Konzentration	30–90 min	3–4 h	6–8 h	1^1/$_2$–3 h	1^1/$_2$–3 h	1^1/$_2$–3 h	2 h	3 h	1^1/$_2$–2 h	4–6 h
Bioverfügbarkeit	60–70%	40–60%	25%	40–60%	20–35%	40–60%	50–70%	25–35%	30%	40–60%
Effektive Plasmahalbwertszeit	2 h	11 h	12^1/$_2$ h	12–27 h	3–5 h	1^1/$_2$–3 h	7–9 h	12 h	10–11 h	16–24 h
Stoffwechsel/Metabolismus	Leber	Leber	Keine Metabolisierung	Leber, Serum	Leber	Leber, Serum	Leber	Dünndarm, Serum, Leber	Leber	Leber
Elimination hepatisch/renal	Renal	Renal	Renal	Vorwiegend renal	Renal	Renal	Renal	50/50%	Vorwiegend renal	Vorwiegend renal
Proteinbindung	30%	50%	3–10%	60–70%	15–30%	95%	25–30%	95%	95%	80–90%
Mittlere Dosierung per os	3-mal 25 mg	1-mal 10 mg	1-mal 10 mg	1-mal 5 mg	1-mal 4 mg	1-mal 20 mg	1-mal 2,5 mg	1-mal 20 mg	1-mal 20 mg	1-mal 2 mg

Thromboxanantagonisten können zur Linderung beitragen (Malani et al. 1997), ansonsten bieten sich AT_1-Rezeptorblocker als Alternative an.

Angioneurotisches Ödem. Eine weitere, vermutlich Bradykinin-vermittelte Nebenwirkung ist das sehr seltene (ca. 1:10.000), aber gefährliche Auftreten eines Glottisödems. Es tritt vorwiegend schon in der Frühphase einer ACE-Hemmertherapie auf, dosisunabhängig, meist wenige Stunden nach der ersten Tabletteneinnahme. Atemwegsobstruktion und schwere Dyspnoe können in seltenen Fällen letal sein, wenn nicht rechtzeitig mit Antihistaminika und Kortison behandelt wird.

Blutbildveränderungen. Eine sehr seltene Komplikation ist eine Knochenmarkdepression bis hin zur Agranulozytose, insbesondere bei Patienten mit bereits geschwächtem Immunsystem oder Niereninsuffizienz. Eine Rückbildung erfolgt bei 95% der Patienten innerhalb von 3 Wochen nach Absetzen der Medikation.

Dermatologische Nebenwirkungen. Gelegentlich kommt es 2–6 Wochen nach Therapiebeginn zu Hautrötungen oder Urtikaria, selten verbunden mit Fieber. Auch juckende makulopapulöse Exantheme mit Eosinophilie werden beschrieben. Eine Besserung ist durch Antihistaminika und Glukokortikoide möglich, nach Absetzen sind sie reversibel. Einzelfälle von Pemphigus und Steven-Johnson-Syndrom wurden beschrieben.

Weitere seltene subjektive Nebenwirkungen sind Geschmacksstörungen und gastrointestinale Störungen. Sehr selten findet sich ein Anstieg der Cholestaseparameter. Im Vergleich zu anderen blutdruckwirksamen Substanzen (β-Blocker, Diuretika) zeigen ACE-Hemmer ein eher günstiges metabolisches Profil. Sie senken die Harnsäurespiegel, reduzieren die Insulinresistenz bei gestörter Glukosetoleranz und senken eher Plasmacholesterin und Lipoprotein (a) bei Proteinurie.

> **Cave**
> In der Schwangerschaft sind ACE-Hemmer aufgrund potenziell die Fetalentwicklung schädigender Effekte streng kontraindiziert.

47.2.2 Angiotensinrezeptorblocker

Anfang der 70er-Jahre führten Versuche zur pharmakologischen Beeinflussung des RAAS durch Substitution von Aminosäuren in der Aminosäuresequenz von Angiotensin-II zu Oligopeptiden mit erhaltener Affinität zum Angiotensin-(AT_1-)Rezeptor, aber stark verminderter agonistischer Aktivität (z. B. Saralasin; Brunnner et al. 1973). Wegen der nur parenteralen Wirksamkeit, kurzen Halbwertszeit und v. a. nicht akzeptablen partiellen agonistischen Wirkung – weshalb eine Blutdrucksenkung nur bei aktiviertem RAAS zu beobachten war – blieb es bei der experimentellen Anwendung.

Trotz des zwischenzeitlich großen Erfolges der ACE-Hemmer wurde das Prinzip der AT_1-Rezeptorblockade aber weiter verfolgt, motiviert durch den unterschiedlichen Angriffspunkt im RAAS und sich daraus evtl. ergebender theoretischer Vorteile.

— Angiotensin-II-Rezeptor-Typ 1-Inhibitoren (AT_1-Rezeptorenblocker, ARB) führen zu einer spezifischen AT_1-Rezeptorblockade und indirekten Aktivierung von AT_2-Rezeptoren, da durch vermehrte Reninfreisetzung (Wegfall der AT_1-Rezeptor-vermittelten Reninhemmung) erhöhte Angiotensin-II-Spiegel resultieren. Zwar führt auch ACE-Inhibition zu erhöhten Reninspiegeln, aber das vermehrt gebildete Angiotensin-I kann bei vollständiger ACE-Hemmung nicht weiter zu Angiotensin-II metabolisiert werden.
— Dadurch entstehen unter ACE-Inhibition im Vergleich zu ARB vermehrt alternative Angiotensine, wie z. B. Angiotensin-I–VII, zumal auch dessen Abbau durch ACE erfolgt.
— Das vermehrt vorliegende Angiotensin-I kann trotz vollständiger ACE-Inhibition weiterhin durch alternative enzymatische Wege zu Angiotensin-II umgewandelt werden und damit zu einer AT_1-Rezeptorwirkung führen, was bei ARB durch vollständige und spezifische AT_1-Rezeptorblockade nicht möglich ist.
— Schließlich werden durch ACE-Inhibition Gewebe- und Plasmaspiegel auch anderer ACE-Substrate, wie z. B. Bradykinin, hochreguliert, was unter ARB nicht der Fall ist.

> Insgesamt führen ARB zu einer spezifischeren und vollständigeren AT_1-Rezeptorblockade mit gleichzeitiger Stimulierung der AT_2-Rezeptorwirkung.

Ende der 80er-Jahre gelang es mit der Synthese von Imidazol-5-Derivaten, die ersten noch schwach wirksamen oral anwendbaren ARB zu entwickeln, mit deren Hilfe Angiotensinrezeptorsubtypen klassifiziert werden konnten. Durch beispielhaftes „drug design" wurde im weiteren Verlauf der erste hochpotente und per definitionem hochselektive AT_1-Rezeptorblocker **Losartan** entwickelt (Timmermanns et al. 1993). Die Zulassung als Antihypertensivum erfolgte in den USA durch die FDA 1995. Seither wurden Hunderte von Substanzen synthetisiert, wovon zur Zeit 6 als Medikamente zugelassen sind.

Pharmakodynamik. Die heute auf dem Markt eingeführten ARB binden kompetitiv mit hoher Affinität und mit über 10.000facher Selektivität an den AT_1-Rezeptor. Dabei ist die Reihenfolge der Affinität wie folgt: Candesartan > Irbesartan > Telmisartan = Valsartan = EXP 317 (aktiver Metabolit von Losartan) > Losartan. Die pharmakologischen Wirkungen ergeben sich durch die spezifische und lang anhaltende Blockade (langsame Dissoziationskinetik, ARB-induzierte Rezeptorinternalisierung) der AT_1-Rezeporwirkung:

> **Pharmakologische Wirkungen der Angiotensinrezeptorblocker (ARB)**
> — Hemmung der Konstriktion glatter Muskulatur von präkapillären Arteriolen und postkapillären Venolen und damit des Blutdruckanstiegs auf Vasopressoren.
> — Hemmung der Freisetzung des antidiuretischen Hormons (ADH) und damit von Wasserretention und Durst.
> — Hemmung der Aldosteronfreisetzung aus der Nebennierenrinde und dadurch vermittelte Effekte (s. Abschn. 47.1.5).
> — Reduktion des permissiven Effektes auf die Katecholaminwirkung und Hemmung der zentralen Sympathikusstimulation durch Angiotensin-II.

- Hemmung der renalen Angiotensin-II-Effekte (Natriumreabsorption im proximalen Tubulus, Konstriktion des Vas efferens, negative Feedback-Wirkung auf Reninfreisetzung).
- Hemmung der trophischen Effekte (Myokardhypertrophie, „remodelling", strukturelle Gefäßveränderungen) der AT_1-Wirkung.
- Zusätzlich könnten die nicht blockierten AT_2-Rezeptoren durch die unter ARB erhöhten Angiotensin-II-Spiegel zur pharmakologischen Wirkung beitragen (s. Abschn. 47.1.3).

Pharmakokinetik. Die orale Bioverfügbarkeit der ARB ist insgesamt relativ gering (<50%, Ausnahme Irbesartan mit ca. 70%), die Eiweißbindung mit >90% hoch. Die wichtigsten pharmakokinetischen Daten sind in Tabelle 47.5 zusammengestellt.

Ob die Unterschiede in der Pharmakokinetik die klinische Wirksamkeit beeinflussen, wurde in zahlreichen Studien geprüft. Eine Metaanalyse von 43 randomisierten Plazebo-kontrollierten Studien zeigte vergleichbare Effekte (Reeves et al. 1998), entsprechend vergleichbare Dosierungen vorausgesetzt. Lediglich die längeren effektiven Halbwertszeiten von Irbesartan, Candesartan und Telmisartan könnten im Talspiegel evtl. eine etwas zuverlässigere Rezeptorblockade über 24 h bewirken. Ein klinisch relevanter Vorteil bezüglich Morbidität und Mortalität lässt sich daraus bisher aber nicht ableiten.

Verträglichkeit und Nebenwirkungen. In zahlreichen Plazebo-kontrollierten Studien an Tausenden von Patienten zeigen ARB keine Häufung von Nebenwirkungen im Vergleich zu Plazebo und keine vermehrten Therapieabbrüche wegen Unverträglichkeit (Mazzolai et al. 1999). Im Gegensatz zu ACE-Hemmern wird eine bedeutsame Hypotonie bei Erstgabe, insbesondere bei Diuretika-vorbehandelten Patienten, sehr viel seltener beobachtet, evtl. bedingt durch langsameren Wirkungseintritt. Eine aufgrund erhöhter Angiotensin-II-Spiegel unter ARB-Therapie befürchtete Rebound-Hypertonie beim Absetzen wurde unter Losartan und Irbesartan nicht beobachtet. ARB verursachen im Vergleich zu ACE-Hemmern keinen Reizhusten als teilweise quälende Nebenwirkung; die Häufigkeit eines angioneurotischen Ödems ist lediglich für Losartan evtl. leicht erhöht.

Bei chronischer Niereninsuffizienz werden ARB gut toleriert und akkumulieren nicht, bedingt durch die zusätzliche biliäre Elimination. Allerdings kann vergleichbar zu ACE-Hemmern bei Vorliegen einer Nierenarterienstenose und einer fortgeschrittenen Nephrosklerose ein akutes Nierenversagen auftreten, insbesondere in Kombination mit NSAID. Auch ein Anstieg des Serumkalium wird beobachtet, allerdings selten klinisch bedeutsam, bedrohlich nur in Kombination mit Kalium-sparenden Diuretika und erhöhter Kaliumzufuhr.

 Cave

Selten kann es zu passagerer Erhöhung der Leberenzyme kommen. Wegen schädigendem Einfluss auf die Fetalentwicklung sind ARB in der Schwangerschaft kontraindiziert.

Telmisartan kann in unterschiedlichem Maße zu einer Erhöhung des Digoxinspiegels und einer Erniedrigung des Warfarinspiegels führen, weshalb kurzfristige Plasmaspiegelkontrollen zu empfehlen sind.

Zusammenfassung

Bei der therapeutischen Beeinflussung des RAAS haben bisher die ACE-Inhibitoren, die AT_1-Rezeptorblocker und die Aldosteronantagonisten Eingang in die Klinik gefunden. Der Stellenwert der Reninantagonisten, Vasopeptidase-Inhibitoren sowie der Endothelinrezeptorantagonisten ist hingegen noch nicht endgültig definiert.

47.2 · Klinische Pharmakologie des Renin-Angiotensin-Aldosteron-System

Tabelle 47.5. Pharmakokinetische Daten der heute zugelassenen AT$_1$-Rezeptorblocker. *Ki* Inhibitionskonstante, *IC$_{50}$* notwendige Konzentration, um 50% der Angiotensin-II-Bindung zu verdrängen

Substanz	AT$_1$-Rezeptor-affinität (nmol/l)	Bioverfügbarkeit (%)	Aktiver Metabolit	Plasma-Peak-Konzentration (t$_{max}$ in h)	Halbwertszeit (h)	Proteinbindung (%)	Elimination	Tagesdosis (mg)
Losartan (EXP 3174)	IC$_{50}$ 20	30–40	Ja	1–3	1,5–2 (6–9)	98	Hepatisch/renal	50–100
Valsartan	IC$_{50}$ 2,7	25	Nein	2–4	9	95	Hepatisch	80–160
Irbesartan	IC$_{50}$ 1,3	70	Nein	1,5–2	11–15	90	Hepatisch 80%	150–300
Candesartan (Prodrug)	Ki, 0,6	15	Candesartan	3–4	5–9	99	Renal	4–16
Telmisartan	Ki, 3,7	45	Nein	0,5–1	24	>99	Hepatisch	40–80
Eprosartan	IC$_{50}$ 1,4–3,9	15	Nein	1–2	5–9	98	Hepatisch/renal	600
Olmesartan (Prodrug)	IC$_{50}$ 7,7	26	Olmesartan	1,7–2,4	12–15	>99	Hepatisch 60%	10–40

Literatur

Alvarez R, Reguero JR, Batalla A et al (1998) Angiotensin-converting enzyme and angiotensin-II receptor-1 polymorphisms: association with early coronary disease. Cardiovasc Res 40:375–379

Bhoola KD, Figuera CD, Worthy K (1992) Bioregulation of kinins: Kallikreins, kininogens, and kininases. Pharmacological Reviews 44/1:1

Blais C, Marceau F, Rouleau JL et al (2000) The kallikrein-kininogen-kinin system: lesson from the quantification of endogenous kinins. Peptides 2000 21:1903–1940

Blume A, Herdegen T, Unger T (1999) Angiotensin peptides and inducible transcription factors. J Mol Med 77:339–357

Brunner HR, Gavras H, Laragh JH et al (1973) Angiotensin-II blockade in man by Sar-Ala-angiotensin II for understanding and treatment of high blood pressure. Lancet 2:1045–1048

Brunner HR, Laragh JR, Baer L et al (1972) Essential hypertension: renin and aldosterone, heart attack and stroke. N Engl L Med 286:441–449

Bumpus FM, Catt KI, Chiu AT et al (1991) Nomenclature for angiotensin receptors: A report of the nomenclature committee of the Council of High Blood Pressure Research. Hypertension 17:720

Butler R, Morris AD, Burchell B et al (1999) Angiotensin-converting enzyme gene polymorphism is associated with endothelial dysfunction in normal humans. Hypertension 33:1164–1168

Cambien F, Poirier O, Lecerf L et al (1992) Deletion polymorphism in the gene for angiotensin-converting enzyme is a potent risk factor for myocardial infarction. Nature 359:641–644

Campbell DJ (1985) Circulating and tissue angiotensin systems. J Clin Invest 79:1

Cushman DW, Cheung HS, Sabo EF, Ondetti MA (1977) Design of competitive inhibitors of angiotensin-converting enzyme. Carboxyalkyl and mercaptoalkanoyl amino acids. Biochemistry 16:5484

Danser AHJ, van Kats JP, Admiraal PJJ et al (1994) Cardiac renin and angiotensins. Uptake from plasma versus in situ synthesis. Hypertension 24:37–48

Drexler H, Lindpaintner K, Lu W et al (1989) Transient increase in the expression of cardiac angiotensinogen in a rat model of myocardial infarction and failure. Circulation 80 (Suppl 2):459

Dzau VJ (1988) Tissue renin-angiotensin systems: physiologic and pharmacologic implications. Circulation 77 (Suppl 1):1

Dzau VJ (1989) Multiple pathways of angiotensin production in the blood vessel wall: evidence, possibilities and hypotheses. J Hypertension 7:933

Dzau VJ (1993) Local expression and pathophysiological role of renin-angiotensin in the blood vessels and heart. Bas Res Cardiol 88 (Suppl 1):1

Dzau VJ, Hermann HC (1982) Hormonal control of angiotensinogen production. Life Sciences 30:577

Dzau VJ, Pratt RE (1992) Renin angiotensin system. In: Fozzard HA, Haber E, Iennings RB, Katz AM, Morgan HE (eds) The heart and cardiovascular system. Raven Press, New York, p 1817

Erdös EG (1990) Angiotensin- I- converting enzyme and the changes in our concepts through the years. Hypertension 16:363

Farquharson CA, Struthers AD (2000) Spirinolacton increases nitric oxide bioactivity, improves endothelial vasodilator dysfunction, and supresses vascular angiotensin I/angiotensin II conversion in patients with chronic heart failure. Circulation 101:594–597

Ferrario CM (2002) Does angiotensin-(1-7) contribute to cardiac adaptation and preservation of endothelial function in heart failure? Circulation 105:1523–1525

Ferrario CM, Chappell MC, Tallant EA et al (1997) Counterregulatory actions of angiotensin-(1–7). Hypertension 30:535–541

Ferreira SH, Bartelt DC, Greene JL (1970) Isolation of bradykinin-potentiating peptides from bothrops jararaca venom. Biochemistry 9:2583

Gainer JV, Morrow JD, Loveland A et al (1998) Effect of bradykinin-receptor blockade on the response to angiotensin-converting enzyme inhibitor in normotensive and hypertensive subjects. N Engl J Med 339:1285–1292

Gross F (1968) The regulation of aldosteron-secretion by the renin angiotensin system under various conditions. Acta endocrinol. 124 (Suppl):41–64

Hall JE, Brands MW (1992) The renin-angiotensin-aldosteron systems: renal mechanisms and circulatory homeostasis. In: Sedin DW, Giebisch G (eds) The kidney: physiology and pathophysiology. Raven Press, New York

Hoshida S, Kato J, Nishino M et al (2001) Increased angiotensin-converting enzyme activity in coronary artery specimens from patients with acute coronary syndrome. Circulation 103:630–633

Kainulainen K, Perola M, Terwilliger J et al (1999) Evidence for involvement of the type 1 angiotensin II receptor locus in essential hypertension. Hypertension 33:844–849

Kario K, Kanai N, Saito K et al (1996) Ischemic stroke and the gene for angiotensin-converting enzyme in Japanese hypertensives. Circulation 93:1630–1633

Kunz R, Kreutz R, Beige J et al (1997) Association between the angiotensinogen 235T-variant and essential hypertension in whites. A systematic review and methodological appraisal. Hypertension 30:1331–1337

Loot A, Roks AJM, Henning RH et al (2002) Angiotensin-(1–7) attenuates the development of heart failure after myocardial infarction in the rats. Circulation 105:1548–1550

Mac Fayden RJ, Barr CS, Struthers AD (1997) Aldosterone blockade reduces vascular collagen turnover, improves heart rate variability and reduces early morning rise in heart rate in heart failure patients. Cardiovasc Res 35:30–34

Malini PL, Strocchi E, Zanardi M et al (1997) Thromboxane antagonism and cough induced by angiotensin converting enzyme inhibitor. Lancet 350:15–18

Mann J (1993) Pharmakokinetik von Konversionsenzym-Hemmern. In: Bönner G, Rahn KH (Hrsg) ACE-Hemmer-Handbuch. Schattauer, New York, S 177

Mazzolai L, Burnier M (1999) Comparative safety and tolerability of angiotensin II receptor antagonists. Drug Safety 21:23–33

Minai K, Matsumoto T, Horie H et al (2001) Bradykinin stimulates the release of tissue plasmiogen activator in human coronary circulation: effects of angiotensin-converting enzyme inhibition. J Am Coll Cardiol 37:1565–70

Murphy TJ, Alexander RW, Griendling KK et al (1991) Isolation of a cDNA encoding the vascular type-1-angiotensin II receptor. Nature 351:233

Nickenig G, Harrison DG (2002) The AT-1-type angiotensin receptor in oxidative stress and atherogenesis. Circulation 105:393–396

Nikolaidis LA, Doverspike A, Huerbin R et al (2002) Angiotensin converting enzyme inhibitors improve coronary flow reserve in dilated cardiomyopathy by a bradykinin-mediated, nitric oxide-dependent mechanism. Circulation 105:2785–2790

Nussberger J, Cugno M, Amstutz C et al (1998) Plasma bradykinin in angiooedema. Lancet 351:1693–1697

O`Donnell CJ, Lindpaintner K, Larson MG et al (1998) Evidence for association and genetic linkage of the angiotensin-converting enzyme locus with hypertesnsion and blood pressure in men but not women in the Framingham Heart Study. Circulation 97:1766–1772

Ohishi M, Ueda M, Rakugi H et al (1997) Upregulation of angiotensin-converting enzyme during the healing process after injury at the site of percutaneous transluminal coronary angioplasty in humans. Circulation 96:3328–3337

Olivieri O, Trabetti R, Grazioli S et al (1999) Genetic polymorphisms of the renin angiotensin system and atheromatous renal artery stenosis. Hypertension 34:1097–1100

Osterop APRN, Kofflard MJM, Sandkuijl LA et al (1998) AT-1-receptor polymorphism contributes to cardiac hypertrophy in subjects with hypertrophic cardiomyopathy. Hypertension 32:825–830

Pitt B, Zannad F, Remme WJ et al (1999) The effect of spironolactone on morbidity and mortality in patients with severe heart failure. N Engl J Med 341:709–17

Pitt B, Remme W, Zannad F et al (2003) Eplerenone, a selective aldosterone blocker, in patients with left ventricular dysfunction after myocardial infarction. N Engl J Med 338:1309–1321

Reeves RA, Lin CS, Kassler-Taub K et al (1998) Dose-related efficacy of irbesartan for hypertension: an integrated analysis. Hypertension 31:1311–1316

Ribbichini F, Steffenino G, Dellavalle A et al (1998) Plasma activity and insertion/deletion polymorphism of angiotensin-I-converting enzyme. A major risk factor and a marker of risk for coronary stent restenosis. Circulation 97:147–154

Sasamura H, Hain L, Krieger JE et al (1992) Molecular evidence for two angiotensin (AT-1)-receptor isoforms: tissue distribution and functional implications. Hypertension 20:416

Schunkert H, Hense HW, Holmer SR et al (1994) Association between a deletion polymorphism of the angiotensin-converting enzyme gene and left ventricular hypertrophy. N Engl J Med 330:1634–1638

Silvestre JS, Heymes C, Oubenaissa A et al (1999) Activation of cardiac aldosterone production in rat myocardial infarction: effect of angiotensin II receptor blockade and role in cardiac fibrosis. Circulation 99:2694–2701

Skeggs LT, Lenz KE, Hochstrasser H et al (1963) The purification and partial characterization of several forms of dog renin substrate. J Exp Med 118:73

Strawn WB, Ferrario CM, Tallant EA (1999) Angiotensin-(1–7) reduces smooth muscle growth after vascular injury. Hypertension 33:207–211

Studer R, Reinecke H, Muller B et al (1994) Increased angiotensin-I converting enzyme gene expression in the failing human heart. J Clin Invest 94:301–310

Tallant EA, Diz DI, Ferrario CM (1999) State of the art lecture. Antiproliferative actions of angiotensin-(1-7) in vascular smooth muscle. Hypertension 34:950–957

Timmermanns PB, Wong PC, Chiu AT et al (1993) Angiotensin II receptors and angiotensin II receptor-antagonists. Pharmacol Rev 45:205

Traynor TR, Smart A, Briggs JP et al (1999) Inhibition of macula densa-stimulated renin seccretion by pharmacological blockade of cyclooxygenase-2. Am J Physiol 277:F706-F710

Wang JL, Cheng HF, Harris RC (1999) Cyclooxygenase-2 inhibition decreases renin content and lowers blood pressure in a model of renovascular hypertension. Hypertension 34:96–101

Ward K, Hata A, Jeunemaitre X et al (1993) A molecular variant of angiotensinogen associated with preeclampsia. Nature Genet 4: 59–61

Weber KT (2001) Aldosterone in congestive heart failure. N Engl J Med 345:1689–1697

Wei CC, Meng QC, Palmer R et al (1999) Evidence for angiotensin-converting enzyme- and chymase-mediated angiotensin-II formation in the interstitial fluid space of the dog heart in vivo. Circulation 99: 2583–2589

Witherow FN, Helmy A, Webb DJ et al (2001) Bradykinin contributes to the vasodilator efferects of chronic angiotensin-converting enzyme inhibition in patients with heart failure. Circulation 104:2177–2181

Wolny A, Clozel JP, Rein J et al (1997) Functional and biochemical analysis of angiotensin II-forming pathways in the human heart. Circ Res 80:219–227

Yamada K, Iyer SN, Chappell MC et al (1998) Converting enzyme determines plasma clearance of angiotensin-(1–7). Hypertension 32:496–502

Zannad F, Alla F, Dousset B et al (2000) Limitation of excessive extracellular matrix turnover may contribute to survival benefit of spironolactone therapie in patients with congestive heart failure: insights from the RALES. Circulation 102:2700–2706

Diuretika

N. Kröger, H. Frenzel

48.1 Pathogenese des kardialen Ödems – 962
48.1.1 Renale Wasser- und Salzretention – 962
48.1.2 Renale Hämodynamik und tubuläre Rückresorption – 962
48.1.3 Natriuretische Gegenregulation – 962

48.2 Einteilung der Diuretika – 963
48.2.1 Tubuloglomeruläre Rückkopplung – 964
48.2.2 Klassifizierung – 964
48.2.3 Osmodiuretika – 967

48.3 Nebenwirkungen – 967
48.3.1 Wasser- und Elektrolythaushalt – 967
48.3.2 Glukose- und Fettstoffwechsel – 967
48.3.3 Seltene Nebenwirkungen – 968

48.4 Indikation bei Herzinsuffizienz – 968

48.5 Diuretikaresistenz bei chronischer Herzinsuffizienz – 968

Literatur – 970

Diuretika sind Substanzen, die eine vermehrte Salz- und Wasserausscheidung bewirken und damit zu einer Verminderung des extrazellulären Volumens führen. Rein wasserausscheidende Substanzen (z. B. Adiuretin-/Vasopressinantagonisten) bezeichnet man als **Aquaretika**, während man unter **Saluretika** Substanzen versteht, die Elektrolyte, insbesondere Natrium, Kalium, Magnesium und Wasser ausscheiden. Diuretika hemmen spezifische Elektrolyttransporte, wobei ihre Wirkung am Nephron im Vordergrund steht.

48.1 Pathogenese des kardialen Ödems

48.1.1 Renale Wasser- und Salzretention

Für die Ödempathogenese entscheidend ist die vermehrte Salz- und Wasserretention der Niere (s. Kap. 17). Schon bei experimentellen Frühformen der Herzinsuffizienz kommt es zu einer verminderten Kochsalzausscheidung, ohne dass eine Erhöhung der enddiastolischen Ventrikeldrücke vorliegt. Für das Verständnis entscheidende Befunde konnten tierexperimentell am Hund erhoben werden, wo es nach Konstriktion der V. cava zur Reduktion des Herzzeitvolumens, des Blutdrucks und der Natriurese, im Serum dagegen zu einem Anstieg von Renin und, etwas verzögert, auch von Aldosteron kommt. Im weiteren Verlauf manifestiert sich eine persistierende Plasmavolumenzunahme, und nach ca. 1 Woche sind der Blutdruck, die Renin- und Aldosteronwerte sowie die Natriurese normalisiert (Watkins et al. 1976).

Die Erhöhung des Plasmavolumens bei der Herzinsuffizienz ist ein für die Aufrechterhaltung des Herzzeitvolumens zunächst wichtiger Kompensationsvorgang. Das Volumen wird von Osmorezeptoren sowie Sensoren in den großen thorakalen Gefäßen, der Leber und im Ventrikel kontrolliert (Thames et al. 1980), die entscheidenden Impulse kommen von den an der Aorta bzw. A. carotis gelegenen Barorezeptoren (Priebe et al. 1980). Bei erniedrigtem Herzindex mit arteriellem Blutdruckabfall wird durch die Stimulation der Barorezeptoren über afferente Bahnen des N. glossopharyngeus eine zentralnervöse Aktivierung des sympathischen Nervensystems bewirkt. Die daraus resultierende arterielle Vasokonstriktion erhöht nicht nur die kardiale Nachlast, sondern aktiviert auch das renale Renin-Angiotensin-Aldosteron-System (RAAS). Neben der direkten Stimulation über Osmorezeptoren wird zusätzlich durch die Aktivierung des RAAS und des Sympathikus eine vermehrte Freisetzung von Adiuretin/Vasopressin in den supraoptischen und paraventrikulären Kernen des Hypothalamus erzielt (Sklar u. Schrier 1983).

48.1.2 Renale Hämodynamik und tubuläre Rückresorption

Durch die Aktivierung des sympathischen Nervensystems und des Renin-Angiotensin-Systems kommt es durch Angiotensin II zu einer Widerstandszunahme der efferenten Arteriole des Glomerulums mit einer deutlichen Abnahme des Plasmaflusses. Durch die Widerstandserhöhung der efferenten Arteriole bei gleichzeitiger bradykininvermittelter Dilatation der afferenten Arteriole bleibt der glomeruläre Filtrationsdruck relativ stabil, während die Filtrationsfraktion steigt.

Filtrationsfraktion = glomeruläre Filtrationsrate (GFR) / renalen Plasmafluss

In dieser „prärenalen Insuffizienz" mit noch normaler GFR kommt es im peritubulären Kapillarsystem zu einem Abfall des hydrostatischen Drucks, während der onkotische Druck ansteigt, verbunden mit einer deutlichen Steigerung der Natriumrückresorption im proximalen Tubulussystem (Badr u. Ichikawa 1988). Es gibt jedoch auch eine direkte, rezeptorvermittelte vermehrte Rückresorption im proximalen Tubulus durch Angiotensin II (Harris 1992; ◘ Abb. 48.1). Das aktivierte sympathische Nervensystem kann auch hier direkt über α- und β-Rezeptoren am proximalen Tubulus eine erhöhte Rückresorption bewirken (Bello-Reuss 1980). Auch an den weiter distal gelegenen Tubulusabschnitten wie Henle-Schleife oder am distalen Tubulus konnte experimentell eine vermehrte Natriumrückresorption bei der chronischen Herzinsuffizienz nachgewiesen werden.

Die erhöhte Natriumrückresorption am Sammelrohr wird in erster Linie dem durch Angiotensin II aktivierten Aldosteron zugeschrieben. Adiuretin/Vasopressin, auch antidiuretisches Hormon (ADH) genannt, bewirkt neben einem ausgeprägten vasopressorischen Effekt eine vermehrte Wasserrückresorption am Sammelrohr, die im Extremfall bis hin zur sog. Verdünnungshyponatriämie führen kann. Sowohl das Ausmaß einer Hyponatriämie (als Ausdruck der Adiuretin/Vasopressinstimulation) als auch der Plasmanoradrenalinspiegel (als Ausdruck der Aktivierung des sympathischen Nervensystems) korrelieren mit der Schwere der kardialen Insuffizienz und gelten als prognostisch ungünstige Parameter (Cohn et al. 1984; Lee u. Packer 1986; SOLVD-Studie 1991).

48.1.3 Natriuretische Gegenregulation

Neben der erhöhten tubulären Rückresorption durch Sympathikus, RAAS sowie der Wasserresorption am Sammelrohr durch das ADH kommt es auch zu einer Aktivierung gegenregulatorischer, natriuretisch wirkender Mechanismen wie Prostaglandin E_2, Dopamin, atrialer natriuretischer Faktor sowie eines digoxinähnlichen natriuretischen Faktors. Die im Plasma zirkulierende Konzentration von Prostaglandin E_2 zeigt eine enge Korrelation zum Plasmaspiegel von Angiotensin II bzw. eine inverse Korrelation zur Hyponatriämie (Dzau et al. 1984). Prostaglandin E_2 wirkt am Vas afferens vasodilatierend und vermutlich durch Wirkung am distalen Tubulus

48.2 · Einteilung der Diuretika

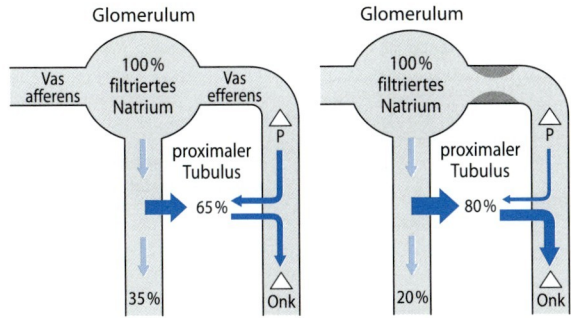

Abb. 48.1. Darstellung der Natriumrückresorption im proximalen Tubulussystem. Links der Normalzustand, rechts bei chronischer Herzinsuffizienz, wo es durch aktiviertes Angiotensin II zu einem verminderten renalen Plasmafluss kommt, verbinden mit einem Abfall des hydrostatischen Drucks (ΔP) und einem Anstieg des onkotischen Drucks (ΔOnk), sodass über 80% des primär filtrierten Natriums bereits hier rückresorbiert werden

natriuretisch. Dieselbe Plasmaspiegelkorrelation besteht beim Dopamin, das über spezifische renale Rezeptoren vasodilatatorisch und somit über einen erhöhten renalen Plasmafluss natriuretisch wirkt.

ANF. Der atriale natriuretische Faktor (ANF) wird durch Vorhofdehnung, auch im Zustand der chronischen Herzinsuffizienz, aus den Vorhofmyozyten sezerniert (Raine et al. 1986). Dabei erfolgt die Freisetzung von ANF erst nach Natriumretention und der sich daraus ergebenden Plasmavolumenexpansion. Dabei kann bereits eine Normalisierungstendenz der initial erhöhten Renin- und Angiotensinwerte eingetreten sein. Physiologischerweise kommt es durch ANF zu einem Anstieg der glomerulären Filtrationsrate und zu einer vermehrten Natriurese durch Wirkung am distalen Tubulus bei nahezu unveränderter renaler Durchblutung (Cogan 1990). Bei der chronischen Herzinsuffizienz und bereits erhöhtem Plasma-ANF-Spiegel wird eine Verminderung der glomerulären und tubulären Rezeptoren beobachtet, sodass bei exogener ANF-Zufuhr zwar noch eine Zunahme der GFR zu verzeichnen ist, eine Steigerung der Natriurese jedoch ausbleibt (Scriven u. Burnett 1985; Riegger et al. 1988).

Den aktivierten gegenregulatorischen Mechanismen gelingt es nicht, die durch Renin-Angiotensin, Sympathikus und Adiuretin/Vasopressin bedingte positive Natriumbilanz auszugleichen, und es kommt zu einer weiteren Erhöhung des Plasmavolumens. Diese über das kompensatorische Maß hinausgehende Erhöhung des Plasmavolumens führt letztlich über eine Steigerung des effektiven Kapillardrucks und eine Senkung des effektiven kolloidosmotischen Drucks zu einer interstitiellen Flüssigkeitsansammlung. Verminderter Lymphabfluss und vermehrte Eiweißdurchlässigkeit der meist hypoxisch geschädigten Kapillaren sind bei dieser Entwicklung begünstigende Faktoren (Abb. 48.2).

Während es beim akuten Rückwärtsversagen des linken Ventrikels aufgrund der verringerten Volumenkapazität des Lungenkreislaufs bereits durch geringe Volumenbelastungen binnen kurzer Zeit zur klinischen Symptomatik des Lungenödems kommt, müssen im großen Kreislauf ca. 6 l Flüssigkeit retiniert werden, bevor Ödeme sichtbar werden.

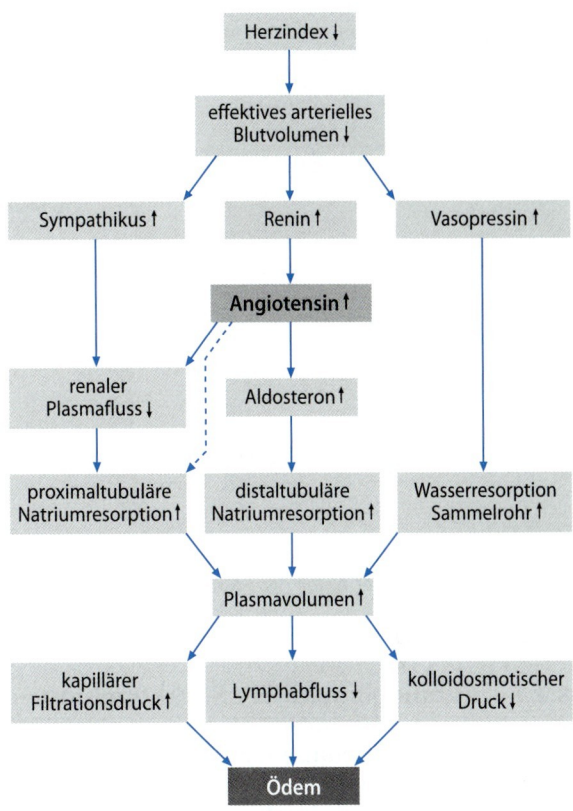

Abb. 48.2. Pathogenese des kardialen Ödems

48.2 Einteilung der Diuretika

> **Definition**
>
> Bezüglich der Maximalwirkung der einzelnen Diuretika kann man zwischen „high ceiling" und „low ceiling" unterscheiden. High-ceiling-Diuretika (Schleifendiuretika) sind stark wirksame Diuretika mit einer linearen Dosis-Wirkungs-Beziehung. Die sog. Low-ceiling-Diuretika (Thiazide, Antikaliuretika) wirken eher protrahierend und zeigen, je nach Substanz, bei Verdopplung bis Vervierfachung der Dosis keinen weiteren Wirkungsanstieg mehr.

In den letzten Jahren sind Diuretika entwickelt worden, die einerseits protrahierend wirken und gleichzeitig eine größere Wirkungsstärke besitzen (z. B. retardiertes Furosemid, Azosemid). Zu berücksichtigen ist jedoch, dass ein Diuretikum nur so stark sein kann, wie der Anteil des resorbierten Natriums an seinem Wirkort im Tubulussystem ist. Während beim Gesunden im proximalen Tubulussystem ca. 65%, an der Henle-Schleife 25%, im distalen Tubulussystem 9% und im Sammelrohr 0,5–1% des primär glomerulär filtrierten Natriums rückresorbiert wird, verschiebt sich die Relation der Natriumrückresorption bei der chronischen Herzinsuffizienz zu 80% im proximalen Tubulus, 15% an der Henle-Schleife, 4,5% am distalen Tubulus und ca. 0,4% am Sammelrohr (Abb. 48.3).

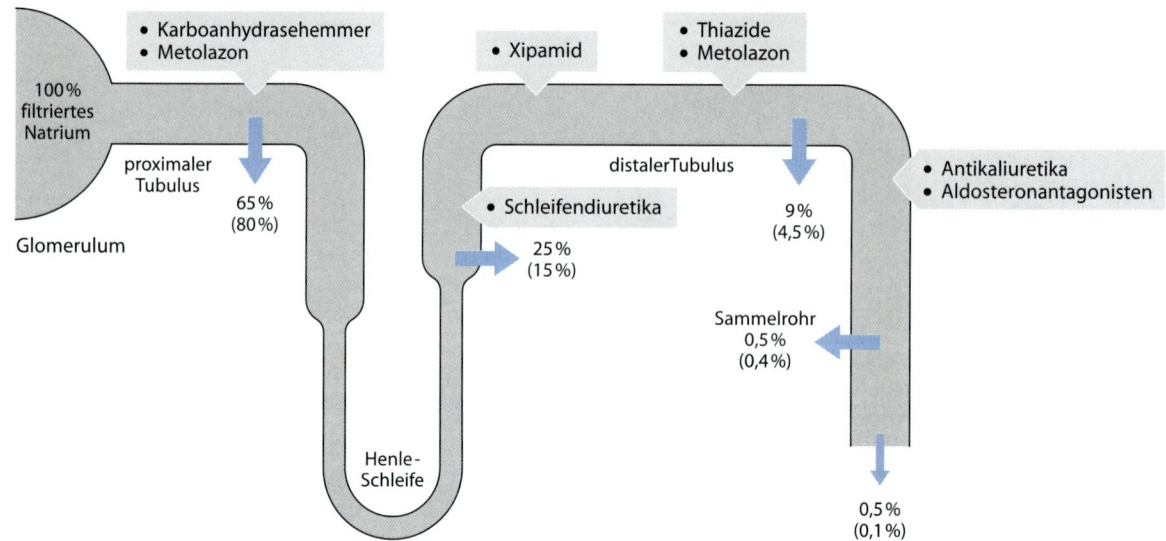

Abb. 48.3. Prozentualer Anteil der Natriumrückresorption im Normalzustand und bei chronischer Herzinsuffizienz (in Klammern) und Wirkorte der Diuretika

48.2.1 Tubuloglomeruläre Rückkopplung

Zur Erhaltung der Homöostase sind die glomeruläre Filtrationsrate und die tubuläre Reabsorption eng miteinander verknüpft. Das Bindeglied sind die Macula-densa-Zellen des juxtaglomerulären Apparates. Eine hohe Natriumchloridkonzentration im Tubuluslumen aktiviert über einen Na^+-$2Cl^-$-K^+-Carrier die Macula-densa-Zellen, die wiederum die glomeruläre Filtrationsrate senken (Thurau 1966). Da Schleifendiuretika diesen Carrier reversibel hemmen, kommt es bei ihnen nicht zu einer Reduktion der glomerulären Filtration; Thiazide hingegen hemmen diesen Carrier nicht, und durch die thiazidbedingte Erhöhung der luminären Natriumchloridkonzentration kommt es zu einer Erniedrigung der glomerulären Filtrationsrate und folglich zu einer Verminderung der Natriurese. Die Wirkung der Thiazide auf die glomeruläre Filtration erklärt die fehlende Dosis-Wirkungs-Beziehung („low ceiling") und den Wirkungsverlust bei eingeschränkter Nierenfunktion. Die reversible Hemmung des Carriers durch Schleifendiuretika (Thurau-Effekt) erklärt deren Wirkungssteigerung bei Dosisintensivierung („high ceiling"). Auf der anderen Seite kann es durch die fehlende Rückkopplung zu erheblicher Volumendepletion durch Schleifendiuretika kommen, während die durch Thiazide aktivierte tubuloglomeruläre Rückkopplung größere Volumenverluste verhindert.

48.2.2 Klassifizierung

Aus klinischen Gesichtspunkten ist die Einteilung der Diuretika nach dem Angriffsort am Nephron am sinnvollsten (**Tabelle 48.1**).

Am proximalen Tubulus wirkende Diuretika. Neben den Thiaziden, Metolazon und Xipamid, die alle neben ihrem Hauptwirkort am distalen Tubulus auch eine geringe Wirkung am proximalen Tubulussystem besitzen, sind hier in erster Linie die Karboanhydrasehemmer zu nennen. Der Hauptvertreter ist das **Azetazolamid**. Die Karboanhydrase katalysiert die Bildung von Kohlensäure aus Kohlendioxid und Wasser (**Abb. 48.4**). Die Kohlensäure dissoziiert zu H^+- und HCO_3^--Ionen; während die Bikarbonationen die Tubuluszelle Richtung Blut verlassen, wird das H^+-Ion im Austausch mit einem Na^+-Ion aktiv in das Tubuluslumen sezerniert, wo es sich mit den dort vorkommenden HCO_3^--Ionen zu Kohlensäure verbindet, die wiederum unter dem Einfluss des Karboanhydrasesystems zu Wasserstoff und Kohlendioxid dissoziiert. Durch Hemmung der Karboanhydrase werden weniger H^+-Ionen zur Verfügung gestellt, sodass die Resorption von Bikarbonat und Natrium stark abfällt. Ein Großteil der diuretischen Wirksamkeit der Karboanhydrasehemmstoffe wird jedoch durch die vermehrte Resorption weiter distal ausgeglichen, sodass nur ca. 5% des Glomerulusfiltrats zur Ausscheidung kommen; erheblich sind die Bikarbonat- und die Kaliumausscheidung, weil im distalen Tubulus aufgrund der fehlenden H^+-Ionen jetzt Kalium gegen resorbiertes Natrium ausgetauscht wird. Aufgrund der sich hierdurch rasch entwickelnden metabolischen Azidose ist bereits nach wenigen Tagen mit einem erheblichen Wirkungsverlust der Karboanhydrasehemmer zu rechnen, sodass der klinische Einsatz, insbesondere bei der Herzinsuffizienz, beschränkt ist.

Am aufsteigenden Ast der Henle-Schleife wirkende Diuretika. Im dicken aufsteigenden Ast der Henle-Schleife werden ca. 25% des primär filtrierten Natriums rückresorbiert, sodass die Wirkung der hier ansetzenden Diuretika relativ stark ist. Die hier ansetzenden Schleifendiuretika wie **Furosemid, Bumetamid, Torasemid, Azosemid** und **Piretanid** sind Karbonsäuren, werden als Säureanionen am proximalen Tubulus aktiv sezerniert und erreichen vom Tubuluslumen ihren Wirkort an der Henle-Schleife, wo sie rezeptorvermittelt den Na^+-$2Cl^-$-K^+-Carrier reversibel hemmen (Greger u. Schlatter 1983). Für diese reversible Hemmung ist die Anwesenheit von Natrium, Kalium und Chlorid notwendig. Dieser Carrier ist physiologischerweise vom Natriumgradienten abhängig, der durch einen ATP-

48.2 · Einteilung der Diuretika

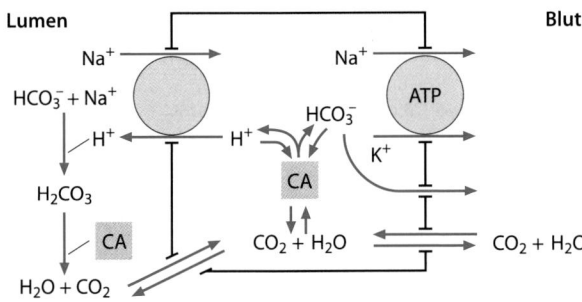

Abb. 48.4. Wirkmechanismus der Karboanhydrasehemmung (Einzelheiten im Text)

abhängigen Natrium-Kalium-Transport an der basolateralen Tubulusmembran aufrecht erhalten wird (Abb. 48.5). Die Wirkung von **Etacrynsäure** an diesem Carriersystem ist nicht geklärt, eine zusätzliche Hemmung des Zellstoffwechsels an der Henle-Schleife wurde nachgewiesen (Greger u. Wangemann 1987).

Da Kalzium und Magnesium diesem Carrier peritubulär passiv folgen, kommt es bei entsprechender Hemmung auch zu Kalzium- und Magnesiumverlusten. Bei intravenöser Applikation von Schleifendiuretika kommt es noch vor der rasch einsetzenden Diurese zu einem vasodilatatorischen Effekt, der aber nur bei intakter Nierenfunktion, ungestörter Prostaglandinsynthese und positiver Natriumbilanz nachweisbar ist (Johnston et al. 1983).

Tabelle 48.1. Auswahl gebräuchlicher Diuretika.

Diuretikum	Handelsname (Beispiel)	Mittlere Tagesdosis	Wirkungseintritt (h)	Wirkungsdauer (h)
Karboanhydrasehemmer				
Azetazolamid	Diamox	250–500	1	12–18
Thiazide				
Hydrochlorothiazid	Esidrix	25–50	1–2	12–18
Butizid	Saltucin	5–10	1–2	12–18
Thiazidanaloga				
Chlorthalidon	Hygroton	50–100	2	48–72
Xipamid	Aquaphor	10–40	1	24
Indapamid	Natrilex	2,5–5	1	12
Metolazon	Zaroxolyn	2,5–10	1	12–24
Schleifendiuretika				
Furosemid	Lasix	40–120	0,5	6–8
Azosemid	Luret	40–80	1–2	8–10
Piretanid	Arelix	3–12	1	4–6
Torasemid	Unat	5–10	0,5	8–12
Etacrynsäure	Hydromedin	50–100	0,5	6–8
Kaliumsparende Diuretika				
Spironolakton	Aldactone	50–200	48	
Triamteren	Jatropur	50–100	2	8–16
Amilorid	Arumil	5–10	2	10–24

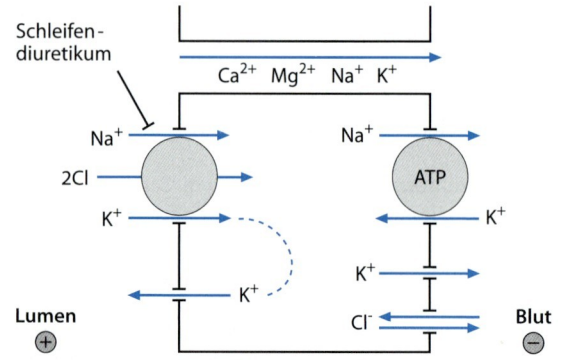

Abb. 48.5. Wirkmechanismus der Schleifendiuretika (Einzelheiten im Text)

> Schleifendiuretika entfalten ihre Wirkung nach oraler Applikation und enteraler Resorption nach ca. 20–30 min; das Wirkungsmaximum erfolgt nach weiteren 60 min. Die Wirkdauer bei oraler Medikation beträgt ca. 6 h, nach i.v. Gabe 2–3 h. Die Plasmaeiweißbindung ist mit 95% hoch.

Vergleichende Studien bei chronischer Herzinsuffizienz scheinen einen Vorteil von Torasemid gegenüber Furosemid nicht nur hinsichtlich der Entwicklung von Hypokaliämien, sondern auch bezüglich Krankenhauseinweisung und in einer Studie auch im Hinblick auf die Mortalität zu zeigen (Cosin et al. 2002; Murray et al. 2001).

Am distalen Tubulus wirkende Diuretika. Distal der Macula densa beginnt das frühdistale Tubulussystem, in dem die Benzothiadiazine wirken, die, ähnlich den Schleifendiuretika, chemisch auch Sulfonamidderivate sind. Ein typischer Vertreter ist das **Hydrochlorothiazid**. Der Wirkmechanismus erfolgt am ehesten durch die Hemmung des Natriumchlorid-Cotransports an der luminalen Zellmembran. Die Kalziumausscheidung ist, ganz im Gegensatz zu den Schleifendiuretika, vermindert. Durch Thiazide kommt es zu einer Mehrausscheidung von Kalium und Magnesium, und die geringe Mehrausscheidung von Bikarbonat spricht für einen geringen karboanhydrasehemmenden Effekt am proximalen Tubulussystem. Nach oraler Applikation tritt die Wirkung nach ca. 1 h auf und dauert, je nach Präparat, 6–48 h.

Xipamid, ein Sulfonamiddiuretikum, liegt sowohl chemisch als auch bezüglich der Wirkung zwischen den Thiaziden und den Schleifendiuretika. Die GFR und der renale Plasmafluss werden nicht beeinflusst, die Elektrolytausscheidung, insbesondere durch die Kalziumausscheidung, gleicht jener der Schleifendiuretika, doch durch die bis 24 h dauernde Wirkung tritt kein Rebound-Phänomen auf (Knauf u. Mutschler 1984). Die diuretische Wirkstärke entspricht der der Thiazide, wenn auch bis 80 mg eine lineare Dosis-Wirkungs-Beziehung besteht. Xipamid erreicht den Angriffspunkt am frühdistalen Tubulus nicht von der Lumenseite her, sondern peritubulär, und ist auch bei Niereninsuffizienz wirksam.

Ein weiteres, nicht ganz klassisches Thiazid ist **Metolazon**, das, ähnlich dem Xipamid, auch nicht zu einer Reduktion der GFR führt und somit ebenfalls bei Niereninsuffizienz wirksam ist. Metolazon hat eine zusätzliche Wirkung am proximalen Tubulussystem, die, im Gegensatz zu den klassischen Thiaziden, jedoch Karboanhydrase-unabhängig ist.

Am spätdistalen Tubulus bzw. Sammelrohr wirkende Diuretika. Die hier wirkenden Diuretika haben aufgrund der physiologischerweise nur noch geringen Natriumrückresorption auch eine geringe diuretische Wirkung, besitzen aber aufgrund ihrer kaliumretinierenden Eigenschaften klinische Bedeutung und werden auch als Kalium-sparende Diuretika klassifiziert.

Spironolakton ist ein kompetitiver Hemmer des Aldosterons am zytoplasmatischen Rezeptor im spätdistalen Tubulus und im Sammelrohr. Aldosteron, das bei der chronischen Herzinsuffizienz durch die Aktivierung des Renin-Angiotensin-Systems und des verminderten hepatischen Abbaus im Serum erhöht ist, induziert die Expression eines Proteins in der Tubuluszelle, das lumenwärts die Natriumkanäle öffnet, sodass die Natriumresorption und die Kaliumausscheidung gesteigert sind, während blutwärts über aktiven Transport Natrium sezerniert und Kalium resorbiert wird. Durch Blockierung des Aldosteronrezeptors mit Aldosteronantagonisten werden diese Resorptionsvorgänge gehemmt (Abb. 48.6). Es werden überwiegend Natrium, Chlorid und, in geringem Maße, auch Bikarbonat ausgeschieden, während Kalium retiniert wird. Durch die kaliumretinierende Wirkung eignet sich ein Aldosteronantagonist gut zur Kombination mit Thiaziden, zumal der natriuretische Effekt additiv verstärkt wird. Spironolakton, als oral verfügbare Form, wird nahezu vollständig enteral resorbiert, hat aber aufgrund des First-pass-Effekts nur eine Bioverfügbarkeit von ca. 70% gegenüber dem intravenös verabreichbaren, wasserlöslichen Kaliumsalz Kaliumcanreoat. Die Wirkung setzt bei intravenöser Applikation nach ca. 10 h, bei oraler Applikation nach 2 Tagen ein und hat ihr Maximum nach ca. 4 Tagen. Die Halbwertszeit liegt zwischen 14 und 24 h. Aldosteron hat jedoch nicht nur einen kaliumretinierenden Effekt, sondern spielt eine wesentliche Rolle beim kardialen und vaskulären „remodelling" (Palmieri et al. 2002). Die pathophysiologische regulatorische Rolle für die myokardiale extrazelluläre Matrix und die Endothelfunktion findet ihren Niederschlag in der RALES-Studie, die für den Aldosteronantagonisten Spironolakton in Kombination mit ACE-Hemmer und Schleifendiuretikum eine deutliche Reduktion der Mortalität zeigt (Pitt et al. 1999).

Mit **Triamteren** und **Amilorid** stehen 2 weitere Kalium-sparende, in ihrer Wirkung sehr ähnliche Diuretika zur Verfügung, die jedoch Aldosteron-unabhängig sind. Beide Substanzen wirken am distalen Tubulus sowie an den kortikalen Sammelrohren an der Lumenseite (s. Abb. 48.6), wo sie die Natriumkanäle und wahrscheinlich auch den Natriumprotonenaustausch hemmen. Es kommt zur vermehrten Natriurese, aber auch Chlorid, und, in geringem Maße, Bikarbonat werden vermehrt ausgeschieden, während die Sekretion von Kalium und Magnesium sowie H^+-Ionen vermindert wird, das bis zu einer azidotischen Stoffwechsellage führen kann.

Nach oraler Applikation setzt die Diurese bei Triamteren nach 2 h, bei Amilorid nach ca. 4 h ein, während die Wirkdauer bei Triamteren 12 h und bei Amilorid 24 h beträgt. Beide Substanzen sind nur schwach diuretisch wirksam, da sie nur maximal 4% des filtrierten Natriums ausscheiden können, und sie eignen sich, ebenso wie die Aldosteronantagonisten, als Kombinationspartner mit stärker wirksamen natriuretischen Substanzen, z. B. Thiaziden oder Schleifendiuretika.

48.3 · Nebenwirkungen

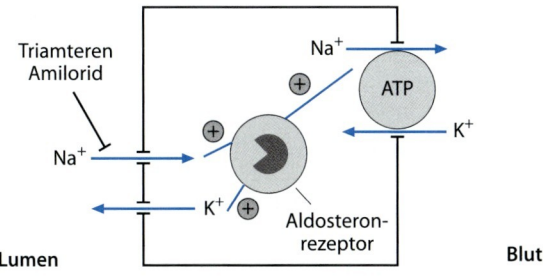

Abb. 48.6. Wirkmechanismus der Antikaliuretika (Einzelheiten im Text)

48.2.3 Osmodiuretika

Osmotisch wirksame Diuretika (z. B. Mannit) werden glomerulär filtriert, jedoch tubulär nicht rückresorbiert, sodass aufgrund des osmotischen Drucks eine vermehrte Wasserausscheidung ohne wesentliche Elektrolytbeimengungen resultiert. Aufgrund der mit Osmotika verbundenen Gefahr der intravasalen Volumenzunahme ist der Einsatz bei der Herzinsuffizienz kontraindiziert.

48.3 Nebenwirkungen

> **Unerwünschte Nebenwirkungen der Diuretika**
> – Hypokaliämie/Hyperkaliämie
> – Metabolische Alkalose/metabolische Azidose
> – Hypokalziämie/Hyperkalziämie
> – Hypomagnesiämie
> – Hyperlipidämie
> – Hyperurikämie

48.3.1 Wasser- und Elektrolythaushalt

 Cave
Prinzipiell kann es durch einen unkontrollierten Einsatz aller Diuretika zu Hypovolämie bis hin zum Kreislaufkollaps und bei Hämokonzentration zu erhöhter Thromboseneigung kommen.

Kalium-sparende Diuretika können in höherer Dosierung oder in Kombination mit ACE-Hemmern, besonders bei bestehender Niereninsuffizienz, zur Hyperkaliämie führen. Karboanhydrasehemmer, Schleifendiuretika und Thiazide können Hypokaliämien induzieren, die zu einer gesteigerten ventrikulären Ektopie bei der meist gleichzeitig durchgeführten Digitalismedikation führen können (Podrid 1990). Die Zunahme von ventrikulären Arrhythmien durch diuretikainduzierte Hypokaliämien scheint in der Behandlung der arteriellen Hypertonie nicht mit einer höheren Mortalität einherzugehen (MRC-Trial 1985), während ventrikuläre Arrhythmien bei der Herzinsuffizienz einen bezüglich der Mortalität unabhängigen Risikofaktor darstellen. Durch den Schleifendiuretika-induzierten Chloridverlust entsteht nicht selten eine hypochlorämische Alkalose, verbunden mit weiterer extrazellulärer Kaliumverarmung.

Eine metabolische Azidose kann durch Karboanhydrasehemmer, in geringem Umfang auch durch die Kalium-sparenden Diuretika, induziert werden. Während die Thiazide Kalzium vermehrt retinieren, führen Schleifendiuretika zu einer vermehrten Kalziurie. Eine relevante Hyponatriämie kann sich unter Thiaziden, seltener unter Schleifendiuretika, entwickeln. Hiervon zu unterscheiden ist die durch hohe Vasopressinspiegel bedingte Hyponatriämie, die sog. Verdünnungshyponatriämie. Die unter fast allen Diuretika auftretende Hyperurikämie führt nur in den seltensten Fällen zu Gichtanfällen oder tubulären Nephropathien und ist zum großen Teil durch die kompetitive Verdrängung der proximaltubulären Säuresekretion zu erklären (Tabelle 48.2).

48.3.2 Glukose- und Fettstoffwechsel

Durch Thiazide verschlechtert sich die Kohlenhydrattoleranz, und bei Typ-II-Diabetikern kann sich die diabetische Stoffwechsellage bis zum hyperosmolaren Koma entwickeln. Ursächlich ist am wahrscheinlichsten eine periphere Insulinresistenz (Pollare 1990), aber auch die Kaliumhomöostase scheint eine Rolle zu spielen, da durch gleichzeitige Kaliumgaben der diabetogene Effekt der Diuretika vermindert werden kann. Durch Thiazide, aber auch durch Schleifendiuretika kommt es zu einem geringgradigen Anstieg von Gesamt-Cho-

Tabelle 48.2. Elektrolytausscheidung der einzelnen Diuretikaklassen

Diuretikastoffklassen	Elektrolytausscheidung					
	Na$^+$	K$^+$	Cl$^-$	HCO$_3^-$	Ca^{2+}	Mg^{2+}
Karboanhydrasehemmer	(↑)	↑↑	↓	↑↑	↑	↓
Schleifendiuretika	↑	↑	↑	↔	↑	↑
Thiazide	↑	↑	↑	(↑)	↓	↑
Antikaliuretika	↑	↓	↑	(↑)	↑	(↓)

lesterin, LDL-Cholesterin und Triglyzeriden. In kontrollierten Studien wird der Anstieg des Gesamt-Cholesterins und der LDL-Fraktion durch Thiazide nur um ca. 1% angegeben (Neaton et al. 1993).

48.3.3 Seltene Nebenwirkungen

Vereinzelt sind Blutbildveränderungen im Sinne von Thrombozytopenien oder Leukozytopenien unter Thiazidmedikation beschrieben worden. Durch Schleifendiuretika oder Thiazide kann eine Pankreatitis induziert werden, und unter hochdosiertem Furosemid kann, besonders bei gleichzeitiger Medikation mit Aminoglykosiden, eine Ototoxizität auftreten (Lloyd-Mostyn u. Lod 1971). Schmerzhafte Gynäkomastien und Menstruationsstörungen können unter Behandlung mit Spironolakton vorkommen. Erektile Dysfunktionen sind bei Thiaziden beschrieben (MRC-Trial 1985); allergische Reaktionen können unter Sulfonamidabkömmlingen wie Schleifendiuretika oder Thiaziden auftreten.

48.4 Indikation bei Herzinsuffizienz

> **Indikationen der Diuretika bei Herzinsuffizienz**
> - Reduktion des zirkulierenden Blutvolumens, verbunden mit Abnahme des venösen Rückflusses, des erhöhten Füllungsdrucks sowie der diastolischen Wandspannung („preload")
> - Senkung des arteriellen Blutdrucks und der systolischen Wandspannung („afterload")
> - Minderung der interstitiellen Ödeme

Zur Indikation der Diuretika bei der arteriellen Hypertonie s. Kap. 58, S. 1179).

Bei hydropischer Herzinsuffizienz kommt es durch Diuretika zu einer deutlichen Linderung der Stauungssymptomatik, jedoch gibt es keine prospektiven Studien, die in Analogie zu den ACE-Hemmern eine Reduktion der Mortalität nachgewiesen haben. Nur für Spironolakton als Zusatztherapie zu ACE-Hemmern konnte in der RALES-Studie eine Prognoseverbesserung bezüglich der Mortalität gezeigt werden. Bei Herzinsuffizienz (NYHA III/IV) führt das Hinzufügen von Spironolakton (25 mg/Tag) zu einem ACE-Hemmer und einem Schleifendiuretikum zu einer Reduktion der Mortalität von 30% und einer 35%igen Reduktion der Hospitalisierung aufgrund von Herzinsuffizienz, sodass die Studie vorzeitig abgebrochen wurde (Pitt et al. 1999). Bei allen Diuretika erfolgt eine eher unerwünschte Aktivierung des RAAS (Bayliss et al. 1987); dieses ist abhängig von dem Ausmaß der induzierten Diurese: Bei der Behandlung von Ödemen sollte daher ein maximaler täglicher Gewichtsverlust von 1 kg nicht überschritten werden. Protrahiert wirkende Diuretika führen zu einer geringeren Aktivierung des RAAS als kurzwirksame Diuretika. Diuretika sind deshalb immer mit einem ACE-Hemmer zu applizieren. Die Hauptgefahren bei der Kombination liegen in der Entwicklung von Hypotonien sowie, bei der Verwendung von Kalium-sparenden Diuretika, in der Entwicklung von Hyper-

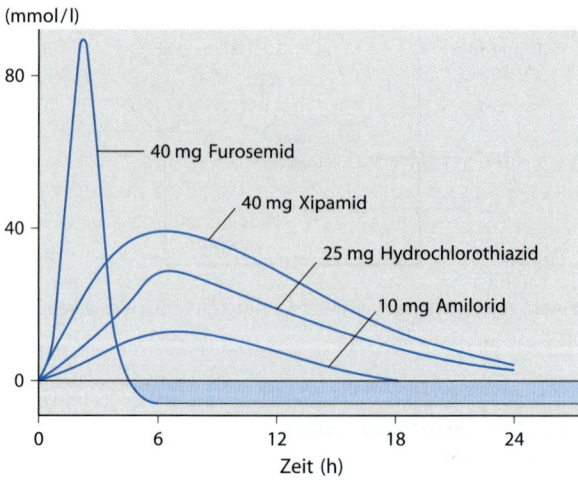

Abb. 48.7. Wirkungsmaximum und Wirkdauer der unterschiedlichen Diuretika, gemessen am Ausmaß und dem zeitlichen Verlauf der Natriumausscheidung bei einmaliger oraler Gabe. Die schraffierte Fläche zeigt den sog. Rebound-Effekt an. (Nach Knauf und Mutschler 1992)

kaliämien (Abb. 48.7; The Task Force of The Working Group on Heart Failure 1997).

Die European Society of Cardiology empfiehlt folgendes Stufenschema bei Herzinsuffizienz:

> **Initiale Behandlung**
> - Thiazide oder Schleifendiuretika
> - Immer Kombination mit ACE-Hemmern
> - Bei GFR <30 ml/min keine Thiazide außer in Kombination mit Schleifendiuretika
>
> **Eskalierte Behandlung**
> - Kombination von Schleifendiuretikum und Thiazid
> - Dosissteigerung
> - Gabe des Schleifendiuretikums 2-mal täglich
> - Zusätzliche Gabe von Metolazon oder Spironolakton unter engmaschigen Elektrolyt- und Kreatininkontrollen

48.5 Diuretikaresistenz bei chronischer Herzinsuffizienz

Bei fortgeschrittener Herzinsuffizienz ist die Diurese, trotz hochdosierter Diuretikagaben, nicht selten deutlich reduziert. Pharmakokinetische Änderungen wie mangelnde Resorption im hydropischen Zustand, verminderte Verfügbarkeit bei Hypalbuminämie oder kompetitive Hemmung durch organische Säuren wie Probenecid oder Captopril bei der aktiven Sekretion am proximalen Tubulus (Rose et al. 1976) können eine Effektminderung von Furosemid erklären. Eine gleichzeitige Medikation von nichtsteroidalen Antirheumatika ist bei der chronischen Herzinsuffizienz aus 3 Gründen zu vermeiden:
- Nichtsteroidale Antirheumatika wirken am kortikalen Sammelrohr natrium- und wasserretinierend.

48.5 · Diuretikaresistenz bei chronischer Herzinsuffizienz

– Als organische Säuren hemmen sie kompetitiv die tubuläre Sekretion von Schleifendiuretika.
– Sie verhindern die prostaglandinvermittelte Vasodilatation und verschlechtern somit die Nierenfunktion.

Bei fortgeschrittener Herzinsuffizienz kommt es zu einer charakteristischen Abflachung der sigmoidalen Dosis-Wirkungs-Kurve von Furosemid (◘ Abb. 48.8; Brater et al. 1986), d. h. bei Dosissteigerung von Furosemid kommt es bei der chronischen Herzinsuffizienz zwar zu einer entsprechenden Steigerung der Furosemidexretion im Urin, nicht jedoch zu einer vermehrten Natriumausscheidung.

Durch die bei der chronischen Herzinsuffizienz bereits erwähnte vermehrte proximaltubuläre, aber auch distaltubuläre Natriumrückresorption aufgrund der Aktivierung des Renin-Angiotensin-Systems, steht den Diuretika an ihrem Wirkort im Nephron weniger Substrat zur Verfügung. Erkennbar ist dies an einer deutlichen Reduzierung der fraktionellen Natriumausscheidung von meist < 40 mmol/24 h.

Aber auch die Diuretikamedikation an sich induziert natriumretinierende Mechanismen, die die eigentlich diuretische Wirkung im Sinne einer Gegenregulation herabsetzen. Mit Nachlassen der Maximalwirkung des kurzwirkenden Furosemids tritt nach ca. 6 h ein sog. Rebound-Effekt auf (◘ s. Abb. 48.7), bei dem eine vermehrten, bis zu 24 h dauernde Natriumretention die gesamte kumulative Natriumausscheidung erheblich reduziert.

Eine weitere unter Diuretikamedikation auftretende Erscheinung ist die im Verlauf der Ödemausschwemmung nachlassende Wirkstärke, auch Escape-Phänomen genannt, deren Effekt wahrscheinlich in der Aktivierung des Renin-Angiotensin-Systems, übrigens durch alle Diuretika, beruht (Bayliss et al. 1987). Eine Verminderung des extrazellulären Volumens bei kongestiver Herzinsuffizienz gelingt nur, wenn die Natriumbilanz negativ wird, diese kann bei Furosemid nur durch reduzierte Kochsalzaufnahme erreicht werden.

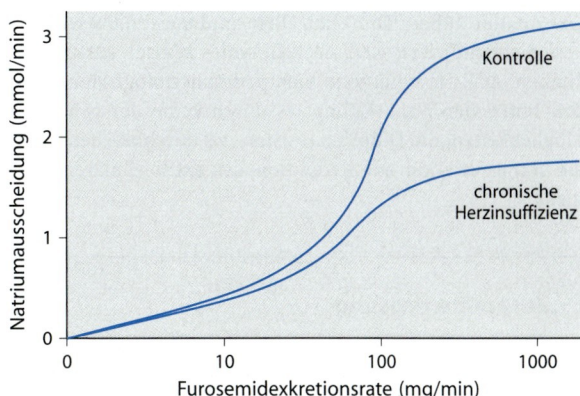

◘ **Abb. 48.8.** Dosis-Wirkungs-Kurve von Furosemid bei der chronischen Herzinsuffizienz (Modell nach Brater)

Ursachen der Diuretikaresistenz bei Herzinsuffizienz
– Mangelnde Patientencompliance
– Kochsalzreiche Ernährung (z. B. natriumreiches Mineralwasser)
– Hypalbuminämie
– Hypotonie/Hypoxämie
– Ungenügende Resorption
– Verminderte tubuläre Sekretion der Diuretika durch organische Säuren bei:
  – Urämie
  – Medikamenteninteraktion mit nichtsteroidalen Antirheumatika
  – Probenecid
  – Captopril
– Vermehrte Natriumrückresorption durch:
  – Nichtsteroidale Antirheumatika
  – Erhöhte proximaltubuläre Rückresorption
  – Erhöhte distaltubuläre Rückresorption durch sekundären Hypoaldosteronismus und hypertrophierte distale Tubuluszellen
  – Diuretikabedingtes Rebound-Phänomen

Sequenzielle Nephronblockade. Neben der Einhaltung einer kochsalzarmen Diät (**Cave!** natriumarmes Mineralwasser) sollte die medikamentöse Therapie der Herzinsuffizienz optimiert werden, z. B. mit ACE-Hemmern. Eine Hypalbuminämie sollte ausgeglichen werden; bei mangelnder Resorption im hydropischen Zustand ist die intravenöse Applikation vorzuziehen. Dem Rebound-Phänomen kann durch kurzfristig wiederholte Gaben bzw. durch kontinuierliche Infusion von Furosemid ebenso entgegengewirkt werden wie durch den Einsatz protrahiert wirkender Diuretika ohne Rebound-Phänomen, z. B. Thiazide, Xipamid oder retardierte Schleifendiuretika. Bei vermehrter tubulärer Rückresorption, erkennbar an der deutlich reduzierten Natriumausscheidung im 24-h-Urin, kann durch sog. sequenzielle Nephronblockade, d. h. durch Diuretikakombinationen mit unterschiedlichem Wirkort im Nephron, eine Diuresesteigerung erzielt werden.

Durch Kombination mit Aldosteronantagonisten kann die distaltubuläre Resorption vermindert werden, doch ist der klinische Effekt bei Vorliegen einer Diuretikaresistenz gering. Der klinisch wichtigeren erhöhten proximaltubulären Resorption kann durch Kombination eines Schleifendiuretikums mit einem Thiazid bzw. mit Karboanhydrasehemmstoffen entgegengewirkt werden. Einen besonderen Vorteil als Kombinationspartner bietet hierbei das Metolazon, das eine Karboanhydrase-unabhängige Wirkung am proximalen Tubulussystem besitzt und zudem auch noch bei Niereninsuffizienz wirksam ist. Durch die Kombinationsbehandlung Furosemid plus Metolazon gelingt es, auch therapieresistente Ödeme bei fortgeschrittener Herzinsuffizienz zu mobilisieren (Kiyingi et al. 1990; Kröger et al. 1991; Channer et al. 1994). Aufgrund der teilweise rasch einsetzenden Diurese und der damit verbundenen Elektrolytstörungen sind jedoch engmaschige Kontrollen notwendig.

 Cave
Sequenzielle Nephronblockade nur unter regelmäßigen Elektrolytkontrollen!

Durch die vermehrte Stimulation von Adiuretin/Vasopressin in fortgeschrittenen Stadien der Herzinsuffizienz kommt es nicht selten zu Hyponatriämien (sog. Verdünnungshyponatriämie), die sich klinisch im Extremfall in Schwindel, Erbrechen und Apathie äußert. Diuretika allein sind meist nicht wirksam und nicht indiziert, weil sie kein freies Wasser ausscheiden können. ACE-Hemmer sind hier, pathophysiologisch begründet, Mittel der Wahl. Gelingt es durch keine der genannten Möglichkeiten, die Diuretikaresistenz zu durchbrechen, bleibt die Hämofiltration zur Reduktion des extrazellulären Volumens.

> **Zusammenfassung**
>
> Diuretika sind essenzielle Medikamente in der Behandlung der hydropischen Herzinsuffizienz. Durch Hemmung spezifischer Rückresorption von Elektrolyten wie Natrium, Kalium und Magnesium wirken sie im Nephron saluretisch. Dadurch führen sie zu einer Reduktion des zirkulierenden Blutvolumens mit Senkung des venösen Rückflusses („preload") und der diastolischen Wandspannung sowie des arteriellen Blutdrucks und der systolischen Wandspannung („afterload").
>
> Für den Aldosteronantagonisten Spironolakton als Zusatzmedikation zu ACE-Hemmer und Schleifendiuretikum ist eine Reduktion der Mortalität bei schwerer Herzinsuffizienz nachgewiesen.

Literatur

Badr KF, Ichikawa I (1988) Prerenal failure: a deleterious shift form renal compensation to decompensation. N Engl J Med 319:623

Bayliss J, Norell M, Canepa-Anson R et al (1987) Untreated heart failure. Clinical and neuroendocrine effects of introducing diuretics. Br Heart H 57:17

Bello-Reuss E (1980) Effect of catecholamines on fluid reabsorption by the isolated proximal convoluted tubule. Am J Physiol 238:347

Brater, DC, Chennvasin P, Seiwell R (1986) Furosemide in patients with heart failure. Shift of the dose-response relationship. Clin Pharmacol Ther 28:182

Channer KS, McLean KA, Lawson-Mathew P et al (1994) Combination diuretic treatment in severe heart failure. A randomised controlled trial. Br Heart J 71:146

Cogan MG (1990) Atrial natriuretic peptide. Kidney Intern 37(4):1148

Cohn JN, Levine TB, Olivari MT et al (1984) Plasma norepinephrine as a guide to prognosis in patients with chronic congestive heart failure. N Engl J Med 311:819

Cosin J, Diez J; TORIC investigators (2002) Torasemide in chronic heart failure: results of the TORIC study. Eur J Heart Fail 4 (4):507

Dzau VJ, Packer M, Lilly LS et al (1984) Prostaglandins in severe congestive heart failure. N Engl J Med 310:347

Greger R, Schlatter E (1983) Cellular mechanism of the action of loop diuretics on the thick ascending limb of the henle-loop. Klin Wschr 61:1019

Greger R, Wangemann P (1987) Loop diuretics. Renal Physiol 10:174

Harris PJ (1992) Regulation of proximal tubule function by angiotensin. Clin Exp Pharmacol Physiol 19(4):213

Johnston GD, Hiatt WR, Nies AS et al (1983) Factors modifying the early nondiuretic vascular effects of furosemide in man. Circ Res 53:630

Kiyingi A, Field MJ, Pawsey CC et al (1990) Metolazone in treatment of severe refractory congestive cardiac failure. Lancet 335:29

Knauf H, Mutschler E (1984) Pharmacodynamics and pharmacokinetics of xipamid in patients with normal and impaired kidney function. Eur J Clin Pharmacol 26:513

Knauf H, Mutschler E (1992) Das Wirkprofil von Diuretika. Internist 33 (Suppl):16

Kröger N, Szuba J, Frenzel H (1990) Metolazone for severe dilated cardiomyopathy refractory to conventional therapy. Lancet 28:1031

Lee WH, Packer M (1986) Prognostic significance of serum sodium concentration and its modification by converting-enzyme inhibition in patients with severe chronic heart failure. Circulation 67:257

Lloyd-Mostyn RH, Lord IJ (1971) Ototoxicity of intravenous furosemide. Lancet II:1156

Medical Research Council Working Party: MRC Trial of mild hypertension: principal results. Br Med J 291:97

Murray MD, Deer MM, Ferguson JA et al (2001) Open-label randomized trial of torsemide compared with furosemide therapy for patients with heart failure. Am J Med 111:513

Neaton JD et al (1993) Treatment of mild hypertension study. J Am Med Ass 270(6):713

Palmieri EA, Biondi B, Fazio S (2002) Aldosterone receptor blockade in the management of heart failure. Heart Fail Rev 7 (2):205

Pitt B, Zannad F, Remme WJ, et al (1999) The effect of spironolacton on morbidity and mortality in patients with severe heart failure. N Engl J Med 341:709

Podrid PJ (1990) Potassium and ventricular arrhythmias. Am J Cardiol 65:33E

Pollare T (1990) Insulin sensitivity and blood lipids during antihypertensive treatment with special reference to ACE-inhibition. J Diab Compl 4:75

Priebe HJ, Heimann JC, Hedley-White J (1980) Effects of renal and hepatic venous congestion on renal function in the presence of low and normal cardiac outputs in dogs. Circ Res 47:883

Raine AEG, Erne P, Burgisser E et al (1986) Atrial natriuretic peptide and atrial pressure in patients with congestive heart failure. N Engl J Med 315:533

Riegger GAJ, Elsner D, Kromer EP et al (1988) Atrial natriuretic peptide in congestive heart failure in the dog. Circulation 77:398

Schrier RW (1988) Pathogenesis of sodium and water retention in high-output and low-output cardiac failure, nephrotic syndrome, cirrhosis and pregnancy. N Engl J Med 319:1065

Scriven TA, Burnett JC (1985) Effects of synthetic atrial natriuretic peptide on renal function and renin release in acute experimental heart failure. Circulation 72:892

Sklar AH, Schrier PW (1983) Central nervous system mediators of vasopressin release. Physiol Rev 63:1243

Skorecki KL, Brenner BM (1982) Body fluid homeostasis in congestive heart failure and cirrhosis with ascites. Am J Med 72:323

SOLVD-Investigators (1991) Effect of enalapril on survival in patients reduced left ventricular ejections fractions and congestive heart failure. N Engl J Med 325:293

Thames MD, Peterson MG, Schmid PG (1980) Stimulation of cardiac receptors with veratrum alkaloids inhibits ADH secretion. Am J Physiol 239:H784

The Task Force of the Working Group on Heart Failure of the European Society of Cardiology (1997) The treatment of heart failure. Eur Hear J 18:736

Thurau K (1966) Influence of sodium concentration at macula densa cells on tubular sodium load. Ann NY Acad Sci 139:388

Watkins L, Burton JA, Haber E et al (1976) The renin-angiotensin-aldosterone system in congestive heart failure in conscious dogs. J Clin Invest 57:1606

Perkutane koronare Intervention

H.-P. Bestehorn, J. Petersen

49.1 Das PCI-Kathetersystem – 972
49.1.1 Führungskatheter – 972
49.1.2 Führungsdraht – 972
49.1.3 Ballonkatheter – 973

49.2 Risiko der PCI – 976
49.2.1 Stenosetypen – 976
49.2.2 Zusätzliche Risikodeterminanten – 976

49.3 Indikation zur PCI – 976

49.4 Durchführung der PCI – 979
49.4.1 Ballondilatation – 979
49.4.2 Stent-Implantation – 980
49.4.3 Technik der Stent-PTCA – 980
49.4.4 Maßnahmen nach PCI – 981

49.5 Komplikationen der PCI – 982

49.6 Chirurgischer Standby – 984

49.7 Ergänzende interventionelle Verfahren – 984
49.7.1 Rotablation – 985
49.7.2 Direktionale koronare Atherektomie – 986
49.7.3 Laserangioplastie – 987
49.7.4 Laserdraht – 987
49.7.5 X-Sizer – 987
49.7.6 Cutting balloon – 988
49.7.7 Filtersysteme – 988
49.7.8 Ergänzende invasiv-diagnostische Verfahren – 988

49.8 Restenose nach PCI – 989
49.8.1 Restenosedefinitionen – 990
49.8.2 Restenosehäufigkeit – 990
49.8.3 Medikamentöse Restenoseverhütung – 991
49.8.4 Medikamenten-beschichtete Stents – 991
49.8.5 Gentherapie – 992
49.8.6 Brachytherapie – 992
49.8.7 Behandlung der Restenose – 992

Literatur – 993

Die mechanische Dilatation atherosklerotischer Gefäßobstruktionen wurde erstmals von Dotter und Judkins 1964 erfolgreich durchgeführt. Sie dilatierten Stenosen in peripheren Arterien, indem sie nacheinander mehrere Katheter mit zunehmenden Durchmessern über einen Führungsdraht einführten. Anfang 1970 entwickelte Grüntzig eine neue Methode: Er arbeitete mit einem dünnen Katheter, an dessen Spritze ein aufblasbarer Ballon aus nichtelastischem Material aufgebracht war, der im entfalteten Zustand einen definierten Durchmesser nicht überschritt. 1977 führte Grüntzig erfolgreich die erste perkutane transluminale Koronarangioplastie (PTCA) durch. Seine ersten Ballonkatheter waren dabei noch relativ steif, hatten dickwandiges Ballonmaterial und keine steuerbare Führungsdrahtspitze, sodass nur die proximalen Koronarabschnitte ausreichend sicher erreichbar waren. Eine entscheidende Verbesserung erfolgte 1982 mit dem Einbau eines zentralen koaxialen steuerbaren Führungsdrahtes durch Simpson.

Heute sind die Ballonkatheter noch viel dünner und flexibler geworden und können mit Hilfe des Führungsdrahtes nahezu jeden Abschnitt des Koronargefäßsystems erreichen. Auch die Führungskatheter sind unter Erhalt eines genügend großen Innenlumens und ausreichender Drehstabilität deutlich dünner geworden. Mit der Materialverbesserung gingen die Fortschritte bei den bildgebenden Verfahren einher, v. a. bei der digitalen Bildverarbeitung und bei den Röntgenröhren.

Die Erfolge bei der Miniaturisierung der Ballonkatheter führten nach der Etablierung der Ballonangioplastie zum Einsatz weiterer interventionell-ablativer Verfahren (Laserangioplastie, Atherektomie und Rotablation). 1987 führte Sigwart die Koronargefäßstütze (Stent) in die interventionelle Kardiologie ein. Stents werden heute nahezu routinemäßig bei allen perkutanen koronaren Interventionen und auch als Maßnahme gegen das Restenoseproblem eingesetzt. Die jüngste Entwicklung auf diesem Gebiet sind die Medikamenten-beschichteten Stents. Erste Studien mit bisher nicht für möglich gehaltenen niedrigen Restenoseraten zwischen 0 und 10% lassen erstmals wesentliche Fortschritte bei dem Restenoseproblem erkennen.

49.1 Das PCI-Kathetersystem

Das Kathetersystem für die perkutane koronare Intervention (PCI) besteht im Wesentlichen aus 3 Teilen:
- dem Führungskatheter,
- dem Führungsdraht und
- dem Ballonkatheter bzw. den Ballon-Stent-Systemen.

49.1.1 Führungskatheter

> Durch den Führungskatheter werden der Führungsdraht und die Ballonkatheter bzw. Ballon-Stent-Systeme in die Koronararterie eingeführt. Die Führungskatheter zeichnen sich gegenüber den Diagnostikkathetern dadurch aus, dass sie bei gleichen Außendurchmessern größere Innenlumina aufweisen, also dünnwandiger sind. Gleichzeitig sind sie etwas steifer, wodurch die Abstützkraft („back up") am Koronarostium erhöht ist. An ihrer Spitze ist das Material zur Vermeidung von ostialen Läsionen weicher.

Führungskatheter sind in einer großen Anzahl von verschiedenen Formen für die linke und rechte Kranzarterie erhältlich. Schon bei der vorangehenden Koronarangiographie bekommt man eine Vorstellung davon, welche Führungskatheterform und Größe geeignet sein könnte. Dabei gilt es in der Regel, eine möglichst stabile und axiale Lage des Führungskatheters im Koronarostium zu erreichen. Dadurch werden zusätzliche Reibungswiderstände beim Vorbringen der Drähte und Ballonkathetersysteme verhindert und das „back up" optimiert.

Bei einer Standard-PCI kommen heute in der Regel 6-French-Führungskatheter zur Anwendung. Aufwendigere Prozeduren, z. B. bei Dilatationen von Bifurkationsstenosen mit der „Kissing balloon"-Technik verlangen größere Arbeitslumina, wobei allerdings nur selten über 7 French hinausgegangen werden muss. Der Einsatz von zusätzlichen materialabtragenden Devices verlangt je nach Technik Führungskatheter-Diameter bis hin zu 10 French. Diese Techniken (Rotablation, Atherektomie, X-Sizer u. a.) spielen allerdings zahlenmäßig keine bedeutende Rolle.

Bei ostial gelegenen stenosierenden Koronarläsionen können die größerlumigen PCI-Führungskatheter das Ostium mit der Intubation verschließen. Gelingt es nicht, den Verschlussdruck durch tangentiales Anlegen der Führungskatheterspitze wieder aufzuheben, können auch Führungskatheter mit Seitenlöchern erforderlich werden. Die Abb. 49.1 zeigt einige der heute gebräuchlichsten Führungskatheterformen für die linke und rechte Herzkranzarterie.

49.1.2 Führungsdraht

> Der PCI-Führungsdraht stellt die Schiene dar, auf welcher die Dilatationsmaterialen (Ballons, Ballon-Stent-Systeme) in die Stenose gelangen. Der in der Regel etwa 0,36 mm (0,014 Inch) dünne, sehr weiche und flexible Draht wird vor dem Einführen an seiner Spitze per Hand (z. B. über eine Kanüle) vorgebogen,

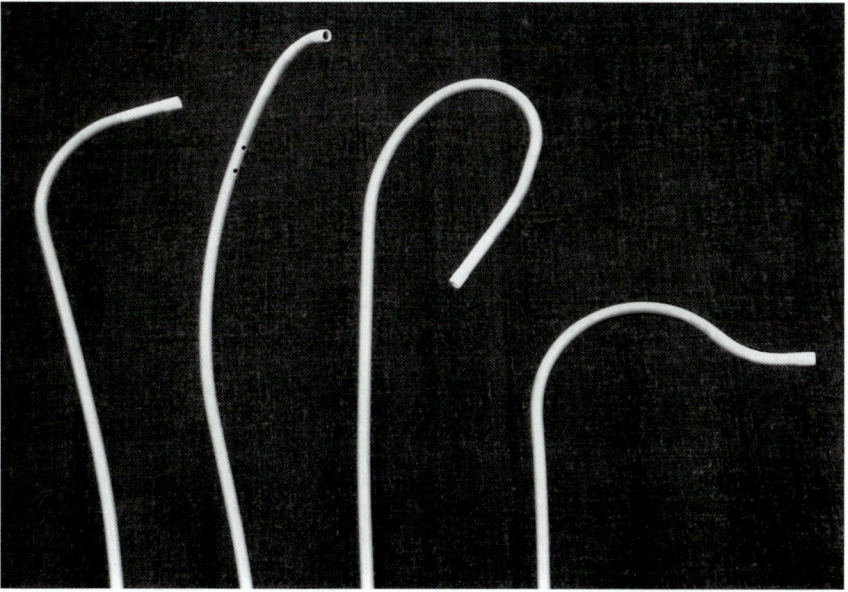

Abb. 49.1.
6-French-PCI-Führungskatheter, von links nach rechts: Hockey-Stick und Judkins 4R mit Seitenlöchern für die rechte Kranzarterie sowie XB 3,5 und Amplatz links Nr. 2 für die linke Kranzarterie

damit man durch Drehen in der Längsachse des Drahtes sowie durch Schieben jede Stelle im Koronargefäßsystem erreichen kann. Die Drehung des Drahtes in der Längsachse wird durch das Aufbringen eines Toquers, der wie ein Bohrkopffutter konstruiert ist, erleichtert und feiner dosierbar.

Für die Standard-PCI eines stenosierten, aber noch nicht verschlossenen Gefäßes eignen sich Drähte mit weichen Spitzen, die zur besseren Sichtbarkeit mit besonders röntgendichtem Material (Gold oder Platin) gearbeitet sind. Die Drahtschäfte werden in unterschiedlichen Steifigkeiten angeboten. Stark gewundene Koronarien verlangen gerade auch zur Stent-Implantation steifere Drähte, die hier begradigend wirksam werden. Mitunter wird es notwendig, mehrere Drähte gleichzeitig einzuführen, so bei der Dilatation von Bifurkationsstenosen, wenn wichtige Seitenäste zu schützen und/oder mitzubehandeln sind. Bei der Dilatation von Intra-Stent-Restenosen kann ein zweiter Draht hilfreich sein, um das Herausgleiten des Dilatationsballons aus der „glitschigen" Neointima zu verhindern.

Für Rekanalisationen von chronisch verschlossenen Koronararterien werden in der Regel Drähte mit härteren Spitzen erforderlich. Hier gibt es mittelharte („intermediate") und harte („standard") Spitzen, wobei die härteren Drähte erst bei Versagen der weicheren zum Einsatz kommen. Mit zunehmender Spitzenhärte steigt die Gefahr der Perforation oder die Schaffung „neuer Lumina". Ob Rekanalisationen erfolgreich absolviert werden können, entscheidet sich in der Regel mit der Wahl des richtigen Drahtes und der geeigneten Spitzenkrümmung. Nur der sicher durch den Verschluss hindurchgebrachte und sicher im Lumen der Koronarperipherie liegende Draht erlaubt die weiteren Rekanalisationsschritte (s. unten).

Mit der zunehmend entwickelten Miniaturisierungstechnik konnten schließlich auch Führungsdrähte hergestellt werden, die neben der Aufgabe der Ballonführung zusätzliche diagnostische oder therapeutische Funktionen bereitstellen („pressure wire", „flow wire", „filter wire", s. Abschn. 49.7.8). Hiermit können der Dilatationserfolg über Druck- oder Fluss-reserve-Messungen ohne zusätzliche Manipulationen kontrolliert werden. Führungsdrähte, die Filtersysteme tragen, kommen zunehmend mehr für die Embolieprotektion v. a. bei Bypass-Interventionen zur Anwendung (s. Abschn. 49.5).

Da die Führungsdrähte mit dem heute fast ausschließlich verwendeten „Rapid exchange"-Monorail-System (nach Bonzel) nur innerhalb der ca. letzten 15–20 cm zentral im Ballonkatheter verlaufen, ist eine Führungsdrahtverlängerung durch Andocken eines Wechseldrahtes für das Einbringen koaxialer Systeme mit Drahtführung über ihre gesamte Länge („Over-the-wire"-System) nur noch selten notwendig. „On-the-wire"-Systeme mit einem fest am Ballonkatheter montierten ca. 2 cm langen Führungsdraht werden heute nicht mehr verwendet, da beim Ballonrückzug kein sicherer Führungsdraht im Koronarlumen mehr verbleibt.

49.1.3 Ballonkatheter

> Reine Ballonkatheter ohne Stent dienen heute in erster Linie zur Vorbehandlung (Vordehnung) vor einer abschließenden Stent-Implantation. Die Stent-tragenden Ballons unterscheiden sich von den einfachen Ballons lediglich durch die größere Variabilität in den angebotenen Längen. Die Ballonkatheter bestehen aus einem relativ dünnen (0,6–1,0 mm) Katheterschaft, der über die gesamte Länge ein dünnes Innenlumen zum Füllen und Absaugen des Ballons enthält. Am distalen ballonseitigen Ende ist über 15–20 cm ein zweites Lumen eingearbeitet, welches den Führungsdraht aufnehmen kann (Monorail-System). Die konisch zulaufende Ballonkatheterspitze liegt dem Führungsdraht nahezu ohne Stufenbildung dicht an (Abb. 49.2).

Der Ballon selbst besteht aus weitgehend nicht elastischem („non-compliant"/„semi-compliant") Material (Plastomer PM 300, Polyethylen PE 600), sodass ein definierter Ballondurchmesser über einen großen Füllungsdruckbereich in engen Grenzen gehalten werden kann. Die verwendeten Ballonlängen (10, 20, 30, 40 mm) und Dicken (1,5–5,0 mm in 0,25- oder 0,5-mm-Schritten) richten sich nach den Stenosegegebenheiten. In ungefülltem Zustand ist der Ballon flach um den Katheterschaft gefaltet. Der geringste Katheterdurchmesser im Ballonbereich (bei eng gefaltetem Ballon) wird als Ballonprofil bezeichnet. Gute (niedrige) Ballonprofile liegen bei einem 3,0 mm Ballon bei etwa 0,7 mm. Je günstiger (geringer) die Ballonprofile, desto besser die Passage-Eigenschaften in engen Stenosen oder gewundenen kleinkalibrigen Gefäßen. Am proximalen und distalen Ballonende sind Metallmarker in den Katheterschaft eingearbeitet, damit der Ballon zum genauen Positionieren auch im ungefüllten Zustand im Röntgenbild sichtbar ist.

Die Ballonfüllung erfolgt mit einer Mischung aus Kontrastmittel und Kochsalz. Reines (besser sichtbares) Kontrastmittel würde wegen der zu hohen Viskosität die Füllungs- und Deflationszeiten inakzeptabel verlängern. Bei der Füllung entfaltet sich der Ballon auf seinen vorgegebenen Durchmesser. Zunehmende Drücke steigern diesen Durchmesser bei den Non-compliant-Materialien kaum, sodass bei verkalkten, harten Stenosen auch hohe Drücke zur Anwendung kommen können (bis über 20 atü). Nur in seltenen Fällen reichen auch die maximal anwendbaren Drücke nicht aus, um eine Stenose aufzubrechen. Hier müssen dann zusätzliche materialabtragende Verfahren wie z. B. der Rotablator (s. Abschn. 47.7.1) zur Anwendung kommen. Die Ballonfüllung wird von außen mit einer Handspritze erzeugt; der zur Anwendung kommende Druck wird über ein Manometer kontrolliert. Der Kolben der Druckspritze lässt sich von Hand und feiner dosiert über ein Gewinde vorwärts schieben, sodass jeder Ballondruck mühelos eingestellt werden kann. Die Gewindefunktion ist mit einem Schloss versehen, welches sich jederzeit für die schnelle Ballondeflation rasch öffnen lässt (◘ Abb. 49.3).

Die vergleichsweise einfach konstruierten Ballonkatheter haben in der Entwicklung vor der Stent-Ära und zur Bekämpfung der Restenose nach PCI zahlreiche Variationen erfahren: Lange Dilatationszeiten unter Aufrechterhaltung der Perfusion nach distal waren bei Dissektionen mit dem **Perfusionsballonkatheter** möglich. Sie finden heute noch gelegentlich Verwendung bei Gefäßperforationen zur passageren Gefäßabdichtung Verwendung. **Perforierte Ballonkatheter** oder auch Ballonkatheter mit Infiltratorspitzen an der Oberfläche zur lokalen Applikation von antirestenotisch wirksamen Medikamenten oder im Rahmen der Gentherapie haben bisher keine bedeutsamen Erfolge erzielen können – u. a. auch wegen zusätzlicher Traumata in der Gefäßwand durch die injizierten Volumina (s. Abschn. 49.8.5). Der **Cutting balloon** trägt an seiner Oberfläche Schneidemesser, die im expandierten Zustand geringfügig über die Ballonoberfläche hinausragen. Er soll unkontrollierten Dissektionen durch gezielte Schnitte in die Atherome vorbeugen (s. Abschn. 49.7.6).

Ballonkatheter-Stent-Systeme. Im Routine-Laborbetrieb werden heute in über 90% aller Prozeduren Stents eingesetzt (Bestehorn 2001). Bei der Stent-Implantation wird ein auf den zusammengefalteten Ballon aufgebrachtes feines Maschengitter in die zu dilatierende Stenose oder an den Ort des drohenden Gefäßverschlusses/Dissektion vorgeschoben. Nach der Kontrolle des richtigen Sitzes wird dieses Maschengitter über die Inflation des Ballons mit hohen Drücken vollständig expandiert und in die (z. B. dissezierte) Gefäßwand hineingedrückt. Die Wandschichten werden dadurch dauerhaft angelegt und das Lumen offen gehalten. Der Stent verbleibt nach Deflation und Retraktion des Ballons am Ort und erfährt in den nächsten Wochen eine vollkommene Endothelialisierung.

Während zu Beginn der Stent-Ära die dünnwandigen Maschengitter aus nichtrostendem Edelstahl noch lose geliefert wurden und vom Interventionalisten selbst von Hand auf den Ballon aufgebracht werden mussten („aufkrimpen"), werden heute die Stents in allen Längen und Größen fest auf dem Ballon montiert geliefert. Das maschinelle Aufbringen der Stents vom Hersteller aus ist sicherer und die früher häufigeren Stent-Verluste treten heute praktisch nicht mehr auf.

Stent-Typen. Mittlerweile gibt es eine kaum noch übersehbaren Fülle von Stent-Modellen und Herstellern. Bei den unter-

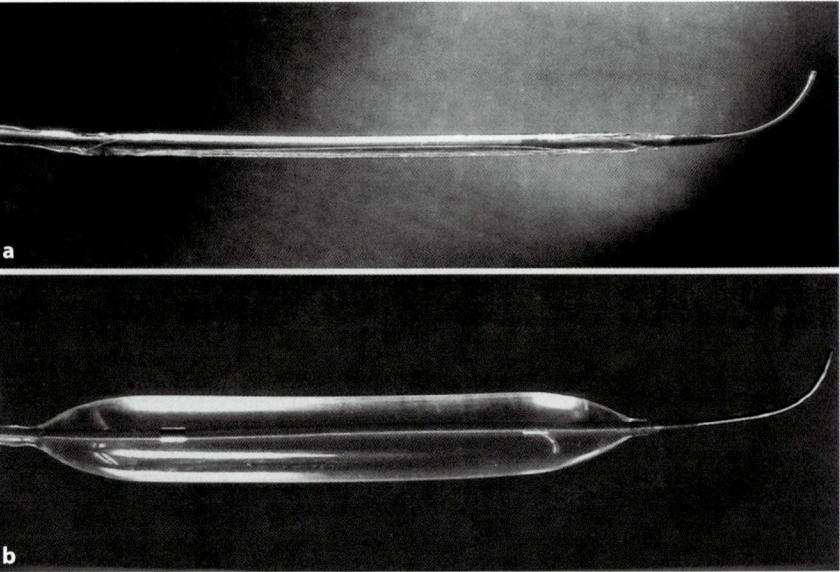

◘ Abb. 49.2a, b.
4,0/20 mm Ballon auf einem vorgebogenen Führungsdraht, zusammengefaltet (a) und mit NaCl-Kontrastmittelgemisch mit 6 atü gefüllt (b). Man erkennt deutlich die beiden Metallmarker, die den Ballon auch ohne Füllung im Röntgenbild sichtbar machen

schiedlichen **Stent-Bauarten** ist grundsätzlich zunächst zu unterscheiden zwischen den selbstexpandierenden und den Ballon-expandierbaren Stents. Bei den **Stent-Designs** begegnet man heute mit Laser aus Stahlröhrchen geschnittenen („slotted tube", gefensterten) Stents mit unterschiedlichsten Streben-(„Strut"-)Designs und sog. „Coil"-Stents, die etwa gewickelten Drahtspiralen entsprechen. Die Stents sind in verschiedenen Längen und für verschiedene Gefäßdurchmesser verfügbar. Das Spektrum der angebotenen Längen reicht von 8–48 mm. Die am häufigsten eingesetzten Längen liegen im Bereich von 9–16 mm.

Als **Stent-Material** dient überwiegend rostfreier nicht magnetisierbarer Edelstahl mit ca. 2% Molybdänanteil (316 L nm); weitere Materialien sind Tantal, Nickel-Titanium-Legierungen (Nitinol), Kobalt- sowie Platin-Iridium-Legierungen. Oberflächenbeschichtungen mit Gold oder Karbonylverbindungen zur Hemmung des Restenosierungsprozesses (Gold, Karbon, Siliconkarbide aber auch Heparin) haben bisher eher enttäuscht bzw. sogar einen gegenteiligen Effekt hervorgerufen.

Am häufigsten werden derzeit im Koronarbereich die „Slotted tube"-Stents eingesetzt, wobei sich die Bezeichnung auf die Herstellungsweise bezieht. Aus einem dünnwandigen (meist 0,07–0,09 mm) Edelstahlröhrchen werden die Felder zwischen den späteren Stent-Streben („struts") mit Laser-Schneidemaschinen herausgeschnitten. Die nach der Stent-Expansion resultierende Maschenweite des Gitters hat Bedeutung für die Verwendbarkeit in unterschiedlichen Situationen. Enge Maschen bedeuten einerseits viel Metalloberfläche, andererseits aber auch gute Abdeckeigenschaften. Nachteile haben sie im Abgangsbereich von zu erhaltenden Seitenästen; hier sind größere Maschenweiten von Vorteil. Einen „Slotted tube"-Stent mit relativ großen Maschen zeigt Abb. 49.4.

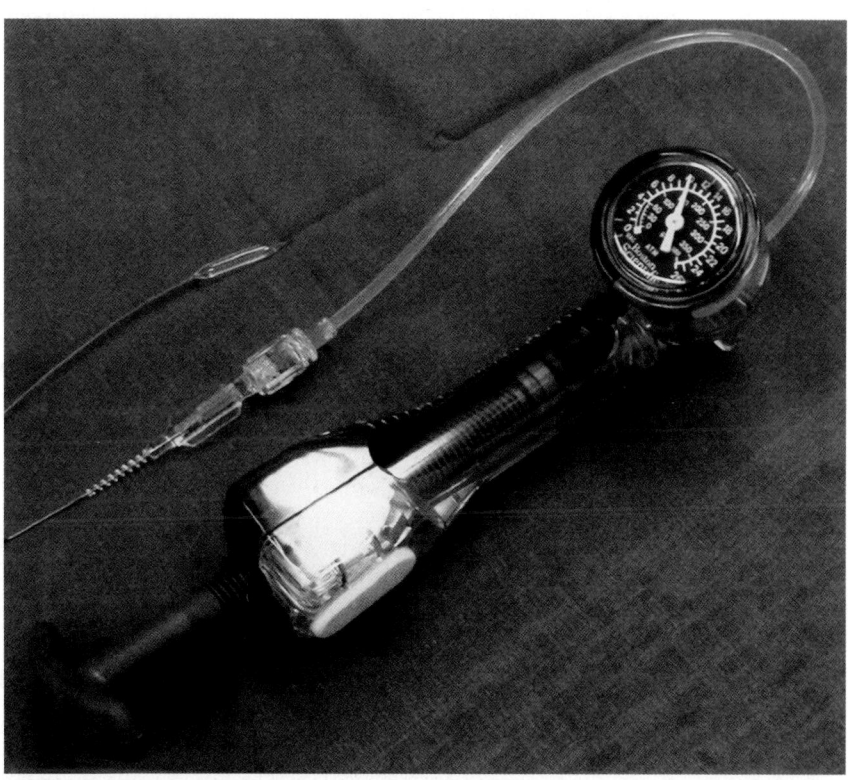

◻ **Abb. 49.3.**
Handdruckspritze mit integriertem Manometer und angeschlossenem Ballonkatheter. Das Manometer zeigt einen Inflationsdruck von 10 atü an

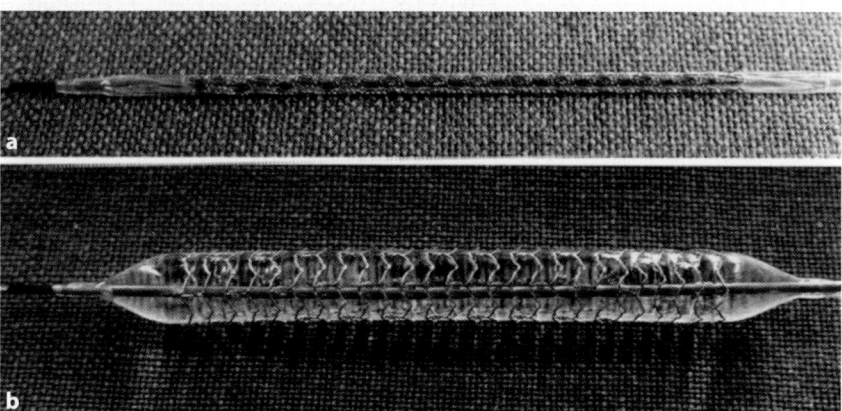

◻ **Abb. 49.4a, b.**
„Slotted tube"-Stent. **a** Zeta-Stent im nicht expandierten Zustand (Lieferzustand); **b** Derselbe Stent nach Inflation des Ballons

Die Stent-Flexibilität und Kurvengängigkeit speziell der „Slotted tube"-Stents ist abhängig von der Strut-Dicke (0,05–0,20 mm) und vom Maschengitter-Design und kann erhöht werden durch speziell biegsamere Artikulationen oder Brücken, welche die Stents in Untereinheiten bis zu 3 mm unterteilen. Für ostiale Probleme sind Stents mit stärkerer Strut-Dicke zur Vermeidung eines Stent-Recoils besser geeignet. Die jüngste und aufregendste Entwicklung auf dem Gebiet der Stent-Technologie betrifft die Medikamentenbeschichteten Stents zur Reduktion der Restenose. Diese sind in Deutschland seit Mai 2002 auf dem Markt erhältlich (s. Abschn. 49.8.4).

49.2 Risiko der PCI

49.2.1 Stenosetypen

Vor der Stent-Ära erfolgte die Klassifikation der zu dilatierenden Stenosen hinsichtlich der Komplexizität der Stenosemorphologie und angiographischer Begleitfaktoren. Die Unterscheidung von A-, B-, und C-Stenosen diente dabei in erster Linie zur Charakterisierung der Dilatationserfolgsaussichten und des Risikos bei alleiniger Verwendung der Ballontechnik. Kurzstreckige Typ-A-Stenosen ohne jegliche komplizierende morphologische Kriterien wiesen die besten Erfolgsaussichten (>95%) und das geringste Risiko auf, waren aber im Gesamtkollektiv der Läsionen nur selten (ca. 10%) vertreten. Bei Typ-C-Stenosen wurde die Erfolgsquote mit im Mittel ca. 75% angegeben. Die in dieser Gruppe enthaltenen Gefäßverschlüsse haben auch heute noch eine deutlich niedrigere Erfolgsrate, die (abhängig vom Alter des Verschlusses) zwischen 50% und 70% angegeben werden kann.

Mit der Stent-Ära und der nun vorhandenen Möglichkeit, Dissektionen (s. unten) und drohende Gefäßverschlüsse zu beherrschen, wurde die Klassifikation der Läsionen überarbeitet (ACC/AHA PCI Guidelines 2001). Nach anatomischen Risikoindikatoren unterscheidet man heute Läsionen mit niedrigem, mittlerem und hohem Risiko (Tabelle 49.1). Angiographische Beispiele für diese unterschiedlichen Stenosetypen sind der Abb. 49.5 zu entnehmen.

49.2.2 Zusätzliche Risikodeterminanten

Über die läsionsspezifischen Risikokriterien hinaus wird das Risiko einer PCI zusätzlich bestimmt durch klinische Faktoren (Alter, Geschlecht, Ventrikelschädigung, Anzahl der Gefäße mit Stenosen >70%, Instabilität, Herzinsuffizienz, akuter Infarkt, kardiogener Schock, bedeutende Vitien, Diabetes, pAVK, Zustand nach Schlaganfall, Niereninsuffizienz, Dialyse, Restenose, Hauptstammstenose) sowie durch die institutionelle und persönliche Kompetenz. Nach Ansicht amerikanischer Autoren liegen die kritischen Schwellenwerte für die elektive PCI bei 75 Prozeduren pro Arzt und Jahr und bei 200 Prozeduren pro Institution und Jahr. Die besten Ergebnisse werden von Interventionalisten erzielt, die mit akzeptablen persönlichen jährlichen Fallzahlen von >75 in einem „High-volume"-Institut (>400 PCI/Jahr) arbeiten. Besonderer persönlicher und institutioneller Erfahrung bedürfen die Interventionen bei den akuten Koronarsyndromen bis hin zum akuten Myokardinfarkt (Ryan et al. 1999; s. unten).

49.3 Indikation zur PCI

> Bei der **elektiven PCI** ist die Indikation zu einer Intervention ausschließlich aus der klinischen Symptomatik heraus zu stel-

Tabelle 49.1. Risikoeinstufung der PCI

Niedriges Risiko („low risk")	Mittleres Risiko („moderate risk")	Hohes Risiko („high risk)
Länge <10 mm	Länge 10–20 mm	Länge >20 mm
Konzentrisch	Exzentrisch	
Leicht erreichbar		Erschwert zugänglich
Geringe Angulation (<45°)	Mäßig gewundenes proximales Segment	Erheblich gewundenes proximales Segment
Glatte Konturen	Irreguläre Wandkonturen	
Nur geringer oder kein Kalk	Stärkere Verkalkungen	Läsion in Angulationen >90%
Kein Verschluss	Gefäßverschluss älter als 3 Monate	Chronische Verschlüsse >3 Monate und/oder Brückenkollateralen
Keine Ostiumstenose	Ostiale Lokalisation	
Kein Abgang von größeren Seitenästen	Bifurkationsläsion (Doppeldrahttechnik)	Seitenäste nicht schützbar
Keine Hinweise für Thromben	Hinweise für lokale Thromben	Degenerierte Venen-Grafts

49.3 · Indikation zur PCI

len. Bisher hat hier keine Studie eine Prognoseverbesserung, d. h. eine Senkung der Mortalität mittels elektiver PCI gegenüber anderen Behandlungsverfahren nachweisen können. Somit beschränkt sich die Anwendung der elektiven PCI primär auf solche Patienten, die eine Angina pectoris-Symptomatik aufweisen.

Die 2001 revidierten amerikanischen Guidelines erlauben eine PCI allerdings auch bei nur gering symptomatischen oder asymptomatischen Patienten, wenn bei ihnen ein Ischämienachweis erbracht werden kann und wenn 3 oder mehr Koronararterien mit hoher Erfolgswahrscheinlichkeit und niedrigem Morbiditäts- und Mortalitätsrisiko angegangen werden können (ACC/AHA PCI Guidelines 2001).

Grundlage für die Indikationsstellung zur PCI ist neben der klinischen Symptomatik die präinterventionelle Diagnostik mit Ischämienachweis sowie ein PCI-würdiger angiographischer Befund, d. h. eine mindestens 60% Koronarstenose.

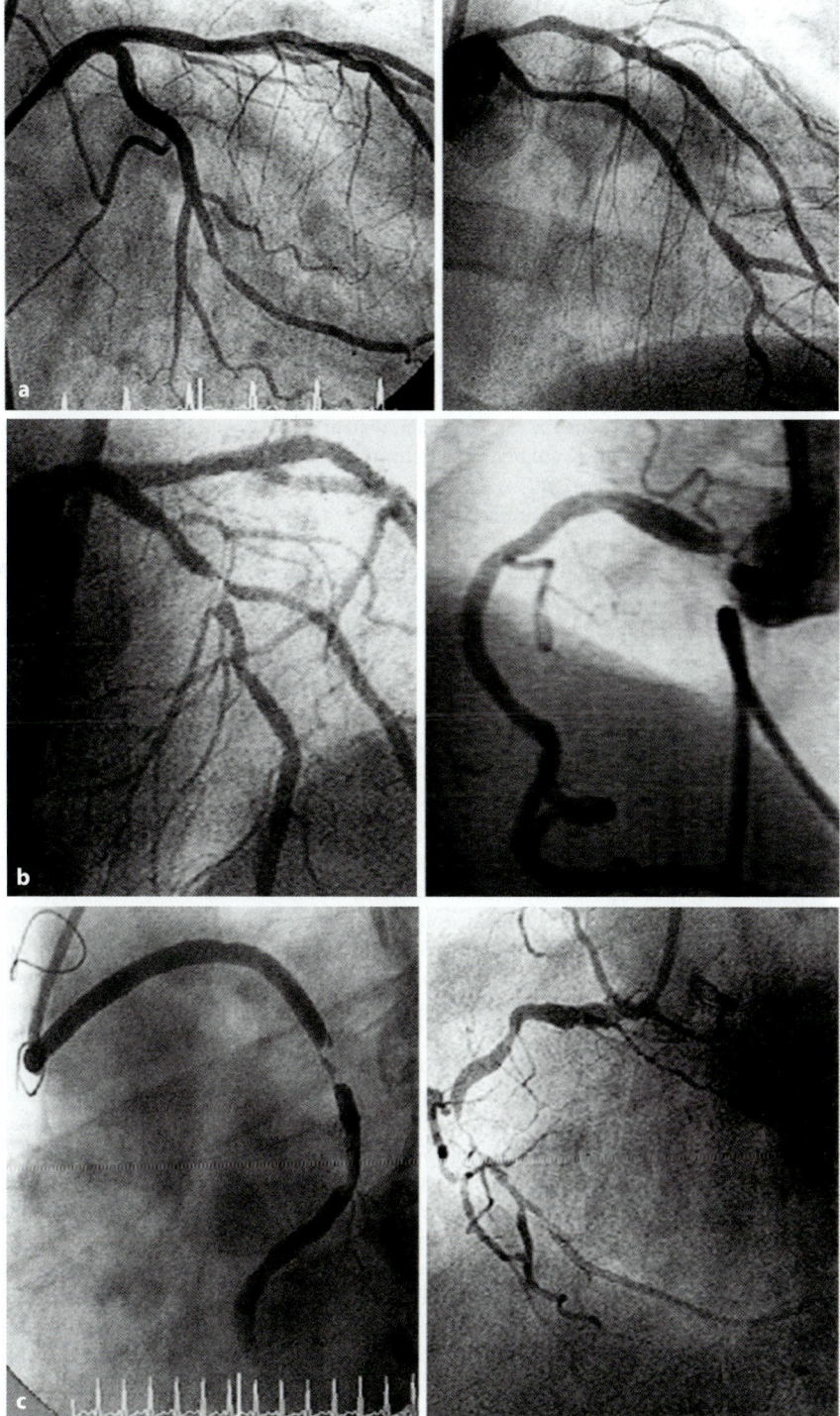

Abb. 49.5a–c.
a „Low risk"-Stenosen in einem Circumflex-Posterolateralast.
b „Moderate risk"-Stenosen: proximale RIA-Stenose mit großem Seitenast sowie ACD-Ostiumstenose. **c** „High risk"-Stenosen: degenerierter Venen-Bypass und langstreckiger ACD-Verschluss

Darüber hinaus fordert die Deutsche Kardiologische Gesellschaft (Erbel et al. 1997), dass
- die Stenosemorphologie zur Risikoabschätzung bekannt ist,
- die Gesamt-Koronaranatomie bzw. -pathologie bekannt sind
- und dass ggf. die alternativen Therapiemöglichkeiten berücksichtigt wurden.

Eine noch genauere Indikationenabstufung nach Kategorien A–D kann man ebenfalls den Richtlinien der interventionellen Koronartherapie der Deutschen Gesellschaft für Kardiologie entnehmen (Erbel et al. 1997):
- Kategorie A: Gesicherte Indikation (akzeptiert, anerkannt, Konsensusentscheidungen)
- Kategorie B: mögliche Indikationen (fraglich, umstritten)
- Kategorie C: keine Indikation (nicht empfehlenswert)
- Kategorie D: Kontraindikation

Das besondere Verdienst dieser Richtlinien ist v. a. auch darin zu sehen, dass die Kategorien C und D klar definiert wurden: So findet man beispielsweise den Patienten mit einer 2-Gefäßerkrankung mit „bedeutsamen" Stenosen, aber ohne Symptome und Ischämienachweis in der Kategorie C (keine Indikation, nicht empfehlenswert).

Der klinischen Symptomatik von Patienten, die zur PTCA kommen, können folgende Krankheitsbilder zugrunde liegen:
- die stabile Angina pectoris,
- die instabile Angina, akute Koronarsyndrome,
- der akute Myokardinfarkt,
- die persistierende Symptomatik nach Infarkt und Lysetherapie sowie
- die postinterventionellen (PTCA, Bypass-Operation) Anginabilder.

Bei Patienten mit **stabiler Angina pectoris**, die aus präinterventioneller Indikationsstellung angiographiert wurden, kann eine PTCA bei klarer Indikation und kombinierter diagnostisch/interventioneller Aufklärung im Anschluss an die Diagnostik erfolgen. Bei Patienten mit **instabiler Angina pectoris**, bei denen bisher die konservative medikamentöse Stabilisierung („cooling down") vor einer Intervention propagiert wurde, wird nach der neueren Studienlage aus prognostischen Gründen sogar eine möglichst frühe interventionelle Therapie angestrebt. Dies gilt v. a. für die Troponin-positiven Patienten, deren Benefit von einem frühinvasiven Vorgehen besonders ausgeprägt ist.

Patienten im **akuten Myokardinfarkt** profitieren ebenfalls von einem früh invasiven Vorgehen, v. a., wenn es sich um Hochrisikopatienten handelt (hohes Alter, großes Versorgungsgebiet der Infarktarterie, kardiogener Schock). Nach den jüngsten Studien ist die mechanische Wiedereröffnung des Infarktgefäßes der Lyse auch dann noch überlegen, wenn die Transportzeiten in ein PCI-Zentrum bis zu 3 h betragen. War primär bereits eine Lysetherapie erfolgt, kann bei nach Lyse persistierender Symptomatik immer noch eine Verlegung zur Durchführung einer Rescue-PCI erfolgen.

Die **postinterventionellen Angina pectoris-Bilder** betreffen Bypass-operierte und dilatierte Patienten. Die PCI von Bypass-Stenosen wird vor dem Hintergrund der Alternative einer deutlich risikoreicheren Reoperation eher großzügig indiziert. In manchen Fällen werden bei operierten Patienten aber auch Nativgefäße zu PCI-Zielen, die bei Stenoselokalisation distal der Anastomose auch via Bypass dilatiert werden können. In diesen Fällen wie auch bei Restenosen nach PCI richtet sich die Indikationsstellung nach den allgemeinen bereits beschriebenen Indikationskriterien. Bei den PCI-Restenosen besonders problematisch sind die langstreckigen Intra-Stent-Restenosen, die u. U. den Einsatz zusätzlicher Maßnahmen wie Rotablation oder X-Sizer-Anwendung erfordern und dennoch hohe erneute Restenosierungsraten aufweisen (Narins et al. 1998). Hier hat die adjuvante lokale Bestrahlung mit γ-oder β-Strahlen über sog. „After loading-Systeme" einige Erfolge zu verzeichnen (s. Abschn. 49.8.3, Brachytherapie). Zukünftig alternativ denkbar sind Stent-in-Stent-Therapien mit den neuen Medikamenten-beschichteten (Rapamycin, Paclitaxel) Stent-Systemen. Hier stehen allerdings randomisierte Studien noch aus.

Die PTCA-Indikation zur **späten Wiedereröffnung verschlossener Infarktgefäße** bei nur gering symptomatischen oder asymptomatischen Postinfarktpatienten ist bisher – trotz vieler indirekter Hinweise für eine günstigere Langzeitprognose – noch nicht mit prospektiv-randomisierten Studien abgesichert. Die der „open artery hypothesis" zugrunde liegenden prognoseverbessernden Mechanismen betreffen eine mögliche Verhinderung einer weiteren Infarktausdehnung, eine Reduktion der ungünstigen Remodelling-Vorgänge sowie eine Risikoverminderung für spätere maligne ventrikuläre Arrhythmien. Mit der Einstufung als möglicher PTCA-Indikation (Klasse IIb) in den neueren amerikanischen Guidelines (ACC/AHA Guidelines for Coronary Angiography 1999; ACC/AHA Guidelines for Percutaneous Coronary Intervention 2001) wird dem Interventionalisten zumindest ein gewisser Entscheidungsfreiraum zugestanden. Wie bei allen relativen Indikationsstellungen gilt insbesondere bei dieser Konstellation die Forderung zum sorgfältigen Abwägen von Nutzen und Risiko.

Kontraindikationen. Als wichtigste Kontraindikation zur PCI gilt allgemein noch der ungeschützte linke Hauptstamm. Aber auch hier konnten mehrere Studien bei selektierten Patienten mit Hauptstammstenose und gutem linken Ventrikel eine gute Prognose nach PTCA mit Stent-Implantation zeigen, wenn die erzielten Lumina ausreichend groß waren (> 3,0–3,5 mm) und wenn die Läsionen im Stamm- oder Ostiumbereich lagen (Park et al. 1998; Silvestri et al. 2000). Langzeitverlaufsbeobachtungen stehen aber noch aus. Da das Hauptproblem der Hauptstammdilatation bei geeigneten Läsionen weniger dilatationstechnischer Natur, sondern eher durch die nicht ausreichend gut kontrollierbaren Restenosevorgänge charakterisiert ist, bleibt abzuwarten, inwieweit hier Medikamenten-beschichtete Stents für ausreichende Sicherheiten sorgen können.

Von der beschriebenen Kontraindikation ausgenommen sind die durch gut ausgebildete Kollateralen oder durch Bypässe geschützten Hauptstammstenosen. Weitere (relative) Kontraindikationen betreffen ein letztes großes offenes Gefäß, das bei Verschluss zum kardiogenen Schock führen würde; dies gilt allerdings nicht für die Situation des akuten Myokardinfarktes. Ebenfalls relativ kontraindiziert ist die Dilatation eines großen Gefäßes mit Kollateralen zu einem verschlossenen großen Ischämiegefäß. Für alle hier genannten Kontraindikationen gilt, dass sie im Hinblick auf eine eventuell drängende klinische Symptomatik bei fehlenden therapeutischen Alternativen (z. B. Bypass-Operation nicht mehr zumutbar/nicht rechtzeitig verfügbar) zu relativieren sind. Immerhin hat die Stent-Implantationstechnik zu verlässlich kurzen Dilatations- und Ischämiezeiten und zu deutlich verbesserten Primärerfolgsaussichten geführt.

Schließlich stellen Patienten mit Stenosen < 50 % und ohne Ischämienachweis auch im Stadium des akuten Infarktes bei TIMI-Fluss Grad III eine Kontraindikation (Kategorie D) für die Dilatation dar (Erbel 1977).

49.4 Durchführung der PCI

> In der Regel werden die Patienten heute bei klarer PCI-Indikation unmittelbar im Anschluss an ihre Koronarangiographie dilatiert („Prima vista-PTCA"; s. Abschn. 16.1).

Nach Mannebach et al. (2002) betrug im Jahr 2001 der Anteil der „Prima vista"-Interventionen bereits 54 %. Schon 1994 haben Lund et al. zeigen können, dass der kombinierte Eingriff bei gleich niedriger Komplikationsrate mit einem geringeren Kontrastmittelverbrauch und einer geringeren Strahlendosis verbunden ist. Zu den Situationen, die eine direkte Dilatation im Anschluss an die Diagnostik erlauben, gehören die klar abgegrenzten PCI-Indikationen mit normalem Risiko, die unkomplizierte Restenose nach PCI, aber auch der akute Myokardinfarkt und die akuten Koronarsyndrome. Neben der zweifelsfreien Indikation müssen für den kombinierten Eingriff folgende Voraussetzungen erfüllt sein (Erbel et al. 1997):
- Alle technischen und personellen PCI-Voraussetzungen müssen gewährleistet sein (u. a. Operationsbereitschaft, s. Abschn 49.6).
- Eine umfassende, rechtzeitige Aufklärung unter Hinweis auf therapeutische Alternativen muss erfolgt sein.

Keine „Prima vista"-PCI sollte durchgeführt werden bei
- elektiver Hochrisiko-PCI,
- fehlender Aufklärung des Patienten,
- alternativ möglicher Bypass-Operation.

Im Herz-Zentrum Bad Krozingen werden mittlerweile alle zur Koronarangiographie kommenden Patienten nicht nur für die Koronarangiographie, sondern gleichzeitig auch für die mögliche Konsequenz einer PCI mit aufgeklärt und vorbereitet. Von unseren 2556 PTCA-Patienten im Jahr 2002 wurden 93 % unmittelbar im Anschluss an die Koronarangiographie dilatiert.

Die für den Patienten notwendigen vorbereitenden Maßnahmen, inkl. der Aufklärung, entsprechen im Wesentlichen denjenigen bei der Koronarangiographie. Das Überwachungs-EKG wird bei der PCI durch 6 Brustwandelektroden komplettiert. Die medikamentöse Vorbehandlung für die PCI beginnt idealerweise bereits am Vortag. Da fast alle Dilatationen als Stent-Prozeduren erfolgen und deswegen eine Thienopyridin-Medikation verlangen, erhalten bei uns Patienten mit präinterventioneller Indikationsstellung zur Koronarangiographie neben ASS (100 mg) eine „loading dose" Clopidogrel von 600 mg (= 8 Tabl.; Pache et al. 2002), mindestens 2 h vor Beginn der PCI.

49.4.1 Ballondilatation

Im Allgemeinen ist der Zugang transfemoral rechts. Die Schleusengröße richtet sich nach der Art der Intervention. Die einfache Ballon- und Stent-Angioplastie kann durch 6-French-Führungskatheter mit entsprechend kleinen Schleusen erfolgen. Doppelballoninterventionen bei zu schützenden Seitenästen bedürfen der 7-French-Führungskatheter und Schleusen. Weitergehende interventionelle Maßnahmen wie Rotablation, Atherektomie oder Laser verlangen noch größere Arbeitslumina bis hin zu 10 French. Die Heparindosis beträgt bei der PTCA im Gegensatz zur reinen diagnostischen Katheterisierung 10.000 IE. Bei simultaner Anwendung von Glykoprotein-IIb/IIIa-Rezeptorantagonisten wird sie gewichtsadaptiert modifiziert auf 100 IE/kg KG (z. B. 7500 IE bei 75 kg).

Nach Lokalanästhesie und dem Legen der Schleuse wird ein geeigneter Führungskatheter über einen vorangehenden Draht mit J-förmigem weichem Ende bis zur Aorta ascendens vorgebracht und nach Entfernen des Drahtes in das Ostium z. B. der linken Kranzarterie unter Druckkontrolle spannungsfrei eingelegt.

In einem nächsten Schritt wird durch den Führungskatheter der Führungsdraht, der an seinem distalen Ende vorgebogen wird, bis weit in die Peripherie des zu dilatierenden Gefäßes vorgebracht. Der Führungsdraht ist dabei von außen über einen aufgebrachten Torquer steuerbar. Dieser Führungsdraht ist die Schiene für den nachfolgend einzubringenden Ballonkatheter. Nach der Entfernung des Torquers vom distalen Ende des Führungsdrahtes kann der entlüftete PTCA-Ballon mit seiner Spitze auf den Führungsdraht aufgefädelt werden. Der Ballonkatheter wird durch den Führungskatheter vorgeschoben, bis er, immer dem Führungsdraht folgend, seine Position in der zu dilatierenden Stenose erreicht hat. Dabei ist die Position des Ballons im Röntgenbild durch seine Metallmarkierungen auch ungefüllt identifizierbar. Ist die zu dilatierende Stenose erreicht, so wird der Ballon „aufgeblasen". Die Füllung des Ballons erfolgt mit einer inkompressiblen Flüssigkeit, einem Gemisch aus physiologischer Kochsalzlösung und Kontrastmittel zu gleichen Teilen (eine Luftfüllung würde im Falle der sehr seltenen Ballonruptur durch die rasche Volumenexpansion lokal große Verletzungen z. B. Koronarperforationen anrichten können). Der Druck, mit dem der Ballon gefüllt wird, ist über ein zwischengeschaltetes Druckmanometer kontrollierbar.

Im Allgemeinen kommen langsam ansteigende Drücke bis ca. 10 atü zur Anwendung, wobei die Steigerung sich danach richtet, ob der Ballon noch eine Taille zeigt, die als Hinweis dafür dient, dass die Stenose noch nicht „geknackt" wurde. Das in der Regel plötzliche Verschwinden der Taille zeigt an, dass die Stenose nachgegeben hat. Dies ist der Zeitpunkt, an welchem zunächst keine weitere Steigerung der Dilatationsdrücke notwendig ist. In einer Vielzahl von Fällen reichen Ballonfüllungsdrücke von 4–6 atü aus. Bei sehr harten Stenosen können Drücke von deutlich über 10 atü erforderlich werden. Dabei ist zu betonen, dass diese Drücke nicht von den Koronargefäßen ausgehalten werden müssen, sondern vom Ballonmaterial. Die Koronarien müssen „lediglich" die dem Ballondruck entsprechende Lumenweite ertragen. Die gewählte

Ballongröße sollte das 1,3fache des Gefäßquerschnittes nicht übersteigen („oversizing").

Die Dilatationszeiten lagen bei der früheren reinen Ballonangioplastie („lone balloon angioplasty") zwischen 30 und 120 s und richteten sich nach den durch die Dilatation ausgelösten Beschwerden und/oder anderen möglichen Ischämiekorrelaten (Ausmaß der ST-Hebungen, Rhythmusstörungen, RR-Abfall). Die Anzahl der Dilatationen richtete sich nach dem Ergebnis; in der Regel kam man bei einer unkomplizierten, reinen Ballonangioplastie mit 2–4 Dilatationen aus.

Im Zeitalter der Stent-PTCA wird in der Regel die zu dilatierende Stenose mit einem größenadaptierten Ballonkatheter lediglich „vorgedehnt". Hierbei werden die Dehnungszeiten i. Allg. kurz gehalten und liegen so gewöhnlich unterhalb der zeitlichen Anginaschwelle des Patienten. Diese Vordehnung vor einer Stent-Implantation dient dabei im Wesentlichen dem Studium des Läsionsverhaltens; immerhin gibt es Stenosen, die auch bei sehr hohen Drücken (> 20 atü) nicht nachgeben. In solchen Fällen wäre die primäre Stent-Anwendung nicht nur nicht möglich, sondern auch mit einem erhöhtem Komplikationsrisiko verbunden. Sieht nach der Vordehnung das primäre Ergebnis angiographisch bereits sehr gut aus („stentlike result"), so kann man bei einem großen Gefäß versuchen, ohne Stent auszukommen (Serruys et al. 1996). In einem solchen Fall wird nach der vermeintlich letzten Dilatation mit gutem Primärergebnis für 5–10 min gewartet und dann das Ergebnis kontrolliert. Zeigt das Angiogramm einen unveränderten stabilen Befund ohne frühe Retraktion und Dissektion, so kann die PTCA beendet werden. Dazu werden der Führungsdraht mit dem Ballonkatheter aus dem Gefäß zurückgezogen und mit dem Führungskatheter entfernt. Der Patient wird mit liegender Schleuse in die PCI-Überwachungsstation gebracht. Eine solche „Lone-balloon"-PCI stellt heute aber eher die Ausnahme dar.

Nicht nur bei suboptimalen Resultaten nach der Ballondilatation oder bei erkennbaren Dissektionen, sondern auch zur Verminderung des Restenoserisikos schließt sich heute in der Regel an die Ballonvordehnung die Stent-Implantation an.

49.4.2 Stent-Implantation

Die Indikationen für die Stent-Implantation wurden zuletzt 1998 in einem ACC Expert Consensus Document (Holmes et al. 1998) und von der Study Group der Working Group on Coronary Circulation der European Society of Cardiology revidiert (Balcon et al. 1997). Die Indikationen gründen sich dabei auf randomisierte Studien sowie Beobachtungsstudien.

Indikationen für die Stent-Anwendung
- Stent-Implantation zur Verhinderung von akuten und drohenden Gefäßverschlüssen nach Ballonangioplastie
- primärer Stent-Einsatz zur Reduktion des Restenoseprozesses bei der Behandlung fokaler Läsionen (< 15 mm) in Gefäßen ≥3 mm, v. a. im Ramus interventricularis anterior
- primäre Stent-Implantation bei der Dilatation von Venen-Bypass-Grafts
- Stent-Implantation zur Verbesserung suboptimaler Ballon-PTCA-Ergebnisse
- Stent-Implantation im Anschluss an Rekanalisation und Dilatation von verschlossenen Gefäßen
- Stent-Implantation bei der Re-PTCA von Restenosen nach vorangegangener Ballonintervention

Mittlerweile sind auch zur Frage der primären Stent-Implantation bei der PTCA im akuten Myokardinfarkt viele größere Studien abgeschlossen und veröffentlicht worden. Dabei erwies sich die Stent-Implantation bei der PTCA im akuten Myokardinfarkt als sicher und effektiv, und die Inzidenzen von Reinfarkten und Re-Interventionen waren in den Stent-Gruppen signifikant niedriger als bei alleiniger Ballon-PTCA. Seit 1999 ist die Empfehlung zur Stent-Anwendung bei der PTCA im akuten Myokardinfarkt in die amerikanischen Guidelines mit aufgenommen worden (AHA/ACC Guidelines Coronary Angiography 1999).

49.4.3 Technik der Stent-PTCA

Nach der Entscheidung zur Stent-Implantation ist zunächst zu prüfen, ob der bisher eingesetzte Führungskatheter einerseits einen guten Sitz und andererseits ein ausreichend gutes „back up" gewährleistet. Schlechte und schlecht korrigierbare Positionen erschweren das Einbringen des Stents in das Gefäß. Schlechte „Back-up"-Eigenschaften mit raschem Zurückweichen des Führungskatheters bei schon geringen Reibungswiderständen im Gefäß können die Stent-Positionierung unmöglich machen.

Benötigt man einen Stent relativ weit distal in der Gefäßperipherie mit vorangehenden Gefäßwindungen, so ist ein Stent mit hoher Flexibilität gefragt. Ist die Stent-Anwendung in einem Bereich mit großem Seitenastabgang unvermeidlich, so sind weitermaschige Stents von Vorteil, durch die hindurch das Seitengefäß separat dilatiert werden kann. Ostiumstenosen verlangen Stents mit einer stärkeren Strut-Dicke, da die Gefahr gegeben ist, dass der nach der Expansion erlangte Stent-Diameter schrumpft (Stent-Recoil). Stärkere Strut-Dicken liegen bei 0,12–0,2 mm.

Nicht unbedeutend für die Restenoseraten und klinische Ereignisse nach PTCA scheint nach den Ergebnissen von Kastrati et al. (2000) das Stent-Design. Bei einem prospektiven Vergleich von 5 verschiedenen Stents differierte die Restenoserate zwischen 25 und 36% und das ereignisfreie Überleben zwischen 69 und 82%. Bei allen neueren Stent-Designs wird vermehrt auf die Vermeidung des sog. „Dog-boning"-Effekts geachtet, der dadurch entsteht, dass der Trägerballon die Stentenden zu weit überragt und mit den Stent-freien größeren Ballondiametern zu proximalen und distalen Dissektionen führen kann.

Die jüngste Entwicklung auf dem Gebiet der Stent-Technologie betrifft die Medikamenten-beschichteten Stents (Rapamycin, Paclitaxel), mit denen bisher nicht für möglich gehaltene niedrige Restenoseraten berichtet werden. Die Indikationsgebiete dieser noch sehr teuren Stents müssen noch genau definiert und eingegrenzt werden. Sehr gute Ergebnisse randomisierter Studien liegen bisher nur für die einfachen „BENESTENT/STRESS"-Läsionen (Serruys et al. 1994: Gefäßdurchmesser ≥3,0 mm, Stenoselänge bis maximal 15 mm, keine

Bifurkationsläsion, kein Infarktgefäß, kein gebypasstes Gefäß, keine Thromben, keine Venen-Grafts) vor (s. Abschn. 49.8).

Nach der Auswahl eines geeigneten Stents ist vor dem Einführen der feste Sitz des Stents auf dem Ballon zu kontrollieren. Dies gilt auch für die heute fast ausschließlich verwendeten Systeme, bei denen der Stent bereits auf einem Ballon vormontiert geliefert wird. Nach diesen vorbereitenden Maßnahmen kann das Ballon-Stent-System auf den Führungsdraht aufgefädelt und vorgebracht werden. Die Ballon-Stent-System-Position ist in gleicher Weise wie bei der PTCA einerseits durch die Metallmarker, andererseits zusätzlich über den relativ röntgendichten, nicht entfalteten Stent kontrollierbar. Die genaue Positionierung in der Stenose zum exakten Überdecken der Läsion erfolgt mit Hilfe einer Kontrastmittelinjektion. Nach exakter Positionierung folgt das Absetzen des Stents mit Ballondrücken um 12 atü. Die seit Jahren propagierte Hochdruck-Stent-Implantation mit Drücken von 15–20 atü ist nach neueren Arbeiten (Dirschinger et al. 1999; Hofmann et al. 2001) der Anwendung von niedrigeren Drücken um 12 atü nicht überlegen.

Die Inflationsdauer ist bei der Stent-Implantation kürzer als bei der alleinigen Ballondilatation und beträgt ca. 15–20 s. Danach wird der Ballon deflatiert und nach angiographischer Kontrolle mit befriedigendem Ergebnis zurückgezogen.

> **Definition**
>
> Als primär erfolgreiche Dilatation bezeichnet man eine PCI, bei der eine mehr als 20%ige Lumenverbesserung sowie eine Reduktion der Stenose auf < 50% erzielt werden konnte, ohne dass interventionsbedingte Komplikationen (Infarkt, Bypass-Operation) auftraten. Als „gut" wird das Resultat einer PCI bezeichnet, wenn die Reststenose < 30% beträgt (Erbel et al. 1997). Diese noch aus der Ballondilatationsära stammenden Definitionen werden im Rahmen der Stent-PCI mit der Wiederherstellung praktisch normaler Lumina in der Regel weit übertroffen.

49.4.4 Maßnahmen nach PCI

Überwachungsphase. Im Anschluss an die PTCA kommen die Patienten auf eine Überwachungsstation, wo sie in der Regel bis zum nächsten Morgen überwacht werden. Nach Ankunft des Patienten auf der Überwachungsstation wird ein aktuelles EKG geschrieben. Zu den weiteren Parametern des Monitorings gehören die Herzfrequenz, der Blutdruck, Enzymkontrollen sowie die Inspektion der Punktionsstelle. Patienten mit komplizierter oder Risiko-PCI werden auf der Intensivstation überwacht (z. B. Infarkt-PCI oder Infarkt durch Seitenastverschluss). Etwa 4 h nach der PCI, nach Abklingen der Heparinwirkung (aPTT < 50 s) kann die Schleuse vom Fachpersonal gezogen werden. Nach Anlegen des Druckverbandes wird dem Patienten für weitere 12 h Bettruhe verordnet. Ein längeres Liegenlassen der Schleuse über Nacht ist wegen der deutlich erhöhten Rate von peripheren Gefäßkomplikationen zu vermeiden. Eine Alternative für die in den Abendstunden dilatierten Patienten sind Verschlusssysteme, die das Ziehen der Schleuse unmittelbar nach dem Eingriff noch im Katheterlabor erlauben.

Für jeden Patienten in der Überwachungsphase existiert vor Ort der Katheter/PCI-Bericht, aus dem die Art des Eingriffs sowie die Besonderheiten hervorgehen. Darüber hinaus müssen die Originalbilddokumente (CD/Video/Film) vom PCI-Eingriff sowie von der vorangegangenen Koronarangiographie jederzeit zugänglich sein, damit bei Notfällen nach PCI rasch über den weiteren Weg (Reangiographie/Re-PCI, Bypass-Operation, konservative Therapie) entschieden werden kann.

Medikamentöse Therapie nach PCI. Patienten mit reiner Ballon-PCI erhalten PCI-bedingt lediglich Azetylsalizylsäure in einer Dosierung von 100 mg/Tag. Patienten mit Stent-PCI erhalten unter Fortführung der ASS-Dauertherapie (100 mg/Tag) Clopidogrel (75 mg/Tag). War mit einer Clopidogrel-Therapie noch nicht am Vortag oder früher begonnen worden, so erhalten die Patienten eine „loading dose" von 600 mg (= 8 Tabl.), mindestens 2 h vor Beginn der PCI. Da unter Clopidogrel bedrohliche Thrombopenien (0,05%) um mehrere Zehnerpotenzen seltener als früher unter Ticlopidin (2,4%) auftreten, sind routinemäßige Blutbildkontrollen nicht mehr erforderlich. Die weitere medikamentöse Therapie und sekundärpräventive Maßnahmen richten sich nach der verbleibenden koronaren Situation sowie nach der individuellen myokardialen Situation und der Risikofaktorenkonstellation.

Weiterbetreuung der PCI-Patienten außerhalb der Klinik. Da die Patienten nach ihrer PCI zunehmend früher aus der stationären Behandlung entlassen werden, ist es allein schon aus logistischen Gründen kaum mehr möglich, im gleichen stationären Aufenthalt einen Belastungstest zur Überprüfung des PCI-Ergebnisses durchzuführen, ohne das komplikationsfreie Abheilen der Punktionsstelle zu gefährden. Unabhängig davon wurde bereits früh auf die Möglichkeit eines akuten Koronarverschlusses bei zu frühem Belastungstest nach PCI hingewiesen (Sionis et al. 1992). Bei Patienten mit Gefäßrekanalisationen im akuten Myokardinfarkt gilt dies in besonderem Maße, da hier zusätzlich die Gefahr von Infarktnarbenrupturen mit Perikardtamponade besteht. Hier kann die weiterführende Diagnostik unter Berücksichtigung der Infarktgrößen-adäquaten Mobilisation in einem Anschlussheilverfahren stattfinden. Bei den zunehmend kürzeren Liegezeiten sollte die postinterventionelle Funktionsdiagnostik – z. B. nach 4 Wochen – ambulant im Zentrum oder beim niedergelassenen Hausarzt/Internist/Kardiologen durchgeführt werden.

Durch die Stent-Technologie in Verbindung mit den neueren antithrombozytären Möglichkeiten durch die Thienopyridine ist die PCI auch in der poststationären Phase sicher geworden. Subakute Stent-Thrombosen sind selten geworden; ihre Rate liegt heute bei 0,5–1,0% (Leon et al. 1998; Bertrand et al. 2000), kann aber bei Risikopatienten bis zu 5% betragen (Urban 1998). Daraus ergibt sich gerade bei letzteren Patienten (Diabetiker, Patienten mit interventionell behandelten akuten Koronarsyndromen) die Notwendigkeit zur engermaschigen Nachbetreuung, v. a. innerhalb der ersten 4 Wochen, in welcher die Stent-Endothelialisierung stattfindet. Innerhalb dieser Phase sollte bei erneut auftretenden Beschwerden und/oder unklaren EKG-Veränderungen an die Möglichkeit der subakuten Intra-Stent-Thrombose gedacht werden und mit dem kardiologischen Zentrum zur Festlegung des weiteren

Prozedere Kontakt aufgenommen werden. Nach Ablauf der ersten 4 Wochen sind akute Ereignisse von Seiten der dilatierten Läsion noch wesentlich seltener.

> **Klinisch wichtig**
> Interventionelle Behandlungsverfahren, die mit verzögerten Endothelialisierungsvorgängen der Stents einhergehen, wie die Brachytherapie oder die Verwendung neuer Medikamenten-beschichteter Stents bedürfen einer Verlängerung der Thienopyridin-Therapie auf 6 Monate (Teirstein u. Reilly 2002).

Die nach dem Reendothelialisierungszeitraum mehr im Vordergrund stehenden Restenosevorgänge laufen langsamer ab und verursachen ggf. eine eher langsam progrediente Symptomatik. Progressionen bzw. Plaquerupturen an anderen Orten – unabhängig von der dilatierten Läsion – sind natürlich prinzipiell möglich. Umso wichtiger ist die Einleitung und Fortführung sekundärpräventiver plaquestabilisierender Maßnahmen anlässlich eines ersten koronaren Ereignisses. In der Regel wird das kardiologische Zentrum mit der Entlassung des Patienten bereits eine individualisierte Empfehlung für die weitere Betreuung aussprechen.

Von besonderer Wichtigkeit ist hierbei Festlegung der Kriterien für die eventuelle Notwendigkeit einer erneuten Koronarangiographie. Die diesbezüglichen Strategie-Überlegungen wurden bereits im Kap. 16 detailliert abgehandelt.

49.5 Komplikationen der PCI

Da sich die PTCA der Kathetertechnik bedient, können grundsätzlich alle bei der diagnostischen Katheterisierung möglichen koronaren und peripheren Komplikationen sowie Rhythmusstörungen auch bei der PTCA auftreten. Die Tatsache, dass bei der PTCA über die Kontrastmittelinjektionen hinaus auch im Koronargefäß interveniert wird, bringt es mit sich, dass die bedeutsamen PTCA-Komplikationen wie der akute Koronargefäßverschluss, der akute Infarkt und Tod häufiger auftreten als bei der alleinigen Koronarangiographie. Zusammengenommen traten sie in der frühen PCI-Ära mit der reinen Ballon-Angioplastie in 3–5% aller Patienten auf. Diese Zahlen liegen heute in der Stent-Ära deutlich niedriger. Im eigenen Patientengut lag die Mortalitätsrate (periinterventionell bis 24 h nach dem Eingriff, elektive PCI) im Jahre 2002 bei 0,2%.

Akuter Gefäßverschluss. Diese früher gefürchtete Komplikation kann heute mit der Möglichkeit der Stent-Implantation wesentlich besser beherrscht werden. Nach der Sammelstatistik der ALKK (Arbeitsgemeinschaft leitender kardiologischer Krankenhausärzte) lag die Rate der notfallmäßigen Bypass-Operationen 1992–1996 bei 0,6%. Nach Bruckenberger (2002) gab es im Jahre 2001 bei den 195.841 PCI 715 (0,4%) notfallmäßige Bypass-Operationen.

Perforationen. Sie treten nach PTCA – methodenabhängig in etwa 0,1%–3% aller Fälle auf. Sie sind bei der reinen Ballonangioplastie mit einer Häufigkeit von 0,1–0,2% selten (zu große Ballons, steife Drähte), etwas häufiger mit der Stent-Technologie und deutlich häufiger (bis zu 3%) bei der Anwendung neuerer materialabtragender Verfahren wie Atherektomie, Rotablation, Thrombektomie und Laser. Perforationen verlangen rasches Reagieren. Die Abdichtung des Gefäßes zum Perikard hin kann sofort mit dem noch vor Ort befindlichen Dilatationsballon oder aber auch mit Perfusionsballonkathetern erfolgen. Darüber hinaus stehen PTFE(Polytetrafluoroethylen)-ummantelte Stents (JoStent, JoMed) zur Verfügung, die, an der Perforationsstelle abgesetzt, zur dauerhaften Abdichtung führen. Perikardpunktionen müssen in Abhängigkeit von der hämodynamischen Situation ultraschallgesteuert erfolgen. In einigen Fällen kommt man trotz Einsatz aller kathetertechnischen Maßnahmen nicht um den herzchirurgischen Eingriff herum.

Koronarembolien. Auf die Möglichkeit einer zusätzlichen Flussbeeinträchtigung und Myokardschädigung durch (für bisher als selten erachtete) koronare Embolien von Thrombus- und Plaquematerial, v. a. während der interventionellen Behandlung akuter Koronarsyndrome und Infarkte wurde im Zusammenhang mit plötzlichen Todesfällen bereits sehr früh hingewiesen. Topol u. Yaday (2000) erkannten mit systematischen postinterventionellen CK-Bestimmungen, dass die Rate peripherer Embolisationen während koronarer Interventionen deutlich höher ist als bisher angenommen. Diesen Berichten entspricht die klinische Erfahrung der relativ häufigen Slow- oder No-flow-Problematik nach interventioneller Behandlung mit Stent-Implantation v. a. bei Patienten mit akutem Koronarsyndrom und bei Dilatationen degenerierter Venen-Bypässe. Hier handelt es sich fast ausnahmslos um thrombotische Embolien. Die Häufigkeit der Koronarembolie ist abhängig von der angewendeten Methode, aber auch von der Stenosemorphologie. „High risk"-Stenosen und hier insbesondere degenerierte Venen-Bypass-Grafts sind häufigere Emboliequellen. Therapeutisch wird man akut versuchen, den Embolus kathetertechnisch zu zerkleinern oder auch mittels Dilatation hämodynamisch unwirksam zu machen. Bei frischen thromboembolischen Problemen kommen heute in der Regel die Glykoprotein-IIb/IIIa-Rezeptorantagonisten zum Einsatz.

Zur Vorbeugung einer Embolisationskomplikation werden in jüngerer Zeit häufiger Embolieprophylaxe-Systeme eingesetzt, die als Führungsdraht verwendet werden und distal selbstexpandierende Filterkörbchen oder Schirme tragen. Dabei liegt der für Mikropartikel undurchlässige Filterkorb oder Schirm distal der zu dilatierenden Stenose, wobei sich die proximale Filter-/Schirmzirkumferenz entfaltet und dicht an die Gefäßwand anlegt, wenn ihr Hüllschlauch zurückgezogen wird (s. Abb. 49.9). Ob die Filtersysteme bei der interventionellen Infarkttherapie einen zusätzlichen Vorteil bringen, wird gegenwärtig an unserem Haus in einer größeren Studie an 200 Patienten randomisiert untersucht (PROMISE = Protection Devices in PCI-Treatment of Myocardial Infarction for Salvage of Endangered Myocardium).

Akuter Herzinfarkt. Akute transmurale Herzinfarkte treten in einer Inzidenz von etwa 1% auf, Non-Q-Infarkte sogar in einer Häufigkeit von 8% (Saucedo et al. 2000). Im Prinzip gilt für die akuten Infarkte das gleiche wie bei den akuten Gefäßverschlüssen: Nicht alle können durch Stent-Implantation verhindert werden (z. B. Okklusion eines Seitenastes).

Todesfälle. Todesfälle sind bei der PTCA insbesondere bei der Behandlung des akuten Myokardinfarktes und hier v. a. bei Patienten im kardiogenen Schock zu erwarten. Bei Patienten im kardiogenen Schock erreicht die Letalität bei konservativer Therapie auch heute noch 50–80%, wobei diese Patienten von einer Katheterintervention mit einer Intrahospitalmortalität von nur 33% bei erreichtem TIMI-3-Fluss gegenüber der Lyse-Alternative sogar besonders profitieren (Goldberg et al. 1999; Webb et al. 2001). Bei der elektiven PTCA stabiler Patienten treten Todesfälle in einer Häufigkeit von unter 0,5% auf (Neuhaus 1996).

Dissektionen. Eine der häufigsten typischen Komplikationen der PTCA ist die Dissektion, ein durch den Ballon erzeugter Wandeinriss, der entweder auf den subintimalen Raum begrenzt ist, aber auch bis zur Media verlaufen kann. Während man angiographisch auch bei guter Bildqualität Dissektionen in etwa nur 30% aller Fälle erkennt, konnten v. a. intravasale Ultraschalluntersuchungen zeigen, dass die Dilatation fast immer von inneren Wandeinrissen begleitet ist. Dabei wird durch den Ballon zunächst der dehnbare äußere Gefäßanteil aus Adventitia und Media gedehnt. Die weniger dehnbare innere Schicht aus Intima mit dem arteriosklerotischen Plaque reißt dabei häufig an den Rändern des Plaques ein. Eine Dissektion, die in zirkumferenzieller Richtung weniger als 50% und in der Längsrichtung mehr als 1 cm Ausdehnung zeigt, wird noch als „normale Dissektion" angesehen. Ausgedehntere Dissektionen, die auch weit nach distal in den gesunden Bereich hinein fortschreiten können, gelten als Komplikationen. Ihre Bedeutung liegt darin, dass sie zum raschen Gefäßverschluss führen können. Heute sind die früher mehr gefürchteten Dissektionen in der Regel mit einer rasch ausgeführten Stent-Implantation gut beherrschbar. Eine bei der ersten Dilatation einer rechten Kranzarterie entstandene „normale" (d. h. begrenzte) Dissektion zeigt die Abb. 49.6.

Die Dissektionen wurden vor der Stent-Ära vom National Heart, Lung and Blood Institute (NHLBI, Detre et al. 1990) nach ihrem angiographischen Erscheinungsbild in die Schweregrade TYP A–F eingeteilt: Dabei zeigten die Dissektionen vom Typ A und B in der Regel ein sehr gutes primäres angiographisches PTCA-Ergebnis, während Dissektionen vom Typ C–F für ein hohes Komplikationsrisiko sprachen und einer Weiterbehandlung bedurften. Größere Dissektionen waren die häufigste Ursache für den akuten Gefäßverschluss, der sich (vor der Stent-Ära) bis zu 30 min nach der letzten Dilatation einstellen konnte.

Während vor der Stent-Ära größere Dissektionen entweder zu langwierigen Behandlungen z. B. mit dem Perfusionskatheter oder bei nicht abwendbarem Gefäßverschluss auch zur Bypass-Operation führten, ist heute mit Hilfe der Stent-Implantationstechnik auch bei bedeutsamen Dissektionen die Möglichkeit gegeben, die meisten im Katheterlabor entstandenen Probleme auch im Katheterlabor zu lösen.

Stent-Verlust. Eine typische Stent-Komplikation ist der Stent-Verlust, der zu Beginn der Stent-Technologie mit dem Aufbringen des Stents auf den Trägerballon durch den Interventionalisten (aufkrimpen) etwas häufiger auftrat und heute bei fast ausschließlicher Verwendung von fertigen Systemen eine Rarität ist, so z. B. bei früher Ballonruptur im Absetzvorgang eines noch nicht voll entfalteten Stents. Die im Koronargefäßsystem verlorenen Stents liegen in der Regel noch auf dem Führungsdraht und können mit kleinen, neuen Ballons eingefangen und dann stufenweise entfaltet oder auch geborgen werden. Nicht immer ist es in diesen Fällen möglich, den Stent am richtigen Ort abzusetzen. Stents, die in proximalen Gefäßabschnitten verloren wurden, können entweder mit Fangsystemen (z. B. Amplatz „goose neck snare") oder einer Katheterzange geborgen werden. Gelegentlich kann es auch notwendig werden, einen im Koronargefäß vom Führungsdraht verlorenen Stent mit einem zweiten Stent an die Wand zu drücken.

Stent-Thrombose. Die akute Stent-Thrombose noch im Katheterlabor tritt vornehmlich bei Patienten mit aktiviertem Gerinnungssystem (Instabilität, akutes Koronarsyndrom, akuter Infarkt) auf. Die Therapie der Wahl in diesen Fällen ist die Gabe von GP-IIb/IIIa-Rezeptorantagonisten als Bolus und Infusion. Sie erfolgt heute bei den klinischen Bildern des akuten Koronarsyndroms/instabiler Angina pectoris und hier v. a. bei den Patienten mit hohem Risikoprofil (z. B. Troponin) bereits präprozedural. Nach Saucedo et al. (2000) zeigen

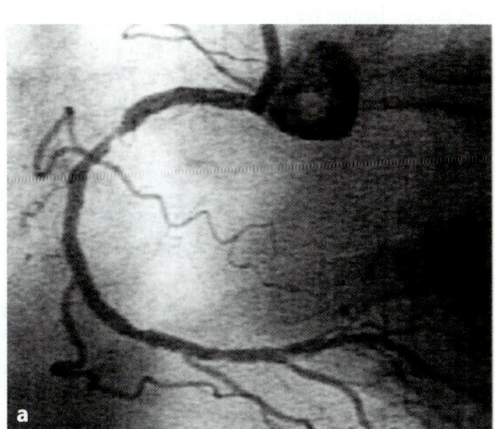
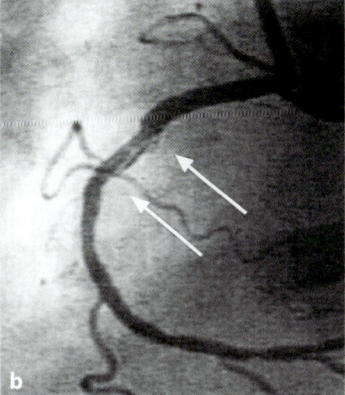

Abb. 49.6a, b.
a Bis in die Peripherie diffus veränderte rechte Kranzarterie mit einer 75%igen exzentrischen kurzstreckigen Stenose im Übergang zum mittleren Drittel. **b** Deutliche Dissektion nach der ersten Dilatation mit 4 atü. Die Dissektion (Pfeile) ragt proximal und distal über die Stenosegrenze hinaus; die Stenose selbst zeigt sich nur mäßig aufgeweitet. Der Einsatz von zusätzlichen Devices (Stent) erscheint notwendig

Enzymanstiege auch nach eigentlich unkomplizierter, erfolgreicher Stent-Implantation kompliziertere spätere Verläufe an: Bei 900 konsekutiven Patienten wurden CK-Anstiege über das 5fache der Norm in 8% (n=77) aller Patienten gefunden. Diese zeigten im weiteren Verlauf sowohl eine höhere Rate von Hospitalkomplikationen (subakute Stent-Thrombose, Lungenödem, erneute Revaskularisationen) als auch eine signifikant erhöhte 1-Jahres-Mortalität (6,9% vs. 1,2%). Die höchstwahrscheinlich zugrunde liegenden Mikroembolisationen kommen in erster Linie durch Thrombozytenaggregate, die sich bei Freilegung eines stark thrombogenen Plaquekerns bilden, zustande. Auch aus diesem Grund fordern einige Autoren bei allen Stent-Implantationen die adjuvante Therapie mit GP-IIb/IIIa-Rezeptorenantagonisten.

Die subakute Stent-Thrombose tritt heute unter dem konsequenten Einsatz der Thienopyridine (Clopidogrel) wesentlich seltener auf, liegt aber immerhin noch in der Größenordnung von 1–2% (Mak et al. 1996; de Servi et al. 1999), wobei die berichteten Häufigkeiten beträchtlich variieren können und abhängig sind von klinischen, angiographischen und prozeduralen Besonderheiten. Subakut auftretende Stent-Thrombosen stellen in der Regel schwere Komplikationen dar. In einer größeren Untersuchung betrug die Stent-Thrombose assoziierte Mortalität 26% und die Häufigkeit größerer nichtletaler Infarkte 58% (Moussa et al. 1997).

Unabhängige Prädiktoren für eine subakute Stent-Thrombose sind prozedurale Komplikationen (Stent-Positionierung und Absetzen an der gewünschten Stelle nicht möglich, residuale Stenose >30%) oder bei unkomplizierter Intervention in erster Linie Patienten-, läsionsbezogene und prozedurale Faktoren wie belassene Dissektionen und Nachbehandlung ohne Thienopyridine (Schühlen et al. 1997). Gerade letzterer Prädiktor zeigt die Wichtigkeit auch der Patienten-Compliance in der Nachbehandlung. Die Nachbehandlungsdauer mit den Thienopyridinen liegt in der Regel bei 4 Wochen. Neuere Daten belegen eine signifikante Reduktion ischämischer Ereignisse bei Verlängerung der Post-PCI Clopidogrelgabe auf ein Jahr (Steinhubl et al. 2002). Prozeduren oder Materialien, die die Stent-Endothelialisierung verzögern können (Brachytherapie, Medikamenten-beschichtete Stents) verlangen Nachbehandlungsphasen von bis zu 6 Monaten.

Periphere vaskuläre Komplikationen. Sie entsprechen qualitativ den bei der Koronarangiographie beschriebenen (s. Abschn. 16.1). Da bei der PTCA in der Regel etwas größere Schleusen zur Anwendung kommen und länger liegen als bei der rein diagnostischen Katheteruntersuchung, treten Hämatome, arterielle Fisteln, Aneurysmata spuria und arterielle Thrombosen vermehrt auf (Popma et al. 1993). Aus diesem Grund, aber v. a. auch im Hinblick auf die zunehmende Anwendung von IIb/IIIa-Glykoprotein-Rezeptorantagonisten gewinnen Verschlusssysteme wie beispielsweise der Punktionskanalverschluss mittels intraarteriellem Polymeranker und hämostatischem Kollagenpfropf (AngioSeal™) oder auch Nahtsysteme (Perclose™) eine zunehmende Bedeutung (Applegate et al. 2002).

49.6 Chirurgischer Standby

Nach den Empfehlungen der Deutschen Gesellschaft für Kardiologie, Herz- und Kreislaufforschung (Erbel et al. 1997) ist ein chirurgischer Standby in der Weise anzustreben, dass sich Herzkatheterlabor und Herzchirurgie im selben Klinikum befinden, womit ein Transport in den Operationssaal ohne zwischengeschalteten Krankenwagentransport möglich ist. Als suboptimal, aber noch akzeptabel werden Transportwege von 30 min bezeichnet, wobei der Patient in solchen Fällen über das Fehlen eines rasch verfügbaren Standbys vor der PCI aufzuklären ist. Bei Hochrisiko-PTCA kann die Dilatation in Operationsbereitschaft, d. h. mit freiem Operationssaal und Chirurgenteam zusätzliche Zeitersparnis und Sicherheit bringen. In solchen Fällen ist beispielsweise auch die intraaortale Ballonpumpe bereitzuhalten. Mit der notfallmäßigen Bypass-Operation ist eine mit 8,4% deutlich höhere Mortalität verbunden als mit der elektiven. Auch entsprechend den amerikanischen ACC/AHA PCI Guidelines 2001 sollten Zentren ohne jegliche Möglichkeit oder Vorbahnung einer raschen kardiochirurgischen Notfallhilfe die elektive PCI nicht durchführen.

49.7 Ergänzende interventionelle Verfahren

Alternative Techniken wurden ursprünglich zur Lösung der Probleme der Ballondilatation entwickelt. Ziel war die Verbesserung der akuten Erfolgsrate, die Reduktion und Beherrschung von Komplikationen sowie die Verminderung der Restenoserate. Dabei ging man bei der Entwicklung alternativer Techniken von der Vorstellung aus, dass die Entfernung von Plaquematerial aus dem Stenosebereich zu besseren Akutergebnissen mit glatteren Wandkonturen und konsekutiv geringerer Restenose führen würde. In der Folge zeigte sich aber bei allen alternativen Techniken, dass die Restenoseraten keinesfalls gesenkt werden konnten und eher noch höher ausfielen als bei der Ballonangioplastie. Auch die Akutkomplikationen waren teilweise sogar häufiger, weswegen sich insgesamt nur sehr begrenzte Indikationsbereiche für die adjuvanten Techniken ergaben („Nischenindikation"). Die rückläufige Häufigkeit der Anwendung von Atherektomie, Laser und TEC („transluminal extraction catheter") ist in erster Linie damit erklärbar, dass mit der Stent-Implantation viele Probleme eleganter, sicherer und kostengünstiger lösbar sind.

Wenn heute alternative Techniken eingesetzt werden, dann v. a. dort, wo aufgrund der bisherigen Erfahrungen bei bestimmten stenosemorphologischen Voraussetzungen der primäre Erfolg der Ballon-/Stent-Methode fraglich ist.

> **Indikationsbereiche für den Einsatz alternativer Techniken**
> - Ostiumstenosen
> - verkalkte, sehr harte und langstreckige Stenosen
> - Stenosen mit stark exzentrischen, voluminösen Plaques
> - Verschlüsse, die zwar mit einem Draht, nicht aber mit einem Ballon passierbar sind

Die bei diesen Sonderfällen zur Anwendung kommenden neueren Techniken bedeuten in der Regel aber auch nur eine Vorbehandlung, an welche sich eine Ballondilatation, meist mit nachfolgender Stent-Implantation anschließt.

Entsprechend dem europäischen Register (Maier et al. 2001) kommt den adjuvanten Techniken zunehmend weniger Bedeutung zu. Die Laserangioplastie, Atherektomie und Rotablator wurden 1996 mit deutlich rückläufiger Tendenz gegenüber den Vorjahren nur noch in 2,5% aller Interventionen eingesetzt. Die aktuellen absoluten und prozentualen Anwendungshäufigkeiten der adjuvanten PCI- und diagnostischen Techniken bei 195.280 PTCA 2001 in Deutschland gehen aus der Tabelle 49.2 hervor (Mannebach et al. 2002).

49.7.1 Rotablation

Kernstück des von David Auth entwickelten Rotablators (Ahn et al. 1988) ist eine ellipsoide Bohrkopfolive, deren vorderer Teil mit mikrokristallinen Diamanten (30–50 µm) besetzt ist. Dieser Bohrkopf sitzt auf dem distalen Ende einer teflonbeschichteten Antriebswelle, die zur Vermeidung von Reibungswärme flüssigkeitsgeschmiert (NaCl-Lösung) einerseits auf dem flexiblen Führungsdraht und andererseits in einer Teflonhülse rotiert. Angetrieben wird die Welle über eine Luftdruckturbine und erreicht dabei Umdrehungsgeschwindigkeiten von bis zu 200.000 U/min (◘ Abb. 49.7).

Durchführung. Ein Bohrvorgang dauert maximal 20–30 s. Das zugrunde liegende physikalische Prinzip ist das „differenzierte Schneiden". Der harte atheromatöse Plaque wird abgefräst und in kleine Partikel „zerstäubt". Die elastischen, nicht atheromatös veränderten Gefäßsegmente weichen dem Fräskopf aus. Dabei wird der Bohrkopf langsam und ohne größeren Druck durch die Stenose hindurchgeführt. Die durch den Bohrkopf abgetragenen Partikel sind zu 90% kleiner als 10 µm, womit sie in der Größenordnung von Erythrozyten liegen und kapillargängig sind. Diese Partikel werden über das retikuloendotheliale System abgebaut. Mikrozirkulationsstörungen, hervorgerufen durch sog. Mikrokavitationen mit einer Größe von 60–90 µm, sind dennoch häufig und führen v. a. bei der Rotablation im Bereich der rechten Kranzarterie gelegentlich zu höhergradigen AV-Blockierungen, weswegen die Rotablation unter dem Schutz eines temporären Schrittmachers erfolgt.

Da die Bohrköpfe im Gegensatz zum Ballonkatheter feste Durchmesser aufweisen, sind entsprechend großlumige Führungskatheter bis hin zu 10 French erforderlich. Für die Rotablation stehen Bohrköpfe mit Diametern zwischen 1,25 und 2,5 mm zur Auswahl.

In der Regel wird heute die Rotablation mit der Ballon-PTCA und nachfolgender Stent-Implantation kombiniert („Rota stenting"). Die Rotablation dient dann zum Abtragen harter, verkalkter Stenoseanteile. Hierbei werden Bohrkopfgrößen gewählt, die etwa der Hälfte des ursprünglichen Gefäßdiameters entsprechen. Bei Intra-Stent-Restenosen werden im letzten Rotablationsschritt möglichst große Bohrköpfe (meist 2,5 mm angestrebt). Nach abgeschlossener Rotablation kann der lange Rotablatorführungsdraht gekappt und für die abschließende Behandlung weiterverwendet werden.

Indikationen und Kontraindikationen. Eine exakte Definition der Indikation für die Hochfrequenzrotablation fehlt auch heute noch. Die Empfehlungen der Deutschen Gesellschaft für Kardiologie benennen als Indikationen stark fibrotische, verkalkte und geschlängelte Stenosen sowie die Ostiumstenosen der rechten Kranzarterie (Erbel et al. 1997; Dill u. Hamm 1997).

◘ **Tabelle 49.2.** Anwendungshäufigkeiten adjuvanter PTCA- und diagnostischer Techniken (Mannebach et al. 2002)

Technik	Anwendung	
	absolut (n)	relativ (%)
Rotablator	971	0,50
Atherektomie	231	0,10
Laserkatheter	114	0,06
Laserdraht	20	0,01
IVUS	3283	1,68
Embolieschutz	1291	0,66
Dopplerdraht	1598	0,82
Angioskopie	1	0,0

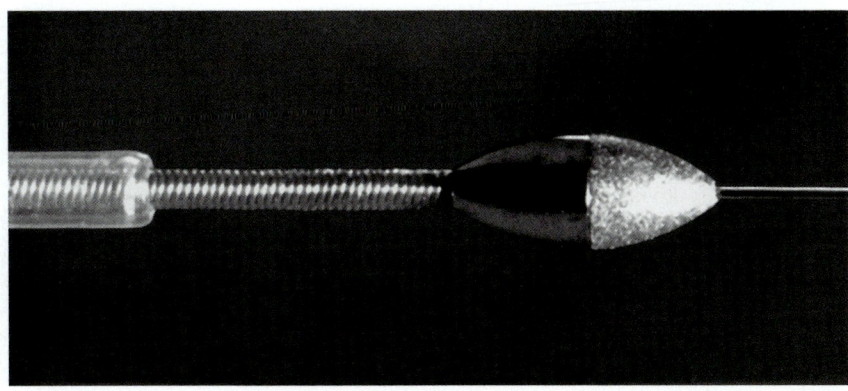

◘ **Abb. 49.7.** Rotablator-Bohrkopf auf einem Führungsdraht, spiralige teflonbeschichtete Antriebswelle, Teflonhülse

Eine eindeutige Indikation liegt dann vor, wenn eine Stenose mit einem Führungsdraht passiert werden konnte, aber nachfolgend die Introduktion oder die Entfaltung eines Ballons nicht gelingt („Rota rescue"; Sabra-Gomez 2000).

> **Indikationen der Rotablation**
> - Fehlende Ballonentfaltung trotz Drahtpassage
> - Stark fibrotische Läsionen
> - Stark verkalkte, geschlängelte Läsionen
> - Ostiumstenosen der rechten Kranzarterie
> - Längerstreckige Intra-Stent-Restenosen
>
> **Kontraindikationen der Rotablation**
> - Deutlich reduzierte linksventrikuläre Funktion
> - Nachweis eines frischen Thrombus im Zielgefäß
> - Dissektionen im Zielgefäß
> - Vorliegen einer stark vasospastischen Begleitkomponente

Restenoserate. Die Restenoseraten nach Rotablation liegen bei alleiniger oder mit Ballondilatation kombinierter Anwendung zwischen 34 und 62% (Übersicht bei Haude et al. 1996) und sind im Mittel mit ca. 45% keinesfalls niedriger als die für die Ballondilatation angegebenen Raten. Hierbei ist allerdings zu berücksichtigen, dass die Rotablation überwiegend in komplexeren Stenosen zur Anwendung kommt. Bei der zusätzlichen Anwendung der Stent-Technik können die Restenoseraten deutlich gesenkt werden Bei der Behandlung von Intra-Stent-Restenosen ist der Nutzen einer zusätzlichen Rotablation bisher nicht eindeutig bewiesen (vom Dahl et al. 2002).

Komplikationen. Neben z. T. hartnäckigen Koronarspasmen sind das „No-reflow"-Phänomen bis hin zu deutlichen CK-Erhöhungen zu nennen: 9–15% der mit Rotablation behandelten Patienten zeigen CK-Anstiege über das 2fache der Norm. Die in Studien angegebene Rate von Non-Q-Infarkten variiert zwischen 3 und 26%. Bei Frauen und starkbogigen Stenosen sind nach Ellis (1994) Komplikationen häufiger zu erwarten.

49.7.2 Direktionale koronare Atherektomie

Die meisten Erfahrungen auf dem Gebiet der direktionalen koronaren Atherektomie (DCA) wurden mit dem von Simpson entwickelten Atherektomiekatheter gesammelt, der wie alle anderen PTCA-Geräte auch auf einem Führungsdraht an die Stelle der Läsion gelangt (Simpson et al. 1988). Das Kernstück dieses Atherektomiekatheters ist ein ca. 20 mm langer Metallzylinder, der auf einer Längsseite gefenstert ist und auf der anderen Seite einen aufblasbaren PTCA-Ballon trägt (Abb. 49.8).

Durchführung. Bei der Atherektomie wird der Metallzylinder axial so ausgerichtet, dass er mit dem Fenster im Plaque zu liegen kommt, während der auf der kontralateralen Seite vorhandene Ballon bei der Inflation den Zylinder fensterseitig in den Plaque hineindrückt. In dem Metallzylinder befindet sich ein kolbenartiges Messer, das unter Rotation von proximal nach distal fährt und die in das Fenster hineinragenden Plaqueanteile abtrennt. Dieser Schneidekolben, der mit 2000 U/min im Zylinder vorgeführt wird, steht über eine flexible Abtriebswelle mit der batteriegetriebenen Antriebseinheit in Verbindung. Die abgetrennten Plaquematerialien sammeln sich im Hohlraum der flexiblen Katheterspitze, die sich an das distale Ende des Metallzylinders anschließt. Nach einem Schneidevorgang wird der Ballon des Katheters abgelassen, der Katheter in meist axialer Richtung neu positioniert und nach erneutem Aufblasen des Ballons erfolgen nach vorheriger Zurücknahme des Schneidekolbens bis zu 10 weitere Schnitte. In der Regel schließt sich auch hier noch eine Ballondilatation und Stent-Implantation an („Debulking-plus-stenting"-Konzept). Der Mechanismus der Atherektomie besteht einerseits in der Abtragung des atheromatösen Materials (bis zu 60% des Plaquematerials), andererseits aber auch in einem Dilatationseffekt.

Indikationen und Kontraindikationen. Wegen der sehr starren Schneidekammer werden großlumige Führungskatheter benötigt. Aus dem gleichen Grund können eigentlich nur proximal gelegene wenig gekrümmte Gefäßabschnitte mit einem Diameter von >2,5 mm erreicht werden. Auch der Abgang des zu behandelnden Koronargefäßes darf keine starke Winkelung aufweisen. Darüber hinaus darf die Stenose nicht länger sein als 20 mm; sie darf nicht verkalkt sein und es dürfen keine längeren oder spiraligen Dissektionen vorliegen. Nach anfänglich eher enttäuschenden Ergebnissen konnten 2 neuere Studien (OARS, Optimal Atherectomy Restenosis Study; Simonton et al. 1998; BOAT, Balloon vs. Optimal Atherectomy Trial; Baim et al. 1998) zeigen, dass bei optimalem Einsatz einer 7-French-Atherektomie die klinischen und Restenoseergebnisse besser

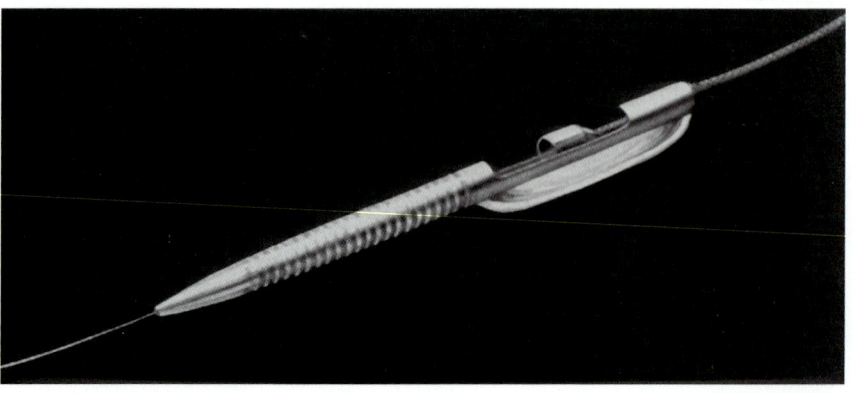

Abb. 49.8. Atherektomiekatheter auf Führungsdraht

ausfallen als bei reiner Ballonangioplastie. Der Stellenwert der DCA wird allerdings weiterhin allgemein kritisch hinterfragt, da die meisten für eine Atherektomie geeignet erscheinenden Koronarstenosen mit alternativen Verfahren wie der Rotablation, v. a. aber der Stent-Implantation ähnlich erfolgreich oder gar besser behandelt werden können (Mathey und Schofer 1996).

Komplikationen. Die Häufigkeit schwerer Komplikationen (Tod, Infarkt, Bypass-Operation) betrug in BOAT 2,8% (dabei kein Todesfall) und in OARS 2,5%. Bedeutende periphere Komplikationen mit der Notwendigkeit einer gefäßchirurgischen Intervention oder Transfusion waren in OARS mit 2% relativ häufig. Die für die Atherektomie typische Komplikation der Gefäßperforation trat in BOAT in 1,4%, in OARS in 2% der Fälle auf. Periphere Embolisationen wurden in 1,4% beobachtet (OARS).

49.7.3 Laserangioplastie

Mit der Herstellung fiberoptischer Fasern wurde die Voraussetzung dafür geschaffen, Laserenergie über flexible Katheter auch in Koronarien zur Materialabtragung anzuwenden. Die Laserkatheter weisen Dicken zwischen 1,4 und 2,2 mm auf und bestehen neben dem zentralen oder exzentrischen Hohlraum für den Führungsdraht aus vielen kleinen dicht gepackten fiberoptischen Fasern mit einer Dicke von 50 µm. Energiequelle für den Laserkatheter sind Excimer(„Excited dimer")-Laser, die Photonen mit einer Wellenlänge von 308 nm emittieren. Die heute verwendeten Energien liegen zwischen 30 und 60 mJ/mm². Eine Laseranwendung dauert 3–5 s und wird mit Pausen solange wiederholt, bis die Stenose passiert ist.

Durchführung. Die Wirkungsweise des Lasers besteht darin, dass das atheromatöse Material in seine molekularen Bestandteile fragmentiert wird, was als Photoablation oder Photodekompensation bezeichnet wird. Die Abtragungsrate pro Puls ist mit nur wenigen µm sehr gering. Über den photochemischen Effekt hinaus werden während des Laservorganges zusätzlich auch Gasblasen und Druckwellen erzeugt, die zu einer mechanischen Schädigung der Gefäßwand führen können (Haase und Karsch 1996). Bei Anwesenheit von Kalzifikationen werden diese unerwünschten Laserwirkungen noch erheblich verstärkt. Unter Spülungen mit Kochsalzlösung vor und während der Laseranwendung mit dem Ziel der Verdrängung von Blut und Kontrastmittel gehen diese unerwünschten Laserwirkungen deutlich zurück (Haase et al. 1997). In fast allen Fällen wird die Laserangioplastie mit der anschließenden Ballon-Stent-PTCA kombiniert.

Indikationen und Kontraindikationen. Die bisher publizierten Laserangioplastiedaten beziehen sich im Wesentlichen auf kompliziertere (früher Typ B2 und C genannte) Läsionen, und zeigen gegenüber der Ballonangioplastie bei vergleichbarer Komplikationsrate eine nur geringfügig niedrigere Erfolgsrate. Nachdem aber mittels der heutigen, um Stents erweiterten PTCA-Techniken annähernd gleiche Ergebnisse für Typ-A-, B1-, B2- und C-Läsionen erreicht werden können, ist auch unter dem Eindruck ungünstigerer Restenoseraten (51,6 vs. 41,3%) bei der Laseranwendung (AMRO, Amsterdam-Rotterdam-Studie; Appelman et al. 1996) die Frage nach der Indikationsnische für den Laser-Einsatz kritisch zu beurteilen.

In Vergleichsstudien zwischen Laser-, Rotablations- und Angioplastiebehandlung kein Vorteil für den Laser hinsichtlich der Akut- und Langzeitergebnisse komplexer Läsionen (ERBAC-Studie, Excimer Laser, Rotational Atherectomy, and Balloon Angioplasty Comparison Study; Reifarth et al. 1997).

Einsatzgebiete für den koronaren Laser sind derzeit die Intra-Stent-Restenosen sowie subtotale Stenosen oder Verschlüsse, die zwar mit einem Draht, nicht aber mit einem Ballon passierbar sind (Mehran et al. 1997; Mathey u. Schofer 1996).

Komplikationen. Als typische Komplikation des Lasers ist die Koronarperforation zu nennen. Die Behandlung dieser Komplikationen, die bei der Laseranwendung häufiger ist als bei anderen Interventionsverfahren, wurde bereits eingehend im Abschn. 49.5 abgehandelt.

49.7.4 Laserdraht

Durchführung. Bei chronischen Gefäßverschlüssen gelingt es mit der konventionellen PTCA-Drahttechnik in etwa 25% der Fälle nicht, den Verschluss zu passieren und den Anschluss an das distale Gefäß zu erreichen. Für solche Situationen wurde der Laserdraht entwickelt, der auch schon lange bestehende Verschlüsse wieder eröffnen kann. Es handelt sich um einen ca. 0,36 mm (0,014 Inch) dicken Draht mit den mechanischen Eigenschaften eines konventionellen PTCA-Führungsdrahtes, der zusätzlich 12 fiberoptische Fasern führt, die die Laserenergie zur Drahtspitze transportieren. Die Lage der Drahtspitze ist während der Laseranwendung in 2 Ebenen genau zu kontrollieren. Hat der Laserdraht den Verschluss passieren können, so schließt sich die weitere Gefäßeröffnung (Ballon, Stent) an. Serruys et al. (2000) konnte allerdings in der TOTAL-Studie (Total Occlusion Trial With Angioplasty By Using Laser Guidewire) bei 303 Patienten zeigen, dass bei der Wiedereröffnung chronischer Verschlüsse innerhalb von 30 min Durchleuchtungszeit der Laserdraht der konventionellen Methode nicht signifikant überlegen ist (Wiedereröffnungsrate 52,8% vs. 47,2%; p = 0,33).

Komplikationen. Typisch und relativ häufig ist die Gefäßpenetration, die wegen des nur geringen Drahtdurchmessers aber nur selten klinische Bedeutung erlangt. Ein weiteres Problem stellt die wegen der in der Regel langen Untersuchungsdauer große Menge an benötigtem Kontrastmittel dar (ca. 500 ml), weswegen eine gute Hydration des Patienten unerlässlich ist (halbisotone NaCl-Lösung 1 ml/kg KG/h über 24 h; 12 h vor bis 12 h nach der PTCA).

49.7.5 X-Sizer

Das X-Sizer-Thrombektomiesystem besteht aus einer helixförmigen Schneideeinrichtung, die über eine batteriebetriebene Motoreinheit unter ständiger Unterdruckaspiration mit 2100 U/min angetrieben wird. Der in 2 Größen (1,5 und 2 mm Durchmesser für 7- und 8-French-Führungskatheter) lieferbare Schneideaspirator wird sowohl zur Thrombusaspiration bei Interventionen im akuten Myokardinfarkt (Palmer et al.

2002), bei akuten Koronarsyndromen (Constantinides et al. 2002) sowie zur Neointima-Beseitigung bei langstreckigen Intra-Stent-Restenosen eingesetzt (Zohlnhoefer et al. 2002). Bei der adjuvanten interventionellen Behandlung des akuten Myokardinfarktes mit dem X-Sizer war das Ausmaß der ST-Elevation unmittelbar nach und 6 h nach der Intervention mit dem X-Sizer signifikant geringer (Beran et al. 2002). Einzelfallberichte über koronare Perforationen unterstreichen die Notwendigkeit, den Stellenwert und das Komplikationsprofil dieser neuen adjuvanten Technik noch genauer zu definieren.

49.7.6 Cutting balloon

Bei der Anwendung des Cutting balloons handelt es sich nicht um eine materialabtragende Technik. Der Cutting balloon unterscheidet sich vom konventionellen PTCA-Ballon dadurch, dass er auf seiner Oberfläche 3 in Längsrichtung angebrachte Schneidemesser trägt, die das Ballonniveau um 0,1–0,4 mm überragen. Ziel dieser von Barath (1991) entwickelten Ballonveränderung war es, den notwendigen Dilatationsdruck zu reduzieren, mit der so nur geringen Überdehnung der Gefäßmedia den Restenosierungsvorgang zu reduzieren sowie mit den gezielten Inzisionen die Häufigkeit größerer unkontrollierter Dissektionen zu vermindern. Bei einer vergleichenden Untersuchung von Kondo et al. (1997) wurden 110 Patienten mit dem Cutting balloon behandelt und mit einer gematchten Kontrollgruppe (konventionelle Ballondilatation) verglichen. Die Restenoserate der mit dem Cutting balloon dilatierten Patienten betrug 23,1%, die der konventionell behandelten Patienten 42,1%. Allerdings war dieser Unterschied bei gleichem „late loss" ausschließlich auf das mit dem Cutting balloon initial bessere Resultat zurückzuführen: der mittlere Ballondurchmesser in der CB-Gruppe war mit 3,40 mm signifikant größer als in der PTCA-Gruppe mit 3,08 mm.

Auf den möglichen Benefit durch die Anwendung der Cutting-balloon-Technik bei der Behandlung der Intra-Stent-Restenose wurde kürzlich von Albiero et al. (2000) hingewiesen. Der Stellenwert dieser adjuvanten Methode, die wegen der Steifheit des messerbesetzten Ballons auch nur in proximalen möglichst gestreckten und ausreichend großen Gefäßsegmenten zur Anwendung kommen kann, ist bei der derzeitig spärlichen Studienlage noch nicht zu beurteilen.

49.7.7 Filtersysteme

Intrakoronar anwendbare Filtersysteme wurden entwickelt, um periphere Embolisationen v. a. bei Venen-Graft-Interventionen zu verhindern. Mittlerweile werden bereits mehrere Filtersysteme kommerziell angeboten (AngioGuard Emboli Capture Guidewire, Guidant Filter Wire EX™) Der bei uns seit 2 Jahren eingesetzte Filter Wire EX™ (Abb. 49.9) wird wie ein PCI-Führungsdraht – meist nach Ballonvordehnung der Stenose oder des Verschlusses – in das zu stentende Gefäß eingeführt. Dabei liegt der für Mikropartikel durchlässige Filterkorb distal der zu dilatierenden Stenose, wobei sich die elastische proximale Filterzirkumferenz dicht an die Gefäßwand anlegt, wenn der Hüllschlauch zurückgezogen wird.

Voruntersuchungen mit Karotiden-Plaque-Modellen zeigten, dass mit diesem System nach Plaque-Dilatation und Stenting 88% aller embolisierten Partikel eingefangen werden können. Die Systeme sind – ggf. nach Vordehnung – einfach positionierbar und entfernbar, wobei alle weiteren PCI-Schritte (z. B. Stent-Implantation) über den Filtersystemdraht erfolgen, der den PCI-Führungsdraht ersetzt. Nach Beendigung der Intervention wird der Filterkorb mit dem Hüllschlauch wieder eingefangen und kann dann problemlos retrahiert werden. Die Filtersysteme sind in ihrer Anwendbarkeit sicher (Grube 2001). Für das GuardWire-System konnten Baim et al. (2002) bei 406 Patienten eine signifikante Reduktion kardiovaskulärer Ereignisse innerhalb der ersten 30 Tage nach Bypass-Dilatation zeigen. Der Nachweis eines prognostischen Nutzens bei der Infarktgefäß-PCI steht aus.

49.7.8 Ergänzende invasiv-diagnostische Verfahren

In der Regel ist der interventionell tätige Kardiologe bei der Ergebniskontrolle auf die röntgenologische Kontrastmitteldarstellung des Gefäßlumens angewiesen, die bei guten Resultaten auch eine ausreichend sichere Beurteilbarkeit gewährleistet. Nicht oder nur erschwert möglich ist die Beurteilung von unklaren Kontrastmittelaufhellungen oder die Beantwortung der Frage, ob nach erfolgter Dilatation mit grenzwertigen angiographischen Ergebnissen eine ausreichende funktionelle Verbesserung der lokalen Hämodynamik erzielt werden konnte. Schließlich kann die angiographische Darstellung des Gefäßlumens in unsicheren Fällen auch nichts zur Klärung der

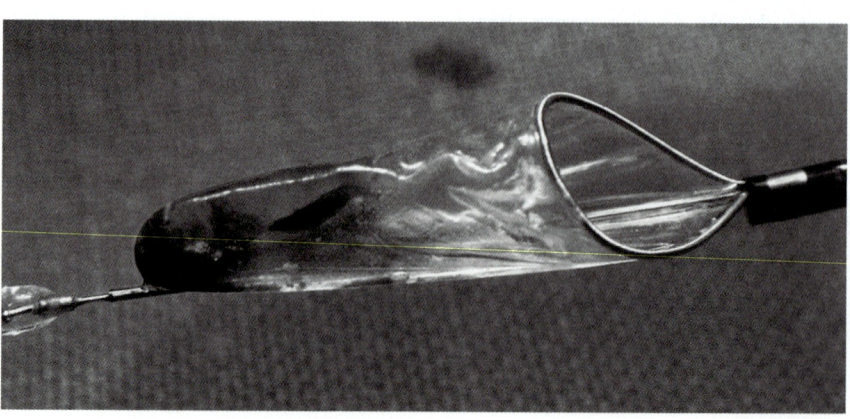

Abb. 49.9. Filter Wire EX™ nach einer Bypass-Stenosendilatation. Im Filterkorb Thrombusmaterial. Rechts der Hüllschlauch, mit dem die Filterkorböffnung für die Einführung und Retraktion des Systems zusammengelegt werden kann

Frage beitragen, ob ein abgesetzter Stent mit seinen Struts über seine gesamte Länge der Gefäßwand dicht anliegt, was für die Thrombogenität einer Stent-Implantation von Bedeutung ist. Darüber hinaus erscheint es in Einzelfällen für die Auswahl des PCI-Verfahrens wünschenswert, vor einer Intervention etwas über die Gefäßwandstrukturen zu erfahren. Für alle genannten Fragestellungen stehen uns heute zusätzlich invasiv-diagnostische Hilfsmittel zur Verfügung.

Intravasaler Ultraschall (IVUS). Mit zunehmender technischer Miniaturisierung war es ab den 90er-Jahren möglich, dünne (z. B. 2,8 French) Ultraschallkopfkatheter mit einem Zentralkanal herzustellen, die auf einem Führungsdraht in Koronargefäße eingebracht werden können. Diese Katheter tragen an ihrem distalen Ende einen elektronischen oder mechanischen Schallkopf, der mit hohen Frequenzen im 20–30-MHz-Bereich zweidimensionale Querschnittsbilder mit guter Auflösung liefert. Die damit mögliche intravasale Ultraschalluntersuchung hatte eine überwiegend wissenschaftliche Bedeutung, wobei aber die gewonnenen Erkenntnisse dann für den klinisch-interventionellen Alltag relevant wurden: Mit den IVUS-Ergebnissen von Colombo et al. (1995), Goldberg et al. (1994) und Görge et al. (1995) war es möglich, die nicht ausreichende Stent-Expansion als Risikofaktor für die akute und subakute Stent-Thrombose herauszuarbeiten. Mit IVUS wurde darüber hinaus erkannt, dass die Referenzdiameter im „gesunden" prä- und poststenotischen Gefäßabschnitt wegen der auch hier schon vorhandenen Arteriosklerose eher unterschätzt werden.

Eine routinemäßige Anwendung im interventionellen Alltag ist nicht erforderlich. Für klinische Fragestellungen sollte der IVUS nur bei selektionierten Patienten unter Beachtung der zusätzlichen Kosten und potenziellen Risiken (Gefäßverschluss, Dissektion, Thrombose) eingesetzt werden (Hausmann et al. 1995, 2000). In Deutschland wurden 2001 bei knapp 195.280 PCI 3283, d. h. in 1,7% der Fälle intravasale Ultraschalluntersuchungen durchgeführt (Mannebach et al. 2002). Neben der Bearbeitung wissenschaftlicher Fragestellungen erscheint der IVUS-Einsatz durch ein erfahrenes Team in Einzelfällen sinnvoll.

> **IVUS-Indikationen**
> - Beurteilung angiographisch grenzwertiger Läsionen
> - Beurteilung komplexer Läsionen mit Analyse der Plaquestruktur- und -komposition für die Auswahl des Interventionsverfahrens
> - Präzisere Ballongrößenbestimmung
> - Kontrolle des Interventionsergebnisses
> - Beurteilung der vollständigen Stent-Entfaltung
> - Frühere Erkennung einer möglichen Abstoßungsreaktion nach Herztransplantation

„Flow wire" und „pressure wire". Die Bestimmung der koronaren Flussreserve mit dem „flow wire" nach dem Ultraschalldopplerprinzip ist zeitlich relativ aufwendig und erfolgt überwiegend aus wissenschaftlicher Fragestellung. Im Prinzip ist die Methode aber geeignet, die Wirksamkeit einer Stenose vor und nach PTCA zu kontrollieren. In gesunden nicht stenosierten Koronarien kann der Fluss z. B. unter Adenosingabe auf das Vierfache des Ruhewertes gesteigert werden; grenzwertige und erniedrigte Flussreserven liegen bei Steigerungsfaktoren von ≤ 2,0 vor. Auch die Bestimmung der „fractional flow reserve" oder des transstenotischen Druckgradienten mit dem „pressure wire" kann bei Unsicherheiten in der hämodynamischen Wirksamkeit grenzwertiger Stenosen und für die Beurteilung des PTCA-Erfolges eingesetzt werden (Roter et al. 2000; Bech et al. 1999; Pijls et al. 1996). Transstenotische Druckgradienten von > 20 mmHg sowie eine erniedrigte (≤ 75%) „fractional flow reserve" sprechen für eine wirksame Stenose bzw. für einen noch nicht ausreichenden PTCA-Erfolg. Da unter der zunehmend häufigeren Stent-Implantation ungenügende PTCA-Ergebnisse immer seltener gesehen werden, sind die Einsatzmöglichkeiten aus dieser Ursache begrenzt.

Angioskopie. Sie erlaubt die Sichtbarmachung des Innenlumens und damit die Beurteilung der Zusammensetzung von arteriosklerotischen Plaques anhand ihrer Oberflächenfarbe sowie der Anwesenheit von intrakoronaren Thromben. Der fiberoptische Angioskopiekatheter ist etwa 1,5 mm dick und sein distales Ende läuft konisch auf einen Durchmesser von ca. 1 mm zu. Auch der Angioskopiekatheter wird über einen Führungsdraht in das Gefäß eingebracht. An seiner Spitze befindet sich ein Ballon, mit welchem man das Gefäß während der Angioskopie verschließt, damit die zur Transparenz erforderliche Spülflüssigkeit nicht von proximal ausgewaschen wird. Jüngere angioskopisch erhobene Daten mit einem überraschend hohen Prozentsatz (65%) von intrakoronaren Thromben bei Patienten mit stabiler Angina pectoris (Höpp et al. 2000) haben zurecht die Frage nach der ausreichenden Sicherheit dieser Methode erneut aufgeworfen (Christopher 2000). Zahlenmäßig spielt die Angioskopie mit einer einzigen Untersuchung bei 195.280 PCI in Deutschland im Jahre 2001 (Mannebach 2002) keine Rolle.

49.8 Restenose nach PCI

Nach jeder PTCA kommt es als Folge der durch die Dilatation verursachten Gefäßverletzungen zu einem Verlust des initial erreichten Lumengewinns, der in Abhängigkeit von der PTCA-Technik, den Stenosekriterien und individuellen Faktoren Ausmaße annehmen kann, die auch von klinischer Bedeutung sind. Dabei stellen die Restenosevorgänge eine Art beschleunigter Arteriosklerose-Antwort auf die dilatationsbedingte Verletzung („controlled injury") von Endothel, Intima, Media und Adventitia dar. Die Endothelverletzung führt zunächst zur Thrombozytenadhäsion und -aggregation sowie zu einer Aktivierung der Makrophagen und Proliferation der glatten Muskelzellen. Letztere zeigen zusätzlich eine Migration in Richtung Intima und erfahren darüber hinaus eine Transformation vom kontraktilen zum sekretorischen Phänotyp. Diese Prozesse werden dabei im Wesentlichen vom Plättchenwachstumsfaktor (platelet derived growth factor, PDGF) sowie von weiteren Proteinen wie dem „fibroblast growth factor (FGF), dem „vascular endothelial growth factor (VEGF), dem „transforming growth factor (TGF) oder auch dem Interleukin-I (IL-1) mit vergleichbaren oder ergänzenden mitogenen Effekten initiiert (Ip et al. 1990;). Zu den auf zellulärer Ebene ablaufenden biologischen Prozessen gesellen sich in der Frühphase nach PTCA in der Regel auch lokal-mechanische Prozesse des überdehnten Gefäßes hinzu. Insgesamt tragen zum erneuten Lumenverlust nach erfolgreicher Dilatation im Wesentlichen 5 verschiedene Komponenten bei.

> **Restenosierungsgründe**
> – Frühe elastische Retraktion
> – Thrombusbildung und -integration
> – Neointima-Bildung (Gefäßwandhyperplasie)
> – Verminderte Apoptose der glatten Muskelzellen
> – Spätes Gefäß-Remodelling

Die frühe elastische Retraktion ist Folge der mechanischen Überdehnung des Gefäßes, die Thrombusbildung und Integration eine Konsequenz der Verletzung des Gefäßinnenlumens, für deren Reparatur initial Thrombozyten bereitstehen; die Neointima-Bildung ist Ausdruck der Migration und Proliferation glatter Muskelzellen, die dann in der Intima entsprechend ihrem Phänotypwandel vermehrt Matrixsubstanzen sezernieren. Mit zur Neointima-Bildung trägt bei, dass der programmierte Zelltod (Apoptose) der glatten Muskelzellen gestört ist, was neben der vermehrten Mitoserate zur Steigerung der Gesamtzellmasse in Intima und Media beiträgt. Das späte Gefäß-Remodelling ist erst seit kürzerer Zeit bekannt und wird am besten durch eine reaktive Schrumpfung der Adventitia beschrieben (Schwartz 1997), wodurch der Gesamtdurchmesser des Gefäßes und damit des Lumens auch ohne Neointimabildung abnimmt.

Welchen Beitrag die Einzelkomponenten zur Restenosierung leisten, ist mit dem intravasalen Ultraschall messbar, der zwischen der Neointima-Bildung und dem späten Gefäß-Remodelling unterscheiden kann. Dabei hängen die Beiträge der einzelnen Restenosekomponenten auch von den eingesetzten Techniken ab (◘ Abb. 49.10). Während bei der Ballon-PTCA die Restenosierung zum größten Anteil mit 73% auf das Gefäß-Remodelling und nur zu 27% auf die Neointima-Bildung zurückzuführen ist, zeigt sich nach Stent-Implantation praktisch kein Remodelling; hier ist die Restenosierung fast ausschließlich das Resultat der Neointima-Bildung (Mintz et al. 1996).

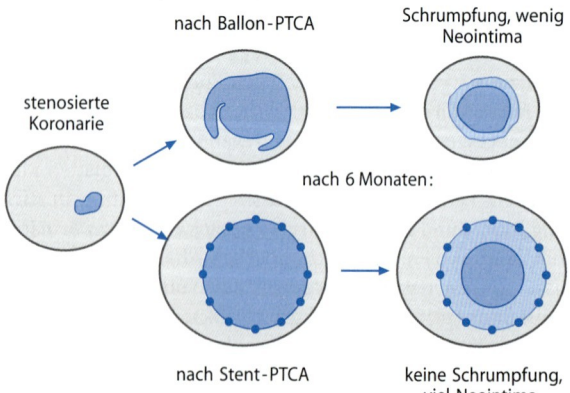

◘ **Abb. 49.10.** Die Befunde vor PTCA, unmittelbar nach Ballon- und Stent-PTCA sowie nach 6 Monaten. Bei der Ballon-PTCA überwiegt im Restenoseprozess das Remodelling (Gefäßschrumpfung), bei der Stent-PTCA die Neointima-Bildung

49.8.1 Restenosedefinitionen

Das Ausmaß der Lumenverluste beim Restenosierungsvorgang ist auf verschiedenste Weise binär definiert worden (Übersicht bei Serruys et al. 1993). Diese verschiedenen Restenosedefinitionen sind mit dafür verantwortlich, dass die Restenosehäufigkeiten in der Literatur sehr unterschiedlich angegeben werden. Neben der Restenosedefinition ist zusätzlich sowohl das Zeitintervall, nach welchem die Restenosierung untersucht wird, als auch die Vollständigkeit des nachuntersuchten Kollektivs von Bedeutung.

> **Definition**
>
> Nach der immer noch gebräuchlichsten binären Definition ist eine Restenose nach PCI gegeben, wenn angiographisch erneut eine ≥50%ige Diameterstenose vorliegt.

Diese Definition sagt dabei noch nichts über die klinische Bedeutung einer Restenose aus, da die Koronarreserve in den Grenzbereichen einer 50%igen Diameterstenose noch weitgehend unbeeinträchtigt sein kann, womit solche Patienten auch bei starker körperlicher Belastung die Anginaschwelle noch nicht erreichen.

Der Restenosevorgang nach Ballonangioplastie gilt nach 4–6 Monaten als abgeschlossen. Weitere Lumenabnahmen im dilatierten Bereich sind nach diesem Intervall nicht mehr zu erwarten (Nobuyoshi et al. 1988; Serruys et al. 1988). Bei Stent-Implantation kann das Intervall der möglichen Restenosierung mit 6–9 Monaten länger sein (Savage et al. 1998).

49.8.2 Restenosehäufigkeit

Man kann heute davon ausgehen, dass die angiographische Restenoserate (nach dem binären 50%-Diameterstenose-Kriterium) 6 Monate nach PCI im Mittel bei 30–35% liegt. Die Notwendigkeit zur erneuten Intervention aus symptomatischer Indikation liegt mit knapp 20% deutlich niedriger. Dabei können verschiedene Parameter die Restenosewahrscheinlichkeit günstig oder ungünstig beeinflussen. Diabetiker zeigen eine höhere Restenoserate. Mehrfach-PCI erhöhen per se die Wahrscheinlichkeit einer signifikanten Restenose in einem von beiden oder mehreren dilatierten Segmenten. Langstreckige Stenosen, Verschlüsse und Bypass-Grafts gehen ebenfalls mit einer höheren Restenoserate einher (Neumann u. Schömig 2000). Stents, eingesetzt bei fokalen Stenosen in Gefäßen ≥3 mm, können die Restenoserate auf 22–32% absenken (BENESTENT, Serruys et al. 1994; STRESS, Fishmann et al. 1994). Mehrfach-Stent-Implantationen sind demgegenüber wieder mit einer bis zu 4fach höheren Restenosierungsrate verbunden (Antoniucci et al. 1998; Kastrati 1997). Auf die Bedeutung der verschiedenen Stent-Designs für die Restenoseraten wurde an anderer Stelle bereits hingewiesen (s. Abschn 49.4.3; Kastrati 2001).

Insgesamt haben sich die mit dem Stent verbundenen großen Hoffnungen für eine geringere Restenoserate v. a. deswegen nur eingeschränkt erfüllt, weil mit der „Rückendeckung durch den Stent" immer komplexere und schwierigere Stenosen angegangen werden. Der Anteil von „einfachen" Stenosen vom BENESTENT- und STRESS-Typ in den üblichen klinischen PTCA-Kollektiven beträgt lediglich 20% (Narins et al. 1998). Patienten mit Stent-PCI, die die BENESTENT/STRESS-Läsionskriterien nicht erfüllen, haben in größeren Kollektiven sowohl deutlich höhere Restenoseraten als auch vermehrt klinische Ereignisse aufzuweisen (Narins et al. 1998).

Hohe erneute Restenoseraten sind auch für die Behandlung der Intra-Stent-Restenose bekannt. Dabei hängt der Behandlungserfolg von der Art der neuerlichen Intra-Stent-Läsion ab. Fokale, im Stent-Zentrum gelegene Läsionen zeigen bessere langfristige Behandlungsergebnisse als langstreckige diffuse Neointima-Auskleidungen, die auch über die Stent-Grenzen hinausgehen. In 5 klinischen Studien betrug die mittlere Wiederverengungsrate nach PCI einer Intra-Stent-Stenose 43% (37–57%; Narins et al. 1998). Ob hier mit einer Stent-in Stent Behandlung unter Verwendung der neueren Drug eluting-Stents ein Durchbruch erzielt werden kann, wird gegenwärtig in mehreren randomisierten klinischen Studien geprüft.

49.8.3 Medikamentöse Restenoseverhütung

Mittlerweile haben sich rund 500 klinische Studien mit insgesamt fast 100.000 Patienten mit der Restenoseproblematik beschäftigt. Bei den Denkansätzen zur Restenoseverhütung stand zunächst die **systemische medikamentöse Beeinflussung** ganz im Vordergrund. Viele der Medikamente, die in Zellkulturen oder Tierversuchen viel versprechende Ergebnisse zeigten, versagten aber in der klinischen Anwendung. Dies lag zum großen Teil daran, dass die in vitro oder in Tierversuchen angewendeten Konzentrationen wesentlich höher lagen als in den späteren klinischen Studien. Bei den seltenen positiven Ergebnissen in ersten klinischen Studien gelang die Bestätigung in Folgeuntersuchungen in der Regel nicht.

Mittlerweile muss man trotz einzelner knapp signifikanter Ergebnisse meist kleinerer Studien an der Wirksamkeit systemisch-pharmakologischer Ansätze zur Vermeidung der Restenose nach PCI grundsätzliche Zweifel haben. Auch erscheint es unsinnig, für einen auf kleinstem Raum notwendigen Effekt den ganzen Organismus für 6 Monate mit einem Pharmakon zu überschwemmen.

Im Hinblick auf die allgemein enttäuschenden Ergebnisse der systemisch-medikamentösen Restenosestudien wurde in der Folge nach anderen Möglichkeiten gesucht. Dabei lag es nahe, die Wirkstoffkonzentration vor Ort zu erhöhen („local drug delivery"). Bei der **lokalen hochdosierten Therapie** kommen für die im Dilatationsbereich konzentrierte Medikamentenabgabe in erster Linie poröse Ballonsysteme, Doppelballonsysteme, beschichtete Ballons sowie beschichtete Stents in Betracht. Als Medikamente sind antithrombotisch und antiproliferativ wirksame Substanzen von besonderem Interesse. Während die Medikamentenabgabe über Ballonsysteme prinzipiell nur über eine kurze Zeit möglich ist, kann die Abgabe über beschichtete Stents längerfristig erfolgen. Bei der lokalen Applikation über einen porösen Ballon scheinen zudem zu große Volumina (>6–8 ml) ein zusätzliches Trauma in der Gefäßwand zu setzen. Die Erfolge der lokalen Restenosebehandlung über die verschiedenen durchlässigen Ballonsysteme stellten sich bisher ähnlich bescheiden dar wie bei der systemischen medikamentösen Therapie.

49.8.4 Medikamenten-beschichtete Stents

> Die größten Hoffnungen in der lokalen Behandlung der Restenose werden derzeit in Stents mit Medikamentenbeschichtungen gesetzt. Bereits die BENESTENT II-Studie (Serruys et al. 1998) hatte mit Heparin-beschichteten Stents mit relativ niedrigen Restenoseraten von 16% Aufsehen erregt. Heute sind Heparin-beschichtete Stents bereits von mehreren Anbietern im Handel, gegenüber den einfachen Systemen aber deutlich teurer.

Seit dem die Neointima-Formation auf dem Boden der proliferativen Aktivität glatter Muskelzellen aus der Gefäßmedia als bedeutendste Ursache der Restenosierung nach Stent-Implantation erkannt wurde, hat man versucht, die Proliferationsaktivität der glatten Muskelzellen mit Zellzyklus-Inhibitoren pharmakologisch zu beeinflussen. Die normalerweise in der G_0-Phase des Zellzyklus ruhenden glatten Muskelzellen der Media treten durch die dilatationsbedingten Gefäßverletzungen sowie durch Wachstumsfaktoren erneut in die G_1-Phase des Zellzyklus ein. Das weitere Voranschreiten im Zellzyklus wird durch Regulator-Proteine vermittelt, die als Zykline und zyklinabhängige Kinasen bezeichnet werden und als aktive Komplexe in Wechselwirkung mit ihren spezifischen Inhibitoren treten (Poon et al. 2002).

Sirolimus. Sirolimus (Rapamycin, Rapamune) ist ein natürlich vorkommendes Makrolidpeptid mit immunsuppressiven, antiproliferativen und antiinflammatorischen Eigenschaften. Es wurde 1975 aus Streptomyces hygroscopicus isoliert, wobei die Pilze einer Bodenprobe von den Osterinseln entstammten (Osterinsel = Rapa Nui). Sirolimus ist von der FDA für die Prophylaxe bei der Abstoßung nach Nierentransplantation zugelassen (Ciclosporin A und Tacrolimus sind weitere Vertreter dieser Substanzfamilie). Über mehrere Zwischenschritte inhibiert Sirolimus die Phosphorylierung des Retionblastomproteins und der Zyklin/CDK-Komplexe mit der Folge der in der späten G_1-Phase verharrenden glatten Muskelzellen.

Nach erfolgreichen In-vitro- und Tierversuchen berichteten Sousa et al. (2001) als erste über die Implantation Sirolimusbeschichteter BX-Velocity („Cypher™")-Stents bei 30 Patienten. Innerhalb der ersten 4 Monate nach Stent-Implantation ließ sich mittels quantitativer Koronarangiographie und IVUS keine nennenswerte Neointima-Hyperplasie feststellen. Im 1-Jahres-Follow-up mit 45 Patienten fanden die gleichen Autoren eine weiterhin anhaltende Unterdrückung der Neointima-Proliferation. Von keinem der Patienten wurde das binäre Kriterium der 50% Restenose erreicht (Sousa et al. 2001).

Mit der RAVEL-Studie (Morice et al. 2002) liegt mittlerweile auch ein multizentrischer doppelblinder, „Plazebo-kontrollierter", randomisierter Vergleich bei 237 Patienten vor. Die mit dem Sirolimus-Stent behandelten Patienten mit unkomplizierten De-novo-Läsionen zeigten im angiographischen Follow-up nach 6 Monaten in 0%, die mit dem nichtbeschichteten Stent in 26% eine Restenose nach dem 50% Kriterium. Der Lumenverlust in der Sirolimus-Stent-Gruppe betrug 0,01 mm vs. 0,8 mm in der Plazebo-Gruppe (p<0,001). Die Ergebnisse der multizentrischen SIRIUS-Studie mit 1058 Patienten bestätigen im Wesentlichen die aufsehenerregenden Vorbefunde; allerdings fiel hier die Restenoserate mit dem Cypher-Stent mit

3,2% In-Stent Restenose und 8,9% In-Segment Restenose höher aus (Moses et al. 2003).

Taxol. Taxol (Paclitaxel) ist ein Zytostatikum der neueren Generation. Es kommt natürlich im pazifischen Raum in der Rinde des Yewbaumes (Taxus baccata) vor und kann seit kurzem synthetisch hergestellt werden. Es fördert die Bildung ungewöhnlich stabiler und funktionsgestörter Mikrotubuli der Zellmembranen und führt so zu einer (erwünschten) reduzierten Signaltransduktion u. a. mit den Konsequenzen einer Migrations- und Proliferationshemmung der glatten Muskelzellen.

Auch das Taxol wurde mittlerweile in klinischen Studien als Drug auf beschichteten Stents geprüft. In der ELUTES (European Evaluation Of Paclitaxel Eluting Stents)-Studie (Gershlick et al. 2004) wurden Stents mit 4 verschiedenen Paclitaxel-Dosierungen auf einem Cook-Stent (V-Flex) aufgebracht und gegen nichtbeschichtete Stents untersucht.

In der höchsten Dosisgruppe mit $2{,}7\,\mu g/mm^2$ Stent-Oberfläche führte der mit Paxlitaxel beladene Stent zu einer drastischen Reduktion der Restenoseprozesse: Der späte Lumenverlust betrug in der Taxol-Gruppe (hochdosiert) nur 0,1 mm, die binäre Restenoserate 3,2%. Das Studienergebnis war trotz der relativ kleinen Patientengruppe von knapp 40 Patienten pro Arm hochsignifikant. Mit ähnlich eindrucksvollen Resultaten konnten die ebenfalls auf dem TCT 2002 und 2003 vorgestellten Studien (TAXUS II und TAXUS IV) aufwarten (Gershlick et al. 2004).

Probleme mit beschichteten Stents betreffen in erster Linie ihren extrem hohen Preis (derzeit ca. das 10fache der normalen Ballon-Stent-Systeme). Unklar ist auch noch die notwendige Dauer der Thienopyridintherapie. Derzeit werden wegen der verzögerten Endothelialisierung der Stents Behandlungszeiten von 6 Monaten – wie bei der Brachytherapie – propagiert.

49.8.5 Gentherapie

Beim Gentransfer wird antiproliferativ wirksames genetisches Material über geeignete virale Vektoren (attenuierte, nicht vermehrungsfähige Adenoviren) in Zellen der Gefäßwand eingeschleust. Aus den umfangreichen tierexperimentellen Arbeiten konnten für die Anwendung am Menschen wichtige methodische Erfahrungen gesammelt werden. Die bisherigen tierexperimentellen Ergebnisse sind ermutigend, die Fortschritte allerdings langsam. Zudem bestehen bei der Gentherapie mit attenuierten Virusvektoren auch weiterhin Sicherheitsbedenken (Teramato 2000; Barbour 2000; Lancet 2000). In einigen besonderen Indikationsbereichen hat die Gentherapie sicherlich mittlerweile die Schwelle zu klinischen Studien am Menschen überschritten. Dies aber nur da, wo die Patienten schwerst erkrankt sind und therapeutische Alternativen nicht vorhanden sind. Da solche Verhältnisse nach PTCA nicht vorliegen, gibt es hier noch keine klinischen Studien am Menschen.

49.8.6 Brachytherapie

Ein anderer auf die Proliferationshemmung abzielender Ansatz ist die lokale Strahlentherapie (Brachytherapie). Bei der Brachytherapie wird nach der PTCA bei Afterloading-Systemen eine γ- oder β-Strahlenquelle an den Ort der Dilatation gebracht. Diese Strahlenquelle wird in einem Speichergerät aufbewahrt und in speziellen Applikationskathetern mechanisch oder hydraulisch an den Ort der Behandlung gebracht. In Deutschland kommen aus strahlenschutztechnischen Überlegungen fast ausschließlich β-Systeme zur Anwendung. Im „Galileo™"-System wird als Strahlenquelle ein „heißer Draht" mechanisch vorgebracht. Dieser Draht liegt dann in dem zu behandelnden Gefäßsegment zentriert im Innenlumen eines Spiralballons, der während der Behandlungszeit von 2–4 min die Perfusion nach distal erlaubt. Bei dem β-Cath-System™ gleiten in einem speziellen Applikationskatheter 12 oder 16 radioaktive Metallzylinder („pellets", „seeds") mit einer Gesamtlänge von 30–40 mm und einem Durchmesser von 0,64 mm als „Aktivitätszug" hydraulisch an den Behandlungsort. Die mittlere Bestrahlungszeit beträgt ca. 3 min.

Im SCRIPPS-Trial (Scripps Coronary Radiation to Inhibit Proliferation Post Stenting) wurden 55 Patienten nach Stent-PTCA randomisiert der γ-Ir^{192}-Bestrahlung oder einer Plazebo-Prozedur zugeordnet. Nach 6 Monaten war die Restenoserate (50%-Kriterium) in der Gruppe der bestrahlten Patienten signifikant niedriger (17 vs. 54%; Teirstein et al. 1997). Nach 3 Jahren lag die Restenoserate bei den bestrahlten Patienten mit 33% deutlich höher, aber nur halb so hoch wie bei den Patienten der Kontrollgruppe mit 64% (p<0,05). Das ereignisfreie Überleben war mit 80% vs. 49% ebenfalls zugunsten der Strahlentherapie signifikant größer (p=0,01; Teirstein et al. 2000). Bei den 5-Jahres-Ergebnissen war die Revaskularisationsrate (TLR) in der Ir^{192}-Gruppe signifikant niedriger als in der Kontrollgruppe (23,1% vs. 48,3%; p=0,05).

Mit der wesentlich kürzeren Reichweite von nur ca. 2–3 mm führten β-**Strahlen** (Sr^{90}/Y^{90} im Beta-Cath™-System). in der START-Studie mit 476 Patienten zu einer signifikanten Reduktion von Intra-Stent-Restenosen (29% vs. 45%), von erneuten Revaskularisationen (17% vs. 27%) und kardiovaskulären Ereignissen (19% vs. 29%; Popma et al. 2002).

Vor dem Hintergrund der neueren Therapien mit den „Drug eluting"-Stents stellen sich die Ergebnisse der aufwendigen Brachytherapie vergleichsweise bescheiden dar. Darüber hinaus ist diese Methode für einen primär stark begrenzten Indikationenbereich mit großem behördlichen, technischen und personellen Aufwand verbunden. Zudem zeigten einige Patienten 2–15 Monate nach Brachytherapie thrombotische Intra-Stent-Spätverschlüsse (Costa et al. 1999) – wohl wegen einer fehlenden Reendothelialisierung des Stents, weswegen man bei allen Strahlenanwendungen die Therapiedauer mit den Thienopyridinen (Clopidogrel, Ticlopidin) auf 6 Monate heraufgesetzt hat (Waksman 2000). Im Hinblick auf diese zahlreichen Limitationen und die ersten hervorragenden Ergebnisse mit „Drug eluting"-Stents wurde der Brachytherapie selbst bereits eine nur „kurze Halbwertszeit" sowie ein „Nischenindikationsdasein" prophezeit.

49.8.7 Behandlung der Restenose

> Ist eine Restenose mit erneuter klinischer Symptomatik eingetreten, so ist diese im Prinzip erneut interventionell mit einer Re-PTCA angehbar. Restenosen nach alleiniger Ballondilatation sind eine anerkannte Indikation für die Re-PTCA mit Stent-Implantation, da die alleinige Ballon-Re-PTCA eine höhere Restenoserate als bei Primäreingriffen aufweist.

Die Behandlung von Intra-Stent-Restenosen ist abhängig von der Stenosemorphologie. Fokale Neointima-Bildungen in Stentmitte sind mit dem Ballon allein befriedigend behandelbar. Neben der Extrusion des Neointima-Gewebes durch die Stent-Struts nach außen trägt zusätzlich eine weitere Stent-Expansion durch die Dilatation zum erneuten Lumengewinn bei. Längerstreckige diffuse und über die Stentlänge hinausgehende Restenoseprozesse bedürfen u. U. des zusätzlichen Einsatzes von Material-abtragenden Methoden wie z. B. der Rotablation sowie evtl. weiterer Stent-Implantationen, dies v. a. bei Neointima-Dissektionen (Lowe et al. 2002). Gegenwärtig wird auch bei Intra-Stent-Restenosen der Einsatz von „Drug eluting"-Stents in Studien geprüft.

Die bisherigen Ergebnisse der konventionell-interventionellen Behandlung der Intra-Stent-Restenosen sind mit hohen erneuten Restenoseraten heute noch als unbefriedigend anzusehen (Übersicht bei Narins et al. 1998). Falls vor Ort die Möglichkeit zur Brachytherapie gegeben ist, kann diese zur Prävention erneuter Restenosen eingesetzt werden.

Mündet der Restenoseprozess in einen Verschluss, so sind die Erfolgsaussichten für eine erneute erfolgreiche Dilatation in Abhängigkeit vom Verschlussalter deutlich reduziert. Bei einigen Patienten mit symptomatischer Restenosierung nach PTCA wird eine operative Revaskularisation nicht zu umgehen sein. Dies kann beispielsweise der Fall sein bei nicht rekanalisierbaren Verschlüssen, bei hauptstammnahen Läsionen oder bei Restenosierungen, die in Verbindung mit zusätzlichen Progressionen an anderen Nativgefäßen oder Venen-Grafts auftreten.

Zusammenfassung

Die mit den technischen Fortschritten gewonnene zunehmende Sicherheit der PCI führte zur raschen Verbreitung dieser nichtchirurgischen Methode zur Beseitigung von Koronarstenosen. Im Jahre 2002 wurden alleine in Deutschland 207.937 PCI gegenüber 71.215 Bypass-Operationen durchgeführt (Bruckenberger 2003). Gegenüber 1990 (33.785 PCI) hat sich die Anzahl der Interventionen mehr als versechsfacht! Weltweit hat die Anzahl der jährlich durchgeführten PCI bereits 1996 die 1-Millionengrenze überschritten. Neuerdings bestehen auch berechtigte Hoffnungen, dass das Problem Restenose durch die neuen Medikamenten-beschichteten Stents entscheidend reduziert werden kann.

Eine der wichtigsten prophylaktischen Maßnahmen im Sinne der „Primärprävention" gegen die Restenosierung ist aber wohl die Restriktion der PCI-Maßnahme selbst auf diejenigen klinischen Konstellationen, in welcher eine PTCA wirklich indiziert ist, sowie die Verhinderung zukünftiger Interventionen durch plaquestabilisierende Maßnahmen. Der Patient selbst ist aufgefordert, die ihm nahegelegten Maßnahmen der Sekundärprävention ernst zu nehmen und zu befolgen. Die in der Nachbehandlung tätigen Ärzte sind aufgerufen, die bisher gut belegten sekundärpräventiven Maßnahmen durch ein entsprechendes Verordnungsverhalten zu unterstützen.

Literatur

ACC Expert Consensus Document on Coronary Artery Stents (1998). Document of the American College of Cardiology. J Am Coll Cardiol 32:1471

ACC/AHA Guidelines for Coronary Angiography (1999) A Report of the American College of Cardiology/American Heart Assiciation Task Force on Practice Guidelines (Committee on Coronary Angiography). J Am Coll Cardiol 33:1757

ACC/AHA PCI Guidelines (2001) Guidelines for Percutaneous Coronary Intervention (Revision of the 1993 PTCA Guidelines) J Am Med Ass 37:2215

Ahn SS, Auth D, Marcus R et al (1988) Removal of focal atheromatous lesions by angioscopical guided high speed rotary atherectomy. J Vasc Surg 7:292

Albiero R, Nishida T, Karvouni E (2000) Cutting balloon angioplasty for the treatment of in-stent restenosis. Catheter Cardiovasc Interv 2000 50:452

Antoniucci D, Valenti R, Santoro GM et al (1998) Restenosis after coronary stenting in current clinical practice. Am Heart J 135:510

Applegate RJ, Grabarczyk MA, Little WC (2002) Vascular closure devices in patients treated with anticoagulation and IIb/IIIa receptor inhibitors during percutaneous revascularization. J Am Coll Cardiol 40:78

Appelman YEA, Plek JJ, Stikwerda S et al (1996) Randomized eximer laser angioplasty versus balloon angioplasty for the management of obstructive coronary artery disease. Lancet 347:79

Baim DS, Wahr D, George B et al (2002) Randomized trial of a distal embolic protection device during percutaneous intervention of saphenous vein aorto-coronary bypass grafts. Circulation 105:1285

Baim DS, Cutlip DE, Sharma SK et al (1998) Final Results of the Balloon vs Optimal Atherectomy Trial (BOAT). Circulation 97:322

Balcon R, Beyar R, Chierchia S et al for the Study Group of the Working Group on Coronary Circulation of the European Society of Cardiology (1997) Recommendations on stent manufacture, implantation and utilization European Heart Journal 18:1536

Barath P, Fishbein MC, Vari S et al (1991) Cutting balloon: A novel approach to percutaneous angioplasty. Am J Cardiol 68:1249

Barbour V (2000) The balance of risk and benefit in gene-therapy trials. Lancet 355:384

Bech GJ, Pijis NH, De Bruyne B et al (1999) Usefulness of fractional flow reserve to predict clinical outcome after balloon angioplasty. Circulation 99:883

Bertrand ME, Rupprecht HJ, Urban P et al (2001) Double-blind study of the safety of clopidogrel with and without a loading dose in combination with aspirin compared with ticlopidine in combination with aspirin after coronary stenting: the Clopidogrel Aspirin Stent International Cooperative Study (CLASSICS) Circulation 102:624

Beran G, Lang I, Schreiber W et al (2002) Intracoronary thrombectomy with the X-sizer catheter system improves epicardial flow and accelerates ST-segment resolution in patients with acute coronary syndrome: a prospective, randomized, controlled study. Circulation 105:2355

Bestehorn HP (2001) Interventionelle Kardiologie. Koronarangiographie und PTCA – Indikation, Technik, Nachsorge, 2. Aufl. Thieme, Stuttgart New York

Brodie BR, Stuckey TD (2002) Mechanical repertusion therapy for acute myocardial infarction: Stent PAMI, ADMIRAL, CADILLAC and beyond. Heart 87:191

Bruckenberger E (2003) Herzbericht 2002 mit Transplantationschirurgie. http://www.herzbericht.de

Colombo A, Hall P, Nakamura S et al (1995). Intracoronary stenting without anticoagulation accomplished with intravascular ultrasound guidance. Circulation 91:1676–1688

Constantinides S, Lo TS, Been M, Shiu MF (2002) Early experience with a helical coronary thrombectomy device in patients with acute coronary thrombosis. Heart 87:455

Costa MA, Sabat M, van der Giessen WJ (1999) Late coronary occlusion after intracoronary brachytherapy. Circulation 100:789

Dahl J vom, Dietz U, Haager PK et al (2002) Rotational atherectomy does not reduce recurrent in-stent restenosis: results of the Angioplasty versus Rotational Atherectomy for Treatment of diffuse In-Stent Restenosis Trial (ARTIST). Circulation 105:583

Davies (1998) Atlas of coronary artery disease. Lippincott/Raven

Detre KM, Holmes Jr DR, Holubkov R et al (1990) Incidence an consequences of periprocedural occlusion: The 1985–1986 National Heart, Lung an Blood Institute Percutaneous Transluminal Coronary Angioplasty Registry. Circulation 82:739

Dill T, Hamm CW (1997) Rotablation: Technik, Indikation, Ergebnisse. Herz 22:291

Dirschinger J, Kastrati A, Neumann FJ et al (1999) Influence of balloon pressure during stent placement in native coronary arteries on early and late angiographic and clinical outcome: A randomized evaluation of high-pressure inflation. Circulation 31:918

Ellis SG, Popma JJ, Buchbinder M et al (1994) Relation of clinical presentation, stenosis morphology and operator technique to the procedural results of rotational atherectomy facilitated angioplasty. Circulation 89:882

Erbel R, Engel HJ Kübler W et al (1997) Richtlinien der interventionellen Koronartherapie. Herausgegeben vom Vorstand der Deutschen Gesellschaft für Kardiologie. Z Kardiol 86:1040

Feyter PJ De, Beatt KJ (1989) Stress testing for management of post PTCA-patients: routine or elective. Eur Heart J 10 (Suppl G):27

Frey AW, Hodgson JM, Muller C et al (2000) Ultra-sound-guided strategy for provisional stenting with focal balloon combination catheter: results from the randomized Strategy for Intracoronary Ultrasound-guided PTCA and Stenting (SIPS) trial. Circulation 102:2497

Fishman D, Leon M, Baim D et al (1994) A randomized comparison of coronary stent-placement and balloon angioplasty in the treatment of coronary artery disease. N Eng J Med 331:496

Foley DP, Serruys PW (1996) Provisional stenting – stent-like ballon angioplasty: evidence to define the continuing role of ballon angioplasty for percutaneous coronary revascularization. Semin Interv Cardiol 1:269–273

Gershlick A, De Scheerder I, Chevalier B et al (2003) Inhibition of restenosis with paclitaxel-eluting, polymer-free coronary stent: the European evaLUation of pacliTaxel Eluting Stent (ELUTES) trial. Circulation 109:487–493

Goldberg RJ, Samad NA, Yarzebski J (1999) Temporal trends in cardiogenic shock complicating acute myocardial infarction. N Engl J Med 340:1162

Goldberg SL, Colombo A, Nakamura S et al (1994) Benefit of intracoronary ultrasound in the deployment of Palmaz-Schatz stents. J Am Coll Cardiol 24:996

Grube E, Gerckens U, Yeung AC et al (2001) Prevention of distal embolization during coronary angioplasty in saphenous vein grafts and native vessels using porous filter protection. Circulation 104:2436

Gunn J, Chico T, Malik N et al (1998) Transcatheter fluid delivery: volume directly influences vascular injury and neointima formation. Eur Heart J 19 (Abstract Supplement) 496:P2816

Haase KK, Rose C, Duda S et al (1997) Perspectives of coronary excimer laser angioplasty: multiplexing, saline flushing, and acoustic ablation control. Lasers Surg Med 21:72

Hausmann D, Erbel R, Alibelli-Chemarin MJ et al (1995) The safety of intracoronary ultrasound: A multicenter survey of 2207 examinations. Circulation 91:623

Hausmann D, Sturm M, Fischer D, Meyer GP (2000) Intrakoronarer Ultraschall. Z Kardiol 89 (Suppl I):11

Holmes DR Jr, Hirshfeld J Jr, Faxon D (1998) ACC Expert consensus document on coronary artery stents. Document of the American College of Cardiology. J Am Coll Cardiol 32:1471

Höpp HW, Karabacak S, Stoll R et al (2000) Intracoronary thrombi in stable angina: observations with angioscopy. Cathet Cardiovasc Interv 51:18

Ip JH, Fuster V, Badimon L et al (1990) Syndromes of accelerated atherosclerosis: Role of vascular injury and smooth muscle cell proliferation. J Am Coll Cardiol 15:1667

Kastrati A, Mehilli J, Dirschinger J et al (2001) Restenosis after coronary placement of various stent types. Am J Cardiol 87:34

Kastrati A, Dirschinger J, Boekstegers P et al (2000) Influence of stent design on 1-year outcome after coronary stent placement: a randomized comparison of five stent types in 1,147 unselected patients. Catheter Cardiovasc Interv 50:290

Kastrati A, Schömig A, Elezi S et al (1997) Predictive factors of restenosis after coronary stent placement. J Am Coll Cardiol 30:1428

Kober G (1996) Alternative Techniken der koronaren Intervention – Eine neue Differentialtherapie Z Kardiol 85 (Suppl 1):1

Kondo T, Kawaguchi K, Awaji Y et al (1997) Immediate and chronic results of cutting balloon angioplasty: a matched comparison with conventional angioplasty. Clin Cardiol 20:459

Krakau I (1999) Das Herzkatheterbuch. Thieme, Stuttgart

Lancet Editorial: Gene therapy under cloud. Lancet 355:329

Liu F, Erbel R, Haude M, Ge J (1996) Coronary arterial perforation during transluminal coronary angioplasty procedure. In: strategic approaches in coronary interventions. SG Ellis, Dr. Holmes, eds. William & Wilkins, Baltimore, pp 646–660

Lowe HC, Oesterle SN, Khachigian LM (2002) Coronary in-stent restenosis: current status and future strategies. J Am Coll Cardiol 39:183

Lund GK, Nienaber CA, Hamm CW et al (1994) Einzeitige Herzkatheterdiagnostik und Ballondilatation („prima vista"-PTCA): Ergebnisse und Risiken. Dtsch Med Wochenschr 119:169

Maier W, Windecker S, Boersma E et al (2001) Evolution of percutaneous transluminal coronary angioplasty in Europe from 1992–1996. Eur Heart J 22:1733

Mak KH, Belli G, Ellis S, Moliterno D (1996) Subacute stent thrombosis: evolving issues and current concepts. J Am Coll Cardiol 27: 494

Mannebach H, Hamm Ch, Horstkotte D et al (2002) 18. Bericht über die Leistungszahlen der Herzkatheterlabore in der Bundesrepublik Deutschland. Z Kardiol 91:727

Mathey D, Schofer S (1996) Invasive Kardiologie. Thieme, Stuttgart

Mehran E, Mintz GS, Satler LF et al (1997) Treatment of in-stent-restenosis with eximer laser coronary angioplasty. Mechanisms and results compared with PTCA alone. Circulation 96:2183

Michael A, Solzbach U, Saurbier B (1998) Bypass perforation by stent implantation: complication management. A case report. Z Kardiol 87:233

Mintz GS, Popma JJ, Hong MK et al (1996) Intravascular ultrasound to discern device-specific effects and mechanisms of restenosis. Am J Cardiol 78 (3A):18

Morice MC, Serruys PW, Sousa JE et al (2002) A randomized comparison of a sirolimus-eluting stent with a standard stent for coronary revascularization. N Engl J Med 346:1773

Moses JW, Leon MB, Popma JJ (2003) SIRIUS Investigators. Sirolimus-eluting stents versus standard stents in patients with stenosis in a native coronary artery. N Engl J Med 349:1315–1323

Moussa I, Mario C, Reimers B (1997) Subacute stent thrombosis in the era of intravascular ultrasound-guided coronary stenting without anticoagulation: frequency, predictors and clinical outcome. J Am Coll Cardiol 29:6

Narins CR, Holmes DR, Topol EJ (1998) A call for provisional stenting. The balloon is back! Circulation 97:1298

Neuhaus KL (1996) Qualitätssicherung bei Koronararteriendilatation. Deutsch Ärztebl 51:3383

Neumann FJ, Schömig A (1998) Stent anticoagulation and technique. In: Topol EJ (ed) Textbook of interventional cardiology. Saunders, Philadelphia, pp 587–601

Nobuyoshi M, Kimura T, Nosaka H et al (1988) Restenosis after successful percutaneous transluminal coronary angioplasty: serial angiographic follow-up of 299 patients. J Am Coll Cardiol 12:616

Ohki T, Roubin GS, Veith FJ et al (1999) Efficacy of a filter device in the prevention of embolic events during carotid angioplasty and stenting. An ex vivo analysis. J Vasc Surg 30:1034

Pache J, Kastrati A, Mehilli J (2002) Clopidogrel therapy in patients undergoing coronary stenting: value of a high-loading-dose regimen. Catheter Cardiovasc Interv 55:436

Palmer ND, Patel SB, Ramsdale DR (2002) Direct use of the X-sizer catheter system in the treatment of acute thrombotic coronary occlusion. J Invasive Cardiol 14:420

Panchamukhi VB, Flaker G (2000) Should interventional cardiac catherization procedures take place at the time of diagnostic procedures? Clin Cardiol 23:332

Pijls NH, De Bruyne B, Peels K (1996) Measurement of fractional flow reserve to assess the functional severity of coronary artery stenoses. N Engl J Med 334:1703

Park SJ, Lee CW, Hong MK (2002) Comparison of gold-coated NIR stents with uncoated NIR stents in patients with coronary artery disease. Am J Cardiol 89:872

Poon M, Badimon JJ, Fuster V (2002) Overcoming restenosis with sirolimus: from alphabet soup to clinical reality. Lancet 359:619

Popma JJ, Suntharalingam M, Lansky AJ et al (2002) A randomized trial of ^{90}strontium/^{90}yttrium ß radiation versus placebo control for the treatment of in-stent restenosis. Circulation 106:1090

Popma JJ, Satler LF, Pichard AD et al (1993). Vascular complications after balloon and new device angioplasty. Circulation 88:1569

Reifart N, Vandormael M, Krajcar M et al (1997) Randomized comparison of angioplasty of complex coronary lesions at a single center. Excimer Laser, Rotational Atherectomy, and Balloon Angioplasty Comparison (ERBAC) Circulation 96:91

Roter T, Neugebauer A, Mende M et al (2000) Die fraktionelle Flussreserve als Entscheidungskriterium zur Intervention bei Patienten mit 50%-igen Koronarstenosen und gestörter Myokardperfusion. Z Kardiol 89:307

Ryan TJ, Antmann EM, Brooks NH et al (1999) ACC/AHA Guidelines for the management of patients with acute myocardial infarction: A report of the American College of Cardiology/American Heart Association Task Force on Practice Guidelines (Committee on Management of Acute Myocardial Infarction). J Am Coll Cardiol 34:890

Sabra-Gomez R (2000) Editorial: Rotational atherectomy revisited in the era of stenting. Eur Heart J 21:1727

Saucedo JF, Mehran R, Dangas G (2000) Long-term clinical events following creatine kinase – myocardial band isoenzyme elevation after successful coronary stenting. Am Coll Cardiol 35:1134

Savage MP, Fischman DL, Rake R et al (1998) Efficacy in coronary stenting versus balloon angioplasty in small coronary arteries. Stent Restenosis Study (STRESS) Investigators. J Am Coll Cardiol 31:307

Scanlon PJ, Faxon DP et al (1999) A Report of the American College of Cardiology/American Heart Assiciation Task Force on Practice Guidelines (Committee on Coronary Angiography). J Am Coll Cardiol 33:1757

Schwartz RS (1997) The vessel wall reaction in restenosis. Semin Interv Cardiol 2:83–88

Serruys PW, Hamburger JN, Koolen JJ (2000) Total occlusion trial with angioplasty by using laser guidewire. The TOTAL trial. Eur Heart J 2:1797–1805

Serruys P, Emanuelsson H, van der Giessen W et al (1996) Heparin coated Palmaz Schatz stents In human coronary arteries: Early outcomes of the BENESTENT II pilot Study. Circulation 93:412

Serruys P, De Jaegere P, Kiemeneij F et al (1994) A comparison of balloon-expandable-stent implantation with balloon angioplasty in patients with coronary artery disease. N Eng J Med 331:489.

Serruys PW, Foley DP, Kirkeeide RL et al (1993) Restenosis revisited: insights provided by quantitative coronary angiography. Am Heart J 126:1243

Serruys PW, Luijten HE, Beatt KJ et al (1988) Incidence of restenosis after successful angioplasty: a time related phenomenon. A quantitative angiographic study in 342 consecutive patients at 1,2,3 and 4 months. Circulation 77:361

Silvestri M, Barragan P, Sainsous J et al (2000) Unprotected left main coronary artey stenting: immediate and medium-term outcomes of 140 elective procedures. J Am Coll Cardiol 35:1543

Simonton CA, Leon MB, Baim DS et al (1998) „Optimal" directional coronary atherectomy. final results of the Optimal Atherectomy Restenosis Study (OARS). Circulation 97:332

Simpson JB, Selmon MR, Robertson GC et al (1988). Transluminal atherectomy for occlusive peripheral vascular disease. Am J Cardiol 61:96G

Sionis D, Vrolix MC, Glazier JJ et al (1992) Early exercise testing after successful percutaneous transluminal coronary angioplasty: A word of caution. Am J Cardiol 49:1216

Sousa JE, Costa MA, Abizaid AC et al (2001) Sustained suppression of neointimal proliferation by sirolimus-eluting stents: one-year angiographic and intravascular ultrasound follow-up. Circulation 104:2007

Steinhubl SR, Berger PB, Mann JT 3rd et al (2002) Early and sustained dual oral antiplatelet therapy following percutaneous coronary intervention: a randomized controlled trial. J Am Med Ass 288:2411

Stone GW, Hodgson JM, St Goar FG et al (1997) Improved procedural results of coronary angioplasty with intravascular ultrasound-guided balloon sizing: the CLOUT Pilot Trial. Clinical Outcomes With Ultrasound Trial (CLOUT) Investigators. Circulation 95:2044

Teramato S, Ishii T, Matsuse T (2000) Crisis of adenoviruses in human gene therapy. Lancet 355:1911–1912

Teirstein P, Reilly JP (2002) Late stent thrombosis in brachytherapy: the role of long-term antiplatelet therapy. J Invasive Cardiol 14:109

Teirstein PS, Massullo V, Jani S (2000) Three-year clinical and angiographic follow-up after intracoronary radiation: results of a randomized clinical trial. Circulation 101:360

Teirstein PS, Massullo V, Jani S et al (1997) Catheter based radiotherapy to inhibit restenosis after coronary stenting. N Engl J Med 336:1697

Topol EJ, Yadav JS (2000) Recognition of the importance of embolization in atherosclerotic vascular disease. Circulation 101:570

Urban P, Macaya C, Ruprecht HJ et al (1998) Randomized evaluation of anticoagulation versus antiplatelet therapy after coronary stent implantation in high-risk patients: the Multicenter Aspirin and Ticlopidin Trial after Intracoronary Stenting (MATTIS). Circulation 98:2126

Waksman R, Bhargava B, Mintz GS et al (2000) Late total occlusion after intracoronary brachytherapy for patients with in-stent restenosis. J Am Coll Cardiol 36:65

Webb JG, Sanborn TA, Sleeper LA et al (2001) Percutaneous coronary intervention for cardiogenic shock in the SHOCK Trial Registry. Am Heart J 141:964

White CJ (2000) Editorial comment: Angioscopy in stable angina: the emperor has no clothes. Cathet Cardiovasc Interv 51:20

Zohlnhöfer D, Klein CA, Richter T et al (2002) Gene expression profiling of human stent-induced neointima by cDNA array analysis of microscopic specimens retrieved by helix cutter atherectomy: Detection of FK506-binding protein 12 upregulation. Circulation 103:1396

Interventionskathetertechniken

K. Peters

50.1 Mitralvalvuloplastie – 998

50.2 Aortenvalvuloplastie – 1001

50.3 Pulmonalvalvuloplastie – 1002

50.4 Trikuspidalvalvuloplastie – 1004

50.5 Ballonvalvuloplastie bei stenosierten Bioprothesen – 1004

50.6 Angioplastie der Coarctatio aortae – 1004

50.7 Verschluss des Vorhofseptumdefektes – 1005

50.8 Verschluss des persistierenden Ductus Botalli – 1005

50.9 Weitere Interventionskathetertechniken – 1006

Literatur – 1006

Von der Erstpublikation einer Katheterintervention (Pulmonalvalvuloplastie; Rubio-Alvarez et al. 1953) bis zum heutigen Tage sind 50 Jahre vergangen. Viele der mittlerweile etablierten Verfahren haben längst einen festen Platz in der Therapie, haben bis dahin etablierte chirurgische Verfahren verdrängt, sind Intervention der ersten Wahl geworden oder auf dem Wege dahin.

Gefördert wurde diese Entwicklung einerseits durch einen rasanten technischen Fortschritt im Einsatz neuer Kunststoffe, neuer Metalllegierungen oder einer Kombination von beidem; andererseits auch durch den Wunsch der Patienten nach kleineren, bequemeren und schonenderen Eingriffen unter Vermeidung des chirurgischen Weges.

Tabelle 50.1 gibt nicht nur einen historischen Überblick über die Entwicklung der wichtigsten Interventionskathetertechniken, sondern sie listet auch auf, was inzwischen in die Alltagsroutine Eingang gefunden hat (Ausnahme: Aortenvalvuloplastie der degenerativ kalzifizierten Aortenstenose).

50.1 Mitralvalvuloplastie

Bereits sehr frühe chirurgische Erfahrungen in der Behandlung der Mitralklappenstenose (Harken et al. 1948; Baker et al. 1952) zeigten, dass es möglich war, die stenosierte Klappe z. B. nur mit den Fingern so aufzudehnen, dass die verschmolzenen Kommissuren bis zum Anulus hin geöffnet wurden. Mit der Entwicklung von Ballonkathetern zur Septostomie und der transseptalen Kathetertechnik waren dann auch die technischen Voraussetzungen zur Ballonvalvuloplastie der Mitralklappenstenose gegeben. Inoue, selbst Kardiochirurg, erprobte dieses Verfahren erstmals mit einem für die Septostomie neu entwickelten Kathetertyp intraoperativ während einer offenen Mitralkommissurotomie; er nannte die Prozedur „Perkutane transvenöse Mitralkommissurotomie" (PTMC; Inoue et al. 1984). In seiner ersten Publikation beschrieb Inoue 6 Patienten, die er einer

Tabelle 50.1. Historischer Überblick über die „Meilensteine" der Entwicklung der wichtigsten Interventionskathetertechniken. Details und weitere Entwicklung bis heute s. Text. *PDA* Persistierender Ductus arteriosus; *ASD* Vorhofseptumdefekt; *VSD* Ventrikelseptumdefekt; *PTCA* Perkutane transluminale Koronarangioplastie

Jahr	Autor	Art der Intervention
1953	Rubio-Alvares	Pulmonalvalvuloplastie
1963	Fogarty	Embolektomie
1964	Dotter	Dilatation peripherer Arterien
1966	Rashkind	Schaffung eines Vorhofseptumdefektes
1971	Porstmann	PDA-Verschluss
1976	King	ASD-Verschluss (Schirmchentechnik)
1979	Grüntzig	PTCA
1982	Kan/Pepine	Pulmonalvalvuloplastie (Ballonkatheter)
1983	Lock	Angioplastie der Aortenisthmusstenose
1984	Lababidi	Aortenvalvuloplastie bei angeborener Aortenklappenstenose
1984	Inoue	Mitralvalvuloplastie
1986	Cribier	Aortenvalvuloplastie (degenerativ-kalzifizierte Aortenstenose)
1988	Lock	VSD-Verschluss
1991 1992	Parodi Brake	Hämodynamische Ausschaltung von abdominellen und thorakalen Aneurysmen mit Stent-Grafts

50.1 · Mitralvalvuloplastie

Tabelle 50.2. Echo-Score für die Mitralklappenmorphologie nach Wilkins (Wilkins et al. 1988). Die Summe der Gesamtpunktezahl kommt zwischen 0–16 Punkten zu liegen (0 = normal); s. Text

Punktezahl	Mobilität (ant. Segel)	Halteapparat	Verdickung der Segel	Verkalkung
1	Nur an der Spitze arretiert	Minimal verdickt, nur am Segelansatz	Normale Dicke (<5 mm)	Nur 1 umschriebenes Feld erhöhter Echodichte
2	Basale 2/3 normal beweglich	Proximales 1/3 verdickt	An den Rändern verdickt (5–8 mm)	Multiple echodichte Felder um das Ostium
3	Basales 1/3 gut beweglich	Über die gesamte Länge verdickt	Gesamte Segel verdickt (5–8 mm)	Echodichte Felder in die Segel hineingreifend
4	Nicht oder nur noch minimal mobil	Intensiv verbacken und geschrumpft	Exzessive Verdickung beider Segel (>8 mm)	Starke Echodichte fast der gesamten Segel

PTMC unterzog, die jedoch nur in 5 Fällen gelang. Die Auswahl der Patienten zeigt bereits das typische, für die Prozedur in Frage kommende Kollektiv: Die Mitralklappen waren nicht verkalkt. Einer der Patienten hatte 20 Jahre zuvor bereits eine chirurgische geschlossene Mitralkommissurotomie erhalten, 2 Patienten hatten eine bedeutsame pulmonale Hypertonie. Eine wesentliche Regurgitation an der Mitralklappe lag weder vor noch nach der Intervention vor. In einer zweiten Publikation ein Jahr später beschrieben Lock u. Mitarbeiter (Lock et al. 1985) eine erfolgreiche Mitralvalvuloplastie bei 8 jugendlichen Patienten (mittleres Lebensalter: 15 Jahre). In dieser Publikation wird eine andere Dilatationstechnik mit 2 Ballonkathetern („Doppelballontechnik") beschrieben.

> Von den ursprünglich konkurrierenden Techniken zur Mitralvalvuloplastie hat sich mittlerweile weltweit die Inoue-Technik durchgesetzt; Akut- und Langzeitergebnisse beider Techniken sind gleich (Kang 2000).

Indikation. Bereits wenige Jahre nach der Erstveröffentlichung und der Beschreibung der Technik der Mitralvalvuloplastie lagen Kurzzeitergebnisse von großen Patientenkollektiven vor (Ruiz et al. 1990), die dokumentierten, dass die Intervention hämodynamisch wirksam ist. Bei retrospektiver Analyse der hämodynamischen Daten und der zugrunde liegenden Mitralklappenmorphologie ergaben sich jedoch deutliche Unterschiede im Erfolg. Offensichtlich besteht ein Zusammenhang zwischen der morphologischen Veränderung des Mitralklappenapparates und dem Erfolg der Mitralvalvuloplastie. Erste systematische Untersuchungen hierzu lieferten Wilkins et al. 1988, Nobuyoshi et al. 1989 u. a.

Echo Score. Wilkins entwickelte bei retrospektiver Analyse der Ergebnisse der Mitralvalvuloplastie einen Punkte-Score für den Grad der Veränderung des Mitralklappenapparates (Tabelle 50.2). Bewertet werden das Ausmaß der Verdickung und der Beweglichkeit der Mitralklappensegel, der Grad ihrer Verkalkung und der Grad der Veränderung des subvalvulären Apparates. In der Addition der subjektiven Gewichtung des Grades der Veränderung ergibt sich dann eine Gesamtpunktezahl (Echo-Score) für die Mitralklappe, die zwischen 0 und maximal 16 Punkten liegen kann. Retrospektive Analysen zeigen, dass ein Punkte-Score von 8 Punkten und weniger ein gutes Ergebnis der Mitralvalvuloplastie mit einer niedrigen Restenoserate erwarten lässt (Abascal et al. 1990). Ein Unsicherheitsfaktor bei der Ermittlung des Punkte-Scores liegt in der Erfahrung des echokardiographischen Untersuchers und natürlich auch in der Untersuchbarkeit des Patienten selbst. Es gibt Hinweise, dass einzelnen Parametern des Gesamt-Scores, nämlich der Beweglichkeit der Klappensegel und den Veränderungen des subvalvulären Apparates eine besondere Gewichtung zukommt. Patienten mit einer Gesamt-Punktezahl von 12 und mehr Punkten gelten in unserer Klinik als Operationskandidaten für einen Mitralklappenersatz (Tabelle 50.2).

Empfehlungen zur Auswahl der Patienten zur Mitralvalvuloplastie (Abb. 50.1)
- Die Mitralklappenstenose sollte hämodynamisch bedeutsam sein, d. h. die Patienten sollten entsprechende Symptome zeigen.
- Der Echo-Score der Mitralklappenmorphologie sollte unter 12 Punkten liegen, möglichst bei 8 Punkten und niedriger.
- Liegt ein Vorhofflimmern vor, muss vor der Valvuloplastie eine 4-wöchige Phase einer effizienten oralen Antikoagulation (z. B. Marcumar, INR 3,0–4,0) dokumentiert sein.
- Am Tage vor der Intervention sollte in jedem Falle (auch bei konstantem Sinusrhythmus) ein mobiler intrakavitärer Thrombus im linken Vorhof mit transösophagealer Echokardiographie ausgeschlossen werden.
- Eine zusätzlich vorliegende Mitralklappeninsuffizienz sollte nach echokardiographischer oder angiographischer Einschätzung nur gering sein.

Kontraindikationen. Zwei Befunde werden als Kontraindikationen einer Mitralvalvuloplastie akzeptiert: Bewegliche, intrakavitäre Thromben im linken Vorhof und eine hämodynamisch bedeutsame Mitralklappenregurgitation vom angiographischen Schweregrad III oder IV. Kleinere, offenbar bereits organisierte Thromben, evtl. im linken Herzohr gelegen, stellen keine Kontraindikation gegen eine Mitralvalvuloplastie dar.

Komplikationen. Wie alle invasiven Methoden hat auch die Mitralvalvuloplastie ihre typischen, auf die Kathetertechnik und auf die Grunderkrankung bezogenen Komplikationen. Bei der Gewichtung der bisher dokumentierten Komplikationszahlen ist jedoch zu berücksichtigen, dass mit Einführung der Interventionstechnik zunächst Patienten mit vollkommen unterschiedlicher Mitralklappenmorphologie, z. T. auch mit schwer verkalktem Klappenapparat in die Intervention miteinbezogen wurden. Nur so sind die ungewöhnlich hohe Komplikations- und Mortalitätsrate des beim „National Heart, Lung and Blood Institute" geführten Valvuloplastieregisters, das im Juni 1992 publiziert wurde, zu verstehen („National Heart, Lung and Blood Institute Valvuloplasty Registry" 1992). Hier ist eine 30-Tage-Mortalität von bis zu 4% angegeben und eine interventionsbezogene Komplikationsrate für schwere Komplikationen von 12%. Diesem Register liegt in der weit überwiegenden Anzahl die Doppelballontechnik zugrunde. Andere Autoren, die die Doppelballontechnik bevorzugen, geben wesentlich niedrigere Komplikationsraten an (Vahanian et al. 1993).

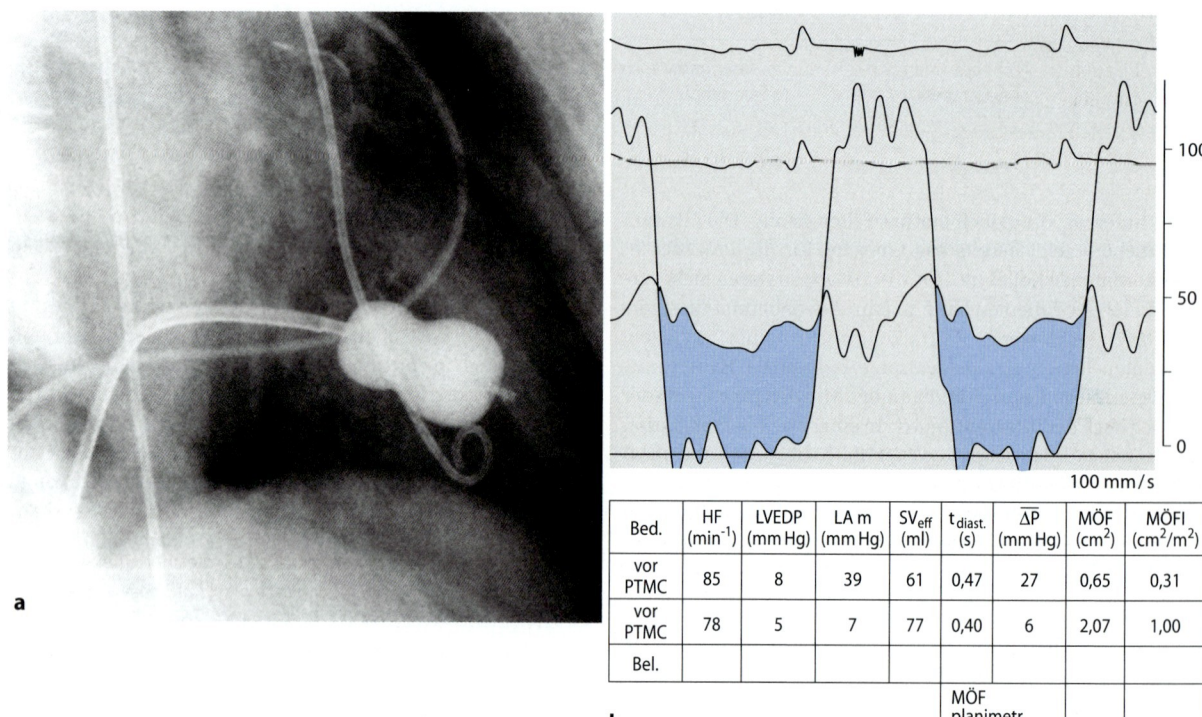

Bed.	HF (min^{-1})	LVEDP (mm Hg)	LA m (mm Hg)	SV$_{eff}$ (ml)	t$_{diast.}$ (s)	$\overline{\Delta P}$ (mm Hg)	MÖF (cm^2)	MÖFI (cm^2/m^2)
vor PTMC	85	8	39	61	0,47	27	0,65	0,31
vor PTMC	78	5	7	77	0,40	6	2,07	1,00
Bel.							MÖF planimetr.	

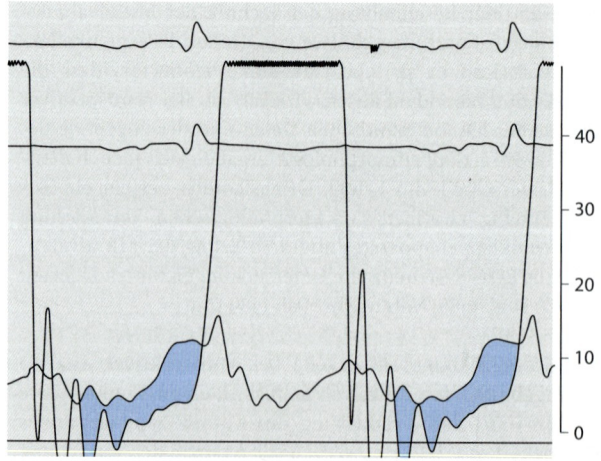

Bed.	RA (mm Hg)	PA m (mm Hg)	LA m (mm Hg)	LV (mm Hg)	Ci (l/min/m^2)	RP (dyn/s/cm^5)
vor PTMC	1	57	39	150/3:8	2,51	276
vor PTMC	2	25	7	150/2:5	2,97	236

Abb. 50.1a–c.
a Beispiel einer Mitralvalvuloplastie mit dem Inoue-Ballon; der distale Anteil des Ballons ist bereits vollständig entfaltet, der mehr proximale Anteil des Ballons noch nicht; die Mitralklappenstenose kommt exakt in der Taille zwischen den beiden Ballonhälften zu liegen. **b** Die Druckkurve zeigt den Befund einer sehr schweren Mitralklappenstenose bei einem 38 Jahre alten Patienten, wobei der linksatriale Mitteldruck initial bei 39 mmHg liegt und der Gradient an der Mitralklappe 27 mmHg beträgt. Der Score für die Klappenmorphologie wurde echokardiographisch mit 4 Punkten angegeben.
c Die zweite Druckkurve zeigt das Resultat dieser Intervention, der linksatriale Mitteldruck ist auf 7 mmHg abgefallen, der Gradient an der Klappe beträgt nur noch 6 mmHg. Die hämodynamische Verbesserung wird auch anschaulich durch den Anstieg des Herzminutenvolumens wiedergegeben

> **Typische, schwere Komplikationen einer Mitralvalvuloplastie**
> - Perikardtamponade infolge einer Fehlpunktion des interatrialen Septums oder infolge einer Ventrikelperforation
> - Neurologische Komplikationen infolge einer Hirnembolie
> - Schwere Mitralinsuffizienz infolge eines Einrisses der Mitralklappe

Die Häufigkeit für solche Komplikationen wird je nach Untersuchungstechnik mit 6–9% angeben (Feldmann et al. 1993). Das Mortalitätsrisiko wird von Katheterlabors mit einer hohen Interventionsfrequenz konstant mit unter 1% angegeben (Feldmann et al. 1993).

Infolge der Punktion des interatrialen Septums lässt sich meist unmittelbar nach der Intervention ein kleiner Vorhofseptumdefekt nachweisen, der innerhalb von Wochen wieder verschwindet. Bei Persistieren dieses Septumsdefekts evtl. auch mit hämodynamisch relevanten Shunt-Größen ist dies ebenfalls als Komplikation zu werten. Das Risiko hierfür ist ebenfalls bei der Doppelballontechnik offenbar größer als bei der Inoue-Technik (Rihal et al. 1993).

Langzeitergebnisse. Wie bereits dargelegt, sind die Langzeitergebnisse einer primär erfolgreichen Mitralvalvuloplastie abhängig von der zugrunde liegenden Morphologie zum Zeitpunkt der Intervention; in diesem Punkt unterscheidet sich die Methode der Mitralvalvuloplastie nicht von der chirurgischen Mitralkommissurotomie; auch hier ist mit einem deutlich höheren Risiko der Restenosierung und der Reoperation zu rechnen, wenn die Mitralklappe zum Zeitpunkt der Erstintervention bereits fortgeschrittene morphologische Veränderungen aufwies (Smith et al. 1981).

Um die Ergebnisse der chirurgischen Intervention und der Mitralvalvuloplastie mit Kathetertechnik methodisch sauber vergleichen zu können, wurden mehrere randomisierte Studien angelegt, deren Langzeitergebnisse vorliegen. Überzeugend sind die Resultate einer prospektiv und randomisiert angelegten Studie, in der die Akut- und Langzeitergebnisse der offenen und geschlossenen Mitralkommissurotomie der Ballonvalvuloplastie gegenüber gestellt wurden in 3 Patientengruppen von je 30 Patienten. Im Endergebnis sind Ballonvalvuloplastie und offene Mitralkommissurotomie bis 7 Jahre nach der Intervention gleichwertig, während es in der Patientengruppe mit geschlossener Mitralkommissurotomie in einer höheren Rate zur Restenosierung kommt (Ben Farhat 1998). Auch bei retrospektiver Analyse großer Patientenkollektive sind die Langzeitergebnisse nach Ballonvalvuloplastie auch in heterogen zusammengesetzten Patientengruppen mit Patienten höheren Alters und/oder eher ungünstiger Klappenmorphologie günstig und nicht schlechter als die Ergebnisse früherer chirurgischer Publikationen (Hernandez et al. 1999; Iung et al. 2002).

Generell lässt sich sagen, dass die Langzeitergebnisse um so besser sind, je geringer die morphologischen Veränderungen des Mitralklappenapparates zum Zeitpunkt der Intervention waren. Andererseits jedoch profitieren auch Patienten mit einer hämodynamisch bereits fortgeschrittenen Mitralklappenstenose, so z. B. mit pulmonaler Hypertonie ebenfalls von der Intervention (Oshima et al. 1992; Alfonso et al. 1993). Auch Patienten mit einer chirurgischen Mitralkommissurotomie in der Vorgeschichte sind weiterhin gute Kandidaten für eine Mitralvalvuloplastie, wenn sie die Kriterien des Echo-Scores erfüllen (Serra et al. 1993).

Nicht unerwähnt bleiben darf, dass die Mitralvalvuloplastie mit Kathetertechnik auch eine Intervention in der Schwangerschaft zulässt, hier bietet v. a. die Interventionstechnik mit dem Inoue-Katheter gegenüber der Doppelballontechnik große Vorteile, da die Durchleuchtungszeiten kürzer sind (Ribeiro u. Al Zaibag 1992; Iung 1994).

> **Zusammenfassung**
>
> Alle bisherigen Arbeiten zeigen, dass die Mitralvalvuloplastie ein effektives Verfahren ist, die stenosierte Mitralklappe entlang ihrer Kommissuren wieder zu öffnen. Die vorliegenden Daten über den Langzeiterfolg deuten darauf hin, dass die Katheterintervention durchaus vergleichbar ist mit der kardiochirurgischen Mitralkommissurotomie, offen durchgeführt oder geschlossen. Mitentscheidend für den späteren Langzeiterfolg ist offenbar die richtige Auswahl der Patienten nach echokardiographischen Kriterien. Zu betonen ist, dass Risiko und Komplikationsrate der Katheterintervention im Vergleich zur kardiochirurgischen Maßnahme deutlich niedriger liegen. Hinzu kommt, dass sie für die betroffenen Patienten natürlich die weniger eingreifende Maßnahme mit einem nur recht kurzen stationären Aufenthalt in der Regel von einer Woche darstellt. Außerdem ist die Intervention mit Kathetertechnik bei gleicher Effektivität wesentlich kostengünstiger. Fasst man alle diese Aspekte zusammen, so stellt die Mitralvalvuloplastie mit Kathetertechnik für ein Patientenkollektiv mit nicht oder nur gering verkalkter Mitralklappenstenose die Therapieform der ersten Wahl dar (Kirklin 1991; Cohen et al. 1992).

50.2 Aortenvalvuloplastie

Bereits Anfang der 50er-Jahre war während der kardiochirurgischen Intervention am freigelegten, jedoch geschlossenen Herzen versucht worden, angeborene oder rheumatisch bedingte hochgradige Aortenklappenstenosen instrumentell zu sprengen (Bailey et al. 1954). Das Verfahren gelang jedoch nicht, war mit einer hohen Mortalität und einem hohen Risiko für eine akute, schwere Aorteninsuffizienz verknüpft.

Erst nach Entwicklung der Ballonkatheter beschrieben Lababidi u. Wu (1983) die erfolgreiche Valvuloplastie bei angeborenen schweren Aortenklappenstenosen; es handelte sich um 23 Kinder im Alter von 2–17 Jahren. In der Nachbeobachtungszeit bis zu 9 Monaten ergab sich kein Hinweis auf eine bedeutsame Restenosierung. Weitere Publikationen in den darauf folgenden Jahren (Lababidi u. Weinhaus 1986; Rupprath u. Neuhaus 1985) bestätigten die ersten Beobachtungen.

Im Januar 1986 beschrieben Cribier et al. erstmals die Möglichkeit einer Valvuloplastie der verkalkten Aortenklappenstenose bei 2 älteren Frauen (68 Jahre und 77 Jahre) und einem Mann

(79 Jahre). Es gelang damals, den Gradienten an der Klappe signifikant zu senken (z. B. von 90 mmHg auf 40 mmHg), die Öffnungsfläche der Klappe stieg entsprechend an (z. B. von 0,5 auf 0,75 cm²). Es persistierte also eine in den vorliegenden Fällen schwere Aortenklappenstenose. In der folgenden Zeit kam es innerhalb kurzer Zeit zu einer mit großem Enthusiasmus getragenen Verbreitung der Aortenvalvuloplastie beim älteren Menschen in Frankreich, Nordamerika und Deutschland (Letac et al. 1988; Block u. Palacios 1988; Erdmann u. Höfling 1987).

Bereits sehr früh fehlte es nicht an kritischen Kommentaren und Gegenstimmen zu dieser Entwicklung (Robicsek u. Harbold 1987). Besonders von chirurgischer Seite wurde immer wieder entgegengehalten, dass die hochgradig verkalkten, nahezu verknöcherten Aortenklappen im hohen Patientenalter eine Aufdehnung mit überzeugendem Langzeitergebnis nicht zulassen.

Rasch setzten intensive retrospektive Analysen der vorgelegten Studien ein; sie ergaben gemeinsam mit nichtinvasiver und invasiver Verlaufsbeobachtung im wesentlichen folgendes:
- Innerhalb sehr kurzer Zeit setzt der Prozess der Restenosierung der Aortenklappe ein (Litvack et al. 1988); bereits 15 Monate nach der Intervention zeigen 80% der noch lebenden Patienten eine Restenosierung (Letac et al. 1991).
- Die Überlebensrate und damit die Prognose der Patienten nach der Intervention ist schlecht (1-Jahres-Überlebensrate 60%; Berland et al. 1989).
- Die Aortenvalvuloplastie ist gemessen an allen anderen Interventionskathetertechniken mit einem sehr hohen Mortalitätsrisiko belastet (Krankenhausmortalität: 8%; NHLBI „Balloon Valvuloplasty Registry" 1991).

Der Vergleich von kardiochirurgischer Intervention einerseits und Aortenvalvuloplastie andererseits ergibt bei differenzierter Abwägung Folgendes:
- Das Mortalitätsrisiko des einfachen Aortenklappenersatzes ist deutlich niedriger als das Krankenhausmortalitätsrisiko der Aortenvalvuloplastie (Levinson et al. 1989).
- Die langfristige Überlebensrate und die Prognose der Patienten nach Aortenklappenersatz sind ausgezeichnet (Culliford et al. 1991; Lindblom et al. 1990).
- Die Langzeitbeobachtung nach Aortenvalvuloplastie bis zu 3 Jahre nach der Intervention zeigt keinen wesentlichen Unterschied zur Spontanprognose von Patienten mit hämodynamisch bedeutsamer und symptomatischer Aortenklappenstenose (Otto et al. 1994).

> **Zusammenfassung**
>
> Bei Kindern, Jugendlichen und jungen Erwachsenen mit angeborener Aortenklappenstenose ist die Aortenvalvuloplastie die Therapie der Wahl, wenn der Klappenapparat nicht wesentlich verkalkt ist und die Taschenklappen noch gut beweglich sind (Sandhu et al. 1993; Rosenfeld et al. 1994). Es gibt keine Indikation für eine Ballonvalvuloplastie einer kalzifizierten degenerativen Aortenklappenstenose, da das Risiko für den Eingriff unvertretbar hoch, die Prognose schlecht und die Rezidivrate hoch ist.

50.3 Pulmonalvalvuloplastie

Die Prognose der geringen bis mittelschweren Pulmonalklappenstenose ist in der Regel sehr günstig, wenn die Erstdiagnose im späteren Kindesalter gestellt wurde. Erfolgt die Erstdiagnose bereits innerhalb des ersten Lebensjahres, so kann sich auch aus einer zunächst nur geringen Pulmonalstenose im späteren Verlauf noch eine schwere Stenosierung mit hohem Gradienten entwickeln (Nugent et al. 1977). In seltenen Ausnahmefällen ist auch einmal eine Regression der Pulmonalklappenstenose denkbar (Chan et al. 1989).

> Liegt eine mittelschwere bis schwere Pulmonalklappenstenose vor mit entsprechender klinischer Symptomatik, so besteht die Indikation zur Intervention.

Eine geschlossene Pulmonalvalvulotomie wurde erstmals von Brock im Verlauf einer kardiochirurgischen Intervention beschrieben (Brock 1961). Hierbei wurde eine kleine Inzision von außerhalb in Höhe des rechtsventrikulären Ausflusstraktes vorgenommen und anschließend ein Dilatator in die stenosierte Pulmonalklappe vorgeschoben. Nach Beschreibung des Autors war der Eingriff rasch vollendet und lieferte ausgezeichnete funktionelle Ergebnisse. Allerdings war er mit einer Mortalität von 8% belastet, während die Mortalität bei der offenen Valvulotomie der Pulmonalklappenstenose bei 4% lag. Die Langzeitergebnisse nach einer isolierten Pulmonalvalvulotomie waren auch 20–30 Jahre nach der Intenvention sehr gut; die Überlebensrate der operierten Patienten aus einem Kollektiv von 191 Kindern und Jugendlichen war vergleichbar der Überlebenskurve einer herzgesunden Kontrollgruppe, wenn der Eingriff vor dem 21. Lebensjahr vorgenommen worden war (Kopecky et al. 1988).

Zwischen August 1982 und September 1983 erschienen 3 Publikationen zur Pulmonalvalvuloplastie mit Kathetertechnik (Kan et al. 1982; Pepine et al. 1982). Es handelte sich im überwiegenden Anteil der Patienten um Kinder, lediglich Pepine beschrieb die erfolgreiche Valvuloplastie einer zuvor hochgradigen Pulmonalklappenstenose bei einer 59 Jahre alten Patientin. Die Daten der in den folgenden Jahren publizierten Ergebnisse der erfolgreichen Pulmonalvalvuloplastie bei Kindern und Erwachsenen bestätigten die initialen Befunde: Das Verfahren ist erfolgreich und führt zu einer weitgehenden Reduktion oder gar Beseitigung des Gradienten an der Pulmonalklappe, das Risiko des Eingriffs ist niedrig, die Restenoserate gering.

Mechanismus. Infolge der Aufdehnung des Ballons kommt es zu einer Öffnung der verklebten oder verwachsenen Kommissuren der Pulmonalklappe und damit zu einer Kommissurotomie. Liegt eine ausgewogene Klappenanlage mit 3 Taschenklappen vor, kann mit einer weitgehenden Reduktion, nahezu Beseitigung des Gradienten gerechnet werden, wenn die Taschenklappen noch gut beweglich und nicht verkalkt sind (Robertson et al. 1987).

Komplikationen und Risiken. Im Valvuloplastieregister für kongenitale Anomalien („Valvuloplasty and Angioplasty of Congenital Anomalies Registry") waren bis zur Publikation 1990 821 Pulmonalvalvuloplastien registriert. Die Mortalität lag bei 0,2%, das sind konkret 2 Todesfälle bei 2 Säuglingen.

Schwere Komplikationen (Ventrikelperforation, Trikuspidalklappeninsuffizienz) traten in 0,6% der Interventionen auf. Die Häufigkeit schwerer und leichterer Komplikationen verhielt sich umgekehrt proportional zum Alter der Patienten, dass heißt, je älter der Patient zum Zeitpunkt der Intervention ist, um so niedriger ist die Komplikationsrate. Schwere Komplikationen im Erwachsenenalter oder gar Todesfälle sind bis heute nicht bekannt (Stanger et al. 1990).

Restenosierung. In einer Beobachtungsstudie (nicht randomisiert) wurden 2 Patientengruppen (Gruppe 1: Valvuloplastie vs. Gruppe 2: chirurgische Valvulotomie) in ihrem Langzeitverlauf über knapp 5 Jahre miteinander verglichen (O'Connor et al. 1992); in beiden Gruppen wurde kein Unterschied hinsichtlich des Interventionserfolges (Reduktion des Druckgradienten an der Klappe) oder der Restenosierungsrate beobachtet.

Die retrospektive Analyse des Langzeitverlaufes ergibt einen interessanten Hinweis auf die Interventionstechnik: Die Restenosierungsrate ist niedriger, wenn der für die Intervention gewählte Ballondurchmesser größer war als der Pulmonalklappenanulus. Ideal ist offenbar ein Verhältnis von Ballondurchmesser zu Anulusdurchmesser von 1,1–1,3 (McCrindle et al. 1994). Bei größeren Ballondurchmessern muss man dann mit einer Zunahme der Pulmonalklappeninsuffizienz rechnen.

Rechtsventrikuläre Hypertrophie und Infundibulumstenose. Bereits im Rahmen der chirurgischen, offenen Pulmonalkommissurotomie war postoperativ die Zunahme einer zuvor bereits bestehenden infundibulären Stenosierung beobachtet worden, weswegen zusätzlich zur Pulmonalklappenkommissurotomie die infundibuläre Myektomie diskutiert wurde (Brock 1961).

Nach erfolgreicher Ballonvalvuloplastie wurde dieses Phänomen ebenfalls beobachtet, wobei 1985 Ben-Shachar et al. erstmals nach erfolgreicher Intervention bei einem 14 Monate alten Jungen das Phänomen publizierten, dass trotz nahezu vollständiger Beseitigung des Klappengradienten eine hochgradige Infundibulumstenose neu aufgetreten war. Bei dem Kind wurde unmittelbar anschließend eine kardiochirurgische Myektomie vorgenommen. Weitere Autoren in den folgenden Jahren (Fawzy et al. 1990) bestätigten das Phänomen, das offenbar infolge der starken rechtsventrikulären Hypertrophie nach der vorangegangenen Druckbelastung des rechten Ventrikels nach Wegnahme dieser Druckbelastung auftreten kann. Die prä-, peri- und postinterventionelle Gabe von β-Rezeptorenblockern (Propranolol) zur Beseitigung bzw. Beherrschung der Problematik wurde allgemein empfohlen. Langzeituntersuchungen zeigen jedoch, dass das Phänomen auch ohne medikamentöse Intervention nach spätestens 12 Monaten reversibel ist (◘ Abb. 50.2).

Langzeitergebnisse und Prognose. Die bisher vorliegenden Arbeiten zeigen, dass auch im Erwachsenenalter die Langzeitergebnisse bis zu 5 Jahre nach der Intervention mit den Ergebnissen im Kindesalter vergleichbar gut sind (McCrindle u. Kann 1991; Kaul et al.1993). Die Langzeitergebnisse nach Pulmonalvalvuloplastie bei Erwachsenen sind sehr gut; es kommt nicht nur zur Beseitigung der Pulmonalklappenstenose; im Langzeitverlauf verschwindet ebenso die infundibuläre Obstruktion des rechtsventrikulären Ausflusstraktes infolge der rechtsventrikulären Hypertrophie und eine evtl. schon vorliegende Trikuspidalklappeninsuffizienz (Fawzy 2001).

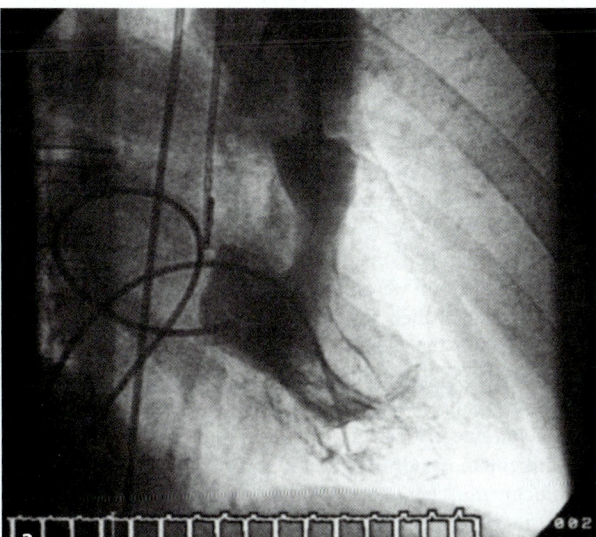 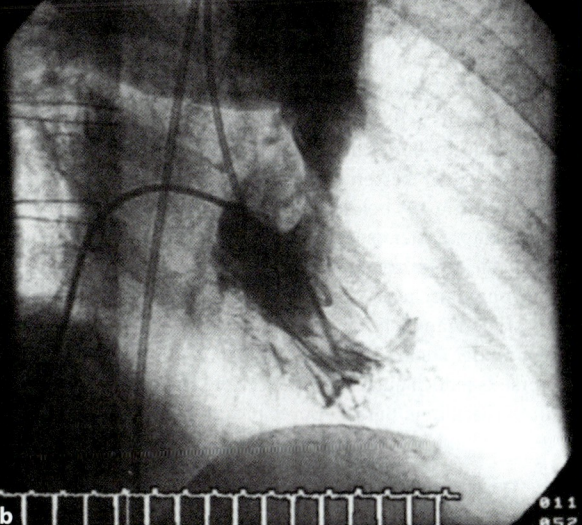

◘ Abb. 50.2a, b. Beispiel einer erfolgreichen Pulmonalvalvuloplastie bei einem 30jährigen Patienten mit einer hochgradigen Pulmonalklappenstenose (Gradient 140 mmHg). a Rechter Ventrikel vor der Intervention. Sehr gut ist das „Doming" der Pulmonaltaschenklappen mit dem engen zentralen Ejektionsjet zu erkennen. Es besteht eine schwere rechtsventrikuläre Hypertrophie. b Nach Intervention ist die Pulmonalstenose vollständig beseitigt (kein Gradient mehr); der rechtsventrikuläre Ausflusstrakt jedoch ist jetzt deutlich enger gestellt; hier liegt jetzt ein Gradient von 80 mmHg vor. Nach 6 Monaten war auch der Gradient im rechtsventrikulären Ausflusstrakt verschwunden; das EKG hatte sich normalisiert

> **Zusammenfassung**
>
> Bei Patienten mit alleiniger Pulmonalklappenstenose mit intaktem Verntikelseptum und ohne zusätzliche Anomalie, insbesondere ohne Dysplasie des Truncus pulmonalis stellt die Pulmonalvalvuloplastie ein effektives Verfahren dar, den Klappengradienten zu reduzieren; die Katheterintervention ist in ihrem Akut- und Langzeiterfolg den Ergebnissen der bisherigen kardiochirurgischen Intervention bei diesen Patienten vergleichbar; das Interventionsrisiko für Mortalität und andere schwere Komplikationen liegt niedriger. Die Pulmonalvalvuloplastie mit Kathetertechnik stellt deshalb sowohl im Kindes- als auch im Erwachsenenalter bei Patientinnen und Patienten mit Pulmonalklappenstenose ohne Begleitanomalien die Therapieform der ersten Wahl dar (Lau u. Hung 1993).

50.4 Trikuspidalvalvuloplastie

Es liegen nur wenige Einzelfallbeschreibungen über eine erfolgreiche Ballonvalvuloplastie der Trikuspidalklappenstenose vor. Alle Kasuistiken dokumentieren jedoch nicht nur einen guten Primärerfolg mit Reduktion des Gradienten an der Klappe und deutlicher Verbesserung der klinischen Situation des betroffenen Patienten sondern zeigen auch in der Nachbeobachtung bis 12 Monate nach der Erstintervention keinen Hinweis auf ein Rezidiv der Stenosierung bei konstanter klinischer Besserung. Über die Entstehung einer bedeutsamen Trikuspidalklappenregurgitation durch die Prozedur wird nicht berichtet (Khalilullah et al. 1987 Okay et al. 1991).

Als wesentliche Komplikation ist in einem der Berichte (Khalilullah et al. 1987) von einem während und unmittelbar nach der Ballonvalvuloplastie kurz persistierenden höhergradigen AV-Block die Rede; alle Interventionen erfolgten mit einer Doppelballontechnik, was im einzelnen auch damit begründet wird, dass der Trikuspidalklappenring recht groß ist und eine Einzelballontechnik sich deswegen nicht anbietet.

Aufgrund der bisher vorliegenden Erfahrungen mit der Ballonvalvuloplastie bei der Mitralklappenstenose und der Pulmonalklappenstenose ist es durchaus denkbar, dass auch eine stenosierte Trikuspidalklappe, wenn sie die entsprechenden morphologischen Kriterien hierfür erfüllt, einer Ballovalvuloplastie zugänglich ist. Ein isolierter kardiochirurgischer Eingriff an der stenosierten Trikuspidalklappe ist recht selten, andererseits jedoch auch mit einem recht geringen Risiko auszuführen (Kirklin u. Barratt-Boyes 1993a).

50.5 Ballonvalvuloplastie bei stenosierten Bioprothesen

Für diese Intervention liegen eine Reihe von Fallbeschreibungen seit 1987 vor; alle auf dem Markt erhältlichen Bioprothesen sind einbezogen sowohl im Kindes- als auch im Erwachsenenalter (Feit et al. 1986; Slama et al. 1993). Es handelt sich dabei um Bioprothesen sowohl in Aorten-, Pulmonal- als auch Trikuspidalposition. Darüber hinaus wurden auch Bioprothesen in implantierten klappentragenden Conduits dilatiert.

Die Erfolge sind unterschiedlich; es gelingt zwar jeweils, die funktionelle Öffnungsfläche zu verbessern, in einigen Fällen wird jedoch auch eine schwere Regurgitation ausgelöst. In allen Fällen ist die spätere kardiochirurgische Intervention mit erneutem Klappenersatz notwendig. Hieraus resultieren bereits die sehr eingeschränkten Erfolgsaussichten einer solchen Intervention. Die Stenosierung einer Bioprothese ist in der Regel das Resultat einer Degeneration des Prothesenmaterials, d.h. die Folge eines Alterungsprozesses, wobei die Taschenklappen ebenfalls in ihrer Beweglichkeit nachlassen.

> **Zusammenfassung**
>
> Aufgrund der vorliegenden Literaturhinweise stellt die kardiochirurgische Reintervention bei stenosierter Bioprothese infolge einer Degeneration des Prothesenmaterials den Eingriff der ersten Wahl dar. Eine Ballondilation der stenosierten Prothese besitzt allenfalls einen palliativen Charakter; das Risiko, das spröde Prothesenmaterial bei der Intervention zu zerreißen, ist kaum kalkulierbar.

50.6 Angioplastie der Coarctatio aortae

Nach experimentellen Vorarbeiten wurde bereits wenige Monate später über die Möglichkeit berichtet, eine Aortenkoarktation bei Säuglingen und Kleinkindern mit einer Ballondilatation zu behandeln (Lock et al. 1983). Beschrieben wurde das Vorgehen bei 8 Kindern, von denen 3 dann nach der Intervention dennoch operiert wurden. Die übrigen 5 Kinder waren bereits zuvor wegen ihrer Aortenkoarktation operiert worden und hatten zwischenzeitlich ein Rezidiv entwickelt. Es wird berichtet, dass der Eingriff in allen Fällen erfolgreich war und keinerlei Komplikationen auftraten. Aus den Tierversuchen ergab sich, dass infolge der Ballondilatation der stenosierte Aortenabschnitt im Bereich der Intima und der Media großflächig einreißt. Die Entwicklung von Aortenaneurysmen wurde nicht beobachtet.

Weitere Publikationen in den folgenden Jahren bestätigen den Sachverhalt im wesentlichen (Finley et al. 1983, Allen et al. 1985). In allen Fällen waren es überwiegend Säuglinge und Kinder, die der Intervention unterzogen wurden. In Einzelfällen wurden auch Jugendliche und junge Erwachsene (maximales Alter: 20 Jahre) mit einbezogen. Es handelt sich sowohl um Patienten ohne bisherigen Korrektureingriff als auch um solche mit einem Rezidiv der Koarktation nach vorangegangener kardiochirurgischer Korrektur, wobei der Korrektureingriff bis zu 16 Jahre zurücklag. In allen Fällen wird von einem zufriedenstellenden Primärerfolg mit Rückgang der arteriellen Hypertonie, mit deutlicher Zunahme des Aortendiameters im zuvor stenosierten Bereich und mit weitgehender Beseitigung des Gradienten berichtet; es fällt allerdings auf, dass die intraaortalen Gradienten vor der Intervention in Einzelfällen nicht sehr hoch waren (Allen et al. 1985).

Komplikationen. Nur einmal wird von einem Todesfall berichtet (Finley et al. 1983), was in diesem speziellen Fall möglicherweise jedoch nicht der Angioplastie angelastet werden kann, da es im Rahmen der Angiographie zu einer Perforation der Aorta kam. Die einzigen Akutkomplikationen, die interventionsbezogen zu interpretieren sind, beziehen sich auf periphere Gefäßprobleme, was bei den sehr zarten und grazilen Verhältnissen im Kindes- und Säuglingsalter verständlich ist.

Langzeitergebnisse. Die Ergebnisse weiterer Interventionen auch im Erwachsenenalter (Sievert et al. 1987; Schräder et al. 1993) belegen, dass der Primärerfolg bei Intervention auch über eine Nachbeobachtungszeit von bis zu 6 Jahren anhält. Dies betrifft offenbar auch das Problem der arteriellen Hypertonie.

Bedenklich ist allerdings die in mehreren Publikationen beschriebene Spätkomplikation eines im Bereich der Dilatation sich entwickelnden Aortenaneurysmas (Wren et al. 1987; Sievert et al. 1989). Die Spätkomplikationen eines Aortenaneurysmas im Gefäßsegment der Intervention ist aus der langjährigen Nachbeobachtung größerer chirurgischer Patientenkollektive bekannt (Hehrlein et al. 1986); die Häufigkeit wird mit bis zu 25% (Kirklin u. Barratt-Boyes 1993b) angegeben, wobei der Befund in den meisten Fällen erst recht spät nach der Intervention (bis zu 18 Jahre postoperativ) auftritt. Es wird von chirurgischer Seite aus vermutet, dass das Auftreten der späten Aneurysmen abhängig ist von der Korrekturtechnik, aber auch vom Alter des Patienten zum Zeitpunkt der Intervention.

Die bisher vorliegenden Daten der Ballonangioplastie bei der Koarktation der Aorta lassen noch keine endgültige Aussage über Langzeitverlauf und Spätkomplikationen, insbesondere über die Entwicklung späterer Aneurysmen bei Erwachsenen zu. Die Frühkomplikationen und die Mortalität liegen jedoch offenbar niedrig, die Rezidivrate ist anscheinend gering.

Zusammenfassung

Die Ballonangioplastie der Koarktation der Aorta kann mit Vorsicht und Zurückhaltung gegenüber den Spätergebnissen empfohlen werden. Ob die Implantation von endovaskulären Stents im Langzeitverlauf Vorteile hat, wird sich noch zeigen (Harrison et al. 2001; Duke 2001).

50.7 Verschluss des Vorhofseptumdefektes

Nach experimentellen Vorarbeiten und Tierversuchen beschrieb King (1976) erstmals den Verschluss eines Vorhofseptumdefektes vom Typ Sekundum bei einer jungen Frau im Alter von 17 Jahren. Er verwendete hierzu eine Technik mit 2 Schirmen, die sowohl von der linken als auch von der rechten Vorhofseite her den zentral gelegenen Defekt rundum verschließen konnten. In der abschließenden Diskussion des Falles weist er auf die Voraussetzungen für einen erfolgreichen Verschluss ausdrücklich hin. Es muss sich um einen zentral im interatrialen Septum gelegenen Defekt vom Sekundumtyp handeln. Septum-primum-Defekte oder Sinus-venosus-Defekte, aber auch größere Septum-secundum-Defekte, die bis zur Vorhofwand reichen, können mit der vorgeschriebenen Technik nicht behandelt werden. Dieses Dilemma zieht sich bis zum heutigen Tage durch alle bisher vorgelegten Publikationen, obwohl es zwischenzeitlich eine Reihe von technischen Verbesserungen gegeben hat (Sideris et al. 1990; Rome et al. 1990).

In den letzten 15 Jahren wurden zahlreiche Verschlusssysteme für den Vorhofseptumdefekt vom Sekundumtyp und für das offene Foramen ovale erprobt; einige sind heute nicht mehr in Gebrauch, weil ihre Verwendung zu schwierig oder ihr Einsatz mit zu hohen Risiken verknüpft war (Chessa 2001). Eigenart und Häufigkeit der Komplikationen waren unterschiedlich bzw. systembezogen (Sievert 1998; Walsh 1998). Auch im Vergleich mit dem chirurgischen Verschluss des Vorhofseptumdefektes schneiden die Katheterverschlusssysteme mittlerweile nicht mehr so schlecht ab (Berger 1999; Cowley 2001).

Voraussetzungen für den Erfolg des Vorhofseptumdefektverschlusses mittels Kathetertechnik

- Es kommen in der Regel nur Vorhofseptumdefekte vom Sekundumtyp in Frage.
- In der Zirkumferenz des Defektes muss noch ein ausreichend großer Randsaum vorhanden sein.
- Aortenwurzel und Klappennähe sollten gemieden werden. Der Defekt sollte nicht größer als 25 mm im Durchmesser sein.

50.8 Verschluss des persistierenden Ductus Botalli

Nach einer zunächst ersten und später einer weiteren zweiten Mitteilung (Porstmann et al. 1967, 1968) beschrieben Porstmann und seine Mitarbeiter erstmals 1971 eine Technik, mit der es möglich war, den persistierenden Ductus arteriosus durch Kathetertechnik mit einem Pfropfen zu verschließen. Die Technik erfuhr damals zunächst in den osteuropäischen und ostasiatischen Ländern eine weite Verbreitung (Sato et al. 1975). Da mit dieser Technik ein umschriebener, bis zu mehrere Millimeter starker Pfropfen perkutan in das arterielle System eingebracht werden musste, bot sich diese Methode nur bei erwachsenen Patienten an. Rashkind entwickelte ein weiteres System, wobei mit einer Schirmchentechnik der offene Ductus arteriosus verschlossen werden kann. Dieses System ist auch in der Kinderkardiologie, d. h. auch im Kleinkind- und Säuglingsalter einsetzbar (Rashkind et al. 1987). Mittlerweile liegen umfangreiche Erfahrungen mit weiteren Verschlusssystemen vor (Fischer 2001; Magee 2001).

Der chirurgische Verschluss eines persistierenden Ductus arteriosus kann im Erwachsenenalter Probleme bereiten; häufig ist das Gewebe im Operationsgebiet brüchig, der Duktus selbst ist verkalkt, sodass sich die im Kindesalter geübte einfache Ligatur, evtl. sogar mit Durchtrennung des Duktus nicht anbietet. Vor diesem Hintergrund ist es verständlich, wenn sich die Hoffnungen auf Möglichkeiten der Interventionskathetertechniken richten.

Bei der interventionellen Verschlusstechnik sowohl mit Coils (Galal 2001) als auch mit Amplatzer Duct-Occluder (Fischer 2001) gelingt es häufig auf Anhieb nicht, den Duktus vollständig zu verschließen. Spätestens nach einem Jahr ist jedoch mit einer bis zu 95%igen Wahrscheinlichkeit von einem vollständigen Duktus-Verschluss auszugehen.

In einer Reihe von Publikationen wird das Persistieren minimaler Links-Rechts-Shunts nach der Erstintervention der Kathetertechnik als Nachteil angelastet (Gray et al. 1993). Dies kann aber so nicht aufrecht erhalten werden, da in einer vergleichenden Studie (Chirugie vs. Kathetertechnik) auch nach dem chirurgischen „Verschluss" des offenen Duktus bei einer relativ hohen Zahl von Patienten ein minimaler Rest-Shunt von bis zu 23% aller operierten Patienten nachweisbar war (Sørensen et al. 1991).

Komplikationen. Wie bei der Implantation der ASD-Occluder besteht auch bei der Verschlusstechnik des persistierenden Ductus arteriosus ein Risiko der Embolisation des Verschlusssystems, meist in die Pulmonalarterie. Auch Hämolysen sind beschrieben, sogar die späte Rekanalisation eines ursprünglich verschlossenen Ductus arteriosus (Magee et al. 2001).

Zusammenfassung

Die vorliegenden Erfahrungen im Verschluss des persistierenden Ductus arteriosus, ob mit Coils oder mit anderen Verschlusssystemen, zeigen, dass die Intervention im Erwachsenenalter mit niedrigem Risiko durchgeführt werden kann. In etwa einem Drittel aller Fälle gelingt es nicht, den Duktus auf Anhieb vollständig zu verschließen. Entweder gelingt dies durch eine Zweitintervention oder aber es kommt im Falle von minimalen Residual-Shunts im Beobachtungsverlauf zu einem vollständigen spontanen Verschluss des Duktus. Im Erwachsenenalter ist der Verschluss des persistierenden Ductus arteriosus mit Kathetertechnik die Interventionsmethode der Wahl gegenüber dem kardiochirurgischen Eingriff.

50.9 Weitere Interventionskathetertechniken

Verschluss eines offenen Foramen ovale. Hintergrund für diese sehr häufige Intervention ist meist eine periphere arterielle Embolie (z. B. Hirnembolie), ohne dass im arteriellen System eine Emboliequelle gefunden werden kann und echokardiographisch mit Kontrastmittel während eines Valsalva-Manövers sich ein ventiloffenes Foramen ovale präsentiert. Die Indikation für eine solche Intervention sollte nur gestellt werden, wenn andere mögliche Ursachen für einen Schlaganfall ausgeschlossen sind: Atherosklerose der hirnversorgenden Arterien, unbehandelte arterielle Hypertonie, Vorhofflimmern, kurz zurückliegender Herzinfarkt, dilatative Kardiomyopathie, rheumatische Mitralklappenerkrankung, Klappenvegetationen, Kunstklappen, Thrombus oder Tumor im linken Vorhof oder im linken Ventrikel, akinetische Bezirke des linken Ventrikels, Prästase-Phänomen im linken Vorhof, verkalkende Atherosklerose des Aortenbogens. Weiterhin ausgeschlossen sollten sein: Koagulopathien, hämatologische oder Systemerkrankungen und eine Migraine accompagnée.

Mit transthorakaler und transösophagealer Echokardiographie muss über ein offenes Foramen ovale sowohl in Ruhe als auch während des Provokationsmanövers (Valsalva-Manöver) Kontrastmittel vom rechten in den linken Vorhof übertreten (Mas et al. 2001; Nedeltchev et al. 2002; Lamy et al. 2002). Hier kommen geringfügig abgeänderte ASD-Occluder zum Einsatz. Die Häufigkeit neurologischer Ereignisse als Folge paradoxer Embolien geht nach der Intervention zurück (Wahl et al. 2001).

Verschluss von Ventrikelseptumdefekten. Sowohl kongenitale Ventrikelsepumdefekte als auch als Infarktfolge erworbene Defekte sind Ziel für eine Intervention mit Katheterverschlusstechnik. Während die kongenitalen Ventrikelseptumdefekte eine Domäne der Kinderkardiologie sind (Marshall et al. 2002), ist der Ventrikelseptumdefekt als Komplikation eines akuten Myokardinfarktes in der Erwachsenenkardiologie zu Hause (Pienvichit et al. 2001).

⊕ Ausblick

Die Entwicklung der Interventionskathetertechniken ist, sowohl was die Interventionsziele als auch die Indikationen betrifft, noch längst nicht zu Ende; in Einzelfällen werden mit den vorhandenen Occluder-Systemen auch **paravalvuläre Lecks** verschlossen. Mittlerweile steht auch ein System zur Verfügung, mit dem man das **linke Herzohr** hämodynamisch ausschalten kann bei Patienten mit chronischem Vorhofflimmern, bei denen eine Kontraindikation für die Antikoagulation besteht. Ob dies sinnvoll ist und sich tatsächlich zu einer gesicherten Indikation entwickeln wird, muss vorerst noch offen bleiben.

Literatur

Alfonso F, Macaya C, Hemandez R et al (1993) Percutaneous mitral valvuloplasty with severe pulmonary artery hypertension. Am J Cardiol 72:325

Allen HD, Marx GR, Ovitt RW (1985) Balloon angioplasty for coarctation: Serial evaluation (Abstract). J Am Coll Cardiol 5:405

Bailey CF, Bolton HE, Jamison WL, Nichols HT (1954) Commissuroty for rheumatic aortic stenosis. I. Surgery. Circulation 9:22

Baker C, Brock RC, Campbell M, Wood P (1952) Valvotomy for mitral stenosis. A further report on 100 cases. Br Med J 224:1042

Berger F, Vogel M, Alexi-Mekishvili V, Lange PE (1999) Comparison of results and complications of surgical and amplatzer device closure of atrial septal defects. J Thorac Cardiovasc Surg 118:674

Ben-Shachar G, Cohen MH, Sivakoff MC et al (1985) Development of infundibular obstruction after pecutaneous pulmonarr balloon valvuloplasty. J Am Coll Cardiol 5:754

Berland J, Cribier A, Savin T et al (1989) Percutaneous balloon valvuloplasty in patients with severe aortic stenosis and low ejection fraction. Immediate results and 1-year follow-up. Circulation 79:1189

Block PC, Palacios IF (1988) Clinical and hemodynamic followup after percutaneous aortic valvuloplasty in the elderly. Am J Cardiol 62:760

Literatur

Brock R (1961) The surgical treatment of. pulmonary stenosis. Br Heart J 23:337

Chan KC, Clark D, Gibbs JL (1989) Spontaneous resolution of pulmonary stenosis. Int J Cardiol 24:375

Chessa M, Carminati M, Butera G et al (2002) Early and late complications associated with transcatheter occlusion of secundum atrial septal defect. J Am Coll Cardiol 39:1061

Cohen DI, Gordon SPF, Piana R et al (1992) Determination of five year event-free survival following balloon mitral valvuloplasty (Abstract). Circulation 86 (Suppl 1):594

Cowley CG, Lloyd TR, Bove EL et al (2001) Comparison of results of clusure of secundum atrial septal defect by surgery versus amplatzer septal occluder. Am J Cardiol 88:589

Cribier A, Savin T, Saoudi N et al (1986) Percutaneous transluminal valvuloplasty of aquired aortic stenosis in elderly patients: An alternative to valve replacement? Lancet 1986/1:63

Culliford AT, Galloway AC, Colvin SB et al (1991) Aortic valve replacement for aortic stenosis in persons aged 80 years and over. Am J Cardiol 67:1256

Dotter CT, Judkins MP (1964) Transluminal treatment of arteriosclerotic obstruction. Description of a new technique and a preliminary report of its application. Circulation 30:654

Drake MD, Miller DC, Semba CP et al (1994) Transluminal placement of endovascular stent-grafts for the treatment of descending thoracic aortic aneurysms. N Engl J Med 331:1729

Duke C, Qureshi SA (2001) Aortic coarctation and recoarctation: to stent or not to stent? J Interven Cardiol 14:283

Erdmann E, Höfling B (1987) Perkutane transfemorale Valvuloplastie der verkalkten und nicht verkalkten Aortenklappe. Dtsch med Wochenschr 112: 1967

Farhat NM, Ayari M, Maatouk F et al (1998) Percutaneous balloon versus surgical closed and open mitral commissurotomy. Seven-year follow-up results of a randomised trial. Circulation 97:245

Fawzy ME, Awad M, Galal O et al (2001) Long-term results of pulmonary balloon valvulotomy in adult patients. J Valv Heart Dis 10:812

Fawzy ME, GalalO, Dunn B et al (1990) Regression of infundibular pulmonary stenosis after successful balloon pulmonary valvuloplasty in adults. Cathet Cardiovasc Diagn 21:77

Feit F, Stecy PI, Nachamie MS (1986) Percutaneous balloon valvuloplasty for stenosis of a porcine bioprosthesis in the tricuspid valve position. Am J Cardiol 58:363

Feldmann T, Herrmann HC, Carroll JD et al (1993) Failures, poor results and complications using the Inoue balloon for mitral valvotomy (Abstract). J Am Coll Cardiol 21: 429A

Finley IP, Beaulieu RG, Nanton MA, Roy DL (1983) Balloon catheter dilatation of coarctation of the aorta in young infants. Br Heart J 50:411

Fischer G, Stieh J, Uebing A et al (2001) Transcatheter closure of persistent ductus arteriosus in infants using the Amplatz duct occluder. Heart 86:444

Fogarty TJ, Cranley JJ, Krause RI et al (1963) A method for extraction of arterial emboli and thrombi. Surg Gyneco Obstet 116:241

Galal MO, Bulbul Z, Kakadekar A et al (2001) Comparison between safety profile and clinical results of the Cook detachable and Gianturco coils for transcatheter closure of patent ductus arteriosus in 272 patients. J Interven Cardiol 14:169

Gray DT, Fyler DC, Walker AM et al for the Patent Ductus Arteriosus Closure Comparative Study Group (1993) Clinical outcomes and costs of transcatheter as compared with surgical closure of patent ductus arteriosus. N Engl J Med 329:1517

Grüntzig AR, Senning A, Siegenthaler WE (1979) Nonoperativ dilatation of coronary-artery stenosis. Percutaneous transluminal coronary angioplasty. N Engl J Med 301:61

Harken DE, Ellis LB, Ware PF, Norman LR (1948) The surgical treatment of mitral stenosis. I. Valvuloplasty. N Engl J Med 239:802

Harrison DA, McLaughlin PR, Lazzam C et al (2001) Endovascular stents in the management of coarctation of the aorta in the adolescent and adult: one year follow up. Heart 85:561

Hehrlein FW, Mulch J, Rautenberg HW et al (1986) Incidence and pathogenesis of late aneurysms after patch graft aortoplasty forarctation. J Thorac Cardiovasc Surg 92: 226

Hernandez R, Banuelos C, Alfonso F et al (1999) Long-term clinical and echocardiographic follow-up after percutaneous mitral valvuloplasty with the Inoue balloon. Circulation 99:1580

Inoue K, Owaki T, Nakamura T et al (1984) Clinical application of transvenous mitral commissurotomy by an new balloon catheter. J Thorac Cardiovasc Surg 87:394

Iung B, Cormier B, Elias J et al (1994) Usefulness of percutaneaus balloon commissurotomy for mitral stenosis during pregnancy. Am J Cardiol 73:398

Iung B, Haghighat T, Brochet E et al (2002) Temporal trends in percutaneous mitral commissurotomy over a 15-year period from a series of 2538 patients. Circulation 106 (II):655, Abs. 3233

Kan JS, White RUI, Mitchell SE, Gardner TJ (1982) Percutaneaus balloon valvuloplasty: A new method for treating congenital pulmonary valve stenosis. N Engl J Med 307: 540

Kang D-H, Park S-W, Song J-K et al (2000) Long-term clinical and echocardiographic outcome of percutaneous mitral valvuloplasty. Randomized comparison of Inoue and double-balloon techniques. J Am Coll Cardiol 35:169

Kaul UA, Singh B, Tyagi S et al (1993) Long-term results after balloon pulmonary valvuloplasty in adults. Am Heart J 126:1152

Khalilullah M, IYagi S, Yadav BS et al (1987) Doubleballoon valvuloplasty of tricuspid stenosis. Am Heart J 114:1232

King TD, Thompson SL, Steiner C, Mills NL (1976) Secundum atrial septal defect. Nonoperative closure during catheterization. J Am Med Ass 235:2506

Kirklin JW (1991) Percutaneous balloon versus surgical closed commissurotomy for mitral stenosis (Editorial). Circulation 83:1450

Kirklin JW, Barratt-Boyes BG (1993) Tricuspid valve disease. Cardiac Surgery, vol 2, 2nd ed, pp 589–601

Kopecky SL, Gersh BJ, McGoon MD et al (1988) Long-term outcome of patients undergoing surgical repair of isolated pulmonary valve stenosis. Follow-up at 20–30 years. Circulation 78:1150

Lababidi Z, Weinhaus L (1986) Successful balloon valvuloplasty for neonatal critical aortic stenosis. Am Heart J 112:913

Lababidi Z, Wu JR, Walls JT (1984) Percutaneous balloon aortic valvuloplasty: Results in 23 patients. Am J Cardiol 53:194

Lamy C, Giannesini C, Zuber M et al for the Patent Foramen Ovale and Atrial Septal Aneurysm Study Group (2002) Clinical and imaging findings in cryptogenic stroke patients with and without patent foramen ovale. Stroke 33:706

Lau KW, Hung JS (1993) Controversies in percutaneous balloon pulmonary valvuloplasty: Timing, patient selection and technique. J Heart Valve Dis 2:321

Letac B, Cribier A, Eltchaninoff H et al (1991) Evaluation of restenosis after balloon dilatation in adult aortic stenosis by repeat catheterization. Am Heart J 122:55

Letac B, Cribier A, Koning R, Bellefleur J-P (1988) Results of percutaneous transluminal valvuloplasty in 218 adults with valvular aortic stenosis. Am J Cardiol 62:598

Levinson JR, Akins CW, Buckley MJ et al (1989) Octogenarians with aortic stenosis. Outcome after aortic valve replacement. Circulation 80 (Suppl 1):49

Lindblom D, Lindbiom U, Qvist J, Lundström H (1990) Longterm relative survival rates after heart valve replacement. J Am Coll Cardiol 15:566

Litvack F, Jakuboswki AT, Buchbinder NA, Eigler N (1988) Lack of sustained clinical improvement in an elderly population after percutaneous aortic valvuloplasty. Am J Cardiol 62:270

Lock JE, Bass JL, Amplatz K et al (1983) Balloon dilatation angioplasty of aortic coarctations in infants and children. Circulation 68:109

Lock JE, Khalilullah M, Shrivastava S et al (1985) Percutaneous catheter commissurotomy in rheumatic mitral stenosis. N Engl J Med 313: 1515

Lock JE, Niemi T, Burke BA et al (1982) Transcutaneous angioplasty of experimental aortic coarctation. Circulation 66:1280

Magee AG, Huggon IC, Seed PT et al on behalf of the Association for European Paediatric Cardiology (2001) Transcatheter coil occlusion of the arterial duct. Results of the European Registry. Eur Heart J 22:1817

Marshall AC, Lang P (2002) Closing ventricular septal defects in the cardiac catheterisation laboratory. Heart Disease 4:51

Mas J-L, Arquizan C, Lamy C et al for the Patent Foramen Ovale and Atrial Septal Aneurysm Study Group (2001) Recurrent cerebrovascular events associated with patent foramen ovale, atrial septal aneurysm, or both. N Engl J Med 345:1740

McCrindle BW für the Valvuloplasty and Angioplasty of Congenital Anomalies (VACA) Registry Investigators (1994) Independent predictors of lang-term results after balloon pulmonary valvuloplasty. Circulation 89: 1751

McCrindle BW, Kan JS (1991) Long-term results after balloon pulmonary valvuloplasty. Circulation 83:1915

Mirich D, Wright KC, Wallace S et al (1989) Pecutaneously placed endovascular grafts für aortic aneurysms: feasibility study. Radiology 170:1033

National Heart, Lung and Blood Institute Balloon Valvuloplasty Registry (1992) Complications and mortality of percutaneous balloon mitral commissurotomy. Circulation 85:2014

Nedeltchev K, Arnold M, Wahl A et al (2002) Outcome of patients with cryptogemic stroke and patent foramen ovale. J Neurol Neurosurg Psychiatry 72:347

NHLBI Balloon Valvuloplasty Registry Participants (1991) Percutaneous balloon aortic valvuloplasty. Acute and 30-day follow-up results in 674 patients from the NHLBI balloon valvuloplasty registry. Circulation 84:2383

Nugent EW, Freedom RM, Nora JJ et al (1977) Clinical course in pulmonary stenosis. Circulation 56 (Suppl 1):38

O'Connor BK, Beekman RH, Lindauer A, Rocchini A (1992) Intermediateterm outcome after pulmonary balloon valvuloplasty: comparison with a matched surgical control group. J Am Coll Cardiol 20:169

Okay T, Caglar N, Kazazoglu AR et al (1991) Percutaneous balloon tricuspid valvulotomy in adults (Abstract). Eur Heart J 12 (Suppl):1674

Oshima M, Yamazoe M, Tamura Y et al (1992) Immediate effect of percutaneous transvenous mitral commissurotomy on pulmonary hemodynamics at rest and during exercise in mitral stenosis. Am J Cardiol 70:641

Otto CM, Mickel MC, Kennedy JW et al (1994) Three-year outcome after balloon aortic valvuloplasty. Insight into prognosis of valvular aortic stenosis. Circulation 89:642

Parodi JC, Palmaz JC, Barone HD (1991) Transfemoral intraluminal graft implantation for abdominal aortic aneurysms. Ann Vasc Surg 5:491

Pepine Cl, Oessner IH, Feldman RL (1982) Percutaneous balloon valvuloplasty for pulmonic valve stenosis in the adult. Am J Cardiol 50:1442

Pienvichit P, Piemonte TC (2001) Percutaneous closure of postmyocardial infarction ventricular septal defect with the CardioSEAL septal occluder implant. Cathet Cardiovasc Intervent 54:490

Porstmann W, Wierny L, Warnke H (1967) Der Verschluss des Ductus arteriosus persistens ohne Thoracotomie (1. Mitteilung). Thoraxchirurgie 15:199

Porstmann W, Wierny L, Warnke H (1968) Der Verschluss des Ductus arteriosus persistens ohne Thoracotomie (2. Mitteilung). Röfo 109:133

Rashkind WJ, Mullins CE, Hellenbrand WE, Thit MA (1987) Nonsurgical closure of patent ductus ariosis: clinical application of the Rashking PDA Occluder Syste. Circulation 75:583

Reyes VP, Raju BS, Wynne J et al (1994) Percutaneous balloon valvuloplasty compared with one surgical commissurotomy für mitral stenosis. N Engl J Med 331:961

Ribeiro PA, AL Zaibag M (1992) Editorial: Mitral balloon valvotomy in pregnancy. J Heart Valve Dis 1:206

Rihal CS, Nishimura RA, Reeder GS, Holmes DR (1993) Percutaneous balloon mitral valvuloplasty: Comparison of double and single (Inoue) balloon techniques. Cathet Cardiovasc Diagn 29:183

Robertson M, Benson LN, Smallhorn IS et al (1987) The morphology of the fight ventricular outflow tract after percutaneous pulmonary valvotomy: Long term follow up. Br Heart 158:239

Robicsek F (1993) The burst of the balloon. The Mansfield scientific balloon aortic valvuloplasty registry (Editorial). Eur J Cardiothorac Surg 7:57

Robicsek F, Harbold NB Jr (1987) Limited value of balloon dilatation in calcified aortic stenosis in adults: Direct observations during open heart surgery. Am J Cardiol 60:857

Rome JJ, Keane IF, Perry SB et al (1990) Double-umbrella closure of atrial defects. Initial clinical applications. Circulation 82:751

Rosenfeld HM, Landzberg MI, Perry SB et al (1994) Balloon aortic valvuloplasty in the young adult with congenital aortic stenosis. Am J Cardiol 73:1112

Ruiz CE, Allen IW, Lau FYK (1990) Percutaneous double balloon valvotomy for severe rheumatic mitral stenosis. Am J Cardiol 65:473

Rupprath G, Neuhaus K-L (1985) Percutaneous balloon valvuloplasty for aortic valve stenosis in infancy. Am J Cardiol 55:1655

Sandhu SK, Lloyd TR, Crowley DC et al (1993) Balloon valvuloplasty in young adults with congenital aortic stenosis (Abstract). Circulation 88 (Suppl II):1829

Sato K, Fujino M, Kozuka T et al (1975) Transfemoral plug closure of patent ductus arteriosus. Experiences in 61 consecutive cases treated without thoracotomy. Circulation 51:337

Schräder R, Bahr S, Kaltenbach M (1993) Long-term effects of balloon coarctation angioplasty on arterial hypertension in adolescents and adults (Abstract). J Am Coll Cardiol 21:953

Serra A, Bonan R, Lefevre T et al (1993) Balloon mitral commissurotomy for mitral restenosis after surgical commissurotomy. Am J Cardiol 71:1311

Sievert H, Babic UU, Hausdorf G et al (1998) Transcatheter closure of atrial septal defect and patent foramen ovale with the ADOS device (a multi-instituational European trial). Am J Cardiol 82:1405

Sievert H, Bussmann W-D, Pfrommer W et al (1987) Transluminale Angioplastik der Aortenisthmusstenose bei Jugendlichen und Erwachsenen. Dtsch med Wochenschr 112:1371

Sievert H, Reuhl J, Schräder R et al (1989) Aortenaneurysma nach Dilatation einer Aortenisthmusstenose. Dtsch med Wochenschr 114:750

Slama MS, Drieu LH, Malergue M-C et al (1993) Percutaneous double balloon valvuloplasty tor stenosis of procine bioprostheses in the tricuspid valve position: A report of 2 cases. Cathet Cardiovasc Diagn 28:142

Smith WM, Neutze JM, Barratt-Boyes BG, Lowe JB (1981) Open mitral valvotomy. Effect of preoperative factors on result. J Thorac Cardiovasc Surg 82:738

Sørensen KE, Kristensen Be, Hansen OK (1991) Frequency of occurrence of residual ductal flow after surgi6 cal ligation by color-flow mapping. Am J Cardiol 67:653

Wahl A, Meier B, Haxel B et al (2001) Prognosis after percutaneous closure of patent foramen ovale for paradoxical embolism. Neurology 57:1330

Walsh KP, Tofeig M, Kitchiner DJ, Peart I, Arnold R (1999) Comparison of the sideris and amplatzer septal occlusion devices. Am J Cardiol 83:933

Wilkins GT, Weyman AE, Abascal VM et al (1988) Percutaneaus balloon dilatation of the mitral valve: an analysis of echocardiographic variables related to outcome and the mechanism of dilatation. Br Heart J 60:299

Wren C, Peart I, Bain H, Hunter S (1987) Balloon dilatation of unoperated aortic coarctation: immediate results and one year follow up. Br Heart J 58:369

Nicht-medikamentöse Therapie von Herzrhythmusstörungen

D. Kalusche, T. Arentz, T. Blum, J. von Rosenthal, J. Stockinger, A. Weisswange

51.1 Elektrokardioversion tachykarder Herzrhythmusstörungen – 1010
51.1.1 Grundlagen von Defibrillation und Kardioversion – 1010
51.1.2 Kardioversion von Vorhofflimmern und -flattern – 1010

51.2 Katheterablation tachykarder Herzrhythmusstörungen – 1014
51.2.1 Grundlagen der Katheterablation – 1014
51.2.2 Katheterablation supraventrikulärer Tachykardien – 1015
51.2.3 Mapping und Ablation ventrikulärer Tachykardien – 1022

51.3 Implantierbare Herzschrittmacher und Kardioverter/Defibrillatoren – 1027
51.3.1 Indikationen zur Herzschrittmachertherapie und Systemwahl – 1028
51.3.2 Stellenwert der Therapie mit implantierbaren Kardiovertern/Defibrillatoren – 1029
51.3.3 Herzschrittmacher ohne antibradykarde Indikation – 1031
51.3.4 Grundbegriffe der Schrittmachertherapie – 1035
51.3.5 Schrittmacher-Code, Schrittmacherfunktionsweisen – 1036
51.3.6 Sinnvolle neuere Programmiermöglichkeiten – 1037

51.4 Implantationstechnik – 1038

51.5 Schrittmachernachsorge – 1040

51.6 Chirurgische Therapie – 1041

Literatur – 1042

Nicht-medikamentöse Therapieverfahren haben in den vergangenen 20 Jahren einen zunehmenden Stellenwert bei der Behandlung von Herzrhythmusstörungen erlangt, z. T. haben sie die medikamentöse Therapie vollständig verdrängt. Das gilt z. B. für die Behandlung symptomatischer Bradykardien mittels Herzschrittmacher. Aber auch im Bereich tachykarder Herzrhythmusstörungen sind sie z. T. nicht nur eine Alternative zur medikamentösen Therapie, sondern dürfen schon heute als Therapie 1. Wahl gelten. Das gilt insbesondere für die Katheterablationsbehandlungen supraventrikulärer Tachykardien, aber auch für die Implantation automatischer Kardioverter/Defibrillatoren in der Sekundärprophylaxe des plötzlichen Herztodes oder als primär prophylaktische Therapie bei ausgewählten Hochrisikopatienten.

Chirurgische Behandlungsverfahren haben oft eine Vorreiterrolle für kathetergestützte Therapiekonzepte gespielt. So wurden in den 70er-Jahren Patienten mit akzessorischen Leitungsbahnen (WPW-Syndrom) mittels chirurgischer Technik geheilt, was heute die Domäne der Hochfrequenzkatheterablationsbehandlung ist. Auf einem ähnlichen Weg befinden sich kurative kathetergestützte Therapieverfahren bei der quantitativ wichtigsten Rhythmusstörung, dem Vorhofflimmern. Auch hier sind chirurgische Behandlungsverfahren Vorreiter für jetzt praktizierte Kathetermethoden gewesen.

Der Abschnitt über die elektrische Kardioversion von Vorhofflimmern soll v. a. auch praktische Hilfestellung leisten.

51.1 Elektrokardioversion tachykarder Herzrhythmusstörungen

51.1.1 Grundlagen von Defibrillation und Kardioversion

Die Anwendung energiereicher Stromimpulse zur Terminierung von Rhythmusstörungen ist eng mit dem Namen Lown verbunden (Lown et al. 1962), obwohl bereits 1947 Beck et al. Kammerflimmern unter Anwendung eines Wechselstromimpulses („alternating current", AC) beendet hatten. Es dauerte ca. 15 Jahre, bis die Wechselstromtechnik zu Gunsten der Anwendung von Gleichstromimpulsen („direct current", DC) verlassen wurde. Hauptgrund war die Beobachtung, dass durch den 200 ms andauernden Wechselstromimpuls leicht Kammerflimmern induziert werden konnte, wenn die Anwendung z. B. bei einer Vorhofrhythmusstörung erfolgte.

Durch den Elektroschock werden v. a. solche Rhythmusstörungen terminiert, die auf Reentry-Mechanismen beruhen (s. Kap. 3), während Arrhythmien auf dem Boden gesteigerter Automatizität unbeeinflusst bleiben (Antoni 1969). Nicht eindeutig geklärt ist die Wirkung des Elektroimpulses im Falle getriggerter Aktivität. Auch heute sind nicht alle Aspekte einer erfolgreichen Defibrillation bekannt (Kerber 2001). Entscheidend ist wohl, dass durch den Stromimpuls große Teile zu diesem Zeitpunkt nicht refraktärer Myokardareale gleichzeitig depolarisiert werden, wodurch eine Wiedererregung im Rahmen eines Reentry-Mechanismus unmöglich wird. Auch Hyperpolarisation und damit verlängerte Refraktärität dieser Myokardanteile spielt wahrscheinlich eine wichtige Rolle (Walcott et al. 1997). In der auf den Elektroschock folgenden Diastole erhält der physiologische Schrittmacher des Herzens, in der Regel der Sinusknoten, Gelegenheit, die Erregungsbildung des Herzens wieder neu zu übernehmen.

Technische Grundlagen. Die heute allgemein üblichen, auf Lown et al. (1963) zurückgehenden Kardioverter/Defibrillatoren bestehen im Prinzip aus einem einzelnen oder einer Serie von Kondensatoren, die unmittelbar vor der Anwendung über einen Hochspannungstransformator mit Gleichrichter aus dem normalen Stromnetz oder Akkus aufgeladen werden. Die Ladezeit beträgt 2–10 s, die Dauer des abgegebenen Stromstoßes beträgt nur 1,5–4 ms. Die Spannung beträgt bis zu 7000 V, um Energie bis 360 J abgeben zu können. Die Abgabe dieser Energie erfolgt über 2 Plattenelektroden, die einen Durchmesser von 8,5–12 cm, bei Kindern mit einem KG < 10 kg 4–5 cm, aufweisen (Resnekov et al. 1995).

Bei einer Kardioversion erfolgt die Entladung R-Zacken-getriggert, synchronisiert 20–40 ms nach der Spitze der R-Zacke. Die Schockform beeinflusst die zur erfolgreichen Defibrillation benötigte Energie. Dabei geht die Abgabe eines biphasischen Schock mit einer Abnahme der Defibrillationsschwelle um bis zu 50 % einher, was für die Weiterentwicklung implantierbarer Defibrillatoren eine entscheidende Erkenntnis war. Inzwischen stehen auch für die externe Kardioversion und Defibrillation Geräte mit der Möglichkeit der biphasischen Schockabgabe zur Verfügung. Erste vergleichende Untersuchungen zeigen eine Überlegenheit der biphasischen Schockkonfiguration im Vergleich zum traditionellen Rechteckimpuls (Mittal et al. 2000; Page et al. 2002); ferner sind Verbrennungen der Haut seltener.

51.1.2 Kardioversion von Vorhofflimmern und -flattern

 Persistierendes Vorhofflimmern stellt die häufigste Indikation zur Kardioversion dar. Die Indikation zur Rhythmisierung (medikamentös oder elektrisch) besteht, wenn von der Maßnahme eine hämodynamische, prognostische oder v. a. symptomatische Verbesserung im Einzelfall zu erwarten ist.

Das Pro und Kontra einer Rhythmisierungsbehandlung im Vergleich zu einer ausschließlichen Frequenzkontrolle wird in Kapitel 40 diskutiert.

Problematik

Während die Erzielung eines Sinusrhythmus mittels DC-Schock in den meisten Fällen gelingt (s. unten), stellt das Hauptproblem seine anschließende Erhaltung dar. 3 Zeitphasen des Wiederauftretens von Vorhofflimmern lassen sich abgrenzen:

IRAF („immediate recurrence of atrial fibrillation"). Schon nach Sekunden, in jedem Fall innerhalb von 2 min kommt es zum Rezidiv. Die Inzidenz von IRAF wird mit bis zu 10% der Kardioversionen angegeben. Verantwortlich sind nach heutiger Auffassung Pulmonalvenenfoci mit hochfrequenter Entladung, die Vorhofflimmern im Anschluss an eine Kardioversion erneut auslösen. Antiarrhythmische Vorbehandlung vermag die Häufigkeit von IRAF zu reduzieren.

ERAF („early recurrence of atrial fibrillation"). Bei bis zu 20% der primär erfolgreich kardiovertierten Patienten kommt es innerhalb von 48 h zu einem Frührezidiv. Betroffen sind v. a. Patienten mit einer Anamnese von paroxysmalem Vorhofflimmern, langer Zeitdauer des Vorhofflimmerns (> 6 Monate) vor dem Rhythmisierungsversuch und solche ohne antiarrhythmische Nachbehandlung. Als „subakutes Rezidiv" („subacute recurrence") wird ein Wiederauftreten von Vorhofflimmern in den ersten 2 Wochen nach primär erfolgreicher Kardioversion bezeichnet (Fuster et al. 2001).

LARAF („late recurrence of atrial fibrillation"). Ohne jegliche medikamentöse Nachbehandlung kommt es bei ca. 80% der Patienten zu einem Rezidiv der absoluten Arrhythmie innerhalb von 12 Monaten (Lévy et al. 1998). Unter antiarrhythmischer Nachbehandlung beträgt die Rezidivquote nach 12 Monaten 40–60%, wobei die Rezidivquoten unter Amiodaron und Chinidin/Verapamil etwas niedriger sind als unter alleiniger Therapie mit einem Klasse-Ic-Präparat (Flecainid, Propafenon) oder auch unter Sotalol. Ca. 50% der Rezidive ereignen sich in den ersten 2–3 Monaten.

Da weder einzelne klinische noch echokardiographische Parameter den Langzeiterfolg einer elektrischen Rhythmisierung sicher vorherzusagen vermögen, sollten sie also nicht dazu benutzt werden, einen bestimmten Patienten von einem Rhythmisierungsversuch auszuschließen, wenn man einen symptomatischen oder hämodynamischen Vorteil erwartet.

Vorbereitung der Rhythmisierungsbehandlung

Antikoagulation. Zur Vermeidung thromboembolischer Komplikationen sollte jeder Patient bei Auftreten von Vorhofflimmern heparinisiert und bei Fehlen von Kontraindikationen für mindestens 3 Wochen antikoaguliert werden, wobei die INR-Werte mindestens 2 Wochen > 2,5 liegen sollten (Levy et al. 1998; Fuster et al. 2001). Das Risiko einer thromboembolischen Komplikation bei Patienten mit persistierendem Vorhofflimmern ist unter Antikoagulationsschutz extrem klein und beträgt nach eigenen Erfahrungen bei über 3000 Patienten ca. 0,5%, was mit Angaben in der Literatur übereinstimmt (Gallagher et al. 2002; Gentile et al. 2002). Historische Zahlen berichten hingegen von einer Häufigkeit von bis zu 5% embolischer Komplikationen, wenn keine oralen Antikoagulanzien eingenommen wurden (Bjerklund u. Orning 1969).

Bei neu aufgetretenem Vorhofflimmern („atrial fibrillation of recent onset": ≤ 48 h) kann auf die orale mehrwöchige Antikoagulation verzichtet werden, wenn die elektrische Rhythmisierung umgehend angestrebt wird. Von großer Bedeutung ist jedoch, dass der Zeitpunkt des Auftretens der Arrhythmie klinisch genau definiert werden kann. Im Zweifelsfall sollten Thromben im Bereich des Herzens, insbesondere des linken Herzohrs, durch transösophageale Echokardiographie (TEE) ausgeschlossen werden konnten. In diesen Fällen reicht Heparinisierung oder die subkutane Behandlung mit niedermolekularem Heparin in gewichtsadaptierter Dosierung vor der Rhythmisierung aus. In den meisten Fällen empfiehlt sich trotzdem der Beginn einer Marcumartherapie, da im Anschluss an die Rhythmisierung 1 Monat nachbehandelt werden sollte.

Klein et al. (2001) konnten darüber hinaus zeigen, dass auf eine mehrwöchige Antiokoagulation auch bei länger bestehendem Vorhofflimmern (median 13 Tage) verzichtet werden kann, wenn durch TEE Thromben ausgeschlossen wurden und zum Zeitpunkt des DC-Schocks eine effektive Antikoagulation besteht.

Antiarrhythmika. Wir befürworten in Übereinstimmung mit anderen Autoren (Miller u. Zipes 2001; Van Noord et al. 2002) eine antiarrhythmische Vorbehandlung für 24–48 h vor dem Elektroschock, wobei folgende Gesichtspunkte von Interesse sind:

- Ein Teil der Patienten konvertiert während dieser Zeit zu Sinusrhythmus.
- Die Verträglichkeit des Antiarrhythmikums wird getestet, was für die Nachbehandlung von Bedeutung ist.
- Antiarrhythmische Serum- bzw. Gewebsspiegel zum Zeitpunkt der Kardioversion verhindern frühe Rezidive (IRAF, ERAF; s. oben) der Rhythmusstörung (Fuster et al. 2001; Van Noord et al. 2002).

Chinidinvorbehandlung reduziert die für eine erfolgreiche Kardioversion erforderliche Energiedosis, ein Befund, der auch für die intravenöse Vorbehandlung mit Ibutilide gezeigt wurde (Oral et al. 1999). Es kann auch zu einem Anstieg der Defibrillationsschwelle kommen (z. B. unter Flecainid).

> **Hauptnachteil einer antiarrhythmischen Vorbehandlung ist die in aller Regel erforderliche Hospitalisierung des Patienten. Auf der anderen Seite kann diese Zeit optimal genutzt werden, alle Rahmenbedingungen (Antikoagulation, Elektrolyte etc.) für die Elektrokardioversion zu optimieren.**

Serumelektrolyte, Digitalis. Digitalisbehandlung gilt nicht mehr als Kontraindikation gegen eine elektrische Rhythmisierung. Die aufgrund experimenteller Befunde befürchteten Komplikationen – insbesondere das Auftreten von Kammertachykardien und Kammerflimmern nach dem DC-Schock – haben sich nicht bestätigt. Besteht jedoch klinisch der Verdacht auf Digitalisintoxikation, gilt eine Kardioversion als kontraindiziert, bis durch entsprechende Serumspiegelkontrollen der Punkt geklärt ist. Zum Zeitpunkt der Rhythmisierung müssen die Serumelektrolyte ausgeglichen sein; insbesondere ist auf ein „hoch-normales" Kalium zu achten.

Räumliche und technische Voraussetzungen. Die räumliche Ausstattung als auch der Personalaufwand während der Kardioversion muss so gewählt sein, dass alle potenziellen Komplikationen beherrscht werden können. Geeignet sind Herzkatheterlabors oder Aufnahmeräume kardiologischer bzw. internistischer Intensivstationen. Vor dem Elektroschock hat sich der verantwortliche Arzt davon zu überzeugen, dass folgende Hilfsmittel und Medikamente vorhanden und einsatzbereit sind: Sauerstoffquelle, Beatmungsbeutel, Beatmungsmasken verschiedener Größe, Absauggerät, Intubationsbesteck einschließlich Tuben verschiedener Größe, Notfallmedikamente (Atropin, Lidocain, Adrenalin).

Vor der Kardioversion sollte ein komplettes 12-Kanal-EKG angefertigt werden, um den aktuellen Rhythmus und etwa vorhandene faszikuläre oder branchiale Blockbilder und Repolarisationsstörungen beurteilen zu können. Vor, während und nach der elektrischen Rhythmisierung muss das EKG kontinuierlich überwacht werden, wobei die Ableitung so gewählt werden muss, dass die Vorhofaktivität gut beurteilbar ist (Ableitung II, V_1). Neben der Monitorüberwachung muss die Möglichkeit zur Registrierung bestehen, insbesondere, um postdefibrillatorische Besonderheiten und Komplikationen zu dokumentieren. Die Überwachung der Sauerstoffsättigung (Pulsoxymetrie) hat sich bewährt.

Praktisches Vorgehen und Ergebnisse

Eine elektive Elektrokardioversion sollte bevorzugt morgens am nüchternen Patienten durchgeführt werden. Nach Anschluss an die Überwachungsgeräte (s. oben) und Legen eines stabilen intravenösen Zugangs erfolgt am Herz-Zentrum Bad Krozingen die Kardioversion in Propofol-Kurznarkose. Eine Reihe von Zentren bevorzugt die Gabe von Midazolam oder Diazepam, wovon meistens 10–15 mg injiziert werden müssen, um eine ausreichende Anästhesie und Amnesie zu erzielen.

Die Defibrillationselektroden werden nach Beschichtung mit einem Elektrodengel zur Verminderung des Übergangswiderstandes entweder anterior-posterior oder anterior und lateral platziert. Die anteriore Elektrode wird bevorzugt rechts des Manubrium sterni, die posteriore Elektrode unterhalb des linken Schulterblattes und die laterale im Bereich der Herzspitze angelegt. Von Lown et al. (1967) wurden höhere erfolgreiche Kardioversionsraten bei anteroposteriorer im Vergleich zur anterolateraler Positionierung mitgeteilt, was jüngst in einer randomisierten Untersuchung bestätigt wurde (Kirchhof et al. 2002).

Die für eine erfolgreiche Kardioversion erforderliche Energiedosis ist unterschiedlich. Sie wird v. a. von der Art der Arrhythmie (Flimmern oder Flattern), der Dauer der Arrhythmie (bei einer Anamnese >6 Monate ist der Energiebedarf größer) und der medikamentösen Vorbehandlung abhängig. Das ursprünglich empfohlene Vorgehen, mit 5–10 J zu beginnen und dann langsam in 25-J-Schritten zu erhöhen, hat sich nicht bewährt: Die Erfahrung hat gezeigt, dass nur wenige Patienten mit Vorhofflimmern mit ≤50 W kardiovertiert werden können. Etwa 2 Drittel der Patienten benötigen 100 J, 11% hingegen 200 J und 12% sind erst mit einer Energiedosis von ≥300 J in Sinusrhythmus zu überführen (Kerber et al. 1981). Am Herz-Zentrum Bad Krozingen applizieren wir initial 100 oder 200 J (gewichtsabhängig) mittels eines Standarddefibrillators mit monophasischer Schockabgabe. Führt der 1. Schock nicht zu Sinusrhythmus erfolgt ein 2. und evtl. 3. Schock mit höherer Energie. Steht ein Gerät mit biphasischer Impulsabgabe zur Verfügung, kann mit 50 oder 75 J begonnen werden.

Transthorakale Impedanz. Für einen erfolgreichen Kardioversions- oder auch Defibrillationsversuch ist eine möglichst geringe transthorakale Impedanz Voraussetzung. Sie kann durchaus positiv beeinflusst werden:

- Optimale Elektrodenposition; ein häufiger Fehler ist, dass die Rückenelektrode zu tief im Bereich des linken Nierenlagers liegt statt unter der linken Skapula; bei Frauen muss die Positionierung einer Elektrode auf der Mamma vermieden werden, da hier die Impedanz besonders hoch ist.
- Geringer Übergangswiderstand (Elektroden-/Haut-Interface) durch sorgfältige Gelbeschichtung; Vermeiden des Verschmierens des Gels über den Thorax.
- Kräftiger Anpressdruck.
- Wiederholte Schocks im Abstand von 2–3 min, möglichst während Exspiration vermindern die transthorakale Impedanz deutlich (Ewy 1992).

Erfolg der elektrischen Rhythmisierung von Vorhofflimmern. Die Literaturangaben schwanken von 75–95%. Unterschiedliche Definitionen (Sinusrhythmus für mindestens 1 Schlag nach dem Schock, Sinusrhythmus bei Verlassen des Interventionsraums, also nach ca. 5 min usw.) sind neben dem unterschiedlichen methodischem Vorgehen, insbesondere der Einführung einer antiarrhythmischen Therapie vor der Intervention für die große Spannbreite verantwortlich. Am Herz-Zentrum Bad Krozingen verließen in den vergangenen 10 Jahren (ca. 3000 Kardioversionen) 91% der Kardiovertierten den Interventionsraum im Sinusrhythmus (SR), die Rezidivquote innerhalb 24 h betrug 10%.

Komplikationen

Die Elektrokonversion ist bei Beachtung einiger Vorsichtsmaßnahmen (Patientenauswahl, richtige Vorbehandlung, ausgeglichene Serumelektrolyte, effektive Antikoagulation etc.) eine risikoarme Intervention. Die in älteren Arbeiten dargestellten Komplikationsraten von 10% (bei Abgabe von Schocks ≤150 J) bis 30% (bei Schocks ≥300 J) gelten heute nicht mehr. Mit folgenden Komplikationen muss aber prinzipiell gerechnet werden:

Induktion von ventrikulären Tachykardien oder Kammerflimmern. De Silva et al. (1980) geben das Risiko mit ca. 5% an, wobei betont wird, dass insbesondere Kammerflimmern in der Regel Folge eines asynchronen Schocks ist. Bei einwandfreier Triggerung des Kardioverters, wofür die Wahl einer EKG-Ableitung mit dominierender R-Zacke und flacher T-Welle Voraussetzung ist, dürfte die Gefahr der Induktion von Kammerflimmern viel niedriger liegen. Wir beobachteten 2 Fälle von hochfrequenten polymorphen Kammertachykardien bei über 1000 konsekutiven Kardioversionen, wobei sich aufgrund der EKG-Registrierung einwandfrei eine fehlerhafte Triggerung bei zugrunde liegendem Schenkelblock-EKG nachweisen ließ.

Postdefibrillatorische Bradykardie und Asystolie. Liegt dem Vorhofflimmern eine Sinusknotenerkrankung zugrunde, so kann es bei „erfolgreicher" Beseitigung des Vorhofflimmerns zu Asystolie durch Sinusarrest kommen. Fehlen junktionale oder tertiäre Ersatzrhythmen, so kann u. U. eine kurzfristige extrathorakale Herzmassage erforderlich werden, um den Kreislauf aufrechtzuerhalten. Die Gefahr einer anhaltenden Asystolie ist v. a. dann gegeben, wenn – bei vorher nicht bekannter – Sinusknotendysfunktion eine Vorbehandlung mit Antiarrhythmika und/oder β-Blockern stattgefunden hat. Insgesamt gesehen ist jedoch auch diese Komplikation selten.

Hypotension, Lungenödem. In seltenen Fällen verschlechtert sich die linksventrikuläre Funktion unmittelbar nach der Kardioversion, Fälle von Lungenödemen wurden berichtet (Resnekov 1987) und auch im eigenen Patientengut beobachtet. Diese Komplikation tritt ausschließlich bei erfolgreich kardiovertierten Patienten, also im SR auf. Die Ursache für die hämodynamische Verschlechterung ist unklar (Tokano et al. 1998). Die Hypotension spricht in der Regel gut auf Volumensubstitution an.

ST-Hebung, Erhöhung von myokardspezifischen Enzymen. Passagere ST-Elevation ist häufig. Sie bildet sich fast immer innerhalb weniger Minuten zurück. Die Kreatinkinase steigt regelmäßig an, wobei der Ursprungsort fast ausschließlich die Thoraxmuskulatur ist. Bei Verwendung repetitiver Schocks hoher Energie kann es jedoch auch zu Myokardnekrosen kommen, was sich dann im Anstieg der CK-MB und auch des Troponins zeigt. Auch positive Pyrophosphatscans sind beobachtet worden.

Periphere Embolien. Die Inzidenz liegt bei antikoagulierten Patienten <1% (s. oben).

Hautverbrennungen. Sie lassen sich auch durch ausreichende Beschichtung der Elektroden mit entsprechendem Gel nicht vermeiden. In der Regel handelt es sich Verbrennungen I. Grades. Bewährt hat sich bei uns die sofortige Pflege der Haut mit einem Antihistamingel im Anschluss an die Kardioversion.

Narkosekomplikationen. Mit respiratorischer Insuffizienz, Aspiration u. Ä. muss prinzipiell gerechnet werden. Der Patient soll deshalb mindestens 6 h nüchtern sein, die Möglichkeit zur Intubation und zum endotrachealen Absaugen muss gegeben sein.

Schrittmacherdysfunktion. Passagere Schrittmacherprobleme sind häufig, klinisch jedoch nur selten relevant. Am bedeutungsvollsten ist ein vorübergehender Reizschwellenanstieg, der zu Stimulationsverlust führen kann. Dieses Problem kann in fast allen Fällen dadurch verhindert werden, dass zuvor eine höhere Stimulationsenergie programmiert wird. Es ist somit ratsam, ein entsprechendes Schrittmacherprogrammiergerät verfügbar zu haben. Ist ein Schrittmacheraggregat am Ende seiner Laufzeit, so kann es durch den DC-Schock zu vollständigem Funktionsverlust kommen.

Vorgehen nach der Elektrokonversion

Schon 1982 konnte gezeigt werden, dass auch ambulante Kardioversionen ohne nennenswerte Komplikationen durchgeführt werden können (Edvardsson u. Olsson 1982; Botkin et al. 2003). Die seit mehreren Jahren zu beobachtende Tendenz zu immer kürzeren Krankenhausaufenthalten und mehr ambulanten Leistungen hat auch in Deutschland dazu geführt, dass überwiegend ambulant oder „halbstationär" kardiovertiert wird. Eine antiarrhythmische Vor- oder Nachbehandlung wird nicht durchgeführt, sieht man von der Verordnung eines reinen β-Blockers einmal ab. Auf die deutlich geringeren Rhythmisierungs- und auch Erhaltungsquoten bei einem derartigen Vorgehen wurde oben schon hingewiesen. Die Autoren befürworten die stationäre Beobachtung für mindestens 2 h. Dabei wird unmittelbar nach Kardioversion ein 24-h-Langzeit-EKG angelegt. Die Beobachtungszeit und die Auswertung des Langzeit-EKG sollen folgende Fragen klären:

- Ergeben sich Hinweise auf ein Sinusknotendysfunktion unter der gewählten Nachbehandlung?
- Wie hoch ist die Rezidivgefahr? Häufige atriale Extrasystolen, v. a. atriale Salven oder gar nicht-anhaltende Episoden von Vorhofflimmern weisen auf hohes Rezidivrisiko hin, was Konsequenzen für die Dauer der Fortsetzung der Antikoagulation hat.
- Gibt es Anhaltspunkte für Arrhythmogenität (Proarrhythmie) des gewählten Antiarrhythmikums? Die Erfahrung hat gezeigt, dass sich die Proarrhythmie eines Antiarrhythmikums bei Patienten mit Vorhofflimmern erst nach Rhythmisierung zeigt, also dann, wenn in der Regel nach Erzielen des Sinusrhythmus die Herzfrequenz deutlich niedriger liegt. Das gilt in gleichem Maße für die mit Chinidinpräparaten wie auch mit Sotalol behandelten Patienten. Eine Monitorüberwachung während der ersten 24 h im Anschluss an die Kardioversion ist wünschenswert. Durch Langzeit-EKG-Registrierung im Anschluss an die Elektrokonversion können arrhythmogene Nebenwirkungen zwar nicht „online", jedoch frühzeitig erfasst werden, was dann zur Beendigung der antiarrhythmischen Therapie führen muss.
- Im Falle eines Frührezidivs (ERAF) muss entschieden werden, ob ein erneuter Rhythmisierungsversuch, evt. nach geänderter antiarrhythmischer Vorbehandlung sinnvoll ist.

Antiarrhythmische Langzeittherapie nach Elektrokonversion. Kritiker der antiarrhythmischen Nachbehandlung berufen sich in erster Linie auf die Untersuchung von Coplen et al. (1990), die bei Metaanalyse älterer Studien eine Übersterblichkeit unter einer Chinidintherapie belegen konnte, und auf die CAST-Studie (Echt 1991), bei der eine erhöhte Mortalität unter Flecainid bei Postinfarktpatienten aufgedeckt wurde. Die nur bedingte Übertragbarkeit dieser Studien auf die heutige Situation der Patienten mit Vorhofflimmern wurde im Kap. 40, S. 540 hingewiesen.

Es empfiehlt sich ein differenziertes, die Anamnese und Symptomatik der Patienten sowie seine Grunderkrankung in Betracht ziehende Vorgehensweise, die sich verkürzt wie folgt darstellen lässt:
- Erstmals aufgetretenes anhaltendes Vorhofflimmern, wobei eine akute Ursache erkennbar ist (z. B. viraler Infekt, Hyperthyreose, Herzoperation etc.). Hier wird eine antiarrhythmische Nachbehandlung für maximal 4 Wochen nach Beseitigung der auslösenden Ursache empfohlen.
- Erstmals aufgetretenes anhaltendes Vorhofflimmern ohne erkennbare auslösende Ursache. Bei diesen Patienten sollte

eine antiarrhythmische Nachbehandlung für ca. 6 Monate durchgeführt werden, dann kann eine Dosisreduktion und ein Auslassversuch unternommen werden. Erfahrungsgemäß ist jedoch in diesem Kollektiv die Rezidivquote groß.

- Patienten mit einer zweiten anhaltenden Episode von Vorhofflimmern bzw. solche nach bereits mehrfach durchgeführter Rhythmisierungsbehandlung. Hier muss grundsätzlich die Entscheidung gefällt werden, sich auf eine Optimierung der Herzfrequenz zu beschränken oder eine dauerhafte antiarrhythmische Therapie durchzuführen. Auch alternative interventionelle Therapien (Schrittmacherimplantation, His-Bündel-Ablation, Pulmonalvenenisolation) werden in die differenzialtherapeutischen Überlegungen mit einbezogen. Die Entscheidung ist in erster Linie abhängig von den subjektiven Symptomen, die der Patient während Vorhofflimmerns trotz guter Kontrolle der Herzfrequenz empfindet. Zum anderen gibt es auch immer wieder Patienten, deren objektive hämodynamische Befunde sich dramatisch verschlechtern, wenn es zu einem Verlust der Vorhofkontraktion gekommen ist. Werden diese symptomatischen Gesichtspunkte in den Vordergrund gestellt, so ist die Langzeittherapie mit Antiarrhythmika gerechtfertigt.

Dauer der oralen Antikoagulation nach Elektrokonversion. Auch nach Wiederherstellung des Sinusrhythmus besteht ein erhöhtes thromboembolisches Risiko, es ist im Vergleich zur Zeit vor der Intervention sogar erhöht (Fatkin et al. 1994; Khan 2002). Die mechanische Funktion des linken Vorhofs, insbesondere des Herzohrs hinkt der Wiederaufnahme der elektrischen Tätigkeit um Tage bis zu 6 Wochen nach. Nach der ersten Rhythmisierungsbehandlung sollte der Patient deshalb mindestens 1 Monat, besser 6 Monate antikoaguliert bleiben (Levy et al. 1998; Fuster et al. 2001), danach sind Rezidive deutlich seltener. Viele Kliniker befürworten eine längere Antikoagulation v. a. auch deshalb, weil ein Großteil der Rezidive unter antiarrhythmischer Therapie asymptomatisch verläuft und so der Patient u. U. einem Risiko ausgesetzt ist, ohne es zu wissen.

Besonderheiten bei Vorhofflattern. Besteht Vorhofflattern mit gut abgrenzbaren Flatterwellen, so kontrahieren die Vorhöfe in der Regel; meistens ist die Vofhofdilatation auch nicht so ausgeprägt wie in vielen Fällen von Vorhofflimmern. Deshalb wurde die Antikoagulation vor der Rhythmisierung nicht unbedingt für erforderlich gehalten (Zeiler-Arnold et al. 1992). Aufgrund neuerer Daten muss man hier jedoch vorsichtiger sein, und wir verhalten uns im Regelfall bei Patienten mit persistierendem Vorhofflattern so wie bei Patienten mit Vorhofflimmern, d. h. wir sehen eine mindestens 3-wöchige Antikoagulation vor Rhythmisierung vor (Corrado et al. 2001; Gallagher et al. 2002). Ausnahmen werden bei schlechter hämodynamischer Toleranz wegen anhaltend schneller Überleitung und bei kurzer Anamnese (≤ 48 h) gemacht. Im Zweifelsfall kann auch bei Vorhofflattern das TEE zur Risikostratifizierung herangezogen werden.

Im Kap. 18.3.3, S. 380 wurden die verschiedenen Formen von Vorhofflattern elektrokardiographisch beschrieben. Typ-1-Flattern ist in den meisten Fällen durch Elektrostimulation zu terminieren. Gelingt mittels Stimulation keine Überführung in Sinusrhythmus oder entscheidet man sich primär zur Elektrokonversion, so reichen im Vergleich zum Vorhofflimmern niedrigere Energiedosen aus (25–100 J). Nur selten sind 200 J erforderlich. Im Gegensatz zu Vorhofflimmern empfehlen wir nach Elektrokonversion oder Überstimulation von typischem Vorhofflattern („common" oder „uncommon type") keine antiarrhythmische Nachbehandlung. Im Falle eines Rezidivs stellen wir die Indikation zur Isthmusablation (s. Abschn. 51.2.2).

> **Zusammenfassung**
>
> Die R-Zacken-synchrone Gleichstromkardioversion ist die sicherste und schnellste Methode, Vorhofflimmern in Sinusrhythmus zu überführen. Die Maßnahme darf jedoch nur dann als erfolgreich gelten, wenn der Sinusrhythmus im Anschluss an die elektrische Kardioversion auch zumindest mittelfristig erhalten bleibt. Zur Verhinderung sowohl von Früh- als auch von Spätrezidiven spielt die antiarrhythmische Behandlung eine wichtige Rolle. Persistierendes Vorhofflimmern birgt die Gefahr thromboembolischer Komplikationen: Das Risiko für eine Thromboembolie wird im Zusammenhang mit einer elektrischen Kardioversion weiter erhöht, weshalb in aller Regel eine antithrombotische Vorbehandlung für mindestens 3 Wochen und Nachbehandlung für mindestens 4 Wochen obligat sind.

51.2 Katheterablation tachykarder Herzrhythmusstörungen

1982 wurde die Methode der Katheterablation in die klinische Kardiologie eingeführt. Sie wurde damals auch als Fulguration bezeichnet und stellte die Abgabe eines energiereichen Elektroschocks über die Spitze eines elektrophysiologischen Elektrodenkatheters dar.

> **Definition**
>
> Ziel einer Ablation ist es, Herzmuskelgewebe oder Teile des spezifischen Erregungsleitungssystems zu zerstören oder so zu beeinflussen, dass sie nicht mehr zur Genese oder Unterhaltung einer Arrhythmie beitragen können. Im Idealfall wird der Patient durch die Beseitigung eines essenziellen Anteils des „arrhythmogenen Substrates" von seiner Rhythmusstörung geheilt.

51.2.1 Grundlagen der Katheterablation

Seit Einführung des Hochfrequenzstroms (HF; in der englischsprachigen Literatur als „radiofrequency", RF, bezeichnet) als Energiequelle und der Entwicklung steuerbarer Katheter mit biegbarer Spitze und 4 mm großer distaler Elektrode hat die Katheterablationsbehandlung seit Anfang der 90er-Jahre eine dramatische Entwicklung erfahren. Allein in Deutschland werden jährlich etwa 5000 Behandlungen durchgeführt, in den USA sind es ca. 20.000/Jahr.

Die Katheterablationsbehandlung hat in vielen Bereichen die medikamentöse Therapie vollkommen verdrängt und gilt bei paroxysmalen supraventrikulären Tachykardien mit und ohne Beteiligung einer akzessorischen Leitungsbahn als Therapie erster Wahl. Komplexere Mapping-Techniken z. B. mit Hilfe eines multipolaren Basket-Katheters (s. Abschn. 51.2.2) oder auch des elektromagnetischen Carto-Systems als auch Modifikationen der Energieabgabe (gekühlte Elektrodenspitze) sowie die Einführung neuer Energiequellen (Kryo, Mikrowelle, Laser) erlauben es, neue Substrate mittels Kathetertechnik anzugehen. Am weitesten fortgeschritten ist die Entwicklung im Zusammenhang mit der Ablation von Vorhofflimmern.

Nach elektrophysiologischer Identifizierung des Ablationsortes wird durch einen Hochfrequenzwechselstromgenerator die Elektrodenspitze für 30–60 s, selten bis 120 s erhitzt. Heute benutzte Ablationskatheter sind mit Temperaturfühlern versehen, sodass die Temperatur an der Katheterspitze während der Energieabgabe konstant gehalten werden kann. Je nach Ablationsort werden in der Regel 50 bis 70 °C als Zieltemperatur eingestellt. Die Leistung des Generators regelt sich automatisch durch negative Rückkopplung. In Einzelfällen kann es erwünscht sein, eine hohe Energie am Ablationsort bei geringer Temperatur am Übergang Elektrode zum Endokard zu haben. Dadurch sind tiefere und größere Nekrosen möglich. Man erreicht dies, indem man die Katheterspitze mittels Kochsalzlösung kühlt (Nakagawa et al. 1995), wobei offene und geschlossene Systeme vorhanden sind. Die durch einen Standardkatheter mit 4-mm-Spitze induzierte Myokardläsion hat einen Durchmesser von 3–5 mm bei einer Tiefe bis 6 mm. Großflächigere Läsionen werden auch mit Kathetern mit 8-mm-Spitze erreicht. Dazu sind dann Generatoren erforderlich, die 70–100 W Leistung aufbringen können.

51.2.2 Katheterablation supraventrikulärer Tachykardien

Die EKG-Bilder als auch die wichtigsten elektrophysiologischen Befunde der häufigsten für eine Katheterablation in Frage kommenden Tachykardien wurden ausführlich in Kapitel 18.3.2 bis 18.3.6, S. 378ff. beschrieben. Insbesondere auch für beispielhafte Oberflächen-EKG darf auf dieses Kapitel verwiesen werden.

AV-Knoten-Reentry-Tachykardien

Bei unselektionierter Zuweisung von Patienten mit dem klinischen Bild „paroxysmaler Tachykardien" wird bei fast 50% der Betroffenen AV-Knoten-Reentry als zugrunde liegender Mechanismus diagnostiziert. Elektrophysiologisch betrachtet kann sowohl die Ablation der langsamen (inferoposterior lokalisierten) als auch der schnellen (anterior gelegenen) Leitungsbahn die Reentry-Tachykardie verhindern (◘ Abb. 51.1). Historisch gesehen war die „Fast-pathway"-Ablation der erste Zugang, bevor 1992 die „Slow-pathway"-Ablation eingeführt wurde. Es zeigte sich, dass der inferoposteriore Zugang, also die „Slow-pathway"-Ablation, deutlich seltener mit der Komplikation eines AV-Blocks II. oder III. Grades einherging als die „Fast-pathway"-Ablation. Die Ablation der langsamen Leitungsbahn ist deshalb heute Standard.

Der Ort der Energieabgabe im Bereich des posteroseptalen Trikuspidalklappenanulus kann sowohl anatomisch als auch elektrophysiologisch aufgrund der lokalen Elektrokardio-

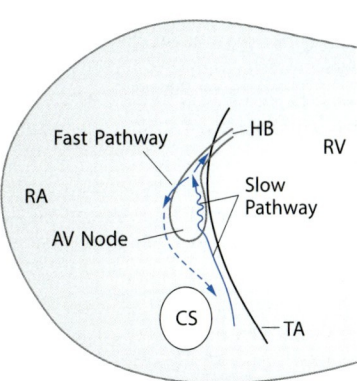

◘ **Abb. 51.1.** AV-Knoten-Tachykardie; heutige Vorstellung über den Reentry-Kreis (modifiziert nach Jackman et al. 1995). *RA* rechter Vorhof; *RV* rechter Ventrikel; *HB* His-Bündel; *CS* Sinus coronarius; *TA* Trikuspidalklappenanulus

gramme bestimmt werden. Die meisten Elektrophysiologen ziehen sowohl anatomische als auch elektrophysiologische Kriterien heran. Die Energieabgabe wird bei Sinusrhythmus durchgeführt. Am Ort der Ablation leitet man sowohl ein A-(Vorhof-) als auch ein V-(Kammer-) Potenzial ab, wobei die A-Welle von kleiner Amplitude und in der Regel fraktioniert mit späten Anteilen ist. Unterschiedliche Morphologien, sog. „Slow-pathway"-Potenziale sind beschrieben worden (Haïssaguerrre et al. 1992; Jackman et al. 1992; ◘ Abb. 51.2). Während der Energieabgabe kommt es im typischen Fall zu junktionalen Rhythmen mit schneller retrograder Vorhofdepolarisation. Sie gelten als Indikator für eine erfolgreiche Ablationsstelle.

> Die Energieapplikation ist im Falle eines retrograden Blocks dieser junktionalen Ektopie sofort abzubrechen. Endpunkt der „Slow-pathway"-Ablation ist die Unfähigkeit, eine erneute AV-Knoten-Tachykardie auszulösen.

Ergebnisse und Komplikationen. „Nicht-Induzierbarkeit" als Endpunkt wird heute in erfahrenen Zentren in ca. 98% der Fälle erreicht, wobei die Beurteilung am Herz-Zentrum immer nach einer Wartezeit von 30 min nach letzter Energieapplikation und in den meisten Fällen nach Orciprenalin-Provokation erfolgt. Rezidive kommen in 3–5% der primär erfolgreich abladierten Patienten vor.

Während die „Fast-pathway"-Ablationen noch bei 5–10% der Patienten zu hochgradigem AV-Block mit der Notwendigkeit einer Schrittmachertherapie führte, ist die Komplikation mit heutiger Technik sehr selten geworden. Am Herz-Zentrum Bad Krozingen kam es seit 1995 bei über 1500 „Slow-pathway"-Ablationen nur zu 1 AV-Block III. Grades.

Tachykardien unter Einbeziehung akzessorischer Leitungsbahnen

Bei etwa 25% der Patienten, die wegen anfallsartigen Herzrasens überwiesen werden, wird eine akzessorische atrioventrikuläre Leitungsbahn als für den Tachykardiemechanismus verantwortlich identifiziert.

> Ziel der Katheterablation ist die Eliminierung jeglicher antegrader und retrograder Leitung über die akzessorische Leitungsbahn.

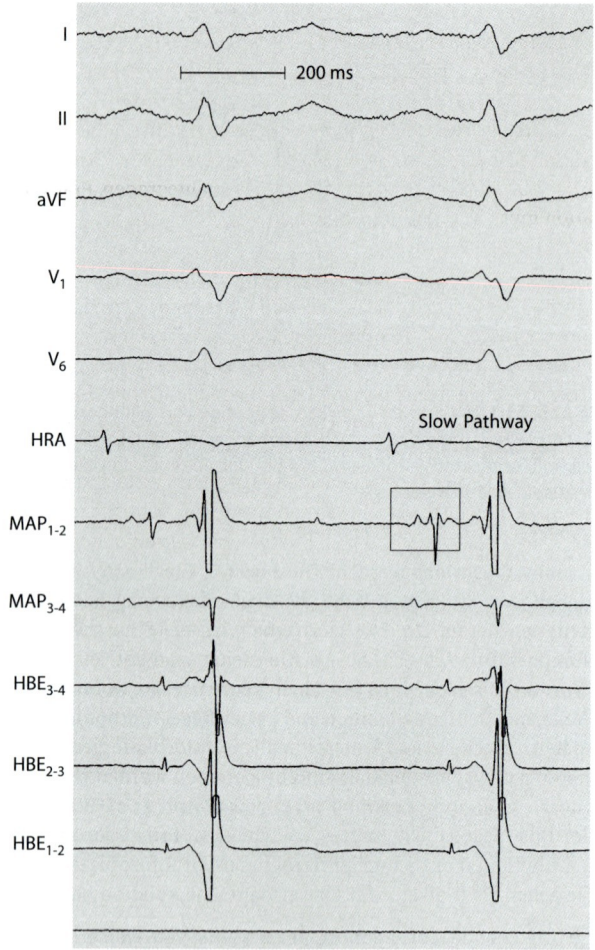

Abb. 51.2. AV-Knoten-Tachykardie: „Slow-pathway"-Potenzial. Vom Mapping-Katheter (MAP$_{1-2}$) kann im Bereich der posterioren AV-Junktion ein stark verbreitertes Potenzial mit stumpfen und scharfen Anteilen abgeleitet werden („Bump-and-spike"-Morphologie) *HBE:* bipolare EKG von der HIS-Position

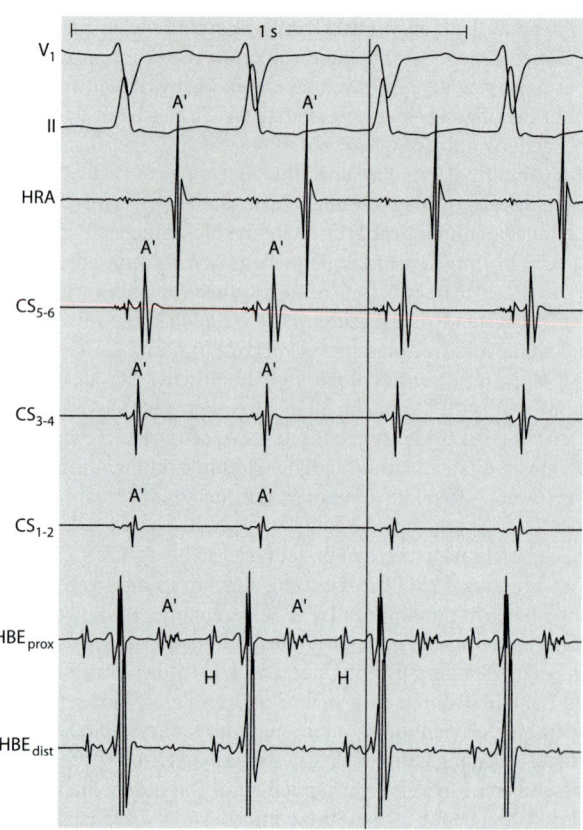

Abb. 51.3. Atrioventrikuläre Reentry-Tachykardie unter Einbeziehung einer retrograd leitenden akzessorischen Leitungsbahn: Der kürzeste lokale VA-Abstand findet sich im Bereich der Pole 1/2 des Katheters, der tief im Sinus coronarius lokalisiert ist. In dieser Gegend überquert die akzessorische Faser den AV-Ring (es wurde ein linkslaterales Kent-Bündel ablatiert)

Atrioventrikuläre Bypass-Trakts können den rechts- und linksseitigen AV-Ring an jeder Stelle überqueren. Liegt eine offene Präexzitation vor, so kann mit Hilfe etablierter Algorithmen bereits bei Sinusrhythmus die wahrscheinliche Ablationsstelle abgeschätzt und frühzeitig entschieden werden, ob neben den üblichen rechtsseitigen elektrophysiologischen Kathetern auch ein Zugang zum linken Herzen retrograd (über die A. femoralis und Aortenklappe) oder transseptal erforderlich ist (Arruda et al. 1998). Im Falle nur retrograd leitender akzessorischer Bypass-Trakts erfolgt die Lokalisation ausschließlich durch retrogrades Aktivierungs-Mapping: Nach Induktion einer atrioventrikulären Reentry-Tachykardie durch programmierte Vorhof- oder Kammerstimulation wird der Ort des kürzesten VA-Abstandes bestimmt (Abb. 51.3). Häufig lässt sich dieser auch während hochfrequenter Kammerstimulation festlegen. Bei einem Teil der Patienten lassen sich mit dem Ablationskatheter diskrete Potenziale direkt von der akzessorischen Bahn ableiten (Kent-Potenziale; Abb. 51.4 u. 51.5).

Die Energieabgabe erfolgt in den meisten Fällen endokardial am Mitralklappen- oder Trikuspidalklappenanulus, wobei sowohl die atriale als auch die ventrikuläre Insertion der akzessorischen Leitungsbahn potentielle Ziele sind. Insbesondere bei posteroseptaler Lokalisation kann jedoch auch die Energieabgabe im Sinus coronarius oder einem seiner Seitenäste (z. B. mittlere Herzvene) notwendig sein. Fälle von Koronarsinusdivertikel mit anatomischer Beziehung zu akzessorischen Bahnen kommen vor. Bei über 50% der Fälle ist ein linksseitiger Zugang erforderlich. Je nach „elektrophysiologischer Schule" und individueller Erfahrung wird entweder primär der retrograde oder ein transseptaler Zugang gewählt. Erfolgsquoten als auch Komplikationsraten sind in etwa gleich. Am Herz-Zentrum wird primär der retrograde Zugang gewählt, es sei denn, es findet sich ein offenes Foramen ovale.

Ergebnisse. Noch Mitte der 90er-Jahre war der Erfolg der Katheterablation akzessorischer Leitungsbahnen sehr vom Verlauf des Bypass-Traktes abhängig. So betrug die Erfolgsquote im Falle eines Kent-Bündels im Bereich der linken freien Wand 91%, hingegen jedoch nur 82%, wenn die akzessorische Bahn im Bereich der freien Wand des rechtsseitigen AV-Rings lokalisiert war. Die Erfolgsquote bei septaler Lokalisation (meistens posteroseptal) lag bei 87% (Scheinman 1995; Kalusche et al. 1996). An erfahrenen Zentren besteht dieser Unterschied heute nicht mehr. Betrachtet man die Ergebnisse am

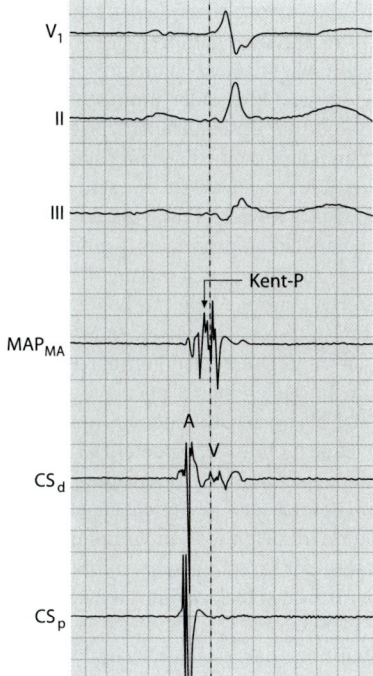

Abb. 51.4. WPW-Syndrom: Während in den dargestellten Oberflächenableitungen I, II und III kaum eine Präexzitation nachweisbar ist, wird am Mitralklappenanulus endokardial *(MAP$_{MA}$)* eine Fusion zwischen Vorhoferregung und Kammerdepolarisation gefunden. Zwischen A- und V-Welle sind scharfe Potenziale vom Kent-Bündel ableitbar

Herz-Zentrum Bad Krozingen der Jahre 2000–2002, so konnte unabhängig von der Lokalisation bei 95% der Fälle die akzessorische Bahn primär erfolgreich ablatiert werden, wobei mittlere Behandlungs- und Durchleuchtungszeit im Falle posteroseptaler und rechtsseitiger Bypasse jedoch tendenziell größer als bei linksseitiger Lokalisation waren. Mit Tachykardierezidiven oder Wiederauftreten einer antegraden Präexzitation muss in 4–7% gerechnet werden (im eigenen Patientengut 5,6%).

Komplikationen. Bedeutsame Komplikationen werden in einer Häufigkeit von 1–4% angegeben. Das Einführen mehrerer venöser und evtl. arterieller Schleusen kann zu Hämatomen, tiefen Beinvenenthrombosen, Pseudoaneurysmen oder AV-Fisteln führen. Die Punktion der V. subclavia zum Legen eines Koronarsinus-Katheters beinhaltet die Komplikationsmöglichkeit eines Pneumo- und Hämatothorax. Nach unserer Meinung ist eine Subclavia-Punktion heute nicht mehr indiziert, da der Sinus coronarius problemlos mittels steuerbarer Katheter von kaudal her sondiert werden kann.

Verletzungen von Aorten- und Mitralklappe als Folge der Manipulation mit den doch recht steifen Kathetern wie auch Fälle von Myokardperforation mit bedeutsamem Perikarderguss oder Tamponade sind beschrieben. Als Folge der Energieabgabe im Bereich des Septums sind höhergradige AV-Blockierungen möglich; die Gefahr ist besonders bei antero- und mittseptaler Bypass-Lokalisation oder bei para-His'schem Verlauf groß und sollte mit dem Patienten im Vorfeld gut besprochen sein (s. Abb. 51.5). Kathetermanipulation im Be-

Abb. 51.5.
WPW-Syndrom mit 2:1-Kent-Bündel-Leitung: Beispiel einer para-His gelegenen akzessorischen Leitungsbahn: Dargestellt sind vier Sinusaktionen, von denen die erste und dritte über den AV-Knoten, die zweite und vierte hingegen über eine akzessorische Leitungsbahn auf die Kammer übertritt. Bei AV-Knoten-Leitung sieht man ein scharfes His-Potenzial *(H)* vor dem Beginn des QRS-Komplexes (gestrichelte Linie) zeitlich vorangehend. Bei Kent-Bündel-Leitung hingegen erkennt man das His-Potenzial im Anschluss an den Beginn der Kammerdepolarisation, zusätzlich leitet man jetzt scharfe Potenziale vom Kent-Bündel zwischen der Vorhoferregung *(A)* und dem Beginn der Kammererregung ab

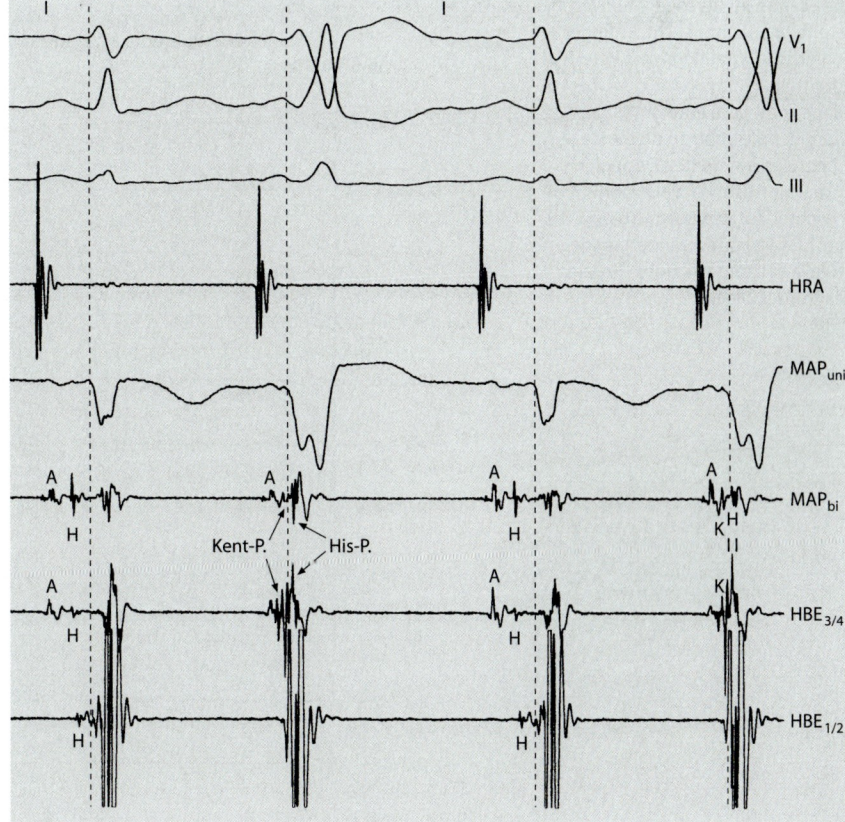

reich des linken Ventrikels oder Vorhofs kann zu zerebralen Thromboembolien führen. Eine Heparinisierung während der Prozedur ist essenziell.

Isthmusablation bei typischem Vorhofflattern

Nach Beschreibung des dem typischen Vorhofflattern zugrunde liegenden Makro-Reentry-Kreises im rechten Vorhof (Cosio et al. 1993, Nakagawa 1996, s. auch S. 380) und Identifikation des Trikuspidalklappen-Vena-cava-inferior-Isthmus als Ort der kritischen Leitungsverzögerung während der Tachykardie konnte eine Ablationsbehandlung entwickelt werden. Heutiges Vorgehen bewirkt das Anlegen einer Ablationslinie im Bereich des septalen oder lateralen Isthmus, die sich von der ventrikulären Seite des Trikuspidalklappenanulus bis zur V. cava inferior hin erstreckt.

> Endpunkt der Behandlung ist ein kompletter, bidirektionaler Isthmusblock, wie er durch Stimulationstechniken bewiesen werden kann.

Gelegentlich kann es aus anatomischen Gründen schwierig sein, mit Standard-4-mm-Ablationskathetern einen kompletten Isthmusblock zu erzielen. Die Benutzung von Kathetern mit gekühlter oder auch verlängerter Spitze (8 mm) hat sich in solchen Fällen bewährt (Otomo et al. 1998). Darüber hinaus hat der Einsatz dieser Spezialkatheter zu einer deutlichen Verkürzung der Prozedurdauer geführt.

In praxi gehen wir am Herz-Zentrum wie folgt vor: Es wird routinemäßig ein gekühlter oder 8-mm-Katheter verwendet. Findet sich während der Untersuchung typisches Vorhofflattern und lässt sich im Isthmus eine Erregung während des Plateaus im Oberflächen-EKG nachweisen, so wird auf „entrainment mapping" (s. S. 1024) verzichtet. Es wird eine Ablationslinie im lateralen Trikuspidalklappenanulus-Vena-cava-inferior-Isthmus angelegt, wodurch es in den meisten Fällen zur Terminierung des Flatterns kommt. Während kontinuierlicher atrialer Stimulation in Isthmusnähe (entweder Mündung des Sinus coronarius oder im tiefen rechten Vorhof) wird die Ablationslinie überprüft. Im Falle eines lokalen Blocks findet sich ein Doppelpotenzial, bei noch vorhandener Leitung hingegen nicht (◘ Abb. 51.6). Stellen ohne Doppelpotenzial werden nachablatiert. Neben dem Nachweis von Doppelpotenzialen mit weiter Separation im Bereich der gesamten angelegten Linie kann durch Stimulation im tiefen rechten Vorhof und im Sinus coronarius mit Analyse der Erregungssequenz und Messung der Leitungszeiten der Isthmusblock validiert werden.

Ergebnisse. Mit oben dargestellter Technik gelingt es in 98% der Fälle einen bidirektionalen Isthmusblock zu erzielen.

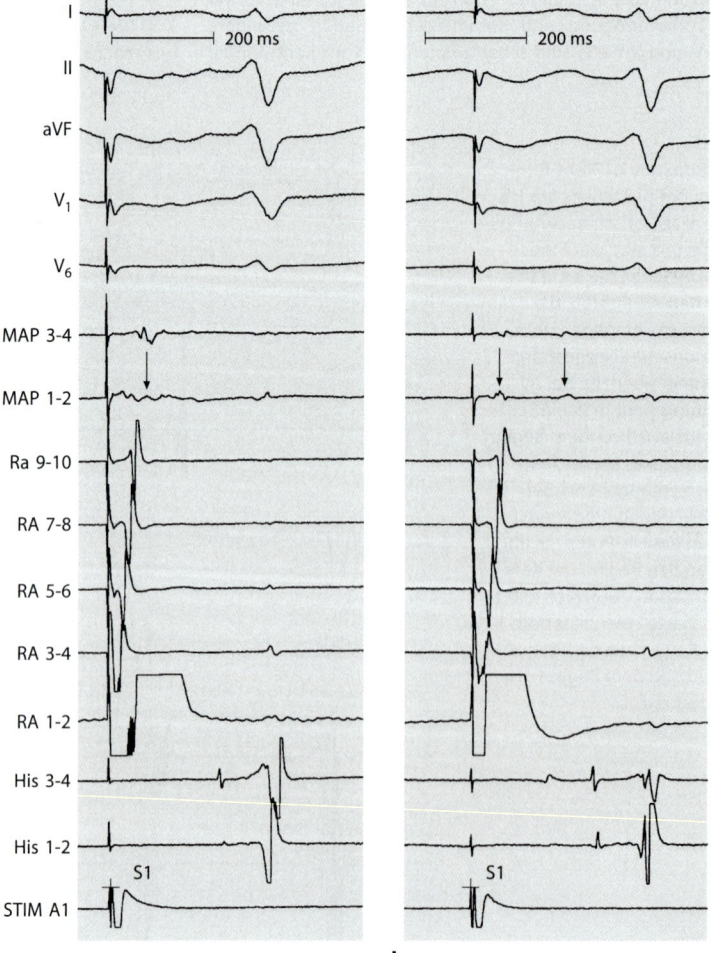

◘ Abb. 51.6a, b. Isthmusablation wegen Vorhofflatterns: Nach Anlegen einer ersten Ablationslinie vom Trikuspidalklappenanulus zur V. cava inferior wird die Linie während kontinuierlicher Stimulation im tiefen rechten Vorhof (isthmusnah) untersucht. Es findet sich noch ein fraktioniertes Potenzial unmittelbar in der Nähe des Übergangs zur V. cava inferior (a). Erneute Energieapplikation an dieser Stelle führt zu einem breiten Doppelpotenzial als Ausdruck eines nun erreichten totalen Isthmusblocks (b). Beachte die Formveränderung der P-Welle in II und aVF durch Erzielen des Isthmusblocks

Erholung der Isthmusleitung mit Auftreten eines Flatterrezidivs beobachteten wir in den vergangenen 4 Jahren (510 Fälle) bei 4%.

Komplikationen. Komplikationen (Perikarderguss, Tamponade) kommen auch bei der Isthmusablation vor. Einzelfälle von Herzhinterwandinfarkten – der Ablationsort hat eine enge topographische Beziehung zur rechten Herzkranzarterie – sind beobachtet worden (Ouali et al. 2002).

Atypisches, „nicht-Isthmus-abhängiges Flattern. Viel seltener als isthmusabhängiges Flattern sind andere Makro-Reentry-Kreise im rechten oder linken Vorhof. **„Narbenflattern"** („incisional flutter") entsteht häufig viele Jahre nach einer Herzoperation, wobei es sich meistens um die Korrektur eines angeborenen Vitiums (z. B. Vorhofseptumdefekt) handelt. Die Erregungsfront kreist um die durch die chirurgische atriale Inzision hervorgerufene Narbe, der kritische „Isthmus" findet sich meistens am kaudalen Pol zwischen der Narbe und der V. cava inferior. Die Verlängerung der Narbe durch Hochfrequenzapplikationen bis zur V. cava inferior terminiert das Flattern und vermag weitere Rezidive zu verhindern (Anné et al. 2002).

Linksatriale Flatterkreise sind erheblich vielfältiger und schwieriger zu identifizieren; die Behandlung geht mit geringeren Erfolgsquoten und häufigeren Rezidiven einher. Die Erfahrung ist selbst an großen Zentren noch beschränkt (Jaïs et al. 2000).

Vorhoftachykardien

Im Vergleich zu den bisher besprochenen supraventrikulären Herzrhythmusstörungen (AV-Knoten-Tachykardie, Tachykardien mit akzessorischer Leitungsbahn, Vorhofflattern) sind Vorhoftachykardien selten. Im Behandlungsgut des Herz-Zentrums Bad Krozingen machen sie nur 7% der Ablationen aus. Fokale atriale Tachykardien entstehen durch gesteigerte Automatie, getriggerte Aktivität oder Reentry auf kleinem Raum. Der Ursprung der Tachykardie wird am Ort der frühesten atrialen Erregung angenommen. Die lokale intrakardiale Aktivierung geht dem Beginn der P-Welle im Oberflächen-EKG in der Regel um 30–40 ms voraus. Wird ein unipolares EKG von der Katheterspitze in das Mapping mit einbezogen, findet sich an dieser Stelle charakteristischerweise ein QS-Komplex. Bevorzugte Ursprungsorte fokaler atrialer Tachykardien sind der rechte Vorhof von der Sinusknotenregion entlang der Crista terminalis bis zum posterioren Trikuspidalklappenanulus, sowie im Bereich des linken Vorhofs die Mündungsstellen der Pulmonalvenen. Hochfrequent entladene Foci in den Pulmonalvenen können Trigger für Vorhofflimmern sein (s. unten).

Ergebnisse. Während die Akutergebnisse sich nicht wesentlich von anderen supraventrikulären Tachykardien unterscheiden (primäre Erfolgsquote 90–95%), kommt es nach unserer Erfahrung doch in einem viel größeren Prozentsatz zu symptomatischen Rezidiven (10–20%). Nicht selten werden auch multiple atriale Foci identifiziert.

> **Klinisch wichtig**
>
> Aus diesem Grund ist in den meisten Fällen die Katheterablation nicht Therapie der 1. Wahl bei Vorhoftachykardien, sondern kommt dann zum Einsatz, wenn medikamentöse Behandlungsversuche gescheitert sind.

Sonderformen atrialer Tachykardien stellen die Sinusknoten-Reentry-Tachykardien und die inadäquate Sinustachykardie dar (s. S. 369 und 379). Während Sinusknoten-Reentry-Tachykardien meistens mit relativ niedriger Frequenz verbunden und wenig symptomatisch sind, können inadäquate Sinustachykardien bei jungen Menschen mit Frequenzen von über 200/min einhergehen und aufgrund ihres permanenten Charakters eine erhebliche Symptomatik mit entsprechendem Leidensdruck hervorrufen. Die Sinusknotenmodulation hat zum Ziel, die Frequenzspitzen zu verhindern und gleichzeitig eine Frequenzvariabilität im physiologischen Bereich zu erhalten (s. S. 369, Abb. 18.3).

Man sucht – wie bei einer ektopen fokalen Tachykardie – den Ort der frühesten Erregung und appliziert dort Hochfrequenzenergie. Oft ist eine großflächige Energieabgabe im Bereich der Crista terminalis erforderlich, bevor eine entsprechende Frequenzsenkung erzielt ist. Rezidive sind häufig. Gelegentlich schafft erst eine vollständige Eliminierung spontaner Sinusknotenaktivität Beschwerdefreiheit, was dann jedoch in der Regel wegen chronotroper Inkompetenz und dadurch bedingter Leistungsschwäche die Implantation eines Vorhofschrittmachers zur Folge hat.

Katheterablation von Vorhofflimmern

Entwicklung der Ablationstechniken. Vorhofflimmern beruht auf multiplen, sich ständig verändernden Reentry-Wellen in beiden Vorhöfen (Moe et al. 1964; Konings et al. 1994; Wijffels et al. 1995). Aufgrund dieser pathophysiologischen Vorstellung haben chirurgische Arbeitsgruppen, insbesondere die Arbeitsgruppe um Cox, die Maze-Operation entwickelt (Cox et al. 1991, 1993; s. S. 1041). Durch diese Operation werden beide Vorhöfe durch chirurgische Inzisionen in Kompartimente unterteilt, sodass die Vorhofmyokardmasse nicht mehr ausreicht, um Vorhofflimmern zu unterhalten. Bei ca. 90% der Patienten kann durch diesen Eingriff ein stabiler Sinusrhythmus erreicht werden.

Lineare Läsionen. Es war die Gruppe um Haïssaguerre (1996), die zuerst den Versuch unternahm, diese chirurgischen linearen Läsionen mittels Hochfrequenzkatheterablation nachzuvollziehen. Die Ergebnisse zeigten, dass durch lineare Läsionen im rechten Vorhof nur bei 13% der Patienten Sinusrhythmus zu erzielen ist, bei linearen Läsionen im linken Vorhof bei 40% der Patienten. Die Schlussfolgerung war, dass der rechte Vorhof nicht an der Entstehung oder Erhaltung von Vorhofflimmern beteiligt ist. Durch lineare Läsionen im linken Vorhof lässt sich Vorhofflimmern beseitigen, es ist jedoch mit der heutigen Kathetertechnologie noch nicht möglich komplette transmurale Läsionen herzustellen. Diese Ergebnisse konnten auch von Ernst et al. (1999) aus der Hamburger Arbeitsgruppe um Kuck durch aufwendige Untersuchungen mittels eines elektromagnetischen Mapping-Systems bestätigt werden.

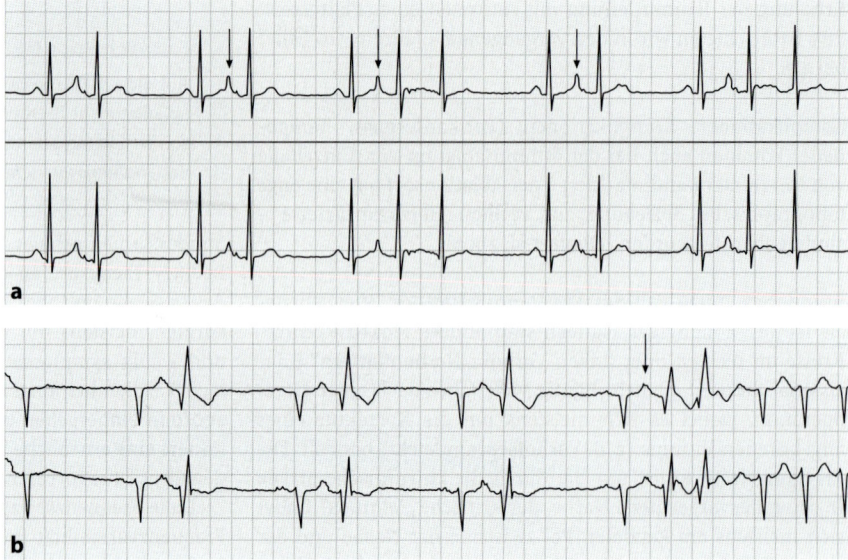

Abb. 51.7a, b. Typische kurze Ankopplung einer Pulmonalvenenextrasystole mit (a) sog. „P-on-T-Pattern (b) „P-on-T-Extrasystolen" mit aberranter Leitung; zuletzt Induktion von Vorhofflimmern (↓)

Fokale Katheterablation („Fokusablation"). 1998 berichteten Haïssaguerre et al. über einen vollkommen neuen Ansatz zur kurativen Behandlung von Vorhofflimmern. Sie konnten zeigen, dass paroxysmales Vorhofflimmern bei >80% der Fälle durch arrhythmogene Trigger in den Pulmonalvenen induziert und unterhalten wird. Durch eine gezielte Hochfrequenzkatheterablation dieser arrhythmogenen Trigger konnten 62% der hochsymptomatischen Patienten mit paroxysmalem Vorhofflimmern geheilt werden. Das typische Langzeit-EKG von Patienten mit arrhythmogenen Pulmonalvenentriggern zeigt gehäufte Vorhofextrasystolen mit kurzer Ankopplung, sog. P-on-T-Pattern (◘ Abb. 51.7), mit repetitiver Induktion von paroxysmalem Vorhofflimmern.

Das pathoanatomische Substrat für diese arrhythmogenen Pulmonalvenentrigger sind Muskelfasern, die sich vom linken Vorhof in einer komplexen Architektur um die Pulmonalvenen schlingen (Nathan u. Eliakim 1966).

Der Weg der gezielten Triggerelimination wurde auch in Bad Krozingen bei den ersten 10 Patienten, die sich wegen höchstsymptomatischem und therapierefraktärem Vorhofflimmern einer Ablationsmaßnahme unterzogen, gegangen (◘ Abb. 51.8). Nachdem sich jedoch schon früh (Robbins et al. 1998) zeigte, dass bei Ablation in der Vene eine Pulmonalvenenstenose entstehen kann, wurde das Vorgehen geändert und bei 25 Patienten eine ostiale Isolation arrhythmogener Pulmonalvenen durchgeführt. Bei 12 Patienten waren beide Ablationsverfahren, fokale und ostiale Ablation, kombiniert worden. Bei diesen insgesamt 47 Patienten wurden 101 arrhythmogene Pulmonalvenenfoci, 3 arrhythmogene Foci im rechten Vorhof, 3 im linken Vorhof, 2 in der V. cava superior und einer im Koronarvenensinus identifiziert. Die Rezidivrate war hoch, sodass sich mehr als die Hälfte der Patienten einem Zweitgriff unterziehen musste. Alle Patienten wurden nach 2 Jahren systematisch nachuntersucht.

51% der Patienten sind ohne jegliche Antiarrhythmika im Sinusrhythmus, zusätzlich sind 27% mit einer vorher ineffektiven antiarrhythmischen Therapie in ihrer Symptomatik deutlich gebessert. Bei 13 Patienten wurden mittels transösophagealer Dopplerechokardiographie und/oder Angiokernspintomographie insgesamt 11 Stenosen und 5 Verschlüsse der Pulmonalvenen nach-gewiesen. Nur 3 dieser 13 Patienten mit einer Pulmonalvenenstenose haben Symptome in Form einer Belastungsdyspnoe bei 75–100 W. Als einziger prädiktiver Parameter für das Auftreten einer Pulmonalvenenstenose wurde ein distaler Ablationsort, mehr als 10 mm vom Ostium entfernt, identifiziert (Arentz et al. 2003).

Pulmonalvenenisolation. Die hohe Inzidenz von späten Pulmonalvenenstenosen, die auch von anderen Arbeitsgruppen bestätigt wurden (Dill et al. 2003) deutete sich 1999 an und führte zur Entwicklung neuer Techniken der Pulmonalvenenisolation (PVI). Pappone et al. (2001, 2002) stellten eine ausschließlich anatomisch orientierte Isolation mittels Hochfrequenzkatheterablation auf der Vorhofseite vor. Er berichtet über eine Erfolgsquote von bis zu 85%. Dies konnte jedoch bisher von keiner anderen Arbeitsgruppe nachvollzogen werden.

Auf der anderen Seite stehen elektrophysiologisch orientierte Verfahren zur Pulmonalvenenisolation mit speziellen Mapping-Kathetern wie z. B. dem Lasso-Katheter (Haïssaguerre et al. 2000) und dem Basket-Katheter (◘ Abb. 51.9), der im Herz-Zentrum Bad Krozingen erstmalig eingesetzt wurde. Der Basket-Katheter ist ein flexibler, 64-poliger Katheter, wobei 8 „splines" mit jeweils 8 Elektroden für ein dreidimensionales Mapping zur Verfügung stehen. Der Basket-Katheter wird transseptal in der Pulmonalvene am Übergang zum linken Vorhof platziert und erlaubt eine genaue Analyse der Aktivierung der Pulmonalvene sowohl im Sinusrhythmus, als auch bei der Initiierung von Vorhofflimmern. Nach genauer Lokalisation der Leitungsbahnen vom linken Vorhof in die Pulmonalvene kann die Ablation gezielt am Ostium durchgeführt werden.

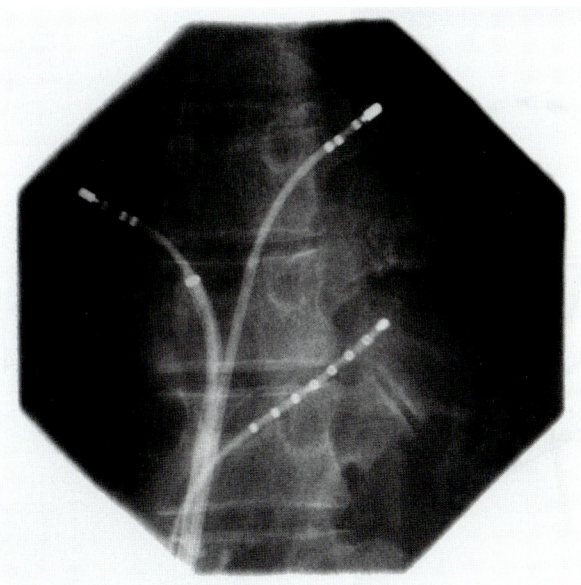

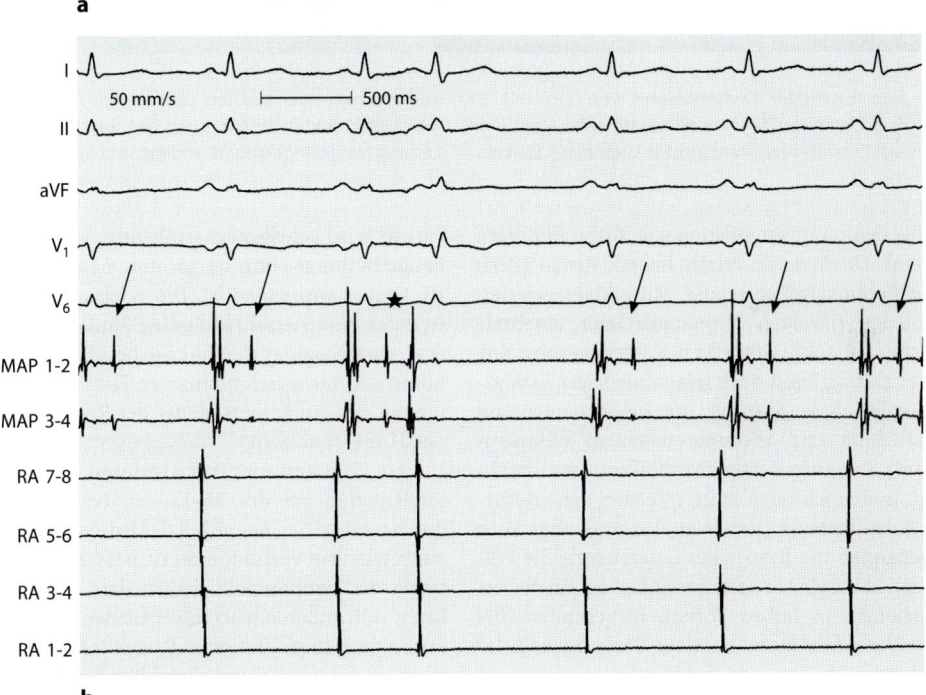

Abb. 51.8a, b. Elektrophysiologische Untersuchung bei einem Patienten mit paroxysmalem Vorhofflimmern zur Lokalisation und Ablation arrhythmogener Foci. **a** Durchleuchtung in anterior-posteriorer Position mit transseptaler Lage der Ablationskatheter in den oberen Pulmonalvenen. **b** Elektrophysiologische Aufzeichnung einer Entladung des Pulmonalvenenfokus nach jedem Sinusschlag (↓), der meist in der Vene blockiert ist und nur nach dem 3. Sinusschlag (*) relativ langsam zum linken Vorhof geleitet wird. *MAP* 4-poliger Mapping-Katheter in der Pulmonalvene, *RA* 8-poliger Katheter im rechten Vorhof

Ergebnisse mit der derzeitigen Technik der PVI. Am Herz-Zentrum Bad Krozingen wurden bis Ende 2002 65 Patienten mit diesem neuen Mapping-System behandelt und systematisch nach 1 Jahr nachuntersucht. 42 Patienten litten unter paroxysmalem, 23 unter persistierendem Vorhofflimmern. Insgesamt wurden 187 Pulmonalvenen isoliert. Die Dauer der Basket-Untersuchung lag bei 235±9 min, wegen Rezidiven von Vorhofflimmern mussten 1,3 Eingriffe pro Patient durchgeführt werden. Nach einem Follow-up von 12 Monaten sind 36 der 65 Patienten (55%) ohne Antiarrhythmika im Sinusrhythmus, von den 42 Patienten mit paroxysmalem Vorhofflimmern 28 Patienten (67%). Erfreulicherweise fand sich mittels Angiokernspintomographie nach 1 Jahr nur bei einem der Patienten eine Pulmonalvenenstenose (Arentz et al. 2002, 2003).

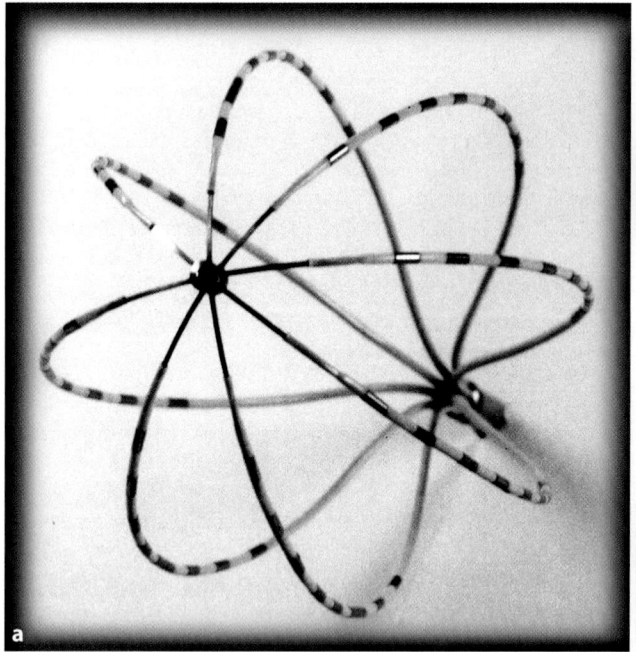 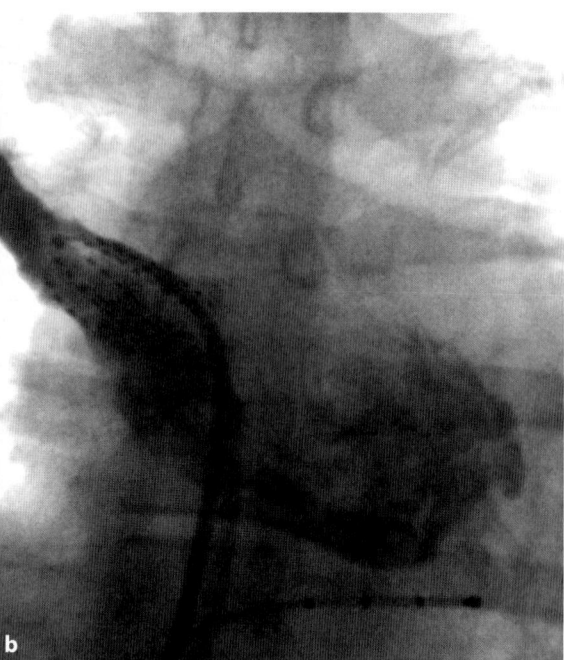

Abb. 51.9a, b. Basket-Katheter Constellation® von EPT mit 8 „splines" mit jeweils 8 Elektroden für ein dreidimesionales Mapping der Pulmonalvenenaktivierung (a). Transseptale Lage eines Basket-Katheters in einer rechten oberen Pulmonalvene. Mit dem Ablationskatheter können die durch den Basket-Katheter identifizierten Leitungswege angesteuert und gezielt ostial ablatiert werden (b)

Da es sich bei der kurativen Ablation von Vorhofflimmern weiterhin um eine Therapie mit relativ hohem Risiko (Perikardtamponade, Pulmonalvenenstenose, Mitralklappenverletzung bei Benutzung zirkulärer Mappingkatheter, zerebrale Embolie; Kalusche et al. 2000; Hindriks u. Kottkamp 2002; Kok et al. 2002; Wu et al. 2002) und noch relativ niedriger Erfolgsquote handelt, sollte diese Therapie nur bei Patienten mit hochsymptomatischem und therapieresistentem (Klasse-1- und/oder Klasse-3-Antiarrhythmika) Vorhofflimmern durchgeführt werden. In den nächsten Jahren werden neue Katheterdesigns wie Ballonkatheter (Natale et al. 2000), aber auch neue Ablationsenergien wie Kryo- oder Laserenergie die Pulmonalvenenisolation möglicherweise vereinfachen. Auch werden lineare Läsionen im linken Vorhof, insbesondere bei persistierendem Vorhofflimmern, zu einer Verbesserung der Erfolgsquote führen.

AV-Knoten-/His-Bündel-Ablation (Induktion eines AV-Block III. Grades)

Die irreversible „Durchtrennung" der AV-Junktion und Induktion eines kompletten AV-Blocks war die erste Indikation zur Katheterablation; Mitte der 80er-Jahre wurde sie unter Benutzung eines hochenergetischen DC-Impulses durchgeführt. Die Indikation besteht derzeit bei medikamentös therapierefraktärem paroxysmalem oder anhaltendem Vorhofflimmern, wenn es entweder zu hämodynamischer Verschlechterung oder subjektiver Intoleranz im Zusammenhang mit der (Tachy-)Arrhythmia absoluta kommt. Es handelt sich – im Gegensatz zu den anderen oben dargestellten Indikationen zur Katheterablation – nicht um einen kurativen Eingriff, sondern um eine Palliativmaßnahme. Auch die Notwendigkeit einer Antikoagulationsbehandlung ist davon unbeeinflusst. Der Patient wird schrittmacherpflichtig, wobei in aller Regel ein Ersatzrhythmus um 35–50/min nach erzieltem AV-Block III. Grades vorhanden ist. Die symptomatische Verbesserung ist durch eine Vielzahl klinischer Studien belegt (u. a. Brignole et al. 1998; Natale et al. 1999). Sie beruht zum einen auf der Verhinderung tachyarrhythmischer Herzfrequenzen, zum anderen auf der Wiederherstellung der Regularität der Herzaktionen (Ueng et al. 2001).

Am Herz-Zentrum Bad Krozingen wird die Schrittmacherimplantation *vor* der AV-Knoten bzw. His-Bündel-Ablation durchgeführt. Bei einem Teil der Patienten, insbes. solchen mit paroxysmalem Vorhofflimmern, bessert sich nach der Implantation die Symptomatik derart, dass eine Ablation entfallen kann; zum anderen wird so vermieden, dass eine Frühkomplikation nach Implantation, z. B. eine Infektion oder Sondendislokation, einen schrittmacherabhängigen Patienten gefährdet.

51.2.3 Mapping und Ablation ventrikulärer Tachykardien

In diesem Abschnitt sollen die unterschiedlichen Mappingverfahren, die auch bei anderen tachykarden Herzrhythmusstörungen, insbesondere auf Vorhofebene, zum Einsatz kommen, kurz erläutert werden.

> **Definition**
>
> Alle Mapping-Verfahren haben zum Ziel, die Frage nach dem Ursprung bzw. Entstehungsort einer tachykarden Herzrhythmusstörung zu beantworten. Darüber hinaus sollen Stellen identifiziert werden, an denen eine Hochfrequenz-Katheterablationsbehandlung erfolgversprechend ist.

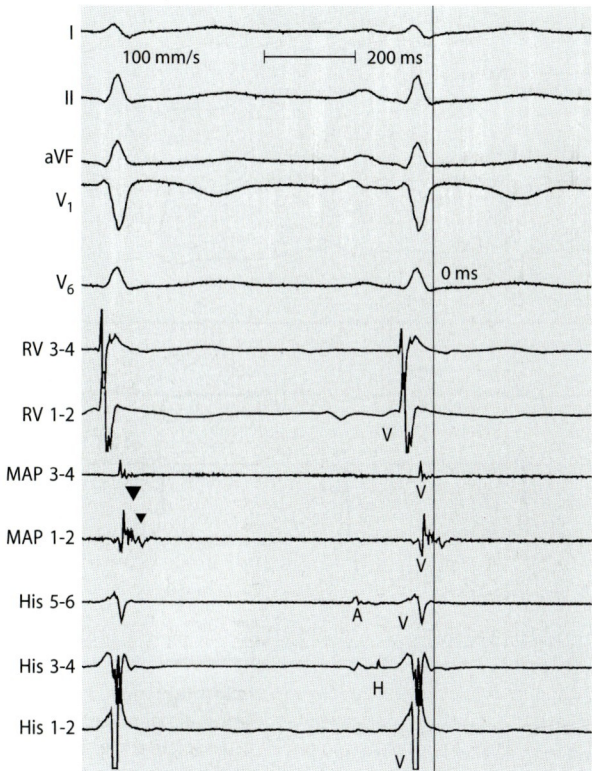

◘ **Abb. 51.10.** Normale und abnormale endokardiale Elektrokardiogramme: Der Mapping-Katheter (MAP) liegt im Bereich eines umschriebenen dysplastischen Bezirks bei einem Patienten mit rezidivierenden Kammertachykardien auf dem Boden einer rechtsventrikulären arrhythmogenen Kardiomyopathie (ARVC). Im Vergleich zu den endokardialen EKGs in der rechtsventrikulären Spitze (RV) und der His-Region (HIS) sind die Kammerpotenziale (V) von geringer Amplitude, deutlich fraktionierter und reichen über das Ende des QRS-Komplexes hinaus

Leitet man Aktionspotenziale von Myozyten ab, so findet man unterschiedlichste Aktionspotenzialdauern und Refraktärperioden. All dies bewirkt eine Erhöhung des interzellulären Widerstandes und damit eine langsame Erregungsleitung. Im Infarktgebiet finden sich also Zonen langsamer Erregung, „zones of slow conduction" (ZSC) oder auch „slow conduction zones"(Mehra et al. 1983; Okumura et al. 1987; Kay et al. 1988). Dadurch sind die funktionellen Voraussetzungen für das Entstehen von Reentry-Tachykardien gegeben (s. unten; Stevenson et al. 1993).

Endokardiales Mapping ventrikulärer Tachykardien nach Myokardinfarkt. Das endokardiale Mapping wird in der Regel mit einem Standardablationskatheter mit deflektierbarer Spitze durchgeführt. Der Zugang zum linken Ventrikel erfolgt retrograd über die Aortenklappe.

Mapping im Sinusrhythmus. Es lassen sich charakteristische bipolare endokardiale EKG ableiten. Bipolare EKG von normalem Myokard haben eine Amplitude von mehr als 3 mV, sie sind in der Regel biphasisch und nicht breiter als 70 ms. Elektrokardiogramme aus dem Infarktgebiet hingegen sind abnorm: Sie sind multiphasisch, fraktioniert, von niedriger Amplitude und reichen häufig über das Ende des QRS-Komplexes hinaus (Cassidy et al. 1984). Nicht selten sind mit üblichen Verstärkungen gar keine Signale ableitbar. Die Abb. 51.10 zeigt Beispiele normaler und abnormer endokardialer Elektrokardiogramme während Sinusrhythmus.

Tachykardien können nur im Bereich abnormer endokardialer EKG entstehen. Eine weitere Eingrenzung des Ursprungsortes ist durch das sog. Pace-Mapping während Sinusrhythmus möglich (s. unten; Waxman et al. 1982). Ein gutes Pace-Map ist jedoch weder Voraussetzung noch Garantie für eine anschließende erfolgreiche Hochfrequenzabgabe. Eine solche Stelle kann nur während laufender ventrikulärer Tachykardie identifiziert werden.

Mapping während laufender Kammertachykardie. Die Induktion der ventrikulären Tachykardie erfolgt durch programmierte Kammerstimulation, wozu zuvor bereits elektrophysiologische Katheter in Standardpositionen wie die rechtsventrikuläre Spitze oder den rechtsventrikulären Ausflusstrakt und z. B. die His-Position gebracht worden sind. Hilfreich kann auch die Platzierung eines Katheters im Sinus coronarius zur Markierung der Herzbasis sein.

Um während einer Tachykardie mappen zu können (s. unten), ist die hämodynamische Toleranz der Tachykardie durch den Patienten Voraussetzung. Es kann diesbezüglich von Nutzen sein, die Zykluslänge der induzierten Tachykardie durch geringe Gaben von Ajmalin (10–20 mg Gilurytmal i. v.) zu verlängern.

Im Hinblick auf eine erfolgreiche Hochfrequenzenergieapplikation ist hingegen der Nachweis **mittdiastolischer Potenziale (MDP)** von großer Bedeutung (◘ Abb. 51.11a; Brugada et al. 1985; Stevenson et al. 1989; Bogun et al. 1997). Er zeigt an, dass man sich in einer ZSC bzw. in unmittelbarer Nähe befindet. Unserem Verständnis des Erregungsablaufs bei Postinfarkttachykardien liegt das Modell eines sog. „Figure-of-eight"-Reentry zugrunde (◘ Abb. 51.12). MDP sind jedoch nicht ausschließlich aus Zonen langsamer Erregung des Reentry-Kreises,

Die überwiegende Anzahl der Patienten mit rezidivierenden Kammertachykardien hat eine bedeutsame strukturelle Herzerkrankung. Im Vordergrund stehen Patienten mit Zustand nach Myokardinfarkt und solche mit dilatativer Kardiomyopathie. In den meisten Fällen ist die Pumpfunktion deutlich beeinträchtigt. Dann besteht aus prognostischen Gründen die Indikation zur Implantation eines automatischen Kardioverters/Defibrillators (s. S. 1029). Bei häufigen Interventionen durch das ICD-System, v. a. auch bei Unwirksamkeit einer antitachykarden Stimulation, kann aus symptomatischen Gründen eine Katheterablation indiziert sein. Bewährt hat sich die Ablationsbehandlung darüber hinaus auch als „Notfallinstrument" bei unaufhörlichen Kammertachykardien. Es gelingt fast immer, die klinische Situation zu stabilisieren.

Kammertachykardien in der chronischen Phase nach Myokardinfarkt

Das „arrhythmogene Substrat" bei Zustand nach Myokardinfarkt – ähnlich gilt das jedoch auch für Kardiomyopathien bzw. Zustand nach Myokarditis – ist gekennzeichnet durch das Nebeneinander überlebender Myofibrillen und Fibrose. Die normale parallele Faseranordnung ist nicht mehr vorhanden.

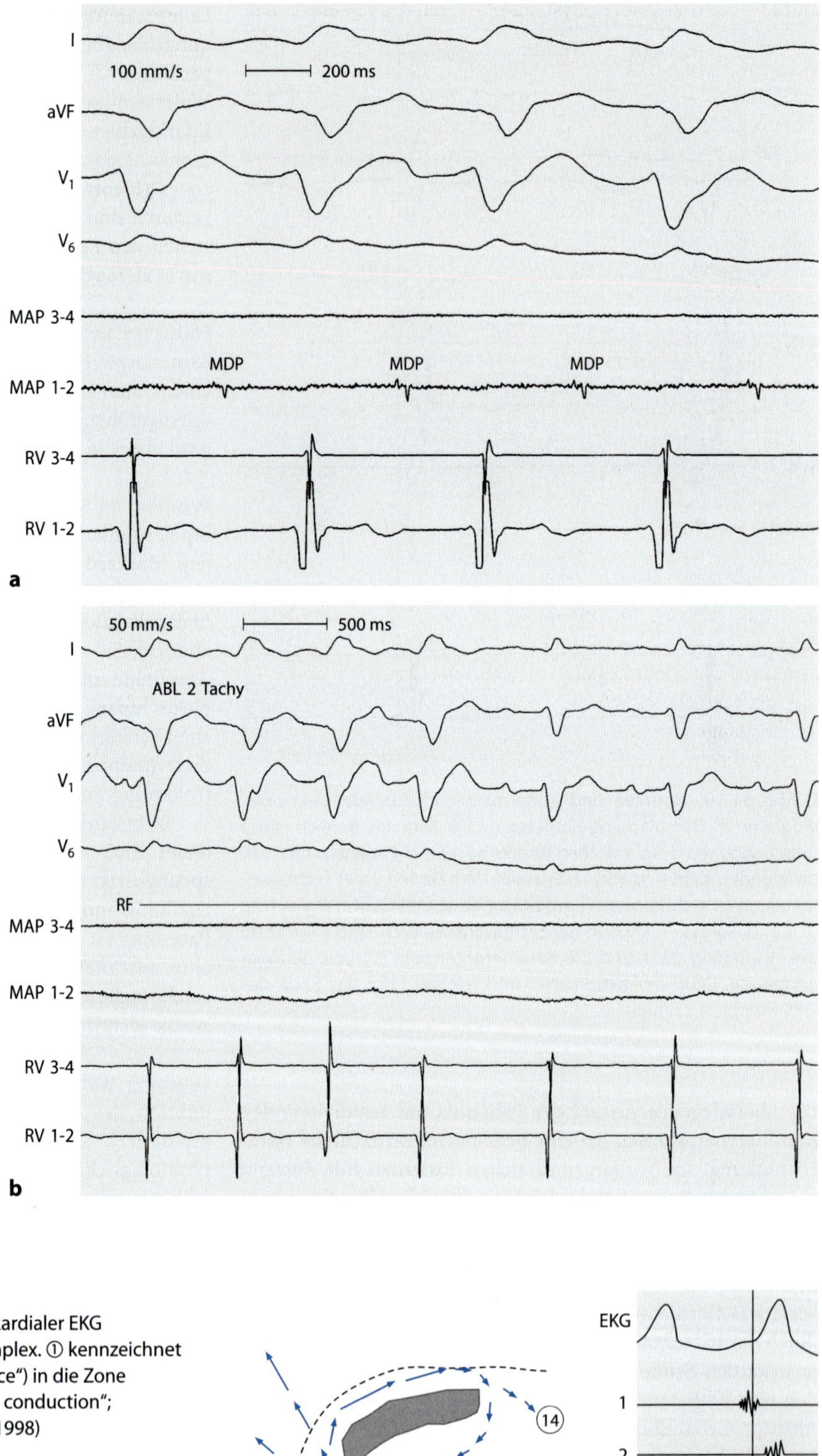

◘ **Abb. 51.11a, b.**
Endokardiales Mapping während Kammertachykardie: Es handelt sich um einen Patienten mit Zustand nach großem Vorder-Seitenwandinfarkt und Aneurysma; es besteht eine unaufhörliche Kammertachykardie seit 3 Tagen trotz hoher Amiodaron-Serumspiegel. Der Patient ist im kardiogenen Schock. **a** Im Aneurysmabereich lassen sich mit hoher Verstärkung (siehe Grundlinienrauschen in MAP1-2) isolierte mittdiastolische Potenziale *(MDP)* nachweisen.
b Hochfrequenzenergieabgabe an dieser Stelle terminiert die Tachykardie prompt, anschließend konnte sie nicht mehr induziert werden

◘ **Abb. 51.12.**
„Figure-of-eight-Reentry": Ableitung endokardialer EKG und ihre zeitliche Beziehung zum QRS-Komplex. ① kennzeichnet den Austritt („exit"), ⑤ den Eintritt („entrance") in die Zone langsamer Erregungsleitung („zone of slow conduction"; in Anlehnung an Stevenson u. Middlekauf 1998)

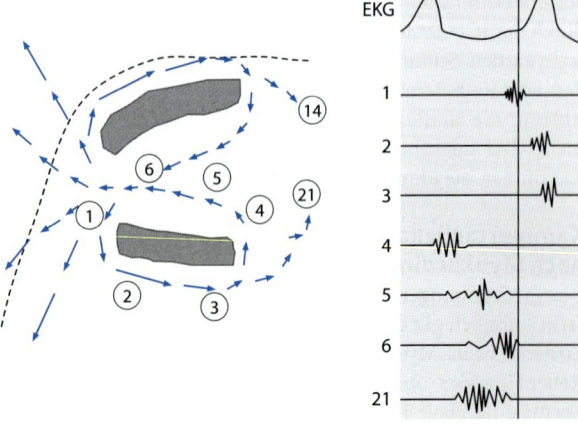

sondern auch aus sog. „Bystander"-Arealen abzuleiten. Die Hochfrequenzenergieabgabe in der Gegend eines „bystanders" würde den Reentry-Kreis jedoch nicht unterbrechen. Zur Entscheidung, ob das MDP einen Teil des Reentry-Kreises repräsentiert oder aus einer „Bystander"-Gegend stammt, dienen Stimulationsverfahren während laufender Tachykardie.

„Entrainment" (Almendral et al. 1988; Khan u. Stevenson 1994; Morady et al. 1991) beschreibt die Möglichkeit, mit einem oder einer Serie von Stimuli eine Tachykardie vorzuziehen bzw. auf die Stimulationszykluslänge zu beschleunigen, ohne sie zu terminieren. „Entrainment" ist Ausdruck der erregbaren Lücke im Reentry-Kreis. Je nach Stimulationsort kommt es durch Kollision orthodromer und antidromer Erregungsfronten zu zunehmender Formveränderung („progressive fusion") oder keiner Veränderung des QRS-Komplexex. „Entrainment" ohne Veränderung des QRS-Komplexes wird als „concealed entrainment" oder auch „entrainment without fusion" bezeichnet (◘ Abb. 51.13). „Concealed entrainment" ist Ausdruck der Stimulation in einer ZSC oder in einer benachbarten „Bystander"-Region. Die Analyse des Return-Zyklus im Anschluss an den letzten Stimulus (das sog. „Postpacing"-Intervall, PPI) ermöglicht die weitere Differenzierung: Ist das PPI größer als die Zykluslänge der Kammertachykardie (VT-CL), so findet die Stimulation in einer „Bystander"-Region statt, ist sie hingegen identisch der Kammertachykardie-Zykluslänge, so wird direkt in der Zone langsamer Erregungsausbreitung des Reentry-Kreises stimuliert und ein guter Ablationsort identifiziert.

Der Abstand zwischen dem Potenzial am Stimulationsort und dem QRS-Komplex gibt darüber hinaus Hinweise dafür, ob man sich in der Gegend des Beginns („entrance") oder Ende („exit") der ZSC befindet.

Praktisches Vorgehen zur Identifizierung einer Ablationsstelle
- Bei Sinusrhythmus: suche abnorme endokardiale Elektrokardiogramme („das Substrat")
- Induktion der Kammertachykardie: suche mittdiastolisches Potenzial
- „Entrainment mapping": „entrainment without fusion" und PPI=VT-CL?
- Energieabgabe
- Anschließend Versuch der Reinduktion, evtl. Wiederholung des Vorgehens

Indikation zur Katheterablation von Kammertachykardien bei bedeutsamer struktureller Herzerkrankung. Die Katheterablation ist eine symptomatische Palliativmaßnahme und dient nicht zur Verbesserung der Prognose. Die meisten Betroffenen (überwiegend Postinfarktpatienten) haben eine schwere Beeinträchtigung der linksventrikulären Pumpfunktion, und es besteht aus diesem Grunde die Indikation zur Implantation eines Defibrillatorsystems (s. unten). Häufig kommt es im Langzeitverlauf zu rezidivierenden, z. T. recht langsamen

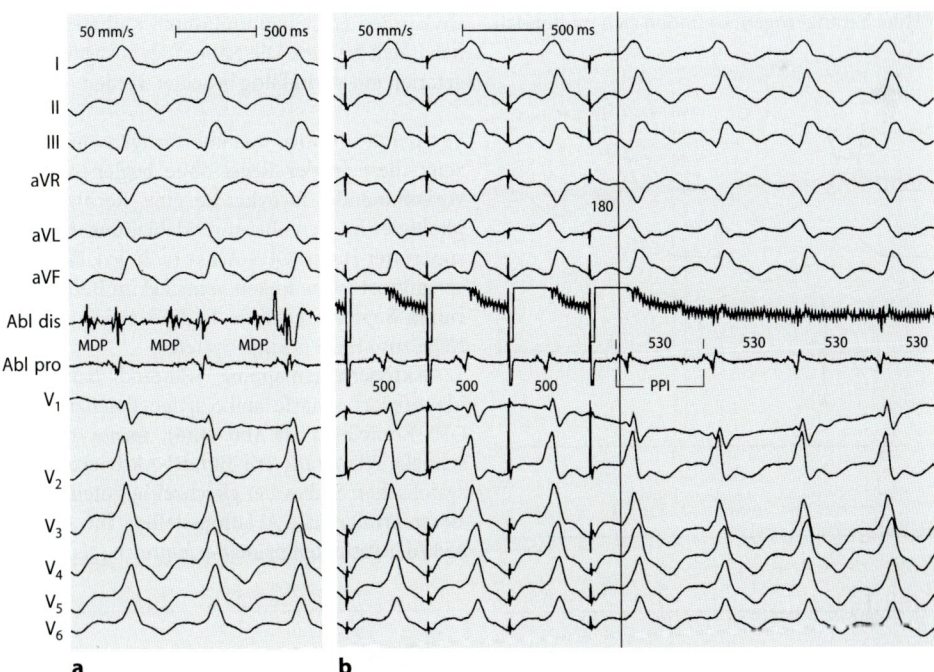

◘ **Abb. 51.13a, b.** Entrainment-Mapping während laufender Kammertachykardie bei einem Patienten mit Zustand nach großem Hinterwandinfarkt. Bei Zustand nach Reanimation war bereits ein Defibrillator implantiert worden. Es kam zu gehäuften Entladungen bei langsamen Kammertachykardien, die nicht durch ATP terminiert werden konnten. **a** Im Aneurysmabereich Ableitung mittdiastolischer Potenziale *(MDP)*. **b** Stimulation am Ort des Nachweises der MDP. Rechts ist die 12-Kanal-Morphologie der Tachykardie zu erkennen. Die Zykluslänge beträgt 530 ms. Die ersten 4 QRS-Komplexe zeigen eine identische Morphologie, haben jedoch eine Zykluslänge von 500 ms. Die Tachykardie ist auf die Stimulationszykluslänge beschleunigt worden, ohne dass es zu Formveränderungen des QRS-Komplexes gekommen wäre: „entrainment without fusion", „concealed entrainment". Das Post-pacing-Intervall *(PPI)* entspricht der Zykluslänge der Kammertachykardie. Die Stimulation findet in einer Zone langsamer Erregungsleitung statt. Der Stimulus-QRS-Abstand beträgt 80 ms

Kammertachykardien. Sind antitachykarde Stimulationsalgorithmen des ICD-Systems nicht effektiv oder haben zu Akzeleration und Schockabgabe geführt, so kann die klinische Situation durch die Katheterablation gebessert werden. Bei unaufhörlichen Tachykardien gelingt fast immer eine Stabilisierung des bedrohlichen Zustandes.

Kammertachykardien ohne zugrunde liegende Herzerkrankung

> Kammertachykardien ohne strukturelle Herzerkrankung haben 2 bevorzugte Ursprungsorte: den rechts- und (seltener) linksventrikulären Ausflusstrakt sowie das His-Purkinje-System im Bereich des linksposterioren Faszikels. Bei häufigem Auftreten von tachykarden Palpitationen ist die Katheterablation eine Behandlungsalternative zur medikamentösen Dauertherapie.

Ventrikuläre Herzrhythmusstörungen aus dem rechtsventrikulären Ausflusstrakt (s. S. 399). Im Vergleich zu den großen Reentry-Kreisen im Zusammenhang mit struktureller Herzerkrankung (s. oben) ist das arrhythmogene Substrat viel kleiner, es besteht gewissermaßen ein fokaler Ursprung. Entsprechend anders ist das Vorgehen zur Lokalisierung des Tachykardieursprungs.

Das **Aktivierungs-Mapping** umfasst die Suche nach dem Ort frühester endokardialer Erregung und hat im Gegensatz zum Mapping bei Postinfarktkammertachykardien eine größere Bedeutung. In der Regel lässt sich frühe endokardiale Aktivität 20–50 ms vor dem QRS-Komplex am Ursprung der Tachykardie nachweisen (◘ Abb. 51.14). Werden unipolare Ableitungen zur Hilfe herangezogen, so finden sich im Bereich des Ursprungs QS-Potenziale mit steilem initialen Abfall (Morady et al. 1990).

Im Gegensatz zu Kammertachykardien bei organischer Herzerkrankung (s. oben) identifiziert ein gutes **Pace-Map** eine Stelle mit guter Erfolgsaussicht im Hinblick auf die Abgabe von Hochfrequenzenergie. Pace-Mapping bedeutet, dass an verschiedenen endokardialen Stellen stimuliert wird und die so hervorgerufenen QRS-Komplexe in den 12 Standardableitungen mit den spontan auftretenden ektopen Erregungen verglichen werden (◘ Abb. 51.15).

> **Klinisch wichtig**
>
> Im Idealfall sind stimulierter und spontaner QRS-Komplex in allen Standardableitungen absolut identisch, wobei auch Feinheiten der QRS-Morphologie (Amplitude, Knotungen etc.) beachtet werden müssen. Als gutes Pace-Map gilt, wenn mindestens 11 der 12 Standardableitungen übereinstimmen (11/12-Regel; Rodriguez et al. 1997).

Aufgrund des umschriebenen Substrates ist die Hochfrequenzkatheterablationsbehandlung bei Tachykardien aus dem Bereich des rechtsventrikulären Ausflusstraktes erheblich erfolgversprechender als bei Patienten mit organischer Herzerkrankung. Primäre Erfolgsquoten zwischen 80 und fast 100 % werden berichtet (Morady et al. 1990; Klein et al. 1992; Calkins et al. 1993). Seltener als im rechts- können auch im linksventrikulären Ausflusstrakt salvenartige oder anhaltende Kammertachykardien entstehen und durch Katheterablation erfolgreich behandelt werden. Die Nähe zu den Abgängen der Herzkranzarterien muss sorgfältig beachtet werden.

Verapamil-sensitive Kammertachykardie. Im Standard-EKG zeigt diese in der Regel ohne begleitende Herzerkrankung vorkommende Tachykardie eine Rechtsschenkelblock-Morphologie in den Brustwandableitungen bei gleichzeitiger superiorer Haupt-QRS-Achse (s. S. 403, ◘ Abb. 18.51). Der Ursprungsort ist im linken Ventrikel im Bereich des links-posterioren Septums gelegen. Es findet sich eine topographische Nähe zum His-Purkinje-System.

Aktivierungsmapping während laufender Tachykardie identifiziert scharfe spike-artige Potenziale vor Beginn des QRS-Komplexes (◘ Abb. 51.16), ferner typisch ist die sehr schnelle retrograde His-Bündel-Aktivierung. Stellen mit präsystolischen Spikes bei gleichzeitig gutem Pace-Map identifizieren erfolgreiche Ablationsstellen. Die Ablation ist bei über 80 % der Patienten primär erfolgreich (Nakagawa et al. 1993).

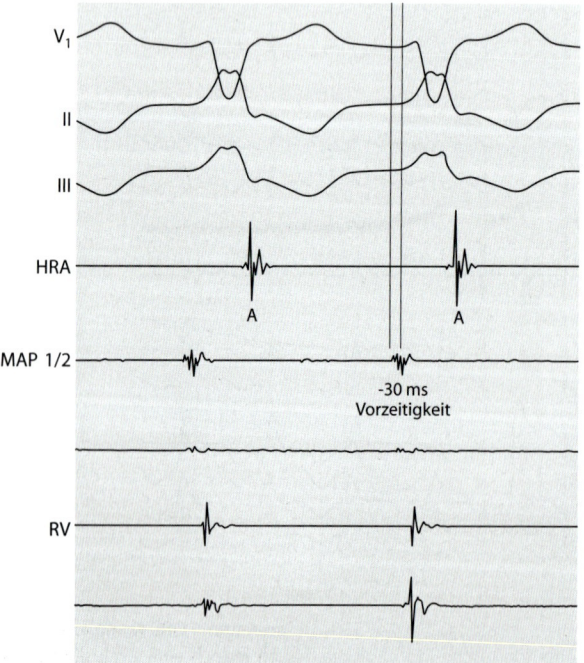

◘ **Abb. 51.14.** Aktivierungs-Mapping bei einer Tachykardie aus dem rechtsventrikulären Ausflusstrakt bei einer herzgesunden 30-jährigen Patientin: Die früheste endokardiale Erregung (MAP1/2) findet sich im rechtsventrikulären Ausflusstrakt. Die Vorzeitigkeit zum Beginn des QRS-Komplexes beträgt 30 ms

Zusammenfassung

Die Einführung der Hochfrequenzkatheterablationsbehandlung hat die Behandlung paroxysmaler supraventrikulärer Tachykardien revolutioniert. Sie ist ein kuratives Behandlungsverfahren und macht in aller Regel eine weitere medikamentöse Therapie unnötig. Die Risiken sind für die wichtigsten zu behandelnden Tachykardien (AV-Knoten-Reentry,

51.3 · Implantierbare Herzschrittmacher und Kardioverter/Defibrillatoren

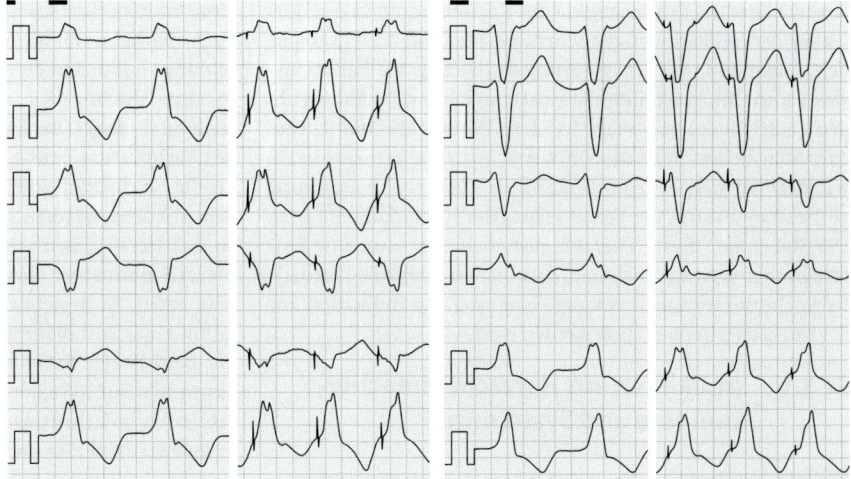

Abb. 51.15. Pace-Mapping bei einer Tachykardie aus dem rechtsventrikulären Ausflusstrakt: Nebeneinander dargestellt sind spontane und stimulierte QRS-Komplexe; links die Extremitäten-, rechts die Brustwandableitungen. Es findet sich eine weitgehende Übereinstimmung zwischen spontanem und stimuliertem QRS-Komplex (11/12)

Tachykardien in Gegenwart akzessorischer Leitungsbahnen) sehr klein, die Erfolgsquote hingegen in geübten Händen sehr hoch (>95%). Auch isthmusabhängiges Vorhofflattern kann mit großer Sicherheit durch Isthmusablation unmöglich gemacht werden. Ein Teil so behandelter Patienten bedarf jedoch trotzdem einer weiteren antiarrhythmischen Therapie, weil sie zusätzlich zu paroxysmalem Vorhofflimmern neigen.

Ablationsverfahren bei Patienten mit Vorhofflimmern stützen sich in erster Linie auf die Pulmonalvenenisolation, aber auch Substratmodifikation durch Anlage linearer Läsionen oder eher breitflächiger Ablationsareale um die Pulmonalvenen herum werden erprobt. Zum jetzigen Zeitpunkt sind alle Ablationstherapien bei Vorhofflimmern noch als experimentell einzustufen und sollten erst nach Ausschöpfen konservativer medikamentöser Behandlungsstrategien zum Einsatz kommen.

Patienten mit rezidivierenden Kammertachykardien haben überwiegend eine strukturelle Herzerkrankung. Die Indikation zur Katheterablation ist hier meistens erst nach Implantation eines automatischen Kardioverters/Defibrillators gegeben, wenn es trotz antiarrhythmischer Therapie mit Amiodaron zu gehäuften Interventionen des Systems kommt. Rezidivierende Kammertachykardien ohne gleichzeitig vorhandene bedeutsame strukturelle Herzerkrankung können eine gute Indikation für eine Katheterablationsbehandlung darstellen.

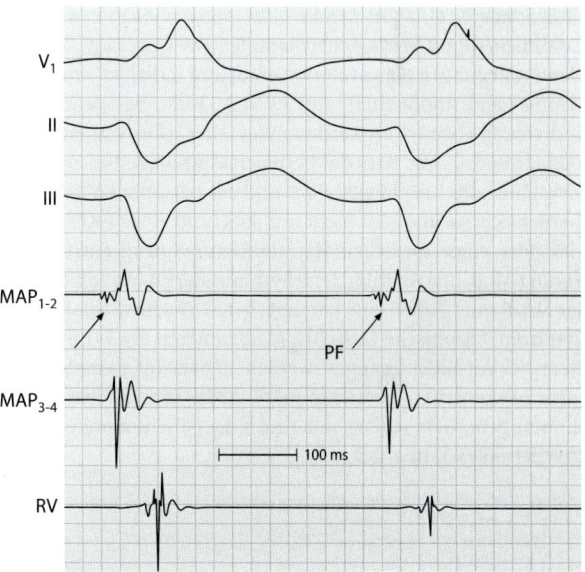

Abb. 51.16. Idiopathische „Verapamil-sensitive" Kammertachykardie, Aktivierungs-Mapping: Am Ort der später erfolgreichen Hochfrequenz-Energieabgabe lassen sich während laufender Tachykardie spikeartige präsystolische Potenziale (*PF* in *MAP$_{1-2}$*), die dem Purkinje-System zuzuordnen sind, ableiten

51.3 Implantierbare Herzschrittmacher und Kardioverter/Defibrillatoren

Der erste Schrittmacher wurde Ende 1958 von den Schweden Senning und Elmquist implantiert, wobei die Batterie noch von außen aufgeladen werden musste. Die Entwicklung des vollimplantierbaren batteriebetriebenen Schrittmachers war wenig später abgeschlossen (Chardack et al. 1960). In den folgenden Jahren verlief die Entwicklung stürmisch: Schon 1963 stellten Nathan u. Center ein erstes 2-Kammer-System vor, 1964 waren bereits die festfrequenten, asynchronen Schrittmacher überholt, das „Demand-Prinzip" wurde eingeführt (Castellanos et al. 1964). Jährlich werden über 50.000 Erstimplantationen in Deutschland durchgeführt. Aufgrund der großen Zahl der betroffenen Patienten sollte jeder praktizierende Arzt mit den wichtigsten Grundbegriffen der Schrittmacherbehandlung vertraut sein.

Es erscheint logisch, im gleichen Kapitel die Therapie mit implantierbaren Kardiovertern/Defibrillatoren (ICD-Systeme) abzuhandeln. ICD sind heute auch immer Schrittmacher, wobei es integrierte 1-Kammer-, 2-Kammer- und inzwischen auch 3-Kammer-(=biventrikuläre) Systeme gibt. Auch Implantationstechnik und Nachsorge haben sich weitgehend aneinander angeglichen. Die Schwerpunkte des Kapitels liegen in der Darlegung der Indikationen zur Schrittmacher- und ICD-Therapie, der Systemwahl und der Erklärung der wichtigsten Funktionsweisen, wie sie durch international standardisierte Abkürzungen (NBG-Code) angezeigt werden. Eigene Abschnitte sind auch den neuen Indikationen zur Schrittmachertherapie gewidmet, bei denen keine bradykarde Herzrhythmusstörung vorliegt, sondern es um Verbesserung der Hämodynamik geht. Der Stellenwert dieser Therapien ist noch nicht eindeutig festgelegt, aber es ist anzunehmen, dass insbesondere die „kardiale Resynchronisationsbehandlung" eine wichtige Indikation zur Schrittmacherimplantation werden wird.

51.3.1 Indikation zur Herzschrittmachertherapie und Systemwahl

Für die Indikationsstellung zur Herzschrittmacherimplantation gibt es mittlerweile verbindliche Richtlinien der Nationalen und Internationalen Fachgesellschaften (Lemke et al. 1996; Gregoratos et al. 2002; Lemke et al. 2003; www.dgkardio.de// Leitlinien/Herzschrittmachertherapie; www.acc.org). Neben den Festlegungen „Implantation eindeutig indiziert" und „eindeutig keine Indikation" gibt es viele Fälle, bei denen sehr individuell abgewogen werden muss. Hier ist es von entscheidender Bedeutung, dass der betreuende Arzt alle Facetten und Umstände des Krankheitsbildes und des betroffenen Patienten berücksichtigt und sich nicht nur aufgrund eines EKG-Befundes oder einer speziellen Herzrhythmusstörung entscheidet. Häufig sind bradykarde Herzrhythmusstörungen funktioneller Natur oder haben eine korrigierbare Ursache (Schlafapnoesyndrom, chronische Gastritis, Medikamente u. a.). Insbesondere bei AV-Blockierungen werden neben der Symptomatik auch prognostische Gesichtspunkte in die Indikationsstellung einbezogen. Nicht zuletzt sollte auch die Patientenpräferenz in Zweifelsfällen mitberücksichtigt werden.

> **Indikationen zur Herzschrittmachertherapie**
>
> *Symptomatische Bradykardie (Leistungsschwäche, Dyspnoe u. a.):*
> - Sinusknotensyndrom
> - Bradyarrhythmia absoluta
> - AV-Block II. bis III. Grades
>
> *Schwindelanfälle, (Prä-)Synkopen:*
> - Sinusknotensyndrom (plötzliche SA-Blockierungen oder Sinusarrest)
> - Tachykardie-Bradykardie-Syndrom
> - Paroxysmale AV-Blockierungen höheren Grades
> - Karotissinussyndrom
>
> *Prophylaktische Indikationen (z. T. umstritten):*
> - Trifaszikulärer Block (HV-Intervall>100 ms bei komplettem LSB oder RSB + LAH/LPH)
> - Höhergradiger AV-Block (2:1, 3:1)
> - AV-Block II. Grades Typ 2
> - Erworbener AV-Block III. Grades ohne Symptomatik
> - Kongenitaler AV-Block III. Grades
> - A-/oligosymptomatische Sinusknotenerkrankung beim älteren Menschen

Sinusknotenerkrankung. Das klinische Krankheitsbild als auch die beim Sinusknotensyndrom gefundenen Erregungsbildungs- und Erregungsleitungsstörungen sind ausführlich in den Abschn. 18.5 sowie insbesondere in 18.6.2 dargestellt (s. S. 429). Die Sinusknotenerkrankung unter Einschluss des Tachykardie-Bradykardie-Syndroms stellt seit Jahren die größte Indikationsgruppe zur Implantation permanenter Schrittmachersysteme in Deutschland dar. Nach Meldungen an das Herzschrittmacherregister wurden 39,5% der Neuimplantationen unter dieser Indikation durchgeführt (Markewitz 2002). Es besteht die eindeutige Indikation zur Implantation eines vorhofstimulierenden Systems, was bei etwa 75% der betroffenen Patienten auch realisiert wird. Bei fehlenden Hinweisen auf AV-Knoten-Leitungsstörung reicht vielfach ein reiner Vorhofschrittmacher, meist mit der Möglichkeit der Frequenzadaptation, aus.

> **Klinisch wichtig**
>
> Ein 2-Kammer-System sollte dann implantiert werden, wenn neben der Sinusknotenfunktionsstörung ein AV-Block I. Grades oder ein bifaszikulärer Block vorliegen. Besteht die Notwendigkeit einer antiarrhythmischen Behandlung z. B. wegen Phasen von intermittierender Tachyarrhythmie oder liegt ein hypersensitiver Karotissinusreflex vor, sollte ebenfalls ein 2-Kammer-System bevorzugt werden.

Die postoperative Programmierung sollte nach Möglichkeit jedoch immer so sein, dass die spontane Überleitung via AV-Knoten favorisiert und AV-sequenzielle Stimulation vermieden wird. Vorhofstimulation verhindert im Vergleich zur reinen Kammerstimulation signifikant die Häufigkeit des Auftretens von Vorhofflimmern, Herzinsuffizienz und zerebralen Insulten (Rosenquist et al. 1988; Santini et al. 1990; Andersen et al. 1994, 1997; Lamas et al. 2002). Der Nutzen der Vorhofstimulation zeigt sich häufig erst nach mehreren Jahren, was bei der Einschätzung von Studienergebnissen, die scheinbar keinen wesentlichen Nutzen einer physiologische Stimulation erbrachten, zu berücksichtigen ist (Conolly et al. 1996, 2000).

Atrioventrikulärer Block. Auf die Differenzialdiagnosen atrioventrikulärer Blockierungen wurde ausführlich in Abschn. 18.5.4, S. 413 eingegangen. Bei häufigem Auftreten oder permanentem Vorhandensein eines höhergradigen AV-Blocks sollte ein 2-Kammer-System implantiert werden, wodurch eine physiologische vorhofgesteuerte Herzaktion erzielt wird. Auch die frequenzvariable 1-Kammer-Stimulation ist hier keine Alternative. Dies gilt auch für ältere Patienten (Lamas et al. 1998). Ein VVI-Schrittmacher kann akzeptabel sein, wenn es sich um sehr seltene paroxysmale hochgradige AV-Blockierungen mit Synkopen handelt. Bei permanenter AV-Blockierung ist ein konventioneller 2-Kammer-Schrittmacher im DDD-Modus ideal. Bei intermittierenden AV-Blockierungen ist es günstig, wenn Spezialalgorithmen (AV-Hysterese; s. unten) im Schrittmacher verfügbar sind. Bei guter Sinusknotenfunktion kann ein VDD-System (s. unten) eine Alternative sein.

Hypersensitives Karotissinussyndrom, neurokardiale Synkope.
Die Krankheitsbilder sind in Abschn. 18.6 sowie in Kap. 20 dargestellt. Zur Gewährung einer optimalen Hämodynamik während des Anfalls ist eine AV-sequenzielle Stimulation in den meisten Fällen der reinen Kammerstimulation überlegen. Eine DDI-Programmierung mit Hysterese gewährleistet die Präferenz des Eigenrhythmus. Spezialalgorithmen wie die Frequenzabfallreaktion sind häufig hilfreich.

Bradyarrhythmia absoluta. Chronisches Vorhofflimmern mit permanenter Bradyarrhythmie stellt dann eine Indikation zur Implantation eines 1-Kammer-Schrittmachersystems dar, wenn die Bradyarrhythmie Ursache für eine zerebrale oder allgemeine Leistungsschwäche oder auch eine Herzinsuffizienz ist. Eine Bradyarrhythmie ohne darauf zu beziehende Symptomatik stellt keine Indikation dar. Die zufällige Detektion von Pausen im Langzeit-EKG (tagsüber bis 3 s, nachts bis 4 s) stellen für sich gesehen ebenfalls keine Indikation zur prophylaktischen Schrittmacherimplantation dar. Werden Symptome auf die permanente oder intermittierende Bradyarrhythmie bezogen, besteht die Indikation zur Implantation eines 1-Kammer-Systems (VVI), in den meisten Fällen mit der Möglichkeit der Frequenzadaptation.

51.3.2 Stellenwert der Therapie mit implantierbaren Kardiovertern/Defibrillatoren

Entwicklung der ICD-Technologie: 1980 wurde erstmals durch Mirowski und Kollegen ein implantierbarer Defibrillator bei einer Patientin eingesetzt. 5 Jahre später fand die erste Implantation am Herz-Zentrum Bad Krozingen statt. Implantationen zum damaligen Zeitpunkt erfolgten nach Thorakotomie unter Einsatz der Herz-Lungen-Maschine. Es wurden epikardiale Patch-Elektroden aufgenäht; das Defibrillatoraggregat wurde in die Rektusscheide implantiert. Einen entscheidenden Fortschritt der technischen Entwicklung bedeutete die Entwicklung einer transvenösen Defibrillationselektrode, wodurch die Thorakotomie überflüssig wurde. Die zunehmende Verkleinerung der Geräte durch Verbesserung der Mikroelektronik und insbesondere der Batterien schaffte die Voraussetzung, dass seit 1994 die abdominale Implantationstechnik verlassen werden konnte und das Gerät zuerst subpektoral, schließlich präpektoral wie ein normaler Herzschrittmacher implantiert werden konnte.

Heutige ICD bieten neben der Defibrillation die Möglichkeit zur antitachykarden Stimulation (ATP) und niedrig energetischen Kardioversion an, wobei die biphasische Schockabgabe unter Einbeziehung des Generatorgehäuses die Regel ist. Integrierte VVIR- oder auch DDDR-Schrittmacher-Schaltkreise sind Standard. Ein wichtiger Fortschritt zur Validierung der Funktion war auch das Einführen von Speicherkapazitäten für eine entsprechende Tachykardiediagnostik (◘ Abb. 51.17).

Prognoseverbesserung durch ICD-Therapie

Sekundärprevention. Obwohl sich nach Einführung der ICD-Therapie sehr schnell zeigen ließ, dass Kammertachykardien und Kammerflimmern effektiv durch diese Systeme behandelt werden, war bis in die 90er-Jahre unklar, ob dadurch wirklich die Gesamtmortalität betroffener Patienten vermindert werden kann. 3 große randomisierte Untersuchungen zur Sekundärprävention haben dies eindeutig belegt (AVID: The Antiarrhythmics versus Implantable Defibrillators Investigators 1997; CASH: Cardiac Arrest Study Hamburg, Kuck et al. 2000; CIDS: Canadian Implantable Defibrillator Study, Connolly et al. 2000). In diese Studien wurden Patienten nach Reanimation oder hämodynamisch wirksamer Kammertachykardie eingeschlossen, ferner Patienten nach unklarer Synkope, wenn bei gleichzeitig vorhandener beeinträchtigter linksventrikulärer Funktion (EF<40%) in einer elektrophysiologischen Untersuchung (EPU) Kammertachykardien oder Kammerflimmern induzierbar waren. Die CASH-Studie schloss ausschließlich reanimierte Patienten ein. Primärer Studienendpunkt für alle Untersuchungen war die Gesamtmortalität.

> Fasst man die Untersuchungen zusammen, so ist festzustellen, dass durch ICD-Therapie in der Sekundärprophylaxe eine 30%ige Reduktion der Sterblichkeit erfolgt.

Die AVID-Studie – es war im Kern ein Vergleich zwischen ICD- und Amiodarontherapie – schloss über 1200 Patienten ein, sodass auch Subgruppenanalysen möglich wurden. Hierbei zeigte sich, dass der Nutzen der ICD-Therapie besonders für Patienten mit schlechter Pumpfunktion zutrifft, während Patienten mit einer EF>40% unter eine Behandlung mit Amiodaron nicht schlechter fahren.

Primärprävention bei Postinfarktpatienten. Die Implantation automatischer Kardioverter/Defibrillatoren zur Primärprophylaxe bei Hochrisikopatienten in der chronischen Infarktphase ist ebenfalls untersucht. Die erste diesbezüglich publizierte Studie war MADIT (Moss et al. 1996), die eine über 50%ige Reduktion der Gesamtmortalität durch ICD-Therapie belegen konnte. Eingeschlossen waren Patienten im chronischen Infarktstadium mit einer EF<36%, ventrikulären Salven im Langzeit-EKG und induzierbaren Tachykardien während der elektrophysiologischen Untersuchung, die gleichzeitig bei der EPU durch i.v.-Gabe eines Antiarrhythmikums nicht unterdrückt werden konnten.

Die 1999 von Buxton et al. veröffentlichte MUSTT-Studie schloss ähnliche Patienten ein und bestätigte letztendlich die Ergebnisse von MADIT. Die MADIT-II-Studie (Moss et al. 2002) schloss Patienten mit noch schlechterer Pumpfunktion (EF<31%) bei Zustand nach Myokardinfarkt ein, ohne dass ein zusätzlicher rhythmologischer Risikoindikator (z. B. nicht anhaltende Kammertachykardien) Voraussetzung gewesen wäre. Die mittlere EF der 1.232 eingeschlossenen Patienten betrug 23%. Alle erhielten eine optimale Basistherapie mit ACE-Hemmern und β-Blockern. Es zeigte sich, dass durch die prophylaktische Implantation eines ICD die Gesamtsterblichkeit um 31% reduziert werden konnte. Besonders hoher Nutzen wurde für Patienten mit stark verbreitertem QRS-Komplex (>150 ms) und besonders schwer beeinträchtigter linksventrikulärer Funktion (<25%) belegt.

Prognoseverbesserung auch bei „nichtischämischer" myokardialer Schädigung? Die für Postinfarktpatienten belegte Mortalitätssenkung durch prophylaktische ICD-Therapie konnte in 2 Studien, die die Primärprophylaxe bei dilatativer Kardiomyopathie überprüften, nicht bestätigt werden (Bänsch et al. 2002; Strickberger et al. 2003). Beide Studien schlossen jeweils nur etwa 100 Patienten ein und wurden vorzeitig abgebrochen, weil sich kein Überlebensvorteil für die Patienten andeutete, die mit einem Defibrillator versorgt worden waren.

Die aus oben zitierten Studien zu ziehenden Konsequenzen für die Indikationsstellung zur Implantation automatischer Kardioverter/Defibrillatoren können entsprechend den derzeit geltenden Richtlinien der Fachgesellschaften zusammengefasst werden (Hohnloser et al. 2000; Gregorotos et al. 2002; Prirori et al. 2003).

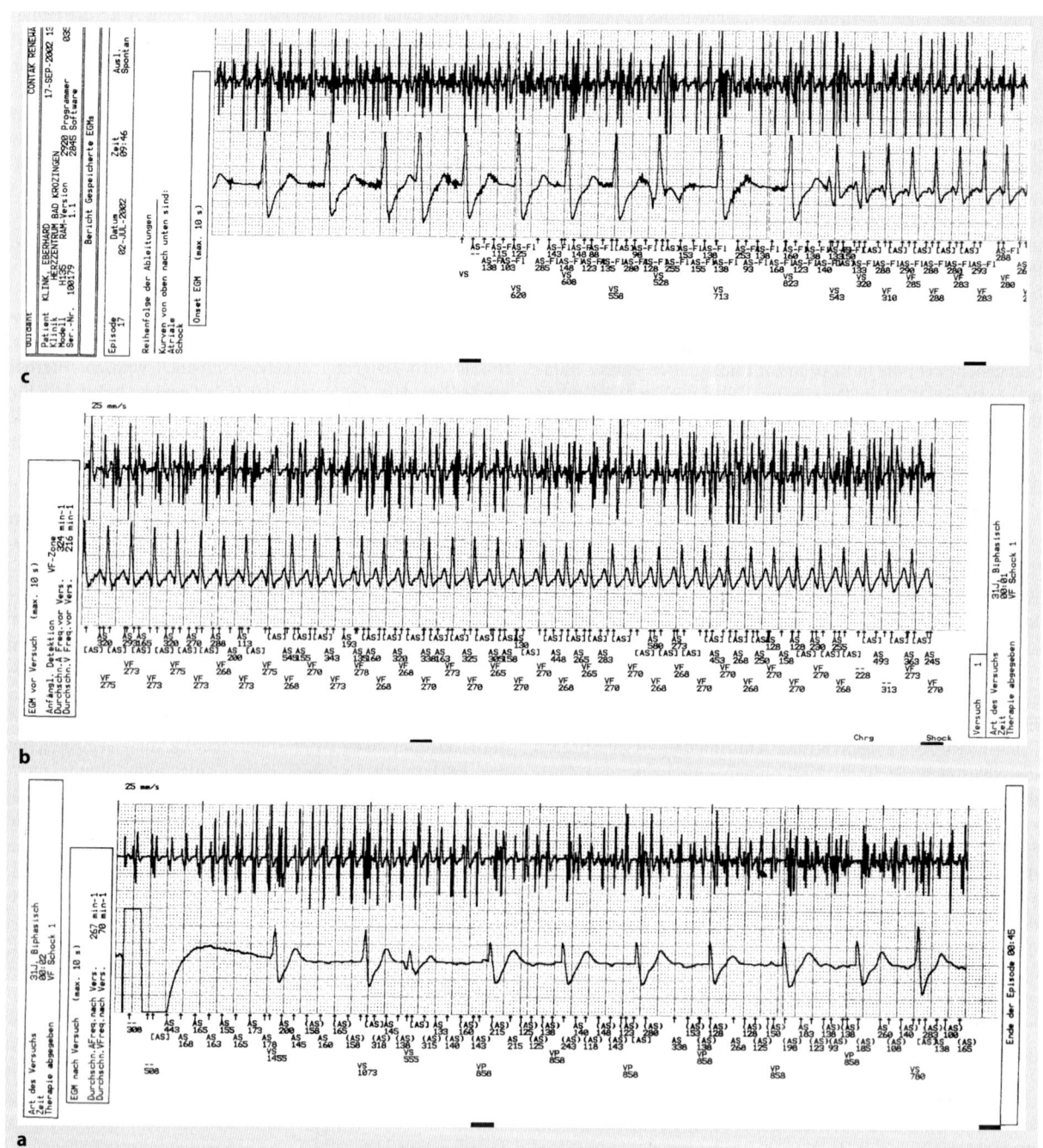

Abb. 51.17. ICD-Therapie, Darstellung der heute möglichen EKG-Dokumentation durch das implantierte 2-Kammer-ICD-System: Im oberen Kanal ist ein bipolares Vorhof-EKG registriert. Der Grundrhythmus des Patienten ist Vorhofflimmern. Das EKG im zweiten Kanal zeigt zu Beginn wechselnde RR-Abstände als Ausdruck der absoluten Arrhythmie. **a** Die letzten 8 Schläge in Streifen zeigen eine akute Frequenzbeschleunigung (Zykluslänge jetzt ca. 290 ms mit ganz regelmäßigem RR-Abstand). Die Annotation im Markerkanal zeigt an, dass das System die aufgetretene Kammertachykardie einwandfrei detektiert hat. **b** Der Streifen dokumentiert die anhaltende hochfrequente monomorphe Tachykardie. Nach Aufladung des Kondensators auf 31 wird ein biphasischer Schock abgegeben. **c** Der Defibrillationsimpuls ist zu Beginn des Streifens festgehalten. Es besteht wieder das Bild der absoluten Kammerarrhythmie bei zugrunde liegendem Vorhofflimmern

> **Indikationen zur ICD-Implantation**
> (Stand Februar 2004)
>
> *Sekundärprophylaxe:*
> – Zustand nach Herzstillstand wegen Kammertachykardie oder Kammerflimmern (a)
> – Nach anhaltender Kammertachykardie und bedeutsamer struktureller Herzerkrankung (EF ≤ 40%*) (b)
> – Nach Synkope ungeklärter Ätiologie und induzierbarer Kammertachykardie und/oder Kammerflimmern während der elektrophysiologischen Untersuchung bei Patienten mit reduzierter Pumpfunktion (LV-EF ≤ 40%*) (c)
>
> *Primärprophylaxe bei Patienten in der chronischen Postinfarktphase:*
> – mit einer EF < 31%
> – mit einer EF < 36%, Salven im Langzeit-EKG und Induzierbarkeit bei der elektrophysiologischen Untersuchung
> – mit einer EF < 41%, Salven im Langzeit-EKG und Induzierbarkeit, wenn im Rahmen der elektrophysiologischen Testung kein Medikament (in der Regel Amiodaron) als wirksam eingestuft wird
>
> *Keine Indikation zur Primärprophylaxe:*
> – Bei Patienten mit nichtischämischer Kardiomyopathie
> – Bei Postinfarktpatienten mit nur mäßig reduzierter Pumpfunktion
>
> * Ist die Pumpfunktion weniger stark beeinträchtigt (EF ≥ 41%), so kann in den Gruppen (b) und (c) eine Einstellung auf Amiodaron überlegt werden.

Offene Fragen und derzeit laufende prospektive Studien. Die genannten Indikationen zur Primärprophylaxe bei Patienten mit koronarer Herzerkrankung und schlechter Pumpfunktion betreffen Patienten in der chronischen Phase nach Herzinfarkt. Nicht geklärt ist, ob der gleiche oder gar ein höherer Nutzen entsteht, wenn der Defibrillator früh nach dem akuten Ereignis implantiert wird. Mehrere Multicenterstudien wurden Ende der 90er-Jahre mit dieser Fragestellung in Europa und in USA initiiert. Sie alle schlossen Patienten in den ersten Wochen nach Myokardinfarkt ein, wenn sie eine beeinträchtigte linksventrikuläre Funktion aufwiesen (EF je nach Studie < 35–40%); alle Patienten hatten darüber hinaus einen zusätzlichen Indikator für eine beeinträchtigte Prognose (verminderte Herzfrequenzvariabilität, ventrikuläre Salven o. Ä.). Die DINAMIT-Studie (Hohnloser et al. 2000) hat das Follow-up abgeschlossen. Erste, Anfang März 2004 vorgetragene Ergebnisse zeigten keinen Überlebensvorteil für die Patienten, denen früh nach Infarkt ein ICD implantiert worden war. Auch die Frage einer Primärprophylaxe bei nichtischämischer Kardiomyopathie ist nicht abschließend beantwortet. Ergebnisse der bisher noch nicht komplett publizierten COMPANION- und DEFINITE-Studie legen nahe, dass zumindest Subgruppen von einer ICD-Implantation im Sinne einer Lebensverlängerung profitieren (Cleland et al. 2003, Salukehe et al. 2003). Die im März 2004 vorgestellte SCD-HeFT-Studie vergleicht ICD-Therapie gegenüber Amiodaron- und Plazebobehandlung bei Patienten mit Herzinsuffizienz (NYHA II 70%, NYHA III 30%), wobei die Ätiologie der Herzinsuffizienz kein Kriterium für den Einschluss darstelle. 48% der 2521 randomisierten Patienten hatte eine nichtischämische Kardiomyopathie. Hauptergebnis ist, dass Amiodaronbehandlung im Vergleich zu Plazebo nicht zu einer verbesserten Prognose führt, die ICD Implantation hingegen die Mortalität im Beobachtungszeitraum von 5 Jahren um 23% senkt. Kritisch anzumerken ist, dass der reale Nutzen einer jährlichen Mortalitätssenkung um nur 1,7% entspricht (5,5% vs. 7,2% pro Jahr = p 0,007). Dies zeigt deutlich an, dass eine individuellere Risikoabschätzung unabdingbar ist.

51.3.3 Herzschrittmachertherapie ohne antibradykarde Indikation

Hypertrophe obstruktive Kardiomyopathie

1992 berichteten Fananapazier et al. erstmals über den Nutzen der Implantation eines 2-Kammer-Schrittmachers bei Patienten mit hochsymptomatischer hypertropher obstruktiver Kardiomyopathie (HOCM). Sie konnten zeigen, dass es zu einer anhaltenden Reduktion des Gradienten im linksventrikulären Ausflusstrakt kam, was mit einer deutlichen symptomatischen Verbesserung der Betroffenen einherging. Eine wichtige Beobachtung war darüber hinaus, dass die Reduktion des Ausflusstraktgradienten sogar nach Beendigung der Stimulation anhielt. Diese Daten bildeten die Basis, auch randomisierte Untersuchungen zu dieser Fragestellung durchzuführen.

Die PIC-Studie (Pacing in Cardiomyopathy; Kappenberger et al. 1997) verglich DDD- mit reiner Vorhofstimulation bei 83 Patienten in einem „cross-over-design". Im 2-Kammer-Modus kam es zu einem signifikanten Abfall des Druckgradienten von im Mittel 59±36 auf 30±25 mmHg, was mit einer ebenfalls statistisch signifikanten Abnahme der Dyspnoe- und Angina pectoris-Symptomatik der Patienten bei gleichzeitiger Steigerung der Lebensqualität einherging. Auffallend jedoch auch ein deutlicher Plazeboeffekt, denn 30% der Patienten besserten sich klinisch, noch bevor die 2-Kammer-Stimulation aktiviert war.

Plazeboeffekte sind auch in beiden anderen bisher durchgeführten randomisierten klinischen Untersuchungen nachweisbar (Nishimura et al. 1997; Maron et al. 1999). Beide Untersuchungen belegen eine Abnahme des Druckgradienten bei etwa 60% der Patienten in einer Größenordnung um 40%. Während in der Untersuchung aus der Mayo-Klinik (Nishimura et al.) dies zu einer subjektiven klinischen Verbesserung führte, die jedoch im Vergleich zu Plazebo nicht signifikant war, ließ sich in der Untersuchung von Maron et al. kein symptomatischer Nutzen objektivieren.

> Die Implantation eines 2-Kammer-Schrittmachers ist bei Patienten mit HOCM nicht als Therapie erster Wahl anzusehen. Sie sollte in Erwägung gezogen werden, wenn die Symptomatik trotz ausgereizter medikamentöser Therapie persistiert und alternative interventionelle Maßnahmen (z. B. TASH; s. Kap. 24) überlegt werden. Hierbei spricht höheres Lebensalter eher für die Implantation eines 2-Kammer-Schrittmachers.

Nach Implantation ist es essenziell, dass es zu einer maximalen Präexzitation der rechtsventrikulären Spitze kommt. Man erreicht dies durch Programmierung eines kurzen AV-Delays (<100 ms) bei gleichzeitiger Fortführung der den AV-Knoten bremsenden Behandlung mit β-Blocker und/oder Verapamil.

In seltenen Fällen muss jedoch zusätzlich ein AV-Block III. Grades durch AV-Knoten-Ablation erzielt werden.

Resynchronisationstherapie bei schwerer Herzinsuffizienz

Patienten mit schwerer Herzinsuffizienz weisen zu 30–50% Störungen der Erregungsausbreitung auf. Hierbei kann sowohl das AV-Leitungssystem als auch die intra- und interventrikuläre Erregungsleitung betroffen sein (Abb. 51.18). Vor allem die ventrikulären Leitungsstörungen neigen im Verlauf der Erkrankung zur Progression und stellen einen unabhängigen Risikofaktor in Bezug auf die Mortalität dar (Moss et al. 2002). Bei Patienten mit komplettem Linksschenkelblock und schwerer myokardialer Funktionsminderung konnte eine durch die verspätete Erregung des linken Ventrikels bedingte Asynchronität des Kontraktionsverhaltens nachgewiesen werden. Echokardiographisch lassen sich hierbei paradoxe, schaukelnde Septumbewegungen darstellen. In deren Folge kommt es zu einer negativen Beeinflussung der Hämodynamik mit Verringerung der ohnehin schon reduzierten Auswurffraktion, Anstieg des enddiastolischen Volumens und der Wandspannung sowie Verstärkung einer häufig vorbestehenden Mitralregurgitation. Diese Beobachtungen führten zur Entwicklung der sog. kardialen Resynchronisationstherapie („cardiac resynchronization therapy; CRT) mittels biventrikulärer Schrittmachersysteme.

> Durch eine zusätzliche epikardial oder transvenös via Koronarsinus implantierte Schrittmachersonde im Bereich des linken Ventrikels kann durch gleichzeitige Stimulation beider Herzkammern die verspätete Erregung des linken Ventrikels korrigiert werden (Abb. 51.19). Ziel dieser Maßnahme ist eine Resynchronisierung des Kontraktionsablaufes zwischen beiden Herzkammern und innerhalb des linken Ventrikels.

Patientenauswahl. Erste Untersuchungen Mitte der 90er-Jahre beschäftigten sich hauptsächlich mit den technischen Möglichkeiten und den Sicherheitsaspekten der Implantation von Schrittmachersonden in den Koronarsinus. Im weiteren konzentrierte man sich darauf, Auswahlkriterien zu erarbeiten mit dem Ziel, bereits im Vorfeld geeignete Patienten für eine kardiale Resynchronisationstherapie zu identifizieren. Die bis heute vorliegenden Studien zeigen vielversprechende Ergebnisse in Hinblick auf eine symptomatische und funktionelle Verbesserung der behandelten Patienten (Aurricchio et al. 1999; Stellbrink et al. 2000; Cazeau et al. 2001; Abraham et al. 2002). Aktuell gelten folgende, durch Studienergebnisse gestützte Kriterien zur Patientenauswahl als akzeptiert:

> **Voraussetzungen für eine CRT**
> - Herzinsuffizienz ischämischer und nichtischämischer Genese im klinischen Stadium NYHA III–IV trotz optimaler medikamentöser Therapie (ACE-Hemmer, β-Blocker, Diuretika, Spironolacton)
> - Linksventrikuläre EF<35%
> - Kompletter Linksschenkelblock mit QRS Breite >150 ms
> - Linksventrikulärer enddiastolischer Diameter >55 mm

Etwa 75–80% so charakterisierter Patienten zeigen sowohl eine Verbesserung symptomatischer Kriterien wie der NYHA-Klasse (Auricchio et al. 1999; Stellbrink et al. 2000; Cazeau et al. 2001; Abraham et al. 2002) und des „quality of life scores" als auch hämodynamischer und funktioneller Parameter wie Verlängerung der Gehstrecke im 6-min-Gehtest, Erhöhung der maximalen O_2-Aufnahme, Anstieg der linksventrikulären EF und Verringerung der Mitralregurgitation (Cazeau et al. 2001; Abraham et al. 2002; Oguz et al. 2002; Reuter et al. 2002).

Bei **Rechtsschenkelblock** oder nur mäßig verbreitertem QRS-Komplex bei Linksschenkelblock (130–150 ms) können geeignete Patienten durch zusätzliche Anwendung echokardiographischer Kriterien selektiert werden. Hierbei kommt dem Nachweis einer inter- oder intraventrikulären Asynchronität des Kontraktionsablaufes entscheidende Bedeutung zu, wobei Erfahrungen an größeren Patientenzahlen aktuell noch fehlen.

Patienten mit **chronischem Vorhofflimmern** profitieren ebenfalls von dieser Therapie, wenn durch medikamentöse oder katheterablative Maßnahmen die AV-Knotenleitung so unterdrückt werden kann, dass überwiegend eine biventrikuläre Kammerstimulation sichergestellt wird (Etienne et al. 1999; Leclerq et al. 2000; Daubert et al. 2000; Leon et al. 2002; Linde et al. 2002).

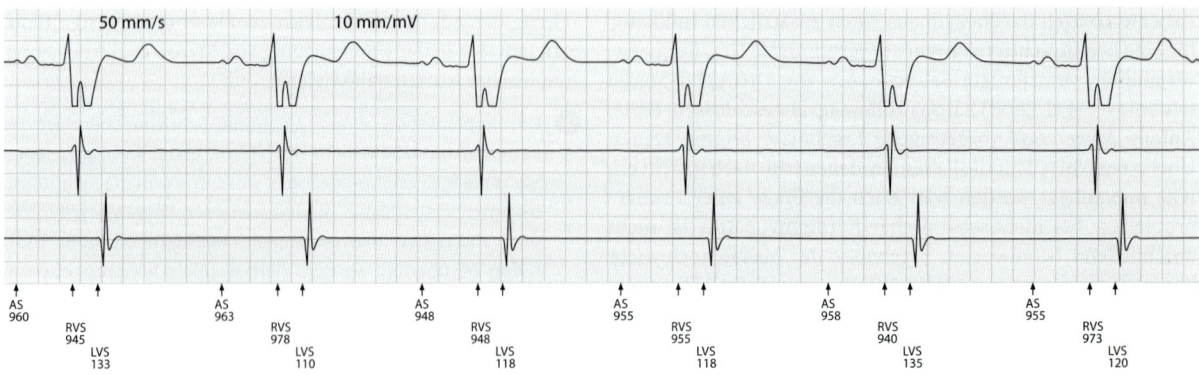

Abb. 51.18. Darstellung eines ausgeprägten interventrikulären Delays: Dargestellt ist die Ableitung II, die bei Sinusrhythmus einen stark verbreiterten Kammerkomplex (200 ms) bei Linksschenkelblock zeigt. Lokale Ableitungen dokumentieren, dass zwischen dem Beginn der Depolarisation des rechten Ventrikels und der Erregung des linken Ventrikels eine zeitliche Verzögerung von 118 ms besteht.

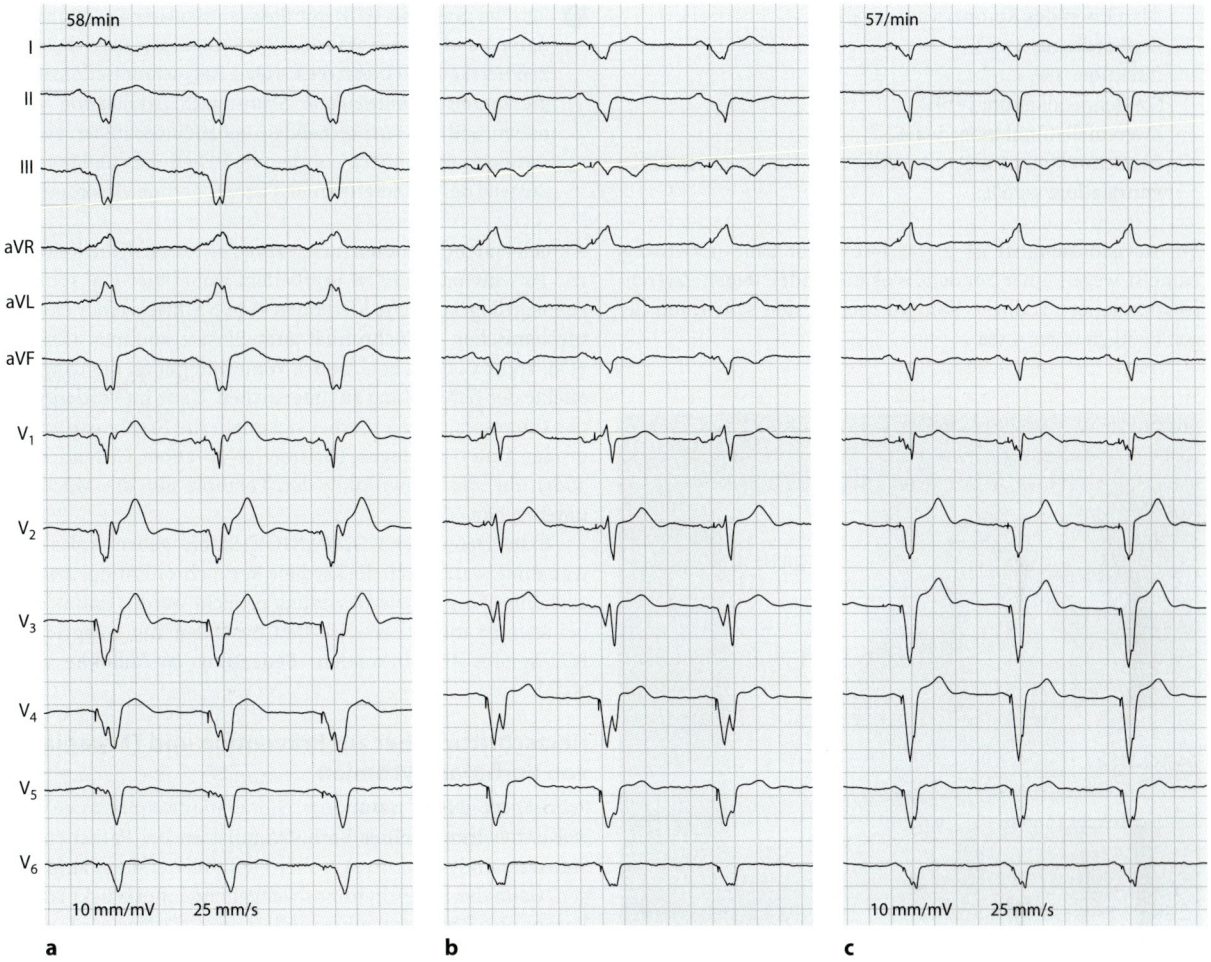

Abb. 51.19a–c. Ruhe-EKG (12-Kanal) **a** rechtsventrikuläre Stimulation, **b** linksventrikuläre Stimulation, **c** biventrikuläre Stimulation

Implantationstechnik. Die Implantation eines biventrikulären Schrittmachersystems erfolgt analog zu einer konventionellen Schrittmacherimplantation, wobei sie in unserem Hause üblicherweise in tiefer Sedation unter hämodynamischer Überwachung durchgeführt wird. Bei stark ausgeprägter Herzinsuffizienz kann der Eingriff auch in Intubationsnarkose erfolgen. Die Sondierung des Koronarsinus zur Implantation der linksventrikulären Elektrode erfolgt transvenös via V. subclavia mittels speziell geformter Einführkatheter. Nach angiographischer Darstellung des Venensystems wird ein geeigneter linksventrikulär gelegener Koronarsinusvenenast ausgewählt (Abb. 51.20). Durch den im Koronarsinus liegenden Führungskatheter erfolgt dann die Implantation einer speziell entwickelten Stimulationselektrode. Mehrere Untersuchungen konnten belegen, dass der Erfolg der Therapie vom linksventrikulären Stimulationsort abhängt (Cazeau et al. 2001; Ansalone 2002), wobei mit einer lateralen oder posterolateralen Stimulationsposition die günstigsten hämodynamischen und funktionellen Ergebnisse erzielt werden konnten. (Auriccio et al. 1999;Butter et al. 2001).

Alternativ besteht auch die Möglichkeit der Implantation einer epikardialen linksventrikulären Sonde durch den Herzchirurgen mittels minimalinvasiver Technik oder im Rahmen einer geplanten Herzoperation.

Technische Erfolgsrate. Die transvenöse Implantation einer Koronarsinussonde kann mit der heute zur Verfügung stehenden Technik durch einen erfahrenen Operateur in über 90% der Fälle erfolgreich durchgeführt werden. Die durchschnittliche Dauer des kompletten Eingriffes liegt bei 90–120 min, in Einzelfällen bei schwierigen anatomischen Bedingungen jedoch auch deutlich länger.

Es stehen heute biventrikuläre Schrittmacheraggregate wie auch implantierbare Defibrillatoren mit integrierter biventrikulärer Stimulationsmöglichkeit zur Verfügung. Die Entscheidung, welches System zur Anwendung kommt, hängt von der Grunderkrankung des Patienten und dem Vorhandensein einer zusätzlich gesicherten ICD-Indikation ab (s. oben)

Komplikationen. Die bisher veröffentlichen Zahlen über die Implantation biventrikulärer Schrittmacher- und AICD-Systeme belegen eine relativ niedrige Komplikationsrate (Stellbrink et al. 2003). Zusätzlich hat sich an allen implantierenden Zentren gezeigt, dass mit der wachsenden Erfahrung der Operateure und der verbesserten Technik im Hinblick auf Sonden und Einführungskatheter die Komplikationsraten weiter sinken und die Implantationszeiten sich verkürzen. Mit folgenden Komplikationen muss prinzipiell gerechnet werden:

- Dissektion des Koronarsinus: 2–4%,
- Perikarderguss: <1%,
- Infektion: 2%,
- Sondendislokation: 5–7%,
- Zwerchfellstimulation: 2–4%,
- Reizschwellenanstieg mit Verlust der linksventrikulären Stimulation: 5–10%.

Ein Revisionseingriff ist in ca. 5–10% der Fälle notwendig, zumeist wegen einer Sondendislokation oder wegen Zwerchfellstimulation. Tödliche Komplikationen sind selten und liegen deutlich unter 0,5%.

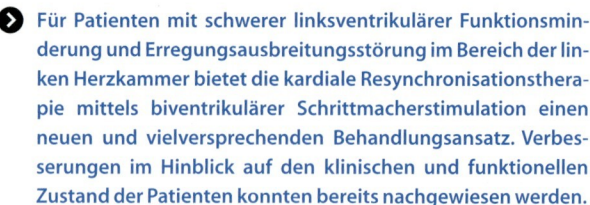

> Für Patienten mit schwerer linksventrikulärer Funktionsminderung und Erregungsausbreitungsstörung im Bereich der linken Herzkammer bietet die kardiale Resynchronisationstherapie mittels biventrikulärer Schrittmacherstimulation einen neuen und vielversprechenden Behandlungsansatz. Verbesserungen im Hinblick auf den klinischen und funktionellen Zustand der Patienten konnten bereits nachgewiesen werden.

Aktuell laufende Studien haben zum Ziel, zusätzliche Kriterien zur Patientenauswahl zu erarbeiten, wobei hier v. a. spezielle echokardiographische Methoden zum Nachweis einer elektromechanischen Asynchronität zum Einsatz kommen (Bristow et al. 2000; Cleland et al. 2001). Weiterhin gilt es, die Langzeiteffekte der Behandlung zu untersuchen. Ganz im Vordergrund des Interesses stehen hierbei sicherlich die Ergebnisse zweier großer Untersuchungen (Bristow et al. 2000; Cleland et al. 2001), die die Auswirkung der Therapie auf die Mortalität untersuchen.

Erste Daten der COMPANION-Studie geben Anlass zur Annahme, dass durch die kardiale Resynchronisationstherapie auch eine Prognoseverbesserung erreicht werden kann. Hierbei kommt möglicherweise den Systemen mit integriertem ICD-System eine besondere Bedeutung zu (Salukhe et al. 2003).

Herzschrittmacher zur Prävention und Therapie von Vorhofarrhythmien

Prävention durch besondere Stimulationsalgorithmen. Die Präventivwirkung einer Vorhofstimulation bei Patienten mit Sinusknotendysfunktion (s. oben) kommt v. a. dann zum Tragen, wenn der Eigenrhythmus weitgehend unterdrückt ist, der Vorhof also überwiegend stimuliert wird (Defaye et al. 1998). Diese Beobachtungen führten zum Konzept der permanenten Überstimulation. Es wurden Algorithmen entwickelt, die einen hohen atrialen Stimulationsanteil gewährleisten, ohne dabei die mittlere Herzfrequenz zu stark zu erhöhen (Lam et al. 2000).

Andere Algorithmen reagieren auf spontane Arrhythmien, die als Triggermechanismen für Vorhofflimmern und -flattern identifiziert wurden. Vorhofflimmern wird häufig durch bigeminiforme Vorhofextrasystolen, die zu „Short-long-cycle"-Sequenzen führen, initiiert. Durch frühzeitige Stimulation im Anschluss an die Erkennung einer Vorhofextrasystole wird versucht, diese Sequenz und damit auch das Auftreten von Vorhofflimmern zu unterdrücken. Andere Algorithmen verhindern zu schnelle Herzfrequenzabnahme nach körperlicher Belastung oder führen zu einer höherfrequenten Überstimulation im Anschluss an eine „Mode-switch"-Episode. Ende 2003 lagen noch keine größeren Untersuchungen über die Wirksamkeit einer präventiven Vorhofstimulation bei Patienten mit paroxysmalem Vorhofflimmern vor, um eine endgültige klinische Schlussfolgerung zu ziehen.

Prävention durch alternative Stimulationsorte und/oder bifokale Vorhofstimulation. Der Einfluss eines alternativen Stimulationsortes (anstelle der Standardpositionen Herzohr bzw. rechte freie Wand des Vorhofs) als auch die simultane Stimulation zweier Vorhofpositionen haben wissenschaftliches Interesse gefunden. Ziel dieser alternativen Stimulationsverfahren ist es, inter- und intraatriale Leitungsverzögerungen auszu-

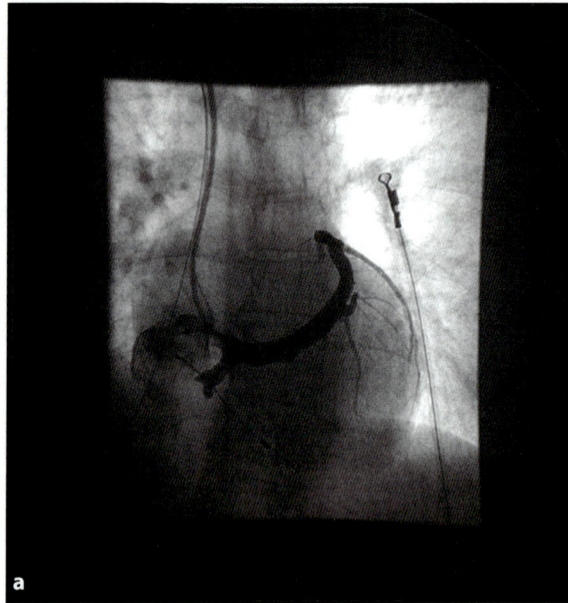
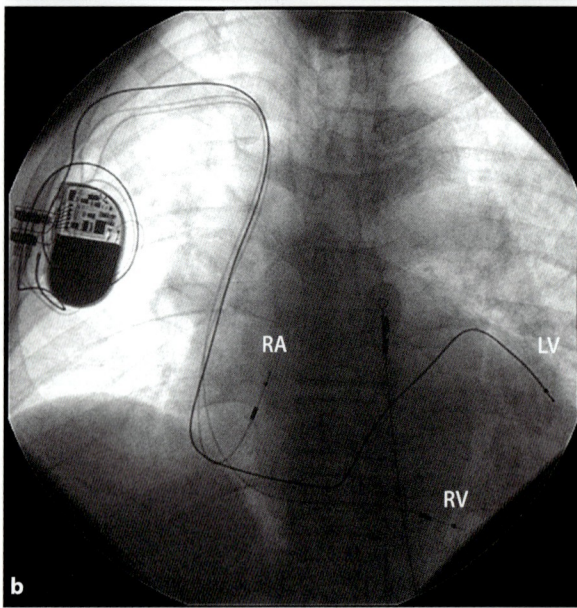

Abb. 51.20a, b. a Koronarsinusangiogramm über liegenden Implantationskatheter. b Biventrikuläres DDD-Schrittmachersystem mit zusätzlicher Sonde im Koronarsinus. *RR* rechter Vorhof, *RV* rechter Ventrikel, *LV* linker Ventrikel

gleichen und so eine möglichst gleichmäßige Depolarisation beider Vorhöfe zu gewährleisten. Dadurch sollten die Refraktärperioden homogener und die Bedingungen für das Auftreten von Reentry-Phänomenen ungünstiger sein. Als alternative Positionen für eine unifokale Stimulation wurden sowohl das interatriale Septum (Gegend des Bachmannschen Bündels; Padeletti et al. 1999) als auch das Kochsche Dreieck in der Gegend der Mündung des Sinus coronarius untersucht (Defaut et al. 1998).

Die biatriale bifokale Stimulation wird seit Ende der 80er-Jahre insbesondere von französischen Arbeitsgruppen untersucht. Hierzu wird neben der konventionellen rechtsatrialen Elektrode der linke Vorhof über den Sinus coronarius stimuliert. Profitieren sollen v. a. Patienten mit paroxysmalem Vorhofflimmern und ausgeprägter interatrialer Leitungsverzögerung, was an einer P-Wellen-Dauer von mehr als 120 ms zu erkennen ist (D'Allones et al. 2000). Die Anzahl behandelter Patienten ist bisher klein, so dass man mit einer endgültigen Beurteilung noch zurückhaltend sein muss.

Therapie von Vorhofarrhythmien durch automatische antitachykarde Stimulation. Hintergrund ist die Beobachtung, dass bei vielen Patienten mit paroxysmalem Vorhofflimmern auch Episoden von regelmäßiger Vorhofaktivität durch Vorhofflattern oder atriale Tachykardien auftreten, die durch eine antitachykarde Stimulation terminiert werden können (Israel et al. 2001). Frühzeitige Behandlung von Vorhoftachykardien und Vorhofflattern könnte mit einer Reduktion der atrialen Arrhythmielast einhergehen. Die Zuverlässigkeit der Erkennung als auch die Wirksamkeit der antitachykarden Stimulation ist vielfach dokumentiert. Hinsichtlich des klinischen Hauptziels – nämlich der Verminderung der atrialen Tachyarrhythmielast – sind die bisher vorliegenden Befunde enttäuschend (ATTEST-Studie; Lee et al. 2002).

> Zusammenfassend kann festgestellt werden, dass die Verhinderung von Vorhofflimmern derzeit noch nicht als Indikation für die Implantation eines Herzschrittmachers gelten darf, wenn nicht gleichzeitig eine etablierte antibradykarde Schrittmacherindikation besteht. Präventive und therapeutische Stimulationsalgorithmen als auch alternative Stimulationsorte sollten nach Möglichkeit nur im Rahmen klinischer Untersuchungsprotokolle eingesetzt werden, um über ihren Nutzen auch gesicherte Aussagen machen zu können.

51.3.4 Grundbegriffe der Schrittmachertherapie

Im folgenden sollen die wichtigsten Begriffe im Zusammenhang mit der Schrittmachertherapie erklärt werden. Dabei wird zur Vereinfachung primär von einer 1 Kammer-Funktionsweise ausgegangen.

Unipolare/bipolare Stimulation. Grundsätzlich kann die Stimulation über eine unipolare oder auch eine bipolare Schrittmacherelektrode erfolgen. Bei der unipolaren Stimulation ist die Kathode (negativer, differenter Pol) die Elektrodenspitze, während die Anode (positiver, indifferenter Pol) das Schrittmachergehäuse darstellt. Bei der bipolaren Stimulation ist der indifferente, positive Pol in die Schrittmacherelektrode integriert und nur wenige Millimeter von der Kathode entfernt. Die bipolare Elektrodentechnologie hat sich in den vergangenen Jahren enorm verbessert, die Durchmesser haben sich unipolaren Elektroden z. T. angeglichen. Aufgrund der überlegenen Wahrnehmungseigenschaften und insgesamt geringeren Störanfälligkeit sind bipolare Elektroden im Vorhof heute Standard und werden auch für die Ventrikelposition immer beliebter. Bei den meisten heute angebotenen 2-Kammer-Schrittmachersystemen ist nach der Implantation der Stimulations- und Wahrnehmungsmodus programmierbar, sodass man sich, z. B. für eine bipolare Wahrnehmung im Vorhofbereich und eine unipolare Stimulation in der Kammer entscheiden kann.

Stimulationsweisen. Bei der starrfrequenten oder asynchronen Stimulation werden mit einer fixen Schrittmacherfrequenz Impulse abgegeben, die immer dann zu einer Antwort auf Vorhof oder Kammerebene führen, wenn der entsprechende Herzteil nicht refraktär ist. Es kann gelegentlich von Vorteil sein, einen asynchronen Modus (AOO, VOO, DOO; s. unten) zu programmieren, wenn z. B. im Zusammenhang mit einer elektrochirurgischen Behandlung Störungen des Schrittmachersystems zu erwarten sind. Darüber hinaus wird bei der Schrittmacherfunktionskontrolle (s. unten) durch Magnetauflegen kurzzeitig eine starrfrequente Stimulation durchgeführt.

Bei der getriggerten, synchronen Stimulation löst das wahrgenommene intrakardiale Signal (R- oder P-Welle) eine Schrittmacherstimulation unmittelbar im Anschluss an das Signal (AAT, VVT) aus. Der abgegebene Impuls erreicht das Myokard jedoch während der absoluten Refraktärzeit und bleibt somit ohne Antwort. Fällt die Spontanfrequenz unter die programmierte Basisfrequenz des Schrittmachersystems, so stimuliert der Schrittmacher mit der programmierten bzw. eingestellten Basisfrequenz festfrequent. Nachteil dieser Stimulationsweise ist der hohe Energieverbrauch, da ja auch während ausreichender Spontanfrequenz Impulse abgegeben werden. Der getriggerte Stimulationsmodus kann gelegentlich gewählt werden, wenn durch Muskelartefakte eine Inhibition des Schrittmachers erfolgt und dadurch symptomatische Pausen entstehen.

Die heute am häufigsten benutzte Stimulationsweise sowohl in Kammer- als auch in Vorhofposition stellt die R-Zacken- bzw. P-Wellen-inhibierte Funktionsweise dar (Demandstimulation; AAI, VVI) Dabei wird das Schrittmacheraggregat durch die Wahrnehmung intrakardialer Signale inhibiert und somit ausgeschaltet. Die Stimulation beginnt, wenn nach einem wahrgenommenen Eigenimpuls eine Pause verstreicht, die größer als das Basisstimulationsintervall des Schrittmachers ist.

Frequenzhysterese. Bei einer Reihe von Aggregaten ist eine Frequenzhysterese zu programmieren. Dadurch ist es möglich, dass die Eigenfrequenz auch unter die programmierte Schrittmacherstimulationsfrequenz abfällt. Das Ausmaß der Frequenzunterschreitung wird in Schlägen/min (z. B. –10, d. h. bei Basisfrequenz 60/min erlaubt der Schrittmacher ein Abfallen der Eigenfrequenz bis auf 50/min), relativ zur Grundfrequenz (z. B. –10%) oder auch absolut angegeben. Vorteil einer solchen Hystereseschaltung ist die Begünstigung der eigenen Herzaktivität bzw. die Verhinderung unnötiger Interferenzen zwischen Spontanaktivität und Schrittmacherrhythmus. Das Prinzip einer Hysterese wurde inzwischen auch auf andere Parameter als die Interventionsfrequenz übertragen (s. unten)

Empfindlichkeit. Die Empfindlichkeit („sensitivity") des Schrittmachersystems entscheidet, welches intrakardiale Signal detektiert werden kann. Hohe Empfindlichkeit bedeutet in diesem Zusammenhang das Erkennen auch kleiner intrakardialer Signale; ist die Sensitivität gering, werden auch größere Signale u. U. nicht erkannt und führen dann zu einem Fehlverhalten des Demand-Schrittmachers durch vorzeitige Stimulation. Schrittmachersysteme sind heute in Bezug auf ihre Eingangsempfindlichkeit programmierbar, wobei der Bereich in der Regel zwischen (0,25) 0,5 und 6 mV liegt. Ist die Empfindlichkeit zu hoch, sind Inhibitionen des Systems durch Muskelpotenziale oder andere Störsignale häufig („oversensing"); bei zu geringer Empfindlichkeit kann es zu unerwünschter Stimulation unmittelbar im Anschluss an Eigenaktionen (normale oder auch ektope P-Wellen oder QRS-Komplexe) kommen. Auf die Vorteile bipolarer Elektroden für die Wahrnehmung wurde oben schon hingewiesen.

Refraktärzeit. Jeder Schrittmacher besitzt eine Refraktärperiode, die in der Regel zwischen 200 und 500 ms liegt. Diese Zeit ist definiert als das poststimulatorische Intervall, in dem eine Triggerung der Detektionseinheit des Schrittmachers (Sensing) nicht erfolgen kann. Dadurch wird, z. B. verhindert, dass eine Inhibition des Aggregates durch Repolarisationsvorgänge (T-Welle) erfolgen kann.

Impulsamplitude, Impulsbreite. Impulsbreite (in ms) und Impulsamplitude (in V) bestimmen den „output" und damit den Energieverbrauch des Schrittmachers. Beide Parameter sind heute programmierbar. Eine Herunterprogrammierung der Impulsamplitude ist möglich, wenn nach anfänglicher postoperativer Reizschwellenerhöhung die chronische Reizschwelle nach 1–3 Monaten erreicht ist. Durch entsprechende Umprogrammierung wird die Stimulationsenergie gering gehalten und die Lebensdauer des Aggregates erhöht.

51.3.5 Schrittmacher-Code, Schrittmacherfunktionsweisen

Die Funktionsweise eines Schrittmachersystems wird heute üblicherweise mit einem 3- bis 5-Buchstabencode beschrieben (NBG-Code – NASPE/BPEG Generic-Code, Bernstein et al. 1987, überarbeitete Version 2002):

> **NBG-Code**
> - Der 1. Buchstabe bezeichnet den **Stimulationsort**: O = keine; V = Ventrikel; A = Vorhof, D = Vorhof und Ventrikel
> - Der 2. Buchstabe den **Ort der Wahrnehmung**: O = keine; V = Ventrikel; A = Vorhof, D = Vorhof und Ventrikel
> - Der 3. Buchstabe kennzeichnet die **Betriebsart**: I = inhibiert, T = getriggert, D = R-Zacken inhibiert, aber P-Wellen getriggert auf Kammerebene, P-Wellen inhibiert auf Vorhofebene
> - Der 4. Buchstabe gibt an, ob **Frequenzadaptation** z. B. durch einen Aktivitätssensor möglich ist: O = kein Sensor, R = Sensor vorhanden
> - Der 5. Buchstabe gibt an, ob im Vorhof und/oder Kammer an verschiedenen Stellen stimuliert wird („**multisite pacing**", msP): O = kein msP, A = msP im Vorhof, V = msP in den Kammern, D = msP in Vorhof und Kammer

AAI-Funktion. Der Schrittmacher arbeitet als Vorhof-Bedarf-Schrittmacher. Die Elektrode ist üblicherweise im rechten Vorhof (Herzohr oder freie Wand) verankert. Der Stimulus wird abgegeben, wenn die Vorhoffrequenz unter die eingestellte Interventionsfrequenz des Aggregates abfällt. Vorhofextrasystolen inhibieren das Aggregat.

VVI-Funktion. Die Schrittmacherelektrode liegt in der Regel endokardial in der Spitze des rechten Ventrikels. Der Schrittmacher wird durch Kammerdepolarisationen inhibiert.

DDD-Funktion. Aggregate mit der Möglichkeit der DDD-Stimulation stellen die größte Gruppe der implantierten Schrittmachersysteme dar. Sie sind die Basis für die 2-Kammer-Schrittmacher. Ein DDD-Schrittmacher kann im Vorhof und in der Kammer sowohl wahrnehmen als auch stimulieren, die Kammerantwort erfolgt nach Wahrnehmung im Vorhof getriggert. Der Vorhof wird nur dann stimuliert, wenn die intrinsische Vorhoffrequenz unter die programmierte Interventionsfrequenz absinkt. Die Kammerstimulation erfolgt dann nach einem programmierbaren AV-Intervall. Ist die AV-Knotenleitung des Patienten intakt bzw. rascher als das programmierte AV-Delay, so wird die Kammerstimulation unterdrückt. Da die Kammerstimulation getriggert erfolgt, folgt sie sämtlichen Vorhoferregungen bis zu einer programmierbaren maximalen Frequenz („tracking limit"), sodass eine physiologische Herzfrequenzsteigerung bei Belastung erfolgt.

> **Wichtigste Indikation zur Implantation eines DDD-Schrittmachers ist der AV-Block II. und III. Grades mit intakter Sinusknotenfunktion. Weitere etablierte Indikationen stellen das Schrittmachersyndrom unter VVI-Stimulation dar sowie die pathologische Sinusbradykardie bei der Sinusknotenerkrankung, wenn gleichzeitig eine AV-Knotenleitungsstörung besteht. DDD-Schrittmacher sind grundsätzlich auch in andere Funktionsweisen umzuprogrammieren:**

DVI-Funktion. Bei dieser Funktionsart findet im Vorhofteil keine Wahrnehmung mehr statt. Eine Umprogrammierung in eine DVI-Stimulation kommt nur dann in Frage, wenn auf Vorhofebene Detektionsprobleme entstehen. Werden auf Ventrikelebene elektrische Ereignisse erkannt, wird sowohl der Vorhof als auch der Kammerkanal inhibiert.

DDI-Funktion. Wahrnehmung und Stimulation sind sowohl im Vorhof als auch in der Kammer vorhanden, die Antwort auf ein wahrgenommenes Ereignis ist jedoch grundsätzlich die Inhibition im entsprechenden Kanal. Eine Vorhofextrasystole, die bei AV-Knoten-Leitungsstörung nicht auf die Kammer übergeleitet wird, führt also nicht zu einer vorzeitigen AV-synchronen Kammerstimulation, sondern es kommt nach Ablauf des für die untere Grundfrequenz entscheidenden Intervalls zu einer reinen Kammerstimulation. Die DDI-Funktion (evtl. mit Aktivitätsanpassung) kann bei Sinus- oder 2-Knoten-Erkrankung eine Alternative zum DDD-R-Modus sein, wenn kein „Mode-switch"-Algorithmus (s.u.) vorhanden ist.

VDD-Funktion. Es handelt sich um eine vorhofgesteuerte P-Wellen-synchronisierte Kammerstimulation. Im Falle der Implantation eines 2-Kammer-Schrittmachers dient die Vorhofsonde lediglich zur Detektion der Vorhoferregungen. Mitte der 90er-Jahre erfuhr die VDD-Stimulation eine gewisse Popularität, nachdem spezielle tri- und quadripolare Sonden entwickelt worden waren; die unipolare oder bipolare Spitze liegt wie üblich im rechten Ventrikel, ein bipolares Elektrodenpaar dient der rechtsatrialen Wahrnehmung. VDD-Systeme sind nur bei reinen AV-Überleitungsstörungen einsetzbar. Ihr Marktanteil liegt unter 9% (Markewitz 2002).

VAT-Funktion. Aggregate mit dieser Funktionsweise wurden bereits Anfang der 60er-Jahre entwickelt und implantiert; sie stellten die ersten 2-Kammer-Schrittmacher dar. Dabei wird die Vorhofaktion gesenst, die Kammerstimulation erfolgt dann getriggert. Eine Detektionsmöglichkeit auf Kammerebene hingegen besteht nicht. Indikation zur Implantation solcher Systeme war der totale AV-Block. Aufgrund der großen Nachteile durch fehlendes „Kammer-Sensing" wird eine solche Funktionsart heute nicht mehr gewählt.

Aktivitätsanpassung, frequenzadaptive Stimulation (R-Funktion). Mitte der 80er-Jahre wurde sowohl im 1- als auch im 2-Kammer-Bereich die frequenzadaptive Stimulation eingeführt. Voraussetzung war die Entwicklung und Integration von Sensoren in das Schrittmachersystem, die auf verschiedenste Art und Weise körperliche Aktivität wahrnehmen. Hierdurch wurde es möglich, die insbesondere bei Patienten mit permanenter Sinusbradykardie oder auch bei Bradyarrhythmia absoluta in der Regel vorhandene chronotrope Inkompetenz zu überwinden. Bei den am weitesten verbreiteten Sensoren handelt es sich um in das Schrittmachergehäuse integrierte Akzelerometer oder piezoelektrische Kristalle, die auf Beschleunigung und Bewegung, aber auch auf Vibration reagieren.

Eine physiologischere Frequenzantwort ist durch Algorithmen möglich, die über Thoraximpedanzänderungen das Atemminutenvolumen als Messgröße heranziehen. Zur Bestimmung der Thoraximpedanz ist das Vorhandensein einer bipolaren Elektrode Voraussetzung. Auch das intrakardial gemessene QT-Intervall kann zur Frequenzsteuerung benutzt werden, da sich die QT-Zeit ja bei körperlicher oder auch emotionaler Belastung unter dem Einfluss von Katecholaminen verkürzt. Auch die Messung der Myokardkontraktilität, entweder direkt oder über Impedanzänderungen, wird zur Frequenzanpassung benutzt. Herzschrittmachersysteme mit der Kombination zweier Sensoren (Aktivitäts- mit Atemminutenvolumen-Sensor, Aktivitäts- mit QT-Sensor) sind ebenfalls verfügbar und ermöglichen für die meisten Patienten ein physiologisches Herzfrequenzspektrum in Ruhe und bei Belastung.

Die individuelle Einstellung gerade bei der Kombination mehrerer Sensoren kann jedoch schwierig sein. In viele Schrittmachersysteme sind deshalb Konzepte zur automatischen Frequenzanpassung und Kalibrierung integriert. Es werden heute kaum noch Herzschrittmacher angeboten, die nicht mindestens einen Aktivitätssensor integriert haben. Man sollte die Frequenzadaption jedoch nicht kritiklos einprogrammieren, sondern nur dann heranziehen, wenn wirklich eine chronotrope Inkompetenz besteht.

51.3.6 Sinnvolle neuere Programmiermöglichkeiten

„Mode-switch"-Algorithmen. Kommt es bei einem Patienten mit – aufgrund eines höhergradigen AV-Blocks oder einer 2-Knoten-Erkrankung – implantiertem 2-Kammer-Schrittmacher im DDD-Modus zu Vorhofflimmern, so stimuliert der Schrittmacher die Kammer entsprechend seiner getriggerten Funktionsweise an der programmierten oberen Grenzfrequenz, die nominal meistens bei 120/min liegt, im Einzelfall jedoch auch deutlich höher programmiert sein kann. Die Folge ist eine symptomatische Tachykardie, die u. U. auch bedeutsame hämodynamische Konsequenzen mit sich bringen kann.

Der „Mode-switch"-Algorithmus soll sicherstellen, dass nach Erkennen hoher atrialer Frequenzen der getriggerte Kammerstimulationsmodus zugunsten einer inhibierten Funktionsweise verlassen wird. Es kommt also zu einem automatischen Betriebsartwechsel von DDD-(R) in den DDI-(R)-Modus und damit wieder zu einer normalen Kammerfrequenz. Bei Beendigung der Hochfrequenzepisode auf Vorhofebene wechselt der Schrittmacher automatisch wieder in den getriggerten Stimulationsmodus. Voraussetzung für eine adäquate „Mode-switch"-Funktion ist die korrekte Erkennung der Vorhofsignale auch im Falle des Auftretens von Vorhofflimmern. Auf der anderen Seite spielen auch ventrikuläre Fernpotenziale eine wichtige Rolle, deren Wahrnehmung zu falschem „Mode-switch" führen kann. Die „Mode-switch"-Algorithmen sind in den verschiedensten Schrittmachersystemen unterschiedlich. Eine gute Übersicht zu diesem Thema findet sich u. a. bei Israel (2001).

AV-Hysterese. Ca. 40% der Patienten, bei denen ein Herzschrittmacher implantiert wird, haben eine im Vordergrund stehende Sinusknotenerkrankung bzw. ein Tachykardie-Bradykardie-Syndrom. Sie benötigen im Prinzip nur eine Vorhofstimulation. Trotzdem wird häufig ein 2-Kammer-Schrittmachersystem implantiert, da man die spätere Entwicklung einer AV-Knoten-Leitungsstörung befürchtet oder Medikamente einsetzen möchte, die die AV-Knoten-Leitung beeinträchtigen (z. B. Digitalis, β-Blocker, Antiarrhythmika). Diese Patienten benötigen gewissermaßen die Kammerstimulation als „backup" aus Sicherheitsgründen. Der Vorteil eines physiologischen Erregungsablaufes vom Vorhof via AV-Knoten und His-Purkinje-System gegenüber einer Kammerstimulation ist gut belegt. Durch Programmierung eines langen AV-Delays (z. B. 270 ms) lässt sich dies bei einem Teil der Patienten realisieren. Neuere Schrittmacher besitzen z. T. Algorithmen, die bei permanenter Überwachung der AV-Überleitungszeit einen automatischen Funktionswechsel von DDD nach AAI vornehmen und so gewährleisten, dass die reine Vorhofstimulation bevorzugt wird.

Frequenzabfallreaktion. Hierbei handelt es sich um einen Stimulationsalgorithmus, der gewährleisten soll, dass bei einem plötzlichen Abfall der intrinsischen Herzfrequenz (Zunahme der Zykluslänge für eine programmierbare Anzahl an Aktionen über einen oberen Grenzwert) es zu einer deutlich höherfrequenten Stimulation als der programmierten unteren Interventionsfrequenz kommt. Die Zeit der hochfrequenten Stimulation ist ebenfalls programmierbar und beträgt u. U. mehrere Minuten, bevor sie langsam an die intrinsische Herzfrequenz zurückgeführt wird. Solche Stimulationsalgorithmen können v. a. bei Patienten mit neurokardialen (vasovagalen) Synkopen sinnvoll sein. Gewissermaßen handelt es sich hierbei um eine komplexere Frequenzhysteresefunktion.

Frequenzglättung. Mit Frequenzglättung, „smoothing" oder „flywheel" werden Algorithmen in 1- und 2-Kammer-Schrittmachern bezeichnet, die zu einer Glättung des Abfalls und z. T. auch des Anstiegs der Herzfrequenz führen. Über die Mittelung der Frequenz einer definierten Anzahl von Herzzyklen wird der vom Schrittmacher zugelassene Abfall oder Anstieg der Stimulationsfrequenz vorgegeben. Zum Teil kann die Reaktion unterschiedlich stark in Prozent (z. B. 9%) oder beschreibend mit z. B. „mittel" programmiert werden.

Besondere klinische Bedeutung hat die Frequenzglättung bei Herzfrequenzabfall bei Patienten, die wegen eines Long-QT-Syndroms mit Torsade de pointes ventrikulären Tachykardien einen Schrittmacher erhielten, um „Short-long"-Sequenzen zu vermeiden, die oft den Tachykardien vorhergehen

Bei Patienten, die im VVI(R)-Modus bei Vorhofflimmern stimuliert werden, kann die ventrikuläre Frequenzstabilisierung bei Tachyarrhythmie sowohl zu einer „Glättung" der Herzfrequenz durch Stimulation bei Zyklusschwankungen mit Verlängerung des RR-Intervalls als auch zu einer zunächst nicht zu erwartenden Senkung der mittleren Herzfrequenz führen. Dieser Effekt basiert auf der Beeinträchtigung der AV-Leitung durch retrograde Erregung des AV-Knotens bei Kammerstimulation („concealed conduction").

51.4 Implantationstechnik

Seit Beginn der Schrittmachertherapie hat sich die Implantation zunehmend vom Operationssaal in speziell ausgestattete Herzkatheterlabors oder Eingriffsräume verlagert und wird in vielen Fällen von invasiv tätigen Kardiologen statt von Chirurgen durchgeführt. Der Eingriff wird in Lokalanästhesie, evtl. nach Sedation durchgeführt; eine anästhesiologische Unterstützung ist die Ausnahme. Durch Verkleinern der ICD-Aggregate mit der Möglichkeit der präthorakalen Implantation und der routinemäßigen Verwendung des transvenösen Zugangs zum Herzen hat sich deren Implantation weitgehend an diejenige von Schrittmachern angeglichen.

Vorbereitung und technische Voraussetzungen. Die Indikation zur Schrittmacherimplantation muss durch entsprechende EKG-Befunde gesichert und dokumentiert sein. Die ausführliche Aufklärung über den Eingriff sollte am Vortag erfolgen und schriftlich festgehalten werden. Als Mindeststandard an präoperativer Diagnostik sind ein Thoraxröntgen und essenzielle Laborparameter (Gerinnung, Elektrolyte, Blutbild) anzusehen, bei Bedarf können weitere Untersuchungen wie Echokardiographie oder Duplexsonographie der Schultervenen durchgeführt werden. Sofern eine Antikoagulation nicht unterbrochen werden kann (z. B. bei Patienten mit künstlichen mechanischen Herzklappen) sollte der INR-Wert zum Zeitpunkt der Operation bei 2 oder gering höher liegen (Goldstein et al. 1998). Die peri- und postoperative Gabe von Heparin führt nach unserer und der Erfahrung anderer Zentren zu vermehrten Blutungen und Hämatomen (Belott u. Reynolds 2000). Im zur Implantation vorgesehenen Raum sollte eine (schwenkbare) Röntgendurchleuchtung und die übliche Notfallausrüstung inklusive Defibrillator vorhanden, und auch die Möglichkeit zum Monitoring mittels (mindestens 3-Kanal-) EKG, O_2-Sättigung und nichtinvasiver Blutdruckmessung gegeben sein. Da ein Fremdkörper implantiert wird, ist auf peinliche Sterilität im gesamten Ablauf zu achten.

Vor dem Eingriff wird (über einen während des Eingriffs gut zugänglichen venösen Zugang) üblicherweise eine einmalige Dosis eines Antibiotikums gegeben, auch wenn Daten aus kontrollierten Studien zur Antibiotikaprophylaxe fehlen.

Wahl des venösen Zugangs zum Herzen. Üblicherweise werden die V. subclavia (Punktion) oder die V. cephalica (Präparation) rechts oder links als Zugang zum Herzen für die Schrittmacherimplantation gewählt. Vorteil der Präparation der V. cephalica ist, das kein Risiko eines Pneumothorax besteht; doch auch die Punktion der V. subclavia ist bei ausreichender Erfahrung risikoarm, die Komplikationsrate bezüglich Pneumothorax liegt dann <1%. Alternativ zur V. subclavia kann auch weiter lateral die V. axillaris in ihrem extrathorakalen Verlauf punktiert werden (Byrd 1993). Unabhängig vom gewählten Zugangsort und der Art des Aggregates (Schrittmacher oder ICD) ist die Anlage einer subfaszialen Tasche unter der Faszie des M. pectoralis major empfehlenswert.

Sind die üblichen venösen Zugangswege rechts oder links nicht verwendbar, kann im Einzelfall die V. jugularis (externa oder interna) oder die V. iliaca als venöser Zugangsweg gewählt werden; es ist jedoch mit deutlich erhöhten Komplikationsraten zu rechnen, z. B. durch Knickbildung oder Perforation (V. jugularis) oder Dislokation (V. iliaca) der Elektroden. Eine weitere Möglichkeit ist der epikardiale Zugang.

Elektroden. Zu unterscheiden sind unipolare von bipolaren Elektroden und Ankerelektroden („passive Fixierung") von Schraubelektroden („aktive Fixierung"). Für den Vorhof sollten aufgrund der zu erwartenden niedrigamplitudigen Signale auf jeden Fall bipolare Elektroden eingesetzt werden. Ob Schraub- oder Ankerelektroden verwendet werden, hängt in erster Linie von der Erfahrung des Implanteurs mit dem jeweiligen Elektrodentyp ab. Bei am Herzen mit der Herz-Lungen-Maschine voroperierten Patienten und bei stark vergrößertem rechtem Vorhof (z. B. bei schwerer Trikuspidalklappeninsuffizienz) sind Schraubelektroden vorzuziehen. Ankerelektroden sollten im Herzohr des rechten Vorhofs platziert werden, für Schraubenelektroden sind verschiedene weitere Zielpunkte möglich, z. B. die Seitenwand des rechten Vorhofs oder das interatriale Septum.

Bis vor einigen Jahren wurden in unserer Klinik vorwiegend unipolare Elektroden (meist mit passiver Fixierung) für den rechten Ventrikel verwendet, da sie dünner und flexibler waren und somit leichter die Trikuspidalklappe passierten.

Heute sind auch ausgesprochen dünne und flexible bipolare Elektroden verfügbar. Primärer Zielort für die ventrikuläre Elektrode ist die Spitze des rechten Ventrikels, hier lässt sich meist eine stabile Lage erzielen. Alternativen Stimulationsorte sind der rechtsventrikuläre Ausflusstrakt und das interventrikuläre Septum, wobei jeweils Elektroden mit aktiver Fixierung vorzuziehen sind.

Intraoperative Messungen. Nach Platzierung der Elektrode(n) und vor der Fixierung an der Eintrittsstelle in die Vene sollte überprüft werden, ob eine ausreichende Wahrnehmung und eine niedrige Reizschwelle – das ist die minimale Energie, die zu einer Depolarisation des Herzens führt – vorliegen. Nur bei guten intraoperativ gemessenen Werten ist mit einer regelrechten Funktion und langen Laufzeit des Schrittmacheraggregats zu rechnen. Als Grenzwerte sollten die in Tabelle 51.1 aufgeführten Messwerte gelten, wobei mit modernen Elektroden meist deutlich niedrigere Reizschwellen zu erzielen sind. Mitstimulation des Zwerchfells sollte durch kurzfristige Stimulation mit hoher Spannung (10 V) ausgeschlossen werden.

Komplikationen. Im Zusammenhang mit dem venösen Zugangsweg stehen die meisten **akuten Komplikationen**: Bei der Punktion der V. subclavia kann es neben einem Pneumothorax auch zum Hämathothorax kommen; daneben sind Verletzungen des Ductus thoracicus oder von Nervenbahnen, Luft- oder Fremdkörperembolisation und Ruptur des zuführenden Gefäßes beschrieben. Bei der Sondenplatzierung kann es zur Perforation des Myokards kommen, meist ohne klinische Konsequenzen; die Induktion von Rhythmusstörungen ist fast regelmäßig zu erwarten, auch hier ist meist keine Intervention notwendig. Sondenfehllagen im Koronarsinus oder Lebervenen lassen sich vermeiden, ebenso Fehlkonnektionen des Aggregats (z. B. Verwechslung des Vorhof- und Ventrikelanschlusses).

Häufigste **früh-postoperative Komplikationen** sind Sondendislokationen und Taschenhämatome (v. a. unter Antikoagulation).

Während akute **Infektionen** postoperativ meist durch Staphylococcus aureus bedingt sind, können Infektionen mit wenig pathogenen Keimen (z. B. Staphylococcus epidermidis) auch noch Monate oder Jahre nach dem Eingriff auftreten; in aller Regel ist nur durch komplette Entfernung des Schrittmachersystems ein Sanierung zu erreichen. Das Infektionsrisiko ist bei Eingriffen mit über 2 h Dauer (Bellott u. Dwight 2000) oder bei Revisionseingriffen erhöht.

Weitere **Spätkomplikationen** betreffen v. a. die Elektroden: Sondenbruch, Isolationsdefekt, Twiddlersyndrom, Sondeneinschlaufung. Thrombosen der zuführenden Vene sind häufig (nach Lee u. Chaux 1980 bis 44%), bleiben aber meist asymptomatisch.

Besonderheiten bei der Implantation von Defibrillatoren. Bei der Einführung der Defibrillatortherapie in die klinische Praxis (Mirowski et al. 1980) wurden epikardiale Elektroden und aufgrund der Größe der Aggregate abdominelle Taschen verwendet. Durch Verkleinerung der Aggregate, Entwicklung transvenöser Elektroden und der „active can technology" ist heute die thorakale Implantation Standard. Das ICD-Aggregat kann analog zu einem Schrittmacher-Aggregat in eine subfasziale Tasche platziert werden. Der Eingriff wird im Herzkatheterlabor in örtlicher Betäubung und Sedierung durchgeführt, evtl. mit anästhesiologischem Standby (Pacifico et al. 1997). Die meisten Arbeitsgruppen bevorzugen den Zugang über die linksseitige V. subclavia oder cephalica, um möglichst große Myokardanteile im elektrischen Feld bei Schockabgabe zu haben.

Bei Verwendung einer **submuskulären Aggregattasche** (unter dem M. pectoralis major) ist eine ausreichende Analgesie durch lokale Infiltration nicht zu erzielen, sodass eine Allgemeinnarkose empfehlenswert ist.

Wesentlicher Unterschied zur Implantation eines Schrittmachers ist die Notwendigkeit einer Testung des ICD-Systems durch Induktion von Kammerflimmern über das Gerät und Terminierung durch Schockabgabe. Anzustreben sind effektive Schockabgaben bei Abgabe eines Schocks, der mindestens 10 J unter der maximal verfügbaren Energie liegt. Eine exakte Bestimmung der **Defibrillationsschwelle** („defibrillation treshold", DFT) ist außerhalb von Studienprotokollen nicht notwendig. Bei hoher DFT kann durch Verwendung einer zusätzlichen subkutanen Elektrode, einem sog. SQ-Array oder SQ-Patch (Jordaens et al. 1993) eine effektive Defibrillation mit niedriger Energie erzielt werden, alternativ kommt die Verwendung eines etwas größeren Aggregates mit höherer Energieabgabe infrage.

Tabelle 51.1. Grenzwerte für die intraoperativen Messungen bei Implantation von Schrittmachern und Kardiovertern/Defibrillatoren

	Ventrikel	Atrium
Signalamplitude	>5,0 mV, optimal >8 mV	>2 mV, optimal >3 mV
Reizschwelle*	<1,0 V, optimal <0,5 V	<1,0 V, optimal <0,5 V
Impedanz**	300–1200 Ω	300–1200 Ω
Slew Rate	>0,5 V/s	>0,3 V/s

* Reizschwelle gemessen bei 0,5 ms
** Elektrodenabhängig

Aggregatwechsel. Batterieerschöpfung ist die häufigste Indikation für einen Schrittmacherwechsel. Vor dem Eingriff sollte geklärt werden, ob das alte Aggregat den heute üblichen Standards für Elektroden (IS-1 für Schrittmacherelektroden und DF-1 für Defibrillatorelektroden) entspricht. Liegen Elektroden mit älteren Anschlüssen (z. B. 5-mm- oder 6-mm-Norm), können Aggregate mit passender Konnektion vom Hersteller bestellt werden. Alternativ können spezifische Adapter verwendet werden. Vor einem Aggregatwechsel ist auch zu klären, ob eine Systemumstellung, z. B. von VVI- auf 2-Kammer-Stimulation sinnvoll ist. Nach den bereits beschriebenen intraoperativen Messungen sollten die liegenden Elektroden auch auf Beschädigungen überprüft werden, neben einem Ersatz der Elektrode kann in Einzelfall auch eine Reparatur oder der Neuanschluss eines Steckers sinnvoll sein. Ist vor dem Eingriff schon klar, das eine Sondenrevision erfolgen wird (z. B. bei inakzeptabel hoher Reizschwelle), sollte die Offenheit des zuführenden Gefäßes durch Duplexsonographie dokumentiert werden.

51.5 Schrittmachernachsorge

> Die Nachsorge nach Implantation eines Schrittmachersystems verfolgt 2 Hauptziele: das frühzeitige Erkennen und Beheben von (drohenden) Komplikationen und die Anpassung der Programmierung an die aktuelle hämodynamische und Rhythmussituation.

In der Phase der frühen Nachsorge, die von der Implantation bis zum Erreichen der chronischen Reizschwelle und der vollständigen Abheilung der Schrittmachertasche 2–3 Monate dauert, sind Probleme oder Komplikationen häufiger zu erwarten als in der Phase der chronischen Nachsorge.

Besondere Bedeutung hat die Anpassung der Energieabgabe des Schrittmachers in Abhängigkeit von den jetzt erreichten Reizschwellenwerten am Ende der frühen Nachsorge, um eine lange Laufzeit zu gewährleisten. Mit modernen Elektroden ist meist mit einer Amplitude von 2 V eine sichere Stimulation gewährleistet.

Ablauf der Schrittmachernachsorge
- Anamnese einschließlich Medikamentenanamnese
- Klinische Untersuchung
- 12-Kanal-EKG mit Magnetauflage
- Schrittmachertelemetrie und Auslesen der Diagnostikspeicher
- Überprüfen des Eigenrhythmus
- Reizschwellentest in Vorhof und Kammer
- Wahrnehmungsschwelle (Vorhof und Kammer)

Optional sind folgende Parameter zu überprüfen und ggf. neu einzustellen
- Refraktärzeiten
- AV-Intervall
- Maximale Synchronfrequenz
- PVARP bzw. totale atriale Refraktärzeit
- Sonderalgorithmen
- Bei frequenzadaptiven Systemen: individuelle Einstellung der R-Funktion

Während der chronischen Nachsorge sind Kontrollen in 6- oder 12-monatigen Abständen ausreichend. Am Ende der Laufzeit eines Schrittmacheraggregates sind insbesondere bei schrittmacherabhängigen Patienten engmaschige Kontrollen notwendig, um den Batteriezustand zu überprüfen. Vor dem Austausch eines Schrittmacheraggregates sollte überprüft werden, ob eine Umrüstung (z. B. von 1-Kammer- auf 2-Kammer-Stimulation oder Sondenrevision) sinnvoll bzw. notwendig ist.

Magnettest. Durch Auflage eines Magneten auf die Haut oberhalb des Aggregates wird die Funktionsweise des Schrittmachers für einige Schläge oder auch für die Dauer der Magnetauflage auf asynchrone Stimulation (DOO, VOO, AOO) gestellt. Die Frequenz der Stimulation ist typenbedingt unterschiedlich, sie kann höher, gleich oder auch niedriger als die Interventionsfrequenz des Schrittmachers liegen. Wird ein Magnettest durchgeführt, so sollte der Arzt über die zu erwartende Magnetreaktion informiert sein, damit es nicht zu Fehlinterpretationen kommt. Aufgrund der starrfrequenten Stimulationsweise sieht man Spikes, die durch den normalen EKG-Zyklus hindurchwandern und nur dann zu einer Kammer- und/oder Vorhofantwort führen, wenn der Stimulus das Myokard außerhalb der Refraktärperiode erreicht. In den meisten Fällen geht die Abnahme der Magnetfrequenz parallel zur Abnahme der Batteriespannung, sodass hier eine leichte Methode zur Erkennung von Batterieerschöpfungen besteht. Der Magnet sollte solange aufgelegt bleiben, bis man Aktionen außerhalb der Refraktärperiode des entsprechenden Herzabschnittes mit nachfolgendem „Capture" dokumentiert hat. Durch die Umschaltung des Schrittmachers in asynchrone Stimulationsweise können einzelne Stimuli in die sog. vulnerable Phase einer Normalaktion fallen und so Kammertachykardien oder gar Kammerflimmern auslösen (Seipel et al. 1975). Obwohl diese Komplikation sicherlich eine Rarität darstellt, sollte die Schrittmacherkontrolle mittels Magnettest nur dann durchgeführt werden, wenn ein Defibrillator zur Verfügung steht.

EKG-Veränderungen durch Kammerstimulation. Die Konfiguration der P-Welle als auch des QRS-Komplexes einer Normalaktion wird durch die Anwesenheit eines Kammerbedarfschrittmachers in der Regel nicht beeinflusst. In den meisten Fällen kommt es hingegen bei überwiegender Schrittmacherstimulation in der Kammer zu einer als unspezifisch zu interpretierenden Veränderung der Kammerendteile: Die ST-Strecke ist häufig leicht gesenkt, die T-Welle präterminal oder seltener auch terminal negativ. Im Einzelfall kann die Repolarisation der normalen Kammeraktion jedoch auch extrem alteriert sein. Die Ursache für die Repolarisationsstörung ist nach wie vor noch nicht eindeutig geklärt; es handelt sich jedoch um sekundäre Repolarisationsstörungen als Folge der abnormen Ventrikeldepolarisation. Bei rechtsventrikulärer Stimulation sind die QRS-Komplexe linksschenkelblockähnlich deformiert, wobei die QRS-Konfiguration jedoch nicht nur vom Stimulationsort, sondern auch durch den Myokardzustand und die dadurch bedingte Erregungsausbreitung modifiziert werden kann. Auch spielt das Vorhandensein oder Fehlen einer retrograden Rechtsschenkel-Blockierung für die Morphologie des QRS-Komplexes eine wichtige Rolle. Erfolgt die Stimulation an der Spitze der rechten Kammer, so ist die Haupt-QRS-Achse in der Regel superior und nach links gerichtet. Treten bei rechtsventrikulärer Stimulation rechtsschenkelblockähnliche QRS-Komplexe auf, so muss an eine Elektrodenperforation durch das Septum in den linken Ventrikel gedacht werden.

Das EKG eines Patienten mit einem Einkammersystem (AAI oder VVI-Funktion) ist gekennzeichnet entweder durch reine Schrittmachertätigkeit oder durch einen Wechsel zwischen spontanen und durch den Schrittmacher induzierten Herzaktionen. Im ersten Fall kann nur die Stimulationsfunktion des Schrittmachers überprüft werden; im Falle von vorherrschendem bzw. ausschließlichem Eigenrhythmus erlaubt das EKG ohne zusätzliche Manipulationen nur eine Aussage über das Wahrnehmungsverhalten des Schrittmachers. Im Falle eines Wechsels zwischen Eigenaktionen und Schrittmacherrhythmus kommt es ferner üblicherweise zu Fusionsschlägen, bei denen der QRS-Komplex (oder im Falle eines Vorhofbedarfschrittmachers die P-Welle) mehr oder weniger stark deformiert ist. Liegen ausschließlich Eigenaktionen vor, so kann die Funktionstüchtigkeit des Systems durch Magnetauflage überprüft werden (s. oben).

Zum Thema: **Schrittmachernotfall** siehe Kap. 67, S. 1321 u. 1322.

51.6 Chirurgische Therapie

Ende der 80er-Jahre löste die kathetergestützte Hochfrequenzablationsbehandlung (s. oben) die chirurgische Behandlung supraventrikulärer Tachykardien ab. Auch die operative Behandlung ventrikulärer Tachykardien bei Postinfarktpatienten verlor immer mehr an Bedeutung, da für die meisten Patienten die Implantation eines automatischen Kardioverters/Defibrillators (s. oben) die einfachere und auch effektivere Alternative darstellte.

Rhythmuschirurgie bedeutet heute in erster Linie die operative Behandlung von Vorhofflimmern. Diese Verfahren werden wahrscheinlich in den nächsten Jahren an Bedeutung gewinnen, da die Indikation bei vielen Patienten gestellt werden kann, die sich aus anderen Gründen einem herzchirurgischen Eingriff zu unterziehen haben. Die heute angewandten Verfahren beruhen überwiegend auf der Ende der 80er-Jahre von Cox und Kollegen entwickelten Maze("Irrgarten")-Operation (Cox et al. 1991). Ursprünglich wurde durch Inzisionen sowohl der rechte als auch der linke Vorhof kompartimentiert. Die resultierenden Vorhofanteile sind zu klein, als dass Flimmern persistieren könnte. In den Jahren nach der Erstvorstellung wurde das Operationsverfahren immer wieder modifiziert und zuletzt als Maze III bezeichnet (Cox et al. 1995). Hauptkomplikation des Maze-Verfahrens ist die Beeinträchtigung der Sinusknotenfunktion mit konsekutiver Schrittmacherpflichtigkeit sowie ein Verlust der atrialen Transportfunktion (Übersicht bei Pagé 2000).

Die Maze-III-Operation wurde von anderen Arbeitsgruppen weiter modifiziert und man verzichtet zum Teil auf die rechtsatriale Linienführung (Deneke et al. 2002). Die scharfe Inzision wurde zunehmend zugunsten der Anwendung von Hochfrequenz-, Kryo- oder Laserenergie verlassen, wodurch der operative Eingriff deutlich verkürzt werden konnte (Patwardhan et al. 1997; Sie et al. 2001).

Hindricks et al. entwickelten eine spezifische Linienführung zur intraoperativen Behandlung von Vorhofflimmern (IRAAF), die von 1998 bis 2001 durch die herzchirurgische Arbeitsgruppe um Mohr in Leipzig umgesetzt wurde (Hindricks et al. 1999; Kottkamp et al. 2002; Mohr et al. 2002). Hierbei wird der Mitralklappenanulus mit den Ostien der linken Pulmonalvenen (PV) verbunden, eine weitere Linie führt über das Vorhofdach von der linken oberen zur rechten oberen PV, die wiederum mit der rechten unteren PV verbunden ist. Diese Linienführung bewirkt keine PV-Isolation, verhindert stattdessen Reentry-Kreise um die Venenmündungen herum. Die Behandlungsergebnisse von insgesamt 387 Patienten wurden publiziert, wobei bei 129 die Operation ausschließlich wegen der Indikation „Vorhofflimmern" erfolgte. Ein Jahr postoperativ waren über 90% der Gruppe ohne wesentliche kardiale Begleiterkrankungen im Sinusrhythmus und auch noch 73% der Patienten, bei denen zusätzlich ein klappenchirurgischer Eingriff oder eine Bypass-Operation erfolgte.

Die Operationsserie wurde 2002 vorerst unterbrochen, nachdem es zu einer vierten ösophagoatrialen Fistel als Folge der unipolaren Hochfrequenzenergieapplikation gekommen war. Diese schwerwiegende Komplikation wurde auch von anderen Teams beobachtet, aber nur vereinzelt veröffentlicht (Gillinov et al. 2001). Die Arbeitsgruppe in Leipzig untersucht derzeit die Effektivität und Sicherheit von Kryo- anstelle von Hochfrequenzenergie bei Verwendung dieser Linienführung.

Auch Mikrowelle als alternative Energiequelle zur Hochfrequenzenergie wird intraoperativ eingesetzt, wobei die größten Zahlen hierzu aus Dresden mitgeteilt werden (Spitzner u. Knaut 2002). Die Linienführung entspricht in etwa dem IRAAF-Konzept (s. oben). Die Wiederherstellung von Sinusrhythmus bei Patienten mit chronischem Vorhofflimmern und bedeutsamer organischer Herzerkrankung beträgt in einer nicht randomisierten Serie 62%, wobei ein Großteil zusätzlich eine antiarrhythmische Therapie benötigt.

Eine Reihe von Arbeitsgruppen führt darüber hinaus eine intraoperative Pulmonalvenenisolation mittels Hochfrequenz- oder Cryoenergie durch, überwiegend als Zusatz zur Mitralklappenchirurgie. Durch diesen einfachen und schnell durchzuführenden Eingriff kann – je nach Patientenselektion – bei 50–80% ein Sinusrhythmus wieder hergestellt oder erhalten werden (Melo et al. 1999; Williams et al. 2001).

Zusammenfassung

Die Zukunft der intraoperativen Behandlung von Vorhofflimmern dürfte in der epikardialen Energieapplikation liegen. Bei epikardialem Zugang kann die rhythmuschirurgische Therapie ohne Einsatz der Herz-Lungen-Maschine am schlagenden Herzen erfolgen, was eine geringere prozedurbedingte Morbidität mit sich bringen sollte. Insbesondere Patienten ohne zusätzliche Mitralklappenchirurgie sollten davon profitieren. Erste Erfahrungen mit epikardialer Linienführung und Hochfrequenzenergie sind vielversprechend (Benusi et al. 2002: 107 Patienten, Follow-up bis zu 3 Jahren, SR bei 77%). Klinische Studien zur Anwendung anderer Energiequellen laufen, sind aber derzeit noch nicht publiziert.

Literatur

Abraham, WT (2000) Rationale and design of a randomised trial to assess the safety and efficacy of cardiac resynchronisation therapy in patients with advanced heart failure. The Multicenter InSync® Randomized Clinical Evaluation (MIRACLE). J Card Fail 6:369–380

Abraham WT, Fisher WG, Smith AL et al for the Miracle Study Group (2002) Cardiac resynchronization in chronic heart failure. N Engl J Med 346:1845–1853

Almendral JM, Gottlieb CD, Rosenthal ME et al (1988) Entrainment of ventricular tachycardia: explanation for surface electrocardiographic phenomena by analysis of electrograms recorded within the tachycardia circuit. Circulation 77:569–580

Andersen HR, Thuesen L, Bagger JP et al (1994) Prospective randomized trial of atrial versus ventricular pacing in sick sinus syndrome. Lancet 344:1523–1528

Andersen HR, Nielsen JC, Thomsen PEB (1997) Long-term follow-up of patients from a randomized trial of atrial versus ventricular pacing for sick sinus syndrome. Lancet 350:1210–1216

Andersen HR, Kristensen L, Nielsen JC et al (2001) Atrial versus dual chamber pacing in patients with sick sinus syndrome. Atrial fibrillation, congestive heart failure and mortality during follow-up in a randomized trial of 177 consecutive patients. Pacing Clin Electrophysiol 24:575

Anné W, van Rensburg H, Adams J et al (2002) Ablation of post-surgical intra-atrial reentrant tachycardia. Predilection target sites and mapping approach. Eur Heart J 23:1609–1616

The Antiarrhythmics versus Implantable Defibrillators (AVID) Investigators (1997): A comparison of antiarrhythmic drug therapy with implantable defibrillators in patients recusciated from near-fatal ventricular arrhythmias. N Engl J Med 337:1576–1583

Antoni H (1969) Physiologische Grundlagen der elektrischen Defibrillation des Herzens. Verh Dtsch Ges Kreislaufforsch 35:106

Arentz T, Blum T, von Rosenthal J et al (2000) Fokales paroxysmales Vorhofflimmern: Erste Erfahrungen der Behandlung mit Hochfrequenz-Katheterablation. Dtsch med Wschr 125:479–483

Arentz T, von Rosenthal J, Blum T et al (2002) Ostiale Pulmonalvenenisolation bei Patienten mit therapieresistentem Vorhofflimmern mit Hilfe eines multipolaren Basketkatheters und eines neuen Navigationssystems. Herzschr Elektrophys 13:200–207

Arentz T, Jander N, von Rosenthal J et al (2003) Incidence of pulmonary vein stenosis 2 years after radiofrequency catheter ablation of refractory atrial fibrillation. Eur Heart J 24:963–969

Arentz T, von Rosenthal J, Kalusche D et al (2003) Feasibility and safety of pulmonary vein isolation using a new mapping and navigation system in patients with refractory atrial fibrillation. Circulation 108:2484–2490

Auriccio A, Klein H, Tockmann B et al (1999) Transvenous biventricular pacing for heart failure: can the obstacles be overcome? Am J Cardiol 83:136D–142D

Auricchio A, Stellbrink C, Sack S et al (1999) The pacing therapies for congestive heart failure (PATH-CHF) study. rationale, design, and endpoints of a prospective randomized multicenter study. Amer J Cardiol 83:130D–135D

Bänsch D, Antz M, Boczor S et al (2002) Primary precvention of sudden cardiac death in idiooathic dilated cardiomyopathy: The Cardiomyopathy Trial (CAT). Circulation 105:1453–1458

Belott PH, Dwight WR (2000) Permanent pacemaker and implantable cardioverter-defibrillator implantation. In: Ellenbogen KA, Ksy GN, Wilkoff BL (eds) Clinical cardiac pacing and defibrillation. Saunders, Philadelphia, pp 573–644

Benussi S, Nascimbene S, Agricola E et al (2002) Surgical ablation of atrial fibrillation using the epicardial radiofrequency approach: mid-term results and risk analysis. Ann Thorac Surg 74:1050–1056

Bernstein AD, Camm AJ, Fletcher RD et al (1987) The NASPE/BPEG generic code for antibradycardia, adaptive-rate pacing and antitachyarrhythmia devices. PACE 10:794–799

Bernstein AD, Daubert J-C, Fletcher RD et al (2002) The revised NASPE/BPEG generic code for antibradycardia, adaptive-rate, and multisite pacing. PACE 25:260–264

Berger R, Lesh MD, Calkins H (2001) Catheter and surgical ablation for cardiac arrhythmias. In: Podrid PJ, Kowey PR (eds) Cardiac arrhythmia: mechanisms, diagnosis and management. Lippincott Williams & Wilkins, Philadelphia, pp 383–408

Bjerklund CL, Orning OM (1969) The efficacy of anticoagulant therapy in preventing embolism related to DC electrical conversion of atrial fibrillation. Am J Cardiol 23:208–216

Bogun F, Bahu M, Knight BP et al (1997) Comparison of effective and ineffective target sites that demonstrate concealed entrainment in patients with coronary artery disease undergoing radiofrequency catheter ablation of ventricular tachycardia. Circulation 95:183–190

Botkin SB, Dhanekula LS, Olshansky B (2003) Outpatient cardioversion of atrial arrhythmias: Efficacy, safety, and costs. Am Heart J 145:233–238

Brignole M, Menozzi C, Gianfranchi L et al (1998) Assessment of atrioventricular junction ablation and VVIR pacemaker versus pharmacological treatment in patients with heart failure and chronic atrial fibrillation. A randomized controlled study. Circulation 98:953–960

Bristow MR, Feldman AM, Saxon LA et al (2000) Heart failure management using implantable devices for ventricular resynchronization: comparison of medical therapy, pacing, and defibrillation in chronic heart failure (COMPANION) trial. J Cardiac Failure 6:276–285

Brugada P, Abdollah H, Wellens HJJ (1985) Continuous electrical activity during sustained monomorphic ventricular tachycardia. Observations on its dynamic behaviour during the arrhythmia. Am J Cardiol 55:402–411

Butter C, Auricchio A, Stellbrink C et al (2001) Effect of resynchronization therapy stimulation site on the systolic function of heart failure patients. Circulation 104:3026–3029

Buxton AE, Lee KL, Fisher JD et al (1999) A randomized study of the prevention of sudden death in patients with coronary artery disease. N Engl J Med 341:1882–1890

Byrd LL (1993) Clinical experience with the extrathoracic introducer technique. Pace 16:1781–1784

Cassidy DM, Vassallo JA, Buxton AR et al (1984) The value of catheter mapping during sinus rhythm to localize site of origin of ventricular tachycardia. Circulation 69:1103–1110

Cassidy DM, Vassallo JA, Buxton AR et al (1984) Endocardial mapping in humans in sinus rhythm with normal left ventricles: activation patterns and characteristics of electrograms. Circulation 70:37–42

Castellanos A, Lemberg L, Berkovits BV (1964) The demand cardiac pacemaker: a new instrument for the treatment of a-v conduction disturbances. Inter Am Coll Cardiol Meeting, Montreal

Cazeau S, Leclerque C, Lavergne T et al for the Multisite Stimulation in Cardiomyopathies (MUSTIC) Study Investigators (2001) Effect of multisite biventricular pacing in patients with heart failure and intraventricular conduction delay. N Engl J Med 344:873–880

Chardack WM, Gage AD, Greatbatch W (1960) A transistorised, selfcontained, implantable pacemaker for the longterm correction of heart block. Surgery 48:643

Cleland JGF, Daubert JC, Erdmann E et al (2001) The CARE-HF study (Cardiac Resynchronisation in Heart Failure study): rationale, design and endpoints. Eur J Heart Fail 3:481–489

Cleland JGF, Freemantle N, Kaye G et al (2004) Clinical trials update from the American Heart Association meeting: Ω-3 fatty acids and arrhythmia risk in patients with an implantable defibrillator, ACTIV in CHF, VALIANT, the Hanover autologous bone marrow transplantation stundy, SPORTIV V, ORBIT and PAD an DEFINITE. Eur J Heart Fail 6:109–115

Connolly SJ, Kerr CR, Gent M, Yusuf S (1996) Dual-chamber versus ventricular pacing: critical appraisal of current data. Circulation 94:578–583

Connolly SJ, Kerr CR, Gent M et al (2000) Effects of physiological pacing versus ventricular pacing on the risk of stroke and death due to cardiovascular causes. N Engl J Med 342:1385–1391

Connolly SJ, Gent M, Roberts RS et al (2000): Canadian implantable defibrillator study (CIDS). Circulation 101:1297–1302

Coplen SE, Antman EM, Berlin JA et al (1990) Efficacy and safety of quinidine therapy für maintenance of sinus rhythm. Circulation 82:1106–1116

Corrado G, Sgalambro A, Mantero A et al (2001) Thromboembolic risk in atrial flutter. The FLASIEC (Fluttre Atriale Societa Italiana di Ecografia Cardiovascolare) multicentre study. Eur Heart J 22:1042–1051

Cosio FG, Lopez-Gil M, Goicolea A et al (1993) Radiofrequency ablation of the inferior vena cava-tricuspid valve isthmus in common atrial flutter. Amer J Cardiol 71:705–709

Cox JL, Boineau JP, Schuessler RB et al (1991) Successful surgical treatment of atrial fibrillation. JAMA 266:1976–1980

Cox JL, Boineau JP, Schuessler RB et al (1993) Five-year experience with the Maze procedure for atrial fibrillation. Ann Thorac Surg 56:814–823

Cox JL, Jaquiss RD, Schuessler RB, Boineau JP (1995) Modification of the maze procedure for atrial flutter and atrial fibrillation. I: Rationale and surgical results. J Thorac Cardiovasc Surg 110:473–484

Cox JL, Jaquiss RD, Schuessler RB, Boineau JP (1995) Modification of the maze procedure for atrial flutter and atrial fibrillation. II: Surgical technique of the maze III procedure. J Thorac Cardiovasc Surg 110:485–495

D'Allonnes GR, Pavin D, Leclercq C et al (2000) Long-term effects of biatrial synchronous pacing to prevent drug-refractory atrial tachyarrhythmia: a nine-year experience. J Cardiovasc Electrophysiol 11:1081–1091

Daubert JC, Linde C, Cazeau S et al (2000) Clinical effects of biventricular Pacing in patients with severe heart failure and chronic atrial fibrillation: results from the Multisite Stimulation in Cardiomyopathy-Mustic Study-Group II. Circulation 102 (Suppl II):693

Deneke T, Khargi K, Grewe PH et al (2002) Left atrial versus bi-atrial Maze operation using intraoperatively cooled-tip radiofrequency ablation in patients undergoing open-heart surgery: safety and efficacy. J Am Coll Cardiol 39:1644–1650

Defaye P, Dournaux F, Mouton E (1998) Prevalence of supraventricular arrhythmiasfrom the automated analysis of data stored in the DDD pacemakers of 617 patients: the AIDA study. The AIDA Multicenter Study Group. Automatic Interpretation for Diagnosis Assistance. Pacing Clin Elelectrophysiol 21:250–255

Default P, Saksena S, Prakash A et al (1998) long-term outcome of patients with drug refractory atrial flutter and fibrillation after single- and dual-site right atrial pacing for arrhythmia revention. J Am Coll Cardiol 32:1900–1908

DeSilva RA, Graboys TB, Podrid PJ, Lown B (1980) Cardioversion and defibrillation. Am Heart J 100:881

Dill T, Neumann T, Ekinci O et al (2003) Pulmonary veindiameter reduction after radiofrequency catheeter ablation for paroxysmal atrial fibrillation evaluated by contrast-enhanced threedimensional magnetic resonance imaging. Circulation 107:845–850

Echt DS, Liebson PR, Mitchell LB et al and the CAST Investigators (1991) Mortality and morbidity in patients receiving encainide, flecainide, or placebo. The cardiac arrhythmia suppression trial. N Engl J Med 324:781–788

Edvardsson N, Olsson SB (1982) Outpatient electroconversion of chronic atrial fibrillation. In: Kulbertus HE, Olsson SB, Schlepper M (eds) Atrial fibrillation. AB Hässle, Möldal, pp 242–249

Ernst S, Schluter M, Ouyang F et al (1999) Modification of the substrate for maintenance of idiopathic human atrial fibrillation: efficacy of radiofrequency ablation using nonfluoroscopic catheter guidance. Circulation 100:2085–2092

Etienne Y, Mansourati J, Gilard M et al (1999) Evaluation of left ventricular based pacing in patients with congestive heart failure and atrial fibrillation. Am J Cardiol 83:1138–1840

Ewy GA (1992) Optimal Technique for electrical cardioversion of atrial fibrillation. Circulation 86:1645–1647

Fananapazir L, Cannom RO, Tripodi D, Panza JA (1992) Impact of dual-chamber (DDD) pacig in obstructive hypertrophic cardiomyopathy: with symptoms refractory to verapamil and beta-adrenergic blocker therapy. Circulation 85:2149–2161

Fatkin D, Kuchar DL, Thorburn CW et al (1994) Transesophageal echocardiography before and during direct current cardioversion of atrial fibrillation: evidence for „atrial stunning" as a mechanism of thromboembolic complcations. J Am Coll Cardiol 23:307–316

Fuster V, Rydén LE, Asinger RW et al (2001) ACC/AHA/ESC guidelines for the management of patients with atrial fibrillation: Executive summary. A report of the American College of Cardiology/American Heart Association Task Force on Practice Guidelines and the European Society of Cardiology Scientific and Clinical Initiatives Committee. Circulation 104:2118–2150

Gallagher MM, Hennessy BJ, Edvardsson N et al (2002) Embolic complications of direct current cardioversion of atrial arrhythmias: association with low intensity of anticoagulation at the time of cardioversion. J Am Coll Cardiol 40:926–933

Gentile F, Elbendy A, Khandheria BK et al (2002) Safety of electrical cardioversion in patients with atrial fibrillation. Mayo Clin Proc 77: 897–904

Gillinov AM, Pettersson G, Rice TW (2001) Esophageal injury during radiofrequency ablation for atrial fibrillation. J Thorac Cardiovasc Surg 122:1239–1240

Goldstein DJ, Losquadro W, Spotnitz HM (1998) Outpatient pacemaker procedures in orally anticoagulated patients. PACE 21:1730–1734

Gregoratos G, Abrams J, Epstein AE et al (2002) ACC/AHA/NASPE 2002 guidline update for implantation of cardiac pacemakers and anti-arrhythmic devices. A report of the American College of Cardiology/American Heart Association Task Force on Practice Guidelines. J Cardiovasc Electrophys 13:1183–1199

Gosselin C, Walker PM (1996) Subclavian steal syndrome. Existence, clinical features, diagnosis and management. Seminars in Vasc Surg 9:93–97

Haïssaguerre M, Gaita F, Fischer B et al (1992) Elimination of atrioventricular nodal reentrant tachycardia using discrete slow potentials to guide application of radiofrequency energy. Circulation 85:2162–2175

Haïssaguerre M, Jais P, Shah DC et al (1996) Right and left atrial radiofrequency catheter therapy of paroxysmal atrial fibrillation. J Cardiovasc Electrophysiol 7:1132–1144

Haïssaguerre M, Jais P, Shah DC et al (1998) Spontaneous initiation of atrial fibrillation by ectopic beats originating from the pulmonary veins. N Engl J Med 339:659–66

Haïssaguerre M, Shah D, Jais P et al (2000) Electrophysiological breakthroughs from the left atrium to the pulmonary veins. Circulation 102:2463–2465

Hindricks G, Mohr FW, Autschbach R, Kottkamp H (1999) Antiarrhythmic surgery for treatment of atrial fibrillation-new concepts. Thorac Cardiovasc Surg 47(Suppl 3):365–369

Hindricks G, Kottkamp H (2002) Potential benefits, risks, and complications of catheter ablation of atrial fibrillation: More questions than answers. J Cardiovasc Electrophysiol 13:768–769

Hohnloser SH, Connolly SJ, Kuck KH et al (2000) The defibrillator in acute myocardial infarction trial (DINAMIT): study protocol. Am Heart J 140:735–739

Hohnloser SH, Andresen D, Block M et al (2000) Leitlinien zur Implantation von Defibrillatoren. Z Kardiol 89:126–135

Israel CW (2001) Mode-Switch-Algorithmen: Programmierbarkeit und Nutzen. Herz 26:2–17

Israel CW, Ehrlich JR, Grönefeld G et al (2001) Prevalence, characteristics and clinical implications of regular atrial tachyarrhythmias in patients with atrial fibrillation: insights from a study using a new implantable device. J Am Coll Cardiol 38:355–363

Jackman WM, Beckman KJ, McClelland JH et al (1992) Treatment of supraventricular tachycardia due to atrioventricular nodal reentry by radiofrequency catheter ablation of slow-pathway conduction. N Engl J Med 327:313–318

Jaïs P, Shah D, Haïssaguerre M et al (2000) Mapping and ablation of left atrial flutters. Circulation 101:2928–2934

Jordaens L, Vertongen P, van Belleghem Y (1993) A subcutaneous lead array for implantable cardioverter defibrillators. Pacing Clin Electrophysiol 16:1429–1433

Josephson ME, Harken AH, Horowitz LN (1979) Endocardial excision: a new surgical technique for the treatment of recurrent ventricular tachycardia. Circulation 60:1430–1439

Kalman J, VanHare G, Olgin J et al (1996) Ablation of „incisional" reentrant atrial tachycardia complicating surgery for congenital heart disease: Use of entrainment to define a critical isthmus of conduction. Circulation 93:502–512

Kalusche D, Stockinger J, Arentz T et al (1996) Hochfrequenzkatheterablationsbehandlung bei atrioventrikulären Reentry-Tachykardien; Methode der ersten Wahl? Herzschr Elektrophys 7 (Suppl 1):27–34

Kalusche D, Arentz T, Haïssaguerre M (2000) Vorhofflimmern: Heilung durch fokale Hochfrequenz-Katheterablation? Z Kardiol 89:1141–1145

Kappenberger L, Linde C, Daubert C et al (1997) Pacing in cardiomyopathy (PIC): a randomized cross-over study. Eur Heart J 18:1249–1256

Kay GN, Epstein AE, Plumb VJ (1988) Region of slow conduction in sustained ventricular tachycardia: endocardial recordings and functional characterization in humans. J Am Coll Cardiol 11:109–116

Kerber RE (2001) Transthoracic cardioversion and defibrillation. In: Zipes DP, Jalife J (eds) Cardiac electrophysiology:From cell to bedside. 3rd ed. Saunders, Philadelphia London New York, pp 944–948

Khan IJ (2002) Transient atrial mechanical dysfunction (stunning) after cardioversion of atrial fibrillation and flutter. Am Heart J 144:11–22

Khan HH, Stevenson WG (1994) Activation times in and adjacent to reentry circuits during entrainment: implications for mapping ventricular tachycardia. Am Heart J 127:833–842

Kirchhof, P, Eckardt L, Loh P et al (2002) Anterior-posterior versus anterior-lateral electrode position for external cardioversion of atral fibrillation: a randomized trial. Lancet 360:1275–1279

Klein AL, Murray RD, Grimm RA (2001) Role of transesophageal echocardiography-guided cardioversion of patients with a trial fibrillation. J Am Coll Cardiol 37:691–704

Klein LS, Shih HT, Hackett FK et al (1992) Radiofrequency catheter ablation of ventricular tachycardia in patients without structural heart disease. Circulation 85:1666–1674

Klein AL, Grimm RA, Murray RD et al (2001) Use of transesophageal echocardiography to guide cardioverseion in patients with atrial fibrillation, N Engl J Med 344:1411–1420

Kok LC, Mangrum JM, Haines DE et al (2002) Cerebrovascular complication associated with pulmonary vein ablation. J Cardiovasc Electrophysiol 13:764–767

Konings KT, Kirchhof CJ, Smeets JR et al (1994) High density mapping of electrically induced atrial fibrillation in humans. Circulation 89:1665–1680

Kottkamp H, Hindricks G, Autschbach R et al (2002) Specific lenear left atrial lesions in atrial fibrillation. Intraoperative radiofrequency ablation using minimally invasive surgical techniques. J Am Coll Cardiol 40:475–480

Kuck KH, Cappato R, Siebels J et al (2000) Randomized comparison of antiarrhythmic drug therapy with implantable defibrillators in patients recusciated from cardiac arres: the Cardiac Arrest Study Hamburg (CASH). Circulation 102:748–754

Lam CT, Lau CP, Leung SK et al (2000) Efficacy and tolerability of continuous overdrive atrial pacing in atrial fibrillation. Europace 2:286–291

Lamas GA, Orav EJ, Stambler BS et al for the Pacemaker Selection in the Elderly Investigators (1998) Quality of life and clinical outcomes in elderly patients treated with ventricular pacing as compared to dual-chamber pacing. N Engl J Med 338:1097–1104

Lamas GA, Lee KL, Sweeney MO et al (2002) Ventricular pacing or dual-chamber pacing for sinus node dysfunction. N Engl J Med 346:1854–1862

Leclerq C, Victor F, Alonso C et al (2000) Comparative effects of permanent biventricular pacing for refractory heart failure in patients with stable sinus rhythm or chronic atrial fibrillation. Am J Cardiol 85:1154–1156

Lee M, Waechter, R Pollak S et al (2002) Can preventive and antitachycardia pacing reduce the frequency and burden of atrial tachyarrhythmias? The ATTEST study results. PACE 24:541 (Abstract)

Lee ME, Chaux A (1980) Unusual complications od endocardial pacing. J Thorac Cardiovasc Surg 80:934–940

Lemke B, Fischer W, Schulten HK et al (1996) Richtlinien zur Herzschrittmachertherapie. Indikationen, Systemwahl, Nachsorge. Z Kardiol 85:611–628

Lemke B, Rybak K, Wiegand U (2003) Stellungnahme zu den Leitlinien zur Herzschrittmachertherapie. Z Kardiol 92:200–206

Leon AR, Greenberg JM, Kanuru N et al (2002) Cardiac resynchronization in patients with congestive heart failure and chronic atrial fibrillation. J Am Coll Cardiol 39:1258–1263

Lesh MD (2000) Catheter ablation of atrial flutter and tachycardia. In: Zipes DP, Jalife J (eds) Cardiac electrophysiology: From cell to bedside. 3rd ed. Saunders, Philadelphia London New York, pp 1009–1027

Lévy S, Breithardt G, Campbell RWF et al (1998) Atrial fibrillation: current know-ledge and recommendations for management. Eur Heart J 19:1294–1320

Linde C, Leclercq C, Rex S et al (2002) Long-term benefits of biventricular pacing in congestive heart failure: Results from the Multisite Stimulation In Cardiomyopathy (MUSTIC) Study. J Am Coll Cardiol: 40:111–118

Lown B (1967) Electrical reversion of cardiac arrhythmias. Br Heart J 29:469

Lown B, Amarasingham R, Newman J (1962) New method for terminating cardiac arrhythmias: Use of synchronized capacity discharge. JAMA 182:548

Markewitz A (2002) Jahresbericht 2000/2001 des Deutschen Zentralregisters Herzschrittmacher. Expertengruppe Herzschrittmachertherapie und Fachgruppe Kardiologie beim Bundeskuratorium Qualitätssicherung und BQS Bundesgeschäftsstelle Qualitätssicherung GmbH. Herzschr Elektrophys 13:242–257

Maron BJ, Nishimura RA, McKenna WJ et al (1999) Assessment of permanent dual-chamber pacing as a treatment for drug-refractory symptomatic patients with obstructive hypertrophic cardiomyopathy. A randomized, double-blind, crossover study (M-PATHY).Circulation 99:2927–2933

Mehra R, Zeiler RH, Gough WB, El-Sherif N (1983) Reentrant ventricular arrhythmias in the late myocardial infarction period. 9. Electrophysiologic-anatomic correlation of reentry-circuits. Circulation 67:11–24

Melo J, Adragao P, Neves J et al (1999) Surgery for atrial fibrillation using radiofrequency catheter ablation: assessment of results at one year. Eur J Cardiothorac Surg 15:851–854

Miller JM, und Zipes DP (2001) Management of the patient with cardiac arrhythmias. In: Braunwald E, Zipes DP, Libby P (eds) Heart diesease. 6th ed. Saunders, Philadelphia London New York, pp 700–774

Mirowski M, Reid PR, Mower MM et al (1980) Termination of malignant ventricular arrhythmias with an implanted defibrillator in human beings. N Engl J Med 303:322–324

Mittal S, Ayati S, Stein KM et al (2000) Transthoracic cardioversion of atrial fibrillation. Comparison of rectilinear biphasic versus damped sine wave monophasic shocks. Circulation 101:1282–1287

Moe GK, Rheinbold WC, Abildskov JA (1964) A computer model of atrial fibrillation. Am Heart J 67:200–220

Mohr FW, Fabricius AM, Falk V et al (2002) Curative treatment of atrial fibrillation with intraoperative radiofrequency ablation: short-term and midterm results. J Am Coll Cardiol 40:475–80

Morady G, Kadish AH, DiCarlo L et al (1990) Long-term results of catheter ablation of idiopathic right ventricular tachycardia. Circulation 82: 2093–2099

Morady F, Kadish AQ, Rosenheck S et al (1991) Concealed entrainment as a guide for catheter ablation of ventricular tachycardia in patients with prior myocardial infarction. J Am Coll Cardiol 17:678–689

Moss AJ, Hall WJ, Cannom DS et al (1996) Improved survival with an implantable defibrillator in patients with coronary disease at high risk for ventricular arrhythmia. N Engl J Med 335:1933–40

Moss AJ, Zareba W, Hall WJ et al (2002) Prophylactic implantation of a defibrillator in patients with myocardial infarction and reduced ejection fraction. Multicenter Automatic Defibrillator Implantation Trial II Investigators. N Eng J Med 346:877–83

Nakagawa H, Beckman KJ, McClelland JH et al (1993) Radiofrequency catheter ablation of left ventricular tachycardia guided by a purkinje potential. Circulation 88:2607–2617

Nakagawa H, Yamanashi WS, Pitha JW et al (1995) Comparison of in vivo tissue temperature profile and lesion geometry for radiofrequency ablation with a saline-irrigated electrode versus temperature control in a canine thigh muscle preparation. Circulation 91:2264–2273

Nakagawa H, Lazzara R, Khastgri T et al (1996) Role of tricuspid annulus and the eustachian valve/ridge on atrial flutter: relevance to catheter ablation of the septal isthmus and a new technique for rapid identification of ablation success. Circulation 94:407–424

Nathan DA, Center S, Wuweu C (1963) An implantable synchronous pacemaker for the long-term correction of complete heart block. Am J Cardiol 11:362

Nathan H, Eliakim M (1966) The junction between the left atrium and the pulmonary veins: An anatomic study of human hearts. Circulation 34:412–22

Natale A, Zimerman L, Tomassoni G et al (1999) AV node ablation and pacemaker implantation after withdrawal of effective rate-control medications for chronic atrial fibrillation: Effects on quality of life and exercise performance. PACE 22:1634–1639

Natale A, Pisano E, Shewchik J et al (2000) First human experience with pulmonary vein isolation using a through-the-balloon circumferential ultrasound ablation system for recurrent atrial fibrillation. Circulation 102:1879–1882

Nishimura RA, Trusty JM, Hayes DL et al (1997) Dual-chamber pacing for patients with hypertrophic cardiomyopathy: a prospective randomized double-blind crossover trial. J Am Coll Cardiol 29:435–441

Oguz E, Dagdeviren B, Bilsel T et al (2002) Echocardiographic prediction of long- term response to biventricular pacemaker in severe heart failure. Eur J Heart Fail 4:83–90

Okumura K, Olshansky B, Henthorn RW et al (1987) Demonstration of the presence of slow conduction during sustained ventricular tachycardia In man: use of transient entrainment of the tachycardia. Circulation 75:369–378

Oral H, Souza JJ, Michaud GF et al (1999) Facilitating transthoracic cardioversion of atrial fibrillation with ibutilide pretreatment. N Engl J Med 340:1849–1854

Otomo K, Yamanashi WS, Tondo C et al (1998) Why a large tip electrode makes a deeper radiofrequency lesion: effects of electrode cooling and electrode-tissue interface area. J Cardiovasc Electrophysiol 9:47–54

Ouali S, Anselme F, Savouré A, Cribier A (2002) Acute coronary occlusion during radiofrequency catheter ablation of atrial flutter. J Cardiovasc Electrophysiol 13:1047–1049

Pacifico A, Cedillo-Salazar FR, Nasir N Jr et al (1997) Conscious sedation with combined hypnotic agents for implantation of implantable cardioverter-defibrillators. J Am Coll Cardiol 30:769–773

Padeletti L, Porciani MC, Michelucci A et al (1999) Interatrial septum pacing: a new approach to prevent recurrent atrial fibrillation. J Intervent Cardiol Electrophysiol 3:35–43

Pagé PL (2000) Surgery for atrial fibrillation and other supraventricular tachycardias. In: Zipes DP, Jalife J (eds) Cardiac electrophysiology: From cell to bedside. 3rd ed. Saunders, Philadelphia London New York, pp 1065–1077

Page RL, Kerber RE, Russell JK et al (2002) Biphasic versus monophasic waveform for conversion of atrial fibrillation: the results of an international randomized, double-blind multicenter trial. J Am Coll Cardiol 39:1956–1963

Patwardhan AM, Dave HH, Tamhane AA et al (1997) Intraoperative radiofrequency microbipolar coagulation to replace incisions of the Maze III procedure for correcting atrial fibrillation in patients with rheumatic valvular disease. Eur J Cardiothorac Surg 12:627–633

Pappone C, Rosanio S, Oreto G et al (2000) Circumferential radiofrequency ablation of pulmonary vein ostia. A new anatomic approach for curing atrial fibrillation. Circulation 102:2619–2628

Pappone C, Oreto G, Rosanio S et al (2001) Atrial remodelling after circumferential radiofrequency pulmonary vein ablation. Efficacy of an anatomic approach in a large cohort of patients with atrial fibrillation. Circulation 104:2539–2544

Patten M, Maas R, Lüderitz B et al (2004) Suppression of paroxysmal atrial tachyarrhythmias: Results of the SOPAT Trial. J Am Coll Cardiol 43 (Suppl A):151A

Reuter S, Garrigue S, Barold SS et al (2002) Comparison of characteristics in responders versus nonresponders with biventricular pacing for drug-resistant congestive heart failure. Am J Cardiol 89:346–350

Resnekov L, Chen PS, Mandel WJ (1995) High energy electrical current in the management of cardiac arrhythmias. In: Mandel WJ (ed) Cardiac arrhythmias. 3rd ed. Lippincott, Philadelphia, pp 979–996

Robbins IM, Colvin EV, Doyle TP et al (1998) Pulmonary vein stenosis after catheter ablation of atrial fibrillation. Circulation 98:1769–1775

Rodriguez LM, Smeets JLRM, Timmermans C, Wellens HJJ (1997) Predictors for successful ablation of right- and left-sided idiopathic ventricular tachycardia. Am J Cardiol 79:309–314

Rosenqvist M, Brandt J, Schuller H (1988) Long-term pacing in sinus node disease: effects of stimulation mode on cardiovascular morbidity and mortality. Am Heart J 116:16–22

Salukhe TV, Francis DP, Sutton R (2003) Comparison of medical therapy, pacing and defibrillation in heart failure (COMPANION) trial terminated early; combined biventricular pacemaker-defibrillators reduce all-cause mortality and hospitalization. International J Cardiol 87: 119–120

Santini M, Alexidou G, Ansalone G et al (1990) Relation of prognosis in sick sinus syndrome to age, conduction defects and modes of permanent pacing. Am J Cardiol 65:729–735

Sie HT, Beukema WP, Misier AR et al (2001) Radiofrequency modified maze in patients with atrial fibrillation undergoing concomitant cardiac surgery. J Thorac Cardiovasc Surg 122:249–256

Spitzer SG, Knaut M (2002) Intraoperative Mikrowellen-Ablation zur chirurgischen Behandlung von Vorhofflimmern. Herzschr Electrophys 13:225–232

Stellbrink C, Auricchio A, Butter C et al (2000) Pacing Therapies in Congestive Heart Failure II (PATH-CHF II) Study. Am J Cardiol:86 (Suppl): 138K-143K

Stellbrink C, Vogt J, von Scheidt W et al im Auftrag der Kommission für Klinische Kardiologie, der Deutschen Gesellschaft für Kardiologie, Herz- und Kreislaufforschung (2003) Positionspapier zur kardialen Resynchronisationstherapie. Z Kardiol 92:96–103

Stevenson WG. Weiss JN, Wiener I et al (1989) Fractionated endocardial electrograms are associated with slow conduction in humans: evidence from pace mapping. J Am Coll Cardiol 13:369–376

Stevenson WG, Khan H, Sager P et al (1993) Identification of reentry circuit sites during catheter mapping and radiofrequency ablation of ventricular tachycardia late after myocardial infarction. Circulation 88:1647–1670

Strickberger SA, Hummel JD, Bartlett TG et al (2003) Amiodarone versus implantable cardioverter-defibrillator: randomized trial in patients with nonischemic dilated cardiomyopathy and asymptomatic nonsustained venticular tachycardia – AMIOVIRT. J Am Coll Card 41:1707–1712

Tokano T, Bach D, Chang J et al (1998) Effect of ventricular shock strength on cardiac hemodynamics. J Cardiovasc Electrophysiol 9:791–797

Ueng K-C, Tsai T-P, Tsai C-F et al (2001) Acute and long-term effects of atrioventricular junction ablation and VVIR pacemaker in symptomatic patients with chronic lone atrial fibrillation and normal ventricular response. J Cardiovasc Electrophys 12:303–309

Van Noord T, Van Gelder IC, Crijns HJ (2002) How to enhance acute outcome of electrical cardioversion by drug therapy: importance of immediate reinitiation of atrial fibrillation. J Cardiovasc Electrophysiol 13:822–825

Walcott GP, Knisley SB, Zhou X et al (1997) On the mechanism of ventricular defibrillation. Pacing Clin Electrophysiol 20:422–431

Waxman HL, Josephson ME (1982) Ventricular activation during endocardial pacing: I.Electrocardiographic patterns related to the site of pacing. Am J Cardiol 50:1–10

Wijffels MC, Kirchhof CJ, Dorland R, Allessie MA (1995) Atrial fibrillation begets atrial fibrillation: A study in awake chronically instrumented goats. Circulation 92:1954–68

Williams MR, Stewart JR, Bolling SF et al (2001) Surgical treatment of atrial fibrillation using radiofrequency energy. Ann Thorac Surg 71:1939–1943

Wu RC, Brinker JA, Yuh DD et al (2002) Circular mapping catheter entrapment in the mitral valve apparatus: A previously unrecognized complication of focal atrial fibrillation ablation. J Cardiovasc Electrophysiol 13:819–821

Zeiler-Arnold A, Mick MJ, Mazurek FD et al (1992) Role of prophylactic anticoagualtion for direct current cardioversion in patients with atrial fibrillation or atrial flutter. J Am Coll Cardiol 19:851

Herzchirurgie

M. Schmuziger, E. Eschenbruch, P. Tollenaere

mit einem Beitrag von H.-P. Bestehorn und H. Roskamm

52.1 **Aortokoronare Bypass-Operation – 1048**
52.1.1 Operationstechnik – 1049
52.1.2 Operationsletalität und operationsspezifische Komplikationen – 1050
52.1.3 Zweitoperationen – 1051
52.1.4 Infarktbedingte Komplikationen – 1051
52.1.5 Kurz- und Langzeitergebnisse der Koronarchirurgie – 1054

52.2 **Mitralchirurgie – 1056**
52.2.1 Strukturen und Dynamik – 1056
52.2.2 Entwicklung und Technik der klappenerhaltenden Mitralchirurgie – 1057
52.2.3 Mitralklappenersatz – 1058

52.3 **Aortenklappenersatz – 1059**

Literatur – 1061

In dieser chirurgisch orientierten Darstellung werden folgende Punkte berücksichtigt:
- historische Entwicklung der Operationsmethoden,
- gegenwärtige chirurgische Technik und Taktik,
- Operationsletalität und Komplikationen sowie
- Kurz- und Langzeitergebnisse

Herzchirurgische Technik und Taktik werden nur soweit dargestellt, als sie für den internistischen Kardiologen, den Internisten und den praktischen Arzt von Interesse sein können. Dieses Kapitel ist nicht für den Herzchirurgen geschrieben.

Im Vordergrund der Herzchirurgie steht auch heutzutage noch die Koronarchirurgie. Es ist jedoch anzunehmen, dass in den kommenden Jahren der Bedarf abnimmt, insbesondere wegen der weiterhin zunehmenden Expansion der PTCA. Letzteres ist auch der Grund, weswegen der Anteil an immer älteren und mehr und mehr polymorbiden Patienten weiterhin zunimmt.

Innerhalb der Vitienchirurgie wird sich die klappenerhaltende Mitralchirurgie weiter durchsetzen. Die Aortenklappenchirurgie, ebenfalls mehr und mehr klappenerhaltend und bioprothetisch, wird noch mehr an Bedeutung gewinnen, da mit steigender Lebenserwartung die degenerative Altersaortenstenose weiter zunehmen wird.

Die Indikationsstellung zur chirurgischen Behandlung und die Darstellung der Ergebnisse der Operationen sind ein gemeinsames Anliegen der Kardiologen wie auch der Kardiochirurgen. Dabei ist selbstverständlich, dass einerseits die allgemeinen, andererseits aber v. a. die hauseigenen Operationsergebnisse die lokalen Indikationsstellungen maßgeblich beeinflussen.

52.1 Aortokoronare Bypass-Operation

In Analogie zur peripheren Gefäßchirurgie wurde zur **direkten Revaskularisation** zuerst Endarteriektomie und Venen-Patch-Plastik hinzugezogen (Bailey et al. 1957; Longmire et al. 1958; Senning 1961). Nur 2 Venen-Bypass-Operationen (Sabiston 1963; Garrett et al. 1973) sind anfangs der 60er-Jahre ausgeführt und z. T. viel später publiziert worden. Zum endgültigen Durchbruch gelangte die direkte Venen-Bypass-Revaskularisation erst durch die systematischen Arbeiten der Cleveland- und der Milwaukee-Gruppen (Favaloro 1969; Johnson u. Lepley 1970).

Die ersten **A. thoracica-Anastomosen** sind in den Jahren 1963–1966 von Kolessov ausgeführt worden. Diese Revaskularisationsart ist dann von Green (Spencer et al. 1970) sowie von Ochsner u. Mills (1978) in großem Stil angewandt worden. Eindeutig bessere Durchgängigkeitsraten und signifikant bessere Langzeitergebnisse geben heute der A. thoracica interna eine unumstrittene Vorzugsstellung (Cosgrove et al. 1985; Loop et al. 1986; Spencer 1986; Tector et al. 1986).

Die Vorteile der Thoracica-Revaskularisation bewirkten eine Suche nach weiteren arteriellen Bypass-Gefäßen identischer Qualität. Als Alternativgefäß in situ bot sich die A. gastroepiploica an (Pym et al. 1987; Suma et al. 1987). Von einzelnen Chirurgengruppen wurden als freie Transplantate auch die A. epigastrica (Puig et al.1990; Vincent et al. 1990) und v. a. heute die A. radialis (Carpentier et al. 1973) zur Revaskularisation hinzugezogen. Beweise identischer Langzeitresultate stehen bisher jedoch noch ungenügend zur Verfügung.

Zu Beginn der Ära des aortokoronaren Bypass wurden lediglich Einzel-Grafts auf dominante rechte Kranzarterien gelegt. Auch wenn damit nur unvollständig revaskularisiert wurde, waren die klinischen Ergebnisse ermutigend (David et al. 1972). Mit wachsender Operationsroutine gelang es bald, ohne Erhöhung des Risikos auch das linke Kranzarteriensystem in das Revaskularisationsschema einzubeziehen. Die keimende Idee, so vollständig wie möglich zu revaskularisieren, erhielt bald ihre Bestätigung: Bei vollständig revaskularisierten Patienten konnte sogar eine signifikante Verminderung der Operationsletalität nachgewiesen werden (Schmuziger et al. 1975).

Die rasanten Fortschritte der heute immer mehr perfektionierten invasiven Kardiologie haben einen beträchtlichen Teil der Operationsindikationen deutlich verändert. Unter dem gleichzeitigen Druck der computerisierten Medizintechnik und der verfeinerten optischen Bilddarstellungen erfährt die Koronarchirurgie heute Wandlungen. Viele langfristig erworbene Erkenntnisse werden heute in Frage gestellt. So wird z. B. die noch vor wenigen Jahren als unerlässlich erachtete extrakorporale Zirkulation von vielen modernen Koronarchirurgen als nicht mehr absolut notwendig erachtet. Ob es sich dabei um einen nachteiligen Verlust an Operationspräzision oder lediglich um eine taktische Umstellung handelt, lässt sich zur Zeit noch nicht überblicken.

Ebenfalls wird heute oft auf eine großzügige Exposition des Operationssitus verzichtet mit dem Argument, das Operationstrauma und damit auch der stationäre Hospitalaufenthalt könnten auf diese Weise verringert werden. Die extreme „Schlüssellochchirurgie" (MIDCAB) hat jedoch nach initialem Erfolg wiederum deutlich an Wichtigkeit verloren.

Die computer- und roboterunterstützte Koronarchirurgie, ein zukunftsträchtiges Operationsverfahren, befindet sich immer noch in einem Versuchsstadium und ist, auch wegen der hohen Kosten, weiterhin nicht generell einsetzbar.

Die noch vor wenigen Jahren klar definierte Koronarchirurgie befindet sich zusammen mit der invasiven Kardiologie im Umbruch, dessen Endziel gegenwärtig nicht abzusehen ist. Es kann lediglich geahnt werden, dass die chirurgischen Verfahren mit großer Wahrscheinlichkeit zu Gunsten von invasiven kardiologischen und medikamentösen Therapieformen an Wichtigkeit verlieren werden.

52.1.1 Operationstechnik

Vena saphena magna. Auch heute wird immer noch die V. saphena magna, vorwiegend diejenige der Unterschenkel, verwendet. Sie wird durch einen über den Venenverlauf gelegten, langen Hautschnitt atraumatisch entnommen. Mittels speziell entwickelter Instrumente ist heute auch eine wenig traumatische Entnahme subkutan, über mehrere kleine Hautinzisionen, machbar. Bei Status nach Venenstripping oder bei starker Varikosis können ausnahmsweise auch die V. saphena parva oder in seltensten Fällen die V. cephalica zu Hilfe gezogen werden.

Arteriae thoracicae. Die heute nahezu routinemäßig gleichzeitig verwendeten Aa. thoracicae internae werden in ihrem gesamten Verlauf von der Thoraxhinterwand freipräpariert. Das Gefäß wird distal durchtrennt und mit dem zu revaskularisierenden Kranzgefäß anastomosiert. Die Arterie kann auch als freies Transplantat verwendet werden. An vielen Zentren werden zunehmend sequenzielle Thoracica-Revaskularisationen durchgeführt (Reul 1985).

Arteria gastroepiploica. Die A. gastroepiploica wird in einem Fettpedikel entlang der gesamten großen Kurvatur des Magens präpariert. Distal wird das Gefäß durchtrennt und durch eine entsprechend angelegte Bresche im Zwerchfell ins Perikard gezogen. Äste der rechten Kranzarterie, posterolaterale Zirkumflexäste und der distale Ramus interventricularis anterior (RIA) können spannungsfrei mit ihr versorgt werden. Nachteile dieser Revaskularisationsart sind die Tatsachen, dass das Gefäß eine große Spasmusneigung aufweist und dass ein „Zweihöhleneingriff" unumgänglich ist. Wenn später u. U. Operationen im oberen Abdominalbereich notwendig werden, können diese kompliziert mit hohem Risiko behaftet sein. Wegen dieser Nachteile ist das Verfahren heute deutlich in den Hintergrund getreten.

Arteria radialis, Arteria epigastrica. Die A. radialis und die A. epigastrica werden i. Allg. über entsprechend angelegten Hautschnitten entnommen und als freie Transplantate verwendet. Während die A. radialis heute immer mehr als arterielles Bypass-Transplantat verwendet wird, ist das Verwenden der A. epigastrica nahezu anekdotisch geworden.

Zugang zum Herzen, Herz-Lungen-Maschine. Der Zugang zum Herzen erfolgte standardgemäß durch eine mediane Sternotomie. Partielle Sternotomien und limitierte Thorakotomien wurden in der Folge alternativ zur Verminderung des Operationstraumas beim Zugang zum Herzen angepriesen, haben sich jedoch nicht als Routine durchsetzen können. Vielerorts wird heute auf eine routinemäßige Anwendung der Herz-Lungen-Maschine verzichtet (OPCAB, Off Pump Coronary Artery Bypass). Mechanische Stabilisatoren helfen, das Anastomosengebiet am schlagenden Herzen so bewegungslos wie möglich zu halten. Lupenbrille, Stirnlampe, spezielles mikrochirurgisches Instrumentarium und Fadenmaterial sind zu unerlässlichen Attributen des erfahrenen Koronarchirurgen geworden.

Revaskularisationstaktik. Eine immer wirksamere medikamentöse Therapie und die aus dem Behandlungsschema der Koronarsklerose nicht mehr weg zu denkende interventionelle Kardiologie (Ballonkatheterdilatation, Stent) reduzierten zunehmend das Tätigkeitsfeld des Koronarchirurgen im Bereich der 1-, 2- und auch der lokalisierten proximalen 3-Gefäß-Erkrankungen. Groß angelegte, vergleichende Studien konnten zudem nachweisen, dass eine signifikante Verbesserung der Überlebenschancen durch Chirurgie hauptsächlich bei schwer symptomatischen Patienten mit 3-Gefäß-Erkrankung und bei solchen mit hochgradigen Hauptstammstenosen zu erreichen ist. In diesen Gruppen konnte eine deutliche Verminderung der tödlich verlaufenden Infarkte nachgewiesen werden (Read et al. 1978; European Coronary Surgery Study Group 1982; CASS Principal Investigators et al. 1983a, b; Varnauskas 1985; Kaiser 1986).

Unter dem Druck dieser Erkenntnisse und der kardiologisch-medikamentösen und interventionellen Entwicklung mussten die Koronarchirurgen sich gezwungenermaßen zunehmend mit der diffusen Dreigefäßerkrankung auseinandersetzen. Vielerorts wurde versucht, dieses Problem mit ausgedehnten Endarteriektomien zu lösen. Andernorts sah man die Lösung in der multiplen peripheren Revaskularisation, wobei die durchschnittliche Anastomosenzahl pro Patient bis auf Werte um 5 anstieg (Johnson u. Lepley 1970; Geisler et al. 1977). Die sequenzielle Bypass-Technik schien dazu besonders geeignet (Sewell 1974; Meurala et al. 1982; Schmuziger 1985). Die beiden anfänglich als konkurrierend empfundenen Verfahren müssen aus der Sicht der heutigen Erfahrung als komplementär betrachtet werden, wobei die traumatische Endarteriektomie mit ihren weniger vorteilhaften Langzeitergebnissen (Schmuziger et al. 1981) nicht als primäres Routineverfahren angewandt werden sollte. Vor allem im Bereich des R. interventricularis anterior ist der langstreckig, offen ausgeführten Endarteriektomie gegenüber dem blinden, geschlossenen Verfahren der Vorzug zu geben.

> Die Grundgedanken der auch 2003 immer noch gültigen Revaskularisationstaktik dürfen somit folgendermaßen zusammengefasst werden: Im Vordergrund steht weiterhin der Gedanke der umfassenden Revaskularisation; dazu werden wegen der besseren Langzeitergebnisse immer mehr Koronaräste in das Revaskularisationsschema eingeschlossen (Reul 1985; Loop et al. 1986; Spencer 1986; Tector et al. 1986). Der Anteil an Venenbypässen tritt zugunsten arterieller Grafts zurück. Oft wird sogar ausschließlich mit Arterien revaskularisiert. Die sequenzielle Revaskularisationstechnik nimmt nicht nur bei der venösen, sondern auch bei der arteriellen Revaskularisation an Bedeutung zu. Endarteriektomien können bei sehr diffusem Gefäßbefall nicht immer umgangen werden und gehören deshalb weiterhin zum notwendigen Rüstzeug des erfahrenen Koronarchirurgen.

52.1.2 Operationsletalität und operationsspezifische Komplikationen

Die Operationsletalität für alleinige Revaskularisationseingriffe beträgt heute an Zentren mit entsprechender Erfahrung je nach Selektion des Krankengutes zwischen 0,5 und 3%.

> **Risikofaktoren nach Cosgrove et al. (1985)**
> – Fortgeschrittenes Alter
> – Vorbestehende Linksherzinsuffizienz
> – Notfallchirurgie
> – Weibliches Geschlecht
> – Unvollständige Revaskularisationsmöglichkeiten

Alter. Mit steigendem Alter muss eine Erhöhung des Operationsrisikos in Kauf genommen werden (Gann et al. 1977; Gersh et al. 1983; Elayda et al. 1984), wobei weniger der kardiale als der allgemeine Zustand des Patienten eine Rolle zu spielen scheint. Organbeeinträchtigungen durch Arteriosklerose anderer Lokalisation oder aber auch altersbedingte Organinsuffizienzen können nach erfolgreich ausgeführter Revaskularisation zu letalen Komplikationen führen. Zwar kann auch in höherem Alter eine alleinige Revaskularisationsoperation ohne signifikante Erhöhung des Risikos angeboten werden. Es ist nach unserer Erfahrung aber mit einem bedeutenden Risikoanstieg zu rechnen, wenn es sich um Kombinations- oder Zweiteingriffe handelt (Schmuziger u. Mosimann 1990; Christenson et al. 1994).

Linksventrikuläre Funktion. Wenn durch vorangegangene Myokardinfarkte der linke Ventrikel definitiv schwer geschädigt ist (Ejektionsfraktion ≤ 20%) und v. a. die Zeichen der Linksherzinsuffizienz im Vordergrund stehen, ist nicht nur das Operationsrisiko deutlich erhöht, die Langzeitprognose kann auch durch chirurgische Maßnahmen kaum verbessert werden (Kaiser 1986). Bedeutend besser ist die Risiko- und Prognosekonstellation jedoch bei vorwiegend durch Ischämie eingeschränkter Ventrikelfunktion mit im Vordergrund stehender Angina pectoris-Symptomatik (Medical World News 1973; Hall et al. 1977; Parker 1977). Bei schlechter Ventrikelfunktion ist somit der Ischämienachweis zur Indikationsstellung von allergrößter Bedeutung.

Notfallsituation. Klinisch instabile Patienten (drohender oder beginnender Infarkt) sollten wegen eindeutig erhöhtem Operationsrisiko nur dann notfallmäßig operiert werden, wenn ein konservativer Stabilisierungsversuch den erwünschten Erfolg nicht erbringen konnte. Eine präoperative mechanische Herzunterstützung (intraarterielle Ballonpumpe, Haemopump) kann, wenn technisch anwendbar, das Operationsrisiko deutlich vermindern (Christenson et al. 1997, 1999).

Frauen. Weiterhin ohne klare Beweisführung bleibt die Tatsache, dass das weibliche Geschlecht ein höheres Operationsrisiko aufweist. Es ist nicht glaubhaft, dass der Grund dazu allein auf die grazileren Gefäßverhältnisse bei Frauen zurückzuführen ist.

Ungenügende Revaskularisation. Art und Ausdehnung der Koronarsklerose beeinflussen nur dann das Operationsrisiko, wenn das Revaskularisationsziel bei fehlendem oder qualitativ ungenügendem Bypass-Material nicht erreicht werden kann. Patienten mit diffuser 3-Gefäßerkrankung, bei denen sämtliche Myokardbezirke durch multiple periphere Revaskularisationen und, wenn nötig, Endarteriektomien korrekt versorgt werden können, weisen trotz der längeren Operationsdauer keine erhöhte Operationsletalität auf (Schmuziger 1985).

Komplikationen

Als wohl wichtigste operationsspezifische Komplikation muss der perioperative Myokardinfarkt erwähnt werden. Leider können über die Häufigkeit seines Auftretens nur sehr ungenaue Angaben gemacht werden, da die Definition eines perioperativen Infarktgeschehens, die Methodik und wahrscheinlich auch die Präzision seiner Erfassung von Ort zu Ort und von Publikation zu Publikation verschieden sind. Im allgemeinen wird heute eine Infarktrate zwischen 4–6% akzeptiert. In einer grundlegenden Studie zeigten Righetti et al. (1977), dass mit höherem diagnostischem Aufwand die Prozentzahl der diagnostizierten Infarkte ansteigt. Weiterhin zeigten Cosgrove et al. (1985), dass durch verbesserte Myokardprotektion und vollständigere Revaskularisation die perioperative Infarktrate, bei gleichbleibenden diagnostischen Kriterien, verkleinert werden kann. Wichtig scheint jedoch die Tatsache zu sein, dass lediglich die perioperativen Infarkte, die akut mit einer hämodynamisch wirksamen Verminderung der linksventrikulären Funktion einhergehen, die Langzeitprognose signifikant negativ beeinflussen. Reversible und auch irreversible EKG-Veränderungen mit oder ohne spezifische Enzymbeteiligung, die jedoch akut die Hämodynamik nicht beeinflussen, scheinen die Langzeitprognose nicht signifikant zu beeinträchtigen (Schaff et al. 1984).

Insgesamt zeigte die Intrahospitalmortalität nach isolierter aortokoronarer Bypass-Operation zunächst einen kontinuierlichen Rückgang von 1967 bis in die 80er-Jahre. Die Mortalität bei elektivem Ersteingriff betrug in den Jahren 1980–1990 bei 58.384 in den USA operierten Patienten 2,2% (Society of Thoracic Surgeons Database). Bei ausschließlicher Verwendung von Venengrafts lag sie bei 2,6%, bei mitverwenden der A. thoracica interna 1,3%.

Mit der Veränderung des zur Bypass-Operation kommenden Patientenspektrums – dies v. a. durch die zunehmend leistungsfähigere interventionelle Kardiologie – ist in jüngerer Zeit wieder eine Zunahme der perioperativen Mortalität und Morbidität zu verzeichnen. Patienten, die heute zur Bypass-Operation anstehen, sind älter, haben im Durchschnitt eine schlechtere Ventrikelfunktion, und das weibliche Geschlecht ist deutlich mehr vertreten. Auch sind die Komorbiditäten einschließlich Hypertonie, Diabetes und periphere arterielle Verschlusserkrankungen mehr ausgeprägt.

Für das Jahr 2002 weist die Society of Thoracic Surgeons Database eine perioperative Gesamtmortalität von 2,7% auf (STS National Database, Fall 2002) – dies trotz der jetzt allgemein üblichen Verwendung der A. thoracica interna. Man kann davon ausgehen, dass die aortokoronare Bypass-Operation heute mit einer durchschnittlichen perioperativen Mortalität von 2,5–3,0% verbunden ist.

52.1.3 Zweitoperationen

> **Indikationsgruppen für Zweitoperationen**
> - Progression der Grunderkrankung sowohl in den Kranzarterien wie auch in den Bypass-Grafts mit oder ohne Bypass-Verschluss.
> - Frühmisserfolge mit Bypass-Verschlüssen wegen qualitativ ungenügendem Bypass-Material, Indikations- und technischen Fehlern.

Indikationen. Langzeituntersuchungen von 1000 eigenen, zwischen 1973 und 1979 operierten Patienten zeigen, dass die Zahl der erneut symptomatisch gewordenen und deswegen nachkoronarographierten Patienten 7–8 Jahre nach der Operation signifikant zunimmt. In der nach über sieben Jahren erneut symptomatisch gewordenen Gruppe findet man diejenigen Patienten, bei denen das Wiederauftreten der Symptome einzig und allein in Korrelation mit dem progressiven Charakter der Erkrankung steht, gleichgültig ob sie zuvor vollständig oder unvollständig revaskularisiert worden sind. Schwere Bypass-Veränderungen, Bypass-Verschlüsse aber auch immer noch tadellos funktionierende Bypässe können bei diesen Patienten gefunden werden.

Als erstes wird heute bei diesen Patienten versucht werden mit invasiv-kardiologischen Verfahren die Blutversorgung des Herzens zu verbessern. Erst bei mangelndem oder ungenügendem Erfolg muss überlegt werden, ob die Indikation zur Zweitrevaskularisation gestellt werden soll, wobei praktisch identische Kriterien wie bei der Erstoperation (Schwere der Symptomatik, Ventrikelfunktion, technische Machbarkeit) zum Tragen kommen. Weiterhin muss abgeklärt werden, ob immer noch korrektes Bypass-Material vorhanden ist und ob der Patient, trotz der nun vergangen Jahre, biologisch noch in die zu operierende Patientengruppe eingeteilt werden kann. Eine nicht zu vernachlässigende Hilfe bei der Indikationsstellung bringen die früher angefertigten Angiographiedokumente und v. a. der Operationsbericht der Erstoperation, vorausgesetzt er enthält die für den Zweiteingriff notwendigen Informationen.

Die Patientengruppe mit maligner Progression der Grunderkrankung besteht vorwiegend aus jugendlichen Patienten, bei denen die Erstoperation nur wenige Jahre zurückliegt und bei denen koronarangiographisch eine eindeutige und schwere Progression festgestellt werden kann. Obwohl die Versuchung bestehen könnte, im Hinblick auf den kurzfristigen Erfolg der Erstrevaskularisation auf eine Wiederholung zu verzichten, muss gerade hier eine genaue Analyse der Situation gefordert werden. In vielen Fällen lassen sich hier unter Anwendung spezifischer, individuell angepasster Operationstaktiken überraschende Resultate erreichen. Die arterielle Revaskularisation sollte hier besonders bevorzugt werden. Ein erhöhtes Operationsrisiko muss v. a. bei klinischer Instabilität in Kauf genommen werden.

Die eindeutig schwierigste Indikationsstellung besteht bei der Gruppe der frühen Misserfolge (innerhalb der ersten 12 Monate) und beinhaltet nach eigener Erfahrung auch den Hauptanteil der Hochrisikopatienten, v. a. dann, wenn wichtige Informationen über den Ersteingriff nicht oder nur unvollständig zur Verfügung stehen. Eindeutige Gründe für das frühzeitige Versagen der Erstoperation lassen sich makroskopisch selten finden. Immerhin muss vermutet werden, dass hier neben den Misserfolgen wegen ungenügender Materialqualität (Varikosis, Phlebosklerose) und überschießender Mediastinalvernarbung auch diejenigen wegen Indikations- und technischen Fehlern gefunden werden.

> **Klinisch wichtig**
> Die Tatsache, dass viele Patienten zu einer Zweitrevaskularisation anstehen, sollte die Chirurgen dazu bewegen, schon beim Ersteingriff durch entsprechende Maßnahmen (Sorgfalt, vermehrte Anwendung resorbierbaren Fadenmaterials, Perikardverschluss, möglichst Verzicht auf Teflonfilz u. a. m.) den Zweiteingriff technisch zu erleichtern.

Operationstaktik. Operationstaktisch muss in allen Fällen die Frage gelöst werden, ob alte, noch gut funktionstüchtige Bypässe ersetzt werden müssen oder nicht. Bei mangelndem Bypass-Material müssen ehemalige Brückenvenen – trotz der immer noch herrschenden Auffassung, mehr als 5 Jahre alte Bypass-Venen zu ersetzen – u. U. belassen werden. Bei Patienten, bei denen die technische Machbarkeit schwer eingeschränkt und Operationsrisiko deutlich erhöht ist, hat sich nach unseren Erfahrungen gezeigt, dass Eingriffe, die sich auf das Wichtigste beschränken, eine deutlich niedrigere Letalität und erstaunlich gute klinische Erfolge aufweisen können. Die technischen Anforderungen bei Zweitoperationen sind sehr hoch und die Letalitätsraten entsprechend. Nach eigenen Erfahrungen haben sich bei diesen Patienten v. a. die Aa. thoracicae zur Zweitrevaskularisation sehr bewährt, sofern sie bei der Erstoperation nicht verwendet wurden und der Sternumverschluss schonend erfolgt ist.

Risiko. Auch in kompetenten Händen ist die Gesamtsterblichkeit bei Zweitoperationen doch deutlich (3- bis 5-mal) höher. Nach Cosgrove et al. (1986) ist bei jugendlichen, bei unvollständig revaskularisierten und bei Patienten mit eingeschränkter Ventrikelfunktion das Reoperationsrisiko am größten. Eine Analyse der verstorbenen Patienten unseres eigenen Zweitrevakularisations-Krankengutes (seit 1984 über 900 Zweitoperationen) zeigte, dass technisch ungenügende Revaskularisationsmöglichkeiten, hochgradige Hauptstammstenosen und klinische Instabilität an vorderster Stelle der Operationsrisikofaktoren stehen.

52.1.4 Infarktbedingte Komplikationen

Infarktbedingtes linksventrikuläres Aneurysma

Erst 1958 beschrieben Cooley et al. die erste Resektion eines Aneurysmas unter Verwendung der Herz-Lungen-Maschine. 1985 veröffentlichte Jatene die Grundlagen zur Rekonstruktion der Ventrikelgeometrie. Dieser in den letzten 2 Jahrzehnten wohl wichtigste technische Fortschritt in der chirurgischen Behandlung der Ventrikelaneurysmata gestattet heute eine deutlich umfassendere Haltung bezüglich Indikation und Zeitpunkt der chirurgischen Behandlung. Die heute an modernen kardiologischen Zentren ausgeführte Akutbehandlung des Myokardinfarktes mit raschem Wiedereröffnen des Infarktgefäßes hat zu einer eindrücklichen Verminderung dieser Pathologie geführt.

Operationstechnik und -taktik. Der Zugang erfolgt über eine mediane Sternotomie. Um eine Embolisation von evtl. vorhandenen Wandthromben zu verhindern, werden die meist vorhandenen Perikardadhäsionen lediglich im Bereich des rechten Vorhofes und der Aorta ascendens gelöst und nach Einlegen der Kanülen die extrakorporale Zirkulation unverzüglich aufgenommen. Die restlichen Herzabschnitte werden erst nach Infusion der kardioplegischen Lösung von den Perikardverklebungen befreit. Das Aneurysma wird eröffnet und eventuelle Wandthromben entfernt. Dann erfolgt die Inspektion der Mitralklappe und des Mitralklappenhalteapparates. In den meisten Fällen sind die Papillarmuskeln vom Aneurysma nicht betroffen, sodass sich ein Mitralklappenersatz erübrigt. Muss die Mitralklappe dennoch ersetzt werden, ist dies von der Ventrikelseite her problemlos ausführbar.

Früher wurde lediglich die aneurysmatische Narbe reseziert und der Ventrikel mit einer auf Teflonfilzstreifen abgestützten Naht wiederum verschlossen. Heute, unter Berücksichtigung der Theorie von Jatene, wird ein flächenmäßig mit der ursprünglichen Infarktgröße identischer Kunststoffflicken in den Grenzbereich zwischen gesundem Myokard und Aneurysmagewebe, im Innern des Ventrikels eingenäht. Zur Verminderung des postoperativen Embolierisikos kann der Kunststoffflicken ventrikelwärts mit Perikard ausgekleidet werden. Auf diese Weise wird die ursprüngliche Ventrikelform nahezu wiederhergestellt. Aus hämostatischen Gründen wird das Aneurysmagewebe nach partieller Resektion über dem rekonstruktiven Eingriff wiederum verschlossen.

Nach Korrektur der Ventrikelgeometrie erfolgt die Revaskularisation der stenotisch beeinträchtigten, das Restmyokard versorgenden Kranzarterien. Auch hier wird, wann immer möglich, das Prinzip der Vollständigkeit der Revaskularisation aufrechterhalten. Die Entscheidung, ob der proximale R. interventricularis anterior nach Aneurysmaresektion noch revaskularisiert werden muss, wird hauptsächlich durch die Narbenausdehnung und die Koronaranatomie im Septum beeinflusst. Große proximale Septumäste bei nur gering geschädigtem basalem Septummyokard sollten trotz erhöhten technischen Anforderungen revaskularisiert werden, da die Kollateralversorgung des Septums über die rechte Kranzarterie gerade bei Aneurysmapatienten meist sehr schlecht ist.

> **Klinisch wichtig**
> Bei schlecht abgrenzbaren und diffusen Narben sollte auf eine Korrektur der Ventrikelgeometrie verzichtet, zur Verbesserung der Randgebietdurchblutung jedoch revaskularisiert werden. In gewissen Fällen können operationstaktische Erwägungen erst nach Inspektion des Lokalstatus angestellt werden. Bei deutlich verminderter präoperativer Pumpfunktion sollte ohne Zögern präoperativ eine mechanische Herzunterstützung mittels intraaortaler Ballonpumpe eingesetzt werden (Christenson et al. 1997, 1999).

Letalität. Die Operationsresultate und -risiken sind zu einem großen Teil vom Zustand des Restmyokards und somit auch vom Zustand der Koronararterien abhängig. Gesamtstatistisch wurden für die klassische Aneurysmaresektion Operationsletalitäten zwischen 6,5% (Moran et al. 1976) und 16% (Marco et al. 1976) angegeben. Für isolierte Aneurysmektomien bei Eingefäßverschluss und gutem Restmyokard finden Weniger et al. (1979) eine Operationsletalität von nur 4% und eine Spätletalität von 8,5%. Bei Zwei- und Dreigefäßerkrankungen mit bedrohtem Restmyokard wurde demgegenüber eine Früh- in 19% und eine Spätletalität in 24% der Fälle festgestellt. Nach unserer eigenen Erfahrung mit 72 Patienten beträgt die Operationsletalität für die Korrektur der Ventrikelgeometrie nach Jatene 11,1%. In dieser nicht sehr homogenen Patientengruppe befanden sich 14 Notfallpatienten (19%) und 3 Zweiteingriffe (4%). 68 Patienten (94%) wurden gleichzeitig revaskularisiert. Bei 59 Patienten konnte präoperativ und ein Monat postoperativ die Ejektionsfraktion verglichen werden. Im Mittel hat sie sich von präoperativ $26,6\% \pm 13,2$ auf $46,2\% \pm 10,1$ verbessert. Eine durchschnittliche Verbesserung der NYHA-Klasse um $1,8 \pm 0,9$ wurde festgestellt (Christenson et al. 1997).

Was die Indikationen zur Aneurysmakorrektur angeht, s. Kap. 23.3.5.

Neuere Arbeiten (Pasini et al. 1998; Vicol et al.1998; Di Mattia et al. 1999) unterstützen die Tatsachen, dass die endoventrikuläre Korrektur der Ventrikelgeometrie eine der linearen Resektion entsprechende Operationsmortalität aufweist, dass aber das funktionelle Ergebnis und die Langzeitprognose, v. a. bei gleichzeitiger vollständiger Revaskularisation, deutlich besser sind.

Die Aneurysmakorrektur vermag den Patienten eine deutliche Verbesserung der Lebensqualität sowie eine Erhöhung der Lebenschancen zu bringen, wenn folgende Kriterien beachtet werden:

> **Voraussetzungen für eine erfolgreiche Aneurysmakorrektur**
> - Das Aneurysma muss gut vom Restmyokard absetzbar sein. Globale Hypokinesien können durch Ventrikelkorrekturen niemals verbessert werden.
> - Das Restmyokard sollte präoperativ ein noch annähernd normales Herzminutenvolumen aufbauen können.
> - Die das Restmyokard versorgenden Koronaräste sollten, wenn stenotisch verändert, gut revaskularisierbar sein.
> - Das Septum sollte noch eine Kontraktilität aufweisen und ggf. einer Revaskularisation zugänglich sein.

Infarktbedingter Ventrikelseptumdefekt

Die erste bekannte anatomisch-pathologische Beschreibung eines infarktbedingten Ventrikelseptumdefekts verdanken wir Latham (1845, zitiert nach Sanders et al. 1956). Der Autor gab gleichzeitig schon diagnostische Kriterien an, die eine klinische Erfassung des Leidens vor dem Tod gestatten sollten. Es vergingen aber weitere 78 Jahre, bevor Brunn 1923 zum ersten Mal einen Ventrikelseptumdefekt ante mortem diagnostizierte. Die klinische Diagnosestellung wurde jedoch erst mit dem Aufkommen des Rechtsherzkatheters anfangs der 50er-Jahre zur Routine (Mueller et al. 1950; Sanders et al. 1956).

Nach Jonas et al. (1970) versterben 21% innerhalb der ersten 24 h, 58% innerhalb von 2 Wochen und 86% im Zeitraum von 2 Monaten. Nur 5,6% überlebten ein Jahr. Der Versuch, nach Einführung der extrakorporalen Zirkulation die Krankheit chirurgisch anzugehen, entsprach somit der Logik und wurde erstmals von Cooley et al. (1957) unternommen. Obwohl auch heute noch die Operationsletalität sehr hoch ist und Kitamura et al. (1971) von 65 operierten Fällen nur über 10 Patienten berichten konnte, die die Operation mehr als 1 Jahr überlebt hatten, ist die Chirurgie eindeutig die Therapie der Wahl.

Nach Mallory u. White (1939) sind die Narbenverhältnisse im Infarktgebiet erst ca. 6 Wochen nach dem akuten Ereignis so, dass gute Nahtverhältnisse erreicht werden können. Würde dieser Zeitpunkt in allen Fällen abgewartet, könnten nicht einmal die Hälfte aller Patienten einer vielleicht rettenden Therapie zugeführt werden. Eine aggressivere Haltung ist somit angezeigt, v. a. seit der von Shumway (Iben et al. 1969) eingeführten „Sandwich-Plastik", die auch den Verschluss eines Ventrikelseptumdefektes in zerbrechlichem, jedoch noch nicht nekrotischem Muskelgewebe erlaubt. Verbesserte Überlebenschancen sind nach Buckley et al. (1973) und Gold et al. (1973) einerseits von der routinemäßigen präoperativen Anwendung der intraaortalen Ballonpumpe (IABP), andererseits von einer so vollständig wie möglich ausgeführten chirurgischen Korrektur zu erwarten. Die Autoren verlangen eine zusammen mit dem VSD-Verschluss ausgeführte, vollständige Revaskularisation und, wenn nötig, auch die Korrektur eines evtl. vorhandenen Mitralklappenschadens.

Die präoperative IABP-Unterstützung hat zeitlich nur eine befristete hämodynamische Verbesserung zur Folge, sodass der Patient innerhalb 48 h, und nach der obligatorischen angiographischen Untersuchung operiert werden sollte Auch diese Pathologie ist dank der modernen invasiv-kardiologischen Infarktbehandlung mit notfallmäßigem Wiedereröffnen des Infarktgefäßes sehr selten geworden.

Operationstechnik und -taktik. Nach Sternotomie, üblichem extrakorporalem Kreislauf und Kardioplegie erfolgt die Darstellung des Ventrikelseptumdefekts routinemäßig durch die Infarktnarbe oder das Aneurysma. Zum Verschluss des Ventrikelseptumdefekts muss fast immer ein Kunststoffflicken verwendet werden. Zum Schutze der zerbrechlichen ischämischen Muskulatur werden die großzügig gestochenen Nähte auf breite Teflonfilzstreifen abgestützt (Iben et al. 1969; Crosby et al. 1975; Hull et al. 1975). Auch der nachträgliche Verschluss der Ventrikulotomie bedarf einer vorsichtig ausgeführten, ebenfalls auf Teflonfilz abgestützten Naht. Nach erfolgtem Ventrikelseptumdefekt- und Ventrikulotomieverschluss wird das Restmyokard so vollständig wie möglich revaskularisiert. Das postoperativ immer insuffiziente Restmyokard sollte neben optimalem positiv-inotropem und die Nachlast senkendem Medikamenteneinsatz weiterhin mechanisch (intraaortale Ballonpumpe) unterstützt werden.

Letalität. Die Operationsletalität ist von sehr vielen Variablen abhängig. Patienten, die das Rupturereignis spontan 2 Monate und länger überlebt haben, können mit einem der Aneurysmaresektion vergleichbaren Risiko operiert werden. Leider aber überleben nicht einmal die Hälfte aller Patienten das Rupturereignis so lange, sodass gezwungenermaßen früher operiert werden muss. Kann bis zur 3. Postinfarktwoche abgewartet werden, sind die Überlebenschancen nach Guiliani et al. 54%. Muss, was nicht selten der Fall ist, früher eingegriffen werden, steigt die Operationsletalität nach Flemma et al. (1977) rasch auf über 60%.

> **Wichtigste Risikofaktoren des Ventrikelseptumdefekt-Verschlusses**
> — Der Zustand des Restmyokards und der dieses versorgenden Koronaräste. Die Überlebenschancen steigen bei guter Revaskularisationsmöglichkeit.
> — Die topographische Situation des Ventrikelseptumdefekts und die daraus entstehenden technischen Schwierigkeiten.
> — Die mechanische Festigkeit des infarktnahen, um den Defekt gelegenen Myokards.
> — Das Ausmaß des Links-Rechts-Shunts und somit die präoperative hämodynamische Situation.

Im Vordergrund der leider nur zu häufigen operationsbedingten **Komplikationen** stehen die postoperative, myokardial bedingte Herzinsuffizienz und in kleinerem Maße die in der Folge technischer Schwierigkeiten auftretenden postoperativen Blutungen. Nicht selten können residuelle Links-Rechts-Shunts die Hämodynamik stark beeinträchtigen und müssen nachoperiert werden.

Infarktbedingte Mitralinsuffizienz

Die erste Beschreibung klinischer Manifestationen infarktbedingter Mitralinsuffizienzen auf Basis einer Papillarmuskeldysfunktion stammt von Burch et al. (1963). Diese, z. T. auch auf Dysfunktion der Ventrikelwand zurückzuführenden leichten Mitralinsuffizienzen sind recht häufig. Heikilä (1971) findet sie bei über 50% von 210 systematisch untersuchten Infarktpatienten. Meistens ist die Klappendysfunktion nach erfolgter Revaskularisation verschwunden oder hämodynamisch insignifikant. Bei hämodynamisch schweren Regurgitationen jedoch, mit medikamentös nicht beherrschbarer kongestiver Herzinsuffizienz, muss gleichzeitig mit der Myokardrevaskularisation auch die Mitralklappe korrigiert werden (Baudet et al. 1978).

Weitaus dramatischer ist die akute Mitralinsuffizienz bei partieller oder totaler Ruptur, meist des posteromedianen, seltener des anterolateralen Papillarmuskels. Dieses seltene, in ca. 1% aller akuten Herzinfarkte auftretende Geschehnis führt in ca. 70% der Fälle innerhalb 24 h zum Tode. Nur 10% der Patienten überleben mehr als 2 Wochen (Flemma et al. 1977). Der erste notfallmäßig und erfolgreich ausgeführte Mitralklappenersatz bei durch Papillarmuskelruptur bedingter Mitralinsuffizienz wurde 1965 veröffentlicht (Austen et al. 1965, 1968). Ähnlich wie bei der Chirurgie des infarktbedingten Ventrikelseptumdefekts ist bei dieser Operation das Risiko um so höher, je näher der zeitliche Abstand der Operation zum akuten Infarktgeschehen ist (Flemma et al. 1977). Ebenso ist das Operationsrisiko abhängig von der Ausdehnung der ischämischen Myokardschädigung, der Schwere des Kranzgefäßbefalls und somit auch von den vorhandenen Revaskularisationsmöglichkeiten.

Müssen neben Klappenersatz und Revaskularisation auch noch eine Aneurysma- oder Infarktektomie oder ein Ventrikelseptumdefektverschluss ausgeführt werden, nähert sich das Operationsrisiko 100%. Bei der ohnehin infausten Spontanprognose können jedoch Operationsrisiken von weit über 50% als immer noch vertretbar angesehen werden. Bezüglich Langzeitprognose sind ischämisch bedingte Mitralklappeninsuffizienzen, verglichen mit den rheumatisch bedingten Klappeninsuffizienzen, bedeutend schlechter einzustufen. Nach Salomon et al. (1977) beträgt die 5-Jahre-Überlebensquote nur 31%.

> Operationstaktisch ist bei akuten Fällen immer ein Klappenersatz auszuführen (Najafi et al. 1975). Nur bei subakuten oder chronischen Fällen ist die Möglichkeit eines klappenerhaltenden konservativen Eingriffs in Erwägung zu ziehen. Die invasiv-kardiologische, notfallmäßige Wiedereröffnung des Infarktgefäßes hat auch hier zu einer deutlichen Verminderung des schon vorher seltenen Krankheitsbildes geführt.

52.1.5 Kurz- und Langzeitergebnisse der Koronarchirurgie

H.-P. Bestehorn, H. Roskamm

Die aortokoronare Bypass-Operation ist oben chirurgischerseits beschrieben worden. Die Indikationen zur aortokoronaren Bypass-Operation (s. Kap. 21) hängen selbstverständlich von den heutzutage zu erwartenden Ergebnissen ab. Dabei muss in erster Linie der beträchtliche Wandel des Patientengutes berücksichtigen werden.

Unter dem Einfluss der interventionellen Kardiologie sind heute die zur Bypass-Operation anstehenden Patienten wesentlich älter, haben im Durchschnitt eine schlechtere Ventrikelfunktion und das weibliche Geschlecht ist deutlich mehr vertreten. Komorbiditäten einschließlich Hypertonie, Diabetes und periphere arterielle Verschlusskrankheit sind ebenfalls vermehrt vorhanden.

Aus diesem Grunde können die Ergebnisse der frühen koronarchirurgischen Studien aus den 70er-Jahren (Veterans Administration Studie, CAS-Studie, European Coronary Surgery Study Group) heute nur noch als partiell repräsentativ angesehen werden.

Anderseits liegen aktuelle Daten aus den großen Vergleichsstudien vor, die die interventionelle der chirurgischen Therapie gegenüberstellen (SOS, Stent Or Surgery Study, ARTS; Arterial Revascularization Therapies Study, ERACI II). Da hier aber aufgrund der Einschlusskriterien ein selektioniertes Krankengut untersucht wird, können auch diese Resultate nicht als generell repräsentativ angesehen werden. Die heutigen Resultate der Bypass-Operation können somit nur noch über große, konsekutiv erfassende Register charakterisiert werden.

Kurzzeitergebnisse. Eine bedeutende Verbesserung der Angina pectoris-Symptomatik tritt bei über 90% der operierten Patienten ein (Cameron et al. 1995, CASS Registry 1995). Nach Roskamm et al. (1984) profitierten Patienten mit 3-Gefäßerkrankung in gleicher Weise wie Patienten mit 1- und 2-Gefäßerkrankungen. Im Mittel verbessert sich die Angina pectoris-freie Ergometerleistung im Liegen von präoperativ etwa 40 W auf postoperativ etwa 90 W (Roskamm et al. 1981).

Bei 24% der Patienten trat innerhalb des ersten Jahres erneut eine Angina pectoris auf. In einer multivariaten Analyse waren Prädiktoren für ein frühes Wiederauftreten einer Angina pectoris die Faktoren: kleine Koronargefäße, ausschließliche Verwendung von Venengrafts, vorangegangener Myokardinfarkt, inkomplette Revaskularisation, weibliches Geschlecht, Rauchen und junge Patienten (Cameron et al. 1995).

Kurzzeitergebnisse liegen nun auch bereits aus den jüngeren großen PCI-Bypass-Vergleichsstudien (SOS, ARTS, ERACI II) vor. Im Stent Or Surgery Trial (SOS-Investigators 2002) waren von den operierten Patienten nach 1 Jahr 79% frei von Angina und 20% hatten eine milde Angina pectoris der CCS-Klasse I und II. In der ARTS-Studie (Serruys et al. 2001) waren 1 Monat nach der Bypass-Operation 95,5% und nach 12 Monaten 89,5% der operierten Patienten frei von Angina. In ERACI II waren nach einem mittleren Follow-up von 18,5 Monaten 92% der operierten Patienten asymptomatisch (Rodriguez et al. 2001).

Langzeitergebnisse. Aus früheren Kollektiven (Zusammenfassung bei Roskamm et al. 1984) geht hervor, dass im Mittel pro Jahr bei 4% der anfänglich postoperativ beschwerdefreien Patienten wieder eine Angina pectoris auftritt. Nach 5 Jahren sind noch ca. 60% der unmittelbar postoperativ völlig beschwerdefreien Patienten weiterhin ohne Symptome. Diese frühen Beobachtungen stimmen überein mit den Ergebnissen des CASS-Registry (Cannon 1995), wo es bei 40% der Bypassoperierten Patienten nach 6 Jahren zum Wiederauftritt von Angina pectoris kam.

> **Prädiktoren für das Wiederauftreten einer Angina pectoris**
> - Angina im ersten postoperativen Jahr
> - Weibliches Geschlecht
> - Junge Patienten
> - Inkomplette Revaskularisation

Langzeitergebnisse aus den jüngeren Vergleichsstudien (s. oben) liegen derzeit noch nicht vor, sodass man hier auf die frühen klassischen Vergleichsstudien zurückgreifen muss (BARI 1997 und 2000; CABRI 1995; EAST 1994 und 2000; ERACI 1993; GABI 1997; RITA 1993 und 1997; Zitate s. Tabelle 21.1).

In den kardiochirurgischen Kollektiven trat in einem Zeitraum von 2–3 Jahren in 21,5–34% erneut Angina pectoris auf, wobei schwere Angina der CCS Klassen III oder IV mit 6% nach 2 Jahren (RITA 1993) relativ selten vertreten war. In einer Metaanalyse aus 8 Studien (Pocock et al. 1995) hatten nach 3 Jahren 15% der Bypass-operierten mehrgefäßkranken Patienten erneut Angina pectoris der CCS-Schweregrade II und höher.

Langzeitergebnisse über jeweils 7 und 8 Jahre wurden in der BARI- und EAST-Studie veröffentlicht. Bei diesen Langzeitdaten muss allerdings berücksichtigt werden, dass einerseits eine Selektion von Patienten durch die Langzeitmortalität stattfindet und dass andererseits erneute Revaskularisationen die im spontanen Verlauf erwartete höhere Rate an erneut aufgetretener Symptomatik deutlich absenkt: In der BARI-Studie hatten nach 7 Jahren 12% der noch lebenden (84%) Bypass-operierten Patienten Angina pectoris, wobei sie in 13,1% eine oder mehrere erneute Revaskularisationen (PCI/Re-Operation) erfahren hatten (The BARI Investigators 2000). In der EAST-Studie lebten nach 8 Jahren noch 82,7% der Bypass-operierten Patienten. 26,5% davon sind jedoch erneut revaskularisiert worden, davon 24,1% kardiologisch invasiv und 2,4% durch eine zweite Bypass-Operation.

Bypass-Verschlüsse und morphologische Bypass-Veränderungen. Der noch aus den Anfängen der Koronarchirurgie stammende und immer noch verwendete Ausdruck „Bypassverschluss" hat heute nicht nur seine Berechtigung verloren sondern gibt auch zu Verwirrungen Anlass. Seit der routinemäßigen Verwendung von Sequential-Grafts sollte nur noch von Anastomosenverschlüssen die Rede sein, wobei auch diese Definition Mängel aufweist: Eine offene Anastomose, deren afferenter Graftschenkel jedoch verschlossen ist, kann nicht mehr als vollwertige Revaskularisation des entsprechenden Koronargefäßes interpretiert werden. Die einzige Möglichkeit, Ordnung in die Verschlussdefinitionen zu bringen ist nicht mehr von Graft- oder Anastomosenverschluss sondern von vollständiger – unvollständiger – und misslungener Revaskularisation des entsprechenden Koronargefäßes zu sprechen.

Werfen wir einen Blick auf die Weltliteratur: Nachangiographien zeigen, dass Intrahospitalfrühverschlüsse 8–12% der angelegten Venenbypässe betreffen. Innerhalb des ersten postoperativen Jahres sind 15–30% der Bypässe verschlossen (Bourassa 1994; Pelletier 1993). Ab dem zweiten postoperativen Jahr beträgt die weitere jährliche Verschlussrate 2% und steigt ab 6 Jahre postoperativ auf jährlich 4% an. Somit sind nach 10 Jahren rund ein Drittel der nach einem Jahr noch offenen Bypässe verschlossen, bei einem weiteren Drittel zeigen sich bereits deutliche arteriosklerotische Veränderungen und ein Drittel erscheinen unverändert (Bourassa 1994). Sequenzielle Venengrafts zeigen jedoch, mit über 70% offenen Anastomosen nach 10 Jahren, im Gegensatz zu Einzelvenengrafts deutlich bessere Langzeitresultate (Christenson 1998).

Als Hauptursache der Frühverschlüsse werden primär operationstechnische Faktoren angenommen. Der Behandlung der Venensegmente bei der Entnahme und ihrer Präparation vor der Implantation kommt über provozierte Endotheldefekte mit Thrombosefolge offensichtlich eine Schlüsselrolle zu (Bryan u. Angelini 1994; Pelletier 1993; Underwood et al. 1993).

Im ersten postoperativen Jahr kommt es zu morphologischen Veränderungen der Bypass-Vene selbst. Als Folge der durch Freipräparation bedingten Devaskularisation der Venenwandung kommt es zu einer Mediafibrose. Die Proliferation und Migration glatter Muskelzellen der Media führt zu einer bedeutsamen intimalen Hyperplasie. Hier spielen die durch Endotheldefekte aktivierten Makrophagen und Thrombozyten eine wesentliche Rolle.

Bei besonders starken lokalen Proliferationsvorgängen, beispielsweise im Anastomosenbereich können Bypass-Verschlüsse innerhalb eines Jahres auftreten. Histologische Untersuchungen früh innerhalb eines Jahres verschlossener Venengrafts zeigten entweder massive Thrombosen bei nur geringen intimalen Veränderungen oder bedeutsame Intimahyperplasie mit zusätzlicher Thrombose (Vlodaver u. Ewards 1971).

Jenseits des ersten Jahres gleichen die histologischen Veränderungen einer Arteriosklerose, die bei Venen-Bypässen im Gegensatz zu der in Koronarien eher exzentrischen Lokalisation jetzt die gesamte Bypass-Zirkumferenz erfasst. Es kommt zu lipidreichen Plaques mit Schaumzellbildung, Kalzifikationen, Ulzerationen und auch Plaquerupturen (Cox et al. 1991).

Günstigere Ergebnisse bezüglich der Bypass-Durchgängigkeit werden bei Verwendung der A. thoracica interna erzielt. Im Gegensatz zur etwa 50% Offenheitsrate der Venen-Bypässe nach 10–12 Jahren beträgt die Offenheitsrate der A. thoracica interna über 90% (Lytle u. cosgrove 1992). Die besseren Offenheitsraten der A. thoracica interna führen dabei auch zu einem besseren Langzeitüberleben der unter Verwendung der A. thoracica interna Bypass-operierten Patienten (s. unten).

Herzinfarkte. Perioperativ auftretende Herzinfarkte sind aufgrund der perioperativ erschwerten diagnostischen Bedingungen in ihrer Erfassung problematisch. In verschiedenen Publikationen werden perioperative Infarktraten von 4–6% berichtet. Entsprechend den Daten der CAS-Studie sind das weibliche Geschlecht, eine schwere präoperative Angina pectoris, hochgradige Stenosen des linken Hauptstammes und 3-Gefäßerkrankungen unabhängige Prädiktoren (Schaff et al. 1984). Perioperativ aufgetretene Herzinfarkte, insbesondere solche, die mit hämodynamischen oder rhythmogenen Komplikationen einhergehen, beeinflussen die Langzeitprognose nach Bypass-Operation signifikant ungünstig (Force et al. 1990).

Neurologische Komplikationen. Schlaganfälle treten perioperativ altersabhängig in einer Häufigkeit von 1–5% auf (Hornick et al. 1994). Durchgangssyndrome mit verzögerter Normalisierung des Wachbewusstseins treten in etwa 3% der operierten Patient auf (Shaw et al. 1986). Die über neurokognitive Tests zu erfassende früh postoperative intellektuelle Leistungsminderung wird bei 75% der Patienten beobachtet (Hornick et al. 1994).

Überlebensdaten. Die 3 großen randomisierten Studien mit den Überlebensdaten nach aortokoronarer Bypass-Chirurgie von symptomatischen Koronarpatienten, die Veterans-Administration-Studie (The Veterans Administration Coronary Artery Bypass Surgery Cooperative Study Group 1984; READ et al. 1978), die European Coronary Surgery Study Group (1979, 1980, 1982) und die CASS (1984) stammen aus der Pionierzeit der Bypass-Operation.

> In der Veterans-Administration (VA)-Studie wurden Patienten mit stabiler Angina pectoris in den Jahren 1972–1974 randomisiert operiert oder konservativ (u. a. mit β-Rezeptorenblockern) behandelt und bis zu 6 Jahren nachbeobachtet. Bei Patienten mit einer über 50%igen Stenose des linken Hauptstammes konnte durch die Koronarchirurgie eine signifikante Verbesserung der Lebenserwartung erzielt werden. Bei den Patienten mit 1-, 2- und 3-Gefäßerkrankungen ohne linke Hauptstammstenose zeigte sich lediglich ein positiver Trend zugunsten der operierten Patienten. Die Studie wies eine mit 5,6% sehr hohe Operationsletalität auf; auch die Häufigkeit perioperativer Infarkte war mit 18% hoch, der Revaskularisationsgrad mit durchschnittlich 1,9 Grafts pro Patient niedrig, und die Bypass-Verschlussrate

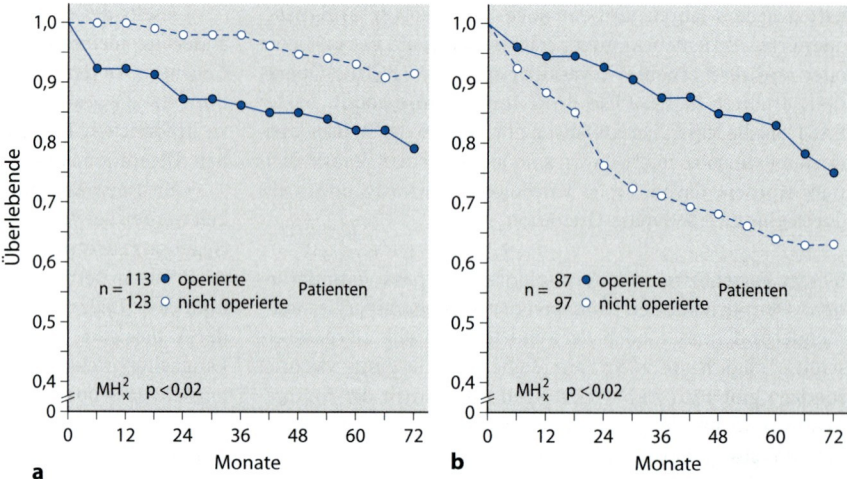

Abb. 52.1a, b. Kumulative Überlebenskurven von Patienten mit 1- bis 3-Gefäßerkrankung ohne solche mit linker Hauptstammstenose, eingeteilt in Terzile unterschiedlichen klinischen Risikos. **a** Bei Patienten mit geringem klinischen Risiko zeigen medikamentös behandelte Patienten ein signifikant besseres Ergebnis. **b** Bei Patienten mit erhöhtem klinischen Risiko zeigen die chirurgisch behandelten Patienten ein signifikant besseres Ergebnis. Bei 175 Patienten mit mittlerem Risiko (nicht abgebildet) bestehen keine Unterschiede. (Nach Takaro et al.1982)

betrug nach einem Jahr 31%. Bei 12% der Patienten waren nach 1 Jahr alle Bypässe verschlossen.

Takaro et al. (1982) haben einen ganz wesentlichen weiteren Aspekt veröffentlicht. Wenn man die Gesamtheit der 1-, 2- und 3-Gefäßkranken ohne die Patienten mit linker Hauptstammstenose nach klinischen Kriterien (NYHA III und IV, Infarktanamnese, Linksherzinsuffizienz, Hypertonie, Diabetes mellitus und EKG-Befunde) in Terzile von Patienten unterschiedlichen Risikos einteilt, dann profitiert die Gruppe mit hohem Risiko signifikant von dem chirurgischen Eingriff, die Gruppe mit geringem Risiko dagegen hat einen signifikanten Vorteil von der medikamentösen Therapie (Abb. 52.1); dies gilt selbst für Patienten mit linker Hauptstammstenose (Takaro et al. 1986).

Die European Coronary Surgery Study Group (1979, 1980, 1982) untersuchte Patienten mit nicht allzu schwerer stabiler Angina pectoris und nicht schwer geschädigtem linkem Ventrikel (EF>50%). Die in der VA-Studie gesehene Prognoseverbesserung bei Patienten mit linker Hauptstammstenose durch die Koronarchirurgie konnte in der europäischen Studie bestätigt werden. Aber auch bei Patienten mit 3-Gefäßerkrankung war ein signifikanter Unterschied zugunsten der operierten Patienten nachweisbar. Bei 2-Gefäßkranken profitierten diejenigen Patienten, bei denen der R. interventricularis anterior proximal stenosiert war. Hier sank die Intrahospitalmortalität, die für alle Bypass-operierten Patienten 3,6% betrug, im letzten Drittel des Randomisierungszeitraums auf 1,5% ab.

Die Ergebnisse der Coronary Artery Surgery Study (CASS Prinzipal Investigators 1984) überraschten bei mehrgefäßerkrankten, aber gering symptomatischen Patienten (bis CCS-Klasse II) mit ausgezeichneten Überlebenskurven bei den konservativ-medizinisch behandelten Patienten. Einen prognostischen Vorteil durch die Bypass-Operation gab es hier nicht, ein weiteres Argument dafür, die Operation – und das gilt wahrscheinlich auch für die Katheterintervention – auf deutlich symptomatische Patienten zu beschränken.

Die weitere Überlebensrate operierter Patienten bis zu 5–10 Jahren entsprach weitgehend derjenigen der Normalbevölkerung, was auch unseren eigenen Ergebnissen (Roskamm et al. 1981) aus einem konsekutiven 1000-er Kollektiv (Operationszeitpunkt zwischen 03.03.1973 und 05.09.1979) zu entnehmen ist (Abb. 52.2).

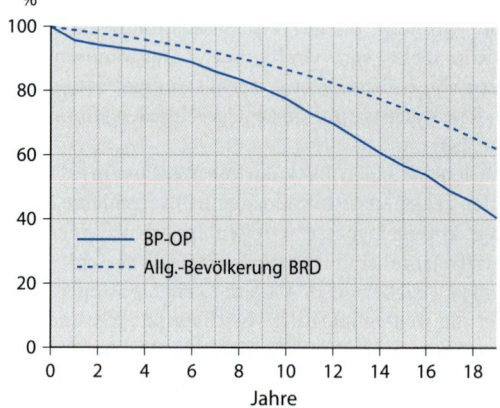

Abb. 52.2. Kumulative Überlebensrate von 1000 konsekutiv Bypass-operierten Patienten bis 18 Jahre nach Operation (Operationszeitpunkt zwischen 03.03.1973 und 05.09.1979) im Vergleich zur altersentsprechenden Allgemeinbevölkerung der BRD (jährliche Mortalität nach dem statistischen Jahrbuch der BRD 1975, Life-table-Methode nach Cutler u. Ederer)

52.2 Mitralchirurgie

E. Eschenbruch

52.2.1 Strukturen und Dynamik

Wie keine andere nichtinvasive, bildgebende Untersuchungstechnik kann die Echokardiographie die einer Mitralklappenfunktionsstörung zugrunde liegenden Strukturveränderungen aufzeigen, die dann Grundlage für ein Reparaturkonzept mit zuverlässiger Vorhersagbarkeit des Operationsergebnisses darstellen. Ein regelrechter Klappenschluss kommt zustande, wenn in dem dreidimensionalen Raum von linkem Vorhof und linkem Ventrikel unter physiologischen Druckverhältnissen hinreichend bewegliche Chordae die freien Ränder von Segelflächen, die in einem geordneten Verhältnis zur Anulusgröße stehen, in der Systole ohne Prolaps zum gegenseitigen Anschlag bringen. Hypermobilität führt zu unvollständigem Klappenschluss ebenso wie Hypomobilität, eine anuläre Dilatation führt gleichermaßen zu einem Schlussdefekt wie ein Segelverbrauch durch narbige Einrollung oder entzündliche Destruktion. Chirurgische Korrekturansätze lassen sich vereinfachend auf die Wiederherstellung von Normomobilität und Aufhebung einer unverhältnismäßigen anulären Dilatation reduzieren einschließlich der Möglichkeit kompensierender Überkorrekturen. So ist die Schaffung einer „Double-orifice"-Mitralklappe für das redundant angelegte Barlow-Syndrom ebenso effektiv wie für ausgesuchte Fälle der dilatativen Kardiomyopathie. Da in den überwiegenden Fällen einer hypermobilen Mitralklappeninsuffizienz eine genetisch verankerte Bindegewebsstörung im Sinne einer mukoiden Degeneration vorliegt und viele Patienten an einer labilen Hypertonie leiden, ist eine Sekundärprophylaxe mit konsequenter Nachlastsenkung ein wesentlicher Bestandteil in der Nachbehandlung.

52.2.2 Entwicklung und Technik der klappenerhaltenden Mitralchirurgie

Die geschlossene Kommissurotomie ist nur noch historisch erwähnenswert und verbunden mit den Namen Cutler und Levine (1923), Soutar (1925), Harken (Harken et al. 1948) und Bailey (1949). Seit der Einführung der Ballonvalvuloplastie durch Inoue (Inoue u. Hung 1990) ist in ausgesuchten Fällen kathetertechnisches Vorgehen als Verfahren der Wahl anzusehen.

> Der routinemäßige Einsatz einer Herz-Lungen-Maschine stellt heute die Grundlage für eine Mitralklappenreparatur am nicht schlagenden, offenen Herzen unter Sicht dar.

Bei der **Mitralstenose** als einer Form der hypomobilen Funktionsstörung wird unter Sicht nicht nur eine Kommissurotomie durchgeführt, sondern auch eine Segelmobilisation durch Lösung verwachsener sekundärer Chordae einschließlich Papillarmuskelspaltung; Segelverkalkungen können ebenso abgetragen werden wie fibrotische oder entzündliche Auflagerungen.

Beim schweren **Mitralklappeninsuffizienzfehler** kamen wesentliche chirurgische Behandlungsempfehlungen von Merendino u. Bruce (1957), Lillehei (Lillehei et al. 1958), McGoon (1968), Kay et al. (1961), Wooler et al. (1962) sowie Reed et al. (1965). Verdienste zur Wiederbelebung mitralklappenerhaltender Operationsverfahren nach einer Ära der Ersatzteilchirurgie ausgelöst durch die Kunststoffprothesenentwicklung von Starr u. Edwards (1961) haben Carpentier et al. (1971) sowie Duran u. Ubago (1976a, b) geleistet mit einer systematischen Vorgehensweise, die bis heute ihre Gültigkeit hat und nur noch ergänzt wurde durch den Ersatz rupturierter oder elongierter Chordae mittels glutaraldehydfixierter Perikardstreifen oder geflochtener Polytetrafluorethylenfäden erstmals durch Frater et al. 1983 und die Schaffung einer „Double-orifice"-Mitralklappe, 1996 vorgeschlagen von Alfieri.

Operationstechnik. Der routinemäßige Zugang zur Mitralklappe erfolgt immer noch über eine mediane Sternotomie, wiederholte Voroperationen können selten auch zur Wahl eines Zuganges über eine rechtsseitige antero-laterale Thorakotomie führen. Dieser Zugang ist Grundlage für minimalinvasive Operationstechniken, die in hochspezialisierten Zentren erfolgreich praktiziert werden aber noch keine breite Anwendung erlangt haben.

Der Anschluss an die Herz-Lungen-Maschine im Standardvorgehen erfolgt über 2 venöse Kanülen, die jeweils in obere und untere Hohlvene, eingeführt durch den rechten Vorhof und eine arterielle Kanüle, üblicherweise platziert in die Aorta ascendens. Maßnahmen der Myokardprotektion mit chemisch induziertem Herzstillstand und kalter Myokardperfusion erfolgen durch einen nach Aortenabklemmung zusätzlich in die Aortenwurzel eingebrachten Perfusionskatheter oder retrograd über den Sinus coronarius. Der linke Vorhof wird breit eröffnet durch den Sulcus interatrialis in horizontaler Längsinzision, u. U. erweitert durch eine senkrecht hierzu geführte Inzision vom Septum und rechtem Vorhof. Bei Rezidiveingriffen oder gleichzeitig geplantem Eingriff zur Trikuspidalklappe lässt sich nach Eröffnen des rechten Vorhofes die Mitralklappe auch durch einen transseptalen Zugang sehr übersichtlich einstellen.

Bei der reinen **Mitralstenose** werden die verwachsenen Segel in den Kommissuren scharf durchtrennt unter sorgfältiger Zuordnung entsprechender Chordae zu vorderem und hinterem Segel. Zusätzlich können verwachsene Chordae gespalten und oder Papillarmuskel unter Sicht mit den Skalpell oder der Schere mobilisiert werden. Abtragungen von Verkalkungen, fibrotischen oder entzündlichen Segelauflagerungen verbessern zusätzlich die Segelbeweglichkeit.

Das Bündel der Einzelmaßnahmen zur Reparatur des **Mitralklappeninsuffizienzfehlers** umfasst in einem weit überwiegenden Teil eine partielle Resektion des einen Prolaps wegen Chorda-Abriss oder Elongation tragenden Gewebestreifens aus meistens dem hinteren, seltener dem vorderen Segel, Chorda-Verlagerung oder Transposition, Chordakürzung und oder Ersatz, alle Verfahren jeweils in Kombination mit einer Anuloplastie in den meisten Fällen $2/3$ zirkumferenziell unter Einnaht eines flexiblen Kunststoffstreifens, seltener zirkulär flexibel und in ausgesuchten Fällen zirkulär und starr. Wenn geboten erfolgt eine Resektion des vorderen Segels triangulär und sparsam, am hinteren Segel ist eine quadranguläre Resektion in einer Ausdehnung bis zu einem Drittel des Segels möglich. Zur Chorda-Verlagerung bieten sich meistens basale Chordae 2. Ordnung aus den resezierten Bereichen an zu einer Miterfassung in die Schnittkantennaht am freien Rand.

Die intraoperative Testung mittels druckkontrollierter Füllung des linken Ventrikels im plegierten Zustand oder mittels transösophagealer Echokardiographie, analysiert nach Ausschleusen des Herz-Lungen-Maschinen-Kreislaufs, zeigt dann üblicherweise eine weitgehend schlussdichte Mitralklappe. Das vordere Segel ist frei beweglich und findet einen Anschlag in breiter Koaptation mit dem nach Rekonstruktion eher immobil verdickten hinteren Segel. In erfahrener Hand ist nur selten ein dann sich ggf. unmittelbar anschließender Mitralklappenersatz notwendig, der in erneutem myokardprotektivem Herzstillstand und unter gebotenem partiellem bis hin zu komplettem Segelerhalt dann durchgeführt wird.

Operationsletalität. Die Letalität der mitralklappenerhaltenden Chirurgie, wie sie in den Pionierjahren von Carpentier und Duran von 1979 mit 5 bzw. 1,9% beschrieben wurde, ist nach eigenen Erfahrungen in einem konsekutiven Kollektiv von über 600 Patienten für die Altersgruppe von unter 70-Jährigen 1%, im fortgeschrittenen Lebensalter dann jedoch deutlich höher durch die verfahrensunabhängigen allgemeinen Operationsrisiken. Auch haben hohe Standards einer intraoperativen Bewertung des Rekonstruktionsergebnisses mittels transösophageale Echokardiographie und ggf. sofortiger Korrektur einen risikoreichen Rezidiveingriff sehr selten werden lassen. Eine gelungene Rekonstruktion lässt ein gutes funktionelles Ergebnis über Jahre erwarten.

Thromboembolische Komplikationen unter einer unmittelbar postoperativ beginnenden Behandlung mit i. v. Heparin, am 3. Tage überlappend mit oral Phenprocoumon für einen Zeitraum von 3 Monaten mit einem INR-Wert von 2,5, sind sehr selten und folgen im übrigen den Morbiditätskriterien von Vorhofflimmern, exzessiver Vorhofvergrößerung oder reduzierter Forderleistung.

52.2.3 Mitralklappenersatz

Operationstechnik. Ist ein klappenerhaltender Eingriff nicht möglich oder gescheitert, muss der Mitralklappenersatz gewählt werden. Neben einer Exzision der Mitralklappe einschließlich ihres subvalvulären Apparates in toto unter Belassung eines schmalen Randsaumes entlang dem Anulus gilt heute als Standard der Implantationstechnik einer Klappenprothese der Erhalt des subvalvulären Apparats. Technische Schwierigkeiten für das hintere Segel können exzessive anuläre Verkalkungen dabei darstellen, für das vordere Segel ist das Augenmerk auf die Miterfassung der Chorda 2. Ordnung zu legen. Insbesondere bei großer Segelanlage ist eine partielle Resektion zu empfehlen bzw. auf eine streng vorhofwärts gerichtete Segelfaltung zu achten, zur Vermeidung einer sonst möglichen Ausflusstraktobstruktion. Das beim Erhalt des subvalvulären Apparatus verfolgte Ziel einer verbesserten Ventrikelgeometrie kann auch durch die Wahl einer zu großen Klappenprothese verfehlt werden.

Im übrigen gilt, dass zur sicheren Prothesenverankerung eine komplette Mitralisringverkalkung weitestgehend abgetragen werden sollte, wenn sie nicht segelerhaltend umstochen werden kann, mit dem Ziel, die Klappenprothese auf jeden Fall direkt an den im Mitralisring auslaufenden sehnigen Strukturen des linksventrikulären Muskels zu fixieren. Bei destruierender bakterieller Endokarditis oder Prothesenendokarditis ist eine segmental intrakavitäre Verankerung mit Teflonfilz gestützten Nähten erfolgreich. Beim Routinevorgehen erfolgt das Einnähen der Klappenprothese in Einzelknopftechnik mit 15–18 U-förmig und ventrikeleinwärts durch den Klappenring gelegten Nähten. Ist die Gewebefestigkeit wenig vertrauenserweckend, lässt sich der üblicherweise bevorzugt kräftig gewählte Faden auf Teflonfilz solide abstützen. Die Entwicklung eines paraprothetischen Lecks als Folge einer inadäquaten Gewebeapproximierung an dem Prothesenrand oder eines ausgerissenen Fadens kann eine folgenschwere Komplikation sein, meistens weniger aus hämodynamischer Sicht als infolge einer transfusionsbedürftigen hämolytischen Anämie.

Bei Vorliegen einer Thrombusbildung im linken Vorhof erfolgt nach Vorhoferöffnung zunächst dessen Ausräumung mit sorgfältigem Augenmerk auf eine mögliche Verschleppung rückwärts in die Lungenvenen oder vorwärts in den linken Ventrikel. Meist alte und an ihrer Oberfläche weitgehend glatte Vorhofwandverkalkungen werden tunlichst belassen soweit sie nicht die Prothesenimplantation behindern oder die Einmündung von Lungenvenen obstruieren.

Operationsletalität. Die Operationsletalität bei prothetischem Mitralklappenersatz wird durch das fortgeschrittene Erkrankungsstadium mit den Folgen der stauungsbedingten Störung vorgeschalteter Organe bestimmt oder beim Vorliegen einer Endokarditis durch das unter adjuvanter antimikrobieller Therapie erreichte Ausheilen der Grunderkrankung. Mit den Mitteln moderner Intensivtherapie ist die Operationsletalität für den prothetischen Mitralklappenersatz im eigenen Patientenkollektiv über die letzten 25 Jahren mit über 5% relativ hoch. Hierzu trägt in jüngerer Zeit besonders bei, dass zunehmend häufige Vorliegen von gleichzeitiger KHK neben allgemein fortgeschrittenem Lebensalter.

> Intraoperative Maßnahmen der Myokardprotektion, das Konzept eines stufenlosen Ausschleusens des Herz-Lungen-Maschinen-Kreislaufs unter differenziertem Einsatz medikamentöser Steuerung von Herz und Kreislauf bis in Teilkreisläufe hinein sowie die bei persistierendem „Low-output"-Syndrom sehr wirksame frühzeitige mechanische Kreislaufunterstützung mit einer intraaortalen Ballongegenpulsation (IABP) für 24–48 h ermöglichen durchaus einen erfolgreichen Operationsverlauf. Dies gilt auch, wenn präoperativ eine Herzförderinsuffizienz in Ruhe besteht und der Lungengefäßwiderstand pathologisch erhöht ist.

Die sich auf der postoperativen Intensivstation manifestierenden Folgen der chronischen Stauung mit meistens im Vordergrund stehenden Funktionsstörung der Leber sind dann entscheidend: Lassen sich die daraus entwickelnde Blutungskomplikationen ebenso beherrschen wie ein passageres Nierenversagen oder eine Darmatonie, kann nach u. U. mehreren Tagen bis Wochen dauernder Beatmungstherapie durchaus noch ein zufriedenstellendes Langzeitergebnis erreicht werden.

Das Akutergebnis nach prothetischem Mitralklappenersatz wird praktisch nicht beeinflusst durch die **Prothesenwahl**. Moderne Kunststoffprothesen weisen allesamt in den Standardgrößen einen niedrigen transvalvulären Gradienten von in Ruhe unter 3 mmHg (Horstkotte et al. 1991) auf und sind als Prothesen der Wahl anzusehen bei Patienten unter 70 Jahren ohne Gegenanzeigen für Phenprocoumon.

Langzeitkomplikationen. Die Thrombogenität der mechanischen Kunststoffprothesen mit 0,7–4,6% **Thromboembolien** pro Patient und Jahr (Hostkotte et al. 1993) zieht eine signifikante Langzeitmorbidität nach sich. Die lebenslang unverzichtbar indizierte Antikoagulanzientherapie ist nach modellspezifischen und patientenbezogenen Gesichtspunkten zu individualisieren, vor dem gleichzeitigen Hintergrund eines sie begleitenden immanenten Blutungsrisikos (s. Kap. 42). Eine Klappenobstruktion durch Thrombose oder Panusgewebe erfordert dann einen dringlichen Prothesenwechsel. Die Implantation einer Phenprocoumon-unabhängigen Bioprothese in Mitralposition richtet sich nach der mit ihr verbundenen begrenzten Haltbarkeit von 5–10 Jahren und ist individuell zu indizieren. Die Perikardbioprothesendegeneration präsentiert sich typischerweise mit einem sehr akut auftretenden Segelabriss, die Porcine-Bioprothese verändert sich durch Kalkeinlagerungen mit den Folgen einer Segelversteifung aber auch Segeleinrissen.

> Im Langzeitverlauf sind neu auftretende Zeichen einer Prothesendysfunktion sorgfältig echokardiographisch zu analysieren. Ein dann fälliger Prothesenwechsel auf möglichst elektiver Basis ist erheblich risikoärmer, verglichen mit einer Notoperation unter den Bedingungen einer akut dekompensierten Hämodynamik.

Die **Prothesenendokarditis** ist eine schwere lebensbedrohende Komplikation die im Rahmen einer breit angelegten postoperativen Endokarditisprophylaxe mit Patientenunterweisung und engmaschiger Nachsorge durch Hausarzt und Kardiologen selten vorkommt. Nach Diagnosestellung mit möglichst Keimbestimmung und Ausschöpfung antibiotischer Behandlung bietet ein frühzeitiger Prothesenwechsel meistens die einzige Chance zur Ausheilung.

Bei der seltenen schweren **akuten Prothesendysfunktion**, sowohl einer biologischen als auch mechanischen Mitralklappenprothese, muss durch rasches Entscheiden und gute Zusammenarbeit in der Nachsorge mit dem herzchirurgischen Zentrum unverzüglich durch eine notfallmäßige Reoperation durchgeführt werden.

Zusammenfassung

Mitralchirurgie heute heißt klappenerhaltende Reparatur mit niedrigem Risiko und sehr stabilem Langzeitergebnis. Ein notwendiger Klappenersatz bedeutet eine beachtliches Mortalitäts- und Morbiditätsrisiko.

52.3 Aortenklappenersatz

P. J. Tollenaere

> Der Aortenklappenersatz ist nach der koronaren Bypass-Operation der zweithäufigst durchgeführte herzchirurgische Eingriff.

2000 wurden in der BRD 97.870 Operationen mit Herz-Lungen-Maschine durchgeführt, davon 72.894 Koronaroperationen und 9.691-mal ein isolierter Aortenklappenersatz mit folgender Verteilung: 5.209 mechanische Prothesen, 4.412 Heterografts und 70 Homografts. Die jeweilige Operationsmortalität betrug 2,6%, 4,1% und 8,5% für eine Gesamtmortalität von 3,3%.

Wie in anderen Sparten der Herzchirurgie ist auch beim Aortenklappenersatz in den letzten 10 Jahren eine deutliche Zunahme der älteren Patienten zu beobachten. Zum Vergleich: 1990 betrug der prozentuale Anteil der über 80-Jährigen operierten Herzpatienten in der BRD 1%, 2001 5,4% (Bruckenberger 2001).

Hufnagel et al. führten 1952, d. h. noch vor Einführung der extrakorporalen Zirkulation, die erste Kunststoffklappenimplantation durch. Dabei wurde ein Kugelventil in der proximalen Aorta thoracalis descendens eingenäht mit der Absicht, die Ventrikelbelastung bei Aortenklappeninsuffizienz zu korrigieren. Harken gelang 1960 der erste Aortenklappenersatz in der subkoronaren Position.

Weitere Meilensteine in der Geschichte des Aortenklappenersatzes sind die Einführung des aortalen Homografts durch Ross und Barrat-Boyes 1962, die Ross-Operation (1967), wobei die Aortenklappe durch die eigene Pulmonalklappe ersetzt wird und die Fascia-lata-Technik (Senning 1967).

Binet in Paris war der Pionier der Heterograft-Technik: Erstmals 1965 wurde eine menschliche Aortenklappe durch eine Schweine-Aortenklappe ersetzt. Eine Weiterentwicklung auf diesem Weg war die Einführung der Perikardklappe durch Ionescu im Jahre 1971.

Auch auf dem Gebiet der mechanischen Klappen, auch Kunststoffklappen genannt, war eine stetige Entwicklung zu verzeichnen. Die Klappen der sog. ersten Generation waren die Kugelventile (Hufnagel et al. 1954). Die Suche nach Klappenprothesen mit zentralem Blutfluss führte zur Entwicklung der Kippdeckelprothesen (u. a. Björk 1969) und der Zweiflügelklappen (Nicoloff et al. 1981; Gott et al. 1989).

Operationstechnik. Nach medianer Sternotomie wird die Herz-Lungen-Maschine angeschlossen und der Eingriff erfolgt unter Normothermie oder leichter Hypothermie. Nach Abklemmen der Aorta ascendens wird die Aortenwurzel schräg inzidiert und die Kardioplegielösung in die Koronarostien perfundiert. Bei einer **Aorteninsuffizienz mit wenig Verkalkung** ist es leicht, die 3 Klappentaschen zu resezieren und, nach Ausmessen des Aortenringes, den Aortenklappenersatz mittels Bioprothese oder Kunststoffklappe durchzuführen. Verschiedene Nahttechniken können dabei angewandt werden.

Bei einer **hochgradig verkalkten Aortenklappe** mit enger Aortenwurzel kann der Eingriff technisch schwierig und sehr zeitaufwendig sein. Es muss sorgfältig darauf geachtet werden, dass keine Kalk- oder Klappenfragmente in den linken Ventrikel oder in die Koronarostien gelangen. Des Weiteren muss auf die Klappengröße im Zusammenhang mit der Körperoberfläche des Patienten geachtet werden. Eine zu kleine Prothese, vornehmlich wenn es sich um eine Bioprothese handelt, führt zu hohen Klappengradienten. Andererseits kann die Implantation einer zu großen Klappe eine Obstruktion der Koronarostien verursachen oder Schwierigkeiten beim Schließen der Aortotomie. Unter Berücksichtigung der verschiedenen Kriterien besteht gelegentlich die Indikation zur Erweiterung des Aortenringes. Diese wird am einfachsten dadurch erreicht, dass die Aortotomie im rechten Schnittwinkel weitergeführt wird bis in den Aortenring, der im nichtkoronaren Drittel eingeschnitten und mit einem Patch aus Dacron oder Perikard erweitert wird. Danach kann die Implantation einer größeren Prothese erfolgen. Nach erfolgter Klappenimplantation wird die Aortotomie mit dem Erweiterungs-Patch aus Dacron oder Perikard verschlossen.

Bei einer **Aorteninsuffizienz kombiniert mit aneurysmatischer Erweiterung** der Aortenwurzel und der proximalen Aorta ascendens kommt der sog. Composite-Graft zur Anwendung. Dieser besteht aus einem klappentragenden Rohr aus Dacron (Bentall u. De Bono 1968). Eine klappenerhaltende Operation wurde 1992 von David beschrieben.

Bei gleichzeitig vorliegender **Erkrankung der Kranzgefäßarterien** wird der Aortenklappenersatz kombiniert mit einer aortokoronaren Bypass-Operation.

Routinemäßig werden nach Aortenklappenersatz temporäre Schrittmacherelektroden implantiert.

Operationsletalität. Die perioperative Mortalität und Morbidität werden durch verschiedene Faktoren wie Ventrikelfunktion und präoperatives NYHA-Stadium, Zustand der Koronararterien, lokaler Beschaffenheit der Aortenwurzel und extrakardiale Nebenerkrankungen, z. B. Lungen- und Nierenfunktionsstörungen, beeinflusst (s. Kap. 54). Mit den modernen Methoden der Myokardprotektion spielt die Ventrikelfunktion als Determinante der intraoperativen Mortalität eine deutlich geringere Rolle als früher. Allerdings bleibt der schwergeschädigte linke Ventrikel ein Risikofaktor für die frühe und späte postoperative Phase.

Die lokale Beschaffenheit der Aortenwurzel ist wohl der wichtigste Faktor für die intra- und perioperative Letalität. Es ist evident, dass die schwer verkalkte, hochgradig stenosierte Aortenklappe bei enger Aortenwurzel und verkalkter Aortenwand große technische Probleme verursachen kann wie Embolisation bei der Dekalzifikation, Notwendigkeit der Aortenringerweiterung, Obstruktion der Koronarostien, AV-Block durch Dekalzifikation des Septums, Probleme beim Verschluss der Aortotomie, Blutungsprobleme.

Extrakardiale Nebenerkrankungen, vornehmlich Lungen- und Nierenfunktionsstörungen sind verantwortlich für potenziell schwerwiegende Komplikationen in der frühen postoperativen Phase. Genannt seien hier verlängerte Intubationspflicht mit Infektionsgefahr sowie akute Dialysepflicht.

Langzeitkomplikationen. Die wichtigsten Langzeitkomplikationen nach Aortenklappenersatz sind die Prothesenendokarditis und das paravalvuläre Leck. Beide Komplikationen sind übrigens miteinander verbunden. Ein paravalvuläres Leck erhöht die Infektanfälligkeit, andererseits entsteht nach Prothesenendokarditis nicht selten ein akutes paravalvuläres Leck. Deswegen ist eine konsequente Endokarditisprophylaxe unbedingt notwendig.

> Patienten mit mechanischen Klappenprothesen müssen lebenslang antikoaguliert werden, um thromboembolische Komplikationen zu vermeiden. Eine nach modernsten Gesichtspunkten kontrollierte Antikoagulanzienbehandlung kann die Blutungskomplikationen auf ein erträgliches Minimum reduzieren (s. Kap. 51). Hier hat sich die INR-Selbstkontrolle sehr gut bewährt.

Patienten mit einer Bioprothese sollten regelmäßig kardiologisch untersucht werden, um eventuelle degenerative Veränderungen der Bioprothese rechtzeitig zu entdecken. Im Allgemeinen gilt, dass bei Diagnosestellung einer degenerierten Bioprothese ohne Verzögerung die Indikation zum erneuten Aortenklappenersatz gestellt werden sollte. Es ist nicht sinnvoll, Zeit zu verlieren und den Patienten oder die Patientin dann in einem bereits schlechteren kardialen und Allgemeinzustand doch noch operieren zu müssen.

Klappenwahl

Zur Auswahl stehen
- die mechanische Klappe (Kunststoffklappe),
- die Bioprothese von tierischem Ursprung (Xenograft, Heterograft) und
- der Homograft (Allograft) von menschlichem Ursprung.

Ein idealer Herzklappenersatz steht momentan noch nicht zur Verfügung: er sollte dauerhaft sein, nicht thrombogen, hämodynamisch günstig, leicht implantierbar und problemlos verfügbar.

Mechanische Klappen. Mechanische Klappen sind dauerhaft, aber thrombogen, und die Träger dieser Prothesen müssen lebenslang antikoaguliert werden. Dies geht mit einem Blutungsrisiko einher.

Bioprothesen. Bioprothesen sind weniger thrombogen und erfordern in der Aortenposition in den meisten Fällen keine Dauerantikoagulation. Sie haben aber eine beschränkte Funktionsdauer, vornehmlich bei jüngeren Patienten durch strukturelle Degeneration infolge Verkalkung und/oder Einriss, was eine erhöhte Reoperationsrate in sich birgt.

Homografts. Die Homografts kommen den Kriterien eines idealen Klappenersatzes nahe: Sie sind hämodynamisch günstig, nicht thrombogen und haben eine sehr niedrige Degenerationsrate über viele Jahre hinweg. Ein Problem ist die Verfügbarkeit, Homografts werden routinemäßig in wenigen Zentren implantiert.

Die Klappenwahl richtet sich nach den Bedürfnissen, Wünschen und Gegebenheiten des individuellen Patienten und wird während des präoperativen Gesprächs zwischen Patient und Chirurg festgelegt.

Neben dem Alter des Patienten spielen viele andere Faktoren bei der Klappenwahl eine entscheidende Rolle: Beruf und Hobby, absolute oder relative Marcumar-Kontraindikation, Weite des Aortenringes, Kinderwunsch, Lebenserwartung, Intelligenz- und Bildungsniveau usw.

Die Suche nach besseren Klappenprothesen geht weiter. Zwei Ziele können klar definiert werden:
- eine nicht thrombogene Kunststoffklappe, d. h. eine Antikoagulation ist nicht erforderlich;
- eine Bioprothese mit der Dauerhaftigkeit einer Kunststoffklappe.

In den letzten 20 Jahren sind im Bereich der Kunststoffklappen keine bahnbrechenden Erneuerungen erzielt worden. Auf dem Gebiet der Bioprothesen steht seit ca. 10 Jahren die sog. „stentless porcine aortic bioprosthesis" zur Verfügung. Es handelt sich um eine Schweineaortenklappe, die nicht in dem üblichen Gerüst („stent") montiert ist, sondern nach der Fixierung gerüstfrei („stentless") angeboten wird mit nahezu komplett erhaltener anatomischen Struktur. Diese Klappe ist dem aortalen Homograft sehr ähnlich. Sie bietet gegenüber der konventionellen Bioprothese den Vorteil eines größeren effektiven Klappendurchmessers und eines kleineren Gradienten.

Zusammenfassung

Der Aortenklappenersatz ermöglicht den meisten Operierten ein weitgehend normales Leben. Die Ventrikelfunktion normalisiert sich mehr oder weniger vollständig und die präoperativen Symptome wie Angina pectoris, Synkopen und Dyspnoe sind behoben. Im Allgemeinen gilt, dass bei Patienten unter 70 Jahren eine Kunststoffklappe, bei älteren Patienten eine Bioprothese empfohlen werden sollte.

Literatur

Arom KV, Goldberg IF, Emery RW (1994) Long term clinical outcome with small standard St. Jude medical valves implanted in the aortic position. J Heart Valve Dis 3:531

Austen WO, Sanders CA, Averill JH, Friedlich AL (1965) Ruptured papillary muscle. Report of a case with successful mitral valve replacement. Circulation 32:597

Austen WO, Sokol DM, Desanctis W, Sanders SA (1968) Surgical treatment of papillary muscle rupture complicating myocardial infarction. New Engl J Med 278:1137

Bailey CF, May A, Lemmon WM (1957) Survival after coronary endarterectomy in man. J Amer Med Ass 164:641

Bailey CP (1949) The surgical treatment of mitral stenosis (mitral commissurotomy). Dis Chest 15:377

Barrat-Boyes BG, Jaffe WM, Hong KOP, Whitlock RML (1993) The zero pressure fixed Medtronic Intact porcine valve: a 8,5 year review. J Heart Valve Dis 2:604–611

Baudet M, Oandjbakhch I, Rigaud M et al (1978) Traitment chirurgical par remplacement valvulaire et pontage aortocoronaire de l'insuffisance mitrale par dysfonctionnement chronique de pilier posterieur. Arch Mal Coeur 71:1023

Beck CS (1944) Operation for aneurysm of the heart. Ann Surg 120:34

Bentall H, De Bono A (1968) A technique for complete replacement of the ascending aorta. Thorax 23:338

Binet JP, Duran CG, Carpentier A, Langlois I (1965) Heterologuous aortic valve transplantation. Lancet II:1275

Bruckenberger E (2001) Herzbericht 2001. www.herzbericht.de

Brunn F (1923) Zur Diagnostik der erworbenen Ruptur der Kammerscheidewand des Herzens. Wien Arch Inn Med 6:533

Buckley MJ, Mendth ED, Daggett W et al (1973) Surgical management of ventricular septal defects and mitral regurgitation complicating acute myocardial infarction. Ann Thorac Surg 16:598

Burch OE, Pasquale NP, Phillips JH (1963) Clinical manifestations of papillary muscle dysfunction. Arch Intern Med 112:158

Carpentier A, Deloche A, Dauptain J et al (1971) A new reconstructive operation for correction of mitral and tricuspid insufficiency. J thorac cardiovasc Surg 61:1

Carpentier A, Guermonprez JL, DeLoche A et al (1973) The aorta-to-coronary radial artery bypass graft. Ann Thorac Surg 16:111–121

CASS principal investigators and their associates: Coronary Artery Surgery Study (1983) A randomized trial of coronary artery bypass surgery; survival data. Circulation 68:939

CASS principal investigators and their associates: Coronary Artery Surgery Study (1983) A randomized trial of coronary artery bypass surgery; quality of life in patients randomly assigned to treatement groups. Circulation 68:951

Christenson JT, Bloch A, Simonet F, Schmuziger M (1996) [Surgical correction of the ventricular geometry in post-infarction left ventricular aneurysms]. Arch Mal Coeur Vaiss 89:1627 [French]

Christenson JT, Schmuziger M (1994) Third-time coronary bypass operation: Analysis of selection mechanisms, results and lang-term follow-up. Eur J Cardio-thorac Surg 8:500

Christenson JT, Schmuziger M, Maurice J et al (1994) How safe is coronary bypass surgery in the elderly patient? Coronary Artery Disease 5:169

Christenson JT, Simonet F, Badel P, Schmuziger M. (1997) The effect of preoperative intra-aortic balloon pump support in patients with coronary artery disease, poor left-ventricular function (LVEF <40%), and hypertensive LV hypertrophy. Thorac Cardiovasc Surg. 45:60

Christenson JT, Simonet F, Badel P, Schmuziger M. (1999) Optimal timing of preoperative intraaortic balloon pump support in high-risk coronary patients. Ann Thorac Surg. 68:934

Cooley DA, Belmonte BA, Zeis LB, Schnur S (1957) Surgical repair of ruptured interventricular septum following acute myocardial infarction. Surgery 41:930

Cooley DA, Collins HA, Morris GC, Chapman DW (1958) Ventricular aneurysm after myocardial infarction. J Amer Med Ass 167:557

Cosgrove DM, Loop FD, Lytle BW et al (1986) Predictors of reoperation after myocardial revascularisation. J Thorac Cardiovasc Surg 92:811

Cosgrove DM, Lytle BW, Gill CC et al (1985) Myocardial revascularisation: evolution of surgical procedure. Z Kardiol 74 (Suppl 6):101

Crosby IK, Craver JM, Crampton RS et al (1975) Resection of acute posterior ventricular aneurysm with repair of ventricular septal defect after acute myocardial infarction. J Thorac Cardiovasc Surg 70:57

Cutler EC, Levine SA (1923) Cardiotomy and valvulotomy for mitral stenosis. Experimental observations and clinical data concerning an operated case with recovery. Boston med surg J 188:1923

David M, Hauf E, Castellani L et al (1972) Etat actuel de la chirurgie des coronaires. Rev Med Bourgogne 7:405

David TE, Feindel CM (1992) An aortic valve – sparing operation for patients with aortic incompetence and aneurysm of the ascending aorta. J Thorac Cardiovasc Surg 103:617

Di Mattia DG, Di Biasi P, Salati M et al (1999) Surgical treatment of left ventricular post-infarction aneurysm with endoventriculoplasty: late clinical and functional results. Eur J Cardiothorac Surg 15:413

Duran CO, Ubago JLM (1976a) Conservative mitral valve surgery. Problems and developments in the technique of prosthetic ring annuloplasty. In: Kalmanson D (ed) The mitral valve, a pluridisciplinary approach. Edward Arnold, London, p 549

Duran CO, Ubago JLM (1976b) Clinical and hemodynamic performance of a totally flexible prosthetic ring für atrioventricular valve reconstruction. Ann Thorac Surg 22:458

Elayda MAA, Hall RJ, Gray AG et al (1984) Coronary revascularization in the elderly patient. J Amer Coll Cardiol 3:1398

European Coronary Surgery Study Group (1982) Long-term results of prospective randomised study of coronary artery bypass surgery in stable angina pectoris. Lancet 2:1173

Favaloro RG (1969) Saphenous vein graft in the surgical treatment of coronary artery disease. Operative technique. J Thorac Cardiovasc Surg 58:178

Flemma RJ, Mullen DC, Lepley E (1977) Combined coronary artery bypass grafts and other surgical procedures in patients with coronary artery disease: In: Yu PN, Goodwin JF (Hrsg) Progress in cardiology. Lea & Febiger, Philadelphia

Frater RW, Gabbay S, Shore D et al (1983) Reproducible replacement of elongated or ruptured mitral valve chordae. Ann Thorac Surg 35:14

Gann D, Colin C, Hildner FJ et al (1977) Coronary artery bypass surgery in patients seventy years of age and older. J Thorac Cardiovasc Surg 73:237

Garrett HE, Dennis EW, Debakey ME (1973) Aortocoronary bypass with saphenous vein graft. J Amer Med Ass 233:792

Geisler GF, Adam M, Mitchel BF et al (1977) Treatment of severe coronary artery disease with 5, 6, and 7 saphenous vein bypasses: Review of 130 consecutive patients. Ann Thorac Surg 24:246

Gersh BJ, Kronmal RA, Frye RL et al (1983) Coronary arteriography and coronary artery bypass surgery: morbidity and mortality in patients ages 65 years or older. A report from the coronary artery surgery study. Circulation 67:483

Gold HK, Leinbach RC, Sanders CA et al (1973) Intraaortic ballon pumping for ventricular septal defect or mitral regurgitation complicating acute myocardial infarction. Circulation 47:1191

Gott VL, Daggett RL, Young WP (1989) Development of a carbon-coated, central-hinging, bileaflet valve. Ann Thorac Surg 48 (Suppl 3):S28

Guiliani ER, Danielson GK, Pluth JR et al (1974) Postinfarction ventricular septal rupture. Surgical considerations and results. Circulation 49:455

Hall RJ, Garcia E, Mathur VS et al (1977) Long-term follow-up after coronary artery bypass. The first decade of bypass graft surgery for coronary artery disease. Intern Symp Cleveland, 15–17 Sept

Harken DE, Ellis LB, Ware PF, Norman LR (1948) The surgical treatment of mitral stenosis. I: Valvuloplasty. N Engl J Med 239:801

Heikilä J (1971) The rate of mitral valve complex in acute myocardial infarction. Ann Clin Res 3:386

Horstkotte D, Schulte HD, Bircks W (1991) Factors influencing prognosis and indication for surgical intervention in acute native valve endocarditis. In: Horstkotte D, Bodnar E (eds) Current issues in heart valve disease. ICR Publ, London, p 71

Horstkotte D, Schulte H, Bircks W, Strauer B (1993) Unexpected findings concerning thromboembolic complications and anticoagulation after complete 10-year follow-up of patients with St. Jude Medical prosthesis. J Heart Valve Dis 2:291

Hufnagel CA, Harvey WP, Robil PJ, McDermott TF (1954) Surgical correction of aortic insufficiency. Surgery 35:673

Hull JD, Lary D, Kerth WJ, Gerbode F (1975) Acquired ventricular septal defects. Evolution of an operation, surgical technique, and results. J Thorac Cardiovasc Surg 70:440

Iben AB, Pupello DF, Stinson EH, Shumway NE (1969) Surgical treatment of postinfarction ventricular septal defects. Ann Thorac Surg 8:252

Inoue K, Hung J-S (1990) Percutaneous transvenous mitral commissurotomy (PTMC). In: Topol EJ (ed) Textbook of interventional cardiology. Saunders, Philadelphia, pp 887–899

Ionescu MI, Tandon AP, Mary DAS, Abid A (1977) Heart valve replacement with the Ionescu-Shiley pericardial xenograft. J Thorac Cardiovasc Surg 73:31

Jatene AD (1985) Left ventricular aneurysmectomy, resection or reconstruction. J Thorac Cardiovasc Surg 89:321

Johnson WD, Lepley D (1970) An aggressive surgical approach to coronary disease. J Thorac Cardiovasc Surg 59:128

Jonas V, Hyncik V, Chlumsky J, Chlumska A (1970) Eight-year survival after perforation of ventricular septum in myocardial infarction. Acta Univ Carol Med (Praha) 16:133

Kaiser GC (1986) CABG: lessons from the randomized trials. Ann Thorac Surg 42:3

Kay EB, Mendelsohn D, Zimmerman HA (1961) The role of surgery in the treatment of mitral regurgitation. Prog Cardiovasc Dis 4:259

Kitamura S, Mendez A, Kay JH (1971) Ventricular septal defect following myocardial infarction. J Thorac Cardiovasc Surg 61:186

Kolessov VI (1967) Mammary artery-coronary artery anastomosis as method of treatment für angina pectoris. J Thorac Cardiovasc Surg 54:535

Lillehei CW, Gott VL, Dewall RA, Varco RL (1958) The surgical treatment of stenotic or regurgitant legions of the mitral and aortic valves by direct vision utilizing a pump-oxygenator. J Thorac Surg 35:154

Longmire WP, Cannon JA, Kattus AA (1958) Direct-vision coronary endarterectomy für angina pectoris. New Engl J Med 259:993

Loop FD (1986) Influence of the internal mammary artery graft on 10 years survival and other cardiac events. N Engl J Med 314:1

Mallory GK, White PD (1939) The speed of healing of myocardial infarction. A study of the pathologic anatomy in seventy-two cases. Am Heart J 18:647

Marco JD, Kaiser GC, Barner HE et al (1976) Left ventricular aneurysmectomy. Arch Surg 111:419

McGoon DC (1968) Repair of mitral insufficiency due to ruptured chordae tendineae. J Thorac Cardiovasc Surg 39:357

Medical World News (1973) Bypass-grafts – when not to do? Nov 16, p 17

Merendino KA, Bruce RA (1957) One hundred seventeen surgically treated cases of valvular rheumatic heart disease. J Am med Ass 164:749

Meurala H, Hekali P, Valle M et al (1982) The effect of sequential versus single vein aortocoronary bypass surgery on resting left ventricular function. Thorac Cardiovasc Surgeon 30:99

Moran JM, Scanlon PJ, Nemickas R, Pifarre R (1976) Surgical treatment of postinfarction ventricular aneurysm. Ann Thorac Surg 21:107

Müller O, Humerfelt S, Rasmussen H, Storstein O (1950) Perforation of the ventricular septum following myocardial infarction. Acta Cardiol (Brux) 5:633

Najafi H, Javid H, Hunter JA et al (1975) Mitral insufficiency secondary to coronary heart disease. Ann Thorac Surg 20:529

Nicoloff DM, Emery RW, Arom KV et al (1981) Clinical and hemodynamic results with the St. Jude Medical cardiac valve prosthesis. A three-year experience. J Thorac Cardiovasc Surg 82:674–683

Ochsner JL, Mills NL (eds) (1978) Coronary artery surgery. Lea & Febiger, Philadelphia

Parker JO (1977) Prognosis in coronary artery disease: Arteriographic, ventriculographic and hemodynamic factors. The first decade of bypass graft surgery for coronary artery disfase. Intern Symp Cleveland, 15–17 Sept

Pasini S, Gagliardotto P, Punta G et al (1998) Early and late results after surgical therapy of postinfarction left ventricular aneurysm. J Cardiovasc Surg 39(2):209

Puig LB, Ciongolli W, Cividanes GVL et al (1990) Inferior epigastric artery as a freegraft for myocardial revascularisation. J Thorac Cardiovasc Surg 99:251

Pym J, Brown PM, Charette EJP et al (1987) Gastroepiploic coronary anastomosis: a viable alternative bypass graft. J Thorac Cardiovasc Surg 94:256

Read RC, Murphy ML, Hultgreen HN, Thkaro T (1978) Survival of men treated for chronic stable angina pectoris. A cooperative randomized study. J Thorac Cardiovasc Surg 75:1

Reed GE, Tice DA, Clauss RH (1965) Asymmetric exaggerated mitral annuloplasty: Repair of mitral insufficiency with hemodynamic predictability. J Thorac Cardiovasc Surg 49:752

Reul GJ (1985) Present status of the internal mammary artery as a coronary artery bypass conduit at the Texas Heart Institute. Texas Heart Institute J 12:211

Righetti A, Crawford MH, O'Rourke RA et al (1977) Detection of perioperative myocardial damage after coronary artery bypass graft surgery. Circulation 55:173

Ross DN (1962) Homograft replacement of the aortic valve. Lancet II:487

Ross DN (1967) Replacement of aortic and mitral valves with a pulmonary autograft. Lancet II:956

Sabiston DC (1963) Direct surgical management of congenital and acquired lesions of the coronary circulation. Progr Cardiovasc Dis 6:299

Salomon NW, Stinson EB, Oriepp RB, Shumway NE (1977) Patient-related risk factors as predictors of results following isolated mitral valve replacement. Ann Thorac Surg 24:519

Sanders RI, Kern WH, Blount SO (1956) Perforation of the interventricular septum complicating myocardial infarction. Amer Heart I 51:736

Sauerbruch F (1931) Erfolgreiche operative Beseitigung eines Aneurysma der rechten Herzkammer. Arch Clin Chir 167:586

Schaff HV, Gersh BI, Fisher LD et al (1984) Detrimental effect of perioperative myocardial infarction on late survival after coronary artery bypass. Report from the Coronary Artery Surgery Study (CASS). J Thorac Cardiovasc Surg 88:972

Schmuziger M (1985) Operative Therapie der koronaren Herzkrankheit. Beiträge zur Kardiologie, Bd. 26. Perimed, Erlangen

Schmuziger M, Faidutti B, Hahn Ch et al (1975) Aorta-koronarer Bypass: Intraoperative Befundkontrolle, Mortalität in Abhängigkeit von der Operationstaktik. Verh Dtsch Ges Kreisl Forsch 41:197

Schmuziger M, Hahn C, Görnandt L et al (1981) Instrumental endarterectomy of the fight and left coronary artery and its angiographic results. 15. Weltkongress der International Cardiovascular Society, Athen, 6–10 Sept

Schmuziger M, Mosimann E (1990) Herzchirurgische Eingriffe bei über 70jährigen Patienten in Herz- und Kreislauferkrankungen im Alter. Steinkopff, S 133–139

Schmuziger M, Thvoz F (1982) Considerations anatomiques et anatomopathologiques dans la revascularisation myocardique peripherique multiple. Med Hyg 40:4189

Senning A (1961) Strip grafting in coronary arteries. Report of a case. J Thorac Cardiovasc Surg 41:542

Senning A (1967) Fascia lata replacement of aortic valves. J Thorac Cardiovasc Surg 54:465

Sewell WH (1974) Improved coronary vein graft patency rates with side-to-side anastomoses. Ann Thorac Surg 17:538

Soutar HS (1925) The surgical treatment of mitral stenosis. Brit Med J 11:603

Spencer FC (1986) The internal mammary artery: the ideal coronary bypass graft? N Engl J Med 314:50

Spencer FC, Green GE, Tice DA, Glassman E (1970) Surgical therapy for coronary artery disease. Current Probl in Surgery, Sept

Starr A, Edwards L (1961) Mitral replacement: clinical experience with a ball-valve prosthesis. Ann Surg 154:726

Suma H, Fukumoto H, Takeuchi A (1987) Coronary artery bypass grafting by utilizing in situ gastroepiploic artery: basic study and clinical application. Ann Thorac Surg 44:3394

Suntek CF, Fletcher AD, Khonsari S (1995) Stentless porcine aortic root: valve of choice for the elderly patient with small aortic root? J Thorac Cardiovasc Surg 109:871

Tector AJ, Schmahl TM, Canino VR (1986) Expanding the use of internal mammary artery to improve patency in coronary artery bypass grafting. J Thorac Cardiovasc Surg 91:9

Varnauskas E (1985) European coronary surgery study. Z Kardiol 74 (Suppl 6):73

Velebit V, Christenson JT, Maurice J et al (1994) A patent internal mammary artery graft decreases the risk of reoperative coronary artery bypass surgery. Texas Heart Institute Journal 21:125

Vicol C, Rupp G, Fischer S et al (1998) Linear repair versus ventricular reconstruction for treatment of left ventricular aneurysm: a 10-year experience. J Cardiovasc Surg 39(4):461

Vincent JG, Van Son AM, Skotnicki SH (1990) Inferior epigastric artery as a conduit in myocardial revascularisation: the alternative free arterial graft. Ann Thorac Surg 49:232

Weniger J, von der Emde J, Bachmann K (1979) Chirurgische Behandlung des linksventrikulären Aneurysmas. Dtsch Med Wschr 104:665

Wooler GH, Nixon PO, Grimshaw VA, Watson DA (1962) Experiences with the repair of the mitral valve incompetence. Thorax 17:49

Yacoub M, Rasmi NRH, Sundt TM et al (1994) Fourteen-year experience with homovital homografts for aortic valve replacement. J Thorac Cardiovasc Surg 110:186

Herz- und Herz-Lungentransplantation

W. Brett

53.1 Indikation und Kontraindikationen – 1066
53.1.1 Indikationen – 1066
53.1.2 Kontraindikationen – 1066

53.2 Organspender – 1067

53.3 Chirurgisches Prozedere – 1068
53.3.1 Technik der Herzentnahme – 1068
53.3.2 Operation des Empfängers – 1068

53.4 Immunologie – 1069
53.4.1 Antigene – 1069
53.4.2 Immunregulation – 1070
53.4.3 Abstoßungsreaktion – 1070
53.4.4 Immunsuppression – 1070
53.4.5 Immunsuppressive Therapie – 1074

53.5 Klinik der Abstoßungsreaktion – 1074

53.6 Herz-Lungentransplantation – 1075
53.6.1 Indikationen und Kontraindikationen – 1075
53.6.2 Organspender – 1076
53.6.3 Chirurgisches Prozedere – 1076

53.7 Mechanische Kreislaufunterstützung vor Herztransplantation – 1076

Literatur – 1077

Die Herztransplantation gilt heute als anerkannte Therapie für Patienten mit Herzinsuffizienz im Endstadium, die weder durch medikamentöse Behandlung noch durch konventionelle herzchirurgische Eingriffe verbessert werden kann. Patienten, deren Lebenserwartung in Wochen oder wenigen Monaten bemessen ist, wird durch diese Form der chirurgischen Intervention nicht nur eine erhebliche Verbesserung der Lebenserwartung, sondern auch der Lebensqualität geboten.

Geschichte der Herztransplantation. Über die erste Herztransplantation wurde 1905 von Carrel und Guthrie berichtet, die bei einem Hund in heterotoper Technik ein Herz im Halsbereich implantierten. Die erste Herztransplantation beim Menschen wurde im Jahr 1964 von Hardy und Mitarbeitern durchgeführt, wobei einem 68-jährigen Patienten das Herz eines Schimpansen in orthotoper Technik implantiert wurde. Im Dezember 1967 wurde durch Barnard in Capetown/Südafrika die erste orthotope Herztransplantation unter Verwendung eines menschlichen Spenderorgans vorgenommen (Barnard 1968).

Wurden 1968 noch mehr als 100 Herztransplantationen an ca. 60 Herzzentren ausgeführt, waren es in den 70er-Jahren nur noch wenige, aufgrund der mäßigen langfristigen Erfolge. Mit Einführung von Ciclosporin in die immunsuppressive Therapie Anfang der 80er-Jahre verbesserten sich die Ergebnisse deutlich. Waren es 1979 weltweit 5 Zentren, an denen Herzen transplantiert wurden, stieg diese Zahl 1988 bereits auf 175 (Abb. 53.1). Die Überlebensraten erreichen mittlerweile 80% nach einem Jahr mit einer weiteren jährlichen Letalitätsrate von ca. 4% (Hertz et al. 2002).

53.1 Indikation und Kontraindikationen

53.1.1 Indikationen

> Indikation zur Herztransplantation ist das Endstadium einer Herzerkrankung, die weder medikamentös noch chirurgisch verbessert werden kann (s. Abschn. 17.7).

In ca. 45% liegt eine idiopathische, meist dilatative Kardiomyopathie vor, in 45% eine ischämische Herzmuskelerkrankung, d. h. es ist als Folge rezidivierender oder ausgedehnter Infarzierung zu einer schwer eingeschränkten myokardialen Funktion gekommen. Eine Herzklappenerkrankung führte in 4% und ein kongenitales Vitium in 2% zur Herztransplantation bei Erwachsenen. In seltenen Fällen können auch rezidivierende, medikamentös nicht beherrschbare Arrhythmien eine Indikation darstellen, wenn ein automatischer, implantierbarer Defibrillator (AICD) nicht verwendet werden kann. Weitere seltene Indikationen stellen die hypertrophe obstruktive Kardiomyopathie, die durch Myektomie bzw. Myotomie nicht therapierbar ist, die restriktive Kardiomyopathie, Myokarditis, Sarkoidose, Amyloidose oder kardiale Tumoren dar (Abb. 53.2).

Die invasiv-kardiologische Untersuchung mittels Rechts-Linksherzkatheterisierung zeigt eine schwer eingeschränkte linksventrikuläre Funktion mit einer Auswurffraktion <20% und einem Cardiac-Index <2,1/min/m². Der Pulmonalkapillardruck (PCP) ist über 20 mmHg erhöht, die echokardiographische linksventrikuläre Verkürzungsfraktion liegt unter 15%. Alle Patienten befinden sich in einem NYHA-Stadium III–IV.

Routineuntersuchungen vor Herztransplantation sind
- Blutgruppe
- Blutbild mit komplettem Gerinnungsstatus
- Leber- und Nierenfunktionsprüfung
- Urinstatus mit Kreatinin-Clearance
- Stuhlanalyse
- EKG
- Thoraxröntgen
- Echokardiographie
- Rechts-Linksherzkatheteruntersuchung
- Serologischer Status für:
  - Hepatitis A und B
  - HIV
  - Zytomegalie-Virus (CMV)
  - IgM-Antikörper
  - Toxoplasma-gondii-IgG-IgM-Antikörper
  - Epstein-Barr-Virus
  - Varizellen
- HLA-Typisierung und Bestimmung präformierter lymphozytotoxischer Antikörper
- Lungenfunktionsprüfung
- Ultraschall von Leber und Nieren
- Doppleruntersuchung der Karotiden und der peripheren Gefäße
- HNO-, Augen-, zahnärztliche und gynäkologische Untersuchung
- Neurologische, psychiatrische oder psychologische Untersuchung

53.1.2 Kontraindikationen

Die anfänglich strikte Begrenzung des **Empfängeralters** auf 50 Jahre ist heute deutlich überschritten worden. So war die Altersverteilung 1993 vom Neugeborenen bis zum Alter von 75 Jahren im Mittel 45 Jahre. Das Alter stellt nur noch eine relative Kontraindikation dar, ebenso wie der **Diabetes mellitus**. Zu erwarten ist, dass unter der immunsuppressiven Therapie mit Kortikosteroiden ein diätetisch oder oral eingestellter Diabetes insulinpflichtig wird. Da die Diabetiker zu häufigeren und schwereren Infektionen neigen, ist die Langzeitprognose eingeschränkt. Organmanifestationen wie Retinopathie, Neu-

53.2 · Organspender

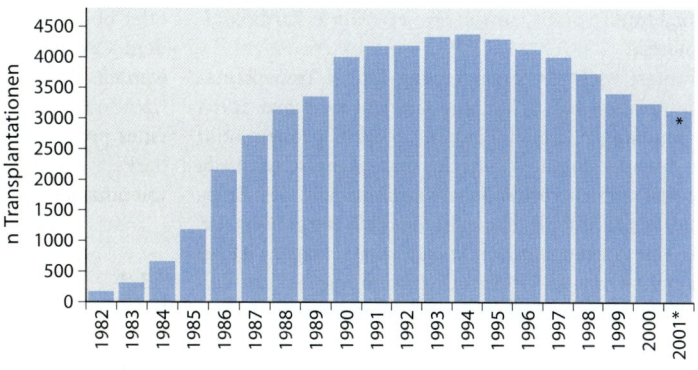

Abb. 53.1. Transplantationsregister der ISHLT 2002. Bisher wurden insgesamt 61.533 Herztransplantationen, 2.935 Herz-Lungentransplantationen sowie 14.588 Lungentransplantationen durchgeführt

* niedrigere Anzahl wegen verspäteter Meldung

ropathie, Nephropathie oder die allgemeine Gefäßsklerose sind allerdings weiterhin als absolute Kontraindikation zu sehen.

Allgemeine Infektionen, besonders pulmonale Infektionen sind als temporäre Kontraindikationen zu verstehen, da unter der Immunsuppression mit einer Verschlimmerung der Infektion gerechnet werden muss. Deshalb sollte diese unbedingt vor dem operativen Eingriff ausgeheilt sein.

Manifeste **Leber- oder Nierenfunktionsstörungen**, die nicht durch die Herzinsuffizienz hervorgerufen wurden, sind weiterhin als absolute Kontraindikationen zur Herztransplantation zu sehen, wie auch die periphere und zerebrale **Verschlusskrankheit** und **Malignome**. Eine weitere absolute Kontraindikation gegen die orthotope Herztransplantation stellt die Erhöhung des pulmonalen Gefäßwiderstandes auf mehr als 500 dyn/s/cm^{-5} dar, wenn sich dieser unter Gabe von Nitroglyzerin, Nitroprussidnatrium oder Prostaglandin E nicht deutlich senken lässt. Da das zu implantierende Herz und dabei v. a. die rechten Herzabschnitte nicht an erhöhte Widerstände adaptiert sind, besteht bei fixiert erhöhtem pulmonalem Gefäßwiderstand in hohem Maße die Gefahr des intraoperativen Rechtsherzversagens. In solchen Fällen könnte eine heterotope Transplantation, d. h. das Spenderherz wird an das Empfängerherz im Huckepackverfahren angeflanscht oder gar eine Herz-Lungentransplantation in Erwägung gezogen werden. Floride gastrointestinale Ulzera sollten vor der Transplantation abgeheilt sein, da sie unter der Immunsuppression postoperativ ein erhöhtes Blutungsrisiko darstellen.

Häufig sind Patienten mit chronischer, schwerer Herzinsuffizienz aufgrund ihres eingeschränkten Aktionsradius depressiv. Endogene Depressionen sowie Drogen- oder Alkoholabhängigkeit sollten zur Zurückhaltung in der Indikationsstellung Anlass geben, gerade im Hinblick auf den Mangel an geeigneten Spenderorganen.

53.2 Organspender

Eine Organspende ist dann möglich, wenn zweifelsfrei der Hirntod festgestellt und dokumentiert wurde sowie eine Einwilligung zur Organentnahme vorhanden ist, entweder durch einen Spenderausweis und/oder die Genehmigung durch die nächsten Angehörigen. Die Diagnostik des „dissoziierten Hirntodes" muss durch 2, von der Transplantation unabhängigen

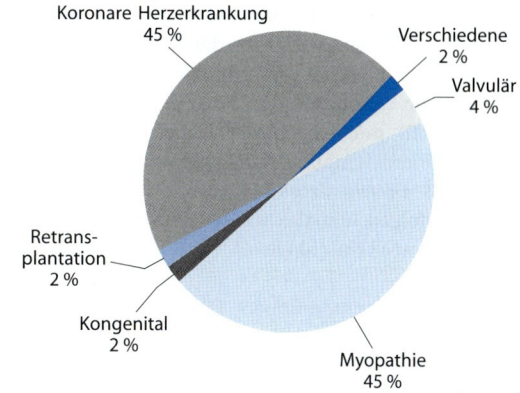

Abb. 53.2. Indikationen zur Herztransplantation (International Society for Heart and Lung Transplantation)

Ärzten, die Erfahrung in Neurologie und Intensivmedizin haben, im Abstand von 12 h durchgeführt und dokumentiert werden.

> **Kriterien für die Hirntoddiagnostik**
> (Wissenschaftlicher Beirat der Bundesärztekammer 1997)
> - Tiefe Bewusstlosigkeit
> - Ausfall der Spontanatmung
> - Lichtstarre, meist endrundete Pupillen
> - Fehlen von Korneal-, okulozephaler, Pharyngeal- oder Trachealreflex
> - Fehlende Schmerzreaktion im Trigeminusbereich
> - 0-Linien-EEG (Registrierung über 30 min)
> - Erlöschen bilateraler akustisch evozierter Potenziale
> - Nachweis des intrazerebralen Zirkulationsstillstandes mittels transkranieller Doppleruntersuchung oder Angiographie

Altersgrenze. Ursprünglich lag die Altersobergrenze für Herzspender bei 35 Jahren. Heute werden durchaus Herzen von 60-Jährigen, im Einzelfall auch noch älteren Patienten, für die Transplantation akzeptiert. Natürlich setzt dies eine noch genauere Erhebung der kardialen Anamnese und Ermittlung der Risikofaktoren voraus, sowie eine erweiterte kardiologische Diagnostik.

Eine weitere wichtige Voraussetzung für die Transplantation ist die Relation von Größe und Gewicht zwischen Spender und Empfänger. Dabei können 30–40% größere und schwerere Spender meist problemlos akzeptiert werden, da durch die fast immer vorhandene Kardiomegalie des Empfängers die Perikardhöhle ebenfalls deutlich vergrößert ist. Die Gefahr eines intraoperativen Transplantatversagens ist bei der Implantation zu kleiner Spenderorgane, die bei zu kleinen Schlagvolumina den Bedarf des Empfängers nicht decken können, eher gegeben.

ABO-Kompatibilität. Ein weiteres wichtiges Kriterium bei der Spenderauswahl ist die Kompatibilität im ABO-System. Die Übereinstimmung der Rhesusfaktoren haben sich dabei als nicht relevant herausgestellt. Eine Austestung der Histokompatibilität im HLA-System, wie es bei der Nierentransplantation gehandhabt wird, ist durch die verminderte Ischämietoleranz des Herzens von ca. 4 h und der Dauer der HLA-Typisierung prospektiv nicht möglich. Lediglich bei Empfängern, bei denen präformierte lymphozytotoxische Antikörper gefunden wurden, muss mittels Cross-Match vor dem Eingriff eine Austestung erfolgen, um das Risiko einer hyperakuten Abstoßungsreaktion auszuschließen.

Hirntod-bedingte Veränderungen. Durch den Hirntod treten bestimmte **hämodynamische Veränderungen** auf. So kommt es in der Frühphase zur Hypertonie und Tachykardie durch den erhöhten Sympathikotonus. Zur Behandlung kann eine Nachlastsenkung mit Vasodilatatoren und die Reduktion der Herzfrequenz mit β-Blockern durchgeführt werden. Im weiteren Verlauf tritt dann häufig eine Hypotonie durch Verlust des Gefäßtonus auf, durch vermindertes intravasales Volumen bei Blutverlust oder Diabetes insipidus. Als erste Maßnahmen sollte Volumen zugeführt werden, bis ein zentraler Venendruck (ZVD) von 8–12 mmHg erreicht ist. Bei fortbestehender Hypotonie mit systolischen Drucken <100 mmHg ist der Einsatz von Dopamin und/oder Dobutamin angezeigt, wobei 8–10 µg/kg KG/min nicht überschritten werden sollten, da sonst eine Verarmung des Myokards an energiereichen Phosphaten auftritt und damit die Gefahr der Transplantatdysfunktion erhöht wird.

Ein **zentraler Diabetes insipidus** tritt bei 40–80% hirntoter Patienten auf. Adäquater Flüssigkeitsersatz, Elektrolytausgleich sowie niedrig dosierte Vasopressininfusionen stehen therapeutisch zur Verfügung. Bei hoher Vasopressinkonzentration kann eine schwere Vasokonstriktion hervorgerufen werden, die bei gleichzeitiger Volumengabe zur akuten Überdehnung des Herzens einerseits und zur Minderperfusion von Leber und Niere andererseits führen kann und damit ebenfalls zur Funktionsminderung des Transplantats.

Klinische und experimentelle Untersuchungen weisen auf einen Abfall der **Schilddrüsenhormone** nach Eintreten des Hirntodes hin. Erniedrigte T3-Spiegel können zu Kreislaufinstabilität durch Abnahme der Kontraktilität der Herzmuskelfaser, zu verminderter Ansprechbarkeit der Katecholamine durch Inaktivierung der Adenylatzyklase und zur verminderten Bildung von β-Adrenozeptoren führen.

Bei der Spenderauswahl ist weiter zu klären, ob eine schwere Infektion, ein metastasierendes Malignom vorliegt oder ob eine kardiale Kontusion vorausgegangen ist. Da mit dem Organ virale Infektionen übertragen oder reaktiviert werden können, ist eine aktive Infektion mit HIV, Hepatitis, CMV oder Toxoplasmose auszuschließen. Mit der Akzeptanz eines potenziellen Spenders ist auch die zeitliche Durchführbarkeit zu überprüfen, da von einer maximalen Ischämietoleranz des Herzens von ca. 4 h auszugehen ist.

53.3 Chirurgisches Prozedere

53.3.1 Technik der Herzentnahme

Die Entnahme des Spenderorgans erfolgt nach der von Lower et al. (1965) beschriebenen Technik durch eine mediane Sternotomie. Wegen der meist durchgeführten Multiorganentnahme mit Leber, Pankreas und Nieren wird die Inzision in der Mittellinie bis zum Os pubis erweitert. Das Perikard wird in der Mittellinie eröffnet und anschließend erfolgt eine genaue Inspektion des Herzens auf vorliegende anatomische Veränderungen, Kontusionsherde, Inspektion und Palpation der Koronarien sowie Beurteilung der Kontraktilität. Anschließend wird die V. cava superior freipräpariert und angeschlungen, Aorta ascendens und A. pulmonalis werden mobilisiert. Wenn durch die weiteren Entnahmeteams die intraabdominellen Organe freipräpariert und kanüliert sind, wird systemisch heparinisiert mit 300 E/kgKG.

Im nächsten Schritt wird die V. cava superior ligiert, die V. cava inferior abgeklemmt und vorhofwärts durchtrennt zur Entlastung des rechten Herzens. Die Aorta ascendens wird am noch schlagenden Herzen auf Höhe des Truncus brachiocephalicus abgeklemmt und die kardioplegische Lösung direkt proximal der Aortenklemme eingebracht. Zur Entlastung des linken Herzens wird eine der Pulmonalvenen oder das linke Herzohr eröffnet. Gleichzeitig wird die kontinuierliche perikardiale Eiswasserkühlung über die gesamte Dauer der Kardioplegie durchgeführt. Die Entnahme des Herzens (Abb. 53.3) beginnt mit der Durchtrennung der Lungenvenen am perikardialen Umschlagsrand, der V. cava superior, der Aorta ascendens direkt proximal der Aortenklemme und wird beendet mit der Durchtrennung der Pulmonalarterien distal der Bifurkation. Anschließend wird das Herz in einer 2 °C kalten Ringer-Lösung gelagert und in einer Kühlbox transportiert.

53.3.2 Operation des Empfängers

Während der Explantation und des Transports wird der Empfänger bereits durch ein zweites Team vorbereitet, der Thorax mittels medianer Sternotomie und das Perikard in der Mittellinie eröffnet. Nach systemischer Heparinisierung erfolgt das Anschließen der Herz-Lungen-Maschine mit Kanülierung der Aorta ascendens weit distal und doppelter venöser Kanülierung des rechten Vorhofs, wobei diese möglichst weit dorsal, auf Höhe der Einmündung der Hohlvenen gelegen sein sollte. Erst nach Eintreffen des Spenderherzens und dessen Vorbereitung zur Implantation mit Eröffnen des linken Vorhofs über die Pulmonalvenen, Eröffnen des rechten Vorhofs, Inspektion der Herzklappen, des Foramen ovale und Suche nach einem möglichen Vorhofseptumdefekt wird die extrakorporale Zir-

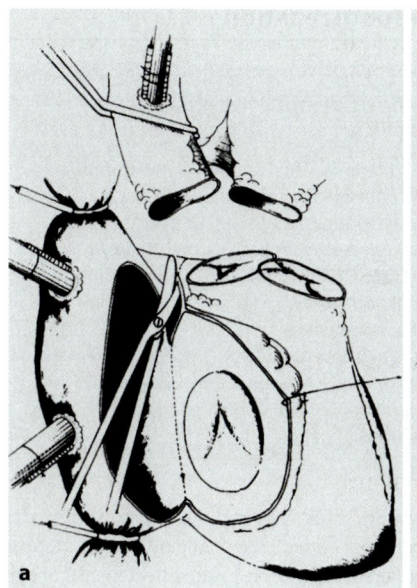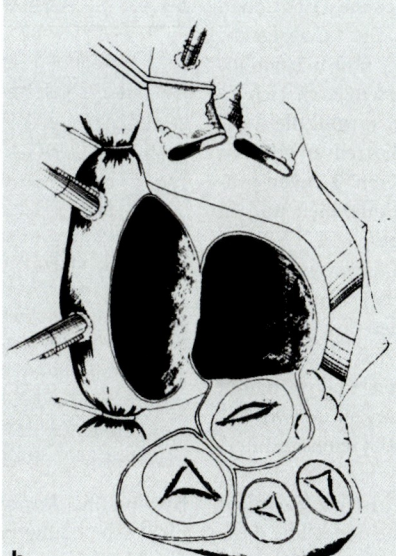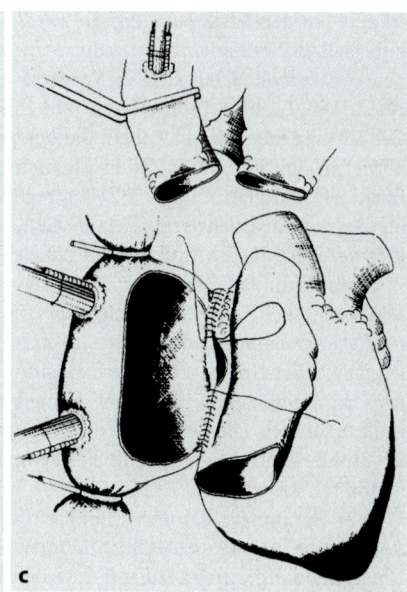

Abb. 53.3a–c. **a** Eröffnen der lateralen Wand des rechten Vorhofs, Inzision des Septum interatrial auf Höhe der Trikuspidalklappe. **b** Abtrennung des linken Ventrikels auf Höhe der Mitralklappe und Durchtrennung von Aorta ascendens und A. pulmonalis auf Klappenebene. **c** Beginn der Implantation mit Anastomisierung des linken Vorhofs. (Nach Wallwork 1989)

kulation gestartet. Die Operation erfolgt in mäßiger Hypothermie (28–30 °C). Nach Abklemmen der Aorta ascendens wird die Exzision des erkrankten Herzens vorgenommen mit Eröffnen der Lateralwand des rechten Vorhofs, des Septums interatriale auf Höhe der Trikuspidalklappe und Abtrennen des linken Ventrikels auf Höhe der Mitralklappe unter Mitnahme des linken Herzohres. Danach werden Aorta ascendens und A. pulmonalis auf Höhe der Kommissuren der Semilunarklappen durchtrennt.

Die Implantation beginnt mit der Anastomosierung des linken Vorhofs mit fortlaufender 3/0-Prolene-Naht (s. Abb. 53.3c), anschließend wird in gleicher Technik der rechte Vorhof anastomosiert, beginnend in der Mitte des Vorhofseptums. Danach werden A. pulmonalis und Aorta ascendens mit fortlaufender Prolene 4/0-Naht End-zu-End anastomosiert.

Bei der heterotopen Transplantation gestaltet sich die Entnahme des Spenderorgans ähnlich wie bei der orthotopen. Zur Implantation wird der linke Vorhof des Empfängers direkt distal des Sulcus interatrialis eröffnet. Dies ist auch der Standardzugang zur Mitralklappe. Das Spenderherz wird in die rechte Thoraxhälfte gelegt und es wird zuerst die Anastomose zwischen dem eröffneten linken Empfängervorhof und dem linken Spendervorhof mit Prolene 4/0 in fortlaufender Naht ausgeführt. Nun werden der rechte Vorhof und die V. cava superior des Empfängers an der dorsolateralen Seite auf ca. 5 cm eröffnet, in ähnlicher Weise wird auch der rechte Spendervorhof eröffnet und dann mittels fortlaufender 4/0-Prolene-Naht anastomosiert. Die Spenderaorta wird End-zu-Seit in die Aorta ascendens des Empfängers implantiert. Da die A. pulmonalis des Spenders meist nicht lang genug ist, um die Lungenarterie des Empfängers zu erreichen, muss in aller Regel ein Interponat entweder mit Dacron oder Homograft verwendet werden und wird dann ebenfalls End-zu-End mit der A. pulmonalis des Empfängers vereinigt.

53.4 Immunologie

Indem es zwischen selbst und nicht-selbst unterscheidet, vermittelt das Immunsystem die Beziehung eines Individuums zu seiner Umgebung. Die Erkennung und Eliminierung von Bakterien, Viren, Parasiten bzw. deren Produkte sind die Hauptaufgabe des Immunsystems. Das Abwehrsystem setzt sich aus verschiedenen Zellen zusammen, die über Oberflächenstrukturen und humorale Faktoren miteinander kooperieren. Funktionell lässt sich das Immunsystem in 2 Einheiten unterteilen: in Zellen zur Erkennung körperfremder Strukturen und eine zweite Einheit zur Eliminierung körperfremden Materials.

53.4.1 Antigene

Strukturen, die eine Immunantwort hervorrufen, werden als Antigene bezeichnet. Die verschiedenen Antigene werden durch Lymphozyten erkannt. Jeder Lymphozyt trägt Rezeptoren auf seiner Oberfläche, die eine spezifische antigene Konfiguration erkennen können. Rezeptoren, die auf einem Typ von Lymphozyten, den T-Zellen vorhanden sind, können ein Antigen, wenn es allein auftritt, nicht erkennen. Vielmehr muss das Antigen den Lymphozyten in Verbindung mit spezifischen Molekülen präsentiert werden (Antigen präsentierende Zellen, APC), die durch bestimmte, beim Menschen auf dem 6. Chromosom lokalisierte Gene kodiert werden. Diese Genregion ist als **Haupthistokompatibilitätskomplex (MHC)** bekannt. Es gibt 2 Typen von MHC-Molekülen, Klasse I und Klasse II, und jeder Typ spielt eine einzigartige Rolle in der Immunantwort.

Nach der Interaktion mit Antigen proliferieren und differenzieren sich die **Lymphozyten**. Einige differenzieren sich in Gedächtniszellen, die eine sehr lange Lebensdauer haben und die Fähigkeit behalten, auf Stimulation mit spezifischem Antigen hin mit Proliferation und Differenzierung zu antworten.

Andere werden Effektorzellen, die verschiedene Funktionen innerhalb der Immunantwort wahrnehmen. Die 2 Hauptgruppen von Lymphozyten sind T-Lymphozyten und B-Lymphozyten. Die **T-Zellen** proliferieren und differenzieren sich in Gedächtniszellen und in Zellen, die beides, sowohl die Antikörperproduktion von B-Zellen als auch die zellvermittelten Effektorfunktionen anderer T-Zellen regulieren. **B-Zellen** proliferieren und diffenzieren sich in Gedächtniszellen und in Plasmazellen, die die Antikörper produzieren.

Eine grundlegende Eigenschaft des Immunsystems ist seine Fähigkeit, die Zahl antigenspezifischer Lymphozyten nach Antigenstimulus durch Gedächtniszellen zu vergrößern. Deshalb führt eine wiederholte Exposition des gleichen Antigens in kurzer Folge zu einer schnelleren und stärkeren Immunantwort. Die Grundlage dieser verstärkten Antwort ist die Proliferation antigenspezifischer Lymphozyten nach Interaktion mit Antigen.

Ein Hauptmerkmal der Immunantwort ist die Fähigkeit zwischen selbst und nicht-selbst zu unterscheiden. Ohne diese Unterscheidung würden laufend Antikörper gegen Organe des eigenen Körpers produziert werden. Die Funktion des Immunsystems zur Neutralisation von Toxinen wird direkt durch spezifische Antikörper ausgeübt.

Andere Funktionen, wie die Abwehr gegen infektiöse Agenzien, Sequestration und Entfernung fremden Materials, werden durch sekundäre Mechanismen ausgeführt. Diese Sekundärmechanismen werden durch die initiale Interaktion zwischen Antigen und Antikörper oder sensibilisierten Lymphozyten ausgelöst. Zu den Ergebnissen solcher Interaktionen gehören die Freisetzung von Mediatorsubstanzen aus antikörperbeladenen Mastzellen, die Aktivierung der Komplementproteine und die Produktion von Lymphokinen durch sensibilisierte Lymphozyten.

53.4.2 Immunregulation

> Die Immunregulation ist ein komplexes Zusammenspiel von Regelkreisen mit Aktivierung und Inaktivierung von Zellen und deren Produkten. Eine Hauptrolle spielen dabei die Antigen-präsentierenden Zellen (APC). T-Lymphozyten erkennen Antigene nur dann, wenn sie zusammen mit dem identischen MHC-Produkt exprimiert werden. Diese Antigenpräsentation ist Hauptaufgabe der Makrophagen und Monozyten.

Interleukine. Die aktivierten Makrophagen produzieren einen Mediator, der früher „Lymphozyten-aktivierender Faktor" (LAF) genannt wurde und heute als Interleukin-1 (IL-1) bezeichnet wird und die Aktivierung ruhender T-Zellen bewirkt. Diese aktivierten T-Zellen wiederum produzieren einen T-Zell-Wachstumsfaktor, das Interleukin-2 (IL-2). Interleukine, Helfer- und Suppressorzellen und andere Lymphokine regulieren zusammen mit weiteren lymphozytären und nicht-lymphozytären Mediatoren wie Interferon, Prostaglandin und Leukotriene die Immunantwort. Antikörper wiederum regulieren die Immunität durch Inaktivierung von Killer-Lymphozyten oder zytotoxischen T-Lymphozyten.

53.4.3 Abstoßungsreaktion

> **Die 3 Phasen der Transplantatabstoßung**
> (Abb. 53.4)
> — In der **Phase 1** kommt es zur Freigabe der MHC-Antigene aus dem Transplantat und zur Erkennung als nicht-selbst durch immunologisch reife Lymphozyten.
> — **Phase 2** ist gekennzeichnet durch vermehrte Zellinteraktionen, zelluläre Proliferation und Differenzierung und der Produktion von Lymphokinen und anderen Mediatoren zur Immunantwort.
> — **Phase 3** wird durch zytotoxische T-Lymphozyten, Killerlymphozyten, aktivierte Makrophagen, Lymphokine und das Kompliment-System gebildet, um das Transplantat zu zerstören.

Hyperakute Abstoßung. Eine hyperakute Abstoßung tritt nicht sehr häufig bei Herz- oder Herz-Lungentransplantation auf. Sie ist humoral vermittelt durch präformierte Antikörper des Patienten und läuft Minuten oder wenige Stunden nach der Transplantation ab. Dabei kommt es zu einer schweren endothelialen Zellschädigung, es kommt zum interstitiellen Ödem, zum Verschluss kleiner Arterien, Arteriolen, Kapillaren und Venolen durch Plättchenaggregation.

Akute Abstoßung. Die akute Abstoßung tritt meistens am 10. bis 12. Tag nach Transplantation auf. Sie ist gekennzeichnet durch eine lymphozytäre Infiltration des Myokards, besonders durch perivaskuläre Infiltrationen. Die akuten Abstoßungsepisoden nehmen an Häufigkeit und Intensität nach dem ersten Jahr deutlich ab.

Chronische Abstoßung. Die chronische Abstoßung kann bereits nach 3 Monaten beginnen, gewöhnlich tritt sie jedoch nach dem ersten Jahr nach Transplantation auf. Sie ist gekennzeichnet durch eine fortschreitende Transplantatarteriosklerose, wobei v. a. die kleinen Koronararterien betroffen sind. Als Mechanismus werden im Rahmen der Abstoßung Reaktionen und Verletzungen der Intima angenommen, die eine thrombogene Oberflächenveränderung bewirken, was wiederum zur Aggregation und Aktivierung von Plättchen führt und dies wiederum zur Proliferation myointimaler Zellen. Diese durchwandern die Lamina elastica interna, führen zu einer Verdickung der Intima und damit zum Verschluss des Gefäßes.

53.4.4 Immunsuppression

Definition

Ziel der Immunsuppression ist die Unterdrückung der Immunreaktion und die Unterstützung der Toleranzentwicklung. Medikamentös wird diese unspezifische Immunsuppression durch Antimetaboliten (Azathioprin, Methotrexat), Steroide, Ciclosporin und monoklonale Antikörper erreicht (Abb. 53.5; Morris 1996, Beniaminovitz et al. 2000).

Abb. 53.4.
Ablauf der Abstoßungsreaktion (nach Rosengard, AHA-Jahrestagung, Chicago 2002, persönliche Mitteilung). *APC* Antigen-präsentierende Zelle, *CD* „cluster of differentiation", *CDK* „cyclin dependent kinase", *MHC* Haupthistokompatibilitätskomplex, *TCR* T-Zellrezeptor (Erklärung siehe Text)

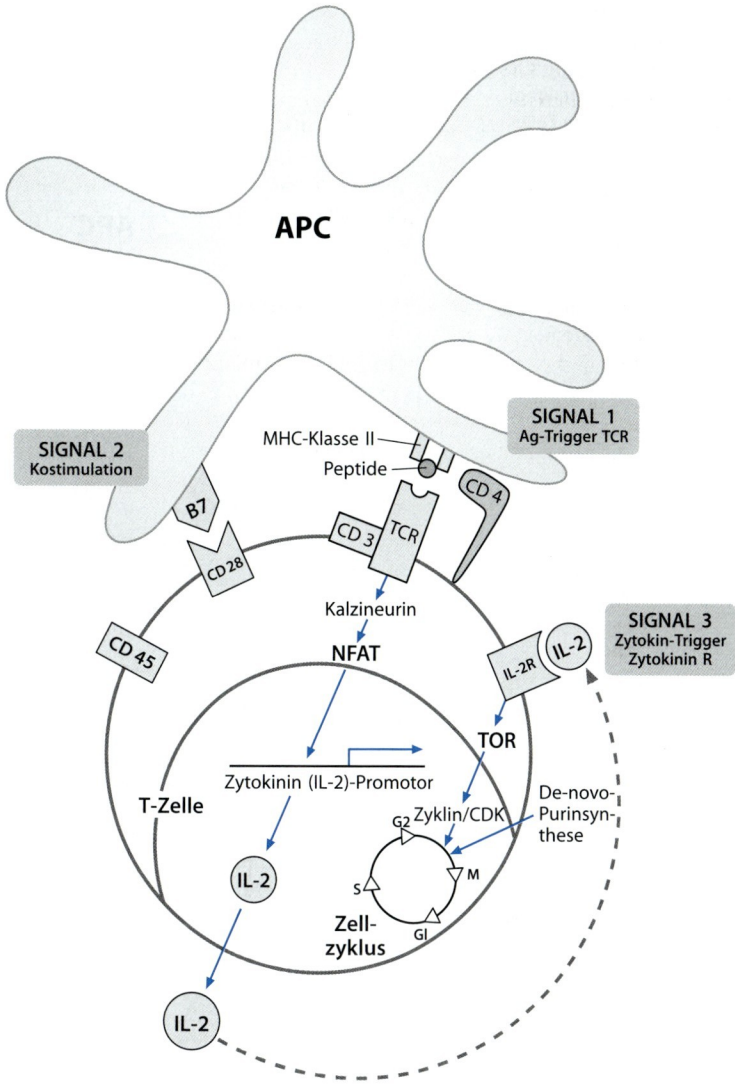

Die früheste immunsuppressive Methode war die Röntgenbestrahlung, die nach Nierentransplantation in den 50er-Jahren angewendet wurde. Anfang der 60er-Jahre wurde Azathioprin zunächst allein, später in Kombination mit Steroiden eingesetzt. Ende der 60er-Jahre ist die immunsuppressive Therapie um das Antilymphozyten- oder Antithymozytenglobulin (ALG, ATG) erweitert worden. Ende der 70er-Jahre kam dann Ciclosporin zum Einsatz.

> **Cave**
> Eine insuffiziente Immunsuppression bedingt Abstoßungsreaktionen, die das Transplantat und damit das Überleben des Patienten gefährden. Zu hohe Immunsuppression steigert das Infektions- und Malignomrisiko. Deshalb erfordert der erfolgreiche Verlauf nach einer Herztransplantation ein ständiges Abwägen zwischen adäquater Immunsuppression und medikamentös induzierter Morbidität.

Kortikoide. Die immunsuppressive Wirkung der Glukokortikoide beruht vor allem auf einer proximalen Blockade der T-Zell-Aktivierungskaskade, indem sie in die Transkription von Zytokinen (IL-1, IL-2, IL-6, u. a.) eingreifen. Die bei Therapiebeginn auftretende Lymphopenie, die früher als der eigentliche immunsuppressive Effekt betrachtet wurde, beruht auf einer Umverteilung der Lymphozyten ins Knochenmark. Eine Zerstörung der Lymphozyten erfolgt nicht. **Nebenwirkungen** sind Cushing-Syndrom, Hypertension, Gewichtszunahme, Osteoporose, Diabetesneigung, Muskelabbau, Magen-Darm-Ulzera, Glaukomneigung und erhöhte Infektanfälligkeit.

Azathioprin (AZA). Das Nitroimidazolderivat des 6-Mercaptopurin (6-MP), Azathioprin (Imurek), ist neben Kortison das am häufigsten eingesetzte Immunsuppressivum. Azathioprin wird in der Leber zu 6-Mercaptopurin metabolisiert. Als Antimetabolit des Purinstoffwechsels beeinflusst es die Neubildung von DNA, RNA und die Proteinsynthese. Es kommt unter Azathioprin zu einer Verminderung der peripheren Lymphozyten und hierbei besonders der T-Lymphozyten und weniger der B-Zellen. **Nebenwirkungen:** Als Purinanalogon wird Azathioprin zu Harnsäure abgebaut und somit kann dieser Stoffwechselweg durch Allopurinol gehemmt werden. Unter Allopurinol kommt es zu einer Kumulation von Azathioprin, womit die

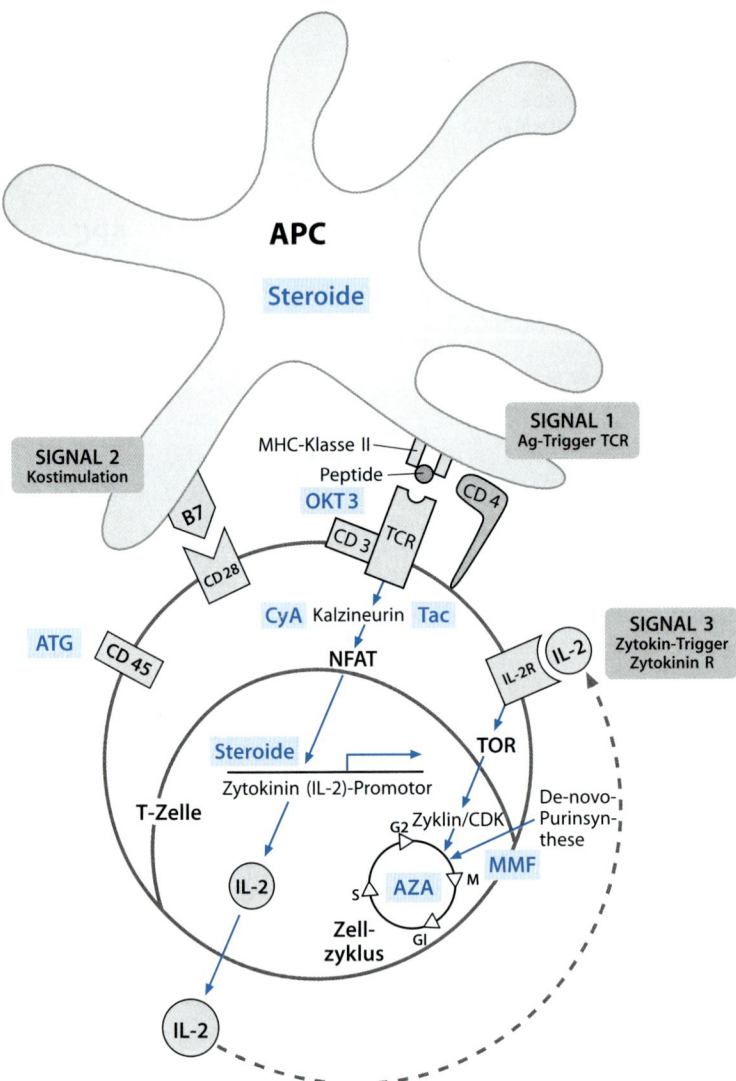

Abb. 53.5a, b. Wirkungsweise der Immunsuppressiva (nach Rosengard, AHA-Jahrestagung, Chicago 2002, persönliche Mitteilung). *APC* Antigen-präsentierende Zelle, *ATG* Antithymozytenglobulin, *AZA* Azathioprin, *CD* „cluster of differentiation", *CDK* „cyclin dependent kinase", *CTLA* zusätzlicher Rezeptor-aktivierter T-Zellrezeptor, *CyA* Ciclosporin A, *MMF* Mycophenolat-Mofetil, *MHC* Haupthistokompatibilitätskomplex, *TCR* T-Zellrezeptor (Erklärung siehe Text)

Gefahr einer schweren Knochenmarkstoxizität erhöht wird. Deshalb sollte die Kombination beider Medikamente möglichst vermieden werden.

Ciclosporin. Es handelt sich um ein wasserunlösliches, zyklisches Peptid aus 11 Aminosäuren, das von einem Bodenpilz (Tolypocladium inflatum Gams) produziert wird. Die immunsuppressive Wirkung wurde 1972 von Borel entdeckt; 1978 wurde in den USA die erste klinische Untersuchung durchgeführt. Durch Ciclosporin wird die IL-2-abhängige Proliferation von aktivierten T-Zellen blockiert. Die Hemmung der IL-2-Freisetzung aus T-Helferzellen unterdrückt wiederum die Proliferation und Bildung von zytotoxischen Lymphozyten, während die T-Suppressor-Zellen nicht beeinträchtigt werden. Daneben wird auch die Freisetzung von IL-1 aus Makrophagen gehemmt (Morris 1993 u. 1996).

Bei den **Nebenwirkungen** steht die Nephrotoxizität im Vordergrund. Sie manifestiert sich durch Oligurie, Erhöhung der Kreatinin- und Harnstoffwerte im Blut sowie Abfall der Natriumkonzentration im Urin. Die tubulären Schäden sind abhängig von der Höhe des Ciclosporinspiegels und der Kombination mit anderen nephrotoxischen Substanzen. Die Funktionsstörungen sind meist reversibel durch Absenken der Ciclosporinblutspiegel. Weitere Nebenwirkungen sind die Hypertension, Hepatotoxizität mit Anstieg der Transaminasen und des Bilirubins, Hirsutismus, Gingivitis, Tremor und gastrointestinale Störungen.

Antithymozytenglobulin (ATG). Dieses Immunglobulin wird von Pferden, Rindern oder Kaninchen gewonnen, nachdem diese Tiere zuvor mit menschlichen Lymphozyten immunisiert wurden. ATG bewirkt eine gezielte Depletion von T-Zellen in der Zirkulation und im lymphatischen Gewebe. An **Nebenwirkungen** können eine allergische Reaktion auftreten, weshalb eine vorherige Testung unbedingt erforderlich ist. Anämie und Thrombozytopenie sowie eine erhöhte Infektanfälligkeit können ebenfalls auftreten (McGoon u. Frantz 1992).

Monoklonale Antikörper (OKT 3). Erstmals wurde 1975 durch Köhler u. Milstein die Herstellung monoklonaler Antikörper beschrieben. Zur Gewinnung dieser Antikörper werden B-

◧ Abb. 53.5b

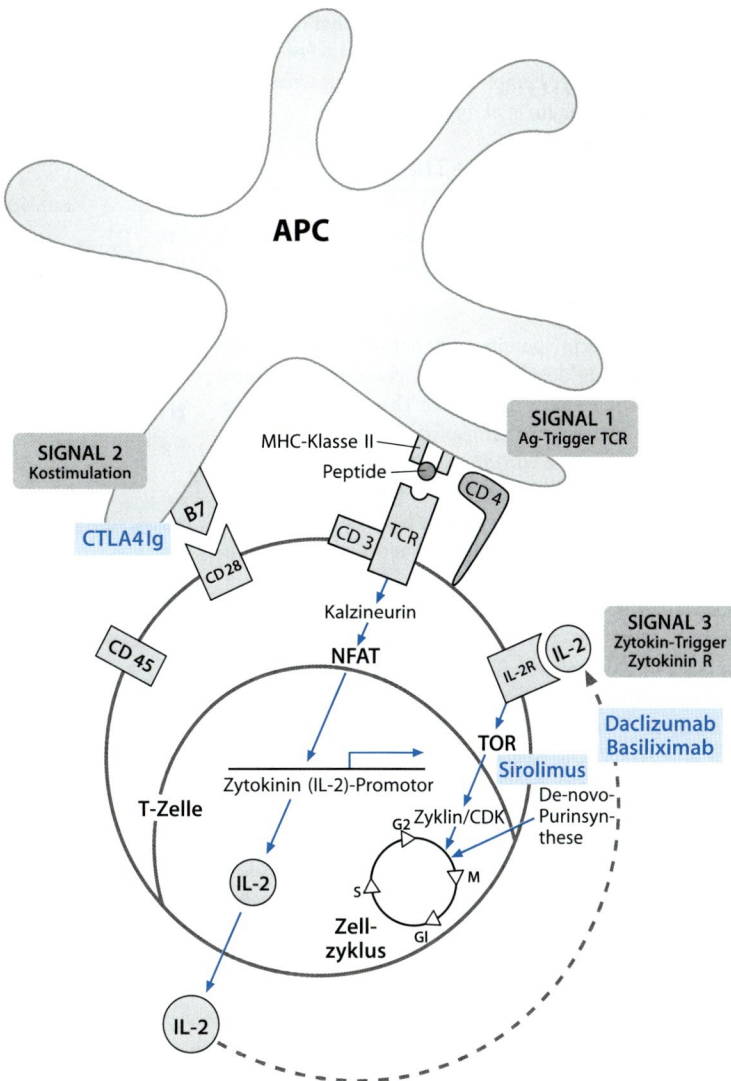

Lymphozyten der Maus mit Myelomzellen der gleichen Tierart verschmolzen. Es entstehen Hybridzellen, die die antikörperproduzierende Fähigkeit der B-Lymphozyten behalten. Einzelne Zellen lässt man in Nährmedien zu Zellkolonien heranwachsen, wobei dann alle Zellen eines Klons denselben Antikörper produzieren, der wiederum aus dem Nährmedium gewonnen werden kann. Die Anwendung solcher monoklonaler Antikörper war anfänglich nur zu diagnostischen Zwecken bestimmt, speziell zur Differenzierung der T-Lymphozyten Subpopulationen.

Der monoklonale Antikörper OKT 3 ist ein Immunglobulin der Klasse IgG 2a und besteht aus 2 schweren und zwei leichten Ketten. Sie lagern sich an die Glykoproteine des T-3-Rezeptors an und können damit die T-Zellfunktion blockieren. Die so gebundenen, unwirksamen T-Zellen werden dann in der Leber und Milz abgebaut. Als **Nebenwirkungen** wurden grippeähnliche Symptome mit Atemnot, Brustschmerzen, Gelenkschmerzen und gastrointestinale Störungen beobachtet.

Andere immunsuppressive Substanzen. Tacrolimus wurde erstmals 1989 nach Herztransplantation eingesetzt. Der Wirkungsmechanismus von Tacrolimus gleicht dem von Ciclosporin. Tacrolimus bildet mit einem anderen Immunophilin (FK-Bindungs-Protein-12, Macrophilin) einen Komplex, der ähnlich dem Ciclosporin-Ciclophilin-Komplex die Protein-Phosphatase-Aktivität des Kalzineurin-Calmodulin-Komplexes inhibiert. Damit wird die Expression von T-Zell-Aktivatorgenen für bestimmte Zytokine und deren Rezeptoren gehemmt. Takrolimus hat sich in vitro wie in vivo Versuchen etwa 10- bis 100-mal effektiver als Ciclosporin erwiesen (Liu et al. 1991; Yoshimura u. Oka 1990).

Rapamycin (Sirolimus) blockiert die Proliferation von T-Helferzellen, zytotoxischen T-Zellen und B-Zellen.

Daclizumab (Zenapax), ein humanisierter Antikörper, wie auch der chimäre Antikörper **Basiliximab (Simulect)** sind monoklonale Antikörper, die an den IL-2-Rezeptoren an der Oberfläche aktivierter T-Lymphozyten mit hoher Selektivität binden, deren Proliferation verhindern und damit die IL-2-gesteuerte Abstoßungsreaktion über die T-Lymphozyten unterdrücken (Beniaminovitz et al. 2000).

Mycophenolat-Mofetil (Cellcept, MMF) hemmt die Inosin-Monophosphat-Dehydrogenase, das Schlüsselenzym zur Umwandlung von Inosin zu Guanosin-Monophosphat. Dies bewirkt eine Verminderung des Guanosinnukleotid-Pools, wodurch die Proliferation der Lymphozyten gehemmt wird (Allison u. Engui 1996; Bullinham et al. 1996).

53.4.5 Immunsuppressive Therapie

> In den meisten Zentren wird heute die Immunsuppression mit einer Dreierkombination aus Ciclosporin, Kortison und Azathioprin durchgeführt.

Dabei wird Ciclosporin bereits präoperativ mit 5–8 mg/kg KG als sog. „loading dose" eingesetzt, ebenso Azathioprin mit 2 mg/kg KG. Die immunsuppressive Therapie wird intraoperativ mit 1000 mg Methylprednisolon fortgesetzt. Als weitere Abstoßungsprophylaxe wird für 3–5 Tage ATG 100 mg/Tag oder OKT 3, 5 mg/Tag, eingesetzt. Die Erhaltungsimmunsuppression wird mit Azathioprin 2 mg/kg KG fortgeführt, wobei die Dosierung an die Leukozytenzahl von 3000–5000/mm^3 angepasst werden muss.

Ciclosporin wird den gemessenen „Talspiegeln" im Vollblut von anfänglich 300–350 ng/ml angepasst. Die Einnahme erfolgt in 2 Einzeldosen pro Tag, der sog. Talspiegel wird durch Blutentnahme am Ende eines Dosierungsintervalls bestimmt. Nach ca. 6 Monaten werden Vollblutspiegel von 200–250 ng/ml angestrebt. Die Kortisontherapie wird intraoperativ eingeleitet durch Gabe von 500–1000 mg Methylprednisolon, nach Eröffnen der Aortenabklemmung. Am ersten und zweiten postoperativen Tag werden 2-mal 125 mg Methylprednisolon i. v. appliziert, und dann wird auf die orale Prednisontherapie in absteigender Dosierung umgestellt, wobei nach ca. 3 Wochen die Erhaltungsdosis von 0,2 mg/kg KG erreicht wird (Abb. 53.6).

Hauptursache der postoperativen Mortalität sind Infektionen, wobei diese folgenden Ursprung haben (Tabelle 53.1 und 53.2):
- 46% bakteriell,
- 40% viral,
- 7% fungal,
- 5% protozoonal.

53.5 Klinik der Abstoßungsreaktion

Klinische Zeichen der akuten Abstoßung können denen eines grippalen Infekts ähneln mit allgemeinem Unwohlsein, leichter Temperatursteigerung, vermehrter Müdigkeit, geringer Belastbarkeit und erniedrigten Blutdruckwerten.

Röntgenologisch erscheint das Herz vergrößert durch einen Perikarderguss, der häufig von Pleuraergüssen begleitet ist. Im **EKG** imponiert im fortgeschrittenen Stadium eine Niedervoltage sowie wechselnde Blockbilder.

Echokardiographische Veränderungen wie Zunahme der Wanddicke durch ein interstitielles Ödem sowie Abnahme der Ejektions- und Verkürzungsfraktion können Hinweise auf eine akute Abstoßung sein. Eine weitere, nichtinvasive Abstoßungsdiagnostik ist das **zyto-immunologische Monitoring**. Dabei werden Lymphozyten in peripherem Blut auf ihren Aktivierungszustand untersucht. Lymphoplastisch veränderte Zellen weisen dabei vermehrt auf eine Abstoßungsreaktion hin, wohingegen das vermehrte Auftreten von großen, granulierten Lymphozyten als Hinweis auf eine virale Infektion zu werten ist.

> Goldener Standard für die Diagnostik der Abstoßungsreaktion ist immer noch die Myokardbiopsie.

Bereits 1974 wurden von Caves und Mitarbeitern die Technik die endomyokardialen Biopsie beschrieben. In Lokalanästhesie wird die rechte V. jugularis interna am Lateralrand des M. sternocleidomastoideus punktiert, und mittels Seldinger-Technik wird ein 7,5-French-Introducer in die Vene eingebracht. Durch diesen Introducer werden dann unter Bildwandlerkontrolle aus dem rechten Ventrikel, bevorzugt aus dem Septum interventriculare, 3–5 Biopsien entnommen.

Abstoßungsgraduierung. Aufgrund der pathohistologischen Untersuchung wird eine Graduierung des Ausmaßes der Abstoßungsreaktion vorgenommen, wonach eine entsprechende Therapie eingeleitet werden kann.

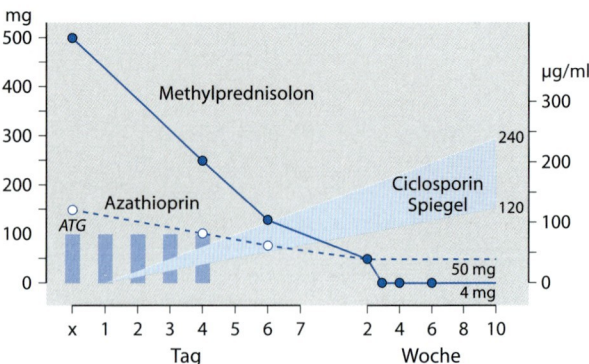

 Abb. 53.6. Schema der Immunsuppression nach Transplantation (siehe Text)

 Tabelle 53.1. Komplikationen nach Herztransplantation

Komplikationen	Häufigkeit (%)
Infektion	39
Akute Abstoßung	26
Chronischen Abstoßung	9
Kardiale Ursachen (z. B. Ischämiezeit, Myokardprotektion, technische Probleme usw.)	21
Andere	5

Abstoßungsgraduierung (nach Billingham et al. 1973 und 1995)
- 0: keine Abstoßung
- 1A: fokales, perivaskuläres Infiltrat ohne Myozytolysen
- 1B: diffuses, geringes Infiltrat ohne Myozytolysen

Tabelle 53.2. Die häufigsten Infektionen nach Herztransplantation

Erreger	Anmerkungen	Auftreten nach Herztransplantation	Klinik	Therapie
CMV	Meist durch das Organ von einem seropositiven Spender auf einen seronegativen Empfänger übertragen. Außerdem Übertragung durch Blutprodukte	4–12 Wochen	Pneumonie, gastrointestinale Ulzera, Myokarditis, Chorioretinitis	Ganciclovir, das die Virusreplikation durch Inhibition der virusinduzierten DNA-Polymerase hemmt
Toxoplasma gondii		6–12 Wochen	Enzephalitis, Pneumonitis, Myokarditis	Clindamycin, Pyrimethamin, Cotrimoxazol
Pneumocystis carinii	Protozoeninfekt; häufig treten CMV-Pneumonien gleichzeitig mit Pneumocystis-carinii-Infektionen auf		Fieber, Dyspnoe, diffuse pulmonale Infiltrationen	Trimethoprim-Sulfamethoxazol
Legionella pneumophilia			Abszedierende Lungeninfiltrate	Erythromycin
Nocardia asteroides			Pneumonie	Imipenem
Candida			Haut- und Schleimhautulzerationen	Nystatin, Ketoconazol, Amphotericin B, Fluconazol
Aspergillose	Disseminierte Infektionen sind nicht beherrschbar		Lungen-, Leber-, Nieren- und Hirnabszesse	Amphotericin B + Flucytosin, Fluconazol, Itraconazol

- 2: ein Fokus mit aggressivem lymphozytärem Infiltrat oder fokaler Myozytolyse
- 3A: multifokale aggressive Infiltration oder Myozytolyse
- 3B: diffuser entzündlicher Prozess mit Myozytolysen
- 4: diffuses, aggressives, polymorphes Infiltrat mit Myozytolysen, mit oder ohne Ödem, Blutung oder Vaskulitis

Die Stadien 3A bis 4 nach Billingham stellen eine klare Indikation zur Abstoßungsbehandlung dar. Dabei wird zunächst über 3 Tage mit jeweils 1000 mg Methylprednisolon therapiert. Ist in der anschließenden Biopsiekontrolle eine anhaltende oder gar zunehmende Abstoßungsreaktion zu erkennen, werden das ATG oder der OKT 3 eingesetzt.

Einen Grenzfall stellt das Stadium 2 dar. In der frühen postoperativen Phase ist hierbei durchaus die Indikation zum Einsatz höherer Kortisondosen gegeben, wohingegen dieser Biopsiebefund jenseits der 1-Jahres-Grenze nach Transplantation lediglich die Indikation zu einer vorgezogenen Biopsie darstellt ohne therapeutische Reaktion.

Sehr unterschiedlich sind an den einzelnen Zentren die Biopsieintervalle. Im allgemeinen wird 8–10 Tage nach der Transplantation die erste Biopsie vorgenommen. Danach werden 3 Biopsien im wöchentlichen Abstand durchgeführt und anschließend werden die Intervalle über 2, 3, 4 und 6 Wochen gesteigert, sodass am Ende des 1. Jahres das Biopsieintervall 3 Monate beträgt. Im 2. Jahr wird nur noch alle 6 Monate biopsiert und danach 1-mal jährlich im Rahmen der Routinekontrolle mit Belastungstest, Einschwemmkatheteruntersuchung und Koronarangiographie evtl. zusammen mit einer IVUS-Untersuchung zur Beurteilung der „chronischen Abstoßungsreaktion".

❗ Cave
Ungeachtet dieser Richtlinien sollte bei klinischem Verdacht auf eine akute Abstoßung unverzüglich biopsiert werden.

Die **Komplikationen** reichen von der lokalen Blutung, Verletzung des zervikalen Plexus über Vorhof- oder Ventrikelperforation bis zur Induktion von Arrhythmien oder hochgradigen Blockierungen.

53.6 Herz-Lungentransplantation

Die erste Herz-Lungentransplantation wurde 1981 durch Reitz an der Stanford-Universität in Kalifornien durchgeführt.

53.6.1 Indikationen und Kontraindikationen

> Indikationen für eine Herz-Lungentransplantation sind Endstadien der kardialen und pulmonalen Insuffizienz.

Dazu gehören angeborene Veränderungen wie Pulmonalatresie, Eisenmenger-Syndrom bei Ventrikelseptumdefekt mit

Rechts-links-Shunt oder das univentrikuläre Herz. Primäre Lungenerkrankungen mit sekundärer Schädigung des Herzens, die primäre pulmonale Hypertonie oder der Morbus embolicus können ebenso eine Herz-Lungentransplantation indizieren. Chronische, parenchymatöse Erkrankungen wie die zystische Fibrose oder das Emphysem stellen in ihrem Endstadium ebenfalls eine Indikation zur Herz-Lungentransplantation dar.

Die **Kontraindikationen** sind mit denen bei der isolierten Herztransplantation identisch (s. Abschn. 53.1.2).

53.6.2 Organspender

Die Organspender für eine Herz-Lungentransplantation sind noch seltener als die, die für die isolierte Herzspende zur Verfügung stehen. Nur ca. 20% aller möglichen Spender sind für eine kombinierte Herz-Lungenspende geeignet. Durch den Hirntod kommt es häufig zur Ausbildung eines neurogenen Lungenödems, im Rahmen des Traumas, das zum Hirntod führt und der anschließenden Reanimation treten auch gehäuft Aspirationen auf. Die anschließende maschinelle Beatmung über einen längeren Zeitraum erhöht die Inzidenz auftretender nosokomialer Infektionen.

> Im Vergleich mit der isolierten Herztransplantation müssen bei der Herz-Lungentransplantation die Größenverhältnisse von Spender und Empfänger sehr viel exakter übereinstimmen.

53.6.3 Chirurgisches Prozedere

Spenderoperation. Die Spenderoperation ist ähnlich der bei der isolierten Herzentnahme. Neben der Kardioplegie über die Aorta ascendens wird ein weiterer Perfusionskatheter im Truncus pulmonalis platziert, über den die Lungenstrombahn ca. 4 min mit Euro-Collins-Lösung perfundiert wird.

Die Entnahme erfolgt mit der Durchtrennung der oberen und unteren Hohlvene, der Aorta ascendens und der Trachea, etwa zwischen Aorta und V. cava superior, möglichst weit kranial. Danach werden beide Lungen entwickelt und die posteriore pleurale Umschlagsfalte durchtrennt, sodass der Herz-Lungen-Block in toto entnommen werden kann (Reitz 1982).

Empfängeroperation. Der schwierigste und zugleich wichtigste Schritt ist die Entfernung von Herz und Lungen des Empfängers unter Schonung der Nn. phrenici, vagi sowie des N. recurrens links und die anschließende exakte Blutstillung. Der operative Zugang ist die mediane Sternotomie, anschließend wird die linke Pleurahöhle eröffnet. Eröffnen des Perikards und übliche Disposition der Kanülen für die Herz-Lungen-Maschine mit Aortenkanüle distal in der Aorta ascendens und doppelter venöser Kanülierung des rechten Vorhofs bzw. der Cava superior und inferior. Nach Übergehen auf den totalen kardiopulmonalen Bypass wird die Aorta ascendens abgeklemmt und das Herz in gleicher Weise wie bei der isolierten Herztransplantation entfernt. Das Perikard wird nun auf der linken Seite ca. 3 cm posterior des linken N. phrenicus in ganzer Ausdehnung vom Diaphragma bis zur linken A. pulmonalis durchtrennt; Die Hinterwand des linken Vorhofs wird anschließend senkrecht zwischen der rechten und linken Pulmonalvene durchtrennt. Nach Freipräparation der Vorhofhinterwand und Durchtrennung des Ligamentum pulmonale wird die linke Lunge nach Ligatur der linken Pulmonalarterie und des linken Hauptbronchus entfernt.

Im nächsten Schritt wird die rechte Pleurahöhle eröffnet und die rechte Lunge in ähnlicher Weise mobilisiert. Bei der Implantation werden nun zunächst die rechte Lunge und anschließend die linke unter dem präparierten Strang aus Perikard und N phrenicus in die richtige anatomische Lage gebracht. Als erstes wird die Trachea mit fortlaufender 3/0-Prolene-Naht anastomosiert, dann der rechte Vorhof und schließlich noch die Aorta ascendens mit 4/0-Prolene.

Die **immunsuppressive Therapie** ist gleich der bei der isolierten Herztransplantation, wobei an einigen Zentren die Kortisontherapie erst später begonnen wird wegen der möglichen Heilungsstörungen an der Trachealanastomose.

53.7 Mechanische Kreislaufunterstützung vor Herztransplantation

Zur Behandlung der Herzinsuffizienz im Endstadium wurden Unterstützungssysteme entwickelt, die anfänglich eine Alternative zur Herztransplantation darstellen sollten. Deshalb gingen die Anfänge dieser Entwicklung in Richtung des totalen Kunstherzens. Die ventrikulären Unterstützungssysteme waren zunächst nur für eine kurzfristige Kreislaufunterstützung nach herzchirurgischen Eingriffen gedacht, so z. B. die Zentrifugalpumpen. Erst im Rahmen der Herztransplantation kamen weitere mechanische Unterstützungssysteme zum Einsatz, um Patienten, die auf der Warteliste zur Transplantation kardial schwer dekompensierten so weit zu rekompensieren, dass eine Transplantation mit kalkulierbarem Risiko überhaupt wieder möglich wurde oder die Zeit zu überbrücken, bis ein geeignetes Spenderorgan gefunden war.

Bei diesen Indikationen finden solche Unterstützungssysteme als „bridge to transplantation" zunehmend an Bedeutung und Einsatz.

Unterstützungssysteme bis zur Transplantation
- Biventrikuläres extrakorporales Unterstützungssystem
- Linksventrikuläres, implantierbares System
- Totales, implantierbares Kunstherz als biventrikuläre Unterstützung

Die z. Z. am häufigsten verwendeten Systeme sind **Ventricular Assist Devices (VAD)**. Es handelt sich entweder um Ventrikelunterstützungspumpen, die monoventrikulär (rechter Ventrikel – A. pulmonalis bzw. linker Ventrikel – Aorta ascendens) oder biventrikulär implantiert werden. Des weiteren wird unterschieden zwischen parakorporalen Systemen – hierbei werden die Kanülen durch die Haut geführt und die Kunstventrikel sind auf dem Bauch platziert – und den intrakorporalen Systemen, bei denen bis auf ein transkutan verlaufendes Kabel das ganze System komplett im Körper implantiert ist.

Das **Thoratec Assist Device**, das 1982 erstmals implantiert wurde, ist ein parakorporales pneumatisch angetriebenes System, das sowohl uni- als auch biventrikulär implantiert werden kann. Von 828 Patienten, die dieses System erhalten haben, wurden 470 (60%) erfolgreich transplantiert. Die bisher längste Unterstützungsperiode dauerte 515 Tage (Frazier et al. 2001 u. 2002).

Das **Novacor** ist ein implantierbares linksventrikuläres, elektrisch betriebenes Unterstützungssystem. Dabei wird der Kunstventrikel in einer präperitonealen Tasche unter dem M. rectus abdominis implantiert. Mit diesem Device werden Flussraten von 5–8 l/min erreicht. Bislang wurde es über 1000-mal implantiert mit einer maximalen Dauer von 846 Tagen (Dembitzky 1999).

Vom Prinzip her ähnlich ist das intrakorporal implantierbare **TCI Heartmade**, das ebenfalls als linksventrikuläres Unterstützungssystem eingesetzt wird und entweder pneumatisch oder elektrisch betrieben wird. Von mittlerweile 1638 Patienten wurden 65% transplantiert, die längste Unterstützungsperiode dauerte 728 Tage.

Zu den neuen Entwicklungen gehört das **Cardiowest-TAH**. Im Gegensatz zu den VAD ist es ein in orthotoper Position implantierbares, biventrikuläres, pneumatisch und pulsatil betriebenes Kunstherz, das direkt an die nativen Vorhöfe angeschlossen wird. Das Schlagvolumen beträgt 70 ml und das Herzminutenvolumen zwischen 6 und 8 l/min. Bislang wurde dieses System erst bei 24 Patienten implantiert. Davon wurden 19 erfolgreich transplantiert (Arabia et al. 1999).

Das **Arrow Lionheart-2000 LVAD** ist komplett implantierbar, d. h. ohne perkutane Leitungen. Dieses pulsatile VAD wird elektrisch angetrieben mit einem Schlagvolumen von 65 ml und einem Herzminutenvolumen von 8 l/min. Das System kann entweder über eine externe Energiequelle gespeist werden, oder die wiederaufladbaren Batterien im Controller versorgen das System selbständig, sodass sich der Patient bis zu $\frac{1}{2}$ h völlig frei bewegen kann (El-Banayosy u. Körfer 2000).

Das **Micro Med De Bakey (Nasa-Heart)** besteht aus einer axialen Pumpe, einer Steuerungseinheit und einem Datenerfassungsgerät. Die sehr kleine Pumpe aus Titan wird elektromagnetisch betrieben und kann bis zu 10 l/min fördern. Der Durchmesser dieses Gerätes beträgt 30,5 mm bei einer Länge von 76,2 mm und einem Gewicht von 93 g. Über die Einflusskanüle aus Titan wird Blut aus der linken Herzspitze in die Pumpe geleitet und über eine Dacronprothese der Aorta ascendens zugeführt (Wiesenthaler et al. 2000).

Das **Jarvic 2000-Unterstützungssystem** ist ebenfalls eine Axialpumpe mit einem Durchmesser von 25 mm, einer Länge von 55 mm und wiegt 85 g mit einem Verdrängungsvolumen von 25 ml. Der Impeller wird über ein elektromagnetisches Feld angetrieben und kann auf 8000–12.000 U/min beschleunigt werden. Die Implantation erfolgt ebenfalls über die Einflusskanüle in der linken Herzspitze und der Ausflusskanüle über eine Dacronprothese zur Aorta ascendens. Beide Systeme werden z. Z. weltweit an nur wenigen Zentren zur Erprobung eingesetzt (Frazier et al. 2002).

> **Zusammenfassung**
>
> Mit Einführung von Ciclosporin in die immunsuppressive Therapie verbesserten sich die Ergebnisse der Herz- bzw. Herz-Lungentransplantation deutlich. Mit einer 1-Jahres-Überlebensrate von ca. 80% stellt die Herztransplantation somit eine akzeptable Therapieform sonst nicht behandelbarer Herzerkrankungen dar, die weder medikamentös noch konventionell-chirurgisch verbessert werden können. Hauptindikationen sind eine meist dilatative Kardiomyopathie und eine ischämische Herzmuskelerkrankung.
>
> Mit den pharmakologischen Fortschritten und der zunehmenden Erfolgsrate der Herztransplantation ist auch die Zahl der in Frage kommenden Patienten gestiegen, nicht zu letzt sind auch die Altersgrenzen deutlich nach oben erweitert worden. Trotzdem sollte man bei der endgültigen Indikationsstellung das soziale Umfeld sowie die Compliance des Patienten in Bezug auf Medikamenteneinnahme, Infektionsprophylaxe und Überwachung von Kreislaufparameter in die Überlegungen mit einzubeziehen.

Literatur

Allison AC, Eugui EM (1996) Purine metabolism and immunosuppressive effects of mycophenolate mofetil (MMF). Clin Transplant 10:77–84

Arabia FA, Copeland JG, Pavie A, Smith RG (1999) Implantation technique for the CardioWest total artificial heart. Ann Thorac Surg 68: 698–704

Barnard CN (1968) What we have learned about heart transplants. J Thorac Cardiovasc Surg 56:457–468

Beniaminovitz A, Itescu S, Lietz K et al (2000) Prevention of rejection in cardiac transplantation by blockade of the interleukin-2 receptor with a monoclonal antibody. N Engl J Med 342:613–619

Billingham ME, Caves PK, Dong E Jr, Shumway NE (1973) The diagnosis of canine orthotopic cardiac allograft rejection by transvenous endomyocardial biopsy. Transplant Proc 5:741–743

Billingham ME (1995) The pathology of cardiac transplantation. In: Shumway SJ, Shumway NE (eds) Cardiac transplantation. Blackwell Sciences, Cambridge, MA

Bullingham RE, Nicholls A, Hale M (1996) Pharmacokinetics of mycophenolate mofetil (RS61443): a short review. Transplant Proc 28:925–929

Carell A, Guthrie CC (1906) The transplantation of veins and organs Am J Med 10:1101

Dembitsky WP (1999) Bridging from acute to chronic devices. Ann Thorac Surg 68:724–728

El-Banayosy A, Körfer R (2000) Artificial heart: Todays facts and future horizons. In: Brett W (ed) Surgical remodeling in heart failure. Steinkopff, Darmstadt

Frazier OH, Myers TJ, Jarvik RK et al (2001) Research and development of an implantable, axial-flow left ventricular assist device: the Jarvik 2000 Heart. Ann Thorac Surg 71(Suppl):S125–132

Frazier OH, Myers TJ, Gregoric ID et al (2002) Initial clinical experience with the Jarvik 2000 implantable axial-flow left ventricular assist system. Circulation 105:2855–2860

Hertz MI, Taylor DO, Trulock EP et al (2002) The registry of the international society for heart and lung transplantation: nineteenth official report – 2002. J Heart Lung Transplant 21:950–970

Köhler G, Milstein C (1975) Continuous cultures of fused cells secreting antibody of predefined specificity. Nature 256:495–497

Liu J, Farmer JD Jr, Lane WS et al (1991) Calcineurin is a common target of cyclophilin-cyclosporin A and FKBP-FK506 complexes. Cell 66: 807–815

Lower RR, Dong E, Shumway NE (1965) Long-term survival of cardiac homogtrafts. Surgery 58:110–119

McGoon MD, Frantz RP (1992) Techniques of immunosuppression after cardiac transplantation. Mayo Clin Proc 67:586–595

Morris RE (1993) Commentary on new xenobiotic immunosuppressants for transplantation: Where are we, how did we get here, and where are we going? Clin Transplant 7:138–146

Morris RE (1996) Mechanisms of action of new immunosuppressive drugs. Kidney Int (Suppl 53):S26–38

Reitz BA (1982) Heart-lung transplantation: a review. Heart Transplant 1:291

Wallwork J (1989) Heart and heart-lung transplantation. Saunders, New York

Wieselthaler GM, Schima H, Hiesmayr M et al (2000) First clinical experience with the DeBakey VAD continuous-axial-flow pump for bridge to transplantation. Circulation 101:356–359

Wissenschaftlicher Beirat der Bundesärztekammer (1997) Richtlinien zur Feststellung des Hirntodes. Dritte Fortschreibung. Dtsch Ärztebl 95:A-1863

Yoshimura N, Oka T (1990) FK506, a new immunosuppressive agent. J Immunol Immunopharmacol 10

Allgemeine Untersuchung und Behandlung vor und nach herzchirurgischen Eingriffen

C. Gohlke-Bärwolf, H. Gohlke

54.1 Präoperative Phase – 1080
54.1.1 Risikobeurteilung – 1080
54.1.2 Unmittelbar präoperative Untersuchungen – 1081
54.1.3 Prämedikation – 1082

54.2 Postoperative Frühphase – 1084

54.3 Klinische postoperative Untersuchung – 1085
54.3.1 Auskultation – 1086
54.3.2 Echokardiographie – 1086
54.3.3 Langzeit-EKG und Rechtsherzkatheter – 1086

54.4 Komplikationen – 1087
54.4.1 Fieber – 1087
54.4.2 Postoperative Hypertonie – 1087
54.4.3 Arrhythmien – 1087
54.4.4 Perikarditis – 1089
54.4.5 Kardiale Tamponade – 1089
54.4.6 Linksventrikuläre Dysfunktion und Herzinsuffizienz – 1090
54.4.7 Infektionen – 1090
54.4.8 Bakterielle Endokarditis – 1090
54.4.9 Neurologische und gastrointestinale Komplikationen – 1092
54.4.10 Thromboembolien, Thrombosen und Blutungen – 1092
54.4.11 Klappendysfunktion – 1093

54.5 Medikamentöse Behandlung und Langzeitbetreuung nach Bypass- und Herzklappenoperation – 1094
54.5.1 Nach Bypass-Operation – 1094
54.5.2 Nach Herzklappenoperation – 1095

Literatur – 1096

Durch die Erfolge der Herzchirurgie ist die Altersgrenze der Patienten immer weiter ins höhere Alter verschoben worden. Der Anteil der älteren und multimorbiden Patienten ist gewachsen. Damit stellen sich besondere Anforderungen an die prä- und postoperative Betreuung der Patienten. Ziel der kardiologischen Untersuchung vor herzchirurgischen Eingriffen ist es, Strategien zu einer Verminderung des perioperativen Risikos umzusetzen. Darüber hinaus kommt der Risikostratifizierung eine große Bedeutung zu, um die Patienten zu identifizieren, bei denen die Erfolgsaussichten der Operation in einem ungünstigen Verhältnis zu den perioperativen Risiken stehen. Eine weitere wichtige Aufgabe der präoperativen kardiologischen Betreuung und Beurteilung liegt in der Erkennung der Risikopatienten, für die die Wahl des Operationszeitpunktes von prognostischer Bedeutung ist.

54.1 Präoperative Phase

Wird eine Operation empfohlen, so ist zunächst eine Aufklärung des Patienten über das Ziel der Operation, die damit verbundenen Risiken und das zu erwartende Operationsergebnis erforderlich. Ziel der Operation ist für gewöhnlich eine Besserung der Symptome, der Leistungsfähigkeit und der Lebensqualität des Patienten. Dies wird z. B. durch eine Bypass-Operation bei Patienten mit Angina pectoris und stenosierender koronarer Herzerkrankung erreicht. Weiterhin kann das Ziel der Operation eine Verbesserung der Lebenserwartung sein; dies ist z. B. bei Patienten mit schweren Aortenstenosen oder bei linker Hauptstammstenose der Fall.

Vor der Operation sollte der Patient mit der Intensivstation, den Beatmungsgeräten und der notwendigen Atemtechnik vertraut gemacht werden.

54.1.1 Risikobeurteilung

Die Risikoindikatoren sind für Bypass-, Klappen- und auch kombinierte Operationen ähnlich (Turina et al. 1998; Bridges et al. 2000; Edwards et al. 2001).

> **Risikofaktoren**
> - Art und Schweregrad der zugrunde liegenden Erkrankung, besonders der Schweregrad der linksventrikulären Funktionsminderung
> - Alter des Patienten
> - Dringlichkeit der Operation
> - Erfahrung des chirurgischen Teams mit der im individuellen Fall geplanten Operation
> - Frühere Herzoperationen, chronische (dialysepflichtige) Niereninsuffizienz, Diabetes, Herzinfarkt innerhalb der letzten 3 Wochen, vorangegangene PTCA, NYHA-Klasse IV, aktive Endokarditis, pulmonale Hypertonie, chronisch obstruktive Lungenerkrankung, periphere Gefäßerkrankung
> - Geschlecht (Frauen haben ein etwas höheres Risiko)
> - Geringe Körpergröße

Das Ausmaß der zu erwartenden funktionellen Verbesserung sollte mit dem Patienten vor der Operation besprochen werden. In der Regel handelt es sich um palliative Maßnahmen. Der Patient sollte darüber aufgeklärt werden, dass die langfristige Erhaltung des Operationsergebnisses eine Zusammenarbeit des Patienten mit dem Hausarzt, dem niedergelassenen Kardiologen und dem kardiologischen Zentrum erfordert.

Dies spielt besonders bei der Einstellung der Risikofaktoren für die koronare Herzerkrankung und für thromboembolische Ereignisse eine große Rolle. Die Vorbereitung des Patienten dient neben der Aufklärung auch dem Abbau von Ängsten und emotionalem Stress.

Letalität und schwerwiegende Komplikationen. Die Letalität der jeweiligen Operation ist in gewissen Grenzen kalkulierbar und in den entsprechenden Therapiekapiteln abgehandelt. Ein wichtiger Aspekt ist die Voraussagemöglichkeit für schwerwiegende postoperative Komplikationen, die einen längeren Krankenhausaufenthalt erforderlich machen und die Lebensqualität des Patienten nach der Operation deutlich beeinflussen können. Tuman et al. (1992) entwickelten einen präoperativen Risiko-Score, aus dem hervorgeht, dass 53% der Patienten in der Hochrisikogruppe postoperativ schwerwiegende Komplikationen entwickeln mit verlängertem Aufenthalt auf der Intensivstation und im Krankenhaus (☐ Tabelle 54.1 und 54.2).

Operationszeitpunkt. Wartezeiten zwischen Diagnostik, Entscheidung zur Operation und dem geplanten Operationstermin gehören in Deutschland glücklicherweise der Vergangenheit an, was besonders für Patienten mit einer linken Hauptstammstenose oder schweren Aortenstenosen (Horstkotte et al. 1987) mit erhöhtem Risiko verbunden war. Heute kann der Operationstermin nach der medizinischen Dringlichkeit festgelegt werden. Die Zeit bis zur Operation sollte genutzt werden, den Patienten medikamentös bestmöglich zu stabilisieren und zu einer optimalen Einstellung der Risikofaktoren zu motivieren.

Körperliche Aktivität vor der Operation. Die Patienten sollten in der präoperativen Phase so aktiv wie möglich sein. Auch bei speziellen Indikationen – wie instabile Angina pectoris, Stenose des linken Hauptstammes oder schwere Herzinsuffizienz – ist Bettruhe zu vermeiden, um eine negative Stickstoffbilanz, ein niedriges Plasmavolumen und eine Prädisposition für Embolien zu verhindern.

Körpergewicht. Adipöse Patienten bieten etwas erschwerte Operationsbedingungen und neigen zu postoperativen Ventilationsstörungen, thromboembolischen Komplikationen und

54.1 · Präoperative Phase

Tabelle 54.1. Klinisches Risiko-Score-System. (Nach Tuman et al. 1992)

Präoperative Faktoren	Score
Notfalloperation	4
Alter 65–74 Jahre	1
Alter ≥75 Jahre	2
Niereninsuffizienz	2
Infarkt vor 3–6 Monaten	1
Infarkt vor <3 Monaten	2
Weibliches Geschlecht	2
Reoperation	2
Pulmonale Hypertonie	2
Zerebrovaskuläre Erkrankungen	2
Mehrfachklappenoperation oder Bypass- und Klappenoperation	2
Mitral- oder Aortenklappenoperation	1
Herzinsuffizienz	1
LV-Dysfunktion	1

Tabelle 54.2. Risikokategorie. (Mod. nach Tuman et al. 1992)

	Risk.Score (Punktzahl)	Patienten (n)	Beobachtete Morbidität (%)
Niedrig	0–5	292	14,7
Erhöht	6–8	85	30,6
Stark erhöht	≥10	17	52,9

Wundheilungsstörungen. Dennoch wird es präoperativ selten möglich sein, eine bedeutsame Gewichtsreduktion zu erreichen. Das Erreichen eines Normalgewichtes ist jedoch Teil des Gesamtkonzeptes einer Risikooptimierung nach der Operation (s. Kap. 57). Eine kardial bedingte Kachexie stellt einen wesentlich höheren Risikofaktor für eine erhöhte perioperative Morbidität und Mortalität dar als das Übergewicht, insbesondere durch eine erhöhte Sepsisrate.

Nikotin. Raucher weisen eine erhöhte Bronchialsekretion auf und neigen zu Bronchospasmus; postoperativ kommt es gehäuft zu Atelektasenbildung. Das Rauchen sollte etwa 8 Wochen vor der Operation aufgegeben werden.

54.1.2 Unmittelbar präoperative Untersuchungen

Unmittelbar vor der Operation ist eine erneute **Anamneseerhebung** erforderlich, bei der Allergien und Unverträglichkeitsreaktionen auf Bluttransfusionen im Krankenblatt vermerkt werden. Die Kenntnis über Barbiturat- und Alkoholabusus ist wegen des erhöhten Bedarfes an intraoperativen Anästhetika und eines möglichen postoperativen Entzugssyndroms von Bedeutung. Weiterhin sollte die Nieren- und Lungenfunktion untersucht sein. Patienten mit Lungenerkrankungen bedürfen der intensiven pulmonalen Vorbereitung.

Obligate präoperative Untersuchungen
- Allgemein-internistische Untersuchung
- Neurologischer Befund. Bei unauffälliger Anamnese, normalem neurologischem Befund und fehlenden Strömungsgeräuschen über den Halsarterien ist eine fachneurologische Untersuchung entbehrlich.
- HNO-ärztliche Untersuchung bei Vitienpatienten
- Zahnärztliche Untersuchung: Bei Patienten mit kongenitalen oder erworbenen Vitien sollten infektiöse Herde im Bereich der Zähne präoperativ unter Beachtung der bakteriellen Endokarditisprophylaxe entfernt werden.
- Lungenfunktionsanalyse und Blutgase: $FEV_1 < 65\%$ Vitalkapazität oder $FEV_1 < 1,5$–$2,0$ l identifizieren Patienten, die ein erhöhtes Risiko für eine verlängerte Beatmung haben.
- Hämatologische Untersuchungen: Blutgruppenserologie, Kälteagglutinine, Gerinnungs- und Blutungszeit, Prothrombinzeit, Thrombinzeit, partielle Thromboplastinzeit, Antithrombin III, Fibrinogen, Thrombozyten, Hämoglobin, Erythrozytenzahl, Hämatokrit, Leukozyten und Differenzialblutbild
- Blutchemische Untersuchungen: Harnstoff, Kreatinin einschließlich Kreatininclearance, Elektrolyte, Transaminasen, CK, CK-MB, Serumeiweiß mit Elektrophorese, Serumlipide, Blutzucker, Harnsäure, ASL-Titer, CRP, TSH
- HIV-Test
- Urinanalyse

Fakultative präoperative Untersuchungen
- Hämokkulttest
- Gastroskopie
- Schilddrüsendiagnostik

Zerebrovaskuläre Erkrankungen. Patienten mit zerebrovaskulären und neurologischen Erkrankungen haben ein erhöhtes Risiko, nach dem extrakorporalen Kreislauf neurologische Ausfälle zu entwickeln. Kommt es kurz vor dem geplanten Operationstermin zu einem apoplektischen Insult, muss die Operation verschoben werden, da aufgrund der systemischen Heparinisierung während des extrakorporalen Kreislaufs die Gefahr einer intrazerebralen Blutung besteht.

Ausnahmen von dieser Regel stellen Patienten dar, bei denen die kardiale Erkrankung Ursache der zerebralen Ischämie ist, wie z. B. eine bakterielle Endokarditis mit Vegetationen. Kommt es bei diesen Patienten zu einer zerebralen Embolie, überschreitet das Risiko eines Embolierezidivs das Risiko einer zerebralen Blutung. Bei diesen Patienten sollte 24–48 h nach stattgehabter Embolie eine Computertomographie oder NMR des Kopfes durchgeführt werden. Besteht nur ein kleiner bis mittelgroßer ischämischer Insult, kann die Operation unmittelbar danach durchgeführt werden. Bei großen oder hämorrhagischen Insulten muss die Operation verschoben werden (Delahaye et al. 1990; Piper et al. 1993). Neu aufgetretene transiente zerebrale Ischämien bedürfen grundsätzlich der Abklärung mittels neurologischer Untersuchung, Dopplersonographie der Karotiden und Computertomographie. Bei einer hochgradigen Karotisstenose besteht, solange die Patienten asymptomatisch sind, keine Operationsindikation (Schlosser et al. 1988; The CASANOVA Study Group 1991; European Carotid Surgery Trialists' Collaborative Group 1991). Ob diese Operation gleichzeitig mit der geplanten Herzoperation oder im Anschluss daran durchgeführt wird, hängt vom Zustand des Patienten und den Gegebenheiten des operierenden Zentrums ab.

Gastrointestinale Erkrankungen. Liegen in der Anamnese Hinweise für gastrointestinale Erkrankungen wie Ulkus oder Gastriden vor, ist neben mehreren Hämokkulttesten eine präoperative Gastroskopie erforderlich zum Ausschluss eines floriden Ulkus oder einer Gastritis. Diese Untersuchungen sind besonders wichtig, da sie evtl. zu einer Verschiebung des Operationstermins führen können, die Wahl der zu implantierenden Herzklappe beeinflussen (biologische oder mechanische Herzklappenprothese) oder eine perioperative Campylobacter-Eradikationstherapie notwendig machen.

Schilddrüsendiagnostik. Besonders bei älteren Patienten kann die klinische Diagnose der Hyperthyreose schwierig sein, da die Symptome z. T. sehr diskret sind. Bei Patienten mit absoluter Arrhythmie, Tachykardie, Gewichtsabnahme, Durchfällen und/oder Hitzewallungen sollte an eine mögliche Hyperthyreose gedacht und eine entsprechende Diagnostik durchgeführt werden (T3, T4, TSH, Schilddrüsenszintigramm). Das Risiko dieser Patienten ist durch den hypermetabolen Zustand bedingt, sie neigen zu Myokardischämien, verstärkter Gerinnungsneigung, vasomotorischer Instabilität und einer hohen Kammerfrequenz bei absoluter Arrhythmie. Patienten mit Hypothyreose scheiden Anästhetika verzögert aus und bedürfen der verlängerten Beatmung.

Hepatopathie. Bei chronischer Lebererkrankung sind die Glykogenspeicher in der Leber vermindert, und der Patient kann in Stresssituationen eine Hypoglykämie entwickeln, da leicht konvertierbare Kohlenhydrate nicht zur Verfügung stehen. Besteht eine chronische virale Hepatitis oder ein positiver HIV-Befund, sind von Seiten des medizinischen Personals besondere Vorsichtsmaßnahmen zur Vermeidung einer Ansteckung durchzuführen.

Allgemein-internistische Untersuchung. Unmittelbar vor der Operation ist eine allgemein-internistische Untersuchung mit ausführlicher Dokumentation des neurologischen Befundes erforderlich. Geräuschbefunde über den peripheren Gefäßen sowie Puls- und Blutdruckdifferenzen in den Extremitäten sollten besonders vermerkt werden. Diese Information kann für den Herzchirurgen postoperativ von großer Bedeutung sein, falls die Einführung der intraaortalen Ballonpumpe erforderlich wird. Am Vortag der Operation und unmittelbar vor der Einleitung der Anästhesie sollte ein EKG geschrieben werden, um einen evtl. stumm abgelaufenen Infarkt präoperativ zu erkennen und die Operation bei einem frischen Herzinfarkt zu vermeiden. Darüber hinaus ist dieses letzte präoperative EKG für die perioperative Infarktdiagnostik von Bedeutung. Eine Thoraxröntgenaufnahme sollte möglichst kurz vor der Operation wiederholt werden.

HNO-ärztliche Untersuchung. Vor Vitienoperationen ist die Durchführung einer HNO-ärztlichen Untersuchung mit röntgenologischer Darstellung der Nasennebenhöhlen zu empfehlen. Behandlungsbedürftige Befunde im Bereich der Nasennebenhöhlen oder der Tonsillen sollten präoperativ saniert werden, falls der klinische Zustand des Patienten es erlaubt. Bei Patienten mit schwerer Aortenstenose, beeinträchtigter linksventrikulärer Funktion und pulmonaler Hypertonie sollte auf eine präoperative Sanierung des Herdes verzichtet werden, da diese besonders gefährdet sind, bei solchen Eingriffen Komplikationen oder einen plötzlichen Herztod zu erleiden. Ist diese Sanierung mit einem operativen Eingriff verbunden, ist bei Vitienpatienten eine bakterielle Endokarditisprophylaxe erforderlich. Dies gilt auch für eine notwendig werdende Tonsillektomie. Die routinemäßige Entfernung nicht vereiterter Tonsillen ist vor Herzoperationen nicht sinnvoll.

54.1.3 Prämedikation

Es muss entschieden werden, ob die gegenwärtige Medikation bis zum Operationstermin weitergeführt werden soll und ob zusätzliche Medikamente erforderlich sind. Die wichtigsten Medikamente werden im folgenden unter diesen beiden Gesichtspunkten abgehandelt.

β-Rezeptorenblocker. Alle Patienten mit KHK sollten präoperativ und in der perioperativen Phase β-Blocker erhalten, sofern keine Kontraindikationen vorliegen. β-Rezeptorenblocker werden in voller Dosis bis zur Operation weitergeführt. Die präoperative Gabe von β-Blockern vermindert die Inzidenz von postoperativem Vorhofflimmern (Crystal et al. 2002), vermeidet ischämische Reaktionen und Rhythmusstörungen während der Narkoseeinleitung und verbessert die 30-Tage-Letalität (Ten Broecke 2003). Die präoperative Gabe von β-Blockern ist auch im Herz-Zentrum Bad Krozingen seit über 20 Jahren Routine.

Antikoagulanzien und Azetylsalizylsäure. Kumarinderivate sollen 5–7 Tage präoperativ abgesetzt werden, sodass der INR-Wert unter 1,5 liegt (s. Kap. 42). Besteht die Notwendigkeit zur Fortführung der Antikoagulanzientherapie, kann statt der Kumarinderivate unfraktioniertes Heparin bis 6–12 h präoperativ i. v. über Perfusionspumpe gegeben werden. Falls eindeutige Kontraindikationen gegen eine Heparinisierung bestehen (z. B. intrazerebrale oder subarachnoidale Blutungen), muss die Operation verschoben werden, da während des extrakorporalen Kreislaufs eine systemische Heparinisierung durchgeführt wird.

Azetylsalizylsäure als Mono- oder Kombinationspräparat, Clopidogrel, Dipyridamol und andere Aggregationshemmer sollten aufgrund ihrer thrombozytenfunktionshemmenden Wirkung möglichst 5–10 Tage präoperativ abgesetzt werden. Bei Patienten, die wegen einer instabilen Angina pectoris ASS und Clopidogrel erhalten, kann dies evtl. unter Inkaufnahme eines erhöhten perioperativen Blutungsrisikos bis zur Operation fortgeführt werden. ASS sollte innerhalb von 24 h – möglichst sogar nach 6 h – nach der Bypass-Operation wieder gegeben werden.

> Der frühzeitige Einsatz von ASS vermindert signifikant und klinisch bedeutsam nicht tödliche und tödliche Komplikationen nach der Bypass-Operation (Mangano et al. 2002).

Statine. Die Cholesterinwerte sollten präoperativ mit Statinen im Zielbereich für Koronarpatienten eingestellt sein. Sie sollten auch bis zur Operation und unmittelbar nach der Operation wieder gegeben werden. Statine verbessern nicht nur das mittel- und langfristige Ergebnis der Bypass-Operation (Christenson 2001; Dotani et al. 2000), sondern vermindern auch die Entzündungsreaktion in der frühen postoperativen Phase (Brull et al. 2001). Das Absetzen der Statine führt zu einer verstärkten Instabilität der koronaren Situation und zu einer erhöhten Ereignisrate, z. B. bei Patienten mit instabiler Angina (Heeschen et al. 2002).

Digitalis. Neben seiner anerkannten Wirkung bei Patienten mit Vorhofflimmern ist Digitalis wirksam bei (männlichen) Patienten mit Sinusrhythmus, die erhöhte linksventrikuläre Füllungsdrucke und verminderte Ventrikelfunktion aufweisen. Es gibt Hinweise dafür, dass die konventionellen therapeutischen Spiegel (1,0–2,0 ng/ml) von Digoxin zu hoch angesetzt sind, was insbesondere eine Rolle bei den Frauen spielen könnte. Therapeutische Spiegel um 0,7 ng/ml sind unter prognostischen Gesichtspunkten günstiger (Rathore et al. 2002; Eichhorn u. Gheorgiade 2002). Obwohl nicht speziell untersucht, dürfte dies auch für das perioperative Management von Bedeutung sein. Wurden präoperativ Digitalispräparate zur Behandlung von Herzinsuffizienz und Rhythmusstörungen gegeben, sollten sie 1–2 Tage vor der Operation abgesetzt werden. Es ist wünschenswert – soweit klinisch vertretbar – Digitalis zu diesem Zeitpunkt abzusetzen, da es innerhalb von 24 h nach dem extrakorporalen Kreislauf zu erhöhten Digitalisspiegeln kommen kann. Darüber hinaus kann auch bei normalen Digitalisspiegeln eine erhöhte myokardiale Empfindlichkeit gegenüber Digitalis vorliegen, insbesondere bei gleichzeitig auftretenden Elektrolytstörungen (Rose et al. 1975).

Ist in der unmittelbar präoperativen Phase eine Digitalisierung zur Therapie von Herzinsuffizienz oder Rhythmusstörungen erforderlich, sollte dies möglichst mehrere Tage vor der Operation erfolgen, um eine toxizitätsfreie Erhaltungsdosis festzulegen. Eine präoperative Digitalisspiegelbestimmung ist empfehlenswert. Bei Patienten, bei denen kein Herzversagen vorliegt und die linksventrikuläre Funktion normal ist, ist eine präoperative Digitalisierung nicht sinnvoll.

> **Klinisch wichtig**
> Patienten mit volumenbelasteten Vitien, z. B. Aorten- und Mitralinsuffizienz, und eingeschränkter linksventrikulärer Funktion sollten präoperativ digitalisiert werden.

Dies ist besonders wichtig bei Patienten, bei denen bereits eine eingeschränkte Funktion des rechten Ventrikels und eine pulmonale Hypertonie vorliegt. Diese Patienten sollten neben Digitalis Sauerstoff und intravenöse Nitrate erhalten, um den pulmonalen Gefäßwiderstand zu senken und die rechtsventrikuläre Insuffizienz zu bessern. Unsere günstigen Erfahrungen mit diesem Management bestätigen die Untersuchungen von Parsons et al. (1988). Die präoperative Gabe von Digitalis reduziert nicht die Häufigkeit von supraventrikulären Arrhythmien.

Diuretika. Diuretika haben sich als eine etablierte und prognostisch günstige Maßnahme bei der Behandlung der Hypertonie erwiesen (ALLHAT 2002). Zwei Hauptprobleme sind jedoch mit dem Langzeitgebrauch von Diuretika verbunden: Kaliumverlust und Abnahme des intravaskulären Volumens. Ein intrazellulärer Kaliummangel kann trotz normalen Serumspiegels angenommen werden, wenn Diuretika über längere Zeit gegeben worden sind. In diesen Fällen sollte präoperativ Kalium oral verabreicht werden. Eine orthostatische Hypotension kann auf eine chronische Hypovolämie hinweisen, die durch Volumengaben ausgeglichen werden sollte. Bei einer Hypovolämie kann die Gabe von Opiaten und Anästhetika zu ausgeprägter Hypotension führen.

> **Klinisch wichtig**
> Bei Verdacht auf Hypovolämie sollten die Diuretika 2 Tage präoperativ abgesetzt oder reduziert werden.

Nitrate und Kalziumantagonisten Die Verabreichung dieser Medikamente sollte bis zur Operation fortgeführt werden. Zusätzlich kann mit der Prämedikation ein Nitroglyzerinpflaster appliziert werden, um stressinduzierten Ischämiereaktionen entgegenzuwirken. Bei Vitien mit pulmonaler Hypertonie ist die präoperative Senkung des pulmonalen Gefäßwiderstandes von großer Bedeutung. Dies kann mit Nitraten erzielt werden (Jegaden et al. 1992).

Antihypertensive Medikamente. Die optimierte antihypertensive Therapie unter Einschluss von β-Blockern ist bis zur Operation fortzuführen, um intraoperative Blutdruckschwankungen zu vermeiden. Zu beachten ist, dass einige antihypertensive Medikamente mit speziellen Komplikationen verbunden sind: So wurden nach plötzlichem Absetzen von Catapresan in einigen Fällen hypertensive Krisen beschrieben. Generell (mit wenigen Ausnahmen, z. B. Reserpin) sollte jedoch das Medikament, das in der präoperativen Phase eine gute Blutdruckkontrolle bewirkte, bis zum Operationstag weiter verabreicht werden.

ACE-Hemmer. ACE-Hemmer haben sich als prognostisch günstige Medikamentengruppe bei Hochrisikopatienten (HOPE-Studie 2000) und bei Patienten mit Herzinsuffizienz erwiesen. In der frühen postoperativen Phase können jedoch Hypotonien auftreten.

Kortikosteroide. Hat der Patient innerhalb der letzten 6 Monate präoperativ regelmäßig Kortikosteroide erhalten, sollten sie während und nach der Operation weiter gegeben werden, um eine Addisonkrise zu vermeiden.

Antikonvulsiva und Insulin. Diese Medikamente sollen ebenfalls weiter verabreicht werden. Ist ein Diabetes mellitus präoperativ mit oralen Antidiabetika oder Diät eingestellt, so kann der Patient unter dem Stress der Operation insulinbedürftig werden. Ein intensiviertes Insulinmanagement mit dem Ziel den Blutzucker um oder unter 110 mg/dl zu halten, führt zu verbesserten Ergebnissen (Van den Berghe 2001).

Trizyklische Antidepressiva. Sie können in der perioperativen Phase Rhythmusstörungen verursachen und sollten möglichst abgesetzt oder durch andere Antidepressiva ersetzt werden, auch kann es zu Interaktionen mit Katecholaminen kommen.

Antibiotika. Die prophylaktische Gabe von Antibiotika vor dem extrakorporalem Kreislauf ist Routine. Das Antibiotikum wird während der Anästhesieeinleitung gegeben, um bakterizide Spiegel zum Zeitpunkt des Hautschnittes zu gewährleisten. Die Wahl des Antibiotikums muss sich nach den spezifischen Erfahrungen mit den hauseigenen Keimen richten.

Perioperative Stressgastritisprophylaxe. Risikopatienten, bei denen eine perioperative Stressgastritisprophylaxe durchgeführt werden sollte, sind Patienten mit einer positiven Familienanamnese, chronisch obstruktiver Lungenerkrankung, perioperativer Blutung, perioperativer Hypotension und Reoperationen. Alle Patienten sollten in der postoperativen Phase prophylaktisch H_2-Rezeptorenantagonisten oder Protonenpumpenhemmer erhalten.

Eigenblutspende. Aufgrund der mit Bluttransfusionen verbundenen möglichen Komplikationen wie Übertragung von HIV-Infektion und Hepatitis, hat in den letzten Jahren der Stellenwert der Eigenblutentnahme zunehmend an Bedeutung gewonnen. Jeder betreuende Arzt ist vom Gesetzgeber angehalten, mit dem Patienten die Möglichkeit der Eigenblutentnahme zu besprechen. Wünscht der Patient die Eigenblutentnahme, so müssen vor der Operation Vorkehrungen getroffen werden, um diese auch zu ermöglichen. Ein Zeitraum von mindestens 3 Wochen ist hierfür notwendig und eine gewisse klinische und hämodynamische Stabilität ist eine Voraussetzung für die Eigenblutspende.

Kontraindikationen für die Eigenblutentnahme sind:
- instabile Angina pectoris,
- Herzinsuffizienz,
- Aortenstenose,
- Hauptstammstenose sowie
- Anämie.

Die Grenzwerte für Hämoglobin liegen bei Frauen bei 11,5 g/dl und bei Männern bei 12,5 g/dl. Der Hb-Wert kann, falls erforderlich, präoperativ durch Eisengabe und evtl. Erythropoetin angehoben werden.

54.2 Postoperative Frühphase

Verlauf und Überwachung

Im allgemeinen werden die Patienten 1–2 Tage nach der Operation auf der chirurgischen Intensivstation überwacht und behandelt. Während dieser Zeit werden folgende Messwerte registriert:
- kontinuierliche EKG-Überwachung,
- zentraler Venendruck,
- arterieller Druck mittels direkter Messung,
- Temperatur,
- arterielle Blutgase, Laktat
- Diurese,
- Flüssigkeitsbilanz,
- Hämatokrit,
- Elektrolyte,
- Harnstoff,
- Kreatinin und
- kardiale Enzyme.

Sofort postoperativ und täglich für die nächsten 3 Tage sollte ein EKG und eine Thoraxröntgenaufnahme angefertigt werden. Bei Patienten mit intraoperativen Komplikationen wie Hypotension, schweren Rhythmusstörungen und beeinträchtigter linksventrikulärer Funktion sowie bei Patienten nach Klappenoperationen ist es empfehlenswert, den pulmonalen Kapillardruck oder linken Vorhofdruck sowie das Herzminutenvolumen zu messen.

Künstliche Beatmung

Die künstliche Beatmung in der frühen postoperativen Phase trägt zu einer bedeutsamen Verminderung der Herzarbeit bei. Normalerweise werden für die Atemarbeit im Ruhezustand 2% des gesamten Sauerstoffbedarfes aufgewandt. Dieser Prozentsatz ist jedoch nach Operationen, die mit einer Sternotomie verbunden sind, auf das 10fache gesteigert und ist am 3. postoperativen Tag am höchsten. Bei Patienten mit zusätzlich eingeschränkter Lungenfunktion kann es zur Hypoventilation, Hypoxie, Azidose und Hyperkapnie kommen. Dies kann zur Hypotonie, Arrhythmien und beeinträchtigter Gewebeperfusion führen. Daraus resultiert eine metabolische Azidose, die zur erniedrigten Reaktionsfähigkeit des Myokards auf inotrope Substanzen führt. Als Folge kann ein schwer therapiebares Herzversagen entstehen, wenn die Ventilation nicht verbessert und der Säure-Basen-Haushalt nicht ausgeglichen wird.

Durchschnittlich sind die Patienten postoperativ 6–8 h lang intubiert und werden beatmet. Bei Patienten mit unkomplizierter aortokoronarer Bypass-Operation wird eine frühzeitige Extubation (<6 h nach der Operation) empfohlen.

> **Extubationskriterien** (Antman 1992)
>
> *Ausreichende Hämodynamik:*
> - Systolischer Blutdruck >80 mmHg
> - PCP und RA-Druck <20 mmHg
> - Herzminutenvolumenindex >2,5 l/min/m²
> - Urinausscheidung >0,5 ml/kg KG/h
> - Keine neuen oder unkontrollierten Arrhythmien
>
> *Adäquate respiratorische Funktion:*
> - paO_2 >100 mmHg bei Ventilation mit 60%igem Sauerstoff
> - $paCO_2$ <45 mmHg
> - Stabiler pH >7,37

- Vitalkapazität >10 ml/kg KG
- Maximaler inspiratorischer Druck >-20–30 cm H$_2$O
- Hämatokrit >25–30%
- FEV$_1$ > 10 cc/kg KG, spontane Atemfrequenz <25

Metabolischer Status:
- Temperatur >36 °C
- Serumkalium >3,5 mmol/l
- Kein starkes Muskelzittern

Zufriedenstellende Hämostase:
- Thoraxdrainage <2 ml/kg KG/h
- Normaler Gerinnungsstatus

Neurologischer Status:
- Ausreichende Patientenkooperation
- Keine bedeutenden neuromuskulären Funktionsstörungen

Thoraxdrainage

Aus den Thoraxdrainagen ist in den ersten Stunden mit einem Blutverlust bis zu 200 ml/h zu rechnen: In der Regel ist der Fluss nach dem ersten postoperativen Tag auf weniger als 50 ml/8 h zurückgegangen, sodass die Thoraxdrainagen gezogen werden können.

Elektrolyte

Kalium. Bei den meisten Patienten kommt es nach Beendigung des extrakorporalen Kreislaufs zu einer ausgeprägten Diurese, die zu Kaliumverlusten und Hypovolämie führen kann. Eine respiratorische oder metabolische Alkalose kann weiterhin zur Hypokaliämie beitragen. Sorgfältige Flüssigkeitsbilanzierung, häufige Kaliumspiegelbestimmungen und intravenöse Kaliumsubstitutionen sind erforderlich. Eine Hypokaliämie ist die häufigste Ursache für postoperative ventrikuläre Arrhythmien, besonders bei digitalisierten Patienten. Diese sprechen für gewöhnlich auf Kaliumsubstitution an, falls nicht zusätzlich ein Myokardinfarkt oder andere Komplikationen vorliegen. Der Kaliumspiegel sollte etwa bei 4,5 mmol/l liegen.

Die Erhöhung des Serumkaliumspiegels über 6 mmol/l oder mehr kann innerhalb der ersten 24 h nach der Operation als Folge einer metabolischen Azidose, einer verminderten Nierenfunktion oder multipler Transfusionen auftreten. Wiederholte EKG können Hinweise für eine Kaliumintoxikation durch große zeltförmige T-Zacken, eine Verbreiterung des QRS-Komplexes oder durch das Auftreten eines sinuventrikulären Rhythmus geben (s. Abschn. 9.4). Diese Hinweise sind jedoch nicht verlässlich. Die Behandlung der Hyperkaliämie besteht in der Gabe von Kalziumglukonat (1 g langsam i. v.), Natriumbikarbonat (50–150 mmol) und 500 ml 20%iger Glukose mit 30 IE Insulin als intravenöse Infusion. Bei nicht ausreichender Diurese ist eine Hämofiltration erforderlich.

Natrium. Eine Natriumverarmung kommt nach Herzoperationen nur selten vor. Sie tritt als Folge von Erbrechen, Diarrhöen oder während der diuretischen Phase einer akuten tubulären Nekrose auf. Häufiger führt jedoch die positive Wasserbilanz zu einer Hyponatriämie. Diese kann Folge erhöhter Sekretion von antidiuretischem Hormon sein oder nach Gabe hypotoner Flüssigkeit auftreten. Die Serumosmolarität ist für gewöhnlich reduziert, das Körpergewicht erhöht und die Urinnatriumexkretion normal oder erniedrigt. Das Serumkalium kann dabei normal oder erhöht sein. Es besteht keine generelle Indikation für die Gabe hypertoner Kochsalzlösung, da sich diese Störung im Laufe weniger Tage nach Reduktion der Flüssigkeitszufuhr selbst korrigiert. Innerhalb der ersten 48 h nach der Operation wird die Flüssigkeitsgabe auf 1000 ml/Tag limitiert, zumeist als Ringerlösung.

Mobilisation und Physiotherapie

Bereits am ersten postoperativen Tag beginnt die Mobilisation des Patienten zur Prophylaxe von thromboembolischen Komplikationen, begleitet von Atemübungen mit Physiotherapie zur Verbesserung der Lungenfunktion und des Allgemeinbefindens. Am dritten postoperativen Tag ist der Patient in der Regel in der Lage, mit Unterstützung 50 m zu gehen. Die Gehstrecke wird täglich unter Kontrolle der Pulsfrequenz um 50–100 m/Tag gesteigert.

Ist der Patient nach Ziehung der Thoraxdrainagen hämodynamisch und respiratorisch stabil, wird er in der Regel auf eine intermediäre Überwachungsstation verlegt, wo für weitere 2–3 Tage eine kontinuierliche Registrierung des Herzrhythmus erfolgt. Die bereits auf der chirurgischen Intensivstation eingeleitete Mobilisierung wird hier stufenweise intensiviert. Am 6. postoperativen Tag ist der Patient meist in der Lage, Treppen zu steigen. Etwa am 8.–10. postoperativen Tag kann mit einem Training auf niedriger Belastungsstufe begonnen werden. Dies gilt für Patienten mit unkompliziertem Verlauf. Der postoperative Verlauf ist auch abhängig von der präoperativen Fitness. Bei Patienten mit Klappenersatz, die präoperativ im klinischen Beschwerdestadium NYHA III oder IV waren, vollzieht sich die Mobilisierung langsamer.

Zusammenfassung

Ein unkomplizierter postoperativer Verlauf ist bei den meisten Patienten nach Bypass-Operation zu erwarten, wenn eine komplette Revaskularisierung erreicht wurde, die linksventrikuläre Funktion präoperativ gut war und intraoperativ eine ausreichende Myokardprotektion erzielt wurde. Bei Patienten mit präoperativ deutlich beeinträchtigter linksventrikulärer Funktion (EF<35%, vermindertes HMV) oder bei Patienten mit diffuser Koronararteriensklerose, bei denen eine vollständige Revaskularisierung nicht möglich ist, kommt es häufiger zu intra- und postoperativen Komplikationen mit einem verzögerten postoperativen Verlauf. Dies gilt auch für Patienten mit kongenitalen Vitien und erworbenen Klappenerkrankungen mit beeinträchtigter Myokardfunktion.

54.3 Klinische postoperative Untersuchung

Eine tägliche Anamnese und klinische Untersuchung ist in der frühen postoperativen Phase unumgänglich. Dies ist von besonderer Bedeutung bei Vitienpatienten, auf die im folgenden besonders eingegangen wird.

54.3.1 Auskultation

Die Auskultation des Herzens erlaubt die Identifizierung der normalen Töne und Geräusche der künstlichen Herzklappenprothesen und Abweichungen von den normalen auskultatorischen Befunden und stellt eine der wichtigsten und kosteneffektivsten Untersuchungen dar, sowohl während der frühen als auch der langfristigen Nachbeobachtung dieser Patienten. Die initialen auskultatorischen Befunde sind für die spätere Verlaufskontrolle von besonderer Bedeutung. Aus diesem Grunde ist eine sorgfältige schriftliche Dokumentation der Auskultationsbefunde wichtig.

In der frühen postoperativen Phase sind häufig perikardiale Reibegeräusche zu hören, die gelegentlich die Interpretation der auskultatorischen Befunde erschweren.

Klappenprothesen. Der Öffnungs- und Schlusston der mechanischen Klappenprothesen, die sog. Klappenklicks, ihre Intensität, Charakter und assoziierte Geräusche hängen vom Typ, der Lokalisation, der Herzfrequenz, dem Rhythmus und dem zugrunde liegenden hämodynamischen Zustand des Patienten ab.

Die **Kippscheiben-Prothesen** wie die Björk-Shiley-, Medtronic-Hall- oder Lillehei-Caster-Klappen und die **Zweiflügelklappen** wie die St. Jude-, Sorin-, Carbomedics- und Duromedics-Klappen produzieren i. Allg. einen gut hörbaren Schließungsklick, der Öffnungsklick ist hingegen häufig nicht zu hören, sondern nur phonokardiographisch zu registrieren.

Bei diesen Klappen ist in **Aortenposition** ein lauter Schließungsklick mit klickender, metallischer Qualität zu auskultieren, meist lauter als der 1. Herzton. Ein leises, früh- bis mesosystolisches Ejektionsgeräusch ist meistens zu hören. Falls ein diastolisches Geräusch bei einer solchen zweiflügligen Aortenklappe gehört wird, ist dies ein Hinweis auf ein paravalvuläres Leck. Mittels Farb-Dopplerechokardiographie kann jedoch eine geringe Aorteninsuffizienz registrierbar sein, die als „physiologisch" aufgrund des Designs der Klappe und als Ausdruck des Schließungsvolumens anzusehen ist.

In der **Mitralposition** ist ein Öffnungston für gewöhnlich nicht hörbar, aber mittels Phonokardiographie mit einem A_2-Mitralöffnungsintervall von 0,05–0,09 s zu registrieren. Ein lauter Mitralklappenschlussklick ist im Bereich der Herzspitze hörbar. Ein systolisches Geräusch in Mitralposition ist bei diesen Klappen ein Hinweis für ein paravalvuläres Leck oder eine Klappendysfunktion. Bei einer transösophagealen Doppleruntersuchung kann jedoch häufig eine minimale frühsystolische Regurgitation dargestellt werden, als Ausdruck des Schließungsvolumens, das nicht als pathologisch anzusehen ist.

Zusatzbefunde. Die regelmäßige Auskultation des Herzens ermöglicht die Identifikation von diastolischen Extratönen und perikardialen Reibegeräuschen. Mit der Auskultation und Perkussion der Lunge sind Pleuraergüsse, Atelektasen oder Infiltrationen zu erkennen. Halsvenenstauung, Hepatomegalie und periphere Ödeme sind wichtige Zeichen der Stauung, Restriktion, Herzversagen oder Tamponade, die sorgfältig ausgeschlossen werden sollten. Tägliches Wiegen erlaubt eine Beurteilung der Flüssigkeitsbilanz. Regelmäßig durchgeführte EKG und häufige Röntgenthoraxuntersuchungen sind ebenfalls erforderlich.

54.3.2 Echokardiographie

 Die transthorakale – im Zweifelsfall die transösophageale – echokardiographische Untersuchung einschließlich Farbdoppler hat den größten Stellenwert, um die normale Funktion der Klappenprothesen als Basisuntersuchung zu dokumentieren und der späteren Verlaufskontrolle zugrunde zu legen. Normalwerte echokardiographischer Parameter wurden für verschiedene Klappentypen definiert (Baumgartner et al. 1992; Nihoyannopoulos et al. 1992).

Mittels Echokardiographie können auch frühe Komplikationen sehr rasch diagnostiziert werden (Perikarderguss, Tamponade, Dysfunktion der Klappe, paravalvuläres Leck, Klappenobstruktion aufgrund von Thrombose oder Pannus und Thromben im linken Vorhof, linksventrikuläre Dysfunktion). Im Falle eines niedrigen Herzminutenvolumens kann eine rasche Differenzierung der verschiedenen Ursachen, sowohl mittels Echokardiographie als auch durch hämodynamische Messungen, erfolgen. Konsekutive EKG- und echokardiographische Untersuchungen erlauben eine Dokumentation der Regression der linksventrikulären Hypertrophie, die z. B. bei Patienten mit Aortenstenosen bereits innerhalb von 4 Wochen nach der Operation eintritt (Gohlke-Bärwolf et al. 1987). Die Reduktion der linksventrikulären Größe und Besserung der Verkürzungsfraktion ist von prognostischer Bedeutung (Morris et al. 1993). Eine frühe Besserung der linksventrikulären Funktion ist bei Patienten mit Aortenstenose mit einem prognostisch günstigen Verlauf verbunden.

Transösophageale Echokardiographie. Die Rolle der transösophagealen Echokardiographie als Routineuntersuchung nach Klappenersatz wird nicht einheitlich gesehen. Im Herz-Zentrum Bad Krozingen werden transösophageale Echokardiographien nur bei Patienten durchgeführt, die postoperativ Komplikationen haben wie Thromboembolien, Verdacht auf Endokarditis oder Klappendysfunktion. Sie ist besonders bei Patienten nach Mitralklappenersatz und bei Patienten mit Verdacht auf eine Prothesendysfunktion oder eine Frühendokarditis hilfreich (s. Kap. 12; Daniel et al. 1993).

54.3.3 Langzeit-EKG und Rechtsherzkatheter

Langzeit-EKG. Routinemäßig vor der Entlassung des Patienten aus der stationären Behandlung ist eine 24-h-Speicher-EKG-Untersuchung durchzuführen, um asymptomatische Vorhof und/oder ventrikuläre Rhythmusstörungen zu identifizieren. Diese wurden in einigen Studien als prognostisch bedeutsamer Faktor beschrieben (Creswell et al. 1993). Zwischen der postoperativen Häufigkeit von ventrikulären Rhythmusstörungen und der Inzidenz des plötzlichen Herztodes bei Patienten mit Aortenstenose ist keine Korrelation nachweisbar (Gohlke-Bärwolf et al. 1988).

Rechtsherzkatheter. Bei Patienten mit stark beeinträchtigter linksventrikulärer Funktion und/oder pulmonaler Hypertonie präoperativ kann eine Rechtsherzkatheteruntersuchung mit Belastung hilfreich sein, um das Ausmaß der postoperativen Verbesserung zu dokumentieren (Gohlke-Bärwolf et al. 1992, 1993).

Röntgen. Bei Dysfunktion von mechanischen Herzklappenprothesen, wie z. B. bei einer Klappenobstruktion durch Pannus oder Thrombus, erlaubt eine fluoroskopische Untersuchung (Durchleuchtung) eine schnelle Diagnose.

54.4 Komplikationen

54.4.1 Fieber

Fast immer kommt es in der frühen postoperativen Phase zum Auftreten von Fieber.

> **Ursachen für Fieber**
> - Resorption im Wundbereich
> - Atelektasen
> - Pleuroperikarditis
> - Wundinfektion
> - Mediastinitis
> - Thrombophlebitis
> - Pulmonale Embolien
> - Harnwegsinfektionen
> - Sepsis, SIRS
> - Endokarditis

In den ersten Tagen ist das Fieber häufig als Folge der Resorption im Wundbereich anzusehen. Eine weitere häufige Ursache ist eine Atelektasenbildung. Abgeschwächter Klopfschall und ein verschärftes Atemgeräusch über der Lunge können bereits vorhanden sein, wenn das Röntgenbild noch keine Konsolidierung zeigt. Dieses frühe postoperative Fieber solle jedoch nach dem 6. postoperativen Tag zurückgehen. Bei 20% der Patienten kommt es nach dem 7. postoperativen Tag erneut zu Fieber. Dies kann Ausdruck eines Postperikardiotomiesyndromes sein, ist aber auch das häufigste klinische Zeichen für eine postoperative Infektion (Verkkala et al. 1987). Bei Patienten nach Herzklappenersatz sollten mehrere Blutkulturen zum Ausschluss einer frühen postoperativen Endokarditis durchgeführt werden.

54.4.2 Postoperative Hypertonie

Innerhalb der ersten Stunden nach der Operation kommt es mit Wiedereinsetzen der Aktivität des autonomen Nervensystems und Wiedererlangung des Bewusstseins häufig zur arteriellen Hypertonie. Dadurch wird die Nachlast des Herzens erhöht und postoperative Blutungen treten verstärkt auf. Es kann weiterhin zu Nahtdehiszenzen, Aortendissektionen und Schlaganfällen kommen. Eine konsequente Behandlung der Hypertonie ist deshalb notwendig.

54.4.3 Arrhythmien

Arrhythmien treten häufig in der ersten postoperativen Woche auf, meistens als Vorhofflimmern und -flattern. Transientes, symptomatisches Vorhofflimmern tritt bei 25–30% der Patienten nach Bypass-Operation auf und bis zu 60% bei Patienten nach Herzklappenoperation (Creswell et al. 1993). Insgesamt gibt es 3 perioperative Häufigkeitsgipfel beim Auftreten von Arrhythmien:
- intraoperativ, zumeist während des Abganges vom kardiopulmonalen Bypass und während der Aufwärmphase,
- auf der Intensivstation zwischen dem 2. und dem 3. postoperativen Tag,
- zwischen dem 10. und 15. postoperativen Tag.

Die elektrophysiologischen Mechanismen, die den postoperativen Arrhythmien zugrunde liegen, sind nicht genau geklärt. Es werden Veränderungen des autonomen Tonus, erhöhte zirkulierende Katecholamine, vorübergehende Elektrolytstörungen, mechanische Irritationen des Herzens, Vorhofischämie während der hypothermen Kardioplegie und eine Disperison von Vorhofrefraktärperioden diskutiert. Weitere prädisponierende Faktoren für Arrhythmien sind:
- Hypoxie,
- Hypokaliämie,
- intraoperativer Myokardinfarkt,
- Hypovolämie,
- Anämie,
- Perikarditis,
- Atelektase,
- Digitalisintoxikation,
- pulmonale Infektionen und Embolien,
- Linksherzversagen,
- metabolische Azidose oder Alkalose,
- respiratorische Azidose,
- traumatische Schädigung des Sinusknotens während der Operation und
- erhöhte Spiegel von endogenen oder exogenen Katecholaminen.

> **Klinisch wichtig**
>
> Die präoperative Gabe von β-Blockern vermindert die Häufigkeit des postoperativen Vorhofflimmerns (Crystal et al. 2002; Stamou 2001).

Vorhofarrhythmien

In der späteren postoperativen Phase (nach der 2. Woche) tritt Vorhofflimmern häufig in Verbindung mit dem Postkardiotomiesyndrom auf. Das Alter des Patienten, die präoperative Gabe von Digoxin, die Anamnese einer rheumatischen Herzerkrankung, chronisch obstruktive Lungenerkrankungen und eine verlängerte Aortenabklemmzeit sind Risikofaktoren für das gehäufte Auftreten von postoperativen Vorhofarrhythmien (Creswell et al. 1993).

Arrhythmien können – insbesondere wenn sie mit einer sehr schnellen oder sehr langsamen Frequenz verbunden sind – zur Erniedrigung des Herzminutenvolumens führen. Dies ist insbesondere bei Patienten nach prothetischem Klappenersatz der Fall. Bei Frequenzen von mehr als 130/min kommt es zu einer nur unvollständigen Öffnung der prothetischen Klappe. Bei bradykarden Rhythmusstörungen kann die Erhöhung der Herzfrequenz zu einer Besserung der Hämodynamik führen.

> **! Cave**
> Postoperatives Vorhofflimmern ist mit einem erhöhten Risiko eines postoperatjven Schlaganfalls (3,3% vs. 1,4%, p <0,005), einer verlängerten Aufenthaltsdauer auf der Intensivstation (5,7 vs. 3,4 Tage) und auf der postoperativen Überwachungsstation (10,9 vs. 7,5 Tage), ebenso mit einem erhöhtem Auftreten von postoperativen Kammertachykardien oder Kammerflimmern (9,2% vs. 4,0%) verbunden. Diese Patienten bedürfen auch häufiger eines permanenten Schrittmachers (3,7% vs. 1,6%; Creswell et al. 1993).

Die Behandlung postoperativer Rhythmusstörungen ist nicht standardisiert. Es gibt mehrere prospektive Untersuchungen zur Prävention oder Behandlung postoperativer Vorhofarrhythmien nach Bypass-Operation (Wurdemann et al. 2002; Crystal et al. 2002). Hier sind selektive β-Blocker (Crystal et al. 2002), Sotalol (Wurdemann et al. 2002) und Amiodaron etwa vergleichbar wirksam. Weniger gut untersucht ist die Behandlung der postoperativen Vorhofarrhythmien nach Herzklappenoperation und auch diesbezüglich sind keine Empfehlungen publiziert worden.

> **Empfehlungen zum Management von Vorhofarrhythmien**
> — Zunächst setzt die erfolgreiche Behandlung von Arrhythmien die Korrektur der prädisponierenden Faktoren voraus, d. h. eine optimale Oxigenierung und Beseitigung der Elektrolytstörungen sollte erfolgt sein.
> — In den seltenen Fällen, in denen die Patienten aufgrund einer sehr schnellen Kammerfrequenz bei Vorhofflimmern hämodynamisch stark beeinträchtigt sind, wird eine Elektrokonversion durchgeführt.
> — Bei allen anderen Fällen ist das Hauptziel der Therapie zunächst eine Verlangsamung der Kammerfrequenz auf Werte von unter 100/min, optimalerweise zwischen 80–90/min. Bei Patienten mit schlechter linksventrikulärer Funktion prophylaktisch Amiodaron.

Bei Patienten mit einer **normalen linksventrikulären Funktion** und insbesondere bei Patienten nach Bypass-Operation werden kardioselektive β-Blocker oder Sotalol entweder oral oder intravenös gegeben. Bisher liegen 3 Studien vor, aus denen hervorgeht, dass Sotalol zur Prävention von Vorhofflimmern bei Patienten nach aortokoronarer Bypass-Operation und mit normaler linksventrikulärer Funktion anderen β-Rezeptorenblockern überlegen sein könnte (Frost et al. 1992). Esmolol, ein sehr kurz wirkender kardioselektiver β-Blocker, wurde in einer Dosierung von 40–250 mg/kgKG empfohlen. Verapamil 5 mg i. v. alle 5–10 min für 3–4 Dosen kann ebenfalls gegeben werden. In einer Untersuchung von Platia et al. (1988) war Esmolol dem Verapamil in der Konversionsrate zu Sinusrhythmus (38% vs. 12%) bei Patienten mit kürzlich aufgetretenem Vorhofflimmern, unabhängig von einem herzchirurgischen Eingriff, überlegen.

Bei Patienten mit **eingeschränkter linksventrikulärer Funktion** sind Digitalis und Verapamil zur Verlangsamung der Herzfrequenz und zur medikamentösen Kardioversion vorzuziehen.

Bei Patienten, die trotz adäquater Dosen von Digitalis und Verapamil eine schnelle Herzfrequenz haben, wird Amiodaron hinzugefügt, wobei in den meisten Fällen dann Verapamil abgesetzt werden kann.

Eine Elektrokonversion wird erst zwischen der dritten und vierten postoperativen Woche durchgeführt, aufgrund der hohen Rezidivrate, die mit einem früheren Konversionsversuch verbunden ist. Sind die Chancen für eine erfolgreiche Kardioversion gering, z. B. bei Patienten, die präoperativ länger als 2–3 Jahre Vorhofflimmern hatten oder bei denen die Größe des linken Vorhofes von mehr als 60 mm persistiert, ist eine elektrische Kardioversion zu diesem frühen Zeitpunkt selten indiziert. Bei diesen Patienten könnte die Elektrokonversion zu einem späteren Zeitpunkt (6 Monate nach der Operation) versucht werden. In der Zwischenzeit richtet sich das Ziel der Therapie auf eine Verlangsamung der Kammerfrequenz auf 70–80/min im Ruhezustand unter therapeutischer Antikoagulation.

Dauer der postoperativen antiarrhythmischen Therapie. Bei Patienten mit präoperativem Vorhofflimmern ist das Risiko eines Rezidivs auch bei erfolgreicher Kardioversion relativ hoch, sodass die antiarrhythmische Therapie für etwa 3–6 Monate postoperativ fortgeführt und dann langsam ausgeschlichen werden sollte. Dies gilt insbesondere für Patienten mit Zustand nach Klappenoperation. Bei Patienten, die präoperativ kein Vorhofflimmern hatten, ist das Risiko eines Rezidivs nach 2 Monaten postoperativ so gering, dass die antiarrhythmische Therapie etwa 1–3 Monate postoperativ ausschleichend beendet werden kann.

Prävention thromboembolischer Ereignisse bei postoperativem Vorhofflimmern. Zur Prävention thromboembolischer Ereignisse ist eine therapeutische Antikoagulation initial mit Heparin und anschließend mit Vitamin-K-Antagonisten erforderlich (Gohlke-Bärwolf et al. 1993, 1995a,b), solange Vorhofflimmern besteht und für 2 Monate nach erfolgreicher Konversion zu Sinusrhythmus (s. Kap 42).

Ventrikuläre Rhythmusstörungen. Die Häufigkeit und klinische Bedeutung ventrikulärer Rhythmusstörungen postoperativ wird kontrovers diskutiert. Michel et al. (1992) fanden eine hohe Inzidenz ventrikulärer Extrasystolen und bedeutsame ventrikuläre Rhythmusstörungen bei 50% der Patienten nach Klappenoperation. Im postoperativen Krankengut des Herz-Zentrums Bad Krozingen sind bedeutsame ventrikuläre Rhythmusstörungen seltener als Vorhofrhythmusstörungen.

Die Indikation für die Behandlung von ventrikulären Rhythmusstörungen ist dann gegeben, wenn sie zu einer hämodynamischen oder symptomatischen Beeinträchtigung des Patienten führen. Bei Patienten mit einer Ejektionsfraktion von über 30% wird als erstes Mittel der Wahl ein β-Blocker empfohlen, bei Patienten mit stark eingeschränkter linksventrikulärer Funktion oder Asthma ist Amiodaron zu bevorzugen. Der Erfolg der antiarrhythmischen Therapie sollte durch wiederholte Speicher-EKG dokumentiert werden. Bei Patienten mit wiederholten ventrikulären Tachykardien, die nur unzureichend auf eine medikamentöse Therapie ansprechen, wird eine elektrophysiologische Untersuchung durchgeführt (s. Kap 18).

Bradyarrhythmien und Überleitungsstörungen
Sinusbradykardien und langsame AV-junktionale Rhythmen können ein Grund für ein niedriges Herzminutenvolumen in der frühen postoperativen Phase sein. Patienten mit stark kalzifizierten Herzklappen, besonders Aortenklappen, haben ein besonders hohes Risiko, nach der Operation neue Überleitungsstörungen und AV-Blockierungen zu entwickeln. Dies wird auf das chirurgische Trauma und ein Gewebsödem zurückgeführt. In den meisten Fällen bilden sich die Überleitungsstörungen innerhalb von 2 Wochen zurück. Falls ein kompletter AV-Block persistiert und ein junktionaler Ersatzrhythmus nicht ausreichend ist, um ein adäquates Herzminutenvolumen aufrechtzuerhalten, wird eine permanente Schrittmacherimplantation erforderlich. Die Häufigkeit neuer Überleitungsstörungen postoperativ wird nach Herzklappenersatz mit 5–29% angegeben. Sie treten am häufigsten bei Patienten nach Aortenklappenersatz (22–30%) auf, meistens in Form eines Linksschenkelblockes. Die Häufigkeit eines kompletten AV-Blockes nach Aortenklappenersatz ist gering und erfordert eine Schrittmacherimplantation bei weniger als 1% der Patienten (Kalusche et al. 1986). Bei Patienten nach Mitralklappenersatz berichtete Brodell et al. (1991) das Auftreten eines AV- Blockes bei 1% der Patienten. Bei Patienten nach Bypass-Operation kommt es noch seltener zum Auftreten von AV-Blockierungen. In Einzelfällen kann eine passagere Schrittmachertherapie erforderlich sein.

54.4.4 Perikarditis

In den ersten Tagen nach der Operation kann für gewöhnlich ein Perikardreiben mit oder ohne zusätzliches mediastinales Reibegeräusch gehört werden. Dieses bleibt meistens für einige Tage bestehen. Ein Reibegeräusch kann auch durch die mediastinalen Drainagetuben verursacht werden. Eine perikardiale Entzündung im Bereich des Sinusknotens kann eine Ursache von supraventrikulären Tachykardien sein.

Postkardiotomiesyndrom. Ein separates klinisches Syndrom ist das Postkardiotomiesyndrom, das i. Allg. in der 2. und 3. postoperativen Woche auftritt. Es ist die häufigste Ursache für postoperatives Fieber sowie für Vorhofflimmern in der 2. und 3. Woche und tritt häufig in Verbindung mit Thoraxschmerzen, perikardialen oder pleuralen Reibegeräuschen auf, einem Anstieg des CRP und der Blutsenkung, perikardialen und pleuralen Effusionen und Vorhofarrhythmien. Der klinische Befund eines Perikardreibens, der manchmal nur in einem sehr umschriebenen kleinen Gebiet gehört wird, sollte den Verdacht auf diese Diagnose aufkommen lassen.

Halsvenenstauung und Verschwinden des apikalen Pulses in der linkslateralen Position und Dyspnoe sind Hinweise für die hämodynamische Bedeutung eines begleitenden Perikardergusses, der durch die echokardiographische Untersuchung bestätigt werden sollte. Eine seltene Spätkomplikation der Perikarditis und des Postkardiotomiesyndroms ist die konstriktive Perikarditis (Kutcher et al. 1982).

Therapie. Perikardschmerzen bessern sich auf Azetylsalizylsäure und nichtsteroidale Antirheumatika. Diclophenac interferiert weniger mit der Antikoagulation als ASS oder Indomethazin. Gelegentlich reichen diese Medikamente jedoch nicht aus, um die Schmerzen zu lindern und die zusätzliche Gabe von Steroiden ist erforderlich, z. B. Prednison 40–60 mg/Tag für 1 Woche und dann über 3–4 Wochen allmählich ausschleichend. Die pleuralen und perikardialen Ergüsse sprechen meist gut auf Diuretika an, z. B. Hydrochlorothiazid 50 mg plus Triamteren oder Spironolakton. In seltenen Fällen ist der Perikarderguss so groß oder sammelt sich so schnell an, dass eine Tamponade auftritt (s. unten).

> **Verdacht auf eine Tamponade bei**
> – Auftreten von Vorhofflimmern
> – Unerklärter Dyspnoe
> – Plötzlichem Abfall des Hämatokrit
> – Zunahme der Herzgröße innerhalb weniger Tage ohne Zeichen der Linksherzinsuffizienz
> – Halsvenenstauungen, die nicht durch Herzinsuffizienz erklärt sind
> – Unerklärter Anstieg des Kreatinin
> – Unerklärtem Abfall des Bedarfs an Phenprocoumon (z. B. Marcumar) oder Anstieg des INR-Wertes
> – Zunahme der Breite des oberen Mediastinum röntgenologisch
> – Akute Verschlechterung in der postoperativen Phase mit Hypotension und Schock, Rückgang der Diurese

Bei etwa 2–3% der Patienten kommt es zu Rezidiven von Perikardergüssen, und falls diese punktionsbedürftig sind, ist auch in diesen Fällen die Indikation zur Steroidtherapie gegeben.

54.4.5 Kardiale Tamponade

Obwohl postoperativ durchgeführte Echokardiogramme gezeigt haben, dass praktisch bei allen Patienten ein Perikarderguss nach einem herzchirurgischen Eingriff auftritt, entwickeln nur 3% der Patienten eine Tamponade.

Bedeutsame klinische Zeichen der Tamponade, wie verminderte Herztöne oder ein Pulsus paradoxus, können in der postoperativen Phase schwer zu erkennen sein, letzterer besonders bei Vorhofflimmern. Lokalisierte Hämatome im Mediastinum und Perikardraum können zu einer isolierten Tamponade einer oder zweier Herzkammern führen und zu einem ungewöhnlichen Anstieg des diastolischen Druckes, wie z. B. einer rechten Vorhoftamponade mit erhöhtem ZVD ohne einen Anstieg des rechtsventrikulären enddiastolischen Druckes und des Pulmonalkapillardruckes (Albat et al. 1991).

Die oben aufgelisteten Befunde, insbesondere die Kombination mehrerer Befunde, sollten den Verdacht auf die Möglichkeit einer Tamponade lenken. Eine plötzliche Verschlechterung des klinischen Allgemeinzustandes des Patienten mit Hypotension oder Schock sollte in erster Linie den Verdacht auf eine Tamponade als zugrundeliegende Ursache lenken.

Die echokardiographische Untersuchung erlaubt in den meisten Fällen eine schnelle und definitive Diagnose. Gelegentlich kann es schwierig sein, eine lokalisierte Tamponade mit Kompression des linken oder rechten Herzens in der späten postoperativen Phase zu diagnostizieren. In diesen seltenen Fällen kann eine Rechtsherzkatheteruntersuchung hilfreich sein, um ein Druckplateau zwischen 2 benachbarten Herzkammern bei einer lokalisierten Tamponade zu bestimmen, z. B. zwischen dem rechten Vorhof und dem diastolischen rechtsventrikulären und dem pulmonalarteriellen Druck oder dem Pulmonalkapillardruck (Albat et al. 1991).

> **! Cave**
> In der frühen postoperativen Phase ist eine Perikardtamponade in den meisten Fällen eine so akute, lebensbedrohliche Komplikation, dass keine Zeit für diese hämodynamische Beurteilung bleibt. Den höchsten Stellenwert hat die klinische Verdachtsdiagnose, die durch die echokardiographische Untersuchung bestätigt werden kann. Eine Soforttherapie mit einer Perikarddrainage, sei es durch Perikardpunktion oder bei lokalisierten Hämatomen durch einen chirurgischen Eingriff, ist erforderlich.

54.4.6 Linksventrikuläre Dysfunktion und Herzinsuffizienz

Patienten mit Aorten- und Mitralklappenerkrankungen und chronischem Linksherzversagen präoperativ weisen auch häufig postoperativ Zeichen der linksventrikulären Dysfunktion auf.

Während sich die linksventrikuläre Funktion bei Patienten mit präoperativer Aortenstenose innerhalb der ersten Wochen postoperativ sehr schnell bessert (Gohlke-Bärwolf et al. 1992), ist dies häufig nicht der Fall bei Patienten mit Aorten- oder Mitralinsuffizienz und präoperativ beeinträchtigter linksventrikulärer Funktion. Die Ejektionsfraktion im Echo fällt häufig initial nach der Operation ab und bessert sich postoperativ erst sehr langsam nach mehreren Monaten. Die präoperative Ejektionsfraktion ist ein unabhängiger Prädiktor für eine postoperative Herzinsuffizienz (Chaliki et al. 2002).

Auch ein intraoperativer Myokardinfarkt oder eine mangelhafte Myokardprotektion während der Operation kann die linksventrikuläre Funktion postoperativ beeinträchtigen (Acar et al. 1990). Bei diesen Patienten ist auch häufig nach der Operation die übliche Herzinsuffizienztherapie mit Digitalis, Diuretika, ACE-Hemmern und β-Blockern erforderlich. Bei Patienten mit ausgeprägter präoperativer pulmonaler Hypertonie sind Nitrate in der postoperativen Phase sehr nützlich; um den Pulmonalarteriendruck zu senken und die Rechtsherzinsuffizienz zu bessern kann zusätzlich NO oder Prostazyclin per Inhalation gegeben werden.

Die pulmonale Hypertonie, die mit einer Mitralstenose einhergeht, bessert sich i. Allg. nach der Chirurgie (Jegaden et al. 1991). Bei Patienten mit Aortenstenose und pulmonaler Hypertonie kann ebenfalls eine deutliche Besserung der pulmonalen Hypertonie nach der Operation auftreten, verbunden mit einem Anstieg der Ejektionsfraktion (Gohlke-Bärwolf et al. 1992; Jegaden et al. 1992).

54.4.7 Infektionen

Mediastinitis und sternale Osteomyelitis sind schwerwiegende postoperative Infektionen und treten bei etwa 2% der Patienten nach Sternotomien auf (Loop et al. 1990).

> **Risikofaktoren für eine Mediastinitis**
> (Antman 1992)
> — Übergewicht
> — Diabetes mellitus
> — Verwendung beider Aa. thoracicae internae
> — Mangelernährung
> — Fortgeschrittenes Alter
> — Schwere Lungenerkrankung
> — Verlängerte kardiopulmonale Bypass-Zeit
> — Exzessive postoperative Blutungen mit Reoperation
> — Erniedrigtes Herzminutenvolumen

Die definitive Diagnose erfordert eine Wundexploration und bakteriologische Untersuchungen. Mittels Computertomographie- und Magnetresonanzuntersuchung kann die Infektion lokalisiert werden (Antmann 1992). Zusätzlich zur chirurgischen Therapie sind Antibiotika für 10–14 Tage erforderlich, im Falle einer dokumentierten Sternumosteomyelitis für 4–6 Wochen.

Virale Infektionen. Die häufigsten, mit Transfusionen übertragenen Virusinfektionen nach herzchirurgischen Eingriffen sind die Non-A-Non-B-Hepatitis- (Hepatitis C-) und die Zytomegalievirusinfektion (CMV). Die Häufigkeit der Hepatitis wurde früher mit 5% angegeben und hat durch Einsatz der Eigenblutspende, verbesserte Operationstechniken mit geringerem Blutverlust und Transfusionsbedarf (Preiss et al. 1985) sowie verbesserter präoperative Labordiagnostik bis auf unter 1% abgenommen. Die Hepatitis C wird durch einen RNA-Virus verursacht und ist durch einen protrahierten Verlauf mit fluktuierenden Transaminasespiegeln gekennzeichnet (Alter et al. 1989). HIV-Infektionen und Malaria sind seltene Komplikationen herzchirurgischer Eingriffe (Antmann 1992).

Die CMV-Infektion ist eine febrile Erkrankung, die typischerweise einen Monat nach der Operation auftritt. Sie ist durch hohes Fieber, pathologische Leberwerte und Gelenkbeschwerden charakterisiert. Es handelt sich um eine selbstlimitierte Erkrankung, die mit antipyretischer Medikation und Ausgleich des Flüssigkeitshaushaltes behandelt wird.

Pilzinfektionen. Patienten, die für längere Zeit Kortikosteroide und Antibiotika erhalten haben, haben ein höheres Risiko für Pilzinfektion.

54.4.8 Bakterielle Endokarditis

> **Definition**
> Endokarditiden, die innerhalb der ersten 60 Tage nach der Operation auftreten, werden als **Frühendokarditis**, diejenigen, die nach 60 Tagen auftreten, als **Spätendokarditis** bezeichnet.

Die Auftrennung in Früh- und Spätendokarditis erfolgte, um die Endokarditiden, die mit größter Wahrscheinlichkeit operationsbezogen sind, von denen zu trennen, die unabhängig von der Operation und der perioperativen Phase auftreten. Innerhalb der Frühphase sind vorwiegend Staphylokokken, gram-

54.4 · Komplikationen

Tabelle 54.3. Mikroorganismen, die für eine frühe und späte Klappenprothesenendokarditis (PVE) verantwortlich sind. (Nach Horstkotte u. Bodner 1991)

Mikroorganismen	Frühe PVE (%)	Späte PVE (%)
Staphylococcus epidermidis	29,5	19,1
Staphylococcus aureus	19,4	10,8
Staphylococcus viridans	3,0	22,7
Enterokokken	3,9	11,9
Andere Streptokokken	2,4	7,4
Mikrokokken	0,6	0,9
Gramnegative Bakterien	17,7	11,4
Andere Bakterien	8,6	5,9
Pilze	11,1	4,2
Gemischte Infektionen	2,3	1,5
Kultur negativ	1,5	5,2

negative Bakterien und Pilze für die Endokarditis verantwortlich im Gegensatz zu der späten Prothesenendokarditis, bei der das Erregerspektrum vergleichbar mit dem der Endokarditis an nativen Herzklappen ist (◻ Tabelle 54.3). Weiterhin hat die frühe Endokarditis eine wesentlich höhere Letalität als die Spätendokarditis.

Inzidenz und Letalität. Die Letalität der früh auftretenden Endokarditis lag bei 66% und konnte in den letzten Jahren gesenkt werden (Horstkotte u. Bodnar 1991). Aufgrund dieser hohen Letalität werden in den meisten Zentren aus prophylaktischen Gründen Antibiotika während und nach der Operation gegeben. Die Prophylaxe richtet sich in erster Linie gegen krankenhausinterne Keime. Durch die prophylaktische Gabe von Cephalosporinen konnten die postoperativen Infektionen deutlich gesenkt werden.

Die Häufigkeit der Endokarditis bei Bioprothesen liegt im Mittel bei 0,4%/Jahr für Mitralklappen und bei 0,9%/Jahr für Aorten- sowie 0,9%/Jahr für kombinierte Mitral- und Aortenbioprothesen (Horstkotte u. Bodnar 1991). Für mechanische Herzklappen liegt die jährliche Häufigkeit bei 0,5–0,7%/Jahr. Bioprothesen haben ein etwas höheres Risiko als mechanische Prothesen, Aortenprothesen haben eine höhere Inzidenz als Mitralklappenprothesen.

Patienten, bei denen die primäre Indikation zum Herzklappenersatz eine Klappenendokarditis war, haben ein signifikant höheres Risiko als Patienten, bei denen präoperativ keine Endokarditis bestand. Die Häufigkeit von wiederauftretenden Endokarditiden oder Reinfektionen betrug 3,4%. Die Prädisposition zur Entwicklung einer bakteriellen Endokarditis ist durch die nicht bakteriellen thrombotischen Vegetationen im Bereich der implantierten Herzklappen gegeben. Das Risiko von Herzklappenträgern, eine Endokarditis zu entwickeln, liegt um ein Vielfaches höher als bei Patienten mit nativen Herzklappenerkrankungen. Der Ausgangspunkt für Prothesenendokarditiden ist häufig der Nahtring, und zwar durch Thromben, die in der Nähe des Nahtringes in Rezirkulationsgebieten entstanden sind. Deshalb kommt es häufig bei Endokarditiden an mechanischen Herzklappen zur Ausbildung von periprothetischen Lecks, Ringabszessen und zu einem Eindringen der Infektion in die umgebenden Gewebe.

Im Gegensatz dazu tritt die Infektion von Bioprothesen nicht nur am Nahtring auf, sondern auch im Bereich der Klappensegel selbst (Horstkotte u. Bodnar 1991).

Klinik. Die im Kap. 26 beschriebenen Symptome und Befunde der bakteriellen Endokarditis gelten auch für die Prothesenendokarditis. Fieber ist praktisch immer vorhanden (95% der Patienten). Bei jedem postoperativen Fieber und bei Fieber unbekannter Ätiologie sollte in erster Linie eine Endokarditis ausgeschlossen werden. Da meist der Nahtring der Ausgangspunkt für eine Prothesenendokarditis ist, kommt es im Rahmen der Endokarditis häufig zum Auftreten paravalvulärer Lecks. Dies ist mit neuen Regurgitationsgeräuschen verbunden. Werden bei der Nachbeobachtung neue Regurgitationsgeräusche auskultiert, sollte bei Herzklappenträgern immer eine Endokarditis ausgeschlossen werden. Eine bakterielle Endokarditis kann zur Bildung von Thromben und Vegetationen führen, die gelegentlich eine Obstruktion der Herzklappenprothese verursachen. Bei etwa 30% der Patienten mit Prothesenendokarditis wurden septische Embolien berichtet: eine Splenomegalie bei 20–30%, Oslerknötchen, Petechien, Splitterblutungen und Augenhintergrundsblutungen (Roth-Flecken) bei 5–15% sowie eine Nierenbeteiligung bei etwa 30% der Patienten. Neu aufgetretene AV-Blockierungen sind häufig Hinweise für Abszessbildung mit Eindringen der Infektion in das Reizleitungssystem.

Diagnostisches Vorgehen. Bei Fieber und/oder neu aufgetretenen Herzgeräuschen nach Herzklappenersatz sollte die Möglichkeit einer Endokarditis erwogen und mehrere Blutkulturen angelegt werden. Besteht aufgrund der klinischen Befunde der Verdacht auf eine Endokarditis, sollte eine echokardiographische Untersuchung durchgeführt werden zur Identifizierung von Vegetationen, Thromben und Quantifizierung von Klappeninsuffizienzen und paravalvulären Lecks. Insbesondere nach Mitralklappenersatz hat die transösophageale Echokardiographie einen hohen Stellenwert.

Therapie (s. Kap. 26). Die antibiotische Therapie sollte hoch dosiert und intravenös entsprechend den mikrobiologischen Untersuchungen durchgeführt werden. Die Antikoagulation sollte bei Trägern mechanischer Herzklappen fortgeführt werden. Falls eine frühzeitige Operation zu erwarten ist bzw. Komplikationen in Form von Embolien befürchtet werden, sollte die Therapie mit z. B. Marcumar auf eine intravenöse Therapie mit Heparin in therapeutischer Dosierung umgesetzt werden.

Falls die Endokarditis nicht innerhalb weniger Tage auf die antithrombotische Therapie anspricht und das Fieber persistiert oder sich gar Nierenversagen entwickelt, ist eine Notfalloperation indiziert. Wenn die hämodynamische Auswirkung der Endokarditis in Form einer Herzklappeninsuffizienz so bedeutsam ist, dass sie medikamentös nicht unter Kontrolle gehalten werden kann, ist dies ebenfalls eine Indikation zur Operation. Die Entwicklung von intrakardialen Abszessen, Fisteln sowie AV-Blockierungen, die für eine Penetration der Infektion in das Septum sprechen, sind ebenfalls Indikationen für eine frühe Operation. Eine dringende Indikation für eine Notfalloperation stellt das Auftreten peripherer Embolien dar, da das Risiko einer Zweitembolie hoch ist.

> **Cave**
> Ein akuter Myokardinfarkt als Audruck einer Koronarembolie sollte keine Kontraindikation, sondern eine Indikation für eine frühe Operation darstellen.

54.4.9 Neurologische und gastrointestinale Komplikationen

Neurologische Komplikationen. Bis zu 20% der Patienten entwickeln nach herzchirurgischen Eingriffen neurologische Komplikationen wie Einschränkung des Kurzzeitgedächtnisses, Konzentrationsschwäche, Desorientiertheit, Sehstörungen. In den meisten Fällen bilden sich diese Symptome spontan zurück.

Schwerwiegende neurologische Komplikationen treten je nach Altersstruktur des untersuchten Patientenkollektivs bei bis zu 6,2% der Patienten auf (Roach et al. 1996). Eine neuere umfangreiche Untersuchung an über 200.000 Patienten zeigte bedeutsame neue neurologische Defizite wie Schlaganfall, TIA, und/oder Koma bei 3,8% der Frauen und bei 2,4% der Männer nach Bypass-Operation; nach isolierter Klappenoperation jeweils bei 4,3% und 3,5% und nach kombinierter Operation bei 7,9% und 5,6%. Frauen hatten nach multivariater Analyse ein um 21% erhöhtes Risiko für ein neurologisches Defizit im Vergleich zu Männern. Frauen waren zum Zeitpunkt der Operation älter, hatten häufiger Diabetes und Hypertonie, rauchten jedoch weniger und hatten weniger häufig eine 3-Gefäßerkrankung. Über 70jährige hatten ein 3- bis 4fach höheres Risiko (6,2% bei Frauen bzw. 4,7% bei Männern) als unter 50jährige. Patienten mit neuem neurologischem Defizit hatten eine 6- bis 7fach erhöhte 30-Tage-Letalität (Hogue et al. 2001).

Bei etwa 10% der über 65-jährigen Patienten kommt es zu einer zunehmenden Verschlechterung der neurophysiologischen und psychologischen Funktionen während der nächsten 6 Monate. Schlaganfälle treten bei 1–5% der Patienten auf (Townes et al. 1989). Symptomatische Gesichtsfeldausfälle können Folge von Retinaembolien, Okzipitallappeninfarkten oder einer ischämischen, optischen Neuropathie sein (Shahian u. Speert 1989). Risikofaktoren für Schlaganfälle oder transiente zerebrale Attacken sind Alter, präoperative Karotisgeräusche oder Stenosen, frühere Schlaganfälle oder TIA, postoperatives Vorhofflimmern, verlängerte kardiopulmonale Bypasszeit von mehr als 2 h und präoperative Thromben im linken Vorhof oder linken Ventrikel (Hogue et al. 2001) sowie intraoperativ festgestellte Plaques in der Aorta (Roach et al. 1996).

Gastrointestinale Komplikationen. Ernste gastrointestinale Komplikationen treten bei ungefähr 1% der Patienten auf, die zur Hälfte einen allgemeinchirurgischen Eingriff erforderlich machen (Aranha et al. 1984). Die meisten Komplikationen treten innerhalb von 7 Tagen nach der Operation auf. Patienten mit erhöhtem Risiko für gastrointestinale Komplikationen sind solche mit einem niedrigen Herzminutenvolumen und Patienten, die einer intraaortalen Ballonpumpe bedurften. Postoperative Blutungen aufgrund eines Stressulkus wurden sehr selten gefunden. Stressgastritiden und Magenulzera treten am häufigsten bei Patienten mit chronischer obstruktiver Lungenerkrankung, postoperativer Hypertension, Blutung und Reoperation auf.

Aufgrund dieser Tatsache wird bei diesen Hochrisikopatienten empfohlen, wenn möglich eine präoperative Campylobacter Eradikation und eine prophylaktische Behandlung mit Antazida und H^{++}-Rezeptorenantagonisten durchzuführen.

 Das klinische Management gastrointestinaler Komplikationen besteht in einer frühen Endoskopie, sofern die medikamentöse Therapie nicht erfolgreich ist; sowie in der Einführung einer Nasensonde, Antazida, H^+-Rezeptorenantagonisten, Protonenpumpenhemmer und Transfusionen, falls erforderlich.

54.4.10 Thromboembolien, Thrombosen und Blutungen

Die Thromben selbst können sich an der implantierten Klappe, insbesondere im Bereich des Nahtringes, an rekonstruierten Herzklappen oder im postoperativ vergrößerten linken Vorhof bilden. Von dort ausgehend können arterielle Embolisierungen auftreten.

Die Häufigkeit thromboembolischer Komplikationen ist abhängig von der Position der Kunstklappe (Aorten- oder Mitralposition), von der Art der prothetischen Klappe (Bio- oder Kunststoffprothese), von der Intensität und Stabilität der Antikoagulation (INR-Wert im therapeutischen Bereich), vom Herzrhythmus, von der Größe des linken Vorhofs, vom Herzminutenvolumen sowie von allgemeinen, patientenbezogenen Patientenrisikofaktoren (s. Kap 42). Durch eine kontinuierliche Verbesserung der Herzklappenmodelle und eine therapeutische, adäquate Antikoagulation mit Vitamin-K-Antagonisten konnte das Risiko für eine Herzklappenthrombose auf unter 1% gesenkt werden, das Risiko für periphere Embolien zwischen 1% und 2% in Aortenposition und 3–4% in Mitralposition. Die Empfehlungen für die Indikation und die Intensität der Antikoagulation bei den verschiedenen Klappenprothesen, in Abhängigkeit von begleitenden Risikofaktoren, wie sie von der Europäischen Arbeitsgruppe für Herzklappenerkrankungen festgelegt wurden (Gohlke-Bärwolf et al. 1995), sind im Kap. 42 wiedergegeben.

> **Klinisch wichtig**
> Patienten mit mechanischen Herzklappenprothesen bedürfen der lebenslangen Antikoagulation. ASS ist kein Ersatz für Phenprocoumon. Patienten mit biologischen Herzklappen bedürfen der Antikoagulation für 3 Monate. Diese kann

> beendet werden, sofern Sinusrhythmus besteht und keine anderen Risikofaktoren für ein erhöhtes Thromboembolierisiko vorliegen. Bei Patienten mit Herzklappenrekonstruktion wird ebenfalls eine zeitlich limitierte Antikoagulation für 3 Monate empfohlen, die beendet werden kann, sofern Sinusrhythmus vorliegt. Besteht bei Bioprothesen und nach Herzklappenrekonstruktion noch Vorhofflimmern, so bedürfen auch diese Patienten der fortgesetzten Antikoagulation.

In der frühen postoperativen Phase besteht auch bei Patienten nach Bypass-Operation ein erhöhtes Thromboembolierisiko, das zwar deutlich unter dem der Klappenprothesenträger liegt, jedoch dann von Bedeutung ist, wenn die Patienten in der postoperativen Phase Vorhofflimmern entwickeln.

Diese Patienten bedürfen akut der Antikoagulation mit Heparin und Phenprocoumon, sofern das Vorhofflimmern fortbesteht. Erst nach Konversion zu Sinusrhythmus kann z. B. Marcumar in der postoperativen Phase durch ASS ersetzt werden.

54.4.11 Klappendysfunktion

Klappendehiszenz

Eine Prothesendehiszenz kann zu einem paravalvulären Leck führen mit daraus resultierenden unterschiedlichen Ausmaßen von Insuffizienz und Hämolyse. Dies tritt am häufigsten innerhalb des ersten Monats nach der Operation auf, entweder aufgrund einer akuten bakteriellen Endokarditis oder aufgrund postinfektiöser Veränderungen im Anulus oder paraanulären Gewebe oder aufgrund von Kalzifizierungen des Anulus. Weiterhin sind Patienten mit Bindegewebserkrankungen wie dem Marfan-Syndrom besonders gefährdet, solche Klappendehiszenzen zu entwickeln. Die Häufigkeit von paravalvulären Dehiszenzen hängt somit von der zugrundeliegenden pathologischen Klappenveränderung ab, von chirurgischen Faktoren und postoperativen Komplikationen wie einer Endokarditis.

In einer Untersuchung von Schoen et al. (1985) war die paravalvuläre Dehiszenz für 15% der Reoperationen bei Patienten mit Bioprothesen verantwortlich und für 40–50% bei Patienten mit mechanischen Prothesen. In einer Untersuchung von Horstkotte et al. (1987) betrug die Häufigkeit der Klappendehiszenz 2% bei Prothesen in Mitral- und 1,7% in Aortenposition.

Bei großen paravalvulären Dehiszenzen zeigt die Klappe in der Durchleuchtung eine abnorme Beweglichkeit des Klappenringes. Damit ist die Diagnose zu stellen. Mittels der Doppler-Echokardiographie kann gelegentlich nur auf dem transösophagealen Wege die paravalvuläre Klappeninsuffizienz dokumentiert werden. Laboruntersuchungen zeigen einen Anstieg der LDH-, einen Abfall des Haptoglobinwertes als Ausdruck der Hämolyse. Im Falle einer schweren Hämolyse, die wiederholte Bluttransfusionen erforderlich macht, ist eine Reoperation indiziert. Falls die Hämolyse gut kompensiert ist und/oder die Klappeninsuffizienz hämodynamisch nicht bedeutsam ist, können die Patienten konservativ nachbeobachtet werden. Geringe Grade von Hämolyse können auch ohne paravalvuläres Leck auftreten, selbst bei Kunststoffprothesen der dritten Generation.

Mechanische Klappendysfunktion

Veränderungen der Kugelprothesen, Degeneration und Fraktur der Scheibenprothesen waren die Hauptprobleme der ersten und zweiten Generation mechanischer Herzklappen. Bügelbrüche der Björk-Shiley-CC-70- und -60-Prothesen wurden früh und spät nach der Operation berichtet (Blot 2001; Van der Graaf et al. 1992). Die jährliche Frakturrate der Björk-Shiley-CC-70-Klappen beträgt in der Gruppe mit hohem Risiko 1,4%/Jahr. Bei Patienten mit Björk-Shiley-CC-60-Klappen wurden 4 unterschiedliche Risikogruppen identifiziert, bei denen die Frakturrate zwischen 0,02 und 0,3%/Jahr variiert. Große Mitralklappen (29–33 mm), besonders bei Patienten im Alter von unter 40 Jahren, die in der Anamnese schwere körperliche Belastungen aufweisen, sind besonders gefährdet für einen Klappenbruch.

Die Frakturrate der Edwards-Duromedics-Klappe wurde mit 0,03%/Jahr angegeben (Dimitri u. Williams 1990). Ein wesentlich geringeres Risiko von 0,004% liegt bei den St.-Jude-Medical-Prothesen vor (Orsinelli et al. 1991; Arom 1993). Die Fraktur eines Bügels der Björk-Shiley-Klappe ist mit dem Verlust und Entweichen der Verschlussscheibe und massiver Regurgitation verbunden. Wenn der Patient nicht einer sofortigen Reoperation unterzogen wird, führt dieses Ereignis zum Tode. Die Fraktur einer zweiflügligen Klappe wird deutlich besser toleriert, da für gewöhnlich nur ein Flügel der Klappe entweicht und die daraus resultierende Insuffizienz nicht so massiv ist. Aber auch bei diesen Patienten ist eine dringende Reoperation erforderlich. Die Diagnose sollte bei Patienten in Erwägung gezogen werden, die plötzlich schwere Symptome wie Dyspnö, Lungenödem und Schock entwickeln.

Auskultatorisch fehlen die Klappenklicks im Fall einer gebrochenen Björk-Shiley-Klappe und ein Insuffizienzgeräusch ist hörbar. Die Diagnose kann mit der Durchleuchtung gestellt werden sowie echokardiographisch. Mit diesem Typ des Klappenversagens ist eine hohe Mortalität verbunden. Sie beträgt im Falle einer gebrochenen Björk-Shiley-Klappe 85% und im Falle einer St.-Jude-Medical-Klappe 35%. Insgesamt sind Klappenfrakturen für 1,6% aller Todesfälle nach Aortenklappenersatz und 3% nach Mitralklappenersatz mit Björk-Shiley-Klappen verantwortlich. Die linearisierte Ereignisrate für mechanisches Prothesenversagen der Björk-Shiley-Klappen beträgt 0,06/100 Patientenjahre für Aorten- und 0,2 für Mitralklappen (Lindblom 1988). Die Frakturrate nimmt mit dem Alter des Patienten ab, ebenso mit dem zunehmendem Abstand von der Operation. Sie ist bei Frauen niedriger als bei Männern (Blot 2001).

Klappendysfunktion aufgrund eines Pannus

Bereits früh nach der Operation kann Gewebe in die Klappe einwachsen und zu einer beeinträchtigten Öffnung der Klappe führen. Die Diagnose kann auskultatorisch vermutet und Doppler-echokardiographisch und per Durchleuchtung bestätigt werden.

Hämolyse

Die chronische intravasale Hämolyse ist eine der möglichen Komplikationen nach Klappenersatz. Sie tritt aufgrund einer mechanischen Schädigung der Erythrozyten ein und wird durch turbulenten Fluss, hohe Flussgeschwindigkeiten und direktes Trauma durch die Klappe verursacht. Die prothetischen Klappen der 2. Generation, die seit den 70er-Jahren hergestellt wurden, verursachen aufgrund ihres verbesserten hämodynamischen Flussprofils und günstigerer Materialien weniger oder gar keine Hämolyse. Es können jedoch kleine paravalvuläre Lecks zu einem exzessiven Ausmaß der Hämolyse und Anämie führen, die einen erneuten Klappenersatz erforderlich machen (Horstkotte et al. 1986). Dies trat im Herz-Zentrum Bad Krozingen nur bei 3 Patienten mit einer St.-Jude-Mitralklappe bei 6000 Herzklappenoperationen innerhalb der letzten 20 Jahre auf.

Wird die Hämolyse definiert als Retikulozytose und Transfusionsbedürftigkeit, fand DiSesa et al. (1989) keine Hämolyse nach Aortenklappenersatz und bei 2% der Patienten nach Mitralklappenersatz mit St.-Jude-Klappen. Im letzteren Fall war die Hämolyse mit einem paravalvulären Leck verbunden.

Diagnose und Quantifizierung der Hämolyse. Mit der Bestimmung des Haptoglobin und der LDH sind empfindliche Parameter vorhanden, eine Hämolyse zu diagnostizieren. Haptoglobin, obwohl ein äußerst empfindlicher Test für die Hämolyse, ist nicht geeignet, um das Ausmaß der Hämolyse zu quantifizieren. Dies ist jedoch mit der Bestimmung der LDH möglich. Geringe Ausmaße der Hämolyse sind mit einer LDH zwischen 220 und 400 U/l verbunden, Haptoglobin bewegt sich bei diesen Fällen zwischen 10 und 37 mg und das freie Hämoglobin ist erhöht. Ein ausgeprägtes Maß der Hämolyse, die noch kompensiert ist, liegt vor, wenn die LDH über 800 U/l erhöht ist, Haptoglobin nicht mehr nachweisbar ist und eine deutliche Erhöhung des freien Hämoglobin vorliegt mit Fragmentozyten, Hyperbilirubinämie und Retikulozytose, Hämosiderin im Urin. Die Anämie ist jedoch noch kompensiert.

Eine schwere, nichtkompensierte Hämolyse liegt vor, wenn die LDH über 1000 U/l erhöht ist, für gewöhnlich auf mehr als 3000 U/l, das Haptoglobin nicht mehr nachweisbar ist und wiederholte Transfusionen wegen einer schwere Anämie erforderlich sind (Horstkotte et al. 1987). Dies ist i. Allg. mit einer Klappendysfunktion bzw. einem paravalvulären Leck verbunden und als Indikation zum Klappenersatz anzusehen. Dies war lediglich bei 3 Patienten von 6000 operierten in unserem Hause erforderlich. Im Allgemeinen sollte eine Hämolyse, die stärker ausgeprägt ist als die normalerweise mit einem spezifischen Klappentyp verbundene, den Verdacht auf eine Klappendysfunktion/paravalvuläres Leck lenken.

Therapie der Hämolyse. Bei leichten und mäßigen Graden der Hämolyse, die nicht mit einer hämodynamisch bedeutsamen Klappendysfunktion verbunden sind, ist keine spezifische Therapie erforderlich. Die Patienten sollten jedoch in regelmäßigen Zeitabständen (halb- bis einjährig) kardiologisch nachuntersucht werden, um rechtzeitig eine Zunahme der Hämolyse und der Klappendysfunktion zu erkennen. Falls die Hämolyse zu einer transfusionsbedürftigen Anämie führt, ist die Reoperation die Therapie der Wahl. Ist die Reoperation mit einem hohen Risiko verbunden, kann die Transfusionsbedürftigkeit nach eigenen Erfahrungen durch Gabe von Erythropoetin vermindert werden.

Klappenassoziierte Todesursachen

Diese sind für 18% aller Todesfälle nach Aortenklappenersatz und 25% nach Mitralklappenersatz verantwortlich. Obwohl der größte Teil der Patienten an kardialen Ursachen verstirbt (80% bei Patienten nach Aorten- und 90% bei Patienten mit Mitralklappenersatz), sind die häufigsten Todesursachen Herzversagen, Myokardinfarkt und Arrhythmien (51 und 56% respektive) und nicht Klappenversagen, 11% der Patienten versterben aufgrund eines plötzlichen Herztodes. Dies verdeutlicht die Notwendigkeit einer sehr sorgfältigen und fachkardiologischen Betreuung dieser Patienten nach Herzklappenoperation für den Rest ihres Lebens. Zu empfehlen ist eine kardiologische Untersuchung 6 Monate nach der Operation und in jährlichen Zeitintervallen danach.

Eine umgehende Kontrolle ist dann erforderlich, wenn ernsthafte Symptome oder Veränderungen des klinischen Status des Patienten, der auskultatorischen Befunde oder in der Doppler-echokardiographischen Untersuchung auftreten. Im Falle zunehmender Gradienten über der künstlichen Herzklappe sollten die Patienten sehr engmaschig nachbeobachtet werden, um Artefakte auszuschließen, die Ursache festzustellen und die Notwendigkeit und den Zeitpunkt für eine Reoperation festzulegen. Patienten mit Bioprothesen sollten in kürzeren Zeitintervallen kontrolliert werden, sobald die Prothese älter als 5 Jahre ist oder beginnende strukturelle Veränderungen oder Degenerationserscheinungen echokardiographisch vorliegen, selbst wenn der Patient noch asymptomatisch ist. Diese Notwendigkeit gründet sich auf der Tatsache, dass eine beschleunigte Degenerationsrate nach dem 5. Jahr nach der Implantation auftritt und nachdem strukturelle Veränderungen an der Klappe dokumentiert wurden (Hammermeister et al. 2000).

54.5 Medikamentöse Behandlung und Langzeitbetreuung nach Bypass- und Herzklappenoperation

54.5.1 Nach Bypass-Operation

Sekundärprävention. Nach einer erfolgreichen Bypass-Operation besteht das Ziel der sekundärpräventiven Maßnahmen mit strikter Einstellung der Risikofaktoren darin, die langfristige Durchgängigkeit der Bypässe zu erhalten und eine Progression in den nativen Herzkranzarterien zu vermindern. Die Durchgängigkeit der Bypässe wird entscheidend von der Einstellung der Risikofaktoren, besonders der Einstellung der Cholesterinwerte, der Aggregationshemmung mit ASS (Pfisterer et al. 1989) oder der Antikoagulation z. B. mit Marcumar (Gohlke et al. 1981) bestimmt (s. Kap. 42).

Die Langzeitbeobachtung postoperativer Patienten in unserem Hause zeigte, dass die Prognose bis zu 18 Jahren durch das Rauchen bestimmt wird (Samek et al. 1994). So ist die Aufgabe des Rauchens, die strikte Einstellung des Cholesterins mit anzustrebenden LDL-Cholesterinwerten von unter 100 mg/dl entsprechend den Leitlinien der Deutschen Gesellschaft für Kardiologie (Gohlke et al. 2001) und des „Third Report of the National Cholesterol Education Program", die optimale Behandlung der Hypertonie mit systolischen Werten unter 140 mmHg und diastolischen Werten unter 90 mmHg, die Korrektur des Übergewichtes, Behandlung des Diabetes und der übrigen Risikofaktoren auch nach der Operation von großer Bedeutung (Campeau et al. 1999; s. Kap. 56).

Azetylsalizylsäure und Antikoagulanzien. In einer in unserem Hause durchgeführten Studie konnte gezeigt werden, dass die Therapie mit z. B. Marcumar für 8 Wochen nach der Operation die Durchgängigkeit der Bypässe günstig beeinflusst (Gohlke et al. 1981). Zwischenzeitlich konnte jedoch auch in mehreren Studien nachgewiesen werden, dass die Therapie mit ASS eine günstige Wirkung auf die Verschlussrate der Bypässe hat (Pfisterer et al. 1989; Fremes et al. 1993). Da die präoperative Gabe von ASS das Blutungsrisiko erhöht (Goldman et al. 1991), wird der Beginn der ASS-Therapie früh postoperativ nach den ersten 6 h spätestens innerhalb von 24 h (Mangano et al. 2002) empfohlen. Unser gegenwärtiges Therapieschema beinhaltet die Gabe von ASS 100 mg/Tag, wobei der Beginn der Therapie innerhalb der ersten 6 postoperativen Stunden erfolgen sollte. Bei Kontraindikationen für die Gabe von ASS wie rezidivierende Magenulzera kann als Alternative Clopidogrel 75 mg/Tag in Erwägung gezogen werden. Bei Patienten mit deutlich eingeschränkter linksventrikulärer Funktion und/oder linksventrikulärem Aneurysma ist postoperativ eine Antikoagulation z. B. mit Marcumar zu diskutieren (s. Kap. 42).

Therapie bei Angina pectoris. Postoperativ kann es erneut zum Auftreten von Angina pectoris kommen. Sowohl der Charakter als auch die Lokalisation der Angina pectoris können sich postoperativ ändern.

> Wichtigstes Kriterium für die Diagnose einer Angina pectoris ist die Belastungsabhängigkeit der Beschwerden und das Ansprechen auf Nitroglyzerin.

Der Schmerzcharakter als solcher und die Ausstrahlung und Lokalisation der Schmerzen sind postoperativ wesentlich weniger zuverlässig für die Diagnosestellung der Angina pectoris als präoperativ.

Die Behandlung der postoperativ wieder aufgetretenen Angina pectoris ist identisch mit der Behandlung der Angina pectoris präoperativ und besteht in der Gabe von Nitraten und β-Rezeptorenblockern oder Nitraten und bradykardisierenden Kalziumantagonisten. Das postoperative Wiederauftreten von Angina pectoris kann einen Verschluss eines oder mehrerer Bypässe anzeigen. Dafür spricht insbesondere das plötzliche Wiederauftreten von Angina pectoris nach einem beschwerdefreien Intervall. In dieser Situation ist eine erneute kardiologische Kontrolluntersuchung, möglichst in dem Zentrum, in dem der Patient angiographiert oder operiert wurde, empfehlenswert.

Bei postoperativ auftretender, schwerer Angina pectoris sollte eine Reangiographie durchgeführt werden mit dem Ziel einer PTCA. Die Hemmschwelle für eine Reangiographie sollte niedrig sein, da in unserer Erfahrung häufig mit einer PTCA der Operationserfolg wieder hergestellt werden kann.

Eine routinemäßige Gabe von β-Rezeptorenblockern, Nitraten oder Kalziumantagonisten aus prognostischen Gründen ist bei asymptomatischen Patienten mit guter Leistungsfähigkeit und ohne Ischämienachweis nicht gerechtfertigt. Wie bei allen Patienten mit einer KHK sind ACE-Hemmer indiziert (s. Kap. 47). Die Herzinsuffizienztherapie folgt den üblichen Richtlinien (s. Kap. 17).

Arrhythmien. Rhythmusstörungen, die trotz erfolgreich durchgeführter Bypass-Operation persistieren oder neu auftreten, stellen gelegentlich ein sehr schwieriges therapeutisches Problem dar, insbesondere ventrikuläre Rhythmusstörungen. Erkennung, Definition, Art der Rhythmusstörung und adäquate Behandlung sind wichtig, da auch in der postoperativen Phase Rhythmusstörungen als Vorwarnungen eines plötzlichen Herztodes auftreten können. Auch nach der Bypass-Operation sollten die im Rahmen der CAST-Studie (Echt et al. 1991) gewonnenen Erkenntnisse Anwendung finden (s. Kap. 42). In erster Linie wird sich ein β-Blocker sowohl zur Therapie des Vorhofflimmerns als auch ventrikulärer Rhythmusstörungen anbieten, bei Patienten mit stark eingeschränkter linksventrikulärer Funktion Amiodaron.

54.5.2 Nach Herzklappenoperation

Digitalis. Wenn der Patient vor der Operation Digitalis benötigt, wird dies auch häufig postoperativ notwendig sein, wenigstens für die ersten 6 Monate nach der Operation. Dies ist insbesondere bei Patienten mit präoperativer Aorten- bzw. Mitralinsuffizienz der Fall und bei Patienten mit Aortenstenose und präoperativ deutlich eingeschränkter linksventrikulärer Funktion. Beim postoperativen Verlauf ist zu überprüfen, ob Digitalis weiterhin erforderlich ist. Es sollte weiter gegeben werden, wenn Zeichen der Herzinsuffizienz bestehen oder chronisches Vorhofflimmern vorliegt. Digitalis kann jedoch abgesetzt werden, wenn sich die Herzgröße normalisiert hat, keine Herzinsuffizienzzeichen oder Vorhofflimmern bestehen. Dies ist in der Regel bei Patienten nach Aortenklappenersatz bei präoperativer Aortenstenose sehr rasch der Fall.

Diuretika. Liegt in der frühen postoperativen Phase eine Herzinsuffizienz vor, so wird neben den Digitalispräparaten die Gabe von Diuretika notwendig sein. Nach erfolgreicher Herzklappenoperation wird der Bedarf an Diuretika abnehmen. Insbesondere bei Mitralvitien mit präoperativer Rechtsherzinsuffizienz ist auch zunächst nach der Operation die Gabe von Diuretika unter Einschluss von Spironalakton erforderlich, um die Rückbildung der Herzinsuffizienz zu gewährleisten. Zum Zeitpunkt der Entlassung aus der stationären Behandlung wird über den Diuretikabedarf bis zur nächsten kardiologischen Kontrolluntersuchung entschieden, die spätestens 6 Monate nach der Operation erfolgen sollte. Ist eine deutliche Größenabnahme der Herzgröße nachweisbar, können die Diuretika reduziert und schrittweise abgesetzt werden.

Nitrate. Die Gabe von Nitraten kann zu einer rascheren Rückbildung der pulmonalen Hypertonie und der Herzinsuffizienz führen. Die gleichen Richtlinien – wie präoperativ diskutiert – gelten für die Gabe von **ACE-Hemmern.**

Antikoagulanzien und Aggregationshemmer (s. Kap. 42 und 43). Alle Patienten nach mechanischem Herzklappenersatz bedürfen lebenslang der Antikoagulation mit z. B. Marcumar oder einem anderen Vitamin-K-Antagonisten. Die erforliche Intensität der Antikoagulation richtet sich nach der Art und Lokalisation der implantierten Herzklappenprothese sowie den begleitenden Risikofaktoren, insbesondere dem Vorliegen von Vorhofflimmern (s. Kap. 42).

> **Klinisch wichtig**
>
> Neben der Qualität und Intensität der Antikoagulation zur Thromboembolieprophylaxe ist die Korrektur der Risikofaktoren für Schlaganfälle und Thromboembolie ein äußerst wichtiger Aspekt in der Langzeitbetreuung klappenoperierter Patienten. So sollten auch bei Patienten mit Zustand nach Herzklappenoperation das Rauchen einstellen, eine strikte Kontrolle des Cholesterins sowie eine optimale Behandlung der Hypertonie gewährleistet sein.

Endokarditisprophylaxe. Die Empfehlungen zur Endokarditisprophylaxe sind im Kapitel 26 (Tab. 26.10, S. 625) ausführlich bezüglich Indikationsstellung und Durchführung dargestellt.

Zusammenfassung

Die großen Fortschritte in der Herzchirurgie, der Anästhesie und des perioperativen Managements haben zu einer deutlichen Senkung der perioperativen Letalität aller herzchirurgischen Eingriffe geführt. Das zunehmende Alter der Patienten, die sich einer Operation unterziehen, stellt Kardiologen und Herzchirurgen jedoch vor immer größere Herausforderungen. Die Beratung des hilfesuchenden Patienten wird schwieriger. Es sind heute auch die über 85-Jährigen, die sich von einer Operation eine Besserung ihrer Leistungsfähigkeit und ihrer Beschwerden erhoffen. In vielen Fällen erscheint dies auch möglich. Es sind jedoch die Grenzfälle mit zusätzlichen Erkrankungen, die das Risiko für eine Operation und auch für eine postoperative neurologische Funktionseinbuße deutlich erhöhen. Das perioperative Letalitätsrisiko liegt bei über 80-Jährigen über 10% und zusätzlich liegt das Risiko für Schlaganfall bei über 6%. Die Risikostratifizierung hat in den letzten Jahren deutliche Fortschritte gemacht, weitere Verbesserungen sind jedoch wünschenswert. Derzeit ist eine Vorhersage für den Einzelfall nur in begrenztem Umfang möglich. Somit kann eine Entscheidung für oder gegen ein operatives Vorgehen nur mit voller Aufklärung und Mitbestimmung des Patienten und seiner Angehörigen erfolgen. Der prognostische Aspekt der Operation, der bei jüngeren Patienten eine bedeutende Rolle für die Indikationsstellung spielt, entfällt jedoch beim älteren Patienten, bei dem die Verbesserung der Symptomatik und die Steigerung der Lebensqualität im Vordergrund stehen.

Die parallel laufende Entwicklung interventioneller, nicht-operativer Eingriffe wie PTCA, interventioneller ASD- und VSD-Verschluss, Valvuloplastie und der noch im experimentellen Stadium befindliche perkutane Herzklappenersatz müssen sich an den Erfolgen der herzchirurgischen Eingriffe messen lassen.

Literatur

Acar J, Luxereau P, Vahanian A (1990) Criteria for postoperative reversibility of heart failure of valvular origin. Research in cardiac hypertrophy and failure. B. SWINGHEDAUW, INSERM/John Libbey Eurotext, S 631

Albat B, Picard E, Messner Pellenc P, Thevenet A (1991) Tamponade tardive par compression localisée des cavités gauches après chirurgie valvulaire. Arch Mal Cœur 84:1961

The ALLHAT Officers and Coordinators for the ALLHAT Collaborative Research Group (2002) Major outcomes in high-risk hypertensive patients randomized to angiotensin-converting enzyme inhibitor or calcium channel blocker vs diuretic. JAMA 288:2981

Alter HJ, Purcell RH, Shih JW et al (1989) Detection of antibody to hepatitis C virus in prospectively followed transfusion recipients with acute and chronic non-A, non-B hepatitis. N Engl J Med 231:1494

Antman EM (1992) Medical management of the patient undergoing cardiac surgery. In: Braunwald E. Heart Disease. W.B. Saunders Company, Philadelphia, 4th edition, Chapter 53, pp 1670–1689

Aranha GV, Pickleman J, Pifarre R et al (1984) The reasons for gastrointestinal consultation after cardiac surgery. Am Surg 50:301

Arom K (1993) St. Jude Medical Prosthesis: Another 10-year follow-up report. Ann Thorac Surg 56:403

Baumgartner H, Khan S, DeRobertis M et al (1992) Effect of prosthetic aortic valve design on the Doppler-catheter gradient correlation: an in-vitro study of normal St. Jude, Medtronic-Hall, Starr-Edwards and Hancock valves. JACC 19:324

Blot WJ, Omar RZ, Kallewaard M et al (2001) Risks of fracture of Bjork-Shiley 60 degree convexo-concave prosthetic heart valves: long-term cohort follow up in the UK, Netherlands and USA. J Heart Valve Dis 10:202

Bridges CR, Edwards FH Peterson ED, Coombs LP (2000) The effect of race on coronary bypass operative mortality. J Am Coll Cardiol 36:1870

Brodell GK, Cosgrove D, Schiavone W et al (1991) Cardiac rhythm and conduction disturbances in patients undergoing mitral valve surgery. Cleveland Clin J Med 58:397

Brull DJ, Sanders J, Rumley A et al (2001) Statin therapy and the acute inflammatory response after coronary artery bypass grafting. Am J Cardiol 88:431

Campeau L, Hunninghake DB, Knatterud GL et al, and the Post CABG Trial Investigators (1999) Aggressive cholesterol lowering delays saphenous vein graft atherosclerosis in women, the elderly, and patients with associated risk factors. Circulation 99:3241

Chaliki HP, Mohty D, Avierinos JF et al (2002) Outcomes after aortic valve replacement in patients with severe aortic regurgitation and markedly reduced left ventricular function. Circulation 106:2687

Christenson JT (2001) Preoperative Lipid control with Simvastatin reduces the risk for graft failure already 1 year after myocardial revascularization. Cardiovasc Surgery 9:33

Creswell LL, Schuessler RB, Rosenbloom M, Cox JI (1993) Hazards of postoperative atrial arrhythmias. Ann Thorac Surg 56:539

Crystal E, Connolly SJ, Sleik K et al (2002) Interventions on prevention of postoperative atrial fibrillation in patients undergoing heart surgery – a meta-analysis. Circulation 106:75

Daniel WG, Mügge A, Grote J et al (1993) Comparison of transthoracic and transesophageal echocardiography for detection of abnormalities of prosthetic and bioprosthetic valves in the mitral and aortic positions. Am J Cardiol 71:210

Delahaye JP, Poncet P, Malquarti V et al (1990) Cerebrovascular accidents in infective endocarditis: role of anticoagulation. Eur Heart J 11:1074

Dimitri W, Williams BT (1990) Fracture of the Duromedics mitral valve housing with leaflet escape. J Cardiovasc Surg 31

DiSesa VJ, Collins JJ jr., Cohn LH (1989) Hematological complications with the St. Jude valve and reduced-dose coumadin. Ann Thorac Surg 48:280

Dotani MI, Elnicki DM, Jain AC, Gibson CM (2000) Effect of preoperative statin therapy on cardiac outcomes after coronary bypass grafting. Am J Cardiol 86:1128

Echt DS, Liebson PR, Mitchell LB et al (1991) Mortality and morbidity in patients receiving encainide, flecainide, or placebo. The Cardiac Arrhythmia suppression Trial. N Engl J Med 324:781

Edwards FH, Peterson ED, Coombs LP et al (2001) Prediction of operative mortality after valve replacement surgery. J Am Coll Cardiol 37:885

Eichhorn EJ, Gheorghiade M (2002) New Perspectives on an old drug. N Engl J Med 347:1394

European Carotid Surgery Trialists' Collaborative Group (2001) Endovascular versus surgical treatment in patients with carotid stenosis in the Carotid and Vertebral Artery Transluminal Angioplasty Study (CAVATAS): a randomised trial. Lancet 357:1729

Fremes SE, Levinton C, Naylor CD et al (1993) Optimal antithrombotic therapy following aortocoronary bypass: a metaanalysis. Eur J Cardio-Thorac Surg 7:169

Frost L, Moelgaard H, Christiansen EJ et al (1992) Atrial fibrillation and flutter after coronary artery bypass surgery: epidemiology, risk factors and preventive trials. Int J Cardiol 36:253

Gohlke H, Kübler W, Mathes P et al für die Deutsche Gesellschaft für Kardiologie – Herz-Kreislaufforschung (2001) Empfehlungen zur umfassenden Risikoverringerung für Patienten mit koronarer Herzerkrankung, Gefäßerkrankungen und Diabetes. Z Kardiol 90:148

Gohlke H, Gohlke-Bärwolf C, Stürzenhofecker P et al (1981) Improved graft patency with oral anticoagulation after aortocoronary bypass surgery – a prospective randomized study. Circulation 64 (Suppl II):22

Gohlke-Bärwolf C, von Savigny L, Bubenheimer P et al (1987) Time sequence of regression of left ventricular hypertrophy after aortic valve replacement in patients with pure aortic stenosis. A prospective study. Eur Heart J 8 (Suppl 2):441

Gohlke-Bärwolf C, Peters K, Petersen J et al (1988) Influence of aortic valve replacement on sudden death in patients with pure aortic stenosis. Eur Heart J 9 (Suppl E):139

Gohlke-Bärwolf C, Gohlke H, Samek L et al (1992) Exercise tolerance and working capacity after valve replacement. J Heart Valve Dis 1:189

Gohlke-Bärwolf C, Acar J, Burckhardt D et al (1993) Guidelines for preventation of thromboembolic events in valvular heart disease. Eur Heart J 16:1320

Gohlke-Bärwolf C, Oakley C, Acar J et al (1995a) Guidelines for prevention of thromboembolic events in valvular heart disease. Eur Heart J 16:1320

Gohlke-Bärwolf C, Acar J, Oakley C et al (1995b) Empfehlungen zur Thromboembolieprophylaxe bei Herzklappenerkrankungen. Z Kardiol 84:1018

Goldman S, Copeland J, Moritz T et al (1991) Starting aspirin therapy after operation. Effects on early graft patency. Circulation 84:520

Hammermeister K, Sethi GK, Henderson WG, Grover FL, Oprian C, Rahimtoola SH (2000) Outcomes 15 years after valve replacement with a mechanical versus a bioprosthetic valve: final report of the veterans affairs randomized trial. J Am Coll Cardiol 36:1152

Heeschen C, Hamm C, Laufs U et al. on behalf of the Platelet Receptor Inhibition in Ischemic Syndrome Management (PRISM) Investigators (2002) Withdrawal of statins increases event rates in patients with acute coronary syndromes. Circulation 105:1446

Hogue CW, Barzilai B, Pieper KS et al (2001) Sex differences in neurological outcomes and mortality after cardiac surgery. A society of thoracic surgery national database report. Circulation 103:2133

HOPE The Heart Outcomes Prevention Evaluation Study Investigators (2000) Effects of an angiotensin-converting–enzyme inhibitor, ramipril, on cardiovascular events in high-risk patients. N Engl J Med 342:145

Horstkotte D, Haerten K, Körfer R (1987) Der prothetische Herzklappenersatz. Hämodynamische Ergebnisse und postoperative Erfolgsbeurteilung. Intern Welt 7:12

Horstkotte D, Pippert H, Körfer R (1986) Hämolytische Anämie als Folge einer hämodynamisch unbedeutenden paravalvulären Dehiszenz nach St. Jude Medical Aortenklappenersatz. Z Kardiol 75:502

Horstkotte D, Bodnar E (1991) (Hrsg) Infective Endocarditis. ICR publishers, London

Jegaden O, Rossi R, Delahaye F et al (1991) Long-term results of mitral valve replacement in patients with severe pulmonary hypertension. Arch Mal Coeur 84:1297

Jegaden O, Rossi R, Delahaye F et al (1992) Long-term prognosis of surgically treated aortic valve disease with pulmonary hypertension. A series of thirty-four cases (in French). Arch Mal Coeur 85:33

Kalusche D, Betz P, Roskamm H (1986) Intraventrikuläre Erregungsleitungsstörungen bei Patienten mit kalzifizierten Aortenvitien: Prä- und postoperative Häufigkeit und Einfluss auf die Prognose nach Aortenklappenersatz. Z Kardiol 75:147

Kaplan JA (1979) Cardiac anesthesia. Grune & Stratton, New York San Francisco London

Karchmer AW, Swartz MN (1977) Infective endocarditis in patients with prosthetic heart valves. Am Heart Ass Monogr 52:58

Kutcher MA, King SB, Alimurung BN et al (1982) Contrictive pericarditis as a complication of cardiac surgery: recognition of an entity. Am J Cardiol 50:742

Lindblom D (1988) Long-term clinical results after aortic valve replacement with the Björk-Shiley prosthesis. J Thorac Cardiovasc Surg 95:658

Loop FD, Lytle BW, Cosgrove DM et al (1990) Sternal wound complications after isolated coronary artery bypass grafting: Early and late mortality, morbidity and cost of care. Ann Thorac Surg 49:179

Mangano for the Multicenter Study of perioperative Ischemia Research Group (2002) Aspirin and mortality from coronary bypass surgery. N Engl J Med 347:1309

Michel PL, Mandagout O, Vahanian A et al (1992) Ventricular arrhythmias in aortic valve disease before and after surgery. J Heart Valve Dis 1:72

Nihoyannopoulos P, Kambouroglou D, Athanassopoulos G et al (1992) Doppler haemodynamic profiles of clinically and echocardiographically normal mitral and aortic valve prostheses. Eur Heart J 13:348

Orsinelli DA, Becker RC, Cuénoud HF, Moran JM (1991) Mechanical failure of a St. Jude medical prosthesis. Am J Cardiol 67:906

Parsons RS, Mohandas K, Riaz N (1988) The effects of an intravenous infusion of isosorbide dinitrate during open heart surgery. Eur Heart J (Suppl A):195

Pfisterer M, Burkart F, Jockers G et al (1989) Trial of low-dose aspirin plus dipyridamole versus anticoagulants for prevention of aortocoronary vein graft occlusion. Lancet II:1

Piper C, Horstkotte D, Arendt G et al (1993) Akute zerebrale Embolien sind keine Kontraindikation für einen dringlichen klappenchirurgischen Eingriff bei florider endokarditis. Z Kardiol 82 (Suppl 1):101 (Abstrakt)

Platia EV, Fitzpatrick P, Wallis D et al (1988) Esmolol vs. Verapamil for the treatment of recent-onset atrial fibrillation/flutter; a multicenter study. J Am Coll Cardiol 11:170 A

Preiss DU, Schmidt-Bleibtreu H, Berguson P, Metz G (1985) Blood transfusion requirements in coronary artery surgery with and without the activated clotting time (ACT) technique. Klin Wochenschrift 63:252

Rathore SS, Wang Y, Krumholz HM (2002) Sex-based differences in the effect of digoxin for the treatment of heart failure. N Engl J Med 347:1403

Roach GW, Kanchuger M, Mora Mangano C et al for The Multicenter Study of Perioperative Ischemia Research Group and the Ischemia Research and Education Foundation Investigators (1996) Adverse cerebral outcomes after coronary bypass surgery. N Engl J Med 335:1857

Rose MR, Glassman E, Spencer FC (1975) Arrhythmias following cardiac surgery. relation to serum digoxin level. Am Heart J 89:288

Samek L, Betz P, Petersen J, Roskamm H (1994) Langzeitprognose nach Bypass-Operation bis zu 18 Jahren. Z Kardiol 83 (Suppl I):Abstract 548

Schlosser V, von Reutern GM, Birnbaum D et al (1988) Zur Operationsindikation bei asymptomatischer Karotis-Interna-Stenose allein und in Zusammenhang mit herzchirurgischen Eingriffen. Herz 13:263

Schoen FJ, Levy RL, Neoson AC et al (1985) Onset and progression of the experimental bioprosthetic heart valve calcification. Lab Invest 52:523

Shahian DM, Speert PK (1989) Symptomatic visual deficits after open heart operation. Ann Thorac Surg 48:275

Stamou SC, Hill PC, Sample GA et al (2001) Prevention of atrial fibrillation after cardiac surgery. Chest 120:1936

Ten Broecke PW, De Hert SG, Mertens E, Adriaensen HF (2003) Effect of preoperative beta-blockade on perioperative mortality in coronary surgery. Br J Anaesth 90:27

The CASANOVA Study Group (1991) Carotid surgery versus medical therapy in symptomatic carotid stenosis. Stroke 22:1229

Townes BD, Bashein G, Hornbein TF et al (1989) Neurobehavioral outcomes in cardiac operations. J Thorac Cardiovasc Surg 98:774

Tuman KJ, McCarthy RJ, March RJ et al (1992) Morbidity and duration of ICU stay after cardiac surgery. A Model for preoperative risk assessment. Chest 102:36

Turina J, Millincic J, Seifert B, Turina M (1998) Valve replacement in aortic regurgitation. True predictors of survival after extended follow up. Circulation 98:III 100

Van den Berghe G, Wouters P, Weekers F et al (2001) Intensive insulin therapy in critically ill patients. N Engl J Med 345:1359

Van der Graaf Y, de Waard F, van Herwerden LA, Defauw J (1992) Risk of strut fracture of Björk-Shiley valves. The Lancet 339:257

Verkkala V, Valtonen V, Jarvinen A, Tolppanen EM (1987) Fever, leukocytis and C-reactive protein after open-heart surgery and their value in the diagnosis of postoperative infections. Thorac Cardiovasc Surg 35:78

Wurdeman RL, Mooss AN, Mohiuddin SM, Lenz TL (2002) Amiodarone vs sotalol as prophylaxis against atrial fibrillation/flutter after heart surgery. A meta-analysis. Chest 121:1203

Bewegungstherapie bei Herzkranken

A. Berg, L. Samek

55.1 Bewegungstherapie in der Akutphase – 1100
55.1.1 Unerwünschte Einflüsse der Bettruhe – 1100
55.1.2 Bewegungstherapeutische Grundsätze – 1101

55.2 Wiedergewinnung der körperlichen Leistungsfähigkeit – 1101
55.2.1 Trainingseinfluss auf Herz und Kreislauf – 1101
55.2.2 Trainingseinfluss auf die Skelettmuskulatur – 1104

55.3 Bewegungstherapie in Prävention und Therapie – 1105
55.3.1 Prävention und Rehabilitation bei koronarer Herzkrankheit – 1105
55.3.2 Bewegungstherapie bei eingeschränkter linksventrikulärer Funktion und Herzinsuffizienz – 1112
55.3.3 Bewegungstherapie nach Herztransplantation – 1113
55.3.4 Bewegungstherapie bei Hypertonie – 1113
55.3.5 Bewegungstherapie und Sport bei angeborenen oder erworbenen Herzfehlern – 1114
55.3.6 Freizeitsport – 1114

Literatur – 1115

Die Aufgaben der Bewegungstherapie und ihre Wirkung richten sich nach Stadium und Schweregrad der Erkrankung sowie der körperlichen Leistungsfähigkeit des Patienten. Ganz allgemein kann man folgende Zielrichtungen anführen:
— In der Akutphase der Erkrankung soll bei bettlägerigen Patienten die basale körperliche Leistungsfähigkeit erhalten und die Prävention von Zweiterkrankungen (z. B. Thromboembolien) bewirkt werden.
— Während der Rekonvaleszenz soll die körperliche Leistungsfähigkeit gesteigert und wenn möglich wiederhergestellt werden.
— Im chronischen Stadium der Erkrankung wird im Sinne der lebenslangen Sekundärprävention die Erhaltung und ggf. die Steigerung der körperlichen Leistungsfähigkeit, die Verbesserung der metabolischen Fitness mit begleitender Senkung von pro-atherogenen und pro-inflammatorischen Risikofaktoren und schließlich die Erhöhung der motorischen Kompetenz und der Lebensqualität im Alltag angestrebt.

Der gezielte Einsatz von körperlicher Aktivität hat in den zurückliegenden 2 Jahrzehnten aus therapeutischer Sicht für die Erhaltung von Gesundheit und Leistungsfähigkeit wie auch aus sozioökonomischer Sicht für die Gestaltung der Freizeit erheblich an Bedeutung gewonnen. Dies gilt auch für den Einsatz der Bewegungstherapie bei chronischen Erkrankungen, allem voran für Patienten mit KHK, Gefäßerkrankungen und Diabetes (Gohlke et al. 2002). Dabei wird die Beweiskraft der epidemiologischen Daten mittlerweile durch zahlreiche experimentelle und prospektive Studien zur Wirkung gezielter körperlicher Aktivität auf Risiko- und Schutzfaktoren in der Ausbildung von Herzkreislauferkrankungen unterstützt (Schuler 2002; Berg u. Halle 1999).

Im Vordergrund der Bewegungstherapie stehen die systematische Übung und das körperliche Training.

> **Definition**
>
> Bei der **Übung** geht es um sich wiederholende Bewegungsvorgänge, die v. a. die neuromuskuläre Koordination fördern und so Funktionen unterstützen, die zu einer Erhaltung der basalen Leistungsfähigkeit notwendig sind, oder krankheitsvorbeugend wirken (z. B. Atemübungen bei bettlägerigen Patienten). Beim **Training** geht es um eine den ganzen Organismus beanspruchende Bewegung mit dem Ziel der Steigerung und Erhaltung der Leistungsfähigkeit durch funktionelle und morphologische Anpassungsvorgänge und der Verbesserung der motorischen Kompetenz bei Alltagsbelastungen.

55.1 Bewegungstherapie in der Akutphase

55.1.1 Unerwünschte Einflüsse der Bettruhe

Ruhigstellung und Inaktivierung des Patienten kann, je nach Dauer der Inaktivierungsphase, zu einer Reihe von unerwünschten Begleiteffekten führen; diese sind regulativ-funktionell, metabolisch, hormonell sowie auch strukturell-morphologisch nachweisbar und in der Regel auf die fehlende muskuläre Beanspruchung und Aufhebung der gewichtsüberwindenden Kraft durch den Stütz- und Bewegungsapparat zurückzuführen (Mujika u. Padilla 2000). Frühere Daten zum Einfluss der Bettruhe und experimentellen Inaktivierung sind heute um Befunde aus der Weltraumforschung ergänzt worden (Convertini 1992; Hudson u. Franklin 2002; Giangregorio u. Blimkie 2002).

Regulativ-funktionelle Veränderungen. Inaktivität ist neben dem Altern und der Mangelernährung eine wesentliche exogene Einflussgröße auf das körpereigene Gleichgewicht von anabolen und katabolen Faktoren. Inaktivität kann chronisch-endogene Störungen in diesem Gleichgewicht verstärken, die letztendlich in ihrer Summe für katabole Prozesse am Herz- und am Skelettmuskel verantwortlich sind und sich am Herz-Kreislauf-System über den Symptomkomplex der Herzinsuffizienz äußern können. Bei erhöhten systemischen Plasmakatecholaminen und erhöhtem Grundumsatz finden sich dann die systemischen Spiegel kataboler Hormone und Zytokine wie Kortisol, TNF-α, IL-1β und IL-6 erhöht und fördern die intrazelluläre Expression der NO-Synthetase (iNOS; Schulze et al. 2002). Die gemeinsame Endstrecke dieses Ungleichgewichts ist schließlich die Störung der aeroben, mitochondrialen Energiebereitstellung (Drexler 1999).

Skelettmuskulatur. In den Skelettmuskeln kommt es zur Abnahme des Muskelgewebes und zu einer Zunahme des Bindegewebsanteils sowie zu einer negativen Stickstoff- und Eiweißbilanz (WHO Scientific Group 1969). Die Folge ist eine signifikante Muskelatrophie mit begleitendem Kraftverlust. Der Kraftverlust kann pro Tag mehr als 1% der Ausgangskraft ausmachen; auf eine 12-tägige Immobilisationsphase bezogen, kann beim Menschen eine ca. 10% Muskelatrophierate erwartet werden (Hudson u. Franklin 2002). Darüber hinaus wird durch längere Immobilisation die motorische Kompetenz auch über die herabgesetzte intra- und intermuskuläre neuromuskuläre Koordination und Steuerung herabgesetzt.

Stützapparat. Es kommt zum Abbau von Knochensubstanz mit negativer Kalziumbilanz und Verlust an Knochendichte; dieser Prozess wird von Veränderungen in biochemischen Markern zur osteoklastischen Aktivität begleitet (Giangrego-

55.2 · Wiedergewinnung der körperlichen Leistungsfähigkeit

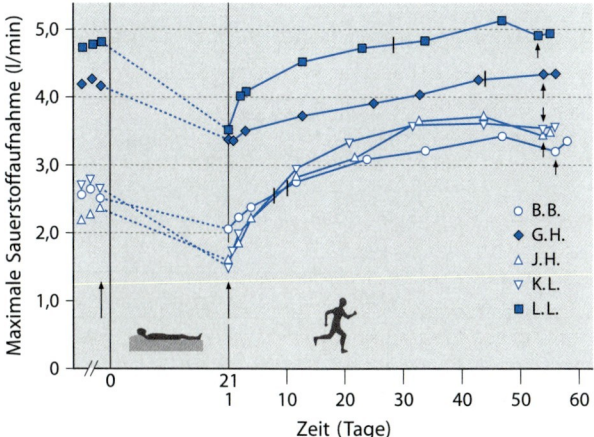

Abb. 55.1. Maximale Sauerstoffaufnahme vor und nach strenger Bettruhe sowie während einer Trainingsperiode. (Nach Saltin et al. 1968)

rio u. Blimkie 2002). Für den Erhalt der Knochendichte ist eine vertikale Druckbelastung nötig.

Plasma- und Blutvolumen. Plasma- und totales Blutvolumen wie auch die Erythrozytenmasse (Convertino 1992; Fortney et al. 1994) nehmen nach 2-wöchiger Bettruhe um ca. 15% ab.

Hämodynamische Parameter. Bei vergleichbarer Leistung erhöht sich die Herzfrequenz; das Schlagvolumen nimmt ab, und es treten orthostatische Kreislaufregulationsstörungen auf (Tachykardien, Blutdruckabfall). Das röntgenologisch wie auch echokardiographisch bestimmte Herzvolumen nimmt ab (Saltin et al. 1968; Convertino et al. 1982). Diese Veränderungen führen im Endeffekt zu einer Einschränkung der körperlichen Leistungsfähigkeit, gemessen z. B. an der maximalen Sauerstoffaufnahme (Abb. 55.1).

55.1.2 Bewegungstherapeutische Grundsätze

Die Bewegungstherapie muss in der Phase der akuten Erkrankung und Rekonvaleszenz streng individuell durchgeführt werden. Der Arzt muss täglich Intensität und Inhalt der Bewegungstherapie bestimmen; dies gilt auch für das Ausmaß der körperlichen Belastung im Rahmen des Klinikaufenthaltes.

 Cave
Die Übungen dürfen keine kardialen Beschwerden provozieren, der Herzfrequenzanstieg sollte in der Regel unter 20/min liegen, es darf keine Dyspnoe auftreten, und die eventuelle systolische Blutdrucksteigerung sollte <20 mmHg betragen.

In dieser Phase kommen zum Einsatz:
- Atemübungen,
- Bewegungen in den kleinen und großen Gelenken, um Gelenkversteifungen zu vermeiden, und
- isometrische Muskelkontraktionen der unteren Extremitäten zur Thromboseprophylaxe.

- Später folgen dann gymnastische Übungen im Sitzen, Gehen im Zimmer sowie alltägliche Tätigkeiten (wie z. B. Waschen, Duschen usw.).

Der energetische Aufwand einiger dieser Tätigkeiten ist in Tabelle 55.1 angeführt. Der Ruheumsatz wird im Energieverbrauch als 1 metabolische Einheit (1 MET; 200–250 ml O_2/min) definiert; bei üblicher Mischkost und anteiliger Verbrennung von Glukose und Fettsäuren werden dabei pro Liter Sauerstoffumsatz 5 kcal als Nährstoffinhalt bereitgestellt. Bezogen auf die standardisierte Watt-Leistung bei der Fahrradergometrie lässt sich darüber auch der Watt bezogene Energieinhalt (Tabelle 55.1) kalkulieren; zusätzlich zum Ruheumsatz werden für körperliche Belastungen durchschnittlich 12 ml O_2 pro Watt benötigt (Berg et al. 1990).

55.2 Wiedergewinnung der körperlichen Leistungsfähigkeit

Die durch die Bettruhe bedingten unerwünschten Veränderungen müssen möglichst früh nach Abklingen des akuten Krankheitsbildes rückgängig gemacht werden. Das kann schon während der Hospitalisationsphase (Phase I im Rehabilitationsprogramm (s. Abschn. 57.2.2) beginnen.

In der Rekonvaleszenz (Phase II, z. B. im 2. und 3. Monat nach einem Herzinfarkt), unter Aufsicht und Anleitung als stationäre oder ambulante Reha-II-Phase, wird versucht, die ursprüngliche Leistungsfähigkeit wiederzuerlangen. In manchen Fällen mit anamnestisch bekannter körperlicher Leistungsschwäche und zuvor schlechtem Trainingszustand (<5 MET bzw. 125 W) gelingt es, die Leistungsfähigkeit trotz erfolgter krankheitsbedingter permanenter Schädigung sogar über den Ausgangspunkt hinaus zu steigern.

55.2.1 Trainingseinfluss auf Herz und Kreislauf

Herzfrequenzsenkung. Durch körperliches Ausdauertraining nimmt die Herzfrequenz in Ruhe, mehr noch während submaximaler Belastung ab. Nachdem man zunächst angenommen hatte, dass die trainingsbedingte Herzfrequenzabnahme primär kardial bedingt sei, konnte Müller schon 1942 zeigen, dass die Herzfrequenzabnahme von der trainierten Muskulatur ausgeht. Untersuchungen von Clausen et al. (1970) wie auch unsere eigenen (Ludwig 1976) bestätigten dies (Abb. 55.2 und 55.3). Sekundär kann es nachträglich zu kardial verankerten Anpassungsvorgängen kommen, z. B. Herzvergrößerung, Herzhypertrophie usw., jedoch in der Regel erst bei stärkerem und längerem Training, z. B. im Leistungssport und vorwiegend im jüngerem Alter (Huonker u. Keul 2001).

> **Klinisch wichtig**
> Für die Praxis ergibt sich aus den oben genannten Ergebnissen die Forderung, die Trainingsbelastung mit jenen Muskelgruppen durchzuführen, die auch im täglichen Leben am meisten beansprucht werden.

Tabelle 55.1. Energetischer Aufwand bei verschiedenen im Krankenhaus durchgeführten Tätigkeiten eines 70 kg schweren Patienten. (Übersichtstabelle aus Hollmann u. Hettiger 1976)

Tätigkeit	Dauer (min)	Energieaufwand (kcal/min bzw. kJ/min)	Sauerstoffaufnahme (ml/min)	(ml/kg KG)
Im Liegen				
Atemübungen	4	1,1 (4,4)	~200	
Beinübungen	3	1,7 (7,3)	~400	
Armübungen	2	1,7 (7,3)	~400	
Kopfübungen	1	1,8 (7,5)	~400	
Rumpfübungen	–	–	–	
Sitzend im Bett				
Atemübungen	4	1,1 (4,4)	~200	
Beinübungen	4	2,3 (9,5)	~500	
Armübungen	3	2,0 (8,5)	~400	
Kopfübungen	1	2,1 (8,9)	~400	
Rumpfübungen	–	–	–	
Am Bettrand sitzend				
Atemübungen	4	1,1 (4,4)	~200	
Beinübungen	4	2,3 (9,5)	~500	
Armübungen	4	2,0 (8,5)	~400	
Kopfübungen	1	2,1 (8,9)	~400	
Rumpfübungen	3	2,3 (9,5)	~500	
Ruhe, liegend		1,0 (4,18)	~200	~2,9
Sitzen im Bett		1,2 (5,0)	~240	~3,4
Stehen		1,4 (5,8)	~280	~4,0
Essen		1,4 (5,8)	~280	~4,0
Sprechen		1,4 (5,8)	~280	~4,0
Gehen 2 km/h		1,8 (7,5)	~360	~5,1
Gehen 3 km/h		2,4 (10,0)	~480	~6,9
Anziehen, Ausziehen		2,3 (9,6)	~460	~6,6
Waschen (Hände, Gesicht)		2,5 (10,0)	~500	~7,1
Treppensteigen				
60 Stufen/min (Stufenhöhe 150 mm)		7,5 (31,4)	~1500	~21,4
Gehen mit Krücken		8,0 (33,4)	~1600	~22,9
Treppabgehen				
60 Stufen/min (Stufenhöhe 150 mm)		2,8 (11,7)	~560	~8,0
Duschen		4,2 (17,6)	~840	~12,0

55.2 · Wiedergewinnung der körperlichen Leistungsfähigkeit

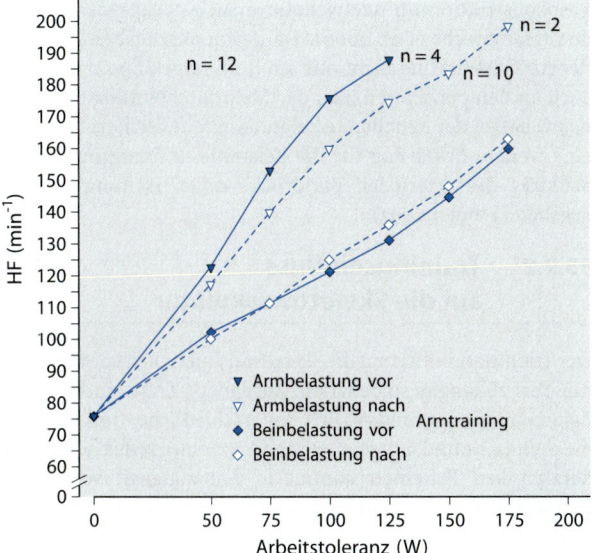

Abb. 55.2. Herzfrequenz *(HF)* beim Ergometertest mit Arm- und Beinbelastung vor und nach 11 Wochen Armtraining. Nach der Trainingsperiode kommt es kommt es bei der Armbelastung zu einer signifikanten Senkung der Belastungsherzfrequenz, bei der Beinbelastung ist keine Änderung zu sehen

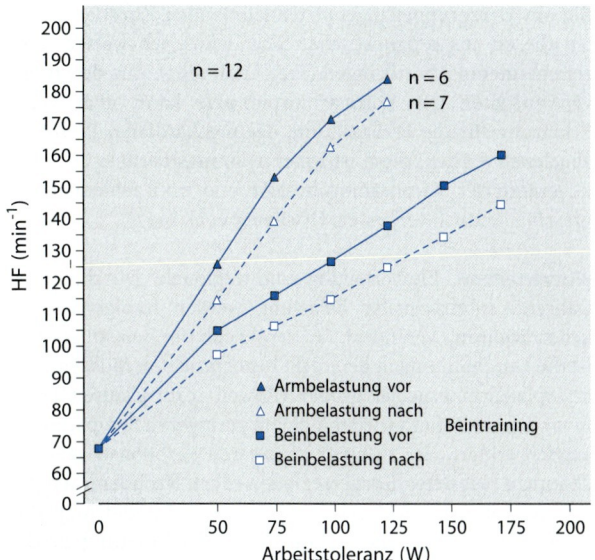

Abb. 55.3. Herzfrequenz *(HF)* beim Ergometertest mit Arm- und Beinbelastung vor und nach 11 Wochen Beintraining. Nach der Trainingsperiode kommt es kommt es bei der Beinbelastung zu einer signifikanten Senkung der Belastungsherzfrequenz, bei der Armbelastung ist keine Änderung zu sehen

Nach längerem Training mit großen Muskelgruppen, z. B. beim Beintraining, ist eine Senkung der Ruheherzfrequenz in einem geringen Ausmaß auch während submaximaler Belastung mit nicht trainierten Muskelgruppen zu verzeichnen. Die weist darauf hin, dass es 2 unterschiedliche Mechanismen der Herzfrequenzsenkung geben muss. Scheinbar müssen der verminderten Herzfrequenz in Ruhe und während submaximaler Belastung mit nicht trainierten Muskelgruppen Adaptionen im zentralen Nervensystem und im Herzen zugeschrieben werden. Dagegen ist die Herabsetzung der Herzfrequenz während Belastung mit trainierten Muskeln die Folge eines verminderten Sympathikusantriebs in Folge geringerer afferenter Reize aus der trainierten arbeitenden Muskulatur (s. Abschn. 7.3).

Ausdauertraining führt zu einem Überwiegen des Vagus. Die Verlangsamung der Herzfrequenz ist sowohl auf einen erhöhten Vagotonus (s. Abschn. 7.3) als auch auf einen erniedrigten Sympathikotonus zurückzuführen. Letzteres findet seinen Ausdruck auch darin, dass bei Trainierten im Vergleich zu Untrainierten auf gleicher Belastungsstufe der Noradrenalinblutspiegel stets niedriger ist (Berg et al. 1986). Auch bei Patienten nach durchgemachtem Herzinfarkt führt ein entsprechendes Training zur Senkung des Noradrenalins im Blut unter Belastung (McCrimmon et al. 1976; Berg et al. 1986).

Herzzeit- und Herzschlagvolumen. Das Herzzeitvolumen in Ruhe und während submaximaler Belastung wird durch Ausdauertraining bei Gesunden kaum beeinflusst (Bevegard et al. 1963; Saltin et al. 1968; Rowell 1972). Bei Herzkranken wurde dagegen von einer Abnahme des Herzzeitvolumens auf vergleichbarer Belastungsstufe berichtet (Varnauskas et al. 1966; Clausen et al. 1970). Das Schlagvolumen nimmt nach entsprechender Trainingsperiode zu (Abb. 55.4; Saltin et al. 1968; Frick 1971).

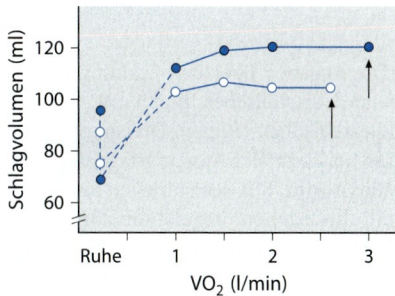

Abb. 55.4. Herzschlagvolumen in Abhängigkeit von der Sauerstoffaufnahme *(VO₂)* in Ruhe und während Ergometerbelastung im Sitzen vor (○) und nach (●) einer Trainingsperiode. (Nach Saltin et al. 1968 und Hartley et al. 1969)

Koronararteriensklerose. Die Hypothese, dass regelmäßiges körperliches Training in Verbindung mit fettarmer Ernährung tatsächlich zu einer Verbesserung der Koronarmorphologie mit Regression der Koronarstenosen führen kann, wurde inzwischen in 3 randomisierten, prospektiven Studien gesichert (Schuler et al. 1992; Haskell et al. 1994; Ornish et al. 1990). Die in diesen Studien eingebrachten Änderungen im Ernährungs- und Aktivitätsverhalten werden allerdings in der Regel nicht in der üblichen Sekundärprävention von Koronarpatienten erreicht. Nach den Ergebnissen der Heidelberger Regressionsstudie ist ein überdurchschnittlicher trainingsbedingter Energieumsatz von mehr als 4–5 h bzw. mehr als 2200 kcal/Woche an gezielter Freizeitaktivität notwendig (Hambrecht et al. 1993). Ergebnisse zum Freizeitverhalten von Patienten in einer Freiburger Herzgruppenstichprobe machen deutlich, dass zumindest für Herzgruppenpatienten etwa 50–60% der regelmäßig am Herzgruppenangebot teilnehmenden Koronarpatienten diesen aus prognostischer Sicht wünschenswerten Freizeitenergieumsatz erbringen (Frey et al. 1995). Aus den Interventionsdaten zur Koronarmorphologie kann aber keine Erklärung für die Verbesserung der myokardialen Perfusion abgeleitet werden; diese ist unter Trainingstherapie auch bei unveränderter Koronarmorphologie und trotz fehlender Regression deutlich verbessert (Niebauer et al. 1997).

Blutverteilung. Blutverteilung und regionale Durchblutung während submaximaler Belastung werden infolge körperlichen Trainings verändert. Auf vergleichbarer Belastungsstufe ist die Durchblutung in den nicht beanspruchten Muskeln und im Splanchnikusgebiet größer (Rowell 1970; Clausen et al. 1970). Dieser Befund wird mit einem geringeren Sympathikusantrieb erklärt, der zu einer geringeren Vasokonstriktion in den nicht belasteten Körperregionen führt. Nachdem sich das Herzzeitvolumen nicht verändert, muss im Vergleich zu den Vortrainingswerten eine verminderte Durchblutung in der Arbeitsmuskulatur angenommen werden. Die Sauerstoffaufnahme bleibt aber unverändert, was wiederum eine größere arteriovenöse Sauerstoffdifferenz voraussetzt. Mit zunehmender Belastung nimmt die Durchblutung im Splanchnikusgebiet weiter ab. Während maximaler Belastung werden dieselben Werte erreicht wie vor dem Training. Vor und nach dem Training besteht eine enge negative Korrelation zwischen Herzfrequenz und Durchblutung im Splanchnikusbereich (Clausen et al. 1973).

Blutdruck. Die Angaben über den Trainingseinfluss auf den systolischen und diastolischen Ruhe- und Belastungsdruck sind sehr unterschiedlich (Rost u. Dreisbach 1975). Entscheidend ist, dass bei normaler Ausgangslage der Blutdruck nur wenig beeinflusst wird. Mit den stärksten Senkungen darf bei Patienten mit hypertonen Regulationsstörungen gerechnet werden. Bei Patienten mit KHK konnte der in der A. brachialis gemessene mittlere Blutdruck in Ruhe und während submaximaler Belastung nach 3 Monaten Ausdauertraining signifikant gesenkt werden (Detry et al. 1971; s. Abschn. 55.3.4).

Endothelfunktion. Experimentelle Daten machen zunehmend deutlich, dass auch die endotheliale Funktion für die Koronarreserve verantwortlich ist. Dies betrifft sowohl die Beeinträchtigung der Koronardurchblutung im Frühstadium und weiteren Verlauf der atherosklerotischen Primärerkrankung als auch die Anpassung der Koronardurchblutung an die Trainingsbehandlung in der Sekundärprävention (Niebauer u. Schuler 2001; Huonker u. Keul 2001; Schulze et al. 2002). Pro-atherogene Faktoren wie die Hypercholesterinämie, die Hypertonie und oxidativer Stress stören die Endothelfunktion über ihren Einfluss auf den Stoffwechsel der endothelialen NO-Synthase (ecNOS), indem sie die Produktion von aktivem NO hemmen oder dessen Abbau beschleunigen. Körperliches Training scheint nicht nur indirekt, d. h. über die Senkung der Risikofaktoren, sondern direkt über eine Scherkraft induzierte, vermehrte Expression von ecNOS durch eine Vasodilatation der Widerstandsgefäße die Koronarreserve zu verbessern. Für Patienten in Trainingsgruppen konnte dies aktuell in einer randomisierten und kontrollierten Studie für die koronare Endothelfunktion über die Aufhebung der paradoxen Vasokonstriktion im Azetylcholinversuch nachgewiesen werden (Hambrecht et al. 2000). Da davon auszugehen ist, dass die ecNOS-Wirkung nicht nur am Koronargefäßbett, sondern auch an den peripheren, von der Mehrdurchblutung betroffenen Gefäßen der Arbeitsmuskulatur angreift, ist hierüber auch eine weitere Erklärung für die bekannte, trainingsinduzierte Senkung des arteriellen Blutdrucks unter Trainingseinfluss gegeben (Schuler 2002).

55.2.2 Trainingseinfluss auf die Skelettmuskulatur

Der Trainingseinfluss auf die Skelettmuskulatur ist von der Trainingsart abhängig; so bewirken Ausdauer-, Kraft- und Schnelligkeitstraining grundsätzlich unterschiedliche funktionelle, biochemische und morphologische Anpassungseffekte. Für den herzkranken Patienten kommt in Abhängigkeit von Alter, Belastbarkeit und Trainingszustand in erster Linie das Ausdauertraining, im zunehmendem Maße aber auch der Einsatz von kraftorientierten Übungen zur Anwendung (Ades 2001). Bei beiden Trainingsformen ist aufgrund der moderaten Intensitäten und Umfänge nicht mit wesentlichen morphologischen Adaptationen, z. B. Muskelfaserhypertrophie, zu rechnen.

> Während das ausdauerorientierte Training primär die Steigerung des aeroben Energieumsatzes mit Verbesserung der metabolischen Fitness anstrebt, steht beim Einsatz der kraftorientierten Übungen v. a. die Optimierung neuromuskulärer Steuerungs- und Regulationsmechanismen im Vordergrund.

Strukturelle Grundlagen und muskuläre Energiebereitstellung. Regelmäßige körperliche Belastung nimmt entscheidend Einfluss auf den muskulären Energiestoffwechsel. Fähigkeit und Auswahl der muskulären Substratoxidation werden zu Gunsten aerober Prozesse und in Richtung auf eine begünstigte Lipidutilisation verschoben (Simoneau 1995). Die Aktivierung des aeroben Stoffwechsels und der damit verbundene Mehrumsatz an Sauerstoff sind die primär veränderten Regulationsgrößen für die im Gesundheitssport eingebrachte körperlichen Belastung. Wie beim Gesunden gelten auch für den Herz-Kreislaufpatienten die Gesetzmäßigkeiten der muskulären Energiebereitstellung und deren Trainingsgrundlagen (Berg et al. 1994; Berg u. Halle 1999). So ist die oxidative Energiebereitstellung v. a. an die Typ-I-Muskelfaser und an die über die Typ-I-Faser definierte, mitochondriale Kapazität der Muskelzelle gebunden. Dies gilt auch für Patienten mit chronischer Herzinsuffizienz (Huonker et al. 2002). Die allgemeingültigen Bedingungen der muskulären Adaptation lassen deshalb die Durchführung der Bewegungstherapie als eine Trainingsform, die in Umgebung und Dosierung an die Gegebenheiten des alltäglichen Lebens angepasst ist, als sinnvoll und logisch erscheinen. In Übereinstimmung mit den in der Sportmedizin benutzten Intensitäts- und Schwellenkonzepten werden in der Bewegungstherapie moderate Intensitäten im Bereich der aeroben Schwelle bevorzugt eingesetzt. Unter dieser Arbeitsintensität werden v. a. die hochoxidativen Muskelfasern (Typ-I Muskelfasern) rekrutiert; zusätzlich sinkt der Insulinspiegel unter körperlicher Belastung ab. Dies erhöht die Lipolyse im Fettgewebe und verringert den Glukoseverbrauch der nichtbeanspruchten Muskulatur. Bezogen auf die muskuläre Energiebereitstellung kann so nach einer Arbeitsdauer von ca. 30 min eine optimale Nutzung von Lipiden im arbeitenden Muskel erwartet werden. Fettsäuren, die bei diesen Belastungszeiten v. a. aus dem Fettgewebe freigesetzt werden, stellen jetzt das energetisch bevorzugte Substrat für die muskuläre, mitochondriale Energiebereitstellung dar (Berg et al. 1994; Berg u. Halle 1999).

Muskelzelluläre Adaptation und Lipidumsatz. Folge der durch Bewegung und Training verbesserten metabolischen Fitness ist der jetzt vermehrte Bedarf von freien Fettsäuren zur Wiederauffüllung der muskulären Triglyzeriddepots in der Regenerationsphase; dies führt zu einer Verringerung des Triglyzeridgehalts in den zirkulierenden Plasmalipoproteinen und wird sichtbar in der damit verbundene, anhaltenden Senkung der Serumtriglyzeride (Berg et al. 1994; Berg u. Halle 1999; Hurley et al. 1986; Jansson et al. 1987; Romijn et al. 2000). Dabei wird die Aufnahme der freien Fettsäuren (FFS) in die Muskelzelle, die im Blut als Albuminkomplex zirkulieren, über ein transmembranöses Trägersystem vermittelt. Die verbesserte Fettsäureoxidation und trainingsinduzierte Veränderung in der Verteilung und Komposition des Fettsäure-Pools erscheint besonders wichtig, da eine veränderte Fettsäurezusammensetzung im Plasma und in den Membranphospholipiden der Skelettmuskulatur als peripherem Effektororgan der Insulinantwort als pathogenetische Ursache in der Entstehung der peripheren Insulinresistenz und des metabolischen Syndroms beschrieben werden (Borkman et al. 1993; Vessby et al. 1994). Beeinflusst durch die gleichzeitige Inaktivität und den veränderten Umsatz von Fettsäuren ist ein hoher Anteil an tierischem Fett und gesättigten Fettsäuren in der Nahrung mit einem höheren Risiko für das Auftreten eines Typ-II-Diabetes mellitus im höheren Alter korreliert.

Zusammenfassend kann man feststellen, dass es über biochemische und morphologische Anpassungen in der trainierten Skelettmuskulatur zu einer Steigerung der aeroben Energiegewinnung kommt. Als indirekter Hinweis für diese Adaptationsvorgänge kann der bei Trainierten erst bei höherer Belastungsstufe einsetzende Laktatanstieg gewertet werden (Keul et al. 1967) sowie die Zunahme der arteriovenösen Sauerstoffdifferenz auf vergleichbaren submaximalen Belastungsstufen (Bruce et al. 1977; Degre et al. 1977). Somit ist die durch Ausdauertraining erreichte Steigerung der maximalen Leistungsfähigkeit nicht allein durch eine Zunahme der Sauerstofftransportkapazität bedingt, sondern auch durch Adaptationsvorgänge in den trainierten Muskelgruppen. Holloszy (1975) schätzt, dass 50% einer durch Ausdauertraining erhöhten maximalen Sauerstoffaufnahme den lokalen Adaptationsvorgängen zuzuschreiben sind.

Zum Verständnis der Wirkweise der Bewegungstherapie erscheint es allerdings wichtig darauf hinzuweisen, dass die Anpassung und Verbesserung der aeroben Leistungsfähigkeit nicht die alleinigen Zielvariablen der Bewegungstherapie darstellen (Berg 1985; Berg et al. 1995). Wie im Abschn. 55.3.1. noch ausführlich dargestellt, ist die Nutzung der muskulären Strukturen und des aeroben Energiebereitstellung, praktisch sichtbar als regelmäßige körperliche Aktivität und objektivierbar über den Freizeitenergieumsatz in kcal/Woche, eine signifikante Kenngröße in der primären und sekundären Prävention von atherosklerotischen Herzkreislauferkrankungen.

55.3 Bewegungstherapie in Prävention und Therapie

55.3.1 Prävention und Rehabilitation bei koronarer Herzkrankheit

Primärprävention der KHK

Über die Bedeutung der vermehrten körperlichen Aktivität in der Freizeit als Schutzfaktor und der körperlichen Inaktivität als Risikofaktor für die Entstehung atherosklerotischer Herzkreislauferkrankungen herrscht heute Einigkeit (Schuler 2002). Eine Vielzahl von epidemiologischen, experimentellen und prospektiven Studien belegen die positiven Auswirkungen der regelmäßigen körperlichen Aktivität auf Morbiditäts- und Mortalitätsstatistiken in der westlichen Welt; dies gilt insbesondere für kardiovaskuläre Ereignisse und die Herzkreislaufmortalität (Blair et al. 1989; Marti u. Pekkanen 1988; Paffenbarger et al. 1993). Subgruppenanalysen zeigen dabei deutlich, dass die positive Wirkung der körperlichen Aktivität für Männer und Frauen im gleichen Maße sowie auch noch im höheren Lebensalter und bei bereits bestehenden weiteren Risikofaktoren wie Übergewicht, Rauchen, Hypertonie oder Hypercholesterinämie nachweisbar bleibt (◘ Abb. 55.5 und 55.6).

> **Gesicherte positive Effekte der Bewegungstherapie**
> - Verbesserung des atherogenen Lipoproteinprofil
> - Reduktion des Körpergewichts und Verbesserung der Körperkomposition
> - Verbesserung der Blutdruckregulation und Endothelfunktion
> - Verbesserung der Glukosetoleranz und Insulinsensitivität
> - Verbesserung der fibrinolytischen Aktivität und Thrombozytenfunktion
> - Reduzierung der inflammatorischen Begleitreaktion
> - Verbesserung der motorischen Kompetenz und Stabilisierung des Wohlbefindens

Zur Darstellung des Einflussfaktors „körperliche Aktivität" wird entweder die körperliche Freizeitaktivität, angegeben als kcal-Umsatz/Woche, oder die ergometrisch getestete Fitness (Wattleistung oder MET) gewählt (Berg u. Halle 1999).

> Ab einem Aktivitätsumsatz von 2000 kcal/Woche bzw. einer ergometrischen Leistungsfähigkeit von mehr als 5 MET ist mit einer signifikanten Reduzierung des Herz-Kreislauf-Risikos von bis zu 40% zu rechnen ist (Myers et al. 2002).

Empfehlungen und Umsetzung. Leider wird der aus präventivmedizinischer Sicht anzustrebende Aktivitätsumsatz von 2–3 h gezielter Freizeitaktivität pro Woche (AHA- und ACSM-Empfehlung: 30 min gezielte körperliche Aktivität/Tag; Berg u. Halle 1999; Pate et al. 1995; ACSM 1990; Haskell 1994) in unserer Bevölkerung nur etwa von 20% der Frauen und Männer im mittleren Lebensalter erreicht; aber gerade im mittleren Lebensalter ist die Bereitschaft für eine risikobehaftete Lebensweise mit Neigung zu Ernährungsfehlern, erhöhtem

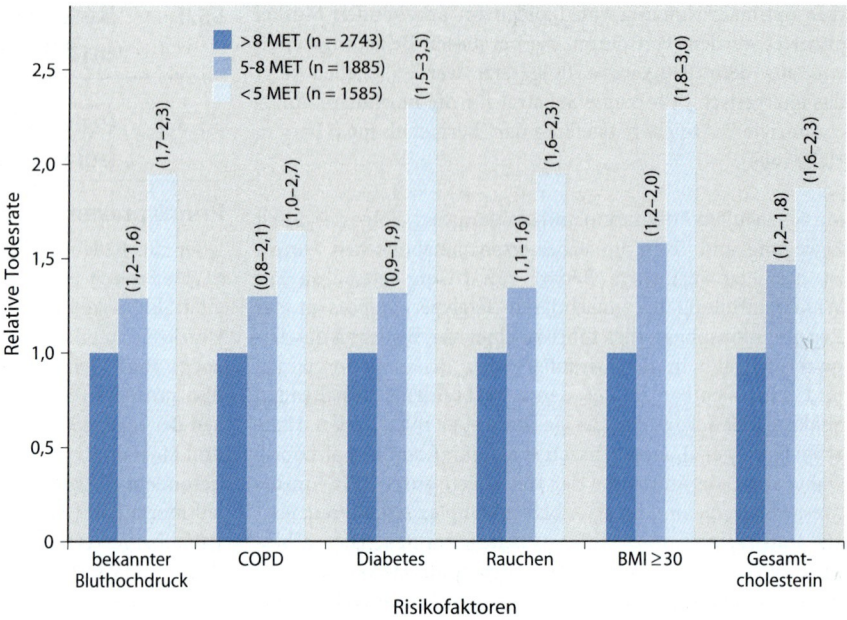

◘ Abb. 55.5.
Erhöhte Fitness verbessert die Gesundheitsprognose und verringern die Wahrscheinlichkeit für kardiale Ereignisse. (Nach Myers et al. 2002)

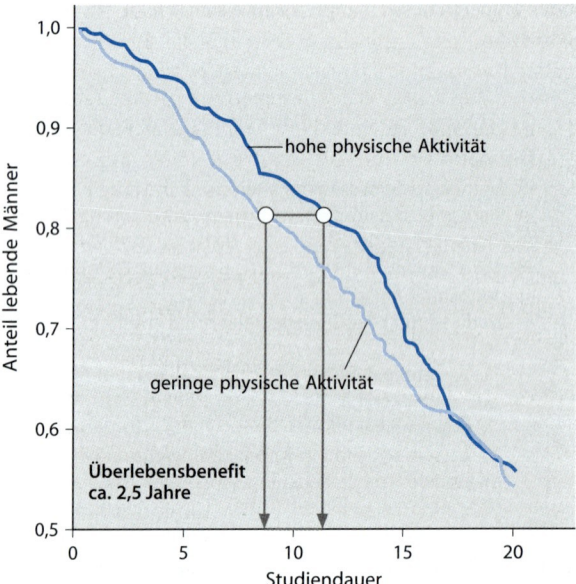

◘ Abb. 55.6. Vermehrte Freizeitaktivität bedeutet Lebensverlängerung. (Nach Marti u. Pekkanen 1988)

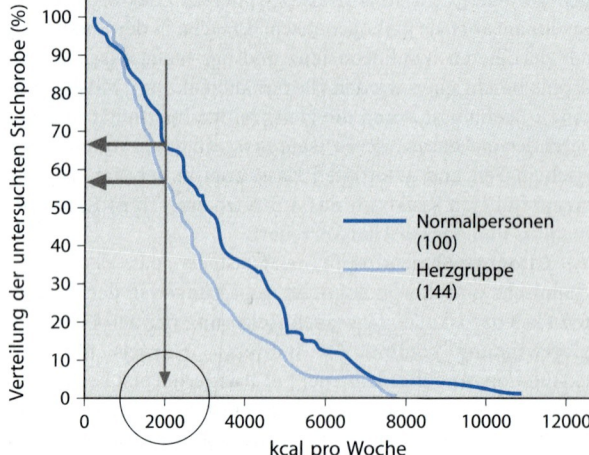

◘ Abb. 55.7. Körperliche Aktivität stellt einen epidemiologisch gesicherten Schutzfaktor bei Herzgruppen dar

Alkoholkonsum, Schlafdefizit, Arbeitsstress und fehlendem aktiven Freizeitausgleich verstärkt ausgeprägt. Eigene, über Aktivitätsprotokolle ermittelte Daten zur Aktivitätsanamnese von Gesunden und Kranken zeigen, dass durch Alltagsaktivitäten wie Treppensteigen, Haus- und Gartenarbeit, Teilnahme an der Herzgruppe, Wandern, Radfahren und gezieltem Freizeitsport therapeutisch wirksame Energieumsätze problemlos erreicht werden (Frey et al. 1995). Etwa 60% der untersuchten Herzgruppenpatienten einer Freiburger Stichprobe erreichten einen wöchentlichen Aktivitätsumsatz von mehr als 2000 kcal (◘ Abb. 55.7). Dies zeigt, dass bei entsprechender Motivation und Anbindung an eine Sportgruppe Aktivitätsumsätze erzielt werden können, die eine signifikante Wirkung sowohl auf die körperliche Fitness als auch auf den Verlauf der bestehenden Primärerkrankungen erwarten lassen.

Zur Verbesserung der metabolischen Fitness und Verbesserung eines ungünstigen Stoffwechselprofils wird ein regelmäßiger Energiemehrumsatz von etwa 1000 kcal/Woche vorgeschlagen; dies kann über 3–4 Trainingseinheiten mit einem Energieverbrauch von ca. 300 kcal pro Einheit, entsprechend einem Sauerstoffumsatz von etwa 60 l pro Belastungseinheit (z. B. eine Leistung von 100 W über 40 min oder die Bewältigung einer Gehstrecke von ca. 4 km im ebenen Gelände) erreicht werden. Ergebnisse bei chronisch Kranken lassen vermuten, dass auch bei geringerer Trainingsdosierung messbare Umstellungen im Stoffwechsel- und Krankheitsprofil möglich sind. Im mittleren Lebensalter bedarf es allerdings oft mehrerer Trainingsmonate, bis sich die erwünschten Anpassungseffekte nachweisen lassen; der therapeutische Erfolg eines Gesundheitstrainings mit regelmäßigem Umfang sollte deshalb erst nach 6–12 Monaten beurteilt werden (Berg u. Halle 1999).

Beurteilung des Präventionsziels. Für die Prävention ist die Frage wichtig, ob Präventions- und Interventionsprogramme zur Verbesserung von Körperkomposition und metabolischer Fitness primär auf die messbare Steigerung der Fitness und ergometrischen Leistungsfähigkeit oder nicht besser auf die Erhöhung des Aktivitätsumsatzes gemessen am Niveau der Freizeitaktivität zielen sollten (Berg et al. 2002). Wie bereits angesprochen, weisen die epidemiologischen Querschnittsuntersuchungen in der Regel eine deutliche Beziehung sowohl zwischen dem Ausmaß der körperlichen Aktivität (z. B. als Freizeit-Energieumsatz in kcal/W oder MET/W) als auch der körperlichen Aktivität (z. B. als ergometrische Leistungsfähigkeit in Watt oder $VO_{2\,max}$/kg) und den bekannten Risikofaktoren nach (Haskell 1994). Bei quantitativ exakter Messung des Aktivitätsumsatzes und gleichzeitiger multivariater Analyse zeigt sich allerdings, dass der Energieumsatz gegenüber der körperlichen Fitness einen höheren Stellenwert in der Beeinflussung des Risikoprofils aufweist. Diese Aussage wird auch durch Ergebnisse aus Längsschnittuntersuchungen bestätigt, die bei Änderungen im Aktivitätsverhalten trotz fehlender oder nur geringen Verbesserungen in den Parametern der körperlichen Fitness signifikante Umstellungen bei atherogenen Risikofaktoren fanden oder aber aufzeigen konnten, dass Verbesserungen in der körperlichen Fitness nicht zwangsläufig mit Verbesserungen im Risikoprofil korrespondieren müssen (Bouchard et al. 1999; Skinner et al. 2001; Halle et al. 1999a).

Sekundärprävention der KHK

Körperliches Training führt bei einem großen Teil der KHK-Patienten zur Steigerung der körperlichen Leistungsfähigkeit wie auch zur Verbesserung der symptomfreien Leistung. Eshani et al. konnten schon 1984 bei KHK-Patienten nach intensivem 12-monatigem Training zeigen, dass es zu einer Verbesserung der linksventrikulären Funktion kommt. Die Ursache dafür scheint in einer Abnahme der Myokardischämie zu liegen, denn bei vergleichbarem Herzfrequenz-Blutdruck-Produkt war das Ausmaß der ST-Streckensenkung signifikant geringer. Die Angina pectoris-Symptomatik nahm ebenfalls ab.

Amsterdam et al. (1982) untersuchten die Arbeitstoleranz bei Patienten mit Belastungskoronarinsuffizienz unter Behandlung mit β-Blockern, Nitroglyzerin und nach gezieltem körperlichem Training. Die Steigerung war unter den einzelnen Behandlungsarten annähernd gleich hoch. Sie konnte weiter gesteigert werden, wenn β-Blocker und Nitroglyzerin gleichzeitig gegeben wurden. Sie war am höchsten, wenn zusätzlich auch das Training zur Anwendung kam. Mit anderen Worten: gezieltes Training bewirkt unabhängig von medikamentösen Einflüssen eine Steigerung der Arbeitstoleranz.

Interventionsstudien mit KHK-Patienten. Um 50 Jahre nach Hellerstein und dem Beginn der Bewegungstherapie den prognostischen Nutzen der körperlichen Aktivität im Sinne einer therapeutischen Effizienz aufzuzeigen (Bethell 2000), sind allerdings Daten zu kardialen Endpunkten bzw. zur kardialen Mortalität bei bestehender KHK gefragt (Schuler 2002). Auch hierzu wurden zurückliegend zahlreiche randomisierte Studien mit insgesamt mehr als 4500 Patienten durchgeführt, die jedoch als Einzelstudien nicht die statistische Signifikanz erreichten, um eine gesicherte Aussage zur prognostischen Bedeutung des körperlichen Trainings bei bestehender KHK machen zu können. Nicht zuletzt wegen ihrer positiven Aussage in Sachen Bewegungstraining werden nach wie vor die Übersichtsarbeiten von Shephard (1983), Oldridge et al. (1988) und O'Connor (1989) zu Fragen hinsichtlich der kardiovaskulären Mortalität und der Reinfarktrate in der Sekundärprävention herangezogen.

Die Kommentare zu den durchgeführten Trainingsinterventionsstudien sind allerdings recht kritisch (Jolliffe et al. 2002). Es wurde bemängelt, dass das mögliche Benefit der Trainingstherapie überschätzt würde. Dies wurde begründet mit der niedrigen Anzahl der untersuchten bzw. selektierten Patienten, der oftmals methodisch unzureichenden Qualität, allem voran der in fast allen Studien ausgewiesenen hohen Aussteigerquote. Kritisiert wurde zudem, dass vorrangig nur Männer mit gering erhöhtem Risiko und im mittleren Alter untersucht wurden. Man muss sich auch die Frage stellen, ob eine kurzzeitige Intervention von nur 1–3 Jahren ausreicht, um statistische Erfolge in der Sekundärprävention zu sichern.

Die Teilnahmequote (Compliance) und die Adhärenz am Interventionsangebot spielen eine sehr wichtige Rolle. Allerdings sind beim heutigen Wissen um die Bedeutung einer optimierten Sekundärprävention, bestehend aus medikamentöser Therapie und Verhaltensumstellungen im Bereich von Ernährung und Freizeitaktivität, randomisierte, kontrollierte Studien mit KHK-Patienten in der Sekundärprävention im Sinne einer geforderten „evidence based medicine" in ihrer Durchführung nicht mehr zu rechtfertigen. Eine aktuelle Metaanalyse der Cochrane Library (Jolliffe et al. 2002) kommt zu dem Schluss, dass die Einbeziehung von körperlichen Aktivitätsprogrammen in Maßnahmen der kardiovaskulären Sekundärprävention mit einem signifkanten Benefit hinsichtlich der Gesamt- (−27%) und myokardialen Mortalität (−31%) assoziiert ist. Dabei liegen die Ergebnisse bezüglich der harten Endpunkte für die „exercise intervention" besser als die Ergebnisse unter herkömmlicher umfassender Sekundärprävention. Weitere aktuelle Ergebnisse zeigen ergänzend, dass sportliche Mehraktivität neben einer positiven Beeinflussung der klassischen Risikofaktoren wie Lipoproteinprofil, Hypertonie oder Typ-II-Diabetes auch zu einer Verbesserung der Endothelfunktion und Entzündungsreaktion führt.

Wirkmechanismen der Prävention

Bedeutung von Körperkomposition und Muskelmasse. Ein wesentlicher Grund, dass mit höherem Lebensalter und in der Zielgruppe KHK-Patient vermehrt Risikofaktoren phänotypisch sichtbar werden und zu einem definierten Krankheitsbild führen können, ist die sich verändernde Körperkomposition (Kyle et al. 2002). Diese wird über den individuellen Ernährungs- und Aktivitätsstatus entscheidend mitgeprägt. Mit zunehmendem Lebensalter nimmt der Anteil an aktiver Zellmasse ab, der Anteil der Fettmasse dagegen erheblich zu. Beides hat erhebliche Nachteile für die Funktionskapazität der biologischen Systeme und verändert das physiologische Gleichgewicht von pro- und antiatherogenen sowie entzündungsfördernden und entzündungshemmenden Faktoren. Dieser Prozess ist mit den die Muskelmasse regulierenden stoffwechselanabolen und -katabolen Faktoren eng verknüpft und stellt eine ätiologische Basis für eine Vielzahl von chronisch degenerativen Erkrankungen dar (Mayer et al. 2003; Sohal u. Orr 1992; Schulze et al. 2002).

Wenn von einer Steuerung der Sensibilität der Gewebe, z. B. Knochen, Skelettmuskulatur, Myokard, für anabole und katabole Stimuli ausgegangen werden kann, erscheint es mit steigendem Lebensalter und bei Vorliegen chronisch degenerativer Erkrankungen wie auch der KHK um so wichtiger, über Faktoren wie eine regelmäßige körperliche Aktivität im Kraft- und Ausdauerbereich in Verbindung mit einer gezielten Ernährung den Anteil der Körpermasse zu Gunsten der Muskulatur und zu Lasten des Fettanteils günstig zu beeinflussen. Dies hat entscheidende Konsequenzen nicht nur für die motorische Kompetenz und Lebensqualität im Alltag, sondern auch für die Inzidenz und den Manifestationszeitpunkt von Dyslipoproteinämien wie auch der heute bekannten metabolischen Risikofaktoren: Periphere Insulinresistenz, Hyperinsulinismus, verminderte periphere Ansprechbarkeit auf Katecholamine und Androgene, erhöhter Anteil an atherogenen LDL-Partikeln, vermehrte Lipidperoxidation (Berg u. Halle 1999; Schuler 2002). Zudem können über Trainingsanpassung und Ernährungsumstellung auch die antioxidative Regulation (Esterbauer et al. 1992) und Endothelfunktion (Niebauer u. Schuler 2001) günstig beeinflusst werden. Dies wird in der Bewertung der körperlichen Aktivität als Schutz- und Therapiekonzept bei atherosklerotischen und degenerativen Erkrankungen bisher noch nicht ausreichend beachtet.

Körperliche Aktivität als protektiver, anaboler Stimulus. Es ist naheliegend anzunehmen, dass die gesundheitlich günstige Körperkomposition und der niedrigere Fettanteil bei körperlich aktiven KHK-Patienten sowohl auf einen regelmäßigen muskulären, anabolen Stimulus mit Erhalt der Muskelmasse als auch auf einen ebenso regelmäßigen metabolischen, antikatabolen Stimulus mit erhöhter Fettoxidation während regelmäßiger Trainingseinheiten zurückzuführen ist. Ausschlaggebend für den Erhalt der motorischen Kompetenz und der metabolischen Fitness ist dabei nicht die muskuläre Leistungsfähigkeit per se, sondern die regelmäßige muskuläre Beanspruchung und Nutzung der aeroben und anaeroben Energiebereitstellung während des Zeitraums der körperlichen Belastung (Berg et al.2002; Kriketos et al. 2000). So ist die Trainierbarkeit der oxidativen wie auch glykolytischen metabolischen Kapazität, ebenso wie die Anpassung auf struktureller und neuromuskulärer Ebene für den Muskel des alternden und kranken Menschen heute bewiesen. Aktuelle Aufmerksamkeit erregen experimentelle Ergebnisse zur Pathophysiologie der altersbedingten Sarkopenie, die auf die positive Beeinflussung von katabolen Regulationsfaktoren durch körperliche Aktivität, hier als Training zur Verbesserung der Kraftausdauer (Greiwe et al. 2001), hinweisen. Diese Ergebnisse stehen in Einklang zu epidemiologischen Befunden, dass regelmäßige Freizeitaktivität auch die Entzündungsreaktion reduziert (Ford 2002) – ein Prozess, der als signifikanter, unabhängiger Risikofaktor in der Entwicklung der Atherosklerose gesehen werden muss (Niebauer u. Schuler 2001).

Auswirkungen auf Blutfette und Lipidprofil. Aufgrund umfangreicher epidemiologischer und interventioneller Daten wird das atherogene Lipoproteinprofil heute als eine Lipidkonstellation mit erhöhten Serumspiegeln von Cholesterin und Triglyzeriden bei gleichzeitiger Erhöhung der kleinen dichten LDL-Partikel („small dense LDL") und Verminderung von HDL-Cholesterin, bevorzugt der HDL_2-Subfraktion definiert (Austin et al. 1990; Krauss 1991; Berg et al. 1994;, Berg et al. 2002). Diese atherogene Lipidkonstellation, die für die Ausbildung und weitere Progression der Atherosklerose mitverantwortlich ist, kann durch körperliche Aktivität in mehreren Punkten günstig beeinflusst werden (Berg 1985; Berg et al. 1997). Im Rahmen der Bewegungstherapie ist wichtig, dass die durch körperliche Aktivität induzierten Verbesserungen im Lipidprofil bei gleichzeitiger Gewichtsabnahme stärker ausfallen. Keinen Effekt zeigen Sport und Training auf das ebenfalls als atherogen einzustufende Lipoprotein Lp(a); erhöhte Lp(a)-Werte sind anlagebedingt und durch exogene Faktoren, z. B. Lebensstil nicht zu beeinflussen (Berg et al. 1994; Berg et al. 2002).

Der Muskelstoffwechsel spielt in dieser positiven Beeinflussung des Fettstoffwechsels die bereits angesprochene, entscheidende Rolle. Durch den bei ausdauerorientierter Aktivität erhöhten Fettsäureumsatz im arbeitenden Muskel werden die Enzyme der Triglyzeridspaltung, die Lipoproteinlipase (LPL) im Muskel sowie im Gefäßbett und die hormonsensitive Lipase im Fettgewebe in ihrer Aktivität gesteigert. Die zirkulierenden triglyzeridreichen Lipoproteine, messbar an der Serumkonzentration von VLDL- und IDL-Cholesterin, können über die jetzt erhöhte LPL-Aktivität verstärkt abgebaut und bei körperlich aktiven und in der Regel normalgewichtigen Personen erniedrigt gemessen werden. Erfolgt ein vermehrter Abbau und Umsatz von triglyzeridreichen Lipoproteinen durch körperliche Aktivität, so wird gleichzeitig die Anzahl an HDL-Partikeln und der zirkulierenden HDL-Masse erhöht. Über den aktivitätsinduzierten, erhöhten Abbau von Triglyzeriden und der damit erhöhten Bildung von HDL greift der aktive Lebensstil unmittelbar in das atheroge Lipidprofil ein und verändert die Konstellation so, dass atherogene triglyzeridreiche VLDL-Remnants erniedrigt und HDL_2 als Lipoproteinpartikel des Cholesterinrücktransports erhöht werden (Berg et al. 1994; Berg et al. 2002).

Untersuchungen über den Einfluss der Lipoproteinlipasen auf Apo-B-haltige Partikel zeigen, dass bei gleichen Gesamt-LDL-Spiegeln weniger „small dense" LDL gebildet werden. Kleine LDL-Partikel sind somit bei Sporttreibenden und normalgewichtigen Personen im Vergleich zu Untrainierten und übergewichtigen Personen (BMI > 27,5 kg/m^2) nachweislich verringert. Dies bedeutet, dass bei Personen mit entsprechender Ausdauersportanamnese und niedrigem Körpergewicht neben einer Verbesserung der Triglyzeride und der HDL-Spiegel bzw. HDL-Partikelverteilung auch eine Reduzierung der besonders atherogenen, kleinen LDL-Partikel zu beobachten ist (Berg et al. 1994; Berg et al. 2002).

Zusätzlich zu den Veränderungen der Lipidparameter werden auch Glukose- und Insulinspiegel gesenkt, die Körperkomposition zu Gunsten des Muskelanteils verschoben sowie gerinnungsfördernde Bluteigenschaften (s.unten) und Risikofaktoren wie Hypertonie oder Übergewicht ebenfalls nachweislich verbessert.

Diese Umstellungen sind einer Progression des atherosklerotischen Gefäßprozesses entgegengerichtet und können als ein wesentliches Therapieziel in der Langzeitbehandlung von Patienten mit KHK bewertet werden. Für die definierte Personengruppe mit hohem KHK-Risiko reichen aber leider Änderungen des Gesundheitsverhaltens wie die veränderte Ernährung mit vermehrter körperlicher Aktivität meist nicht aus, um die notwendigen, drastischen LDL-Cholesterinabsenkungen auf Serumwerte unter 100 mg/dl zu erreichen; entsprechend kann bei der Mehrzahl der KHK-Patienten (ca. 80%) auf eine medikamentöse Intervention mit lipidsenkenden Substanzen, in der Regel LDL-Cholesterin senkende Statinpräparate, nicht verzichtet werden (Berg et al. 2002; Gohlke et al. 2002, siehe Kap. 56).

> Körperliche Mehraktivität und Gewichtsreduktion führen zu einer Reduktion der Triglyzeride, des Gesamt- und LDL-Cholesterins, hier vornehmlich von „small dense" LDL, und einem deutlichen Anstieg im HDL-Cholesterin, vornehmlich der HDL_2-Subfraktion. Funktionell bedeutet dies eine Vergrößerung des für die Cholesterinentsorgung verantwortlichen HDL-Pools mit Erhöhung des als protektiv zu bewertenden HDL_2-Anteils sowie die Aktivierung der LPL mit verbessertem Abbau von VLDL, IDL und großen LDL-Partikeln sowie schließlich die Reduzierung des LDL-Pools mit Absenkung der atherogenen kleinen LDL-Partikel.

Auswirkungen auf begleitende pro-atherogene Risikofaktoren. Zwischen Dyslipoproteinämie, Entzündungsfaktoren und weiteren metabolischen Risikofaktoren der KHK, die ihrerseits auch die Gerinnung und Fibrinolyse beeinflussen, besteht ein enger Zusammenhang (Niebauer u.Schuler 2001; Halle et al. 1999b; Reaven 1988). Für Patienten, die erhöhte Plasmainsulinspiegel, ein erhöhtes Körpergewicht oder erhöhte Triglyzeridspiegel aufweisen, ist mit einem gestörten Gleichgewicht zwischen Koagulation und Fibrinolyse zu rechnen; so sind Hyperinsulinämie und Übergewicht mit höheren Fibrinogenspiegeln und einer verminderten fibrinolytischen Aktivität assoziiert.

Im Gegensatz zu den durch Dyslipoproteinämien in ihrer Ausbildung begünstigten chronischen Gefäßwandveränderungen spielt die mit dem gestörten Gleichgewicht zwischen Koagulation und Fibrinolyse einhergehende, erhöhte Neigung zur intravasalen Thrombusbildung die entscheidende kausale Ursache bei den meisten akuten Gefäßverschlüssen (Berg et al. 1995). So scheint die Mehrzahl der Infarktpatienten in Bezug auf einen möglichen Reinfarkt und damit verbundene kardiale Endpunkte nicht so sehr durch den Stenosegrad der jeweiligen koronaren Läsion, als vielmehr durch die gestörte Endothelfunktion und die pro-thrombotische Reaktionslage gefährdet zu sein (Berg 1995). Auslöser der Thrombusbildung ist eine Entgleisung des Gleichgewichtes zwischen zellulären, humoralen und weiteren Gewebefaktoren, die die Gerinnselbildung begünstigen, und den fibrinolytischen Faktoren, die eine Auflösung der Gerinnsel möglich machen.

Auch eigene Ergebnisse zeigen, dass mit ungünstiger Körperkomposition und fehlender Fitness bereits bei klinisch Gesunden, um so mehr aber bei Patienten mit manifester KHK, nicht nur mit Störungen des peripheren Lipoproteinstoffwechsels, sondern auch mit zusätzlichen ungünstigen metabolisch-rheologischen Verhältnissen und Zeichen einer vermehrten Entzündungsreaktion – heute durch die Bestimmung des CRP (C-reaktives Protein) zu bestimmen – zu rechnen ist (Halle et al. 1999b). Da körperliche Ausdaueraktivität die einzelnen Komponenten dieser Stoffwechseldisbalance günstig verändert, kann angenommen werden, dass mit dem Positiveinfluss von Trainingsprogrammen auf die Komponenten des metabolischen Syndroms direkt oder indirekt auch Verbesserungen der hämorheologischen Faktoren möglich sind (Berg et al. 1995). So findet man bei verbesserter körperlicher Fitness nicht nur niedrigere Fibrinogen- und CRP-Konzentrationen, sondern auch erniedrigte PAI-1-Spiegel. Bei Beendigung eines Trainingsprogramms halten diese Veränderungen allerdings nicht an, und die Werte gehen wieder auf ihr Ausgangsniveau zurück. Regelmäßig durchgeführte körperliche Aktivität reduziert demnach nicht allein über eine Verbesserung von Lipidprofil, Seruminsulinspiegel und Körperkomposition das Langzeitrisiko und die weitere Ausbildung einer KHK, sondern wirkt auch über die damit verbundene Verbesserung im Gleichgewicht zwischen Koagulation und Fibrinolyse. Da eine effektive Therapie der KHK nicht allein den Ansatz verfolgt, eine weitere Gefäßstenosierung zu verhindern, sondern auch das mögliche Infarktereignis zu verhüten, muss die Anwendung der körperlichen Aktivität auch in diesem Punkt am anerkannten Therapiestandard in der Sekundärprävention (Nikotinverzicht, Lipidoptimierung, Aspirintherapie, β-Blockertherapie) bewertet und gemessen werden (Berg et al. 1995; Kübler 2002).

Auswirkungen auf Übergewicht und Gewichtskonstanz. Die Rolle des Übergewichts als eigenständiger Risikofaktor für Herzkreislauferkrankungen wurde lange Zeit kontrovers diskutiert. Kritische epidemiologische Untersuchungen, in denen Zusammenhänge zwischen KHK-Morbidität und -Mortalität und Übergewicht in Abgrenzung von klassischen Risikofaktoren wie Hypertonie, Dyslipoproteinämie und Hyperinsulinämie überprüft wurden, lieferten jedoch eindeutige Beweise für den Risikowert des Übergewichts (Lee et al. 1993). Diese Aussage gilt altersunabhängig für Männer und Frauen; die Bedeutung des Übergewichts als Risikofaktor wird verstärkt, wenn nicht allein das situative Körpergewicht, sondern auch die Gewichtsentwicklung sowie der Körperfettanteil und die Körperfettverteilung (Fettlokalisation) berücksichtigt werden. Die Bewertung der Gewichtsentwicklung im Altersgang erscheint von besonderer Bedeutung, da bereits eine mittlere Gewichtszunahme von mehr als 1 kg pro Jahr mit einer gegenüber dem normalen Altersgang überdurchschnittlichen Zunahme des Herzkreislaufrisikos verbunden ist. Dies hat seine Begründung darin, dass die klassischen Risikofaktoren Blutdruck und Lipidprofil unabhängig vom Altersbezug eine Abhängigkeit zum relativen Körpergewicht (BMI) aufzeigen. Nachweislich ist der Übergang in die Menopause für Frauen mit einer erhöhten Gewichtszunahme und einem erhöhten Herz-Kreislauf-Risiko verbunden.

Um eine Gewichtsreduktion bei erhöhtem Körpergewicht zu erzielen, reicht allerdings eine Änderung des Aktivitätsverhaltens in der Regel nicht aus. Die besten Ergebnisse werden in der therapeutischen Kombination von Maßnahmen zur Umstellung von Ernährung, körperlicher Aktivität und des Persönlichkeitsverhalten erzielt. Bei gleichzeitiger Erhöhung des Energieumsatzes durch körperliche Mehraktivität erscheinen Interventionsprogramme mit einem Energiedefizit um 700 kcal/Tag auch langfristig medizinisch vertretbar. Bei ausreichender Proteinzufuhr kann dabei das Körpergewicht konsequent (ca. 0,5 kg/Woche) reduziert und die Muskelmasse erhalten werden.

Mit erhöhter körperlicher Aktivität gegen Übergewicht vorzugehen, erscheint v. a. in der Prävention, weniger in der Intervention, erfolgversprechend. Selbst bei physiologisch nicht möglicher, 100% Nutzung von Speicherfett zur Energiebereitstellung, müsste man um 1000 g Fett zu verbrennen bei 6 km/h-Geschwindigkeit ca. 20 h, bei 12 km/h-Geschwindigkeit ca. 11 h laufen, um dies energetisch umzusetzen (Berg et al. 1990). Andererseits führen schon zusätzliche geringe Tagesumsätze bei regelmäßigem Einsatz, z. B. 2 km Gehstrecke/Tag entsprechend einem Energieinhalt von ca. 140 kcal, zu beachtlichen Energiesummen pro Jahr, hier 51.000 kcal entsprechend einer Fettgewebsmasse von ca. 8 kg. Dies macht verständlich, wieso eine auch nur geringe positive Fettbilanz langfristig zu einer erheblichen Störung im Gewichtsverlauf führen kann.

Für eine höhere körperliche Aktivität spricht noch ein anderer Gesichtspunkt. Es ist dabei möglich, bei ausgeglichener Energiebilanz mehr Nahrung aufzunehmen. Damit werden dem Körper auch wichtige, schützende Nährstoffe (Vitamine, Mineralien, Spurenelemente usw.) zugeführt; eine eventuelle Minderversorgung mit diesen Stoffen bei strenger Diät wird verhindert.

Verordnung der Bewegungstherapie

Bei der Verordnung der Bewegungstherapie müssen individuell folgende Gesichtspunkte berücksichtigt werden:
- Schwere der Koronarsklerose, die v. a. durch die Angina pectoris-freie Leistung, durch das Ausmaß der ST-Senkung und durch den koronarangiographischen Befund charakterisiert werden kann;
- Ausmaß der myokardialen Schädigung, das mit Hilfe der Abschätzung der Narbengröße im Ruhe-EKG, mit der Echokardiographie sowie durch weitere bildgebende Verfahren zur Beurteilung der Herzgröße und -kontraktilität sowie elektrische Instabilität (Rhythmusstörungen) erfasst werden kann;
- Krankheitsphase, d. h. der zeitliche Abstand zum akuten Ereignis (Myokardinfarkt, Bypass-Operation).
- Weitere ins Gewicht fallende Umstände, wie z. B. Alter, Geschlecht, Konditionszustand, Kooperationswille, Zweiterkrankungen, Medikation, müssen ebenfalls berücksichtigt werden.

> **Absolute Kontraindikation in der chronischen Phase der KHK**
> - Instabile Angina pectoris (neu auftretende Angina pectoris in Ruhe oder während Belastung, Verringerung der Angina pectoris-freien Arbeitstoleranz)
> - Ruhe- oder Belastungsherzinsuffizienz, bedrohliche Herzrhythmusstörungen und Störungen der Erregungsausbreitung, besonders wenn sie durch die Belastung provoziert werden
> - Ausgeprägte myokardiale Schädigung (deutliche Herzvergrößerung, ausgedehnte Infarktnarben, Herzwandaneurysma)
> - Hypertonie in Ruhe >220 mmHg systolisch oder 120 mmHg diastolisch, Hypertonie während submaximaler Belastung >250 mmHg systolisch oder über 130 mmHg diastolisch
> - Akute oder chronische Zweiterkrankungen, bei denen ein Bewegungstraining kontraindiziert ist (z. B. fieberhafte Erkrankung, Hepatitis)

Bei Patienten mit Kontraindikation für ein Training, die sich in einem stabilen Zustand befinden, kann die Bewegungstherapie in Form von Übungen angewendet werden.

Belastungsintensität

Nach Myokardinfarkt. In der Verordnung der Bewegungstherapie müssen Intensität, Art und Häufigkeit der Belastung festgelegt werden. Bei einem Patienten nach Herzinfarkt und abgeschlossener komplikationsloser Frühmobilisation (2–4 Wochen nach Infarkt), der keinen großen Herzinfarkt hatte und 25 W in liegender Position über 5 min ohne Angina pectoris und ST-Senkung mit normaler Herzfrequenz und Blutdruckreaktion leisten kann, beginnen wir mit einer täglichen Dauerbelastung (15 min am Fahrradergometer im Sitzen), die bei einem 50-Jährigen bei einer Herzfrequenz um 100/min liegt. In den darauffolgenden Wochen wird die Belastung so gesteigert, dass nach weiteren 3–4 Wochen eine Dauerbelastung mit ca. 120/min erreicht wird. Neben der Dauerbelastung nehmen die Patienten an gymnastischen Übungen (15 min/Tag) und an Spaziergängen (30 min/Tag) teil. Wenn der Patient im Ergometertraining ca. 1 W/kg KG trainieren kann, wird zusätzlich das Schwimmtraining verordnet (15 min/Tag). 7–8 Wochen nach dem Herzinfarkt wird aufgrund einer Belastungsprüfung die Trainingsherzfrequenz neu festgelegt. Kann nun der Patient kreislaufmäßig ohne Angina pectoris und ST-Senkung ausbelastet werden, und sprechen auch andere Befunde nicht gegen eine volle Trainingsbelastung, wird die Trainingsherzfrequenz auf Ruheherzfrequenz plus 50–60% der Differenz von maximaler Herzfrequenz zur Ruheherzfrequenz festgelegt. Beispiel: maximale Herzfrequenz 160/min, Ruheherzfrequenz 75/min; die Trainingsherzfrequenz beträgt 126/min [$(160-75) \cdot 0{,}6 + 75 = 126$].

Die zusätzliche Sicherung der Trainingsintensität über die standardisierte Laktatbestimmung kann bei KHK-Patienten mit unphysiologischem, belastungsinduziertem Frequenzanstieg wie auch bei hoch motivierten Patienten mit Neigung zur Überbelastung sinnvoll sein. Aussagen zum Myokardbefund bzw. zur myokardialen Funktion sind über die Laktatdiagnostik jedoch nicht zu erwarten (Berg et al. 1987).

Höhergradige Belastungskoronarinsuffizienz. Bei Patienten mit einer Belastungskoronarinsuffizienz auf mittlerer oder niedriger Belastungsstufe kann diese Berechnungsform der Trainingsherzfrequenz nicht herangezogen werden. Hier sollte die Trainingsherzfrequenz knapp unter der Angina pectoris-Schwelle, bzw. bei Patienten ohne Angina pectoris unter der Ischämie-Schwelle im Belastungs-EKG (0,1 mV) liegen.

Zustand nach aortokoronarer Bypass-Operation. Bei Patienten nach Bypass-Operation ist die Höhe der Trainingsbelastung abhängig vom:

- präoperativen Myokardzustand,
- Operationserfolg und
- postoperativen Verlauf.

Bei erfolgreicher Revaskularisation und komplikationslosem Heilungsverlauf (kein perioperativer Herzinfarkt, kein Perikarderguss, keine auffällige Rhythmusstörung, keine respiratorischen, hämodynamischen oder neurologischen Probleme) kann man in der 3. postoperativen Woche mit dem Ergometertraining (15 min 1-mal/Tag) beginnen. Die vorzugsweise Anwendung der Intervallmethode (◘ Abb. 55.8) führte dabei rascher zur Leistungssteigerung und Ökonomisierung der Herzarbeit als die üblicherweise angewandte Dauermethode (Meyer et al. 1990b). Die Belastung kann mit derselben Intensität wie nach Herzinfarkt begonnen werden, die Steigerung in den nächsten Wochen kann viel schneller vorangehen. Gleichzeitig kann der Patient mit Terraintraining beginnen (30 min/Tag). Mit gymnastischen Übungen wird man ebenfalls in der 3. Woche beginnen, die Übungen müssen aber sehr behutsam gewählt werden, um den Heilungsprozess der Sternotomie nicht zu gefährden. Auf keinen Fall dürfen diese Übungen Schmerzen hervorrufen. Mit dem Schwimmtraining wird man erst 5–6 Wochen postoperativ beginnen. Bei Patienten mit einem peri- oder postoperativen Myokardinfarkt wird man wie beim frischen Herzinfarkt ohne erfolgte Operation verfahren.

Ambulante Herzgruppen (Koronargruppen)

Die Einrichtung von Herzgruppen für die ambulante, langfristige Betreuung von KHK-Patienten ist ein positives Beispiel für die Machbarkeit und erfolgreiche Umsetzung eines Lebensstil-orientierten Gesundheitskonzeptes in der Sekundärprävention (Bethell 2000). Ausgehend von ersten Aktivitäten in den 60er-Jahren dauerte es jedoch Jahrzehnte, bis dieses zunächst primär Sport-orientierte Konzept der Koronarsportgruppe in seiner inhaltlich erweiterten Form als Koronar- oder Herzgruppe medizinisch und organisatorisch breite Zustimmung fand und schließlich über Gesamtvereinbarungen auch durch die Versicherungsträger als Rehabilitationssport rechtlich anerkannt wurde (Berg et al. 1995). Unter der Obhut der Deutschen Gesellschaft für Prävention und Rehabilitation (DGPR) werden die zur kardialen Sekundärprävention eingerichteten Herzgruppen nach einem vergleichbaren Konzept, in der Regel in enger Zusammenarbeit mit regionalen Sportvereinen und darüber mit den jeweiligen Landesverbänden des Behindertensport, betreut. Die Teilnehmerstärke in den ambulanten Herzgruppen liegt zwischen 10 bis maximal 25 Teilnehmern. In den Gruppen befinden sich überwiegend Patienten mit Zustand nach Herzinfarkt, nach Bypass-Operationen, nach Ballondilatation sowie zunehmend auch nach Herzklappenoperation. Sowohl an den Übungsleiter als auch an den Arzt der Herzgruppe werden spezielle Anforderungen bezüglich Ausbildung und Kompetenz gestellt. Abweichend vom Sport beim Gesunden ist die körperliche Aktivität in der Herzgruppe als Therapieform zu verstehen; wie ein Medikament muss sie daher vom Arzt verordnet, individuell dosiert und überwacht sowie auf mögliche Kontraindikationen geprüft werden (Berg et al. 1995). Auch wenn es aus medizinischen und organisatorischen Gründen nicht möglich sein wird, alle Herzpatienten in Herzgruppen zu betreuen, hat die DGPR einen Bedarf von 1 Herzgruppe pro 12.000 Einwohner, d. h. rund 7000 Herzgruppen für ganz Deutschland berechnet. Aktuell werden in mehr als 5000 Herzgruppen ca. 100.000 Herzpatienten, vorrangig mit KHK, regelmäßig und nach vergleichbarem Interventionskonzept betreut.

Trainingsgruppen. Die Aufgabe der koronaren Trainingsgruppe besteht darin,
- durch körperliches Training die Leistungsfähigkeit der Patienten zu erhalten, zu steigern und
- durch Gesundheitsbildung das Gesundheitsbewusstsein zu fördern und in Gruppen- und Einzelgesprächen das Selbstvertrauen der Teilnehmer zu stärken und somit eine psychische Stabilisierung zu bewirken.

> Die Teilnehmer der Trainingsgruppen sollten mindestens 75 W bzw. 1 W/kg KG über 3 min im Sitzen ohne Ischämiezeichen und Rhythmusstörungen leisten können sowie kein Aneurysma und keine ungewöhnlich große Infarktnarbe haben.

Das Training sollte 2-mal wöchentlich über 60–90 min durchgeführt werden. Der Schwerpunkt sollte auch hier auf einer dosierten Dauerbelastung liegen. Bei in Freiburg und Bad Krozingen betreuten Koronargruppen haben wir folgenden Aufbau gewählt: 20 min Gymnastik: 5 min aufwärmen, 10 min gezielte gymnastische Übungen (z. B. Koordinations- und Geschicklichkeitsübungen, vorsichtige Kraftübungen; Pressatmung muss vermieden werden), 5 min Ausklang; 10 min Übergang zum Ergometertraining; 15 min Dauerbelastung auf dem Ergometer bei vorgegebener Herzfrequenz; 3 min Erholung; 10 min Übergang zum Schwimmtraining, das aus Intervallbelastungen über insgesamt 15 min besteht. In der sog. „optimierten Herzgruppe" steht bei einer angestrebten Therapie-

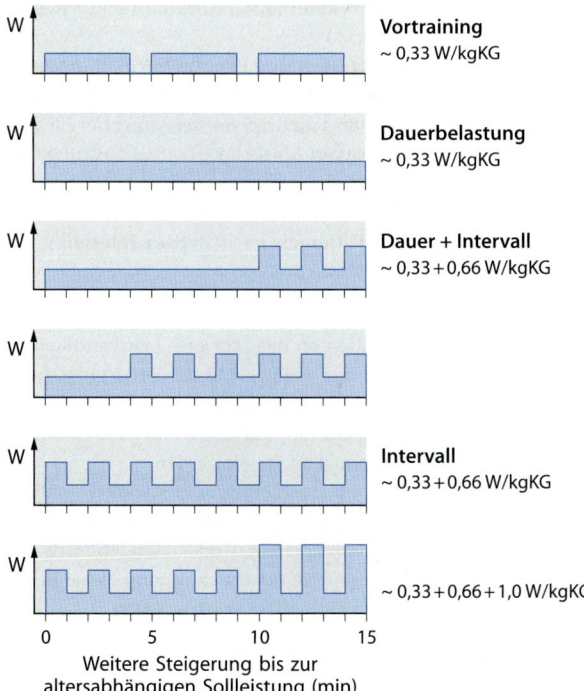

◘ Abb. 55.8. Schematische Darstellung der Dauer- und Intervallbelastung beim Fahrradergometertraining. (Nach Samek et al. 1982)

dauer von 90 min pro Trainingseinheit auch genügend Zeit zur Verfügung, um zusätzliche Elemente der Sekundärprävention wie Übungen zur Körperwahrnehmung, Entspannung und Stressbewältigung sowie edukative Aspekte zur Verhaltens- und Lebensstiländerung einzubringen.

Übungsgruppen. Ein großer Teil der Patienten nach Herzinfarkt erfüllt nicht die Voraussetzungen für die Teilnahme an einer koronaren Trainingsgruppe. Diese Patienten können koronaren Übungsgruppen zugeführt werden. Übungen beanspruchen vorwiegend die neuromuskuläre Funktion und sind deshalb nur wenig kreislaufbelastend; Aufgaben der Gesundheitsbildung und psychische Stabilisierung stehen hier mehr im Vordergrund.

Optimierte Herzgruppe. Um dem Anspruch des Therapiebeweises im Sinne der „evidence based medicine" in Zukunft wirkungsvoll zu begegnen, bedarf es einer verstärkten Evaluation von definierten, in ihrem Inhalt standardisierten und nach Qualitätskriterien beurteilbaren Programmen im Rehabilitationssport bzw. der verordneten Bewegungstherapie (Jolliffe et al. 2002). Dies betrifft nicht nur den Bereich der Herzkreislauferkrankungen und die optimierte Herzgruppe, sondern auch ambulante, Sport-orientierte Programme bei anderen chronischen Erkrankungen. Die angestrebte Beweisführung für die therapeutische Wirksamkeit von Sport-orientierten Therapieprogrammen darf sich bei der Auswahl der primären Zielvariablen nicht auf intermediäre Krankheitsmarker beschränken, sondern muss sich für Zielgruppen orientierte Indikationsstellungen an harten Krankheitsendpunkten und an der für die Beweisführung so schwierig festzumachenden Lebensqualität im Alltag (QDL, quality of daily life) orientieren. Schließlich müssen Bedeutung und Wert Sport-orientierter Therapieprogramme hinsichtlich Langzeitwirkung und Nebenwirkungen auch an den vorliegenden Ergebnissen der medikamentösen Intervention gemessen und im Sinne einer Therapieoptimierung diskutiert werden.

55.3.2 Bewegungstherapie bei eingeschränkter linksventrikulärer Funktion und Herzinsuffizienz

Die Bewegungstherapie bei Patienten mit ausgeprägter linksventrikulärer Dysfunktion wurde zurückhaltend und kontrovers diskutiert. Häufiger Grund für eine ablehnende Haltung ist, dass nicht ausreichend zwischen linksventrikulärer Dysfunktion und Herzinsuffizienz unterschieden wird. Die folgenden Aussagen beziehen sich auf die Patienten im chronischen Stadium der Herzinsuffizienz.

Ob und in welchem Ausmaß eine Bewegungstherapie bei einem Patienten mit linksventrikulärer Dysfunktion durchgeführt werden kann, hängt v. a. von den folgenden Punkten ab:
- Funktionszustand des gesamten kardiovaskulären Systems (normal, chronische Herzinsuffizienz ohne Stauungszeichen, Stauungsherzinsuffizienz),
- Gefahr des Auftretens von lebensbedrohlichen Rhythmusstörungen,
- Langzeitrisiko einer Progression der linksventrikulären Dysfunktion

Der wichtigste Faktor ist der momentane funktionelle Zustand des Patienten. Die Entscheidung für oder gegen Bewegungstherapie muss jeweils individuell abgewogen werden. Weitere wichtige Faktoren sind Art, Umfang und Intensität der Bewegungstherapie, die Qualität der Überwachung und die Langzeitkontrolle.

Man kann heute davon ausgehen, dass systemische und periphere Faktoren gemeinsam den Prozess und die Progredienz der Herzinsuffizienz regulieren und das Gleichgewicht von katabolen und antikatabolen Faktoren beeinflussen; dabei können sich Faktoren der Primärerkrankung mit korrespondierenden Faktoren der Dekonditionierung, z. B. der krankheitsbedingten, langfristigen körperlichen Inaktivierung, negativ verstärken (Niebauer u. Schuler 2001; Huonker u. Keul 2001; Schulze et al. 2002; Gielen et al. 2001). Zu diesen Faktoren zählen ein erhöhter Plasmaspiegel von Kortisol, Katecholaminen, pro-inflammatorischen Zytokinen (TNF-α, IL-1β, IL-6) sowie GH bei erniedrigten IGF1- und Dihydroepiandrosteronwerten. Diese Veränderungen werden begleitet von einer erhöhten Expression der intrazellulären NO-Synthetase (iNOS) und einer erhöhten Anfälligkeit der Muskelzelle gegen anfallende Sauerstoffradikale. Es liegen demnach gemeinsame molekulare Mechanismen vor, die sowohl die myokardiale Kontraktilität herabsetzen als auch eine Apoptose der Skelettmuskelzelle induzieren (Schulze et al. 2002). Gezielte und dosierte körperliche Aktivität scheint im Sinne der Rekonditionierung diesen Ganzkörperprozess günstig zu beeinflussen; interventionelle und experimentelle Befunde liegen hierzu vor (Drexler et al. 1987; Sullivan et al. 1990).

In den vergangenen Jahren wurden randomisierte Studien veröffentlicht, die gezeigt haben, dass eine mit Vorsicht betriebene körperliche Konditionierung bei Patienten mit linksventrikulärer Dysfunktion zu einer Steigerung der körperlichen Leistungsfähigkeit führen kann (ESC-Working-Group-Report 2001).

Das tägliche Ergometertraining kann in Form einer Intervallbelastung über 15 min durchgeführt werden, mit jeweils 20–30 s höherer und 60–80 s niedrigerer Belastung bei ca. 50 % der maximalen dynamischen Muskelkraft (jene Leistung, die am Tretkurbelergometer bei einer Steigerung um 25 W alle 10 s erbracht wird). Der Vorteil des Intervalltrainings konnte von Meyer et al. (1990) an Patienten nach Bypass-Operation gezeigt werden.

> Eine gezielte, individuell abgestimmte Bewegungstherapie ist bei ausgewählten Patienten mit schwerer linksventrikulärer Dysfunktion möglich und sinnvoll. Mit der Bewegungstherapie kann durch periphere Anpassungsvorgänge eine Steigerung der körperlichen Leistungsfähigkeit und damit eine Verbesserung der Lebensqualität erzielt werden.
>
> Umfassende Voruntersuchungen und ständige ärztliche Überwachung zur Überprüfung der Einschlusskriterien, aber auch zur möglichen Modifizierung oder zum Abbruch des Trainingsprogramms, sind für die Durchführung dieser Bewegungstherapie eine unabdingbare Voraussetzung.

Im Gegensatz zu übereinstimmenden Aussagen zu positiven Effekten der Trainingstherapie auf die körperliche Leistungsfähigkeit und Lebensqualität der Patienten steht der Nachweis eines Benefits hinsichtlich Morbidität und Mortalität wie auch der Kosteneffektivität weiterhin aus (Llyod-Williams et al. 2002).

55.3.3 Bewegungstherapie nach Herztransplantation

Während der letzten 2 Jahrzehnte hat sich die Herztransplantation als Therapiemöglichkeit bei terminaler Herzinsuffizienz etabliert. Mit hervorragenden Ergebnissen (ca. 95% erreichen den NYHA-I-Status, ca. 70% werden wieder berufsfähig) steht für Herztransplantationspatienten mehr und mehr die Belastbarkeit und Lebensqualität im Alltag im Vordergrund (Braith u. Edwards 2000).

Bei der Bewegungstherapie von Patienten nach Herztransplantation müssen einige Besonderheiten beachtet werden. Das Spenderherz ist von direkten nervalen Einflüssen des Empfängers abgekoppelt, sodass die Herzfrequenzsteigerung unter Belastung über hormonale Einflüsse abläuft. Der Blutspiegel von Adrenalin und Noradrenalin ist bei submaximaler Belastung (100 W) höher im Vergleich zu Gesunden (Schüler et al. 1986). Die Abkoppelung vom vegetativen Nervensystem führt dazu, dass die Patienten meistens eine erhöhte Ruheherzfrequenz haben, die im Mittel über 100/min liegt (intrinsische Eigenaktivität des Sinusknotens des Spenderherzens), der Herzfrequenzanstieg unter Belastung verzögert ist, die Maximalwerte niedriger liegen, im Mittel um 135/min, und der Abfall der Herzfrequenz in der Erholungsphase langsamer erfolgt (Abb. 55.9).

Für die Frühmobilisation gelten dieselben Regeln wie nach einer Bypass-Operation, nur wird mit dem Ergometertraining schon auf der Intensivstation begonnen. Nach unserer Erfahrung kann bei komplikationslosem Verlauf am 3. postoperativen Tag mit dem Ergometertraining begonnen werden.

Die besten Trainingserfolge werden bei einer Kombination aus ausdauer- und kraftorientierten Übungen dokumentiert (Braith u. Edwards 2000). Beide Trainingsformen werden von Transplantationspatienten gut toleriert. Bei guter Trainingscompliance wird langfristig wieder eine Leistungsfähigkeit im Bereich von 95% der Altersnorm erreicht; diese Erfolge sind ohne Trainingstherapie nicht zu beobachten; hier liegen die zu erwartenden Werte bei 60–70% der Altersnorm. Zusätzlich zum Vorteil der verbesserten körperlichen Leistungsfähigkeit findet man bei trainierenden Transplantationspatienten auch Hinweise für eine verbesserte Körperkomposition und eine Normalisierung der zuvor reduzierten Knochendichte.

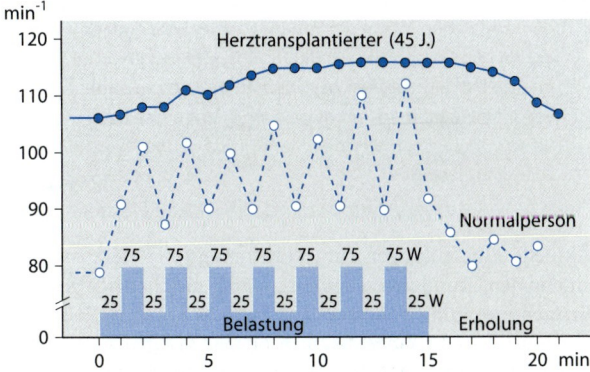

Abb. 55.9. Intervallbelastung auf dem Fahrradergometer. Herzfrequenzverhalten bei einem Herztransplantierten im Vergleich zu einer Normalperson

In den Jahren nach der Herztransplantation muss die Belastbarkeit im Training wiederholt kontrolliert und festgelegt werden. Besonders im Belastungs-EKG sollte nach einer Myokardischämie gefahndet werden, denn Herztransplantierte haben wegen der nervalen Abkopplung des Herzens meistens keine Angina pectoris. Bei der Verordnung von Bewegungstherapie und Training bei Patienten nach Herztransplantation sollten neben allgemeinen Grundsätzen, wie z. B. individuelle Steigerung und Berücksichtigung des Funktionszustandes Folgendes beachtet werden:

> Wegen des verzögerten Herzfrequenzanstiegs unter Belastung sollte die Belastungsintensität ebenfalls allmählich gesteigert werden bzw. nach kurzen höheren Belastungsphasen Pausen eingelegt werden (Intervallmethode).
> Wegen des Fehlens von Angina pectoris-Schmerz sollte auf andere Zeichen der Myokardischämie geachtet werden, wie z. B. Luftnot und ischämische Veränderungen im EKG.
> Wegen der Immunsuppressionstherapie sind sportbegleitende Infektionsgefahren zu meiden.

55.3.4 Bewegungstherapie bei Hypertonie

Die aktuellen Empfehlungen zur Behandlung der Hypertonie verweisen übereinstimmend auf die Bedeutung der nichtpharmakologischen Therapiemaßnahmen, insbesondere der regelmäßigen körperlichen Aktivität hin. Die positiven Effekte wie auch die Voraussetzungen, Indikationen und Kontraindikationen für die Durchführung eines körperlichen Trainings bei Hypertonikern sind im Merkblatt „Hypertonie und Sport" (3. Auflage 1998) der Deutschen Liga zur Bekämpfung des hohen Blutdruckes e.V. (Hochdruckliga) detailliert zusammengestellt.

Zurückliegende wie aktuelle Interventionsstudien dokumentieren, dass die Bewegungstherapie bei der überwiegenden Anzahl von Hypertonikern, besonders mit leichterer Hypertonie (Stadium I der WHO), zu einer Senkung v. a. des Belastungsblutdrucks, aber auch des Ruheblutdrucks führen kann (Nelson et al. 1986). Dabei wird der systolische Blutdruck durchschnittlich um 11 mmHg, der diastolische Blutdruck um 8 mmHg gesenkt; Frauen mit Hypertonie zeigen eine bessere Ansprechbarkeit auf die Trainingsintervention als Männer, Patienten im mittleren Lebensalter eine bessere Ansprechbarkeit als junge und ältere Personen (Hagberg et al. 2000). Bemerkenswert ist, dass nach ausreichenden Training auch der Blutdruckanstieg unter psychischen Stress verringert werden kann.

Bei der Verordnung der Bewegungstherapie muss zwischen Patienten mit
– labiler Hypertonie,
– fixierter Hypertonie und
– fixierter Hypertonie mit Organschädigung
unterschieden werden.

Bei Patienten mit labiler Hypertonie, besonders bei jugendlichen Hypertonikern bis 40 Jahre, kann die Herzfrequenz während der Ausdauerbelastung im Steady State 130–140/min erreichen. Bei Patienten mit fixierter Hypertonie sollte die Herzfrequenz in Abhängigkeit vom Alter unter 130–110/min bleiben. Der systolische Blutdruck sollte 240 mmHg, der diastolische 120 mmHg nicht überschreiten. Die Dauer der Ausdauerbelastung sollte zwischen 15 und 30 min liegen. Sie kann bei Spaziergängen und Wanderungen erheblich länger sein.

> **Empfehlungen für Hypertoniker**
> - Die Trainingsstunde mit einer gründlichen Aufwärmungsphase beginnen.
> - Die Steigerung der Belastungsintensität allmählich durchführen.
> - Nach der Trainingsstunde eine Ruhe- oder Entspannungsphase im Sitzen oder Liegen einlegen.
> - Das Training sollte 2- bis 3-mal wöchentlich durchgeführt werden.
> - Spaziergänge, Wanderungen, Brustschwimmen, Radfahren, Ergometertraining, Gymnastik und andere Ausdauerbelastungen sind geeignet.
> - Kraftübungen sollten nur in geringem Umfang und mit geringer Intensität eingesetzt werden.

55.3.5 Bewegungstherapie und Sport bei angeborenen oder erworbenen Herzfehlern

Das Herz unterliegt bei Patienten mit angeborenen oder erworbenen Vitien einer zusätzlichen Druckbelastung (z. B. Klappenstenose), Volumenbelastung (z. B. Klappeninsuffizienz) oder Druck- und Volumenbelastung (z. B. Vorhofseptumdefekt mit pulmonaler Hypertonie). Eine erhöhte körperliche Aktivität führt zu einer weiteren Steigerung der Druck- und/oder Volumenbelastung, deshalb muss der Einsatz der Bewegungstherapie sehr sorgfältig abgewogen werden.

Theoretisch kann die Bewegungstherapie nur dann zu einer Entlastung des Kreislaufs führen, wenn primär periphere Anpassungsvorgänge eine höhere Sauerstoffausschöpfung in der Arbeitsmuskulatur und damit eine Entlastung des Herzens mit Herabsetzung des Herzminutenvolumens und insbesondere der Herzfrequenz bewirken. So kann bei Patienten mit Mitralstenose die Herabsetzung der Herzfrequenz während submaximaler Belastung die Füllungsphase der linken Herzkammer verlängern und somit den Druckgradienten reduzieren.

Solange der Herzfehler kompensiert ist, kann der Kranke häufig eine Leistung vollbringen, die der eines Gesunden entsprechen kann. So wurde als Zufallsbefund bei Sporttreibenden oftmals ein nicht-zyanotisches Vitium festgestellt, ohne dass dabei zuvor über Beschwerden bzw. merkliche Leistungsschwäche geklagt worden war (Reindell et al. 1960).

Grundsätzlich müssen bei der Verordnung der Bewegungstherapie gerade bei Vitienpatienten umfassende Informationen über den Schweregrad der Erkrankung, das Ausmaß der myokardialen Schädigung, das Vorhandensein von Rhythmusstörungen usw. vorliegen. Insbesondere bei Patienten mit Herzfehlern setzt die Erlaubnis sportlicher Betätigung voraus, dass der Patient diszipliniert ist und sich einer regelmäßigen ärztlichen Überwachung unterzieht.

Da heutzutage eine beträchtliche Anzahl von Patienten mit angeborenen oder erworbenen Vitien einer operativen Therapie zugeführt werden, gewinnt die Frage der Bewegungstherapie nach durchgeführtem chirurgischen Eingriff eine zunehmende Bedeutung. In der unmittelbaren postoperativen Phase gelten Regeln wie sie in Abschn. 55.1 angegeben wurden. In der späteren Phase der Rekonvaleszenz sollten Umfang und Intensität der Bewegungstherapie nach folgenden Gesichtspunkten erwogen werden:
- Besteht bei erworbenen Vitien eine zusätzliche rheumatische myokardiale Schädigung?
- Bestand oder besteht eine Herzinsuffizienz?
- Besteht eine gute Rückbildungstendenz der myokardialen Hypertrophie oder Dilatation?

Am schnellsten können diejenigen Patienten einem Bewegungstraining zugeführt werden, die ein angeborenes Vitium mit gutem Operationsergebnis, komplikationslosem postoperativem Verlauf und mit schneller Rückbildungstendenz von Hypertrophie oder Dilatation des Herzens hatten. Zurückhaltend wird man bei Patienten sein, die ein erworbenes Vitium haben, da häufig eine rheumatische myokardiale Schädigung vorliegt; dies gilt insbesondere für Mitralvitien. Auch bei präoperativ vorhandener erheblicher Anpassungshypertrophie oder Anpassungsdilatation sollte man zurückhaltend sein. Ihre Rückbildung sollte nicht durch eine vorzeitige, zu intensive Bewegungstherapie gestört werden.

55.3.6 Freizeitsport

Die im Einzelfall ausgewogenen Empfehlungen populärer Freizeitsportarten (Bergwandern, Radwandern, Schwimmen, Skiwandern und Krafttraining) für Koronarpatienten in der Rehabilitationsphase III setzen die genaue Kenntnis von akuten Herz-Kreislauf-Reaktionen, Überlastungsquellen und evtl. chronisch-negativen Anpassungen voraus. In den letzten Jahren wurden eine Reihe von Studien durchgeführt, aus denen Informationen über die erforderliche Belastbarkeit des Koronarpatienten zur Durchführung der genannten Sportarten sowie Dosierungshinweise hervorgehen. Praxisorientierte Hinweise zu den üblichen ausdauerorientierten Trainingsformen können dort nachgelesen werden (Lehmann et al. 1984, 1988, 1993; Samek et al. 1987).

> **Klinisch wichtig**
> Die Kunst der ärztlichen Betreuung besteht auch hier darin, Vor- und Nachteile der einzelnen Maßnahmen gegeneinander abzuwägen. Wenn der Patient von der jetzt endlich wieder möglichen sportlichen Betätigung sehr viel erwartet und sie ihm eine großen psychischen Auftrieb zu geben verspricht, wird man ihm diese auch erlauben, selbst dann, wenn vom rein somatischen Standpunkt geringe Nachteile zu erwarten sind.

Aktuelle Empfehlungen zum **Krafttraining** bei Herzpatienten sind in den Grundsätzen heute denen für gleichaltrige gesunde Erwachsene ähnlich (Mayer et al. 2003; ACSM 1998; Pollock et al. 2000). Sie unterscheiden sich primär in einer reduzierten Intensität der Übungen, einer verlangsamten Erhöhung der Trainingsumfänge und einem intensivierten Monitoring von Patienten und Trainingsprogramm. Bei Empfehlung zu leichtem Gewichtseinsatz und niedrigen bis moderaten Ermüdungs- bzw. Belastungsgraden werden auch für Herzpatienten 10–15 Wiederholungen pro Übung vorgesehen; erst bei hoch belastbaren Herzpatienten (MET-Belastbarkeit >7) erscheinen auch erschöpfende Kraftübungen gegen einen hohen Widerstand vertretbar (Aronow 2001; Braith u. Vincent 1999). Da auch beim Krafttraining das Ausmaß der kardialen Belastung durch den jeweiligen Einsatz der Muskelmasse vorgegeben wird, ist bei gering belastbaren Patienten (z. B. Herzinsuffizienzpatienten) auf den Einsatz segmentaler, d. h. kleiner Muskelanteile (z. B. einarmige Übungen) zu achten; ebenso sollte für niedrig belastbare Patienten u. U. ein verlängertes Belastungs-Erholungs-Verhältnis eingehalten werden (ESC Working Group 2001). Für Patienten mit einer Belastbarkeit von weniger als 2 MET (50 W) ist ein körperliches Training kontraindiziert.

Verglichen mit Beobachtungen bei Ausdauerprogrammen ist gemessen an der Zahl der kardiovaskulären Ereignisse aus kontrollierten Studien nicht von einem erhöhten Risiko für Kraftübungen bei Herzpatienten auszugehen. Allerdings fehlen auch hierzu klinisch kontrollierte, randomisierte Langzeitstudien an größeren Patientengruppen mit Bewertung von kardialen Endpunkten. Zur Vermeidung eines möglichen erhöhten Risikos von orthopädischen Verletzungen stellt für ältere Patienten unabhängig von der bestehenden Primärerkrankungen die sorgfältige Beurteilung der Belastbarkeit des Stütz- und Bewegungsapparates eine grundsätzliche Voraussetzung für die Aufnahme eines Krafttrainings dar.

Zusammenfassung

Die über die Bewegungstherapie vermittelte und für den Patienten auf Dauer angestrebte Umstellung des Lebensstils hat über die verbesserte Kontrolle von Risikofaktoren prognostisch mindestens dieselbe Bedeutung wie andere therapeutische Maßnahmen. Ziel der Bewegungstherapie ist es, nach den jeweiligen körperlichen, geistigen und seelischen Fähigkeiten des Patienten
- die motorischen Grundeigenschaften im Sinne der körperlichen Leistungsfähigkeit zu erhalten und wenn möglich zu verbessern,
- die metabolische Fitness zu erhöhen und die Suszeptibilität gegen Risikofaktoren herabzusenken,
- die motorische Kompetenz für Alltagsbelastungen und -situationen anzuheben,
- die Lebensqualität zu erhöhen und eine psychische Stabilisierung zu erreichen sowie
- alltags-, berufs- und aktivitätsbestimmte Verhaltensmuster zu schulen und ein eigenverantwortliches Gesundheitsverhalten zu erreichen.

Literatur

ACSM Position Stand Paper (1998) Exercise and physical activity for older adults. Med Sci Sports Exerc 30:992

ACSM Position Stand Paper (1998) The recommended quantity and quality of exercise for developing and maintaining cardiorespiratory and muscular fitness, and flexibility in healthy adults. Med Sci Sports Exerc 30:975

Ades PA (2001) Cardiac rehabilitation and secondary prevention of coronary heart disease. N Engl J Med 12:892

American College of Sports Medicine (1990) The recommended quantity and quality of exercise for developing and maintaining cardiorespiratory and muscular fitness in healthy adults. Med Sci Sports Exerc 22:265

Ames BN, Shigenaga MK, Hagen TM (1993) Oxidants, antioxidants, and the degenerative diseases of aging. Proc Nat Acad Sci USA 190: 7915

Amsterdam EA, Carmichael F, Dressendorfer RH (1982) Comparative and combined quantitative effects of nitroglycerin, propranolol and exercise training on exertional capacity in patients with angina (Abstr). Am J Cardiol 49:100

Aronow WS (2001) Exercise therapy for older persons with cardiovascular disease. Am J Geriatr Cardiol 10:245

Austin MA, Hokanson JE, Brunzell JD (1994) Characterization of low-density lipoprotein subclasses: methodologic approaches and clinical relevance. Curr Opin Lipidol 5:395

Berg A (1985) Einfluss der ambulanten Bewegungstherapie (Herzgruppen) auf Herz-Kreislauf- und Stoffwechselgrössen bei Patienten mit Zustand nach Myokardinfarkt. Herz Kreisl 17:522

Berg A, Frey I, Baumstark MW et al (1994) Physical activity and lipoprotein lipid disorders. Sports Med 17:6

Berg A, Halle M (1999) Körperliche Aktivität und kardiovaskuläre Mortalität: Von der Epidemiologie zur medizinischen Praxis. Medizinische Welt 50:359

Berg A, Halle M, Ahlgrimm E, Keul J (1995) Ambulante Langzeitrehabilitation am Wohnort. In: Unger F, Mörl H, Dieterich HA (Hrsg) Interventionen am Herzen. Springer, Berlin Heidelberg New York, S 508–521

Berg A, Halle M, Franz I, Keul J (1997). Physical activity and lipoprotein metabolism: Epidemiological evidence and clinical trials. Eur J Med Res 2:259

Berg A, Jakob E, Lehmann M et al (1990) Aktuelle Aspekte der modernen Ergometrie. Pneumologie 44:2

Berg A, König D, Halle M, Baumstark MW (2002) Physical exercise in dyslipoproteinemias – an update. Eur J Sports Sci 2:1

Berg A, Lehmann M, Keul J (1986) Körperliche Aktivität bei Gesunden und Koronarkranken, 2. Aufl. Forum Galenus Mannheim 4. Thieme, Stuttgart

Berg A, Späth M, Rokitzki L et al (1987) Influence of symptom-limited stress on blood lactate behaviour in coronary heart disesase patients. Eur Heart J 8:71

Bethell HJ (2000) Cardiac rehabilitation: from Hellerstein to the millennium. Int J Clin Pract 54:92

Bevegard S, Holmgren A, Jonsson B (1963) Circulatory studies in well trained athletes at rest and during heavy exercise, with special reference to stroke volume and the influence of body position. Acta Physiol Scand 57:26

Blair SN, Kohl III HW, Paffenbarger RS Jr et al (1989) Physical fitness and all-cause mortality. A prospective study of healthy men and women. J Am Med Ass 262:2395

Borkman M, Storlien LH, Pan DA et al (1993) The relation between insulin sensitivity and the fatty-acid composition of skeletal-muscle phospholipids. N Engl J Med 328:238

Bouchard C, An P, Rice T et al (1999) Familial aggregation of VO(2 max) response to exercise training: results from the HERITAGE Family Study. J Appl Physiol 87:1003

Braith RW, Edwards DG (2000) Exercise following heart transplantation. Sports Med 30:171

Braith RW, Vincent KR (1999) Resistance exercise in the elderly person with cardiovascular disease. Am J Geriatr Cardiol 8:63

Clausen JP, Klausen K, Rasmussen B, Trap-Jensen J (1973) Central and peripheral circulatory changes after training of the arms or legs. Am J Physiol 225:675

Clausen JP, Trap-Jensen J, Lassen NA (1970) The effect of training on the heart rate during arm and leg exercise. Scand J Clin Lab Invest 26:295

Drexler H (1999) Nitric oxide synthases in the failing human heart: a doubled-edged sword? Circulation 99:2972

Ehsani AA, Biello D, Seals DR et al (1984) The effect of left ventricular systolic function on maximal aerobic exercise capacity in asymptomatic patients with coronary artery disease. Circulation 70:552

Esterbauer H, Gebicki J, Puhl H, Jürgens G (1992) The role of lipid peroxidation and antioxidants in oxidative modifications of LDL. Free Radic Biol Med 13:341

Ford ES (2002) Does exercise reduce inflammation? Physical activity and C-reactive protein among U.S. adults. Epidemiology 13:561

Frey I, Berg A, Halle M et al (1995) Quantifizierung und Beurteilung der Freizeitaktivität von Herzgruppenteilnehmern. Herz/Kreisl 27:387

Frick MH (1971) Effects of physical training in coronary heart disease. Verb dtsch Ges Kreisl Forsch 37:94

Giangregorio L, Blimkie CJ (2002) Skeletal adaptations to alterations in weight-bearing activity: a comparison of models of disuse osteoporosis. Sports Med 32:459

Gohlke H, Kübler W, Mathes P et al (2002) Empfehlungen zur umfassenden Risikoverringerung für Patienten mit koronarer Herzerkrankung, Gefäßerkrankungen und Diabetes. Z Kardiol 91 (Suppl II):61

Gollnick PD, Armstrong RB, Saubert IV CW et al (1972) Enzyme activity and fiber composition in skeletal muscle of untrained and trained men. J Appl Physiol 33:312

Greiwe JS, Cheng B, Rubin DC et al (2001) Resistance exercise decreases skeletal muscle tumor necrosis factor á in frail elderly humans: FASEB J 15:475

Hagberg JM, Park JJ, Brown MD (2000) The role of exercise training in the treatment of hypertension: an update. Sports Med 30:193

Halle M, Berg A, Garwers U et al (1999a) Influence of 4 weeks' intervention by exercise and diet on low-density lipoprotein subfractions in obese men with type 2 diabetes. Metabolism 48:641

Halle M, Berg A, Keul J (1999b) Übergewicht als Risikofaktor kardiovaskulärer Erkrankungen und die mögliche Bedeutung als Promotor einer gesteigerten Entzündungsreaktion. Dtsch med Wochenschr 30:905

Hambrecht R, Niebauer J, Marburger C et al (1993) Various intensities of leisure time physical activity in patients with coronary artery disease: effects of cardiorespirative fitness and progression of coronary atherosclerotic lesions. J Am Coll Cardiol 22:468

Hambrecht R, Wolf A, Gielen S et al (2000) Effects of exerise on coronary endothelial function in patients with coronary artery disease. N Engl J Med 342:454

Haskell WL, Alderman EL, Fair JM et al (1994) Effects of intensive multiple risk factor reduction on coronary atherosclerosis and clinical events in men and women with coronary artery disease. The Stanford Coronary Risk Intervention Project (SCRIP). Circulation 89:975

Holloszy JO (1975) Adaptation of skeletal muscle to endurance exercise. Med Sci Sports 7:155

Hoppeler H, Lüthi P, Claassen H et al (1973) The ultrastructure of the normal skeletal muscle. Pflügers Arch ges Physiol 344:233

Hudson NJ, Franklin CE (2002) Maintaining muscle mass during extended disuse: aestivating frogs as a model species. J Exp Biol 205:2297

Huonker M, Keul J (2001) Stellenwert von trainingsbedingten Rückwirkungen am arteriellen Gefäßsystem und der Skelettmuskulatur in der Therapie der Herzinsuffizienz NYHA II/III. Z Kardiol 90:799

Hurley BF, Nemeth PM, Martin WH et al (1986) Muscle triglyceride utilisation during exercise: effect of training. J Appl Physiol 60:562

Jansson E, Kaijser L (1987) Substrate utilization and enzymes in skeletal muscle of extremely endurance-trained men. J Appl Physiol 62:999

Jolliffe J, Rees K, Taylor R et al (2002) Exercise-based retation for coronary heart disease. The Cochrane Library Oxford 1:1

Krauss RM (1991) The tangled web of coronary risk factors. Am J Med 90:S36

Kriketos AD, Sharp TA et al (2000) Effects of aerobic fitness on fat oxidation and body fatness. Med Sci Sports Exerc 32:805

Kübler W (2002) Primäre und sekundäre Prävention der koronaren Herzkrankheit: Aggregationshemmer und Antikoagulantien. Z Kardiol 91 (Suppl II):40

Kyle UG, Genton L, Pichard C (2002) Body composition: what's new? Curr Opin Clin Nutr Metab Care 5:427

Lee IM, Manson JE, Hennekens CH, Paffenbarger RS Jr (1993) Body weight and mortality. A 27-year follow-up of middle-aged men. J Am Med Ass 270:2823

Lloyd-Williams F, Mair FS, Leitner M (2002) Exercise training and heart failure: a systematic review of current evidence. Br J Gen Pract 52:47

Ludwig G (1976) Auswirkung eines Arm- bzw. Beintrainings auf Herzfrequenz, Sauerstoffaufnahme und Ventilationsgrößen bei Arm- und Beinarbeit. Inauguraldisseration, Freiburg

Maron BJ, Mitchel JH (1994) 26th Bethesda Conference: recommendation for determining eligibility for competition in athletes with cardiovascular abnormalities. J Am Coll Cardiol 24:845

Marti B, Pekkanen J (1988) Leben Läufer länger? Schweiz Rundschau Med 41:1097

Mayer F, Gollhofer A, Berg A (2003) Krafttraining mit Älteren und chronisch Kranken (Sektionspapier der Sektion „Rehabilitation und Behindertensport" der Deutschen Gesellschaft für Sportmedizin und Prävention). Dtsch Z Sportmed 54:88

McCrimmon DR Cunningham DA, Rechnitzer PA, Griffiths J (1976) Effect of training on plasma catecholamines in post myocardial infarction patients. Med Sci Sports 8:152

Merkblatt „Hypertonie und Sport" (1998) Deutsche Liga zur Bekämpfung des hohen Blutdrucks e.V., 3. Aufl

Meyer K, Lehmann M, Sünder G et al (1990) Akute kardiovaskuläre und metabolische Intervall- und Dauertraining bei ausgewählten Patienten nach aortokoronarer Bypassoperation. Z Kardiol 79:689

Mujika I, Padilla S (2000) Detraining: loss of training-induced physiological and performance adaptations. Part II: Long term insufficient training stimulus. Sports Med 30:145

Müller EA (1942) Die Pulszahl als Kennzeichen für Stoffaustausch und Ermüdbarkeit des arbeitenden Muskels. Arbeitsphysiologie 12:92

Müller EA, Hettinger T (1953) Über Unterschiede der Trainingsgeschwindigkeit atrophierter und normaler Muskeln. Arbeitsphysiologie 15:223

Myers J, Prakash M, Froelicher V et al (2002) Exercise capacity and mortality among men referred for exercise testing. N Engl J Med 346:793

Nelson L, Esler MD, Jennings OL, Korner PI (1986) Effect of changing levels of physical activity on blood-pressure and haemodynamics in essential hypertension. Lancet 8505:473

Niebauer J, Hambrecht R, Velich T et al (1997) Attenuated progression of coronary artery disease after 6 years of multifactorial risk intervention: role of physical exercise. Circulation 96:2534

Niebauer J, Schuler G (2001) Antiatherogene Wirkungsmechanismen des körperlichen Trainings bei Patienten mit koronarer Herzkrankheit. Z Kardiol 90:799

O'Connor OT, Buring JE, Yusuf S et al (1989) An overview of randomised trials of rehabilitation with exercise training of randomised clinical trials. J Am Med Ass 80:234

Oldridge NB, Ouyatt OH, Fischer ME, Rimm AA (1988) Cardiac rehabilitation after myocardial infarction. Combined experience of randomized clinical trials. JAMA 260:945

Ornish D, Scherwitz LW, Billings JH (1998) Intensive lifestyle changes for reversal of coronary heart disease. J Am Med Ass 280:2001

Paffenbarger RS Jr., Hyde RT, Wing AL (1993) The association of changes in physical activity level and other lifestyle characteristics with mortality among men. N Engl J Med 328:538

Painter P, Hanson P (1984) Isometric exercise: Implications for the cardiac patient. Cardiovasc Rev Rep 5:261

Pate RR, Pratt M, Blair S et al (1995) Physical activity and public health. A recommendation from the Centers for Disease Control and Prevention and the American College of Sports Medicine. J Am Med Ass 273:402

Literatur

Perk J, Veress G (2000) Cardiac rehabilitation: applying exercise physiology in clinical practice. Eur J Appl Physiol 83:457

Pollock ML, Franklin BA, Balady GJ et al (2000) Resistance exercise in individuals with and without cardiovascular disease. Circulation 101:828

Reaven GM (1988) Role of insulin resistance in human disease. Diabetes 37:1595

Reindell H, Klepzig H, Steim H et al (1960) Herz-Kreislaufkrankheiten und Sport. München, Barth

Romijn JA, Coyle EF, Sidossis LS et al (2000) Substrate metabolism during different exercise intensities in endurance-trained women. J Appl Physiol 88:1707

Rost R, Dreisbach W (1975) Veränderungen im Bereich der zentralen Hämodynamik durch körperliches Training. Sportarzt Sportmed 26:32

Rowell LB (1970) Distribution of cardiac output during exercise and the effect of training. In: Larsen OA, Malmborg RO (eds) Coronary heart disease and physical fitness. Munksgaard, Copenhagen, p 57

Rowell LB (1972) Human cardiovascular response to exercise. In: Morse RL (ed) Exercise and the heart. Thomas, Springfiel/Ill, p 5

Saltin B, Blomqvist G, Mitchell JH et al (1968) Response to submaximal and maximal exercise after bed rest and training. Circulation 38 (Suppl 7)

Samek L, Schoene U, Roskamm H (1987) Grundlagen für die Bewegungstherapie nach Herzoperation. In: Weidemann H, Samek L (Hrsg) Bewegungstherapie in der Kardiologie. Eine Bestandsaufnahme. Steinkopff, Darmstadt, S 84–93

Schuler G (2002) Primäre und sekundäre Prävention: Körperliche Aktivität. Z Kardiol 91 (Suppl II):30

Schuler G, Hambrecht R, Schlierf G et al (1992) Regular physical exercise and low-fat diet. Effects on progression of coronary artery disease. Circulation 86:1

Schüler S, Teebken M, Frei U et al (1986) Endocrine response to exercise in cardiac transplant patients. Circulation 74 (Suppl II):396

Schulze PC, Gielen S, Schuler G, Hambrecht R (2002) Chronic heart failure and skeletal muscle catabolism: effect of exercise training. Int J Cardiol 85:141

Shephard RJ (1983) The value of exercise in ischemic heart disease: A cumulative analysis. J Cardiopulmonary Rehabil 3:294

Simoneau JA. Adaptation of human skeletal muscle to exercise-training. Int J Obesity 19 (Supp 4):S9

Skinner JS, Jaskolski A, Jaskolska A et al (2001) Age, sex, race, initial fitness, and response to training: the HERITAGE Family Study. J Appl Physiol 90:1770

Sohal RS, Orr WC (1992) Relationship between antioxidants, prooxidants, and the aging process. Ann NY Acad Sci 663:74

Varnauskas E, Bergman H, Houk P, Björntorp P (1966) Hemodynamic effects of physical training in coronary patients. Lancet 11:8

Vessby B, Aro A, Skarfors E et al (1994) The risk to develop NIDDM is related to the fatty acid composition of the serum cholesterol esters. Diabetes 43:1353

Working Group On Cardiac Rehabilitation & Exercise Physiology And Working Group On Heart Failure Of The European Society Of Cardiology (2001) Recommendations for exercise training in chronic heart failure patients. Eur Heart J 22:125

Prävention der koronaren Herzerkrankung

H. Gohlke

56.1 Prävention der koronaren Herzerkrankung mit nichtmedikamentösen Maßnahmen – 1120
56.1.1 Ernährung und koronare Herzerkrankung – 1120
56.1.2 Primärprävention durch Ernährung – 1124
56.1.3 Sekundärprävention durch Ernährung – 1124
56.1.4 Gewicht und Übergewicht – 1125
56.1.5 Psychosoziale Faktoren und Stress – 1127
56.1.6 Prävention durch körperliche Aktivität – 1127

56.2 Medikamentöse Primärprävention der koronaren Herzerkrankung – 1127
56.2.1 Risikostratifizierung und individuelles Risiko – 1127
56.2.2 Cholesterinsenkung – 1130
56.2.3 Azetylsalizylsäure – 1132
56.2.4 Nikotinverzicht – 1133
56.2.5 Arterielle Hypertonie – 1134
56.2.6 Antioxidanzien – 1135
56.2.7 C-reaktives Protein und Entzündungsmarker – 1135

56.3 Medikamentöse Sekundärprävention – 1136
56.3.1 Risikofaktorenausschaltung – 1137
56.3.2 Aggregationshemmer und Antikoagulation – 1137
56.3.3 Lipidsenker – 1139
56.3.4 β-Blocker – 1140
56.3.5 ACE-Hemmer und Angiotensinrezeptorenblocker – 1140

Literatur – 1142

Kardiovaskuläre Erkrankungen sind in Deutschland unverändert die bei weitem bedeutendste Ursache für vorzeitige Invalidität und Tod. Dies gilt für Männer ebenso wie für Frauen. Die koronare Herzerkrankung (KHK) wird in ganz erheblichem Maße durch den Lebensstil der westlichen Industrienationen begünstigt: Nikotinkonsum, fettreiche, ballaststoffarme Ernährung, geringe körperliche Aktivität, Übergewicht, Diabetes, erhöhter Alkoholkonsum und psychischer Stress tragen in variabler Kombination zur Entstehung und Progression der atherosklerotischen Erkrankungen bei. Die konventionellen Risikofaktoren können über 80% der kardiovaskulären Ereignisse erklären. Die KHK ist deshalb eine durch gesundheitsförderliche Lebensführung weitgehend vermeidbare Erkrankung. Erfahrungsgemäß ist das Erlernen eines gesunden Lebensstils nicht immer einfach und sehr stark vom Ausbildungsstand abhängig. Das Einüben eines gesunden Lebensstils sollte bereits im Kindergarten beginnen und in der Schule fortgeführt werden.

Bei manchen Personen ist jedoch die Ausprägung der Risikofaktoren so stark, dass eine medikamentöse Strategie zur Risikoreduktion sinnvoll erscheint. Letzteres ist praktisch bei allen Patienten mit dokumentierter KHK oder Gefäßatherosklerose der Fall. Nur eine Minderheit der Patienten mit Risikofaktoren ohne dokumentierte oder nachweisbare Gefäßerkrankung bedarf einer medikamentösen Therapie. Bei Patienten mit Risikofaktoren sollten jedoch ebenso wie bei Patienten mit dokumentierter Gefäßatherosklerose die Möglichkeiten der nichtmedikamentösen Prophylaxe ausgeschöpft werden. Diese haben nachgewiesene zusätzliche Wirkungen, die nicht durch medikamentöse Wirkungen ersetzt werden können.

56.1 Prävention der koronaren Herzerkrankung mit nichtmedikamentösen Maßnahmen

Obwohl der Zusammenhang zwischen unserem Lebensstil und der Häufigkeit und Ausprägung der Gefäßatherosklerose seit Jahrzehnten vermutet wurde, sind randomisierte, kontrollierte Studien zur Verminderung der Ereignisrate erst in den letzten Jahren durchgeführt worden. Dies hängt nicht zuletzt mit den Finanzierungsproblemen für solche Studien zusammen. Ernährung, Gewicht, Rauchen, körperliche Aktivität sind wichtige Komponenten unseres Lebensstils, die in letzter Zeit systematisch bezüglich ihrer präventiven Bedeutung untersucht worden sind.

56.1.1 Ernährung und koronare Herzerkrankung

> Die Serumcholesterinwerte haben einen wesentlichen Einfluss auf die Entwicklung der KHK. Sie sind in einem bedeutenden Ausmaß von der Ernährung abhängig. Überernährung und Fehlernährung gelten als wichtigste Risikofaktoren für die Entstehung der KHK in westlichen Industrienationen.

Die Verhinderung der KHK ist aber keineswegs an Hunger oder Unterernährung gebunden, wie vielleicht die Nachkriegsstudien vermuten lassen könnten.

Zusatzwissen

Der Pathologe Aschoff hatte bereits 1924 vermutet, dass die Ernährungsgewohnheiten einen Einfluss auf die Häufigkeit von Herz- und Gefäßerkrankungen haben. Nach dem ersten Weltkrieg war ihm aufgefallen, dass bei autoptischen Untersuchungen von Patienten, die während oder nach dem Kriege gehungert hatten, wesentlich weniger atherosklerotische Läsionen festgestellt werden konnten als bei Patienten vor dem ersten Weltkrieg.

Ähnliche Beobachtungen wurden nach dem zweiten Weltkrieg genauer quantifiziert: es wurden 20–40% weniger Plaques als vor dem Krieg beobachtet (Vartianen u. Kanerva 1957). Der Verdacht, dass bestimmte Nahrungsmittel eine besondere Rolle bei der Entstehung der KHK spielen könnten, entstand aus der Beobachtung, dass es gegen Ende des 2. Weltkrieges nach Jahren einer verminderten Verfügbarkeit von Milchprodukten in Norwegen zu einer deutlichen Senkung der Morbidität und Mortalität an KHK kam. Diese Beobachtung war Anlass, den Zusammenhang zwischen Ernährung, Cholesterin und KHK in der Framingham-Studie prospektiv zu untersuchen (Stokes 1988).

Die 7-Länder-Studie hat erstmals gezeigt (Keys 1970), dass bestimmten **Nahrungskomponenten** eine besondere Bedeutung für die Entstehung der KHK zukommt. Aber auch nach Manifestwerden der KHK kann die Ernährung den weiteren Verlauf beeinflussen. Sie birgt ein erhebliches Potenzial für die Sekundärprävention, wobei insbesondere die mediterrane Kost eine günstige Zusammensetzung und Wirkung zu haben scheint (De Lorgeril et al. 1999).

Kohlenhydrate. Kohlenhydrate sind der wichtigste Kalorienträger der Nahrung: Etwa 50–55% der täglichen Kalorien sollten durch Kohlenhydrate geliefert werden, wobei den komplexen Kohlenhydraten aus Getreide, Gemüse, Hülsenfrüchten und Obst der Vorzug zu geben ist. Dadurch wird die Nahrung variabel gestaltet und zusätzlich werden ausreichend Ballaststoffe, Vitamine und Antioxidanzien zugeführt. Zucker und raffinierte Kohlenhydrate sollten vermieden werden.

Bevölkerungsgruppen, die mit einer sehr stark Kohlenhydrat-betonten und fettarmen Kost leben, haben eine niedrige KHK-Inzidenz. Dieser Gesichtspunkt wurde auch in der von Ornish empfohlenen Diät aufgenommen (Ornish et al. 1990). Andererseits führt eine Ernährung, die einen extrem hohen Anteil an Kohlenhydraten und sehr niedrigen Fettanteil hat, zwar zu einer Reduktion des Gesamt- und LDL-Cholesterins, aber auch zu einer Zunahme der Triglyzeride und einer Reduktion des HDL-Cholesterins, was unter präventiven Gesichtspunkten als nicht erwünscht angesehen werden muss (Mensink u. Katan 1987). Die derzeitigen Empfehlungen gehen dahin, den hohen Anteil an gesättigten Fetten in unserer Nahrung nicht nur durch komplexe Kohlenhydrate, sondern auch durch einfach ungesättigte Fette zu ersetzen. Dieses Vorgehen wird durch Lipidbestimmungen nach extrem kohlenhydratreicher Kost einerseits und die günstigen Ergebnisse von epidemiologischen und interventionellen Studien andererseits unterstützt (Katan et al. 1997).

Eine streng vegetarische Kost kann – vermutlich wegen verminderter Aufnahme von Omega-3-Fettsäuren – zu einer verkürzten Blutungszeit und verstärkter Plättchenfunktion führen. Zusätzlich können die Homozysteinwerte erhöht sein, möglicherweise durch verminderte Aufnahme von Vitamin B_{12} (Mezzano et al. 1999).

Eiweiß. Eiweiß sollte etwa 15% zu dem täglichen Kalorienbedarf beisteuern. Die meisten Deutschen essen mehr (tierisches) Eiweiß als notwendig: 0,8–1 g pro Kilogramm Normalgewicht sind ausreichend für einen Erwachsenen unter normalen Bedingungen. Erhöhter Eiweißkonsum kann zu verminderter Nierenfunktion und zu einer verminderten Knochendichte führen. Es gibt keine wissenschaftlichen Hinweise dafür, dass eine Kost mit einem sehr hohen Eiweißanteil zu einer anhaltenden Gewichtsreduktion oder einem verbesserten Gesundheitszustand führt (Krauss et al. 2000).

Pflanzliches Eiweiß aus der Sojabohne enthält alle essenziellen Aminosäuren in ausreichender Menge, um eine vollständige Ernährung zu gewährleisten. Bei Personen mit erhöhten Cholesterinwerten (>200 mg/dl) führt es zu einer Senkung des Gesamtcholesterins, des LDL-Cholesterins und der Triglyzeride um etwa 10% und zu einem Anstieg des HDL-Cholesterins um 4%. Möglicherweise regulieren bestimmte Globuline des Sojaproteins die LDL-Rezeptoren herauf. Etwa 25 g Sojaprotein/Tag könnten zu einer Senkung des koronaren Risikos beitragen. Sojaprodukte als Ersatz für tierisches Eiweiß haben den Vorteil, dass sie seit Hunderten von Jahren in den asiatischen Ländern konsumiert werden und mit einer niedrigen koronaren Ereignisrate und langer Lebenserwartung assoziiert sind (Erdmann 2000).

Cholesterin. Die Aufnahme von Cholesterin mit der Nahrung kann den Cholesterinspiegel erhöhen; die individuelle Variationsbreite ist jedoch beträchtlich. Der Anstieg des Cholesterins erfolgt allerdings in einem geringeren Ausmaß als nach der Aufnahme von gesättigten Fetten (Hegsted et al. 1993). Die meisten Nahrungsmittel, die Cholesterin enthalten, haben auch einen hohen Anteil an gesättigten Fetten. Ausnahmen sind Schalentiere, die einen hohen Anteil an Cholesterin, aber wenig gesättigte Fette enthalten (De Oliveira et al. 1996).

Epidemiologische Daten lassen vermuten, dass die Nahrungsaufnahme von Cholesterin auch unabhängig von den Cholesterinspiegeln mit einem erhöhten koronaren Risiko korreliert (Hu et al. 1999; Shekelle u. Stamler 1989). Obwohl es keine exakten Daten für die Obergrenze der zu empfehlenden Menge an Nahrungscholesterin gibt, wird – basierend auf epidemiologischen Daten – von der American Heart Association (AHA) eine durchschnittliche Höchstmenge von 300 mg/Tag empfohlen (dies entspricht etwa der Cholesterinmenge, die in einem Hühnereigelb enthalten ist). Bei Befolgung dieser Richtlinie wird – indirekt – auch die Aufnahme an gesättigten Fetten begrenzt.

Die Reaktion des Cholesterinspiegels auf die Nahrungsaufnahme wird auch durch den Apoprotein-E-Polymorphismus bestimmt, der die Reaktion auf Nahrungsfette, Cholesterin und sogar schwarzen Tee moduliert. Träger der Apolipoprotein-E4-Isoform zeigen einen relativ starken Anstieg des Serumcholesterins, weil sie eine höhere intestinale Cholesterinabsorption haben.

Gesättigte Fette. Unter den Nahrungskomponenten, die die KHK begünstigen, spielen die gesättigten Fette eine besondere Rolle.

Bereits in der Framingham-Studie und der 7-Länder-Studie in den 50er-Jahren stellte sich der Zusammenhang zwischen dem Anteil der tierischen (gesättigten) Fette und den Cholesterinwerten einerseits und der Häufigkeit der KHK andererseits dar. Der Anteil der gesättigten Fette in der Nahrung reflektiert im wesentlichen den Anteil tierischer Fette und damit auch den Cholesteringehalt der Nahrung. Milchprodukte haben sogar einen höheren Anteil an gesättigten Fetten (60–70%) als andere tierische Produkte (Kushi et al. 1995). Die gesättigten Fette hatten in der 7-Länder-Studie eine zusätzliche und unabhängige prognostische Bedeutung bezüglich koronarer Ereignisse über den Serumcholesterinspiegel hinaus (Keys 1970).

> **Wirkung der gesättigten Fette**
> – Erhöhung der LDL-Cholesterinwerte, da die gesättigten Fettsäuren die LDL-Rezeptoren in ihrer Funktion beeinträchtigen.
> – Die Aktivität des Gerinnungsfaktors VII hat einen bedeutsamen Einfluss auf die Häufigkeit kardiovaskulärer Ereignisse und wird durch größere Lipoproteinpartikel wie Chylomikronen und VLDL-Triglyzeride erhöht.
> – Der Anteil an gesättigten Fetten in der Nahrung trägt zur Progression der Koronarsklerose bei; insbesondere die langkettigen gesättigten Fettsäuren korrelieren mit der angiographischen Progression der KHK.

Trans-Fettsäuren. Trans-ungesättigte Fette in der Nahrung können das LDL-Cholesterin erhöhen und das HDL-Cholesterin vermindern (Judd et al. 1994). Trans-ungesättigte Fette sind in Milchprodukten, besonders aber in kommerziell gefertigten Nahrungsmitteln mit teilweise gehärteten (hydrogenierten) Fetten enthalten, ebenfalls in Ölen, die für das Frittieren verwandt werden. In der Nurses Health Study korrelierte der Konsum von Trans-Fettsäuren mit dem koronaren Risiko (Willett et al. 1993). Auch die Trans-Fettsäuren (t-18:1) Palmitin-, Stearin-, Palitolein- und Elaidinsäure korrelierten mit der angiographischen Progression der KHK (Watts et al. 1996). Die Trans-Fettsäuren gehören formal zu den einfach-ungesättigten Fettsäuren. Die Kennzeichnung von Lebensmitteln, die einen hohen Anteil von Trans-Fettsäuren haben, wäre wünschenswert.

Ungesättigte Fettsäuren. Einfach und mehrfach ungesättigte Fette senken das LDL-Cholesterin in vergleichbarer Weise, wenn sie gegen gesättigte Fette ausgetauscht werden. Die einfach ungesättigten Fette haben dabei nur einen leichten Vorteil, weil sie eine geringere Absenkung des HDL-Cholesterins bzw. des Apoproteins A1 bewirken (Wahrburg et al. 1992). Eine an einfach ungesättigten Fetten reiche Ernährung wie z. B. die mediterrane Kost verbessert die Endothelfunktion ähnlich wie eine Ernährung mit niedrigem Gesamtfettgehalt im Vergleich zu einer an gesättigten Fetten reichen Ernährung bei Männern mit Hypercholesterinämie (Fuentes et al. 2001). Die wichtigste einfach ungesättigte Fettsäure ist die Oleinsäure, die in Rapsöl, Olivenöl und Erdnussöl, aber auch in Avocados und Mandeln enthalten ist.

Unter den mehrfach ungesättigten Fetten nehmen die **Omega-3-Fettsäuren** einen besonderen Platz ein. Ein hoher Anteil von Omega-3-Fettsäuren in der Ernährung (z. B. in Form von Fischmahlzeiten) wirkt sich günstig auf die Gesamtüberlebensrate (Burr et al. 1989) und die koronare Ereignisrate aus (Daviglus et al. 1997; Kromhout et al. 1996). Insbesondere der Konsum von fettem Fisch mit einem hohen Anteil an Omega-3-Fettsäuren wie Lachs, Thunfisch, Hering und Forelle wurde als günstig angesehen (Miller et al. 1989). Eine Übersicht über den Fettgehalt und den Gehalt an Eicosapentaensäure und Docosahexaensäure verschiedener Fischen gibt die Tabelle 56.1.

Ein bis zwei Fischmahlzeiten pro Woche scheinen bereits die volle protektive Wirkung bezüglich der Verbesserung der Prognose zu entfalten (Aschiero et al. 1993).

Bezüglich der Prävention des Schlaganfalls bei Frauen sind möglicherweise mehr als zwei Mahlzeiten noch wirksamer (Iso et al. 2001).

Die Omega-3-Fettsäuren haben multiple potenziell günstige Auswirkungen. Der Mechanismus, über den die prognostisch günstigen Effekte erreicht werden, ist jedoch noch unklar. Die ungesättigten Fette werden statt der gesättigten Fette in den Arachidonsäurestoffwechsel eingeschleust, was sich entzündungshemmend und antiaggregatorisch auswirkt (Warshafsky et al. 1993). Omega-3-Fettsäuren haben darüber hinaus einen günstigen Einfluss auf die Endothelfunktion, indem sie die flussabhängige Dilatation der Arterien verbessern (Goodfellow et al. 2000). Docosahexaensäure (DHA) vermindert zusätzlich bereits in relativ geringer Dosierung die Adhäsionsmoleküle im Endothel wie z. B. VCAM-1, E-Selectin und in geringerem Umfang auch ICAM-1 (De Catarina u. Massaro 1999), die die Einwanderung von Monozyten und Makrophagen in subendotheliale Strukturen begünstigen. DHA vermindert außerdem die Insulinresistenz, was bei dem erhöhten Atheroskleroserisiko des Diabetikers von Bedeutung sein könnte (Lovejoy 1999). Es besteht eine signifikante Beziehung zwischen bestimmten mit der Nahrung aufgenommenen Fettsäuren und der Fettsäurenzusammensetzung des atherosklerotischen Plaques (Felton et al. 1994; Rapp et al. 1991). Mit der Nahrung aufgenommene Fettsäuren werden vermutlich relativ schnell in die Plaques aufgenommen. Dies lässt einen direkten Einfluss der diätetischen Fettsäuren auf die Plaque-Bildung und den Vorgang der Plaque-Ruptur vermuten. Es ist vorstellbar, dass Fettsäuren, die die Oxidation des LDL-Cholesterins begünstigen (z. B. Omega-6-Fettsäuren) auch die Plaque-Ruptur begünstigen, während Fettsäuren, die die LDL-Oxidation verhindern (oleic acid) oder die Leukozytenfunktion vermindern (z. B. Omega-3-Fettsäuren), zur Stabilisierung von instabilen Stenosen beitragen (Lee et al. 1985). Es ist wahrscheinlich, dass diese Mechanismen eine entscheidende Rolle bei der Verbesserung der Prognose in der Experimentalgruppe der Lyon Diät Herz Studie spielten (De Lorgeril et al. 1999).

Die Blutspiegel von Omega-3-FS korrelieren mit einem reduzierten Risiko für plötzlichen Herztod bei Männern ohne vorbekannte kardiovaskuläre Erkrankung (Albert et al. 2002). Umgekehrt scheint der Konsum von 18:2-Trans-Fettsäuren den plötzlichen Herztod zu begünstigen (Lemaitre et al. 2002). Durch geringen Mehrkonsum von einfach- oder mehrfachungesättigten Fetten anstatt von Kohlenhydraten wird eine beträchtliche Verminderung des kardiovaskulären Risikos erreicht. So führt z. B. ein isokalorischer Mehrkonsum von mehrfach-ungesättigten Fetten (anstatt von Kohlenhydraten), in der Größenordnung von 5% des Kalorienbedarfs zu einer Reduktion des kardiovaskulären Gesamtrisikos von 38% (Hu et al. 1997). Der Austausch von gesättigten durch ungesättigte Fette hat noch stärkere Auswirkungen.

Mehrere epidemiologische Studien haben gezeigt, dass der regelmäßige Konsum von **Nüssen** günstig für die Prognose ist (Hu et al. 1998). Nüsse enthalten weitgehend ungesättigte Fette. Walnüsse enthalten 6% α-Linolensäure, ein Vorläufer einer Omega-3-Fettsäure, die eine cholesterinsenkende Wirkung hat und der in der Lyon Diet Heart Study (De Lorgeril et al. 1999) eine bedeutsame protektive Wirkung zugeschrieben wurde. Männer und Frauen, die häufig Nüsse aßen, hatten um etwa 40% weniger KHK als solche, die das selten oder nie taten (Hu u. Stampfer 1999).

Der regelmäßige Konsum von Nüssen ist wohl nicht nur ein Indikator für eine ansonsten gesunde Lebensführung, da auch bei Korrektur für bekannte Risikofaktoren den Nüssen eine eigenständige protektive Bedeutung zukommt. Wenn im Rahmen einer Diätstudie Fette isokalorisch durch Walnussfett ersetzt werden, kommt es zu einer Absenkung der LDL-Cho-

Tabelle 56.1. Fett-, Eicosapentaensäure- (EPA), Docosahexaensäure- (DHA) und Kaloriengehalt von ausgewählten Fett- und Magerfischen (Angaben/100 g). (Nach Wenzel 1989)

Fischsorte	Fett (g)	EPA (g)	DHA (g)	kcal
Hering	10–19	0,9–1,9	0,9–1,9	160
Lachs	7,0–10,1	0,5–0,73	0,5–0,9	208
Makrele	5,2–20,2	0,44–1,72	0,43–1,66	187
Forelle	3,4	0,1	0,1	108
Heilbutt	2,3–13,8	0,1–0,5	0,3–0,4	106
Scholle	1,5	0,1	0,4	80
Flunder	1,0	0,1	0,1	77

lesterinwerte bei gesunden Versuchspersonen um etwa 15% (Zambon et al. 2000), bei Personen mit Hyperlipidämie nach isokalorischem Genuss von 70 g Mandeln zu einer Senkung um 10% (Jenkins et al. 2002).

> **Klinisch wichtig**
> Aufgrund des hohen Anteils an ungesättigten Fetten (Tabelle 56.2) stellen Nüsse eine wertvolle Ergänzung einer durch gesättigte Fette dominierten Ernährung dar. Sie sind mit ihrem hohen Anteil an einfach und mehrfach ungesättigten Fettsäuren zur Prävention der KHK – auch in der Sekundärprävention – zu empfehlen (Kris-Etherton 1999).

Pflanzliche Sterol- oder Stanolester. Neuere Untersuchungen haben gezeigt, dass die Zugabe von pflanzlichen Stanol- oder Sterolestern z. B. in einen Brotaufstrich in einer Gesamtmenge von etwa 2–5 g/Tag zu einer weiteren Absenkung der LDL-Cholesterine um etwa 10% führt – über den Effekt hinaus, der mit CSE-Hemmern erreicht wird. Pflanzliche Stanole und Sterole blockieren die Absorption von Cholesterin im Darm (Blair et al. 2000; Hendriks et al. 1999; Jones et al. 2000). Langzeituntersuchungen hierzu stehen noch aus. Mit Stanolen versetzte Brotaufstriche sind jedoch in Finnland seit vielen Jahren als eine Komponente einer Strategie zur Verminderung der Cholesterinwerte in der Bevölkerung in Gebrauch (Miettinen et al. 1995). Sterole sind auch seit kurzem in Deutschland als Zusatz in einer Margarine im Handel.

Ballaststoffe. Die Ballaststoffe in der Ernährung spielen wahrscheinlich eine bedeutsame – bisher wohl unterschätzte – Rolle für die Prävention der KHK. Personen mit hohem Risiko für die Entwicklung einer KHK mit einem hohen Anteil (>35 g/Tag) an Ballaststoffen in der Ernährung hatten ein um über 30% vermindertes Risiko für eine KHK gegenüber Personen, die weniger als 15 g Ballaststoffe zu sich nahmen (Pietinen et al. 1996). Auch bei Frauen zeigte sich ein günstiger Effekt mit zunehmendem Konsum von Vollkornprodukten (Liu et al. 1999). Eine Ernährung reich an Ballaststoffen (50 g/Tag) hat auch bei Diabetikern einen günstigen Einfluss auf die Stoffwechsellage: Der Blutzucker wird gesenkt, die Insulinkonzentration im Serum und die Glukose-Ausscheidung im Urin vermindert. Zusätzlich werden die Cholesterinspiegel und die Triglyzeridspiegel sowie das VLDL gesenkt (Chandalia et al. 2000). Diese Veränderungen haben einen potenziell günstigen Einfluss auf die Entwicklung der KHK und die Prognose – auch wenn eine prospektive Intervention noch nicht durchgeführt worden ist. Eine neuere Metaanalyse hat ergeben, dass der Konsum von je 10 g Ballaststoffen/Tag zu einer KHK – Risikoreduktion von etwa 17% führt (Liu et al. 2002).

Antioxidanzien. Eine Ernährung, die reich an frischem Obst ist, führt – auch ohne dass antioxidativ wirksame Einzelsubstanzen (z. B. Vitamin C oder E) hinzugefügt werden – zu einer erhöhten antioxidativen Kapazität des Serums (Miller et al. 1998). Antioxidative Flavonoide in Getränken wie Tee (Duffy et al. 2001) oder rotem Traubensaft (Stein et al. 1999) führen zu einer Verbesserung der Endothelfunktion bei Patienten mit Gefäßerkrankung.

> Eine Ernährung, die reich an Obst, Gemüse und Milchprodukten mit niedrigem Fettgehalt und mit reduziertem Anteil an gesättigten Fetten ist, reduziert nicht nur das koronare Risiko, sondern senkt zusätzlich den Blutdruck (Appel et al. 1997) und vermindert das Risiko für ischämischen Schlaganfall (Joshipura et al. 1999; Joshipura et al. 2001).

In einer prospektiven Beobachtungsstudie bei 19.496 Männern und Frauen über 4 Jahre in Norfolk/England verminderte sich die Gesamtmortalität um 20% (p<0,0001) pro 50 g Konsum von Obst und/oder Gemüse (Khaw et al. 2001).

Die Empfehlungen der Deutschen Gesellschaft für Kardiologie und die neuesten Empfehlungen der AHA betonen die Bedeutung des Konsums von Obst und Gemüse für die Prävention (Gohlke et al. 2001; Tribble et al. 1999). Ob diese Effekte auf die im Obst enthaltenen Antioxidanzien zurückzuführen sind oder ob auch Ballaststoffe eine zusätzliche Rolle spielen, muss aber offen bleiben.

Der Zusatz von Antioxidanzien als Nahrungsergänzungsstoffe in Form von Vitamin E oder Vitamin C in Tablettenform

Tabelle 56.2. Fettgehalt von Nüssen (in g für getrocknete/geröstete Nüsse). (Modifiziert nach Hu u. Stampfer 1999) *MUFA* einfach ungesättigte Fettsäuren, *PUFA* mehrfach gesättigte Fettsäuren

Nussart (Stück)	Gesamtfett	Gesättigte Fette	MUFA	PUFA	Verhältnis ungesättigt:gesättigt
Mandeln (24)	14,5	1,5	10,0	3,0	8,7
Cashews (18)	13,0	2,5	8,0	2,5	4,2
Haselnüsse (12)	18,0	1,0	15,0	2,0	17,0
Erdnüsse (~35)	13,5	2,0	7,0	4,5	5,8
Walnüsse* (7)	18,0	2,0	5,0	11,0	8,0
Durchschnitt	15,4	1,8	9,0	4,6	8,7

* Walnüsse enthalten 6,3% α-Linolensäure

hat in 5 kürzlich publizierten Studien keinen günstigen Effekt auf die Prognose bei Patienten mit KHK oder Hochrisikopatienten oder auf die Progression der Carotis-Atherosklerose gehabt, weder in Kombination mit ACE-Hemmern (HOPE-Studie 2000) noch in Kombination mit Statinen (Heart Protection Study 2002) oder mit Omega-3-Fettsäuren (Marchioli et al. 2002; GISSI 1999; Lonn et al. 2001).

Alkohol. In epidemiologischen Studien und Metaanalysen ist moderater Alkoholkonsum mit einem reduzierten Risiko für Herzinfarkt verbunden (Thun et al. 1997; Goldberg et al. 2001; Di Castelnuovo 2002). Der Mechanismus ist jedoch noch ungeklärt. Eine „social selection bias", begleitende Lebensstilfaktoren oder andere Inhaltsstoffe des alkoholischen Getränkes könnten dies Ergebnis vortäuschen.

Neuere Untersuchungen stellen einen Zusammenhang zwischen einem Alkoholdehydrogenase-3-Polymorphismus und Risikoverminderung her. Slow metabolizer mit dem homozygoten Gamma-2-Allel hatten bei vergleichbarem Alkoholkonsum ein deutlich stärker reduziertes Risiko und gleichzeitig auch höhere HDL-Werte als Personen mit dem homozygoten Gamma-1-Allel. Dieser Zusammenhang macht eine „selection bias" unwahrscheinlich und stärkt einen kausalen Zusammenhang zwischen moderatem Alkoholkonsum und vermindertem koronaren Risiko (Hines et al. 2001). Epidemiologisch ist jedoch zu beachten, dass eine verminderte Gesamtsterberate in Assoziation mit dem Alkoholkonsum erst nach dem 55. Lebensjahr zu beobachten ist: Erst zu diesem Zeitpunkt nimmt einerseits das koronare Risiko deutlich zu und das Risiko durch alkoholbedingte Verkehrsunfälle ab (Keil, pers. Mitteilung).

Tee. Epidemiologische Studien zeigen, dass der Teekonsum nicht nur das Risiko für KHK erheblich senkt (Geleijnse et al. 1999), sondern auch die Sterblichkeit nach dem Herzinfarkt vermindert (Mukamal et al. 2002). Die Datenlage ist jedoch bisher weniger gut gesichert als für den Alkoholkonsum.

56.1.2 Primärprävention durch Ernährung

So wichtig die Analyse der einzelnen Nahrungskomponenten ist, die Prävention der Atherosklerose wird jedoch nicht durch einzelne Nahrungsbestandteile bewirkt, sondern eher durch bestimmte Ernährungsmuster. Beobachtungsstudien haben sowohl bei Männern (Hu et al. 2000) als auch bei Frauen (Stampfer et al. 2000) ergeben, dass eine günstige Ernährung eine 30%ige Reduktion von tödlichen und nicht tödlichen koronaren Ereignissen bewirkte. Dies war zusätzlich zu anderen risikoarmen Verhaltensmustern zu erreichen wie Nichtrauchen, körperliche Aktivität, Idealgewicht etc. (Hu et al. 2000). Bei Frauen könnten (rein rechnerisch) durch einen – neben einer günstigen Ernährung – idealen Lebensstil 83% der koronaren Ereignisse vermieden werden. Dieser „ideale" Lebensstil wird jedoch nur von 3% der Frauen gepflegt (Stampfer et al. 2000).

56.1.3 Sekundärprävention durch Ernährung

Bei Patienten mit einer manifesten Atherosklerose im Bereich der Koronarien, der Karotiden oder der Becken-Beinarterien oder bei Diabetikern ist die Ernährung ein wichtiger Aspekt der Sekundärprävention. Trotz der guten Datenlage über die vielfältigen günstigen Wirkungen einer fettarmen Kost ist die Erkenntnis, dass auch nach Manifestwerden der KHK der weitere Verlauf durch die Ernährung beeinflusst wird, erst seit kurzer Zeit durch prospektive Untersuchungen gesichert. Im Rahmen der Lyon-Diät-Herz-Studie konnte nachgewiesen werden, dass die aus epidemiologischen Untersuchungen bekannten günstigen primärpräventiven Wirkungen der mediterranen Kost auch in der Sekundärprävention eine erhebliche Bedeutung haben: Der bevorzugte Verzehr von Brot, Früchten, grünem Gemüse, auf Rapssamen (Canola) basierender Margarine statt Butter, Canola- und Olivenöl statt Sahne sowie Geflügel und Fisch statt Fleisch führte zu einer Reduktion kardiovaskulärer Todesfälle und nicht tödlicher Infarkte um mehr als 50% im Vergleich zur Kontrollgruppe mit einer Diät, die der AHA-Typ-I-Diät entsprach (Abb. 56.1 und Tab. 56.3). Dies wurde auf den höheren Anteil an α-Linolensäure – einer Omega-3-Fettsäure – in der mediterranen Kost zurückgeführt, die in stärkerem Umfang in die Zellmembranen eingebaut wird (s. oben). Die experimentelle Kost unterschied sich im Wesentlichen von der AHA-Typ-I-Kost der Kontrollgruppe durch eine etwas geringere Kalorienmenge, weniger Gesamt-

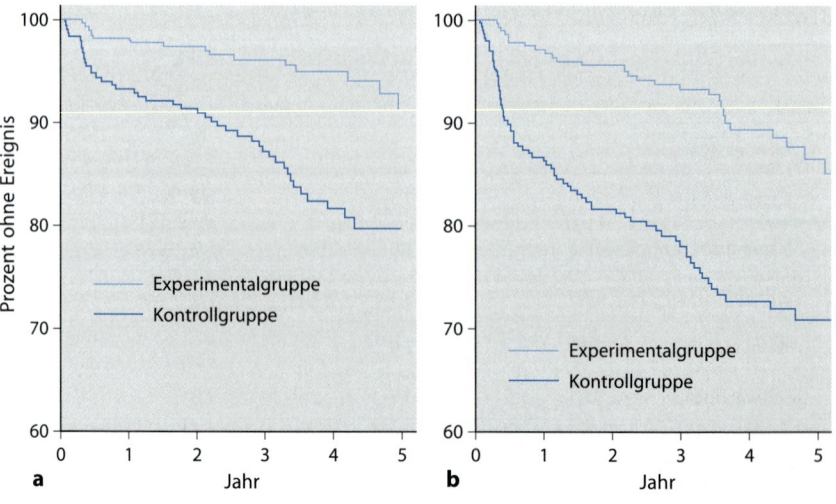

Abb. 56.1a, b. Überlebensrate nach Herzinfarkt mit mediterraner Kost (Experimentalgruppe) im Vergleich zur AHA-I-Diät (Kontrollgruppe). **a** Ohne nicht tödlichen Infarkt, **b** ohne nicht tödlichen Infarkt und ohne sekundäre Endpunkte. (Nach De Lorgeril 1999)

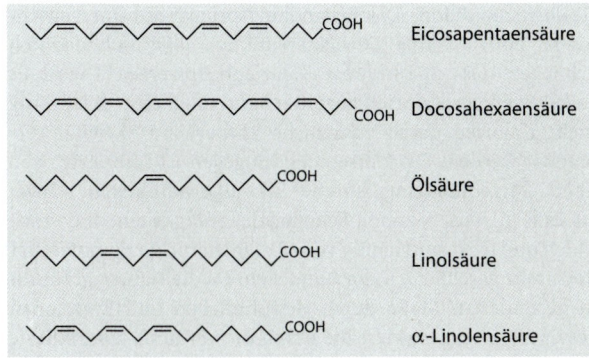

◨ **Abb. 56.2.** Struktur der ungesättigten Fettsäuren und der Omega-3-Fettsäuren

◨ **Tabelle 56.3.** Wie sieht die mediterrane Kost zur Sekundärprävention der KHK aus? (Werte gerundet, ↑ signifikant höher bzw. ↓ signifikant niedriger als in der Kost der Kontrollgruppe) (Nach de Logeril 1999)

Gesamtkalorien (kcal/Tag)	1950	↓
Fettanteil, gesamt (% der Kalorien)	30	↓
Gesättigte Fette (% der Kalorien)	8,0	↓
Mehrfach ungesättigte Fette (% der Kalorien)	5,0	↓
Ölsäure	13	↑
Linolsäure	4	↓
α-Linolensäure	1	↑
Eiweiß (% der Kalorien)	16	
Alkohol (g)	16	
Kohlenhydrate (% der Kalorien)	~53	
Ballaststoffe (g)	20	↑
Cholesterin (mg)	200	↓

fette, weniger Cholesterin, mehr Ballaststoffe und etwas mehr α-Linolensäure. Ein günstiger Nebeneffekt war eine geringer als erwartete Rate von Neoplasmen in der Interventionsgruppe (De Lorgeril et al. 1998).

Neuere Untersuchungen im Laborversuch weisen darauf hin, dass die Omega-3-ungesättigten Fettsäuren neben antiinflammatorischen und Endothelfunktion-verbessernden auch antiarrhythmische Eigenschaften haben (Kang u. Leaf 1996). Bereits 1989 wurde in der DART-Studie eine Reduktion des plötzlichen Herztodes nach Herzinfarkt durch Diätumstellung festgestellt. Von Interesse für Koronarpatienten ist außerdem, dass die Docosahexaensäure die Insulinresistenz verbessert, unabhängig von der Eicosapentaensäure und anderen Komponenten des Fischöls (Lovejoy 1999). Zur Struktur der ungesättigten Fettsäuren und der Omega-3-Fettsäuren siehe Abb. 56.2.

Omega-3-Fettsäuren. Die Omega-3 Fettsäuren in Kapselform sind neuerdings als Medikament zugelassen. Die GISSI-Präventionsstudie zeigte bei Patienten nach Herzinfarkt, dass durch die Gabe von Omega-3-Fettsäuren (290 mg Eicosapentaensäure (EPA) plus 580 mg Docosahexaensäure (DHA)) plötzliche Todesfälle um 45% während der Nachbeobachtungszeit von 3,5 Jahren vermindert wurden. Dadurch reduzierte sich die kardiovaskuläre Todesrate um 30%, die Gesamtsterblichkeit um 20% – und das in einem Patientengut, das nach den derzeitigen Empfehlungen der Sekundärprävention behandelt wurde. Dieser Effekt zeigte sich bereits nach 120 Tagen (Marchioli et al. 2002). Die derzeitige Datenlage legt nahe, dass der Einsatz von Omega-3-Fettsäuren stärker in dem Konzept der Sekundärprävention berücksichtigt werden sollte (O'Keefe 2000).

Alkohol. In der Lyon-Diät-Herz-Studie war der moderate Konsum von Wein bei Männern im mittleren Alter nach durchgemachtem Herzinfarkt mit einer signifikant verbesserten Überlebensrate verbunden, nach Berücksichtigung von konventionellen Risikofaktoren wie Rauchen, Cholesterin, Blutdruck, Infarktgröße, medikamentöser Therapie und Ernährungsgewohnheiten (De Lorgeril 2002). Dies bestätigt die oben erwähnten Untersuchungsergebnisse über die günstigen Wirkungen des moderaten Alkoholkonsums im Bereich der Primärprävention (Di Castelnuovo 2002; Hines et al. 2001).

56.1.4 Gewicht und Übergewicht

Die Relation zwischen Körpergröße und Gewicht wurde früher im deutschen Sprachraum häufig als **Broca-Index** angegeben: Die Anzahl der cm-Körpergröße über 100 cm angegeben in kg entsprach dabei für Männer dem „Normalgewicht" (170 cm Körpergröße = 70 kg), ein Mehr- oder Mindergewicht wurde als prozentuale Abweichung hiervon angegeben. Bei Frauen galten Werte, die 10% niedriger lagen, als „normal". Neuerdings wird das Verhältnis zwischen Körpergröße und Gewicht international als **Body-Mass-Index (BMI)** angegeben (Gewicht geteilt durch die Körperlänge zum Quadrat; bei einem Mann von 170 cm Körpergröße und 70 kg Körpergewicht entspricht dies einem Body-Mass-Index von $70/1,7^2 = 24,2$). Der Wert wird in der Regel dimensionslos angegeben. Die Einteilung in Gewichtsgruppierungen wird in Tabelle 56.4 aufgeführt. Was im Broca-Index als Normalgewicht eingestuft wurde, liegt beim BMI bereits im „oberen" Normalbereich. Die Verwendung des BMI erleichtert den internationalen Vergleich in wissenschaftlichen Studien, auch wenn dieser Wert für Patienten und Ärzte weniger anschaulich ist.

Körpergewicht und Sterberate. In Zeiten, in denen Nahrungsmittel nur in unregelmäßigen Zeitabständen zur Verfügung standen, war die Möglichkeit, Energie in konzentrierter Form als Fett zu speichern, ein wichtiger Faktor, der das Überleben sicherte. Heutzutage ist Übergewicht in den westlichen Industrienationen eines der häufigsten begleitenden Gesundheitsprobleme, das zur Verminderung der Lebenserwartung bei-

Tabelle 56.4. Body-Mass-Index (BMI)

BMI-Wert	Einstufung
18,5–24,9	Normalgewicht
25–29,9	Übergewicht
30–34,9	Adipositas Grad I
35–39,9	Adipositas Grad II
≥40	Adipositas Grad III

trägt. Dies gilt nicht nur für sehr starkes Übergewicht, sondern auch für geringere Formen des Übergewichtes.

Nach Ausschluss von Faktoren, die das Gewicht reduzieren wie maligne Erkrankungen, Alkoholismus oder Nikotinkonsum und nach Ausschluss der frühen Todesfälle, die auf vorbestehende Erkrankungen zurückgeführt werden, nimmt sowohl bei Männern als auch bei Frauen das Risiko für Tod mit zunehmendem BMI von sehr schlanken (BMI < 21) bis zu deutlich übergewichtigen Männern und Frauen linear zu (Calle et al. 1999; Willett et al. 1999). Obwohl das relative Risiko mit dem Alter etwas abnimmt, ist das absolute mit der Adipositas verbundene Sterberisiko in der höchsten Altersgruppe am höchsten (Calle et al. 1999).

> **Klinisch wichtig**
>
> Ein einheitlicher Zielbereich für den BMI < 25 für alle Altersgruppen erscheint sinnvoll, auch wenn eine Motivation zu einer erheblichen Gewichtskorrektur im höheren Alter schwieriger zu erreichen ist.

Gewicht und Morbidität. Übergewicht ist mit stärkerer Inanspruchnahme von Leistungen im Gesundheitssystem und damit auch mit höheren Kosten verbunden: bei einem BMI zwischen 30 und 35 lagen die jährlichen Kosten etwa 25% höher, bei einem BMI > 35 sogar 44% höher (Quesenberry et al. 1998). Dies kann durch eine lineare Beziehung zwischen Körpergewicht und der Häufigkeit von Typ-2-Diabetes, Hypertonie, KHK und Cholelithiasis bei Männern und Frauen erklärt werden. Das Risiko für KHK bei einem BMI von 26 gegenüber 21 war bei Frauen und Männern um 100% bzw. 50% erhöht, das Risiko für Diabetes um 800% bzw. 400% erhöht (Willett et al. 1999).

Der abdominelle Fettansatz (androider Verteilungstyp) wirkt sich besonders ungünstig auf den Fett- und Kohlenhydratstoffwechsel, das Gerinnungssystem und die Prognose aus. Deshalb wird das Verhältnis von Taillen- zu Hüftumfang als voraussagekräftig für künftige Komplikationen angesehen; auch der einfache Taillenumfang gilt als guter Maßstab für die Größe des Problems: Ein Taillenumfang von ≥ 94 cm bei Männern und ≥ 80 cm bei Frauen geht mit einem erhöhten Risiko für Stoffwechselerkrankungen einher (Han et al. 1995). Für wissenschaftliche Untersuchungen hat dieses Maß aber keinen wesentlichen Vorteil gegenüber dem BMI ergeben (Willett et al. 1999).

Gewichtsreduktion. Das Behandlungsprinzip des Übergewichtes ist einfach: Eine Gewichtsreduktion lässt sich dadurch erreichen, dass eine negative Kalorienbilanz erreicht wird: Es sollten weniger Kalorien zugeführt und möglichst gleichzeitig mehr Kalorien durch zusätzliche körperliche Aktivität verbraucht werden. Die Umsetzung hingegen ist schwierig, weil über Jahrzehnte eingefahrene Lebensgewohnheiten schwer zu ändern sind. Alkohol, Schokolade, Süßigkeiten, aber auch Milch und Obst sind häufig vom Patienten nicht erkannte, aber doch sehr geschätzte Kalorienquellen. Da die Nahrungszufuhr in besonderem Maße durch Gewohnheiten und Emotionen gesteuert wird, resultiert die durch die Vernunft kontrollierte Reduktion der Nahrungszufuhr häufig nur in einer vorübergehenden Gewichtsreduktion.

Zusätzlich zu diätetischen Maßnahmen ist in aller Regel eine angemessene körperliche Aktivität notwendig. Die gesamte Lebensweise sollte aktiver gestaltet werden: Insbesondere bei Patienten mit Hochdruck, Diabetes mellitus und erhöhten Triglyzeriden sind 30–45 min mäßig intensive Bewegung 4- bis 5-mal wöchentlich in Form von Gehen, Joggen, Radfahren oder einer anderen körperlichen Ausdauereraktivität wünschenswert. In Arbeitspausen sollten kleinere Spaziergänge statt entspannter Inaktivität gepflegt werden. Der Gebrauch des Aufzuges sollte, wann immer möglich, vermieden und statt dessen die Treppe benutzt werden. Auch Gartenarbeit kann zusätzlichen Gewinn und Entspannung bringen. Für Mittel- bis Hochrisikopatienten sind ärztlich überwachte Bewegungsprogramme in einer Koronargruppe oder Übungsgruppe sinnvoll. Durch eine Diät mit einen niedrigen Fettanteil kommt es neben einer Absenkung des LDL-Cholesterins und der Triglyzeride auch zu einer vorübergehenden Reduktion des HDL-Cholesterins; letztere kann durch eine Steigerung der körperlichen Aktivität ausgeglichen werden (Yu-Poth et al. 1999).

Die durch eine Gewichtsreduktion zu erreichenden Verbesserungen einer arteriellen Hypertonie (Huang et al. 1998), der Verhinderung oder der Verbesserung eines Diabetes (Colditz et al. 1995), Verbesserung der Lipide und eine Verbesserung der allgemeinen Lebensqualität, lassen die Gewichtsreduktion als eine lohnende Komponente des Therapiekonzeptes in der Sekundärprävention erscheinen, auch wenn keine größeren Studien eine Verbesserung der Überlebensrate durch alleinige Gewichtsreduktion belegen (Williamson et al. 1995). Aus der Framingham-Studie ergibt sich, dass eine 10%ige Gewichtsreduktion eine 20%ige Verminderung der koronaren Ereignisrate bewirkt (Ashley u. Kannel 1974).

Die angestrebte Gewichtsreduktion sollte realistisch und in überschaubarer Zeit erreichbar sein (z. B. jeweils 1 kg alle 14 Tage). Kurzfristige Programme mit schnellem Gewichtsverlust durch einseitige Diäten sind nicht erfolgversprechend und führen häufig zu einem erheblichen Gewichtsverlust durch Wasserausscheidung und Muskelabbau. Das Ziel sollte eine langfristig angelegte Verbesserung der Nahrungsgewohnheiten in Kombination mit einer leichten Steigerung der körperlichen Aktivität sein, um die Muskelmasse zu erhalten.

Für höhergradige Formen der Adipositas (ab BMI > 30) stehen unterschiedliche Programme zur Verfügung, die in einem interdisziplinären mittel- bis langfristigen Ansatz mit bis zu 12-monatiger therapeutischer Begleitung durchgeführt werden (Wechsler 1997).

> **Klinisch wichtig**
>
> Die Empfehlung einer kaloriengerechten, ballaststoffreichen (>20 g/Tag) fettarmen Kost mit nur geringem Anteil an gesättigten Fetten (<10% der Kalorien) und Cholesterin (<300 mg/Tag) bleibt unverändert bestehen. Der Verzehr von Fleisch und tierischen Fetten sollte eingeschränkt werden. Die Kost sollte jedoch reicher an einfach ungesättigten Fetten und an Omega-3-Fettsäuren sein, als dies bisher betont wurde. Dementsprechend spielen Seefische, Vollkornprodukte, pflanzliche Öle und Nüsse, wie sie z. B. in der mediterranen oder asiatischen Kost enthalten sind, eine wichtigere Rolle als in früheren Empfehlungen. Frische Gemüse und Obst sind neben ihrem Ballaststoffgehalt vermutlich auch über ihre antioxidative Kapazität wirksam, während die zusätzliche Einnahme von antioxidativen Vitaminen keine Vorteile erbracht hat.

56.1.5 Psychosoziale Faktoren und Stress

Beruflicher Stress mit hohen Anforderungen an Leistung, aber unzureichendem Entscheidungsspielraum ist als Risikofaktor für kardiovaskuläre Ereignisse anzusehen ist – jedoch nur in Kombination mit weiteren somatischen Risikofaktoren wie Hypercholesterinämie, Nikotinkonsum und arterieller Hypertonie (Siegrist 2001). Ebenso gelten Unterforderung, eintönige Arbeit, fehlende Anerkennung, unfaire Behandlung und die Unsicherheit des Arbeitsplatzes als risikoerhöhend.

Der Verlust einer nahestehenden Bezugsperson und gering ausgeprägte bzw. fehlende soziale Kontakte sind ebenfalls als risikoerhöhend anzusehen. Die subjektive Empfindung unter Stress zu stehen, ist mit einem erhöhten Risiko für Schlaganfall und Herzinfarkt verbunden (Iso et al. 2002). Stress kann zu anhaltender endothelialer Dysfunction führen (Spieker et al. 2002).

Stressbewältigungstechniken führen zu einer Besserung des Wohlbefindens und haben möglicherweise eine günstige prognostische Bedeutung (Linden et al. 1994, s. Kap. 64).

56.1.6 Prävention durch körperliche Aktivität

Mangel an körperlicher Bewegung erhöht das Risiko für KHK und die Gesamtmortalität. Die AHA und weitere namhafte amerikanische mit der Gesundheit befasste Organisationen haben den Bewegungsmangel zu einem eigenständigen beeinflussbaren Risikofaktor erklärt (s. Kap. 55; Fletcher et al. 2001).

56.2 Medikamentöse Primärprävention der koronaren Herzerkrankung

Aus der multifaktoriellen Genese der Atherosklerose ergeben sich vielfältige Ansatzpunkte für eine medikamentöse Prävention der KHK (Mehta et al. 1998). Hyperlipidämie, lokal gesteigerte Thromboseneigung, freie Radikale, erhöhte Homozysteinwerte sowie weitere Faktoren können über eine Endothelverletzung zu Reaktionen führen, die Charakteristika einer Entzündungsreaktion zeigen, und zur Atherosklerose führen.

Unterschiedliche medikamentöse Strategien sind vorgeschlagen worden, um die Entwicklung der Atherosklerose zu verlangsamen und damit die kardiovaskuläre Ereignisrate zu vermindern: Die Beeinflussung des thrombotischen Systems durch Gaben von Thrombozytenaggregationshemmern und die medikamentöse Lipidsenkung sind nicht zuletzt wegen ihrer Wirksamkeit in der Sekundärprävention auch in der Primärprävention eingesetzt worden. Ebenfalls sind aufgrund theoretischer Überlegungen und experimenteller Daten Antioxidanzien angewendet worden, um bei Personen mit einem erhöhten Risiko die kardiovaskuläre Ereignisrate zu vermindern.

Trotz der epidemiologischen Bedeutung der kardiovaskulären Erkrankungen sind die Ereignisse aus der Sicht des noch gesunden Individuums gesehen relativ selten. Dies macht eine Risikostratifizierung notwendig, um Personengruppen mit einer überdurchschnittlichen Ereigniswahrscheinlichkeit zu identifizieren.

56.2.1 Risikostratifizierung und individuelles Risiko

Durch eine Risikofaktorenintervention lässt sich relativ unabhängig von der Gesamthöhe eines Risikos eine bestimmte prozentuale Risikoreduktion erreichen. Das gesamte kardiovaskuläre Risiko bestimmt somit weitgehend den absoluten Nutzen einer präventiven Maßnahme. Je höher das globale Risiko einer Person, das sich aus der Gesamtheit der Risikofaktoren ergibt, umso größer ist damit auch der absolute Nutzen, der aus einer wirksamen Intervention resultiert. Bei Personen mit einem als hoch einzuschätzenden Gesamtrisiko wird man deshalb eine aggressivere Risikofaktorenintervention empfehlen, im Vergleich zu Personen mit niedrigem Gesamtrisiko.

Bei Patienten mit Hyperlipidämie und weiteren kardiovaskulären Risikofaktoren ist z. B. mit einer jährlichen kardiovaskulären Ereignisrate von 2% zu rechnen. Mit einer Lipidsenkung mit Statinen kann das Ereignisrisiko um 30% gesenkt werden. Dadurch werden pro 100 Personen- oder Patienten-Behandlungsjahre $2 \times 0{,}3 = 0{,}6$ Ereignisse verhindert. Anders ausgedrückt müssten $100 : 0{,}6 = 166{,}67$ Patienten für ein Jahr behandelt werden, um ein Ereignis zu verhindern.

> **Definition**
>
> Die Anzahl von Patienten oder Personen, die für ein Jahr behandelt werden muss, um ein Ereignis zu verhindern („number needed to treat", NNT), hat sich als ein wichtiger Maßstab entwickelt, an welchem die Notwendigkeit oder Sinnhaftigkeit einer Intervention abgelesen werden kann. Die NNT ergibt sich einerseits aus der erwarteten (spontanen) jährlichen Ereignisrate und andererseits aus der Wirksamkeit (Reduktion der Ereignisrate in %) der Intervention, evtl. unter Berücksichtigung der zu erwartenden schwerwiegenden Nebenwirkungen der Therapie (s. Abschn. 56.2.2).

Die European Society of Cardiology (ESC) hat bereits 1998 in ihren Richtlinien eine erwartete 10-Jahres-Ereignisrate von 20% (jährliche Inzidenz von 2%) als einen Grenzwert angesehen, ab welchem eine intensive – prinzipiell als wirksam anerkannte – Intervention sinnvoll ist (Wood et al. 1998). Die Tabellen der ESC können diese Risikoeinschätzung erleichtern (Abb. 56.3). Die AHA hat sich diesem Konzept der Identifi-

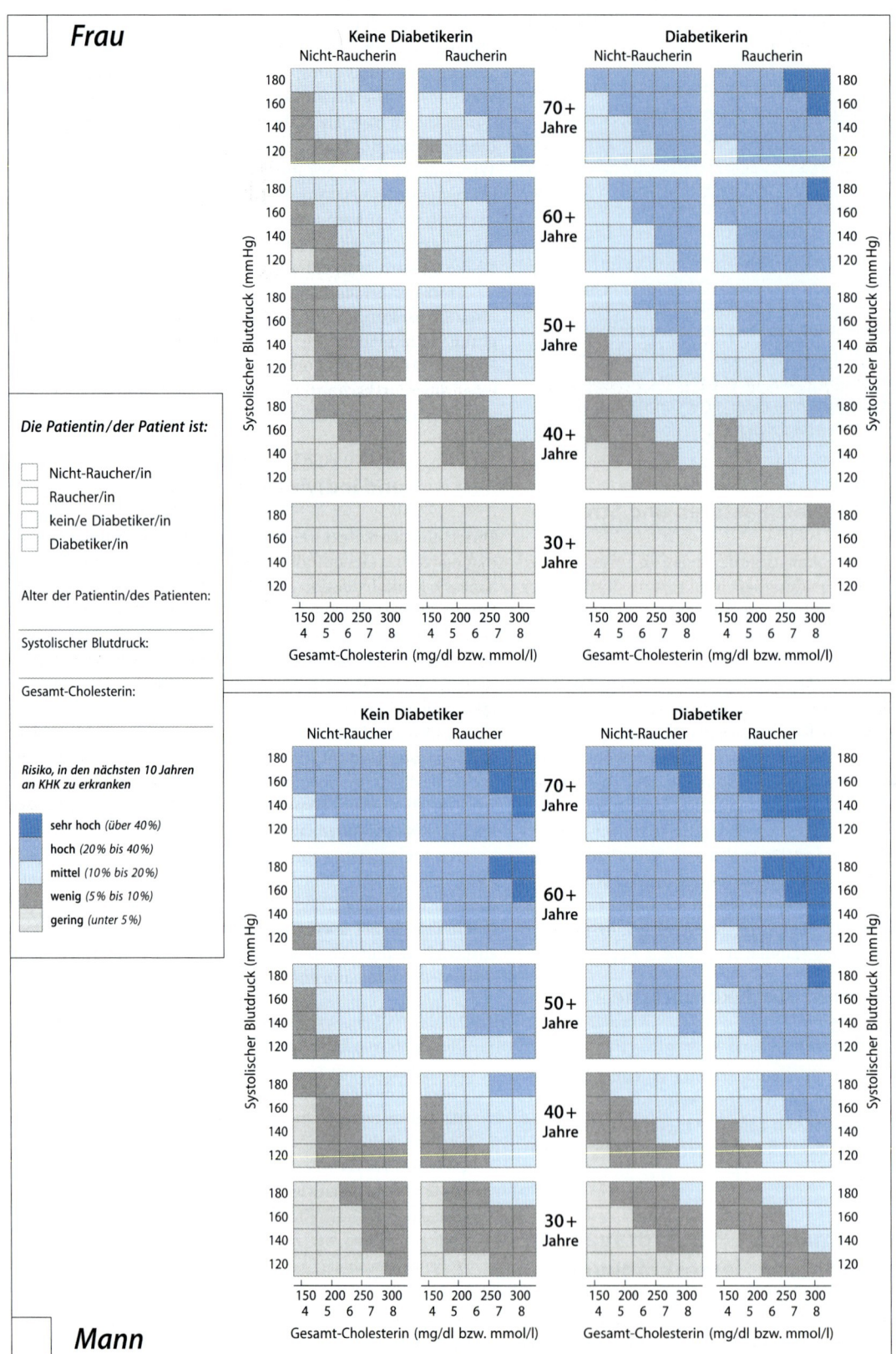

Abb. 56.3. Risikocharts der European Society of Cardiology in deutscher Fassung (2002)

zierung von Personen mit hohem Gesamtrisiko angeschlossen (Smith et al. 2000; NCEP 2001).

Dem Cholesterin wird eine entscheidende Rolle bei der Entstehung der KHK zugemessen, weshalb es naheliegend erscheint, evtl. auch nur moderat erhöhte Cholesterinspiegel zu senken, um damit Einfluss auf kardiovaskuläre Komplikationen zu nehmen. Um eine Abwägung von Kosten und Nutzen zu erreichen, ist auch hier die Ausgangsrisikolage von Bedeutung.

In der West of Scotland Primary Prevention Study (WOS-COP-Studie) (mittleres Ausgangs-LDL-Cholesterin ~190 mg/dl bzw. 5,0 mMol/l) lag die NNT, je nach begleitenden Risikofaktoren zwischen 133 und 200 (◘ Tabelle 56.5). Hier ergab sich auch ein günstiger Trend für die Gesamtüberlebensrate. Je nach verwandtem statistischen Verfahren wurde das 5%-Signifikanzniveau nicht ganz erreicht oder knapp überschritten (Shepherd et al. 1996; L'Italien et al. 2000).

Bei Personen mit deutlich niedrigeren Ausgangs-Cholesterinwerten (LDL-Cholesterin 150 mg/dl bzw. 3,9 mMol/l) und einer niedrigeren Ereignisrate von 1,1% pro Jahr wie in der AFCAPS/TexCAPS-Studie lag die NNT für Männer bei 240, für Frauen bei 430 Behandlungsjahren pro verhindertes Ereignis; die Gesamtüberlebensrate wurde nicht wesentlich beeinflusst.

Bei der oben genannten Population aus dem Chicago Heart Projekt, die nicht der „niedrigen Risikogruppe" angehörten (Stamler et al. 1999), müssten bei männlichen Personen (kardiovaskuläre Ereignisrate 0,38%/Jahr) 790 Behandlungsjahre aufgewandt werden, um ein Ereignis zu verhüten, wenn durch eine Intervention die kardiovaskuläre Ereignisrate um 33% gesenkt werden könnte. Bei weiblichen Personen liegt dieser Wert bei über 2100 Personenjahren. Bei Personen in der Niedrigrisikogruppe liegen diese Werte noch etwa vierfach höher. Da die Nebenwirkungsrate der verwendeten Medikation relativ konstant ist, verschlechtert sich das Nutzen-Risiko-Verhältnis mit zunehmender NNT. Eine medikamentöse Intervention bei einer Personengruppe mit einem solch niedrigen Risiko erscheint weder unter dem Kosten-Nutzen-Gesichtspunkt noch unter dem Wirkung-Nebenwirkung-Gesichtspunkt sinnvoll.

> **Klinisch wichtig**
>
> Für eine Entscheidung zur medikamentösen Therapie wird in der Regel eine NNT bis zu 200 für eine Intervention zur Ereignisreduktion als akzeptabel angesehen. Hierbei muss natürlich auch die Nebenwirkungsrate des eingesetzten Medikamentes berücksichtigt werden. Analog zur NNT lässt sich hier eine „number needed to harm" berechnen, d. h. eine Anzahl von Personenjahren berechnen, nach der ein bedeutsames klinisches Nebenwirkungsereignis zu erwarten ist.

Insgesamt sollte zusätzlich zu der kardiovaskulären Ereignisreduktion zumindest ein positiver Trend bei der Gesamtüberlebensrate sichtbar sein. Dies ist keineswegs immer der Fall. Beispiele für eine durch eine Intervention reduzierte kardiovaskuläre Ereignisrate bei ungünstiger Entwicklung der Gesamtüberlebensrate sind z. B. in der Primärprävention die Helsinki-Herz-Studie (Frick et al. 1987), in der Sekundärprävention die CHAOS-Studie (Stephens 1996).

Die Summe dieser Überlegungen geht in die Empfehlungen zur Primärprävention ein, die von Fachgesellschaften (z. B. American Heart Association, European Society of Cardiology, Hypertonieliga, Deutsche Gesellschaft für Kardiologie) herausgegeben werden. Dennoch unterscheiden sich die Empfehlungen geringfügig. Dies hängt nicht zuletzt auch damit zusammen, dass bei vergleichbarem Risikofaktorenprofil die Ereignisraten in verschiedenen Ländern unterschiedlich hoch ausfallen.

Das Risikoniveau, ab welchem eine medikamentöse Intervention als sinnvoll angesehen wird, hat neben der medizinisch-wissenschaftlichen auch politische und finanzielle Dimensionen. Darüber hinaus muss auch die langfristige Mitarbeit der betreffenden Person gegeben sein.

> Die Tendenz in der Primärprävention geht dahin, nicht nur einzelne stark ausgeprägte Risikofaktoren zu erfassen, sondern auch diejenigen Personen mit mehreren Risikofaktoren

Tabelle 56.5. 10-Jahres-Ereignisraten bei Untergruppen in der WOS-Studie und Anzahl der für ein Jahr zu behandelnden Patienten, um ein Ereignis (Herzinfarkt oder kardialer Tod) zu verhindern

Beeinflussende Faktoren	10-Jahre-Ereignisrate	Anzahl für 1 Jahr zu behandelnde Patienten
<1 zusätzlicher Risikofaktor	13,8%	200
<55 Jahre	12,2%	192
>55 Jahre	19,6%	200
Raucher	20,8%	147
>2 Risikofaktoren	25,4%	133
Anamnese für Atherosklerose	25,6%	156
Sekundärprävention zum Vergleich: Patienten mit stabiler KHK	ca. 50%	50

im mittleren Bereich durch eine Risikostratifizierung als Personen mit einem erhöhten globalen Risiko für kardiovaskuläre Ereignisse zu identifizieren.

Die Risiko-Charts der Europäischen Gesellschaft für Kardiologie ermöglichen eine relative einfache und anschauliche Einschätzung des Gesamtrisikos in niedrige, mittlere oder höhere Risikokategorien über die nächsten 10 Jahre. Hierzu werden nur einige wichtige Risikofaktoren (Geschlecht, Alter, Rauchen, Diabetes, Blutdruck und Gesamtcholesterin) in den ESC-Risk Charts herangezogen. Primär nicht berücksichtigt sind die Lipidfraktionen HDL-Cholesterin, LDL-Cholesterin, Triglyzeride sowie Übergewicht, körperliche Aktivität und eine Familienanamnese für vorzeitige KHK. Die Charts erleichtern die Aufklärung des Patienten. Bei der individuellen Beratung können die genannten Faktoren noch zusätzlich in die Beurteilung des Gesamtrisikos eingehen.

Eine weitere Möglichkeit der Risikostratifizierung ergibt sich aus den Daten der PROCAM-Studie: hier liegen für Männer im mittleren Alter relativ umfangreiche Daten vor, mit denen das Risiko berechnet bzw. abgelesen werden kann (Assmann et al. 2002). Für die Risikofaktoren ebenso für Alter und Geschlecht wird aufgrund der Bedeutung des einzelnen Faktors eine Anzahl von Punkten gegeben, aus deren Summe dann Schlussfolgerungen über das globale Risiko gezogen werden können. Die Score-Punkte und das kalkulierte Gesamtrisiko können aus den Tabellen abgelesen werden. Die Berechnung kann auch im Internet über www.chd-taskforce.de durchgeführt werden.

Die Daten können auch mit gewisser Einschränkung auf postmenopausale Frauen angewandt werden. Die Infarktsterblichkeit und damit wohl auch die Infarkthäufigkeit (hierfür liegen in Deutschland vorwiegend Daten aus der MONICA-Studie vor) ist in jeder Altersdekade oberhalb 50 Jahre mit etwa einem Drittel bis einem Viertel derjenigen der altersgleichen Männer anzusetzen.

Auch aus den Daten der Framingham-Studie kann ein ähnlicher Score abgeleitet werden, wobei jedoch LDL-Cholesterin, Triglyzeride und Familienanmnese nicht in die Berechnung eingehen. Der Framingham-Score führt für deutsche Personen häufig zu einer leichten Überschätzung des Gesamtrisikos, erlaubt aber ebenfalls eine Einstufung in niedriges, mittleres und hohes Risiko

> **Klinisch wichtig**
>
> Bei der Abschätzung des Gesamtrisikos sollte man sich vergegenwärtigen, dass es nicht Ziel der Risikostratifikation ist, die Zukunft vorherzusagen, sondern das Bewusstsein für ein erhöhtes Gesamtrisiko zu wecken und ggf. die Motivation für eine Lebensstilumstellung und für den Beginn einer medikamentösen Therapie zu stärken.

56.2.2 Cholesterinsenkung

Die Zielwerte für das Cholesterin bei Personen ohne KHK sind abhängig von begleitenden Risikofaktoren: Bei Personen ohne zusätzliche Risikofaktoren sind wegen der geringeren Ereig-

Tabelle 56.6. Zielwerte für LDL-Cholesterin in der Primärprävention. (Modifiziert nach Consensus Panel Statement – Guide to Primary Prevention of Cardiovascular Diseases 1997)

Risikoeinstufung	LDL-Zielwert
Normalpersonen ohne weitere Risikofaktoren	<160 mg/dl (4,0 mMol/l)
Personen mit weiteren Risikofaktoren	<130 mg/dl (3,5 mMol/l)
Patienten mit Atherosklerose oder Diabetiker	<100 mg/dl (2,5 mMol/l)

nisrate höhere LDL-Cholesterinwerte akzeptabel als bei Personen, die zusätzliche Risikofaktoren haben (Tabelle 56.6). Je mehr zusätzliche Risikofaktoren neben der Hypercholesterinämie vorliegen, je höher das Alter, um so eher ist eine medikamentöse Lipidsenkung indiziert und auch kosteneffektiv (Prosser et al. 2000). Bei Personen, die bereits Hinweise für eine Gefäßatherosklerose haben (z. B. Verdickung der Karotiswand im Farbdoppler oder Hinweise für atherosklerotisch bedingte Strömungsgeräusche) oder bei Diabetikern sollten bereits die Kriterien für die Sekundärprävention Anwendung finden. Diese Gruppen haben eine hohe Ereignisrate und profitieren auch von einer medikamentösen Lipidsenkung, sodass deutlich niedrigere LDL-Cholesterinwerte angestrebt werden sollten (Furberg 1994; Haffner 2000).

Häufig ergibt sich die Frage, ob bei Personen mit isoliert hohen LDL-Cholesterinwerten ohne weitere Risikofaktoren eine medikamentöse Senkung der Lipidwerte erfolgen sollte. Die Risikostratifizierung kann hier hilfreich sein, auch wenn sich daraus nicht immer eine definitive Entscheidungshilfe ergibt. Alter, Geschlecht und die Familienanamnese können als Entscheidungshilfen herangezogen werden.

Bei Frauen sind kardiovaskuläre Ereignisse vor der Menopause extrem selten, weshalb mit einer medikamentösen lipidsenkenden Therapie gewartet werden kann, bis die Familienplanung abgeschlossen ist. Hier ist jedoch die Familienanamnese von besonderer Bedeutung. Falls Herzinfarkte in der Familie frühzeitig aufgetreten sind, wird man sich früher für eine medikamentöse Lipidsenkung entscheiden. In jedem Fall sollte ein Nikotinkonsum eingestellt, eine günstige Ernährung umgesetzt und ein aktiver Lebensstil gepflegt werden. Orale Kontrazeptiva erhöhen das Risiko – insbesondere in Kombination mit Zigarettenrauchen.

Männer haben ein höheres Ausgangsrisiko, aber auch hier sind Herzinfarkte vor dem 40. Lebensjahr sehr selten, sodass eine medikamentöse Primärprävention – wiederum unter Berücksichtigung der Familienanamnese – nach Umsetzen der nichtmedikamentösen Möglichkeiten selten vor dem 35. Lebensjahr notwendig erscheint. Die Leitlinien zur Primärprävention der Deutschen Gesellschaft für Kardiologie geben hier Anhaltspunkte zum Einsatz einer lipidsenkenden Therapie (Tabelle 56.7; Gohlke et al. 2003).

56.2 · Medikamentöse Primärprävention der koronaren Herzerkrankung

◘ **Tabelle 56.7.** Empfehlungen der Deutschen Gesellschaft für Kardiologie zur Primärprävention (Gohlke et al. 2003; modifiziert nach den Empfehlungen der AHA 2002 und der Joint European Societies [Second Joint Task Force of European and other Societies on Coronary Prevention 1998]).

Allgemeines: Herz- und Gefäßerkrankungen sind die wichtigsten Ursachen für Invalidität und vorzeitigen Tod. Dennoch sind die Möglichkeiten, diesen Erkrankungen vorzubeugen, ausgesprochen günstig. Diese Empfehlungen gelten für Personen ohne bekannte Herz- oder Gefäßerkrankung und ohne Diabetes mellitus. Für Patienten mit manifestem Diabetes mellitus gelten die Richtlinien zur Sekundärprävention. Durch die präventiven Maßnahmen wird das Risiko für Herz- und Gefäßerkrankungen vermindert und dadurch die Lebensqualität, die Leistungsfähigkeit und die Prognose verbessert. Eine medikamentöse Therapie sollte bei einem deutlich erhöhten Gesamtrisiko (>20% in 10 Jahren oder >20% bis zum 60. Lebensjahr) in Erwägung gezogen werden. Die Einschätzung des Gesamtrisikos kann z. B. mit dem PROCAM-Algorithmus (www.chd-taskforce.de) oder den Risikocharts der European Society of Cardiology (www.escardio.org) erfolgen.

In jedem Fall sollte vor Einleitung einer medikamentösen Therapie die nichtmedikamentöse Einstellung der Risikofaktoren (Rauchen, Ernährung, Übergewicht, Bewegungsmangel) umgesetzt werden.

Ziele der Risikointervention	Empfehlungen
Rauchen: vollständige Aufgabe des Rauchens	Eindeutige ärztliche Empfehlung, das Rauchen vollständig einzustellen. Der Patient sollte bei jedem Arztbesuch auf das Rauchen angesprochen werden. Einbeziehung des Partners oder der Familie; Vereinbarung eines Termins für den Rauchverzicht. Empfehlung zur weitergehenden Beratung, Verweis auf entsprechende Literatur (Patientenbücher), Nikotinersatz und Raucherentwöhnungsprogramme, z. B. an den Volkshochschulen. Die Aufgabe des Rauchens ist die wichtigste präventive Einzelmaßnahme.
Ernährung: fettarme, antiatherogene Kost	Kaloriengerechte, ballaststoffreiche (>20 g/Tag) fettarme Kost mit nur geringem Anteil an gesättigten Fetten (<10% der Kalorien) und Cholesterin (<300 mg/Tag). Der Verzehr von Fleisch und tierischen Fetten sollte eher gering gehalten werden. Die Kost sollte reich an Vollkornprodukten, frischen Gemüsen, Salaten und Früchten sein mit einem hohen Anteil an Omega-3-Fettsäuren (Seefisch, Walnüsse), wie sie z. B. in der mediterranen oder asiatischen Kost enthalten sind. Moderater Alkoholkonsum (ca. 15 g/Tag) hat keine ungünstige Wirkung auf das kardiovaskuläre und das Gesamtrisiko. Bei höherem Alkoholkonsum (>30 g/Tag) nimmt das Gesamtrisiko zu. Bei Frauen liegen die Grenzwerte niedriger.
Übergewicht: Erreichen des Normalgewichts (BMI <25) und Elimination der abdominellen Adipositas Bauchumfang bei Frauen <80 cm, bei Männern <95 cm	Kalorienreduzierte Kost. Identifikation der Ursachen des Übergewichtes: Alkohol, versteckte Fette in Wurst, Käse und Fertiggerichten, Schokolade, Kuchen, übermäßiger Obstverzehr (Kalorien!). Zusätzlich zu diätetischen Maßnahmen ist in aller Regel eine angemessene körperliche Aktivität (s. unten) notwendig. Dies ist besonders wichtig bei Patienten mit Hochdruck, Diabetes mellitus und erhöhten Triglyzeriden. Übergewicht erhöht das Risiko für Diabetes, Hypertonie und KHK. Body-Mass-Index (BMI): Gewicht in kg geteilt durch das Quadrat der Körperlänge in Meter, z. B. bei einer Person von 170 cm Körperlänge und 70 kg Körpergewicht: $70/1{,}7^2 = 24{,}2$
Bewegungsmangel: Ziel: körperlich aktiver Lebensstil mit regelmäßiger Ausdaueraktivität	Es besteht eine deutliche inverse Beziehung zwischen körperlicher Aktivität und dem koronaren Risiko. Für je 1,5 h mäßig intensiver Aktivität pro Woche wird das Risiko für KHK um 15% reduziert. 4- bis 5-mal wöchentliche Aktivitäten über 30–45 min mäßiger Intensität in Form von Gehen, Joggen, Radfahren oder einer anderen Ausdauerbelastung sind wünschenswert. Die Intensität der Ausdaueraktivität sollte einerseits an die individuelle Leistungsgrenze herangehen, jedoch andererseits noch eine kleine Unterhaltung nebenher erlauben. Mehr Aktivität im täglichen Leben wie Spazieren gehen in Arbeitspausen, Treppensteigen statt Aufzug und Gartenarbeit ist günstig. Jedes Mehr an körperlicher Belastung über die Alltagsaktivitäten hinaus hat einen günstigen Effekt.
Hyperlipidämie: Ziel: Erreichen eines definierten Zielbereiches in Abhängigkeit von zusätzlichen Risikofaktoren*	Allgemeines: Erreichen des Normalgewichtes ist wünschenswert, ebenso regelmäßige körperliche Aktivität, besonders bei einem HDL-Cholesterin <35 mg/dl. Neben den Blutfettwerten hat der Anteil der einfach und mehrfach ungesättigten Fette in der Ernährung für die Prävention eine große Bedeutung. Bei Personen ohne zusätzliche Risikofaktoren* ist ein LDL-Cholesterin bis zu 160 mg/dl akzeptabel. Bei Personen mit weiteren Risikofaktoren* ist ein LDL-Cholesterin <130 mg/dl anzustreben.

◘ **Tabelle 56.7.** Empfehlungen der Deutschen Gesellschaft für Kardiologie zur Primärprävention (Gohlke et al. 2003; modifiziert nach den Empfehlungen der AHA 2002 und der Joint European Societies [Second Joint Task Force of European and other Societies on Coronary Prevention 1998]) (Fortsetzung).

Ziele der Risikointervention	Empfehlungen
Hyperlipidämie: Ziel: Erreichen eines definierten Zielbereiches in Abhängigkeit von zusätzlichen Risikofaktoren*	Eine medikamentöse Therapie – primär mit Statinen – sollte zusätzlich erwogen bzw. eingeleitet werden, wenn das LDL-Ziel trotz Ernährungsumstellung deutlich verfehlt wird und wenn das Gesamtrisiko erhöht ist, z. B.: — wenn das LDL-Cholesterin bei Männern unter 35 J. oder bei prä- menopausalen Frauen >220 mg/dl liegt, — wenn das LDL-Cholesterin (bei Männern >35 Jahren oder Frauen in der Menopause) über 190 mg/dl liegt, oder — wenn das LDL-Cholesterin >160 mg/dl ist und zusätzlich 2 weitere Risikofaktoren* vorliegen.
Erhöhter Blutdruck: Zielwert ist ein Blutdruck von <140/90 mmHg	Allgemeinmaßnahmen: Gewichtskontrolle (1 kg Gewichtsreduktion führt zu ≈ 2 mmHg RR-Senkung), regelmäßige Ausdaueraktivität, Versuch der Alkoholkarenz über 6 Wochen, dauerhafte Limitierung des Alkoholkonsums auf <30 g Alkohol/Tag (Frauen <20 g/Tag), Versuch der Salzrestriktion. Falls der RR trotz obiger Bemühungen über 6–12 Monate >150 mmHg systolisch oder >95 mmHg diastolisch bleibt, hinzufügen von Blutdruckmedikation, individualisiert nach Alter und weiteren Erkrankungen. Bei Patienten mit mittlerem oder höherem Risiko medikamentöse Therapie bereits nach 3–6 Monaten bei RR 140/90 mmHg. Ein normaler RR-Wert von <130/85 mmHg sollte angestrebt werden, evtl. auch ein optimaler Blutdruck von 120/80 mmHg (detaillierte Empfehlungen siehe Deutsche Hochdruck-Liga).
Aggregationshemmer	Bei Personen ohne Gefäßerkrankung, Hypertonie oder Diabetes mellitus ist die Einnahme von ASS zur Prävention nicht zu empfehlen. ASS 75 mg/Tag kann bei Personen mit gut eingestellter Hypertonie und erhöhtem KHK-Risiko zur Prävention gegeben werden.
Östrogene	Eine Hormonersatztherapie zur Prävention von kardiovaskulären Ereignissen kann nicht empfohlen werden
Sonstige Maßnahmen	Für alle nicht in diesen Empfehlungen aufgeführten Maßnahmen, u. a. z. B. für Vitamine (Vitamin C, Vitamin E, β-Carotin) und Antioxidanzien ist kein präventiver Effekt nachgewiesen.

* Als zusätzliche Risikofaktoren gelten: Alter (Männer >45 Jahren, Frauen >55 Jahren oder Postmenopause), Hypertonie, Diabetes, Rauchen, HDL <35 mg/dl, Familienvorgeschichte für KHK bei Verwandten 1. Grades (bei männlichen Verwandten <55 Jahren, bei weiblichen Verwandten <65 Jahren).
Bei HDL>60 mg/dl: 1 Risikofaktor kann von der Anzahl der Risikofaktoren abgezogen werden. Bei HDL<35 mg/dl: Gewichtsreduktion, Aktivität, Nikotinverzicht betonen.

56.2.3 Azetylsalizylsäure (s. Kap. 43)

Auch bei preisgünstigen und wirksamen Medikamenten sollte der Einsatz für die Prävention von kardiovaskulären Ereignissen anhand der Risikostratifikation geplant werden. Bisher sind 5 größere randomisierte Studien mit Azetylsalizylsäure zur Primärprävention von koronaren Ereignissen durchgeführt worden: der British Doctors' Trial (Peto et al. 1988), die Physicians' Health Study in den USA, der Thrombosis Prevention Trial (Medical Research Council`s General Practice Research Framework), die Hypertension Optimal Treatment Study (Hansson et al. 1998), and das Primary Prevention Project (Collaborative Group of the Primary Prevention Project 2001). Mit Ausnahme des British Doctors' Trial zeigten alle Studien eine Reduktion von kardiovaskulären Ereignissen, die vorwiegend durch eine Verminderung der Infarktrate zustande kam. In der amerikanischen Physicians Health Study konnte durch den Einsatz von Aspirin bei primär (vermutlich überdurchschnittlich) gesunden Ärzten zwar die Infarkt-Ereignisrate um 69% gesenkt werden, gleichzeitig wurde aber die Schlaganfallrate um 44% gesteigert. Die Gesamtsterberate wurde nicht signifikant beeinflusst (–4%). Um ein Leben zu retten, hätten 5.489 Behandlungsjahre (NNT=5489) aufgewandt werden müssen – falls dieser Trend bei größeren Zahlen statistische Signifikanz erreicht hätte (Ridker et al. 1997). Auch in dem britischen „Thrombosis prevention trial" wurden zwar nicht tödliche ischämische Ereignisse, aber keine tödlichen Ischämischen Ereignisse verhindert.

> **Empfehlungen der AHA zu ASS in der Primärprävention**
> - Alle anderen Risikofaktoren optimieren.
> - Kontraindikationen beachten.
> - Bei chirurgischen und zahnärztlichen Eingriffen den Arzt informieren.
> - Alkoholkonsum stark einschränken (wegen des erhöhten Blutungsrisikos bei Alkoholkonsum und gleichzeitigem ASS-Gebrauch).

In einer Metaanalyse der US Preventive Services Task Force über primärpräventive Azetylsalizylsäure-Studien lag die NNT, um ein kardiovaskuläres Ereignis zu verhindern, zwischen 370 und 2500. Die Gabe von Azetylsalizylsäure zur Primärprävention bei männlichen Personen muss somit individuell entschieden werden (Hayden et al. 2002). Dies kann an einigen Beispielrechnungen verdeutlicht werden (◘ Tabelle 56.8):

Bei der Annahme, dass durch Azetylsalizylsäure eine relative Risikoreduktion von 30% erreicht wird, dass das Risiko für schwere gastrointestinale Blutungen unabhängig von dem Ausgangsrisiko für Herzinfarkt bei 0,06%/Jahr und dasjenige für hämorrhagischen Insult bei 0,02%/Jahr liegt, ergibt sich, dass der Nutzen für ASS mit höherem Ausgangsrisiko für Herzinfarkt steigt.

Wenn in einer Gruppe mit relativ niedrigem Gesamtrisiko das **5-Jahres-Risiko für koronare Ereignisse nur bei 1%** liegt (d. h. 0,2%/Jahr), beträgt zwar die absolute Risikoreduktion ca. 0,06% für koronare Ereignisse, aber es kommt zu einer Gesamtzunahme von schweren Ereignissen; die schweren gastrointestinalen Blutungen (+0,06%) gleichen die kardiovaskuläre Risikoreduktion bereits vollständig aus. Der hämorrhagische Schlaganfall (+0,02%) führt zu einer Zunahme von schwerwiegenden Ereignissen durch diese präventiv gemeinte Maßnahme um 0,02% pro Jahr im Vergleich zu einer nichtmedikamentösen Prävention (Lauer 2002).

Wenn das **5-Jahres-Risiko für koronare Ereignisse 5%** (d. h. 1% pro Jahr) erreicht, reduziert ASS das absolute koronare Risiko zwar um 0,3% pro Jahr, das Risiko für hämorrhagischen Schlaganfall erhöht sich aber um 0,02% und das Risiko für schwerwiegende gastrointestinale Blutungen um 0,06%

pro Jahr. Im Ergebnis werden also durch ASS 0,22% schwere Ereignisse verhindert: Die Anzahl der Patienten, die behandelt werden müssen, um ein schwerwiegendes Ereignis zu verhindern (NNT), beträgt damit 100/0,22 = 454.

Sobald das Gesamtrisiko für kardiovaskuläre Ereignisse über 5 Jahre 7,5% überschreitet, ist am ehesten mit einem Nutzen zu rechnen (NNT zur Verhinderung eines schwerwiegenden Ereignisses: 270). Bei einem Ausgangsrisiko für koronare Ereignisse von 2%/Jahr beträgt die NNT unter den obigen Annahmen 192, was als akzeptables Verhältnis zwischen Aufwand und Nutzen angesehen wird. Das Gesamtrisiko von 10% in 5 Jahren ist von der ESC und der DGK als Grenzwert angesehen worden, bei dem auch in der Primärprävention eine medikamentöse Behandlung gerechtfertigt und sinnvoll erscheint.

> Die Möglichkeit, auch bei präventiven Maßnahmen einen Schaden zufügen zu können, unterstreicht die Bedeutung der Risikostratifikation vor der Entscheidung für eine medikamentöse Primärprophylaxe – auch mit einem sehr preisgünstigen Medikament.

Bei Frauen ist die Datenlage z. Z. etwas unsicherer. Das Ausgangsrisiko für Herzinfarkt ist etwas geringer, das für hämorrhagischen Schlaganfall etwas höher als bei Männern; somit ist ein etwas ungünstigeres Nutzen-Risiko-Verhältnis zu erwarten (Hennekens 1999). Aufschlüsse hierüber werden möglicherweise die Ergebnisse der 1992 begonnenen Women's Health Study geben, in der über 40.000 im Gesundheitsbereich tätige Frauen im Alter von über 40 Jahren zu 100 mg Aspirin jeden 2. Tag oder Plazebo randomisiert wurden (Buring u. Hennekens 1992).

56.2.4 Nikotinverzicht

Zigarettenrauchen ist eine der bedeutendsten Einzelursachen für vermeidbare Erkrankungen, vorzeitige Invalidität und frühzeitigen Tod (Bartecchi 1994; MacKenzie et al. 1994), insbesondere auch für Herz- und Gefäßerkrankungen (Rosenberg 1985). Rauchen verdoppelt bei Personen mit erhöhtem Blutdruck oder Hypercholesterinämie das bereits erhöhte kardiovaskuläre Risiko (Bühler 1988; Kannel 1992; Wikstrand et al. 1988; Frost et al. 1996; Shepherd et al. 1996).

Die Wahrscheinlichkeit der dauerhaften Nikotinabstinenz kann durch medikamentöse Begleitmaßnahmen verbessert

◘ **Tabelle 56.8.** Beispielrechnungen über den Nutzen einer Prävention mit ASS bei Gruppen mit unterschiedlichem Ausgangsrisiko (Modifiziert nach Hayden et al. 2002) RR = Risikoreduktion

Gesamtrisiko über 5 Jahre (%)	Gesamtrisiko (%/Jahr)	Absolute RR bei relativer RR von 30%/Jahr	Risiko für schwere gastrointestinale Blutung (%/Jahr)	Risiko für hämorrhagischen Schlaganfall (%/Jahr)	Verminderung des Gesamtrisikos (%/Jahr)	NNT
1	0,2	0,06	0,06	0,02	−0,02	–
5	1	0,3	0,06	0,02	0,22	454
7,5	1,5	0,45	0,06	0,02	0,37	270
10	2	0,6	0,06	0,02	0,52	192

werden, ist jedoch dennoch niedrig. Die Erfolgsrate ist entscheidend von dem aktuellen Entscheidungsstadium nach DiClemente (1991) abhängig, in dem sich die Person befindet, die eine Nikotinabstinenz in Erwägung zieht.

Verschiedenen Formen der Nikotinersatztherapie können eine 1,7- bis 2fache Abstinenzrate im Vergleich zu Plazebo bei Personen erreichen, die gewillt sind, sich einer mehrwöchigen Behandlung zu unterziehen (Stadium 4 nach DiClemente; Silagy et al. 1994). Eine um etwa das 3fache höhere 1-Jahres-Abstinenzrate im Vergleich zu Plazebo ergab sich mit dem Antidepressivum Bupropion in einer Dosierung von 300 mg/Tag über 9 Wochen zusammen mit einer wöchentlichen Beratung über diesen Zeitraum.

Eine Kombination mit einem Nikotinpflaster kann evtl. die Erfolgsrate noch etwas erhöhen (Jorenby et al. 1999). Untersuchungen, die den Effekt von medikamentösen Maßnahmen zur Raucherentwöhnung – wie z. B. bei der Cholesterinsenkung – mit der Langzeitprognose bezüglich der Herzinfarkt-, Schlaganfall- oder Gesamtüberlebensrate korrelieren, liegen nicht vor. Die Abhängigkeitskomponente, die mit dem Nikotinkonsum verbunden ist, stellt ein schwer zu überwindendes Studienhindernis dar.

56.2.5 Arterielle Hypertonie

> Das Risiko für Herzinfarkt, Herzinsuffizienz und Schlaganfall steigt ohne Schwellenwert linear mit dem Blutdruck an. Pro 10 mmHg systolischer Blutdruckanstieg (5 mm diastolischen) nimmt das Risiko für koronaren Tod um 17% (13%) zu.

Der systolische Blutdruckwert hat dabei eine ebenso große Aussagekraft wie der diastolische (van den Hoogen et al. 2000). Die neue Einteilung der Blutdruckwerte durch die WHO ist in der Tabelle 56.9 wiedergegeben.

Die Indikation zur medikamentösen Therapie der arteriellen Hypertonie soll nicht nur von der Höhe des Blutdruckes abhängig gemacht werden, sondern von der Beurteilung des Gesamtrisikos der entsprechenden Person. Zusätzliche kardiovaskuläre Risikofaktoren, ein begleitender Diabetes mellitus, typische Hochdruckorganschäden oder kardiovaskuläre Erkrankungen, linksventrikuläre Hypertrophie oder Einschränkung der Nierenfunktion sind mit einem erhöhten Risiko verbunden. In den mediterranen Ländern z. B. ist das kardiovaskuläre Risiko bei vergleichbaren Blutdruckwerten deutlich niedriger, sodass auch dort die Empfehlungen der WHO unter Berücksichtigung des Gesamtrisikos umgesetzt werden sollten (van den Hoogen et al. 2000).

Bei der Gruppe der Personen mit niedrigem Gesamtrisiko sollte zunächst der Blutdruck durch Lebensstiländerungen über 6–12 Monate beeinflusst werden; erst wenn ein erhöhter Blutdruck von über 150/95 mmHg bestehen bleibt, sollte eine medikamentöse Therapie initiiert werden. Falls bei Patienten mit mittlerem Risiko nicht innerhalb von 6 Monaten ein Zielblutdruck von 140/90 mmHg erreicht wird, sollte eine medikamentöse Therapie begonnen werden. Bei Patienten mit hohem Risiko sollte die Behandlung des Blutdruckes innerhalb weniger Tage eingeleitet werden, wenn der erhöhte Blutdruck durch wiederholte Messungen bestätigt worden ist.

Tabelle 56.9. Neue WHO-Definitionen und Einteilung der Blutdruckwerte. Definition und Klassifikation von Blutdruckbereichen in mmHg (wenn systolischer und diastolischer Blutdruck bei einem Patienten in unterschiedliche Klassen fallen, sollte die höhere Klasse Anwendung finden). (Nach Heart Beat 1999)

Klassifikatiom	Systolisch	Diastolisch
Optimal	<120	<80
Normal	<130	<85
Hoch-normal	130–139	85–89
Milde Hypertonie (Schweregrad 1)	140–159	90–99
Untergruppe Grenzwerthypertonie	140–149	90–94
Mittelschwere Hypertonie (Schweregrad 2)	160–179	100–109
Schwere Hypertonie (Schweregrad 3)	≥180	≥110
Isolierte systolische Hypertonie	≥140	<90
Untergruppe systolische Grenzwerthypertonie	140–149	<90

Klinisch wichtig

Durch eine Absenkung der Blutdruckwerte um 10–12 mmHg systolisch oder 5–6 mmHg diastolisch wird das Schlaganfallrisiko um etwa 40%, das koronare Risiko um 16%, das Risiko für Tod aufgrund von Gefäßleiden um 21% reduziert. Der absolute Nutzen ist auch hier vom Ausgangsrisiko abhängig (Tabelle 56.10).

Der Behandlungseffekt tritt wohl in erster Linie durch die Senkung des Blutdruckes auf, unabhängig von dem eingesetzten Medikament. Eine Metaanalyse hat besonders die Verhinderung von Tod, Schlaganfall und KHK durch Thiaziddiuretika hervorgehoben, was ihre Bedeutung als Medikament der ersten Wahl unterstreicht (Wright et al. 1999).

Bei Patienten mit diastolischem Ausgangsblutdruck zwischen 100–115 mmHg lag in der HOT-Studie die niedrigste Rate von kardiovaskulären Ereignissen bei einem durch Behandlung erreichten diastolischen Blutdruck von 82,6 mmHg, das niedrigste Risiko für kardiovaskuläre Mortalität bei 86,5 mmHg. Eine weitere Absenkung war ohne erhöhtes Risiko möglich – aber auch ohne zusätzlichen Nutzen.

Bei hypertonen Diabetikern wurde in der Gruppe, in der eine Absenkung des diastolischem Blutdruck auf unter 80 mmHg erfolgte, eine signifikante 50%ige Reduktion an

Tabelle 56.10. Absolute Auswirkungen der antihypertensiven Behandlung bei geringerer (10/5 mmHg) oder stärkerer (20/10 mmHg) Absenkung des Blutdrucks. (Nach Heart Beat 1999)

Patientengruppe	Absolute Behandlungseffekte (Anzahl der pro 1000 Patientenjahren verhinderten kardiovaskulären Ereignisse)	
	10/5 mmHg	20/10 mmHg
Patienten mit niedrigem Risiko	<5	<9
Patienten mit mittlerem Risiko	5–7	8–11
Patienten mit hohem Risiko	7–10	11–17
Patienten mit sehr hohem Risiko	>10	>17

bedeutenden kardiovaskulären Ereignissen erreicht, im Vergleich zu der Gruppe bei der nur ein Zielblutdruck von unter 90 mmHg erreicht werden sollte (Hansson et al. 1998).

Das primäre Ziel der Behandlung des Hypertonikers besteht in der maximalen Senkung des gesamten Risikos für kardiovaskuläre Erkrankungen. Dies erfordert neben der Behandlung des Blutdruckes die Behandlung aller Risikofaktoren. Das Ziel der antihypertensiven Behandlung sollte das Erreichen des optimalen oder normalen Blutdruckbereiches sein, insbesondere bei jungen Personen, solchen im mittleren Alter und bei Diabetikern. Bei Patienten im höheren Lebensalter sollte der Blutdruck wenigstens unter 140/90 mmHg eingestellt werden.

56.2.6 Antioxidanzien

Die Oxidation des LDL-Cholesterins spielt vermutlich eine bedeutende Rolle in dem Prozess der Entstehung der KHK (Steinberg et al. 1989). Freie Sauerstoffradikale können das LDL-Cholesterin irreversibel verändern, was es zu einem Ziel für die Scavenger-Rezeptoren der Makrophagen macht. Auf diese Weise wird die Schaumzellenbildung in der frühen Atherogenese in Gang gebracht.

Retrospektive Analysen in den USA haben ergeben, dass Lebensgewohnheiten, die mit einer erhöhten Aufnahme antioxidativ wirksamer Substanzen einhergehen – z. B. auch Vitamin E –, zu einer Verminderung der kardialen Ereignisrate führen (Rimm et al. 1993; Stampfer et al. 1993). In der Iowa Women Health Study ergab sich zwar eine inverse Beziehung zwischen der nahrungsbedingten Vitamin-E-Aufnahme und koronarem Tod, aber keine Beziehung zur medikamentösen Einnahme von Vitamin E und koronarem Tod (Kushi et al. 1996). Obwohl die Einnahme von Antioxidanzien als ein potenziell sinnvolles Konzept erscheint, um den Verlauf der Atherosklerose günstig zu beeinflussen, haben mehrere große randomisierte Studien gezeigt, dass die Einnahme von Vitamin E keine Verminderung von kardiovaskulären Ereignissen bewirkt.

Prospektive Studien zur Wirksamkeit von Vitamin E sind bei Hochrisikopersonen (HOPE-Studie, HPS = Heart Protection Study) und bei Patienten nach Herzinfarkt durchgeführt worden (GISSI-Prevenzione). Falls Vitamin E in der Prävention der KHK wirksam ist, müsste dies nach unserem heutigen Verständnis wegen der höheren Ereignisrate besonders in der Sekundärprävention zum Tragen kommen. In den 3 genannten Studien wurden insgesamt über 40.000 Patienten zu Vitamin E oder Placebo randomisiert. Dennoch konnte kein Unterschied zwischen den Plazebo und Vitamin-E-Gruppen bezüglich der prospektiv festgelegten Endpunkte herausgearbeitet werden (GISSI-Prevenzione 1999; HOPE-Investigators 2000; HPS 2002). Lediglich in der HPS waren Frauen eingeschlossen.

Im Rahmen der Women's Health Study wird auch die Wirkung von Vitamin E (600 mg jeden 2. Tag) bei gesunden Frauen prospektiv randomisiert untersucht, Ergebnisse hierzu stehen noch aus (Buring u. Hennekens 1992).

Dass der Einsatz von antioxidativen Vitaminen nicht immer harmlos ist, zeigen die Erfahrungen mit β-Carotin. Trotz der Korrelation von niedrigen β-Carotinspiegeln mit erhöhter koronarer Inzidenz, hatte die Verabreichung von β-Carotin keinen günstigen Effekt auf die KHK-Häufigkeit und führte darüber hinaus zu einer erhöhten Krebsrate (The Alpha-Tocopherol 1994).

 Cave
Aufgrund der derzeitigen Datenlage kann der Gebrauch von Antioxidanzien als Nahrungsergänzungsmittel zur Prävention der KHK nicht empfohlen werden.

Statine, deren Einsatz in mehreren primär- (WOSCOPS, AFCAPS/TexCAPS) und sekundärpräventiven (4S, CARE, LIPID) Studien zu einer deutlichen Verminderung der Ereignisrate geführt hat, vermindern den oxidativen Stress durch die Senkung von LDL-Cholesterin, das verstärkt zur Oxidation neigt (De Caterina et al. 2002). Das LDL-Cholesterin wird durch Veränderung seiner Struktur gegenüber der Oxidation resistenter gemacht. Statine können auch die NAD(P)H oxidase inhibieren und auf diese Weise die Entstehung von reaktiven Sauerstoff-Radikalen vermindern. Statine wirken auf diese Weise auch antioxidativ (De Caterina et al. 2002). Ob diese antioxidative Wirkung eine Rolle bei der Verbesserung der Prognose spielt, bleibt jedoch unklar.

56.2.7 C-reaktives Protein und Entzündungsmarker

In der multifaktoriellen Genese der Atherosklerose spielen systemische Entzündungsreaktionen, Entzündungsreaktionen in der Gefäßwand und innerhalb der Plaques eine bedeutende Rolle für die Entstehung und die Progression der KHK (Ross 1999). Der Entzündungsmarker C-reaktives Protein (CRP), aber auch andere akute Entzündungsmarker wie Leukozyten, verschiedene Gerinnungsfaktoren wie Fibrinogen, PAI-1 und von-Willebrand-Faktor korrelieren mit der kardiovaskulären Ereignisrate bei initial Gesunden (Koenig et al. 2000; Ridker et al. 2002), in der chronischen Phase der KHK und für den Verlauf nach Intervention für das akute Koronarsyndrom (Mueller et al. 2002). Systemische entzündliche Reaktionen spielen bei der instabilen Angina pectoris wahrscheinlich eine bedeutsame Rolle (Buffon et al. 2002).

Chronische Entzündung, gemessen am CRP, ist mit einem erhöhten Risiko für Herzinfarkt, Schlaganfall und periphere Gefäßerkrankungen, aber nicht für Lungenembolie verbunden (Libby u. Ridker 1999; Ridker et al. 1997). In der Physicians Health Study zeigte ASS (324 mg jeden 2. Tag) in den Quintilen mit zunehmend höherem Ausgangs-CRP eine stärkere relative und absolute Wirksamkeit, die höhere kardiovaskuläre Ereignisrate zu senken (Ridker et al. 1997). Ob ASS hier über seine aggregationshemmenden Mechanismen oder über seine entzündungshemmenden Eigenschaften gewirkt hat, muss offen bleiben. Ebenfalls ist ungeklärt, ob evtl. eine höhere ASS-Dosis bei erhöhtem Ausgangs-CRP noch wirksamer gewesen wäre. Dies müssen zukünftige prospektive Studien zeigen.

Infektionen mit Helicobacter pylori und Chlamydia pneumoniae sind mit Herzinfarkt und instabiler Angina in Zusammenhang gebracht worden. Größere prospektive randomisierte sekundärpräventive Studien bei instabiler Angina pectoris (AZACS) oder nach Infarkt (WIZARD), die den Zusammenhang zwischen chronischer Entzündung, Infektion und klinischem Verlauf nach akutem Koronarsyndrom untersucht haben, waren nicht richtungsweisend.

Bei Patienten mit hohem Titer gegen Chlamydia pneumoniae konnte nach PTCA mit Roxithromyzin eine Verminderung der Restenoserate erreicht werden (Neumann et al. 2001), ebenfalls konnte nach einem ersten zerebrovaskulären Ereignis eine Progression der Intima-media-Dicke vermindert werden, jedoch ohne dass die klinische Ereignisrate verringert wurde (Sander et al. 2002). Dies sind interessante Befunde, eine therapeutische Empfehlung ergibt sich daraus zur Zeit jedoch noch nicht – weder für die Primärprävention noch für die Sekundärprävention (Neumann 2002).

> **Zusammenfassung**
>
> Die medikamentöse Primärprävention der KHK kann für die medikamentöse Lipidsenkung, für antihypertensive Therapie und für Azetylsalizylsäure als wirksam gelten. Der Nutzen ist jedoch von dem Ausgangsrisiko abhängig. Eine Risikostratifikation ist vor dem Einsatz einer medikamentösen Therapie in jedem Fall anzuraten. Wenn das kardiovaskuläre Gesamtrisiko etwa 2% pro Jahr beträgt, erscheint der Einsatz von Medikamenten in der Primärprävention sinnvoll, weil der kardiovaskuläre Nutzen mögliche Nebenwirkungen deutlich übersteigt, wenn individuelle Kontraindikationen berücksichtigt werden.

> Die Anzahl der zu behandelnden Patienten, die notwendig ist, um ein Ereignis zu verhindern (NNT), ist ein guter Maßstab für den Sinn und die Notwendigkeit einer Therapie. Eine NNT von bis zu 200 gilt unter medizinisch-wissenschaftlichen Gesichtspunkten als akzeptabel für eine medikamentöse Intervention. Diese Einschätzung kann jedoch unter gesundheitspolitischen Gesichtspunkten anders beurteilt werden. Da präventive Maßnahmen langfristig angelegt sind, ist auch die Mitarbeit der jeweiligen Person entscheidend für den theoretisch möglichen Erfolg der Maßnahme. In jedem Fall sollte eine bestmögliche Einstellung der nichtmedikamentösen Maßnahmen erfolgen.

56.3 Medikamentöse Sekundärprävention

Trotz aller Fortschritte in der Akutbehandlung des Herzinfarktes liegt die 30-Tage-Letalität des akuten Infarktes einschließlich der Prähospitalletalität bei 50%. Ein Drittel der Todesfälle tritt ein, bevor ärztliche Hilfe in Anspruch genommen werden kann (Löwel et al. 1999). Diese Zahlen verdeutlichen die Notwendigkeit für konsequente präventive Maßnahmen, um bei Patienten mit Gefäßatherosklerose einen (weiteren) Herzinfarkt mit möglicher Todesfolge zu verhindern.

Mehrere medikamentöse Behandlungsstrategien sind in der Lage, allein oder additiv das Risiko für kardiovaskuläre Ereignisse zu vermindern: Aggregationshemmer, lipidsenkende Maßnahmen, ACE-Hemmer, β-Blocker und seit kurzem auch Omega-3-Fettsäuren haben in prospektiven randomisierten Studien eine Verminderung der Ereignisrate gezeigt. Bei Patienten mit dokumentierter KHK liegt die kardiovaskuläre Ereignisrate zwischen 3 und 6% pro Jahr, sodass bei vergleichbarer Behandlung und einer vergleichbaren relativen Verringerung der Ereignisrate erheblich weniger Patienten behandelt werden müssen als in der Primärprävention, um ein Ereignis zu verhindern.

So betrug in der Plazebogruppe der 4-S-Studie die 5-Jahres-Ereignisrate 25,9% (5,2%/Jahr); 80% der Todesfälle waren auf die KHK zurückzuführen (Pedersen et al. 1994). In weiteren sekundärpräventiven Studien (CARE, HOPE, HPS) lag die jährliche Ereignisrate in den Plazebogruppen zwischen 2,6% (CARE) und 5,1% (HPS), entsprechend lagen die 5-Jahresereignisraten zwischen 13,2% und 25,2%.

Deshalb sind bei diesen Patienten intensive Bemühungen angezeigt, das erhöhte Risiko zu senken (Wood et al. 1998). Alle Maßnahmen, die die Sterblichkeit als Folge kardiovaskulärer Erkrankungen vermindern, werden bei diesen Patienten auch die Gesamtsterblichkeit reduzieren, sofern diese Maßnahmen nicht schwerwiegende Nebenwirkungen auf nichtkardiovaskulärem Gebiet nach sich ziehen. Unter Berücksichtigung der im Abschn. 56.2.1 angegebenen Berechnungen liegt bei der hohen Ereignisrate und einer angenommenen Reduktion der Ereignisse um 30% durch eine sekundärpräventive Maßnahme, die NNT unter 130.

Tabelle 56.11. Auswirkung sekundärpräventiver Maßnahmen in großen Studien

Sekundärpräventive Maßnahme	Anzahl Patienten in Studien	Reduktion der Todesrate Relativ	Absolut
ASS	54.360	15%	1,2%
β-Blocker	20.312	21%	2,1%
Statine	17.617	23%	2,7%
ACE-Hemmer	9.297	17%	1,9%

Klinisch wichtig
Dennoch haben alle Einzelmaßnahmen nur einen moderaten Effekt (Tabelle 56.11; modifiziert nach Califf u. DeMets 2002). Eine Kombination von mehreren sekundärpräventiven Maßnahmen ist in der Regel notwendig, um das ganze Potenzial der Prognoseverbesserung auszuschöpfen.

56.3.1 Risikofaktorenausschaltung

Die kardiale Ereignisrate bei Patienten mit dokumentierter KHK ist etwa 7–10-mal höher als bei Personen mit vergleichbarem Risikofaktorenprofil, aber ohne manifeste KHK. Somit ist auch bei einer Reduktion des Gesamtrisikos um 50% durch optimale Einstellung eines einzelnen Risikofaktors das Gesamtrisiko noch 3,5- bis 5-mal höher als bei einer Normalperson.

Durch Aufgabe des Rauchens kann z. B. die kardiale Ereignisrate um 50% reduziert werden, durch eine Verbesserung der Ernährung um 20%, durch eine Beeinflussung der Hyperlipidämie um 30% und durch Beeinflussung des Bewegungsmangels um 15%. Wenn ein sehr einsichtiger und kooperativer Patient einen vollständigen Nikotinverzicht, eine optimale Lipidsenkung und eine Steigerung seiner körperlichen Aktivität erreicht, dann liegt das verbleibende Restrisiko dieses Patienten noch bei 193% im Vergleich zu einer Normalperson mit vergleichbarem Risikofaktorenprofil.

In der Realität sieht es aber häufig so aus, dass eine optimale Einstellung der Risikofaktoren nur bei der Minderzahl der Patienten erreicht wird. Im deutschen Anteil der Euro-Aspire-Studie waren 20 Monate nach einem Krankenhausaufenthalt wegen eines ischämischen Ereignisses noch 16% der Patienten Raucher, 55% hatten eine Hypertonie, 53% erhöhte Cholesterinwerte und 13% waren Diabetiker. Dennoch erhielten nur 44% der Patienten β-Blocker, 31% ACE-Hemmer und nur 35% einen Lipidsenker. Insgesamt hat die Euro-Aspire-Studie für Deutschland und für 7 andere europäische Länder quantifiziert, was tägliche Erfahrung ist: mit zunehmendem Abstand von dem akuten Ereignis ist die Einstellung der Risikofaktoren keineswegs ideal und damit das Risiko des Patienten deutlich erhöht (Enbergs et al. 1997).

56.3.2 Aggregationshemmer und Antikoagulation

Die Bildung eines Thrombus ist der entscheidende Mechanismus, über den es zu einer akuten Verminderung der regionalen Durchblutung des Herzmuskels kommt. Ein Eingriff in das Gerinnungssystem mit Aggregationshemmern oder oraler Antikoagulation kann zu einer Verminderung der Ereignisrate führen.

Azetylsalizylsäure

ASS ist das Medikament, das in der Sekundärprävention nach Infarkt am häufigsten eingesetzt wird (EUROASPIRE I und II). ASS hemmt die Zyklooxygenase und die Synthese von Thromboxane A_2. Ob die günstigen Wirkungen von ASS auf die Aggregationshemmung oder auf die antiinflammatorische Wirkung zurückzuführen sind, ist unklar. Beide Wirkungen spielen wahrscheinlich eine Rolle. ASS reduziert bei Patienten mit Gefäßerkrankung, nach Herzinfarkt, bei Patienten mit stabiler oder instabiler Angina pectoris oder nach Schlaganfall, das Risiko für einen weiteren Herzinfarkt, Schlaganfall oder Tod aus kardiovaskulärer Ursache um etwa 30% (Antithrombotic Trialists 2002). Die günstigen Wirkungen von ASS im chronischen Stadium der KHK sind additiv zu einer β-Blockertherapie (Juul-Möller et al. 1992). Frühzeitig (innerhalb von 48 h) gegeben nach Bypass-Operation, vermindert ASS perioperative Komplikationen fast um die Hälfte (Mangano et al. 2002).

Wirksamkeit. In einer Metaanalyse reduziert ASS bei Risikopatienten schwerwiegende vaskuläre Ereignisse insgesamt um 25%, nicht tödliche Infarkte um ein Drittel, nicht tödliche Schlaganfälle um ein Viertel und vaskuläre Gesamtmortalität um ein Sechstel – ohne negative Auswirkungen auf andere Todesursachen (s. auch Kap. 43).

Bezogen auf absolute Ereignisreduktion müssen 56 Patienten mit früherem Herzinfarkt für ein Jahr behandelt werden, um ein schwerwiegendes Ereignis zu verhindern (NNT), hochgerechnet auf ein Jahr jedoch nur 2,2 Patienten mit akutem Herzinfarkt. Weitere NNT-Werte für unterschiedliche Diagnosen sind in der Tabelle 56.12 aufgeführt (nach Antithrombotic Trialists 2002).

Dosierung. Die relative Verminderung der Ereignisrate war in unterschiedlicher Dosierung von ASS nicht signifikant unterschiedlich. Dosierungen unter 75 mg/Tag scheinen einen etwas geringeren Effekt zu haben, sind jedoch weniger häufig untersucht worden. Die in Deutschland häufig angewandte Dosis von 100 mg/Tag schneidet somit auch in den Metaanalysen relativ gut ab (Antithrombotic Trialists 2002; ◘ Tabelle 56.13). Patienten mit KHK ohne Kontraindikationen sollten somit ASS in einer Dosierung von etwa 100 mg/Tag nehmen, unabhängig von kardialen Beschwerden.

Kosten. ASS ist in hohem Maße kosteneffektiv: Ein qualitätsadjustiertes zusätzliches Lebensjahr kostet mit ASS bei akzeptierten Indikationen etwa 11.000 €, was als günstig im Vergleich zu anderen Therapiemodalitäten in der Sekundärprävention angesehen werden kann (Gaspoz et al. 2002). In einer ähnlichen Größenordnung liegt der Gebrauch von Statinen (17.000 €; Johannesson et al. 1997).

Clopidogrel

Clopidogrel ist als ein Thienopyridinderivat und damit ADP-Rezeptorantagonist und hemmt die Thrombozytenaggregation durch Antagonisierung der Wirkung von ADP. Bei Patienten, die eine Sekundärprävention mit einem Plättchenaggregationshemmer benötigen, die aber ASS nicht vertragen können, ist Clopidogrel das Mittel der Wahl. Der Einsatz von Clopidogrel mit dieser Indikationsstellung ist ebenfalls kosteneffektiv (Gaspoz et al. 2002). Ein qualitätsadjustiertes zusätzliches Lebensjahr kostet mit diesem Ansatz 31.000 €. Bei primärem Einsatz von Clopidogrel hingegen steigen die Kosten von 31.000 € auf 250.000 € pro qualitätsadjustiertes zusätzliches Lebensjahr (Gaspoz et al. 2002).

In der CAPRIE-Studie zeigte Clopidogrel eine etwa 10% stärkere Reduktion der Ereignisrate als ASS – allerdings nicht bei der a priori definierten Gruppe der Patienten mit KHK, sondern nur bei Patienten mit PAVK oder nach TIA oder Schlaganfall (CAPRIE 1996). Bei Patienten mit akutem Koronarsyndrom (instabiler Angina pectoris) oder vor einer Katheterintervention und innerhalb der ersten 4 Wochen nach PTCA besteht eine anerkannte Indikation zur Gabe von Clopidogrel zusätzlich zu ASS (Task Force 2002), auch wenn z. Z. in der beiliegenden Fachinformation von Clopidogrel letzteres als Kontraindikation aufgelistet wird (s. auch Kap. 43).

Orale Antikoagulanzien

Obwohl die Thrombose im arteriellen System als ein vorwiegend thrombozytenabhängiger Vorgang angesehen wird, können auch andere aktivierte Zelloberflächen z. B. von Endothelzellen oder Monozyten eine Thrombose in Gang setzten; Zytokine wie TNF-α und IL-1 beeinträchtigen darüber hinaus die Fibrinolyse an Oberflächen durch Freisetzung des Thrombin-aktivierbaren Fibrinolyse-Inhibitor (TAFI) und des Plasminogen-Aktivator-Inhibitor Typ 1 (PAI-1). Die direkte Beteiligung der Gerinnungsfaktoren in thrombotischen, entzündlichen und zellregulatorischen Vorgängen schafft die wissenschaftlich begründete Rationale für den Einsatz der oralen Antikoagulation in der Sekundärprävention, nachdem die empirischen Hinweise für eine günstige Wirkung der oralen Antikoagulation bereits seit den 80er-Jahren vorliegen. Die Vitamin-K-Antagonisten verhindern die posttranslationale Karboxylierung der Gerinnungsfaktoren II, VII, IX und X, die notwendig ist, um die Ca-abhängige Bindung dieser Faktoren an die negativ aufgeladenen Phospholipide an Thrombozyten oder verletzten Endothelzellen zu ermöglichen (Becker 2002).

Zwei neuere prospektive randomisierte Studien aus Norwegen und den Niederlanden haben gezeigt, dass eine sorgfältige eingestellte orale Antikoagulation als eine mindestens gleichwertige Alternative zum Einsatz von Plättchenaggregationshemmern angesehen werden kann. Die sekundärpräventive Wirkung ist besser, als die von ASS (relatives Risiko 0,5–0,8), wenn ein INR-Wert von 2,5–4,2 erreicht wird. Vom Trend her lässt sich eine weitere Verminderung durch eine Kombination von oraler Antikoagulation (INR 2,0–2,5) mit 75 mg ASS erreichen. Das Blutungsrisiko mit oraler Antikoagulation ist allerdings etwa 2- bis 3-mal höher (0,62–1%/Jahr vs. 0,17–0,5%/Jahr für bedeutende Blutungen) als mit ASS (Hurlen et al. 2002; van Es 2002). Wegen des erhöhten Aufwandes wird die orale Antikoagulation bisher nur vereinzelt nach Infarkt eingesetzt. Eine orale Antikoagulantientherapie sollte bei Patienten mit erhöhtem Risiko für thromboembolische Ereignisse in Erwägung gezogen werden, bei Patienten mit verstärkter Gerinnungsneigung (z. B. Antiphospholipid Syndrom) und möglicherweise bei Patienten mit ASS-Resistenz, bzw. bei Pa-

◘ **Tabelle 56.12.** Anzahl der Patienten, die (hochgerechnet auf ein Jahr) mit ASS behandelt werden müssen, um ein schwerwiegendes Ereignis zu verhindern (NNT) – in Abhängigkeit von der Diagnose. Anders als in der Primärprävention überwiegen die günstigen Effekte des ASS bei weitem das gering erhöhte Risiko für ernsthafte Blutungen

Befund	NNT
Herzinfarkt in der Anamnese	56
Akuter Herzinfarkt	2,2
Schlaganfall oder TIA in der Anamnese	56
Akuter Schlaganfall	6,5
Stabile Angina pectoris	91
Periphere arterielle Verschlusserkrankung	91
Vorhofflimmern	91

◘ **Tabelle 56.13.** Die relative Reduktion der vaskulären Ereignisse in Abhängigkeit von der ASS-Dosierung. *SE* „standard error"

Dosierung	Relative Risikoreduktion
500–1500 mg/Tag	19% (+/–SE 3%)
160–325 mg/Tag	26% (+/–SE 3%)
75–150 mg/Tag	32% (+/–SE 6%).
<75 mg/Tag	13% (+/–SE 8%)

tienten mit rezidivierenden Infarkten unter ASS. Patienten mit KHK, die eine orale Antikoagulation aus anderen Gründen benötigen (z. B. Vorhofflimmern) können sicher sein, dass damit auch eine adäquate Sekundärprävention für die KHK gewährleistet ist (s. auch Kap. 43).

56.3.3 Lipidsenker

Die Verbesserung des Lipidprofils durch alleinige Ernährungsumstellung ist in der Sekundärprävention in der Regel nicht ausreichend erfolgreich, auch wenn eine Ernährungsumstellung in der Sekundärprävention nicht nur über die Lipidsenkung zu einer Verbesserung der Prognose führt. Bei Koronarpatienten ist in den meisten Fällen eine zusätzliche medikamentöse Lipidsenkung notwendig, um die Zielwerte für Patienten mit Gefäßerkrankung zu erreichen, bei denen eine Verbesserung der Prognose wahrscheinlich ist.

Die Lipidsenkerstudien haben in Verbindung mit weiteren Ergebnissen der Cholesterinforschung aus angiographischen, klinischen und pathologisch-anatomischen Studien zu einem Umdenkungsprozess über den Wert und die Wirkung der Cholesterinsenkung geführt. Noch in den späten 80er- und frühen 90er-Jahren war die Regression hochgradiger Stenosen das erklärte Ziel der angiographischen Studien, die durch cholesterinsenkende Behandlung den Verlauf der KHK zu beeinflussen suchten.

Unter quantitativen angiographischen Gesichtspunkten führte dies jedoch nach 2–3 Jahren zu eher enttäuschenden Ergebnissen: Im Mittel ergaben sich nur Erweiterungen des Lumendurchmessers um 8–10/1000 mm – eine Größe, der allgemein keine wesentliche Bedeutung für die Hämodynamik beigemessen wird. Häufig zeigten gerade die hochgradigen Stenosen keine wesentliche Veränderung ihres Stenosegrades (Blankenhorn et al. 1993; Giroud et al. 1992; MacIsaac et al. 1993).

Dennoch ergab sich bei diesen Studien trotz der geringen angiographischen Veränderung eine erstaunliche Verbesserung der Prognose im Sinne einer Verminderung der klinischen Ereignisse. Ergänzend hierzu haben pathologisch-anatomische Arbeiten (Davies u. Thomas 1985; Jukema et al. 1995; Kane et al. 1990) gezeigt, dass bei über 90% der klinischen Ereignisse wie instabile Angina pectoris, Herzinfarkt oder plötzlichem Herztod ein Plaque-Aufbruch zugrunde liegt. Gleichzeitig ergaben die angiographischen Studien im akuten Stadium des Herzinfarktes vor und nach Lysetherapie, dass die Stenosen, aus denen ein Verschluss des Gefäßes resultierte, häufig nicht hochgradig waren (Davies et al. 1993; Pedersen et al. 1994), dass also hämodynamisch nicht bedeutsame, aber instabile Plaques für die Auslösung eines Ereignis ursächlich in Frage kamen.

Eine Stabilisierung dieser instabilen Plaques wird als wesentlicher Faktor für den günstigen prognostischen Effekt der Cholesterinsenkung angesehen, wobei der Reduktion des flüssigen Lipidpools im Plaque und der Verminderung der entzündlichen Reaktion eine wesentliche Bedeutung zukommt (Gould et al. 1994).

Die Scandinavien Simvastatin Survival Study (4-S) stellt einen Meilenstein in der Forschung über die Bedeutung des Cholesterins und der Cholesterinsenkung als sekundärpräventive Maßnahme für die weitere Entwicklung der KHK bei Patienten mit dokumentierter KHK dar (Pedersen et al. 1994). Eingeschlossen wurden Patienten mit hohen Cholesterinwerten (212–312 mg/dl, im Mittel 260 mg/dl; LDL-Cholesterin im Mittel 180 mg/dl) mehr als 3 Monate nach Herzinfarkt oder mit dokumentierter KHK. Durch eine Senkung des Gesamtcholesterins um 25%, des LDL-Cholesterins um 34%, verbunden mit einer Senkung der Triglyzeride um 9% und einer Anhebung des HDL-Cholesterins um 8%, kam es nicht nur zu einer dramatischen Senkung der koronaren Letalität, sondern auch zu einer hochsignifikanten Senkung der Gesamtletalität und mehrerer kardiovaskulärer Endpunkte. Überraschenderweise kam es auch zu einer Verminderung des plötzlichen Herztodes um fast 50%, des akuten Herzinfarktes und des neu aufgetretenen Herzversagens. Die Verminderung all dieser Ereignisse könnte durch die Verhinderung von neu aufgetretenen Gefäßverschlüssen erklärt werden.

Die Ergebnisse der 4-S-Studie sind durch weitere Lipidsenkerstudien in der Sekundärprävention bestätigt und ergänzt worden, was zu einer Erweiterung der Indikationen zur Lipidsenkung in der Sekundärprävention geführt hat.

CARE. Die Mehrzahl der Patienten mit Herzinfarkt hat „durchschnittliche" Cholesterinwerte zum Zeitpunkt des Infarktes. In der CARE-Studie wurde nachgewiesen, dass auch Patienten mit „durchschnittlichen" Gesamtcholesterinwerten (<240 mg/dl/<6,3 mmol/l) oder normalen bis mäßig erhöhten LDL-Cholesterinwerten (von 115–174 mg/dl [3,0–4,5 mmol/l]) von einer Cholesterinsenkung mit 40 mg Pravastatin profitieren. Die Gesamtletalität wurde wegen der relativ geringen Ereignisrate nicht reduziert (Sacks et al. 1996).

LIPID. In der LIPID-Studie wurde deshalb eine größere Anzahl von Patienten nicht nur nach Herzinfarkt, sondern auch nach Krankenhausaufenthalt wegen instabiler Angina mit einem initialen Cholesterinspiegel von 155–271 mg/dl randomisiert und für bis zu 6 Jahre mit 40 mg Pravastatin oder Plazebo behandelt. Auch hier wurden das Risiko für Herzinfarkt (–29%), koronaren Tod (–24%), oder Schlaganfall signifikant reduziert, ebenso wie die Notwendigkeit für eine Revaskularisation (–20%). Auch die Gesamtletalität wurde um 22% (14,1% vs. 11,0%) signifikant gesenkt (LIPID 1998).

Unklar blieb nach diesen Studien noch, wie weit auch ältere Patienten (>75 Jahre) von einer Lipidsenkung profitieren und welches der niedrigste LDL-Cholesterinwert ist, ab welchem noch eine Cholesterinsenkung mit Statinen sinnvoll ist. Diese Fragestellungen wurden in der **Heart Protection Study (HPS)** untersucht (Heart Protection Study Collaborative Group 2002). In diese Studie wurden über 20.000 Patienten (15.454 Männer und 5082 Frauen) mit erhöhtem kardiovaskulärem Risiko und mit einem Gesamtcholesterin über 135 mg/dl randomisiert (Simvastatin 40 mg vs. Plazebo). Die Studie wurde über 5 Jahre durchgeführt. Männer und Frauen bis in die höchste Altersgruppe, auch solche mit einem Ausgangs-LDL <100 mg/dl, hatten einen Nutzen von der Lipidsenkung in Form einer 25%igen Verminderung der Ereignisrate. Diese Ergebnisse sind durch weitere Studien bestätigt worden (Sheperd 2002). Weitere Studien haben den Nutzen der Cholesterinsenkung zur Verhinderung klinischer Ereignisse bei Patienten mit erster PTCA – auch bei niedrigen Ausgangscholesterinwerten und bei Patienten mit geringer Angina pectoris und statt PTCA – bestätigt (Serruys et al. 2002).

Cholesterinsenkung nach Bypass-Operation. Patienten nach Bypass-Operation werden auch entsprechend den Zielwerten der Sekundärprävention behandelt. Unklar ist noch der untere Grenzwert des LDL-Cholesterins, den es zu unterschreiten nicht lohnt. Die LDL-Zielwerte sollten jedoch eher unter 80 mg/dl liegen (Campeau 1999; White et al. 2001).

Statine nach Herztransplantation. Trotz der möglichen Interaktion mit immunsuppressiven Medikamenten führen Simvastatin und auch Pravastatin vermutlich über eine Verminderung der Transplantatvaskulopathie zu einer langfristigen Verbesserung der Überlebensrate nach orthotoper Herztransplantation (Kobashigawa et al. 1995; Wenke et al. 2003).

Ezetimib. Ezetimib ist ein neues Medikament, das über einen noch nicht genau geklärten Mechanismus die enterale Resorption von Cholesterin hemmt und zu einer Reduktion des LDL-Cholesterins zwischen 14 und 22% führt (Sudhop et al. 2002). Ezetimib wird durch die Enterozyten rasch resorbiert, glukuronisiert und ist systemisch als unveränderte Substanz und als glukuronisierte Form nachweisbar.

In Kombination mit einem Statin ergibt sich eine Cholesterinreduktion, die einer Verachtfachung der Statindosis entspricht: d. h. 10 mg Statin plus 10 mg Ezetimib entsprechen der cholesterinsenkenden Wirkung von 80 mg Statin. Ob hiermit die gleichen prognostischen Wirkungen erzielt werden wie mit einer hohen Dosierung eines Statins, ist derzeit noch unklar. Die Nebenwirkungen scheinen sich nach bisherigen Erfahrungen nicht von Plazebo zu unterscheiden. Langzeitstudien stehen jedoch noch aus (Sacks 2002; Davidson et al. 2002). Ezetimib bewirkt bei Patienten mit homozygoter familiärer Hypercholesterinämie eine Reduktion des LDL-Cholesterins um etwa 20% (Gagne et al. 2002).

Zusammmenfassend stellen sich die Ergebnisse der Lipidsenkerstudien in der Sekundärprävention relativ einheitlich dar. Ein Nutzen ist für Männer und Frauen in jeder Altersgruppe und bei Gesamtcholesterinspiegeln über 135 mg/dl nachgewiesen. In Metaanalysen zeigt sich eine Korrelation der Verminderung der Ereignisrate zum Ausmaß der LDL-Senkung. Es sollten deshalb besondere Gründe vorliegen, wenn einem Patienten mit Herz- oder Gefäßerkrankung oder Diabetes ein Lipidsenker zur Verbesserung seines Gesamtrisikos vorenthalten wird. Der Zielbereich für die LDL-Cholesterinwerte liegt deutlich unter 100 mg/dl (Gohlke et al. 2001; Third Report NCEP 2002).

56.3.4 β-Blocker

β-Blocker ohne eigene sympathische Aktivität reduzieren die Gesamtsterblichkeit um 25–40% bei Patienten nach einem Herzinfarkt. Eine Metaanalyse über 18.000 Patienten ergab, dass β-Blocker den plötzlichen Herztod um 32–50% reduzieren, wenn sie frühzeitig nach dem Infarkt gegeben werden. Die Nachbeobachtungsperiode erstreckte sich über 3–72 Monate (Yusuf et al. 1985). β-Blocker sind besonders wirksam bei Patienten mit Herzinsuffizienz unabhängig von der Ätiologie (Packer et al. 2001). Zusätzlich sind β-Blocker mit einem verminderten Sterberisiko bei Überlebenden nach Kammerflimmern und Kammertachykardie in Verbindung gebracht worden (Hallstrom et al. 1991; Szabo et al. 1995). Auch in der chronischen Phase spät nach Infarkt scheinen β-Blocker noch einen günstigen Effekt auf die Überlebensrate bei Patienten mit nicht anhaltender Tachykardie zu haben, wie sie im MUST-Trial randomisiert wurden. Es handelte sich hier allerdings um eine Beobachtungsstudie. Der Effekt kam nicht in erster Linie durch eine Verminderung der arrhythmischen Todesfälle zustande (Ellison et al. 2002).

Die Datenlage für den Gebrauch von β-Blockern in der chronischen Postinfarktphase ist sehr überzeugend. Auch bei Patienten mit relativen Kontraindikationen wie Asthma, COPD (Chen et al. 2001), Diabetes (Chen et al. 1999), periphere Gefäßerkrankung, AV-Block ersten Grades und bedeutsamer Linksherzinsuffizienz übersteigt der Nutzen im Sinne einer Reduktion der Mortalität und des Reinfarkte deutlich das Risiko. β-Blocker sollten somit nach Infarkt – besonders bei Patienten mit erhöhtem Risiko – gegeben werden, sofern nicht besondere Gründe dagegen sprechen (Gohlke et al. 2001; Smith et al. 2001).

56.3.5 ACE-Hemmer und Angiotensinrezeptorenblocker

ACE-Hemmer. Der Einsatz von ACE-Hemmern bei Patienten mit Herz- und Gefäßatherosklerose hat sich nach einer Vielzahl von Studien zu einer Standardtherapie entwickelt (GISSI-3; ISIS-4). In der AIRE-Studie reduzierte Ramipril die Letalität nach Infarkt bei Patienten mit Herzinsuffizienz (The Acute Infarction Ramipril Efficacy Study Investigators 1993). In der SAVE-Studie ergab sich auch eine signifikante Verminderung der Letalität bei Patienten mit asymptomatischer LV-Dysfunktion (The Survival And Ventricular Enlargement Trial, Pfeffer et al. 1992). In der TRACE-Studie war der Nutzen über 2 Jahre nachweisbar, sodass vermutlich eine langfristige Therapie sinnvoll ist (The Trandolapril Cardiac Evaluation Study, Torp-Pedersen 1999). Ein nur grenzwertiger oder kein Nutzen in der frühen Phase ergab sich lediglich bei folgenden Konstellationen (ACE Inhibitor Myocardial Infarction Collaborative Group 1998):

- Alter >75 Jahre,
- Blutdruck <100 mmHg,
- Herzfrequenz <80/min,
- Nicht-Vorderwandinfarkt.

Der Nutzen der ACE-Hemmer wurde auch für Nicht-Infarktpatienten mit normaler Ventrikelfunktion gesichert: In der HOPE (Heart Outcome Prevention Evaluation)-Studie ergab sich, dass die Behandlung mit einem hochdosierten ACE-Hemmer (10 mg Ramipril) bei Patienten mit dokumentierter Gefäßatherosklerose oder Diabetes mit einem weiteren Risikofaktor zu einer Verminderung der kardiovaskulären Ereignisrate (Herzinfarkt, Schlaganfall und kardiovaskulärem Tod) führt – auch bei normaler Ventrikelfunktion (Yusuf et al. 2000). Damit ist die präventive Therapie mit ACE-Hemmern für eine weit größere Gruppe von Patienten wirksam und sinnvoll als aus den Herzinsuffizienzstudien ablesbar war. Dies hat dazu geführt, dass die Gabe von ACE-Hemmern als allgemeine sekundärpräventive Maßnahme in die Leitlinien zur Sekundärprävention aufgenommen worden ist (Gohlke et al. 2001).

Angiotensinrezeptorenblocker. Die Rolle der Angiotensinrezeptorenblocker (ARB) ist derzeit auf die Anwendung bei Patienten mit Herzinsuffizienz beschränkt, die ACE-Hemmer wegen Nebenwirkungen (z. B. Reizhusten) nicht vertragen können (Jong et al. 2002). Die Valsartan In Acute Myocardial Infarction Trial (VALIANT) vergleicht die ARB Valsartan, Captopril oder die Kombination bei Herzinfarktpatienten mit Herzinsuffizienz. Valsartan ist ähnlich wirksam wie Captopril; die Kombination beider Substanzen ergibt keinen zusätzlichen Nutzen (Pfeffer et al. 2003). Eine präventive Indikation für die Gabe von Sartanen bei Patienten ohne Herzinsuffizienz besteht nicht.

Eine Zusammenfassung der Empfehlungen zur Sekundärprävention der Deutschen Gesellschaft für Kardiologie ist in Tabelle 56.14 wiedergegeben (Gohlke et al. 2001). Sie kann als Gedächtnisstütze bei der Führung des Patienten mit Gefäßatherosklerose dienen.

Zusammenfassung

Die Möglichkeiten, bei Patienten mit KHK weitere klinische Ereignisse durch eine konsequente Sekundärprävention zu vermeiden, sind besser denn je. Eine erfolgreiche Modifikation des Lebensstils hat einen günstigen Einfluss auf die Prävention und den Verlauf der Erkrankung. Sie ist bei der Prävention und Therapie von kardiovaskulären Erkrankungen der medikamentösen Therapie in vieler Hinsicht zumindest gleichwertig, wenn nicht gar überlegen. Dennoch sind Änderungen von Lebensgewohnheiten und die regelmäßige Einnahme von Medikamenten bei wenig oder asymptomatischen Patienten langfristig schwierig zu erreichen. Ein Ansatzpunkt könnte sein, den Patienten als Partner für das Management seiner eigenen Erkrankung zu gewinnen, wie dies bei der Behandlung des Diabetes bereits teilweise gelungen ist. Es ist auch Aufgabe des behandelnden Arztes, den Patienten zur Umsetzung der Leitlinien zu motivieren. Wiederholte Gespräche und Kontrollen sind notwendig, um einerseits die Motivation aufrecht zu erhalten, andererseits auch Nebenwirkungen rechtzeitig zu erkennen.

Tabelle 56.14. Empfehlungen der Deutschen Gesellschaft für Kardiologie zur Risikoverringerung für Patienten mit KHK, Gefäßerkrankung und Diabetes (Gohlke et al. 2001; modifiziert nach den Empfehlungen der AHA [Smith 1996])

Allgemeines: Diese Empfehlungen gelten für Patienten mit der Diagnose einer KHK (z. B. typische Angina pectoris, Hinweise für abgelaufenen Infarkt, ischämietypische Veränderungen in einer Belastungsuntersuchung, angiographisch nachgewiesenen Veränderungen) oder Dokumentation einer Atherosklerose in anderen Gefäßgebieten (z. B. Becken-Beinarterien oder Karotiden), aber auch für Diabetiker ohne manifeste Gefäßerkrankung (Primärprävention).

Durch konsequente Umsetzung von präventiven Maßnahmen wird nachweislich die Prognose und die Leistungsfähigkeit bei diesen Patienten verbessert. Die Umstellung des Lebensstiles und die Kontrolle der Risikofaktoren hat prognostisch mindestens dieselbe Bedeutung wie alle anderen therapeutischen Maßnahmen. Hierdurch hat der Patient selbst die Möglichkeit, aktiv den weiteren Verlauf seiner Erkrankung zu beeinflussen. Die unten stehenden Maßnahmen sollten bei jedem Patienten individuell umgesetzt werden. Erfahrungsgemäß führen Empfehlungen alleine nicht zum gewünschten Erfolg. Die Mehrzahl der Patienten benötigt bei der Umsetzung langfristige Hilfe durch den Arzt.

Ziele der Risikointervention	Empfehlungen
Rauchen: vollständige Aufgabe des Rauchens	Eindeutige ärztliche Empfehlung, das Rauchen vollständig einzustellen; Einbeziehung des Partners oder der Familie; Vereinbarung eines Termins für den Rauchverzicht. Empfehlung zur weitergehenden Beratung, Verweis auf entsprechende Literatur (Patientenbücher), Nikotinersatz und Raucherentwöhnungsprogramme, z. B. an den Volkshochschulen. Die Aufgabe des Rauchens ist die wichtigste Einzelmaßnahme bei Patienten mit Gefäßerkrankungen.
Ernährung: Fettarme, antiatherogene Kost	Kaloriengerechte, ballaststoffreiche (>20 g/Tag) fettarme Kost mit nur geringem Anteil an gesättigten Fetten (<10% der Kalorien) und Cholesterin (<300 mg/Tag). Der Verzehr von Fleisch und tierischen Fetten sollte eingeschränkt werden. Die Kost sollte reich an Vollkornprodukten, frischen Gemüsen und Früchten sein mit einem hohen Anteil an Omega-3-Fettsäuren (Seefisch, Walnüsse), wie sie z. B. in der mediterranen oder asiatischen Kost enthalten sind. Moderater Alkoholkonsum (ca. 15 g/Tag) hat keine ungünstige Wirkung auf das kardiovaskuläre und das Gesamtrisiko. Bei höherem Alkoholkonsum (>30 g/Tag) nimmt das Gesamtrisiko zu. Bei Frauen liegen die Grenzwerte niedriger.
Übergewicht: Erreichen des Normalgewichts (BMI <25) und Elimination der abdominellen Adipositas	Kalorienreduzierte Kost. Identifikation der Ursachen des Übergewichtes: Alkohol, versteckte Fette in Wurst, Käse und Fertiggerichten, Schokolade, Kuchen, übermäßiger Obstverzehr (Kalorien!). Zusätzlich zu diätetischen Maßnahmen ist in aller Regel eine angemessene körperliche Aktivität (s. unten) notwendig. Dies ist besonders wichtig bei Patienten mit Hochdruck, Diabetes mellitus und erhöhten Triglyzeriden.

◘ **Tabelle 56.14.** Empfehlungen der Deutschen Gesellschaft für Kardiologie zur Risikoverringerung für Patienten mit KHK, Gefäßerkrankung und Diabetes (Gohlke et al. 2001; modifiziert nach den Empfehlungen der AHA [Smith 1996]) (Fortsetzung)

Ziele der Risikointervention	Empfehlungen
Hyperlipidämie: Idealziel: LDL-Cholesterin <100 mg/dl (2,5 mMol/l) Sekundäre Ziele: HDL-Cholesterin >40 mg/dl (1 mMol/l) LDL-Chol/HDL-Cholesterin <2,5 Triglyzeride <200 mg/dl	Erreichen des Normalgewichts ist wünschenswert, ebenso regelmäßige körperliche Aktivität, besonders bei einem HDL-Cholesterin <35 mg/dl. Wenn das LDL-Ziel trotz Diät nicht erreicht wird, sollte eine medikamentöse Therapie primär mit Statinen erwogen bzw. eingeleitet werden: – LDL<100 mg/dl: keine Therapie – LDL 100–130 mg/dl: zusätzlich zur strikten Diät sollten Statine erwogen werden – LDL >130 mg/dl: zusätzlich zur Diät medikamentöse Therapie, in der Regel mit Statinen, einleiten
Bewegungsmangel: Ziel: mindestens 30–45 min Bewegung 4- bis 5-mal pro Woche	30–45 min mäßig intensiver Bewegung 4- bis 5-mal wöchentlich (Gehen, Joggen, Radfahren oder eine andere Ausdauerbelastung) unterstützt durch eine aktivere Lebensweise: Spazieren gehen in Arbeitspausen, Treppensteigen statt Aufzug, Gartenarbeit. Ärztlich überwachte Programme für Mittel- bis Hochrisikopatienten (Koronargruppe, Übungsgruppe). Die Herzfrequenz sollte bei körperlicher Aktivität stets im ausgetesteten ischämiefreien und beschwerdefreien Bereich liegen. Jedes Mehr an körperlicher Belastung über die Alltagsaktivität hinaus bringt einen günstigen Effekt.
Erhöhter Blutdruck: Zielwert ist ein normaler Blutdruck von 140/90 mmHg	Allgemeine Maßnahmen: Gewichtskontrolle(1 kg Gewichtsreduktion führt zu ≈ 2 mmHg RR-Senkung), regelmäßige Ausdaueraktivität, Versuch der Alkoholkarenz über 6 Wochen, dauerhafte Limitierung des Alkoholkonsums auf <30 g Alkohol/Tag (Frauen <20 g/Tag), Versuch der Salzrestriktion. Hinzufügen von Blutdruckmedikation, individualisiert nach Alter und weiteren Erkrankungen, wenn der RR >140 mmHg systolisch oder >90 mmHg diastolisch ist. Bei Diabetikern sollte ein RR-Wert von <135/85 mmHg angestrebt werden, bei diabetischer Nephropathie <130/80 mmHg.
Aggregationshemmer/Antikoagulantien	ASS 100 mg/Tag. Bei Kontraindikation gegen ASS evtl. Einstellung mit Marcumar in einem INR-Bereich von 2,0–3,0; alternativ Clopidogrel 75 mg/Tag.
ACE-Hemmer	Zur Verhinderung und Behandlung der Herzinsuffizienz bei eingeschränkter Ventrikelfunktion. Zur Verminderung koronarer Ereignisse, insbesondere bei Diabetikern und Patienten mit erhöhtem Risiko.
β-Blocker	Bei Postinfarktpatienten und Hochrisikopatienten mit linksventrikulärer Dysfunktion und/oder belastungsinduzierter Ischämie.
Östrogene	Eine Hormonersatztherapie allein zur Sekundärprävention kann nicht empfohlen werden.
Sonstige Maßnahmen	Für alle nicht in diesen Empfehlungen aufgeführten Maßnahmen, z. B. Vitamine, Antioxidanzien, ist kein sekundärpräventiver Effekt nachgewiesen.

Literatur

AHA Guidelines for Primary Prevention of Cardiovascular Disease and Stroke (2002) 2002 Update: Consensus Panel Guide to Comprehensive Risk Reduction for Adult Patients without Coronary or Other Atherosclerotic Vascular Diseases. Circulation 106:388–391

The Alpha-Tocopherol, Beta Carotene Cancer Prevention Study Group (1994) The effect of vitamin E and beta carotene on the incidence of lung cancer and other cancers in male smokers. N Engl J Med 330:1029–1035

Antithrombotic Trialists' Collaboration (2002) Collaborative meta-analysis of randomised trials of antiplatelet therapy for prevention of death, myocardial infarction, and stroke in high risk patients. BMJ 324:71–86

Appel LJ, Moore TJ, Obarzanek E et al for the DASH Collaborative Research Group (1997) A clinical trial of the effects of dietary patterns on blood pressure. N Engl J Med 336:1117–24

Aschiero A, Rimm EB, Stampfer MJ, Giovannucci EL, Willett WC (1993) Dietary intake of marine n-3 fatty acids, fish intake, and the risk of coronary disease among men. N Engl J Med 332:977–82

Ashley FW, Kannel WB (1974) Relation of weight change to changes in atherogenic traits. J Chronic Dis 27:103–114

Assmann G, Cullen P, Schulte H (2002) Simple scoring scheme for calculating the risk of acute coronary events based on the 10-year follow-up of the Prospective Cardiovascular Münster (PROCAM) Study. Circulation 105:310–315

Bartecchi CE, MacKenzie TD, Schrier RW (1994) The human costs of tobacco use, part I. N Engl J Med 330:907–912

Becker RC (2002) Antithrombotic therapy after myocardial infarction. N Engl J Med 347:1019–1022

Blair SN, Capuzzi DN, Gottlieb SO et al (2000) Incremental reduction of serum total cholesterol and low-density lipoprotein cholesterol with the addition of plant stanol ester-containing spread to statin therapy. Am J Cardiol 86:46–52

Blair SN, Kohl HW, Paffenbarger RS et al (1989) Physical fitness and all cause mortality: A prospective study of healthy men and women. JAMA 262:2395–23401

Blankenhorn D, Azen SP, Kramsch D et al and the MARS Research Group (1993) Coronary angiographic changes with lovastatin therapy – The Monitored Atherosclerosis Regression Study (MARS). Ann Intern Med 119:969–976

Buffon A, Biasucci LM, Liuzzo G et al (2002) Widespread coronary inflammation in unstable angina. N Engl J Med 347:5–12

Bühler FR, Vesanen K, Watters JT, Bolli P (1988) Impact of smoking on heart attacks, strokes, blood pressure control, drug dose, and quality of life aspects in the International Prospective Primary Prevention Study in Hypertension. Am Heart J 115:282–288

Buring JE, Hennekens CH for the Women's Health Study Research group (1992) The Women's Health Study: Summary of the study design. J Myocard Isch 4:27–29

Burr ML, Fehily AM, Gilbert JF et al (1989) Effect of changes in fat, fish, and fibre intakes on death and myocardial reinfarction: Diet and reinfarction trial (DART). Lancet 2:757–761

Califf RM, DeMets DL (2002) Principles from clinical trials relevant to clinical practice, part I: clinical cardiology: new frontiers. Circulation 106:1015–1021

Calle EE, Thun MJ, Petrelli JM et al (1999) Body-mass index and mortality in a prospective cohort of US adults. N Engl J Med 341:1097–1105

CAPRIE Steering Committee (1996) A randomised, blinded, trial of Clopidogrel Versus Aspirin in Patients at Risk of Ischaemic Events (CAPRIE). Lancet 348:1329–1339

Chandalia M, Garg A, Lutjohann D et al (2000) Beneficial effects of high dietary fiber intake in patients with type 2 diabetes mellitus. N Engl J Med 342:1392–1398

Chen J, Radford MJ, Wang Y et al (2001) Effectiveness of beta-blocker therapy after acute myocardial infarction in elderly patients with chronic obstructive pulmonary disease or asthma. J Am Coll Cardiol 37:1950–1956

Colditz GA, Willett WC, Rotnitzky A, Manson JE (1995) Weight gain as a risk factor for clinical diabetes mellitus in women. Ann Intern Med 122:481–486

Collaborative Group of the Primary Prevention Project (PPP) (2001) Low-dose aspirin and vitamin E in people at cardiovascular risk: a randomised trial in general practice. Lancet 357:89–95

Davidson MH, McGarry T, Bettis R et al (2002) Ezetimibe coadministered with simvastatin in patients with primary hypercholesterolemia. JACC 40:2125–2134

Davies MJ, Richardson PD, Woolf N et al (1993) Risk of thrombosis in human atherosclerotic plaques: role of extracellular lipid, macrophage and smooth muscle cell content. Br Heart J 69:377–381

Davies MJ, Thomas AC (1985) Plaque tissuring: the cause of acute myocardial infarction, sudden ischemic death and crescendo angina. Br Heart J 53:363–373

Daviglus ML, Stamler J, Orencia AJ et al (1997) Fish consumption and the 30-year risk of fatal myocardial infarction. N Engl J Med 336:1046–1053

De Caterina R, Cipollone F, Filardo FP et al (2002) Low-density lipoprotein level reduction by the 3-hydroxy-3-methylglutaryl coenzyme-A inhibitor simvastatin is accompanied by a related reduction of F2-isoprostane formation in hypercholesterolemic subjects: no further effect of vitamin E. Circulation 106:2543–2549

De Caterina R, Massaro M (1999) Effects of diet and of dietary components on endothelial leucocyte adhesion molecules. Current Atherosclerosis Reports 1:188–195

De Lorgeril M, Salen P, Martin JL et al (2002) Wine drinking and risks of cardiovascular complications after recent acute myocardial infarction. Circulation 106:1465–1469

De Lorgeril M, Salen P, Martin J-L et al (1998) Mediterranean dietary pattern in a randomized trial: prolonged survival and possible reduced cancer rate. Arch Intern Med 158:1181–1187

De Lorgeril M, Salen P, Martin J-L et al (1999) Mediterranean diet, traditional risk factors and the rate of cardiovascular complications after myocardial infarction – Final report of the Lyon Diet Heart Study. Circulation 99:779–785

De Oliveira e Siva ER, Seidman CE, Tian JJ et al (1996) Effects of shrimp consumption on plasma lipoproteins. Am J Clin Nutr. 64:712–717

Di Castelnuovo A, Rotondo S, Iacoviello L et al (2002) Meta-analysis of wine and beer consumption in relation to vascular risk. Circulation 105:2836–2844

DiClemente CC, Prochaska JO, Fairhurst SK et al (1991) The process of smoking cessation: an analysis of precontemplation, contemplation, and preparation stages of change. J Consult Clin Psychol 59:295–304

Duffy SJ, Keaney JF, Holbrook M et al (2001) Short- and long-term black tea consumption reverses endothelial Dysfunction in patients with coronary artery disease. Circulation 104:151–156

Ellison KE, Hafley GE, Hickey K et al for the MUSTT Investigators (2002) Effect of ß-blocking therapy on outcome in the Multicenter Unsustained Tachycardia Trial (MUSTT). Circulation 106:2694–2699

Enbergs A, Liese A, Heimbach M et al (1997) Sekundärprävention der koronaren Herzkrankheit auf dem Prüfstand – Ergebnisse der EURO-ASPIRE-Studie in der Region Münster. Z Kardiol 86:284–291

Erdman JW for the American Heart Association Nutrition Committee (2000) Soy protein and cardiovascular disease – a statement for health car professionals from the Nutrition Committee of the AHA. Circulation 102:2555–2559

van Es RF van, Jonker JJ, Verheugt FW et al (2002) Antithrombotics in the Secondary Preventionof Events in Coronary Thrombosis-2 (ASPECT-2) Research Group. Aspirin and coumadin after acute coronary syndromes: a randomised controlled trial. Lancet 360:109–113

Felton CV, Crook D, Davies MJ, Oliver MF (1994) Dietary polyunsaturated fatty acids and composition of human aortic plaques. Lancet 344:1195–1196

Fletcher GF, Balady G, Blair SN et al (1996) Statement on exercise: benefits and recommendations for physical activity programs for all americans – a statement for health professionals by the Committee on Exercise and Cardiac Rehabilitation of the Council on Clinical Cardiology, American Heart Association. Circulation 94:857–862

Fletcher GF, Balady GJ, Amsterdam EA et al (2001) Exercise standards for testing and training: a statement for healthcare professionals from the American Heart Association. Circulation 104:1694–1740

Frick M, Elo O, Haapa K et al (1987) Helsinki Heart study: Primary prevention trial with gemfibrozol in middle aged men with dyslipidemia. Safety of treatment, changes in risk factors and incidence of coronary heart disease. N Engl J Med 317:1237–1245

Frost PH, Davis B, Burlando AJ et al for the Systolic Hypertension in the Elderly Program (SHEP) Research Group (1996) Serum lipids and incidence of coronary heart disease. Circulation 94:2381–2388

Fuentes F, Lopez-Miranda J, Sanchez E et al (2001) Mediterranean and low-fat diets improve endothelial function in hypercholesterolemic men. Ann Intern Med 134:1106–1114

Furberg CD, Adams HP, Applegate WB et al for the Asymptomatic Carotid Artery Progression Study (ACAPS) Research Group (1994) Effect of lovastatin on early carotid atherosclerosis and cardiovascular events. Circulation 90:1679–1687

Gagne C, Gaudet D, Bruckert E for the Ezetimibe Study Group (2002) Efficacy and safety of ezetimibe coadministered with atorvastatin or simvastatin in patients with homozygous familial hypercholesterolemia. Circulation 105:2469–2475

Gaspoz J-M, Coxson PG, Goldman PA et al (2002) Cost effectiveness of aspirin, clopidogrel or both for secondary prevention of coronary heart disease. N Engl J Med 346:1800–1806

Geleijnse JM, Launer LJ, Hofman A et al (1999) Tea flavonoids may protect against atherosclerosis: the Rotterdam Study. Arch Intern Med 159:2170–2174

GISSI-Prevenzione Investigators (1999) Dietary supplementation with n-3 polyunsaturated fatty acids and vitamin E after myocardial infarction. Lancet 354:447–455

Gohlke H, Kübler W, Mathes P et al für die Deutsche Gesellschaft für Kardiologie – Herz-Kreislaufforschung (2001) Empfehlungen zurumfassenden Risikoverringerung für Patienten mit koronarer Herzerkrankung, Gefäßerkrankungen und Diabetes. Z Kardiol 90:148–149

Gohlke H, Kübler W, Mathes P et al für die Deutsche Gesellschaft für Kardiologie – Herz-Kreislaufforschung (2003) Positionspapier zur Primärprävention kardiovaskulärer Erkrankungen. Z Kardiol 92:522–524

Goldberg LJ, Mosca L, Piano MR et al (2001) Wine and your heart: a science advisory for healthcare professionals from the Nutrition Committee, Council on Epidemiology and Prevention, and Council on Cardiovascular Nursing of the American Heart Association. Circulation 103:472–475

Goodfellow J, Bellamy MF, Ramsey MW et al (2000) Dietary supplementation with omega-3-fatty acids improve systemic large arterial endothelial function in hypercholesterolemic subjects. JACC 35:265–270

Gould KL, Martucci JP, Goldberg DI et al (1994) Short term cholesterol lowering decreases size and severity of perfusion abnormalities by positron emmission tomography after dipyridamole in patients with coronary artery disease: A potential noninvasive marker of healing coronary endothelium. Circulation 89:1530–1538

Haffner SM (2000) Coronary heart disease in patients with diabetes. N Engl J Med 342:1040–1042

Hallstrom AP, Cobb LA, Yu BH et al (1991) An antiarrhythmic drug experience in 941 patients resuscitated from an initial cardiac arrest between 1970 and 1985. Am J Cardiol 68:1025–1031

Han TS, van Leer EM, Seidell JC, Lean MEJ (1995) Waist circumference action levels in the identification of cardiovascular risk factors: prevalence study in a random sample. Br Med J 311:1401–1405

Hansson L, Zanchetti A, Carruthers SG et al for the HOT Study Group (1998) Benefits of intensive blood pressure lowering and acetylsalicylic acid in hypertensive patients. Lancet 351:1755–1762

Hayden M, Pignone M, Phillips C, Mulrow C (2002) Aspirin for the primary prevention of cardiovascular events: a summary of the evidence for the U.S. Preventive Services Task Force. Ann Intern Med 136:161–172

Heart Beat (1999) Bulletin of the World Heart Federation, No. 2

Heart Outcome Prevention Evaluation (HOPE) Study Investigators (2000) Vitamin E supplementation and cardiovascular events in high risk patients. N Engl J Med 342:154–160

Heart Protection Study Collaborative Group (2002) MRC/BHF Heart Protection Study of Cholesterol lowering with simvastatin in 20536 high risk individuals: a randomised placebo controlled trial. Lancet 360: 7–22

Hegsted DM, Ausman LM, Johnson JA et al (1993) Dietary fat and serum lipids: an evaluation of the experimental data. Am J Clin Nutr 57:875–883

Hendriks HFJ, Westrate JA, van Vliet T, Meijer GW (1999) Spreads enriched with three different levels of vegetable oil sterols and the degree of cholesterol lowering in normocholesterolemic and mildly hypercholesterolemic subjects. Eur J Clin Nutr 53:319–327

Hennekens CH, Albert CM, Godfried SL et al (1996) Adjunctive drug therapy of acute myocardial infarction: evidence from clinical trials. N Engl J Med 335:1660–1667

Hines LM, Stampfer M, Ma J et al (2001) Genetic variation in alcohol dehydrogenase and the beneficial effect of moderate alcohol consumption on myocardial infarction. N Engl J Med 344:549–555

Hoogen PCW van den, Feskens EJM, Nagelkerke NJD et al for the Seven Countries Study Research Group (2000) The relation between blood pressure and mortality due to coronary heart disease among men in different parts of the world. N Engl J Med 342:1–8

Hu FB, Rimm EB, Stampfer MJ et al (2000) Prospective study of major dietary patterns and risk of coronary heart disease in men. Am J Clin Nutr 72:912–21

Hu FB, Stampfer MJ (1999) Nut consumption and risk of coronary heart disease: A review of epidemiologic evidence. Current Atheroscl Reports 1:204–209

Hu FB, Stampfer MJ, Manson JE et al (1997) Dietary fat intake and the risk of coronary heart disease in women. N Engl J Med 337: 1491–1499

Hu FB, Stampfer MJ, Manson JE et al (1998) Frequent nut consumption and risk of coronary heart disease. Br Med J 317:1341–1345

Hu FB, Stampfer MJ, Rimm E et al (1999) A prospective study of egg consumption and risk of cardiovascular disease in men and women. JAMA 281:1387–1394

Huang Z, Willett WC, Manson JE et al (1998) Body weight, weight change and risk for hypertension in women. Ann Intern Med 128:81–88

Hurlen M, Abdelnoor M, Smith P et al (2002) Warfarin, aspirin, or both after myocardial infarction. N Engl J Med 347:969–974

Iso H, Rexrode KM, Stampfer MJ et al (2001) Intake of fish and omega-3-fatty acids and risk of stroke in women. JAMA 285:304–312

Iso H, Date C, Yamamoto A et al (2002) Perceived mental stress and mortality from cardiovascular disease among japanese men and women The Japan Collaborative Cohort Study for Evaluation of Cancer Risk sponsored by Monbusho (JACC Study). Circulation 106:1229

Jenkins DJA, Kendall CWC, Marchie A et al (2002) Dose response of almonds on coronary heart disease risk factors: blood lipids, oxidized low-density lipoproteins, lipoprotein(a), homocysteine, and pulmonary nitric oxide: A randomized, controlled, crossover trial. Circulation 106:1327–1332

Jette M, Heller R, Landry F, Blümchen G (1991) Randomized 4-week exercise program in patients with impaired left ventricular function. Circulation 84:1561–1567

Johannesson M, Jönsson B, Kjekshus J et al for the 4-S-Group (1997) Cost-effectiveness of simvastatin treatment to lower cholesterol levels in patients with coronary heart disease. N Engl J Med 336:332–336

Jones PJ, Raeini-Sarjaz M, Ntanios FY et al (2000) Modulation of plasma lipid levels and cholesterol kinetics by phytosterol versus phytostanol esters. J Lipid Res 41:697–705

Jorenby DE, Leischow SJ, Nides MA et al (1999) A controlled trial of sustained-release bupropion, a nicotine patch, or both for smoking cessation. N Engl J Med 340:685–691

Joshipura KJ, Ascherio A, Manson JE et al (1999) Fruit and vegetable intake in relation to risk of ischemic stroke. JAMA 282:1233–1239

Joshipura KJ, Hu FB, Manson JE et al (2001) The effect of fruit and vegetable intake on risk for coronary heart disease. Ann Intern Med 134:1106–1114

Judd JT, Clevidence BA, Muesing RA et al (1994) Dietary trans-fatty acids: effects on plasma lipids and lipoproteins of healthy men and women. Am J Clin Nutr 59:861–868

Jukema JW, Bruschke AVG, van Boven AJ et al for the Regression Growth Evaluation Statin Study (REGRESS) Group (1995) Effects of lipid lowering by pravastatin on progression and regression of coronary artery disease in symptomatic men with normal to moderately elevated serum cholesterol levels. Circulation 91:2528–2540

Juul-Möller S, Edvardsson N, Jahnmatz B et al (1992) Double-blind trial of aspirin in primary prevention of myocardial infarction in patients with stable chronic angina pectoris. The Swedish Angina Pectoris Aspirin Trial (SAPAT) Group. Lancet 340:1421–1425

Kane JP, Malloy MJ, Ports TA et al (1990) Regression of coronary atherosclerosis during treatment of familial hypercholesterolemia with combined drug regimens. JAMA 264:3007–3012

Kang JX, Leaf A (1996) Antiarrhythmic effects of polyunsaturated fatty acids – Recent studies Circulation 94:1774–1780

Kannel WB, D'Agostino RB, Belanger AJ (1992) Update of fibrinogen as a cardiovascular risk factor. Ann Epidemiol 2:457–466

Katan MB, Grundy SM, Willett WC (1997) Beyond low fat diets. N Engl J Med 337:563–567

Literatur

Keys A (1970) Coronary heart disease in 7 countries. Circulation 41 (Suppl I):1–211

Khaw K-T, Bingham S, Welch A, Luben R et al (2001) Relation between plasma ascorbic acid and mortality in men and women in EPIC-Norfolk prospective study: a prospective population study. Lancet 357:657–663

Kobashigawa JA, Katznelson S, Laks H et al (1995) Effect of pravastatin on outcomes after cardiac transplantation. N Engl J Med 333:621–627

Koenig W, Sund M, Froelich M et al (1999) C-reactive protein, a sensitive marker of inflammation, predicts future risk of coronary heart disease in initially healthy middle-aged men: results from the MONICA (Monitoring Trends and Determinants in Cardiovascular Disease) Augsburg Cohort Study, 1984–1992. Circulation 99:237–242

Krauss RM, Eckel RH, Howard B et al (2000) AHA Dietary Guidelines: Revision 2000: A statement for healthcare professionals from the Nutrition Comitee of the American Heart Association. Circulation 102:2284–2299

Kris-Etherton PM for the Nutrition Committee (1999) Monounsaturated fatty acids and risk of cardiovascular disease. Circulation 100:1253–1258

Kromhout D, Katan MB, Havekes L et al (1996) The effect of 26 years of habitual fish consumption on serum lipid and lipoprotein levels (the Zutphen Study). Nutr Metab Cardiovasc Dis 6:65–71

Kushi LH, Folsom AR, Prineas RJ et al (1996) Dietary antioxidant vitamins and death from coronary heart disease in postmenopausal women. N Engl J Med 335:1156–1162

Kushi LH, Lenart EB, Willett WC (1995) Health implications of mediterrean diets in light of contemporary knowledge. Plant foods and dairy products. Meat, wine, fats, and oils. Am J Clin Nutr 61 (Suppl):1407–1427

L'Italien G, Ford I, Norrie J et al (2000) The Cardiovascular Event Reduction Tool (CERT) – A simplified cardiac risk prediction model developed from the West of Scotland Coronary Prevention Study (WOSCOPS). Am J Cardiol 85: 720–724

Lauer MS (2002) Aspirin for primary prevention of coronary events. N Engl J Med 346:1468–1474

Lee TH, Hoover RL, Williams JD et al (1985) Effect of dietary enrichment with eicosapentaenoic and docosaheaenoic acids on in vitro neutrophil and monocyte leukotriene generation and neutrophile function. N Engl J Med 312:1217–1224

Lemaitre RN, King IB, Raghunathan TE et al (2002) Cell membrane transfatty acids and the risk of primary cardiac arrest. Circulation 105:697–701

Libby P, Ridker PM (1999) Novel inflammatory markers of coronary risk. Circulation 100:1148–1150

Linden T, Bondjers G, Karlsson T, Wiklund O (1994) Serum triglycerides and HDL cholesterol – major predictors of longterm survival after coronary surgery. Eur Heart J 15:747–752

LIPID: The Long-Term Intervention with Pravastatin in Ischaemic Disease Study Group (1998) Prevention of cardiovascular events and death with pravastatin in patients with coronary heart disease and a broad range of initial cholesterol levels. N Engl J Med 339:1349–1357

Liu S, Buring JE, Sesso HD et al (2002) A prospective study of dietary fiber intake and risk of cardiovascular disease among women. J Am Coll Cardiol 39:49–56

Liu SM, Stampfer MU, Hu FB et al (1999) Whole grain consumption and risk of coronary heart disease: results from Nurses' Health Study. Am J Clin Nutr 70:412–419

Lonn EM, Yusuf S, Dzavik V et al (2001) Effects od ramipril and vitamin E on atherosclerosis. The Study to Evaluate Carotid Ultrasound Changes in Patients treated with Ramipril and Vitamin E (SECURE). Circulation 103:919–925

Lovejoy JC (1999) Dietary fatty acids and insulin resistance. Current Atherosclerosis Reports 1:215–220

Löwel H, Lewis M, Hörmann A (1999) Prognostische Bedeutung der Prä-Hospital-Phase beim akuten Herzinfarkt: Ergebnisse des Augsburg Infarkt Registers, 1985–1988. Dtsch Med Wschr 116:729–733

MacIsaac AI, Thomas JD, Topol EJ (1993) Toward the quiescent coronary plaque. JACC 22:1228–1241

MacKenzie TD, Bartecchi CE, Schrier RW (1994) The human costs of tobacco use, part II. N Engl J Med 330:975–980

Mangano DT for the Multicenter Study of perioperative ischemia Research Group (2002) Aspirin and mortality from coronary bypass surgery. N Engl J Med 347:1309–1317

Manson JAE, Hu FB, Rich-Edwards JW et al (1999) A prospective study of walking as compared with vigorous exercise in the prevention of coronary heart disease in women. N Engl J Med 341:650–658

Manson JE, Willett WC, Stampfer MJ et al (1995) Body weight and mortality among women. N Engl J Med 333:677–685

Marchioli R, Barzi F, Bomba E et al (2002) Early protection against sudden death by n-3 polyunsaturated fatty acids after myocardial infarction: time-course analysis of the results of the Gruppo Italiano per lo Studio della Sopravvivenza nell'Infarto Miocardico (GISSI)-Prevenzione. Circulation 105:1897–1903

Marti B (1992) Kardiale und humorale Mechanismen der Schutzwirkung von physischer Aktivität gegenüber Herz-Kreislauf-Krankheiten. Wien Klin Wschr. 104:255–266

Meade TW, Brennan PJ (2000) Determination who may derive most benefit from aspirin in primary prevention: subgroup results from a randomised controlled trial. Br Med J 321:13–17

Medical Research Council's General Practice Research Framework (1998) Thrombosis prevention trial: randomised trial of low intensity oral anticoagulation with warfarin and low dose aspirin in the primary prevention of ischaemic heart disease in men at increased risk. Lancet 351:233–241

Mehta JL, Saldeen TG, Rand K (1998) Interactive role of infection, inflammation and traditional risk factors in atherosclerosis and coronary artery disease. J Am Coll Cardiol 31:1217–1225

Mensink RP, Katan MB (1987) Effect of monounsaturated fatty acids versus complex carbohydrates on high-density lipoproteins in healthy men and women. Lancet 1:122–125

Mezzano D, Munoz X, Martinez C et al (1999) Vegetarians and cardiovascular risk factors: hemostasis, inflammatory markers and plasma homocysteine. Thromb Haemost 81:913–7

Miettinen TA, Puska P, Gylling H et al (1995) Reduction of serum cholesterol with sitostanol-ester margarine in a mildly hypercholesterolemic population. N Engl J Med 333:1308–1312

Miller ER, Appel LJ, Risby TH (1998) Effect of dietary patterns on measures of lipid peroxidation – Results from a clinical trial. Circulation 98:2390–2395

Miller GJ, Cruickshank JK, Ellis LH et al (1989) Fat consumption and factor VII coagulant activity in middle aged men. An association between a dietary and thrombogenic coronary risk factor. Atherosclerosis 78:19–24

Mueller C, Buettner HJ, Hodgson JM et al (2002) Inflammation and long-term mortality after non-ST elevation acute coronary syndrome treated with a very early invasive strategy in 1042 consecutive patients. Circulation 105:1412–1415

Mukamal KJ, Maclure M, Muller JE et al (2002) Tea consumption and mortality after acute myocardial infarction. Circulation 105:2476–2480

National Cholesterol Education Program (NCEP) (2001) Expert panel on detection, evaluation, and treatment of high blood cholesterol in adults (Adult Treatment Panel III). Executive Summary of the third report. JAMA 285:2486–2497

NCEP: Third report of the National Cholesterol Education Program (2002) Expert Panel on Detection, Evaluation, and Treatment of High Blood Cholesterol in Adults (Adult Treatment Panel III): Final report. Circulation 106:3143–3420

Neumann F-J (2002) Chlamydia pneumoniae – atherosclerosis link – a sound concept in search for clinical relevance. Circulation 106:2414–2416

Neumann F-J, Kastrati A, Miethke T et al (2001) Previous cytomegalovirus infection and restenosis after coronary stent placement. Circulation 104:1135–1139

O'Keefe JH, Harris WS (2000) Omega-3 fatty acids: time for clinical implication? Am J Cardiol 85:1239–1241

Ornish D, Brown SE, Scherwitz LW et al (1990) Can lifestyle changes reverse coronary heart disease? Lancet 336:129–133

Packer M, Coats AJS, Fowler MB et al for the Carvedilol Prospective Randomized Cumulative Survival Study Group (2001) Effect of carvedilol on survival in severe chronic heart failure. N Engl J Med 344:1651–1658

Pedersen TR for the Scandinavian Simvastatin Survival Study (4-S) Group (1994) Randomised trial of cholesterol lowering in 4444 patients with coronary heart disease. Lancet 344:1383-1389

Peto R, Gray R, Collins R et al (1988) Randomised trial of prophylactic daily aspirin in British male doctors. Br Med J (Clin Res Ed) 296:313–316

Pfeffer MA, McMurray JJV, Velazquez EJ et al (2003) Valsartan, captopril, or both in myocardial infarction complicated by heart failure, left ventricular dysfunction, or both. N Engl J Med 349:1893–1906

Prosser LA, Stinnett AA, Goldman PA et al (2000) Cost-effectiveness of cholesterol-lowering therapies according to selected patient characteristics. Ann Intern Med 132:769–779

Quesenberry CP, Caan B, Jacobson A (1998) Obesity, health service use and health care costs among members of a health maintenance organization. Arch Intern Med 158:466–472

Rapp JH, Connor WE, Lin DS, Porter JM (1991) Dietary eicosapentanoic acid and docosahexaenoic acid from fish oil: their incorporation into advanced human atherosclerotic plaques. Arterioscler Thromb 11: 903–911

Ridker PM, Cushman M, Stampfer MJ et al (1997) Inflammation, aspirin, and the risk of cardiovascular disease in apparently healthy men. N Engl J Med 336:973–979

Ridker PM, Rifai N, Rose L et al (2002) Comparison of C-reactive protein and low-density lipoprotein cholesterol levels in the prediction of first cardiovascular events. N Engl J Med 347:1557–1565

Rimm EB, Stampfer MJ, Ascherio A et al (1993) Vitamin E consumption and the risk of coronary heart disease in men. N Engl J Med 328:1450–1456

Rosenberg L, Kaufman DW, Helmrich SP, Shapiro S (1985) The risk of myocardial infarction after quitting smoking in men under 55 years of age. N Engl J Med 313:1511–1514

Ross R (1999) Atherosclerosis – an inflammatory disease. N Engl J Med 340:115–126

Sacks FM (2002) Low density lowering therapy: an analysis of the options. JACC 40:2135–2138

Sander D, Winbeck K, Klingelhöfer J et al (2002) Reduced progression of early carotid atherosclerosis after antibiotic treatment and chlamydia pneumoniae seropositivity. Circulation 106: 2428–2433

Second Joint Task Force of European and other Societies on Coronary Prevention (1998) Prevention of coronary heart disease in clinical practice. Eur Heart J 19:1434–1503

Serruys PWJC, de Feyter P, Macaya C et al for the LESCOL Intervention Prevention Study (LIPS) Investigators (2002) Fluvastatin for prevention of cardiac events following successful first percutaneous coronary intervention. JAMA 287:3215–3222

Shekelle RB, Stamler J (1989) Dietary cholesterol and ischaemic heart disease. Lancet 1:1177–1179

Shepherd J, Blauw GJ, Murphy MB et al for the Pravastatin in Elderly Individuals at Risk of Vascular Disease (PROSPER) Study Group (2002) A randomised controlled trial. Lancet 360:1623–1630

Shepherd J, Cobbe SM, Ford I et al (1996) West Of Scotland Coronary Prevention Study (WOSCOPS): Identification of high risk groups and comparison with other cardiovascular intervention trials. Lancet 348:1339–1342

Siegrist J (2001) Psychosocial factors influencing development and course of coronary heart disease Herz. 26:316–325

Silagy C, Mant D, Fowler G, Lodge M (1994) Metaanalysis on efficacy of nicotine replacement therapies in smoking cessation. The Lancet 343:139–142

Smith SC Jr (1996) Risk-reduction therapy: the challenge to change. Circulation 93:2205–2211

Smith SC Jr, Blair SN, Bonow RO et al (2001) AHA/ACC Scientific Statement: AHA/ACC guidelines for preventing heart attack and death in patients with atherosclerotic cardiovascular disease: 2001 update. A statement for healthcare professionals from the American Heart Association and the American College of Cardiology. Circulation 104:1577–1579

Spieker LE, Hurlimann D, Ruschitzka F et al (2002) Mental stress induces prolonged endothelial dysfunction via endothelin-A receptors. Circulation 105:2817–2820

Stamler J, Stamler R, Neaton JD et al (1999) Low risk-factor profile and long-term cardiovascular and non-cardiovascular mortality and life expectancy: findings for 5 large cohorts of young adult and middle-aged men and women. JAMA 282:2012–2018

Stampfer MJ, Hennekens CH, Manson JE et al (1993) Vitamin E consumption and the risk of CAD in women. N Engl J Med 328:1444–1449

Stampfer MJ, Hu FB, Manson JE et al (2000) Primary prevention of coronary heart disease in women through diet and lifestyle. N Engl J Med 343:16–22

Stein JH, Keevil JG, Wiebe DA et al (1999) Purple grape juice improves endothelial function and reduces the susceptibility of LDL cholesterol to oxidation in patients with coronary artery disease. Circulation 100:1050–1055

Steinberg D, Parthasarathy S, Carew TE et al (1989) Beyond cholesterol-modifications of low-density lipoprotein that increase its atherogenicity. N Engl J Med 320:915–924

Stephens NG, Parson A, Schofield PM et al (1996) Ramdomised controlled trial of vitamin E in patients with coronary disease: Cambridge Heart Antioxidant-Study (CHAOS). Lancet 347:781–786

Stokes J (1988) Dyslipidemia as a risk factor for cardiovascular disease and untimely death: The Framingham study. In: Stokes J, Mancini M (eds) Atherosclerosis Reviews Vol 18:49. Raven Press, New York

Sudhop T, Lütjohann D, Kodal A et al (2002) Inhibition of intestinal cholesterol absorption by ezetimibe in humans. Circulation 106: 1943–1949

Szabo BM, Crijns HJ, Wiesfeld AC et al (1995) Predictors of mortality in patients with sustained ventricular tachycardias or ventricular fibrillation and depressed left ventricular function: importance of beta-blockade. Am Heart J 130:281–286

Task force on the management of acute coronary syndromes of the European Society of Cardiology (2002) Management of acute coronary syndromes in patients presenting without persistent ST-segment elevation. Eur Heart J 23:1809–1840

Thun MJ, Peto R, Lopez AD et al (1997) Alcohol consumption and mortality among middle aged and elderly U.S. Adults. N Engl J Med 337:1705–1714

Tribble DL for the Nutrition Committee (1999) Antioxidant consumption and risk of coronary heart disease: Emphasis on vitamin C, vitamin E, and ß-carotene – a statement for healthcare professionals from the American Heart Association. Circulation 99:591–595

Vartianen I, Kanerva K (1957) Atherosclerosis and war time. Ann Med Intern Fin 36:748–758

Wahrburg U, Martin H, Sandkamp M et al (1992) Comparative effect of recommended lipid lowering diet vs. a diet rich in monounsaturated fatty acids on serum lipid profiles in healthy young adults. Am J Clin Nutrition 56:678–683

Warshafsky S, Kamer RS, Sivak SL (1993) Effect of garlic on total serum cholesterol – a meta-analysis. Ann Intern Med 119:599–605

Watts GF, Jackson P, Burke V, Lewis B (1996) Dietary fatty acids and progression of coronary artery disease in men. Am J Clin Nutr 64:202–209

Wechsler JG (1997) Diätetische Therapie der Adipositas. Dt Ärzteblatt 94:A-2250–2256

Wei M, Gibbons LW, Kampert JB et al (2000) Low cardiorespiratory fitness and physical inactivity as predictors of mortality in men with type 2 diabetes. Ann Intern Med.132:605–611

Wenke K, Meiser B, Thiery J et al (2003) Simvastatin initiated early after heart transplantation: 8-year prospective experience. Circulation 107:93–97

White CW, Gobel FL, Campeau L et al (2001) Effect of aggressive lipid-lowering strategy on progression of atherosclerosis in the left main coronary artery from patients in the post coronary artery bypass graft trial. Circulation 104: 2660–2665

Wikstrand J, Warnold I, Olsson G et al for the Advisory Committee (1988) Primary prevention with metoprolol in patients with hypertension. Mortality results from the MAPHY study. JAMA 259:1976–1982

Willett WC, Stampfer MJ, Manson JE (1993) Intake of trans fatty acids and risk of coronary heart disease among women. Lancet 341:581–585

Williamson DF, Pamuk E, Thun M et al (1995) Prospective study of intentional weight loss and mortality in never smoking overweight US white women aged 40–64 years. Am J Epidemiol 141:1128–1141

Wood D, De Backer G, Faergeman O et al together with members of the Task Force (1998) Prevention of coronary heart disease in clinical practice – Recommendations of the Second Joint Task Force of European and other Societies on Coronary Prevention. Eur Heart J 19:1434–1503

Wright JM, Lee CH, Chambers GK (1999) Systematic review of antihypertensive therapies: does the evidence assist in choosing a first line drug? CMAJ 161:25–32

Yu-Poth S, Zhao G, Etherton T et al (1999) Effects of national cholesterol education program's step I and step II dietary intervention programs on cardiovascular disease risk factors: a meta-analysis. Am J Clin Nutrition 69:632–646

Yusuf S, Peto R, Lewis J et al (1985) Beta-blockade during and after myocardial infarction: an overview of randomized trials. Prog Cardiovasc Dis 27:335–371

Yusuf S, Sleight P, Pogue J et al (2000) Effects of an angiotensin-converting-enzyme inhibitor, ramipril, on cardiovascular events in high-risk patients. The Heart Outcomes Prevention Evaluation Study (HOPE) Investigators. N Engl J Med 342:145–153

Zambon D, Sabate J, Munoz S et al (2000) Substituting walnuts for monounsaturated fat improves the serum lipid profile of hypercholesterolemic men and women – a randomized crossover trial. Ann Intern Med 132:538–546

Grundlagen, Organisation und Durchführung der Rehabilitation von Herzkranken

St. Jost, M. Keck, H. Weidemann

57.1	Voraussetzungen für Rehabilitationsmaßnahmen	– 1150
57.1.1	Rechtliche Voraussetzungen – 1150	
57.1.2	Antragsverfahren – 1152	
57.1.3	Allgemeine Prinzipien zur Durchführung – 1152	
57.2	Organisation der kardiologischen Rehabilitation	– 1153
57.2.1	Zielsetzung – 1153	
57.2.2	Phase I – 1153	
57.2.3	Phase II – 1153	
57.2.4	Phase III – 1157	
57.2.5	Qualitätssicherung – 1157	
57.3	Berufliche Wiedereingliederung oder Berentung	– 1158
57.3.1	Das „Reha-Team" – 1158	
57.3.2	Beurteilung der beruflichen Belastbarkeit – 1158	
57.3.3	Wiedereingliederung in Abhängigkeit von diagnostischen Untersuchungsergebnissen – 1159	
57.3.4	Kriterien zur Berentung – 1160	
57.4	Begutachtung nach dem Schwerbehindertengesetz	– 1161
57.5	Ambulante/teilstationäre kardiologische Rehabilitation	– 1161

Literatur – 1164

Nach einer Definition der Weltgesundheitsorganisation (WHO) versteht man unter Rehabilitation in der Kardiologie die Ganzheit aller Maßnahmen, die erforderlich sind, um für einen Herzpatienten die bestmöglichen körperlichen, seelischen und sozialen Bedingungen zu schaffen, die ihn aus eigener Kraft befähigen, einen möglichst normalen Platz in der Gesellschaft wiederzugewinnen, um so ein aktives und produktives Leben zu führen.

Nach den Empfehlungen der European Society of Cardiology (1992) kann die Organisation der kardiologischen Rehabilitation von Land zu Land differieren mit Rücksicht auf die sozioökonomische Struktur, gesetzliche und versicherungsrechtliche Vorschriften und nationale Tradition. Die kardiologische Rehabilitation hat in Deutschland hierbei eine lange Tradition und kann sicherlich zu Recht durch die Entwicklung von Modellen und durch Ausbildung von Qualitätsstandards als beispielhaft für die gesamte Rehabilitation angesehen werden.

57.1 Voraussetzungen für Rehabilitationsmaßnahmen

57.1.1 Rechtliche Voraussetzungen

Gemäß § 26 SGB IX vom 01.07.2002 werden Leistungen zur medizinischen Rehabilitation gewährt, um
- Behinderungen einschließlich chronischer Krankheiten abzuwenden, zu beseitigen, zu mindern, auszugleichen, eine Verschlimmerung zu verhüten oder
- Einschränkungen der Erwerbsfähigkeit und Pflegebedürftigkeit zu vermeiden, zu überwinden, zu mindern, eine Verschlimmerung zu verhüten sowie den vorzeitigen Bezug von Sozialleistungen zu vermeiden oder laufende Sozialleistungen zu mindern.

In den meisten Fällen bedeutet dieses schlagwortartig: „Reha vor Rente" bzw. „Reha vor Pflege".

Nach dem 2. Weltkrieg wurden im Zuge der Rentenreform 1957 die ersten gesetzlichen Neuregelungen für die Rehabilitation geschaffen. Der Grundsatz „Rehabilitation vor Rente", der die Rehabilitationsmaßnahmen der gesetzlichen Rentenversicherungsträger in Deutschland seit dem Reichsgesetz über die Invaliditäts- und Altersversicherung von 1889 begründete, blieb bestehen.

Das **Rehabilitationsangleichungsgesetz** aus dem Jahre 1974 passte die Rehabilitationsmaßnahmen der Rentenversicherungsträger und der übrigen Sozialleistungsträger, welche Rehabilitationsmaßnahmen durchführen, einander an und ermöglichte im Falle der Rehabilitation in Form der Anschlussheilbehandlung (AHB) einen nahtlosen Übergang der Kostenträgerschaft von den Krankenkassen auf die Rentenversicherungsträger. Danach ergibt sich folgendes System der sozialen Sicherheit, wie in Tabelle 57.1 aufgeführt.

Aus dieser Synopsis geht deutlich die zentrale Position hervor, die der Arzt im sozialmedizinischen Sinne innerhalb dieses Systems der medizinischen Rehabilitation innehat. Durch ihn werden die Aktivitäten zur Rehabilitation initiiert, und über ihn laufen alle weiteren Maßnahmen bis zur Wiedereingliederung des Patienten in Familie, Gesellschaft und Beruf.

Das Gesetz über die Angleichung der Leistungen zur Rehabilitation, das seit dem 01.04.1974 in Kraft ist, erbrachte insbesondere für die Kardiologie eine deutliche organisatorische Vereinfachung und Verbesserung des gesamten Rehabilitationsverfahrens. Sein Ziel ist die Verbesserung der Rente und der Hilfe für Behinderte, und es regelt die Maßnahmen und die Leistungen zur Rehabilitation sowie die Zuständigkeit der Kostenträgerschaft und die Durchführung durch die verschiedenen Institutionen.

Durch dieses Gesetz wurde auch die Verpflichtung zur vertraglichen Regelung zwischen den Bundesverbänden der Krankenkassen und der kassenärztlichen Bundesvereinigung neu eingeführt; demzufolge wurde festgelegt, unter welchen Voraussetzungen und auf welche Art und Weise von den behandelnden Ärzten Behinderungen an die Krankenkassen mitzuteilen sind:

> Der Kassenarzt in Praxis und Klinik ist verpflichtet, einen Behinderten über die Möglichkeiten der medizinischen, berufsfördernden und ergänzenden Leistungen zur Rehabilitation zu beraten.

Er hat über das Mitteilungsverfahren nach § 368 RVO jedoch auch die Möglichkeit, einen Behinderten an die Krankenkassen direkt zu verweisen, die dann ihrerseits die Beratung über den zuständigen Rehabilitationsleistungsträger sowie über die Organisation der Rehabilitationsmaßnahmen und deren zeitliche Planung durchführen können.

Folgende in der Praxis am 01.01.1989 zu berücksichtigende Veränderungen hat das Gesetz zur Strukturreform im Gesundheitswesen – GRG – eingeführt:

Zusatzwissen

§ 40 GRG:
Bisher von der Krankenversicherung nach § 184a RVO gewährte medizinische Rehabilitationsmaßnahmen werden jetzt nach § 40 Abs. 2 GRG geregelt. Danach kann die Krankenkasse diese durch stationäre Behandlung in einer Rehabilitationseinrichtung nach § 107 GRG erbringen, mit der ein Vertrag nach § 111 GRG besteht.

§ 107 GRG:
Das GRG hat eine Abgrenzung des Begriffs „Krankenhaus" nach § 107 Abs. 1 SGB V gegenüber einer „Vorsorge- oder Rehabilitationseinrichtung" festgeschrieben. Letztere entsprechen den bisherigen Kur- und Spezialeinrichtungen nach § 184a RVO.

57.1 · Voraussetzungen für Rehabilitationsmaßnahmen

Tabelle 57.1. Soziales Sicherheitssystem

Trägergruppe	Gesetzliche Grundlage	Risiken	Grundaufgaben	Medizinische Rehabilitation	Berufliche Rehabilitation
Rentenversicherung	Reha-Angleichungsgesetz (SGB VI)	Erwerbminderung, Alter, Tod	Renten (Versicherten-BU, EU, Alter-, Hinterbliebenenrente)	Ja	Ja
Landwirtschaftliche Altershilfe	Reha-Angleichungsgesetz (GAL)	Erwerbminderung, Alter, Tod	Altersgeld (Alter oder EU), Hinterbliebenengeld)	Ja	
Unfallversicherung	Reha-Angleichungsgesetz (RVO)	Arbeitsunfall, Berufskrankheit, Tod	Unfallverhütung, Renten (Verletzten, Hinterbliebenenrente)	Ja	Ja
Kriegsopferversorgung/Fürsorge	Reha-Angleichungsgesetz (BVG)	Gesundheitsschäden inf. Krieg- oder Wehrdienst, Impfungen	Renten	Ja	Ja
Krankenversicherung	Reha-Angleichungsgesetz (SGB V)	Krankheit	Gesundheitsförderung, Krankheitsverhütung, Früherkennung, Krankenbehandlung	Ja	
Arbeitsförderung	Reha-Angleichungsgesetz (AFG)	Arbeitslosigkeit, Erwerbsminderung	Berufsberatug, Arbeitsvermittlung, Förderung der beruflichen Bildung, Arbeitslosengeld, Arbeitslosenhilfe		Ja
Sozialhilfe	BSHG	Hilfebedürftigkeit	Hilfe zum Lebensunterhalt in besonderen Lebenslagen (Eingliederungshilfen für Behinderte)	Ja	

Diese Einrichtungen müssen fachlich-medizinisch unter ständiger ärztlicher Verantwortung stehen und neben ärztlichen pflegerischen Hilfeleistungen durch Mitwirkung besonders geschulten Personals („das interdisziplinäre therapeutische Rehabilitationsteam", d. Verf.) nach einem entsprechenden Behandlungsplan bestimmte rehabilitative Therapie und Maßnahmen durchführen zu können.

§ 111 GRG:
Die Vorsorge- und Rehabilitationseinrichtungen werden erstmals in ein vertragliches Zulassungssystem einbezogen. Anders als für den Bereich der Krankenhäuser ist eine staatliche Planung jedoch nicht vorgesehen. In § 111 Abs. 4 SGB V ist lediglich eine „Benehmungsregelung" mit der zuständigen Landesbehörde aufgenommen. Diese Regelung beinhaltet keinen staatlichen Zustimmungsvorbehalt. Die Versorgungsverträge, die die Krankenkassen und Ersatzkassen gemeinsam abschließen, bedürfen daher nicht der Genehmigung durch die zuständige Aufsichtsbehörde. Das Gleiche gilt für die Kündigung des Vertrages. § 111 Abs. 3 SGB V gibt den Vorsorge- und Rehabilitationseinrichtungen, die bislang Leistungen nach § 184a RVO erbracht haben, den erforderlichen Bestandschutz. Dieser Bestandschutz gilt nicht für solche Einrichtungen, die nicht die qualitativen Anforderungen nach § 107 Abs. 2 SGB V erfüllen. In den nach § 111 abzuschließenden Versorgungsverträgen mit Vorsorge- oder Rehabilitationseinrichtungen sind auch nähere Einzelheiten von Qualitätssicherungsmaßnahmen niederzulegen. Die Leistungsvergütungen werden außerhalb der Regeln der Bundespflegesatzverordnung zwischen den Trägern der Einrichtung und den Krankenkassen vereinbart.

Im am 01.07.2001 in Kraft getretenen neu kodifizierten SGB IX wird die Verstärkung der Koordination aller an der Rehabilitation beteiligten Leistungsträger i. S. eines Schnittstellenabbaus angestrebt. Im § 22 SGB IX wird dazu die Etablierung gemeinsamer regionaler Servicestellen aller Rehabilitationsträger festgelegt, die den Patienten bei der Klärung des Rehabilitationsbedarfs helfen sowie über die Verwaltungsabläufe informieren und somit durch zügige ortsnahe Beratung eine Beschleunigung der Intervention bewirken sollen.

Seit 1997 (Wachstums- und Beschäftigungsförderungsgesetz) werden die Ausgaben der Versicherungsträger für Rehabilitationsleistungen vom Gesetzgeber budgetiert. Die dabei vorgegebene Reduktion der stationären Regelverweildauer von 4 auf 3 Wochen wird allerdings von den Rentenversicherungsträgern flexibel gehandhabt. Einige GKVen ersetzen die Tagespflegesätze durch Rehabilitations-Fallpauschalen. Letztere scheinen insbesondere angesichts der geplanten Krankenhausfinanzierung durch Fallpauschalen auf der Basis von Diagnosis Related Groups (DRG) zukunftsträchtig i. S. potenzieller gemeinsamer Komplexpauschalen für Akut- und Rehabilitationsbehandlung.

57.1.2 Antragsverfahren

In der kardiologischen Rehabilitation sind Rentenversicherungen und Krankenversicherungen die am häufigsten zuständige Kostenträger. Rehabilitationsleistungen sind sog. Ermessungsleistungen. Der dafür wesentliche Paragraph in der Rentenversicherungsordnung ist der § 1236 bzw. § 13 im Angestelltenversicherungsgesetz (AVG). Wenn bestimmte versicherungsrechtliche und medizinische Voraussetzungen erfüllt sind, können die Renten- und Krankenversicherungsträger Rehabilitationsleistungen gewähren. Der Verfahrensablauf in einer Rehabilitationsmaßnahme kann in folgende Stufen aufgegliedert werden:
— Anregung,
— Antragstellung,
— Prüfung und Entscheidung,
— Durchführung.

Der behandelnde Haus- oder Facharzt bzw. der behandelnde Klinikarzt wird in der überwiegenden Mehrzahl der Fälle die Anregung für die Rehabilitationsmaßnahmen geben und durch entsprechende Aufklärung und Information die Antragstellung durch den Patienten selbst in Gang setzen. Damit fällt ihm auch die Aufgabe zu, seine bisher erhobenen Befunde für die medizinische Begutachtung zur Prüfung und Entscheidung über die Rehabilitationsmaßnahme einzubringen. Prüfung und Entscheidung erfolgen durch den Rentenversicherungsträger oder den Medizinischen Dienst der Krankenkassen (MdK), der 1989 aus dem vertrauensärztlichen Dienst hervorging. Dabei sollen heute vor Genehmigung einer stationären Maßnahme die Möglichkeiten der ortsnahen ambulanten Rehabilitation geprüft werden.

57.1.3 Allgemeine Prinzipien zur Durchführung

Sind im konkreten Fall die Voraussetzungen für die Durchführung einer Rehabilitationsmaßnahme eingetreten und ist der Antrag auf deren Durchführung gestellt worden, so ergeben sich die Fragen, wann, wo und in welcher Form die Rehabilitation durchgeführt werden soll. Über den Beginn der Rehabilitation im Sinne eines möglichst nahtlosen Übergangs nach der Akutphase einer Erkrankung mit verbleibender Restschädigung besteht heute weitgehend Einigkeit.

Die umfassenden Aufgaben der Rehabilitation auf medizinischem, psychologischem und sozialberuflichem Gebiet stellten hohe Anforderungen an die technischen Einrichtungen und ein entsprechend ausgebildetes Personal für die verschiedenen Fachbereiche. Es ergab sich die Notwendigkeit, z. B. für die einzelnen Fachgebiete der inneren Medizin, spezielle Rehabilitationseinrichtungen zu schaffen und innerhalb der Fachgebiete nach dem Schweregrad und nach unterschiedlichen diagnostischen und therapeutischen Anforderungen zu differenzieren. So wird vom Dachverband der Deutschen Rentenversicherungsträger heute für eine optimale Durchführung der medizinischen Rehabilitation und zugleich aus Gründen der Wirtschaftlichkeit empfohlen, die Behandlungseinrichtungen weitgehend nach Indikationsschwerpunkten und notwendigem Spezialisierungsgrad auszurichten. In Abb. 57.1 wird ein Blockschema wiedergegeben, das die Gliederung der Rehabilitationseinrichtungen in 3 Stufen enthält.

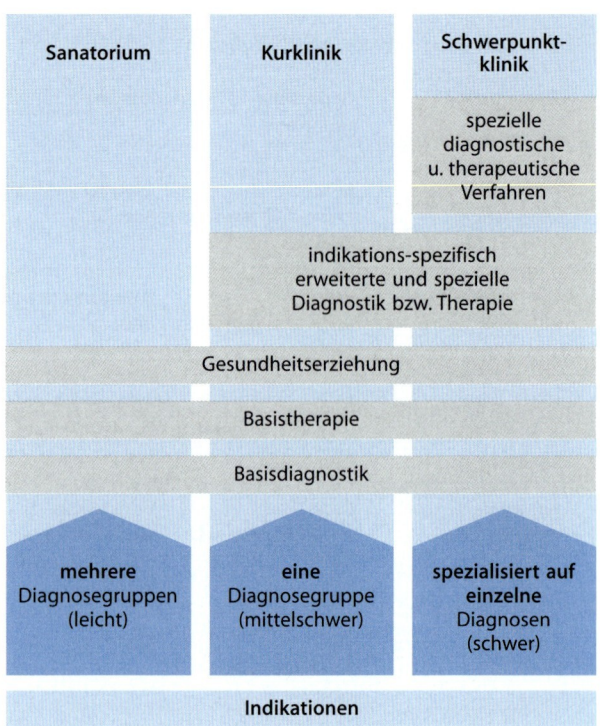

Abb. 57.1. Gliederung der medizinischen Rehabilitationseinrichtungen (nach Tiedt u. Kaufmann 1979)

In allen Rehabilitationseinrichtungen muss eine allgemein-internistische Basisdiagnostik und -therapie durchführbar sein und eine effektive Gesundheitserziehung gewährleistet sein. Die Spezialisierungen hinsichtlich verschiedener Diagnosegruppen sowie die Notwendigkeit indikationsspezifisch erweiterter spezieller Funktionsdiagnostik und therapeutischer Verfahren erweitern die Aufgabengebiete. Den geringsten Spezialisierungsgrad hat die Kategorie des Sanatoriums. Die Kategorie der Kurklinik stellt nach Tiedt u. Kaufmann (1979) von der bisherigen Entwicklung und dem Bedarf her den Prototyp der medizinischen Rehabilitationseinrichtungen der Rentenversicherungsträger dar, während die Kategorie der Schwerpunktklinik noch stärker auf bestimmte Diagnosegruppen und Aufgaben spezialisiert ist und auf überregionaler Ebene allen Rehabilitanden zur Verfügung stehen soll, bei denen spezielle diagnostische Maßnahmen und spezielle Therapiemaßnahmen erforderlich sind.

57.2 Organisation der kardiologischen Rehabilitation

57.2.1 Zielsetzung

> **Aspekte der kardiologischen Rehabilitation**
> (Halhuber 1976)
> - Unter einem **medizinisch-physiologischen Aspekt** stellt sich die Rehabilitation die Aufgabe der Kompensation irreparabler Folgezustände durch noch vorhandene Funktionsmöglichkeiten des Organismus. Angestrebt wird eine möglichst weitgehende Wiederherstellung der kardialen Leistungsfähigkeit der Patienten.
> - Unter einem **sozial-psychologischen Aspekt** zielt die Rehabilitation auf die Wiederherstellung der Leistungsehre in einer Leistungsgesellschaft vor dem Hintergrund, den Patienten in sein soziales und berufliches Umfeld zu reintegrieren bzw. eine drohende Pflegebedürftigkeit bei chronisch Erkrankten abzuwenden.
> - Unter einem **edukatorischen Aspekt** schließlich strebt die Rehabilitation eine möglichst breite Informationsvermittlung an mit dem Ziel einer Bewusstmachung insbesondere der koronaren Risikofaktoren und damit der Verhinderung des Fortschreitens der Erkrankung (Sekundärprävention).

Aus der Komplexität der mit der Rehabilitation zusammenhängenden Aufgabenbereiche hat sich in dem deutschen Sprachgebrauch der Begriff der „umfassenden Betreuung" des Herzpatienten entwickelt.

Nach dem gesetzlichen Auftrag ist Aufgabe und Ziel der kardiologischen Rehabilitation die Abwendung einer erheblich gefährdeten Erwerbsfähigkeit sowie die Eingliederung in das Erwerbsleben und das soziale Umfeld. Die Herzpatienten müssen hierbei in die Lage versetzt werden, einerseits die Folgen einer Erkrankung zu überwinden, aber auch zukünftig verantwortungsbewusst mit ihr umzugehen, um eine frühzeitige Berentung zu verhindern und einen möglichst langen Verbleib im Erwerbsleben zu gewährleisten. In den Bemühungen um eine Standardisierung der Rehabilitationsmaßnahmen haben Expertenkommissionen der WHO im Jahr 1973 in Verbindung mit der internationalen Gesellschaft für Kardiologie detaillierte Empfehlungen ausgearbeitet.

57.2.2 Phase I

> **Definition**
>
> Die Phase I umfasst den Klinikaufenthalt (einschließlich Intensivstation) und dauert bis zur Entlassung aus dem Akutkrankenhaus. Neben der Basistherapie ist die Frühmobilisation wesentlicher Bestandteil der sog. „frühen Rehabilitation", die i. S. einer umfassenden Versorgung („comprehensive cardiac care") bereits in dieser Phase neben der akutmedizinischen auch psychosoziale und edukatorische Komponenten enthält.

Der Frühmobilisation kommt hierbei ein besonderer Stellenwert zu. Es besteht heute allgemeine Übereinstimmung darüber, Infarktpatienten ohne Komplikationen innerhalb von 10–14 Tagen voll zu mobilisieren. Da der Aufenthalt auf der Intensivstation von den Infarktpatienten einerseits als beruhigend und schützend empfunden wird, zum anderen aber auch als beängstigend und durchaus existenzbedrohlich, ist auch eine entsprechende psychische Betreuung notwendig. Am Ende der Akutbehandlung muss mit einer Stufendiagnostik und einer Risikostratifizierung die Prognose beurteilt werden. Diese Risikostratifizierung schließt einen sogenannten frühen Belastungstest mittels Belastungs-EKG, die Beurteilung der Herzfunktion (Echokardiogramm, Laevokardiogramm) sowie das Erfassen eventueller rhythmologischer Probleme (Langzeit-EKG, ggf. Spätpotenzial-EKG usw.) ein. Weiterhin werden Anamnese, klinischer Befund sowie weiterbestehende klinische Symptome (Angina pectoris, Belastungsluftnot) berücksichtigt.

Das Konzept der Frühmobilisation beginnt mit der körperlichen Mobilisation bei unkompliziertem Infarkt in Form krankengymnastischer Übungsbehandlung bereits am zweiten Tag. Der progrediente, sorgfältig überwachte Aufbau der körperlichen Aktivitäten ist so bemessen, dass die Entlassung aus dem Krankenhaus in der zweiten Woche erfolgen kann. Die Frühmobilisation vermeidet die Nachteile einer Bettruhe beim Infarkt wie Orthostaseintoleranz, Thromboseneigung und Lungenembolie, Störungen der Lungenfunktion und Pneumonie. Sitzen und Stehen führt zu einer Senkung der Vorlast und wirkt sich hier beim akuten Infarkt günstig aus. Eine Voraussetzung der Frühmobilisation ist ein komplikationsloser Verlauf. Bei kompliziertem Verlauf ist die Frühmobilisation je nach Art und Schwere individuell zu planen.

57.2.3 Phase II

> **Definition**
>
> Die Rehabilitation in der Phase II erfolgt heute entweder in Form einer stationären Rehabilitation in einem spezialisierten Rehabilitationszentrum über ein Zeitraum von 3–4 Wochen, wird aber zunehmend auch wohnortnah in entsprechend personell und apparativ ausgerüsteten ambulanten Zentren ebenfalls über 3 Wochen durchgeführt (s. unten). Die Phase II umfasst sowohl das Wiederholungsheilverfahren, heute meist in Intervallen von nicht < 4 Jahren, als auch die Anschlussheilbehandlung.

Anschlussheilbehandlung. Die möglichst lückenlose Fortsetzung der Rehabilitation in einem Rehabilitationszentrum oder einer Rehabilitationsklinik nach dem in Deutschland etablierten Modell der Anschlussheilbehandlung (AHB) liefert besonders günstige Bedingungen für die Realisierung der Forderung nach einer „umfassenden Betreuung" der Patienten (Weidemann et al. 1991).

Die von der WHO in erster Linie für andere Erkrankungen vorgeschlagenen Kategorien „impairment" (Schädigung, z. B. eingeschränkte LV-Funktion), „disability" (Fähigkeitsstörung, z. B. Probleme beim Treppensteigen und schnellem Gehen) und „handicap" (Beeinträchtigung, z. B. mit der Notwendigkeit einer beruflichen und sozialen Eingliederung) weisen keinen zwingenden kausalen Zusammenhang auf. Diesen 3 Kategorien lassen sich in der umfassenden (interdisziplinären) kardiologischen Rehabilitation somatische, psychische, soziale und edukative Therapieziele und Handlungsebenen zuordnen. Vor Beginn einer kardiologischen Rehabilitationsmaßnahme ist die Reha-Bedürftigkeit festzustellen.

> **Definition**
>
> Im Rahmen der allgemeinen Heilbehandlung besteht eine Reha-Bedürftigkeit prinzipiell bei jenen Patienten, bei denen manifeste kardiale Erkrankungen diagnostisch gesichert wurden, die bereits zu einer Funktionseinschränkung geführt haben. Eine Reha-Bedürftigkeit kann auch bereits dann vorliegen, wenn aufgrund eines komplexen kardiovaskulären Risikofaktorenprofils (Hypertonie, Fettstoffwechselstörung, Diabetes mellitus) in absehbarer Zeit eine drohende Funktionseinschränkung und somit eine Gefährdung der Erwerbsfähigkeit zu erwarten ist.

Im Rahmen des AHB-Verfahrens der Rentenversicherung und Krankenkassen ergibt sich die Reha-Bedürftigkeit aus den im AHB-Katalog beschriebenen Indikationen, Voraussetzungen und Kontraindikationen. Bezüglich der Reha-Fähigkeit ist eine ausreichende mentale Leistung sowie auch der Wille und Vorsatz einer aktiven Mitarbeit im Rahmen der therapeutischen Maßnahmen vorauszusetzen. Insbesondere bei Patienten mit BU/EU-Rentenantrag können sich hierbei Schwierigkeiten ergeben. Dennoch gilt auch hier der Grundsatz „Rehabilitation vor Rente". Bei AHB-Verfahren ist die Feststellung der Reha-Fähigkeit während des stationären Aufenthalts in der Akutklinik manchmal nur schwierig möglich, sodass im Einzelfall erst in der Rehabilitationsklinik hierüber entschieden werden kann.

Somatische Ebene

Dem Arzt kommt in der Eingangsuntersuchung eine wichtige steuernde Funktion für den gesamten Reha-Prozess zu, was Kenntnisse über die ärztliche Kompetenz hinaus auch auf allen anderen Handlungsebenen voraussetzt. Bei der möglichst frühzeitigen Aufnahmeuntersuchung soll dem Patienten der bevorstehende Reha-Prozess erläutert werden, es sollten die Patientenerwartungen besprochen, strukturiert erfasst und dokumentiert und der Patient zur aktiven Mitarbeit motiviert werden. Zur Eingangsdiagnostik gehören die gezielte Anamnese und klinische Befunderhebung, das Ruhe-EKG, die Echokardiographie zur Beurteilung der linksventrikulären Pumpfunktion sowie eventueller Begleitprobleme (Klappenerkrankungen, Perikarderguss), Laboruntersuchungen (Glukose- und Lipidstoffwechselstörung) sowie die Durchführung einer symptomlimitierten Belastungs-EKG-Untersuchung (Karoff 1999).

Besonders beobachtet werden muss der Problembereich der Multimorbidität. Diese erstreckt sich nicht nur auf unterschiedliche Manifestationen der Atherosklerose, sondern auch auf eine mögliche Miterkrankung des muskuloskelettalen Systems sowie auf pneumologische Erkrankungen (COPD), die mit in das Therapiekonzept eingebunden werden müssen. Entsprechend Art, Umfang und Schwere der Erkrankung sind weiterführende diagnostische Maßnahmen, wie transösophageale Echokardiographie, Stress-Echokardiographie, Rechtsherzkatheter, Spiroergometrie, Langzeitblutdruckmessung und angiologische Ultraschalldiagnostik usw., hinzuziehen.

Therapieziele. Nach den Ergebnissen der Eingangsuntersuchung und -diagnostik werden im Anschluss daran die Therapieziele in Absprache mit den Patienten definiert. Es ist hierbei sinnvoll, kurzfristige Therapieziele (noch während der Anschlussheilbehandlung), wie Abheilen von Beingeschwüren, Reduktion von Perikard-/Pleuraergüssen und Reduktion von Schmerzen, von längerfristigen Therapiezielen, wie Verbesserung der kardiopulmonalen Leistungsfähigkeit und weitere umfassende Maßnahmen der Sekundärprävention (Normalisierung des Lipidstoffwechsels) voneinander zu trennen. Nach Definition der Therapieziele erfolgt die individuelle Therapieplanung. Diese umfasst im somatischen Bereich die medikamentöse Behandlung, die Bewegungstherapie sowie bei Bedarf balneophysikalische Maßnahmen (Abb. 57.2).

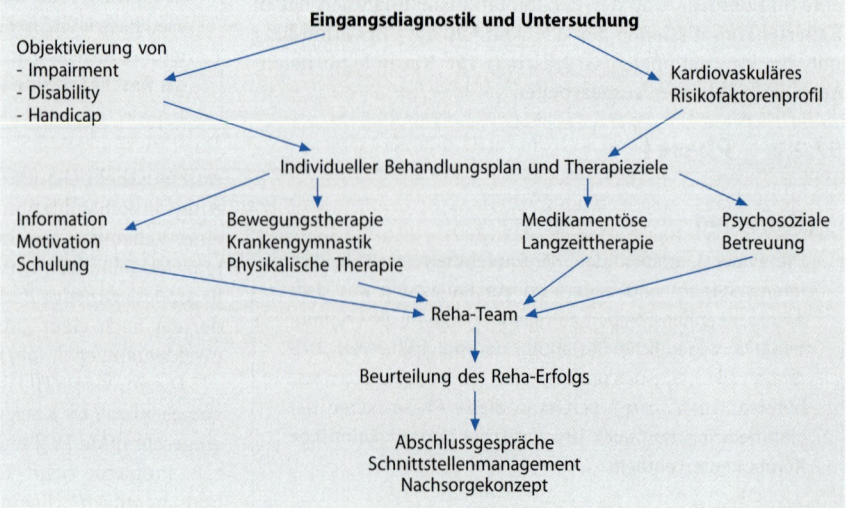

Abb. 57.2. Ablauf der kardiologischen Rehabilitation

Medikamentöse Therapie. Die medikamentöse Behandlung erfolgt nach dem jeweiligen „state of the art" und ist von zahlreichen Fachgesellschaften und Konsensuskonferenzen in Form von Leitlinien festgelegt.

Bewegungstherapie (s. Kap. 55). Die Bewegungstherapie hat sich weltweit durchgesetzt und gilt heute als unverzichtbarer Bestandteil der kardiovaskulären Rehabilitation (Weidemann 1991). Sie ist die kontinuierliche Fortsetzung der bereits in der Akutklinik eingeleiteten Frühmobilisation und beinhaltet Elemente des Ausdauertrainings, der Flexibilität und der Koordination sowie heute auch zunehmend der Kraftausdauer. Zur individuellen Belastungsdosierung sowie zur didaktischen Betreuung der Patienten müssen in der Bewegungstherapie Angaben zur spezifischen kardiologischen Diagnose, zu den aktuellen diagnostischen Befunden, Kenntnisse der aktuellen Medikation sowie auch der koronaren Risikofaktoren vorliegen.

Balneophysikalische Therapie. Unterstützend (und auch motivationsfördernd) werden bei Bedarf balneophysikalische Therapieverfahren in Form von Massagen, Packungen, Bädern, Kneipp-Hydrotherapie, Inhalationen usw. eingesetzt. Die balneophysikalische Therapie kommt darüber hinaus v. a. bei multimorbiden Patienten schwerpunktmäßig zu Einsatz.

Psychische Ebene

Die Bedeutung psychischer Faktoren für die Entwicklung und den Verlauf einer kardiologischen Erkrankung wurde schon sehr früh erkannt. In einzelnen Studien wurde ein Zusammenhang von Angst und Depression mit der Überlebenswahrscheinlichkeit nach einem Herzinfarkt beschrieben. Andernfalls können psychische Probleme auch als sekundäre emotionale Reaktion auf die Erkrankung verstanden werden. Die Studien zeigen, dass Patienten mit einer manifesten kardiovaskulären Erkrankung und erhöhter Depressivität eine statistisch abgesicherte erhöhte Wahrscheinlichkeit haben, in den folgenden Monaten nach dem Herzinfarkt zu sterben als Patienten ohne depressive Erkrankung; Frasure-Smith et al. (1995) errechneten ein 3,5faches Mortalitätsrisiko für depressive Patienten. In diesen Studien war das Vorliegen einer Depression mit einem gleich hohen Risiko eines früheren Versterbens assoziiert wie relevante medizinische prognostische Faktoren (z. B. linksventrikuläre Ejektionsfraktion, maligne ventrikuläre Arrhythmie). Auch fand sich ein erhöhtes Risiko für einen plötzlichen Herztod bei Vorliegen von depressiven Symptomen nach Myokardinfarkt und erleichterter Auslösbarkeit von ventrikulären Tachykardien und Kammerflimmern.

Störungen der Konzentrationsfähigkeit und schnelle Ermüdbarkeit sind oft im Zusammenhang mit einer depressiven Verstimmung zu sehen. Übertriebene Betonung der körperlichen oder psychischen Beschwerden bzw. Verleugnen der Schwere der Erkrankung gelten als prognostisch ungünstig, wenn sie lange nach einem koronaren Ereignis persistieren.

Inwieweit psychische Belastungen darüber hinaus mit anderen auf die Persönlichkeit bezogenen Variablen assoziiert sind, steht noch zur Diskussion. Über 3 Jahrzehnte wurde z. B. der Frage nachgegangen, inwieweit ein bei Patienten mit Herz-Kreislauf-Erkrankungen häufig beschriebenes Persönlichkeits- und Verhaltensmuster (Typ-A-Verhalten) Einfluss auf Beginn und Verlauf einer koronaren Herzerkrankung nimmt (Friedman et al. 1986). Eine Metaanalyse mit 25 prospektiven Studien kommt zu dem Schluss, dass das Typ-A-Verhalten keinen eigenständigen Risikofaktor für die koronare Herzerkrankung darstellt. Es bestehen aber korrelative Beziehungen zur Feindseligkeit („hostility") als eine der zentralen Dimensionen dieses Konzepts.

> **Klinisch wichtig**
>
> Bei der psychologischen Betreuung von Herzpatienten im Rahmen der Rehabilitation ist eine adäquate Behandlung derartiger Symptome notwendig und möglich (Verhaltenstherapie, Gesprächstherapie, selten medikamentöse Therapie). Desgleichen kann durch die Vermittlung von Stressbewältigungskompetenz, z. B. durch Vermittlung von Entspannungstechniken, ein positiver Einfluss auf derartige Symptome erzielt werden (Linden et al. 1996). Wegen der Bedeutung psychologischer und psychosozialer Faktoren für den Rehabilitationsprozess sowie wegen der Notwendigkeit, verhaltensbezogene Maßnahmen möglichst frühzeitig einzuleiten, sollten entsprechende Probleme möglichst zu Beginn der Rehabilitation erfasst werden.

Tod des Partners, schwere Erkrankungen eines nahen Angehörigen, Konflikte in der Ehe oder mit den Kindern, langfristige Pflege von Angehörigen, drohender oder realer Verlust des Arbeitsplatzes, finanzielle Probleme usw. sind ebenfalls in das psychologische Behandlungskonzept mit einzubeziehen. Gleiches gilt für eine hohe Belastungen am Arbeitsplatz bei gleichzeitig geringer Einflussmöglichkeit auf die Arbeitsbedingungen und Arbeitsabläufe („aktiver Distress").

Edukative Ebene

Gesundheitsbildung in der Rehabilitation beinhaltet alle Maßnahmen, die unter Einsatz didaktischer Techniken bzw. psychologischer Methoden auf eine positive Veränderung gesundheitsbezogener Verhaltensweisen (Einstellung, Wissen und Motivation) abzielen. Das Spektrum möglicher Maßnahmen reicht von allgemeinen, auch indikationsübergreifenden Informations- und Motivationsgruppen, über krankheitsspezifische Vertiefungen bis hin zu Schulungen (z. B. Blutdruckselbstmessung). Das übergeordnete Ziel ist, die Rehabilitanden für die Bedeutung des eigenen Lebensstils zu sensibilisieren, sie zu individuellen Problemlösungen zu befähigen und ihnen über die Phase der organisierten Rehabilitation hinaus Handlungskompetenzen für schwierige Situationen zu vermitteln (Held u. Mittag 2002).

> **Themen von Patientenschulungen**
> - Ausreichende Information über die notwendigen bzw. erreichten Therapieziele durch selbständigen Eintrag in ein Therapiebuch/Anwendungsheft (Lipidwerte, Blutdruck, Körpergewicht) und Fortführung der Aufzeichnungen im Alltag

- Einüben und Vermittlung praktischer Fähigkeiten wie:
  - Blutdruckeigenmessung
  - Puls-Selbstkontrolle
  - Gewichtskontrolle
  - Urin- bzw. Blutzucker-Selbstbestimmung
  - Selbstbestimmung der Antikoagulation
- Aushändigen praktischer Hilfsmittel wie z. B. eines Blutdruckpasses, eines Diabetikerausweises sowie eines Gerinnungspasses
- Information über Sinn und Zweck einschließlich Nebenwirkungen von Medikamenten im Hinblick auf eine dauerhafte Compliance
- Ausreichende Information über regelmäßige medizinische Kontrolluntersuchungen (Lipidprofile, Blutdruckwerte, Belastungs-EKG, Echokardiogramm) usw.
- Vermehrter praktischer Einbezug auch der Angehörigen in Lehrküchenveranstaltungen
- Konkrete oder simulierte Probeeinkäufe
- Anleitung zur Führung eines Ernährungsprotokolls
- Gemeinsames Erarbeiten eines individuellen Trainingsplans mit Angaben über Trainingswatt und Trainingspuls vor dem Hintergrund individueller Vorlieben und Vorerfahrungen
- Nachhaltige Motivation zur Teilnahme an einer Herzsportgruppe

Beispielhafte Patientenseminare
- Anatomie und Funktion des Herz-Kreislaufsystems
- Ursachen, Gefahren und Therapie des Herzinfarktes
- Bluthochdruck: Ursachen, Folgekrankheiten, nichtmedikamentöse Therapie
- Medikamente in der kardiologischen Sekundärprävention
- Psychosozialer Distress: Erkennung, Vermeidung, Bewältigungsstrategien
- Diabetes mellitus Typ II
- Chronische Herzinsuffizienz
- Gesunde Diät für Herzkranke
- Welche Bewegung bei welcher Herzkrankheit?
- Ablauf einer typischen Sitzung einer ambulanten Herzgruppe

Gegenstand und Methoden der Gesundheitsbildung in diesem Sinne finden eine evidenzbasierte Entsprechung in den Begriffen „education", „counceling", „behavioural interventions", wie sie in den U.S. Guidelines „Cardiac Rehabilitation" seitens der Agency For Healthcare erstmals zusammenfassend dargestellt sind (Balady et al. 2000). Es liegen gesicherte wissenschaftliche Erkenntnisse vor, die gleichrangig die prognostische Effizienz von lebensstilverändernden Maßnahmen wie körperliche Aktivität, Veränderung des Essverhaltens und Einstellung des Nikotinkonsums im Vergleich zu der Wertigkeit einer medikamentösen Langzeitbehandlung nachweisen (Jost 1994). Ein Konsensuspapier der American Heart Association und des American College of Cardiology kommt zu dem Schluss, dass eine umfassende, langfristige Risikofaktorenintervention folgende Ergebnisse erzielt:
- höhere Gesamtüberlebensrate,
- verbesserte Lebensqualität,
- weniger Bypassoperationen und PTCA,
- ein verringertes Auftreten von (Re-)Herzinfarkten

Die Umsetzung eines strukturierten Gesundheitsprogramms ist nicht selten erschwert durch eine gestörte Krankheitseinsicht und -verarbeitung. Deshalb darf sich das Gesundheitstraining nicht in einer reinen Wissensvermittlung erschöpfen, es muss die Motivation zur aktiven Mitarbeit bei der Erlangung von Wissen und Fähigkeiten mit dem Ziel, langfristig eine Lebensstiländerung hervorzurufen, stärken. Eine Beratung über gesunde Ernährung muss neben der Theorie auch praktisches Üben beinhalten (Lehrküche). Über die Bedeutung einer gesundheitsgerechten Ernährung im Rahmen der Sekundärprävention der Atherosklerose sind v. a. die Ergebnisse der Lyon-Diet-Health-Study sowie auch die Ergebnisse des Lifestyle-Heart-Trial hervorzuheben (de Lorgeril et al 1999; Ornish et al. 1998).

Die Vermittlung eines gesundheitlich günstigen Lebensstils impliziert den Aufbau von Faktoren, welche die Gesundheit schützen helfen (Schutzfaktoren). Die Förderung von Gesundheit in diesem letztgenannten Sinn wird als „Salutogenese" bezeichnet. Die Gesundheitsförderung zielt ab auf körperliches und seelisches Wohlbefinden. Sie betrachtet den Patienten als selbstbestimmtes Subjekt und Experten für die eigene Erkrankung. Sie basiert auf Information, Beratung und Unterstützung, und sie berücksichtigt auch die Lebensbedingungen der Patienten. Wichtige psychische und soziale Schutzfaktoren sind z. B. gute soziale Integration, günstige Bedingungen am Arbeitsplatz, günstiges Gesundheitsverhalten (Bewegung, gesunde Ernährung, Meiden von Genussgiften) und seelische Gesundheit (Selbstwertgefühl, Zuversicht, Freude, internale Kontrolle, Überzeugungen).

Resultate der kardiologischen Rehabilitation

Die Ergebnisse der stationären Rehabilitation (Phase II) sind hinreichend belegt und zeigen bei den wesentlichen relevanten kardialen Endpunkten durchweg gute Ergebnisse (◘ Abb. 57.3 und 57.4; Baessler et al. 2001; Gerdes et al. 2000, Held et al. 1999, Völler et al. 1999, Weidemann et al. 1999). Das Nachlassen

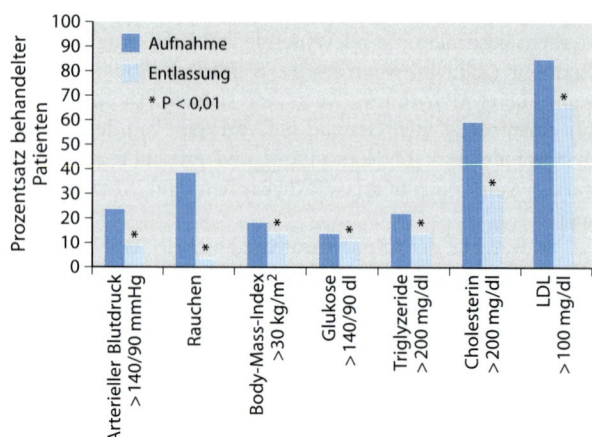

◘ Abb. 57.3. Reduktion konventioneller Risikofaktoren während der stationären kardiologischen Rehabilitation in der PIN-Studie (Völler et al. 1999)

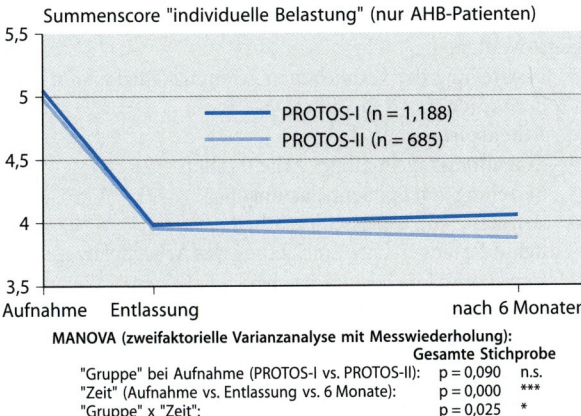

Abb. 57.4. Individuelle Empfindung psychischer Belastung bei Patienten vor, direkt und 6 Monate nach Entlassung aus stationärer AHB in PROTOS-I und -II (Weidemann et al. 1999; Gerdes et al. 2000)

der während der Phase II erzielten Rehabilitationsergebnisse ist vor dem Hintergrund zu diskutieren, dass die Bereitschaft von Patienten zu längerfristiger Verhaltensänderung häufig eingeschränkt ist. So findet sich beispielsweise durchgängig nur eine relativ geringe Motivationsrate zum Anschluss an eine ambulante Herzgruppe und zum Verbleib in einer solchen. Gleiches gilt auch für die Beibehaltung einer während der stationären Phase erreichten Ernährungsumstellung einschließlich Gewichtskontrolle.

Die ambulante ärztliche Weiterbetreuung von Herzpatienten ist teilweise ebenfalls mit Defiziten belastet. Zahlreiche Untersuchungen belegen z. B. eine medikamentöse Minderversorgung von koronarkranken Patienten mit Lipidsenkern und β-Rezeptorenblockern (EUROASPIRE I und II Group 2001).

> Nach Abschluss der Phase II der kardiologischen Rehabilitation ist eine Stabilisierung der positiven Ergebnisse durch eine langjährige Weiterbetreuung des Patienten notwendig.

Entscheidend für den Erhalt der während der Phase II erzielten Rehabilitationsergebnisse ist ein nahtloser und unproblematischer Übergang in die Phase III durch ein gut organisiertes Schnittstellenmanagement (Gohlke 2000; Keck 2000). Dies muss konkret geplant und konzeptionell umgesetzt werden, wobei neben patientenbezogenen Ansätzen insbesondere auch der nachbetreuende Arzt, die Angehörigen, berufsbezogene Institutionen, lokale und regionale Partner wie Volkshochschulen, Krankenkassen, Sportvereine und psychologische Einzelbetreuung usw. einzubeziehen sind. Entscheidend ist eine problemorientierte und auf die Patientenbedürfnisse und -erwartungen individuell zugeschnittene Planung der poststationären Phase.

57.2.4 Phase III

Für die Mehrzahl der Patienten einer kardiologischen Anschlussheilbehandlung (Phase II) ist die Teilnahme an einer ambulanten Nachsorgeeinrichtung (Herzgruppe) zur Stabilisierung des Rehabilitationserfolgs und des gesundheitsbewussten Lebensstils sinnvoll. Die Herzgruppen stellen in Deutschland in der Phase III ein nahezu flächendeckend ausgebautes Netz (über 5500 Gruppen) zur organisierten kardiologischen Nachsorge bereit. Da die Zugangsquoten zur Herzgruppe verbesserungsbedürftig erscheinen, wurde von der Deutschen Gesellschaft für Prävention und Rehabilitation von Herz-Kreislauf-Erkrankungen (DGPR) ein Motivationsprogramm, das routinemäßig während der Phase II der kardiologischen Rehabilitation eingesetzt werden soll, angeregt. Hierdurch gelingt es, Patienten häufiger zur Teilnahme an einer Herzgruppe zu motivieren (Keck u. Budde 1995).

Die Herzgruppen sollen das Merkmal der umfassenden kardiologischen Versorgung („comprehensive cardiac care") aufweisen. Bei zumeist einem wöchentlichen Treffen von in der Regel 60–90 min und einer Teilnehmerzahl von maximal 15 soll bei ärztlicher Präsenz und unter Anleitung speziell qualifizierter Übungsleiter die konstruktive Bewältigung der Erkrankung durch körperliche Konditionierung über Gymnastik, Ausdauertraining und Spiele sowie Entspannungsübungen und Gruppengespräche gefördert werden. Auch hier ist die zentrale Zielsetzung die Vermittlung eines gesundheitsfördernden Lebensstils. Dabei wird eine Mindestteilnahmedauer von drei Jahren vorausgesetzt, in denen die notwendigen Lebensstiländerungen vollzogen sein sollten.

Besonderes Interesse verdient hier die Berliner KHK-Studie, in der eine statistisch signifikante geringere 3-Jahres-Mortalität bei denjenigen Rehabilitanden zu beobachten war, die Kontakt zu einer Herzgruppe nach der stationären Phase aufgenommen hatten (Müller-Fahrnow 1994). Der Zugang zu einer Herzgruppe gilt als Qualitätsmerkmal der vorangehenden Phasen der kardiologischen Rehabilitation, wobei die Zugangsraten sich derzeit zwischen 15 und 50% unterschiedlich nach Schichtzugehörigkeit, Alter, Geschlecht und Diagnosespektrum zeigen. Erste Arbeiten zeigen, dass v. a. auch durch ein intensiviertes Nachsorgemodell sowohl das Risikofaktorenprofil als auch die berufliche Reintegration in einem höheren Maße gelingt (Karoff et al 2000).

57.2.5 Qualitätssicherung

Phase I. In der Phase I der kardiologischen Rehabilitation gelten die evidenzbasierten Richtlinien zur Akutbehandlung von Herz-Kreislauf-Erkrankungen, wie sie in zahlreichen Konsensuspapieren niedergelegt und dargestellt sind. Hingewiesen sei auf die Empfehlungen zur Prävention und Rehabilitation der koronaren Herzerkrankung in der Akutphase, wie sie von der DGPR in einem Konsensuspapier (DGPR-Kompendium) definiert werden.

Phase II. Für die Phase II wurde seitens der Rentenversicherungsträger ein spezielles Qualitätssicherungsprogramm erarbeitet, dass Strukturqualität, Prozessqualität und Ergebnisqualität während der Phase II kontrolliert (Beckmann 1994).

> **Elemente des Qualitätssicherungsprogramms**
> — Erhebung der Strukturqualität durch einen validierten Erfassungsbogen mit fortlaufender Aktualisierung.

- Eine durch Peer Review durchgeführte qualitative Beurteilung der Rehabilitationsentlassungsberichte mit Erfassung von 19 relevanten Items.
- Patientenbefragung mit insbesondere Nachfrage nach Wahrnehmung und Bewertungen von Reha-Strukturen und Prozessen („Rehabilitandenzufriedenheit").
- Ein internes Qualitätsmanagement durch einen Qualitätssicherungsbeauftragten und entsprechende Arbeitsgruppen mit jährlicher Berichterstellung über die Aktivität an die federführende Rentenversicherung.
- Ein klinikübergreifender externer Qualitätszirkel im Zusammenschluss benachbarter Rehabilitationseinrichtungen mit ebenfalls regelmäßiger Berichterstattung.

Phase III. Zur Qualitätssicherung in der Phase III existieren nur ansatzweise Methoden und Ergebnisse. Hervorzuheben ist ein bisher als Pilotprojekt abgeschlossenes Zertifizierungsverfahren von Herzgruppen in Rheinland-Pfalz, in dem 19 für die Qualität der Herzgruppen entscheidende Punkte durch eine Vorortbegehung beurteilt und kontrolliert wurden.

57.3 Berufliche Wiedereingliederung oder Berentung

57.3.1 Das „Reha-Team"

Ein Patient wird in der Rehabilitationsklinik unter der Federführung des Stationsarztes von einem Team von Ärzten untersucht und behandelt, dem speziell ausgebildete Fachkräfte für Krankengymnastik und Bewegungstherapie, Ernährungs- und Freizeitberatung zur Seite stehen. Das Ärzteteam muss sich bewusst sein, dass eine wirksame, auf Dauer gefestigte medizinische Rehabilitation nur in Verbindung mit einer sorgfältig vorbereiteten sozialen und beruflichen Reintegration möglich ist. Diese setzt neben dem Einsatz entsprechend ausgebildeter Rehabilitationsberater die Möglichkeit des Einsatzes von Psychologen und ggf. Arbeitspädagogen voraus. Diese arbeiten im „Reha-Team" eng mit den Ärzten des Zentrums zusammen. Die regelmäßige gemeinsame Bearbeitung von Problemfällen mit Fachkräften der Arbeitsverwaltung bzw. der regionalen Servicestellen in „Reha-Kommissionen" ermöglicht eine umfassende Anwendung aller gesetzlich gegebenen Möglichkeiten der Rehabilitation für jeden einzelnen Patienten.

> **Aufgaben des Reha-Teams**
> - Erhebung einer ausführlichen Sozial- und Berufsanamnese
> - Klärung aller Versicherungsanwartschaften
> - Information über Voraussetzungen und Möglichkeiten von Rehabilitationsmaßnahmen
> - Einleitung weiterer notwendiger Rehabilitationsmaßnahmen

Jeweils auf dem Boden des kardiologisch diagnostizierten Leistungsniveaus eines Patienten müssen gemeinsam von Ärzte- und Reha-Team folgende Fragen bedacht und ggf. bearbeitet werden:
- Feststellung der verbliebenen Leistungsfähigkeit am Ende der stationären Rehabilitation,
- Arbeitsplatzsicherung,
- Einhaltung regelmäßiger Arbeitszeiten,
- Befreiung von Spitzenbelastungen,
- Befreiung von Nachtschichtarbeit,
- Behindertengerechte Einrichtung des Arbeitsplatzes,
- Umsetzung im gleichen Betrieb,
- Anlernung im gleichen Betrieb mit Anlernzuschuss,
- Neuvermittlung nach Schwerbehindertensonderprogrammen,
- Neuvermittlung mit Anlernzuschuss,
- Berufsfindung – Arbeitserprobung – Berufsvorbereitung – Berufsförderung,
- berufliche Anpassung durch Fortbildungsseminare,
- psychologische Begabungstests,
- Umschulung im Berufsförderungswerk mit Examen,
- Umschulung im Betrieb mit Examen,
- Gesundheitserziehungsprogramme.

57.3.2 Beurteilung der beruflichen Belastbarkeit

Als beispielgebend für die Methodik der Beurteilung der beruflichen Belastbarkeit von Herzpatienten können die Richtlinien des Herz-Zentrums Bad Krozingen (1994) gelten, auf die im folgenden näher eingegangen werden soll. Bei Patienten, die noch im Berufsleben stehen, muss in jedem Arztbrief eine Stellungnahme zur zukünftigen beruflichen Situation abgegeben werden. Im wesentlichen geht es darum abzuwägen, ob der Patient in seinem Beruf wieder:
- voll oder
- mit Einschränkungen arbeiten kann, oder ob
- andere Empfehlungen (Arbeitsunfähigkeit, Umschulung, Rente) ausgesprochen werden müssen.

Dabei ist das Ausmaß der Erkrankung, der Funktionszustand und die Prognose der Erkrankung einerseits und die berufliche Belastung bzw. Beanspruchung andererseits gegeneinander abzuwägen. An dieser Stelle soll im wesentlichen die berufliche Belastung bzw. Beanspruchung beschrieben werden.

> **Faktoren der beruflichen Belastung**
> - Physische Belastung, z. B. Schwere der zu tragenden Lasten
> - Physikalische Einflüsse, z. B. Kälte, Hitze, Lärm
> - Psychische Einflüsse, z. B. Arbeit unter Zeitdruck, hohe Verantwortung

Klassifizierung der körperlichen Belastung

Die Beanspruchung einer definierten Belastung ist unter anderem vom Alter, dem Körperbau und bei Patienten v. a. vom Gesundheits- und Funktionszustand abhängig. Von der Seite der körperlichen Belastung wird die Arbeit in 4 Schweregrade (modifiziert nach REFA von Wenzler, 1984) unterteilt.

Stufe I. Leichte Arbeiten, wie Handhaben leichter Werkstücke und Handwerkszeuge, bedienen leichtgehender Steuerhebel und Kontroller oder ähnlicher mechanisch wirkender Einrichtungen; auch langdauerndes Stehen oder ständiges Umhergehen, Tragen von Lasten bis ca. 5 kg (überwiegend) bzw. bis ca. 10 kg (zeitweise). **Beispiel:** Fahrzeugführer (ohne Ladearbeiten), Lehrer, Stenotypistin.

Stufe II. Mittelschwere Arbeiten, wie Handhaben etwa 1–3 kg schwergehender Steuereinrichtungen, unbelastetes Begehen von Treppen und Leitern, Heben und Tragen von mittelschweren Lasten in der Ebene, bis etwa 12 kg (überwiegend) bzw. bis etwa 15 kg (zeitweise) oder Hantierungen, die den gleichen Kraftaufwand erfordern. **Beispiel:** Feinpolierer, Fernsehtechniker.

Stufe III. Schwere Arbeiten, wie Tragen von schweren Lasten bis ca. 25 kg (überwiegend) bzw. bis 40 kg (gelegentlich) in der Ebene oder Steigen mit mittleren Lasten und Handhaben von Werkzeugen (über 3 kg Gewicht), auch von Kraftwerkzeugen mit starker Rückstoßwirkung, Schaufeln, Graben, Hacken. Ferner: mittelschwere Arbeiten, entsprechend Stufe II, in angespannter Körperhaltung, z. B. in gebückter, kniender oder liegender Stellung. Höchstmögliche Dauer der Körperbeanspruchung in diesem Schweregrad bei sonst günstigen Arbeitsbedingungen (Umwelteinflüssen) ca. 7 h. **Beispiel:** Vulkaniseur, Bäcker, Sägewerker.

Stufe IV. Schwerste Arbeiten, wie Heben und Tragen von Lasten über 40 kg oder Steigen unter schwerer Last; vorwiegend Gebrauch schwerster Hämmer, schwerstes Ziehen und Schieben. Ferner: schwere Arbeiten, entsprechend Stufe III, in angespannter Körperhaltung, z. B. in gebückter, kniender oder liegender Stellung. Höchstmögliche Dauer der Körperbeanspruchung in diesem Schweregrad bei sonst günstigen Arbeitsbedingungen (Umwelteinflüssen) für ca. 6 h. **Beispiel:** Schmelzer, Möbelpacker.
- Für leichtere Arbeiten wird eine Belastbarkeit (über längere Zeit zumutbare Belastung) von 25–49 W vorausgesetzt,
- für mittelschwere Arbeiten von 50–75 W,
- für schwere Arbeiten von mehr als 75 W;
- Spitzenbelastungen müssen individuell abgewogen werden.

Bei Gesunden kann man davon ausgehen, dass etwa ein Drittel der maximalen Leistungsfähigkeit als Dauerleistungsfähigkeit über eine Arbeitsschicht zumutbar ist, bei einer maximalen Sauerstoffaufnahme von 3,0 l/min ist z. B. 1,0 l/min zumutbar.

Ist die berufliche Wiedereingliederung am alten Arbeitsplatz nur mit Einschränkung möglich, so sollte die Reha-Beratung im Rahmen des wöchentlichen Teamgesprächs (Arzt, Reha-Berater, Arbeitswissenschaftler, Psychologe) mit eingeschaltet werden im Hinblick auf die Vorstellung der Befunde in der Reha-Kommission (14-tägig), um gemeinsam mit der Arbeitsverwaltung einen Eingliederungsvorschlag zu erstellen.

Wenn die Notwendigkeit besteht, möglichst genaue und detaillierte Angaben über die berufliche Situation, insbesondere über die Arbeitsplatzsituation und die damit verbundenen Belastungen für den Patienten zu erhalten, werden von Arbeitswissenschaftlern des Fachbereichs Berufstherapie und berufliche Förderung Arbeits- und Berufsanalysen in Anlehnung an REFA durchgeführt. Dies geschieht in Form eines standardisierten Interviews von ca. 1-stündiger Dauer.

Als Information bekommt der Arzt als wesentliche Bestandteile dieser Arbeitsanalyse eine kurze Beschreibung des Arbeitsablaufs, eine prozentuale Aufschlüsselung der physischen Belastungsgrade sowie eine Stellungnahme über Möglichkeiten der Entlastung am Arbeitsplatz/innerbetriebliche Umsetzung oder weiterer möglicher berufsfördernder Maßnahmen.

57.3.3 Wiedereingliederung in Abhängigkeit von diagnostischen Untersuchungsergebnissen

Die berufliche Wiedereingliederung im Anschluss an die stationäre Rehabilitation hängt in starkem Maße von den objektiven diagnostischen Untersuchungsbefunden ab, die dem behandelnden Kardiologen in der Rehabilitationsklinik für die Beurteilung und Begutachtung des Patienten zur Verfügung stehen. Ferner spielt die Motivation des Patienten selbst eine Rolle, ebenso wie die augenblickliche wirtschaftliche Situation in Deutschland, insbesondere die Zahl der Arbeitslosen. Schließlich ist von entscheidender Bedeutung, wie die Empfehlungen des Rehabilitationszentrums vom behandelnden Arzt am Heimatort aufgenommen und weiter verarbeitet werden (Weidemann 1984).

Die Begutachtung und Beurteilung bzw. die Empfehlung des Kardiologen des Patienten mit einer Herzkrankheit sollte auf folgenden Faktoren basieren:
- allgemeiner Gesundheitszustand mit besonderer Berücksichtigung der Frage einer etwaigen vorzeitigen Alterung,
- Ausschluss schwerer anderer Erkrankungen,
- Vorhandensein oder Fehlen von Angina pectoris,
- maximale symptomlimitierte Belastbarkeit,
- ischämische Veränderungen des Belastungs-EKG,
- echo- oder lävokardiographisch determinierte linksventrikuläre Auswurffraktion,
- ggf. Einschwemmkatheterbefund,
- ggf. Thalliumszintigraphie der Myokarddurchblutung: Narbengröße und Ischämieareale,
- Vorhandensein oder Fehlen bedeutender Herzrhythmusstörungen,
- ggf. koronarangiographischer Befund.

Beratungsinhalte. Prinzipiell können Belastungen, die zu einem plötzlichen oder drastischen **Blutdruckanstieg** führen, bei Patienten mit Koronarsklerose die Ruptur atherosklerotischer Plaques mit konsekutiver Ausbildung eines akuten Koronarsyndroms begünstigen. Solche Belastungen sind folglich künftig zu meiden.

Wenn der Arbeitsplatz des Patienten mit hoher **körperlicher Belastung** verbunden ist, muss auch der Zustand des Myokards besondere Berücksichtigung finden. Das Problem der Patienten mit einem schwer geschädigten Myokard liegt darin, dass sie häufig keine Schmerzwarnsymptome mehr haben, die eine überhöhte körperliche Aktivität bremsen könnten; auf diese Weise kann sich langsam durch Überbelastung eine Belastungsherzinsuffizienz und konsekutiv eine Ruheherzinsuffizienz entwickeln.

Wenn die Arbeit des Patienten durch ein hohes Maß von **psychologischem Stress** gekennzeichnet ist, muss neben anderen Faktoren die Morphologie der Koronararterien und die Angina pectoris besondere Berücksichtigung finden.

Spezielle Beachtung verdienen Berufsgruppen wie Piloten, Busfahrer, Zugführer usw., deren plötzlicher Angina pectoris-Anfall oder gar plötzlicher Herztod das Leben von anderen gefährden könnte. Hier ist v. a. die Ausschöpfung sämtlicher diagnostischer Möglichkeiten zur Aufdeckung von **Herzrhythmusstörungen** zu fordern.

Kriterien der Belastungsbeurteilung. Folgende Variablen gelten als Haupteinflussgrößen auf die berufliche Wiedereingliederung nach Herzinfarkt oder aortokoronarer Bypass-Operation:
- maximale Wattleistung,
- Angina pectoris-freie Wattleistung,
- Koronar-Score nach Kaltenbach,
- relatives röntgenologisches Herzvolumen,
- maximaler Pulmonalkapillardruck,
- Alter des Patienten,
- jeweilige berufliche Anforderungen,
- allgemeine Faktoren wie Beschäftigungslage, psychologische Aspekte und Krankheitsdauer.

> **Klinisch wichtig**
> In der Regel kann davon ausgegangen werden, dass Patienten mit einer ergometrischen Leistung von 75 W ohne subjektive und objektive Befunde im Alltagsleben im Wesentlichen nicht limitiert sind und beruflich allen Schreibtisch- und Bürotätigkeiten sowie zahlreichen manuellen Tätigkeiten voll nachgehen können.

Aus Untersuchungen von Schnellbacher et al. (1979) ergibt sich, dass mit zunehmendem Alter die berufliche Wiedereingliederung der Patienten dann schwieriger wird, wenn die Patienten die Altersruhegrenze bald erreicht haben. Durch eine gute beruflich-rehabilitative Betreuung kann es jedoch gelingen, bereits frühzeitig sehr viele Patienten wieder relativ problemlos an ihrem bisherigen Arbeitsplatz wieder einzugliedern, wobei nach Operation in der Regel die Wiederaufnahme der Arbeit in der 8.–12. Woche erfolgen kann.

Ähnliches gilt auch für koronarkranke Patienten, die einer PTCA zugeführt wurden. Aus unserer Vergleichsuntersuchung mit einem nach Alter, Geschlecht, Schweregrad der Koronarerkrankung und Sozialstatus „gematchten" Patientenkollektiv ergab sich, dass hinsichtlich der beruflichen Wiedereingliederung oder Berentung am Ende einer Anschlussheilbehandlung die Interventionsverfahren als solche (PTCA oder ACVB) keinen statistischen Einfluss auf die berufliche Wiedereingliederung hatten. Sie lag nach beiden Interventionen bei Arbeitern um 60%, bei Angestellten um 70%. Die Diskriminanzanalyse in dieser Untersuchung ergab, dass Alter, maximale Wattleistung im Ergometertest und das Vorhandensein oder Nichtvorhandensein von durchgemachten Herzinfarkten die wesentlichen statistisch unabhängigen Variablen für die berufliche Wiedereingliederung darstellen (Weidemann et al. 1994).

Nach Herzklappenersatz oder -rekonstruktion hängt die Belastbarkeit insbesondere davon ab, in welchem Ausmaß die Ventilfunktion wieder hergestellt werden konnte (Klappengradient) und bis zu welchem Grad sich eine präoperativ gestörte Myokardfunktion bzw. erhöhte pulmonal-vaskuläre Widerstände normalisieren (Horstkotte et al. 1994). Dieser Normalisierungsprozess wird vom Ausmaß und der Dauer der präoperativen Klappenfunktionsstörung ebenso beeinflusst wie vom verwendeten Prothesentyp; er kann über ein Jahr in Anspruch nehmen, sodass eine Wiederholung der Belastbarkeitsbeurteilung im Intervall sinnvoll sein kann.

57.3.4 Kriterien zur Berentung

„Kontraindikationen für die Arbeitsaufnahme nach einem Herzinfarkt oder einer Herzoperation sind umgekehrt Indikationen für die Berentung". Auf diesem einfachen Nenner haben Halhuber und Krasemann (1974) eine der schwierigsten Fragen gebracht, die sich dem Klinikarzt am Ende einer Anschlussheilbehandlung stellen können oder die der Gutachtenarzt eines Rentenversicherungsträgers zu beantworten hat. Wie für die berufliche Wiedereingliederung, so müssen auch für die Berentung objektive Kriterien herangezogen werden. Dies soll zunächst zur Betrachtung der Altersstruktur herzkranker Rentner führen. Das Hauptkontingent der sog. Frührentner stellt die Gruppe im 6. Lebensjahrzehnt. Die altersbedingte Abnahme des körperlichen Leistungsvermögens spielt zusätzlich zu den kardiologisch-diagnostischen Befunden eine wesentliche Rolle für die gutachterliche Beurteilung jedes einzelnen Herzkranken.

Bei der Beurteilung der Leistungsfähigkeit von herzkranken Patienten ist allein altersbedingt zwischen dem 30. Lebensjahr und dem Eintritt in das gesetzliche Rentenalter mit einem Rückgang der körperlichen Leistungsfähigkeit um 40–45% zu rechnen (Sluijs 1970). Mit zunehmendem Lebensalter geht damit bei abnehmendem Arbeitsvermögen und gleichbleibender bzw. heute oft zunehmender Arbeitsanforderung der alternde, arbeitende Mensch immer mehr an seine Belastungsgrenze. Von Sluijs wurden 1970 körperliche Leistungsfähigkeit (in Bruttokilokalorien/min), tatsächliche Arbeitsbelastung und zulässiger Belastungsgrad von 33% der körperlichen Leistungsfähigkeit für die einzelnen Arbeitsgruppen berechnet. Die Abnahme der maximalen körperlichen Leistungsfähigkeit ist zwischen dem 50. und 57. Lebensjahr so ausgeprägt, dass selbst bei leichtem Rückgang der tatsächlichen Arbeitsbelastung nur noch eine geringfügige Reserve bis zum völligen Ausschöpfen des zulässigen Arbeitsbelastungsgrades von 33% übrig bleibt.

 Cave
Zusammen mit der nachweisbaren Leistungseinschränkung eines Patienten durch die Herzkrankheit muss in jedem Fall auch die altersbedingte Reduktion der Leistungsfähigkeit berücksichtigt werden.

Die Leistungseinschränkung für eine körperliche Arbeit erwies sich als einer der wesentlichen limitierenden Faktoren der beruflichen Wiedereingliederung, worauf in den vorigen Kapiteln mehrfach hingewiesen wurde. Umgekehrt bedeutet dies eine Überrepräsentation von ehemals körperlich Arbeitenden bei den Erwerbsunfähigkeitsrentnern.

> **Kriterien für die Berentung von Herzpatienten** (Halhuber u. Krasemann 1974)
> - Herzinsuffizienz in Ruhe bzw. bereits bei Alltagsbelastungen.
> - Bedeutende, therapeutisch nicht oder schlecht zu beeinflussende Herzrhythmusstörungen.
> - Klinisch, d. h. hämodynamisch bedeutsames Herzwandaneurysma (unter Berücksichtigung herzchirurgischer Möglichkeiten).
> - Therapeutisch (unter Berücksichtigung der Möglichkeiten der Koronarchirurgie und der PTCA) nicht oder schwer zu beeinflussende Koronarinsuffizienz (Angina pectoris).
> - Progrediente allgemeine Gefäßsklerose.
> - Zusätzliche Krankheiten, die die Herz-Kreislauf-Befunde im negativen Sinne beeinflussen und potenzieren.

57.4 Begutachtung nach dem Schwerbehindertengesetz

Im Jahre 1974 wurde in der Bundesrepublik Deutschland ein Gesetz zur Sicherung der Eingliederung Schwerbehinderter in Arbeit, Beruf und Gesellschaft, das sog. Schwerbehindertengesetz eingeführt. Es bildet die Grundlage für die Feststellung einer Behinderung, einer Minderung der Erwerbsfähigkeit bzw. des Grades der Behinderung sowie aller weiteren gesundheitlichen Voraussetzungen für die Inanspruchnahme der Vergünstigungen für Behinderte.

Die Begutachtung für das Vorliegen einer Behinderung soll nach dem Willen des Gesetzgebers nach einheitlichen, wissenschaftlich fundierten Beurteilungsrichtlinien erfolgen, die die verschiedenen Auswirkungen der zahlreichen Behinderungsarten angemessen und in einer sachgerechten Relation zueinander berücksichtigen. Hierfür hat das Bundesministerium für Arbeit und Sozialordnung 1996 (Rauschelbach) aktualisierte „Anhaltspunkte für die ärztliche Begutachtung nach dem Schwerbehindertengesetz" herausgegeben.

Minderung der Erwerbsfähigkeit. Wegen der Überschneidungsmöglichkeiten mit Begriffen aus der gesetzlichen Rentenversicherung, die in der Rehabilitation täglich benutzt werden, sei hier kurz auf die im Schwerbehindertengesetz alter Fassung gebräuchlichen Begriffe „Behinderung" und „Minderung der Erwerbsfähigkeit (MdE)" eingegangen.

> **Definition**
>
> Als Behinderung ist jeder regelwidrige körperliche, geistige und seelische Zustand anzusehen, der nicht nur vorübergehend besteht und eine MdE bedingt. Regelwidrig ist der Zustand, der von dem für das Lebensalter typischen Zustand abweicht. Als nicht nur vorübergehend gilt ein Zeitraum von mehr als 6 Monaten.

Grad der Behinderung. Der Begriff bezieht sich nicht nur auf die Auswirkungen einer Behinderung im allgemeinen Erwerbsleben, er ist auch ein Maß für die Auswirkungen eines Mangels an funktioneller Intaktheit, also ein Maß für einen Mangel an körperlichem, geistigem oder seelischem Vermögen. Die MdE gibt damit den Grad der Behinderung (GdB) wieder und ist unabhängig von ausgeübten oder angestrebten Berufen.

Eine besondere Beeinträchtigung in dem ausgeübten Beruf ist nicht gesondert zu berücksichtigen. Die Anerkennung von Berufs- oder Erwerbsunfähigkeit durch einen Rentenversicherungsträger oder die Feststellung einer Dienst- oder Arbeitsunfähigkeit erlauben keine Rückschlüsse auf den Grad der MdE (GdB), genau so wie umgekehrt die MdE (GdB) nach dem Schwerbehindertengesetz nicht identisch ist mit der Erwerbsunfähigkeit in der gesetzlichen Rentenversicherung, die ihrerseits vom Grad der MdE (GdB) unabhängig ist.

Dies führte in der Vergangenheit in der Rehabilitationspraxis immer wieder zu Missverständnissen, sodass der Begriff MdE heute von allen Sozialleistungsträgern mit Ausnahme der Berufsgenossenschaften durch den Begriff GdB ersetzt wurde.

Für die Bemessung des GdB nach dem Schwerbehindertengesetz ist weniger die Art einer Herz- oder Kreislaufkrankheit maßgeblich, als die je nach dem vorliegenden Stadium des Leidens unterschiedliche Leistungseinbuße. Die Kenntnis dieser Bemessungsgrundlagen ist für jeden in der Rehabilitationspraxis tätigen Arzt so wichtig, dass eine tabellarische Zusammenfassung der oben zitierten „Anhaltspunkte" auszugsweise wiedergegeben werden soll. Auswirkungen des Leidens auf andere Organe (z. B. Lunge, Leber, Gehirn, Nieren) sind zu beachten (◘ Tabelle 57.2).

Nach Herzeingriffen – auch nach Versorgung mit Herzschrittmacher – ist der GdB überwiegend von der verbliebenen Leistungsbeeinträchtigung abhängig. Bei Herzklappenprothesen ist der GdB nicht niedriger als 30% zu bewerten. Nach einem Herzinfarkt ist die GdB-Bewertung heute ausschließlich von der verbliebenen Leistungsbeeinträchtigung abhängig. Nach Herztransplantation ist eine Heilungsbewährung abzuwarten (i. Allg. 2 Jahre); während dieser Zeit ist ein GdB/MdE-Wert von 100% anzusetzen. Danach ist der GdB/MdE-Grad selbst bei günstigem Heilungsverlauf nicht niedriger als 70% zu bewerten. Auch bei Herzrhythmusstörungen richtet sich die Beurteilung des GdB/MdE-Grades v. a. nach der Leistungsbeeinträchtigung des Herzens:

> In der Rehabilitationsberatung ist der Patient während der stationären Rehabilitationsmaßnahme in jedem Falle auf die gesetzlich für ihn bestehenden Möglichkeiten des Schwerbehindertengesetzes hinzuweisen und darüber zu informieren.

57.5 Ambulante/teilstationäre kardiologische Rehabilitation

> **Definition**
>
> Ambulante und teilstationäre Rehabilitation unterscheiden sich v. a. strukturell. Die **ambulante Rehabilitation** erfolgt meist in kardiologischen Arztpraxen oder speziellen ambulanten Zentren, während **teilstationäre Maßnahmen** übli-

cherweise in einer Rehabilitationsklinik stattfinden. Die Durchführung ambulanter Rehabilitationsmaßnahmen an Akuthäusern wird derzeit kritisch beurteilt, da die Strukturen in Akuthäusern und Reha-Zentren doch deutlich differieren. Als teilstationäres Verfahren wird oft auch bezeichnet, wenn eine stationäre Maßnahme sequenziell ambulant/teilstationär weitergeführt wird.

Rationale. In den USA und zahlreichen europäischen Ländern erfolgt die kardiologische Rehabilitation bisher fast ausschließliche ambulant. In Deutschland versuchen erst seit Beginn der 90er-Jahre einige „Pioniere", wie z. B. Rost in Köln und Schönstedt in Berlin, Strukturen für eine ambulante kardiologische Rehabilitation zu etablieren (Bjarnason-Wehrens et al. 1999, Schönstedt et al. 1999). Die DGPR empfahl erstmals 1991 die Prüfung ambulanter kardiologischer Reha-Modelle und gab 1997 (Held) eine umfassende Anleitung zur Struktur-

Tabelle 57.2. Bemessungsgrundlagen für den Grad der Behinderung

Krankheit	Anmerkungen	GdB (%)
Herzschädigungen (z. B. Herzklappenfehler, KHK, Kardiomyopathien, angeborene Herzfehler)	Ohne wesentliche Leistungsbeeinträchtigung (keine Insuffizienzerscheinungen wie Atemnot, anginöse Schmerzen) selbst bei gewohnter stärkerer körperlicher Belastung (z. B. sehr schnelles Gehen von 7–8 km/h, schwere körperliche Arbeit), keine Einschränkungen der Sollleistung bei Ergometerbelastung	0–10
	Mit Leistungsbeeinträchtigung bei mittelschwerer Belastung (z. B. forsches Gehen von 5–6 km/h, mittelschwere körperliche Arbeit), Beschwerden und Auftreten pathologischer Messdaten bei Ergometerbelastung mit 75 W (wenigstens 2 min)	20–40
	Mit Leistungsbeeinträchtigung bereits bei alltäglicher leichter Belastung (z. B. Spazierengehen mit 3–4 km/h, Treppensteigen bis zu einem Stockwerk, leichte körperliche Arbeit), Beschwerden und Auftreten pathologischer Messdaten bei Ergometerbelastung mit 50 W (wenigstens 2 min)	50–70
	Mit Leistungsbeeinträchtigung bereits in Ruhe (Ruheinsuffizienz, z. B. auch bei fixierter pulmonaler Hypertonie)	90–100
Rhythmusstörungen	Anfallsweise auftretende hämodynamisch relevante Rhythmusstörungen (z. B. paroxysmale Tachykardien) je nach Häufigkeit, Dauer und subjektiver Beeinträchtigung	10–30
	Nach Implantation eines Herzschrittmachers	10
	Nach Implantation eines Kardioverters/Defibrillators	≥50
	Bei ventrikulären tachykarden Rhythmusstörungen im Kindesalter ohne Implantation eines Kardioverters/Defibrillators	≥60
Leichte Hypertonie (Schweregrad I)	Keine oder geringe Leistungsbeeinträchtigung (höchstens leichte Augenhintergrundveränderung)	0–10
Mittelschwere Hypertonie (Schweregrad II)	Mit Organbeteiligung leichten bis mittleren Grades (Augenhintergrundveränderungen – Fundus hypertonicus I–II und/oder Linkshypertrophie des Herzens und/oder Proteinurie), diastolischer Blutdruck mehrfach >100 mmHg trotz Behandlung, je nach Leistungsbeeinträchtigung	20–40
Schwere Hypertonie (Schweregrad III)	Mit Beteiligung mehrerer Organe (schwere Augenhintergrundveränderungen und Beeinträchtigung der Herzfunktion, der Nierenfunktion und/oder der Hirndurchblutung) je nach Art und Ausmaß der Leistungsbeeinträchtigung	50–100
Maligne Hypertonie (Schweregrad IV)	Diastolischer Blutdruck konstant > 130 mmHg; Fundus hypertonicus III–IV (Papillenödem, Venenstauung, Exsudate, Blutungen, schwerste arterielle Gefäßveränderungen); unter Einschluss der Organbeteiligung (Herz, Nieren, Gehirn)	100
Funktionelle kardiovaskuläre Symptome (z. B. orthostatische Fehlregulation)	Mit leichten Beschwerden Mit stärkeren Beschwerden und Kollapsneigung	0–10 10–20

* die angegebenen Wattzahlen sind auf mittleres Lebensalter und Belastung im Sitzen bezogen

und Prozessqualität der ambulanten kardiologischen Rehabilitation heraus. Der Nutzungsgrad dieser Angebote ist allerdings bislang noch gering; so erfolgten nach Angaben der Bundesversicherungsanstalt für Angestellte noch 1999 nur ca. 0,9 % der AHB-Maßnahmen teilstationär und 0,2 % ambulant. Die sequenzielle stationäre/teilstationäre AHB wird prinzipiell durch die meist außerhalb von Ballungsgebieten befindliche Lage der Reha-Kliniken limitiert. Keck (1998) schätzte den Anteil arbeiterrentenversicherter Patienten, die für ein teilstationäres Rehabilitationsangebot in Frage kommen, nur auf 5–10 %. Ein Bedarf für ambulante/teilstationäre Rehabilitation in Deutschland wird insbesondere für Patienten postuliert, die eine stationäre Maßnahme aus verschiedenen Gründen (z. B. familiäre oder berufliche Verpflichtungen, Haustiere etc.) ohnehin nicht wahrnehmen würden. Auch der Kostenaspekt spielt im Zeitalter immer knapper werdender finanzieller Ressourcen im Gesundheitswesen keine geringe Rolle. Durch den Wegfall der gesamten „Hotelkosten" schlägt die ambulante/teilstationäre Rehabilitation je nach Intensität der Maßnahmen nur mit ca. 50–75 % der Kosten von stationären Maßnahmen zu Buche. In diese Berechnung gehen allerdings nicht die potenziellen Kosten für zusätzliche hausärztliche, notärztliche und akutmedizinisch-stationäre Versorgung ein.

Patientengut. Bislang existieren keine definierten Zuweisungskriterien für die ambulante/teilstationäre kardiologische Rehabilitation, jedoch zeichnen sich nach bisherigen Erfahrungen Parameter ab, die eine Zuweisung eher begünstigen können, wie z. B. jüngeres Lebensalter, intensives berufliches Engagement, hohe soziale Schicht, gute soziale Einbindung, geringe Symptomatik und Einschränkung im Alltag sowie geringe psychische Belastung.

> **Einflussfaktoren, die eher für stationäre Maßnahme sprechen**
> - Instabile pektanginöse Symptomatik
> - Herzinsuffizienz NYHA III oder IV
> - Zustand nach Reanimation
> - Signifikante Herzrhythmusstörungen
> - Großer Perikard- oder Pleuraerguss
> - (Dissezierendes) Aortenaneurysma
> - Zustand nach frischer venöser Thrombose (mit Embolie)
> - Notwendigkeit parenteraler Therapie
> - Signifikante Wundheilungsstörungen
> - Multimorbidität
> - Eingeschränkte körperliche Belastbarkeit
> - Zustand nach kompliziertem operativen Eingriff
> - Höheres Lebensalter
> - Schwere psychische Störungen
> - Schwieriges soziales Umfeld
> - Wegezeiten über 45–60 min

Als einer der wesentlichsten limitierenden Faktoren für eine ambulante/teilstationäre Rehabilitation bei körperlicher Eignung imponiert ein langer Anfahrtsweg, sodass ein solches Angebot wohl nur in größeren Städten und Ballungsräumen (z. B. Rheinland) sinnvoll und ökonomisch tragfähig erscheint.

Struktur und Durchführung. Die Anforderungen an die Struktur- und Prozessqualität der ambulanten kardiologischen Rehabilitation wurden von der DGPR detailliert definiert (Held 1997) und basieren im Wesentlichen auf den in der stationären Rehabilitation gewonnenen Erfahrungen. Räumliche, gerätetechnische und personelle Ausstattung müssen in Umfang und Qualität bzw. Qualifikation der stationären Rehabilitation vergleichbar sein, wobei nicht ständig benötigte Mitglieder des Reha-Teams (z. B. Psychologen, Diätassistenten, Sozialarbeiter) oft nur auf Honorarbasis tätig sein können.

> **Klinisch wichtig**
>
> Dem Gesundheitstraining zur Sekundärprävention wird neben dem physischen und psychologischen Training eine ebenso große Bedeutung beigemessen wie der sozialmedizinischen Komponente. Die Patientengruppen sollten 4–8 Teilnehmer umfassen, wobei lange Wartezeiten bis zur Anmeldung ausreichend vieler Patienten vermieden werden müssen. Pro Tag sollten mindestens 4 h Therapie angeboten werden, möglichst mit Einbeziehung des Lebenspartners. Die Installation qualitätssichernder Maßnahmen, wie im stationären Bereich üblich, wird dringend empfohlen (Held 1997).

Resultate. Eine Metaanalyse der Ergebnisse von 10 überwiegend in den USA durchgeführten randomisierten Studien zur meist ambulant durchgeführten kardiologischen Rehabilitation an 4.345 Postinfarktpatienten konnte eine signifikante Reduktion der kardiovaskulären und Gesamtmortalität um 25 % bzw. 24 % nachweisen (◘ Abb. 57.5). Eine direkte Übertragung dieser positiven Resultate auf deutsche Verhältnisse ist

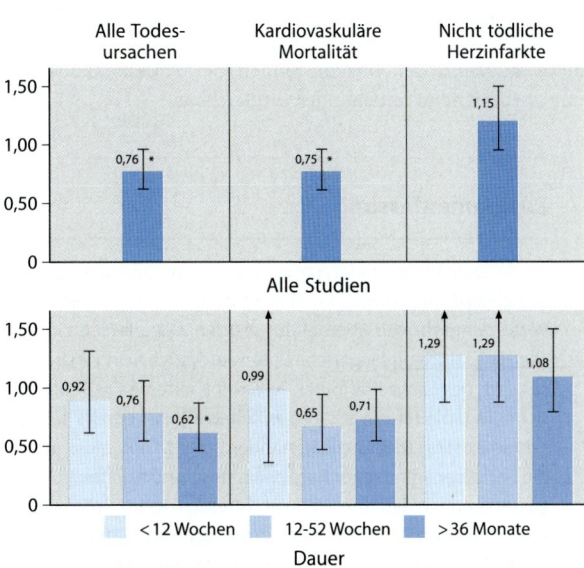

◘ **Abb. 57.5.** Gepoolte „odds ratios" und 95%-Konfidenzintervalle für Gesamtmortalität, kardiovaskuläre Mortalität und nicht-tödliche Herzinfarkte insgesamt (oben) und in Abhängigkeit von der Dauer der Maßnahme (unten) (modifiziert nach Oldridge et al. 1988)
*p < 0,0125

aus Gründen differenter Strukturen und Prozesse allerdings nicht möglich. Auch bestand in der amerikanischen Metaanalyse eine Korrelation der Mortalitätsreduktion mit der Dauer der Maßnahme. In Deutschland werden ambulante/teilstationäre Maßnahmen bislang meist auf nur wenige Wochen begrenzt, die anschließende Anbindung der Patienten an ambulante Herzgruppen betrug bislang wie im stationären Bereich leider nur ca. 20–40% (Bjarnason-Wehrens et al. 1999).

Längerfristige Verlaufsdaten aus kontrollierten Studien mit klinischen Endpunkten liegen aktuell weder zur stationären noch zur ambulanten kardiologischen Rehabilitation in Deutschland vor. Bis dato wurden lediglich einzelne nicht randomisierte Untersuchungen an meist kleinen Fallzahlen zur ambulanten kardiologischen Rehabilitation publiziert; dabei zeigte sich die Zunahme der körperlichen Belastbarkeit und die Besserung der meisten kardiovaskulären Risikofaktoren am Ende der Maßnahme vergleichbar mit Daten zur stationären Rehabilitation, wenngleich mit beiden Verfahren im Mittel noch keine leitliniengerechten Einstellungen erzielt werden konnten (Bjarnason-Wehrens et al. 1999, Schönfeldt et al. 1999). Zwar zeigten sich die LDL-Cholesterinwerte in den kürzlich publizierten Studien PIN und PROTOS im Rahmen einer stationären AHB günstiger eingestellt als unter ambulanten Bedingungen, jedoch existieren zum prognostisch relevanten Langzeitverlauf der Risikofaktoren derzeit weder im stationären noch im ambulanten Bereich ausreichende Daten (Bjarnason-Wehrens et al. 1999, Weidemann et al. 1999, Völler et al. 1999).

Die aus dem „Modellvorhaben kardiologische Rehabilitation" publizierten Daten der Arbeitsgruppe um Badura (Badura 2002) zum Vergleich zwischen ambulanter/teilstationärer und stationärer kardiologischer Rehabilitation zeigen eine vergleichbare Reduktion der Risikofaktoren durch beide Verfahren im Verlauf von 12 Monaten. Zwar liegen sowohl für die stationäre als auch die ambulante/teilstationäre Rehabilitation Daten zur beruflichen Wiedereingliederung vor, jedoch sind diese aufgrund der Verschiedenheit der Patientenkollektive nur unzureichend miteinander vergleichbar.

Zusammenfassung

Die ambulante/teilstationäre kardiologische Rehabilitation soll gemäß SGB IX aus der Modellphase in eine definitive Versorgungsstruktur übergeführt werden. Dazu fehlen z. Z. allerdings noch umfangreiche Daten zur Absicherung insbesondere des Langzeiterfolges. Auch eine externe Qualitätssicherung, die für die stationäre Rehabilitation bereits seit Jahren existiert (z. B. Qualitätsstandards der DGPR) muss für die Betreiber ambulanter Rehabilitationseinrichtungen Voraussetzung werden. Die ambulante/teilstationäre Rehabilitation birgt große Potenziale, die sie von der stationären Rehabilitation positiv unterscheiden können, wie z. B. die stärkere Einbeziehung des Lebenspartners, die Vernetzung mit anderen ambulanten Versorgungseinrichtungen (Wegfall von Schnittstellen) sowie die Langzeitbetreuung durch identische Ärzte. Darüber hinaus wird die Möglichkeit einer berufsbegleitenden Rehabilitation, wie sie poststationär derzeit in den Projekten INA und IRENA von den Rentenversicherungsträgern angeboten wird, bislang noch zu selten genutzt (Schönstedt et al. 1999).

Voraussetzung für einen Versorgungscharakter ambulanter/teilstationärer kardiologischer Rehabilitation ist auch die verlässliche Analyse der tatsächlichen Kosten, die Anerkennung dieser Maßnahmen durch alle Kostenträger sowie die Definition von Zuweisungs- und Steuerungskriterien für die einweisenden Akuthäuser. Im Rahmen der anstehenden Novellierung der Krankenhausfinanzierung durch Fallpauschalen in Anlehnung an DRG dürfte der Bedarf an primär stationärer AHB steigen, da die Patienten vermutlich versorgungsbedürftiger aus der Akutbehandlung entlassen werden. Daher könnten künftig auch sequenzielle, stationär-teilstationäre Versorgungsstrukturen an Bedeutung gewinnen.

Literatur

Badura B, Schott T, vom Orde A, Iseringhausen O f. d. Projektgruppe: Modellvorhaben kardiologische Rehabilitation – Endbericht Universität Bielefeld, Fakultät f. Gesundheitswissenschaften. Oktober 2001

Baessler M, Fischer M, Hengstenberg C et al (2001) Die stationäre Rehabilitation verbessert die Umsetzung der Therapierichtlinien zur Sekundärprävention bei Patienten mit koronarer Herzerkrankung. Z Kardiol 90:646

Balady GJ, Ades PA, Comoss P et al (2000) Core components of cardiac rehabilitation/secondary prevention programs. A statement of healthcare professionals from the American Heart Association and the American Association of Cardiovascular and Pulmonary Rehabilitation. Circulation 102:1069

Beckmann U (1994). Methodische Ansätze zur internen Qualitätssicherung in der kardiologischen Rehabilitation. In: Müller-Fahrnow W (Hrsg) Medizinische Rehabilitation. Juventa, München Weinheim

Bjarnason-Wehrens B, Predel HG, Graf C et al (1999) Ambulante kardiale Rehabilitation der Phase II – „Kölner Modell" – einschließlich der Ergebnisse drei Jahre nach Abschluss der Rehabilitation. Herz 24 (Suppl I):9

De Lorgeril M, Salen P, Louis Martin J et al (1999) Mediterranean diet, traditional risk factors, and the rate of cardiovascular complications after myocardial infarction. Final report of the Lyon Diet Health Study. Circulation 99:779

Euroaspire I and II Group (2001) Clinical reality of coronary prevention guidelines: a comparison of EUROASPIRE I and II in nine countries. Lancet 357:995

Frasure-Smith N, Lesperance F, Talajic M et al (1995) Depression and 18-month prognosis after myocardial infarction. Circulation 91:99

Friedman M, Thoresen CE, Gill JJ et al (1986) Alteration of type A behavior and its effect on cardiac recurrences in post myocardial infarction patients: Summary results of the recurrent coronary prevention project. Am Heart J 112:653

Gerdes N, Jäckel WH, Weidemann H (Hrsg) (2000) PROTOS-II. Evaluation der Einführung von Fallpauschalen in den kardiologischen und orthopädischen Rehabilitationskliniken der Wittgensteiner Kliniken Allianz. Steinkopff, Darmstadt

Gohlke H, Jarmatz H, Zaumseil J et al (2000) Einfluss eines optimierten Schnittstellenmanagements auf die Langzeiteffektivität der kardiologischen Rehabilitation. Dtsch med Wschr 125:1452

Halhuber M, Krasemann E (1974) Die Beurteilung der Arbeitsfähigkeit nach Herzinfarkt. Herz/Kreisl 1:32

Literatur

Held K (1997) Empfehlungen der DGPR zur ambulanten kardiologischen Rehabilitation (AHB). Herz/Kreisl 29:X

Held K, Müller-Fahrnow W, Karoff M et al (1999) Ergebnisse der Sekundärprävention. CARO – die DGPR-Studie. Präv-Rehab 11:223

Held K, Mittag O (2002) Empfehlungen zu Standards der Prozessqualität in der kardiologischen Rehabilitation (Teil 4, Edukative Ebene). Z Kardiol 91:99

Herz-Zentrum Bad Krozingen (1994) Beurteilung der beruflichen Belastbarkeit von Herzpatienten. Merkblatt in RHZ-Aktuelle 2

Horstkotte D, Niehues R, Schule HD et al (1994) Belastbarkeit nach Herzklappenersatz. Z Kardiol 83; Suppl. 3:111

Jost S (1994) Bedeutung von Nikotinverzicht, körperlichem Training und psychologischen Interventionen in der Sekundärprävention der koronaren Herzkrankheit. Z Kardiol 83:742

Karoff M (Hrsg) (1999) Behandlungsstandards in der kardiologischen Rehabilitation. Deutsche Hochschulschriften 1158. Egelsbach, Frankfurt a.M.

Karoff M, Röseler S, Lorenz Ch et al (2000) Intensivierte Nachsorge (INA) – ein Verfahren zur Verbesserung der beruflichen Reintegration nach Herzinfarkt und/oder Bypassoperation. Z Kardiol 89:423

Keck M, Budde H-G (1995) Praxis der Motivierung zur ambulanten Herzgruppe. Herz/Kreislauf 27:311

Keck M (1998) Zur Akzeptanz teilstationärer kardiologischer Rehabilitationsverfahren bei arbeiterrentenversicherten Patienten. Herz/Kreisl 30:61

Keck M (2000) Zum Problem der Schnittstellenoptimierung Phase II/Phase III bei kardiologischen Rehabilitanden. Rehabilitation 39:101

Linden W, Stossel X, Maurice J et al (1996). Psychosocial interventions for patients with coronary disease. Arch Intern Med 156:745

Müller-Fahrnow W (1994) Die Berliner KHK-Studie – eine empirische Untersuchung zur Versorgungsphase I–III bei koronarer Herzkrankheit. In: Müller-Fahrnow W (Hrsg) Medizinische Rehabilitation, S 144. Juventa, Weinheim München

Oldridge NB, Guyatt GH, Fischer M et al (1988) Cardiac rehabilitation after myocardial infarction. JAMA 260:945

Ornish D, Scherwitz LW, Billings JH et al (1998) Intensive lifestyle changes for reversal of coronary heart disease. JAMA 280:2001

Rauschelbach HH (1996) Anhaltspunkte für die ärztliche Gutachtertätigkeit im sozialen Entschädigungsrecht und nach dem Schwerbehindertengesetz. Bundesministerium für Arbeit und Sozialordnung, Bonn

Schnellbacher K, Samek L, Heidecker K et al (1979) Die Belastbarkeit und Arbeitsfähigkeit bei Patienten nach aortokoronarer Bypass-Operation. Med Sachverständige 9

Schönstedt S, Beckmann S, Disselhoff W et al (1999) Erfahrungen mit der ambulanten kardialen Rehabilitation der Phase II. Herz 24 (Suppl I):3

Schott T, Iseringhausen O, vom Orde A et al (2002) Die Qualität der kardiologischen Rehabilitation: Ein Vergleich stationärer und ambulanter Versorgungsformen. www.schott.de:1

Sluijs H, Van der Dirken MH (1970) Energieverbruik van de nederlandse Industriearbeiter. Nederlands Institut voor préventieve Geneeskunde. Wolters-Noordhoff, Groningen

The European Society of Cardiology (1992) Long-term care of cardiac patients. Recommendations by the working group on rehabilitation. Eur Heart J 13 (Suppl C)

Tiedt G, Kaufmann FW (1978/1979) Rehabilitation in der Rentenversicherung (Nr 1–7). Z Allg Med 54:7, 28, 30, 31, 32 und 55:1, 2

Völler H, Hahmann H, Gohlke K et al (1999) Auswirkung stationärer Rehabilitation auf kardiovaskuläre Risikofaktoren bei Patienten mit koronarer Herzerkrankung. DMW 124:817

Weidemann H (1984) Leitfaden zur beruflichen Wiedereingliederung und Berentung des Koronarkranken. Steinkopff, Darmstadt

Weidemann H, Halhuber MJ, Gehring J et al (1991) Die Komponenten einer umfassenden kardiologischen Rehabilitation in der Phase II nach WHO. Herz/Kreislauf 23:337

Weidemann H, Meyer K (1991) Lehrbuch der Bewegungstherapie mit Herzkranken. Steinkopff, Darmstadt

Weidemann H, Martin M, Gerdes N et al (1994) PTCA und ACVB – Rehabilitation nach Intervention. Perfusion 12:449

Weidemann H, Gerdes N, Halhuber C et al (1999) Ergebnisse der stationären Rehabilitation von Herzkranken im Rahmen einer prospektiven, therapiezielorientierten Studie (PROTOS-Studie) zur Messung von kurz-, mittel- und längerfristigen Reha-Effekten mit validierten Untersuchungsinstrumenten. Perfusion 12:162

Wenzler H (1984) Klassifizierung der Arbeitsbelastung im 8 Stunden-Arbeitstag. In: Weidemann H (Hrsg) Leitfaden zur beruflichen Wiedereingliederung und Beratung des Koronarkranken. Steinkopff, Darmstadt, S 21

Interdisziplinäre Bereiche – Seltene Herzkrankheiten

58 **Arterielle Hypertonie** – 1169
  H.F. Benzing, E. Keller

59 **Akute und chronisch-rezidivierende Lungenarterienembolie** – 1185
  J. Allgeier

60 **Pulmonale Hypertonie – Cor pulmonale** – 1201
  P. Bubenheimer

61 **Arteriosklerotische Erkrankungen extrakardialer Arterien** – 1217
  Th. Zeller

62 **Kardiale Beteiligung bei endokrinen, metabolischen und hämatologischen Erkrankungen sowie bei Ernährungsstörungen** – 1245
  K. Schnellbacher

63 **Psychovegetativ bedingte Herz- und Kreislaufstörungen** – 1261
  P. Harnasch, K. König

64 **Psychosomatik des Herzinfarktes** – 1269
  W. Langosch, H.G. Budde, P. Hahn

65 **Herzerkrankungen und Schwangerschaft** – 1285
  Ch. Gohlke-Bärwolf, H. Eichstädt

66 **Kardiologische Konsiliaruntersuchung und Behandlung bei Patienten vor allgemeinchirurgischen Eingriffen** – 1291
  H. Gohlke, C. Gohlke-Bärwolf

67 **Kardiovaskuläre Notfälle** – 1301
  H.P. Bestehorn, G. Bürkle, G.F. Hauf

68 **Herztrauma und Verletzungen der großen thorakalen Gefäße** – 1325

G.F. Hauf, begründet von E. Lönne

69 **Tumoren des Herzens** – 1337

P. Bubenheimer, K. Danner

70 **Koronaranomalien** – 1345

H. Roskamm

Arterielle Hypertonie

H.F. Benzing, E. Keller

58.1 Definition – 1170

58.2 Blutdruckmessung – 1170

58.3 Epidemiologie – 1171

58.4 Einteilung der Hypertonie – 1171

58.5 Diagnostik – 1172

58.6 Verlauf und Komplikationen – 1174

58.7 Therapie – 1174
58.7.1 Indikation und Ziel – 1174
58.7.2 Nichtmedikamentöse Therapie – 1174
58.7.3 Medikamentöse Hochdrucktherapie – 1176
58.7.4 Invasive Therapie – 1181
58.7.5 Schwangerschaft und Hypertonie – 1181

Literatur – 1182

Die arterielle Hypertonie ist neben der Hypercholesterinämie und dem Nikotinabusus einer der dominierenden Risikofaktoren für die Entstehung kardiovaskulärer Erkrankungen. Bis zu 25% der erwachsenen Bevölkerung leiden an einer arteriellen Hypertonie. Die Erkennung und die medizinische Betreuung von Patienten mit arterieller Hypertonie sind daher im Hinblick auf die Prävention kardiovaskulärer Erkrankungen von großer Bedeutung.

58.1 Definition

Der arterielle Blutdruck ist sehr variabel, er unterliegt einer typischen Tagesrhythmik mit höheren Werten in den frühen Morgenstunden und am Nachmittag sowie einer nächtlichen und mittäglichen Absenkung. Diese Rhythmik wird überlagert von kurzzeitigen Blutdrucksteigerungen bei körperlicher oder emotionaler Belastung.

Die Definition eines „normalen" Blutdrucks leitet sich ab aus den Ergebnissen von Studien, die das Risiko kardiovaskulärer Erkrankungen mit RR-Werten korrelierten (z. B. Framingham-Studie). Dieses Risiko steigt schon langsam und kontinuierlich an im Bereich der als normal eingestuften Blutdruckwerte. Es gibt also keine scharfe Grenze zwischen normotonen und hypertonen Blutdruckwerten.

Tabelle 58.1 zeigt die Klassifikation des Blutdrucks nach der WHO und der International Society of Hypertension (ISH), wie sie auch von der Deutschen Hochdruckliga seit 1999 empfohlen wird. Voraussetzung für die Zuordnung eines Patienten zu diesen Kategorien sind 3 Messungen des Ruheblutdrucks an 2 verschiedenen Tagen. Dabei ist bereits bei den „noch normalen" Blutdruckwerten das kardiovaskuläre Risiko erhöht. Erfolgreiche Interventionsstudien existieren ab der milden Hypertonie und für die isolierte systolische Hypertonie.

Diese **isolierte systolische Hypertonie** wird nach dem 65. Lebensjahr häufiger und ist ebenfalls mit einem hohen kardiovaskulären Risiko verbunden. Zahlreiche Studien (STOP 91; SHEP 91; SYST-EUR 97 u. a.), zeigen, dass eine Senkung isoliert erhöhter systolischer Blutdruckwerte über 160 mmHg zu einer deutlichen Risikoreduktion führt. Neuere Daten der Framingham-Studie belegen, dass insbesondere eine hohe Blutdruckamplitude, der sog. Pulsdruck, mit dem kardiovaskulären Risiko korreliert.

Insgesamt ist für die Entscheidung zur Einleitung einer medikamentösen Therapie neben der Höhe des Blutdrucks das Vorliegen weiterer kardiovaskulärer Risikofaktoren entscheidend (s. unten).

Die Normalwerte des Blutdrucks für Kinder orientieren sich an der Körpergröße; so ist ein RR von etwa 95/55 mmHg (Grenzwert 110/70) bei einem 80 cm großen Schulkind normal, bei 140 cm Körpergröße betragen diese Werte etwa 110/60 mmHg (Grenzwert 145/85).

Eine **maligne Hypertonie** liegt vor bei:
- diastolischen Blutdruckwerten >120 mmHg,
- Fundusveränderungen wie Blutungen, Exsudaten und/oder Papillenödem und/oder
- einer progredienten Niereninsuffizienz.

In einem solchen Fall ist ein sofortiger Therapiebeginn unter stationären Bedingungen notwendig. Stark erhöhte Blutdruckwerte und Folgeerscheinungen wie die einer hypertensiven Enzephalopathie (Bewusstseinsstörungen, neurologische Ausfälle, Schwindel, Sehstörungen), oder frische Blutungen oder Papillenödem am Augenhintergrund, ein Lungenödem oder eine instabile Angina pectoris, Myokardinfarkt oder ein dissezierendes Aortenaneurysma kennzeichnen den **hypertensiven Notfall** („hypertensive emergency") mit der Notwendigkeit einer sofortigen Blutdrucksenkung. Fehlt diese klinische Symptomatik, so liegt lediglich eine **hypertensive Krise** („hypertensive urgency") vor, bei der die Blutdrucksenkung langsam durchgeführt werden kann und eine orale medikamentöse Therapie ausreicht.

Falsch-hohe Blutdruckwerte erhält man bei stark verkalkten, durch die Blutdruckmanschette kaum komprimierbaren Arterien („Pseudohypertonie"). Eine sog. „Weißkittel- oder Praxishypertonie" liegt vor, wenn bei der Blutdruckmessung in der Arztpraxis situationsbedingt erhöhte Werte gemessen werden. In diesem Fall sind die automatisierte 24-h-Blutdruckmessung oder die Selbstmessungen des Patienten hilfreich.

58.2 Blutdruckmessung

Der gemessene Blutdruckwert ist ein Resultat aus Schlagvolumen, peripherem Widerstand und Elastizität der Gefäßwand. Die Veränderung dieser Parameter lässt sich nur indirekt aus den gemessenen systolischen und diastolischen Druckwerten ersehen. So kann eine wiederholt gemessene hohe Blutdruckamplitude (hoher Pulsdruck) auf einen Verlust der Elastizität der Gefäßwand der großen thorakalen und abdominellen Gefäße hinweisen. Aus dem systolischen und diastolischen Wert kann der arterielle Mitteldruck errechnet werden. Altersbedingte Veränderungen der Relation werden allerdings hierbei nicht berücksichtigt.

Die Messung des Blutdrucks kann mittels einer intraarteriellen Verweilkanüle für wissenschaftliche Zwecke und auf Intensivstation blutig erfolgen. Für den medizinischen Alltag liefert aber auch schon die alleinige Palpation der A. radialis, getastet im Längsverlauf mit 3 Fingern, wichtige Informationen zur Blutdrucksituation des Patienten; erhöht man den Druck des proximal liegenden Fingers, so kann man die Kraft spüren, die nötig ist um die Pulswelle zu unterbrechen. Tastet man die Arterie als starres Rohr, so weist dies auf eine ausgeprägte Mediasklerose hin. Liegt eine Blutdruckmanschette an, so kann man beim Ablassen des Manschettendrucks den systolischen Blutdruck mit dem Auftreten der Pulsationen recht genau erfassen.

Bei der unblutigen apparativen Messung sollte auf die richtige Durchführung (Manschettenlage und -breite, Körperhaltung, vorausgehende Ruhephase) geachtet werden.

Tabelle 58.1. Klassifikation des Blutdrucks nach der WHO und der International Society of Hypertension (ISH), wie sie auch von der Deutschen Hochdruckliga seit 1999 empfohlen wird

Klassifikation	Systolisch (mmHg)	Diastolisch (mmHg)
Optimal	<120	<80
Normal	<130	<85
Noch-normal	130–139	85–89
Milde Hypertonie	140–159	90–99
Mittelschwere Hypertonie	160–179	100–109
Schwere Hypertonie	>180	>110
Isolierte systolische Hypertonie	>140	<90

Grundsätzlich unterscheidet man heute die auskultatorische Messung, bei der das Auftreten und Verschwinden des Korotkoff'schen Geräusches distal der Manschette mit einem Stethoskop überprüft wird von der oszillometrischen Messung, bei der die Oszillationen der Arterienwand mit zunehmender Eröffnung des Gefäßes bei Druckabfall in der Manschette aufgezeichnet werden. Beide Methoden werden heute in der klinischen Praxis als äquivalent angesehen, beim einzelnen Patienten kann es aber durchaus Abweichungen geben.

Die oszillometrisch messenden Geräte erlauben mit einer schmalen Manschette auch eine Blutdruckmessung am Unterarm oberhalb des Handgelenks, diese Messung ist allerdings deutlich störanfälliger wie herkömmliche Messungen am Oberarm. So können insbesondere bei älteren Patienten fehlerhafte Messungen auftreten, die sich auch trotz Wechsel des Gerätetyps und genauer Beachtung der Messmodalitäten (Manschette auf Herzhöhe) nicht in allen Fällen bessern lassen. Ggf. sollte dann auf eine Oberarmmessung gewechselt werden.

Die ambulante 24-h-Blutdruckmessung ist eine besondere Form der Blutdrucküberwachung, die Information über das Blutdrucktagesprofil und die Gesamtheit der Blutdruckwerte eines Tages (und der Nacht) ergibt. Ein tragbarer Kompressor sorgt dafür, dass eine fest angelegte Manschette tagsüber etwa 20-minütlich, nachts ½-stündlich automatisch aufgepumpt wird und eine Blutdruck- und Pulsmessung, meist oszillometrisch gemessen, abgespeichert werden kann. Die Hauptindikation der ambulanten 24-h-Blutdruckmessung ist sicherlich die Differenzierung zwischen einer tatsächlichen arteriellen Hypertonie und einer sog. Praxishypertonie (hohe Werte nur unter besonderer psychischer Anspannung). Etwa 30% der aufgrund von Blutdruckmessungen durch den Arzt oder in der Praxis als hyperton eingestuften Patienten haben bei der 24-h-Blutdruckmessung keine arterielle Hypertonie! Zu beachten ist, dass das als Normbereich definierte mittlere Blutdruckniveau nicht mit den Gelegenheitsmessungen und den sich daraus ergebenden bisherigen Vorstellungen der Normbereiche deckt. Die unter den Bedingungen einer 24-h-Blutdruckmessung anzunehmenden Normbereiche sind in Tabelle 58.2 aufgeführt.

Tabelle 58.2. Obere Normgrenzen der 24-h-Blutdruckmessung

Tagesmittelwert	135/85 mmHg
24-h-Mittelwert	130/80 mmHg
Nachtmittelwert	120/70 mmHg
Nächtliche Absenkung	10%

58.3 Epidemiologie

Die Prävalenz der Hypertonie liegt in der BRD etwa bei 20%. Dabei ist, wie Daten von MBDS, MONICA-Studie, STEPHY und Franke zeigen, die Häufigkeit vom Alter und Geschlecht abhängig. Auffallenderweise nimmt oberhalb des 80. Lebensjahres die Prävalenz wieder ab (Abb. 58.1).

Im individuellen Fall ist der Behandlungsgrad und Bekanntheitsgrad einer arteriellen Hypertonie über die letzten Jahrzehnte hinweg unverändert schlecht geblieben. Abb. 58.2 zeigt den unverändert geringen Anteil gut eingestellter Patienten mit Hypertonie. Man erkennt unschwer, dass trotz aller Bemühungen noch große Defizite bestehen. Dies überrascht v. a., da als gut behandelt und damit kontrolliert schon ein Blutdruck von unter 160/90 mmHg angesetzt wurde.

58.4 Einteilung der Hypertonie

> Man unterscheidet den primären oder essenziellen Hypertonus von den sekundären Formen der Hypertonie.

90–95% aller Formen der Hypertonie sind durch eine erbliche Disposition bedingt (primäre Hypertonie), das Manifestationsalter liegt in der Regel zwischen dem 25. und 50. Lebens-

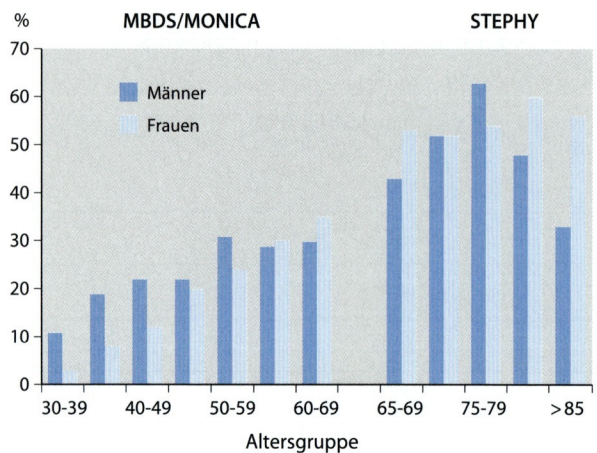

◨ Abb. 58.1. Prävalenz der Hypertonie in Deutschland. *MBDS* Münchner Blutdruckstudie; *MONICA* Studie Augsburg; *STEPHY* Starnberg Study on Epidemiology of Parkinsonism and Hypertension in the Elderly

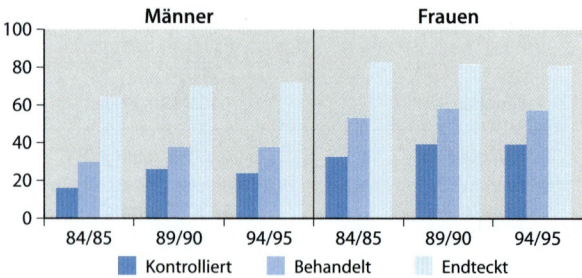

◨ Abb. 58.2. Entdeckungs- und Behandlungsgrad der Hypertonie sowie die tatsächlich erreichte gute RR-Kontrolle in verschiedenen Zeitabschnitten (1984/85, 1989/90 und 1994/95), MONICA-Studie Augsburg. Über ein Jahrzehnt ist keine Verbesserung dieser Qualitäten eingetreten

jahr. Nur ein kleiner Prozentsatz von etwa 5% aller Patienten haben eine sekundäre Hypertonie, wobei durchaus Mischformen (z. B. essenzielle Hypertonie und Nierenarterienstenose) vorkommen können. Die Erkennung einer sekundären Hypertonie ist wichtig, da ggf. eine Heilung des Hypertonus durch nichtmedikamentöse Maßnahmen erzielt werden kann (z. B. durch Operation eines Phäochromozytoms oder eines Conn-Syndroms, Beseitigung einer fibromuskulären Dysplasie der Nierenarterien). Viele sekundäre Hypertonieformen sind allerdings nicht ohne weiteres heilbar und bedürfen dann auch einer medikamentösen antihypertensiven Therapie. Die häufigsten sekundären Hypertonieformen sind:

Renoparenchymatöse Hypertonie. Jede Form einer Nierenerkrankung, ob akut oder chronisch, kann einen Hypertonus verursachen. Bei eingeschränkter Nierenfunktion haben nahezu alle Patienten eine arterielle Hypertonie. Pathogenetisch liegt meist ein Volumenhochdruck vor, die Reninwerte in der Zirkulation können normal oder erhöht sein.

Renovaskuläre Hypertonie. Hier ist insbesondere die arteriosklerotische meist abgangsnahe Nierenarterienstenose ge-

meint. Die Beseitigung einer solchen Stenose führt in etwa der Hälfte der Patienten zu einer Besserung der Blutdrucksituation, bei 30–40% ergibt sich jedoch keine Veränderung der Blutdruckwerte. Eine Heilung (keine Antihypertensiva mehr erforderlich) ist die Ausnahme. Die weit seltenere fibromuskuläre Hyperplasie, die insbesondere bei jüngeren Frauen auftritt, hat bessere Heilungschancen. Pathogenetisch ist wie bei der renoparenchymatösen Hypertonie das Renin meist normal, es besteht ein Volumenhochdruck durch Wasser und Kochsalzretention.

Endokrine Hypertonie. Phäochromozytom, Conn-Syndrom, Hyperthyreose, Enzymdefekte der Cortisol- und Aldosteronbiosynthese können zu einer Hypertonie führen. Aber auch bei Cushing-Syndrom, Hyperparathyreoidismus und Akromegalie kommt es zu einer Erhöhung des Blutdruckniveaus, die Blutdruckerhöhung steht in diesen Fällen aber klinisch eher im Hintergrund.

Kardiovaskuläre Hypertonie. Aortenisthmusstenose, Aorteninsuffizienz, totaler AV-Block werden in seltenen Fällen als Ursache einer Hypertonie gefunden.

Neurogene Hypertonie. Sie wird noch seltener beobachtet und ist in der Regel eine Ausschlussdiagnose. Sie kommt z. B. bei Hirntumoren, Hirngefäßleiden und postenzephalitisch vor.

Schwangerschaftshypertonie. Die Hypertonie als Erstdiagnose in der Schwangerschaft kann einer Präklampsie bzw. Eklampsie entsprechen; es kommen jedoch auch Erstmanifestationen einer essenziellen Hypertonie vor.

Medikamentös oder alimentär bedingte Hypertonie. Medikamente oder besondere Konsumgewohnheiten (Steroide, Östrogene, Schilddrüsenhormone, Lakritzegenuss bzw. carbenoxolonhaltige Bonbons) können eine Hypertonie verursachen.

58.5 Diagnostik

Bei der Diagnostik der arteriellen Hypertonie werden 4 Fragen gestellt:
- Erstens sollte die Schwere der Hypertonie gemessen an der Höhe der Blutdruckwerte (ggf. mit Hilfe einer ambulanten 24-h-Blutdruckmessung) festgestellt werden. Die Messung von Blutdruckwerten allein in der Praxis reicht in der Regel nicht aus.
- Zweitens ist die Frage zu beantworten, ob überhaupt und, wenn ja, welche sekundäre Hypertonieform vorliegt.
- Die dritte Frage zielt ab auf evtl. schon bestehende Zielorganschäden, wie linksventrikuläre Hypertrophie, Augenhintergrundsveränderungen, Mikroalbuminurie und bereits bestehende kardiovaskuläre Erkrankungen wie KHK oder AVK.
- Die vierte Frage bezieht sich auf zusätzliche Risiken, wie Nikotinabusus oder Cholesterinerhöhung.

Die unter 3 und 4 genannten Parameter können das von der Hypertonie ausgehende kardiovaskuläre Risiko erheblich

Tabelle 58.3. Diagnostisches Basisprogramm bei arterieller Hypertonie (nach den Empfehlungen der Deutschen Hochdruckliga). Erläuterungen im Text

Untersuchung	Hinweis auf
Familienanamnese	Genetische Disposition
Alkohol, Medikamente, Nikotin, Schlafstörungen, Diät	
Dauer und Schwere	Sekundäre Form
RR-Messung	
Adipositas (Typ)	Cushing, Risiko
Pulsstatus	Risiko pAVK
Urinteststreifen, Serumkreatinin	Nierenerkrankung
Serumkalium	Primärer/sekundärer Hyperaldosteronismus
BZ, Lipide	Begleitrisiko
EKG	KHK
Ultraschall	Nebennieren- und Nierenerkrankung
Ambulantes Blutdruck-Monitoring (24-h-Blutdruckmessung)	Praxishypertonie (30%)
Echokardiographie	Zielorganschäden?
Funduskopie	Zielorganschäden?

potenzieren. Nach Beantwortung aller 4 Fragen ergibt sich in der Regel eine klare therapeutische Strategie (s. Abschn. 58.7). Über die im Einzelnen durchzuführenden Untersuchungen informiert Tabelle 58.3.

Im Einzelnen ist folgendes zu beachten:

Anamnese. Da die essenzielle Hypertonie eine erbliche Erkrankung ist, muss in der Familienanamnese nach den Blutdruckwerten und den kardiovaskulären Komplikationen der Eltern (z. B. Herzinfarkt, Schlaganfall, Durchblutungsstörungen der Beine) gefragt werden. Wichtig ist auch die Konstellation des sog. metabolischen Syndroms beim Patienten und seinen Eltern (Adipositas, Diabetes mellitus, Hyperlipidämie und Hypertonie) zu erfragen.

Symptome einer Herzinsuffizienz (z. B. Belastungsdyspnoe und Nykturie), eine Claudicatio intermittens oder Schwindelgefühl deuten auf eine entsprechende Organbeteiligung hin. In der Regel spürt der noch nicht kardiovaskulär geschädigte Patient nichts von seinem erhöhten Blutdruck. Treten starke Kopfschmerzen mit Sehstörungen, Ohrensausen, flüchtigen Sprachstörungen und inkompletten oder reversiblen Lähmungserscheinungen auf, so kann das auf eine maligne Hypertonie hinweisen. Nasenbluten und konjunktivale Blutungen können Hinweis auf eine unbehandelte oder schlecht eingestellte Hypertonie darstellen.

Auch sollte über Essgewohnheiten, insbesondere bezüglich Kochsalz, über den Alkohol- und Nikotingenuss, über die Einnahme von nierenschädigenden bzw. kochsalzretinierenden blutdrucksteigernden Medikamenten (z. B. Analgetika, Kortikosteroide, Ovulationshemmer) gesprochen werden.

Klinische Untersuchung. Im Zentrum der Untersuchung steht die Messung der Blutdruckwerte, die Diagnose sollte sich allerdings nicht alleine auf die in der Praxis gemessenen Werte stützen (s. Abschn. 58.1). Besonderes Augenmerk sollte auf den kardiovaskulären Status bezüglich klinischer Zeichen einer linksventrikulären Hypertrophie, auf die peripheren Pulse und auf abdominelle Gefäßgeräusche gelegt werden.

Apparative Untersuchungen. Sie schließen EKG, Echokardiographie (linksventrikuläre Hypertrophie?), Sonographie der Nieren und Nebennierenregion ein.

Laboruntersuchungen. Sie umfassen folgende Mindestparameter: Blutbild, Serumkreatinin, Harnsäure, Serumkalium, Blutzucker, Cholesterin- und Triglyzeridwerte, Urinstatus und ggf. -sediment. Für die Verlaufsbeobachtung bei kochsalzsensitiver Hypertonie ist die Messung der Natriumausscheidung im 24-h-Urin wichtig. Weitere Parameter wie Lipoprotein a, Homozystein, Fibrinogen können bei der Abschätzung des speziellen kardiovaskulären Risikos zusätzlich erfolgen.

Fakultative Untersuchungen. Bei besonderen klinischen Fragestellungen sind weitere Untersuchungen sinnvoll. So werden bei Verdacht auf Phäochromozytom Katecholaminbestimmungen im 24-h-Urin durchgeführt; lässt sich damit der Verdacht nicht ausräumen, so ist eine bildgebende Diagnostik (z. B. Kernspin der Nebennieren- und Aortalregion) sinnvoll. Bei Verdacht auf Conn-Syndrom sollten Renin und Aldosteron im Plasma bestimmt werden und bei entsprechender Konstellation (supprimiertes Renin, hohes Aldosteron) mittels Kernspin die Nebennieren dargestellt werden. Auch die 24-h-Ausscheidung von Aldosteron und seiner Metaboliten kann bei der Diagnosestellung des Conn-Syndroms hilfreich sein. Die Bestimmung von Aldosteron mittels Sondierung der Nebennierenvenen ist häufiger für die Operationsplanung erforderlich.

Augenhintergrundbefund. Nach wie vor wichtig ist der Augenhintergrundbefund bei jüngeren Patienten, bei denen noch keine altersbedingten (und Typ-2-Diabetes-bedingten) Augenhintergrundsveränderungen zu erwarten sind. Liegen entsprechende Veränderungen vor, so ist die Entscheidung bei jüngeren Patienten zur medikamentösen Therapie klar. Bei älteren Patienten ist der Fundusbefund nicht spezifisch genug für die arterielle Hypertonie, man kann dann die Indikation zur Funduskopie auf den Verdacht einer malignen Hypertonie beschränken.

58.6 Verlauf und Komplikationen

Prognostisch ist die Lebenserwartung bei Patienten mit Hypertonie deutlich eingeschränkt. So hat nach Daten amerikanischer Lebensversicherungen ein 35-jähriger Mann mit einem Blutdruck von 120/80 mmHg eine Lebenserwartung von 77 Lebensjahren. Bei höherem Blutdruck sinkt die Lebenserwartung drastisch, bis sie bei einem Blutdruck von 150/100 mmHg nur noch 61 Jahre beträgt. Bei Frauen verkürzt sich analog die Lebenserwartung von 82 auf 73,5 Jahre. Die 5-Jahre-Überlebensrate bei unbehandelter maligner Hypertonie, also diastolischen Blutdruckwerten über 120 mmHg liegt unter 5%!

Herz-Kreislauferkrankungen sind die häufigste Todesursache in Deutschland. Lag der Anteil kardiovaskulärer Todesfälle an der Gesamtsterblichkeit 1985 noch bei 51%, stieg er bis 1996 auf 59% an! Dank intensiver präventiver Maßnahmen konnte der Anteil auf 47% im Jahr 2001 gesenkt werden.

> **Bluthochdruck ist, wie große Studien (z. B. Framingham- oder Göteborg-Studie) zeigen, zusammen mit Rauchen und erhöhtem Cholesterin der führende kardiovaskuläre Risikofaktor. Zwischen der Höhe des Blutdrucks und der Häufigkeit kardiovaskulärer Komplikationen besteht eine enge Korrelation.**

Folge des Hypertonus ist die akzelerierte Arteriosklerose. Dies führt am Herzen zu einer KHK bis hin zu Myokardinfarkt und Herzinsuffizienz, beim ZNS zu einer vaskulären Enzephalopathie und einem ischämischen Insult, bei den Nieren resultiert eine Nephrosklerose mit progredienter Niereninsuffizienz und schließlich kommt es bei den peripheren Gefäßen zu einer AVK, die zentralen Gefäße betreffend zum Aortenaneurysma.

Darüber hinaus erhöht ein Hypertonus das Risiko zerebraler Massenblutungen und führt zur linksventrikulären Hypertrophie mit diastolischer Compliancestörung. Eine in der Echokardiographie festgestellte linksventrikuläre Hypertrophie erhöht die Wahrscheinlichkeit des plötzlichen Herztodes um das über 5fache.

Die Endorganschäden fanden Ausdruck in der WHO-Stadieneinteilung der Hypertonie (Tabelle 58.4).

Tabelle 58.4. WHO-Stadieneinteilung der Hypertonie

Schweregrad I	Keine Endorganschäden
Schweregrad II	mindestens eines von: Linksventrikuläre Hypertrophie, Fundusveränderungen, Proteinurie, Kreatininerhöhung, Nachweis arteriosklerotischer Plaques
Schweregrad III	Angina pectoris, Myokardinfarkt, Herzinsuffizienz; transitorische zerebrale Ischämie, Apoplex, hypertensive Enzephalopathie; im Augenhintergrund retinale Blutungen oder/und Exsudate oder/und Papillenödem; Kreatinin > 2,0 mg%; dissezierendes Aortenaneurysma, symptomatische arterielle Verschlusskrankheit.

58.7 Therapie

58.7.1 Indikation und Ziel

> **Therapieziel ist es, die hypertoniebedingte kardiovaskuläre Morbidität und Mortalität zu senken. Die Indikation zur antihypertensiven Therapie und deren Intensität wird daher in erster Linie von den kardiovaskulären Risikofaktoren, den Endorganschäden sowie den Folge- und Begleiterkrankungen bestimmt (Tabelle 58.5 und 58.6).**

Die Wahrscheinlichkeit, innerhalb von 10 Jahren einen kardiovaskulär bedingten Tod, nicht tödlichen Schlaganfall oder Myokardinfarkt zu erleiden, beträgt bei
- niedrigem Risiko unter 15%,
- mittlerem Risiko 15–20%,
- hohem Risiko 20–30%,
- sehr hohem Risiko über 30%.

Von dieser Risikostratifizierung ist die Indikationsstellung zur medikamentösen Therapie abhängig, wie sie die Hochdruckliga 2001 vorschlug. So kann bei niedrigem Risiko noch mit der medikamentösen Therapie zugewartet werden.

58.7.2 Nichtmedikamentöse Therapie

Durch Änderung des Lebensstils lässt sich der Blutdruck signifikant senken, der Effekt entspricht etwa dem einer medikamentösen Monotherapie, die Reduktion beträgt maximal 5–10 mmHg sowohl systolisch als auch diastolisch. Als wirksam in diesem Sinne hat sich eine Gewichtsabnahme bei Adi-

58.7 · Therapie

Tabelle 58.5. Schweregrad der Hypertonie, kardiovaskuläre Risikofaktoren, Endorganschäden sowie Folge- und Begleiterkrankungen dienen der Risikostratifizierung, wie sie die WHO/ISH 1999 vorschlägt

Risikofaktoren	Endorganschäden	Folge- und Begleiterkrankungen
Nicht beeinflussbar		
Positive Familienanamnese Alter (Männer > 55 Jahre, Frauen > 65 Jahre)	Linksherzhypertrophie Mikroalbuminurie Proteinurie oder Kreatininerhöhung	Koronare Herzkrankheit mit Angina pectoris, Myokardinfarkt, Bypass-Operation oder PTCA Herzinsuffizienz Zerebrovaskuläre Erkrankungen mit ischämischem Insult, TIA, Hirnmassenblutung
Beeinflussbar		
Schweregrad der Hypertonie Rauchen Cholesterin > 250 mg/dl Diabetes mellitus	Sonographische oder radiologische Zeichen der Arteriosklerose	Chronische Nierenerkrankung mit Kreatinin > 2 mg/dl, Proteinurie pAVK Disseziierendes Aortenaneurysma Fortgeschrittene hypertensive Retinopathie

Tabelle 58.6. Risikostratifizierung zur Prognosebeurteilung

Andere Risikofaktoren und Erkrankungen	Blutdruck (mmHg)		
	Schweregrad 1 (milde Hypertonie) SBD 140–159 oder DBD 90–99	Schweregrad 2 (mittelschwere Hypertonie) SBD 160–179 oder DBD 100–109	Schweregrad 3 (schwere Hypertonie) SBD ≥ 180 oder DBD ≥ 110
I Keine anderen Risikofaktoren	Niedriges Risiko	Mittleres Risiko	Hohes Risiko
II 1–2 Risikofaktoren	Mittleres Risiko	Mittleres Risiko	Sehr hohes Risiko
III 3 oder mehr Risikofaktoren oder Diabetes oder Endorganschäden	Hohes Risiko	Hohes Risiko	Sehr hohes Risiko
IV Folge- und Begleitkrankheiten	Sehr hohes Risiko	Sehr hohes Risiko	Sehr hohes Risiko

positas, eine salzarme Kost und sportliche Betätigung, bevorzugt mit Ausdauersportarten, erwiesen. Als weitere nichtmedikamentöse Maßnahme sollte die tägliche Alkoholmenge unter 20 g (½ l Bier oder ¼ l Wein) liegen. Am Beispiel der salzsensitiven und salzinsensitiven Hypertonie wird deutlich, dass nicht jeder Patient gleich auf die entsprechende nichtmedikamentöse Intervention anspricht

Die dauerhafte Senkung des Übergewichtes bedarf besonderer Anstrengungen von Patient und Arzt. Sie ist in der Regel nur durch die Kombination aus reduzierter Kalorienzufuhr und körperlicher Bewegung zu erreichen.

Kochsalz. Die Ernährung in Mitteleuropa ist als salzreich zu bezeichnen. Insbesondere bei adipösen Patienten sind tägliche Kochsalzmengen von 15–25 g anzutreffen. Während eine streng salzarme Kost von <3 g/Tag bei dem üblicherweise erhältlichen Nahrungsangebot kaum möglich ist, sollte doch eine Salzreduktion auf 6–9 g/Tag angestrebt werden. Dies ist durch das Vermeiden sehr stark gesalzener Nahrungsmittel zu erreichen. Die Einhaltung einer solchen diätetischen Maßgabe erfordert die gelegentliche Kontrolle der Kochsalzaufnahme. Unter „Steady-State"-Bedingungen kann die Kochsalzzufuhr anhand der Natriumausscheidung im 24-h-Urin abgeschätzt werden.

> Natrium im 24-h-Urin (mmol/Tag): 17=Kochsalzzufuhr (g/Tag)

Sport. Sportliche Betätigung senkt den Blutdruck besonders dann, wenn sie auch zu einer Gewichtsabnahme führt. Wirksam sind insbesondere Ausdauerbelastungen, die mit isotonen Muskelkontraktionen einhergehen und direkt den peripheren Widerstand senken. Aber auch Sportarten, die mehr mit isometrischen Belastungen verknüpft sind, wie Tennisspielen oder Hanteltraining (Atemtechnik beachten), haben einen günstigen Langzeiteffekt auf den Blutdruck. Um Blutdruckeffekte zu erzielen sollte mindestens 3-mal/Woche in mittlerer Intensität für mindestens 30 min Sport betrieben werden.

58.7.3 Medikamentöse Hochdrucktherapie

Durchführung

Bei einer leichten und mittelschweren Hypertonie wird in der Regel die medikamentöse Therapie mit einer einzelnen Substanz begonnen. Mittel der ersten Wahl sind β-Blocker, Diuretika, Kalziumantagonisten und ACE-Hemmer. Für diese wurden in zahlreichen Langzeitstudien eine Senkung der kardiovaskulären Morbidität und Mortalität nachgewiesen.

Im Einzelfall ist die Wirksamkeit einer antihypertensiven Substanz nicht vorhersehbar. Die Responderraten liegen meist bei 50–60%. Wird mit der initial verordneten Substanz in adäquater Dosierung eine Normalisierung des Blutdrucks nicht erreicht, so kann eine Monotherapie mit einem anderen Mittel der ersten Wahl eingeleitet werden (sequenzielle Monotherapie nach dem „try-and-error"-Prinzip). Alternativ kann zu einer Kombinationstherapie übergegangen werden. In Zweifachkombination werden nun 2 Substanzen der ersten Wahl gegeben. Hierbei ist jede Kombination der 5 Gruppen der ersten Wahl möglich. Lediglich bei der Kombination eines β-Blockers mit einem Kalziumantagonisten sollte der Dihydropyridintyp des Kalziumantagonisten bevorzugt werden. Bei hohem Ausgangsblutdruck, KHK, Herz- und Niereninsuffizienz kann nach den neuen Leitlinien von 2003 des Joint National Commitee (JNC7) in den USA, der European Society of Hypertension bzw. Cardiology (ESH/ESC) für Europa und der Deutschen Hochdruckliga auch mit einer primären Kombinationstherapie in niedriger Dosierung begonnen werden. Ist das Therapieziel nicht erreicht, muss auf eine Dreifach- oder gar Vierfachkombination erweitert werden. Bei dieser kommen nun auch zentrale Sympathomimetika und α_1-Blocker in Betracht. Vielfachkombinationen und Behandlungen beim Niereninsuffizienten sollten frühzeitig ein Diuretikum einschließen. Im Übrigen sind auch bei milden Formen der Hypertonie die nach den neueren Studien anzustrebenden Blutdruckziele (Tabelle 58.7) mit einer Monotherapie meist nicht zu erreichen.

> **Klinisch wichtig**
>
> Ziel einer medikamentösen Therapie muss die Normalisierung der Blutdruckwerte sein. Wenn dieses Ziel manchmal sehr ehrgeizig erscheint, so sollte es doch angestrebt werden. Für das Erreichen dieses Ziels kann man sich aber meist über Wochen oder gar Monate Zeit lassen (Ausnahme hypertensiver Notfall, maligne Hypertonie).

β-Blocker (Kap. 41)

Die blutdrucksenkende Wirkung der β-Blocker beruht auf der Suppression des sympathikoadrenergen Nervensystems über eine kompetitive Hemmung der Katecholaminwirkung an den β-Rezeptoren. Die genaue Wirkungsvermittlung ist aber nach wie vor unklar: Verminderung der Noradrenalinausschüttung über Hemmung präsynaptischer β-Rezeptoren, Senkung des Herzminutenvolumens über Hemmung kardialer β-Rezeptoren, Verminderung der Plasmareninaktivität u. a. sind Teilaspekte des Wirkmechanismus.

Die Einteilung dieser großen Gruppe von Einzelsubstanzen kann nach ihrer Rezeptoraffinität, ihrer ISA (s. unten)

Tabelle 58.7. Empfehlungen zum Zielblutdruck der Deutschen Hochdruckliga 2001

Generell	<140/90 mmHg
Diabetiker	<130/80 mmHg
falls toleriert	<120/80 mmHg
Niereninsuffizienz	<130/80 mmHg
Bei Proteinurie (>1g/Tag)	<125/75 mmHg

oder nach ihren physikochemischen Eigenschaften erfolgen (Tabelle 58.8).

β_1-Selektivität bedeutet Wirkung vorwiegend auf die kardialen β_1-Rezeptoren und weniger auf die β_2-Rezeptoren im Bronchialsystem und der glatten Gefäßmuskulatur sowie die metabolischen Reaktionen der β_3-Rezeptoren. Der Selektivitätsindex gibt das Verhältnis der Affinitäten an β_1- zu β_2-Rezeptoren an. In den letzten Jahren hat sich die Anwendung selektiver β-Blocker weitgehend durchgesetzt. ISA (intrinsisch-sympathomimetische Aktivität) bedeutet eine Senkung des Gefäßwiderstands durch eine partielle sympathomimetische Wirkung. Lipophile β-Blocker werden nahezu vollständig resorbiert mit einem hohen First-pass-Effekt in der Leber, die Bioverfügbarkeit ist somit gering (10–50%). Ihre Eiweißbindung ist hoch. Hydrophile β-Blocker dagegen werden schlecht resorbiert und besitzen so eine niedrige Bioverfügbarkeit. Die Eiweißbindung ist gering.

Einige β-Blocker haben Zusatzeigenschaften. So zeigt z. B. Carvedilol eine zusätzliche α_1-Blockade und Nebivolol eine zusätzlich Freisetzung von NO. Beides bewirkt eine periphere Vasodilatation. Sotalol hat eine das Aktionspotenzial verlängernde Wirkung und ist damit ein Klasse-III-Antiarrhythmikum. Der Esmololester ist parenteral gegeben nur wenige Minuten wirksam

Nebenwirkungen. An erster Stelle stehen Bradykardie und Bronchokonstriktion. Beim AV-Block Grad II und III sowie Bradykardien unter 50/min sind β-Blocker kontraindiziert. Bei obstruktiven Atemwegserkrankungen sind nichtselektive β-Blocker kontraindiziert und unter strenger Indikation hochselektive β-Blocker in geringer Dosis möglich. Bei verminderter linksventrikulärer Funktion und/oder Reizleitungsstörungen ist die Kombination von β-Blocker und Kalziumantagonisten vom Verapamiltyp kontraindiziert, die gleichzeitige parenterale Gabe beider Substanzen ist zu vermeiden.

Stellenwert in der Differenzialtherapie. Eine Reduktion des kardiovaskulären Risikos ist in zahlreichen Studien nachgewiesen (BHAT 1982; MRC-Trial 1985; STOP 1991; SHEP 1991; UKPDS 38/39 1998; STOP-2 1999). β-Blocker werden insbesondere bei KHK in der Anfangsbehandlung bevorzugt. β-Blocker ohne ISA verbessern die Prognose nach Myokardinfarkt deutlich (Göteborg Study 1981; SAVE 1997; ISIS-1 1988). β-Blocker mit ISA zeigen dagegen keinen positiven Effekt (EIS Group 1984; IPPPSH 1985). Nach Myokardinfarkt sind β-Blocker ebenso wie ACE-Hemmer Mittel der ersten Wahl.

58.7 · Therapie

Tabelle 58.8. Einteilung der β-Blocker

		Unselektiv	Selektiv
Mit ISA	Lipophil	Mepindolol (Corindolan) Oxprenolol (Trasicor) Penbutolol (Betapressin) Pindolol (Visken)	Acebutolol (Prent)
	Hydrophil	Carteolol (Endak)	Celiprolol (Selectol)
Ohne ISA	Lipophil	Bupranolol (Betadrenol) Propranolol (Dociton)	Bisoprolol (Concor) Betaxolol (Kerlone) Metoprolol (Beloc) Talinolol (Cordanum)
	Hydrophil	Nadolol (Solgol)	Atenolol (Tenormin)
Mit Zusatzeigenschaft	Lipophil	Carvedilol (Dilatrend)	Nebivolol (Nebilet)
	Hydrophil	Sotalol (Sotalex)	Esmolol (Brevibloc)

Tabelle 58.9. Einteilung der Kalziumantagonisten

Stoffgruppe	1. Generation	2. Generation		3. Generation
		IIa (Retardform)	IIb (neue Substanz)	
Phenylalkylamin (arteriell < kardial)	Verapamil (Isoptin)	Verapamil RR, Ret.		Gallopamil (Procorum)
Benzothiazepin (arteriell = kardial)	Diltiazem (Dilzem)	Diltiazem Ret.		
Dihydropyridin (arteriell > kardial)	Nifedipin (Adalat) Nicardipin (Antagonil)	Nifedipin SR, Ret. Felodipin (Munobal, Modip)	Nitrendipin (Bayotensin) Isradipin (Vascal, Lomir) Nilvadipin (Escor) Nisoldipin (Baymicard)	Amlodipin (Norvasc) Lacidipin (Motens) Lercanidipin (Carmen, Corifeo)

Bisher galten β-Blocker bei schwerer Herzinsuffizienz als kontraindiziert. In großen Studien haben sich jedoch Carvedilol, Bisoprolol und Metoprolol additiv zu einer Basistherapie mit ACE-Hemmer, Diuretika und Digitalis als wirksam erwiesen (COPERNICUS 2001; CIBIS-2 1999; MERIT-HF 1998). Unselektive β-Blocker führen zu einem Abfall des HDL-Cholesterin, einem Trigyzeridanstieg und einer Verschlechterung der Glukosetoleranz. In der LIFE-Studie 2002 war die Zahl neu aufgetretener Diabetesfälle im Vergleich zu Losartan erhöht. Eine klinische Relevanz dieser Stoffwechselstörungen ist jedoch nicht bewiesen. In der UKPDS-Studie waren Atenolol und Captopril bei Diabetikern gleich gut wirksam.

> Insgesamt sind β-Blocker sowohl in der Monotherapie als auch in der Kombinationstherapie ein Basisantihypertensivum und v. a. für Patienten mit einer KHK erste Wahl!

Kalziumantagonisten (Kap. 45)

Kalziumantagonisten hemmen den Kalziumeinstrom durch die Kalziumkanäle vom L-Typ in die Zellen der glatten Gefäßmuskulatur. Darauf folgt eine Relaxation der Muskelfasern und Vasodilatation mit Abnahme des peripheren Widerstandes.

Allen Substanzen gemeinsam ist eine hohe Resorptionsrate und eine niedrige Bioverfügbarkeit durch ausgeprägten First-pass-Effekt. Tabelle 58.9 gibt einen Überblick über die Einteilung. Die Kalziumantagonisten der **1. Generation** haben eine kurze Wirkdauer und eine negativ-inotrope und dromotrope Wirkung, die bei den Dihydropyridinen durch die reflektorische Aktivierung des Sympathikus überspielt wird. Die Phenylketylamine und Benzothiazepine haben zusätzlich eine hemmende Wirkung auf die Erregungsleitung im AV-Knoten. Die Kalziumantagonisten der **2. Generation** haben entweder durch ihre retardierte Form oder durch eine andere Pharmakokinetik eine längere Wirkdauer und weniger vasodilatierende Nebenwirkungen. Die erhöhter Gefäßselektivität bedingt weniger negativ-inotrope und chronotrope Effekte am Herzen. Die Kalziumantagonisten der **3. Generation** besitzen eine noch längere Wirkdauer durch sehr lange Halbwertszeiten oder Depotbildung in der Gefäßwand bei hochgradiger

Lipophilie. Eine Sympathikusaktivierung wird dadurch vermieden.

Wichtige Interaktionen. Verapamil, Nitrendipin und Felodipin steigern den Digoxinspiegel um zu bis 60%, Diltiazem steigert den Ciclosporin-A-Spiegel um etwa das 3fache.

! Cave
Vorsicht ist bei der Kombination von Verapamil i.v. (bzw. Diltiazem) + β-Blocker oder Verapamil (bzw. Diltiazem) + ein Antiarrhythmikum geboten!

Stellenwert in der Differenzialtherapie. Eine Reduktion des kardiovaskulären Risikos ist nachgewiesen für Nitrendipin (SYST-EUR 1997) und Felodipin (HOT 1998), v. a. für Diabetiker. Für Verapamil gibt es keine großen Studien, die einen günstigen Einfluss auf das kardiovaskuläre Risiko belegen. Verapamil ist Metoprolol bei stabiler AP gleichwertig (APSIS 1996), Diltiazem ist gleich effektiv wie β-Blocker und/oder Diuretikum (NORDIL 2000) in der Prävention kardiovaskulärer Endpunkte.

1995 fiel in der Metaanalyse von Furberg und der Fallkontrollstudie von Psaty eine erhöhte kardiovaskuläre Mortalität für kurzwirksame Dihydropyridine auf. Dies wurde später nicht bestätigt (Framinghamstudie 1996; Braun 1996; Aldermann 1997; Leader 1997). Eine höhere Mortalität bei instabiler Angina pectoris und Herzinfarkt für kurz wirksame Kalziumantagonisten vom Dihydropyridintyp ist dagegen lange bekannt (HINT 1986; SPRINT 1988). Bei instabiler Angina pectoris und 4 Wochen nach Herzinfarkt sind daher Dihydropyridine kontraindiziert.

Bei begleitender Herzinsuffizienz (NYHA III–IV) sind Verapamil/Diltiazem kontraindiziert und Kalziumantagonisten vom Dihydropyridintyp der 1. und 2. Generation außer Felodipin weniger geeignet. Verapamil/Diltiazem sind bei AV-Block II und III kontraindiziert.

Langwirksame Kalziumantagonisten vom Dihydropyridintyp sind in der Infarktprävention dem ACE-Hemmer unterlegen (ABCD mit Nisoldipin 1998, FACET mit Amlodipin 1998), es findet sich keine Überlegenheit von retardiertem Nifedipin gegenüber einem Diuretikum (INSIGHT 2000).

Bei Raynaud-Symptomatik sind Kalziumantagonisten indiziert, bei pAVK sind sie geeignete Antihypertensiva. Bei pulmonaler Hypertonie senken Kalziumantagonisten den pulmonalarteriellen Druck (Franz 1997). Kalziumantagonisten haben eine hemmende Wirkung auf die Thrombozytenaggregation. Abhängig vom Ausmaß der Blutdrucksenkung können Kalziumantagonisten eine Proteinurie reduzieren (starke Blutdrucksenkung) oder verstärken (Blutdrucksenkung nicht ausgeprägt). Im letzteren Fall wird möglicherweise der glomeruläre Druck erhöht. Beschrieben ist schließlich eine antiarteriosklerotische Wirkung der Kalziumantagonisten (PREVENT 2000 mit Amlodipin, ELSA 2001 mit Lacidipin).

> Insgesamt sind Kalziumantagonisten vom Dihydropyridintyp der 2. und 3. Generation in der Kombinationstherapie der Hypertonie unverzichtbar. In der Monotherapie sind sie nicht unbedingt erste Wahl. Andere Kalziumantagonisten sollten v.a. nach individuellen Gesichtspunkten gegeben werden.

ACE-Hemmer (Kap. 47)

ACE-Hemmer hemmen kompetitiv das „Angiotensin-converting-Enzym" (ACE) und vermindern damit die Angiotensin-II-Bildung. Angiotensin II ist nicht nur die stärkste endogene blutdrucksteigernde Substanz (direkte Vasokonstriktion, Stimulation der Noradrenalinfreisetzung sowie Natrium- und Wasserretention), es ist auch ein wichtiger Wachstumsfaktor für Proliferationsprozesse des Bindegewebes. Da das ACE eine identische Struktur mit der Bradykinin abbauenden Kininase II aufweist, kommt es zur Retention von Bradykinin und auch auf diesem Weg zur Vasodilatation. Tabelle 58.10 gibt eine Übersicht über die ACE-Hemmer.

Eigenschaften. Eine in etwa zu gleichen Teilen stattfindende Elimination über Leber und Nieren nennt man duale Ausscheidung. Sie findet sich bei Benazapril, Fosinopril und Spirapril. Alle andern werden bevorzugt renal ausgeschieden und kumulieren bei Niereninsuffizienz. Meist führt eine Dosiserhöhung über die mittlere Tagesdosis hinaus nicht zur stärkeren Wirkung, sondern zur Verlängerung der Wirkdauer. Die Bedeutung der Affinität zu lokalen RAA-Systemen ist umstritten. Außer einer Tendenz zur Bevorzugung langwirksamer Substanzen gibt es keine pharmakokinetischen und pharmakodynamischen Kriterien, die für die bevorzugte Gabe eines bestimmten ACE-Hemmers sprechen. Zu beachten ist die Gefahr einer Hyperkaliämie beim hyporeninämischem Hypoaldosteronismus. Eine GFR-Abnahme wird zum Problem bei bilateraler Nierenarterienstenose oder Stenose einer Transplantatarterie und bei präterminaler Niereninsuffizienz. Häufigste und störende Nebenwirkung ist der Reizhusten.

Stellenwert in der Differenzialtherapie. Bei Nierenerkrankungen (Proteinurie und/oder Niereninsuffizienz) ergab sich in großen Studien die Überlegenheit von ACE-Hemmern gegenüber anderen Antihypertensiva. Vielfach nachgewiesen ist eine Reduktion der Progression von Nephropathien. Antihypertensiva der ersten Wahl bei Hypertonikern mit Nierenerkrankungen sind demnach ACE-Hemmer. Dies gilt insbesondere für die diabetische Nephropathie (z. B. Lewis-Studie 1993; AIPRI-Studie 1996; Metaanalyse von Kasiske 1993) – auch bei Vorliegen einer beginnenden Nephropathie ohne Hypertonie (z. B. nach EUCLID 1997). Daher werden in den Leitlinien der Deut-

Tabelle 58.10. Einteilung der ACE-Hemmer

Kurz wirksam	Captopril (Lopirin, Tensobon u. v. a.)
Lang wirksam	Cilazapril (Dynorm), Enalapril (Xanef, Pres u. a.), Imidapril (Tanadril), Lisinopril (Acerbon, Coric u. a.), Moexipril (Fempress), Perindopril (Coversum), Ramipril (Delix, Vesdil), Quinapril (Accupro), Trandolapril (Udrik, Gopten)
Duale Ausscheidung	Benazapril (Cibacen), Fosinopril (Fosinorm, Dynacil), Spirapril (Quadropril)

schen Diabetes Gesellschaft (DDG) von 2000 und der American Diabetes Association (ADA) von 2002 ACE-Hemmer als Antihypertensivum der ersten Wahl beim Typ-1-Diabetiker mit Albuminurie/Nephropathie empfohlen.

In mehreren großen Studien haben sich β-Blocker und ACE-Hemmer in der Verbesserung der kardiovaskuläre Prognose als wirksam erwiesen und sind daher Mittel der ersten Wahl. So zeigte die HOPE-Studie 2000 eine Risikoreduktion bei kardiovaskulären Risikopatienten. Die AIRE-Studie 1993 zeigte eine Senkung der Reinfarktrate. Interventionsstudien haben weiter gezeigt, dass bei Herzinsuffizienz ACE-Hemmer die Prognose verbessern (z. B. SOLVD 1991/92). Daher gelten die ACE-Hemmer auch bei Hypertonikern mit Herzinsuffizienz als Therapie der ersten Wahl. Die CAPPP-Studie 1999 zeigte ein erhöhtes Apoplexrisiko unter Captopril. Bei Linksherzhypertrophie zeigen Studien und Metaanalysen eine deutliche Regression unter ACE-Hemmern und Kalziumantagonisten.

> Insgesamt sind ACE-Hemmer sowohl in der Monotherapie als auch in der Kombinationstherapie ein Basisantihypertensivum und v. a. für Patienten mit einer Nephropathie oder Herzinsuffizienz erste Wahl!

AT$_1$-Rezeptorantagonisten (Kap. 47)

AT$_1$-Rezeptorantagonisten blockieren kompetitiv oder nichtkompetitiv Angiotensin II am AT$_1$-Subtyp des Rezeptors. AT$_1$-Rezeptorantagonisten sind:
- Losartan (Lorzaar),
- Valsartan (Diovan),
- Eprosartan (Teveten),
- Irbesartan (Aprovel, Karvea),
- Candesartan (Atacand, Blopress),
- Telmisartan (Micardis),
- Olmesartan (Votum).

Eigenschaften. Die Vielzahl der AT$_1$-Rezeptorantagonisten sind von der Struktur her sehr ähnlich. Sie werden rasch resorbiert und weisen eine mäßige bis gute Bioverfügbarkeit auf. Die Halbwertszeit der AT$_1$-Rezeptorantagonisten liegt bei etwa 9 h, für alle ist jedoch nach Einmalgabe in der 24-h-Blutdruckmessung eine sichere 24-h-Wirksamkeit nachgewiesen. Alle AT$_1$-Rezeptorantagonisten binden hochselektiv an den AT$_1$-Rezeptorsubtyp. Für Eprosartan, Irbesartan, Candesartan ist eine lineare Dosis-Wirkungs-Beziehung nachgewiesen. In den Nebenwirkungen gibt es keine Unterschiede.

Stellenwert in der Differenzialtherapie. Die ADA nennt in ihrer letzten Empfehlung von 2002 für die Prävention und Verbesserung der Prognose der diabetischen Nephropathie AT$_1$-Rezeptorantagonisten als Antihypertensiva der ersten Wahl beim Typ-2-Diabetiker. Grund sind drei 2001 veröffentlichte Studien, die eine deutliche Verbesserung der Prognose der diabetischen Nephropathie bei Typ-2-Diabetikern zeigen: IRMA-2 mit Irbesartan für die Mikroalbuminurie, IDNT mit Irbesartan und RENAAL mit Losartan für den Verlauf der renalen Insuffizienz. Für den Typ-1-Diabetiker stellt die ADA die AT$_1$-Rezeptorantagonisten den ACE-Hemmern gleich.

Die Val-HeFT-Studie 2001 bei Herzinsuffizienz belegt den Nutzen einer Kombination von Valsartan und einem ACE-Hemmer oder β-Blocker bei einer Basistherapie mit Digitalis und Diuretika. Eine zusätzliche Gabe zu ACE-Hemmer + β-Blocker zeigte einen gegenteiligen Effekt. Die ACCESS-Studie 2001 mit Candesartan zeigte eine Prognoseverbesserung beim apoplektischen Insult. In der LIFE-Studie 2002 war bei Patienten mit einer LVH unter dem der AT$_1$-Rezeptorantagonisten Losartan die kardiovaskuläre Mortalität und Morbidität geringer als unter dem β-Blocker Atenolol. Weiterer Vorteil: minimale Nebenwirkungen im Plazebobereich, damit bessere Complianceraten.

Eine Überlegenheit der AT$_1$-Rezeptorantagonisten gegenüber ACE-Hemmer in der Reduktion der kardiovaskulären Mortalität und Morbidität sowie der Gesamtmortalität ist nicht nachgewiesen. Die geringere Mortalität in der für eine andere Fragestellung konzipierten ELITE-1-Studie 1997 mit Losartan konnte in ELITE-2 (2000) nicht bestätigt werden.

> AT$_1$-Rezeptorantagonisten sind Ersatz für ACE-Hemmer bei Unverträglichkeit und bei der diabetischen Nephropathie des Typ-2-Diabetikers wohl erste Wahl. Es ist bislang keine klinische Relevanz der pharmakokinetischen und pharmakodynamischen Unterschiede der einzelnen AT$_1$-Rezeptorantagonisten nachgewiesen.

Diuretika (Kap. 48)

Diuretika wirken blutdrucksenkend in der Anfangsphase ihrer Anwendung über eine vermehrte Flüssigkeits- und Kochsalzausscheidung, später über eine Vasodilatation durch verminderte Ansprechbarkeit der glatten Gefäßmuskulatur auf vasokonstriktorische Reize. Tabelle 58.11 gibt eine Übersicht über die Diuretika.

Thiazide. Thiazide und Analoga wirken über Hemmung des Na/Cl-Carriers im distalen Tubulus. Die Dosis-Wirkungs-

Tabelle 58.11. Einteilung der Diuretika

Stoffgruppe	Präparat
Thiazide und Analoga	Hydrochlorothiazid (Esidrix u. a.), Chlortalidon (Hygroton), Clopamid (Brinaldix), Mefrusid (Baycaron), Xipamid (Aquaphor), Indapamid (Natrilix u. a.)
Schleifendiuretika	Furosemid (Lasix u. a.), Piretanid (Arelix), Torasemid (Unat, Torem), Bumetanid (Burinex)
Kaliumsparende Diuretika	Spironolacton (Aldactone), Trimateren (z. B. in Dytide), Amilorid (z. B. in Moduretik)

Kurve ist im mittleren und oberen Dosisbereich sehr flach, also bei hoher Dosierung hat man nur eine geringe Wirkungszunahme, aber eine deutliche Zunahme der Nebenwirkungen (z. B. Hypokaliämie). Thiazide können durch den tubologlomerulären Feedback zu einem Abfall der GFR führen. Indapamid hat eine stärkere vasodilatierende und damit antihypertensive Wirkung, die diuretische Wirkung ist gering. Indikationen sind Hypertonie ohne Niereninsuffizienz, schwere Herzinsuffizienz und dekompensierte Leberzirrhose

Schleifendiuretika. Ihre Wirkung beruht auf einer Hemmung der Natriumrückresorption im aufsteigenden Teil der Henleschen Schleife. Über einen weiten Dosisbereich besteht eine lineare Dosis-Wirkungs-Kurve. Furosemid führt zu einer raschen Diurese, gefolgt von einer Antidiurese (Rebound-Phänomen). Indikationen sind Hypertonie sowie renale (Kreatinin >2 mg%), kardiale und hepatal bedingte Ödeme.

Kaliumsparende Diuretika. Sie wirken über eine kompetitive Hemmung am Aldosteronrezeptor bzw. Hemmung eines Carriers des Natrium-Ionen-Protonen-Antiports am distalen Tubulus und Sammelrohr. Bei alleiniger Gabe haben sie keinen signifikanten Effekt mehr bei einer GFR unter 50% der Norm. Indikationen: Nur als Kombination mit Thiazid oder Schleifendiuretikum. Spironolacton ist auch allein zu geben beim primärem Hyperaldosteronismus.

> **Cave**
> Die gleichzeitige Gabe von ACE-Hemmern oder AT_1-Blockern mit kaliumsparenden Diuretika ist wegen der Gefahr der Hyperkaliämie zu vermeiden.

Stellenwert in der Differenzialtherapie. Diuretika reduzieren die kardiovaskuläre Morbidität und Mortalität. Dies ist nachgewiesen für Thiazide in zahlreichen Studien seit den 70er-Jahren (VA II 1970; HDFP 1979; Oslo Study 1980; MRC 1985). Dabei schnitten in der MRC-Studie Diuretika besser ab als β-Blocker. Vor allem bei älteren Patienten ist der Nutzen besonders ausgeprägt (HAPPHY 1981; EWPHE 1985; SHEP 1991; MRC-II 1992; STOP 1995). Diuretika kommen damit als Mittel der ersten Wahl in der Monotherapie des Hypertonus in Frage. Sie sind die bevorzugten Kombinationspartner insbesondere zu ACE-Hemmern bei Nierenerkrankungen, bei Herzinsuffizienz und im Alter. Gefahr: Hypokaliämien mit Herzrhythmusstörungen (z. B. in der MRFIT-Studie 1982). Weitere Nebenwirkungen: Glukose- und Lipidstoffwechselstörungen, bei Thiaziden Harnsäureanstieg, die klinische Relevanz ist jedoch umstritten.

> Diuretika sind Basisantihypertensiva und bevorzugte Kombinationspartner in der Mehrfachtherapie!

Über α-Rezeptoren wirksame Antihypertensiva

Die blutdrucksenkende Wirkung der peripheren, postsynaptischen $α_1$-Blocker beruht auf der Suppression des sympathikoadrenergen Nervensystems über eine kompetitive Hemmung der Katecholaminwirkung an den postsynaptischen $α_1$-Rezeptoren. Clonidin aktiviert als Imidazolin-Derivat $α_2$-Rezeptoren im Nucleus tractus solitarii mit folgender Abnahme der Aktionspotenzialfrequenz peripherer sympathischer Nerven, damit verminderter Noradrenalinfreisetzung. Daneben werden in der ventrolateralen Medulla oblongata Imidazolinrezeptoren (Subtyp I-1) aktiviert, die blutdrucksenkend wirken. Selektiver auf diese wirkt das Imidazolinderivat Moxonidin. Urapidil blockiert periphere $α_1$-Rezeptoren und hat eine zentrale agonistische Wirkung an den Serotoninrezeptoren.

Eine Übersicht über die verschiedenen, über α-Rezeptoren wirksame Antihypertensiva gibt Tabelle 58.12.

Stellenwert in der Differenzialtherapie. Können die Antihypertensiva der ersten Wahl in der Monotherapie aufgrund von Kontraindikationen oder Unverträglichkeit nicht eingesetzt werden, sind zentrale Antisympathotonika und $α_1$-Blocker die Alternativen.

Vorteile der α-Blocker sind eine Verbesserung des Cholesterinstoffwechsels und der Insulinsensitivität. Sie bewirken eine diskrete Bronchodilatation und verbessern urodynamische Parameter. Bei benigner Prostatahyperplasie erfüllen die $α_1$-Blocker eine Doppelindikation. Eine Senkung der kardiovaskulären Morbidität und Mortalität ist in Plazebo-kontrollierten Studien oder Vergleichsstudien nicht nachgewiesen. Zentrale Antisympathotonika weisen bei höherer Dosierung eine erhebliche Nebenwirkungsrate auf (Müdigkeit, Mundtrockenheit, Sedierung, Potenzverlust u. a. sowie bei Clonidin ein ausgeprägtes Rebound-Phänomen). Postsynaptische α-Blocker werden aufgrund der ALLHAT-Studie 2000 nicht mehr als Mittel der ersten Wahl für die Monotherapie empfohlen. Bei gleichzeitig vorliegender Herzinsuffizienz wird von der Anwendung abgeraten. Beim Phäochromozytom sind α-Blocker die Primärtherapie bis zur Operation.

Tabelle 58.12. Einteilung der über α-Rezeptoren wirksamen Antihypertensiva

Wirkgruppe	Präparat
Periphere $α_1$-Blocker	Bunazosin (Andante), Doxazosin (Diblocin, Cardular u. a.), Indoramin (Wydora), Prazosin (Minipress u. a.), Terazosin (Heitrin)
Zentrale Stimulation von $α_2$- bzw. Imidazolrezeptoren	Clonidin (Catapresan u. a.), Monoxidin (Cynt, Physiotens)
Periphere $α_1$-Blockade plus zentrale $α_2$-Stimulation	Urapidil (Ebrantil)

Die über α-Rezeptoren wirksame Antihypertensiva sind Alternativen, wenn die Mittel der ersten Wahl nicht gegeben werden können, oder Kombinationspartner.

Sonstige Antihypertensiva

Antisympathotonika wie Reserpin und Guanfacin haben wegen der ausgeprägten Nebenwirkungen keine praktische Bedeutung mehr. Das Antisympathotonikum α-Methyldopa und der direkte Vasodilatator Dihydralazin (Nepresol) haben nur noch eine Bedeutung in der Behandlung der Schwangerschaftshypertonie. Eine Sonderstellung nimmt der starke direkte Vasodilatator Minoxidil (Lonolox) ein, der als effektivstes blutdrucksenkendes Medikament der Behandlung der therapierefraktären Hypertonie vorbehalten ist. Obligat ist die Kombination mit einem β-Blocker wegen der Sympathikusaktivierung und einem Diuretikum wegen der Ödementstehung. Insbesondere kann es zu einem Perikarderguss kommen. Als weitere wesentliche Nebenwirkung ist der vermehrte Haarwuchs zu nennen.

Hypertensiver Notfall

Ein hypertensiver Notfall („hypertensive emergency"), der eine rasche Blutdrucksenkung notwendig macht, liegt nur vor bei stark erhöhten Blutdruckwerten (kein Grenzwert!) **und** bedrohlichen Folgeerscheinungen wie z. B. Hochdruckenzephalopathie (Sehstörungen, Sprachstörungen, Schwindel, neurologische Ausfälle, Krämpfe, Bewusstseinstrübung), frische Blutungen und Papillenödem am Augenhintergrund, Lungenödem, instabile Angina pectoris, Myokardinfarkt oder dissezierendes Aortenaneurysma. Sofortiger Beginn der Behandlung und Klinikeinweisung sind notwendig.

Fehlen diese Folgeerscheinungen, liegt eine **hypertensive Krise** („hypertensive urgency") vor, die orale Gabe eines lang wirkenden Antihypertensivums in üblicher Dosierung und ambulante Betreuung reichen aus.

> **Therapiestufen bei hypertensivem Notfall**
> - 1. Nitrolingual 3 Spraygaben oder 2 Kapseln
> - 2. Catapresan 1 Amp. 1:10 mit NaCl verdünnt langsam i.v. oder Nepresol 1 Amp. 1:10 mit NaCl verdünnt langsam i.v. bei Bradykardie oder Adalat 5 mg oral (wenn möglich)
> - 3. Catapresan 6 Amp. mit NaCl auf 50 ml verdünnt über Perfusor, initial 2 ml/h und Nepresol 3 Amp. mit NaCl auf 50 ml verdünnt über Perfusor, initial 2 ml/h (Relation nach Herzfrequenz verändern)
> - Lasix 1 Amp. i.v. stets zusätzlich außer bei dehydrierten Patienten

Ziel ist eine Blutdrucksenkung auf 160 mmHg systolisch und 100 mmHg diastolisch innerhalb von 30–60 min (Ausnahme: Aortenaneurysma: hier Zielblutdruck systolisch unter 120 mmHg). Beim akuten apoplektischen Insult gibt es häufig einen reaktiven Blutdruckanstieg. In diesem Fall sollte keine rasche Blutdrucksenkung unter 180 mmHg systolisch erfolgen.

Bei dringendem Verdacht auf oder bekanntem Phäochromozytom gibt man Ebrantil 1 Amp. à 5 ml langsam i. v., dann 4 Amp. mit NaCl auf 50 ml verdünnt über Perfusor initial 4 ml/h.

Therapierefraktäre Hypertonie

> **Definition**
> Eine therapierefraktäre Hypertonie liegt vor bei unzureichender Blutdruckeinstellung unter medikamentöser Dreifachkombination.

In ca. 40% der Fälle mit therapierefraktärer Hypertonie liegt eine Noncompliance vor. Bei gesicherter Compliance, und wenn keine Praxishypertonie vorliegt, sollten ein sekundärer Hypertonus sowie die Einnahme von oralen Antikonzeptiva, Steroiden, nichtsteroidalen Antiphlogistika oder Erythropoetin ausgeschlossen werden.

Therapeutische Möglichkeiten bei therapierefraktärer Hypertonie:
- Ausbau zur Fünffachkombination,
- ACE-Hemmer + AT$_1$-Rezeptorantagonisten + Diuretikum,
- Minoxidil + Diuretikum + β-Blocker.

58.7.4 Invasive Therapie

Eine „Heilung" einer arteriellen Hypertonie durch invasive Maßnahmen ist bei Nierenarterienstenose durch Dilatation oder Bypassoperation, beim Phäochromozytom und Conn-Syndrom durch Operation des Nebennierentumors zu erreichen.

Bei der meist arteriosklerotisch bedingten und damit abgangsnah aus der Aorta lokalisierten **Nierenarterienstenose** ist eine Dilatation mit gleichzeitiger Stent-Einlage heute die Methode der Wahl. Der Eingriff ist insbesondere dann erfolgversprechend, wenn eine progrediente Nierenfunktionsverschlechterung und/oder eine unzureichend eingestellte Hypertonie vorliegt. Ist allerdings der Blutdruck gut einstellbar und die Nierenfunktion stabil, so ist unter engmaschiger Kontrolle der Serumkreatinin- und RR-Werte auch ein konservatives Vorgehen möglich. Die regelmäßige (z. B. halbjährliche) sonographische Kontrolle der Nierenlängsachse der betroffenen Niere lässt Schrumpfungstendenzen rechtzeitig erkennen. Bei fibromuskulärer Hyperplasie ist in jedem Fall ein invasives Vorgehen erforderlich (s. Kap. 61).

Während beim **Phäochromozytom** obligatorisch die operative Beseitigung des Tumors angestrebt wird, ist beim **Conn-Syndrom** dies nur bei entweder einseitiger Hyperplasie bzw. Adenomen möglich. Die nicht seltene beidseitige Hyperplasie erfordert die durchaus erfolgreiche medikamentöse Therapie unter Einsatz eines Aldosteronantagonisten in niedriger Dosierung. Die Nebennierenchirurgie wird heute in der Regel minimal-invasiv, d. h. endoskopisch unter Organerhalt, durchgeführt.

58.7.5 Schwangerschaft und Hypertonie

Bezüglich der antihypertensiven Therapie in der Schwangerschaft sind einige Besonderheiten zu beachten. So sind Diuretika (Verminderung der Plazentadurchblutung), ACE-Hemmer und Kalziumantagonisten (mögliche teratogene Wirkung) kontraindiziert. Gefahrlos kann der kardioselektive β-Blocker Metoprolol gegeben werden. Bewährt hat sich auch α-Methyldopa und Dihydralazin. Grundsätzlich ist an eine frühzeitige Krankschreibung und evtl. stationäre Aufnahme zu denken (s. Kap. 65).

Zusammenfassung

Bluthochdruck ist neben Nikotinabusus und erhöhtem Cholesterinspiegel der führende kardiovaskuläre Risikofaktor. Das Risiko kardiovaskulärer Erkrankungen steigt bereits im Bereich der „normaler" Blutdruckwerte. Es gibt also keine scharfe Grenze zwischen normotonen und hypertonen Blutdruckwerten. 90–95% aller Formen der Hypertonie sind genetisch bedingt (primäre oder essenzielle Hypertonie). Eine konsequente Änderung der Lebensführung senkt den Blutdruck signifikant, insbesondere Gewichtsabnahme bei Adipositas, salzarme Kost, Ausdauersport und Reduktion des Alkoholkonsums.

In der medikamentösen Behandlung sind β-Blocker sowohl in der Monotherapie als auch in der Kombinationstherapie Antihypertensiva der ersten Wahl. Kalziumantagonisten vom Dihydropyridintyp der 2. und 3. Generation sind dagegen insbesondere in der Kombinationstherapie unverzichtbar. ACE-Hemmer gehören sowohl in der Monotherapie als auch in der Kombinationstherapie zu den Basisantihypertensiva und sind v.a. für Patienten mit einer Nephropathie oder Herzinsuffizienz erste Wahl. Bei Unverträglichkeit können sie durch AT_1-Rezeptorantagonisten ersetzt werden. Auch Diuretika gehören zu den Basisantihypertensiva und stellen bevorzugte Kombinationspartner in der Mehrfachtherapie dar.

Literatur

Ball SG (2000) Discontinuation of doxazosin arm of ALLHAT. Antihypertensive and lipid-lowering treatment to prevent heart attack. Lancet 355:1558

Braun S et al (1996) Calcium antagonists and mortality in patients with coronary artery disease: A cohort study of 11.575 patients. J Am Coll Cardiol 28:7–11

Dahlöf B et al (2002) Cardiovascular morbidity and mortality in the losartan intervention for endpoint reductionin hypertension study (LIFE): a randomized trial against atenolol. Lancet 359:995–1003

Dahlof B et al (1991) Morbidity and mortality in the Swedish Trial in Old Patients with Hypertension. Lancet 338:1281–1285

The EIS (European Infarction Study) Group (1984) A secondary prevention study with slow release oxprenolol after myocardial infarction: morbidity and mortality. Eur Heart J 5:189–202

Franke H (1993) Multimorbidität und Polypathie in der Praxis. Vieweg, München

Franz IW et al (1997) Effect of amlodipine on pulmonary circulation at rest and durimg exercise in patients with cold. Europ Heart J (Abstract Supplement) 18:528

Gasse C et al (2001) Assesssing hypertension management in the comunity – Trends of prevalence, detection, treatment, and control of hypertension in the MIONICA Project Augsburg 1984–1995 Hum Hypertens 15:27–36

The GISEN Group (1997) Randomized placebo-controlled trial of effect of ramipril on decline in glomerular filtration rate and risk of terminal renal failure in proteinuric, nondiabetic nephropathy. Lancet 349: 1857–1863

Hansson L et al (1998) Effects of intensive blood-pressure lowering and low-dose aspirin in patients with hypertension: principal results of the Hypertension Optimal Treatment (HOT) randomised Trial. HOT Study Group. Lancet 351:1755–1762

Hansson L et al (1999) Randomised trial of old and new antihypertensive drugs in elderly patients: cardiovascular mortality and morbidity the Swedish Trial in Old Patients with Hypertension – 2 study. Lancet 354:1751–1756

Helgeland A et al (1980) Treatment of mild hypertension: a five year controlled drug trial. The Oslo Study. Am J Med 69:725–732

Hjalmarson A et al (1981) Effect on mortality of metoprolol in acute myocardial infarction. A double-blind randomized trial. Lancet 2:823–827

Hypertension Detection and Follow-up Program Cooperative Group (1979) Five-year findings of the hypertension detection and follow-up program. JAMA 242:2562–2571

ISIS-1 (First International Study of Infarct Survival) Collaborative Group (1988) Mechanisms for the early mortality reduction produced by beta-blockade started early in myocardial infarction. Lancet 1:921–923

Kasiske BL et al (1993) Effect of antihypertensive therapy on the kidney in patients with diabetes: a metaregression analysis. Ann Int Med 118:129–138

Lewis EJ et al (1993) The effect of angiotensin-converting-enzyme inhibition on diabetic nephropathy. N Engl J Med 329:1456–1462

Medical Research Council Working Party (1985) MRC trial of treatment of mild hypertension: principal results. Br Med J 291:97–104

MERIT-HF Study Group (1999) Effect of metoprolol CR/XL in chronic heart failure: Metoprolol CR/XL Randomised Intervention Trial in Congestive Heart Failure (MERIT-HF). Lancet 353:2001–2071

Olsen JH et al (1997) Cancer risk in users of calcium channel blockers. Hypertension 29:1091–1094

Packer M et al (2001) Effect of carvedilol on survival in severe chronic heart failure (COPERIKUS). N Engl J Med 344:1651–1658

Parving H-H et al (2001) The effect of irbesartan on the development of diabetic nephropathy in patients with type 2 diabetes. N Engl J Med 345:870–878

Pitt B et al (2000) Effect of amlodipine on the progression of arteriosclerosis and the occurrence of clinical events. Circulation 102:1503–1510

Psaty BM et al (1995) The risk of myocardial infarction associated with antihypertensive drug therapies. J Amer Med ASS 274:620–625

SHEP Cooperative Research Group (1991) Prevention of stroke by antihypertensive drug treatment in older persons with isolated systolic hypertension. Final results of the Systolic Hypertension in the Elderly Program. JAMA 265:3255–3264

Staessen JA et al (1997) Randomised double-blind comparison of placebo and active treament for older patients with isolated systolic hypertension. The Systolic Hypertension in Europe (SYST-EUR) Trial Investigators. Lancet 350:757–764

Trenkwalder P et al (1998) Treatment with calcium antagonists does not increase the risk of fatal or non-fatal cancer in an elderly mid-European population: results from STEPHY II. Starnberg Study on Epidemiology of Parkinsonism and Hypertension in the Elderly. J Hypertens 16:1113–1116

Trenkwalder P et al (1999) Hypertension as a risk factor for cardiovascular morbidity and mortality in elderly German population – The prospective STEPHY II Study. Eur Heart J 20:1752–1756

UK Prospective Diabetes Study Group (1998) Tight blood pressure control and risk of macrovascular ans microvascular complications in type 2 diabetes: UKPDS 38. Br Med J317:703–713

Wilhelmsen L et al (1987) Beta-blocker versus diuretics in hypertensive men: main results from the HAPPHY trial. J Hypertens 5:561–572

World Health Organisation and The International Society of Hypertension Statement (1997) Effects of calcium antagonists on the risks of coronary heart disease, cancer and bleeding. Blood Pressure 6:134–146

Zanchetti A et al (1996) Prevalence of carotid atherosclerosis in hypertension: preliminary baseline data from the European Lacidipine Study on Atherosclerosis (ELSA). Blood Pressure 5 (Suppl 4):30–35

Erklärung von Abkürzungen der zitierten Studien

ABCD	Appropriate Blood Pressure Control in Diabetes Study
ACCESS	Acute Candesartan Cilexetil Evaluation in Stroke Survivors
AIRE	The Acute Infarction Ramipril Efficacy
AIPRI	Angiotensin-Converting-Enzyme Inhibition in progressive renal insufficiency study
ALLHAT	Antihypertensive and Lipid-Lowering Treatment to Prevent Heart Attack
APSIS	Angina Prognosis Study In Stockholm
BHAT	Betablocker Heart Attack Trial
CAPPP	Captopril Prevention Project
CIBIS	Cardiac Insuffiency Bisoprolol Study
COPERNIKUS	Carvedilol Prospektive Randomised Cumulativ Survival Trial
ELITE	Evaluation of Losartan in the Elderly Study
ELSA	European Lacidipin Study on Atheroscleroses
EIS	European Infarction Study
EUCLID	EURODIAB Controlled Trial of Lisinopril in Insulin Dependent
EWPHE	European Working Party on High Blood Pressure in the Elderly
FACET	Fosinopril Versus Amlodipine Cardiovasculare Events Randomised Trial
HAPPHY	Heart Attack Primary Prevention in Hypertension
HDFP	Hypertension Detection and Follow-up Program
HINT	Holland Interuniversity Nifedipine/Metoprolol Trial
HOPE	Heart Outcomes Prevention Evaluation Study
HOT	Hypertension Optimal Treatment Randomised Trial
IDNT	Irbesartan Diabetic Nephropathy Trial
INSIGHT	International Nifedipine GITS Study: Intervention as a Goal in Hypertension Treatment
IRMA	Irbesartan Microalbuminuria Typ 2 Diabetes mellitus in Hypertensive Patients
IPPPSH	The International Prospective Primary Prevention Study in Hypertension
ISIS	First International Study of Infarct Survival
LIFE	Losartan Intervention For Endpoint Reduction in Hypertension
MBDS	Münchner Blutdruckstudie
MERIT-HF	Metoprolol CR/XL Randomised Intervention Trial in Congestive Heart Failure
MONICA	Multinational Monitoring of Trends and Determinants in Cardiovascular diseases
MRC	Medical Research Council Trial
MRFIT	Multiple Risk Factor Intervention Trial
NORDIL	Nordic Diltiazem Study
PREVENT	Effect of Amlodipine on the Progression of the Atherosclerosis and the Occurrence of Clinical Events
RENAAL	Reduction of Endpoints in NIDDM with the Angiotensin-II-Antagonist Losartan
SAVE	Survival And Ventricular Enlargement Investigators
SHEP	Systolic Hypertension in the Elderly Program
SOLVD	Studies of Left Ventricular Dysfunction
SPRINT	Secondary Preventive Reinfarction Israeli Nifedipine Trial
STEPHY	Starnberg Study on Epidemiology of Parkinsonism and Hypertension in the Elderly
STOP	Swedish Trial in Old Patients with Hypertension
SYST-EUR	Systolic Hypertension in Europe Trial
UKPDS	United Kingdom Prospective Diabetes Study
VA	Veterans Administration Study
Val-HeFT	Valsartan Heart Failure Trial

Die akute und chronisch-rezidivierende Lungenarterienembolie

J. Allgeier

59.1 Epidemiologie – 1186

59.2 Akute Lungenarterienembolie – 1186
59.2.1 Pathophysiologie – 1186
59.2.2 Klinik – 1188
59.2.3 Diagnostik – 1188
59.2.4 Therapie – 1192

59.3 Chronisch rezidivierende Lungenarterienembolie – 1195
59.3.1 Konservativ-medikamentöse Therapie – 1195
59.3.2 Chirurgische Thrombendarteriektomie – 1196

Literatur – 1197

Epidemiologische Daten zeigen, dass die akute Lungenarterienembolie (LE) trotz Thromboseprophylaxe und diagnostischer sowie therapeutischer Fortschritte weiterhin ein häufiges Krankheitsbild ist, das bedeutsam zur kardiovaskulären Mortalität in industrialisierten Ländern beiträgt (Torbicki et al. 2000).

59.1 Epidemiologie

Autopsiestudien zeigen, dass über die letzten 3 Jahrzehnte relativ konstant bei ca. 15% aller Todesfälle hospitalisierter Patienten eine LE zumindest mitverantwortlich ist und andererseits nur in etwa 30% der autoptisch gesicherten Fälle die Diagnose zu Lebzeiten gestellt wurde (Stein et al. 1995, Morpurgo et al. 1998). Die jährliche Inzidenz der venösen Thromboembolien in westlichen Industrieländern wird auf etwa 0,5–1 Fall pro 1000 Personen geschätzt (Van Beek et al. 1996).

Nach Daten aus den 60er-Jahren beträgt die Mortalität der LE unbehandelt ca. 30% (Barrit et al. 1961). Unter adäquater Therapie lässt sich nach neueren Studien die Mortalitätsrate auf 2–8% senken (Giuntini et al. 1995, Goldhaber 1998). Registerdaten zeigen aber weiterhin höhere Mortalitätsraten: Im International Cooperative Pulmonary Embolism Registry (ICOPER) mit 2454 Patienten betrug die Gesamtmortalität nach 3 Monaten 17% (Goldhaber et al. 1999), im deutschen MAPPET-Register mit 1001 Patienten mit massiver LE sogar 22% (Kasper et al. 1997). Charakteristisch ist eine hohe Frühletalität mit ca. 45–90% aller Todesfälle 1–2 h nach Symptombeginn (Stein et al. 1995).

Werden embolische Ereignisse überlebt, besteht das Langzeitrisiko in der Manifestation einer pulmonalen Hypertonie durch unzureichende Reperfusion der pulmonalen Strombahn oder durch rezidivierende, klinisch oft inapparent verlaufende kleinere Lungenembolien. Eine manifeste pulmonale Hypertonie zeichnet sich dann durch eine schlechte Langzeitprognose aus (Fedullo et al 2001).

Hieraus ergibt sich die Notwendigkeit einer schnellen Diagnostik, sicheren prognostischen Beurteilung, effektiven Therapie und Rezidivprophylaxe bei diesem Krankheitsbild. Die medizinischen Anforderungen können nur interdisziplinär in enger Zusammenarbeit und unter genauer Kenntnis der pathophysiologischen Zusammenhänge bewältigt werden.

59.2 Akute Lungenarterienembolie

59.2.1 Pathophysiologie

> **Definition**
> Eine LE ist definiert durch eine Obstruktion oder den embolischen Verschluss eines Lungenarterienastes in erster Linie durch Thromboembolien bei tiefer Beinvenenthrombose auf dem Boden bestehender Risikofaktoren. Selten können auch andere Emboliursachen wie Luft, Fett, Knochenmark oder Amnionflüssigkeit zur LE führen.

Primäre Risikofaktoren einer Venenthrombose und einer LE (Lane et al. 1996; Torbicki et al. 2000)
- Prothrombin-20210A-Mutation
- Hyperhomozysteinämie
- Antithrombinmangel
- Faktor-V-Leiden (Resistenz für aktiviertes Protein C)
- Protein-C- und Protein-S-Mangel
- Antiphospholipidantikörper (Kardiolipinantikörper/Lupus-Antikoagulans)
- Kongenitale Dysfibrinogenämie
- Faktor-XII-Mangel
- Plasminogenmangel
- Dysplasminogenämie
- Thrombomodulin

Sekundäre Risikofaktoren (Inzidenz von Thromboembolien in Klammern)
- Trauma/Operation: abdomineller Eingriff (15–30%), Hüfttotalendoprothese (50–75%), Rückenmarksverletzung (bis 100%)
- Immobilisation, Alter, Adipositas
- Maligne Erkrankungen/Chemotherapie
- Apoplexie (bei Paraparese 30–60%)
- Myokardinfarkt (5–35%), Herzinsuffizienz (>12%)
- Schwangerschaft, Wochenbett, orale Kontrazeptiva
- Hyperviskosität (Polyzythämie, Morbus Waldenström)
- Nephrotisches Syndrom
- Glukokortikoidtherapie
- ZVK, passagere Schrittmacher, Swan-Ganz-Katheter
- Langstreckenflug („economy class syndrome")
- Rauchen

Die genaue Prävalenz einer kongenitalen Thrombosedisposition ist unbekannt. Thrombotische Ereignisse primär unklarer Genese bei Patienten unter 40 Jahren, rezidivierende Thromboembolien, sowie positive Familienanamnese sollten jedoch daran denken lassen. Die häufigsten genetischen Defekte sind die ersten 5 genannten primären Risikofaktoren (s. oben).

Die zunehmende Inzidenz der tiefen Beinvenenthrombose (TBVT) und LE mit steigendem Alter ist in erster Linie Folge einer Komorbidität (maligne und kardiovaskuläre Erkrankungen, Immobilität). Dabei treten fast ein Viertel der postoperativen LE erst nach Krankenhausentlassung auf. Eine Assoziation zwischen Malignomerkrankungen und einer erhöhten Inzidenz thromboembolischer Ereignisse ist gut belegt und aktuelle Studien zeigen, dass bei 10% der Patienten mit der Diagnose „idiopathische LE" im weiteren Krankheitsverlauf maligne Neoplasien auftreten (paraneoplastisches Syndrom → Malignom-Screening).

Thromboemboliequelle. In klinischen Untersuchungen und Autopsiestudien gelang der Nachweis der Thromboemboliequelle in 50–70%, davon der überwiegende Anteil (70–90%) im Stromgebiet der V. cava inferior. In neueren Untersuchungen nimmt die Häufigkeit von Thromboembolien aus den oberen Extremitäten zu (10–20%), bedingt durch invasive diagnostische und therapeutische Maßnahmen (ZVK, Port-Systeme, Chemotherapeutika). Kardiale Emboliequellen spielen eine untergeordnete Rolle.

> Inzidenz und Schweregrad einer LE ist abhängig von der Thrombuslokalisation und steigt bei tiefen Becken- und Beinvenenthrombosen von distal nach proximal an (Torbicki et al. 2000).

Hämodynamik. Die LE führt zu multifaktoriellen Veränderungen des kardiozirkulatorischen und respiratorischen Systems. Dabei ist das Ausmaß der Embolisation in Kombination mit dem Vorliegen einer bereits existenten kardiopulmonalen Erkrankung bestimmend für die hämodynamischen Konsequenzen einer akuten LE (Wood 2002).

Pathophysiologisch führt die Einschwemmung thrombotischen Materials in die Lungenstrombahn zu einem plötzlichen Anstieg der rechtsventrikulären Nachlast mit konsekutivem Anstieg der rechtsventrikulären Wandspannung und des Sauerstoffverbrauchs bei gleichzeitigem Abfall der rechtsventrikulären Koronarperfusion (◘ Abb. 59.1). Die zunehmende RV-Dilatation behindert durch die Verlagerung des Septum nach links (Septum-Bulging) und die beschränkte Ausdehnungsfähigkeit des gemeinsamen Perikardsacks zusätzlich die linksventrikuläre Füllung mit daraus resultierendem Abfall des linksventrikulären Schlagvolumens. Kann durch Anstieg der Herzfrequenz und eine Katecholamin-induzierte periphere Vasokonstriktion der mittlere arterielle Druck nicht mehr konstant gehalten werden, fällt die rechtsventrikuläre Koronarperfusion weiter ab. Die rechtsventrikuläre Ischämie führt schließlich gemeinsam mit der bestehenden Nachlasterhöhung für den RV zur Dekompensation des rechten Ventrikels, dabei kann der mittlere pulmonalarterielle Druck sogar wieder abfallen.

Neben der mechanischen Obstruktion der Pulmonalarterien spielen pathophysiologisch auch die Freisetzung humoraler vasoaktiver Substanzen aus den Thrombozyten (Serotonin, Thromboxan A_2), dem Plasma (Thrombin, vasoaktive Peptide C_{3a}, C_{5a}) und dem Gewebe (Histamin) sowie neurale Reflexe bei der rechtsventrikulären Nachlasterhöhung eine Rolle (Malik 1983; Elliott 1992).

Beim kardiopulmonal Gesunden korreliert der mittlere Pulmonalarteriendruck (mPAP) mit dem angiographischen Schweregrad der LE: Ein Anstieg des mPAP über 20 mmHg manifestiert sich erst bei einer Verlegung von 25–30% der pulmonalen Strombahn, bei 50% Verlegung steigt der mPAP auf 40 mmHg und der pulmonale Gefäßwiderstand auf 500 dyn · s · cm^{-5}. Ein mPAP über 45 mmHg kann ein akut belasteter, nicht hypertrophierter RV nicht aufbringen und weist auf vorbestehende kardiopulmonale Veränderungen hin (Wood 2002).

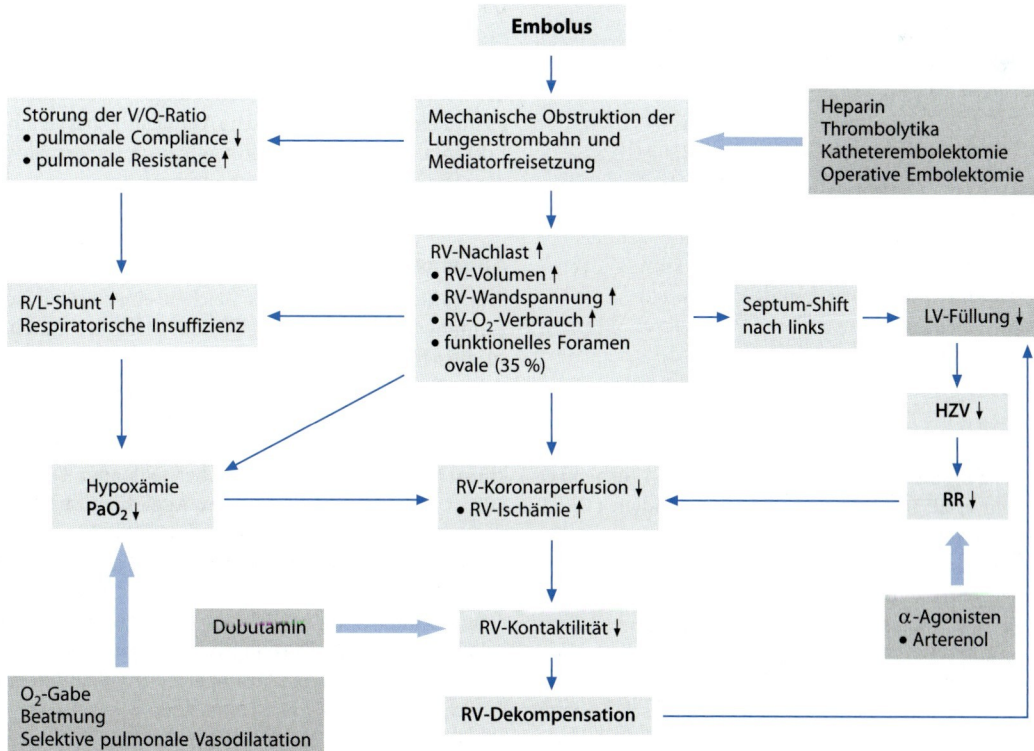

◘ **Abb. 59.1.** Pathophysiologische Sequenz, die ausgehend von der Embolisation in die Lungenstrombahn schließlich über die RV-Dekompensation zum kardiogenen Schock führen kann. Therapeutische Angriffspunkte sind grau unterlegt. (Modifiziert nach Wood 2002 und Walther 2002)

Die rechtsventrikuläre Ischämie wird noch verstärkt durch eine Hypoxie, bedingt durch eine **Gasaustauschstörung** auf dem Boden folgender Mechanismen (Sergysels 1994, Torbicki et al. 2000):
- Störung des Ventilations-/Perfusions-Verhältnisses (V/Q-Ratio; erhöht in schlecht perfundierten Lungenabschnitten, erniedrigt in relativ überperfundierten Arealen und atelektatischen Bezirken),
- Eröffnung von Shunt-Verbindungen intrapulmonal (arteriovenöse Anastomosen) und kardial (ventil-offenes Foramen ovale – echokardiographisch nachweisbar in bis zu 35%),
- Abfall der gemischt-venösen Sauerstoffsättigung bei reduziertem HMV.

59.2.2 Klinik

Die klinischen Beschwerden einer akuten LE sind unspezifisch und reichen in Abhängigkeit vom Ausmaß und Lokalisation des thromboembolischen Ereignisses und vorbestehendem kardiopulmonalen Status von symptomlosen Ereignissen bis hin zur akuten Vitalgefährdung und plötzlichem Herztod. Die häufigsten Symptome sind in der folgenden Übersicht aufgeführt (in Klammern Angabe der Häufigkeit der Symptome bei 117 Patienten in der PIOPED-Studie; Stein et al. 1991).

> **Häufigste Symptome einer akuten LE**
> - Dyspnoe (73%)
> - Tachykardie (30%)
> - Tachypnoe (70%)
> - Thoraxschmerz (atemabhängig, pleural; 66%)
> - Husten (37%)
> - Hämoptysen (13%)
> - Synkope/Schock
> - plötzlicher Herztod
> - Thrombosezeichen
> - Zyanose (1%)
> - Rasselgeräusche (51%)
> - 4. Herzton (24%)
> - betonter 2. Herzton (23%)
> - Pleurareiben (3%)
> - Fieber
> - Halsvenenstau

Diese Symptome finden sich einzeln oder in Kombination in über 90% der LE, sind aber keineswegs spezifisch (Torbicki et al. 2000; Stein et al. 1991). In verschiedenen Studien (UPET 1970; UPSET 1974; PIOPED 1991) und Registeranalysen (ICOPER) wird die Häufigkeit für das Auftreten eines Schocks mit 4,2–10% angegeben, einer Synkope bis 13% (Goldhaber et al 1999). Im MAPPET-Register (Kasper et al. 1997), bei welchem echokardiographische oder hämodynamische Zeichen einer akuten Rechtsherzbelastung als Einschlusskriterium gefordert wurden, waren 59% der Patienten hämodynamisch instabil (davon hatten 18% einen Herzstillstand und 10% brauchten höher dosiert Katecholamine).

> **Klinisch wichtig**
> Bei jedem anderweitig nicht zu klärenden akuten kardiopulmonalen Krankheitsbild sollte immer frühzeitig auch an eine LE gedacht werden. Insbesondere weil LE häufig rezidivierend verlaufen und schweren Ereignissen häufig oligosymptomatische Signalembolien vorausgehen (Widimsky 1989).

Einteilung. Vor dem Hintergrund therapeutischer Interventionen hat sich eine überwiegend klinisch orientierte Einteilung der LE nach Grosser (1985) bewährt (◘ Tabelle 59.1). Eine neuere klinisch und echokardiographisch orientierte Einteilung nach einem Task Force Report der Europäischen Gesellschaft für Kardiologie (ESC; Torbicki et al. 2000) unterscheidet nur noch zwischen massiver und nicht-massiver LE. Hierbei ist die massive LE definiert als Schock und/oder Hypotension mit einem systolischen Blutdruck <90 mmHg oder ein Blutdruckabfall >40 mmHg für mehr als 15 min, wobei eine neu aufgetretene Arrhythmie, Hypovolämie oder Sepsis als Ursache ausgeschlossen sein muss. Echokardiographische Zeichen der Rechtsherzbelastung (s. Abschn. 59.2.3) charakterisieren eine Subgruppe der nicht-massiven LE mit schlechterer Prognose, die als submassive LE definiert ist und nach neueren Studien (Konstandinides et al. 2002) ebenfalls einer Lysetherapie zugeführt werden kann (s. Abschn. 59.2.4).

59.2.3 Diagnostik

Da die LE unbehandelt eine schlechte Prognose hat, ist die rasche Diagnosesicherung und frühzeitige Einleitung einer adäquaten Therapie bei klinischem Verdacht von entscheidender Bedeutung. Mittels einfacher allgemeiner Untersuchungstechniken sollte der klinische Verdacht erhärtet und andere Erkrankungen differenzialdiagnostisch ausgeschlossen werden. Die speziellen Untersuchungsverfahren dienen der Sicherung der Diagnose.

Allgemeine Diagnostik

Laboruntersuchungen. Als Zeichen einer systemischen Entzündungsreaktion finden sich innerhalb der ersten 24 h unspezifische Veränderungen, wie Anstieg des C-reaktiven Proteins, des Fibrinogens und der Leukozytenzahl. Eine deutlich höhere Sensitivität besitzt die Bestimmung der **D-Dimere** (Spaltprodukte des Fibrin) im Plasma, wodurch, bei geringer klinischer Wahrscheinlichkeit, bei fehlender D-Dimer-Erhöhung im ELISA-Test (dem Latex-Agglutinationstest vorzuziehen) eine LE ausgeschlossen werden kann (Bounameaux et al. 1997). Dagegen ist bei geringer Spezifität der positive Nachweis einer Thrombose und LE durch den D-Dimer-ELISA-Test nicht zu führen, da es viele unspezifische Ursachen für eine Erhöhung der Fibrinspaltprodukte gibt (Myokardinfarkt, Pneumonie, Malignome, postoperative und andere inflammatorische Zustände; Torbicki et al. 2000).

Bei gesicherter Diagnose einer LE lässt sich nach neueren Studien durch Bestimmung von **Troponin I und T** eine weitere Risikostratifizierung erreichen. Dabei findet sich eine positive Korrelation zwischen Troponinerhöhung und echokardiographischem Nachweis einer Rechtsherzbelastung, der Mortalität

Tabelle 59.1. Stadieneinteilung der LE nach Grosser (1985) sowie nach ESC (2000)

Nach Grosser	I	II	III	IV
Klinik	Leichte Dyspnoe, Thoraxschmerz, Husten	+ Tachypnoe, Tachykardie	+ Synkope, Zyanose, Unruhe/Angst	+ Schock, Oligo-/Anurie, EMD
Blutdruck	Normal	Normal bis leicht erniedrigt	Erniedrigt	Schock
PAD$_{mean}$	Normal	16–25 mmHg	25–30 mmHg	>30 mmHg
ZVD	Normal	Normal	Erhöht	Massiv erhöht
PO$_2$	>80 mmHg	70–80 mmHg	60–70 mmHg	<60 mmHg
Anatomie	Periphere Äste	Segmentarterien	1. Pulmonalisast	Hauptstamm, mehrere Lappenarterien
Nach ESC	**Nicht-massiv**		**Submassiv**	**Massiv-fulminant**
Kriterien			Echo (s. Diagnostik) Rechtsherzbelastung	RR systolisch <90 mmHg RR-Abfall >40 mmHg
Therapieempfehlung	Antikoagulation Heparin → Marcumar		Evtl. Lysetherapie dann Heparin → Marcumar	Lysetherapie/(Embolektomie) dann Heparin → Marcumar

und einem komplizierten klinischen Verlauf (Konstantinides et al. 2002). Ob sich hieraus weitere differenzialtherapeutische Entscheidungen ableiten lassen bleibt abzuwarten.

Blutgasanalyse. Häufig findet sich eine Hypoxämie und eine hyperventilationsbedingte Hypokapnie, aber bis zu 20% der Patienten mit LE haben eine normale Blutgasanalyse (Stein et al. 1996; Torbicki et al. 2000). Auch bezüglich der alveoloarteriellen Sauerstoffdifferenz P(A-a)O$_2$ zeigen Studien bei 15–20% der Patienten falsch-negative Ergebnisse (Stein et al. 1995; Palla et al. 1995). Dennoch korrelieren PaO$_2$ und P(A-a)O$_2$ mit dem Schweregrad einer LE bei Patienten ohne kardiopulmonale Vorerkrankungen (McIntyre et al. 1971). Bei beatmeten Patienten führt eine LE durch Anstieg der Totraumventilation zum Abfall der endexpiratorischen CO$_2$-Konzentration und kann hinweisgebend sein für eine abgelaufene LE (Wood 2002).

Elektrokardiogramm. Im EKG finden sich bei etwa der Hälfte der Patienten mit LE Zeichen einer Rechtsherzbelastung. Die wichtigsten EKG-Zeichen sind in der Übersicht aufgeführt (Häufigkeitsangabe in verschiedenen Studien; Stein et al. 1975, 1991; Ahonen et al. 1977; Yoshinaga et al. 1999; Ferrari et al. 1997).

> **EKG-Zeichen einer akuten LE**
> - T-Negativierung, v. a. in V$_{1-4}$ (46–68%)
> - Unspezifische ST-/T-Veränderungen (42–49%)
> - SIQIII-Typ (ca. 30%)
> - Rechtsschenkelblock
> - P pulmonale
> - Vorhofflimmern/-flattern (0–5%)

Diese Veränderungen können auch nur flüchtig auftreten und bilden sich nach erfolgreicher Lysetherapie wieder zurück (Wood 2002).

Thoraxröntgen. Auch radiologische Zeichen einer LE finden sich nur bei etwa 50% der Patienten, sind vielgestaltig und in hohem Maße vom Untersucher abhängig. Ihr Wert liegt v. a. im Nachweis bzw. differenzialdiagnostischen Ausschluss anderer Erkrankungen mit ähnlicher klinischer Symptomatik (Wood 2002):

- Atelektasen,
- erweiterte Hilusarterie mit Kalibersprung (Palla-Zeichen),
- umschriebenen Oligämie (Westermark),
- Gefäßrarefizierung,
- periphere keilförmige pleuranahe Verschattung,
- Infiltrate,
- Pleuraerguss/Zwerchfelhochstand.

Sonographie. Da Thromboembolien am häufigsten aus dem tiefen Beinvenensystem stammen, sollte bei Verdacht auf eine LE immer nach einer TBVT gesucht werden. Der Nachweis einer TBVT macht dann eine abgelaufene LE wahrscheinlich. Dabei hat die hochauflösende Farbduplexsonographie inzwischen die Phlebographie als Methode der Wahl verdrängt. Die Sensitivität und Spezifität für den Nachweis einer proximalen TBVT beträgt bei symptomatischen Patienten für die Kompressions-Sonographie 95% bzw. 98% (Becker et al. 1989), ist allerdings bei distalen Thrombosen deutlich schlechter. Bei gesicherter LE konnte in verschiedenen Studien in ca. 30–50% der Patienten in der Duplexsonographie eine TBVT nachgewiesen werden (Turkstra et al. 1997; Perrier et al. 1999). Der fehlende Nachweis einer TBVT schließt aber keinesfalls eine LE aus (Torbicki et al. 2000).

Durch die transthorakale Lungen- und Pleurasonographie können kleine, periphere embolische Prozesse erfasst werden, insbesondere wenn ein pleuritischer, atemabhängiger Schmerz die Lokalisation erleichtert. Insgesamt können aber somit nur etwa 66% der Lungenoberfläche beurteilt werden. Die Methode ist stark untersucherabhängig und ein unauffälliger Befund schließt eine LE selbstverständlich nicht aus (Reißig et al. 2001).

Spezielle Diagnostik

Echokardiographie. Die transthorakale und transösophageale Echokardiographie hat, nicht zuletzt wegen fehlender Invasivität sowie rascher und ubiquitärer Verfügbarkeit, in der differenzialdiagnostischen Abklärung bei Verdacht auf LE zunehmende Bedeutung erlangt. Sie erlaubt einerseits in manchen Fällen den direkten Nachweis kardialer und zentraler pulmonalarterieller Thromben (v. a. transösophageal). Andererseits machen Zeichen einer rechtsventrikulären Belastung bei entsprechendem klinischen Verdacht das Vorliegen einer LE wahrscheinlich. Des weiteren ist die Echokardiographie sehr hilfreich bei der Abgrenzung wichtiger Differenzialdiagnosen, wie Aortendissektion, Myokardinfarkt, Perikardtamponade, Endokarditis und bedeutsamen Vitien (Torbicki et al. 2000).

> **Typische Zeichen in der B- und M-Mode-Echokardiographie**
> — Dilatierter, hypokinetischer rechter Ventrikel
> — RV/LV-Ratio >0,5 durch Vorwölbung des intraventrikulären Septums nach links
> — Dilatation und fehlender inspiratorischer Kollaps der V. cava inferior
> — Dilatation der proximalen Pulmonalvenen
>
> **Typisches Zeichen in der Dopplerechokardiographie**
> — Nachweis einer Trikuspidalinsuffizienz mit Flussgeschwindigkeiten >2,5 m/s

In einer Studie mit 132 Patienten ohne schwerwiegende kardiorespiratorische Vorerkrankungen mit Verdacht auf LE war die Kombination einer RV/LV-Ratio >0,5 und eine Flussgeschwindigkeit >2,5 m/s über der TK zu 93% sensitiv und 81% spezifisch für die Diagnose einer LE, während bei 55 Patienten eine Alternativdiagnose gestellt werden konnte (Nazeyrollas et al. 1996). Bei kardiorespiratorischen Vorerkrankungen ist die diagnostische Sicherheit geringer. Hier können weitere Echokriterien, die noch weniger gut validiert sind, weiterhelfen:
— Eine RV-Hypertrophie mit einer Dicke >5–7 mm und ein fehlender Septum-Shift sprechen für eine chronische RV-Belastung und gegen akute LE (Kasper et al. 1993),
— Eine regional unterschiedliche RV-Dysfunktion, v. a. die freie RV-Wand betreffend mit gut erhaltener apikaler Wandbewegung (McConnell et al. 1996), spricht dagegen eher für eine LE (Sensitivität 77%, Spezifität 94%).

Bei Normalbefund ist das Vorliegen einer hämodynamisch relevanten LE unwahrscheinlich. Andererseits ist der Nachweis einer rechtsventrikulären Nachlasterhöhung mit einer erhöhten Mortalität verbunden (Kasper et al. 1997; Ribeiro et al. 1997) und damit auch aus prognostischen und differenzialtherapeutischen Konsequenzen von Bedeutung (s. Abschn. 59.2.4). So zeigt eine Analyse der ICOPER-Daten eine Verdopplung der Mortalität nach 14 Tagen bei Vorliegen einer rechtsventrikulären Hypokinesie (Goldhaber at al. 1999).

Echokardiographisch, insbesondere transösophageal, in Kombination mit Kontrastmittelgabe, ist auch die Identifizierung von Patienten mit einem funktionell offenen Foramen ovale möglich. Dies ist ebenfalls mit einer erhöhten Mortalität und Schlaganfallrate sowie einer vermehrten Häufigkeit komplizierter Verläufe verbunden (Konstandinides et al. 1988; Kasper et al. 1992).

Sofern nicht gerade ein „Thrombus in transit" durch eine TTE entdeckt wird, ist die TEE auch im direkten Thrombusnachweis dem TTE deutlich überlegen. In mehreren Studien bei Patienten mit Verdacht auf LE und nachgewiesener RV-Dilatation in einer TTE, konnte mittels TEE mit einer Sensitivität von 80% bis 96,7% und einer Spezifität von 84–100% eine Embolus in den Pulmonalarterien nachgewiesen werden. Dabei erreicht die TEE im Nachweis proximaler Thromben die Sensitivität und Spezifität einer Spiral-CT-Untersuchung (Pruszczyk et al. 1997; Torbicki et al. 2000), ist aber bei Embolien weiter distal nicht ausreichend sensitiv (<60%).

> Eine in der Notaufnahme auch unter Reanimationsbedingungen durchführbare TTE oder TEE ist bei Patienten im Schock die Methode der Wahl zum Nachweis einer LE (Krivec et al. 1997; Van der Wouw et al. 1997) und bedarf bei Vorliegen der oben aufgeführten Echokriterien keiner weiteren Diagnosesicherung, auch nicht vor Durchführung aggressiver Therapien (Lyse, Embolektomie; ◻ Abb. 59.2).

Szintigraphie. Die Ventilations-/Perfusionsszintigraphie (V/P-Szinti) hat die Aussagekraft der nichtinvasiven Diagnostik weiter verbessert. Ihre diagnostische Sicherheit wurde in zahlreichen Studien validiert und liegt bei einer Sensitivität von 41–98% und einer Spezifität von 10–97%, abhängig von der Methode, Vorerkrankungen und klinischer Wahrscheinlichkeit für das Vorliegen einer LE (Torbicki et al. 2000). Nach den Ergebnissen der PIOPED-Studie (1990) war die V/P-Szinti nur bei wenigen Patienten eindeutig diagnostisch (sicher normal bei 15% oder sicher positiv bei 13%), andererseits zeigten 59% der Patienten mit angiographisch nachgewiesener LE kein sicher positives Szintigramm. Nur in Abhängigkeit und nach Einbeziehung der klinischen Symptomatik ist eine wahrscheinlichkeitsbezogene diagnostische Aussage möglich.

Zusammengefasst lassen sich aus den vorliegenden Studien für ein pragmatisches Vorgehen folgende Schlüsse ziehen:
— Ca. 25% der Patienten mit Verdacht auf eine LE haben ein normales Szintigramm. Außer bei sehr hoher klinischer Wahrscheinlichkeit für das Vorliegen einer LE ist der Verzicht auf eine Antikoagulation sicher. In 3 Studien mit insgesamt 693 Patienten war bei diesem Vorgehen die Häufigkeit einer Rezidivthromboembolie innerhalb der folgenden 3 Monate unter 0,2% (Kipper et al. 1982; Hull et al. 1990; Van Beek et al. 1995).
— Ca. 25% der Patienten haben ein Szintigramm mit hoher diagnostischer Aussagekraft für eine LE und die Einleitung einer Antikoagulation bedarf keiner weiteren Diagnosesicherung. Lediglich bei Patienten mit geringer klinischer Wahrscheinlichkeit und hohem Blutungsrisiko sollte zur

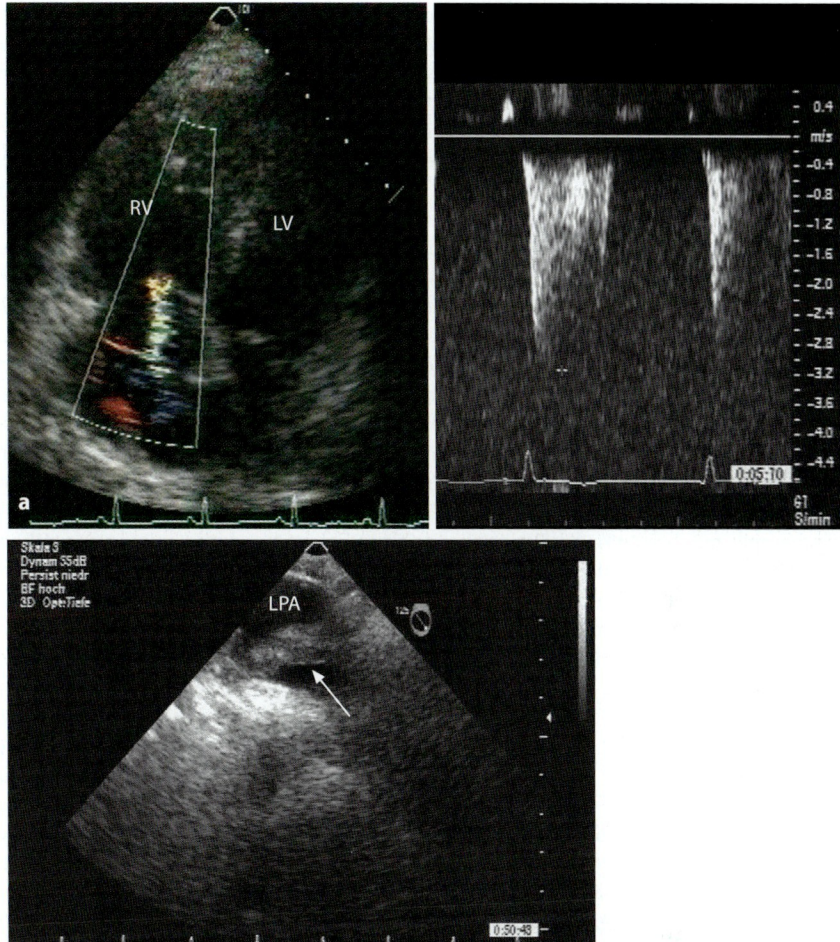

Abb. 59.2a, b.
67-jährige Patientin ohne kardiorespiratorische Vorerkrankung in der Anamnese mit akuter Lungenembolie. **a** Apikaler 4-Kammerblick (links) mit Dilatation des rechten Ventrikels (RV) und geringer Trikuspidalinsuffizienz im Farbdoppler. Rechts: im CW-Doppler des Insuffizienzjets erhöhte Flussgeschwindigkeit (3,2 m/s). Bei Annahme eines normalen rechtsatrialen Drucks von 5 mmHg (V. cava inferior nicht dilatiert) errechnet sich ein systolischer Pulmonalarteriendruck von 46 mmHg. **b** Die transösophageale Darstellung bei der gleichen Patientin zeigt einen wandadhärenten, fingerförmigen, mobilen Thrombus in der linken Pulmonalarterie (LPA)

Diagnosesicherung noch eine Pulmonalisangiographie durchgeführt werden (Stein et al. 1993; Van Beek et al. 1993).
– Bei den restlichen 50% der Patienten ist das Szintigramm nicht sicher aussagekräftig und weitere diagnostische Schritte sind zur Diagnosesicherung notwendig.

Nach 2 größeren Studien konnte gezeigt werden, dass bei niedriger klinischer Wahrscheinlichkeit und fehlendem Nachweis einer proximalen TBVT mittels Kompressionssonographie auch bei nicht-diagnostischem Szintigramm auf eine Antikoagulation verzichtet werden kann. Innerhalb einer Nachbeobachtungszeit von 3 Monaten kam es nur in 1,7% bzw. 0,5% der so behandelten Patienten zu einer Rezidivembolie (Perrier et al. 2000; Wells et al. 1998).

Spiral-CT. Das Spiral-CT gewinnt mit wachsender Verfügbarkeit und aufgrund des zusätzlichen differenzialdiagnostischen Informationsgewinns bei fehlender Invasivität der Methode zunehmende Bedeutung bei der LE-Diagnostik (Torbicki et al. 2000). Durch das Spiral-CT-Angiogramm mit peripher-venöser Kontrastmittelapplikation gelingt mit hoher diagnostischer Sicherheit der Nachweis von Thromben in den Pulmonalarterien bis zur Ebene der Segmentarterien (Goodman et al. 1995, Drucker et al. 1998). Die gepoolten Daten mehrerer Studien zeigten im Vergleich zur Pulmonalisangiographie hier eine Sensitivität und Spezifität von 94% und einen positiven Vorhersagewert von 93%. Bei Patienten mit klinisch bedeutsamer LE oder Zeichen der Rechtsherzbelastung lag die Sensitivität und Spezifität sogar bei fast 100%. Thromben auf Subsegmentebene sind weniger gut nachweisbar, hier liegt die Sensitivität bei lediglich 50–60%. Somit ist auch mit einem negativen Spiral-CT-Befund allein eine LE nicht sicher auszuschließen (Wood 2002).

NMR. Durch eine NMR-Angiographie können die zentralen Pulmonalgefäße bis auf Subsegmentebene dreidimensional dargestellt werden mit zusätzlicher Information über die rechtsventrikuläre Funktion (s. Kap. 14, Abb. 14.9). Die diagnostische Aussagekraft ist aktuell Gegenstand zahlreicher Untersuchungen, scheint aber mit der Spiral-CT-Angiographie vergleichbar (Meaney et al. 1997; Loubeyre et al. 1994). Vorteile sind der Verzicht auf nephrotoxisches Kontrastmittel und die Möglichkeit einer gleichzeitigen Darstellung des tiefen Beinvenensystems. Nachteile sind relativ lange Untersuchungszeiten und schlechte Überwachungs- und Therapiemöglichkeiten im Magnetfeld während der Untersuchung, insbesondere bei instabilen Patienten (Gupta et al. 1999; Meaney et al. 1997).

Pulmonalisangiographie. Die Pulmonalisangiographie gilt weiterhin als Goldstandard in der Diagnostik der Lungenembolie, heute durchgeführt als digitale Subtraktionsangiographie (DSA-Technik). Sie bietet zusätzlich zur bildgebenden Diagnostik die Möglichkeit zu hämodynamischen Messungen, lokalen Lysetherapie und Katheterfragmentation. Das Komplikationsrisiko konnte in den letzten Jahren mit Verbesserung der Technik reduziert werden und liegt aktuell bei ca. 1,5% für schwerwiegende Komplikationen und unter 0,1% für tödliche Komplikationen.

Die Indikationsstellung wird von der Verfügbarkeit nichtinvasiver Methoden, dem klinischen Zustand des Patienten, und der Notwendigkeit einer hohen diagnostischen Sicherheit mitbestimmt (Torbicki et al. 2000).

Obwohl formal für eine Referenzmethode weder Sensitivität noch Spezifität bestimmt werden können, lassen Berechnungen auf eine Sensitivität von 98% und eine Spezifität von 95–98% schließen. In 5 Studien mit insgesamt 840 Patienten mit klinischem Verdacht einer LE und unauffälligem Pulmonalisangiogramm kam es bei Verzicht auf eine Antikoagulanzientherapie nur bei 1,9% der Patienten zur einer erneuten Thromboembolie innerhalb einer Nachbeobachtungszeit von mindestens 3 Monaten (Abb. 59.3). Somit ist die Pulmonalisangiographie eine sichere Methode zum definitiven Ausschluss einer Lungenarterienembolie (Cheely et al. 1981; Van Beek et al. 1996; Bookstein 1969; Novelline et al. 1978; Henry et al. 1995; PIOPED 1990).

59.2.4 Therapie

Ziele der Therapie sind die hämodynamische und respiratorische Stabilisierung der Patienten, die Verhinderung eines appositionellen Thrombuswachstums in der Pulmonalarterie, die Rekanalisierung der pulmonalen Strombahn und die Verhinderung einer Rezidiv-LE.

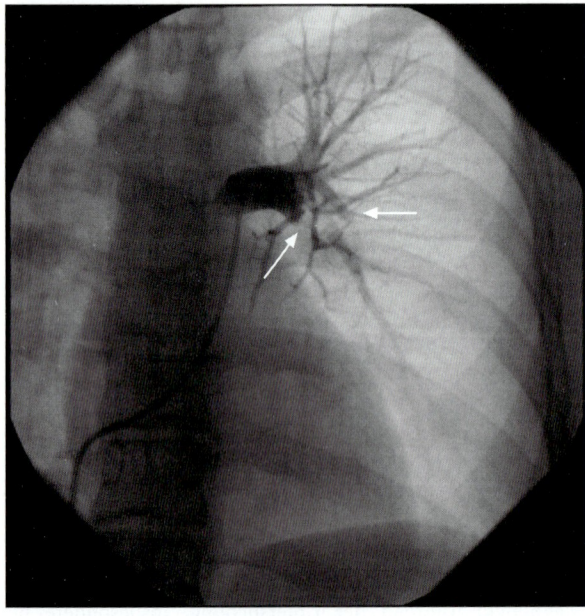

Abb. 59.3. Pulmonalisangiographie einer 18-jährigen Patientin mit rezidivierenden Lungenembolien bei hereditärer Thrombophilie, oraler Antikonzeption und Nikotinabusus. Abbruch der linken Unterlappenarterie und einer Oberlappensegmentarterie (Pfeile)

> Jeder Patient mit Verdacht auf LE sollte sofort intensivmedizinisch überwacht werden, denn in 70% gehen oligosymptomatische Signalembolien einer schweren LE voraus.

Basismaßnahmen

Zu den Allgemeinmaßnahmen gehören zunächst die strikte Immobilisation bis zur weiteren Diagnosesicherung, die Hochlagerung des Oberkörpers, Sauerstoffgabe, sowie ausreichende Analgesie und Sedierung mit z. B. Morphin.

Da bei arterieller Hypotension der Abfall der rechtsventrikulären Koronarperfusion zur weiteren Verschlechterung der rechtsventrikulären Kontraktilität führt (s. Abschn. 59.2.1), ist in diesem Fall die Gabe von **Noradrenalin** zur Blutdruckstabilisierung sinnvoll. Bei funktionell wiedereröffnetem Foramen ovale kann die systemische Drucksteigerung darüber hinaus den intrakardialen Rechts-links-Shunt vermindern und damit die Oxygenierung verbessern. Die zusätzliche Gabe von **Dobutamin** kann durch positiv-inotrope Wirkung auf den RV und Senkung des pulmonalen Gefäßwiderstandes zur Steigerung des Herzminutenvolumens führen (Torbicki et al. 2000).

Volumen sollte unter hämodynamischem Monitoring nur gegeben werden, wenn der rechtsatriale Druck unter 10 mmHg liegt. In 2 publizierten Studien mit kleinen Patientenzahlen konnte durch die Gabe von 500, bzw. 600 ml Volumen ein leichter Anstieg des HMV erzielt werden (Ozier et al. 1984, Mercat et al. 1999). Bei bereits vorliegender RV-Dilatation ist eine weitere Volumenbelastung allerdings eher von Nachteil.

Eine selektive Senkung des pulmonalarteriellen Drucks durch z. B. **inhalatives NO** (Böttiger et al. 1996) oder **Prostazyklin** (Webb et al. 1996) bei akuter LE ist zum Teil tierexperimentell oder durch Einzelfallberichte belegt, aber bisher noch durch keine klinischen Studien untersucht.

Sauerstoffzufuhr mit dem Ziel einer ausreichenden Oxygenierung kann ebenso wie eine moderate Hyperventilation pulmonal vasodilatierend wirken (Euler-Liljestrand-Mechanismus). Meist reicht eine nasale Sauerstoffinsufflation oder Reservoir-Maske aus, um eine arterielle pO_2-Konzentration > 100 mmHg zu erreichen. Bei notwendiger Intubation und maschineller Beatmung sind aufgrund der negativen hämodynamischen Auswirkungen positiver intrathorakaler Beatmungsdrucke niedrige Tidalvolumina (7 ml/kg KG) und ein geringer PEEP vorteilhaft (Torbicki et al. 2000).

Antikoagulation

Seit der Etablierung einer Heparintherapie bei akuter LE durch die klassische Studie von Barritt u. Jordan 1960 wurde in zahlreichen Studien die therapeutische Wirksamkeit einer Antikoagulation mit Heparin bestätigt. Sie reduziert signifikant die Letalität bei akuter LE, verhindert das appositionelle Thrombuswachstum, vermindert die Re-Embolirate und senkt den pulmonalen Gefäßwiderstand.

> Bei Fehlen absoluter Kontraindikationen sollte eine Heparinisierung bereits bei klinischem Verdacht vor der Durchführung weiterer diagnostischer Maßnahmen eingeleitet werden. Initial werden 5000–10.000 IE unfraktioniertes Heparin intravenös gegeben, anschließend wird eine 1,5- bis 2,5fache aPTT-Verlängerung angestrebt (Hyers et al. 1998).

Die Sicherheit und Effektivität von niedermolekularem Heparin (LMWH) wurde in 2 größeren randomisierten Studien bei

Patienten mit nicht-massiver LE überprüft (The Columbus Investigators 1997; Simmoneau et al. 1997). Dabei konnte für Tinzaparin (1-mal/Tag s.c.) und Reviparin (2-mal/Tag s.c.) bezüglich Mortalität, Re-Emboliserate und Blutungskomplikationen keine Unterschiede im Vergleich zur intravenösen Gabe von UFH gezeigt werden. Zielbereich der Therapie mit LWMH ist eine Anti-Faktor-Xa-Aktivität von 0,3–0,8 IE/ml. Aufgrund der renalen Elimination von LMWH ist insbesondere bei älteren Patienten und bei Niereninsuffizienz einer Therapiesteuerung über die Anti-Faktor-Xa-Aktivität einer rein Körpergewichts-adaptierten Dosierung der Vorzug zu geben. Vorteil von LMWH könnte neben der Subkutangabe die niedrigere Inzidenz einer heparininduzierten Thrombozytopenie sein (Warkentin et al. 1995). Für Patienten mit massiver LE muss bei fehlender Studienlage allerdings weiterhin UFH intravenös empfohlen werden. Eine bereits bekannte heparininduzierte Thrombozytopenie Typ II stellt eine absolute Kontraindikation für eine Heparintherapie dar. In diesem Fall kann auf Danaparoid (Orgaran) oder Lepirudin (Refludan) ausgewichen werden (Torbicki et al. 2000).

Da eine langfristige Antikoagulation notwendig ist, sollte bereits nach dem zweiten Tag mit der Umstellung auf eine orale Antikoagulation mit Kumarinderivaten begonnen werden. Dabei sollte eine schnelle initiale Aufsättigung vermieden werden, da durch die kürzeren Halbwertszeiten der gerinnungshemmenden Faktoren Protein C und S im Vergleich zu den Gerinnungsfaktoren II, VII, IX und X eine kurzzeitige Hyperkoagulabilität verursacht werden kann. Daher ist überlappend eine Heparintherapie für weitere 4–5 Tage bzw. solange fortzuführen, bis die INR mindesten 2 Tage im therapeutischen Bereich liegt. Eine effektive Therapie ist bei einer Ziel-INR zwischen 2–3,5 erreicht, bei Werten über 3,5 steigt das Blutungsrisiko ohne weitere Reduktion der Rezidivthromboemboliserate (Hull et al. 1982).

Die notwendige Dauer der Antikoagulation wird durch die vorliegenden passageren oder bleibenden Risikofaktoren für eine erneute Thromboembolie mitbestimmt. Entsprechend gehen die Empfehlungen von weniger als 3 Monaten bei niedrigem Rezidivrisiko und bekannter passagerer Ursache bis hin zur lebenslangen Antikoagulation bei z. B. hereditärer Thrombophilie. Patienten ohne vorliegende Risikofaktoren sollten nach dem ersten Thromboembolieereignis für 6 Monate antikoaguliert werden (Research Committee of the British Thoracic Society 1992; Schulman et al. 1995; Kearon et al. 1999).

Weitere Details bezüglich dauerhafter Antikoagulation (Schwangerschaft, INR-Selbsteinstellung, spezifische Probleme eine oralen Antikoagulation usw.) sind im Kap. 42 ausgeführt.

Lysetherapie

> Bei stabiler Hämodynamik und uneingeschränkter RV-Funktion ist aufgrund der hohen endogenen Lyseaktivität der pulmonalen Strombahn eine therapeutische Heparinisierung in der Regel ausreichend. Die Mortalität dieser Subgruppe liegt unter 5% und lässt in einer Nutzen-Risiko-Abwägung keine Indikation für eine spezifische thrombolytische Therapie erkennen (Torbicki et al. 2000).

Dagegen scheint es bei fulminanter LE und/oder Zeichen der manifesten Rechtsherzbelastung aufgrund der Pathophysiologie sinnvoll, die Nachlasterhöhung durch thrombotisch verlegte Pulmonalarterien durch eine aggressive Lyse rasch zu beseitigen. Insgesamt gibt es aber zur Fragestellung, ob eine Lysetherapie einer alleinigen Heparinisierung überlegen ist, nur zehn randomisierte Studien mit zusammen weniger als 1000 Patienten (Arcasoy et al. 1999; Konstantinides et al. 2002). Zusammengefasst zeigen diese Studien zwar eine raschere hämodynamische Verbesserung unter Lysetherapie, aber bei kleinen Patientenzahlen keine signifikante Mortalitätsreduktion mit andererseits teils inakzeptabel hohem Risiko für größere Blutungen. Dabei wurden in sieben Studien nur hämodynamisch stabile Patienten eingeschlossen. Lediglich eine Studie bei Patienten mit fulminanter LE belegte einen signifikanten Vorteil der Lysetherapie bezüglich der Mortalität, wurde aber bereits nach Einschluss von acht Patienten aus ethischen Gründen abgebrochen – bei einer Mortalität von 100% bei den Patienten, denen eine Lyse vorenthalten wurde (Jerjes-Sanchez et al. 1995). Auch Patienten mit massiver LE (Stadium III) und hämodynamischer Instabilität wird man einer Lysetherapie zuführen bei sonst schlechter Prognose, obwohl hierzu keine eindeutigen Daten aus randomisierten Studien vorliegen (Torbicki et al. 2000).

Ob auch eine Subgruppe hämodynamisch stabiler Patienten mit submassiver LE von einer Lyse profitieren kann, wurde in einer retrospektiven Analyse der MAPPET-Registerdaten von der Arbeitsgruppe um Kasper u. Konstantinides untersucht (1997). Bei über 700 hämodynamisch stabilen Patienten, die aber Zeichen einer bedeutsamen Rechtsherzbelastung zeigten, wurde bei 24% der Patienten eine Thrombolyse durchgeführt. Zeichen einer bedeutsamen Rechtsherzbelastung waren dabei entweder 2 der folgenden Echokriterien: RV-Dilatation, paradoxe Septumbewegung, dilatierte V. cava inferior, V_{max} im Insuffizienz-Jet über der Trikuspidalklappe >2,8 m/s; oder im Swan-Ganz-Katheter ein diastolischer Pulmonalarteriendruck >20 mmHg. Die 30-Tages-Letalität der lysierten Patienten lag mit 4,7% signifikant unter der mit alleiniger Heparinisierung behandelten Patienten (11,1%). Auch die Inzidenz einer Rezidiv-LE war mit 7,7% signifikant niedriger als bei den nicht lysierten Patienten (18,4%). Allerdings war die Rate der Blutungskomplikationen bei den lysierten Patienten signifikant höher (21,9% vs. 7,8%). In der Multivarianzanalyse zeigte sich eine durchgeführte Thrombolyse als signifikanter Prädiktor des Überlebens („odds ratio" für Versterben 0,46; bei einem 95% Konfidenzintervall von 0,21–1,0). Allerdings ist die Aussage dieser Analyse dadurch limitiert, dass es sich um Registerdaten handelt. So waren die Therapiegruppen nicht randomisiert und die lysierten Patienten signifikant jünger und mit weniger pulmonalen oder kardialen Vorerkrankungen belastet (positiver Selektions-Bias in der Lysegruppe).

Diese Daten waren Anlass zur Durchführung einer größeren randomisierten Studie, der MAPPET-3-Studie (Konstantinides et al. 2002). Entsprechend der MAPPET-Kriterien (s. oben) wurden 256 Patienten eingeschlossen mit akuter submassiver LE mit pulmonaler Hypertonie oder Zeichen der Rechtsherzdysfunktion einerseits, andererseits aber stabiler Hämodynamik ohne Notwendigkeit höher-dosierter Katecholamingabe (Dopamin <5 µg/kg KG/min war erlaubt). Die LE musste zusätzlich durch bildgebende Diagnostik (Szintigraphie, Spiral-CT oder Pulmonalisangiographie) gesichert sein. Ausschlusskriterien waren unter anderem Alter >80 Jahre, übliche Lyse-Ausschlusskriterien, Symptomatik länger als 96 h und instabile Hämodynamik.

Der primäre Endpunkt, zusammengesetzt aus Mortalität und notwendiger Therapie-Eskalation (höher-dosiert Katecholamine, „Rescue"-Lyse, Intubation/CPR, Embolektomie) wurde in der Lysegruppe (100 mg rtPA in 2 h; 10 mg Bolus/ 90 mg Perfusor) hochsignifikant seltener erreicht (11% vs. 24,6%). Dabei wurde bei insgesamt niedriger Mortalität (3,4 bzw. 2,2%) in beiden Therapiearmen der Vorteil der Lyse-Therapie alleine von der selteneren Notwendigkeit einer „Rescue"-Lyse als Therapieeskalation getragen. Die sekundären Endpunkte (Rezidiv-LE, Blutungen, Schlaganfall) waren nicht signifikant unterschiedlich, wobei die Rate bedeutsamer Blutungen in der Lysegruppe auffallend niedrig war (0,8%) ohne eine einzige intrazerebrale Blutung. In den bereits erwähnten Register-Analysen ICOPER und MAPPET kam es dagegen bei 21% bzw. 7,4% bis 12% der lysierten Patienten zu größeren Blutungen und bei 3% bzw. ca. 1% zu intrazerebralen Blutungen (Goldhaber et al. 1999; Kasper et al. 1997).

> Die Autoren dieser Arbeit kommen zu dem Schluss, dass die Lyseindikation für LE auch auf Patienten mit submassiver LE, die die MAPPET-Einschlusskriterien erfüllen, erweitert werden kann, vorrausgesetzt die Patienten werden sorgfältig auf Blutungskomplikationen überwacht bzw. die Ausschlusskriterien wegen erhöhtem Blutungsrisiko werden strikt befolgt.

Thrombolytika. Verschiedene Thrombolytika und Therapieschemata wurden in zahlreichen Studien erprobt und z. T. miteinander verglichen (◘ Tabelle 59.2; s. Kap. 44). Allgemein führt eine Boluslyse oder Kurzzeitlyse zu einer schnelleren hämodynamischen Verbesserung bei gleichzeitig reduziertem Blutungsrisiko als eine Langzeitlyse mit Urokinase oder Streptokinase über 12–24 h. Eine Kurzzeitlyse mit Urokinase oder Streptokinase ist hinsichtlich Effektivität und Blutungsrate einer Kurzzeitlyse mit rt-PA nahezu gleichwertig (Arcasoy et al. 1999). Die niedrigste Blutungsrate wurde für die rt-PA-Boluslyse nach Levine berichtet.

Es gelten die üblichen Kontraindikationen für eine Lysetherapie (s. Kap. 44), wobei mit zunehmender hämodynamischer Instabilität des Patienten diese zu relativieren sind.

Bei notwendiger kardiopulmonaler Reanimation im Rahmen einer LE müssen bei fehlenden Behandlungsalternativen Kontraindikationen unberücksichtigt bleiben. Nicht selten muss hier die Thrombolyse auch ohne Diagnosesicherung durchgeführt werden. In diesen Fällen ist selbstverständlich eine Boluslyse mit rtPA (2-mal 50 mg im Abstand von 15–30 min) oder Reteplase (2-mal 10 mg im Abstand von 30 min) anzuwenden, bei Fortführung der kardiopulmonalen Reanimation über mindestens 60–90 min. Auch nach solch protrahierten Verläufen wurde immer wieder über erfolgreiche Reanimationen berichtet (Böttiger et al. 1994; Ruiz Bailen et al. 2001).

Embolektomie

Die chirurgische Embolektomie und Katheterfragmentation besitzt heutzutage eine nur sehr begrenzte Indikation. Diese Verfahren sind bei fulminanter LE und selten bei massiver LE nur in folgenden Situationen in Erwägung zu ziehen (Wood 2002):
- bei Patienten mit Kontraindikationen für eine Lysetherapie,
- persistierender Schock trotz maximaler medikamentöser Therapie >1 h,
- rezidivierende elektromechanische Entkopplung mit notwendiger CPR,
- echokardiographisch dokumentierter „Thombus in transit" im rechten Vorhof.

Der optimale Operationskandidat ist der Patient mit subtotaler Verlegung des Pulmonalishauptstamm oder seiner proximalen Äste. Aufgrund der Instabilität der Patienten ist eine aufwendige bildgebende Diagnostik (NMR, Spiral-CT, Szintigraphie) jedoch selten möglich.

Eine Pulmonalisangiographie wurde in größeren Fallserien nur in 14–67% durchgeführt. Häufig gelingt eine Diagnose mit dem rascher verfügbaren TEE. Verzögerung der Diagnose erhöht die Mortalität dieser Hochrisikopatienten.

Im MAPPET-Register mit insgesamt 1001 Patienten mit hämodynamisch relevanter LE wurden lediglich ca. 1% der Patienten mit Schock oder Kreislaufstillstand chirurgisch embolektomiert.

Die Mortalität in Embolektomieserien ist insgesamt hoch mit großer Variabilität (16–46%) in aktuellen Studien, bei Pa-

◘ **Tabelle 59.2.** Auswahl von in Studien getesteter Thrombolyseschemata bei akuter Lungenembolie (grau unterlegt sind die aktuell empfohlenen Lyseschemata). (Nach Arcasoy et al. 1999)

	Langzeitanalyse	Kurzzeitanalyse	Boluslyse
Streptokinase	250.000 U/30 min + 100.000 U/h für 24 h[1]	1,5 Mio U/60–120 min[2,3]	1,5 Mio U als Bolus
Urokinase	4400 U/kg in 10 min +4400 U/kg/h für 12–24[4]	1 Mio U/10 min + 2 Mio U/110 min[5] (nach Goldhaber 1992)	3 Mio U als Bolus
rt-PA		100 mg/2 h[2,5] 10 mg Bolus/90 mg in 2 h[6]	0,6 mg/kg KG in 2 min[7]

[1] USET 1974, [2] Meneveau 1998, [3] Jerjes-Sanchez 1995, [4] Meyer 1992, [5] Goldhaber 1992, [6] Meyer 1992 u. MAPPET-3, [7] Levine 1990

tienten mit notwendiger CPR bis 74%. Wird die Akutphase jedoch überlebt, ist die Langzeitprognose akzeptabel (bis 71% nach 8 Jahren, davon 84% NYHA-Stadium I–II). Eine vorausgegangene Lysetherapie erhöht das Operationsrisiko nicht wesentlich und ist bei diesen moribunden Patienten keine Kontraindikation.

Eine Alternative bei Patienten ohne Kreislaufstillstand ist die Katheterembolektomie oder Katheterfragmentation mit ähnlicher Mortalität wie die chirurgische Embolektomie in diesem Patientenkollektiv (Greenfield et al. 1993; Timsit et al. 1991).

Einen Überblick über einen möglichen diagnostischen und therapeutischen Algorithmus in Abhängigkeit vom Zustand des Patienten, der verfügbaren Diagnostik und Therapieoptionen gibt Abb. 59.4.

59.3 Chronisch rezidivierende Lungenarterienembolie

Die pulmonale Hypertonie als Folge chronisch rezidivierender Thromboembolien ist eine Form der pulmonalarteriellen Hypertonie (Klassifikation s. Kap. 60), die aus einer unvollständigen Rekanalisation der pulmonalen Strombahn resultiert. Dabei können die Patienten über Jahre asymptomatisch sein (stumme Embolien). Das Ausmaß der pulmonalen Gefäßobstruktion ist eine entscheidende Determinante für die Entwicklung einer pulmonalen Hypertonie und beträgt bei den meisten Patienten über 40% des pulmonalen Gefäßbett.

Zusätzlich spielt hierbei ein Remodelling der Pulmonalgefäße eine wichtige Rolle, vergleichbar zu Patienten mit pulmonaler Hypertonie anderer Ursache (Fedullo et al. 2001; s. Kap. 60).

Ohne therapeutische Intervention ist die Prognose schlecht und abhängig vom Schweregrad der pulmonalen Hypertonie (Riedel et al. 1982):
- 5-Jahres-Überlebensrate ca. 30% bei $PAP_{mean} > 40$ mmHg,
- 5-Jahres-Überlebensrate ca. 10% bei $PAP_{mean} > 50$ mmHg.

Wenn aufgrund der Klinik die Verdachtsdiagnose gestellt wird, muss folgendes geklärt werden:
- Schweregrad der pulmonalen Hypertonie und pulmonaler Gefäßwiderstand (Echo, Swan-Ganz-Katheter, evtl. auch mit Belastung),
- anatomische Ausprägung der pulmonalen Gefäßobstruktion (NMR-Angiographie, Spiral-CT, Pulmonalisangiographie, Pulmonalisangioskopie) und differenzialdiagnostische Abgrenzung gegenüber anderen Formen der pulmonalen Hypertonie,
- Möglichkeit einer chirurgischen Thrombendarteriektomie (TEA).

59.3.1 Konservativ-medikamentöse Therapie

Die konservative Therapie besteht zunächst in Allgemeinmaßnahmen, wie sie für die pulmonale Hypertonie generell empfohlen werden und im Kap. 60 ausführlich beschrieben sind:

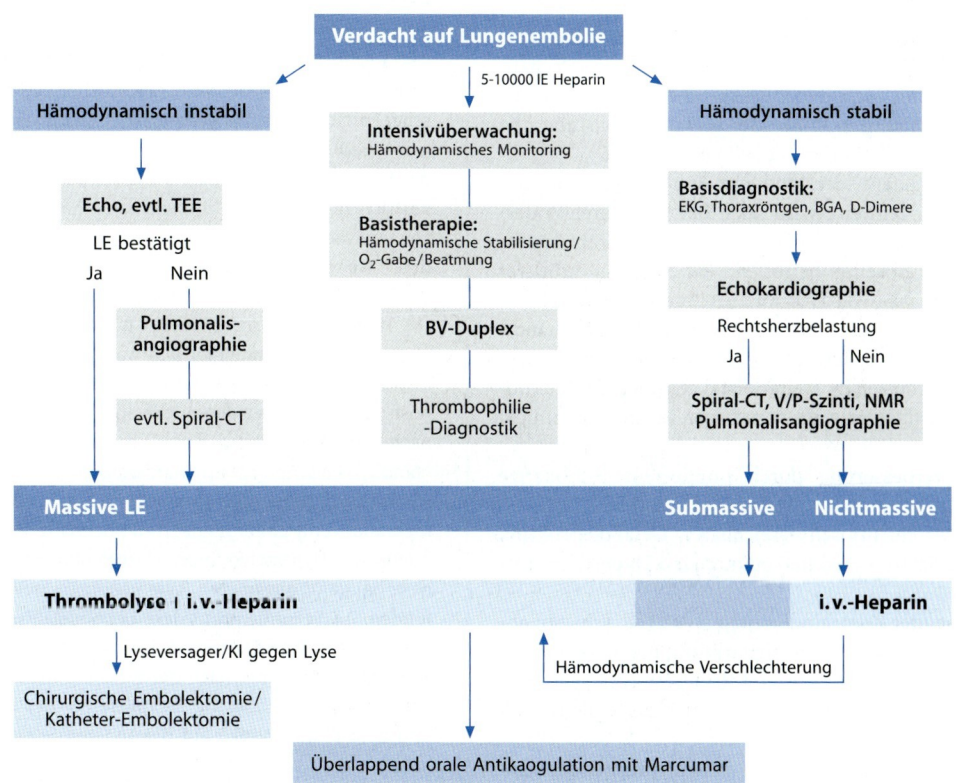

Abb. 59.4. Algorithmus für eine mögliche Diagnostik und Therapie bei Verdacht auf Lungenembolie

körperliche Schonung, konsequente Prophylaxe und Therapie pulmonaler Infekte, symptomatische Therapie einer Rechtsherzinsuffizienz, Sauerstofftherapie. Darüber hinaus ist eine konsequente lebenslange Antikoagulation mit einem Ziel-INR um 3,5 durchzuführen (Hirsh et al. 1994).

Bei absoluter Kontraindikation für eine Antikoagulation oder Re-Embolien trotz ausreichender Antikoagulation kann in Einzelfällen die Implantation eines V.-cava-Filters in die untere Hohlvene in Betracht kommen. Vor dem Hintergrund zahlreicher Spätkomplikationen (Filtermigration, -Insuffizienz, -Obstruktion, Embolisation, Perforation der V. cava, erhöhte Rezidivrate einer TBVT) wird eine Schirmimplantation heute nur noch selten durchgeführt, in erster Linie temporär bei passagerer Kontraindikation für eine Antikoagulation (Torbicki et al. 2000).

Die Wirksamkeit spezifisch im Lungenkreislauf wirksamer Vasodilatatoren (Prostanoide, Endothelinantagonisten, Phosphodiesterasehemmer) ist für die pulmonale Hypertonie thromboembolischer Genese bisher nicht durch Studien gesichert. Allerdings konnte in einer kürzlich publizierten Studie mit einer kleinen Zahl von Patienten mit schwerer chronischer thromboembolischer Hypertonie (PVR> 1200 dyn·s·cm^{-5}) und geplanter chirurgischer TEA durch kontinuierliche intravenöse Prostazyklintherapie über im Mittel 46 Tage präoperativ eine deutliche hämodynamische Verbesserung erzielt werden (Nagaya et al. 2003). Die dann durchgeführte TEA war für dieses schwer kranke Patientenkollektiv mit einer relativ niedrigen Mortalitätsrate von 8,3% verbunden.

59.3.2 Chirurgische Thrombendarteriektomie

Eine chirurgische Thrombendarteriektomie (TEA; Jamieson et al. 2000) muss in Erwägung gezogen werden bei symptomatischen Patienten mit hämodynamischer und/oder respiratorischer Beeinträchtigung in Ruhe oder geringer Belastung und zusätzlich folgenden Kriterien (Fedullo et al. 2001):
- Pulmonaler Gefäßwiderstand um 800–1000 dyn·s·cm^{-5} (Hartz 1999). Teilweise wird auch bei geringerer Widerstandserhöhung eine Indikation gesehen (Pulmonalishauptstamm einseitig betroffen, Patienten in größerer Höhe lebend, massiver PAP-Anstieg unter Belastung).
- Okkludierende Thromben müssen Pulmonalishauptstamm, Lappenarterien oder zumindest proximale Segmentarterien betreffen. Weiter distal gelegene Obstruktionen sind der Chirurgie mit derzeitiger Technik noch nicht zugänglich.
- Fehlende Verbesserung durch mindestens 6-monatige effektive Antikoagulation (Mayer et al. 1999).
- Ausmaß der chirurgisch erreichbaren Gefäßobstruktion sollte dem Schweregrad der pulmonalen Hypertonie entsprechen.
- Fehlen absoluter Kontraindikationen wie z. B. schwere obstruktive oder restriktive Begleiterkrankungen der Lunge.
- Fortgeschrittenes Alter, schweres Rechtsherzversagen oder auch andere Begleiterkrankungen beeinflussen die Risikoabwägung.
- Eine Koronarangiographie sollte bei entsprechender Risikokonstellation präoperativ durchgeführt werden, eine gleichzeitige Bypass-Operation ist möglich.

Das Mortalitätsrisiko im ersten publizierten Patientenkollektiv 1984 betrug 22% (Chitwood et al. 1985). Seit 1996 lag das Risiko für die Gesamtmortalität in Patienten-Serien mit über 10 Patienten zwischen 5 und 24% (Fedullo 2001). Faktoren, die zur Mortalität nach pulmonaler TEA beitragen, sind neben den üblichen Risiken einer Hochrisikooperation mit Herz-Lungen-Maschine:
- der notwendige intermittierende komplette Kreislaufstillstand in tiefer Hypothermie,
- das Auftreten eines Reperfusionsschadens innerhalb der ersten 24 h bei fast allen Patienten in unterschiedlichem Ausmaß (Fedullo et al. 1999),
- Rechtsherzversagen bei persistierender pulmonaler Hypertonie.

Trotz dieser Risiken kann die pulmonale TEA zu einer dramatischen klinischen Verbesserung bei diesen schwer kranken Patienten führen. Im Mittel führt sie zu einer Reduktion des pulmonalen Gefäßwiderstandes von ca. 65% (Fedullo 2001). Die meisten Patienten befinden sich postoperativ in NYHA-Klasse I oder II. Vorraussetzung hierfür ist allerdings ein interdisziplinäres Vorgehen (Kardiologe, Pulmonologe, Radiologe, Intensivmediziner, Anästhesiologe und v. a. eine erfahrenes operatives Zentrum).

Postoperativ ist eine lebenslange Antikoagulation zwingend erforderlich. Rezidivthromboembolien, die einen 2. Eingriff notwendig machten, sind bei einigen Patienten nach Absetzen der Antikoagulation beschrieben (Mo et al. 1999).

> **Zusammenfassung**
>
> Die LE ist trotz Thromboseprophylaxe weiterhin ein häufiges Krankheitsbild. Ungeachtet diagnostischer und therapeutischer Fortschritte ist der Verlauf in der Akutphase potenziell lebensbedrohlich, als Langzeitrisiko besteht die Möglichkeit der Manifestation einer pulmonalen Hypertonie. Bei anamnestisch zu erhebenden Risikofaktoren für Thromboembolien und verdächtiger klinischer Symptomatik muss deshalb durch weiterführende Labor- und bildgebende Diagnostik die Diagnose rasch und zuverlässig gesichert werden.
>
> Therapeutisch sollte bereits bei klinischem Verdacht unter intensivmedizinischer Überwachung eine Antikoagulation mit Heparin eingeleitet werden. Bei gesicherter Diagnose richten sich die weiteren therapeutischen Maßnahmen nach dem Schweregrad der LE, der in erster Linie durch hämodynamische und echokardiographische Kriterien bestimmt wird. Neben der Thrombolyse haben Katheterfragmentation und chirurgische Thrombendarteriektomie bei pulmonaler Hypertonie chronisch-thromboembolischer Genese bei dafür geeigneten Patienten ihren Stellenwert gefunden. Als Sekundärprophylaxe bei abgelaufener Thromboembolie ist eine Antikoagulation mit Marcumar indiziert, wobei sich die Dauer nach der Risikokonstellation für erneute thromboembolische Ereignisse auf der einen Seite und dem Blutungsrisiko auf der anderen Seite zu richten hat.

Literatur

Ahonen A (1977) Electrocardiographic changes in massive pulmonary embolism: II. Analysis of the changes in ST segment and T wave. Acta Med Scand 201:543–545

Arcasoy SM, Kreit JW (1999) Thrombolytic therapy of pulmonary embolism: a comprehensive review of current evidence. Chest 115:1695–1707

Barritt DW, Jordan C (1961) Clinical features of pulmonary embolism. Lancet 1:729–732

Becker DM, Philbrick JT, Abbitt PL (1989) Real-time ultrasonography for the diagnosis of lower extremity deep venous thrombosis. The wave of the future? Arch Intern Med 149:1731–1734

Bookstein JJ (1969) Segmental arteriography in pulmonary embolism. Radiology 93:1007–1012

Böttiger BW, Böhrer H, Bach A et al (1994) Bolus injection of thrombolytic agents during cardiopulmonary resuscitation for massive pulmonary embolism. Resucitation 28:45–54

Böttiger BW, Motsch J, Dörsam J et al (1996) Inhaled nitric oxide selectively decreases pulmonary artery pressure and pulmonary vascular resistance following acute massive pulmonary microembolism in piglets. Chest 110:1041–1047

Bounameaux H, de Moerloose P, Perrier A, Miron MJ (1997) D-dimer testing in suspected venous thromboembolism: an update. Q J Med 90:437–442

Cheely R, McCartney WH, Perry JR et al (1981) The role of noninvasive tests versus pulmonary angiography in the diagnosis of pulmonary embolism. Am J Med 70:17–22

Chitwood WR Jr, Lyerly HK, Sabiston DC Jr. (1985) Surgical management of chronic pulmonary embolism. Ann Surg 201:11–26

The Columbus Investigators (1997) Low-molecular-weight heparin in the treatment of patients with venous thromboembolism. N Engl J Med 337:657–662

Drucker E, Rivitz M, Shepard J et al (1998) Acute pulmonary embolism: assessment of helical CT for diagnosis. Radiology 209:235–241

Elliott CG (1992) Pulmonary physiology during pulmonary embolism. Chest 101:163S–171S

Fedullo PF, Auger WR, Dembitsky WP (1999) Postoperative management of the patient undergoing pulmonary thromboendarterectomy. Semin Thorac Cardiovasc Surg 11:172–178

Fedullo PF, Auger WR, Kerr KM, Rubin LJ (2001) Chronic thromboembolic pulmonary hypertension. N Engl J Med 345:1465–1472

Ferrari E, Imbert A, Chevalier T et al (1997) The ECG in pulmonary embolism: predictive value of negative T waves in precordial leads; 80 case reports. Chest 111:537–543

Giuntini C, Ricco G di, Marini C et al (1995) Pulmonary embolism: Epidemiology. Chest 107:3S–9S

Goldhaber SZ (1998) Pulmonary embolism. N Engl J Med 339:93–104

Goldhaber SZ, Visani L, De Rosa M (1999) Acute pulmonary embolism: clinical outcomes in the International Cooperative Pulmonary Embolism Registry (ICOPER). Lancet 353:1386–1389

Goodman LR, Curtin JJ, Mewissen MW et al (1998) Detection of pulmonary embolism in patients with unresolved clinical and scintigraphic diagnosis: Helical CT versus angiography. Am J Roentgenol 164:369–374

Greenfield LJ, Proctor MC, Williams DM et al (1993) Long-term experience with transvenous catheter pulmonary embolectomy. J Vasc Surg 18:450–457

Grosser KD (1985) Akute Lungenembolie. Behandlung nach Schweregraden. Dtsch Ärztebl 85:B587–B594

Gupta A, Franzer CK, Ferguson JM et al (1999) Acute pulmonary embolism: diagnosis with MR angiography. Radiology 210:353–359

Hartz RS (1999) Surgery for chronic thromboembolic pulmonary hypertension. World J Surg 23:1137–1147

Henry JW, Relyea B, Stein PD (1995) Continuing risk of thromboemboli among patients with normal pulmonary angiograms. Chest 107:1375–1378

Hirsh J, Fuster V (1994) Guide to anticoagulation therapy. Part 2: oral anticoagulants. Circulation 89:469

Hull RD, Hirsh J, Jay R et al (1982) Different intensities of oral anticoagulant therapy in the treatment of proximal vein thrombosis. N Engl J Med 307:1676-1681

Hull RD, Raskob GE, Coates G, Panju AA (1990) Clinical validity of a normal perfusion lung scan in patients with suspected pulmonary embolism. Chest 97:23–26

Hyers TM, Agnelli G, Hull RD et al (1998) Anti-thrombotic therapy for venous thromboembolic disease. Chest 114/5 (Suppl):561–578

Jamieson SW, Kapelanski DP (2000) Pulmonary endarterectomy. Curr Probl Surg 37:165–252

Jerjes-Sanchez C, Ramirez-Rivera A, Garcia M et al (1995) Streptokinase and heparin versus heparin alone in massive pulmonary embolism: a randomised controlled trial. J Thrombol 2:227–229

Kasper W, Geibel A, Tiede N, Just H (1992) Patent foramen ovale in patients with haemodynamically significant pulmonary embolism. Lancet 340:561–564

Kasper W, Geibel A, Tiede N et al (1993) Distinguishing between acute and subacute massive pulmonary embolism by conventional and Doppler echocardiography. Br Heart J 70:352–356

Kasper W, Konstantinides S, Geibel A et al (1997) Management strategies and determinants of outcome in acute major pulmonary embolism: results of a multicenter registry. J Am Coll Cardiol 30:1165–1171

Kasper W, Konstantinides S, Tiede N et al (1997) Prognostic significance of right ventricular afterload stress detected by echocardiography in patients with clinically suspected pulmonary embolism. Heart 77:346–349

Kearon C, Gent M, Hirsh J et al (1999) A comparison of three months of anticoagulation with extended anticoagulation for a first episode of idiopathic venous thromboembolism. N Engl J Med 340:901–907

Kipper MS, Moser KM, Kortman KE, Ashburn WL (1982) Longterm follow-up of patients with suspected pulmonary embolism and a normal lung scan. Chest 82:411–415

Konstandinides S, Geibel A, Heusel G et al (2002) Heparin plus alteplase compared with heparin alone in patients with submassive pulmonary embolism. N Engl J Med 347:1143–1150

Konstandinides S, Geibel A, Olschewski M et al (2002) Importance of cardiac troponins I and T in risk stratification of patients with acute pulmonary embolism. Circulation 106:1263–1268

Konstandinides S, Geibel A, Kasper W et al (1988) Patent foramen ovale is an important predictor of adverse outcome in patients with major pulmonary embolism. Circulation 97:1946–51

Konstandinides S, Geibel A, Olschewski M et al (1997) Association between thrombolytic treatment and the prognosis of hemodynamically stable patients with major pulmonary embolism: results of a multicenter registry. Circulation 96:882–888

Krivec B, Voga G, Zuran I et al (1997) Diagnosis and treatment of shock due to massive pulmonary embolism: approach with transesophageal echocardiography and intrapulmonary thrombolysis. Chest 112:1310–1316

Lane DA, Mannucci PM, Bauer KA et al (1996) Inherited thrombophilia: Part 1. Thromb Haemost 76:651–662

Lane DA, Mannucci PM, Bauer KA et al (1996) Inherited thrombophilia: Part 2. Thromb Haemost 76:824–834

Loubeyre P, Revel D, Douek P et al (1994) Dynamic contrastenhanced MR angiography of pulmonary embolism: comparison with pulmonary angiography. Am J Roentgenol 162:1035–1039

Malik AB (1983) Pulmonary microembolism. Physiol Rev 63:1114–1207

Mayer E, Kramm T, Dahm M, Guth S, Oelert H (1999) Chirurgische Therapieverfahren bei akuter und chronischer Lungenembolie. Herz/Kreislauf 31:190

McConnell MV, Solomon SD, Rayan ME et al (1996) Regional right ventricular dysfunction detected by echocardiography in acute pulmonary embolism. Am J Cardiol 78:469–473

McIntyre KM, Sasahara AA (1971) The hemodynamic response to pulmonary embolism in patients without prior cardiopulmonary disease. Am J Cardiol 28:288–294

Meaney JFM, Weg JG, Chenevert TL et al (1997) Diagnosis of pulmonary embolism with magnetic resonance angiography. N Engl J Med 336:1422–1427

Meneveau N, Schiele F, Metz D et al (1998) Comparative e.cacy of a two hour regimen of streptokinase versus alteplase in acute massive pulmonary embolism: immediate clinical and hemodynamic outcome and one-year follow-up. J Am Coll Cardiol 32:1057–1063

Mercat A, Diehl JL, Meyer G et al (1999) Hemodynamic effects of fluid loading in acute massive pulmonary embolism. Crit Care Med 27:540–544

Mo M, Kapelanski DP, Mitruka SN et al (1999) Reoperative pulmonary thromboendarterectomy. Ann Thorac Surg 68:1770–1776

Morpurgo M, Schmid C, Mandelli V (1998) Factors influencing the clinical diagnosis of pulmonary embolism: analysis of 229 postmortem cases. Int J Cardiol J 65 (Suppl I):79–82

Nagaya N, Sasaki N, Ando M et al (2003) Prostacyclin therapy before pulmonary thromboendarterectomy in patients with chronic thromboembolic pulmonary hypertension. Chest 123:338–343

Nazeyrollas P, Metz D, Jolly D et al (1996) Use of transthoracic Doppler echocardiography combined with clinical and electrocardiographic data to predict acute pulmonary embolism. Eur Heart J 17:779–786

Novelline RA, Baltarowich OH, Athanasoulis CA et al (1978) The clinical course of patients with suspected pulmonary embolism and a negative pulmonary arteriogram. Radiology 126:561–567

Ozier Y, Dubourg O, Farcot JC et al (1984) Circulatory failure in acute pulmonary embolism. Intensive Care Med 10:91–97

Palla A, Petruzzelli S, Donnamaria V, Giuntini C (1995) The role of suspicion in the diagnosis of pulmonary embolism. Chest 107:21S–24S

Perrier A, Desmarais S, Miron MJ et al (1999) Noninvasive diagnosis of venous thromboembolism. Lancet 353:190–195

Perrier A, Miron MJ, Desmarais S et al (2000) Combining clinical probability and lung scan in suspected pulmonary embolism. Arch Intern Med 160:512–516

The PIOPED Investigators (1990) Value of the ventilation/perfusion scan in acute pulmonary embolism: results of the prospective investigation of pulmonary embolism diagnosis (PIOPED). J Am Med Ass 263:2753–2759

Pruszczyk P, Torbicki A, Pacho R et al (1997) Noninvasive diagnosis of suspected severe pulmonary embolism: transesophageal echocardiography vs spiral CT. Chest 112:722–728

Reißig A, Richartz B, Kroegel C (2001) Diagnostik der Lungenarterienembolie. Dtsch Med Wochenschr 126:857–863

Research Committee of the British Thoracic Society (1992) Optimum duration of anticoagulation for deep vein thrombosis and pulmonary embolism. Lancet 340:873–876

Research Committee of the British Thoracic Society (1992) Optimum duration of anticoagulation of acute pulmonary embolism. Eur Heart J 21:1301–1336

Ribeiro A, Lindmarker P, Juhlin-Dannfelt A et al (1997) Echocardiography doppler in pulmonary embolism: right ventricular dysfunction as a predictor of mortality rate. Am Heart J 134:479–487

Riedel M, Stanek V, Widimsky J, Prerovsky I (1982) Longterm follow-up of patients with pulmonary thromboembolism: late prognosis and evolution of hemodynamic and respiratory data. Chest 81:151–158

Ruiz Bailén M, Cuadra JAR, Aguayo de Hoyos E (2001) Thrombolysis during cardiopulmonary resuscitation in fulminant embolism: a review. Crit Care Med 29:2211–2219

Schulman S, Rhedin AS, Lindmarker P et al (1995) A comparison of six weeks with six months of oral anticoagulant therapy after a first episode of venous thromboembolism. N Engl J Med 332:1661–1665

Sergysels R (1994) Pulmonary gas exchange abnormalities in pulmonary embolism. In: Morpurgo M (ed) Pulmonary embolism. Dekker, New York, pp 89–96

Simonneau G, Sors H, Charbonnier B et al (1997) A comparison of low-molecular-weight heparin with unfractionated heparin for acute pulmonary embolism. N Engl J Med 337:663–669

Stein PD, Dalen JE, McIntyre KM et al (1975) The electrocardiogram in acute pulmonary embolism. Prog Cardiovasc Dis 17:247–257

Stein PD, Goldhaber SZ, Henry JW (1995) Alveolar-arterial oxygen gradient in the assessment of acute pulmonary embolism. Chest 107:139–143

Stein PD, Goldhaber SZ, Henry JW et al (1996) Arterial blood gas analysis in the assessment of suspected acute pulmonary embolism. Chest 109:78–81

Stein PD, Henry JW (1995) Prevalence of acute pulmonary embolism among patients in a general hospital and at autopsy. Chest 108:78–81

Stein PD, Hull RD, Saltzman HA, Pineo G (1993) Strategy for diagnosis of patients with suspected acute pulmonary embolism. Chest 103:1553–1559

Stein PD, Terrin ML, Hales CA et al (1991) Clinical, laboratory, roentgenographic, and electrocardiographic findings in patients with acute pulmonary embolism and no pre-existing cardiac or pulmonary disease. Chest 100:598–603

Stein PD, Henry JW (1995) Prevalence of acute pulmonary embolism among patients in a general hospital and at autopsy. Chest 108:78–81

Timsit F, Reynau DP, Meyer G (1991) Pulmonary embolectomy by catheter device in massive pulmonary embolism. Chest 100:655–658

Torbicki A, Beek EJR van, Chabonnier B et al (2000) Guidelines on diagnosis and management of acute pulmonary embolism. Eur Heart J 21:1301–1336

Turkstra F, Kuijer PMM, van Beek EJR et al (1997) Diagnostic utility of ultrasonography of leg veins in patients suspected of having pulmonary embolism. Ann Intern Med 126:775–781

Urokinase Pulmonary Embolism Trial (1970) Phase 1 results: a cooperative study. J Am Med Ass 214:2163–2172

Urokinase-Streptokinase Embolism Trial (1974) Phase 2 results: a cooperative study. J Am Med Ass 229:1606–113

Van Beek EJR, Kuyer PMM, Schenk BE et al (1995) A normal perfusion lung scan in patients with clinically suspected pulmonary embolism: frequency and clinical validity. Chest 108:170–173

Van Beek EJR, Reekers JA, Batchelor D et al (1996) Feasibility, safety and clinical utility of angiography in patients with suspected pulmonary embolism and non-diagnostic lung scan findings. Eur Radiol 6:415–419

Van Beek EJR, ten Cate JW (1996) The diagnosis of venous thromboembolism: an overview. In: Hull RD, Raskob GE (eds) Venous thromboembolism: an evidencebased atlas. Futura Publishing, Armonk, pp 93–99

Van Beek EJR, Tiel-van Buul MMC, Buller HR et al (1993) The value of lung scintigraphy in the diagnosis of pulmonary embolism. Eur J Nucl Med 20:173–181

Van der Wouw PA, Koster RW, Delemarre BJ et al (1997) Diagnostic accuracy of transesophageal echocardiographyduring cardiopulmonary resuscitation. J Am Coll Cardiol 30:780–783

Walther A, Böttiger BW (2002) Die akute Lungenarterienembolie. Anästhesist 51:427–445

Webb S, Stott S, Heerden P van (1996) The use of inhaled aerosolized prostacyclin in the treatment of pulmonary hypertension secondary to pulmonary embolism. Intensive Care Med 22:353–355

Wells PS, Ginsberg JS, Anderson DR et al (1998) Use of a clinical model for safe management of patients with suspected pulmonary embolism. Ann Intern Med 129:997–1005

Widimsky J (1989) Mechanisms in embolic pulmonary hypertension. In: Wagenvoort CA, Denolin H (eds) Pulmonary circulation, advances and controversies. Elsevier, Amsterdam, pp 75–86

Wood KE (2002) Major pulmonary embolism. Review of a pathophysiologic approach to the golden hour of hemodynamically significant pulmonary embolism. Chest 121:877–905

Yoshinaga T, Ikeda S, Nishimura E et al (1999) Serial changes in negative T wave on electrocardiogram in acute pulmonary thromboembolism. Int J Cardiol 72:65–72

Pulmonale Hypertonie – Cor pulmonale

P. Bubenheimer

60.1 Definition – 1202

60.2 Ätiologie – 1202

60.3 Physiologie und Pathophysiologie des Lungenkreislaufs – 1203

60.4 Pathophysiologie des Cor pulmonale – 1204

60.5 Klinische Befunde – 1205

60.6 Diagnostik – 1205
60.6.1 Röntgenbefunde – 1205
60.6.2 Elektrokardiogramm – 1208
60.6.3 Echokardiogramm – 1208
60.6.4 Lungenfunktionsdiagnostik – 1210
60.6.5 Rechtsherzkatheteruntersuchung – 1211
60.6.6 Laborchemische Diagnostik – 1211

60.7 Verlauf – 1212

60.8 Prognose – 1212

60.9 Therapie – 1212
60.9.1 Allgemeinmaßnahmen – 1212
60.9.2 Therapie der Rechtsherzinsuffizienz – 1212
60.9.3 Antikoagulation – 1213
60.9.4 Sauerstofftherapie – 1213
60.9.5 Therapie mit spezifischen Vasodilatatoren – 1213
60.9.6 Sonstige medikamentöse Behandlung – 1213
60.9.7 Chirurgische Therapieverfahren – 1214

Literatur – 1215

Mit der pulmonalen Hypertonie (PH), dem chronisch erhöhten Druck im Lungenkreislauf, ist der Kardiologe meist erst im fortgeschrittenen Stadium konfrontiert, wenn diese aufgrund der zunehmenden Rechtsherzhypertrophie und schließlich Rechtsherzinsuffizienz mit kardialen Symptomen auffällig wird. Mangels kausaler Therapieansätze stand dann bis vor kurzem auch die Therapie der Rechtsherzinsuffizienz im Vordergrund. Dies erklärt, dass das Krankheitsbild der pulmonalen Hypertonie in den früheren Auflagen dieses Lehrbuches der Kardiologie unter dem Titel „chronisches Cor pulmonale" zu finden war. Mit der Titeländerung soll den zwischenzeitlichen Fortschritten hinsichtlich kausaler Therapieansätze Rechnung getragen werden.

60.1 Definition

Gemeinsames Merkmal aller Formen und Stadien der PH ist die chronische Erhöhung des pulmonalen Gefäßwiderstandes (PVR). Da dieser nur aufwändig und invasiv bestimmbar ist, wird zur klinischen Definition und Stadieneinteilung ersatzweise der einfacher messbare Pulmonalarteriendruck (PAP) herangezogen. Dieser wird allerdings wesentlich vom pulmonalen Herzminutenvolumen (pHMV) und vom linksatrialen Druck mitbestimmt:

$$PAP = (pHMV \cdot PVR) + LAP$$

So kann der Lungendruck im Frühstadium der Erkrankung bei einem niedrigen HMV in Ruhe noch normal sein (latente pulmonale Hypertonie) und erst bei Anstieg des HMV unter körperlicher Belastung abnorm ansteigen. Auch kann in Ruhe eine Rarefizierung der Lungenstrombahn bis zu 75%, z. B. nach Lungenembolie oder Pneumektomie, durch Erweiterung der verbliebenen Gefäße noch kompensiert werden. Andrerseits kann der Lungendruck im Endstadium der Erkrankung mit zunehmender Rechtsherzinsuffizienz und abfallendem HMV trotz weiter zunehmenden pulmonalen Gefäßwiderstandes wieder absinken.

Pulmonale Drucksteigerungen, die allein oder überwiegend auf eine Erhöhung des linksatrialen Drucks bei linksseitigen valvulären oder myokardialen Erkrankungen zurückzuführen sind („pulmonalvenöse Hypertonie"), sind nicht dem hier zu besprechenden Kankheitsbild der PH im engeren Sinne zuzuordnen.

Eine pulmonale Hypertonie liegt vor, wenn das Verhältnis des pulmonalen (PVR) zum systemischen Gefäßwiderstand (SVR) 0,25–0,30 überschreitet, einen normalen systemischen Gefäßwiderstand vorausgesetzt.

$$\text{Pulmonale Hypertonie: } PVR:SVR > 0,25-0,30$$

Nach Druckwerten liegt eine PH vor, wenn der mittlere Pulmonalisdruck (PAP_m) in Ruhe den Grenzbereich von 20–25 mmHg überschreitet oder bei noch normalem bzw. grenzwertigem Druck in Ruhe unter leichter körperlicher Belastung (50 W) 30 mmHg überschreitet (Matthys et al. 1973; Keller et al. 1976; Rubin 1993).

Unterteilung der PH nach Ruhedruckwerten
– Leichte Form mit einem PAP_m<35 mmHg
– Mittelschwere Form mit einem PAP_m zwischen 35 und 45 mmHg
– Schwere Form mit einem PAP_m>45 mmHg

60.2 Ätiologie

Klassischerweise wird die PH in eine primäre und eine sekundäre pulmonale Hypertonie unterteilt. Diese Unterteilung wird zunehmend durch die diagnostische Klassifikation der WHO ersetzt (Rich 1998).

Einteilung der PH nach WHO
– Pulmonale arterielle Hypertonie
  – Primäre pulmonale Hypertonie (PPH, sporadisch, familiär)
  – Pulmonale arterielle Hypertonie bei Risikofaktoren
– Pulmonale venöse Hypertonie
  – Linksseitige atriale oder ventrikuläre Herzkrankheit
  – Linksseitige valvuläre Herzkrankheit
  – Extrinsische Kompression der zentralen Pulmonalvenen (fibrosierende Mediastinitis, mediastinale Lymphadenopathie, Tumoren)
  – Pulmonale veno-okklusive Lungenkrankheit
– Pulmonale Hypertonie im Rahmen von Lungenkrankheiten und/oder Hypoxämie
  – Chronische obstruktive Lungenkrankheit
  – Diffuse parenchymatöse Lungenerkrankungen
  – Schlaf-assoziierte Lungenkrankheiten
  – Zentrale alveoläre Hypoventilation
  – Chronische Höhenexposition
  – Neonatale Lungenkrankheiten
– Chronische thromboembolische pulmonale Hypertonie (CTEPH)
– Pulmonale Hypertonie infolge Lungengefäßerkrankungen
  – Entzündlich bedingt (Sarkoidose), Histiozytosis X, Schistosomiasis)
  – Pulmonale kapilläre Hämangiomatose

Primäre pulmonale Hypertonie. Es handelt sich um eine primäre Erkrankung der kleinen präkapillären Lungengefäße ohne fassbare auslösende Ursache. Obwohl es sich – verglichen mit den viel häufigeren sekundären Formen – um eine seltene Erkrankung handelt (Häufigkeit ca. 1–2 auf 1 Million Einwohner; Rich et al. 1987), spielt sie beim Studium der Pathogenese, des natürlichen Verlaufes und der Entwicklung spezifischer Therapien der PH eine bedeutende Rolle, da nur bei der primären Form die Symptome ohne Überlagerung durch die zusätzliche Symptomatik einer Grunderkrankung vorliegen. Die Erkrankung wird meist im Alter zwischen 20 und 40 Jahren manifest, häufiger bei Frauen als bei Männern (Verhältnis 1,7:1).

Sekundäre pulmonale Hypertonie. Bei der sekundären PH handelt es sich um einen Lungenhochdruck auf dem Boden einer vorbestehenden Grunderkrankung. Die Vielfalt der möglichen Ätiologien macht die Klassifikation der WHO deutlich (Rich 1998; Rubin 1998). Ihre Häufigkeit ist von der jeweiligen Ausbreitung der Grunderkrankung abhängig. Die häufigste Ätiologie, die PH bei respiratorischen Erkrankungen, wird meist erst jenseits des 40. Lebensjahres manifest.

Von den vielen Risikofaktoren (Tabelle 60.1; Rich 1998), die die Entwicklung einer PH begünstigen, erhöhen v. a. die HIV-Infektion (2500fach; Speich et al. 1991) und die Einnahme von Appetitzüglern (25fach; Abenhaim et al. 1996) das Risiko.

60.3 Physiologie und Pathophysiologie des Lungenkreislaufs

Die Lungenstrombahn weist gegenüber der peripheren arteriellen Strombahn einige wesentliche Besonderheiten auf:

- Die Lunge ist das einzige Körperorgan, durch welches das gesamte HMV gepumpt wird. Die Lungenstrombahn muss unter Ruhebedingungen 5–6 l/min passieren lassen, unter körperlicher Maximalbelastung aber 20 l/min und mehr.
- Wie andere Organe verfügt die Lunge über eine Autoregulation, wobei die Regelgröße die Konstanz der Drücke in der Lungenstrombahn ist. Bei intakter Endothelfunktion stehen vasodilatierende (NO, Prostazyklin, ANP) und vasokonstriktorische Mediatoren (Endothelin, Thromboxan A_2, Serotonin), die in der Lage, sind den Gesamtquerschnitt der Lungenstrombahn unterschiedlichen Stromvolumina anzupassen, in einem sorgfältig ausbalancierten Gleichgewicht zu einander.
- Mit zunehmender Vasokonstriktion kann die Gesamtquerschnittsfläche der Lungenstrombahn reduziert, mit einer Rücknahme der bestehenden Vasokonstriktion aber auch erweitert werden. Offen ist bis heute, welche Rolle neben der Rücknahme von Vasokonstriktion die aktive Vasodilatation spielt.
- Beim Menschen ist in Körperruhe und stehender Position die Lunge nicht homogen durchblutet. Dies ist einerseits Folge des von kranial nach kaudal zunehmenden hydrostatischen Drucks, andererseits aber auch Folge einer inhomogenen Ventilation, wobei in Ruheposition die apikalen Lungenpartien geringer durchblutet und ventiliert sind als die basalen.
- Eine alveoläre Hypoxie führt reflektorisch zu einer Engstellung des präkapillären Lungenstrombetts mit entsprechendem pulmonalem Druckanstieg (Euler u. Liljestrand 1946), durch Hyperkapnie mit respiratorischer Azidose wird die Vasokonstriktion verstärkt. Eine besondere Rolle spielt dieser Mechanismus beim Pickwick-Syndrom (Tabelle 60.2, Doll et al. 1968).
- Auch der pulmonalvenöse Druck hat Einfluss auf die pulmonalarterielle Vasokonstriktion. Kommt es zu einem Anstieg des pulmonalvenösen Drucks (z. B. bei Mitralklappenstenose oder linksventrikulärer Dysfunktion), entwickelt sich eine Vasokonstriktion im präkapillären Abschnitt der pulmonalarteriellen Strombahn (Kitajew-Reflex). Auf diese Weise soll die Entstehung eines alveolären Ödems verhindert werden.
- Die Wanddicke der Pulmonalarterien beträgt entsprechend dem wesentlich niedrigeren Perfusionsdruck nur etwa ein Drittel derjenigen der Systemkreislaufarterien. Insbesondere ist die Media von Arterien und Arteriolen wesentlich dünner mit einem geringeren Anteil glatter Muskelzellen, unmittelbar präkapillär fehlen diese völlig.

Bei fortgeschrittener PH findet man unabhängig von der auslösenden Ursache ein relativ uniformes histopathologisches Bild, das alle Wandschichten der arteriellen Pulmonalgefäße betrifft (Girgis 2002).

Übereinstimmend wird heute angenommen, dass diesen pathologisch-anatomischen Veränderungen eine endotheliale Dysfunktion vorausgeht, die durch verschiedene mechanische, hypoxische, chemische, infektiöse und immunologische Noxen ausgelöst und unterhalten werden kann. Die endotheliale Dysfunktion hat über vasopressorische, koagulatorische und proliferationsfördernde Mediatoren eine Vasokonstriktion, eine Aktivierung intravasaler Gerinnungsvorgänge und

Tabelle 60.1. Risikofaktoren für eine pulmonale arterielle Hypertonie nach WHO

Gesicherte Risikofaktoren	Sehr wahrscheinliche Risikofaktoren	Mögliche Risikofaktoren	Assoziation mit pulmonaler arterieller Hypertonie unwahrscheinlich
Weibliches Geschlecht Appetitzügler (Aminorex, Fenfluramin, Dexfenfluramin) HIV-Infektion	Portale Hypertonie bei Leberzirrhose Kollagen-vaskuläre Krankheiten Kongenitaler Links-rechts-Shunt Amphetamin, L-Tryptophan	Schilddrüsenerkrankungen Schwangerschaft Systemische Hypertonie Chemotherapeutika Meta-Amphetamin Kokain	Adipositas Antidepressiva Orale Kontrazeptiva Östrogentherapie Rauchen

Tabelle 60.2. p_aO_2 (arterieller Sauerstoffdruck), p_aCO_2 (arterieller CO_2-Druck) und Druckwerte in der A. pulmonalis im Wachzustand, während des Schlafs und während Atmung sauerstoffangereicherte Luft bei einem Patienten mit Pickwick-Syndrom

	Uhrzeit	paO2 (mmHg)	paCO2 (mmHg)	Druck in der A. pulmonalis			Herzfrequenz (pro min)
				Systolisch (mmHg)	Diastolisch (mmHg)	Mitteldruck (mmHg)	
Wachzustand	20.50	52,8	45,2	60	40	50	95
Schlaf	21.00	43,5	53,0	85	60	75	100
Schlaf	21.30	39,0	60,0	90	65	80	110
Wachzustand, Hyperventilation	21.45	73,8	45,5	60	40	50	110
Wachzustand, 5 min Sauerstoff	22.00	144,0	44,3	45	35	40	100
Wachzustand, 15 min Sauerstoff	22.10	325,0	44,5	45	30	38	100

eine Verdickung sowie Versteifung der Gefäßwände zur Folge. Die resultierende chronische Druckerhöhung in den Pulmonalgefäßen verstärkt und unterhält schließlich als mechanische Noxe (erhöhte endotheliale Scherkräfte) den Umbauprozess (Remodelling). So findet man bei der primär thromboembolisch bedingten PH schließlich neben der thrombotischen Obliteration größerer Gefäßäste auch die oben beschriebenen Veränderungen im gesamten arteriolären Gefäßbett, insbesondere auch der primär nicht betroffenen Lungenarterienäste. Chronische Entzündungsprozesse beschleunigen den Verlauf.

> **Histopathologische Befunde bei PH**
> - **Adventitia:** Vermehrung von Fibroblasten und extrazellulärer Matrix. Häufig diskrete perivaskuläre Infiltration chronischer Entzündungszellen.
> - **Media:** Verdickung mit Hyperplasie und Hypertrophie glatter Muskelzellen, Vermehrung der extrazellulären Matrix. Bei leichten Formen ist die Mediahypertrophie der einzige Befund.
> - **Intima:** Zellproliferation und konzentrische Fibrose mit Einengung des Lumens. Luminale Thrombose, teils organisiert und rekanalisiert.
> - Pathognomisch und v. a. bei der primären PH zu beobachten, sind die „plexiformen Läsionen": Inseln eines Maschenwerks aus Kapillaren, gesäumt von proliferierenden Endothelzellen innerhalb von dilatierten dünnwandigen Arterien.

60.4 Pathophysiologie des Cor pulmonale

Entsprechend der Suffizienz, der Insuffizienz und der Größe des Herzens werden 3 pathophysiologische Stadien des Cor pulmonale unterschieden, die je nach Dauer und Schwere der PH durchlaufen werden:

Stadium I. Im Stadium I ist das Herz noch nicht vergrößert. Die rechte Herzkammer kompensiert die Druckbelastung durch eine konzentrische Hypertrophie. Die Ruhe- und Belastungshämodynamik (HMV, rechtsatrialer Druck) sind abgesehen von der pulmonalen Druckerhöhung normal.

Stadium II. Im Stadium II besteht eine beginnende exzentrische Druckhypertrophie mit Erhöhung des rechtsatrialen Füllungsdrucks und Einschränkung der Minutenvolumenleistung in Ruhe oder erst während Belastung (Ruhe- oder Belastungsinsuffizienz). Die Größe des Gesamtherzvolumens liegt noch im Normbereich. Das verkleinerte Schlagvolumen geht mit einer auffälligen Belastungs- oder auch Ruhetachykardie einher.

Stadium III. Im Stadium III kommt es infolge einer zunehmenden Schädigung der Herzmuskulatur zu einer weiteren starken Dilatation, Ausrundung und Kontraktionsschwäche des rechten Ventrikels und des rechten Vorhofs, einhergehend mit einer zunehmenden relativen Trikuspidalinsuffizienz. Hämodynamisch liegt neben dem stärker erhöhten Füllungsdruck nun auch eine ausgeprägte Förderinsuffizienz schon in Ruhe vor.

Die Dilatation ist in diesem Stadium nur durch eine Strukturveränderung der rechtsseitigen Ventrikelmuskulatur im Sinne einer Gefügedilatation (Reindell et al. 1964) zu erklären. Solche Herzvergrößerungen sind darum auch weitgehend irreversibel. Herzdilatationen, die schnell rückbildungsfähig sind, wie z. B. beim chronischen intermittierenden Cor pulmonale nach rezidivierenden Lungenembolien, deuten wir mit einem reversiblen vorübergehenden Tonusverlust infolge der starken, akuten Druckbelastung.

Diesen 3 Stadien sind charakteristische klinische, röntgenologische und echokardiographische Befunde zuzuordnen, die im einzelnen unten besprochen werden.

60.5 Klinische Befunde

Anamnese. Die Entwicklung der Symptome der PH und ihrer kardialen Folgen lassen sich am besten bei der primären PH beobachten ohne Überlagerung durch Grund- oder Begleiterkrankungen. Zunehmende Luftnot bei Belastung und vorzeitige Erschöpfung stehen im Vordergrund der Beschwerden. Schließlich sind selbst kleine alltägliche Belastungen nur noch mit Mühe möglich. Seltener wird über Herzklopfen, Herzstolpern oder Brustschmerzen geklagt. Synkopen während oder nach Belastung können hinzukommen aufgrund der peripheren Vasodilatation ohne entsprechende Steigerung des HMV. Auch heftiges Lachen oder Husten können Synkopen provozieren. Bei Rechtsherzinsuffizienz gesellen sich Druck im Oberbauch und Wasser in den Beinen hinzu.

Körperliche Untersuchung. Bei latenter oder leichtgradiger primärer PH lassen sich klinisch meist keine auffälligen Befunde feststellen. Schreitet die Erkrankung fort, so weisen verstärkte präkordiale und/oder epigastrische Impulse sowie ein betonter 2. Herzton mit fixierter Spaltung auf die Rechtsherzbelastung hin. Mit zunehmender Herzvergrößerung ist diese perkutorisch und palpatorisch erfassbar. Ein leises systolisches Geräusch links oder rechts neben dem unteren Brustbein weist auf die relative Trikuspidalinsuffizienz hin, eine hochfrequentes Diastolikum links parasternal auf eine relative Pulmonalinsuffizienz. Im Stadium der Dekompensation kann ein rechtsventrikulärer 3. Herzton auskultierbar sein. Gestaute Halsvenen und eine Lebervergrößerung, bei schwerer Trikuspidalinsuffizienz mit systolischer Pulsation, weisen neben den Beinödemen auf die rechtsseitige Stauungsinsuffizienz hin. In diesem Stadium können schon in Ruhe Tachykardie und Tachypnoe auffällig sein, die bei kleinen Belastungen rasch zunehmen.

Zentrale und periphere Zyanose sind bei primärer PH erst im Spätstadium auffällig, sie werden durch die Hypoxämie infolge verkürzter alveolärer Aufsättigungszeit verursacht und durch das erniedrigte HMV mit verstärkter peripherer Ausschöpfung verstärkt. Früher wird die Zyanose bei der durch Lungenerkrankungen mit alveolärer Hypoxie hervorgerufenen PH auffällig. Trommelschlegelfinger und Polyglobulie sind bei primärer PH ebenfalls Spätsymptome.

Bei primärer PH ist der physikalische Lungenbefund unauffällig. Bei PH infolge chronischer obstruktiver oder parenchymatöser Lungenkrankheiten wird der Lungenbefund durch diese Grundkrankheit geprägt.

60.6 Diagnostik

Die Diagnostik dient zunächst der Erfassung und der Schweregradsbeurteilung der PH, dann der Differenzialdiagnose ihrer Ätiologie. Im Verlauf dient sie der Beurteilung des Therapieerfolgs.

60.6.1 Röntgenbefunde

Bei jeder Widerstandserhöhung im Lungenkreislauf bestimmen Myokardstruktur und Suffizienzgrad des rechten Ventrikels Form und Größe des Herzens. Beim Cor pulmonale kommen 3 Stadien der Form- und Größenänderung des Herzens vor, die den oben genannten 3 pathophysiologischen Stadien zugeordnet werden können (Reindell et al. 1964; Reindell u. Doll 1966).

Röntgenstadium I. Im Röntgenstadium I besteht eine konzentrische Hypertrophie, die die Druckbelastung kompensiert. Durch die Verkleinerung der Lumenweite des rechten Ventrikels wird das Schlagvolumen reduziert. Da nachfolgend auch die Förderleistung des linken Ventrikels beschränkt wird und der Patient sich infolge der pulmonalen Grundkrankheit weniger bewegt, kommt es auch zu einer Inaktivitätsverkleinerung des linken Herzens. Es resultiert daraus das „kleine symmetrische Cor pulmonale" (Abb. 60.1; Zdansky 1949, 1962). Ein solches Herz gleicht einem Normalherzen, sodass bei alleiniger Berücksichtigung von Herzform und -größe die konzentrische Hypertrophie dem röntgenologischen Nachweis entgehen kann. Wichtige Hinweise für die pulmonale Drucksteigerung liefern dann nur die Dilatation und Vorwölbung des Conus pulmonalis sowie die Erweiterung der zentralen und eine evtl. Verschmälerung der peripheren arteriellen Lungengefäße. Unabhängig von der Genese wird dieses Stadium I in der Entwicklung des chronischen Cor pulmonale durchweg durchlaufen. Es wird bei Patienten mit obstruktivem Lungenemphysem am häufigsten beobachtet, da bei dieser Erkrankung der Mitteldruck in der Pulmonalarterie 45 mmHg selten überschreitet.

Röntgenstadium II. Das Röntgenstadium II des chronischen Cor pulmonale ist durch eine beginnende exzentrische Druckhypertrophie des rechten Ventrikels gekennzeichnet. Die Größenzunahme des Herzens ist in diesem Stadium zunächst nur gering und beschränkt sich auf die Ausflussbahn des rechten Ventrikels. Dadurch kommt es auch zu keiner Vergrößerung des Transversaldurchmessers oder der Herzfläche. Nur der Tiefendurchmesser des Herzens ist vergrößert. Da das druckbelastete Herz im Stadium I nicht selten klein ist, kann zu Beginn der exzentrischen Druckhypertrophie (pathophysiologisches Stadium II) die Größe des gesamten Herzvolumens, obwohl es sich vom Stadium I zum Stadium II etwas vergrößert hat, noch im Normbereich liegen. Die Herzform ist jedoch rechtsbetont asymmetrisch (Abb. 60.2). Das Herz kann im sagittalen Strahlengang mitralkonfiguriert sein, wenn die verlängerte Ausflussbahn den erweiterten Pulmonalisstamm und den häufig etwas ausgeweiteten Conus pulmonalis anhebt, sodass die Herztaille mehr oder weniger verstrichen ist. Bei einem Zwerchfelltiefstand ist die mitrale Konfiguration nicht so ausgeprägt. Der Pulmonalbogen wölbt sich zwar vor, die Herztaille ist aber mehr oder weniger erhalten.

Röntgenstadium III. Das Stadium III des Cor pulmonale ist durch eine starke Vergrößerung des rechten Vorhofs und des rechten Ventrikels infolge einer ausgeprägten exzentrischen Druckhypertrophie mit erheblicher Dilatation der Einflussbahn und der Ausflussbahn des rechten Ventrikel gekennzeichnet (Zdansky 1962; Reindell et al. 1964; Reindell u. Doll 1966). Die absoluten und die relativen Herzvolumina liegen weit außerhalb der Norm. Das Herz ist nach links und gering nach rechts verbreitert. Durch die Rechtsherzvergrößerung dreht sich das Herz etwas nach links. Dadurch wird der linke Ventrikel nach dorsal verlagert, und der rechte Ventrikel kann links weitgehend randbildend werden. Auch die Herzspitze wird überwiegend vom rechten Ventrikel gebildet. Durch die Linksdrehung des Herzens wird der Pulmonalbogen noch deutlicher sichtbar. Die Herztaille ist zum großen Teil verstrichen (◘ Abb. 60.3).

Röntgenologische Verlaufsbeobachtung. Bei entsprechend langer Beobachtungszeit können die Stadien I, II und III des chronischen Cor pulmonale bei ein und demselben Patienten beobachtet werden. Dabei hängt es von der Art der Grundkrankheit ab, ob die Entwicklung der Herzumformung konti-

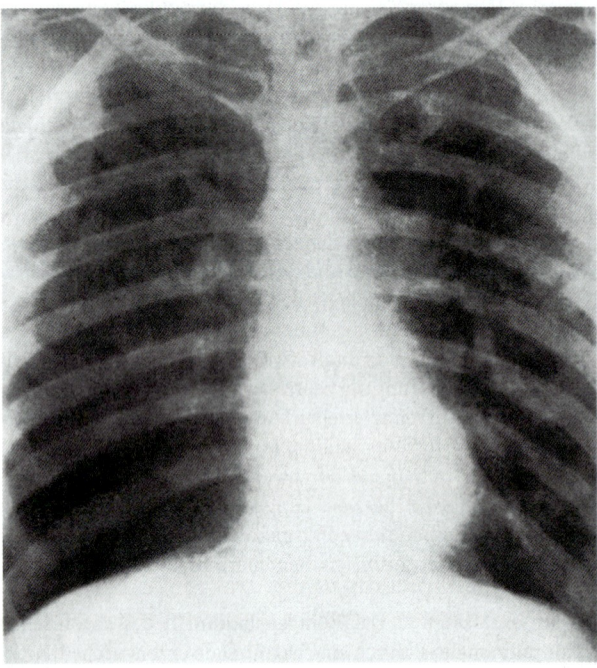
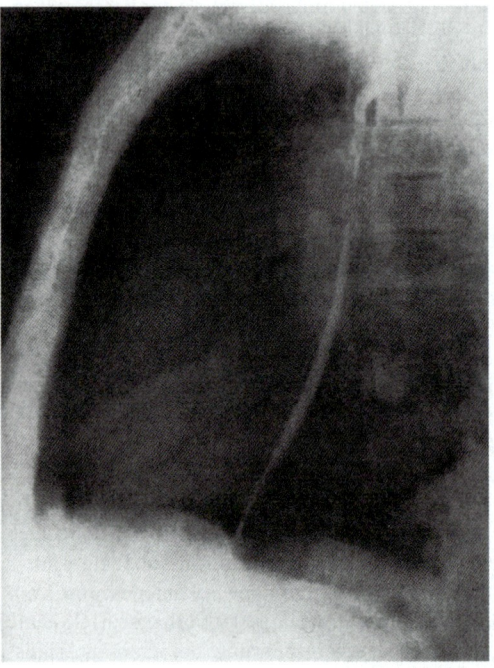

◘ **Abb. 60.1.** 47-jähriger Patient. Symmetrische Herzverkleinerung, „kleines Cor pulmonale". Der rechte und linke Herzrandbogen sowie der Tiefendurchmesser des Herzens sind verkleinert. Keine Verlängerung der Ausflussbahn des rechten Ventrikels, nur leichte Vorwölbung des Conus pulmonalis. Form und Größe des Herzens lassen nicht auf eine Hypertrophie der rechten Kammer schließen. Pathologie: Starke konzentrische Hypertrophie des rechten Ventrikels, Herzgewicht 390 g. Ausgedehnte feinnetzförmige Fibrosierung beider Lungen mit Einengung der kleinsten Lungengefäße (Morbus Boeck, Stadium III). Tod durch Unfall. Berücksichtigt man, dass z. B. bei Leistungssportlern ein 1000 ml großes Herz 390 g wiegt, das Herz dieses Patienten aber bei gleichem Gewicht nur 700 ml groß ist, so wird daraus die Verkleinerung des gesamten konzentrisch hypertrophierten Herzens verdeutlicht

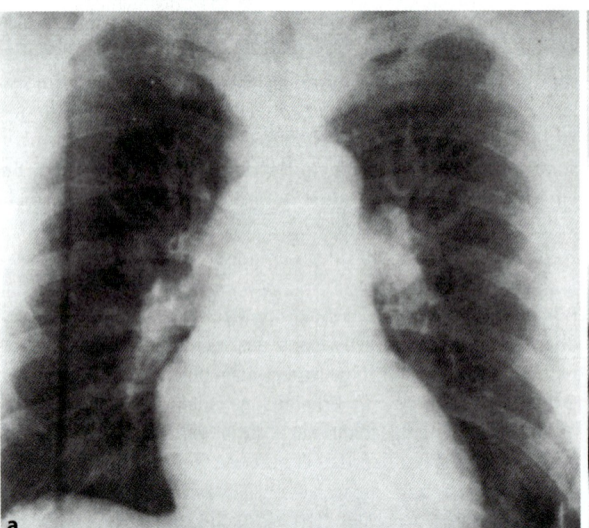
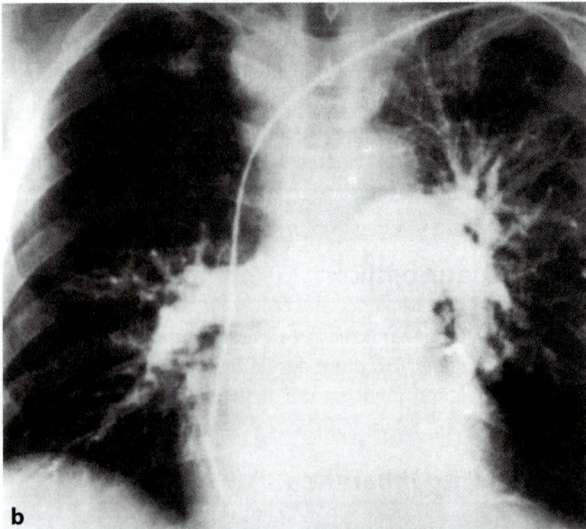

◘ **Abb. 60.2a, b.** 46-jähriger Patient, rezidivierende Lungenembolien. Das Herz ist beginnend rechtsasymmetrisch umgeformt (**a**). Die zentralen Lungengefäße sind im Pulmonalangiogramm erweitert (**b**)

nuierlich verläuft, oder ob bei rezidivierenden Prozessen (z. B. Embolieschübe, obstruktive Lungenkrankheit), im Intervall vorübergehend eine Rückbildung beobachtet werden kann.

Veränderungen der großen Lungengefäße. In der Regel ist der Truncus pulmonalis erweitert und häufig durch die Verlängerung der Ausflussbahn des rechten Ventrikel angehoben. Im Röntgenbild wölbt sich der Pulmonalbogen nach links oben oder nur nach vorn zu vor. Eine enge Beziehung zwischen dem Ausmaß der intrapulmonalen Drucksteigerung und dem Grad der Vorwölbung des Pulmonalbogens besteht jedoch nicht. Die Vorwölbung des Pulmonalbogens kann sogar vermisst werden.

Auch die Hauptäste des Truncus pulmonalis im Bereich beider Hili sind meist erweitert. Im nativen Röntgenbild kann v. a. die rechte deszendierende Pulmonalarterie vermessen und diagnostisch verwertet werden. Bei einem Durchmesser > 15 mm liegt eine PH mit einer Sensitivität von 76% und einer Spezifität von 67% vor, bei einer Erweiterung > 18 mm mit einer Sensitivität von 43% und einer Spezifität von 90% (Rich et al. 1989). Im Tomogramm der rechten A. pulmonalis werden bei Patienten mit PH Kaliberwerte bis zu 32 mm gefunden. Sie betragen bei Gesunden durchschnittlich 10–15 mm. Man vermisst jedoch enge Beziehungen zwischen Arteriendurchmesser und Ausmaß der pulmonalen Drucksteigerung.

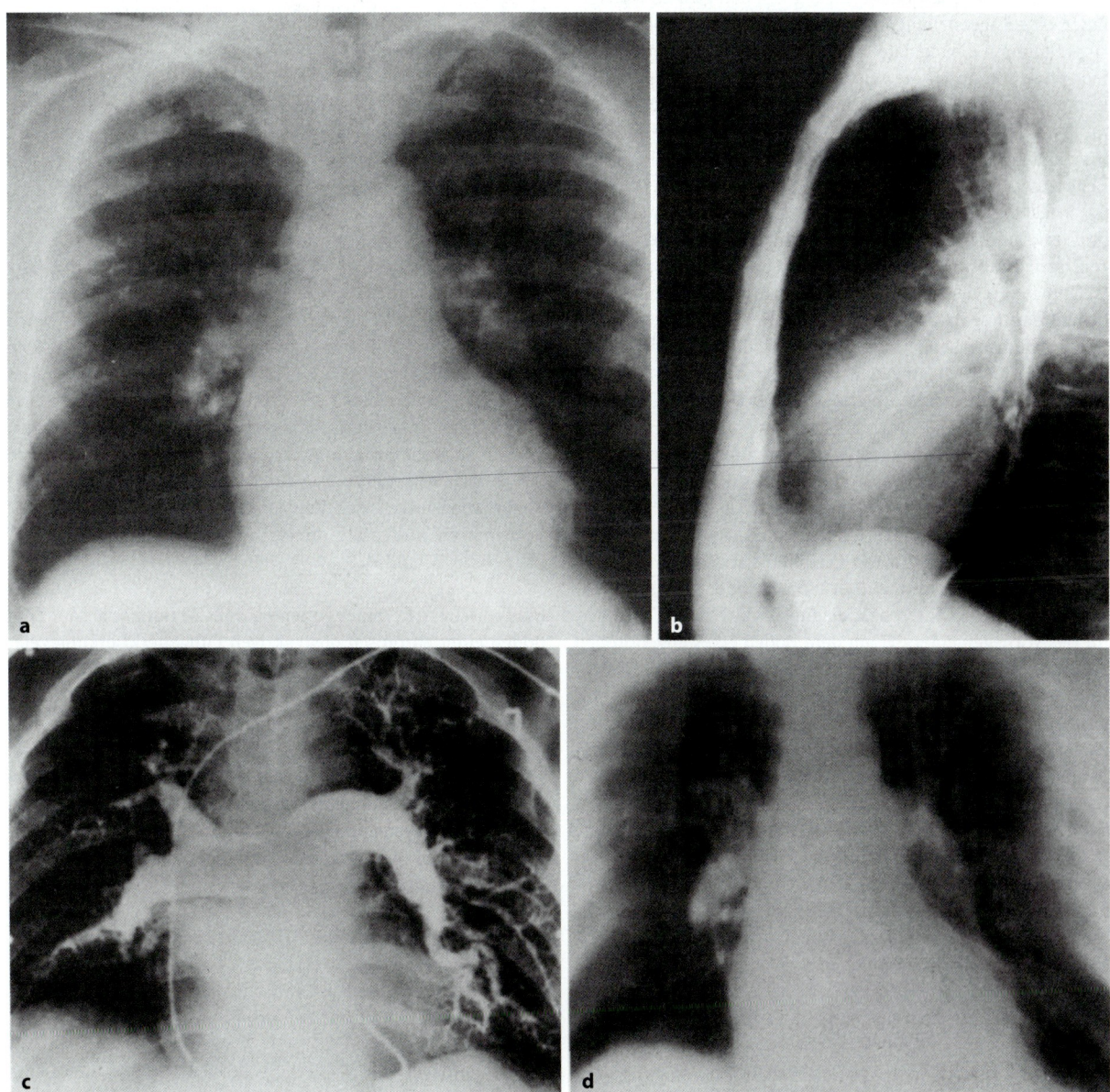

Abb. 60.3a–d. 60-jähriger Patient, seit 7 Jahren rezidivierende Lungenembolien. Verlängerung der Ausflussbahn des rechten Ventrikels (**a, b**), dadurch Vorwölbung im Bereich des linken Herzohrs. Isolierte Rechtsherzvergrößerung. Keine Hinweise auf eine Vergrößerung des linken Vorhofs oder des linken Ventrikels. Die starke Erweiterung der zentralen arteriellen Lungengefäße sowie die „Gefäßabbrüche" im mittleren und unteren Bereich beider Hili kommen im Pulmonalisangiogramm (**c**) und im Tomogramm (**d**) deutlich zur Darstellung. Die periphere Lungengefäßzeichnung ist reduziert

Pulmonaler Mitteldruck bis 45 mmHg. Bei einer mittelstarken pulmonalen Drucksteigerung bis zu einem pulmonalen Mitteldruck von etwa 45 mmHg fanden Reindell u. Doll (1966) neben einer deutlichen Erweiterung der zentralen Lungengefäße auch erweiterte, nach der Peripherie zu ziehende Gefäße. Ein abruptes Schmalerwerden arterieller Gefäße im unmittelbaren Bereich beider Hili wird jedoch vermisst.

Pulmonaler Mitteldruck >45 mmHg. Bei stärkerer pulmonaler Drucksteigerung über einen pulmonalen Mitteldruck von 45 mmHg ist die druckdynamische Erweiterung der arteriellen Gefäße häufig nur auf die zentralen Hilusgefäße beschränkt. Die nach der Peripherie zu ziehenden arteriellen Gefäße lassen meist unmittelbar nach dem Abgang von den großen Hilusgefäßen eine Engerstellung ihres Lumens erkennen. Bolt u. Rink (1951) konnten die regulatorische Engerstellung der arteriellen Lungengefäße durch die selektive Angiographie nachweisen. Der plötzlichen Kaliberabnahme der arteriellen Gefäße unmittelbar nach Verlassen des Hilus, die als „Hilusamputation" bezeichnet wird, kommt für die Diagnose einer PH eine große Bedeutung zu. Ein solcher Befund ist in Abb. 60.3 dargestellt.

Selbst die schwere PH (Mitteldrücke im Truncus pulmonalis über 45 mmHg) geht nicht immer mit einer Erweiterung der zentralen Lungenarterien einher (Esch u. Thurn 1959; Reindell u. Doll 1966). Bei der „malignen" Form der PH findet man neben der Rechtsvergrößerung des Herzens ein typisches Röntgenbild der Lungen. Die Lungenfelder sind diffus aufgehellt. Die arteriellen Lungengefäße sind in der Lungenperipherie eng, die Lungendurchblutung ist herabgesetzt. Trotz der sehr starken pulmonalen Drucksteigerung sind die Hauptäste des Truncus pulmonalis nicht erweitert. Nur der Pulmonalbogen wölbt sich nach der Seite oder nach vorn zu vor.

Links-rechts-Shunt. Finden sich bei stark erweiterten zentralen Hilusgefäßen auch in der Peripherie erweiterte arterielle und venöse Gefäße und fehlt das Zeichen der „Hilusamputation", so sind dies differenzialdiagnostisch wichtige Hinweise für das Vorliegen einer PH auf dem Boden eines angeborenen Links-rechts-Shunts, z. B. beim Vorliegen eines Ductus arteriosus apertus oder eines Vorhofseptumdefekts. Die röntgenologischen Zeichen eines erhöhten Blutdurchflusses sind häufig auch dann noch nachweisbar, wenn der Shunt durch die PH bereits reduziert ist.

60.6.2 Elektrokardiogramm

Das EKG ist zur Frühdiagnostik der chronischen PH ungeeignet. Im pathophysiologischen Stadium I und bis zu einem pulmonalen Mitteldruck von 40 mmHg fehlen die charakteristischen elektrokardiographischen Zeichen der Rechtsherzbelastung bei etwa der Hälfte der Patienten. Sind diese Zeichen ausgeprägt, so ist von einem bereits weit fortgeschrittenen Krankheitsstadium auszugehen.

Wegweisende EKG-Kriterien auf Rechtsherzbelastung sind.
- Veränderungen der P-Welle (P pulmonale): Die elektrische Achse der P-Welle wird steiler (zwischen 60 und 90°). Die Amplitude von P nimmt zu, v. a. in Ableitungen II, III und aVF, z. T. auf über 2,5 mm.
- Veränderungen des QRS-Komplexes: Drehung des Herzens um die Sagittalachse mit der Herzspitze nach rechts,

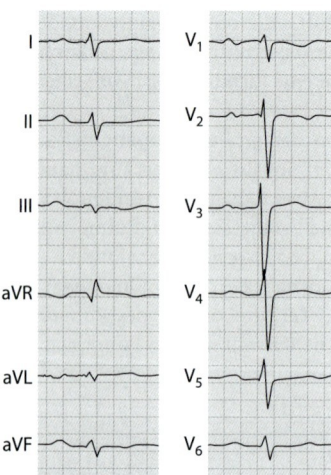

Abb. 60.4. EKG bei Cor pulmonale auf dem Boden einer chronischen obstruktiven Lungenerkrankung: periphere Niedervoltage, P pulmonale in Ableitung II, $S_I Q_{III}$-Typ, Verschiebung der Übergangszone in den BWA mit tiefen S bis V_6, kleine Q-Zacken in V_1 und V_2

sodass eine Rechts- bis Steillage auftritt mit einem $S_I Q_{III}$-Typ, gelegentlich auch einem $S_I S_{II} S_{III}$-Typ. Die Übergangszone verschiebt sich in den Brustwandableitungen nach links, bis V6 bleiben S-Zacken nachweisbar. Die R-Zacke in V_1 kann verbreitert oder aufgesplittert sein (inkompletter Rechtsschenkelblock), ihr kann eine kleine Q-Zacke vorausgehen. Bei zugrunde liegender chronischer obstruktiver Lungenerkrankung erschwert die häufig vorliegende periphere Niedervoltage die „Blickdiagnose" (Abb. 60.4).
- Veränderungen der Repolarisation: Deszendierende ST-Strecken und präterminal negatives T rechtspräkordial, z. T. bis V_4 und V_5.

Ein typisches EKG eines Patienten mit Cor pulmonale auf dem Boden einer chronisch obstruktiven Lungenerkrankung zeigt Abb. 60.4.

60.6.3 Echokardiogramm

> **Die Echokardiographie – TM-, 2-D-Farbdoppler- und Belastungsechokardiographie – leistet einen wesentlichen Beitrag zur qualitativen und quantitativen Diagnostik der PH und zur Beurteilung der Auswirkungen einer chronisch erhöhten Druckbelastung auf das rechte Herz.**

Bei fast allen Patienten mit PH können neben der morphologisch-funktionellen Beurteilung des Cor pulmonale Messungen des Pulmonalisdrucks vom apikalen Schallfenster erfolgen, auch bei körperlicher Belastung.

Formveränderungen. Basis der echokardiographischen Beurteilung ist das Schnittbild. Es zeigt uns über die röntgenologische Beurteilungsmöglichkeit der äußeren Formveränderungen hinaus auch die inneren Formveränderungen durch Hypertrophie und Dilatation an, auch schon bei röntgenologisch noch normal großem Herzen. Die veränderten Relationen der Herzhöhlen werden am besten im apikalen Vierkam-

60.6 · Diagnostik

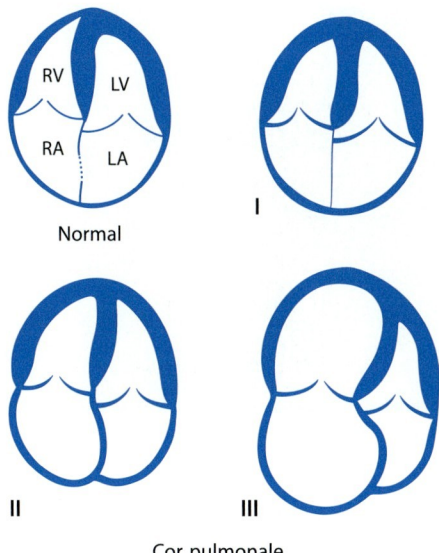

Abb. 60.5. Typische äußere und innere Umformung der Herzform bei chronischer pulmonaler Hypertonie in den pathophysiologischen Stadien I–III, wie sie sich im apikalen Vierkammerblick des 2-D-Echokardiogramms darstellt (Erläuterung s. Text)

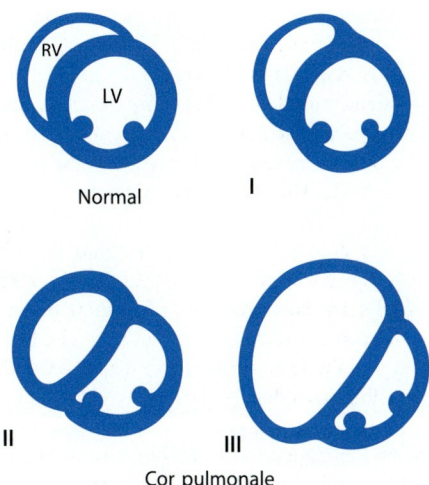

Abb. 60.6. Typische Konfigurationsänderung von rechtem und linkem Ventrikel bei chronischer pulmonaler Hypertonie in den pathophysiologischen Stadien I–III, wie sie sich im parasternalen Kurzachsenschnitt des 2-D-Echokardiogramms darstellt (Erläuterung s. Text)

merblick wiedergegeben (Abb. 60.5). Bei konzentrischer kompensierter Druckhypertrophie ist die Schnittfläche des rechten Ventrikels trotz kleinen Kavums infolge der Muskelmassenvermehrung bereits vergrößert. Der rechte Vorhof ist noch normal groß, die linken Herzabschnitte sind eher etwas verkleinert (pathophysiologisches Stadium I). Bei beginnender Dekompensation mit erhöhten Füllungsdrücken nimmt die Schnittfläche des rechten Ventrikels weiter zu, seine Spitze ist ausgerundet. Der linke Ventrikel wird dadurch abgeplattet. Der rechte Vorhof wird infolge der Druckerhöhung kugelig, das Vorhofseptum wird nach links ausgewölbt (Stadium II). Im Stadium III ist schließlich das Kavum des rechten Ventrikels stark kugelig aufgeweitet, die Kontraktionsamplituden herabgesetzt. Der linke Ventrikel wird nach links verdrängt und durch die nach links gerichtete Auswölbung des Ventrikelseptum im Längsschnitt bananenförmig. Der rechte Vorhof ist stark vergrößert; ähnlich dem linken Ventrikel wird auch der kleine linke Vorhof abgeplattet.

Die durch die Rechtsherzhypertrophie und schließliche Rechtsherzdilatation bedingte sekundäre Formveränderung des linken Ventrikels wird im parasternalen Kurzachsenschnitt deutlich (Abb. 60.6). Je schwerer die Rechtsherzhypertrophie und je höher der rechtsventrikuläre Druck sind, um so mehr wird das Ventrikelseptum nach dorsal verlagert, der linke Ventrikel formt sich im Querschnitt von einem Kreis zu einer Ellipse um. Besonders stark ist die Konfigurationsänderung des linken Ventrikels bei der exzentrischen Druckhypertrophie des rechten Ventrikels; der linke Ventrikel kann diastolisch eine Sichelform annehmen. So lange der systolische linksventrikuläre Druck höher als der rechtsventrikuläre ist, nimmt der linke Ventrikel in der frühen Systole wieder eine Kreisform an. Das Ventrikelseptum wird dadurch paradoxerweise nach ventral geschoben, was besonders gut im TM-Echokardiogramm dargestellt werden kann. Bei akutem Cor pulmonale (Lungenembolie) tritt infolge fehlender Anpassung abrupt eine Umformung im Sinne des Stadiums III ein; diese Umformung ist aber mit zunehmender Anpassung oder bei wieder abnehmender Druckbelastung (Lysetherapie) ganz oder teilweise reversibel (Abb. 60.7).

Abschätzung des Pulmonalisdrucks. Besonderes Interesse hat die Dopplerechokardiographie zur semiquantitativen und quantitativen Abschätzung des Pulmonalisdrucks gefunden, um dem Patienten wiederholte Rechtsherzkatheterisierungen im Rahmen der Verlaufskontrollen ersparen zu können. Hierzu werden v. a. 2 Möglichkeiten genutzt:
- die Veränderung der systolischen Ejektionscharakteristik (indirekte Methode),
- die Regurgitationssignale der oft vorhandenen relativen Insuffizienzen von Trikuspidalklappe und Pulmonalklappe (direkte Methode).

Bei PH gleicht sich die Ejektionscharakteristik zunehmend derjenigen des linken Ventrikels an: Die Anspannungszeit (RPEP) wird länger, die Auswurfzeit (RVET) wird kürzer. Der initiale Anstieg der Strömungskurve wird steiler. Statt eines breiten mesosystolischen Geschwindigkeitsgipfels ist ein früher spitzer Gipfel zu sehen (Abb. 60.8). Die Akzelerationszeit (AT) vom Beginn bis zum Gipfel der Ejektionskurve wird entsprechend verkürzt. Die Quotienten RPEP/RVET und AT/RVET zeigen brauchbare Korrelationen zum mittleren Pulmonalisdruck und zum Lungengefäßwiderstand (Hatle u. Angelsen 1985).

Am einfachsten, am besten reproduzierbar und mit der Kathetermessung sehr gut vergleichbar ist die Bestimmung des systolischen Pulmonalisdrucks über die Regurgitation an der Trikuspidalklappe mit dem CW-Doppler (Skjaerpe u. Hatle 1981). Grundlage ist die bei den meisten Patienten mit pulmonaler Drucksteigerung dopplerechokardiographisch nachweisbare mehr oder weniger starke relative Trikuspidalin-

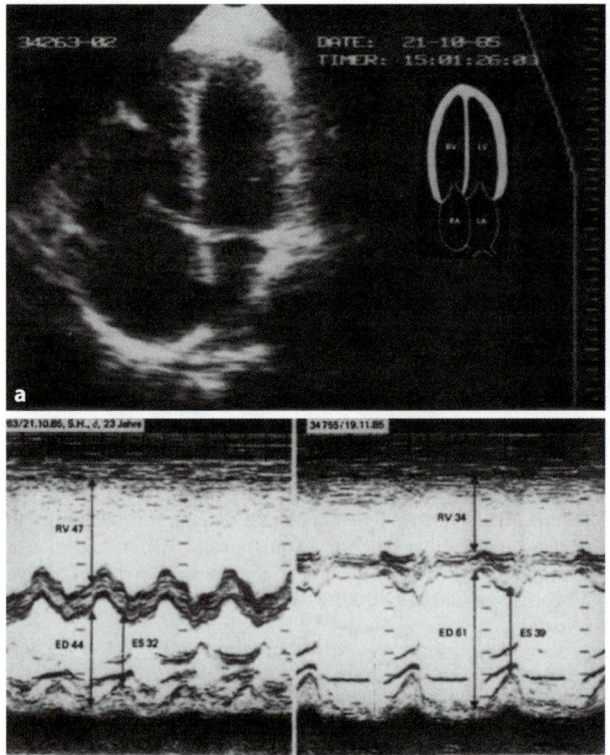

Abb. 60.7a–c. Akutes Cor pulmonale bei Lungenembolie eines 23jährigen Patienten. Zur Diagnose führte die typische Umformung des Herzens im Sinne eines akuten Cor pulmonale. **a** Apikaler Vierkammerblick bei Aufnahme (systolisch); Erweiterung der rechten und Verschmälerung der linken Herzabschnitte. Ausrundung des rechten Vorhofs mit Vorwölbung des Vorhofseptums nach links. **b** Apikaler Vierkammerblick nach 4wöchiger Therapie: Normalisierung der Größenverhältnisse und der Form der Herzhöhlen. **c** TM-Echokardiogramme des linken Ventrikels bei Aufnahme (links) und nach Therapie (rechts): akut stark paradoxe Septumbewegung, die nach Therapie wieder völlig normalisiert ist. Beachte die eindrucksvolle gegensinnige Veränderung der rechts- und linksventrikulären Diameter unter der Therapie (Angaben in mm). (Aus Bubenheimer 1986)

suffizienz. Aus der maximalen systolischen Flussgeschwindigkeit wird der zugehörige Gradient zwischen rechtem Ventrikel und rechtem Vorhof (RVP–RAP) nach der vereinfachten Bernoulli-Gleichung ($\Delta P = 4 \cdot V^2$) berechnet. Da das Druckgefälle um den rechtsatrialen Druck gemindert wird, ergibt sich der systolische rechtsventrikuläre Druck (RVP_{syst}), der gleich dem systolischen Pulmonalisdruck ist, aus der Summe von Druckgradient und geschätztem rechtsatrialem Druck (◘ Abb. 60.9). Die Schätzung des rechtsatrialen Drucks (RAP) kann nach klinischen und echokardiographischen Stauungszeichen ausreichend zuverlässig erfolgen (5–20 mmHg):

$$RVP_{syst} = 4 \cdot V^2 max + RAP.$$

Die Regurgitationsgeschwindigkeit bei normalem systolischem Druck liegt bei 2–2,5 m/s (RVP_{syst}=20–30 mmHg).

Bei guten Ableitungsbedingungen lässt sich vom parasternalen oder subkostalen Echofenster oft auch eine relative Pulmonalinsuffizienz nachweisen. Hier nimmt die diastolische Regurgitationsgeschwindigkeit mit dem diastolischen Pulmonalisdruck zu. Aus der enddiastolischen Flussgeschwindigkeit und dem wiederum geschätzten enddiastolischen rechtsventrikulären Druck (RVP_{diast}=5–20 mmHg) kann der zugehörige enddiastolische Pulmonalisdruck (PAP_{diast}) berechnet werden (◘ s. Abb. 60.8):

$$PAP_{diast} = 4 \cdot V^2 max + RVP_{diast}.$$

Die Messung des systolischen Pulmonalisdrucks ist dopplerechokardiographisch auch unter Belastung möglich, sodass auch latente pulmonale Hypertonien mit noch normalen Ruhedruckwerten aufgedeckt werden können.

60.6.4 Lungenfunktionsdiagnostik

Die Hauptindikation einer ausführlichen Lungenfunktionsprüfung liegt in der differenzialdiagnostischen Abgrenzung des zum chronischen Cor pulmonale führenden Lungenhochdrucks. Das Cor pulmonale als solches verursacht zunächst keine Veränderungen der Lungenfunktion. Diese ist vielmehr die Folge der die Herzerkrankung verursachenden Grundkrankheit. Führt diese – sei es über gestörte Ventilation, Verteilung oder Diffusion – zu einer Untersättigung des arteriellen Blutes mit Sauerstoff, so wirkt sich dies auf den ohnehin überlasteten rechten Ventrikel komplizierend aus; v. a. dann, wenn bei älteren Menschen bereits eine Koronarsklerose besteht.

60.6 · Diagnostik

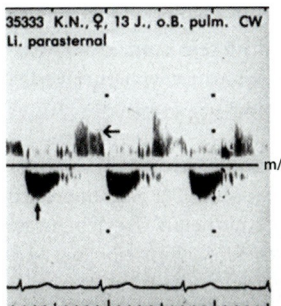 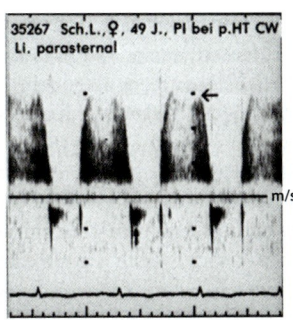 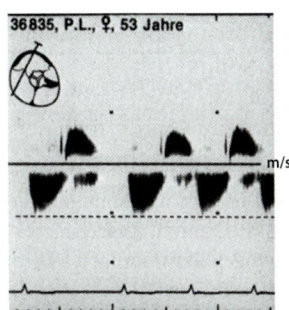 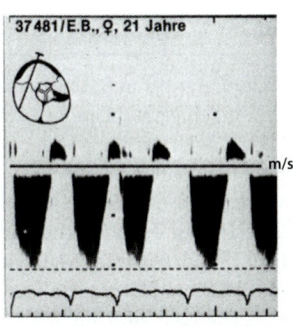

Abb. 60.8. Dopplerechokardiogramm des Pulmonalklappenflusses beim Gesunden (links) und bei schwerer pulmonaler Hypertonie (rechts). Der Gesunde zeigt systolisch ein langes Ejektionssignal mit breitem, mesosystolischem Gipfel. Diastolisch zeigt er eine geringe physiologische Regurgitation mit einer enddiastolischen Flussgeschwindigkeit von 1,0 m/s. Daraus errechnet sich ein Gradient von 4 mmHg. Zuzüglich einem geschätzten enddiastolischen Ventrikeldruck von 5 mmHg ergibt sich ein enddiastolischer Pulmonalisdruck von 9 mmHg. Bei der Patientin zeigt sich eine deutliche Regurgitation mit einer enddiastolischen Flussgeschwindigkeit von 2,9 m/s, entsprechend einem Gradienten von 34 mmHg. Zuzüglich einem geschätzten enddiastolischen Ventrikeldruck von 15 mmHg ergibt sich ein enddiastolischer Pulmonalisdruck von 49 mmHg

Abb. 60.9. Bestimmung eines systolischen rechtsventrikulären (pulmonalen) Drucks bei leichtgradiger (links) und schwerer pulmonaler Hypertonie (rechts). In beiden Fällen gut abgrenzbares systolisches Regurgitationssignal (CW-Doppler) an der Trikuspidalklappe. Rechts ergibt sich aus einer maximalen systolischen Flussgeschwindigkeit von 4,1 m/s ein Gradient von 67 mmHg; zuzüglich eines geschätzten rechtsatrialen Drucks von 15 mmHg beträgt der systolische Ventrikeldruck 82 mmHg

> **Klinisch wichtig**
>
> Die globale kardiopulmonale Leistungseinschränkung, die sich aus der zur PH führenden Grundkrankheit, der PH selbst und ihren Auswirkungen auf die Herzleistung ergibt, sollte mit Hilfe eines standardisierten Belastungstestes (Ergometrie, Spiroergometrie, Laufband, 6-Minuten-Gehtest) objektiviert und zur Effektivitätskontrolle eingeleiteter Therapien wiederholt werden.

Die Art der Funktionsstörung ist in erster Linie von der Art der pulmonalen Affektion abhängig; generalisierte Erkrankungen der kleinen arteriellen Lungengefäße (beim Cor pulmonale vasculare) verursachen je nach morphologischer Ausdehnung in Folge einer Kontaktzeitverkürzung eine Diffusionsstörung. Lungenvolumina, Ventilation und Atemwegwiderstände sind normal.

Interstitielle, den Lungengefäßwiderstand steigernde Parenchymerkrankungen (beim Cor pulmonale parenchymale) können den Gastransport in der Lunge auf mehreren Wegen beeinträchtigen: Die Fibrosierung erhöht den elastischen Widerstand bzw. vermindert die Compliance, komplizierende Bronchitiden steigern den Atemwegwiderstand und führen gemeinsam mit emphysematösen Veränderungen zu Ventilationsungleichheiten; v. a. aber kommt es über eine Verlängerung des Diffusionsweges, eine Verkleinerung der Diffusionsfläche und eine Verkürzung der Kontaktzeit zur Diffusionsstörung, die während körperlicher Belastung durch den Abfall des arteriellen Sauerstoffdrucks nachweisbar wird. Das funktionell bedingte Cor pulmonale hat eine ausgeprägte alveoläre Hypoventilation im Rahmen einer reinen Ventilationsstörung geradezu zur Voraussetzung. Die Mischform des chronischen Cor pulmonale (z. B. bei chronisch-obstruktiver Lungenerkrankung) kann entsprechend der Grundkrankheit mit sämtlichen Möglichkeiten einer Lungenfunktionsstörung bis zur Globalinsuffizienz einhergehen, wobei v. a. eine Erhöhung der Atemwegwiderstände und des Residualvolumens mit einer daraus resultierenden Ventilation-Perfusion-Ungleichheit im Vordergrund steht.

Besteht der Verdacht, dass ein Schlafapnoesyndrom für die PH auslösend oder verschlimmernd ist, so ist eine entsprechende Abklärung im Schlaflabor angezeigt.

60.6.5 Rechtsherzkatheteruntersuchung

Wenngleich die Diagnose einer PH heute fast immer nichtinvasiv, v. a. mit Hilfe der Farbdopplerechokardiographie, gestellt werden kann, wird eine Rechtsherzkatheterisierung, in der Regel als Einschwemmkatheter, zum sicheren differenzialdiagnostischen Ausschluss eines zugrunde liegenden Shunt-Vitium gelegentlich erforderlich sein. Ist der Einsatz moderner pulmonalarteriell wirksamer Vasodilatatoren geplant, so sollte zuvor die vasodilatatorische Reagibilität des pulmonalen Gefäßsystems durch exakte hämodynamische Messungen, v. a. des pulmonalen Gefäßwiderstandes vor und nach Applikation der vasodilatatorischen Substanzen objektiviert werden, ehe eine chronische Applikation erfolgt (s. Abschn. 60.9).

Steht die Frage einer chirurgischen Therapie bei chronischem, thromboembolisch bedingten Cor pulmonale an, so kann ergänzend eine selektive hochauflösende angiographische Darstellung der einzelnen Pulmonalarterienäste über den Rechtsherzkatheter erforderlich werden.

60.6.6 Laborchemische Diagnostik

Die laborchemische Diagnostik ergibt keine spezifischen, auf eine PH hinweisenden Befunde. Vielmehr dient sie zur differenzialdiagnostischen Abklärung spezifischer immunologischer, infektiöser, hyperkoagulatorischer oder hepatischer Grunderkrankungen.

60.7 Verlauf

Krisenfreier Verlauf. Unter krisenfreiem Verlauf werden Beobachtungen verstanden, bei denen es durch primäre Gefäßveränderungen der Lunge oder durch chronische Fibrosierungen des Lungenparenchyms zu einer langsam zunehmenden Widerstandserhöhung im kleinen Kreislauf mit allmählicher Verstärkung der klinischen Symptome kommt. Zwischenzeitliche, durch akute rezidivierende Lungenerkrankungen (Asthmaanfälle, rezidivierende Bronchopneumonien, rezidivierende Lungenembolien) hervorgerufene zusätzliche pulmonale Drucksteigerungen, die mit einer vorübergehenden Rechtsherzinsuffizienz einhergehen, werden hierbei selten beobachtet. Ungewohnte körperliche Belastungen oder Schwangerschaft können allerdings hin und wieder eine plötzliche Dekompensation einläuten.

Verlauf mit intermittierenden Krisen. Anders ist die Entwicklung des Cor pulmonale, wenn es mit intermittierenden Krisen durch rezidivierende Lungenembolien oder Schübe einer chronisch-obstruktiven Lungenerkrankung einhergeht. Diese führen akut zu stärkeren Drucksteigerungen im Lungenkreislauf und können eine vorübergehende Rechtsherzinsuffizienz mit Vergrößerung des rechten Vorhofs und des rechten Ventrikels auslösen. Schwindet die Insuffizienz, bildet sich auch die Vergrößerung des rechten Vorhofs und des rechten Ventrikels mehr oder weniger zurück. Häufig bleibt jedoch eine geringe Rechtsvergrößerung des Herzens erhalten; zurück bleibt auch eine pulmonale Drucksteigerung, die im Verlauf der Erkrankung immer mehr zunimmt. Über viele Jahre kann so durch rezidivierende akute Ereignisse der Entwicklungsgang des chronischen Cor pulmonale durch eine immer wieder eintretende und sich zurückbildende Rechtsherzinsuffizienz überlagert werden.

60.8 Prognose

> Die Prognose des Cor pulmonale hängt zunächst von der Grundkrankheit und deren Therapierbarkeit ab. Eine enge Korrelation besteht offenbar zwischen Lebenserwartung und Grad der PH: Mit Anstieg der PH verschlechtert sich die Lebenserwartung.

Primäre pulmonale Hypertonie. Besonders schlecht ist die Prognose, wenn eine primäre PH bei generalisierter Erkrankung der Lungengefäße vorliegt. Da das Leiden wegen der zunächst fehlenden Beschwerden erst spät erkannt wird, erscheint der weitere Verlauf bis zur schweren Rechtsherzinsuffizienz kurz (Ourednik u. Susa 1977). Die 2-Jahres-Überlebensrate nach Diagnosestellung beträgt ohne spezifische Therapie etwa 50% (D'Alonzo et al. 1991; Tillman u. Speich 1997) und kann durch Einsatz moderner spezifischer Therapien bis auf etwa 70% verbessert werden (Barst et al. 1994). Die Prognose korreliert deutlich mit der Hämodynamik (D'Alonzo et al. 1991; Tillman u. Speich 1997): Schlechte prognostische Faktoren sind ein Herzindex unter 2 l/min/m², eine gemischt-venöse Sauerstoffsättigung unter 63%, ein rechtsatrialer Druck über 20 mmHg, ein pulmonalarterieller Mitteldruck über 80 mmHg sowie ein Lungengefäßwiderstand über 1000 dyn · sec · cm^{-5}. Es ist aber zu betonen, dass die Prognose individuell auch bei schlechter Hämodynamik sehr unterschiedlich sein kann. Krankheitsverläufe über mehr als 10 Jahre bei systemischen Druckwerten im Lungenkreislauf werden beobachtet.

Sekundäre Formen der pulmonalen Hypertonie. Die Prognose bei chronischer thromboembolischer PH ist weniger gut bekannt, sie scheint aber mit einer mittleren Überlebensrate von 6 Jahren nach symptomatischer Manifestation bei vergleichbaren hämodynamischen Werten deutlich besser als diejenige der primären PH zu sein (Kunieda et al. 1999).

Noch günstiger ist die Prognose der PH im Mittel bei chronischen parenchymatösen und obstruktiven Lungenerkrankungen, erreichen diese Patienten doch selten so hohe pulmonale Druckwerte wie bei den primär vaskulären pulmonalen Hypertonien. Im einzelnen wird die Prognose wesentlich vom Verlauf und der Therapierbarkeit der Grunderkrankung bestimmt, das Ausmaß des begleitenden Lungenhochdrucks moduliert die Prognose. Das Auftreten einer klinisch manifesten Rechtsherzinsuffizienz ist auch bei diesen Patienten ein ungünstiges prognostisches Signal.

60.9 Therapie

Da eine definitive kausale Therapie nur sehr selten möglich ist, kommt ein Spektrum von unspezifischen und spezifischen Maßnahmen zur Anwendung, die zwar sinnvoll erscheinen und die Lebensqualität vorübergehend verbessern können, hinsichtlich ihres prognostischen Nutzwertes zum großen Teil aber nur fraglich validiert sind.

60.9.1 Allgemeinmaßnahmen

– Verbesserung und Erhaltung der respiratorischen Funktion: Prophylaxe und konsequente Therapie bronchopulmonaler Infektionen, systematische medikamentöse Therapie obstruktiver Ventilationsstörungen, regelmäßige Atemgymnastik und Bronchialtoilette, Grippeschutzimpfung, Therapie von Schlafapnoesyndromen, Reduktion von Übergewicht.
– Angemessene körperliche Aktivität im beschwerdefreien Rahmen zur Erhaltung der nötigen Alltagsbelastbarkeit (evtl. leichtes überwachtes Intervalltraining wie bei Patienten mit Herzinsuffizienz). Konsequente Meidung stärkerer und anhaltender körperlicher Belastungen. Frühzeitige Einleitung beruflicher Rehabilitationsmaßnahmen bei jüngeren Patienten.
– Empfängnisverhütung bei jüngeren Patientinnen, da eine Verschlimmerung der PH während der Gravidität zu erwarten ist.
– Strenge Einhaltung der Richtlinien zur physikalischen und medikamentösen Thromboembolieprophylaxe, da selbst kleinere Lungenembolien zu einer weiteren Verschlechterung oder zum Tod führen können.

60.9.2 Therapie der Rechtsherzinsuffizienz

Die Therapie der Rechtsherzinsuffizienz erfolgt symptomatisch v. a. mit Diuretika, ggf. ergänzt durch Nitrate zur Vorlastsenkung. Die für Linksherzinsuffizienz validierten Medikamente – Digitalis, ACE-Hemmer, β-Blocker – sind für Rechtsherzinsuffizienz bei PH weder hinsichtlich ihrer Wirksamkeit noch hinsichtlich ihres Einflusses auf die Prognose ausreichend validiert (Digitalis: Mathur et al. 1981; Rich et al. 1998; ACE-Hemmer: Kneussl et al. 1996). Deshalb ist äußerste Umsicht bei der Anwendung dieser Medikamente angebracht, einschleichende Dosierung und sorgfältige Beobachtung sind auf jeden Fall angezeigt. Dies gilt insbesondere für den Einsatz von β-Blockern.

60.9.3 Antikoagulation

Eine Dauerantikoagulation ist zweifelsohne angezeigt bei thromboembolischer Genese des Lungenhochdrucks, bei rechtsseitiger Stauungsherzinsuffizienz zumindest vorübergehend bis zur Rekompensation, ebenso bei Immobilisation. Aber auch abgesehen von diesen besonderen Zuständen mehren sich die Belege auf einen generellen prognostischen Nutzen der Dauerantikoagulation, insbesondere auch bei primärer PH (Fuster et al. 1984; Rich et al. 1992). Dies wird plausibel im Hinblick auf die oben dargestellte Rolle fortschreitender thrombotischer Obliterationen der Lungenarteriolen im Rahmen der Krankheitsprogression (s. Abschn. 60.3).

> **Klinisch wichtig**
> Zur Dauertherapie werden INR-Zielwerte zwischen 1,5 bei primärer PH und 3,5 bei thromboembolischer Genese empfohlen (Rich 1998; Hirsh u. Fuster 1994).

Die Fibrinolysetherapie hat nur bei akutem Cor pulmonale im Rahmen einer Lungenembolie einen klinischen Stellenwert, nicht jedoch im chronischen Stadium.

60.9.4 Sauerstofftherapie

Eine Langzeitsauerstofftherapie (über mindestens 16 h am Tag) kann bei symptomatischen Patienten mit ausgeprägter alveolärer und folglich auch arterieller Hypoxie ($pO_2 < 60$ mmHg) die klinischen Beschwerden und die Belastbarkeit verbessern (Matthys u. Württemberger 1993; Köhler et al. 1996). Anhaltende relevante Absenkungen des Pulmonalisdrucks sind damit nicht zu erwarten, jedoch kann ein weiterer Druckanstieg über mehrere Jahre verhindert werden (Zielinski et al. 1998). In Frage kommt diese Behandlung am ehesten bei Patienten mit schwerer obstruktiver Lungenerkrankung. Liegt eine respiratorische Globalinsuffizienz mit Hyperkapnie vor, kann unter Sauerstofftherapie zur Vermeidung einer „CO_2-Narkose" eine apparative Überdruckbeatmung erforderlich werden, um die mit verbesserter arterieller Sauerstoffspannung abnehmende zentrale Atemstimulation zu kompensieren. Bei primärer PH besteht zur Langzeitsauerstofftherapie keine Indikation.

60.9.5 Therapie mit spezifischen Vasodilatatoren

Die Therapie mit spezifisch im Lungenkreislauf wirksamen Vasodilatatoren hat sich in den letzten Jahren als Meilenstein in der Therapie der PH erwiesen mit ersten prognostischen Erfolgen. Die Entwicklung der pulmonalen Vasodilatanzien ist im Fluss, weshalb hier nur ein vorübergehender, derzeit aktueller Stand wiedergegeben werden kann. Da die Ansprechbarkeit auf die Therapie beim einzelnen Patienten nicht vorausgesagt werden kann und die hämodynamischen Folgen der Applikation komplex sein können, erfordert die Indikationsstellung und Einleitung der Therapie derzeit eine initiale hämodynamische Überwachung mittels Rechtsherzeinschwemmkatheter. Auch gewährleistet ein solches Vorgehen am ehesten weitere rationale Therapiefortschritte.

Angewandt und validiert ist die Therapie mit neueren pulmonalen Vasodilatatoren v. a. für die primäre PH, in geringerem Umfang für die PH bei parenchymatösen Lungenerkrankungen. Nicht validiert ist diese Therapie für PHn bei obstruktiven Lungenerkrankungen. Insbesondere bei dieser Patientengruppe ist vor der Anwendung spezifischer pulmonaler Vasodilatatoren zu bedenken, dass ihre systemische Applikation ein Perfusions-Ventilations-Missverhältnis und damit eine Verschlimmerung der arteriellen Hypoxie auslösen könnte (Olschewski u. Seeger 2002).

Beurteilung der vasodilatatorischen Ansprechbarkeit. Zur Beurteilung der Ansprechbarkeit des pulmonalen Gefäßbettes und damit der Erfolgsaussichten einer chronischen Vasodilatanzientherapie werden zunächst kurzwirksame Vasodilatatoren bei liegendem Einschwemmkatheter getestet. Bei Patienten mit alveolärer bzw. arterieller Hypoxie kann schon eine Sauerstoffinhalation zu einer gewissen Absenkung des Lungendrucks führen, falls eine hypoxisch bedingte funktionelle Engstellung der Arteriolen eine Rolle bei der Erhöhung des pulmonalen Gefäßwiderstandes spielt.

Standard ist die Austestung der Reaktion auf die Inhalation von NO, einem sehr potenten, aber nur kurz wirkenden Vasodilatator. Eine ausgeprägte Absenkung des pulmonalen Drucks und Widerstands sagt eine ähnlich gute Reaktion auf spezifische Vasodilatatoren voraus (Sitbon et al. 1998; Höper et al. 2000a).

In diesem Fall schließt sich eine Dauertherapie mit einem in kontrollierten Studien validierten Medikament an. Der Erfolg wird klinisch, dopplerechokardiographisch und ggf. durch hämodynamische Kontrollmessungen mittels Einschwemmkatheter validiert.

60.9.6 Sonstige medikamentöse Behandlung

Kalziumantagonisten. Hochdosierte Kalziumantagonisten (Nifedipin bis 120 mg/Tag, Diltiazem bis 720 mg/Tag) scheinen die Lebenserwartung solcher Patienten mit primärer PH zu verbessern, die eine ausgeprägte Druck- und Widerstandssenkung von >20% auf die Akutgabe pulmonaler Vasodilatanzien zeigen, dies sind etwa 20–25% aller Patienten (Rich u. Brundage 1987; Rich et al. 1992; Rubin 1993). Nur etwa die Hälfte dieser Patienten kann allerdings langfristig erfolgreich mit dieser vergleichsweise kostengünstigen Therapie behandelt werden. Gravierende Nebenwirkungen ergeben sich v. a. aufgrund der gleichzeitigen ausgeprägten systemischen Vasodilatation mit schweren Hypotonien bis zum Schock. Gefährdet sind v. a. Patienten in den NYHA Stadien III und IV, die aufgrund der fortgeschrittenen Rechtsherzinsuffizienz die systemische Widerstandssenkung nicht durch eine entsprechende Steigerung des HMV kompensieren können. Nach neueren Empfehlungen sollen deshalb Kalziumantagonisten nur noch in den NYHA-Stadien I und II angewandt werden (Rubin 1997).

Prostanoide. Mit kontinuierlich appliziertem intravenösem Prostazyklin (Epoprostenol, Iloprost) wurden die ersten erfolgreichen Langzeittherapien der fortgeschrittenen primären PH durchgeführt, insbesondere auch zur Überbrückung bis zu einer geplanten Herz-Lungentransplantation (Rubin et al. 1990; Barst et al. 1994; Higenbottam et al. 1993 u. 1998). Die Therapie kann auch ambulant mittels tragbarer Infusionspumpen durchgeführt werden. Die Therapie ist pathophysiologisch sehr gut begründet: Prostazyklin wirkt den bekannten Pathomechanismen der PH entgegen, der Vasokonstriktion, dem Wachstum von glatten Muskelzellen und Fibroblasten sowie der In-situ-Thrombose. Hinzu kommt, dass bei der PH die Prostazyklinsynthase stark vermindert ist und entsprechen wenig Prostazyklin zirkuliert (Christman et al. 1992; Tuder et al. 1999). Die Therapieerfolge sind unter anderem daran zu erkennen, dass die Zahl der Lungen- bzw. Herz-Lungentransplantationen bei primärer PH drastisch zurückgegangen ist, seit diese Therapie verfügbar ist. In einer prospektiven randomisierten Studie mit 81 Patienten konnte neben der Verbesserung von Belastbarkeit und Lebensqualität auch eine signifikante Verbesserung der Prognose dokumentiert werden (Barst et al. 1996). Eine neuere Studie erbrachte Hinweise, dass auch Patienten von dieser Therapie profitieren, die im Akutversuch vor Einleitung der Langzeittherapie zunächst nicht auf Prostazyklin reagierten (McLaughlin et al. 1998). Die Therapie hat allerdings auch erhebliche Komplikationsrisiken (Katheterkomplikationen) und Nebenwirkungen (Kiefer- und Kopfschmerzen, Durchfälle, Aszites) und verursacht sehr hohe Kosten.

Inhalierbares Iloprost bzw. Prostazyklin zeigt vergleichbare Wirkungen auf den pulmonalen Gefäßwiderstand ohne gleichzeitig den systemischen Gefäßwiderstand zu beeinflussen, diese Applikation ist also pulmonalselektiv (Olschewski et al. 1996; Mikhail et al. 1997). Bei langfristiger Gabe zeigt sich eine Verbesserung der körperlichen Leistungsfähigkeit und hämodynamischer Parameter (Höper et al. 2000b; Olschewski et al. 2000).

Die orale Gabe des stabilen Prostazyklin-Analogons Beraprost, das in Japan zur Therapie der primären und sekundären Hypertonie zugelassen ist, ist bislang nicht ausreichen validiert. Ein als subkutane Infusion applizierbares Prostazyklin-Analogon (Treprostinil) ist in den USA zugelassen. Über eine gewisse Verbesserung der Belastungsfähigkeit hinaus konnte kein Effekt auf die Prognose bislang nachgewiesen werden. Die praktische Anwendung ist zudem durch häufige und ausgeprägte lokale Nebenwirkungen eingeschränkt (Simmoneau et al. 2002).

Endothelinantagonisten. Endothelin ist nicht nur ein starker Vasokonstriktor, sondern auch ein sehr potenter Wachstumsfaktor für glatte Muskelzellen und Fibroblasten. Es wird bei PH stark vermehrt in den Pulmonalarterien gebildet. Die Endothelinwirkung wird endogen unter anderem von Prostazyklin blockiert (Duvie et al. 2002). Insofern waren durch Endothelin-Antagonisten günstige Effekte bei PH zu erwarten. Für diese Indikation wurde der Endothelin-Rezeptorblocker Bosentan in der EU seit Mai 2002 zugelassen. In einer ersten prospektiven Studie (BREATHE-1) an Patienten mit PH (primär und Sklerodermie-assoziiert) konnte eine Verbesserung der Belastbarkeit nachgewiesen werden (Rubin et al. 2002). Hauptproblem dieser Therapie ist die Hepatotoxizität der Substanz. Weitere Endothelin-Rezeptorenblocker befinden sich derzeit in klinischer Prüfung.

Phosphodiesterasehemmer. Die Phosphodiesterasen bauen in den glatten Muskelzellen der Lungenarterien das cAMP und cGMP ab und limitieren damit den Effekt der endogenen und exogenen vasodilatatorischen Mechanismen. Der Phosphodiesterase-5-Hemmer Sildenafil (Viagra) besitzt eine starke pulmonal vasodilatierende Wirkung und hat bereits in vielen Einzelfällen zu hervorragend klinischen Effekten und langfristigen Verbesserungen geführt, insbesondere auch in der Kombination mit Iloprost (Wilkens et al. 2001; Ghofrani et al. 2002). Kontrollierte Studien liegen zu dieser Substanz noch nicht vor.

60.9.7 Chirurgische Therapieverfahren

Chirurgische Therapiemöglichkeiten stehen für die PH nur sehr begrenzt zur Verfügung. Eine Ausnahme bildet die chronische PH auf dem Boden rezidivierender Lungenembolien. Schließlich kann im Endstadium der Erkrankung in ausgewählten Fällen eine Lungentransplantation bzw. Herz-Lungentransplantation angezeigt sein. Durch die zunehmenden Erfolge spezifischer medikamentöser Therapien ist die Transplantationsbehandlung in den letzten Jahren wieder in den Hintergrund getreten.

Thrombendarteriektomie der Lungenarterien. Die Thrombendarteriektomie der Lungenarterien bei chronischer thromboembolischer PH ist ein potenziell kuratives operatives Behandlungsverfahren. Die Technik der komplexen Operation mit Einsatz von extrakorporaler Zirkulation, tiefer Hypothermie und Phasen des Kreislaufstillstands wurde am San Diego Medical Center, University of California entwickelt (Daily et al. 1987). Obwohl diese Operation wenigen spezialisierten Zentren vorbehalten bleibt, muss sie doch als Therapieverfahren der Wahl für den chronischen thromboembolisch bedingten Lungenhochdruck angesehen werden (Jamieson 1993). Kandidaten für diesen Eingriff sind Patienten in den NYHA-Stadien III und IV mit einem pulmonalen Gefäßwiderstand in Ruhe über 400 $dyn \cdot s \cdot cm^{-5}$ und ohne Verbesserung durch mindestens 6-monatige effektive Antikoagulation (Mayer et al. 1999). Günstige Voraussetzungen liegen vor, wenn die Gefäßobliterationen nur die Hauptstämme der Pulmonalarterien und die Lappenarterien betreffen, jedoch sind – mit höherem Operationsrisiko – auch Desobliterationen der Segmentarterien möglich. Die langfristigen Verbesserungen von Hämodynamik und Beschwerdebild sind sehr günstig, wenngleich dies mit einem hohen Operationsrisiko (derzeit um 10%) erkauft wird (Mayer et al. 1999).

Zusammenfassung

Die pulmonale Hypertonie – der chronisch erhöhte Druck im Lungenkreislauf – wird klinisch meist erst manifest, wenn es aufgrund der zunehmenden Rechtsherzhypertrophie schließlich zur Rechtsherzinsuffizienz mit kardialen Symptomen kommt. Bei der seltenen primären pulmonalen Hypertonie handelt es sich um eine Erkrankung der präkapillären Lungengefäße, bei der sekundären pulmonalen Hypertonie um einen Lungenhochdruck in Folge einer vorbestehenden Grunderkrankung. Wichtigste Beschwerden sind die zunehmende Atemnot bei Belastung und die vorzeitige Ermüdung.

Die Diagnostik erfolgt v. a. mittels Dopplerechokardiographie. Belastungstests objektivieren die kardiopulmonale Leistungseinschränkung und dienen zur Therapiekontrolle. Die Entwicklung spezifisch pulmonaler Vasodilatanzien hat zu einem wesentlichen Fortschritt in der Behandlung der pulmonalen Hypertonie geführt und ist noch längst nicht abgeschlossen.

Literatur

Abenhaim L, Moride Y, Brenot F et al (1996) Appetite-suppressant drugs and the risk of primary pulmonary hypertension. N Engl J Med 335:609

Barst RJ, Rubin LJ, Long WA et al (1996) A comparison of continuous intravenous epoprostenol (prostacyclin) with conventional therapy for primary pulmonary hypertension. N Engl J Med 334:296

Barst RJ, Rubin LJ, Mc Goon MD et al (1994) Survival in primary pulmonary hypertension with long-term continuous intravenous prostacyclin. Ann Intern Med 121:409

Bolt W, Rink H (1951) Selektive Angiographie der Lungengefäße bei der Lungentuberkulose. Schweiz Z Tuberk 8:380

Christman BW, McPershon CD, Newman JH et al (1992): An imbalance between the excretion of thromboxane and prostacyclin metabolites in pulmonary hypertension. N Engl J Med 327:70

D'Alonzo GE, Barst RJ, Ayres SM et al (1991) Survival in patients with primary pulmonary hypertension. Ann Intern Med 115:343

Daily P, Dembitsky W, Peterson K, Moser K (1987) Modifications of techniques and early results of pulmonary thromboendarterectomy for chronic pulmonary embolism. J Thorac Cardiovasc Surg 93:221

Doll E, Kuhlo W, Steim H, Keul J (1968) Zur Genese des Cor pulmonale beim Pickwick-Syndrom. Dtsch med Wschr 93:2361

Duvie N, Haleen SJ, Upton PD et al (2002) ETA and ETB receptor modulate the proliferation of human pulmonary smooth muscle cells. Am J Respir Care Med 165:398

Esch D, Thurn P (1959) Zur Diagnose der pulmonalen Hypertonie im gewöhnlichen Röntgenbild. Fortschr Röntgenstr. 90:434

Euler US von, Liljestrand G (1946) Observations on the pulmonary arterial blood pressure in cat. Acta physiol scand 12:301

Fuster V, Steele PM, Edwards WD et al (1984) Primary pulmonary hypertension. Circulation 70:580

Ghofrani HA, Wiedemann R, Rose F et al (2002) Combination therapy with oral Sildenafil and inhaled iloprost for severe pulmonary hypertension. Ann Intern Med 136:515

Girgis R (2002) Pulmonary hypertension. http://www.hopkins-genomics.org/pulmHyper/pulmHyper_info.html

Hatle L, Angelsen B (1985) Doppler ultrasound in cardiology. Lea & Febiger, Philadelphia

Higenbottam TW, Butt AY, McMahon A et al (1998) Long-term intravenous prostaglandin (epoprostenol or iloprost) for treatment of severe pulmonary hypertension. Heart 80:151

Higenbottam TW, Spiegelhalter D, Scott JP et al (1993) Prostacyclin (epoprostenol) and heart-lung transplantation as treatments for severe pulmonary hypertension. Br Heart J 70:366

Hirsh J, Fuster V (1994) Guide to anticoagulation therapy. Part 2: oral anticoagulants. Circulation 89:1469

Höper MM, Olschewski H, Ghofrani HA et al (2000a) German PPH study group. A comparison of the acute hemodynamic effects of inhaled nitric oxide and aerosolized Iloprost in primary pulmonary hypertension. J Am Coll Cardiol 35:176

Höper MM, Schwarze M, Ehlerding S et al (2000 b) Long-term treatment of primary pulmonary hypertension with aerosolized iloprost, a prostacyclin analogue. N Engl J Med 342:1866

Jamieson S, Auger W, Fedullo P et al (1993) Experience and results with 150 pulmonary thromboendarterectomy operations over a 29-month period. J Thorac Cardiovasc Surg 106:116

Keller R, Kopp C, Zuller W et al (1976) Der Lungenkreislauf als leistungsbegrenzender Faktor bei Patienten. Pneumologie (Suppl 27)

Kneussl MP, Lang IM, Brenot FP (1996) Medical management of primary pulmonary hypertension. Eur Respir J 9:2401

Köhler, D, Criée CP, Rasche F (1996) Leitlinien zur häuslichen Sauerstoff- und Heimbeatmungstherapie. Pneumonologie 50:927

Kunieda, T, Nakanishi N, Satoh T et al (1999) Prognosis of primary pulmonary hypertension and chronic majorvessel thromboembolic pulmonary hypertension determined from cumulative survival curves. Intern Med 38:543

Mathur PN, Powles ACP, Pugsley SO (1981) Effect of digoxin on right ventricular function in severe chronic airflow obstruction. Ann intern Med 95:283

Matthys H, Knietzko N, Schlehe H, Rühe KH (1973) Pulmonale Hypertonie. Klin Wochenschr 51:985

Matthys H, Würtemberger G (1993) Empfehlungen zur Sauerstoff-Langzeit-Therapie bei schwerer chronischer Hypoxämie. Pneumologie 47:2

Mayer E, Kramm T, Dahm M et al (1999) Chirurgische Therapieverfahren bei akuter und chronischer Lungenembolie. Herz Kreisl 31:190

McLaughlin VV, Genthner DE, Panella MM, Rich S (1998) Reduction in pulmonary vascular resistance with long-term epoprostenol (prostacyclin) therapy in primary pulmonary hypertension. N Engl J Med 338:273

Mikhail G, Gibbs JSR, Richardson M et al (1997) An evaluation of nebulized prostacyclin in patients with primary and secondary pulmonary hypertension. Eur Heart J 18:1499

Olschewski H, Ghofrani HA, Schmehl T et al and the German PPH study group (2000) Inhaled iloprost to treat severe pulmonary hypertension. An uncontrolled trial. Ann Intern Med 132:435

Olschewski H, Seeger W (2002) Therapiemöglichkeiten bei pulmonaler Hypertonie. Arzneimitteltherapie 20:339

Olschewski H, Walmrath D, Schermuly R et al (1996) Aerosolized prostacyclin and iloprost in severe pulmonary hypertension. Ann Intern Med 124:820

Ourednik A, Susa Z (1977) Prognose von Patienten mit pulmonaler Hypertension bei chronisch obstruktiven Lungenerkrankungen. Atemwegs Lungenkrankh 4:124

Reindell H, Doll E (1966) Die Röntgendiagnostik des Cor pulmonale. Verh dtsch Ges inn Med 72:529

Reindell H, Doll E, Steim H et al (1964) Zur Pathophysiologie der pulmonalen Hypertonie und des chronischen Cor pulmonale. Arch Kreisl Forsch 43:3

Rich S, Brundage BH (1987) Highdose calcium channel-blocking therapy for primary pulmonary hypertension: evidence for long-term reduction in pulmonary arterial pressure and regression of right ventricular hypertrophy. Circulation 76:135

Rich S, Chomka E, Hasara L et al (1989) The prevalence of pulmonary hypertension in the United States. Adult population estimates obtained from measurements of chest roentgenogramms from the NHANES II survey. Chest 96:236

Rich S, Dantzker DR, Ayres SM et al (1987) Primary pulmonary hypertension. A national prospective study. Ann Intern Med 107:216

Rich S (1998) Primary pulmonary hypertension. Executive summary from the world symposium – Primary Pulmonary Hypertension 1998. Available from the World Health organization at http://www.who.int/ncd/cvd/pph.html.

Rich S, Kaufmann E, Levy PS (1992) The effect of high doses of calzium-channel blockers on survival in primary pulmonary hypertension. N Engl J Med 327:76

Rich S, Seidlitz M, Dodlin E (1998) The short term effects of digoxin in patients with right ventricular dysfunction from pulmonary hypertension. Chest 114:787

Rubin LJ (1993) ACCP consensus statement: Primary pulmonary hypertension. Chest 104:236

Rubin LJ (1997) Primary pulmonary hypertension. N Engl J Med 336:111

Rubin LJ (1998) Brenot memorial symposium on the pathogenesis of primary pulmonary hypertension. Chest 114:183S

Rubin LJ, Badesch DB, Barst RJ et al (2002) Bosentan therapy for pulmonary hypertension. N Engl J Med 346:896

Rubin LJ, Mendoza J, Hood M et al (1990) Treatment of primary pulmonary hypertension with continuous intravenous Prostacyclin (epoprostenol). Ann Intern Med 112:485

Simonneau G, Barst RJ, Galic N et al (2002) Continuous subcutaneous infusion of treprostinil, a prostacyclin analogue, in patients with pulmonary hypertension. A double-blind, randomized, placebo-controlled trial. Am J Respir Crit Care Med 165:800

Sitbon O, Humbert M, Jaget JL et al (1998) Inhaled nitric oxide as a screening agent for safely identifying responders to oral calzium-channel blockers in primary pulmonary hypertension. Eur Resp J 12:265

Skjaerpe T, Hatle I (1981) Diagnosis and assessment of tricuspid regurgitation with Doppler ultrasound. In: Rijsterborgh H (ed) Echocardiology. Martinus Nijhoff, The Hague, p 299–304

Speich R, Jenni R, Opravil M et al (1991) Primary pulmonary hypertension in HIV-infection. Chest 100:1268

Tillman O, Speich R (1997) Die primäre pulmonale Hypertonie. Klinik, Verlauf und prognostische Faktoren. Schweiz Med Wschr 127:923

Tuder RM, Cool CD, Geraci MW et al (1999) Prostacyclin synthase expression is decreased in lungs from patients with severe pulmonary hypertension. Am J Resp Crit Care Med 159:1925

Wilkens H, Guth A, Konig J et al (2001) Effect of inhaled iloprost plus oral Sildenafil in patients with primary pulmonary hypertension. Circulation 104:1218

Zdansky E (1949) Die Funktionsdiagnostik des Herzens und der großen Gefäße. Springer, Wien

Zdansky E (1962) Röntgendiagnostik des Herzens und der großen Gefäße, 3. Aufl. Springer, Wien

Zielinski J, Tibiasz M et al (1998) Effect of long-term oxygen therapy on pulmonary hemodynamics in COPD patients. Chest 113:65

Arteriosklerotische Erkrankungen extrakardialer Arterien

Th. Zeller

61.1 Arterielle Verschlusskrankheit der hirnversorgenden Arterien – 1218

61.2 Arterielle Verschlusskrankheit der den Schultergürtel versorgenden Arterien – 1221
61.2.1 Chronische arterielle Verschlusskrankheit der oberen Extremitäten – 1221
61.2.2 Akuter Verschluss der oberen Extremitätenarterien – 1223

61.3 Aortendissektion und aneurysmatische Erkrankungen der Arterien – 1224
61.3.1 Aortendissektion – 1224
61.3.2 Aneurysma der Aorta ascendens und Aorta descendens – 1227
61.3.3 Abdominelles Aortenaneurysma – 1228
61.3.4 Peripher-arterielle Aneurysmata – 1229
61.3.5 Aneurysma falsum (spurium) – 1230

61.4 Arterielle Verschlusskrankheit der Nierenarterien – 1231

61.5 Arterielle Verschlusskrankheit der unteren Extremitäten – 1233
61.5.1 Chronische arterielle Verschlusskrankheit – 1233
61.5.2 Thrombangiitis obliterans – 1239
61.5.3 Diabetischer Fuß – 1240
61.5.4 Akuter Verschluss der unteren Extremitätenarterien – 1241

Literatur – 1242

In den letzten Jahren haben sich vermehrt (Interventions-)Kardiologen den extrakardialen Gefäßen gewidmet. Schwerpunkte sind hier die katheterinterventionelle Behandlung von Karotis- und Nierenarterienstenosen, da sich diese Stenosen besonders gut mit aus der Koronarintervention bekannten Kathetertechniken diagnostizieren und behandeln lassen. Um den interessierten Kardiologen einen Einblick in die angiologischen Grundlagen zu ermöglichen, wurde dieses im Umfang begrenzte Kapitel neu aufgenommen.

Im Gegensatz zur Kardiologie gibt es in der Angiologie nur eine sehr begrenzte Anzahl guter randomisierter Studien, die „evidence based" Empfehlungen erlauben.

61.1 Arterielle Verschlusskrankheit der hirnversorgenden Arterien

Epidemiologie

Ischämische Hirninfarkte verursachen 70% aller Insulte, die in der Todesursachenstatistik nach dem Myokardinfarkt und Tumorerkrankungen an 3. Stelle rangieren (Warlow 1996). Die Inzidenz zerebraler Ereignisse beträgt 33–50/100.000 Einwohner/Jahr und steigt exponentiell mit dem Alter an. Etwa 60% aller Überlebenden sind körperlich behindert. Ca. 70% der ischämischen Insulte sind durch eine Makroangiopathie (Aorta ascendens und Aortenbogen, Halsarterien), 30% durch kardioembolische Ereignisse verursacht (Bogousslavsky et al. 1991). Hauptursache der Veränderungen hirnversorgender Arterien ist die Arteriosklerose, seltener entzündliche Erkrankungen (z. B. Morbus Takayasu, Arteriitis temporalis), fibromuskuläre Dysplasie oder Dissektionen. Hauptprädilektionsstelle ist mit ca. 60% die Karotisgabel (◘ Abb. 61.1 und ◘ Abb. 61.2). Ab einem Stenosegrad der A. carotis interna (ACI) von 50% steigt die Häufigkeit zerebraler Ischämien, die meist embolischer (arterioarteriell), selten hämodynamischer Genese sind.

Hauptrisikofaktor für einen Insult ist die arterielle Hypertonie (relatives Risiko 3 bis 6). Das Insultrisiko kann durch eine antihypertensive Therapie effektiv gesenkt werden (SHEP 1991). Weitere relevante Risikofaktoren sind das Zigarettenrauchen und der Diabetes mellitus; ob die Hypercholesterinämie als nachgewiesener Risikofaktor der zerebralen Arteriosklerose auch ein Schlaganfallprädiktor ist, ist noch umstritten.

Klinik

Zu den sog. **Hemisphärensymptomen** bei Befall der Karotisstrombahn zählen die kontralaterale sensomotorische Halbseitensymptomatik mit ipsilateraler Fazialisparese, Sprachstörungen und Amaurosis fugax. **Hirnstammsymptome** (vertebrobasiläres Stromgebiet) sind Drehschwindel, Gangunsicherheit, Doppelbilder, Dysarthrie, Dysphagie, Hörstörungen, Hemi- oder Tetraparese, halb- oder doppelseitige Sensibilitätsstörungen, homonyme oder bilaterale Gesichtsfeldausfälle, „drop attacks" und Koma.

Es hat sich eine von der Genese unabhängige Stadieneinteilung zerebraler Durchblutungsstörungen nach Vollmar etabliert, an der sich das therapeutische Vorgehen bei A. carotis communis (ACC)/interna (ACI)-Stenosen orientiert:

Stadium I. Asymptomatische Karotisstenose. Die ACAS-Studie (1995) berichtete für Patienten, die mit Ausnahme einer ≥60%igen ACI-Stenose gesund waren, einen gerade statistisch signifikanten Gewinn der prophylaktische Thrombendarteriektomie (TEA) in Kombination mit ASS im Vergleich zur reinen ASS-Therapie: Nach 5 Jahren war das absolute Risiko eines ipsilateralen Insults oder Todes um 5,9% in der TEA-Gruppe reduziert. Dies bedeutet, dass 17 Patienten operiert werden mussten, um ein Ereignis während dieser 5 Jahre zu verhindern. Häufig wird jedoch übersehen, dass Frauen nicht von der prophylaktischen Operation profitierten. Inwieweit die Stent-Implantation unter Zerebroprotektion der konservativen oder chirurgischen Therapie gleichwertig oder sogar überlegen ist, müssen randomisierte Studien zeigen.

Stadium II. Symptomatische Karotisstenose mit einer transitorischen ischämischen Attacke (TIA). Diese ist definiert als neurologisches Defizit oder Amaurosis fugax, welches innerhalb von 24 h komplett reversibel ist. Nach einer TIA bei mindestens 70%iger ACI-Stenose besteht ein bis zu 30%iges Risiko, innerhalb eines 1/2 Jahres einen kompletten Insult zu erleiden. Nach 6 asymptomatischen Monaten reduziert sich das jährliche Insultrisiko wieder auf dasjenige asymptomatischer Karotisstenosen (ACI-Stenose ≥75%: 3,3%). Im Stadium II besteht eine eindeutige invasive Therapieindikation, die chirurgische Therapie war in 2 großen randomisierten Studien (NASCET 1991; ECST 1991) eindeutig der alleinigen ASS-Gabe überlegen. Eine vergleichbare, die Stent-Angioplastie mit der konservativen Therapie vergleichende Studie, existiert nicht und ist aus ethischen Gründen auch nicht mehr durchführbar. Eine randomisierte, die Ballonangioplastie der symptomatischen ACI-Stenose mit der TEA vergleichende Studie (CAVATAS 2001; ◘ Tabelle 61.1) zeigte keinen Unterschied in der 30 Tage Komplikations- und in der 2-Jahres-Insultrate.

Stadium III. Progredienter Hirninfarkt mit einer Dauer über 24 h und komplett reversibler Symptomatik innerhalb weniger Tage (PRIND) oder Übergang in einen kompletten Insult. In diesem Stadium kann eine frühe Revaskularisation (TEA bei frischem ACI-Verschluss) oder auch Lyse in spezialisierten Zentren erwogen werden (NINDS 1995).

Stadium IV. Kompletter Hirninfarkt mit inkompletter sensomotorischen Parese („minor stroke") oder kompletter Plegie („major stroke") bis zum Coma apoplecticum. 20% der Patienten versterben im Akutstadium, weitere 15% im folgenden Jahr. Die Therapie besteht in einer intensivmedizinischen Betreuung der Patienten („stroke unit") zur Sicherung der Vitalfunktionen und hochnormalen Blutdruckeinstellung.

61.1 · Arterielle Verschlusskrankheit der hirnversorgenden Arterien

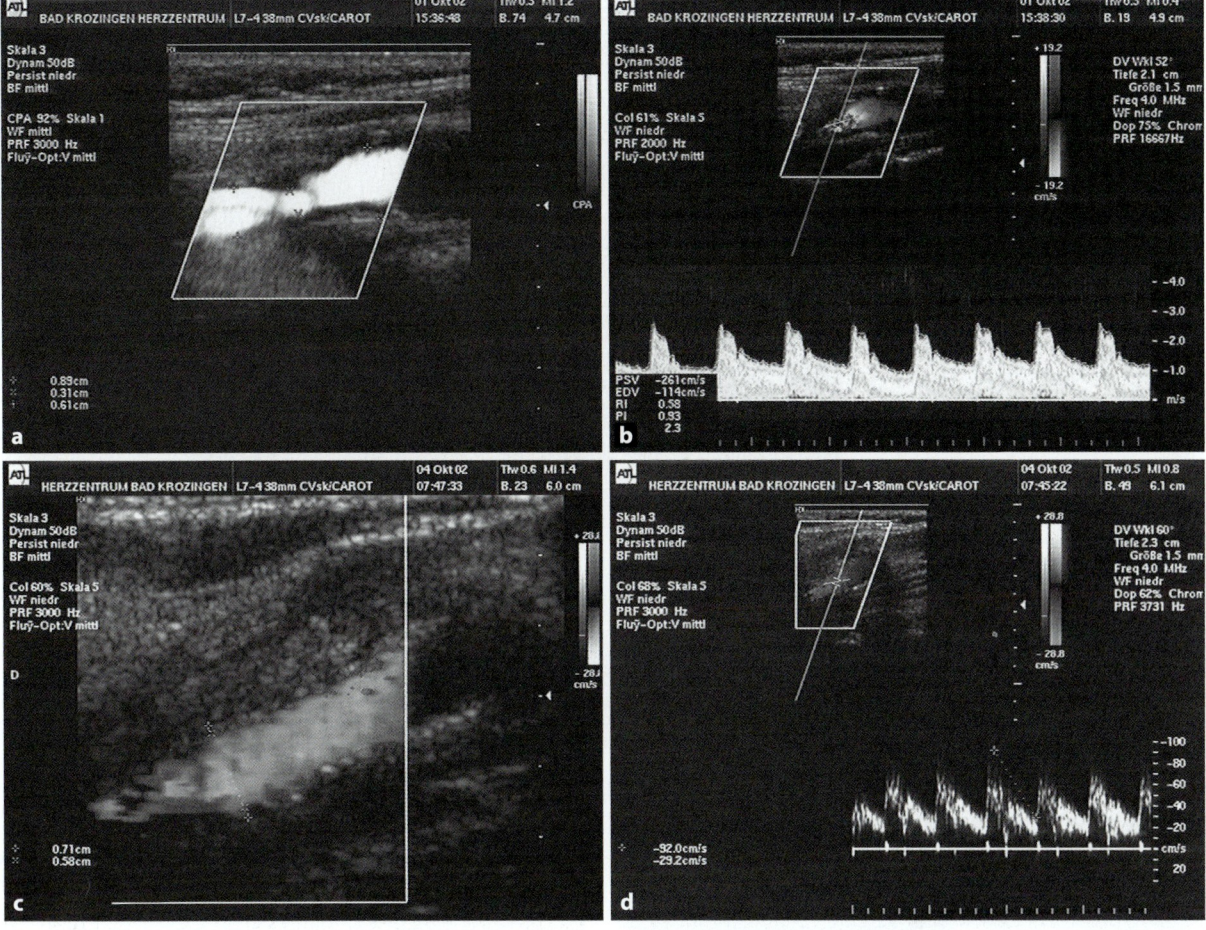

Abb. 61.1a–d. 70%ige symptomatische ACI-Stenose rechts vor (**a, b**) und nach (**c, d**) Stent-Implantation. **a** zeigt die Stenose in Power Mode, **b** das PW-Dopplerspektrum mit einer enddiastolischen Flussgeschwindigkeitsbeschleunigung bis 1,2 m/s. **c** zeigt den implantierten Stent und **d** das dann normalisierte Doppler-Flussprofil

Diagnostik

Indikationen zur Untersuchung sind:
- neurologische Symptome, die dem Karotis- oder Vertebraliskreislauf zuzuordnen sind,
- Gefäßgeräusche im Verlauf der A. carotis, abgeschwächter oder fehlender Karotispuls, pathologische Armpulse,
- generalisierte Arteriosklerose mit Befall anderer Gefäßprovinzen oder spezifischen Gefäßrisikofaktoren (z. B. Hypercholesterinämie),
- geplante Operationen bei Patienten mit generalisierter Arteriosklerose.

Körperliche Untersuchung. Palpation und Auskultation können erste Hinweise auf verschlossene Gefäße, Stenosen oder Aneurysmata liefern. Strömungsgeräusche lassen sich nicht bestimmten Arterien des Halsbereichs zuordnen. Auch bei tastbarem Halsarterienpuls und fehlendem Gefäßgeräusch kann eine Stenose oder ein Verschluss der ACI vorliegen, sodass ein normaler klinischer Befund Veränderungen der Karotiden nicht ausschließt.

Bidirektionale cw-Dopplersonographie. Durch direkte Beschallung sind die A. carotis und ihre Äste in über 95% der Fälle sicher zu identifizieren. Die systolische Maximalgeschwindigkeit ist mit dem Stenosegrad korreliert und erlaubt dessen Bestimmung mit ausreichend reproduzierbarer Genauigkeit. Die Beschallung der Arterien des Augenwinkels (A. supraorbitalis, A. supratrochlearis) kann durch die Flussrichtung indirekte Hinweise auf vorgeschaltete Strombahnhindernisse geben.

Die Bestimmung des Stenosegrades der ACC und ACI ist ab einem Stenosegrad von ≥50% mit der bidirektionalen Dopplersonographie in fast allen Fällen möglich. Die A. vertebralis ist nur abschnittsweise darstellbar, auch höhergradige Stenosen am Abgang des Gefäßes sind nicht immer zu erfassen. Eine reduzierte Flussgeschwindigkeit in der A. vertebralis kann für eine Abgangsstenose, eine Hypoplasie oder eine nachgeschaltete Stenose sprechen. Eine nähere Interpretation ist bei der A. vertebralis allein durch die Dopplersonographie nicht möglich. Eindeutig können jedoch retrograde Flüsse oder Pendelflüsse in der A. vertebralis nachgewiesen werden, wie sie bei einem Subclavian-Steal-Phänomen (s. Abschn. 61.2) auftreten (Strauss 1998).

Transkranielle cw-Dopplersonographie. Hier werden Flusssignale aus den großen intrakraniellen Gefäßen abgeleitet, an

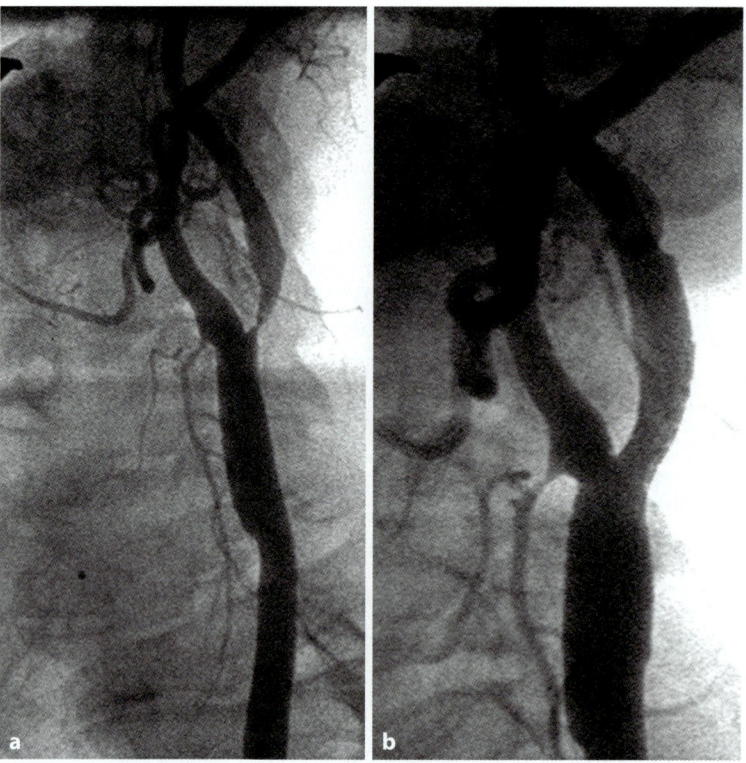

Abb. 61.2a, b. Hochgradige symptomatische ACI-Stenose (a) und Ergebnis nach Stent-PTA (b)

Tabelle 61.1. Ergebnisse der CAVATAS-Studie

	PTA (26% Stent)	TEA	p
Zahl der Patienten	257	253	ns
Großer Insult + Tod	6,4%	5,9%	ns
Jeder Insult + Tod	10%	9,9%	ns
Hirnnervenschädigung	0	8,7%	<0,001
Großes Hämatom	1,2%	6,7%	0,0015
1-Jahres-Restenoserate	14%	4%	<0,001

denen höhergradige Stenosen und Verschlüsse erkannt werden können. Die Darstellung der intrakraniellen Strecke der A. cerebri media, A. vertebralis und der A. basilaris sowie die Analyse der intrazerebralen vasodilatatorischen Reserve durch den Einsatz von Diamox oder CO_2-Atmung sind Haupteinsatzgebiete (von Reutern 1993). Bei Mikroembolien können hochintense transiente Signale (HITS) (z. B. perioperativ) erfasst werden (Siebler et al. 1992).

Farbduplexsonographie (s. Abb. 61.1). Die B-Bild-Sonographie ermöglicht eine Differenzierung der Plaquemorphologie (harte, weiche, ulzerierte Plaque). Die B-Bild-Sonographie ist unverzichtbar in der Diagnostik nichtstenosierender Veränderungen der Karotisstrombahn: aneurysmatische Erweiterungen, Knickbildungen („kinking"), Dissektion, Verdickung des Intima-Media-Komplexes (> 0,8 mm) z. B. bei Vaskulitis und Frühformen der Arteriosklerose. Durch Beschallung der A. vertebralis am Abgang und im intervertebralen Verlauf können Stenosen und Hypoplasien erkannt werden. Die Farbkodierung erleichtert das Auffinden und Sichtbarmachen der Gefäße und erlaubt eine genauere Winkelkorrektur. Eine Festlegung des Stenosegrades aus den planimetrischen Verhältnissen zwischen Gesamtquerschnitt des Gefäßes und farbkodiertem Lumen ist unsicher und dient lediglich der genaueren Interpretation der Analyse des Doppler-Frequenzspektrums. Zur Stenosegradbestimmung sollte immer die Analyse des Dopplerfrequenzspektrums und der Flussgeschwindigkeiten herangezogen werden (Tabelle 61.2). Die Limitation der Farbduplexsonographie ist die bei komplexen, insbesondere kalkhaltigen Stenosen z. T. komplette Schallauslöschung, die zu Fehlinterpretationen führen kann (Strauss 1998). In den meisten Gefäßzentren wird zwischenzeitlich auf eine präinterventionelle oder präoperative Angiographie verzichtet.

Transkranielle Farbduplexsonographie. Hier werden intrakranielle Arterien bildlich dargestellt, die Darstellung kann mit Echokontrastmitteln noch verbessert werden (Fujioka et al. 1994).

Angiographie der supraaortalen Äste. Sie ist nur bei nicht ausreichend interpretierbarer oder nicht möglicher nichtinvasiver Untersuchung indiziert, wenn von ihrem Ergebnis therapeutische Konsequenzen abhängig gemacht werden (Komplikationsrisiko 1,7%). Sie sollte stets als intraarterielle Angiographie, am besten in DSA-Technik, erfolgen. Die Ultra-

Tabelle 61.2. Duplexsonographische Kriterien zur Stenosegraduierung von ACI-Stenosen

Diameterreduktion (%)	V_{max} systolisch (cm/s)	V_{max} enddiastolisch (cm/s)	V_{max} ACI : V_{max} ACC
25–50	<120	<60	1–1,5
51–70	>180	<120	1,6–4
71–90	>180	>120	4,1–8
90–99	>250	>120	>8
Verschluss	Kein Signal	Kein Signal	Kein Signal

schallverfahren sind in der Darstellung extrakranieller Veränderungen der Angiographie zumindest gleichwertig.

> Der Vorteil der Angiographie liegt in der besseren Dokumentation, der Vorteil der Ultraschallverfahren in der besseren Beurteilbarkeit der Wandmorphologie und paravasaler Strukturen.

Gadolinium gestützte MR-Angiographie. Magnetresonanztomographen der neuesten Generation erlauben eine genaue Stenosegraduierung der supraaortalen Äste. Problematisch ist die Darstellung von Pseudookklusionen und des Karotisbulbus (Auslöschartefakte bei „low flow" oder „reverse flow"). Der große Vorteil der Methode liegt in der Möglichkeit der dreidimensionalen Rekonstruktion des Gefäßbaums und dadurch optimalen Darstellung streng ostialer Stenosen und eines Kinking (Hamann 1998).

Weitere Untersuchungen, die nicht unmittelbar der Abklärung stenosierender Veränderungen im extrakraniellen Bereich der hirnversorgenden Arterien, sondern der differenzialdiagnostischen Abklärung neurologischer Symptome oder der Indikationsstellung zur Gefäßrekonstruktion dienen, werden je nach klinischer Situation erforderlich, so v. a. Computertomographie oder MRT des Gehirns, kardiale Abklärung (Echokardiographie, Langzeit-EKG), Suche nach sonstiger Emboliequelle und allgemein-internistische Untersuchung zur Abschätzung der allgemeinen Operabilität.

Therapie

Medikamentöse Therapie. Die Therapie der atherogenen Risikofaktoren ist obligat. Durch eine CSE-Hemmertherapie konnte eine Regression von noch nicht verkalkten atheromatösen Gefäßveränderungen erzielt und die Insultrate reduziert werden (Scandinavian Simvastatin Survival Study 1994 u. a.). Die Gabe von Azetylsalizylsäure (ASS 300 mg/Tag) und/oder Clopidogrel (75 mg/Tag) kann bei symptomatischen Karotisstenosen die Inzidenz nachfolgender neurologischer Ereignisse um 20–25% vermindern (Antiplatelet Trialist Collaboration 1988; CAPRIE 1996). Über eine Beeinflussung der Progression von Karotisveränderungen unter Thrombozytenaggregationshemmung liegen keine gesicherten Erkenntnisse vor, wohl für die Senkung des erhöhten kardialen Risikos (CAPRIE 1996).

Operation. Zur Auswahl stehen 2 Operationsverfahren, die TEA mit oder ohne Patch-Erweiterungsplastik oder Eversionsplastik mit der Möglichkeit der Gefäßverkürzung bei Kinking oder Coiling.

> Eindeutige Operationsindikationen sind konzentrisch verkalkte symptomatische Stenosen und Knickstenosen sowie poststenotisches Coiling (Vollmar 1996).

Stent-Angioplastie (s. Abb. 61.2). Die Stent-Angioplastie der hirnzuführenden Arterien ist der Ballondilatation überlegen. Zerebrale Protektionssysteme (Filter, Okklusionsballons) reduzieren potenziell das periinterventionelle Embolierisiko (Mathias et al. 1999). Inzwischen akzeptierte Stent-Indikationen sind Restenosen nach gefäßchirurgischem Eingriff, strahleninduzierte Stenosen, eine hohe, submandibuläre Karotisbifurkation sowie ACC-Abgangsstenosen. Alle weiteren Läsionen können sowohl chirurgisch als auch interventionell behandelt werden. Der endgültige therapeutische Stellenwert der Methode ist aber derzeit nicht geklärt und wird sich erst nach Abschluss größerer randomisierter Studien (CREST, SPACE) in einigen Jahren bestimmen lassen.

Kontrolluntersuchungen. Bei neuentdeckten Karotisstenosen und nach Karotisoperationen/Stent-Implantationen sollten Kontrollen in halbjährlichen Abständen erfolgen. Der Patient muss über seine Erkrankung aufgeklärt sein, sodass er bei entsprechenden Symptomen sofort seinen Arzt aufsucht.

61.2 Arterielle Verschlusskrankheit der den Schultergürtel versorgenden Arterien

61.2.1 Chronische arterielle Verschlusskrankheit der oberen Extremitäten

Ätiologie und Häufigkeit. Stenosen und Verschlüsse des Truncus brachiocephalicus und der A. subclavia sind in der Regel abgangsnah lokalisiert. Arteriosklerose ist die häufigste Ursache, seltener Entzündungen (Morbus Takayasu, Riesenzellarteriitis), Traumata oder Dissektionen. Aufgrund guter Kollateralisation über den vertebrobasilären Kreislauf und A. thoracica interna/Interkostalarterien sind nur etwa 30% der Patienten symptomatisch. Männer sind 4-mal häufiger betroffen als Frauen. Etwa 10% der AVK der Extremitätenarterien entfällt auf die obere Extremität, die linke A. subclavia ist 3-mal häufiger betroffen als die rechte (da Silva et al. 1998).

Symptomatik. Meist ist der Zufallsbefund eines nicht tastbaren A. brachialis/radialis-Pulses oder einer Blutdruckdifferenz >20 mmHg bei Routineuntersuchungen diagnoseweisend. Häufigstes Symptom ist eine Dyspraxia intermittens bei manuellen Arbeiten. Seltener sind Abblassen der Finger und Kältegefühl. Nach Symptomen eines Subclavian-steal-Phänomens (Schwindel, flüchtige Paresen oder Parästhesien, Sehstörungen, Ataxie oder Synkopen) ist gezielt zu fragen.

Diagnostik. Neben der klinischen Untersuchung mit Pulspalpation und Auskultation sind die Segmentoszillographie und arterielle Doppler-Verschlussdruckmessung basisdiagnostische Maßnahmen. Mit der cw-Dopplersonographie und Farbduplexsonographie lässt sich die Obstruktion lokalisieren und quantifizieren und eine Flussumkehr in der A. vertebralis nachweisen (Neuerburg-Heusler u. Hennerici 1995).

Therapie. Eine Behandlungsindikation einer Obstruktion der proximalen armversorgenden Arterien besteht, wenn ein Subclavian-steal-Phänomen bei vermehrter Armtätigkeit („Subclavian-steal-Syndrom") oder ischämiebedingte Beschwerden in der betreffenden Hand auftreten. Eine weitere Therapieindikation ist eine bestehende koronare Herzkrankheit, die potenziell einer Bypass-Operation unter Verwendung der A. thoracica interna bedarf.

Subklaviastenosen werden dilatiert oder bei ostialer Lokalisation auch primär gestentet (◘ Abb. 61.3). Auch Verschlüsse können meist katheterinterventionell (Stenting) behandelt werden, alternativ wird eine Operation (Transposition der A. subclavia an die Carotis communis oder karotikosubklavialer Bypass) durchgeführt (Vollmar 1996).

Differenzialdiagnose und -therapie. Bei jüngeren Patienten ohne kardiovaskuläre Risikofaktoren sind Obstruktionen der A. subclavia oft durch ein **Thoracic-outlet-Syndrom** (TOS) verursacht. Beschwerden treten nur bei bestimmten Armhaltungen auf. Neben angeborenen Ursachen (atypische muskuläre Bandstrukturen, Musculus scalenus minimus, Hypertrophie des Processus transversus des 7. Halswirbelkörpers, Steilstand der ersten Rippe, Halsrippe u. a.) kommen erworbene Ursachen (Tonusverlust der Schultergürtelmuskulatur, Pseudarthrose und überschießende Kallusbildung nach Klavikulafraktur, Exostosen der 1. Rippe, Pancoast-Tumor der Lungenspitze) in Betracht. Meist liegt ein Mischbild aus nervalen (Schmerzen, Parästhesien, Sensibilitätsstörungen und Paresen der kleinen Handmuskeln) und vaskulären (periphere Embolien (50%), Armvenenthrombose, Dyspraxia intermittens) Beschwerden vor (Mast 1994).

Ein positiver Provokationstest (Adson-Test, Hyperabduktionstest, Adduktionstest) zeigt zwar eine intermittierende Kompression der A. subclavia an, berechtigt aber noch nicht zur Diagnose eines Kompressionssyndroms, da auch bei Gesunden in der Mehrzahl ein positiver Befund erhoben wird. Dazu gehören klinisch manifeste vaskuläre Komplikationen. Mit zunehmender Dauer der externen Kompression kommt es zu morphologischen Veränderungen der Gefäßwand. Zunächst reversible funktionelle Stenosen können langfristig über Intima- und Mediaproliferationen in fixierte Stenosen mit Entwicklung eines poststenotischen Aneurysmas übergehen. Murale Thromben aus solchen Aneurysmata oder ulzerierten Intimaläsionen können unter zunächst diskreten Beschwerden in die Peripherie embolisieren. Später kann sich eine schwere Ischämie mit Gewebsverlust entwickeln.

Bei eindeutiger Anamnese kann bei entsprechender Armstellung oszillographisch oder mit doppler-/duplexsonographischer Flussmessung und Messung des Armarteriendrucks die verminderte periphere Durchblutung dokumentiert werden.

Zur ätiologischen bzw. topographischen Zuordnung sollte eine Röntgenaufnahme des Thorax mit Zielaufnahmen der

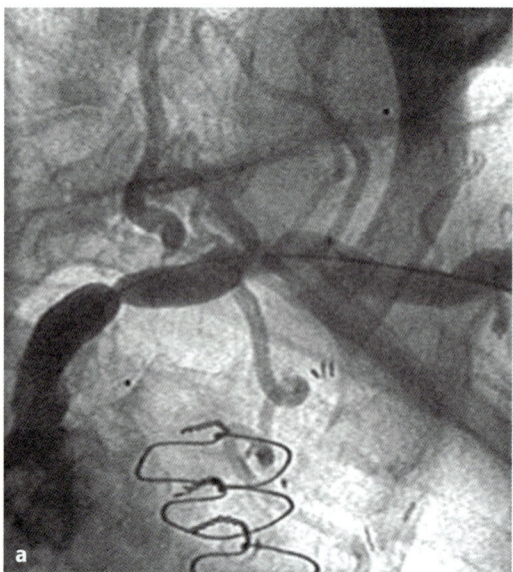
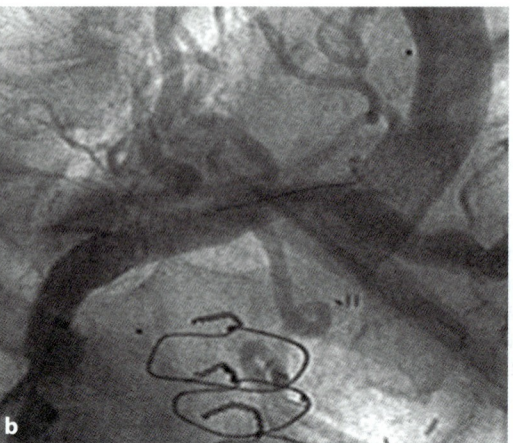

◘ **Abb. 61.3a, b.** Strikturartige Stenose der linken A. subclavia proximal eines IMA-Bypasses (a), Ergebnis nach Stent-PTA (b)

oberen Thoraxapertur sowie der Halswirbelsäule durchgeführt werden. Eine Angiographie, die auch in Funktionsstellungen durchzuführen ist, ist nur dann indiziert, wenn sich therapeutische Konsequenzen ergeben. Sie muss in diesem Fall auch die Darstellung der peripheren Arterien umfassen, da in der Mehrzahl begleitende embolische Digitalarterienverschlüsse zu finden sind.

Die Therapie bei gering- bis mittelgradigen Beschwerden besteht in der Vermeidung kritischer Arm- oder Körperpositionen sowie in physiotherapeutischen Übungen zur Stärkung der Schultergürtelmuskulatur.

> Die Indikation zur Operation ist gegeben, wenn sich morphologische Veränderungen der A. subclavia (fixierte Stenose, Verschluss oder Ausbildung eines Aneurysmas auch mit peripheren Embolien) assoziiert mit Symptomen nachweisen lassen. Standardverfahren sind die transaxilläre Resektion der 1. Rippe und Durchtrennung der Muskelansätze, bedarfsweise auch eine Gefäßrekonstruktion.

61.2.2 Akuter Verschluss der oberen Extremitätenarterien

Ätiologie. Akute Verschlüsse der oberen Extremitätenarterien machen 15–17% aller akuter Extremitätenarterienverschlüsse aus. Ätiologisch überwiegen Kardioembolien (80%) gefolgt von arterioarteriellen Embolien aus dem Aortenbogen oder der A. subclavia bei Kompressionssyndromen (s. Abschn. 61.2.1). Am häufigsten betroffen ist die A. brachialis (54%), gefolgt von der A. axillaris (18%) und A. subclavia (3%). Ein Mehretagenbefall ist häufig (22%), isolierte Unterarmarterienembolien hingegen selten.

Klinik. Die Symptomatik hängt von der Verschlusslokalisation ab, etwa 50% der Fälle sind komplette Ischämie-Syndrome. Ein intakter Kollateralkreislauf (z. B. Vertebraliskreislauf) sorgt bei einem akuten proximalem A.-subclavia-Verschluss dafür, dass lediglich ein inkomplettes Ischämie-Syndrom auftritt. Begrenzt ist dagegen die Kollateralisierung langstreckiger distaler A. subclavia und A. axillaris sowie A.-brachialis-Verschlüsse, die meist zu einer akuten Extremitätengefährdung (Gangrän) führen. Isolierte Unterarmarterien-Embolien verlaufen aufgrund der guten Kollateralisation meist undramatisch und bedürfen in der Regel keiner invasiven Therapie (Voraussetzung: intakter Hohlhandbogen).

Diagnostik. Die Klinische Untersuchung mit Inspektion und Palpation, arterielle Doppler-Verschlussdruckmessung und ggf. Segmentoszillographie bilden die Basisdiagnostik und erlauben in der Regel bereits eine Höhenlokalisation des Verschlusses. Mit der Duplexsonographie kann die genaue Lokalisation und Ausdehnung des Verschlusses sowie die Kollateralisation nichtinvasiv bestimmt werden. Eine diagnostische Angiographie oder MR-Angiographie ist in der Regel entbehrlich.

Therapie. Standardtherapie bei Verschlüssen der zentralen Arterien (A. subclavia bis A. brachialis) ist die chirurgische Embolektomie als Gegenstromdesobliteration mit dem Fogarty-Katheter von der A. brachialis aus oder die Anlage eines Bypasses. Alternativ stehen katheterinterventionelle Verfahren wie die kombinierte lokale Lyse und Aspiration sowie der Einsatz von Rotationsthrombektomie-Kathetern zur Verfügung (Zeller et al. 2002; Abb. 61.4). Bei geringer alltagslimitierender Klinik kann eine konservative Therapie mit vorübergehender PTT-wirksamer Heparinisierung und ggf. passagerer oraler Antikoagulation erfolgen, da gute Aussichten auf eine suffiziente Kollateralisation bestehen. Eine Fokussuche und Sanierung ist obligat.

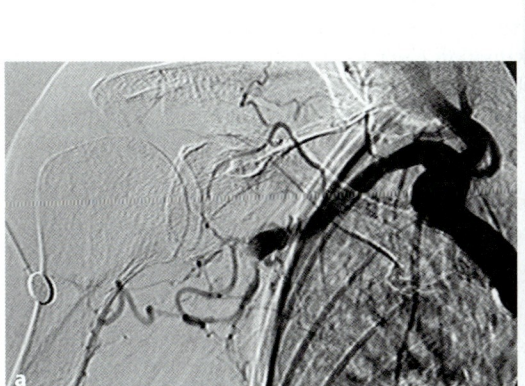 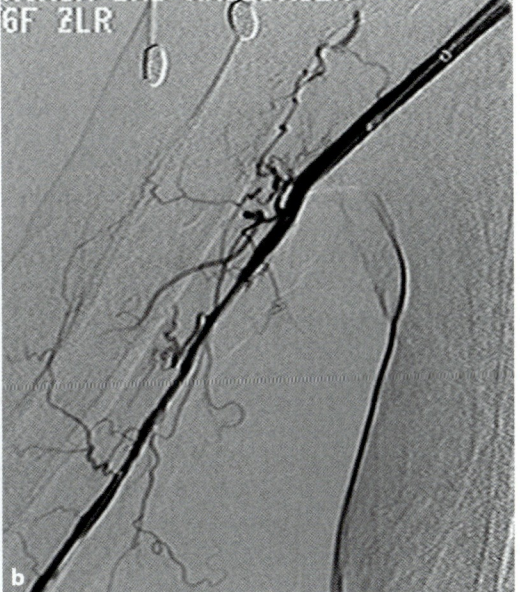

Abb. 61.4a, b. Kardioembolischer Verschluss der distalen A. subclavia rechts (a), nach Rotarex-Rekanalisation (b)

61.3 Aortendissektion und aneurysmatische Erkrankungen der Arterien

61.3.1 Aortendissektion

Ätiologie und Epidemiologie

> **Definition**
> Die Aortendissektion ist eine Längsspaltung der Arterienwand mit Trennung des Intima-Media-Komplexes von der Adventitia. Es entsteht ein originäres, Endothel-ausgekleidetes „wahres Lumen" und ein von der Adventitia umgebenes „falsches Lumen".

Tabelle 61.3. Einteilungen der Aortendissektion

DeBakey	Lokalisation	Stanford
DeBakey I	Aorta ascendens + descendens	Typ A
DeBakey II	Aorta ascendens	Typ A
DeBakey IIIa	Aorta descendens distal der linken A. subclavia bis Diaphragma	Typ B
DeBakey IIIb	Wie IIIa ohne distale Begrenzung	Typ B

Früher bestand die Ansicht, Grundlage einer Aortendissektion wäre ein Aneurysma mit zusätzlicher zystischer Mediadegeneration nach Erdheim-Gsell. Inzwischen wird dem arteriellen Hypertonus eine bedeutsame Rolle in der Ätiologie zugeschrieben, 75% der Patienten sind Hypertoniker. Weitere Korisikofaktoren sind der Nikotinabusus und die Hypercholesterinämie. Erbkrankheiten, wie das Marfan-Syndrom, das Ehler-Danlos-Syndrom (Inzidenz je 1/5000) und die anuloaortale Ektasie (5–10% der Klappenersatzoperationen bei Aortenklappeninsuffizienz) weisen ein erhöhtes Dissektionsrisiko auf (Erbel et al. 2001). Die Prävalenz beträgt 0,5–3/100.000/Jahr.

Eine Vorstufe der Dissektion stellt das **intramurale Hämatom** dar: Es handelt sich um eine Einblutung in die Media der Aortenwand ausgehend von den Vasa vasorum. Bei 15–41% der Patienten entwickelt sich hieraus eine Dissektion, bei 5–26% eine Ruptur (Robbins et al. 1993; Erbel et al. 2001). Die Mortalität beträgt 20–80%. Das **penetrierende Ulkus** überwiegend der Aorta descendens kann zur Ausbildung eines intramuralen Hämatoms und Dissektion, falschem Aneurysma und einer Perforation führen.

Im akuten Stadium findet sich im Dissektionsspalt flüssiges Blut, das im weiteren Verlauf, innerhalb von Stunden oder manchmal aber auch erst nach vielen Wochen, gerinnt. Die dadurch entstehende Thrombose im Dissektionsspalt ist der Anfang der „Spontanheilung" der Dissektion. Bei starker Durchströmung des Dissektionskanals kann die Thrombosierung ausbleiben und eine Endothelialisierung dieses falschen Lumens stattfinden. Oft weitet sich das falsche Lumen dann aneurysmatisch auf und kann das wahre Lumen komprimieren.

Die durch die Dissektion zerstörte Aortenwand kann sofort, aber auch im späteren Verlauf der Erkrankung rupturieren, wobei die Ruptur am häufigsten im Bereich der Aorta ascendens in das Perikard erfolgt und zur Herzbeuteltamponade führt. Die Ruptur kann aber auch ins Mediastinum bzw. in die Mediastinalorgane (Ösophagus, Trachea), in die Pleura, ins Retroperitoneum oder ins Peritoneum erfolgen. Die Seitenäste der Aorta können komprimiert oder gar verschlossen werden, sodass eine vielfältige ischämisch bedingte Organsymptomatik auftreten kann. Bei Dissektionen der Aorta ascendens sind besonders die Koronararterien, die Karotiden und die Armarterien gefährdet, bei Dissektionen der Aorta descendens die Nierenarterien, der Truncus coeliacus und die Beckenarterien. Bei Dissektionen der Aorta ascendens werden nicht selten die Taschen der Aortenklappe unterwühlt, was zu einer akuten Aortenklappeninsuffizienz unterschiedlichen Schweregrades führen kann. Die hierdurch verursachte akute Volumenbelastung des linken Ventrikels kann eine Linksherzinsuffizienz bis hin zum Lungenödem auslösen. Begünstigt wird das Linksherzversagen durch die oft gleichzeitig vorhandene Durchblutungsstörung der Koronararterien, wenn der rechts- bzw. links-koronare Sinus der Aortenwurzel in die Dissektion einbezogen sind.

Etablierte Einteilung ist die Klassifikation nach DeBakey von 1955, die 1970 durch die Stanford-Einteilung vereinfacht wurde (Daily et al. 1970; Tabelle 61.3). In 75% der Fälle handelt es sich um Typ-A-Dissektionen.

Prognose. Die Prognose der Erkrankung hängt u. a. von der Ausbreitung der Dissektion ab (Tabelle 61.4). Zeichen einer drohenden Ruptur wie Perikard- oder Pleuraerguss und Mediastinalverbreiterung, die in 80% die Todesursache darstellt, sind mit einer Mortalität von über 50% vergesellschaftet (Erbel et al. 2001)

Klinik

Meist tritt die Erkrankung schlagartig auf, meist im Zusammenhang mit einer stärkeren physischen oder psychischen Belastung (Blutdrucksteigerung!), seltener aus völliger Ruhe heraus. In der Regel geht das Ereignis der Dissektion mit dramatischen Beschwerden einher.

Die Symptomatik hängt von der Lokalisation und Ausdehnung der Dissektion, von der Beteiligung abzweigender Gefäße sowie der Aortenklappe und von dem Auftreten bzw. der Lokalisation einer Ruptur ab. Letztere kann sofort zum plötzlichen, nur durch Obduktion klärbaren Tod führen. Im Vordergrund der Beschwerden steht meist ein heftigster Thoraxschmerz mit Ausstrahlung zwischen die Schulterblätter.

Differenzialdiagnostik

> **Häufige Differenzialdiagnosen der Aortendissektion**
> - Kostovertebralsyndrom: Schmerzen positionsabhängig und meist durch manuelle Provokation induzierbar
> - Myokardinfarkt: Schmerzzentrum retrosternal

Tabelle 61.4. Akutversorgung von Patienten mit Verdacht auf Aortendissektion (nach Erbel et al. 2001)

Empfehlung	Erstmaßnahmen	nichtinvasive Basisdiagnostik
Kompletter körperlicher Status+ Medikamentenanamnese	X	
Intravenöser Zugang, Labor: CK, Blutbild, Myoglobin, D-Dimer, LDH, Blutgruppe, Kreatinin	X	
Kreislaufmonitoring und Intensivüberwachung	X	
Analgesie (Morphin)	X	
Blutdruckabsenkung auf systolisch 100–120 mmHg mit i.v. b-Blocker und ggf. Vasodilatatoren, bei schwerer COPD mit Ca-Antagonisten	X	
EKG und transthorakales Echo		X
Thoraxröntgen		X

– Lungenembolie: Schmerzen atemabhängig, Dyspnoe, Hyperventilation
– Akute Pleuritis (Auskultation, Fieber, Allgemeinsymptome)
– Akute Perikarditis (Auskultation, Fieber, Allgemeinsymptome)

Seltener führt die Aortendissektion zu einem Schlaganfall (zerebrale Symptome wie Sehstörungen, Synkope, Koma, Paresen etc.), Durchblutungsstörungen der Extremitäten, einem akuten Abdomen oder einem Niereninfarkt (Differenzialdiagnose jeweils der embolische Verschluss).

Diagnostik (Tab. 61.4)

Eine sorgfältige klinische Untersuchung des arteriellen Gefäßsystems liefert meist die ersten Verdachtsmomente für eine Aortendissektion. Neu aufgetretene systolische und diastolische Geräuschphänomene über der Aorta und Seitendifferenzen des Blutdrucks und der peripheren Pulse erfordern eine weitere Abklärung.

Laboruntersuchung. Die laborchemischen Routineparameter zeigen unspezifische Befunde (erhöhte BSG und CRP, Leukozytose etc.). Sie sind jedoch wichtig zur Verlaufskontrolle für die Erkennung von Blutungen und Organfunktionsstörungen. Ein neuer spezifischer Marker ist der Anstieg der Serumkonzentration der Myosin-Schwerketten (Kodolitsch et al. 1998).

EKG. Das EKG kann unspezifische Befunde wie eine Linksherzhypertrophie, ischämische ST-Veränderungen und Infarktbilder bei Koronarbeteiligung (20%) oder Niedervoltage bei Perikardergüssen zeigen.

Röntgen. Die Röntgenaufnahme des Thorax spielt heute eine untergeordnete Rolle und kann eine Elongation und/oder Verbreiterung der Aorta ascendens und des Aortenbogens, in einem Teil der Fälle aber auch eine Verbreiterung des Mediastinums zeigen. Ein Tumorgeschehen, eine Atelektase oder ein Pneumothorax können differenzialdiagnostisch ausgeschlossen werden.

Transthorakale und transösophageale Echokardiographie, Duplexsonographie. Die Ultraschalldiagnostik ist heute diagnostisches Mittel der Wahl, da sie am Krankenbett durchgeführt werden kann. Dabei ergänzen sich transthorakale und transösophageale Echographie (Eagle 1999; Abb. 61.5). Im 2-D-Bild kann die abgelöste Innenschicht direkt nachgewiesen werden, der Farbdoppler differenziert Entrees und Reentrees, thrombosierte und perfundierte Dissektionslumina und ermöglicht die Abschätzung einer begleitenden Aortenklappeninsuffizienz. Die Sensitivität und Spezifität der transthorakalen Echokardiographie in der Erkennung einer Typ-A-Dissektion liegt bei 77–80% bzw. 93–96%. Das biplane TEE besitzt eine Sensitivität und Spezifität von 99% bzw. 89%. Mit der Farbduplexsonographie kann die distale Ausbreitung der Dissektion und Kompromittierung von aortalen Seitenästen bei infradiaphragmaler Ausdehnung beurteilt werden.

Computertomographie und Spiral-CT. Vor allem das Spiral-CT erlaubt neben der Darstellung der Dissektion als Doppellumen (Abb. 61.6) auch die Darstellung der Längsausdehnung und eine 3-D-Rekonstruktion mit exakter Darstellung von Seitenästen, eine Voraussetzung zur Planung einer Endoprothesenversorgung. Die Sensitivität und Spezifität beträgt jeweils mehr als 95%.

Magnetresonanztomographie und -angiographie (Abb. 61.7). Die MRT bietet wie das Spiral-CT die Möglichkeit der 3-D-Rekonstruktion und Identifizierung intramuraler Hämatome, unterliegt aber unter intensivmedizinischen Bedingungen einigen Limitationen (Erbel et al. 2001). Die Methode besitzt eine fast 100%ige Sensitivität und Spezifität.

Konventionelle oder digitale Subtraktionsangiographie und Koronarangiographie. Heute nur noch in Ausnahmefällen, z. B. zur Abschätzung einer begleitenden KHK bei Typ B-Dissektion vor geplanter Gefäßoperation indiziert.

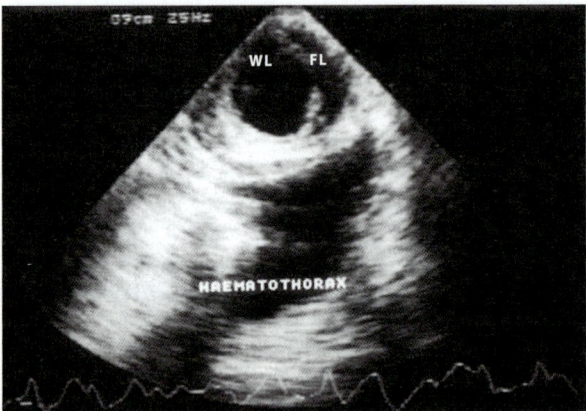

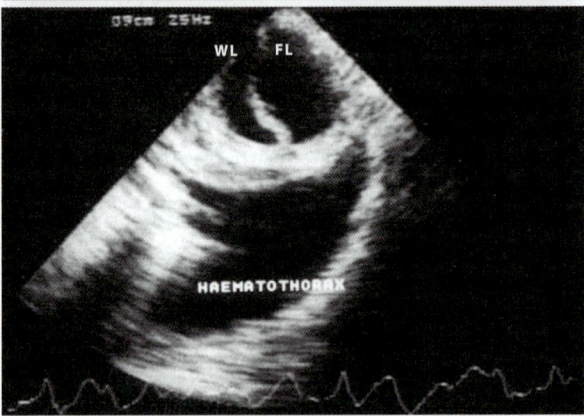

◘ **Abb. 61.5a, b. a** TEE einer akuten Aortendissektion. **b** Querschnitt durch die Aorta thoracalis mit wahren *(WL)* und falschem *(FL)* Lumen. Die Dissektionsmembran pendelt pulssynchrom, das wahre Lumen kollabiert diastolisch

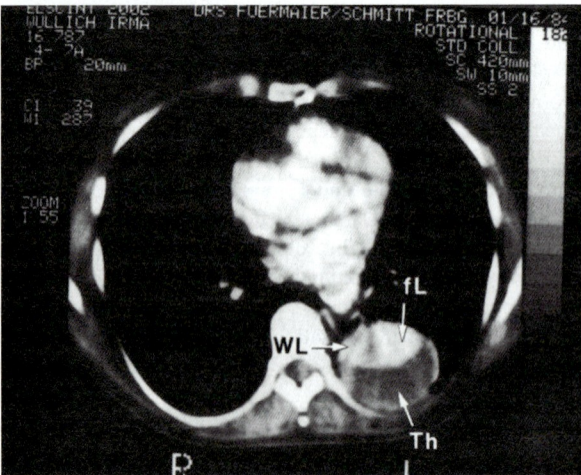

◘ **Abb. 61.6.** Spiral-CT einer chronischen Typ-B-Aortendissektion. Querschnitt durch die erweiterte Aorta thoracalis. *WL* wahres Lumen, *fL* falsches Lumen, *Th* Thrombus

Therapie

Konservative Therapie. Neben symptomatischen Maßnahmen, wie Schmerzstillung (Morphin), Behandlung von Schock (Volumensubstitution), Herzinsuffizienz und Nierenversagen, besteht die klassische Behandlung in der Blutdrucksenkung primär mit negativ-inotropen Substanzen zur Senkung der Wandspannung, um ein Fortschreiten der Dissektion und die drohende Ruptur zu verhindern. Am häufigsten wird Nitroprussidnatrium als intravenöse Dauerinfusion zur kontrollierten Blutdrucksenkung eingesetzt; zur Dämpfung der Druckanstiegsgeschwindigkeit werden β-Rezeptorenblocker (Propranolol oder Esmolol i. v.) angewandt. Die Blutdruckwerte sollten akut und im weiteren Verlauf soweit wie möglich gesenkt werden, idealerweise auf 100–120 mmHg systolisch, was meist einer Mehrfachtherapie bedarf. Noch während der Erstversorgung des Patienten auf der Intensivstation müssen die nichtinvasiven Untersuchungen durchgeführt und das kardiovaskuläre Operationsteam (intern oder extern) alarmiert werden. Die Bereitstellung ausreichender Blutkonserven ist essenziell.

Bei Typ-B-Dissektionen sind die Ergebnisse der chirurgischen Behandlung im **akuten Stadium** der konservativen Behandlung nicht überlegen. Deshalb wird von den meisten Autoren die sofortige Operation – alternativ die perkutane Endoprothesenimplantation – nur bei lebensgefährlichen Komplikationen, wie Ruptur oder ischämisch bedingtem Nierenversagen, vorgeschlagen. Typ-B-Dissektionen, welche erst im **chronischen Stadium** diagnostiziert werden, sollten wegen der nun sehr viel besseren Spontanprognose elektiv, v. a. bei Komplikationen, operiert oder endoprothetisch versorgt werden. Thrombosiert das Hämatom im Dissektionsspalt ohne wesentliche Einengung des Aortenquerschnitts oder der abzweigenden Äste, kann dies als günstiger Spontanheilungsverlauf betrachtet werden (Nienaber et al. 1999; Erbel et al. 2001).

Operative Therapie. Grundsätzlich wird heute die chirurgische Behandlung aller Typ-A-Dissektionen im Akutstadium angestrebt, da sich besonders bei dieser Lokalisation vitale

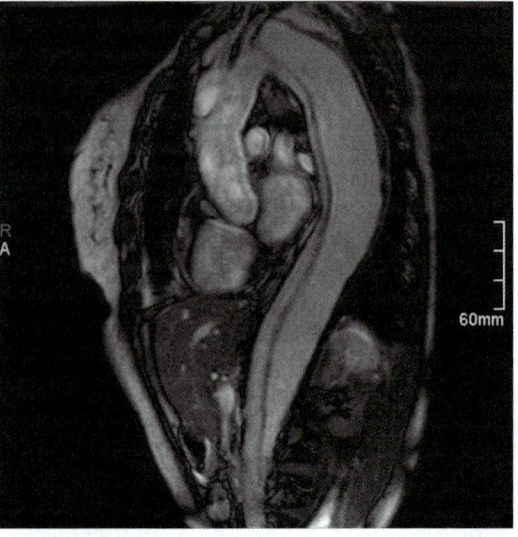

◘ **Abb. 61.7.** MR-Angiographie einer Typ-B-Aortendissektion

Komplikationen entwickeln können. Die perioperative Letalität liegt mit 10–20% deutlich niedriger als bei konservativer Behandlung (Tabelle 61.5).

Bei Typ-A-Dissektionen mit Beteiligung der Aortenwurzel wird in der Regel eine vorgefertigte Klappen-Aszendens-Prothese („composite-graft") mit Reimplantation der Koronararterien eingesetzt (Björk et al. 1979). Hauptproblem, v. a. bei zystischer Medianekrose, sind die Anastomosen zwischen der Prothese und der meist brüchigen Aortenwand. Auch wenn diese durch Einlegen von Teflonfilz verstärkt werden kann, besteht die Gefahr von Anastomosenblutungen oder -rupturen in der frühen postoperativen Phase. Im Gefolge von großflächigen Dissektionen auftretende Verbrauchskoagulopathien erhöhen die Blutungsgefahr.

Bei ausgedehnter Aortendissektion wird durch den operativen Eingriff in der Regel nur ein Teil der dissezierten Wand prothetisch ersetzt, z. B. die Aorta ascendens. Postoperativ verschließt sich der distale Dissektionskanal bei einem kleinen Teil der Patienten spontan (<10%), da die Eintrittspforte beseitigt werden konnte. Inzwischen sind in tiefer Hypothermie der komplette Ersatz des Aortenbogens mit Reimplantation der supraaortalen Äste und auch der Ersatz der Ao. thoracalis beschrieben.

Bei der Typ-B-Dissektion besteht eine Operationsindikation (Aortenersatz) nur bei persistierendem Thoraxschmerz, Zunahme des Aortendurchmessers, periaortalem Hämatom oder mediastinalem Hämatom.

Interventionelle Therapie. Bei Typ-B-Dissektion kann ein **Fenestrierung** des falschen Lumens zur Reduktion des Druckes im falschen Lumen und Schaffung eines Reentry bei Dissektionen, die blind enden, aus denen jedoch relevante Seitenäste abgehen, eingesetzt werden (Slonim et al. 1996).

Durch die **Endoprothesenimplantation** kann eine Abdichtung des Entry/Reentry erreicht werden. Im Idealfall kommt es konsekutiv zu einer Thrombosierung des falschen Lumens, wodurch insgesamt die Aorta stabilisiert und die Rupturgefahr gesenkt wird. Die Vorteile der kathetertechnischen Therapie sind kürzere Vollnarkose, Vermeidung der Thorakotomie, rasche Mobilisierung, kürzerer Krankenhausaufenthalt, wahrscheinlich niedrigere Gefahr der Paraplegieentwicklung und eine wahrscheinlich niedrigere Mortalität und Morbidität. Ergebnisse einer randomisierten Studie oder Langzeitergebnisse sind noch nicht vorhanden. In Vollnarkose wird die A. femoralis chirurgisch freigelegt. Die ganze Intervention wird meist mittels intraoperativer transösophagealer Echokardiographie überwacht. Der Stent wird über die freigelegte Arterie eingeführt und so freigesetzt, dass der ummantelte Teil das „Entry" abdeckt. Dann wird der Stent mittels eines Ballons anmodelliert. Die Patienten können meist bereits am nächsten Tag mobilisiert und nach 3–5 Tagen entlassen werden. In etwa drei Viertel der Fälle entwickelt sich in den ersten postinterventionellen Tagen ein sog. „Postimplantationssyndrom" mit Leukozytose, leicht erhöhten Werten des C-reaktiven Proteins und evtl. auch leichter Temperaturerhöhung. Falls es zu einer Dissektion in abgehende Gefäße (z. B. A. renalis, A. mesenterica, A. iliaca) mit konsekutiver Minderperfusion der nachgeschalteten Organe kommt, ist es möglich, mittels Stent-Implantation in die Gefäßabgänge die Perfusion der betreffenden Organe zu verbessern (Nienaber et al. 1999).

Prävention. Patienten mit einem Marfan-Syndrom, Ehler-Danlos-Syndrom oder einer anuloaortalen Ektasie müssen in 6-monatigen Abständen kontrolliert werden, ab einem Aortendurchmesser von 5 cm ist ein prophylaktischer Aortenersatz indiziert. Eine β-Blockertherapie ist lebenslang notwendig. Wie Patienten mit durchgemachter Aortendissektion, auch nach chirurgischer Behandlung, dürfen sie keine körperlich schweren Arbeiten mehr durchführen und keinen Leistungssport treiben.

61.3.2 Aneurysma der Aorta ascendens und Aorta descendens

Ätiologie und Epidemiologie. Etwa 1% der plötzlichen Todesfälle sind durch eine Aortenruptur verursacht (Dissektion 62%, Aneurysma 37%, Pseudoaneurysma 1%). Die Arteriosklerose ist mit 90% die Hauptursache des Aortenaneurysmas (Erbel et al. 2001). Der normale Durchmesser der Aorta ascendens des Erwachsenen beträgt <3,5 cm, der Aorta descendens <3,0 cm.

> Jedes Aortenaneurysma sollte engmaschig kontrolliert werden, um eine rasche Progression nicht zu übersehen.

Therapie. Für Patienten mit einem Marfan-Syndrom konnte für eine Therapie mit β-Rezeptorenblockern eine langsamere Progression der Dilatation sowie ein besserer klinischer Verlauf nachgewiesen werden (Shores et al. 1996). Eine optimierte Blutdruckeinstellung mittels β-Rezeptorenblockern ist daher die Grundlage jeder Therapie bei Aortenaneurysmata und auch bei Dissektionen. Bei asymptomatischen Patienten besteht eine Operationsindikation (Aorta ascendens) bzw.

Tabelle 61.5. Letalität abhängig vom Dissektionstyp (nach Erbel et al. 1993)

Letalität	Typ A Unbehandelt	Typ A Operation	Typ B Konservativ	Typ B Operativ
24 h	25%			
1 Woche	50%	10–20%	10–20%	
1 Monat	75%			
1 Jahr	90%	31–48%	15–20%	15–30%

auch Indikation zur Endoprothesenimplantation (Aorta thoracalis) ab einem Aussendurchmesser von 5,5 cm. Eine größenunabhängige Operationsindikation ist bei symptomatischem Aneurysma gegeben. Die chirurgische Technik besteht in der Resektion des Aneurysmas und der Interposition einer Dacron-Prothese.

Die perkutane Therapieoption stellt die Endoprothesenimplantation dar. Sie dient der Ausschaltung des ektatischen Teils der Aorta. Durch die Schaffung eines neuen Lumens mittels eines ummantelten Stents wird die ektatische Stelle vom Druck befreit und damit die Rupturgefahr gesenkt. Dieses Verfahren wurde zunächst bei abdominellen Aortenaneurysmata eingesetzt. Erste Berichte über eine Versorgung von thorakalen Aneurysmata mit Stents erschienen 1994 (Dake et al.).

61.3.3 Abdominelles Aortenaneurysma

Definition, Ätiologie und Epidemiologie

Etwa 70% der Aortenaneursymata betreffen die Aorta abdominalis. In 30–50% sind die Iliakalarterien mitbeteiligt.

> **Definition**
>
> Bei einem abdominellen Aortenaneurysma (AAA) handelt es sich um eine lokalisierte Erweiterung aller Wandschichten der supra- (5%) und/oder (95%) infrarenalen Aorta um über 50% des mit dem Alter zunehmenden durchschnittlichen Diameters (>2,5–3,0 cm).

Ätiologisch werden degenerative (Arteriosklerose, >90%), kongenitale, traumatische, inflammatorische (Vaskulitis, Morbus Ormond) und infektiöse („mykotische") Aneurysmata unterschieden. Beim AAA tritt eine Auflockerung und Zerstörung der Media auf, die zu einem Elastizitätsverlust führt. Die Gefäßwand wird starrer, weiter und länger. Durch die mit steigendem Radius zunehmende Wandspannung (Laplace'sches Gesetz) erhöht sich mit zunehmendem Aneurysmadurchmesser die Rupturgefahr. Wichtigster Risikofaktor des arteriosklerotischen AAA ist die arterielle Hypertonie. Prävalenzangaben schwanken zwischen 1 und 10% (Powell et al. 1992), die Inzidenz hat in den letzten Jahrzehnten mit der zunehmenden Alterung der Bevölkerung drastisch zugenommen (von 4,7 auf 32/100.000 Patientenjahre zwischen 1951 und 1980), da es sich um eine Erkrankung des höheren Alters handelt. Männer sind ca. 5-mal häufiger betroffen als Frauen.

Das AAA ist eine zur Progression neigende Erkrankung (80% der Fälle), die Zunahme des Durchmessers/Jahr steigt mit dem Außendurchmesser des AAA (<4 cm: 2,6 mm/Jahr, >6 cm: 7,5 mm/Jahr; Hollier et al. 1992). Eine duplexsonographische Verlaufsstudie zeigte durchmesserabhängig ansteigende Rupturraten nach 12/24 Monaten: 5,5–5,9 cm: 9,4%/22,1%; 6,0–6,9 cm: 10,2%/18,9%; ≥7 cm: 32,5%/43,3% (Lederle et al. 2002). Eine Aneurysmaruptur führt in 50–75% der Fälle zum sofortigen Tod.

Klinik und Diagnostik

Die große Mehrzahl der AAA ist asymptomatisch und wird durch Palpation, Ultraschall oder ein CT zufällig entdeckt. Extraaortale zusätzliche Aneurysmata (A. poplitea, Iliakal- und Femoralarterien) müssen ausgeschlossen werden.

Klinische Zeichen können abdominelle Schmerzen mit Ausstrahlung in den Rücken und in das kleine Becken sein. Weitere klinische Zeichen können Folgen von sekundären Komplikationen sein wie Ischämien durch periphere Embolien, Thrombosen, Fistelbildungen, Penetration in angrenzende Strukturen. Im Fall einer Ruptur treten heftige Schmerzen und Schocksymptomatik auf (Hollier et al. 1992).

Klinische Untersuchung. Die klinische Untersuchung, die bei jedem Patienten mit arterieller Gefäßerkrankung durchgeführt werden muss, umfasst die Palpation und Auskultation des Abdomens. Man tastet mit der flachen Hand, mit geringem Druck auf der Bauchdecke aufliegend, eine verstärkte arterielle Pulsation bei Bestehen eines AAA. Aneurysmata können zu auskultierbaren Strömungsgeräuschen führen.

Apparative Untersuchung. Die Diagnostik der Wahl ist die (Farbduplex)Sonographie des Abdomens. Sie ermöglicht eine Aussage zur Morphologie, Wandbeschaffenheit, Thrombusanteil und Flussverhältnissen in der Aorta. Hierbei wird bei nüchternem Patienten die abdominelle Aorta im Längs- und Querschnitt dargestellt. Wir empfehlen als Größenangabe die maximalen Außendurchmesser (Tiefe und Breite) anzugeben, damit die Angaben mit CT- oder MR-Messungen vergleichbar sind. Wichtig ist weiterhin die Beschreibung der Längsausdehnung mit Abgrenzung zu den Nierenarterien (proximaler Aneurysmahalsdurchmesser) und distal zur Aortenbifurkation sowie einer eventuellen Mitbeteiligung der Iliakalarterien, da dies für die Therapieplanung entscheidend ist. Wegen der erhöhten Inzidenz begleitender ostialer Nierenarterien- und Viszeralarterienstenosen sollten diese orientierend mituntersucht werden.

Bei Hypertonikern, Patienten mit familiärem Auftreten von Aortenaneurysmata, Patienten mit AVK, Patienten nach Oberschenkelamputation, Nikotinabusus etc. ist die Durchführung einer Ultraschalluntersuchung als Screening-Methode sinnvoll (Gallard et al. 1993; Bernstein 1993; Gaus et al. 1995).

Die CT des Abdomens ist bei unklarem Ultraschallbefund zur Operationsvorbereitung erforderlich. Sie hat den zusätzlichen Vorteil der exakten Darstellung miteinbezogener anatomischer Strukturen in der Nachbarschaft. Gedeckte Ruptur, Dissektion, Wanddicke und Thrombusanteil können meist besser beurteilt werden. In einigen Fällen gelingt der Nachweis inflammatorischer AAA durch eine verstärkte Kontrastmittelaufnahme der verdickten Aortenwand. Die Durchführung eines Spiral-CT bietet die Möglichkeit der dreidimensionalen Erfassung des Aneuysmas mit deutlich verbesserter Detaildarstellung. Gleichzeitig ist bei geringer Schichtdicke eine Beurteilung der viszeralen und renalen Arterien möglich, was meist eine zusätzliche Angiographie erübrigt. Für eine morphologische Zuordnung (AAA-Klassifikation) zur Verfahrenswahl der invasiven Therapie (konventionelle Therapie vs. Stentgraft) ist das Spiral-CT heute die Methode der Wahl. Wegen der Strahlenbelastung und der Notwendigkeit einer Kontrastmittelgabe sollten weder die CT noch das Spiral-CT als Screening-Verfahren angewandt werden.

Die Magnetresonanztomographie (MRT) hat den Vorteil bei fehlender Strahlenbelastung ohne jodhaltiges Kontrastmittel eine dreidimensionale Darstellung des Aneurysmas und der aortalen Seitenäste zu ermöglichen (◘ Abb. 61.8). Mit der MR-Angiographie können die Flussverhältnisse präzisiert werden.

Die intraarterielle digitale Subtraktionsangiographie wird meist erst präoperativ durchgeführt, ihre Notwendigkeit ist umstritten; Wichtiger erscheint nach erfolgter nichtinvasiver kardiologischer Funktionsdiagnostik die Durchführung einer Koronarangiographie zur Abschätzung des perioperativen Risikos. Eine relevante koronare Herzkrankheit sollte vor Sanierung des stabilen AAA behandelt werden.

Therapie

Die Sanierung des AAA wird operativ (gerades Rohrinterponat oder Y-Prothese iliakal bzw. femoral) oder durch Implantation endovaskulärer ummantelter Stents (TPEG: transluminal positioned endovascular stented graft) durchgeführt. Die Endoprothesenimplantation ist durch zahlreiche Faktoren wie ungünstige Gefäßanatomie („kinking", fehlender Aneurysmahals etc.), Stent-Migration und Endoleakbildung limitiert. Die Indikation zur operativen Versorgung oder Endoprothesenimplantation muss für jeden Patienten individuell entschieden werden. Allgemein akzeptierte Operationsindikationen sind (Stonebridge et al. 1996; Powell et al. 1998; Lederle et al. 2002):
- Ruptur (dies unter Umgehung der geschilderten Diagnostikfolge als Notfalleingriff; Operationsletalität 25–69%),
- symptomatisches AAA (Penetrationsschmerz, Embolie; Operationsletalität 13–27%),
- Außendurchmesser >5,5 cm bei Männern, >4,5 cm bei Frauen mit geringem Operationsrisiko (Operationsletalität infrarenal 0–5%, suprarenal 10–15%),
- rasche Expansion (>0,5 cm Außendurchmesser innerhalb 6 Monaten)

Bei einem Außendurchmesser <5,5 cm bzw. 4,5 cm besteht keine Indikation zur Operation, da sie nach einem mittleren Follow-up von 4,8 Jahren keinen Überlebensvorteil hat (Powell et al. 1998; Lederle et al. 2002).

Die konservative Therapie besteht v. a. in der konsequenten Einstellung einer vorhandenen Hypertonie in erster Linie mit β-Blockern (Stonebridge et al. 1996). Das AAA wird im weiteren Verlauf durch 6-monatige Ultraschalluntersuchungen kontrolliert.

Nachsorge. Bei operierten Patienten liegt der Schwerpunkt in der konsequenten Therapie der Begleiterkrankungen sowie in der 12-monatigen farbduplexsonographischen Nachkontrolle der Aorta und der Prothesenanastomosen. Endoprothesen erfordern zusätzliche CT-Kontrollen und sollten alle 6 Monate kontrolliert werden.

61.3.4 Peripher-arterielle Aneurysmata

Ätiologie und Epidemiologie. Etwa 20% der Aneurysmata sind extraaortal lokalisiert. Auch die nicht-aortalen Aneurysmata sind überwiegend arteriosklerotischer Genese (85%). Neben dem Hypertonus als Risikofaktor scheint eine individuelle Disposition zu bestehen. Gelegentlich werden periphere Aneurysmata als pulsierender Tumor symptomatisch oder zufällig sonographisch entdeckt (Iliakal- und Mesenterialarterien), meist wird die Diagnose erst anhand von Komplikationen gestellt.

Wie an der Aorta neigen die Aneurysmata der Extremitätenarterien zur wandständigen Thrombosierung, die zu Embolien, häufiger auch zum Verschluss des Gefäßes führen kann (Bär et al. 1991). Die aneurysmatische Ausweitung kann Nervenirritationen und Thrombosen der benachbarten Venen bewirken. Die Gefahr der Ruptur nimmt mit dem Diameter zu.

Weitaus häufigster Manifestationsort an den Extremitätenarterien ist die A. poplitea mit 30–60% (Roggo et al. 1993) gefolgt von den Beckenarterien (8–15%). Das Poplitealarterienaneurysma (>12 mm Außendurchmesser) ist differenzialdiagnostisch bei allen Verschlusssyndromen distal der Kniekehle zu berücksichtigen. Die Prävalenz des Iliakalarterienaneurysmas beträgt 0,6% (Bär et al. 1991), in 50% der Fälle kommen zusätzlich Aneurysmata der A. femoralis und A. poplitea vor. Die Rupturgefahr des Iliakalarterienaneurysmas wird mit bis zu 33% (>2 cm Außendurchmesser) angegeben (Richardson et al. 1988), während sie beim Poplitealarterienaneurysma (PA) lediglich 2–7% beträgt (Roggo et al. 1993). Die Hauptgefahr des Poplitealarterienaneurysmas besteht in thromboembolischen Komplikationen (nach 1 Jahr 24%, nach 5 Jahren 74%), die in 20–50% mit einer Amputation einhergehen (Shortell et al. 1991).

Zweithäufigste Ursache peripherer Aneurysmata sind die infektiös bedingten („mykotischen") Aneurysmata, wobei Bakterien (meist Staphylokokken oder gramnegative Erreger) die Hauptverursacher sind. Der Keimnachweis aus der Blutkultur

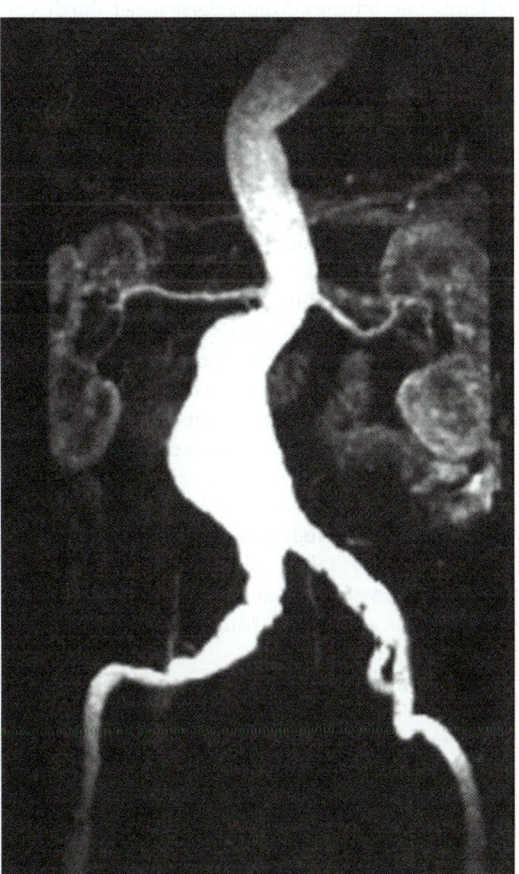

Abb. 61.8. MRT-Darstellung eines infrarenalen Bauchaortenaneurysmas

sollte versucht werden. Mykotische Aneurysmata finden sich zu 85% extraaortal. Ihre Prädilektionsstellen sind mittelgroße Arterien (z. B. Iliakal-, Mesenterialgefäße, auch Hirnarterien). Die Patienten sind oft immunkompromittiert (z. B. Diabetes mellitus, maligne Erkrankungen, Drogenabusus); die Erkrankung kann durch fortgeleitete Infekte (z. B. paravertebraler Abszess) in der Umgebung oder durch Septikämie entstehen.

Die Beteiligung der Gefäßwand im Rahmen verschiedener entzündlicher Erkrankungen (Panarteriitis nodosa, Morbus Behcet, Kawasaki-Arteriitis u. a.) kann zum Auftreten einzelner oder multipler, peripher gelegener Aneurysmata führen. Ihr Anteil an peripheren Aneurysmata ist mit ca. 1% jedoch selten. Die Behandlung richtet sich nach der Grunderkrankung.

Klinik. Beim infektiös bedingten Aneurysma ist das Leitsymptom Fieber unklarer Ursache, bei dessen Differenzialdiagnose die Erkrankung bedacht werden muss und ein entsprechendes sonographisches Screening erfolgen sollte. Daneben demaskiert sich das mykotische wie das arteriosklerotische Aneurysma durch lokale Komplikationen (z. B. Harnstau bei Iliakalarterienaneurysma) oder periphere Embolien (Bär et al. 1991). Todesursachen sind Rupturen der Aneurysmata sowie septische Komplikationen (Hirnabszess, Endokarditis).

Diagnostik. Aneurysmata können angiographisch leicht übersehen werden, da oft eine Teilthrombosierung das perfundierte Lumen auf ein normales Maß reduziert. Die Farbduplexsonographie (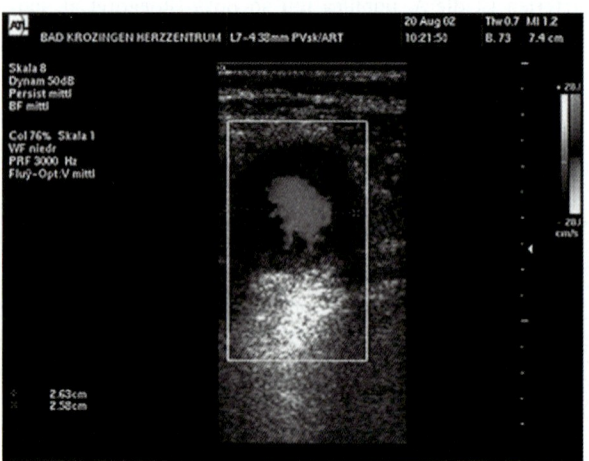 Abb. 61.9) ist das diagnostische Verfahren der Wahl (Karasch et al. 1991). Alternative Verfahren wie CT und MRT sind besonders der Darstellung von unklaren duplexsonographischen Iliakalarterien-Befunden bei starkem „kinking" und speziellen Fragestellungen vorbehalten. Da die Erkrankung überwiegend multilokulär und beidseitig auftritt, ist eine Untersuchung aller Gefäßetagen und der Gegenseite obligat. Eine Segmentoszillographie und arterielle Dopplerverschlussdruckmessung ist bei Diagnosestellung auch bei fehlenden Symptomen obligat, um im weiteren Verlauf klinisch stumme periphere Embolisationen erkennen zu können (Indikation zur prophylaktischen Operation bei Popliteaarterienaneurysma). Vor einem operativen Eingriff muss eine Darstellung der Unterschenkel- und Fußarterien erfolgen, entweder mittels i. a.-DSA oder MR-Angiographie.

Therapie. Iliakalarterienaneurysmata sollten ab einer Größe >20 mm Außendurchmesser aufgrund der Rupturgefahr invasiv behandelt werden. Die bisherige Standardtherapie bestand in der Aneurysmaresektion (Operationsletalität 0–2%; Bär et al. 1991). Bei günstiger Gefäßmorphologie stellt die Stentgraft-Implantation heute eine weniger invasive Behandlungsalternative dar. Beim Femoral- und Popliteaarterienaneurysma kann die prophylaktische Operation des nicht thrombosierten Aneurysmas ab einer Größe >2 cm sinnvoll sein (Shortell et al. 1991). Beim teilthrombosierten Aneurysma richtet sich die Indikation zur Operation nach den klinischen Symptomen.

Bei Auftreten distaler Gefäßverschlüsse sollte das Aneurysma operiert werden, der Gefäßabschnitt wird mit einem Bypass überbrückt (Raptis et al. 1986; Shortell et al. 1991). Alternativ zu chirurgischen Verfahren kann die perkutane transarterielle Aneurysmaausschaltung durch Überbrückung mit einem Stentgraft erfolgen, Langzeitergebnisse hinsichtlich der Offenheitsrate und möglicher embolischer Komplikationen stehen noch aus (Marin et al. 1994). Als Alternative zur Gefäßrekonstruktion ist bei embolisierendem Aneurysma < 2,0–2,5 cm eine Antikoagulation möglich.

Symptomatische Aneurysmata stellen eine primäre Behandlungsindikation dar. Bei komplettem Verschluss eines poplitealen Aneurysmas richtet sich das therapeutische Vorgehen nach der klinischen Situation, die jedoch meist durch eine akute Extremitätengefährdung charakterisiert ist. Geeignete Therapieverfahren sind die lokale Lyse kombiniert mit der Thrombaspiration, die Rotationsembolektomie mit anschließender Stentgraft-Implantation oder die Bypass-Operation (Rousseau et al. 1994).

Die Maximalvariante degenerativer Gefäßwanderweiterungen stellt die aneurysmatische Form der Arteriosklerose (Arteriosklerosis dilatans) dar. Hierbei sind ganze Segmente der Iliakal- und Femoralarterien inhomogen erweitert. Die Flussgeschwindigkeiten in diesen Arterien sind stark reduziert. Wandständige Thrombosierungen und Embolien kommen vor und können eine Dauerantikoagulation erforderlich machen. Eine operative Gefäßrekonstruktion kommt nur bei lokalisierten Komplikationen (akuter Verschluss, Ruptur) in Frage und ist wegen ungünstiger Anastomosierungsvoraussetzungen häufig nicht möglich.

61.3.5 Aneurysma falsum (spurium)

Ätiologie und Epidemiologie. Als Folge von Traumata oder Eingriffen (Punktion, Abklemmen) am Gefäß können sich falsche Aneurysmata bilden.

> **Definition**
>
> Als Aneurysma spurium bezeichnet man ein perivaskuläres nicht vollständig thrombosiertes Hämatom, das mit der Arterie anatomisch und hämodynamisch über einen Verbindungskanal kommuniziert und durch das umgebende Gewebe abgekapselt ist. Diese Kapsel beinhaltet keine Gefäßwandanteile.

Abb. 61.9. Teilthrombosiertes Popliteaarterienaneurysma (Duplex, Querschnitt)

Das Aneurysma spurium der Femoralarterie nach Gefäßpunktionen ist auf Hämatombildung und unzureichende Kompression nach dem Eingriff zurückzuführen und tritt mit einer Inzidenz von 0,07–6,25% auf.

Therapie. Derartige Pseudoaneurysmata lassen sich mit einem Kompressionsverband oder mittels gezielter sonographischer Kompression in 90–95% der Fälle zur vollständigen Thrombosierung bringen (Seitz et al. 1996). Alternativ kann direkt in das Pseudoaneurysma Thrombin perkutan injiziert werden (unter gleichzeitiger Schallkopfkompression des Pseudoaneurysmahalses). Bleibt die Kompression erfolglos, sollte bei drohenden Komplikationen (fortgesetzte Ruptur) das Pseudoaneurysma operativ beseitigt werden.

Nach Anlage synthetischer Gefäßprothesen sind Naht- oder Anastomosenaneurysmata nicht selten (im Mittel 3,2% nach 10 Jahren; Kiffner et al. 1990). Sie können thrombembolische Komplikationen induzieren und die periphere Hämodynamik so verschlechtern, dass eine operative Korrektur angezeigt ist. Alternativ kann ein gecoverter Stent implantiert werden.

61.4 Arterielle Verschlusskrankheit der Nierenarterien

Ätiologie und Epidemiologie

Ursachen der Nierenarterienstenose (NAS) sind im jüngeren Alter überwiegend die fibromuskuläre Dsyplasie (FMD) oder Arteriitiden wie die Takayasu-Arteriitis und im höheren Alter eine meist generalisierte Arteriosklerose. Bei Patienten mit einer arteriosklerotischen NAS liegt in bis zu 30% eine begleitende KHK, in bis zu 32% Stenosen der extrakraniellen Halsarterien und in fast 50% eine AVK der Beine vor. Die NAS ist eine zur Progression neigende Erkrankung (Zierler et al. 1996) mit überwiegend ostialer (Arteriosklerose), seltener peripherer (FMD) Lokalisation. Sie ist, überwiegend im jüngeren Alter, Ursache der klassischen sekundären Hypertonie oder verschlechtert eine präexistente primäre arterielle Hypertonie bis hin zu rezidivierenden Lungenödemen überwiegend bei bilateralen Stenosen (Webster et al. 1998). NAS finden sich bei 2–5% aller Hypertoniker. Volkswirtschaftlich bedeutsam ist die ischämische Nephropathie mit einer zunehmenden Zahl terminaler, dialysepflichtiger Niereninsuffizienzen (Mailloux et al. 1994).

Diagnostik

Die Farbduplexsonographie mit Bestimmung des renal/aortalen Flussgeschwindigkeitsquotienten und des intrarenalen Widerstandsindex RI nach Pourcelot hat sich als nichtinvasive diagnostische Methode zur Detektion von Nierenarterienstenosen und der Nachkontrolle nach Stent-Angioplastie etabliert (Zeller et al. 2001, 2002; ◘ Abb. 61.10). Die Zuverlässigkeit der Farbduplexsonographie ist vergleichbar oder besser als z. B. die der Captopril-Szintigraphie oder MR-Angiographie. Durch die Etablierung der Stent-Angioplastie als invasive Therapie der Wahl ostialer arteriosklerotischer Nierenarterienstenosen (Blum et al 1997; Van de Ven et al. 1999) ergibt sich die Notwendigkeit der möglichst nichtinvasiven Nachbeobachtung dieser Patienten. Da i. Allg. Edelstahlstents implantiert werden, scheidet die MR-Angiographie wegen der fehlenden Gefäßdarstellbarkeit im Stent als nichtinvasive Methode aus.

Therapie

Eine methodisch fragwürdige randomisierte Vergleichsstudie zwischen medikamentöser Therapie und alleiniger Ballonangioplastie (Van Jaarsveld et al. 2000) fand keinen relevanten Unterschied zwischen beiden Behandlungsverfahren bzgl. Blutdruckkontrolle und Nierenfunktion nach 12 Monaten während einzelne Registerstudien einen vorteilhaften Langzeitverlauf einer invasiven Therapie nachwiesen (◘ Abb. 61.11; Dorros et al. 1998; Watson et al. 2000; Zeller et al. 2003). Als Revaskularisationsverfahren stehen die Gefäßchirurgie (TEA oder Bypass) und seit einigen Jahren aufgrund ihrer geringeren Morbidität und Mortalität als Therapie der ersten Wahl die perkutane transluminale renale Angioplastie (PTRA) zur Verfügung (Erdoes et al. 1996). Vor Beginn der Stent-Ära war die katheterinterventionelle Behandlung der NAS auf die fibromuskuläre Dysplasie und arteriosklerotische ostiumferne NAS

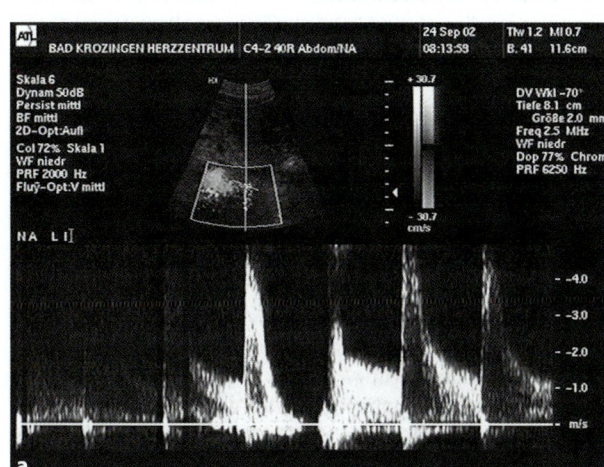
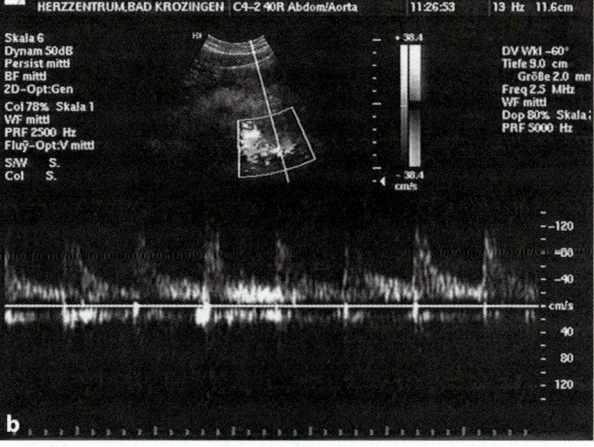

◘ **Abb. 61.10a, b.** Farbduplexsonographie einer ostialen Nierenarterienstenose vor (**a**) und nach (**b**) Stent-PTRA

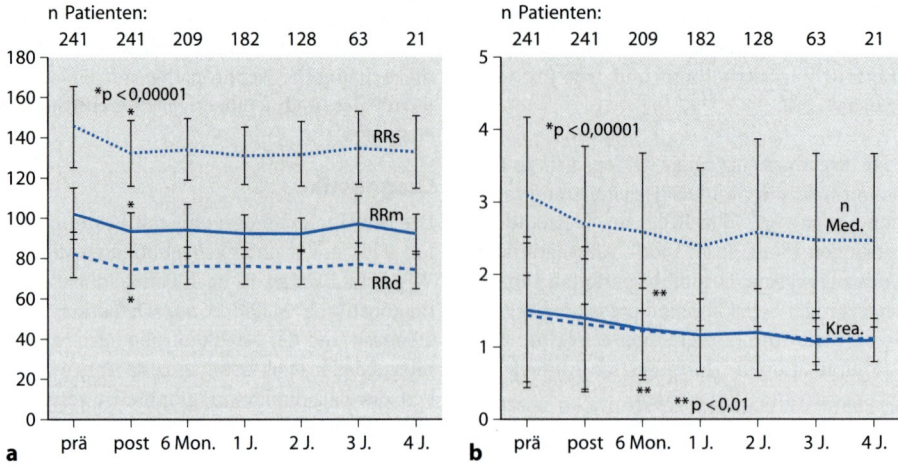

◘ **Abb. 61.11a, b.** a Verlauf des arteriellen Blutdrucks (mmHg), b Verlauf der Medikation und des Serumkreatinins (mg%) nach Stent-PTRA

beschränkt, die primäre Erfolgsrate der PTRA ostialer NAS (24–91%) war ebenso enttäuschend, wie die Rezidivstenoserate (25–45%). Kleinere randomisierte Studien (Van de Ven et al. 1999) als auch Registerdaten (Dorros et al. 1998; Zeller et al. 2003) konnten dann jedoch die Überlegenheit der Stent-Angioplastie gegenüber der PTRA mit primären Erfolgsraten von 88–100% und Restenoseraten von 10–18% beweisen.

> Die Stent-Angioplastie hat sich als Methode der Wahl zur Behandlung ostialer NAS etabliert.

Da in steigender Zahl Kardiologen NAS interventionell behandeln, soll die Methodik der Stent-Angioplastie ostialer NAS kurz dargestellt werden (Details bei Zeller 2003):

Patientenvorbereitung. Vor der Intervention sollten folgende Untersuchungen erfolgen:
- Messung der Nierenfunktionsparameter, 24-h-Blutdruck-Monitoring, Farbduplexsonographie und Analyse der antihypertensiven Medikation.
- Zur Wahl des optimalen Zugangs – brachial oder femoral, rechts oder links – ist die Kenntnis der Anatomie der Aorta abdominalis, Nieren-, Becken-, Femoral- und Brachialarterien hilfreich.
- Medikation: Einleitung einer intensivierten Thrombozytenaggregationshemmung mit ASS 100 mg/Tag und Clopidogrel 75 mg/Tag vor der Intervention entsprechend den Empfehlungen zur PTCA. Langwirksame Antihypertensiva sollten am Behandlungstag pausiert werden. Nach Platzierung der Schleuse Gabe eines Heparinbolus von 5000 IE.

Zugangswege. Der **femorale Zugang** ist der Standardzugang. Die sog. „Führungskathetertechnik" hat die alte „Führungsdrahttechnik" aufgrund der einfacheren und sichereren Handhabung ersetzt.

Der **brachiale Zugang** kann beidseitig erfolgen. Meist wird eine 6-F-Schleuse, seltener eine 7-F-Schleuse oder alternativ eine 7-F-Führungsschleuse (90 cm Länge, „Multipurpose"-Konfiguration) in die A. brachialis retrograd platziert. Als Standard-Führungskatheter haben sich 90 cm lange „Multipurpose"- oder „Amplatz-rechts"-Konfigurationen bewährt.

Präinterventionelle Angiographie. Vor der Intervention muss die NAS selektiv und semiselektiv angiographisch dargestellt werden. Bei normaler Aortenanatomie können die Ostien am besten in einer LAO-20°-Projektion beurteilt werden.

Intervention (◘ Abb. 61.12). Nach selektiver Sondierung der Nierenarterie erfolgt das Einführen eines steuerbaren 0,014"- oder 0,018"-Führungsdraht durch die NAS bis in die Segmentarterien. Deutlich verkalkte NAS oder Stenosen ≥ 90% sollten vordilatiert werden. Andernfalls kann mit den modernen Stent/Trägerballon-Systemen auch ein primäres Stenting erfolgen, wenn der Führungskatheter stabil im Nierenarterienostium verankert ist. Der Stent sollte das Nierenarterienostium komplett überdecken und etwa 1–2 mm in das Aortenlumen hineinragen. Das Verhältnis Stent/Ballon- zu Nierenarteriendurchmesser sollte 1:1 betragen, ein sog. „oversizing" kann zu einer Aortenwandruptur oder -dissektion führen (Zeller et al. 2001).

Postinterventionelle Nachsorge. Eine 12-stündige Überwachung auf einer Wachstation ist empfehlenswert, da es in Einzelfällen zu überschiessenden Blutdruckabfällen kommen kann. Vor allem bei niereninsuffizienten Patienten ist eine regelmäßige Kontrolle der Nierenfunktionsparameter indiziert, die präinterventionell empfohlene Diagnostik sollte vor Entlassung wiederholt werden.

Potenzielle Risiken der Intervention. Folgende Risiken sind bei der Stent-Angioplastie zu beachten:
- renale (Cholesterin) Embolisationen mit konsekutiver subakuter (Wochen) Verschlechterung der Nierenfunktion bis zur Dialysepflichtigkeit,
- Kontrastmittel-induzierte akute (Tage) Nephropathie,
- Nierenarterien- und Aortendissektion/-ruptur,
- Stent-Fehlplatzierung,
- lokale Gefäßkomplikationen an der Punktionsstelle wie Aneurysma spurium, AV-Fistel, transfusionspflichtiges Hämatom u. Ä.

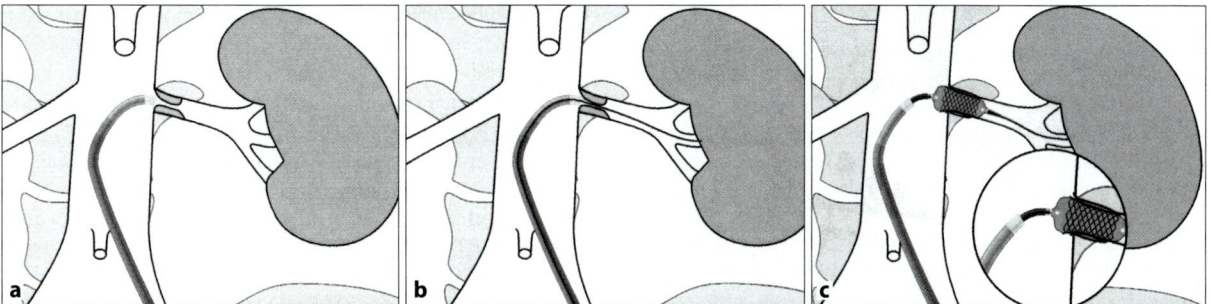

Abb. 61.12a–c. Technik der primären Stentangioplastie von ostialen Nierenarterienstenosen. Nach Sondierung des Nierenarterienostiums mit einem Führungskatheter (a) wird ein steifer 0,014 inch- Führungsdraht in der Nierenarterie positioniert (b). Bei Stenosen ≤90% kann eine primäre Stentimplantation erfolgen. Der Stent sollte 1–2 mm in das Aortenlumen hineinragen (c)

61.5 Arterielle Verschlusskrankheit der unteren Extremitäten

Sämtliche folgenden Zahlenangaben sind aus dem TASC-Protokoll (Trans Atlantic Inter-Society Consensus 2000) entnommen, das alle die AVK der unteren Extremitäten betreffenden Studien bis 1999 ausgewertet hat. Deshalb werden in diesem Kapitel nur neuere bzw. Studien mit übergeordneter Bedeutung zitiert.

61.5.1 Chronische arterielle Verschlusskrankheit

Definition und Ätiologie

Die chronische arterielle Verschlusskrankheit (AVK) umfasst stenosierende und okkludierende Veränderungen der Aorta und der Extremitäten versorgenden Arterien in einem stabilen, nicht die Extremität gefährdendem Stadium. Sie ist zu 90–95% arteriosklerotisch bedingt. Der Rest verteilt sich auf eine Reihe entzündlicher, dysgenetischer und traumatischer Gefäßkrankheiten.

Stadieneinteilung

Zur klinischen Definition der AVK gehört neben der Angabe der Lokalisation (Becken-, Oberschenkel- und Unterschenkel oder Mehretagentyp) die Beschreibung des Schweregrades der Erkrankung. Im europäischen Sprachraum ist die Einteilung nach Fontaine et al. (1956) verbreitet, im angloamerikanischen die differenziertere Klassifikation nach Rutherford et al. (1991).

> **Fontaine-Klassifikation**
> - Stadium I: Stadium der vollen Kompensation. Asymptomatische Stenosen oder Verschlüsse.
> - Stadium II: Stadium der relativen Kompensation. Nach einer zunächst schmerzfreien Gehstrecke verspürt der Patient einen ziehenden, krampfartigen Schmerz der Muskulatur (relative Gehstrecke), der ihn nach weiterem Gehen zum Stehenbleiben zwingt (absolute Gehstrecke). Nach kurzer Rast kann er die annähernd gleiche Wegstrecke erneut schmerzfrei zurücklegen, bis die Beschwerden („Claudicatio intermittens") erneut auftreten. Bergangehen, harter Untergrund, Tragen von Lasten oder schnelles Gehen verkürzen die Gehstrecke. Abhängig von der relativen Gehstrecke wird ein Stadium IIa (Gehstrecke >200 m) von einem Stadium IIb (Gehstrecke <200 m) unterschieden.
> - Stadium III: Dekompensiertes Stadium („kritische Extremitätenischämie"). Bei Patienten mit schweren Durchblutungsstörungen treten die Schmerzen nach längerem Liegen, somit meistens nachts, im Bereich des Vorfußes auf. Durch Reduktion des hydrostatischen Drucks beim liegenden Patienten sinkt der Druck in den peripheren Arterien ab. Bei einem Druck unter 40–50 mmHg ist eine ausreichende Gewebeperfusion nicht mehr gewährleistet; es treten Ruheschmerzen auf. Herabhängen des Beines erhöht den Perfusionsdruck und lindert damit die Beschwerden. Der Ruheschmerz ist Ausdruck der vitalen Gefährdung der Extremität.
> - Stadium IV: Der unzureichende Perfusionsdruck führt nach einiger Zeit zu Nekrosen und/oder Ulzerationen meist im Bereich der Zehen, Vorfüße oder Fersen. Die Extremität ist kalt und livide verfärbt.

Einige Autoren unterscheiden durch Trauma (z. B. Fußpflege, Druckstelle) entstandene Nekrosen und Ulzerationen („Mal perforans"; ◘ Abb. 61.13a) in den Stadien I und II wegen der besseren Prognose von Spontannekrosen im Stadium IV (◘ Abb. 61.13b).

> **Rutherford-Klassifikation**
> - Stadium 0: Asymptomatische AVK. Normaler Laufbandtest.
> - Stadium 1: Geringe Claudicatio-Beschwerden ohne relevante Alltagslimitation. Laufband-Test >250 m, Knöcheldruck nach Belastung <50 mmHg, aber >25 mmHg.
> - Stadium 2: Moderate, selten alltagslimitierende Claudicatio-Beschwerden. Laufband-Test nicht beendet (100–250 m).
> - Stadium 3: Alltagslimitierende Claudicatio-Beschwerden. Im Laufbandtest Gehstrecke unter 100 m, Knöcheldruck nach Belastung <50 mmHg.

- Stadium 4: Ruheschmerzen. Knöcheldruck in Ruhe <60 mmHg, Zehendruck <40 mmHg, flache Dopplerkurve.
- Stadium 5: Umschriebene Gewebedefekte, Restitutio ad integrum bei adäquater Wundversorgung möglich. Knöcheldruck in Ruhe <40 mmHg, Zehendruck <30 mmHg, flache Dopplerkurve.
- Stadium 6: Fortgeschrittene hypoxische Gewebeschädigung, Amputation unvermeidlich. Knöcheldruck in Ruhe <40 mmHg, Zehendruck <30 mmHg, flache Dopplerkurve.

Epidemiologie und Risikofaktoren

Etwa 5% der Bevölkerung Deutschlands leidet an peripheren Durchblutungsstörungen (Büchner et al. 1992). Die AVK der Extremitätenarterien ist meist Ausdruck einer diffusen Arteriosklerose, in 75% liegt eine begleitende Koronararteriensklerose vor. 70% der Patienten sterben an einem Myokardinfarkt (◘ Abb. 61.14), die Lebenserwartung ist um ca. 10 Jahre reduziert (Blümchen et al. 1971).

Große epidemiologische Studien konnten zeigen, dass es bei Vorhandensein bestimmter Risikofaktoren (Nikotin, arterielle Hypertonie, Diabetes mellitus, Fettstoffwechselstörung) häufiger zur Entwicklung einer AVK kommt als bei Patienten ohne diese Merkmale. Bei Vorliegen nur eines Risikofaktors beträgt das Risiko, eine AVK zu entwickeln, das 2,5fache, bei 2 Risikofaktoren das Vierfache und bei 3 Risikofaktoren das 6fache des Risikos einer Normalperson ohne Risikofaktor.

Die Risikofaktoren haben in den verschiedenen Gefäßprovinzen eine unterschiedliche Relevanz für die Entstehung und Progression von arteriosklerotischen Läsionen: Rauchen begünstigt v. a. die Entwicklung peripherer Gefäßverschlüsse der oberen und unteren Extremitäten. Auffallend ist der Befall der Aorta abdominalis und Beckenarterien in der Altersgruppe der 40–60-Jährigen. Dem Diabetes mellitus kommt eine Sonderstellung zu; er führt sowohl zu Veränderungen der großen Arterien als auch zu einer Mikroangiopathie. Die Makroangiopathie des Diabetikers zeichnet sich besonders durch einen Befall der A. profunda femoris sowie der Unterschenkelarterien aus. Weitere Risikofaktoren sind die Hyperinsulinämie, Hyperfibrinogenämie und die Hyperhomozysteinämie (◘ Abb. 61.15).

Praktische Erwägungen und Differenzialdiagnostik

Bereits Anamnese und körperliche Untersuchung (Pulsstatus!) können bei vielen Patienten das Vorliegen einer AVK ausschließen, weshalb keine weiteren Untersuchungen notwendig werden. Ergeben sich Hinweise auf eine arterielle Durchblutungsstörung, müssen weiterführende nichtinvasive Untersuchungen einer Angiographie vorangestellt werden. In die differenzialdiagnostischen Überlegungen bei Vorliegen von Claudicatio-Beschwerden müssen degenerative Veränderungen der Wirbelsäule (Lumboischialgie, enger Spinalkanal „Claudicatio spinalis"), des Hüft- und Kniegelenks, Kompressionssyndrome (popliteales Entrapment-Syndrom), Gefäßwanderkrankungen (zystische Adventitiadegeneration) sowie Venenerkrankungen mit einbezogen werden.

> **Klinisch wichtig**
>
> Da die KHK und Zerebralarteriensklerose für diese Patientengruppe prognostisch entscheidend ist(CAPRIE 1996), muss die Diagnostik diese Gefäßbereiche mit einbeziehen. Die Therapie der peripheren AVK muss in Relation zur übrigen Gefäßsituation stehen.

Diagnostik

Bereits durch die gezielte Anamnese und körperliche Untersuchung mit Inspektion, Erhebung des Pulsstatus und Auskultation kann der Nachweis einer AVK erfolgen. Die Schwere der Erkrankung und die Lokalisation eines Strombahnhindernisses können abgeschätzt werden. Bei der körperlichen Untersuchung ist auf Hautfarbe, Temperatur, Hautdefekte, Venenfüllung und Nagelmykosen zu achten.

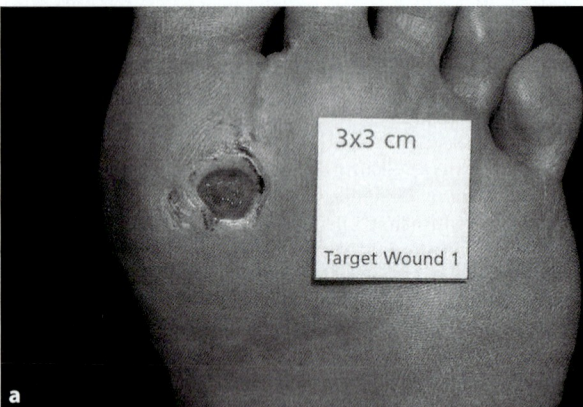

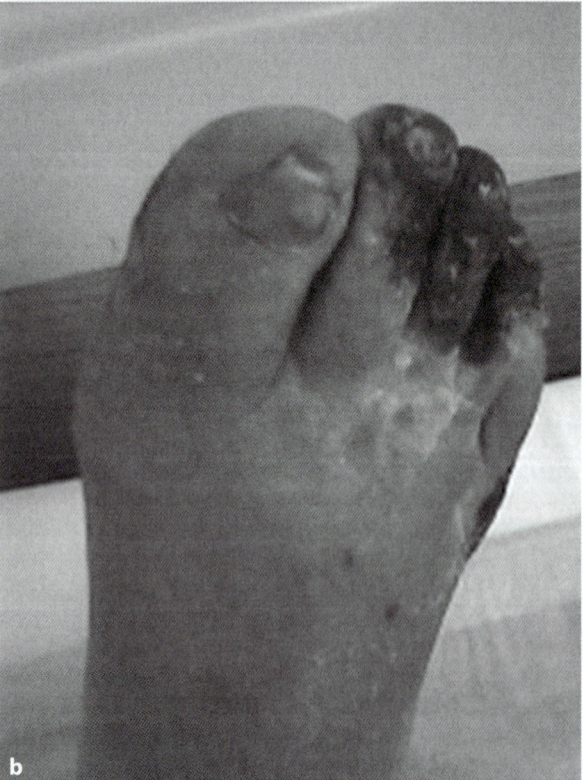

◘ Abb. 61.13a, b. a Mal perforans, b ischämische akrale Nekrosen

61.5 · Arterielle Verschlusskrankheit der unteren Extremitäten

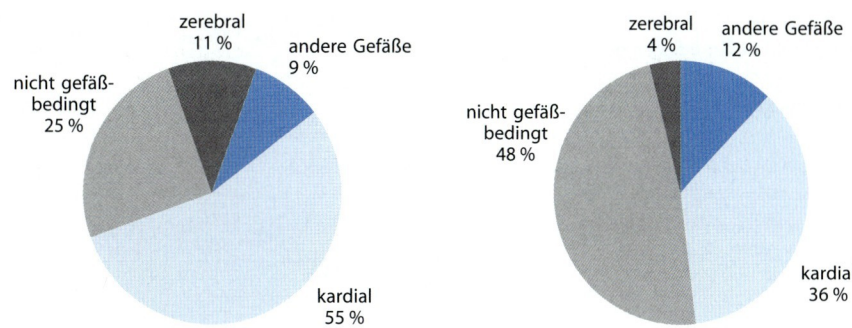

Abb. 61.14. Todesursachen in Abhängigkeit vom Vorhandensein der AVK (TASC 2000)

Pulsstatus. Der Puls wird beidseitig im direkten Seitenvergleich an der A. brachialis, radialis, ulnaris, femoralis, poplitea, dorsalis pedis und tibialis posterior getastet. Die Fußpulse können auch bei Gefäßgesunden in bis zu 10% der Fälle nicht tastbar sein (Hypo-/Aplasie, niedriger Blutdruck, Ödem).

Auskultation. Gefäßgeräusche können noch in mittelgroßen Arterien (A. poplitea, A. brachialis) gehört werden. Bei jungen Menschen können Gefäßgeräusche physiologisch sein. Ein raues, niederfrequentes systolisches Geräusch weist auf das Vorhandensein eines Plaques bzw. einer geringen Stenose hin während ein hochfrequentes, zischendes Geräusch auf eine hochgradige Stenose hinweißt. Die Auskultation sollte in Ruhe und nach Belastung (z. B. 30 Zehenstände) erfolgen, da durch die Steigerung des Herzzeitvolumens häufig in Ruhe inapparente Stenosen hörbar werden.

Lagerungsprobe nach Ratschow. Der Patient liegt auf dem Rücken. Beide Beine werden senkrecht in die Höhe gehoben und für 2 min Rollbewegungen des Fußes im Sprunggelenk durchgeführt. Der Patient setzt sich im Anschluss auf, die Beine hängen von der Untersuchungsliege nach unten. Eine einseitige Durchblutungsstörung zeigt sich durch eine anfänglich minderdurchblutete blasse Extremität, die reaktive Hyperämie tritt verspätet ein (>15 s), ebenso die Venenfüllung (>20 s). Die reaktive Hyperämie dauert deutlich länger als an der gesunden Extremität.

Gehtest. Wenn kein Laufband zur Verfügung steht, geht der Patient mit 2 Schritten pro Sekunde in der Ebene, was einem Gehtempo von 5 km/h entspricht. Man misst die Strecke bis zum Schmerzbeginn (relative Gehstrecke) sowie die absolute Gehstrecke. Der Gehtest trägt nicht nur zur Objektivierung der Patientenangaben bei, er gibt v. a. bei polymorbiden Patienten wertvolle Hinweise auf sonstige Einschränkungen der Belastbarkeit des Patienten (Angina pectoris, Dyspnoe etc.).

Nichtinvasive apparative Untersuchungen

Segmentoszillographie (Abb. 61.16). Die Ruhe- und Belastungsoszillographie (mechanisch oder elektronisch) gibt zuverlässige Hinweise auf die Höhenlokalisation eines Strombahnhindernisses als auch über seine hämodynamische Kompensation.

Laufbanduntersuchung. Schmerzfreie und absolute Gehstrecke können am besten unter standardisierten Bedingungen am Laufband evaluiert werden (Bruce-Protokoll: 3,2 km/h, 12%

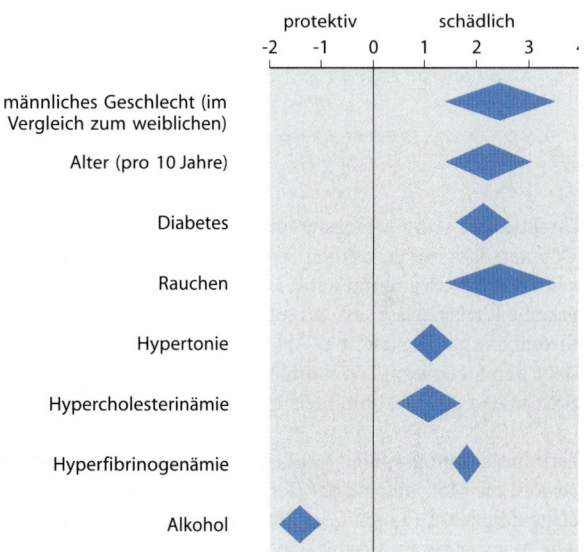

Abb. 61.15. Risikofaktoren für das Auftreten einer Claudicatio intermittens (TASC 2000)

Steigung). Der Patient muss vor der ersten Messung mit dem Gerät vertraut gemacht werden (Probeläufe). Die Laufbanduntersuchung hat den Vorteil der Standardisierbarkeit, der Gehtest zu ebener Erde den der Alltagsnähe.

Dopplersonographische Druckmessung. Sie stellt die einfachste technische Untersuchung dar. Mit der cw-Dopplersonde wird der Manschettendruck der Brachial- und der Knöchelarterien gemessen. Die Blutdruckmanschette wird oberhalb des Sprunggelenks angelegt (Abb. 61.17). Der systolische periphere Knöchelarteriendruck muss beim liegenden Gesunden zumindest gleich dem Blutdruck in der A. brachialis sein, meist ist er 10–20% höher. Bei Patienten mit mittelgradigem Strombahnhindernis kann der Druck in der Peripherie noch ausgeglichen sein, deshalb muss bei klinischer Symptomatik ein Belastungstest durchgeführt werden. Nach Belastung (Kniebeugen, Zehenstände, schnelles Gehen am Gang oder auf dem Laufband) kann der Druck 30–60 s nach Ende der Belastung gemessen werden, ein Druckabfall nach Belastung ist der Beweis für ein hämodynamisch wirksames Strombahnhindernis. Mediasklerose, massives Ödem und kutane Sklerose können die Druckmessung beeinträchtigen oder unmöglich machen.

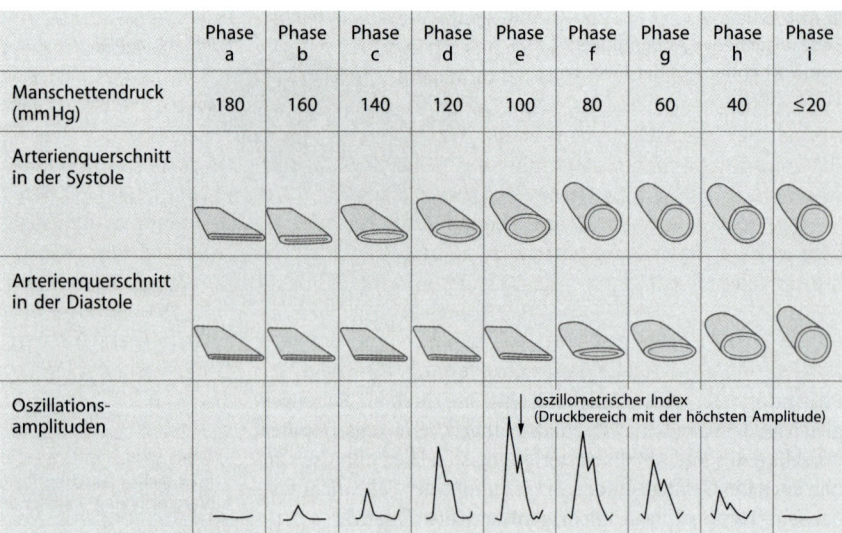

◘ Abb. 61.16.
Physiologische Grundlagen der Entstehung des Oszillogramms (nach Rieger 1998)

Direktionale Dopplersonographie. Mit der direktionalen Dopplersonographie können Strömungsgeschwindigkeitskurven (Hämotachygramme) abgeleitet werden. Die Kurvenform erlaubt Rückschlüsse auf vorgeschaltete und nachgeschaltete Strombahnhindernisse, bei Ableitung in einer Stenose auch über den Stenosegrad. Weiterführend ist die Methode v. a. bei proximalen Strombahnhindernissen und bei Mediasklerose.

Farbduplexsonographie. Mit der Duplexsonographie können sowohl die Morphologie der Gefäßwand als auch die Flussgeschwindigkeit und damit der Stenosegrad dargestellt werden. Alle Arterien bis in den distalen Unterschenkel können untersucht werden. Die Methode erlaubt eine exakte Lokalisation und Charakterisierung von Strombahnhindernissen.

Die Bestimmung der Größe thrombosierter Aneurysmata sowie die Beurteilung paravasaler Strukturen (Tumoren, Baker-Zysten, zystische Adventitiadegeneration etc.) sind möglich. Das okkludierende Material kann nach seiner Echogenität analysiert werden (thrombotisch, verkalkt). Die diagnostische Sicherheit der Duplexsonographie entspricht in der Hand erfahrener Untersucher derjenigen der Angiographie und kann diese als diagnostische Methode ersetzen (Neuerburg-Heusler u. Hennerici 1995).

Sonstige nichtinvasive Messmethoden. Verschlussplethysmographie, transkutane Sauerstoffdruckmessung, akrale Photoplethysmographie und Kapillarmikroskopie werden bei besonderen Fragestellungen angewandt.

Invasive apparative Untersuchungen

Kontrastunterstützte MR-Angiographie. Kernspintomographen der neuesten Generation erlauben unter Verwendung Gadolinium-haltiger intravenös infundierter Kontrastmittel inzwischen eine zuverlässige Darstellung der die Extremitäten versorgenden Arterien bis auf Niveau der Endstrombahn. Kontraindikationen wie Klaustrophobie und Schrittmacherimplantation sind zu beachten.

Angiographie. Die Angiographie kann in konventioneller Blattfilmtechnik oder in arterieller digitaler Subtraktionstech-

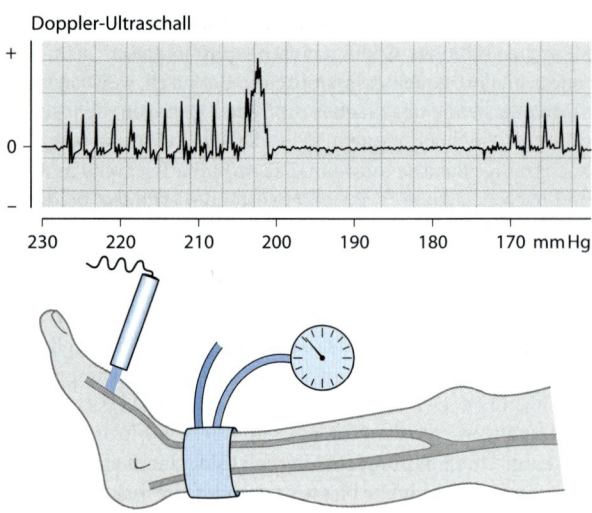

◘ Abb. 61.17. Prinzip der systolischen Doppler-Verschlussdruckmessung (Rieger 1998)

nik (DSA) durchgeführt werden. Eine intravenöse DSA hat ein zu geringes Auflösungsvermögen und ist obsolet. Es gelten die üblichen Kontraindikationen gegen die Anwendung jodhaltiger Röntgenkontrastmittel. Alternative Kontrastmittel wie CO_2 oder Gadolinium in DSA-Technik können in diesen Fällen zum Einsatz kommen (Strunk et al. 1992; Zeller et al. 2002).

> Die Angiographie sollte nicht zur Primärdiagnostik einer arteriellen Durchblutungsstörung eingesetzt werden! Eine Arteriographie ist nur vor geplanter Rekonstruktion und bei schwieriger Differenzialdiagnose indiziert.

Allgemeine und spezielle Therapie

Allgemeine Therapiemaßnahmen. In jedem Stadium der AVK müssen die für die Gefäßkrankheiten verantwortlichen klassischen vaskulären Risiko-(Prognose-)faktoren beeinflusst werden. Diese Aufgabe bedarf einer umfassenden ärztlichen und psychologischen Betreuung sowie Hilfestellungen der sozialen

Umgebung. Dies gilt v. a. für die Tabakentwöhnung. Da in diesem Fall nur begrenzt medikamentös eingegriffen werden kann (z. B. Nikotinkaugummi, Nikotinpflaster), bleiben vorwiegend psychologische Methoden. Nach derzeitiger Studienlage ist bei kombinierter Anwendung (z. B. psychologische Betreuung + Nikotinpflaster) mit einer Tabakentwöhnungsquote von 20–25% für die Dauer eines Jahres zu rechnen.

Eine Sekundärprophylaxe mit Thrombozytenaggregationshemmern und CSE-Hemmern ist zur Senkung des kardiozerebralen Risikos indiziert.

Spezielle Therapiemaßnahmen. Die zur Behandlung der chronischen AVK zur Verfügung stehenden Therapieverfahren sind:
– lokalisationsbezogenes programmiertes Intervalltraining und/oder allgemeines Gehtraining nach Schoop,
– Wundbehandlung,
– Therapie mit vasoaktiven Substanzen (Wertigkeit nach wie vor umstritten),
– interventionelle Gefäßrekanalisation: perkutane transluminale Angioplastie (PTA) und verwandte Verfahren wie z. B. Rotationsthrombektomie, Excimer-Laserangioplastie, Atherektomie, endovaskuläre Gefäßstützen (Stent), lokale Thrombolyse ggf. kombiniert mit Aspirationsembolektomie und PTA (Jung et al. 2000; Zeller et al. 2001; Scheinert et al. 2001; Hayarizadeh et al. 2002),
– gefäßchirurgische Verfahren wie Bypassoperation und Desobliteration (Vollmar 1996).

Stadiengerechte Therapiemaßnahmen

Die Therapieplanung (modifiziert nach TASC 2000) richtet sich nach dem Stadium der Erkrankung (s. oben):

Fontaine-Stadium I/Rutherford 0. Bei asymptomatischer AVK besteht in der Regel keine Indikation zum Einsatz spezieller Behandlungsverfahren. Ausnahme: Drohender Re-Verschluss eines zuvor aufwendig rekanalisierten Gefäßes bei symptomatischer AVK oder eines Bypasses. Im Vordergrund steht die Einstellung der kardiovaskulären Risikofaktoren und Behandlung mit Plättchenfunktionshemmern. Eine kardiale Funktionsdiagnostik sowie eine ergänzende Untersuchung extrakardialer arterieller Strombahnregionen (A. carotis, A. renalis bei Hypertonie) sollte erfolgen, da der Patient primär durch eine KHK gefährdet ist. Jährliche Kontrollen zur Beurteilung einer möglichen Progredienz der AVK sind anzuraten.

Fontaine Stadium II/Rutherford 1–3. Bei Claudicatio intermittens steht bei geringem Leidensdruck des Patienten und fehlender Alltagslimitation im beruflichen und privaten Leben (keine Lebensqualitätsminderung) die konservative Therapie im Vordergrund. Entscheidend ist die umfassende Behandlung der vaskulären Risikofaktoren und ein strukturiertes Gehtraining. Die Einbindung in eine AVK-Gruppe kann sowohl zur Verbesserung der schmerzfreien Gehleistung als auch zur Ausbildung eines verbesserten Gesundheitsbewusstseins sinnvoll sein.

Ist der Leidensdruck groß (Alltagslimitation), muss eine ausreichende Verbesserung der schmerzfreien Gehstrecke angestrebt werden. Grundlage in diesem Stadium ist das Gehtraining, wenn keine Rekonstruktion durchgeführt wird. Im Zuge eines konsequenten und dauerhaften Trainings können erhebliche Gehstreckenverbesserungen und damit eine entscheidende Verbesserung auch der beruflichen Mobilität bzw. der Lebensqualität erreicht werden (Steinacher et al. 2002). Die unterstützende Gabe vasoaktiver Substanzen (z. B. Pentoxifyllin, Naftidrofuryl und Buflomedil) ist aufgrund methodischer Mängel zahlreicher Studien umstritten. Die intravenöse Behandlung mit Prostaglandin E_1 ist im Stadium der Claudicatio nicht indiziert.

Die Entscheidung zur interventionellen Therapie ist individuell und nicht nach definierten Gehstrecken zu fällen. Durch technische Verbesserungen der Kathetermaterialien lassen sich inzwischen selbst komplexe und langstreckige Verschlüsse in über 90% der Fälle primär erfolgreich behandeln. Während die PTA mit oder ohne Stent in der Beckenstrombahn auch bei langstreckigen Verschlüssen exzellente Langzeitergebnisse (5-Jahres-Offenheitsraten von 80–90%) aufweist, beträgt die 1-Jahres-Offenheitsrate nach Rekanalisation femoropoplitealer Verschlüsse nur 30–40%. Selbstexpandierende Nitinol-Stents und die intravaskuläre (Brachytherapie), aber auch perkutane Nachbestrahlung können das Restenoserisiko deutlich senken, neue Medikamenten-beschichtete Stents (Sirolimus, Tacrolimus u. a.) lassen auf eine weitgehende Lösung dieses Problems hoffen.

Fontaine Stadium III/IV/Rutherford 4–6. Grundsätzlich besteht in diesen Stadien eine Indikation zu lumeneröffnenden Maßnahmen, die in Kliniken mit spezifischen angiologischen und gefäßchirurgischen Kenntnissen durchgeführt werden sollten. Kommen weder operative noch interventionelle Maßnahmen in Frage, ist eine konservativ-medikamentöse Behandlung mit Prostanoiden (Prostaglandin E_1, Prostazyklinanaloga) indiziert. Prostaglandin E_1 kann sowohl intravenös als auch intraarteriell appliziert werden und kann bei konsequenter Therapie zu einer deutlich besseren Ulkusabheilung und Ruheschmerzreduktion sowie zu einer Verminderung der Amputationsrate führen. Relative Bettruhe, adäquate Extremitätenlagerung (leichte Senkung des Fußendes des Bettes, Wattepolster mit freiliegender Ferse), Schmerzbehandlung, eventuell eine CT-gesteuerte lumbale Sympathikolyse, die Therapie begleitender Ödeme und bei Polyglobulie bzw. Polyzythämie eine Hämodilution sind sinnvolle ergänzende Maßnahmen.

Bei Haut- und Weichteilläsionen kommt der Lokalbehandlung eine herausragende Bedeutung zu. Antibiotika sind nach Antibiogramm und bei klinischen Zeichen einer Infektion systemisch zu applizieren. Behandlungsziel ist es, eine Abheilung akraler Läsionen oder eine Beschränkung auf eine Grenzzonenamputation zu erreichen.

Differenzialtherapeutische Empfehlungen

Im TASC-Protokoll wurde versucht, ähnlich wie bei den Koronararterien, für Becken- und Femoralarterien getrennt 4 verschiedene Läsionstypen (A–D) zu definieren und daraus eine Therapieempfehlung (Katheterintervention oder Gefäßchirurgie) abzuleiten. Typ-A-Läsionen wurden als eindeutige interventionelle Indikationen definiert, Typ-D-Läsionen dagegen als primär gefäßchirurgische Therapieindikationen. Bei Typ-B-und -C-Läsionen sind beide Therapiemodalitäten möglich; die Entscheidung, welche Therapie zum Einsatz kommt, hängt von der Erfahrung und technischen Ausstattung des behandelnden Arztes ab. Ein Manko der interventionellen Angiologie bzw. Radiologie besteht darin, dass es im Gegensatz zur interventionellen Kardiologie kaum verwertbare randomisierte Vergleichsstudien zwischen den verschiedenen Kathetertechniken und gefäßchirurgischen Methoden gibt, was „evidence based" Empfehlungen erschwert.

Beckenstrombahn. Generell sind fokale Stenosen und Verschlüsse der Iliakalarterien (Typ A–C) die Domäne der interventionellen Therapie, während langstreckige verkalkte chronische Verschlüsse (Typ D) meist noch operiert, aber in erfahrenen Zentren mit bis zu 90%iger Erfolgsrate auch katheterinterventionell behandelt werden (◘ Abb. 61.18).

Die technische Erfolgsrate der PTA von Stenosen der Beckenarterien – definiert als Reststenose <50% und einem Druckgradienten <10 mmHg – liegt bei 90%, erhöht sich durch die Verwendung von Stents auf 100%. Für fokale Verschlüsse schwanken die Angaben zwischen 78% und 83% für die PTA und erhöhen sich auf bis zu 98% durch eine Stent-Implantation. Die Offenheitsraten nach erfolgreicher PTA von Stenosen und Verschlüssen unterscheiden sich nicht und betragen nach 1 Jahr bis zu 80% und 5 Jahren bis zu 60%. Durch die Stent-Implantation konnte die Langzeitoffenheitsrate auf bis zu 90% nach 1 Jahr und bis 80% nach 3 Jahren verbessert werden. Diese Ergebnisse waren weitgehend unabhängig von den Stent-Typen (ballonexpandierbar vs. selbstexpandierend) und Stent-Materialien (Stahl vs. Nitinol). Eine randomisierte Studie zwischen primärem und elektivem Stenting von Iliakalarterienstenosen fand keinen Unterschied im Langzeitverlauf zwischen beiden Gruppen.

> Zusammenfassend ist die Behandlung von Stenosen und Verschlüssen der Iliakalarterien inzwischen eine Domäne der katheterinterventionellen Therapie, Bypass-chirurgische Maßnahmen sind als primäre Therapieoption im Wesentlichen auf stark verkalkte langstreckige Verschlüsse begrenzt. Die Standardtherapie von Beckenarterienstenosen besteht in der Ballondilatation und elektiver Stent-Implantation im Falle eines residualen Druckgradienten >10 mmHg, einer Dissektion oder eines elastischen Recoil. Spezielle Kathetertechniken wie Excimer-Laser, Thrombektomiekatheter und die lokale Lyse spielen im Beckenbereich eine untergeordnete Rolle.

A. femoralis communis mit Einbezug der Bifurkation. Bei verkalkten Läsionen besteht die eindeutige Indikation zur chirurgischen Thrombendarterektomie (TEA) und ggf. Erweiterungsplas-tik. Bei geringer Verkalkung kann als Primärtherapie die PTA in Cross-over-Technik versucht werden, die Abgänge der A. femoralis superficialis und A. profunda femoris (APF) können auch gestentet werden. Distale APF-Stenosen (Diabetiker) lassen sich dagegen ausschließlich katheterinterventionell behandeln.

Femoropopliteale Strombahn. Bei der Therapieplanung von Patienten mit femoropoplitealen Läsionen ist im Gegensatz zu Patienten mit iliakalen Läsionen von einer deutlich erhöhten Inzidenz einer begleitenden KHK auszugehen. Dies limitiert die Verwendbarkeit der Vena saphena magna als femorales Bypass-Material.

Fokale Stenosen und kurze Verschlüsse der A. femoralis superficialis (AFS) oder A. poplitea (AP) entsprechend einer TASC-Typ A- und -B-Läsion sind allgemein akzeptierte PTA-Indikationen, während die Rekanalisation mittellanger und langstreckiger Verschlüsse noch umstritten ist (Typ C und D; ◘ Abb. 61.19). Randomisierte Vergleichsstudien zwischen Bypass-Operation und Katheterrekanalisation existieren allerdings nicht.

Die PTA femoropoplitealer Stenosen ist in 90–100% der Fälle technisch erfolgreich durchführbar, die Erfolgsrate kann durch Stent-Implantation auf 100% erhöht werden. Die 5-Jahres-Offenheitsrate nach PTA liegt bei maximal 68% und ist von der Länge des stenosierten Segments sowie dem peripheren Abfluss abhängig.

Die Rekanalisation femoropoplitealer Verschlüsse ist durch technische Verbesserungen und insbesondere die Einführung der Stent-Implantation inzwischen in bis zu 90% technisch

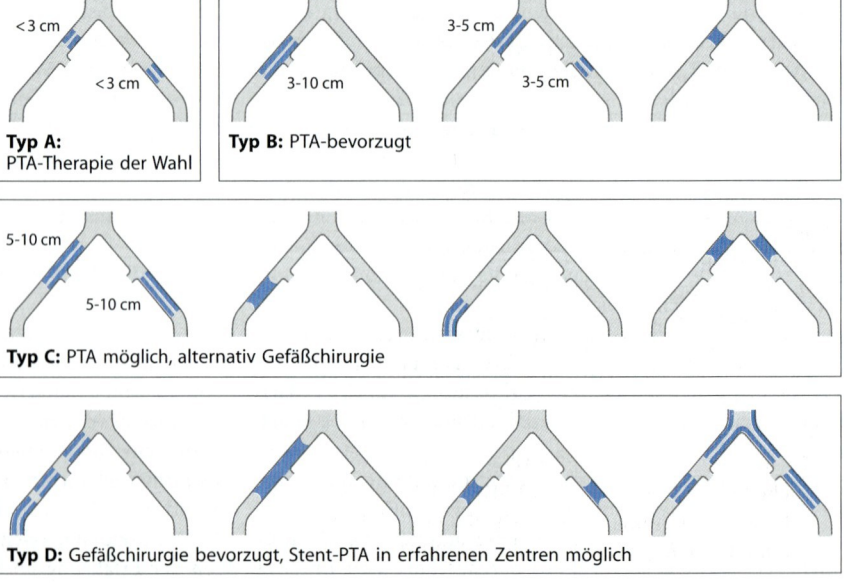

◘ **Abb. 61.18.** Modifizierte TASC-Klassifikation für Iliakalarterienläsionen (Zeller 2002)

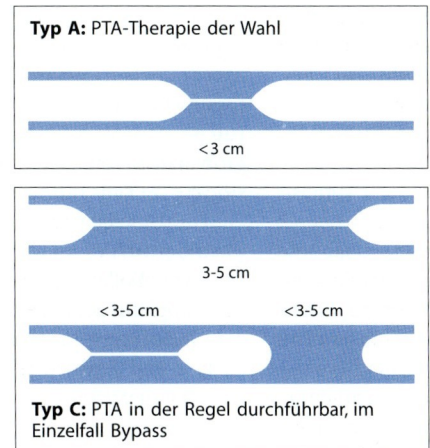
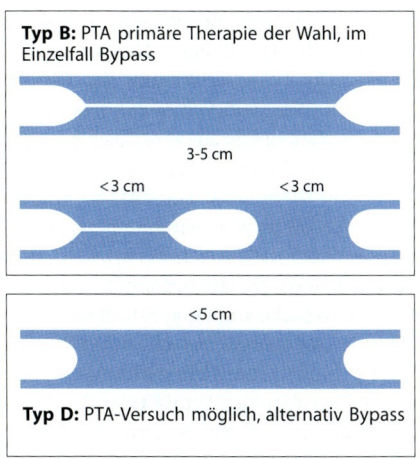

Abb. 61.19. Modifizierte TASC-Klassifikation für Femoralarterienläsionen (Zeller 2002)

erfolgreich durchführbar (Krankenberg et al. 2001; Scheinert et al. 2001). Bei längeren Verschlüssen gilt der femoropopliteale Bypass als Goldstandard, wobei die Bypass-Offenheitsraten vom Bypass-Material (Vene besser als Kunststoff), poplitealen Anschlusssegment (supragenual besser als infragenual) und Zustand der Unterschenkelstrombahn abhängen. Negative Prädiktoren für den Erfolg einer Katheterrekanalisation sind der Grad der Verkalkung des Verschlusses und die Verschlusslänge.

Die alleinige Ballondilatation von Verschlüssen hat eine enttäuschende 5-Jahres-Offenheitsrate von 35%. Trotz der guten Akut- und Kurzzeitergebnisse nach Stent-Implantation kommt es nach 6–12 Monaten zu Neointima bedingten intrastent Restenosen oder Re-Verschlüssen mit einer unbefriedigenden 1-Jahres-Offenheitsrate von 40–70%. Es gibt inzwischen Hinweise, dass selbstexpandierbare Nitinol-Stents eine geringere Restenoserate aufweisen, als vergleichbare Stahl-Stents (Hayarizadeh et al. 2002). Gecoverte Stents haben zu keiner wesentlichen Reduktion der Restenoserate geführt. Die endoluminale, aber auch externe Strahlentherapie nach Stent-Implantation kann die Offenheitsrate signifikant verbessern, Langzeitergebnisse stehen für diese Therapieform jedoch noch aus (Waksman 2000). Erste Pilotstudien-Ergebnisse mit einem antiproliferativ (Rapamycin) beschichteten Nitinol-Stent weisen auf eine dramatische Reduktion der Restenoserate bei AFS-Läsionen hin vergleichbar mit den Ergebnissen bei koronarer Anwendung.

Eine randomisierte Studie, die die Laserangioplastie + PTA mit der alleinigen Ballonangioplastie langstreckiger AFS-Verschlüsse verglich (PELA II), zeigte keinen Unterschied für das Gesamtkollektiv nach 12 Monaten. Ein neuer Therapieansatz ist die direktionale Atherektomie mit einem neuen Kathetertyp (Fox Hollow), eine eigene Pilotstudie ergab vielversprechende Akutergebnisse.

Bei überwiegend thrombotischen subakuten und älteren Verschlüssen kann eine lokale Lyse kombiniert mit einer Thrombaspiration sowohl den primären Erfolg als auch die Langzeitprognose der Intervention verbessern. Zu einem ähnlichen Ergebnis kommt auch eine eigene Studie mit dem Straub-Rotarex-Thrombektomiekatheter (Zeller et al. 2003).

Bei isolierten Popliteastenosen und -verschlüssen sind differenzialdiagnostisch besondere Ätiologien zu berücksichtigen: Bei Kompressionssyndrom, zystischer Adventitiadegeneration und Aneurysma müssen individuelle Therapieentscheidungen getroffen werden (operative Dekompression oder Interponat, Stent, Endoprothesen).

Unterschenkelstrombahn. Während für die Angioplastie der Unterschenkelarterien im Stadium der kritischen Extremitätenischämie bereits einige vielversprechende kleinere Studien vorliegen, ist die Studienlage bei stabiler Claudicatio intermittens noch begrenzt. Das primäre Ziel der PTA und ggf. Stent-Implantation von Unterschenkelarterien bei Patienten mit Claudicatio intermittens ist die Verbesserung des Ausstroms nach femoropoplitealer PTA oder femoropoplitealem Bypass, da die Offenheitsraten nach diesen Interventionen signifikant vom Zustand des Unterschenkelausflusstrakts abhängen. Unbewiesen ist jedoch, dass eine Verbesserung des Ausstroms durch eine Unterschenkelarterien-Angioplastie die Offenheitsraten der femoropoplitealen Interventionen verbessert. Durch technische Verbesserungen wie DSA, steuerbare Drähte unterschiedlicher Härte und Beschichtung, niedriges Ballonprofil und Anwendung koronarer Stents ist die primäre Erfolgsrate derartiger Interventionen auf über 90% angestiegen. Bei stark verkalkten Läsionen kann der Einsatz des Rotablators sinnvoll sein. In komplizierten Fällen ist die Anwendung antiproliferativ beschichteter Stents zu empfehlen.

Die operative Therapie (kruraler Bypass) ist den Stadien der kritischen Extremitätenischämie vorbehalten.

Bypass-Verschlüsse lassen sich meist endovaskulär mittels Aspiration, lokaler Lyse oder Rotationsthrombektomie rekanalisieren. Meist demaskiert sich danach eine Anastomosenstenose, die dilatiert und ggf. gestentet werden kann.

61.5.2 Thrombangiitis obliterans

Definition, Ätiologie und Epidemiologie. Die Thrombangiitis obliterans (TAO; Buerger-Syndrom, Morbus Winiwater-Buerger) ist eine nichtarteriosklerotische multilokuläre, segmentäre, schubweise verlaufende Gefäßerkrankung im Sinne einer Panangiitis der kleinen und mittelgroßen Arterien und Venen, die zu einer sekundären Thrombosierung des Gefäßlumens führt.

Die Ätiologie ist nicht bekannt. Die betroffenen Patienten sind fast ausnahmslos Raucher. Der Anteil der Patienten mit

TAO am Gesamtkrankengut der AVK beträgt in Westeuropa etwa 2%, in Japan 16%. Männer erkranken häufiger als Frauen. Die Lebenserwartung der Patienten mit TAO entspricht der Normalbevölkerung. Allerdings beträgt die 5-Jahres-Amputationsrate 20–30% (Diehm u. Schäfer 1993).

Klinik und Diagnostik. Die TAO ist eine klinische Diagnose: Alter < 50 Jahre, Raucheranamnese, Beteiligung der oberen Extremitäten, distale Verschlusslokalisation (Unterarme und Unterschenkel), Thrombophlebitis (saltans oder migrans) sowie charakteristische angiographische und duplexsonographische Befunde (segmentale Verschlüsse, Korkenzieherkollateralen). Laborbefunde sind nicht richtungsweisend. Typischerweise klagen die Patienten über Kältegefühl, Parästhesien und Ruheschmerzen in den Füßen und/oder Händen. Häufig stellen sich die Betroffenen bereits mit akralen Nekrosen vor. Die Verdachtsdiagnose wird durch die Duplexsonographie oder Angiographie bestätigt.

Therapie. Therapieziele sind der Rückgang von Ruheschmerzen, Abheilung von Nekrosen und Vermeidung oder Begrenzung von Amputationen. Entscheidende Maßnahme ist die absolute Nikotinabstinenz. Der völlige Verzicht auf den Tabakkonsum kann die Krankheit zum Stillstand bringen.

Prostaglandine sind die medikamentöse Therapie der Wahl. Zum Einsatz kommen PGE_1 und das stabile Prostazyklinanalogon PGI_2. Die klinische Wirksamkeit von Thrombozytenfunktionshemmern, Antikoagulanzien, Steroiden und Immunsuppressiva ist nicht bewiesen. Rekonstruktive gefäßchirurgische Eingriffe (Thrombendarteriektomie, Bypass) sind im akuten Stadium nicht erfolgversprechend, im chronischen Stadium existieren jedoch kasuistische Berichte über erfolgreiche katheterinterventionelle Gefäßrekanalisationen. Eine CT-gesteuerte Sympathektomie (thorakal und lumbal) kann in Erwägung gezogen werden (Diehm u. Schäfer 1993).

61.5.3 Diabetischer Fuß

Ätiologie und Epidemiologie. Ursachen des diabetischen Fußes sind in 45–60% die alleinige Neuropathie, in 7–13% eine ausschließliche Angiopathie und in 25–45% die Kombination aus Neuro- und Angiopathie. Die Prognose verschlechtert sich drastisch durch das Hinzutreten einer kritischen Durchblutungsstörung (Stadien III und IV nach Fontaine oder 4–6 nach Rutherford). Davon prognostisch zu unterscheiden ist das Auftreten eines Mal perforans bei kompensierter Durchblutung (Killer et al. 1995). Beim Diabetiker kommt es früher und häufiger zur peripheren Makroangiopathie. In Verbindung mit einer reduzierten Viskoelastizität des Fußes begünstigen Neuropathie, Angiopathie und eine erhöhte Infektanfälligkeit die Schädigung des Fußes durch ein exogenes Trauma.

Etwa 4,8% der ärztlich betreuten Patienten oder 10% aller Diabetiker haben einen diabetischen Fuß und damit ein 15–20fach erhöhtes Amputationsrisiko im Vergleich zum Nichtdiabetiker. Durch die Einführung der St. Vincent Declaration (siehe unten) erhofft man sich eine Reduktion der Amputationshäufigkeit um 50%.

Diagnostik. Die Inspektion dient der Erkennung trophischer Störungen von Haut und Nägeln und Fußdeformitäten (Hammerzehenbildung, Hallux valgus, Tiefertreten der Metatarsalköpfchen, Charcot-Fuss). Die neurologische Basisdiagnostik umfasst neben der Anamnese die Bestimmung der Thermästhesieschwellen sowie die Messung des Vibrations-, Berührungs- und Schmerzempfindens. Die Pulspalpation erlaubt grob orientierend den Ausschluss einer relevanten Perfusionsstörung im Falle tastbarer Fußpulse.

Die Unterscheidung zwischen einer kritischen Ischämie (Stadium III/IV) und Läsionen im komplizierten Stadium II, d. h. guter Kollateralisation gelingt mit Einschränkung anhand der Dopplerdruckwerte, die wegen der möglichen Mediasklerose (Häufigkeit 10–15%) stets auch mit der Dopplerkurvenanalyse und Segmentoszillographie kombiniert werden sollten. Aussagefähig sind auch die Zehenarteriendruckwerte und besonders die Messung der transkutanen Sauerstoffpartialdruckwerte. Bei Hinweisen auf eine relevante Makroangiopathie ist nach vorangehender farbduplexsonographischer Lokalisationsdiagnostik eine Angiographie in PTA-Bereitschaft indiziert, wobei zur Vermeidung einer kontrastmittelinduzierten Nephropathie auf eine gute Hydrierung zu achten ist. Azetylzystein oral am Tage vor sowie am Tag der Angiographie verabreicht hat sich als nephroprotektiv erwiesen (Tepel et al. 2000). Alternative Kontrastmittel wie CO_2 und Gadolinium sind bei eingeschränkter Nierenfunktion einzusetzen.

Therapie. Während eine neuropathische Läsion unter konsequenter Druckentlastung (individuell angepasster orthopädischer Schuh!) und Lokalbehandlung nahezu immer ausheilt, besteht beim Patienten mit kritischer Ischämie stets die Indikation zu revaskularisierenden Maßnahmen, primär zur PTA, alternativ nach Infektausheilung auch zur chirurgischen Bypass-Anlage oder TEA. Eine möglichst komplette Revaskularisation sollte angestrebt werden. Ziel ist die Vermeidung einer großen Amputation. Eine feuchte Gangrän muss in eine trockene Gangrän (Mumifikation) überführt werden, um eine Grenzzonenamputation zu ermöglichen. Eine bakterielle Superinfektion erfordert neben einer systemischen Antibiose nach Erregertestung eine konsequente lokale Wundbehandlung (häufig 5–6 verschiedene Keime, in bis zu 80% auch Anaerobier). Bei tiefreichenden Infektionen ebenso wie bei extremen Fehlstellungen werden Knochenresektionen und das Einlegen von Laschen notwendig. Die Therapie ist sehr zeitaufwendig und erfordert oft mehrwöchige stationäre/teilstationäre Aufenthalte und damit einen hohen Motivationsgrad von Patient und Arzt (Jones et al. 1987).

Prophylaxe. Basismaßnahme stellt die intensivierte, d. h. normnahe Blutzuckereinstellung im Hinblick auf Spätkomplikationen dar. Basis der St. Vincent Deklaration ist eine einfache, strukturierte Schulung von Arzt und Patient in der Hoffnung dadurch die Amputationsrate um 50–80% zu reduzieren. Selbst in sog. Hochrisikogruppen ließ sich durch eine einstündige Schulung bereits nach einem Jahr die Ulkusrezidivrate und Amputationsfrequenz um mehr als 50% verringern.

61.5.4 Akuter Verschluss der unteren Extremitätenarterien

> **Definition**
>
> Der akute Extremitätenarterienverschluss ist die schlagartige oder sich rasch entwickelnde komplette Querschnittsverlegung eines arteriellen Transportgefäßes.

Ätiologie und Klinik

Je nach Lokalisation und vorbestehender Kollateralisation kommt es zu einem klinisch stummen Verschluss (meist lokalthrombotisch bei präexistenter Stenose) bis zum akuten (embolischen) Ischämiesyndrom mit unmittelbarer Bedrohung der betroffenen Extremität. Zum drohenden Extremitätenverlust kommt – v. a. bei proximalen Verschlüssen – die vitale Bedrohung durch das Tourniquet-Syndrom nach verzögerter Verschlussrekanalisation.

In ca. 85% ist die untere Extremität betroffen. Etwa 70–85% der akuten Extremitätenarterienverschlüsse sind embolisch bedingt, ca. 15–30% lokalthrombotisch. In 5–10% der Fälle kommen andere Ursachen in Betracht (Aneurysma dissecans, Trauma, Vasospasmus, Kompression von außen). 80–90% der Embolien sind kardioembolischer Genese; seltenere Emboliequellen sind Aneurysmata, arteriosklerotische Veränderungen (arterioarterielle Embolie), Engpasssyndrome der vorgeschalteten großen Arterien oder iatrogene, katheterinduzierte Embolien (Rühlmann et al. 1997; Comerota et al. 1991; Strauss et al. 1993). Zu denken ist an gekreuzte veno-arterielle Embolien bei (ventil-)offenem Foramen ovale, Tumor-, Fremdkörper- und Fettembolien (Kniemeyer et al. 1989).

Im typischen Fall lässt sich die Diagnose recht zuverlässig aus Anamnese und körperlichem Befund stellen (Pratts „6 P": pain, pallor, pulselessness, paralysis, paresthesia, polar), von denen nur die Pulslosigkeit in allen Fällen auftritt. Um unnötige Verzögerungen bei der Behandlung dieser akuten Notfälle zu vermeiden, sollte die apparative Diagnostik von Anfang an der endgültig behandelnden Stelle überlassen werden. Nach Feststellung der klinischen Verdachtsdiagnose „akuter Extremitätenarterienverschluss" sollte der Patient sofort ohne weitere Diagnostik stationär in ein Gefäßzentrum eingewiesen werden.

> **Sofortmaßnahmen durch den erstbehandelnden Arzt**
>
> - 5000–10.000 IE unfraktioniertes Heparin intravenös zur sofortigen Antikoagulation
> - Schmerzbekämpfung
> - Mäßige Beintieflagerung und Watteschutzverband
> - Sauerstoffgabe
> - Krankenhauseinweisung mit Notarztbegleitung

Kontraindiziert sind intramuskuläre Injektionen, Beinhochlagerung, exogene Wärmezufuhr.

Diagnostik

Anamnese. Bei fehlender vorbestehender Kollateralisation akut einsetzender, heftiger Ruheschmerz einer Extremität, im typischen Fall „peitschenschlagartig". Bei vorbestehender Kollateralisierung häufig milder Schmerz, oft nur als Missempfindung oder rasch eintretende Claudicatio intermittens oder sogar klinisch völlig stumm empfunden. Im Laufe der folgenden Stunden nicht selten Besserung: im günstigen Fall als Ausdruck rasch eintretender Kollateralisierung, im ungünstigen Fall als Folge einer Hypästhesie bis Anästhesie bei schwerster Ischämie (ischämische Neuropathie).

Differenzialdiagnostik. Auch für die Nachbehandlung ist die Differenzialdiagnose Embolie vs. lokale Thrombose sehr wichtig (Sanierung einer Emboliequelle, Langzeitantikoagulation). Nicht immer lässt sich eine eindeutige Klärung herbeiführen. Für eine Embolie sprechen

- jugendliches Alter bzw. Fehlen einer arteriellen Verschlusskrankheit,
- Vorhofflimmern, Vitium, Herzwandaneurysma, reduzierte linksventrikuläre Funktion und
- vorgeschaltetes arterielles Aneurysma.

Für einen lokalthrombotischen Verschluss sprechen

- Fehlen obiger Kriterien,
- vorbestehende arterielle Verschlusskrankheit,
- vorangegangenes lokales Trauma und
- vorbestehende dilatative Arteriopathie an der Verschlussstelle.

Körperliche Untersuchung. Extremitätenblässe oder Marmorierung sowie Pulslosigkeit oder Pulsabschwächung distal des Verschlusses treten sofort auf, Kälte im Vergleich zur Gegenseite je nach Außentemperatur und Lagerung der Extremität häufig erst mit Verzögerung. Fehlende oder reduzierte Venenfüllung (Prüfung in Horizontallagerung) spiegeln den Schweregrad der Ischämie wider. Bei hohem Verschluss im Bereich der Aortengabel sind Querschnittssyndrome möglich (Beteiligung der Lumbalarterien). Die ischämische Rigidifizierung der Muskulatur, Lähmung und Sensibilitätsverlust sind Ausdruck einer schwersten Ischämie mit unmittelbar drohendem Extremitätenverlust. Bei höhersitzenden Verschlüssen besteht eine lebensbedrohliche Situation (Letalität bis zu 30%) durch einen drohenden Kreislaufschock mit akutem Nierenversagen (Crush-Niere) und damit sofortiger Handlungsbedarf (Menges et al. 1993).

Apparative Untersuchung. Die Farbduplexsonographie ermöglicht innerhalb kürzester Zeit die Verschlusslokalisation mit Abschätzung der Verschlusslänge und damit die Planung des therapeutischen Vorgehens (Operation oder Katheterintervention). Besteht keine akute Extremitätengefährdung (inkomplettes Ischämiesyndrom), können weitere nichtinvasive Maßnahmen wie die Knöchelarteriendruckmessung und Segmentoszillographie sowie eine diagnostische Angiographie erfolgen. Nach erfolgreicher Reperfusionstherapie erfolgt die Ursachenabklärung:

- Suche nach Emboliequelle: transthorakale, evtl. transösophageale Echokardiographie, EKG/Langzeit-EKG, Thoraxröntgen, Sonographie Abdomen, Computertomographie, MR-Tomographie,
- bei akutem Poplitealarterienverschluss: Sonographie zum Ausschluss eines thrombosierten Aneurysmas (auch Gegenseite!), einer zystischen Adventitiadegeneration oder eines muskulären Entrapment-Syndroms,

- bei Verdacht auf Aneurysma dissecans: Thoraxröntgen, transösophageale Echokardiographie, Computertomographie, MR-Tomographie, Duplexsonographie der Aorta abdominalis und Beckenarterien.

Therapie

Allgemeine Maßnahmen. Fortführung der PTT-gesteuerten Heparintherapie und Sauerstoffgabe. Bei prolongierter Ischämie mit ausgedehnten Muskelnekrosen ist der Patient intensivpflichtig, die korrekte Flüssigkeits- und Elektrolytbilanzierung zur Vermeidung von Crush-Niere und Multiorganversagen ist entscheidend. Mit Herzrhythmusproblemen und Herzinsuffizienz muss gerechnet werden, v. a. nach erfolgreicher Reperfusion bei prolongierter Ischämie. An eine rechtzeitige Fasziotomie zur Vermeidung eines Kompartment-Syndroms muss gedacht werden. Die Messung des intramuskulären Drucks kann hier hilfreich sein.

Gefäßrekonstruktion. Diese kann grundsätzlich operativ (Embolektomie, Thrombektomie, Thrombendarteriektomie und Bypass-Anlage; Ouriel et al. 1998; Weaver et al. 1996) oder katheterinterventionell erfolgen; die systemische fibrinolytische Behandlung ist obsolet. An der unteren Extremität haben die Verschlüsse der Beckenstrombahn bis zur Femoralisbifurkation angesichts der großen Thromboslast sowie der großen von der Ischämie betroffenen Gewebsmasse ein besonders hohes Risiko vitaler Komplikationen und werden in der Regel akut chirurgisch versorgt (Menges et al. 1993).

Neue Rotationsthrombektomiekatheter sowie selbstexpandierende Stents ermöglichen inzwischen jedoch auch rasche katheterbasierte Gefäß-Rekanalisationen (Zeller et al. 2001). Infrainguinale Verschlüsse werden meist mit Katheterverfahren rekanalisiert. Zur Verfügung stehen die klassischen Methoden der Aspirationsembolektomie, oft kombiniert mit einer lokalen Katheterlyse (Urokinase, rt-PA) und der ergänzenden PTA vorbestehender arteriosklerotischer Veränderungen (Ouriel et al. 1998; Weaver et al. 1996; Palfreyman et al. 1999; Jung et al. 2000).

Primäre Amputation. Wenn auch der Extremitätenerhalt in aller Regel das Behandlungsziel ist, so kann doch im Einzelfall – insbesondere bei schwerst polymorbiden Patienten und bei verzögert zur Behandlung gekommener, stark fortgeschrittener Ischämie mit beginnenden Nekrosen – die primäre Amputation der betroffenen Extremität die sinnvollste und lebensrettende Maßnahme sein (Dollinger et al. 1994).

Nachbehandlung und Rezidivprophylaxe. Ziel ist die Ausschaltung der Emboliequelle, z. B. durch Rhythmisierung von Vorhofflimmern, orale Antikoagulation, operative Ausschaltung von Aneurysmata. Bei nicht sanierbarer Emboliequelle oder wenn eine Embolie wahrscheinlich ist, eine Emboliequelle jedoch nicht gefunden wird (20–30% der Fälle), ist eine Langzeitantikoagulation anzustreben (Breddin et al. 1998).

> **Zusammenfassung**
>
> Mit diesem Kapitel über ein Teilgebiet der Angiologie, die extrakardialen arteriosklerotischen Gefäßerkrankungen, sollten v. a. den interventionell tätigen Kardiologen einige grundlegende Kenntnisse vermittelt werden.

Literatur

ACAS (1995) Endarterectomy for asymptomatic carotid artery stenosis. Executive Committee for Asymptomatic Carotid Atherosclerosis Study. J Am Med Ass 273:1459–1461

Ballal RS, Nanda NC, Gatewood R et al (1991) Usefulness of transoesophageal echocardiography and assessment of aortic dissection. Circulation 84: 903

Bär W, Nachbur B (1991) Beckenarterienaneurysmen. In: Sandmann W, Kniemeyer HW (Hrsg) Aneurysmen der großen Arterien: Diagnostik und Therapie. Huber, Bern, S 286–293

Bernstein EF, Wolf YG (1993) Rationale for and results of screening for abdominal aortic aneurysms in the vascular laboratory: who to screen and how to use the information. In: Boccalon H (ed) Vascular medicine. Elsevier Science, Amsterdam, pp 557–558

Björk VO, Bergdahl L, Henze A (1979) Surgical treatment of aneurysms of the ascending aorta. Early experience with the sinus-shaped composite dacron graft. J thorac cardiovasc Surg 27:24

Blum U, Krumme B, Flügel P et al (1997) Treatment of ostial renal-artery stenoses with vascular endoprotheses after unsuccessful balloon angioplasty. N Engl J Med 336:459–465

Bogousslavsky J, Cachin C, Regli F et al (1991) Cardiac sources of embolism and cerebral infarction – clinical consequences and vascular concomitants: The Lausanne Stroke Registry. Neurology 41: 855–859

Breddin HK, Karasch T, Rieger H (1998) Medikamentöse Prophylaxe bei peripheren arteriellen Durchblutungsstörungen. In: Rieger H, Schoop W (Hrsg) Klinische Angiologie. Springer, Berlin Heidelberg New York Tokio, S 514–542

Büchner K, Weiss T, Widmer LK (1992) Die sozio-ökonomische Relevanz der peripheren arteriellen Verschlusskrankheit in der Bundesrepublik Deutschland. Springer, Berlin Heidelberg New York Tokio

CAPRIE Steering Committee (1996) A randomised blinded trial of clopidogrel versus aspirin in patients at risk of ischemic events. Lancet 348:1329–1339

The CAVATAS investigators (2001) Endovascular versus surgical treatment in patients with carotid stenosis in the Carotid and Vertebral Artery Transluminal Angioplasty Study (CAVATAS): a randomised trial. Lancet 357:1729–1737

Comerota AJ, Leefmans E (1991) Acute arterial occlusion. In: Young IR, Graor RA, Olin JW, Bartholomew (eds) Peripheral vascular diseases. Mosby Year Book, St. Louis London Sydney Toronto, pp. 227–40

Da Silva A, Hild R, Nobbe F et al (1998) Periphere arterielle Verschlusskrankheit auf der Basis der chronischen Arteriosclerosis obliterans. In: Rieger H, Schoop W (Hrsg.) Klinische Angiologie. Springer, Springer, Berlin Heidelberg New York Tokio, S 413–470

Dake MD, Miller DC, Semba CP et al (1994) Transluminal placement of endovascular stent-grafts for the treatment of descending thoracic aortic aneurysms. N Engl J Med 331:1729–1734

DeBakey ME, Cooley DA, Creech O (1955) Surgical considerations on dissecting aneurysm of the aorta. Ann Surg 142:586

Diehm C, Schäfer M (1993) Das Bürger-Syndrom. Springer, Berlin Heidelberg New York Tokio

Dorros G, Jaff M, Mathiak L et al (1998) 4-year follow-up of Palmaz-Schatz stent revascularisation as treatment for atherosclerotic renal artery stenosis. Circulation 98:642–647

Eagle KA (1999) Current management of aortic dissection – data from the International Registry for Aortic Dissection (IRAD). Eur Soc Cardiol 3:278

ECST (1991) European Carotid Surgery Trialists Collaborative Group: interim results for symptomatic patients with severe (70–99%) or mild (0–29%) Carotid stenosis. Lancet 337:1235–1243

Erbel R, Alfonso F, Boileau C et al (2001) Diagnosis and management of aortic dissection: Recommendations of the Task Force on Aortic Dissection, European Society of Cardiology. European Heart Journal 22: 1642–1681

Erbel R, Oelert H, Meyer J et al (1993) Influence of medical and surgical therapy on aortic dissection evaluated by transoesophageal echocardiography. Circulation 87:1604–15

Erdoes LS, Berman SS, Hunter GC et al (1996) Comparative analysis of percutaneous transluminal angioplasty and operation for renal revascularization. Am J Kidney Disease 27:496–503

Fontaine R, Kim M, Kieny R (1956) Reflexions a propos de 94 embolies arterielles peripherique. Lyon Chir 51:655–659

Fujioka KA Gates DT, Spencer MP (1994) A comparison of transcranial color-coded real-time sonography. Results of a phase-two study. Stroke 24:676–684

Gallard RB, Simmons MJ, Torrie EPH (1991) Prevalence of abdominal aortic aneurysms in patients with peripheral vascular disease. Br J Surg 78:1259–1260

Gaus W, Muche R (1995) Unilaterale Oberschenkelamputation und infrarenales Bauchaortenaneurysma – Sachstand aus der Sicht eines Biometrikers. Dtsch Med Wochenschr 120:817–818

Hamann GF (1998) Diagnostik der extrakraniellen Karotisstenose. Dtsch Med Wschr 123:1075–1080

Hayarizadeh BF, Zeller T, Krankenberg H et al (2002) Superficial femoral artery stenting using nitinol stents – A German multicenetr experience. In: Marco J, Serruys P, Biamino G et al (eds) The Paris Course on Revascularization 2002, pp. 451–454

Hollier HL, Taylor LM, Ochsner J (1992) Recommended indications for operative treatment of abdominal aortic aneurysms. Vasc Surg 15: 1046–1056

Jones EW, Peacock I, McLain S et al (1987) A clinico-pathological study of diabetic foot ulcers. Diab Med 4:475–479

Jung EM, Lutz R, Rupp N (2000) Niedrigdosierte Thrombolyse mit rt-PA bei langstreckigen peripheren arteriellen Verschlüssen. Fortschr Röntgenstr 172:1028–1034

Karasch T, Rieser R, Neuerburg-Heusler D et al (1991) Varikose der V. saphena magna als Kardinalsymptom einer iatrogenen arteriovenösen Fistel. Dtsch Med Wochenschr 118:1871–1874

Kiffner EM, Rossberg WA, Russlies M (1990) Nahtaneurysmen. In: Schütz RM, Hohlbach G, Kiffner E (Hrsg) Aneurysmata. Media Design, Lübeck, S. 112–119

Killer J, Dieterle P (1995) Der diabetische Fuß. Med Klein 90:713–715

Kniemeyer HW, Sandmann W (1989) Paradoxe Embolie bei tiefer Beinvenenthrombose. Selten oder zu selten diagnostiziert? Cor Vas 3:180–185

Kodolitsch Y, Kühnel P, Kreymann G, Nienaber CA (1998) Lysetherapie bei Aortendissektion: durch hypertrophe Kardiomyopathie vorgetäuschter Myokardinfarkt. Z Kardiol 87:94–99

Krankenberg H, Sorge I, Walther C et al (2001) Percutaneous revaskularization of long chronic occlusions of superficial femoral artery. Dtsch Med Wschr 126:491–495

Lederle FA, Johnson GR, Wilson SE et al (2002) Immediate repair compared with surveillance of small abdominal aortic aneurysms. N Engl J Med 346:1437–1444

Lederle FA, Johnson GR, Wilson SE et al (2002) Rupture rate of large abdominal aortic aneurysms in patients refusing or unfit for elective repair. J Am Med Ass 287:2968–2972

Mailloux LU, Napolitano B, Bellucci AG et al (1994) Renal vascular disease causing end-stage renal disease, incidence, clinical correlates, and outcomes: A 20-year clinical experience. Am J Kidney Diseases 4: 622–629

Marin ML, Veith FJ, Panetta TF et al (1994) Transfemoral endoluminal stented graft repair of a popliteal artery aneurysm. J vasc Surg 19:754–757

Mast H (1994) Neurologische Symptomatik, Diagnostik und Therapie des sog. „thoracic-outlet-syndrome". Dtsch Med Wochenschr 119: 1087–1092

Mathias K, Jäger H, Sahl H et al (1999) Die endoluminale Therapie der Karotisstenose. Dtsch Ärzteblatt 96:2028–2033

Menges W, Möhrl H (1993) Das akute Ischämiesyndrom der Extremitäten. Dtsch Ärztebl 90:378–384

NASCET (1991) North American Symptomatic Carotid Endarterectomy Trial Collaborators: Beneficial effect of carotid endarterectomy in symptomatic patients with high-grade carotid stenosis. N Engl J Med 325:445–453

Neuerburg-Heusler D, Hennerici M (1995) Gefäßdiagnostik mit Ultraschall. Thieme, Stuttgart, S 96–103

Nienaber CA, Fattori R, Lund G et al (1999) Nonsurgical reconstruction of thoracic aortic dissection by stent-graft placement. N Engl J Med 340:1539–1545

NINDS rt-PA Stroke Study Group (1995) Tissue plasminogen activator for acute ischemic stroke. N Engl J Med 333:1581–1587

Ouriel K, Veith FJ, Sasahara AA (1998) A comparison of recombinant urokinase with vascular surgery as initial treatment for acute arterial occlusion of the legs. Thrombolysis or Peripheral Arterial Surgery (TOPAS) Investigators. N Engl J Med 338:1105–1111

Palfreyman SJ, Michaels JA (1999) Vascular surgical society of Great Britain and Ireland: systematic review of intra-arterial thrombolytic therapy for peripheral vascular occlusions. Br J Surg 86:704

Peto R, Gray R, Collins R et al (1988) Randomized trial of prophylactic daily Aspirin in British male doctors. Br Med J 296:313

Plouin PF, Chatellier G, Darne B et al (1998) Blood pressure outcome of angioplasty in atherosclerotic renal artery stenosis: A randomized trail. The EMMA-study group. Hypertension 31:823–829

Powel JT, Greenhalgh RM (1992) Abdominal aortic aneurysm. Vasc Med Rev 3:41–52

Powell JT, Greenhalgh RM, Ruckley-CV et al (1996) The UK Small Aneurysm Trial. Ann N Y Acad-Sci 1996 18:249–251

Reutern GM von, Büdingen HJ von (1993) Ultraschalldiagnostik der hirnversorgenden Arterien, 2. Aufl. Thieme Stuttgart

Richardson JW, Greenfield LJ (1988) Natural history and management of iliac aneurysms. J Vasc Surg 8:165–171

Robbins RC, McManus RP, Mitchell RS et al (1993) Management of patients with intramural hematoma of the thoracic aorta. Circulation 88:1–10

Roggo A, Hoffmann R, Duff C et al (1993) Wie oft rupturiert das Aneurysma der A. poplitea? Helv Chir Acta 60:145–148

Rousseau H, Soula P, Joffre F (1994) Aneurisme poplite et ischemie de jambe: thrombolyse premiere. J Mal Vasc 19:154–157

Rühlmann C, Walther T, Walter K et al (1997) Der Aortenbogen als Quelle einer peripheren arteriellen Embolie. Dtsch Med Wochenschr 122:287–292

Scandinavian Simvastatin Survival Study Group (1994) Randomised Trial of Cholesterol Lowering in 4444 Patients with Coronary Heart Disease: The 4S Study. Lancet 344:83

Scheinert D, Laird JR, Schröder M et al (2001) Excimer laser-assisted recanalization of long, chronic superficial femoral occlusions. J Endovasc Ther 8:56–64

Seitz C, Kaddatz J, Kester M et al (1996) Farbdopplergesteuerte Kompression von Aneurysmata spuria nach arterieller Punktion. Dtsch Med Wochenschr 120:205–208

SHEP Cooperative Research Group (1991) Prevention of stroke by antihypertensive drug treatment in older persons with isolated systolic hypertension. J Am Med Ass 265:3255

Shores J, Berger KR, Murphy EA et al (1994) Progression of aortic dilatation and the benefit of long-term beta-adrenergic blockade in Marfan's syndrome. N Engl J Med;330:1335–1341

Shortell CK, DeWeese JA, Quriel K et al (1991) Popliteal artery aneurysms: A 25-year surgical experience. J Vasc Surg 14:771–779

Siebler M, Sitzer M, Steinmetz H (1992) Detection of intracranial emboli in patients with symptomatic extracranial carotid artery disease. Stroke 23:1652–1654

Slonim SM, Nyman U, Semba CP et al (1996) Aortic dissection: percutaneous management of ischemic complications with endovascular stents and balloon fenestration. J Vasc Surg 23:241–251

Steinacher IM, Lin Y, Hanke H (2002) Körperliche Bewegung bei peripherer arterieller Verschlusskrankheit. Dt Ärztebl 99:3018

Stonebridge PA, Ruckley CV (1996) Abdominal aortic aneurysms. In: Tooke JE, Lowe GDO (eds) A textbook of vascular medicine. Arnold, London, pp 176–90

Strauss AL (1998) cw-Dopplersonographie und Frequenzspektrumanalyse und Duplexsonographie. In: Rieger H, Schoop W (Hrsg.) Klinische Angiologie. Springer, Berlin Heidelberg New York Tokio, S 1240–1268

Strauss AL, Roth FJ, Kamps J et al (1993) Vorhofmyxom als Ursache von multiplen peripheren Embolien. Med Klein 88:607–610

Strunk H, Schild H, Mortasawi MA (1992) Arterial interventional measures using carbon dioxide (CO_2) as a contrast medium. Rofo Fortschr Geb Rontgenstr Neuen Bildgeb Verfahr 157:599–600

TASC: TransAtlantic Inter-Society Consensus (2000) Management of Peripheral Artery Disease (PAD) J Vasc Surg 31/1, Part 2

Tepel M, van der Giet M, Schwarzfeld C et al (2000) Prevention of radiographic-contrast-agent-induced reductions in renal function by acetylcysteine. N Engl J Med 343:180–184

Van de Veen PJG, Kaatee R, Beutler JJ et al (1999) Arterial stenting and balloon angioplasty in ostial atherosclerotic renovascular disease: a randomised trial. Lancet 353:282–6

Van Jaarsveld BC, Krijnen P, Pieterman H et al for the Dutch Renal Artery Stenosis Intervention Cooperative Study Group (2000) The effect of balloon angioplasty on hypertension in atherosclerotic renal-artery stenosis. N Engl J Med 342:1007–1014

Vollmar J (1996) Rekonstruktive Chirurgie der Arterien, 4. Aufl. Thieme, Stuttgart New York

Waksman R (2000) Vascular brachytherapy: update on clinical trials. J Invasive Cardiol 12 (Suppl A):18–28

Warlow CH (1996) The epidemiology of cerebrovascular disease. In: Tooke JE, Lowe G (eds) Vascular medicine. Arnold, London, pp 385–440

Watson PS, Hadjipetrou P, Cox SV et al (2000) Effect of renal artery stenting on renal function and size in patients with atherosclerotic renovascular disease. Circulation 102:1671–7

Weaver FA, Comerota AJ, Youngblood M et al (1996) Surgical revascularization versus thrombolysis for nonembolic lower extremity native artery occlusions: results of a prospective randomized trial. The STILE Investigators. Surgery versus Thrombolysis for Ischemia of the Lower Extremity. J Vasc Surg 24:513–23

Webster J, Marshall F, Abdalla M et al (1998) Randomised comparison of percutaneous angioplasty vs continued medical therapy for hypertensive patients with atheromatous renal artery stenosis. Scottish and Newcastle Renal Artery Stenosis Collaborative Group. J Hum Hypertens 12:329–335

Zeller T (2002) Was ist gesichert, was ist empfohlen? – Katheterinterventionelle Therapie der stabilen arteriellen Verschlusskrankheit der unteren Extremitäten. Klinikarzt 31:184–188

Zeller T (2003) Endovascular treatment of renal artery stenosis. In: Marco J, Serruys P, Biamino G et al (eds) Syllabus for the Paris course on revascularization 2003

Zeller T, Frank U, Späth M (2001) Farbduplexsonographische Darstellbarkeit von Nierenarterien und Erkennung hämodynamisch relevanter Nierenarterienstenosen. Zeitschr Ultraschall Med 22:116–121

Zeller T, Müller C, Frank U et al (2001) Das Straub-Rotarex®-Thrombektomie-System: Erste Erfahrungen. Fortschr Röntgenstr 173:626–631

Zeller T, Müller C, Frank U et al (2002) Gadodiamide as an alternative contrast agent during angioplasty in patients with contraindications to iodinated media. J Endovasc Ther 9:625–632

Zeller T, Frank U, Bürgelin K et al (2003) Treatment of an acute thrombotic occlusion of a subclavian artery with a new rotational thrombectomy device. Vasa 32:111–116

Zeller T, Frank U, Bürgelin K et al (2003) Langzeitergebnisse nach Rekanalisation akuter und subakuter thrombotischer arterieller Verschlüsse der unteren Extremitäten mit einem Rotations-Thrombektomiekatheter. Fortschr Röntgenstr 174:1559–1563

Zierler RE, Bergelin RO, Davidson CD et al (1996) A prospective study of disease progression in patients with atherosclerotic renal artery stenosis. Am J Hyperten 9:1055–1061

Kardiale Beteiligung bei endokrinen, metabolischen und hämatologischen Erkrankungen sowie bei Ernährungsstörungen

K. Schnellbacher

62.1 Funktionsstörungen der Hypophyse – 1246

62.2 Funktionsstörungen der Schilddrüse – 1246
62.2.1 Hyperthyreose – 1246
62.2.2 Hypothyreose – 1248

62.3 Funktionsstörungen der Nebennieren – 1249

62.4 Funktionsstörungen der Nebenschilddrüse – 1250

62.5 Funktionsstörungen des Pankreas – 1250

62.6 Einfluss der Sexualhormone – 1251

62.7 Ernährungsstörungen – 1251

62.8 Angeborene Stoffwechselerkrankungen – 1253
62.8.1 Familiäre Hyperlipoproteinämie – 1253
62.8.2 Speichererkrankungen – 1254
62.8.3 Amyloidose – 1255
62.8.4 Störungen des Porphyrin- und Eisenstoffwechsels – 1256

62.9 Karzinoidsyndrom – 1256

62.10 Hämatologische Erkrankungen – 1256
62.10.1 Akuter Blutverlust – 1256
62.10.2 Chronische Anämie – 1256
62.10.3 Hämolytische Anämien – 1257
62.10.4 Polyglobulin, Polycythaemia vera und Leukämien – 1257

Literatur – 1258

In dem nachfolgenden Kapitel werden die Herz- und Kreislaufaspekte von primär nicht kardialen Krankheitsbildern dargestellt. Endokrinologische Störungen, Fehlernährung, angeborene Stoffwechselstörungen und Speichererkrankungen sowie Erkrankungen des Blutes können in mannigfacher Form Einfluss auf das Herz und die Kreislaufregulation nehmen. Die therapeutischen Möglichkeiten sind bei den endokrinologischen Störungen insgesamt recht gut, bei den angeborenen Stoffwechsel- und Speichererkrankungen oft nur eingeschränkt und symptomlimitierende möglich.

62.1 Funktionsstörungen der Hypophyse

Zusammen mit hypothalamischen Zentren erfüllen die Hypophysenhormone (Wachstumshormon, thyreotropes Hormon, adrenokortikotropes Hormon, gonadotrope Hormone, antidiuretisches Hormon) zahlreiche Steuerungsfunktionen der peripheren Hormondrüsen. Zu Störungen des Herz-Kreislauf-Systems direkt führen jedoch nur
- eine vermehrte Produktion von ACTH beim basophilen Adenom (s. Kap. 62.3).
- eine Überproduktion des Wachstumshormons beim eosinophilen Granulom (Akromegalie) oder
- ein Ausfall der Hormonproduktion.

Akromegalie. Erhöhte Spiegel des Wachstumshormons (mit sekundärer Steigerung von IGF-α und Somatomedin) bewirken eine Reihe metabolisch-anaboler Stoffwechselprozesse (gesteigerte Glukoneogenese und erhöhte Insulinresistenz, Einflüsse auf die Proteinsynthese). Im Rahmen der allgemeinen Splanchnomegalie kommt es zu einer Herzvergrößerung, die häufig das Ausmaß der allgemeinen Splanchnomegalie übersteigt. Etwa 80% der Patienten zeigen pathologische Befunde im Echokardiogramm (gesteigerte Muskelmasse, linksventrikuläre Hypertrophie, gestörte diastolische Funktion; Fazio et al. 1993). Im EKG finden sich Zeichen der linksventrikulären Hypertrophie, Herzrhythmusstörungen (Vorhofflimmern und -flattern, ventrikuläre Extrasystolie) und Erregungsleitungsstörungen. 25–50% der Akromegaliepatienten zeigen eine meist milde arterielle Hypertonie (Nabarro 1987). Hypertonie und Diabetes mellitus – Inhibition der Insulinwirkung in der Peripherie bedingt bei 15–30% der Patienten einen manifesten Diabetes mellitus, bei über 50% eine pathologische Glukosetoleranz – erklären nur teilweise das oft frühe Auftreten bzw. die Schwere der Koronar- und Allgemeingefäßsklerose. Auch Patienten ohne Hypertonie zeigen gehäuft Zeichen einer Insuffizienz des linken Ventrikels. Die Schwere der Herzerkrankung (Kardiomegalie mit Neigung zur Dekompensation, KHK) steht häufig nicht in Relation zum Ausmaß der hormonellen Störung, sodass oft bei längerem Verlauf der Erkrankung eine spezifische Kardiomyopathie (gestörte Funktion der hypertrophen Muskelfasern, Neigung zu gesteigerter Myokardfibrose, gehäuftes Auftreten von Herzrhythmus- und Leitungsstörungen) angenommen wird (Seely u. Williams 2001).

Die Therapie mit Octreotide (einem Somatostatinanalogon) führt zu einer Normalisierung der Hormonspiegel und raschen Rückbildung der linksventrikulären Hypertrophie (Lim et al. 1992).

Hypophyseninsuffizienz. Störungen des Hypothalamus oder der Hypophyse durch Tumoren im Hypothalamus- oder Sellabereich, Blutungen, Traumen oder Granulome können zu einem partiellen oder völligen Ausfall der Hypophysenhormone mit isoliertem oder generellem Ausfall der hypophysenabhängigen peripheren Hormondrüsen führen.

Der vorherrschende kardiovaskuläre Befund bei Ausfall der Adenohypophyse ist eine meist ausgeprägte Hypotonie, die in der Regel nicht durch eine Hypovolämie bedingt ist (normale Venenfüllung): Röntgenologisch zeigt das Herz meist eine normale Größe. Durch Stresssituationen (schwere körperliche Belastung, Infektionen, operative Eingriffe) können schwere kritische Schockzustände ausgelöst werden, die ohne eine Kortikoidsubstitution kaum auf eine Therapie ansprechen.

62.2 Funktionsstörungen der Schilddrüse

Hormone der Schilddrüse beeinflussen das Herz-Kreislauf-System über mehrere Angriffspunkte:
- Eine vermehrte Schilddrüsentätigkeit führt zu einer Steigerung des Grundumsatzes und Erhöhung des Sauerstoffverbrauchs. Die Wärmeproduktion ist gesteigert, sie führt zu einer Reduktion des Widerstandes in den Hautgefäßen; dies bedingt eine Zunahme des Herzminutenvolumens mit hyperkinetischer Zirkulation. Bei leicht erhöhter Blutdruckamplitude liegt der systolische Blutdruck im oberen Normbereich bzw. ist leicht erhöht.
- An der allgemeinen Stoffwechselsteigerung nimmt auch der Herzmuskel selbst teil. Bei gestörter Umsetzung von biochemischer Energie in Muskelarbeit besteht eine Ineffizienz des Energieumsatzes. Der Kontraktilitätsparameter der Wandspannungsentwicklung (dT/dt) ist bei der Hyperthyreose erhöht, bei der Hypothyreose ist er niedrig.
- Infolge einer direkten Hormonwirkung auf die Schrittmacherzenten des Herzens kommt es zum Auftreten einer Tachykardie.
- Bei normalen Katecholaminspiegeln findet sich bei der Hyperthyreose eine gesteigerte Katecholaminempfindlichkeit (gesteigerte adrenerge Rezeptorendichte und erhöhte Agonistenaffinität; Dillmann 1996). Bei der Hypothyreose ist die Katecholaminempfindlichkeit reduziert.

62.2.1 Hyperthyreose

Unabhängig von der Genese der hyperthyreoten Stoffwechselstörung wirken die Patienten häufig aufgeregt und ängstlich und klagen über Gewichtsverlust und Wärmeunverträglichkeit

(Gärtner 2002), Herzklopfen, uncharakteristische Präkordialschmerzen sowie das Gefühl einer Dyspnoe. Klinisch bestehen Tachykardie, erhöhte Blutdruckamplitude mit verstärktem Pulsieren der großen arteriellen Gefäße (Wasserhammerpuls) und des Nagelbettkapillarpulses, betonter 1. Herzton sowie über der Herzbasis ein systolisches Ejektionsgeräusch (erhöhter Fluss in der Pulmonalarterie); beim älteren Patienten ist die klinische Symptomatologie oft nur diskret.

Das EKG zeigt meist eine Sinustachykardie und – infolge einer gesteigerten Erregbarkeit des Leitungssystems – oft eine Neigung zu supraventrikulären Herzrhythmusstörungen (gehäuft supraventrikuläre Extrasystolen, paroxysmale Knotenrhythmen); bei etwa 10–25% der Patienten besteht eine, oft nur paroxysmal auftretende, absolute Arrhythmie (bei einer absoluten Arrhythmie ohne erkennbare Ursache sollte immer an eine evtl. maskierte Hyperthyreose gedacht werden).

Unter Belastungsbedingungen kann die hyperkinetische Zirkulation auf exzessive Werte gesteigert werden. Durch Verminderung des Koronarwiderstandes wird auch der Koronarfluss gesteigert. Ein Mitralsegelprolaps scheint bei Patienten mit Hyperthyreose gehäuft vorzukommen.

In der Regel werden von jüngeren Patienten und beim Fehlen einer organischen Herzerkrankung die auftretenden Herz- und Kreislaufbelastungen vom Herzen gut toleriert. In höheren Altersgruppen kann es bei lange Zeit unbehandelter Hyperthyreose zum Auftreten einer deutlichen Herzvergrößerung sowie einer Stauungsherzinsuffizienz kommen (über 50% dieser Patienten haben eine absolute Arrhythmie); meistens besteht jedoch bei diesen Patienten gleichzeitig eine Herzerkrankung. Ventrikuläre Herzrhythmusstörungen sprechen ebenfalls für das zusätzliche Vorliegen eines Myokardschadens, typische Angina pectoris-Anfälle für eine gleichzeitig bestehende Koronarsklerose.

Mit Normalisierung der Stoffwechsellage nach thyreostatischer Therapie, Radiojodbehandlung oder einer Operation bilden sich die subjektiven Beschwerden und klinischen Symptome weitgehend zurück (gutes Ansprechen einer Angina pectoris bzw. einer Herzinsuffizienz, hohe Konversionsrate bei absoluter Arrhythmie). Bei Therapiebeginn führt die gleichzeitige Gabe eines β-Rezeptorenblockers meist unmittelbar zu einer deutlichen Senkung der Herzfrequenz und klinischen Besserung.

Die **akute Thyreotoxikose** kann, insbesondere bei Vorschädigung des Herzens, zu einem schweren lebensbedrohlichen Krankheitsbild führen mit hohem Herzminutenvolumen, Tachykardie, oft Tachyarrhythmie und Tachymyopathie (bei älteren Patienten oft kaschiertes Krankheitsbild durch fehlende Palpitationen und Tachykardie). Gelingt es nicht durch die mehrmalige Gabe eines niedrig dosierten β-Blockers und eines Thyreostatikums, die klinische Situation zu bessern, besteht oft die Indikation zur raschen Schilddrüsenoperation (Radiojodtherapie wegen der hohen Jodbelastung der Schilddrüse ineffektiv).

Koronarangiographie und funktionelle Störungen der Schilddrüse. In Jodmangelstrumen entwickeln sich häufig funktionelle Autonomien, die nicht mehr der Kontrolle des zentralen Regelkreises unterliegen. Durch Jodgabe im Rahmen einer Angiographie oder durch eine Therapie mit Amiodaron kann eine manifeste Hyperthyreose ausgelöst werden. Das Hyperthyreoserisiko ist zum einen abhängig von der Menge und Aktivität an autonomen Schilddrüsengewebe, zum anderen von der Art, Höhe und Dauer der Jodexposition; etwa 40–90% der thyreotoxischen Krisen werden durch exogene Jodgabe ausgelöst (Reinwein et al. 1993). Besonders gefährdet sind Patienten mit einer Hyperthyreose in der Anamnese oder thyreostatischen Vorbehandlungen sowie Patienten mit einer länger bestehenden Struma nodosa, besonders im höheren Alter (Reinwein et al. 1993).

Die besonderen Probleme einer Koronarangiographie bei Patienten mit Hyperthyreose sind in der folgenden Übersicht zusammengefasst.

> **Probleme einer Koronarangiographie bei Hyperthyreose**
> - **Risikopatienten:** Patienten mit Hyperthyreose oder thyreostatischer Vorbehandlung; Strumapatienten, v. a. höheren Alters
> - **Voruntersuchung:** Bei allen Patienten Bestimmung des TSH-Basalspiegels; bei Supprimierung zusätzliche Bestimmung von T3, T4 und freiem T4 (relative Kontraindikation zur Koronarangiographie bei bestehender Hyperthyreose mit supprimiertem TSH-Basalspiegel und erhöhtem T3)
> - **Vormedikation** (Prophylaxe der jodinduzierten Hyperthyreose): Bei allen Risikopatienten 2–12 h vor Jodgabe 50 Tropfen Irenat-R, evtl. plus 20 mg Favistan-R
> - **Angiographie bei Risikopatienten:** Verwendung von geringen Kontrastmittelmengen
> - **Nachbehandlung von Risikopatienten:** für 10–14 Tage 3-mal 25 Tropfen Irenat-R/Tag, evtl. plus 20 mg Favistan-R
> - **Aufklärung** des Patienten und des Hausarztes über die Gefahr einer jodinduzierten Hyperthyreose (Kontrolle der Schilddrüsenparameter nach 4 Wochen)

Wegen der Jodbelastung bei der Angiographie sollte die Schilddrüsendiagnostik (Schilddrüsenszintigraphie) vor der Angiographie abgeschlossen sein. Außer bei vitaler Indikation (akutes Koronarsyndrom) ist die Koronarangiographie ohne eingehende Schilddrüsenvordiagnostik und ausreichende Vorbehandlung kontraindiziert (strenge Überprüfung der Indikation zur Koronarangiographie).

Schilddrüse und Amiodarontherapie. Amiodaron reduziert die Konversionsrate von fT4 zu fT3; hierdurch kommt es zum Abfall von fT3 bei gleichzeitigem Anstieg von fT4, verbunden mit leichtem TSH-Anstieg. In der Regel normalisiert sich der TSH-Spiegel nach etwa 3 Monaten (Seely u. Williams 2001).

Durch Gewebeeinflüsse kann es unter chronischer Amiodarontherapie sowohl zu einer Hypo- als auch einer Hyperthyreose kommen:
- **Hypothyreose:** Bei Patienten mit einer latenten Autoimmunerkrankung der Schilddrüse kann die Jodbelastung zu einer Inhibierung der Freisetzung und Synthese der Schilddrüsenhormone mit deutlichem Anstieg des TSH-Spiegels führen. Die Therapie erfolgt durch Substitution mit Schilddrüsenhormonen.
- **Hyperthyreose:** In Jodmangelgebieten kann es v. a. bei Patienten mit Strumen unter der Therapie zu einer kli-

nisch ausgeprägten Hyperthyreose kommen: Der TSH-Spiegel ist supprimiert, fT4 stark erhöht, fT3 hoch normal (Osman et al. 2002).
- Bei abnormalem Schilddrüsengewebe kann es zu einer jodinduzierten vermehrten Hormonsynthese kommen. Die Therapie besteht in der Gabe von Carbimazol.
- Bei normalem Schilddrüsengewebe kann es zu einer Induktion thyreotroper Rezeptorantikörper kommen mit dem Bild einer Hyperthyreose. In der Regel spricht dies gut auf Glukokortikoide an. Die Therapie besteht, wenn möglich, im Absetzen der Amiodarontherapie; evtl. sind Schilddrüsenoperation oder Carbimazol indiziert. Eine Radiojodtherapie ist nicht effektiv.

62.2.2 Hypothyreose

Bei der Hypothyreose kommt es nur bei länger bestehendem, ausgeprägtem klinischem Krankheitsbild (Myxödem) mit typischen Haut- und Haarveränderungen, Kälteüberempfindlichkeit sowie psychischer Retardierung und physischer Trägheit zu nachweisbaren Kreislaufstörungen; die Patienten klagen über eine zunehmende Leistungsminderung, Gewichtszunahme, Belastungsdyspnoe und allgemeine Müdigkeit (Abgrenzung von einer Herzinsuffizienz klinisch oft schwierig). Es kommt zu einer hypokinetischen Zirkulation mit Neigung zur Bradykardie und Abnahme des Herzminutenvolumens, zum Anstieg des peripheren Widerstandes und zur leichten Blutdruckerhöhung.

Unter Belastungsbedingungen kommt es zu einem Anstieg des Herzminutenvolumens; der diastolische Pulmonalarteriendruck und der zentralvenöse Venendruck sind nicht erhöht. Das Auftreten einer Stauungsherzinsuffizienz ist bei der Hypothyreose relativ selten. Eine gesteigerte Gefäßpermeabilität bedingt das Auftreten von Perikardergüssen und eine allgemeine Ödemneigung.

Röntgenologisch findet sich häufig eine leichte, in klinisch ausgeprägten Stadien deutlichere Herzvergrößerung. Neben Dilatation und Pseudohypertrophie besteht jedoch oft ein mehr oder minder stark ausgeprägter (proteinreicher) echokardiographisch nachweisbarer Perikarderguss, der klinisch häufig eine erhebliche Herzvergrößerung vortäuscht; eine Herztamponade ist jedoch selten.

Im EKG imponieren neben einer Sinusbradykardie eine Niedervoltage bzw. T-Negativierungen; gelegentlich besteht eine leichte Verlängerung der PQ-Dauer, selten eine völlige Vorhof-Kammer-Dissoziation. Unter Behandlung mit Schilddrüsenhormonen sind die röntgenologischen und elektrokardiographischen Veränderungen rasch reversibel.

Lipidprofil. Meistens zeigen Patienten mit einer Hypothyreose deutlich erhöhte Cholesterin-LDL- und Triglyzeridspiegel. Obwohl diese Patienten etwa doppelt so häufig schwere Koronargefäßveränderungen wie Kontrollkollektive aufweisen, werden Angina pectoris-Beschwerden nur relativ selten angegeben (Becker 1985).

Substitutionstherapie. Erst wenn es unter einer Substitutionstherapie zu einer Aktivitätssteigerung und Kreislaufbelastung kommt, treten vermehrt Angina pectoris-Beschwerden auf; während dieser Zeit besteht auch eine erhöhte Infarktgefährdung. Aus diesen Gründen sollte, insbesondere bei Patienten über dem 50. Lebensjahr, eine Substitutionstherapie mit einschleichenden Dosen begonnen werden. Bei (insbesondere unter Substitutionstherapie auftretender) Angina pectoris ist eine baldige Koronarangiographie indiziert (oft bieten sich Möglichkeiten für eine Dilatations-/Bypass-Behandlung noch vor Vollsubstitution an). Unter der Substitutionstherapie erfolgen meist eine rasche Ausschwemmung der Ödeme sowie eine Normalisierung der Herzgröße und EKG-Befunde, der Bradykardie sowie des verminderten Herzminutenvolumens (Abb. 62.1). Eine unter Behandlung mit Schilddrüsenpräparaten auftretende Herzinsuffizienz spricht gewöhnlich gut auf Digitalispräparate an.

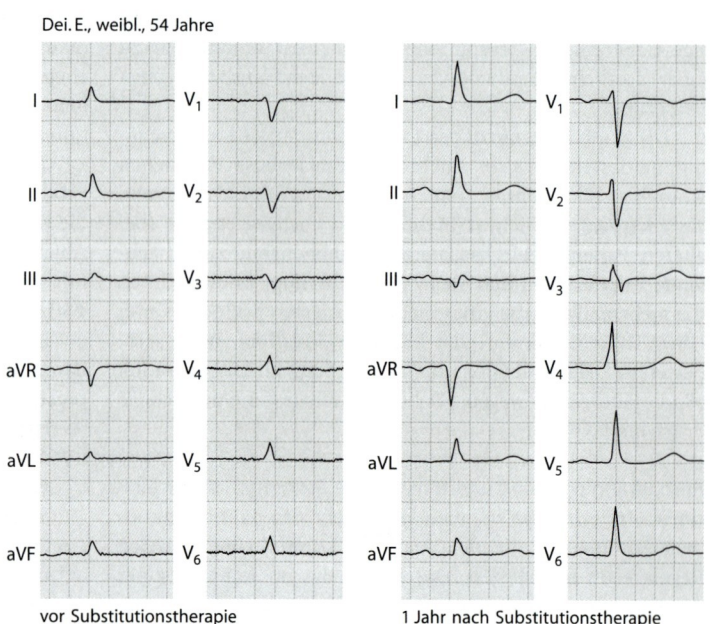

Abb. 62.1. EKG-Brustwandableitung einer 53-jährigen Patientin mit ausgeprägter Hypothyreose vor (links) und 1 Jahr nach Substitutionstherapie (rechts). Zwischenzeitlich Normalisierung der Belastungsdyspnoe und Leistungsfähigkeit, Abnahme des Herzvolumens von 1632 auf 912 ml und des Cholesterinwertes von 446 auf 239 mg%

62.3 Funktionsstörungen der Nebennieren

Eine Überproduktion bzw. Ausfall der Glukokortikoide (Kortisol) und Mineralokortikoide (Aldosteron) der Nebennierenrinde sowie eine gesteigerte Katecholaminabgabe des Nebennierenmarks beeinflussen das Herz-Kreislauf-System in vielfältiger Weise: Kortison steuert die Glukoneogenese, wirkt entzündungshemmend, steuert den Wasserhaushalt und sensibilisiert die Gefäße für die Katecholamine (Noradrenalin); Aldosteron fördert die Rückresorption von Natrium und Wasser, erhöht die Kaliumausscheidung und wirkt als Endpunkt der Renin-Angiotensin-Kaskade blutdrucksteigernd.

Cushing-Syndrom. Die Ursache der gesteigerten Glukokortikoidbildung (Kortisol) ist bei 80% der Patienten eine gesteigerte ACTH-Sekretion der Hypophyse mit bilateraler Nebennierenrindenhyperplasie, in 10–15% ein Nebennierenrindenadenom, in seltenen Fällen ein Nebennierenrindenkarzinom oder ein paraneoplastisches Syndrom (Produktion einer ACTH-ähnlichen Substanz beim kleinzelligen Bronchialkarzinom); häufigste Ursache des Krankheitsbildes ist jedoch eine chronische Therapie mit Glukokortikoiden.

Das Krankheitsbild wirkt geprägt durch eine typische Stammfettsucht, einer Neigung zur Osteoporose, einer meist milden Hypertonie (80–90% der Patienten), das Auftreten eines latenten oder manifesten Diabetes mellitus, erhöhte Blutfettwerte sowie einer Tendenz zur Hypokaliämie. Die Ursache der Hypertonie ist wohl multifaktoriell bedingt durch Erhöhung des Plasmavolumens, durch eine gesteigerte Produktion von Angiotensin 2 sowie durch eine erhöhte Sensitivität der Gefäßmuskulatur auf vasokonstriktorisch wirkende Amine. Hypertonie und gestörter Glukose- und Fettstoffwechsel können zu einer Akzeleration der Koronarsklerose führen.

> **Klinisch wichtig**
> Bei der Therapie der Hypertonie empfiehlt sich primär der Einsatz von ACE-Hemmern; der Einsatz von Schleifendiuretika und Digitalis sollte wegen der bestehenden Tendenz zur Hypokaliämie möglichst gemieden werden.

Primärer Hyperaldosteronismus. Das von Conn 1955 erstmals beschriebene Krankheitsbild ist überwiegend Folge eines Nebennierenrindenadenoms (bei etwa 80% der Patienten) oder einer bilateralen Hyperplasie der Nebennierenrinden. Das Krankheitsbild wird bestimmt durch eine meist benigne Hypertonie bei niedriger Plasmareninaktivität und einer oft ausgeprägten Hypokaliämie mit Tendenz zur Alkalose (gesteigerte Natriumretention, erhöhtes Plasmavolumen, Kaliumverlust). Die unspezifischen Veränderungen im EKG und die Neigung zu Herzrhythmusstörungen sind meist Folge der Hypokaliämie (Maciejewska u. Dabrowska 1992). Zur medikamentösen Therapie der Hypertonie empfiehlt sich in erster Linie Spirolaktone.

Nebennierenrindeninsuffizienz (Morbus Addison). Die Hypotonie ist neben allgemeiner Adynamie und Pigmentverschiebungen der Haut ein Kardinalsymptom der Nebennierenrindeninsuffizienz. Durch Ausfall der Mineralokortikoide kommt es durch den Natriumverlust zu einer Hypovolämie; zusätzlich fehlen (als zweite wirksame Komponente) die Glukokortikoide, die für die tonisierende Wirkung des Noradrenalins auf die Arteriolen und Kapillaren notwendig sind. Die systolischen Blutdruckwerte liegen meist unter 100 mmHg, die diastolischen bei kleinen Blutdruckamplituden zwischen 60 und 70 mmHg. Durch den Tonusverlust der Arteriolen und Kapillaren wird der für die Erkrankung typische starke Blutdruckabfall im Orthostaseversuch bedingt. Das verminderte Blutvolumen und die geringe körperliche Aktivität bedingen ein kleines, schlecht gefülltes Herz.

Das EKG des Addisonkranken zeigt häufig eine Bradykardie, allgemeine Niedervoltage sowie uncharakteristische Befunde mit T-Abflachung bzw. T-Negativierungen sowie Verzögerung der PQ-Überleitung und Erregungsausbreitung in den Kammern; während der Addisonkrise bestehen meist Zeichen einer Hyperkaliämie.

Unter der Substitutionstherapie bessert sich die Hypotonie; schwere hypotone Zustände im Rahmen von Infektionen sprechen fast nur auf die Gabe von Glukokortikoiden an.

Phäochromozytom. Im Vordergrund der Symptomatologie stehen ein durch erhöhte Adrenalin- oder Noradrenalinfreisetzung bedingter paroxysmaler Blutdruckanstieg oder eine Dauerhypertonie, der sich zusätzlich paroxysmale Blutdruckanstiege aufpfropfen können (nur 0,1–1% aller Hypertoniefälle sind durch ein Phäochromozytom bedingt (Williams u. Braunwald 1992).

Die meisten Phäochromozytome produzieren überwiegend Noradrenalin, während die Adrenalinabgabe nur leicht erhöht ist. Eine Noradrenalinfreisetzung führt über die Stimulation der α-Rezeptoren zu einer Erhöhung des peripheren Gefäßwiderstandes mit Anstieg insbesondere des diastolischen Blutdrucks und reflektorischer Bradykardie: Durch Stimulation der α- und β-Rezeptoren führt Adrenalin zu einem Anstieg der Herzfrequenz, des Herzminutenvolumens und besonders des systolischen Blutdrucks sowie zu metabolischen Veränderungen. Entsprechend der unterschiedlichen Katecholaminfreisetzung (der Noradrenalinprozentsatz kann zwischen 25 und 90% schwanken) können das klinische Bild und die hämodynamischen Auswirkungen sehr vielgestaltig sein.

Paroxysmale Anfälle mit Hypertonie (Dauer von wenigen Sekunden bis mehreren Tagen mit – insbesondere in der Frühphase der Erkrankung – oft monatelangen anfallsfreien Intervallen (24-h-Blutdruckmonitoring) führen häufig zu einer akuten schweren Belastung des Herzens und des Gefäßsystems mit z. T. extrem hohen Blutdruckanstiegen bis auf über 250 mmHg (besonders im Verlauf von Traumen und Operationen), Dyspnoe, akutem Lungenödem, schweren Herzrhythmusstörungen, Angina pectoris-Anfällen, gehäuftem Auftreten von Herzinfarkten und zerebralen Blutungen. Klinisch werden die Anfälle begleitet von Kopfschmerzen, allgemeiner Blässe, Schweißneigung und innerer Unruhe. Bei einigen Patienten wird die nur Sekunden anhaltende Blutdruckkrise nicht erfasst, sodass eine dem Anfall häufig folgende, ausgeprägte Hypotonie im Vordergrund stehen kann; dem Anfall folgt meist eine verstärkt einsetzende Diurese. Während des Anfalls bleibt die Herzgröße meist unverändert (Reindell et al. 1952). Als medikamentöse Therapie bietet sich die Gabe von α-Rezeptorenblockern, sekundär auch β-Rezeptorenblockern und evtl. eine Elektrolytsubstitution an.

Relativ typisch ist allerdings das Auftreten eines ausgeprägten **Orthostasesyndroms** (erniedrigtes Plasmavolumen) und die Blutdrucklabilität bei operativen Eingriffen; bei längerem Verlauf besteht häufig eine ausgeprägte Arteriosklerose. Bei einem Teil der Patienten mit Phäochromozytom scheint es zum Auftreten einer Kardiomyopathie (fokale Nekrosen, interstitielle Fibrose, Monozyteninfiltrate, perivaskuläres Ödem) zu kommen (Leonard et al. 1985; Seely u. Williams 2001).

> **Klinisch wichtig**
>
> An das Vorliegen eines Phäochromozytoms sollte insbesondere beim Auftreten eines paroxysmalen Lungenödems ungeklärter Genese, beim Vorliegen anderer neurogener Thmoren (Morbus von Recklinghausen) oder eines Raynaud-Syndroms gedacht werden.

Wegen der guten therapeutischen (chirurgischen) Möglichkeiten sollte bei allen Patienten mit verdächtigen paroxysmalen Symptomen (auch wenn ein Blutdruckanstieg nicht erfasst wurde) oder einer Dauerhypertonie ein Phäochromozytom ausgeschlossen werden. Aussagekräftig und ungefährlich ist allein der Nachweis einer erhöhten Ausscheidung der Katecholamine und deren Metaboliten (Vanillinmandelsäure).

Die Wahrscheinlichkeit, dass bei einem Hypertoniepatienten ein Phäochromozytom vorliegt, liegt beim Nachweis einer normalen Urinprobe unter 5% (Williams u. Braunwald 1992). Im Falle nur paroxysmal erhöhter Blutdruckwerte sind Ausscheidungskontrollen während bzw. im Anschluss an den Anfall notwendig. Die medikamentöse Therapie besteht zunächst in der Gabe von α-Blockern (evtl. zusätzliche Elektrolytsubstitution wegen der Neigung zur Hypovolämie), danach auch β-Blocker.

62.4 Funktionsstörungen der Nebenschilddrüse

Die Einflüsse des Kalziums auf die Erregungs- und Kontraktionsabläufe des Herzens sind bereits in Kap. 3 und Kap. 4 ausführlich dargestellt.

Hyperparathyreoidismus. Beim Hyperparathyreoidismus (Adenom der Nebenschilddrüse) besteht in vielen Fällen eine Bradykardie und eine Tendenz zur Hypertonie; diese ist die Folge eines Nierenschadens bei Nephrokalzinose oder des erhöhten Kalziumspiegels (gesteigerte Kontraktilität des Myokards, erhöhter peripherer Widerstand, Sensibilisierung der Gefäße auf Katacholamine).

Die Hyperkalziämie-bedingten Veränderungen im EKG mit Verkürzung der QT-Dauer sind meist nicht sehr stark ausgeprägt. Während hyperkalziämischer Krisen kann es zum Auftreten schwerer Herzrhythmusstörungen kommen; bei gleichzeitiger Digitalistherapie besteht die Gefahr einer Digitalisintoxikation. Bei lange Zeit bestehendem Hyperparathyreoidismus sind bei gleichzeitiger Exsikkose und hohem Kalzium- und Phosphatspiegel – wie in fast allen Organen – auch im Herzen Kalkablagerungen beschrieben, denen aber klinisch meist keine wesentliche Bedeutung zukommt. Zu ähnlichen Veränderungen kann es bei Patienten mit einer chronischen Urämie kommen, die häufig dialysiert werden und einen sekundären Hyperparathyreoidismus entwickeln; klinisch im Vordergrund steht bei diesen Patienten oft eine zunehmende therapierefraktäre Angina pectoris mit ausgeprägtem Koronarbefund; die Ergebnisse einer aortokoronaren Bypass-Operation sind meist gut.

Hypoparathyreoidismus. Beim Hypoparathyreoidismus mit erniedrigtem Serumkalziumspiegel sind bei dem klinischen Bild der Tetanie in der tetanischen Krise neben einer Tachykardie auch Gefäßspasmen mit Migräneanfällen, dem Bild eines Raynaud-Syndroms und Angina pectoris-Beschwerden beschrieben. Der EKG-Befund mit verlängerter QT-Dauer und langgestrecktem isoelektrischem ST-Verlauf ist charakteristisch für jede Form der Hypokalziämie. Eine lang anhaltende Hypokalziämie und Hypomagnesiämie scheint bei einem Teil der Patienten zu einer Kontraktilitätsstörung des Myokards zu führen (Kardiomyopathie; Leonard et al. 1985).

62.5 Funktionsstörungen des Pankreas

Hypoglykämische Zustände

Bei hypoglykämischen Zuständen infolge eines aktiven Inselzelladenoms oder einer Insulinüberdosierung kann es zum Auftreten einer Reihe kardiovaskulärer Erscheinungen kommen, wie vermehrtem Herzklopfen, Angina pectoris-Beschwerden, erhöhter Schweißneigung, Blässe, Tachykardie und Blutdrucksteigerung; diese Effekte sind nicht Folge der niedrigen Glukosespiegel, sondern bedingt durch eine Gegenregulation: deutlicher Anstieg besonders von Adrenalin mit Anstieg des Herzminutenvolumens und Abfall des peripheren Gefäßwiderstandes (limitiert durch sympathische Gegenregulation; Hilsted 1993).

Bei bestehender Koronarsklerose muss durch die katecholaminbedingte Herzbelastung mit einem gehäuften Auftreten von Angina pectoris-Anfällen gerechnet werden. Unter einer eventuellen gleichzeitigen Therapie mit einem β-Rezeptorenblocker können durch Unterdrückung der Gegenregulation die klinischen Befunde der Hypoglykämie weitgehend verschleiert werden.

Diabetes mellitus

Der Diabetes mellitus stellt einen allgemein anerkannten, sich multifaktoriell auswirkenden Risikofaktor dar, wobei Form (pathologische Glukosetoleranz, Insulinmangeldiabetes, erhöhte Insulinresistenz und erhöhte Insulinspiegel), Schwere und Dauer der Stoffwechselstörung das kardiovaskuläre Krankheitsgeschehen beeinflussen; metabolisches Syndrom, zusätzliche kardiale Risikofaktoren (De Fronzo 1992) und Nephropathie akzelerieren die Diabetesfolgen; die Prognose der Patienten mit Diabetes mellitus wird durch die kardiale Manifestation entscheidend bestimmt:

- Koronarsklerose, Mikroangiopathie, diabetische Kardioneuropathie,
- diabetische Ventrikelfunktionsstörung und Myopathie sowie
- Gefäßstörungen in den peripheren Organen.

Koronarsklerose. Die Koronarsklerose (beim Insulinmangeldiabetes oft bereits in jungen Jahren) führt meist zu schweren bis in die Gefäßperipherie reichenden Veränderungen (Granger et al. 1993). Angina pectoris und Myokardinfarkt treten gehäuft auf, nach Infarkt besteht eine erhöhte Früh- und Spätmortalität – auch die Morbidität (Reinfarktrate, Entwicklung einer Herzinsuffizienz) ist erhöht (Abbot et al. 1988; Stone et al. 1989). Durch die Gabe von β-Rezeptorenblocker wird die Langzeitprognose nach Infarkt ähnlich günstig beeinflusst wie bei Nichtdiabetikern (Gottlieb et al. 1998). Bei der Indikationsstellung zur aortokoronaren Bypass-Operation und Gefäßdilatation tut man sich häufig schwer, da der diffuse Gefäßbefall die operative „Machbarkeit" oft erheblich erschwert. Mitbedingt durch eine ungünstige Gefäßsituation und wohl auch eine größere Disposition für Intimahyperplasie liegt die Restenoserate nach Stent-Implantation mit 55% fast 3fach so hoch wie bei Nichtdiabetikern (20%; Carrozza et al. 1993); beschichtete Stents reduzieren auch beim Diabetiker die Restenoserate. Die 5 Jahreüberlebensrate liegt bei Diabetikern mit Mehrgefäßerkrankung nach Bypassoperation mit 80,6% deutlich günstiger als nach Gefäßdilatation (65,5%) (BARI-Studie 1996).

Mikroangiopathie. Die diabetische Mikroangiopathie ist krankheitsspezifisch (in intramuralen Gefäßen und Kapillaren Verdichtung der Basalmembran, PAS-positive Ablagerung, Hypertrophie und Hyperplasie der Endothelzellen, Auftreten von Mikroaneurysmen) und führt zu Störungen der Mikrozirkulation und Gefäßpermeabilität; Auswirkungen auf den Koronar-„Flow", die Ventrikelfunktion und den Infarktverlauf werden diskutiert; die Mikroangiopathie der Niere führt zu einer sekundären Herzbelastung.

Möglicherweise spielt bereits in der Frühphase der Angiopathie eine durch die Hyperglykämie gestörte Endothelfunktion (EDRF) mit gestörter Relaxation eine wesentliche Rolle (Cohen 1993).

Kardioneuropathie. Die diabetische Kardioneuropathie führt zu einer Störung der autonomen sympathovagalen Steuerung mit Verlust der Herzfrequenzvariabilität und der zirkadianen Frequenz- und Blutdruckrhythmen (Schleiffer et al. 1992; Fogari et al. 1993), einer reduzierten Ventrikelfunktion (Zola et al. 1986), Ruhetachykardie, fehlende Belastbarkeit und Hypotonie bei Lagewechsel. Es kommt zu einem gehäuften Auftreten einer asymptomatischen Ischämie (fehlende Angina pectoris bei Belastungsischämie, frischem Infarkt oder Restenose nach PTCA; Ambepitiya et al. 1990).

Abnormale diastolische Ventrikelfunktion und diabetische Kardiomyopathie. Unabhängig von Koronarsklerose und Myokardinfarkt entwickeln insulinpflichtige Diabetiker gehäuft eine kongestive Herzinsuffizienz. Im Vordergrund steht zunächst lange Zeit eine diastolische Ventrikelfunktionsstörung (Paillole et al. 1989; Schannwell et al 1999) mit zunehmender Dyspnoe; systolische Funktionsstörungen treten seltener auf. Das Auftreten einer Hypertrophie oder vermehrten interstitiellen Fibrose spricht für eine diabetische Kardiomyopathie (Hausdorf et al. 1988).

Makro- und Mikroangiopathie führen oft zu schweren Störungen peripherer Organe (periphere arterielle Verschlusskrankheit, Störungen der Retina-, Gehirn- und Nierengefäße).

Therapie. Wichtigste Maßnahme ist eine gute Stoffwechseleinstellung auf einen Hb A1c auf <7%. Zur Behandlung der Hypertonie und Herzinsuffizienz bieten sich ACE-Hemmer und selektive β-Rezeptorenblocker (Sawicki u. Berger 1992) an; ACE-Hemmer können z. T. eine Insulinresistenz unterdrücken. Diuretika verschlechtern oft den Glukosestoffwechsel und die Nierenfunktion. β-Rezeptorenblocker erweisen sich nach Infarkt prognostisch als günstig.

62.6 Einfluss der Sexualhormone

Frauen haben in der Prämenopause ein niedrigeres Koronarrisiko als Männer; dabei wird dem Östrogen eine bedeutsame kardiovaskuläre Protektion zugeschrieben, während Testosteron zu einer Erhöhung von LDL und zu einem Abfall von HDL führt. Östrogen hat günstige Auswirkungen auf den Fettstoffwechsel (Erhöhung von HDL, Abfall von LDL), die Blutgerinnung (Inhibition eines Plasminogenaktivators mit erhöhter Fibrinolyse) sowie auf die Vasodilatation der peripheren und koronaren Gefäße (gesteuert über das Gefäßendothel; Medelsohn u. Karas 1999).

Die Bedeutung der Hormonsubstitution bei Frauen in der Sekundärprävention bleibt weiterhin umstritten (Seely u. Williams 2001; Gohlke-Bärwolf 2002): Beobachtungsstudien in der Menopause konnten unter der Hormonsubstitution ein Absenken der koronaren Risikofaktoren (Barrett-Connor et al 1989) und eine Reduktion des relativen kardialen Morbiditäts- und Mortalitätsrisikos auf 0,56 bzw. 0,72 in der Nurses-Health-Studie (Grodstein et al. 1996) zeigen; die einzige randomisierte prospektive Studie (HERS) konnte allerdings bei 2700 Frauen in der Postmenopause über 4 Jahre unter Hormongabe keine Reduktion der kardiovaskulären Ereignisrate zeigen (Hulley et al. 1998).

Besonders bei Frauen mit erhöhtem Thromboserisiko (Thrombosen in der Vorgeschichte, Faktor-V-Mutation) oder weiteren Risikofaktoren (Nikotin) besteht bei oraler Kontrazeption oder einer Hormonersatztherapie ein deutlich gesteigertes Thrombose- und Embolierisiko in den venösen und arteriellen Gefäßen (+30% und mehr); der Gestagenanteil der Kombinationstherapie sollte relativ niedrig liegen. Eine orale Kontrazeption sollte deshalb bei Frauen mit schwer einstellbarer arterieller oder pulmonaler Hypertonie, thromboembolischer Vorgeschichte oder Störungen der Blutgerinnung nicht durchgeführt werden.

62.7 Ernährungsstörungen

Adipositas

Gegenüber Ideal- und Normgewichtigen zeigen Fettsüchtige gehäuft eine arterielle Hypertonie, Hypercholesterinämie, Hypertriglyzeridämie, Hyperurikämie und erhöhte Blutzuckerspiegel, viele Adipöse weisen eine erhöhte Insulinresistenz und erhöhte Insulinspiegel auf, nicht selten entwickelt sich das Vollbild eines metabolischen Syndroms mit stark erhöhter KHK-Inzidenz.

Jugendliche Fettsüchtige sind meist beschwerdefrei und zeigen eine normale Leistungsfähigkeit; mit zunehmendem Lebensalter wird – mitbedingt durch einen schlechten allgemeinen Trainingszustand – gehäuft über eine nachlassende Leistungsbreite und eine Belastungsdyspnoe geklagt, ohne dass sich Hinweise für eine organische Herz- oder Lungenerkrankung finden.

Eine schwere Fettsucht kann zu einer erheblichen Belastung des Herz-Kreislauf-Systems führen mit der Erhöhung des Herzminutenvolumens und der Herzarbeit bis zum 2- bis 3fachen der Werte von Normalgewichtigen. Die Volumenbelastung führt zu einer Dilatation, später (insbesondere bei Hypertonikern) zu einer Hypertrophie des linken Ventrikels (Egan et al. 1989; Nakajima et al. 1989). Hypertrophiehinweise im EKG sind selten, meist besteht bei einer relativen Niedervoltage eine Achsenabweichung nach links (Linkstyp). Die Lebenserwartung der Fettsüchtigen ist reduziert; ein um 20% erhöhtes Körpergewicht, das bei Versicherten im 25. Lebensjahr vorliegt, ist im weiteren Verlauf mit einer Verdoppelung des koronaren Risikos verbunden (Doyle 1957).

Adipöse Hypertoniker reagieren auf Belastung mit einer verstärkten Vasokonstriktion und einem starken diastolischen Blutdruckanstieg insbesondere bei isometrischer Belastung (Rockstroh et al. 1992). Bei einer vorbestehenden Herzerkrankung führt eine zunehmende Adipositas zu einer zusätzlichen Herzbelastung mit vorzeitiger Dekompensation der Herzinsuffizienz-, Vitien- und Angina pectoris-Patienten sowie zu einer höhten perioperativen Morbidität und Mortalität (Fasol et al. 1992).

Stark übergewichtige Patienten leiden gehäuft an einem obstruktiven Schlafapnoesyndrom. Etwa 5–10% der Adipösen entwickeln mit zunehmender kardialer Dekompensation ein Pickwick-Syndrom mit Hypoventilation (Hyperkapnie, Hypoxämie), Zyanose, Polyzytämie und zunehmender Somnolenz.

Durch eine deutliche Gewichtsreduktion können Herzminutenvolumen und die Arbeit des linken Ventrikels weitgehend normalisiert werden (Alexander u. Peterson 1972); eine Hypertrophie und reduzierte Compliance des linken Ventrikels bleiben allerdings häufig über Jahre nachweisbar.

Kalorische Unterernährung (Hungerdystrophie, Anorexie, Kachexie)

Bei allgemeiner chronischer Unterernährung nimmt das Herz an der allgemeinen Atrophie der inneren Organe teil; das Herz ist röntgenologisch eher klein (Reindell u. Klepzig 1948); pathologisch-anatomisch findet sich neben einer Reduktion des Herzgewichtes und Ersatz des subepikardialen Fettgewebes durch Gallertgewebe eine deutliche Atrophie des Myokards (Webb et al. 1986). Die häufig geklagten Beschwerden (Schwindelgefühl und Schwarzwerden vor den Augen, besonders im Orthostaseversuch) sind Folge der bestehenden Hypotonie. Meist besteht eine auffällige Sinusbradykardie; der Grundumsatz, das Herzminutenvolumen, der Gefäßwiderstand, die Herzarbeit und die zirkulierende Blutmenge sind herabgesetzt (Keys et al. 1956). Anämie und Elektrolytstoffwechselstörungen begleiten das Krankheitsbild (Gefahr von Arrhythmien und plötzlichem Herztod).

Die Leistungsbreite des Herzens ist eingeschränkt, während körperlicher Belastung reagiert das Herz sehr rasch mit einer Tachykardie bei ungenügender Blutdrucksteigerung (Reindell u. Klepzig 1948). Arterielle Hypertonie, koronare Herzerkrankungen und Myokardinfarkte sind bei chronisch Unterernährten wesentlich seltener als bei Normalgewichtigen (Keys et al. 1956; Coke 1961). Bis auf die häufig ausgeprägte Sinusbradykardie und eine allgemeine Niedervoltage fehlen typische EKG-Veränderungen (Reindell u. Klepzig 1948; Roskamm et al. 1964).

Obwohl meist keine Herzinsuffizienz vorliegt, kommt es bei der chronischen Dystrophie – insbesondere wenn schwere körperliche Arbeit verrichtet werden muss – häufig zum Auftreten von Hungerödemen, deren Genese noch nicht voll geklärt ist; neben einer Hypoproteinämie mit Senkung des onkotischen Drucks werden eine Permeabilitätsstörung und Atonie der Kapillaren sowie eine erhöhte Natriumaufnahme als Ursache diskutiert. Bei Formen mit ausgeprägtem Eiweißmangel können schwere Ödeme auftreten.

In der Rehabilitationsphase kann es zu vorübergehend überschießendem Blutdruckanstieg und zum Auftreten einer Herzinsuffizienz kommen (Keys et al. 1956). In der Regel sind jedoch 1–2 Jahre nach Abklingen der Dystrophie keine pathologischen Befunde mehr zu erheben, insbesondere stellt sich der Blutdruck so gut wie immer wieder auf sein ursprüngliches Niveau aus gesunden Tagen ein; die Hypertoniehäufigkeit bei nachuntersuchten Dystrophikern ist kleiner, zumindest nicht höher als bei der Durchschnittsbevölkerung (Meyerringh u. Dietze 1959).

Kachexie bei Kindern. Das Krankheitsbild vieler Kinder der dritten Welt mit extremer Abmagerung infolge schwerer kalorischer Unterernährung (und chronischer Infektionen) entspricht weitgehend dem der Kachexie Erwachsener.

Kardiale Kachexie. Eine kardiale Kachexie findet sich gehäuft im Endstadium einer chronischen Herzinsuffizienz, insbesondere bei Beteiligung des rechten Herzens und bei Vitienpatienten. Infolge ungenügender Nahrungsaufnahme, Resorptions- und Synthesestörungen, zellulärer Hypoxie und Hypermetabolismus kommt es zu einer schweren Gewichtsabnahme. Das Risiko bei Herzklappen und Bypass-Operationen ist mit einer Mortalität von bis zu 20% stark erhöht.

Chronische Fehlernährung

> Die häufigsten Formen einer einseitigen chronischen Fehlernährung in den Ländern Nordamerikas und Westeuropas sind ein überhöhter Fettkonsum und der chronische Alkoholismus.

Nahrungsfette. Ein erhöhter Fettkonsum (bis 40% der Gesamtkalorienzahl) findet sich – aufgrund der Essgewohnheiten und der Art der Ernährung – in verschiedenen Ländern (USA, Australien, Kanada), wobei genetische und rassische Faktoren keine Rolle zu spielen scheinen. Zwischen der Höhe des Fettkonsums und der Höhe des Cholesterinspiegels (Klemens 1973) sowie dem Koronarrisiko bestehen direkte Korrelationen; bei gleichaltrigen Kollektiven kam es in Ländern mit niedrigem Fettkonsum (Japan und Italien mit 7 bzw. 21% „Fettkalorien") zu 57 bzw. 113 Koronartodesfällen/100.000 Männer, in Ländern mit hohem Fettkonsum (USA und Kanada mit 40 bzw. 38% „Fettkalorien") zu 689 bzw. 829 Koronartodesfällen/100.000 Männer (Yudkin 1957).

Chronischer Alkoholismus. Beim chronischen Alkoholismus treten Herzrhythmusstörungen oft als erste Manifestation der Erkrankung auf, überwiegend als supraventrikuläre Extrasystolen und Neigung zu Vorhofflimmern; paroxysmales Vorhofflimmern wird bei diesen Patienten oft durch reichlichen Alkoholgenuss ausgelöst („holiday heart syndrom").

> **Klinisch wichtig**
> Bei plötzlichem Auftreten eines paroxysmalen Vorhofflimmerns „ohne bekannte Ursache" sollte immer auch an eine alkoholische Genese gedacht werden (Regan 1986).

Alkoholische Kardiomyopathie. Chronischer Alkoholkonsum oft in Kombination mit hypokalorischer und einseitiger Ernährung (Eiweißmangel, Beriberi) ist neben der KHK in vielen Ländern die häufigste Ursache einer schweren diffusen Myokardschädigung (Kardiomyopathie). Die alkoholtoxische Schädigung führt zunächst zu einer (latenten) systolischen und diastolischen Kontraktionsstörung, oft lange vor dem Vollbild der dilatativen Kardiomyopathie (periphere Vasodilatation, Myokardhypertrophie, „high output failure", Kardiomegalie, absolute Arrhythmie mit supraventrikulären und ventrikulären Rhythmusstörungen). Allgemeines Missempfinden und Palpiationen, nachlassende Leistungsfähigkeit und paroxysmales Vorhofflimmern sind oft Vorboten der kongestiven Herzinsuffizienz mit Tachykardie, zunehmender Dys- und Orthopnoe und peripheren Ödemen.

> Da nach Wegfall der toxischen Noxe Befunde und Symptome zumindest teilweise reversibel sind, ist der strikte Verzicht auf Alkoholkonsum (bei ausgewogener Ernährung, evtl. Vitamin-B$_1$-Gabe; Shimon et al. 1995) erste therapeutische Forderung.

Auch bei chronischem Alkoholgenuss scheint das Koronarrisiko nicht erhöht (Garg et al. 1993; Gaziano et al. 1993); bei autoptischen Untersuchungen zeigen viele Alkoholpatienten elastische, sklerosefreie Gefäße.

Beriberi. Bei der im Orient auf eine einseitige Ernährung mit poliertem Reis zurückzuführende Beriberi kommt es neben neurologischen Symptomen zu einer häufig hochgradigen biventrikulären Herzinsuffizienz mit Kardiomegalie und peripheren Ödemen. Hämodynamische Untersuchungen bei chronischem Vitamin-B$_1$-Mangel ergaben eine hyperkinetische Zirkulation durch Senkung des peripheren Widerstandes, Erhöhung des Herzminutenvolumens, Verkürzung der Kreislaufzeiten und Erhöhung der Füllungsdrücke des rechten und linken Herzens. In Europa und Nordamerika ist der Thiaminmangel meist mit einem chronischen Alkoholismus vergesellschaftet; bei dieser okzidentalen Form der Beriberi besteht oft ein stark herabgesetztes Herzminutenvolumen ohne die charakteristische Senkung des peripheren Gefäßwiderstandes. Nach ausreichender Vitamin-B$_1$- und Eiweißsubstitution kommt es zu einer weitgehenden, meist vollständigen Rückbildung der klinischen und hämodynamischen Befunde. Ein latenter Thiaminmangel kann bei chronischer Therapie mit Furosemid auftreten (Shimon et al. 1995).

Pellagra. Die bei der Pellagra (Mangel an Nikotinsäure) auftretenden kardiovaskulären Symptome scheinen Folge einer vergesellschafteten Beriberi bzw. eines chronischen Alkoholismus zu sein.

Eiweißmangel. Bei isoliertem chronischen Eiweißmangel, insbesondere bei Kindern in der dritten Welt, kommt es häufig zum Auftreten einer Stauungsherzinsuffizienz mit herabgesetztem Herzminutenvolumen, häufig ausgeprägter Ödemneigung, erhöhter Emboliengeigung, Herzdilatation und Bildung von Wandthromben; auf eiweißreiche Ernährung spricht die Herzinsuffizienz in der Regel gut an.

Beim **Kwashiorkor** der Bantus finden sich zusätzlich atrioventrikuläre Leitungsstörungen, die oft für den plötzlichen Herztod verantwortlich zu machen sind (Bergman et al. 1988).

62.8 Angeborene Stoffwechselerkrankungen

Angeborene Stoffwechseldefekte führen – insbesondere in ihrer homozygoten Form – häufig schon im Säuglingsalter und in der frühen Kindheit zu schweren Funktionsstörungen des Herzens und zum Tod. Bei vielen dieser Krankheitsbilder sind heute Enzymdefekte nachgewiesen, wobei ein unterschiedlicher klinischer Verlauf und Organbefall, z. B. bei den verschiedenen Typen der Mukopolysaccharidosen, auf verschiedene Enzymdefekte zurückzuführen sind. Ein höheres Lebensalter erreichen die Patienten häufig nur bei heterozygot ausgeprägtem Gendefekt bzw. wenn die Stoffwechselstörung erst in höherem Alter klinisch manifest wird.

62.8.1 Familiäre Hyperlipoproteinämie

An genetisch bedingten Hyperlipidämien sind 5 Haupttypen bekannt mit unterschiedlichem Lipoproteinmuster. In dem nachfolgenden Abschnitt wird nur auf den Typ II (familiäre Hypercholesterinämie, FH) eingegangen, da dieser Typ das höchste Koronarrisiko aufweist. Die FH ist genetisch autosomal-dominant fixiert, wobei die Häufigkeit des Gendefektes bei unterschiedlichen Populationen zwischen 0,01 und 1% liegen dürfte. Der Gendefekt führt zu einem Ausfall bzw. einer Störung des LDL-Rezeptors an der Zelloberfläche, die es diesem nicht mehr ermöglicht, das Apo-B-Protein des LDL zu lokalisieren und zu binden (mehrere Mutationen beschrieben; Goldstein u. Brown 1984). Da nur ein geringer Anteil des LDL über andere Wege (Abbau oxidierten LDL über den Azetyl-LDL-Rezeptor) abgebaut werden kann (Steinberg et al. 1989), kommt es im Organismus zu einer massiven Erhöhung von LDL- und Gesamtcholesterin (Typ IIa ohne, Typ IIb mit begleitender Hypertriglyzeridämie). Sowohl die homozygote als auch die heterozygote Form führen schon im jugendlichen Alter zu stark erhöhten Cholesterinspiegeln.

Klinik. Klinisch finden sich im frühen Kindesalter tendinöse Xanthome besonders der Achillessehne und der Extensorsehnen der Finger, im späterem Alter tuberöse Xanthome im Bereich des Ellenbogens, des Gesäßes, des Knies und der Ferse sowie interdigitale planare Xanthome. Schon vor dem 20. Lebensjahr kommt es zu ausgedehnten Lipidablagerungen im Gefäßsystem, wobei diese diffus auf die Gefäßperipherie und auf die Taschenklappen der Aorta übergreifen; KHK, Aortenstenose, zerebrale und periphere Gefäßläsionen führen meist schon vor dem 40. Lebensjahr zum Tod. Abb. 62.2 zeigt Koronarangiogramm und Xanthome eines 45-jährigen

Patienten mit Zustand nach nichttransmuralem Vorderwandinfarkt, mit einer Angina pectoris ab der 25-W-Stufe, einer mittelschweren kalzifizierten Aortenstenose (Druckgradient 54 mmHg), einer Claudicatio intermittens sowie großen multiplen Xanthomen; trotz strenger cholesterinarmer Diät und Dauertherapie mit Xantinolnikotinat lag der Cholesterinspiegel stets um 500 mg%.

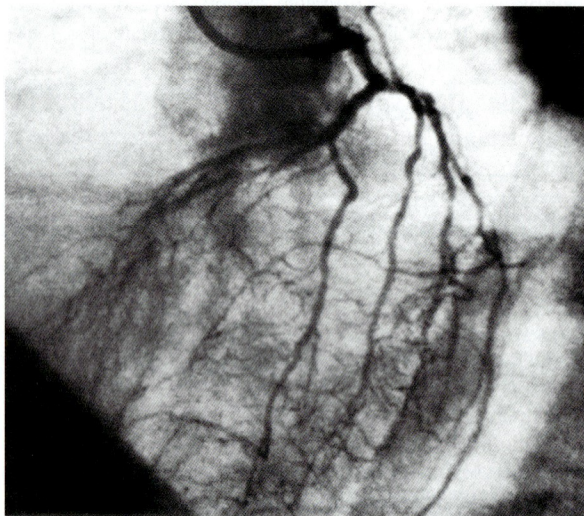
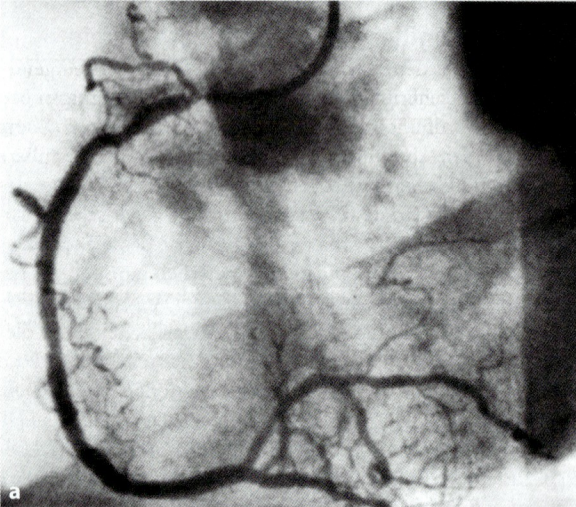
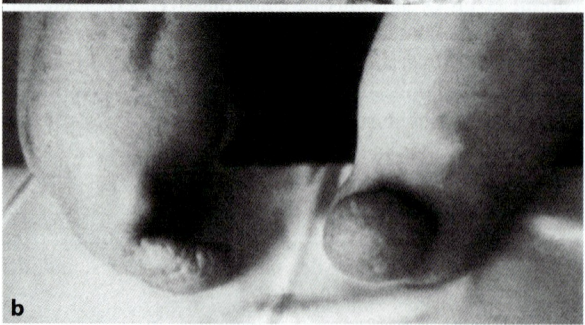

Abb. 62.2a, b. 45-jähriger Patient mit familiärer Hypercholesterinämie. **a** Schwere diffuse Dreigefäßerkrankung mit Verschluss des R. interventricularis anterior und des R. circumflexes sowie subtotaler Ostiumstenose der rechten Koronararterie (s. Text). **b** Multiple Xanthome an Ellenbogen, Händen, Gesäß und Achillessehne

Bei der häufigen heterozygoten Form der FH sind die LDL- und Gesamtcholesterinwerte nur gering bis stark erhöht; dementsprechend kann die klinische Manifestation ab dem Adoleszentenalter unterschiedlich stark ausgeprägt sein. Kardiovaskuläre Krankheiten treten gehäuft vor dem 40.–50. Lebensjahr auf; nach Untersuchungen von Stone et al. (1974) muss bei Patienten mit einer heterozygoten FH – gegenüber Patienten mit anderen Formen einer Fettstoffwechselstörung bzw. ohne Fettstoffwechselstörung – 10–17 Jahre früher mit einem Myokardinfarkt gerechnet werden.

Therapie. Wegen des hohen Arterioskleroserisikos ist bei der FH eine möglichst frühzeitige, aggressive Therapie angezeigt: Diät, Bewegungstherapie, medikamentöse Therapie mit HMG-CoA-Reduktasehemmern, Cholesterinresorptionshemmern, Anionenaustauschern (Cholestyramin, Colestipol), Fibrat oder Niazinpräparaten, in Einzelfällen Plasmapherese.

62.8.2 Speichererkrankungen

Bei den angeborenen Speichererkrankungen des Glykogen-, Cholesterin- und Mukopolysaccharidstoffwechsels handelt es sich um angeborene Enzymdefekte mit meist mehreren Mutationen. Es kann zu erheblichen, meist intrazellulären Ablagerungen in den Parenchym- und Bindegewebszellen kommen. Bei einer Herzbeteiligung kommt es durch Einlagerung zu einer echokardiographisch meist gut nachweisbaren Pseudohypertrophie des Myokards, insbesondere des Septums, einer reduzierten Ventrikelcompliance (Bild einer restriktiven Kardiomyopathie) und zunehmender Dysfunktion meist des linken Ventrikels.

Mukopolysaccharidosen. Bei den Mukopolysaccharidosen (Ablagerungen von Glukoproteinen) kommt es in etwa 50% zu einer Herzbeteiligung; neben dem Myokardschaden ist das Ventrikelendokard, v. a. der Klappenapparat, betroffen (Entwicklung einer Aorten-, Mitral- oder Trikuspidalinsuffizienz im Kindes- oder Adoleszentenalter; selten Entwicklung von Klappenstenosen). Herzinsuffizienz und plötzlicher Herztod führen häufig vor dem 20. Lebensjahr zum Tode.

Glykogenspeicherkrankheit. Bei der Glykogenspeicherkrankheit (Kohlenhydratstoffwechselstörung mit Speicherung normalen Glykogens, aber Fehlen der α-Glukosidase) kann die Herzbeteiligung im Vordergrund des Krankheitsbildes stehen (Typ Pompe): echokardiographisch Befund einer meist ausgeprägten Hypertrophie des interventrikulären Septums, des linken, später auch rechten Ventrikels, häufig mit Hinweisen auf eine Obstruktion der Ausflussbahn und SAM-Bewegung des vorderen Mitralsegels (Wenger et al. 1990). Das EKG zeigt oftmals eine verkürzte PQ-Überleitung und eine ausgeprägte linksventrikuläre Hypertrophie. Der plötzliche Herztod bzw. eine nicht zu beeinflussende Herzinsuffizienz führen häufig schon in der frühen Kindheit zum Exitus letalis.

Morbus Gaucher. Hier handelt es sich um Zerebrosidablagerungen, die eher selten zu einer kardialen Symptomatik (Ventrikelhypertrophie und -dysfunktion) führen. Speichererkrankungen mit Gangliosid- (Morbus Tay-Sachs) und Sphingomyelinablagerungen (Morbus Niemann-Pick) zeigen bis auf uncharakteristische EKG-Veränderungen meist keine klinischen Symptome und verlaufen in der Regel im frühen Kindesalter tödlich (Wenger et al. 1990).

Morbus Hand-Schüller-Christian. Bei der Hand-Schüller-Christian-Cholesteringranulomatose ist eine Beteiligung des Herzens selten; adventitielle Granulome können zur Verlegung kleinerer Gefäße führen. Durch Befall der Lungen kann es bei chronischem Verlauf zu ausgeprägten Fibrosen mit Überlastung und schließlich Versagen des rechten Herzens kommen (Schettler 1955). Abb. 62.3 zeigt den Lungenbefund einer Patientin mit einer Hand-Schüller-Christian-Erkrankung; bei dem benignen Verlauf ergaben sich keine pathologischen kardialen Befunde. Das EKG zeigt einen unauffälligen Stromverlauf, der Rechtsherzkatheter ein normales Druckverhalten im rechten Vorhof, rechten Ventrikel und der Pulmonalarterie in Ruhe und auf der 50-W-Stufe.

62.8.3 Amyloidose

Primäre Amyloidose. Bei der primären und selten bei der familiären Amyloidose kommt es – gelegentlich als einzigem Manifestationsort – im Herzen zu extrazellulären Amyloidablagerungen entlang der Bindegewebssepten des Kammer- und Vorhofmyokards, im Bereiche des Endo- und Epikards sowie entlang der kleinen Gefäßen und dem elektrischen Erregungsleitungssystem. Der Verlauf der Erkrankung ist lange latent, erst ausgeprägte Ablagerungen führen zu einer erhöhten Wandsteifigkeit des Myokards („stiff heart") und zum Bild einer restriktiven Kardiomyopathie (erhöhte früh- und enddiastolischen Drücke, „Dip-Plateau-Phänomen" in der Ventrikelkurve, ausgeprägte Ödemneigung). Seltener sind Übergangs- bzw. Verlaufsformen mit Störung der systolischen Funktion (Linksherzinsuffizienz), des Leitungssystems (Auftreten von Blockierungen) und des autonomen Nerven- und Gefäßsystems (niedrige Blutdruckwerte), insbesondere im Orthostaseversuch (Wynne u. Braunwald 2001).

Röntgenologisch erscheint das Herz infolge der vermehrten „Myokardmasse" und der Vergrößerung der Vorhöfe deutlich dilatiert. Im Echokardiogramm sind ein eher kleines diastolisches Ventrikelvolumen, eine deutlich erhöhte Myokardmasse des rechten und linken Ventrikels (mit einer recht charakteristischen „flimmernden" Szintillation der Textur), Zeichen einer gestörten diastolischen Füllung, prominente Papillarmuskel, eine Verdickung der Segelklappen (mit meist nur geringer Regurgitation) sowie eine Vergrößerung und Störung der systolischen Funktion der Vorhöfe (Neigung zu Thromben; Klein et al. 1989) charakteristisch.

Herzrhythmusstörungen (absolute Arrhythmie, Extrasystolen, Tachykardien) sind häufig und oft erstes Zeichen einer Herzbeteiligung. Im EKG besteht eine charakteristische Niedervoltage sowie gehäuft Leitungsstörungen (Rechtsschenkelblock, Hemiblöcke, AV-Blockierungen); gelegentlich sind pathologische Q-Zacken nachweisbar (Juiliet u. Grosgogeat 1977).

> Das Zusammentreffen von deutlicher Wandverdickung im Echokardiogramm und einer Niedervoltage im EKG ist recht typisch für die primäre Amyloidose (klinisch oft gleichzeitig Polyneuropathie und Störung der Nierenfunktion). Die Diagnose kann bioptisch gesichert werden (Myokardbiopsie, Aspiration von Abdominalfett.

Die therapeutischen Bemühungen bleiben unbefriedigend (wegen der Speicherung von Digitalis und Kalziumantagonisten keine Verordnung dieser Substanzen); gehäuft ergibt sich die Indikation zur Implantation eines „Pacemakers". Auch bei isoliertem Herzbefall scheint eine Herztransplantation wegen des raschen Amyloidbefalls des Geberherzens schon nach

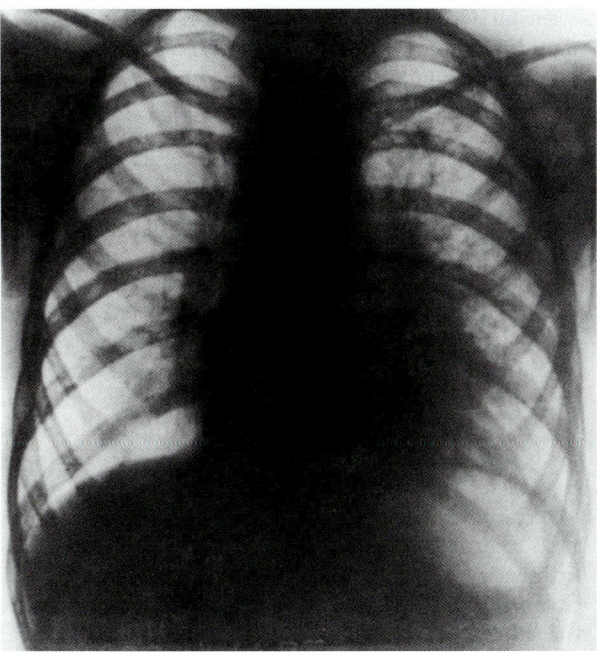 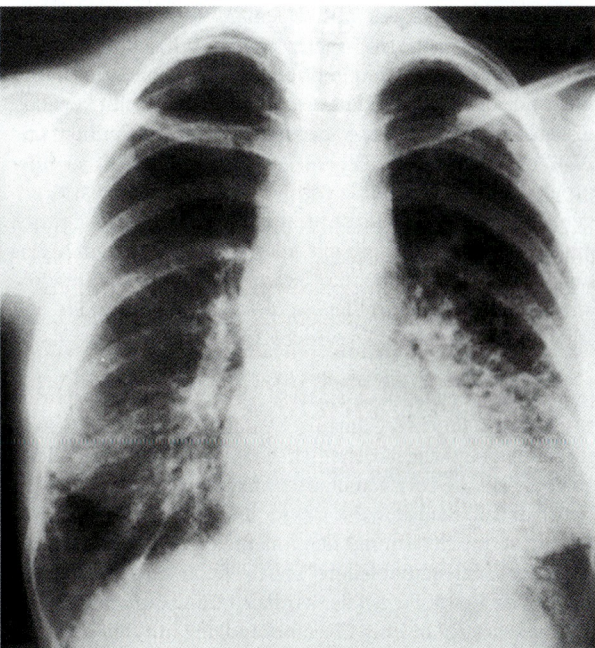

Abb. 62.3. Benigne Lungenfibrose bei Hand-Schüller-Christian-Erkrankung, **a** Befund im 6., **b** im 34. Lebensjahr

wenigen Monaten nicht sinnvoll (Hosenpud et al. 1991; Wynne u. Braunwald 2001).

Sekundäre Amyloidose. Bei der häufigen senilen Amyloidose des höheren Lebensalters sowie der sekundären Amyloidose bei chronischen Infektionen sind die Ablagerungen im Herzen meist nur gering und führen nur selten zu einer klinischen Herzmanifestation.

62.8.4 Störungen des Porphyrin- und Eisenstoffwechsels

Porphyrie. Bei der kongenitalen Form der Porphyria erythropoetica sind Kreislaufsymptome nicht bekannt. Im Gegensatz hierzu kommt es bei der akuten hepatischen Form mit anfallsartigen abdominellen Beschwerden und Lähmungen zum Auftreten von paroxysmalen systolischen und diastolischen Blutdruckerhöhungen und Tachykardien, Befunde, die sich mit Abklingen der allgemeinen Symptome wieder zurückbilden.

Hämochromatose. Bei der Hämochromatose finden sich ausgeprägte intrazelluläre Eisenablagerungen in der Haut (Pigmentierung), im Pankreas (Bronzediabetes), in der Leber (Pigmentzirrhose), im Herzen und anderen parenchymatösen Organen. Die Erkrankung ist Folge einer genetisch determinierten gesteigerten Eisenresorption (idiopathische Form), eines genetischen Defekts der Hämoglobinsynthese, einer chronischen Lebererkrankung oder Spätfolge der Hämosiderose. Die Überladung der Monozyten mit Eisen führt zu einer vermehrten Freisetzung freier Radikale und somit zu Funktionsschäden der Herzmuskelzellen.

Bei Überladung der Myokardzellen mit Eisen (bei etwa 15% der Patienten kardiale Funktionsstörung ohne Hautpigmentierung oder Diabetes mellitus; Wenger et al. 1986) entwickelt sich eine progrediente biventrikuläre Herzinsuffizienz mit Dyspnoe, Zyanose und Ödemen, bedingt durch eine anfangs eher restriktive, später dilatative Kardiomyopathie. Daneben prägen Rhythmusstörungen (oft schon in der Frühphase) das Bild mit Neigung zu paroxysmaler, später konstanter absoluter Arrhythmie, paroxysmalen Tachykardien und AV-Blockierungen. Die Patienten versterben gehäuft an einer progredienten Herzinsuffizienz bzw. an Herzrhythmusstörungen. Das Krankheitsbild ist nicht heilbar, kann jedoch durch eine chronische Therapie mit Aderlässen, besser durch eine möglichst früh beginnende Chelatbehandlung mit Deferoxamin, langfristig kontrolliert werden (Funktionsausfälle und Rhythmusstörungen z. T. reversibel).

Hämosiderose. Die Hämosiderose ist Folge einer vermehrten Eisenzufuhr durch regelmäßig benötigte Bluttransfusionen, meist als Folge angeborener Thalassaemia major, hereditäre sideroblastische oder hämolytische bzw. erworbener Anämien (Fairbanks u. Baldus 1990). Das kardiale Bild der Hämochromatose vermischt sich mit den Anämiefolgen einer Hyperzirkulation („high output failure"). Viele dieser Anämiepatienten versterben an den Folgen der kardialen Hämochromatose. Die Therapie besteht in einer Chelatbehandlung mit Deferoxamin, evtl. mit zusätzlicher Gabe von Ascorbinsäure.

62.9 Karzinoidsyndrom

> Ein Minuten bis Stunden andauerndes „Flush"-Syndrom (mit Tachykardie und Blutdruckerhöhung einhergehend), Diarrhöen, Asthma-bronchiale-Anfällen und Dauerzyanosen sind die führenden klinischen Symptome metastasierender Karzinoide des Intestinaltraktes, bei denen die im Tumor und den Metastasen produzierten Amine (Serotonin, Bradykinin u. a.) unter Umgehung des portohepalen und Lungenkreislaufs abgebaut werden.

Die Amine führen bei kardialer Beteiligung zu einer Verdickung des Endokards (Einlagerungen von zellarmem kollagenreichem Gewebe) fast ausschließlich im Bereiche des rechten Herzens (Endokard des rechten Vorhofes und Ventrikels, der Trikuspidal- und Pulmonalklappe sowie der Pulmonalarterie). Klinisch imponiert eine zunehmende Rechtsherzinsuffizienz, vorwiegend bedingt durch die Klappenbeteiligung (Auftreten einer zunehmenden Trikuspidalinsuffizienz oft gepaart mit einer Pulmonalstenose). Bei ausgeprägter Herzbeteiligung beträgt die mittlere Überlebensrate lediglich 1 Jahr (Grant et al. 1992).

62.10 Hämatologische Erkrankungen

62.10.1 Akuter Blutverlust

Ein akuter Blutverlust von 500–800 ml wird in der Regel gut toleriert; es kommt zu einer leichten Pulsbeschleunigung mit einem leichten Absinken des Blutdrucks, das Herzminutenvolumen wird kaum beeinflusst. Aderlässe von über 1000 ml führen zu einem Absinken des Herzminutenvolumens und arteriellen Blutdrucks und schließlich zum Schockzustand. Auch bei gesundem Koronarsystem kann es bei schweren Blutverlusten mit Hypotonie und Absinken des Perfusionsdrucks zum Auftreten einer Angina pectoris und einer Belastungskoronarinsuffizienz kommen.

62.10.2 Chronische Anämie

Bei der chronischen Anämie ist die zirkulierende Blutmenge kaum verändert; die verminderte Viskosität und die relative Gewebeanoxie führen zu einer Abnahme des peripheren Gefäßwiderstandes und des „Afterload" des Herzens; kompensatorisch kommt es zu einer hyperkinetischen Zirkulation mit Steigerung der Herzfrequenz und des Herzminutenvolumens; der diastolische Blutdruck ist erniedrigt, die Blutdruckamplitude leicht erhöht. Eine merkliche Steigerung des Herzminutenvolumens tritt bei einem Abfall des Hb auf unter 9 g/dl auf; durch Kompensationsmechanismen (Zentralisation des Blutstroms zu Gehirn und Herz, verbesserte O_2-Ausschöpfung durch Rechtsverlagerung der Sauerstoffsättigungskurve) können bei chronischer Anämie – zumindest beim Fehlen stärkerer körperlicher Belastungen – Hb-Werte bis 7 g/dl toleriert werden. Abb. 62.4 zeigt das Belastungs-EKG eines Patienten mit schwerer Anämie (Hb 4,5 g/dl): bereits auf der 25-W-Stufe zeigen sich bei typischer Angina pectoris horizontale ST-Senkungen; nach Gabe von Blutkonserven und Anstieg des Hb auf 8,0 g/dl war bis

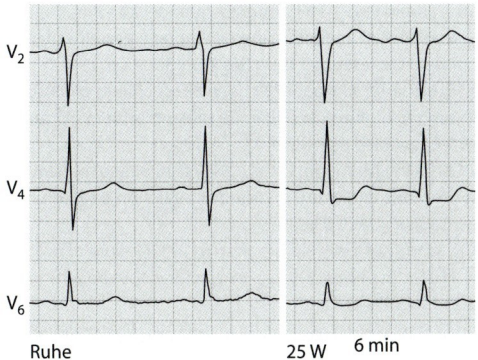

Abb. 62.4. Belastungskoronarinsuffizienz auf der 25-W-Stufe bei schwerer Anämie (Hb 4,5 g%). Nach Besserung der Anämie normales Belastungs-EKG (s. Text)

zur 50-W-Stufe eine Belastungskoronarinsuffizienz nicht mehr nachweisbar. Der später erhobene Sektionsbefund ergab keine wesentlichen Stenosierungen des Koronarsystems.

Durch die Beanspruchung der Kreislaufreserven schon im Ruhezustand ist die Leistungsbreite bei der Anämie allerdings deutlich eingeschränkt (Herzklopfen, Tachykardie, Belastungsdyspnoe, leichte Ödeme).

Wie bei anderen Zuständen mit hyperkinetischer Zirkulation (Beriberi, Thyreotoxikose, arteriovenöse Shunts im großen Kreislauf, Morbus Paget, hyperkinetisches Herzsyndrom) bestehen oft ein verstärkter Kapillarpuls sowie vermehrte Pulsationen und Strömungsgeräusche der großen Gefäße (Pistolenschussphänomen über der Femoralarterie) und des Herzens; gelegentlich imponiert der Auskultationsbefund des Herzens als relative Pulmonal- oder Mitralstenose, selten auch als Vorhofseptumdefek. Die Hyperzirkulation kann im chronischen Verlauf zu einer Dilatation aller Herzhöhlen sowie einer deutlichen Hypertrophie des Ventrikelmyokards führen.

Zur Entwicklung einer manifesten Herzinsuffizienz kommt es, wenn zusätzliche Faktoren, wie z. B. schwere körperliche Arbeit, den Kreislauf belasten. Beim Vorliegen einer stenosierenden Koronarsklerose, eines Myokardschadens oder von Klappenvitien kann bereits eine milde Anämie (Hb um 10 g/dl) durch die zusätzliche Kreislaufbelastung zu einer erheblichen Zunahme der Symptomatik und zur Dekompensation führen.

62.10.3 Hämolytische Anämien

Neben den Kreislaufbelastungen der chronischen Anämie können einige hämolytische Anämieformen zu zusätzlichen Kreislaufbelastungen führen.

Sichelzellanämie. Bei dieser vorwiegend unter der schwarzen Bevölkerung Afrikas auftretenden Anämie mit vorwiegend durch O_2-Mangel ausgelösten hämolytischen Krisen kommt es zu Thrombenbildungen bevorzugt im Bereiche der Lungenstrombahn, gehäuften pulmonalen Infekten und Pneumonien, einer Einschränkung der Lungenfunktion und bei einem Teil der Patienten zum chronischen Cor pulmonale. Die Patienten klagen meist über eine ausgeprägte Dyspnoe. Die Hämolyse führt oft zu einer Hämosiderose mit Beteiligung der Herzmuskulatur.

Thalassämie. Die Thalassämie, eine besonders im Mittelmeerraum vermehrt vorkommende genetisch fixierte Hämoglobinsynthesestörung, führt in ihrer homozygoten Form zu schweren Anämien. Die Hämolyse, eine gesteigerte intestinale Eisenresorption sowie die häufig benötigten Transfusionen können zu schweren Eisenablagerungen und dem Vollbild einer Hämochromatose führen (s. oben). Kremastinos et al. (1993) konnten bei ihren echokardiographischen Untersuchungen – neben den Zeichen der anämiebedingten Hyperzirkulation – allerdings erst in der höheren Altersgruppe über 25 Jahren eine restriktive Kontraktionsstörung des linken Ventrikels nachweisen. Trotz kontinuierlicher Chelattherapie ist die kongestive Herzinsuffizienz die häufigste Todesursache bei der Thalassaemia major im jüngeren Erwachsenenalter.

Bei Vitien. Hämolytische Anämien bei Herzklappenerkrankungen (Aortenstenosen, bei Abriss von Chordae-Fäden, nach Patch-Operationen, nach Anlegen eines Hämodialyse-Shunts oder nach Implantation von Herzklappen) sind durch verstärkte Turbulenzen meist nicht sehr stark ausgeprägt, sodass sie keiner besonderen Substitution bedürfen; im Falle einer oft plötzlich auftretenden starken Hämolyse, z. B. bei Klappenlecks, ist meist eine frühzeitige Reoperation indiziert.

62.10.3 Polyglobulie, Polycythaemia vera und Leukämien

Polyglobulie. Kompensationsmechanismen auf eine konstant herabgesetzte arterielle Sauerstoffsättigung (Herzvitien mit Rechts-links-Shunt, pulmonale arteriovenöse Aneurysmen, pulmonale Diffusionsstörungen, Bewohner großer Höhen) führen häufig zu einer relativ gesteigerten Erythropoese mit Ausbildung einer sekundären Polyglobulie. Entsprechend dem Anstieg des Hämatokrits besteht durch die erhöhte Blutviskosität eine Verlangsamung des Blutstroms mit Neigung zu peripherer Zyanose.

Wie bei der Polycythaemia vera besteht eine erhöhte arterielle und venöse Thromboseneigung, auch der Koronargefäße; rezidivierende Lungenembolien und erhöhter Pulmonalgefäßwiderstand können zu einer erheblichen Rechtsherzbelastung führen.

Polycythaemia vera. Bei der Polycythaemia vera liegt im Gegensatz zur Polyglobulie keine arterielle Sauerstoffuntersättigung vor. Es findet sich eine erhöhte Blutviskosität mit herabgesetzter Strömungsgeschwindigkeit und erhöhtem Gesamtblutvolumen; das Herzminutenvolumen ist wie der arterielle Blutdruck meist nur gering erhöht. Es besteht eine erhöhte arterielle und venöse Thromboseneigung. Bei Fehlen von organischen Herzerkrankungen kommt es nur relativ selten zum Auftreten einer Herzvergrößerung oder einer Herzinsuffizienz; andererseits kann bei gleichzeitig vorliegenden arteriosklerotischen Veränderungen die erhöhte Blutviskosität durch sekundäre intravasale Thromben zu Myokardinfarkten und lokalen Ischämien führen. Durch Aderlasstherapie sind Hämatokritwerte knapp über 40% anzustreben.

Leukämien. Bei Leukämien kommt es relativ häufig zum Auftreten leukämischer Infiltrate im Bereiche des Perikards und Herzmuskels (bei der Autopsie in 69% der Leukämiepatienten); klinisch zeigen etwa 30% der Patienten Zeichen einer Herzbeteiligung mit Ausbildung eines Perikardergusses oder Auftreten von Rhythmusstörungen (Roberts et al. 1968); im Vordergrund der hämodynamischen Auswirkungen stehen meist die Folgen der begleitenden Anämie.

Literatur

Abbott RD, Donahue RP, Kannel WB et al (1988) The impact of diabetes on survival following myocardial infarction in men vs warnen. The Framingham Study. JAMA 260:3456

Alexander JK, Peterson KL (1972) Cardiovascular effects of weight reduction. Circulation 45:310

Ambepityia G, Kopelman PG, Ingram D (1990) Exertional myocardial ischemia in diabetes: A quantitative analysis of anginal perceptual threshold and the influence of autonomic function. J Am Coll Cardiol 15:72

BARI: The Bypass Angioplasty Revascularization Investigation Investigators (1996) Comparison of Coronary Bypass Surgery with Angioplasty in Patients with multivessel Disease. NEJM 4, 335:217–225

Barrett-Connor E, Wingard DL, Criqui MH (1989) Postmenopausal estrogen use and heart disease risk factors in the 1980s. JAMA 261:2095–2100

Becker C (1985) Hypothyroid and atherosclerotic heart disease: Paragenesis, medical management and the role of coronary artery bypass surgery. Endocr Rev 6:432

Bergman JW, Humann DG, DeMoor MMA et al (1988) Effect of kwashiokor on the cardiovascular system. Arch Dis Child 63:1359

Carrozza JP, Kuntz RE, Fishman RF, Baim DS (1993) Restenosis after arterial injury caused by coronary stenting in patients with diabetes mellitus. An Int Med 118:344–349

Cohen RA (1993) Dysfunction of vascular endothelium in diabetes mellitus. Circulation 87 (Suppl):67–76

Coke LR (1961) Late effects of starvation. Med Sci J 17:313

DeFronzo RA (1992) Insulin resistance, hyperinsulinemia, and coronary artery disease: A complex metabolic web. J Cardiovasc Pharm (Suppl 11) 20:1–16

Dillmann WH (1996) Thyroid hormones and the heart: Basic mechanistic and clincal issues. Thyroid Today 19:1

Doyle M (1957) Prospective study of degenerative cardiovascular disease in Albany (Ischaemic heart disease). Am J publ Hlth 47 (Suppl 1):4

Egan B, Fitzpatrick MA, Juni J et al (1989) Importance of overweight in studies of left ventricular hypertrophy and diastolic function in mild systemic hypertension. Am J Cardiol 64:752

Fairbanks VF, Baldus WP (1990) Production of erythrocytes. In: Williams WJ et al (eds) Hematology. McGraw-Hill, New York

Fasol R, Schindler M, Schumacher B et al (1992) The influence of obesity on perioperative morbidity: retrospective study of 502 aortocoronary bypass operations. Thor Cardiovasc Surg 40:126–129

Fazio S, Cittadini A, Sabatini D et al (1993) Evidence for biventricular involvement in acromegaly: a Doppler echocardiographic study. Eur H J 14:26–33

Fogari R, Zoppi A, Malamani GD et al (1993) Ambulatory blood pressure monitoring in normotensive and hypertensive type 2 diabetics. Prevalence of impaired diurnal blood pressure patterns. Am J Hypertension 6:1–7

Gärtner R (2002) Entzündliche Schilddrüsenerkrankungen. Internist 43:636–653

Garg R, Wagener DK, Madans JH (1993) Alcohol consumption and risk of ischemic heart disease in women. Arch Intern Med 153:1211–1216

Gaziano JM, Buring JE, Breslow JL et al (1993) Moderate alcohol intake, increased levels of high-density lipoprotein and its subfractions, and decreased risk of myocardial infarction. N Engl J Med 329:1829–1834

Gohlke-Bärwolf C et al (2002) Stellenwert der Hormonersatztherapie zur Prävention der koronaren Herzerkrankung bei Frauen. Z Kardiol 91:430–435

Goldstein JL, Brown MS (1984) Progress in understanding the LDL receptor and HMG-CoA reductase, two membrane proteins that regulated the plasma cholesterol. J Lipid Res 25:1450

Gottlieb SS, McCarter RJ, Vogel RA (1998) Effect of beta-blockade on mortality among high-risk and low-risk patients after maxocardial infarction. N Engl J Med 339:489–497

Granger CB, Califf RM, Young S et al (1993) Outcome of patients with diabetes mellitus and acute myocardial infarction treated with thrombolytic agents. JACC 21:920–925

Grant SCD, Scarffe JH, Levy RD, Brooks NH (1992) Failure of balloon dilatation of the pulmonary valve in carcinoid pulmonary stenosis. Br Heart J 67:450–453

Grodstein F, Stampfer M, Manson JF et al (1996) Postmenopausal estrogen and progestin use and risk of cardiovascular disease. N Engl J Med 335:453–461

Hausdorf G, Rieger U, Koepp P (1988) Cardiomyopathy in childhood diabetes mellitus: Incidence, time of onset, and relation to metabolic control. Int J Cardiol 19:225

Hilsted J (1993) Cardiovascular changes during hypoglycaemia. Clin Phys 13:1–10

Hosenpud JD, DeMarco T, Frazier OH et al (1991) Progression of systemic disease and reduced long-term survival in patients with cardiac amyloidosis undergoing heart transplantation: follow-up results of a multicenter survey. Circulation 84 (Suppl III):338–343

Hulley S, Grady D, Bush T et al (1998) Randomized trial of estrogen plus progestin for secondary prevention of coronary heart disease in postmenopausal woman. Heart and Estrogen-/Progestin Replacement Study (HERS) Research Group. JAMA 280:605–613

Juiliet Y, Grosgogeat Y (1977) L'amylose cardiaque. Arch Mal Coeur 71:361

Keys A, Brozek J, Henschel A et al (1956) The biology of humans starvation. Minneapolis: Univ Minnesota

Klein AL, Hatle LK, Burstow DJ et al (1989) Doppler characterization of left ventricular diastolic function in cardiac amyloidosis. J Am Coll Cardiol 13:1017–1026

Klemens UH (1973) Hyperlipidämie und Herzinfarkt. In: Schwandt P (Hrsg) Störungen des Fettstoffwechsels. Spatz, München, S 163

Kremastinos DTh, Tsiapras DP, Tsetsos GA et al (1993) Left ventricular diastolic Doppler characteristics in β-thalassemia major. Circulation 88:1127–1135

Leonard DA, Sonnenblick EH, LeJemtel TH (1985) Endocrine cardiomyopathies. Heart Failure 1:179

Lim MJ, Barkan AL, Buda AJ (1992) Rapid reduction of left ventricular hypertrophy in acromegaly after suppression of growth hormone hypersecretion. A Int Med 117:719–726

Maciejewska M, Dabrowska B (1992) Influence of serum potassium on the electrocardiographic pattern of left ventricular hypertrophy in primary hyperaldosteronism. Clin Cardiol 15:725–727

Mendelsohn ME, Karas RH (1999) The protective effects of estrogen on the cardiovascular system. N Engl J Med 340:1801–1811

Meyerringh H, Dietze A (1959) Über Spätfolgen der Dystrophie. Dtsch med Wschr 79:22

Nabarro JD (1987) Acromegaly. Clin Endocrinol (Oxf)

Nakajima T, Fujioka S, Tokunaga K et al (1989) Correlation of intraabdominal fat accumulation and left ventricular performance in obesity. Am J Cardiol 64:369

Osman F, Franklyn J. A., Sheppard MC, Gammage MD (2002) Successful treatment of amiodarone-induced thyreotoxicosis. Circulation 105:1275–1277

Paillole C, Dahan M, Paycha F et al (1989) Prevalance and significance of left ventricular filling abnormalities determined by Doppler echocardiography in young type I (insulin-dependent) diabetic patients. Am J Cardiol 64:1010

Regan TJ (1986) The heart, alcoholism and nutritional disease. In: Hurst JW (ed) The heart. McGraw Hill, New York, p 1446

Reindell H, Klepzig H (1948) Zur Frage der Kreislaufregulation bei Unterernährten. Z Ges Inn Med 3:193

Reindell H, Klepzig H, Merk R (1952) Die Arbeitsweise des gesunden Herzens bei akuter linksseitiger Druckbelastung (Phäochromocytomanfall). Klin Wschr 30:554

Reinwein D, Röher HD, Emmrich D (1993) Therapie der Hyperthyreose. Dtsch Med Wschr 118:1036–1043

Roberts WC, Bodey OP, Westlake PT (1968) The heart in acute leukemia. A study of 420 autopsy cases. Am J Cardiol 21:388

Rockstroh JK, Schmieder RE, Schächinger H, Messerli FH (1992) Stress response pattern in obesity and systemic hypertension. Am J Cardiol 70:1035–1039

Roskamm H, von Düsterlho J, Reindell H, Gebhardt W, König K (1964) Herz- und Kreislaufuntersuchungen bei ehemaligen Kriegsgefangenen. Arch Kreisl Forsch 43:178

Sawicki PT, Berger M (1992) Effects of antihypertensive treatment with β-blockers on glucose metabolism. J Cardiovasc Pharm (Suppl II) 20:45–48

Schannwell ChM, Schoebel FC, Heggen S et al (1999) Frühzeitige Einschränkung der diastolischen Funktion bei jungen Typ-I-Diabetikern als Erstmanifestation einer diabetischen Herzmuskelerkrankung. Z Kardiol 88:338–346

Schettler G (1955) Lipidosen. In: Bergmann O von, Frey W, Schwiegk H (Hrsg) Handbuch der Inneren Medizin (Bd VII/2). Springer, Berlin Göttingen Heidelberg, S 634

Schleiffer T, Klooker P, Brass H (1992) 24-h-Blutdruckmessung bei Typ-2-Diabetikern mit und ohne Nephropathie. Z Kardiol (Suppl 2)81:75–78

Seely EW, Williams GH (2001) The heart in endocrine disorders. In: Braundwald E, Zips DP, Libby P (eds) Heart disease. Saunders, Philadelphia

Shimon I, Almog S, Vered Z et al (1995) Improved left ventricular function after thiamine. Supplementation in patients with congestive heart failure receiving long-term furosemide therapy. Am J Med 98:485

Steinberg D, Parthasarathy S, Carew TE et al (1989) Beyond cholesterol. Modifications of low density lipoproteins that increase its atherogenicity. N Engl J Med 320:915

Stone PH, Muller JE, Hartweil T et al (1989) The effect of diabetes mellitus on prognosis and serialleft ventricular function after acute myocardial infarction: Contribution of both coronary disease and diastolic left ventricular dysfunction to the adverse prognosis. J Am Coll Cardiol 14:49

Stone NJ, Levy RJ, Fredrickson DS, Verter J (1974) Coronary artery disease in 116 kindred with familial type III hyperlipoproteinemia. Circulation 49:476

Webb JG, Kiess MC, Chan-Yan CC (1986) Malnutrition and the heart. Can Med Assoc J 135:753

Wenger NK, Goodwin JF, Roberts WC (1986) Cardiomyopathy and myocardial involvement in systemic disease. In: Hurst JW (ed) The heart. McGraw Hill, New York

Wenger NK, Abelmann WH, Roberts WC (1990) Cardiomyopathy and specific heart muscle disease. In: Hurst JW, Schlant RC (eds) The heart. Arteries and veins. Mc Graw Hill, New York, pp 1278–1347

Williams GW, Braunwald E (1992) Endocrine and nutritional disorders and heart disease. In: Braunwald E (ed) Heart disease. Saunders, Philadelphia, p 1827–1855

Wynne J, Braunwald E (2001) The cardiomyopathies and myocarditides. In: Braunwald E, Zips DP, Libby P (eds) Heart disease. Saunders, Philadelphia

Yudkin J (1957) Diet and coronary thrombosis, hypothesis and facts. Lancet I:155

Zola B, Kahn JK, Juni JE, Vinik AI (1986) Abnormal cardiac function in diabetic patients with autonomic neuropathy in the absence of ischemic heart disease. J Clin Endocrinol Metab 63:208

Psychovegetativ bedingte Herz- und Kreislaufstörungen

P. Harnasch, K. König

63.1 Begriffsbestimmung – 1262

63.2 Diagnostik – 1263

63.3 Klinische Syndrome – 1263
63.3.1 Dysdynamische Syndrome – 1263
63.3.2 Dysrhythmische Syndrome – 1265
63.3.3 Dysästhetische Syndrome – 1266

63.4 Differenzialdiagnose – 1266

63.5 Therapie – 1266

Literatur – 1267

> Der harmonische Ablauf im Zusammenwirken der zentralnervösen und peripheren Kreislaufregulation ist Folge des Zusammenspiels verschiedener pathophysiologischer Funktionen und Regelkreise. Von Bedeutung sind v. a.:
> - der Funktionskreis der Eigenmechanik und Eigenrhythmik des Herzmuskels,
> - der Funktionskreis der nervalen Steuerung durch die zentrale und periphere Wirkungsweise des vegetativen Nervensystems,
> - der neurohumorale Funktionskreis unter Einschluss neurosekretorischer und endokriner Effektoren,
> - der neokortikale oder mental kognitive Funktionskreis.
>
> Damit ist die Wahrnehmung der äußeren und inneren Reize abhängig von einem komplexen psychosomatischen Steuerungssystem, in das Anpassungs- und Abwehrleistungen ebenso eingehen wie somatische Dispositionen oder Veränderungen des Erregungsniveaus.

Für die psychosomatische Erfassung der für den Einzelnen jeweils unterschiedlichen Bedeutung von Regulationsstörungen oder Krankheit ist es wesentlich, den kranken Menschen nicht wie die klassische Medizin als geschlossenes System zu betrachten im Sinne einer „komplizierten anatomischen, biochemischen Maschinerie", sondern nach von Uexküll (1990) „unter dem Aspekt eines offenen Systems". Hierbei wird die Umgebung als individuelle Wirklichkeit in das Gesamtsystem mit einbezogen.

Störungen der Organwahrnehmung oder Verhaltensstörungen des Herz- und/oder Kreislaufsystems sind somit eng verflochten mit der Struktur der Persönlichkeit des Betroffenen und den auf ihn einwirkenden äußeren Einflüssen und Faktoren. Charakteristisch ist meist die enge Verflechtung teils objektivierbarer Störung, teils nur subjektiv erfahrener Leistungs-, Befindens- oder Verhaltensstörungen. Die subjektive Wahrnehmung körperlicher Funktionsänderungen und die kognitive und emotionale Verarbeitung dieser Wahrnehmung können sich so verstärken, dass eine harmlose Regulationsstörung über einen Circulus vitiosus zu intensiven Beschwerden führen kann (Koehle 1991; ◘ Abb. 63.1).

Diese Regulationsstörungen können dauernd bestehen oder nur zeitweise, sie können wechselnd sein in Form und Intensität, sie können im Einzelfall als passagere Irritation im Alltag des Patienten erscheinen mit nur vorübergehender Verunsicherung bis hin zur ausgeprägten, von der Angst bestimmten Symptomatik der Herzneurose mit Beeinflussung fast sämtlicher Abläufe des Alltags. Bei den Regulationsstörungen der Herz- und Kreislaufsteuerung finden sich nach Delius 1972 gleichzeitig meist sowohl Fehlleistungen im kardiovaskulären Bereich wie auch Änderungen im Befinden und Verhalten der betroffenen Personen.

63.1 Begriffsbestimmung

Angesichts der vielgestaltigen Verflechtung somatischer und psychischer Komponenten führten die Bemühungen um eine allgemein gültige Terminologie in Abhängigkeit von der jeweiligen Blickrichtung zu unterschiedlichen Begriffsbildungen.

In der angelsächsischen Literatur wird vorwiegend der Begriff der „neurocirculatory asthenia" verwendet, in der Vorstellung, dass somatische Faktoren wesentlich für die Entstehung der Erkrankung sind. Aber auch „Dacosta-Syndrom", „hyperkinetisches Syndrom", „Effort-Syndrom" werden verwendet sowie im deutschen Sprachraum „vegetative Dystonie", „Neurasthenie", „psychosomatische Gesundheitsstörungen".

Stehen vorwiegend angstbetonte auf Herz oder Kreislauf bezogene Beschwerden ohne fassbare körperliche Grundkrankheit im Vordergrund, so findet der Begriff „Herzphobie" oder häufiger „Herzneurose" als Diagnose bei Internisten, Psychiatern und Psychoanalytikern gleichermaßen Verwendung wie auch im angelsächsischen Sprachgebrauch (Richter u. Beckmann 1994). Getrennt gesehen von dem generalisierten Angstsyndrom wird v. a. von amerikanischen Autoren die plötzlich auftretende, unerwartete und überwältigende Empfindung von Angst mit multiplen Organsymptomen, häufig verbunden mit Hyperventilation als „Panikattacke", bei gehäuftem Auftreten „Paniksyndrom".

Delius (1966) entschied sich für den Oberbegriff der „psychovegetativen Syndrome", der auch von Jores (1973) bevorzugt wurde. Diese Begriffsbildung berücksichtigt die Tatsache, dass sowohl Psyche als auch Vegetativum an der Auslösung oder Unterhaltung der Störungen beteiligt sind, wobei meist entweder der eine oder andere Faktor im Vordergrund steht. Von Uexküll 1990 und andere Autoren bevorzugen den Begriff des „funktionellen Syndroms" als Oberbegriff. Da sich sowohl organische wie psychische Störungen als auslösende bzw. unterhaltende Faktoren dahinter verbergen können, unterscheidet er „symptomatische funktionelle Syndrome" mit organischen auslösenden bzw. unterhaltenden Faktoren sowie „essenzielle funktionelle Syndrome" ohne fassbare organische Ursache, bei denen dem Begriff „funktionell" die Bedeutung zukommt, dass die somatischen Beschwerden für den Patienten eine „Funktion" haben, d. h. nicht „sinnlos" für ihn sind und eine Aufgabe erfüllen, die dem Patienten zwar nicht bewusst ist, die der Arzt aber versuchen kann aufzudecken.

Nach Cremerius 1968 lassen sich die funktionellen Syndrome einteilen nach den verschiedenen Organsystemen, die im Mittelpunkt der funktionellen Beschwerden stehen. Besonders häufig ist das kardiovaskuläre, das respiratorische und das gastrointestinale System betroffen. Es gibt jedoch wohl kein Organ, das nicht zum Mittelpunkt funktioneller Beschwerden werden kann.

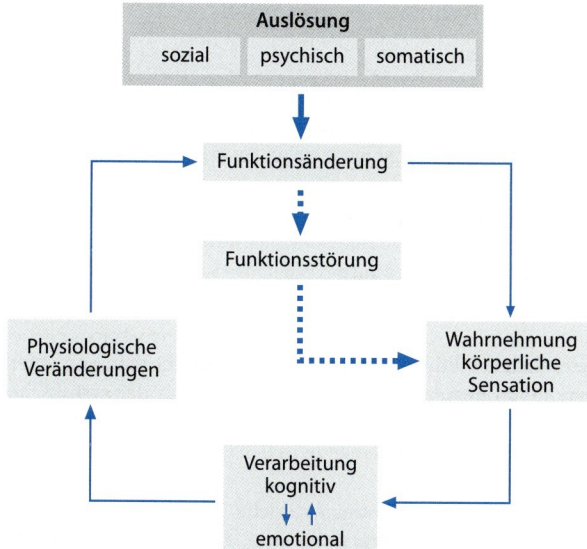

◘ **Abb. 63.1.** Circulus vitiosus in der Symptombildung funktioneller Syndrome. (Nach von Uexküll, zit. nach Köhle 1991)

Delius hat 1966 in einer umfassenden Monographie für die vielfältigen Erscheinungsformen der „psychovegetativen Herz-Kreislaufstörungen" ein anderes Einteilungsprinzip vorgeschlagen, um eine gewisse systematische Zuordnung der herzbezogenen Beschwerden zu erreichen:

> **Einteilung nach Delius**
> - Dysdynamische Syndrome in Form von hypertonen, hypotonen und normotonen Kreislaufregulationsstörungen
> - Dysrhythmische Syndrome, bei denen die Rhythmusstörungen im Vordergrund des Krankheitsgefühls stehen
> - Dysästhetische Syndrome, die mehr oder weniger dem Krankheitsbild der Herzneurose entsprechen, wobei der psychogene Faktor ganz im Vordergrund steht und die angstbetonte Symptomatik mehr oder weniger ausgeprägt ist

63.2 Diagnostik

Allgemeine Symptomatik. Die Symptomatik wird bestimmt von Art und Ausmaß der Störung des Herz-Kreislaufsystems und des begleitenden mehr oder weniger dominanten funktionellen Syndroms. Die Patienten zeichnen sich in der Regel aus durch eine Vielzahl von Beschwerden, wobei sich Störungen des Allgemeinbefindens von organbezogenen Beschwerden unterscheiden lassen. Die Vielzahl der geklagten Beschwerden wird oft als allgemeine „Klagsamkeit" bezeichnet. Charakteristisch ist, dass die Beschwerden der Patienten häufig geprägt sind von deren Vorstellungen im Hinblick auf die entsprechende Körper- oder Organfunktion, häufig in unterschiedlicher Ausprägung von Angst begleitet.

Anamnese. Wesentliches Element für die Differenzierung funktioneller kardiovaskuläre Syndrome ist das diagnostische Gespräch und die psychosomatische Anamnese. Aus der spontanen ausführlichen Schilderung der Beschwerdesymptomatik des Patienten sowie aus der Schilderung der sog. „subjektiven Krankheitstheorie" des Patienten ergeben sich weitere diagnostische Ansatzpunkte. Wichtig ist die Entwicklung der Beschwerden in der Biographie, evtl. zeitliche Zusammenhänge mit belastenden Lebensereignissen oder Beziehungsstörungen und deren individuelle Bedeutung für den Patienten. Auch die Wahrnehmung und Analyse der sich während des Gesprächs zwischen Patient und Arzt einstellenden Beziehung ist von Bedeutung und erlaubt wichtige Rückschlüsse auf die Persönlichkeit des Patienten und seine Bedürfnisse sowie die gezielte Erfassung einer evtl. angstbetonten oder depressiven Entwicklung.

Untersuchungsmethoden. Unter Einbeziehung der kardiologischen Basisdiagnostik (EKG, Echokardiographie, Thoraxröntgen) gelingt der Nachweis einer gestörten Regulation im Bereich des Herz-Kreislaufsystems schon aufgrund eines pathologischen Verhaltens von Pulsfrequenz und Blutdruck in Ruhe, beim Belastungstest oder bei vergleichender Betrachtung vor und nach Körperlagewechsel.

Eine weitere Differenzierung ist über die Funktionsdiagnostik mit dem Belastungs-EKG möglich (Treppen-, Stufen- oder Fahrrad-Ergometertest). Zur Prüfung der orthostatischen Toleranz eignet sich der erste Teil des Schellong-Testes (1954) sowie der Orthostasetest nach Thulesius (1974) oder v. a. die Kipptischuntersuchung (Hohnloser et al. 1993).

Tagesschwankungen von Herzfrequenz und Blutdruck lassen sich durch 24-h-Registrierung erfassen. Das Langzeit-EKG trägt zur Dokumentation von Art und Häufigkeit von Rhythmusstörungen bei und rhythmogene Ereignisse können durch sog. Event-Rekorder vom Patienten erfasst und demaskiert werden.

Invasive Maßnahmen wie Einschwemmkatheteruntersuchung mit Belastung zur Erfassung der Hämodynamik, elektrophysiologische Untersuchung zur Abklärung von Erregungsbildungs- und -leitungsstörungen des Herzens sowie Koronarangiographie zur Klärung koronarer Gefäßveränderungen bleiben für die hier zur Diskussion stehenden Krankheitsbilder in der Regel einer gezielten Indikationsstellung vorbehalten und stehen am Ende der diagnostischen Maßnahmen.

63.3 Klinische Syndrome

63.3.1 Dysdynamische Syndrome

> Für die dysdynamischen Syndrome sind Steuerungsanomalien kennzeichnend, die sich entweder vorwiegend auf die Arbeitsweise des Herzens oder auf die Regulation des Gefäßsystems auswirken. Häufig sind auch beide Komponenten gleichzeitig beteiligt. Je nach Schwerpunkt der Störung resultieren mannigfaltige Variationen einer gestörten Hämodynamik, die den einzelnen Syndromen eine spezifische Charakteristik geben.

Bei der komplexen autonomen Steuerung der Herz-Kreislauffunktion und deren Koordination spielen neben dem vertikalen Aufbau des autonomen Systems mit sympathischen und parasympathischen Komponenten auch horizontale Regulationsebenen eine wesentliche funktionelle Rolle, was zu komplexen Störungen führen kann (Zwiener et al. 2002).

Leitsymptome sind Blutdruckverhalten und Herzminutenvolumen, wobei beide Regelgrößen sich als Ordnungsprinzipien anbieten. Wagner 1954 nahm die Regelung von Blutdruck und Minutenvolumen als Modellfall einer biologischen Steuerung nach dem der Technik entliehenen Reglerprinzip. Bei der zentralen Bedeutung des Blutdruckes erschien es sinnvoll, diese Regelgröße zur Definition bestimmter charakteristischer Regulationsanomalien heranzuziehen (Reindell et al. 1955; Mechelke u. Christian 1960).

Bei der Darstellung klinischer Symptome unter dem Ordnungsprinzip des Blutdruckverhaltens kann man hyperdyname, hypotone und normotone Regulationsstörungen differenzieren.

Hyperdyname Regulationsstörungen

Definition

In diese Gruppe sind die Störungen einzuordnen, bei denen es in erster Linie unter dem Einfluss einer zentralnervösen Übersteuerung zu einer überschießenden Herzdynamik mit übernormaler Herzminutenvolumenleistung kommt.

Solche Störungen fanden nach den grundlegenden Arbeiten von Schellong u. Lüderitz 1954, Reindell et al. 1955 sowie von Uexküll u. Wick 1962 ein besonders breites Interesse. Die körperliche Leistungsfähigkeit von Patienten mit hyperdynamer Regulationsstörung liegt bei der überwiegenden Mehrzahl unter dem Durchschnitt, in Abhängigkeit von der jeweiligen Anpassungslage des peripheren Gefäßwiderstandes kann der systolisch-arterielle Blutdruck erhöht oder normal sein. Zur Abgrenzung mit dem Übergang in die essenzielle Hypertonie s. Kap. 58.

Bei hypertonen Regulationsstörungen mit dynamischer Labilität der Blutdruckregelung (Mechelke 1963) fand sich ein charakteristisches Beschwerdeprofil (Christian et al. 1965), bei dem erhöhter Sympathikotonus, Angstverhalten und Hyperreaktivität im Vordergrund standen, Symptome, die auf „ungenügende Entspannung" hinweisen. Gleichzeitig ist neben den herzbetonten Klagen, Schlafstörungen, Schwindel und Angst auch das „subjektiv verringerte Leistungsvermögen" mit relativ hohem Stellenwert enthalten. Von daher ist auch der Begriff einer „gespannten Erschöpfung" legitimiert (Delius 1966). Als Ursache einer verstärkten sympathischen Aktivität ist auch an die Möglichkeit eines überlagernden obstruktiven Schlafapnoesyndroms zu denken (Koehler et al. 2002).

Das **hyperkinetische Herzsyndrom** von Gorlin 1962 beschrieben und die von Holmgren u. Jonsson 1957 beschriebene „vasoregulatorische Asthenie" sind in vielen Punkten weitgehend identisch. Hierbei besteht ein erhöhtes Herzminutenvolumen, eine Ruhetachykardie und ein verminderter peripherer Strömungswiderstand, häufig auch eine labile Hypertonie.

Hypotone Regulationsstörungen

Definition

Unter hypotonen Regulationsstörungen versteht man Veränderungen der Kreislaufregulation, mit Erniedrigung des Blutdrucks und des Herzminutenvolumens in Ruhelage oder erst im Stehen oder während oder nach körperlicher Belastung. Die hypotone Regulationsstörung ist entweder konstitutionell bedingt oder sie kann ihre Ursache in endokrinen oder exogenen Einflüssen auf das vegetative System haben.

Bezüglich der klinischen Symptomatik spricht man von einer hypotonen Regulationsstörung in Ruhe, wenn der systolische Blutdruck beim Erwachsenen im Liegen < 100 mmHg und bei Kindern je nach Lebensalter zwischen 60 und 90 mmHg liegt.

Hypotone Dauerzustände. Arterielle Dauerhypotonien, die als konstitutionell aufzufassen sind, zeigen häufig keinerlei klinische oder subjektive Symptomatik, sodass ihnen keinerlei Krankheitswert zuzuschreiben ist. Ein niederer Blutdruck kann sogar Ausdruck einer besonders ökonomischen und zweckmäßigen Kreislaufregulation sein.

Bei Belastungsuntersuchungen bestehen oft auf allen Belastungsstufen über der Norm liegende Pulsfrequenzen als Ausdruck einer ungenügenden Schlagvolumenregulation. Die Minutenvolumensteigerung erfolgt in erster Linie über die Pulsfrequenzerhöhung. Eine verringerte Leistungsbreite ist oft die Folge dieser unökonomischen Regulation. Der systolische Blutdruck steigt unter Belastung im Vergleich zur normalen Kreislaufregulation oft deutlich weniger an.

Orthostatische hypotone Regulationsstörung. Von den hypotonen Dauerzuständen sind passagere bzw. anfallsweise auftretende Hypotonien abzugrenzen, die bei hypertoner, normotoner aber auch hypotoner Ausgangslage vorkommen können. Am häufigsten findet sich diese passagere Form der fehlerhaften orthostatischen Anpassung bei hypotonen Dauerregulationsstörungen („lageabhängiges orthostatisches Tachykardiesyndrom"; Klingenheben 2002).

Aus hämodynamischer Sicht handelt es sich um Blutverteilungsstörungen, die entweder vorwiegend venös oder vorwiegend arteriell, nicht selten aber auch kombiniert auftreten. Die orthostatische hypotone Regulationsstörung ist dadurch gekennzeichnet, dass es im Stehen mehr oder minder plötzlich zu einer Verkleinerung des effektiven Minutenvolumens kommt über ein Versacken in der Peripherie im Sinne der Schwerkraft. Im Vordergrund stehen somit beträchtliche Volumenverschiebungen, die durch Gegenregulation nicht oder nicht rechtzeitig aufgefangen werden können.

Neurokardiale Dysregulation. Der Begriff „neurokardiale Dysregulation" entspricht als Sonderform einer hypotonen Regulationsstörung dem landläufigen Begriff der Ohnmacht. Der Begriff subsummiert eine Reihe früherer Diagnosen wie vagovasale Synkope oder neurozirkulatorische Synkope und entspricht im angelsächsischen Sprachgebrauch dem Begriff „comment faint" oder „fainting".

Für den Einzelnen sind es meist seltene oder einmalige Ereignisse, denen häufig kein Krankheitswert zugeschrieben wird. Betroffen sind vorwiegend junge Männer, wobei in größeren unausgelesenen Stichproben von 15–20% der Befragten eine oder mehrere Episoden von Bewusstseinsverlust seit der Pubertät angeben. Ein Zusammenhang mit medizinischen Maßnahmen (Blutentnahme, Injektion usw.) ist häufig, ebenfalls das Auftreten in überfüllten Räumen.

Hämodynamisch findet sich ein abrupter Abfall des Aortendrucks auf Werte von 80–60 mmHg unabhängig vom Ausgangswert. Durch Abnahme des peripheren arteriellen Gesamtwiderstandes fällt der diastolische Druck auf 30–40 mmHg ab. Im Gegensatz zu den vorher besprochen orthostatischen Regulationsstörungen sinkt die Herzfrequenz bis auf Werte um 40/min ab bei gleichzeitig starker Vergrößerung des Schlagvolumens. Trotz des vergrößerten Schlagvolumens erniedrigt sich das Minutenvolumen infolge der Bradykardie. Als Folge einer gleichzeitigen zentralen Durchblutungsstörung kommt es zum klinischen Symptom der Bewusstseinsstörung (Ohnmacht).

Die möglichen auslösenden Faktoren reichen von rein seelischen Zuständen wie Angst und Schrecken bis zu somatisch-mechanischen Geschehnissen wie z. B. Koliken, Verletzungen usw. Klinisch bemerkenswert ist oft das erstaunliche Missverhältnis zwischen der Geringfügigkeit des auslösenden Faktors und dem Schweregrad der Reaktion.

Zur **Diagnostik** haben Schellong u. Lüderitz 1954 aus dem Verhalten von Blutdruck und Herzfrequenz im Liegen und Stehen wichtige diagnostische Richtlinien aufgestellt. Auf ähnlichen Kriterien basiert der Orthostasetest nach Thulesius 1974.

Die Kipptischuntersuchung hat in den letzten Jahren ganz entscheidend zur Differenzierung der zugrunde liegenden Kreislaufreaktion und der Pathophysiologie der Erkrankung beigetragen (Hohnloser et al. 1993). Sie ermöglicht in vielen Fällen hypotone Regulationsstörungen bis hin zur Synkope zu reproduzieren und – aufgrund der jeweiligen Kreislaufreaktion – verschiedenen Reaktionstypen zuzuordnen (Kap. 20).

Normotone Regulationsstörungen

> **Definition**
>
> Normotone Regulationsstörungen sind Störungen, bei denen der systolische Blutdruck in Ruhe bzw. während oder nach Belastung keine Abweichung von der Norm zeigt, jedoch v. a. das subjektive Beschwerdebild im Vordergrund steht.

Bei der Kreislauffunktionsprüfung am Ergometer ergibt sich neben Blutdruck und Herzfrequenz eine wichtige Aussage über die noch vorhandene Leistungsreserve. Die Intensität einer Regulationsstörung kann sehr unterschiedlich sein. Durch Überbewertung geringer Funktionsstörungen seitens des Patienten besteht die Möglichkeit erheblicher Diskrepanzen zwischen dem subjektiven Krankheitsbild und dem objektiv zugrunde liegenden Ausmaß der Fehlregulation. Auf diesem Hintergrund ist die Tatsache erklärbar, dass trotz subjektiver und durchaus glaubhafter Beschwerden im Belastungsversuch eine noch normale, wenn auch gehäuft unterdurchschnittliche Herzleistung gefunden wird.

Die Abgrenzung gegenüber isoliertem starkem Trainingsmangel ist häufig schwierig. Es ist unbestritten, dass ein in

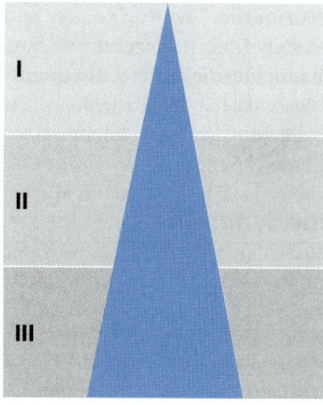

Abb. 63.2. Auswirkungen einer unterschiedlichen Trainingsbelastung auf das Herz- und Kreislaufsystem. Bei geringer Trainingsintensität und -dauer kommt es lediglich zu einer vegetativen Gesamtumstimmung. Bei Verstärkung der Trainingsbelastung wird eine Leistungssteigerung erreicht, jedoch noch keine Herzvergrößerung. Erst bei weiterer Intensivierung des Trainings kommt es zu einer Herzvergrößerung, die mit einer weiteren Leistungssteigerung verbunden ist. (Nach Roskamm et al. 1966)

Relation zu den Körpermaßen zu kleines Herz durch Bewegungsmangel verursacht sein kann. In diesem Zusammenhang passen sehr gut die Bezeichnungen „Schreibtischherz" oder auch „Faulenzerherz" (Raab 1958). Die Herzverkleinerung führt zu einer Verschlechterung der Arbeitsökonomie des Herzens, was leicht in eine vegetative Fehlsteuerung einmünden kann. Der Beweis für die kausale Verkettung von Herzverkleinerung und Bewegungsarmut kann dadurch erbracht werden, dass durch eine Bewegungstherapie wieder eine Herzvergrößerung und damit gleichzeitig eine Leistungssteigerung erzielbar ist (Abb. 63.2; Roskamm et al. 1966).

Zur Differenzierung ist zusätzlich zum Leistungstest eine genaue Anamnese auch unter psychosomatischen Aspekten unerlässlich, um den Arzt die genaue Trennung zwischen dem subjektiven oft übersteigerten Krankheitserlebnis des Patienten und dem objektiven Schweregrad einer Kreislaufregulationsstörung zu ermöglichen.

63.3.2 Dysrhythmische Syndrome

Bei Patienten mit unbeständigen Herzrhythmusstörungen lässt die Anamnese nicht selten an die Beteiligung von Einflüssen des vegetativen Systems bei der Auslösung denken und an den Einfluss psychosomatischer Faktoren bei der subjektiven Verarbeitung. Hierbei ist die subjektive Wahrnehmung von Rhythmusstörungen individuell außerordentlich unterschiedlich. Extrasystolen sind sehr häufig und kommen oft auch bei Herzgesunden vor sowie bei den verschiedensten kardialen und extrakardialen Erkrankungen, z. T. auch begünstigt durch Genussmittel oder Elektrolytverschiebungen.

Die elektrophysiologischen Eigenschaften des Myokards werden zusätzlich auch durch das autonome Nervensystem moduliert. Die zwischenzeitliche Entwicklung der Rhythmologie hat zu einer sehr differenzierten Diagnostik geführt sowie zu einer vertieften Kenntnis über Entstehungsmöglichkeiten und klinische Wertigkeit von Rhythmusstörungen sowie ihre evtl. Behandlungsbedürftigkeit.

Von ärztlicher Seite sollten Äußerungen zur mutmaßlichen Bedrohlichkeit und Behandlungsbedürftigkeit von Rhythmusstörungen sehr überlegt erfolgen, da für den Patienten diese Aussagen zur Grundlage für die künftige Entwicklung seines eigenen „Krankheitsbildes" werden können.

63.3.3 Dysästhetische Syndrome

> **Definition**
> Die dysästhetischen Syndrome entsprechen mehr oder weniger angstbetonten, auf das Herz bezogenen Beschwerden und in ausgeprägter Form dem Krankheitsbild der Herzneurose.

Hierbei handelt es sich nicht um eine Herzerkrankung im engeren Sinne, sondern vielmehr um eine Angstneurose mit Herzbeschwerden, die mit Ängsten einhergeht, das Herz könne stehen bleiben oder mit der Angst vor einem Herzinfarkt, häufig verbunden mit phobischen Symptomen und einer starken Selbstbeobachtung. Scheppokat et al. 1990 untersuchten Neurosepatienten und gesunde Kontrollpersonen anamnestisch, klinisch und mit einem Programm von Funktionstesten. Pathologische Kreislauffunktionen waren in beiden Gruppen fast gleich, aber die Zahl der Beschwerden lag bei Neurosepatienten fast 4,3-mal höher als bei den Gesunden.

Richter u. Beckmann 1994 gehen davon aus, „dass der Name Herzneurose für eine Störung gebraucht wird, deren Träger wegen auf das Herz bezogener Beschwerden zum Arzt gehen, ohne dass eine körperliche Grundkrankheit diese Beschwerden bewirkt".

Den Herz-Kreislauffunktionen kommt bei den an einer Herzneurose erkrankten Patienten eine besondere Bedeutung zu, da die subjektive Wahrnehmung dieser Veränderungen einen besonderen Stellenwert im Krankheitsgeschehen und der Krankheitsverarbeitung einnimmt.

Ausgesprochene Bewegungsmangelsyndrome wiesen 85% der von Wittich 1966 kreislaufphysiologisch untersuchten Herzneurotiker auf – bedingt durch die Schonhaltung: Einschränkung der Herzleistungsbreite, überschießende Frequenzanpassung auf körperliche Belastung und zugleich eine Herzgröße unterhalb des Streubereichs der Norm. Die notwendigerweise bei schon geringer Belastung eintretende Tachykardie erzeugte zusätzliche Beunruhigung. Die Abweichungen in der Kreislaufregulation lassen keine adäquaten Anpassungen an innere oder äußere Anforderungen zu und die resultierenden Beschwerden müssen zumindest z. T. als sekundäre Folge der ungenügenden Herz-Kreislaufregulation angesehen werden.

63.4 Differenzialdiagnose

Das Spektrum differenzialdiagnostischer Überlegungen wird jeweils bestimmt von dem Ausmaß der organischen und der funktionellen Komponenten in dem Krankheits-„Bild" des Patienten.

Organische Komponente. Bei der organischen Komponente ist außer an Erkrankungen des Herzens auch an Erkrankungen der Thoraxorgane zu denken (Lunge, Mediastinum, Ösophagus) sowie an endokrine Prozesse (Schilddrüse, Nebenniere). Erwähnt sei auch das „pseudoanginöse Kostovertebralsyndrom" mit Auslösung phasenweiser haltungs- oder lageabhängiger stechender, vorwiegend linksthorakaler Beschwerden, z. T. mit dem „Gefühl, nicht richtig durchatmen zu können" (Steinrücken 1980). Die Symptomatik kann das bunte Bild des funktionell Herzkranken früherer Prägung bieten und bei subakutem oder chronisch-rezidivierendem Verlauf als funktionelles kardiovaskuläres Syndrom imponieren.

Funktionelle Komponente. Bei der Diagnose des funktionellen Anteils einer Störung oder des psychovegetativen, kardiovaskulären Syndroms sollte es sich nicht um eine Ausschlussdiagnose handeln, sondern um eine positive Diagnose. Je mehr das allgemein gestörte Befinden des Patienten im Vordergrund steht, je größer die Diskrepanz zwischen Befund und Befinden, umso wichtiger ist es, „gleichzeitig", d. h. somatisch wie psychodiagnostisch, „simultandiagnostisch" vorzugehen (Werner et al. 1991), um die Gewichtung der organischen und der funktionellen Komponenten frühzeitig zu erfassen und den Patienten mit seinem individuellen psychosomatischen Krankheitsbild diagnostisch adäquat beraten und betreuen zu können.

Besondere Schwierigkeiten bereitet dem Arzt die Gruppe der Patienten, die den Arzt aufsuchen wegen Beschwerden, die teilweise „funktioneller" Natur sind, bei denen aber auch organische Befunde erhoben werden. An der vielfältigen Symptomatik der Patienten mit psychovegetativ bedingten Herzkreislaufstörungen können eine Reihe von auffallenden Verhaltensmerkmalen abgeleitet werden. Bei vielen Patienten spielt die Angst eine dominante Rolle und nimmt Einfluss auf das Verhalten. Die Ängstlichkeit bezieht sich fast immer auf die Funktionstüchtigkeit des eigenen Körpers. Larvierte oder manifeste Depressivität kann ebenso wie angstbedingte zunehmende Einengung des Lebensraums und vermehrte Schonungstendenzen zu großen Problemen im psychosozialen Umfeld führen. Auch nach erschöpfender Diagnostik und eingehender Information bleiben bei dem Patienten oft Zweifel. Die Angst, dass doch etwas übersehen worden sei, wird manchmal Anlass zu immer neuen, eigentlich nicht indizierten Untersuchungen.

> Nur die synoptische, psychosomatische Betrachtung der geklagten Herz- und Kreislaufstörungen mit Abklärung der evtl. organischen Komponente durch eine adäquate internistische Diagnostik und gleichzeitige Erfassung des vorhandenen individuellen psychischen Hintergrundes durch Aufklärung der Psychodynamik ermöglicht eine Entschlüsselung des klinischen Bildes und die frühzeitige Festlegung des therapeutischen Weges.

63.5 Therapie

Zur Therapie haben die Überlegungen von Delius mit dem „Erfordernis des weiten Horizonts" weiterhin Gültigkeit. Die Kenntnis bewährter, einfacher Praktiken der Gesundheitspflege gehört genauso zum notwendigen Inventar wie das

Wissen um die Indikationen zum gezielten Einsatz hochspezifischer Pharmaka. Die Technik des therapeutischen Gesprächs sollte genauso geläufig sein wie die des autogenen Trainings. Bei welchen Patienten spezialistische Psychotherapie angebracht ist, muß entschieden werden können. Das abgewogene Urteil, wann Entlastung durch Schonung oder häufiger, wann Training und in welchem Wechsel beide Modi ratsam sind, ist oft notwendig. Die Verantwortungsfreude zur Abstandsnahme von jeder Arzneimittelverordnung ist manchmal angemessen, in anderen Fällen ist dagegen eine differenzierte medikamentöse Therapie von Blutdruck oder Schlafstörungen erforderlich. Ausführliche Informationen der meist ratlosen, unverhältnismäßig verängstigten Patienten sind fast immer sinnvoll. Anleitungen zu Verhaltensmodifikationen können mehr nützen als meist erwartet wird (Delius 1972).

Zusammenfassung

Bei den psychovegetativ bedingten Herz-Kreislaufstörungen sind Organwahrnehmung und Verhaltensstörung von Herz und Kreislauf mehr oder weniger eng verflochten mit der Persönlichkeitsstruktur des Betroffenen, den auf ihn einwirkenden objektiven Einflüssen und subjektiven Faktoren der Wahrnehmung und Interpretation. Die Symptomatik wird bestimmt durch die Art der Störungen und/oder das Ausmaß der „funktionellen" Komponente („funktionelles Syndrom")

Die Diagnostik sollte interdisziplinär ausgerichtet sein: Das diagnostische Gespräch dient der Erfassung und Wertung des möglichen funktionellen Hintergrundes (Biographie, Lebenssituation, Persönlichkeitsstruktur). Die Herz-Kreislaufuntersuchungen sollten unter Einbeziehung breiter differenzialdiagnostischer Überlegungen auf die Symptomatik abgestimmt sein.

Bei der Therapie sind die organische und die psychische Komponente zu erfassen, zu gewichten und zu berücksichtigen. Das therapeutische Konzept hängt ab vom Leidensdruck, von der Symptomatik und von den therapeutischen Ansatzpunkten. Das diagnostische und therapeutische Konzept sollte regelmäßig überdacht und evtl. überprüft werden (Änderung der Symptomatik? Neue therapeutische Ansätze?).

Literatur

Christian P, Kropf R, Kurth H (1965) Eine Faktorenanalyse der subjektiven Symptomatik vegetativer Herz- und Kreislaufstörungen. Arch Kreisl Forsch 45:171
Cremerius J (1968) Zur Frage der nosologischen Einordnung funktioneller Syndrome. Med Welt 19:689
Delius L (1966) Psychovegetatives Syndrom. Thieme, Stuttgart
Delius L (1972) Funktionelle kardiovaskuläre Störungen. Internist 13:1
Gorlin R (1962) The hyperkinetic heart syndrome. J Amer med Ass 182:823
Hohnloser SH, Klingenheben T, van de Loo et al (1993) Intraindividuelle Reproduzierbarkeit von Kipptischuntersuchungen zur Diagnostik vasovagaler Synkopen. Z Kardiol 82:152
Holmgren A, Jonsson B (1957) Low physical working capacity in suspected heart cases, due to in adequate adjustment peripheral blood flow (vasoregultory asthenia). Acta med Scand 158:413
Jores A (1973) Der Kranke mit pyschovegetativen Störungen. Vandenhoek & Ruprecht, Göttingen
Klingenheben T (2002) Autonome Dysfunktion und orthostatische Intoleranz. Internist 43:1041–1054
Koehle K (1991) Funktionelle Syndrome in der inneren Medizin. Internist 32:3
Koehler U, Penzel T, Becker HF et al (2002) Schlafapnoe, autonome Dysfunktion und kardiovaskuläre Morbidität. Internist 43:1091–1098
Mechelke K (1963) Herz- und Kreislaufregulationen. In: Monnier M (Hrsg) Physiologie und Pathophysiologie des vegetativen Nervensystems (Bd 11). Hippokrates, Stuttgart
Mechelke K, Christian P (1960) Vegetative Herz- und Kreislaufstörungen. In: Kühn HA (Hrsg) Handbuch der inneren Medizin (Bd IX/IV). Springer, Berlin Göttingen Heidelberg, S 704
Raab W (1958) Das Faulenzerherz. Wien klin Wschr 70:709
Reindell H, Schildge E, Klepzig H et al. (1955) Kreislaufregulation. Thieme, Stuttgart
Richter H-E, Beckmann D (1994) Herzneurose. Thieme, Stuttgart
Roskamm H, Reindell, H, König K (1966) Körperliche Aktivität und Herz- und Kreislauferkrankungen. Barth, München
Schellong F, Lüderitz B (1954) Regulationsprüfung des Kreislaufs. Steinkopff, Stuttgart
Scheppokat KD, von Kerekjarto M, Wand H (1990) Beschwerden, Klinik, Funktionsbefunde und Herzschlagfolge bei Neurose-Patienten und Gesunden. Herz/Kreisl 22:81
Steinrücken H et al. (1980) Chirotherapeutisch beeinflußbare Krankheitsbilder. Stuttgart, Hippokrates
Thulesius O (1974) Die Diagnose der orthostatischen Hypotonie anhand einfacher Kreislaufparameter. In: Dengler HJ (Hrsg) Das Orthostasesyndrom. Schattauer, Stuttgart
Uexküll Th von (1990) In: Uexküll Th (Hrsg) Psychosomatische Medizin. Urban&Schwarzenberg, München
Uexküll Th von, Wick E (1962) Die Situationshypertonie. Arch Kreisl Forsch 39:236
Wagner R (1954) Probleme und Beispiele biologischer Regelung. Thieme, Stuttgart
Werner A, Kröger F, Bergmann G, Hahn P (1991) Funktionelle kardiovaskuläre Syndrome. Internist 32:12
Wittich GH (1966) Psychosomatische Untersuchungen zur Bewegungstherapie bei Herzkreislauf-Neurosen. Verh dtsch Ges Kreisl Forsch 32:154
Zwiener U, Hoyer D, Wicher C, Hardraht H (2002) Autonome Funktionen beim Gesunden. Internist 43:1041–1054

Psychosomatik des Herzinfarktes

W. Langosch, H.G. Budde, P. Hahn

64.1 Psychosoziale und psychologische Risikofaktoren der koronaren Herzkrankheit – 1270

64.1.1 Soziale Schichtzugehörigkeit und chronischer beruflicher Distress – 1270
64.1.2 Unzulängliche soziale Unterstützung bzw. ungenügender familiärer Rückhalt – 1271
64.1.3 Typ-A-Verhaltensmuster und Hostilität – 1272
64.1.4 Depression, vitale Erschöpfung und Angst – 1273

64.2 Psychische Probleme bei Koronarkranken – 1275

64.3 Psychotherapeutische Maßnahmen bei Koronarkranken – 1276

Literatur – 1280

Marmot u. Winkelstein (1975) stellten fest, dass sich lediglich 50% der Varianz der koronaren Ereignisse durch die Standardrisikofaktoren erklären lässt, und sie leiteten aus diesem Befund die Hypothese ab, dass psychosoziale Bedingungen an Entstehung, Manifestation und Verlauf der koronaren Herzerkrankung wesentlich mitbeteiligt sind. Die entsprechende „Multiple-risk"-Theorie besagt, dass das koronare Risiko bei Präsenz eines oder mehrer psychosozialer Merkmale erhöht ist; und dass ein aufgrund von Standardrisikofaktoren bereits bestehendes Risiko durch psychosoziale Risikofaktoren deutlich erhöht werden kann und dass bei Vorliegen von psychosozialen Risikofaktoren und Standardrisikofaktoren synergetische Interaktionen zu erwarten sind.

Ein psychosoziales Merkmal qualifiziert sich als koronarer Risikofaktor vorrangig aufgrund prospektiver Studien mit anfänglich Gesunden oder Patienten, retrospektiver Längsschnittsstudien mit oder ohne Kontrollgruppendesign sowie retrospektiver Querschnittsstudien mit oder ohne Kontrollgruppendesign (Rudolf u. Eich 1999).

64.1 Psychosoziale und psychologische Risikofaktoren der koronaren Herzkrankheit

64.1.1 Soziale Schichtzugehörigkeit und chronischer beruflicher Distress

Soziale Schichtzugehörigkeit. Bereits 1993 kamen Kaplan u. Keil (1993) in einer Übersichtsarbeit zu dem Schluss, dass eine inverse Beziehung zwischen kardiovaskulärer Erkrankung und Indikatoren für den sozioökonomischen Status bestehe. Dieser Befund wurde eindrucksvoll von Marmot et al. in den Whitehall-Studien bestätigt: So konnte in der ersten Whitehall-Studie, in die 17.530 männliche Regierungsangestellte aufgenommen worden waren, nach einer 10-jährigen Beobachtungszeit gezeigt werden, dass die KHK-Mortalität in einer inversen Beziehung zur Sozialschicht stand, denn im Vergleich zur Gruppe der führenden Verwaltungsangestellten hatten leitende Angestellte ein 1,6fach, Büroangestellte ein 2,2fach und sonstige Angestellte ein 2,7fach höheres Risiko an einer KHK zu versterben. Auch nach statistischer Kontrolle von Standardrisikofaktoren wie Nikotinkonsum, Blutdruck, Gesamtcholesterin, Blutzucker und Körpergewicht blieben die Unterschiede zwischen den verschiedenen Gruppen bestehen (Marmot et al. 1984). In der Whitehall-II-Studie, die Mitte der 80er-Jahre initiiert wurde und über 10.000 männliche und weibliche Staatsbedienstete einschloss, konnte die inverse Beziehung von beruflicher Position und koronarem Risiko erneut nachgewiesen werden (Marmot et al. 1997).

Ruberman et al. (1984) zeigten, dass auch der klinische Verlauf einer manifesten KHK mit der sozialen Schichtzugehörigkeit assoziiert ist. Sie fanden, dass männliche Infarktpatienten auch nach statistischer Kontrolle von Schweregrad der Erkrankung und Standardrisikofaktoren mehr als 3-mal so häufig am Herztod verstarben, wenn sie ein niedriges Ausbildungsniveau aufwiesen. Williams et al. (1992) wiesen bei 1368 männlichen und weiblichen Koronarpatienten einen signifikanten Einfluss des verfügbaren Haushaltseinkommens auf die Mortalitätsrate nach, denn diejenigen Patienten, deren jährliches Einkommen $ 10.000 oder weniger betrug, hatten auch nach statistischer Kontrolle des Schweregrades der KHK ein annähernd doppelt so hohes Risiko innerhalb der nächsten 5 Jahre an einer Herz-Kreislauf-Erkrankung zu versterben als diejenigen, deren Haushaltseinkommen mindestens $ 40.000 betrug.

Zur Erklärung des inversen sozialen Schichtgradienten der KHK werden sozialer Abstieg als Folge der KHK, schlechtere medizinische Versorgung der unteren sozialen Schichten, ungünstige Einflussfaktoren in der intrauterinen Phase und in der frühen Kindheit, vermehrt gesundheitsschädigendes Verhalten im frühen und mittleren Erwachsenenalter und vermehrte Exposition gegenüber pathogenen physikalischen, chemischen und psychosozialen Bedingungen im Erwachsenenalter herangezogen (Rugulies u. Siegrist 2002).

Beruflicher Distress. Unter den chronischen Distresserfahrungen im Erwachsenenalter kommt beruflichen Belastungserfahrungen ein besonderer Stellenwert zu. Nach Rugulies u. Siegrist (2002) haben sich v. a. 2 theoretische Modelle empirisch als nützlich erwiesen, Herz-Kreislauf-relevante Distresserfahrungen im Erwerbsleben zu beschreiben: Erstens das Anforderungs-Kontroll-Modell und zweitens das Modell beruflicher Gratifikationskrisen.

Von Karasek wurde in den 70er-Jahren das **Anforderungs-Kontroll-Modell** aufgestellt, das besagt, dass aus dem Zusammentreffen von hohen psychischen Anforderungen mit geringen individuellen Kontrollmöglichkeiten das Ausmaß subjektiv empfundener Arbeitsbelastung resultiert. Theorell u. Karasek (1996) postulierten nun, dass ein eingeengter Entscheidungsspielraum und eingeschränkte Möglichkeiten zur persönlichen Weiterentwicklung bei gleichzeitig hohen psychischen Anforderungen („job strain") Angst, Besorgnis und Erschöpfung zur Folge haben, was wiederum die Lernfähigkeit und die Fähigkeit, neue Bewältigungsmöglichkeiten zu entwickeln, vermindert. Diese Konstellation löst langfristig ein Gefühl andauernder Belastung und Überforderung aus, das wiederum mit physiologischen Veränderungen einhergeht, die ihrerseits das koronare Erkrankungsrisiko erhöhen sollen.

Rugulies und Siegrist (2002) haben insgesamt 14 methodisch aussagekräftige Studien, davon 12 mit initial Gesunden, zum Anforderungs-Kontroll-Modell gefunden. In 4 Studien konnte eine positive Beziehung zwischen „job strain" und Entstehung von KHK-Ereignissen auch bei Kontrolle von Standardrisikofaktoren nachgewiesen werden, in weiteren 5 Studien konnten die Modellannahmen nur teilweise bestätigt werden und in weiteren 3 Studien erwies sich weder „job strain" noch eine der beiden Modellkomponenten als signifikanter Prädiktor für KHK. Zum Verlauf der KHK gibt es 2 prospektive Studien mit jedoch unterschiedlichen Resultaten. Rugulies u. Siegrist (2002) ziehen aus diesen Ergebnissen die Schlussfolgerung, dass die Ergebnisse zur Gültigkeit dieses Modells bisher inkonsistent sind.

Das **Modell der beruflichen Gratifikationskrisen** (Siegrist 1996) postuliert, dass Personen, bei denen ein starkes Missverhältnis zwischen hoher Verausgabung im Beruf und erworbener Belohnung besteht, einem erhöhten koronaren Erkrankungsrisiko ausgesetzt sind. Eine starke Verausgabung trotz intensiver Enttäuschung ist unter folgenden Bedingungen zu erwarten:
— bei geringer Mobilität und niedriger beruflicher Qualifikation,
— als Vorleistung in Erwartung einer späteren essenziellen Gratifikation und
— wenn die erbrachten Verausgabungen nicht angemessen in ein Kosten-Nutzen-Kalkül einbezogen werden aufgrund eines stark ausgeprägtes Bedürfnisses nach Kontrolle, Erfolg und Anerkennung in beruflichen Anforderungssituationen, wobei die Gratifikationskrise in diesem Fall daraus resultiert, dass situative Anforderungen unterschätzt und eigene Bewältigungsressourcen überschätzt werden.

In der Marburger Industriestudie beobachten Siegrist et al. (1990) über einen Zeitraum von 6,5 Jahren 416 männliche, initial keine Anzeichen für eine KHK aufweisende Metallarbeiter. Die Kombination von hoher Verausgabung und niedriger Belohnung wurde bei 38% der 21 im Studienverlauf an einem Herzinfarkt erkrankten Arbeiter, aber nur bei 7,4% der übrigen Arbeiter gefunden. Bosma et al. (1998) konnten anhand der Daten der Whitehall II Studie zeigen, dass Personen bei denen eine Gratifikationskrise bestand, auch nach Kontrolle von Standardrisikofaktoren und des Ausmaßes der beruflichen Kontrollmöglichkeiten ein um das 2,2fach erhöhtes koronares Erkrankungsrisiko hatten. In einer finnischen Studie wurde gefunden, dass Personen mit Hinweisen auf eine Gratifikationskrise ein um das 1,6fach erhöhtes Herzinfarktrisiko und ein 1,5fach erhöhtes koronares Mortalitätsrisiko hatten (Lynch et al. 1997).

> Die bisherigen Befunde zur sozialen Schicht und chronischem Distress im Erwerbsleben lassen sich wie folgt zusammenfassen:
> — Der inverse Zusammenhang zwischen sozialer Schicht und KHK bzw. Mortalität ist als gesichert zu betrachten.
> — Der Zusammenhang zwischen „job strain" und KHK kann empirisch nicht als bestätigt gelten.
> — Es gibt noch zu wenig prospektive Studien, um beruflichen Gratifikationskrisen den Stellenwert eines koronaren Risikofaktors zu geben.

64.1.2 Unzulängliche soziale Unterstützung bzw. ungenügender familiärer Rückhalt

Bereits Ruberman et al. (1984) wiesen nach, dass nach einem Infarkt die Prognose dann ungünstig ist, wenn die negativen Effekte belastender Lebensumstände nicht durch ein differenziertes soziales Netz abgepuffert werden. Die Autoren stellten bei 2320 Postinfarktpatienten fest, dass diejenigen, die intensivem psychosozialen Stress bei weitgehender sozialer Isolation ausgesetzt waren, ein um das 5,6fach höheres Risiko für einen kardialen Tod in den folgenden 3 Jahren hatten als die Patienten mit der Kombination geringer psychosozialer Stress und guter sozialer Integration. Ruberman (1992) kommt zu der Schlussfolgerung, dass ein verminderter sozio-emotionaler Rückhalt bei Vorliegen belastender Lebensbedingungen offenkundig ein koronarer Risikofaktor sei und die Verbesserung der sozialen Unterstützung bei Koronarkranken als eine wesentliche therapeutische Aufgabe aufzufassen sei.

Williams et al. (1992) fanden bei Koronarkranken, dass Verheiratete und/oder Patienten mit einem engen Vertrauten verglichen mit Unverheirateten ohne einen engen Vertrauten eine um das 3fach höhere Überlebenswahrscheinlichkeit in den folgenden 5 Jahren hatten. Case et al. (1992) beobachteten bei allein lebenden Infarktkranken ein um das 1,54fach höheres Morbiditäts- und Mortalitätsrisiko. So hatten in den ersten 6 Monaten nach ihrem Erstinfarkt 15,8% der allein lebenden, aber nur 8,8% der in einer Partnerschaft lebenden Patienten einen Reinfarkt erlitten. Titscher u. Schöppl (2000) kommen in ihrer Expertise über die Bedeutung der Paarbeziehung für Genese und Verlauf der KHK zu dem Resultat, dass eine eindeutige Evidenz dafür bestehe, dass Ehe für Männer einen günstigen Einfluss auf die Gesundheit hat, denn verheiratete Männer haben gemäß prospektiven Studien ein vergleichsweise geringeres KHK-Erkrankungsrisiko als Geschiedene oder Verwitwete.

Fehlende emotionale Unterstützung, sei es durch eine konflikthafte Beziehung oder Alleinleben, erhöht demgegenüber das Risiko für einen kardiovaskulären Tod und mit großer Wahrscheinlichkeit auch für die Entstehung einer KHK. Bereits 1976 konnten Medalie u. Goldbourt in einer über 5 Jahre andauernden prospektiven Studie an fast 10.000 gesunden Männern nachweisen, dass diejenigen, die sich von ihrer Frau geliebt und unterstützt fühlten, signifikant seltener an einer KHK erkrankten. Parkes et al. (1969) fanden in ihrer Studie an 4486 Witwern, dass die Gesamtmortalitätsrate im ersten Halbjahr nach dem Tod der Frau um 40% höher war als bei vergleichbaren verheirateten Männern. Die größte Exzessmortalität wurde dabei für kardialen Tod registriert. Lindegard u. Langman (1985) zeigten in einer 11 Jahre andauernden Untersuchung an 77.843 gesunden Männern, dass die Wahrscheinlichkeit eines Krankenhausaufenthaltes wegen Diabetes, Schlaganfall, Hypertonie oder Myokardinfarkt mehr als doppelt so hoch war wie die für Verheiratete. Mendes de Leon et al. (1992) wiesen in einer prospektiven 10-Jahres-Studie nach, dass nicht verheiratete Männer auch nach Kontrolle von Standardrisikofaktoren ein signifikant höheres Risiko für kardiale Mortalität hatten als verheiratete. Am höchsten war die KHK-Mortalität in der Gruppe der verwitweten und allein lebenden Männer.

Da im Vergleich mit Verheiraten geschiedene und verwitwete Männer häufiger rauchen (Rosengren et al. 1989; Mendes de Leon et al. 1992), einen höheren Alkoholkonsum haben und Geschiedene häufiger unter intensivem Stress stehen sowie körperlich weniger aktiv sind, lässt sich das erhöhte koronare Morbiditäts- und Mortalitätsrisiko allein lebender Männer mit einer größeren Belastung durch die Standardrisikofaktoren und psychosoziale Probleme erklären (Rosengren et al. 1989; Mendes de Leon et al. 1992).

64.1.3 Typ-A-Verhaltensmuster und Hostilität

Typ-A-Verhaltensmuster. Nach Rosenman et al. (1966) sind für das Typ-A-Verhalten v. a. starker Antrieb, Aggressivität, Ehrgeiz, Eile und Terminnot kennzeichnend. Typ-A-Personen geraten aufgrund ihres Verhaltens häufiger in belastende Situationen und die dadurch ausgelöste psychophysiologische Aktivierung beeinflusst wiederum Blutdruck, Blutfette, Blutzucker und Blutgerinnung ungünstig, was zur progredienten Entwicklung der Koronarsklerose beitragen soll (Langosch 1989).

1981 wurde das Typ-A-Verhalten als Risikofaktor der KHK anerkannt (Review Panel on Coronary-Prone Behavior and Coronary Heart Disease 1981). Diese Einstufung stützte sich vorwiegend auf die Ergebnisse der prospektiven Western Collaborative Group Study (WCGS; Rosenman et al. 1975), bei der 3200 gesunde Männer über 8,5 Jahre hinweg nachuntersucht wurden. Auch nach Berücksichtigung der Standardrisikofaktoren ergab sich eine um das 1,5fach höhere Morbiditätsrate für Personen mit Typ-A-Verhaltensmuster (TAVM). Ernsthafte Zweifel an der Gültigkeit des Typ-A-Konzeptes wurden erst durch die Ergebnisse von Ragland u. Brand (1988) ausgelöst, die 257 KHK-Patienten aus der WCGS weitere 12,7 Jahre nachverfolgten. Sie stellten fest, dass bei den 26 Patienten, die innerhalb von 24 h an der KHK verstorben waren, der Verhaltenstyp A keinen Risikofaktor darstellte. Unter den 231 Patienten, die das akute koronare Ereignis um mindestens 24 h überlebt hatten, hatten entgegen den Erwartungen die Typ-A-Personen ein relatives Risiko (RR) von lediglich 0,58, d. h. dass Typ-B-Personen fast doppelt so häufig in dem Beobachtungszeitraum an einer KHK verstarben.

In mehreren Metaanalysen wurde der Zusammenhang zwischen dem TAVM und den verschiedenen Manifestationen der KHK untersucht. Booth-Kewley u. Friedman (1987) fanden zwischen verschiedenen Manifestationen der KHK (Herzinfarkt, Angina pectoris, auffälliger EKG-Befund, kardiale Todesfälle, Arteriosklerose) und dem Typ-A-Verhalten eine mittlere, signifikante Effektstärke von r=0,045. Matthews (1988), die in ihrer Analyse ausschließlich prospektive Studien berücksichtigte und eine Gewichtung der Effektgrößen anhand der Stichprobengrößen vornahm, stellte generell zwar keinen signifikanten Zusammenhang zwischen dem TAVM und KHK-Ereignissen fest, doch zeigten gesonderte Metaanalysen mit Studien, die als Typ-A-Diagnostikum das strukturierte Interview eingesetzt hatten, sowie mit Studien an Gesunden jeweils einen signifikanten Zusammenhang.

Für Myrtek (2000) sind der „Goldstandard" zur Herausarbeitung von Risikofaktoren für die KHK prospektive Studien mit harten Endpunkten (nachgewiesener Infarkt, Herztod) an Gesunden, wobei das strukturierte Interview wiederum das Referenzverfahren zur Diagnostik des TAVM ist. Die WCGS-Studie wird von ihm daher auch nur als begrenzt aussagefähig beurteilt, da Angina pectoris als „weiches" KHK-Kriterium zu einer Scheinkorrelation geführt haben könne, denn das TAVM ist signifikant mit Neurotizismus (Myrtek 1998a) korreliert, der wiederum substanziell mit körperlichen Beschwerden zusammenhängt (Myrtek 1998b). Seine Metaanalyse der 2 Studien mit strukturiertem Interview bei Gesunden (Appels u. Mulder 1985; Kittel 1986; N = 1110) ergab keinen signifikanten Zusammenhang zwischen harten KHK-Ereignissen und dem TAVM. Auch eine weitere Metaanalyse mit 7 Studien an KHK-Patienten unter Verwendung des strukturierten Interviews erbrachte keinen signifikanten Zusammenhang (Myrtek 2000). Der Autor kommt in seiner Expertise zu dem Fazit: „Man muss feststellen, dass mit Ausnahme der WCGS alle anderen mit dem strukturiertem Interview durchgeführten prospektiven Untersuchungen keinen substanziellen Zusammenhang zwischen Typ A und KHK ergeben". Diese Schlussfolgerung steht auch in Einklang mit dem insignifikanten Resultat eine weiteren Metaanalyse mit 2 korrelativen Studien (Myrtek 2000), in denen der Zusammenhang zwischen dem vermittels dem strukturierten Interview erfassten TAVM und dem Schweregrad der Koronarsklerose untersucht worden war (Dimsdale et al. 1980; Williams et al. 1988).

Auch für die 8 prospektiven Studien mit Gesunden (N = 28.013), in denen das TAVM vermittels Fragebogen bestimmt wurde, ergibt sich kein signifikanter Zusammenhang zwischen harten Kriterien und dem TAVM. Wird Angina pectoris als weiches Kriterium berücksichtigt, so resultiert die Metaanalyse 5 prospektiver Studien mit Gesunden bei Verwendung von Fragebogenverfahren (N = 7.851) zwar in einer signifikanten Effektstärke (P = 0,02908), die jedoch nicht als substanziell anzusehen ist. Myrtek (2000) resümiert daher:

> „Zusammenfassend kann festgestellt werden, dass das Typ-A-Verhalten keinen eigenständigen Risikofaktor der KHK darstellt. Der in der WCGS gefundene Zusammenhang ließ sich in einer großen Zahl prospektiver Untersuchungen nicht replizieren. Diese Feststellung gilt unabhängig von der verwendeten Methode."

Hostilität. Schon Alexander (1939) hatte postuliert, dass die Unterdrückung chronisch feindseliger aggressiver Impulse zu Hypertonie führe, die ihrerseits als Standardrisikofaktor der KHK anerkannt ist. Seit Anfang der 80er-Jahre wird das Konzept der Feindseligkeit im Rahmen des TAVM erneut als Risikofaktor der KHK diskutiert (Williams 1987; Mittag 1999). In einer Metaanalyse 5 prospektiver Studien zum Zusammenhang von Ärger und Ärgerausdruck mit harten und weichen Endpunkten bei Gesunden (N = 13.971) fanden Hank et al. (2003) zwar eine hoch signifikante Effektstärke (P = 0,02673), deren klinische Relevanz sie jedoch als marginal beurteilen. Myrtek (2000), der eine Metaanalyse von 4 prospektiven Studien mit hartem Kriterium an Gesunden (N = 8281) durchführte, errechnete eine signifikante Effektstärke (P = 0,035), die jedoch nicht eindeutig zu interpretieren ist, da in den Studien Risikofaktoren wie Adipositas, Inaktivität und sozioökonomischer Status z. T. nicht kontrolliert worden waren. Barefoot et al. (1989) hatte bei 1467 KHK Patienten keinen Zusammenhang zwischen kardialem Tod bzw. Infarkt und Hostilität festgestellt. Myrtek (2000) kommt zu dem Fazit:

> „Somit muss festgestellt werden, dass bei der heutigen Sachlage Hostility keinen eigenständigen Risikofaktor der KHK darstellt."

Hank et al. (2003) meinen, dass die Ergebnisse der Metaanalysen dafür sprechen, dass Ärger kein praktisch bedeutsamer, eigenständiger Risikofaktor der KHK ist.

64.1.4 Depression, vitale Erschöpfung und Angst

Depression. In einer Metaanalyse mit 11 prospektiven Studien zum Zusammenhang von Depression und Myokardinfarkt bzw. kardialem Tod fand Rugulies (2002) ein deutlich erhöhtes Risiko für Depressive (RR=1,64). Aufgrund einer Sensitivitätsanalyse konnte er darüber hinaus zeigen, dass klinische Depression ein vergleichsweise stärkerer Prädiktor für die KHK darstellt als depressive Gestimmtheit (RR=2,69 bzw. RR=1,49).

Ladwig et al. (2003) berücksichtigten in ihrer Expertise zur Depression als unabhängigem Prädiktor der Erstmanifestation einer KHK insgesamt 17 Studien, die zwischen 1986 und 2002 publiziert wurden. Aromaa et al. (1994), die mehr als 3800 anfänglich koronargesunde finnische Männer und Frauen im Alter von 40–64 Jahren über einen Zeitraum von 6,5 Jahren untersuchten, fanden, dass klinische Depression bei Studienbeginn das KHK-Mortalitätsrisiko um das 3,36fache erhöhte. Pratt et al. (1996) verfolgten 1551 Männer und Frauen (Mindestalter 18 Jahre, wobei 91% jünger als 65 Jahre waren) über 13 Jahre hinweg. Auch nach Kontrolle von Lebensalter, Geschlecht, Familienstand, Bluthochdruck, Alkoholmissbrauch und -abhängigkeit, Phobien und Panikstörung erwiesen sich sowohl eine schwerwiegende depressive Episode als auch Dysphoria als prognostisch signifikante Faktoren für das Auftreten eines Herzinfarktes (RR=4,16 bzw. RR=1,95). Ford et al. (1998) ermittelten bei 1190 Ärzten (Durchschnittsalter bei Studienabschluss 26 Jahre) eine kumulative Inzidenz von 12% im Verlauf des 37-jährigen Beobachtungszeitraums für eine klinische Depression. Auch nach statistischer Kontrolle der Standardrisikofaktoren hatten diejenigen, die während der Beobachtungszeit an einer Depression erkrankten, ein bedeutsam höheres Risiko für einen Herzinfarkt (RR=2,12).

Zwar konnte in 2 weiteren prospektiven Studien (Hällström et al. 1986; Vogt et al. 1994) kein Zusammenhang zwischen klinischer Depression und einem erhöhten Risiko für die Erstmanifestation einer KHK gefunden werden, doch ist bei Vogt et al. der verwendete Depressionsindex von unklarer Validität.

In 4 weiteren prospektiven Studien konnte ein prädiktiver Zusammenhang auch zwischen depressiver Gestimmtheit und KHK nachgewiesen werden. So berichteten Anda et al. (1993), dass bei depressiven Probanden auch nach Kontrolle der Standardrisikofaktoren die KHK-Mortalität um das 1,5fache und die Häufigkeit nicht-tödlicher Herzinfarkte um das 1,6fache erhöht war. Barefoot und Schroll (1996) fanden, dass während eines 27-jährigen Beobachtungszeitraums eine Zunahme der Depressionswerte um 2 Standardabweichungen nach Kontrolle der Standardrisikofaktoren mit einem erhöhten Risiko sowohl für die Gesamtmortalität (RR=1,65) als auch für Myokardinfarkte (RR=1,70) assoziiert war. Schwartz et al. (1998) stellten während eines 3-jährigen Beobachtungszeitraums ein deutlich erhöhtes Infarktrisiko bei Depressivität (RR=2,23) fest. Whooley et al. (1998) wiesen bei 7.500 Frauen, die über einen Zeitraum von 7 Jahren beobachtet wurden, nach, dass diejenigen, die bei Studienbeginn einen erhöhten Depressionswert hatten, auch nach statistischer Kontrolle von Alter, Herz-Kreislauf-Erkrankungen, Diabetes, Bluthochdruck, Atemwegserkrankungen, subjektiver Gesundheit und Rauchen ein um 1,7fach höheres Risiko für kardiale Mortalität hatten.

In der Kuopio-Studie wurden 2428 Männer im Alter von 42–60 Jahren über 6 Jahre hinweg nachverfolgt. Stark ausgeprägte Hoffnungslosigkeit erhöhte auch nach Kontrolle von Alter, Depression, sozialer Unterstützung und einigen Standardrisikofaktoren das Risiko für kardiale Mortalität um das 3,9fache und für Herzinfarkt um das 2,05fache (Everson et al. 1996). Männer mit hoher Hoffnungslosigkeit wiesen darüber hinaus eine signifikant stärkere Progression der Arteriosklerose der Karotisarterien im Verlauf der 4-jährigen Beobachtungszeit auf.

Weniger eindeutig sind die Resultate der folgenden 5 Studien. Wassertheil-Smoller et al. (1996) fanden in einer multizentrischen Kohortenstudie mit 4367 Probanden, die über 5 Jahre hinweg verfolgt wurden, nur für Frauen auch nach Kontrolle verschiedener Risikofaktoren ein um das 1,26fache höheres Risiko für Herz-Kreislauf-Erkrankungen (Herzinfarkt und Schlaganfall), nicht jedoch für Männer. Sesso et al (1998) konnten bei 1305 Männern über 7 Jahre hinweg für 2 MMPI-Depressionsskalen zwar ein höheres, allerdings nicht signifikantes Risiko für kardialen Tod bzw. Eintreffen eines nicht tödlichen Herzinfarkt nachweisen (RR=1,69 bzw. 1,88), doch prognostizierte die SCL-90 Depressionskala ein geringeres relatives Risiko für KHK-Mortalität oder nicht-tödlichen Herzinfarkt. Mendes de Leon et al. (1998) konnten lediglich für Frauen – nicht jedoch für Männer – nach Kontrolle von Standardrisikofaktoren ein um das 2,21fache höheres Risiko für kardiale Ereignisse (KHK-Mortalität und nicht-tödliche Herzinfarkte) aufzeigen. Ferketich et al. (2000) wiesen bei Männern im Verlauf von 10 Jahren auch nach Kontrolle von Standardrisikofaktoren und koronaren Ereignissen während des Untersuchungszeitraums einen deutlich signifikanten Zusammenhang zwischen Depressivität und kardialem Tod nach (RR=2,34), doch fanden sie für depressive Frauen kein erhöhtes kardiovaskuläres Mortalitätsrisiko (RR=0,74). Mallon et al. (2002) fanden in ihrer sich über 12 Jahre erstreckenden Studie (N=1870) nur bei depressiven Männern ein RR=3,0 für kardiale Mortalität.

> Die Ergebnisse der verschiedenen prospektiven Studien zur Frage, ob Depression ein Prädiktor für ein hartes KHK-Ereignis ist, deuten darauf hin, dass klinische Depression sehr wahrscheinlich mit einem signifikant erhöhten Risiko für Herzinfarkt und Koronarsterblichkeit assoziiert ist. Weniger eindeutig sind die Ergebnisse für depressive Gestimmtheit, doch lässt sich auch hier ein deutlicher positiver Trend erkennen.

Uneindeutig sind die Studien bisher bezüglich der Frage, inwieweit Depressivität als geschlechtsspezifischer Prädiktor für eine KHK zu betrachten ist. Schließlich zeigen die Resultate von 4 prospektiven Studien (Anda et al. 1993; Ferketich et al. 2000, Ford et al. 1998; Wassertheil Smoller et al. 1996), dass es unwahrscheinlich ist, dass eine subklinische KHK erhöhte Depressionswerte zur Folge hat.

Vitale Erschöpfung. Schon 1975 hatten Alonzo et al. berichtetet, dass Myokardinfarktpatienten, die bereits vor Aufnahme in das Krankenhaus verstarben, schon im Jahr vorher über Müdigkeit oder Schwäche (42%), emotionale Veränderungen (20%) und allgemeine Befindensverschlechterung (17%) geklagt hatten. Appels et al. haben diese Symptomatik in dem Konzept der vitalen Erschöpfung zusammengefasst. 1988 wurden von ihnen die Ergebnisse der Rotterdam Civil Servants Study, bei der 3877 männliche Angestellte der Stadtverwaltung Rotterdam über eine Durchschnittszeit von 4,2 Jahren nachverfolgt worden waren, publiziert. Vermittels multipler logistischer Regressionsrechnung konnte vitale Erschöpfung als Vorläufersymptom für das Erstauftreten eines Myokardinfarktes nachgewiesen werden (Appels u. Mulder 1988).

Eine weitere, dieses Konzept stützende Studie wurde 1989 von Ladwig vorgelegt. Er wertete ein Register von Routinedaten der gesetzlichen Krankenversicherung aus, das die Daten von 107.985 Behandlungsfällen im Verlauf eines Jahres enthielt. Die Analyse der Daten von 89 Patienten mit akutem Herzinfarkt ergab, dass sie in den letzten 180 Tagen, besonders ausgeprägt in den letzten 2 Wochen, vor ihrer Erkrankung vermehrt ihren Arzt konsultiert hatten. Der Häufigkeitsgipfel der Beratungs- und Behandlungsdichte lag in den letzten 3 Tagen. Während die Verordnung von Kardiaka, von Antihypertonika sowie von sonstigen Medikamenten keine Veränderung in dieser Zeit aufwies, war ein auffälliger Anstieg von herzschmerzwirksamen und v. a. psychopharmakologisch wirkenden Medikamenten zu erkennen. Für Ladwig (1989) spiegeln sich darin die in den Wochen vor dem Myokardinfarkt von dem Patienten erlebten Veränderungen wieder, die ihn zu einem vermehrt orientierenden, hilfesuchenden Verhalten veranlasst haben. Die drastische Zunahme der verordneten Psychopharmaka deutet darauf hin, dass der bevorstehende Krankheitsausbruch psychische, jedoch weitgehend unspezifische Vorreiter hat (Ladwig et al. 2003): Organisch bedingter Vitalitätsverlust und Erschöpfung verbinden sich in dieser Zeit mit Zuständen diffuser Angst und Hilflosigkeit, die mit Schlafstörungen und dem Gefühl einer existentiellen Bedrohung einhergehen. Die Unspezifität dieser Symptome veranlasst den Arzt wiederum die Symptomatik zunächst als ein psychoasthenisches Erschöpfungssyndrom zu diagnostizieren.

> Die bisherigen Ergebnisse weisen darauf hin, in vitaler Erschöpfung auch die unspezifische Prodromalsymptomatik eines koronares Ereignisse zu sehen.

Angst. In 5 prospektiven Studien mit Gesunden wurde der Zusammenhang von Angst mit koronarer Mortalität bzw. nicht tödlichem Myokardinfarkt untersucht. Von Haines et al. (1987) wurden 1.457 Männer im Alter von 40–64 Jahren über 10 Jahre hinweg beobachtet. Das Risiko für kardialen Tod und nicht tödlichen Myokardinfarkt war um so größer, je höher die Werte auf einer Angstskala waren, wobei dieser Zusammenhang auch nach Kontrolle von mehreren Standardrisikofaktoren erhalten blieb. So war bei 5 oder mehr Punkten auf der Angstskala das Risiko für ein hartes koronares Ereignis um das 2,09fache und für den koronaren Tod sogar um das 3,77fache erhöht. Die Autoren weisen darauf hin, dass für andere Erkrankungen ein erhöhtes Mortalitäts- und Morbiditätsrisiko bei ängstlichen Personen nicht aufgezeigt werden konnte. In einer neueren Publikation, die sich auf die Daten einer inzwischen 20-jährigen Beobachtungszeit stützt, zeigten Haines et al. (2001), dass die prognostische Relevanz der Angstskala von der Länge der Beobachtungszeit abhängig ist, denn nach 15 Jahren haben die Angstwerte keine prädiktive Aussagekraft mehr.

Von Kawachi et al. (1994a) wurden insgesamt 51.529 Beschäftigte aus Gesundheitsberufen im Alter von 40–75 Jahren über 2 Jahre hinweg nachverfolgt. Während sich kein Zusammenhang zwischen Angst und nicht tödlichen Infarkten fand, konnte eine Dosis-Wirkungs-Beziehung zwischen Angst und kardialer Mortalität aufgezeigt werden: Bei 2 Punkte erhöhte sich das Risiko für einen kardialen Tod um das 1,02fache, bei 3 Punkten um das 2,62fache und bei 4 und mehr Punkten um 2,45fache; für den plötzlichen Herztod wurde bei 3 oder mehr Punkten sogar ein um das 6,08fach erhöhtes Risiko auch nach Kontrolle verschiedener Standardrisikofaktoren festgestellt.

In einer weiteren Studie beobachteten Kawachi et al. (1994b) 2280 anfänglich gesunde Männer, von denen 402 im Verlauf von 32 Jahren eine KHK erlitten. Sie verglichen nun die Charakteristika der erkrankten Personen mit den 1869 Teilnehmern, bei denen keine KHK aufgetreten war. Bei 2 oder mehr Punkte auf einer 5-stufigen Angstskala ergab sich ein altersadjustiertes RR=3,2 für kardialen Tod und auch nach Kontrolle verschiedener Standardrisikofaktoren bestand ein RR=1,94, das statistisch aber nicht mehr signifikant war.

Im Rahmen der Framingham-Studie untersuchten Eaker et al. (1992), den Zusammenhang zwischen Angst und Myokardinfarktinzidenz bei 749 Frauen im Alter zwischen 45–64 Jahren. Nach einem Beobachtungszeitraum von im Mittel 20 Jahren fanden sie bei nicht berufstätigen Frauen mit hohen Angstwerten ein deutlich erhöhtes Infarktrisiko (RR=7,8), während bei berufstätigen Frauen kein signifikanter Zusammenhang zwischen Angst und Herzinfarktrisiko zu beobachten war. Ausgeprägte psychische Anspannung sagte allerdings sowohl bei nicht berufstätigen als auch bei berufstätigen Frauen die Herzinfarktinzidenz vorher, wobei auch in diesem Fall das relative Risiko der nicht berufstätigen Frauen (RR=6,2) deutlich höher war als der berufstätigen Frauen (RR=2,9).

Kubzansky et al. (1997) analysierten den Zusammenhang zwischen Besorgnis und koronarem Risiko anhand von Daten der Studie von Kawachi et al. (1994b). Von 1758 initial gesunden Männern hatten 323 Teilnehmer eine KHK während des Beobachtungszeitraums von im Mittel 13,7 Jahren entwickelt. Ansteigende Punktwerte auf der Besorgnisskala wiesen einen linearen Zusammenhang mit allen Koronarereignissen (RR=1,40) und mit Angina pectoris (RR=1,52) auf, nicht jedoch mit koronarem Tod und nicht tödlichem Myokardinfarkt.

> Insgesamt lässt sich feststellen, dass die Datenlage zum Zusammenhang zwischen Angst und KHK zwar deutlich schwächer ist als die zur Beziehung von Depression und KHK, doch weisen die Ergebnisse von 3 prospektiven Studien übereinstimmend auf den prädiktiven Wert von Angst für einen kardialen Tod bei Männern hin.

64.2 Psychische Probleme bei Koronarkranken

Psychische Symptomatik kardialer Patienten. Auf der kardiologischen Intensivstation ist der typische zeitliche Verlauf der emotionalen Reaktionen bei Postinfarktpatienten gekennzeichnet durch ein Überwiegen von Angst in den ersten 2 Tagen, von Verhaltensstörungen am 3. Tag und von depressiver Verstimmung am 4. Tag (Cassem u. Hackett 1971).

In der Postakutphase, d. h. 5–15 Tage nach dem Myokardinfarkt, ist vermittels standardisiertem Interview bei 16%–26% der Patienten eine „major depression" festzustellen (Carney et al. 1990, Forrester et al. 1992; Frasure-Smith et al. 1993). In 2 Interviewstudien wurde darüber hinaus die Prävalenz von Angststörungen in der Postakutphase untersucht. Forrester et al. (1992) diagnostizierten bei 8% der Patienten generalisierte Angststörungen und Trelawny-Ross u. Russell (1987) fanden bei 39% der Patienten klinisch bedeutsame Angstsymptome. Werden Fragebögen eingesetzt, so haben in der Akutphase 10–25% der Patienten auffällige Angstwerte.

Zwar kommt es schon kurz nach der Klinikentlassung im Durchschnitt zu einer Abnahme von Angst bzw. Depressivität, doch beschränkt sich diese Verbesserung weitgehend auf Patienten mit anfänglich erhöhten Skalenwerten und dabei wieder vorrangig auf die mit guter somatischer Prognose (Sykes et al. 1989). Obgleich sich die Anzahl depressiver Patienten in den ersten 3 Monaten nach Klinikentlassung signifikant vermindert (Schleifer et al. 1989), sind auch nach 3–12 Monate immer noch 50–75% der Patienten mit anfänglicher „major depression" bzw. erhöhten Depressivitätswerten weiterhin als depressiv anzusehen (Frasure-Smith et al. 2000a; Lesperance et al. 1996).

> Diese Befunde zeigen, dass es in der Postakutphase zwar zu einer Besserung der psychischen Symptomatik kommt, aber bei ca. der Hälfte der initial depressiven Patienten ein Fortbestehen der psychischen Störung zu erwarten ist.

In den folgenden Monaten kommt es zu keiner wesentlichen Abschwächung von Angst oder Depressivität. So wurden in dem auf den Infarkt folgenden Jahr entweder nur geringfügige Veränderungen (Campbell et al. 1998; Frasure-Smith et al. 1997; Jones u. West 1996) gefunden oder es wurde sogar über eine Zunahme der psychischen Belastung innerhalb des ersten halben Jahres, v. a. bei den nicht erwerbstätigen Patienten, berichtet (Schott 1987a, b).

Bei Subgruppen von chronischen KHK-Patienten kann es auch im weiteren Verlauf noch zu vermehrter Angst und Depressivität kommen. So fanden Kemper (1997) und Hermann-Lingen (2001) bei männlichen KHK-Patienten mit koronarer 3-Gefäßerkrankung in der chronischen Postinfarktphase über 2,6 Jahre, nicht nur einen signifikanten Anstieg von Angst- und Depressivitätswerte, sondern es erhöhte sich auch der Anteil von Patienten mit auffälliger Angst und Depressivität von knapp 20% auf gut 30%. Darüber hinaus waren über 50% der initial depressiven Patienten auch am Ende der Nachbeobachtungsphase weiterhin depressiv.

Hermann-Lingen u. Buss (2002) ziehen aus den verschiedenen Studien das Fazit, dass sich Angst und Depressivität nach Myokardinfarkt ohne spezifische Behandlung im Mittel kaum bessern. Problematisch ist v. a. der Verlauf bei den initial stark depressiv und/oder sehr ängstlichen Patienten, da die anfänglich bestehenden Auffälligkeiten in einem erheblichen Prozentsatz persistieren.

Prädiktoren für einen ungünstigen Krankheitsverlauf. Hermann-Lingen u. Buss (2002) haben in ihrer Expertise zu „Angst und Depressivität im Verlauf der KHK" 11 Studien identifiziert, die sie als besonders aussagekräftig für die Herausarbeitung von Prädiktoren ungünstiger subjektiver Verläufe („major depression", Depressivität, Angst, kardiale Beschwerden, eingeschränkte gesundheitsbezogene Lebensqualität) beurteilen. Eine „major depression" tritt ein Jahr nach Infarkt besonders häufig auf, wenn in der frühen Postinfarktphase eine depressive Episode beobachtet wurde und eine positive Depressionsanamnese vorliegt (Lesperance et al. 1996; Schleifer et al. 1989), während kardiale Befunde keinen signifikanten Beitrag zur Vorhersage leisten (Hance et al. 1996, Lesperance et al. 1996). Erhöhte Angstwerte nach 6 Monaten konnten von Ladwig et al. (1994) anhand von mäßiger bzw. starker Depressivität während der Infarktbehandlung vorhergesagt werden. Werden Angst oder Depressivität vermittels Fragebogen erhoben, so sind die initialen Angst- und Depressivitätswerte der beste Prädiktor wie in verschiedenen Studien übereinstimmend gezeigt wurde (z. B. Mayou et al. 2000)

Psychische Symptomatik als Prädiktor. In der Akutphase ausgeprägte Depressivität, Präinfarkt-Angina und niedriger beruflicher Status sagten bei Ladwig et al. (1994) multivariat Angina pectoris-Symptome in Ruhe und unter Belastung 6 Monate nach Infarkt vorher. In anderen Studien wurden von initial depressiven Patienten 3 Monate bzw. 1 Jahr nach Infarkt häufiger Thoraxschmerzen angegeben (Mayou et al. 2000; Schleifer et al. 1989). Patienten mit „major depression" gaben im Verlauf des auf eine Koronarangiographie folgenden Jahres signifikant stärkere Herzbeschwerden an (Sullivan et al. 1999). Hermann-Lingen (2001) konnte darüber hinaus in einer quasiexperimentellen Studie mit 631 KHK-Patienten zeigen, dass Depressivität und Angst die Angabe pektanginöser Beschwerden während ergometrisch induzierter Ischämie vorhersagen, wobei hervorzuheben ist, dass dieser Effekt unabhängig von somatischen KHK-Faktoren, z. B. der elektrokardiographischen Ischämieschwere, war.

KHK-Patienten mit hohen Werten für Trait-Angst hatten nach einem Jahr signifikant häufiger Angina pectoris Beschwerden als die übrigen Patienten (Denollet und de Potter 1992). Von Kemper (1997) und Hermann-Lingen (2001) konnte bei 116 chronischen Postinfarktpatienten mit koronarer 3-Gefäßerkrankung die nach 2,6 Jahren bestehende kardiale Symptombelastung multivariat durch die anfängliche Beschwerdehäufigkeit, eine niedrigere linksventrikuläre Ejektionsfraktion und höhere Angstwerte vorhergesagt werden. Jenkins et al. (1994) fanden, dass im multivariaten Vorhersagemodell für kardiale Beschwerden 6 Monate nach Herzoperation Trait-Angst der beste Einzelprädiktor war; weitere Prädiktoren waren initiale Dyspnoe, präoperative Klinikaufenthalte, Schlafstörungen, Mangel an Freunden und die Anzahl gerauchter Zigaretten.

Bei ängstlichen und depressiven KHK-Patienten ist im weiteren Verlauf auch eine Beeinträchtigung ihrer Lebensqualität zu erwarten. So fanden Kemper (1997) und Herrmann-Lingen

(2001) in ihrer Studie mit chronischen Postinfarktpatienten, dass initiale Depressivitäts- und Angstwerte für die Vorhersage der 6 Dimensionen der Lebensqualität und den Globalwert nach 2,6 Jahren die besten Prädiktoren waren, während objektive kardiale Befunde sich nur für die Vorhersage von 2 Dimensionen als begrenzt bedeutsam erwiesen. Initiale Angst und Depression sagten bei Sullivan et al. (1998, 1999) ein Jahr nach der Koronarangiographie verschiedene Dimensionen sozialer und funktioneller Beeinträchtigung vorher, Hujibrechts et al (1997) fanden, dass die 15% der Patienten, die 5 Monate nach Infarkt ihre Aktivität eingeschränkt hatten, anfänglich ängstlicher, depressiver und vital erschöpfter gewesen waren, und Sykes et al. (1989) beobachteten bei Patienten, die 6–11 Tage nach ihrem Infarkt noch sehr ängstlich waren, eine deutlich eingeschränkte Rückkehr zum normalen Leben

In der Akutphase hatten Infarktpatienten mit erhöhten Depressivitätswerten eine längere Verweildauer im Krankenhaus und verursachten damit auch entsprechend höhere Kosten (Frasure-Smith et al. 2000b). Anfänglich depressive KHK-Patienten unterzogen sich im Verlauf von 2,6 Jahren seltener einer Bypass-Operation, dafür jedoch – ebenso wie ängstliche Patienten – häufiger einer Koronardilatation (Kemper 1997; Hermann-Lingen 2001).

In mehreren Studien konnte darüber hinaus gezeigt werden, dass psychisch belastete Patienten die Lebensstiländerungen, die zur Verminderung der Standardrisikofaktoren erforderlich sind, weniger konsequent durchführen: Nach ihrem akuten Infarkt rauchen depressive Patienten häufiger weiter (Huijbrechts et al. 1996; Ladwig et al. 1994), akut psychisch belastete Patienten haben weniger körperliche Bewegung (Mayou et al. 2000; Guiry et al. 1987), reduzieren ihr Gewicht weniger (Guiry et al. 1987) und brechen häufiger die Rehabilitation ab (Blumenthal et al. 1982; Denollet u. de Potter 1992).

Obgleich in 3 Studien mit insgesamt 3786 Patienten kein Zusammenhang zwischen Depressivität und dem Schweregrad der Koronarsklerose aufgezeigt werden konnte (Barefoot et al. 1992; Tennant et al. 1987; Hermann et al. 1994; Hermann-Lingen 2001) ist Depression/Depressivität prädiktiv für kardiale Mortalität.

„Major depression" sagte kardiale Mortalität in den 6 Monaten nach Infarkt signifikant (RR=6,2) vorher (Frasure-Smith et al. 1993), Depressivität erhöhte sowohl bei Frasure-Smith et al. 1995a) als auch bei Ladwig et al. (1991) die in 6 Monaten zu beobachtende kardiale Mortalität bedeutsam (RR=5,6 bzw. RR=2,8). Bush et al. (2001) stellten nach 4 Monaten eine signifikant erhöhte Gesamtmortalität (RR=4,0) bei Vorliegen einer auffälligen Depressivität fest, bei Irvine et al. (1999) hatten initial depressive Postinfarktpatienten im Verlauf von 2 Jahren ein deutlich erhöhtes Risiko für plötzlichen Herztod (RR=2,45), Ahern et al. (1990) und Thomas et al. (1997) beobachteten bei anfänglich depressiven Postinfarktpatienten nach 1 Jahr bzw. nach 1,5 Jahren jeweils eine erhöhte kardiale Mortalität. Lane et al. (2001) fanden zwar ebenfalls, dass initial depressive Patienten innerhalb von 12 Monaten häufiger einen kardialen Herztod erlitten, doch war dieser Wert nicht signifikant (RR=1,15). Der prädiktive Effekt von Depressivität konnte in den Studien von Bush et al., Frasure-Smith et al. und Irvine et al. auch multivariat abgesichert werden.

Weniger eindeutig sind die bisherigen Befunde für prädiktive Bedeutung von Angst nach akutem Infarkt für nachfolgend erhöhte kardiale Mortalität. Zwar fanden Thomas et al. (1997), insbesondere unter Männern, dass initiale State-Angst eine höhere 18-Monate-Mortalität vorhersagte und auch Frasure-Smith et al. (1999) fanden über ein Jahr bei Männern einen signifikant ungünstigen univariaten State-Angst-Effekt, doch konnten diese Befunde von Ahern et al. (1990), Lane et al. (2001) und Sykes et al. (1989) nicht bestätigt werden.

> Zusammenfassend ergibt sich aus den verschiedenen prospektiven Studien zu Depressivität und Angst, dass bei Patienten, die in der Akutphase sehr depressiv und/oder ängstlich sind, kardiale Beschwerden – auch Angina pectoris – sowohl in den 6–12 Monaten nach akutem Infarkt als auch in der chronischen Postinfarktphase gehäuft zu erwarten sind, und dass sie in ihrer gesundheitsbezogenen Lebensqualität deutlich eingeschränkt sind. Depressive Patienten bleiben in der Akutphase auch länger im Krankenhaus, sie ändern ihre gesundheitsgefährdenden Lebensweisen in geringerem Maße, und sie beenden eher vorzeitig Rehabilitationsmaßnahmen.

In der frühen Postinfarktphase (Phase I) haben depressive Patienten – wie 9 prospektive Studien übereinstimmend belegen – eine schlechtere Prognose; insbesondere sind sie stärker gefährdet, einen kardialen Tod zu erleiden. Nicht eindeutig sind hingegen die Befunde zum prädiktiven Effekt von Depressivität in der Phase II nach Infarkt und in der chronischen Postinfarktphase.

Angst ist bisher als Auslöser akuter Infarkte nicht gesichert und Angst ist weder in der Phase II nach Infarkt noch bei chronischen KHK-Patienten als Prädiktor für ein erhöhtes kardiales Morbiditäts- oder Mortalitätsrisiko anzusehen.

Hervorzuheben ist angesichts dieser vielfältigen Befunde, die eine ungünstige kardiale, psychische und psychosoziale Prognose initial depressiver Patienten belegen, dass sich Depressivität und Angst nach einem Myokardinfarkt ohne spezifische Behandlung kaum bessern, wie Herrmann-Lingen u. Buss (2002) anhand 11 methodisch hochwertiger Verlaufsstudien nach Infarkt bzw. Bypass-Operation belegen.

64.3 Psychotherapeutische Maßnahmen bei Koronarkranken

Kriseninterventionen und einfühlende, verstehende, angstabschwächende und im Trauerprozess Hilfe bietende Beratungsgespräche sind auf der kardiologischen Intensivstation bei den Patienten indiziert, die ausgeprägte emotionale Reaktionen (Angst, depressive Verstimmung) zeigen. Bereits Gruen (1975) konnte zeigen, dass Patienten, die am 2. Tag nach Klinikaufnahme, also noch auf der Intensivstation, supportiv behandelt wurden, seltener supraventrikuläre Arrhythmien hatten und von den behandelnden Ärzten seltener als depressiv beurteilt wurden. Naismith et al. (1979) fanden darüber hinaus, dass v. a. bei emotional labilen, allgemein ängstlichen und durch das Krankheitsereignis sehr verunsicherten Patienten bereits im stationären Verlauf durchgeführte Beratungsgespräche sich psychisch stabilisierend und den weiteren Rehabilitationsverlauf günstig beeinflussend auswirkten.

Metaanalyse von Linden. Von Linden et al. (1996) wurde eine Metaanalyse mit dem Ziel durchgeführt, quantitativ abzuklären, ob die Effektivität der kardialen Rehabilitation durch ergänzende psychosoziale Interventionen erhöht wird. In diese Metaanalyse wurden nur Studien aufgenommen, bei denen gesichert war, dass die Patienten eine dokumentierte KHK zur Zeit der Zuweisung zur Behandlung gehabt hatten, eine randomisierte Zuweisung zur Experimental- und Kontrollbedingung erfolgt war und mindestens eine Behandlungsbedingung vorlag, die zusätzlich zu den Behandlungsmaßnahmen der Standardversorgung (Kontrollbedingung) ein psychosoziales Behandlungsangebot enthielt. Bei den Kontrollbedingungen handelte es sich um medikamentöse kardiologische Behandlungsvorschriften sowie bewegungstherapeutische und Ernährungsempfehlungen. Die psychosozialen Behandlungsangebote umfassten psychotherapeutische Gruppensitzungen, Vermittlung kognitiver und behavioraler Stressbewältigungstechniken sowie von Entspannungstechniken und Maßnahmen zur Lebensstiländerung. Als Kriterienvariablen wurden „harte" kardiale Endpunkte wie Mortalität und Morbidität (nicht-tödliche kardiale Ereignisse), aber auch Angst- und Depressionswerte sowie Blutdruck, Herzfrequenz und Blutfettspiegel herangezogen. Nicht- tödliche kardiale Ereignisse reduzierten sich im Beobachtungszeitraum von weniger als 2 Jahren um 46% (RR=1,84), und bei einer Nachverfolgung über 2 Jahre hinweg um 39% (RR=1,64) in den Stressmanagementgruppen.

Auch für die kardiale Mortalität ließ sich eine Reduktion durch Stressmanagement-Interventionen sichern. In der Zeit bis zu 2 Jahren nach der Intervention verminderte sich die kardiale Mortalität in der Interventionsgruppe um 41% (RR=1,70), während für den Zeitraum von mehr als 2 Jahren eine 26%ige Mortalitätsreduktion festgestellt wurde (RR=1,39), die jedoch nicht mehr signifikant war. Der psychologische Distress hatte sich von Maßnahmenbeginn bis -ende in den Kontrollgruppen praktisch nicht vermindert, während sich in den psychosozialen Interventionsgruppen ein deutlicher Rückgang aufzeigen ließ. Jeweils einen nur geringen Rückgang zeigten Kontroll- und Interventionsgruppen von Beginn bis zum Ende der jeweiligen Maßnahme in systolischem und diastolischem Blutdruck, in der Herzfrequenz und im Serumcholesterinspiegel, wobei die Patienten, die zusätzlich am Stressmanagementtraining teilgenommen hatten, stets die günstigeren Werte aufwiesen. Mit Ausnahme des diastolischen Blutdrucks waren die Unterschiede in den Effektstärken auch statistisch signifikant.

Metaanalyse von Dusseldorp. Von Dusseldorp et al. (1999) wurde eine weitere Metaanalyse vorgestellt, die sich auf psychosoziale Interventionen mit KHK-Patienten in der Zeit von 1974–1998 bezieht. Für die Metaanalyse wurden nur Studien herangezogen, in denen die Patienten ein dokumentiertes kardiales Ereignis (Myokardinfarkt, Bypass-Operation, PTCA oder eine Kombination dieser Ereignisse) innerhalb von 6 Monaten vor Beginn der Maßnahme durchgemacht hatten, die Zuordnung zur Interventions- oder Kontrollbedingung randomisiert erfolgt oder gemäß einem quasi-experimentelle Design vorgegangen worden war und wenigstens eine Sitzung des Stressmanagements oder der Gesundheitserziehung in direktem Patient-Therapeuten-Kontakt durchgeführt worden war.

Zur Evaluation der Interventionen wurden zum einen das Auftreten ernsthafter kardialer Komplikationen wie kardiale Mortalität, Reinfarkt, Bypass-Operation, Angina pectoris herangezogen, und es wurden zum anderen Ergebnisse wie emotionaler Distresswerte (Angst, Depression), Standardrisikofaktoren (Blutdruck, Serumcholesterin, Gewicht, Rauchen) und damit zusammenhängende Verhaltensmuster wie körperliche Bewegung und Ernährungsgewohnheiten verwendet. Die Nachbeobachtungsphase wurde kategorisiert anhand der Zeit, die seit Behandlungsbeginn vergangen war, in kurzfristig (<1 Jahr), mittelfristig (1–2 Jahre) und langfristig (>2 Jahre).

In die Metaanalyse wurden 37 Studien mit insgesamt 8988 Patienten aufgenommen. Die Intervention bestand in den meisten Studien aus einer Kombination von Stressmanagementtechniken und Gesundheitserziehungsprogrammen (N=14), wobei die weitaus meisten Patienten an Stressmanagementinterventionen teilnahmen (N=8062); Gesundheitserziehungsprogramme wurden mit lediglich 926 Patienten durchgeführt. Die Länge der Interventionen war sehr unterschiedlich (zwischen 1 Woche und 234 Wochen), doch dauerten die meisten Programme höchstens 12 Wochen. Im Mittel erfolgten 18 therapeutische Sitzungen.

Die Reinfarktinzidenz wurde in den Interventionsstudien, in denen die Nahziele – Reduktion von Distress und koronaren Risikofaktoren, Veränderung von Rauch- und Ernährungsverhalten sowie Steigerung der körperlichen Aktivität – erreicht worden waren, gegenüber den Kontrollgruppen während der gesamten Dauer der Nachverfolgung signifikant um 36% (RR=1,56) reduziert. Für die mittelfristige Katamnesedauer ließ sich eine Reduktion des Reinfarktrisikos um 42% (RR=1,71) und für das längerfristige Katamneseintervall eine um 41% (RR=1,69) gegenüber den Kontrollgruppen sichern. Von den 16-Studien, die in diese Analyse eingingen, enthielten 13 zumindest Ansätze von Stressmanagementprogrammen.

Die kardiale Mortalität konnte bei einer Nachverfolgung von mehr als 2 Jahren in den Interventionsgruppen gegenüber den Kontrollgruppen signifikant um 34% (RR=1,52) vermindert werden. Wurden alle 3 Nachbeobachtungszeiträume zusammengefasst, so ergab sich für die Interventionsstudien, in denen die Nahziele ganz oder z. T. erreicht worden waren, eine signifikante Mortalitätsreduktion um 31% (RR=1,44) gegenüber den Kontrollgruppen.

Keine signifikanten Unterschiede zwischen den zusätzlich psychosozial behandelten Patienten fanden sich für die Häufigkeit nachfolgender Bypass-Operationen und die Inzidenz von Angina pectoris-Symptomen war für die Patienten, die zusätzlich an Gesundheitserziehungsmaßnahmen bzw. Stressbewältigungsprogrammen teilgenommen hatten, lediglich in der Nachbeobachtungszeit bis zu 1 Jahr mit 18% signifikant gegenüber den Kontrollmaßnahmen vermindert (RR=1,22). Keine Gruppenunterschiede fanden sich entgegen den Erwartungen für Angst und Depression.

Demgegenüber konnten der Serumcholesterinspiegel und das Körpergewicht in den Behandlungsgruppen, die zusätzlich an psychosozialen Interventionen teilgenommen hatten, sowohl für den Nacherhebungszeitraum unter 1 Jahr als auch für die Beobachtung von 1–2 Jahren und für das gesamte Nacherhebungsintervall jeweils signifikant stärker reduziert werden als bei den Kontrollpersonen. Der systolische Blutdruck war für die Zeit zwischen 1 und 2 Jahren und für die gesamte Katamnesedauer bei den zusätzlich psychosozial behandelten Patienten im Vergleich mit den Kontrollpatienten signifikant stärker vermindert worden. Weiterhin verminderte sich die Anzahl der Raucher in den Interventionsgruppen sowohl für die gesamte Nachverfolgungszeit als auch für die mittelfristige Nachbeobachtungsperiode im Vergleich signifikant stärker. Es wurde insgesamt eine 63%ige Reduktion des Rauchverhaltens erreicht (Abstinenz; RR = 2,71).

Schlussfolgerungen. Die Befunde der Metaanalysen von Linden et al. (1996) und Dusseldorp et al. (1999) sind zum größten Teil konsistent. Beide Metaanalysen finden übereinstimmend, dass psychosoziale Interventionen sowohl die kardiale Mortalität als auch Morbidität signifikant stärker reduzieren als eine kardiologische Standardbehandlung. Das Ergebnis von Dusseldorp et al., dass sich nur für die psychosozial behandelten Patienten eine signifikante größere Reduktion nicht tödlicher Reinfarkte aufzeigen lässt, die auch die Nahziele ihrer Programme erreicht haben, verweist darauf, dass das Erreichen der primären Interventionsziele, also im Wesentlichen einer erfolgreichen Lebensstiländerung, die Bedeutung eines Moderatoreffektes für die langfristigen Erfolgsziele hat. Wurde die Nahziele durch die Behandlung nicht erreicht, so wiesen die Patienten der Interventionsgruppen gegenüber der Kontrollgruppe sogar eine leicht erhöhte Mortalität auf (RR = 0,88), und die Anzahl nicht tödlicher Reinfarkte war bei ihnen annähernd gleich (RR = 1,02).

Während bei Linden et al. (1996) pychologischer Distress durch ergänzende psychologische Behandlungen signifikant stärker abgeschwächt werden konnte, stellten Dusseldorp et al. (1999) keine stärkere Verminderung von Angst und Depression bei den zusätzlich psychosozial behandelten Patienten fest. Diese unterschiedlichen Resultate sind zurückzuführen auf 2 neuere Studien mit sehr großer Patientenzahl (Frasure-Smith et al. 1997; Jones u. West 1996), in denen die psychosozialen Interventionen zu keiner vergleichsweise stärkeren Reduktion von Angst und Depressivität geführt hatten.

Negative Befunde und Erklärungsansätze. In der Untersuchung von Frasure-Smith et al. (1997) wurden 692 Patienten per Zufall in die Interventionsgruppe und 684 Patienten in die Kontrollgruppe zugeordnet. Im ersten Jahr waren 65 Todesfälle (4,7%) aufgetreten, von denen 56 (86%) als kardial bedingt beurteilt wurden. Die Intervention hatte weder auf die Gesamtmortalität noch die kardiale Mortalität einen Effekt, aber auch Depression- und Angstwerte hatten sich bei den 1 Jahr überlebenden Infarktpatienten weder in der Kontrollgruppe noch in Interventionsgruppe wesentlich abgeschwächt und es hatten mehr als 3 Viertel der Interventionsgruppe wenigstens einmal erhöhte Distresswerte gehabt.

Langosch et al. (2003) weisen in ihrer Expertise „Psychologische Interventionen zur KHK" darauf hin, dass die enttäuschenden Resultate dieser Studie bezüglich Verminderung von Depression und Angst sowie hinsichtlich Reduktion kardialer Mortalität wesentlich damit zusammenhängen können, dass die beteiligten Nurses, die die Intervention durchführten, weder über spezifische diagnostische Kompetenzen bezüglich der Identifikation psychischer Störungen noch über qualifizierte psychotherapeutische Kompetenzen verfügten. Diese Defizite sind auch nicht erstaunlich, denn Frasure-Smith et al. (1997) betonen, dass das Anliegen der Studie nicht darin bestand hätte, klinische Depressionen zu behandeln, sondern lediglich psychischen Distress zu erheben und zu vermindern. Da das Behandlungskonzept nur unscharf formuliert und die Behandlung nicht manualisiert wurde, muss die Treatment-Integrität als fraglich gelten.

In der Studie von Jones u. West (1996) wurden randomisiert 1168 Patienten der Interventionsgruppe und 1160 Patienten der Kontrollgruppe zugeteilt. Alle Patienten waren innerhalb von 4 Wochen nach einem dokumentierten Herzinfarkt aus dem Krankenhaus entlassen worden. Das Programm der Interventionsgruppe bestand aus 7 Sitzungen von je 2 h zur Informationsvermittlung und zur Einübung von Stressbewältigungstechniken. Weitere Komponenten der umfassenden Rehabilitation (Maßnahmen zur Veränderung des Nikotinkonsums, des Gewichts, der körperlichen Aktivität) wurden in das Programm aber explizit nicht aufgenommen (Jones u. West 1996). Nachuntersuchungen wurden nach 6 bzw. 12 Monaten durchgeführt. Nach 1 Jahr waren in der Untersuchungsgruppe 6,8% und in der Kontrollgruppe 7,2% der Patienten verstorben; 6 Monate nach der Intervention waren die Mittelwerte der Angst- und Depressionsskalen nahezu unverändert geblieben. Auch die Prävalenz klinisch relevanter Depressionen blieb in beiden Gruppen konstant, denn sowohl zu Beginn als auch 6 Monate später wurden jeweils 19% der Teilnehmer beider Gruppen als klinisch depressiv beurteilt. Eine klinisch relevante Angststörung war zu Beginn bei 31% der Kontrollgruppe und 33% der Behandlungsgruppe festgestellt worden; nach 6 Monaten wurde sie bei 32% der Kontrollgruppe und 34% der Interventionsgruppe diagnostiziert. Auch in der Häufigkeit von Angina pectoris, dem Grad der Behinderung und der Medikation unterschieden sich die beiden Gruppen nicht signifikant.

Da in dieser Studie die Intervention von qualifizierten Therapeuten (Senior or Principal Clinical Psychologist and Health Visitor) durchgeführt wurde, stellt sich die Frage, wieso das Behandlungsprogramm zu keiner nachweisbaren Verminderung in der Angst- und Depressionssymptomatik geführt hat. Linden (2000) erklärt dies mit einem „Boden-Effekt", denn wenn – wie in der Studie von Jones u. West – nur 20–30% der Patienten klinisch relevante psychische Probleme haben, dann sei es kaum möglich einen etwaigen Behandlungseffekt als einen statistisch signifikanten Gruppeneffekt nachzuweisen. Darüber hinaus wurde von Noon (1997) darauf hingewiesen, dass psychosoziale Maßnahmen nur eine Komponente der umfassenden Rehabilitation darstellen.

> Die Resultate der Studie von Jones u. West belegen damit im Grunde, dass erstens auch für die Durchführung einer psychosozialer Maßnahme unbedingt eine Indikation vorliegen muss, denn nicht alle Postinfarktpatienten benötigen eine solche Behandlung. Zweitens dürfen psychosoziale Maßnahmen nicht in Konkurrenz zu anderen wesentlichen therapeutischen Maßnahmen gesehen werden, sondern müssen in ein umfassendes Behandlungskonzept integriert sein.

Stressmanagement bei belastungsinduzierter Myokardischämie. Blumenthal et al. (1997) untersuchten, inwieweit durch mentalen Stress induzierte Myokardischämien durch körperliches Training oder Stressmanagement verringert werden können. Sie nahmen in ihre Studie, die ein Kontrollgruppendesign mit nicht-randomisierter Zuweisung zur Kontroll- und Untersuchungsbedingung beinhaltete, Frauen und Männer mit dokumentierter KHK und Nachweis einer belastungsinduzierten Myokardischämie innerhalb der letzten 12 Monate auf. Die Stressmanagementgruppe bestand aus 33 Patienten, die Bewegungstherapiegruppe aus 34 Teilnehmern und weitere 40 Patienten wurden einer „Usual-care"-Gruppe zugeteilt. Das Stressmanagementprogramm setzte sich aus 16 jeweils 90-minütigen Gruppensitzungen mit je 8 Teilnehmern zusammen, während die Bewegungstherapiegruppe an 16 aufeinander folgenden Wochen an jeweils 3 Übungseinheiten teilnahm. Die Patienten, die die Standardbehandlung erhielten, konsultierten ihren Kardiologen nach Bedarf und nahmen die ihnen verordnete Medikation ein. Nach 4 Monaten, 10 Monaten und danach in jährlichem Abstand wurden die Patienten zur Erfassung kardialer und nicht kardialer Morbidität und Mortalität telefonisch und postalisch mittels Fragebogen kontaktiert. Die Nachverfolgung erstreckte sich über mindestens 2 Jahre.

Bei Studienbeginn unterschieden sich die Patienten nicht hinsichtlich Lebensalter, klinischen Status, Standardrisikofaktoren und beruflichen Status. Während der Beobachtungszeit erlitten in der Stressmanagementgruppe 9,1% der Patienten ein kardiales Ereignis (Herzinfarkt, Bypass-Operation, PTCA, kardialer Tod), während dies in der Bewegungstherapiegruppe bei 20,6% der Teilnehmer und in der Standardgruppe bei 30% der Patienten der Fall war. Das relative Risiko für ein kardiales Ereignis war in der Stressmanagementgruppe verglichen mit der Standardbehandlungsgruppe signifikant geringer auch nach Adjustierung für anfängliche Ejektionsfraktion, bisherigen Herzinfarkt und Lebensalter; die beiden Interventionsgruppen hatten demgegenüber ein vergleichbares Risiko für das Auftreten eines kardialen Ereignisses und die Bewegungstherapiegruppe hatte ein niedrigeres, statistisch jedoch nicht signifikantes Risiko als die Standardbehandlungsgruppe.

Auch wenn die Studie aufgrund der vergleichsweise geringen Teilnehmerzahl (N=136 bei 3 Gruppen) nur eine schwache Aussagekraft hat, demonstriert sie doch eindrucksvoll die therapeutischen Möglichkeiten des Stressmanagements, denn unter der Standardbehandlung traten 3-mal soviel Neuerkrankungen auf wie in der psychologischen Behandlungsgruppe.

Effekt einer Lebensstiländerung. Ornish untersuchte, inwieweit es durch intensive Lebensstiländerung möglich ist, den Verlauf der KHK zu beeinflussen. Kernelemente seines umfassenden Therapieprogramms sind eine streng vegetarische Ernährung, regelmäßiges Stressmanagement, individuell dosierte Bewegungstherapie und Gruppendiskussionen. Er wies per Zufall 94 KHK-Patienten der Intervention- und Kontrollgruppe zu, wobei 53% (N=28) das ihnen zugeteilte Interventionsprogramm und 43% (N=20) die ihnen zugeordnete Kontrollbedingung akzeptierten. Nach 1 Jahr war bei 82% der Patienten, die am Programm zur Lebensstiländerung teilgenommen hatten eine Regression, bei 53% der Kontrollpersonen hingegen eine Progression der koronarangiographisch erfassten Stenosen festzustellen (Ornish et al. 1990). Auch nach 4 Jahren ließ sich eine weitere Regression der Stenosen in der Interventionsgruppe beobachten (Ornish et al. 1998). Diese Befunde konnten durch Messungen der Herzmuskeldurchblutung mittels Positronenemissionstomographie gesichert werden (Gould et al. 1995), denn während sich in der Interventionsgruppe die Durchblutung verbessert hatte, war in der Kontrollgruppe eine Verminderung der Durchblutung festzustellen. Auch die kardiale Morbidität war in der Kontrollgruppe signifikant höher als in der Interventionsgruppe (RR=2,47), darüber hinaus mussten sich die Teilnehmer der Kontrollgruppe häufiger einer Bypass-Operation oder einer Gefäßdilatation unterziehen. Schließlich ereigneten sich während des Beobachtungszeitraums in der Interventionsgruppe 2, in der Kontrollgruppe hingegen 4 Myokardinfarkte.

Hervorzuheben ist v. a., dass die Unterschiede zwischen den behandelten und nicht behandelten Patienten in der 4-jährigen Beobachtungszeit nicht etwa ab, sondern systematisch zunahmen (Ornish et al. 1998). Mit dieser Studie konnten Ornish et al. nachweisen, dass es möglich ist eine Regression der KHK innerhalb gewisser Grenzen mittels – einer allerdings sehr strikten – Lebensstiländerung zu erreichen.

In einer weiteren Studie, dem Multicenter Life Style Demonstration Project (Ornish 1998), wurde untersucht, ob bei Patienten mit KHK eine umfassende Lebensstiländerung auch eine Alternative zur Revaskularisation sein könnte. In die Untersuchung einbezogen wurden ausschließlich Patienten mit angiographisch dokumentierter KHK von einem Schweregrad, der eine Revaskularisation gerechtfertigt hätte, und allen Patienten war von ihrer Krankenversicherung bereits die Kostenübernahme für eine interventionelle Behandlung zugesichert worden. Die Interventionsgruppe bestand aus 194 Patienten, denen 139 Kontrollpatienten gegenüber gestellt wurden, die sich innerhalb des vorangegangenen Monats einer Revaskularisation unterzogen hatten (N=73 einer ACVB, N=66 einer PTCA). Zwischen Interventions- und Kontrollgruppe bestanden keine signifikanten Unterschiede hinsichtlich Alter, Geschlechtszugehörigkeit, Hypertonieanamnese, Hypercholesterinämie, Diabetes, Rauchen oder familiärer KHK-Belastung. Obgleich der angiographisch ermittelte Schweregrad der KHK in beiden Gruppen vergleichbar war, hatten in der Interventionsgruppe 55% der Patienten und in der Vergleichsgruppe 28% schon einen Herzinfarkt erlitten. Das Interventionsprogramm dauerte 1 Jahr, wobei in den ersten 12 Wochen 3 Sitzungen pro Woche und in den restlichen Monaten je 1-wöchentliches Treffen stattfand. Jede Sitzung dauerte 4 h und setze sich aus körperlichem Training, Stressmanagementtechniken, supportiven Gruppengesprächen und einem gemeinsamen Essen zusammen. Die Patienten wurden bis zu 3 Jahre nach Programmbeginn nachverfolgt.

Von den Patienten der Interventionsgruppe die bei Studienbeginn über Angina pectoris-Beschwerden geklagt hatten, gaben bei der 3-Monats-Nacherhebung 49% an, in den 30 Tagen vor der Befragung keine Brustschmerzen mehr gehabt zu haben. Nach 3 Jahren hatte sich dieser Anteil auf 61% erhöht. Innerhalb des Beobachtungszeitraums unterschieden sich darüber hinaus in beiden Gruppen die Anzahl pro Patientenjahre im Follow-up nicht signifikant für Herzinfarkt, Apoplex, nichtkardial bedingten und kardial bedingten Tod. Von den 194 Patienten der Interventionsgruppe mussten sich im Verlauf der 3-jährigen Studiendauer 31 einer Dilatation und 26 einer Bypass-Operation unterziehen.

Auch wenn zweifelhaft ist, ob sich tatsächlich alle Patienten der Interventionsgruppe einer Revaskularisation unterzogen hätten, so demonstriert diese Studie, dass sich durch eine konsequente und weitreichende Lebensstiländerung die Notwendigkeit einer Revaskularisation wenigstens hinausschieben lässt.

Rugulies u. Siegrist (1999) untersuchten inwieweit die von Ornish geforderte Lebensstiländerung von deutsche Patienten realisieren werden kann. Die Intervention bestand aus einer 2-wöchigen Schulung, die u. a. Ernährungsberatung, Kochkurse, tägliches Stressbewältigungs- und Entspannungsübungen sowie Gesprächsgruppen beinhaltete, und einer anschließenden ambulanten Betreuung. Die Teilnehmer der Kontrollgruppe absolvierten eine 4-wöchige stationäre Anschlussheilbehandlung und wurden dann von ihrem Hausarzt oder Kardiologen ambulant weiterbehandelt. Nach 1 Jahr hatte sich in der Interventionsgruppe der Serumcholesterinspiegel von anfänglich 195 mg% auf 192 mg% verändert und war damit praktisch konstant geblieben, während er in der Kontrollgruppe signifikant von 188 mg% auf 211 mg% angestiegen war. In der Interventionsgruppe verbesserte sich die durchschnittliche maximale Ergometer-Leistung signifikant von 95,5% der entsprechend korrigierten Normleistung auf 116,17%, während sich in der Kontrollgruppe die Belastbarkeit nur von 87,17% auf 92,92% erhöhte. Darüber hinaus verringerten sich in der Interventionsgruppe die KHK-Symptome, während sie in der Kontrollgruppe zunahmen.

Diese Resultate zeigen, dass bei entsprechenden therapeutischen Maßnahmen auch in Deutschland bei Koronarkranken wesentliche Aspekte der Lebensstiländerung nach Ornish eingeleitet und wenigstens für einen begrenzten Zeitraum auch aufrechterhalten werden können.

Zusammenfassung

Zwischen sozialer Schicht und KHK-Häufigkeit besteht eine gesicherte inverse Beziehung. Der aktuelle Forschungsstand legt nahe, dass Depression, Depressivität, unzulängliche sozio-emotionale Unterstützung und – wenn auch weniger abgesichert – Angst und chronischer beruflicher Distress das Risiko für ein „hartes" KHK-Ereignis erhöhen. Dagegen ist weder dem Typ-A-Verhalten noch der Hostilität eine klinisch relevante prädiktive Bedeutung beizumessen. Vitale Erschöpfung ist als unspezifische Prodromalsymptom für ein „hartes" koronares Ereignisses in Betracht zu ziehen.

In der Postakutphase haben ca. 20% der Patienten eine klinische Depression und ca. 25% deutlich erhöhte Angstwerte. Auch in den folgenden Monaten kommt es zu keiner wesentlichen Abschwächung von Angst oder Depressivität. Bei Patienten, die in der Akutphase eines Herzinfarktes sehr depressiv und/oder ängstlich sind, kommt es in der Postinfarktphase gehäuft zu kardialen Beschwerden. Diese Patienten ändern ihre gesundheitsgefährdende Lebensweise in geringerem Maße und sie beenden Rehabilitationsmaßnahmen eher vorzeitig.

In der frühen Postinfarktphase depressive Patienten haben auch eine schlechtere kardiale Prognose, denn sie sind stärker gefährdet einen kardialen Tod zu erleiden. Da sich Depressivität und Angst nach einem Myokardinfarkt ohne spezifische Behandlung kaum bessern, sind gezielte psychotherapeutische Maßnahmen erforderlich, um die kardiale Prognose, die Möglichkeiten zu einer Änderung des bisherigen Lebensstils und die Lebensqualität dieser Patienten zu verbessern. Die Integration psychosozialer und qualifizierter psychologischer Maßnahmen in das Behandlungsprogramm von KHK-Patienten verbessert sowohl deren kardiale Prognose als auch ihren psychischen Status deutlich. Sie hilft außerdem bei der notwendigen Änderung des Lebensstil.

Patienten mit depressiver Symptomatik und/oder Angststörungen sind möglichst frühzeitig zu identifizieren und psychotherapeutisch zu behandeln. Ein vordringlicher psychologischer Forschungsschwerpunkt in der kardiologischen Rehabilitation liegt dabei in der differenziellen Indikationsforschung. Wesentlich wäre auch die Erforschung von Prädiktoren, die eine sichere Vorhersage darüber gestatten, welche Patienten besonders gut oder schlecht oder gar nicht auf ein bestimmtes psychosoziales oder psychotherapeutisches Angebot ansprechen.

Literatur

Ahern DK, Gorkin L, Anderson JL et al (1990) Biobehavioral variables and mortality or cardiac arrest in the Cadiac Arrythmia Pilot Study (CAPS). Am J Cardiol 66:59

Alexander F (1939) Emotional factors in essential hypertension. Presentation of a tentative hypothesis. Psychosom Med 1:175

Alonzo A, Simon A, Feinleib M (1975) Prodromata of myocardial infarction and sudden death. Circulation 52:1056

Anda R, Williamson D, Jones D et al (1993) Depressed affect, hopelessness, and the risk of ischemic heart disease in a cohort of U.S. adults. Epidemiology 4:285

Appels A, Mulder P (1985) Type A behavior and myocardial infarction. A 9.5-year follow-up of a small cohort. Intern J Cardiol 8:465

Appels A, Mulder MA (1988) Excess fatigue as a precursor of myocardial infarction. Eur Heart J 9:758

Aromaa A, Raitasalo R, Reunanen A et al (1994) Depression and cardiovascular Diseases. Acta psych Scand 377 (Suppl):77

Barefoot JC, Schroll M (1996) Symptoms of depression, acute myocardial infarction, and total mortality in a community sample. Circulation 93:1976

Barefoot JC, Beckham JC, Peterson BL et al (1992) Measures of neuroticism and disease status in coronary angiography patients. J Cons Clin Psychol 60:127

Barefoot JC, Peterson BL, Harrell FE et al (1989) Type A behavior and survival: A follow-up study of 1,467 patients with coronary artery disease. Am J Cardiol 64:427

Blumenthal JA, Jiang W, Babyak MA et al (1997) Stress management and exercise training in cardiac patients with myocardial ischemia. Arch Internal Med 157:2213

Blumenthal JA, Williams RS, Wallace AG et al (1982) Physiological and psychological variables predict compliance to prescribed exercise therapy in patients recovering from myocardial infarction. Psychosom Med 44:519

Booth-Kewley S, Friedman HS (1987) Psychological predictors of heart disease: A quantitative review. Psychological Bulletin 101:343

Bosma H, Peter R, Siegrist J, Marmot M (1998) Two alternative job stress models and the risk of coronary heart disease. Am J Public Health 88:68

Bush DE, Ziegelstein RC, Tayback M et al (2001) Even minimal symptoms of depression increase mortality risk after acute myocardial infarction. Am J Cardiol 88:337

Literatur

Campbell NC, Thain J, Deans HG et al (1998) Secondary prevention clinics for coronary heart disease: randomised trial of effect on health. Brit Med J 316:1434

Carney RM, Freedland KE, Jaffe AS (1990) Insomnia and depression prior to myocardial infarction. Psychosom Med, 52:603

Case RB, Moss AJ, Case N et al (1992) Living alone after myocardial infarction. J Am Med Assoc 267:515

Cassem NM, Hackett TP (1971) Psychiatric consultation in an coronary care unit. Ann Intern Med 75:9

Denollet J, de Potter B (1992) Coping subtypes for men with coronary heart disease:relationship to well-being, stress and Type-A behaviour. Psychol Med 22:667

Dimsdale JE, Hackett TP, Hutter AM, Block PC (1980) The risk of type a mediated coronary artery disease in different populations. Psychosom Med 42:55

Dusseldorp E, van Elderen T, Maes S et al (1999) A meta-analysis of psychoeducational programs for coronary heart disease patients. Health Psychology 18:506

Eaker ED, Pinsky J, Castelli WP (1992) Myocardial infarction and coronary death among women:psychosocial predictors from a 20-year follow-up of women in the Framingham Study. Am J Epidemiol 135:854

Everson SA, Goldberg DE, Kaplan GA et al (1996) Hopelessness and risk of mortality and incidence of myocardial infarction and cancer. Psychosom Med 58:113

Ferketisch AK, Schwartzbaum JA, Frid DJ, Moeschberger ML (2000) Depression as an antecedent to heart disease among women and men in the NHANES I study. National Health and Nutrition Examination Survey. Arch Internal Med 160:1261

Ford DE, Mead LA, Chang PP et al (1998) Depression is a risk factor for coronary artery disease in men:the precursors study. Arch Intern Med 158:1422

Forrester AW, Lipsey JR, Teitelbaum ML et al (1992) Depression following myocardial infarction. Int J Psychiatr Med 22:33

Frasure-Smith N, Lespérance F, Prince RH et al (1997) Randomised trial of home-based psychosocial nursing intervention for patients recovering from myocardial infarction. Lancet 350:473

Frasure-Smith N, Lespérance F, Talajic M (1993) Depression following myocardial infarction – impact on 6-month survival. J Am Med Assoc 270:1819

Frasure-Smith N, Lespérance F, Juneau M et al (1999) Gender, depression, and one-year prognosis after myocardial infarction. Psychosom Med 61:26

Frasure-Smith N, Lespérance F, Gravel G et al (2000a) Social support, Depression, and mortality during the first year after myocardial infarction, Circulation 101:1919

Frasure-Smith N, Lespérance F, Gravel G et al (2000b) Depression and health-care costs during the first year following myocardial infarction. J Psychosom Res 48:471

Frasure-Smith N, Lespérance F, Talajic M (1995a) Depression and 18-month prognosis after myocardial infarction. Circulation 91:999

Frasure-Smith N, Lespérance F, Talajic M (1995b) The impact of negative emotions on prognosis following myocardial infarction: Is it more than depression? Health Psychol 14:388

Gould KL, Ornish D, Scherwitz L et al (1995) Changes in myocardial perfusion abnormalities by positron emission tomography after long-term, intense risk factor modification. J Am Med Assoc 274:894

Gruen W (1975) Effects of brief psychotherapy during the hospitalization period on the recovery process in heart attacks. J Consult Clin Psychol 43:223

Guiry E, Conroy RM, Hickey N, Mulcahy R (1987) Psychological response to an acute coronary event and its effect on subsequent rehabilitation and lifestyle change. Clin Cardiol 10:256

Haines A, Cooper J, Meade TW (2001) Psychological characteristics and fatal ischaemic heart disease. Heart 85:385

Haines AP, Imeson JD, Meade TW (1987) Phobic anxiety and ischaemic heart disease. Brit Med J (Clinical Research Ed) 295:297

Hällström T, Lapidus L, Bengtsson C, Edstroem K (1986) Psychosocial factors and risk of ischaemic heart disease and death in women: A twelve-year follow-up of participants in the population study of women in Gotenburg, Sweden. J Psychosom Res 30:451

Hance M, Carney RM, Freedland KE, Skala J (1996) Depression in patients with coronary heart disease. A 12-month follow-up. Gen Hosp Psychiatry, 18:61

Herrmann C, Buss U, Breuker A et al (1994) Beziehungen kardiologischer Befunde und standardisierter psychologischer Skalenwerte zur klinischen Symptomatik bei 3705 ergometrisch untersuchten Patienten. Z Kardiol 83:264

Herrmann-Lingen C (2001) Angst und Depressivität bei internistischen Patienten – Prävalenz und klinische Relevanz. VAS, Frankfurt

Herrmann-Lingen C, Buss U (2002) Angst und Depressivität im Verlauf der koronaren Herzkrankheit. VAS, Frankfurt

Huijbrechts IP, Duivenvoorden HJ, Deckers JW et al (1996) Modification of smoking habits five months after myocardial infarction: relationship with personality characeristics. J Psychosom Res 40:369

Huijbrechts IPAM, Erdman RAM, Duivenvoorden HJ et al (1997) Modification of Physical Activity 5 Months After Myocardial Infarction: Relevance of Biographic and Personality Characteristics. Int J Behav Med 4:76

Irvine J, Basinski A, Baker B et al (1999b) Depression and risk of sudden cardiac death after acute myocardial infarction: testing for the confounding effects of fatigue. Psychosom Med 61:729

Jones DA, West RR (1996) Psychological rehabilitation after myocardial infarction: Multicentre randomised control trial. Brit Med J 313:1517

Kaplan GA, Keil JE (1993) Socioeconomic factors and cardiovascular disease: A review of the literature. Circulation 88:1973

Kawachi I, Colditz GA, Ascherio A et al (1994a) Prospective study of phobic anxiety and risk of coronary heart disease in men. Circulation 89:1992

Kawachi I, Sparrow D, Vokonas PS, Weiss ST (1994b) Symptoms of anxiety and risk of coronary heart disease. The Normative Aging Study. Circulation 90:2225

Kemper S (1997) Vorhersage von Krankheitsverlauf und Lebensqualität männlicher Postinfarktpatienten mit koronarer 3-Gefäß-Erkrankung. Med Diss Göttingen

Kittel F (1986) Type A and other psychosocial factors in relation to CHD. In: Schmidt TH, Dembroski TM, Blümchen G (eds) Biological and psychological factors in cardiovascular disease. New York Springer pp 63–84

Kubzansky LD, Kawachi I, Spiro A 3rd et al (1997) Is worrying bad for your heart? A prospective study of worry and coronary heart disease in the Normative Aging Study. Circulation 95:818

Ladwig KH (1989) Patient- und Arztreaktion auf spezifische und unspezifische Warnsignale in der Vorphase eines akuten Myokardinfarktes. Verhaltensmod Verhaltensmed 10:181

Ladwig KH, Erazo N, Rugulies R (2003) Vitale Erschöpfung, Depression und Angst vor Ausbruch der koronaren Herzerkrankung. VAS, Frankfurt (im Druck)

Ladwig KH, Kieser M, König J et al (1991) Affective disorders and survival after acute myocardial infarction. Results from the post-infarction late potential study. Eur Heart J 12:959

Ladwig KH, Roll G, Breithardt G et al M (1994) Post-infarction depression and incomplete recovery 6 months after acute myocardial infarction. Lancet 343:20

Lane D, Carroll D, Ring C et al (2001) Mortality and quality of life 12 months after myocardial infarction: effects of depression and anxiety. Psychosom Med 63:221

Langosch W (1989) Psychosomatik der koronaren Herzkrankheiten. Edition Medizin, Weinheim

Langosch W, Budde HG, Linden W (2003) Psychologische Interventionen zur KHK. VAS, Frankfurt

Lespérance F, Frasure-Smith N, Talajic M (1996) Major depression before and after myocardial infarction: Its nature and consequences. Psychosom Med 58:99

Lindegard B, Langman MJS (1985) Marital state, alcohol consumption, and liability to myocardial infarction, stroke, diabetes mellitus, or hypertension in men from Gotenburg. Brit Med J (Clin Res Ed) 291: 1529

Linden W (2000) Psychological treatments in cardiac rehabilitation: Review of rationales and outcomes. J Psychosom Res 48:443

Linden W, Stossel C, Maurice J (1996) Psychosocial interventions for patients with coronary artery disease. Arch Intern Med 156:745

Lynch J, Krause N, Kaplan Gaet al (1997) Workplace conditions, socioeconomic status, and the risk of mortality and acute myocardial infarction: the Kuopio Ischemic Heart Disease Risk Factor Study. Am J Public Health 87:617

Mallon L, Broman JE, Hetta J (2002) Sleep complaints predict coronary artery disease mortalitiy in males: a 12-year follow-up study of a middle-aged Swedish population. J Inter Med 251:207

Marmot MG, Winkelstein W (1975) Epidemiologic observations on intervention trials for prevention of coronary heart disease. Am J Epidemiol 101:177

Marmot M, Bosma H, Hemingway H et al (1997) Contribution of job control and other risk factors to social variations in coronary heart disease incidence. Lancet 350:235

Marmot MG, Shipley M, Rose G (1984) Inequalities in death – specific explanation of a general pattern? Lancet I:1003

Matthews KA (1988) Coronary heart disease and type A behaviors: Update on and alternative to the Booth-Kewley and Friedman (1987) quantitative review. Psychological Bulletin 104:373

Mayou RA, Gill D, Thompson Dr et al (2000) Depression and anxiety as predictors of outcome after myocardial infarction. Psychosom Med 62:212

Medalie JH, Goldbourt U (1976) Angina pectoris among 10.000 men. Am J Med 60:910

Mendes de Leon CF, Appels AWPM, Otten FWJ, Schouten EGW (1992) Risk of mortality and coronary heart disease by marital status in middle-aged men in the Netherlands. Int J Epidemiol 21:460

Mendes de Leon CF, Krumholz HM, Seeman TS et al (1998) Depression and risk of coronary heart disease in elderly men and women: New Haven EPESE, 1982–1991. Established Populations for the Epidemiologic Studies of the Elderly. Archiv Intern Med 158:2341

Mittag O (1999) Feindseligkeit als koronarer Risikofaktor: Zum gegenwärtigen Forschungsstand. Überblicksarbeit. Zeitschrift Gesundheitspsychol 7:53

Myrtek M (1998a) Metaanalysen zur Psychophysiologischen Persönlichkeitsforschung. In: F. Rösler (Hrsg.) Enzyklopädie der Psychologie. Themenbereich C, Theorie und Forschung. Serie I, Biologische Psychologie, Band 5: Ergebnisse und Anwendungen der Psychophysiologie. Hogrefe, Göttingen, S 285

Myrtek M (1998b) Gesunde Kranke – kranke Gesunde. Psychophysiologie des Krankheitsverhaltens. Bern, Huber

Myrtek M (2000) Das Typ-A-Verhaltensmuster und Hostility als eigenständige Risikofaktoren der koronaren Herzkrankheit. VAS, Frankfurt

Naismith LD, Robinson JF, Shaw GB, Macintyre MM (1979) Psychological rehabilitation after myocardial infarction. Brit Med J 67:439

Noon JM (1997) Psychology is but one aspect of rehabilitation. Comment on Jones & West 1996. Brit Med J 314:979

Ornish D (1998) Avoiding revascularization with lifestyle changes: The Multicenter Lifestyle Demonstration Project. Am J Cardiol 82:72T

Ornish D, Brown SE, Scherwitz LW et al (1990) Can lifestyle changes reverse coronary heart disease? Lancet 336:129

Ornish D, Scherwitz LW, Billings JH et al (1998) Intensive lifestyle changes for reversal of coronary heart disease. J Am Med Assoc 280: 20017

Parkes CM, Benjamin B, Fitzgerald R (1969) Broken heart: a statistical study of increased mortality among widowers. Brit Med J 67:740

Pratt LA, Ford DE, Crum RM et al (1996) Depression, psychotropic medication, and risk of myocardial infarction. Prospective data from the Baltimore ECA follow-up. Circulation 94:3123

Ragland DR, Brand RJ (1988) Type A behaviour and mortality from coronary heart disease. N Engl J Med 318:65

Review Panel on Coronary-Prone Behavior and Coronary Heart Disease (1981) Coronary-prone behavior and coronary heart disease: A critical review. Circulation 63:1199

Rosengren A, Wedel H, Wilhelmsen L (1989) Marital status and mortality in middle-aged Swedish men. Am J Epidemiol 129:54

Rosenman RH, Friedman M, Straus R, Wurm M et al (1966) Coronary heart disease in the Western Colloborative Group Study, A follow-up experience of two years. J Am Med Assoc 195:130

Ruberman W (1992) Psychosocial influences on mortality of patients with coronary heart disease. J Am Med Assoc 264:552

Ruberman W, Weinblatt E, Goldberg JD, Chaudhary BS (1984) Psychosocial influences on mortality after myocardial infarction. New Engl J Med 311:552

Rudolf G, Eich W (1999) Die Entwicklung wissenschaftlich begründeter Leitlinien. Arbeitspapier des Deutschen Kollegiums für Psychosomatische Medizin

Rugulies R, Siegrist J (1999) Kardiologische Rehabilitation durch umfassende Lebensstiländerung und psychosoziale Betreuung – Evaluation eines verhaltensmedizinischen Modellversuchs. In: Badura B, Siegrist J (Hrsg) Evaluation im Gesundheitswesen, S 227–238. Juventa, Weinheim München

Rugulies R, Siegrist J (2002) Soziologische Aspekte der Entstehung und des Verlaufs der koronaren Herzkrankheit. VAS, Frankfurt

Schleifer SJ, Macari-Hinson MM, Coyle DA et al (1989) The nature and course of depression following myocardial infarction. Arch Intern Med 149:1785

Schott T (1987a) Die Rückkehr zur Arbeit. In: Badura B, Kaufhold G, Lehmann H et al (Hrsg) Leben mit dem Herzinfarkt. Eine sozialepidemiologische Studie. Springer, Heidelberg Berlin New York, S 179–203

Schott T (1987b) Frühberentung nach Herzinfarkt – Folgen und Auswirkungen auf Krankheitsbewältigung und Lebensqualität. In: Badura B, Kaufhold G, Lehmann H et al (Hrsg) Leben mit dem Herzinfarkt – Eine sozialepidemiologische Studie. Springer, Heidelberg Berlin New York, S 257–285

Schwartz SW, Cornoni-Huntley J, Cole SR et al (1998) Are sleep complaints an independent risk factor for myocardial infarction? Annals Epidemiol 8:384

Sesso HD, Kawachi I, Vokonas PS, Sparrow D (1998) Depression and the risk of coronary heart disease in the Normative Aging Study. Am J Cardiol 82:851

Siegrist J (1996) Soziale Krisen und Gesundheit. Hogrefe, Göttingen

Siegrist J, Peter R, Junge A, Cremer P (1990) Low status control, high effort at work and ischemic heart disease: Prospective evidence from blue-collar men. Soc Sci Med 31:1127

Sullivan MD, LaCroix AZ, Russo JE, Katon WJ (1998) Self-efficacy and self-reported functional status in coronary heart diseaese: A six-month prospective study. Psychosom Med 60:473

Sullivan M, LaCroix A, Russo J et al (1999) Depression in coronary heart disease – What is the appropriate diagnostic threshold? Psychosomatics 40:286

Sykes DH, Evans AE, Boyle DM et al (1989) Discharge from a coronary care unit: psychological factors. J Psychosom Res 33:477

Theorell T, Karasek R (1996) Current issues relating to psychological job strain and cardiovascular disease research. J Occupation Health Psychol 1:9

Thomas SA, Friedmann E, Wimbush F, Schron E (1997) Psychological factors and survival in the cardiac arrythmia suppression trial (CAST): A reexamination. Am J Crit Care 6:116

Titscher G, Schöppl C (2000) Die Bedeutung der Paarbeziehung für Genese und Verlauf der koronaren Herzkrankheit. VAS, Frankfurt

Trelawny-Ross C, Russell O (1987) Social and psychological responses to myocardial infarction: multiple determinants of outcome at six months. J Psychosom Res 31:125

Vogt T, Pope C, Mullooly J, Hollis J (1994) Mental health status as a predictor of morbidity and mortality: A 15-year follow-up of members of a health maintenance organization. Am J Public Health 84:227

Literatur

Wassertheil-Smoller S, Applegate WB, Berge K et al (1996) Change in depression as a precursor of cardiovascular events. Arch Internal Med 156:553

Whooley MA, Browner WS (1998) Association between depressive symptoms and mortality in older women. Study of Osteoporotic Fractures Research Group. Arch Internal Med 158:2129

Williams RB (1987) Refining the type A hypothesis: Emergence of the hostility complex. Am J Cardiol 60:27

Williams RB, Barefoot JC, Haney TL et al (1988) Type A behavior and angiographically documented coronary atherosclerosis in a sample of 2.289 patients. Psychosom Med 50:139

Williams R, Barefoot J, Califf R et al (1992) Prognostic importance of social and economic resources among medically treated patients with angiographically documented coronary heart disease. J Am Med Assoc 267:520

Herzerkrankungen und Schwangerschaft

C. Gohlke-Bärwolf, H. Eichstädt

65.1 Hämodynamische Veränderungen während der normalen Schwangerschaft – 1286

65.2 Ätiologie der Herzerkrankungen – 1286

65.3 Risikostratifizierung – 1286

Literatur – 1289

> Junge Frauen mit Herzerkrankungen erhoffen für sich die gleichen Chancen im Leben wie ihre gesunden Altersgenossinnen ohne Herzerkrankungen. Dies bezieht sich auch auf die Möglichkeit, Kinder zu bekommen. Somit sind die Beurteilung der Risiken einer Schwangerschaft und die ausführliche Beratung der Patientinnen ein wichtiger und besonders schwieriger Aspekt der kardialen Betreuung junger Frauen. Sowohl die Komplikationen für Mutter und Kind als auch das Risiko für einen Herzfehler des Kindes müssen berücksichtigt werden.

65.1 Hämodynamische Veränderungen während der normalen Schwangerschaft

Mit Beginn der 6. Schwangerschaftswoche nimmt das Blutvolumen im Mittel um etwa 50% zu und erreicht sein Maximum im 3. Trimenon. Dies ist mit einem Anstieg des Herzminutenvolumens verbunden, das zwischen dem 2. und dem 3. Trimenon ein Plateau erreicht. Die Zunahme des Herzminutenvolumens wird durch ein erhöhtes Schlagvolumen und einen Anstieg der Herzfrequenz um 10–20/min erreicht.

Der systolische Blutdruck ist unverändert oder nimmt ab, der diastolische Blutdruck nimmt bedeutsam ab und führt aufgrund einer ausgeprägten Abnahme des systemischen Gefäßwiderstandes zu einer Zunahme der Druckamplitude. Linksventrikuläre Wanddicke, Masse und Diameter des linken Ventrikels nehmen im Laufe der Schwangerschaft bis zu 50% des Ausgangswertes zu.

Hämodynamische Veränderungen während der Wehen und Geburt. Während der Wehen und Geburt kommt es zu einem 3fachen Anstieg des Sauerstoffverbrauchs, einem weiteren, abrupten Anstieg des Herzminutenvolumens, der Herzfrequenz, des systolischen und diastolischen Blutdrucks.

Hämodynamische Veränderungen postpartal. Nach der Entbindung nimmt der venöse Rückstrom zu, da die Obstruktion der V. cava inferior durch den Uterus entfällt. Durch die Autotransfusion uterinen Blutes in die systemische Zirkulation steigen der Füllungsdruck, das Schlagvolumen und das Herzminutenvolumen an. Die Herzfrequenz nimmt hingegen ab (Moll 2001; Hunter u. Robson 1997).

Diese physiologischen Veränderungen legen nahe, dass Frauen mit unterschiedlichen Klappenfehlern eine Schwangerschaft in unterschiedlicher Weise tolerieren.

Prävalenz kardialer Komplikationen während der Schwangerschaft. Bei 1–4 % aller Schwangerschaften treten Komplikationen auf Grund von Herzerkrankungen auf (Weiss u. Hess 2000). Ausgehend von der Anzahl der Geburten im Jahr 1998 in Deutschland von 790.224 liegt die geschätzte Zahl der Frauen, die kardiale Komplikationen entwickeln zwischen 7900 und 31.000.

65.2 Ätiologie der Herzerkrankungen

60% der Herzerkrankungen, die bei Frauen im gebärfähigen Alter in den westlichen Ländern auftreten, sind kongenitalen Ursprungs. In den nicht-industrialisierten Ländern stellen rheumatische Herzerkrankungen 90% aller Herzerkrankungen in diesem Alter dar, wobei die Mitralstenose der häufigste Klappenfehler in der Schwangerenpopulation weltweit ist. Es ist auch die Herzerkrankung, die am häufigsten für den mütterlichen Tod aus kardialen Ursachen verantwortlich ist (Weiss u. Hess 2000; Bonow et al. 1998; Stangl et al. 2001).

In den Industrieländern hingegen ist die häufigste mütterliche Todesursache während der Schwangerschaft die Lungenembolie (Lewis et al. 1998); die Hypertonie ist die häufigste medizinische Komplikation der Schwangerschaft (s. Kap. 59). Die Zahl der Patientinnen, die während der Schwangerschaft kardiale Probleme entwickeln, wird in Zukunft zunehmen. Grund ist die erfolgreiche medizinische und chirurgische Behandlung von Patientinnen mit kongenitalen und erworbenen Herzerkrankungen, die bis ins Erwachsenenalter überleben. So geht man in den USA derzeit allein von 1 Million Patienten mit kongenitalen Herzerkrankungen im Erwachsenalter aus; diese Zahl nimmt jährlich um etwa 5% zu (Brickner 2000).

Die Häufigkeit von kongenitalen oder erworbenen Herzerkrankungen bei 143 Frauen im gebärfähigen Alter (<45 Jahren), die im Laufe von 2 Jahren (1998–1999) im Herz-Zentrum Bad Krozingen untersucht, beraten und behandelt wurden war wie folgt:

- Mitralinsuffizienz 28,7%,
- Vorhofseptumdefekt 20,9%,
- Aortenstenose 19,6%,
- Mitralstenose 6,3%,
- Aorteninsuffizienz 4,2%,
- Pulmonalstenose 4,2%,
- Trikuspidalinsuffizienz und Stenose 3,5%,
- Ventrikelseptumdefekt 1,4%,
- andere Vitien 11,2%.

Zur Beurteilung des kardialen mütterlichen und des kindlichen Risikos ist eine Risikostratifizierung erforderlich.

65.3 Risikostratifizierung

Der Risiko-Score von Siu et al. (2001, 2002) ermöglicht die Beurteilung des Risikos für kardiale mütterliche und neonatale Komplikationen. Dieser Score wurde im Rahmen einer prospektiven Untersuchung an einem großen Patientengut von 562 Patientinnen mit kongenitalen und erworbenen Herzerkrankungen, die während einer Schwangerschaft beobachtet wurden, erstellt.

> **Die 5 unabhängigen Prädiktoren des Risiko-Scores**
> - Frühere vorausgehende kardiale Ereignisse, wie Herzinsuffizienz, TIA und Schlaganfall
> - Frühere Arrhythmien
> - Funktionelle NYHA-Klasse >II oder Zyanose während der Untersuchung vor der Schwangerschaft
> - Linksherzobstruktion (Aortenstenose, Mitralstenose, linksventrikulärer Ausflusstraktgradient >30 mmHg)
> - Eingeschränkte linksventrikuläre Funktion (EF<40%)

Jeder der aufgeführten Prädiktoren erhält einen Punktwert von 1.

Die **mütterliche Ereignisrate** lag insgesamt bei 13% (Herzinsuffizienz, Lungenödem, Schlaganfall, symptomatische Brady- oder Tachyarrhythmie oder Tod). Bei Schwangerschaften mit keinem, einem und mehr als einem dieser Prädiktoren lag die mütterliche Ereignisrate bei 5%, 27%, 75% respektive).

Am häufigsten war das Lungenödem. Die mütterliche Mortalität lag bei 1%. Nur Patientinnen mit einem Risiko-Score von >1 starben. Eine Herzinsuffizienz war bei 38% und Arrhythmien bei 15% für die kardialen Komplikationen verantwortlich. Darüber hinaus bestand die Notwendigkeit für eine medikamentöse Therapie bei 41% und für stationäre Behandlungen in 35% der Fälle.

Neonatale Komplikationen traten bei 20% auf. Bei Patientinnen ohne Herzerkrankungen kam es im Vergleich nur bei 7% zu neonatalen Komplikationen. Dies wurde definiert als intrauterine Wachstumsverzögerung, geringes Geburtsgewicht, respiratorische Probleme, intraventrikuläre Blutungen und intrauteriner oder neonataler Tod. Die 3 letztgenannten Komplikationen traten bei 5% der Schwangerschaften auf (Siu et al. 2002).

Unabhängige Prädiktoren für diese Komplikationen waren die NYHA-Klasse >II oder Zyanose während der Untersuchung vor der Schwangerschaft sowie eine Linksherzobstruktion. Das mütterliche und kindliche Letalitätsrisiko stieg auf 5% bei Patientinnen mit kardialen Erkrankungen, die einen Risikoprädiktor hatten. Die neonatale Gesamtkomplikationsrate stieg bei einem Risikoprädiktor auf 33% an (Siu et al. 2001, 2002).

> Im Allgemeinen tolerieren Patientinnen mit unkompliziertem Links-/Rechts-Shunt (ASD, VSD, Ductus Botalli) die Schwangerschaft sehr gut. Ein gering erhöhtes Risiko besteht bei Patientinnen mit bedeutsamer Pulmonalstenose, Aortenstenose, korrigierter Transposition oder korrigiertem Morbus Fallot. Zu den Hochrisikopatientinnen gehören diejenigen mit komplexen, unkorrigierten oder nur teilkorrigierten kongenitalen Vitien, die mit einer Zyanose, pulmonalen Hypertonie oder eingeschränkten rechts- oder linksventrikulären Funktion einhergehen (s. unten).

Mitralstenose. Die häufigste rheumatische Läsion in dieser Altersgruppe weltweit ist die Mitralstenose. Die Gesamtmortalität bei Patientinnen mit Mitralstenose während der Schwangerschaft beträgt 1%, im NYHA-Stadium III–IV 4–5% und bei Vorhofflimmern 17% (Bonow et al. 1998). Das Risiko für die Entwicklung von Komplikationen während der Schwangerschaft hängt vom Schweregrad der Mitralstenose ab.

Bei leicht- bis mittelgradigen Stenosen mit einer Klappenöffnungsfläche von mehr als 1,5 cm² ohne Symptome wird die Schwangerschaft gut toleriert. Die Patientinnen können routinemäßig untersucht werden. Sofern Symptome aufgrund eines Anstiegs der Herzfrequenz oder des venösen Rückstromes auftreten, können β-Blocker und Diuretika gegeben werden und reichen für gewöhnlich aus, die Symptome zu kontrollieren.

Bei mittel- bis schwergradiger Stenose (KÖF ≤1,5 cm²) kann sich rasch ein Lungenödem entwickeln, auch bei den Patientinnen, die vor der Schwangerschaft völlig asymptomatisch gewesen sind. Deshalb ist eine Intervention vor der Schwangerschaft indiziert, unabhängig von der Symptomatik, um Probleme im weiteren Verlauf der Schwangerschaft zu vermeiden.

In den meisten Fällen ist die stenosierte Mitralklappe bei diesen jungen Frauen für eine Ballonvalvuloplastie geeignet. Dies stellt die Behandlung der Wahl dar. Selbst während der Schwangerschaft kann diese Intervention mit niedriger Komplikationsrate durchgeführt werden. Durch Einsatz der Echokardiographie für das Monitoring während des Eingriffes, kurze Fluoroskopiezeiten und Abschirmung des Abdomens und Beckens der Mutter durch spezielle röntgendichte Bleischürzen kann die Strahlenexposition für das Kind sehr niedrig gehalten werden (<0,2 mSv). Die Ergebnisse der Valvulotomie sind sehr gut mit einer sehr niedrigen mütterlichen und kindlichen Mortalität <1%). Auch die Morbidität ist mit 2–4% gering, wobei die häufigste Komplikation eine Mitralinsuffizienz ist (Iung et al. 1994; Martinez-Reding et al. 1998).

Falls eine Valvuloplastie aufgrund der Klappenmorphologie (starke Verkalkungen, bedeutsame Mitralinsuffizienz) nicht möglich ist, kann auch eine geschlossene Kommissurotomie durchgeführt werden, die ebenfalls mit einem relativ niedrigen Mortalitätsrisiko für die Mutter von unter 2% verbunden ist. Die kindliche Mortalität liegt jedoch mit 2–8% höher. Im Gegensatz dazu sind die Ergebnisse der offenen Kommissurotomie oder des Klappenersatzes, die beide eine extrakorporale Zirkulation erfordern, weniger günstig. Die offene Kommissurotomie geht zwar mit einer mütterlichen Mortalität von unter 2% einher, die fötale Mortalität liegt jedoch bei 10–30% (de Souza et al. 2001).

Bei einem Mitralklappenersatz ist sowohl von einer deutlich höheren mütterlichen Mortalität von 5–10% und einer kindlichen Mortalität von 10–30% auszugehen (Weiss et al. 1998). Dabei ist jedoch zu berücksichtigen, dass die Ergebnisse in der Literatur vorwiegend bei Patientinnen gewonnen wurden, die notfallmäßig während der Schwangerschaft operiert wurden.

Dies stellt im Vergleich zur Mortalität eines Klappenersatzes außerhalb der Schwangerschaft eine Erhöhung der Operationsletalität um das 2- bis 3fache dar. Im Vergleich zu einer normalen Schwangerschaft ist die Letalität sogar um das 500fache erhöht. Dies verdeutlicht die Notwendigkeit, bei einer schweren Mitralstenose auch im asymptomatischen Zustand vor der Schwangerschaft eine interventionelle Behandlung der Klappe durchzuführen.

In der Vergangenheit wurden für diese Patientinnen Bioprothesen favorisiert (Jamieson et al. 1995). Inzwischen haben mehrere Studien gezeigt, dass dies mit einer hohen Degenerationsrate der Bioprothesen von 10–30% während oder nach der Schwangerschaft verbunden ist. Nach 10 Jahren ist aufgrund der Degenerationsrate der Bioprothesen bei 30–77% eine Reoperation erforderlich, die mit einer Mortalitätsrate zwischen 3 und 10% verbunden ist (Weiss et al. 1998; Weiss u. Hess 2000).

Aufgrund der hohen Degenerationsrate und der Mortalität bei der Reoperation, die zu einem Zeitpunkt eintritt, in dem die Kinder noch der Betreuung durch die Mutter bedürfen, muss das Konzept der Bevorzugung von Bioprothesen bei jungen Frauen in Frage gestellt werden. Die Alternative des Klappenersatzes mit Kunststoffprothesen, die praktisch keine Degenerationsrate aufweisen, ist mit der Notwendigkeit der Antikoagulation auch während der Schwangerschaft verbunden. Die mit oralen Antikoagulantien verbundenen Probleme der Embryopathie und Blutungskomplikationen während der Schwangerschaft bedürfen der intensiven Risikoanalyse und -abwägung vor einer Schwangerschaft (s. Kap. 42; Gohlke-Bärwolf 2001).

Aortenstenose. Auch die schwere Aortenstenose gehört zu den Klappenerkrankungen, die während der Schwangerschaft mit einem deutlich erhöhten mütterlichen und kindlichen Risiko verbunden sind. Die Letalität wurde bei symptomatischen Patientinnen mit bis zu 17% angegeben (Bonow et al. 1998). Aus diesem Grund sollten symptomatische Patientinnen mit einer schweren Aortenstenose oder asymptomatische Patientinnen mit eingeschränkter LV-Funktion oder einem pathologischen Belastungs-EKG einer Valvuloplastie oder einem Aortenklappenersatz umgehend unterzogen werden, bevor eine Schwangerschaft angestrebt wird (s. Kap. 30).

Die Aortenklappe ist sehr viel seltener für eine Ballonvalvuloplastie geeignet als die Mitralklappe; jedoch wurden einige erfolgreich behandelte Fälle bei Frauen im gebärfähigen Alter berichtet. Ist die Valvuloplastie nicht möglich, kann eine Homograft-Aortenklappe als eine Option angesehen werden, sofern ausreichende Erfahrungen des operierenden Zentrums mit dieser Methode vorliegen und entsprechende Möglichkeiten zur Organvorhaltung, z. B. Homograft-Banken, bestehen. Da die Operation nach Ross eine sehr zeitaufwendige, komplexe chirurgische Technik beinhaltet, ist sie nicht geeignet, wenn eine Operation während der Schwangerschaft erforderlich wird.

Asymptomatische Patientinnen mit schwerer Aortenstenose, die erst während einer Schwangerschaft diagnostiziert werden, eine normale LV-Funktion und ein normales Belastungs-EKG haben, sollten engmaschig untersucht und evtl. einer frühzeitigen Sectio zugeführt werden.

Ebenso haben Patientinnen mit kombinierten Aorten- und Mitralklappenvitien und schwerer pulmonaler Hypertonie (75% des systemischen Drucks) ein deutlich erhöhtes Risiko sowie Patientinnen mit einer eingeschränkten Ventrikelfunktion, gemessen an einer EF< 40%.

Aorteninsuffizienz und Mitralinsuffizienz. Asymptomatische Patientinnen tolerieren selbst bei mittelschwerer Klappeninsuffizienz eine Schwangerschaft gut, solange die LV-Funktion normal bis hochnormal ist. Da es zu einem physiologischen Abfall des peripheren Widerstandes kommt, kann der Schweregrad der Klappeninsuffizienz sogar abnehmen. Die Patientinnen sprechen gut auf konservative Therapiemaßnahmen mit z. B. Diuretika an, sofern sie mit Dyspnoe symptomatisch werden. Die häufig außerhalb der Schwangerschaft verwandten ACE-Hemmer sollten jedoch in der Schwangerschaft nicht appliziert werden. Möglich ist ein vorsichtiger Einsatz von Nifedipin, besonders bei hypertensiven Frauen.

Demgegenüber haben Patientinnen im klinischen Beschwerdestadium NYHA III oder IV ein stark erhöhtes Risiko und sollten vor einer Schwangerschaft einem Klappenersatz zugeführt werden.

Bei Patientinnen mit Aorteninsuffizienz im Rahmen eines **Marfan-Syndroms** mit Dilatation der Aorta ascendens über 40 mm, oder eines Aortenaneurysmas, besteht ein sehr hohes mütterliches Risiko (Elkayam et al. 1995; Rossiter et al. 1995; Dean 2002). In diesen Fällen sollte von einer Schwangerschaft abgeraten werden und eine operative Sanierung vor der Schwangerschaft erfolgen. Bei bereits eingetretener Schwangerschaft bei Marfan-Syndrom mit stark erweiterter Aorta ascendens (>50 mm), einem Aortenaneurysma oder Dissektion ist ein Abort indiziert. Während der Schwangerschaft sollte die bei Patientinnen mit Marfan-Syndrom routinemäßig verabreichte β-Blockertherapie weitergeführt werden.

Mechanische Herzklappenprothesen. Vom hämodynamischen Standpunkt aus tolerieren Patientinnen, die Träger von mechanischen Herzklappen sind, die Schwangerschaft gut, sofern keine Einschränkung der LV-Funktion oder eine pulmonale Hypertonie vorliegt. Die erforderliche orale Antikoagulation kann zu vermehrten Blutungen führen und ist mit dem Risiko der Embryopathie verbunden. Das Risiko dafür hängt von der Dosis des oralen Antikoagulans ab. Bei einem Cumarin-Bedarf von unter 5 mg (entsprechend 3 mg Marcumar) liegt das Risiko der Embryopathie unter 5% (s. Kap. 42; Gohlke-Bärwolf 2001).

Primäre und sekundäre pulmonale Hypertonie. Diese Patientinnen, insbesondere diejenigen mit einer Eisenmenger-Reaktion, haben das höchste Risiko während der Schwangerschaft oder peripartal zu versterben. Bei letzteren liegt das Letalitätsrisiko bei 50%. Bei diesen Patientinnen sollte eine Sterilisation (Tubenligatur) durchgeführt werden, möglichst vor einer Schwangerschaft. Wenn es zu einer Schwangerschaft gekommen ist, besteht die Indikation zum Abort und nachfolgender Sterilisation (Weiss u. Hess 2000; Elkayam 2001; Oakley et al. 2003).

Arrhythmien. Supraventrikuläre und ventrikuläre Extrasystolen sind die häufigsten Rhythmusstörungen auch während der Schwangerschaft. Sie sind gutartig und bedürfen keiner Therapie außer der Aufklärung und Beruhigung der Patientin. Supraventrikuläre Tachykardien können akut mit Adenosin, Verapamil oder $β_1$-selektiven β-Blockern behandelt werden. Ventrikuläre Tachykardien sind selten in der Schwangerschaft. Auch hier sollten in erster Linie $β_1$-selektive β-Blocker verwandt werden. Amiodaron ist aufgrund möglicher teratogener Wirkungen nicht zu empfehlen. Bei Vorhofflimmern kommen zur Frequenzkontrolle Digitalis, Propranolol, $β_1$-selektive β-Blocker oder Verapamil zum Einsatz.

Risiko für Herzerkrankungen der Kinder. Ein wichtiger Aspekt der Betreuung junger Frauen mit Herzerkrankungen ist die

Beratung über das Wiederholungsrisiko für angeborene Herzfehler bei den Nachkommen. Insgesamt ist das Risiko um das 4fache erhöht, wobei es große Unterschiede bei den einzelnen Vitien gibt sowie in Abhängigkeit davon, ob nur die Mutter, nur der Vater oder beide Eltern einen angeborenen Herzfehler haben. Das höchste Risiko (50%) haben Kinder von Frauen mit einem Marfan-Syndrom. Bei einer Aortenstenose der Mutter liegt das Risiko für eine Aortenstenose bei den Kindern bei 18%, wenn der Vater eine Aortenstenose hat bei 5%. Beim Vorhofseptumdefekt der Mutter beträgt das Risiko 6%, beim Ventrikelseptumdefekt 9,5%, Ductus Botalli 4%, Septum-primum-Defekt 14%, Pulmonalstenose 6,5%, Koarktation 4%, Morbus Fallot 3% (Holder 1997).

> **Management von Patientinnen mit bekannter oder vermuteter Herzerkrankung vor oder während der Schwangerschaft**
> - Diagnose der zugrunde liegenden Herzerkrankung
> - Beurteilung der kardiovaskulären Funktion mittels Anamnese, klinischer Untersuchung, EKG, Thoraxröntgen und Echokardiographie
> - Belastungs-EKG ohne/mit Messung der zentralen Hämodynamik
> - Evtl. Herzkatheterisierung vor der Schwangerschaft
> - Behandlung der gegenwärtigen Erkrankung, falls erforderlich auch interventionell
> - Risikostratifizierung
> - Beratung der Patientinnen bezüglich
>   - Potenzieller, materner und kindlicher Risiken der Schwangerschaft
>   - Langfristiger, mütterlicher Morbidität und Prognose
>   - Risiko, die kongenitale Herzerkrankung auf die Nachkommenschaft zu übertragen
> - Interdisziplinäre Betreuung während der Schwangerschaft, u. a. zur Festlegung des optimalen Entbindungstermins und der Art der Entbindung

Die medizinische Versorgung von heranwachsenden Frauen mit bekannter Herzerkrankung sollte routinemäßig eine Beratung für die Schwangerschaft beinhalten. Frauen mit Symptomen oder klinischen Befunden, die auf eine Herzerkrankung hinweisen, sollten einer kardiologischen Untersuchung (s. oben) zugeführt werden. Die Risikostratifizierung ermöglicht die Identifizierung von Hochrisikopatientinnen, bei denen die Schwangerschaft der engmaschigen interdisziplinären Betreuung und spezieller therapeutischer Maßnahmen bedarf oder unterbrochen werden muss. Im Rahmen dieser interdisziplinären Kooperation zwischen Gynäkologen, Kardiologen und Hausärzten vor und während der Schwangerschaft kann das günstigste Ergebnis für Mutter und Kind erzielt werden.

> **Zusammenfassung**
>
> Durch die zunehmende Zahl junger Frauen mit angeborenen und erworbenen Herzerkrankungen wird die kardiologische Beurteilung und Betreuung dieser Patientinnen vor und während der Schwangerschaft ein fester Bestandteil der kardiologischen Praxis werden, der spezielle Kenntnisse erfordert. Die rechtzeitige Diagnostik und Identifizierung derjenigen Patientinnen, die möglichst vor einer Schwangerschaft einer interventionellen Therapie zugeführt werden sollten, ist dabei eine besondere Herausforderung. Es ist davon auszugehen, dass dadurch die Morbidität und Mortalität, die mit der Herzerkrankung während der Schwangerschaft verbunden ist, deutlich gesenkt werden kann.

Literatur

Bonow RO, Carobello B, DeLeon AC et al (1998) ACC/AHA Guidelines for the management of patients with valvular heart disease. J Am Coll Cardiol 32:1486–1588

Brickner ME, Hillis LD, Lange RA (2000) Congenital heart disease in adults. Part 1 and 2. N Eng J Med 342:256; 334

de Souza JA, Martinez EE Jr, Ambrose J et al (2001) Percutaneous balloon mitral valvuloplasty in comparison with open mitral valve commissurotomy for mitral stenosis during pregnancy. J Am Coll Cardiol 37:900–903

Dean CS J (2002) Management of Marfan syndrome. Heart 88:97–103

Elkayam U, Ostrzega E, Shotan A, Mehra A (1995) Cardiovascular problems in pregnant women with the Marfan syndrome. Ann Intern Med 123:117–122

Elkayam U (2001) Pregnancy and cardiovascular disease. In: Braunwald, E (ed) Heart disease – a textbook of cardiovascular medicine, 6th edn. Saunders, pp 2172–2290

Gohlke-Bärwolf C (2001) Anticoagulation in graviditate und postpartum bei Vitien, Thrombosen oder Vorhofflimmern: fötale Bedrohung versus maternale Thromboembolie. Z Kardiol 90 (Suppl 4):49–56

Holder S (1997) Genetic counselling. In: Oakley C (ed) Heart disease in pregnancy. Brit Med J Publ Group, pp 401–425

Hunter S, Robson S (1997) Adaptation of the cardiovascular system to pregnany. In: Oakley C (ed) Heart disease in pregnancy. Brit Med J Publ Group, pp 5–18

Iung B, Cormier B, Elias et al (1994) Usefulness of percuteneous balloon commissurotomy for mitral stenosis during pregnancy. Am J Cardiol 73:398–400

Jamieson WER, Miller DC, Akins CW et al (1995) Pregnancy and bioprostheses: influence on structural valve deterioration. Ann Thorac Surg 60:282–287

Lewis G, Drife J, Botting B et al (1998) Why mothers die. Report on Confidential Enquiries into Maternal Deaths in the United Kingdom 1994–1996. Department of Health and Her Majesty's Stationery Office, London

Martinez-Reding J, Cordero A, Kuri J et al (1998) Treatment of severe mitral stenosis with percutaneous balloon valvotomy in pregant patients. Clin Cardiol 21:659–663

Moll W (2001) Die physiologische Kreislaufumstellung in der Schwangerschaft – Ihre Bedeutung für kardiale Erkrankungen. Z Kardiol 90 (Suppl 4):2–9

Oakley C et al (2003) Expert consensus document on management of cardiovascular diseases during pregnancy. Eur Heart J 24:761–781

Rossiter JP, Pepke JT, Morales AJ et al (1995) A prospective longitudinal evaluation of pregnancy in the Marfan syndrome. Am J Obstet Gynecol 173:1599–1606

Siu SC, Sermer M, Colman JM et al (2001) Prospective multicenter study of pregnancy outcomes in women with heart disease. Cardiac Disease in Pregnancy (CARPREG) Investigators. Circulation 104:515–521

Siu SC, Colman JM, Sorensen S, Smallhorn JF et al (2002) Adverse neonatal and cardiac outcomes are more common in pregnant women with cardiac disease. Circulation 105:2179–2184

Stangl V, Baumann G, Stangl K (2001) Schwangerschaftsrisiken bei erworbenen Herzerkrankungen. Z Kardiol 90 (Suppl 4):16–29

Weiss BM, von Segesser LK, Alon E et al (1998). Outcome of cardiovascular surgery and pregnancy: a systematic review of the period 1984–1996. Am J Obstet Gynecol 179:1643–1653

Weiss BM, Hess OM (2000) Pulmonary vascular disease and pregnancy: current controversies, management stragegies, and perspectives. Eur Heart J 21:104–115

Kardiologische Konsiliaruntersuchung und Behandlung bei Patienten vor allgemeinchirurgischen Eingriffen

H. Gohlke, C. Gohlke-Bärwolf

66.1 Präoperative Anamnese – 1292

66.2 Funktionelle Klassifizierung einer Herzerkrankung – 1292

66.3 Präoperative Untersuchungen – 1295

66.4 Präoperative Risikobeurteilung – 1295

66.5 Medikamentöse Vorbereitung – 1296

66.6 Der perioperative Infarkt – 1298

66.7 Kongenitale Herzerkrankungen – 1298

Literatur – 1299

Mit zunehmender Lebenserwartung der Bevölkerung und neuen Möglichkeiten, durch chirurgische Eingriffe die Lebensqualität im höheren Lebensalter zu verbessern, stellt sich immer häufiger die Frage nach der Risikobeurteilung eines Patienten mit vermuteter oder bekannter Herzerkrankung vor einem chirurgischen Eingriff. Ziel der kardiologischen Konsiliaruntersuchung ist es, Strategien und Maßnahmen zu einer Risikominimierung zu entwickeln. Anhand der Beurteilung des kardiovaskulären Status sollten darüber hinaus auch Empfehlungen für eine optimale kardiovaskuläre Therapie und eine bestmögliche Einstellung der Risikofaktoren für die Zeit nach der Operation gegeben werden.

Hauptziel der präoperativen kardialen Beurteilung ist es, eine Risikostratifizierung vorzunehmen, um Patienten zu identifizieren,
- bei denen aufgrund des Schweregrades der kardialen Erkrankung der Nutzen der Operation generell oder zum gegenwärtigen Zeitpunkt in einem ungünstigen Verhältnis zum perioperativen Risiko steht,
- bei denen klinische Probleme vorliegen, die vor der Operation der Korrektur bedürfen, z. B. Behandlung einer Herzinsuffizienz, Therapie einer Hyperthyreose etc.,
- bei denen eine gezielte präoperative Vorbereitung und postoperative Überwachung und Behandlung das perioperative Risiko vermindert.

Voraussetzung für die Beurteilung der Operationsfähigkeit und des Operationsrisikos ist eine internistische und kardiologische Beurteilung des Patienten, die neben der Diagnosestellung die funktionelle Einstufung der vorliegenden Erkrankung zum Ziel hat.

66.1 Präoperative Anamnese

Bei der Anamneseerhebung sind folgende Faktoren für die Einschätzung des perioperativen Risikos von Bedeutung und sollten deshalb in der Beurteilung berücksichtigt werden:
- Wie gut ist die Leistungsfähigkeit des Patienten? NYHA-Klasse, CCS Klasse?
- Ist bereits ein Herzinfarkt abgelaufen, und wie lange liegt dieser zurück?
- Besteht eine Angina pectoris? Ist die Angina unter Medikamenten stabil oder instabil?
- Bestehen Symptome oder Befunde einer Herzinsuffizienz? (Ruhe- oder Belastungsdyspnoe? Paroxysmale nokturne Dyspnoe? Herzvergrößerung?)
- Sind Hinweise für Herzklappenerkrankungen vorhanden?
- Liegen Herzrhythmusstörungen vor, z. B. Vorhofflimmern oder ventrikuläre Extrasystolen?
- Besteht eine Hypertonie oder eine orthostatische Hypotonie? Wurde der Patient früher mit Antihypertensiva behandelt? Liegen Beschwerden oder Hinweise für eine zerebrovaskuläre Erkrankung vor?
- Hat der Patient eine chronische Lungenerkrankung?
- Bestehen anamnestische oder klinische Hinweise für eine abgelaufene oder bestehende Thrombose, Thrombophlebitis oder Lungenembolie?
- Hat der Patient eine Nierenerkrankung oder eine Prostataobstruktion?
- Liegen hepatische oder gastrointestinale Erkrankungen vor?
- Sind bedeutsame Systemerkrankungen vorhanden?
- Wurde früher eine Narkose durchgeführt? Traten hierbei Nebenwirkungen auf?
- Welche Medikamente wurden bisher eingenommen?
  - Kardiale Medikamente?
  - Aggregationshemmer oder orale Antikoagulanzien?
  - Steroide innerhalb der letzten 6 Monate?
  - Sind Medikamentenunverträglichkeiten bekannt?
- Liegt eine bedeutsame Anämie vor?

66.2 Funktionelle Klassifizierung einer Herzerkrankung

Die Klassifizierung der Symptome wie Dyspnoe, Angina pectoris und eingeschränkte Leistungsfähigkeit in verschiedene Schweregrade nach NYHA, CCS oder dem Duke-Activity-Status Index ist für die Risikoeinschätzung von Bedeutung: Patienten, mit besserer Leistungsfähigkeit haben ein deutlich geringeres perioperatives Risiko (Lee et al. 1999).

Herzinfarkt in der Anamnese. Bei Patienten, die anamnestisch keinen Infarkt oder Angina pectoris aufweisen, kommt es nur in 0,1% der Fälle innerhalb der ersten postoperativen Woche zu einem Herzinfarkt, im Gegensatz zu 6% bei den Patienten, bei denen in der Anamnese bereits ein Herzinfarkt nachweisbar ist. Das Risiko in den ersten Monaten nach dem Herzinfarkt (< 6 Monaten) wurde als sehr hoch eingeschätzt; nachfolgende große Serien über das perioperative Risiko enthielten deshalb kaum mehr Patienten in der frühen Phase nach Infarkt (Lee et al. 1999). Das Risiko nimmt mit zunehmendem Zeitintervall vom Infarkt ab. Unklar ist, wie das Risiko nach akutem Infarkt mit sofortiger PTCA mit Stent-Implantation und ohne nachweisbare Ischämie nach 6 Wochen einzuschätzen ist. Obwohl hierzu keine klinischen Studien vorliegen, sollte eine elektive Operation nicht vor 12 Wochen nach einem unkomplizierten Herzinfarkt durchgeführt werden (Eagle et al. 2002).

Bypass-Operation in der Anamnese. Wenn keine Angina pectoris-Beschwerden vorhanden sind und keine Ischämie unter Belastung nachweisbar ist, ist das perioperative Risiko bei Patienten nach Bypass-Operation nicht erhöht (Lee et al. 1999; Geerts et al. 2001).

PTCA in der Anamnese. In der Regel werden PTCA mit Stent-Implantation und nachfolgender Aggregationshemmung mit Clopidogrel und ASS für mindestens 4 Wochen durchgeführt. Wenn eine Operation innerhalb von 3 Wochen nach PTCA mit Stent-Implantation durchgeführt wird, ist das Risiko für Blutungen hoch, wenn die Aggregationshemmertherapie fortgeführt wird; andererseits ist das Risiko für einen plötzlichen Gefäßverschluss im Bereich des Stents hoch, wenn das Clopidogrel vorzeitig abgesetzt wird; das Letalitätsrisiko lag bei 80% innerhalb der ersten Woche und noch bei 32% innerhalb der ersten 14 Tage nach Stent-Implantation (Kaluza et al. 2000).

 Cave
Frühe Operationen (< 4 Wochen) nach Stent vor Abschluss der Aggregationshemmertherapie sollten unter allen Umständen vermieden werden.

Falls eine PTCA zur Operationsvorbereitung zwingend notwendig erscheint, sollte eine Ballonangioplastie ohne Stent durchgeführt werden: Idealerweise sollte ein Ergebnis wie mit einem Stent angestrebt werden; aber auch ein suboptimales Ergebnis ohne Stent wäre zu bevorzugen, da das Absetzen der Aggregationshemmer nach Ballonangioplastie weniger negative Auswirkungen als nach Stent-Implantation hat (Kaluza et al. 2000).

Inwieweit diese Empfehlung auch für die neuen beschichteten Stents gilt, kann derzeit noch nicht entschieden werden. Möglicherweise muss hier das Intervall noch verlängert werden, da die Clopidogrelgabe bei diesen Stents routinemäßig auf 6 Monate bis 1 Jahr ausgedehnt wird.

Angina pectoris. Das durchschnittliche Risiko für einen perioperativen Infarkt liegt bei Patienten mit einer stabilen Angina pectoris zwischen 1% und 3% (Foster et al. 1986). Dieses Risiko steigt bei instabilen Patienten deutlich an (Detsky et al. 1986); deshalb sollte eine Operation bei instabiler Angina pectoris vermieden und die Angina pectoris zunächst stabilisiert werden. In der Regel wird eine Koronarangiographie durchgeführt, um die Möglichkeit einer invasiven Therapie beurteilen zu können. Dabei stellt eine bevorstehende nicht-kardiale Operation für sich keine Indikation zu einer Bypass-Operation dar, wenn nicht die üblichen Kriterien für eine Indikation zur Bypass-Operation gegeben sind. Die Indikation zur invasiven Diagnostik und Therapie unterscheidet sich nicht von der Indikationsstellung ohne geplante Operation.

Herzinsuffizienz. Das perioperative Risiko dieser Patienten hängt vom Schweregrad der Herzinsuffizienz ab. Bei einem Patienten im klinischen Beschwerdestadium II nach NYHA, d. h. mit Dyspnoe bei alltäglichen Belastungen, kommt es in 7% der Fälle zu einem perioperativen Lungenödem, im Gegensatz zu 25% bei Patienten im klinischen Beschwerdestadium nach NYHA IV, d. h. bei solchen Patienten, die bereits in Ruhe Dyspnoe haben (Gerson et al. 1985; Goldman et al. 1977; Jakschik et al. 1989). Eine stabile Kompensation der Herzinsuffizienz über 1–2 Wochen sollte vor einer elektiven Operation erreicht werden.

Herzklappenerkrankungen. Das höchste Risiko für perioperative Komplikationen haben Patienten mit schwerer Aortenstenosen, die mit Angina pectoris, Synkopen oder Herzinsuffizienz in der Anamnese verbunden ist. Sie weisen ein hohes Risiko auf, Kammerflimmern zu entwickeln (Goldman et al. 1977; Torsher 1998). Bei diesen Patienten besteht eine Indikation zum Klappenersatz – unabhängig von einer geplanten allgemeinchirurgischen Operation.

Ebenfalls ein hohes Risiko haben Patienten mit schweren Mitralstenosen im klinischen Beschwerdestadium III oder IV nach NYHA, da es intraoperativ durch Volumenüberlastung oder plötzlich auftretende supraventrikuläre Tachykardien zu einem Lungenödem kommen kann. Hier kommt eine Ballonvalvuloplastie vor der Operation in Betracht, falls die Klappe hierfür geeignet erscheint.

Patienten mit einer kompensierten Mitralinsuffizienz haben nur ein geringfügig erhöhtes Risiko bei der Operation, ebenso Patienten mit einer leichten bis mittelgradigen Aorteninsuffizienz.

> **Klinisch wichtig**
> Alle Patienten mit Herzklappenerkrankung bedürfen vor einem chirurgischen Eingriff, bei dem eine Bakteriämie wahrscheinlich ist, der Endokarditisprophylaxe (s. Kap. 26). Bakterielle Infektionen müssen konsequent antibiotisch behandelt werden.

Herzrhythmusstörungen. Sowohl Vorhofflimmern als auch ventrikuläre Extrasystolen sind Risikofaktoren für postoperative Komplikationen (Goldman et al. 1977; Mangano 1990). Bei Vorhofflimmern sollte präoperativ eine adäquate Frequenzkontrolle mit β-Rezeptorenblockern oder Kalziumantagonisten und Digitalis gewährleistet sein.

Ein Schrittmacher sollte nur bei einer Anamnese von Schwindel oder Synkopen prophylaktisch eingeführt werden. Wenn präoperativ ein kompletter AV-Block vorliegt, sollte ein temporärer Schrittmacher gelegt werden. Dieser ist erst dann zu entfernen, wenn in der postoperativen Phase ein ausreichender Rhythmus vorliegt. Procainamid und Chinidinsulfat sind bei einem inkompletten AV-Block zur Behandlung von Arrhythmien kontraindiziert, sofern keine Schrittmachersonde liegt.

Patienten mit permanenten Herzschrittmachern oder AICD. Bei Patienten mit permanenten Herzschrittmachern wird das Risiko einerseits durch die zugrunde liegende Herzerkrankung bestimmt, andererseits durch Schrittmacherprobleme, die während der Operation auftreten können. Auch Patienten mit AICD werden sich gelegentlich einer Operation unterziehen müssen. Elektrische Messer können z. B. mit dem Herzschrittmacher/AICD interferieren. Dies ist bei Demand-Schrittmachern der Fall, wenn das Messer in der Nähe des

Schrittmachers benutzt wird. Die Interferenzmöglichkeiten hängen davon ab, ob der Schrittmacher unipolare oder bipolare Elektroden hat, ob die Elektrokauterisierung unipolar oder bipolar ist, ferner von der Entfernung zwischen Elektrokauterisierung und Schrittmacher/AICD. Bei den neueren Herzschrittmachern ist dieses Problem durch spezielle Filter reduziert. Es kann umgangen werden, indem der Herzschrittmacher während dieser Zeit in einen festfrequenten Modus umprogrammiert wird. Während thorakaler und abdomineller Operation kann es zur Elektrodendislokation mit Verlust der Stimulation kommen. AICD sollten unmittelbar vor Operationen mit geplantem Einsatz eines Elektrokauters ausgestellt und dann postoperativ wieder angestellt werden (Eagle et al. 2002).

Chronische Lungenerkrankungen. Patienten mit Lungenerkrankungen neigen dazu, während der Anästhesie Arrhythmien zu entwickeln, häufig aufgrund einer Hypoxie. Bei ihnen kommt es häufig zu postoperativen Komplikationen. Diese sind besonders bei den Patienten zu erwarten, die aufgrund ihrer pulmonalen Erkrankung bereits bei alltäglichen Belastungen Dyspnoe haben (American College of Physicians 1990).

Patienten mit chronischer Raucherbronchitis haben eine gesteigerte Bronchialsekretion mit Neigung zu Bronchospasmus und Atelektasenbildung; Pneumonien sind häufig die Folge. Diese Patienten sollten das Rauchen für einen Monat vor dem operativen Eingriff aufgeben. Eine präoperative Vorbereitung des Patienten mit Expektoranzien, Bronchodilatatoren, evtl. auch Antibiotikatherapie, Atemübungen sowie Inhalationen mit positiv-endexspiratorischem Druck kann die Vitalkapazität bessern und Bronchialsekretionen vermindern. Bei diesen Patienten sollten bei der präoperativen Medikation Atropin und Scopolamin wegen ihres austrocknenden Effektes auf die Bronchialschleimhaut vermieden werden. Narkotika können bei Patienten mit Neigung zur CO_2-Retention zu gefährlicher Unterdrückung des Respirationszentrums und zur Hypoxie und Hyperkapnie führen.

Die meisten Anästhetika reduzieren die alveoläre Ventilation; zusätzlich können die Position des Patienten auf dem Operationstisch, Bronchospasmus und vermehrtes Bronchialsekret zur Hypoxie, Hyperkapnie und respiratorischen Azidose beitragen. Eine gleichzeitig als Folge der Azidose auftretende Hyperkaliämie kann zum Herzstillstand führen. Aus diesem Grunde ist während und nach der Operation der arterielle Sauerstoffpartialdruck häufiger zu bestimmen, um eine Hypoxie rechtzeitig zu erkennen.

Zerebrovaskuläre Erkrankungen. Bei Patienten mit zerebralen Ischämien in der präoperativen Phase besteht ein hohes Risiko, während der Operation und in der postoperativen Phase Komplikationen zu entwickeln. Daher ist besonders ein Blutdruckabfall während der Operation und in der postoperativen Phase zu vermeiden. Ältere Patienten (> 60 Jahre) neigen zu Bradykardien, die häufig Folge von Sinusknoten- oder AV-Knotenerkrankungen sind. Auch eine Digitalis-, β-Blocker- oder Reserpintherapie kann das Auftreten von bradykarden Rhythmusstörungen begünstigen. Eine Bradykardie, die mit einer Hypotonie verbunden ist, sollte behandelt werden. Die Kontrolle der Arrhythmien ist von Bedeutung, um eine ausreichende zerebrale Perfusion aufrechtzuerhalten. Gelegentlich kann die Einführung eines temporären Schrittmachers erforderlich werden.

Periphere arterielle Verschlusskrankheit. Patienten mit Karotisstenose, Erkrankung der Aorta und der peripheren Gefäße weisen eine hohe Prävalenz für eine koronare Herzerkrankung auf, die unabhängig von der klinischen Symptomatik mit 14–78% angegeben wird (Mangano 1990; Gersh et al. 1991). Patienten mit peripherer Gefäßerkrankung, die einem gefäßchirurgischen Eingriff unterzogen werden, haben eine hohe perioperative kardiovaskuläre Morbidität. Ein perioperativer Myokardinfarkt wurde bei 15% dieser Patienten festgestellt und ist für die Hälfte der postoperativen Mortalität verantwortlich. Hertzer et al. (1984) fanden nur bei 8% der Patienten normale Koronarangiogramme. Deshalb ist bei Patienten mit peripherer Gefäßerkrankung präoperativ eine sorgfältige kardiale Funktionsdiagnostik erforderlich. Falls ein Belastungs-EKG aufgrund der PAVK nicht möglich oder nicht aussagekräftig ist, können auch eine Stressechokardiographie, eine Dobutaminechokardiographie, ein Dipyridamol-Thallium-Szintigramm oder Speicher-EKG hilfreich sein (Muir et al. 1991; Mangano 1995; Elliot et al. 1991; Baron et al. 1994; Raby et al. 1992; Poldermans et al. 1993).

Hypertonie – orthostatische Hypotonie. Die antihypertensive Medikation sollte bis zur Operation weitergeführt werden, um eine möglichst optimale Blutdruckkontrolle zu erreichen. Reserpinhaltige Medikamente sollten aufgrund ihrer katecholaminverarmenden Wirkung etwa 1–2 Wochen vor der Operation durch β-Rezeptorenblockerblocker oder andere Antihypertensiva wie Kalziumantagonisten oder ACE-Hemmer ersetzt werden. Diuretika in niedriger Dosierung haben sich als Standardmedikation der Hypertonie – auch unter prognostischen Gesichtspunkten – bewährt (ALLHAT 2002). Die Gabe von β-Rezeptorenblockern hat sich bei Koronarpatienten als besonders günstig erwiesen (Eagle et al. 2002).

Anamnestische Hinweise für Thrombosen oder Embolien. Diese Patienten haben ein erhöhtes Risiko für ein perioperatives Rezidiv. Sie bedürfen der weiteren Abklärung, evtl. mit Phlebographie und Lungenszintigraphie, und der postoperativen therapeutischen Heparinisierung zur Thromboembolieprophylaxe einschließlich frühzeitiger Mobilisierung und krankengymnastischer Betreuung.

Nierenerkrankung. Erhöhte Kreatininwerte (>2 mg/dl) stellen einen wichtigen Risikofaktor für perioperative Komplikationen dar. Auf ausreichende Flüssigkeitszufuhr und stabile Blutdruckwerte ist hier besonders zu achten.

Anämie. Eine bedeutsame Anämie sollte vor Durchführung der Operation korrigiert werden, insbesondere bei Patienten mit schweren Aortenstenosen oder einer koronaren Herzerkrankung.

66.3 Präoperative Untersuchungen

> **Obligate präoperative Untersuchungen**
> - Anamnese
> - Klinische Untersuchung
> - EKG
> - Labor: Blutbild, Elektrolyte, Blutzucker, Harnstoff, Kreatinin, CPK, LDH, SGOT, SGPT, Urinuntersuchung und Gerinnungsstatus; bei Verdacht auf Herz- oder Lungenerkrankung: Blutgase
> - Thoraxröntgenaufnahme (falls Verdacht auf Herz- oder Lungenerkrankung besteht)

Patienten, die nach der Anamnese und dem klinischen Untersuchungsbefund keine Hinweise für abgelaufenen Infarkt, Einschränkung der Leistungsfähigkeit, Angina pectoris, bedeutsame Klappenerkrankung oder bedeutsame EKG-Veränderungen haben, haben ein geringes perioperatives Risiko und bedürfen keiner weitergehenden Diagnostik.

Fakultative Untersuchungen

Fakultative präoperative Untersuchungen bei Patienten, bei denen der Verdacht auf eine koronare Herzerkrankung aufgrund eines Myokardinfarktes, Angina pectoris oder eines ausgeprägten Risikofaktorenprofils besteht, sind:

Präoperative Belastungsprüfung. Diese erlaubt eine Aussage über die Belastbarkeit des Patienten und eine mögliche belastungsinduzierte Ischämie und somit über das Risiko, bei der Operation kardiale Komplikationen zu entwickeln:
- Bei Patienten unter 65 Jahren, die 100 W beschwerde- und ischämiefrei leisten, kommt es postoperativ nur selten zu kardialen Komplikationen (Goldman 1988). Dies gilt auch für Patienten über 65 Jahre, die am Ergometer im Liegen mindestens 2 min leisten und ihre Herzfrequenz über 99/min steigern mit adäquatem Anstieg des Blutdrucks (Gerson et al. 1985; Slogoff u. Keats 1985).
- Bei Patienten mit atypischen, Angina-ähnlichen Beschwerden kann eine Stressechokardiographie (mit Dobutamin oder Ergometerbelastung) oder ein Thalliumszintigramm nützlich sein (Eagle et al. 1989; Paul et al. 1991). Der routinemäßige Einsatz dieser Untersuchungen ist nicht sinnvoll (Baron et al. 1994).

Echokardiographie. Bei Patienten nach Herzinfarkt sollte eine Echokardiographie zur Festlegung der Ejektionsfraktion durchgeführt werden. Eine EF<35% ist mit einem höheren Risiko für perioperative kardiale Komplikationen verbunden (Foster et al. 1986). Bei Patienten mit Kardiomyopathien oder Herzklappenerkrankungen sollte ebenfalls eine echokardiographische Abklärung erfolgen. Häufig kann im Rahmen der dopplerechokardiographischen Untersuchung der Pulmonalarteriendruck beurteilt werden, was die Risikoeinschätzung erleichtert.

Lungenfunktion und Gerinnungsfaktoren. Bei Patienten mit Lungenerkrankungen kann mit Hilfe der Lungenfunktionsanalyse einschließlich der arteriellen Blutgasanalyse eine Aussage über den Schweregrad der Erkrankung gemacht und das Anästhesie-Management festgelegt werden. Blutgerinnungsuntersuchungen sind bei Patienten, die Kumarinderivate, Heparin oder Aspirin erhalten, erforderlich.

Kreatinin-Clearance. Bei Patienten mit Niereninsuffizienz ist die Bestimmung die Kreatinin-Clearance indiziert.

Hämokkult. Bei Anämie und/oder gastrointestinalen Erkrankungen in der Anamnese sollte ein Hämokkulttest und eine Gastroskopie durchgeführt werden.

66.4 Präoperative Risikobeurteilung

Im Laufe der letzten Jahrzehnte sind verschiedene Ansätze unternommen worden, das Risiko für eine bevorstehende Operation abzuschätzen. Einerseits wird anhand von Einzelfaktoren und daraus in multivariater Analyse berechneten Scores versucht, das Gesamtrisiko einzuschätzen, andererseits werden die Operationen nach ihrem Risiko eingestuft (s. unten). Diese Scores beruhen auf Beobachtungsstudien. Prospektive Studien liegen kaum vor. Die Schwerpunkte der Scores haben sich mit zunehmend genaueren Diagnose- und Therapiemöglichkeiten verändert. Die Risikoindizes nach Detsky (1986), Goldmann (1988), Ashton (1993) haben noch historische Bedeutung. Lee u. Mitarbeiter (1999) arbeiteten in einer Kohorte von 2893 Patienten 6 unabhängige Faktoren heraus, die ein erhöhtes Risiko signalisieren, und die an einer zweiten Kohorte von 1422 Patienten validiert wurden:

Es ergaben sich 6 unabhängig korrelierende Faktoren für schwerwiegende kardiale Komplikationen (p<0,05; Lee et al. 1999).

> **Risikoindikatoren kardialer Komplikationen**
> - Hochrisikooperation
> - Ischämische Herzerkrankung
> - Herzinsuffizienz
> - Anamnestisch Schlaganfall/TIA
> - Diabetes, insulinbedürftig
> - Serumkreatinin >2,0 mg/dl

Abhängig von der Anzahl der vorliegenden Faktoren wurden 4 Gruppen mit unterschiedlichen Komplikationsrisiken gebildet (◘ Tab. 66.1)

Es waren jedoch nur wenige Hochrisikopatienten entsprechend dem früheren Goldman-Score in den Patientenkohorten vorhanden (Diese waren: Herzinfarkt innerhalb von 6 Monaten, kritische Aortenstenose; Patienten mit instabiler Angina pectoris oder NYHA-IV-Herzinsuffizienz; Lee et al. 1999). In einem umfangreichen Konsensuspapier werden von der AHA und dem ACC eine patienten- und operationsbezogene Risikostratifizierung vorgeschlagen, wobei die entsprechenden Befunde oder Operationen jeweils 3 Risikokategorien (hoch, mittel, gering) zugeordnet werden:

Prädiktoren mit Hinweis auf hohes Risiko

- Akutes Koronarsyndrom
- Akuter Herzinfarkt (<7 Tage) oder
  - Kürzlich (7–30 Tage) abgelaufener Infarkt mit Ischämienachweis (klinische Symptome oder nichtinvasive Untersuchung)
  - Instabile oder schwere AP (CCS III oder IV)
- Dekompensierte Herzinsuffizienz
- Signifikante Arrhythmien
  - Hochgradiger AV-Block
  - Symptomatische ventrikuläre Arrhythmien bei Herzerkrankung
  - Supraventrikuläre Arrhythmien mit unkontrollierter Frequenz
- Schwere Klappenerkrankung

Prädiktoren für mittelgradig erhöhtes Risiko

- Geringe Angina (CCS I oder II)
- Herzinfarkt (Anamnese oder Q-Zacken)
- Kompensiertes oder früheres Herzversagen
- Diabetes mellitus, besonders insulinbedürftig
- Niereninsuffizienz

Prädiktoren für gering erhöhtes Risiko

- Höheres Alter
- Abnormes EKG (LVH, LBB, ST-Veränderungen)
- Nicht-Sinusrhythmus (z. B. absolute Arrhythmie)
- Geringe Leistungsfähigkeit (<1 Stockwerk steigen mit Einkaufstasche)
- Anamnestisch Schlaganfall
- Unkontrollierte Hypertonie

Tabelle 66.1. Gruppen mit unterschiedlichen Komplikationsrisiken (Zahlen gerundet)

Anzahl der Faktoren	% Risiko für schwere kardiale Komplikationen
Kein Faktor	0,5%
Ein Faktor	1,0%
Zwei Faktoren	7,0%
Drei oder mehr Faktoren	11,0%

In demselben Konsensuspapier wurden auch die nicht-kardialen Operationen aufgrund des erwarteten Risikos in solche mit hohem (>5%), mittlerem (<5%) und solche mit niedrigem Risiko (<1%) zusammengestellt:

Hohes perioperatives Risiko (häufig >5%)

- Notfalloperationen, besonders bei älteren Personen
- Aortenoperation oder größere Gefäßoperationen
- Periphere Gefäßchirurgie
- Langdauernde Operationen mit Flüssigkeitsverschiebungen und Blutverlust

Mittleres Risiko (i. Allg. <5%)

- Karotisendarterektomie
- Hals- und Kopfchirurgie
- Intraperitoneale und intrathorakale Chirurgie
- Orthopädische Chirurgie
- Prostatachirurgie

Niedriges Risiko (i. Allg. <1%)

- Endoskopische Prozeduren
- Oberflächliche Operationen
- Kataraktoperationen
- Mamma-Operationen

Durch die Kombination beider Risikostratifizierungsmöglichkeiten ist eine bessere Einschätzung des perioperativen Risikos möglich.

66.5 Medikamentöse Vorbereitung

β-Rezeptorenblocker. Falls keine Kontraindikationen bestehen, sollten alle Patienten mit gesicherter KHK und auch solche mit einem gering erhöhtem perioperativem Risiko β-Blocker erhalten (Mangano et al. 1996; Poldermans et al. 1999). Eine bereits bestehende β-Blockermedikation sollte weitergegeben werden. β-Blocker wirken sich bei der Induktion der Anästhesie sehr günstig hinsichtlich des Auftretens von Hypertonien, Rhythmusstörungen und Myokardischämien aus (Wells u. Kaplan 1981). Bei Patienten, die für längere Zeit β-Rezeptorenblocker insbesondere wegen Angina pectoris erhalten haben, kann es zum Auftreten des „Entzugsyndroms" kommen, sofern die Medikamente nicht in der frühen postoperativen Phase fortgesetzt werden, mit Entwicklung einer instabilen Angina, Rhythmusstörungen oder gar Herzinfarkten. Falls eine frühe Fortsetzung der β-Rezeptorenblockerblocker oral nicht möglich ist, sollte ein β-Blocker intravenös verabreicht werden (Mangano et al. 1996; Poldermans et al. 1999).

Digitalis. Eine routinemäßige Digitalisierung älterer Patienten ist nicht indiziert. Digitalis sollte nur bei Patienten mit eindeutigen Zeichen der Herzinsuffizienz gegeben werden sowie bei Vorhofflimmern oder -flattern zur Frequenzkontrolle. Es ist dann sinnvoll, die Digitalisierung mehrere Tage vor der Operation zu beginnen, um eine toxizitätsfreie Erhaltungsdosis festzulegen. Die Gabe von Digitalis sollte dann auch während und nach der Operation weitergeführt werden.

Diuretika. Bei Patienten, die für längere Zeit Diuretika erhalten haben, kann es zu Hypokaliämie und Hypovolämie kommen; ein Kaliummangel sollte präoperativ durch orale Gaben von Kalium ausgeglichen werden. Deutet eine orthostatische Hypotonie auf einen Volumenmangel hin, sollte dieser durch Volumengabe präoperativ ausgeglichen werden, da es sonst während der Anästhesie zu ausgeprägter Hypotonie kommen kann. Wurden die Diuretika einschließlich Aldosteronantagonisten präoperativ zur Behandlung einer Herzinsuffizienz gegeben, sollten diese auch während und nach der Operation unter sorgfältiger Kontrolle des Kaliums und Kreatinins fortgeführt werden.

Nitrate. Erhält ein Patient zur Behandlung einer Angina pectoris Nitrate, können diese bis zur Operation fortgeführt werden. Während der Operation und in der frühen postoperativen Phase können, solange der Patient noch keine oralen Medikamente zu sich nehmen kann, Nitrate in Form von intravenösem Nitroglyzerin, Nitroglyzerinpflaster oder sublingualem Isosorbiddinitrat verabreicht werden (Kaplan et al. 1976).

Antihypertensive Medikamente. Um intraoperative Blutdruckschwankungen bei hypertensiven Patienten zu vermeiden, sollte präoperativ eine optimale medikamentöse Einstellung der arteriellen Hypertonie, möglichst unter Einschluss eines β-Blockers, erfolgen. Die dazu notwendige Medikation sollte bis zur Operation fortgeführt werden.

Trotzdem kann es bei etwa 25% der hypertensiven Patienten, unabhängig von der Qualität der präoperativen Blutdruckkontrolle, zu einer bedeutsamen perioperativen Hypertonie, besonders bei Operationen eines abdominellen Aortenaneurysmas und bei peripherer Gefäßchirurgie, einschließlich Karotisendarteriektomie kommen (Goldman et al. 1977). Das Anästhesiemanagement sollte auf diese Möglichkeit und deren prompte Behandlung vorbereitet sein.

Antikoagulanzien praeoperativ. Patienten, die Antikoagulanzien erhalten, haben während eines operativen Eingriffes ein erhöhtes Blutungsrisiko. Um Blutungen zu vermeiden, sollte die Intensität der Antikoagulation – in Abhängigkeit von der geplanten Operation – soweit reduziert werden, dass die INR unter 2 liegt. Um dies zu erreichen, müssen Kumarinderivate, z. B. im Falle des Marcumar, 5–7 Tage präoperativ abgesetzt werden. Gelegentlich kann es jedoch mehr als eine Woche dauern, bis dieses Ziel erreicht ist. Die Antikoagulation sollte nach Absinken der INR unter 2,5 oder 2,0 – je nach zugrunde liegender Indikation – mit Heparin fortgeführt werden, das 6–12 h vor der Operation beendet wird. Postoperativ sollte die Antikoagulanzientherapie so bald wie möglich wieder aufgenommen werden (s. Kap 42). Niedrig molekulares Heparin ist kein adäquater Ersatz bei Patienten mit Kunststoffprothesen.

Bei **dringenden Operationen** kann der INR-Wert durch orale Gabe von kleinen Dosen von Vitamin K abgesenkt werden, beginnend mit 1–2 mg oral (Crowther et al. 2002). Eine Kontrolle sollte bereits am nächsten Tag erfolgen. Vor einer zu starken Neutralisierung der Antikoagulation durch relativ hohe Dosen von Vitamin K muss jedoch gewarnt werden, da es dadurch bei Trägern künstlicher Herzklappen zu Klappenthrombosen und zu einem erhöhten Risiko für Klappenthrombose oder periphere Embolien kommen kann. Je nach Indikation für die Antikoagulation muss evtl. Heparin gegeben werden, um eine überschießende Thromboseneigung zu verhindern. Hervorzuheben ist, dass in der Zeit, in der der INR-Wert durch große Dosen von Vitamin K neutralisiert wurde, eine relative Resistenz gegenüber Kumarinderivaten besteht und der Patient somit einem erhöhten Thromboembolierisiko ausgesetzt ist.

Bei einer **Notfalloperation** wird der INR-Wert durch die Gabe von Gefrierplasma bzw. Gerinnungsfaktorenkonzentraten normalisiert. Bei **zahnärztlichen Eingriffen** kann die Antikoagulation je nach therapeutischem Zielbereich fortgeführt werden, wobei die INR nicht über 2,5 liegen sollte. Eine Umstellung auf Heparin ist nicht erforderlich. Dies käme erst dann in Frage, wenn es sich um ausgedehnte kieferchirurgische Operationen handelt. Hier sollte wie bei elektiven chirurgischen Eingriffen verfahren werden.

Antikoagulation postoperativ. Bei Patienten unter 40 Jahren, die sich einem kleineren Eingriff mit niedrigem Risiko ohne zusätzliche Risikofaktoren für Thromboembolie unterziehen, reicht eine frühe Mobilisierung aus. Hier ist keine zusätzliche medikamentöse Prophylaxe notwendig. Bei allen anderen Patienten, die nicht in diese Niedrigrisikokategorie fallen, ist die perioperative Prophylaxe tiefer Beinvenenthrombosen sowie pulmonaler Embolien indiziert und durch randomisierte prospektive Studien gesichert (Geerts et al. 2001). Eine prophylaktische Gabe von 5000 IE Heparin subkutan alle 8–12 h, beginnend mit der ersten Dosis 2–4 h vor der Operation wird empfohlen. Ebenso effektiv für diese Indikation und weniger belastend für Patienten und Personal ist zur Thromboembolieprophylaxe die einmal tägliche Gabe von niedermolekularem Heparin. Bei Patienten mit bereits stattgehabter tiefer Beinvenenthrombose oder Lungenembolie sollte die Rezidivprophylaxe mit höheren Heparindosierungen durchgeführt werden (2-mal 10.000 IE; Hull et al. 1979).

Ein erhöhtes Risiko für tiefe Beinvenenthrombosen und Lungenembolien haben Patienten mit abgelaufenen Thrombosen, ausgeprägten Varizen und Adipositas, Frauen, die orale Kontrazeptiva oder Hormonersatztherapie eingenommen hatten, und bettlägerige Patienten. Das höchste Risiko haben Patienten mit Kardiomegalie, Herzinsuffizienz und Lungenembolien in der Anamnese.

Chirurgische Eingriffe, die mit einem deutlich erhöhten Risiko für postoperative Thrombophlebitiden und Lungenembolien einhergehen, sind Splenektomien, Beckenoperationen und ausgedehnte intestinale Resektionen bei Tumoroperationen sowie Hüft- und Knieoperationen. Gerade bei den Hochrisikooperationen ist eine verlängerte Thromboembolieprophylaxe über die Krankenhausentlassung hinaus zu empfehlen (Bauer et al. 2001; Eriksson et al. 2001).

Die prophylaktische „Low-dose"-Heparingabe bzw. Gabe von niedermolekularem Heparin vermindert die Häufigkeit venöser Thrombosen und auch Häufigkeit und Mortalität pulmonaler Embolien (Geerts et al. 2001). Weitere wichtige Maßnahmen zur Embolieprophylaxe sind die frühzeitige postoperative Mobilisierung des Patienten und Kompressionsstrümpfe. Gerade bei Hochrisikopatienten sollten sowohl medikamentöse als auch mechanische Präventionsmaßnahmen angewandt werden. Die neueren Pentasaccharide haben sich trotz guter Wirksamkeit bei orthopädischen Operationen (Bauer et al. 2001; Eriksson et al. 2001) noch nicht durchgesetzt.

Statine. Patienten mit KHK, die bis zur Operation Statine bekommen haben, sollten diese auch weiterhin unmittelbar postoperativ bekommen. Es gibt Hinweise dafür, dass das Absetzen der Statine eine Instabilität begünstigen kann (Heeschen et al. 2002).

Kortikosteroide. Erhielt der Patient innerhalb der letzten 6 Monate präoperativ regelmäßig Steroide, sollten diese während und nach der Operation weitergegeben werden, um eine Addisonkrise zu vermeiden. 40 mg Prednison kann am Vortag der Operation und für einige Tage postoperativ gegeben werden. Mit der Prämedikation können 100 mg Hydrokortison i. m. oder i. v. verabreicht werden und weitere 100 mg i. v. während der Anästhesie.

Antikonvulsiva. Bei Patienten, die über längere Zeit Antikonvulsiva erhalten haben, sollten diese auch während und nach der Operation weitergegeben werden.

Insulin und orale Antidiabetika. Orale Antidiabetika sollten bereits einige Tage vor der Operation abgesetzt werden, um Hypoglykämien zu vermeiden. Ausreichende Flüssigkeitsgaben und Glukosezufuhr sollten gewährleistet sein, wobei durch wiederholte Blutzuckerbestimmungen der Insulinbedarf festgelegt wird. Unter dem Stress der Operation können Patienten, die früher nicht insulinbedürftig waren, kurzfristig insulinbedürftig werden. Ein intensiviertes Insulinmanagement mit dem Ziel, den Blutzucker um oder unter 110 mg/dl zu halten, führt zu verbesserten Ergebnissen, nicht nur bei akutem Infarkt (Malmberg 1996), sondern auch bei schweren Erkrankungen anderer Art (Van den Berghe 2001).

Antibiotika und bakterielle Endokarditisprophylaxe. Patienten mit kongenitalen oder erworbenen Vitien und nach Klappenoperationen bedürfen bei Zahnextraktionen und Operationen im Magen-, Darm- und Urogenitalbereich der bakteriellen Endokarditisprophylaxe (s. Kap. 27).

> Bei Eingriffen im oropharyngealen Bereich einschließlich zahnärztlichen Maßnahmen wird bei Patienten mit einem mäßigen Risiko, bei denen keine Penicillinallergie besteht, 2 g Amoxicillin 1 h vor dem Eingriff gegeben. Dies trifft auch für Eingriffe im Verdauungs- und Urogenitaltrakt zu.

Anästhesie. Alle Anästhesietechniken und -medikamente haben Auswirkungen auf das Herz, die bei dem perioperativen Management bedacht werden müssen. Es gibt nicht „die beste" myokardprotektive Anästhesie. Die Auswahl der Anästhesie sollte deshalb dem Anästhesieteam überlassen werden.

Bei Patienten mit einer Herzerkrankung im klinischen Beschwerdestadium III–IV sollten chirurgische Eingriffe nur bei absolut dringlicher Indikation durchgeführt werden. Ist die Operation unumgänglich, sollte der Patient präoperativ zunächst medikamentös in einen für ihn optimalen Kompensationszustand gebracht werden. Bei Patienten mit einer koronaren Herzerkrankung sollten Lokalanästhetika ohne Epinephrin benutzt werden. Bei Epiduralanästhesie ist jedoch bei Antikoagulanzienbehandlung zur Thromboembolieprophylaxe das Blutungsrisiko mit nachfolgenden Lähmungen erhöht und bei kardialen Patienten das Risiko für Hypotonien zu berücksichtigen (Geerts et al. 2001).

66.6 Der perioperative Infarkt

Patienten mit dokumentierter KHK sollten perioperativ intensiv überwacht werden. Ruhe-EKG und die kardialen Enzyme sollten ebenso wie Herzfrequenz und Blutdruck kontrolliert werden. Dennoch wird es nicht immer gelingen, einen Herzinfarkt zu verhindern. Herzrhythmusstörungen und Blutdruckabfall können erste Hinweise auf einen Infarkt sein. Die Mehrzahl der perioperativen Infarkte tritt am 3. postoperativen Tag auf. Plaqueruptur und lokale Thrombose an Plaques spielen als Pathomechanismen eine bedeutende Rolle (Cohen u. Aretz 1999).

Die Letalität ist außerordentlich hoch (Mangano et al. 1995). Deshalb ist eine zügige invasive Diagnostik mit dem Ziel der PTCA des Infarktgefäßes – wie bei einem regulären Infarkt mit erhöhtem Blutungsrisiko für Lysetherapie – anzustreben. Eine Lysetherapie ist früh postoperativ wegen des erhöhten Blutungsrisikos in der Regel nicht möglich. Ein erhöhtes Bewusstsein für die Möglichkeit eines perioperativen Infarktes bei Risikopatienten und zügiges Handeln sind notwendig, um die hohe Letalitätsrate des perioperativen Infarktes zu vermindern. Präoperative Maßnahmen, die die Plaque-Stabilität verbessern, haben möglicherweise einen präventiven Effekt (Mangano u. Goldman 1995).

66.7 Kongenitale Herzerkrankungen

Patienten mit einer kongenitalen Herzerkrankung mit Links-rechts-Shunt haben, solange sie kardial kompensiert sind, nur ein geringfügig erhöhtes Risiko während Anästhesie und Operation. Bei Patienten mit zyanotischen Herzvitien, z. B. Fallot-Tetralogie, ist das Risiko erhöht. Bei diesen Patienten sollte gemeinsam mit dem Anästhesisten der Plan für die Anästhesie festgelegt werden.

Bei Patienten mit zyanotischen Vitien sollte eine Erniedrigung der Nachbelastung durch vasodilatierende Anästhetika wie Sevoflurane vermieden werden, da dadurch der Rechts-links-Shunt verstärkt werden kann. Die Erhöhung des Pulmonalarteriendrucks durch positiven endexspiratorischen Druck kann ebenfalls zu einer Verstärkung des Rechts-links-Shunts führen. Gelegentlich wird die Gabe eines peripheren Vasokonstriktors notwendig sein, um den Blutdruck zu erhöhen, den Rechts-links-Shunt zu erniedrigen und somit den Sauerstoffgehalt des Blutes zu erhöhen. Bei i. v.-Injektionen sollten Luftblasen wegen der Gefahr zerebraler oder koronarer Luftembolisationen besonders sorgfältig vermieden werden. Auch diese Patienten bedürfen der bakteriellen Endokarditisprophylaxe (Eagle 2002; Lee 1999).

Zusammenfassung

Die kardiologische Konsiliaruntersuchung vor allgemeinchirurgischen Eingriffen wird in zunehmendem Maße angefordert werden, da die Fortschritte in der Chirurgie und Anästhesiologie die Altersgrenze für größere Operationen (z. B. im Bereich der Orthopädie, aber auch der Tumorchirurgie) immer weiter hinausgeschoben haben. Weiterhin besteht ein zunehmender Trend zu ambulanten Operationen, der ein erhöhtes Sicherheitsbedürfnis nach sich zieht. In dieser Gruppe der älteren Patienten finden sich naturgemäß viele, die eine – bislang möglicherweise noch nicht entdeckte oder behandelte – Herzerkrankung haben. Dies bedeutet eine erhebliche Verantwortung, da evtl. nach 2–3

Tagen auftretende Komplikationen nach einer ambulant durchgeführten Operation nicht so einfach – wie es im Rahmen einer stationären Behandlung möglich ist, aufgefangen werden können.

Die Konsiliaruntersuchung stellt für den Kardiologen auch deshalb eine Herausforderung dar, weil sie in besonderem Maße eine gesamtheitliche Sicht der unterschiedlichsten Probleme verlangt. Sie bietet damit die große Chance, durch Vermeidung von Komplikationen in der perioperativen Phase, Leben und Lebensqualität zu erhalten und Kosten zu vermindern. Darüber hinaus kann der weitere Verlauf einer Erkrankung durch Optimierung von präventiven und therapeutischen Maßnahmen langfristig günstig beeinflusst werden.

Literatur

ALLHAT Officers and Coordinators for the ALLHAT Collaborative Research Group (2002) Major Outcomes in High-Risk Hypertensive Patients Randomized to Angiotensin-Converting Enzyme Inhibitor or Calcium Channel Blocker vs Diuretic. J Am Med Ass 288:2981

American College of Physicians (1990) Preoperative pulmonary function testing. Position paper. Ann Intern Med 112:793

Ashton CM, Petersen NJ, Wray NP et al (1993) The incidence of perioperative myocardial infarction in men undergoing non-cardiac surgery. Ann Intern Med 118:504

Baron J-F, Mundler O, Bertrand M et al (1994) Dipyridamole-thallium scintigraphy and gated radionuclide angiography to assess cardiac risk before abdominal aortic surgery. N Engl J Med 330:663

Bauer KA, Eriksson BI, Lassen MR, Turpie AGG for the Steering Committee of the Pentasaccharide in Major Knee Surgery (2001) Fondaparinux compared with enoxaparin for the prevention of venous thromboembolism after elective major knee surgery. N Engl J Med 345:1305

Cohen MC, Aretz TH (1999) Histological analysis of coronary artery lesions in fatal postoperative myocardial infarction. Cardiovasc Pathol 8:133

Crowther MA, Douketis JD, Schnurr T et al (2002) Oral vitamin k lowers the international normalized ratio more rapidly than subcutaneous vitamin k in the treatment of warfarin-associated coagulopathy. A randomized, controlled trial. Ann Intern Med 137:251

Detsky AS, Abrams HB, Forbath N et al (1986) Cardiac assessment for patients undergoing non-cardiac surgery. A multifactorial clinical risk index. Arch Intern Med 146:2131

Eagle KA, Coley CM, Newell JB et al (1989) Combining clinical and thallium data optimizes preoperative assessment of cardiac risk before major vascular surgery. Ann Intern Med 110:859

Eagle KA, Berger PB, Calkins H et al (2002) ACC/AHA Guideline Update for Perioperative Cardiovascular Evaluation for Noncardiac Surgery – Executive Summary. A Report of the American College of Cardiology/American Heart Association Task Force on Practice Guidelines (Committee to Update the 1996 Guidelines on Perioperative Cardiovascular Evaluation for Noncardiac Surgery). Circulation 105: 1257

Elliot BM, Robison JG, Zellner JL, Hendrix OH (1991) Dobutamine-Tl imaging. Assessing cardiac risk associated with vascular surgery. Circulation 84 (Suppl III):54

Eriksson BI, Bauer KA, Lassen MR, Turpie AGG for the Steering Committee of the Pentasaccharide in Hip-Fracture Surgery Study (2001) Fondaparinux compared with enoxaparin for the prevention of venous thromboembolism after hip-fracture surgery. N Engl J Med 345:1298

Foster ED, Davis KB, Carpenter JA et al (1986) Principal investigators of CASS and their associates. Risk of non-cardiac operation in patients with defined coronary disease: The Coronary Artery Surgery Study (CASS). Registry experience. Ann Thorac Surg 41:42

Geerts WH, Heit JA, Clagett GP et al (2001) Prevention of venous thromboembolism. Chest 119:132S

Gersh BJ, Rihal CS, Rooke TW, Ballard DJ (1991) Evaluation and management of patients with both peripheral vascular and coronary artery disease. J Am Coll Cardiol 18:203

Gerson MC, Hurst HM, Hertzberg VS et al (1985) Cardiac prognosis in non-cardiac geriatric surgery. Ann Intern Med 103:832

Goldman L (1988) Assessment of the patient with known or suspected ischemic heart disease for non-cardiac surgery. Br J Anaesth 61:38

Goldman L, Caldera DL, Nussbaum SR et al (1977) Multifactorial index of cardiac risk in non-cardiac surgical procedures. N Engl J Med 297: 845

Heeschen C, Hamm C, Laufs U et al on behalf of the Platelet Receptor Inhibition in Ischemic Syndrome Management (PRISM) Investigators (2002) Withdrawal of statins increases event rates in patients with acute coronary syndromes. Circulation 105:1446

Hertzer NR, Beven EG, Young JR et al (1984) Coronary artery disease in peripheral vascular patients. A classification of 1000 coronary angiograms and results of surgical management. Ann Surg 199:223

Hull R, Delmore T, Genton E et al (1979) Warfarin sodium versus low-dose heparin in the long-term treatment of venous thrombosis. N Engl J Med 301:855

Jakschik J, Tung L, Gerner L, Harnung R (1989) Das operative Risiko für über 80jährige Patienten mit Verschlussikterus. Z Geratr 2:76

Kaluza GL, Joseph J, Lee JR et al (2000) Catastrophic outcome of noncardiac surgery soon after coronary stenting. J Am Coll Cardiol 35: 1288–1294

Kaplan JA, Dunbar RW, Jones EL (1976) Nitroglycerin infusions during coronary artery surgery. Anesthesiology 45:14

Lee TH, Marcantonio ER, Mangione CM et al (1999) Derivation and prospective validation of a simple index for prediction of cardiac risk of major noncardiac surgery. Circulation 100:1043

Malmberg K, Rydén L, Hamsten A et al (1996) Effects of insulin treatment on cause-specific one-year mortality and morbidity in diabetic patients with acute myocardial infarction. Eur Heart J 17:1337

Mangano DT (1990) Perioperative cardiac morbidity. Anesthesiology 72:153

Mangano DT, Browner WS, Hollenberg M and the Study of Perioperative Ischemia Research Group (1990) Association of perioperative myocardial ischemia with cardiac morbidity and mortality in men undergoing non-cardiac surgery. N Engl J Med 323:1781

Mangano u. Goldman (1995) Preoperative Assessment of patients with known or supected coronary disease. N Eng J Med 333:1750

Mangano DT, Layug EL, Wallace A, Tateo I for The Multicenter Study of Perioperative Ischemia Research Group (1996) Effect of atenolol on mortality and cardiovascular morbidity after noncardiac surgery. N Engl J Med 335:1713

Muir AD, Reeder MK, Foex P et al (1991) Preoperative silent myocardial ischemia: Incidence and predictors in a general surgical population. Br J Anaest 67:373

Paul SD, Coley CM, Field TS et al (1991) Predicting long-term cardiac complications after vascular surgery: Importance of preoperative clinical features, thallium data and perioperative complications (Abstract). Circulation 84 (Suppl II):22

Poldermans D, Fioretti PM, Forster T et al (1993) Dobutamine stress echocardiography for assessment of perioperative cardiac risk in patients undergoing major vascular surgery. Circulation 87:1506

Poldermans D, Boersma E, Bax JJ et al for The Dutch Echocardiographic Cardiac Risk Evaluation Applying Stress Echocardiography Study Group (1999) The effect of bisoprolol on perioperative mortality and myocardial infarction in high-risk patients undergoing vascular surgery. N Engl J Med 341:1789–1794

Raby KE, Barry J, Creager MA et al (1992) Detection and significance of intraoperative and postoperative myocardial ischemia in peripheral vascular surgery. JAMA 268:222

Slogoff S, Keats A (1985) Does perioperative myocardial ischemia lead to postoperative myocardial infarction? Anesthesiology 62:107

Torsher LC, Shub C, Rettke SR, Brown DL (1998) Risk of patients with severe aortic stenosis undergoing noncardiac surgery. Am J Cardiol 81:448–452

Van den Berghe G, Wouters P, Weekers F et al (2001) Intensive insulin therapy in critically ill patients. N Engl J Med 345:1359–1367

Wells PH, Kaplan JA (1981) Optimal management of patients with ischemic heart disease for noncardiac surgery by complementary anesthesiologist and cardiologist interaction. Am Heart J 102:1029

Kardiovaskuläre Notfälle

H.-P. Bestehorn, G. Bürkle, G.F. Hauf

67.1 Kardiopulmonale Reanimation – 1302
67.1.1 Basismaßnahmen – 1302
67.1.2 Erweiterte Maßnahmen – 1304
67.1.3 Medikamente bei der kardiopulmonalen Reanimation – 1306
67.1.4 Prognose – 1307
67.1.5 Postreanimationsphase – 1308
67.1.6 Grenzen der Reanimation – 1309

67.2 Kardiozirkulatorische Notfälle – 1309
67.2.1 Leitsymptom Dyspnoe – 1310
67.2.2 Leitsymptom Thoraxschmerz – 1314
67.2.3 Leitsymptom Schock – 1318
67.2.4 Leitsymptom Synkope – 1320
67.2.5 Leitsymptom Bewusstlosigkeit – 1321
67.2.6 Leitsymptom Herzrhythmusstörungen – Schrittmachernotfall – 1321

Literatur – 1323

> Mehr als 70% der Notarzteinsätze in Deutschland werden durch nichtchirurgische Krankheitsbilder verursacht. Im Vordergrund stehen dabei akute Erkrankungen des Herz-Kreislaufsystems mit mehr als 40% aller Notfälle; akute kardiale Ischämien (Angina pectoris-Beschwerden und akute Myokardinfarkte) stellen zahlenmäßig mit fast 50% den größten Anteil neben Rhythmusstörungen, hypertensiven Entgleisungen und Linksherzinsuffizienzen (Sefrin et al. 2001).

Etwa 100.000 Menschen sterben jährlich in Deutschland am plötzlichen Herztod, das sind mehr als 270 pro Tag. Zur Behandlung dieser schwerstwiegendsten Form des kardiozirkulatorischen Notfalls, dem akuten Herz-Kreislaufstillstand, erschienen im August 2000 (Resuscitation 2000) von den im Internationalen Liaison Committe on Resuscitation (ILCOR) zusammengeschlossenen Organisationen neue Leitlinien unter Federführung der American Heart Association (AHA) und des European Resuscitation Counsils (ERC).

Auf dem Boden einer evidenzbasierten Bewertung wissenschaftlicher Untersuchungen zur Reanimation wurden die Empfehlungen der Leitlinien wie bisher in unterschiedlichen Klassen eingeteilt (◘ Tabelle 67.1). Neu eingeführt wurde die Klasse „X" („indeterminate") für Maßnahmen, die wohl einen Stellenwert in der Behandlung des Herz-Kreislaufstillstandes haben können, deren Wirksamkeitsnachweis entsprechend den Evidenzkriterien der bisherigen 3 Klassen aber noch nicht erbracht werden konnte.

Die Leitlinien, die zwischenzeitlich von dem German Resuscitation Counsel und dem Deutschen Rat für Wiederbelebung anerkannt wurden, spiegeln den zum Zeitpunkt ihrer Veröffentlichung bestmöglichen Wissensstand zur kardiopulmonalen Reanimation (CPR) wider.

Etliche therapeutische Interventionen im Rahmen der Basismaßnahmen und der erweiterten Maßnahmen erfuhren eine neue graduelle Bewertung, auch kamen didaktische Gesichtspunkte zur Geltung. Als Faustregel galt, dass nur eine prospektive, randomisierte klinische Studie mit eindeutig positivem Ergebnis zu einer Empfehlung der Klasse II oder sogar I führen konnte.

Die neuen Empfehlungen nehmen zudem Stellung zur Versorgung des akuten Koronarsyndroms, des Schlaganfalls, der Therapie bedrohlicher Rhythmusstörungen und zur „public access defibrillation" (sog. Frühdefibrillationsprogramme) und greifen auch ethische Aspekte auf.

Im Folgenden werden die Algorithmen der Basismaßnahmen und der erweiterten Maßnahmen dargestellt. Als Paradigma galt dem ERC, dass die Empfehlungen auf dem Boden der „evidenced-based medicine" einfach zu lehren, einfach zu merken und einfach anzuwenden sein müssen.

67.1 Kardiopulmonale Reanimation

67.1.1 Basismaßnahmen

> **Definition**
> Die Basismaßnahmen („basic life support", BLS; ◘ Abb. 67.1) zielen darauf ab, einerseits über eine externe Herzdruckmassage einen Minimalkreislauf wiederherzustellen, andererseits durch die Zufuhr von Sauerstoff einer weiteren Hypoxie entgegenzutreten.

Durch Ansprechen und Schütteln des Patienten wird der **Bewusstseinsgrad** ermittelt. Bei allen nicht ansprechbaren Erwachsenen gilt die Regel „phone first", d. h. zunächst Alarmierung des Rettungsdienstes, dann erst Durchführung der CPR-Basismaßnahmen. Ausnahmen stellen Erwachsene mit

◘ **Tabelle 67.1.** Empfehlungsklassen (Resuscitation 2000)

Klasse	Evidenz	Beispiel
Klasse I	Exzellente Evidenz, immer akzeptabel, sicher wirksam	Frühdefibrillation bei Kammerflimmern innerhalb von 5 min
Klasse IIa	Gutes bis sehr gutes Evidenzniveau, Therapie der Wahl	Verifizierung der Tubuslage mit Kapnometrie bei Perfusion
Klasse IIb	Mittleres bis gutes Evidenzniveau, Therapieoption	Verifizierung der Tubuslage mit Kapnometrie bei Herzstillstand
Klasse X	Evidenzniveau derzeit nicht bestimmbar	Gabe von Adrenalin, Zeitpunkt der Notrufabsetzung
Klasse III	Nicht akzeptabel, nicht wirksam und möglicherweise schädlich	Intrakardiale Injektionen

Ersticken, Ertrinkungsunfall, Traumata, Medikamenten- oder Drogenintoxikationen sowie Kinder unter 8 Jahre dar: Hier gilt „phone fast", d. h. zunächst CPR-Basismaßnahmen über 1 min, danach die Alarmierung. Bestrebungen nach einer europaweiten einheitlichen Rufnummer ähnlich wie in der USA die Nummer 911 stoßen nach wie vor noch auf Schwierigkeiten, selbst in Deutschland wird in den Bundesländern noch keine einheitliche Notrufnummer für den Rettungsdienst verwendet (Baden-Württemberg, Bayern, Rheinland-Pfalz, Saarland: 19222; übrige Bundesländer 112).

Beatmung. Bei der Mund-zu-Mund-/Mund-zu-Nase-Beatmung während einer Reanimation wird der Patient mit lediglich 17–18 Vol% Sauerstoff der Exspirationsluft des Helfers beatmet. Ein so erreichbarer maximaler Sauerstoffdruck von 80 mmHg kann bei stark erniedrigtem Herzzeitminutenvolumen (25–30% der Norm) während der Herzdruckmassage eine weitere Entsättigung des Blutes nicht ausgleichen. Frühestmöglich sollte deshalb extern zusätzlich Sauerstoff über Beatmungsbeutel/Maske oder endotracheale Intubation zugeführt werden. Hilfsmittel wie Guedel- oder Wendl-Tubus erleichtern die Beatmung. Bei der Beatmung ohne Sauerstoff wird ein Atemzugvolumen von 10 ml/kg KG über 2 s empfohlen, was bei einem durchschnittlichen Erwachsenen 700–1000 ml entspricht. Bei der Beatmung mit Sauerstoff >40 Vol%, entsprechend einem Flow von 10 l O_2/min, kann ein geringeres „Tidalvolumen" von 6–7 ml/kg KG, ca. 400–600 ml über 1–2 s verabreicht werden. Bei beiden Beatmungsmodi muss aber in jedem Fall eine Thoraxexkursion sichtbar sein. Das niedrigere Tidalvolumen bei zusätzlicher O_2-Zufuhr gewährleistet zwar eine ausreichende Oxygenierung und verhindert eine Hyperinflation des Magens, kann aber eine Normokapnie nicht garantieren.

Bei ungenügender Thoraxexkursion ist in aller erster Linie auf eine ausreichende Überstreckung des Kopfes in die verbesserte „Jackson-Position" (sog. „Schnüffelstellung") zu achten. Die Mundhöhle und der Rachen sind auf Fremdkörper zu untersuchen – unter Beachtung des Eigenschutzes (wenn möglich Gebrauch von Einmalhandschuhen, Bissschutz durch Kieferblockade mit von außen interponiertem Daumen des Helfers). Ein zweiter Helfer kann über einen doppelten C-Griff die Maske mit abdichten. Nach unseren Erfahrungen wird durch den Gebrauch einer Luftkissenmaske eine deutlich einfachere Handhabung der oftmals für Laien schwierigen Maskenbeatmung möglich. Durch das Sellick-Manöver (Krikoid-Druck) mit Erhöhung des Ösophagus-Öffnungsdrucks und der langsamen Inspiration über 1–2 s wird das Risiko einer Magenüberblähung und Aspiration gemindert. Beim Erstickungsanfall werden Schläge auf den Rücken und Oberbauchkompressionen nur beim wachen Erwachsenen empfohlen, während beim Bewusstlosen Thoraxkompressionen zur Expektoration benutzt werden sollen.

Pulskontrolle. In mehreren Studien konnte gezeigt werden, dass weit mehr als 10 s benötigt werden, um das Vorhandensein des Karotispulses sicher zu beurteilen. Selbst bei einer verlängerten Palpationszeit kam es zu einer signifikanten Zahl von Fehldiagnosen.

> **Klinisch wichtig**
> Die Pulsprüfung wird für Laienhelfer nicht mehr empfohlen. Stattdessen genügt die Feststellung, dass keine Zeichen eines Kreislaufs (Atmung, Husten oder Bewegung) vorhanden sind, um mit der Thoraxkompression zu beginnen. Für professionelle Helfer bleibt die Karotispulskontrolle in einer Zeitspanne von 10 s als Empfehlung bestehen.

Externe Herz- bzw. Thoraxdruckmassage. Sie soll sowohl einen minimalen zerebralen Blutfluss als auch eine ausreichende koronare Perfusion bewerkstelligen. Ein minimaler koronarer Perfusionsdruck von 15 mmHg ist zum Erreichen des Mindestziels eines wieder einsetzenden spontanen Kreislaufs („reach of spontaneous circulation", ROSC) erforderlich (Paradis 1989). Der erzielte zerebrale Perfusionsdruck entspricht im Wesentlichen dem koronaren Perfusionsdruck. Bei funktionsfähigen Venenklappen und korrekter „diastolischer Entlastung des Thorax" lassen sich unter konventioneller Herzdruckmassage arterielle Drucke unter günstigen Bedingungen von 80/30 mmHg erzielen. Unter Berücksichtigung des intrazerebralen Drucks resultieren dabei zerebrale bzw. koronare Perfusionsdrücke von 25–40 mmHg (Arntz 2001).

Letztlich ungeklärt ist der zugrunde liegende Mechanismus der von Kouwenhoven (1960) erstmalig vorgestellten geschlossenen Thorax- und Herzdruckmassage. Über die direkte Kompression des Herzens zwischen Sternum und Wirbelsäule wird die Entleerung des Blutes aus dem Herzen nach Schluss

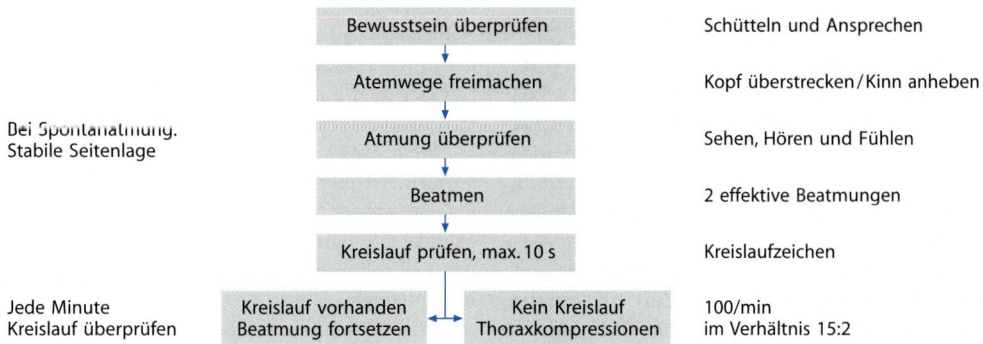

Abb. 67.1. BLS-Maßnahmen: Lebensrettende Sofortmaßnahmen beim Erwachsenen

der AV-Klappen in die Aorta und Pulmonalarterie bei der „Cardiac-pump"-Theorie angenommen. Bei der „Thoracic-pump"-Theorie hingegen wird postuliert, dass das Herz ein passives Conduit darstellt, durch welches das intrathorakale Blutvolumen über eine Erhöhung des intrathorakalen Drucks gepumpt wird. Die AV-Klappen schließen sich während der Kompression nicht. Transösophageale Untersuchungen während Wiederbelebungen ergaben widersprüchliche Befunde. Am ehesten spielen beide Mechanismen bei der Reanimation eine Rolle, wobei der Thoraxpumpmechanismus maßgeblich für den venösen Rückstrom verantwortlich zu sein scheint.

> **Klinisch wichtig**
> Eine Kompression des unteren Sternums von 4–5 cm mit gleich lang dauernder Be- als auch Entlastung mit einer Frequenz von 100/min ist nachweislich ideal.

Vergleichende tierexperimentelle Untersuchungen zum Einfluss unterschiedlicher Verhältnisse der Kompression und Ventilation haben die Empfehlung zu einer 15:2-Ratio bei nicht intubierten Patienten ergeben, da sich der koronare wie auch der zerebrale Perfusionsdruck erst allmählich aufbaut, rasch nach Sistieren der Kompressionen wieder abfällt und selbst bei seltenerer Beatmung sich günstigere Ergebnisse abzeichneten. Nach erfolgter Intubation kann das synchronisierte 15:2-Kompressions-Beatmungs-Verhältnis bei der Ein- als auch der Zwei-Helfer-Methode zugunsten eines asynchronen 5:1-Verhältnisses umgestellt werden. Die 2-Helfer-Methode sollte trainierten Helfern vorbehalten sein, insbesondere der Wechsel ohne Pause zwischen Beatmung und Druckmassage erfordert eine entsprechende Erfahrung. Bei Kindern unter 8 Jahren wird ein Kompressions-Beatmungs-Verhältnis von 5:1, bei Neugeborenen von 3:1 empfohlen.

Wenn eine Mund-zu-Mund-/Mund-zu-Nase-Beatmung nicht möglich ist, so sollten auf jeden Fall Thoraxkompressionen durchgeführt werden („chest compression alone is better than no CPR"). Dies kann auch aus Praktikabilitätsgründen bei Telefoninstruktion durch die Rettungsleitstellen erforderlich sein, wie eine Studie aus Seattle durch den Vergleich einer telefonisch geleiteten Laienreanimation mit reiner Herzdruckmassage mit der Kombination einer Mund-zu-Mund-Beatmung ergab (Halström et al. 2000).

> Bei Vorhandensein oder Wiedererlangen der Spontanatmung und eines Kreislaufs und fortbestehender Bewusstlosigkeit soll der Patient in eine stabile Seitenlage gebracht werden.

Weder die interponierte abdominelle Gegenpulsation (IAC-CPR), die Reanimation mit pneumatischer Weste (Vest-CPR), noch die aktive Kompressions-Dekompression (ACD-CPR) mittels „Kardio-Pump" oder die phasische thorakoabdominale Kompression/Dekompression (Lifestick-CPR) haben bislang im Vergleich zur konventionellen Technik überzeugendere Ergebnisse erbracht. Diese Techniken werden deshalb von den Fachgesellschaften zwar als mögliche Alternativen genannt, aber nicht ausdrücklich empfohlen (Klasse IIb). Am meisten Erfolg versprechend scheint, auch gemessen am Aufwand, die Kombination der ACD-CPR mit der Verwendung eines sog. Impedanzventils, eines Inspirationshindernisses, zu sein. Weitere Studien zur Effizienzbeurteilung müssen abgewartet werden (Lurie 2002).

Minimalinvasive offene Herzdruckmassage (MID-CM-CPR). Hierbei handelt es sich um eine invasive Technik, bei der durch einen kleinen Hautschnitt im 4. ICR ein Gerät in den Thoraxraum eingeführt wird und sich eine schirmartige Vorrichtung an der Spitze aufspannt, die sich über den Herzbeutel legt. Diese Technik ermöglicht auf minimalinvasivem Weg eine offene Herzdruckmassage mit sehr guten hämodynamischen Ergebnissen. Die minimalinvasive offene Herzdruckmassage wird derzeit in einer prospektiven, randomisierten Multicenter-Studie geprüft.

Überlebenskette. Entscheidende Determinanten der Herz-Lungen-Wiederbelebung sind die Zeiträume bis zum Einsetzen der Basismaßnahmen und der erweiterten Maßnahmen mit Defibrillation sowie der zu Beginn der Reanimation abgeleitete Rhythmus. Pro Minute persistierenden Kammerflimmerns verringert sich die Chance auf eine erfolgreiche Wiederbelebung um ca. 10%. Wenn die CPR innerhalb von 4 min nach Kollaps begonnen wurde, verdoppelt sich die Aussicht auf Krankenhausentlassung (Eisenberg u. Mengert 2001). Mehr als 70% der Herz-Kreislaufstillstände ereignen sich zu Hause. Ein rascher Zugang zum Patienten, eine schnelle Einleitung der CPR mit einer frühen Defibrillation und frühzeitige erweiterte Maßnahmen sind somit die Bausteine der sog. Überlebenskette. Diese Basismaßnahmen sind das Fundament einer erfolgreichen Reanimation, aber nur selten gelingt es mit ihnen allein, einen stabilen Kreislauf wieder aufzubauen und eine Sauerstoffmangelversorgung ausreichend auszugleichen.

67.1.2 Erweiterte Maßnahmen

Mit den Leitlinien für den BLS wurden gleichzeitig die ALS-Maßnahmen („advanced life support") verabschiedet, die in einen universellen Algorithmus münden.

Präkordialer Faustschlag. Der präkordiale Faustschlag kann in wenigen Fällen über die Generierung eines niederenergetischen Stromstosses in der Größenordnung von ca. 4 J (Kohl et al. 2001) eine Kammertachykardie, deutlich seltener Kammerflimmern, beenden. Er wird deshalb nur noch bei unter Monitorkontrolle beobachtetem Stillstand innerhalb der ersten 30 s empfohlen (Abb. 67.2).

Defibrillation. Das Hauptaugenmerk der ALS-Maßnahmen richtet sich auf eine frühe Defibrillation. Sie allein stellt die definitive Therapie für Kammerflimmern/pulslose Kammertachykardien dar, ein Befund, der in der Mehrzahl der Fälle (50–70%) als erster Rhythmus abgeleitet werden kann.

Wenn eine monophasische Schockform verwendet wird, so wird eine Sequenz von 200/200/360-J-Schocks infolge empfohlen. Bei einem biphasischen Defibrillator wird eine entsprechende, alternative Energie (je nach Gerätehersteller) verwendet. Ziel sollte sein, bis zu 3 initiale Schocks, falls erforderlich, in weniger als 1 min zu verabreichen.

Wird durch eine Schockapplikation Kammerflimmern/pulslose Kammertachykardie terminiert, so muss unmittelbar eine Pulskontrolle erfolgen. Bei vorhandenem Puls kann die

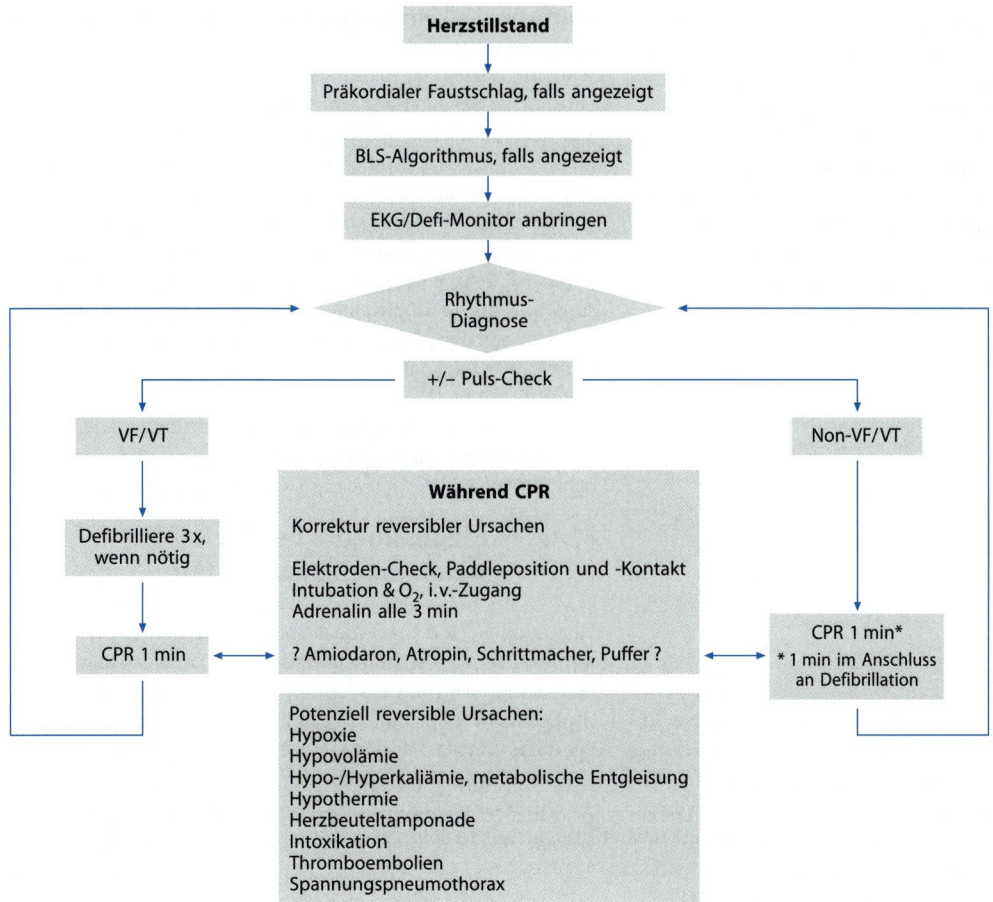

◘ **Abb. 67.2.** Universeller ALS-Algorithmus

Herzdruckmassage beendigt werden, die Beatmungen müssen je nach Eigenatmung des Patienten fortgesetzt werden. Nach der Applikation der ersten 3 Schocks in eskalierender Energieabgabe werden die weiteren Schocks mit 360 J oder äquivalenter Energie bei biphasischen Geräten abgegeben. Entscheidend für den Defibrillationserfolg ist der Stromfluss durch das Myokard. Diese Menge ist abhängig von der am Gerät vorgewählten Energie und der Impedanz des Thorax. Die Impedanz des Thorax wird durch seine Größe, den Elektroden-Haut-Kontakt, die Elektrodenposition und -größe, den Abstand der Elektroden zueinander, den Anpressdruck und durch den Luftgehalt der Lungen beeinflusst. Die Werte schwanken beim Menschen zwischen 15–150 Ohm, der Durchschnittswert beim Erwachsenen liegt bei 70–80 Ohm. Je höher die Thoraximpedanz, desto geringer der Strom, der auf das Myokard wirkt. Manche Gerätehersteller versuchen über eine automatische Impedanzmessung entweder die Energiemenge oder Stromstärke anzupassen, um eine größtmögliche Effektivität zu erzielen. Ohne Klebeelektroden sollte unbedingt ein hoher Anpressdruck erreicht und ein leitfähiges Gel verwendet werden. Die Klebelektroden wie auch die Paddles werden rechts parasternal unterhalb der Clavicula und links im Bereich der mittleren Axillarlinie angebracht.

Die Verwendung von biphasischen Stromimpulsen mit gleichwertigen Energieniveaus (150–200 J) sind als akzeptabel gewertet worden (Klasse IIa), da in den bisherigen Studien mit Verwendung biphasischer Stromimpulse bei gleich effektiver Defibrillation eine geringere myokardiale Dysfunktion resultierte. Allerdings ist die ideale biphasische Stromkurve derzeit noch Gegenstand der Diskussion.

Da eine frühestmögliche Defibrillation (Ziel <5 min nach Notrufeingang) als optimale Therapiestrategie angesehen wird, sollten professionelle Helfer in der Durchführung der Defibrillation ausgebildet, mit automatischen externen Defibrillatoren (AED) ausgestattet und zur Anwendung autorisiert werden. Im Krankenhausbereich wird eine Notrufdefibrillationsfrist von <3 min gefordert, entsprechend ausgebildetes Personal und AED sollen in allen Bereichen verfügbar sein (Klasse I-Empfehlung; ◘ Abb. 67.3).

Atemwegmanagement. Es beinhaltet neben der Sauerstoffzufuhr mit 100% Sauerstoff eine Sicherung der Atemwege mittels endotrachealer Intubation (Klasse I-Empfehlung). Die Intubation unter Notfallbedingungen ist häufig eine Herausforderung; sie sollte auch vom Ungeübten in einer Zeitspanne von unter 30 s bewerkstelligt werden. Entscheidend für das Gelingen ist eine suffiziente Assistenz, die auch die bereitgestellte Absaugpumpe bedienen kann. Die Verwendung eines Führungsmandrins kann für den Unerfahrenen eine deutliche Erleichterung darstellen. Die Herzdruckmassage muss bei routinierten Intubateuren nicht unterbrochen werden. Die Tubuslage sollte – außer mit der üblichen 5-Punkte-Auskultation (Epi-

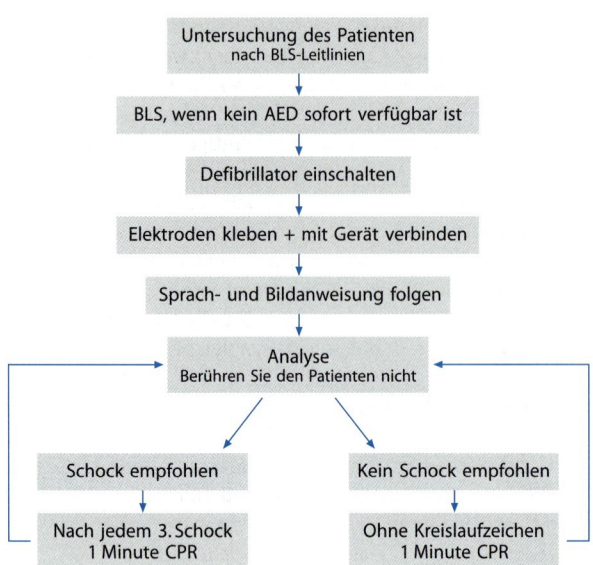

Abb. 67.3. Automatischer externer Defibrillator (AED)-Algorithmus

gastrium, beidseitige Lungenunter-/oberfelder) – über Ösophagusdetektor bei Patienten ohne Zirkulation (Klasse IIb-Empfehlung) oder mittels endexspiratorischer CO_2-Messung (Kapnometrie-/graphie) (Klasse IIb-Empfehlung) kontrolliert werden. Larynxmaske und Kombitubus stellen Alternativen zur endotrachealen Intubation dar (Klasse IIa-Empfehlung). Die Anwender müssen jedoch geschult sein und über regelmäßige Übung/Praxis verfügen. Bei Intubationsschwierigkeiten ist zunächst die Masken-Beutelbeatmung wieder aufzunehmen und unbedingt die Thoraxkompression fortzuführen. Nicht selten wird der Intubation im zeitlichen Ablauf zuviel Platz eingeräumt und darüber die Basismaßnahmen unzulässig lange unterbrochen und der Algorithmus nicht weiter konsequent beschritten.

Medikamentöse Applikationswege. Zu den erweiterten Maßnahmen gehört auch die Schaffung eines Zugangsweges zur Applikation von Medikamenten. Der **intravenöse Zugang** über eine periphere, möglichst stammnahe Vene sollte als Zugangsweg der ersten Wahl benutzt werden. Aufgrund der reduzierten Zirkulation muss jede Medikamentengabe mit einem Bolus von 20 ml Trägerlösung (0,9 %ige Kochsalzlösung oder Ringer-Laktat, keine Glukoselösungen) gespült und der infundierte Arm gehoben werden, um die zentralen Kompartimente zu erreichen. Ein zentraler Zugang wird zwar als optimaler Weg angesehen, um Medikamente zu applizieren, er ist aber an einen hohen Ausbildungsstand gebunden und kann bei Fehlanlage zu weiteren lebensbedrohlichen Komplikationen führen.

> **Klinisch wichtig**
> In der Praxis ist häufig die V. jugularis externa ein gutes, stammnahes und leicht zu punktierendes Gefäß.

Alternativ wird die **endotracheale Applikation** durch das European Resuscitation Counsil (ERC) als Intervention zweiter Wahl angesehen, da die Pharmakokinetik der so applizierten Substanzen bei einer Reanimationssituation (z. B. durch unbekanntes Ventilations-Perfusions-Verhältnis, erniedrigten pulmonalen Fluss, Hemmung der pulmonalen Resorption durch Adrenalin, Ausbildung eines pulmonalen Depots) nicht sicher vorhersehbar ist. Adrenalin, Lidocain und Atropin, eventuell auch Vasopressin können endobronchial gegeben werden (Klasse X-Empfehlung), müssen aber in der 3fachen Dosierung und mit 10 ml physiologischer Kochsalzlösung verdünnt gegeben werden. Zu einer der endobronchialen Applikation unmittelbar folgenden 3- bis 5-maligen Beatmung unter kurzer Unterbrechung der Herzdruckmassage wird geraten.

Bei Kindern kann die intravenöse Punktion schwierig sein. Der **intraossäre Zugang** stellt hier eine gute und einfach zu beherrschende Alternative dar (Klasse IIa-Empfehlung).

67.1.3 Medikamente bei der kardiopulmonalen Reanimation

Verständlicherweise ist die Gabe der meisten Medikamente während der CPR wissenschaftlich wenig validiert; häufig werden kleinere Fallstudien oder gar tierexperimentelle Untersuchungen zur Begründung einer Anwendung herangezogen. Die aufgeführten Medikamente stellen eine Auswahl der wichtigsten und gebräuchlichsten Medikamente dar, wie sie auch im universellen Algorithmus Verwendung finden. Nach Medikamentengabe sollte immer für 1 min die CPR durchgeführt werden, bevor eine neue Aktion durchgeführt wird.

Adrenalin. Adrenalin führt über eine α-adrenerge Steigerung des peripheren Gefäßwiderstandes zu einer Umverteilung des Herzzeitvolumens zu Herz und Gehirn. Eine Steigerung des myokardialen Sauerstoffverbrauchs durch übermäßige β-Rezeptorstimulation, eine Verringerung der subendokardialen Myokardperfusion sowie die Begünstigung von Rhythmusstörungen, auch über Verkürzung der Refraktärzeiten sind negative Effekte, die wohl dazu geführt haben, dass Adrenalin in kontrollierten Studien nicht besser als Plazebo abschnitt. Die Verwendung von Adrenalin im Rahmen der Leitlinien wird zwar empfohlen (1 mg Adrenalin i. v. unverdünnt), aber nicht klassifiziert (Klasse X-Empfehlung). Eskalierende Dosen erbrachten gleichfalls kein besseres Outcome und werden nicht mehr empfohlen.

Vasopressin. Vasopressin wird als Alternative zu Adrenalin mit einer einmaligen Gabe von 40 U i. v. bei der Therapie des Kammerflimmerns genannt (Klasse IIb-Empfehlung). Als natürlich vorkommendes antidiuretisches Hormon (ADH) führt es zu einer ausgeprägten Vasokonstriktion, die auch im azidotischen Milieu aufrechterhalten wird und bewirkt eine Erhöhung des koronaren Perfusionsdrucks und des systemischen Blutdrucks. In einer Pilotstudie wurde ein signifikant besseres 24-h-Überleben nach nicht zu beherrschendem Kammerflimmern gesehen (Lindner et al. 1997); eine innerklinische Studie (Stiell et al. 2001) sah keinen Unterschied im Vergleich zu Adrenalin. Ergebnisse der multizentrischen europäischen Studie, die doppelblind und randomisiert Adrenalin mit Vasopressin verglich, zeigten, dass Vasopressin gleich effektiv wie

Adrenalin bei Kammerflimmern und besser bei Patienten mit Asystolie abschnitt. Vasopressin gefolgt von Adrenalin könnte effektiver als die alleinige Gabe von Adrenalin sein (Wenzel et al. 2004). Zur Behandlung der pulslosen elektrischen Aktivität (PEA) und der Asystolie wird Vasopressin wegen fehlender Daten nicht empfohlen.

Natriumbikarbonat. Natriumbikarbonat hat in experimentellen Studien keinen Nutzen gezeigt; der Puffer führt über einen vermehrten Kohlendioxidanfall zu einer weiteren Zunahme der Hyperkapnie und durch das diffusible CO_2 zu einer paradoxen intrazellulären Azidose. Der koronare Perfusionsdruck sinkt durch die mit der osmotischen Wirkung verknüpfte Volumenexpansion und Erhöhung des zentralvenösen Drucks, die Sauerstoffbindungskurve wird nach links verschoben, die Sauerstoffabgabe im Gewebe erschwert. Bei vorbestehender metabolischer Azidose, Hyperkaliämie, bei Einnahme trizyklischer Antidepressiva oder bei Barbituratintoxikation kann Natriumbikarbonat allerdings hilfreich sein (Klasse X-Empfehlung). Bei ausgeprägter Azidose (pH< 7,1) und einem „base excess" (BE) von unter −10 mmol/l kann es in einer Dosierung von 1 mmol/kg KG = 1 ml/kg KG in einer 8,4%-Lösung über 10 min appliziert werden (Klasse X). Ohne Blutgasanalyse ist die Gabe nach 20–25 min Herzstillstand zu erwägen.

Atropin. Atropin kann bei der pulslosen elektrischen Aktivität (elektrische Aktivität <60/min) oder Asystolie einmalig als Bolus von 3 mg i.v. erwogen werden (Klasse X-Empfehlung).

Amiodaron. Aufgrund der von Kudenchuk et al. publizierten ARREST-Studie, in der Amiodaron mit einem erhöhten Überleben bis zur Krankenhauseinweisung bei Kammerflimmern nach 3 oder mehr Defibrillationen vergesellschaftet war, erhielt es eine Klasse IIb-Empfehlung (Kudenchuk et al. 1999). Gegenüber Lidocain war es in der ALIVE-Studie effizienter (Dorian et al. 2002). Die Dosierung beträgt 300 mg als Bouls i.v., eine Folgedosis von 150 mg i.v. kann bei Therapierefraktärität gegeben werden.

Lidocain. Es existieren nur wenige Daten zur Effizienz von Lidocain, sodass es nicht in die internationalen Leitlinien zur Behandlung von Kammerflimmern/pulsloser Kammertachykardie als Empfehlung aufgenommen wurde (Klasse X-Empfehlung).

Magnesium. Magnesiumsulfat kann bei Patienten mit Verdacht auf Hypomagnesämie und bei Torsades de pointes-Tachykardien (je 8 mmol i.v.) verabreicht werden (Klasse IIb-Empfehlung).

Thrombolytika. In 50–80% liegt beim präklinischen Herzstillstands ursächlich eine myokardiale Ischämie oder eine Lungenembolie vor. Es liegt also zunächst einmal nahe eine Thrombolyse bei der CPR zu erwägen. Wegen möglicher Blutungskomplikationen durch die mechanische Reanimation wurde sie aber bislang nicht empfohlen, obwohl auch Schäden der Postreanimationsphase mit Störungen der Mikrozirkulation und Aktivierung des Gerinnungssystems damit teilweise behoben werden könnten. Nicht randomisierte Interventionsstudien und Fallbeobachtungen (hauptsächlich mit 50 mg rtPA) lassen den Schluss zu, dass eine Anwendung von einfach handhabaren Thrombolytika, die als Bolus eingesetzt werden können, von Nutzen sein kann. Eine randomisierte prospektive Studie ist derzeit in Planung (Bottiger et al. 2002).

Die Leitlinien zur CPR machen auch deutlich, dass während der Herz-Lungen-Wiederbelebung rasch eine differenzialdiagnostische Betrachtung einer potenziell korrigierbaren Ursache des Stillstandes vorgenommen werden muss. Als memotechnische Brücke werden reversible Ursachen unter 4 „H's" und 4 „HITS" subsumiert. Tabelle 67.2 gibt einen Überblick und weist auf mögliche Therapien hin.

67.1.4 Prognose

Die Überlebensraten bei kardiopulmonaler Reanimation sind neben der zum plötzlichen Herztod führenden Erkrankung und den Vorerkrankungen nicht nur abhängig von den Versorgungsfristen der Überlebenskette („chain of survival": „rapid access", „rapid CPR", „rapid defibrillation", „rapid advanced care") sowie von der Durchführung von Basismaßnahmen durch Laienhelfer (Verdoppelung des Überlebens), sondern auch vom initial nachweisbaren Rhythmus. Das fortgeschrittene Lebensalter hat einen geringeren prädiktiven Wert. Primär könnte bei Kammerflimmern ein Überleben von 80–90% angenommen werden (Larsen et al. 1993). Unter öffentlichen Defibrillationsprogrammen wurden Überlebensraten zwischen 53–74% bei Kammerflimmern berichtet (Valenzuela 2000). Ohne öffentliche Frühdefibrillationsprogramme wurden Raten zwischen 4–34% erreicht, je nachdem ob der Herzstillstand beobachtet worden war oder nicht (Eisenberg 2001).

Noch kontrovers wird die unmittelbare Defibrillation bei unbeobachtetem Kreislaufstillstand oder nach langer Zeit ohne Basismaßnahmen diskutiert, nachdem eine Beobachtungsstudie bessere Ergebnisse nach einer der Defibrillation vorausgegangenen 2- bis 3-minütigen CPR nachwies (Cobb et al. 1999).

Eine **pulslose elektrische Aktivität** (PEA) oder elektromechanische Entkoppelung ist mit einer schlechten Prognose behaftet: Lediglich 1–4% der Patienten verlassen das Krankenhaus lebend. Bei der PEA müssen die oben angeführten differenzialdiagnostischen Überlegungen rasch erfolgen, um behebbare Ursachen auszuschließen. Auch ist ein Pulscheck an verschiedenen Stellen angeraten, damit keine falsch-positive Diagnose gestellt wird.

Bei der **primären Asystolie** wird selten von Überlebensraten von über 2% berichtet, was aber auch an der Art der Datenerfassung liegen kann, da jeder Tod in eine Asystolie mündet. Entsprechend dem Algorithmus muss die notwendige Sorgfalt bei der Diagnosestellung einer Asystolie durch Prüfen der Nulllinie in 2 Ableitungen nach Elektrodenkabelkontrolle („cross-check") gewährleistet sein. Bei einer mehr als 10-minütigen Asystolie ohne rasch erkennbare und therapierbare Ursache besteht nahezu keine Überlebensaussicht; gleiches gilt für die prolongierte Reanimation über 30 min (ausgenommen Intoxikationen, Hypothermie, Beinahe-Ertrinken). Bei nicht beobachtetem Kreislaufstillstand ohne nachweisbarem Kammerflimmern oder Kammertachykardie und keinem Puls nach 10 min können die Bemühungen eingestellt werden (van Walraven et al. 1998)

Tabelle 67.2. Potenziell behandelbare Zustände bei Herzstillstand (4 „H" und „HITS")

	Unter anderem möglich bei:	Korrigiert durch:
Hypoxie	Allen Patienten	Effektivitätskontrolle der Reanimationsmaßnahmen Sauerstoffgabe und Beatmung Lage des Tubus prüfen
Hypokaliämie/Hyperkaliämie	Alkoholabusus, Diuretika, Diabetes, intestinalem Verlust	Bei Kalium <2,5 mmol/l Kalium i.v. 2 mmol/min, ca. 10–15 mmol
	Metabolischer Azidose, Kaliumzufuhr, Niereninsuffizienz, Hämolyse, Rhabdomyolyse	50 mmol Natriumbikarbonat i.v. 5–10 ml 10% Kalziumchlorid i.v. 50 ml Glukose 50% mit 10 IU Altinuslin i.v. Salbutamol mehrere Hübe
Hypovolämie	Trauma, Hämorrhagie, Verbrennungen, gastrointestinalem Verlust	Volumengabe, evtl. hypertone-hyperonkotische Lösung Blutgabe, u. U. operative Blutstillung
Hypothermie	Ertrinken, Lawinenunglück, Intoxikationen, Obdachlosen, hilflosen Personen, Verbrennungen, Trauma	Temperatur messen, Temperatur <30 °C, Limitierung der Defibrillationen auf 3 Schocks, aktive interne Wiedererwärmung mit Herz-Lungen-Maschine Keine weiteren Medikamente bis Temperatur >30 °C Bei 30–34 °C aktive äußerliche Erwärmung des Körperstamms
Herzbeuteltamponade	Nach Myokardinfarkt, nach Kardiochirurgie, Perikarditis, Trauma, Tumorerkrankung	Perikardiozentese
Intoxikation	Alkohol- oder Drogenabusus, psychiatrischer Erkrankung, Chemieunfall	Giftnotrufzentralen hinzuziehen, u. U. Herz-Lungen-Maschine
Thrombembolie	Bettlägrigen Patienten, postoperativ, früheren Lungenembolien	Volumengabe, Vasopressorengabe, Thrombolyse bei frustraner Reanimation
Spannungspneumothorax	Zentraler Venenkatheterisierung, mechanischer Beatmung, Trauma, COPD	Nadeldekompression, gefolgt von Thoraxdrainage

Hinweise für eine schlechte Prognose während der Reanimation ist ein fehlender CO_2-Anstieg in der Kapnometrie (<10 mmHg nach 20 min; Levine et al. 1997).

67.1.5 Postreanimationsphase

Zur ursächlichen Klärung des Herzstillstandes sind Laboruntersuchungen mit den biochemischen myokardialen Ischämiemarkern, Blutbild, Elektrolytstatus, Glukose, Retentionswerte, Gerinnungsparameter einschließlich D-Dimere, Blutgasanalyse, 12-Kanal-EKG und Echokardiographie, Röntgenthorax und u. U. eine Bildgebung des Zerebrums sowie eine Koronarangiographie notwendig. Das heißt, der reanimierte Patient muss – wenn immer möglich – in ein entsprechend ausgestattetes Krankenhaus transportiert werden.

Eine Fibrinolyse sollte vor dem Hintergrund der neuen Datenlage zur Behandlung von Myokardinfarkten und in Anbetracht der in Deutschland häufig schnell zu erreichenden Herzzentren mit Zurückhaltung eingesetzt werden, auch wenn eine stattgehabte Reanimation im Gegensatz zu früheren Lehrmeinungen keine Kontraindikation per se darstellt.

Nach wie vor versterben fast 50% der reanimierten Patienten am ersten Tag auf der Intensivstation. Reperfusionsschäden, Reperfusionsversager, toxische Metabolite und Gerinnungsstörungen sind hierfür verantwortlich. In der Postreanimationsphase sind trotz eines wiederhergestellten Spontankreislaufs Schockzustände häufig. Eine Hypotension beeinträchtigt das Krankenhausüberleben und wird durch Volumengabe ausgeglichen, wenn der Patient keine Zeichen einer manifesten Linksherzinsuffizienz aufweist. Eine kardiale Dysfunktion ist v. a. in der frühen Phase häufig und macht den Einsatz von kontinuierlich intravenös applizierten Katecholaminen erforderlich, um Blutdruckwerte von 90–100 mmHg zu erzielen.

Das **Postreanimationssyndrom** am Gehirn führt über ein Versagen der zerebralen Durchblutung und Reoxygenierungsschäden mit Freiwerden von Peroxiden sowie freien Sauerstoffradikalen und Störung der Bluthomöostase zu einer weiteren Schädigung, die die Mortalität und insbesondere Morbidität nach CPR mit bestimmt.

Einer Erhöhung der Körpertemperatur soll aktiv entgegengewirkt werden, da pro 1 °C der zerebrale Metabolismus um ca. 8% steigt. Eine milde/moderate Hypothermie mit Abkühlung der Körperkerntemperatur bis auf 32–33 °C durch Eispackungen entlang des Patienten für 12 h oder durch ein Umluftkühlbett für 24 h konnten eine Reduktion der Mortalität und ein verbessertes neurologisches Resultat bewirken (Bernard et al. 2003; Hypothermia After Cardiac Arrest Study Group 2002). Eine aktive Erwärmung von hypothermen Patienten bis ≈33 °C Aufnahmekerntemperatur sollte nicht unternommen werden (Klasse IIb-Empfehlung). Hirnprotektive Medikamente wie Barbiturate, Glukokortikoide, Kalziumantagonisten, N-Methyl-D-Aspartat-Antagonisten haben zwar in experimentellen Studien Hoffnungen geweckt, jedoch konnte bislang kein positiver Effekt auf das neurologische Outcome belegt werden (Kliegel 2001). Demgegenüber wurde aber neben dem Einsatz der Hypothermie bestätigt, dass Hyperglykämien in der Postreanimationsphase schädlich sind und eine konsequente Normoglykämie gesucht werden sollte. Die Erhöhung des Oberkörpers auf 30° und eine Normoventilation mit Normokapnie, nicht Hyperventilation, führen zur Senkung des intrakraniellen Drucks. Epileptische Krämpfe in der Frühphase werden mit Barbituraten oder Phenytoin therapiert.

Nach 1–3 Tagen kommt es typischerweise zu einem **intestinalen Versagen**; über einen Verlust der durch die Zirkulationsstörung angegriffenen Mukosabarriere werden Toxine eingeschwemmt und weitere Organversagen und meist auch eine Sepsis induziert.

Eine gute Splachnikusdurchblutung ist hier zur Prävention wichtig. Eine frühe enterale Ernährung wirkt der Translokation von Bakterien und Toxinen entgegen. Zur Verlaufsbeobachtung der Nierenfunktion ist eine Blasenkatheterisierung erforderlich. Prophylaktische Dopamingaben werden abgelehnt. Die wichtigsten Maßnahmen nach kardiopulmonaler Reanimation liegen also einerseits in der diagnostischen Klärung des Zustandes, andererseits in der anhaltenden Stabilisierung der hämodynamischen, respiratorischen, metabolischen und neurologischen Situation, um die regionalen Organperfusionen zu optimieren und die Organfunktionen zu erhalten.

Hinweise für eine schlechte neurologische Prognose nach Reanimation sind eine Erhöhung der Serumkonzentration der neuronenspezifischen Enolase (NSE) und des Proteins S 100 nach 24–72 h („Cut-off-NSE" > 33 ng/ml nach 72 h, Protein S 100 > 1,1 µg/l nach 48 h; Bottiger et al. 2001; Fogel et al. 1997) als auch fehlende Pupillenreflexe und motorische Schmerzreaktion am 3. Tag, fehlende EEG-Korrelate bei somatosensorisch evozierten Potenzialen in der ersten Woche.

> Über eine Optimierung der Überlebenskette mit einer breiteren Ausbildung der Bevölkerung in den Basismaßnahmen, z. B. als fester Bestandteil des Schulunterrichtes, und eine gezielte Installation von Frühdefibrillationsprogrammen könnten die Resultate der Wiederbelebungen verbessert werden.

67.1.6 Grenzen der Reanimation

Schon unter stationären Bedingungen ist die Entscheidung über den Einsatz und die Fortführung einer an den technologisch-intensivmedizinischen Möglichkeiten orientierten Maximaltherapie auch in Grenzfällen schwer genug und die Grenzen zwischen ärztlichem Tun und Unterlassen sind nicht immer eindeutig zu ziehen. Andererseits erscheint in diesen Grenzbereichen ärztlichen Handelns und ethischer Entscheidungen eine weitere normierende Differenzierung weder machbar noch wünschenswert. „Handlungen und Unterlassungen sind glücklicherweise in der klinischen Intensivmedizin in der Regel Teil eines stillen und selbstverständlichen Verantwortungsbewusstseins für die Grenzen ärztlicher Kunst" (Graf-Baumann 1992).

Ebenso wichtig wie die Respektierung dieses ärztlichen Verantwortungsfreiraums ist das ständige Hinterfragen derjenigen Grundlagen, auf denen die Fähigkeit zum ethischen Verhalten erworben und geübt wird, und die die sittlichen Normen in uns prägen. Wie wichtig diese Forderung nicht nur in der Phase der ärztlichen Ausbildung, sondern auch während der gesamten Zeit der Berufsausübung ist, zeigt sich darin, dass mit zunehmend rascheren Fortschritten in der Medizin die Kluft zwischen den medizinischen Möglichkeiten und deren ethisch-moralischer Bewältigung immer größer zu werden scheint. Das Beherrschen einer neuen medizinisch-therapeutischen Technik darf nicht die Verpflichtung zu ihrer bedingungslosen Anwendung implizieren. Umgesetzt für die notärztliche Tätigkeit heißt dies, dass die im medizinischen Ausbildungsgang einmal erworbene Fähigkeit zur kardiopulmonalen Reanimation eingebettet sein muss in die Vernünftigkeit einer konkreten sittlich-humanen Handlungsform.

Der vorzeitige Abbruch einer einmal begonnenen Reanimation kann in Einzelfällen nach Bekanntwerden zusätzlicher Informationen (Ablehnung lebenserhaltender Maßnahmen durch den Patienten, Terminalstadium einer schweren konsumierenden Erkrankung) angezeigt erscheinen. Auf der anderen Seite können besondere Umstände vorliegen, unter denen mit reanimatorischen Bemühungen trotz fehlender Aussicht auf Erfolg zumindest begonnen wird, wenn z. B. Angehörige das Nicht-Helfen-Können schuldhaft erlebt haben. Die Angehörigen sollten während der lebenserhaltenden Maßnahmen in das Geschehen so gut wie möglich einbezogen werden und die interventionellen Maßnahmen kommentiert werden, um ihrer Hilflosigkeit entgegenzutreten. Sie auszuschließen heißt ihre Konfliktverarbeitung zu erschweren. Der Nachbetreuung der Angehörigen kommt in diesem Zusammenhang eine große Bedeutung zu.

67.2 Kardiozirkulatorische Notfälle

Leitsymptome des kardialen Notfalls
- Atemnot
- Thoraxschmerz
- Schock
- Synkope, Präsynkope, Schwindel
- Bewusstlosigkeit

Häufig liegen Symptomkombinationen (z. B. Dyspnoe/Tachyarrhythmie) vor und geben damit wichtige Hinweise für die Ätiologie des kardiovaskulären Notfalls. Andererseits können im Ablauf eines kardiologischen Notfalls alle Symptome – von initial leichtem Unwohlsein bis hin zum Schock und Bewusstlosigkeit – durchlaufen werden. Im Folgenden werden die kardialen Notfälle nach Leitsymptomen gegliedert abgehandelt; eine solche Einteilung erscheint gerade in der Notfallmedizin sinnvoll.

67.2.1 Leitsymptom Dyspnoe

Das subjektive Gefühl der Luftnot entsteht durch einen unverhältnismäßig starken Anstieg der Atemarbeit im Verhältnis zur Sauerstoffaufnahme. Ursache ist eine Complianceverminderung des Lungengewebes durch die stauungsbedingte vermehrte Flüssigkeitsansammlung (Ulmer et al. 1986).

In der Regel sind die Linksherzinsuffizienz-bedingten kardialen Dyspnoezustände mit Hilfe anamnestischer Angaben und der körperlichen Untersuchung von anderen Ursachen für die Primärversorgung rasch ausreichend abgrenzbar:
So sind
– eine KHK- bzw. Infarktanamnese,
– zusätzliche Angina-Symptomatik,
– ein typischer „feuchter" Lungenauskultationsbefund sowie
– tachykarde oder bradykarde Herzrhythmusstörungen

oft sekundenschnell wegweisend. Auf Anhieb gelegentlich schwierig ist die Unterscheidung zwischen Asthma cardiale und bronchiale. Hier sind anamnestische Angaben besonders wichtig (z. B. sind Erstmanifestationen eines Asthma bronchiale in höherem Alter eher selten). Andererseits kann bei langjähriger Asthmaanamnese ein heftiger neuer Anfall mit sympathikoton bedingtem Blutdruckanstieg bei bereits beeinträchtigter linksventrikulärer Funktion eine Linksinsuffizienz sowie bei vorbestehendem Cor pulmonale auch eine Rechtsherzdekompensation auslösen.

Von „Luftnotzuständen" abzugrenzen sind Veränderungen der Ventilationssteuerung, wie sie z. B. bei der Hyperventilation oder auch bei der Kußmaul-Atmung anzutreffen sind.

Die differenzialdiagnostisch in Frage kommenden Ursachen der überwiegend durch Linksherzinsuffizienz bedingten Dyspnoezustände bis hin zum Lungenödem sind im Folgenden tabellarisch aufgeführt. Häufig handelt es sich in der Entwicklung des Notfalls um ein polyätiologisches Geschehen:

Häufigere Ursachen kardial bedingter Dyspnoe
– Chronischer Ventrikelschaden bei KHK
– Primäre/sekundäre Kardiomyopathien
– Akute Ventrikelschädigung bei Myokardinfarkt
– Akute ischämische Ventrikelfunktionsstörung im Angina pectoris-Anfall
– Herzrhythmusstörungen
– Akute Überbelastungen eines sonst noch kompensierten linken Ventrikels durch körperliche Anstrengung
– Hypertonie, hypertensive Krise
– Dekompensationen bei Mitral- und Aortenvitien
– Myo- und/oder Perikarditis

Seltenere Ursachen kardial bedingter Dyspnoe
– Papillarmuskel- oder Sehnenfadenruptur mit akuter Mitralinsuffizienz
– Endokarditis mit akuter Aorteninsuffizienz
– Perikardtamponade
– Aortendissektion mit Aorteninsuffizienz/Tamponade
– Schrittmacherdysfunktionen
– Klappenprothesendysfunktion/Degeneration

Häufigere Ursachen nichtkardial bedingter Dyspnoe
– Asthma bronchiale, ggf. mit Rechtsherzdekompensation
– Pneumothorax
– Lungenembolie
– Pneumonie
– Hyperventilationssyndrom
– Atemwegsobstruktionen
– Thoraxtraumata (instabiler Thorax, Spannungspneumothorax, Lungenkontusion, Hämatothorax, andere Thoraxverletzungen)

Seltenere Ursachen nichtkardial bedingter Dyspnoe
– Reizgasinhalation
– Intoxikationen
– Atelektase, Lungenfibrose
– Mediastinaltumor
– Neuromuskuläre Ursachen (Lähmungen, Infektionen Tumoren)
– Urämie
– Coma diabeticum

Kardiopulmonale Mischbilder
– Lungenembolie mit Rechtsherzbelastung
– Chronisch-obstruktive Lungenerkrankung mit dekompensiertem Cor pulmonale
– Contusio cordis

Linksherzinsuffizienz, Lungenödem

Prähospitalphase. Anamnese und diagnostische Basismaßnahmen können nur einen kurzen Zeitraum beanspruchen. Das ausgebildete Lungenödem erkennt man in der Regel bereits beim Betreten des Raumes. Weniger deutliche Befunde werden mit Hilfe der Herz- und Lungenauskultation (feuchte Rasselgeräusche) rasch klar. Eine weitere ätiologische Differenzierung wird schnell mit der Blutdruckmessung und der EKG-Ableitung, am besten mit 12-Kanal-EKG erreicht. Die Pulsoxymetrie wird zum respiratorischen Monitoring benötigt.

Erstmaßnahmen. Die Erstmaßnahmen bestehen in der blutdruckabhängigen Oberkörperhochlagerung, der hochdosierten Sauerstoffgabe (10–12 l/min) über Maske mit Reservoirbeutel und bei hypertensiver Entgleisung evtl. einen „unblutigen Aderlass". Nach Legen eines gut fixierten, venösen Zugangs (am besten Handrücken oder Unterarm) beginnt die medikamentöse Stufentherapie mit der Gabe von Furosemid (40–80 mg i. v.) und Nitraten (Spray, Kapsel) je nach Blutdruck (systolischer Druck >100 mmHg). Die Sedierung des Patienten mit Morphin-HCl – bis zu 10 mg – hat sich sehr gut bewährt und bewirkt über ein venöses Pooling eine Vorlastsenkung und reduziert über den sedativen Effekt hinaus den myokardialen Sauerstoffverbrauch. Die Kombination mit einem Antiemetikum (Metoclopramid 10 mg i. v.) ist bei vegetativer Reizung sinnvoll.

Die weitere Therapie ist abhängig vom Blutdruck (RR): Bei RR-Werten >100 mmHg kann vor Ort bereits der „Nitro"-Perfusor (Glyzeroltrinitrat 1–6 mg/h, bei 50 ml Fertiglösung entsprechend 1–6 ml/h) eingesetzt werden; bei zusätzlichem „foreward failure" mit RR<70 mmHg kommt Dopamin (5–15 μg/kg KG/min), ebenfalls über den Perfusor gegeben, zur Anwendung: z. B. bei 70 kg KG 250 mg Dopamin (50 ml), 4–12 ml/h. Hypotensive Linksherzinsuffizienzen machen einen raschen Transport notwendig. Der Behandlungsspielraum ist gering und intensivmedizinische Maßnahmen (differenzierte Katecholamintherapie, intraaortale Ballongegenpulsation sowie ggf. Reperfusionsstrategien) müssen rasch nach der Diagnosestellung folgen, um dem Patienten eine Aussicht auf Restitutio ad integrum zu erhalten.

> **Klinisch wichtig**
> Beim normotensiven oder hypertensiven Lungenödem gilt die Regel „stay and play", wenn kein akuter Myokardinfarkt vorliegt, da schon ein Umlagern und der Transport zu einer erneuten Dekompensation führen können.

Zusatztherapie. Bei **hypertonen Patienten** muss bei einer kritischen Erhöhung des Blutdrucks über 200 mmHg systolisch/120 mmHg diastolisch von einem hypertensiven Notfall ausgegangen werden. Neben Oberkörperhochlagerung, Sauerstoff und Nitraten kann Nitrendipin als Phiole oral appliziert werden. Bringt die einmalige Gabe einer Nitrendipinphiole keine Blutdrucksenkung, kann nach 15 min erneut eine Phiole verabreicht werden. Die Nifedipingabe ist wegen der resultierenden Reflextachykardie eher ungünstig.

Orale Medikamente können jedoch häufig bei akuter Linksherzinsuffizienz nicht mehr verabreicht werden, sodass der intravenöse Zugangsweg erforderlich wird. Bewährt hat sich die langsame intravenöse Gabe von Urapidil (5–25 mg i. v.).

Rhythmusstörungen sind häufig Auslöser und Komplikation der Linksherzinsuffizienz. Sie kommen natürlich auch in Verbindung mit den anderen Leitsymptomen vor, sollen aber aus Gründen der Synopsis hier kurz besprochen werden.

Eine **absolute Tachyarrhythmie** reagiert in der Regel gut auf β-Blocker (Metoprolol 5–10 mg i. v) oder Verapamil 5–10 mg, wobei hier Kontraindikationen bei evtl. Prämedikationen von β-Rezeptorenblockern zu beachten sind. Auch kann eine Digitalisgabe (0,4 mg Digoxin i. v.) zusätzlich erforderlich sein, allerdings bei fehlender Kenntnis des Kaliumhaushalts eine nicht unproblematische Maßnahme mit Erhöhung des Proarrhythmierisikos. Bei regelmäßigen **Schmalkomplextachykardien** können vagale Manöver (Valsalva, Karotismassage nach Auskultation der Karotis) oder Adenosin (6–18 mg i. v.) eine Unterbrechung der Rhythmusstörung bewirken und zur Differenzialdiagnose beitragen. Häufig kommt es über die erhöhten endogenen Katecholaminspiegel aber zu einer Reinitiierung. β-Blocker oder Verapamil als Bolus 5–10 mg sind geeignet, regelmäßige Schmalkomplextachykardien anhaltend zu terminieren. Bei ungenügender Frequenzdrosselung (Frequenz >150/min) und protrahierter Linksherzinsuffizienz kann eine notfallmäßige Kardioversion von Vorhofflimmern erforderlich sein (auch bei pulslosen Schmalkomplextachykardien >250/min). Über die R-Zacken-getriggerte Synchronisierung wird verhindert, dass ein Impuls in die vulnerable Phase des Herzzyklus fällt und Kammerflimmern auslöst (Resynchronisierung nach jeder Stromabgabe!).

Zur Kardioversion empfiehlt es sich, Klebeelektroden zu verwenden, über die auch neben der EKG-Registrierung mono- oder biphasische Stromabgaben je nach Gerätetyp (100–360 J/75–200 J) möglich sind. Eine Kurznarkose nach vorausgegangener Aufklärung des Patienten z. B. mit Etomidate 0,2–0,3 mg/kg KG oder Midazolam 5–10 mg i. v. sollte eingeleitet werden und die Intubation sollte komplett vorbereitet sein. Nach Kardioversion kommt es häufig zu einer kurzen Asystolie, ggf. muss Atropin/Adrenalin appliziert werden. Die akute Konversion ist grundsätzlich als problematisch zu beurteilen (medikamentös wie elektrisch), da häufig nicht bekannt ist, wie lange das Vorhofflimmern/-flattern bestand. Ein erhöhtes Thrombemboliersiko besteht bereits nach 24–48 h Dauer, weswegen in der Regel eine vorangehende 3–4-wöchige suffiziente Antikoagulation empfohlen wird. Die begleitende Heparinmedikation (5000–10.000 IE je nach KG i. v.) kann dieses Risiko nicht nehmen. Die Gabe von Antiarrhythmika außer Amiodaron (300 mg i. v. Wiederholung nach 1 h möglich) sollte kardiologisch versierten Notfallmedizinern vorbehalten sein.

Flecainid 100–150 mg i. v. kann bei fehlenden Hinweisen auf eine myokardiale Ischämie langsam appliziert werden, um eine Akutkonversion zu erzielen. Bei Hypotonie ist die Gabe von Antiarrhythmika präklinisch kaum gerechtfertigt, sondern großzügig zu kardiovertieren.

Bei regelmäßigen **Breitkomplextachykardien** handelt es sich meist um ventrikuläre Tachykardien, seltener um ein Präexitationssyndrom mit antidromer Tachykardie (WPW) oder supraventrikuläre Tachykardien mit vorbestehendem Schenkelblock/aberranter Leitung. Im Zweifelsfall sollte immer „breit" therapiert werden. **Kammertachykardien** sind mit Amiodaronbolusgaben (150–300 mg i. v.) oder Ajmalin (Gilurytmal 1 mg/kg KG mg i. v.) zu unterbrechen, Lidocain (1,0–1,5 mgkg KG i. v.) ist weniger effizient. Nicht selten aber ist auch die synchronisierte Kardioversion in Kurznarkose erforderlich. Die Kurznarkose sollte bei Kammertachykardien, bei denen der Patient noch bei Bewusstsein ist, auch unter dem Gesichtspunkt der Vermeidung eines traumatischen Erlebens einer Kardioversion durchgeführt werden. Sind die Patienten bei Auftreten einer Kammertachykardie wach und kooperativ, so kann über das Auslösen von kräftigen Hustenstößen die Tachykardie u. U. unterbrochen werden oder zumindest über die Erhöhung des intrathorakalen Drucks die koronare Perfusion kurzfristig erhalten und Zeit für die Einleitung der externen Kardioversion gewonnen werden.

> **Klinisch wichtig**
> Jeder rhythmologischen Intervention sollte eine EKG-Dokumentation, am besten mit 12-Kanal-EKG, vorausgehen und folgen.

Treten die angeführten Rhythmusstörungen ohne Symptome (Dyspnoe, Linksherzinsuffizienz, Thoraxschmerz als Ausdruck der Ischämie, Kollaps/Bewusstlosigkeit) auf, ist eine unmittelbare Behandlungsindikation meist nicht gegeben und der Patient sollte bei stabilen Kreislaufverhältnissen unter Monitoring in das Krankenhaus gebracht werden. Bei eindeutiger Diagnose eines Vorhofflimmerns ohne hämodynamische Konsequenz kann der Patient auch in die Obhut des Hausarztes zur weiteren Therapie gegeben werden. Eine stationäre Einweisung ist hier nicht zwingend erforderlich.

Bradykarde Rhythmusstörungen werden mit fraktionierter Adrenalingabe, Dopamininfusion oder Atropin (mindestens 0,5 mg, bis 3 mg i. v.) behandelt. Unter Umständen ist auch eine transthorakale Schrittmacherstimulation notwendig. Hierzu werden Plattenelektroden präkordial (negativ) und links unter der Scapula (positiv) angebracht. Stromstärken von 40–200 mA sind über 20–40 ms erforderlich. Ab ca. 80 mA benötigt der Patient eine Sedierung wegen der begleitenden schmerzhaften Muskelkontraktionen. Bei Stimulation ist neben einer Ventrikelerregung („capture") immer auf eine Pulswelle zu achten (Pulscheck), um eine elektromechanische Entkoppelung nicht zu übersehen.

In der Regel bessert sich durch die spezifischen Maßnahmen die Linksherzinsuffizienz und das Befinden des Patienten rasch. Eine dennoch progrediente respiratorische Insuffizienz – evtl. auch mit zunehmender Eintrübung und Ausbildung eines kardiogenen Schocks – ist prognostisch sehr ernst. Vor einer notwendigen Intubation sollte auch präklinisch eine nichtinvasive CPAP-Beatmung (mit 5–10 cmH$_2$O) versucht werden, was mit einigen Notfallrespiratoren problemlos möglich ist. Bei weiterer Verschlechterung (zunehmende Erschöpfung, SaO$_2$-Abfall und Zyanose) gehören die Intubation und die (Überdruck-)Beatmung rasch eingesetzt. Durch die erforderliche Narkose kommt es regelhaft zu einer Hypotension und mitunter zu einem kompletten Kreislaufzusammenbruch mit konsekutiver Reanimationsbedürftigkeit. Bei der Narkoseeinleitung besteht außerdem aufgrund der vorausgegangenen Aerophagie ein deutlich erhöhtes Aspirationsrisiko, weshalb eine sog. Crash-Intubation („rapid sequence intubation") bevorzugt wird.

> Auch nach deutlicher Besserung der Symptomatik ist der nachfolgende Transport in eine Klinik immer angezeigt, da meist die zur Notfallsituation führenden Ursachen in der Regel weder vollständig erkannt noch mit der Akuttherapie definitiv behoben werden konnten.

Stationäre Akutversorgung. Nach Übernahme des Patienten auf der Notaufnahme-/Intensiveinheit muss zum einen die weitere Stabilisierung der Hämodynamik, zum anderen eine zügige definitive Diagnosestellung angestrebt werden.

Basismaßnahme bei akuter Linksinsuffizienz ist unter Berücksichtigung des individuellen Gerinnungsstatus die Antikoagulation mit Heparin. Sie wird bei Hinweisen für eine ischämische Genese ergänzt durch die Gabe von Thrombozytenaggregationshemmern (Azetylsalizylsäure und Clopidogrel, s. Kap. 22).

Die differenzierte Therapieanpassung erfolgt unter Zuhilfenahme des hämodynamischen „Monitorings" mittels Rechtsherzeinschwemmkatheter. Dabei werden primär die Medikamentengruppen Vasodilatanzien, positiv-inotrope Substanzen und Diuretika eingesetzt. Im Einzelfall kann die hämodynamische Stabilisierung erst nach maximaler Sedierung in Verbindung mit einer nichtinvasiven CPAP-Maskenbeatmung oder kontrollierten bzw. assistierten Beatmung und mit intraaortaler Gegenpulsation (IABP) möglich sein. Bei persistierender, inadäquater Diurese sollte frühzeitig die Anwendung der Hämofiltration, alternativ auch der Dialyse, erörtert werden.

Die Diagnostik unmittelbar nach der Aufnahme umfasst neben dem 12-Kanal-EKG das laborchemische Screening (Troponin, Myoglobin, individuell D-Dimere, Brain-natriuretisches Peptid [BNP]), eine Thoraxröntgenaufnahme und die echokardiographische Untersuchung. Bei Vorliegen eines kardiogenen Schocks sind ätiologisch primär zu nennen:

- akutes Koronarsyndrom,
- dekompensierte Kardiomyopathie,
- dekompensiertes Vitium cordis,
- Tachy-/bradykarde Herzrhythmusstörungen,
- Aortendissektion,
- Perikardtamponade.

Bei zugrunde liegendem akuten Koronarsyndrom sollte eine notfallmäßige Koronarangiographie zur Eruierung der Interventionsmöglichkeiten durchgeführt werden. Eine Perikardtamponade verlangt aus vitaler Indikation die unverzügliche entlastende Punktion. Bei Aortendissektion oder dekompensiertem Vitium cordis ist die Notwendigkeit und Machbarkeit der notfallmäßigen operativen Behandlung zu überprüfen.

Entsprechend der genannten Therapieoptionen sollte bei kardiogenem Schock generell die Primäraufnahme oder Akutverlegung in ein entsprechend logistisch ausgerichtetes Zentrum gestellt werden (s. Kap. 18).

Rechtsherzdekompensation

Neben der primär-kardialen Genese der Rechtsherzdekompensation besteht häufig eine pulmonale Ursache (chronisch-obstruktive Lungenerkrankung, rezidivierende Lungenembolie). Bei chronischer pulmonaler Hypertonie mit Cor pulmonale führen akute Steigerungen des Pulmonalarteriendrucks zur Rechtsherzdekompensation. Ursache der Drucksteigerung sind akute Exazerbationen einer chronisch-obstruktiven Lungenfunktionsstörung, körperliche Überanstrengungen sowie zusätzliche Erkrankungen, wobei respiratorische Infekte an erster Stelle stehen (Schuster 1990).

Eine meist lange Anamnese und Orthopnoe in Verbindung mit massiv gestauten Halsvenen, Beinödemen, druckschmerzhaft gestauter Leber, Übelkeit und Erbrechen weisen diagnostisch den Weg.

Prähospitalphase. Bei kardialer Genese ist das primäre Therapieziel eine Vorlastsenkung mit Vasodilatanzien (Nitrate) und Diuretika (Furosemid). Allerdings ist Vorsicht geboten bei Verdacht auf Rechtsherzinfarkt. Hier ist zur Aufrechterhaltung der Hämodynamik ein ausreichender Füllungsdruck erforderlich.

Bei pulmonaler Genese wird therapeutisch die Entlastung des rechten Ventrikels durch die Verbesserung des Ventilations-Perfusions-Verhältnisses mit konsekutiver Absenkung des Pulmonalarteriendrucks erreicht. Die medikamentöse Notfalltherapie entspricht zunächst der des schweren Asthmaanfalls: vorsichtig dosierte Sauerstoffgabe (1–3 l/min), β-

Mimetika (Fenoterol als Berotec- oder Berodual-Spray), Kortikosteroide hochdosiert (250–500 mg Prednisonäquivalent) und Theophylline (0,24 g langsam i. v.).

Zusätzlich kommen bei dekompensiertem Cor pulmonale Diuretika und Nitrate, bei absinkendem arteriellem Blutdruck auch Katecholamine (Dopamin/Dobutamin) zum Einsatz. Frühzeitige Intubation und Beatmung können aus respiratorischer Indikation angezeigt sein und die kardiale Situation verbessern.

Stationäre Akutversorgung. Um eine differenzierte weitere Therapie der akuten Rechtsherzdekompensation durchführen zu können, ist kurzfristig eine ätiologische Klärung erforderlich. Bereits anamnestische Angaben sowie eine gezielte klinische Untersuchung können richtungsweisend sein. Die laborchemische Diagnostik einschließlich Sauerstoffsättigung (SaO_2), Myoglobin, Troponin, D-Dimere sowie Brain-natriuretisches Peptid (BNP) in Verbindung mit Ruhe-EKG, Echokardiographie sowie Thoraxröntgenaufnahme erbringen weitere wichtige Hinweise auf eine mögliche, primär kardiale oder pulmonale Ursache der Dekompensation.

Die Optimierung der hämodynamischen Datenerfassung über einen Rechtsherz-Swan-Ganz-Katheter dient sowohl der weiteren Klärung des Krankheitsbildes, als auch zur Steuerung der medikamentösen Therapie. Parallel muss eine weitere medikamentöse Therapieanpassung mit vorlastsenkender Medikation, Diuretika sowie ggf. Einsatz positiv-inotroper Substanzen vorgenommen werden. Des Weiteren ist generell eine Antikoagulation mit Heparin erforderlich – unter Berücksichtigung des akut erhobenen Gerinnungsstatus.

Differenzialdiagnostisch kommt ein extrem breites Spektrum in Frage. So kann unterschieden werden zwischen:
- einem primären Lungenproblem entsprechend einem Cor pulmonale (chronisch-obstruktive Lungenerkrankung/Asthma bronchiale/primär pulmonale Hypertonie/Lungenembolie) und einer
- primär kardialen Ätiologie: Myokardinfarkt mit Rechtsherzbeteiligung/dilatative Kardiomyopathie im Finalstadium/Rechtsherzdekompensation bei Mitralklappenstenose/Vorhofseptumdefekt/Ventrikelseptumdefekt.

Entsprechend muss neben einer weiteren Therapiemodifikation ein ergänzendes diagnostisches Konzept umgesetzt werden (Koronarangiographie, Pulmonalisangiographie, Kernspintomographie, Computertomographie oder auch einer Perfusions-/Inhalationsszintigraphie sowie die Venenduplexsonographie). Im Hinblick auf die Atmungssituation muss auch hier neben einer möglicherweise erforderlichen bronchodilatatorischen Medikation die Notwendigkeit einer CPAP-Maskenbeatmung oder auch Intubation entschieden werden.

Lungenembolie

Wegen der Auswirkungen auf die Lungenstrombahn und den rechten Ventrikel handelt es sich bei der Lungenembolie ebenfalls um einen „gemischten kardiopulmonalen" Notfall. Anamnestisch lassen sich nur in etwa einem Drittel der Fälle vorbestehende Phlebothrombosen erfassen.

> Typische klinische Zeichen sind Husten, Zyanose, Hämoptysen, Tachykardie und Tachypnoe. Bei peripherer Embolisation mit Pleurareizung treten auch atemabhängige Schmerzen auf. Je nach Ausmaß der Embolisation treten die Zeichen der akuten Rechtsherzdekompensation bei gleichzeitiger arterieller Hypotonie hinzu. Bradykardie, Schock und Bewusstseinsverlust zeigen eine massive Lungenembolie an.

Prähospitalphase. Erstmaßnahmen sind die Sedierung und Schmerzbekämpfung, z. B. mit Diazepam (5–10 mg i. v.) und/oder Morphin (4–10 mg i. v.) sowie die Sauerstoffgabe (6–10 l/min). Die Bolusgabe von 5000 IE Heparin dient zur Prophylaxe von Reembolien. Zusätzlich können die Therapiemaßnahmen bei Rechtsherzinsuffizienz erforderlich werden (s. oben). Bei hochgradiger mit Sauerstoffgabe nicht korrigierbarer Hypoxämie sollte die Intubation zur Beatmung (ggf. auch mit dem PEEP-Ventil) erfolgen. Die Schockbehandlung bei Lungenembolie sollte mit Dobutamin (6–12 µg/kg KG/min), evtl. zusätzlich mit Dopamin (2–6 µg/kg KG/min) durchgeführt werden. Da Patienten mit großer Lungenembolie rasch einer Fibrinolysetherapie zugeführt werden sollten, ist der kürzeste Weg zum nächsten Akutkrankenhaus zu wählen.

Eine präklinische, thrombolytische Therapie der Lungenembolie wird bisher wegen der fehlenden Möglichkeiten der Diagnosesicherung vor Ort nicht diskutiert. Im Rahmen einer Reanimationssituation sollte sie jedoch unbedingt erwogen werden. Intramuskuläre Medikamentenapplikationen sind wegen einer später evtl. durchzuführenden Thrombolysetherapie ebenso ein Kunstfehler wie bei der Therapie des Herzinfarktes und der Angina pectoris.

Stationäre Akutversorgung. Bei akuter Lungenembolie wird das weitere Vorgehen primär durch die hämodynamische Situation bestimmt. Die Basisdiagnostik in der Klinik umfasst das Laborscreening einschließlich Bestimmung der D-Dimere, der Überprüfung hereditärer Gerinnungsstörungen (Faktor V-Mutation, Resistenz gegenüber aktiviertem Protein C, Faktor II-Mutation) und des AT III sowie der Proteine C und S die Blutgasanalyse, die Messung der Sauerstoffsättigung, das Ruhe-EKG, die Echokardiographie und die Thoraxröntgenaufnahme. Die erweiterte Diagnostik, die nicht zuletzt unter Berücksichtigung der aktuellen hämodynamischen Situation durchzuführen ist, wird in Abhängigkeit von den logistischen Möglichkeiten in der Durchführung einer Pulmonalisangiographie, einer Kernspintomographie, eines Computertomogramms oder eines Inhalations-/Perfusionsszintigramms bestehen. Die erweiterte Ätiologieabklärung wird eine Beinvenenduplexsonographie zur Lokalisation der Thrombembolieguelle einschließen.

Parallel dazu muss, abhängig von der Atemsituation, entschieden werden über die Durchführung einer CPAP-Maskenbeatmung oder einer Intubation mit kontrollierter/assistierter Beatmung.

Bei hämodynamisch stabiler Situation kann sich das medikamentöse Therapiekonzept auf eine intravenöse Heparintherapie mit überlappender oraler Antikoagulation sowie auf eine symptomatische Therapie beschränken.

Bei hämodynamisch initial stabilen Patienten mit jedoch Nachweis einer submassiven Lungenembolie, muss individuell entschieden werden zwischen einer initialen Beschränkung auf eine Antikoagulation mit intravenös Heparin und einer zusätzlichen Akutthrombolyse. Aufgrund der aktuellen Literatur besteht derzeit allerdings eher die Tendenz zur primären Durchführung einer Kombinationsbehandlung unter Anwendung von intravenösem Heparin und Alteplase als Fibrinolytikum.

Bei hämodynamisch instabiler Situation, bedingt durch eine submassive/massive Lungenembolie, besteht eine eindeutige Indikation zur Akutthrombolyse in Verbindung mit intravenös Heparin und engmaschigem Labormonitoring. Bei Lyseversagen oder Kontraindikationen gegen eine Lyse muss über eine chirurgische oder kathetertechnische Embolektomie bzw. Thrombusfragmentation entschieden werden.

Seltene kardiale Ursachen der Dyspnoe

Auf die Herzwandruptur mit Perikardtamponade, Ventrikelseptumruptur und den Papillarsehnenfadenabriss mit akuter Mitralinsuffizienz wird bei den Komplikationen des Myokardinfarktes näher eingegangen (s. Kap. 22). Die Diagnose einer Endokarditis mit akuter Aorteninsuffizienz durch Taschenklappenausriss ist auskultatorisch und inspektorisch (Diastolikum, Pulsation der Halsweichteile) sowie durch die große Amplitude bei der Blutdruckmessung kein großes Problem. Neben der Therapie der Linksinsuffizienz-bedingten Lungenstauung (s. oben) kann die Regurgitationsfraktion an der Aortenklappe durch zusätzliche Nachlastsenkung verringert werden (Nitrate, RR-Absenkung, z. B. mit Urapidil). Auf die nach Diagnosestellung und Primärtherapie erfolgende Auswahl der geeigneten Klinik für die Weiterversorgung wird noch eingegangen werden.

67.2.2 Leitsymptom Thoraxschmerz

> Der akute Thoraxschmerz ist das häufigste internistische notfallmedizinische Symptom und kann stets Ausdruck einer Erkrankung mit unmittelbarer Lebensbedrohung sein. Oft ist der Thoraxschmerz in Abhängigkeit von der zugrunde liegenden Erkrankung von erheblicher Dyspnoe begleitet. Dies gilt v. a. für die Lungenembolie, den Pneumothorax, die Angina pectoris, aber auch für funktionelle Herzbeschwerden.

Die akuten, nicht traumatisch bedingten Thoraxschmerzen können vom Herzen, von der Lunge, der Pleura, der Aorta, der Wirbelsäule sowie von der Brustwand selbst und vom Ösophagus ausgehen. Der Thoraxschmerz vom kardialen Typ (s. unten) ist im Gegensatz zum pleuralen Schmerz weder atem- noch lageabhängig. Dem Leitsymptom Thoraxschmerz liegen am häufigsten die akuten Koronarsyndrome sowie funktionelle Herzbeschwerden zugrunde. Die Bedeutung der differenzialdiagnostischen Klärung wird durch die Letalität akuter Koronarsyndrome (AKS: instabile Angina pectoris, Non-ST-Elevations-Myokardinfarkt, ST-Elevations-Myokardinfarkt) deutlich. Sie beträgt bei instabiler Angina ≈10%, bei Myokardinfarkt ≈55–62% (MONICA-Project; Löwel et al. 1985, 1993). Wenn auch hier die intrahospitale Mortalität auf unter 10% gesenkt werden konnte, so versterben doch 2 Drittel der Patienten, ohne ein Krankenhaus erreicht zu haben. Der vielfach gebrauchte Satz „Zeit ist Herzmuskel" spiegelt eine der prognostischen Determinanten wider: die Zeit vom Einsetzen der Symptome bis zur Einleitung einer suffizienten Therapie ist für das Überleben der Patienten von entscheidender Bedeutung. Während die Zeitspanne „Beginn der Symptomatik → Alarmierung eines Arztes" durch den Patienten bestimmt ist und durch eine verbesserte Aufklärung der Bevölkerung reduziert werden könnte, stehen die nachfolgenden Zeiträume „Ankunft Arzt → Therapieeinleitung → Transport" und „Tür-zu-Nadel/Ballon-Zeit" in der Verantwortlichkeit der notfallmedizinischen Versorgung.

Ursachen des akuten, nicht-traumatischen Thoraxschmerzes

- Kardial-koronar: Angina pectoris, akuter Myokardinfarkt
- „Indirekt" oder „relativ" koronar: Hypertrophe Kardiomyopathien, Aortenstenose, hypertensive Herzerkrankung
- Nicht koronar: Mitralklappenprolapssyndrom, Perikarditis
- Funktionell: funktionelle Herzbeschwerden
- Extrakardial-vaskulär: Aortendissektion, Aortenruptur, Lungenembolie
- Pleural: Pleuritis, Spontanpneumothorax
- Pulmonal: Pneumonie
- Vertebral: Wirbelsäulensyndrome, Wirbelkörperfrakturen (pathologische)
- Brustwand: muskuloskelettale Schmerzzustände
- Ösophagus: diffuser Ösophagusspasmus, Ösophagitis, Hiatushernie, Achalasie

---

Prästationäre Differenzialdiagnose und Maßnahmen

Funktionelle Herzbeschwerden können in ihrem Schmerzcharakter den Beschwerden bei Myokardinfarkt gleichen, sind aber häufig von ausgesprochener Angst, Parästhesien mit Schwere- und Lähmungsgefühlen begleitet. Eine gesteigerte Atmungstätigkeit wird als „Luftnot" empfunden. Pfötchenstellung der Hand und psychische Alterationen sind häufig. Der Untersuchungsbefund ist in der Regel völlig normal und die sonst häufige Entwicklung von Komplikationen bleibt aus.

Der Schmerz bei **akutem Myokardinfarkt** wird retrosternal oder über der Herzspitze empfunden. Ausstrahlungen in den Hals, Unterkiefer, Rücken (zwischen den Schulterblättern), in beide Arme sowie in den Oberbauch sind häufig. Begleitqualitäten des kardialen Schmerzes sind Gefühle wie Enge, Druck, Zusammengepresst- und Eingeschnürtsein, Vernichtungsgefühl, Angst sowie die vegetativen Begleiterscheinungen Übelkeit, Brechreiz und Schweißausbruch. Differenzialdiagnostisch wichtig sind mögliche anamnestische Angaben über eine vorbestehende KHK, abgelaufene Infarkte, kürzlich stattgehabte kardiologische Interventionen (PCI) sowie über bisher eingenommene Medikamente. Schwierig ist die Abgrenzung gegenüber der akuten Perikarditis (mehr pleuraler Schmerztyp, lage- und atemabhängig).

Die **Aortendissektion** beginnt plötzlich (Axthiebphänomen, typische Lokalisation zwischen den Schulterblättern) und ihr Vernichtungsschmerz ist häufig auch gegenüber den sehr starken Opiatanalgetika relativ resistent. Auf die Verdachtsdiagnose einer Aortenkomplikation können Pulsausfälle oder -abschwächungen der abhängigen Arterien, insbesondere aber auch neurologische Ausfälle hinweisen.

Der primär versorgende Arzt muss anhand der Anamnese mit typischen Leitsymptomen, der körperlichen Untersuchung und einer EKG-Registrierung rasch zu einer Arbeitsdiagnose und Risikoabschätzung gelangen.

In zahlreichen Studien konnte gezeigt werden, dass durch Ableiten eines präklinischen 12-Kanal-EKGs nicht nur die Diagnose eines ACS sicherer gestellt werden konnte, sondern dass auch eine nachhaltige Verkürzung der Reperfusionsstrategien von 20–55 min durch Fibrinolyse oder PTCA im Krankenhaus trotz des erhöhten Zeitaufwandes von durchschnittlich 4 min erzielt wurde. Eine retrospektive Studie des US-Registers für Myokardinfarkte zeigte einen Mortalitätsvorteil für Patienten mit präklinisch abgeleitetem 12-Kanal-EKG von 8% vs. 12%. Ein erstes negatives EKG ist aber kein sicheres Infarktausschlusskriterium (Renggli u. Schweizer 1977; Grande et al. 1980).

Einfacher Angina pectoris-Anfall

Der einfache Angina pectoris Anfall reagiert in der Regel rasch auf die Gabe von Nitraten (Spray sublingual) und auf i. v. β-Blockergaben. Je nach Auslösungsmechanismus des Angina-Anfalls (z. B. tachykarde Rhythmusstörung, Hypertonie) ist die medikamentöse Notfalltherapie spezifisch zu ergänzen. Zusätzliche Analgesie mit stark wirksamen Analgetika (Opiate) und Sedativa können in schweren Schmerzfällen und bei psychischer Überlagerung erforderlich werden. Auch bei gutem Ansprechen auf die Primärtherapie sollte auf die Einweisung in eine Klinik nicht verzichtet werden, da die Übergänge in die prognostisch ungünstigeren akuten Koronarsyndrome jederzeit möglich sind.

Akute Koronarsyndrome, Myokardinfarkt

Hat eine typische Angina pectoris keinen erkennbaren äußeren Anlass und tritt aus der Ruhe heraus oder nächtlich auf, so ist der Notfall im Sinne des akuten Koronarsyndroms ernster einzustufen: 11% der Patienten mit Ruhe-Angina erleiden innerhalb des nächsten Monats einen Myokardinfarkt oder sterben plötzlich. Die Infarktinzidenz bei De-novo-Angina beträgt innerhalb der nächsten 22–34 Monate 35%.

> Die Basismaßnahmen bei den akuten Koronarsyndromen bis hin zum akuten Myokardinfarkt sind gleich und zielen ab auf eine möglichst frühzeitige Wiederherstellung der Perfusion des betroffenen Koronargefäßes und damit im Infarktfall auf die Limitierung der Infarktgröße. Ein sicherer intravenöser Zugang, Sauerstoffgabe und kontinuierliches EKG-Monitoring sind Standard bei jedem Patienten. Intramuskuläre Injektionen gelten heute als Kunstfehler (Enzymdiagnostik, Lysetherapie).

Nitrate, entweder als Lutschtablette oder als Spray, aber auch i. v. über Perfusor können zur Schmerztherapie und bei Blutdruckwerten über 100 mmHg systolisch eingesetzt werden. Potentes Analgetikum mit günstiger hämodynamischer Wirkung (zentrale Sympathikolyse, Vorlastsenkung) und deshalb Mittel der Wahl ist Morphin. Dosen von 3–5 mg i. v. sind oft ausreichend, um Schmerzfreiheit zu erreichen. Die zusätzliche Gabe von Metoclopramid (Paspertin 10 mg = 1 Ampulle) ist aufgrund unter Morphin leicht auslösbaren Brechreizes sinnvoll.

Zur frühzeitigen Thrombozytenaggregationshemmung kommt Azetylsalizylsäure (Aspirin 250–500 mg) entweder als Kautablette oder intravenös zur Anwendung. Die präklinische Gabe von Thienopyridinen (Mindestdosis 300 mg) ist im Hinblick auf eine angestrebte Koronarintervention aus unserer Sicht zu befürworten, wenngleich hierzu Daten noch fehlen.

Der Einsatz von kurzwirksamen β-Blockern führt zu einer Reduktion des myokardialen Sauerstoffverbrauchs. Hier sind Kontraindikationen zu beachten (schwere Herzinsuffizienz, Bradykardie unter 60/min, Hypotension <100 mmHg und AV-Block Schweregrad II oder III). Bei fehlenden Kontraindikationen sollte Metoprolol als kurzwirksamer β-Blocker fraktioniert 2,5–10 mg i. v. appliziert werden.

Heparin ist sowohl bei instabiler Angina pectoris als auch beim akuten Herzinfarkt intravenös zu verabreichen. Bei akutem Herzinfarkt ist die Gabe abhängig von der einzuschlagenden Reperfusionsstrategie: Bei Fibrinolyse mit rtPA oder primärer Angioplastie ist die Gabe von 60 U/kg KG bis maximal 5000 U i. v. indiziert, bei voraussichtlicher Streptokinaselyse sollte kein Heparin gegeben werden. Bei den niedermolekularen Heparinen (LMH) liegen für die präklinische Anwendung bisher keine Daten vor. Das gleiche gilt für die mögliche präklinischen Anwendung der GP-IIb/IIIa-Rezeptorantagonisten. Studien hierzu sind aber unterwegs (FINESSE-Trial).

Nach der Diagnosestellung und Erstversorgung stellt sich bei Patienten mit akutem Koronarsyndrom die Frage des weiteren therapeutischen Prozedere und damit die Frage der Auswahl eines geeigneten Zielkrankenhauses.

Nach Daten aus großen randomisierten Studien (FRISC II [1999]; TIMI-TACTICS 18 [2000]; RITA 3 [2002]) profitieren Patienten mit instabiler Angina pectoris von einer frühen invasiven Strategie (Koronarangiographie, PCI oder auch Bypass-Operation) gegenüber einer medikamentösen konservativen Therapie; v. a. dann, wenn sie einem Hochrisikokollektiv zuzuordnen sind (positive Markerenzyme, deutliche ST-Senkungen als Ausdruck einer ausgeprägten myokardialen Ischämie). Die frühinvasive Strategie wird auch durch Daten unseres eigenen Zentrums unterstützt (s. Kap. 16 und Kap. 22). Somit sollte, wenn immer möglich für die weitere Versorgung des Patienten ein Zentrum mit invasiv-diagnostischen und -therapeutischen Möglichkeiten angesteuert werden.

Akuter Myokardinfarkt. Beim akuten Herzinfarkt ist die Zeit bis zur Gefäßwiedereröffnung ein entscheidender prognostischer Faktor. Deshalb wurde die Prähospitallyse in einer Reihe von klinischen Studien untersucht. Nur in Gegenden mit geringer Krankenhausdichte und konsekutiv längeren Transportzeiten konnte mit der Prähospitallyse bei Nettozeitgewinnen bis zu 2 h eine signifikante Letalitätsreduktionen nachgewiesen werden (GREAT-Trial 1992, 1994: 25% vs 36% nach 1 Jahr). In Deutschland ist aufgrund der ausgereiften notfallmedizinischen Logistik ein solcher Zeitvorteil in den wenigsten Fällen gegeben.

Wenn präklinisch fibrinolysiert wird, sind sowohl besonders Reteplase wegen der einfachen Doppelbolusgabe mit 2-mal 10 U im Abstand von 30 min als auch Alteplase „front loaded", 15 mg Bolus, 50 mg über 30 min, danach 35 mg über 60 min, geeignet. Für eine solche prähospitale Lysetherapie ist der Ausbildungsstand zur zweifelsfreien EKG-Diagnose von entscheidender Bedeutung, da eine Fibrinolyse beim akuten Koronarsyndrom ohne ST-Hebung nicht indiziert ist und über die zerebrovaskuläre Komplikationsrate negative Auswirkungen hätte.

Grundsätzlich ist die interventionelle Therapie des akuten Myokardinfarktes der Fibrinolyse überlegen; lediglich in einem Therapiebeginn innerhalb der ersten 3 h nach Infarktbeginn stellen sich beide Reperfusionsverfahren hinsichtlich der Intrahospitalmortalität als gleichwertig dar (PRAGUE-2). Zusätzlich wurde die Effizienz der interventionellen Therapie in den letzten Jahren durch primäres Stenting und durch die periprozedurale Gabe von GP-IIb-/-IIIa-Rezeptorantagonisten noch weiter gesteigert.

Hinzu kommt, dass ein großer Anteil von Patienten Kontraindikationen für eine Fibrinolyse aufweist (s. Kap. 44) oder für die Lyse zu spät kommt (>12 h; EMERAS 1993). Beide Kollektive profitierten erheblich von einer interventionellen Strategie gegenüber einer dann konservativen Therapie. Bei Infarktpatienten im kardiogenen Schock (Lungenstauung, Herzfrequenz >100 min oder RR<100 mmHg) ist die Lysetherapie unwirksam. Im Shock Trial Registry (2001) und in der Subgruppenanalyse von GUSTO I (1999) zeigte sich bei Infarktpatienten im Schock (<75 Jahre) die Überlegenheit der interventionellen Revaskularisation.

3 weitere aktuelle Studien (CAPTIM 2002, DANAMI-2 2002 und PRAGUE-2 2002) verglichen eine fibrinolytische Therapie mit einer Akut-PTCA. Bei CAPTIM waren mit einer präklinischen Lyse keine besseren Resultate als mit einer Akut-PTCA gesehen worden, aber in 33% der Fälle waren bei „Lyseversagern" eine Rescue-PTCA nötig. DANAMI-2 wurde vorzeitig abgebrochen, da schon nach Einschluss von 1572 Patienten eine signifikante relative Risikoreduktion von 40% des kombinierten Endpunktes Tod, Reinfarkt und Schlaganfall eingetreten war, obwohl es zu einer mittleren Verzögerung des Therapiebeginns um ca. 60 min durch den Transport in ein kardiologisches Zentrum kam (maximal bis zu 3 h).

Für alle Vergleiche der interventionellen Therapie mit dem Lyseverfahren gilt für die interventionelle Therapie die Vorbedingung, dass sie von einem erfahrenen Untersucher in einem erfahrenen Zentrum („high volume center") durchgeführt wird. Unter diesen Voraussetzungen sprechen die amerikanischen Guidelines für die interventionelle Reperfusion eine Klasse I-Empfehlung aus. In den gerade erneut in Revision befindlichen Guidelines für die Behandlung des akuten Myokardinfarktes bleibt die Klasse I-Empfehlung auch dann bestehen, wenn sich durch Transportzeiten in ein entsprechendes Zentrum Verzögerungen von voraussichtlich bis zu 90 min ergeben.

Aus der heutigen Datenlage leiten sich im Falle eines akuten Myokardinfarktes für den erstbehandelnden Notarzt folgende Empfehlungen für die Wahl des Zielkrankenhauses ab:
- Bei Verfügbarkeit beider Reperfusionsverfahren sollte man sich primär immer darum bemühen, dem Patienten die überlegenere interventionelle Therapie zukommen zu lassen.
- Eine Lysetherapie kann nach den heutigen Daten ähnlich gute Ergebnisse nur dann erzielen, wenn der Therapiebeginn innerhalb der ersten 3 h nach Symptombeginn erfolgen kann (PRAGUE-2 2002).
- Infarktpatienten sollten unter Berücksichtigung der oben angegebenen Grenzen für den Transportzeitbedarf vom Notfallort aus v. a. dann in ein Herzzentrum mit ständiger Katheterlaborbereitschaft gebracht werden:
  - wenn bereits Kontraindikationen gegen eine Lysetherapie bekannt sind,
  - wenn die Patienten für eine Lyse zu spät kommen oder
  - wenn sie im kardiogenen Schock und <75 Jahre alt sind.

Unabhängig von den obigen Überlegungen sollte durch den vor Ort tätigen Notarzt aber in jedem Fall bei Patienten mit akuten Koronarsyndromen neben der ärztlichen Begleitung des Transports eine telefonische Voranmeldung im Zielkrankenhaus zur Verkürzung der intrahospitalen Zeiten erfolgen.

Es ist andererseits davon auszugehen, dass große Zentren ihrerseits eine Vernetzung mit peripheren Notarztstandorten und Krankenhäusern zur optimalen Versorgung der Infarktpatienten anstreben. Im Herz-Zentrum Bad Krozingen wurde ein solches Netzwerk mit umliegenden Krankenhäusern bereits errichtet, wobei hier auch die Transportorganisation zentral vom Zentrum aus erfolgt („TAKSY"; Transport von Patienten mit akuten Koronarsyndromen). In jedem Einzelfall ist bei nicht vorbereiteter Logistik durch den Notarzt vor Ort auch zu prüfen, ob zum möglichst frühen Einsatz einer interventionellen Revaskularisation der Hubschrauber als Transportmittel eingesetzt werden kann.

Komplikationen des Myokardinfarktes

Der Infarktpatient ist durch eine Reihe von z. T. früh einsetzenden Komplikationen zusätzlich gefährdet (s. auch Kap. 22, S. 516):
- Herzrhythmusstörungen,
- vasovagale Reaktionen,
- Herzinsuffizienz,
- Schock.
- Rupturen: Septum, Ventrikelwand, Papillarmuskel.

Unter den Herzrhythmusstörungen finden sich in:
- 93% ventrikuläre Extrasystolen,
- 40% Bradykardien,
- 16% Kammerflimmern,
- 6% supraventrikuläre Tachykardien,
- 4% Kammertachykardien.

Die über lange Zeit weit verbreitete Lidocainprophylaxe zur Verhinderung maligner Rhythmusstörungen beim Infarkt wird nicht mehr befürwortet, nachdem Metaanalysen eine nicht signifikante Übersterblichkeit der mit Lidocain behandelten Patienten aufdecken konnten (Hine et al. 1989 McMahon et al. 1988). An die Stelle der prophylaktischen Lidocaintherapie ist stattdessen die oben angeführte Behandlung mit β-Blockern getreten, die Kammerflimmern in der Akutphase verhindern können und zur Reduktion der Gesamtmortalität beitragen (Manz u. Lüderitz 1998, 1993).

Sind aber hämodynamisch bedeutsame Rhythmuskomplikationen im akuten Infarktstadium eingetreten, wird eine speziellere Therapie erforderlich (s. Abschn. Linksherzinsuffizienz im Abschn. 67.2.1) Bei Kammerflimmern, Asystolie und elektromechanischer Entkoppelung (Dissoziation) kommen die Maßnahmen der kardiopulmonalen Reanimation zur Anwendung:

Kardiogener Schock. Bei myogenem Pumpversagen, verursacht durch sehr ausgedehnte Infarzierungen (mehr als 40% der linksventrikulären Muskulatur) oder auch durch Rupturen (freie Wand, Septum) entsteht das Bild des kardiogenen

Schocks. Der Patient weist eine blasse, zyanotische, feucht-kühle Haut besonders im Extremitätenbereich auf. Er ist sehr viel häufiger tachykard als bradykard. Bei hypotonen Blutdruckwerten ist die Amplitude sehr klein. Zusätzliche Zeichen des progredienten Pumpversagens sind Dyspnoe, Unruhe und Bewusstseinstrübungen.

Therapieziel im kardiogenen Schock ist die Stabilisierung des arteriellen Blutdrucks, da die Koronarperfusion entscheidend vom Aortendruck abhängig ist. Eine andauernde koronare Minderperfusion würde die Funktionsfähigkeit des Myokards zunehmend beeinträchtigen. Für den möglichst frühen Einsatz von Katecholaminen (Adrenalin, Dopamin und Dobutamin) gibt es keinen Ersatz. Da sich die Fibrinolysetherapie im akuten Myokardinfarkt mit Ausbildung eines kardiogenen Schocks als unwirksam erwiesen hat, sollten die Patienten, wenn immer möglich, in ein kardiologisches Zentrum mit der Möglichkeit der Infarktgefäßeröffnung gebracht werden. Nach Webb et al. (2001) konnte bei Infarktpatienten im kardiogenen Schock (≤75 Jahre) die bei konservativ-medikamentöser Therapie hohe Mortalität von 78% durch interventionelle Infarktgefäßeröffnung auf 46 % und bei Erreichen eines TIMI-3-Flusses sogar auf 33% reduziert werden.

Ruptur. Die Ruptur der **freien Ventrikelwand** führt zur Ausbildung einer Herztamponade mit Behinderung der diastolischen Füllung des Herzens, wobei bei rasch zunehmendem Tamponadevolumen schon wenige 100 ml für einen tödlichen Verlauf ausreichen. So ist der Verlauf nach Ruptur bei Myokardinfarkt oder bei dissezierendem Aortenaneurysma in der Regel rasch und letal. Typisch sind der akut aufgetretene Notfall mit dumpfem Druck oder heftigem Schmerz unter dem Sternum verbunden mit plötzlicher Atemnot. Schwindel und Synkopen sind häufig. In der Notfalluntersuchung findet man die Trias: Pulsus paradoxus mit abnormem Abfall des systolischen Druckes bei Inspiration, einen erniedrigten arteriellen Druck sowie einen erhöhten venösen Druck (obere Einflussstauung), evtl. auch mit Paradoxie des venösen Pulses. EKG-Informationen (elektrischer Alterans und Niedervoltage) werden vor Ort aus Zeitgründen nur in Ausnahmefällen zur Verfügung stehen.

Therapeutisch einzig wirksame Maßnahme ist die Perikardpunktion. Falls dies nicht möglich ist, kann u. U. mit Volumengaben und Katecholaminen Zeit für die definitive Therapie in der notfallmäßig angefahrenen Klinik gewonnen werden.

Die Ruptur des **Ventrikelseptums** kann sowohl bei Vorder- als auch bei Hinterwandinfarkt, die Ruptur eines **Papillarmuskels** vornehmlich bei Hinterwandinfarkt auftreten. Die Verdachtsdiagnose ergibt sich aufgrund eines neu aufgetretenen linksparasternalen Systolikums. Klinisch steht das Bild des kardiogenen Schocks im Vordergrund, weswegen in diesen Notfallsituationen anstelle von Nachlastsenkern Katecholamine zum Einsatz kommen sollten, die eine bessere Entleerung der linken Herzkammer in die Aorta bewirken sollen.

Stationäre Akutversorgung von Patienten mit akutem Koronarsyndrom

Das akute Koronarsyndrom mit sowohl ST-Hebungsinfarkt als auch nicht ST-Hebungsinfarkt erfordert ein optimales, zeitlich straffes Management. Nach Übernahme des Patienten mit akutem koronaren Syndrom orientieren sich die anschließenden medikamentösen Maßnahmen zum einen an der bereits erfolgten Therapie, zum anderen an der aktuellen klinischen und hämodynamischen Situation. Bei Vorliegen eines Rechtsherzinfarktes bzw. einer Rechtsherzbeteiligung ist auf eine ausreichende Anhebung des zentralvenösen Drucks auf etwa 20 mmHg zu achten.

Akuter ST-Hebungsinfarkt. Oberstes Ziel muss die Durchführung der einerseits schnellstmöglichen und andererseits meisten Erfolg versprechenden Wiedereröffnungsmethode des Infarktgefäßes („culprit lesion") sein. Bei Verfügbarkeit der interventionellen Therapie sollte diese durch Vorbehandlung mit ASS/Clopidogrel vorbereitet und möglichst unter zusätzlichem Einsatz eines GP-IIb-/-IIIa-Rezeptorinhibitors durchgeführt werden.

Falls die primär angefahrene Institution über keine Möglichkeit zur Katheterintervention verfügt, sollte nach Akutversorgung die zügige Weiterverlegung in ein entsprechendes Zentrum angestrebt werden. Ist dies innerhalb eines vertretbaren Zeitrahmens nicht realisierbar, muss die Therapiemöglichkeit der Fibrinolyse überprüft werden. Kann die Fibrinolyse nicht angewendet werden, so ist beim weiteren Prozedere zu berücksichtigen, dass die Patienten auch jenseits des Zeitfensters von 12 h von einer Katheterintervention noch profitieren.

Sollte sich bei primär interventioneller Strategie eine Gefäßsituation ergeben, die nicht kathetertechnisch angegangen werden kann, so muss alternativ zur Lysetherapie oder bei Lysekontraindikationen auch eine chirurgische Akutrevaskularisation erwogen werden (s. auch Kap. 22, S. 513).

> **Indikationen einer chirurgischen Myokardrevaskularisation**
> - Klasse IIa-Empfehlung: Wenn eine anhaltende Ischämie/Infarzierung ohne Ansprechen auf die maximale mögliche nicht-chirurgische Therapie vorliegt
> - Klasse IIb-Empfehlung: Wenn ein progressives Pumpversagen und Stenosierungen mit Gefährdung viablen Myokards außerhalb des Infarktgebietes vorliegen sowie als primäre frühe Reperfusionstherapie (≤6–12 h nach Infarktbeginn)
> - Klasse III-Empfehlung: Als nicht indiziert charakterisiert wird die operative Myokardrevaskularisation als primäre Reperfusionstherapie ≥12 h nach Infarktbeginn

Akutes Koronarsyndrom, mit EKG-Veränderung/Markerenzyme positiv. In Fortführung der medikamentösen Maßnahmen der Erstversorgung (ASS, Heparine, Nitrate, β-Blocker und ggf. Analgetikum/Sedativum) kommt auch hier der zügigen weiteren Weichenstellung große Bedeutung zu. Diese Patienten sind nach heutiger Vorstellung früh interventionell zu behandeln. Die Strategie der medikamentösen Stabilisierung („cooling down") ist nach der neueren Datenlage nicht mehr gerechtfertigt (s. Kap. 22 und 49). Auch in Vorbereitung zur möglichen Katheterintervention sollte initiale Aggregationshemmermedikation ergänzt werden mit einer hoch dosierten Clopidogrel („loading dose"=600 mg; Pache et al. 2002). Die präinterventionell durchgeführte Echokardiographie kann auch für den Interventionalisten v. a. bei Mehrgefäßerkrankungen für die Identifizierung der „culprit lesion" hilfreich sein (s. auch Kap. 22, S. 502).

Akutes Koronarsyndrom/Markerenzyme negativ. Sollte der Patient nach Einleitung der oben genannten Primärmaßnahmen unter Rückbildung der elektrokardiographischen Veränderung und bei unauffälligem Echokardiogramm beschwerdefrei geworden sein, und das Labor auch bei wiederholten Kontrollen keine Erhöhung der Markerenzyme zeigen, so kann vor einer invasiven Diagnostik eine weitere Risikostratifizierung mit Funktionsdiagnostik erfolgen. Bei persistierender typischer Symptomatik besteht unabhängig von elektrokardiographischen, laborchemischen und echokardiographischen Befunden die Indikation zur Notfallangiographie.

Kardialer, nichtkoronarer Thoraxschmerz

Hierzu zählen hypertrophe Kardiomyopathie, Aortenstenose, hypertensive Herzkrankheit, Mitralklappenprolapssyndrom, Perikarditis und funktionelle Herzbeschwerden.

Alle Veränderungen, die zu einer primären oder sekundären Hypertrophie des Myokards führen, können trotz freier Koronarien im Sinne einer „relativen Koronarinsuffizienz" Angina pectoris-Beschwerden hervorrufen (Braunwald et al. 1964). Da das Beschwerdebild typisch sein kann, und die Differenzialdiagnose vor Ort ohne richtungsweisende anamnestische Angaben kaum zu stellen ist (Ausnahme Aortenstenose), erfolgt die Behandlung wie bei der Angina pectoris – evtl. unter Berücksichtigung einer vor Ort erkennbaren auslösenden Ursache (z. B. Hypertonie). Das Mitralklappenprolapssyndrom (Barlow-Syndrom) mit an sich guter Prognose kann außer durch Angina-Symptomatik durch seine seltenen Komplikationen Ursache kardiovaskulärer Notfälle werden. Beschrieben wurden der plötzliche Herztod, Arrhythmien und Erregungsleitungsstörungen, Chordae tendineae-Ruptur mit akuter Mitralinsuffizienz sowie auch zerebrale Ischämien.

Auffällig ist bei Patienten mit Mitralsegelprolaps das Auftreten von Synkopen auf dem Boden orthostatischer Regulationsstörungen (Curtius 1986; Santos et al. 1981; Werdan 1987). Die Perikarditis kann über den Thoraxschmerz (mehr atmungs- und lageabhängig, „pleuraler" Charakter), aber auch über die entzündliche Mitbeteiligung des Myokards mit Linksinsuffizienz oder über einen begleitenden Perikarderguss zur Notfallmeldung führen. Die notfallmäßige präklinische Behandlung erfolgt symptomatisch. In der Regel sind die Patienten notfallmedizinisch nicht bedroht. Die Abgrenzung zu den Krankheitsbildern der akuten koronaren Herzkrankheit ist dennoch schwer.

Extrakardial-vaskulär bedingter Thoraxschmerz

Der Schmerzcharakter bei **Aortendissektion** kann dem des Myokardinfarktes ähnlich sein. Zusätzlich können die gleichen Komplikationen auftreten. In jedem Fall macht der Patient einen objektiv schwerkranken und bedrohten Eindruck. Auf die Verdachtsdiagnose der akuten Aortenkomplikation weisen Pulsausfälle der abhängigen Arterien hin (z. B. neurologische Symptome, viszerale Ischämie). Das EKG ist häufig normal, solange retrograde Dissektionen nicht die Koronarostien beeinträchtigen.

Prähospitalphase. Bis zum raschen Transport in die Klinik (Rettungshubschrauber!) unter Vermeidung jeglicher körperlicher Anstrengung kommen notfall-therapeutisch stark wirksame Analgetika (Morphin 5–10 mg i. v. mit Antiemetikum Metoclopramid 10 mg i. v.), bei Hypovolämie Infusionen von Plasmaersatzmitteln, bei Hypertonie Antihypertensivum (z. B. Urapidil 5–50 mg i. v.) zum Einsatz. Die Komplikation der Aortenruptur führt innerhalb kürzester Zeit zum irreversiblen Schock und Tod.

Stationäre Akutversorgung. Bei Verdacht auf Aortendissektion ist nach hämodynamisch-stabilisierenden Maßnahmen, insbesondere Korrektur einer noch persistierenden arteriellen Hypertonie sowie nach ausreichender Sedierung eine erweiterte Notfalldiagnostik dringlich. Die Sicherung der Diagnose erfolgt in der Regel mittels transösophagealem Echokardiogramm, bei entsprechenden Möglichkeiten auch durch ein Computertomogramm. Mit der Bestätigung der Verdachtsdiagnose ist die notfallmäßige Verlegung in ein kardiologisches Zentrum angezeigt. Abhängig von der Anamnese, der kardiovaskulären Risikokonstellation, aber auch vom Alter des Patienten wird hier die präoperative Indikation zur Aortographie und Koronarangiographie gestellt.

Bei Nachweis einer Aortendissektion Typ A (bzw. De Bakey I und II) besteht auch bei Ausschluss einer evtl. zusätzlichen Aortenklappeninsuffizienz und/oder eines Perikardergusses die Indikation zur notfallmäßigen operativen Intervention. Bei Dokumentation einer Aortendissektion Typ B (bzw. De Bakey III) hingegen, wird primär die konservative Therapie angestrebt. Dabei steht die optimale medikamentöse Blutdruckregulation ganz im Vordergrund.

67.2.3 Leitsymptom Schock

> **Definition**
>
> Der Schock ist definiert als eine akute unzureichende nutritive Durchblutung der lebenswichtigen Organe mit nachfolgender Gewebshypoxie.

Der kardiogene Schock wird durch eine Einschränkung der Förderleistung des Herzens hervorgerufen. Sie kann einerseits durch ein primäres Pumpversagen, andererseits durch eine (akute) Behinderung der diastolischen Füllung verursacht werden. Die akute primäre Beeinträchtigung der Pumpleistung kann durch folgende Ursachen hervorgerufen werden:
- akuter Myokardinfarkt,
- tachykarde und bradykarde Rhythmusstörungen,
- Herzklappenfehler,
- akuter Ventrikelseptumdefekt (Infarktkomplikation),
- Myokarditis,
- Kardiomyopathie.

Die Behinderung der diastolischen Füllung kann verursacht werden durch:
- Ischämie (diastolische Funktionsstörung),
- Lungenembolie,
- Herzbeuteltamponade,
- Rechtsherzinfarkt.

> **Die häufigste Ursache des kardiogenen Schocks ist der Myokardinfarkt: 3–15% dieser Patienten entwickeln den kardiogenen Schock in der Akutphase (Bleifeld u. Hanrath 1975; Kuhn 1978).**

Unabhängig von der Ursache sind die Symptome des akuten Schockzustandes gleich. Die Haut ist blass, zyanotisch, kalt und feucht als Zeichen der Zentralisation. Der systolische Blutdruck liegt unter 90 mmHg, die Blutdruckamplitude ist klein. Die Patienten sind in der Regel tachykard, und unruhig. Die Bewusstseinslage ist zunächst klar; später kommt es als Ausdruck der zerebralen Mangeldurchblutung zu leichten Eintrübungen.

Zur differenzierten Schocktherapie ist es von Bedeutung, innerhalb kürzester Zeit mit Hilfe der Anamnese und Untersuchung zu einer Ursachendiagnose zu kommen. Die zügige Untersuchung besteht in der Inspektion, der Auskultation des Herzens und der Lunge, der Perkussion der Lunge und der Blutdruckmessung. Besonders beim kardiogenen Schock ist das EKG in vielen Fällen differenzialdiagnostisch wegweisend.

Akuter Myokardinfarkt

Der kardiogene Schock beim akuten Myokardinfarkt, bedingt durch die Größe des betroffenen Myokardareals, ist differenzialdiagnostisch meist kein Problem. Eine vorangehende typische Infarktsymptomatik, Linksinsuffizienzzeichen, Tachykardie und Hypotonie und letztlich typische EKG-Veränderungen weisen den Weg. Vordringliche Maßnahme ist die Stabilisierung des arteriellen Blutdrucks, da die Koronarperfusion entscheidend vom Aortendruck abhängt und man davon ausgehen muss, dass eine andauernde koronare Minderperfusion die Funktionsfähigkeit des Myokards weiter verschlechtert.

Nach Hochlagerung des Oberkörpers und Sauerstoffgabe (4 l/min) sowie dem Legen eines sicher fixierten venösen Zugangs wird die medikamentöse Infarkttherapie (Sedierung, Analgesie, Behandlung der Linksinsuffizienz, s. Abschn. 67.2.1) ergänzt durch Dopamin (und/oder Dobutamin). Stehen keine Perfusoren zur Verfügung, so werden die Katecholamine in 500 ml Glukose G5 per Infusionem verdünnt; die Dosierung erfolgt bedarfsorientiert: Dopamin 100 mg in 500 ml Glukose G5: 60 Tropfen/min entsprechen 600 µg/min, d. h. bei 80 kg KG: 7,5 µg/kg KG/min (niedrige Dosierung: 2–6 µg/kg KG/min). Dobutamin 125 mg in 500 ml Glukose G5: 60 Tropfen/min entsprechen 750 µg/min, d. h. bei 75 kg KG: 10 µg/kg KG/min (niedrige Dosierung 2–10 µg/kg KG/min).

> **Klinisch wichtig**
> Bewährt hat sich die Kombination von Dopamin und Dobutamin, wobei Dopamin nicht über 6 µg/kg KG/min dosiert werden sollte (Gillepsie et al. 1977; Kupfer et al. 1982; Tuttle u. Mills 1975). Eine Anhebung des systolischen Drucks auf Werte über 120 mmHg sollte vermieden werden.

Herzrhythmusstörungen

Herzrhythmusstörungen in Begleitung, seltener auch als Ursache des kardiogenen Schocks sind schnell zu erkennen. Es überwiegen die tachykarden Formen mit Frequenzen von meist über 150/min. Die Sicherung und Differenzierung der auskultatorisch erkannten Rhythmusstörung erfolgt mit Hilfe des EKGs.

Nicht selten handelt es sich um Kammertachykardien, die den Patienten durch Degeneration zum Kammerflattern und -flimmern gefährden. Ist es zum Kammerflimmern gekommen, ist die einzig wirksame Therapie die Defibrillation.

Bei **Tachyarrhythmien bei Vorhofflimmern** sowie Vorhoftachykardien und -flattern mit schneller Überleitung ist zunächst die Absenkung der Überleitungsfrequenz das primäre Ziel (s. Abschn. 67.2.1). Bei **Bradykardie** als auslösender oder mitverursachender Faktor des Schocks muss bei Versagen durch medikamentöse Stimulation (Atropin, Dopamin, Adrenalin) eine passagere transthorakale Schrittmacherstimulation erfolgen.

Bei vorbestehenden **Herzklappenfehlern** wird ein kardiogener Schock entweder durch eine außergewöhnliche Anstrengung oder durch endokarditische Komplikationen (z. B. Taschenklappeneinriss, Sehnenfadeneinrisse) ausgelöst. Neben den gleichen Basismaßnahmen richtet sich die spezifische Therapie nach den Begleiterscheinungen (Lungenödem, Rhythmusstörungen). Im Lungenödem sollten zusätzlich zur Katecholamingabe Blutdruck-abhängig Nitrate eingesetzt werden (Perfusor 3–6 mg/h).

Der kardiogene Schock bei **Ventrikelseptumruptur** (s. Kap. 22) verlangt bei insgesamt schlechter Prognose die schnellstmögliche kardiochirurgische Versorgung.

Die **Myokarditis** und die **Kardiomyopathie** produzieren seltener Schocksituationen und die Entwicklung eines „foreward failure" erfolgt in der Regel nur langsam. Bei der Myokarditis wird die Verdachtsdiagnose bei vorangegangenen fieberhaften Infektionen, allgemeiner Schwäche und Gliederschmerzen wahrscheinlicher. Die Kardiomyopathie (Anamnese: Herzerkrankung bekannt) führt nach vorangegangener Globalinsuffizienz im Finalstadium zum kardiogenen Schock. Die präklinische Behandlung erfolgt mit Lagerung, Sauerstoff (ggf. Intubation und Beatmung) sowie mit Katecholaminen (Dopamin/Dobutamin). Die Prognose ist schlecht.

Bei bedeutsamer **Hauptstammstenose** oder sehr großem Versorgungsgebiet einer hochgradig eingeengten Koronararterie (z. B. proximaler R. interventricularis anterior oder R. circumflexus bei Linksversorgungstyp) können entsprechend ausgeprägte Ischämien zur Schocksymptomatik führen. Die meist vorhandene, ausgeprägte Angina pectoris-Symptomatik mit ischämietypischen EKG Veränderungen ist sowohl diagnostischer als auch therapeutischer Wegweiser. Die Therapie gleicht derjenigen bei Myokardinfarkt mit Entwicklung eines Schocks. Bei ausreichender Anhebbarkeit der systemischen Drücke sollte die Katecholamingabe mit der Verabreichung von Nitraten kombiniert werden.

Andere Schockformen

Die häufigste Ursache des kardiogenen Schocks wegen einer gestörten diastolischen Füllung stellt die **Lungenembolie** dar. Auf ihre Differenzialdiagnose und Basistherapie unter Notfallbedingungen wurde bereits eingegangen (s. Abschn. Lungenembolie im Abschn. 67.2.1). Kommt es dabei zur Ausbildung eines Schocks, kann eine Besserung der Hämodynamik mit Dobutamin (6–8 µg/kg KG/min), auch in Kombination mit Dopamin (3–6 µg/kg KG/min) erzielt werden. Die Reanimation bei Patienten mit Lungenembolie ist länger als bei anderen Patienten durchzuführen: Der Embolus kann beweglich sein und partiell den Blutdurchfluss zulassen (Großer et al. 1993).

Die Diagnose einer **Herzbeuteltamponade** und des Rechtsherzinfarktes sind unter Notfallbedingungen kaum definitiv zu stellen, auch wenn diese Schockform fast immer von einer hochgradigen oberen Einflussstauung begleitet ist. Therapie der Herzbeuteltamponade ist die Perikardpunktion, die aber in der Regel erst in der Klinik erfolgt.

Rechtsherzinfarkte mit Dekompensation und Schocksymptomatik vertragen eine großzügige Flüssigkeitszufuhr. Eine Verbesserung der Hämodynamik wird bei normofrequenter oder bradykarder Ausgangslage durch Frequenzsteigerung mit Atropin (0,5–1,0 mg i. v.) 90–100 Schläge/min erreicht. Das Dopamin soll bei diesen Fällen dem Dobutamin vorgezogen werden (Kulbertus et al. 1988). Die Prognose ist in beiden Fällen sehr schlecht.

Stationäre Akutversorgung des kardiogenen Schocks

Das Akutmanagement des kardiogenen Schocks stellt höchste Ansprüche an das intensivmedizinische Team. Die Stabilisierung der Hämodynamik ist häufig erst nach Vorliegen zusätzlicher diagnostischer Informationen möglich. Die medikamentösen Basismaßnahmen (Antikoagulation mit Heparin, positiv-inotrope Substanzen) werden im Einzelfall blutdruckabhängig mit einer niedrig dosierten Vasodilatanzienmedikation kombiniert. Der nicht intubierte Patient erhält ggf. eine vorsichtige Sedierung, am besten mit Morphin-HCl. Häufig ist, falls vor Aufnahme noch nicht erfolgt, eine zusätzliche Stabilisierung über eine frühzeitige kontrollierte/assistierte Beatmung und den Einsatz der intraaortalen Ballonpumpe zu erreichen. Auch der kurzfristige Einsatz einer Hämofiltration/Dialyse ist im Einzelfall zu erwägen. Die Differenzialtherapie basiert auf den Informationen der klinischen Untersuchung, der Erhebung (fremd-)anamnestischer Daten und auf folgenden diagnostischen Maßnahmen: Ruhe-EKG, Laborchemie einschließlich Blutgasanalyse, Thoraxröntgen und Echokardiographie.

> Der Nachweis einer Herzbeuteltamponade ist aus vitaler Indikation Anlass zur unverzüglichen entlastenden Perikardpunktion.

Abhängig von der Infrastruktur des Akutkrankenhauses muss bei persistierender Instabilität, insbesondere bei akutem Myokardinfarkt als Schockursache die notfallmäßige Verlegung des Patienten in ein kardiologisches Zentrum erfolgen. Zielsetzung ist in diesem Fall die interventionelle Revaskularisation, bei andern Schockursachen ggf. auch die kardiochirurgische Intervention. Die Verlegung des Patienten muss in Begleitung eines Notarztes oder mittels eines entsprechend besetzten Hubschraubers erfolgen. Der Notarzt entscheidet auch über eine eventuelle vorherige Intubation.

67.2.4 Leitsymptom Synkope

> **Definition**
> Als Synkope bezeichnet man den Zustand einer kurzfristigen spontan reversiblen Bewusstlosigkeit.

Meistens hat der Patient beim Eintreffen des Notarztes das Bewusstsein bereits wieder erlangt. Notfallmedizinisch gefährdet ist der Patient durch die Möglichkeit der Verletzung sowie durch die Wiederholung des Ereignisses, das bei kardialer Ursache auch zum Kreislaufstillstand führen kann. Von synkopenähnlichen Zuständen („Präsynkopen") spricht man bei Schwindelattacken, Schwarzwerden vor den Augen, plötzlicher Übelkeit und beim Zusammenbrechen ohne Bewusstseinsverlust. Da ihnen die gleichen ursächlichen Störungen zugrunde liegen können, sind sie in ihrer notfallmedizinischen Bedeutung den Synkopen gleichzusetzen.

Kardiovaskuläre Ätiologie. Zu Synkopen aus kardiovaskulärer Ursache (s. Kap. 20) kommt es vor allem:
- durch Versagen der Kreislaufregulation,
- durch Herzrhythmusstörungen,
- über den hypersensitiven Karotissinus („neurokardiale Synkope"),
- durch eine Obstruktion des Blutflusses.

Am häufigsten entstehen die Synkopen durch Störungen der Kreislaufregulation mit Blutdruckabfall (vasovagale Synkope, orthostatische Dysregulation (Martin et al. 1984). Bei den Synkopen durch Herzrhythmusstörungen führen zahlenmäßig die Bradykardien (höhergradige AV- und SA-Blockierungen) gegenüber den tachykarden Ursachen (ventrikuläre Tachykardien, absolute Tachyarrhythmie, WPW-Tachykardie). Auffällig häufig ist die hohe Inzidenz von Synkopen bei Patienten mit echokardiographisch nachgewiesenem Mitralklappenprolaps (Curtius et al. 1986; Santos et al. 1981). Ein hypersensitiver Karotissinus als Synkopenursache ist relativ selten und wird wahrscheinlich zu häufig diagnostiziert (Martin et al. 1984). Mechanische Behinderungen des Blutflusses können auf der Ebene der zum Kopf führenden Gefäße, der Herzklappen und der Lungenstrombahn zu Synkopen führen. Typisch für die Aortenstenose ist der „Auslöser" körperliche Belastung.

Sofortmaßnahmen. Da das Ereignis bei Eintreffen des Rettungspersonals meist wieder vorbei ist, ist die Differenzialdiagnose in der Regel erschwert. Anamnestische Angaben (z. B. Herzfehler bekannt, rasches Aufstehen nach langem Sitzen, starke Kopfdrehung usw.) können hilfreich sein. Die Soforttherapie besteht bei anhaltender Hypotension in der Lagerung (Beine hoch) und Volumensubstitution, bei anhaltender Bradykardie in der Gabe von Atropin (0,5–1,0 mg i. v.) oder Orciprenalin (0,25–0,5 mg i.V.). Bei noch bestehender tachykarder Rhythmusstörung richtet sich die differenzierte medikamentöse Therapie nach dem EKG-Befund.

Alle Patienten mit Synkopen aus kardiovaskulärer Ursache sollten zur weiteren Abklärung in eine Klinik gebracht werden: 10% der Patienten mit Synkope erleiden im nachfolgenden Zeitraum von 2–3 Jahren einen plötzlichen Herztod und die Gesamtletalität betrug im gleichen Zeitraum 20% (Kapoor et al. 1983; Manolis et al. 1990).

Eine vollständige Dokumentation des Notfalls mit Einbeziehung aller differenzialdiagnostisch wichtiger Angaben ist bei dem Notfall Synkope besonders wichtig, da mit zunehmendem zeitlichem Abstand zum Ereignis die Differenzierung schwieriger wird.

67.2.5 Leitsymptom Bewusstlosigkeit

> **Definition**
>
> Im Gegensatz zur Synkope sprechen wir bei länger dauerndem Bewusstseinsverlust vom Koma: Der Kranke reagiert auf Anruf nicht und zeigt auf Schmerzreize oder nur unkoordinierte Abwehrbewegungen. Vorstadien des komatösen Zustandes sind die Somnolenz und der Sopor.

Bei jedem Koma besteht akute Lebensgefahr. Auch auf großen Intensivstationen gut eingerichteter Kliniken gelingt die rasche Klärung der Ursache einer Bewusstlosigkeit nicht immer. Der unter ungleich schlechteren Bedingungen arbeitende Notarzt wird sich oft auf eine vordergründige symptomatische Therapie und Elementarhilfe beschränken müssen.

Differenzialdiagnose. Generell kann man das zerebrale Koma von den komatösen Zuständen bei reaktiver Enzephalopathie unterscheiden. Die reaktive Enzephalopathie kann metabolisch-toxische, exogen-toxische und kardiovaskuläre Ursachen haben. Eine Sonderform ist das anhaltende Koma nach kardiopulmonaler Reanimation bei Kreislaufstillstand (postischämisch-anoxisches Koma).

Kardiovaskuläre Ursachen einer reaktiven Enzephalopathie können neben der hypertensiven Krise alle jene Zustände sein, die mit der Entwicklung eines progredienten kardiogenen Schocks sowie mit schwerer Hypoxie einhergehen können:
- komplizierter Herzinfarkt,
- Lungenembolie,
- Rhythmusstörungen,
- Herzvitien,
- Cor pulmonale.

Die Aufgabe des Notarztes in der Erstversorgung des nichtansprechbaren Patienten liegt zunächst im Ausschluss oder Nachweis einer Hypoglykämie oder Hypoxie als Ursache, in der Bestimmung der Tiefe der Bewusstlosigkeit und in dem Versuch der weiteren Differenzierung der Koma-Ursache. Hierzu erfolgt die kurze Orientierung am Notfallort (Milieu, Tablettenreste, Abschiedsbrief, Unfallhergang). Angaben (Angehörige, Nachbarn) über vorbestehende Stoffwechselerkrankungen sind häufig abfragbar. Die körperliche Untersuchung (Fötor?), das Abhören, die Blutdruckmessung, einfache Laborteststreifen-Untersuchungen und der Anschluss eines EKG-Monitors ermöglichen in kurzer Zeit eine weitere Abgrenzung.

Prähospitalphase. Bei schwerer Hypoxie (Zyanose, Dyspnoe, Schweißausbruch, Schock, Tachy- oder Bradykardie) erfolgt die Behandlung als kardiovaskulärer bzw. kardiopulmonaler Notfall. Dabei handelt es sich meist um schwere Schockformen bis hin zu den Krankheitsbildern, bei denen die Maßnahmen der kardiopulmonalen Reanimation erforderlich werden. Intubation und Beatmung sind in diesen Fällen obligat. Auch bei den Koma-Notfällen ist die Weitergabe aller erdenklichen Informationen bei der Übergabe von besonderer Wichtigkeit. Eine sorgfältige schriftliche Dokumentation ist daher unerlässlich.

Stationäre Akutversorgung. Mit Übernahme des intubierten, komatösen Patienten auf die Intensiveinheit muss parallel mit den medikamentösen Stabilisierungsmaßnahmen eine kurzfristige Ätiologieabklärung angestrebt werden. Dabei ist neben der klinischen Untersuchung die Erhebung der Fremdanamnese, insbesondere auch einer evtl. Vormedikation von außerordentlicher Bedeutung. Die weiteren akutdiagnostischen Maßnahmen beinhalten zunächst 12-Kanal-EKG, Laborscreening, Thoraxröntgen. Bei weiterhin unklarer Ätiologie sind zusätzliche diagnostische Maßnahmen zur Klärung einer kardialen und/oder extrakardialen Ursache des akuten Krankheitsbildes erforderlich. Gegebenenfalls muss nach Akutversorgung des Patienten die Weiterverlegung in ein Zentrum mit entsprechend erweiterten diagnostischen Möglichkeiten erfolgen.

67.2.6 Leitsymptom Herzrhythmusstörungen – Schrittmachernotfall

Herzrhythmusstörungen können je nach Sensibilität des Patienten auch bei unbedenklichen Formen zu erheblichen Störungen des subjektiven Befindens und damit zur Notfallmeldung führen. Die subjektiven Wahrnehmungen „Aussetzen des Herzschlags, Herzrasen, unregelmäßiger Herzschlag" sind meist von Angst begleitet. Die notfallmedizinische Bedeutung der zunächst nur mit geringer Beeinträchtigung einhergehenden Rhythmusstörungen liegt in dem möglichen Übergang zu bedrohlichen Formen mit Gefährdung der Vitalfunktionen, wobei neben dem Alter des Patienten und dem Grad einer myokardialen Vorschädigung die Art der Rhythmusstörung, die Frequenz und die zeitliche Dauer von Bedeutung ist. So kann eine Verminderung der Herzleistung durch plötzlichen Wegfall der Vorhofaktionen (z. B. Vorhofflimmern) durch zu hohe oder niedrige Frequenzen (speziell bei zusätzlichen Vitienerkrankungen, z. B. Mitralstenose, Aorteninsuffizienz), aber auch bei zu langer Dauer der Rhythmusstörung auftreten (Tachymyopathie).

Dabei kann sich die Verminderung der Herzleistung in einer Abnahme des Herzminutenvolumens und des Blutdrucks äußern. Klinische Erscheinungsbilder sind ein unbestimmtes Unwohlsein, bei kürzeren paroxysmalen Episoden Synkopen sowie Bewusstseinstrübungen bis hin zu anhaltender Bewusstlosigkeit bei Kreislaufstillstand. Treten die Rhythmusstörungen als Komplikation anderer kardiovaskulärer Notfälle auf, können die jeweiligen Erscheinungsbilder der primären Erkrankung im Vordergrund stehen.

Einteilung. Je nach den hämodynamischen Auswirkungen kann man Rhythmusstörungen unterteilen in:
- Störungen, die immer,
- Störungen, die nur unter bestimmten Umständen und
- Störungen, die selten oder nie zu Notfallsituationen führen.

> Ein „Rhythmusnotfall" liegt immer vor bei Kammerflimmern, Kammertachykardien, symptomatischen Bradykardien mit Kammerfrequenzen <30/min, höhergradiger AV-Block II. Grades, 2:1- oder 3:1-Überleitung, AV-Block III. Grades) sowie Asystolien mit einer Länge von mehr als 5 s.

Nur geringe oder keine Störungen der Hämodynamik liegen bei vereinzelten supraventrikulären oder ventrikulären Extrasystolen, beim AV-Block I. Grades und II. Grades Typ Mobitz I sowie bei supraventrikulären Tachykardien mit normofrequentem oder nur leicht beschleunigtem Kammerrhythmus vor. Bei allen übrigen Rhythmusstörungen entscheiden die Kammerfrequenz, die Dauer und die myokardiale Funktion/Vorschädigung über den Notfallcharakter.

Ursachen. Die Diagnosesicherung erfolgt mit dem EKG, wobei der Anschluss eines Monitors mit Darstellung einer Ableitung in vielen Fällen zur Diagnosestellung bereits ausreicht. Formanalytische ORS-Betrachtungen mit 12-Kanal-EKG bei Tachykardien mit breiten Kammerkomplexen ermöglichen die Unterscheidung zwischen Rhythmusstörungen ventrikulären oder supraventrikulären Ursprungs mit aberrierender Leitung. Eine solche Differenzierung sollte immer angestrebt werden, v. a., wenn es sich nicht um einen hämodynamischen Notfall handelt.

Auf die spezifischen therapeutischen Maßnahmen wurde bereits im Abschn. 67.2.1 eingegangen (s. Kap. 19).

Kardiovaskulärer Notfall bei Schrittmacherstörungen. Schrittmacherträger können naturgemäß auch unabhängig von einer gestörten Schrittmacherfunktion jede Art von kardiovaskulären Notfällen produzieren. In diesem Abschnitt wird speziell auf die entstehenden Notfallsituationen bei Schrittmacherstörungen eingegangen. Die häufigsten Komplikationen bei Schrittmacherträgern mit passagerem oder permanentem Funktionsausfall sind:
– Batterieversagen,
– unvollständiger oder vollständiger Elektrodenbruch,
– Sondendislokation,
– Reizschwellenerhöhung,
– gestörter „Sensing"-Mechanismus („over-/undersensing"),
– Elektrodenperforation.

Weitere Komplikationen sind „Reentry"-Tachykardien bei 2-Kammer-Systemen, Tachyarrhythmien bei neu- oder wiederaufgetretenem Vorhofflimmern und DDD-Stimulationsmodus, selten schrittmacherinduzierte Kammertachykardien oder Kammerflimmern bei gestörtem „Sensing"-Mechanismus in Verbindung mit Herzinfarkt, Hypoxie oder Elektrolytstörungen.

Der Schrittmachernotfall äußert sich unter dem Bild von bradykarden und tachykarden Herzrhythmusstörungen, wobei der Notfall bei komplettem Schrittmacherausfall durch die ursprünglich zur Indikation führenden Rhythmusstörung geprägt wird. So können Bradykardien unterschiedlichen Ausmaßes oder eine Asystolie auftreten.

Die resultierenden Rhythmusstörungen äußern sich über eine frequenzabhängige Minderung der Förderleistung: neben den typischen klinischen Zeichen mit Wiederauftreten einer Schwindelsymptomatik oder von Synkopen, bei länger anhaltender Asystolie auch Bewusstlosigkeit, können – in Abhängigkeit von der Grunderkrankung oder Vorschädigung des Herzens – die Erscheinungsbilder der Herzinsuffizienz und der kardialen Ischämie auftreten.

Vor Ort wird man häufig entweder vom Patienten selbst oder von Angehörigen die Information erhalten, dass es sich bei dem Notfallpatienten um einen Schrittmacherträger handelt. Zudem wird man bei der körperlichen Untersuchung in der Regel das Schrittmacheraggregat häufig tasten können. Handelt es sich nicht um ein völliges Schrittmacherversagen, so ist der Schrittmacherträger meist auch über ein EKG erkennbar.

Die bereits ausgeführte Diagnostik der Rhythmusstörungen wird im Schrittmachernotfall ergänzt durch Informationen aus dem Schrittmacherpass; ihm können Anhaltspunkte für Batterieermüdung oder Anstiege der Reizschwelle in letzter Zeit entnommen werden.

Sofortmaßnahmen. Die prähospitale Notfalltherapie symptomatischer bradykarder und tachykarder Rhythmusstörungen bei gestörter Schrittmacherfunktion unterscheidet sich nicht von der Therapie primärer bradykarder Rhythmusstörungen. Neben den besprochenen medikamentösen Maßnahmen kommen bei Asystolie die extrathorakale Herzmassage oder auch die externe, transthorakale Stimulation zum Einsatz. Ein Versuch mit einem extern aufgelegten Magneten kann manchmal noch eine Schrittmacherdysfunktion temporär beheben. Kammerflimmern erfordert immer die Defibrillation, Kammertachykardien bei starker hämodynamischer Beeinträchtigung die Kardioversion. Wenn möglich sollten die Paddles/Elektroden zur Stromabgabe zur Vermeidung einer Schrittmacherdysfunktion so geklebt werden, dass kein direkter Stromfluss erfolgen kann (10–15 cm Abstand zum Aggregat, anteriore, posteriore oder kontralaterale, linksinfraklavikuläre, rechtsparasternale Position). Bei rezidivierenden AICD-Entladungen bei Tachykardien sollte über ein EKG entschieden werden, ob der interne Defibrillator mittels extern aufgelegtem Magneten nicht inaktiviert werden sollte (z. B. bei Tachyarrhythmia absoluta bei Vorhofflimmern). Die aufnehmende Klinik sollte über die Möglichkeiten der Schrittmacherumprogrammierung und u. U. auch der Revision verfügen.

> **Zusammenfassung**
>
> Kardiovaskuläre Notfälle stellen mit über 40% die häufigste Ursache der Notarzteinsätze in Deutschland dar. Die zunehmend qualifiziertere Ausbildung von Rettungsassistenten und Notärzten sowie die räumlich begrenzten Einsatzgebiete mit deutlich verkürzten Wegezeiten haben die Versorgung kardiovaskulärer Notfallpatienten in den letzten 20 Jahren erheblich verbessert.
>
> Trotz erheblicher Beschränkungen in den diagnostischen Möglichkeiten vor Ort kann die Beobachtung von Leitsymptomen häufig in bereits spezifische Notfalltherapien einmünden. Neben der Akutversorgung vor Ort ist gerade bei kardiologischen Notfallpatienten aber auch die Festlegung der weiteren Versorgungslogistik von besonderer Bedeutung. Die aktuelle Studienlage verlangt bei Patienten mit akuten Koronarsyndromen bis hin zum Myokardinfarkt das möglichst baldige invasiv-therapeutische Management, das in Form einer 24 h-Bereitschaft in der Regel nur in kardiologischen Zentren angeboten wird. Während diese in Ballungsgebieten in der Regel in akzeptabler Zeit auch auf dem Landweg erreichbar sein dürften, muss bei größeren Entfernungen auch der Lufttransport in

Anspruch genommen werden. Einige „Herzinfarkt-Zentren" sind bereits dazu übergegangen, selbst eine Transportlogistik unter Mitwirkung der Rettungsflugdienste bereitzustellen. Die früher übliche Verbringung von kardiovaskulären Notfallpatienten in das nächstgelegene Krankenhaus entspricht – v. a. beim akuten Myokardinfarkt – heute nicht mehr dem „state of the art". Nur mit intensiven organisatorischen Bemühungen aller beteiligten Stellen wird es möglich sein, die heute noch immer viel zu wenig angewendete optimale Infarkttherapie einem zunehmend größeren Patientenkollektiv zukommen zu lassen.

Literatur

Arntz HR (2001) Mechanische Maßnahmen zur kardiopulmonalen Reanimation. Intensivmed 38:508–513

Bernard S, Buist M, Monteiro O et al (2003) Induced hypothermia using large volume, ice-cold intravenous fluid in comatose survivors of out-of-hospital cardiac arrest: a preliminary report. Resuscitation 56:9–13

Bleifeld W, Hanrath P (1975) Die hämodynamische Basis der Therapie des akuten Myocardinfarktes. Dtsch med Wschr 24:1345

Bottiger BW, Mobes S, Glatzer R et al (2001) Astroglial protein S-100 is an early and sensitive marker of hypoxic brain damage and outcome after cardiac arrest in humans. Circulation 103:2694–2698

Bottiger BW, Bode C, Kern S et al (2001) Efficacy and safety of thrombolytic therapy after initially unsuccessful cardiopulmonary resuscitation: a prospective clinical trial. Lancet 357:1583–1585

Braunwald E, Oldham E, Linhard HN jr. et al (1964) The circulatory response of patients with idiopathic hypertrophic subaortic stenosis to nitroglycerin and to the valsalva maneuver. Circulation 29:422

CAPTIM (2002) Bonnefoy E, Lapostolle F, Leizorovicz A et al (2002) Primary angioplasty versus prehospital fibrinolysis in acute myocardial infarction: a randomised study. Lancet 360:825

Cobb LA, Fahrenbruch CE, Walsh TR et al (1999) Influence of cardiopulmonary resuscitation prior to defibrillation in patients with out-of-hospital ventricular fibrillation. J Am Med Ass 281:1182

Curtius JM, Bents R, Bungard U (1986) Klinischer Verlauf bei 470 Patienten mit Mitralklappenprolaps. Z Kardiol 75:1

DANAMI-2 (2002) Andersen HR, Nielsen TT, Rasmussen K et al (2003) A comparison of coronary angioplasty with fibrinolytic therapy in acute myocardial infarction. N Engl J Med 349:733–742

Dorian P, Cass D, Schwartz B et al (2002) Amiodarone as compared with lidocaine for shock-resistant ventricular fibrillation. N Engl J Med 346: 884–890

Eisenberg MS, Mengert TJ (2001) Cardiac resuscitation. N Engl J Med 344:1304

EMERAS (1993) Randomised trial of late thrombolysis in patients with suspected acute myocardial infarction. Estudio Multicentrico Estreptoquinasa Republicas de America del Sur Collaborative Group. Lancet 342:767–772

Fogel W, Krieger D, Veith M et al (1997) Serum neuron-specific enolase as early predictor of outcome after cardiac arrest. Crit Care Med 25:1133

FRISC II (1999) Invasive compared with non-invasive treatment in unstable coronary artery disease: FRISC II prospective randomized multicentre study. Lancet 354:708

Gillespie TA, Ambross HD, Sobel BE et al (1977) Facts of dobutamin in patients with acute myocardial infarction. Am J Cardiol 39:588

Graf-Baumann T (1992) Grenzen ärztlicher Behandlungspflicht. In: Werner F, List P, Osswald M (Hrsg) Intensivmedizinische Praxis, 2. Aufl. Springer, Heidelberg Berlin NewYork, S 210

Grande P, Christiansen C, Pedersen A et al (1980) Optimal diagnosis in acute myocardial infarction. A cost-effectivness study. Circulation 61:723

GREAT (1992) Feasibility, safety and efficiacy of domiciliary thrombolysis by general practitioners: Grampian Region Early Anistreplase Trial. Brit Med J 305:548

GREAT (1994) Halving of mortality at 1 year by domiciliary thrombolysis in the Grampian Region Early Anistreplase Trial. J Am Coll Cardiol 23:1

Großer KD, Hombach V, Sieberth H-G (1993) Der internistische Notfall. Schattauer, Stuttgart New York, S 221

GUSTO 1 (1999) Hasdai D, Holmes DR Jr, Califf RM et al (1999) Cardiogenic shock complicating acute myocardial infarction: predictors of death. GUSTO Investigators. Global Utilization of Streptokinase and Tissue-Plasminogen Activator for Occluded Coronary Arteries. Am Heart J 138:21–31

Hallström A, Cobb L, Johnson E et al (2000) Cardiopulmonary resuscitation by chest compression alone or with mouth-to-mouth ventilation. N Engl J Med 342:1546

Hine L K, Laird N, Hewit P et al (1989) Meta-analytic evidence against prophylactic use of lidocain in acute myocardial infarction. Arch Intern Med 149:2694

Hypothermia after Cardiac Arrest Study Group (2002) Mild therapeutic hypothermia to improve the neurologic outcome after cardiac arrest. N Engl J Med 346:549

Kapoor WN, Peterson J, Wiegand HS et al (1987) Diagnostic and prognostic implications of recurrences in patients with syncope. Am J Med 83:700

Kliegel A, Havel C, Sterz F (2002) Die Behandlung des Patienten mit Herz-Kreislaufstillstand und nach Reanimation im Krankenhaus. Intensivmed 39:13–25

Kouwenhoven WB., Jude JR., Knickerbocker GG, (1960), Closed chest and cradiac massage. J Am Med Assoc 173:1064–1067

Kudenchuk PJ, Cobb LA, Copass MK (1999) Amiodarone for resuscitation after out-of-hospital cardiac arrest due to ventricular fibrillation. N Engl J Med 341:871

Kuhn L A (1978) Management of shock following acute myocardial infarction, part I: drug therapy and part II: mechanical circulatory assistance. Amer Heart J 95:529; 789

Kulbertus FW, Rigo P, Legrand V (1988) Right ventricular infarction. Mod Conc Cardiovasc Dis 54:1

Kupper W, Waller W, Hanrath P et al (1982) Hemodynamic and cardiac metabolic effects of inotropic stimulation with dobutamin in patients with cornary artery disease. Eur Heart J 3:1

Larsen MP, Eisenberg MS, Cummins RO et al (1993) Predicting survival from out-of-hospital cardiac arrest: a graphic model. Ann Emerg Med 22:1652

Levine RL, Wayne MA, Miller CC (1997) End-tidal carbon dioxide and outcome of out-of-hospital cardiac arrest. N Engl J Med 337:301

Lindner KH, Dirks B, Strohmenger HU et al (1997) Randomised comparison of epinephrine and vasopressin in patients with out-of-hospital ventricular fibrillation. Lancet 349:535

Löwel H, Dobson A, Keil U et al (1993) Coronary heart disease case fatality in four countries. A community study. The Acute Myocardial Infarction Register Teams of Auckland, Augsburg, Bremen, FINMONICA, Newcastle, and Perth. Circulation 88:2524

Löwel H, Lewis M, Keil U et al (1985) Zur Herzinfarktsituation in einer süddeutschen Bevölkerung. Ergebnisse des Augsburger Herzinfarktregisters 1985. Z Kardiol 77:481

Lurie K (2002) Mechanical devices for cardiopulmonary resuscitation: an update. Emerg Med Clin North Am 20:771

McMahon S, Collins R, Peto R et al (1988) Effects of prophylactic lidocaine in suspected acute myocardial infarction. An overview of results from the randomized, controlled trials. JAMA 260:1910

Manolis A S, Linzer M, Salem D et al (1990) Syncope: Current diagnostic evaluation and management. Annals of Int Med 112:850

Manz M, Lüderitz B (1989) Notfalltherapie von ventrikulären Tachycardien: Lidocain versus Ajmalin. Dtsch med Wschr 113:1317

Manz M, Lüderitz B (1993) Was ist gesichert in der kardialen Notfalltherapie? Internist 34:1082

Martin GJ, Adams STL, Martin HG et al (1984) Prospectiv evaluation of syncope. Ann Emerg Med 13:99

Pache J, Kastrati A, Mehilli J (2002) Clopidogrel therapy in patients undergoing coronary stenting: value of a high-loading-dose regimen. Catheter Cardiovasc Interv 55:436–441

Paradis NA, Martin GB, Goetting MG et al (1989) Simultaneous aortic, jugular bulb, and right atrial pressures during cardiopulmonary resuscitation in humans. Insights into mechanisms. Circulation. 80: 361–368

PRAGUE-2 (2002) Widimsky P, Budesinsky T, Voray D et al (2003) Long distance for primary angioplasty vs immediate thrombolysis in acute myocardial infarction. Final results of the randomized national multi-centre trial – PRAGUE-2. Eur Heart J 24:94–104

Renggli J, Schweizer W (1977) Diagnostische Schwierigkeiten. Schweiz med Wochenschr 107 (Suppl 6):37

Resuscitation (2000) American Heart Association in collaboration with the International Liaison Committee on Resuscitation (ILCOR) Guidelines for cardiopulmonary resuscitation and emergency cardiovascular care – An international consensus on science. Resuscitation 46:1

RITA 3 (2002) Berry C, Balachandran KP, Oldroyd KG (2002) The RITA 3 trial. Lancet 360:1974

Santos AD, Mathea PK, Hilal A et al (1981) Orthostatic hypotension: A commonly unrecognized cause of symptoms in mitral valve prolaps. Am J Med 71:746

Sefrin P, Brandt M, Lay A (2001) Bayerisches Ärzteblatt 7:1

SHOCK TRIAL REGISTRY (2001) Webb JG, Sanborn TA, Sleeper LA et al (2001) Percutaneous coronary intervention for cardiogenic shock in the SHOCK Trial Registry. Am Heart J 141:964–70

Stiell IG, Hebert PC, Wells GA, Vandemheen KL et al (2001) Vasopressin versus epinephrine for inhospital cardiac arrest: a randomised controlled trial. Lancet 358:105–109

TIMI TACTICS 18 (2000) Cannon CP, Weintraub WS, Demopoulos L et al (2000) Results of the Treat Angina With Aggrastat and Determine the Cost of Therapy With an Invasive or Conservative Strategy (TACTICS-TIMI 18) Trial: A comparison of invasive versus conservative strategy in patients with unstable angina and non-st-segment elevation myocardial infarction. Circulation 102:2672

Tuttle RR, Mills J (1975) Development of a new catecholamine to selectively increase cardiac contractility. Circ Res 36:185

Ulmer W T, Reif E, Weller W (1966) Die obstruktiven Atemwegserkrankungen. Pathophysiologie des Kreislaufes, der Ventilation und des Gasaustausches. Thieme, Stuttgart

Valenzuela TD, Roe DJ, Nichol G et al (2000) Outcomes of rapid defibrillation by security officers after cardiac arrest in casinos. N Engl J Med 343:1206

van Walraven C, Stiell IG, Wells GA (1998) Do advanced cardiac life support drugs increase resuscitation rates from in-hospital cardiac arrest? The OTAC Study Group. Ann Emerg Med 32:544

Wenzel V, Krismer AC, Arntz HR et al (2004) A comparison of vasopressin and epinephrine for out-of-hospital cardiopulmonary resuscitation. N Engl J Med 350:179–181

Werdan K (1987) Bedeutung von Herzrhythmusstörungen beim Mitralklappenprolaps-Syndrom. Internist 28:175

Herztrauma und Verletzungen der großen thorakalen Gefäße

G. F. Hauf, begründet von E. Lönne

68.1   Stumpfes Trauma – 1326
68.1.1   Traumamechanismen – 1326
68.1.2   Symptomatik und klinisches Bild – 1326
68.1.3   Diagnose – 1329
68.1.4   Therapie – 1329
68.1.5   Prognose – 1330

68.2   Penetrierendes Trauma – 1330
68.2.1   Traumamechanismen – 1330
68.2.2   Symptomatik und klinisches Bild – 1330
68.2.3   Diagnose – 1331
68.2.4   Therapie – 1332
68.2.5   Prognose – 1332

68.3   Elektrischer Strom und Blitzschlag – 1332

68.4   Gutachterliche Bewertung traumatischer Herzschäden – 1333

Literatur – 1334

Die rechtzeitige Diagnose einer im Rahmen eines Unfallereignisses entstehenden Verletzung des Herzens oder der großen Gefäße ist von wesentlicher Bedeutung nicht nur bei der Erstversorgung von Unfallopfern, sondern auch bei der Erkennung und Behandlung von Spätkomplikationen.

Sowohl nach stumpfen als auch nach penetrierenden Traumen, insbesondere im thorakalen Bereich, muss immer die Möglichkeit einer Herzbeteiligung in Erwägung gezogen werden. Dies gilt auch, wenn die Symptomatik primär atypisch ist oder durch zusätzliche Verletzungen anderer Organe überlagert wird. Eine enge Zusammenarbeit zwischen Chirurgen und Internisten ist daher bei entsprechenden Verdachtsmomenten unbedingt erforderlich.

Die Kenntnis der pathophysiologischen Zusammenhänge zwischen den unterschiedlichen, sowohl im beruflichen als auch im privaten und sportlichen Bereich vorkommenden Unfallarten und -mechanismen und den entsprechenden möglichen Herz- oder Gefäßverletzungen ist bei der Therapie ebenso wie bei der Begutachtung von Verunfallten von Bedeutung.

68.1 Stumpfes Trauma

68.1.1 Traumamechanismen

Bedingt durch die steigende Anzahl von Verkehrs-, Arbeits- und Sportunfällen nimmt das stumpfe Thoraxtrauma z. T. kombiniert mit anderen Verletzungen, in der Unfallbegutachtung einen zunehmenden Raum ein. Dabei wird wegen z. B. gleichzeitig bestehender degenerativer Herz- und Gefäßerkrankungen sich oft die Klärung der Zusammenhangsfrage zwischen Unfallereignis und Entstehung bzw. richtungsgebender Verschlimmerung einer vor bestehenden Erkrankung als schwierig erweisen.

Folgende Unfallmechanismen müssen diskutiert werden:
- direkte Krafteinwirkung gegen die Brust durch Schlag oder Stoß eines festen Gegenstandes (unidirektionale Kraftwirkung),
- Kompression des Thorax durch direkte Krafteinwirkung (bidirektionale Kraftwirkung),
- indirekte Krafteinwirkung durch Kompression des Abdomens oder der unteren Extremitäten mit der Folge einer plötzlichen Druckerhöhung im vaskulären System und/oder Vorhof-Ventrikel-Bereich (hydraulische Sprengwirkung),
- Beschleunigungskräfte (Akzeleration) oder Verzögerungskräfte (Dezeleration),
- Druckwellen hoher Intensität z. B. bei Explosionen oder Detonationen,
- Vibrations- und Schalldruckwellen.

Als Sonderformen sind zu betrachten:
- Geschossverletzungen ohne direkte Beteiligung des Herzens und der großen Gefäße durch Druckwellen im Gewebe,
- stumpfes Thoraxtrauma mit penetrierender Verletzung des Herzens, z. B. durch frakturierte Rippen,
- elektrischer Strom und Blitzschlag,
- Strahlenschädigungen,
- iatrogene Traumen (Katheterinterventionen, Stimulations-, Ablationssonden).

68.1.2 Symptomatik und klinisches Bild

> **Verletzungsfolgen eines stumpfen Traumas**
>
> *Perikardverletzungen:*
> - Intramurale Schädigung
> - Lazeration
> - Ruptur
> - Hämoperikard, Herztamponade, Hämato(pneumo)thorax
> - Perikarditis (serofibrinös, purulent, posttraumatisch, konstriktiv)
>
> *Myokardverletzungen:*
> - Commotio cordis
> - Contusio cordis
> - Myokardinfarkt
> - Lazeration
> - Ruptur
> - Aneurysma
>
> *Koronararterienverletzungen:*
> - Lazeration
> - Durchriss
> - Aneurysma
> - Thrombose
> - Arteriovenöse Fistel, Gefäß-Kammer-Fistelung
>
> *Verletzungen des Klappenapparates:*
> - Lazeration
> - Ruptur
> - Verletzungen der Chordae tendineae und/oder Papillarmuskel
>
> *Verletzungen der großen Gefäße*
> - Lazeration
> - Ruptur
> - Aneurysma
> - Thrombose

Perikardverletzungen

Schädigungen des Perikards sind eine der häufigsten Folgen des stumpfen Herztraumas: Es können akut intramurale Schädigungen, Lazerationen sowohl der Innen- als auch der Außenfläche sowie Rupturen unterschiedlicher Ausdehnung auftreten. Entsprechend den verschiedenen Verletzungsmöglichkeiten können sowohl weitgehend asymptomatische als auch akute, hochdramatische Verläufe beobachtet werden.

Bei Läsionen des Perikards kommt es zu Blutungen unterschiedlicher Schwere und Lokalisation; sowohl ein primär die Herzarbeit nicht beeinträchtigendes Hämoperikard als auch das Bild einer Herztamponade, eines Hämatothorax oder auch eines Hämatopneumothorax bei zusätzlichen Lungenverletzungen kann sich manifestieren. Perikardrupturen können je nach Ausdehnung und Lokalisation Inkarzerationen sowie auch Luxationen des Herzens mit entsprechenden hämodynamischen Komplikationen zur Folge haben (Schwarz 1977).

Eine serofibrinöse wie auch eine purulente Perikarditis kann sich im Rahmen eines Herztraumas entwickeln. Die Möglichkeit einer evtl. erst nach Jahren sich klinisch manifestierenden Pericarditis constrictiva muss berücksichtigt werden.

Entsprechend dem Postinfarkt- und Postkardiotomiesyndrom entwickelt sich bei einem Teil der Patienten eine posttraumatische Perikarditis unklarer Pathogenese; die Möglichkeit autoimmunologischer Faktoren wird in diesem Zusammenhang diskutiert (Symbas 1989).

Myokardverletzungen

Commotio cordis/Contusio cordis. In Analogie zu den Begriffen Commotio cerebri und Contusio cerebri kann bei der traumatischen Herzschädigung in Commotio cordis und Contusio cordis unterschieden werden, wobei die Differenzierung wegen des fließenden Übergangs klinisch oft nicht möglich ist.

Die Annahme einer Commotio cordis ist gerechtfertigt bei rein funktioneller kardialer Symptomatik ohne nachweisbares pathologischanatomisches Substrat. Das klinische Bild nach Commotio cordis wird dadurch charakterisiert, dass sich die funktionellen kardialen Störungen in relativ kurzer Zeit weitgehend bzw. vollständig zurückbilden. Es handelt sich dabei meist um passagere Herzrhythmusstörungen oder um flüchtige Zeichen einer Oberflächenreizung. Die herzspezifischen Enzyme sind im Normbereich.

Bei einer Contusio cordis lassen sich morphologische Veränderungen unterschiedlicher Natur und unterschiedlicher Ausdehnung objektivieren. Die Läsionen können sich makroskopisch sowohl in Form einzelner petechialer als auch ausgedehnter flächenhafter Blutungen darstellen, wobei subendokardiale, subperikardiale wie auch die gesamte Myokardwand umfassende Verletzungen vorliegen können.

Histologisch wird die Contusio cordis im Akutstadium durch den Nachweis von Erythrozytenansammlungen im Interstitium sowie Fragmentation und Verlagerung von Muskelfasern charakterisiert. An Gefäßveränderungen können dabei Kapillarrisse, Aneurysmabildungen, Intimaläsionen oder lokale Thrombenbildungen nachgewiesen werden (Schwarz 1977; Cremer et al. 1979; Symbas 1989, 1998).

Das klinische Bild der Contusio cordis wird geprägt durch Schmerzsymptomatik, elektrokardiographische Veränderungen, Schock sowie akute Herzvolumenänderungen. Die angegebenen Schmerzen erinnern in ihrer Lokalisation und ihrer Dauer an ischämiebedingte thorakale Beschwerden, wobei allerdings eine Überlagerung durch zusätzliche Verletzungen anderer Organe möglich ist. Der Schmerz kann sowohl akut nach dem Trauma als auch verzögert nach Stunden oder Tagen auftreten; bei leichteren Läsionen können Schmerzen auch fehlen.

Differenzialdiagnostisch muss neben einer Contusio cordis die Möglichkeit eines akuten traumatisch bedingten Myokardinfarkts diskutiert werden. Ätiologisch kommt dabei sowohl eine Koronarthrombose als auch ein traumatisch bedingter Koronarspasmus mit anschließender ischämiebedingter Zellnekrose in Frage. Morphologisch weist ein kontinuierlicher Übergang zwischen gesundem und nekrotischem Gewebe auf einen ischämiebedingten Prozess hin, während ein abrupter Übergang eher auf eine Contusio cordis zurückzuführen ist (Schwarz 1977; Symbas 1989; Pretre u. Chilcott 1997; Mattox et al. 2001).

Abhängig von der Schwere der myokardialen Schädigung können sich eine akute traumatische Herzdilatation sowie das Bild eines kardiogenen Schocks manifestieren (Schwarz 1977). Bei entsprechender myokardialer Schädigung und evtl. Aneurysmabildung muss in der subakuten und chronischen Phase auch an die Entwicklung intrakavitärer Thromben mit möglicher Embolisation gedacht werden (Dugani et al. 1984).

Aufgrund von Tierexperimenten ist bei bereits durch vorausgegangene Traumen vorgeschädigten Herzen mit einer nochmals verstärkten Reaktion zu rechnen werden (Rosenkranz 1970).

Als weitere mögliche Unfallfolgen muss mit Lazerationen, meist in Kombination mit einer Contusio cordis, sowie mit Rupturen gerechnet werden (Schulte et al. 1979).

Rupturierung. Bezüglich der Rupturenentstehung lassen sich folgende pathophysiologischen Überlegungen anstellen. Als besonders kritische Periode muss die späte Diastole und frühe Systole betrachtet werden, da zu dieser Phase eine maximale Füllung der Ventrikel bei geschlossenen Herzklappen vorliegt und daher bei abrupter intrakardialer Druckerhöhung nur geringe Kompensationsmöglichkeiten vorhanden sind. Andererseits muss bei Auftreten von Kompressionskräften während der Ventrikelsystole eine erhöhte Gefährdung der Vorhöfe angenommen werden (Symbas 1998). Die Rupturierung des Myokards kann sich auch als sekundäre Komplikation nach Contusio cordis oder Lazeration ereignen (Schmuziger et al. 1972).

Ischämische Reaktionen. Das Auftreten einer traumatisch bedingten ischämischen Zellnekrose im Sinne eines akuten Myokardinfarkts ist als relativ seltenes Ereignis zu betrachten. Als diesbezüglich prädisponierender Faktor wird das Vorliegen bereits arteriosklerotisch veränderter Koronargefäße betrachtet.

Bei bereits bestehender koronarer Herzkrankheit muss auch die Möglichkeit eines akuten Myokardinfarkts unmittelbar vor einem Trauma diskutiert werden; in diesem Fall wäre zu prüfen, ob die akute Ischämie nicht als auslösender Faktor für das Unfallereignis in Frage kommt.

Lazerationen. Eine Lazerationsverletzung des Myokards wird in der Regel in Verbindung mit einer Contusio cordis auftreten. Aufgrund der damit verknüpften Gefäßverletzungen ist mit Blutungen unterschiedlicher Intensität und als Folge davon mit einem Hämoperikard, einer Herztamponade oder bei zusätzlichen Läsionen des Perikards mit einem Hämatothorax zu rechnen. Entsprechend wird sich klinisch das Bild einer Stauungssymptomatik, eines kardiogenen Schocks oder auch eines hämorrhagischen Schocks zeigen. Mit einer Ruptur muss sowohl in der Akutphase als auch während der folgenden Periode, insbesondere der ersten 14 Tage, gerechnet werden. Bei verzögertem Auftreten der Ruptur, häufig aus stabilen Herz- und Kreislaufverhältnissen heraus, muss das Ereignis als Komplikation nach Contusio corids, Myokardinfarkt oder Lazeration, evtl. nach Ausbildung eines Aneurysmas, betrachtet werden (Glancy et al. 1971).

Als klinische Hinweise sind zu nennen: plötzliches Auftreten schwerer thorakaler Schmerzen, Dyspnoe, Zeichen der Herztamponade, sowie schließlich Schocksymptomatik (Haiat et al. 1973).

Herzrhythmusstörungen. Elektrokardiographisch können sowohl Störungen der Erregungsbildung und Erregungsleitung als auch Störungen der Erregungsrückbildung registriert werden. Es muss mit dem Auftreten von supraventrikulären und ventrikulären Extrasystolen, Herzfrequenzänderungen, sowohl im Sinne von Sinustachykardien oder Sinusbradykardien, Vorhofflattern oder Vorhofflimmern, AV-Blockierungen, Schenkelblockbildern, Infarktbildern, ST-Segment- sowie T-Wellenveränderungen, Kammertachykardien, Kammerflattern, Kammerflimmern oder auch einer Asystolie gerechnet werden (Rosenkranz u. Drews 1962; Goldring et al. 1966; Dolora et al. 1967; Rosenkranz 1970; Ruder et al. 1984; Link et al. 1999). Die im Zusammenhang mit einem Herztrauma registrierten Kammerkomplex- und Endteilveränderungen entsprechen häufig formalanalytisch den EKG-Veränderungen bei schwerer Ischämie oder akutem Myokardinfarkt.

Nach Contusio cordis kommt es im Gegensatz zum akuten Myokardinfarkt innerhalb wesentlich kürzerer Zeit zu einer Rückbildung der pathologischen EKG-Bilder (Symbas 1989).

> **Klinisch wichtig**
> Obwohl die elektrokardiographischen Veränderungen meist sofort nach dem Traumaereignis zu registrieren sind, sollte eine engmaschige EKG-Kontrolle durchgeführt werden, da gelegentlich entsprechende Veränderungen erst nach 24–48 h zu beobachten sind.

Supraventrikuläre und ventrikuläre Herzrhythmusstörungen können als bleibende Spätfolgen nach einem Trauma beobachtet werden. Ein Zusammenhang zwischen Schweregrad der Herzrhythmusstörungen und Schweregrad der morphologischen Veränderungen besteht nicht.

Koronararterienverletzungen

Wie bereits bei der Diskussion der Myokardverletzungen aufgeführt, besteht im Rahmen eines nicht penetrierenden Herztraumas die Möglichkeit eines akuten thrombotischen Koronargefäßverschlusses. Mit dieser Traumafolge ist im besonderen bei Verunfallten mit bereits bestehender koronarer Herzkrankheit zu rechnen. Auch die Möglichkeit traumatisch bedingter Koronarspasmen muss berücksichtigt werden (Unterberg et al. 1989).

Lazerationen sowie auch vollständige Durchrisse der Koronarien können sowohl isoliert als auch im Rahmen einer Contusio cordis, einer Lazeration oder einer Ruptur des Myokards, aber auch in Verbindung mit Aortenverletzungen, auftreten (Parmley et al. 1958; Reindell et al. 1960; Kettering et al. 1999).

Weiterhin werden isolierte Koronararterienaneurysmen, arteriovenöse Fisteln sowie Fistelbildung zwischen Koronargefäß und Herzkammer beschrieben. Berichtet wird aber auch über das kombinierte Auftreten eines Koronararterienaneurysmas mit linksventrikulärem Aneurysma (Stone et Fleming 1983).

Das klinische Bild kann entsprechend der Vielfalt der Verletzungsmöglichkeiten sehr verschiedenartig sein: Symptomatik einer Herztamponade, Zeichen einer Herzinsuffizienz, myokardiale Ischämiereaktionen mit entsprechender Schmerzsymptomatik.

Verletzungen des Klappenapparates

Traumatisch bedingte Vitien können sowohl Folge einer direkten Krafteinwirkung auf den Thorax als auch einer plötzlichen Kompression des Abdomens und der Extremitäten sein. Ereignet sich eine plötzliche Thoraxkompression während der späten Diastole oder der frühen Systole, ist mit einer massiven Druckwirkung auf den geschlossenen Atrioventrikularklappenapparat zu rechnen, mit den möglichen Folgen einer Ruptur oder Lazeration der Papillarmuskeln, der Chordae tendineae oder auch der Mitral- oder Trikuspidalsegel. Ebenso kann eine akute Thoraxkompression oder abdominelle Druckerhöhung mit retrograder Aortendruckerhöhung während der Diastole eine Verletzung der Aortenklappen, evtl. unter Einbeziehung der Aorta, bewirken (Stertmann et al. 1988; Symbas 1989).

Die Verletzungen sind vorwiegend im Bereich der Aorten- und Mitralklappe, seltener im Bereich der Trikuspidalklappen zu lokalisieren (Kessler et al. 1976). Läsionen im AV-Klappenbereich sind entsprechend der pathophysiologischen Zusammenhänge gewöhnlich mit weiteren schweren myokardialen Schädigungen verbunden. Bei Verletzungen der Aortenklappe muss zusätzlich die Möglichkeit einer Dissektions- oder Rupturverletzung der Aorta abgeklärt werden.

In Abhängigkeit vom Schweregrad der Verletzung ist mit einem akuten Herzversagen, einer evtl. verzögert sich manifestierenden Links- oder Rechtsherzdekompensation, aber auch, insbesondere bei nur geringen Verletzungen im Bereich der Papillarmuskeln und Chordae tendineae, mit einer weitgehend beschwerdefreien posttraumatischen Periode zu rechnen.

Eine genaue Beurteilung des Verletzungsausmaßes wird anhand des klinischen Bildes, insbesondere auch anhand des Auskultationsbefundes, häufig nur schwer möglich sein; weitere Hinweise sind erst durch die Ultraschalluntersuchung, Röntgen sowie weitere nichtinvasive und invasive Verfahren zu erwarten.

Verletzungen der großen Gefäße

Betrachtet man die im Rahmen eines stumpfen Thoraxtraumas entstehenden Verletzungen der großen Gefäße, so lassen sich am häufigsten Rupturen oder Lazerationen der Aorta feststellen. Läsionen der A. brachiocephalica, der A. subclavia oder der A. carotis communis werden hingegen selten beobachtet. Bezüglich der Lokalisation ergeben sich 2 Prädilektionsstellen, nämlich die Aorta descendens direkt distal des Abgangs der A. subclavia sinistra sowie die Aorta ascendens gerade proximal des Ursprungs der A. brachiocephalica. Verletzungen des Aortenbogens, der distalen Aorta descendens sowie der Aorta abdominalis werden selten gefunden.

An pathophysiologischen Mechanismen müssen insbesondere Torsionskräfte, Abscherungskräfte, Zugkräfte sowie akute intraluminale Druckänderungen diskutiert werden (Zehnder 1960; Symbas 1989; Ahrar u. Smith 1998). Ebenso können Gefäßverletzungen durch Rippen- oder Wirbelkörperfragmente bedingt sein. Morphologisch können sowohl kleine, i. Allg. quer zur Aortenachse verlaufende Einrisse der Intima oder der Intima einschließlich der Media als auch Rupturen aller Schichten vorliegen.

3 verschiedene Rupturstadien können unterschieden werden (Schmuziger u. Hahn 1974):

Subadventitielle Blutung nach Zerreißen der Intima und der Media. Klinisch stehen dabei Präkordial- und Rückenschmerzen mit der möglichen Ausstrahlung in die oberen Extremitäten, Hals sowie in das Epigastrium im Vordergrund. Als Ausdruck der Ösophaguskompression werden Schluckbeschwerden geklagt. Die Koarktation der Aorta manifestiert sich durch Blutdruckdifferenzen zwischen oberen bzw. oberen und unteren Extremitäten sowie durch ein typisches systolisches Strömungsgeräusch. Das Bild eines hämorrhagischen Schocks ist bei Fehlen weiterer Verletzungen nicht zu erwarten.

Die subadventitielle Blutung kann sich einerseits stabilisieren und zum posttraumatischen Aneurysma führen, andererseits muss die Möglichkeit einer sekundären Ruptur nach einer evtl. längeren weitgehend beschwerdefreien Periode berücksichtigt werden.

Mediastinale und subpleurale Blutung. Im Mittelpunkt steht meist der hämorrhagische Schock. An weiteren Symptomen sind, bedingt durch die Mediastinalkompression, zu nennen: heftige thorakale Schmerzen, Atemnot, Dysphagie und neurologische Ausfälle. Vorliegen kann auch eine Aortenstenose, die im Schock klinisch jedoch nur schwer zu diagnostizieren ist.

Intrapleurale Blutung. Bei dieser allerschwersten Form der Ruptur dominiert klinisch das innerhalb kürzester Zeit aufgetretene massive Schockbild. Sie wird nur in den allerseltensten Fällen überlebt.

68.1.3 Diagnose

Die Möglichkeit einer Herzbeteiligung muss nach einem stumpfen Trauma mit Frakturen im vorderen Thoraxbereich oder Rippen-Sternum-Frakturen immer in Erwägung gezogen werden. Dabei ist allerdings zu berücksichtigen, dass schwerste Schädigungen intrathorakaler Organe auch ohne Hautmarken oder, v. a. bei Jugendlichen, ohne Frakturen möglich sind.

Die Diagnose eines stumpfen Herztraumas kann als relativ gesichert betrachtet werden bei Objektivierung einer oder mehrerer der folgenden Symptome bzw. Befunde: thorakale Schmerzen, Atemnot, Einflussstauung, neu aufgetretene Herzgeräusche, abgeschwächte Herztöne, kardiogene oder hämorrhagische Schocksymptomatik, wechselnde EKG-Bilder, evtl. verbunden mit Herzrhythmusstörungen, Nachweis eines Hämoperikards oder Hämatopneumothorax.

Weitere Hinweise ergeben sich auch durch laborchemische Serumkontrollen mit Bestimmung von Myoglobin, Troponin, D-Dimer, BNP sowie den Enzymaktivitäten von CK, CK-MB, GOT, GPT, HBDH und LDH. Dabei ist differenzialdiagnostisch zu berücksichtigen, dass Enzymerhöhungen auch durch Skelettmuskel- und Leberläsionen bedingt sein können. Im Gegensatz zum Koronarinfarkt können beim Herztrauma bereits innerhalb der ersten Stunde erhöhte Werte der Transaminasen nachweisbar sein (Rosenkranz 1970; Tonkin et al. 1975; Mattox et al. 2001).

> Die Diagnose einer Verletzung der großen thorakalen Gefäße ergibt sich bei Vorliegen eines oder mehrerer der folgenden Symptome: heftige thorakale, ausstrahlende Schmerzen, neu aufgetretene Strömungsgeräusche, Blutdruckdifferenzen zwischen oberen als auch oberen und unteren Extremitäten, weites Mediastinum, neurologische Ausfälle, Schocksymptomatik.

Abgesichert wird die Diagnostik durch Echokardiographie einschließlich transösophagealer Untersuchung, Computertomographie, Kernspintomographie und röntgenologische Verlaufsbeobachtungen, möglichst kontinuierliche oder engmaschige EKG-Kontrollen sowie bei entsprechenden Verdachtsmomenten Durchführung eines Angiogramms (Schmuziger et al. 1972; Schmuziger u. Hahn 1974; Tenzer 1985; Hossack et al. 1988).

68.1.4 Therapie

Perikardverletzungen. Zunächst konservatives Vorgehen bei Hinweisen auf Perikarditis oder stabiles Hämoperikard. Bei Verdacht auf Herzbeuteltamponade oder Hämato(pneumo)thorax subxiphoidale Eröffnung mit der Möglichkeit der medianen Sternotomie. Eine zuvor akut durchgeführte Perikardpunktion kann sich als lebensrettend erweisen. Bei schwerem Schock oder rezidivierender Tamponade sofortige Sternotomie. Bei Hinweis auf eine Pericarditis constrictiva ist eine rechtzeitige chirurgische Intervention in Erwägung zu ziehen.

Myokardverletzungen. Grundsätzlich sollte eine medikamentöse Therapie unter Berücksichtigung der jeweiligen Schwere der Symptomatik und der hämodynamischen Situation eingeleitet werden, vergleichbar dem Vorgehen bei akutem koronararteriosklerotisch bedingten Myokardinfarkt. Parallel dazu ist die Möglichkeit einer Myokardrevaskularisationsmaßnahme zu diskutieren. Auf eine zusätzliche gerinnungshemmende Medikation wird man dabei jedoch wegen Gefahr einer kardialen Blutungsausdehnung sowie der Möglichkeit der traumatischen Mitverletzung anderer Organe in der Akutphase verzichten müssen.

Bei Lazeration steht die Behebung der Blutung im Vordergrund; bei entsprechendem Verdacht Durchführung einer Sternotomie.

Rupturen der Herzwand machen nach akut durchgeführter Perikardpunktion eine sofortige chirurgische Intervention erforderlich. Vorgehen bei Vorhof- oder Ventrikelseptumdefekt abhängig von klinischer Symptomatik.

Verletzungen der großen Koronararterien. Einrisse oder Durchrisse großer Koronararterien erfordern entsprechend der Blutungssymptomatik sofortiges chirurgisches Vorgehen.

Klappenverletzungen. In der Regel keine Notfallintervention, sondern Korrektur erst nach invasiver Diagnostik.

Verletzungen der großen Gefäße. Vorgehen abhängig von Art der Läsion und klinischer Symptomatik: sofortige Notfalloperation (meist Thorakotomie im 4. ICR links, selten Sternotomie), Intervention nach invasiver Diagnostik oder primär konservatives Vorgehen unter entsprechenden Kontrollen.

68.1.5 Prognose

Die Prognose der traumatischen Herzschädigung ist letztlich abhängig von der rechtzeitigen Diagnose und Therapie der unmittelbaren als auch der mittelbaren Folgen der Läsion. Erweist sich die Verlegung des Patienten in der Akutphase in ein kardiologisches Zentrum als nicht durchführbar, sollte vom Akutkrankenhaus die Anforderung eines Herz- und Gefäßchirurgen sowie eines Kardiologen aus einem dementsprechenden Zentrum erwogen werden.

> **Klinisch wichtig**
> Kann der Verdacht auf ein stumpfes Herztrauma nicht ausgeschlossen werden, muss akut stationäre Beobachtung auf einer Intensiveinheit erfolgen; entsprechende regelmäßige Nachuntersuchungen sind erforderlich.

68.2 Penetrierendes Trauma

68.2.1 Traumamechanismen

Entsprechend den stumpfen Herztraumen lassen sich auch bei den penetrierenden Verletzungen verschiedenartige Verletzungsmechanismen mit vielfältigen Folgen unterscheiden:
- schmale Stichwunden durch spitze Gegenstände (Scheren, Messer, Pfeile),
- Inzisionswunden im Sinne von Schnittverletzungen durch scharfe Enden oder Kanten (Messer, Glasscherben),
- Hiebwunden mit scharfrandigen schweren Objekten (Axt, Beil, Schwert),
- Geschoss- und Splitterverletzungen (Gewehr, Pistole, Explosion),
- Migration von Fremdkörpern mit primärer Lokalisation in näher oder weiter entfernten Organen oder Geweben (Nadeln, Zahnstocher, Glassplitter, Teile von Zahnprothesen),
- fremdkörperbedingte Thrombosierung und/oder Embolisierung,
- sekundäre Lazerations- oder Perforationsverletzungen durch frakturierte Rippen oder Wirbelkörpersegmente.

68.2.2 Symptomatik und klinisches Bild

> **Verletzungsfolgen eines penetrierenden Traumas**
> *Perikardverletzungen:*
> - Lazeration
> - Perforation
> - Hämoperikard, Herztamponade, Hämato(pneumo)thorax
> - Perikarditis (serofibrinös, purulent, posttraumatisch, konstriktiv)
>
> *Myokardverletzungen:*
> - Lazeration
> - Perforation (Myokardwand, Septum)
> - Retinierte Fremdkörper (Embolisierung, wandadhärente Thrombosierung, Abszess)
> - Aneurysma
>
> *Koronararterienverletzungen:*
> - Lazeration
> - Durchriss
> - Aneurysma
> - Thrombose
> - Fistelbildung
>
> *Verletzungen des Klappenapparates:*
> - Lazeration
> - Perforation
> - Verletzungen der Chordae tendineae und/oder Papillarmuskel
>
> *Verletzungen der Gefäßsystems*
> - Lazeration
> - Perforation
> - Fistelbildung
> - Thrombosierung
> - Embolisierung durch Fremdkörper

Symptomatik und klinisches Bild von Patienten mit penetrierenden Herzverletzungen hängen ab von dem jeweiligen Traumamechanismus und dem Ausmaß sowie der Lokalisation der Verletzung, wobei der Läsion des Perikards eine besondere Bedeutung zukommt. Dementsprechend lassen sich unterschiedliche klinische Verlaufsformen beobachten (Schwarz 1977; Radtke et al. 1979; Schmid 1981; Choo et al. 1984; Goldberg et al. 1984; Jacoby et al. 1985; Symbas 1989, 1998).

Stabiles Hämoperikard. Bei isolierten Perikardverletzungen, geringfügigen zusätzlichen Myokardlazerationen, aber auch in Ausnahmefällen bei kleinen perforierenden Stichverletzungen im Vorhofbereich, kann eine primär auftretende Blutung in das Perikard sistieren, bevor sich eine schwere Herztamponade oder ein Hämatothorax manifestiert.

Als Ursache für die Unterbrechung der Blutung sind zu diskutieren: Verklebung des Perikards, Entwicklung eines volumenbedingten Gegendrucks im Perikard oder auch Gerinnung des angesammelten Blutes.

> **Klinisch wichtig**
> Eine momentane klinische Stabilität darf nicht darüber hinwegtäuschen, dass evtl. doch eine geringe, sich erst nach einem längeren Zeitraum manifestierende Blutung bestehen bleiben oder erneut auftreten kann.

Progressive Blutung. Bei ausgedehnteren Herzschädigungen mit und ohne Klappenbeteiligung steht die unmittelbar auftretende schwere Blutung im Vordergrund; dabei muss mit 2 unterschiedlichen pathophysiologischen Auswirkungen gerechnet werden: Entwicklungen einer Herztamponade und Entwicklung eines Hämato(pneumo)thorax. Welches dieser Ereignisse im Vordergrund steht, hängt letztlich vom Verletzungsgrad des Perikards ab: Ist die Perikarderöffnung nicht zu ausgedehnt wie bei Stichverletzungen, kommt es meist zum Verschluss durch koaguliertes Blut, benachbartes Lungengewebe oder auch perikardiales Fettgewebe. Als Folge dieses Verschlusses des Herzbeutels und damit Fehlens einer Drainage wird sich in Abhängigkeit von der Blutungsstärke innerhalb eines kürzeren oder längeren Zeitraums eine Herztamponade klinisch manifestieren. Der zunehmende Druck im Perikardraum wird zwar einerseits eine Reduktion der Blutungsintensität bewirken, andererseits aber zum kardiogenen Schock führen. Beim Ausbleiben des Verschlusses bei großen Perikardläsionen kommt es parallel mit der Ausbildung eines Hämatothorax zur Hypotension und schließlich zum hämorrhagischen Schock.

Sekundäre, fremdkörperbedingte Komplikationen. Neben der akut auftretenden, mechanisch bedingten Verletzung muss mit weiteren Komplikationen gerechnet werden, die sich evtl. erst nach länger dauerndem, beschwerdefreiem Intervall manifestieren: serofibrinöse und bakterielle Perikarditis, Pericarditis constrictiva, Endokarditis, Abszessbildung, Fistelung, Aneurysmaentwicklung sowie thrombotisch bedingte Zwischenfälle. Daneben muss berücksichtigt werden, dass Fremdkörper, insbesondere Geschosse, Nadeln oder Splitter, nach dem Trauma im Körper verblieben sein können: so können primär in anderen Organen oder Geweben lokalisierte Metall- oder Glasteile durch Migration zu Läsionen des kardiovaskulären Systems führen. Als weitere Komplikation muss an die Embolisierung von Fremdkörpern gedacht werden, welche in das kardiovaskuläre System sowohl im arteriellen als auch im venösen Gefäßbereich gelangt sind, mit der Folge entsprechender Organbeeinträchtigungen.

Neben organisch bedingten Komplikationen bei Verbleiben eines Fremdkörpers im kardiovaskulären Bereich muss auch die Möglichkeit einer sich entwickelnden Herzneurose in Erwägung gezogen werden.

Akuter Myokardinfarkt. Als Folge eines penetrierenden Herztraumas muss bezüglich des Koronararteriensystems mit akuten Blutungen, Aneurysmaentwicklung, Fistelung sowie Lazerations- oder thrombosebedingten ischämischen Reaktionen einschließlich des Bildes eines akuten Myokardinfarkts gerechnet werden.

Penetrierende Gefäßverletzungen im Thorax. Bei penetrierenden Verletzungen der großen Gefäße im thorakalen Bereich außerhalb des Perikards können im wesentlichen zwei mögliche Verlaufsformen beobachtet werden: die massive und ungehinderte kontinuierliche, intrathorakale Blutung bei fehlender Möglichkeit der Entwicklung eines Gegendrucks mit dem Bild eines akuten hämorrhagischen Schocks sowie andererseits die mäßige, begrenzte Blutung bei ausreichend abdichtender Koagulabildung. Im zweiten Fall muss trotz eventueller klinischer Stabilität sowohl die Gefahr einer zweizeitigen Verblutung als auch einer vermehrten Herzbelastung bedacht werden. Die Symptomatik bei Gefäßverletzungen im perikardialen Bereich ist entsprechend dem Bild der direkten Herzverletzung durch die Möglichkeit eines Hämoperikards, der Herztamponade, der Fistelung sowie des Hämatothorax geprägt.

68.2.3 Diagnose

Der Verdacht auf ein penetrierendes Herztrauma oder eine Verletzung der großen thorakalen Gefäße sollte insbesondere bei Läsionen und Schussmarken im Bereich des Brustkorbs, des Halses und der oberen Abdominalregion geäußert werden. Jedoch auch bei weiter entfernter Lokalisation der Wunde kann eine Mitbeteiligung des kardiovaskulären Systems nicht ausgeschlossen werden.

Entsprechend der anatomischen Lage des Herzens im Thorax sind die einzelnen Areale in unterschiedlichem Maße durch penetrierende Verletzungen betroffen. Geordnet nach abnehmender Häufigkeit ergibt sich dabei folgendes Verteilungsmuster: rechter Ventrikel, linker Ventrikel, rechter Vorhof, linker Vorhof sowie die großen Gefäße. Diese Aufgliederung gilt sowohl für Stich- als auch für Schussverletzungen, wobei bei letzteren häufig mehrere Areale betroffen sind (Boyd u. Strieder 1965; Sugg et al. 1968).

> Bei der überwiegenden Mehrzahl der Patienten mit einer penetrierenden Läsion des kardiovaskulären Systems kommt es unmittelbar nach dem Unfallereignis zum Bild eines hämorrhagischen oder eines kardiogenen Schocks.

Dabei weisen folgende Symptome auf das Zugrundeliegen einer Herztamponade hin: Unruhe, Dyspnoe, gestaute Halsvenen als Ausdruck eines erhöhten zentralvenösen Drucks, schweres, trotz maximaler konservativer Therapie einschließlich Flüssigkeitssubstitution nicht beherrschbares Schockbild; Sicherung der Diagnose durch Echokardiographie und Perikardpunktion.

Bei Vorliegen der Symptomatik eines Hämatothorax muss differenzialdiagnostisch neben einem penetrierenden Herztrauma an eine Verletzung von extraperikardial gelegenen Gefäßsegmenten gedacht werden; endgültige Klarheit ergibt erst die Thorakotomie. Neben der akuten, unmittelbar nach einem Trauma auftretenden, schweren kardiovaskulären Symptomatik muss auch die Möglichkeit von evtl. erst nach einem mehr oder weniger langen beschwerdefreiem Intervall klinisch manifest werdenden, primären Herz- und Gefäßläsionen sowie von sekundären Komplikationen berücksichtigt werden.

68.2.4 Therapie

Stabiles Hämoperikard. Die Durchführung einer Perikardpunktion bei stabilem Hämoperikard hat folgende Aufgaben zum Ziel: Sicherung der Diagnose, Entlastung des Ventrikels sowie Objektivierung einer eventuellen Nachblutung. Es muss allerdings bedacht werden, dass bei Lokalisation der Punktionskanüle im Bereich von koaguliertem Blut durchaus falsche Rückschlüsse möglich sind. Bei Verzicht auf eine anschließende Thorakotomie muss die Gefahr einer Nachblutung, einer primär sich nicht darstellenden Koronararterienverletzung, einer Aneurysmabildung und einer Fistelung berücksichtigt werden. Das spätere Auftreten einer Pericarditis constrictiva muss immer einkalkuliert werden.

Progressive Blutung. Bei Verdacht auf eine progressive Blutung kann sich eine sofortige Perikardpunktion als lebensrettend erweisen. Schon eine Reduktion des Perikardergusses um 10–30 ml und eine damit verbundene Druckminderung vermag eine wesentliche, wenn auch häufig nur vorübergehende Symptomatikbesserung hervorzurufen (Radtke et al. 1979).

In der Regel wird man nach Stellung der Verdachtsdiagnose eine sofortige Thorakotomie zur Sanierung der Blutungsquelle durchführen (Turina u. Kugelmeier 1983). Dabei muss beachtet werden, dass die akut zu versorgende Läsion meist im myokardialen Bereich zu suchen ist, als Blutungsquelle jedoch auch Verletzungen der Koronararterien vorkommen.

Herzkatheteruntersuchungen und evtl. sich daraus ergebende, korrektive chirurgische Interventionen, insbesondere im Klappen- oder Septumbereich, sollten zur Verminderung des Risikos nach Möglichkeit nicht in der Akutphase, sondern unter stabilen Herz-Kreislauf-Verhältnissen nach entsprechender Vorbereitung durchgeführt werden (Radtke et al. 1979).

Sekundäre, fremdkörperbedingte Komplikationen. Entsprechend der Symptomatik und der jeweiligen Ursache konservative oder baldmöglichst chirurgische Intervention.

Akuter Myokardinfarkt. Behandlung entsprechend den üblichen, diesbezüglichen Richtlinien, allerdings unter Vermeidung einer Antikoagulanzientherapie.

Verletzungen des Gefäßsystems. Bei penetrierenden Verletzungen des Gefäßsystems sollte auch bei momentaner klinischer Stabilität baldmöglichst eine chirurgische Intervention erfolgen. Bei Unterlassung der Thorakotomie muss die Gefahr der zweizeitigen Verblutung, der Aneurysmabildung, der Thrombosierung und Embolisierung sowie bei AV-Fistelung der vermehrten Herzbelastung in Kauf genommen werden.

68.2.5 Prognose

Zwischen 50 und 80% der Patienten mit penetrierender Herzverletzung sterben innerhalb kürzester Zeit bereits vor der Einlieferung in eine Klinik an den Folgen einer Herztamponade oder einer progressiven Blutung.

Als überdurchschnittlich hoch erweist sich dabei die Mortalität nach Schussverletzungen: Während immerhin 40–50% der Patienten mit Stichwunden lebend ein Hospital erreichen, beträgt dieser Prozentsatz bei Geschoßunfällen nur etwa 10–15%.

Generell ist bei penetrierenden Herzverletzungen mit einer Hospitalmortalität zwischen 10 und 70% zu rechnen (Naclerio 1964; Boyd u. Strieder 1965; Sugg et al. 1968; Attar et al. 1991; Brown et al. 1997; Wall et al. 1997).

> **Klinisch wichtig**
>
> Sollte nach einem Unfallereignis ein Herztrauma nicht mit Sicherheit auszuschließen sein, ist es ratsam, diese Patienten über mehrere Tage möglichst auf einer kardiologischen Intensiveinheit zu überwachen, um bei Auftreten von entsprechenden Symptomen, insbesondere einer Herztamponade, rechtzeitig therapeutisch vorgehen zu können.

Auch sollten die Patienten auf mögliche spätere Komplikationen nach Herztraumen hingewiesen werden, um bei Auftreten von entsprechenden Verdachtsmomenten eine rechtzeitige Diagnostik und eventuelle Therapie einleiten zu können.

68.3 Elektrischer Strom und Blitzschlag

Für das pathophysiologische Geschehen bei elektrischen Unfällen sind primär folgende physikalische Faktoren verantwortlich:
- die Stromform (Gleichstrom, Wechselstrom),
- die Frequenz,
- die Spannung (Niederspannung unter 1000 V, Hochspannung über 1000 V),
- die Stromstärke bzw. Stromdichte,
- die Widerstandsverhältnisse,
- der Stromweg und
- die Einwirkungszeit.

Die dabei zu beobachtenden Effekte werden verursacht durch die elektrische Reizung erregbarer Membranen und die thermische Wirkung des elektrischen Stroms. Es kommt zu Strommarken, äußeren Verbrennungen (Hitzewirkung des Lichtbogens) und inneren Verbrennungen und Verkochungen (Joule-Wärme bei Durchströmung) mit daraus folgenden möglichen toxischen Schäden (Niere!).

In Analogie zu den oben aufgeführten Stromdeterminanten kann eine Unterscheidung getroffen werden zwischen Niederspannungs- und Hochspannungsunfällen.

Wechselstrom. Bei Unfällen im Niederspannungsbereich <1000 V lässt sich bei Wechselstromeinwirkung eine Abhängigkeit von der Stromstärke erkennen (Stromstärkenbereiche nach Koeppen 1962). Bedingt durch die elektrische Reizung der Muskulatur („Alles-oder-Nichts-Gesetz") kann es dabei zu maximalen unkoordinierten Kontraktionen einzelner Muskelgruppen kommen, mit daraus evtl. resultierenden Knochenbrüchen, Sehnen- und Muskelrissen; betroffen kann dabei auch die Atemmuskulatur mit der Folge eines Atemstillstands sein. Bei Stromstärken ab etwa 25 mA (Bereich II nach Koeppen) ist zusätzlich kardial mit Reizbildungs- und Reizleitungsstörungen zu rechnen, insbesondere bei längerer Stromeinwirkungszeit (über 25–30 s) auch mit Herzkammerflimmern. Bei Stromstärken über 80 mA (Bereich III) steht Herzkammerflimmern im Vordergrund.

Gleichstrom. Bei Gleichstrom hingegen werden elektrische Reizwirkungen nur bei Ein- und Ausschalten der Stromquelle oder bei Veränderungen des Stromstärkebereichs registriert. Akute Herzrhythmusstörungen bis hin zum Kammerflimmern in Abhängigkeit vom Stromweg sind jedoch auch hierbei möglich. An möglichen weiteren Effekten unter Gleichstromeinwirkung seien genannt: Wärmeempfindungen und Strommarken bis hin zu schweren Verbrennungen. Es sei darauf hingewiesen, dass im Niederspannungsbereich je nach den Widerstandsverhältnissen es zu letalen Ereignissen ohne Nachweis von Strommarken kommen kann.

Hochspannung. Bei Hochspannungsunfällen (>1000 V) muss in der Regel neben der direkten elektrischen Organreizung (insbesondere auch im kardialen Bereich) mit schweren äußeren und inneren Verbrennungen bzw. Verbrühungen und daraus resultierenden toxischen Wirkungen gerechnet werden.

Blitzschlag. Beim Blitzschlag, einer atmosphärischen elektrischen Einwirkung, liegen insgesamt komplizierte elektrophysikalische Verhältnisse vor. So können bei einem Spannungsüberschlag für Bruchteile von Millisekunden Spannungen von mehreren Millionen V bei Stromstärken um 100.000 A auftreten. Darüber hinaus muss beachtet werden, dass die Blitzentladung über einen „Blitzkanal" von ca. 1 m Durchmesser erfolgt, in welchem erheblicher Druck (mehrere Hundert atü) und Wärmeentwicklungen (mehrere Zehntausend Grad) aufgebaut werden. Als Folge stehen bei Blitzschlag klinisch im Vordergrund: Verbrennungen, Blitzfiguren, Bewusstseinsstörungen, periphere Nervenschädigungen. Für einen evtl. letalen Ausgang werden insbesondere Lähmungen vitaler Zentren verantwortlich gemacht, ohne dass entsprechende morphologische Korrelate vorhanden sein müssen.

Therapie und Diagnostik. Sowohl bei elektrischem Unfall als auch bei Blitzschlag muss nach Durchführung der üblichen Notfallmaßnahmen zur Stabilisierung der Herz-Kreislauf-Verhältnisse (Herz-Lungen-Wiederbelebung) und Behandlung der Verbrennungen besonders auch auf eine weitere sorgfältige Überwachung des Herzrhythmus geachtet werden. Auch bei Fehlen von äußeren Verletzungen sind neben Echokardiographie EKG- und Laborverlaufskontrollen sowie körperliche Schonung erforderlich (Schaefer 1958; Koepppen 1962; Hauf 1965, 1978, 1993; Antoni 1981).

Beurteilung eines elektrischen Traumas. Für die Beurteilung eines elektrischen Traumas ist der Unfallhergang von Bedeutung. So muss z. B. die Frage geklärt werden, ob das Herz im Stromweg lag. Beachtet werden muss auch, dass das Fehlen von Strommarken nicht ausschließt, dass ein elektrischer Unfall abgelaufen ist. Sollte es zu Reizbildungs- oder Reizleitungsstörungen kommen, treten diese sofort nach dem Unfallereignis auf und klingen meist rasch und folgenlos wieder ab. Von entsprechender Bedeutung ist dabei die elektrokardiographische Verlaufskontrolle. Wochen oder Monate nach einem elektrischen Unfall auftretende Beschwerden können nicht auf dieses Akutereignis zurückgeführt werden. Ein Myokardinfarkt im Kausalzusammenhang mit dem elektrischen Unfall ist äußerst selten; in jedem Fall ist hier eine zeitliche Übereinstimmung zu fordern (Schaefer 1982; Hauf 1993).

68.4 Gutachterliche Bewertung traumatischer Herzschäden

Zusammenhangsfrage, Beurteilung von erstmals nach einem Trauma manifest werdenden pathologischen kardialen Befunden und Anerkennung traumatischer Herzleiden im Sinne einer Verschlimmerung von vorbestehenden kardialen Erkrankungen bereiten bei der Begutachtung von Thoraxtraumen, insbesondere bei nichtpenetrierendem Unfallmechanismus, häufig Schwierigkeiten.

Einmal werden Thoraxprellungen ohne äußerlich sichtbare Verletzungszeichen oft zunächst bagetellisiert, sodass weder eine Unfallmeldung noch eine ärztliche Untersuchung erfolgt. Oder aber es stehen Mitverletzungen anderer Organe im Vordergrund, sodass nach chirurgischer Erstversorgung die kardiale Untersuchung unterbleibt bzw. der Verletzte verspätet dem Internisten zugeführt wird.

Der Nachweis des ursächlichen Zusammenhangs zwischen Trauma und nach Wochen oder Monaten erstmals klinisch manifest werdenden Spätfolgen lässt sich oft nur noch schwer erbringen zumal dann insbesondere bei stumpfem Trauma der Mechanismus der Gewalteinwirkung meistens kaum noch zu rekonstruieren ist und Unfallzeugen fehlen. Es ergibt sich daher die Notwendigkeit, bei nicht sicherem Ausschluss einer Herzläsion nach einem Unfallereignis möglichst kontinuierliche EKG-Registrierungen, Laborkontrollen, röntgenologische und echokardiographische Verlaufsbeobachtungen über mehrere Tage hinweg durchzuführen. Im Rahmen dieser Kontrollen aufgezeichnete progrediente oder rückläufige EKG-Veränderungen sprechen mehr für einen Unfallzusammenhang, konstante EKG-Befunde machen eine traumatische Ursache weniger wahrscheinlich.

Bei Fehlen von EKG-Befunden aus der Zeit vor dem Unfallgeschehen ist die Zusammenhangsfrage, z. B. bei konstantem Nachweis eines Schenkelblocks, manchmal kaum zu klären.

Über das zur Anerkennung von Unfallfolgen zulässige zeitliche Intervall zwischen Thoraxtrauma und Auftreten kardialer Beschwerden gehen die Meinungen auseinander. Aufgrund klinischer Erfahrungen, kontinuierlicher Verlaufsbeobachtungen, Diagnosesicherung durch invasive Methoden sowie aufgrund tierexperimenteller Befunde neigt man heute dazu, die zeitliche Beziehung auf einen Zeitraum von wenigen Tagen zu begrenzen. Dabei ist allerdings zu bedenken, dass die ersten Symptome einer kardialen Läsion durch gleichzeitig entstandene Verletzungen anderer Organe durchaus überdeckt werden können.

Schwierig ist die Entscheidung bei Spätkomplikationen, insbesondere bei Fehlen von eindeutigen Brückensymptomen.

Bei Auftreten eines akuten Myokardinfarkts nach Trauma muss im Rahmen der Begutachtung die Möglichkeit einer vorbestehenden Koronarsklerose berücksichtigt werden. Die Klärung dieser Frage ist von Bedeutung, um zwischen einem primär durch ein Trauma ausgelösten Myokardinfarkt bei Fehlen von prädisponierenden Faktoren und Verschlimmerung eines bereits vorbestehenden, klinisch evtl. noch nicht manifesten Leidens zu differenzieren.

Das Fehlen von präexistenten Erkrankungen bzw. Risikofaktoren, wie Hypertonie, arterielle Hyperlipidämie, Diabetes mellitus, Nikotin, spricht eher gegen eine bereits vorbestehende bedeutsame Koronararteriensklerose.

Eine wesentliche Entscheidungshilfe wird durch die Koronarangiographie gegeben: Bei Nachweis eines Koronararterienverschlusses nach Trauma müssen weitere, gleichzeitig objektivierte Koronargefäßeinengungen oder diffuse Wandveränderungen Anlass sein, die Zusammenhangsfrage im Sinne einer traumabedingten Verschlimmerung eines vorbestehenden Koronarleidens zu beantworten.

Bei Darstellung eines isolierten Gefäßverschlusses und Fehlen weiterer Gefäßwandveränderungen hingegen wird man sich bei der Beurteilung eher im Sinne einer Entstehung des Herzleidens durch das Trauma entscheiden.

Neben der Koronarangiographie und der Echokardiographie wird man unter Berücksichtigung des Traumamechanismus weitere bildgebende Verfahren wie z. B. auch die Kernspintomographie zur Begutachtung heranziehen. Des Weiteren ist bei der Bemessung der Erwerbseinbuße, die sich in erster Linie nach der traumatisch bedingten Herzfunktionsminderung richten muss, die Durchführung funktionsdiagnostischer Untersuchungen wichtig. Dabei bietet sich individuell die ergänzende Erhebung spiroergometrischer Daten oder auch die zusätzliche Bestimmung hämodynamischer Parameter wie Füllungsdruck und Herzminutenvolumen an. Grundsätzlich ist für die Annahme eines ursächlichen Zusammenhangs oder einer Verschlimmerung stets ein hoher Wahrscheinlichkeitsgrad zu fordern (Rosenkranz u. Fritze 1960; Zimmermann 1976; Kababgi 1979).

Zusammenfassung

Unfallereignisse müssen immer Anlass sein, auch an eine dadurch bedingte Schädigung des Herzens sowie der großen Gefäße zu denken. Dies gilt gleichermaßen für penetrierende als auch für stumpfe thorakale sowie abdominelle Traumaformen. Daher muss bei bereits geringsten Verdachtsmomenten, auch bei initial subjektiv absolut beschwerdefreiem Befinden, eine diesbezüglich optimale Überwachung gewährleistet sein. Nur so besteht die Chance, bei traumatischen Verlaufsformen, die sich möglicherweise verzögert manifestieren noch rechtzeitig eingreifen zu können. Die sorgfältige Überwachung und Dokumentation ist auch im Hinblick auf mögliche gutachterliche Fragen eminent wichtig.

Literatur

Ahrar K, Smith DC (1998) Trauma to the aorta and aortic branches. Curr Opin Cardiol 13:355–368

Antoni H (1981) Der elektrische Unfall aus physiologischer Sicht. Beiträge zur Ersten Hilfe und Behandlung von Unfallen durch elektrischen Storm. VWEW 10:14, Frankurt a.M.

Attar S, Suter CM, Hankins JR et al (1991) Penetrating cardiac injuries. Ann Thorac Surg. 51:711–715

Boyd TF, Strieder JW (1965) Immediate surgery for traumatic heart disease. J thorac cardiovasc Surg 50:305

Brown J, Grover FL (1997) Trauma to the heart. Chest Surg Clin Morth Am 7:325

Choo MH, Chia BJ, Chia FK, Johan A (1984) Penetrating cardiac injury evaluated by two-dimensional echocardiography. Am Heart J 108: 417

Cremer H, Louven B (1979) Die traumatische Herzschädigung. Herz Kreisl 11:428

Dolara A, Morando P, Pampolini M (1967) Electrocardiographic findings in 98 consecutive non penetrating chest injuries. Dis Chest 52:50

Dugani BV, Higginson LAJ, Beanlands DS, Akyurekli Y (1984) Recurrent systemic emboli following myocardial contusion. Am Heart J 108:1354

Glancy DL, Yarnell P, Roberts WC (1971) Traumatic left ventricular aneurysm. In: Jokl E, McCellan JT (eds) Exercise and cardiac death. Karger, Basel

Goldberg SE, Parameswaran R, Nakhjavan FK, Ablaza SGG (1984) Echographic diagnosis of traumatic ventricular septal defect. Am Heart J 108:416

Goldring D, Behrer MR, Antoniou CA, Hartmann AF (1966) Non penetrating trauma to the heart. J Pediat 68:677

Haiat R, Halpen CH, Chiche P (1973) Ruptures du coeur et de l'aorte. Nouv Press med 2:3094

Hauf R (1965) Praktische Probleme der Wiederbelebung in Notfallsituationen. Beiträge zur Ersten Hilfe und Behandlung von Unfällen durch elektrischen Strom. VWEW 4:114, Frankfurt a.M.

Hauf R (1978) Erstversorgung und ärztliche Maßnahmen am Unfallort und in der Klinik beim elektrischen Unfall. Zbl Arbeitsmed 11:305

Hauf R (1993) Elektrischer Unfall. In: Hornbostel H, Kaufmann W, Siegenthaler W (Hrsg) Innere Medizin in Praxis und Klinik, 4. Aufl. Thieme, Stuttgart New York, S 14–25

Hossack KF, Moreno CA, Vanway CW, Burdick DC (1988) Frequency of cardiac contusion in nonpenetrating chest injuries. Am J Cardiol 61:391

Jacoby SS, Gillam LD, Pandian NG, Weyman AE (1985) Twodimensional and doppler echocardiography in the evaluation of penetrating cardiac injury. Chest 88:922

Kababgi MD (1979) Über die Begutachtung „traumatisch" bedingter koronarer Herzkrankheit aus internistischer Sicht. Lebensversicherungsmedizin 1:11

Kessler KM, Foianini JE, Davia JE et al (1976) Tricuspid insufficiency due to non penetrating trauma. Am J Cardiol 37:442

Koeppen S (1962) Der elektrische Unfall. Elektromedizin 6:215

Kettering K, Baer FM, Böhm M, Erdmann E (1999) Dissektion des Ramus interventricularis anterior im Rahmen eines stumpfen Thoraxtraumas. Dtsch med Wschr 124:930–934

Link MS, Olshansky B, Estes 3rd NA (1999) Cardiac arrhythmias and the athlete. Curr Opin Cardiol 14:24–29

Mattox KL, Estrera AL, Wall MJ (2001) Traumatic heart disease. In Zorab R (ed) Heart disease – a textbook of cardiovascular medicine. Saunders, Philadelphia, pp 1877–1884

Naclerio EA (1964) Penetrating wounds of the heart. Dis Chest 46:1

Parmley LF, Manion WC, Mattingly TW (1958) Non penetrating traumatic injury of the heart. Circulation 18:371

Pretre R, Chilcott M (1997) Blunt trauma to the heart and great vessels. N Engl J Med 336:626–32

Radtke HJ, de Weltubbe JJ, Jansön PMC, Barnard PM (1979) Penetrating wounds of the heart and pericardium. Thorac cardiovasc Surg 27:18

Reindell H, Klepzig H, Steim H et al (1960) Herz-Kreislaufkrankheiten und Sport. Barth, München

Rosenkranz KA (1970) Die traumatische Herzschädigung. Giulini, Ludwigshafen

Rosenkranz KA, Drews A (1962) Elektrokardiographische Befunde bei traumatischer Herzschädigung. Verb dtsch. Ges Kreisl Forsch 28:352

Rosenkranz KA, Fritze E (1960) Herzschäden nach stumpfen Brustkorbtraumen. Z Kreisl Forsch 49:832

Ruder MA, Flaker GC, Alpert MA, Selmon MR (1984) Right ventricular myocardial contusion simulating constictive pericardial disease. Am Heart J 108:1353

Schaefer H (1958) Die Einwirkung des elektrischen Stromes auf wichtige innere Organe. Dtsch Z ges gerichtl Med 47:5

Literatur

Schaefer H (1982) Fragen der Unfallbegutachtung. In: Brinkmann K, Schaefer H (Hrsg) Der Elektrounfall. Springer, Berlin Heidelberg New York, S 249

Schmidt L (1981) Erfahrungsbericht über 20 perforierende Herzverletzungen. Unfallchirurgie 7:236

Schmuziger M, Fischer A, Nyoth et al (1972) Les traumatismes cardiaques ouverts et fermés, casuistique de 1957 à 1971. Helv Chir Acta 39:157

Schmuziger M, Hahn CH (1974) Traumatic rupture of the aorta secondary to blunt chest trauma. Langenbecks Arch Chir 337:843

Schulte HD, Bircks W, Krian A (1979) Traumatische Herzruptur. Herz Kreislauf 9:451

Schwarz H (1977) Verletzungen des Herzens und der großen Gefäße. Huber, Bern

Stertmann WA, Scheld HH, Dapper F, Kling D (1988) Häufigkeit und Prognose von Herzverletzungen. Med Welt 39:24

Stone DL, Fleming HA (1983) Aneurysm of left ventricle and left coronary artery after non-penetrating chest trauma. Br Heart J 50:493

Sugg WL, Rea WJ, Ecker RR et al (1968) Penetrating wounds of the heart. J thorac cardiovasc Surg 56:531

Symbas PN (1989) Cardiothoracic trauma. Saunders, Philadelphia

Symbas PN (1998) Traumatic heart disease. In: Alexander RW, Schlant RC, Fuster V (eds) Hurst's the heart – arteries and veins, 9th ed. McGraw Hill, New York, pp 2319–2326

Tenzer ML (1985) The spectrum of myocardial contusion: A review. J Trauma 25:620

Tonkin AM, Lester RM, Earl Guthrow C et al (1975) Persistence of MB isoenzyme of creatine phosphokinase in the serum after minor aortogenic cardiac trauma. Circulation 51:627

Turina M, Kugelmeier J (1983) Herzverletzungen und ihre Spätfolgen. Chirurg 54:129

Unterberg C, Buchwald A, Wiegand V (1989) Taumatic thrombogig of the left main coronary artery and myocardial infarction caused by blunt chest trauma. Clin Cardiol 12:672

Wall MJ Jr, Mattox KL, Chen CD, Baldwin JC (1997) Acute management of complex cardiac injuries. J Trauma 42:905

Zehnder MA (1960) Symptomatologie und Verlauf der Aortenruptur bei geschlossener Thoraxverletzung anhand von 12 Fällen. Thoraxchirurgie 8:1

Zimmermann KG (1976) Herzinfarkt als Unfallfolge. Dtsch med Wschr 101:1425

Tumoren des Herzens

P. Bubenheimer, K. Danner

69.1 Epidemiologie und Lokalisation – 1338

69.2 Systematik der Herztumoren – 1338
69.2.1 Primär benigne Herztumoren – 1338
69.2.2 Maligne Herztumoren – 1339

69.3 Symptomatik – 1339

69.4 Diagnostik – 1340

69.5 Therapie – 1342

69.6 Prognose – 1342

Literatur – 1342

Während die Diagnose der selten auftretenden Herztumoren vor Einführung der echokardiographischen Untersuchungsverfahren fast ausschließlich post mortem gestellt wurde, richtet sich das klinische Interesse heute auf eine korrekte intravitale Diagnosestellung, um die betroffenen Patienten einer entsprechenden raschen kardiochirurgischen Therapie zuzuführen.

69.1 Epidemiologie und Lokalisation

Mit einer Häufigkeit von ca. 3 Neuerkrankungen pro 1 Mio. Einwohner/Jahr stellen die primären Herztumoren eine seltene Erkrankung dar. Dementsprechend wird die Inzidenz von primären Herztumoren auch in Autopsiesammelstatistiken mit ca. 0,02% angegeben (Allard et al. 1995; Reynen et al. 1996). Das Verhältnis von primär benignen zu primär malignen Herztumoren beträgt etwa 3:1 (McAllister u. Fenoglio 1978). Hauptvertreter primär benigner Herztumoren ist das Myxom, das häufig im linken Vorhof lokalisiert ist.

Primär maligne Herztumoren sind im Gegensatz dazu häufiger rechts atrial und/oder rechtsventrikulär lokalisiert. Hauptvertreter dieser Gruppe ist das primäre Sarkom, das sich in der Hälfte der Fälle im rechten Vorhof findet. Der Häufigkeitsgipfel der Myxome und Sarkome findet sich zwischen dem 3. und 6. Lebensjahrzehnt, Frauen erkranken ca. 3-mal häufiger als Männer an Myxomen (Bulkley u. Hutchins 1979), während Angiosarkome bevorzugt Männer im mittleren Lebensalter betreffen. Eine kardiale Beteiligung maligner Lymphome wird in Autopsien in etwa 20% angegeben, primäre kardiale Lymphome sind jedoch eine Rarität (Chim et al. 1997; Jurkovich et al. 2000; Porcar Ramells et al. 2002).

Leiomyosarkome sind unter den primär malignen Herztumoren sehr selten anzutreffen und sind in 90% der Fälle im Pulmonalishauptstamm lokalisiert (Mazzuco et al. 1994; Matschke et al. 2002). Sekundär maligne metastatische Tumoren kommen im Gegensatz zu den primären Tumoren 20- bis 30-mal häufiger vor (Hoppe et al. 1997). Eine kardiale Metastasierung ist grundsätzlich bei jedem malignen Tumorleiden möglich. Obwohl bei Autopsien von an einem Malignom verstorbenen Patienten häufiger eine kardiale Mitbeteiligung festgestellt werden konnte (Reynen 1995), manifestiert sich diese zu Lebzeiten nur selten. Kardiale Metastasen finden sich am häufigsten bei malignen Melanomen, Bronchuskarzinomen, Mammakarzinomen und malignen Lymphomen, sowie Ösophagus und Pankreaskarzinomen.

69.2 Systematik der Herztumoren

Ausgangspunkt primärer Herztumoren sind das Endokard (Myxome), Myokard (Rhabdomyome), sowie Perikard (Lipome und Angiome).

Systematik der Herztumoren

Primär benigne Herztumoren:
- Myxome
- Papilläre Fibroelastome
- Rhabdomyome
- Fibrome
- Lipome (einschließlich lipomatöse Vorhofseptumhypertrophie)
- Andere seltene Tumoren wie Angiome, Teratome, Leiomyome, Xanthome und Hamartome

Primär maligne Herztumoren:
- Angiosarkome
- Rhabdomyosarkome
- Fibrosarkome
- Leiomyosarkome

Sekundär maligne Herztumoren:
- Karzinome und Sarkome auf dem Weg einer direkten Invasion
- Metastatische Karzinome und Sarkome

Neoplastische Systemerkrankung mit Herzbeteiligung:
- Morbus Hodgkin
- Lymphosarkome

69.2.1 Primär benigne Herztumoren

Myxome. Von den primären Herztumoren sind ca. 75% histologisch gutartig, wobei die Myxome etwa die Hälfte aller benigner Herztumoren darstellen (Meng et al. 2002). Die bevorzugte Tumorlokalisation ist der linke Vorhof, Frauen sind häufiger als Männer betroffen. Ausgangspunkt der Myxome ist häufig das interatriale Septum im Bereich der Fossa ovalis. Rechtsatriale Myxome sind deutlich seltener, nur in Einzelfällen trifft man Myxome im Ventrikel oder im Bereich der Klappen an (Remes Troche et al. 2001). In der Mehrzahl der Fälle tritt das Myxom solitär auf, jedoch können diese Tumoren auch multipel oder in mehreren Herzkammern erscheinen, ein Umstand, dem im Rahmen der präoperativen Diagnostik Beachtung geschenkt werden sollte.

Ungefähr 5–7% aller Myxome treten familiär oder im Rahmen eines Myxomenkomplexes (Carney-Syndrom) auf. Im Rahmen des Carney-Syndroms finden sich häufiger Tumoren in mehreren Kammern, assoziiert mit extrakardialen Manifestationen wie Lentigines, Pigmentnävi, Nebennierenerkrankungen, Fibroadenome der Mamma sowie Hodentumoren (Edwards et al. 2001).

Makroskopisch ist das Myxom von gallertartiger bröckeliger Konsistenz. Der in der Regel gestielte Tumor kann nahezu Mandarinengröße erreichen (Abb. 69.1). Mitunter ist ihre Oberfläche von Thromben bedeckt. Mikroskopisch besteht das Myxom aus einem uniformen lockermaschigen Zellverband, durchsetzt von stern- oder spindelförmigen Zellen. Zusätzlich kommen Kollagenfasern, elastische Fasern, Kapillaren, sowie dystrophische Verkalkungen vor. Obwohl die Merkmale des

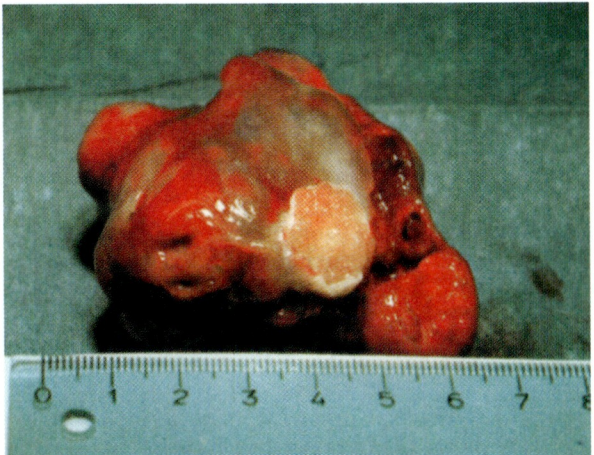

◘ **Abb. 69.1.** 54-jährige Patientin. Oberflächlich leicht lobuliertes, knolliges Vorhofmyxom mit gut erkennbarem Stiel

Myxom denen eines organisierten Thrombus ähneln, wird das Myxom pathogenetisch als echter Tumor betrachtet.

Rhabdomyome. Rhabdomyome sind die häufigsten primären benignen Herztumoren des Säuglings- und Kindesalters und treten bevorzugt innerhalb des 1. Lebensjahres auf. Rhabdomyome werden in allen Myokardabschnitten, bevorzugt linksventrikulär beobachtet. Bereits 1923 beschrieb Steinbiss die hohe Assoziation mit tuberöser Hirnsklerose. Selten sind Rhabdomyome mit kongenitalen Herzfehlern vergesellschaftet, die Tumoren treten jedoch häufig multipel auf. Spontanregressionen können bei diesen Tumoren beobachtet werden (Elderkin u. Radfort 2002).

Fibrome. Fibrome stellen die zweithäufigste benigne Form der Herztumoren des Kindesalters dar und treten häufig bereits innerhalb des 1. Lebensjahres auf (Van de Hauvaert 1971). Annähernd alle Fibrome finden sich innerhalb des Ventrikelmyokards, am häufigsten im Bereich der freien Wand des linken Ventrikels oder im Bereich des interventrikulären Septum. Entsprechend ihrer Lokalisation können sie eine Obstruktion des linksventrikulären Ausflusstraktes, Rhythmusstörungen und Schenkelblockbilder verursachen.

Lipome. Die seltenen Lipome treten subendokardial, subperikardial und in ca. $1/4$ der Fälle intramuskulär auf. Valvulär lokalisierte Lipome sind eine Rarität (Pederzolli et al. 2002). Meist ist der linke Ventrikel, der rechte Vorhof sowie das interventrikuläre Septum betroffen (Kato et al. 1998). Viele Tumoren sind klinisch inapparent und werden zufällig entdeckt (Maurea et al. 2001). Von den primären Lipomen ist die lipomatöse Hypertrophie des interatrialen Septums, die bevorzugt bei älteren, adipösen Patienten echokardiographisch auffällig wird, abzugrenzen. Die Diagnose darf gestellt werden, wenn die Fettgewebsschicht im Vorhofseptum mehr als 2 cm beträgt. Es handelt sich nicht um einen echten Tumor, sondern um eine lokale Fettgewebshyperplasie (Burke et al. 1996; Sudfeld et al. 2000). Supraventrikuläre Tachykardien und Vorhofflimmern können auftreten.

Lymphangiome, Hämangiome, Mesotheliome des AV-Knotens, Teratome und Leiomyome sollen hier der Vollständigkeit halber erwähnt werden. Sie stellen insgesamt einen extrem seltenen Befund dar.

69.2.2 Maligne Herztumoren

Sarkome. Ungefähr 25% der primären Herztumoren sind maligne, wobei es sich im wesentlichen um Sarkome handelt. Sarkome können in jedem Lebensalter vorkommen mit einem Häufigkeitsgipfel zwischen dem 3. und 5. Lebensjahrzehnt (Colucci u. Braunwald 2001). Während das benigne Myxom vorwiegend im linken Vorhof lokalisiert ist, bevorzugen die Sarkome den rechten Vorhof und rechten Ventrikel.

Angiosarkome und Rhabdomyosarkome stellen etwa die Hälfte der primär malignen Herztumoren dar, Liposarkome und primär maligne Lymphome sind extrem selten (Chim et al. 1997). Rhabdomyosarkome lassen eine Bevorzugung des Jugend- und Kindesalter erkennen, Leiomyosarkome sind zu 90% im Pulmonalishauptstamm lokalisiert (Matschke et al. 2002).

Angiosarkome. Bei den Angiosarkomen handelt es sich um stark vaskularisierte Tumoren. Die Tumorproliferation ist in der Regel rasch und führt meist innerhalb von Wochen bis zu wenigen Jahren nach Auftreten von Symptomen zum Tode. Häufig wird bereits zum Zeitpunkt der Diagnosestellung eine Metastasierung beobachtet. Der Metastasierungstyp ist von der Lokalisation des Primärtumors mit abhängig. Bei Tumoren im Bereich der Rechtsherzabschnitte findet man häufig Metastasen in Lungen, Pleura und mediastinalen Lymphknoten, bei linksseitigen Tumoren vorwiegend in Leber, Gehirn, Nebennieren, Pankreas, Schilddrüse und Haut.

Sekundär maligne Herztumoren. Grundsätzlich kann jeder maligne Tumor Ausgangspunkt für Herzmetastasen sein. Sekundär maligne Tumoren werden deutlich häufiger als primäre Neoplasien angetroffen, das Perikard ist häufiger betroffen als das Myokard, ein Endokard- oder Klappenbefall eher selten, da diese Bereiche kaum vaskularisiert sind. Neben dem malignen Melanom, das hinsichtlich Herzmetastasierung mit ca. 40–60% den Häufigkeitsgipfel zu bilden scheint, finden sich, in der Reihe ihrer Häufigkeit aufgeführt, Herzmetastasen bei Bronchial-, Mamma-, Schilddrüsen-, Nieren- und Ösophaguskarzinomen (Reynen 1995). Eine direkte hämatogene Invasion über die V. cava inferior ist beim Hypernephrom bekannt. Eine Beteiligung des Herzens bei neoplastischen Systemerkrankungen finden sich bei Hodgkin- und Non-Hodgkin-Lymphomen.

69.3 Symptomatik

Grundsätzlich bestimmt die Lokalisation des Tumors die klinische Manifestation (Simon et al. 1994). So stehen z. B. beim häufig im linken Vorhof lokalisierten Myxom die Zeichen der **pulmonalen Stauung mit Dyspnoe** im Vordergrund der klinischen Symptomatik, wobei durch Obstruktion der Mitralklappenebene eine Mitralstenose und -insuffizienz imitiert werden kann. Häufig ist dabei das Ausmaß der Obstruktion des in der Regel gestielten, vom interatrialen Septum ausgehenden Vorhofmyxoms lageabhängig, sodass die Symptome von einer bestimmten Körperhaltung abhängen können. Auch der Auskultationsbefund kann dem eines Mitralklappenvitiums gleichen. Es können sowohl diastolische Descrescendogeräusche in Folge der Obstruktion der Mitralklappenebene, als auch systolische Herzgeräusche als Folge einer Mitralklappeninsuffizienz auskultiert werden.

Synkopen können entweder durch Herzrhythmusstörungen oder auch durch Obstruktionen verursacht sein.

Insbesondere die Myxome neigen zu **Embolisationen**, die in 22–41% der Fälle beobachtet werden (Gabe et al. 2002; Vicol et al. 1997).

Rechtsatriale Tumoren können Symptome einer venösen Einflussstauung, einer therapierefraktären Rechtsherzinsuffizienz oder einer Trikuspidalklappenstenose (Simon et al. 1994) erzeugen. Embolische Prozesse in das pulmonale Gefäßbett sind bei rechtsseitig lokalisierten Tumoren keine Seltenheit.

Perikardtumoren können durch eine Perikarditis mit rezidivierenden, meist hämorrhagischen **Perikardergüssen** bzw. durch eine **Herzbeuteltamponade** klinisch manifest werden.

Herztumoren können verschiedene **Rhythmusstörungen** hervorrufen. Die am häufigsten anzutreffende Rhythmusstörung ist Vorhofflimmern, das bei Rhabdomyomen und Fibromen häufig und bei linksatrial lokalisierten Myxomen in ca. 15% der Fälle anzutreffen ist (Kusano u. Ohe 2002). In Abhängigkeit von der Tumorlokalisation können Erregungsleitungs- und Rhythmusstörungen jeglicher Art, z. B. AV-Überleitungsstörungen und auch Kammertachykardien. entstehen.

Allgemeinsymptome. Neben den durch die Lokalisation des Tumors verursachten klinischen Symptomen finden sich sowohl bei malignen als auch benignen Herztumoren häufig eine Reihe von unspezifischen Allgemeinsymptomen (Hoppe et al. 1997):
— subfebrile Temperaturen,
— Anämie,
— Gewichtsverlust,
— Dyspnoe,
— erhöhte Blutsenkungsgeschwindigkeit,
— erniedriges Serumeisen,
— Dysproteinämie,
— Arthralgien,
— Myalgien,
— Polymyalgiesyndrom (Gomez Rodriguez et al. 1998).

Unspezifische Allgemeinsymptome werden insbesondere bei Myxomen beobachtet. Neben diesen Allgemeinsymptomen sind ätiologisch nicht geklärte rezidivierende Perikardergüsse, unklare Arrhythmien, Embolien und Brustschmerzen Anhaltspunkte für eine potenzielle Tumorerkrankung.

Durch die klinischen und echokardiographischen Untersuchungsbefunde ist es meist schwierig, eine eindeutige Differenzierungen zwischen benignen und malignen Tumoren zu erhalten. Folgende Befunde können auf Malignität hindeuten:
— Metastasen,
— mediastinale Invasion,
— schnelle Wachstumsgeschwindigkeit,
— Tumorlokalisation rechtsseitig oder im Bereich der freien Vorhofwand,
— intrakavitäre und intramurale Tumoranteile, hämorrhagischer Perikarderguss,
— Ausbreitung in die Pulmonalvenen.

Für die präoperative Differenzialdiagnostik ist auch die Aufarbeitung peripherer Embolien hilfreich.

69.4 Diagnostik

Echokardiographie

 Die zweidimensionale, transthorakale, sowie die transösophageale Echokardiographie besitzen in der Primärdiagnostik von Herztumoren im klinischen Alltag eine überragende Bedeutung.

Die Sensitivität der transthorakalen und transösophagealen Echokardiographie wird mit über 90% angegeben (Meng et al. 2002) und kann bei intrakavitären Tumoren in der Mehrzahl der Fälle ausreichende Informationen über Tumorgröße, Anheftungsstelle, Mobilität, Lage sowie hämodynamische Auswirkungen liefern (◘ Abb. 69.2).

Zweidimensionale Echokardiographie. Die weit verbreitete Anwendung der 2-D-Echokardiographie erklärt den Umstand, dass eine zunehmende Zahl von primären Herztumoren oft noch vor Auftreten klinischer Symptome diagnostiziert wird. Die zweidimensionalen echokardiographischen Verfahren sind der Angiographie hinsichtlich der Diagnostik primärer Herztumoren überlegen, da durch diese Methode ein positives Bild der echogenen Masse entsteht, während sich die Tumoren angiographisch als Füllungsdefekte darstellen. Echokardiographisch erscheinen die Myxome als echodichte Masse mit glatten, gelegentlich auch irregulären Konturen. Eine häufige Differenzialdiagnose bei kardialen Raumforderungen bilden dabei intrakavitäre Thromben. Die 2-D-Echokardiographie kann die Differenzierung zwischen linksatrialem Thrombus und Vorhofmyxom erleichtern, da die meist gestielten und mobilen Tumoren überwiegend vom interatrialen Septum ausgehen, linksatriale Thromben häufig ihren Ursprung vom Vorhofherzohr nehmen. Die dopplerechokardiographischen Verfahren geben Auskunft über die hämodynamischen Auswirkungen intrakardialer Tumoren (Panidis et al. 1986).

Transösophageale Echokardiographie. Die transösophageale Echokardiographie (◘ Abb. 69. 3) gestattet einen idealen Einblick in beide Herzvorhöfe und das interatriale Septum mit Fossa ovalis. Bei atrial lokalisierten Tumoren ist hierbei die transösophageale Darstellung der transthorakalen Untersuchung deutlich überlegen und kann Raumforderungen aufdecken, die transthorakal nicht erkannt werden (Obeid et al. 1989, Meng et al. 2002). Die transösophageale Untersuchung ermöglicht zudem die echokardiographisch kontrollierte Biopsie rechtsatrialer Tumoren (Keller et al. 2002), sowie die Abklärung einer eventuellen extrakardialen infiltrativen Ausbreitung des Tumors.

Herzkatheter

Eine Herzkatheterdiagnostik mit selektiver Koronaranigographie ist bei primären Herztumoren nicht grundsätzlich notwendig, zumal ausreichende präoperative Informationen durch transthorakale und transösophageale Echokardiographie, bei entsprechender Fragestellung ergänzt durch Computertomographie und Magnetresonanztomographie, zu er-

69.4 · Diagnostik

halten sind. Dennoch wird man sich im Erwachsenenalter häufig zur selektiven Koronarangiographie entschließen, um eine begleitende koronare Herzerkrankung nicht zu übersehen (Van Cleemput et al. 1993). Vorteile der Herzkatheterdiagnostik sind zusätzliche Information über Gefäßversorgung und myokardiale, perikardiale oder intravaskuläre Infiltrationen.

Ein Herztumor manifestiert sich angiographisch gewöhnlich als Füllungsdefekt oder als regionale Wandbewegungsstörung. Eine Differenzierung in primär benigne oder maligne Tumoren gelingt in der Regel mit dieser Untersuchungsmethode nicht.

Die linksatrial lokalisierten Myxome stellen sich meist als mobile Strukturen dar und prolabieren entsprechend der Lokalisation in die AV-Klappen.

> **! Cave**
> Das Hauptrisiko der angiographischen Untersuchung stellt die periphere Embolie in Folge einer Fragmentablösung oder eines assoziierten Thrombus dar.

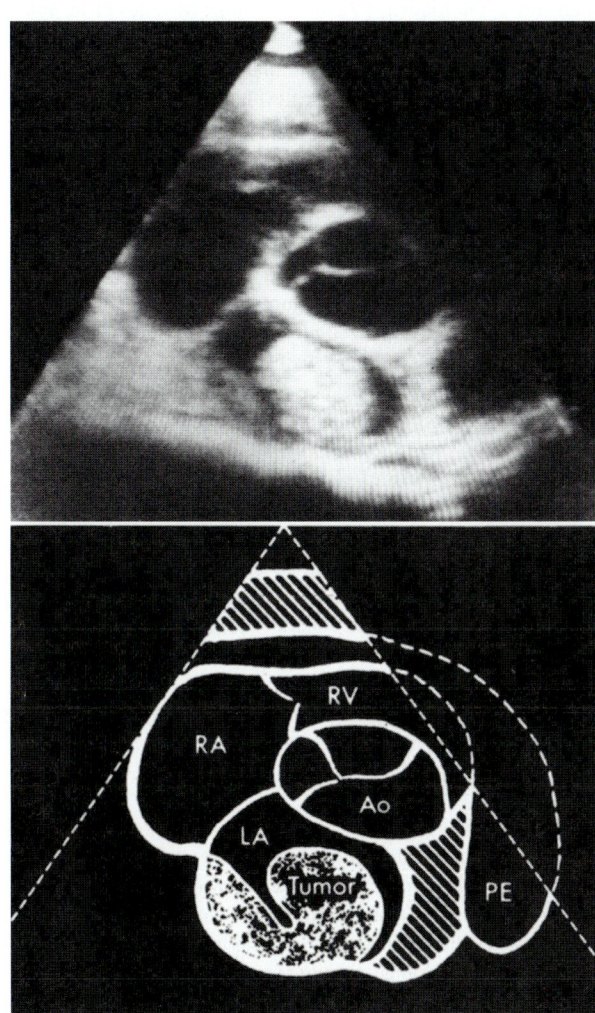

■ **Abb. 69.2.** 16-jähriger Patient mit metastasierendem, vom Becken ausgehenden Histiozytom. Echokardiographische Untersuchung wegen Einflussstauung, als deren Ursache ein großer Perikarderguss und eine Tumorinfiltration der Vorhöfe entdeckt wurde. Parasternaler Kurzachsenschnitt in Höhe der Aortenklappe. Hier kommt ein lappiges tumoröses Gebilde zur Darstellung, das offensichtlich von der Hinterwand her in die Vorhöfe eingewachsen ist. *RA* rechter Vorhof, *LA* linker Vorhof, *RV* rechter Ventrikel, *Ao* Aortenwurzel, *PE* Perikarderguss. (Für die Überlassung der Videoaufzeichnung dieses Falles danken wir Herrn Dr. W. Avril (†2/2003), Bad Säckingen)

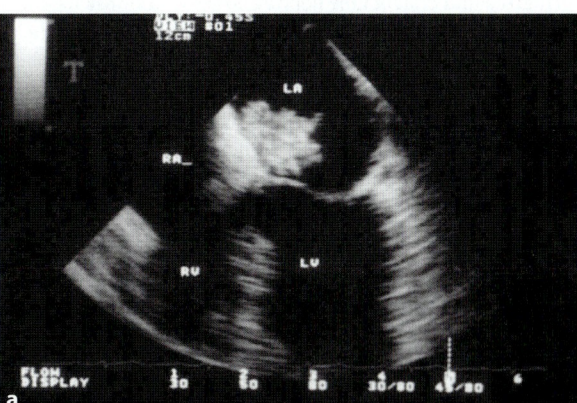

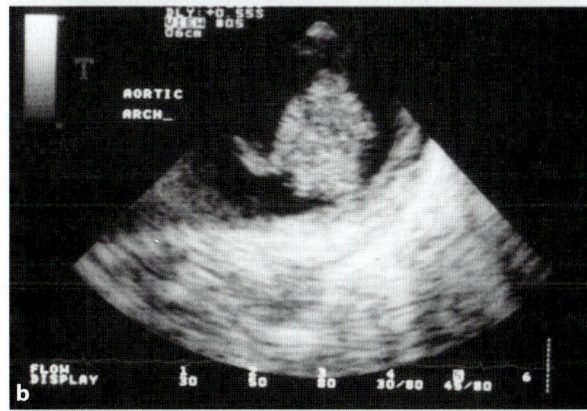

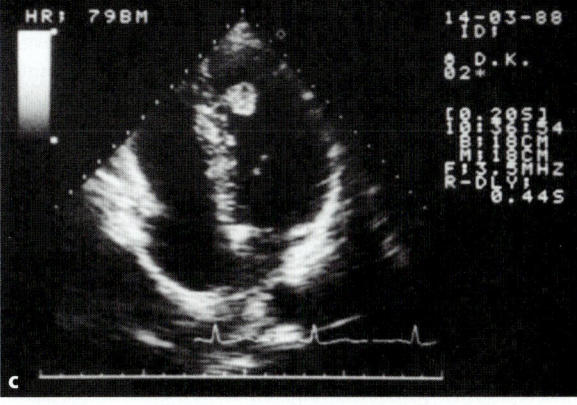

■ **Abb. 69.3. a** Transösophageale Darstellung eines vom interatrialen Septum ausgehenden linksatrialen Myxoms. **b** (gleiche Patientin wie in Abb. 69.1) Großer Embolus (histologisch Myxom) im Aortenbogen, der den Abgang der linken A. subclavia vollständig verschließt, der restliche Anteil flottiert im Aortenbogen. **c** sehr seltene Lokalisation eines linksventrikulären Myxoms

Computertomographie

Die Ultrafast-Computertomographie stellt mit ihrer hohen Bildfrequenz eine gute ergänzende diagnostische Möglichkeit zur Diskriminierung von Herztumoren dar. Sie ermöglicht einen hohen Grad von Gewebsdifferenzierung und kann bei grenzüberschreitenden Tumorinfiltrationen gegenüber den echokardiographischen Verfahren zusätzliche Informationen liefern (Bleiweis et al. 1992, 1994).

Magnetresonanztomographie

Dieses diagnostische Verfahren steht heute vielen Zentren zur Verfügung und erlaubt eine hoch auflösende dreidimensionale Darstellung kardialer Strukturen und kann somit zusätzliche Aussagen über Größenverhältnisse, Lokalisation und Anheftungsstelle machen und wertvolle Information für das chirurgische Vorgehen liefern (Grebenc et al. 2002). Vorwiegend bei extrakavitärer Tumorausbreitung oder grenzüberschreitendem Wachstum beschreibt dieses Verfahren exakter als die zweidimensionalen echokardiographischen Untersuchungsmethoden Größe, Beschaffenheit und Topographie tumoröser Strukturen.

69.5 Therapie

Die operative Exzision ist das Behandlungsverfahren der Wahl bei primär benignen, intrakavitär wachsenden Herztumoren. Dies gilt insbesondere für die häufigen Myxome, die zwar histologisch eine benigne Tumorform darstellen, in ihrer klinischen Auswirkung mit Embolisierung, Klappenobstruktionen, Herzrhythmus- und Reizleitungsstörungen jedoch deletär sein können. Nach Diagnosestellung ist deshalb die unverzügliche operative Therapie durchzuführen, zumal insbesondere bei Myxomen durch den Eingriff Heilung und Wiedererlangung der vollen körperlichen Leistungsfähigkeit zu erreichen ist. Die Tumorentfernung erfordert in den meisten Fällen eine extrakorporale Zirkulation (Vicol et al. 1997). Hierbei gilt es, eine möglichst vollständige Exzision durchzuführen, um nach Möglichkeit ein Rezidiv zu vermeiden. Die Frühletalität wird mit ca. 1,1–3,6% angegeben (Reynen et al. 1998; Centofanti et al. 1999).

Mögliche Ursachen des Myxomrezidivs kann eine unvollständige Exzision oder auch ein präoperativ nicht erkannter Zweittumor sein. Um eine möglichst vollständige Exzision zu erlangen, bevorzugen manche Chirurgen im Falle von Vorhofmyxomen die Exzision der Region um die Fossa ovalis mit anschließender Reparatur des daraus resultierenden Vorhofseptumdefektes.

Aus der Erkenntnis, dass sich Myxome multilokulär präsentieren können, ist zu fordern, dass präoperativ alle Herzkammern einschließlich der AV-Klappen zur Erkennung potenzieller Klappendestruktionen sorgfältig inspiziert werden. Postoperativ sind sorgfältige echokardiographische Verlaufsbeobachtungen notwendig, um Tumorrezidive rechtzeitig aufdecken zu können.

Die Therapie der malignen Herztumoren stellt sich deutlich ungünstiger dar, da zum Zeitpunkt der Diagnosestellung häufig bereits eine Metastasierung, eine diffuse Infiltration kardialer Strukturen oder ein Einbruch in benachbarte Organe vorliegen. Die Hauptrolle der Kardiochirurgie liegt hierbei in der Diagnosesicherung. Die Frühletalität wird deutlich höher als bei den primär benignen Herztumoren angegeben (Kamiya et al. 2001; Hoppe et al. 1997).

69.6 Prognose

Die Prognose der primär benignen Herztumoren ist günstig, in der überwiegenden Zahl der Fälle ist bei benignen Tumoren eine komplette Tumorentfernung möglich. Die operative Mortalität ist gering, die Rezidivrate insbesondere bei den Myxomen mit 1–5% niedrig (Vicol et al. 1997; Miralles et al. 1991; Centofanti et al. 1999).

Die Prognose der primär malignen Herztumoren ist erwartungsgemäß sehr viel schlechter. Dennoch sollten sie, sofern operationstechnisch möglich, aus diagnostischen und ggf. auch aus prognostischen Überlegungen operativ angegangen werden. Teilweise können Herztumoren mit zeitlich begrenztem Erfolg operiert werden. Gelegentlich wurde durch die Kombination von Resektion, Chemo- und Strahlentherapie eine Verlängerung der rezidivfreien Zeit erzielt (Movsas 1998). Während primär benigne Herztumoren bei lokal inoperabler Tumorlokalisation in Einzelfällen von einer Herztransplantation zu profitieren scheinen, bleibt die Rolle der Transplantation bei Patienten mit malignen Tumoren unklar mit schlechter Prognose (Gowdamarajan u. Michler 2000).

Allgemein bleibt jedoch die Behandlung der malignen Herztumoren, insbesondere der metastatischen Tumoren unzureichend und beschränkt sich in der Regel auf palliative Maßnahmen.

Ein tumoröser Perikarderguss kann sich durch Strahlentherapie zeitlich begrenzt zurückbilden. Zur Vorbeugung einer drohenden Herzbeuteltamponade bei Tumorbefall ist u. U. eine Perikardresektion bzw. Perikardfensterung notwendig.

Zusammenfassung

Mit einer Häufigkeit von 3 Neuerkrankungen pro 1 Million Einwohner/Jahr sind primäre Herztumoren selten. Das Verhältnis zwischen primär benignen zu malignen Herztumoren beträgt ca. 3:1. Hauptvertreter der benignen Herztumoren ist das häufig linksatrial lokalisierte Myxom, während Sarkome den Großteil der primär malignen Formen darstellen. Primäres Ziel ist eine korrekte intravitale Diagnosestellung mit nachfolgender kardiochirurgischer Intervention. Die Prognose der primär benignen Herztumoren ist insgesamt günstig, während die Behandlung der malignen Herztumoren sich meist auf palliative Maßnahmen beschränkt.

Literatur

Allard MF, Taylor GP, Wilson JE, McManos BM (1995) Primary cardiac tumors. In: Goldhaber SZ, Braunwald E (eds): Cardiopulmonary diseases and cardiac tumors; atlas of heart diseases, vol 3. Current Medicine, Philadelphia, pp15.1–15.22

Bleiweis MS, Georgiov D, Brundage BH (1992) Ultrafast CT and the cardiovascular system. Int J Card Imaging 8:289

Literatur

Bleiweis MS, Georgiov D, Brundage BH (1994) Detection of intracardial masses by ultrafast computed tomography. Am J Card Imaging 8:63

Bukley BH, Hutchins GMC (1979). Atrial myxomas: A fifty year review. Am Heart J 97:638

Burke AP, Litovsky S, Virmani R (1996) Lipomatous hypertrophy of the atrial septum. Ann J Surg Pathol 20:678

Centofanti P, Di Rosa E, Deorsola L et al (1999) Primary cardiac tumors: Early and late results of surgical treatment in 91 patients. Ann Thor Surg 68:1236

Chim S, Chan CL, Kwong YL, Lang R (1997) Primary cardiac lymphoma. Am J Hematol 54:79

Colucci WS, Braunwald E (2001) Primary tumors of the heart. In: Braunwald E (ed) Heart disease, 6th ed. Sanders, Philadelphia. pp 2807–2822

Edwards A, Bermudez C, Piwonka G et al (2001) Carney's syndrome: complex myxomas. Report of four cases and review of the literature. Cardiovasc Surg 10:264

Elderkin RA, Radfort DJ (2002) Primary cardiac tumours in a paediatric population. J Paediatr Child Health (2002) 38:173

Gabe ED, Rodriguez Correa C et al (2002) Cardiac myxoma. Clinical pathological correlation. Rev Esp Cardiol 5:505

Gomez Rodriguez N, Vilar Freire M et al (1998) Polymyalgia syndrome and atrial myxoma. Ann Med Intern 15:370–372

Gowdamarajan A, Michler RE (2000) Therapy for primary cardiac tumors: Is there a role for heart transplantation? Curr Opin Cardiol 15:121

Grebenc ML, Rosado-de-Christenson ML, Green CE, Burke AP, Galvin JR (2002) Cardiac myxoma: imaging features in 83 patients. Radiographics 22:673

Hoppe UC, La Rosee K, Beuckelmann DJ, Erdmann E (1997) Herztumoren – Manifestation durch uncharakteristische Symptomatik. Dtsch Med Wschr 122:551

Jurkovich D, de Marchena E, Bilsker M et al (2000) Primary cardiac lymphoma diagnosed by percutaneous intracardiac biopsy with combined fluoroscopic and transesophageal echocardiographic imaging. Catheter Cardiovasc Intervent 50:226

Kamiya H, Yasuda T, Nagamine H et al (2001) Surgical treatment of primary cardiac tumors – 28 years experience in Kanazawa University Hospital. Jap Circulation J 65:315

Kato Y, Murata H, Kitai K et al (1998) A case of cardiac lipoma in ventricular septum. Jpn J Cardiovasc Surg 10:1057

Keller DI, Hunziker P, Buser P (2002) Biopsy of right atrial angiosarcoma guided by transesophageal echocardiography. J Am Soc Echocardiogr 15:475

Kusano FK, Ohe T (2002) Cardiac tumors that cause arrhythmias. Card Elektrophys Rev 6:174

Matschke K, Tugtekin SM, Schneider J et al (2002) Unklare Raumforderung im Truncus pulmonalis: Gezielte Differentialdiagnostik und chirurgische Therapie bei einem Patienten mit B-Symptomatik und Thoraxschmerzen. Z Kardiol 91:338

Maurea N, Mollo A, Boccalatte M et al (2001) Lipoma of the heart: a case report. Ital Heart J 8:621

Mazzuco A, Luciani GB, Bertolini P et al (1994) Primary leiomyosarcoma of the pulmonary artery: Diagnostic and surgical implications. Ann Thorac Surg 57:222

McAllister HA., Fenoglio JJ (1978) Tumors of the cardiovascular system. Atlas of tumor pathology, series 2. Armed Forces Institute of Pathology, Washington DC

Meng Q, Hong L, Joao L et al (2002) Echocardiographic and pathologic characteristics of primary cardiac tumors: a study of 149 cases Intern J Card 84:69

Miralles A, Bracamonte L, Soncul H et al (1991) Cardiac tumors: Clinical experience and surgical results in 74 patients. Ann Thorac Surg 52:886

Movsas B, Teruya-Feldstein J, Smith J et al (1998) Primary cardiac sarcoma: A novel treatment approach. Chest 114:648

Obeid AL, Marvasti M, Parker F, Rosenberg J (1989) Comparison of transthoracic and transesophageal echocardiography in diagnosis of left atrial myxomas. Am J Cardiol 63:1006

Panidis IP, Mintz GS, McAllister M (1986) Hemodynamic consequences of left atrial myxomas as assessed by Doppler Ultrasound. Am Heart J 111:927

Pederzolli C, Terrini A, Ricci A et al (2002) Pulmonary valve lipoma presenting as synkope. Ann Thorac Surg 4:1305

Porcar Ramells C, Clemente Gonzales C, Garcia Pares O et al (2002) Primary cardiac lymphoma: Cytological diagnosis and treatment with reponse to polychemotherapy and hematopoietic precursor autotransplant. Presentation of a case and review of the literature. An Med Interna 6:305

Remes Troche JM, Zuniga J, Rebollar V et al (2001) Myxoma of the mitral valve with embolization of the posterior circulation. A case report and review of the literature. Rev Neurol 33:729

Reynen K, Röber U, Daniel WG et al (1998) Herzoperationen wegen Herztumoren in Deutschland – Ergebnisse einer Umfrage für das Jahr 1996. Z Kardiol 87:331

Reynen K (1996) Frequency of primary tumors of the heart. Am J Cardiol 77:107

Reynen K (1995) Metastatische Herztumoren. Dtsch Med Wschr 120: 1290–1295

Simon BC, Funck R, Drude L (1994) Malignes Angiosarcom im rechten Vorhof während der Schwangerschaft. Herz 19:66

Sudfeld F, Saul F, Hufnagel B et al (2000) Lipomatous hypertrophy of the interatrial septum. Z Kardiol 7:587

Van Cleemput J, Daenen W, Oe Geert H (1993) Coronary angiography in cardiac myxomas: Findings in 19 consecutive cases and review of the literature. Cathet Cardiovasc Diagn 29:217

Van de Hauvaert LG (1971) Cardiac tumors in infancy and childhood. Br Heart J 33:125

Vicol C, Wagner Th, Danov V et al (1997) Früh- und Langzeitergebnisse nach chirurgischer Behandlung primärer intrakavitärer Herztumoren. Herz/Kreisl 29:350

Koronaranomalien

H. Roskamm

70.1 Koronaranomalien ohne Krankheitswert – 1346

70.2 Koronaranomalien mit Krankheitswert – 1346

Literatur – 1348

Koronaranomalien mit Krankheitswert kommen außerordentlich selten vor. Koronaranomalien ohne Krankheitswert sind häufiger, sie interessieren jedoch meistens nur den aktiven Koronarangiographeur, sodass das Kapitel insgesamt sehr kurz ausfallen kann.

70.1 Koronaranomalien ohne Krankheitswert

Koronaranomalien ohne Krankheitswert betreffen sehr häufig den Abgang der Koronararterien. Die wohl häufigste Anomalie ist der Abgang des Konusastes, der normalerweise aus dem proximalen Teil der rechten Koronararterie abgeht, mit getrenntem Ostium aus dem Sinus Valsalvae. Wenn der normalerweise aus der rechten Koronararterie abgehende rechtsventrikuläre Ast getrennt aus dem rechten Sinus entspringt, spricht man von einer 3. Koronararterie. Bei fehlendem linkem Hauptstamm können der R. interventricularis anterior und der R. circumflexus getrennt aus dem linken Koronarsinus entspringen.

Selten sind Abgangsanomalien einer Koronararterie aus dem kontralateralen Sinus. Am häufigsten in dieser Gruppe ist der Abgang des R. circumflexus aus dem rechten Sinus Valsalvae – getrennter oder gemeinsamer Abgang mit der rechten Koronararterie oder aus dem proximalen Abschnitt der rechten Koronararterie (◘ Abb. 70.1). Page et al. (1974) fanden diese Anomalie in 20 von 2996 Koronarangiographien (0,67%).

Seltener ist der Abgang des R. interventricularis anterior aus dem rechten Sinus Valsalvae oder aus der proximalen rechten Koronararterie.

70.2 Koronaranomalien mit Krankheitswert

Von den Koronaranomalien ohne Krankheitswert müssen diejenigen mit Krankheitswert abgegrenzt werden. Ihr Krankheitswert besteht darin, dass die Koronarperfusion gestört ist. Sie werden auch als **hämodynamisch signifikante Koronaranomalien** bezeichnet.

Nach Levin et al. (1978), auf deren Übersichtsartikel sich dieses Kapitel im wesentlichen bezieht, können 4 wesentliche Untergruppen unterschieden werden (s. a. Kober 1980):
- Koronarfisteln,
- Ursprung der linken Koronararterie aus der A. pulmonalis,
- konnatale Koronarstenosen oder -atresien,
- Ursprung der linken Koronararterie aus dem rechten Sinus Valsalvae und anschließender Verlauf des Gefäßes zwischen Aorta und rechtsventrikulärem Ausflusstrakt.

Koronarfisteln. Koronarfisteln stellen die häufigsten Koronaranomalien mit Krankheitswert dar. Die präkapillaren Fisteln verbinden eine Koronararterie direkt mit einer Herzkammer, dem Koronarsinus, der oberen Hohlvene oder der Pulmonalarterie. In der Literaturübersicht von Levin et al. (1978), die eigene Erfahrungen sowie 38 weitere Originalarbeiten zusammenfassen, hatten von 363 Fällen 181 (50%) ihren Ursprung in der rechten Koronararterie, 151 (42%) in der linken und 19 (5%) in der rechten und linken Koronararterie. In 12 Fällen (3%) war der Ursprung der Fistel nicht beschrieben worden. Die Drainage erfolgte bei 150 Patienten (41%) in den rechten Ventrikel, bei 94 (26%) in den rechten Vorhof, bei 63 (17%) in die Pulmonalarterie, bei 23 (7%) in den Koronarsinus, bei 18 (5%) in den linken Vorhof, bei 11 (3%) in den linken Ventrikel und bei 4 (1%) in die V. cava superior.

Somit lag in 90% der Fälle ein Links-rechts-Shunt vor. Ungefähr die Hälfte der Patienten sind asymptomatisch; sie werden auffällig wegen eines kontinuierlichen systolisch-diastolischen Herzgeräusches. Die andere Hälfte entwickelt eine Herzinsuffizienz, eine subakute Endokarditis, eine Angina pectoris, einen Infarkt oder eine Ruptur einer aneurysmatischen Fistel. Angina pectoris und Herzinfarkt entstehen durch einen Stealmechanismus: das Blut erreicht das eigentliche Versorgungsgebiet der Koronararterie nicht und wählt zum großen Teil vorher über die Fistel den Weg des geringsten Widerstandes.

Die Diagnose wird endgültig gestellt durch die Koronarangiographie. Dabei findet sich eine je nach Größe des Shunts erweiterte Koronararterie. Distal der Fistel ist die Koronararterie entweder normal groß oder im Kaliber reduziert, da dort die Durchblutung infolge des Steal-Phänomens verringert sein kann. Bei entsprechend großem Shunt und bei Zeichen einer Minderperfusion des zugehörigen Myokardareals infolge Steal-Mechanismus ist eine chirurgische Unterbindung indiziert.

Ursprung der linken Koronararterie aus der Pulmonalarterie (Bland-White-Garland-Syndrom). Hierbei handelt es sich um die zweithäufigste Koronaranomalie mit Krankheitswert; nur in seltenen Fällen entspringt die rechte Koronararterie aus der Pulmonalarterie. Der Ursprung nur des R. interventricularis anterior (LAD) aus der Pulmonalarterie ist ebenfalls außerordentlich selten. Der Ursprung beider Koronararterien aus der Pulmonalarterie ist mit dem Leben nicht vereinbar.

In 90% der Fälle entspringt die linke Koronararterie aus der A. pulmonalis (Ogden 1970). Die pathophysiologische Konstellation ist charakterisiert durch eine Koronarperfusion mit niedrigem hämodynamischem Druck und niedrigem Sauerstoffdruck. Ersterer ist die Voraussetzung für die Entwicklung eines Kollateralkreislaufs von der rechten Koronararterie. Auch hier wählt das über die Kollateralgefäße herantransportierte Blut jedoch den Weg des geringsten Widerstandes und läuft über die proximale linke Koronararterie in die A. pulmonalis wieder ab; es resultiert somit ein Links-rechts-Shunt.

Im überwiegenden Teil der Fälle entwickeln die Patienten bereits in den ersten Lebensmonaten Zeichen der Myokardischämie bis zum Anterolateralinfarkt und zur Linksherzinsuffizienz; die meisten dieser Patienten sterben früh. Nur unge-

70.2 · Koronaranomalien mit Krankheitswert

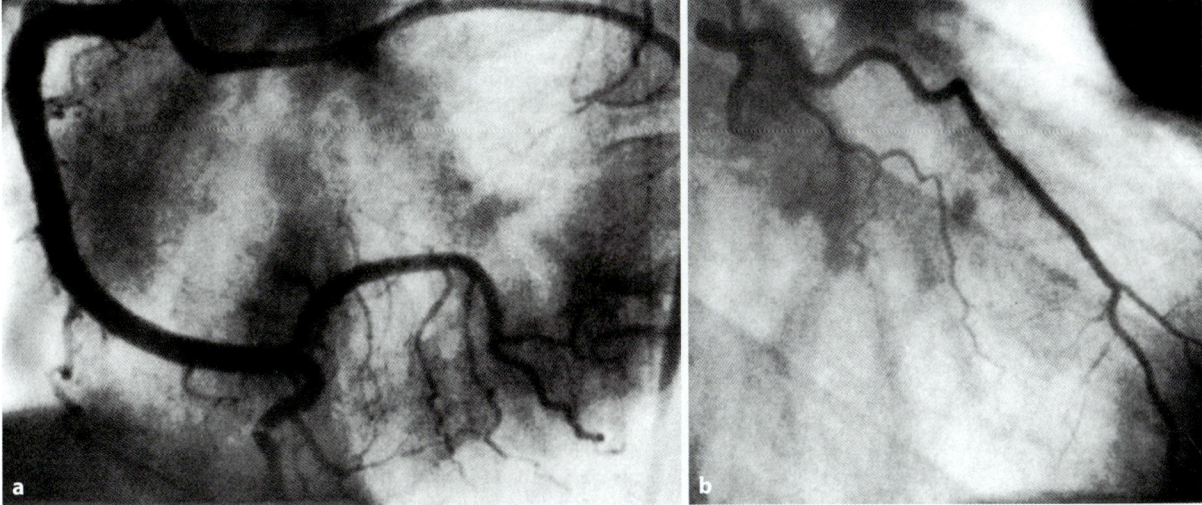

Abb. 70.1a, b. Abgangsanomalien des R. circumflexus und des R. interventricularis anterior der linken Koronararterie. **a** Abgang des R. circumflexus aus der proximalen rechten Koronararterie (LAO-Projektion, 56-jähriger Patient), **b** Abgang des R. interventricularis anterior aus dem rechten Sinus Valsalvae (30-jähriger Patient).

fähr 25% erreichen das Erwachsenenalter (Wessel-Hoeft et al. 1968); sie präsentieren sich dann in der Regel mit Herzinsuffizienz, Infarktbildern im EKG und Angina pectoris. Bei der klinischen Untersuchung findet sich meist ein kontinuierliches systolisch-diastolisches Geräusch. Im Aorto- und Koronarangiogramm stellt sich in der Regel in Abhängigkeit von der Größe des Links-rechts-Shunts die erweiterte rechte Koronararterie dar. Im weiteren Verlauf kann dann in der Regel die retrograde Füllung der linken Koronararterie und der Kontrastmittelabfluss in die Pulmonalarterie verfolgt werden (Abb. 70.2).

Im Ventrikulogramm zeigt sich meist eine große anterolaterale Akinesie.

Je stärker die Kollateralisierung und damit meist auch der Links-rechts-Shunt, desto besser scheint die **Prognose** zu sein.

Innerhalb der **chirurgischen Therapie** wird die Ligatur der proximalen LAD am Ursprung von der Pulmonalarterie, verbunden mit aortokoronarer Bypassversorgung der linken Koronararterie, wohl am häufigsten angewandt. Die Indikation zum chirurgischen Vorgehen ist kontrovers, wenn bereits ein großer Anterolateralinfarkt vorliegt und der Patient keine Angina pectoris hat.

Konnatale Koronarstenosen und -atresien. Die seltenen konnatalen Koronarstenosen und -atresien treten meistens kombiniert mit anderen konnatalen Läsionen, wie kalzifizierter Koronarsklerose, Homozystinurie, Friedreich-Ataxie, Hurler-Syndrom, Progeria- und Rubellasyndrom, auf.

Ursprung der linken Koronararterie aus dem rechten Sinus Valsalvae und anschließender Verlauf des Gefäßes zwischen Aorta und rechtsventrikulärem Ausflusstrakt. Der anormale Ursprung des R. circumflexus oder des R. interventricularis anterior aus dem rechten Sinus Valsalvae hat in der Regel keinen Krankheitswert (s. Abschn. 70.1). Bei anschließendem Verlauf der linken Koronararterie zwischen Aorta und Pulmonalarterie ist im Sinn von Abb. 70.3 jedoch eine Kompression der linken Koronararterie unter bestimmten Bedingungen möglich. So fanden Cheitlin et al. (1974) bei 33 autopsierten Patienten, die diese Anomalie aufwiesen, 9, die an einem plötzlichen Herztod verstorben waren; 7 dieser 9 Todesfälle waren während schwerer körperlicher Belastung aufgetreten. Dabei kann es mit zunehmendem Herzminutenvolumen und Dilatation von Aorta und Pulmonalarterie zur totalen Kompression des R. circumflexus kommen.

Sekundäre Koronaranomalien. Von den primären Koronaranomalien mit und ohne Krankheitswert müssen die sekundären Koronaranomalien abgegrenzt werden, die bei komplizierten Vitien, wie Transposition der großen Gefäße, Truncus arteriosus communis und Fallot-Tetralogie, vorkommen.

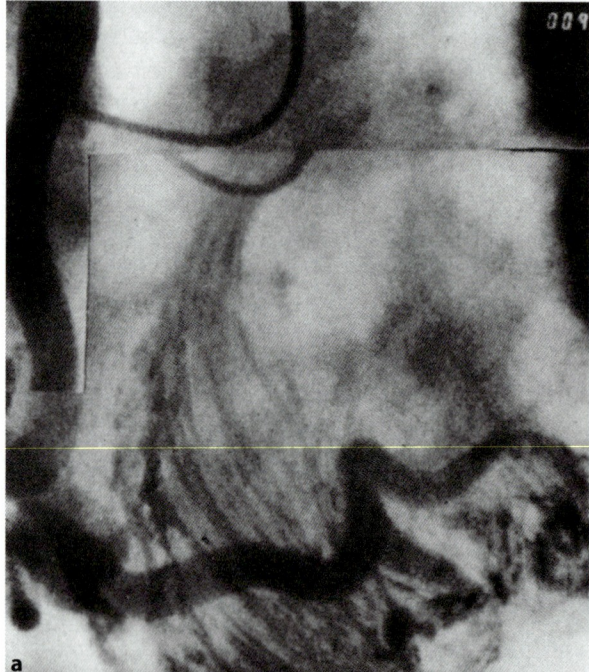

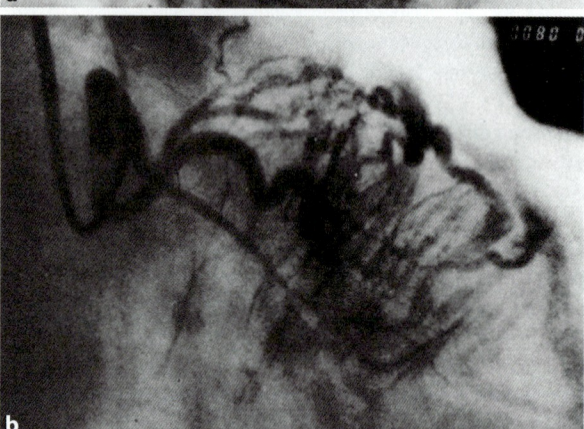

Abb. 70.2a, b.
Bland-White-Garland-Syndrom bei einer 36-jährigen Patientin. Seit 1976 anfallsweise auftretende Bewusstseinsstörungen, verbunden mit Herzjagen und Herzstolpern. Bei der Auskultation fand sich ein früh- bis mesosystolisches hochfrequentes Spindelgeräusch über der Herzspitze und im Bereich des linken Ausflusstraktes sowie ein protodiastolisches Descrescendogeräusch am Erbschen-Punkt. Im EKG Q-Zacken in den Ableitungen I, aVL und V_2–V_5 als Hinweis auf transmurale Vorderwandnarben. Die Sauerstoffsättigungswerte sprachen bei der Rechtsherzkatheteruntersuchung für einen Links-rechts-Shunt von 1,8 l/min.
a Die Koronarographie ergibt eine außergewöhnlich kaliberstarke rechte Koronararterie (Durchmesser 10 mm) mit einem ausgedehnten Netz von septalen und apikalen Kollateralen zum Versorgungsgebiet der linken Koronararterie und einen Abstrom von Kontrastmittel in die A. pulmonalis (nur aus der Filmszene, nicht aus den Einzelbildern sicher zu diagnostizieren). Zusätzlich entspringt aus dem rechten Sinus Valsalvae eine große Konsusarterie bzw. 3. Koronararterie (**b**) mit Abfluss in die A. pulmonalis und zu einer stark dilatierten linken Koronararterie. Die linke Koronararterie entspringt nicht aus der Aorta, sie geht von der A. pulmonalis ab und wird über Kollateralen von der rechten Koronararterie aus aufgefüllt und als sehr weites Gefäß kontrastschwach sichtbar (eine direkte Sondierung und Darstellung der linken Koronararterie ist nicht möglich). Das Ventrikulogramm zeigt einen deutlich vergrößerten linken Ventrikel (enddiastolisches Volumen 380 ml, entsprechend 240 ml/m^2 Körperoberfläche) mit stark verminderter Auswurffraktion (18%).
Gesamtbeurteilung: Die Ursprungsanomalie der linken Koronararterie aus der A. pulmonalis (Bland-White-Garland-Syndrom) hat zu einer schweren linksventrikulären Schädigung geführt. Zur vorgeschlagenen Ligatur der linken Koronararterie im Abgang aus der A. pulmonalis und anschließender Versorgung mit einem Venen-Bypass konnte sich die Patientin nicht entschließen

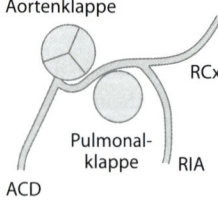

Abb. 70.3. Schematische Darstellung des Ursprungs der linken Koronararterie aus dem rechten Sinus Valsalvae. Die linke Koronararterie verläuft nach links und posterior zwischen Aorta und rechtsventrikulärem Infundibulum. Die 2 möglichen Einengungsstellen sind folgende: erstens die sehr scharfe Abbiegung nach links gleich nach dem Ursprung und zweitens die Passage zwischen Aorta und rechtsventrikulärem Infundibulum. Die Lumeneinengungen an diesen beiden Stellen können während schwerer Belastung durch den zunehmenden Blutstrom durch die Aorta und durch die A. pulmonalis verstärkt werden. (Nach Levin et al. 1978)

Literatur

Cheitlin MD, DeCastro CM, McAllister HA (1974) Sudden death as a complication of anomalous left coronary origin from the anterior sinus of valsalvae. A not-so-minor congenital anomaly. Circulation 50:780

Kober G (1980) Koronararteriographie. In: Kaltenbach M, Roskamm H (Hrsg) Vom Belastungs-EKG zur Koronarangiographie. Springer, Berlin Heidelberg New York, S 110

Levin CD, Fellows KE, Abrams HL (1978) Hemodynamically significant primary anomalies in the coronary arteries. Circulation 58:25

Ogden JA (1970) Congenital anomalies of the coronary arteries. Am J Cardiol 25:199

Page HL Jr, Engel HJ, Campbell WB et al (1974) Anomalous origin of the left circumflex coronary artery. Recognition, angiographic demonstration and clinical significance. Circulation 50:768

Wesselhoeft H, Fawcett JS, Johnson AL (1968) Anomalous origin of the left coronary artery from the pulmonary trunk. Its clinical spectrum, pathology and pathophysiology based on a review of 140 cases with seven further cases. Circulation 38:403

Studien und Register

(siehe auch in den jeweiligen Kapiteln)

Studien und Register

Studien PTCA vs. Bypass-Operation s. auch Abb. 21.1, S. 485
Studien zum natürlichen Verlauf asymptomatischer/gering symptomatischer Patienten mit Aorteninsuffizienz und normaler linksventrikulärer Myokardfunktion s. Tab. 30.1, S.722
Interventionsstudien zur Antikoagulation bei chronischem, nichtrheumatischem Vorhofflimmern s. S.890
Primärprävention der KHK mit ASS s. S.1132, 1133
Hypertoniebehandlung s. S. 1176–1183

ACAS 218
ACE 907
ACIP 491
ADMIRAL 907
AFASAK 890
AFCAPS/TexCAPS 1129, 1135
AFFIRM 355, 841, 842
AIMS 916
AIRE 1140, 1179
ALIVE 1307
ALLHAT 1083
AMRO 987
AREVA 879
ARREST 1307
ARTS 486, 487, 1054
ASPECT 892
ASSENT II,III,III-Plus 915, 920, 921
ASSET 916
ATLAS 353
ATRAMI 215
ATTEST 1035
Augsburger Infarktregister 505
AVID 358, 446, 1029

BAA-Trial 876, 890
BARI 486, 487, 1054, 1055
BENESTENT I u. II 980, 990, 991
BEST 354
BOAT 987
BREATHE 1 336, 1214

CABRI 486, 1054
CADILLAC 907
CAMIAT 215, 833
Cannon 2000 514, 515
CAPRIE 903, 1138, 1221
CAPTIM 919, 1316
CAPTURE 503, 906, 907
CARE 1135, 1136
CARS 892, 1139
CAS 1054, 1055
CASANOVA 1082
CASH 1029
CASS 483, 484, 539, 548, 1049, 1054, 1055
CAST 46, 215, 832, 833, 834, 838, 1013, 1095
CASTII 833
CAT 355
CATS 903
CAVATAS 1218, 1220
CHAMP 892
CHAOS 1129
CHARISMA 903
CHARM 355, 356, 357
CHF-STAT 833
CIBIS II 353, 357, 361
CIDS 1029
COMPANION 358, 1031, 1034
CONSENSUS-I 357, 361
COPERNICUS 357, 361

CREDO 503, 504, 903
CREST 1221
CURE 503, 504, 903

DANAMI 2 300, 514, 1316
DART 1125
DEFINITE 1031
DIG 355, 818, 824
DIRECT-Trial 489
DINAMIT 215, 1031

EAFT 890
EAST 486, 487, 1054
ECS 539
ECSG-I 918
ECST 1218
EHS VHD 699
ELITE II 354
ELUTES 992
EMERAS 300, 917, 1316
EMIAT 833
EMIP 919
ENABLE 1, 2 336
ENCOR 336
EPHESUS 354, 357
EPILOG 906
EPISTENT 503, 504, 905–907
ERACI II 486, 1054
ERASER 906
ERBAC 987
ESPRIT 504, 906
ESVEM 858
EUROASPIRE I u. II 1137, 1157

FANTASTIC 902
FINESSE 1315
Framingham Heart Study 325, 361, 438, 607, 876, 889, 1120, 1126, 1170, 1174
FRISC II 299, 502, 504

GABI 487, 1054
GESICA 833
GISSI ,II, III 512, 516, 539, 916, 918, 1124, 1125, 1135, 1140
Göteborg 1174
GREAT 919, 1315
GUSTO I,IIa,III,V 516, 914, 918, 920, 922, 1316
GUSTO-IV-ACS 503, 907

HART-II 921
HEAT 336
HIT III 922
HOPE 353, 504, 1083, 1124, 1135, 1136, 1140
HOT 1134
HPS 1135, 1136, 1139

ICOPER 1186, 1188, 1190, 1194
IMPACT 833

I-PRESERVE 355
ISAM 916
ISAR, -II 902, 906, 907
ISAR-COOL 502, 908
ISAR-REACT 907
ISIS I 512
ISIS II 900, 916, 919, 920, 921
ISIS III 918, 921
ISIS IV 512, 513, 539, 1140

KANSAS 488

LATE 917
LAUSANNE 484
LIMIT 2 513
LIPID 1135, 1139

MADIT, II 355, 358, 440, 1029
MAPPET 1186, 1188, 1193, 1194
MASS 484
MATIS 902
MBDS 1171
MCR-Trial 967
MERIT-HF 326, 353, 357, 361
MIRACLE 358
MIR-Register 300, 514
MITRA 1, 2 300, 514
MONICA 1130, 1171
MRFIT 197, 203, 492
MUSTIC 358
MUSTT 440, 1029, 1140

NASCET 1218
NINDS 1218

OARS 987
OPTIMAAL 354

PCI-CURE 502, 903
PEP-CHF 355
PIAF 841
PIC 1031
PIOPED 1188, 1190
PIN 1156, 1164
PRACAM 1130
PRAGUE 1 ,2 300, 1316
PRISM 907
PRISM-PLUS 503, 504, 906, 907
PROMISE 515, 982
PROTOS I ,II 1157, 1164
PURSUIT 503, 504, 906, 907

RADIANCE 818, 824
RALES 354, 357, 951, 966
RAPPORT 907
RAVEL 991
REACH 1 336
READ 1055
Registry-Report 288
REMATCH 360
RESCUE I, II 300

RISC 899
RITA II 484, 487, 488
RITA III 299, 502, 504, 1054, 1315
RITZ 1, 2, 4 336

SAPAT 899
SAVE 892, 1140
SCATI 921
SCD-HeFT 1031
SCRIPPS-Trial 992
SENIORS 355
SHEP 1170, 1218
Shock Trial Registry 300
SIRIUS 991
Sixty-plus 891
SOLVD 326, 353, 358, 892
SOS 486, 1054
SPAF,II,III 283, 876, 879, 884, 890
SPACE 1221
SSSS 1135, 1139
STARS 902
START 992
STEPHY 1171
STICH 358
STOP 1170
STOPAMI 2 300, 907
STRESS 990, 991
SYST-EUR 1170

TACTICS-TIMI 18 299, 502, 504
TAPS 914, 918
TARGET 503, 504, 903, 905, 906
TASC 1234
TASH 571, 1031
TASS 903
TAXUS II 992
TIMI,-IIIA,III B, 10 A,B 9, 23, 300, 914, 915, 918, 921, 922, 923
TIMI-TACTICS 1315
TOTAL 987

UCARE 445
UKCSR 655
UKTIA 900
UPET 923, 1188
UPSET 1188
US-Carvedilol-Heart 357
US STS 655

VA 483, 539, 704, 1055
Val- HeFT I, II 354, 355, 357
VANQWISH 299
VALIANT 355, 1141
VASIS 458

WCGS 1272
Whitehall 1270
WIZARD 1136
WOSCOP 1129, 1135

Sachverzeichnis

A

A. thoracica s. Arteria mammaria interna
A siehe Vorhofpotenzial
Abciximab s. GP IIb/IIIa-Rezeptorantagonisten
ABC-Tranportproteine
- ATB-binding cassette 814
ABC1-Transport 14
aberrante Leitung 372, 374, 377, 384
Ablationsbehandlung s. Katherablationsbehandlung
ABO-Kompatibilität 1068
aberrierende Lungenvenen 751
abnorma Automatie 34, 35
Abstoßung, Abstoßungsgraduierung (Billingham) 1074, 1075
- Phasen der Transplantatabstoßung 1070, 1071
absolute Arrhythmie 383, 1029, 1030
absolutes kritisches Herzgewicht, s. Herzgewicht 130
absolute Refraktärperiode ARP 29
Abszesse, intrakardiale 616
ACC/AHA Guidelines
- Koronaranatomie 290
ACE-Hemmer 66, 84, 352, 357, 950, 952–955, 1178, 1179
- akuter Herzinfarkt 97, 512
- arterielle Hypertonie 1178, 1179
- chronisches Infarktstadium 544, 548, 1140, 1141
- Mitralinsuffizienz 676, 677
- Nebenwirkungen 950, 953, 955
- Pharmakodynamik 952, 953
- Pharmakokinetik 953, 954
- Schwangerschaft 955
- Typ1-Diabetiker mit Hypertonie 1179
- vor Herzoperation
Acenocoumarol (Sintrom)
- s. Antikoagulation 870
Adam-Stokes-Anfall (Syndrom), MAS 417
Addisonkrise
- perioperative Kortisongabe 1297
Adenosin, ADP, ATP 88, 89, 104
- Thrombozytenaggregation 901
Adenosin- Antiarrrhythmikum 835
- Bronchialobstruktion 835
Adenylzyklase 50
Aderlasstherapie 1257
Aderlass, unblutiger 1310
Adipositas 1126, 1132, 1141, 1251

Adiuretin/Vasopressin, antidiuretisches Hormon (ADH) 98, 128, 335, 955, 962, 1306
Adrenalin, Nor s. a. Katecholamine 31, 34, 89, 334, 825
- endotracheale Applikation 825, 1306
Adriamyzin (Doxorubizin) 584
Adson-Test 1222
Afterload 54, 60, 81, 676, 710, 836, 968, 992
afterload mismatch 331
Agranulozytose 840
Aggregationshemmer, s. Azetylsalizylsäure (ASS)
Aggressivität 1272
A-Gipfel 240, 243, 644
Agonisten 83
AH-Intervall s. His-Bündel-EKG
AICD, s. Defibrillator automatischer, s. a. implantierbarer automatischer Kardioverter
AIDS- Endokarditis 623
- Kardiomyopathie 185
- Perikarditis 600
Ajmalin, Prajmalin
- (Neo-)Gilurytmal l835
Ajmalintest
- (Brugada-Syndrom) 393, 443
Akinesie 244
Akromegalie 583, 1172, 1246
Aktin 17, 19, 52, 53
Aktionspotential AP 26, 33, 47, 50
- abortives- 42
aktivierte partielle Thromboplastinzeit, aPTT 516
Aktivierungs-Mapping 1026
akuter Herzinfarkt s.STEMI
akuter Herztod, s. plötzlicher Herztod
akute Koronarsyndrome (ACS) 497–529
- antithrombotische Therapie, prä- u. periinterventionell 504
- GlykoproteinIIb/IIIa-Antagonisten 503
- instabile Angina pectoris u. NSTEMI 498, 500–504
- Koronare Revaskularisation 502
- Notfallversorgung 1315
- Pathophysiologie 498
- Pharmakotherapie 502
- – antianginöse 502
- – antithrombotische 502
- Rechtsherzinfarkt s. dort
- Risikostratifizierung 500
- STEMI s. dort
- Terminologie 498
- Thienopyridine 503
- Troponinnachweis 499
akutes rheumatisches Fieber 606
Aktin 52, 332
Aktionspotenzial-Dauer APD 26
- Mid-wall-Schicht 33

- subepikardiale Schicht 33
- verlängerte- 28
Aktionspotenzial-Phasen 167
Aktivierungskurve 67
Aktivierungsmapping 1016, 1026
Aktomyosinsystem 47, 104, 114
Akut-PTCA s. Primärintervention
akzessorische Leitungsbahnen 1015
Aldosteron 950, 951
- Wirkungen bei Herzinsuffizienz 950, 951
Aldosteron-Antagonisten 352, 354, 944
Alfieiri-Operation s. Mitralklappenrekonstruktion
Aliasing, Alias-Phänomen 225, 695, 716
Alkalose 67
Alkohol 559
Alles-oder-Nichts-Gesetz 32, 808
Allorhythmie 372
Alpha-Adrenorezeptoren 332, 354, 826
Alpha-Blocker 1180, 1249
Alpha-HBDH 508, 509
Alpha-Linolensäure 1124
Alteplase, Reteplase
- Fibrinolyse 1315
Alternans-Phänomen 393
alternating current, AC 1010
alveoläres Lungenödem 256, 343, 348
alveoläre Ventilation- Anästhetika 1294
AMA-Klassifizierung, s. Stadieneinteilung
ambulante 24-h-Blutdruckmessung, ambulantes Blutdruckmonitoring (ABDM) 1171
ambulante Koronargruppen 1111, 1112
ambulante Rehabilitation 532
Amilorid- s. a. Diuretika 965, 966
Amine, Karzinoidmetastasen 1256
Aminorex-Fumarat 1203
Amiodaron 46, 836, 1307
- Schilddrüse 1247
- teratotoxische Wirkung 1288
Amlodipin 482
Amplatzer Occluder 791
Amplatzkatheter 283, 284, 973
Amylnitritinhalation
- Provokationstest, - körperliche Belastung 568
Amyloidose 398, 439, 459, 584, 1255, 1256
anabole Steroide 132
anaerobe Glykolyse 474
anaerober Stoffwechsel 116
Analgetika, akuter Herzinfarkt 512
Anämie
- (KHK) 469

- chronische 1256
- hämolytische 1257
Aneurysma dilatans 1230
Aneurysma dissecans 723
Aneurysma falsum (spurium), (Femoralarterie) 289, 1230, 1231
Aneurysma, septales 765
Aneurysma, s. Herzwandaneurysma
Aneurysma im Circulus Willisii 780, 785
Aneurysma, peripher arterielles 1229, 1230
Aneurysmektomie 535, 549, 1230
ANF (atrialer natriuretischer Faktor) s.natriuretische Peptide
Anforderungs-Kontroll-Modell 1270
angeborene Herzfehler, Einteilung 789
Angina pectoris 474–480
- Belastungs- 475
- CCS-Klassifizierung 475
- Charakteristika 475
- de novo 1135
- Definition 474
- Diagnostik 476–480
- Differenzialdiagnose 480
- instabile s. instabile Angina pectoris
- mixed 468
- nicht-typische, fragliche 475, 476
- Prinzmetal (variant) 84, 98, 468, 475
- Ruhe- 475
- Sekundärprophylaxe 484
- spontane 475
- stabile 93, 474–489
- medikamentöse Therapie 481, 482
- PCI, Bypass-OP 482–489, 1095
- typische 475
- vasospastische 84, 197, 214, 295, 468, 475
Angina pectoris, instabile s. instabile Angina pectoris
Angiogenese 95
Angiographie
- kontrastmittelverstärkte 262
Angiokardiographie 252, 568, 667, 673, 721, 764, 775, 784
angioneurotisches Ödem 353
Angioplastie, s. Valvuloplastie
Angiosarkome 1339
Angio-Seal, Koronarangiographie 284
Angiotensin II, ATII 84, 332–335, 948
Angiotensin-converting-Enzym (ACE) 16, 947, 949
Angiotensinrezeptoren (AT 1,2) 948, 949
- Funktion, Lokalisation 949

Sachverzeichnis

AT$_1$-, AT$_2$-Antagonisten 350, 354, 355, 357, 361, 944
Angiotensinrezeptorblocker (ARB), s. a. AT-Antagonisten 955, 956
– pharmakologische Wirkungen 955, 956
– Pharmakokinetik 597
Angst 1273–1276
Anisotropie 31, 32, , 39
Anorexie 344, 607, 1252
ANP (atriales natriuretisches Peptid), s. natriuretische Peptide
Anpassungsdilatation
– linker Ventrikel 662, 666, 670, 710, 714, 748, 771
Anschlussheilbehandlung (AHB) 1153
– -Katalog 1154
Anstiegssteilheit dp/dt, Klappenschluss 637
antegrade Leitung, s. a. AV-Reentry-Tachykardien 385, 390, 392, 1015
Antiarrhythmika, s. a. Einzelsubstanzen 28, 29, 36, 42–48, 831–846
– frequenzabhängige Wirkung 43, 44, 45
– Klasse-Ia- 36
– Klasse III- 28, 36, 46
– Klassifizierung n. Vaughan-Williams 43, 44, 47
– Nebenwirkungen, Risiken 833, 834
– Therapieindikation 832, 833
– Therapiekontrolle 834
Antibiotika, Herzoperation 1038, 1084, 1091, 1294, 1298
– Interaktion mit Antikoagulation 873
Antidepressiva (Kardiomyopathie) 189, 585, 584, 1084, 1203, 1307
antidiuretisches Hormon s. Adiuretin/Vasopressin
Angioskopie 989
Anschlussheilbehandlung 537
antidrome Reentry-Tachykardien 393
Antigen präsentierende Zellen (APC) 1069, 1070
Antihypertensiva, s. a. arterielle Hypertonie 1176–1181
Antikoagulation 869–896
– Arzneimittelinteraktionen 872, 873
– (bei) Blutungen (unter) 883–885
– dilatative Kardiomyopathie 892
– Intensitätsempfehlungen 877
– Kardioversion 877, 1311

– Komplikationen 873, 874
– Mitralinsuffizienz 878
– Mitralstenose 878
– nach Bypassoperation 1088
– nach Herzklappenoperation 874, 877, 878, 879, 881, 886, 1088
– Pharmakodynamik 870, 871
– Pharmakokinetik 871
– präoperativ (Routine, Notfall) 1297
– rezidivierende Embolien 879, 880, 881
– Schwangerschaft 887
– Sekundärprophylaxe nach Herzinfarkt, Subakutphase 890
– chronische Infarktphase 891, 893
– – Standardisierung der Gerinnungshemmung 871, 872
– vor Herzoperation 882, 883, 877, 882, 883
– vor Notfalloperation 883
– Vorhofflimmern 877
– Zusatztherapie (ASS) 880, 881, 892
Antikonvulsiva, vor Herzoperation 1082
Antimon 584
Antimyosin, Myokardszintigramm 580
antinukleäre Antikörper (ANA) 595, 614, 624
Antioxidanzien 96, 1123, 1135
Antiophospholipid-Syndrom 1138
Antistreptokinase 606
Antistreptolysintiter ASL 579, 604, 606
antitachykarde Stimulation (ATP) 1025, 1029, 1035
Antithymozytenglobulin (ATG) 1072
Anuloplastik (Mitralklappe), Carpentier-, Duran-Ring 672, 1057
Anulus fibrosus 9, 631, 663
aortaler Ejektionsklick 150
aortale Konfiguration, Linksherz- 253
Aortenaneurysma, s. auch Aortendilatation 269, 724, 784, 785, 1227–1229
– Ao. abdominalis (AAA) 1228, 1229
– Ao. ascendens u. descendens 1227, 1228
– CMR 268
– Operationsindikation 724, 1229
Aortenbogen 7, 8
– doppelter 783
Aortenbulbusaneurysma, relative Aorteninsuffizienz 718
Aortendilatation, A. ascendens 721, 722

Aortendissektion 442, 511, 718, 721, 784, 1224–1226, 1318
– Ätiologie u. Epidemiologie 1224
– Diagnostik 1225, 1226
– Einteilung n. DeBakey u. Stanford 1225, 1226
– Therapie 1226, 1227
– typenabhängige Letalität 1227
Aorteninsuffizienz 707–726
– akute 723
– Ätiologie 708, 709
– chirurgische Therapie, s. auch Aortenklappenersatz 723, 1059, 1060
– – klappenerhaltende OP n. David 1060
– Differenzialdiagnose 716–718
– Echokardiographie 715–721
– EKG 710
– Komplikationen 722
– LVED 722
– medikamentöse Therapie 723
– Pathophysiologie 709, 710
– Prognose 722, 723
– Prothesenfunktion 719
– Quantifizierung 718
– relative (Bulbusaneurysma) 718
– Röntgen 714
– Stadieneinteilung 713, 714
– Verlauf 722
Aortenisthmusstenose 13, 779–786
– Ballondilatation 785
– chirurgische Therapie 785
– Differenzialdiagnose 780
– Hypertonie 780, 781
– Inzidenz 780
– Kollateralkreislauf 780, 781
– Komplikationen 780, 784
– medikamentöse Therapie 785
– Pathophysiologie 780
– Symptome 780, 781
– Verlauf 784
Aortenklappenersatz 702–704, 1059, 1060
– Klappenmodelle 1060
– Komplikationen 1060
– stentless porcine aortic bioprothesis 1060
Aortenklappenöffnungsfläche (AÖF), Formel 696
AÖF/KÖF – Index, Schweregrad Aortenstenose 699
Aortenknopf 714
Aortenkoarktation, Angioplastie 1004, 1005
Aortenruptur 780, 783, 1328
Aortenstenose 683–706
– Belastungsuntersuchung 698, 700
– chirurgische Therapie, s. auch Aortenklappenersatz 1059, 1060

– Differenzialdiagnose 694
– Echokardiogramm 692–698
– erworbene 684, 685
– degenerative verkalkende 684
– Dekompensation 696
– EKG-Stadien 713, 714
– Herzkatheteruntersuchung 698
– Karotispulskurve 686
– Komplikationen 700, 702, 704
– kongenitale 685, 704
– Valvuloplastie 703
– körperliches Training 702
– medikamentöse Therapie 702
– Pathophysiologie 686
– postoperative Beurteilung 697
– Prognose 699, 700, 701
– rheumatische 684
– Röntgenstadien 690
– Symptome 687, 688
– subaortale (membranöse, muskuläre) 694
– subvalvuläre 685, 694, 701
– supravalvuläre 684, 688, 701
– valvuläre 699–701
– Verlauf 699
Aortenklappenpassage, Linksherzkatheter 698
Aortenklappenschlusston 150, 712, 713
Aortenvalvuloplastie 1001–1002
– Restenosierung 1002
Aortitis, bakterielle 784
aorto-anuläre Ektasie 722
Aortographie, Ausmaß Aorteninsuffizienz 311, 721
(aorto)koronare Bypassoperation 1048–1056
– Anastomosen-, Bypassverschlüsse 1055, 1095
– Herzinfarkte, perioperative 1050, 1055
– Indikationen 483
– – Empfehlungsklassen n. ACC/AHA 483, 484
– Kurzzeit-, Langzeitergebnisse 1054
– Komplikationen, OP-spezifische 1050
– infarktbedingte 1041–1054
– Operationsletalität 1050
– Operationstechniken 1049
– Zweitoperation, -Risiko 1051
aortopulmonale Fehlbildungen, Septierungsstörungen 790
aorto-pulmonales Fenster 773
Apolipoprotein A 1 1122
Apolipoprotein E 15
Apoptose 331, 337, 574
A-Potenzial 416–418
Appetitzügler (pulmonale Hypertonie) 1203

APSAK (azylierter Plasminogen-
 streptokinaseaktivatorkomplex)
 913, 914
Aquaretika s. Diuretika 962
Äquilibriumuntersuchung 274
Arachidonsäure 898
Arbeitsmyocard 35
Arborisationsblock 428, 714
area at risk 510
Argonmethode 106
Arkusstenose, Aortenisthmus-
 stenose 780
Arrhythmien, s. Erregungsbil-
 dungs- und Leitungsstörungen
arryhthmogene rechtsventrikuläre
 Kardiomyopathie (ARVC) 264,
 441, 574, 575
– LSB-Kammertachykardien
 575
– plötzlicher Herztod 575
Arrhythmogenese 34
Arrow Lionheart-200 LVAD, Unter-
 stützungssystem 1077
Arteria carotis u. Äste 1219–
 1221
Arteria gastroepiploica, arterieller
 Graft 1049
Arteria iliaca 1230
Arteria mammaria interna (thora-
 cica), s. a. aortokoronare
 Bypass-OP 484, 1048, 1049
Arteria poplitea 1230
Arteria radialis 1049
Arteria subclavia 1221, 1222
Arteria vertebralis 1219
arterielle Hypertonie, s. a. Bluthochdruck 169–183
– Definition 1170
– diagnostisches Basisprogramm
 (WHO) 1173
– Einteilung 1171, 1172
– hypertensive Krise 1170
– isolierte systolische Hypertonie
 1170
– maligne Hypertonie 1170
– medikamentöse Therapie
 1176–1181
– Risikostratefizierung 1175
– Stadieneinteilung WHO, Endorganschäden 1174
– Zielblutdruck (Deutsche Hochdruckliga) 1176
arterielle Verschlusskrankheit s.
 AVK
Arteriogenese 95
arteriovenöse Koronarfistel 773
arteriovenöse Lungenfistel 773,
 776
arteriovenöse Sauerstoffdifferenz
 338, 341, 686, 734, 735, 739
– koronare 465
Arthus-Phänomen 579
ARVC s. Kardiomyopathie
atriale Hypertrophie 172, 173
atriale Leitungsstörungen (EKG)
 171

atrialer natriuretischer Faktor
 s. ANF
atriale Septierungsstörungen
 791
atriale Tachykardien s. Vorhof-
 tachykardien
Atrioventrikularkanal 4, 744
Atrioventrikularklappen
 (AV-Klappen) 7
Atrium communis 266
Arzneimittelfieber 620, 623
Arzneimittelwechselwirkungen
 810, 813, 871, 901, 931
Aschoff-Knötchen 605
Ashman-Phänomen 384
Aspirin s. Azetylsalizylsäure (ASS)
ASS-Resistenz 1138
Assist-Device 558
Asthma cardiale 140, 343, 560,
 687, 71
asymmetrische Septumhyper-
 trophie s. Septumhypertrophie
asymptomatische Ischämie
 s. stumme Ischämie
Asystolie 282, 287, 288, 440, 453,
 506
Aszites 345, 728, 729
Atemanhaltetechnik
– CMR 262
Atemäquivalent für O_2-Sauer-
 stoffäquivalent 107
Atenolol 481
Atherektomie, direktionale koro-
 nare (DCA) 986, 987
– Debulking-plus-stenting 986
Atherome
– exzentrische Stenose 541
Atherosklerose
– atherogene Lipidkonstellation
 1108, 1109
– Risikofaktoren 1107, 1109
– Theorie der Verletzungsreaktion
atriale Hypertrophie 172, 173
atrialer natriuretischer Faktor
 s. ANF
atriales stunning
– elektr. Kardioversion 473
ATP-Mangelinsuffizienz 111
ATP-Utilisationsinsuffizienz, Akti-
 vierungsinsuffizienz 111–114
– Kontraktionsinsuffizienz 111,
 114, 115
AT_2-Rezeptorantagonisten
– (Losartan u. a.) 350, 353 -356,
 1179, 1180
atrioventrikuläre Tachykardie,
 AVRT 844
Atrioventrikularkanal 4, 7
Atropin 518, 1307
Atropintest 431
Ausdauertraining 108, 170,
 1101, 1104, 1105, 1155
Ausgleichsströme 32
Auskulatation des Herzens 148
Auskultationsareale, präkordiale
 149

auskultatorische Lücke (Blutdruck-
 messung) 146
Austin-Flint-Geräusch 153, 713
Austreibungsgeschwindigkeit
 67
Austrittsblock 409
Auswringmechanismus s. Rota-
 tionsbewegung
Auswurffraktion (ejection fraction)
 74, 122, 129
Autoantikörper - autochtone AK
 579, 604
autogenes Training 1267
Autoimmunreaktion 559, 614
Automatie, - abnorme 34–41
– ektope 29, 31, 389
– getriggerte 34
autonomes Nervensystem
– Koronardurchblutung 848
– Mechanorezeptoren 66, 70,
 107, 108, 127, 454
Autoregulation
– heterometrische 63, 64
Autotransfusion
– postpartal 1286
AV-Block- I. Grades 412, 413
AV-Block- II. Grades 413–416, 518
AV-Block- III. Grades 417–418, 518
– His-Bündel-Aablation 1022
AV-Blockierung, höhergradige
 - bei Trikuspidalvalvuloplastie
 1004
– OP stark kalzifizierter Herz-
 klappen 1089
– Rotablation 985
– Schrittmachertherapie 1028
– Vorhofflimmern 418
AV-Dissoziation, einfache 405,
 406
– inkomplette 408
– komplette 397, 400, 407
– blockbedingte 415
AV-Hysterese 1037
AV-junktionaler Rhythmus 408
AV-junktionale Tachykardien
 385–389
– gesteigerte Automatie 388
AVK der hirnversorgenden Arte-
 rien 1217–2144
– Diagnostik 1219–1221
– Stadieneinteilung n. Vollmar
 1218
– Therapie 1221, 1222
AVK der den Schultergürtel versor-
 genden Arterien 1221–1223
– akuter Verschluss 1223
– Differenzialdiagnose u. –therapie 1222, 1223
AVK der Nierenarterien
– Nierenarterienstenose NAS
 1231, 1232
– Therapie (PTRA, Stent-Angio-
 plastie) 1231, 1232
AVK der unteren Extremitäten
 1233–1240
– akuter Verschluss 1241, 1242

– Fontaine-Klassifikation 1233
– Risikofaktoren 1234, 1235
– Rutherford-Klassifikation
 1233
– TASC-Klassifikation (Diff. Thera-
 pie) 1238
– Therapie 1237–1240
AV-Knoten 30, 31, 33, 34
AV-Knotenarterie 518
AV-Knoten-Reentry-Tachykardie
 (AVRNT) 385
– Katheterablation (fast pathway,
 slow pathway) 1015
AV-Knoten-Rhythmus 172, 173
A-Welle s.Venenpuls
Azathioprin (AZA)
– Imurek 1071
Azetazolamid 964
Azetylcholin 34, 85, 90, 128
Azetylcholinversuch 1104
Azetyl-KoA 104, 110
Azetyldigoxin s. Digitalis 104
Azetylsalizylsäure (ASS)
 898–900, 919
– akuter Herzinfarkt 512, 900
– klinische Studien 899, 900
– mit Thienopyridin 902, 903
– nach Bypassperation 900
– nach Herzklappenoperation
 878
– Pharmakologie 898, 899
– Sekundärprävention 1137
– Vorhofflimmern s. dort 900
Azidose 37, 67, 339
Azimilid 45
Azosemid
– s. a. Diuretika 964, 965

B

backward failure (Rückwärts-
 versagen) 328
Bainbridge-Effekt 66, 368
Bakteriämie, (asymptomatische)
 611
bakterielle Endokarditisprophy-
 laxe, s. Endokarditisprophylaxe
Ballaststoffe 1123
Ballonatrioseptostomie nach
 Rashkind und Miller 794
Ballondilatation s. PCI
Ballonvalvuloplastie, s. Valvulo-
 plastie
Bariumbreischluck 640
Barlow-Syndrom, Mitralklappen-
 prolaps-Syndrom 1318
Barorezeptoren(reflex) 91, 333,
 334, 451, 821, 822, 962
Bartonellen, Endokarditis 613
Basiliximab (Simulect) 1073
Basketkatheter, Mapping 1021,
 1022
Batterieerschöpfung, Schritt-
 macher 1040, 1322

Sachverzeichnis

Bayes-Theorem 206
Beatmung 1303
Bedarfsstimulation, s. Demand-stimulation
Belastbarkeit 735, 1113, 1115
Belastungsangina - CCS-Einteilung 142, 475
Belastungs(herz)insuffizienz 341, 1204
Belastungsechokardiographie
– s. (Stress-) Echokardiographie
Belastungs-EKG 190–207, 477
– Abbruchkriterien 195
– Ausbelastungskriterien 205
– bei Frauen 203
– chronisches Infarktstadium 201
– Computeranalyse 198
– Digitalis-Einwirkung 197
– EKG-Ableitungen 196
– Indikationen 194
– ischämische ST-Senkung 196, 197
– Kaliumverarmung 197
– Kontraindikationen 194, 195
– Methodik 195
– Mindestsollleistung 205
– nach Bypassoperation 200
– PTCA (PCI) 201
– Prognose 199, 202
– Rhythmusstörungen 198
– Risiko 195, 245
– Sensitivität 206
– Spezifität 206
– ST-Hebung 198
– ST-Streckensenkung 197
Belastungshypertonie 1113
Benzodiazepine 928
Berentungskriterien 1161
Beriberi 1253
Berlin-Heart-System (Assist-Device), s. Kreislaufunterstützungssysteme
Bermann-Katheter, RV-Katheter 302, 310, 311
Bernheim-Syndrom 565
Bernouilligleichung s. Druckgradientenberechnung
berufliche Belastbarkeit, berufliche Wiedereingliederung 1158–1160
beruflicher Distress 1270
berufsfördernde Maßnahmen 1159
beschwerdefreies Intervall, rheumatische Karditis 635
beta-adrenerge Stimulation 28, 30, 367, 39, 50
– positive Inotropie 26
Beta-Agonisten s. Isoprenalin
Beta-Carotin 1135
Beta-Mimetika 1313
Beta-Myosin-Schwerkettenprotein(b-MCH) 558, 564
Beta-1-Selektivität, Betarezeptorenblocker 855, 857

Betarezeptoren, (Subtypen) 826, 848, 849, 850, 857
Betarezeptorenblocker 90, 126, 353, 847–867, 1176, 1177
– akuter Herzinfarkt 512, 517
– Angina pectoris 481, 503
– antiarrhythmische Klasse III-Wirkung 857, 858, 865
– arterielle Hypertonie 1176, 1177
– Augentropfen (Glaukom) 864
– Beta-1-Selektivität 855, 857
– Beta-stimulierende Eigenwirkung, ISA 855, 1176
– Bronchialmuskulatur 861, 863
– chronische Infarktphase 1140
– Einteilung 1177
– Entzugssyndrom nach Absetzen 863, 1296
– Handelspräparate 856
– Herzinsuffizienz 548
– Hydro-/Lipophilie 852, 854
– Hyperthyreose 1247
– Intoxikation 864, 865
– Kardiomyopathie, hypertrophe 570
– Nebenwirkungen, Kontraindikationen 862–864
– Pharmakokinetik 852–854
– Schwangerschaft 1288
– unspezifische Membranwirkung 857, 859
– Wirkungsunterschiede 854–858
– – zusätzliche Vasodilatation 858, 865
Betarezeptorendichte 109, 332
betastimulierende Eigenwirkung (intrinsic sympathicomimetic activity, ISA) 28, 855, 1176
Bewegungsartefakte, CMR 263
Bewegungsmangelsyndrom 1266
Bewegungstherapie 1099–1107
– bei Herzinsuffizienz 1112
– bei Hypertonie 1104, 1113, 1114
– Herzfrequenz 1103
– hypertone Regulationsstörung 1104
– nach Herzoperation 1104, 1111
– nach Myokardinfarkt 1110
– nach Transplantation 1113
Bewusstseinsverlust s. Synkope
Bezold-Jarisch-Reflex 91, 453
biatriale bifokale Stimulation 1035
bidirektionale Tachykardie 406
bifaszikulärer Block 420, 427, 455
Bigeminus 372
bikuspide Aortenklappe 780, 784
bikuspide Aortenstenose s. Aortenstenose, kongenitale

biogene Amine - Neurotransmitter 824, 826, 849, 890
Bioprothesen, Hancock, Carpentier-Edwards u. a. 154
– Prothesendegeneration 1004, 1058
Biotransformation, Arzneimittel 812
Bioverfügbarkeit 806, 814
Bisoprolol 481
biventrikuläres Pacing (BVP) 358, 1032, 1033
Björk-Shiley-Prothesen, -Standard, -Monostrut 876
Blalock-Shunt, CMR 267
Blalock-Taussig-OP, Fallot-Tetralogie 267, 793, 795
Bland-White-Garland-Syndrom 1346–1348
Blitzschlag 1332, 1333
blue bloaters 148
Blutclearance 802
Blutdruck, mittlerer 1171
– statischer 60, 61
Blutdruckdifferenz 781
Blutdruck, Klassifikation 1171
Blutdruckmessung, arterielle 146, 781, 1170
– oszillometrische 1171
Blutdruckmonitoring, s. ambulante Blutdruckmessung 1171
Blutdruckselbstmessung 1155
Blutfluss Q 802
Blutgasanalyse 1189
Blut-Hirn-Schranke 814
Bluthochdruck, Definition 1170
– s. a. arterielle Hypertonie 12, 15, 73, 86
Blutkulturen 604, 511
Blutungen, Risikofaktoren für 873
– intrapleurale 1329
– mediastinale, subpleurale 1329
– subadventitielle 1329
– Tramata 1330, 1331
Blutviskosität 1257
BNP s. natriuretische Peptide
Bocksbeutelform, Dreiecksform 593, 795
Body-Mass-Index (BMI) 476, 1125, 1126
Borderline-Hypertonie 476
Bosentan s. Endothelin-Rezeptor-Antagonisten
Brachytherapie, lokale Strahlentherapie 982, 992
Bradyarrhythmie 383, 417, 440, 634, 675, 1029, 1089
Bradykardie 36, 369, 450, 1312
– Kammer- 374
– Pseudo- 375
– relative 384
– Sinus- 369
Bradykardie-Tachykardie-Syndrom 430

Bradykinin 334, 336, 338, 353, 944, 945, 949, 950
Bradykinineffekte 950
braune Fettzellen 861
Breitkomplextachykardien 403, 844, 1311
bridging to transplant 360
Broca-Index 1125
Bronchialvarizen 635
Bronchitis 343, 580, 761, 1294
Brochospasmus 1294
Brockenbrough-Phänomen 568
Brugada-Syndrom 20, 42, 168, 443–444, 835
– Typisierung 443
– diagnostische Kriterien 444
Brustschmerz s. Thoraxschmerz
Bumetamid, s. a. Diuretika 964, 965
Bypass-OP s. aortokoronare B.
Bypass-Verschluss 1051, 1056, 1240

C

Ca^{++} s. Kalzium
Cabrera-Zeichen 181
Calmodulin 87, 929
Calpain-10 15
Campylobacter-Eradikation, perioperativ 1082, 1092
cAMP (zyklisches Adenosin-Monophosphat) 28, 42, 50, 55, 66, 72, 85, 89, 92, 101, 827
Captopril 944
capture beats 397, 408
cardiac function curve 61
Cardiac Index 122, 338, 634, 648
Cardiogreen 305
Cardiowest-TAH, Kunstherz 1077
Carey-Coombs-Geräusch 773
Carney-Syndrom 1338
Carpentier-Ring 672
Carvedilol, nicht selektiver $Beta_{1/2}$-Blocker 353, 361, 481
Carvallo-Zeichen 730
CCS-Klassifizierung, s. Stadieneinteilung
Chapman-Zeichen 181
Chagas-Myokarditis 582
Chelattherapie, Hämochromatose 574, 1256
Chemoreflex 91
Cheyne-Stokes-Atmung 344
Chinidin 29, 46, 836, 837
– Torsade-de-pointes 837
– Serumkalium 837
– Vorbehandlung Kardioversion 1011
chirurgische Myokardrevaskularisation 283, 358, 359, 482, 1053, 1317, 1329
– Indikationen 1317
Chlamydia pneumoniae 1136

Chloroquin 584
Cholesterin 477, 482, 1108, 1125, 1127, 1130
- Zielwerte 1133, 1142
- (Non-)HDL-Cholesterin 1109
Chordae tendineae 631
Chordaeabriss, -ruptur, Mitralklappe 631, 663, 669, 677
- Trikuspidalklappe 729
Chordichin 836, 837
Chorea 606
chronische Dystrophie, Hungerödem 1252
chronotrope Inkompetenz 431
Chronotropie 821
Chylomikronen 1121
Ciclosporin A (CyA) 1072
Cine-Gradienten-Echo, Cine GRE, Standardsequenz 262, 263
cirrhose cardiaque 729
Claudicatio intermittens 862, 1237
Claudicatio spinalis 1234
clockwise rotation, counter- 169, 169, 177, 232, 382
Clofibrat 873
Clonidin 1180
Clopidogrel 288, 289, 503, 504, 1138, 1317
CMR s. Magnetresonanztomographie
Coeur en sabot (Holzschuherz) 793
Coils- Kollateralen-Verschluss 793
Cold-Pressure-Test (Kaltwassertest) 93
Colestyramin 871, 873, 874
Collateral Steal 95
Commissurotomie, s. Kommissurotomie
Commotio cordis 1326, 1327
Compliance (Dehnbarkeit) 71, 72
Compliance (Medikamententreue)
- ACE-Hemmer 1178
Compliance (Medikamententreue)
- Antihypertensiva 1181
Compliancestörung, diastolische 73, 329, 1174
Composite-Graft 1059
Computertomographie des Herzens 258–260, 599
- Mehrschicht-Spiral-CT 258
- Multislice-(MCT), Ultrafast-(EBT) 260, 478, 479
concealed conduction 374, 409, 420
Concertina Phänomen 387
Conn-Syndrom 1172, 1173, 1174, 1181, 1249
Contraction load 69, 70, 75
Contusio cordis 1327
Conusarterie 793
Cornell-Voltage-Kriterium- LVH 175

Cor pulmonale s. a. pulmonale Hypertonie 144, 177, 1201–1216
Cor pulmonale, bei alveolärer Hypoventilation 1211, 1213
- parenchymale 1211
- vasculare 1211
Cor triloculare biventriculare, (Pulmonalstenose) 144, 744
Coronary Care Units 516
Coronary Drug Project 547
Coronary-Steal-Phänomen 100
coved type s. Brugada-S. 443
Coxiella burnetti–Endokarditis 617
Coxsackie-B-Myokarditis 582, 559
CPAP-Beatmung 1312, 1313
CPR s. kardiopulmonale Reanimation
CPVT s. Kammmertachykardien
Crash-Intubation 1312
C-reaktives Protein, CRP 501, 509, 606, 1135, 1136
Crossbridges, A-I-Filamente 52
culprit lesion 277, 288, 300, 488, 1317
Cumarinderivate, Schwangerschaft 887, 1288
Cumarinnekrose 871, 874
Cushing-Syndrom 1172, 1249
Cutting-Ballon(-Katheter), Intra-Stent-Restenose 974, 988
CW (continuous wave)-Doppler 224
cw-Dopplersonographie, bidirektionale 1219, 1236
cw-Dopplersonographie, transkranielle 1219
Cyclophosphamid, hämorrhagische Myokarditis 584

D

Daclizumab (Zenapax)
- Immunsuppression 1073
Dacosta-Syndrom 1262
Dallas-Kriterien (Kardiomyopathie) 558
Daunomyzin (Daunorubizin) 584
DCA s. Atherektomie
DCM s. Kardiomyopathie
DCMMC s. Kardiomyopathie
DCMOC s. Kardiomyopathie
D-Dimere 651, 1188, 1313
de Musset-Zeichen, s. Kopfnicken
de novo Angina 1315
Defibrillation, - elektrische 38, 1304, 1305
Defibrillatoren, automatische externe-(AED) 164, 1305
defiziente Metabolisierer, s. poor metabolizer
Dehnbarkeit, Compliance 65, 71, 122, 235

dekrementale Konduktion 375, 396, 420
delayed afterdepolarization DAD 35, 37
delayed rectifier current, verzögerter Kaliumausstrom 28
Delta-Welle 390
Demandstimulation 1035
Depolarisation 26
Depolarisation, langsame diastolische (LDD) 29, 30
Depression 1273–1276
Desoxyribonuklease B 606
Dextrokardiographie 730
Dezelerationsdauer, frühdiastolische 243, 561
Diabetes mellitus 1250, 1251
Diabetischer Fuß 1249
Diabetische Nephropathie 1179
Diacylglycerol DAG 51
Dialyseperikarditis 600
Diaphanoskopie 712
Diastase 73
Diastolische Dysfunktion 70, 73, 329, 537.560, 565, 568, 573, 696
- Echokardiographie 242, 243, 348
- Mitralstenose 73
diastolisches Schwirren, vorderes Mitralsegel 697, 712
Diät 1124
Diazylglycerol (DG) 331
Digitale Subtraktionsangiographie (DSA) 1237
Digitalis (s. Herzglykoside)
- bei Kardiomyopathien 355
- bei pulmonaler Hypertonie 1213
- nach Herzklappenoperation 1095
- vor Herzoperation 1083
Digitalisintoxikation 823, 1250
Digitoxin, Digoxin s. Herzglykoside
Dihydroperidine 928
Dilatation, regulative 771
dilatative Kardiomyopathie, s. Kardiomyopathie
Diltiazem 482, 837, 929, 930, 931
Dip-Plateau-Phänomen, rechtsventrikuläre Druckkurve 573, 598
Dipyridamol 96, 900
direct current, DC 1010
Disopyramid 837, 838
- Kontraindikation Glaukom 838
- physikalische Grundlagen 570
diskordante Kammerendteile 372
Dispersion der Refraktärzeiten 37, 39
Dissektion, PTCA 970, 974, 980, 983, 984
Dissoziationsgrad 805

Diuretika, (low u. high ceiling) 961–970
- Auswahl gebräuchlicher 965
- (chronische) Herzinsuffizienz 968, 969
- bei pulmonaler Hypertonie 1212
- Definition, Klassifizierung 963–967, 1179, 1180
- Nebenwirkungen 967, 968
- präoperativ 1083
- Stufenschema bei Herzinsuffizienz 968
Dobutamin, synthetisches Katecholamin 826
- Toleranzentwicklung 245, 826, 827
- Stress-Echokardiographie 827
Dobutamin-Stimulation 698, 703
Dokosahexaensäure (DHA) 1122
Dome-and-dart-Phänomen 180, 182
Dopamin, Nierenfunktion 826
Dopaminrezeptoren, DA1-, DA2- Rezeptoren 826
Doppelstenose, Aortenisthmusstenose 780
Doppler-Echokardiographie 224–231, 239–241
- Farb-Doppler, s. dort
- physikalische Grundlagen 224
- Untersuchungstechnik 224–226
Dopplergleichung 224
Doppler Shift s. Farbdoppler
Dopplersonographische Druckmessung 1236
Dottervene 4
double-orifice-Mitralklappe
- Alfieri 1057
double outlet ventricle, inkomplette Transposition der großen Gefäße 794
Down-Regulation, Betarezeptoren 35, 114, 332, 827
Down-Syndrom, Trisomie 2112
dp/dt max 75, 76, 126–128
Dressler-Syndrom 521
dritte Kammer s. Konuseingangsstenose
- Pulmonalstenose 734
dromotrope Wirkung 34
Dromotropie 821
Druckabfall, maximaler 75
Druckangleich, enddiastolischer 599, 729, 762
- systolischer 773
Druckaustreibungsgeräusch, Aortenstenose 689
Druckbelastung, chronische
- EKG 175
Druckgradientenberechnung, Doppler 226, 644, 694
Druckgradientenschweregrade, Aortenstenose 686

Sachverzeichnis

Druckhalbwertszeit 644
Drucksprung, Duktuspassage 775
Drucküberlastung 63, 64
Druckwerte, intrathorakale
- (ZVD) 125
Drug-Eluting-Stents 488, 492, 978
Drug fever (Arzneimittelfieber) 620
Drug monitoring 802, 809
Ductus arteriosus Botalli (PDA), persistierender 7, 8, 769–778
- chirugische Therapie 776
- Differenzialdiagnose (PHT) 775, 776
- Ductuspassage 775
- Herzkatheter 775
- Katheterverschluss 777, 1005
-- Amplatzer Duct-Occluder 1006
-- Ivalon plug 777
-- Rashkind Occluder 777, 1005, 1006
- pathologische Anatomie 770
- Pathophysiologie 771
- Prognose 776
- pulmonale Hypertonie s. dort
- Symptome 772, 773
- Therapie 776
Duran-Ring 672
Durchmesser (ED, ES, FD) 237, 238
Duromedics-Klappen 876
Duroziez-Zeichen (Aorteninsuffizienz)
dynamische Koronargefäßstenose 468
dynamischer Druckgradient
- HOCM 565
dysästhetische Syndrome 1266
dysdynamische Syndrome 1263, 1264
Dyskinesie 244
Dysphagie 593, 636, 1218, 1329
Dysplasie, arrhythmogene rechtsventrikuläre 19, 20
Dyspnoe, (Entstehungsmechanismus) 140, 343, 506, 635
- Ursachen 1310
dysrhythmische Syndrome 1265
Dystrophia musculorum progressiva, Typ III Duchenne 558
Dystrophia myotonica Curschmann-Steinert 583
Dystrophin 558

E

early afterdepolarization EAD 35
early repolarisation syndrome 168
Ebstein-Syndrom, Ebstein-Anomalie 266, 267, 729, 795

Echokardiographie (s. auch Doppler-) 221–247
- 2D-Methode 222, 223
- CW-Doppler 222–230
- Dokumentation 231
- Farbdoppler- 227–230
- Kontrast- 222
- nach Herzoperation 1086
- Herzvolumen 234
- Ischämiediagnostik 244
- Schallsonden 223
- Standardschnitte 231–234
- Stress-, Belastungs- 301, 471, 472, 581
- Schrittmacher 246
- Myokarddicke 238, 239
- physikalische Grundlagen 222, 223
- PW-Doppler 225
- TM-Methode 222–224
- Transducer (multidirektionale -) 236
- transösophageale 241, 242
- Untersuchungsprogramm (2-D) 232
Echo-Score, (Mitralstenose) 998, 999
Echoviren, Kardiotropie 582
Echozone (Elektrophysiologie) 378, 387
EDHF (endothelium-derived hyperpolarization factor) 86, 88
EDRF (endothelium-derived relaxation factor) 84, 86, 336
EF-slope 568, 642
effektiver Blutfluss V eff 303
Effort-Syndrom 1262
E-Gipfel 240, 243, 644
Ehlers-Danlos-Syndrom 709, 1227
Eigenblutentnahme
- vor Herzoperation 1084
Einflussstauung s. Rechtsherzinsuffizienz
Eingangsempfindlichkeit, programmierbare
- Schrittmachertherapie 1035
Eingangsimpedanz, hydraulische 62
Eikosanoide 84
Eikosapentaensäure (EPA) 1122
Einschwemmkatheter (EK) 311–313
- Indikationen 312, 313, 471, 478, 562
- Kathetertechnik 310
- Kathetertypen 302
- Komplikationen 311
- Pulmonalkapillardruck (s. dort)
Einthoven-Dreieck s. EKG
Einwärts-Gleichrichter 28, 42
Eizelzuckung 51
Eisenmenger-Reaktion (Syndrom)
- zentrale Zyanose 745, 761, 764, 771, 772

Eiweißmangel 1253
ejection click 638, 688, 736
Ejektionsfraktion (EF) „ejection fraction" 64, 68, 107, 125, 129, 308, 537, 561
Ejektionsgeschwindigkeit 62
EKG 26, 158–189
- funktionelle Veränderungen 170, 171
- intrakardiales 160
- Medikamenteneinfluss 189
- T-Welle 33
- U-Welle 34
Eklampsie, Prä- 1172
Ektopie, supraventrikuläre 171
ektopische Zentren, MSP 666
elastic recoil, Rückstellkräfte 69
elektrische Aktivität 24
elektrischer Alternans 593
elektrische Defibrillation s. Defibrillation
elektrischer Stromschlag, Gleichstrom 1333
- Hochspannung 1333
- Niederspannung 1332
Elektrodendislokation, Schrittmachertherapie 1294
elektromagnetisches Carto-System
- Elektrophysiologie 1015
elektromechanischer Alternans 51, 393
elektromechanische Koppelung 28, 47, 112, 113
Elektronenstrahltomographie (Herz) 260, 313, 479, 492
elektrophysiologische Untersuchung (EPU) 160–164, 455
Eliminationskonstante 803
Embden-Meyerhof-Zyklus 109
Embolie, Antikoagulation, s. auch dort 875, 879, 886
- Mitralstenose 650, 651, 652
- Vorhofflimmern 890
Emetin 584
Empfehlungsklassen 1302
Emphysem 143, 150, 169, 177, 256, 257, 773, 1075, 1211
enantioselektiver Metabolismus
- (Beta-Rezeptorenblocker) 854
Endarteriektomie (Koronarien) 1049
enddiastolischer Druck 63, 65, 340
enddiastolischer Durchmesser (ED), Echokardiographie 131, 237, 238
Enddiastolisches Volumen (EDV) 63, 122
Endexspiratorischer CO_2-Messung
- Kapnometrie 1306
Endocarditis fibroplastica Löffler (EFL) 572, 573, 622
Endocarditis lenta, subakute Endokaritis 609

Endocarditis parietalis fibroplastica 622
endokardiales Kathetermapping
- s. a. Mapping 161, 392, 445
Endokarditis 609–623
- bei Kollagenosen 623
- rheumatische 624, 708
- Echokardiographie 616
Endokarditis, akute s. Endokarditis, infektiöse
Endokarditis, infektiöse 609–623
- bei Klappenprothesen 1087, 1090–1092
- blutkulturnegative 613
- diagnostische Kriterien (Duke-, von Reyne) 617
- Embolien 615, 886
- Fehldiagnosen 616
- Immunantwort 614
- Operationsindikationen 622
- Pathogenese 610–612
- Pilz- 613, 621
- postoperative Früh- 1090
- postoperative Spät- 1090
- prädisponierende Faktoren 609, 610
- Prognose 622
- Rechtsherz- 622
- subakute (E. lenta) 613, 708
- Symptomatik 613, 614
- Therapie 617–622
- Vaskulopathie 615
Endokarditis, nichtbakterielle thrombotische (NBTE), (Verbrauchskoagulopathie) 610, 611, 623
- systemischer Lupus erythematodes (SLE) 624
Endokardititsprophylaxe, bakterielle (s. auch jeweiliger Klappenfehler) 608
Endokardkissen 6, 7
Endokardkissendefekt 266, 747
Endomyokardbiopsie, Dallas-Kriterien 581
Endomyokardfibrose, tropische (TEF) 572
Endothelaktivierung 498
Endothelin 66, 87, 335
Endothelinantagonisten (Bosentan) 1214
Endothelinrezeptorantagonisten, ET A, ET B 336, 944
endotheliale Autakoide 66, 81
endotheliale Dysfunktion 84, 466, 468, 1203
Endothelläsion, Restenose 989
Endothelium-derived relaxation factor s. EDRF
endotracheale Applikation 825, 1306
endotracheale Intubation 1305
endsystolischer Durchmesser (ES), (Echokardiographie) 237, 238
Endsystolisches Volumen (ESV) 122

Energiekompartimente 104, 105
Enoximon 827
Enterokokken-Endokarditis, s. a. Endokarditis, infektiöse 611, 620
Entrainment 1025
Entrapment-Syndrom, popliteales 1234
Entspannungsübungen 1157, 1280
Entzugssyndrom, Barbiturate 1081
– Betarezeptorenblocker 863, 1296
epigastrische Pulsationen 637
Epinephrin, Nor- 825
Eplerenone s. Aldosteronantagonisten 354, 357
Epoxide (Vitamin K-), -Reduktase 870
Epsilon-Potenzial, ARVC 399, 441, 575
Eptifibatide 503, 904, 905
Ergonovinmaleat 98
Ergorezeptoren 127
Ergotamin 585
Erhaltungsdosis 806
Ernährung s. Diät
Erregbarkeit, inhomogene 37, 38
– Ventrikelmyokard 39
– Vorhofmyokard 39
Erregungsabfolge 33
Erregungsausbreitung 32, 33
Erregungsbildung 29
Erregungsbildungs- und Leitungsstörungen 214, 215, 368–376, 410–428
– Differenzialtherapie 841–844
Erregungsleitungsstörungen, Blockcharakterisierung 410
– Schweregrade 410
Erregungsleitungssystem 7–9, 24, 26, 27, 29, 31
– Blutversorgung 518
Erregungsüberleitung 33
Erregungswellenlänge, kreisende 39, 40
Ersatzrhythmus 370, 417
Ersatzsystolen 370
Erweiterungs-Patch-Plastik, Aortenklappenersatz 1059
Erythropoetin 1094
Erythema marginatum 606
Escape, junktionaler 518
Escapeintervall 410
Escapephänomen (Diuretika) 969
Erstickungsanfall 1303
Erstickungs-T 179, 507
Euler-Liljestrand-Mechanismus, -Reflex 633, 1192, 1203
Euro-Collins-Lösung 1076
Evidence Based Medicine, Herzinsuffizienz 352, 354, 356, 362

Eventrecorder (s. a. Langzeit-EKG), implantierbarer 456
Exitblock 410
Exsudat 593
Extension, früher Reinfarkt 520
extensive metabolisers (EM) 813
extrakorporale Zirkulation 1048, 1068, 1069
Extraktionsrate E 802
Extrasystolen 31, 371–376
– Salven 39, 40
Extrasystolie, Differenzialtherapie 841
Extubationskriterien n. Herzchirurgie 1084, 1085
Ezetimib 1140

F

facies mitralis 145, 146
– Typisierung 636, 637
Fahrradergometer, s. a. Belastungs-EKG 195
– Ausbelastungsfrequenz 205
– Mindestsollleistung 205
Fallot-Pentalogie 266, 792
Fallot-Tetralogie 267, 792
Fallot-Trilogie 791
familiäre Hypercholesterinämie, Typ II 14, 1253
Farbdoppler s. auch Dopplerechokardiographie 223–230, 239–241
– Mapping 227, 228
– Dopplershift 224, 229
Farbduplexsonographie, (transkranielle) 1220, 1236
Farbverdünnungsmethode 305
fast inward current s. Natriumeinstrom 28
Fast-Fourier-Tranformation, Spektralanalyse HRV 215
fast pathway 385, 1015
faszikuläre Tachykardie s. Kammertachykardie, Verapamil-sensitive
Faustschlag, präkordialer 1304
Feed-back-Kontrolle 127
Feed-back, mechanoelektrischer 38, 51
Feed-forward-Kontrolle 127
Fehlernährung 1252
Felodipin 928, 930, 1177, 1178
Fenestrierung, Aortendissektion Typ B 1227
fetale Endokarditis, (Pulmonalstenose) 734
Fettembolie 1241
Fette, gesättigte 1121
Fettsättigungspuls, spektraler 264
Fettsäuren, ungesättigte 1122
– Fisch, Gehalt an- 1122
– Trans-Fettsäuren 1121

Fettsäurezyklus 105, 110, 111, 1122
Fettverteilungstyp 1126
Fibrin 499, 505, 912
Fibrinogen 15, 503, 610, 875, 898, 901, 904, 912, 1188
fibrinogene Degeneration 605
Fibrinolytika 516, 911–926
Fibrinolyse 513–516, 911–926
– Blutungskomplikationen 915
– spezifische Therapie 915
– Front-loaded -t-PA 914, 922, 1315
– intrakoronare Lyse 916, 918
– Lungenembolie, fulminante 923
– (Kontra)-Indikationen 513–516, 915
– (Patho)-Physiologie 912
– Patency-Raten 917
– prähospitale Lyse 919
– Reinfarkt 919
– Therapieempfehlungen 922, 1308
Fibroelastose 20, 73
Fibrolipomatose 574
Fibrome 303, 1339
fibromuskuläre Dysplasie FDM 1172, 1181, 1231
Fibrosierung 559, 560
Fick-Prinzip 303, 304, 721, 763
figure-8-Reentry, Postinfarkttachykardie 39, 40, 1023, 1025
Filtersysteme 988
– u. a. Filter Wire EX TM 483, 988
Filtrationsfraktion 962
First-pass-Metabolismus 806
First-pass-Untersuchung 275
fixe Kopplung 372
Flächen-Längen-Methode 306
flail leaflet, Chordae-Ruptur 676
Flecainid 838
Flimmerbereitschaft 39, 40
Flimmerskotome 711
flow wire, koronare Flussreserve 989
Fluouracil 584
Flush-Syndrom 1256
Flusskonvergenz s. proximale Flusskonvergenz
Flussquantifizierung, CMR 262
Flussvolumen Q 226
Fluvastatin 1146
Fogarty-Katheter, (Thrombektomie) 284, 289, 1223
Fokalblock 428
Fokusablation s. Katheterablation
Fontan-Anastomose 267, 795
Foramen ovale 6, 7, 222, 755
– Katheterverschluss 1006
Forward Failure (Vorwärtsversagen, Förderinsuffizienz) 328, 337, 338, 342, 634, 662, 686, 734, 1311
Fosinopril 953

fötaler Kreislauf, fötale Lungengefäße 763, 770, 772, 773
Frank-Straub-Starling-Mechanismus, s. Starling-Mechanismus
freie Fettsäuren 510
Frequenzabfallreaktion, Schrittmacher 1029
frequenzabhängiger Block, Phase III, Phase IV 421, 423
Frequenzabhängigkeit 46
Frequenzadaption, Schrittmacher 1029, 1037
Frequenzglättung, smoothing 1038
Frequenzhysterese 1035
Frequenzinotropie 50
Frequenzregulation, Vorhofflimmern 652, 677, 837, 840, 841, 844
Frequenz-Wirkungs-Beziehung 45, 46, 50
Friedreich-Ataxie (Kardiomyopathie) 583
Frischplasma 874
front loaded t-PA 914, 922
Frühdefibrillation s. CPR
frühdiastolische Füllung (RFF) 243
frühinterventionelle Infarktbehandlung s. akute Koronarsyndrome
Frühmobilisation, insbesondere nach Herzinfarkt 522, 1155
Frühoperation nach Norwood, Pseudotruncus pulmonalis 791
5-Punkte-Auskultation, CPR 1305
fulminante Lungenembolie 913
funktionelle Geräusche 152
funktionelle Herzbeschwerden 1314
funktionelle Syndrome, Einteilung nach Delius 1263
funktioneller Block 420
Furosemid, s. a. Diuretika 964, 965, 967
Fusionsschläge (fusion beats) 397, 409, 1041

G

Gadolinium 580, 1221, 1237, 1240
Gallavardin-Tachykardie 372
Gallopamil 840
Galopp, präsystolisch, 4. Herzton 151, 345, 560, 688
Galopp, protodiastolisch, 3. Herzton 151, 345, 560, 639, 664
Gap junktion s. Glanzstreifen
Gasaustauschstörung 1188

Sachverzeichnis

Gefäßabbrüche, periphere 269, 758, 774
Gefäßwiderstand 80, 122, 125
Gefrierplasma 1297
Gefügedilatation 559, 691, 1204
Gehtraining nach Schopp 1237
gekreuzter Shunt 745, 777, 761
Genetischer Polymorphismus 813
– CD18-Polymorphismus 17
Genexpressionsanalyse, Genmutation 13, 112, 558
Gentherapie 992
Gerinnungsfaktorenkonzentrat 1297
Gerinnungskaskade, extrinsische, intrinsische- 498
Geschwindigkeitsquotient, Aortenstenose 696
Gesamtcholesterin, Zielwerte 1132, 1133, 1142
Gesamtkörperwasser 803
Gesichtsblässe, Aorteninsuffizienz 711
getriggerte Aktivität 35
getriggerte Automatie 35
Gewebsplasminogenaktivator (t-PA), Fibrinolyse 912, 914
– front-loaded-, Neuhaus-Schema 914
– gentechnologische Synthese 914
Gewichtsabnahme 1082, 1108, 1175, 1252
Gicht 475, 967
Gipfelgradient, Linksherzkatheter 695
Glanzstreifen 32
gleitende Kopplung 372
Gleitfilamentmechanismus 52
Glenn-Anastomose 267
Glibenclamid, Sulfonylharnstoff 474
Global Change Score 297
Glukose 109
Glukose-Insulin-Kalium-Infusion 513
Glukosetoleranz, Thiazide 967
Glykogenspeicherkrankheiten 1254
Glykolyse 116
Glykoprotein-(GP)IIb/IIIa-Rezeptorantagonisten
– Abciximab, Eptifibatid, Tirofiban 288, 289, 503, 901, 903–908, 920
– Blutungskomplikationen 905
– Klinische Studien 905–908
– periinterventionell 906, 907
– Pharmakologie 904, 905
– up-stream-Behandlung 906
Glykoside s. Herzglykoside, Glykosidintoleranz 820
Glykosidrezeptoren 818, 819
Glyzeroltrinitrat (GTN) 935, 936
Gorlin-Formel 303, 648

G-Protein-gekoppelte Rezeptoren (GPCR), Beta-Rezeptoren 850
Grad der Behinderung GdB
– Bemessensgrundlage 1162
Gradientenfeld, CMR 262
Graham-Steel-Geräusch 152, 639
Gramnegative Keime, Kunststoffklappenprothesenendokarditis 612, 621
Gravidität (s. Schwangerschaft)
Grenzwerthypertonie 1134
GTN (Glyzeroltrinitrat) s. Nitrate, organische
Guanfacin, arterielle Hypertonie 1181
guaninnukleotidbindende regulatorische Proteine, G-Proteine 331
Gynäkomastie, Spironolakton 968

H

Hagen-Poiseuille-Gesetz 80, 304
Hämangiom, kardiales 1339
Hämochromatose 347, 1256
Hämodilution 1238
Hämofiltration 350, 352, 970, 1312, 1320
Hämoglobin, reduziertes 143
Hämolyse 1093, 1094
hämolytische Anämien 1257
Hämoperikard 593, 594
Hämoptoe 635, 773
hämorrhagischer Schock 1331
Hämosiderin 642
Hämosiderose 257, 1256, 1257
Hand-Schüller-Christian, s. Morbus Hand-Schüller-Christian
Haupthistokompatibilitätskomplex (MCH) 1069, 1071
Hauptstammstenose, s. linke Hauptstammstenose
HBE s. His-Bündel-EKG
healing over, Infarktbezirk 32
Heart Failure Survival Score, HFSS 359
HeartMate-System, Assist-Device, s. Kreislaufunterstützungssysteme
Helicobacter pylori 1136
Hemiblock, linksanteriorer 421–424
– linksposteriorer 421, 424
Hemisphärensymptome 1218
Heparin, niedermolekulares (LMWH) 503, 879, 883, 888, 921, 1192, 1193, 1297
– unfraktioniertes 879, 920, 921, 1193, 1297
Hepatitis 578, 883, 1066, 1068, 1084, 1090

hepatojugulärer Reflux 147, 345
Hepatomegalie 344, 345, 346, 636, 1086
hereditäre Gerinnungsstörung 1313
hereditäre Resistenz, Cumarin 872
HERG-Kanal 28
Hermann-Strömchentheorie 32
Herzachse 169
Herzbettlage 350
Herzbeuteltamponade s. Tamponade
Herzbinnenraumszintigraphie 275, 276, 479, 561
Herzchirurgie 1047–1079
Herzdämpfung 148
Herzdruckmassage 1303
– minimalinvasive offene- 1304
Herzfehlerzellen 343
Herzfläche 1205
Herzfrequenzturbulenz 215
Herzfrequenzvariabilität(HVR) 215
Herzgeräusche, s. a. jew. Krankheitsbilder 151–155
– Intensitätsgrade 152
Herzgewicht, kritisches 130, 470, 559
Herzglykoside s. auch Digitalis 25, 27, 35, 51, 55, 197, 517, 817–825
– Bioverfügbarkeit 819, 820
– elektrophysiologische Effekte 822, 823
– hämodynamische Parameter 823
– Intoxikation 824
– (Kontra)indikationen 822
– Pharmakodynamik 821, 822
– Pharmakokinetik 819
– therapeutische Glykosidspiegel 820
– Toxizitätsschwelle 582
– Wirkmechanismus 818
Herzgruppen, ambulante 1111, 1164
Herzhypertrophie, physiologische 114, 132
Herzindex 519, 860
Herzinfarkt, akuter s. akute Koronarsyndrome
Herzinfarkt, akuter
– Beteiligung des rechten Ventrikels 185
– EKG-Ablauf 178–186
– Notfallversorgung 1315, 1316
– Vorhof 173
Herzinfarkt im chronischen Stadium 531–554
– ACE-Hemmer 544, 548
– Echokardiographie 551
– elektrische Stabilität 539
– endsystolisches Volumen 538
– Infarktgrösse 534
– Infarktlokalisation 533

– Komplikationen 535
– Koronarsklerose 539–542
– Koronarangiographie-Indikationen 543, 545, 546, 547
– nichtinvasive Diagnostik 532–534
– NSTEMI 545, 546
– Pharmakotherapie 539, 543, 544, 545, 548
– Prognose 536–542
– Reinfarkt 545
– Restenosierung 540
– Sekundärprävention 543, 545
– Spätintervention 539
– Ventrikelfunktion 534, 536–539
– Ventrikelseptumdefekt 1052, 1053
Herzinnervation s. Autonomes Nervensystem, (Para)sympatikus
Herzinsuffizienz 323–366
– akute 324
– Ätiologie 325, 326
– Basisdiagnostik 346–349
– Belastungs- 341
– Definition 324
– Diuretikaresistenz 968
– Folgeerscheinungen 338
– hämodynamische Stadieneinteilung 341
– Inzidenz 325
– Leitsymptome 342–344
– klinische Stadieneinteilung (NYHA, ACC/AHA) 340–342
– Kompensationsmechanismen 329–337
– körperliches Training 350, 357
– Manifestationsformen 327
– Pathophysiologie 327–329
– Prävalenz 325
– Prognose 360–362
– terminale 356–360
– Therapie 338, 349–359
– Basismedikation 352
– Stufenschema Diuretika 968
Herzkatheterisierung, apparative Ausrüstung 285–287
– Druckmessung 302
– Gefäßwiderstand 304
– Kathetermaterial 302, 305, 973–975
– Klappenöffnungsfläche 303
– Komplikationen 309–311
– Shunt-Berechnung 304
– Ventrikulographie 305–310
– Parameter 307
Herz-Lungen-Maschine 1051, 1057
Herz-Lungen-Quotient 254
Herz-Lungen-Transplantation, s. a. Herztransplantation 1075–1076
Herzmassage 288, 438, 1013, 1322
Herzmetastasen 1339

Herzminutenvolumen (HMV) 122, 125, 142, 634
- Bestimmung 302, 303
Herzmuskelzelle, Hyperplasie, Hypertrophie 559
Herzneurose, Herzphobie 1262, 1263, 1266, 1331
Herzohr 646
Herzrhythmusstörungen, genetisch bedingte 41
Herzruptur 519, 1314
Herzschlauch, -schleife, Bildung 4–8
Herzspitzenstoß, hebender 147, 345, 663, 688
- hyperdynamischer 147, 712
- hyperkinetischer 147
Herztaille 640
Herztamponade 519, 1328
Herztöne 149–151
Herzton, abgeschwächter 1. 150, 723
Herzton, akzentuierter 1. 149, 637
Herzton, gedoppelter 2. 150, 639, 736
- fixe Spaltung 150, 745, 746
- physiologische Spaltung 150
- paradoxe Spaltung 150, 773
Herzton 3.,4. s Galopp
Herztransplantation 1065–1078
- Abstoßungsgraduierung n. Billingham 1074, 1075
- Abstoßungsphasen 1070
- Herz-Lungentransplantation 1075, 1076, 1214
- immunsuppresive Therapie 1074
- Indikationen (ISHLT) 359, 548, 1066, 1067
- Kontraindikationen 1066, 1067
- körperliches Training 1113
- mechanische Kreislaufunterstützung vor- 1076, 1077
Herztrauma 1325–1335
- gutachterliche Bewertung 1333, 1334
- penetrierendes 1330–1332
- Stromverletzung, Blitzschlag s. dort
- stumpfes 1326–1330
Herztumoren 1337–1343
- Echokardiographie 1340
- maligne 1339
- primär benigne 1338, 1339
- sekundär maligne 1339
Herzverkleinerung 1265
Herzvolumen 74, 131, 234, 254, 266, 347
Herzwandaneurysma 183, 535, 548, 549
- falsches 549
- Korrektur 1052
Herz(wand)ruptur 519, 1314
Herzzyklus 62
Heyde-Syndrom 702

hibernating myocardium 94, 97, 245, 246, 348, 471, 472, 540
high density lipoproteins (HDL) 863, 1108, 1109, 1133
high output failure 324, 1253, 1256
High-risk-Stenosen 982
high voltage (Hochspannung) 174
Hill-Gleichung 808
Hill-Zeichen 712
Hilusamputation 1208
Hilustanzen 791
Hirnprotektive Medikamente 1309
Hirnstammsymptome 1218
Hirntod, Diagnostikkriterien 1067
Hirudin, Hirulog 921, 922
His-Bündel 33, 34, 372
His-Bündel-Ablation 1022
His-Bündel-Elektrokardiogramm (HBE) 414, 415
- AH-Intervall 161, 166, 413
- HV-Intervall 161, 166, 413
His-Bündel-Extrasystole 420
His-Potenzial H 160, 166, 383, 391, 413–418
Histamin 84
HLA-Typisierung, Herztransplantation 1066
HMG-CoA-Reduktase-Hemmer 1254
HNCM, s. Kardiomyopathie
Hochfrequenz-Katheterablation s. Katherablationsbehandlung
Hockey-Stick Katheter 973
Hockstellung, squatting 792
HOCM, s. Kardiomyopathie, hoher rechter Vorhof (HBE), intrakardiale Ableitung 160, 375
holiday heart syndrome 1253
Holter-Monitoring s. Langzeit-EKG
Holzschuhherz (coeur en sabot) 793
Homografts 1060, 1288
Homo pulsans 711, 712
Homozystinurie 1347
Hostilität 1273
H-Potenzial 370, 416–418
HPRF-Doppler, high pulse repetition frequency 226
Hüllkurve s. PW-Doppler
Hungerdystrophie 1252
Hurler-Syndrom 709, 1347
Husten, unter ACE-Hemmer-Therapie 353
Hustensynkope 459
HV-Intervall (His-Bündel-EKG) 161, 166
Hyaluronidase 604, 606
Hydralazin 354, 355, 396, 1181
hydrostatischer Druck 1203
Hydrochlorothiazid, s. a. Diuretika 966
Hydroperikard 593

Hydrophilie s. Betarezeptorenblocker
Hyperaldosteronismus, Conn-Syndrom 1249
Hypercholesterinämie 86
Hypercholesterinämie, familiäre 14
Hyperhidrosis 711
Hyperkaliämie 25, 32, 34, 187, 517, 1180, 1294
Hyperkalziämie 1250
hyperkalziämische Krisen 1250
Hyperkapnie 1294
hyperkinetisches Herzsyndrom 869, 1262, 1264
hyperkinetische Zirkulation 1247, 1256, 1257
Hyperkoagulabilitätszustände, erworbene 880
Hyperlipoproteinämie 684, 686, 1253
Hyperparathyreodismus 1172, 1250
Hyperpolarisation 25
hypersensitiver Karotissinusreflex, kardioinhibitorisch, vasodepressorisch, zentral 429, 453, 1028
hypertensive Krise 1170, 1181, 1311
Hyperthyreose 1172, 1246–1248
Hyperthyreosen, Koronarangiographie 1247
- Pämedikation, Nachbehandlung 1247
Hypertonie, s. a. Bluthochdruck, arterielle- 12, 15, 73, 86, 1134, 1169–1183
- endokrine 1172
- essentielle, primäre 1171
- Klassifikation nach der Deutschen Hochdruckliga, ISH u. WHO 1171
- WHO-Einteilung 1134
- neurogene 1172
- renoparenchymatöse 1172
- renovaskuläre 1172
- sekundäre 1171, 1172
Hypertonie, s. auch Bluthochdruck 12, 15, 73, 86
Hypertrophe Kardiomyopathie s. Kardiomyopathie
Hypertrophie, EKG 172–178, 689
- exzentrische 130, 330, 670, 690, 709, 710, 737, 771, 1204
- konzentrische 133, 330, 686, 696, 734, 1204
- LVH 175, 176
- physiologische 130–133
- rel. Koronarinsuffizienz 470
- RVH 176, 177
Hyperzirkulation, Lungenkreislauf 771
Hypoglykämie 857, 862, 863, 1082, 1250, 1321
Hypokaliämie 29, 36, 186, 187

Hypokalzämie 187, 967, 1250
Hypokapnie 1189
Hypokinesie 244
Hypomagnesiämie 967, 1250
Hyponatriämie 351
Hypoparathyreodismus 1250
Hypophysenhormone 1249
Hypophyseninsuffizienz 1246
hypoplastisches Linksherzsyndrom (HLHS) 791
Hypoproteinämie 1252
Hypoprothrombinämie 870
Hypotension 1192
Hypothermie 1309
hypotone Regulationsstörungen 1264, 1265
Hypothyreose 347, 370, 583, 1082, 1246, 1248
- Lipidprofil 1248
hypotone Regulationsstörung 1264
Hypoventilation, alveoläre 143
Hypoxie 116
Hypoxie-EKG 477
Hysterese (Schrittmacher) 1029
HV-Zeit s. EPU, s. His-Bündel-EKG

IABP, s. intraaortale Ballonpumpe
Idiopathisches Vorhofflimmern, lone atrial fibrillation 385
Immunantwort, Immunregulation 1069, 1070
Immunsuppression bei Herztransplantation 1070–1075
Impact-Factor 359
Impedanz, hydraulische Eingangs- 62
implantierbarer automatischer Kardioverter/Defibrillator (ICD) 164, 215, 350, 356, 358, 441, 517, 539, 568, 1029–1031
- Indikationen ICD 1031
incessant SVT s. PJRT
Indometazin, Induktion PDA-Verschluss 776
Infarkt-EKG s. a. STEMI 178–186
Infarktexpansion, Remodelling 520
Infarktextension, früher Reinfarkt 520
Infarktkomplikationen, CMR 263
Influenza A u. B, Myokarditis 582
Infra-His-Block 369, 410, 417
infundibuläre Pulmonalstenose 793
inkrementale Vorhofstimulation
- nach Ajmalin 455
Inodilatatoren s. Phosporodiesteraseinhibitoren
Inositol-Pathway 332
Inotropie 49, 124, 821, 825, 827

Sachverzeichnis

INR (International Normalized Ratio) 871, 872, 879
instabile Angina pectoris, s. auch akutes Koronarsyndrom 93, 500–504, 899, 906, 923, 1314
– Definition 500
– Indikation zur Koronarangiographie 502
– Koronare Revaskularisation 502
– Risikostratifizierung 500
– Sekundärprävention 504
– Therapie 502–504
Insulin vor Herzoperation 1298
Insulin-Glukose-Infusion 110
Insulin-like growth factor (IGF)I 66
Insulinresistenz 1122, 1125
intercalated discs s. Glanzstreifen
Interferenzdissoziation 397, 408
Interleukin -(IL-) 1, 2, 16, 617, 501, 1070
International Normalized Ratio (INR) 871, 872, 879
– therapeutischer Zielbereich 874, 875
– Selbstbestimmung 888
Internationale Nomenklaturkommission, Koronaranatomie 290
International Sensitivity Index, ISI 871
interne Herzmassage 288
interstitielle Fibrose 39
Interstitielle Transsudation, s. a. alveoläres Lungenödem 343, 348, 560, 633
Intervalltraining 350
intestinales Versagen 1309
Intimafibrosierung, pulmonale Hypertonie 633
Intima-Media-Komplex 1220
intraaortale Ballonpumpe (IABP) 288, 520, 1050, 1058, 1311, 1312
intraarterielle Blutdruckmessung, s. Blutdruckmessung 781
intraatrialer Block 412, 413
intrahepatische Cholestase, Ajmalin 835
intrakardiales Mapping (Elektrophysiologie), s. auch EKG, intrakardiales 160, 161
intrakoronare Lyse, s. auch Fibrinolyse 916, 918
intrakranielle Blutung 784, 884, 915
intramurales Hämatom (Aortendissektion) 1224
intraossärer Zugang, pädiatrischer Notfall 1306
intrarenaler Widerstandsindex RI 1231
Intra-Stent-Thrombose 981
s. a. Stent-Thrombose
intravasaler Ultraschall (IVUS) 989

intraventriuklärer Druckgradient 568
intraventriukläre Leitungsstörungen 420–428
intrinsische Herzfrequenz 431
Intubation, endotracheale 1303
inward rectifier current
– offene Kaliumkanäle 29
Ionenkanäle
– liganden- u. spannungsgesteuerte 20, 24, 26, 31, 41–47
– und Ionenströme 27
Ionenkanäle, Funktionsstörung
– plötzlicher Herztod 443–445
Irenat-Prämedikation
– Koronarangiographie 1247
ISA, intrinsic sympathicomimetic activity (Beta-Rezeptorenblocker) 855, 1176
ischämische Herzkrankheit (CMR), Viabilität 262
ischämische Kardiomyopathie 473, 490
ischämische Kaskade 244, 471, 490
Ischämietoleranz, maximale 1068
Isoenzym CYP4503A4
– Kalziumantagonisten 930, 931, 932
isolierte Vergrösserung des rechten Vorhofes
– Trikuspidalklappenstenose 728
Isomerismus
– viszeroatriale Regel 265
isometrische Muskelarbeit 125, 128
isometrisches Muskeltraining 1101, 1175
Isoprenalin 865
Isoprenalinantagonismus s. Betarezeptorenblocker 850, 851
Isoproterenol 113, 568
Isosorbid-5-Mononitrat (IS-5-MN) 937–940
Isosorbiddinitrat (ISDN) 936–940
isotrope Zonen (I-Banden) 52
isovolumetrische Kontraktion 123
isovolumetrische Relaxation 123
Isradipin 930, 931, 1177
Isthmusablation
– Vorhofflattern 1018–1020
Isthmusblock, bidirektionaler 1018
Isthmusstenose
– CMR-Viabilität 268
IVUS 989

J

Jackson-Position 1303
James-Bündel 8, 390

Janeway-Läsionen 615
Jarvik-Herz, Unterstützungssystem 1077
Jatene-Theorie, Ventrikelgeometrie 1051, 1052
Jervell-Lange-Nielsen-Syndrom 20, 42, 445
JET s. AV-Knoten Tachykardie
jet lesions, Intimaläsion 776
JNC-Empfehlungen, Hypertonie 477
Jodbelastung 1247
Jones-Kriterien (rheumatisches Fieber) 605
J-Punkt 167, 168, 197
Judkins-Technik (Koronarangiographie) 284, 973
jugendlicher Herzinfarkt 536, 537, 543
Jugularvenenpuls 148, 663
Jump-Phänomen 387
junktionale Extrasystolen 374

K

K^+ (Kalium)-Gleichgewichtspotenzial 24, 25
Kachexie 655, 729, 1081, 1252
Kaffee 171, 368
Kalium 24, 25, 28, 31
Kalium-Akkumulation, extrazelluläre 37
Kalium-Auswärtsstrom, transienter 42
– acetylcholinabhängiger 39
Kaliumintoxikation 1085
Kaliumkanäle 27, 28, 87
Kalium-ATP-Kanäle 91
Kalium-ATP-Kanalblocker, - Präkonditionierung 474
Kalkembolie 687, 702
Kallidin 949
Kallikrein 383
Kallikrein-Kinin-System 947, 949
Kalzifizierung, Anulus mitralis 676
Kalzium 113, 187
Kalzium-abhängige Aktivierung 28
Kalzium-abhängige Inaktivierung 35, 51
Kalziumantagonisten 482, 927–932, 1177, 1178
– akuter Infarkt 97, 513
– arterielle Hypertonie 929, 930, 931
– Einteilung 1177
– HOCM 570
– Interaktionen, Nebenwirkungen 931
– Pharmakodynamik 930
– Pharmakokinetik 931

– 2. Generation, Gefäßselektivität 929, 930, 1177
– 3. Generation 1178
Kalzium-ATPase 26
Kalziumausstrom 827
Kalziumchlorid 1308
Kalzium-induzierte Kalziumfreisetzung 28, 48
Kalziumeinstrom 33, 35, 47, 818, 827, 928
Kalzium-Sensitizer 67
Kalziumkanäle, Ionenkanäle 28, 30, 43, 928
– spannungsabhängige Kanäle 27, 928
– L-,T-,N-,Q-,R-Typ-Kanäle, Liganden-gesteuerte Kanäle 27, 928
Kalzium-overload, delayed afterdepolarization 37
Kalzium-Hypothese, stunned myocardium 472
Kalziumpumpe 26, 49
Kalzium-Sensitizer,- Levosimendan, Sulmazol, Pimopendan 828
Kalziumstoffwechsel, myokardialer 331
Kalzium-Transient, intrazellulärer 48, 49
Kammerasystolie 417
Kammereigenrhythmus, Kammerersatztätigkeit 370
Kammerflatten 406
Kammerflimmern 25, 404, 407, 505, 517
– idiopathisches 445
– primäres 187, 505, 516, 517
– sekundäres 517
– spätes 517
Kammerleitungssystem, spezifisches 372
Kammerpotenzial V, intrakardiale Ableitung 160, 1023
Kammertachykardie VT 396–405, 1311
– anhaltende monomorphe- 398, 517
– arrhythmogene rechtsventrikuläre-, ARCV 399
– idiopathische- 399
– – Typ Gallavardin 399
– – Verapamil-sensitive 397, 399, 1027
– katecholaminerge polymorphe (CPVT) 445, 517
– Mapping u. Ablation 1022–1027
– monomorphe-, DD :SVT mit aberranter Leitung 400, 403
– polymorphe- 402, 404
– Postinfarkttachykardie 1023
Kanonenschlag 147
Kapillarpuls 142
Kapnometrie 1302, 1307, 1308
Kaposi-Sarkome 600

Karboanhydrasehemmer 964
kardiale Dysfunktion 1308
kardiale Kachexie 356, 729, 1252
Kardinalsymptome 140–142
Kardinalvenen 4, 8
kardiogener Schock 520, 1312, 1316–1320, 1331
Kardiomegalie, (Herz-Thorax-Quotient) 347
Kardiomyopathie 555–590
– alkoholische 583, 1253
– als Strahlenfolge 585
– Amyloidose 572, 583, 584
– Definition 557
– diabetische 1251
– Einteilung 557
– hypertensive 577
– idiopathische- 572
– ischämische 577
– spezifische Formen 582–586
– Myokarditis s. dort
Kardiomyopathie, dilatative (DCM) 441, 557–563
– Chemotherapeutika 584
– Definition 557
– entzündliche 558
– familiäre 558
– Genanalyse 19, 558
– rechtsventrikuläre arrhythmogene 574, 574
– Linksschenkelblock 563
– post-/peripartale 586
– prognostische Faktoren 563
– psyxchotrope Medikamente 584, 585
– Stauungsherzinsuffizienz 560, 562, 671
– Strahlenfolge 585, 586
– toxische 559, 583, 584
Kardiomyopathie, hypertrophische (HCM), nichtobstruktive (HNCM), obstruktive (HOCM) 564–572
– Echokardiographie 566
– EKG 566
– Elekronenmikroskopie 565
– Epidemiologie 564
– Genanalyse 564
– plötzlicher Herztod 568, 569
– Rechtsherzkatheter 568
– Therapie, medikamentöse 569, 570
– Therapie, interventionelle (HOCM) 570, 571
– Verlauf und Prognose 568
– 2-Kammer-Schrittmacher 570
Kardiomyopathie, hypertrophische, obstruktive (HOCM) 566, 567, 570, 571
– CMR 264
– Schrittmachertherapie 1031
Kardiomyopathie, kongestive s. dilatative

Kardiomyopathie, latente (LCM), (Syndrom X) 557, 576
– Thalliummyokardszintigraphie 576
Kardiomyopathie, medikamenten- induzierte 572
Kardiomyopathie, restriktiv-konstriktive (RCM) 572, 599
– Ätiologie 572
– Amyloidose 572, 584
– Endomyokardfibrose 572
– Glykogenspeicherkrankheit 572
– Hämochromatose 572
– Sarkoidose 572, 583
Kardiomyoplastie, m. latissimus dorsi 359
Kardiomyozyten 73
Kardioplegie 1068
Kardioprotektion s. Myokardprotektion
kardiopulmonale Reanimation CPR 505, 506, 1302–1310
– ALS-Maßnahmen (4H's, 4HITS) 1304, 1305, 1307, 1308
– BLS-Maßnahmen 1302, 1303
– Leitlinien, Empfehlungsklassen 1302
– Maßnahmen nach- 1309
– neurologische Prognose 1309
Kardiovaskuläre Notfälle 1301–1324
Kardioversion, Elektro- 1010–1014, 1310–1313
– Antiarrhythmika vor- 1011
– Antikoagulation vor- 1011
– Nachbehandlung 1013, 1014
kardiozirkulatorische Notfälle 1309–1322
– Leitsymptome 1309
– Bewusstlosigkeit 1321
– Dyspnoe 1310–1314
– Rhythmusstörungen, PM 1321, 1322
– Schock 1318–1320
– Synkope 1320
– Thoraxschmerz 1314–1328
Karnitin 115
Karotisdruckversuch (Karotissinus- massage) 379, 453
Karotispulskontrolle 1303
Karotispulskurve 236, 566, 686
Karotissinussyndrom 428, 429, 459
Karotisstenose 1218
Karzinoidsyndrom 728, 729, 734, 1256
Katecholamine 825–827, 1250
Katheterablationsbehandlung 160, 164, 172, 1014–1027
– Fokusablation 1019
– Pulmonalvenenisolation 1020, 1021
– supraventrikulärer Tachykardien 1015–1022
– Mappingkatheter 1020

Katheterlaborbereitschaft 1316
Katzenschnurren, pulmonale Hypertonie 637
Kavaschatten 730
Kawasaki-Erkrankung 442, 1230
Kent-Bündel 390
Kent-Potenziale 1016
Kepler-Fassregel 308
Kerley-Linien, A–C 256, 348, 642
Kernschatten 640
Kernspintomographie des Herzens (CMR)
– s. a. Magnetresonanztomographie 261–271, 599
– Sequenzen 262
Ketonkörper 110
Killip-Einteilung der Herzinsuffizienz 518
Kinase II (=ACE) s. ACE
Kippscheibenprothesen
– Björk-Shiley, St.Medical u. A. 153, 876, 877, 1059, 1086
Kipptischuntersuchung, HUT 454, 1263
– italienisches Protokoll 454
– kardioinhibitorische Reaktion 454
– vasodepressorische Reaktion 454
Kitajew-Reflex 1203
Klappenthrombosen, künstliche Herzklappen 881, 882
Klappenprothesen- Antikoagulation 877–879
– postoperative Untersuchung 655, 697, 1086
– prothesenspezifische Risiken 876, 1091, 1093, 1094
– Prothesendehiszenz 1093
Klappenprothesenendokarditis 1090–1092
– Erregerübersicht 1091
– Klasse I, IIa/b, X, III-Empfehlung 1302
Klassifikation d. Blutdrucks, Deutsche Hochdruckliga, ISH, WHO 1171
Klaustrophobie, CMR 262
Kletterest nach Kaltenbach (Belastungs-EKG) 195
Klick, frühsystolischer- Gefäßdehnungs- 150
Klick, mesosystolischer 151
Klick, Klappenprothesen- 153
Knotenryhythmus s. AV-Knotenrhythmus
Koarktation der Aorta, s. Aortenisthmusstenose 1329
Koch'sches Dreieck 387
Kochsalz 1175
Koffein 50
Kokain, akzeleriete Atherosklerose 585
Kollapspuls 712
kollaterale Konstriktion 75

Kollateralen (Anastomosen) 294, 467, 468, 540
kolloidosmotischer Druck 340, 344, 633
Koma, postischämisches-anoxisches 1321
– zerebrales 1321
Kombinationsschlag (Systole) 374
Kommissuotomie, geschlossene 654
– offene 654
kompensatorische Pause 123, 405
komplette TGA 798, 794
Kontinuitätsgleichung, Öffnungsfläche Aortenstenose 696
kontraktile Reserve 245, 822
kontraktile Strukturen 332
Kontraktilität 41, 60, 64–68, 123, 126
Kontraktilitätsreserve 582
Kontraktilitätszustand, Myokard 465
Kontraktion 47
– auxotonische 54
– isometrische 54, 125
– isotonische 54
Kontraktionsinsuffizienz, s. a. DCMP, Herzinsuffizienz 686, 714, 771
Kontraktionsstörung, ischämisch 244, 245
– nach Infarkt 244, 245
Kontraktur 71, 819
Kontrastechokardiographie, (offenes foramen ovale) 222
Kontrastmittel, nicht-ionische 284
Konuseingangsstenose, Pulmonalstenose 734
Kontrastmittelallergie 285
Konzentrations-Wirkungsbeziehung (Hystereseschleifen) 802, 807–810
Kopfnicken (de Musset-Zeichen) 142, 711
Korneaablagerung, Amiodaron 836
Koronaranatomie, CMR 264
Koronarangiographie 282–301
– akutes Koronarsyndrom 299
– ambulante 284, 285
– Apparateausstattung 285–287
– Befunde 292–295
– CMR 264
– Hyperthyreosen 1247
– Indikationen 298–301
– Komplikationen 287–289
– koronare Versorgungstypen 290, 292
– Nomenklatur 289–291
– postinterventionell 300, 301
– quantitative, s. a. quantitative Koronarangiographie
– Techniken 282
Koronarangioplastie s. PCI

Sachverzeichnis

Koronaranomalien 264, 1345–1348
– plötzlicher Herztod 442
Koronar(arterien)syndrom
– akutes s. a. akute Koronarsyndrome 15, 98, 141, 164, 497, 529
Koronararterienaneurysma 442
– chronisches 93
Koronaratresie 1347
Koronardilatation s. PCI
Koronardurchblutung 467
koronare Flussreserve (CFR)
– beta-adrenerge 90, 96
– flow wire 989
Koronarembolie 1092
koronares T 83, 93, 178, 507
koronarer Gefäßwiderstand 469
Koronarerkrankungen 463–496
– EKG 178, 179, 186
Koronarembolie 442
Koronarfisteln 773, 1346, 1346
Koronargefäßdruck 80, 82, 90, 465
Koronarinsuffizienz 80–83, 463–496
– Definition 464
– passagere 464
– persistierende 464
– relative 687
Koronarkonstriktion, -spasmus, mikro-zirkulatorisch 468
– alpha-adrenerge 93
Koronarlazeration 1328
Koronarreserve 467
– Adenosin-, Dipyridamol-Injektion 467
– nach Stentimplantation 94
– Kardiomyopathie 331, 560
Koronarsklerose (kalzifizierte) 465, 466, 1347
Koronarspasmus 75, 81, 97, 98, 202, 468, 499, 860, 1327, 1328
Koronarstenosen, angeborene 1347
Koronarthrombose, traumatische 1327, 1328
Koronarverkalkungen 295, 478, 480
Korotkoff-Geräusch 712
Körperkreislaufwiderstand 146
körperliche Aktivität 1037, 1080, 1105, 1108, 1111, 1114
körperliche Schonung 582, 1195, 1333
Kortikosteroide, Immunsuppression 1071
– pulmonale Hypertonie 1313
Kostovertebralsyndrom, pseudo-anginöses 475, 480, 1224, 1266
Kraft-Frequenz-Beziehung 67, 113
Kraft-Geschwindigkeits-Beziehung (-Relation) 113
Kranialisation der Hili 256, 257
Kranzarterien 256

Kreatinkinase (CK), Isoenzyme 8, 501, 508, 509
Krebszyklus 104, 115
Kreislaufunterstützungssysteme, mechanische 1076, 1077
kritischer Stenosegrad 104, 109
kritischer Verschlussdruck 130
kritisches Herzgewicht 196, 686
Kubikformel 238
Kugelthrombus 573
Kugelventilprothesen, Starr-Edwards u. a. 153, 238, 1059
Kummulationsphase
– Arzneimittel 803
Kunstherz
– (linksatrial) 142, 1076
künstliche Beatmung 359
Kurznarkose 1311
Kurzschlussverbindungen
– nach Herzoperation 1006, 1053, 1342
Kussmaul-Phänomen 522, 598
Kwashiorkor 143

L

Labetalol 851, 853, 858
Labetalolintoxikation, Nierenversagen 865
Lagetypen, EKG 168
Lakritze, Hypertonie 1172
Laktat 109, 339, 470, 471, 510
Laktatbestimmung 1110
Laktat-Pyruvat-Qotient 109, 116
Laktatdehydrogenase s. LDH
Laktatextraktion 470
Längen-Spannungs-Beziehung (Diagramm)
Langzeit-EKG (Holter) 212–217
– Artefakte 213
– EKG-Ableitungen 212–214
– Eventrecorder 212, 456
– Indikationen 214–216
– Myokardischämie
– plötzlicher Herztod 112
– Rhythmusstörungen 213–215, 430
– Spezifität 215
– Therapiekontrolle 215
LAO-Projektion (left anterior oblique projection) 283, 305–306
Laplace-Beziehung(-Gesetz) 65, 330, 334, 358, 465, 559, 710
Laserangioplastie 987
Laserdraht 987
Laserrevaskularisation, transmyokardiale (TMLR) 263, 489
Late-enhancement-(Methode)
– Myokardnekrose, Viabilitätsdiagnostik 195, 262, 263
Laufbandergometer (treadmill)
– Belastungs-EKG 185, 187

Laxantienabusus 238
LDH, Laktatdehydrogenase 508, 509
LDL (low densitiy lipoproteins) 1108, 1109
LDL-Rezeptor 15, 1121, 1253
leading edge (Myokarddicke) 236
Lebensstiländerung 1279
Lebertransplantation, Hypercholesterinämie 142
Lebervenenpuls 252
Left anterior oblique projection (LAO) 31–33
Leiomyosarkom, Pulmonalishauptstamm 1338
Leistungsreserve 1265
Leitlinien der Deutschen Gesellschaft für Kardiologie, Sekundärprävention 1094, 1095
Leitungsgeschwindigkeit 31, 32, 33, 34
Leopardsyndrom 145
Leukämien 85, 1257
leukämische Infiltrate 1258
LGL-Syndrom 396
Libman-Sachs-Endokarditis s. Endokarditis, infektiöse
Lidocain 516, 517, 838
limitierende Stenose s. culprit lesion
Linkage-Analyse, HCM 564
linke Hauptstammstenose 181, 1055, 1056, 1319
linksanteriorer Hemiblock, LAH 421, 518
Linksasymmetrie, Aortenisthmusstenose 782
Linksherzinsuffizienz, s. a. Herzinsuffizienz 151, 155, 256, 257, 324, 326, 1050, 1213, 1310, 1311
Linkskatheterisierung 180
– INR bei Judkins-Technik 882
– INR bei Sones-Technik 882
linksposteriorer Hemiblock, LPH 422
Links-Rechts-Shunt, s. u. a. ASD, VSD 147, 760, 1208
Linksschenkelblock, LSB 175, 371, 420, 425, 426, 508, 517
Linksschenkelblock, partieller 176, 426
linksventrikulärer enddiastolischer Druck (LVEDP) 362, 479, 568
linksventrikuläre Hypertrophie, LVH, EKG 175, 176, 308, 566, 577, 703
– Kernspintomographie 264
linksventrikuläre Myokardmasse (LMM) s. Myokardmasse
linksventrikuläre non-compaction 564
Linksventrikuläre Rekonstruktion nach Batista, nach Dor 358, 359

Linksventrikuläre Unterstützungssysteme (LVAD), Abiocor, -Heartmate, -Jarvic 176, 360, 1076, 1077
Linksversorgungstyp 291, 543, 1319
Linksverspätungskurve 175.176, 428, 576, 580, 665, 689, 690, 689
Lipidsenkung, Lipidoptimierung 1130, 1133, 1139, 1140
Lipofuszin, latente Kardiomyopathie 576
lipomatöse Hypertrophie 1339
Lipome 1338, 1339
Lipophilie, Betarezeptorenblocker 850
Lipoprotein (a) 700
Lithiumsalze 584
Löffler-Endokarditits 572
Lokalanästhetika, epinephrinhaltige
– KHK 1298
lone atrial fibrillation 19, 20, 28, 39, 874, 889
Longitudinale Dissoziation 387, 388
Long-QT-Syndrom, Diagnosekriterien 405
– erworbenes 354, 406
– familiäres 36, 405
– plötzlicher Herztod 444
Losartan, AT1-Rezeptorantagonist 946, 955, 1179
Lovastatin 812
Low voltage s. Niederspannung
Lown-Klassen 547
Lues 185
Luftembolisation 1298
Lungendurchfluss 745
Lungenembolie (LE) 511, 1186–1199, 1313
– akute 1186–1195
– chronisch rezidivierende 1195, 1196
– Diagnostik 1188–1192
– Risikofaktoren, Inzidenz 1186
– Schwangerschaft 1286
– Stadieneinteilung n. Grosser, n. ESC 1189
– Therapie 1192–1195, 1313
– – Antikoagulation, Lyse(Schema) 1192–1194
– – Embolektomie 1194, 1195
Lungenfibrose (z. B. Amiodaron) 304, 836, 840
Lungenfunktionsdiagnostik 1210, 1211
Lungengefäße, -parenchym 641
Lungengefäßwiderstand (RP) 344, 634, 648, 745, 761, 764, 766
Lungengefäßzeichnung 256, 566, 641, 666, 667
Lungeninduration 632
Lungenkapillardruck, s. auch Einschwemmkatheter 340, 344

Lungenödem, Mitralstenose 344, 348, 633, 635, 642, 652
- Linksherzinsuffizienz 1310, 1311
Lungensarkoidose 583
Lungenstarre 7
Lungenvenen 139, 231, 239, 242, 255, 269, 311, 328, , 480, 598, 632, 666,
Lungenvenentransposition, partielle 749
Lupus erythematodes 20, 557
- disseminatus 622, 631
- systemisch 585, 615
lupusähnliches Syndrom 585
Lutembacher-Syndrom 744, 747, 791
Lysefenster 515
Lysetherapie, intrakoronare 918, 919
Lysetherapie, intravenöse, - s. a. Fibrinolyse 508

M

Maastricher Protokoll, programmierte Kammerstimulation 162
Macruz-Quotient 172
Magnesium 187, 512, 844
Magnetauflage, externe (Schrittmacherdysfunktion) 1322
Magnetfeld, CMR 262
Magnetresonanzmarkierung 65
Magnetresonanztomographie (MRT), s. a. Kernspintomographie CMR 262, 349
- Aneurysma-Clips 262
- elektrische Implantate 262
- Gradientenfeld s. dort
- Herzklappen 262
- Magnetfeld 262
- Radiofrequenzfeld 262
- Sicherheitsaspekte 262
- Standardsequenzen 262
Mahaim-Fasern, -Präexzitation 390, 396
major depression 1275, 1276
Mal perforans 1234
Mannit 967
Mapping (Doppler-Echokardiographie) 227–229, 670
Mapping, elektrophysiolog. 38, 39, 60, 390, 392, 394, 1022, 1023
Mappingkatheter, Basket-, Lasso-Katheter 1020
Marasmus, kardialer 688
Marcumar (Phenprocoumon) s. Antikoagulation
Marfan-Syndrom 145, 442, 709, 722, 780, 1227, 1288
- CMR 268
MAS-Anfälle 415, 417, 427, 453

Maschinengeräusch 746, 773
Master-Test, Belastungs-EKG 197
maximale Sauerstoffaufnahme 124, 129, 132, 1341, 357, 359, 362, 537, 1101
maximale willkürliche Kontraktionskraft (MVC) 107
Maximum-Intensitäts-Projektion, CMR 268
Maze-Operation 1019, 1041
Mechanokardiographie 247
Mediahypertrophie, pulmonale Hypertonie 633
Mediastinitis, Aa. thoracicae internae 1090
mediterane Kost 1122, 1124, 1125
Medtronic-Hall-Klappen 876, 1086
membranöse Subaortenstenose 694
Mesaortitis luica 710
mesosystolische Inzisur 568, 694
mesosystolischer Klick 664
metabolische Einheit (MET) 1101
metabolisches Syndrom 1173, 1251
metabolisers (Arzneimittel),
- extensive (EM) 813, 839
- poor (PM) 813, 839
- ultrafast (UM) 813
metabolisierende Enzyme 813
Methämoglobinbildung, Nitrattherapie 935
Methyldigoxin 818, 820
Methysergid 585
Metionyllysylbradykinin 949
Metolazone 355, 966
Metoprolol 481
Mexiletin 839
Micro Med De Bakey (Nasa-Heart) 1077
MIDCAB 488, 1048
Mid-wall-Schicht 36, 39
Migränemittel 583, 585
Mikroabszesse, bakterielle Myokarditis 579
Miktofibrillen 52
Mikroinfarkte, myokardiale, minor myocardial injury 498, 499
Mikromanometer-Tipkatheter 106
Mikro Med De Bakey, Nasa-Heart 1077
Mikroorganismen, HACEK-Gruppe 621
Mikro-Reentry 41
Milrinon 827
Minderung der Erwerbsfähigkeit 1161
Minoxidil, arterielle Hypertonie 1181
Mismatch Perfusion/Kontraktion, Perfusion/Glukoseaufnahme, PET 479

mitochondriale Kapazität, Muskelzelle 1104
Mitochondrien 104, 105, 111
Mitochondriose 565
Mitralinsuffizienz 659–682
- akute 666
- Ätiologie 660, 661
- Auskultation 664, 665
- bakterielle Endokarditis 668, 669
- chirurgische Therapie s. a. Mitralklappenersatz 1057, 1058
- - klappenerhaltende Chirurgie 1057
- Echokardiogramm 667–672
- - Differenzialdiagnose 668, 669
- - postoperative Kontrolle 672
- - Quantifizierung 670
- EKG 665
- ischämische 511, 519, 520, 535, 538
- Komplikationen 674, 675
- plötzlicher Herztod 674, 675
- medikamentöse Therapie 676, 677
- Mitralsegelprolaps 669, 674, 675, 677
- pathologische Anatomie 660, 661
- Pathophysiologie 661, 662
- hämodynamische Stadien 661
- relative 662
- rheumatische 668, 673, 674
- Röntgenbefunde 666, 667
- Verlauf u. Prognose 673–675
Mitralisation des Herzens 692, 714, 716
Mitralisring-Geschwindigkeit, Gewebedoppler 230
Mitralisringverkalkung 1058
Mitralklappe, Anatomie 631
Mitralklappenersatz 646, 654, 655, 671, 678, 1053, 1057–1059
Mitralklappenöffnungsfläche (MÖF), planimetrische Bestimmung 643, 644
Mitral(klappen)öffnungston (MÖT) 150, 637
Mitralklappenrekonstruktion 678, 679, 1057
Mitralklappensprengung, -valvuloplastie s. Mitralvalvuloplastie
Mitralkommissurotomie, geschlossene, offene 998, 1001, 1057
Mitralkonfiguration 253, 640, 666, 667
Mitralsegelprolaps 660, 662, 664, 665, 668, 669, 752, 878
Mitralsegelprolaps-Syndrom, Barlow-Syndrom 1318
Mitralstenose 607, 629–658
- Anatomie (normale, pathologische) 631, 632

- angeborene 631
- Antikoagulation 652, 653
- Auskultation 637–639
- Ballonvalvuloplastie 646, 653
- chirurgische Therapie 654, 655, 1057, 1058
- - Prothesenmodelle 655, 1057
- Echokardiogramm 642–647, 999
- EKG 639
- funktionelle (Aorteninsuffizienz) 715
- Herzkatheteruntersuchung 647
- Komplikationen 650, 651
- medikamentöse Therapie 651, 652, 653
- pathophysiologische Klassifizierung (myokardial, pulmonal, valvulär) 634, 635
- pulmonale Hypertonie 633, 634, 639, 649
- Röntgen 640–642
- Schweregrad (Definition) 653
- Stenosegrad 632
- Verlauf 635, 636, 648–650
Mitralvalvuloplastie 646, 653, 998–1001, 1057
- ASD nach Septumpunktion 1001
- Doppelballon-Technik (Inoue-) 998, 1000, 1057, 1058
- Komplikationen 1000, 1001, 1058
- Kontraindikationen 999
Mitralvitium, kombiniertes 664
mittdiastolische Potenziale (MDP) 1023–1025
mittlerer Pulmonalarteriendruck (mPAP) 1187
mixed angina 468
Mobilisation
- nach Herzoperation 1085, 1110
Mobitz-I-Block 411, 413
Mobitz-II-Block 412, 415, 416, 419
Modell der beruflichen Gratifikationskrisen 1271
Moderatorband 266
Mode-switch 1034, 1037
Molsidomin 481
monoklonale Antikörper (Okt 3) 1070, 1072, 1073
Monorail-Systeme
- PCI 973
Morbus Addison 1249
Morbus Bechterew 625, 709
Morbus Boeck, s. Sarkoidose
Morbus coeruleus 792
Morbus Fallot, s. auch Fallot Tetralogie 792
Morbus Gaucher 1254
Morbus Hand-Schüller-Christian 1255

Sachverzeichnis

Morbus Niemann-Pick 1254
Morbus Ormond, Vaskulitis 1228
Morbus Reiter 709
Morbus Tay-Sachs 1254
Morbus von Recklinghausen 1250
Morgagni-Adams-Stokes (MAS), s. Adams-Stokes-Anfall
Morris-Index 172
Moschcowitz-Syndrom 901
motorische Kompetenz 110, 1108, 1115
MR-Angiographie, Gadolinium-gestützt 1221
MSA, orthostatische Synkope 459
mukoide Degeneration, Mitralklappe 1057
Mukopolysacharidosen 1254
Müller-Zeichen 712
Müller-Manöver 730
multi drug resistence (MDR) 814
Multislice-CT (MCT) s. Computertomographie
Multi-purpose-Katheter 284, 302, 310
Muskarin-Rezeptorsystem 332
Muskelarbeit, dynamische, statische 127
Muskelbrücken 295, 296, 468
Muskelmechanik (Dehnbarkeit) 71, 72
Muskelpumpe 61, 125
Muskelspanung (T) 465
muskuläre Dysplasie, Myokard 792
Mustard-Operation 442, 794
Mycophenolat-Mofetil (MMF), Immunsuppression 1073
Myektomie, Myotomie, HOCM 570
– infundibuläre 1003
mykotische Aneurysmata, Pilzendokarditis 615
mykotische Embolien 663
myocardial salvage, Myokardnekrose 513
Myofibrillen 52
myogene Dilatation 634, 662, 771
Myoglobin 508, 509
Myokardantikörper 579
Myokardbiopsie 563, 1255
Myokarddoppler, diastolische Mitralisringgeschwindigkeit 599
myokardiale Dysfunktion s. a. Myokardinsuffizienz, Herzinsuffizienz 35, 50, 330, 335
myokardiale Laktatproduktion, Vorhofstimulation 471
myokardialer Sauerstoffverbrauch 468–470
Myokardinfarkt s. Herzinfarkt
Myokardiopathie s. Kardiomyopathie
Myokardischämie, passagere, Belastungs-EKG 196

Myokarditis (spezifische Kardiomyopathie) 577–582
– akute 581, 582
– bakterielle 579
– Definition 577
– Erreger-Einteilung 577, 578
– Erscheinungsformen 579
– Impfprophylaxe 582
– Komplikationen 582
– rheumatische 579
– Virus- 578, 579, 580, 582
Myokardmasse 130, 263, 308, 309, 557, 577, 691, 1255
Myokardnekrose, CMR 263
Myokardperfusion 80–82, 92
Myokardprotektion 1050, 1057, 1058, 1059
Myokardruptur 511
Myokardszintigraphie, (Indikationen) 176, 479
myokotische Aneurysmen 1229
Myopotenziale 456
Myosin 52
Myxödem 593, 1248
Myxome 142, 728, 1338–1342
M-Zellen, Midwall-Schicht 36, 37

N

Nachdepolarisation, (frühe) 35, 51
Nachlast (afterload) 60, 107, 123, 124, 126
Narbenflattern 1019
Narbenkriterien, Echokardiographie 533
Natrium 24
Natriumbikarbonat 88, 1085, 1307, 1308
Natriumeinstrom, schneller 28
Natriumgradient 964, 966
Natrium-Kalium-ATPase 51, 818, 819, 822
Natrium-Kalium-Pumpe 25
Natrium-Kalzium-Austausch 26, 37
Natrium-Kalzium-Austauscher 49, 51
Natriumkanäle 29
Natriumkanalmoleküle 44
natriuretische Peptide (NP)
– atriales- (ANP) 337, 510, 963
– Brain- (BNP) 337, 338, 348, 510
– C-type- (CNP) 337
Natriumrückresorption 962, 963
Naxoserkrankung 574
negativ inotrope Substanzen 124
Nehb-Ableitung, bipolare 184
Nekrosemarker, myokardiale 498, 501, 508, 509
Neointimahyperplasie 16, 991

Nephroprotektion, Azetylzystein 1241
neurohumorale Steuerung 127, 128
neurokardiale Dysregulation 1264, 1265
neurokardiale Synkope 458, 1028
Neutropenie, Thienopyridine 901
Nicardipin 482
Nicht-Induzierbarkeit, Katheterablation 1015
Nicht-ST-Hebungs- Myokardinfarkt s. NSTEMI
nicht-transmuraler Infarkt, Nicht-Q-Zackeninfarkt, s. a. NSTEMI 179, 184
Niederdrucksytem 728
Niederspannung, (low voltage) 173, 1255
Nierenarterienstenose, (ostiale) 1181, 1231–1233
Niereninsuffizienz 813, 819, 820, 852, 956, 976, 1179
Nifedipin 482, 929, 930, 931
Nikotin, s. Rauchen
Nisoldipin 482
Nitinol-stent, selbstexpandierbar 1239
Nitrate, organische 481, 502, 933–942
– glatte Gefäßmuskulatur 934
– Koronardurchblutung 934, 935
– Langzeittherapie 938, 939
– myokardialer Sauerstoffverbrauch 934, 935
– paradoxe Wirkung 935
– sublinguale Therapie 936
– transdermale Applikation 935, 939
nitratfreies Intervall 939
– Rebound-Phänomen 940
Nitratkopfschmerz 935
Nitrattoleranz 481, 935, 938
– Antioxydantien, Folsäure 938
Nitritoxid (NO) 336
Nitroglycerin, s. GNT
Nitroprussidnatrium 350, 352, 934, 1067, 1226
Nitroprussidnatrium, Mitralinsuffizienz 677
NO, s. auch EDRF 83, 84, 86, 98
NO, inhalatives 1192, 1213
non-compaction myocardium 264, 564
Non-Q-wave-Infarkt s. NSTEMI
Noradrenalin, Kalziumantagonisten 50
– s. Adrenalin
No-reflow-Phänomen 98
Normalversorgungstyp 290
Normalwerte, arterieller Blutdruck, Zielwerte 1176
– Echokardiographie 240
– EKG 411, 431

– Herzgewicht s. dort
– intrakardiale Zeitintervalle 162
– Herzvolumen, -masse 307
– Sauerstoffaufnahme 303
normotone Regulationsstörung 1265
Notfallangiographie 1318
Novacor (Assist Device) 1076
NSTEMI 500–504
– Synonyma 501
Nuklearkardiologie 273–279
– Herzbinnenraumszintigraphie 275, 276, 544
– Kameratechnik 274
– Nuklearpharmaka 274
– Perfusionsszintigraphie 276–278
number needed to treat (NNT) 1127
Nüsse- (Fettgehalt) 1122, 1123
NYHA-Klassifizierung, s. Stadieneinteilung
Nykturie 343
Nyquist-Frequenz 226, 230

O

oberer Umschlagpunkt OUP 167, 175, 689, 714
obliterierende Arteriopathie 860
Occluder-Systeme 1005, 1006
Octreotide 1246
odds ratio 902, 906
Ödembildung, -entstehung 98, 268, 287, 338, 962, 963
Ödemnachweis, CMR 262
Oliver-Caradelli-Zeichen 712
Omapatrilat s. Vasopeptidaseinhibitoren
Omega-3-Fettsäuren 1121, 1122, 1125
Omni-Science-Prothesen 876
Onset-Kinetik 45
orale Kontrazeptiva 766, 1130, 1203
Orciprenalin (Alupent) 1130, 1320
Organspender, Herztransplantation 1067, 1068
Ornish-Diät, (Lebensstiländerung nach Infarkt) 1121, 1279, 1280
Ornithose, Myokarditis 582
orthodrome Reentrytachykardien 392
orthogonale Ableitungen nach Frank s. EKG 159
Orthopnoe 140, 343, 635, 687
Orthostase 451, 1249, 1264
Orthostase-Syndrom 1250
Orthostase-Test n. Thulesius 1263
orthostatische Synkope 450, 459
Ortner-Syndrom, thorakales 636

Osler-Knötchen 614, 615, 617
Osmodiuretika 967
Osteogenesis imperfecta 709
Ostium primum 7
Ostium secundum 7
Ösophagusableitung, EKG 171
Östrogensubstitution 946, 1133, 1142, 1251
Overdrive-Stimulation, programmierte 383, 432
Overdrive-Suppression, Hyperpolarisation 25
Overshoot 26, 32, 179
Ovulationshemmer s. orale Kontrazeptiva
oxidative Phosphorylierung s. Phosphorylierung
oxidativer Stress 336

P

Pace-Mapping, RVOT 1026
P-dextrocardiale 172, 728, 747
P-kardiale 173
P-mitrale 172, 639, 665
P-pulmonale 172, 737
P-sinistrokardiale 172
Palla-Zeichen 1189
Palpitatio cordis 140
Pankarditis 623
Pannus 1093
Panzerherz 597, 598
Papillarmuskel 631
Papillarmuskelabriss, -ruptur, -dysfunktion 507, 511, 520, 535, 663, 676, 1053, 1314
parachute deformity s. Mitralstenose, angeborene
paradoxe Embolie 754, 755
paradoxe Septumbewegung 750, 751
paradoxe Spaltung, 2. Herzton 566
Parallelbewegung, Mitralsegel 643
- Trikuspidalsegel 728
Paraneoplastisches Syndrom 1186
Pararrhythmien 407–409
parasympathische Aktivität
- (Azetylcholin) 128
Parasytolie 41, 372, 409, 410
- verborgene (concealed parasystole) 409, 410
paravalvuläres Leck 1093
Pardee-Q 179
paroxysmale atriale Tachykardien, SNRT 379
Partialvolumeneffekt, CMR 262
partielle Lungenvenentransposition 744, 749
Patchdehiszenz 763
Patchverschluss (Perikard), Vorhofseptumdefekt 755

Patency s. Fibrinolyse
PCI (Perkutane koronare Intervention) 971–995
- akuter Myokardinfarkt, ACS 978
- Dissektionen 983
- Indikations-Richtlinien 978
- Intra-Stent-Stenosen 978
- Kathetersysteme 972–976
- Komplikationen 982.984
- Kontraindikationen 978, 979
- materialabtragende Verfahren 978, 982, 984–988
- medikamentenbeschichtete Stents 488, 492, 978, 991
- medikamentöse Nachbehandlung 981, 982, 991
- medikamentöse Vorbehandlung 979
- Prima-vista-PTCA 979
- PTCA 979, 980
- Rekanalisation 978
- Restenose 989, 990, 991
- Risikoeinstufung 976
- Stent-Implantation 980
- Stent-Typen 974, 975
PCP s. Pulmonalkappillardruck
PEEP, zyanotische Vitien 1298
Pellagra 1253
penetrierendes Ulkus, Ao. descendens 1224
Penicillin 608, 618
Penicillinallergie 619
Pentaerythrityltetranitrat (PETN) 938
Pentosephosphatzyklus 109
Perclose-System, Koronarangiographie 284
perforierte Ballonkatheter 974
Perfusionsanalyse, CMR 262, 263
Perfusionsballonkatheter 974
Perfusionsdruck, koronarer 80–83, 468
- Nitroglyzerin 469
Pefusionsdruck, zerebraler 451
Perfusionsszintigraphie
- Technetium 274
- Thallium 181, 274, 277, 479, 576, 1295
Periarteriitis nodosa 624
pericardial knocking, 3. Herzton 598
Pericarditis constrictiva s. Perikarditis, konstriktive
Pericarditis epistenocardiaca, s. Perikarditis epistenocardiaca
Perikard 71, 592
Perikardbiopsie 594
Perikardektomie 594, 597, 600, 601
Perikarderguss 592, 605, 1248
- CMR 268
- tumoröser 1342
Perikardfensterung 594
Perikarditis 596–601
- Aetiologie 595, 596, 597

- akute 596
- konstriktive 268, 597
- Differentialdiagnose 597, 599
- Diagnostik 597, 599
- Dressler-Syndrom 521, 601
- EKG 185, 596, 597
- enddiastolischer Druckangleich 598, 599
- epistenocardiaca 506, 521
- intraperikardiale Instillation 594, 595, 597, 600
- Lupus erythematodes disseminatus 615
- Postkardiotomiesyndrom 601
- posttraumatische 1327
- purulente 600, 1327
- rezidivierende 601
- rheumatoide 600
- Strahlenbehandlung 601
- tuberkulöse 600
- urämische 600
Perikardiozentese 1308
Perikardpunktion 593, 594, 1320
Perikardreiben 596, 605
Perikardtamponade s. Tamponade
Perikardverletzungen 1326, 1327
Perikardzysten 268, 601
perioperativer Infarkt 1298
periphere Niedervoltage 573
perkutane transluminale Koronarangioplastie s. PTCA 593
perkutane transluminale renale Angioplastie 1231
PET s. Positronenemissionstomographie
poststimulatorisches Intervall 1036
Pfortaderdruck 861
P-Glykoprotein 814
Phäochromozytom 1172, 1173, 1174, 1181, 1249
Pharmakodynamik 802, 821
Pharmakokinetik 802, 805, 813, 819, 824, 837
pharmakologische Belastung, CMR 263
Pharyngitis, exsudative 604
Phasenkontrastangiographie 262
Phase 1-Repolarisation 28
Phenothiazine 585
Phenprocoumon (Marcumar) s. Antikoagulation 870
Phentolamin 858
Phenylalkylamine 928
Phi-Figur, Ductus-Passage 775
Phonokardiographie 150, 236, 248, 345
Phosphodiesteraseinhibitoren, (Milrinon, Enoximon, Sildenafil) 66, 827, 1214
Phosphokreatin 105, 116
Phospholamban 49, 329, 332
Phospholipase A2,C, RAAS 949
Phosphorylierung, oxidative, (Mitochondrien) 104, 105

Pickwick-Syndrom 1203, 1204, 1252
Pigtail-Katheter 302, 305, 310, 311
Pindolol 482, 541
Pink Fallot, azyanotischer Fallot 792
Piretanid s. a. Diuretika 964, 965
Pistolenschuss-Phänomen 1257
PIVKA 870
PJRT 394–396
Plaque-imaging 269
Plaqueruptur 468, 498, 505, 541, 912, 949, 1298
Plaquediagnostik 542
Plasmakonzentration, Arzneimittel 803, 804, 805
- therapeutische- 811
- Therapiekontrolle 811
Plateauphase 26, 28
Platelet activating factor (PAF) 86, 610, 901, 904
Platelet microbicidal protein 610
Plättchenaggregationshemmer s. Thrombozytenaggregationshemmer
Plättchenantigen 16
Pleuraerguss 345
plötzlicher Herztod 437–448
- Aortenstenose 441, 700
- (arrhythmogene) rechtsventrikuläre Kardiomyopathie (ARCV) 441, 575
- Brugada-Syndrom 441
- DCMP 443
- Definition 441
- H(O)CM 438, 564
- Inzidenz 440, 441
- Koronarsklerose 438
- Koronarerkrankungen, -anomalien 439, 440
- Langzeit-EKG 442
- Long-QT-Syndrom 440, 441
- Mitralsegelprolaps 444
- nach Vitienkorrektur 441
- Papillarmuskelruptur 535
- pathologisch-anatomische Befunde 442
- Risikofaktoren 439
- Überlebende, ICD 439
- Ventrikelseptumdefekt 445
- WPW-Syndrom 442
Polyarthritis 605, 606
Polyarthritis, chronische (pcP) 624
Polycythaemia vera 1257
Polygeminie 372
Polyglobulie 792, 1257
Polymerasekettenreaktion PCR
- (Enteroviren) 579, 613
Polymorphie 143
Polyurie 141
Polyzythämie 772
P on T-Phänomen 374
poor metaboliser 813, 839
Porcine-Bioprothese 1059

Sachverzeichnis

Porphyrie 601, 1256
portokavaler Shunt 601
positiv chronotrope Wirkung 31
positiv inotroper Effekt 28
positiv inotrope Substanzen 350, 356, 817–831
Positronenemissionstomographie (PET), Vitalitätsdiagnostik 278, 471, 479
postextrasystolische Potenzierung 50, 246
postextrasytstolische Pause, (nicht)kompensatorische 50, 67
Postimplantationssyndrom, Endoprothese, Aortendissektion 1227
Postinfarkt-Angina 373
Postinfarktsyndrom (Dressler-Syndrom) 514
Postinfarkttachykardie, Figure-of-eight-Reentry 1024
Postkardiotomiesyndrom 625
postoperative Komplikationen 1087–1094
- gastrointestinal 1092
- Hämolyse 1093, 1094
- Infektionen 1090
- neurologisch, thromboembolisch 1092
Postpacing-Intervall (PPI) 1025
Postperikardiotomiesyndrom 1087, 1089
Postreanimationsphase 1308, 1309
Postreanimations-Syndrom 1308
Postrepolarisationsrefraktäriät 29
poststenotische Ektasie 737, 738, 739
poststimulatorische Pause 431, 432
posttachykarde Pause (SKEZ) 165, 377
Posttachykardiesyndrom 165, 377, 378
POTS 459
präautomatische Pause 431
Präexzitationssyndrom (s. auch WPW-Syndrom) 431
- Einteilung 389–396
- EKG-Kriterien 390
Präexzitation, offene 1016
prähospitale Lyse 390
Prajmalin s. Ajmalin
Präkonditionierung, ischämische 94, 473, 474, 520, 535
präkordialer Faustschlag 1304
Prämedikation 1082
präoperative Anamnese 1293
präoperative Medikation 1296–1298
präoperative obligate Untersuchungen 1081, 1295
präoperative Risikostratifizierung 1292–1296

Präsynkope 450, 451, 1320
Prävalenz, Definition 202
Pravastatin 873, 1139
Prazosin 1180
Preconditioning s. Präkonditionierung
predictive value (Belastungs-EKG) 202
Preload s. Vordehnung, Vorlast
Pressatmung 206
Pressorreflex 127
Pressstrahlgeräusch 125
pressure wire, transstenotischer Druckgradient 989
primäre Asystolie, Nulllinie 1307
Primärprävention der KHK 1127–1136
- nichtmedikamentöse 1120–1124
- Empehlungen d. Deutschen Gesellschaft für Kardiologie 1132, 1133
Prima-vista-PTCA 979
PRIND 1218
Prinzmetal-Angina s. a. Angina pectoris, vasospastische 285, 468
Proarrhythmie 47, 833, 834, 836, 838
Proarrhythmogenität 43, 46, 47
Probucol (Chinidin) 189
Procainamid 585, 809, 811, 1193
Produkt aus Herzfrequenz und systolischem Blutdruck, DCM 441
Progerie-Syndrom 1347
Progesteron 1251
programmierte Kammerstimulation 162, 378, 1023
Progression der Koronarsklerose 536, 1121
Propafenon 839
Propofol, Kurznarkose 1012
Prostaglandin E 796, 962, 1240
Prostaglandin-Endoperoxide
- (PDG2, PGH2) 898
Prostanoide 1214, 1237
Prostazyklin (PGI2) 468, 898, 1192, 1214
Proteasen 85, 98
Proteaseinhibitoren 814
Proteinbindung 814
Protein C, myosinbindendes 18
Protein C u. S, antikoagulatorisch wirksame 870, 871, 874
Protektionskatheter 84, 98
Prothesenendokarditis 1058, 1059
prothesenspezifische Risikofaktoren 875, 876
Prothrombinkomplexkonzentrat (PPSB) 883
Prothrombinzeit 871
Protodiastole 62
Provokationstests
- HOCM 568

proximale Flusskonvergenz 672
Pseudobradykardie 375
pseudoanginöses Kostovertebralsyndrom 480, 1266
Pseudoblock 375, 419
Pseudohypertrophie, Myokard 1254
Pseudomona aeruginosa, Drogenendokarditis 612
Pseudotruncus aortalis, Pulmonalatresie mit VSD 790
Pseudotruncus pulmonalis, Aortenklappenatresie 791
psychogene Synkope 458
psychosoziale Risikofaktoren 458, 1270–1272
psyochotherapeutische Maßnahmen, KHK 1277, 1278
Psychovegetative Syndrome 1261–1267
PTCA s. PCI
PTMC s. Mitralkommissurotomie
pulmonale Hämorrhagien, - Mitralstenose 651
pulmonale Hypertonie (PH) s. a. jeweilige Vitien 633, 634, 641, 648, 771–776, 1201–1216
- Ductus arteriosus Botalli 771, 772
- Echokardiographie, Druckbestimmung 1208–1210
- Einteilung nach WHO 1202
- histopathologische Befunde 1203, 1204
- Mitralstenose 633, 730
- passive (-venöse) 633
- (Patho)physiologie 1203, 1204
- primäre 175, 311, 438, 596, 775, 1202
- Prognose 1212
- reaktive (-arterielle) 633, 634, 635
- Risikofaktoren nach WHO 1203
- Röntgenstadien, -verlauf 1205–1208
- Therapie 1212–1214
- Ventrikelseptumdefekt 760, 764, 765, 766
- Vorhofseptumdefekt 745
pulmonaler Ejektionsklick 147
Pulmonalisangiographie
- DSA-Technik 151, 1192
Pulmonalisdruckbestimmung (Echokardiographie) 311, 763
Pulmonalisektasie, Lutembacher-Syndrom 744, 747, 791
Pulmonalkapillardruck (PCP) 122, 196, 302, 303, 312, 340, 349, 479, 568, 648
Pulminalkappendysplasie 741
Pulmonalklappenschlusston 147, 150
Pulmonalklappenkommissurotomie s. Pulmonalvalvuloplastie

Pulmonalstenose 733–741
- Ballonvalvuloplastie 741
- Differentialdiagnose 734, 739
- Druckgradienten 734
- Echokardiographie 738, 739
- EKG-Kriterien 736, 737
- Herzkatheter 739–740
- infundibuläre (subvalvuläre) 734, 739, 1003
- Komplikationen 740
- mit ASD s. Fallot-Trilogie
- mit VSD s. Fallot-Tetralogie
- Röntgen(stadien) 737, 738
- Schweregrad (HMV) 734
- Symptome, Klinik 735, 736
- supravalvuläre 739
- Verlauf 740
Pulmonalstenose, relative, ASD 745
Pulmonalvalvuloplastie PVI, geschlossene, offene- 1002–1004
- RVH u. Infundibulumstenose 1003
- Betablocker 1003
Pulmonalvenen 378, 745
Pulmonalvenenisolation 384, 1020, 1021, 1041
pulmonalvenöse Drucksteigerung s. Stauungslunge
pulmonary banding 270, 797
pulsatiler Fluss, Echokardiographie 783
Pulsationen, Aorteninsuffizienz 711
- Aortenisthmusstenose 781
- Trikuspidalklappenstenose 728
Puls, Amplitude 143, 146
- Anstiegsgeschwindigkeit 143, 146
- Härte 143, 146
Pulsdefizit, peripheres 383
pulslose elektrische Aktivität (PEA) 1307
Pulsrepetitionsfrequenz (HPRF) 695
Pulsus
- alternans 146
- altus 143, 663, 712
- anakrotus 146
- bisferiens 146
- celer 146, 663, 712
- durus 146
- mollis 146
- paradoxus 146
- parvus 143
- tardus 146
Pumpfunktion, CMR 263
Purkinje-Fasern 31, 34
PW (pulsed wave) Doppler 225
Pyruvat (s. auch Lakatat-Pyruvat-Quotient) 109
Pyridostigmin, (Disopyramidnebenwirkungen) 838

Q

QRS-Komplex 25
QT-Syndrom 36, 47, 48
QT-Verlängerung 36
QT-Zeit 20, 28, 168, 188, 189
Quabain 113
Quantitative Koronarangiographie (QCA) 297
Quickwert s. auch INR 871
Quincke-Kapillarpuls 712

R

Rachenabstrich, rheumatisches Fieber 606
R- auf P-Phänomen 376
Radionuklidventrikulographie s. Herzbinnenraumszintigraphie
RAO-Projektion (right anterior oblique projection) 252, 305
Rapamycin (Sirolimus), - Immunsuppression 1073
RAAS s. Renin-Angiotensin-Aldosteron-System
rasche Füllungsfraktion (RFF) 237
Rashkind-Occluder 777
Rastelli-Conduit 266, 267
Ratschow, Lagerungsprobe nach 1235
Raucherbrochitis 1294
Rauchen, - s. a. Primär-, Sekundärprävention 299, 548, 875, 880, 1081, 1105, 1133, 1134
Raynaud-Syndrom 861, 862, 1250
Reabsorption, tubuläre 802
Read-Syndrom (Aorteninsuffizienz) 709
Reanimation s. kardiopulmonale Reanimation CPR
Rebound-Effekt, Betarezeptorenblocker
– Diuretika 969
rechtsatriale Druckkurve 592, 598
Rechsherzdekompensation 1312, 1313
Rechtsherzeinschwemmkatheter s. Einschwemmkatheter
Rechtsherzhypertrophie 734, 735, 736
Rechtsherzinfarkt 183, 511, 519, 522, 729, 1320
Rechtsherzinsuffizienz 636, 728, 735
Rechtskatheterisierung 763, 764, 775, 1211
rechtspräkordiale Ableitungen, rechtsventrikulärer Infarkt 522

Rechtsschenkelblock 370, 424, 425
– mit LAH, LPH 427
– physiologischer 425
– unvollständiger 425, 747
– vollständiger 425
rechtsventrikuläre Druckkurve 598, 728, 729
rechtsventrikuläre Dysplasie, arrhythmogene 20
rechtsventrikuläre Endokarditis, Pseudomonas-E., Drogen-E. 729
rechtsventrikuläre Hyperthropie (RVH) 176, 177
Rechtsventrikulärer Infarkt s. Rechtsherzinfarkt
Rechtsversorgungstyp 290–292
Recoil s. auch Rückstellungsmechanismus 69, 72
– Stent-Recoil 976, 980, 1238
Redoxpotential s. Laktat-Pyruvat-Quotient
Reentry 33, 37–41, 377
Reentry-Tachykardien, Begriffsbestimmung 392, 393
– 2-Kammer-Schrittmacher 1322
reflected reentry 41
Reflexsynkopen 451
Refluxlunge 666
Refraktärperiode, absolute (ARP) 29, 162
– effektive (ERP) 162, 413
– funktionelle (FRP) 163, 387
– relative (RRP) 29, 162, 413
Regulationsstörungen, orthostatische 1101, 1318
– vegetative 470
regulative Dilatation, Anpassungsdilatation 771
Regurgitationsfraktion 709, 721
Regurgitation, physiologische 241
Reha-Kommission 1158
Rehabilitation 1149–1165
– ambulante 1153
– Anschlussheilbehandlung 1153
– Antragsverfahren 1152
– berufliche Wiedereingliederung, Berentung 1158–1161
– Früh- 1153
– Klassifizierung der Arbeit 1158
– Rehabilitationsangleichungsgesetz 1150
– Schulungsinhalte 1155, 1156
Reinfarkt 513, 545, 891, 899, 907, 919, 921, 922
– früher 520
reitende Aorta 266, 763, 789, 792, 793
Reizhusten
– ACE-Inhibitor 953
Reizleitungssystem (RLS) s. Erregungsleitungssystem

Rekanalisation, Spätintervention 539
Rekanalisation, spontane 292
Rekurrensparese 746
relative Koronarinsuffizienz 1318
relatives kritisches Herzgewicht 130
relatives kritisches Kammergewicht 130
Relaxation, diastolische, „contraction load" und „relaxation load" 69, 70, 72, 75, 560
Relaxationsrate, isovolumetrische 74
Relaxationsstörungen 243, 330, 560, 565
Remodelling 16, 330, 467, 536
– elektrisches 39, 40
Renin 947
– Kontrollmechanismen der Sekretion 947
– long-loop negative feedback 947
– short-loop negative feedback 947
Renin-Angiotensin-Aldosteron-System (RAAS) 128, 334, 335, 943–959
– essentielle Hypertonie 946
– kardiovaskuläre Effekte 948
– klinische Pharmakologie 952–957
– lokales RAAS (extrinsisches, intrinsisches) 945
– Ödempathogenese 962
– physiologische Grundlagen 945
Reperfusion 80, 94–97
– Lysetherapie 508
Reperfusionsarrhythmie 37
Repetitionszeiten, CMR 263
Repolarisation 26–33, 44, 52, 187, 188
Rescue-PCI 978, 1316
Reserpinhaltige Medikamente
– präoperative Pause 1294
Reservekapillaren 771
respiratorische Arrhythmie 368, 848
respiratorische Azidose 1294
respiratorische Insuffizienz 1312
Respiratorischer Quotient 110
Restblut 9, 63, 662
Restenosierung, Aortenvalvuloplastie 1002
– Mitralvalvuloplastie 1001
– Pulmonalvalvuloplastie 1003
– nach PCI 300, 301, 483, 488, 540, 624, 989–993
restriktives Füllungsmuster, Doppler. Echo 573
restriktive Füllungsstörung, Dehnbarkeitsstörungen 243
restriktive Kardiomyopathie s. Kardiomyopathie

Resynchronisationstherapie (CRT), Herzinsuffizienz 1032–1034
Reteplase (rPTA) 516, 912, 914
retikuloplasmatische Ca^{++} -ATPase 49
retrograde Amnesie 450
retrograde Leitung s. AV-Reentry-Tachykardie 385, 390, 392, 1016, 1015
retrokardiales Dreieck 782
Retrokardialraum 252, 253, 254, 478, 640, 666, 690, 782
reverse mode 37
Rezeptorsysteme, myozytäre 331
– Second messenger cAMP, IP3/DG, cGMP 331, 332
rezidivierende Lungenembolien 1195, 1196
rezidivierende Thromboembolien
– Diagnostik 880
– Risikofaktoren 879, 880
– Therapie 880, 881
Rhabdomyome 1339
Rheumatisches Fieber 604–608
– Ätiologie 604, 605
– Diagnose-Richtlinien (AHA) 605
– Prävalenz 604
– Prävention 608
– Prognose 607
– Rezidivrate 607
– Sekundärprophylaxe 608
– Therapie 607, 608
rheumatische Reaktivierung 625
rhythmogene Synkopen 459, 460
Richtigkeit (accuracy)
– Definition 298
Rippenbuckel 145, 735, 746, 792
Rippenusuren 780, 783
Risikocharts der ESC 1128
Risiko-Score-System nach Tumann 1080, 1081
Risikofaktoren, arterielle Hypertonie s.dort
– Hypercholesterinämie s.dort
– orale Kontrazeptiva 1130, 1023
– psychosoziale 1270
– Rauchen 875, 1094
– neurologische Komplikationen 1092
– primäre u. sekundäre R.für Venenthrombose u. LE 1186
– postoperative thromboembolische Komplikationen 1092
Risikoindex nach Detsky 1293, 1295
Risikoindex nach Goldmann 1295
Risikostratifizierung 1127–1130
– präoperativ 1292–1296
– Risikoprädiktoren (AHA/ACC) 1296
Risikostratifizierung nach Ashton 1295

Sachverzeichnis

Rodriguez-Alvarez-Katheter, RA-Katheter 302, 310
Romano-Ward-Syndrom 20, 405, 445
Romhild u. Estes-Punktesystem 175, 177
Röntgendiagnostik, Elektronenstrahltomographie 260, 313, 479
Röntgendiagnostik, Lungendurchblutung 255–257
Röntgendiagnostik des Herzens 251–260
Ross-Operation 1059
Rotablation 985, 986
- AV-Blockierungen 985
- Rota Stenting 985
Rotationsbewegung 65, 70
Roth-Spots 615
Roxithromycin 1136
Rubella-Syndrom 1347
Rückstellungsmechanismus (recoil), diastolischer 69, 72
Rückzugskurve, Rechtsherzkatheter 729
Ruhe-Angina, s. auch instabile Angina pectoris
Ruhedehnungskurve 64
Ruhemembranpotential 24
Ruptur des Ventrikelseptums 519
Rupturstadien, Gefäßtrauma 1329
Ryanodinrezeptor, ARCV 48, 574

S

S I-, S II-, S III-Typ 177
SA-Block(ierungen) 370, 411, 412, 430, 431, 518
saddle back s. Brugada-S 443
Salarasin 944
Saluretika s. Diuretika 962
SAM (systolic anterior movement) 565, 566, 567, 694, 1254
Sammelelektrode (Wilson-) 158, 163
Sandwichplastik 1053
Sarkoidose des Herzens 583
Sarkome 1339
Sarkomere 52
Sarkopenie 1108
sarkoplasmatisches Retikulum SR 28, 37, 49, 115, 332, 928
sarkoplasmatische Ca^{++}-ATPase 49
sarkoplasmatische Ca^{++}-release channels 48
Sauerstoffbedarf 465
Sauerstoffbindungskurve 1307
Sauerstoffdifferenz, arteriokoronarvenöse 105–109
- arteriovenöse s. a. dort 124, 303
- maximale 129

Sauerstoffdifusion 143
Sauerstoffradikale 96, 97, 336
Sauerstoffradikal-Hypothese
- stunned myocardium 472
Sauerstoffsättigung, Koronarinsuffizienz 469
Sauerstoffschuld 124
Sauerstoffverbrauch, myokardialer 105–107, 465
Schaukeltherapie 481
Scheibchensummationsmethode (s. a. Simpson-Regel) 308
Schellong-Test 1263
Schenkelblock, inkompletter 421
- kompletter 421, 422
Schilddrüsenhormonfunktion, Amiodaron 836
Schirmchenverschluss, Vorhofseptumdefekt 792
Schlafapnoesyndrom 1211, 1252, 1265
Schlaganfälle, nach Bypass-Operation 487
Schlagvolumen SV s. a. jeweilige Krankheitsbilder 60–73, 108, 122, 127, 130, 140, 146, 150, 152, 235, 303, 307, 308, 328, 637, 734–739, 771
- effektives 709
- totales 709
Schleifendiuretika, High-Ceiling-Diuretika 963, 964, 965, 1180
Schmalkomplextachykardien 843, 844, 1311
- Demaskierung Vorhofflattern 844
Schmetterlingsödem 257
schnelle Metabolisierer 813
Schrittmacher, implantierbare 1027–1041
- Aggregatwechsel 1040
- biventrikuläre 1032, 1033
- Funktionskontrolle, Nachsorge 1040
- Implantationstechnik 1038, 1039
- intraoperative Messgrenzwerte 1039
- Indikationen, Systemwahl 1028, 1031, 1034
- Interferenzmöglichkeiten intraop. 1294, 1294
- intrakardiale Elektrodenfixierung 1038
- intra- u. postoperative Komplikationen 1039
- latente 31
- Magnettest 1040
- NBG-Code, -Funktion 1036, 1037
- oversensing 1036
- Resynchronisationstherapie s. dort

- Stimulationsweisen s. Schrittmachertherapie
- Vorhofarrythmien 1034
Schrittmacherstörung, -Notfall 1322
Schrittmacher-Syndrom 460
Schrittmachertherapie, Grundbegriffe 1035, 1036
Schrittmacherumprogrammierung 1322
Schrittmacherzellen 29
Schwächungskoeffizient, s. CT 258
Schwangerschaft 515, 703, 755, 766, 784, 863, 887, 915, 955
- Antikoagulation 887, 1288
- Aorteninsuffizienz (Marfan-S.) 1288
- Aortenstenose 1288
- Hypertonietherapie 1181
- Klappenprothesen 1287, 1288
- Mitralstenose 1287
- pulmonale Hypertonie 1288
- Risikostratifizierung 1286–1289
- Risiko-Score n. Siu 1287
Schwellenbestrahlungsdosis, Peri-, Myokardiopathie 586
Schwellenpotential 30
Schwerbehindertengesetz 1161
Schwimmen 1114
Schwindel 368, 429, 450, 458
Schwirren 147, 152, 688, 736
SDNN s. Herzfrequenzvariabilität
Second messenger 331, 332, 336,
Segmenteinteilung s. Ventrikelsegmente
Sekundärprävention der KHK 543, 1107, 1108, 1124
- Empfehlungen der Deutschen Gesellschaft für Kardiologie 1141, 1142
- medikamentöse 1134–1142
- Studienauswertung 1137
Sekundenherztod 438
Seldinger-Technik 283, 310, 721, 1074
Sellick-Manöver, Krikoid-Druck 1303
Separation, Aortenklappentaschen 692
septomarginale Trabekulierung 266
Septumaneurysma, intraventrikuläres 765
Septum-Bulging 1188
Septum-E-Punkt-Abstand, ventrikuläre Schädigung 561
Septum-Hinterwand-Quotient 566
Septumhypertrophie, asymmetrische (ASH) 564
Septumpunktion, interatriale 1001
Septum primum 6, 7

Septum secundum 6, 7
Septumruptur 511
sequentielle Nephronblockade, Diuretika 696
sequentieller Venengraft 1055
SERCA (sarkoendoretikuloplasmatische Kalziumpumpe) 49, 50, 72
Serotonin 85, 468, 498
Serum-Glutamat-Oxalaktat-Transaminase, SGOT 508, 509
Serumglykosidkonzentration 820
Seufzeratmung 711
Sexualhormone 1251
shortening fraction 238
Short-long-cycle-sequences 419
Short-long-short-Sequenz 404
Shunt-Berechnung 304, 752, 753, 775, 763
Shunt-Umkehr 744, 746, 761
Sichelzellanämie 1257
Sicherheitsfaktor 32
Sicilian Gambit-Klassifizierung 43–45
Signalintensitätsanstieg, CMR 263
Signal-Rausch-Verhältnis, CMR 221, 262
Simpson-Katheter, Atherektomie 986
Simpson-Regel 306, 308
simultane Druckmessung 728
Simvastatin 812
Sintrom 870
Sinusarrest 410, 429, 430, 440, 450, 455, 518
sinuatriale Leitungszeit 411
sinuatrialer Block s. SA-Block
Sinus coronarius 5
Sinus venosus 4
- Defekt 266
Sinusarrest 518
Sinusarrhythmie, respiratorische 368
- ventrikulophasische 368
Sinusbradykardie 369
Sinusknoten 8, 29, 30, 33
Sinusknotenaktivität, intrinsische 162
Sinusknotenautomatie 430
Sinusknotenerholungszeit (SKEZ) 162, 431, 432, 455
Sinusknotenerkrankung (Sick-Sinus-Syndrom, SSS) 429–432, 455, 1028
Sinusknotenfrequenz 170
Sinusknotenfunktionsprüfung 430
Sinusknotenmodulation 369, 1019
Sinusknoten-Reentry-Tachykardie s. a. paroxysmale supraventrikuläre Tachykardien 379, 1019
sinus pacemaker complex 371
Sinustachykardie 368, 369, 841, 1019

Sinus-venosus-Defekt   744, 751
Sirolimus, -Cypher Stent   991
Sitosterin, situative Synkopen   459
Situs inversus, atrialer   265
Situs inversus cordis   265
Sklerodermie, RCM, Endokarditis   572, 624
Situs solitus, atrialer-   265
Sjögren-Syndrom, Endokarditis   625
slow channel-Blocker, Kalziumantagonisten   43, 840
slow inward current s. Kalziumkanäle   28
slow pathway   385, 1015
Slow-pathway-Potenzial   1015, 1016
slow response   32
small vessel disease   466
Soja, Eiweiß   1121
Sokolow-Lyon-Index   175, 177, 713
Sones-Katheter   283
Sones-Technik (s. a. Koronarangiographie)   282, 283
Sotalol   482, 839
sozioökonomischer Status   1270
Spätpotenzialanalyse   149, 283
Spätpotenziale, ventrikuläre Schädigung   159, 441, 539, 540, 575, 821
Spaltbildung, anteriores Mitralsegel   752
spannungsabhängige Inaktivierung, spannungsabhängige Na-u. K⁺-Kanäle   42
SPECT (single-photon-emission-computer-tomography)   275, 277, 471
Speichererkrankungen   159, 160, 572
Spektroskopie   542
spill over   571
Spiral-CT   1190, 1191
spiral-wave-Reentry   39, 40
Spiroergometrie   39, 40
– anaerobe Schwelle   350
– (Bestimmung der) ventilatorische(n) Schwelle   349, 350
– maximale Sauerstoffaufnahme   349, 350
Spironolacton   966
Split-His-Phänomen   413
Spondylitis ankylopoetica (m. Bechterew), (Aorteninsuffizienz)   625, 709
Spontandepolarisation   354
Spontanechos, Embolierisiko   650, 653, 878
Spontanlyse   466, 541, 916
Spontanthrombose, mechanische Kunststoffprothese   730
Sportherz   415
Sportler, Spurenelemente   125, 131, 425, 440, 456, 559, 735, 860

Squeezing   130–133
Stadieneinteilung, American College of Cardiology (ACC)/AHA   342
– American Medical Association (AMA)   141
– Canadian Cardiovascular Society (CCS)   142
– Empfehlungsklassen   1302
– New York Heart Association (NYHA)   140, 342
– pathophysiologische bei Volumenbelastung   710
– Ventrikelfunktion/Herzinsuffizienz (NYHA, ACC/AHA)   341, 342
– Weberklassen
Stammzelltransplantation, Amyloidose   574
Standardableitungen nach Einthoven s. EKG   482
Stanol-, Sterolester   1123
Staphylococcus aureus   609, 611
Staphylococcus epidermidis   611
Staphylokokkenendokarditis s. Endokarditis, infektiöse
Starling-Mechanismus   55, 60, 61, 63–65, 67, 107, 108, 123, 126, 330, 821
Starr-Edwards-Kugelprothese   876
Statine   1083, 1221
statische Belastung, isometrische Muskelarbeit   125, 127
Stase   892
Stauungsherzinsuffizienz s. DCM
Stauungs-Gastritis   344
Stauungs-Husten   343
Stauungs-Lunge   340, 347, 667
Steady-state (Arzneimittel)   803
Steal-Phänomen   92, 96
Steal-Syndrom, vertebrobasiläre Insuffizienz   450, 456
Stehversuch nach Schellong   1263, 1264
STEMI, akuter   505–523
– antithrombozytäre Begleittherapie (Stent)   515
– Basistherapie   512
– bradykarde Rhythmusstörungen   517, 518
– Differenzialdiagnose   511
– Echokardiogramm   510
– EKG bei LSB s. dort
– EKG-Infarktlokalisation   508
– EKG-Stadien   507
– Entwicklungsphasen   505
– Entzündungsparameter   509
– Frühmobilisation   522, 523
– Katecholamine   509
– Komplikationen   519–522
– Lysetherapie   508
– Myokardfunktion   518
– myokardiale Nekrosemarker   508, 509, 520
– pathologische Glukosetoleranz   510

– primäres Kammerflimmern   505
– primäre Katheterbehandlung   505
– prophylaktische Kammerstimulation   518
– Reperfusionstherapie   513–516, 521
– – Katheterintervention vs. Fibrinolyse   513–516
– Vorhofflattern, -flimmern   517
Stenosetyp, Stenosegrad   292–294
Stentimplantation s. a. PCI   1233
– Stent-Typen   974, 975
– – medikamentenbeschichtete Stents   488, 492, 978
Stentthrombose   908, 984
Steven-Johnson-Syndrom
– ACE-Inhibitor   955
Stewart-Hamilton-Formel
– Thermodilutionsmethode   303
ST-Hebungs-Myokardinfarkt, akuter s. STEMI
ST/HF-Index, -Slope   198
ST-Streckenelevation   179, 183, 198, 489–492
Stickoxidmethode   516
Stickstoffmonoxid s. NO
Stimulation (Schrittmacher)
– asynchron, starrfrequent   1035
– synchron, getriggert   1035
– Demand-   1035
St.-Jude-Medical-Klappen   876
Strahlenschutz
– Koronarangiographie   287
strain pattern   175
Straub-Rotarex-Thrombektomiekatheter   1239
Streptokinase   912, 913
– intrakoronare Gabe   916
– Kurzlyse   923
Streptokokkenendokarditis s. Endokarditis, infektiöse
Streptokokken Gruppe A   604
– Antigenschnelltest   606
– Antikörper   606
Streptokokken Gruppe C   913
Streptokokken, vergrünende   609, 611
Stressbewältigungstraining   1127, 1155, 1277, 1278
Stressechokardiographie s. Echokardiographie
Stressmanagementprogramm   1279
Stress-strain-Beziehung   71
Sromschlag s. elektrischer S.
Strömungsgeschwindigkeit, Doppler-Shift   224
Strömungswiderstand, pulmonaler   771
stumme (asymptomatische) Ischämie   179, 183, 198, 489–492
– Definition   489
– Diabetis mellitus   490, 1251

– Klassifikation n. Cohn   489
– nach Infarkt   491
– Pathophysiologie   490
– Prognose   491, 492
– Speicher-EKG   544
– Therapie   491, 492
stummer Herzinfarkt   244
stumme Mitralstenose   642
stunned myocardium   95, 96
stunning   41
SI-SII-SIII-Typ   177
Subaortenstenose, membranöse   781
Subclavian-Steal-Syndrom   1222
subkutane Knötchen   606
Subpulmonalstenose   765
subvalvuläre Aortenstenose
– s. Aortenstenose   694
sudden death s. plötzlicher Herztod
Sulfonamiddiuretika s. Diuretika
Sulfonylharnstoffe
– Kalium-ATP-Kanal   474
Sumatriptan (Methysergid)
– Serotoninatagonist   583, 585
Summationsgalopp s. Herztöne   151, 518
Summenscore, Ventrikelfunktion, Echokardiographie   534
supradiaphragmales Dreieck   640, 666
supraventrikuläre Extrasystolen   374
Swan-Ganz-Katheter (s. auch Einschwemmkatheter)   302, 303
swinging heart   593
Swiss-chees-Defekte   765
Switch-Operation, arterielle, Lecompte-Manöver   267, 794
Sydenham-Chorea   605, 606
Sympathikomimetika   32, 849
sympathische Aktivität, Nor-, Adrenalin   126, 128, 334, 848, 849, 850
sympathische Denervierung   61
Synchronisation   407
– R-Zacken-getriggerte   1311
Syndrom der langen QT-Dauer   28, 29, 42
Syndrom X   202
Synkope   61, 142, 202, 368, 398, 407, 449–462, 735
– als Leitsymptom   1320
– Aortenstenose   687
– EKG   453
– EPU   453, 455
– HOCM   565
– Klassifizierung   450
systolic anterior movement (SAM) s. SAM
systolische Dysfunktion   329, 557
systolischer Pulmonalarteriendruck
– CW-Doppler   561

T

Tachyarrhythmia absoluta s. Vorhofflimmern
Tachykardien, non-sustained 376
- Reentry s. dort
- repetitive 376
- sustained 376
- verapamilsensitive ventrikuläre 1027
Tachykardiefenster
- (Echozone) 378
Tachymyopathie 384, 396, 1321
Takayasu-Aortitis
- Aorteninsuffizienz 709
Takayasu-Arteriitis, NAS 1231
TAKSY, Patiententransport bei ACS 1316
Tamponade 592–595, 605, 1089, 1090, 1314, 1320
- islierte- 1089
- rechtsatriale Druckkurve 592
Tangier-Erkrankung 15
Target-Anoden s. Ultrafast-CT
TASC-Klassifikation 1298
Taussig-Bing-Komplex 794
Tawara-Schenkel 370, 372, 420
Tacrolimus, Immunsuppression 1073
Taxol, Drug-eluting-Stents 992
TCI Heartmate, Kreislauf-Unterstützungssystem 1077
TC-Pertechnetat, First-pass-Untersuchung 274, 275
- Äquilibriumuntersuchung 274, 275
Tc-Pyrophosphat, akuter Infarkt 274
Tc-MIBMI, akuter Infarkt 274
Tee 1124
Tenecteplase 516, 912
Tension Time Index 465
Tesla s. CMR 262
Thalassämie 1257
Thallium-Myokardszinitgraphie 274
Theophyllin, positiv inotrope Effekte 50
therapeutic drug monitoring 811
therapiefreies Intervall, Nitrate 481
Thermodilutionsmethode 302, 307
Thermographie 542
Thiaminmangel 1253
Thiazide 963, 964, 966, 1179
Thienopyridine (Clopidogrel, Ticlopidin), Hemmung der ADP-induzierten Thrombozytenaggregation 901–903
- instabile Angina pectoris 903
- klinische Studien 901–903
- Komplikationen 982–984
- subakute Stentthrombose 902, 981, 982
- periinterventionelle Infarkte 902
- Stent-PTCA 979, 981, 984
- Pharmakologie 901
- Wechselwirkungen 901
Thoracic-outlet-Syndrom (TOS) 1222
Thorakotomie, - (explorative) 599, 1331
Thoratec (Assist Device) 1076
Thoraxkompression 1303
Thoraxprellung 1326, 1333
Thoraxschmerz, als Leitsymptom 498, 506, 1314
- Differenzialdiagnose 507, 1314
Thoraxübersichtsaufnahme
- Herzfernaufnahme 252
Thrombangiitis obliterans TAO, Morbus Winiwater-Buerger 1239
Thrombasthenie (Morbus Glanzmann Naegeli), mukokutane Blutungen 904
Thrombendarteriektomie (TEA) 119, 1196, 1214
Thrombektomiekatheter 515
Thromboembolie-Blutungsindex 875
Thromboembolien, Risikofaktoren 875, 876, 877, 878
Thromboembolieprophylaxe, perioperative 1297
Thrombolyse s. Fibrinolyse
thrombophiler Zustand 874
Thromboplastine 871, 872
Thromboplastinzeit (TPZ) 871, 879
Thrombospondingen 15
thrombotisch-thrombozytopenische Purpura (Moschcowitz-Syndrom) 901
Thromboxan A2 (TXA2) 84, 85, 498, 898, 901, 919
Thrombozytenaggregation, Stimuli 904
- turbimetrische Messung nach Born 905
Thrombozytenaggregationshemmer 288, 289, 503, 898–900, 901
Thrombozytenzyklooxygenase, (ASS) 898, 899
- non-responder 899
Thrombozytopenie, heparininduzierte 1193
Thrombus, intrakavitärer 573, 646
- intrakoronarer 498
- intraventrikulärer 521
Thrombusalter 912
Thurau-Effekt 964
Thyreotoxikose
- (jodinduzierte) 1247, 1248
thyreotrope Rezeptorantikörper 1248
TIMI-2-Fluss 513
TIMI-3-Fluss 921, 979, 983, 1317
TIMI-Klassifikation 508, 513, 917
Trans-Fettsäuren 1121
transthorakale Impedanz 1012
Tropheryma Whipplei, Endokarditis 613
TIA 1218
T-Inversion 186
TI-Szintigraphie
- akuter Infarkt 277, 278
Ticlopidin 288, 289, 503
Tidalvolumen, Beatmung 1303
Tipmanometer 68, 123
Tirofiban 503, 905
tissue factor, Gewebsthromboplastin 498
tissue harmonic imaging (THI) 221, 246
Tocainid 840
tonisch-klonische Krämpfe, Synkope 458
Torasemid s. a. Diuretika 964, 965
Torsade-de-pointes 35, 47, 167, 187, 403–405, 517, 837, 840
t-PA 516
TPZ 871, 872
Trabekulierung, rechter Ventrikel 265
Training, Trainingszustand 719, 720
Trainingsgruppen 1111, 1112
transient inward current 37
transient outward current 28
transkoronare Ablation (TASH), Septumhypertrophie 571
transmitraler Einstrom 73
transösophageale Echokardiographie, TEE 223, 241, 1340
- nach Herzoperation 1086, 1225
Transplantation, s. Herz-, Herz-Lungentransplantation
Transplantatabstoßung s. Abstoßung
Transplantatarteriosklerose 1070
Transposition der großen Arterien (TGA), komplette, inkomplette, korrigierte 793, 794
- arterielle Switch-OP 794, 795
- Korrektur n. Jatene 266
- Rastelli –Conduit 266, 267
- (Vorhofumkehr n. Senning, Mustard) 266, 267, 794
transpulmonaler Gradient 349
transseptale Punktion, pulmonale Hypertonie 648
Transsudat 593
transversale Tubuli 48
Trauma s. Herztrauma
Treppenphänomen, Bowditch, Frequenzinotropie 50, 67
Triamteren, s. a. Diuretika 965, 966
Trichterbrust 169, 255
trifaszikulärer Block 411, 413, 418, 420, 428, 518
Trigeminus 372
Trigger-Extrasystolen, idiopathisches Kammerflimmern 445
Trikuspidalatresie 728, 795
Trikuspidaldystopie, Ebstein-Syndrom 795
Trikuspidalektomie 730
Trikuspidalklappenersatz 729, 730
- Spontanthrombose 730
Trikuspidalklappeninsuffizienz 729–731
- pulmonale Hypertonie 730, 763
Trikuspidalklappenkommissurotomie, Trikuspidalvalvuloplastie 729, 1004
Trikuspidalklappenprolaps 729
Trikuspidalklappenrekonstruktion 729, 730
Trikuspidalöffnungston 150
Trikuspidalstenose 728, 729
Trisomie 13, Patau-Syndrom 13
Trisomie 18, Edwards-Syndrom 13
Trisomie 21 s. Down-Syndrom 12
trizyklische Antidepressiva 583–585
Trommelschlegelfinger 145, 735, 772, 791
Tropomyosin 53, 332
Troponin 17, 47, 53, 332, 442, 498, 828
- Untereinheiten 501, 1188
Troponin-Hypothese 299
Truncus arteriosus communis persistens 266, 788–790
Truncus brachiocephalicus 1221, 1222
Truncus pulmonalis 1207
Trypanosoma cruzi 559
tubuläre Hypoplasie der Aorta 780
tubuläres System, longitudinales (LTS) 105
- transversales (TTS) 105
Tuman-Score, s. Risiko-Score
Tumor-Nekrose-Faktor, TNF alpha 1110, 1112, 1138
Tumoren des Herzens, s. Herztumoren
Tunnelkorrekturen 794
Turner-Syndrom 13, 780
TU-Verschmelzungswelle 187
T-Welle 33, 38, 185–187
Typ-A-Verhaltensmuster (TAVM) 1272
Typ-IIA-von-Willebrand-Syndrom 702

U

Übergewicht, (Broca,Body-Mass-Index) 476, 1109, 1125
Überlebenskette 1304
Übungsgruppen 1112
Uhrglasnägel 145
Ultrafast CT, Cine-CT, EBT 260
Ultraschallkardiogramm (UKG), M-Mode 222
unidirektionale Leitung 38
unipolare Brustwandableitungen nach Wilson s. EKG 158
unipolare Extremitätenableitungen (augmented)nach Goldberger s. EKG 158
unspezifische Membranwirkung, Betrezeptorenblocker 851, 857, 859
Unterstützungskontraktion 54, 64
Urapidil 1180, 1311, 1314, 1318
Urina spastica s.Polyurie
Urokinase, hochmolekulare, niedermolekulare 912, 913
use dependence, Klasse I Antiarrhythmika 45
use-dependent block 29, 929
Utilisationsinsuffizienz 111, 113
U-Welle 34

V

vagale Stimulation 39
Vagotonie 168, 171, 390
vagovasale Synkope 454, 458, 1320
Vagusreizung 31
Valsalva-Manöver 1311
Valsartan, (ATII-Rezeptorantagonist) 354
Valvuloplastie, Aortenklappe 1001
- Mitralklappe 653, 998
- Pulmonalklappe 741, 1002
- stenosierte Bioprothesen 1004
- Trikuspidalklappe 1004
Vanillinmandelsäure 1250
Variabilität (precision), Definition 298
variable Kopplung 409
Varianz, Farbdoppler 230
Vasalva-Manöver 568
Vascular function curve 61
vaskuläres Wasserfallphänomen 82
Vasodilatatoren, Kardiomyopathie 350, 351, 352
- Mitralinsuffizienz 520
- pulmonale 1213
vasodilatatorische Reagibilität, NO-Inhalation 1213

vasodilatierende Anästhetika, zyanotische Vitien 1298
vasokonstriktorische Mediatorstoffe, s. Serotonin, Prostaglandin, Thromboxan 468
Vasopeptidaseinhibitoren- (Omapatrilat u. a.) 338, 994
Vasopressin, s. Adiuretin-Vasopressin
Vasospastische AP s Angina pectoris
Vaughan-Williams-Klassifizierung, Antiarrhythmika 43, 44, 47
Vegatationen (endokarditische) 616
vegetarische Diät 1121
vegetative Herz- und Kreislaufstörungen (EKG) 170, 171
Vena azygos 257
Vena saphena magna 1049
Venendruck 147
Venendruck, -puls 61, 146, 147, 728, 729, 730, 735
venöses Pooling 1311
Ventilations-/Perfusionsszintigraphie 1190
ventilatorische Schwelle s. Spiroergometrie
Ventilebenenmechanismus 65, 68, 70, 72
ventiloffenes Foramen ovale 1188
ventricular assist device (VAD) 1076
ventricular capture 306
Ventrikelfunktion, abnorme 324, 327, 341
Ventrikelgeometrie 1051, 1052, 1057
- Korrektur n. Jatene 1052
Ventrikelmyokard, inhomogene Erregbarkeit 39
Ventrikelsegmente nach AHA, Echokardiographie 534
Ventrikelseptum 7
Ventrikelseptumdefekt 266, 759–767
- chirurgische Therapie 766, 767, 1053
- Rikofaktoren 1053
- Down-Syndrom 765
- Schädigung des Reizleitungssystems 767
- Echokardiographie 762, 763
- infarktbedingter- 1052, 1053
- Katheterverschluß 767
- Pathophysiologie 761, 762
- Spontanverschluss 766
- Verlauf, Prognose 764, 765
Ventrikelseptumruptur 519, 1317
Ventrikelthromben, Vorderwandinfarkt 511, 522, 890, 891
Ventrikelvolumen (EDV, ESV) 81, 149, 238, 263, 305–308
- Bestimmung 308

ventrikuläre Dysfunktion 327, 328, 329
ventrikuläres Erregungsleitungssystem 29
Ventrikulographie s. Herzkatheterisierung
ventrikulographische Parameter 307
Venturi-Effekt 565, 567, 612
Verapamil 40, 482, 840, 929–931
- Kontraindikation WPW 840
Verapamil-sensitive Kammertachykardie 397
Verbrauchskoagulopathie, NBTE 611
Verdünnungshyponatriämie 962, 969
Verkürzungsfraktion (VF) 237, 238, 308, 561
Verkürzungsgeschwindigkeit 68
Verletzung der großen Gefäße 1328–1330
Verletzungsstrom 35, 179
Vernichtungsschmerz, Aortendissektion 1314
Verschlussdruck, kritischer, (pulmonalkapillärer) 73
Versorgungstypen, Koronarangiographie 289–292
Verspätungskurve 175, 428, 560, 665, 714
Verteilungsvolumen V (Arzneimittel) 803
Vesnerinone 828
Viabilität, late-enhancment 262, 263
Viagra (Sildenafil), pulmonale Vasodilatation 1214
Videodensitometrie 297
Vieusseuille-Anastomose
- interkoronare Collaterale 295
Vincristin 584
Virusmyokarditis, s. Myokarditis
Vitalitätsdiagnostik 244–246, 277, 278, 479, 536
Vitamin B 1559
Vitamin D 684, 688
Vitamin E 1135
Vitamin K, s. Antikoagulation 870, 874, 883, 1297
- passagere Kumarin Resistenz 883, 1297
VLDL (very low density lipoproteins) 1108
Voissure s. Rippenbuckel
Vollmondgesicht, Pulmonalstenose 735
Volumenarbeit 60, 63, 110
Volumenbelastung, chronische, EKG 175
Volumenüberlastung 63, 64
von-Reyn-Kriterien 616
Vorbelastung (Vorlast, preload)
- Vordehnung 55, 60, 107, 123, 126, 330
Vordehnung 55

Vorhofextrasystolen 374
Vorhofflattern, (Makro-Reentry) 380–383
- Einteilungen 381
- Istmusablation 1018
- linksatriales 1019
- Rhythmisierungstherapie 1014
Vorhofflimmern 383–385, 841, 889, 890
- Anfallstherapie, -Prophylaxe 843
- Antikoagulation 889, 890
- Einteilung 384
- Frequenzregulation 652, 842
- Katheterablation 1019, 1020
- nicht rheumatisches 889, 890
- paroxysmales 39, 41, 843
- postoperatives 1087, 1088
- Rhythmisierungstherapie 842, 843, 1010–1014
- Schrittmachertherapie 1029
- thromboembolische Ereignisse 890
- Zeitphasen eines Rezidivs 1011
Vorhofinfarkt 173
Vorhofkernschatten 253
Vorhofmyokard 39
Vorhofmyxom s. Myxome
Vorhofpotenzial A
- (hochatriales-, tiefatriales-) 160, 161, 370, 383, 412, 416
Vorhofrhythmus, multifokaler
- wandernder Schrittmacher 371
Vorhofreentrytachykardien 37
Vorhofseptumdefekt (ASD) 266, 743–757
- Anatomie 744
- chirurgische Therapie 755
- Kontraindikation (RP) 755
- EKG 748
- Echokardiogramm 752
- Herzkatheter 753
- interventionelle Therapie 1005
- Komplikationen 754
- Leistungssportler 748
- Mitralklappenprolaps 752
- Mitralstenose 744
- pathologische Anatomie 744
- Pathophysiologie 744–746
- Prognose 754
- relative Pulmonalstenose 745
- Röntgen 748, 749
- Septum-primum-Defekt 747, 751
- Septum-secundum-Defekt 747, 751
- Shunt, druckangleichender 744
- drucktrennender 744
- Sinus-venosus-Defekt s. dort
- totaler 744
- Trikuspidalklappeninsuffizienz 729, 744, 746, 752

Sachverzeichnis

Vorhofstimulation 477, 1034, 1035
Vorhoftachykardien 378–380
Vorhoftachykardie, adenosinsensitive 379
Vorhoftachykardie mit Block 380
Vorzeitigkeit 385, 1026
Voussure 144
VT-CL (VT-Zykluslänge) 1025
vulnerable Periode 38
vulnerabler Plaque 541
V-Potenzial 416
V-Welle s. Venenpuls

W

Walk-through-Phänomen 204, 471, 474
wandernder Schrittmacher 371
Wanddicke, CMR 263
Wanddickenzunahme, systolische 244
Wandspannung, intramyokardiale 470
Wandverdünnung, chronischer Infarkt 263
Warfarin (Coumadin) s. Antikoagulation 870
Warfarinembryopathie 874, 887
Warming-up-Phänomen (Erregungsbildung) 376, 432
Warnarrhythmien 516
Wasserhammerpuls, Corrigan-, Kollaps-Puls 712, 1247
Weber-Klassifizierung, s. Stadieneinteilung
weibliche Sexualhormone und KHK-Risiko 203, 1133
Weichmachereffekt 71
Wenckebach-Periodizität 411, 413
Wenckebach-Punkt 396
Westermark-Zeichen 1189
Widerstand, elastischer 54
– elektrischer 32
– peripherer 129
Widerstandseinheit n. Wood 304
Wiedereintrittsphänomen (s. a. reentry) 37, 38, 40
Wiederholungsheilverfahren 1153
Wilson-Block (RSB) 425
Wilson-Sammelelektrode (WCT), Wilson central terminal 158, 161
Winkelkorrektur, Farbduplexsonographie 1220
Wirkungsendpunkt, Arzneimittel 808
Wirkungsgrad des Herzens 106–108
WPW-Syndrom, Einteilung n. Rosenbaum 392
– offenes 392
– Prävalenz 392
– verborgenes (concealed) 393, 394
– Infarkt-EKG 179, 180

X

Xanthinolnikotinat 1254
Xanthome 1253
X-Sizer 987, 988
Xipamid 966
Xylocain 400

Z

Zahn'sche Taschen 708
zerebrale Embolien, infektiöse Endokarditis 886
zerebraler Metabolismus 1309
zerebrovaskuläre Autoregulation 451
Zerebrovaskuläre Erkrankungen,
– Antikoagulation 884
– EKG 186
Z-Scheiben 52
Zielwerte, Cholesterin 1130, 1132
Zigarettenrauchen (Nikotin) s. Risikofaktoren 875, 1094
– perioperativ 1081
zirkadiane Rhythmik, akuter Infarkt 506
Zitronensäurezyklus 105, 110
Zuckermann-Zeichen 152
Zwei-Flügelklappen 876, 1086
Zwei-Knotenerkrankung 430
Zweihöhleneingriff, A. gastroepiploica-Anastomose 1049
Zweikompartimentmodell, Arzneimittel 805
Zyanose, dissoziierte 772
– Hämoglobin- 344
– Mischungs- 735, 792
– periphere 143, 636, 735, 746
– primäre 20
– zentrale 142, 143, 735, 745
zyklisches Adenosin-Monophosphat s. cAMP
zystische Adventitiadegeneration 1234
zystische Medianekrose (Erdheim-Gsell) 708
Zytochrom 3A4 806
Zytochrom P450-Enzyme
– oxidativer Metabolismus 812, 813, 814, 854
Zytomegalie-Infektion (CMV-)
– postoperative 1090
Zytosol 72